MURTAGH'S
GENERAL PRACTICE
5th Edition
全科医学
第 5 版

注 意

医学是一门不断探索的学科。随着新的研究和临床试验不断拓宽，我们现有的知识、医学手段和药物治疗也在不断更新。本书是作者和出版社通过不懈努力、查阅多方资料，为读者提供的较完整且符合出版标准的内容。然而，鉴于难以避免的人为错误和医学科学的多变性，本书作者、出版商、其他参与本书准备和出版的工作人员均无法保证本书的每一方面都是完全准确无误。当然他们对本书中所有错误、纰漏或引用信息所产生的后果也难以承担所有责任。我们鼓励读者参阅其他资料来验证本书的内容。例如，我们特别建议读者在使用每种药物时查阅相关产品信息以确保参考使用本书内容信息的准确性，确认本书推荐的剂量或使用的禁忌证有无变化，尤其是涉及新的或不常用的药物时。

MURTAGH'S
GENERAL PRACTICE
5th Edition

全科医学

第 5 版

[澳] 约翰·莫塔 著 张泽灵 刘先霞 主译

John Murtagh

科学技术文献出版社
SCIENTIFIC AND TECHNICAL DOCUMENTATION PRESS
·北京·

图书在版编目（CIP）数据

全科医学：第5版/（澳）约翰·莫塔（John Murtagh）著；张泽灵，刘先霞主译．—北京：科学技术文献出版社，2019.8（2020.10重印）

书名原文：Murtagh's General Practice，5th Edition

ISBN 978-7-5189-5564-0

Ⅰ.①全… Ⅱ.①约…②张…③刘… Ⅲ.①家庭医学 Ⅳ.① R499

中国版本图书馆 CIP 数据核字（2019）第 094640 号

著作权合同登记号　　图字：01-2019-1818

John Murtagh
Murtagh's General Practice，5th Edition
ISBN 9780070285385 (hbk.)
This fifth edition published 2011
First edition published 1994, Second edition published 1998, Third edition published 2003, Fourth edition published 2007
Text © 2011 John Murtagh
Illustrations and design © 2011 McGraw–Hill Education (Australia) Pty Ltd

All Rights reserved. No part of this publication may be reproduced or transmitted in any form or by any means, electronic or mechanical, including without limitation photocopying, recording, taping, or any database, information or retrieval system, without the prior written permission of the publisher.

This authorized Chinese translation edition is jointly published by McGraw–Hill Education, Scientific and Technical Docuomentation Press & Post Wave Publishing Consulting (Beijing) Ltd.Co.This edition is authorized for sale in the People's Republic of China only, excluding Hong Kong, Macao SAR and Taiwan.

Translation Copyright © 2019 by McGraw–Hill Education and Scientific and Technical Docuomentation Press & Post Wave Publishing Consulting (Beijing) Ltd.Co.

版权所有。未经出版人事先书面许可，对本出版物的任何部分不得以任何方式或途径复制传播，包括但不限于复印、录制、录音，或通过任何数据库、信息或可检索的系统。

本授权中文简体字翻译版由麦格劳－希尔教育出版公司、科学技术文献出版社和后浪出版咨询（北京）有限责任公司合作出版。此版本经授权仅限在中华人民共和国境内（不包括香港特别行政区、澳门特别行政区和台湾地区）销售。

版权 © 2019 由麦格劳－希尔教育出版公司、科学技术文献出版社和后浪出版咨询（北京）有限责任公司所有。

本书封面贴有 McGraw–Hill Education 公司防伪标签，无标签者不得销售。

全科医学（第5版）

责任编辑：李　丹　王梦莹	责任出版：张志平	筹划出版：银杏树下
出版统筹：吴兴元	营销推广：ONEBOOK	装帧制造：墨白空间

出 版 者	科学技术文献出版社
地　　址	北京市复兴路15号　邮编 100038
编 务 部	（010）58882938，58882087（传真）
发 行 部	（010）58882868，58882870（传真）
邮 购 部	（010）58882873
销 售 部	（010）64010019
官方网址	www.stdp.com.cn
发 行 者	科学技术文献出版社发行　全国各地新华书店经销
印 刷 者	北京盛通印刷股份有限公司
版　　次	2019年8月第 1 版　2020年10月第 2 次印刷
开　　本	889×1194　1/16
字　　数	2800千
印　　张	88.5
书　　号	ISBN 978-7-5189-5564-0
定　　价	666.00元

版权所有　违法必究

购买本图书，凡字迹不清、缺页、倒页、脱页者，请联系销售部调换感谢我们现在和过去的所有医学同事们,是他们提供的大量知识,才使出版此书的愿望得以实现。

原著者介绍

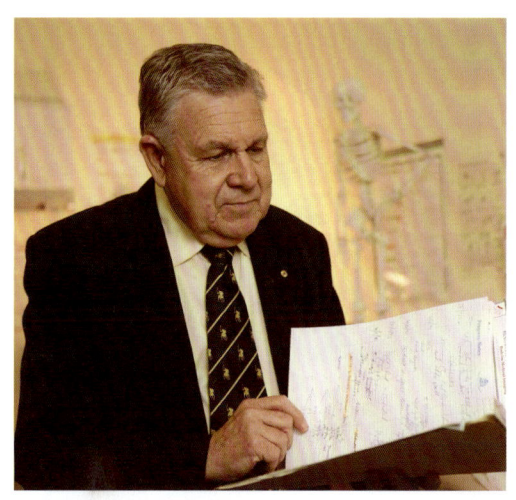

约翰·莫塔（John Murtagh AM）

全科医学学士、医学博士、理学学士、教育学学士、澳大利亚皇家全科
医师学会会员、皇家妇产科学会妇产科资格获得者

莫纳什大学初级医疗卫生学院全科医学专业兼职教授

墨尔本大学全科医学系教授研究员

毕业于西澳大利亚州圣母玛利亚大学医学院，并担任该校兼职临床教授

北京大学医学部客座教授

约翰·莫塔于1966年毕业于莫纳什大学医学院。在成为该医学院第一批学员之前，约翰·莫塔曾担任维多利亚中学的化学、生物和物理学科教师。经过研究生课程的综合训练之后，考取外科行医执照。他在临床实习期间，与其同为医生的妻子吉尔·罗森布拉特（Jill Rosenblatt）一起工作。而当时的吉尔·罗森布拉特已经在维多利亚南尼尔林乡村工作了10年。

莫塔教授曾兼职担任莫纳什大学社区医学院高级讲师，后来返回墨尔本大学任全职高级讲师。1988年，被任命为Box Hill医院社区医学专业客座教授。从1993年开始，他在全科医学院担任院长、全科医学教授，直到2000年退休。莫塔教授目前仍在莫纳什大学、圣母玛利亚大学和墨尔本大学从事教学工作。他将教学与全科医学临床工作进行有机结合，尤其对肌肉骨骼专业领域有特殊兴趣，并进行过深入研究。莫塔于1988年发表论文《全科医学中的背痛处理》，并获得医学博士学位。

1980年，莫塔教授被《澳大利亚家庭医师》杂志聘任为医学副主编，并于1986年至1995年间担任该杂志医学主编。1995年，因其对医学服务的特殊贡献，特别是在医学教育、研究和出版方面的卓越成就，被授予澳大利亚勋章。在莫塔教授的众多出版物中，《临床指南》一书被评为2005年英国医学协会最佳初级医疗保健书籍。同年，《澳大利亚医师》杂志称赞他为全科医学领域最具影响力的专家之一。莫纳什大学授予他首届David de Krester奖章，以表彰他多年来对医学、护理与健康科学作出的杰出贡献。澳大利亚皇家全科医师学会图书馆也以其名字进行命名。

如今，莫塔教授虽然已经退休，但他仍积极参与各类全科医生的交流与互动。不论这些全科医生是刚毕业的学生还是富有经验的高级医师，是来自农村还是城市，是毕业于普通地方院校还是国际医学名校，是临床工作者还是科研人员，他都热情对待。通过与这些专业群体的大量沟通和合作，莫塔教授对不同群体的需求有了丰富的见解和深刻的体会，而他的这些丰富积累和收获也充分体现在了他的《全科医学》这部专著中。

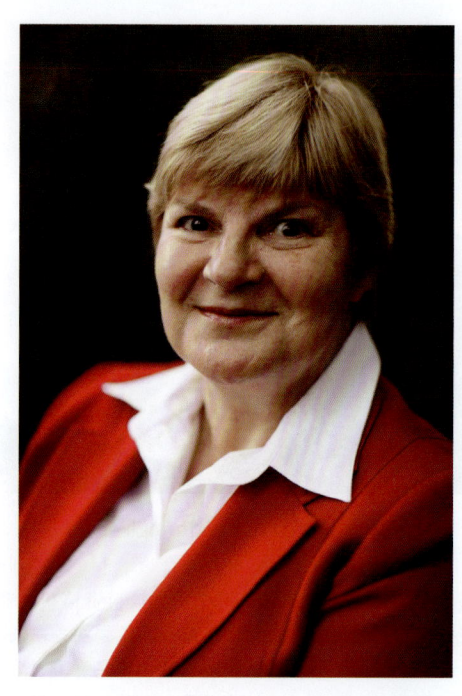

吉尔·罗森布拉特（Jill Rosenblatt）
全科医学学士、澳大利亚皇家全科医师学会会员、皇家妇产科学会妇产科资格获得者、应用科学研究生
阿什伍德（Ashwood）医疗集团全科医生
莫纳什大学初级卫生保健学校特邀高级讲师

  吉尔·罗森布拉特于 1968 年毕业于墨尔本大学医学院。作为一名住院医生，罗森布拉特与丈夫约翰·莫塔一起，在维多利亚州的南尼尔林从事乡村医疗工作，她负责奈里姆区布什护理医院和西吉普斯兰基地医院的住院部医疗工作。罗森布拉特对临床产科、儿科和麻醉科有着特别的兴趣。罗森布拉特曾住在澳大利亚南部的库尼巴教会，她的父亲曾是该教会的负责人，因此，她特别关注当地原住民的健康。

  离开乡村后，罗森布拉特来到墨尔本市，并加入了阿什伍德（Ashwood）医疗集团，继续从事综合性全科医学工作，重点关注老年医学。1980 年，她被任命为莫纳什大学全科医学系的高级讲师，并成为全科医师注册计划项目的一名老师。1985 年和 2001 年，她又相继取得澳大利亚皇家全科医师学会运动医学文凭和斯文伯恩科技大学（Swinburne University of Technology）营养与环境医学应用科学研究生文凭。罗森布拉特先后在乡村和城市全科医生岗位上工作近 40 年，她累积的宝贵经验极大地丰富了本书内容。此外，她还曾任职于 Shepherd 基金会、亨利王子医院麻醉科、亨利王子医院围绝经期门诊和 Box Hill 医院。罗森布拉特在澳大利亚皇家全科医师学会兼任考官 34 年、在澳大利亚医学会兼任考官 12 年。2010 年，罗森布拉特被授予澳大利亚皇家全科医师学会终身会员资格。

主译简介

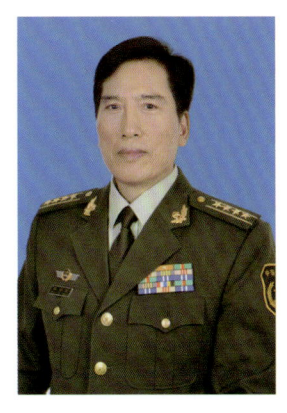

张泽灵

毕业于第二军医大学，主任医师、教授、美国抗衰老医学会和世界抗衰老医学会会员、海南老年保健协会副主任委员、中华医学会海南心血管专业委员会常委。现就职于意大利都灵大学附属博鳌国际医院，任医疗研究部主任兼抗衰老医学中心主任。

长期从事内科及全科医学临床工作。曾主编专著6部，主译专著2部，参编出版专著3部。2008年被公安部授予二等功。获海南省心血管病领域"终身成就奖"。

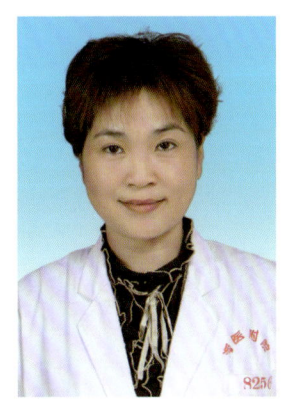

刘先霞

海南医学院第二附属医院心内科主任、教授、硕士生导师，海南省医学会心血管病专业委员会副主任委员，海南医师协会心血管内科医师分会副会长。长期从事内科和全科医学临床与教学工作。

译者名单

主　译　张泽灵　刘先霞
译　者（按姓氏笔画排序）
　　邓　春　朱　屹　刘先霞　严艳娥　苏杨深
　　吴　刚　陈　军　陈　磊　陈家显　陈跃武
　　张泽灵　林岷格　郑万玲　钱　峰　凌　奕

译者前言

全科医学是面向社区与家庭，整合临床医学、预防医学、康复医学，以及人文社会科学相关内容于一体的一门综合性医学专业学科。虽然全科医学被公认为属于临床二级学科，但作为该学科主要践行者的全科医生（General Doctor），又称家庭医生（family doctor），既不同于通常意义上二级学科的专科医生，又有别于一般概念上的通科医生。他们的工作性质与服务对象要求其不但应具有良好的心理素养和端正的服务态度，还应有范围广、多领域的医疗知识和操作技能，从而使其有能力和资格向社区家庭的各成员提供连续性、综合性的个性化医疗照顾、健康维护和疾病预防服务。

随着我国经济的发展和医药卫生体制改革的深入，广大社区民众对医疗卫生健康服务的需求，尤其对建立全科医生制度的需求不断提高；发展全科医学，加快建立完善全科医生制度势在必行。早在2011年6月22日的国务院常务会议上，就决定在我国建立全科医生制度。同时明确指出，全科医生是综合程度较高的医学人才，主要在基层承担预防保健、常见病多发病诊疗和转诊、慢性病管理、患者康复和健康管理等一体化服务，被称为居民健康的"守门人"。同年7月发布了《国务院关于建立全科医生制度的指导意见》（国发〔2011〕23号），提出我国将把全科医生培养逐步规范为"5+3"模式，即先接受5年的临床医学（含中医学）本科教育，再接受3年的全科医生规范化培训。国务院医改办、国家卫生计生委等七部门于2016年6月6日联合发布了《关于推进家庭医生签约服务的指导意见》。指导意见提出，到2020年，力争将家庭医生签约服务扩大到全人群，形成与居民长期稳定的契约服务关系，基本实现家庭医生签约服务制度的全覆盖。

然而，因我国这项工作起步较晚，全科医生人才缺乏问题愈发突显，亦成了制约该项事业发展的"瓶颈"。加快培养全科医生，则是推行建立该项制度的前提性工作。自2001年，杨秉辉等我国专家先后编写出版第一至第五版的《全科医学概论》作为高等医学院校教材，近年来更见到一些关于全科医学培训的参考书和教材，为此后的医学生认识、了解全科医学和全科医生产生重大影响，对全科医生的人才培养也发挥了重要作用。但这些参考书和教材或许因篇幅所限，大都以对相关概念和理论的简单阐述为主。目前国内尚缺少全方位反映全科医学发展，指导全科医生日常工作的专科教材和专著。

澳大利亚著名全科医生约翰·莫塔（John Murtagh），根据长期从事全科医学的临床工作经验，编撰了《全科医学》这部专著，并随该学科和相关专科的不断发展，先后进行多次修订再版。《全科医学》广受读者和医疗界欢迎，被誉为澳大利亚的"全科医学圣经"。本书为第5版的中文版。

全书分为全科医学基础、全科医学的诊断视角、全科医学要解决的问题、青少年健康、女性健康、男性健康、与性相关的问题、皮肤问题、慢性病的持续管理、意外事故与急救医学、特殊人群的健康问题，共11个部分。本书内容及编排形式除具一般临床专著的规范、系统性外，更独具特色。如本书的章节多并非以病种病名进行介绍，而是对全科医生在日常临床工作中常遇到的患者表现（patient presentation）即症状、体征（见第三部分），辟专题进行重点阐述。不但其理论陈述通俗易懂，且更加突出操作技能的介绍，从而使其更具实用性和指导性。为了帮助读者学习，本书每部分还都醒目地标列出重要资料与关注点（key facts and checkpoints）、红色和黄色小旗子的重要警示内容、"DxT"所示的诊断提示（三联征，diagnostic triads）、七种假象、实践要点（practice tips）等。另外，为保持原著风貌，提高读者的阅览效果，后浪出版公司不惜成本采取了彩印精装。本书反映全科医学的最新发展，既可作为全科医生的培训教材，又可作为指导全科医生日常工作的工具书，也是临床医学生和其他专科医生不可多得的佳作。

本书在翻译过程中部分内容借鉴和参考了《全科医学（第4版）》的中文译本，在此，向参与第4版工作的有关同道表示诚挚的谢意。后浪出版公司张忠丽和宋小妹编辑对本书译稿进行了认真审校，付出了大量心血，保证了本书的顺利出版，也向他们致以谢意。

考虑到我国读者的习惯，中文版本中对原著中的某些颜色性标志等改成了文字或序号性的表述。因时间因素及译者水平所限，难免存在错误和不妥之处，敬请指正，以便再版翻译中进一步完善。

张泽灵
2018年11月

原 著 序

1960年，在维多利亚州农村的一所中学教生物和化学的一位年轻校长，决心成为一名乡村医生，他是被莫纳什大学医学院录取的第一批学生，在6年的医学本科学习和随后的实习和住院医师培训后，他依然坚定地选择了在社区医疗执业的工作。

在本科学习和研究生早期阶段，莫塔（Murtagh）博士就注重收集乡村医疗工作中应用所需要的诊断方法、治疗程序和临床技巧。这些记录内容并被不断扩充，成为了撰写本书的基础。毕业之后，他与吉尔·罗森布拉特（Jill Rosenblatt）博士结为夫妻。罗森布拉特是墨尔本大学的年轻毕业生，与莫塔有着共同的职业兴趣和爱好。婚后，他们享受家庭生活的充实感，以及作为乡村医生的满足感，医疗卫生知识愈加丰富。

与此同时，澳大利亚皇家全科医师学会成立了研究生训练项目，推动了执业行为标准化的进程。莫纳什大学还在其郊区一所教学医院成立了社区医学院，艾尔·卡森（Neil Carson）教授担任校长，以本地社区医师为主要教员。

约翰·莫塔博士在该学院实习时，通过考试获得了学院的奖学金。学院对他独特的临床、教学能力和操作技巧给予了肯定，并委托他开发筹备教育类项目，特别是CHECK课程。鉴于他作为初级保健医师的杰出专长，大学任命他为大学社区医学院的高级讲师。

莫纳什大学社区医学院在学术领域的贡献，以及它在整个初级医疗保健相关领域和临床技能上的影响，促使大学决定在墨尔本另一郊区附属医院建立一所更高级的社区医学院。学校认为约翰·莫塔博士完全适合担任学院的院长和教授。4年后，随着学院发展，约翰·莫塔教授被正式任命为学院的院长，并成为莫纳什大学第一名全科医学教授。如今，约翰·莫塔已是享誉国内外的初级医疗保健服务和教育领域的专家。1986年至1995年，他兼任《澳大利亚家庭医生》杂志的医学编辑，引领该杂志成为在澳大利亚拥有最多读者的临床医学期刊。

本书展现了一名曾经的乡村医师对其大量工作经验的精辟总结，内容涵盖了全科医学完整的教学体系，体现了莫塔博士严谨务实的工作精神，即无论面对轻微小病还是威胁人体生命的重病，都能够保证疾病被快速地识别，他所关心的对突发事件应对策略在这本书中也有很好的体现。

《全科医学》是一位曾立志成为乡村医生的才华横溢的教师对其医学经验的总结。在他的书中，有着让所有社区医师梦想成真的精彩记述。

本书的第1版于1994年发行，在澳大利亚和其他国家都产生了很大影响。第2版和第3版又在第1版成功的基础上，以绝对成功的影响力被誉为澳大利亚的"全科医学圣经"。除被全科医师广泛使用外，本书被作为众多医学院校和脊柱按摩师、理疗师和整骨治疗师等替代疗法治疗师的培训机构的教科书。医学界将本书视为该学科的标准。医学本科生和努力学习英语的毕业生也会发现这本书比较容易理解。第5版的内容有了进一步的更新和扩展，延续了前4个版本成功的版面模式，增加了更有吸引力和用户喜爱的界面，包括彩色的临床照片和图表。

约翰·莫塔的这本书已经被翻译成意大利语、葡萄牙语、西班牙语、希腊语、波兰语和俄语等多种语言。2009年,《全科医学(第4版)》被中国卫生部选为帮助中国发展全科医学的教材。

GC SCHOFIELD

获英帝国勋章的军官,医学博士,新西兰外科学士,英国牛津大学哲学博士,澳大利亚皇家内科医师学会会员,澳大利亚皇家医学管理学会会员,美国医学协会会员

莫纳什大学解剖学教授(1967—1977)

莫纳什大学医学院院长(1977—1988)

原著前言

全科医学这门学科正变得日益复杂、广泛和富有挑战性，但也越来越受更多医学工作者的青睐，且其相关知识和技能仍颇具可掌握性和成效回报性。这本《全科医学》着重强调当代全科医生工作中一般所需要的基础知识和技能。虽然初级医疗卫生保健的一些基础知识更新变化并不太快，但全科医生在实际工作中可能遇到的病症却是繁杂的，可以是指甲下的微小异物、眼睑的轻微发炎，也可以为各种疾病的终末期病症，还可以是由单纯性精神压力引起的焦虑状态等。这些都要求全科医生有相应的应对处理能力。然而，疾病的许多基本治疗和处理方法原则常是通用的，且不会有太大变化。

本书融传统医学知识和现代医学临床实践于一体，强调早期诊断的重要性，着重讲述常见疾病的诊断策略、连续性照护、整体管理和"医患交流技巧"。从事此学科工作的一个特点是，所接触的诊断尚不明确的患者，常同时存在着器质性和社会心理因素。及时识别一些隐匿性疾病，乃至威胁生命的疾病，作出早期诊断是一个不断充满挑战的过程。因此，贯穿本书各个章节的病症中都开辟了"不可漏诊的疾病"条目。为了强化这一点，在适当位置，还特别增加了重要的警示性内容。书中大多数章节列出的对疾病的"诊断策略模型"，都是基于作者本人的临床经验，而读者可以根据自己的经验来制作更加有效，且适合自己工作的诊断策略模型。第5版还特别增加了颇具创意和挑战性的诊断"三联征"（或"四联征"）条目，即通过将具有3个（或4个）主要症状或体征特征的疾病，归纳为有某"三联征"（或"四联征"）特点相应疾病。通过"三联征"（或"四联征"）临床特点，以便于记忆和协助提示、识别诊断。

编写本书的一项特殊挑战，是要尽可能多地确定基于恰当可信的证据资料。这些信息资料虽然有局限性，但它已融入了相当多的专家的集体智慧，尤其是吸纳了各种治疗指南的精髓内容。为了给读者提供更新内容的准确性和可信度，作者查阅回顾了相关各专业学科，引用了专家同道们大量文献综述。感谢提供修改建议的同道们。新的修订版还得到了一位经验丰富的全科医生吉尔·罗森布拉特（Jill Rosenblatt）博士的合作。在编写过程中，她提供了很多临床经验。在以前的版本中，她也曾编入大量内容，特别是关于女性健康的章节。

作为概览初级卫生保健的一本综合性书籍，不可能涵盖所有可能遇到的医疗问题。然而，本书力图重点阐述常见的、重要的和可防可治的疾病。所增添的有关遗传疾病、感染性疾病和热带医学知识，是为了让读者对相对少见的疾病也有初步认识。

《全科医学》本意是为新毕业的医学研究生和医学本科生编写的。然而，对所有初级医疗从业者来说，该书也是一本不可多得的参考书。

导　　读

本书的导读设计能更有效地帮助读者找到所需要的资料。

患者表现　该部分内容为本书的主要组成部分，以临床工作中常需解决的症状（见第三部分）为专题进行重点阐述。《全科医学》既因此特征赢得盛誉，又因有其突出的特征而有助于学习。此特点在本书的第1版就已得到体现。

阿斯克勒庇俄斯（医术之神）的形象标志　是本书的一个新特色，它着重用于标示某些疾病，读者可以通过寻找这一标志查阅相应疾病的信息（根据国内读者的阅读习惯，译著中此标志由序号进行了取代——译者注）。

重要资料与关注要点　提供了澳大利亚及其他国家和地区的相关资料和准确的统计数据。

红色和黄色小旗子　提醒读者注意疾病潜在的危险。红色表示其严重程度相当于最紧急的情况；黄色表示需要特别注意的内容。

临床框架　基于全科医生日常工作的关键活动设计的，通过临床特征、辅助检查、诊断、管理和治疗等主要步骤反映出来。

诊断提示　用"DxT"标示，如发热＋呕吐＋昏迷＝日本脑炎。即根据疾病的关键临床特征作出明显的鉴别诊断。

七种假象　也是本书的一大特色，提醒读者注意潜在和隐藏在患者体征中易漏诊、误诊的危险情况。

循证研究　单独用一完整的章节介绍被公认的循证医学内容，包括许多定性模式的研究。除此之外，每章都提供大量重要的相关资料。

对儿童和老年人护理、妊娠和辅助疗法进行广泛阐述　关于儿童和老年护理、妊娠和辅助疗法的详细阐述，自始至终都是十分突出的；同样，各专科章节中对相关内容也提供了更多的综合信息。

彩色插图　包括了超过600幅彩图图解，保留了清晰简明的版式，这种版式受到读者的赞许。

临床图片　临床图片提供了很多真实和直观的临床病例，是相关内容的直观介绍和某些临床诊断的重要依据。

实践要点　为临床工作中的关键点。

原著审校人员

本书第 5 版严格统一的审校工作，保证了 *Murtagh's Gegeral Practice* 依旧是适用于世界上所有全科医生的权威性读物。

为此，作者和出版人向以下人员表示真诚的感谢，他们慷慨地奉献了他们的时间、知识和专业技能。

内容顾问

参与本书审校的众多专家顾问对书稿中与其专业领域相关的内容进行了认真审校，并提供了有益帮助和建议。作者对此十分感激。

Dr Rob Baird	实验室检查
Dr Roy Beran	癫痫；眩晕
Dr Peter Berger	皮肤病的诊断和治疗方法
Professor Geoff Bishop	产前基础护理
Dr John Boxa l	心悸
Dr Jill Cargnello	毛发疾病
Dr Paul Coughlin and Professor Hatem Salem	瘀斑和出血；血栓形成和血栓栓塞
Mr Rod Dalziel	肩部疼痛
Dr David Dunn and Dr Hung The Nguyen	原住民的健康
Dr Robert Dunne	常见皮肤创伤和异物
Professor Jon Emery	遗传性疾病；恶性疾病
Genetic Health Services, Victoria	遗传学疾病
Dr Lindsay Grayson and Associate Professor Joseph Torresi	旅游医学；旅行归来者和热带医学
Dr Michael Gribble	贫血
Mr John Griffiths	髋和臀部疼痛
Professor Michael Grigg	腿部疼痛
Dr Gary Grossbard	膝部疼痛
Dr Peter Hardy-Smith	眼睛发红和触痛；视觉障碍
Professor David Healy	子宫异常出血
Assoc Professor Peter Holmes	咳嗽；呼吸困难；哮喘；慢性阻塞性肺疾病
Dr Ndidi Victor Ikealumba and Cheng I-Hao	难民的健康
Professor Michael Kidd, Dr Ron McCoy and Dr Alex Welborn	HIV/AIDS
Professor Gab Kovacs	子宫异常出血；低生育力夫妇

Professor Even Laerum	全科医学研究
Dr Barry Lauritz	常见皮肤疾病；色素失调性疾病
Mr Peter Lawson (deceased) and Dr Sanjiva Wijesinha	阴茎疾病；前列腺疾病
Dr Peter Lowthian	关节炎
Mr Frank Lyons	常见骨折和脱位
Professor Barry McGrath	高血压
Dr Joe McKendrick	恶性肿瘤
Professor Robyn O'Hehir	变态反应性疾病，包括花粉热
Dr Michael Oldmeadow	疲劳
Dr Frank Panetta	胸痛
Professor Roger Pepperell	高危妊娠
Dr Geoff Quail	面部疼痛；口腔溃疡
Mr Ronald Quirk	足部和踝关节疼痛
Dr Ian Rogers	急诊医护
Professor Avni Sali	腹痛；乳房肿块；黄疸；便秘；消化不良；营养
Dr Hugo Standish	尿路感染；慢性肾衰竭
Dr Richard Stark	神经系统诊断三联征
Dr Paul Tallman	脑卒中和短暂性脑缺血发作
Dr Alison Walsh	母乳喂养；产后乳房问题
Professor Greg Whelan	饮酒问题；药物成瘾问题
Dr Sanjiva Wijesinha	男性健康；阴囊疼痛；腹股沟与阴囊肿块
Dr Alan Yung	发热与畏寒
Dr Ronnie Yuen	糖尿病；甲状腺和其他内分泌疾病

审校顾问

许多人参与了本书的审校工作，他们为本书作出了非常宝贵的贡献，受到读者的认可，名单如下。我们也要借此机会感谢其他参与本书撰写工作而未在书中留名的人员。

Ashraf Aboud	Daniel Byrne	Clancy Jennifer	Rudi De Mulder
Mehdi Alzaini	Paul Carroll	Cook-Foxwell	Gabrielle Dellit
Anne Balcomb	Louisa Case	Barrie Coulson	Michael Desouza
Jill Benson	Ercelle Celis	Therese Cox	Yock Seck Ding
Ibrahim K Botros	Peter Charlton	Roxane Craig	Matthew Dwyer
Chris Briggs	Tricia Charmer	Gordana Cuk	Judith Ellis
Kathy Brotchie	Rudolph W M	Alice Cunningham	Jon Emery
Shane Brun	Chow Patrick	Fred De Looze	Say Poh Eng

Iain Esslemont	RosalynHunt	Ronald Mccoy	Amin Sauddin
Marian Evans	Farhana Hussein	Mark McGrath	Kelly Seach
Wes Fabb	Robyn Hüttenmeister	Robert Meehan	Leslie Segal
N Fajardo	Anwar Ikladios	Scott Milan	Isaac Seidl
Cyril Fernandez	John Inkwater	Kirsten Miles	Rubini Selvaratnam
Danika Fietz	Daljit Janjua	Vahid Mohabbati	Theja Seneviratne
Clare Finnigan	Diosdado Javellana	Megha Mulchandani	Karina Severin
Anthony Fok	Aravinda Jawali	Patrick Mulhern	Pravesh Shah
Oliver Frank	Les Jenshel	Brad Murphy	Mitra Babazadeh Shahri
Brett Garrett	Fiona Joske	Charles Mutandwa	Jamie Sharples
Tarek Gergis	Meredith Joslin	Keshwan Nadan	G Sivasambu
Ben Gerhardy	Gloria Jove	Ching–Luen Ng	Russell Shute
Elena Ghergori	Mohammed Al Kamil	Mark Nelson	Sue Smith
Naomi Ginges	Inas Abdul Karim	Harry Nespolon	Jane Smith
Jim Griffin	Sophia Kennelly	Brent O'Carrigan	Lucie Stanford
Ranjan Gupta	George Kostalas	Christopher Oh	Sean Stevens
Hadia Haikal-Mukhtar	Jim Kourdoulos	John Padgett	S Sutharsamohan
Pedita Hall	Ivan S Lee	George Pappas	Hui Tai Tan
Nazih Hamzeh	Mohammad Shafeeq Lone	Peter Parkes	Marlene Tham
Erfanul Haque	Christine Lonergan	W J Patterson	Heinz Tilenius
Abby Harwood	Dac Luu	Anoula Pavli	Judy Toman
Mark Henschke	Justin Madden	Matthew Penn	Khai Tran
Edward C Herman	Hemant Mahagaonkar	Satish Prasad	Joseph V Turner
D Ho	Meredith Makeham	Tereza Rada	Susan Wearne
David Holford	Shahid Malick	Jason Rajakulendran	Anthony Wickins
Sue Hookey	Muhammad Mannan	Muhammad Raza	Kristen Willson
Elspeth Horn	Luke Manestar	Kate Roe	Melanie Winter
Seyed Ebrahim Hosseini	Linda Mann	Daniel Rouhead	Jeanita Wong
Faline Howes	Cameron Martin	Fiona Runacres	Belinda Woo
Brett Hunt	Kohei Matsuda	Safwat Saba	Belinda Wozencroft

必须熟记的医学数据

生命体征（平均）	<6个月	6个月~3岁	3~12岁	成人
脉搏（次/分）	120~140	110	80~100	60~100
呼吸频率（次/分）	45	30	20	14
血压（mmHg）	90/60	90/60	100/70	≤130/85

儿童体重	1~10岁
大致规律	体重=（年龄+4）×2kg

发热——体温（早晨）	
正常人体温存在昼夜差异，晚上会升高0.5~1℃。作者推荐Yung等人在《传染性疾病的临床诊疗》中所给出的定义："发热可被定义为早晨口腔温度>37.2℃，或在一天的其他时间口腔温度>37.8℃"	
口腔温度	>37.2℃
肛温	>37.7℃
糖尿病——血糖	
随机（如果有症状1次测量值，如果没有症状2次测量值）≥11.1mmol/L	
空腹血糖	≥7.0mmol/L
或	OGTT 2小时血糖 ≥11.1mmol/L
低钾血症	
血清钾	<3.5mmol/L
高钾血症	
血清钾	>5.0mmol/L
黄疸	
血清胆红素	>19μmol/L
高血压	
血压	>140/90 mmHg
饮用酒精超量	
男性	>4标准杯/日
女性	>2标准杯/日
健康饮酒指南	
男性和女性标准相同	若每天饮酒，≤2标准杯/日
若偶尔饮酒，	<4标准杯/次
贫血——血红蛋白	
男性	<130g/L
女性	<115g/L
体重指数	体重(kg)/[身高(m)]^2
正常	20~25
超重	>25
肥胖	>30

缩 略 语

AAA	abdominal aortic aneurysm 腹主动脉瘤	AIIRA	angiotension II（2）reuptake antagonist 血管紧张素Ⅱ（2）再摄取抑制药
AAFP	American Academy of Family Physicians 美国家庭医师学会	AKF	acute kidney failure 急性肾衰竭
ABC	airway, breathing, circulation 气道、呼吸、循环	ALE	average life expectancy 平均寿命
ABCD	airway, breathing, circulation, dextrose 气道、呼吸、循环、葡萄糖补充	ALL	acute lymphocytic leukaemia 急性淋巴细胞白血病
ABFP	American Board of Family Practice 美国家庭医师理事会	ALP	alkaline phosphatase 碱性磷酸酶
ABI	ankle brachial index 踝臂指数	ALT	alanine aminotransferase 丙氨酸氨基转氨酶
ABO	A, B and O blood groups A、B、O血型	ALTE	apparent life-threatening episode 明显危及生命的事件
AC	air conduction 气导（空气传导）	AMI	acute myocardial infarction 急性心肌梗死
AC	acromioclavicular 肩锁关节的	AML	acute myeloid leukaemia 急性骨髓性白血病
ACAH	autoimmune chronic active hepatitis 自身免疫性慢性活动性肝炎	ANA	antinuclear antibody 抗核抗体
ACE	angiotensin-converting enzyme 血管紧张素转换酶	ANCI	antineutrophil cytoplasmic antibody 抗中性粒细胞胞浆抗体
ACL	anterior cruciate ligament 前交叉韧带	ANF	antinuclear factor ANF 抗核因子
ACR	albumin creatine ratio 白蛋白－肌酸比值	a/n/v	anorexia/nausea/vomiting 食欲缺乏／恶心／呕吐
ACTH	adrenocorticotrophic hormone 促肾上腺皮质激素	AP	anterior - posterior 前后
AD	aortic dissection 主动脉夹层动脉瘤	APF	Australian pharmaceutical formulary 澳大利亚药物处方
AD	autosomal dominant 常染色体显性遗传	APH	ante-partum haemorrhage 产后出血
ADHD	attention deficit hyperactivity disorder 注意缺陷多动障碍	APTT	activated partial thromboplastin time 活化的部分凝血活酶时间
ADT	adult diphtheria vaccine 成人百日咳疫苗	AR	autosomal recessive 常染色体隐性遗传
AFI	amniotic fluid index 羊水指数	ARC	AIDS-related complex 艾滋病相关性复合物
AFP	alpha-fetoprotein 甲胎蛋白	ARR	absolute risk reduction 绝对风险降低
AI	aortic incompetence 主动脉瓣关闭不全	ASD	atrial septal defect 房间隔缺损
AICD	automatic implantable cardiac defibrillator 植入式自动心脏除颤器	ASIS	anterior superior iliac spine 髂前上棘
AIDS	acquired immunodeficiency syndrome 艾滋病（获得性免疫缺陷综合征）	ASOT	antistreptolysin O titre 抗链球菌溶血素O滴度

AST	aspartate aminotransferase 天冬氨酸氨基转移酶	CCT	controlled clinical trial 对照临床试验
ATFL	anterior talofibular ligament 距腓前韧带	CCU	coronary care unit 冠心病监护病房
AV	atrioventricular 房室性	CD₄ T	helper cell 辅助性 T 细胞
AVM	arteriovenous malformation 动静脉畸形	CD₈ T	suppressor cell 抑制性 T 细胞
AZT	azidothymidine 叠氮胸苷	CDT	combined diphtheria/tetanus vaccine 白喉破伤风联合疫苗
		CEA	carcinoembryonic antigen 癌胚抗原
BC	bone conduction 骨传导	CFL	calcaneofibular ligament 跟骨韧带
BCC	basal cell carcinoma 基底细胞癌	CFS	chronic fatigue syndrome 慢性疲劳综合征
BCG	bacille Calmette-Guérin 卡介苗	CFU	colony forming unit 菌落形成单位
BDMARDs	biological disease modifying antirheumatic drugs 生物类改善病情抗风湿药物	CHD	coronary heart disease 冠心病
BMD	bone mass density 骨密度	CHF	chronic heart failure 慢性心力衰竭
BMI	body mass index 体重指数	CI	confidence interval 置信区间
BOO	bladder outlet obstruction 膀胱出口梗阻	CIN	cervical intraepithelial neopasia 子宫颈上皮内瘤变
BP	blood pressure 血压	CJD	Creutzfeldt-Jakob disease 克-雅病
BPH	benign prostatic hyperplasia 良性前列腺增生症	CK	creatinine kinase 肌酸激酶
BPPV	benign paroxysmal positional vertigo 良性阵发性位置性眩晕	CK-MB	creatinine kinase-myocardial bound fraction 肌酸激酶同工酶
BSE	breast self-examination 乳房自我检查	CKD	chronic kidney disease 慢性肾脏疾病
		CKF	chronic kidney failure 慢性肾衰竭
Ca	carcinoma 癌	CMC	carpometacarpal 腕掌的
CABG	coronary artery bypass grafting 冠状动脉旁路移植术	CML	chronic myeloid leukaemia 慢性粒细胞白血病
CAD	coronary artery disease 冠状动脉性疾病	CMV	cytomegalovirus 巨细胞病毒
CAP	community acquired pneumonia 社区获得性肺炎	CNS	central nervous system co compound 中枢神经系统复合物
CBE	clinical breast examination 临床乳房检查	COAD	chronic obstructive airways disease 慢性阻塞性气道疾病
CBT	cognitive behaviour therapy 认知行为疗法	COC	combined oral contraceptive 复方口服避孕药
CCF	congestive cardiac failure 充血性心力衰竭	COCP	combined oral contraceptive pill 复方口服避孕丸
CCP	cyclic citrullinated peptide 环瓜氨酸肽		

COMT	catechol-O-methyl transferase 儿茶酚-O-甲基转移酶	CTG	cardiotocograph 心脏分娩力描记器
COPD	chronic obstructive pulmonary disease 慢性阻塞性肺疾病	CTS	carpal tunnel syndrome 腕管综合征
COX	cyclooxygenase 环氧化酶	CVA	cerebrovascular accident 脑血管意外
CPA	cardiopulmonary arrest 心肺骤停	CVS	cardiovascular system 心血管系统
CPAP	continuous positive airways pressure 气道持续性正压	CXR	chest X-ray 胸部X线片
CPK	creatine phosphokinase 肌酸磷酸激酶	DBP	diastolic blood pressure 舒张压
CPPD	calcium pyrophosphate dihydrate 水化焦磷酸钙	DC	direct current 直流电
CPR	cardiopulmonary resuscitation 心肺复苏	DDAVP	desmopressin acetate 醋酸去氨加压素
CPS	complex partial seizures 复杂部分性发作	DDH	developmental dysplasia of the hip 进展性髋关节发育不良
CR	controlled release 控释	DDP	dipeptidyl peptidase 二肽基肽酶
CRD	computerised reference database system 计算机参考数据库系统	DEXA	dual energy X-ray absorptiometry 双能量X线吸收法
CREST	calcinosis cutis; Raynaud's phenomenon; oesophageal involvement; sclerodactyly; telangiectasia 皮肤钙质沉着症,雷诺现象,食管受累,指(趾)硬皮病,毛细血管扩张症	DHA	docosahexaenoic acid 二十二碳六烯酸
		DI	diabetes insipidus 尿崩症
CRF	chronic renal failure 慢性肾衰竭	DIC	disseminated intravascular coagulation 弥散性血管内凝血
CRFM	chloroquine-resistant falciparum malaria 氯喹耐药性恶性疟	DIDA	di-imino diacetic acid 二亚氨基乙酰乙酸
CRH	corticotrophin-releasing hormone 促肾上腺皮质激素释放激素	DIMS	disorders of initiating and maintaining sleep 睡眠维持与入睡障碍
CR(K)F	chronic renal (kidney) failure 慢性肾衰竭	DIP	distal interphalangeal 远端指间关节
CRP	C-reactive protein C反应蛋白	dl	decilitre 分升
CSF	cerebrospinal fluid 脑脊液	DMARDs	disease modifying antirheumatic drugs 抗风湿病药物
CSFM	chloroquine-sensitive falciparum malaria 氯喹敏感型恶性疟	DNA	deoxyribose-nucleic acid 脱氧核糖核酸
CSIs	COX-2 specific inhibitors COX-2特异性抑制药	DOM	direction of movement 运动方向
CSU	catheter specimen of urine 导管尿液标本	DRE	digital rectal examination 直肠指诊
CT	computerised tomography 计算机断层扫描	DRABC	defibrillation, resuscitation, airway, breathing, circulation 除颤、复苏、气道、呼吸、循环
CTD	connective tissue disorder 结缔组织病	drug dosage	bd—twice daily; tid, tds—three times daily;

	qid, qds—four times daily	EPL	extensor pollicis longus
	药物用法 bd—每日2次；tid, tds—每日3次；qid, qds—每日4次		拇长伸肌
		EPS	expressed prostatic secretions
ds	double strand		前列腺分泌物
	双链	ER	external rotation
DS	double strength		外旋
	双重强度	ESRF	end-stage renal failure
DSM	diagnostic and statistical manual (of mental disorders)		终末期肾衰竭
	（精神疾病）诊断与统计手册	ESR(K)F	end stage renal (kidney) failure
DU	duodenal ulcer		终末期肾衰竭
	十二指肠溃疡	ERCP	endoscopic retrograde cholangiopancreatography
DUB	dysfunctional uterine bleeding		内镜逆行胰胆管造影术
	功能失调性子宫出血	esp.	especially
DVT	deep venous thrombosis		特别的
	深静脉血栓形成	ESR	erythrocyte sedimentation rate
DxT	diagnostic triad		红细胞沉降率
	诊断三联征	ET	embryo transfer
			胚胎移植
		ETT	endotracheal tube
			气管导管
EAR	expired air resuscitation		
	呼气式复苏术		
EBM	Epstein-Barr mononucleosis (glandular fever)	FAD	familial Alzheimer disease
	EB 病毒性单核细胞增多症（腺热）		家族性阿尔茨海默病
EBNA	Epstein-Barr nuclear antigen	FAP	familial adenomatous polyposis
	EB 核抗原		家族性腺瘤性息肉病
EBV	Epstein-Barr virus	FB	foreign body
	EB 病毒		异物
ECC	external chest compression	FBE	full blood count
	胸外按压		全血细胞计数
ECG	electrocardiogram	FDIU	fetal death in utero
	心电图		胎儿宫内死亡
ECT	electroconvulsive therapy	FDL	flexor digitorum longus
	电休克疗法		趾长屈肌
ED	emergency department	FEV1	forced expiratory volume in 1 second
	急诊科		第一秒用力呼气量
EDD	expected due date	FHL	flexor hallucis longus
	预计到期日		拇长屈肌
EEG	electroencephalogram	fl	femto-litre
	脑电图		飞升（$1fl=10^{-15}L$）
ELISA	enzyme linked immunosorbent assay	FRC	functional residual capacity
	酶联免疫吸附分析法		功能残气量
EMG	electromyogram	FSH	follicle stimulating hormone
	肌电图		促卵泡激素
ENA	extractable nuclear antigen	FTA-ABS	fluorescent treponemal antibody absorption test
	可提取性核抗原		荧光密螺旋体抗体吸收试验
EO	ethinyloestradiol	FTT	failure to thrive
	炔雌醇		发育停滞
EPA	eicosapentaenoic acid	FUO	fever of undetermined origin
	二十碳五烯酸		不明原因发热

FVC	forced vital capacity 用力肺活量	Hb	haemoglobin 血红蛋白
FXS	fragile X syndrome 脆性 X 染色体综合征	HbA	haemoglobin A 血红蛋白 A
		anti–HBc	hepatitis B core antibody 抗乙型肝炎病毒核心抗体
g	gram 克	HBeAg	hepatitis B e antigen 乙型肝炎 e 原抗
GA	general anaesthetic 全身麻醉	anti–HBs	hepatits B surface antibody 乙型肝炎表面抗体
GABHS	group A beta–haemolytic streptococcus A 型 β 溶血性链球菌	HBsAg	hepatitis B surface antigen 乙型肝炎表面抗原
GBS	Guillain–Barré syndrome 吉兰－巴雷综合征	HBV	hepatitis B virus 乙型肝炎病毒
GCA	giant cell arteritis 巨细胞动脉炎	HCG	human chorionic gonadotropin 人绒毛膜促性腺激素
GESA	Gastroenterological Society of Australia 澳大利亚胃肠学会	HCV	hepatitis C virus 丙型肝炎病毒
GFR	glomerular filtration rate 肾小球滤过率	anti–HCV	hepatitis C virus antibody 抗 -HCV 抗体；丙型肝炎病毒抗体
GGT	gamma–glutamyl transferase γ - 谷氨酰胺转移酶	HDL	high–density lipoprotein 高密度脂蛋白
GI	glycaemic index 血糖指数	HDV	hepatitis D (Delta) virus 丁型肝炎病毒
GIFT	gamete intrafallopian transfer 配子输卵管内植入	HEV	hepatitis E virus HFA hydrofluoro alkane 戊型肝炎病毒
GIT	gastrointestinal tract 胃肠道	HFA	hydrofluoro alkane 氢氟烷
GLP	glucagon–like peptide 胰高血糖素样肽	HFM	hand, foot and mouth 手足口
GnRH	gonadotrophin–releasing hormone 促性腺激素释放激素	HFV	hepatitis F virus 丙型肝炎病毒
GO	gastro–oesophageal 胃食管性	HGV	hepatitis G virus 庚型肝炎病毒
GORD	gastro–oesophageal reflux 胃食管反流	HHC	hereditary haemochromatosis 遗传性血色病
GP	general practitioner 全科医生	HIDA	hydroxy iminodiacetic acid 羟基亚氨基二乙酸
G–6–PD	glucose–6–phosphate 葡萄糖 -6- 磷酸盐	HIV	human immunodeficiency virus 人类免疫缺陷病毒
GSI	genuine stress incontinence 真性压力性尿失禁	HLA–B$_{27}$	human leucocyte antigen 人类白细胞抗原 -B$_{27}$
GU	gastric ulcer 胃溃疡	HMGCoA	hydroxymethylglutaryl CoA 羟甲基戊二酰辅酶 A
GV	growth velocity 增长速度	HNPCC	hereditary nonpolyposis colorectal cancer 遗传性非息肉性结直肠癌
HAV	hepatitis A virus 甲型肝炎病毒	HPV	human papilloma virus 人乳头瘤病毒
anti–HAV	hepatitis A antibody 抗甲型肝炎病毒抗体	HRT	hormone replacement therapy 激素替代疗法

HSIL	high grade squamous intraepithelial lesion 高度鳞状上皮内病变	**IP**	interphalangeal 指（趾）间的
HSV	herpes simplex viral infection 单纯疱疹病毒感染	**IPPV**	intermittent positive pressure variation 间歇性正压变化
H	hypertension 高血压	**IR**	internal rotation 内旋
		ITP	idiopathic (or immune) thrombocytopenia purpura 特发性（或免疫性）血小板减少性紫癜
IBS	irritable bowel syndrome 肠易激综合征	**IUCD**	intrauterine contraceptive device 宫内节育器
ICE	ice, compression, elevation 冰敷、加压、抬高	**IUGR**	intrauterine growth retardation 宫内发育迟缓
ICHPPC	International Classification of Health Problems in Primary Care 初级医疗健康问题的国际分类	**IV**	intravenous 静脉注射
ICS	inhaled corticosteroid 吸入性糖皮质激素	**IVF**	in-vitro fertilisation 体外受精
ICS	intercondylar separation 髁间分离	**IVI**	intravenous injection 静脉注射
ICSI	intracytoplasmic sperm injection 卵胞浆内单精子注射	**IVP**	intravenous pyelogram 静脉肾盂造影
ICT	immunochromatographic test 免疫层析试验	**IVU**	intravenous urogram 静脉尿路造影
IDDM	insulin dependent diabetes mellitus 胰岛素依赖型糖尿病	**JCA**	juvenile chronic arthritis 幼年型慢性关节炎
IDU	injecting drug user 注射吸毒者	**JVP**	jugular venous pulse 颈静脉搏动
IgE	immunoglobulin E 免疫球蛋白 E		
IgG	immunoglobulin G 免疫球蛋白 G	**KA**	keratoacanthoma 角化棘皮瘤
IgM	immunoglobulin M 免疫球蛋白 M	**kg**	kilogram 千克
IGRA	interferon gamma release assay 干扰素-γ释放试验	**KOH**	potassium hydroxide 氢氧化钾
IHD	ischaemic heart disease 缺血性心脏病		
HIS	International Headache Society 国际头痛协会	**LA**	local anaesthetic 局部麻醉药
IM, IMI	intramuscular injection 肌内注射	**LABA**	long acting beta agonist 长效β受体激动药
IMS	intermalleolar separation 踝间分离	**LBBB**	left branch bundle block 左束传导阻滞
Inc.	including 包括	**LBO**	large bowel obstruction 大肠梗阻
INR	international normalised ratio 国际标准比值	**LBP**	low back pain 腰背痛
IOC	International Olympic Committee 国际奥委会	**LCR**	ligase chain reaction 连接酶链反应
IOFB	intraocular foreign body 眼内异物	**LDH/LH**	lactic dehydrogenase 乳酸脱氢酶

LDL	low-density lipoprotein 低密度脂蛋白		平均红细胞体积
LFTs	liver function tests 肝功能检查	MDI	metered dose inhaler 计量型吸入器
LH	luteinising hormone 促黄体生成激素	MDR	multi-drug resistant TB 多药耐受型结核病
LHRH	luteinising hormone releasing hormone 促黄体生成素释放激素	MG	myaesthenia gravis 重症肌无力
LIF	left iliac fossa 左髂窝	MI	myocardial infarction 心肌梗死
LMN	lower motor neurone 下运动神经元	MIC	mitral incompetence 二尖瓣关闭不全
LNG	levonorgestrel 左炔诺孕酮	MID	minor intervertebral derangement 小椎间关节紊乱
LPC	liquor picis carbonis 煤焦油溶液	MND	motor neurone disease 运动神经元病症
LRTI	lower respiratory tract infection 下呼吸道感染	MRCP	magnetic resonance cholangiography 磁共振胆管造影
LSD	lysergic acid 麦角酸	MRI	magnetic resonance imaging 磁共振成像
LSIL	low grade squamous intraepithelial lesion 低度鳞状上皮内病变	MRSA	methicillin-resistant staphylococcus aureus 耐甲氧西林金黄色葡萄球菌
LUQ	left upper quadrant 左上象限	MS	multiple sclerosis 多发性硬化
LUTS	lower urinary tract symptoms 下尿路症状	MSM	men who have sex with men 男性同性恋者
LV	left ventricular 左心室	MSU	midstream urine 中段尿
LVH	left ventricular hypertrophy 左心室肥厚	MTP	metatarsophalangeal 跖趾的
		MVA	motor vehicle accident 机动车事故
MAIS	*Mycobacterium avium intracellulare* or *M. sacrofulaceum* 胞内分枝杆菌或骶尾分枝杆菌	N	normal 正常
mane	in morning 早晨	N	saline normal saline 生理盐水
MAOI	monoamine oxidase inhibitor 单胺氧化酶抑制药	NAAT	nucleic acid amplification technology 核酸扩增技术
MAST	medical anti-shock trousers 医用抗休克裤	NAD	no abnormality detected 非异常性检测
MB	myocardial base 心肌基底	NET	norethisterone 炔诺酮
MCL	medial collateral ligament 内侧副韧带	NF	neurofibromatosis 神经纤维瘤病
MCP	metacarpal phalangeal 掌骨指骨	NGU	non-gonococcal urethritis 非淋菌性尿道炎
MCU	microscopy and culture of urine 尿液显微镜检查与培养	NHL	non-Hodgkin's lymphoma 非霍奇金淋巴瘤
MCV	mean corpuscular volume	NH&MRC	National Health and Medical Research Council

	国家卫生与医学研究委员会		后交叉韧带
NIDDM	non-insulin dependent diabetes mellitus 非胰岛素依赖型糖尿病	PCOS	polycystic ovarian syndrome 多囊卵巢综合征
NNT	numbers needed to treat 需要治疗的人数	PCP	pneumocystitis pneumonia 肺炎性膀胱炎
nocte	at night 夜间	PCR	polymerase chain reaction 聚合酶链反应
NR	normal range 正常范围	PCV	packed cell volume 红细胞比容
NRT	nicotine replacement therapy 尼古丁替代疗法	PD	Parkinson's disease 帕金森病
NSAIDs	non-steroidal anti-inflammatory drugs 非甾体抗炎药	PDA	patent ductus arteriosus 动脉导管未闭
NSCLC	non-small cell lung cancer 非小细胞肺癌	PDD	pervasive development disorders 广泛性发育障碍
NSU	non-specific urethritis 非特异性尿道炎	PEF	peak expiratory flow 峰呼气流速
		PEFR	peak expiratory flow rate 呼气峰流速
(o)	(taken orally) 口服	PET	pre-eclamptic toxaemia 先兆子痫性毒血症
OA	osteoarthritis 骨关节炎	PET	positron emission tomography 正电子发射断层显像
OCP	oral contraceptive pill 口服避孕药丸	PFO	patent foramen ovale 卵圆孔未闭
OGTT	oral glucose tolerance test 口服葡萄糖耐量试验	PFT	pulmonary function test 肺功能试验
OSA	obstructive sleep apnoea 阻塞性睡眠呼吸暂停综合征	PGL	persistent generalised lymphadenopathy 全身持续性淋巴结病
OSD	Osgood-Schlatter disorder Osgood-Schlatter 障碍	PH	past history 既往史
OTC	over the counter 非处方药	PHR	personal health record 个人健康档案
PA	posterior - anterior 前 - 后	PID	pelvic inflammatory disease 盆腔炎
PAN	polyarteritis nodosa 结节性多动脉炎	PIP	proximal interphalangeal 近侧指关节
Pap	Papanicolaou 巴氏	PKU	phenylketonuria 苯丙酮尿症
PBG	porphobilinogen 胆色素原	PLISSIT	permission: limited information: specific suggestion: intensive therapy 许可,有限的信息,特殊建议,强化疗法
PBS	Pharmaceutical Benefits Scheme 药品福利计划	PLMs	periodic limb movements 周期性肢体运动
pc	after meals 餐后	PMDD	premenstrual dysphoric disorder 经前期焦虑障碍
PCA	percutaneous continuous analgesia 经皮持续镇痛	PMS	premenstrual syndrome 经前期综合征
PCB	post coital bleeding 性交后出血	PMT	premenstrual tension
PCL	posterior cruciate ligament		

	经前期紧张		复发性腹痛
POP	plaster of Paris	RBBB	right branch bundle block
	煅石膏		右束支传导阻滞
POP	progestogen-only pill	RBC	red blood cell
	仅含孕酮避孕丸		红细胞
PPI	proton-pump inhibitor	RCT	randomised controlled trial
	质子泵抑制药		随机对照试验
PPROM	preterm premature rupture of membranes	RF	rheumatic fever
	早产性胎膜早破		风湿热
PR	per rectum	Rh	rhesus
	直肠给药		恒河猴
prn	as and when needed	RIB	rest in bed
	必要时		卧床休息
PRNG	penicillin-resistant gonococci	RICE	rest, ice, compression, elevation
	耐青霉素淋球菌		休息、冰敷、压迫、抬高
PROM	premature rupture of membranes	RIF	right iliac fossa
	胎膜早破		右髂窝
PSA	prostate specific antigen	RPR	rapid plasma reagin
	前列腺特异性抗原		快速血浆反应素
PSGN	post streptococcal glomerulonephritis	RR	relative risk
	链球菌感染后肾小球肾炎		相对风险
PSIS	posterior superior iliac spine	RRR	relative risk reduction
	髂后上棘		相对危险度降低
PSVT	paroxysmal supraventricular tachycardia	RSD	reflex sympathetic dystrophy
	阵发性室上性心动过速		反射性交感神经营养不良
PT	prothrombin time	RSI	repetition strain injury
	凝血酶原时间		重复拉伤
PTC	percutaneous transhepatic cholangiography	RSV	respiratory syncytial virus
	经皮肝穿刺胆道造影		呼吸道合胞病毒
PTFL	posterior talofibular ligament	RT	reverse transcriptase
	后距腓韧带		逆转录酶
PU	peptic ulcer	rtPA	recombinant tissue plasminogen activator
	消化性溃疡		重组组织型纤溶酶原激活剂
PUO	pyrexia of undetermined origin	RUQ	right upper quadrant
	不明原因的发热		右上象限
PUVA	psoralen + UVA		
	补骨脂素 + 长波紫外线	s	serum
pv	per vagina		血清
	经阴道	SABA	short acting beta agonist
PVC	polyvinyl chloride		短效 β 受体激动药
	聚氯乙烯	SAH	subarachnoid haemorrhage
PVD	peripheral vascular disease		蛛网膜下腔出血
	周围血管疾病	SARS	severe acute respiratory distress syndrome
			严重急性呼吸窘迫综合征
RA	rheumatoid arthritis	SBE	subacute bacterial endocarditis
	类风湿关节炎		亚急性细菌性心内膜炎
RACGP	Royal Australian College of General Practitioners	SBO	small bowel obstruction
	澳大利亚皇家全科医师学会		小肠梗阻
RAP	recurrent abdominal pain	SBP	systolic blood pressure

		收缩压		病态窦房结综合征
SC/SCI	subcutaneous/subcutaneous injection 皮下注射		statim	at once 立即
SCC	squamous cell carcinoma 鳞状细胞癌		STI	sexually transmitted infection 性传播性感染
SCFE	slipped capital femoral epiphysis 股骨头骨骺滑脱症		STD	sodium tetradecyl sulfate 十四烷硫酸钠
SCG	sodium cromoglycate 色甘酸钠		SUFE	slipped upper femoral epiphysis 股骨上端骨骺滑脱症
SCLC	small cell lung cancer 小细胞性肺癌		SVC	superior vena cava 上腔静脉
SIADH	syndrome of secretion of inappropriate antidiuretic hormone 抗利尿激素分泌失调综合征		SVT	supraventricular tachycardia 室上性心动过速
SIDS	sudden infant death syndrome 婴儿猝死综合征		T_3	tri-iodothyronine 三碘甲状腺原氨酸
SIJ	sacroiliac joint 骶髂关节		T_4	thyroxine 甲状腺素
SL	sublingual 舌下		TA	temporal arteritis 颞动脉炎
SLD	specific learning disability 特殊学习障碍		TB	tuberculosis 结核分枝杆菌
SLE	ystemic lupus erthematosus 系统性红斑狼疮		TENS	transcutaneous electrical nerve stimulation 经皮电刺激神经疗法
SLR	straight leg raising 直腿抬高		TFTs	thyroid function tests 甲状腺功能试验
SND	sensorineural deafness 感觉神经性聋		TG	triglyceride 三酰甘油
SNHL	sensorineural hearing loss 感音神经性听力损失		TIA	transient ischaemic attack 短暂性缺血发作
SNPs	single nuceotide polymorphisms 单核苷酸多态性		TIBC	total iron binding capacity 总铁结合力
SNRI	serotonin noradrenaline reuptake inhibitor 选择性去甲肾上腺素再吸收抑制药		TM	tympanic membrane 鼓膜
SOB	shortness of breath 呼吸短促		TMJ	temporomandibular joint 颞下颌关节
Sp	species 物种		TNF	tissue necrosis factor 组织坏死因子
SPA	suprapubic aspirate of urine 耻骨上尿吸引术		TOE	transoesophageal echocardiography 经食管超声心动图
SPECT	single photon emission computerised tomography 单光子发射计算机断层成像		TOF	tracheo-oesophageal fistula 气管-食管瘘
SPF	sun penetration factor 防晒系数		TORCH	toxoplasmosis, rubella, cytomegalovirus, herpes virus) 弓形虫病、风疹、巨细胞病毒、疱疹病毒
SR	sustained release 持续释放		TPHA	Treponema pallidum hemagglutination test 苍白密螺旋体血凝试验
SSRI	selective serotonin reuptake inhibitor 选择性5-羟色胺再摄取抑制药		TSE	testicular self-examination 睾丸自检
SSS	sick sinus syndrome		TSH	thyroid-stimulating hormone

促甲状腺激素

TT thrombin time
凝血酶时间

TUE therapeutic use exemption
治疗用途豁免

TUIP transurethral incision of prostate
经尿道前列腺切开术

TURP transurethral resection of prostate
经尿道前列腺切除术

TV tidal volume
潮气量

U units
单位

UC ulcerative colitis
溃疡性结肠炎

U & E urea and electrolytes
尿素与电解质

μg microgram
微克

UMN upper motor neurone
上运动神经元

URTI upper respiratory tract infection
上呼吸道感染

US ultrasound
超声

UTI urinary tract infection
尿路感染

U ultraviolet
紫外线

VAS visual analogue scale
直观模拟标度尺

VBI vertebrobasilar insuffiency
椎基底动脉供血不足

VC vital capacity
肺活量

VDRL Venereal Disease Research Laboratory
性病研究实验室

VF ventricular fibrillation
心室颤动

VMA vanillylmandelic acid
香草基扁桃酸

VPG venous plasma glucose
静脉血浆葡萄糖

VRE vancomycin–resistant enterococci
万古霉素耐药肠球菌

VSD ventricular septal defect
室间隔缺损

VT ventricular tachycardia
室性心动过速

VUR vesicoureteric reflux
膀胱输尿管反流

VVS vulvar vestibular syndrome
外阴前庭综合征

WBC white blood cells
白细胞

WBR white–blue–red
白－蓝－红

WCC white cell count
白细胞计数

WHO World Health Organization
世界卫生组织

WPW Wolff–Parkinson–White
Wolff–Parkinson–White 综合征

XL sex linked
性连锁的

目 录

第一部分	全科医学基础	1

- 第1章　全科医学的定义和范畴　2
- 第2章　家庭　7
- 第3章　诊疗技能　14
- 第4章　交流技能　21
- 第5章　咨询技能　30
- 第6章　难缠、苛刻、愤怒的患者　41
- 第7章　健康促进与患者教育　45
- 第8章　老年患者　50
- 第9章　全科医学中的预防　65
- 第10章　营养与疾病　76
- 第11章　姑息治疗　86
- 第12章　疼痛及其管理　95
- 第13章　医学研究与循证医学　108
- 第14章　旅游医学　117
- 第15章　热带医学和旅行归来者　130
- 第16章　实验室检查　140
- 第17章　视诊的技巧　149
- 第18章　安全的诊断策略　154
- 第19章　遗传性疾病　162

第二部分	全科医学的诊断视角	181

- 第20章　抑郁症　182
- 第21章　糖尿病的诊断　191
- 第22章　药物相关问题　198
- 第23章　贫血　209
- 第24章　甲状腺和其他内分泌疾病　216
- 第25章　脊柱功能障碍　227
- 第26章　尿路感染　230
- 第27章　恶性肿瘤　238
- 第28章　HIV/AIDS　245
- 第29章　病毒和原虫感染　255
- 第30章　细菌感染　261
- 第31章　中枢神经系统感染　273
- 第32章　慢性肾衰竭　278
- 第33章　结缔组织病和血管疾病　285
- 第34章　神经系统疾病　295

第三部分　全科医学要解决的问题　　311

第35章	腹痛	312
第36章	关节炎	333
第37章	肛门直肠疾病	355
第38章	胸背部疼痛	362
第39章	腰痛	374
第40章	瘀斑和出血	392
第41章	胸痛	400
第42章	便秘	419
第43章	咳嗽	429
第44章	耳聋和听力损失	443
第45章	腹泻	451
第46章	精神疾病	466
第47章	眩晕	481
第48章	消化不良	489
第49章	吞咽困难	499
第50章	呼吸困难	503
第51章	耳痛	514
第52章	眼睛红痛	526
第53章	面部疼痛	539
第54章	发热和寒战	548
第55章	晕厥、惊厥与眩晕	557
第56章	呕血和黑粪	565
第57章	头痛	568
第58章	声嘶	584
第59章	黄疸	587
第60章	鼻疾病	602
第61章	恶心和呕吐	611
第62章	颈部肿块	616
第63章	颈部疼痛	620
第64章	肩部疼痛	633
第65章	手臂和手的疼痛	644
第66章	髋部、臀部和腹股沟疼痛	659
第67章	腿部疼痛	671
第68章	膝部疼痛	686
第69章	足、踝部疼痛	704
第70章	行走困难与腿部肿胀	720
第71章	心悸	726
第72章	睡眠障碍	739
第73章	口腔溃疡	748
第74章	咽喉痛	758
第75章	疲劳	766
第76章	昏迷	773

第 77 章	泌尿系统疾病	781
第 78 章	视觉障碍	792
第 79 章	体重增加	804
第 80 章	体重减轻	812

第四部分　青少年健康　819

第 81 章	儿童疾病的诊断方法	820
第 82 章	儿童的特殊问题	827
第 83 章	儿童外科疾病	843
第 84 章	儿童常见感染性疾病（包括皮疹）	852
第 85 章	儿童行为障碍	864
第 86 章	儿童虐待	873
第 87 章	儿童急症	880
第 88 章	青春期健康	895

第五部分　女性健康　901

第 89 章	子宫颈癌与巴氏涂片	902
第 90 章	计划生育	909
第 91 章	乳房疼痛（乳腺痛）	917
第 92 章	乳房肿块	922
第 93 章	子宫异常出血	933
第 94 章	女性下腹部和盆腔疼痛	940
第 95 章	经前期综合征	952
第 96 章	女性绝经	956
第 97 章	骨质疏松症	963
第 98 章	阴道分泌物异常	967
第 99 章	外阴疾病	975
第 100 章	家庭暴力和性侵犯	982
第 101 章	基础产前保健	986
第 102 章	妊娠期感染	993
第 103 章	高危妊娠	998
第 104 章	产后护理	1011

第六部分　男性健康　1019

第 105 章	男性健康概述	1020
第 106 章	阴囊疼痛	1023
第 107 章	腹股沟与阴囊肿块	1027
第 108 章	阴茎疾病	1036
第 109 章	前列腺疾病	1042

第七部分　与性相关的问题　1049

| 第 110 章 | 低生育力夫妇 | 1050 |

| 第111章 | 性健康 | 1057 |
| 第112章 | 性传播性感染 | 1069 |

第八部分　皮肤问题　1081

第113章	皮肤病的诊断和治疗	1082
第114章	瘙痒	1092
第115章	皮肤常见疾病	1100
第116章	急性皮疹	1120
第117章	皮肤溃疡	1131
第118章	皮肤常见肿块和结节	1138
第119章	色素异常性皮肤病	1154
第120章	毛发疾病	1163
第121章	指甲疾病	1171

第九部分　慢性病的持续管理　1181

第122章	饮酒问题	1182
第123章	变态反应性疾病	1189
第124章	焦虑障碍	1196
第125章	哮喘	1205
第126章	慢性阻塞性肺疾病	1217
第127章	癫痫	1224
第128章	高血压	1232
第129章	血脂异常	1250
第130章	糖尿病的管理	1255
第131章	慢性心力衰竭	1267

第十部分　意外事故与急救医学　1275

第132章	急症救护	1276
第133章	出诊箱和其他急救设备	1289
第134章	脑卒中和短暂性脑缺血	1294
第135章	血栓形成和血栓栓塞	1300
第136章	常见皮肤损伤和异物	1306
第137章	常见的骨折和脱位	1318
第138章	常见运动损伤	1337

第十一部分　特殊人群的健康　1351

第139章	原住民的健康	1352
第140章	难民的健康	1361
第141章	朗朗上口的医学隐喻、明喻和口语表达	1366

附录　1373

第一部分 全科医学基础

第1章 全科医学的定义和范畴

> 与手工编织劳动不同，医学实践需要有激情来点燃，有理解来充实，有细致的观察来武装。这些素质与正确的科学知识一样，在熟练的医学实践中必不可少。
>
> Moses Ben Maimon（1135—1204）

全科医学是为社区提供初级医疗保健的一门传统医学，是将大量综合性医学知识与沟通艺术相融合的一门独立学科。

一、定义

全科医学是以社区为基础，提供连续的、综合的预防和初级医疗保健的一门学科，有时被简称为CCCP（Community-based, Continuing, Comprehensive, Preventive Primary care）模式。

澳大利亚皇家全科医师学会（the Royal Australian College of General Practitioners，RACGP）将全科医学和初级医疗保健定义为：

> 全科医学是卫生保健系统的一个组成部分，集当前与健康相关的生物医学、心理学和社会学元素于一体，并为每个社区、家庭和个人提供连续、合理、基础和综合的医疗保健服务。
>
> 全科医生是一名被注册认可的临床医生，需经过全科医学培训，具备必要的经验及技能，能为社区、家庭和个人提供合理的、人性化的综合性医疗保健服务。
>
> 初级医疗保健包括这样一种功能，即不管患者和医务人员是否将构成部分医患关系，对患者提出的任何问题都能表现出负责任的行为。在管理患者的过程中，全科/家庭医生可以将患者准确地转诊到其他医生、医疗专业人员和社区服务站。全科/家庭医生是大多数人寻求医疗服务的第一站。在提供初级医疗保健的过程中，全科/家庭医生可能遇到许多原因不明的疾病，经常要处理比已确诊疾病复杂得多的临床情况。
>
> 在没有更多的辅助检查和治疗设施的情况下，全科医生必须能够对患者的疾病状况做出全面的评估。

RACGP明确了全科医生应具备的5种能力：
- 良好的沟通技巧和和谐的医患关系。
- 应用专业知识和技能。
- 了解所在区域人群的健康状况和全科医学的工作范围。
- 既有丰富的专业知识，又有良好医德。
- 熟悉相关医疗卫生机构组织和法律常识。

美国家庭医师学会（the American Academy of Family Physicians，AAFP）[1]和美国家庭医学联合会（the American Board of Family Practice，ABFP）将家庭医学（Family Practice）定义为：

> ……是为个人和家庭提供连续的、综合的医疗卫生服务的医学学科。它是集生物、临床及行为科学于一体的一门医学专业学科，其范畴涵盖不同性别、不同年龄人群的各个器官系统的各类疾病。

AAFP已扩展了初级医疗保健的功能范围[1, 2]。初级医疗保健是医疗过程的一种形式。其功能包括：

1. 它是患者进入医疗保健系统后首先得到的医疗服务。
2. 它为患者提供的服务具有连续性，贯穿整个生命周期，兼顾疾病防治和健康维护。
3. 它是一种综合性医疗服务，服务内容包含了所有传统医学学科。
4. 它为所有有医疗卫生需求的人提供合理的医疗卫生服务。
5. 对个体患者的随访及社区医疗卫生问题具有不间断的责任。
6. 它是一种高度个性化的医疗服务。

为实现疾病预防及个人照顾，Pereira Gray[3]确定了其工作原则——初级医疗保健、家庭医疗处理、居家照顾、连续性照顾等。"把患者看作一个整体，这就涉及人的多方面需求，即要求家庭医生应着重广泛地了解疾病和健康知识，而非极深入了解其机制等"。

全科医学并非诸多医学专科简单地表面合并。当今医学虽已被细化为许多分支，而实际上人们比以往更加需要全科医生。在复杂的医疗卫生体系中，患者需要一个值得信赖、富有同情心的家庭医师，全部负责他们的身体和行为的健康。在这方面，还有谁能比家庭医师做得更好呢？即使专科医师也非常需要称职的全科医生去继续照顾他们所委托的患者。

二、全科医学的特征

Anderson，Bridges-webb 和 Chancellor[4] 强调："全科医生独特而重要的工作就是提供及时和持续的医疗服务，对急、危、重症进行及时诊断和处置，对慢性疾病患者进行医疗管理，并能贯彻实施疾病的预防措施。"

全科医学与以医院或专科为基础的医疗活动不同，其特征性功能包括：

- 首次医疗接触。
- 独特的诊断方法学。
- 急、危、重症的早期诊断。
- 连续和及时的医疗服务。
- 个性化医疗服务。
- 急、慢性疾病的医疗管理。
- 居家医疗管理。
- 急救医疗服务（能在患者家里或社区内及时救治）。
- 家庭医疗服务功能。
- 在患者家里进行临终关怀。
- 预防性医疗卫生服务。
- 开展健康教育。
- 对患者进行整体医疗管理。
- 发挥协调医疗卫生资源功能。

除此之外，全科医生还必须处理一些在医学院校和研究生课程中未能讲授到，却可能涉及各个领域的一些问题。然而，其中有很多是初级医疗工作中时常会遇到的问题。

因症状轻重，所需护理程度不同，25% 的患者放弃了自我护理，而求助于全科／家庭医生。在就诊的患者中，有 90% 完全接受初级医疗保健管理。依据症状轻重程度同，不同护理的需求比例见图 1.1[5]。

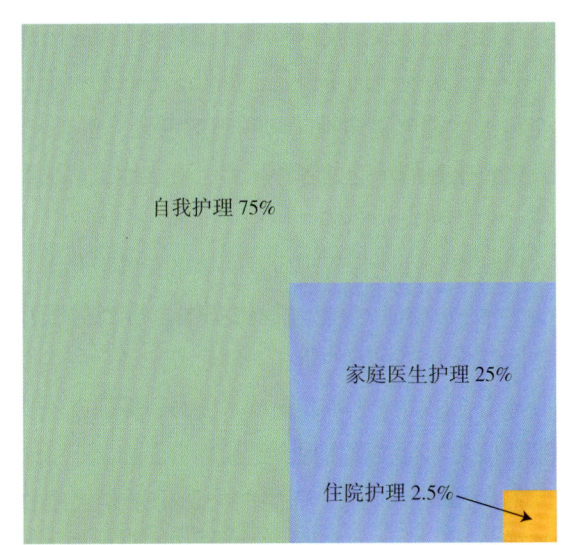

图 1.1 患者的护理需求比例分布

患者健康管理的整体观念

在全科医学领域，关于患者的医疗问题，进行整体管理是非常重要的。关于对患者的一般诊断包括两个部分：

① 以疾病为中心的诊断。
② 以患者为中心的诊断。

以疾病为中心的诊断是一种传统的医学模式，基于患者病史、体格检查、特殊辅助检查，强调疾病的诊断和治疗。此为医院诊疗的经典医学模式，着重依据病理学的明确诊断，而不太关注患者罹患疾病时的痛苦感受。

而以患者为中心的诊断，则是以患者这个人为中心，不仅考虑疾病的诊断和治疗本身，还要考虑患者的其他方面，包括心理社会因素对患者的影响。这些影响因素包括：

- 社会因素。
- 心理、情绪反应。
- 家庭对患者的影响。
- 工作和娱乐。
- 患者的生活方式。
- 患者的周围环境。

三、连续性医疗管理

连续性医疗管理是全科医学的本质。全科医学中的医患关系是独一无二的，它贯穿患者的整个生命周期，并不限定于某一特定的疾病。在持续的医患关系中，可能涉及发生的各种疾病。这一特殊的医患关系，为全科医生全面了解患者提供了很好的机会。可使全科医生能够更多地了解和理解患者、患者家庭，以及患者家庭所承受的各种压力，更多地了解患者的工作、生活和娱乐环境。

提高连续性医疗管理质量的策略有以下几点。

1. **人文关怀**　为患者提供基本、恰当的医疗服务是医疗保健工作者的责任。对患者来说，一名既有爱心和责任感，又具备相应技术能力，像朋友一样得到患者信任的全科医生像金子般珍贵。

2. **病历资料记录**　完整的病历记录是连续性医疗管理的基本要求。一份完整的病历应当包括患者的病史资料、健康问题记录、辅助检查记录、用药与药物不良反应记录，以及曾遭遇过的"危险经历"等详细资料。

3. **统计与调查**　对患者的症状表现，以量表或调查问卷的形式来收集患者信息，有助于提高对疾病的认识及早期诊断。

4. **家访**　家访是获得家庭动态信息的最佳途径。适当的家访有助于巩固医患关系。全科医生应该珍惜这种机会。因为只有全科医生能做到居家患者的医疗帮助。仅仅坐在办公室里进行"传送带"式的医学处理与理想的全科医生工作模式背道而驰。

5. **预期指导**　人们在生命的一些特殊时期需要接受相关健康教育。然而，患者常常缺乏去找家庭医生进行健康咨询的意识。因此，全科医生应找机会主动开展一些健康指导，如婚前检查、孕期保健，以及青春期前的人际交往，等等。

6. **患者教育**　尽可能地让患者了解所患疾病的性质、治疗理由及预后情况。一些健康教育宣传页（或小册子）虽然不能代替详细的口头宣传，但可以作为对患者进行宣传教育的起点，从而提高患者依从性，改善医患关系。

7. **个人健康档案**　对于新生宝宝的父母来说，个人健康档案是一个极好的帮手，在儿童医疗保健中具有重要意义。建立个人健康档案的目的是：从一个人出生开始，就为其构建预防卫生保健的框架。从最配合工作的新生儿母亲处获得资料，建立儿童健康档案，就可形成一个有价值的回顾性资料清单。事实上，健康档案是贯穿一生的完整医疗保健记录。

8. **患者登记**　临床上登记患者年龄、性别十分重要。通过患者登记，既可明确谁是患者，患者的基本特征有哪些，又可了解哪些人患有癌症、糖尿病及肺气肿之类的慢性病。

9. **建立随访名单**　基于患者登记而建立的患者随访名单，可显著改进医疗卫生保健工作。一段时间以来，牙科医师一直成功地使用这种方法。在美国、加拿大和其他许多国家，医师应用随访名单定期进行预防性措施，如提醒患者按时接受疫苗接种和进行癌细胞涂片检查等。

10. **计算机**　在临床工作中，计算机除了用于财务处理外，还简化了医疗注册登记和患者随访系统。利用计算机进行患者教育和医师教育的潜力也不可低估。

四、常见临床症状

表1.1[6]列出了澳大利亚居民和美国居民常见的临床症状排序[7]。虽然两国有相似之处，但由于分类系统不同，无法进行准确比较。澳大利亚第三次全国发病率调查表明，通过患者主诉统计，最常见的症状是咳嗽（占就诊患者的6.2%）、咽部不适（占3.8%）、背部不适（占3.6%）和上呼吸道感染（URTI，3.2%）。此外，要求体检（13.7%）和开药（8.2%）的患者很常见。McWhinney从加拿大和英国具有代表性的临床统计中列出了最常见的10个临床症状，不过男性和女性的症状有所不同[8]。

加拿大男性居民就医时常见症状依次如下：咳嗽、咽痛、普通感冒、腹部或骨盆部痛、皮疹、畏寒、发热、耳痛、背部疾病、皮炎和胸痛。

女性还有几个其他常见症状，包括月经紊乱、抑郁、阴道出血、焦虑和头痛。

英国的研究显示，最常见的症状无性别差异，包括咳嗽、咽痛、胃痛、肠道症状、胸痛、背痛、皮疹、溃疡、头痛、肌肉痛和鼻塞[9]。

表 1.1 澳大利亚和美国居民常见临床症状排序（不含妊娠、高血压、免疫接种和常规体检者）

	澳大利亚	美国
咳嗽	1	1
咽部不适	2	2
背部不适	3	4
上呼吸道感染	4	11
皮疹	5	5
腹痛	6	6
抑郁	7	
耳痛	8	3
头痛	9	10
发热	10	7
虚弱和（或）乏力	11	
腹泻	12	
哮喘	13	
鼻塞和（或）喷嚏	14	12
胸痛	15	13
膝关节酸痛	16	8
视力减退		9

资料来源：澳大利亚数据——Britt, et al.[6]；美国数据（所有专业）——De Lozier & Gagnon[7]。

作者临床实践中遇到的常见临床症状

作者（Murtagh）的经验表明，临床遇到的常见症状依次如下（并强调疼痛症群）[10]：

- 咳嗽。
- 肠道功能紊乱。
- 腹痛。
- 背痛。
- 胸痛。
- 头痛。
- 颈痛。
- 耳痛。
- 咽喉痛。
- 关节和（或）四肢痛。
- 皮疹。
- 睡眠障碍。
- 疲惫乏力。
- 阴道不适。

农村地区疾病发病情况较客观地反映了农村全科医疗工作的一个侧面，应该说这些症状准确反映了澳大利亚全科医疗中常见疾病的发病情况。另外，作者对农村医疗情况所总结分析的资料记录和分类与整个澳大利亚全科医疗中常见疾病的发病情况是相一致的。

五、易引起诉讼、纠纷的病症

为做好医疗事故防范，医疗纠纷预防组织提出下列领域最应予以重视：

- 急性腹痛。
- 急性胸痛。
- 乳房肿块。
- 儿科疾病，尤其是 2 岁以下有发热、腹股沟痛性肿块的患儿。
- 呼吸困难或伴有咳嗽。需弄清楚原因是什么，可以是心力衰竭、癌症、结核等。
- 头痛。

六、常见的被管理的情况

澳大利亚及美国的研究[11]都显示，除了全身体检外，高血压和上呼吸道感染（upper respiratory tract infection，URTI）是最常见的两种情况。表 1.2 中列出的 23 种常见情况，占所有接受治疗情况的 40% 以上[6, 12]。

本书的内容反映了全科医学的性质与范畴中所涉及的基本病症——看似普通、常见，却是重要的、相互有关系的、可预防和可治疗的。

七、慢性病的管理

一项关于慢性病管理的国际性目标研究[13]强调，作为世界共同目标，应加强下列情况的管理：

- 冠状动脉粥样硬化性心脏病（冠心病）。
- 慢性心力衰竭。
- 脑卒中（中风）。
- 高血压。
- 2 型糖尿病。
- 慢性阻塞性肺疾病。
- 哮喘。
- 癫痫。
- 甲状腺功能减退症。
- 慢性精神性疾病。
- 药物监测。

表 1.2　澳大利亚和美国最常接受管理的临床情况排序

	澳大利亚	美国
全身体检	1	1
高血压	2	3
呼吸道感染	3	2
免疫注射	4	*
抑郁	5	6†
急性气管支气管炎	6	13
哮喘	7	29
背部不适	8	
糖尿病	9	8
脂代谢异常	10	*
骨关节炎	11	10
扭伤或损伤	12	5
接触性皮炎	13	9
急性中耳炎	14	18
焦虑症	15	6†
睡眠障碍或失眠	16	—
尿路感染	17	11
女性生殖系统检查，巴氏涂片	18	(under 1)
鼻窦炎	19	25
职业体检	20	27
食管疾病	21	27
围绝经期综合征	22	27
病毒性疾病	23	—

注：*未列出的；†合并症状
来源：澳大利亚数据——Britt, et al.[6]；美国数据——Rosenblatt, et al.[11]

参考文献

[1] American Academy of Family Physicians. Official definition of Family Practice and Family Physician(AAFP Publication No. 303). Kansas City, Mo, AAFP, 1986.

[2] Rakel RE. Essentials of Family Practice. Philadelphia: WB Saunders Company, 1993: 2–3.

[3] Pereira Gray DJ. Just a GP. J R Coll Gen Pract, 1980;30: 231–239.

[4] Anderson NA, Bridges-Webb C, Chancellor AHB. *General Practice in Australia*. Sydney: Sydney University Press, 1986:3–4.

[5] Fraser RC(ed). Clinical Method: A General Practice Approach(3rd edn). Oxford: Butterworth-Heinemann, 1999.

[6] Britt H, Sayer GP et al. *Bettering the Evaluation and Care of Health: General Practice in Australia 1998-9*. Sydney: University of Sydney & the Australian Institute of Health & Welfare, 1998–1999.

[7] De Lozier JE, Gagnon RO. 1989 Summary: National Ambulatory Medical Care Survey. Hyattsville, Md, National Center for Health Statistics, 1991.

[8] McWhinney IR. (2nd edn). New York: Oxford University Press, 1997: 40–44.

[9] Wilkin D, Hallam L et al. Anatomy of Urban General Practice. London: Tavistok, 1987.

[10] Murtagh JE. *The Anatomy of a Rural Practice*. Melbourne: Monash University, Department of Community Practice Publication, 1980: 8–13.

[11] Rosenblatt RA, Cherkin DC, Schneeweiss R et al. The structure and content of family practice: current status and future trends. J Fam Pract, 1982, 15(4): 681–722.

[12] Bridges-Webb C, Britt H, Miles D et al. Morbidity and treatment in general practice in Australia. Aust Fam Physician, 1993, 22: 336–346.

[13] Piterman L. *Chronic Disease Management OSP Report*. Melbourne: Monash University, 2004.

家 庭 第 2 章

> 家庭只代表人类功能和活动的一个方面，然而却是社会非常重要的方面——我们只有时刻想到社会和家庭关系，人的一生才是理想的、完美的；否则相反。
>
> Havelock Ellis 1922, *Little Essays of Love and Virtue*

与患者家庭成员共同合作是开展家庭医疗的基础。家庭和睦是家庭成员心理健康的基础，也是社会稳定的基础。

在传统观念中，核心家庭中的妻子要待在家中照看孩子，但这种情况在澳大利亚仅占15%。大约有46%澳大利亚人的婚姻最后都走向分手。有多种不同的家庭类型，其中包括单亲家庭、事实婚姻和由已离异人士及其双方的儿女重新组成的伙伴性家庭。新组成的家庭成员可能会有社会心理问题，家庭医师要重视这类问题。

全科医师最适合开展家庭医疗工作。在提供连续性照顾和家庭照护方面，全科医生具有不可替代的优势。全科医师在健康咨询、辅导过程中应与患者家庭成员积极配合，这样可以避免在单独工作时常出现的误区，以及避免个人过度承担改变家庭的责任。我们应该明白，不同的文化理念，对家庭概念的理解有很大的差异。

Bader[1]将与家庭成员合作的内容简述如下：

从家庭治疗的角度来看，与患者家庭成员合作要避免对患者提供太多指令性服务、为其家庭幸福负太多责任，否则会导致患者家庭误认为应将其健康和发展问题完全依赖于全科医师。从家庭教育的观点出发，与患者家庭成员合作能提高预先指导能力，帮助家庭成员做好准备。不仅要准备好如何面对家庭成长过程中发生的正常变化，还要准备好家庭系统如何面对疾病带来的影响。

一、健康家庭的特征

和睦家庭都有某些特征。了解这些特征可以给家庭医师提供一个评估家庭健康与否的依据，同时为改善不良家庭提供一个既定目标。这些特征如下。

1. **良好的交流** 在这种状况下，每个家庭成员都有表达自己看法和感受的自由。

2. **个人自主性** 包括夫妻或伙伴之间适当地分享资源与权利。

3. **灵活性** 家庭成员间互相谦让，索取、付出有度，适应不同个体需要和不断改善生活条件。

4. **相互欣赏** 包括鼓励和表扬其他家庭成员，使每个成员培养健康良好的自尊心。

5. **建立支持网络** 来自家庭内外的热情支持，能够使人产生一种安全感，从而抵抗压力，营造一个团结健康的生活环境（图2.1）。家庭医生是关系网中的一部分。

6. **家庭时间与家庭参与** 研究表明"一起做事"是快乐家庭最突出的特征。

7. **夫妻或伴侣团结** 在进行家庭治疗时可以发现，良好的夫妻关系极为重要。

8. **鼓励成长** 家庭中需要营造一种鼓励每位家庭成员成长的氛围。

9. **树立共同的精神和宗教信仰** 众所周知，共同的精神和宗教信仰与健康家庭密切相关。正如这句名言："家人一起祈祷的家庭就会永远在一起。"

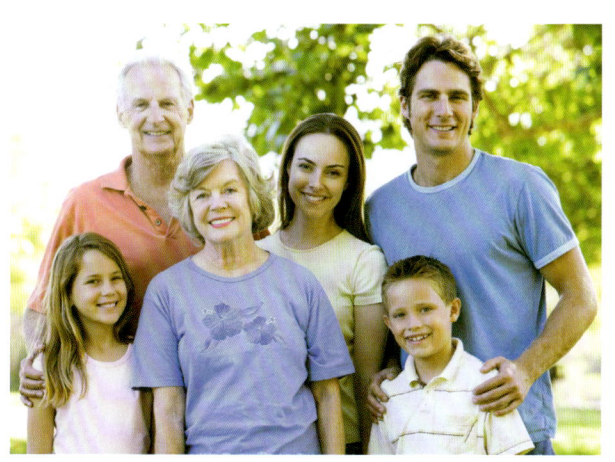

图2.1 一个家庭成员相互支持的、和睦的三代家庭网

二、家庭危机

医生常常接触遭遇意外事件的家庭。这些意外事件包括疾病、事故、离婚、分别、失业、家庭成员死亡及家庭经济困难。

1. 疾病的影响 严重的疾病往往会给患者家庭成员带来危机,这种危机在本来平静的家庭中从未遇到过。例如,人们都知道,意外失去孩子的丧亲之痛,可能会导致婚姻破裂。

从长远来看,疾病对家庭其他成员的影响比对患者本人的影响更大,特别是对儿童可表现为学习成绩下降和行为混乱。

当面对这种危机情况时,医师的重点理应放在患者身上,但家庭的潜在需求也不应该被忽视。

2. 给医师的建议

- 尽可能多地让患者家庭成员参与,并在疾病急性期就开始。必要时召开家庭会议。
- 将家庭作为连续性治疗的基础,尤其是预计患者的疾病是一个长期过程时。时刻留意家庭成员的态度变化是很有意义的,例如他们对患者抱怨、生气等。
- 让患者家庭成员参与制订出院计划。
- 如果发现家庭稳定状态发生严重改变,可能需要求助相关专家进行处理。

三、家庭功能失调的重要表现

一个家庭出现下列情况时可能是家庭功能失调的重要信号,医师必须"考虑到家庭因素"。

- 婚姻、性生活的不协调。
- 一个家庭成员出现多重异常表现。
- 多个家庭成员出现多重异常表现。
- 有孩子出现异常行为。
- 患者很难相处。
- 妊娠期或产后出现异常行为。
- 家庭成员有吸毒或酒精依赖现象。
- 丈夫、妻子或孩子有被施暴或性虐待的证据。
- 精神障碍。
- 易患疾病。
- 易紧张或焦虑。
- 主诉慢性疲劳或失眠。

家庭医生时刻对各种表现保持警惕是十分重要的,而且有责任去识别由家庭因素引发的潜在问题。

四、患者与家庭动力学

家庭医生接诊的许多患者存在躯体症状。导致这些症状的主要原因是情绪或社会心理因素,患者很少有甚至没有器质性病理学异常。到初级诊所就医的患者中,有多达50%~75%是由于社会心理因素所导致,而不是由生物医学问题导致[2]。

为了了解患者的临床表现,家庭医生首先应该了解个人对压力刺激的反应,这些压力刺激可来自家庭、工作或性行为等外部因素,也可能源于患者本身,包括人格特质或社会心理影响(表2.1和图2.2)。

表2.1 可能引起生物心理社会功能失调的原因

工作	家庭	性问题
工作种类	现在的家庭	性功能丧失
工作负担	(结构和功能的改变)	性功能失调
工作环境	扩展的家庭	性关系不和谐
目标	(父母和亲戚)	性罪感
工作满意度	成长环境	
	(家族)	

1. 如何评估家庭动力学

- 仔细观察家庭成员间的相互影响。
- 如果可能的话,邀请全体家庭成员召开咨询会。

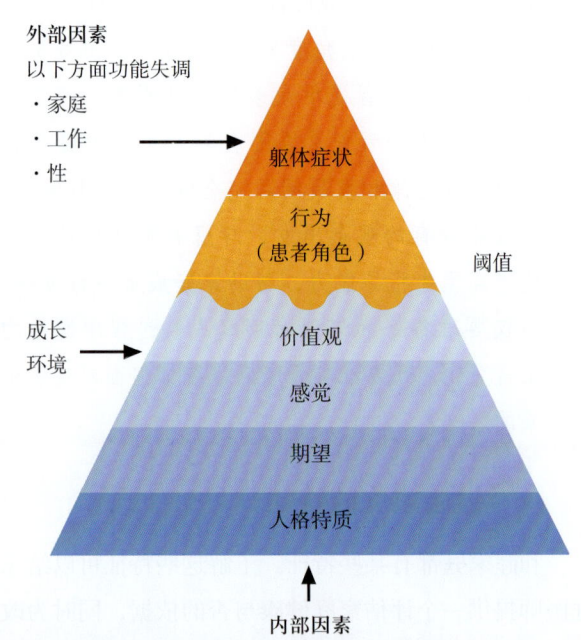

图2.2 家庭动力学与心身疾病的冰山图

- 家访：选择恰当机会（可在下班回家路上），寻找合适的理由（例如通报患者检查结果）进行家访可能效果很好。
- 绘制家系图：通过绘制反映家庭结构和相互关系的图形（即家系图），全科医生可以了解家庭成员的相互作用影响和行为表现[3,4]。

2. 家系图 家系图是一个非常有用的家系图表，通常包括一个家族中的三代。利用家系图是促进家庭成员关心家庭事务的一种有效策略[4]。家系图示例及其标志说明参见本部分第 19 章图 19.1。

五、家庭生活周期

家庭生活周期的概念有助于理解家庭动力学。所谓家庭生活周期[5]，即把家庭的发展，划分为几个明确的时间阶段，以更好地理解家庭动力学（表 2.2）。这样的理解，可以帮助医生推测患者在不同的时间阶段出现的问题。不同时期的家庭有不同的任务和幸福，也有不同的危机和困难。图 2.3 也清楚地显示了这种家庭生活周期每一阶段的大约时间长度。

1. 家庭评估 对有问题家庭的评估，可以通过问卷调查的形式来进行。问卷调查以一种系统的方式收集信息，进而了解问题家庭的功能状态。

表 2.2 家庭生活周期[1]

阶段	需要完成的任务
①离家	离开父母，开始独立生活，感情上也开始疏远父母
②结婚	将与配偶建立一种亲密的关系，与父母在感情方面更进一步疏远
③学着适应一起生活	要合理地划分各种婚姻角色，与家庭建立一种新的、更加独立的关系
④养育第一个孩子	夫妻生育第一个孩子，开始扮演父母角色，担负起养育责任
⑤学着与年轻人一起生活	要增加家庭成员间界线的灵活性，适当增加年轻人在家庭内外活动的自由度
⑥孩子独立生活的空巢期	要接受许多家庭成员进进出出的事实，要适应不再是抚养人角色的生活
⑦退休	适应赚钱职责已经结束的生活，与孩子、孙子们和配偶之间建立一种新的关系
⑧晚年	要准备好面对自己能力不断下降、对别人的依赖不断增加的事实，同时也要正确面对失去朋友、家人，甚至老伴的现实

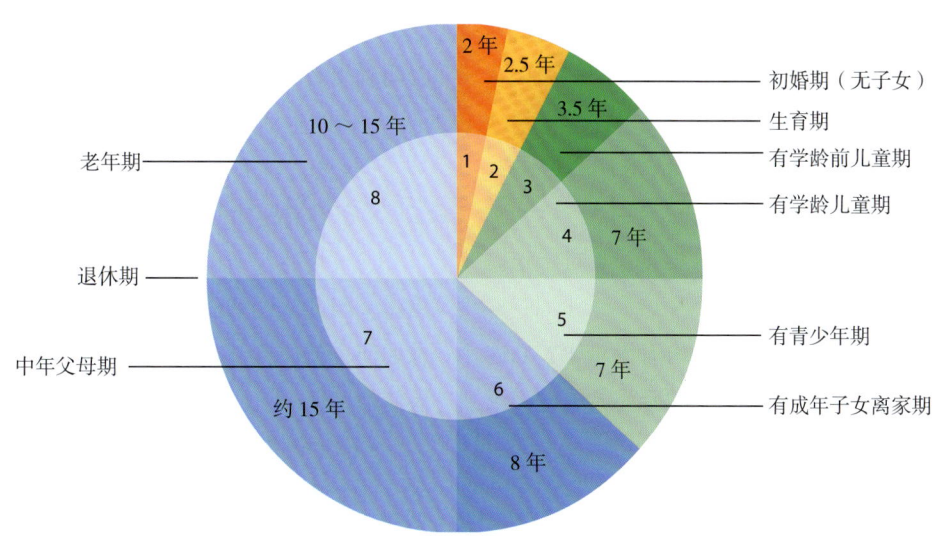

图 2.3 家庭生活周期（每阶段的大约时间）
引自：McWhinney[6] and Duvall[7].

2. 问卷设置[1]

（1）所处家庭环境
- 请你讲述成长在一个什么样的家庭？
- 你来自什么样的家庭？
- 在家中是否和某个人特别亲密？
- 家庭成员之间有没有发生过严重冲突？
- 有没有人以某些方式虐待过你？
- 你现在还经常和家人联系吗？
- 你是否试图努力去塑造或改变你的家庭形象？

（2）夫妻关系史
- 你们两个是怎样相识的？
- 你们互相吸引对方的因素是什么？
- 你为什么选择了对方，而没有选别人？
- 家人对你的选择反应如何？
- 孩子出生是如何影响你们之间关系的？
- 你们关系最好的阶段是在什么时候？为什么？

（3）咨询和学习的经历
- 你是否曾参加过"婚姻恳谈会"或类似的活动？
- 你是否曾进行过任何形式的咨询？
- 你单独去还是和另一个家庭成员一起去？
- 你喜不喜欢这些经历？
- 哪些方面对你有帮助，或根本无益？

（4）期望和目标
- 到这里咨询是谁的主意？
- 其他家庭成员的反应如何？
- 出于什么理由到这儿来？
- 有没有什么特别的事情促使你做出这一决定？
- 通过这次评估，你们各希望得到什么？

（5）家庭关系[1]
- 在家庭中，你们每个人的生活是什么样的？（如果孩子在场，应该先询问孩子）
- 你和其他家庭成员交流有困难吗？（同样先提问孩子）
- 你们彼此表达感激或爱慕之情有困难吗？（这里值得一提的是，有关对健康家庭的研究显示，交流和赞赏最能增进感情）
- 在家中你是怎样表达感情的？
- 在家中你是怎样表达爱的？（同样先提问孩子）
- 你对目前的这种安排满意吗？你希望看到什么变化？
- 你都用哪些方法解决家庭分歧或改变家庭功能？

3. 通过问卷确定以下内容
- 参加面谈的家庭成员（名字和年龄）。
- 没有参加面谈的家庭成员（名字和年龄）。
- 目前存在的问题或进行家庭会谈的缘由，以及进行这样的家庭会谈由谁提出来的。是否尝试过其他解决方法。
- 家庭中的角色——家庭成员结构，组织（谁是主导者等）。
- 情感类型——主要情感基调和表达方式。
- 交流情况——明确谁主导？谁说话？谁倾听？
- 处于家庭生活周期的具体阶段。
- 所患疾病及其带来的影响。
- 应对措施。

六、以家庭为基础的医学辅导

家庭医生可借助一些简单的家庭诊疗指导方案模式进行家庭医疗咨询辅导。例如可采用类似 BATHE 这样的简单方案模式。

BATHE 技巧[8]

BATHE 技巧是一种如何识别家庭不和谐原因的诊断技巧，可以作为进行医疗指导的一个切入点。

BATHE 由背景（background）、情感（affect）、烦恼（trouble）、处理（handling）和同情（empathy）的英文单词首字母组成[8]。现分述如下。

（1）背景 了解患者可能存在的社会心理问题，以明确患者本次就诊的原因。
- 你的生活发生了什么变化？
- 发病之前有无异常事情发生？
- 家里情况如何？

（2）情感 所谓人的情感即指其感觉状态，包括焦虑。因此，明智的做法是，要了解一个人的情感状态如何，就应弄清他潜在的敏感因素，即哪些因素最易使他动情。
- 你觉得你目前的生活怎么样？
- 你感觉你家庭的生活怎样？
- 你对你的工作或学习感受如何？
- 你觉得你的配偶、伴侣、子女、亲戚、朋友等怎么样？

- 你的心情如何？是悲伤、难过还是高兴、快乐？

（3）**烦恼** 了解所患疾病对患者的影响程度。

- 你哪里最不舒服？
- 你生活中最大的痛苦或担心是什么？
- 你在家里最大的烦恼是什么？
- 这个问题使你有怎样的压力和不安？
- 你认为这个疾病对你有何影响？

（4）**处理**

- 你是如何处理这个问题的？
- 你有没有觉得你曾错误地处理过某些事情？
- 家里有没有人帮助你解决该问题？
- 你的支持来自哪方面？
- 你认为应如何处理？

（5）**同情** 对患者的不幸表示理解，使患者感觉到你的同情和支持。

- 这对于你来说真不容易呀！
- 听起来，这对你也太苛刻了！

七、行为改变的步骤

Fabb 和 Fleming 提出了行为改变模式，这个模式是治疗的基础，包括以下 5 个步骤。

1. **不满** 一定存在对现在行为模式的不满。
2. **替代** 一定有另外一种可接受的行为模式。
3. **表明态度** 相对于旧的模式，新的行为模式一定会使人感到满意。
4. **反复实践** 对新行为模式一定要进行反复实践，直到这种新的模式成为习惯性行为模式。
5. **习惯性的支持** 在日常工作和生活中一种新的行为模式。

上述步骤必须都存在才能发生行为改变。第 4 个和第 5 个步骤经常会被忽视，恰恰是行为无法改变或很少成功的原因。

八、婚姻不和谐

家庭医生经常需要为配偶双方或其中的一方提供婚姻咨询。有的问题很容易解决；有些则很难解决，即使有最佳的辅助机会，最后仍不可避免地导致婚姻破裂。

的确，婚姻破裂是可以预防的，包括对存在的婚姻问题进行预先指导。明智的家庭医师会提供适当的建议和指导。例如因夫妻一方疏忽而使孩子发生意外事故之类的情况，这个家长可能就成为被责备的焦点对象，从而导致夫妻间的怨恨和关系紧张。家庭医生可以在一开始就给予适当的干预来减轻配偶一方的负疚感和另一方的愤怒。

婚姻不和谐的常见原因：

- 狭隘自私。
- 期望过高，不切实际。
- 经济问题或吝啬。
- 不能互相倾听、诉说。
- 患有疾病（例如抑郁症）。
- 吸毒或酗酒。
- 嫉妒，特别是男性。
- 找对方的缺点。
- 把生活当作"玩游戏"。
- 驾驭心理过强。
- 不成熟。
- 缺乏沟通。

九、夫妻基本咨询辅导

下面是关于对夫妻的基本指导的内容，这些内容可作为患者教育资料，也是对配偶双方的良好建议[9]。

> 关心和负责是婚姻成功的两个重要秘诀。

1. 一些重要的因素

- 研究表明，人们多倾向于选择与自己父母相像的人作为伴侣，因此可能采取孩子气和自私的态度来对待伴侣。
- 上面所列举的问题就反映出人们的这种孩子气，我们常常会期望自己的伴侣做出改变，能满足自己的需求。
- 如果我们能采取负责的态度，去关心照顾对方，就可将上述问题最小化。
- 光有身体的激情是不足以维系婚姻的，"激情燃尽，就只剩下灰烬了"。
- 和谐的性生活诚然很重要，但多数专家认为，性生活之外的事情更多、更重要。
- 当我们做错事情时，最重要的是得到伴侣的原谅。

2. 婚姻幸福的技巧

（1）**了解自己**　越了解自己的人，越能了解伴侣。学习性和生育方面的知识。

（2）**培养共同的兴趣和目标**　双方不要太独立，发展共同的朋友，培养共同的兴趣和爱好。经常对伴侣说："我爱你。"

（3）**结婚后继续像恋爱时一样**　夫妻应该继续保持相互追求和爱慕；经常出去度过浪漫的夜晚，时常向对方赠送一些别致的小礼物（例如鲜花），这些都是让爱情保鲜的好方法；经常参与有趣的、需要消耗大量体能的活动，例如推拿和跳舞。

（4）**做爱，而不是战斗**　和谐的性生活可能需要数年来培养，要努力使性生活越来越和谐；不断探讨做爱技巧，不要感到拘谨或羞怯。这些可以通过阅读相关图书（如《性爱圣经》）和观看性爱视频来获得帮助。需注意的是，良好的仪表和干净的肌肤对提升性生活质量也很重要。

（5）**珍惜你的伴侣**　为对方感到骄傲，不要攀比或羡慕别人的消费能力；当与别人谈到你的伴侣时要说赞美的话，而不是贬低对方。

（6）**做好成为父母的准备**　理智地规划你们的家庭，学习有关分娩和养育孩子的知识；了解计划生育方法，科学避孕。避免意外怀孕后引起焦虑和不安。孩子成长的最好环境是父母有一个幸福美满的婚姻。

（7）**必要时寻求适当的帮助**　如果困难来临，并且引发了一些问题，最好去寻求帮助——你的全科医生将为你提供帮助。压力和抑郁会给婚姻带来致命的伤害，必须把它们消灭在萌芽状态。

（8）**你怎样要求你的伴侣对待你，你就那样对待你的伴侣**　了解彼此的感受，关注彼此的需要；建立在这个原则基础上的任何婚姻都极有可能获得成功。

3. 有助于婚姻的 10 种美德

- 诚实。
- 忠贞。
- 热爱生活。
- 有理想。
- 有耐心。
- 有情趣。
- 宽容他人。
- 专一。
- 慷慨大方。
- 关心他人。

4. 配偶双方相互列出实用清单
为对方列出一个清单，然后进行对照、讨论。

- 列出你父母的品格（可取的和不可取的）。
- 列出彼此的品格。
- 列出希望对方能改变的行为。
- 列出希望对方为你做的事情。

每周抽出一定的时间来共同完成这些事情。

5. 全科医生经常面临的困境
如果全科医师与患者家庭中某个或几个成员关系太密切的话，很容易陷入"救助者"或"救世主"的角色。避免被困的最好办法就是要尊重患者家庭的自主性，由每个家庭自己设定目标，由全科医师与家庭的每个成员共同努力来完成目标，这样就可以避免陷入以下几个主要困境：

- 承担改变患者家庭的责任。
- 单独工作，忽视患者家庭的配合和协助。
- 成为"救助者"或"救世主"。

6. 其他困境

- 在患者家庭某一关键成员不在的情况下就着手治疗。
- 泄露患者家庭成员的隐私。
- 未能识别出患者家庭的"合伙对付"。
- 偏袒某一方。
- 未能充分利用现有资源。
- 与自己的经历联系太多。

7. 可能避免陷入困境的方法

- 让患者去做这些工作。
- 让同事或其他人与自己分担这些压力。
- 确保治疗目标切合实际。
- 明确指出患者家庭的所有成员都应该一起努力，只有各方面都让大家清楚并共同协助，才能取得最好的治疗效果。
- 及时发现在家庭内部寻找"替罪羊"的倾向。
- 避免草率解决问题。
- 对患者的隐私事宜要征得其本人同意，才可记入病历。
- 善于开放性思维，避免将自己的观点强加给患者家庭。

参考文献

[1] Bader E. Working with families. Aust Fam Physician, 1990, 19: 522-528.

[2] Fabb W. Handbook for Medical Students. Hong Kong: Chinese University of Hong Kong, 1995: 31.

[3] McGoldrick M, Gerson R. Genograms in Family Assessment. New York: WW Norton, 1985: 1-4.

[4] Jackson L, Tisher M. Family therapy skills for general practitioners. Aust Fam Physician, 1996, 25: 1265-1269.

[5] Van Doorn H. Common Problems Checklist for General Practice. Melbourne: Royal Australian College of General Practitioners, 1989: 19.

[6] McWhinney IR. A Textbook of Family Medicine (2nd edn). Oxford: Oxford University Press, 1997: 240-256.

[7] Duvall EM. Family Development(5th edn). Philadelphia: Lippincott, 1977.

[8] Stuart MR, Leiberman JA III. The 15-Minute Hour: Applied Psychotherapy for the Primary Care Physician. New York: Praeger, 1986.

[9] Murtagh JE. Patient Education(5th edn). Sydney: McGraw-Hill, 2008: 2.

第 3 章　诊疗技能

> 诊疗，是在特定的场所，医师与患者之间正式的互动过程。这个过程可以有一个明确的任务（例如缝合一个简单的伤口），也可以是针对患者一个复杂的、模糊的、没有明确诊断的疾病，并且伴有深度的心理问题。
>
> 全科医师在诊室中与患者密切交流，是诊疗过程中必不可少的一个环节。患者或自认为有病的人向他所信任的医生寻求诊疗意见，就是诊疗咨询，而且所有其他的医学服务都是诊疗咨询的延伸。
>
> Sir James Spence 1960

诊疗的目的是：
- 明确就诊的确切原因。
- 为患者取得好的治疗效果。
- 建立稳固的医患关系。

一、全科医学技能

要想让诊疗达到预期效果，主要依赖全科医师所掌握的一系列技能。这些技能可被统称为"诊疗技能"，包括临床技能、诊断技能、管理技能、沟通技能、教育技能、治疗技能、操作技能和指导技能。这些技能相互关联。

沟通交流技能是诊疗技能中的基本技能，是医师有效发挥其职能的关键。熟练掌握这些技能，是建立良好医患关系的基础。沟通交流技能是获取完整病历所必需的，也是治疗的基础。

一个熟练的接诊医生会成功地将自己的发现与意见传递给患者，让患者清楚理解，而不必让患者反复询问，同时也能激励患者建立起对医师的信任和信心。

二、诊疗模式

全科医师可以通过一些诊疗的既定模式，来理解诊疗过程。其中分别由 Pendleton 等[1]及 Stott、Davis[2]提出的两个模式已被认为是较规范的模式。Pendleton 和他的同事在其里程碑式的著作《诊疗入门——教与学的途径》中，明确了诊疗的 7 项主要工作内容，可以把这些内容作为诊疗指南。

① 确定患者就诊的原因
- 疾病的性质和发展。
- 发病原因。
- 患者的想法、关注重点以及期望。
- 疾病对患者的影响。

② 其他问题
- 继发性疾病。
- 危险因素。

③ 针对疾病表现，选择患者可以接受的适宜治疗方法。

④ 让患者认识、了解其所患疾病。

⑤ 让患者参与疾病的诊疗过程，并鼓励其担负起相应的责任和义务。

⑥ 合理利用时间和资源，提高工作效率。
- 在诊疗过程中合理利用资源。
- 在长期治疗中合理利用资源。

⑦ 与患者建立并保持良好关系，以便今后完成后续诊疗工作。

Stott 和 Davis[2]认为，全科医生在初步诊疗中需完成一些工作任务，具体内容见表 3.1。可以把这些工作任务做成备忘录，以获取最佳诊疗效果。

表 3.1　每次诊疗的工作任务

A	B
治疗现有疾病	改善健康行为
C	D
治疗后续性疾病	找机会进行健康教育

来源：Stott 和 Davis。

三、诊疗过程的阶段

诊疗过程可以分为 3 个阶段。

① 建立和谐的医患关系。

② 诊断阶段
- 病史。
- 体格检查和心理测试。

- 辅助检查。

③ 治疗管理阶段
- 解释和教育。
- 开处方。
- 治疗效果分析——治疗性或延伸性诊断。
- 转诊。
- 随访。

四、建立融洽的医患关系

医患关系贯穿于整个诊疗过程，但与患者的初步接触是医患关系的基础（图3.1）。接诊患者最明智的选择是在候诊室里进行，并以最适当的称谓呼叫患者。医师可以通过观察患者的表情、动作及走路状态，来收集一些有价值的信息。另外，医师最好在见到患者之前，快速地从保存完好的病历记录上熟悉患者的情况。

> **实践要点**
>
> 记住患者乐意听的名字、了解其既往病史，非常利于建立融洽的医患关系。

建立融洽医患关系的技巧：
- 以友好、关怀的方式接诊患者。
- 尊重患者，以礼相待。
- 用患者乐意接受的名字称呼患者。
- 如果方便的话，与患者握手。
- 使患者感到舒服。

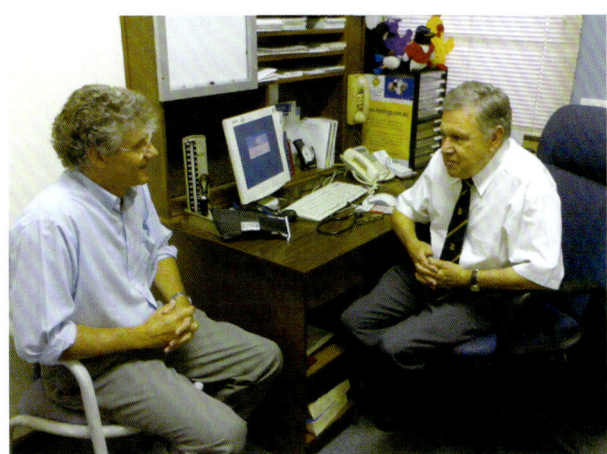

图3.1 咨询交流：建立良好、和谐的医患关系是成功诊疗的基础

- 稳重沉着，不忙乱。
- 简要概述以前的诊疗情况。
- 时刻关注患者。
- 认真并且适当地倾听患者述说。
- 适当使用一些安慰患者的手势或姿势。
- 应以"你想告诉我什么?"或"我能为你做些什么?"的询问口吻作为医生接诊的开始。

五、病史采集

1. 一般性病史采集 医生在采集病史阶段要完成4项基本任务，即明确以下几个问题。
- 患者所陈述的就诊原因。
- 患者为什么在今天来就诊，或者说为什么在疾病的这个阶段来就诊？
- 列出疾病表现和伴随症状。
- 其他没有讲出来或故意隐瞒的就诊原因（例如：怕患癌症）。

医学上有一句老话，即"好的病史是临床检查的基础"，这句话真是千真万确，永不过时。基于良好交流基础上的病史采集艺术是全科医学中最基本的技能，需要严格的训练。

哥伦比亚大学的Rita Charon教授常采用的开场白就是一个很好的典范。"我将是你的医生，因此，我需要了解很多关于你的身体、健康和生活的资料。请告诉我你认为我应知道的有关你本人及你目前状况的相关资料。"可谓是一个医生问诊的指南。

2. 病史采集技巧指南[3]
- 从启发患者目前的主诉开始。
- 让患者陈述一个连续的病史。
- 使用恰当的语言——提问要简单。
- 采用专门提问来提炼出患者的主诉。
- 用笔或键盘记录所获资料，但尽可能地与患者保持眼神的交流。
- 询问一般全身症状，例如：疲劳、体重变化、发热、头痛、睡眠和复述能力（表3.2）。这些都是很重要的，因为它们常能揭开危及生命的严重疾病的"面纱"，常为一些严重疾病的伴随症状。
- 进行相关的系统回顾。
- 完整的病历应包括：过去病史、疾病治疗史、用药习惯与药物过敏史、家族史、社会心理史及预防保健史。

- 把你对患者所患疾病的诊断和发病过程的认识及时告诉患者,并不断修正错误的概念。

表 3.2　重要的全身症状

疲乏、无力或全身不适
发热、多汗、颤抖
体重变化,尤其是下降
任何部位的疼痛或不适
任何部位的异常肿块
任何部位的异常出血

3. 采用良好的方式进行提问　为了明确一些潜在的病程,或者发现患者重要的社会心理问题,最好采用分析式的方法进行提问。包括以下启发性的表述和提问:

- 你今天为什么事来看医生?
- 你觉得哪里特别不舒服?
- 这看起来很重要,也很有意思,多说说。
- 如果把感受程度衡量为 0～100%,你觉得你的真实感受应是多少?
- 是什么真正让你感到不安,或在困扰你?
- 你认为你生病的真实原因是什么?
- 你是否基本满意你的生活?
- 有没有我没问到,而你觉得应该告诉我的事情?
- 请告诉我一些你在家里的事情好吗?
- 请告诉我一些你在工作上的事情吧。
- 你有什么委屈吗?
- 你是否担心会有不好的事情发生在你身上?
- 是不是与某个你所爱的人的关系导致了你的压力?(从这儿可能会获得一些敏感问题的信息,例如家庭暴力或性爱问题)
- 在生活中有没有你想改变的某些东西?
- 你是否还有哪些事情不愿告诉我?

4. 交谈的基本技巧　有许多交谈的基本技巧可以鼓励、促进相互交流[4]。在准备直接发问之前采用些非强势的交谈技巧非常重要。

(1) **提问方式**　在询问患者时,医师总是想让患者顺着自己的思路或假设来提供信息。可是,在交谈过程中,医师过早发问,就可能限制其所想得到的信息量,而且有可能会扰乱患者所关注的重点问题。应在适当的时候,采用开放和直接的提问方式,而其他的提问方式常具有暗示性。下面用疼痛作为主诉来举例说明。

- 开放式提问:"告诉我你是怎么痛的?"
- 直接式提问:"你哪儿痛?"
- 封闭式提问:"是不是痛得厉害?"
- 诱导式提问:"痛得很厉害吧?"
- 反思式提问:"你想知道疼痛的原因吗?"

(2) **开放式提问**　在交谈开始时应该采用开放式提问。当询问的问题是"你现在有什么不好"时,要对患者说"只要你觉得很重要,你就告诉我,我对你说的所有事情都很感兴趣"。

开放式提问为患者提供了一个暂时主导交谈过程的机会,进而让其将问题的大概情况和主要不适都讲出来。

(3) **倾听和沉默**　倾听是一种鼓励交流的方式。当患者自己敞开心扉进行交流时,医师应该满怀兴趣和关注地去倾听,并保持安静放松的状态。医师要用关注的表情和姿势等非语言的形式告诉对方,对其讲述很感兴趣。倾听可以鼓励对方进行交流。但医师必须注意,不能让患者对这个过程感到不自在。在一种情况下,医师必须保持沉默——那就是当患者因为情绪激动而停止说话时。

(4) **易化与鼓励**　通过采用身体姿势、手势或言语等不具有特定含义的方法来鼓励患者交流,可起到交流的易化促进作用。这些易化方式表示医师对患者的讲述很感兴趣,并鼓励其继续说下去。同时采取倾听和易化鼓励方式对促进交流相辅相成,效果更佳。

点头是促进交流的一种常用易化鼓励方式,表示"我在听""您所说的我理解"或"继续说下去"。偶尔的"嗯、嗯"、把身体略微向患者倾移,或做出一些体现被患者谈话所吸引的姿势,也可给患者传递类似的鼓励信息。在不打断患者流畅叙述的前提下,医师也可以插入一些简短词句,如"是的"或"我明白了",也可以在患者的简短停顿时说:"是的,我理解——您继续说。"

(5) **同情性质疑**　当患者讲话不畅、不直率或叙述不清楚时,医师可以使用质疑的技巧,如向患者描述其所说言语和行为的含义。例如:"看起来您很难过""看起来您很害怕""听起来您很生气"或"我发现您一直在搓您的脖子后面"。要机智和熟练地使用质疑技巧，通过质疑反映出医师对患者的同情心。当患者的声音、姿势、表情或身体的动作很情绪化时，医师也应该直接面对患者进行质疑，例如："您似乎很紧张"或"您现在在颤抖"。

（6）支持和安慰　医师适当的支持和安慰，有助于创造鼓励患者进行交流的气氛。支持性语言有："我理解"或"那一定非常令人烦恼"。安慰可以通过语言或是动作来进行。帮助患者找回自我价值和自信。

（7）归纳　归纳患者所述内容，可以使患者继续正常交谈，并有助于医生验证患者所提供信息的准确性，也为患者提供了机会更正医生对自己所述理解的错误。例如"如果我理解正确的话，您刚才是不是告诉我……"

5. 从其他途径获取信息　有时候通过其他途径获取信息也是很重要的，特别是从朋友或亲属那里。无论如何，从其他人那里得到的表述信息可能会给医师以诊疗方面的线索，所以医师应认真听取。

6. 疾病诊断　诊断过程就是明确患者所患的某种或数种疾病。患者的表现越复杂，就越有必要采用有序的方法进行诊断。对疾病进行轻重缓急的判断是非常重要的。这些疾病诊断可能已由患者"提供"，也可能是由医师"观察"出来，可从与患者的交谈中推断出来，也可能从既往病史中发现[5]。疾病可被简单诊断是器质性或生理性的，以及个体性或社会性的。

7. 触摸患者　有时以安慰的方式去触摸痛苦的患者是医生的一种自然反应。最好采取一种关怀和支持的方式，例如为哭泣的患者递上些纸巾。大部分患者能接受的是医师在患者的肩膀和手腕间的安慰性短暂触摸。医师的触摸必须是医生和患者都感到很舒服、方便的自然姿势。一般情况下，医师应避免触摸患者的其他部位。

六、体格检查和心理测试

如果是验证根据既往史所作的初步诊断，那么进一步的检查可以局限在某一个系统或某一个解剖学部位。但出于职责和法律责任，防止漏诊，医师可能也要对患者其他部位、系统进行检查，或进行一次全面检查。在进行体格检查时，医师应该对患者的敏感和羞怯予以尊重。通常，检查应在相对安静的环境下进行，医师应该指导患者如何接受检查。

医师首先应该告诉患者进行该项检查的理由；告诉患者在一些检查过程中可能伴随的不舒服或疼痛；告诉患者当时的检查结果，尤其是检查结果是正常时。如果医师在这个过程中持续沉默，经常会被患者理解为医师发现了很严重的或异常的情况。同样，医师的非语言行为也很重要。

七、检查的医学法律性指南[6, 7]

新南威尔士州医事委员会推荐以下医学法律性指南，用于规范诊疗和身体检查。

- 开始检查之前，认真解释该项身体检查的性质和目的；特别是进行直肠、阴道、乳腺和生殖器检查之前更应注意。

- 指出某项检查可能会引起不舒服，并且让患者在感觉到痛的时候告诉医师。

- 如果需要患者脱去衣服，医师要告诉患者需脱衣服的原因，并说明脱衣的程度。

- 在检查之前需患者脱衣服和身体检查之后穿衣服时都要尊重患者的害羞心理和隐私。通常应该提供保护隐私的屏风、床单或外大衣；诊所的其他工作人员不应中断体格检查。

- 如果患者要求有女陪护或朋友在场，应该尊重其意愿。

- 诊室的门不要锁上。如果患者觉得不舒服，应该允许其在任何时候终止该诊疗过程。

八、辅助检查

为了协助诊断、监测疾病发展或观察治疗效果，通常需要给患者安排一些特殊的辅助检查。检查必须取得患者的知情同意。有些检查进行与否需和患者协商决定。

全科医师有责任从临床和经济方面考虑，给患者严格认真地选择相关检查。在决定检查时，医师应质问自己如下问题：

- 这个检查有必要吗？
- 它会改变我的处置方案吗？

Richard Asher（1954）列举了临床医师在要求进

行一次检查之前应该质问自己的几个问题：

- 我为什么要安排这项检查？
- 通过所得结果，我想弄清什么？
- 如果检查结果阳性，对诊断有意义吗？
- 这会怎样影响我对该患者的处理方案？
- 最终，这个检查对患者有没有益处？

总之，只有在符合下列标准时才应进行特殊的辅助检查[8]。

- 不能通过某一简便、非侵入性的方法（如完善病历分析或延长观察时间等），达到辅助检查结果所能达到的效果。
- 检查风险应低于该项检查可能获取资料信息的意义。
- 检查结果将直接有助于诊断，或对接下来的处理产生影响。

"事不过三"原则

临床上很实用的原则——"事不过三"原则。即如果患者到你处就诊3次，仍不能作出诊断，应将患者及时转诊或请其他医师会诊。这是一个很有用的原则。

九、诊疗的管理阶段

诊疗的管理阶段可能在问诊收集信息之后马上开始，也可能在复习病史、诊断性检验之后或转诊之后开始。应该明白，至少有两个人关心疾病管理：即医师和患者。如果患者对医生的治疗方案不予配合，缺乏依从性，就可能影响疾病管理阶段的效果。因此，医师不仅要把治疗方案的相关情况和选择该治疗方案的理由解释清楚，还要根据患者的理解力选择合适的语言让其听懂意思。

疾病管理包括即时护理、疾病预防和长期照护。医生制订疾病管理方案，往往比较专断。然而，完整的个人管理还要包括听取患者的意见，并向患者作出解释，可能的情况下，医生还要采用教育的方式鼓励患者积极参与疾病管理和预防。

现在的患者不再像过去那样只是被动接受者，毫无异议地按照医生的建议去管理疾病。有证据表明，如果患者能参与到疾病治疗方案制订过程，将有利于提高他们对治疗管理的依从性。诊疗管理阶段的目标总结于表3.3。

表3.3 诊疗管理阶段的目标

- 在治疗过程中充分利用医患关系
- 让患者尽可能参与自己疾病的管理过程
- 对患者进行疾病知识教育
- 促进医生合理开具处方
- 取得患者积极配合，提高依从性
- 强化适时性预防
- 给予适当性安慰
- 争取长期照护的连续性

1. 交谈管理的一般程序 下面是实施疾病交谈管理性方案的10项内容。这些内容并非都需要应用，多数可能需要在诊疗的不同阶段使用。实施交谈管理之前，医师应该明确患者的所有疾病情况（包括恐惧心理、感受和期望），使患者充分理解自己所患疾病情况，理解针对每种疾病所制订的可接受的、适宜的治疗方案，并不断强化预防教育。进而使患者满意整个诊疗过程，并且清楚其随诊安排。

（1）告诉患者诊断结论 如果无法作出诊断，则描述与症状相关的健康问题。

（2）让患者掌握诊断相关知识 这些信息提供了明确的基础知识，医师根据这些信息开始诊疗的管理阶段。

（3）帮助患者建立对待疾病诊断和疾病管理的正确态度 如果不做这一步，医师可能总是陷于与患者莫名其妙的矛盾中，患者不知道为什么这样做，并存在潜在的恐惧心理。

（4）针对诊断结论对患者进行教育

- 纠正在第二步时发现的任何错误的健康信念。
- 根据患者和医生的需要，适当充实患者的相关知识。

针对患者进行疾病教育时，需要采用适当的语言、特定的图表和图解、一些模型、检查报告及其他相关的辅助检查（例如X线和心电图检查）。

（5）针对就诊的健康问题提出管理计划 采用下面3个标题来制订计划，并做出精确的说明。

- 当前的疾病管理计划：所有的管理计划都必须有这一条，即便没有准备采取治疗措施，也要制订当前的管理计划。
- 长期的疾病管理计划：主要用于慢性病、长期存在或周期性发作的疾病。

• 预防性疾病管理计划：某些情况下要指明具体的措施——通常要进行患者教育。

在这个阶段，应鼓励患者参与管理相关问题的决策，并且对做出的计划承担一定的责任。

（6）**积极做好防病工作**　常用的预防途径包括免疫接种、健康状况筛查（如子宫颈涂片）、对吸烟和饮酒的劝诫以及性安全的忠告。

（7）**强化信息**　通过其他方式来强化诊断结论和疾病管理的信息。

例如：

• 使用已有的检查资料（如X线和心电图检查）。

• 鼓励患者参与决策过程，并共同承担疾病管理责任。

帮助患者掌握与疾病管理有关的知识和技能，如药物名称和使用剂量，记录体重和尿液检测结果，监测体温和血压等。

（8）**提供患者可带走的信息**　这是很重要的策略，包括指导患者的活页资料、有关服务资源的联系方式。

（9）**对诊疗进行评估**　如果时间允许，医师应该鼓励患者提出对诊疗过程的反馈意见，评价诊疗过程是否达到了医师和患者双方的目的，患者对诊疗结果是否满意。

（10）**安排随诊**　医师应该明确说明怎样随诊，最好是给患者安排好预约，或说明不再需要复诊。随诊不仅能够了解患者对疾病管理的反应，同时也能进一步更新和明确预防措施，并对所提供的信息进行整理。同时随诊还可以让其他人参与进来，特别是那些适宜的家庭成员。

2. 结束诊疗　恰当地结束一次诊疗，也是很重要的服务环节。医师可以向患者征求意见："这次看病是不是对您和您的病有所帮助？我还可以为您做些什么？"

3. 讨论　在疾病管理阶段的一开始，就应该把前三项弄清，以避免医师与患者之间发生冲突或误解。然后，医师就可以着手对患者进行关于其疾病诊断结论相关知识的教育，纠正第二项中的任何错误的健康理念，增加和丰富患者的知识，使患者能配合医生的管理。

疾病管理计划必须清晰而具体。如果患者病情复杂，则应该把疾病管理步骤写下来，让患者带回家。即便不建议采取任何治疗措施，也应有即时的管理措施。长期管理策略对于慢性或反复发作性疾病是相当有意义的。它可帮助患者正确面对未来可能发生的情况。预防措施可能是长期管理方案中的一个具体部分，或只是对患者的耐心教育。应鼓励患者参与决策，让患者承诺在疾病管理中承担责任，这样可以强化患者进一步掌握基本的信息，进而鼓励患者在管理自己疾病的过程中承担一定的责任。

随访是诊疗管理的最后一步，也是必要的一步。随访可以加强和巩固医患间的持续关系。通过随访，可以表明医师本人对患者的真诚关心，对患者长期健康的牵挂与关注。

4. 患者管理策略　Brian McAvoy 在 Fraser 所著的《临床方法：全科医学的方法》一书中提出了一个容易掌握的患者管理方案：

• 安慰和（或）解释。

• 提出建议。

• 开处方。

• 转诊或咨询其他医生或专家。

• 进行辅助检查。

• 观察随访。

• 预防。

5. 开处方问题　需要强调的是，开处方是一项较复杂的技能，要求医师了解疾病的相关知识、患者的期望，熟悉所开药物的性质、作用，以及药物间的相互作用及其不良反应等。除此之外，处方技能的一个重要方面还包括在非绝对必要时做出不开药的决定，并向患者解释其原因，包括采取非药物措施。这种决定可能是在患者本期望用药物治疗其所患疾病的时候做出。就像 McAvoy 所指出的那样，"如果你正在犹豫是否采取用药时——那么就不要开药"。

6. 转诊问题　给患者做出转诊的决定，这也是一项很重要的技能。通常，医师很难把握。有些全科医师过多地给患者转诊；而另一些医师则不适当地留治。如患者患有严重的慢性或威胁生命的疾病，不进行转诊就是错误的。除了考虑向专科医师或医院转诊之外，还要考虑向其他的同事、有特殊兴趣和专长的合作者、居民健康支持组织、其他初级卫生保健团队的成员（如理疗师、营养师、手足科医师和社会工作者）转诊。在任何时候，全科医师都应该掌握患者转诊的指征与原则，正确地把控好患者的疾病和健康管理。

7. 全科医师之"守门人"角色　显然，在卫生服务体系中，全科医师承担着患者疾病和健康管理的重要责任。有些患者，尤其是伴有多种症状和病情复杂的患者，可能会对卫生服务系统感到困惑，不知应由哪一级负责管理。全科医师在初级和二级医疗保健机构，以及辅助医疗服务机构之间扮演重要作用的"守门人"角色，为患者提供医疗服务始终应该符合患者的最佳利益，确保患者得到最好的医疗照顾。

8. 医生的医术　全科医师的临床技术能力主要反映在治疗效果上。如果医师有一定的职业魅力和专业能力，其影响力和声誉就会不断提高。我们不能低估患者对医师医术影响力的依赖性，尤其有明显精神心理因素影响较大时更应注意。

十、使患者对诊疗过程感到满意

很多患者并不是特别乐意到全科医师那里去就诊，由于各种原因，有些患者把全科医师作为最后的选择。因此，让患者对诊疗过程感到满意就显得很重要。应该让患者感受到他们是被重视的、被医师信任的。更重要的是，从这一意义上讲，让患者感觉到他们正在结识一位可以信赖的朋友。这就是为什么向患者做出适当解释和安慰，提供基本的医疗指导在患者管理中显得特别重要的原因。甚至一些表面看来琐碎或不太重要的主诉，医师也应予理解与管理，并对患者做出解释。为患者提供健康教育宣传小册子就是一个很受欢迎的办法。医师要关注患者的每一个问题，包括简单治疗就可以解决的简单小问题，例如触诊时发现背部有一个触痛点，医师给予止痛药喷雾或轻柔地按摩，比冷漠、不予关心好得多。切忌说："没有什么可担心的。"

患者管理的要点

- 在没有进行适当体格检查和一定辅助检查的情况下，很难甚至不可能让患者消除顾虑。
- 要在掌握大量资料的基础上对患者进行适当安慰。不适当的安慰会伤害医患间的相互信任。
- 关心和责任感是建立良好医患关系的两个重要特征。
- 良好的沟通、真诚的关心和信任是医患关系中的重要因素。

参考文献

[1] Pendleton D, et al. The Consultation: An Approach to Learning and Teaching. Oxford: Oxford University Press, 1984.

[2] Stott N, Davis R. The exceptional potential in each primary care consultation. J R Coll Gen Pract, 1979, 29: 201–205.

[3] Nyman KC. Successful Consulting. Melbourne: Royal Australian College of General Practitioners, 1996: 11–32.

[4] Rose AT. Basic interview techniques. In Kidd M, Rose A. An Introduction to Consulting Skills. Community Medicine Student Handbook. Melbourne: Monash University, 1991: 32–40.

[5] Barrard J. The consultation in general practice: patients, problems and resources. Med J Aust, 1991, 154: 671–676.

[6] Johnson P. Bedside manners: advice for doctors in training. UMP Jornal, 1998, 2: 2.

[7] Guidelines for Medico-Legal Consultation and Examinations. Sydney: NSW Medical Board, 1997.

[8] Fraser RC. Clinical Method: A General Practice Approach (3rd edn.) Oxford: Butterworth-Heinemann, 1999: 6–72.

交流技能　第4章

> 很多人都迫切希望谈论他们自己的事情，只因其他人不乐意倾听而受到了约束。对大多数人而言，缄默是遭到无数次冷落之后的虚假表象。医生应是很谨慎的。医师的耳朵应不厌其烦地倾听，倾听也是医师的职业要求。
>
> W Somerset Maugham（1874—1965），*Summing Up*

希波克拉底写道：

> 医学这门艺术有三个要素——疾病、患者和医生……对于普通人来讲，他们不容易理解自己为什么会生病、为什么会好转或恶化，但是如果有人来给予解释，问题就变得简单了。如果医师自己不懂，那么他就可能错误认识疾病的真相[1]。

神学博士 Francis Macnab 作为一位患者写道："医师的风格、医师与初步接触和接受初级医疗的患者间的交流，对该患者一生的影响是至关重要的。"[2]

全科医学的艺术性主要取决于医生的沟通能力。

研究表明，医患交流不善的主要原因在于医师忽略了患者在交流中的作用[3]。

一、交流

交流可以定义为"成功地将信息从一个人传递给另一个人"。

交流过程有 5 个基本要素：
- 传播者。
- 信息。
- 交流方法。
- 接收者。
- 反应。

促进良好交流的重要原则是：
- 交谈人员间关系融洽。
- 时间因素，用较多的时间可促进交流。
- 信息因素，信息要清晰、正确、简明，并且围绕主题。
- 传递者和接收者双方的态度。

1. 诊疗过程中的交流　为了作出全面的诊断（身体的、心理的、社会的），进行良好的患者管理，医师需掌握适当的交流技巧。注意患者的文化背景差异和教育水平，并在诊疗过程中考虑这些因素是极重要的。传统的诊疗过程中，常有医师和患者的互动。表 4.1 所示是"以患者为主"和"以医师为主"的两种交流模式的不同[4]。

表 4.1　医患交流的阶段

第一阶段 以患者为主	第二阶段 以医师为主	第三阶段 双方互动
介绍（开场白）	体格检查	治疗方案讨论
现病史	辅助检查	签署随访同意书
其他疾病史		
家族史		
社会史		

2. 重要和积极的医师行为　第一次接触时：
- 用患者乐于接受的名字称呼患者。
- 让患者感到舒服。
- 要表现出安稳与轻松。
- 专注于患者，不三心二意。
- 可能的话，采用开放式提问方法。
- 适时做出安慰性的手势。

（1）**主动倾听**　倾听是一个最重要的技巧[4]。倾听是一个主动的过程，Egan 这样描述倾听过程：

> 人并不只是用耳朵来听，听的同时也用眼睛去看，用手去摸去感知。通过与其他人的接触，自己的感受和情感也在随之起伏波动，也就是说，听者自己的情感反应是另一只"耳朵"，他要用自己的思想、内心和想象来倾听。他在听别人讲出的词句同时也在捕捉那些隐藏在言语里的信息，抓住交织在这些词句中的线索；他要关注别人讲话的声音、讲话时的神态、采用的词汇及讲话时的身体姿势；倾听的时候要联系到这次谈话的中心主题或背景，要从讲出的词句中发现有用的信息，从语言学的角度判断，还要从谈话者的身体活动上进行判断；不但要听有声，还要听

无声[5]。

倾听包括 4 个基本内容：
- 寻找事实真相。
- 察觉对方的感受。
- 鼓励对方。
- 表达自己的反应。

倾听过程中要让患者感觉到听者是善解人意的，是轻松的，而且要表现出被谈话所吸引时的那种静静的关注神情。倾听过程中，可以使用一些反应性提问，例如：
- 看起来你今天很难过。
- 看起来你在为你丈夫生气。
- 你好像遇到了一些麻烦。
- 你好像是要告诉我……
- 对我而言，你主要顾虑的是……

（2）**态度** 鼓励患者的态度包括：
- 关怀。
- 换位思考。
- 尊重。
- 兴趣。
- 关注。
- 自信。
- 能力。
- 责任。
- 信任。
- 敏感。
- 理解。
- 勤奋。

交流策略：
- 说话通俗易懂。
- 避免使用专业术语。
- 解释要清楚。
- 提供清晰的治疗指导。
- 评估患者的理解能力。
- 总结并复述。
- 避免使用不确定的语言。
- 避免不恰当的安慰。
- 必要时安排转诊。
- 确保患者满意。
- 取得知情同意。

（3）**随访**
- 确保电话畅通。
- 确保患者获得检查的结果，包括子宫颈涂片结果。
- 确保答应患者的随诊都能够实施。
- 如果有任何不放心的情况，就给患者打电话确定。可以让接诊护士落实。
- 如果疗效不佳，应安排患者转诊。
- 必要时应动员患者接受合理诊疗（例如督促患者住院）。

（4）**采用比喻方法** 在诊疗过程中，对患者介绍概念或疾病的时候，可以采用容易理解的比喻方法。比如，在解释心律失常时，可以用汽车发动机进行比拟，即发生心律失常时心脏不能正常跳动，就像汽车的配电器（火花塞）出了问题，汽车不能正常启动一样。汽车的发动机与人的发动机（心脏）相似，进而告诉患者，人体的发动机——心脏是怎样通过药物或起搏器得以"修复"的。

二、交流时的困难

维多利亚州医学委员会把交流不善归为引发患者或家属对医师不满的最重要原因[6]。

有效的交流取决于与信息有关的 4 个相互关联的因素——医师（传递者）、患者（接收者）、信息本身以及传递信息的环境（图 4.1）[7]。

1. 环境 物理环境很重要（表 4.2）。诊室、候诊室及患者房间的外观、大小及布局都会影响到交流，有时会起到不好的作用，尤其是患者的隐私受到威胁时，如敞开着诊室的房门。医患可能仅仅因一个物理"屏障"就产生交流上的障碍，例如：一张大

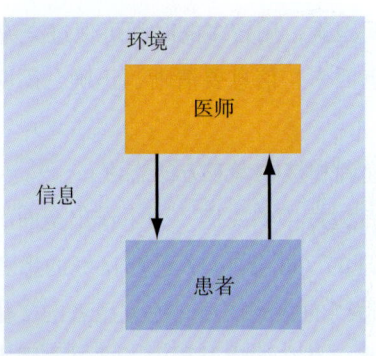

图 4.1 与交流有关的 4 个关键因素

桌子就拉大了医师与患者之间的距离（图4.2）。

表 4.2 影响交流的不良环境因素

候诊室	物理布局不好
	候诊时间太长
时间压力	诊所内人员走动的频繁程度
	忙碌程度
	是否噪声太大
	医护人员有无紧迫感
物理因素	诊桌（医患之间的屏障）大小
	摆放不合理
	病历记录系统太落后
	检查床不合格
隐私	脱、穿衣服不方便
	讲话被打断——电话打扰

医院作为看病、治病的场所，患者在这种环境里接受诊疗，其隐私保护程度低，所以不利于交流。

在临床工作中，医师或患者因忙碌和时间限制，严重地影响医患之间的交流。威尔士的一名医师在他的候诊室里张贴了这样一个告示："如果医师与一个患者交流时间过长，请不要埋怨，因为换了你也一样。"

2. 信息　有些信息的性质和内容可能会让医生或患者一方或双方都感到不舒服（表4.3）。这些信息包括与情感有关的复杂或敏感的信息，例如：性病、恶性肿瘤、吸毒、丧亲、癌症和精神疾病等。

如果医师不进行恰当的解释，患者对信息的理解可能有困难。如果没有采取良好的随访策略，包括预

表 4.3 可能影响交流的信息

语言障碍
问题复杂
情感问题
不确定的和存在疑虑的问题
例如：
• 性问题（如性乱伦、性传播疾病）
• 恶性肿瘤
• 一个患者多个主诉
• 不孕不育
• 意外怀孕
• 流产

约随访时间和适当的患者教育材料，都会影响交流效果。语言交流障碍时可歪曲、误判信息，使双方理解出现偏差。好的翻译人员常有助于相互交流。

医师可能对一些症状，例如慢性疼痛或肿块不能作出鉴别，后者对该患者来说可能意味着"癌症"。这样医师就难以在必要时将患者及时转诊，使患者消除疑虑[8]。

3. 医患互动　影响医患互动的几种常见情况包括：

• 过去医患关系不融洽和有不愉快的就医经历导致了未曾解决的人际矛盾（例如：诊断错误、治疗效果不佳，以及对随访治疗或支付费用方面不良报怨等）。

• 个体和社会性差异，例如年龄、性别、宗教、信仰、文化、社会地位和医患角色方面的差异都可能导致微妙的交流障碍，有时也会受到政治因素影响）。

• 作为信息传递者和接收者，医师和患者双方的交流技巧。

• 在处理棘手信息时，医患双方的诚信。

• 可能导致交流障碍的社会心理问题（如精神疾病或言语障碍者）。

• 医师与患者之间关系过于熟悉（如朋友或亲属）。

4. 医师　虽然我们相信绝大多数医师都能够满足行业标准的要求，但有时医师的一些内在消极因素也会影响到医患交流，包括慢性疲劳、压力、家庭问题和健康状况不良等（表4.4）。

此外，尤其是在遇到困难或险境时，例如在对疾病晚期的管理时，我们中的一些人似乎有很多可以用

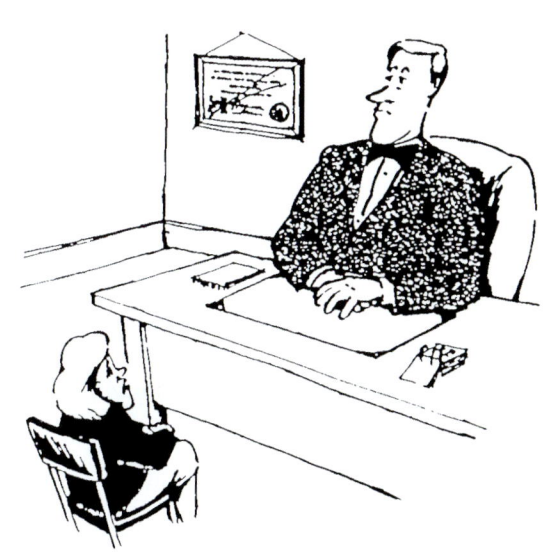

图 4.2　物理屏障

表 4.4　医师本人影响交流的因素

年龄	太老、太年轻
性别	异性
感官能力	听力不好、讲话习惯问题
心理障碍	过于机械、缺乏灵活性
能力	对健康的理解 专业训练 社会意识 换位思考与同情心
态度	偏见——对患者曾就医其他医生或更换医生就诊有成见
交流方式的差异	宗教信仰、性观念 社会阶层 种族 政治立场 衣着 怪癖 熟悉程度

来应付的策略或"妙招"。

我们是否敢从以下这些不友善的医师形象的漫画中认出自己（这些是不利于交流的医生性格类型）[9]？

"**超然医师**"（图4.3）　这位医生妄自尊大（并不一定是外科医师）；显得超然；认为自己无所不能；穿深色西装，开奔驰车；他只系俱乐部领带或领结；医学生都惧怕他；偏爱苏格兰风格；宣称自己的疗法独特，能妙手回春；能有效消除他人的疑虑；他手术前缺乏信心，手术后却信心十足；他的患者数量不会少。

"**酶博士**"（图4.4）　这位是科学型的医师；像机器一样刻板；极度冷漠，十分自信，十分执着；他开意大利车；每次看病、查房他都会下医嘱，开新的检查和药物；他精通疾病过程的细胞生物化学，但却忽视患者本人。

"**雷霆医师**"　这位医师话声如雷，举止粗暴；嘴里常咕噜一些单音节的字；才气出众，却相貌行为粗陋，让人难以接近；其实在他相貌背后，却很腼腆、温柔、善良；他开一辆福特车。

"**沉静博士**"　这位医师守口如瓶；他有时强势而沉默，有时柔弱而沉默，似乎受到什么打击。他好像生活在另一个世界！他开一辆宝马车，是计算机迷。

"**百事通医师**"（图4.5）　这位医师十分自信；喋喋不休；他开最新款的红色跑车；他常把听诊器挂在脖子上；只要有演讲邀请，不管什么学科内容，他都敢上台；打电话很少找到他；他能让患者一等几个小时。

"**摩登医师**"　这位医师现代、活跃、时髦；性格外向；对患者，他都直呼其名；他开一辆破旧的雷诺车，上面贴满了时髦的政治口号；他每周只工作35个小时；他身上颇有骑士风范；在交际上直爽坦率。

"**狂牛医师**"　这位医师有狂热的性格；对稀罕的事情有发疯的热情；他对身体上的异常状况总是反应过度；他总是控制不住自己，总是给医学编辑们写信；他招呼患者的方式令人作呕；他开一辆黄色的保时捷。

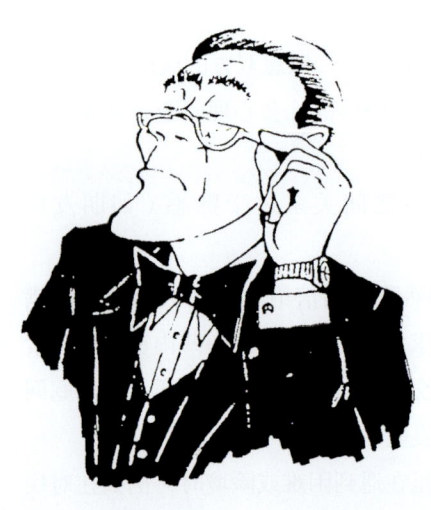

图4.3　超然医师

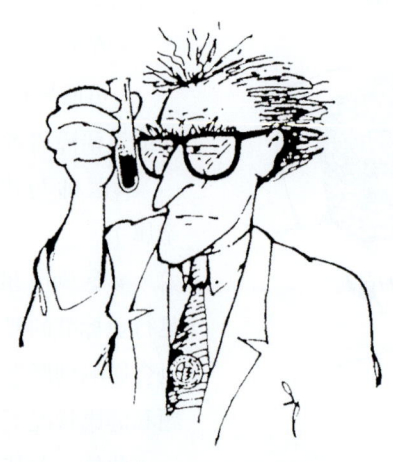

图4.4　酶博士

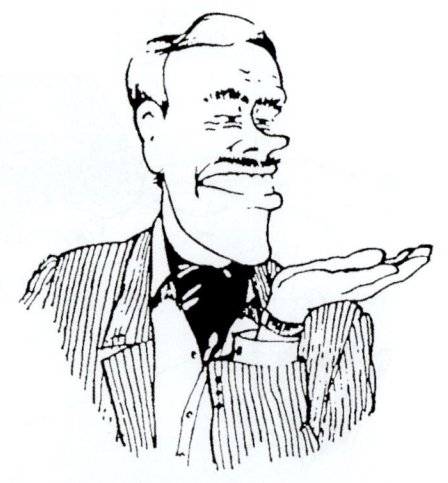

图4.5　"百事通医师"

"成吉思汗医师" 就像成吉思汗那样，这位医师长期经营着一个大型的诊所。他请的人都是辅助性的，他没有真正的合作伙伴；他还开设了一个病理检验中心；他热衷于参加研讨会，在鸡尾酒会上总能见到他的身影；他渴望得到一辆英国高级名车戴姆勒，渴望得到名人的光环，渴望成为新年的荣誉得主。

"蜜蜂医师" 他总是忙得不得了；他不停地在各个诊室之间穿梭，在看病的时候频繁地接听电话；只要他出现的地方，马上会出现紧张的气氛；他对患者很有吸引力，但是他会借此恐吓患者；他给患者提供过度服务；他拥有飞行执照；在驾驶执照未被吊销前，他开一辆陆地巡洋舰。

"懒惰医师" 患者让他做什么，他才做什么；他的工作方式就像个"传送带"；他很少离开他的椅子，也不对患者进行体格检查；他开一辆野马车。

"大王医师" 这位医师像个山大王，自我保护意识和占有欲很强；他会紧紧抓住自己的患者；不是万不得已不会去求助于别人；他有些自负；乐于被别人喜欢的感觉；他对医疗记录系统不感兴趣；每次看病必定给患者开药；他仍旧驾驶一辆1982年的沃尔沃。

"自然医师" 这位医师对"替代医学"情有独钟，是个快乐的家伙；热衷于Blackmore（一家保健品公司）的宣传资料和推荐的治疗方法；诊所的隔壁是他太太开的保健品商店，卖纤维素、营养素和维生素；对顾客很有吸引力；他用一种古怪的字体写病历，而且还小声嘀咕；他喜欢按摩、瑜伽和冥思静坐；他系一条编织领带；平时骑一辆自行车。

"强人医师" 这位女医师就像隐形人，飘忽不定；她可以一边给患者看病、一边照顾孩子、在计算机上忙碌，还可以一边同时做饭；她赚得少，但花得多；如果有关于儿童保健方面的继续医学教育会议，她就绝对不会去参加鸡尾酒会；她喜欢通过自己的努力来取得真正的成绩，而不想依靠有能力的男士来帮她做；她认为持续性照顾难度太大，而且维持大学同学关系也很难；她开什么车无所谓，只要这辆车能够保证她在一天当中在A、B两个地方之间往返很多次就行[10]。

"贤良医师" 这位贤妻良母式的医师看病时总是迟到；穿着3年前流行的衣服（在孩子出生之前买的），上面沾着婴儿食物的污渍；她总找不到合适的婴儿保姆；她既要照顾自己的孩子，还要同时照顾双方的母亲；所有儿科继续教育活动她都参加，目的是找到孩子慢性腹泻的原因；她开一辆新款的日本产旅行车，后排座配有一个婴儿座椅。

"家庭医师" 她是一个传统的医师；嫁给了她的一位大学同学；与她的丈夫一起行医很多年；给消化性溃疡患者开三硅酸镁喷剂，给焦虑症患者开镇静药片，给抑郁症患者开兴奋药片；孩子们都已经长大并在大学读书；夫妇俩都有年迈的父母，还有两条狗和两辆车；她开一辆迷你轿车[11]。

"超脱医师" 她特别擅长子宫颈涂片检查；她总是一刻不停地工作，到处走，从来不在一个地方工作两次；带着和她一样在寻找患者的随从；开别人的车。

"江湖医师" 经常在法庭上出现；律师们都很熟悉他；他从来不对患者进行身体检查；非常健谈，口若悬河；极少查体；经常忽略显而易见的体征；他买不起车。

"乏味医师" 这位医生因其只能给某些"特殊的"患者看病，故在社会颇有名气；他缺乏感官性感觉，例如对异常的味道、视觉和声音不能察觉；所以她对酗酒、胃肠疾病和糖尿病难以作出诊断；她对神经病学老师隐瞒了自己的秘密和不好的经历；她开一辆萨博敞篷车，并有一只与车很匹配的狮子狗。

"顽石医师" 他是诊所里最不受欢迎的医生；他从不听别人的规劝，也不在意别人说什么；他总是先入为主；他有赌博和酗酒问题；他在驾驶执照被吊销前开一辆路虎。

"违规执业医师" 这位医师可谓处方大款，在执法机构包括PSR（安全发布）组织里都大名鼎鼎；他宣称一天接诊90位患者，稍有不慎，就开具大量处方，对药品配发颇有依赖；他出诊时，很少离开他的坐椅；病历记录很差；租一间小密室开展病理检查服务。开一辆克莱斯勒300C轿车。

上面这些人物影射出我们自己的部分表现。因此，希望这些人物的形象素描，能够让我们了解自己平时工作生活中的态度和行为。这些负面的医师表现可能会严重影响我们与患者及同事之间的关系。

5. 患者 在临床诊疗中，我们是否认识以下这些带有重要情绪的患者？

- "Smith 说——我一定要直接和您讲，而不理会那些冷面孔。"
- "医师，我又把处方给弄丢了，您是位好大夫……"
- "昨天你给我开的那些药片对我没有任何效果。"
- "医师，您是唯一能够帮助我的人。"

的确，医师也是人，他们内心也会讨厌那些难缠的患者，包括很苛刻的患者、故意诱惑人的患者、多重性格的患者、带种族歧视的患者、抑郁症患者、欠债不还的患者及喜欢操纵他人的患者。

有些患者好像生来就有制造麻烦冲突的本事，因此，常常是接待人员被惹恼了，然后报告给医生。因此，医师要做好心理准备，因为对这种患者的诊疗过程可能会很不顺畅（表4.5）。

然而，医师具有解决医患间人际矛盾冲突的职业责任，哪怕是对那些"难缠"的患者也应如此；应通过建立一种关心和负责任的医患关系，来调和其矛盾，促成有效交流。不难理解，我们也常会发现，这些患者在容易激惹的现象背后也有热心、友好的一面，因此，医师应以最大程度的关心和理解帮助他们。

重要的是，我们要时刻牢记医患的交流常常发生在某种感情环境中，因为"疾病"对患者及其亲属、朋友都有很重要的情感意义。不适当的交流和处理可能会引起对方的不满。

我们还应该明白，患者的文化和教育背景各不相同，这就要求在与你面前的患者交流时要采取相应的改变。必要时可考虑请翻译。

医师换位思考，把自己当作患者与同事交流也许能快速了解，但这种学习方式可能太晚了。患者本身罹患疾病，再遭遇交流不畅，可能会导致其思维混乱、焦虑和疼痛；患者对医师的怀疑和就诊时那种被拘禁感，会使患者的病痛加剧。

我们迟早都会明白：无论医师还是患者，都是人，也许只是穿戴不同而已。当我们成为患者时，我们也渴望有一位理想的医师，希望他非常专业、具有全面的知识和准确的判断力，且有求必应、沉着稳重、关心患者，又是负责任的。

表 4.5 患者可影响交流的特征

年龄	青少年、老年人
性别	异性患者
感官功能	耳聋、失明、语言功能损害
残疾	发音障碍、视力受损
疾病	急性病或外伤
心理方面	
态度	具有攻击性、怀有敌意
	要求苛刻
	受侵害（例如费用、医疗错误）
	对医师权威性的感觉
焦虑和（或）抑郁	
痴呆	
恐惧和憎恶［例如获得性免疫缺陷综合征（AIDS，中文简称艾滋病）］	
对健康的理解	
癔症	
疑病症	
人格异常	
敏感事件（例如：性行为、丧亲之痛、恶性疾病）	
社会方面	
社会地位	
种族	
教育	
衣着	
政治立场	
熟悉程度	

三、良好交流的"绊脚石"

在交流过程中，重要的是要清除阻碍交流的障碍。这些清除障碍的方法可以归纳为"12宝典"。

1. "12 宝典"[12] 这些宝典代表了能清除交流障碍、促进医患交流的有效方法。

判定

① 批评：不能再嫌麻烦，要定期复查。

② 严厉地指责：你正在变成一个麻烦的药物成瘾者。

③ 诊断：你就像一本书，我能读懂你。

④ 赞扬性评价：你是个好患者，我知道你能做好。

给出解决办法

⑤ 命令：你必须戒烟。

⑥ 讲出利害：如果你再不改，1年内就会死去。

⑦ 说教：我不能宽容这种行为，因为它是错误

的，否则你将要付出代价。

⑧避免过多地或不适宜地提问。

⑨建议和庇护：你要是能去国外，那就最好了。避免分心

⑩转移或改变话题：你对这次大选结果怎么看。

⑪逻辑推论：如果你这样的话，事情就不会发生。

⑫安慰：你担心什么呢，成百上千的人都要面对它。

2. 医学的七宗罪 有趣的是，1949年，Richard Asher 爵士在《柳叶刀》杂志上发表的编者评论中，归纳出"医学七宗罪"[13]。

①懒散惰性。

②猎奇求趣。

③含糊其辞。

④缺乏礼貌。

⑤过度分科。

⑥残忍冷酷。

⑦常识愚钝。

四、非语言性交流

非语言性交流或身体语言是交流过程的一个非常重要的特征。Birdwhistle 指出，人类交流方式中，使用最多的是手势、姿势、位置和距离[14]。Mehrabian 指出，非语言性的线索是影响任何交流信息传递最主要的因素（表4.6）[15]。

表 4.6 影响信息交流的主要因素及其比重（%）

单纯文字的应用	7
语气	38
非语言交流	55

因此，要认识到非语言性提示在交流过程中的重要性，特别是在和谐医患关系中的重要性。认识到了这种重要性，就可以促进交流、增进融洽，并弄清患者的恐惧和担心。医师要能够识别身体语言，并据此修正自己的行为，使交流取得最佳效果[16]。

对身体语言的诠释[14, 16] 对身体语言的解释因文化差异而有所不同。因此，解释身体语言本身就是一个专门学问。不过，有些体态表情和姿势很容易理解。下面是一些图解范例，比如抑郁症患者（图 4.6）的身体语言传递了一种隔阂的信号，其姿势是防御性的，这样才能让自己感到舒服。抑郁症患者还可以有另外的姿势（图 4.7），如表现出消极态度的姿势（图 4.8），或暗示着患者时刻准备结束这次交流的姿势。

如果医师已经注意到患者的非语言交流信息，那么就必须做出应对反应。医师要利用这种非语言信息，即有礼貌地利用某些暗示引起患者的注意，并进一步探索患者与之相关的内心感受。

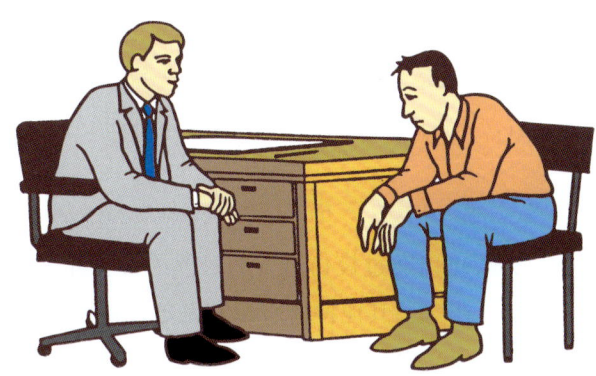

图 4.6 抑郁患者的姿态——低头、萎靡不振、无精打采；与桌子和旁人保持一定的距离

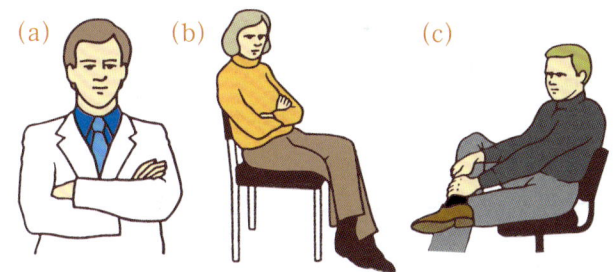

图 4.7 提示隔阂信号的肢体语言：(a) 双臂交叉；(b) 双大腿交叉；(c) 双手抱踝关节

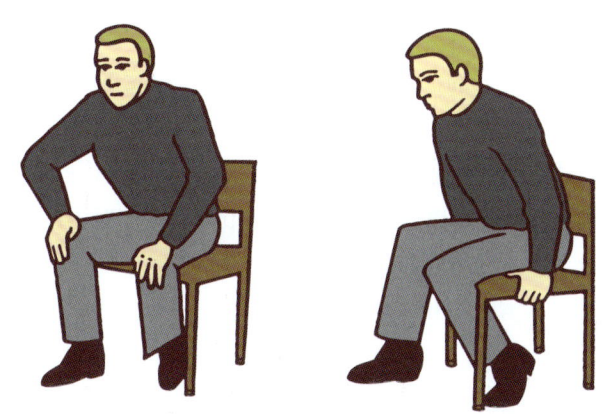

图 4.8 身体语言——摆出"准备离开"的姿势

不难理解身体语言在医患关系中的重要性。可以通过技巧性观察和理解，解释患者的身体语言，进一步理解患者的直觉或真实感受，或纠正自己不正确的认识。医师应能够及时识别患者的非语言信息线索，从中探索出其突出问题所在。医生通过提高自己的技能和修正自身行为，并安排好诊室的布局，可促进与患者的交流，并更好地理解患者。

我们可以通过有意识地观察人们之间，包括与我们自身的互动过程取得识别非语言线索的技能。Pease[14]给出了一个建议，那就是每天花15分钟看无声音的电视，并且每隔5分钟核对一下只通过"看"获取到的信息，是否与实际内容一致。他认为，3周之后，你将成为一名识别身体语言的高手。

五、建立融洽关系的技巧

一个人可以通过模仿对方的身体语言、讲话方式、姿势、步态及其他特征来和他建立融洽的关系。这个技巧是基于Bandler和Grinder[17]的关于神经语言规则的研究结果得出的。通过模仿技巧，可以帮助医师更好地与患者进行交流，还可以通过改变患者的身体语言来改变患者的态度。要知道，如果患者不再保持消极的身体语言姿势，那么他也很难继续保持不配合的负性态度。

1. 镜像模仿 镜像模仿是一个很有用的技巧。通过这一技巧，与你交谈的这个人的四肢位置和身体角度、姿势就被映照出来。由于镜子显示了他们的体位姿势，所以，当他们看你的时候也从镜子里看到了他们自己。当然，没必要去模仿患者那些不雅姿势，或古怪动作，例如：双手抱于脑后。通常只要映照出他们部分姿势就足够了。

2. 节奏模仿 人们会通过其呼吸、说话，以及头、手、足的活动来展现出某些自己特定的动作节律。如果你能够合上对方的节律，就能够与他们产生一种同一感，融洽与对方的关系。一旦形成这种节律共鸣，你就可以通过调整自己的节律来改变对方的节律，这一过程被称为引导。

3. 声音模仿 声音模仿是与他人建立融洽关系的一种快速、有效的方法。声音包括语调、音强、音量、节拍、韵律、呼吸及语句的长度。

应用上述这沟通些技巧，可以把你带入与对方形成的密切、和睦的交流氛围中，你就可以察觉出他人藏在内心的各种事情。不过，这也可能会对你产生不好的作用，会让你感觉到自己被"陷入"到他们的问题中。如果你感到压抑不适时，你就应该及时打破这种所谓的和睦状态，进而婉转地进入到一种引导阶段[18]。

实践要点

- 有效交流的一个重要条件就是倾听，不仅要倾听话语词句，还要理解其含意，除此之外，还要注意发现其言外之意[19]。
- 在诊疗交流过程中，要采用重复和归纳的策略，以向对方强调你正在认真倾听，同时也为进一步解决问题打下一定基础。
- 在倾听的同时，要观察非言语性的身体语言，因为在大多数情况下，非言语性语言可能是交流过程的最重要部分。
- 医患之间良好的交流，可以减少患者对专业服务不满意的可能性，甚至可降低治疗失败的发生率；同时也减少了法律诉讼的可能性。

良好交流的要点

- 主动地倾听
- 恰当地称呼（患者的名字）
- 换位思考
- 开放式提问
- 注意归纳
- 核实理解和感受的正确性
- 好的结束方式

参考文献

[1] Elliott-Binns E. Medicine: The Forgotten Art. Tunbridge Wells, Kent: Pitman Books, 1978: 35.

[2] Macnab F. Changing levels of susceptibility in sickness and in health. Aust Fam Physician, 1986, 15: 1370.

[3] Dunn S, Allard B. Communication breakdown. Australian Doctor, 30 May 2003, Ⅰ-Ⅷ.

[4] Mansfield F. Basic communicating skills. Aust Fam Physician, 1987, 16: 216-222.

[5] Kidd M, Rose A. An Introduction to Consulting Skills. Department of Community Medicine, Student Handbook. Melbourne: Monash University, 1991: 15.

[6] Medical Board of Victoria. Third Annual Report, 1982/3. Melbourne: FD Atkinson, Government Printers, 1983: 12.

[7] Carson N, Findlay D. Communication Skills. Student Handbook. Melbourne: Monash University, Department of Community Medicine, 1986: 31.

[8] Fallowfi eld L et al. Efficacy of a Cancer Research UK communication skills training model for oncologists: a randomised controlled trial. Lancet, 2002, 359: 650–656.

[9] Murtagh JE, Elliott CE. Barriers to communication. Aust Fam Physician, 1987, 16: 223–226.

[10] Ivory K. The invisible doctor. Medical Observer, 1996, 12 April: 19.

[11] Saltman D. Rectifying a sexual bias (Letter to the editor). Aust Fam Physician, 1987, 16: 545.

[12] Baker L, Ghanen A, Morton A, Mendel S. Communication Skills. Proceedings: Centwest/Rhed West Training Program Workshop 2003: 2–3.

[13] Asher R. The seven sins of medicine. Lancet, 1949, 27.

[14] Pease A. Body Language. London: Camel Publishing, 1985: 1–63.

[15] Mehrabian A. Silent Messages. Belmont, CA: Wadsworth, 1971.

[16] Findlay D. Body language. Aust Fam Physician, 1987, 16: 229.

[17] Bandler R, Grinder J. Re-framing: Neuro-linguistic Programming and the Transformation of Meaning. Moab, UT: Real People Press, 1982, 1–203.

[18] Oldham J. Neuro-linguistic programming. Aust Fam Physician, 1987, 16: 237–240.

[19] Lloyd M, Bor R. Communication Skills for Medicine. London: Churchill Livingstone, 1996: 17–25.

第 5 章　咨询技能

> 合格的医师应性情平和、沉着冷静、有耐心，交谈时反应敏捷、不带偏见，知识渊博且善解人意，对垂询者怀着特殊的爱。
>
> G Griesinger 1840

在《麦格里词典》里，咨询（counselling）一词的解释是"给出建议"，即"在引导他人进行判断或行动时给出的意见或指示"。在临床上，"咨询是帮助患者弄清其所患疾病的治疗过程。通过这一过程，患者做出决定应该怎样治疗，而不是由医师直接发出指令或仅给予安慰"。

在全科医学临床中的咨询过程，是建立在医师的治疗效果之上的。社区居民大量且在不断增长的情感性和社会问题，需要医疗卫生工作者进行医疗健康管理。这些年来，现代医学以伤害曾备受人们尊奉的人文主义精髓为代价，而获得了当今一个所谓的"科学"面孔。医学原本就是一门人文慈善事业，而非经济或所谓科学的职业。科学只能是服务于前者的一种工具。因此，许多人已经觉得，现代医学正在丧失这种人道主义的精神实质和功能，很大程度上降低了它在社区中的作用，伤害了医学的立身之本[1]。

众所周知，全科医师能够并正在为人们提供咨询服务，因为向全科医师咨询的人，比向其他健康工作者（包括心理学家、精神病专家、社会工作者、婚姻咨询顾问和牧师）咨询的人都多。通常人们不会直接告诉医师是来咨询的，但实际上他们来找医生的首要目的就是咨询。因此，在社区工作的全科医师最能在满足这种需求上发挥最重要的作用。

一、作为咨询师的全科医师

基于如下原因，全科医师可以成为得力称职的咨询师[2]。

- 他们有机会观察和了解患者及其生活环境。
- 全科医师是为患者进行整体治疗的理想人选。
- 凭着其全科技能和整体分析思维，全科医师可以从整体上把握患者病情，并采取综合治疗方法。
- 全科医师可以让患者在舒适和熟悉的环境里接受治疗，可以在诊室，也可在患者家里。
- 全科医师擅长与专业团队合作，必要时能指导患者到该团队里更为精湛和专业的专家那里接受诊疗。
- 全科医师容易与患者达成共识。
- 全科医师熟悉患者家庭成员及其家庭动态。
- 全科医师通过适当的随访治疗方案，为患者提供轻松的连续性照顾。

要想成为一个好的咨询师，全科医师必须为扮演好这一角色做好准备。首先要认识咨询的重要性，之后，通过阅读、参加培训班和与在咨询方面有经验的同事讨论病例等方式，掌握咨询的知识与技能[2]。适当的培训班是基于由 Balint 研制的具有创意的一种模式，通过这种模式，教导患者新的模仿技能，从而缓解症状，改善患者参与社会和职业活动的功能[3]。良好的交谈技巧是全科医生必不可少的基本技能，就像我们要训练提高自己判断一个人优缺点的能力一样重要。

二、咨询的特征

不同的医师对患者的疾病和困扰所做出的反应差异很大。即其"行为谱"很宽，在一些情况下以医师为中心，可以给予直接指导性处置或建议；在另外一些情况下，则以患者为中心，可能不给予直接处置。在处理社会心理问题时，既可以只给出建议（以医师为中心），也可以采取心理治疗措施（以患者为中心）。

全科医生的一次咨询辅导行为，可以被理解为上

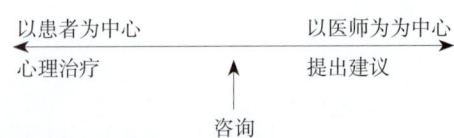

述"行为谱"两端之间的某个移动点。

咨询行为具有以下特征：
- 它是一个明确的治疗方案，就像抗生素的一个疗程一样。
- 它是一个双方合作来解决问题的过程。
- 它是一堂教育课，患者可以通过它学习新的信息，了解新动态。
- 它是一个使患者成长发展的过程。
- 它是一个变化革新过程——常常使患者从"困境"中解脱出来。
- 它是一个有目标导向的活动。
- 它是激励患者并提升其信心的过程。
- 它是在充满爱心的照顾关系中对患者疾病的一种敏锐反应。

三、解决问题的方法

在为患者进行医疗照护过程中，确定问题所在是最重要的步骤。下是全科医生进行咨询辅导工作中的一套方案[1]。
- 倾听患者最先表述的问题：这不仅包括问题、事件和经历，还包括患者的感受与困扰。这里着重强调的是，在倾听过程中应采用交流技能中的易化、倾听、澄清、反应、解释、复述和归纳等技巧，而不是去提问。在许多病例中，倾听阶段是治疗过程的主要部分。例如，在给丧失亲人的不幸者进行咨询辅导时，医师要通过一种自然的方式来支持患者，而不是一起悲伤，制造一种更痛苦的过程。
- 弄清问题所在，如可能的话，使用行为性术语：思想高于经验，经验高于事件，而事件则与某问题有关[4]。
- 建立起一项咨询约定，医患双方初步约定随访频率（例如：每周30分钟或每4～6周1小时）。
- 确定咨询辅导的短期和长期目标。
- 选定一个方案——"试验性动作方法"。
- 与患者共同制订行动计划，每次随访时与患者讨论患者完成的事情——"家庭作业"。
- 评估进展。
- 继续原动作方案，或是重选另外一个方案。
- 再次评估进展。
- 完成咨询辅导或转诊。

四、咨询辅导模式

1. PLISSIT 模式 PLISSIT 模式，是由 Annon（1974）创建[5]，最初是用于治疗性问题的一种辅助手段。该模式对表现为心理异常疾病的患者非常有用。而对其他治疗手段干预的患者作用有限。

PLISSIT 是下列内容各英语单词首字母的缩写（为该模式便于记忆的简易代号），其含义分别代表：
- P 代表给予许可（permission giving）。
- LI 代表有限信息（limited information）。
- SS 代表具体建议（specific suggestion）。
- IT 代表强化治疗（intensive therapy）。

Annon 强调，每个初级医务保健人员都应能提供"给予许可"和"有限信息"的咨询辅导。

2. Colagiuri 与 Craig 模式 这个医学咨询模式是由 Colagiuri 和 Craig 创建的（图5.1）[6]，它是在进行避孕、流产和绝育方面辅导咨询时采用的一种模式。在大多数咨询辅导中都可以应用这个模式，该模式通过非指令性辅导，让患者学习有关知识、增进相关认识，促使其自己做出决定。因此，这是一种咨询学习模式。

五、以患者为中心进行咨询辅导的意义

有证据表明，采用非指令性咨询辅导技巧可以使诊断更加准确，从而使管理更为容易，使效果更为满意[7]。

早在1967年 Jerome Frank 就警示人们："数年以来，咨询辅导和心理治疗领域就已存在着令人不解的情况[8]。人们狂热追求的各种时髦的治疗方法都未能显出其客观疗效。"Traux 和 Carkhuff 对心理治疗方法与疗效关系的重点方面进行了统计研究[9]。其结果表明：如果能准确和敏锐地理解患者感受、深切关心（而不是设法控制）患者利益及其所表述出的切身反应，有这样品格的医师就会提高其治疗效果。

以患者为中心进行咨询的方法的一个基本特征，就是全科医师更像是一名引导者，即通过询问一些启发性问题，希望能使患者自己认识到解决自身存在问题的方法[1]。这种方式鼓励患者去理解并实现自我成长，而不是将自己的事务交给别人。这并不意味着由患者提出各种解决方法，医师被动地去评价其效

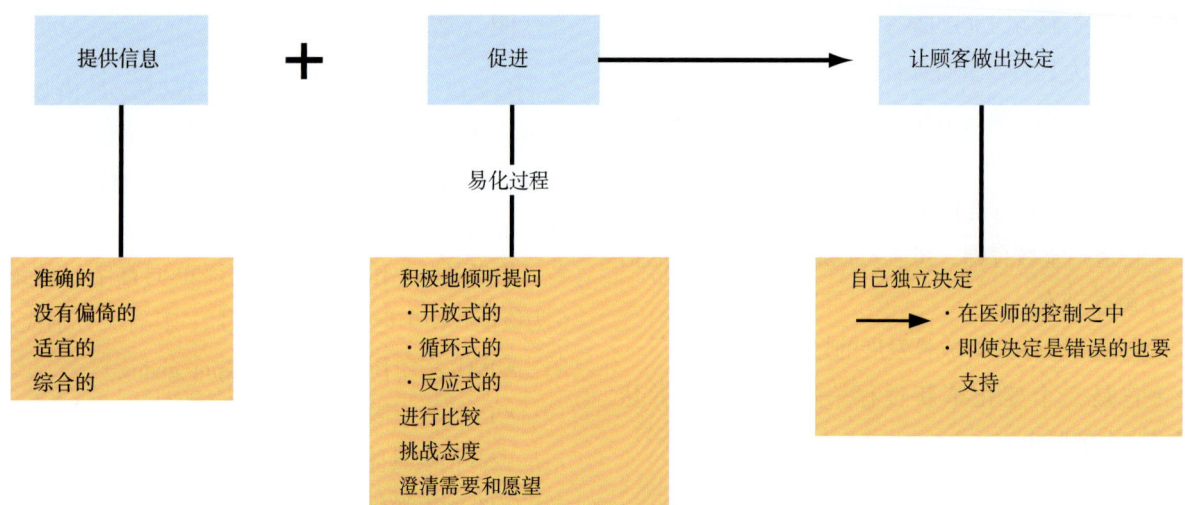

图 5.1　Colagiuri 和 Craig 的医学咨询模式

果。以医师为中心的方法比较适用于那些内心困惑或心烦意乱的患者，他们暂时或永远缺乏正确思考问题的能力。面对这种患者，全科医师需要发挥更加主动和权威的作用。重要的是要认识到咨询策略不是固定不变的，而是有弹性的；医生的行为应该规范在"行为谱"范围之内。

六、咨询辅导或心理治疗的基本要求

- 从患者角度出发，认真倾听和换位思考。
- 良好的交流是咨询的基础。
- 医师必须真诚地关怀患者。
- 时刻要考虑到患者的家庭背景。
- 医师要把控住自身的情感和情绪。
- 保持目光接触。
- 患者所讲的话医师必须乐意听并能听进去。
- 为患者保密是进行咨询的基本要求。
- 如果医患关系融洽，特别是建立了长期稳定的和睦关系时，咨询就变得容易些。
- 如果医患之间存在某种社会关系，进行咨询就会困难。
- 不要对患者说"我在为你提供咨询"或"我在给你进行心理治疗"，而要使咨询成为自然的交流过程。
- 医师必须机智灵活，根据不同临床情况选择相应适当的咨询方式。
- 好的咨询师应该具备的典型特征是：对患者真诚、不分贵贱、能准确和设身处地地理解患者。

咨询辅导的基本特点是反应性倾听患者陈述，理解其所关注的东西，并解决他们的问题。

表 5.1 和图 5.2 中列出了一些咨询过程中有价值的面谈技巧。

表 5.1　咨询中的面谈技巧

反应性陈述
沉静、倾听
允许患者表达情感
给予支持性评判
解释和归纳
允许患者纠正你对其感受的不当解释
注意发现交谈不默契的地方
努力领会患者的真实感受： · 愤怒 · 敌对 · 恐惧 · 操控 · 诱惑 · 心神不定
做出合理的推测判断，促使患者继续咨询
不要太匆忙地做出承诺

1. 咨询辅导策略[4, 7]

- 治疗以患者为中心进行。
- 采用一些温和、机智、试探性的提问。
- 要善于应用讨论弄清相关问题。
- 千万不应主观臆断。
- 通过直觉和常识来提供咨询服务。

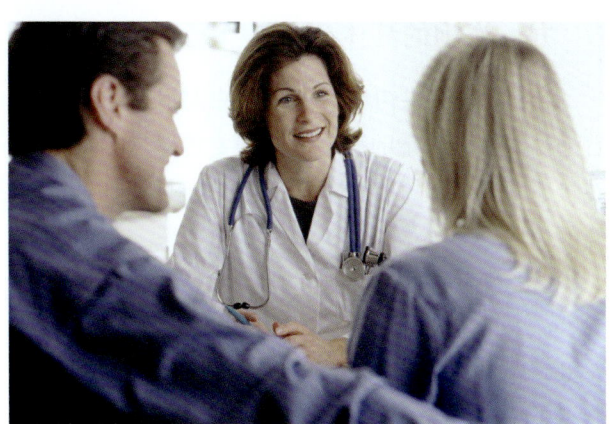

图 5.2 咨询技巧：包括很好的目光接触、倾听、同情及恰当的交流技巧

- 不要命令患者应该做什么。
- 不要试图匆忙地让使患者获得一个满意的结果。
- 提供一些咨询意见来让患者自己领悟。
- 可能的话，无论在任何地方，咨询辅导时都应态度平和。
- 采用适当和缓的交锋对峙，以促使患者自我反省。
- 帮助患者认识发现自己的状况并表达出自己的情感，例如：焦虑、内疚、恐惧、愤怒、希望、悲伤、悔恨、对他人的敌意及伤害感。
- 充分发现患者可能存在的不安全感，并让患者自由表达出来。
- 弄清患者的信仰体系，考虑和尊重他们的精神心灵上的追求和纠结。
- 探查性地提一些重要的问题，例如：
  — "如果你健康的话，你的生活会有什么不同？"
  — "你在对谁生气？"
  — "如果我没理解错的话，你是在告诉我……"
  — "你似乎在告诉我……"
  — "如果我想得不对，你可以纠正，而你现在是说……"
  — "你内心认为，你现在问题的原因是什么？"
  — "疾病引起你哪些不舒服？"
  — "你真的有什么特别担心的事情吗？"
  — "你认为你的问题应该怎样解决？"
  — "如果在生活中你能做出些改变，你想改变什么？"

避免下列做法：
- 跟患者讲他们必须做什么，为其提供解决方法。
- 基于医师的个人经验或信仰给患者进行建议。
- 提及患者不愿意提起的问题。

2. 不合适的咨询
- 给信息。
- 给意见。
- 做判断。
- 炫耀自身价值、行为和实践经验。
- 咨询过程如同面试。
- 咨询变成了向患者发放教育资料。

3. 注意事项
- 一个医生不能诊治所有的患者，所以应有所选择。
- 医师不能代替患者去解决他们自己应解决的问题。
- 患者的问题归于患者本身，医师不应揽于自身。
- 要想患者病情有大的改善，常常要从小的改善开始。
- 如果医患之间的咨询效果不好，应该结束此咨询，并予以转诊。
- 到初级保健机构就诊的大多数患者需要的是信息、支持和信心的提高，而不是长期的心理治疗。

七、难以从咨询中获益的患者

以下患者可能难以从咨询中获益（即相关的禁忌证）。
- 精神病患者。
- 精神病学医师和其他心理治疗师治疗无效的患者。
- 不符合社会心理学诊断，且之后被发现患有器质性疾病的患者。
- 几乎没有认知能力或语言表达情感困难的患者。
- 不相信医师能治疗社会心理问题的患者。
- 过度地依赖和医师的关系，为维持这种关系，愿意做任何事情的患者。
- 在维持其不健康状态中获得既得利益，所以不想做出改变的患者（如因工作原因导致伤残，等待用法律裁决的患者）。

• 患有慢性身心疾病，而愿意为维持医患关系去做任何事情的患者。

• 生活状况不佳，不能或不愿意做出改变的患者。

• 对自身生活中痛苦的或不舒服的问题不愿意检查和解决的患者。

八、认知行为疗法

认知是指人的思维、信念或看法。认知行为治疗（CBT）则是涉及认识、识别、理解或洞察的思维过程。认知行为治疗的目的在于改变行为。它基于这样一种基本理论：即一个人的行为、态度和思维方式建立在他（她）对世界的察觉、认识方式上。从根本上说，CBT是一个逐级暴露体系，即系统的脱敏疗法。它是一种心理疗法，适用于各种临床医学领域，故它也适用于全科医学服务，用于治疗各种精神疾病和焦虑症患者的抑郁、失眠、饮食异常、妄想、幻想等，尤其是社会性焦虑症和恐惧症。针对上述所有症状，CBT的效果已被证明优于安慰剂[10]。

CBT是相对简便、有效、具有指导性和实用性的一种治疗形式，但是不适合所有的医师或患者。

1. CBT 的基本过程

• 对患者进行教育。

• 指导培训患者控制症状、放松和控制呼吸的基本技能（尤其对那些过度换气的患者）。

• 识别、挑战和改变一些不适宜的想法、情感、观念和行为。

2. CBT 的基本原则和目标

• 目标是给患者生活带来如其所期望的改变。

• 评判、监控和力图修正不良想法和行为。

• 鼓励积极的行为，阻止消极的行为。

• 针对患者对疾病的错误理解、认识进行教育。

• 鼓励患者成为积极的参与者（而不是消极的接受者）。

• 让患者列出一个问题清单，并注明问题的主次。

• 目标是让患者的想法更现实，更能适应现实环境。

九、咨询的具体范畴

全科医生提供初步咨询，这在医疗服务领域非常普遍。当然，复杂的疾病情况需要转诊，即便如此，在接下来对患者的持续性管理中，全科医师仍起着重要的作用。

需要进行咨询的方面包括：

• 发生任何危机的情况——突发的坏消息。

• 遇到丧失亲人或其他不幸。

• 终末期疾病（临终关怀或姑息治疗）（第11章）。

• 婚姻问题（第2章）。

• 家庭问题（第2章）。

• 性功能障碍（第110章）。

• 慢性疼痛。

• 焦虑和精神压力（第123章）。

• 抑郁（第20章）。

• 儿童智力障碍。

• 不孕不育（第109章）。

• 任何疾病，特别是严重的疾病。

• 性虐待/虐待儿童（第86章）。

• 家庭暴力（第99章）。

• 失眠或其他睡眠障碍（第72章）。

十、危机管理

发生危机性情况在全科医疗工作中很常见。处于危机中的人群通常会很紧张、激动，并很需要救助。这些状况包括各种惨死，例如儿童溺水或儿童猝死综合征（SIDS）、婚姻意外破裂及突发的坏消息。

1. 危机干预的目标

• 尽可能快速和建设性地化解危机并重建心理平衡。

• 鼓励处于危机中的人恢复控制能力，并采取恰当的行动。

2. 危机管理原则

• 及早主动、直接地进行干预。

• 建立感情互助联盟。

• 完善危机应急措施。

• 做好家庭照顾和社会支持工作。

• 做好应对危机发生后 24～48 小时艰难期的准备。

- 不要背上危机带来的包袱。
- 目标是进行短期干预（6周之内的面谈不要多于6次）。
- 必要时做好短期使用精神药物（如催眠药物）的准备，让患者有2~3天的良好睡眠。

3. 帮助身处困境者的十条规则 以下是给处于危机中的人应遵循的原则（先向其当面介绍解释，然后让其自主学习遵守）：

（1）**表达出你的情感** 要把你的反应看作是正常情况，不要怕哭出来或喊出来，不要压抑自己的情感。

（2）**有事情要和你的朋友协商** 虽然要努力不给别人增加太多负担，但也应听听他们的意见和看法。不要回避谈论已发生的事情。

（3）**目前只考虑目前的事情** 不要老想着过去和不幸的一些事情。要以积极的态度考虑未来。

（4）**一次只考虑一个问题** 不要漫无边际地想很多事情。你一次应只考虑一个问题。

（5）**及时果断解决问题** 一旦定下解决问题的方案，就应立即实施行动。积极采取行动是使你的生活正常的必要一步。

（6）**应尽可能充实自己的生活和思想** 体育运动、听戏、看电影、打牌娱乐、聊天讨论、到俱乐部活动等任何社会活动都比无所事事要好。很多人在假期里通过走访知心朋友或亲戚获得益处。有宗教信仰的人们发现他们的信念和祈祷常常是其强大的力量源泉。

（7）**力图不要怨恨或责备他人** 做到这样虽不容易，但你应避免产生敌对情绪；尤其不要生自己和家人的气，特别是你的配偶。

（8）**每天要抽出时间放松身体** 定时去做一些身体锻炼，比如散步、游泳，或其他可以坚持的日常活动。

（9）**尽量坚持自己的日常生活规律** 在发生危机时，按时吃饭和做些家务活，可以为你带来秩序感和安全感。避免睡觉前考虑给你带来危机的那些问题，否则将会整夜不能入睡。争取在晚上8点以后就关灯睡觉。如果夜里睡眠很差，服用点儿安眠药物将有助于睡眠。

（10）**需要帮助时就去找家庭医师咨询** 医师会非常了解你的问题所在。因为压力和危机是医师经常遇到和处理的问题。所以尽早去咨询你的医师。

- 请记住，有很多可以帮助你应对危机的社区资源，例如宗教长者、社会工作者、社区护士、危机中心，以及宗教中心等。
- 特别注意：驾车要谨慎，避免出现事故，因为这个时候最容易发生交通事故。

十一、丧亲

丧亲之痛是指丧失亲人之后强烈的或极度的悲伤或痛苦。Raphael[11]用这个词来表示"失去亲人后的那种情感反应，是多种痛苦反应的混合状态，包括忧伤、恼怒、无助、内疚、绝望"[12]。

全科医师会看到丧亲之后可能有很多不同表现形式。虽然，失去的亲人与患者的关系和患者对事件的反应的痛苦表现都不尽相同，但对丧亲患者管理的基本原则是相似的。

1. 丧亲时常见的几个阶段

（1）**震惊或难以接受现实** 这个阶段的情感包括：麻木和空虚、寻找、焦虑、恐惧和自杀的想法。这个阶段患者"不相信"丧亲的事实，精力很难集中，表现出一些自发性的情感表现，如：哭泣、尖叫或可能大笑。可能会感觉到死去的亲人出现，以及出现幻觉（幻视和幻听）。

（2）**悲伤和绝望** 这个阶段的情感包括气愤（这事为什么偏偏发生在我身上）、负疚感、自责和对逝者的无比怀念。可能会自我禁闭，与外界隔绝，也可能丧失记忆。极度悲痛的情感通常持续约6周，悲痛和绝望的情感会持续约6个月，但在以后的几年时间内，这种情感可能会偶尔再次出现。刚失去亲人的几个月的情感主要是悲伤和无助。

（3）**适应和接受** 第三阶段的重要特征是淡漠和抑郁表现。这个阶段会持续1年或更长的时间。在这个阶段中常会出现躯体性疾病，如：失眠、哮喘、肠道功能紊乱、头痛，以及食欲异常。

2. 丧亲时的病态性反应 有些人在丧亲情况发生后可能表现出病态的过激反应。表现出极为强烈的情感反应，尤其是气愤，并经常因身体不适反复来看医生。患者常会不停地诉说逝者，以及有关死亡的各种情况。遇到离婚或亲人突然死亡情况的被抛弃感极为强烈，患者就有可能表现出极度的愤怒情绪。悲伤感也显得极为强烈。

表 5.2 列出了 Raphael 对病态性丧亲反应的分类及解决方法[12]。

表 5.2　病态性丧亲表现形式及解决方式

异常或病态性表现形式
·不悲痛、悲痛抑制或悲痛延迟
·异常悲痛
·慢性悲伤（持续强烈的悲痛不减弱）
结局
·正常度过悲伤期，进行自我调整，重新步入生活，建立满意的人际关系
·表现为一般性症状（导致更加依赖照顾行为）
·抑郁、自杀行为
·其他精神失常（焦虑症、恐惧症、酗酒，以及商店行窃等犯罪行为）
·人际关系模式改变
·容易受到伤害
·周年纪念日现象
·死亡（12 个月内最可能发生）

（1）**全科医师如何成为丧亲者的顾问**　需要谨记的几项重要原则：

- 刚失去亲人者可能会有非常强的愧疚感。
- 他们可能会对他的医师或医疗职业很不满。
- 他们需要对死亡原因和死亡方式有一个清晰、准确的解释。应该让他们看到验尸报告并就此进行讨论。
- 丧失亲人的人倾向于考虑对死者生前的关心和照顾不周，或自觉愧疚。
- 尽早进行干预，以避免病态性反应情况的发生。

全科医师与逝者及其家庭可能有很密切的关系，全科医师特别容易意识到丧亲可能带来的风险，并了解家庭内的各种关系状况。其家庭成员可能还倾向于与全科医师保持关系，向全科医师倾诉其不幸对其身体和心理的影响，并对丧亲之后出现的问题进行咨询[11]。

全科医师与丧亲者一起度过悲伤期，有助于其获得患者情感上的接受，让丧亲者感受到支持与关怀。全科医师应避免因尴尬而远离丧亲不幸者。

来自宗教方面的帮助是很有价值的，因为它可以满足精神和个体两种需求。其他援助资源包括丧葬承办人、救济团体和其他咨询师（如婴儿猝死综合征咨询师）[11]。

咨询时间至少要有 30 分钟。

（2）**长期的咨询**　一般的丧亲之痛可持续几年之久。如果悲伤情绪持续不能减轻，就需要持续进行咨询；如果悲伤情绪强烈，就应尽量转诊到精神心理医师那里。如果患者似乎在敷衍，那么在定期咨询或见面时应多询问患者的情况。

十二、突发的坏消息

掌握良好的交流技能是恰当传递坏消息的基础。如果对坏消息不敏感，或以不适当的形式传递坏消息，消息的传递者和接收者都会感到痛苦，两者心里都可能留下难以磨灭的伤痕。医师不恰当地传递坏消息，可能是职业生涯中的一次失败，说明医师害怕应对人们听到坏消息的反应，对传递坏消息有内疚感。医师应该有应对这类困境的计划方案，并学会如何应对当事者的反应。上述情况大多见于亲人意外或非意外死亡的坏消息。

1. 和患者分担坏消息带来的痛苦　这一艰难工作应基于语言交流技巧和良好的对话过程。最好面对面交流，而不是通过电话或互联网进行。

2. 基本原则

- 给出足够时间核对事实、规划整个咨询方案。
- 应在无人打扰、较私密的舒适房间里进行咨询。
- 征求患者意见，是否乐意亲戚或朋友等人的陪同。
- 注意观察患者的非语言性行为反应。
- 使用通俗易懂的语言进行交流。
- 辅导咨询时应既婉转又中肯。
- 避免采取不当的方法（参见表 5.4 中列举的注意事项），而且不应对预期寿命给出确切地预测。

3. 管理　遵循交流面谈管理的 10 个基本步骤（见第 3 章），着重强调患者对其信息的理解及其对该事件的感受（表 5.3）。向患者提供连续性支持照顾，包括综合保健服务。

4. 如何应对患者的反应

- 患者的反应多种多样，可为惊愕无语、怀疑、极度悲痛、恼怒、极其愧疚等。

表 5.3　应对患者突发坏消息的七步方案

判断患者的关注点及其对具体信息的承受能力

树立患者战胜疾病的信心，弄清患者要知道的事情

少量地提供准确的信息资料，定期了解患者对相关内容的理解情况

注意观察患者对其问题的感受情况及别人对其的评价如何

随着病情进展，要反复向患者交待病情，尤其是在每一个新的管理步骤之后或病情加重、恶化时

依患者希望，尽可能让更多的家庭成员参与进来

做好连续性干预的计划准备。确保长期的医患联系非常重要

来源：Buchanan[13]。

- 做好应对上述各种反应的准备。
- 采用模拟患者、录像回放和技能性反馈等形式进行训练，提高交流技能。
- 允许并鼓励患者表现出自然的反应，例如大声哭叫等。
- 身边可备一盒纸巾。
- 可用手抚摸患者肩膀或手臂，或者握着患者的手，抚摸这些部位可起到安慰作用。
- 如果有条件的话，可为患者倒杯茶或冷饮。
- 询问患者或亲属的真实感受，问他们想要做什么，是否需要你去联系其他人。
- 安排随访。
- 给患者一些适宜的教育材料。
- 介绍支持服务的相关信息。

5. 儿童　需要记住，有两个特殊的"患者"——孩子和家庭。根据类同于"坏消息"的原则，与儿童说话要用适于孩子年龄的术语语言，以便于他们对疾病和其感受有所理解。

6. 非预期死亡

（1）一些应遵循的基本规则[14]

- 如果需要和死者亲属联系，最好由医师或通过一有同情心的警务人员与其进行面对面交谈（如果可能的话），而不是由医院或其他机构例行公务性地给亲属打一个电话。
- 如果有必要进行电话联系，应该让有经验的人进行。
- 不应让死者亲属或亲密朋友独自驾车去诊室。

（2）问诊交谈的环境要求

- 如可能的话，尽量在一安静私密的房间里进行交谈。
- 在房间中单独会见坏消息的接收者。
- 会面过程中不要有人去打扰。

（3）给医师的指导性建议

- 要有所准备：核查收集的事实证据，拟定传达该项坏消息的方案。
- 一定要询问有关人员是否已经听到什么消息或者已经知道这次咨询的原因。
- 要判断死者亲属或生前好友的理解能力。
- 要用一种冷静、真诚、融洽、富有同情心的方式来表述消息[15]。
- 交谈时目光应注视着对方，以坦诚和蔼的态度进行，并尽量让信息陈述得通俗易懂，避免使用专业性术语。
- 介绍坏消息的同时，必须给予对方积极的支持、理解和鼓励。
- 医师谈话时要有停顿，也可有一些短暂的沉默，以便给死者亲属留出时间，使其有时间逐渐接受事实。同时还应给其提问的机会。
- 要避免虚假的安慰。
- 要明白，亲属只会对真实和真诚的同情表示感激。
- 在介绍死亡事件中，对死亡原因应该向亲属做出清晰解释。

交谈技巧概括于表 5.4[14]。

十三、抑郁症患者

众多研究强调咨询在抑郁症患者管理中的重要性及治疗作用[16]。全科医师在治疗管理抑郁症患者时最实用的方法是移情、支持，并对患者的不适做出一个合理的解释。本书作者给抑郁症患者解释定义如下：

抑郁症的确是一种疾病，它会影响人的整个思维和身体行为功能。抑郁症严重抑制了人的 5 种基本活动功能，即活动能力、性功能、睡眠、食欲，以及应对生活的能力。患者自己难以从痛苦中解脱出来。因为患者不能自控，简单地说些"重新振作起来"的话语或建议并不起到什么效果。

抑郁症的原因尚不完全清楚，但已发现抑郁症患者的神经系统中有一种重要化学物质的含量比正常人低。这种情况类似缺铁导致贫血一样，神经系统中该

表 5.4　通知意外死亡消息时的行为建议

应做到
留出一定时间
给患者提供反应的机会
沉静
抚慰患者
容许患者自由表达情感
容许患者提问题
容许患者查看死者或受伤部位
避免做
匆匆忙忙
反应迟钝
隐瞒真相
讲话缺乏人情味
掩盖自己的不当之处
给人以不坦诚感
觉得"没什么好做的了"
使用医学术语
不对患者或其亲属进行随访联系

来源：McLauchlan[14].

物质含量降低就易患抑郁症。

遭受重大损失之后，通常会发生抑郁，比如亲人的死去、婚姻破裂或者是经济上的损失。虽然有些人患其他疾病（比如传染性单核细胞增多症或流行性感冒、手术或分娩）之后会发生抑郁，但有很多人的抑郁没有任何明显的诱因。

被强调的"化学物质缺乏"学说，确实有助于患者及其家庭接受这样一种很令人难为情的疾病。这样也可有助于提高患者服用抗抑郁药物治疗的依从性。

和患者保持联系，为其提供连续的支持和服务，需要转诊时，及时恰当地把患者转诊到更为专业的医师那里是咨询过程的重要组成部分。CBT 是一种管理抑郁症非常有效的重要方法。

十四、慢性疼痛

长期疼痛是一个很特别的病症，尤其是那些背部疼痛的患者，他们反复就诊，试过多种治疗方法，但效果都不佳。而且，患者还常伴随一些复杂的社会心理症状。这些患者常在疼痛门诊接受治疗。全科医师经常会遇到看起来很正常、快乐的人变成神经质、为疼痛所困、常依赖医生的人。面对患者的慢性疼痛，医师亦常感棘手，颇有技不从心的感觉。

De Vaul 等[17]列举了 5 类复杂性疼痛情况：
① 抑郁性疼痛。
② 精神疾病性疼痛。
③ 癔症性疼痛。
④ 丧亲反应性疼痛。
⑤ "痛癖"心理性疼痛。

心理异常的患者将其功能性症状躯体化，无形中给全科医学技能提出了最严峻的挑战。这时通常需要采取多学科共同协作的方法进行管理。

慢性疼痛的管理包括：
- 进行全面的医学评估。
- 进行心理学评估。
- 向患者及其家人详细解释治疗方案。
- 合理解释其疼痛原因。
- 治疗相关的疾病（如抑郁症、性功能障碍）。
- 鼓励患者多参加活动，通过改变其行为方式，逐渐使其生活正常化。

一个有价值的解释

作者发现，可通过这段内容向患者解释这类不存在器质性损伤证据的复杂、持续性背痛或神经痛的症状。

这类疼痛的部分原因在于：即使导致疼痛的最初原因已经消失，心理因素却还在持续地作用，使得疼痛持续存在并进一步加重。这就像一位曾经经历痛苦的下肢截肢术的患者，虽然患肢已经截除，但患者还能够感觉到它的存在，甚至还会感觉到其疼痛。该患者有着"幻觉肢体"。神经系统，尤其是大脑，就可能与我们玩这种滑稽的游戏。

这就意味着，即使几周后，身体原有的损伤已经得到处理，身体还是会记住这种疼痛，还会对最初的损伤感到焦虑或抑郁，使疼痛持续存在。有些人将这种情况形容为"转移到了后背的紧张性头痛"。

十五、赌博成瘾

赌博成瘾是连续、反复发生不适当的赌博行为。其危害包括破坏患者个人、家庭和工作生活。毫无疑问，这种成瘾问题与酒精和药物依赖一样，应该得到恰当的治疗和管理。病态性赌博的诊断标准见《精神疾病诊断与统计手册（第4版）》（DSM-Ⅳ）。病态赌博在成人中发生率为 0.5% ～ 1.5%。

1. 赌博的危害
- 自杀风险高。
- 抑郁症发生率高（高达 75%）。
- 存在由于紧张造成的各种问题。
- 易发生家庭暴力。

2. 重要的警告信号
- 每周赌博额超过 100 美元。
- 捞本心理。

3. 其他迹象
- 花很多时间在赌博上。
- 频繁地下注且频繁地下大注。
- 常有撒谎行为。
- 给人神神秘秘的感觉。
- 常许诺戒除赌博恶习，但做不到。
- 常有冲动行为。
- 心情摇摆不定。
- 放弃各种社会、娱乐活动去赌博。
- 债台高筑。
- 酗酒。

4. 一线管理措施
- 询问就诊患者（在病史采集中的社会史部分，询问是否有赌博问题）。
- 采用"南橡树赌博筛查工具"，帮助得到初步诊断[18]。
- 如果怀疑存在赌博问题，就要坚决地面对。
- 考虑采用 Prochaska and Di Clemente 改变模式（参见第 122 章）。
- 提供患者教育资料。
- 关注患者家庭（是否存在家庭暴力），并提供支持。
- 建议家庭成员不要给患者钱。
- 尚无有效的药物治疗。

5. 咨询方法　病态赌博（赌瘾）是可以治愈的。全科医师在管理赌瘾患者过程中起着重要作用。像对吸烟和酒精依赖者一样，对赌博者进行简单的干预和教育咨询，让他们认识到道这种异常行为的危害后果，这样能起到很好的效果。认知行为治疗（CBT）是治疗赌博问题的一个非常有效的方法，通过系统的讨论和对行为进行认真分析，帮助患者改变自己不良的思维方式和行为习惯。CBT 可以引导患者纠正自身错误认识和不合理的观念，使他们正确地理解随机发生的事件和偶然独立发生的事件。这种教育和咨询方式是各种治疗措施中最基本的内容[19]。

如果全科医生对患者的干预效果不佳，且有证据表明患者的赌博问题比较严重，让患者向赌博咨询专家寻求帮助是较明智的选择（请参见 www.gamblersanonymous.org）。

十六、小结：咨询技能的策略

- 给患者以引导和鼓励，让患者自己去领悟、明白。
- 采用恰当的辩论方法，让患者自我判断。
- 帮助患者深入了解自己的情况，并表达出自己的情感，如焦虑、负罪感和恐惧、恼怒、敌意、受伤害的感觉。
- 发现患者可能的不安全感并允许其自由表达感觉。
- 询问重要探寻性问题，如：

—你认为你的问题的深层次原因是什么？
—你认为你的病应该怎样治疗？

- 提出可行和具体的建议，如：

—我认为最主要的问题是，你是完美主义者。
—像你这种情况的人，有很多都会对某些事情（甚至可能只是些琐碎小事）感到内疚，总想得到别人的原谅。

有效的咨询，在于医师要有丰富的经验，对患者有负责的态度和同情心，并进行合理地照顾。

如果全科医师感到患者的病情超出其本身的能力范围，就应立即把患者转到专家那里。CBT 对绝大多数情况都是最恰当的治疗方法。

> **咨询的主要规则**
> - 患者离开的时候心情必须变好。
> - 让患者对其疾病或行为有所认识。
> - 要解决其内疚感问题（使患者感到别人已经原谅了他的过错，从而感觉变好）。

参考文献

[1] Hassed C. Counselling. In: Final Year Handbook. Melbourne: Monash University, Department of Community Medicine, 1992: 97-104.

[2] Ramsay AT. The general practitioner as an effective counsellor. Aust Fam Physician, 1990, 19: 473-479.

[3] Balint M. The Doctor, His Patient, and the Illness (2nd edn).London: Pitman, 1964.

[4] Harris RD, Ramsay AT. Health Care Counselling. ydney:Williams & Wilkins, 1988: 68-95.

[5] Annon JS. The Behavioural Treatment of Sexual Problems.Vols 1 and 2. Honolulu: Enabling Systems Inc, 1974.

[6] Craig S. A medical model for infertility counselling. Aust Fam Physician, 1990, 19: 491-500.

[7] Cook H. Counselling in general practice: Principles and strategies. Aust Fam Physician, 1986, 15: 979-981.

[8] Frank JF. Foreword. In: Traux CB, Carkhuff RR. Toward Effective Counselling and Psychotherapy: Training in Practice. New York: Aldine, 1967: ix.

[9] Traux CB, Carkhuff RR. Toward Effective Counselling and Psychotherapy. New York: Aldine, 1967.

[10] Tiller JWG. Cognitive behaviour therapy in medical practice.Australian Prescriber, 2001, 24(2): 33-37.

[11] Williams AS. Grief counselling. Aust Fam Physician, 1986, 15: 995-1002.

[12] Raphael B. The Anatomy of Bereavement: A Handbook for the Caring Professions. London: Hutchinson, 1984: 33-62.

[13] Buchanan J. Giving bad news. Medicine Today. October 2001: 84-85.

[14] McLauchlan CAJ. Handling distressed relatives and breaking bad news. In: Skinner D. ABC of Major Trauma. London: British Medical Association, 1991: 102-106.

[15] Cunningham C, Morgan P, McGucken R. Down syndrome: Is dissatisfaction with disclosure of diagnosis inevitable?Dev Med Child Neurol, 1984, 26: 33-39.

[16] Jackson HJ, Moss JD, Solinski S. Social skills training: An effective treatment for unipolar non-psychotic depression? Aust NZ J Psychiatry, 1985, 19: 342-353.

[17] De Vaul RA, Zisook S, Stuart HJ. Patients with psychogenic pain. J Fam Pract, 1977, 4(1): 53-55.

[18] Lesieur HR, Blume S. The South Oaks Gambling Screen (SOGS): A new instrument for the identifi cation of pathological gamblers. Am J Psychiatry, 1987, 144: 1184-1188.

[19] Blaszczynski A. How to treat: Problem gambling. Australian Doctor, 2005, 12: 37-44

难缠、苛刻、愤怒的患者　　第 6 章

> 临床工作中都会遇到这样的一些患者，他们每次就诊时都会让医师及其他医务人员感到扫兴。
> 　　　　　　　　　　　　　　　　　　　　　　　　　　　　　　　　　Thomas O'Dowd 1988

　　Weston 将"难缠患者"定义为：医师很难与之建立有效工作关系的患者[1]。然而，与其说"难缠患者"，不如更确切地说是有"难对付的问题"。即患者有问题，而医生解决起来又有困难。

　　从医生的角度来看，问题患者有如下特征：
- 常因一些琐碎的小毛病反复就诊。
- 多种症状。
- 患难以鉴别的疾病。
- 慢性疲劳。
- 检验结果阴性。
- 对治疗不满意，尤其对治疗过程不满意。
- 依从性差。
- 对人不善，爱攻击、威胁他人或易发怒。
- 多处就医。
- 对工作人员要求苛刻。
- 不考虑医生的时间。
- 服用很多种药物。
- 觅药行为。
- 先蛊惑医护人员犯错，然后又要求苛刻。
- 不恰当的性骚扰或行为。
- 喋喋不休。
- 操控别人。
- 不太与人说话和交流。
- 好像什么都懂。
- 通常都有人格异常，特别是边缘性人格障碍。

Groves[2] 描述了 4 种类型的"难缠"患者，有些兼有多种类型：
- 一切依赖他人者。
- 要求苛刻者。
- 拒绝操作帮助者。
- 自我毁损者。

　　这样的患者常被称为是"让人心情郁闷的患者"[3]。只要在候诊室看到他们，或在登记名单上看到他们的名字，就会让医务人员产生不安的感觉。这些患者可激起医务人员负面消极的情绪，进而不得不提醒医务人员要耐心、负责，行为更专业。他们可能拒绝医务人员所采取的医学模式方法，并霸占医务人员的时间。

　　如果医务人员让敌对情绪影响到与这类难缠患者的交流，特别在与那些苛刻、愤怒或各种古怪性格混合型的患者交流时，如带有敌对情绪，那么就难以避免出现不佳的诊疗结果。

　　然而，最重要的是不要把这种情况误诊为器质性疾病，且要考虑到各种心理异常疾病的可能性，这些疾病可能被一些异常性格表现所掩盖。Hahn 和 Kroenke 将这些心理异常定义为以下 6 种诊断[4]：
- 焦虑。
- 多发性躯体性异常。
- 心境恶劣。
- 恐惧症。
- 重度抑郁。
- 药物依赖或酗酒。

　　因此，恰当的做法是，通过不断更新患者病历资料，综合考虑社会心理学因素，认真评估新发症状，恰当进行体格检查，正确识别判断辅助检查结果，以做出符合传统公认标准的诊断。

　　针对暴力性和危险性患者的管理，请参见第 46 章对急性精神障碍患者的管理。

一、管理策略

　　全科医师的职责是通过与这些患者建立关怀和负责任的关系，来避免医患冲突，促进建设性的医患交流。遵循 Aldrich 教授提出的适用于没有器质性疾病或精神疾病的"难缠患者"的管理策略[5]。

　　① 不要企图治愈他们——患者利用他们的症状来维持与医师之间的关系，应接受他们的表现。

② 把患者的症状当作神经官能症看待。除非必需，才做出一个检验性的初步阳性诊断。

③ 为患者制订出一个计划，例如："琼斯女士，我决定我们应每两周见面15分钟，时间定在周三上午10点"。

④ 在咨询辅导时，医师要真诚地表现出对患者个人生活的兴趣，包括他的花园、工作等；如果医师对患者表现出漠不关心，甚至是厌烦，就会遭到患者不断地抱怨。

其他管理指南：
- 谨慎地给予安慰——仅仅安慰是不够的，而且要恰到好处。
- 要诚实，而且要维护相互间的信任
- 允许患者合理地分享你的时间——这是医患合同中的一部分。同时也应让患者明白，你的时间是有限的（制订规则）。
- 既要有礼貌，又要干脆、果断。
- 避免使用太便利和安慰剂类的治疗方法。
- 要诚实地表明你对患者问题的理解（或者不了解）。
- 要明白，咨询辅导是一种不开处方的治疗。
- 不要暗中诋毁其他医师，也不要与他人合谋损害别人。
- 限定目标——有时候，一定要治愈患者的想法是不正确的。
- 无论与患者的关系有多么让人沮丧，都不应抛弃患者。与患者维持关系是医师应尽的法律性义务。
- 如果患者考虑接受别的医生的诊治，仍然要随时准备再接纳他。
- 特别留意那些"熟悉的"患者，有时候他们还会送你一些礼物，在这种情况下要注意维护自己的职业本色。
- 如果你在某一咨询过程中感觉很不畅快，那么就应考虑及早将患者转诊到另一个专业咨询师那里，但是以后还是要与患者保持联系。
- 你可能要接受这样一个事实，即有一些患者，所有医师都对他们无能为力。

1. 投诉 来自各类患者的投诉是常见的，令人不安。应对投诉的策略列于表6.1。

表6.1 应对投诉的策略

① 接受投诉，承认不足
② 对患者设定界限
③ 对患者示以同情
④ 找出患者投诉的原因
⑤ 如果陷入僵局，可适当回避

2. "使人心情沉重"患者的应对技巧 Mathers和Gask在一次如何管理"使人心情沉重"患者的讲习班上，提出"心情沉重生存"模型，用于管理那些因情感或精神刺激所致躯体症状的患者[6]。

这个模型包括三个部分。首先是"理解患者的感受"，包括完整地记录患者症状的病史，分析其社会心理线索和健康理念，以及简要和有重点的身体检查。第二阶段称为"展开分析"，主要目的是在会诊过程中讨论患者情感和身体两个方面的因素，包括重新认识患者症状和主诉的原因，以进一步弄清患者躯体、心理和生活事件之间的相互关联与影响。第三阶段可谓"因果联系"，即通过采用一些通俗、简单的患者教育方法，向患者解释引起躯体症状的原因，比如紧张、压力、焦虑或抑郁等心理状态可加重躯体症状。同时，也可以举其他患者的例子，向患者解释说明其症状表现。

二、愤怒的患者

这类患者在患病和疾病的治疗过程中很容易激起情感反应，患者和其亲属生气和不满是常见的反应。不管是压抑着的还是公开表现出来的恼怒，都表明了患者存在恐惧或不安的感受。我们要时刻记住：很多患者表面看起来很平静，其内心却潜藏着被压抑的愤怒。全科医学临床工作具有很强的感情影响性，容易激起患者及其朋友和亲属沮丧和愤怒的情绪。

愤怒是每个人都可能出现的一种正常和强烈的情感反应，但表现形式则大不相同。在医疗工作中，易激起愤怒的情况很多，包括[7]：
- 因为期望没有得到满足时的失望。
- 危机情况，包括各种不幸。
- 任何疾病，特别是某种未曾料到的疾病。
- 致命性疾病的恶化。
- 医源性疾病。

- 慢性疾病，例如哮喘。
- 经济问题，例如医疗服务的费用高。
- 将患者转诊，转诊常被患者认为是治疗失败。
- 服务差，例如等待时间太长。
- 医疗文书问题。
- 患者治疗效果欠佳。
- 医师的行为不当（例如：粗鲁、讽刺、说教式的言论、冷漠、高傲）。

患者的愤怒可能表现为与医师或接诊工作人员的直接冲突，也可能表现为法律诉讼或公开性谴责。

曾发生过这样一个极端的案例：墨尔本的一位医师被一位恼怒的患者枪击致死。原因是该患者要这位医师开具一份工伤补偿证明，医师认为其不合标准而拒绝开此证明。

当患者对医疗行业或我们的同事们表示不满时，他在行为上可能是直接针对我们个人的；相反，直接指向我们的愤怒，也可能是源于对其他人的不满，如对其配偶、雇主或其他权威人士的不满。

1. 什么是愤怒 愤怒是一个人被激怒，或其平静状态受到威胁时，所表现出的一种情感反应。如果处理不当，深度恐惧和潜在不安全感总是表现为愤怒。愤怒、辱骂恶语等粗暴行为，往往提示其自身的沮丧、恐惧、自暴自弃甚至于愧疚。

另一方面，愤怒可能是患者自认为受到威胁的一种防御行为，害怕与医师的关系太过亲近而受到伤害。有些医师对患者的态度显得过于熟悉、以恩人自居或过度友好。一些患者对这种被威胁的感觉难以应对，从而表现出愤怒。

从根本来说，愤怒是恐惧和不安全感的集中表现。患者可能会说："恐怕我已遇到了严重的问题（患了严重的疾病），你是在尽一切努力帮助我吗？"

2. 诊疗策略[8] 当一个人觉得受到不公正侵犯时表现出愤怒，这是人类一种很自然的反应。但是，在医疗服务过程中要尽量避免此种情况，因为它将破坏医患关系，激化矛盾，并可能会加重患者病情。

- 医师对愤怒患者的最初反应，应该是保持冷静、沉着，并和患者进行目光上的接触。
- 从激烈的情绪冲突中"退后一步"，并设法分析究竟发生了什么。
- 请患者坐下，并力图采取与患者相似的姿势（镜像策略），而不要有任何挑衅性的姿势。
- 用恰当的名字来称呼患者（或其亲属），例如：称呼琼斯先生或琼斯夫人，或者直接称呼名字。
- 要显得很自然和自我控制。
- 要对患者和他的问题表示出兴趣和关心。
- 用清晰的、明确的、非情绪化的语言进行交流。
- 专心地去倾听。
- 容许患者表达他们的感受，并帮助他们缓解压力。
- 让患者表现出自己真实的一面。
- 给予适当的安慰（不要为了安抚患者而过分地让步）。
- 要给予一定的时间（至少20分钟）。

3. 分析患者的反应
- 弄清其"潜在的动机"。
- 搞清患者愤怒与恐惧之间的关系。

4. 识别抑郁信号 学会及时认识、识别患者情感抑郁恶化的迹象很为重要[9]。
- 肢体语言（表现为不安的躁动或自闭行为）。
- 讲话方面的变化（变得沉默或说话急速、声音增大）。
- 面色改变（可显得满脸通红或苍白）。
- 面部表情（表情紧张，眼部及嘴部肌肉痉挛，不愿与人有目光接触）。
- 举止态度（焦躁、威胁）。

因此，应该掌握使用一些咨询辅导的策略。制订一套应急预案，比如记住保安的电话号码，以便急需时呼叫求助。

5. 认真询问，弄清患者愤怒的真实原因 下面是与患者交谈时常用的一些提问或反应：

（1）建立融洽关系
- "我能体会你的感受。"
- "你对此反应如此强烈，这让我很担心。"
- "告诉我，我怎样做才能使你好受些。"

（2）面对面
- "你看上去似乎非常生气。"
- "平常你可不像这样（这似乎不像平常的你）。"
- "我非常理解你的感受……"
- "是什么事情让你这样难受？"

• "真正使你有如此感受的原因是什么？"

（3）进一步交流，澄清相关问题

• "我很不理解，你怎么生我的气。"
• "所以你觉得……"
• "你好像在告诉我……"
• "如果我理解正确的话……"
• "就此事，请你再给我多说说……"
• "就定这一点，请你说得更详细些——这好像很重要。"

（4）进一步探究

• "你具体担心自己哪方面的健康问题呢？"
• "请告诉我你在家里的一些情况。"
• "你的工作情况怎样？"
• "你的睡眠情况如何？"
• "你有没有做一些特别的梦？"
• "你的生活圈中是否也有人有你这样的问题。"
• "如果你想要改变你生活中的一件事，你想改变什么？"

表 6.2 归纳了应对愤怒患者的一些重要技巧。

表 6.2 应对愤怒患者的技巧

应做到	避免的行为
倾听	触摸患者
保持冷静	用愤怒应对愤怒
要显得自然	拒绝患者
表现出兴趣和关心	做一个"懦夫"
善于调解	逃避矛盾
诚恳	显得过于亲密
缓解其负疚感	空话太多
真挚	评判
给出时间	傲慢
安排随访	被卷入事件
发挥激励和引导作用	

6. 处理 医师面对愤怒的患者时应该保持冷静，表现出对患者的兴趣和关心。重要的是应集中精力去倾听患者的陈述，要留出时间来让他（她）表达出其感受。

一次熟练的就诊过程，应该使医师和患者都能弄清气愤的原因，从而在医患之间达成共识，在治疗中相互配合。咨询辅导的目标是建立友好的医患关系，当然这个目标也可能不易实现，因为这主要取决于患者不满的性质。

如果一次交谈不能解决问题，那么就应与患者约定以后的咨询诊疗时间，以便继续和患者交谈。

有时建议患者去听听他人的意见也是合适的。如果患者的确在人际关系上存在问题，需要别人帮助，那么最好为患者安排一次专门的心理咨询服务，这样可以使患者更加清晰地认识自己，提高自信心，进而可更有效地处理好人际关系。同时，也应该使患者提高经受人生挫折及应对悲欢离合等生活环境突变的能力——这也是医师进行一次诊疗的最佳结果，这种诊疗正是要从与患者面对面交谈开始。

参考文献

[1] McWhinney I. A Textbook of Family Medicine. New York: Oxford, 1989: 96-98.
[2] Groves JE. Taking care of the hateful patient. N Engl J Med, 1978, 298: 883-887.
[3] O'Dowd TC. Five years of "heartsink" patients in general practice. BMJ, 1988, 297: 528-530.
[4] Hahn SR, Kroenke Ketal. The difficult patient. J Gen Intern Med, 1996, 11 (1):1-8.
[5] Elliott CE. How am I doing. Med J Aust, 1979, 2: 644-645.
[6] Mathers NJ, Gask L. Surviving the 'heartsink' experience. Fam Pract, 1995, 12: 176-183.
[7] Murtagh JE. The angry patient. Aust Fam Physician, 1991, 20: 388-389.
[8] Mongtomery B, Morris L. Surviving: Coping with a Crisis. Melbourne: Lothian, 1989: 179-186.
[9] Lloyd M, Bor R. Communication Skills for Medicine. London: Churchill Livingstone, 1996: 135-137.

健康促进与患者教育

第 7 章

> 绝不要相信患者告诉你"他的医生说了什么"。
>
> Sir William Jenner（1815—1898）

一、健康促进[1]

健康促进就是促进和帮助个人、家庭、社区接受健康观念、注重健康、养成健康的行为，并通过医疗卫生实践来维持这种行为。同时，健康促进也是帮助人们在身体、环境、心理、精神上全面获得最佳健康的过程。

对于那些自我感觉很健康的人来说，这个信息的意义也许不大。但是对已患病的人来说，其意义非同小可，并通过与患者的接触而增强，特别是在家庭范围内更是如此。

二、健康教育

健康教育就是提供如何维持或达到良好健康状态的相关信息。

健康教育方法很多，包括有关健康行为的广告宣传，提供纸介信息（例如关于饮食、运动、免疫、事故预防和疾病表现的信息），介绍避免疾病的方法（例如性传播疾病的预防）。

三、疾病教育

很多"健康教育"其实是一些针对具体疾病发病原因的介绍。在这方面，显然医务人员尤其临床医生处于最有优势的位置，可以随时为患者提供关于疾病发病原因的具体信息，接受信息的对象可以是个体，也可以是家庭。这一教育策略可通过指导改变患者不当的就医习惯，达到合理预防保健的目的。

对于正在接受治疗的患者来说，每次就医都是一次接受健康教育的机会。而且这类教育可以通过文字、图表或印刷品的形式来实现。患者的 X 线检查结果同样也可以用来解释说明疾病的发生发展，起到对患者及其家庭进行教育的作用。

四、全科医生在健康促进中的作用

全科医生在健康促进和疾病预防中扮演着最佳角色，这主要是由他们与患者的接触机会来决定的。

以下是全科医师充当健康促进者角色的几个理由：

- 服务居民便捷性：超过 80% 的居民在 1 年里至少有 1 次到全科医师那里去就诊[2]。
- 平均每人每年到全科医师那里就诊 5 次。
- 全科医师熟悉患者个人及其家庭的疾病健康史。
- 全科医师可以作为其所在区域疾病预防保健服务的引导者或协作者。
- 全科医师可以参与社区健康教育项目。
- 全科医师承担着机会性健康促进工作的职责——平时可以利用接诊服务来治疗已患疾病者，也可以借此机会来解决医疗卫生发展工作中的问题；与其他医疗健康专业人员协作，共同提供保健服务；并检查监督卫生健康服务措施是否得到合理落实；同时承担着提供疾病预防，促进健康活动的职责。

五、机会性健康促进

Stott 和 Davis[3] 提出的经典模型（第 3 章，表 3.1）强调每次咨询过程中的健康教育机会。既然患者是自愿来咨询的，那么医生只需要利用此机会主动进行预防性卫生保健教育即可。在咨询过程中，医生进行机会性健康促进活动，可能会包括医生的一些被动和主动的行为（图 7.1）。

被动的医生职业行为只是用已掌握的医疗技能去治疗已患疾病。如果医师接受的培训仅仅是让他们去被动地提供医疗服务，那么就丧失了其提供疾病预防和健康促进服务的绝佳机会。

积极主动的医疗职业行为是指：维护患者身体健康所必需的专业行为，不仅仅只是对已出现疾病的患者进行被动治疗，还应为患者主动提供服务[4]，包括开展健康促进、预防保健、疾病筛查，以及在疾病出现症状之前的早期诊断。主动开展医疗保健的其他方面内容总结见图7.1。

主动的医疗行为还包括[4]：

- 为曾经治疗过的患者提供持续的照顾（例如复查血压、了解糖尿病控制情况、随访曾因丧亲之痛来咨询过的患者）。
- 提供协同性保健服务，安排患者转诊到适当的医疗机构或专家那里并保存其病历记录。
- 纠正异常的或不适当的就医行为（例如有些人从来不就医，而有些人则太过频繁地就医，前者会因为不太愿意就医而处于疾病的威胁中；后者又会导致医疗资源浪费，并可能会忽略一些严重的疾病）。

这种对被动和主动的行为的总结并不适用于每一次咨询过程。优质的全科医疗服务需要咨询技能和咨询训练。

方法

- 坚持接受医学继续教育，更新知识，提高水平，特别是关于预防方面的内容。
- 使用一些健康促进资料对患者进行健康教育：
—宣传手册。
—候诊室宣传海报。
—候诊室多媒体系统。
- 安装高效的病历记录系统。
- 完善患者登记和再就诊系统。
- 鼓励高危人群定期进行健康体检。
- 就以下内容经常给出合理建议：
—营养。
—运动。
—压力管理。
—体重控制。
- 为婴儿父母提供孩子的个人健康记录。

六、健康目标和标准

由健康目标与执行委员会制订的健康目标和指标涵盖3个方面，即：不同人群分组、疾病或死亡的主要原因和危险因素（表7.1）。

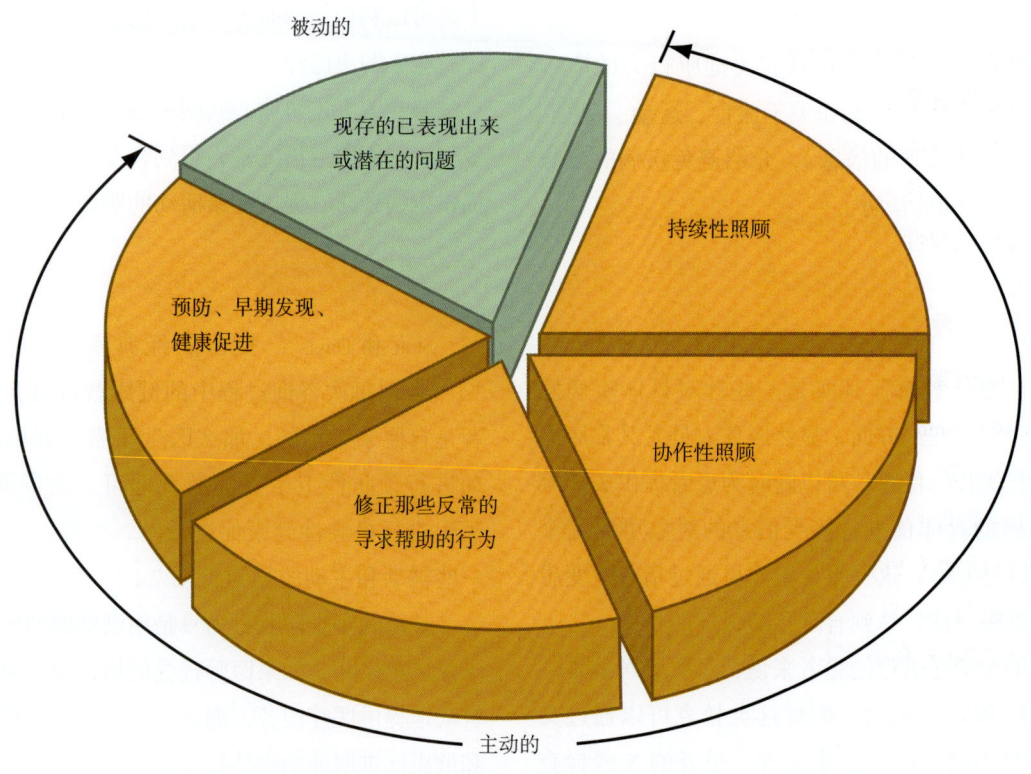

图 7.1 全科医生每次接诊时可能进行的工作
经 M.Sales 允许后转载。

表 7.1　健康促进领域的目标和标准设置

人群分组
社会经济不发达地区人群、澳大利亚本地居民、移民、女性、男性、老人、儿童和青少年
疾病或死亡的主要原因
心脏疾病和脑卒中，癌症（包括肺癌、乳腺癌、子宫癌和皮肤癌），受伤，传染病，肌肉骨骼疾病，糖尿病，残疾，牙病，精神疾病，哮喘
危险因素
药物（包括吸烟、酗酒、药物滥用或药物依赖、使用非法药物和其他物质），营养不良，缺乏运动，高血压，高胆固醇血症，职业性健康危害，无保护的性行为，环境性健康危害

来源：健康目标与执行委员会[5]。

6个澳大利亚人重点关注的健康问题包括：
- 哮喘。
- 癌症控制。
- 心血管健康。
- 糖尿病。
- 创伤的预防和控制。
- 心理健康。

七、全科医生如何推行健康生活方式

全科医生在日常工作中，无论患者是否已患特殊的疾病，都可通过简单的框架模式鼓励患者采取健康的生活方式。为了接诊时开展机会性教育，便于患者记忆，将这种框架性患者教育内容模式归纳为首字母缩写的形式。

1. "SNAP" 指南[6]　S、N、A、P 各字母分别代表以下危险因素：

S = 吸烟（Smoking）

N = 营养异常（Nutrition）

A = 过度饮酒（Alcohol）

P = 缺乏活动（Physical activity）

该指南强调，社区居民存在健康差异。社会经济状况较差者和澳大利亚原住民中这些危险因素尤其多见。

这一指南着重于"5A"式咨询（表 7.2），将"5A"式咨询作为随机教育患者改变生活方式的几个阶段内容。

表 7.2　"5A"式咨询

①询问（Ask）	确定有危险因素的患者
②检查判断（Assess）	危险因素的水平与个体健康状况的关联性 根据患者情况和（或）检查目的做好准备
③建议（Advise）	提供纸质宣传资料 开具生活方式的处方 给出简要的建议，并进行针对性的沟通
④提供帮助（Assist）	药物性治疗 自我监测方面的支持指导
⑤做出安排（Arrange）	转诊到具体的服务机构 社会支持团体 留下联系电话和（或）开展咨询服务 安排全科医生随访

该资料可通过登录以下网址获取：http://www.racgp.org.au/guidelines/snap

2. NEAT 指南　NEAT 指南（表 7.3）类似 SNAP 指南，但该指南更加注重对患者生活方式的随访，强调减轻压力的重要性。

表 7.3　NEAT 指南

N	营养（Nutrition）：健康饮食
E	锻炼（Exercise）和（或）身体活动
A	避免（Avoidance）或减少接触潜在有害物质： • 咖啡因 • 酒精 • 吸烟 • 糖、盐和毒品等
T	保持心神宁静（Tranquillity）、心情愉悦，掌握放松技巧，学会冥想

NEAT 为营养、锻炼、避免及心神安宁四个词汇的英文首写字母的拼写——译者注

八、社会心理健康促进

健康目标和指标着重点趋向于放在身体疾病上，而对心理健康问题则强调不够。然而，心理健康问题领域却存在着极多的预期指导机会，涉及众多重要的问题，包括：压力和焦虑、慢性疼痛、抑郁、危机和丧亲之痛、性问题、青少年问题、儿童行为问题、精神障碍及其他一些社会心理问题。

花费一些时间来开展咨询，例如为有自杀倾向和人际关系紧张恶化的一些相应患者提出建议，并强调处理潜在问题的方法，是很有价值的。全科医生需要更加关注这些领域的健康促进工作。有时候这些情况非常复杂，需要用心去处理。

九、患者教育

有证据表明：全科医生的干预对患者的影响很大，可以有效地让患者改变不健康的生活方式，采取健康的生活方式和态度。如果全科医师想在提高社区居民的健康水平方面发挥作用，就必须鼓励患者对自己的健康负责，从而采取更加健康的生活方式。但是，他们必须得到其保健医师的支持，该保健医师也需要遵循同样的指导原则并保持对此项工作的兴趣。教育内容有改变饮食习惯、戒烟、减少酒精摄入量及参加身体锻炼。

在美国一项对360名患者的调查显示：90%的患者表示希望部分或所有他们就诊的诊室都能有宣传手册。总体来说，67%的患者表示会去认真阅读或浏览他们得到的小册子并将其保存起来；认真阅读或浏览小册子然后将其扔掉的患者占30%；只有2%的患者表明不阅读而直接将小册子扔掉。统计表明，曾经主动向医师索要过宣传手册的只有11%的男性和26%的女性患者。而更多的患者则是希望获得宣传手册，而实际上没有获得[7]。

证据显示，患者教育材料可以发挥很好的作用。向患者分发关于破伤风的宣传手册，促使成人破伤风免疫接种率提高了3倍[8]。关于背部疼痛的一个患者教育手册使随后1年背痛患者的就诊次数减少。有84%的患者认为小册子很有用[9]。一项关于咳嗽患者的系统教育，有效改变了相应患者对治疗指南的依从性，并且当患者再出现咳嗽时，不会等其拖延3周以后或伴有其他严重症状时才去就诊[10]。

还没有证据表明进行患者教育有不好的作用。关于药物不良反应的患者教育也还没有发现有任何的不良影响[11]。

患者教育的一个形式就是向患者分发事先准备好或者是在咨询时从电脑中打印的宣传手册，以作为对口头解释的补充；不过需重点强调的是，口头解释比印刷的宣传手册更重要。

患者教育手册应该使用非专业语言，并重点强调疾病或问题的关键内容。目的在于提高服务保健的质量、降低成本，并鼓励患者更多参与到他们自身疾病的管理过程中来。在现代社会中，患者多希望得到知情同意及关于健康和疾病的更好教育，从法医学角度来看，这个信息具有重要意义。

作者出版了《全科医生健康教育手册（第7版）》，该书对363种常见医疗问题进行了总结，每个问题归纳为1页内容[12]。这样做的目的，就是为了将相关问题或预防性建议复印出来分发给患者或其家属。通过对其复印需求进行调查，得知在过去几年中，需求较多的教育内容（按需要量多少排序）为：

- 腰背部运动方式（图7.2）。
- 背痛。
- 颈部运动方式。
- 颈项痛。
- 膝部运动方式。

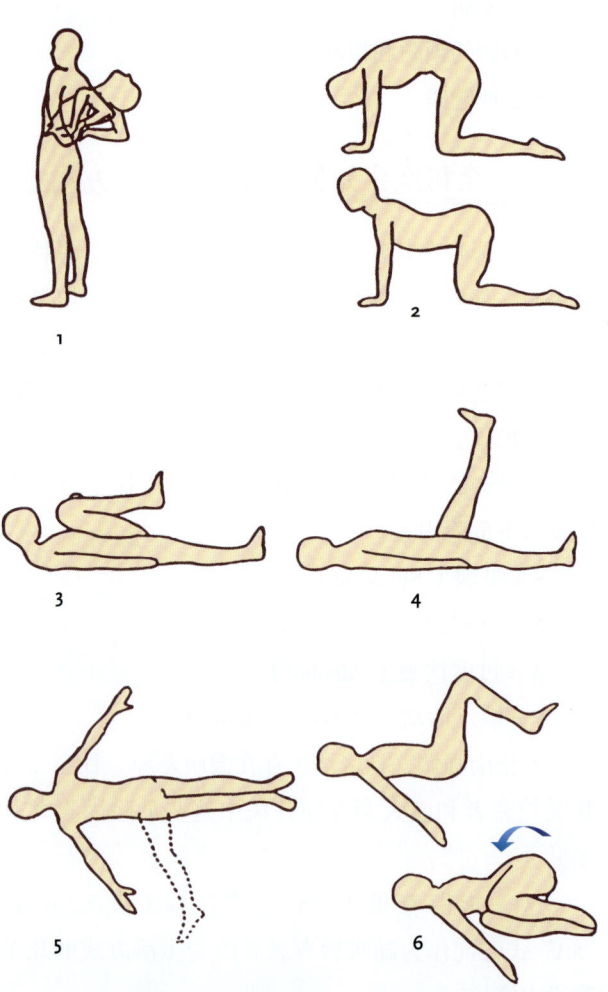

图7.2 患者教育页（图示部分）：腰背部运动

- 母乳喂养与牛奶喂养。
- 如何降低胆固醇。
- 乳房的自我检查。
- 睾丸的自我检查。
- 阴道念珠菌感染。
- 围绝经期。
- 焦虑。
- 如何应对压力。
- 抑郁。
- 丧亲之痛。

- 生气时、烦恼时或饮酒后都不要开车。
- 每 2 年做 1 次子宫颈涂片检查。
- 避免随意性性行为。
- 采取安全的性行为。
- 在确定婚恋关系前要进行 HIV 抗体检测。

总结

全科医生日常工作中涉及的健康促进领域里的相关内容包括：

- 营养。
- 体重控制。
- 物质滥用及控制

—吸烟。

—酒精。

—其他药物。

- 身体锻炼。
- 适宜的睡眠、休息和娱乐。
- 性行为安全。
- 提升自尊和促进个人成长。
- 应激与压力管理。

非常重要的促进健康的建议包括鼓励患者进行[13]：

- 戒烟。
- 将酒精摄入量控制在安全水平。在任何情况下，每天的摄入量女性不能超过 2 标准杯，男性不应超过 4 标准杯；15 岁以下儿童应避免饮酒，15～17 岁青少年尽可能向后推迟饮酒年龄；妊娠或哺乳期妇女不饮酒是最安全的选择。
- 限制咖啡因摄入量，每天不多于 3 杯。
- 增加规律的身体锻炼（每周至少 3 天、每天至少 30 分钟进行锻炼，并能够出汗）。
- 将空腹血浆胆固醇水平降到 ≤ 4.0mmol/L。
- 舒张期血压要低于 85mmHg。
- 体重指数（BMI）要控制在 20～25（参见第 9 章）。
- 减少所有食物中脂肪、糖和盐的摄入量。
- 增加膳食纤维摄入量，每天 ≥ 30g。
- 建立一个可以提供情感交流、支持的朋友圈。
- 表达出自己的感情，不要压抑。
- 不断地与其他人讨论自己的问题。
- 坚持工作，以改善与其他人的关系。

参考文献

[1] Piterman L, Sommer SJ. Preventive Care. Melbourne: Monash University, Department of Community Medicine, Final Year Handbook, 1993: 75–85.

[2] National Health Strategy. The Future of General Practice. Issues paper No. 3. Canberra: AGPS, 1992: 54–169.

[3] Stott N, Davis R. The exceptional potential in each primary care consultation. J R Coll Gen Pract, 1979, 29: 201–205.

[4] Sales M. Health promotion and prevention. Aust Fam Physician, 1989, 18: 18–21.

[5] Health Targets and Implementation (Health for All) Committee. Health for All Australians. Canberra: AGPS, 1988.

[6] Harris M. SNAP. A Population Guide to Behavioural Risk Factors in General Practice. South Melbourne: RACGP, 2004.

[7] Shank JC, Murphy M, Schulte-Mowry L. Patient preferences regarding educational pamphlets in the family practice center. Fam Med, 1991, 23(6): 429–432.

[8] Cates CJ. A handout about tetanus immunisation: influence on immunisation rate in general practice. BMJ, 1990, 300(6727): 789–790.

[9] Roland M, Dixon M. Randomised controlled trial of an educational booklet for patients presenting with back pain in general practice. J R Coll Gen Pract, 1989, 39(323): 244–246.

[10] Rutten G, Van Eijk J, Beek M, Van der Velden H. Patient education about cough: Effect on the consulting behaviour of general practice patients. Br J Gen Pract, 1991, 41(348): 289–292.

[11] Howland JS, Baker MG, Poe T. Does patient education cause side effects? A controlled trial. J Fam Pract, 1990, 31(1): 62–64.

[12] Murtagh J. Patient Education (5th edn). Sydney: McGraw-Hill, 2008.

[13] Fisher E. The botch of Egypt: Prevention better than cure. Aust Fam Physician, 1987, 16: 187.

第 8 章　老年患者

> 人生的最后一幕，
> 终结了这段古怪的多事的历史，
> 是孩提时代的再现，全然的遗忘，
> 没有牙齿，没有眼睛，没有口味，没有一切。
>
> William Shakespeare（1564—1616），*As You Like It*

老年人群（65 岁以上）是澳大利亚人口中增长最快的人群，其中大于 85 岁"老老人"的数量增长更快。平均预期寿命上升到女性 84.2 岁、男性 79.7 岁。

2001 年，澳大利亚总人口中 65 岁以上人群占 12.7%（美国此比例为 13.4%）。2010 年，老年人口比例已达到 13.4%，预计到 2031 年，此比例将达到 20%。美国的人口变化亦有类似趋势，预计到 2040 年，老年人口将占全国人口的 18%[2]。

65 岁以上老年人耗用的卫生服务资源是总人口平均水平的 2 倍。他们占用了医院服务总费用的 25%，耗用家庭护理服务总费用的 75%。全科医生的接诊患者中有 25% 是老年人[1]。大多数老年人同时患有多个系统的疾病。所有老年人或多或少地都受到因器官老化而发生正常机体变化的影响。

老年人具有如下特征[1]：

- 代谢能力降低。
- 器官功能减弱。
- 应激反应降低。
- 疾病易感性增加。
- 死亡率增高。

老年人的听力、视力、葡萄糖耐受、收缩压的调控、肾功能、肺功能、免疫功能、骨密度、认知能力、咀嚼功能和膀胱功能都会随年龄增长而发生相关的退行性变化。

造成功能退化的一个重要因素是功能失用问题。因此应鼓励老年人多运动，特别是走路和水中的有氧运动。

一、老化与疾病

随着年龄的增长，会逐渐发生退行性心血管疾病，基本规律如下。

年龄（岁）	变化
40	肥胖
50	糖尿病
55	缺血性心脏病
65	心肌梗死
70	心律失常
75	心力衰竭
80	脑血管意外

1. 健康退化与潜在性异常　人体一些潜在性因素常引起某些出乎意料的疾病，包括精神心理上的紊乱（这是老年人中常见的疾病）。第 18 章对这些疾病有进一步的阐述：

- 抑郁。
- 药物，包括乙醇和抗胆碱药的影响。
- 糖尿病。
- 贫血。
- 甲状腺疾病。
- 尿路感染。
- 神经系统顽症

—帕金森病。

—脑血管意外。

- 感染（例如支气管肺炎）。
- 肿瘤。
- 巨细胞动脉炎 / 风湿性多肌痛。

在老年人中需要重点管理的常见疾病包括：

- 高血压。
- 缺血性心脏病和心力衰竭。
- 抑郁。
- 糖尿病（非胰岛素依赖型）。
- 老年痴呆。

- 社会和空间上孤立。
- 骨关节炎。
- 前列腺疾病。
- 尿失禁。
- 下肢运动障碍
—神经性异常。
—外周神经疾病。
—共济失调。
—血管供血不足导致的跛行。
—其他外周血管疾病。
—由椎管狭窄导致的跛行。
—坐骨神经痛或神经根麻痹。
—骨关节炎：臀部、膝部、足。
—足部疾病（例如趾甲内向生长）。
—腿部溃疡。

图 8.1 显示了影响老年人健康的重要疾病。

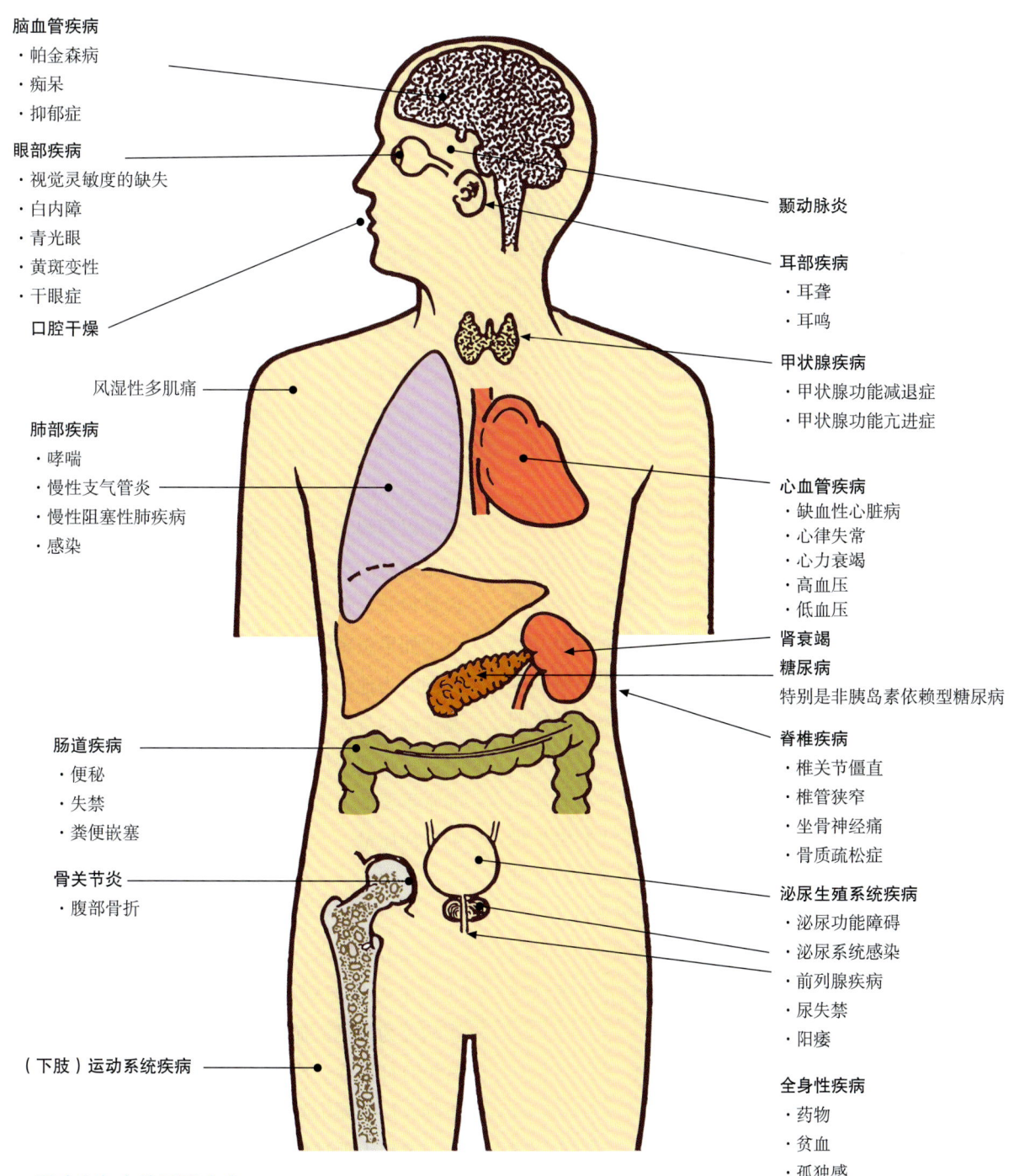

图 8.1　影响老年人的重要疾病

2. "典型的"三角关系[3] 注意老年患者症状表现的三角关系（图8.2）。

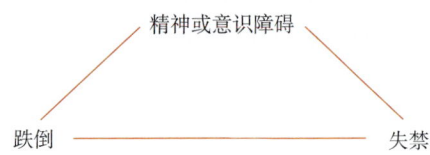

图 8.2 "典型的"三角关系

这个三角示意图表示了急性疾病，尤其是感染表现的非特异性体征。在等待培养结果和观察临床进展的同时，应该考虑抗生素冲击治疗。

二、感觉阈值和体内平衡的变化

临床上，一些老年患者的一个显著特征表现为痛阈的升高和体内平衡的变化，比如体温调节功能的变化。因此，老年患者对诸如阑尾炎、肾盂肾炎、沙眼、肺炎和败血症等疾病的反应可能与其他年龄段的人不同。老年患者可能缺乏疼痛的主诉，或者没有明显的发热，而只是说浑身不舒服，或表现为行为异常，例如谵妄、焦虑和躁动不安。

三、与老年患者建立融洽的关系

老年患者尤其需要从全科医生那里得到更多的支持、理解、关怀和照顾，全科医生可以给那些感到孤独、不安全和脆弱的老年患者送去自信和安全感。这就意味着全科医生要花费些时间，要表现出真诚的关注，并有幽默感，而且总能给予老年患者耐心细致的解释。

家庭医生可以采取各种方式努力与老年患者建立良好的医患关系（图8.3），其中最好的一个途径是家访。家访的意义可以通过对澳大利亚皇家全科医师学会（RACGP）所归纳的家访概念的理解来认识[4]。

① 可以对患者病情进行初步和持续性评估判断："如果你没有去过患者家里，你就不会真正了解这些患者。"

② 可以为老年患者提供连续性照顾
- 给患者提供安全。
- 为照顾患者的家庭成员提供支持。
- 可起到有效地监测和指导治疗作用。

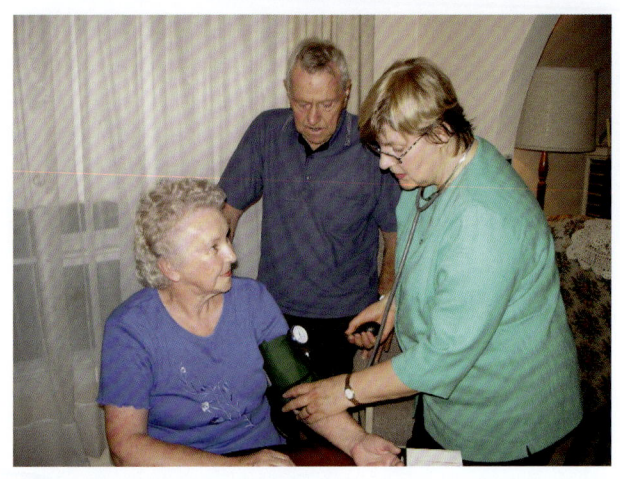

图 8.3 对老年人进行健康家访是建立和谐医患关系、提供健康安全防护的重要措施

- 可与患者及其家庭保持有效的联络。
- 检查核对用药情况。

家访有三种情况：

① "预计之外"的家访，尤其指对新的患者。

② 除了提供常规检查与配药外，还包括患者提出进行的家访。

③ 定期电话联络随访——通常每2～4周1次。

家访是全科医生给患者提供的一项安全保障措施，表示医生对患者尽可能在自己家里保持独立的愿望予以理解和支持。家访加强了医患的信任关系，减少了患者的不安全和受威胁感，这对脆弱的老年人来说显得非常重要。

如果患者能得到配偶或家属的支持，那么医生可以同时为他们及相关人员提供连续的安慰和支持，以及连续的身体上和心理上的评估判断。最后，家访还可以是临终关怀服务的一部分，这对老年患者来说是非常重要的，因为家访能提高老年人生理上和心理上的生活质量。

四、老年人的孤独

Forbes指出，至少有1/3的老年人感到孤独[5]。尤其在"老老人"、丧偶老人、残疾老人中，孤独的影响更为常见。孤独的老人往往闭门待在家中，他们常患有抑郁症、广场恐惧症、社会恐惧症、感觉功能下降，以及尿失禁和便失禁等病症。

老年人孤独症的主要表现包括：

- 说话絮叨。

- 衣着邋遢。
- 离不开电视。
- 表现出"落败"的身体语言，显得无精打采。
- 拖延访友持续时间，还总抓住别人的手不放。

五、医生使老年患者生气和困惑的行为

Ellard[6]写过一篇极为有趣的文章，其内容是老年人对医师的不满和抱怨，以及使老年人生气和动怒的一些医师行为摘录。

- 医师诊室门前的台阶太滑，光线太暗，扶手安得不合适。
- 诊所的接待人员没有注意最基本的礼节礼貌。
- 让患者候诊的时间太长。
- 候诊室和外科诊台的椅子太矮太软。
- 医师对患者表现得过于熟悉，比如对老年女性也直呼其名及其住址。
- 大声对患者喊话，好像患者都聋了似的。
- 接诊患者匆匆忙忙，试图快速打发患者。
- 缺乏整体观念，只关注生理疾病，忽视心理社会问题。
- 忽视患者身上存在多种疾病，不恰当地优先选择一个治疗策略。
- 未意识到他们可能已去过其他医师那里就诊，或在服用其他药物。
- 不询问患者对自己症状的理解与感受。
- 不向患者分发有关疾病和治疗的印刷资料。
- 不向患者解释药品的作用。
- 对待患者像患者对自己的健康和治疗什么都不理解一样。
- 不尊重患者隐私，比如进入检查室不先敲门。
- 不向患者提供各种社会服务的建议，例如快餐和支持协助组织服务等。
- 对患者的健康和用药情况没有认真地进行再评估。
- 对患者健康状况的恶化，没有积极采取缓解措施，包括及时转诊。

六、老年患者的健康评估

老年患者首次就诊时，要全面地对他们进行临床检查，包括系统地采集病史，进行体格检查和相关辅助检查。在对其进行连续照护服务期间，要定期进行反复认真的健康评估。

> **黄金法则**
> 如果你不对患者进行家访，你就不会了解你的患者。

1. 病史 采集老年患者的病史可能会有困难，因此建议寻求家庭成员的帮助。可以采用问卷调查的方法，让患者在家庭成员的帮助下，轻松地完成问卷。问卷的信息可以帮助提高患者病史的完整性。

应重点关注以下方面：
- 既往史和住院史。
- 疫苗接种情况。
- 用药情况，包括处方药和非处方药。
- 饮酒和吸烟情况。
- 主诉的主要问题。
- 对别人的依赖程度。
- 家庭成员情况。
- 家庭问题。
- 家里的生活环境：取暖、空调、寝具等。
- 家庭的流动性或迁移情况。
- 饮食：膳食安排。
- 个人卫生：洗浴情况。
- 大小便：有无失禁。
- 牙齿：完好程度，有无义齿。
- 视力。
- 听力（每次都要询问这点）。
- 系统回顾，特别是：
— 泌尿生殖器官功能。
— 胃肠功能。
— 心肺情况。
- 运动系统，包括足部。
- 神经系统：是否有跌倒、眼花、残疾的情况。
- 心理和精神健康情况。
- 是否抑郁。
- 有无伤亲的情况。
- 有无被照顾者、家庭成员虐待的情况。
- 经济和保险情况。

系统完整地收集家族史和社会心理史是最为重要的。在每次接诊时，医师都要对患者的心理状态、理

解能力、听力、视力、心情和说话能力进行评价判断，对患者的交流能力作总体的评估。

2. 体格检查　对老年患者进行体格检查，与其他成年人的检查基本相似，不过要对某些方面给予更多的关注。老年患者希望得到全面细致体检（特别是测量血压），同时他们也希望得到更多的尊重。为了让患者做好接受检查的准备，建议让护士帮助其脱衣服、穿衣服。

下面是体格检查过程中护士和医生要做的工作。

（1）护士
- 为体格检查做好准备工作。
- 帮助患者完成问卷。
- 记录体重和身高。
- 测量体温、脉搏、呼吸。
- 检查听力（如果听力有问题）。
- 眼压测定（如果需要的话）。
- 为女性患者准备好子宫颈涂片检查的器械和托盘（如果需要的话）。

（2）医生
- 一般检查，包括皮肤、头发和面部（评价营养状况）。
- 心理状况检查（图8.3）[7]。
- 眼睛：视敏度。
- 耳朵：简单的听力测试；耳镜检查。
- 口腔：包括牙齿和牙龈。
- 颈部：特别是甲状腺。
- 肺部：可以考虑检测最大肺活量。
- 脉搏和血压（反复测量）。
- 心脏、乳房。
- 腹部：腹股沟疝。
- 脊柱。
- 下肢：关节；循环情况；双足，包括趾甲。
- 步态。
- 男性患者：直肠检查；阴囊和睾丸。
- 女性患者：合适时，应进行子宫颈涂片检查。

3. 对老年疑难病症患者检查的"七项原则"　如果有老年患者就诊时表现为不明原因地健康状况恶化，而没有具体的症状，或者失去日常生活能力，应考虑采用这样一个检查清单（表8.1）进行检查评估。其他一些非特异性症状，包括嗜睡、注意力不集中、冷漠、乏力、食欲缺乏、体重下降、呼吸困难、动作迟缓、不愿起床或活动、步履不稳、容易跌倒等也可以考虑采用这个清单。此外，考虑患者是否患有肺炎等感染性疾病和癌症性病症也很重要（参见第18章）。

表8.1　老年患者检查的七项原则

①心理状态	是否精神错乱、老年痴呆、抑郁
②眼睛	是否视觉分辨上有问题，是否有白内障或青光眼
③耳朵	是否耳聋（耵聍），是否耳鸣
④口腔	是否牙齿残缺、口腔干燥
⑤用药情况	是否同时服用多种药物，是否有药物不良反应
⑥膀胱和肠道	是否有失禁情况、尿潴留、便秘、尿路感染
⑦运动系统	步态是否正常；是否在服止痛药，有无运动障碍，特别是帕金森关节病、髋关节、膝关节活动度。背部：是否有坐骨神经痛。足部：趾甲是否正常。是否有神经性疾病。有无循环障碍性疾病。腿部：是否有溃疡

4. 心理状态简易量表　判断老年痴呆最好的单项指标，是老年人出现的记忆困难。全科医生应该采用标准化的量化表来测量老年人的记忆能力。不过要注意的是，老年痴呆以外的其他因素也能造成记忆上的问题，而且其他的认知功能问题（如语言表达、空间控制能力、推理能力等）也有助于支持老年痴呆的诊断[7]。现在有许多筛查工具，心理状态简易量表（the mini-mental status examination，MMSE）是最常用的，也是被推荐使用的。表8.2是Folstin利用MMSE制作的操作表。

另外一个更简单的筛查工具是"认知损伤的10步快速测试法（quick 10-step cognitive impairment test）"（表8.3）[8, 9]。

（1）画钟测验　这是一种相对简易快速的定性筛查方法，用于鉴别正常老年人与有认知损伤的患者，特别是老年痴呆的患者[10]。

表 8.2　心理状态简易量表

询问患者	给评估者的说明	评分（满分分值）
定向能力 现在的年份、月份、日期是什么？今天是星期几？现在是什么季节？	详细询问，如具体年、月、日，答对一项记1分	/5
你能告诉我目前我们在什么地方吗？	希望能说出门牌号、街道名、居住小区名、郊区、城市名、省市名。如果有必要的话，逐个询问，每答对一个给1分	
登记 我现在检查一下你的记忆力，我说出三样东西，你跟着我重复，然后记在脑子里，过一会儿我再问你	清晰、慢慢地说出三样互不相关的东西（比如橘子、骆驼、桌子）并重复三遍，然后让其复述，仅于第一次就复述对的记1分。每重复一次减1分 不对者，应重复说，直到说对为止 直重复到三样东西记住为止	/3
注意力和计算能力 从100开始，逐次减去7，依次说出各数是多少；如果患者不能完成这个任务，让他倒着拼写WORLD这个词	在患者说出相应5个数字后停止 每正确数出一个数记1分 或者记录患者第一次出错的那个字母前的顺序数作为记分	/5
回顾记忆力 刚才我问你的那三样东西是什么	每答对一个给1分	/3
语言能力 这个东西叫什么？	给患者展示两样东西，让其先指向1只手表，再指向1支笔	/2
请重复"没有如果，而且，或但是"这句话。		/1
给患者一空张白纸，说"用你的右手拿着这张纸，把它对折，然后放在地板上"	每做对一步给1分	/3
实践能力（3个任务） 1. "请先读懂，然后照着去完成这项任务"	闭上你的眼睛。如果患者依嘱闭上了眼睛，则给记1分	/1
2. "请写一句话" _____ _____	这句话必须有意义，而且要含有动词和主语	/1
3. 模仿绘图	画出的两个交叉在一起的五边形的10个角必须显示出来，线是否画的直，图形的大小和角度可不作要求	/1
		/30
评分意义：18～24分（轻度老年痴呆可能），10～17分（可能是中度智力损伤），< 10分（重度智力损伤）。 如果1年评分降低2分以上，则提示有临床意义。		总分
注意：以上评分是可用于决定是否给患者使用抗老年痴呆药物的基础性标准。		

来源：MF Folstein, SE Folstein and PR McHugh. Mini-mental state. J Psych Res, 1975, 12: 189.

表 8.3　认知损伤的 10 步快速测试

评分：第 1～8 个问题，答对 1 个为 0 分，答错 1 个为 2 分。
第 9 和 10 个问题：都答对为 0 分，答错 1 个为 2 分，答错 2 个则每题为 4 分（两题为 8 分）

1. 你什么时候出生的？
2. 现在是哪年？
3. 现在是几月？
4. 今天星期几？
　记住下面这个地址：纽卡斯尔市 25 大街
5. 你的电话号码是多少（或：如果你没有电话，你家的地址是什么）？
6. 现在是几点（最接近的小时）？
7. 国家总理是谁？
8. 第二次世界大战是哪年结束的？
9. 从 20 倒数到 1
10. 重复我给你的记忆力测试，即回忆出我让你记住的那个地址

评价：0～8 分：无意义
　　　9～12 分：可能有意义
　　　13～24 分：有意义

资料来源：Hodkinson[8] and Kingshill[9]。

方法

- 给患者一张 A4 大的空白纸张。
- 让患者画出一个圆形的钟盘，并将表示小时的数字标记在钟表盘面的正确位置（图 8.4）。
- 让患者画出钟表指针，让时间指示为 11 点 10 分（或者其他合适时间，图 8.4）。
- 如果患者不理解，应反复向患者介绍如何做。

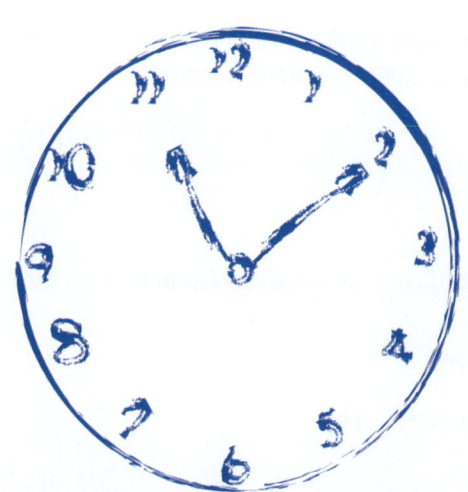

图 8.4　画钟测试

（2）评判标准

- 患者画出了一个封闭的圆圈——给 3 分。
- 患者在正确的位置上标记了表示小时的数字——给 2 分。
- 患者标记了所有正确的数字——给 2 分。
- 患者画的钟表指针指向了正确的时间——给 2 分。

最高分为 9 分。对得分低的老人需要做进一步的评估，但得分低不代表就是老年痴呆，只是提示可能存在认知功能受损。

5. **辅助检查**　应该根据对老年人评估结果、相应检验成本及检验给老年人可能带来的益处等因素进行综合考虑，来确定是否让老年患者接受实验室检查。

对怀疑患有老年痴呆者，建议进行如下辅助检查：

- 肾功能。
- 肝功能。
- 甲状腺功能。
- 全血筛查。
- 血糖。
- 血清电解质（特别是应用利尿药的患者）。
- 血浆钙与磷测定。
- 尿液分析。
- 血浆维生素 B_{12} 和叶酸。
- 血浆维生素 D。
- 梅毒血清学检查。
- 胸部 X 线检查。
- 神经影像检查，如计算机断层扫描（CT）或磁共振成像（MRI）。
- 采用正电子放射成像技术（PET）或单光子发射型计算机断层扫描（SPECT）技术，做进一步检查。

七、老年人的行为改变

全科医师经常被叫去评价老年患者的异常行为，常被问起："医师，他这种情况是老年痴呆吗？"或者"医师，他这是阿尔茨海默病吗？"

其实 65 岁以上老年人的行为改变是由很多其他因素造成的，我们必须把老年痴呆作为一种排除性诊断。一些老年性疾病的临床表现，本身与早期老年痴

呆症状很相似。

早期老年痴呆的临床特征包括：
- 近期记忆力下降。
- 新信息获取障碍。
- 轻度忘名症（不能记起人的名字）。
- 性格改变（例如孤僻、易激惹）。
- 轻微的视觉障碍（例如容易绊倒）。
- 难以完成有顺序性的工作。

老年痴呆造成行为改变，要与其他常见的和重要的健康问题进行鉴别诊断，即必须排除引起行为改变的其他健康问题，才能确诊为老年痴呆。当老年人出现记忆力下降时，要想到老年痴呆的可能[11]。

在接诊老年患者的时候，要考虑到他们的健康正在发生退行性变化。即便是这些老年人因为很小的不适来看病，诸如耵聍引起的耳聋、白内障引起的视力下降、需要服用利尿药、咀嚼和饮食不好、尿路感染、感到无聊和焦虑等，都可能促使老年人出现行为异常。

- D 毒品和酗酒（drugs and alcohol）
- E 耳疾病（ears）
  眼疾病（eyes）
- M 代谢疾病（metabolic），例如：低钠血症、糖尿病、甲状腺功能减退症
- E 情绪疾病（emotional problems），例如孤独
- N 营养（nutrition）：饮食，例如：维生素B族缺乏、口腔疾病
- T 中枢神经系统的肿瘤（tumours）、外伤（trauma）
- I 感染（infection）
- A 动脉血管疾病（arteriovascular disease）→脑供血不足

译者注：上述所列的疾病英文单词的首写字母以 DEME NTIA 顺序拼起来，即老年痴呆的英文单词拼写。

八、虐待老年人

全科医师在接诊老年患者时，要想到老年人受到虐待的情况，特别是有家庭成员虐待史的患者。虐待老年人与虐待儿童、配偶一样，都是严重的问题。在美国，估计每年有100万老年人成为躯体虐待和心理虐待的受害者。我们也应想到偶尔会发生的孟乔森综合征（Munchausen's syndrome），该综合征是一种精神失常状态。患者自己常通过诈病（自虐、自残或精神错乱）来引起别人的注意或同情。

九、抑郁症与老年痴呆

老年痴呆的主要鉴别诊断是抑郁症，特别是重度抑郁症，也被称为假性痴呆。抑郁症和老年痴呆的发病形式不同。老年痴呆的发病缓慢且隐匿，没有明确的发病时间；而抑郁症的发病比较明确，有明确的发病时间，并有明确的引发事件。抑郁症患者过去往往有抑郁症病史。老年痴呆患者没有自知力；但抑郁症患者有自知力，比如在决定放弃工作时，常有自责、抱怨、心理不安的痛苦感，会因为不能完成正常的工作而感到难过。

在认知能力测度中，抑郁患者的典型反应是"不知道"，而老年痴呆患者则尝试回答问题，但总回答不对（表8.4）。

表 8.4　老年痴呆与假性痴呆（常为严重抑郁）的比较

	老年痴呆	假性痴呆
发作情况	不知不觉中	明确的，通常是急性的
病情昼夜变化	晚上或者夜里加重	早上加重
自知力	无	有
定向能力	差	正常
记忆力减退	近期记忆下降较远期记忆下降明显	近期和远期记忆能力减退情况类似
对错误的反应	表现为不安	很容易放弃
对认知测验（问题）的反应	几乎都答不上来！很难理解提问	"不知道"，回答迟缓且不情愿，但能理解题意（如果患者合作）

及时发现老年人抑郁状态是很重要的，因为抑郁的老人往往有自杀倾向。"回忆过去没有啥值得骄傲，往前看也看不到什么希望"，中年人和老年人通常不会说自己患有抑郁症，他们会刻意地隐藏自己的心理问题。他们可能表现为躯体症状或出现妄想、幻觉。

需要注意的是，老年痴呆患者，特别是早期患者，常会患有抑郁症。

老年痴呆（慢性器质性脑综合征）

老年痴呆的发病率随着年龄而增长。65岁以上

人群中有 1/10、80 岁以上人群中有 1/5 的人患老年痴呆。老年痴呆的重要原因是：

- 脑的退行性疾病，包括：
—阿尔茨海默病，占 60%。
—额叶型老年痴呆，占 10% 以上。
—路易小体型老年痴呆，占 10% 以上。
- 血管疾病，占 15%。
- 饮酒过量，占 5%。

临床上还应注意考虑到混合型老年痴呆。

引起老年痴呆的其他原因：

- 艾滋病老年痴呆。
- 脑部肿瘤。
- 克-雅病。
- 皮克病（Pick 病）。
- 神经系统梅毒。
- 淀粉样变性。

阿尔茨海默病常很隐匿，最初多表现为渐进性遗忘现象，最后发展为严重的记忆损伤。额叶型老年痴呆的早期表现为人格改变和行为的异常，以及社会功能缺失。路易小体型老年痴呆表现为视幻觉、自发性肢体震颤麻痹、运动障碍三组症状中的任何两组。血管性老年痴呆通常是突然发病，并伴随明显的脑血管病变的神经系统体征。

老年痴呆最具代表的特征是记忆障碍。抽象思维、判断、言语表达及完成比较复杂任务的能力等都会受到影响。患者的人格可能发生变化，可能失去冲动控制能力，易引起冲动；并可能失去自我照料的能力。

老年痴呆的危险因素包括：

- 家族史。
- 晚发性抑郁症。
- 甲状腺功能减退症。
- 唐氏综合征。
- 头部外伤史。
- 艾滋病。
- 全身动脉粥样硬化。
- 帕金森病。

老年痴呆的鉴别诊断包括：

- 正常老年性认知能力减退。
- 精神错乱。
- 严重抑郁症。
- 药物滥用。
- 健忘症。
- 各种疾病，如贫血、甲状腺或内分泌疾病。

《精神疾病诊断与统计手册（第 4 版修订版）》[DSM-Ⅳ（TR）]中，确定了老年痴呆的诊断标准（表 8.5）和表示患该病的临床线索（表 8.6）。

表 8.5 阿尔茨海默病型痴呆的 DSM-Ⅳ(TR) 标准（修订）

痴呆症的诊断依据	
A1	记忆力受损
A2	至少患有以下 1 种认知能力异常： • 语言 = 失语症 • 运动异常 = 失用症 • 认知 = 失认证 • 执行能力异常（例如组织能力）
B	社会和工作能力严重影响
C	逐渐发生和进行性认知能力下降
D	非原有器质性疾病所致（例如药物、脑血管疾病）
E	非精神性疾病所致
F	非其他中枢神经性病症引起（例如严重抑郁）

a. 可分为伴有行为紊乱和不伴行为紊乱两类；b. 也可分为 65 岁以下人群的早发患者和大于 65 岁人群的晚发患者。

资料来源：Diagnostic and Statistical Manual（4th edn, revised）. Washington, DC: American Psychiatric Association, 2000.

有关老年痴呆的主要表现可归纳为 4 个主要症状：

（1）认知能力缺失的表现

- 健忘。
- 精神错乱和焦躁不安。
- 冷漠无情（通常是晚期变化）。
- 缺少领悟洞察力，而自己又不以为然。
- 推理和理解能力下降。

（2）社交能力下降的表现　主要为人格改变，包括：

- 行为自控能力下降。
- 采用危险和冲动性行为。
- 多疑。
- 退缩行为。

表 8.6　痴呆症的临床提示

患者表现
老年人新发心理问题
主诉混乱不清
行为异常
躯体性疾病复发
经常出现精神错乱
由照顾者注意到的问题
"他变成另外一个人"——人格的改变（如过分认真，缺乏幽默性）
引发家里事故，尤其是做饭和热饭时
不安全驾驶
诬告
情绪易激动、易激怒
易迷路走失
东西放错地方或丢失东西（如钥匙、钱、药片、眼镜）
夜间醒来乱走
精神状态观察
交谈话语含糊不清、杂乱无章、没有条理
很难说出过去事情发生的时间，或发生的顺序
不断重复某些话语或反复评论
常对一些重大，甚至很严重的问题轻描淡写
拒绝或逃避记忆测试

资料来源：McLean[7].

（3）**焦虑性表现**　主要表现为干扰性情绪和个人焦虑不安，包括：
- 抑郁（无助和无望）。
- 情绪易激惹性。
- 缺乏合作性。
- 没有安全感。

（4）**破坏性行为**　引起他人的痛苦和不安，包括：
- 表现为进攻性，有时可能是暴力行为。
- 焦躁不安的煽动行为。

这一疾病偶尔也会引起明显的身体和情绪上的不稳定。对于家属来说，看着他们的亲人发展到进攻性和反社会行为（例如患者在餐桌上不礼貌、个人卫生很差、粗蛮无礼和对他人的淡漠）是很难过和难以理解的。有的严重病例最后会发展成为暴力行为、性行为混乱和大小便失禁。

这类患者在家中常因炉火、煤气、厨房刀具和热水使用不当发生事故。患者也会在厕所、浴室和路口发生事故，尤其是在患者视力和听力下降的情况下更易发生。这类患者不应驾驶机动车辆。

如果患者得不到适当的监护，他们很可能不按时吃饭、忽视自己身体健康，从而引起躯体疾病，例如皮肤溃疡和感染。他们会发展到营养不良和大小便失禁。

1. 疑似痴呆症的管理　首先应该排除可逆的或者可以阻止的老年痴呆的原因。
- 要全面掌握患者的病史（包括用药和饮酒情况）。
- 要进行精神状况检查。
- 要进行身体物理检查。
- 要做相应的辅助检查（见第 46 章相关内容）。
- 心理测试。

2. 痴呆症的管理　目前，老年痴呆还没有治愈的方法。能为患者提供的最好治疗方法就是充满爱心的体贴、照顾。

对患者和家庭都应提供教育、支持和建议。需要给患者提供多学科的评估和帮助。安排富有同情心的人进行定期家访是很重要的。家访的人包括亲属、朋友、全科医师、乡村或社区护士、家庭帮助组织、老年痴呆自助组织成员、宗教领袖和送餐服务人员。患者在自己家庭附近较熟悉的环境中则能够更好地接受管理，并能防止行为障碍。

应特别注意采取帮助患者记忆的措施，例如可列清单、开展日常活动，提示患者服药、注意个人卫生、正常饮食和保暖。要保证患者有充足的营养，包括必要的维生素补充物，已表明这对患者是很有帮助的。

3. 驾驶车辆　老年痴呆患者驾驶车辆已成为一个社会问题，特别是有些患者很不愿意放弃他们的驾驶执照。轻度老年痴呆的患者很容易造成交通事故。在一些国家，规定必须由医师出具证明，说明患者适合开车才行。如果医师不能确认患者是否适合开车，或患者拒绝听从医师的建议，就应该把患者的情况报告给当地交通管理部门。在瑞典，中度和重度老年痴呆患者禁止开车。

4. 并发症和相关疾病[12]　老年痴呆早期就可表现为抑郁，并需要治疗。老年痴呆患者经常伴有精神错乱性妄想症，这通常由以下原因导致：

- 尿路感染。
- 其他发热性疾病。
- 使用医师所开药物。
- 撤药反应。

如果一个稳定的患者突然变得思维混乱，应怀疑其是否患了妄想症。

5. 老年痴呆与帕金森病　和老年痴呆一样，帕金森病也是一种难以治愈且很常见的老年疾病。医师所面临的一个问题是，在给患者用药过程中会影响到他们的心理过程。所以给患者选择恰当的药物就显得很为关键。建议把患者及时转诊到能给其进行高质量神经精神学评估的专家团队那里去。对帕金森病最好的治疗措施是：

- 使用大剂量的左旋多巴。
- 夜间使用喹硫平。

6. 老年痴呆的用药[12]　老年痴呆患者通常不需要任何精神性药物。如果患有抑郁症，可以给予抗抑郁药。胆碱酯酶抑制药，如多奈哌齐、加兰他敏和卡巴拉汀，似乎也只能延缓发展到中度老年痴呆的进程。

7. 目前可用于治疗阿尔茨海默病的药物

（1）胆碱酯酶抑制药

- 多奈哌齐（Donepezil），5mg，夜间口服，持续4周，随耐受可增加药量至10mg，夜间口服。
- 加兰他敏（Galantamine），每天缓释剂8mg，口服，持续4周，然后增加至每天16mg。
- 卡巴拉汀（Rivastigmine，Exelon），1.5mg，口服，每日2次，持续2周，然后逐渐增加剂量到每天6mg，每日2次。

或

卡巴拉汀4.6mg，每日1次，皮下注射，4周后，增加剂量到9.2mg，每日2次。

（2）天门冬氨酸拮抗药 [Aspartate（NMDA）antagonist]

- 美金刚（Memantine，Ebixa）第1周每日5mg，晨服；第2周开始5mg口服，每日2次；第4周开始，每日10mg口服，每日2次。

使用多奈哌齐和卡巴拉汀两种药物的双盲随机试验结果表明[12, 13]：

- 总的来说，药物只对老年痴呆有中度的改善效果。
- 高剂量组的改善最为明显。
- 高剂量组的耐受性差。
- 长期效果还不清楚。
- 严重病例的临床效用还没有得到证明。

新药美金刚（Memantine）具有相似的疗效，可以与其他药物联合使用。

一项基于循证医学证据的研究值得重视（参见第15章），该结果显示，13名患者必须每天使用卡巴拉汀（利斯的明）6～12mg，连续治疗6个月，才能使患者表现出临床上有意义的改善[14, 15]。

控制可能由精神疾病导致的精神症状或者混乱的行为：

奥兰氮平2.5～10mg（口服），每日1次。

或

利培酮0.5mg（夜间口服），到2mg，每日2次。

控制焦虑和躁动症状使用：

奥沙西泮15mg（口服），每日1～4次。

苯二氮䓬类药物只能短期应用（最长2周），否则易于加重老年痴呆的认知障碍。

8. 补充性治疗[12]　到目前为止，尽管已经获得一些流行病学证据（尤其是在应用维生素E的病例中），但尚没有足够的证据证明应用银杏叶[16]、维生素E[17]及其他抗氧化剂治疗老年性痴呆的有效性。不过，我们还是应当鼓励患者采取预防性的健康生活模式，例如保证进食富含必需维生素的健康饮食和积极身体锻炼。应及时治疗叶酸、维生素B_{12}、维生素D缺乏症。

十、良性老年健忘[18]

这一人们熟悉的术语也被称为年龄相关的老年人记忆力减退或轻度认知损伤。

其特点包括：

- 短期遗忘。
- 辨别单词能力下降。
- 常因不足感到难堪。
- 犹豫不决。

- 无法找到贮存的物品。
- 买东西忘记付款。

此种情况是老年人真正的良性认知损伤还是老年痴呆的早期表现尚未定论[19]。

十一、晚年抑郁和自杀

随着年龄的增长，男性自杀的危险性增加。晚年自杀的危险因素包括[20]：

- 男性。
- 单身。
- 近期丧亲。
- 社会隔离。
- 住处或单位改变。
- 难以控制疼痛。
- 感到无助和无望。
- 压抑或快感缺失。
- 有自杀的迹象。
- 近期酗酒。

治疗的原则包括支持性照护、定期家访、人际心理治疗、认知行为治疗、家庭支持和干预等。

十二、妄想痴呆[21]

妄想痴呆往往是老年人第一次出现的偏执性精神病的临床症状和体征。这是一类非精神性的心理疾病，患者通常是老年女性，表现为妄想错觉。例如，有被跟踪、监视或者被迫害的感觉，通常与视力和听力异常有关。有专家认为这是精神分裂症的一种类型。治疗上可用抗精神病药，如利培酮或奥氮平。

十三、老年人跌倒

跌倒是老年人的一个主要问题，每年65岁以上老年人中，有30%都经历过至少1次的跌倒事故，其中1/4的老人因此严重受伤[22]。大约5%的跌倒引起骨折。在澳大利亚，2002年有大约1 200名75岁以上老年人在跌倒之后死亡。

主要原因：

- 神经疾病（例如脑血管疾病）。
- 感官功能性损害（例如视力、前庭功能受损）。
- 心血管疾病（例如体位性低血压）。
- 肌肉骨骼疾病（例如关节炎、足部疾病）。
- 体液和电解质紊乱。
- 认知功能和心理状态异常（例如痴呆症、精神错乱症）。
- 用药和药物相关问题（例如镇静药、乙醇）。
- 身体生理改变（如步态异常）。
- 环境因素（例如滑倒或绊倒）。
- 以上各种因素的综合影响。

临床显示，跌倒最重要的临床危险因素有视力损伤、整体功能异常、体位性低血压、听力受损、服用药物（特别是镇静剂）、下肢力量减弱（包括关节炎）及平衡能力受损和步态不稳。

1. 评估　采集病史应该包括上述原因和危险因素。特别是目击者所叙述的跌倒过程、患者跌倒时的感觉和功能障碍情况，以及跌倒时是否有丧失意识情况都尤其重要。

对跌倒患者的体格检查应当包括心脏功能、神经系统情况（采用心理状态简易量表测试）、肌肉骨骼系统（包括步态的评估）。嘱其进行"起立向前走"的测试（表8.7）很有意义。

表8.7　"起立向前走"试验：一种姿势能力的简易测验

① 不用胳膊的帮助从椅子中站起来
② 观察一般步态，并行360°旋转
③ 进行Romberg检测（闭上眼睛轻轻推）
④ 观察一脚接一脚的一串行走过程（前足跟接后足趾，走直线）

为了更好地诊断疾病，评估病情，可以做些辅助检查（特别是对于难以确诊的患者），可考虑进行全血常规、红细胞沉降率、血糖、尿素和电解质测定，甲状腺功能检测，心脏情况检查（如动态心电图监测、动态血压监测），前庭功能测试，以及CT扫描或MRI扫描检查[23]。

2. 治疗和预防　对患者的任何疾病表现和危险因素都应当采用必要的措施进行治疗和预防。及时转诊或与多学科综合小组（包括职业功能治疗师和物理治疗师）合作是较为合适的策略。了解分析患者的居室环境也是很有帮助的，可以降低环境危险因素给患者带来的危害，并给患者提供行走的辅助设施。身体锻炼，适当减少患者用药也是重要的策略措施。

十四、药物处方及药物不良反应

药物不良反应发生率增加与人体衰老相关。对单一药物的不良反应发生率在 20 岁患者中约为 6%，而在 70 岁患者中的发生率则上升到 20% 左右。

同时服用 6 种以下药物时，药物不良反应发生率大约是 6%。同时服用 6 种以上药物时，药物不良反应发生率跃升至 20%。

大约 15% 的老年住院患者发生药物不良反应，大多数不良反应属 A 型（剂量相关性），而不是 B 型（特异反应性）[24]。

1. 造成老年人药物不良反应的因素[1] 发生在老年人身上的药物不良反应，大部分是可以预测的。多数不良反应实际上仅是药物药理学作用的一种延伸（例如，所有抗高血压的药物都有引起低血压的作用，因此有压力感受器功能损伤或血管树网动态平衡不良的患者，服用降压药过程中有可能造成低血压，或发生跌倒）。极少数药物不良反应是特异反应性的，即为不能预料的。

老年人发生药物不良反应的 5 种机制：

（1）**药物间的相互作用** 如同时服用 β 受体拮抗药和地高辛，会增加心脏阻滞和心动过缓的风险。在服用抗抑郁药物期间饮酒，会增加药物的镇静作用。

（2）**药物与疾病间的相互影响** 如肾脏损伤的患者服用四环素，会出现肾脏恶化的风险。

（3）**老化相关的身体变化导致药物血清浓度增加** 如肾脏排泄功能降低可延长药物的半衰期，导致药物蓄积和中毒。

（4）**老化相关性变化引起对药物敏感性的增加** 如华法林、麻醉药和苯二氮䓬类药物的药理反应在老年人中有所升高。相反，胰岛素、茶碱和 β 受体拮抗药的药理反应在老年人中则有所下降。

（5）**患者的错误** 同时服用多种药物易导致患者弄混搞错。老年痴呆的发病率会随着年龄的增长而增高。其他问题包括视力下降和手的灵活度下降。

2. 诱发药物相关疾病的危险因素 老年人发生药物不良反应是由多种因素影响产生的，很多人在特定时段暴露于不止一种的诱发因素中。此外，像老年人髋部骨折这种严重疾病的恢复过程中也会受到这些因素的危害，可能会导致死亡。同时使用药物的数量越多，就越会增加上述 5 种药物不良反应机制的发生危险。

在一项对老年患者药物不良反应的研究中发现，最常导致老年人因药物不良反应而住院的药物[25]有：

- 地高辛。
- 利尿药。
- 抗高血压药物（包括 β 受体拮抗药）。
- 抗精神病药的和催眠药物。
- 镇痛药和非甾体抗炎药（NSAIDs）。

此研究还表明，老年人经常服用但很少调整的药物包括：

- 巴比妥。
- 苯二氮䓬类药物。
- 抗抑郁药。
- 抗高血压药物。
- β 受体拮抗药。
- 地高辛。
- 利尿药。

用药应该越简单越好，这样可以增强患者依从性，并避免或尽量降低药物的互相作用。

与年轻患者相比，老年人需要更低剂量的抗焦虑药和催眠药，就能获取同样的疗效，因此，也可以说老年人更易受到不良反应和毒性作用的影响。特别是老年人体内更容易蓄积长效苯二氮䓬类药物。

特别的是，任何药物或含抗胆碱能药物的复合制剂（例如三环类抗抑郁药、抗帕金森药物、抗组胺药、吩噻嗪和一些感冒药）都可能促发中枢性抗胆碱性症候群。

老年人容易对大多数作用强力的药物发生不良反应，特别是治疗心力衰竭和高血压的药物（表 8.8、表 8.9）。与年轻患者相比，血管紧张素转化酶（ACE）抑制药和钙通道阻滞药更易造成老年人血压的大幅下降，推测其可能与老年人体内平衡反应能力下降有关。

3. 初始用药 给老年人服用药物的剂量，应从推荐剂量范围的最低量开始。增加剂量要循序渐进，并且注意观察随访患者疗效与机体反应情况。

也就是说，起始剂量要低，增加剂量要缓，并不断监测患者的疗效与反应。重要的是，老年人用药剂量需个体化，而且用药方案尽量简单化。

4. 尽量减少用药问题

- 在所有处方上写出简单的服用说明。
- 老年人用药应该因人而异。
- 给患者列出用药清单。

表 8.8　引起药物不良反应的主要危险因素

经常服用 5 种或 5 种以上的药物
每天服药剂量超过 12 单位
到不同医师处就诊
最近治疗方案发生大的变化
药物的治疗范围太局限
服用需要监测的药物，如华法林
不按医嘱处方服药，缺乏依从性
患者思维混乱或老年痴呆
语言沟通问题或文化水平受限
最近从医院或养老便利院出院

表 8.9　老年人的常见药物不良反应

药　物	不良反应
苯二氮䓬类	思维混乱、跌倒、精神运动性障碍
β 受体拮抗药	思维混乱、跌倒、哮喘、失眠
西咪替丁	思维混乱
地高辛	恶心、思维混乱
利尿药	失禁、跌倒、低钠血症、低钾血症
左旋多巴	思维混乱、跌倒、肌张力障碍、幻觉、躁动、直立性低血压
甲氧氯普胺	思维混乱、锥体束外症状
麻醉性镇痛药	便秘、思维混乱
非甾体抗炎药	思维混乱、胃肠道出血、水肿、肾功能不全、头痛
吩噻嗪类	思维混乱、体位性低血压、跌倒、便秘
苯妥英	思维混乱、跌倒、运动失调、帕金森征、泌尿系统症状
哌唑嗪	直立性低血压、失禁
SSRI 类抗抑郁药	恶心、躁动、失眠
茶碱	恶心、震颤、思维混乱
三环类抗抑郁药	思维混乱、跌倒、直立性低血压、便秘、泌尿系统症状、眼病
维拉帕米	便秘

注：SSRI 为选择性 5-HT 再摄取抑制药。

- 让患者下次就诊时带着用药清单和所服用的药物。
- 必要时，应更新用药清单。
- 尽量简化用药。
- 需要服用多种药物时，考虑使用分药盒（Dosette box）或韦伯斯特包（Webster pack）。
- 利用家访的机会，检查用药情况。
- 观察药物的相互作用和毒性反应。
- 保存开具所有药物的详细记录。
- 出院后要认真检查药物使用情况。

5. 老年人用药的其他注意事项
征得其家属或身边照顾人员配合，让他们了解并帮助患者用药，特别是对思维混乱的患者。

参考文献

[1] Harris E. Prescribing for the Ageing Population. Update Course Proceedings Handbook. Melbourne: Monash University Medical School, 1992.

[2] Australian Institute of Health and Welfare. Australia's Health 2009. Canberra: Australian Government.

[3] Mold JW. Principles of geriatric care. American Health Consultants. Primary Care Rep, 1996, 2(1): 2–9.

[4] Lang D. Home visits to the elderly. Aust Fam Physician, 1993, 22: 264.

[5] Forbes A. Caring for older people: loneliness. BMJ, 1996, 313: 352–354.

[6] Ellard J. How to irritate and confuse your elderly patients: 20 simple rules. Modern Medicine Australia, 1990, 7: 66–8.

[7] McLean S. Is it dementia? Aust Fam Physician, 1992, 21: 1762–1776.

[8] Hodkinson HM. Evaluation of a mental test score for assessment of mental impairment in the elderly. BMJ, 1972, 1: 233–238.

[9] Kingshill 2000 < www.Kingshill–research.org >

[10] Fredman M, Leach L, Kaplan E et al. Clock Drawing: A Neuropsychological Analysis. New York: Oxford University Press, 1994.

[11] Bridges–Webb C. Care of Patients with Dementia: General Practice Guidelines. Sydney: NSW Health, 2003.

[12] Dowden J (Chair). Therapeutic Guidelines: Psychotropic (Version 6). Melbourne: Therapeutic Guidelines Ltd, 2008: 183–190.

[13] Birks JS. Donepezil for mild and moderate Alzheimer's disease (Cochrane Review). In: The Cochrane Library. Issue 1, 2001. Oxford: Update Software.

[14] Birks JS. Rivastigmine for Alzheimer's disease (Cochrane Review). In: The Cochrane Library. Issue 1, 2001. Oxford: Update Software.

[15] New Alzheimer's drugs show only modest benefit. NPS News, 2001, 16: 1–6.

[16] Le Bars PL. Ginkgo biloba and dementia. JAMA, 1997, 278: 1327–1332.

[17] Tabet N. Vitamin E for Alzheimer's disease (Cochrane Review). In: The Cochrane Library. Issue 1, 2001. Oxford: Update Software.

[18] Bamford KA, Caine ED. Does benign senescent forgetfulness exist? Clin Geriatr Med, 1988, 4(4): 397–416.

[19] Jolles J, Verhey FR, et al. Cognitive impairment in the elderly: predisposing factors and implications for experimental drug studies. Drugs Aging, 1995, Dec 7(6): 459–479.

[20] Jeffreys D. Late-life depression. Medical Observer, 18 July 2003, 36–37.

[21] Abrams WB, Beers M, Berkow W. The Merck Manual of Geriatrics (3rd edn). New Jersey: Merck Research Laboratories, 2009.

[22] Hindmarsh JJ, Estes H. Falls in older persons: causes and intervention. Arch Intern Med, 1989, 149: 2217.

[23] Quail GG. An approach to the assessment of falls in the elderly. Aust Fam Physician, 1994, 23: 873–883.

[24] NPS News. Medicines and older people: an accident waiting to happen. NPS News, 2004, 34: 1–4.

[25] Briant RH. Medication problems of old age. Patient Management, 1988, 5: 27–31.

全科医学中的预防

第9章

> 在思考一类疾病时，与其花大多数时间考虑它的治疗，不如想办法去预防它。
>
> Louis Pasteur 1884

一、定义[1]

预防，即促进和维持健康或者防止、避免疾病的措施方法。

其包括去除或减少风险、早期诊断、早期治疗、预防并发症，包括那些医源性疾病，和最大限度地适应和耐受疾病。

健康促进就是帮助健康的人群学习促进健康的行为，帮助他们保持完好的健康状态。

预防的态度是指医师能够理解并在每次的初级保健咨询活动中，利用该过程本身所具有的预防潜能。在疾病的传统管理之外，医师抓住机会指导患者改掉不健康行为，恢复和养成健康的生活行为；向患者提供关于疾病的教育，并且通过将患者现在的疾病情况和以往不健康的行为联系起来，提高患者保健意识，促进患者健康。

1. 初级预防 初级预防包括防止疾病出现的行为。

初级保健策略：

① 开展健康教育，改变不良生活习惯，尤其是与疾病有关的危险性生活方式（例如戒烟、健康均衡饮食、减少饮酒量、运动）。

② 做好手术器械及其他医疗设备的消毒。

③ 根除疾病传播媒介，例如根除蚊子来预防疟疾。

④ 进行免疫接种，以预防传染性疾病。

⑤ 利用卫生设备，保持提供干净生活用水，有效处理污物和工业废物。

⑥ 制定完善的相关法律，保证初级预防措施得以顺利实施。

2. 二级预防 二级预防是指延缓疾病进程的行为活动。这一术语通常描述的是早期发现、早期诊断、早期治疗，也就是在疾病症状出现之前即得到确诊，并给予相应的治疗措施。通过对人群定期检测（筛查）和早期识别高血压，可以在高血压患者出现症状之前即采取管理措施。子宫颈癌筛查可以在子宫颈发生异质性结构变化之前（癌前病变阶段）就提供处理措施。其他如乳房X线和巨结肠息肉的内镜检查也有类似意义。

3. 三级预防 三级预防是指对已确诊疾病的管理，预防并发症，降低致残率。三级预防通常是指使患者恢复到适应疾病的最佳状态所需要的康复程序，此时，可能患者已经处在不可逆转的疾病性损伤阶段。例如高血压相关性脑卒中患者，可以通过恰当的康复措施提高生活质量。

4. 各级预防类别之间的关系 从上述分级类别可以看出：初级预防和二级预防之间可清晰的划分，而二级预防和三级预防之间常不易明确划分。然而，三级预防对于照顾老年人和残疾人士特别适用。从概念上来说，治疗应属于二级预防和三级预防的概念，而公共卫生措施主要与一级预防有关。预防工作实际上比医疗活动内容更加广泛；由于公共卫生措施在以往疾病预防方面的成功，现更多的注意力专注在医师提供的疾病预防上（图9.1）[2]。

作为全科医师我们在预防工作中的角色包括两部分：

① 识别可预防的危险因素，这影响疾病的病程，帮助确定恰当的干预措施。

② 采取行动来落实预防性措施。在社区范围内，医师可以通过教育、提供预防措施或同社区机构协同进行的方法支持预防工作。

二、预防医学的实施

哪些疾病是可以预防的？

由于受某些因素的限制，例如人力资源、技术和社区成本支出等，实现预防的第一步是明确可以预防的具体疾病的种类及其预防的程度。从某种意义上

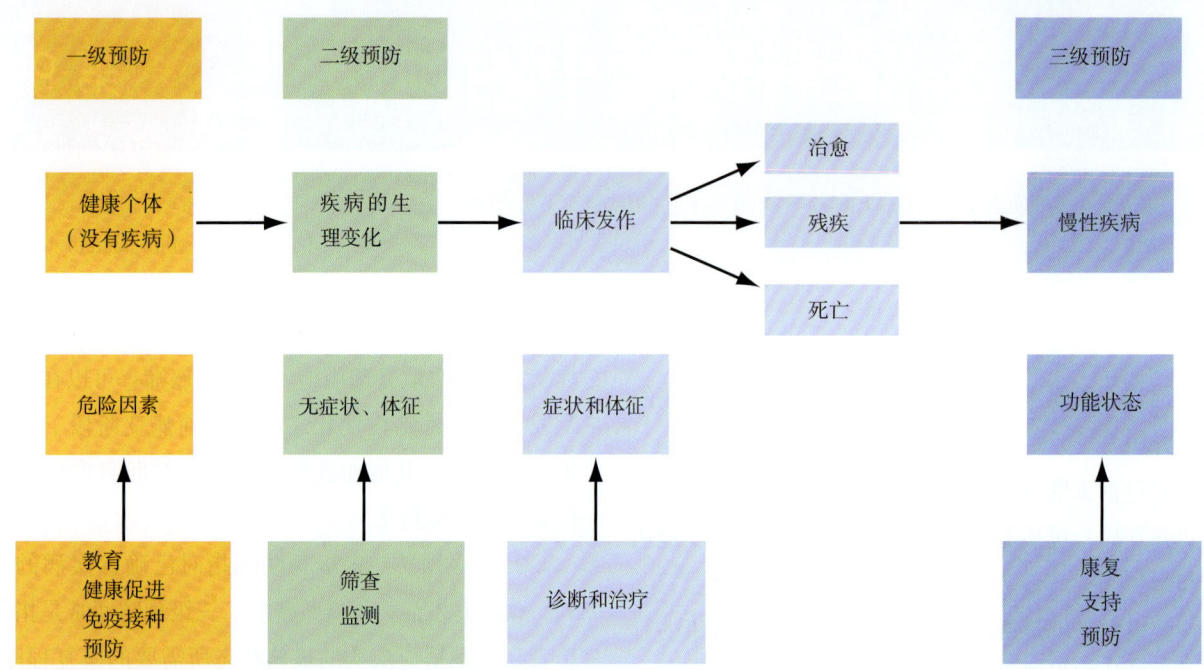

图 9.1　与疾病自然病史相关的预防阶段

说，所有的疾病都是可预防的，但是试图达到全方位预防可能是不现实的。

可以预防的疾病可以根据其病原学进行分类。这些疾病大概分为以下几大类：

- 遗传疾病。
- 妊娠期和产褥期发生的异常情况。
- 发育障碍。
- 意外事故。
- 感染。
- 成瘾。
- 行为异常。
- 职业性疾病。
- 先天性血管疾病。
- 肿瘤。
- 残疾。
- "其他"一些疾病（例如憩室病）。

病死率是判断预防措施效果的唯一可靠指标。疾病的情况可以根据"70岁之前早逝"患者所占比例来进行评定。其分级为：

- 意外事故、中毒和暴力占29%。
- 肿瘤占19%。
- 循环系统疾病占17%。
- 围生期疾病占10%。
- 先天疾病占7%。

这就赋予了预防概念上一个明显不同于临床的含意，并说明了为什么公共卫生专家同临床医师的努力并非总是一致。

现有医疗活动中能够采取的干预措施包括以下几点：

① 教育——健康促进、健康教育和疾病教育。
② 疾病筛查。
③ 疾病监测。
④ 干预性照顾——免疫接种、行为方式改变和药物预防。
⑤ 康复。

三、预防的最佳时机

全科医生可以在下列临床情况中发挥一级预防作用：

- 产前保健。
- 产后保健。
- 海外旅游人员咨询。
- 父母携婴儿就诊。
- 危急或者潜在危急时刻的应急处置。
- 婚前检查。

英国皇家全科医师学会定义了7种预防的最佳

时机：
① 计划生育。
② 产前保健。
③ 免疫接种。
④ 培养母亲及其孩子之间的良好关系。
⑤ 劝阻戒烟。
⑥ 高血压患者的发现和管理。
⑦ 帮助刚丧失亲人者。

四、关于死亡率和患病率的了解

在现代人群中，对死亡率和患病率的了解是拟定并实施预防规划的基本依据。过去最重要的感染性疾病，例如结核、梅毒、天花、流行性感冒、白喉和链状球菌感染的发病率和死亡率最高；而随着人群期望寿命的延长，其他疾病开始变得更为重要。最突出的是动脉粥样硬化（动脉的硬化）、恶性疾病（癌症）、HIV 感染和医源性疾病（医疗过程产生的疾病）。

上述这些疾病和常见的死亡原因（表 9.1）则是我们预防规划应重点关注的内容。

表 9.1　2007 年澳大利亚常见死亡原因

循环系统疾病	
・缺血性心脏病	16%
・脑血管疾病	8.5%
・其他血管疾病	3.5%
恶性肿瘤	29%
呼吸系统疾病	6%
事故、中毒和暴力	6%
心理疾病	4%
自杀	2%

来源：Australian Bureau of Statistics, *Year Book Australia*, 2007.

为了评估过去这段时间疾病预防和健康促进方案措施的效果（表 9.2），需要关注疾病指标的变化[3]。目前一些被用于控制疾病发展和促进人群健康的信息和预防策略，如冠状动脉疾病和交通事故死亡的预防，以及重新评估某些重要方面，如对土著居民死亡率、HIV 感染、癌症、自杀和哮喘情况的分析都具有重要意义，信息提示其情况不容乐观。

表 9.2　澳大利亚 1988—1998 年的公共健康变化情况

改善	恶化
总死亡率	癌症：皮肤癌、前列腺癌
心脏病	酒精相关性疾病
脑卒中	药物依赖
道路安全问题	老年性痴呆
免疫可控性疾病	年轻人自杀
癌症：子宫颈癌、胃癌、乳腺癌、睾丸癌、结肠直肠癌	社会差异
妊娠并发症	肥胖
先天性畸形	
艾滋病	

来源：G Egger, R Spark and J Lawson. Health Promotion Strategies and Method. Sydney: McGraw, 1998: 3.

五、全球健康策略

WHO 定义的健康是指一个人的"身体、心理和社会适应三方面都处于一种良好的和谐状态，并适应其周围社会和文化诸多环境因素的各个方面影响。"

已有相当多的流行病学资料证明这样一种情况，即全科医师已明白，健康的生活方式不仅促进健康状态，也能降低澳大利亚主要高致死率和发病率疾病的发生风险，包括心血管疾病和癌症。

第 10 章里所提到的营养和生活模式指南，几乎适用于所有疾病。

行为改善

一个人多年形成的生活模式改变起来总是很困难的，哪怕是其具有改变的愿望和积极性。对此，有各种教育的、激励的方法和行为支持方法用于起动一项生活模式改变方案。全科医生对此应有一定认识和思想准备，并充分利用多专业小组的资源给予对象激励支持，因为通常他们也会发现改变行为是十分困难的。

六、血管疾病

血管疾病（动脉粥样硬化）的危险因素有：
- 高血压。
- 吸烟。

- 高胆固醇。
- 糖尿病。
- 肥胖。
- 久坐不动的生活模式。
- 压力。
- 酒精过量。
- 不良饮食。
- 家族史。

如能遵照第10章里介绍的健康指南，将有助于预防心血管和脑血管疾病的发展。

值得关注的是，冠状动脉性心脏病的病死率吸烟者比不吸烟者大约高出70%，对于大量重度吸烟者，该病的病死率几乎比不吸烟者高出200%。且已表明，戒烟后心脏疾病的发病率下降。

英国一项特别有趣的研究表明服用大剂量维生素E（400~800U/d）具有心脏保护的作用，并且能够降低心绞痛患者心肌梗死的发生率[4]。此结论还有待进一步研究的验证。

全科医生可以参照新西兰指南小组心血管危险表格（www.nzgg.org.nz）评估患者心血管事件的5年危险性。

应用参数包括：
- 性别和年龄。
- 吸烟情况。
- 糖尿病情况。
- 血压情况。
- 总胆固醇/高密度脂蛋白胆固醇比率（TC/HDL）。

七、恶性疾病

癌症的初级预防具有重要意义，需要同二级预防一样得到重视。一些癌症的5年存活率的统计数据列于表9.3。

从病因学考虑，结肠直肠癌和其他癌症的发病与环境因素有关。不同国家间的发病率存在巨大差异也表明了这一点。

不合理饮食被疑是致癌因素之一，且有流行病学证据显示高动物脂肪饮食，以及低不溶性纤维素、水果和蔬菜性饮食与此相关，高酒精摄入也有此危害。注意到从低风险国家向高风险国家移民的人群有更高的发病率，例如日本人移民至夏威夷[5]，以及希腊和意大利人移民至澳大利亚就显示有此情况[6]。

美国的研究表明所有癌症死亡病例中至少35%的患者与饮食有关。极度肥胖的人有更高的结肠癌、乳腺癌和子宫癌的发病风险。高脂饮食是前列腺癌、乳腺癌和结肠癌的危险因素。食用盐腌制品、烟熏制品和硝酸盐腌制食物有更高的上消化道癌症的发病风险[7]。富含维生素A和叶酸的食物（深绿色和深黄色的蔬菜和水果），以及富含维生素C和十字花科的蔬菜（圆白菜、球芽甘蓝、花椰菜和西兰花）都是对多种癌症有保护性作用的食物。光化学物质（植物化学物）存在于这些食物和其他蔬菜水果中，食用这类物质有防癌症效果[8]。

总之，饮食、吸烟、酒精和职业暴露（5%）因素占所有影响癌症死亡因素的73%以上。

Doll和Peto[9]认为80%~90%癌症的发生与环

表9.3 癌症预后：5年生存率

癌症类别	美国（白人） 1983—1988（%）	英国 2000—2001（%）	1960（%）	澳大利亚 1982—1997（%）	维多利亚 2007（%）
肺	13	6	10	11	11
肠	58	46	35	55	63
乳房	79	79	60	82	87
胰腺	3	3	2	5	5
胃	16	12	10	21	24
前列腺	—	61	—	64	84
睾丸	—	95	—	94	99

来源：Statistics provided by Dr Graham Giles, Anti Cancer Council of Victoria. UK statistics: Coleman MP（2000）Cancer Research UK.

境因素有关，估计饮食是导致 40% 男性癌症和 60% 女性癌症患病的主要因素。

免疫在癌症中的作用

很多癌症的发生与个体免疫系统的抑制有关，特别是与细胞免疫功能的抑制有关。此种情况类似于 HIV 感染的致病机制（尽管作用范围不同）。研究表明抑制免疫系统功能的因素[10]包括：

- 压力，尤其是丧亲之痛。
- 抑郁。
- 衰老。
- 服药。
- 污染物。
- 吸烟。
- 不当饮食。
- 酒精。
- 辐射。

另一方面，对免疫系统具有保护性作用的因素包括：

- 食物抗氧化剂（第 10 章，表 10.2）。
- 心神稳定。
- 思考。

在一些情况下，恶性疾病患者按照最佳饮食方式、摄入抗氧化剂、改变他们的生活模式和练习冥想等方式生活，其疾病表现出出乎预料的缓解。然而，澳大利亚的一项研究表明对于抗氧化剂价值的过分关注可能不太合理。

饮食是疾病一级预防最重要的方面。如果免疫缺陷疾病可以通过这种方式受到影响，可以想象与所有疾病有关的生活方式改变是一种多么有力的一级预防。

八、哮喘和其他呼吸系统疾病

哮喘和其他呼吸系统疾病的病死率和发病率之高令人难以接受，然而，其中很多疾病是可以预防的[11]。一项关于哮喘花费的报道称，有证据表明诊断为哮喘的患者中，大部分人当前正在接受的治疗并没有最大限度地控制病情。

更好地告知患者预防方法并且积极地治疗支气管哮喘这类急性过敏性疾病。这意味着需要重点关注患者病情的评估和监测（例如小型低峰呼吸流量仪的家庭应用），较好地使用呼吸道局部药物释放装置[例如，使用间隔管药物附着吸入器和（或）药泵]，以及将吸入性皮质激素或色甘酸钠作为严重哮喘的一线治疗药物，并进行适当的病因（支气管树的炎症）管理。遵循国家哮喘防治组（the National Asthma Campaign）提出的哮喘管理六步方案（表 9.4）必将促进这一疾病的预防工作。

表 9.4　哮喘管理六步方案（澳大利亚国家哮喘防治组）

①确定哮喘的严重程度
②达到最好的肺功能
③维持最好的肺功能——确定和避免诱发因素
④维持最好的肺功能——遵循最佳用药方案
⑤订出一个行动计划
⑥对患者进行相关教育，并定期回顾、分析管理效果

Sridhar[12]提出了维生素 C、鱼油、低盐饮食和其他天然抗氧化剂对哮喘和慢性阻塞性肺疾病（COPD）有防护作用。

九、定期健康检查

由于在 1 年中有 86% 的人要到全科医生处就诊，并且这些人每年平均要就诊约 5 次，因此全科医生是发展贯彻定期健康检查策略的理想人选。除了物理检查和相关的基础化验外，重点应放在病史采集上。

训练有素的职业团队、检查清单和记录系统，对任何有效运行的质量专业项目都是很重要的。澳大利亚皇家全科医师学会（RACGP）研制了一个学院记录系统，此系统涵盖所有接受"检查"患者的资料。

以下是由 RACGP 的预防和社区医学委员会推荐的定期健康体检的指南。该指南描述了初级卫生保健中最贴近大众、最适宜的筛查。

健康筛查的目的

实际上，筛查不仅能在早期阶段检查出疾病，同时也能够发现存在危险因素的个体或尚未接受适当治疗的确诊患者。全科医学的筛查工作可以在以下 3 个层面开展。

① 对存在发病危险因素，目前尚无发病的"健康"人（例如肥胖、尚无并发症的原发高血压、高脂血症）。

② 具有疾病早期体征的无症状个人群（例如髋关节发育异常、睾丸异位、青光眼、妊娠期菌尿、原位子宫颈癌）。

③ 有症状的个人，其不可逆的异常没有报告出来，但是其影响可以被控制或者帮助解决（例如视力缺陷、耳聋、心理缺陷）。

十、病史[13]

良好地采集病史可以帮助识别一些可以预示未来疾病的危险因素。虽然已确诊患者的病历会存入病案，但他们的病史也应当得到不断地回顾分析和更新。病史采集中，建议在适当的年龄组中包含以下项目内容。

1. 家族史 特别是心血管疾病，某些癌症（乳腺、肠道、具有不典型增生痣样黑色素瘤），糖尿病，哮喘，遗传疾病和肠道疾病都会警示医师注意这些患者的特别危险因素（和心理因素）。

2. 自杀和事故史 考虑易发生自杀和事故的危险因素，这些是儿童和年轻人主要可预防性的死亡原因。

3. 物质滥用 烟草和酒精是成年人主要可预防性的死亡原因，但其他药物在这方面也占少部分。全科医师的劝解意见，特别是关于吸烟方面的辅导教育，已经被证实是有效的。

4. 运动和营养 在预防心血管疾病和一定程度控制血压，预防癌症、糖尿病和便秘方面，这些因素都具有积极作用。它们在促进整体健康状态和预防发病方面甚至可以起到更大作用。

5. 职业性健康危害 职业性健康危害可以显著地影响其发病率和死亡率（例如毒物暴露、不安全的工作活动）。因此，对于参加工作的成年人，要考虑询问其职业史。职业相关性疾病的具体案例包括：

- 煤矿工人——肺尘埃沉着病（尘肺）。
- 金、铜和锡的挖掘工人——硅肺病。
- 石棉工人和建筑工人——石棉沉着病（石棉肺）、间皮瘤。
- 兽医、农民、屠宰厂工人——人畜共患疾病。
- 苯胺染料工人——膀胱癌。
- 医疗卫生人员——乙型肝炎。

6. 生理功能、家庭情况和社会支持 在老年人中考虑询问此类情况，在判定他们是否可以生活自理方面，了解其生理功能和社会支持情况具有重要意义——对他们进行干预可以预防意外事故和死亡。

7. 性生活和避孕情况 性传播疾病都是可以预防的。应当寻找机会对年轻人进行询问，特别是关于他们的性生活问题，并就此对他们进行健康辅导。询问患者"你是否曾经对性问题非常关注？"就这一点，进行这样的提问是非常有用处的。

8. 骨质疏松症 几乎有1/3的绝经后女性受到骨质疏松症的影响，其中，大多数都还患有骨质疏松相关性的骨折。股骨颈骨折的预后则特别不好，高达1/3的该类女性患者在患病后6个月内死亡，还有很多患者需要护理养老院持续的照顾。更年期时骨质流失加速，可通过激素替代疗法减少其发生。

矮个子的、苗条的和白种人的女性患骨质疏松危险较大，他们常喝咖啡和酒、吸烟、食用高蛋白和高盐饮食，并且不爱锻炼。

9. 全科医疗中的假象 临床"假象"（第18章，表18.4、表18.5）问题是值得注意的。它可能和疾病表现类同，作为遵循早期检出疾病的重要医学原则，应给予一定认识。

要考虑到的常见假象有：

- 抑郁。
- 糖尿病。
- 药物问题。
- 贫血。
- 甲状腺疾病，特别是甲状腺功能减退症。
- 尿路感染。
- 脊椎（脊髓）功能异常。

据估计，60岁及以上的老年女性中甲状腺功能减退发生率高达15%，并且通过寻找线索可以引出之前随衰老而出现的微小症状和体征。

10. 社会关系和社会心理健康 通过询问患者，特别是老年患者，他们是如何应对生活，怎样处理经济上的问题，他们心态的平和情况及处理家中事情的情况，来了解患者的心理健康情况。关注他们的社会关系间的亲密程度（如夫妻间、父子间、母女间、雇主与雇员间）。询问他们生活中的损失，特别是丧失亲人情况。

十一、儿童健康筛查[13]

儿童健康记录本可以向不同的医疗保健人员提供绝佳的交流机会；也应向家长提供记录本，并且鼓励他们陪伴孩子进行每次的就诊。推荐以下几条筛查内容。

1. **身高/体重/头围** 从3岁开始记录身高，5岁前应每隔一定时间记录体重。在出生时记录头围直至6个月。儿童的生长不能用单一方式来评估，推荐使用一系列的生长记录曲线表。头围记录可以提供儿童进一步的成长数据。

2. **髋关节** 出生时、6~8周龄、6~9月龄和12~24月龄各进行先天性髋关节脱臼的筛查。

行髋关节屈曲外展、其他活动检查和股骨头前屈时发生一声沉闷的声响（此检测在3~6周龄最易检出，在8周龄后通常为阴性）。缩短或者外展受限则是不正常的。超声检查是比临床检查更为敏感的检查手段，特别是在3~4月龄之前。在刚开始走路时应观察患儿步态。

3. **斜视** 对所有婴幼儿都应通过闭塞试验（这一试验不是很敏感）进行斜视筛查，检查光反射，并询问其家长。这些都必须很认真仔细地进行。弱视可以通过早期识别而加以预防，斜视则可通过闭塞疗法和外科手术进行治疗。早期发现，及时转诊很重要。

4. **视力** 在婴儿出生和2月龄时，应当检查眼睛，通过3+透镜的检眼镜在20~30cm的距离处进行检查，以检出白内障和红光反射。在9月龄时，应通过评估其对一般物体的观看能力来粗测其视力。在入学时应当用谢里丹嘉丁纳图表（Sheridan Gardiner charts）正式地检查评估视力。

5. **听力** 应当在9月龄或者更早时通过分散注意力的方法来检测听力，在4岁（学前班入学）和12岁时也要分别用纯音听力测试仪在1 000~4 000Hz条件下进行检查。

注：如果临床有怀疑或者父母担心患儿有听力问题时，随时都应进行正规的听力测试评价。尚没有任何简单的筛查性测试对感觉神经性或传导性耳聋的判断是非常可靠的。

6. **睾丸** 在出生时、6~8周龄、6~9月龄和3岁时应筛查睾丸缺失或睾丸下降不良。已经接受睾丸下降不良矫治的儿童在青春期发生睾丸肿瘤的风险较高。

7. **牙齿评估/氟化物** 如果食用水源里没有添加氟，建议每天使用氟化物滴剂或药片。儿童牙齿应当定期检查，特别是学校不能提供牙齿保健服务时。建议喜欢吃糖的儿童（特别是夜间吃糖的儿童）使用含氟牙膏预防龋斑。

8. **脊椎侧凸** 通过前屈试验来对女性进行筛查，该项检查在12岁左右进行。因为此项检查的敏感性和特异性较低，此项检查的价值尚有存疑。

9. **先天性心脏病** 在出生时、出生后的最初几天、6~8周龄和入学时，应当对心脏进行听诊。

10. **股动脉搏动** 在出生时和8周龄时，检查股动脉搏动消失或臂动脉和股动脉脉搏间期延迟，应注意排除主动脉缩窄。如果有此情况，应立即将儿童转至上级医疗机构。

11. **说话和语言** 到3岁时，儿童的讲话内容陌生人应当能够理解。这与听力有关。

十二、成人的筛查[13]

以下推荐的筛查适用于成年人。

1. **体重** 至少每几年要记录1次体重。肥胖是成年人主要的可逆性健康风险因素，它与很多疾病有关（例如心脏疾病、糖尿病、关节炎）。体重指数（BMI）的理想数值范围应为20~25。

$$BMI = 体重（kg）\div 身高（m）^2$$

腹部肥胖是成年人的主要危险因素。腰臀比被视为一个实用的心脏疾病的预测指标。推荐腰臀比例是：

- 男性：< 0.9。
- 女性：< 0.8。

2. **血压** 所有16岁及以上的人群，至少每1~2年要记录1次血压。控制血压可降低脑血管事件病死率已成为共识，其次，还可以降低心脏疾病、肾衰竭和视网膜病变的发生率。

3. **胆固醇** 所有45岁及45岁以上的人应当每5年评估1次血清胆固醇水平。查总胆固醇可达到筛查目的。高密度脂蛋白（HDL）水平可作为附加信息。国际心脏基金会推荐保持胆固醇水平低于4.0mmol/L。大多数人通过饮食改变即足以达到这一标准，一些人可能需要药物治疗。

4. 空腹血糖 大于40岁的所有患者都应每3年检测1次。

5. 子宫颈肿瘤 曾有性生活的18～70岁女性应每2年进行1次子宫颈涂片检查。70岁以上未曾进行过此项筛查的女性，应当进行2次连续检查后才停止该项筛查。在考虑了女性个体相对风险后，医师可以选择延长2次涂片检查的时间间隔，但其间隔时间不能超过3年。

危险因素包括：
- 现在或者曾经有性生活的所有女性。
- 第一次性交年龄较低的女性。
- 有多个性伴侣者。
- 生殖器疣状病毒感染。
- 吸烟。
- 子宫颈巴氏涂片显示鳞状上皮病变的患者。

6. 乳腺癌 50～70岁的女性应至少每2年进行1次乳房X线检查。对于40岁以前的女性来说，此筛查技术意义不大，因为很难从其致密组织中识别出恶性病变。40～49岁人群也可选择1次该项检查。如果可以触摸到肿块，一定不能仅用乳房X线摄影术排除癌症。这类病变需要整体的评估，因为即使最有经验的医师进行检查，乳房X线摄影术仍至少有10%的假阴性率。对高风险的人应当考虑使用基因学检测。

7. 结肠直肠癌（CRC） 病史采集时应当注意，特别是询问关于腺瘤或结肠直肠癌的家族史、过去肠道炎症性疾病和直肠出血史。直肠检查应当作为该项检查的一部分进行。目前推荐50岁以上没有症状和处于平均或稍高风险的人群每2年进行1次粪便潜血试验（FOBT）。

一旦询问出阳性病史后，则推荐实施以下检查。
- 患有或曾患大肠癌或者结肠腺瘤——结肠镜检查。
- 过去或现在患有溃疡性结肠炎——结肠镜检查并行活检。
- 家族性息肉病、加德纳综合征（Gardner综合征）——乙状结肠镜或结肠镜检查。
- 一些人需要考虑预防性结肠切除术。

除了FOBT筛查，澳大利亚国家卫生与医疗研究委员会（National Health and Medical Research Council，NHMRC）目前推荐：有下列家族史的人群年龄在25～30岁者每2年进行1次结肠镜检查：
- 在一代或二代家族中有3人或超过3人在任何年龄时患有结肠直肠癌。
- 在一代或二代家族中有2人或超过2人在55岁之前诊断患有结肠直肠癌。
- 家庭成员经遗传学鉴定证明为该病高风险的人群。

如需获取进一步的信息资料，可参照RACGP关于全科医生对该病的预防性指南。

有这些风险的人群可以考虑遗传学检查。

8. 前列腺癌 关于前列腺的复查问题尚存在争议。RACGP指南并不建议常规用直肠指检（DRE）、前列腺特异抗原（PSA）或经腹超声复查。将其潜在益处、风险和试验的不确定性充分向患者介绍清楚以后，是否进行检查，应由患者本人决定。当然，医生在临床上也要对男性个体患者做出自己的判断。

9. 皮肤癌 所有患者都应经常被告知面对太阳辐射时，需要利用覆盖物和防晒剂进行常规皮肤和眼睛的保护，并且避免在紫外线最强烈时（如上午10时到下午3时）暴露在户外。

皮肤癌在澳大利亚很常见，并且发病率在不断升高，特别在北方区发病人数更多。鳞状细胞癌和特别的黑色素瘤可能是致命的。皮肤损害的早期发现和治疗可以降低其死亡率和发病率。应当告知所有人通过减少阳光暴露可预防皮肤癌。

10. 口腔卫生与口腔癌症 应当劝告患者戒烟和限酒，教育他们注意牙齿卫生。40岁以上的患者应当每年进行口腔检查。

虽然口腔癌的发病率相对较低，但是其癌前病变可以通过口腔检查得以发现。在有大量吸烟或饮酒史的老年人群中其发病率最高。不良口腔卫生可能引起营养不良，特别是在老年人中。

癌症筛查总结
- 进行乳房、子宫颈和结肠直肠癌的筛查。
- 目前阶段，尚不推荐常规进行肺癌、黑色素瘤、卵巢癌、前列腺癌和睾丸癌的筛查。

十三、免疫

基本疾病（白喉、破伤风、小儿麻痹症、百日咳、麻疹、腮腺炎、风疹）应包括在内。根据目前 NHMRC 推荐的标准，儿童和青少年应当按照疫苗接种计划日程（www.immunise.health.gov.au）来进行免疫接种（图 9.2，表 9.5）。

1. 特别考虑 NHMRC 赞成给予所有新生儿和青春期前儿童接种乙型肝炎疫苗（3 次针剂）。该组织还建议避免在臀部注射（有很多风险），倾向于 12 个月以下儿童在大腿前外侧注射，年纪大一点的儿童和成人选择在三角肌部位注射。推荐的针头是 23 型号，长 25mm。不能因为一些小病 [例如轻微的上呼吸道感染（URTI）] 而推迟免疫接种程序，非细胞性百日咳疫苗能够降低不良反应的风险，已经成为三联疫苗的标准组成。

所有成年人应当每 10 年接受 1 次白喉和破伤风（ADT）的加强接种。

所有产妇 1 年内都应当进行风疹抗体情况检查评估。

表 9.5 NHMRC 推荐的儿童和青少年的标准疫苗接种

年龄	免疫接种
出生	乙型肝炎疫苗
2 月龄	DTP 疫苗、Hib 疫苗、乙肝疫苗、脊髓灰质炎疫苗、肺炎球菌疫苗、轮状病毒疫苗
4 月龄	DTP 疫苗、Hib 疫苗、乙肝疫苗、脊髓灰质炎疫苗、肺炎球菌疫苗、轮状病毒疫苗
6 月龄	DTP 疫苗、脊髓灰质炎疫苗、Hib 疫苗、肺炎球菌疫苗、乙型肝炎疫苗（或者在 12 月龄时接种）、轮状病毒疫苗
12 月龄	麻疹 / 腮腺炎 / 风疹疫苗、Hib 疫苗、脑膜炎球菌 C 和乙型肝炎疫苗（或者在 6 月时接种）
18 月龄	水痘疫苗、肺炎球菌疫苗（ATSIP）
4 岁	DTP 疫苗、麻疹 / 腮腺炎 / 风疹和脊髓灰质炎疫苗
12～13 岁（女孩）	HPV 疫苗
15～17 岁（离开学校之前）	成人白喉 / 破伤风疫苗

Hib=B 型流感嗜血杆菌（Haemophilas influenza type b）
HPV=人乳头瘤病毒（human papilloma virus）
DTP= 三联疫苗（triple antigen,diphtheria, tetanus, pertussis）
ATSIP= 土著居民和托雷斯海峡岛民（Aboriginal and Torres Strait Islander People）

2. 发热与疾病 患有轻微疾病（体温＜ 38.0℃）的儿童可以安全地进行疫苗接种。过去 1 次单纯性发热惊厥或已存在的神经系统疾病并非百日咳疫苗接种的禁忌证。其绝对禁忌证包括接种 DTP 的患者于 7 天内出现神经系统疾病，或接种 DTP 后迅速发生严重或过敏反应者。

3. 对乙酰氨基酚（扑热息痛）预防 为了降低疫苗的不良反应，可考虑在接种之前 30 分钟内给予儿童 15mg/kg 对乙酰氨基酚液肌内注射，在 2～4 小时之后重复注射。

4. 流行性感冒（流感） 推荐所有患慢性疾病和身体虚弱的老年人每年接种流感疫苗，特别是患有慢性心、肺、肾和代谢疾病的 65 岁以上人群、50 岁以上的澳大利亚土著和接受免疫抑制剂治疗的人群。医护人员可能也希望他们自己使用此疫苗。

5. 肺炎球菌性疾病 此疾病的易感人群与流感易感人群相同。严重肺炎球菌性感染的高危险人群（例

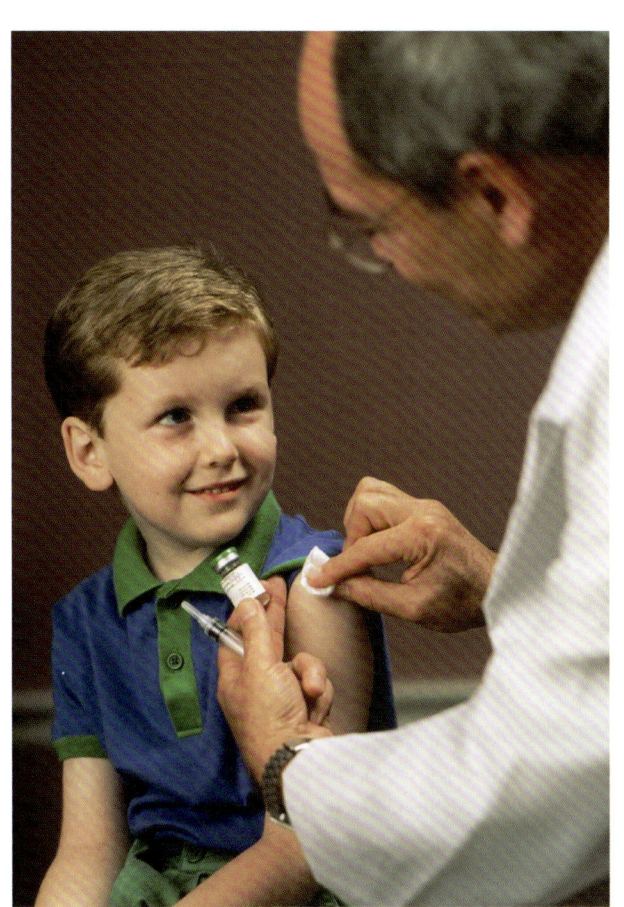

图 9.2　少年儿童免疫接种：重要的连续性预防

如脾切除术后或霍奇金淋巴瘤患者），应当每5年接受1次加强接种。目前这种疫苗主要提供给所有年龄段的儿童。

6. 甲型肝炎　推荐下列人群接种甲肝疫苗：
- 一些具有该病风险的职业性人群（例如卫生工作者、儿童保健工作者、污物处理人员）。
- 非免疫防护的男同性恋患者。
- 慢性肝病患者。
- 接受血液制品输入的患者。
- 到甲型肝炎流行地区旅行的人员。

7. 乙型肝炎　该疫苗已被推荐给所有刚出生、2月龄、4月龄，以及6月龄或12月龄新生儿作为常规注射，并且对于所有在生活或者工作中可能暴露于乙型肝炎病毒并确定为易感染的个人进行接种。这类人群包括卫生保健人员、医疗机构的工作和居住人员、监狱犯人和监狱工作人员、频繁和（或）密切接触乙肝病毒感染高危人群，以及不健康性行为的高风险人群。和以上人群中的任意一类人进行日常接触者都应当考虑接种乙肝疫苗。免疫应答良好，产生免疫保护抗体的人群，不推荐加强接种；而推荐免疫抑制的个体进行加强免疫接种。乙肝疫苗的普及是肝癌预防的重要环节。

8. B型流感嗜血杆菌（Hib）　Hib疫苗接种推荐给所有儿童，特别是在儿童保健机构中的儿童。到18月龄时就取得免疫是较理想的，最好是在2月龄时就开始接种。B型流感嗜血杆菌的危险因素包括日托儿童、家里和周围人群中有6岁以下的兄弟姐妹患上该病症。

9. Q热　对于有Q热风险的人们，特别是屠宰厂工人，应当给予此疫苗免疫，该疫苗实际上是100%有效。

10. 麻疹-流行性腮腺炎-风疹　男性和女性都应该在12月龄和4～5岁时接受该三联疫苗接种来预防麻疹、腮腺炎和风疹。所有非免疫的产后或育龄期女性都应进行接种。

11. 水痘疫苗　这是目前可以提供的一种疫苗，在18个月时给予1剂量；12岁以上的人群应当接种2次。

12. 脑膜炎球菌疫苗　脑膜球菌性疾病是由脑膜炎奈瑟球菌引起的，具有13种血清分型，其中A、B和C型引起的病例占90%以上，而B型引起的又占其中的绝大多数。目前还没有对抗B型菌的疫苗。目前主要可使用的疫苗是对抗A、C、Y和W125型的四价多糖疫苗；对2岁以上儿童使用单剂量注射。通过疫苗接种对此病进行的普通预防仍不理想。在确定是有C型菌引发暴发性脑膜炎的社区，接种此疫苗最有意义。

13. 轮状病毒　三次口服轮状病毒减毒活疫苗的免疫疗程是针对儿童的。轮状病毒是引起婴幼儿肠胃炎的一个常见原因。

14. 人乳头瘤病毒（HPV）　在澳大利亚，HPV疫苗提供给七年级（或同等程度）的女性（接种3次）。建议所有9～26岁的女性接种HPV疫苗。

参考文献

[1] Piterman L, Sommer SJ. Preventive Care. Melbourne: Monash University, Department of Community Medicine, Final Year Handbook, 1993: 75-85.

[2] Silagy C. Prevention in general practice. In: McNeil J et al. eds (A Textbook of Preventive Medicine) Melbourne: Edward Arnold, 1990: 269-277.

[3] National Health Strategy. The Future of General Practice. Issues paper No. 3. Canberra: AGPS, 1992: 54-169.

[4] Stephens NG, Parsons A, Schofield P, et al. Randomised controlled trial of vitamin E in patients with coronary disease: Cambridge Heart Antioxidant Study (CHAOS). Lancet, 1996, 347: 781-786.

[5] Locke FB, King H. Cancer mortality risk among Japanese in the United States. National Cancer Institute, 1980, 65: 1149.

[6] Potter JD, McMichael AJ. Diet and cancer of the colon and rectum: a case control study. National Cancer Institute, 1986, 76: 557-569.

[7] Rakel RE. Essentials of Family Practice. Philadelphia: Saunders, 1993: 126-127.

[8] Editorial. Position of the American Dietetic Association: photochemicals and functional foods. J Am Diet Assoc, 1993, 93: 493-496.

[9] Doll R, Peto R. The Causes of Cancer. New York: Oxford University Press, 1981: 1197-1219.

[10] Sali A. Strategies for cancer prevention. Aust Fam Physician, 1987, 16: 1603-1613.

[11] Antic R. Report on the Cost of Asthma in Australia. Melbourne: National Asthma Campaign, 1992: 14-33.

［12］ Sridhar MK. Editorial. Nutrition and lung health. BMJ, 1995, 310: 75-76.

［13］ Royal Australian College of General Practitioners. Guidelines for Preventive Activities in General Practice (7th edn). Melbourne: RACGP, 2009.

第 10 章　营养与疾病

> 1747 年 5 月 20 日，我带着 12 名坏血病患者登上行驶在海上的索尔兹伯里船。这些患者们牙龈溃烂、皮肤斑疹、身体疲乏、四肢关节无力。除了共同的饮食以外，其中 2 个人一天喝 1 夸脱（1.14L）苹果酒；2 个人每天服用当时被认为是万能的硫酸盐 3 次；2 个人吃两勺醋，每天 3 次；2 个人加一份用海水做的菜；2 个人每天吃两个橘子和一个柠檬；2 个人喝添加了肉豆蔻、大蒜和其他添加物的大麦茶。结果很快发现，食用橘子和柠檬的 2 个人的病情取得了明显好转的效果，其中 1 人在 6 天航行结束时恢复了健康。
>
> James Lind 1747, A (Summarised) Account of Scurvy

良好的营养是健康的基础。它影响医学所有学科的管理治疗。从不恰当的过度营养所导致的肥胖和很多退行性疾病，到营养不良和某些营养物质缺乏，现代人的健康差异巨大。

营养因素在一些主要疾病的发病原因中起着至关重要的作用，例如冠状动脉性疾病、高血压、糖尿病和癌症。

特别的饮食在很多遗传代谢性疾病，例如苯丙酮尿症和半乳糖血症，以及很多其他疾病如乳糜泻等的处理中都起着重要作用。

一、营养评估

营养评估的第一步是确定高风险人群[1]。营养不良的高风险人群包括肥胖者、饮食失调者、慢性疾病者心理精神疾病者、老年人、被收容管教机构收留的人、外伤和长期住院（包括重大手术）病史的患者。特别值得重视的是在婴儿和儿童中营养问题的发生和出现率，以及儿童和成年人的身体构成。

询问病史时，应当包括整个 24 小时的饮食回顾，并且最好让患者完成一张症状问卷，继而将此与计算机营养评估程序相连接，例如 Nutricheck 系统。还应进行阳光暴露情况评估。

应给每一位有风险的人进行反映营养状况的物理检查，并将重点放在体重、腰围、肌肉消耗、脂肪储存和微量营养元素缺乏的征象上。微量营养元素缺乏包括锌缺乏，后者影响味觉、嗅觉及皮肤健康。维生素 B_6 和维生素 B_{12} 缺乏会引发神经性疾病，例如周围神经病。酒精中毒和营养不良影响很多系统，包括胃肠系统。口腔，特别是牙龈、牙齿和口腔黏膜，均受复合维生素 B 和维生素 C 缺乏的影响。骨骼和关节在维生素 C 缺乏症（坏血病）、佝偻病、骨软化和骨质疏松等疾病中受到影响。重要的人体测量方法包括身高、体重、皮肤皱褶厚度和腰臀围比（参考第 78 章）。根据临床检查和诊断需要选择相关的辅助检查项目。

二、最佳营养的基本原则

为了帮助人们做出健康的饮食选择，一些国家的健康基金会提出了一种金字塔形的健康饮食推荐方案（图 10.1），尽管其有效性有待进一步评估[2, 3]。

澳大利亚联邦科学与工业研究组织（CSIRO）制订了一个 12345+ 的食物和营养方案。

每日推荐包括：
- 面包和谷物　5 份以上
- 蔬菜　4 份
- 水果　3 份
- 乳类和乳制品　2 份
- 肉类及其附加配料　1 份
- 嗜好或额外的饮食　不超过 2 份

美国农业部也提出了与之一致的推荐策略，面包和谷物（6～11 份），蔬菜（3～5 份），水果（2～4 份），奶类和乳制品（2～3 份），肉、家禽和鱼（2～3 份），尽量少食用脂肪、油类和糖类物质。推荐的分量数依每个人的能量需要而有所不同，可以从每天 6 700kJ 到 10 050kJ（1 600～2 400kcal）不等。

澳大利亚营养基金会的心脏健康饮食金字塔（1997 年）有一个简化的系统[4]，即：

- 多吃 —— 蔬菜、干豌豆、豆子和小扁豆、谷物、面包、水果和坚果。
- 适量吃 —— 瘦肉、鱼类、鸡肉（不吃皮）、牛

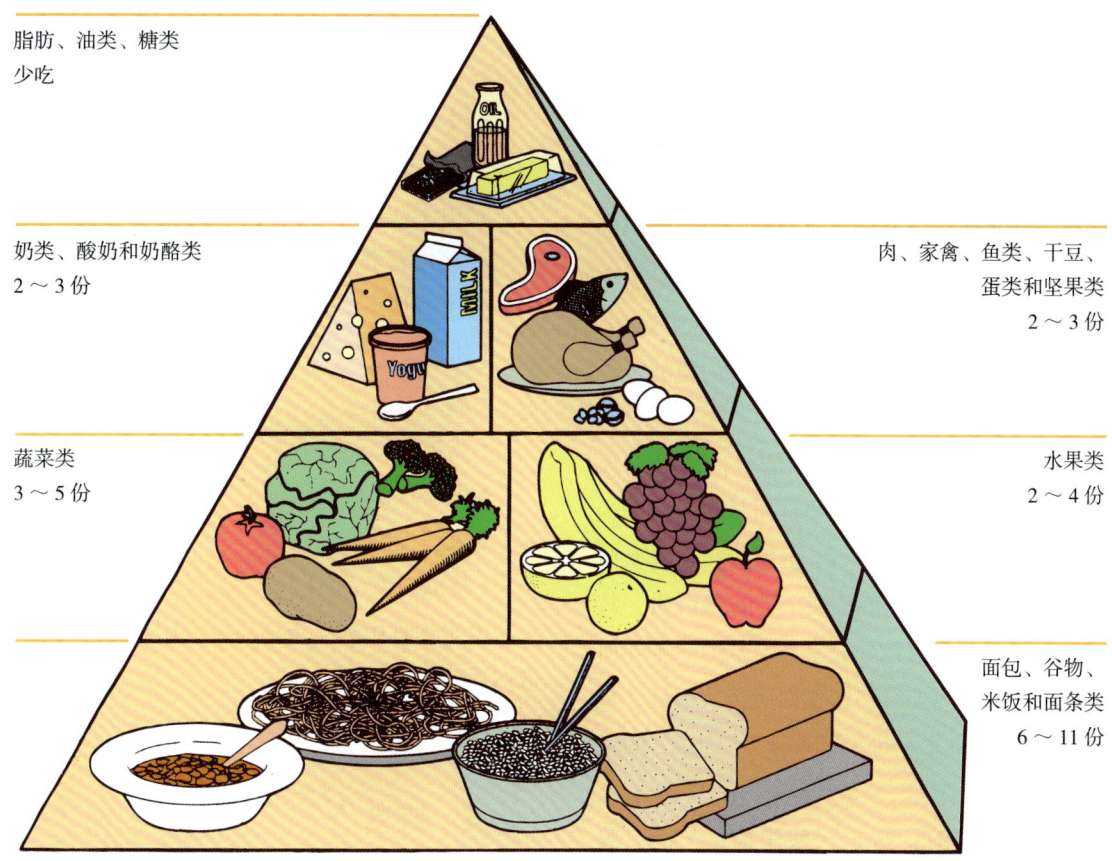

图10.1 每日食物金字塔

奶、酸奶和奶酪。

- 少吃 —— 油、人造黄油、低脂酱、黄油、糖。

1. 什么是食物的1份 以下内容表示1份：

奶类和奶制品	1杯牛奶（300ml） 200g 酸奶 40g 奶酪
肉类	60～100g 烹调后的瘦肉、家禽或鱼类 2个蛋 2/3 杯烹调后的豆类
蔬菜	1杯生的叶性蔬菜 1/2 杯其他的蔬菜（烹调后的或生的） 3/4 杯蔬菜汁
水果	1个中等大小的苹果、香蕉、橘子 1/2 杯碎开、烹调过或罐装的水果 3/4 杯水果汁 1/4 个瓜类

2. 对超重患者的饮食建议 对于超重的患者，最有帮助的是鼓励他们减少原来每餐食用量的1/3，并且避免另加第二份餐食。这样，他们可以吃他们喜爱的食物，只是吃得少一些。慢食也是很重要的。其他的建议包括：

- 选择鱼类、家禽和瘦肉。
- 去除肉中过量的脂肪和家禽的皮。
- 限制黄油或人造黄油在蔬菜和面包上的用量。
- 烹调时使用最少量的油。
- 限制全脂食品、油炸食品和高脂性外卖食物的摄入。
- 少吃糖 —— 避免食入甜食、糖果、软包装饮料、饼干、糖汁和蛋糕。
- 增加含淀粉和纤维的复合糖类。
- 多吃面包、谷物、水果和蔬菜。
- 多喝水。
- 植物食品对健康很有益，应当作为早餐的一部分食用。
- 经常吃的食物最为重要，而不是偶尔吃的东西。

三、蛋白质[4]

蛋白质由碳、氢、氧、氮、磷、硫和铁组成。它们组成了植物和动物组织的大部分成分，为组织的生长和修复提供重要的氨基酸。存在于机体的肌肉、结缔组织和酶中的蛋白质不断地被降解，同时食物中的蛋白质也被水解成为氨基酸，这些氨基酸包括必需和非必需氨基酸。必需氨基酸有9种，分别是组氨酸、异亮氨酸、亮氨酸、赖氨酸、蛋氨酸、苯丙氨酸、苏氨酸、色氨酸和缬氨酸。

动物制品（鱼、肉和奶类）中的蛋白质是高质量蛋白，而蔬菜制品中的蛋白质是低质量蛋白。因为其仅含有限的赖氨酸（谷物中）、蛋氨酸和半胱氨酸（豆类中）。素食饮食通常能提供充足的蛋白质，特别是联合摄入各类蔬菜可以补充基本氨基酸。排除所有动物性食物的饮食可能会引起蛋白质摄入不足，特别是在儿童。婴儿和儿童每天需要2～2.2g/kg的蛋白质。

- 富含高蛋白质的食物——瘦牛肉、羊肉、鸡肉、鱼肉、蛋类、奶类、奶酪、大豆。
- 中等蛋白质含量的食物——面包、意大利面、玉米、土豆（烹调后的）、大米（烹调后的）、卷心菜、菜花。

蛋白质–能量营养不良　这是一种由于含蛋白质和能量的食物摄入不足引起的常量营养素、能量（千焦）和一些微量营养元素缺乏的综合征。

这种情况常见于发展中国家的婴儿和儿童，但也可发生于任何国家的任何年龄的人群。

临床上，蛋白质–能量营养不良有3种表现形式：

① 干瘦型（瘦、干的）——消瘦。
② 湿肿型（水肿的、膨胀的）——恶性营养不良综合征。
③ 混合型——消瘦型恶性营养不良综合征。

四、消瘦

1. 临床特征

- 体重不足。
- 全身肌肉萎缩。
- 缺少脂肪。
- 饥饿。
- "老人"面容。
- 没有水肿。
- 毛发正常。

是由于饮食中蛋白质和能量不足引起的。

2. 恶性营养不良综合征（Kwashiorkor病）

临床特征

- 水肿。
- 满月脸。
- 食欲缺乏。
- 毛发灰淡且稀疏。
- 表情冷漠。
- 皮肤改变。

由于饮食中缺乏蛋白质及其附属糖类导致了低清蛋白血症。

五、糖类

饮食中的糖类包括单糖、多糖化合物（淀粉）和不可消化的糖类（食物纤维）。糖类是食物能量的主要来源。人类最重要的两种庄稼是大米和小麦，这两种作物中富含淀粉。淀粉和蔗糖占所有饮食中糖类的绝大多数。食物中的糖类有：

- 单糖和双糖——蔗糖、乳糖、麦芽糖、葡萄糖、果糖。
- 多糖——山梨醇、木糖醇、麦芽醇、乳糖醇。
- 淀粉——直链淀粉、支链淀粉。
- 葡萄糖。

对于饮食中的糖类没有特别的要求，只要通过食物能提供充足的能量和蛋白质即可。100g/d的少量糖类对于预防酮症是必须的。

血糖生成指数（GI）

血糖生成指数是糖类食物的一项营养学指标，设定其参照值为100。它是一种通过与葡萄糖负荷值比较来检测餐后血糖水平升高情况的方法。参照标准食物是葡萄糖，人为地将葡萄糖的GI定为100。

血糖指数越高，血糖水平的上升就越高，进而胰岛素的反应就越强。

各种食物的血糖生成指数见表10.1。

表 10.1 各种食物的血糖指数

低血糖生成指数（<60）	中等血糖生成指数（60～85）	高血糖生成指数（>85）
苹果/桃子/梨/橘子/香蕉（中等大小）	意大利面	葡萄干
烤豆	面条	干枣
所有米糠谷物	全麦面包（1 片）	Nutri-Grain/Weetbix/Rice Bubbles（50g）
粥/家乐氏	甜玉米	玉米片
酸奶、冰淇淋（低脂）	巧克力（其他种类）	茉莉大米
奶类	橙汁	大多数澳大利亚米
糙米	白米	玉米饼
花生	薯片	甜饼干
燕麦什锦粥和麦片	罐装软饮料	糖
黑巧克力	黑麦面包	甜酒/佳得乐（一种运动饮料）/其他运动饮料
混合谷	甜瓜/菠萝/杏	葡萄糖
面包	大多数饼干和蛋糕	马铃薯（1 个中等大的，约 120g）
甘薯/豌豆		炸薯条
		白面包
		烤或煮马铃薯/南瓜
		西瓜

六、脂肪

食用脂肪，主要由脂肪酸和食用胆固醇组成，是食物能量的主要来源[4]。

脂肪酸是根据不饱和双键的数量进行分类的。
- 无——饱和（如丁酸和硬脂酸）脂肪酸。
- 一个——单不饱和（如油酸）脂肪酸。
- 多个——多不饱和 [如亚油酸、二十碳五烯酸（EPA）、二十二碳六烯酸（DHA）] 脂肪酸。

多不饱和脂肪酸（两个或更多的不饱和键）还可以被细分为：
- n-6（例如亚油酸，2 个不饱和键；花生四烯酸，4 个不饱和键）。
- n-3——ω-3 脂肪酸（例如 α-亚麻酸，3 个不饱和键；EPA，5 个不饱和键；DHA，6 个不饱和键）。

含 18 个或以上氨基酸链长的 n-3 和 n-6 多不饱和脂肪酸被称为必需脂肪酸，因为它们对于维持人类和动物的生理功能是必需的。不能通过人工合成获得。

饱和、单不饱和及多不饱和脂肪酸在食物中的比例是健康和疾病的重要决定因素。目前的健康策略是降低总脂肪的摄入，并降低饱和脂肪的摄入，增加不饱和脂肪的摄入，特别是 n-3 多不饱和脂肪。

鱼油包含 n-3 脂肪酸，被认为其保健效力比植物中的 n-3 脂肪酸还要高。n-3 脂肪酸预防心血管死亡的价值已经得到很好的证实。它对胆固醇水平没有影响，但是有证据表明其有降低血浆三酰甘油的作用[5]。

胆固醇是细胞膜的主要组成成分，是在体内合成的，不是必需的营养物质。血清胆固醇水平及食物的胆固醇总量与动脉粥样硬化有关。而其他一些因素也与动脉粥样硬化的发生和预防有关。在过去的十几年，特定营养物质，特别是植物类固醇（植物性甾醇类）、大豆蛋白和可溶性纤维已经被证实能改善血浆胆固醇浓度，被认为是合适的食物，受到有健康意识的消费者的青睐，被列入他们的健康食谱中。

七、里昂心脏研究[6]

这一关于二级预防的随机、单盲、前瞻性实验调查了一个地中海类型饮食对健康的影响，该类型饮食中富含 ω-3 脂肪酸，研究对象为在心脏病第一次发作后存活下来的 605 名患者。对照组给予低胆固醇和不饱和脂肪的混合饮食。干预组采取高油酸、ω-3 脂肪酸、纤维素和维生素 C 的饮食方案（橄榄油和加拿大菜油被用于食物中）。干预组的心血管疾病病死率降低了 73%，明显好于对照组，也比食用低脂食物组的病死率低得多。且饮食控制是心血管疾病病死率的独立影响因子。其中一个解释是植物性饮食中的抗氧化剂和植物化学物质稳定了动脉内皮。

对高脂饮食人群的相关指导教育：
- 多吃鱼——至少每周 2 次。
- 食用脱脂乳品——低脂奶和酸奶。
- 多吃水果、蔬菜和谷物食品。
- 多食用单不饱和脂肪的油（橄榄油），尽可能用人造黄油替代黄油。但也要少量使用烹调食用油。
- 使用替代的烤面包酱，例如鹰嘴豆泥、烤豆、小扁豆、鲑鱼。
- 限制食物胆固醇的摄入（低于 300mg/d）。少食动物性食物、乳制品、蛋类（每周不多于 2 个）、饱和脂肪、烧烤食物、快餐食品。

八、欧尼斯营养计划

美国心脏病学专家 Dean Ornish 是最先通过制订实施营养计划治疗心脏疾病的医生之一。这个计划内容包括多喝水、减少乳制品和多吃复合糖类。患者也进行运动锻炼，减轻压力，从而达到理想体重。结果表明合理的饮食改变可使冠状动脉性心脏病得到缓解[7]。

九、抗氧化剂

> 抗氧化剂在防治癌症、心脏病和衰老方面比医生预想的更加重要。但是，人们在食物中通常获取不到足够的此类重要营养素。
> ——《时代》杂志[8]

关于抗氧化剂，目前仍存在争议和很多有待研究的内容。专业团体多年的经验性观察表明其有助于健康，特别是在心血管方面，食用富含维生素和矿物质（尤其是从水果和蔬菜中获得的）食物的合理饮食人群取得了促进健康的效果。

食物抗氧化剂（表 10.2）能对抗抑制免疫力的自由基。自由基通常是氧的毒性形式，周围带有奇数的电子，是由多种毒素产生的。除了对免疫产生不良影响外，自由基还可能损害机体组织，例如酗酒时酒精对肝脏的损害，以及增加退行性疾病的可能性[10]。

然而，Bury 在一篇关于抗氧化营养物的综述中

表 10.2　食物抗氧化物

维生素 A，特别是 β-胡萝卜素
维生素 C
维生素 E
泛癸利酮（辅酶 Q10）
硒、锌、锰、铜（营养辅助因子）

来源：Sali[9].

指出："食物资源中的抗氧化营养物的大量摄入可能具有健康促进的作用，但抗氧化剂补充性治疗的益处还不肯定，目前还缺乏科学的验证。"[11]另一方面，研究证实抗氧化剂对黄斑变性具有预防作用。针对抗氧化补充性治疗的真正意义专家们尚无定论。

1. 食物中抗氧化剂的主要来源[12]
- 维生素 C——柑橘类水果、浆果、木瓜、绿叶蔬菜。
- 维生素 E——种子类谷物、坚果和植物油、蛋类。
- β-胡萝卜素——橙黄色和深色绿叶蔬菜。
- 硒——谷物、肉类、巴西坚果、鱼类。
- 铜——可可粉、麸皮、酵母。
- 辅酶 Q——肉类、鱼、花生。
- 植物化合物——酱油、红茶、绿茶、香草、苹果、洋葱、可可。

2. 含叶酸的食物
- 绿叶蔬菜，如西兰花、菠菜。
- 小麦籽粒。
- 全粒谷物类。
- 淀粉性豆类和黄油。
- 豌豆、玉米和花椰菜。
- 坚果。
- 鳄梨。
- 肝。
- 叶酸添加性食品（如早餐麦片）。

十、痛风

某些食物会加重痛风。这些食物包括：
- 鱼罐头（如沙丁鱼、凤尾鱼）。
- 内脏（如肝、胰腺、脑、肾）。

- 酒精（是主要因素）。
- 汽水、含糖性软饮料。

痛风通常起病于 20～30 岁男性，多在他们酗酒后发生。啤酒尤其容易诱发痛风。

增加饮水很有好处，建议多饮水。因为痛风和高尿酸血症证明与冠状动脉疾病相关，因此，采取有益于心脏健康的饮食是明智之举。

十一、维生素缺乏性疾病[13]

目前这些疾病已很罕见，不过偶尔也有发生，且主要发生于一些第三世界国家的儿童，或来自这些国家的难民。维生素的不足往往表现为一种特殊的疾病或多种维生素共同影响的疾病。

- 维生素 A（β-胡萝卜素/视黄醇）。我们常听到此营养素的缺乏引起的夜盲症和眼疾病，表现为结膜和角膜干燥并角质化。它能引起儿童生长迟缓。维生素 A 过量引起中毒是一种严重的疾病。
- 复合维生素 B。
- 维生素 B_1（硫胺素）缺乏引起脚气病，并且也可以引起韦尼克-科尔萨科夫综合征（典型的是发生在嗜酒者身上）。
- 维生素 B_2（核黄素）缺乏导致发育迟缓、皮肤干燥和口角炎。
- 维生素 B_3（烟酸）缺乏引起糙皮病。
- 维生素 B_6（吡哆醇）缺乏可引起口腔疼痛，贫血和中枢神经系统功能障碍。
- 维生素 B_{12}（钴胺素）缺乏可引起恶性贫血和记忆障碍。
- 维生素 C（抗坏血酸）缺乏则引起坏血病。临床表现为乏力、不适、疲劳、出血、牙龈肿痛和无损伤性关节积血，影响伤口愈合，骨生长受损。标志是毛囊角化过度与周围充血。通过检测血浆中的维生素 C（降低）和骨关节 X 线片可以诊断。
- 维生素 D（钙化醇）缺乏引起佝偻病，以及儿童和成人的骨软化症。佝偻病的临床特征是生长障碍，骨骼畸形（弓形腿、骨盆、"肋骨串珠"），不能行走，骨骼疼痛（上肢、下肢、脊柱骨盆），牙齿畸形，肌无力。成人：肌无力，骨骼疼痛，长骨弯曲畸形。诊断：血浆 25（OH）D_3 和磷酸盐降低，甲状旁腺素（PTH）和碱性磷酸酶升高；下肢长骨和关节 X 线片异常。
- 维生素 E（生育酚）缺乏并不引起特殊、具体的疾病，但可引起模糊不清、难以鉴别的症状和贫血。
- 维生素 K（叶绿醌）缺乏症较为罕见，如果发生可导致出血倾向增加。
- 叶酸缺乏可引起恶性贫血和胎儿神经管发育缺陷。

十二、糖尿病患者的饮食控制

糖尿病是发生在很多人群中的一种疾病，特别是在土著人群中。人们认为，每两个患有可诊断糖尿病的人中，就可能有一个没有接受诊断和治疗。糖尿病的预防是非常重要的，科学饮食对糖尿病的防治极为重要。

多达 30% 的糖尿病患者目前正在接受胰岛素治疗和口服降血糖药物。但是，如果患者可以通过调整饮食来控制症状，药物的需求就会相应降低。运动也是非常重要的。

预防和控制糖尿病的饮食原则包括：

- 遵循健康饮食金字塔的指南。
- 保持理想体重。
- 食用血糖生成指数较低的食物。
- 限制含有脂肪和脂肪酸食品的摄入。
- 食用复合糖类，例如含淀粉的纤维食物、谷物、全麦面包。
- 避免单糖类，如白糖类。
- 在一天中均匀食用糖类。

总的说来，胰岛素依赖型糖尿病（1 型糖尿病）和非胰岛素依赖型糖尿病（2 型糖尿病）患者的饮食是在达到理想体重和保持高纤维糖类和低脂肪的基础上进行的。

十三、贫血与铁

缺铁性贫血是澳大利亚一种常见的疾病，在出生后 6 个月至 2 岁食用大量牛奶的婴幼儿中更常发生。在这种情况下，教育人们哪些是富含铁的食物及这些食物的需要量是十分重要的。

十四、安全饮酒指南与建议（NHMRC）

1. 健康男性和女性
- 每天饮酒不能超过 2 标准杯。
- 任何场合 1 次饮酒都不能超过 2 标准杯。

2. 年轻人
- 15 岁以下青少年应完全避免饮酒。
- 15～17 岁青少年尽可能推迟饮酒年龄。

3. 妊娠和母乳喂养期
- 安全起见，不应饮酒。

参照第 120 章关于饮酒的指南。

十五、乳糜泄

乳糜泄的发生是机体对麸质敏感的结果。该病很常见，但多数没有获得诊断。某些患者可在一场肠胃炎后发生乳糜泄。可以通过无麸质饮食进行治疗。
- 早餐不要吃小麦、大麦、燕麦和黑麦。
- 应当避免摄入任何含麸质的食品（例如面粉和面包）。
- 应当避免摄入任何隐含麸质的食物（例如浓缩固体配料）。

十六、与偏头痛有关的食物

常见的相关食物：
- 酒，特别是红酒。
- 奶酪。
- 橘子。
- 西红柿。
- 某些人对咖啡因也有反应。

其他可能与偏头痛有关的食物还包括富含胺类的食物，例如香蕉和鳄梨。要求患者记饮食日记及自我观察是有益的，看其是否可以找到与偏头痛发作有关的食物。一些偏头痛是与饮食无关的。

十七、营养与慢性单纯性便秘

关于治疗便秘的重要建议包括：
- 多喝液体，特别是水和果汁。
- 吃大块和粗糙的食物（例如麸皮、新鲜和干的水果、全麦面包）。

粗粮类食物包括（按顺序）：
- 麸皮。
- 胡萝卜。
- 苹果。
- 莴苣。
- 卷心菜。
- 豌豆。
- 菜花。
- 香蕉。
- 马铃薯。

高纤维的水果往往是天然的通便剂，例如：
- 西梅干。
- 无花果。
- 食用大黄。
- 杏。
- 梨。

研究表明很多人并没有吃足够的水果。近期一项对维多利亚时代学生的调查显示，当天有 1/3 的学生没有吃水果，1/3 的学生吃过水果，只有另外 1/3 的学生断续性地吃水果。

十八、反复性泌尿系统结石

反复性泌尿系统结石患者的饮食建议如下。

① 每天至少喝 2L 的水，如果有体液流失增加的情况，要喝更多的水。这是最重要的一步。

② 少吃含草酸和尿酸的食物。

含草酸的食物有：
- 巧克力。
- 咖啡。
- 可乐饮品。
- 大黄。
- 茶。

含尿酸的食物有：
- 啤酒。
- 红酒。
- 红肉。
- 动物内脏。

③ 避免喝奶茶——钙会使草酸沉淀。

④ 避免食用加工过的肉，内脏（例如脑、肾、肝、胰腺），发酵的食物及其他高盐食物。控制盐的摄入。

⑤ 减少动物蛋白质的摄入。严格控制，三餐中只有一顿以肉为主（包括鸡肉和鱼肉）。

⑥ 饮食中增加含柠檬酸盐的果汁，包括柚子、苹果和橘子汁。

⑦ 食用富含高纤维的蔬菜和水果类的健康饮食。

十九、碘缺乏

人体要维持甲状腺的正常功能，机体需要少量的碘。正常的甲状腺功能对维持人体正常的生长和发育至关重要。

在碘缺乏的地区（土壤和水中含量不足），其死产、先天性甲状腺功能减退症和克汀病的发生率高。成人碘缺乏导致甲状腺肿和甲状腺功能减退。通常一个健康的成人碘摄入量是 100～200μg/d，大多是从含碘盐中摄取的。通过检测尿碘水平（WHO 碘充足标准为一般人 ≥ 100μg/L，妊娠期 ≥ 150mg/L）对碘摄入量情况进行评价。

二十、儿童和青少年的饮食指南（NHMRC）[14]

① 鼓励和支持母乳喂养。

② 维持儿童正常的生长和发育需要充足的食物和身体活动。成长期应定期做相关检查。

③ 应给予营养丰富、多样的食物。

④ 多吃蔬菜（包括豆类）和水果。

⑤ 多食用谷类（包括面包、米饭、意大利式面团和面条类），优选全谷物。

⑥ 食谱里要有瘦肉、鱼、家禽或其替代品。

⑦ 食谱里要有牛奶、酸奶、乳酪及其替代品（低脂奶不适合小于 2 岁的儿童）。

⑧ 鼓励将水作为饮品。不推荐儿童喝酒。

⑨ 限制饱和脂肪酸摄入，总脂肪摄入量要适度。

⑩ 选择低盐食物。

⑪ 选择低糖食物。

⑫ 吃富含钙和铁的食物。

关注儿童的饮食：安全地加工与存放。

二十一、老年人的饮食指导（NHMRC）

① 享受多种多样的营养丰富的食物。

② 坚持运动以维持肌肉力量和适宜的体重。

③ 每天至少吃三餐。

④ 注意你的食物——正确地加工准备和储藏。

⑤ 多吃蔬菜（包括豆科类）和水果。

⑥ 多吃谷物、面包和面食，尤其是全谷物。

⑦ 适度摄入脂肪，并保持低饱和脂肪饮食。选择瘦肉、鱼和家禽。

⑧ 喝足量的水和（或）其他液体。

⑨ 如果饮酒，应限制摄入量。

⑩ 选择低盐食物，尽量少食入盐。

⑪ 吃高钙食物。

⑫ 食用添加糖要适度。

良好健康饮食的总体指导

- 保持理想体重。
- 高纤维饮食。
- 多吃水果和蔬菜、粗加工的面包和谷物，最好是全谷物。
- 每周至少吃两次鱼（如可能的话每天都吃鱼）。
- 选择富含营养的饮食。
- 少吃饱和脂肪、精制糖和盐。
- 食用低脂乳制品——奶类和酸奶。
- 避免方便食品和油炸食品。
- 不要每天吃动物肉，即使吃，也只能占饮食的一小部分。需注意的是，加工过的肉，例如香肠，脂肪含量很高。
- 食用单不饱和油（橄榄油），可能的话用人造黄油替代黄油。
- 尽量用橄榄油烹调，而不用多不饱和油。
- 要尽量把肉中的脂肪剔除出来。
- 限制酒精摄入量，每天不超过 2 标准杯。
- 多喝水。
- 限制盐的摄入，可以用胡椒粉。
- 限制咖啡因的摄入（每天最多 3 杯）。
- 检查血清胆固醇浓度，如果过高，可通过调整饮食降低其水平。

Kiat 模型是一个较合理的食物金字塔（图 10.2）[15]。

这些营养建议还需配合其他良好的生活方式和健康的思想理念，如：

- 不吸烟。
- 限制一天的饮酒量在 2 标准杯以下。
- 储存酒以备特殊情况，一天中只能有一次特殊情况。

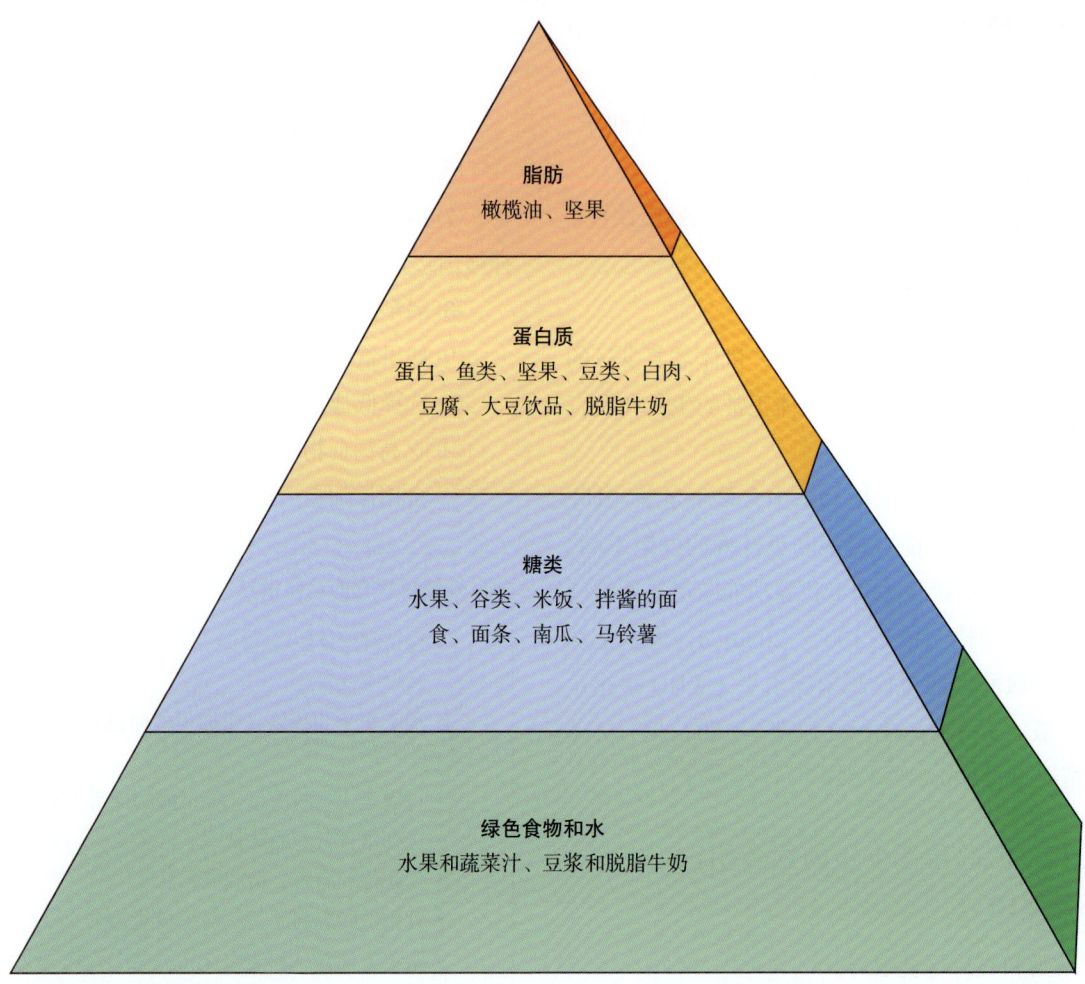

图 10.2　Kiat 简化健康金字塔

- 在安全紫外线暴露时间内尽可能充足地照射阳光。
- 适当地运动（如每天 30 分钟，每周 3～4 天）。
- 练习放松。
- 丰富多样的娱乐活动。
- 鼓励建立朋友圈，朋友们可以提供精神情感上的支持。
- 表达出自己的感受，不要压抑他们。
- 常与人（乐于倾听者）讨论问题。每一个人都需要一个听自己诉说的密友。

参考文献

[1] Sydney-Smith M. Nutritional assessment. Current Therapeutics, 2000, September: 13–22.

[2] Beers MH, Berkow R. The Merck Manual of Diagnoses and Therapy (17th edn). New Jersey: Merck Research Laboratories, 1999: 12–52.

[3] Crimmins B. Nutrition. Check Program 391. Melbourne: RACGP, 2004, 391: 1–30.

[4] Wahlqvist ML. Food and Nutrition. Sydney: Allen & Unwin, 1997.

[5] Howe P. Nutrition and cardiovascular risk. Medical Observer, 2001, 16: 36–37.

[6] De Lorgeril M, Renaud S, Mamelle S, et al. Mediterranean alpha-linoleic acid-rich diet in secondary prevention of coronary heart disease. Lancet, 1994, 343: 1001–1029.

[7] Ornish D, Scherwitz LW, Billings JH, et al. Intensive lifestyle changes for reversal of coronary heart disease. JAMA, 1998, 280: 2001–2007.

[8] Toufexis A. The new scope on vitamins. Time, 1992, 6: 50–55.

[9] Sali A. Strategies for cancer prevention. Aust Fam Physician, 1987, 16: 1603–1613.

[10] Dormandy TL. An approach to free radicals. Lancet, 1983, 2: 1010–1014.

[11] Bury R. Clinical Applications of Antioxidant Nutrients.

Melbourne: Department of Human Services, 1996: 26.

[12] Wahlqvist ML, Wattanapenpaiboon N. Antioxidant nutrients. Australian Prescriber, 1999, 22(6): 142-144.

[13] Truswell AS. Nutrient supplements. How to treat. Australian Doctor, 2003, 21 March: I–VII.

[14] National Health and Medical Research Council. Dietary Guidelines for All Australians. Canberra: Department of Health and Ageing, 2003.

[15] Kiat H. East-West Medical Makeover. Sydney: Image of Distinction, 2002.

第 11 章 姑息治疗

> 参议员 Richard L.Neuberger 是因癌症而去世的。在初被诊断为癌症的时候,他对那些曾放在一边的一些事情有了新的认识和理解:"在我太太的陪同下,跟一位朋友共进午餐时,抚摸着我家猫咪的耳朵,听它发出'呜呜'的舒服的叫声。晚上,在床头灯下读本书或是杂志,并从冰箱里取一杯橘子汁或一片烤面包。我觉得这是第一次真正地感受到生活。"
>
> ——Better Homes And Gardens Magazine
>
> 姑息治疗是给治疗无效的患者一种积极的和整体的治疗……
>
> 姑息治疗的目的是让患者及家属获得最好的生活质量。
>
> ——WHO 1990,Cancer Pain Relief & Palliative Care
>
> 要使人在整个生病过程中都能活得有尊严、安宁和舒适,就意味着要满足他们在生理、心理、情感、社会和精神上的多方面需要[1]。
>
> ——E Fairbank,T Banks,Palliative Care:The Nitty Gritty Handbook

姑息治疗是对患者进行连续、多学科的综合治疗照护,涉及患者本人、身边照顾者、会诊医师、家庭护士、社会工作者、牧师及能提供最佳团队治疗照护的健康工作者。

姑息治疗的基本原则[2]:

- 良好的沟通。
- 治疗计划。
- 控制症状。
- 情感、社会和精神支持。
- 医学咨询和教育。
- 患者参与决策。
- 对照顾者的支持。

一、疾病

姑息治疗不仅可以用于不能治愈的癌症患者和艾滋病患者,也适用于其他很多疾病患者,例如器官衰竭末期(心力衰竭、肾衰竭、呼吸系统衰竭和肝功能衰竭)和退行性神经肌肉疾病的患者。值得注意的是,总人口的 30% 将死于癌症。

二、家庭医师的特殊角色

全科医师是管理姑息治疗的理想人选,因为全科医师能最为就近、方便地接触这类患者,了解患者及其家庭相关情况,并能把握其相关的社会心理影响因素。在患者家里提供姑息性医疗服务的一个突出特点,是能够维护患者尊严的独立性。应该有人担负起姑息治疗团队的领导责任,最合适的专业人员是让人信赖的家庭医师。

大多患者及其家属都想弄清以下 6 个问题的答案[3]。

- 得了什么病?
- 能否治疗?
- 我能够承受吗?
- 你会照顾我吗?
- 我还能活多久?
- 我可以在家里得到照顾吗?

医生在和患者及其家属讨论这些问题时,诚实为上策。不要对患者说谎,但也不要将任何事情轻率地脱口而出。

三、给患者和照顾者提供支持

研究表明,患者最常抱怨的,是对未知事情的无所适从和恐惧。对于参与诊疗的医师重点强调以下几项。

- 给予患者情感支持。
- 倾听和接受患者没有明说的"信息"。
- 郑重地、公开地、热心地、自信地对待患者。
- 要显示出怜悯和同情心。
- 使用良好的交流技巧。
- 诚实地回答患者的问题,不要啰唆,也不要给患者虚假的期望。

- 给患者提问和澄清疑问的机会。
- 尊重、理解患者的需求和文化。
- 把患者当作一个完整的个体：关注患者的生理、心理和精神等多方面的需要。
- 预测和准备应对可能出现的问题。

特别值得强调的几点：
- 患者需要安全感。
- 安慰患者，避免患者遭受不必要的痛苦。
- 积极准备管理患者，并通知其他可能提供帮助的人（例如牧师、癌症支持小组、按摩治疗师）。
- 一定不能让患者有被孤立、被伤害的感觉。有些情况下医师和患者家属共同决定不让患者得知病情，这种"保守秘密"的做法会让患者感到被隔绝。
- 生命垂危的患者最糟糕的反应，是拒绝医师的帮助，或对医师的某些做法感到不适。
- 要随时准备把患者转到肿瘤专家或其他合适的专家那里接受进一步治疗。患者家庭和患者本人都很愿意接受所有可能的治疗方法。

注：要清楚患者知道什么，想知道什么。

四、英国金标准框架

该框架为初级保健团队提供姑息治疗的最佳模式，重点集中在 7 个方面的任务。

① 提供最优质量的护理照顾。
② 科学规划（包括 8 小时外的服务）。
③ 团队工作。
④ 控制症状。
⑤ 给患者提供支持。
⑥ 给照顾者提供支持。
⑦ 给工作人员提供支持。

通过这个策略，已有越来越多的临终患者在其满意的场所得到较好质量的医疗照顾，得到更好的服务，在其满意的场所走完生命的最后一程[4]。

五、控制症状

1. 常见症状
- 厌倦（最常见的症状）。
- 孤独 / 孤立。
- 恐惧 / 焦虑。
- 疼痛。
  - 生理的。
  - 心理的。
  - 精神上的。
  - 社会的。
- 食欲缺乏。
- 恶心、呕吐。
- 便秘。

2. 悲伤反应 Kübler-Ross 提出了悲伤反应的 5 个阶段[5]。

① 难以接受现实和孤立。
② 愤怒。
③ 讨价还价。
④ 沮丧。
⑤ 接受现实。

这个模式是一个实用的指南，帮助我们理解患者和家庭将要经历的各个阶段。

表 11.1 归纳了症状管理的原则。图 11.1 显示了现实中癌症患者不同阶段的治疗目标。

表 11.1 症状管理的原则

判断原因
简单治疗
对症状和治疗作出恰当解释
定期进行总结分析
定时给药，避免随意性
确定止痛药的"临界"剂量
给予必要的躯体治疗（例如穿刺术、胸腔穿刺及胸管引流、神经阻滞）
提供辅助性保守治疗（例如按摩、物理治疗、专科治疗、饮食指导、放松治疗）
提供密切的监护服务

六、癌症疼痛的控制

疼痛是进展期癌症患者最常见又最害怕的症状，然而它通常又是最可以控制的症状。缓解疼痛是姑息治疗最重要的作用之一，患者需要通过缓解疼痛得到安慰。缓解癌症疼痛的规则包括：

① 治疗癌症。
② 提高痛阈。
- 给予合理的解释。
- 允许患者发泄其感受和想法。

- 给予良好的心理社会支持。
- 使用抗抑郁药或催眠药。

③ 根据疼痛的程度加用镇痛药，例如在必要的情况下给予阿片类镇痛药。

④ 针对具体的疼痛给予相应的镇痛药——镇痛药不是对所有的疼痛都有效（表11.2）。

⑤ 设定切实可行的目标。

⑥ 建立疼痛控制的监管体系。

1. 镇痛药的应用 阵痛阶梯疗法由世界卫生组织（WHO）提出，是非常实用的癌症疼痛管理指南（图11.2）。

应该依据下面三步管理法，定时给药。

第一步：轻度疼痛

从基本的非阿片类药物的镇痛药开始。

阿司匹林600～900mg，口服，每4小时1次（首选）。

或

对乙酰氨基酚，口服，每4小时1次 ± 非甾体抗炎药（NSAID）。

第二步：中度疼痛

使用低剂量或作用较弱的阿片类药物（根据年龄和病情），或者联合使用非阿片类镇痛药（可以考虑NSAID）。

吗啡5～10mg，口服，每4小时1次。

药量逐渐增加30%～50%，直到15～20mg。

或

羟考酮最大剂量10mg，口服，每4小时1次。

或控释片（CR）10mg，口服，每12小时1次。

或

羟考酮30mg，直肠给药，每8小时1次。

第三步：剧烈疼痛

继续使用非阿片类镇痛药。可以使用较大剂量的

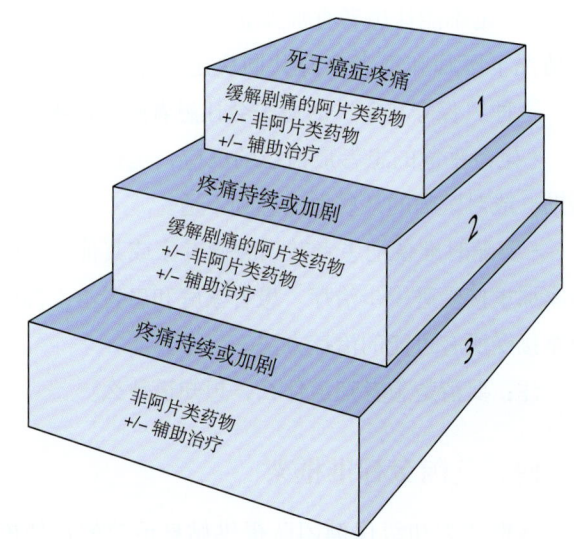

图11.2 世界卫生组织镇痛阶梯疗法

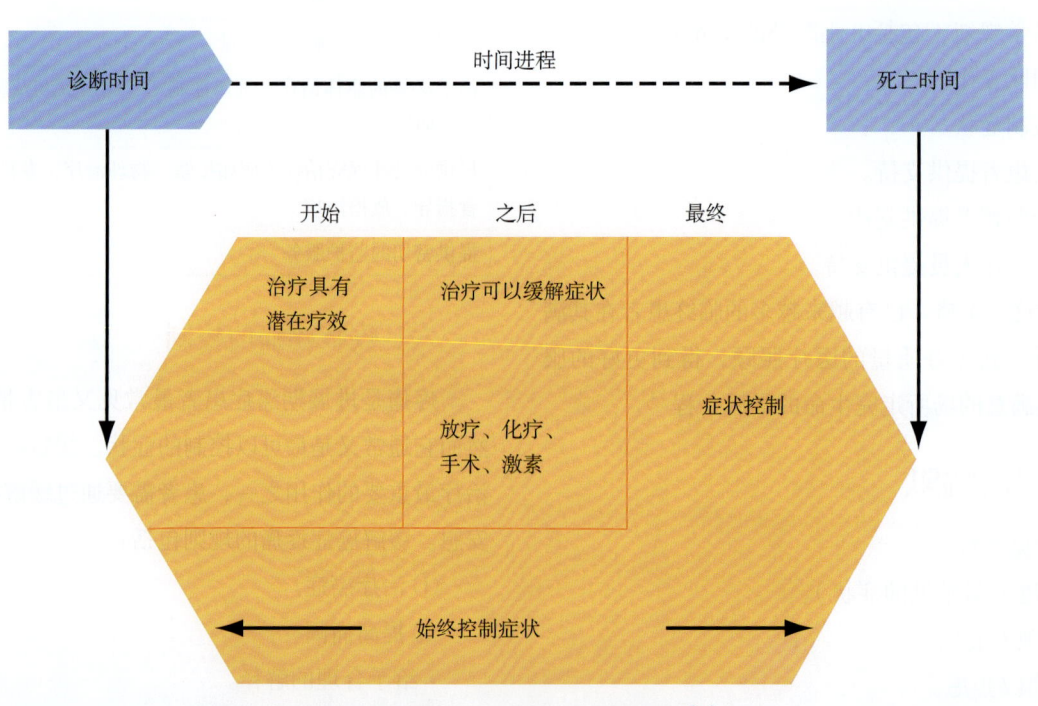

图11.1 癌症分期管理：不同阶段不同的治疗目标，由J.Buchanan等制定[6]

表 11.2　癌症疼痛的治疗（按病因学分类）[6, 7]

病因学	一线治疗	二线治疗	其他可供考虑的治疗
伤害感受性疼痛：感觉神经性刺激	阿司匹林	类吗啡药物 皮质激素类 抗抑郁药 非甾体抗炎药（NSAIDs）	放射治疗 神经外科手术
神经性疼痛：直接累及神经（例如臂神经痛、坐骨神经痛）	阿片类药物 抗抑郁药（如阿米替林） 抗癫痫药（如卡马西平、加巴喷丁）		椎管内注射吗啡 局部麻醉药 氯胺酮
感觉不良：表面的灼痛	抗抑郁药	阿片类药物	局部麻醉 经皮神经电刺激治疗
压痛：肿瘤相关性水肿（例如颅内压升高）	皮质激素类（如地塞米松）	阿片类药物	放射治疗 神经外科手术
骨转移及其他组织破坏	NSAIDs 阿司匹林	阿片类药物	放射治疗（最有效） 二膦酸盐类 激素治疗 整形外科手术治疗
肌痉挛疼痛	地西泮 氯硝西泮 巴氯芬	阿片类药物 丹曲林	
内脏（空腔脏器）梗阻（例如疝气、下坠性腹痛）	抗痉挛药物（如东莨菪碱）	阿片类药物 氯丙嗪 皮质激素类	姑息外科手术 放射治疗
代谢性影响：高钙血症	双膦酸盐（APD）		
皮肤浸润/溃疡	阿司匹林 阿片类药物	皮质激素类	治疗感染 换药 姑息外科手术 放射治疗

注意：据报告，对缺少治疗的持续性疼痛患者，及时使用正确药物，正确的剂量可以缓解80%～90%的疼痛。

阿片类药，并考虑选用吗啡。

吗啡 10～15mg，口服，每4小时1次。如果需要，可以增加剂量到30mg。

或

吗啡控释/缓释片（CR/SR）或者胶囊，口服，每12小时1次，或每日1次。

- 依据个体需要确定药物剂量（吗啡控释/缓释制剂有 5mg、10mg、15mg、20mg、30mg、50mg、60mg、90mg、100mg、120mg、200mg 等多种剂量的片剂或胶囊）。
- 恰当的剂量是指能够缓解疼痛的剂量。
- 一般的初始剂量是 20～30mg，每日2次。
- 按照常规初始剂量，给予控释型/缓释型吗啡 10mg，之后在需要时调整为"解救剂量（rescue dosing）"。
- 根据标准剂量。估计长效吗啡的适当剂量。
- 在更换成吗啡控释/缓释（CR/SR）剂时，应先计算出每日常规口服吗啡的总剂量，再除以2，就是其每12小时的 CR/SR 剂量。
- 不要压碎药片或嚼破胶囊。

2. 指南
- 确保疼痛患者对阿片类药物是敏感的。
- 可能的话，吗啡采用口服方式给药。可为合剂（首选）或片剂。

- 初始剂量通常为 5～20mg（平均 10mg）。
- 如果未充分镇痛，下次可以增加 50% 的剂量，直到疼痛被控制。
- 有规律地给药，通常为每 4 小时 1 次（图 11.3），在疼痛再次出现前给药。
- 很多患者发现喝合剂比吞咽药片容易（例如，10mg/10ml 溶液）。
- 便秘是常见的问题，因此，要常规使用通便药，起到预防作用；同时仔细监测排便功能。
- 预定一个临时应急性剂量（通常 5～10mg），用于突发性或未预料到的疼痛（例如，如厕时突然发生的疼痛）。
- 准备止吐药（需要时首先使用氟哌啶醇，通常在 1～2 周能耐受后停药）。
- 让患者和家属知道使用吗啡的安全性和有效性（表 11.3）（注意，有些患者和家属害怕使用镇痛药）。
- 吗啡与同其他药物的混合制剂并没有特别的治疗优势（例如 Brompton 的鸡尾酒疗法）。
- 不推荐使用哌替啶（半衰期短，且产生毒性代谢物）；另外，应当避免使用可待因和肌内注射吗啡。
- 有些情况下，用其他阿片类药物（如羟考酮和芬太尼）替代吗啡（表 11.4）。
- 芬太尼是一种药效较强的合成阿片类药物，可采取经皮吸收的方式使用。芬太尼效果较好，且依从性较高。在阿片类药中，芬太尼引起便秘的风险最小。并可用于肾衰竭患者。
- 氢吗啡酮是一种强力镇痛药，有口服液、片剂和注射用等剂型，广泛用于姑息治疗。当需要高剂量阿片类药物时，可以口服该药。因为其半衰期短（2～3 小时），所以可降低体弱者和老年人的不良反应发生率。但是，和羟考酮一样，如果单独使用，需

表 11.3　关于吗啡的常见谬见

- 吗啡是最后一种治疗方法
  不是这样，并且没有最大剂量的限制
- 吗啡是最后一招
  不是这样，并且没有最大剂量的限制
- 患者需要的剂量会越来越大
  药物本身不会逐渐失效，不过随着疾病发展应该增加剂量
- 吗啡会产生呼吸系统抑制
  这种情况不多见，相反吗啡可以缓解呼吸困难症状。吗啡过量可以通过注射纳洛酮来降低其作用
- 吗啡会缩短寿命
  事实上可能恰恰相反。吗啡是镇痛药，而不是用于安乐死的药

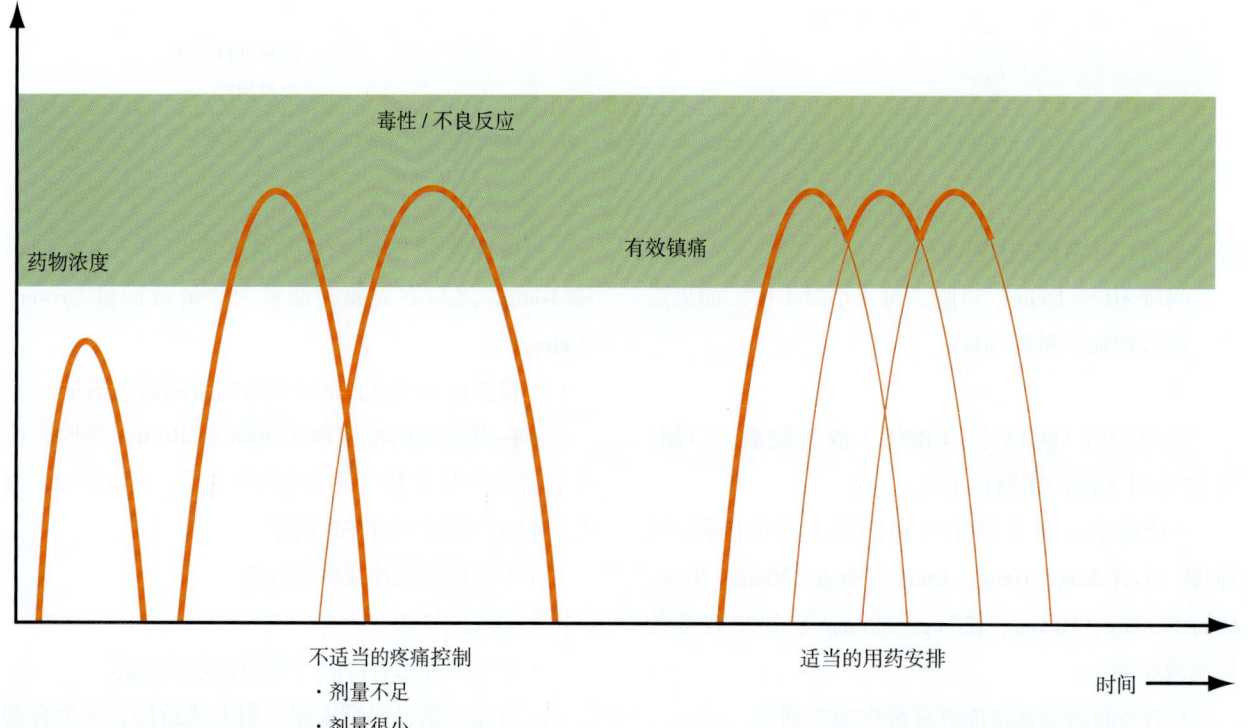

图 11.3　取得最佳止痛效果的用药方案

每 4 小时给药 1 次。

3. 阿片类药物的交替使用 阿片类药物的交替使用，是指在一些有剂量限制性不良反应的患者中，把一种强效阿片类药换成另外一种阿片类药的用药方法。不同的阿片类药物作用于不同的阿片类受体。

可以用羟考酮、氢吗啡酮、美沙酮、芬太尼等代替吗啡。可以用芬太尼贴剂代替非吗啡制剂。

表 11.4 用于控制疼痛的不含吗啡的阿片类药物[1, 8, 9]

阿片类药物（除说明其他方法外，均为口服）	作用时间（小时）	相当于口服 10mg 吗啡的剂量
可待因	3～5	60mg
二醋吗啡（海洛因）	3～5	7mg
芬太尼（多瑞吉贴片）	72	100μg
盐酸氢吗啡酮	3～4	2.5mg（口服）（液体或片剂）
美沙酮	4～12（因人而异）	7mg
羟考酮（口服）	3～5	10mg
盐酸羟考酮（控释片，CR）	3～4	5mg
Proladone（直肠栓剂）	6～12	10mg
曲马多	4～6	40mg

4. 非口服的吗啡制剂 通常是指皮下给药（非静脉用药或肌内注射）。采用这种给药方式的指征包括：

① 不能吞咽（例如严重的口腔黏膜炎、吞咽困难、食管阻碍）。

② 肠梗阻。

③ 剧烈恶心和呕吐。

④ 口服剂量太大（如高于 100～200mg），而且没有迹象表明继续增加口服剂量能带来更大益处。

5. 辅助治疗 参见表 11.2。在疼痛控制的三个步骤中，都可以考虑使用"辅助性镇痛药"，其实它们并不是严格意义上的镇痛药，而是有助于缓解疼痛的药物。例如皮质激素类、抗抑郁药、抗精神病药物和抗惊厥药物。

疼痛控制

① 骨骼疼痛

• 阿司匹林、对乙酰氨基酚（扑热息痛）、非甾体抗炎药是有效的辅助性镇痛药。

② 神经性疼痛（直接累及神经）

• 抗抑郁药（如阿米替林）。

• 抗惊厥药（如卡马西平、加巴喷丁）。

• 氯胺酮：麻醉药，对难以控制的疼痛有效，但需在专家指导下使用。

③ 神经系统受压

• 皮质激素类药物，用于脊髓受压、水肿，以及颅内压增高的患者。

例如，地塞米松 4～16mg，口服、皮下或肌内注射，每天早晨 1 次。

或

泼尼松龙（脱氢皮质醇）25～100mg，口服，每日 1 次。

6. 吗啡持续皮下注射 当患者不能口服和通过直肠给药，或者给药无效时，可以用注射泵进行皮下注射给药。

在需要联合用药来控制症状（例如疼痛、恶心和躁动）时，通过皮下注射给药也是很有用的。它可以避免大剂量药物产生的峰效应（镇静、恶心或呕吐）或者间断性胃肠外吗啡给药的低谷效应（突发性疼痛）。

操作环节

• 要使用 21 号的蝴蝶针进行皮下注射，此针要定期更换（1 天、2 天、3 天或 4 天）。

• 很多皮肤区域都适合注射。最方便的区域是腹部、大腿前侧和上臂前侧（通常采取腹部）。

• 可以在家中进行。

• 用注射器抽取量相当于 24 小时口服吗啡量的 1/2 或 2/3。

• 把注射器置入注射泵中，设定为 24 小时释放给药。

• 注射部位应避开水肿区。

7. 吗啡脊椎内注射 对口服或肠外给药阿片类药物无效，头、颈部以下部位疼痛的患者，可以采用硬膜外或蛛网膜下腔吗啡注射。这种给药方法需要内置一个硬膜外或蛛网膜下腔的导管（需请麻醉师或神经外科医师放置）。

七、常见症状控制

可以采用下列方法来控制常见症状。

1. 食欲缺乏 甲氧氯普胺，10mg，每日 3 次。

或

皮质激素类（例如，地塞米松 2～8mg，每日 3 次）。

口服高能量补充剂。

2. **便秘** 如果持续使用阿片类药物，则需要使用通便药刺激肠道蠕动，避免形成肠内梗阻。目的是大约每 3 天通畅地排出 1 次粪便。

例如，多库酯钠（Coloxyl）和番泻叶，每日 2 次或 3 次。

或

比沙可啶（双醋苯啶）5～10mg，每日 2 次。

或

聚乙二醇，每袋溶于 125ml 水中，每日 1 次、2 次或 3 次。

可以使用直肠栓剂和微型灌肠剂（例如 Microlax）。

Shaw 的鸡尾酒疗法（PCU）适用于严重便秘患者。用法是用少量水溶解一汤匙番泻叶，在微波炉中加热。添加 20ml 沉香醇，与冷牛奶、温牛奶或冰淇淋混合成 100ml 的液体。

3. **终末呼吸阻塞（濒死呼吸"嘎嘎"声）**

• 氢溴酸东莨菪碱 0.4mg 皮下注射，每 4 小时 1 次，或者通过皮下灌注 0.8～1.6mg，每日 1 次。

• 也可以皮下注射丁溴东莨菪碱或阿托品。

这些药物可以抑制腺体分泌，减少分泌物，从而消除这种嘎嘎声。

4. **呼吸困难** 首先确定原因，并进行适当治疗（例如胸腔积液的治疗）。胸腔插管可以有准备性地在家里进行。肺转移癌患者可以使用皮质激素类药物。应在患者床旁准备好氧气，在患者临终阶段可以用氧气辅助患者呼吸。可以用吗啡来缓解严重的呼吸困难，并同时用氟哌啶醇或吩噻嗪缓解患者的恶心症状。

5. **临终痛苦/焦躁不安**[7, 8, 10, 11]（不包括可逆性原因，例如药物、恐惧、粪便阻塞、尿潴留。）

第一选择：

氯硝西泮 0.5mg，皮下大剂量给药，或者 0.25～0.5mg（口服），每 12 小时 1 次（舌下）。或者应用片剂。

或

皮下输液泵注射（SC）1～4mg，持续时间超过 24 小时。

或

咪达唑仑（非常有效但是比较昂贵）需要时 2.5～5mg，皮下注射，每 1～3 小时 1 次，或者皮下注射 15mg，每日 1 次。

如果非常严重：

加用苯巴比妥，皮下注射；或者氟哌啶醇（需谨慎换药）。

6. **恶心和呕吐** 如果是使用吗啡导致的：

氟哌啶醇 1.5～5mg，每日 1 次（可以在 10 天之后减量）。

或

丙氯拉嗪（氯吡嗪，马来酸甲哌氯丙嗪）5～10mg（口服），每日 4 次。

或

25mg，直肠给药，每日 2 次。

如果是因为胃排空差而引起，则使用胃肠动力药：甲氧氯普胺、西沙比利或多潘立酮。

可以考虑用昂丹司琼（奥坦西隆、枢复宁）缓解由细胞毒素化学疗法和放射疗法产生的恶心和呕吐。

7. **脑转移瘤** 常见症状是头痛和恶心。可以考虑用皮质激素类药物治疗（例如地塞米松 4～16mg，每日 1 次）。镇痛药和止吐药，例如氟哌啶醇，都是很有效的。

8. **下肢麻痹** 前列腺癌患者，特别是用促黄体素释放激素（LHRH）类似物治疗时，易发生下肢麻痹。警示性症状是新发背部疼痛加剧，肢体感觉异常，或者新发尿潴留。治疗目标是阻止下肢麻痹的进一步发展。在安排患者尽快住院的同时，给予高剂量皮质激素类药物治疗。

9. **呃逆**[7, 8] 开始剂量：

氯丙嗪 25mg，每日 3 次。或者 25mg，肌内注射。

或

氟哌啶醇，2.5mg，每日 2 次。

用醋（或不用醋）吞咽砂糖的办法似乎并没有什么效果。有报道认为其他药物也有效，包括巴氯芬、咪达唑仑、氯硝西泮、硝苯地平和甲氧氯普胺。

10. **体弱和体重减轻** 高热量和高蛋白饮食可能

有助于解决这一问题。在《姑息治疗：细节手册》（Palliative Care: The Nitty Gritty Handbook）中列出了高能量补充饮品。

高能量饮品举例：

香蕉莎斯他根（Sustage）牛奶	
牛奶	2 杯
香蕉	1 个
鸡蛋	1 个
莎斯他根粉	3 糕点匙
脱脂奶粉	1 匙
Glucodin（一种饮料）	1 匙
冰	压碎
（混合在一起）	
蛋酒（Egg flip）	
鸡蛋	1 个
牛奶	1 杯
香草糖浆或精华	适量（13 滴）
糖	1 匙
白兰地酒	（酌量）
（混合在一起，过滤，撒上肉豆蔻）	
高能量甘露	
果汁	1 杯
甘露酒	1 茶匙
Glucodin	1 茶匙
水	1 杯
冰	压碎后适量
（把甘露酒和 Glucodin 混合，直至顺滑，然后用水调拌）	
高能量果汁	
果汁	1 杯
Glucodin	1 匙
（把 Glucodin 和少量果汁混合，直至顺滑，然后用剩余果汁调拌）	

11. **高钙血症** 如患者出现嗜睡、意识模糊、抽搐和腹痛，要考虑存在高钙血症。可能是多发性骨髓瘤和癌症的类肿瘤综合征（尤其是肺癌和乳腺癌）。血清钙 > 3mmol/L 则预后不良。治疗方法有补液、缩小肿瘤组织体积和给予双膦酸盐类药物。

八、艾滋病患者

对其他终末期患者的管理原则也适用于许多晚期艾滋病患者。很多患者希望在家里走完生命的最后一程，并能得到优秀的关怀支持团队的帮助。基于此点，患者及其家庭要对当地的服务网络非常了解。因为可能发生各种机会性感染，艾滋病患者在接受姑息治疗时要面临很多危险。

本书第 28 章介绍了一些管理指南。Ravenscroft 等撰写的《治疗指南》阐述了一些非常有用的症状控制指南。

九、儿童的姑息治疗

管理原则

- 儿童不应被视为缩小版的成人。
- 除了癌症，儿童还有一系列不同于成人的疾病，包括先天性疾病、囊性纤维化、神经退行性疾病和脑瘫。
- 在儿童，最常见的恶性肿瘤是急性淋巴细胞白血病。其他重要的恶性肿瘤包括淋巴瘤、脑肿瘤、骨肿瘤和实体肿瘤。
- 关怀的重点是儿童的身体、心理，以及对这个不幸的家庭精神安抚方面。
- 任何疼痛都必须准确地判断、评估。
- 吗啡是最常用于镇痛的阿片类药物，虽然芬太尼和氢化吗啡酮被广泛应用。
- 恶心、呕吐和便秘的不良反应需特别注意。
- 避免使用难吃的药物和肌内注射。
- 注意镇静药、糖皮质激素、止吐药的不良反应。阿司匹林是一个特殊的问题。
- 做好家庭管理的准备，通常这也是家庭的首选。
- 重视对弱势儿童及其家庭、兄弟姐妹的影响。要想到支持性组织。

十、死亡和悲伤

患者及其家属都会经历 Kübler-Ross 所描述的那种悲伤过程，但不是所有的人都会经历全部的 5 个阶段。当一个深爱的人去世后，人们经历的悲伤过程可能不尽相同，但很多人被此摧垮。

照顾和咨询的原则包括：

- 要及时提供帮助，并要有耐心。
- 让他们诉说，而你则要倾听。

- 要安慰他们,告诉他们,他们的感受是正常的。
- 要接纳任何气愤的表现。
- 要避免不适宜的安慰或承诺。
- 如有需要,鼓励亲人和朋友尽可能多地陪伴他们。

(见第5章中的"危机管理"。)

1. 与临终患者的交流 为了向患者告知、解释、鼓励及表示同情,很重要的一点是在医师和患者之间建立良好的交流。不过,做到这点会很难,特别是与癌症患者的交流。

良好交流基于相互关系的真诚和信任。告诉患者实情是件很痛苦的事情,而且需要对患者很敏感,但是坦诚相告可以建立医患间的信任;有了信任的基础,诸如放弃根治性疗法、解释死亡过程、讨论安乐死等其他较难以决策的问题也就容易了。

改善与患者的交流,不仅能帮助患者更好进行心理调节,还能更好地控制症状。要利用一切机会,让患者谈论其对自己疾病情况的感受和对未来的期望;并且要随时准备耐心地为患者提供帮助和支持。

2. 精神心理调节 对于所有人来说,精神的作用都是很重要的。尤其在面对不可避免的死亡时,精神就愈发重要。很多人有宗教信仰,深信"天堂"的存在;这些人往往能够很好地面对死亡过程。相反,那些没有精神寄托或宗教信仰的人,在此情况下则开始去认真地反思人生,寻找人生的意义。因此,医务人员,包括医师,都要敏锐地发现患者的精神需要,觉察其思维混乱状况,从而向患者伸出援助之手,最简单的做法是请牧师参与进来。

根据患者现有资源,为其提供精神护理,进行心理调节,能让患者从疾病晚期的生理、心理和社会阴影中解脱出来。

3. 安乐死问题 对于医生来说,患者提出安乐死的要求是不同寻常的经历。特别是有些媒体用"极度痛苦"和"挣扎中死亡"等渲染性表述词汇,大肆曲解死亡过程,而没有认真地从患者整体持续照顾的角度探讨死亡过程。其实,医师可以采用很多方法,比如不使用生命支持系统、持续使用吗啡、停用细胞毒性药物、使用抗抑郁药和止吐药等辅助性治疗、使用各种神经阻滞措施,以及爱心关怀等,来帮助患者缓解极度疼痛和痛苦。

实践要点

- 吗啡是镇痛的金标准[12]。
- 给疼痛的患者常规使用抗抑郁药。
- 记住医师要把对患者的家访当成一种"社交式的拜访"(可称为"坐下来定律"),跟患者及其家人坐在一起,喝杯茶,谈谈医疗上的情况,也可谈谈社会的话题。
- 及早把出现了难以控制的症状(特别是疼痛)的临终患者,转诊至"终期患者安养所"或多学科照顾团队,可以提高照顾的质量。不过,患者的家庭医师仍然是多学科照顾团队的核心角色。

参考文献

[1] Fairbank E, Banks T. Palliative Care: The Nitty Gritty Handbook. Melbourne: RACGP Services Division, 1993: 1–18.

[2] McGuckin R, Currow D, Redelman P. Palliative care: your role. Medical Observer, 1992, 27: 41–42.

[3] Carson NE, Miller C. Care of the Terminally Ill. Melbourne: Monash University, Department of Community Medicine Handbook, 1993: 107–115.

[4] NICE: < http://www.nice.org.uk >

[5] Kübler-Ross E. On Death and Dying. London: Tavistock, 1970.

[6] Buchanan J. Management of Pain in Cancer. Melbourne: Sigma Clinical Review, 1991, 18: 8–10.

[7] Ravenscroft P (Chair). Therapeutic Guidelines: Palliative Care (Version 2). Melbourne: Therapeutic Guidelines Ltd, 2005.

[8] Woodruff R. Palliative Medicine (3rd edn). Melbourne: Oxford University Press, 1999.

[9] Waters A, Brooker C, Clayton JM. Cancer pain in palliative care. Australian Doctor, 2009, 12: 25–32.

[10] Burke AL. Palliative care: an update on 'terminal restlessness'. Med J Aust, 1997, 166: 39–42.

[11] Twycross R. Introducing Palliative Care. Oxford: Radcliffe Medical Press, 1996: 147.

[12] Moulds RFW (Chair). Analgesic Guidelines, Melbourne: Victorian Medical Postgraduate Foundation 1992-3: 39–48.

疼痛及其管理　　第12章

> 当无法挽回患者生命的时候，缓解患者身体的疼痛，以及帮助患者平和地无痛苦地走向死亡，与治愈疾病一样重要，同样是医生应有的责任。
>
> John Gregory（1725—1773），Lectures on The Duties and Qualifications of A Physician

疼痛是人类疾病表现的一个最为重要的症状——即患病的突出特点，对患者是一种痛苦，对医生而言也同等重要。

现代医学中，对慢性疼痛的成功管理仍面临极大挑战。能否有效管理疼痛是衡量医患关系是否融洽的一个重要尺码。

疼痛是由多种因素引起的问题，不仅要处理患者疼痛引起的痛苦感觉，而且还要治疗引起疼痛的重要原因。

- 胸痛是否意味着急性心脏病发作？
- 慢性疼痛或急性疼痛是否意味着患有癌症？
- 鞭击样颈部疼痛是否意味着极为危险？

慢性疼痛是一个很具挑战性的问题。必须强调的是许多慢性疼痛开始于一次急性发作，背痛占全科医生常遇到的慢性疼痛病例的大多数。

下列两条被称为金法则：

- 急性疼痛＝急性焦虑。
- 慢性疼痛＝慢性抑郁。

一、定义

疼痛被描述为与机体已存在或潜在的组织损伤有关的一种痛苦的感觉或情绪，或是描述这种损伤的术语。

下表列举了疼痛的不同类型。

1. 疼痛的基本原因[1,2]　一般来讲，疼痛的基本原因可以分三大类，即伤害性疼痛、神经性疼痛和心理性疼痛。

疼痛相关术语[1]

- **痛觉过敏**　由通常不能诱发疼痛的刺激引起的疼痛。
  - 机械刺激——轻触就感觉疼痛。
  - 温度刺激——冷热刺激（通常不引起疼痛）引起疼痛。
- **感觉缺失**　某一部位或区域痛觉麻痹。
- **痛觉缺失**　对痛性刺激不引起疼痛反应。正常情况下该刺激是引起疼痛的。
- **灼痛**　持续烧灼样的疼痛感觉，是由神经损伤引起的痛觉过敏，常伴随血管舒缩功能障碍及无汗征，随后出现营养障碍。
- **中枢性疼痛**　由中枢神经系统损害引起的疼痛。
- **感觉迟钝**　一种令人不快的感觉，可以是自发的或由刺激引起的（如蚁走感，像蚂蚁在皮肤上爬）。
- **感觉过敏**　对刺激感觉反应增强，特殊感官情况不属此情况。
- **痛觉过敏**（hyperalgesia）　对通常引起疼痛的刺激反应增高（通常的疼痛刺激会感到更痛）。
- **痛觉过度**（hyperpathia）　一种疼痛综合征，其特征为对刺激的反应性增高，尤其对于重复性刺激，且感觉阈值提高。
- **感觉减退**　对刺激的敏感性下降，不包括特殊感觉。
- **痛觉减退**　通常引起疼痛的刺激而不引起疼痛或痛感减轻。
- **事件性疼痛**　某种活动（如咳嗽、运动、负重）或加重的疼痛。
- **神经痛**　神经或神经丛分布区域的疼痛。
- **神经炎**　单个或多个神经发炎。
- **神经病变**　神经功能性紊乱或发生病理性改变。
- **伤害性疼痛**　浅表或深部组织痛感受器受到伤害或炎性刺激引起的疼痛。
- **触觉异常**　自发的或是受外界刺激时出现异常的感觉。
- **幻痛**　感觉到本已缺失的躯体部分仍然存在疼痛的感觉。
- **躯体性疼痛**　感觉到躯体某部位有疼痛，但是没有相应客观的组织器官病变（如心理压抑而表现出躯体性疼痛）。

（1）**伤害性疼痛** 是由体表或深部组织疼痛感受器受到组织炎症或损伤的刺激引起的。这种情况需要神经系统的完整，这种疼痛是周围神经的疼痛感受器受到刺激而引起兴奋（即神经末梢对于有害刺激的反应）。

（2）**神经性疼痛** 是由外周或中枢神经的原发病变或功能障碍引起的。它可以分为中枢性疼痛（原发损伤在中枢神经系统）和外周性神经疼痛。神经性疼痛是神经细胞或轴突由于炎症、外伤或退行性改变引起的损伤而发生的源于神经本身的疼痛。

（3）**心理性疼痛** 是一种没有明确的身体伤害，而主要源于患者心理或精神上的异常。然而，它同样能给患者带来痛苦不安。

需要指出的是这些类型可以交叉存在，患者可以多种类型疼痛并存。

疼痛各主要类型的特点概括在表 12.1。

2. **疼痛的构成** 从概念上理解，疼痛可以表述如图 12.1。

要正确理解疼痛的原因，需弄清伤害性反应、疼

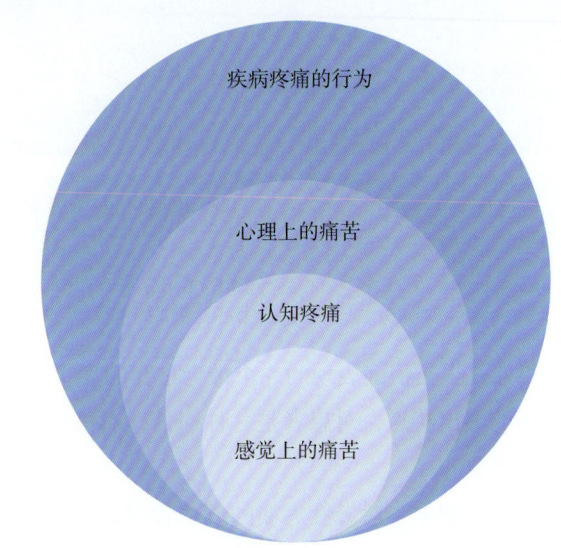

图 12.1　疼痛构成的概念：生物－心理－社会模式

痛本身部位、疼痛性质及疼痛发作时表现之间的关系。不能将以上 3 种疼痛构成套用在具体患者的表现上，只有通过患者身边的人对患者疼痛发作时表现的观察，才能了解并判断疼痛原因，而不是只听患者叙述。

表 12.1　疼痛的主要类型及特点

疼痛类型	发病部位	症状体征	举例
伤害性疼痛			
①躯体性	皮肤黏膜 骨及关节 胸膜和腹膜	局限性针刺样或烧灼样疼痛 钝痛 ± 运动性疼痛	皮肤溃疡和（或）脓肿 口腔溃疡 关节炎 微型骨折 胸膜炎
②内脏性	实体或空腔器官	深部、弥漫性疼痛，定位不清 ± 绞痛 ± 恶心、呕吐	腹部肿瘤 肠梗阻 大手术 肾和（或）胆绞痛
③肌肉痉挛	骨骼肌 平滑肌	运动时疼痛加剧 严重绞痛	急性腰痛 肾和（或）胆绞痛 肠梗阻
神经性疼痛			
①外周神经	受压的神经	神经支配区疼痛 ± 运动缺失 ± 感觉受损	椎间盘脱出，早期臂丛和（或）腰丛被肿瘤浸润
②神经疾病性疼痛	被损伤的神经	各种疼痛综合征（见正文） ± 营养改变	疱疹后疼痛、外周神经病变晚期神经丛浸润

二、疼痛分类

疼痛可以被简单地分为：
- 急性疼痛。
- 癌症性疼痛。
- 慢性非癌症性疼痛。

1. 急性疼痛 急性疼痛是指迅速发作且持续时间不长的疼痛，通常有明确的原因和可以预期的持续时间。早期诊断及治疗通常有效，通常对阿片类药物敏感。这种疼痛几乎都由伤害性刺激引起。

疼痛表现可因其社会环境因素而改变（如术前适当的准备可减少术后镇痛药用量），心理因素通常不是主要因素。

全科医生及早、适当的干预对于准确评估疼痛、提高治疗效果都有重要作用；也有助于防止其发展为慢性疼痛，即成为反复发作的慢性疼痛。这尤其适用于急性骨骼肌肉损伤，如急性颈部、背部疼痛和运动损伤。

需要进行急性处理的不同部位的疼痛包括：
- 急性背痛（第39章）。
- 急性颈痛（第63章）。
- 急性头痛（第57章）。
- 急性颌面部疼痛（第53章）。
- 急性腹痛（第35章）。
- 急性关节内积血（如血友病、运动损伤所致膝关节出血）（第40章）。
- 急性胸痛（第41章）。
- 运动损伤（第138章）。
- 创伤。
- 烧伤。
- 神经性疼痛（如带状疱疹）。

2. 慢性疼痛 慢性疼痛可被定义为持续时间超过3个月或超过预期消失时间4周以上的疼痛。

慢性疼痛是令医生感到棘手的病症的典型例子。因为它非常难以治疗管理，用于治疗急性疼痛的药物（如阿片类）常常效果不佳。其实慢性疼痛本身就是一种疾病状态。

可能需要多学科，包括痛伤科、神经科、心理科、社会自助性组织等共同参与对慢性疼痛进行评估与管理。

最需要上述管理的慢性疼痛疾病包括：
- 慢性腰背痛。
- 骨关节炎。
- 风湿性关节炎。
- 慢性反复性头痛。

三、疼痛的评估

疼痛是一种主观症状，并引起明显的情绪改变和挫折、失望感，因而难以评估。

评估任何疼痛都需要弄清以下四个问题。
- 疼痛的原因是什么？
- 疼痛的主要机制是什么——躯体性、内脏性，还是神经性？
- 有无可治疗的原因？
- 是否存在明显事件性因素？

1. 病史 规范的病史评估法仍是最重要的方法，可让患者用PQRST的顺序描述其疼痛病史，即：P——疼痛减轻或加重的因素、Q——疼痛的性质、R——疼痛放射情况、S——严重程度和T——疼痛时间。大多数医生使用SROT-SARA方法描述评价疼痛，即：
- 部位。
- 放射与否。
- 发作或缓解因素。
- 类型（性质）。
- 严重程度。
- 加重因素。
- 减轻因素。
- 相关因素。

2. 使用人体示意图表 为了帮助明确疼痛的诊断和处理，使用人体整体或局部（如头部）示意图标示出疼痛部位及放射部位很有意义，对于伴有转移牵拉性及肌纤维痛的脊柱疼痛的诊断尤其有帮助。

3. 疼痛程度测评 尽管疼痛是一种主观症状，但记录可重复测评的疼痛类型，尤其对于观察慢性疼痛的治疗效果很有帮助的。

（1）**一维量表** 视觉模拟评分法（VAS），是一个经过验证的有效的研究工具，在记录急性及慢性疼痛程度时都很有意义。图12.2是一个简单的VAS线性量化图的例子，以此可以看出患者目前的疼痛程

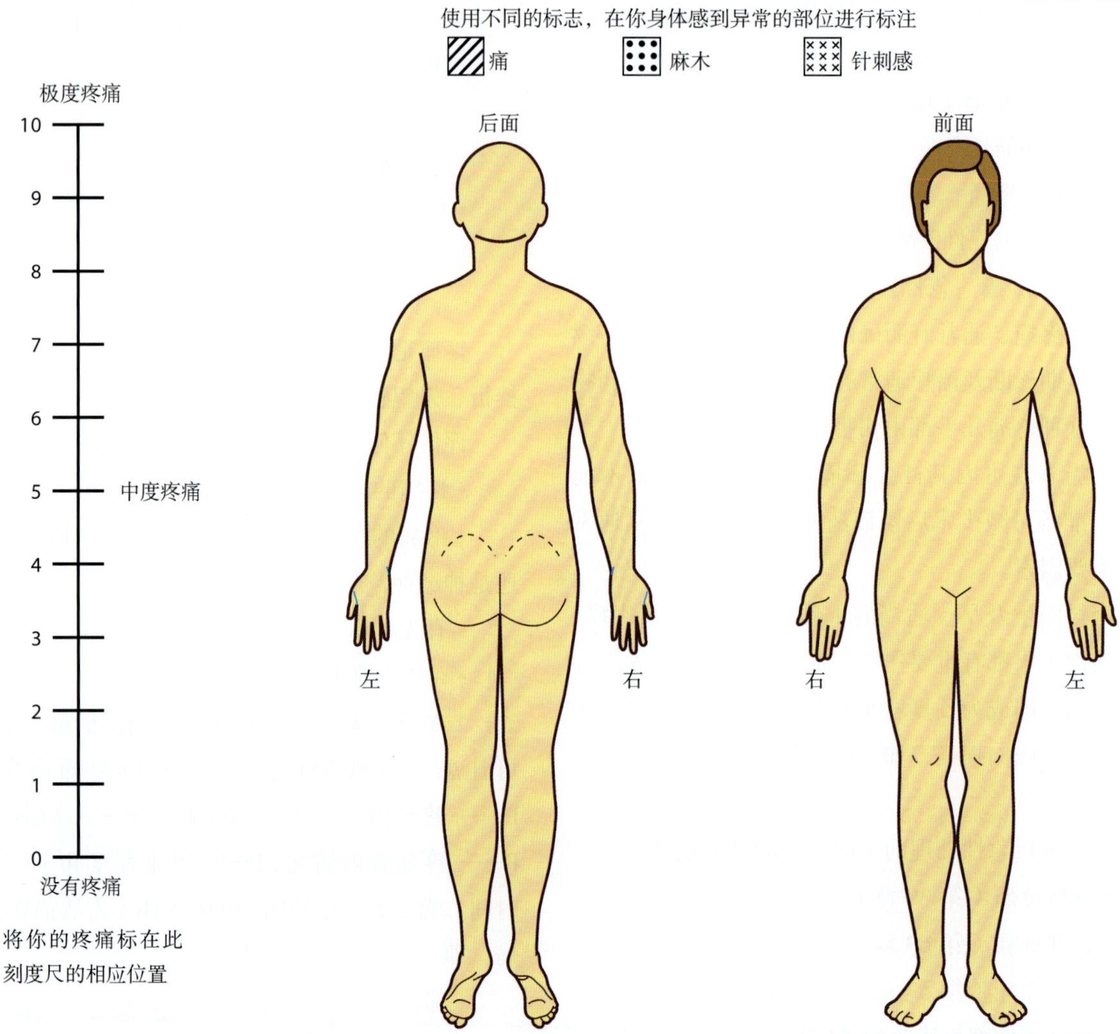

图 12.2　使用视觉模拟评分法和人体图评估疼痛：最适用于腰骶部疼痛

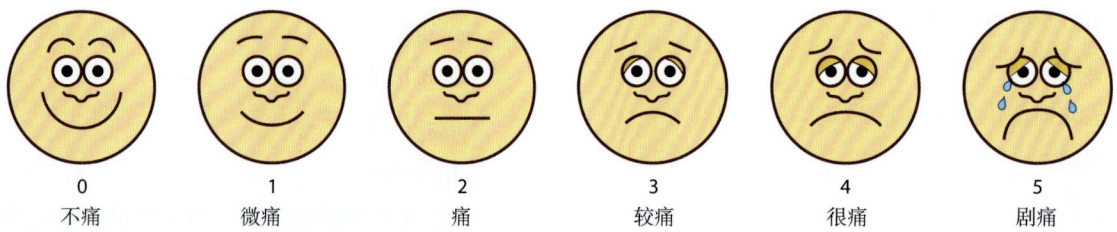

图 12.3　视觉模拟评分法：儿童疼痛级别面部表情

度，图 12.3 是用于儿童的 VAS。

（2）**多维量表**　常用于慢性疼痛的评估。除了考虑到疼痛引起的功能障碍和伤残水平外，还考虑了疼痛的多方面痛觉反应。这些量表包括：

- McGill 疼痛问卷。
- 疼痛伤残指数。
- 36 健康调查（SF-36）。
- Oswestry 腰痛问卷。

四、疼痛管理的整体方法

在评估疼痛时，医生不仅要考虑引起疼痛的躯体原因，还要考虑患者的精神、心情、应对能力、态度及家庭等多种情况的影响。

疼痛阈可因疲劳、生气、抑郁、孤独、家庭或工作环境等因素降低；另一方面，幸福、满足感、被关心、共情、友谊、睡眠、休息、良好的家庭支持等因素又可提高痛阈[3]。

用一个按照一定规则建立的治疗模型对疼痛进行管理是很有用的，下述关于关节疾病治疗管理的指南就是这样一个例子。

关节炎患者的管理

一般原则

① 做好解释和患者教育工作，并进行适当地安慰。

② 注意生活方式——NEAT 方法：
- N（营养）——保持理想体重、合理饮食、低脂、低糖等。
- E（锻炼）——健康的生活方式和合理的锻炼计划。
- A（避免）——限酒、戒烟，并远离毒品。
- T（心神稳定）——掌握放松技巧。

③ 共同照顾——采用多学科综合性治疗方法，例如：
- 风湿病学家，尤其对于慢性疼痛［如系统性红斑狼疮（SLE）、类风湿关节炎（RA）］。
- 理疗医生，对于大多数疼痛都很重要。
- 职业病治疗。
- 疼痛门诊。

④ 药物治疗，例如：

a. 简单的镇痛药（如对乙酰氨基酚、阿司匹林）。

b. 非甾体抗炎药（NSAIDs）用于缓解关节炎症状。

c. 辅助改善症状的药物：
- 柳氮磺胺吡啶——RA，脊椎关节病。
- 羟化氯喹——SLE，RA。
- 注射或口服金制剂——RA。
- D-青霉胺——RA。
- 甲氨蝶呤——RA，脊椎关节病。
- 环孢素——RA。
- 环磷酰胺——RA。
- 硫唑嘌呤——RA，SLE。
- 柳氮磺胺吡啶——RA。
- 生物性缓解病情抗风湿药（DMARDS）——RA。
- 鱼油（长链 ω-3 脂肪酸）——RA。
- 氨基葡萄糖和软骨素——骨关节炎（OA）。

d. 疾病抑制药
- 糖皮质激素。

⑤ 关节内注射，如：
- 糖皮质激素。
- 欣维可（hylan）。

⑥ 外科手术（如滑膜切除术、联合关节置换术、关节固定手术）。

五、开具镇痛药

全科医生的重要责任在于不但要熟练、完全地（可能的话）缓解患者的疼痛，而且还要在确保不发生药物依赖的情况下给患者开具适当的药物。

刺激性疼痛、神经性疼痛、心理性疼痛这三类疼痛各需要不同的治疗药物[4]。刺激性疼痛用传统的镇痛药，如对乙酰氨基酚、阿司匹林、非甾体抗炎药及阿片类药物，神经性疼痛用抗抑郁药、抗癫痫药及膜稳定剂，肌肉疼痛使用肌松类药物和巴氯芬（氯苯氨丁酸）。

治疗疼痛可以考虑以下几种药物：
- 简单的镇痛药（如对乙酰氨基酚、阿司匹林）。
- 非甾体抗炎药、特异性环氧化酶-2 抑制药。
- 阿片类。
- 抗抑郁药（阿米替林）。
- 膜稳定药（抗惊厥药、抗心律失常药）。
- NMDA 受体拮抗药（克他命）。

慢性疼痛的治疗（如慢性腰背痛）对医患双方都是一个挑战，因此，要很好地治疗急性疼痛，防止其慢性化。O'Reilly 为全科医生提供了一些有用的处理慢性疼痛的指导。
- 要强调完全治愈不可能。
- 鼓励患者承担疼痛管理的部分责任，配合治疗。
- 提供连续的关心、支持。
- 鼓励患者活动而不是休息。
- 不断向患者进行相关知识的教育，使其了解自己的病情：回顾 X 线检查结果，讨论其所使用的药物，尤其是长期应用阿片类药物及其他镇痛药的不良反应。

- 鼓励疼痛发作时即时用药。
- 停用不适当的药物（如阿片类药物和镇静药）。
- 要考虑潜在的抑郁、焦虑会加重疼痛，必要时应给予相应处理。
- 提倡使用放松、分散注意力、冰袋冷敷等疗法，不提倡增加药物用量。
- 讨论以后疼痛发作时的处理方法。
- 借助心理支持：推荐到认知行为心理学家或精神病学家处。

常用的镇痛药

（1）**对乙酰氨基酚** 对乙酰氨基酚的抗炎活性微弱，但其具有中等程度的镇痛作用（可等同于阿司匹林）和解热性能。主要通过肝进行代谢，半衰期约4小时。不良反应很小，偶尔会出现胃肠道不适症状，如消化不良和恶心等。即使是有消化性溃疡的患者也能够耐受，并且不影响血小板功能。每天服用4g或4g以上，连续使用12个月以上会引发慢性肝病。肝肾功能不全的患者慎用。虽然其缓解疼痛的效果不如NSAIDs，但由于其在治疗剂量出色的安全性，使得它仍是治疗轻中度疼痛的一线药物。

常用剂量：1g（口服），4小时1次（最大剂量4g/d）。

常用剂型包括：
- 快速释放片剂和胶囊。
- 口服溶液和混悬液。
- 咀嚼片。
- 可溶解片或泡腾片。
- 长作用的缓释片——665mg（可提供8小时的镇痛作用）。
- 栓剂（125mg、250mg、500mg剂型）。
- 注射剂。

（2）**阿司匹林** 阿司匹林同时具有镇痛作用和抗炎活性，对成年人轻、中度急性疼痛非常有效。半衰期极短，代谢产物是水杨酸。用阿司匹林的最主要问题是引起胃肠不适、溃疡和出血。

常用剂量：600mg（口服），4小时1次（最多4g/d）。

（3）**阿片类镇痛药** 这类镇痛药通常专门用于治疗重度疼痛。常用的药物包括作用较弱的阿片类药物，有可待因、羟考酮和右丙氧芬，作用较强的有吗啡、哌替啶和美沙酮。其他类型的还有右吗拉胺、喷他佐辛、阿片全碱和芬太尼。

这类药物的不良反应很常见，且是剂量依赖性的，表现亦非常多样，包括恶心、呕吐、便秘、呼吸抑制和烦躁不安。

① 可待因：也叫甲基吗啡，可代谢成吗啡。对照试验表明32mg可待因并不比600mg阿司匹林更为有效[5]。常见的不良反应有恶心和便秘。

常用剂量：

30～60mg（口服），4小时1次（每日最大剂量180mg）。

② 羟考酮：羟考酮是一种人工合成的阿片类药物，口服效果明显。常用于治疗中度疼痛，镇痛作用介于一般镇痛药和阿片类强镇痛药之间。口服制剂作用持续4小时。该药通过直肠黏膜吸收良好，夜间使用栓剂镇痛效果持续7～8小时。

不良反应包括恶心、便秘、精神混乱和瘙痒。羟考酮也有注射制剂。

常用剂量：10mg（口服），4小时1次（每日最大剂量60mg），控释制剂可延长给药时间，可12小时1次；直肠给药，30mg，可延长至8～12小时1次。

例如 Endone，Oxycontin，OxyNorm。

③ 右丙氧芬：对于这一药物尚存有争议。该药结构上类似于美沙酮。主要的不良反应包括烦躁不安、意识混乱、眩晕和便秘。用药过量，尤其是饮酒时使用可能会导致猝死。不主张连续使用，特别是老年患者和心脏病患者。

④ 吗啡：吗啡是缓解癌症疼痛最有效的"金标准"阿片类药物（第11章）。值得指出的是，注射给药缓解疼痛并不比口服更为有效。应根据患者的需要来决定给药剂量。肝、肾功能不全的患者，老年人或体质虚弱者应酌情减少药量。

注：每个患者对于有效剂量的需求差异很大，要注意监测患者的反应。对于癌症患者来说，使用吗啡可能没有明确的剂量上限。

常用剂量：10mg（口服），每日4次。

肌内注射或皮下注射（SC）：7.5～15mg。

静脉注射：大剂量2.5～5mg后，间隔5分钟给予增量1～2mg。

5～10分钟后，再缓慢给药2.5～5mg，然后静脉滴注 2～5mg/h。

等剂量：口服 30mg + 胃肠外给药 10mg。

⑤美沙酮：美沙酮是一种有效的口服镇痛药，其半衰期长但不恒定。建议一天给药 1 次，或最多 2 次。美沙酮不适用于急性疼痛，而对于慢性疼痛非常有效，但目前已有长效吗啡制剂替代。老年患者或肾功能不全者禁用。该药物可用于缓解和控制阿片类药物依赖的症状，但因它有引起呼吸抑制和体内药物积聚的危险，所以应谨慎应用。

⑥哌替啶：哌替啶是一种合成的短效阿片类药物。其最严重的不良反应是毒性代谢产物（去甲哌替啶）的聚积，后者可引起肌阵挛和全身性癫痫发作。不管是对癌症还是非癌症患者，都不适用于缓解慢性疼痛。在急性疼痛的治疗上可能也不适用。

⑦芬太尼：芬太尼是一种作用非常强的人工合成阿片类药物，可通过静脉注射、肌内注射、口服、经皮注射或硬膜外注射等多途径给药。其镇痛功效与吗啡相仿，但不良反应较少。与吗啡的量效换比为：10mg（皮下注射）的吗啡 =100μg（皮下注射）的芬太尼。

常用剂量：术前和（或）术后疼痛，50～100μg，肌内注射或缓慢静脉注射。

皮肤贴剂（强度不同，释放时间超过 72 小时），初始剂量 25μg/h。8～12 小时后发挥镇痛效果。

⑧氢吗啡酮：氢吗啡酮结构类似吗啡，但其镇痛强度是吗啡的 5～7 倍。适用于中重度疼痛，可口服、胃肠外或胃肠内给药。其发生药物依赖风险很高。

常用剂量：2～4mg（口服），每 4 小时 1 次。

每 4～6 小时 1～2mg 肌内注射、皮下注射或缓慢静脉注射。

⑨曲马多：曲马多是一种同时具有阿片类和非阿片类药物功能的经典镇痛药。临床应用迅速增加。其主要优点是，能够良好镇痛且伴随的镇静和呼吸抑制作用很小，并很少发生药物滥用或引起药物依赖。不良反应包括头晕、眩晕、恶心、呕吐、便秘、头痛、嗜睡、震颤、混乱和过敏反应[6]。

常用剂量：每日 2～4 次（口服），50～100mg（可使用 50mg 胶囊或 100mg、150mg 或 300mg 的缓释药片），或每日 2 次，100～200mg（缓释片）。

注射剂 100mg/2ml：50～100mg，每 4～6 小时肌内注射或静脉缓慢注射。

⑩丁丙诺非：丁丙诺非是从阿片生物碱蒂巴因中提取的一种具有兴奋-拮抗混合作用的镇痛药。镇痛效果非常有限。舌下含化（0.2mg、0.4mg、2mg、8mg）用于治疗急性、慢性和癌性疼痛。被用于阿片类药物依赖症的治疗。

⑪喷他佐辛：喷他佐辛也是一种具有混合性能的阿片类镇痛药，其结构与其他阿片类药物不同。通常口服、皮下注射（SC）或肌内注射给药。现已不推荐使用。

（4）联合镇痛药 联合镇痛药可作为处方药和非处方药用于中度到重度疼痛的治疗。通常由一个简单的镇痛药（如对乙酰氨基酚或阿司匹林）和阿片类镇痛药（通常是可待因）联合应用。因为各类镇痛药作用的受体部位不同。因此，联合用药镇痛效果会更好。一般不建议使用配制的联合镇痛药，但如果同时需要使用上述两类药物，则建议分别开处方，然后再根据个体情况调整剂量。

（5）甲氧氟烷 甲氧氟烷是一种通过麻醉吸入装置给药的吸入性镇痛药，仅用于紧急情况下，如路旁急救。其可与氧气或空气联合使用，在吸入甲氧氟烷 8～10 次后，疼痛缓解，并可维持几分钟，甲氧氟烷仅在复苏设备可用时才能使用。

六、儿童疼痛

处理儿童疼痛要求医生非常敏锐和智慧。关于这个问题有很多临床上的教训。尤其是那些疼痛忍受力高或痛觉缺失的儿童相对危险。对包皮环切术疼痛的不当处理就是一个典型的例子。

1. 指导原则

• 即使不比成人更敏感，起码也和成人一样，所有儿童都能感觉疼痛。

• 新生儿能感知和记忆疼痛——即使是胎儿也能感知疼痛。

• 儿童能够对其疼痛进行定位和描述。

• 儿童的疼痛可以被掩盖，他们经常不诉说疼痛。

• 如果一个孩子述说疼痛，那么就应认为其疼痛是严重的，且为器质性的，除非被证明是其他原因。

- 考虑其他混杂因素（如发育延迟）。
- 考虑患儿怕打镇痛针。
- 对预期程序的焦虑是一个大问题——应予以解释、分散患儿注意力，并让患儿父母参与帮助。
- 阿片类药物的不良反应，比如成瘾，对于儿童来说，不一定是个严重的问题。
- 镇痛药的剂量应该以每个孩子的体重为依据。
- 对于较严重的疼痛患者，可考虑联合使用镇痛药（如NSAID类加上阿片类）。

2. 疼痛的评估　进行疼痛评估对于各个年龄段的儿童都很重要，应该包括详细的病史和体格检查。大于4岁的儿童对疼痛的自我报告是可信的。仔细观察非言语性提示和行为是很重要的（比如剧痛可能会表现为退缩、哽噎哭泣、心动过速）。

可以使用如下的评估方法——对于年龄较小的儿童应用疼痛脸谱测量表图（图12.3）是有意义的；而较大的儿童和10岁以上的儿童可使用视觉模拟评分量表（a visual analogue scale）。

3. 儿童的镇痛[2, 8]　儿科最常用的3种镇痛药是对乙酰氨基酚、NSAIDs和阿片类药物。表12.2列出了儿科用镇痛药的种类。

表12.2　镇痛药的等级分类[7]

对乙酰氨基酚
NSAID（布洛芬、萘普生）
联合口服疗法
・对乙酰氨基酚或可待因混合剂
・交替使用：NSAID和（或）对乙酰氨基酚
肠外阿片类药物
・负荷量肌内注射、静脉注射、静脉滴注、连续镇痛泵给药
联合肠外疗法
・NSAID/阿片类/氯胺酮
・辅药可乐定

（1）对乙酰氨基酚　通常认为，治疗剂量的对乙酰氨基酚是一种安全而有效的药物，即使是用于哮喘患者也是如此。口服用药可在30分钟内迅速吸收，且可很好地由直肠吸收。

常用剂量：

15mg/kg（口服），每4小时1次（每日最多6次）。
20mg/kg直肠给药，每6小时1次。

临床使用原则：

日最大剂量

—90mg/kg，最大剂量4g（不超过2天）。

—如年龄<6个月，60mg/（kg·d）。

如10mg/kg，其效果和安慰剂无差别。

- 不应超过推荐的日剂量。
- 不经审查时，连续用药不应超过48小时。
- 不要加倍用药，例如对乙酰氨基酚与普通感冒片和流感感冒片一起使用时。
- 轻微发热不要应用。

下列情况应慎用：

- 黄疸。
- 发热和（或）脱水时连续几天重复使用相同剂量。
- 小于150mg/（kg·d）的剂量罕见有肝脏毒性，但急性超剂量（>100 mg/kg）则有可能出现危及生命的事件。

（2）阿司匹林　阿司匹林在儿童中不常使用，小于18岁的儿童不应使用，因为其与Reye综合征发病有关。

- 对于其抗血小板的作用，则使用2～5mg/(kg·d)的低剂量。

（3）非甾体抗炎药（NSAIDs）　NSAIDs已被证明是治疗儿童轻重度疼痛的安全和有效的药物。并且可以与对乙酰氨基酚和阿片类药物（例如可待因和吗啡）一起使用。其优点是可减少阿片类药物的用量。禁忌证包括已知对该药过敏、严重哮喘（特别是阿司匹林性哮喘）、出血倾向、鼻息肉和消化性溃疡类疾病。

常用于镇痛的药物有：

- 布洛芬：5～10mg/kg（口服），6～8小时1次[最大剂量：40mg/（kg·d）]。
- 萘普生：5～10mg/kg（口服），12～24小时1次（最大剂量：1g/d）。
- 吲哚美辛：0.5～1mg/kg（口服），8小时1次（最大剂量：200mg/d）。
- 双氯芬酸：1mg/kg（口服），8小时1次（最大剂量：150mg/d）。
- 塞来昔布：1.5～3mg/kg（口服），每日2次。

直肠用药剂量是口服用药剂量的2倍（比如吲哚美辛2mg/kg），但是每日只需用药2次。

（4）阿片类镇痛药

① 口服阿片类药物：口服阿片类药物的生物利用度相对较低，但是患者在不能进行肠道外途径给药时，可以缓解剧痛。在不适用静脉注射途径给药时口服阿片类药物可以缓解中重度持续剧痛（如烧伤）。

② 可待因

常规剂量：

- 0.5～1mg/kg（口服），必要时每4～6小时给药1次［最大剂量：3mg/（kg·d）］。

与对乙酰氨基酚或布洛芬联合使用效果更好。

③ 吗啡

即释剂型：

- 0.3mg/kg（口服），必要时每4小时给药1次。

缓释剂型：

- 0.6～0.9mg/kg，每12小时1次。

④ 曲马多

常规剂量：

- 1～2mg/kg（口服），4小时1次（避免与SSRIs合用）。

⑤ 羟考酮

即释剂型：

- 0.2～0.3mg/kg（口服），每4小时给药1次（最大剂量：10mg）。

缓释剂型：

- 0.6mg/kg（口服），每12小时给药1次。

⑥ 二氢吗啡酮

常规剂量：

- 0.04mg/kg（口服），每4小时给药1次。

⑦ 美沙酮

- 0.1～0.2mg/kg（口服），每8～12小时给药1次。常用于阿片类戒断和替代性治疗。

⑧ 芬太尼：芬太尼枸橼酸盐可以"棒棒糖"形式口含经黏膜吸收，或者以贴片形式经皮吸收，也可以雾化形式经黏膜吸收用于镇痛。

⑨ 肠外阿片类制剂：在儿童剧痛的治疗中，这类药是最有效的肠外镇痛药，而且它可以大剂量（肌内注射、静脉注射或腔注射）间歇性给药，或连续输注给药（静脉或腔内输注）。小于6个月的婴儿对此药更为敏感，因此需要严密监测（如血氧定量脉冲测定）。这种方法一定要在医院中应用，给药应在具备氧气、复苏设备及阿片制剂过量拮抗药纳洛酮的条件下进行。

肌内注射阿片类药物的最大剂量：

- 吗啡：0.2mg/kg（最大剂量：10～15mg），每4小时给药1次，必要时。
- 哌替啶：2mg/kg（最大剂量：25～100mg），每3小时给药1次，必要时。

七、老年人镇痛药

老年患者疼痛性疾病的发生率最高，行外科手术的情况亦最常见。一般而言，老年患者对阿片类镇痛药、阿司匹林及其他非甾体抗炎药都较敏感，但是患者对疼痛的忍受程度则有很大的个体差异。大于65岁的患者应该起始用低剂量阿片类镇痛药，随后的剂量应根据患者的需要用滴定方式进行确定。

八、一般原则和技巧

- 对持续性疼痛患者，应固定时间给予镇痛药而不是在需要时给药。
- 常规监测患者对镇痛药的需要量，并根据需要和其不良反应做相应的调整。
- 用药量应从药物剂量范围的最小量开始使用，然后根据其反应逐步滴定上调剂量。
- 为患者提供持续的关心和支持，这将强化所有安慰剂作用。
- 避免使用复合性镇痛药，一般镇痛药和阿片类镇痛药应分别开具。
- 不要因为减半剂量而把栓剂切半。
- 要为服用阿片类药物可能引起的恶心、呕吐备用止吐药。止吐药的一个不良反应是锥体外系反应（肌张力障碍和眼动危象）。
- 建议患者在服用镇痛药时多吃些高纤维性食物。必要时，可以开一些膨胀剂或者乳果糖。

九、非甾体抗炎药的临床应用

所有全科医生都越来越倾向于应用阿司匹林和其他非甾体抗炎药，尤其是对那些需要缓解疼痛的年长关节炎患者。在英国一个普通全科医生的患者清单上有15%的患者存在运动系统的问题[9]。对以风湿症为主诉的患者，医生的一般反应是开非甾体抗炎药。

在美国，55%的关节炎患者都会被开出非甾体抗炎药的处方[10]。

不幸的是，非甾体抗炎药的广泛应用，导致了其不良反应的高发。其不良反应可从很轻微到严重的致死，有许多患者因发生出血性溃疡而死亡，这尤其容易在老年患者身上发生。非甾体抗炎药的广泛使用是因为它仍一直被认为是缓解关节炎症状最有效的药物。然而，特别需要注意的是，非甾体抗炎药广泛应用于一些普通疾病比如背痛，而导致这种疼痛的主要原因不是炎症而是功能性障碍。令人感到奇怪的是，这些患者往往对非甾体抗炎药有很好的反应。

对非甾体抗炎药的选择仍存有争议。有人声称非甾体抗炎药和其他药相比有较多的不良反应，但是并没有本质的差异[4, 11]。毫无疑问，一些特殊的非甾体抗炎药对具体的风湿病症状有很大的价值。吲哚美辛和保泰松对脊柱关节病和痛风更为有效。值得关注的是它们的半衰期。短半衰期的药物包括阿司匹林、双氯芬酸、噻洛芬酸、酮洛芬、布洛芬、吲哚美辛。长半衰期的非甾体抗炎药包括二氟尼柳、萘普生、舒林酸、吡罗昔康和替诺昔康，这些药物对治疗慢性疼痛，比如癌症骨转移的疼痛很有帮助。

非甾体抗炎药的分类见表12.3。

表 12.3 非甾体抗炎药的分类

作用	例子
非选择性COX-1和COX-2抑制剂，主要作用于中枢神经系统	对乙酰氨基酚
非选择性COX-1和COX-2抑制剂，同时作用于中枢神经系统和外周神经	阿司匹林、酮咯酸、其他非甾体抗炎药
选择性COX-2抑制剂	塞来昔布 依托考昔
COX-2偏好性抑制剂	美洛昔康

COX（cyclo-oxygenase）：环氧化酶

研究明确显示，某些患者更易出现非甾体抗炎药的不良反应（胃病）。非甾体抗炎药相关性溃疡及其并发症一般在老年人，尤其是老年女性患者中更易出现（表12.4）。

在澳大利亚，尤其是全科医生在诊疗中，非甾

表 12.4 出现非甾体抗炎药性不良反应的高危人群（基于Ryan的研究）

已确定的危险因素
年龄>65周岁
有溃疡病或其并发症
使用大剂量、多种非甾体抗炎药
同时接受皮质激素类药物治疗
治疗持续时间（>3个月）
可能的危险因素
有需要非甾体抗炎药治疗的疾病（如类风湿关节炎）
女性
吸烟
酗酒
幽门螺杆菌感染

体抗炎药的使用非常普遍。有文章[12]提出了减少使用非甾体抗炎药的建议，特别是在某些炎症反应不是患者主要表现症状的情况下（如骨关节炎和"机械"性背部疼痛），要尽量少使用此类药物。近期非甾体抗炎药的消费已有所下降，可能还有部分是由于媒体的宣传。Haslock强调，停止使用和开始使用非甾体抗炎药的医生都必须承担一定的临床责任[13]。

首次使用这类药物的医生须承担如下义务和责任：

- 确保有适应证。
- 为患者提供此类药物的相关信息，包括用药目的、不良反应和剂量方案等。
- 监测观察其持续性的需要、治疗效果和安全性。
- 允许患者就任何相关问题进行电话咨询。
- 时刻准备应对不良反应。
- 根除已知的幽门螺杆菌感染。

停用此类药物的医生须担负同等的义务：

- 确定是否仍有必要继续使用此类药物。
- 如果仍有需要使用，提供替代性的药物，这一步也非常有必要。

有证据显示，由于服用非甾体抗炎药导致的消化性溃疡在减量此类药物后更快治愈[14]。

尚没有证据表明使用肠溶性非甾体抗炎药或直肠

给药能够减少对胃的损害,因为非甾体抗炎药被吸收后几乎会全身分布,被系统地介导。此外,试验表明使用 H_2 受体拮抗药防止非甾体抗炎药导致的胃肠道并发症的作用是很微弱的,甚至是没有任何效果的。

使用具有抗感染治疗剂量的鱼油作为减少 NSAID 应用的一个措施应给予考虑。

一个重大的进展已经实现,研究发现了环氧化酶的两种形式:环氧化酶1(COX-1)和环氧化酶2(COX-2)。两者都是作为前列腺素和血栓素合成的限速酶而发挥作用,其各自作用显示于图12.4中。

昔布类药物是一类非甾体合成抗炎药。它特异性地抑制 COX-2。其镇痛作用与 COX-1 抑制药类似,胃肠不良反应较轻,但 COX 抑制药的所有其他不良反应和相互作用昔布类药物都有。罗非昔布的心血管问题,包括血压升高,血栓形成[致死性心肌梗死和脑卒中(中风)],以及肾功能损害的情况表明这些药物存在潜在的问题。如果患者有血栓形成的风险,在开药时还应加上阿司匹林[15]。

帕瑞昔布是一种非常有效的 COX-2 抑制剂,术后疼痛可肌内或静脉注射。较新的药物有依托考昔(Arcoxia)。

所有的非甾体抗炎药(即选择性和非选择性 COX-2 抑制剂)主要通过阻断 COX-2 的作用而产生抗炎症的效果。

外用非甾体抗炎药的凝胶剂型,其作用效果还存在争议。然而其少量的吸收仍能引起胃肠道出血。

1. 老年人与非甾体抗炎药 半衰期短的非甾体抗炎药(如布洛芬和双氯芬酸)可能对老年人更安全一些。但所有应用于老年人的非甾体抗炎药都应减少剂量。同时要监测患者液体潴留情况,并控制血压[2, 16]。

2. 处方建议
- 在进行适当患者教育的基础上推荐间歇使用非甾体抗炎药。14天的间歇疗程对慢性疾病效果良好,但应注意,非甾体抗炎药达到最大效果大约需要10天时间。通常首选布洛芬。
- 用对乙酰氨基酚作为替代用药,特别是对骨关节炎患者的治疗。
- 可以考虑保护性联合用药(如双氯芬酸+米索前列醇)。

十、神经性疼痛

神经性疼痛是一种与损伤、疾病、周围或中枢神经系统外科手术相关的疼痛;是一种很常见(影响

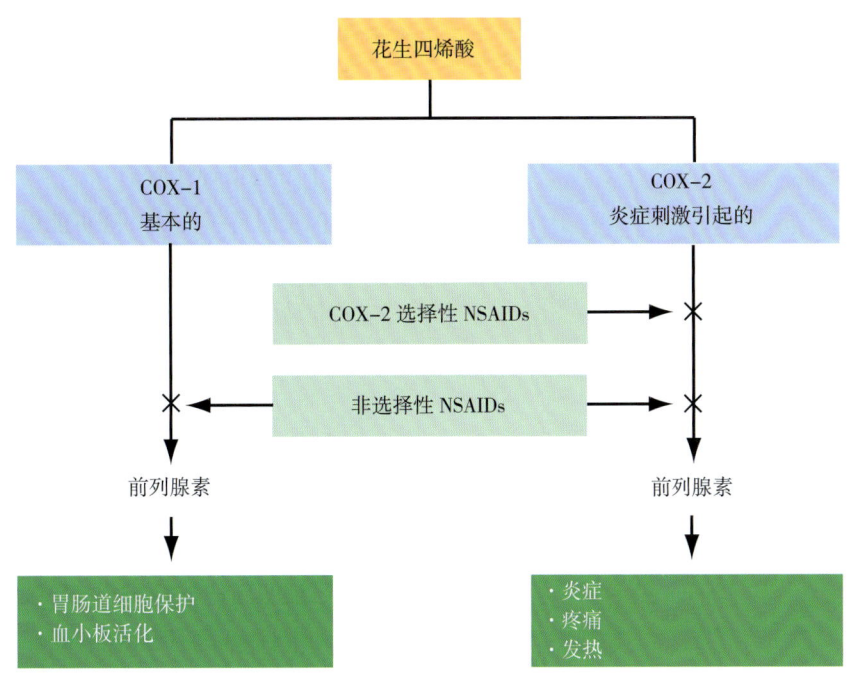

图 12.4 花生四烯酸合成前列腺素的过程:可能是由环氧化酶两种亚型中的一种介导的

约1%的人口），但尚没有被确定的症状[17]。

考虑神经性疼痛的情况包括：
- 原本就是由于神经损伤引起的疼痛。
- 通常周围和中枢神经系统都受到累及的疼痛。
- 具有临床疼痛表现的多种特点。
- 多种可能的机制（如神经瘤、脱髓鞘、正常感觉的缺失、交感神经活性增强）。

1. 临床特征
- 灼痛、跳痛、搏动性疼痛或刺痛。
- 阵发性疼痛或自发性疼痛。
- 不存在进行性组织损伤而产生的疼痛。
- 感觉缺失的部位出现疼痛。
- 痛觉超敏（allodynia，如轻触就感到痛）。
- 痛觉过度（hyperpathia）。
- ± 痛觉过敏（hyperalgesia）。
- ± 感觉迟钝（例如"蚁行感"）。
- ± 神经损伤后延迟发生的疼痛。
- 沿神经分布区域的放射电击样疼痛（如Tinel征——轻叩神经损伤部位或其远侧出现的疼痛）。
- 仅用镇痛药和非甾体抗炎药通常是不起作用的。
- 对阿片类药物反应不明显。
- ± 自主神经系统功能紊乱（如脸色苍白或发绀、过冷或过热、出汗变化）。

神经性疼痛的情况包括：
- 带状疱疹后神经痛。
- 三叉神经痛。
- 非典型面部疼痛。
- 幻肢痛。
- 复杂的局域性疼痛综合征Ⅰ（反射性交感神经营养不良）。
- 复杂的局域性疼痛综合征Ⅱ（灼性神经痛）。
- 其他神经痛。
- 糖尿病或酒精性周围神经病。
- 脊髓损伤性疼痛。
- 晚期臂丛/腰骶丛肿瘤浸润。
- 脑卒中后疼痛。
- 蛛网膜炎。

2. 治疗
起初，缓解疼痛可以使用阿司匹林或对乙酰氨基酚或非甾体抗炎药。然而，通常需依靠镇痛性佐剂的应用，或口服[主要是三环类抗抑郁药（TCAs）和抗癫痫药]或肠外给药，如利多卡因或氯胺酮。使用辅助剂时，初始应低剂量给药，必要时增加剂量，直到可耐受的最大剂量。

阿米替林 10～25mg（口服），每7天在夜间增加至最大剂量——75～100mg。考虑另一种TCA（例如去甲替林或多塞平）和（或）卡马西平，起始给药 50～100mg（口服），每日2次，逐渐增加至最大剂量400mg，每日2次。

或

加巴喷丁起始给药 300mg/d（晚上口服），如果可以耐受的话，逐渐增加剂量到每日3次（最多2 400mg）。

请注意：
- 此药物通过肾脏代谢，因此老年人和肾功能不全者慎用。
- 老年人可在晚上给予100mg（口服）的试验剂量。
- 不良反应包括：嗜睡、头晕和全身疲劳。

或

丙戊酸钠 200～600mg（口服），每日2次。

或

普瑞巴林，起始150mg/d 口服。

如果难治，考虑使用心脏病药物。

美西律 50～200mg（口服），每日3次。

氟卡尼 50mg（口服），每日2次，最大剂量可增加至 300mg/d。

（1）一些指导性原则
- TCA对持续性烧灼痛可能更为有效。
- 抗癫痫药对剧烈的放射痛效果可能更好。
- 卡马西平是三叉神经痛的首选药物。
- TCA的剂量要远远小于用于治疗抑郁症时的剂量。

（2）循证医学
- 1级证据表明，大约70%的患者对卡马西平有显著反应[17, 18]。
- 已证明新的抗癫痫药加巴喷丁对糖尿病神经病变[19]和带状疱疹后神经痛有效[20]。

3. 疼痛性糖尿病神经病变[21]
疼痛性糖尿病神经病变往往发生在轻度甚至未确诊的糖尿病患者身

上，有时可能会显现出症状来，意识到这一点非常重要。11.6%的胰岛素依赖型糖尿病（1型糖尿病）患者和31.2%的非胰岛素依赖型糖尿病（2型糖尿病）患者都会出现足部和腿部疼痛。

典型的主诉是足部烧灼样疼痛，可能伴有相关的疼痛、痉挛和刺痛感。这些症状往往在夜间加重。除了糖尿病引起的神经病变以外，其他原因还包括和酗酒有关的物质缺乏和维生素B_{12}缺乏、尿毒症，以及周围血管疾病引起的缺血性病变。首选治疗是TCA，然后是加巴喷丁。

十一、躯体性疼痛障碍

躯体性疼痛，有时也被称为心因性疼痛，患者主诉为严重而沮丧的疼痛，其疼痛的产生源于躯体的原因，但又不能归因于有客观证据的器质性病变。这类疼痛的发生与情绪冲突或心理社会问题所达到的相应程度有关。

鉴别诊断包括隐匿的器质性疼痛、抑郁症、吸毒、癔症和一些罕见的疾病如镰状细胞贫血和卟啉病。疼痛的治疗管理是困难的，主要基于关心、支持，理解其没有明显病态的表现。心理治疗则是帮助患者面对和忍受痛苦。对可能存在抑郁症的患者，可予以抗抑郁药进行尝试性治疗。也可进行认知行为治疗（CBT）或类似的心理治疗或转诊到疼痛门诊治疗。

参考文献

[1] Gray M, Cousins M. Pain. Check Program, 1994, 264: 3–18.

[2] Mashford ML (Chair). Therapeutic Guidelines: Analgesic (Version 5). Melbourne: Therapeutic Guidelines Ltd, 2007.

[3] Turk DC, Meichenbaum D. Textbook of Pain (2nd edn). London: Churchill Livingstone, 1989: 1001–1009.

[4] O'Reilly S. Treatment of chronic non-malignant pain in general practice. Aust Fam Physician, 1994, 23: 281.

[5] Crammond T. Pain relief. In: MIMS Disease Index (2nd edn). Sydney: IMS Publishing, 1996: 380–385.

[6] NPS. Minimising the risks of using analgesics for musculoskeletal pain. NPS News 28, 2003, 5–12.

[7] Moloney G. Paediatric analgesia. Current Therapeutics, 2001: 67–71.

[8] Thomson K, Tey D, Marks M. Paediatric Handbook (8th edn). Melbourne: Wiley-Blackwell, 2009: 54–70.

[9] Khalig N, Wood PNH. Arthritis and Rheumatism in the Eighties. London: Arthritis & Rheumatism Council, 1986.

[10] Baum C, Kennedy DL, Forbes MB. Utilisation of NSAIDs. Arthritis Rheum, 1985, 28: 686–692.

[11] Ryan P. Pharmacology of musculoskeletal treatment agents. Monash Distance Education: Graduate Diploma in Family Medicine. Musculoskeletal Medicine Notes, 2001, 6(1): 10–13.

[12] Brooks PM, Yeomans ND. NSAIDs gastropathy: is it preventable? Aust N Z J Med, 1992, 22: 685–691.

[13] Haslock I. Should we use NSAIDs? Aliment Pharmacol Ther, 1988, 25: 1–8.

[14] Lancaster-Smith MJ, Jaderberg ME, Jackson DA. Ranitidine in the treatment of NSAIDs-associated gastric and duodenal ulcers. Gut, 1991, 32: 252–255.

[15] Day RO, Graham G. The vascular effects of COX-2 selective inhibitors. Australian Prescriber, 2004, 27: 142–145.

[16] Scharf S, Christophidis N. Drug treatment in the elderly. In: MIMS Disease Index (2nd edn). Sydney: IMS Publishing, 1996: 159–160.

[17] Bashford GM. The use of anticonvulsants for neuropathic pain. Australian Prescriber, 1999, 22(6): 140–141.

[18] Nicol CF. A four year double-blind study of Tegretol in facial pain. Headache, 1969, 9: 54–57.

[19] Backonja M, Beydoun A et al. Gabapentin for the symptomatic treatment of painful neuropathy in patients with diabetes mellitus. JAMA, 1998, 280: 1831–1836.

[20] Rowbottom M, Harden N. Gabapentin for the treatment of postherpetic neuralgia. JAMA, 1998, 280: 1837–1842.

[21] Gouche R. Neuropathic pain. Part 1. Medical Observer, 2001, 22 June: 44–45.

第 13 章　医学研究与循证医学

> 能够给研究者带来快乐的并非对真理的占有，而是努力探索真理的过程。
>
> Goffhold Lassing（1729—1781）

有效的研究是医学职业的重要标志。当面对了解和治疗人类疾病的神圣职责时，我们需要尽可能多的科学证据来帮助我们做出有效、可靠及正确的决策。

研究可被定义为"一种系统的方法，即根据一致性法则，通过观察和检验结论的可靠性而取得真实证据"[1]，或更简单地说，"研究是对好奇领域的探索"[2]，其终点是得到最新的和更深入的知识。

在医学领域，"研究"这一术语趋向于被看作是实验室研究。然而，全科医学则为研究提供了一个广阔的领域，其中除了基层卫生保健中治疗具体疾病之外，还要对发病率情况及常见疾病表现进行评估。

全科医生有着优良的研究传统。Tim Murrell 在他的论文《19 世纪全科医学领域精英》[3]中介绍了 Edward Jenner、Caleb Parry、John Snow、Robert Koch 和 James MacKenzie 所作出的贡献。指出了"他们共有的特点是，他们具备观察和记录自然现象的能力，运用生态学研究模式开创了医学探索研究的新领域"。

这种传统被诸如 William Pickles（皇家全科医师学会第一任会长），Keith Hodgkin 和 John Fry 等一批全科医生带入了 20 世纪[4]。他们都精心地记录了有助于建立基层医疗保健模式的资料。在 20 世纪 60 年代的澳大利亚，Clifford Jungfer、Alan Chancellor、Charles Bridges-Webb、Kevin Cullen 和 Trevor Beard 等人对全科医学的传统模式发起了挑战，目前，随着循证医学（evidence-based medicine，EBM）的发展，新一代全科医生的研究活动，无论是以理论为基础还是以临床实践为基础，均达到了更高的水平。

基于 Cochrane 协会开展的工作和 Chris Silagy 在澳大利亚创始的全科医学发展理念及其延伸思想，EBM 的研究热点已聚焦于改善卫生保健和卫生经济。EBM 的发展已经与不断提高的信息技术联系在一起。EBM 已经与研究紧密联系起来。

本章的目的就是要对研究、EBM 进行一简要的综述，特别是要鼓励全科医生个人或其团队进行研究——简单的或复杂的研究，并将其研究成果发表。这样做的益处在 John Howie 的经典著作《在全科医学中的研究》中已进行了很好的概述[5]。

一、为什么要做研究

研究的基本目的就是在医学实践中获取新的知识，进而为临床决策提供依据。研究为获取各种技能提供了基础，特别是那些严谨的思维和科学的方法学。连续性、综合性、以社区为基础的基层保健、家庭照顾、居家医疗、整体关爱及预防保健是全科医学的核心内容，这些对我们来说都是很具体的。为达到我们专科医师同事的认可和同一性，我们需要用合理的方法来研究这个领域，并且对这个学科进行明确界定。医学中没有什么专业领域能像全科医学这样，每天做出的决策涉及范围如此广泛，数量如此众多。因此，对患者的治疗管理需要尽可能严格地循证。

全科医生的具体工作场所，可能是偏远的乡村，也可能是工业城市的远郊社区，无论什么样的工作场所都有其自身的微观流行病学魅力。因此，每个特定的社区都为我们提供了观察和解决问题的独特机会。

从事研究也有个人原因。研究经历有助于医生的专业发展，激励个人清晰和严谨的思考，丰富新知识，发展新技能，开阔新视野。

在 10 年的乡村行医经历中，笔者进行了许多日常健康问题的小型研究，明确了文献中不曾提及或很少有报道的最有效的治疗方法。许多处理健康问题的建议在本书里都有所陈述，诸如网球肘病、唇疱疹、口腔溃疡、嵌甲、呃逆、背痛、梦魇、颞下颌功能障碍和疣。尽管数量相对较少，但将 10～20 例病例的治疗与试验假设做比较是一项有意义的研究，研究结果会逐步显现出来。当然，如果这些推荐意见与来自大样本的干预对照研究结果不同，则应以后者为准。然而，这种训练尽管局限，但对一个医生的临床工作却很重要。若没有这些学术性的挑战，全科医生的工作可能是很乏味的一件事。

开展研究的一个重要原因就是确保从业人员的专业能力与所期望的质量保持一致。评价我们对质量控制工作责任心的最有效的内容包括病历记录的审查、紧急事件的研究和发病率的研究。

二、谁应当做研究

任何愿意探求问题答案的全科医生，以及有机会开展研究的全科医生都应进行研究。研究具有很大的机会性，对于一些人来说，研究可能是沉迷观察而产生的一种冲动性反应；而对另一些人来说，研究则是一种认真的构思计划。

在单独的临床实践工作中可以开展研究，在这种情况下，监管患者个人的治疗结果的能力是单一的，开展双盲对照试验几乎不大可能。

研究可以多人合作开展。事实上，这是研究起步的一个极好的方法。合作进行研究可在一个临床工作团队中进行。

具备计算机技能和信息技术的全科医生是开展研究的理想人选。许多从"小"课题开始研究的全科医生已经进入大型的高层次的研究活动中，其中计算机技能发挥了很大的作用。在提出问题到最终找到答案的过程中，他们常常参考经验这个"好伙伴"。

提问题

在管理患者的过程中我们经常提出问题，这些问题是可以形成简单研究项目的基础。

典型的问题可能是：
- 儿童整夜咳嗽是因为哮喘吗？
- 在男性青少年中自杀常因为两性问题吗？
- 癌症是由压力或不快导致的吗？
- 周期性偏头痛是由子宫颈功能紊乱引起的吗？
- 全科医生治疗儿童中耳炎所用的不同种类抗生素的疗效有什么明显差别吗？
- 在候诊室里，接待员发放宣传页能提高免疫接种率或子宫颈涂片筛检率吗？
- 患者对他们所接受的服务满意吗？

- 向患者提供高血压（或糖尿病）管理的相关资料传单能够提高其依从性吗？

三、研究什么

全科医学有其自身的特征，包括疾病范畴、发病过程、流行病学、卫生服务、质量保证及医患关系。与患者接触使我们有机会了解患者对医疗服务的看法、所存在的社会心理问题和交流技巧能力。古人"万事始于足下"的说法适合我们所有人。全科医生不断地发展其自身的特殊兴趣，从而形成一个适合开展研究的领域。在医疗实践中开展的发病率和处方调查是一项简单却十分吸引人的研究。如果这些研究结果被纳入到一项大规模的广泛研究中去，那么就可以获取关于全科医学本质方面非常宝贵的信息[5, 6, 7]。

在世界家庭医学学会和 WHO 发起的基层初级保健中，医疗健康问题的国际分类及基层初级保健程序国际分类极大地促进了发病率的研究。这一信息目前被编成《国际基层医疗保健分类（ICPC）》出版发行[8]。

很显然，全科医学的研究涵盖了许多其他团体在临床领域进行的研究，但我们可以提出不同类型的问题，研究不同的人群，使用不同的方法，特别是可以应用定性的方法。

针对那些需要全科医生持续提供医疗关怀的常见问题开展研究将会更加合理。这些问题包括：
- 酗酒问题。
- 焦虑和抑郁。
- 关节炎。
- 慢性颈背部疼痛。
- 癌症。
- 心血管疾病。
- 糖尿病。
- 癫痫。
- 高血压。
- 偏头痛和其他类型的头痛。
- 女性健康问题[9]。

在基层医疗保健中常有一些能观察到某些疾病或状态（这些疾病和状态与某种特殊的环境相关）的特殊机会。举一个例子：有一些村民患上了淋巴肉瘤，一段时期内在该村医疗诊所就诊，村医疗诊所的全科医生发现这些患者在他们的农场里都接触过抑制黑莓生长的一种特殊的除草剂。对于这种联系，研究人员开始进一步就全州范围开展了调查，结果显示除草剂与淋巴肉瘤之间具有显著相关性[10]。

四、术语解释

1. 效度和信度

- 收集研究资料的理想方法就是确保资料的客观性。
- 一个有效的方法就是测量它要求去测量的东西。
- 一个可靠的方法就是所得结果具有可重复性。

效度指"真实"的答案，其必须是相关的、完整的和准确的。评价效度的三个重要问题是：

- 该研究有意义吗？或者结果是不确定的吗？
- 你认可将此研究结果应用于大众群体吗？
- 该结果适用于你将关心的人群吗？

内在效度指该研究方法对所研究对象的适用性，外部效度是指该研究结果对一般人群的适用性。

信度是指问题与结论的稳定性，经过测试及再测试（重复地）都成功获得一致的结果。验证研究结果的可重复性最常使用的方法是重复应用该方法。

2. 灵敏度、特异度及预测值

灵感度和特异度都属于效度的范畴，是在进行诊疗决策中常需要考虑的重要因素，特别是在进行疾病诊断中选择正确的辅助检查尤为重要。关于灵敏度、特异度及预测值的计算方法，见图 13.1。

一项检查方法的灵敏度高低在于其在被检查的具备某种特征（疾病）的人群中检查出阳性者的比例。灵敏度检测的最终目的是要发现所有真阳性病例。

一项检查方法的特异度则在于其在被检查的不存在某种特征（疾病）的人群中检查结果为阴性的比例（即健康人群中检测结果为阴性的百分比）。特异度检测的最终目的是要发现所有真阴性（无病）病例。一项金标准性的检查则应是灵敏度和特异度都尽可能地接近100%的检查。

表 13.1 列出了关于灵敏度和特异度的一个临床案例。

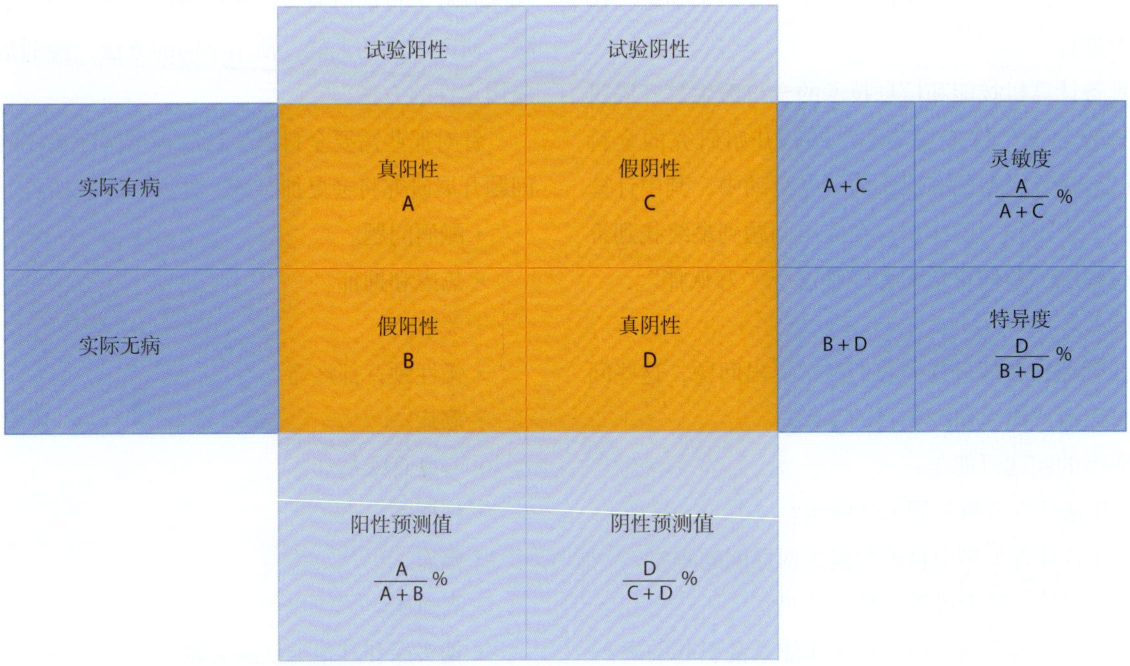

	试验阳性	试验阴性		
实际有病	真阳性 A	假阴性 C	A+C	灵敏度 $\frac{A}{A+C}$%
实际无病	假阳性 B	真阴性 D	B+D	特异度 $\frac{D}{B+D}$%
	阳性预测值 $\frac{A}{A+B}$%	阴性预测值 $\frac{D}{C+D}$%		

灵敏度：某检验多大程度上能够将实际有病的人正确地判断为患者
特异度：某检验多大程度上能够将实际无病的人正确地判断为非患者
阳性预测值：检测阳性的人群中真正患病的人的比例
阴性预测值：检测阴性的人群中真正未患此病的人的比例

图 13.1 灵敏感性、特异度和预测值的定义

表 13.1 腕管综合征相关症状和体征的预测价值

	灵敏度（%）	特异度（%）
感觉异常	97	4
夜间觉醒	91	14
麻木	57	61
屈腕试验	58	54
Tinel 试验	42	63
两点辨别试验	6	98

预测值是反映效度的有用指标，通常用阳性预测值和阴性预测值来表示。以一名表现有血尿的患者为例。在全科医生临床诊疗中，血尿以癌症为病因的阳性预测值不到 5%，而在住院患者中，其阳性预测值则高达 50%。

3. **发病率和患病率** 这两个概念很容易被混淆：

（1）**发病率** 是指在某一特定时间内，某一确定的人群中某种疾病（或被关注的某种因素）的新发生例数。

（2）**患病率** 是指在某一特定时间内患有某种病（或被关注的某种因素）的人数总和。

举例：多发性硬化在热带气候的患病率为 1/10 000，与之相比，其在温带气候的患病率则是 1/1 000～1/2 000。在澳大利亚的维多利亚州（人口为 440 万），多发性硬化的年发病率为 8/100 000。

4. **偏倚** 这是在研究过程中，使研究结果系统地偏离真实值的一种效应。偏倚的种类包括测量偏倚（如使用血压计测量血压出现的误差）、混杂偏倚（例如饮酒对压力与高血压之间关联性研究的影响）及选择偏倚（如在以社区为基础的研究中使用了医院门诊患者作为研究对象）。

5. **混杂** 混杂是指这样一种情况，即在测量危险暴露因素的影响时受到其他因素（已知或未知）的干扰，而这些其他因素与所研究的暴露因素存在相关性，且又能够影响研究结果。

6. **偶然性** 研究者必须想到偶然发生的试验干预因素对研究结果影响的可能性。因为这可能是由于偶然性引起的结果。因此，我们通过借助统计学中概率陈述或意义显著性检验来加以避免。

五、如何开展研究

对于初学者来说，开始研究可能很难。然而，可以通过以下途径获得资源，包括请教咨询研究经验丰富的全科医生、大学全科医学部及 RACGP 研究委员会。找一个合适的管理人员来协助研究是比较恰当的。开展研究的顺序方法如下：

1. **提出想法** 先从提出问题或想法开始，问题需要是有趣的、相关的、有意义的及可回答的。在此阶段提出一个恰当的假设是比较可取的。

2. **酝酿想法** 接下来，要与同事或相关领域的权威专家对想法展开讨论。

3. **文献检索** 对文献进行复习回顾，例如，使用 Medline 查询或使用核心研究资料库进行检索。

4. **制订计划** 可以是一份简短的书面计划，概述研究要采用的方法。

5. **评估计划** 然后，联系有关管理人员或权威专家，请他们对此研究计划进行评估，可以通过相关群体或研究委员会来寻找有关专家。

6. **撰写研究草案**

• 准备研究背景；制定研究目标及建立一个假设。

• 使用明确的标准和恰当的数据来选择目标人群。

• 对研究进行设计。

— 明确是定性还是定量研究。

— 设计调查问卷。

• 评估内部效度。

• 提前考虑统计学意义。

— 入选患者数量。

— 采取哪种资料分析方法。

• 招聘工作人员和助手。

• 评估大概的研究时间。

• 伦理学评定——征得伦理委员会的认可。

7. **预试验及时间表** 考虑初步的预试验及项目研究进度表。

8. **寻求资金赞助** 向相应的经费主管机构申请资金。

9. 实施研究。
10. 进行资料与统计学分析。
11. 进行归纳与总结。
12. 撰写论文，准备发表研究成果。

六、研究设计

1. 形成假设 研究者对研究假设的推理论证过程是以原假设为基础的，即试验组与"正常"对照组不存在差异。需考虑的问题是："试验干预的结果是由于偶然性引起的可能有多大？"答案是基于一种概率性陈述："由于偶然性导致的阳性结果的可能性小于5%（$P<0.05$）[12]。"

2. 选择大小适度并有代表性的样本 选择研究对象的两个基本要素是样本量大小及样本的代表性。后者则应以一种严格控制的方式来进行选取。

一个常见的问题是："多大的样本量才是理想的样本量？"虽没有固定的答案，但其数量必须达到足以产生有意义的统计学结果。

召集患者的过程本身就需要特别的技巧，同时也是一项很艰难的工作。如果研究人员有自己的患者群体，并与他们保持着良好的关系，则召集患者这件事就容易得多。一个有用的原则就是，如果你希望研究样本量是n的话，那么你就需要确定找到3n的患者这样一个目标人群。

关于选择样本量大小的一些指导包括[11]：
- 在总体中个体之间的差异越大，需要的样本量就越大。
- 设计的对比组越多，所需的样本量应越大。
- 样本量越大，应越能够发现更小的差异。

七、研究类型[1]

在全科医学当中，两个主要的研究类型是基于观察和对患者访谈的定性研究和基于对所收集资料测量及分析的定量研究。

研究也可以分为原始资料性研究和二手资料性研究。前者既包括定性也包括定量两种研究，后者则涉及系统性复习综述和Meta分析。

1. 定性研究 这类研究基本上通过观察研究对象的观点和看法来评估其行为。它以密切的观察为基础，并以描述性的方式表达出来。

（1）普通定性方法
- 现象学。
- 人种学。
- 基础理论。
- 传记（生活故事，叙事性作品）。
- 案例研究。

较实用的定性研究方法：
- 访谈（随时随地、不拘形式）。
- 小组讨论。
- 参与式观察。
- 文献分析。

对形成假说来讲，开展定性研究是一种极好的方法，并能够引发定量研究。

（2）**现象学**（Phenomenology） 一种哲学研究方法，关注的主要是日常生活的客观经验。它描述了事件、形势、经验和概念。它提供的是：
- 对所发生的事件或经历的详细描述。
- 加深对事件的理解，提高其敏感性。
- 提高医疗照顾的整体水平。

实例：
- 万艾可（和其他药物）对婚姻/性生活的影响。
- 护理人员对阿尔茨海默病患者照顾的经验。
- 职场欺凌对旷工情况的影响。

（3）**人种学** 这是对文化、社会和人群（包括亚群，如青少年）进行的测定评价。它是人类学的基础。研究者通常鉴定一个或更多关键证人（被调查者），通过访谈，以澄清其所观察到的资料的真实性。

（4）**扎根理论** 所谓扎根理论，就是指通过收集和分析资料而对新理论的拓展。即在某一领域内，为了建立某种符合实际的理论，力求明确其指导现实的主要实施过程。

2. 定量研究 定量研究是基于收集数据型资料的研究。它主要关注于假设的验证、资料的可靠性和有效性。概括起来可分为两大类，即观察性研究（包括病例对照研究、横断面调查和队列研究）和实验性研究（包括经典的临床对照试验）。

- 病例对照（或回顾性）研究：是一项观察性的研究，观察对象是患病人群（病例）和未患病人群（对照组）。

——举例：了解患间皮瘤的患者是否曾经暴露于石棉或其他因素；先天缺陷是否与患儿母亲怀孕期间服用药物有关。

- 横断面研究或患病率调查：利用现有数据资料实施的相关研究。它是在特定的时间内，确定的人群中对疾病的发生频率（多少）、危险因素或其他特征的发生频率进行调查。

——举例：对悉尼市一个特定社区生活的土著居民中糖尿病（已诊断和未诊断的）的患病情况进行调查。

- 队列研究或前瞻性研究：也被称为"随访"。这种研究是对有具体特征或疾病的一组人群进行一段长期的随访。通过设立对照组进行比较。

——举例：对120名患有坐骨神经痛的患者进行10年随访观察，以确定疼痛结局与神经缺陷的关系。对照组则是匹配的接受过椎板切除术的患者。

- 临床对照试验：属于实验性研究，对假设结果进行验证。随机选择一组患者接受干预，同时选择与干预组相匹配的另一组不接受干预的对照患者进行对比。目的是验证干预与假设结果之间的因果关系。理想的科学试验是双盲试验，研究人员和参加者都不知道研究对象是在干预组还是在对照组。这是评价药物与安慰剂试验结果的一种典型研究。

3. Meta分析　Meta分析是系统地评判一些随机对照试验的汇总合并数据（这些数据通常来自样本较小且结论不确定的试验）的过程，通过合并多个相同试验的数据，形成更大的样本量，继而可得出更具说服力的结论[13]。

八、循证医学

循证医学（evidence-based medicine，EBM）是以已验证的信息为基础进行临床实践的过程。EBM的创始人之一David Sackett对其定义[14]是："EBM是指医生在为具体个体患者做决策和制订诊疗方案时，要精明、准确、审慎地应用目前可获得的最佳证据。"依据Silagy定义[15]，则"EBM是将现有最佳科学证据与医生的临床技术、知识、判断、智慧结合起来"。

对于全科医生来说，应用EBM的过程应当是非常自然和愉悦的过程，因为对于医生来说，使用科学方法学与证据应是我们的专业习性，是我们进行临床决策的基础。

推荐实施EBM的5个步骤类似于基础研究方法[15]：
① 构建一个临床问题或确定疾病所在。
② 查询证据。
③ 评估证据的质量及适用性。
④ 将之应用到个体患者的诊疗当中去。
⑤ 评估其效果如何。

EBM中使用的统计学方法包括传统的研究方法，但需重点强调的是降低风险的方法，相对风险和绝对风险的降低，以及需要治疗的患者数。这些定义在下面的术语表中可以找到。

在对患者的治疗管理（表13.2）进行决策时，全科医生有责任熟练地应用最好的证据，不管是进行一个非常小的外科手术，还是选择用药、选择一项研究，或将患者转诊给最合适的医生。如果最佳证据提示我们正在进行的某一种实践行为没有价值，或者证实有比我们习惯使用的方法更为有效的，那么，我们就应当做好改变的准备。相反，如果目前没有证据显示哪一方法是最合适的方法，或与我们现在使用的疗法相当，那么就没有理由强行改变我们的现行疗法。

表13.2　证据可信度等级

①	所获得的证据来源于对所有相对随机试验进行的系统性总结
②	证据的获得至少来自一项正确设计的随机对照试验
③	证据来源于恰当的对照试验，但不是随机对照试验，或设计较好的队列或病例对照研究，或多重时间序列（有或没有干预）
④	来自受人尊敬的权威专家的意见、基于临床经验、描述性研究或专家委员会的报告

来源：引自NH&MRC，并进行修改。

全科医师除了具备对研究或证据的严格评价能力之外，还需要对什么是最佳证据、什么需要治疗持有一种健康的怀疑态度。我们倾向于将证据看作是一个数字游戏。然而，James Lind所做的伟大工作（见第10章的介绍）表明，客观事实并不一定都要涉及大量数据。

为了使全科医师（GPs）能接受EBM，相关信息资料应当是很容易获得的、友好提供的、且应是有意义的，并与 GPs 工作相关的，或是可信的。

　　EBM 的重要意义在于它能够为医生每天的重要决策提供答案，特别是在筛查和预防医学方面，在这个领域，指南已经在几十年内进行了不断地增删。最新的关于全科医学中预防性行为的 RACGP 指南强调了目前证据的价值[16]。

　　目前，全科医生正面临着对辅助性治疗的有效性做出重要决策的难题。这些辅助性治疗对于全科医生在寻找方法去管理棘手的临床问题（如慢性疲劳综合征、纤维肌痛综合征、慢性哮喘、慢性疼痛综合征及其他慢性疾病）时，颇具诱惑性。除了能够对个体治疗做出评估外，我们还希望 EBM 能够为最佳的医疗措施提供答案。

　　为了均衡 EBM 的优势（潜在的或现实的），应当认识到 EBM 可能被官僚主义者拿来开发"菜单式"指南、圣典或经济化法则；也应当考虑到我们对证据的合理性还缺乏认识。John Ellard 在他的《真正的循证医学是什么》[17]一文中陈述了一个有趣的，尤其会影响到精神病治疗方法的评论。他对支撑 EBM 的证据的有效性提出质疑，在 Louis Pasteur 的提醒（最糟糕的想法是其相信某事会怎样，然后就希望某事怎样）下，对 EBM 的"科学性"与"艺术性"的支持者的偏见提出质疑[18]。

九、对已发表的研究结果进行严格评价

　　对一篇论文进行严格认真评价的目的，是确定其研究所用方法及其结果是否能够提供可靠的有用信息。这种评价应从对摘要的评判开始，理想的摘要应当符合以下格式要求[20]。

① 研究目的是什么？
② 是否遵从伦理要求？
③ 研究设计如何？
④ 是否存在设计方面的潜在问题？
⑤ 纳入本研究的所有患者情况都能用研究结论进行合理解释吗？
⑥ 研究的重要结果是什么？
⑦ 如何正解解释这些结果？

推荐阅读

[1] Bowling A. Research Methods in Health: Investigating Health and Health Services (2nd edn). Milton Keynes: Open University Press, 2002.
[2] Howie JGR. Research in General Practice (2nd edn). London: Chapman & Hall, 1992.
[3] Sackett DL. Evidence Based Medicine: How to Practice and Teach EBM. London: Churchill Livingstone, 1997.
[4] Sackett DL, Haynes RB, Guyatt GH, Tugwell P. Clinical Epidemiology: A Basic Science for Clinical Medicine (2ndedn). Boston: Little Brown & Co, 1991.
[5] Silagy C, Haines A. Evidence Based Practice in Primary Care. London: BMJ Books, 1998.

术语表[18, 19]

　　除了之前使用的术语和定义之外，下面一些在 EBM 与研究中要使用的术语也很重要。

　　绝对危险度减少（ARR）　两组干预（治疗组）之间事件发生率的绝对差。它能够说明基线危险度和治疗效果。

　　ARR 为 0 意味着两组没有差别，因此治疗没有什么效果。

　　举例：下述案例中，环丙沙星预防性治疗的 ARR 是 10 - 2/100=8/100（0.08）或 8%。

获取证据资料

通过计算机 /CD 查阅
- 考克兰图书馆查询包括：
　—系统综述数据库
　—有效的研究论著复习摘要数据库
- www.thecochranelibrary.com
　或
　www.cochrane.org
- 备用网址：www.medicine.ox.ac.uk

　　变异度分析　指对正态分布的相似人群的两组样本均值进行比较。每一个变量的变异情况能够通过统计学检验进行确定和检测。

　　临床意义　与对照组相比，接受一项干预措施的人群的受益程度足够达到这种干预效果。这是基于对效度的测量。

　　置信区间　一项试验结果的值的统计学范围，真实的结果在这个区间的概率。

　　一个样本的 95%（标准）的置信区间表示有 95% 的可能这个区间包括总体，它是确定数据是否正确的一个测量指标。

　　对照组事件发生率（CER）　对照组受试者发生预期事件的百分比。

试验组事件发生率（EER） 在干预治疗组受试者发生预期事件的百分比。

Kappa 值 科恩 Kappa 值用于衡量两位评估者对同一对象所做评估的一致程度。值为 1 表示完全一致，值为 0 表示基本不一致。主要用于行与列种类相同的数据的分析（是对两位评价者一致程度的测量）。

需要治疗的患者数（NNT） 为获得一个好的结局或防止不良后果的发生，一定时间内必需选入接受试验性治疗（具体性干预）的样本人数。它明确了治疗的期限。它是绝对危险度的一种计算方法。显然，NNT 值越低，治疗效果越好。一般使用 100/ARR（%）来进行计算，即为 ARR 的倒数。

在下述案例中，需要治疗 60 天的患者数是 12～13。

需要注意的是，根据所用试验性治疗方法基线风险的情况，不同的患者人群，其 NNT 不同。

比数比 某事件发生概率与未发生概率之比。

出版物
- 临床证据：BMJ 出版集团，参考 www.clinicalevidence.org
- 循证医学：BMJ 出版集团

P 值 为偶然性出现差异可能性的概率。标准约定为只允许有 5%（1/20）的可能性。即由于偶然性，导致差异落在其预期范围之外的概率只有 5%。

相对危险度（RR） 治疗组（暴露组）与对照组（非暴露组）相比，某结局（如疾病或死亡）发生的比率。

RR 告诉我们，与对照组相比，治疗组可能有多少次将会出现某事件。

计算：RR=EER/CER

RR=1 表示没有差异，即治疗没有什么效果；
RR＞1 表示治疗增加了疾病或死亡的危险性；
RR＜1 表示治疗能够降低这种危险性。

例如：如果经过 60 天环丙沙星预防性治疗，吸入炭疽菌芽孢的 100 例人群死亡由 10 人降到 2 人，则这组人群的死亡 RR 值是 0.20 或 20%。

相对危险度下降（RRR） 在一项试验中，治疗组（或试验组）和对照组之间的不良事件比例下降（即 RRR 是干预组的绝对度危险下降与对照组绝对危险度下降的比率）。计算 RRR 的另一种方法是 1 减去 RR（即 RRR=1-RR）。

如上述案例中 RRR 则为：1-0.2=0.80 或 80%
或者：RRR=ARR/10=8/10=0.80 或 80%。

RRR 是报道中最常用于计算治疗效果的指标，但其实 ARR 更能反映其真实情况。

危险度（R） 某种不良事件（死亡或疾病）发生的可能性。

统计学意义两组之间存在差异是可能的。这种差异可能仅是偶然性造成的。它基于置信区间和 P 值。P 值为 0.5 的置信水平则表明两组之间 20 次中的差异有 19 次是可信的。

I 类错误 某项研究对本来没有差异的两组人群得出有差异的结论导致 I 类错误的产生。

II 类错误 某项研究对本来有差异的两组人群得出没有差异的结论导致 II 类错误的产生。

参考文献

[1] Schattner P. Introduction to research and research designs. In: Piterman L (ed)., Introduction to Research in Family Medicine MFM 2006, 1996: 2-7.

[2] Eimerl T. Organised curiosity. J R Coll Gen Pract, 1960, 3(1): 246-252.

[3] Murrell TGC. Nineteenth century masters of general practice. Med J Aust, 1991, 155: 785-792.

[4] Anderson NA, Bridges-Webb C, Chancellor A. General Practice in Australia. Sydney: Sydney University Press, 1986: 124-130.

[5] Howie JGR. Research in General Practice (2nd edn). London: Chapman & Hall, 1992: 12-14.

[6] Bridges-Webb C. The Australian general practice morbidity and prescribing survey, 1969-1976. Med J Aust (Suppl.) 1976, 2: 5-20.

[7] Bridges-Webb C, Britt H, Miles DA, et al. Morbidity and treatment in general practice in Australia 1990-1991. Med J Aust, 1992, 157: 51-57.

[8] Lamberts H, Wood M. ICPC: International Classification of Primary Care. Oxford: Oxford University Press, 1987.

[9] Thistlewaite JE, Stewart RA. Clinical breast examination for asymptomatic women: exploring the evidence. Aust Fam Physician, 2007, 36: 145-149.

[10] Buch-Jaeger N, Foucher G. Carpal tunnel syndrome: validity of clinical signs. J Hand Surg [Br], 1994, 19B: 72-74.

[11] Silagy CA, Schattner P (eds). An Introduction to General Practice Research. Melbourne: Monash University, Department of Community Medicine, 1990.

[12] Rakel RE. Essentials of Family Practice. Philadelphia: WB Saunders Company, 1993: 182-191.

[13] Fowkes FGR, Fulton PM. Critical appraisal of published research: introductory guidelines. BMJ, 1991, 302: 1136-1140.

[14] Sackett DL. Evidence Based Medicine: what it is and what it isn't. BMJ, 1996, 312: 71-72.

[15] Silagy C, Haines A. Evidence Based Practice in Primary Care. London: BMJ Books, 1998.

[16] RACGP. Guidelines for Preventive Activities in General Practice (5th edn). Melbourne: RACGP, 2001.

[17] Ellard J. What exactly is evidence-based medicine? Modern Medicine Australia, 1997: 22-25.

[18] Pasteur L. Speech to the French Academy of Medicine, July 18, 1876. In: Strauss MB (ed). Familiar Medical Quotations. Boston: Little Brown & Co, 1968: 502.

[19] Rosser M, Shafi r MS. Evidence-based Family Medicine. Hamilton: BC Decker Inc, 1998.

[20] NPS News. Drug promotion: distinguishing the good oil from snake oil. NPS News, 2002, 25: 1-4.

旅游医学　第 14 章

> 不要吃不能削皮、不能煮沸或不能烹熟的东西。
>
> Anon

一、旅行医学——关于旅行医疗的科学

每年有超过 6 亿的人远足旅行。旅游者所去的国家或地区及其生活方式各不相同,众多旅游者正面临种类繁多的健康问题[1]。有证据显示,很多旅行者旅游前没有得到正确的建议[2]。通常到北美、欧洲和大洋洲的旅客并不比在家里更容易患传染病,但那些走访欠发达的非洲、中美洲、南美洲和东南亚等热带和亚热带国家的旅行者,得传染病的风险则明显增加。免疫功能低下的人群更是高危人群。

这些健康问题的复杂程度不同,可以是最常见的一般健康问题(如旅客发生腹泻),也可以是特殊的和潜在致命的疾病,如疟疾、日本脑炎和艾滋病。还需要注意的是,在一些政治动荡不安的国家还可能会招致伤害,被监禁或陷入困境。旅游就意味着要乘坐交通工具,因此其伴随着潜在的突发事故、身体伤害和银行存款余额不足等问题。保险是应对突发事件的一项重要预防性健康措施。

二、重要资料与关注要点

- 国际旅行者所面临的主要疾病是旅行者腹泻(相对较轻)和疟疾,尤其是具有潜在致命性的恶性疟疾(CRFM)。
- 旅行者腹泻的大多数病例是由能产生肠毒素的大肠埃希菌引起的。
- 侵袭性大肠埃希菌(不同的血清型)引起痢疾样的疾病,和志贺菌引起的疾病相似。
- 旅行者主要是通过接触污染的水源如冲洗食物、餐具或牙具,食用冰冻饮料引起腹泻。
- 脊髓灰质炎至少在 20 个国家流行,因此接种脊髓灰质炎疫苗仍然非常重要。
- 在疟疾流行地区停留过夜,被感染的蚊子咬过很可能会导致致命的感染。
- 通过蚊子传播感染的疾病包括疟疾、黄热病、裂谷热、日本乙型脑炎、基孔肯雅病和登革热。因此预防蚊虫叮咬是这些疾病极好的预防方法。
- 每年约 1 000 个澳大利亚人在海外旅行过程中染上疟疾。
- 只有从黄昏到凌晨的蚊虫叮咬才可能引起疟疾,但白天叮咬的蚊子可能会传播登革热。
- 恶性疟疾正在持续增加,而且这种类型的疟疾对新的抗疟药物具有耐药性。
- 对于全科医生来说,查询旅行医学数据库,获取疾病"高风险"国家的具体信息是很重要的。
- 在海外旅行时应避免接受文身、穿耳洞、针灸或刺破皮肤。
- 海外游客最常见的死亡原因是外伤(26%),特别是交通事故和凶杀(16.9%)。

三、旅游前的保健原则

- 建议患者及早计划,至少提前 8 周。
- 建议牙科检查。
- 保证有足够的时间咨询(如 30～45 分钟)。
- 提供个性化建议。
- 提供最新信息。
- 提供书面和口头性建议。
- 提供一张关于现有疾病及其治疗方法的清单。
- 鼓励个人加强责任意识。

四、胃肠道感染

旅行者所面临的最常见问题是腹泻,其他由于卫生条件差引起的重要疾病则包括甲型肝炎、钩虫病和血吸虫病等蠕虫感染性疾病。

食物和水的污染是一个主要的问题,尤其在第三世界国家。

建议饮用声誉好的品牌饮料,如可口可乐。印度风格的茶,茶里的牛奶是与茶一起煮沸的,通常是安

全的；但不能在茶里加入牛奶直接饮用。食品加工者可能被感染，用来清洗食物的水可能被污染。

1. 旅行者腹泻 旅行者腹泻是去墨西哥、尼泊尔、印度、巴基斯坦、东南亚、拉丁美洲、中东和中非旅行的人常患的一种特殊疾病。它的名称也多种多样，如"巴厘岛肚子""热带腹泻""仰光腹泻""东京腹泻"和"蒙特福马腹泻（Montezuma's Revenge）"。患者一般在食用了被污染的食物或饮用了被污染的水6～12小时后发病。

这种病症状一般较轻，只持续2～3天，一般不会超过5天。患者的临床表现有腹部绞痛、频繁腹泻、排水样便，有时伴有呕吐。非常严重的腹泻，尤其排出的大便中带血或者带有黏液，要考虑是否患有其他更严重的胃肠道感染性疾病，比如志贺菌或弯曲杆菌感染和阿米巴病。

大多数的旅行者腹泻是感染了产生肠毒素的大肠埃希菌、弯曲杆菌、志贺菌和沙门菌。旅行者感染是因为他们在旅行中接触的大肠埃希菌与他们在家中接触的菌种类型或者种属略有不同。

引起腹泻的可能原因见表14.1。

治疗参见图14.1[13, 14]。治疗的关键是补液。

表14.1 旅行者腹泻的原因

致病因素		疾病类型
细菌	大肠埃希菌	旅行者腹泻
	志贺菌	痢疾
	沙门菌	伤寒、食物中毒
	空肠弯曲杆菌	旅行者腹泻、痢疾
	霍乱弧菌	霍乱
	小肠结肠炎耶尔森菌	旅行者腹泻
	嗜水气单胞菌	旅行者腹泻
	金黄色葡萄球菌（毒素）	食物中毒
	产气荚膜梭菌	食物中毒
	蜡状芽孢杆菌	食物中毒
病毒	轮状病毒	儿童腹泻
	诺沃克病毒	旅行者腹泻
原虫、寄生虫	隐孢子虫	
	溶组织内阿米巴	阿米巴病
	贾第鞭毛虫	贾第鞭毛虫病
	粪类圆线虫	类圆线虫病
	血吸虫	血吸虫病
	环孢子虫	环孢子虫病
	隐孢子虫	隐孢子虫病
	等孢球虫	等孢球虫病
化学类	辣椒（干辣椒）	

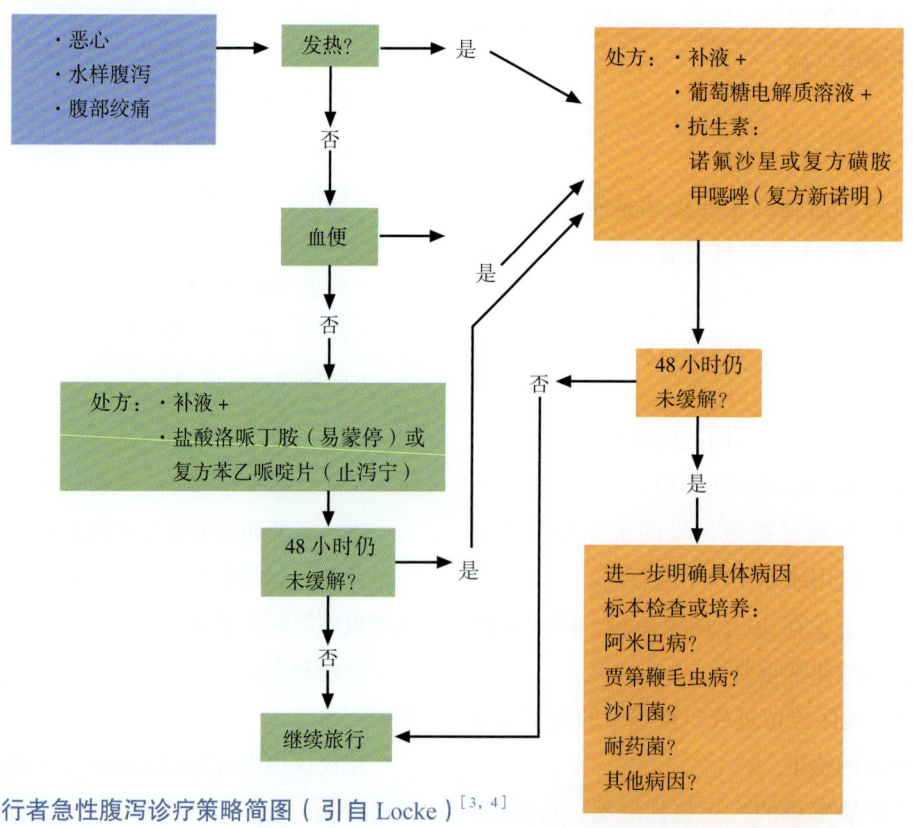

图14.1 成年旅行者急性腹泻诊疗策略简图（引自Locke）[3, 4]

（1）轻度腹泻

- 保持水分摄入——电解质替代物。
- 抑制胃肠蠕动的药物或食物（要谨慎使用：在粪便中没有血的情况下才可以用）。避免用于儿童。

洛哌丁胺（易蒙停）2粒，立即口服，然后每次腹泻后1粒（最大量8粒/日）。

或者

复方地芬诺酯（止泻宁）2片，立即，然后每8小时1~2片口服。

首选洛哌丁胺（易蒙停）。

（2）中度腹泻[4]

- 注意补液。
- 患者可以自己用一些抗生素——如诺氟沙星或阿奇霉素（尤其在印度、尼泊尔和泰国）。
- 不要使用复方地芬诺酯或洛哌丁胺。

（3）度重腹泻（患者中毒和发热）

- 住院治疗。
- 补液——使用口服补液盐（如：Gastrolyte或者WHO推荐的成分）。
- 避免使用复方地芬诺酯和洛哌丁胺。
- 抗生素：诺氟沙星、环丙沙星或阿奇霉素（通常使用单剂量）。

注：越来越多的病原体对多西环素和磺胺甲噁唑耐药，在东南亚这种耐药情况尤其严重。

2. 持续性腹泻 出现持续性腹泻可能是因为感染了寄生虫，如阿米巴或者贾第鞭毛虫。如果患者有发热、黏液性血便，要考虑可能患有阿米巴性痢疾。贾第鞭毛虫病患者的特点是腹部痉挛性疼痛、胃肠胀气、出气味难闻的痢疾样粪便，可持续2~4天甚至更长时间。应取3次大便标本送检。某些病例进行血清学检查可能有一定帮助（如阿米巴痢疾）。

治疗

- 贾第鞭毛虫病：替硝唑或者甲硝唑。
- 阿米巴病：甲硝唑或者替硝唑。

患者可以自己服用这些药物，如果去那些危险的地区旅行可以带上这些药物，但是如果在服药治疗过程中饮酒可能会出现严重的不良反应。

3. 预防建议 以下建议可以帮助预防因食用污染的食物和水而导致的疾病。这些"规则"只适用于诸如非洲、南美、印度和部分亚洲国家等一些危险的区域。

- 将所有食用水煮沸10分钟进行净化。向水中加消毒片的方法不是那么可靠，但是如果没有办法将水煮沸，可以通过往水里面加消毒片（含氯）或碘（2%碘酊）进行防护。碘比氯效果要好——每1L水中加入4滴，静置30分钟，可以起到消毒防护的作用。
- 不喝冰水。只喝酒店提供的开水或者一些知名的瓶装饮料（矿泉水、七喜、可口可乐、啤酒）。
- 避免食用沙拉或生蔬菜（包括豆瓣菜）。沙拉或生蔬菜常在污染的水中洗过。香蕉和带皮的水果要削皮吃，不要吃皮。但是要注意那些注水的水果，虽然带皮但果实可能已被污染。
- 注意一些乳制品，如牛奶、奶油、冰淇淋和奶酪。
- 避免食用生的贝壳类水产品和未煮熟的肉类产品。
- 避免食用从街头小贩处买来的食物，包括柑橘。
- 无论在何处，都尽可能地饮用热饮。
- 使用一次性湿巾洗手。

重要原则：不吃不能削皮、煮沸或煮熟的东西。

五、疟疾

1. 概述

- 去任何热带地区旅行都有感染疟疾的风险。
- 疟疾在102个国家流行，约23亿人处于易感风险中。
- 美国中、南部及东南亚的主要大城市感染的危险性都比较低，但在一些非洲城市感染的危险性却很高。
- 人类所感染的疟疾由四种疟原虫引起：
- —间日疟（间日疟原虫引起）。
- —恶性疟（镰状疟原虫引起）。
- —三日疟（三日疟原虫引起）。
- —诺氏疟（诺氏疟原虫引起）。
- 疟疾可以是良性（间日疟、三日疟）或恶性（恶性疟）的。
- 对多种药物抗药的疟疾越来越多：
- —致死性的镰状疟原虫对氯喹和抗叶酸类的抗

疟药物耐药（治疟宁和乙胺嘧啶-氨苯复合剂）。

——有报道目前对甲氟喹和蒿甲醚也有耐药[5]。

——在东南亚、巴布亚、新几内亚、南美的北部和非洲的部分地区对氯喹耐药的恶性疟很常见。

- 氯喹由于仅在世界有限的区域内（PNG除外）有效，故该药已不常应用。对间日疟原虫和卵形疟原虫（疟疾最常见的病原体）仍然有效。
- 长效疫苗将会使复杂的药物治疗变得简单，然而，尽管已经进行了大量研究，看到了希望，长效疫苗的研制似乎还需要很长一段时间。
- 脾切除的患者感染恶性疟后病情将会很严重。
- 延误诊断、治疗和治疗不当及宿主本身的一些因素都会导致死亡。
- 如果可能的话，建议孕妇和儿童不要去疟疾疫源区域。
- 医生应当遵从最新推荐的治疗指南[如：WHO发布的治疗指南（抗生素应用）]。

> **诊断提示**：发热+寒战+头痛=疟疾

2. 疟疾危险评估 以下因素会增加感染疟疾的风险：

- 去疟疾流行的地区，尤其在雨季和雨季后。
- 长期待在疟疾流行的地区，尤其是农村、小城市和城市边缘地区。
- 在没有蚊帐和其他防蚊设施的房间里睡觉。
- 穿深色短袖上衣和短裤。
- 使用不恰当的预防药物。
- 预防措施不完善。

3. 疟疾的预防 建议旅行者采取以下两条简单的方法就可预防感染疟疾：

（1）避免被蚊虫叮咬。
（2）定期使用抗疟药。

为了避免被蚊虫叮咬，建议旅行者做到以下几点：

- 傍晚以后不要去农村。
- 尽量在有空调或防蚊设施比较好的房间里过夜。
- 晚上使用蚊虫喷杀剂杀灭房间里的所有蚊子或用蚊香驱蚊。
- 在身体暴露部位涂上驱虫剂，一种有效的驱虫剂是二乙基间甲苯酰胺（Muskol，Repellem，Rid）。
- 恰当地使用蚊帐（将蚊帐的边缘塞在床垫下，检查有无破损的地方，保持蚊帐的完整密闭，使其真正起到防蚊作用）。
- 用苄氯菊酯（Ambush）或溴氰菊酯浸泡蚊帐。
- 日落后去户外要穿着浅色、长袖衣裤，这样才能保护整个身体不被蚊虫叮咬。
- 避免使用香水、古龙水和剃须乳膏等（会招来昆虫）。

4. 预防疟疾的一些重要措施

① 尽可能减少身体暴露的范围，防止被蚊子咬到。

② 以下是一些危险地区

- 南美的热带地区（墨西哥南部到南美的北半部）。
- 非洲的热带地区（撒哈拉以南地区到南非北部）。
- 尼罗河地区包括埃及的偏僻区域。
- 南亚尤其是热带地区。

③ 对氯喹耐药的地区分布

- 亚洲、南美的热带地区（巴拿马运河北部很少耐药）、撒哈拉以南地区、东非。

④ 应考虑的重要因素

- 疟疾传播的强度。
- 旅行的季节和在流行区停留时间。
- 旅行路线。

城区——旅馆。

城市——没有旅馆。

农村——民宅。

农村——背包旅行（不睡在房子里）。

- 耐药类型。
- 宿主因素。

——年龄。

——怀孕与否。

——有无合并其他疾病。

——依从性。

⑤ 熟悉抗疟疾的药物（表14.2）。

⑥ 综合考虑药物预防措施的危害和利益：药物的不良反应与对氯喹耐药的恶性疟的危害。

表 14.2 预防疟疾的常用药物[4, 5]

	成人剂量	儿童剂量	说 明
氯喹	基础量 300mg（2 片）于暴露前 1 周、暴露当日、暴露后 4 周，每周 1 次	基础量 5mg/kg，最大量至成人量	·只有用于抗疟疾才可以用于孕妇 ·可以加重银屑病 ·警惕视网膜病
多西环素	每天 100mg，于暴露前 2 天，暴露当日，暴露后 4 周	只适合大于 8 岁的儿童，2mg/（kg·d），至最大量 100mg	光敏反应
甲氟喹	每次 250mg（1 片），于暴露前 1 周、暴露当日、暴露后 4 周，每周 1 次	不推荐体重低于 45kg 的儿童使用；超过 45kg 的儿童用量同成人	·不良反应：头晕、视物模糊 ·应用 β 受体拮抗药的患者要慎用
氯胍	每次 200mg（2 片），暴露前 1 天，暴露当日，暴露后 4 周，每周 1 次	小于 1 岁：1/4 片 1～4 岁：1/2 片 5～8 岁：1 片 9～14 岁：1.5 片 大于 14 岁：同成人	·哺乳期和妊娠期的妇女应用是安全的（补充叶酸） ·不良反应：胃肠道紊乱、头痛、眩晕、皮疹
阿托伐醌+氯胍（马拉隆）	250mg/100mg（片）与食物同服，于暴露前 2 天、暴露当日、暴露后 7 天，每周 1 次	青少年 62.5mg/25mg 11～20kg：1 片/日 21～30kg：2 片/日 31～40kg：3 片/日 ＞40kg：成人 1 片/日	·孕妇或哺乳期妇女、＜11kg 的婴幼儿及严重肾功能损害者禁服 ·不良反应：胃肠功能紊乱、头痛、头晕、肌肉酸痛

⑦去抗氯喹的恶性疟流行地区不要自己使用一些有潜在危害性的药物。

⑧建议孕妇、年龄小的儿童和免疫低下的特殊人群避免旅游。

⑨没有什么药物能够完全预防疟疾。

5. 药物预防指南

• 在东南亚的大部分城市，住在大的有空调的旅馆里（从黄昏到黎明），居住时间不超过 2 周，不需要预防措施。

• 在一些耐药的地区，低度危险的旅行（一直住在城市）时间不超过 2 周：氯喹。如果需要可以用甲氟喹（表 14.3）。

• 在耐药区，到农村进行长期或短期的旅行（如：东南亚包括泰国、肯尼亚、坦桑尼亚、厄瓜多尔、委内瑞拉、巴西）：每天单用多西环素或甲氟喹（每周 1 次）。阿托伐醌和氯胍对短期旅行者也是非常有用的。

表 14.3 氯喹耐药的疟疾者的用药（在得不到专业治疗情况下，即紧急自我治疗时）

	成人量	儿童量
蒿甲醚/本芴醇（复方蒿甲醚）	4 片，于 0 小时、8 小时、24 小时、36 小时、48 小时、60 小时应用	只有在年龄＞12 岁、体重＞35kg 时才能使用
阿托伐醌/氯胍（是一种抗疟药）（如果不是用于预防）	每日 4 片，连用 3 天	11～20kg：1 片 21～30kg：2 片 31～40kg：3 片

药物使用总结[4, 6]

1. 恶性疟地区
   甲氟喹 250mg/w
   或
   多西环素 100mg/d
   或
   阿托伐醌+氯胍
2. 多重耐药地区
   氯胍预防性使用
   +
   备用治疗：氯胍或蒿甲醚+本芴醇（复方蒿甲醚）

六、特异性感染性疾病与免疫

人体对许多感染性疾病都可以通过免疫系统起到一定的保护作用。所有的游客对破伤风、脊髓灰质炎、白喉、麻疹有免疫抵抗力。最初的3次接种和每隔10年1次的强化接种破伤风疫苗能对人体产生保护作用。

特定的情况下需要接种疫苗。去黄热病流行区的旅客法定必须接种黄热病疫苗，而霍乱疫苗通常不需要接种。

一些旅客可能会暴露于结核、肝炎、鼠疫、狂犬病、伤寒、斑疹伤寒、脑膜炎球菌感染，因此接种疫苗产生免疫抵抗力很重要。天花已经被消灭，天花疫苗已没有必要。

日本乙型脑炎是旅行者需要特别注意的一种疾病。

表14.4列出了一些建议要考虑预防接种的情况[7, 8]。

表 14.4　预防措施和疫苗接种一览表

所有旅游者，所有的目的地
破伤风类毒素和白喉辅助剂
从上次接种到现在如果超过10年
去过第三世界国家旅行超过5年
<8岁者，给予白喉破伤风联合疫苗（CDT）；>8岁者，给予成人白喉破伤风联合疫苗（ADT）

所有去过没有疟疾流行的发展中国家的旅行者
破伤风类毒素辅助剂
如果接种脊髓灰质炎疫苗超过10年
麻疹免疫接种（考虑麻疹-腮腺炎-风疹疫苗）
流行性感冒
肺炎球菌（高危人群）
黄热病（必须的）
针对胃肠道感染、性传播感染、被蚊叮咬的预防措施

去过高感染风险的发展中国家或其他国家的旅行者，除了以上还要注意：
- 疟疾预防
- 甲型肝炎
- 乙型肝炎
- 伤寒
- 肺结核（如果结核菌素敏感性试验阴性则需接种卡介苗）
要考虑的其他疫苗接种：
- 脑膜炎（在某些国家是必须的）
- 流行性乙型脑炎
- 狂犬病
- 斑疹伤寒
- 瘟疫
- 炭疽
- 霍乱

七、强制性免疫

旅客到高危地区之前需要接种脑膜炎双球菌疫苗和黄热病疫苗。

1. 黄热病　黄热病是经伊蚊传播的一种严重病毒感染性疾病，和疟疾一样也是一种热带疾病，对去或途经非洲中纬线和南美洲北部或从这些地区返回到澳大利亚的旅客来说，接种WHO唯一推荐的黄热病疫苗很有必要。

> **诊断提示**：发热 + 心动过缓 + 黄疸 = 黄热病

1次接种产生的免疫力可持续10年以上。不满9个月的婴儿不能接种此疫苗，而出生后不满3周的婴儿不能接种霍乱疫苗。

注：弄清楚WHO对不同国家接种疫苗的具体要求很重要[9]。

根据WHO规定跨国旅行需要接种黄热病疫苗，对有些国家来说国际健康规定有些过于严格，但是对将要去有黄热病流行地区的旅客来说注射黄热病疫苗是很有必要的。

2. 脑膜炎球菌感染　脑膜炎是一种接触传播的致死性疾病，在尼泊尔、蒙古、越南和亚非部分地区很流行，特别是在干燥季节，从尼泊尔的加德满都迁徙的旅客和到沙特阿拉伯参加朝圣之旅的人群有很大的感染风险，因此应该接种疫苗，但是有些地区在入境处就需要免疫接种。

八、自愿的免疫接种

对于可能具有特殊感染风险的旅行人群推荐注意防范以下疾病：

1. 甲型、乙型肝炎　甲型肝炎在发展中国家的农村地区很常见，发达国家中甲型肝炎的抗体水平在下降，有感染风险的成人应给予一剂或两剂甲型肝炎疫苗。检测血中甲型肝炎抗体水平以明确其免疫力。

预防

避免接触被污染的食物和水源（也为了预防旅行者腹泻）。

注射2次甲型肝炎疫苗为一个疗程。

乙型肝炎在东南亚、南非和其他发展中国家流

行，建议接种疫苗，特别是在这些地区工作的人群，尤其是在健康护理中心或有性或药物接触愿望的人群。如果患者 HBV 核心抗体 IgG 阴性，疫苗就很有价值，而 E 型肝炎在孕妇中有很高的病死率。

对于未接受免疫接种的人群，通常的方法是给予 3 次的甲型和乙型肝炎联合疫苗接种（一个疗程）。

2. 伤寒 并非到任何国家去都需要进行伤寒疫苗接种，但建议要去卫生条件较差的第三世界国家旅行的人群接种伤寒疫苗。对到非洲、亚洲、美洲中南部和欧洲南部村庄、农村、偏远地区和小城市的旅客则应考虑接种伤寒疫苗。

可以皮下接种疫苗，但单剂量伤寒疫苗注射或口服则很少有不良反应，效果更好。按计划口服 3 粒或 4 粒疫苗，能提供 5 年的免疫力，但免疫力低下的人群禁止口服。

3. 霍乱 因霍乱疫苗效果有限，WHO 并未明确推荐使用。建议医护人员或到流行病区的人员接种疫苗，可于暴露前 1 周口服疫苗，孕妇或小于 5 岁儿童不适宜接种。

4. 日本乙型脑炎 是蚊媒传播的登革热病毒亚型病毒（日本脑炎病毒）引起的一种严重传染病（其死亡率高达 20%～40%）。因其在流行区国家有很强的传染性和很高的发病率，让旅客和医生都感到进退两难。

这种疾病在雨季广泛流行，西至尼泊尔、俄罗斯的西伯利亚区，东到日本东部、新加坡，尤其是尼泊尔、缅甸、韩国、越南、泰国、中国、俄罗斯东部和印度等国家和地区。稻田和养猪农场是高风险区。预防蚊虫叮咬的措施很重要。

 诊断提示：热性疾病 + 呕吐 + 昏迷 = 日本乙型脑炎

5. 狂犬病 对一些国际救助人员或长期到狂犬病流行区旅行人员来说，接种狂犬疫苗是有必要的。在被疯犬咬过之后接种疫苗才有效，因此对游客不推荐常规接种。感染该病的动物包括狗、猫、猴子和野生动物。被高危动物咬过、抓过，甚至舔过的游客都应立即用肥皂或清洁剂冲洗，然后寻求医疗帮助。在被咬之前接种过疫苗者在被咬之后仍须接种疫苗。

 诊断提示：有刺痛的咬伤 + 感觉异常 + 畏水（喝水感觉痛）= 狂犬病

6. 鼠疫 在一些国家，如越南、巴西、秘鲁、厄瓜多尔、肯尼亚和马达加斯加等国家和地区，鼠疫仍很流行。尽管不是强制性的，但还是建议在鼠疫流行区的农田作业人员和在农村工作的可能会接触鼠疫感染患者的医护人员接种鼠疫疫苗。成人给 2 个标准剂量（12 岁以下的儿童给 3 个标准剂量），每 6 个月加强一针。

九、一些特殊问题

1. 性传播疾病的预防 偶尔的性接触就会让旅行者感染一些严重甚至可能是致死性的疾病，或者感染一些性传播疾病。在东南亚和非洲常见的性传播疾病有非特异性尿道炎（NSU）、淋病（特别是青霉素耐药性淋病）、乙肝和梅毒。HIV 感染人数迅速增长。在东南亚和非洲主要通过异性性接触传播。一些不常见的性传播疾病如性病性淋巴肉芽肿、软下疳和腹股沟肉芽肿在热带发展中国家很常见。一个应遵循的原则就是假设所有处于"危险时期"的旅行者都是需要相应建议的。

> **预防**
>
> 节制或带上你的伴侣同行（避孕套和隔离膜不能起到完全的防护作用）。

2. 性传播疾病暴露的处理 如果患者进行了无保护的性交活动，并确定有患上一种性传播疾病的风险，如耐青霉素的淋病或 NSU，以下处理可能是妥当的：

- 头孢曲松钠 250mg，肌内注射（作为一个单剂量用药）。
- 多西环素 100mg（口服），共 10 天；或阿奇霉素 1g（口服）。

3. 毒品 携带和运输毒品是很危险的，很多人因为贩卖各种毒品罪在国外被投入监狱。携带运输毒品最高惩罚可致死刑。

缅甸、中国、印度尼西亚、马来西亚、新加坡、泰国和土耳其目前是可执行死刑的国家。应警告旅行者在国外禁用大麻类药品，因为大麻能引起人格发生深刻改变。

吸毒者在任何情况下都不应旅行。年轻的旅客在"危险"国家里使用电梯或搭顺风车应小心。

4. 怀孕与旅行　大多数国际航空公司不允许怀孕 36 周后的乘客乘坐飞机，怀孕 28 周后的旅客可能需要医生的证明才可乘坐。妊娠期最后 1 个月至分娩后 7 天内禁止乘坐飞机。产科既往史也应考虑到。同样的健康风险也应想到。除了最常带的抗疟片和接种疫苗外多不推荐。活疫苗（麻疹、风疹、流感）一般是禁带的。但 WHO 认为接种脊髓灰质炎疫苗是安全的。灭活疫苗、类毒素和多糖类允许在妊娠期使用。黄热病疫苗接种在怀孕 6 个月后被认为是安全的。一般来说，不推荐孕妇到第三世界国家旅行，孕妇尽量不要前往这些国家。

在婴儿期早期进行破伤风免疫接种是很重要的保护措施。免疫球蛋白可以安全地用于肝炎的预防。

抗疟疾药物氯喹、奎宁和氯胍可以被用于孕妇，但在表 14.2 中提到的所有其他药物则都应禁止使用。

5. 儿童与旅行　虽然儿童，包括婴儿，适应能力很强，是很好的旅行者，但他们的抵抗力，尤其是对高温和感染的抵抗力较低。儿童可以非常迅速地发生急性脱水。小于 7 天的婴儿或早产儿不建议空中旅行。

飞机登陆过程中大气压力的变化会引起痛苦的耳痛，所以建议在飞机下降过程中儿童吸吮奶嘴。

在热带地区，及时给儿童补充水分，并给他们穿着宽松的棉质服装。衡量儿童健康的一个很好的指标是尿量和颜色。如果尿很少且浓缩，说明其体液不足。

大多数疫苗（白喉、破伤风、脊髓灰质炎、卡介苗）都可以在儿童出生后几周内安全地进行接种。

在海外麻疹是常见的，甚至可能发生在出生后不到 12 个月的婴儿。12 个月以内婴儿不应接种黄热病疫苗，因此，预防蚊虫叮咬很重要。疟疾的预防很重要，氯喹、奎宁和氯胍可以安全地用于婴儿。但是，一般来说，年龄较小的儿童不适宜旅行。

十、空中旅行

虽然航空旅行安全、舒适，但是时差和晕机是许多旅行者所要面对的问题。

1. 时差综合征　这是旅行者因漫长空中飞行产生的一种很不舒服的情况，患者感到疲惫和方向感迷失，并有注意力不能集中、失眠和焦虑的问题。到达后的问题是白天注意力不集中、判断力下降。

可能出现的其他症状包括食欲缺乏、乏力、头痛、视力模糊、眩晕。

时差综合征是旅行者东向西或西向东长距离穿过几个时区的一种情况，它使人的日常活动和睡眠节奏不同步。最糟糕的情况出现在那些乘机从英国到澳大利亚向东飞行者。它可以发生在前往任何方向的旅行者，但北向南飞行所表现出的症状就不是太重。

2. 影响时差综合征的因素　个人因素：包括年龄、健康状况、对环境改变的耐力、对于长途旅行的准备情况，以及非常重要的情绪和精神状态。

一般因素：噪音、振动、湿度和静坐时间过长都会影响对时差的反应。

具体的因素：飞行时程、起飞时间、目的地的气候和文化变迁都影响时差综合征的严重程度。下列情况加重时差综合征症状：

- 旅行前行程安排得太紧凑。
- 旅途中的奔波和焦虑。
- 旅途中睡眠不足。
- 飞行中暴饮暴食和酗酒。
- 吸烟。

3. 如何最大限度地减轻症状（给患者的建议）

（1）飞行之前

- 留出足够时间规划行程。
- 如果可能的话，计划中途停留。
- 如果可能的话，合理安排行程，尽量在夜晚飞行。
- 确保前一天夜里休息好。
- 确保轻松前往机场。
- 如果噪声过大（75～100dB），带上耳塞。

（2）在飞行中

- 液体。避免酒精和咖啡。补充不含酒精的饮料如橙汁、矿泉水。
- 食品。只在饿的时候吃，甚至跳过一餐或两餐。吃清淡、易消化的食物，避免高脂肪食物和高糖食物。

- 着装。女性应该穿宽松的衣服（如长裙、舒适的轻装裤、无袖衫），避免穿过紧的衣服。穿舒适的鞋（不紧）并在飞行中脱去。
- 睡眠。试着在长时间飞行时睡觉（暂时不看电影）。关上百叶窗，戴上特制的眼罩，要一个枕头。适当服用镇静药如替马西泮或抗组胺药能帮助睡眠。
- 活动。尽量定时在飞机上走动，飞机停后在机场候机室运动。休息的时候让脚抬高，放松腿部肌肉。避免长时间将小腿放在椅子上休息。白天不采取打盹似的休息。
- 专门的身体护理。持续地滋润面部和眼睛。

保湿剂如 0.5% 羟丙甲纤维素滴眼液可以帮助眼痛患者缓解症状。

（3）**到达目的地** 如果可能的话，小睡 1～2 小时。

四处走走，直到感觉累了，去睡觉。避免在到达后不久做大的决策，最好用一天的时间来调整时差。从伦敦到澳大利亚飞行后大约需 3 天调整时差。

（4）**褪黑素的作用**[10] 关于褪黑素的重要性是有争议的。它是松果体分泌的一种激素，然而，考克兰图书馆（the Cochrane Library）回顾了以往的试验研究，指出褪黑素能有效缓解时差综合征。在想睡觉时或在平时的就寝时间口服 5mg 褪黑素，可以缓解时差综合征。一个可能的解释是，它有轻度的催眠作用。

4. 应避免乘飞机的情况 具有下列问题的患者应避免飞行或评估其是否适合乘飞机：
- 上呼吸道感染，包括流感，例如在 6 周内患有急性严重呼吸道疾病。
- 急性胃肠炎。
- 严重呼吸系统疾病（慢性阻塞性肺疾病、慢性支气管炎、气胸）。
- 近期进行过开胸手术。
- 囊性纤维化。
- 肺结核（直到被诊断不具有感染性）。
- 过去有乘飞时患呼吸性疾病史（呼吸困难、胸痛、混乱）。
- 不稳定性心力衰竭。
- 严重贫血（低于 7.5g/dl）。
- 妊娠超过 200 天（28 周）（不超过 36 周，如果必要的话）。
- 以往有暴力或不可预测的行为。
- 心肌梗死发生后 7 天以内。
- 血管意外发作后 3 天内。
- 大手术后 5～10 天。
- 脑肿瘤或近期发生颅骨骨折。
- 近期行眼科手术。
- 严重或难以控制的高血压。
- 控制不佳的癫痫。

具有以下问题的旅客需要特别注意：
- 结肠造瘘者。患者应戴上大结肠瘘袋，并备用额外的袋子。
- 静脉曲张者。患者应该穿支持性弹力丝袜，并经常活动。
- 石膏固定者。被石膏固定的肢体应预防发生肿胀。
- 植入起搏器者。那些植入心脏起搏器的患者在某些海外机场可能在 X 线上显示有问题。患者在通过安检设备前应告知安检人员。
- 癫痫患者。应该在旅行当天增加药物治疗。
- 糖尿病患者。患者应与他们的医生讨论他们的治疗和控制情况。应该随身带些糖果。

5. 深静脉血栓形成（DVT）的预防 乘坐长途航班的任何人都有深静脉血栓形成的风险。危险因素包括：年龄增加、凝血倾向即血栓形成倾向、DVT 既往史、DVT 家族史、吸烟、肥胖、静脉曲张、脱水、重大疾病、近期重大手术和雌激素治疗（第 135 章）。

预防：
- 保持体内水分——喝充足的液体，但应避免酒精和咖啡因饮料。
- 坚持飞行中锻炼，如使用脚泵、踝圈，抬腿等。
- 穿弹力袜（18～20 级）。
- 高风险者（如血栓形成倾向），用药物预防，依诺肝素 80mg 皮下注射 12～24 小时（如果没有禁忌证）1 次，去东南亚者使用一个剂量，去欧洲旅行者用两个剂量。

十一、旅行晕动症

在波涛汹涌的大海上航行几乎每个人都会发生晕

动症。

然而，有些人，尤其是儿童，晕动症是受船、汽车或飞机的运动影响而引起的疾病，所乘的船、飞机或汽车越大，该病发生的可能性较小；乘火车旅行，很少引起此类疾病。几乎所有的孩子都随着成长而有晕动症消失的趋势，但许多成人仍有晕船（"坏"水手）的情况。

该疾病是由内耳的半规管敏感引起的，是其受到旅行的运动和振动影响所致。有些人有敏感的内耳道，这些人容易发生此疾病，尤其是在进行某些类型的旅行（如穿过山岗的蜿蜒道路）和乘坐某些车辆时。

晕动症的主要症状是恶心、呕吐、头晕、乏力、嗜睡。早期的体征是脸色苍白、嗜睡，儿童常由活泼、爱说话突然变得安静。

1. 如何减轻这种疾病

（1）在旅行期间保持冷静和放松。避免孩子们在旅行中过于兴奋和忧虑。鼓励其进行诸如远眺的活动；劝阻其进行如阅读和玩游戏等需要密切视觉集中的动作。

（2）如果可能的话，躺下来，因为这样可缓冲内耳道刺激，进而减少呕吐感。如果乘坐汽车，定时停车休息。尽可能坐在前面的座位上。

（3）不要在旅行前几个小时和旅行途中吃大餐；避免进食牛奶、油炸或油腻的食物。不要空腹旅行：应在旅行前1小时吃些清淡的饭菜，不要大量饮水。旅行中喝些柠檬水等葡萄糖饮料是合适的。可提前准备葡萄糖糖果和饼干以备在旅行中使用。

2. 晕动症的药物治疗

许多药物可用于治疗晕动症。包括东莨菪碱、多种抗组胺和其他吩噻嗪衍生物，这些药物都可能引起嗜睡。虽然影响驾驶，但其镇静作用可为儿童或长途旅行者提供帮助。

吩噻嗪衍生物可降低迷走神经活性，具体包括丙氯拉嗪、盐酸异丙嗪（非那根）和茶氯酸异丙嗪。

抗组胺和东莨菪碱复合制剂包括Travacalm和Benacine（表14.5）。

东莨菪碱有片剂、单药或复方制剂，现在流行的还有贴片。

3. 药物推荐

（1）**乘汽车旅游** 成人和儿童：

- 茶苯海明、茶氯酸异丙嗪或东莨菪碱。

这些预防性口服制剂应在旅行前30～60分钟服用，且可在旅行期间每4～6小时重复应用（24小时内最多4片）。

一般原则：所有片剂应在出发前30～60分钟服用，必要时每4～6小时重复1次（最大剂量为每24小时4次）。抗组胺药不应经常使用，一些人每天可以使用1次。要注意，有嗜睡症状者、孕妇、老年人和前列腺疾病者慎用。常见的不良反应有嗜睡、烦躁易怒、口干、头晕、视力模糊。这是由于其含有酒精、抗抑郁药和镇静药所致。东莨菪碱过量（皮肤贴片引起）可以引起机体紊乱、记忆力减退、头晕和出现幻觉。

- 东莨菪碱（Scop）皮肤贴片。如有的话，可于出发前5～6小时贴上，贴片应贴于干燥、无损、无毛发的耳后皮肤处，3天后揭掉。在贴在皮肤前和取下贴片后都要将手彻底洗干净，防止手与眼睛的意外接触。

（2）**海上旅行** 除了晕动症和老年人受伤的可能性外，海上旅行一般不会造成其他特别的问题。一般船越大，越不容易出现这些问题。对那些容易晕船的人，建议在海上航行的前两天，每天开船前的60分钟服用止吐药，直到其适应在海上的旅行（获得他们所谓的"海行腿"）。

然而，方便起见，推荐使用东莨菪碱透皮贴剂给药。

有经验的海员提供的小"技巧"：

- 始终保持向地平线上远眺。
- 用棉花或羊毛塞住一侧耳孔。
- 喝姜汁饮料，如干姜、干姜啤酒。

① 严重晕船。标准治疗方法是异丙嗪（非那根）25mg肌内注射。如果不能肌内注射，也可用丙氯拉嗪（马来酸甲哌氯丙嗪）栓。

② 老年人。一般来说，老年人是适合旅游的，但也应该采取措施避免跌倒。P&O旗舰机构的首席外科医生建议，老年人外出应携带如下物品：

- 由其医生提供的疾病诊断和用药情况的信。
- 一套备用眼镜。
- 一套备用的义齿。
- 手杖（如果适用）。

表 14.5 晕动症用药

药物（分类）	商品名和规格	剂量	
		成人	儿童
茶苯海明	Dramamin 25mg，50mg 糖浆 12.5mg/5ml	50mg 立即 然后每 4 小时 1 次 （最多 300mg/24 小时）	<2 岁者禁用 2～6 岁：6.25mg 6～8 岁：12.5mg 8～12 岁：25mg >12 岁：50mg，每日 3 次 （24 小时最多 3～4 片）
非尼拉明	Avil 10mg，50mg 糖浆 3mg/ml	25～50mg，每日 3 次	婴儿 10mg，每日 2 次 <10 岁：10mg，每日 3 次 >10 岁：10～20mg，每日 3 次
茶氯酸异丙嗪	Avomine（阿莫因）25mg	25mg，立即或长途旅行时夜间	<5 岁：1/4 片 5～10 岁：1/2 片 >10 岁：1 片
盐酸异丙嗪	Phenergan（非那根）10mg，25mg 糖浆 1mg/ml	25mg，每日 2 次	1～5 岁：5mg，每日 2 次 5～12 岁：10mg，每日 2 次
吩噻嗪类			
丙氯拉嗪	Stemetil（吐来抗）5mg 栓剂 5mg，25mg	5～15mg，每日 3 次	0.2mg/kg，每日 2 次或每日 3 次 <10kg 者禁用
东莨菪碱			
氢溴酸东莨菪碱	Kwells 0.3mg/片 Travacalm HO	1～2 片，紧急时应用，然后每 4～6 小时 1 片 （24 小时内最多 4 片）	2～7 岁：1/4 片 >7 岁：1/2 片 （24 小时内最多 4 片）
	Scop 1.5mg 透皮贴剂	每 72 小时 1 片	<10 岁者禁用
复合制剂			
东莨菪碱（0.2mg）+ 茶苯海明（50mg）+ 咖啡因（20mg）	Travacalm original	1～2 片，紧急时应用（24 小时内最多 4 片）	<2 岁者禁用 2～3 岁：1/4 片 4～7 岁：1/4～1/2 片 8～13 岁：1/2～1 片 （24 小时内最多 4 片）

十二、高原病[12]

对生活在低海拔地区的人，特别是那些有心脏和肺部疾病的患者，前往高海拔地区会出现一些特殊问题。其表现的严重程度取决于所达到的海拔高度、上升的速度、温度和运动的强度水平。前往非洲的高海拔地区（乞力马扎罗山、肯尼亚），印度，尼泊尔（喜马拉雅），加拿大和美国落基山脉，以及南美都会出现这类问题。一般海拔 2 500m 以下是安全的，但如果迅速上升超越此高度，则会引起高原病。严重高原反应多发生在 3 500～5 800m。

1. 临床表现类型
- 急性高山病（重度）。
- 高原性肺水肿。
- 高原性脑水肿。

2. 临床特点
- 通常在高原停留 8～24 小时出现。
- 前额头痛（早晨和仰卧时加重）。
- 乏力、疲劳、食欲缺乏、恶心、失眠。

中度：体液潴留（周围或面部水肿）、呼吸困难、呕吐、干咳、头晕。

重度：明显的呼吸困难，神经系统症状和体征。

3. 预防

- 随海拔升高逐渐适应（适应性锻炼）[11]。
- 先在中等海拔区停留 2～3 天。
- 达 3 000m 以上时，上升速度应小于 300m/d（即尽量不要在比前一天海拔高 300m 的区域睡眠）。
- 摄入充足的液体（比平时喝更多的水）。
- 避免饮酒。
- 到高海拔地区的前一天每 8 小时服用乙酰唑胺（Diamox）250mg，共 3～6 天（服用这种药物后仍有人死于高原病）。

4. 治疗

- 立即（紧急迅速）下降到低于 2 000m 以下区域。
- 吸氧。
- 地塞米松（如 4mg，每 6 小时 1 次）。

十三、旅行药箱

如果打算长期旅行，应准备一个综合的药箱。如果能找到合适的医疗帮助，最好还是寻求医生的帮助，而不应因为准备了药箱而不去请医生诊断治疗。该药箱要能容纳以下多种药品器具。

1. 材料

- 酒精棉签。
- 创可贴、弹性绷带、纱布条。
- 绷带（2 块 10cm 长棉纱布，2 层棉花纱布）。
- 袖珍手电筒。
- 胶条或"蝴蝶"胶片（用于小伤口）。
- 无菌纱布和棉花。
- 体温计。
- 剪刀和镊子。
- 安全别针。
- 净化水用的药片或碘溶液。

2. 局部用品

- 抗真菌霜。
- 氯己定/西曲溴铵抗菌膏（沙威隆）。
- 避孕套。
- 皮质激素软膏（如氢化可的松）。
- 驱虫剂（含二乙基甲苯酰胺）。
- 杀虫喷雾剂。
- 用于蚊帐的驱蚊液：氯菊酯。
- 鼻腔喷剂或滴剂。
- Stingose 喷雾剂（用于蚊虫叮咬和蜇伤后）。
- Strepsils（一种润喉糖）。
- 防晒霜（SPF 超过 15）。

3. 药品清单　下面带有*的药物通常为处方药。

- 抗生素*
—阿莫西林+克拉维酸。
—诺氟沙星 400mg（6 片，共 3 天）。
—阿奇霉素（用于儿童）。

对旅行者的经验性提示

1. 到"风险"国家的提示清单

- "如果你不能削皮、不能煮沸或烹熟它，就不要吃它。"
- 食用水要经煮沸或净化，避免食用乳制品、冰淇淋、贝类、敞开存放的剩余食物、沙拉、豆瓣菜、冰水和再加工或再加热的食物。
- 晚上在蛇活动区不要赤脚走路（用手电筒照明）。
- 穿鞋之前一定要手摇晃鞋。
- 在炎热的热带地区，一定不要穿尼龙质地的衣服。
- 不要在河流、湖泊或港口里洗澡、涉水，不要饮用里面的水，除非你知道水里没有血吸虫。
- 天黑后要把全身包好，并使用蚊帐。
- 经常在皮肤上涂用驱蚊剂。
- 在卧室里使用杀虫喷剂。
- 如果被疯狗咬伤，用水冲洗伤口后，应寻求医疗帮助。

2. 其他提示

- 出发前进行一次口腔检查。
- 如果可能的话，在长途飞行中可安排停留休息。
- 带备用眼镜和充足的药物。
- 申请健康和旅行保险。
- 当访问偏僻区域或政治不稳定的国家时，应查看距您最近的大使馆或领事馆的位置。
- 带一份由你的医生写的关于你的医疗记录。
- 考虑带一个旅行医疗药箱。
- 不要帮陌生人或新朋友带行李过海关。
- 不要和陌生人发生性关系。
- 备有一个信用卡以允许你能快速预付现金或航空公司购买机票（许多国家政策规定"如果你生病了，马上离开我们的国家"）。
- 造成大部分旅客死亡和受伤的原因都是机动车事故。因此，在印度（和其他一些地方）应避免乘公交车——火车较为安全。

- 治疗胃灼热或消化不良的抗酸药。
- 抗疟药*，必要时应用（感染疟疾后紧急自我治疗）。
- 乙酰唑胺片*用于治疗急性高原病。
- 替硝唑*2g或甲硝唑*2.4g，治疗阿米巴病或贾第鞭毛虫病。
- 通便药（番泻叶制剂）。
- 洛哌丁胺*或地芬诺酯*用于治疗腹泻。
- 晕动片（Avomine，Kwells或Phenergan）。
- 对乙酰氨基酚片，用于治疗发热或疼痛。
- 催眠药（替马西泮、异丙嗪）。
- 补液合剂（Gastrolyte）。
- 润喉片。
- 肾上腺素，有过敏史者备用。

参考文献

[1] Bayram C, Pan Y, Miller G. Management of travel related problems in general practice. Aust Fam Physician, 2007, 36(5): 298–299.

[2] Grayson L, McNeill J. Preventive health advice for Australian travellers to Bali. Med J Aust, 1988, 149: 462–426.

[3] Locke DM. Traveller's diarrhoea. Aust Fam Physician, 1990, 19: 194–203.

[4] Spicer J (Chair). Therapeutic Guidelines: Antibiotic (Version 15). Melbourne: Therapeutic Guidelines Ltd, 2006: 148–151.

[5] Yung A, Ruff T, Torresi J, Leder K, O'Brien D. Manual of Travel Medicine (2nd edn). Melbourne: IP Communications, 2004: 139–180.

[6] Bochner F. (Chairman). Australian Medicines Handbook. Adelaide, 2007: 211–218.

[7] Munro R, Macleod C. Recommendations for international travellers. Modern Medicine Australia, 1991, August: 50–57.

[8] Lau S, Gherardin T. Travel vaccination. Aust Fam Physician 2007, 36(5): 304–311.

[9] World Health Organization. International Health for Travellers, 2001. In: The Cochrane Library, Issue 1, 2001. Oxford: Update software.

[10] Herxheimer A. Melatonin and jet lag. In: The Cochrane Library, Issue 1, 2001. Oxford: Update software.

[11] Fenner P, Fitness to travel. Aust Fam Physician, 2007, 36(5): 312–315.

[12] Short B. Altitude Medicine. In RACGP Check Program: Travel Medicine Unit 387, 2004. Useful website: www.who.int/ith/en

第 15 章　热带医学和旅行归来者

> 我们处于一个危险的时代……可是我们能飞到哪里逃离这些瘟疫呢？从船舶能带来黄热病，从病牛身上会染上牛的疾病，而受感染患者的脉搏必须进行触诊，胸部需要听诊。
>
> Jacob Bigelow，1860

西方国家（包括澳大利亚）的医生，除了在遥远的北方遇到本地区本来就有的热带疾病，更多情况是，从这些疾病流行国家旅行归来者中遇到其他热带疾病。许多疾病存在于新入境的难民中（第139章）。这些疾病包括细菌感染，如肺结核（是一重要问题）、鼠疫、类鼻疽、麻风、伤寒、霍乱、人畜共患病。其他感染包括寄生虫、立克次体和多种病毒感染，后者包括出血热、各型脑炎、黄热病、脊髓灰质炎、肝炎、狂犬病、蝙蝠咬伤感染、登革热和流感。

各种原虫和蠕虫感染值得回顾分析，生病返回的旅行者需要考虑感染了这些寄生虫[1]。蠕虫包括绦虫、吸虫和线虫（蛔虫）。

- 原虫感染：非洲锥虫病（昏睡病）、美洲锥虫病（Chagas病）、阿米巴病、焦虫病、球虫病和微孢子虫病、隐孢子虫病、贾第鞭毛虫病、皮肤和内脏利什曼病（黑热病）、疟疾、弓形虫病、毛滴虫。
- 绦虫：猪囊尾蚴病（猪带绦虫、牛带绦虫）、细粒棘球蚴（包虫病）。
- 吸虫：血吸虫病、华支睾吸虫病、肺吸虫病。
- 线虫（蛔虫）：蛔虫、蛲虫病、麦地那龙线虫、丝虫病、钩虫、幼虫移行症（皮肤及内脏）、粪类圆线虫病、旋毛虫、鞭虫病。

一、热带旅行返回者的问题

- 除了HIV感染，其他疾病大多2周内出现症状。
- 常见的感染有贾第鞭毛虫、阿米巴、甲型肝炎、乙型肝炎、淋病、沙眼衣原体、疟疾和蠕虫感染。
- 非感染但需要警惕的疾病是深静脉血栓和血栓栓塞。
- 一些旅行归来者可能没有症状但是有可能感染疾病或曾经暴露于某些疾病，这是需要警惕的，比如狂犬病、疟疾、血吸虫病和性传播疾病。

1. 胃肠道症状

（1）轻微腹泻
- 粪便镜检和培养。
- 查找蠕虫相关的感染并治疗（如蛔虫、钩虫）。

（2）中度或迁延性腹泻（＞3周）通常是由贾第鞭毛虫、阿米巴、空肠弯曲杆菌、沙门菌、小肠结肠炎耶尔森菌、隐孢子虫引起[2]。
- 粪便检查（3次新鲜标本）
  - 镜检。
  - 湿选法。
  - 培养。
- 病原性治疗（见第14章中腹泻项的治疗内容）。
- 一些非致病性病原体如大肠埃希菌和小内蜒属菌经常被检出，但是并不需要特别治疗。
- 注：一些旅行归来者出现不常见的慢性"胃肠炎"，要考虑其是否在国外感染了血吸虫、类圆线虫和鱼肉毒菌。

（3）持续性腹部不适　常表现有腹胀、肠蠕动加快、肠鸣音亢进，有时伴有腹泻。粪便检查通常没有病原体。但是，贾第鞭毛虫很难被检出，可以凭经验用替硝唑（2g，紧急时应用）。持续的腹部不适是感染后导致的胃肠功能紊乱或者胃肠激惹。反复检查确认很重要。

2. 皮疹/其他皮损

斑丘疹：考虑登革热、HIV、梅毒、斑疹伤寒、虫媒病毒感染、钩端螺旋体病、Q热。

瘀点：病毒性出血热、钩端螺旋体病、登革热。

玫瑰疹：伤寒。

结痂：斑疹伤寒（蜱媒传播）、炭疽病。

硬下疳：非洲锥虫病、梅毒。

3. 发热

- 发热的病因可以从轻微的病毒感染到潜在致死性的脑性疟（表15.1）和脑膜炎球菌感染导致的败血症。多种疾病都可以引起发热。

表 15.1 旅行归来者发热和不适：诊断策略模型

注意：所有的旅行归来者出现发热都可以先按照疟疾治疗，直到确诊为其他疾病

问	可能的诊断
答	病毒性呼吸道疾病（如：流行性感冒）
	疟疾
	肝炎（可能表现为亚临床状态，症状不明显）
	胃肠炎/腹泻性疾病
	登革热
问	不能忽视的严重疾病
答	疟疾
	结核病
	伤寒
	脑炎
	脑膜炎球菌性脑膜炎
	类鼻疽
	阿米巴病（肝脓肿）
	HIV 感染
问	常被遗漏的疾病
答	上行性胆管炎
	感染性心内膜炎
	巨细胞病毒感染
	Epstein-Barr 病毒感染
	登革热
	莱姆病
	支气管肺炎
	罗斯河热
	少见疾病
	·切昆贡亚热（Chikungunya）
	·军团病
	·血吸虫病
	·非洲锥虫病
	·伤寒
	·黄热病
	·裂谷热
	·斑疹热
	·拉沙热

（续表）

注：疟疾、伤寒、阿米巴肝脓肿是导致干咳（没有胸部体征）的3种疾病

问	七种假象
答	药物（抗疟药引起的反应）
	尿路感染
	辅助检查（如果原因不明）
	·全血检查（嗜酸粒细胞计数）
	·疟原虫的厚血涂片和薄血涂片
	·血培养
	·肝功能检查
	·尿——镜检和培养
	·粪便——镜检和培养
	·红细胞沉降率/C反应蛋白
	·新发疟疾检查

- 澳大利亚一项关于旅行返回者的研究[3]发现，导致发热最常见的疾病是疟疾（27%），而后是呼吸道感染（24%）、胃肠炎（14%）、登革热（8%）和细菌性肺炎（6%）。疟疾的常见性也得到了the GeoSentinel Surreillance Network 的支持佐证[4]。
- 导致发热的严重疾病包括疟疾、伤寒、肝炎（尤其是甲肝和乙肝）、登革热和阿米巴病。
- 大多数疟疾死亡患者的死亡多发生在出现轻微症状3～4天后，也可能在24小时内死亡。导致死亡的原因有症状出现较晚、误诊或者延误诊断（大多数病例）、没有采取药物预防措施、老年人。
- 如果患者病情加重，要立即会诊。
- 警惕脑膜炎和脑炎。
- 警惕阿米巴——可以表现为中毒性巨结肠，尤其是在给予抑制胃肠动力药后出现。
- 如果患者只有发热，首选筛检：
— 全血检查和红细胞沉降率。
— 制备厚血涂片和薄血涂片查疟原虫。
— 肝功能检查。
— 尿液镜检和培养。
- 如果证实是疟疾感染或发热持续48小时，立即转诊。

二、疟疾

见图15.1。

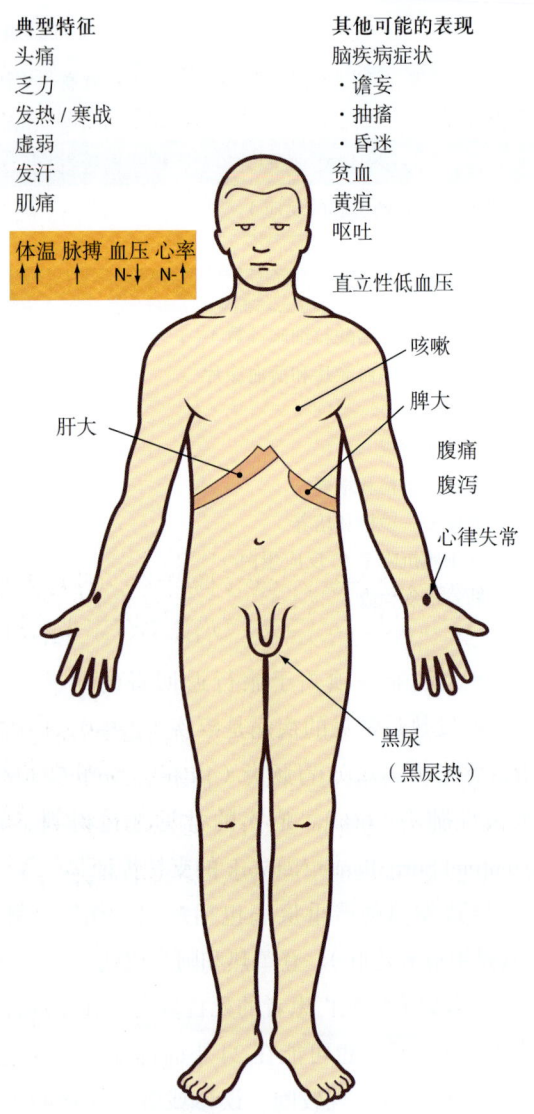

图 15.1 疟疾的临床特点

- 厚涂片可以发现疟原虫（一些实验室做厚涂片的技术可能不高）。
- 薄涂片可以有助于疟疾的分型。
- 如果高度怀疑，重复涂片检查（要排除疟疾需连续3天的厚涂片检查都是阴性）。单核细胞增多是一个有助诊断的表现。新技术检查［如聚合酶链反应（PCR）和免疫层析试验（ICT）检查］可以确诊。脑性疟和黑尿热的病情常较严重、凶险。

4. 治疗[5, 6]

- 患者应收住专门的传染病医院。
- 支持治疗，包括补充液体。
- 间日疟原虫、卵形疟、三日疟原虫。

蒿甲醚+本芴醇 20mg+120mg（复方蒿甲醚）

每次4粒与食物一起在第0，8，24，36，48，60小时（即24片）服用。

+

伯氨喹，按体重达到总剂量 6mg/kg。对于大多数人来说，约30mg（口服），每日1次，共14~21天。

- 恶性疟[5]，无并发症者：

复方蒿甲醚（如上）。

或

奎宁硫酸盐 600mg（口服），每8小时1次，共7天。

+

多西环素 100mg（口服），每12小时1次，共7天。

或

克林霉素 300mg（口服），每日3次，共7天。

或（仅作为上述的替代）

甲氟喹。

或

阿托伐醌+氯胍（是一种抗疟药），每日4片（口服），共3天（如果不用于预防）。

严重病例：

青蒿琥酯 2.4mg/kg，紧急静脉注射，12小时和24小时后各重复1次，然后每日1次，直到可以口服治疗（复方蒿甲醚）。

或

二盐酸奎宁 20mg/kg（最大剂量1.4g），静脉注射，4个小时后，剂量改为7mg/kg，然后8小时1次，

1. 潜伏期

- 恶性疟 7~14 天，其他类型疟 12~40 天。
- 大多数在旅行归来后 2 个月内出现临床症状。
- 可以持续 2 年甚至更长时间。
- 临床表现可能和其他一些疾病相混淆。

2. 临床特点

- 寒战、高热、肌肉抽搐、大汗、头痛。
- 常突然发作。
- 可有一些不典型的症状（如腹泻、腹痛、咳嗽）。

3. 其他表现

- 警惕变异性感染。
- 必须立即治疗。延误治疗可能意味着死亡。
- 复发病例常缺乏典型症状。

直到症状改善。

然后

奎宁（口服，共7天）+凡西达（Fansidar）紧急时应用。

注：开始抗疟药治疗后的48小时内保持谨慎，注意检查患者是否发生低血糖。

三、伤寒

潜伏期10～14天。

1. 临床表现

- 起病隐匿。
- 头痛明显。
- 干咳。
- 发热，体温呈阶梯形逐渐升高的热型，超过4天左右。
- 腹痛和便秘（早期）。
- 腹泻（豆渣样）伴有皮疹——玫瑰疹（晚期）。
- 伴或不伴脾大。

 诊断提示：阶梯形热型＋腹痛＋相关性心动过缓＝伤寒（早期）

2. 诊断

- 怀疑伤寒时做血液和粪便培养。
- 血清学检查没有太大意义。

3. 治疗
环丙沙星500mg，口服，每日2次，疗程14天。

四、霍乱

潜伏期为数小时到5天。

1. 临床特点
症状差异很大。

- 亚临床症状。
- 轻度、无并发症腹泻发作。
- 暴发性致命性严重水电解质丢失耗尽、严重口渴、少尿、乏力、眼睛落日征，以至最终崩溃。

 诊断提示：发热＋呕吐＋起病急骤的"米汤水"样腹泻＝霍乱

2. 诊断
粪便镜检和培养（见霍乱弧菌）。

3. 治疗

- 在医院里应进行严格的隔离护理。
- 静脉补充液体和电解质。
- 盐酸多西环素。

五、病毒性出血热

这类疾病包括：黄热病、拉沙热（Lassa fever）、登革热和基孔肯雅病。

1. 黄热病 轻者可表现为流感样症状、相对缓脉（Faget征）和蛋白尿。

严重患者可表现为突然发热后虚脱、黄疸及异常牙龈出血，并可能出现呕血。黄热病可以是通过酶联免疫吸附试验（ELISA testing）诊断。

 诊断提示：发热＋心率缓慢＋黄疸＋出血＝黄热病

2. 拉沙热、埃博拉病毒、马尔堡病毒、汉坦病毒 这些疾病不常见，但却是致命的热带疾病。通常开始类似一种流感样疼痛，伴有胃肠道症状与血小板减少，贫血；如病情严重，可出现弥散性血管内凝血导致出血，继而可能出现休克和大出血。遇此情况应紧急寻求专家帮助。

3. 登革热[7] 登革热也被称为"断骨热"，在东南太平洋一带和昆士兰（Queensland）很流行。伴有肌肉疼痛的旅行返回者如出现发热，但体温＜39℃，则应多考虑是登革热，而不是疟疾。

（1）临床特点

- 通过蚊（埃及伊蚊）传播的病毒性疾病。
- 潜伏期为5～6天。
- 突然发作的发热、不适、头痛、恶心、眼后痛、严重背痛、虚脱。
- 咽喉痛。
- 严重的肌肉、关节痛。
- 退热后2天可再发生高热。
- 四肢、躯干出现风疹样的斑丘疹。
- 皮下瘀点、瘀斑（甚至在没有血小板减少的情况下发生）。
- 全身"岛片状"分布的广泛性红斑。
- 可伴有腹泻。
- 很少出现出血热，一旦出现，病情将十分严重，可能会伴有致命的休克。
- 后期出现严重的疲乏和抑郁（有自杀倾向）。

诊断提示：发热 + 严重疼痛 + 皮疹 = 登革热

（2）诊断
- 血清学检查登革热特有的 IgM。
- 全血检查：出血性登革热患者白细胞减少，血小板减少。

（3）治疗 休息、补液和降温止痛等对症治疗。

（4）预防 避免蚊虫叮咬，尚无疫苗可用。

4. **基孔肯雅病** 这是一种由蚊传播的 α 病毒感染性疾病，临床表现类似登革热，可导致出血热。这种病在东南亚、印度洋群岛的热带地区和非洲的部分地区可以见到。

诊断 血清学检查阳性。

5. **脑炎** 脑炎表现为发热、恶心、呕吐，然后进入恍惚、昏睡、昏迷和抽搐。蚊媒病例包括日本乙型脑炎和西尼罗河热。

在出现谵妄、抽搐、昏迷等症状之前，表现为头痛、发热、全身乏力等症状的患者，可以考虑蚊传播的脑炎和脑膜炎球菌性脑膜炎。

6. **类鼻疽** 这种高死亡率的严重疾病是由革兰氏阴性杆菌伯克霍尔德菌导致的。伯克霍尔德菌是土壤中的腐生物，主要通过破损的皮肤尤其是擦破的皮肤进入人体。患者常常在稻田中被感染。这种病常见于赤道南北 20° 范围内的第三世界国家，主要分布在东南亚和澳大利亚北部。主要表现为局灶性感染或败血症，伴有肺、肾、肝或脾的脓肿。因为有一些退役军人是在越南战争中感染了此病，几年后才发病，因此这种病也被称作"越南定时炸弹"。

（1）**临床表现** 患者可表现为发热、头痛、咳嗽、胸痛和全身性肌肉疼痛。

 诊断提示：发热 + 肺炎 + 肌痛 = 类鼻疽

（2）诊断 血培养、感染灶拭子检查、血细胞凝集试验。

（3）治疗（成人）[8]

静脉注射头孢他啶 2g，每 6 小时 1 次。

或

静脉注射美洛培南 1g，每 6 小时 1 次。

或

静脉注射亚胺培南 1g，每 6 小时 1 次。

上述所有方案都最少应用 14 天，接着再口服磺胺甲噁唑 ± 多西环素每日 2 次 + 叶酸，治疗 3 个月。

（4）预防 在疫区（东南亚的热带地区）已有开放伤口的基础性疾病的患者（特别是糖尿病患者）要特别给予护理。

六、鼠疫

鼠疫（黑死病）是由革兰氏阴性鼠疫耶尔森菌所致传染性疾病，该病在亚洲、非洲和美洲的部分地区流行。其传播是通过跳蚤："跳蚤叮咬受感染的老鼠后再叮咬人"而完成的。

1. **临床特点** 有 2 种类型：

（1）**腺鼠疫** 疼痛化脓性腹股沟或腋窝淋巴结炎（图 15.2）。

（2）**肺鼠疫** 表现为流感样咯血、败血症、致命性出血性疾病症状（± 腹股沟淋巴结炎）。

迅速出现高热和虚脱及由于皮下出血所致的皮肤黑色瘀斑。

2. **诊断** 血清学检查与肿大淋巴结的涂片与培养。

3. **治疗** 链霉素、多西环素。

七、狂犬病

狂犬病是因为哺乳动物，例如狗、猫、猴子、狐狸或蝙蝠咬伤感染弹状病毒而获得的一种传染病。

1. **临床特点** 前驱症状包括乏力不适、头痛、行

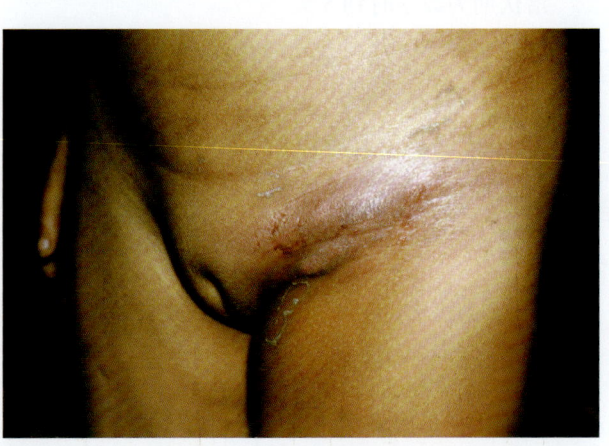

图 15.2 患腹股沟左淋巴结炎的越南年轻女患者
照片由 RA Cooke 博士提供。

为异常（包括躁动）和发热。

其进展可表现为麻痹性"早瘫性狂犬病"或"脑炎性狂怒型狂犬病"，并有过多地流涎和痛苦的咽喉部肌肉痉挛（特别是饮水时）。患者尽管很渴，但又特别恐惧水（故通常又称其为恐水症）。

> **诊断提示**：咬伤 + 躁动 + 恐水症 = 狂犬病

2. **诊断** 病毒检测。

3. **治疗** 咬伤后预防（在流行区）。

立即冲洗伤口，然后进行清洗消毒。尽快（48小时内）注射狂犬病疫苗（如果未免疫）和狂犬病免疫球蛋白。

八、鱼肉中毒

这是由于食用热带鱼引起的一种食物中毒。尤其是食用热带水域中（如加勒比海和热带太平洋）的大珊瑚色鳟鱼和大鳕鱼。当这些鱼在礁石周围食用了某种特殊的微生物之后，这类毒素就会在鱼儿体内蓄积。人食用这种带有毒素的鱼肉后就会发生鱼肉中毒。表现为阵发性"胃肠炎"（呕吐、腹泻、胃痛），接着影响到患者的神经系统，出现肌肉疼痛、乏力、感觉异常、皮肤烧灼感，尤其是手指和足趾。这种鱼肉中毒没有很好的治愈方法，但是可以通过静脉滴注甘露醇或注射丙种球蛋白处理。因此，食用在暗礁捕捞的大体型鱼是不可取的，尤其是食用它们的内脏（主要是肝脏）更不明智。

九、汉森病（麻风）

汉森病是由麻风分枝杆菌（为一种抗酸杆菌）引起的一种疾病。其分布于热带和温带地区，特别是东南亚。麻风被认为是由鼻腔分泌物传播的，潜伏期为2~6年。它侵犯皮肤和神经，特别是四肢末端。

1. **临床特点** 1999年由WHO公布。

诊断应符合以下1个或多个表现：

- 皮肤损害——通常表现为麻木、感觉消失；色素减退或红色斑丘疹或环状病变（图15.3）。

- 外周神经增粗，并失去感觉，如尺神经（肘）、正中神经（腕部）、腓总神经（膝部）和耳神经（颈部）；也有外周神经病变或运动神经损害。

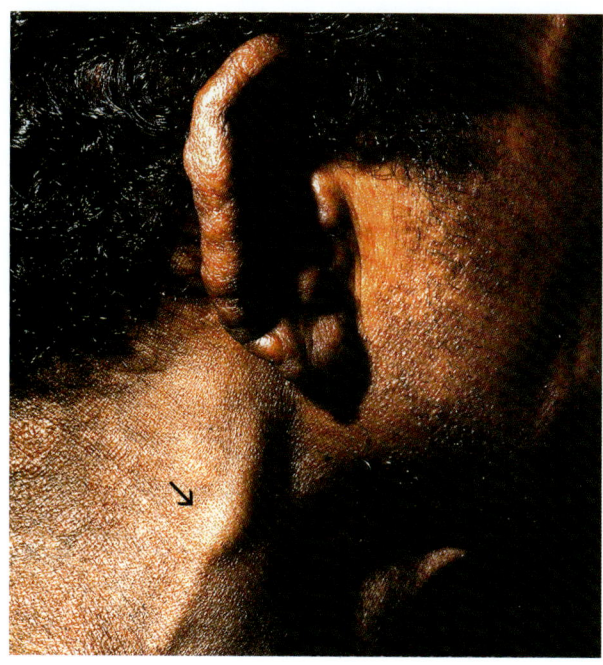

图15.3 晚期瘤型麻风。患者耳上有多个结节，耳神经明显增粗

- 皮肤活检或涂片可显示有抗酸杆菌。

- 皮肤损害可表现为局部（结核样）或全身性（麻风结节性）损害。

2. **诊断** 通过活检、麻风菌素试验、生物培养或PCR检测作出诊断。

3. **治疗** 建议将患者向专家或专科中心转诊为宜，以提供共同治疗的环境。

WHO的治疗建议是多药物联合治疗，如利福平、氯法齐明和氨苯砜，但应不断对治疗进行评估（www.who.int/lep）。

十、恙虫病

恙虫病出现在东南亚、北澳大利亚和西太平洋地区，是由螨传播的立克次体疾病。

1. **临床特点**

- 起病急骤的发热、头痛和肌肉痛。
- 在叮咬部位出现黑色焦痂，全身淋巴结肿大。
- 一过性斑疹。
- 可出现严重的并发症（如肺炎、脑炎）。

2. **诊断** 血清学检测判断。

3. **治疗** 多西环素100mg，每日2次，共7~10天。

十一、昆士兰蜱传斑疹伤寒

昆士兰蜱传斑疹伤寒是由于蜱叮咬后感染澳大利亚立克次体引起的。其症状与恙虫病表现相同,只是病情较轻一些。治疗也是一样的。

十二、热带寄生虫感染

去热带或者亚热带地区旅行的人会遇到一些不常见的传染性疾病。这些传染性疾病大多数可以通过被污染的食物、水传染,患者经虫咬或者赤脚走在污染的泥土上而被感染。除了欧洲、北美及大洋洲,在其他地区的乡村感染这类疾病的危险性是很高的。以下是除疟疾以外的寄生虫感染。

1. 非洲锥虫病(昏睡病)

(1)临床特点

① 第1期(血液淋巴期)
- 潜伏期大约3周。
- 发热、头痛、皮肤出现硬下疳或小结节。
- 淋巴结肿大、肝大、脾大。

② 第2期(脑膜脑炎期)
- 数周或数月后。
- 脑部症状,包括嗜睡病。

(2)诊断 在外周血或者皮下结节抽出物涂片可以检出锥虫体。

(3)治疗
- 静脉注射舒拉明。
- 常规请传染科医生会诊。

(4)预防 避免被舌蝇咬到。旅行者如果去东非、中非和西非旅行,尤其是一些"长期露宿野外的旅行",需要用驱虫剂,穿着浅色且具有保护性的长袖衣裤。

2. 利什曼病

(1)内脏利什曼病(黑热病) 此病是通过白蛉叮咬、输血和静脉吸毒而传播的一种传染性疾病。

① 临床特点
- 造血系统是靶器官,其临床表现特点包括发热、消瘦、淋巴结肿大和肝大、脾大。
- 其他体征还有皮肤色素沉着,因此,得其印度名——"卡拉阿扎"(黑热病)。
- 大多数病例表现为亚临床症状。

② 诊断:血清学和组织活检。

(2)皮肤利什曼病 从中东,特别是从波斯湾回来的军人、技工、女兵,也有从美国中部和南部返回的旅客可能会遇到这种疾病。这种原生生物是由白蛉传播的,平均潜伏期为9周时间。

① 临床特点:重要的临床表现是皮肤红色斑丘疹(图15.4)。

② 诊断:穿刺活检和在特殊培养基中组织培养。

③ 治疗
- 广泛性病变的治疗:可用大剂量酮康唑治疗1个月。
- 较小范围病变可局部处理:15%巴龙霉素和12%甲基苄索氯铵软膏外涂,每日2次,共10天[9]。
- 在一些中东地区国家(如以色列)有一种特殊的疫苗可供使用。

3. 血吸虫病(裂体血吸虫)

这种疾病在埃及、非洲、南美、东南亚的一些地区和中国均有流行。它是由一种寄生虫(血吸虫)引起的。血吸虫的虫卵可以通过患者的粪便排出,污染水源(尤其是死水)和灌溉渠道。淡水螺是它们的携带者(带菌者)。

(1)临床特点
- 最早的临床表现是在血吸虫(尾蚴)侵入部位的皮肤有反应(随后侵入肝、肠和膀胱)。侵入部位出现尾蚴性皮炎(被称为"游泳者瘙痒")。
- 约1周内出现全身过敏反应,表现为发热、不适、乏力、肌肉疼痛、荨麻疹。
- 可出现胃肠炎样的症状(恶心、呕吐、腹泻)和呼吸道症状特别是咳嗽。
- 临床表现出类似于锥体虫病中所出现的症状,包括淋巴结肿大和肝大、脾大。

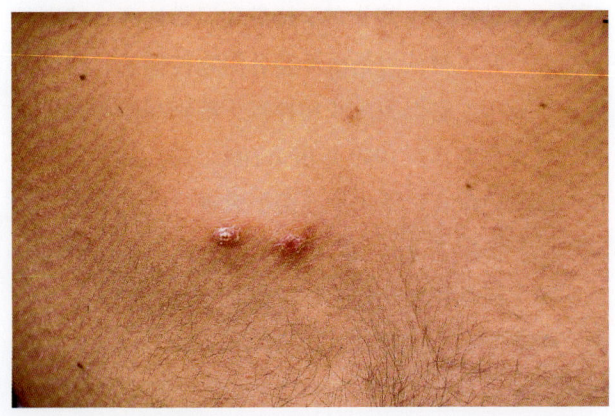

图15.4 从中东返回后军人身上感染的皮肤利什曼病

（2）诊断
- 血清学检查
- 在患者的粪便、尿液或直肠组织活查中检到虫卵。

（3）治疗　吡喹酮（可能需要反复治疗）。

（4）预防　不要在水坝、河道、灌溉渠里饮水，不能在这些地方游泳或涉水，尤其在埃及和非洲的一些其他地方。

4. 阿米巴病　如果是从疫区返回，而以严重腹泻伴血液和黏液便为特点的旅行者可诊断为阿米巴病（溶组织内阿米巴）。并发症包括暴发性结肠炎、肠阿米巴肿（纤维肉芽组织）和肝脓肿。急性阿米巴痢疾口服替硝唑或甲硝唑治疗。

阿米巴肝脓肿

（1）临床特点
- 热型多变。
- 重度不适和食欲缺乏。
- 触痛性肝大。
- 右胸腔积液。
- 没有痢疾和黄疸史。

（2）诊断　阿米巴血清学检查和影像学检查（CT扫描）。

（3）治疗　甲硝唑和CT引导下的经皮穿刺抽吸。

5. 贾第鞭毛虫病　通常是从被污染的饮用水感染蓝氏贾第鞭毛虫。

（1）临床特点
- 通常无症状
- 症状包括腹部绞痛、腹胀、腹泻且大便、恶臭、含气泡，也可能是大量水样便。

（2）诊断　连续三次取粪便样本分析（找囊孢子和滋养体）：ELISA、PCR。

（3）治疗　认真细致地做好卫生；甲硝唑。

6. 皮肤蝇蛆病　蝇蛆病是指苍蝇的幼虫（蛆虫）侵犯人体组织的一类疾病。感染这类疾病常表现为皮肤瘙痒性"疖"。原发性蝇蛆病常见于去热带地区如非洲旅行的人。苍蝇可以将它的虫卵排入皮肤或者排在已有的伤口中造成二次感染。在皮损部位有时可以看到蛆虫。最简单的治疗方法就是在皮损处挤压用镊子夹出幼虫，或涂用凡士林以限制氧气。

十三、蠕虫（肠道寄生虫）

寄生在人体肠道内的蠕虫可分为线虫（蛔虫）、绦虫和吸虫（如华支睾吸虫）。

线虫包括蛲虫、鞭虫（毛首鞭形线虫）、钩虫。在世界范围内，丝虫病和幼虫移行症都是最常见的，而且感染者通常是无症状的阴性感染者。

1. 蛲虫　蛲虫是普遍存在的一种寄生虫，其可以寄生于社会各阶层的儿童。它们是长约1cm的微小白色线虫，常可大量繁殖，在个体之间很容易通过密切接触（图15.5）传播。上高中的所有孩子几乎都曾被感染过，但在5～10岁间的儿童，约有50%在任何一个时间都曾被蛲虫寄居过。

（1）临床特点（通常是无症状的）
- 肛门瘙痒症（约30%病例有此症状）。
- 偶尔可有腹泻。

（2）诊断
- 儿童睡着约1小时后检查肛门（图15.5）。
- 用胶带在肛周皮肤收集虫卵，早晨送去实验室检查。

（3）治疗

① 管理（较麻烦的病例）
- 认真细致地做好家庭卫生。
- 如厕之后和拿取食物之前要彻底冲洗双手。
- 剪短指甲（虫卵可藏于指甲下）。
- 患者应该穿兜臀睡衣睡觉，且应每天晨起淋浴。

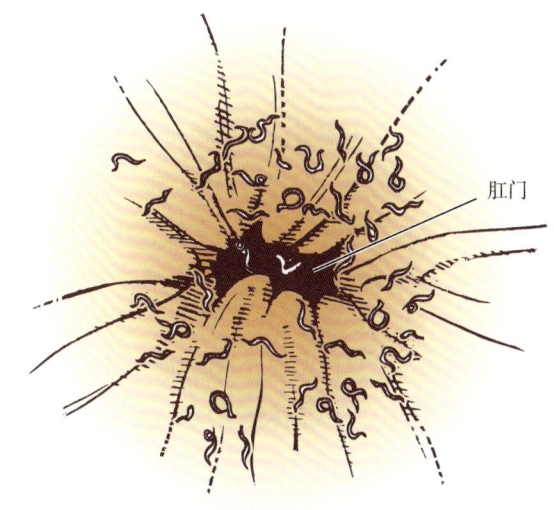

图15.5　蛲虫：雌虫在患儿睡着后很快就会出来产卵

- 更换床上用品，睡衣和内衣，连续几天用热水烫洗。
- 受影响人应相对隔离。
- 请兽医对所有宠物都进行1次检查，特别是狗。

② 药物治疗：任何一种噻嘧啶、阿苯达唑或甲苯咪唑单剂量口服。

噻嘧啶 10mg/kg 到 750mg

或

甲苯达唑 100mg（＜10kg 的儿童：50mg）

或

阿苯达唑 400mg（＜10kg 的儿童：200mg）

在 2～3 个周内重复 1 次，患者和家人有接触者都应服用。

2. 人体蛔虫 人蛔虫的成虫长 20～40cm，通常是旅行者在海外旅行时食用了被污染的食物和水而感染。他们多数是轻度感染，很少引起疾病，但需要注意，这些成虫可从肛门排出（会引起全家人焦虑不安！）或侵入肺（引起呼吸系统症状）或在影像学对比检查中被发现。

（1）**诊断** 在粪便中找到虫卵即可诊断。蛔虫对驱虫药物很敏感，对用于蛲虫病治疗的三种制剂的任何一种都很敏感。

（2）**治疗** 首选噻嘧啶 20mg/kg 到 750mg，单一的剂量口服，如为严重感染，则在 7 天后重复 1 次。

3. 鞭虫 这类寄生虫病过去常见于土著社区，重度慢性感染可能会影响孩子健康成长，造成贫血、腹部疼痛和腹泻、直肠脱垂。这种蠕虫的成虫约有 1～2cm 长。

（1）**诊断** 行粪便镜检。

（2）**治疗** 单一大剂量的甲苯咪唑或丙硫咪唑。

4. 钩虫病 这些患者多被发现于潮湿的热带地区，但现在在澳大利亚北部也并不常见。其成虫虫体长 1～1.5cm，多因赤脚走（或穿拖鞋或凉鞋）在被粪便污染的泥土上行走感染这种寄生虫。幼虫穿透皮肤，通过肺部移行，最后定居在小肠部位。

（1）**临床特点** 第一个体征表现是在幼虫侵入皮肤的局部出现刺激或"匐行疹"，俗称为"地痒疹"，这往往被忽视。症状在 2 天内缓解或 1～2 周后出现呼吸系统症状，这可能与支气管炎和支气管肺炎有关。在慢性感染患者中，钩虫病可以导致缺铁/蛋白质的贫血。钩虫感染是全世界缺铁性贫血最常见的原因。

（2）**诊断** 与其他蠕虫病诊断一样，也是通过粪便镜检发现虫卵。

（3）**治疗** 单剂量甲苯咪唑 100mg，每日 2 次，共 3 天或单剂量 400mg 的噻嘧啶。

（4）**预防** 应该警告旅行者，在流行地区穿好鞋子和袜子，以防止幼虫进入脚的皮肤。

5. 人体蛲虫（类圆线虫） 这些都是微小的寄生虫（虫体长 2mm 左右），并且世界各地都有分布。感染此寄生虫后可引起反复性腹痛和腹胀、腹泻、皮肤和呼吸系统症状，血液嗜酸粒细胞增多。类圆线虫属能在身体内生存和繁殖多年。经皮质激素治疗可加重其病情，并可能出现严重感染，如败血症。来自热带地区的各国移民和难民、从东南亚返回的士兵、前战俘及北方土著社区职工或居民都是高危人群。

> **诊断提示**：腹痛（轻度）+ 反复腹泻 + 嗜酸粒细胞增多 = 类圆线虫感染

（1）**诊断**

- 粪便中检测到幼虫或行十二指肠活检。
- ELISA：具有高度特异性和敏感性。

（2）**治疗** 伊维菌素 200μg/kg 口服，间隔 2 周重复 1 次（不能用于＜5 岁的儿童）或阿苯达唑 200mg，每日 2 次，连服 3 天。

此类药物的不良反应常见。孕妇和儿童使用更需当心。

6. 皮肤幼虫移行症 如果患者在热带或者亚热带旅行后，皮肤出现匐行疹伴有瘙痒、红斑（图 15.6），尤其是发生在手部、腿部或足部要考虑是否患有皮肤幼虫移行症（皮蚴移行症）。这种病是寄生在狗或猫体内的钩虫的幼虫侵入患者的皮肤引起的，幼虫侵入皮肤后即可诱发皮肤的损害。诊断依靠特征性的临床表现和实验室检查有嗜酸粒细胞增多。

（1）**诊断** 临床表现（出现特征性的表现），嗜酸粒细胞增多（组织活检无特异性）。

（2）**治疗** 伊维霉素单剂量服用或阿苯达唑。治疗瘙痒可用抗组胺类药物。

注：这通常是一种自限性疾病。

（3）**预防** 和预防钩虫病一样，被猫或狗的粪便

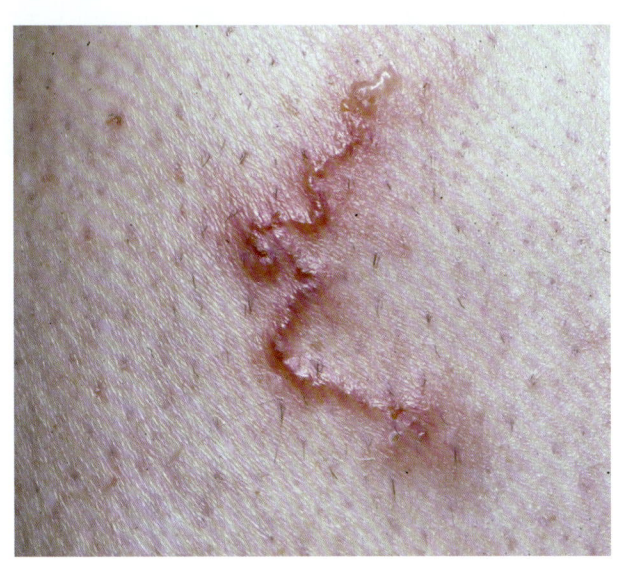

图 15.6 大腿部位幼虫的迁移性皮损（匐行疹）

污染的潮湿的沙土场所是常见传染源。

7. **丝虫病** 这种线虫感染主要有 2 种形式，分别由蚊和刺人性黑蝇传播。

（1）淋巴性丝虫引起急性淋巴结炎及淋巴梗阻慢性淋巴水肿。后者表现为睾丸鞘膜积液，阴囊特别是四肢、外生殖器和乳房水肿或象皮病。诊断是通过血膜和血清学检查确定的。

（2）盘尾丝虫病（河盲症）起初在叮咬部位出现一个结节，随后进展为慢性皮肤疾病和眼损伤病变，如眼视网膜炎、视神经萎缩。在世界范围内，该病是导致失明的第二大原因。通过 PCR 检测诊断。用伊维菌素治疗。

8. **包虫病** 包虫病是由摄入犬寄生虫细粒棘球绦虫虫卵而引起的。有发现在当地和亚洲的几个国家的农业区的绵羊体内存在这种寄生虫。这种寄生虫可以迁移到体内任何部位，但通常在肝和肺里形成包虫囊肿，即棘球蚴。

（1）临床特点 患者可能不表现有症状，但可主诉有腹部不适或在皮肤和其他部位出现囊肿性病变。囊肿破裂（通常在肝脏内）可引起严重的过敏反应，甚至可能引起死亡。

（2）诊断 血清学检查和超声检查。

（3）治疗 通常需手术切除囊肿和阿苯达唑治疗。

9. **麦地那龙线虫（几内亚蠕虫）** 这种寄生虫是最长的线虫。它是由水中微小甲壳类动物传播的。

（1）临床特点

- 由于蠕虫进入皮肤引起溃疡或皮肤水泡，局部表现为疼痛和强烈瘙痒感。

（2）治疗

- 当新出现的这些蠕虫尚未离开时，可慢慢地将蠕虫取出皮肤。
- 甲硝唑 ± 糖皮质激素。

参考文献

[1] Cooke RA. Infectious Diseases. Sydney: McGraw-Hill, 2008, 287-446.

[2] Goldsmid JM, Leggat PA. The returned traveller with diarrhoea. Aust Fam Physician, 2007, 36(5): 322-327.

[3] O'Brien D, Tobin S et al. Fever in returned travellers: review of hospital admissions for a 3-year period. Clinical Infectious Diseases, 2001, 33(5): 603-609.

[4] Wilson ME, Weld LH, et al. Fever in returned travellers: results from the GeoSentinel Surveillance Network. Clinical Infectious Diseases, 2007, 44: 1560-1568.

[5] Spicer J (Chairman). Therapeutic Guidelines: Antibiotic (Version 13). Melbourne: Therapeutic Guidelines Ltd, 2006: 145-156.

[6] Bochner F. Australian Medicines Handbook. Adelaide, 2007: 211-117.

[7] Yung A, Ruff T, Torresi J, et al. Manual of Travel Medicine (2nd edn). Melbourne: IP Communications, 2004: 203-205.

[8] Spicer J. Therapeutic Guidelines: Antibiotic (Version 13). Melbourne: Therapeutic Guidelines Ltd, 2006: 302.

[9] Amichai B, Finkelstein E, et al. Think cutaneous leishmaniasis. Aust Fam Physician, 1993, 22: 1213-1217.

第 16 章 实验室检查

> 依据病理结果使用药物!
>
> Sir William Osler（1849—1919）

恰当地利用实验室，特别是合理地选用辅助检查，对于全科医生来说是一种十分重要的技能。我们应记住：实验室人员包括临床病理学家、微生物学家及血液病学家，他们可以提供很有价值的帮助及建议。因此，正确地为他们收集、提供样本和的简要的病史是十分重要的。

本章讨论了有用的实验室检查及其临床意义，其中也包括一些不易使人理解的项目。相关参考值归纳于本章末。

建议每位全科医生应熟悉各项检查的灵敏度和特异度，以便做出合理的解释，并为患者提供恰当的咨询。

一、聚合酶链反应

聚合酶链反应（polymerase chain reaction，PCR）是检测与遗传物质 DNA 和 RNA 相关的信息的一项主要检查。它是一种核酸扩增技术（NAAT），是对病毒学和生长缓慢、不易培养的生物体的检测领域有所改良的领先技术。目前已有 60 多项内容可以通过该项技术进行检测，且应用范围还在不断扩大。

聚合酶是一种在细胞分裂前促进核苷酸合成 DNA 或在蛋白质合成前促进核苷酸合成 RNA 的催化酶。

PCR 是一个使基因能在体外以指数量级的速度复制扩增的过程。它以单个 DNA 分子开始，在数小时内产生数以十亿计的相似分子。它作为对遗传物质的检验方法具有重要的实际意义。因此，PCR 技术可以用于细菌感染、寄生虫、癌症相关性病毒、人类免疫缺陷病毒和地中海贫血等各种血液病及肌肉疾病的检测诊断。

二、红细胞沉降率

红细胞沉降率（erothrocyte sedimentation rate，ESR）检查应用于临床，是基于血液成分在疾病状态下分离得更快这一原则。这主要是由血清蛋白对红细胞表面负电荷的作用决定的。ESR 是提示炎症及恶性疾病的标志物（表 16.1）。它反映了所有疾病急性期蛋白质（尤其是纤维蛋白原）及免疫球蛋白的存在。应将它用于无症状患者疾病的筛检。

从炎症反应开始到炎性蛋白产生，ESR 加快有一个 24～48 小时的滞后期。炎症消退后 ESR 的下降也有一个滞后。这是因为急性组织损伤后纤维蛋白原

表 16.1 典型病例 ESR 的相对值

很高 （达到 100mm/h 以上）	高 (40～80mm/h)	轻、中度的升高 (20～40mm/h)	低 (＜1mm/h)
巨细胞动脉炎	风湿热	大部分急慢性感染（如近期病毒感染）	特发性——正常
风湿性多肌痛	肾盂肾炎		镰状细胞贫血
短暂性动脉炎	其他细菌感染	其他严重疾病	红细胞增多症
多发性骨髓瘤	含冷凝集素的病毒感染	贫血	非甾体抗炎药
结核病	胶原病（如类风湿关节炎、系统性红斑狼疮）	妊娠	样本陈旧
深度脓肿		药物影响，尤其是避孕药	
细菌性心内膜炎	实体肿瘤，尤其是伴转移的	血胆固醇水平升高	
急性骨髓炎	白血病/淋巴瘤	实验室误差（如试管倾斜）	
	心肌梗死	特发性——正常	
	愈合性炎症		

水平可以大约持续升高6天，需要4～8周才能恢复正常。

正常值为<20mm/h，一般不包括炎症。口服避孕药可以使ESR加快到20～25mm/h。

ESR 正常值——参考范围
儿童 2～15mm/h
成年男性
• 17～50岁：1～10mm/h
• >50岁：2～15mm/h
成年女性
• 17～50岁：3～12mm/h
• >50岁：5～20mm/h

三、C反应蛋白[1]

C反应蛋白（C-reactive protein，CRP）是1930年由Tillet和Francis在血液中发现的，并因它与肺炎链球菌的C多糖发生反应而得名。

它是急性期反应的重要产物，并作为急性期反应及组织炎症最准确的测量项目被普遍接受。和ESR一样，它是炎症及肿瘤的非特异性标志物。

CRP的水平在6小时内升高并且每8小时升高1倍，在第50小时达到峰值。其水平可以迅速下降，在组织损伤后以半衰期为24小时的速度消退。

• CRP水平>100mg/L，提示有细菌感染的灵敏度为80%，特异度为88%。

• 如CRP水平为10～40mg/L，提示病毒感染有69%的灵敏度和54%的特异度[2]。

CRP评估炎症的原则：

4～10 = 轻度炎症

10～20 = 中度炎症

>40 = 明显炎症

CRP可用于随访患者对治疗（如抗生素治疗）的反应或疾病（如克罗恩病、脊柱关节病）的活动情况。

CRP水平超过100mg/L，更可能是与细菌感染相关（表16.2）。

CRP正常值为<10mg/L。

ESR与CRP的比较：

• 两者有广泛的关联性。

表16.2 C反应蛋白升高的临床意义

明显升高（>40mg/L）	正常到轻度升高
细菌感染	病毒感染
脓肿	溃疡性结肠炎
克罗恩病	系统性红斑狼疮（SLE）
活动性风湿性疾病：	硬皮病
• 风湿热	动脉粥样硬化
结缔组织疾病：	类固醇/雌激素疗法
• 类风湿关节炎	白血病
• 脉管炎	
恶性疾病	
创伤/组织损伤	

• 均为炎症指标。
• CRP升高比ESR加快更早。
• 24小时左右后两者水平相似。
• CRP比ESR恢复得更快。
• CRP（不像ESR）不受妊娠影响。
• CRP对炎症的特异性和反应速度优于ESR。
• 在巨细胞性动脉炎/风湿性多肌痛中ESR可能很高而CRP则正常。
• CRP检查费用较高。

四、诊断感染性疾病的检查推荐[3]

1. 腺病

• 测定血清抗体水平。
• 采用PCR检测粪便和呼吸道样本。

2. 阿米巴病

• 粪便检查滋养体及包囊。
• 血清抗体水平检测（阳性滴度为1：128或更高）通常只用于肠外阿米巴检测（如肝阿米巴）。注：检测结果可在治疗后长达10年仍保持阳性。

3. 百日咳杆菌

• 鼻咽拭子或抽吸物（首选）或PCR研究。
• 血清学IgA检测——可能需要数周才能升高，尤其对于婴儿和儿童。因此，可能需要重复进行试验。不受预防接种影响（无抗体反应）。

4. 布鲁菌病
血清布鲁菌抗体检测。急性及恢复期（3～4周）样本。如发热，做血培养。

5. 猫抓病

• 在汉赛巴尔通体感染病例中，急性期及恢复期血清抗体滴度升高4倍。

6. 水痘/水痘带状疱疹病毒（HSV）

- 通常为临床诊断，但不清楚、不典型或为了检查水痘带状疱症病毒的易感性，都可以采集血样本做病毒抗体检测。2～4周4倍升高支持急性水痘感染的诊断。同时，疱液病毒培养及损伤底部涂片镜检有无病毒包含物。荧光抗体试验或聚合酶链反应

7. 单纯疱疹病毒

以上方法可以用来检测单纯疱疹病毒，但是血液抗体实验在区分Ⅰ型或Ⅱ型疱疹病毒中作用有限。如需要区别病毒的类型，培养及损伤处涂片镜检直接进行抗原检测是最佳方法。

8. 衣原体

- 肺炎衣原体：对于不典型肺炎——急性及恢复期进行血液抗体检测。
- 沙眼衣原体：对性传播感染的诊断，结膜炎及新生儿肺炎——拭子或气管内抽吸物培养及PCR检测。

PCR检测不需要进行子宫颈或尿道拭子，因其只需对男性和女性的20～30ml的尿液进行检测即可诊断出泌尿生殖道沙眼衣原体感染。但PCR能区分生殖道沙眼衣原体种属分型，这对远程诊断发生于农村社区"性虐待"则有一定的意义。

收集标本前2小时患者不应排尿。标本应储存在温度保持在4℃的一个带黄色盖子的尿容器里，并尽快送到实验室。

衣原体抗体在生殖道感染或沙眼的诊断中无特异性。

9. 艰难梭菌

一旦怀疑抗生素性腹泻/结肠炎时，对新鲜粪便行梭菌毒素检测及细菌培养。

10. 隐球菌感染

- 取血样和脑脊液样本检测隐球菌抗原（抗体并不太具有诊断性）。
- 隐球菌性脑膜炎患者中95%以上为阳性。脑脊液培养也是同样。

11. 巨细胞病毒（CMV）

对急性及恢复期（2周）血液样本进行巨细胞病毒抗体检测。升高4倍显示近期感染。新生儿特异性抗体IgM的存在可能表明宫内感染。这可由PCR试验补充。Audity抗体提示妊娠期感染。

12. 传染性单核细胞增多症（EBM）

- 传染性单核细胞增多症筛检试验：白细胞计数，血常规、传染性单核细胞增多症检测试剂盒。
- 抗体检测：免疫测定法检测血液中针对病毒包膜抗原及核酸抗原的抗体——用于那些有单核细胞增多症症状而筛检试验阴性的患者。

13. 真菌（局部）感染

- 至少在取样前3天停止使用局部抗真菌药。
- 将样本收集至棕色瓶中。收集得越多，阳性发现的概率越大。
- 有皮肤损害者：取边缘碎屑。
- 指（趾）甲：收集刮下和剪下的指（趾）甲，包括指（趾）甲下的坏死物。
- 头发：包括发根（拔下的头发）。
- 显微镜检法通常可以立即报告而培养常规需要2～4周。

14. 甲型、乙型、丙型、丁型、戊型肝炎

- 免疫法检测血中相应抗体及乙肝病毒抗原。
- PCR检测乙型肝炎及丙型肝炎病毒载量。基因分型可用于确定最能从治疗中获益的人群。PCR试验可用于丙型肝炎的诊断。

15. 人类免疫缺陷病毒/获得性免疫缺陷综合征（HIV/AIDS）

- 血液HIV-1型和HIV-2型抗体检测为常规检查。阳性结果表明HIV感染。如果血清取自危险暴露3～4周内，阴性结果不能排除感染。推荐在此时间后进行重复测试。该筛检试验的灵敏度几乎为100%。
- HIV抗体可有助于早期诊断HIV感染和新生儿HIV感染。
- 酶联免疫吸附试验（ELISA）能够确定初次感染的时间。

指标

- CD4淋巴细胞计数。
- HIV病毒载量。

16. 包虫病

ELISA血清学检测、蛋白印迹试验和免疫沉淀反应。

17. 流感

- 血液抗体检测：需要检测急性及恢复期（2～4周）血清。灵敏度低且对治疗无帮助，因为诊断是回顾性的。
- 鼻拭子PCR：这种检测方法迅速且有较好的特异度和灵敏度。

18. 军团菌属
- 血液抗体试验：需要急性期及恢复期（4～6周）血清，滴度应升高4倍至128以上。单一滴度超过256提示感染。
- 痰液显微镜检及培养是区分特定军团菌病最快、最可信的方法。
- 尿液抗原试验检测 I 型嗜肺军团菌。

19. 钩端螺旋体病
- 血液抗体试验可以根据抗体水平及相符的临床特征给出诊断。
- 利用 PCR 确定各种血清分型。

20. 疟疾
- 厚、薄血膜显微镜检——通常需要重复试验（至少在不同时间进行3次）。
- 血清学试验（酶联免疫吸附试验）不经常使用，但使用凝集试验对旅行者是有意义的，如 Paracheck V 试验、ICT 卡试验。
- PCR 检测具有高度特异性和灵敏性，但目前不具有广泛的应用性，因为需要有专门的实验室方法。

21. 流行性腮腺炎
- 血液抗体试验：IgM 检测诊断免疫状态及腮腺炎感染（取急性及恢复期血清）。
- 脑脊液：尽管疾病开始后2～3天抗体水平可能较低，但脑脊液中 IgG 的存在证实腮腺炎性脑膜炎的诊断。

22. 结核分枝杆菌
- 痰（3次独立样本）/气管刷或冲洗物：抗酸染色及显微镜检、培养及药敏试验。
- 痰液 PCR。

23. 肺炎支原体　血液抗体检测（取急性期及恢复期样本两次）。IgM 的存在及滴度升高提示感染。高滴度可持续12个月以上。

24. Q 热　检测起病急性期及发病开始后2～3周抗体水平。进行 PCR。

25. 细小病毒 B19　血液抗体检测。怀疑第五疾病（传染性红斑）及其他临床情况，如母体感染伴有胎儿水肿、慢性溶血作用中的再生障碍性危象、成人多关节炎及出疹，PCR 可以确诊。

26. 风疹
- 血液抗体检测——急性期及恢复期（10～14天后）2次抽血。
- IgG 升高4倍提示近期有感染。
- 疾病起病后7天 IgM 抗体阳性，但8周后则转阴。母体血清 IgM 抗体提示高胎儿感染风险，而脐带血中抗体阳性表明先天感染。

27. 弓形虫病　急性及恢复期（2周以上）血清抗体检测。IgG 滴度升高4倍可诊断为弓形虫病。IgM 抗体水平超过16提示近期感染。IgM 抗体的阳性可支持先天性弓形虫病的诊断。抗体试验可推断感染时间。

28. 病毒性皮疹[4]　当患者出现细小斑丘疹样皮疹，可进行血清学检测如下所有致病物质。斑丘疹，急性期及恢复期（2～4周）两次抗体检测浓度升高是诊断所必需的。
- 麻疹——IgM 滴度升高具有诊断性（IgM 升高 = 既往感染或已接种免疫）。
- 风疹——IgM 或 IgG 升高 = 近期感染。
- 细小病毒 B19。
- 埃可病毒。
- EB 病毒。
- 巨细胞病毒（CMV）。
- 罗斯河病毒。
- Barmah 森林病毒。
- 登革热。
- 其他虫媒病毒。

29. 性传播感染[4]
- 淋病奈瑟菌
—培养（尿道、子宫颈、直肠、咽部取样）。
—对子宫颈或尿道拭子或首次尿液行 PCR 检测效果非常好。

- 沙眼衣原体
—子宫颈或尿道拭子或首次尿液（最好取初段尿20～30ml）进行抗原检测（推荐使用 PCR 检测）。
—根据需要可进行培养。
不推荐血清学检测。

- 梅毒
—血清学（快速血浆反应素试验、苍白密螺旋体血凝测定、螺旋体抗体吸附荧光测定、酶免疫分析法）。

- 乙肝

—血清学检测。
- 人类免疫缺陷病毒
—血清学检测。
- 滴虫性阴道炎
—阴道拭子镜检。
- 单纯疱疹
—病毒培养。
—抗原检测（最好选用 PCR）。
—血清学检查。
- 性病淋巴肉芽肿
—衣原体血清学检查。
—淋巴结活检。
- 软下疳
—镜检/杜克雷嗜血杆菌培养。
- 性病肉芽肿
—组织活检。

30. 尿路感染（UTI）[4]

（1）**显微镜检查** 白细胞计数超过 10 个/μl 为异常，并表明该处有感染。
- 计数越高其意义越大。
- 上皮细胞表明可能有女性生殖器污染（如样本取材不佳）。

（2）**培养** 计数以每毫升有机体数来表示。
- 计数超过 10^5 个/ml 具有重要意义。
- 尿路感染计数可较低，尤其是在纯生长时，可由临床表现和有意义的脓尿支持诊断。
- 重要的病原体通常为单纯生长（而非混杂存在）。
- 明显的尿路感染通常伴有脓尿，但也可能不伴有脓尿发生。

31. 返回旅行者的发热

- 血清学检测
—登革热（急性及恢复期）。
—伤寒热（急性及恢复期）——使用受限（通常用大便培养）。
—甲、乙型病毒性肝炎。
—阿米巴病——肝脓肿。
—斑疹伤寒。
- 血培养
—伤寒热（检测伤寒最好）。

—脑膜炎球菌感染。
- 全血细胞计数，厚、薄血膜镜检
—疟疾。
- 斑点凝集试验
—登革热。
—疟疾。
- 粪检
- 培养
—弯曲杆菌属、沙门菌、志贺菌属、伤寒。
- 显微镜检
—阿米巴、贾第鞭毛虫、其他。
- 肝功能试验
—肝炎。
- ESR
—筛检。

32. 淋巴结肿大

- 全血细胞计数、ESR、单核细胞增多症筛检（如 Paul Bunnell 病）。
- 血清学检测
—EB 病毒、巨细胞病毒、人类免疫缺陷病毒。
—弓形虫。
—风疹、梅毒、猫抓病。

五、关于铁的研究[5]

全面了解铁代谢及其转运的相关知识有助于对铁相关研究的理解解（表 16.3）。当铁储备耗竭后，体内铁含量减少，血清（或血浆）铁浓度逐渐低于正常范围（14～30μmol/L）。血清转铁蛋白（循环中主要的铁转运蛋白）的水平在这些情况下升高，可能超过正常水平。铁浓度降低并转铁蛋白升高或正常是铁缺乏的有力证据。

作为携带蛋白，转铁蛋白结合了血清中大部分的铁。转铁蛋白的能力可通过结合血清蛋白的铁总量来反映，即总铁结合力（TIBC）可用来估计转铁蛋白的浓度。

转铁蛋白饱和度是指铁结合蛋白位点在多大程度上被铁占据。它是由血清铁结合力除以铁浓度来计算的。血清铁饱和度通常为 20%～50%。在血色病中显著升高（超过 50%）为该病的重要指标。

血清铁蛋白水平与体内铁储备有直接关系。在铁

表 16.3　相关铁研究的临床意义

临床情况	血清铁	TIBC	%转铁蛋白饱和度	铁蛋白
铁缺乏	↓	N 或↑	↓	↓↓
地中海贫血	N 或↑	N	N 或↑	↑或 N
慢性疾病性贫血	↓	N 或↓	↓	N 或↑
铁粒幼细胞贫血	N 或↑	N	N 或↑	↑
血色病	↑	↓	↑↑	↑↑

注：N 表示正常。

储备耗竭，甚至在血清铁浓度显著下降前，即可检测到血清铁蛋白下降。不同性别和年龄组正常范围有所变化：男性为 20～250μg/L，女性为 10～150μg/L，儿童更低。

六、肝功能试验（LFTs）[4]

肝功能试验的综合性归纳陈述见第 58 章。检测参数如下。

1. 血浆胆红素

- 非结合胆红素——来自红细胞破裂。
- 结合胆红素——在肝脏代谢之后。

2. 清蛋白
在肝脏合成，半衰期 20 天（慢性肝脏疾病而非急性肝病的良好指标）。

3. 血浆转移酶

- 丙氨酸氨基转移酶（ALT）——是肝的特异性酶，在肥胖、脂肪肝、代谢综合征时可升高。
- 天门冬氨酸氨基转移酶（AST）。

上述两者均为肝细胞受损的指标。

4. 血浆碱性磷酸酶（ALP）

- 该酶存在于肝细胞窦状隙表面及胆小管和胆管中。为肝非特异性酶，但它是胆汁淤积（如阻塞、浸润、硬化）的一个指标。

5. 谷氨酰转移酶（GGT）

- 正常存在于胆小管中。
- 胆汁淤积、其他肝脏疾病及摄入药物和酒精时则浓度升高。

6. 黄疸的鉴别诊断[4]
只需根据如下指南，进行常规肝功能检查可以鉴别急性肝细胞损伤引起的黄疸和肝外阻塞引起的黄疸。

	急性肝炎性	阻塞性
ALP	正常至＜3 倍正常值	＞3 倍正常值
ALT/AST	10～100 倍正常值	＜10 倍正常值

7. 酒精滥用
如下试验指标可作出酒精过量的诊断：

- GGT——灵敏度和特异度有限。
- 血细胞平均容积——巨红细胞症，灵敏度和特异度也很有限。

七、甲状腺功能试验

甲状腺功能试验（TFTs）的总结见第 24 章。甲状腺功能试验归纳在检验小结的表里（表 24.1）。在这些甲状腺功能检验中，血清促甲状腺激素（TSH）水平应为首选。但在解释其结果时必须小心，应予以认真分析考虑。由于它的高灵敏度，可能偶然会误诊一些甲状腺功能紊乱的病例，尤其是有潜在的垂体后叶素紊乱、治疗后的甲状腺毒症和非甲状腺疾病存在时。其后的筛检试验则为血清游离三甲状腺原氨酸（T_3）和甲状腺素（T_4）检测。如有偏差，那么抗甲状腺抗体检测可能在发现甲状腺疾病的原因中有一定意义。其包括抗甲状腺过氧化物酶抗体（尤其）、抗甲状腺球蛋白抗体和抗促甲状腺激素受体抗体。其他检测项目包括甲状腺素结合球蛋白和甲状腺球蛋白测定。接下来的检查可能包括核医学扫描及超声检查。建议寻求专家帮助解释这些检验的临床意义，尤其对于患有系统疾病患者的检查结果分析来说则更应如此。

八、血清电解质水平[6]

了解血清电解质水平对于危重患者、体液丢失或液体潴留患者、应用心血管药物尤其是利尿药患者，其临床意义十分重要。关键的离子为钾离子、钠离子、氯离子和碳酸氢根离子。钠离子和钾离子在细胞内外的正常水平是维持健康的基础。

1. 阴离子间隙 临床上计算阴离子间隙可判断一般酸碱失衡问题。它是由血清电解质中阳离子（钠离子）与两种主要阴离子（氯离子和碳酸氢根离子）之和的差计算得出的。其他阳离子（如钾离子）和阴离子（如磷酸根离子）的电荷趋于平衡。带负电荷的血浆蛋白质对阴离子间隙亦有重要影响。

阴离子间隙 = (Na^+) − (Cl^-+HCO_3^-)
健康人阴离子间隙为 8～16

阴离子间隙升高可推断代谢性酸中毒。阴离子间隙正常的代谢性酸中毒被称为高氯血症性酸中毒，因为碳酸氢根离子的减少由氯离子的升高而代偿平衡（例如慢性腹泻、肾小管性酸中毒）。

2. 高钠血症

Na^+ > 145mmol/L

（1）病因
- 水缺失（例如尿崩症）。
- 水、钠丢失（例如腹泻）。
- 皮质醇过量（例如库欣综合征、康恩（Conn）综合征）。
- 过量输入Ⅳ型高渗性钠溶液。

（2）临床特征
- 口渴、意识错乱、少尿。
- 直立性低血压。
- 肌颤搐或痛性痉挛。
- 严重者，可出现癫痫发作、精神错乱、过高热、昏迷。

3. 低钠血症

Na^+ < 135mmol/L

（1）病因
- 水潴留（例如慢性心力衰竭、低白蛋白血症）。
- 肾衰竭无法储存盐类（例如肾炎、糖尿病）。
- 胃肠丢失 Na^+（例如腹泻、呕吐）。
- 药物因素（例如利尿药、血管紧张素转化酶抑制药）。

（2）临床特征
- 嗜睡、意识错乱、精神改变（如人格异常）。
- 严重者可出现惊厥、昏迷、死亡。

4. 高钾血症

K^+ > 5mmol/L

高钾血症的首发症状可能就是心脏骤停。

（1）病因
- 肾衰竭。
- 酸中毒，特别是代谢性酸中毒。
- 盐皮质激素缺乏：见于 Addison 综合征、使用醛固酮拮抗药。
- K^+ 摄入过量（例如过多静脉输注含钾液体）。
- 药物（例如螺内酯、血管紧张素转化酶抑制药、非甾体抗炎药）。

也要考虑到人工因素，如标本发生溶血。

（2）临床特征
- 肌无力，松弛性麻痹（很少）。
- 可能无症状直至出现心脏毒性反应。
- 可能引起心脏停搏——心搏停止与纤颤。
- 心电图：T波高尖，QT下降，PR间期延长→心律失常。

5. 低钾血症

K^+ < 3.5mmol/L

（1）病因
- 肾脏疾病。
- 胃肠道丢失：呕吐、腹泻。
- 碱中毒。
- 盐皮质激素过量：库欣综合征、醛固酮增多、康恩综合征。
- 细胞外液向细胞内转移造成的损失（例如烧伤和其他创伤）。
- K^+ 摄入减少。
- 药物（例如利尿药呋塞米、噻嗪类利尿药）。

（2）临床特征
- 嗜睡，肌无力和痉挛，精神不振和意识混乱。
- 严重者可出现松弛性麻痹、手足抽搐、昏迷。
- 心电图：U波明显，ST段压低，T波低平，心律失常。

九、常用实验室检查参考值

这些血液试验的参考值和参考范围以国际单位制体系表示，可能不同实验室有所不同（表16.4）。星号（*）表示儿科参考范围，与成人参考范围不同。

表16.4　常用实验室检查参考值

电解质／肾	
钠	（135～145mmol/L）
钾	（3.5～5.0mmol/L）
氯	（95～107mmol/L）
碳酸氢盐	（23～32mmol/L）
尿素	（2.5～8.0mmol/L）
肌酐	（男性：0.04～0.13mmol/L。女性：0.04～0.1mmol/L）
肾小球滤过率	[＞60ml/（min·1.72m²）]
钙*	（总）（2.10～2.60mmol/L）
磷酸盐	（0.90～1.35mmol/L）
镁*	（0.65～1.00mmol/L）
尿酸*	（男性：0.17～0.45mmol/L。女性：0.12～0.40mmol/L）
肝功能/胰腺	
胆红素（总）*	（＜20μmol/L）
胆红素（直接）*	（＜3μmol/L）
天门冬氨酸氨基转移酶*	（＜40U/L）
谷氨酰转移酶*	（女性：＜45U/L。男性：＜65U/L）
碱性磷酸酶*	（＜120U/L）
总蛋白	（60～80g/L）
清蛋白	（38～50g/L）
淀粉酶	（30～110U/L）
脂肪酶	（＜80U/L）
治疗药物	
地高辛*	（Ther. 1.3～2.6nmol/L）
苯妥英钠*	（Ther. 40～80μmol/L）
丙戊酸盐*	（Ther. 300～700μmol/L）

（续表）

卡马西平*	（Ther. 10～50μmol/L）
庆大霉素（前）	（＜2.0μg/ml）
庆大霉素（后）	（＜12.0μg/ml）
锂	（Ther. 0.5～1.0mmol/L）
心脏／类脂	
肌钙蛋白I或T	（＜0.1μg/L）
天门冬氨酸氨基转移酶*	（＜40U/L）
肌酸激酶（总）	（女性：＜200U/L。男性：＜300U/L）
肌酸激酶同工酶	（＜25U/L）
胆固醇*	（＜5.5mmol/L）
三酰甘油*	（＜2.0mmol/L）
高密度脂蛋白胆固醇	（＞1.00mmol/L）
低密度脂蛋白胆固醇	（＜3.5mmol/L）
甲状腺试验	
游离T_4	（10.0～20.0pmol/L）
超敏促甲状腺激素*	（0.4～4.5mU/L）
游离T_3	（3.3～8.2pmol/L）
其他内分泌试验	
皮质醇 上午8时	（130～700nmol/L）
皮质醇 下午4时	（80～350nmol/L）
卵泡刺激素（成人）	（4～12U/L）
卵泡刺激素（排卵期）	（10～30IU/L）
卵泡刺激素（绝经后）	（4～200IU/L）
雌二醇（绝经期）	（＜200pmol/L）
睾酮	（男性：10～35nmol/L。女性：＜3.5nmol/L）
肿瘤标志物	
前列腺特异抗原	（0～4.0μg/L）
癌胚抗原	（＜7.5μg/L）
甲胎蛋白	（＜10μg/mL）
CA125	（＜35U/mL）
铁研究	
铁蛋白	（20～250μg/L）
铁	（14～30μmol/L）
铁结合力	（45～80μmol/L）
转铁蛋白	（2～3.5g/L）
铁饱和度	（女性：20%～55%。男性：20%～60%）
血气／动脉	

（续表）

pH*	（7.38～7.43）
PO_2*	（85～105mmHg）
PCO_2*	（36～44mmHg）
碳酸氢盐*	（20～28mmol/L）
碱剩余*	（-3～+3mmol/L）
血浆葡萄糖	
血糖（空腹）	（3.5～6.0mmol/L）
血糖（随机）	（3.5～9.0mmol/L）
糖化Hb（HbA1c）	（4.7%～6.1%）
血液病学	
血红蛋白*	（女性：115～165g/L。男性：130～180g/L）
血细胞比容*	（女性：37%～47%。男性：40%～54%）
平均细胞容积*	（81～98fL）
网织红细胞	（0.5%～2.0%）
白细胞*	[（4.0～11.0）×10^9/L]
血小板	[（150～400）×10^9/L]
红细胞沉降率	（<20mm）
杆状核中性粒细胞*	（0.05×10^9/L）
成熟中性粒细胞*	[（2.0～7.5）×10^9/L]
淋巴细胞*	[（1.0～4.0）×10^9/L]
单核细胞*	[（0.2～0.8）×10^9/L]
嗜酸粒细胞*	[（0～0.4）×10^9/L]
叶酸	（>630nmol/L）
维生素B_{12}	（150～700pmol/L）
血液凝固性	
出血时间	（2.0～8.5分钟）
纤维蛋白原	（2.0～4.0g/L）
凝血酶原时间	数秒
凝血酶原比率（INR）	（1.0～1.2）
活化部分凝血酶原时间（APTT）	（25～35秒）
其他	
肌酸（磷酸）激酶	（<90U/L）
铅	（2μmol/L）
C反应蛋白	（<10mg/L）

参考文献

[1] Levin M, Sikaris K. CRP and ESR. Aust Fam Physician, 2000, 29(10): 976–977.

[2] Shaw AC. Serum C-reactive protein and neopterin concentration in patients with viral and bacteraemic infection. J Clin Pathol, 1991, 23: 596–599.

[3] McPherson J (ed) Manual of Use and Interpretation of Pathology Tests (2nd edn). Sydney: RCPA, 1997.

[4] Barratt M, Smith D. Pathology Handbook. Sydney: Barratt & Smith Pathologists, 1997.

[5] Dunstan R (ed) Abnormal Laboratory Tests. Sydney: McGraw-Hill, 2001: 111–113.

[6] Nicol D, McPhee SJ, et al. Pocket Guide to Diagnostic Tests. Sydney: McGraw-Hill, 2003: 328–397.

视诊的技巧 第 17 章

> 不善于观察的人比没有知识的人犯错误更大、更多!
>
> Sir William Jenner（1815—1898）

患者进入候诊室，接受体格检查之前的这段时间里，全科医师有很好的机会对其进行视诊，对患者的所有症状与体征进行仔细观察。我们在分析病情时应像"福尔摩斯"分析案情一样，不断掌握患者的临床表现情况，努力成为一名机敏的诊断学家和自豪的临床医学家。

作为一位全科医生，接诊患者时，首先观察患者的一般状况和行为举止是很重要的；同时还要重视评估患者的情绪状态和身体表现。我们要做的第一个判断应该是："这位患者看上去有病吗?"

一、第一印象

患者总会在某一方面给医生留下深刻的印象，我们应该提醒自己尽可能地去分析。

简单快速的视诊可以帮助训练有素的医生发现特征性病症，如贫血、甲状腺功能亢进症（简称甲亢）、黄疸、肢端肥大症和酗酒等。当然，即时性现场诊断并不一定准确，还应有进一步的全面检查发现原发性体征予以支持证实。

因此应从以下几个方面观察：

- 面部特征。
- 头颈部异常。
- 口腔检查。
- 毛发分布及特征。
- 全身皮肤检查。
- 身高及体重。
- 姿势及步态。
- 外阴部检查。
- 四肢末梢[手、足、指（趾）甲等]。

二、面部特征

面相诊断（physiognomy）一词由希腊文"physiognomonia"衍变而来，意为通过人的面部特征判断人特性的一项技术。这种技术在中世纪很盛行。艾迪生[1]曾说过：在某种程度上每个人都懂得面相诊断，并且会自然而然地通过面部特征来判断陌生人的特点。尽管并非完全准确，但事实上所有的医生都会利用面相来帮助诊断许多疾病。

面部表情是人们交流最直接的方式，它可以是一个人的防护盾牌，也可以是人的一幅旗帜；它可以是一个人的面具，同时也可以是一个人的镜子。它反映了人的精神面貌和情感状态。当患者走进诊室时，医生可以通过其面部表现获得对患者的第一印象。

三、面部是疾病的一面镜子

临床医学的一个重要之处就在于解析患者面部特征的临床意义。不仅特有的皮肤损伤会表现在面部，面部情况还可以反映出患者内分泌紊乱以及呼吸系统、心、肾和肝功能衰竭的状况。

当然单纯看面部也是远远不够的。面颊的黄疸可能会被正常的肤色所掩盖，但通过结膜的黄染仍可辨别出来。明显的潮红面容可见于慢性酒精中毒（酒精可引起假性库欣综合征）、库欣综合征或真性红细胞增多症。皮下组织增厚可见于慢性酒精中毒、肢端肥大症和黏液水肿。而当黏液水肿累及眼睑部时则可能很难与肾病导致的皮下水肿相鉴别。

每个人的情感与性格状态几乎都可以在其脸上留下印迹。这是因为当人们在生气、兴奋、焦虑或紧张时面部的表情与皱纹都会改变，而这种变化在患有精神疾病的患者身上会更为明显。许多中枢神经系统疾病，如帕金森病和肌源性疾病也会影响人的表情（如帕金森病患者出现面具脸）。

眼睛的外观情况也很有临床意义，可以反映出重要的系统性疾病（图 17.1）。

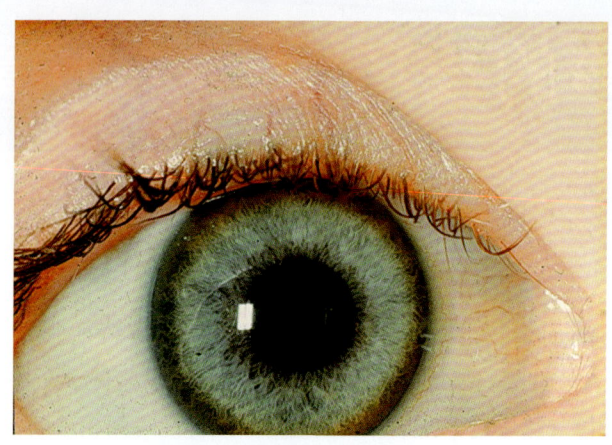

图 17.1 威尔逊病患者角膜周围的 Kayser Fleischer 环

四、有诊断意义的面容

1. **肢端肥大症** 肢端肥大症的特征性面容包括眉弓突出，额头隆起，鼻大，下颌突起增大呈方形。其他特征还包括舌大和鼻、唇、耳的软组织增大。

2. **腺样脸** 由于儿童常用口呼吸：鼻/鼻孔狭窄，腭高呈拱形腭（"哥特式"），切牙牙齿突出，下颚显著高隆，常张开，显示一种"愚蠢"相。

3. **酒精中毒（因慢性酗酒导致）面容** 尽早地发现酒精中毒性面部特征很重要。酒精中毒的面部特征包括：面色潮红，皮肤增厚油腻，毛细血管扩张，结膜增生以及酒渣鼻。其他表现还包括肥大性酒渣鼻、腮喉痛，以及嘴唇和嘴角的特征性变化。

4. **鸟样面容（系统性硬化病，CREST syndrome）** 面容的特征是鼻头变尖、张口受限、嘴唇有皱褶，且由于颜面部表皮的粘连导致面容刻板。此外，颜面部及手上毛细血管也可有扩张。

5. **重型地中海贫血貌** 患者的面部特征是颅骨膨隆，上颌骨高突（常暴露上牙），颧骨隆起，鼻梁凹陷。其病因是血红蛋白病引起的颅骨增生，骨髓腔增大引起的颜面骨畸形。

6. **霍乱面容** 霍乱患者常有面色苍白、皮肤湿冷，眼睛凹陷、面颊凹陷，以及冷淡、失神的表情（类似于希波克拉底面容）。

7. **库欣综合征** 库欣综合征具有特征性的满月脸、多血质、多毛症（女性更明显）、痤疮（参见第24章相关内容）。

8. **面神经麻痹** 面神经麻痹面容的特征包括单侧口角下垂及鼻唇沟消失（参见第34章相关内容）。

- 上运动神经元受累的中枢性面神经麻痹：额肌活动自如。
- 下运动神经元受累的周围性面神经麻痹（如贝尔麻痹、拉姆齐亨特综合征）：额肌张力消失。

9. **希波克拉底面容** 这描述了死亡、面具样的面容，常被描述为重度腹膜炎——眼睛落日征、"面容憔悴"、"坍塌"的双鬓、嘴唇干皲、额头湿冷。

10. **马方综合征** 其特征表现为身材高大、细长，指蜘蛛指（趾）及胸廓畸形，同时还会有一些面部特征，包括：晶状体半脱位、腭弓高，这些体征均有助于明确诊断（第19章）。

11. **二尖瓣面容（二尖瓣疾病，特别是二尖瓣狭窄）** 通常表现为面部发红或面颊红润，或带有淡蓝色。这是由于面部毛细血管扩张所致，且与肺动脉高压有关。

12. **唐氏综合征（Down syndrome）** 该病患者面容特征包括脸型扁平、五官拥挤、头圆、伸舌、发育不良性耳朵位置下移、内眦赘皮、眼裂向外上方倾斜、嘴微张及虹膜有白色斑点（Brushfield's 斑）（第19章）。

13. **肌病（肌病/重症肌无力）面容** 面部特征包括面无表情、"劳累"相，伴双侧上眼睑下垂。

14. **肌强直（营养不良性肌强直）** 典型的特征包括额部脱发、面无表情的三角相，局部下垂、白内障和颞肌萎缩。

15. **甲状腺功能减退症面容** 患者通常表现为表情淡漠、颜面下部增宽、颜面皮肤水肿。全身皮肤干燥粗糙，可呈黄色（由高胡萝卜素血症所致，需注意与巩膜黄染区别）。其他特征还可出现头发稀疏、眉毛外 1/3 减少或脱落、舌体肥大、语速变慢、声音嘶哑等（第24章）。

16. **肥胖症面容** 与库欣综合征"满月脸"的区别在于，这些患者面部肥胖呈均匀、协调性。

17. **畸形性骨炎（Paget's 病）** 主要表现特征是头颅增大，其中以额顶骨区域最为显著（增大的头围通常会超过 55cm），这类患者通常找不到尺寸合适的帽子。其他特征还表现为骨温升高和耳聋（第70章）。

18. **帕金森病** 典型的面部特征包括面具脸，面部表情少，双目凝视，眨眼减少。面部肌肉活动减少

（第 34 章）。

19. 黑斑息肉综合征（Peutz-Jeghers 综合征） 嘴唇、颊黏膜和手指上出现直径 1～5mm 的色素斑点。

20. 吸烟面容 面容显示比实际年龄大、皮肤起皱、毛发纤细、牙齿发黄、声音深沉刺耳、止不住的咳嗽、口鼻散发出烟草味。

21. 甲亢面容 突眼征（下眼睑不能覆盖巩膜）和结膜炎是甲亢患者的两大特征（第 24 章）。也可能表现有瞬目减少（图 17.2）。

22. Turner 综合征（先天性性腺发育不全） 面部特征包括眼睑下垂、鱼样嘴、下颌小（小颌畸形）、耳朵下移且伴有耳聋。心血管损害包括主动脉缩窄和肺动脉狭窄。颈蹼（颈部两侧有宽带样的软组织）也是其典型的体征（第 19 章）。

23. 尿毒症面容 肤色苍黄，"污浑"，伴口腔尿毒症性恶臭（氨性口臭）。

五、特殊体征

以下介绍各种可能出现的特殊的面部体征及导致这些体征的原因。

1. 蝶形红斑

- 系统性红斑狼疮（SLE）：面颊及鼻梁部出现的边缘隆起的红色斑疹。与酒渣鼻不同的是，其边界清楚，无脓疱，发病部位、大小不同。
- 酒渣鼻：颊部、前额以及下颌出现红斑，并可出现丘疹、脓疱及毛细血管扩张。
- 丹毒：皮肤硬结性片状红斑，边界清楚，边缘隆起，并伴有疼痛。
- 脂溢性皮炎：累及眉毛、眼睑以及鼻唇沟，表面可有鳞屑的红色皮疹。
- 光敏性皮疹：暴露于阳光下的皮肤出现红色皮疹。

2. 黄褐斑/黑斑病
出现在脸颊部的对称性局限性的棕色色素沉着，颜色逐渐加深。通常由药物引起。

- 口服复合避孕药。
- 羟氯喹（Plaquenil）。
- 二苯肼。

3. 颧颊潮红

- 二尖瓣狭窄。
- 肺动脉（瓣）狭窄。
- 酒渣鼻。
- 系统性红斑狼疮。
- 肠系膜淋巴结炎。

4. 蜘蛛痣

- 妊娠。
- 肝病。
- 正常人群中维生素 B 缺乏。

5. 巨舌

- 肢端肥大症。
- 甲状腺功能减退症。
- 淀粉样变。

6. 白内障

- 高龄。
- 糖皮质激素治疗。
- 糖尿病。
- 甲状旁腺功能减退症。
- 营养不良性肌强直。
- 外伤。
- 眼部疾病（如青光眼）。

7. 毛细血管扩张

- 系统性硬化症。
- CREST 综合征（肢端硬皮综合征）。
- 肝病（如酒精性肝病）。

六、发绀

发绀是由于还原型血红蛋白在浅表血管内积聚，导致皮肤、黏膜呈淡蓝色。当动脉血氧饱和度

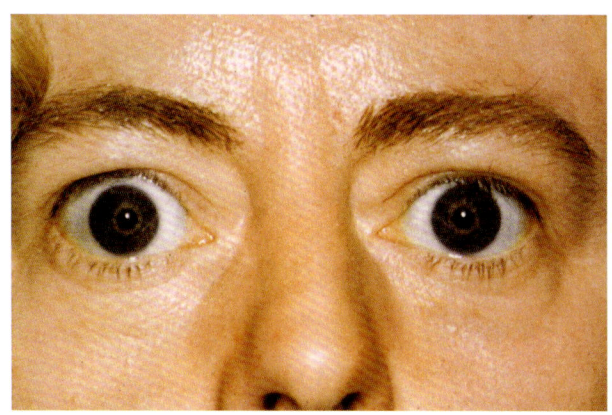

图 17.2 甲亢凝视的典型面容

在80%～85%或更低时会出现发绀。发绀可分为中心性和周围性。

1. 中心性发绀 此类发绀出现在血运较好的部位，如口唇和舌头。受累部位皮肤温暖。发绀的原因主要是肺部疾病、肺水肿、发绀型先天性心脏病（右向左分流）、呼吸抑制以及红细胞增多症等。

2. 周围性发绀 此类发绀出现在肢体的末端，如口唇外侧、鼻和耳廓。这些部位的皮肤对冷刺激敏感。这类发绀的主要原因有周围血管疾病、心力衰竭、休克、受冻、左心功能衰竭和所有导致中心性发绀的病因（图17.3）。

七、杵状指

1. 特点
- 指甲根部与甲皱间失去了通常存在的角度。
- 指甲的两嵴弯曲隆起。
- 指甲基底部海绵质软组织增厚。
- 指甲变凸。
- 主要由呼吸系统疾病导致。

2. 原因
（1）肺部疾病
- 癌症。
- 支气管扩张。
- 囊性纤维化。
- 肺脓肿及脓胸。
- 肺纤维化。

（2）心脏疾病
- 感染性心内膜炎。
- 发绀型先天性心脏病。

（3）肝脏疾病
- 肝硬化。

（4）胃肠疾病
- 溃疡性结肠炎。
- 克罗恩病。
- 乳糜泻。

（5）先天性疾病

八、色素沉着

色素沉着不太常见，但如果发现暴露部分有明显色素沉着，则应检查一些较少暴露于阳光的遮掩部位，如前臂的内侧，以辨认是否真有色素沉着。导致色素沉着的原因如下。

1. 促黑素细胞激素（MSH）增多
- Addison病。
- 库欣综合征。
- 异位ACTH综合征。

2. 代谢异常性疾病
- 甲状腺功能亢进症。
- 血色病（图17.4）。
- 肝硬化。
- 卟啉病。
- 慢性肾衰竭。
- 营养不良或吸收不良。
- 妊娠。

3. 药物
- 胺碘酮。
- 抗生素（白消安、博来霉素、米诺环素）。
- 抗疟药（氯喹/羟氯喹）。
- 砷剂、金剂、银剂。
- 化疗。
- 氨苯砜。
- 口服避孕药（OCP）。
- 酚噻嗪类。
- 光化学疗法（PUVA）。
- 补骨脂素。
- 噻嗪类利尿药。

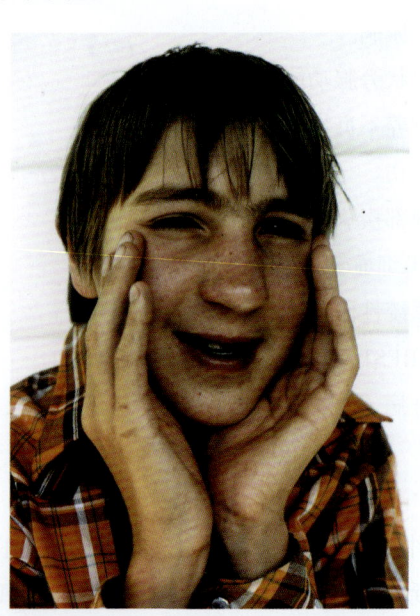

图17.3 中枢发绀性心脏病伴杵状指的青年患者

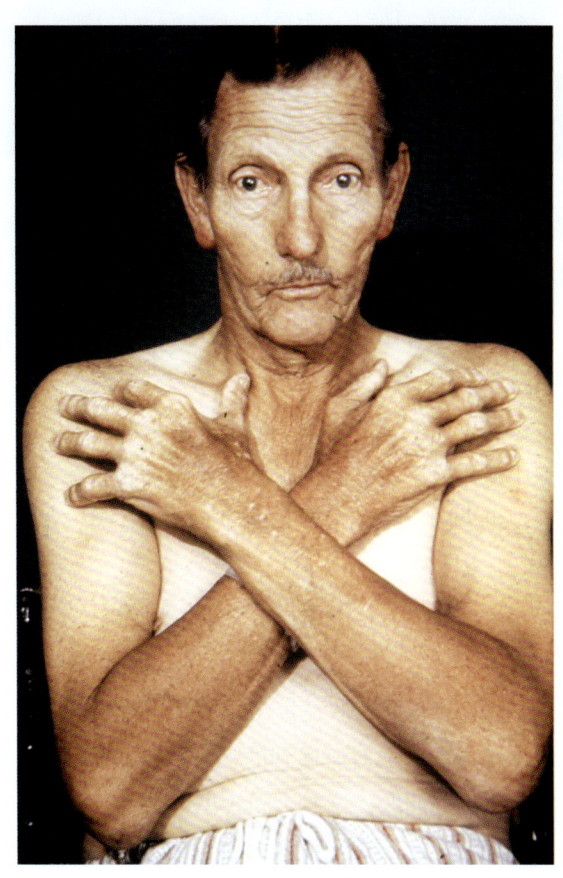

图 17.4 原发性血色病患者出现的色素沉着，并发指关节炎

4. 肿瘤
- 淋巴瘤。
- 黑棘皮病。
- 转移性黑色素瘤。

参考文献

[1] Addison T. A Collection of the Published Writings of Thomas Addison MD. New Sydenham Soc, 1818.

第 18 章　安全的诊断策略

> 对绝大多数疾病诊断而言，都需要有一点儿知识、有一点儿才智，但更多需要的则是要有对病情的彻底了解。
> Anon（1951），*Lancet*

在所有医学领域中，全科医学也许是最困难、最复杂和最具挑战性的学科了。我们所从事的专业领域处在医学的最前沿，我们担负着对许多非常严重，甚至是危及生命性疾病的早期诊断的责任，而且还要了解患者的急切心情。

我们的专业教学也极具挑战性，它要求我们对这一学科有深刻的理解。

工作中面临的临床情况千变万化，常不同于经典教科书里的描述。有时患者会表现出很多互不相关的问题或非常含糊的症状，即难以鉴别的疾病综合征[1]。临床常见的非特异性症状包括疲劳、失眠、紧张、焦虑、头晕、头痛、消化不良、食欲缺乏、恶心、性功能减退、消瘦、对事物缺乏兴趣、胃肠胀气和胸腹部疼痛等[2]。在繁杂的临床工作中，采取事故防范策略去分析解决所面临的问题显得很为重要。面对越来越多的医疗诉讼和医疗专业化，有一个正确的治疗原则和思维方法亦显得极为重要。

为了有助于全科医生日常医疗工作的规范化，我们开发了一个简易模式，以便于实施促进诊断和减少错误。

一、诊断三联征的概念

遇到疑难或少见的疾病时，对诊断最有帮助的是记住疾病的 3 个症状要点。学习这些"三联征"，甚至"四联征"症状要点的认知过程为全科诊疗实践

诊断三联征的举例
诊断提示：心绞痛 + 呼吸困难 + 眩晕 = 主动脉瓣狭窄
诊断提示：月经不调 + 肥胖 + 多毛症 = 多囊卵巢综合征
诊断提示：不适 + 夜间多汗 + 瘙痒 = 霍奇金淋巴瘤
诊断提示：腹痛 + 腹泻 + 发热 = 克罗恩病
诊断提示：头晕 + 呕吐 + 耳鸣 = 梅尼埃综合征
诊断提示：头晕 + 失聪 + 耳鸣 = 听神经瘤
诊断提示：疲乏 + 肌肉萎缩 + 抽筋 = 低钾血症

提供了一个很有用的诊断方法学模式。下面举几个简单的例子。

诊断三联征这样的例子整本书中都可看到，尤其本章中使用更多。其固定标志为"诊断提示"。

这些例子分布在本书的不同章节，特别是在本章。

二、诊断思路的基本模型

上述这种诊断三联征模型的应用，医生应遵循基本的原则方法，面对所遇到的疾病，应快速回答出 5 个自我提出的问题，这 5 个问答见表 18.1。

表 18.1　对临床症状或体征的诊断思路

①	可能的诊断有哪些？
②	不能忽视的严重疾病有哪些？
③	常被遗漏的疾病有哪些？
④	假象
⑤	患者试图告诉我什么？

现就以上 5 个问题展开阐述。

一位叫 Kelly Teagle 的读者就这一主题的五个单词的首个字母组成了极具创意的单词 "PROMPT"，以帮助工作中记忆与应用。

P（probability）可能性

R（red flag）严重警示

O（often missed）常被漏掉的

M（masquerades）被掩盖的

P（patient wants to）患者想要的

T（tell me something）想告诉我的

另一贡献是由佛林德斯大学的一名医学生 Judah 做出的：

事情并不总是截然分明的（cut and dried）：

C（connective tissue disorders）结缔组织病

U（UTIs）尿路感染，特别是老人和儿童

T（thyroid disease）甲状腺疾病

和

D（depression）抑郁

R（remember to rule out serious and rare causes）注意排除严重和少见原因

I（iatrogenic causes）医源性原因

E（emotional needs）情感需要

D（diabetes）糖尿病

这一方法是在大量临床实践的基础上归纳出来的，大家在学习这一诊断思路时，要按照其预定的方案进行，当然，学习的具体内容和方法在世界各地可以有所不同。但在所谓发达国家将被普遍采用。

1. 可能的诊断有哪些 疾病的可能诊断是基于医生的经验和认识，分析患者所患疾病的流行、发病情况和自然病史而做出的。全科医生在社区比较了解患者的病史，对每一个体患者疾病的特点和整个社区的流行病学情况都有第一手资料，这使他们能比其他医生更好地了解有这种症状或体征的疾病。这样，全科医生再通过采集具体病史并进行分析，对疾病发生形成假设，进而作出合理的可能诊断。

2. 不能忽视的严重疾病有哪些 对于全科医生来说，流行病学知识很有用，但是如果因为全科医生太熟悉常见症状，而忽略了当前患者症状的少见原因，则不是其长处了。另一方面，专科诊室里的医生在遇到其非专科疾病谱时，患者本是常见原因所致疾病，医生却又更关注一些罕见病。然而，不遗漏严重危及生命的疾病是很重要的，特别是在目前人们多有诉讼意识的现代社会里，就显得更重要。

为了早期识别严重疾病，全科医生需要建立一套"高度怀疑指数"。这个过程通常被认为是靠直觉作出的，但也不是完全实用。因此，更准确地说，它靠的还是经验。

严重疾病应当被认为都是"除非证实，否则（until proven otherwise）"的一些病症，包括恶性肿瘤、获得性免疫缺陷综合征（AIDS）、冠心病及危及生命的感染如脑膜炎（图18.1）、乙型嗜血流感杆菌感染、败血症和感染性心内膜炎等（表18.2）。

因为急性心肌梗死或心肌缺血常是致命的，且常因医生忙碌而被忽视，所以应当引起足够重视。急性心肌梗死并不都表现为典型的心前区压榨性疼

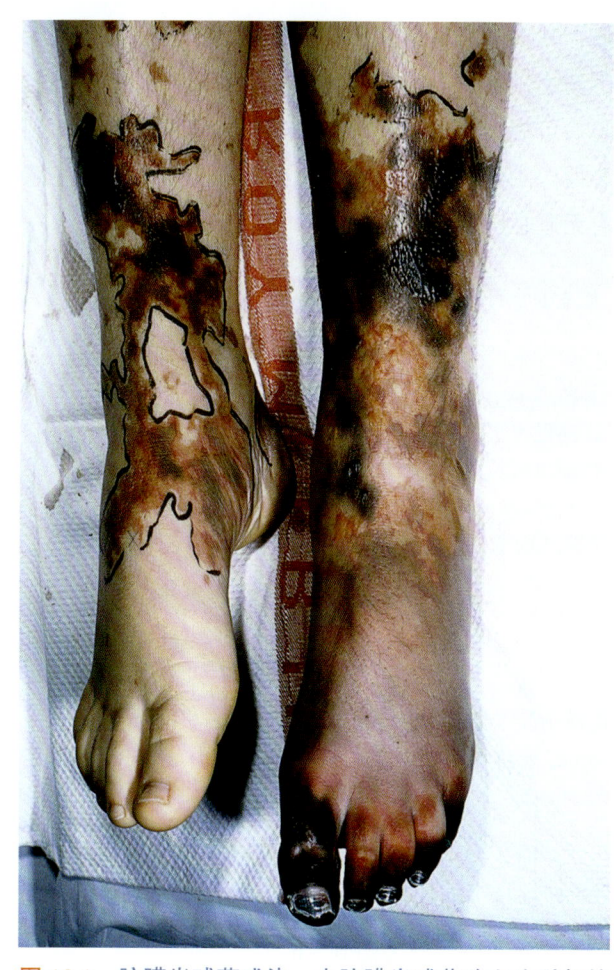

图18.1 脑膜炎球菌感染：由脑膜炎球菌败血症引起的弥散性血管内凝血伴坏疽

表18.2 不能忽视的严重疾病

肿瘤，特别是恶性肿瘤
HIV 感染 /AIDS
哮喘和过敏反应
严重感染，特别是： ・脑膜脑炎 ・败血症 ・脑膜炎球菌感染（图18.1） ・会厌炎 ・感染性心内膜炎 ・肺炎 / 流感 /SARS
冠心病 ・心肌梗死 ・不稳定型心绞痛 ・心律失常
潜在自杀倾向
颅内损伤（如蛛网膜下腔出血）
宫外孕

痛，其疼痛的程度和部位有很大的差异，可表现为下颌、颈部、上肢、上腹部和肩胛间区的疼痛。冠心病可表现为致死性心律失常，患者可能仅感觉到心悸、头晕。对于诊断心律失常的患者一定要注意有无冠心病。

危及生命的诊断三联征（举例）
诊断提示：发热＋寒战＋低血压＝败血症
诊断提示：发热＋呕吐＋头痛＝脑膜炎
诊断提示：疲乏＋头晕±晕厥＝心律失常
诊断提示：发热＋流涎＋哮鸣音（儿童）＝会厌炎
诊断提示：头痛＋呕吐＋意识改变＝蛛网膜下腔出血
诊断提示：腹痛＋闭经＋阴道异常出血＝宫外孕
诊断提示：疲乏＋劳力性呼吸困难＋头晕＝心肌病

（1）考虑 M[2]I[2]　是一种对严重疾病的病理学传统分类方法，便于记忆：

- 恶性肿瘤。
- 代谢。
- 梗死。
- 感染。

病情危险：要考想到 VIC

- V（vascular）血管性疾病。
- I（infection）感染（严重）。
- C（cancer）癌症。

（2）重要警示　重要警示是提醒我们注意有重大损伤可能性的症状或体征。一些潜在的疾病不能漏诊，需要我们仔细检查，例如体重减轻、呕吐、认知改变、发热（体温＞38℃）、头晕和（或）在卫生间晕厥、面色苍白。严重警示将在文中描述症状时进行论述。

3. 常被遗漏的疾病有哪些　这一问题是指在临床实践中常易遇到的"陷阱"。这方面肯定与经验有关。除非临床医生有准备的将这些问题都纳入其诊断思路范围，所以即使是简单、非危及生命的一些问题也易被忽略、遗漏。

典型的例子包括吸烟或龋齿可能引起腹痛，不太引起注意的日常接触物品、异物引起过敏反应，职业或环境危害可能时起的头痛和呼吸道不适，粪便可能引起腹泻等。我们都已了解泌尿系统感染可引起"红脸综合征"，泌尿系统感染在儿童可引起发热，其在

孕妇可引起腰痛，在老年人常感到不适；带状疱疹患者在皮疹出现之前可表现为局部的严重疼痛等。

Addison 病也常是一个典型的陷阱，一些患者可能在已患病 15 年后才被诊断。常因缺少典型的色素沉着（图 18.2）而掩盖早期诊断。

血色病常因为不明原因的乏力行血液筛查性检查而被偶然发现。腹部疾病在儿童和成人中都是一类难以鉴别的疾病。皮肤科医生研究[4]表明，腹部疾病可有很多其他表现形式，它也可影响头发和皮肤。除了有典型的胃肠道症状，如慢性腹泻、脂肪痢、体重减轻和腹部胀气外，胃肠道疾病还有下述不典型的症状：

- 营养问题，包括叶酸、锌或铁缺乏，尤其是铁的缺乏。
- 膝、肘和臀部周围的成簇水疱（疱疹性皮炎）。
- 脱发和口腔溃疡。

绝经可能也是常被忽视的问题，因为我们比较关心特别的症状。在表 18.3 列出一些易被忽视的重要疾病。

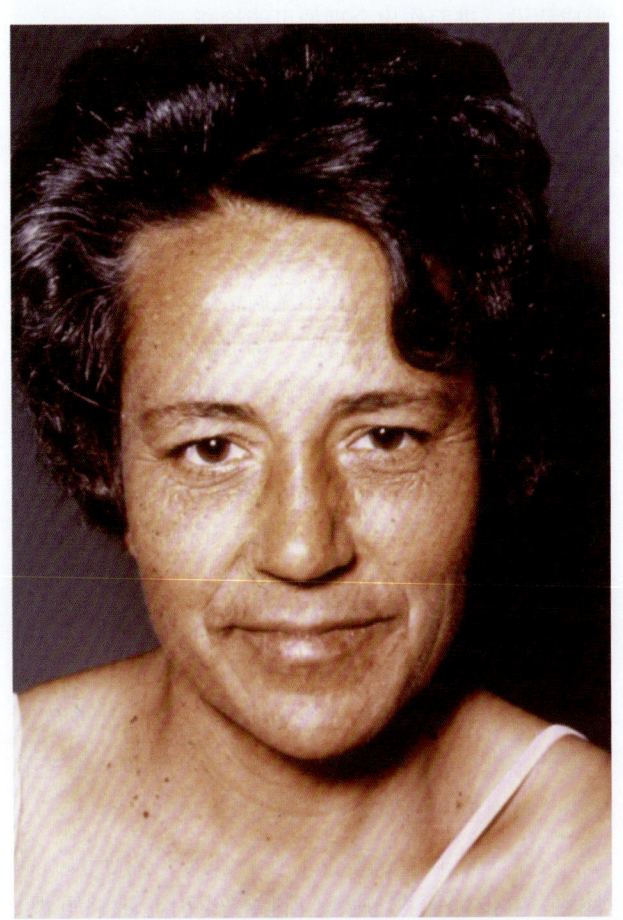

图 18.2　面部色素沉着的女性 Addison 病患者

表 18.3　最易被漏诊的疾病（典型的陷阱）

深部脓肿
Addison 病
过敏症
念珠菌感染
慢性疲劳综合征
乳糜泻
家庭虐待，包括虐待儿童
药物不良反应（表 18.4）
子宫内膜异位症
粪便嵌塞
异物
贾第鞭毛虫病
血色病
带状疱疹
铅中毒
营养不良（肯定的）
围绝经期综合征
偏头痛（各种非典型变异）
畸形性骨炎（Paget 病）
早期妊娠
结节病
痉挛性疾病
抽动秽语综合征（Tourette syndrome）
泌尿系统感染

4. 假象　当患者存在很多症状时，医生会感到"头晕脑胀"，混乱困惑，对于这样的患者，需要一个检查表。例如一个明显神经质的患者来看病，诉说了一大堆症状：头痛、嗜睡、疲劳、便秘、厌食、消化不良、用力时呼吸困难、瘙痒、腹胀、舌痛、背痛等，如果一般体检又缺少确定的阳性体征，我们就需要考虑一个诊断能把所有这些症状联系起来，这包括缺铁性贫血症、抑郁症、糖尿病、甲状腺功能减退症（图 18.3）和滥用药物等。

一个世纪前，考虑像梅毒和结核这样常见的疾病很重要。而现在，这些感染已经被医源性疾病、恶性疾病、酗酒、内分泌失调以及各种表现的动脉粥样硬化，特别是冠状动脉供血不足和脑血管供血不足所代替。

如果患者多个部位疼痛，那么疼痛可能来自脊

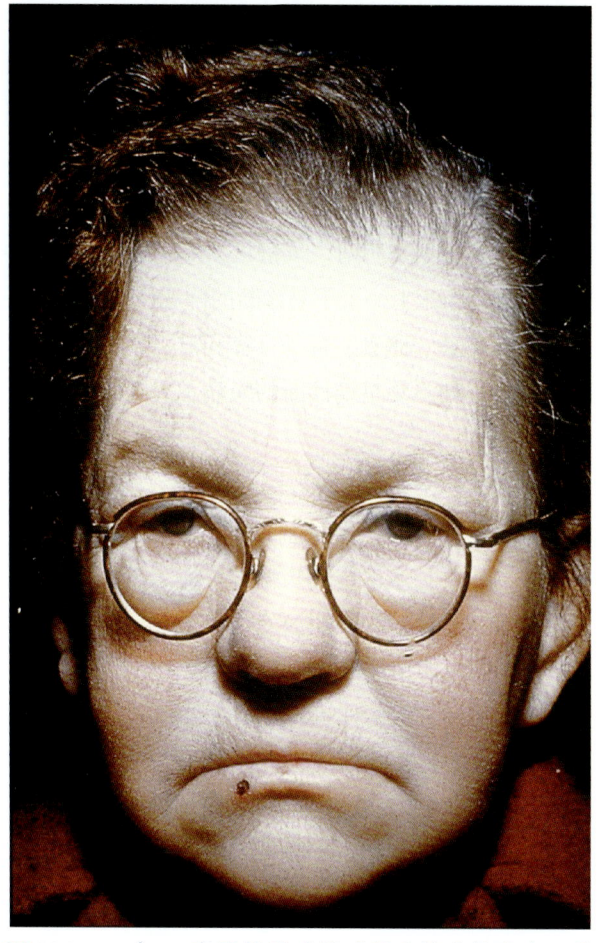

图 18.3　一个 60 岁甲状腺功能减退症的女性患者：典型的面具样呆滞性面部改变

一些易被忽略的诊断三联征
诊断提示：乏力 + 体重减轻 + 腹泻 = 腹部疾病
诊断提示：食欲缺乏或恶心 + 粪便泄漏 + 腹部膨胀 = 粪便嵌塞
诊断提示：腹部绞痛 + 胃肠胀气 + 大量腹泻 = 贾第鞭毛虫病
诊断提示：嗜睡 + 疲乏 + 关节痛 = 血色病
诊断提示：嗜睡 + 腹痛 + 易怒（儿童）= 铅中毒
诊断提示：骨头疼痛 + 蹒跚步态 + 耳聋 = 畸形性骨炎
诊断提示：不舒服 + 发热 + 咳嗽（± 结节性红斑）= 肉瘤样结节病
诊断提示：（男孩）哼鼻子、眨眼 + 口头噪声（如咕哝）± 大声咒骂 = 抽动秽语综合征

柱，所以脊柱痛应该是各种疼痛的原因，如头痛、臂痛、腿痛、胸痛、盆腔痛，甚至腹痛。作者的经验表明，脊柱源性疼痛易在全科医生诊疗中漏诊。

两组疾病（每组 7 种为最常被忽略的潜在疾病）

的检查清单分别列于表 18.4 和表 18.5。表 18.4 列举了全科医疗中较为常见的 7 种疾病；而表 18.5 则列举了比较少见的另外 7 种潜在疾病，其中个别疾病如 EB 病毒感染引起的传染性单核细胞增多症在全科医疗中也常常遇到。

肿瘤，特别是所谓"安静区"（深部位）的恶性肿瘤可能是临床上一个不易诊断的问题。典型的例子是鼻咽、鼻窦、卵巢、盲肠、肾和淋巴组织的肿瘤。肉瘤是另一种不易早期诊断的疾病（见第 50 章相关内容）。

系统性红斑狼疮极易被误诊或漏诊，被称为"大伪装者"[5]。它的两个最常见的症状是乏力和关节痛，但它是一种多系统性疾病，可能累及任何脏器，因此其初期不易识别。

作为一个实用性诊断策略，作者在外科诊断室内患者背后的墙上贴、挂两幅诊断策略表。这两个表格可以迅速启发医生对不易诊断的患者作出诊断。

5. 患者试图告诉我什么 医生还必须考虑患者是否处于某种想法，在陈述病史时还有什么隐藏的事情没有说出来，特别是一些诊断不明确的疾病患者[6]。患者可能患有抑郁症（明显的或隐匿的）或处于焦虑状态，或是由于其他原因即使面对医生也未必把话全说出来。然而，患者主诉的一些症状（如乏力）可能只是患者作为其找医生就医的一个理由（作为

表 18.4　7 种主要的潜在疾病

① 抑郁症
② 糖尿病
③ 药物 • 医源性 • 患者滥用 　—酒精 　—麻醉药 　—尼古丁 　—其他
④ 贫血
⑤ 甲状腺和其他内分泌疾病 • 甲状腺功能亢进症 • 甲状腺功能减退症 • Addison 病
⑥ 脊柱疾病
⑦ 尿路感染（UTI）

表 18.5　其他 7 种不易诊断的疾病

① 慢性肾衰竭
② 恶性疾病 • 淋巴瘤 • 肺癌 • 盲肠和结肠癌 • 肾癌 • 多发性骨髓瘤 • 卵巢癌 • 胰腺癌 • 转移瘤
③ HIV 感染与 AIDS
④ 较少见的细菌感染 • 梅毒 • 结核病 • 感染性心内膜炎 • 动物源性传染病 • 衣原体感染 • 非典型肺炎或军团病 • 其他
⑤ 少见的病毒（和原虫）性感染 • EB 病毒引起的单核细胞增多症 • TORCH 病原体感染（如巨细胞病毒） • 甲、乙、丙、丁、戊型肝炎 • 蚊虫传播的传染病 　—疟疾 　—罗斯河热（Ross River 热） 　—登革热 　—其他
⑥ 神经性疾病 • 帕金森病 • 吉兰 – 巴雷（Guillain-Barré）综合征 • 癫痫 • 多发性硬化 • 重症肌无力 • 颅内占位性病变 • 各类型偏头痛 • 其他
⑦ 结缔组织病和血管炎 • 结缔组织病 　—系统性红斑狼疮 　—系统性硬化症 　—皮肌炎 　—重叠综合征（overlap syndrome） • 血管炎 　—结节性多动脉炎 　—巨细胞性动脉炎或风湿性多肌痛 　—肉芽肿性疾病

走进诊室的一张入场券）。它可能是处于紧张、焦虑状态中的患者在寻求帮助。我们必须很敏锐地感觉到患者的需求和感受，进而做一位倾听、关心、富有同情心的临床医生，并提供一个好的机会让患者自由地表述和交流。

有些患者可能是因为重度的性焦虑和性障碍、自尊受到影响、怕患上恶性疾病或其他一些难治的疾病而来找医生，因此他们不易把病情说清、讲透。

曾经健康的专业人士自我造成挫伤，是因为患者（图 18.4）被住院部的血液病学专家深深吸引（Munchausen 综合征）。

另外作者还有一份检查清单帮助确定患者是否由社会心理原因所致不适（表 18.6）。

根据作者为患者和家庭提供咨询的经验，由人与人之间的冲突所造成的问题相当令人吃惊，这就值得特别探讨近亲关系，如丈夫和妻子、母亲和女儿、父亲和儿子之间的关系是否和谐。

一些不易辨认的潜在疾病的诊断三联征
诊断提示：不适感 + 发热 + 咳嗽（± 结节性红斑）= 结核病或结节病
诊断提示：发热 + 咽喉痛 + 颈淋巴结肿大 = 单核细胞增多症（EB 病毒感染）
诊断提示：食欲缺乏 + 恶心 / 呕吐（a/n/v）+ 皮肤蜡黄 = 慢性肾衰竭
诊断提示：多尿 + 多饮 + 皮肤 / 伤口感染 = 糖尿病
诊断提示：不明原因的发热 + 心脏杂音 + 栓塞 = 感染性心内膜炎
诊断提示：乏力 + 多关节炎 + 发热或皮肤损害 = 系统性红斑狼疮
诊断提示：腰痛 + 血尿 + 可触及的腰部肿块 = 肾癌
诊断提示：不适感 + 体重减轻 + 咳嗽 = 肺癌
诊断提示：发热 + 肌痛或头痛 + 干咳 = 非典型肺炎
诊断提示：不适感 + 盗汗 + 无痛性淋巴结肿大 = 非霍杰金淋巴瘤
诊断提示：关节痛 + 雷诺现象 + 胃食管反流性疾病（± 皮肤改变）= 系统性硬化
诊断提示：乏力 + 头痛 + 颌关节跛行 = 颞动脉炎
诊断提示：虚弱 + 背痛 + 体重减轻 = 多发性骨髓瘤
诊断提示：嗜睡 + 动作和反应迟缓 + 便秘 = 甲状腺功能减退症

注：神经系统疑难病症的诊断三联征归纳在第 34 章。

表 18.6　导致紧张和焦虑的潜在恐惧或想象

①	家庭中人与人之间的矛盾
②	由于朋友生病或死亡
③	对恶性疾病的恐惧
④	性传播疾病，特别是 AIDS
⑤	对"冠心病"或"脑卒中"的恐惧
⑥	性问题
⑦	与毒品有关的问题
⑧	易致严重后果的关节炎
⑨	经济困难
⑩	其他异常应激

另一个常见被忽视的压力是源于被欺负，无论是在工作场所、中小学校、大学、家庭、互联网或其他地方，这样的情况都很常见[7]。这是一个重要的公共卫生问题。当前追捧有魄力、威风、"男子气"的管理风格已创造了一种文化，在这一文化氛围中，欺凌现象得以"茁壮成长"。作为全科医生，我们更应意识到这种可能性，即职场欺凌现象导致的压力可能会促使形成目前许多这样的患者。诸如"工作中的事情怎么样？"一个简单、直接的日常问题都会是出现这样问题的一个机会。

疾病的确诊和转归、症状的痛苦和死亡是患者重要的焦虑来源，他们经常和家属、朋友或有恶性疾病的人说自己的病情。其他躯体行为障碍和造作性功能障碍，包括孟乔森（Munchausen）综合征，使得病情很复杂，以至于难于识别。这些微妙的社会心理问题通常被列于警示中。

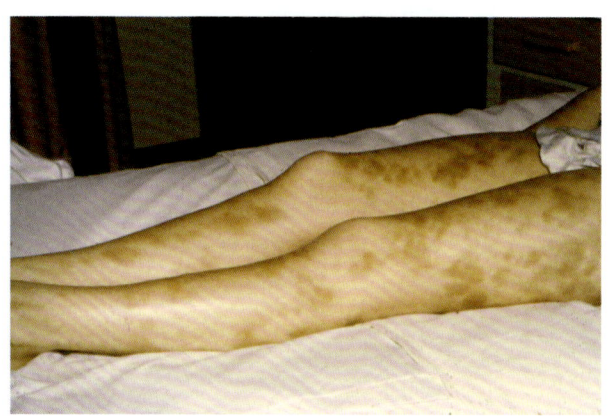

图 18.4　患者自己人为造成异常的对称分布紫癜，这些部位是患者都可以触到的。患者为了见到医生进行的诈病行为（"入场券"）

警示性症状或体征[3]

警示性症状或体征表明心理障碍的体征或行为表现。它们已在慢性疼痛和残疾的（尤其是慢性背部疼痛）范畴内被进行合理的描述，并需要我们转移照顾的重点。考虑的情况包括焦虑、抑郁、调节适应障碍与人格异常。典型的警示性症状或体征被列于表18.7。

墨尔本中心的一项行为研究揭示了3个最令人害怕的疾病：癌症（81%）、心脏病（32%）和HIV感染/AIDS（21%）。

结果常使患者绝望地寻找着安全，我们有责任去帮助他们。

表 18.7 警示性症状或体征示例

异常疾病行为
不正当行为
取消约会
治疗上依从/拒绝
躯体化障碍
缺勤
工作积极性差
个人疏忽
关系破裂
治安事件

三、临床5问思维诊断模式举例

1. 呃逆 异常呃逆的诊断策略：

（1）问 **可能的诊断**

　　答 过度饮食和饮酒。
　　　　精神性或功能性。
　　　　术后
　　　　• 胃扩张。
　　　　• 膈神经刺激。

（2）问 **不能忽视的严重疾病**

　　答 肿瘤
　　　　• 中枢神经系统。
　　　　• 颈部。
　　　　• 食管。
　　　　• 肺部。
　　　　膈下脓肿。
　　　　心肌梗死或心包炎。
　　　　中枢神经系统疾病（如脑血管病及颅内感染）。
　　　　慢性肾衰竭。

（3）问 **常被遗漏的疾病**

　　答 过度饮酒。
　　　　吸烟。
　　　　吞气症。
　　　　胃肠道疾病
　　　　• 食管炎。
　　　　• 消化性溃疡。
　　　　• 食管裂孔疝。
　　　　• 胆囊炎。
　　　　• 肝大。
　　　　少见疾病
　　　　• 突然体温改变。
　　　　• 颈部囊肿和颈部血管异常。

（4）问 **七种假象检查清单**

　　答
抑郁症	—
糖尿病	—
药物	√
贫血	—
甲状腺疾病	—
脊柱功能障碍	可能
尿路感染	—

（5）问 **患者试图告诉我什么？**

　　答 经常应想到情绪因素。

2. 口臭（参考第73章相关内容） 口臭诊断策略模式：

（1）问 **可能的诊断**

　　答 饮食习惯。
　　　　口腔牙齿疾病。
　　　　口干（如在醒来时）。
　　　　烟、酒嗜好。

（2）问 **不能忽视的严重疾病**

　　答 恶性肿瘤（肺、口咽、喉、胃、鼻的恶性肿瘤）。
　　　　肺结核。
　　　　扁桃体炎。
　　　　肺脓肿。

血液系统恶病质、白血病。
尿毒症。
肝功能衰竭。

（3）问　**常被遗漏的疾病**

答　鼻炎和鼻窦炎。
全身感染。
阑尾炎。
支气管扩张。
食管裂孔疝。
少见病。
咽和食管憩室。
干燥综合征。
坏血病（维生素C缺乏症）。

（4）问　**七种假象**

答　抑郁症　　　　　　　　√
糖尿病（酮症酸中毒）　　　√
药物　　　　　　　　　　　√
贫血　　　　　　　　　　　—
甲状腺疾病　　　　　　　　—
脊柱功能障碍　　　　　　　—
尿路感染　　　　　　　　　—

（5）问　**患者试图告诉我什么**

答　可能为精神心理性疾病的表现。

参考文献

[1] Murtagh J. Common problems: a safe diagnostic strategy. Aust Fam Physician, 1990, 19: 733-742.

[2] Frith J, Knowlden S. Undifferentiated illness. Med J Aust, 1992, 156: 472-476.

[3] Nixon R. Cutaneous manifestations of coeliac disease. Australas J Dermatol, 2001, 42: 136-138.

[4] Hanrahan P. The great pretender: systemic lupus erythematosus. Aust Fam Physician, 2001, 30(7): 636-640.

[5] Levenstein JH, McCracken EC, McWhinney IR, et al. The patient-centred method. I. A model for the doctor-patient interaction in family medicine. Fam Practice, 1986, 3: 24-30.

[6] McAvoy BR, Murtagh J. Workplace bullying: the silent epidemic. Editorial. BMJ, 2003, 326: 776-777.

[7] Borland R et al. Illnesses that Australians fear most in 1986 and 1993. Aust J Public Health, 1994, 18: 366-369.

第 19 章　遗传性疾病

> 人们喜欢将遗传学过于简单地说成我们有"癌症基因"或"糖尿病基因"。但事实上，基因能决定的也有限。例如：同卵双胞胎虽然具有完全相同的基因组，但其中一个人可以在幼年时发生糖尿病，而另一个则常不发生。所以，了解基因的作用将有助于查明环境因素的影响。基因组是一幅历史长卷，它展示了整个 60 亿人组成的人类物种，人类这些物种最初是由大约 6 万的人经 7 000 代的繁衍发展而来的。我们的物种中仅有少量发生遗传变异——任意两个人种的 DNA 中有 99.9% 都是完全相同的。
>
> Eric Lander, Human Genome Project, 2000[1]

家庭医生在医学遗传学的迅速发展中承担着重要的任务。这一任务包括进行常规诊断，早期检出疾病并进行社区和伦理学方面的指导。事实上，专家们对人类基因组的所有 30 亿个核苷酸排列的测序工作已经完成，然而，这些已知的 30 000～35 000 个功能单位（即基因）中的组织原理和工能作用将显得更为复杂[2]。

该基因组计划已经开始着手分析"单核苷酸多态性（SNPs）"作为全部基因组的标记，以帮助确定疾病相关基因在核苷酸链中的位置，同时对个体间基因的变异进行研究[3]。如 SNPs 一样，任何两个无关个体间基因的差异大约不超过 1/1 000。人们认为，SNPs 对常见病的危险性起着重要作用，还是引起疾病的直接原因。如果我们携带的 SNPs 位序发生了错误，我们就容易患各种疾病。

目前对许多常见的遗传性疾病已可进行遗传学检测。例如：血红蛋白沉着症的基因工程学（HFE）基因检测，亨廷顿病的遗传性神经系统疾病症状出现前的 DNA 检测，以及对某些遗传相关性癌症如乳腺癌和结肠癌的预报性 DNA 检验，这样的预报性检测未来还可能用于心血管病和糖尿病[4]。通过在遗传学方面预测人们对药物的反应，未来药物遗传学有助于合理用药。而且，基因疗法也是未来的一个重要治疗方法[5]。

遗传性疾病的发病流行情况列于表 19.1。

一、重要因素和检查要点

- 所有人都携带有少量的隐性基因，这些基因所决定的特征并不显现出来。
- 一对夫妇生出一个有某种缺陷的婴儿的潜在危险性约为 4%，这种危险性在第一代血亲结婚（近亲结婚）的夫妇中会加倍[7]。
- 虽然大多数癌症是不会遗传的，但是一些人可携带某些癌症的遗传性突变基因，常见的有乳腺癌和卵巢癌（基因连锁）、大肠癌，以及其他发病较少的癌症如前列腺癌和黑色素瘤的相关基因。
- 全科医生应留意癌症患者的家族史，包括夫妇双方家庭患癌症的人数、癌症类型、原发性癌症的发病年龄。
- 一名全科医生管理的 1 000 名患者中预计会有 15～17 人有癌症遗传倾向。
- 随着基因检测越来越普遍，全科医生应了解基因检查结果预报或未表现症状前开展筛检对患者的心理影响。建议开展专业的遗传咨询。
- 目前已广泛开展的病理基因携带者筛查用于珠蛋白生成障碍性贫血（地中海贫血）、家族性黑矇性痴呆和囊性纤维病。
- 开展遗传病的产前筛查和检测也是可行的，尤其是对唐氏综合征、胎儿畸形和血红蛋白病的早期发现更有意义。同样应强调，仔细进行挑选、筛查和咨

表 19.1　遗传性疾病的患病率（引自 Kingston）[6]

遗传性疾病的类型	估计患病率（‰）
单基因性疾病	
常染色体显性遗传	2～10
常染色体隐性遗传	2
X 连锁隐性遗传	1～2
染色体异常	6～7
伴有明显遗传因素的常见疾病	7～10
先天畸形	20
总计	38～51

询是十分重要的。

- 遗传服务和癌症诊所可为接受转诊、开展专业性遗传咨询和基因检测等提供良好的服务。
- 遗传药物和基因治疗是未来进行靶向治疗的希望，它是基于个体的遗传基因频谱而实施的。

相关术语汇总

- **等位基因**：位于一对同源染色体相应位置上的两个不同基因互为等位基因。
- **单倍体**：为基因的标准状态，由一条染色体组构成（n）。
- **配子**：配子（成熟的性细胞）是单倍体细胞。
- **二倍体**：正常状态的体细胞，含有两个单倍体的染色体（2n）。
- **合子**：由一个雄配子和一个雌配子融合而成的一个双倍体细胞。
- **异倍体**：染色体数目不是单倍体染色体的整倍数（如2n-1或2n+1）。
- **常染色体**：22对染色体中除性染色体外的所有染色体都是常染色体。
- **易位**：两条非同源染色体之间常染色质的交换。
- **显型**：反映一个人受遗传物质构成以及环境影响的物理特征（症状和体征）。
- **基因型**：基因构成，即存在于人体每一个细胞DNA上的信息内容。
- **基因**：生殖细胞所携带的全部DNA。
- **基因组**：一个生物体上的所有DNA，包括它的基因。
- **基因组学**：研究所有基因遗传学的学科。
- **染色体**：携带基因并使之代代相传的载体。
- **细胞遗传学**：研究染色体及其数量、结构和功能异常的学科。
- **显性基因**：指在杂合子后代身上表现出其性状或特征的基因。
- **隐性基因**：只能在纯合子（而不是杂合子）后代身上表现出其性状或特征的基因。
- **杂合子**：在个体中的特殊位点上存在着两个不同等位基因。
- **纯合子**：在个体中的特殊位点上存在着两个完全相同等位基因。
- **核型**：指一个细胞或个体的染色体组成。它也通过照片或图形来显示一个细胞的染色体表型。
- **单合子**：从一个受精卵产生的胚胎体。同卵双胞胎是单卵形成的双胞胎。
- **双合子**：从两个不同的受精卵产生的胚胎体。
- **三倍体**：三条染色体替代了正常的两条染色体的存在。
- **突变**：DNA的核苷序列自然地发生改变。
- **外显率**：一个或更多的突变体等位基因的表型得到表达的频率。
- **多因子遗传**：由两个以上的基因加上环境影响的共同作用所引起的特征。
- **多态性**：人群中同时存在的常见的两种以上形式的遗传特征。
- **致癌基因**：可能引发癌症的基因。
- **血缘**：两个人有一个或更多的共同祖先。
- **一级亲属**：父、母、兄弟姊妹和子女。
- **二级亲属**：祖父母、叔伯、姑妈、姨妈、同父异母兄弟姐妹、侄子、侄女、外甥、外甥女和孙子、孙女。
- **单核苷酸多态性（SNPs）**：个体间核苷酸碱基对的差异。

二、遗传性疾病谱

越来越多的证据表明疾病有遗传因素参与，遗传性疾病的范围在不断扩大。对家庭医生来说了解这种潜在的病因甚为重要。虽然我们对常见典型的遗传病如囊性纤维病、珠蛋白生成障碍性贫血、唐氏综合征及血色病已经很熟悉，但是我们还必须熟悉那些具有遗传基础的疾病，如癌症，特别是乳腺癌、卵巢癌和肠癌；此外，还有儿童染色体、微缺失综合征和各种遗传性代谢缺陷。这也是我们全科医生义不容辞的责任。

三、家系图

家系图是一个有价值的谱系图表，通常至少包括三代家谱。它是收集一对夫妇或家庭的资料以确定遗传模式的简单而有规律的方法。收集这种资料应认真、机智。一个很有价值的策略是鼓励患者仿照提供的样板图（来源：新南威尔士健康、遗传教育中心 www.genetics.edu.au）来绘出自己的家系图谱。

家系图应用符号表示（图19.1）。

四、特别重要的遗传性疾病

1. 血色病 遗传性血色病（HHC）是铁负荷过重的一种疾病，也是人群中最常见一种严重的单基因遗传性疾病。

它主要表现为体内铁含量增高，可达20～60g（正常为4g）。这些过量的铁沉积在一些重要脏器，进而使这些脏器受损：

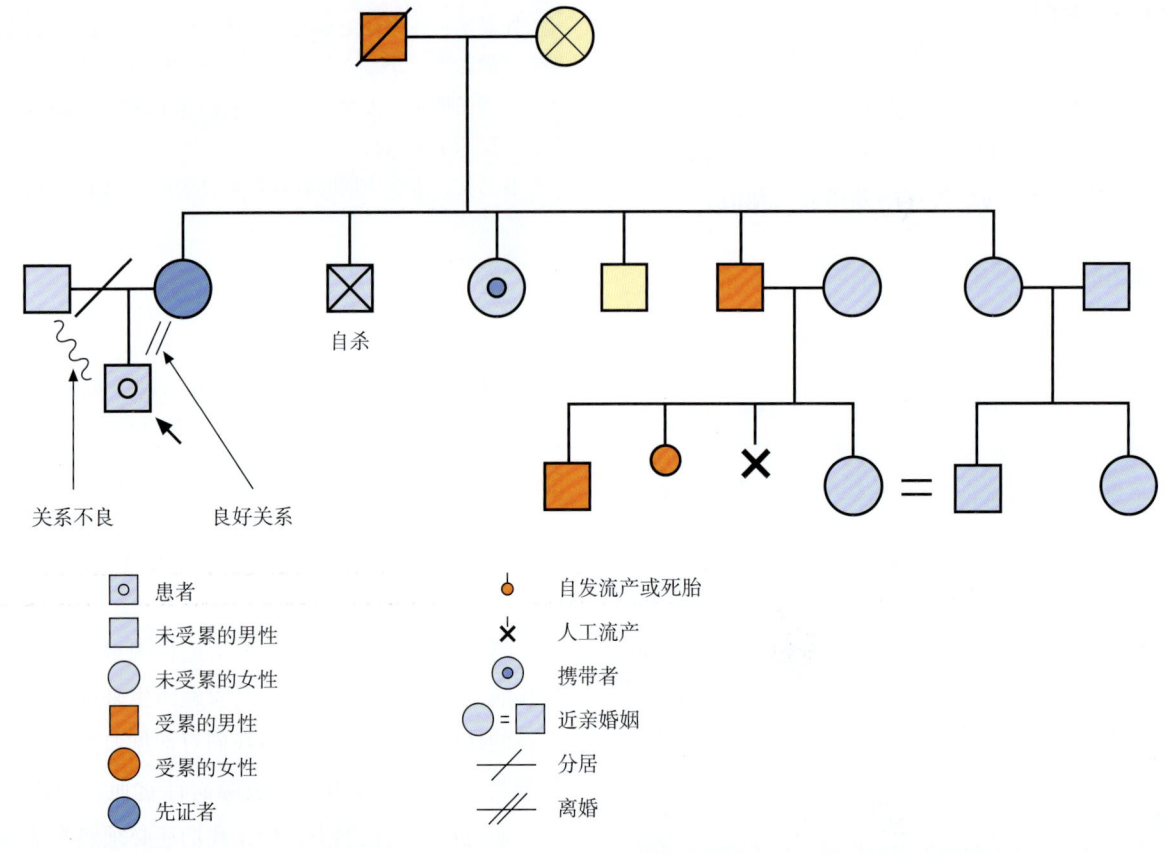

图 19.1　一种遗传性疾病的家系图

- 肝脏——肝硬化（10%发展为肝癌）。
- 胰腺——"青铜色"糖尿病。
- 皮肤——使皮肤呈青铜色或铅灰色改变。
- 心——限制性心肌病。
- 脑垂体——性功能减退、阳痿。
- 关节——关节痛（尤其是手关节），软骨钙质沉着病。

这种情况通常由于遗传［常染色体隐性遗传（AR）］所致或继发于慢性溶血症和多次输血。

注：血色病为遗传性疾病，而含铁血黄素沉着症则为继发性疾病。

（1）**遗传特征**[7]　常染色体隐性遗传疾病患者必须继承了两个拷贝的突变基因（图19.2示地中海贫血病例基因图谱）。地中海贫血（珠蛋白生成障碍性贫血）主要发生在盎格鲁撒克逊人中，通常在中年以后发病。大约1/10的人携带有一个突变基因，因此有1/200的人为纯合子，有这种突变基因的纯合子者很可能患血色病，但病情严重程度不尽相同（由于外显率不同），一些人可以无症状，而另一些人则表现出很严重的症状。20岁之前发病的患者罕见[8]。

在HFE基因中已确定的两个常见特异性突变是C282Y和H63D（另一个为S65C）：

- 纯合子C282Y者——为HHC的高危个体。
- 纯合子H63D者——不太可能发生临床上的HHC。
- 杂合子C282Y和H63D——较轻型的HHC。

重要而敏感的诊断指标是血清转铁蛋白饱和度和血清铁蛋白浓度。血清铁浓度不是一个好的指标。血清铁蛋白增高不能诊断HHC，但可以表明铁负荷过量。

（2）**临床特点**

- 症状：可出现极度嗜睡，有慢性肝病的表现，有多尿和烦渴、关节痛、阳痿、性欲下降及关节症状。
- 体征：肝病面容、皮肤棕褐色、心律失常、关节肿胀、睾丸萎缩。

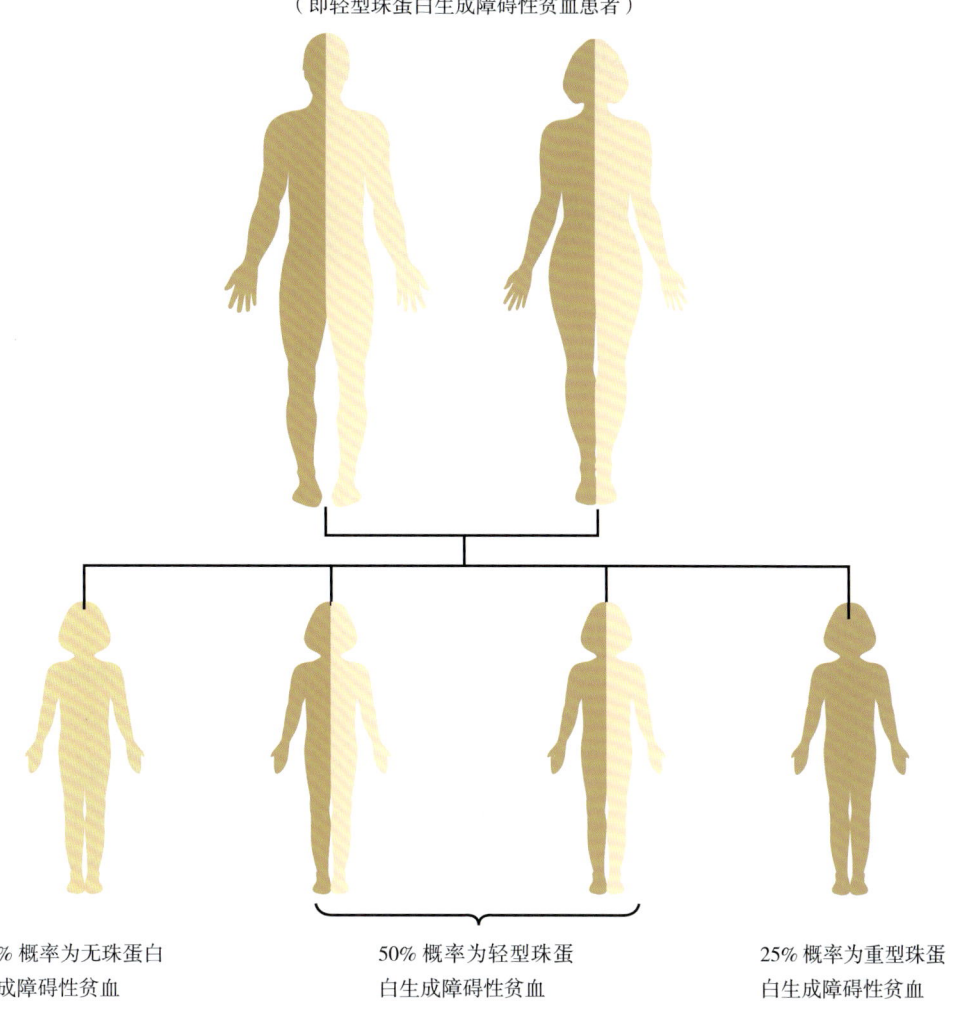

图 19.2 常染色体隐性遗传性疾病——珠蛋白生成障碍性贫血的典型家系图

（3）诊断
- 血清转铁蛋白饱和度增高＞70%。
- 血清铁蛋白值＞250μg/L。
- CT 或 MRI 显示肝内铁沉积增加。
- 肝脏活组织检查（如果肝酶异常或铁蛋白值＞1 000μg/L 或肝大）。MRI 可替代活检，以评估肝脏状况。
- 遗传学检测：HFE 基因——C282Y 和（或）H63D 突变。
- 一级亲属筛查（年长亲属检测血清铁蛋白水平和血清转铁蛋白饱和度，年轻亲属进行遗传学检测）。未成年人不需检测。

注：全血细胞计数（FBE）和血沉是正常的。

（4）管理
- 转诊到专科医院治疗。
- 每周静脉放血 500ml（含 250mg 铁）直至血铁储量达到正常（可能至少需要 2 年时间），以后每 3～4 个月 1 次，保持血清铁蛋白＜100μg/L（一般在 40～80μg/L），血清转铁蛋白饱和度＜50%，铁水平正常。
- 正常饮食。
- 避免饮酒。
- 如果在肝硬化和糖尿病发病之前就开始治疗则不影响患者的预期寿命。

2. 珠蛋白生成障碍性贫血　珠蛋白生成障碍性贫血（又称地中海贫血）是全世界最常见的人类单基因疾病，它是一组以一个或多个球蛋白链（α 或 β）合成缺陷为特征的遗传性疾病。而每个球蛋白链有两种类型（$α_2$、$β_2$）。这引起血红蛋白合成障碍，进而导致低色素小细胞性型贫血。α-珠蛋白生成障碍性贫血通常发生在亚裔人群中，而β-珠蛋白生成障碍性贫血可发生在地中海、中东、东南亚及印度次大陆的某些种族群体。在我们多元文化的社会中，人们不能完全确定某个人的血统来源，因此，建议对所有育龄妇女都应进行珠蛋白生成障碍性贫血筛查。

（1）**遗传特征**[7]　α-珠蛋白生成障碍性贫血通常是由于α-球蛋白相关的4个基因中有一个或多个缺失，其严重程度取决于基因缺失的数目：4个基因全部缺失——α-珠蛋白生成障碍性贫血（胎儿水肿）；3个基因缺失——H血红蛋白病，可引起终生轻、中度贫血；1个或2个基因缺失——则是无症状携带者。

在β-珠蛋白生成障碍性贫血中，则是由于β链生成的数量减少，而不是大量缺失。携带有2种突变基因（每个β-球蛋白基因中有一个）的患者为重型β-珠蛋白生成障碍性贫血。

- 轻型β-珠蛋白生成障碍性贫血——单突变（杂合子）——携带者或症状轻微。

- 重型β-珠蛋白生成障碍性贫血——2种突变（纯合子）——患者。

遗传特征见图19.2。如果父母双方均为携带者，其子女的患病概率为1/4。

（2）**临床表现**　携带者无临床症状，除了给予咨询建议外不需要治疗。重型珠蛋白生成障碍性贫血患者可表现为重度贫血（溶血性贫血）。未经治疗的重型珠蛋白生成障碍性贫血儿童患者可出现嗜睡、不愿活动、生长发育迟滞、青春期延迟、肝脾大及黄疸。通常在6个月后出现体征，过去常死于心力衰竭，但经过定期输血和铁螯合剂治疗，患者则可健康地生活。

诊断提示：苍白+黄疸+肝脾大=珠蛋白生成障碍性贫血

（3）**诊断**
- 全血检查：大多数携带者的平均红细胞血红蛋白含量/平均红细胞容积为正常偏低。通常为轻度低色素性小细胞性贫血，但是纯合子型患者的贫血较严重。
- 血红蛋白电泳测定：测定正常成人血红蛋白（HbA）的相对含量及其他变量（如HbA2、HbF），可以检出大多数携带者。
- 血清铁蛋白测定：有助于鉴别铁缺乏症，后者的血涂片检查与其相同。
- DNA测定：可检出突变（主要用于检出携带者）。

（4）**治疗**　治疗贫血是以定期输血为基础，补充叶酸并采用低铁饮食，给予铁螯合剂（如去铁胺）以清除过量的铁。同种异体骨髓移植现已获成功应用，也可行脾切除[9]。

3. 囊性纤维化[8]　囊性纤维化是由于离子通道蛋白即囊性纤维化的跨膜受体缺陷所致，这一受体位于外分泌腺导管的细胞膜上。这种缺陷影响氯离子的正常转运，导致钠离子和水的转运减少，从而使分泌液黏稠，影响到肺、胰腺、肠道等脏器功能。

（1）**遗传特征**
- 是儿科最常见的常染色体隐性遗传病。
- 白种人患病率约为1/2 500。
- 1/25～1/20的人为携带者。
- 在500种可能的基因突变中，第7染色体上的δ-F508突变最为常见，表现为1 480氨基酸链中的单个苯丙氨酸残基的缺失。

（2）**临床特征**
- 一般情况：身体不适，生长发育迟缓，运动耐量减低。
- 慢性呼吸道疾病：咳嗽，反复发生肺炎，支气管扩张，鼻窦部压痛，鼻息肉。
- 胃肠道：吸收不良，大便量多且颜色灰白，黄疸（由于胰腺病变的原因），胎粪性肠梗阻（在新生儿中占10%）。
- 男性不育症（输精管萎缩）。
- 胰腺功能不全。
- 早期死亡但目前生存率在不断提高（目前平均寿命为31岁）。

诊断提示：生长发育迟滞+慢性咳嗽+腹泻=囊性纤维化

（3）**诊断**
- 对新生儿进行免疫反应性胰蛋白酶筛查可检出75%的患儿。
- 发汗试验可以测定氯离子和钠离子浓度是否

升高。

- 进行 DNA 测定只能检出最常见的（70%～75%）突变携带者。

（4）治疗

- 早期诊断以及多学科协作的保健团队治疗十分重要。
- 用理疗方法引流呼吸道分泌物。
- 高渗盐水加支气管扩张药。
- 抗感染：应用抗生素预防和治疗感染。
- 胰酶替代治疗（口服）。
- 饮食调整。
- 可考虑肺移植和肝移植。

对囊性纤维化，目前尚没有能治愈的方法。治疗上主要是基于纠正营养不良和减少肺部感染。

4. 神经纤维瘤病　神经纤维瘤病是一种常染色体显性遗传性疾病，临床上有 2 种类型：

- NF1——周围型（即 von Recklinghausen 病）。
- NF2——中枢型，双侧听神经瘤，为神经鞘瘤（罕见）。

NF1 的基因位于第 17 号染色体，而 NF2 的基因位于第 22 号染色体。目前尚不能常规进行诊断性基因检测，诊断主要依靠临床检查。

诊断提示：浅棕色皮肤色斑 + 皮肤瘤 + 腋窝雀斑 =NF1

（1）NF1 的临床特征

- 6 个或以上咖啡色斑（随年龄增加而增多）。
- 雀斑位于腋窝或腹股沟区。
- 高血压。
- 眼部特征改变（虹膜错构瘤）。
- 学习困难。
- 肌肉骨骼疾患（如脊柱侧弯、骨纤维异常增生症、假关节症）。
- 视神经胶质瘤。

（2）一般规律

- 1/3 的患者无症状，仅有皮肤色斑。
- 1/3 的患者有轻微的症状，主要是皮肤容貌上的一些瑕疵。
- 1/3 的患者症状明显（如神经性瘤）。

（3）管理

- 尚无特异性治疗方法。
- 必要时可行神经纤维瘤切除术。
- 转诊至专科门诊，包括神经纤维瘤诊室。
- 密切观察随访，患者发现新的症状随时报告。
- 每年对儿童和成人进行体检，包括血压、神经系统、骨骼和眼科检查。

5. 进行性假肥大性肌营养不良（DMD）　DMD 是一种进行性近端肌无力的疾病，主要是因结缔组织替代肌肉组织而引起的。贝克肌营养不良是一种病情较轻的 DMD 变异型。

（1）遗传特征　DMD 是 X 连锁隐性遗传病。它是由于肌营养不良蛋白基因密码的变异所致，这种蛋白位于肌细胞膜内。

（2）临床特征

- 通常在 2～5 岁时得以诊断。
- 髋部和肩部无力。
- 行走困难：男孩可延缓发病，可在 3～7 岁时起病。
- 鸭步态，易跌倒，站立和上楼梯困难。
- 肌肉假性肥大，尤其是腓肠肌。
- 大多数在 10～12 岁就须坐轮椅。
- 伴有或不伴有智力发育迟缓。
- 大多数在 25 岁前死于呼吸道疾病。
- 高尔斯（Gowers）征：患者从地板上站起来时须用"技巧"性的方法用其双手爬起来使双腿站立。

诊断提示：男性儿童 + 步态障碍 + 小腿粗大 =DMD

（3）诊断

- 血清肌酸激酶浓度增高。
- 肌电图检查。
- 直接检测肌营养不良蛋白基因。
- 肌肉组织活检。

（4）治疗

- 咨询，尤其是进行遗传学咨询、教育、筛检（特别对母亲进行筛检）。
- 尚无特异性治疗方法，皮质激素可延缓疾病进程。

五、成人起病的神经系统遗传性疾病[10]

这些疾病有以下共同特点：
- 它们是严重的，通常是致命性的。
- 在成年期发病。
- 目前无法治愈。
- 连续世代受其影响。
- 大多数是由父母遗传的常染色体显性遗传病。
- 通常可用特异性基因检测进行诊断。

成人起病的神经系统遗传病举例：
- 亨廷顿病。
- 克－雅病和其他朊病毒病。
- 家族性阿尔茨海默病。
- 家族性癫痫。
- 家族性运动神经元疾病。
- 弗里德赖希共济失调。
- 遗传性周围神经病变（进行性神经性腓骨肌萎缩症）。
- 线粒体疾病。
- 遗传性痉挛性截瘫。
- 肌营养不良。
- 强直性肌营养不良。
- 脊髓性肌萎缩。
- 脊髓小脑性共济失调。

上述情况少数是由于显性遗传基因改变（突变）引起，例如亨廷顿病，通常较容易进行基因检测。一些基因改变（多态性）可能与某些神经系统疾病发生的较高风险相关。对多态性的检测更为复杂。如果考虑到患者的疾病具有某一遗传学基础，全科医生应将这些患者转诊到神经病学家和神经遗传学门诊。

1. 亨廷顿病
（1）**遗传特点**
- 该病为常染色体显性遗传病。
- 其致病的突变基因位于第4号染色体的短臂上。
- 绝大多数患者都可通过一种基因突变来解释，这意味有一种准确的诊断性试验。
- 男女发病率相当。

诊断提示：舞蹈病＋行为异常＋痴呆＋家族史＝亨廷顿病

（2）**临床特征**
- 起病隐匿，呈进行性加重。
- 发病年龄多在35～55岁。
- 精神障碍——行为异常（其行为可像很小的儿童或年纪很大的老人一样），智力减退，进而引起痴呆。
- 大多数患者有家族史。
- 运动症状：手臂抽动，慌张步态，做鬼脸，共济失调，肌张力障碍。
- 通常在发病后15～20年死亡。

（3）**治疗**
- 目前尚不能治愈，也无特异性治疗方法。
- 可予药物支持治疗，如氟哌啶醇。

（4）**基因检测和咨询**　这是可行的、灵敏而重要的措施，因为该病患者的后代患此病的危险高达50%，并且起病较晚（在生育年龄之后）。对于寻求上述服务的人应将其转至专业机构。须注意的是，虽然此病的检测是可行的，但进行过这种检测的人仅占应检人的20%，这提示高危者通常宁愿不确定，也不愿意面对现实。

2. 家族性阿尔茨海默病（FAD）
早发家族性阿尔茨海默病（EoFAD）的定义是在一个家族不止一代人中有2个或更多人在65岁以下时发病，并至少有1人被病理检查结果所证实。该病在所有阿尔茨海默病中的比例低于1%。现已得知，3个不同形式的APOE易感基因（等位基因）中任何一个基因突变均可引起FAD[8, 11]。

3. 帕金森病
大多数病例是散发的，大多数有家族史的病例没有一个明确的遗传模式，可能是几个因素，包括遗传倾向或简单的多因素的机会性聚集作用的结果。对于那些具有不寻常特征的家庭，如家族聚集性和（或）早发性帕金森病的患者应考虑转诊到神经科就医。

4. 运动神经元疾病（MND）（肌萎缩侧索硬化症）
5%～10%的运动神经元疾病是遗传性的，为常染色体显性遗传模式。遗传性MND显示家族聚集，并且平均发病年龄较早（40岁或更小）；临床特点基本上与散在发病患者相同（第34章）。如果有一个以上家庭成员发生MND，应考虑转诊到神经科进行进一步诊治。

5. 癫痫　癫痫是一组由于不同基因组分和遗传因素引起的疾病，或由每个具体的疾病相关基因遗传作用引起的。关于这个问题的进一步研究正在进行中。如果一个家庭中有 2 个或更多的人患有癫痫，关于其癫痫性质和遗传关系的确定，建议转诊可能是适当的。

6. 精神疾病　严重的精神和情绪障碍可以在家庭中发作，特别是精神分裂症和双相情感障碍，有一个明显的遗传性成分，这种遗传性成分似乎又显得很复杂，且我们对其又知之甚少（表 19.2）。到目前为止还没有确定有引起精神分裂症的基因。但在某些染色体的大部分区域与精神分裂症有关。一级亲属具有双相情感障碍或纯粹抑郁（单极）的个体情绪障碍的风险增加，但目前对其发病遗传学尚不了解。抽动秽语综合征是另一种心理障碍性疾病，其遗传学基础是常染色体显性基因变异性表达（外显）。

表 19.2　精神分裂症和双相情感障碍的遗传风险（估计）

受影响的亲戚	精神分裂症（风险 %）	双相情感障碍（风险 %）
零（一般人口）	1	2～3
家长	13	15
双亲	45	50
兄弟姐妹	9	13
同卵双生	40	70
异卵双生	10	20

来源：Harper P. Practical Genetic Counselling. Oxford: Butterworth Heinemann, 1988.

六、遗传性血红蛋白病、溶血性疾病，出血和凝血障碍 [8, 12]

最常见的血红蛋白病是珠蛋白生成障碍性贫血（见本章前面的部分），这是由于珠蛋白链的缺失异常引起的；而其他血红蛋白病则是存在珠蛋白链的结构改变引起。这些蛋白包括镰状细胞血红蛋白（HbS）、HbC、HbD、HbE、HbO 和 HbLepore。

其他可引起溶血贫血的遗传性疾病都伴有红细胞膜缺陷，包括遗传性球形红细胞增多症、遗传性椭圆形红细胞增多症和遗传性口形红细胞增多症。

1. 镰状细胞障碍　血红蛋白（HB）链中最重要的异常是镰状细胞血红蛋白（HbS）形成，这是由于基因编码顺序中的单个碱基发生了腺嘌呤到胸腺嘧啶的突变，导致 β 珠蛋白链的第 6 位谷氨酸被缬氨酸替代，从而引起红细胞血红蛋白的异常缺陷。这种有缺陷的血红蛋白导致红细胞形成镰刀状畸形。镰状细胞流动性差，易堵塞微循环，导致组织缺氧，被称为"危象"。感染、缺氧、脱水、寒冷和酸中毒等都能促使镰状红细胞形成，并可能使手术复杂化。常染色体隐性遗传病主要发生在非洲（25% 的人携带此基因），但在印度、东南亚、中东和欧洲南部区域也有发现。

- HbS 杂合状态 = 镰状红细胞改变。
- 纯合状态 = 镰状细胞贫血 / 发病。

2. 镰状细胞贫血　镰状细胞贫血病情轻重差异很大，病情可以很轻或无症状，重者可表现为严重溶血性贫血和反复发作的疼痛危象。在儿童可表现为贫血和轻度黄疸。儿童可能由于小骨头的梗死灶而发展成不同程度的小手足综合征。

梗死性镰状细胞贫血危象的特点包括：

- 骨骼疼痛（通常是四肢骨）。
- 腹部疼痛。
- 胸——胸膜痛。
- 肾损伤——血尿。
- 脾——痛性梗死。
- 可由寒冷、缺氧、脱水或感染诱发。

确定诊断要行血红蛋白电泳检查。

疾病的长期问题包括慢性腿部溃疡、易发生感染、无菌性骨坏死（特别是股骨头）、失明和慢性肾脏疾病。预后也有很大差异，患该病的非洲儿童常于 1 岁以内死亡。感染是该病患者死亡的最常见原因。

镰状细胞的特性

有这种细胞的人通常没有症状，除非他们长期处于缺氧状态，如麻醉、飞行时在非加压的飞机舱里。这种疾病对疟疾有预防性。

3. 遗传性球形红细胞增多症　这是北欧最常见的遗传性溶血性贫血的原因。这是一种常染色体显性遗传病。但有 25% 的患者其父母并未受影响，这表明某些情况下患者出现了自发性突变。黄疸可能在患者出生时就出现或延迟出现，或根本就不出现。脾大是遗传性球形红细胞增多症的一个特征，严重病例的治疗可以考虑脾切除。维持叶酸水平也是重要的治疗方法。

(1) **出血性疾病** 遗传性出血性疾病存在重要因素不足的情况(第40章)。常见的重要疾病包括:

- A型血友病(凝血因子Ⅷ缺乏)——X染色体连锁的隐性遗传。
- B型血友病(凝血因子Ⅸ缺乏)——X染色体连锁隐性遗传。
- 血管性血友病(缺乏凝血因子Ⅷ:C + 血小板因子缺陷)——常染色体显性遗传。

其他要考虑的还有:

- 遗传性出血性毛细血管扩张症(奥斯勒-韦伯-朗迪病)。
- 遗传性血小板减少症。

(2) **血栓形成倾向** 具有深静脉血栓形成或其他血栓性形成既往史和家族史的患者应考虑到这种疾病(第135章)。有几种原因,包括如下重要的遗传因素:

- V因子Leiden基因突变(激活蛋白C拮抗)。
- 凝血酶原基因突变。
- 蛋白C缺乏症。
- 蛋白S缺乏症。
- 抗凝血酶缺乏。

全科医生要警惕这些因素,特别是患者既往有不明原因的血栓形成。处方开具口服避孕药(OCP)是一个问题,但并不推荐服药者进行血栓形成倾向的初步筛查。在有V因子(为这组因子中最常见的因子)Leiden基因突变的患者中,口服OCP者血栓形成的风险增加了35倍。

七、染色体/微缺失综合征(在儿童中的表现)[9]

下列疾病在儿童中表现的临床特征都伴有智力障碍。

1. 唐氏(Down)综合征 Down综合征(21-三体综合征)患者有典型的面容特征(鼻梁扁平、两眼斜视、内眦皮赘、小耳朵),肌张力低、智力障碍和单一掌纹(通贯手)。

诊断提示:典型的特殊面容 + 张力低 + 通贯手 =Down综合征

(1) 相关资料

- 95%的患者具有母源的额外染色体(21-三体)。
- 其余患者是由于染色体的不平衡、易位或嵌合所致。
- 产前筛查包括妊娠3个月内的早期超声检查(胎儿颈部透明层)和母亲血清学筛查。对有此症的高危孕妇可进行羊水绒毛膜染色体核型分析。
- 活产婴儿中的患病率为1/650。

(2) 相关疾病

- 癫痫发作(通常发病较晚)。
- 听力受损。
- 白血病。
- 甲状腺功能减退症。
- 先天畸形(如先天心脏畸形、十二指肠闭锁、先天性巨结肠、法洛四联症)。
- 阿尔茨海默病样痴呆(40～50岁)。
- 寰枢椎不稳定。
- 乳糜泻。
- 糖尿病。

(3) 管理

- 评估患儿能力。
- 转至其他专科代理机构进行评估(如听力、视力、发育障碍部门)。
- 对有生育能力患者进行性行为指导和建议,特别是对女性(如月经期管理、避孕)。
- 对父母进行遗传学辅导咨询。

2. Edward综合征[8] 又称为18-三体综合征。

临床特点

- 在活婴中发病率均1/2 000。
- 小头畸形。
- 面部畸形,如唇腭裂。
- 重要器官畸形。
- 手足畸形——紧握的手姿势。
- 神经管缺陷。

预后差,约1/3婴儿第一个月内死亡,不到10%的患儿能活过12个月。

可进行产前诊断。

3. Patau综合征[7] 又称为13-三体综合征。

临床特点：
- 发病率约为 1/7 000。
- 小头畸形。
- 大脑和心脏畸形。
- 唇腭裂或畸形。
- 多指（趾）畸形。
- 神经管缺陷。

预后不良——50% 的患儿在第一个月内死亡。

4. 脆性 X 染色体综合征（FXS） FXS 具有典型的身体表现：巨大的双耳、窄长脸、巨大的睾丸、性功能障碍和智力发育障碍。FXS 是已知的发育障碍中最常见的遗传性原因，诊疗中应始终予以考虑。其原因是 X 染色体上的 FMR-I 基因的三核苷酸重复序列增加（此序列的数目多少决定是携带者还是完全突变状态）。对所有发育显著迟缓者都应进行 FXS 检测。

 诊断提示：面容 + 智力障碍 + 巨睾 = FXS

（1）相关资料
- 男女比为 2 : 1。
- 患病率为 1/4 000 ~ 1/1 000。
- 可伴有不同的特征表现，使得某些情况下检出困难。
- 高达 1/300 的女性为携带者。
- 有智力障碍的家族史。
- 该病可见于所有种族。
- 女性患者虽可受其影响，但外表可表现正常。

（2）诊断
- 细胞遗传学检测（染色体组型）。
- DNA 检测（对完全突变者和携带者具有特异性）。

（3）相关疾病
- 智力障碍（IQ < 70）。
- 自闭症或自闭症样行为。
- 注意力缺陷者占 10%（伴有或不伴有多动症）。
- 癫痫发作（20%）。
- 结缔组织异常。
- 学习困难和语言发育迟缓。

- 协调障碍。

（4）管理
- 仔细进行遗传学评估和咨询。
- 评估儿童能力。
- 多学科评估：包括发育障碍部门。
- 转诊，进行综合的言语和语言治疗、特殊教育、行为管理。
- 对癫痫发作、注意力或情感行为障碍进行药物治疗。
- 药物治疗情况可能会决定该患儿是否可以留在家中。

5. 普拉德-威利综合征（Prader-Willi 综合征） 这一不常见疾病（患病率为 1/15 000 ~ 1/10 000）具有典型的临床特征，特别是患者古怪的嗜好和进食习惯，全科医生应有所了解，不应漏诊。社区中可能有许多未能确诊的病例。该病最常见的原因是第 15 号染色体短臂的缺失。

 诊断提示：新生儿肌张力低下 + 发育障碍 + 肥胖（较后期）= 普拉德-威利（Prader-Willi）综合征

（1）临床特征
- 婴儿肌张力减退，伴有吸吮无力和发育障碍，以后出现食欲亢进，进而导致病态肥胖。
- 通常在 3 岁时表现出来
- 智力障碍。
- 窄前额、嘴唇下翻。
- 小手足。
- 性腺功能发育不全。

（2）管理
- 早期诊断和转诊。
- 应用多学科的措施。
- 专门的饮食控制。

在适当治疗和帮助下，患者寿命可达到 70 ~ 80 岁。

6. 威廉斯（Williams）综合征 威廉斯综合征（特发性高钙血症或精灵面容综合征）是因第 7 号染色体的微缺失所致，这种微缺失是一种弹性蛋白基因的缺失。

诊断提示："精灵"面容 + 智力障碍 + 主动脉瓣狭窄 = 威廉斯综合征

患儿具有特殊的精灵面容,胎儿出生前、后轻度生长迟缓、轻度小头畸形和轻到中度的发育迟缓。婴儿在 2 岁内表现为进食困难、呕吐、过度兴奋、听觉过敏、便秘以及发育不良,但在这一阶段的患儿很少能被确诊。

7. 马方综合征(Marfan 综合征) 这是一种全身性结缔组织疾病,以骨骼、心血管和视觉系统的异常畸形为特征。该病的临床表现各异,是一种可能致死性疾病,如果未予治疗,在三四十岁死亡很常见。

 诊断提示:身材细高 + 晶状体脱位和近视 + 主动脉根部扩张 = 马方综合征

(1)遗传特征
- 第 15 号染色体上的纤维蛋白原基因突变。
- 为常染色体显性遗传。
- 发病率约为 5/100 000。
- 缺少特异性实验室检测方法。

(2)临床特征
- 身材不相称的瘦长。
- 长手指和足趾——蜘蛛指(趾)。
- 脊柱后侧凸。
- 关节松弛(如膝过伸)。
- 近视和晶状体异位。
- 高腭穹。
- 主动脉扩张和夹层。
- 二尖瓣脱垂。

(3)管理
- 须监测眼、心脏和胸主动脉。
- 行超声心动图检查,观察是否有主动脉根部扩张。
- 长期应用 β 受体拮抗药治疗,以减慢主动脉扩张速度。
- 可实施预防性心血管手术。
- 对其家庭成员进行遗传学咨询辅导。

8. 结节性硬化症 结节性硬化症是一种常染色体显性遗传性疾病,是由于第 9 和第 16 号染色体上的 2 个基因中的一个发生突变所致。其特征表现为管状增生累及多个系统包括脑部。

 诊断提示:面部皮疹 + 智力障碍 + 癫痫发作 = 结节性硬化症

上述三联征是此症的典型特征,但并非所有病例都有此三联征。

9. Noonan 综合征 该病是由第 11 号染色体突变所致的常染色体显性遗传性疾病,常被描述为男性的 Turner 综合征,不过男女均可患病。

 诊断提示:面容 + 身材矮小 + 肺动脉瓣狭窄 = Noonan 综合征

(1)临床特征[13]
- 面部特征——睑下斜,眼距增宽,耳朵低位,伴或不伴上睑下垂。
- 身材矮小。
- 肺动脉瓣狭窄。
- 颈蹼。
- 发育迟缓,通常较轻。
- 心脏传导和节律异常。
- 伴有或不伴有智力障碍。

(2)治疗
- 寻求遗传学服务帮助。
- 评估心功能状态。
- 检查其视力、听力、凝血状态,以及癫痫发作的可能性。

八、性染色体异常疾病

1. 克兰费尔特(Klinefelter)综合征(曲细精管发育障碍) 该病是由于男性表型患者多出了一条额外的 X 染色体,它在活产男婴中的发病率为 1/800。

 诊断提示:瘦长的男性 + 小睾丸 + 不育症 = 克兰费尔特综合征

(1)遗传特征
- 性染色体为 XXY 基因型。
- 额外的 X 染色体通常来自母亲。
- 该症的基因型变异可多达 30 种以上。

(2)临床特征 个体差异明显,但通常表现有:

- 男性身材瘦高伴四肢细长。
- 坚实而小的睾丸，≤2cm。
- 不育症（精子缺乏）。

也可伴有：
- 学习困难。
- 智力障碍。
- 男性乳房发育。
- 患乳腺癌和糖尿病的危险性增加。

（3）治疗
- 给予睾酮经皮吸收制剂。
- 男性乳房切除术。

2. 特纳综合征（性腺发育不全） 特纳综合征是由于患者仅有1条X性染色体所致，在活产新生女婴中的发病率为1/4 000，99%的怀孕女性发生流产[14]。

 诊断提示：身材矮小＋颈蹼＋面容＝特纳综合征

（1）遗传特征
- 染色体核型为45，XO（典型的特纳综合征核型，在全部病例中占50%）。
- 许多人为嵌合型（如染色体核型为45X/46XX）。
- 有多种表型。

（2）临床特征
- 身材矮小。
- XO核型患者原发性闭经（特纳综合征的变异患者也可经过青春期并提前绝经）。
- 颈蹼。
- 典型面容。
- 肢体淋巴肿。
- 多发先天性畸形。
- 心脏缺损（如主动脉缩窄）。

智力障碍者罕见。

（3）治疗 治疗以激素为主（如生长激素、激素替代治疗）。

3. 雌雄两性状态 这类情况是罕见的染色体异常导致的性发育异常（DSD）疾病，患者生殖器外观与染色体性别表现有差异或两性含糊不清。对该病的描述应避免使用雌雄同体或两性人等不恰当的术语。

这类情况包括：
- 混合性腺发育不全。
- 卵睾症性DSD。
- 46，XX DSD（雄性化雌体）。
- 46，XY DSD（雌性化雄体）。

雌性化雄体可能是由于生产的雄激素不足或对雄激素的反应不充分造成，后者包括"雄激素不敏感综合征"。这种综合征在表型为女性的身强体健的男性基因型患者中显得更为突出。这是雄激素受体基因突变的结果。

4. 胎儿酒精综合征[15] 胎儿酒精综合征这一重要疾病是由于酒精的致畸作用（并非因染色体异常）所引起，估计在活产婴儿中的发病率为2/1 000。其表型情况因酗酒量以及妊娠期对酒精暴露的时间而不同。

 诊断提示：面容＋生长迟缓＋小头畸形＝胎儿酒精综合征

（1）临床特征[15]
- 青春期以前体重明显偏低。
- 中枢神经系统功能障碍和智力发育迟缓。
- 小头畸形。
- 特征性面容
—前额窄小。
—眼裂短。
—耳朵下移。
—面中部发育不良。
—人中长而平坦。
—上唇薄。
—鼻孔朝天。
—小颌畸形（婴儿期）。
- 多动症。
- 常伴有先天性心脏病。
- 骨骼畸形。

（2）管理 采取预防性策略，通过社区开展对酗酒，尤其在妊娠早期饮酒的有害影响进行教育，以预防其发生。

九、其他类型的遗传性疾病

包括家族性高胆固醇血症（常染色体显性遗传）和常染色体隐性遗传性疾病在内的许多遗传性疾病目前均可进行基因检测，这些疾病包括戈谢病、家族性黑矇性白痴、肝糖原贮积症、苯丙酮尿症、半乳糖血症、高胱氨酸尿症、卟啉病和葡萄糖 –6– 磷酸脱氢酶（G–6–PD）缺乏症。

1. 葡萄糖 –6– 磷酸脱氢酶（G–6–PD）缺乏症
G–6–PD 缺乏症是全世界超过 2 亿人患病的一种常见病。这是一种最常见的因红细胞酶缺陷导致溶血性贫血的情况，此症是由于红细胞对抗氧化应激的能力降低所致。它是 X 染色体连锁的隐性遗传性疾病，在非洲、地中海或亚裔人群中患病率很高。在一些国家如马来西亚，已实施了全国性筛查计划。在男性黑人中要考虑到此种疾病（第 140 章）。

重要临床特征包括：

- 新生儿黄疸——对高危新生儿在出生后应予密切观察（至少观察 5 天）。
- 急性溶血性贫血发作——可因抗氧化剂、感染及药物引起，特别是抗疟药、磺胺类药物、呋喃妥因、中药、维生素 C 和维生素 K、高剂量阿司匹林、蚕豆或樟脑丸。

对此症尚无特异性治疗方法，应避免已知的促发因素，避免使用青霉素和丙磺舒。

2. 戈谢（Gaucher）病 Gaucher 病是由于溶酶体酶葡糖脑苷脂酶缺乏导致的贫血和原发性脾功能亢进引起的血小板减少造成的。患者伴有慢性骨痛，并可出现骨痛性"危象"。当儿童出现疲劳、骨痛、生长迟缓、鼻出血、易出现淤血、肝脾大等表现时应留心此症。可采用酶替代治疗。

3. 半乳糖血症 半乳糖血症是一种先天性代谢障碍，是因身体无法正常地将半乳糖代谢成葡萄糖。它是一种常染色体隐性遗传性疾病，其发病率约为出生人口的 1/60 000。由于乳糖是半乳糖的主要来源，因此以母乳或含乳糖配方的奶粉喂养的婴儿在数天或数周发展为食欲缺乏和偏食，它可以很快地形成致命的后果。管理是采用诸如豆类加钙和维生素的不含乳糖的配方进行喂养。

4. 苯丙酮尿症（PKU） 苯丙酮尿症是一种常染色体隐性遗传性疾病。它主要由于苯丙氨酸羟化酶活性不足导致苯丙氨酸分解代谢障碍，引起血浆苯丙氨酸水平升高致病。如不予以治疗，它可引起智力障碍（常很严重）和其他神经系统症状，如癫痫发作。应对新生儿高苯丙氨酸血症进行常规筛查（Guthrie 试验）。

治疗目的是限制苯丙氨酸的摄入，以满足人体必需氨基酸的需要，但也不应过量。饮食治疗应越早越好。对已接受过 PKU 治疗的女性要给予孕前咨询辅导，并进行妊娠期饮食管理，以预防胎儿受到高浓度苯丙氨酸的损害。

5. 卟啉病 三种常见的卟啉病为急性间歇性卟啉病、迟发性皮肤卟啉病（最常见）和红细胞生成性原卟啉症，它们分别由于亚铁血红素生物合成途径中的第 3、第 5 和第 8 个酶的缺乏所致，其临床特征有很大不同。

急性间歇性卟啉病 这种常染色体显性遗传病是最严重的卟啉病，尽管有此遗传特征的大多数患者并无临床症状。该病是由于胆色素原（PBG）脱氨酶缺乏所致。

① 临床特征

- 不好解释的腹痛性危象。
- 通常为年轻女性（十几或二十几岁）。
- 复发性精神疾病。
- 急性周围性或中枢神经系统功能障碍（如周围神经疾病）。
- 发作时胆色素原阳性。
- 低钠血症。
- 各种药物引起的突然发作（如抗癫痫药、酒精、磺胺类、巴比妥类）。

> **诊断提示**：严重腹痛 + 异常的患病行为 + "红"尿 = 急性间歇性卟啉病

② 诊断

- 发作时尿中胆色素原浓度很高和血清钠很低。
- 在亲属中进行红细胞胆色素原脱氨酶试验筛查。

③ 治疗

- 避免使用"非安全"药物。
- 给予高糖饮食。

6. 糖原贮积病（肝糖贮积症） 这是一组遗传性疾病。原因是参与糖原分解的一种或多种酶的缺乏，造成组织特别是肝脏中糖原贮积量的异常增多。最为人熟知的类型是 1A 型（von Gierke 病），是一种由于葡萄糖 –6– 磷酸酶（G–6–P）缺乏引起的常染色体隐性遗传性疾病，已在几个种族人群中发现此病。该病的典型表现为生长迟缓，肝、肾肿大，低血糖（可以很严重），乳酸性酸中毒及高脂血症。儿童可表现出特有的外貌特征——身材矮小、面颊肥胖的娃娃脸、四肢很瘦和腹部隆起（肝大所致）。

诊断可依据血浆乳酸和血脂异常以及肝活检，近来还可通过对 G-6-P 基因进行基因检测进行诊断。

治疗的目的主要是通过不断地喂食糖类，如未煮过的玉米淀粉，夜间进行葡萄糖液鼻饲等以预防低血糖和乳酸性酸中毒。该病预后不良。

7. 家族黑矇性痴呆病 这是一种常染色体隐性遗传性疾病。在德系犹太人中大约有 1/25 的人为该病（神经节苷脂沉积症）基因的携带者。它是由于氨基己糖苷酶 A 缺陷引起神经节苷酯在脑内积聚而发病。

婴儿型到三四岁时可能危及生命，表现为早期进行性运动技能丧失，痴呆、失明、大头畸形和视网膜黄斑区形成樱桃红斑。青少年发病者可表现为痴呆和共济失调，通常在 10～15 岁死亡。成人型可出现进行性神经系统症状。这些患者在儿童期常表现为动作笨拙，青春期表现为运动无力。目前可进行携带者检测和产前诊断性检测。

十、单基因性心脏病

包括：

- 心肌病。
- 心律失常综合征，如长 QT 综合征。
- 家族性心源性猝死。

1. 先天性长 QT 综合征 这是一种常染色体显性遗传性疾病，表现有易发生室性心律失常晕厥/晕倒和猝死的倾向，尤其是在运动过程中。当怀疑时行心电图检查可查明或排除。标准是 Q-T 间期为 0.5～0.7 秒。管理包括限制运动、β 受体拮抗药和心脏起搏器或植入性心脏自动除颤复律器（AICD）。

2. 家族性高脂蛋白血症[16] 遗传性脂类代谢疾病有几种类型，包括人们较熟悉的家族性高胆固醇血症和混合性家族高脂血症。前者的确定是靠在患者或患者的第一和第二级血亲中发现高胆固醇血症、角膜弓血管瘤、肌腱黄色瘤，也可通过检测到基因突变而确定。儿童期存在动脉粥样硬化的纯合子患者常于早年因患者心肌梗死死亡。杂合子患者可能在 30～40 岁时发病。

这类疾病是很常见的，白种人群中发生率为 1/500，在黎巴嫩和南非人群中发生率为 1/70。然而，有 80% 患者未能得到诊断，进而错过预防性治疗的机会。在筛查早发缺血性心脏病、寻找患者外显性特征中全科医学发挥着重要作用。

十一、家族性癌症

大多数癌症不是遗传的，而是后天获得的。更确切地说，癌症是因为某一个体的一生中，某一具体组织细胞的数个基因发生突变引起的。然而，一些人从受孕起就携带了遗传性基因突变，这进而促使这些人在较年轻的时候就患某种癌症，特别是肠癌、乳腺癌和卵巢癌。目前认为，高达 5% 的癌症具有家族倾向，并且对其遗传基础也已有所了解。这些癌症大多为常染色体显性遗传，其后代中有 50% 人将受其影响。

三种最重要的家族性癌症为：

- 遗传性乳腺-卵巢癌综合征（BRCA1 和 BRCA2 基因）。
- 遗传性非息肉病性大肠癌（HNPCC）。
- 家族性腺瘤性息肉病（FAP）。

1. 乳腺-卵巢癌综合征的特征[7,8] BRCA1 和 BRCA2 这两个基因中的一个发生突变均为乳腺癌和卵巢癌的强易患因素。

- 一般人群（男女两性）中大约有 1/800 携带有突变基因。
- 该病为显性遗传。
- 发生乳腺癌的危险为常人的 10 倍，40%～80% 的病例在 70 岁前发病[17]。
- 这些女性患者的预后与散发病例相同。
- 乳腺癌发病年龄较早。
- 男性乳腺癌（男性患者中 6% 的具有 BRCA2 基因突变）。
- 卵巢癌和乳腺癌患者可在同一家族中同时存在。
- 这类突变基因的携带者可能患前列腺癌、胰腺癌和肠癌的危险也增加，但以对后两种癌症的影响目前还存在争议。

家族性乳腺癌 – 卵巢癌的危险因素
- 家庭中一方有2个一级亲属或二级亲属患癌症。
- 50岁前发生癌症的个体。
- 患双侧或多病灶性乳腺癌的个体。
- 卵巢癌个体。
- 有男性亲属患乳腺癌。
- 犹太裔。

2. **结肠直肠癌** 男性和女性在一生中患肠癌的危险都在5%左右；而一些具有遗传倾向的人患病危险则会增高。

两种主要的肠癌为遗传性非息肉病性大肠癌（HNPCC）和家族性腺瘤性息肉病（FAP）。

（1）遗传性非息肉病性大肠癌（Lynch综合征）
- 该病是因DNA错配修复基因缺陷所致。
- 患病率为1/1 000。
- 为常染色体显性遗传。
- 发病年龄较早。
- 一些肠外肿瘤的患病危险性增高，包括子宫内膜、胃、卵巢和泌尿系统的癌症。

（2）家族性腺瘤性息肉病（FAP）
- 发病率约为1/10 000，低于HNPCC。
- 由结肠腺瘤性息肉病基因（APC）突变所致。
- 息肉数量常可达数百或数千个。
- 如果不进行预防性结肠切除术，几乎100%的患者最终发展为结肠癌。
- 确诊年龄的中位数为40岁。
- 患其他癌症的危险轻度增加（如甲状腺癌、脑部癌症）。

（3）高危个体 HNPCC的高危个体：
- 近亲中有3人以上患肠癌。
- 近亲中有2人以上患肠癌，并且：
— 同一亲属患多种肠癌。
— 肠癌发病年龄小于50岁。
— 1名亲属患子宫内膜癌或卵巢癌。

FAP的高危个体：
- 1名亲属患肠癌伴息肉病。
- 患多发性息肉病的个体。

3. **全科医生在管理家族性癌症领域的作用** 全科医生在确定高危患者和家庭，解决他们所关心的问题方面发挥着重要作用。

- 采集至少涉及三代人的家族史。
- 绘制家系图谱：包括家庭男女双方的所有一级和二级亲属中确诊各种类型的乳腺癌、卵巢癌或结肠直肠癌。
- 记录一级亲属癌症的部位和发病年龄。
- 收集病历中有关癌症确诊的证据报告。
- 应用国家抗癌机构的指南（如澳大利亚NHMRC指南）进行危险评估（高危、低危和中危）。
- 打消低危患者的疑虑，但应提供一般性预防和筛查指南。
- 将所有高危患者转至家族性癌症专科。

这些专科的服务内容包括：
- 危险评估。
- 基因检测。
- 咨询辅导，包括在检测前后的咨询。
- 督察建议。

管理主要是进行早期检出并实施预防措施，例如：
- 对乳腺癌——定期进行影像学和临床检查。
- 对卵巢癌——经阴道超声和血清CA-125检测。
- 对FAP和HNPCC——每年进行结肠镜检查和大便潜血检查。

高危患者会询问预防性结肠切除术、乳房切除术和卵巢切除术的有关问题，对存在适应证的患者在决定手术之前有必要转诊到癌症遗传学专家处进行专门评估。

十二、预测性基因检测

澳大利亚人类遗传学会强烈建议，在儿童期，对尚无预防性治疗方法的疾病不应进行预测性或症状前基因检测。这种检测应该仅限于对所检测的疾病当今已存在有效治疗方法或预防措施的情况下进行。这涉及保密性、知情同意以及对个人自尊心的伤害问题[8]。

常规基因检测仅适用于高危个体，如有家族史的个体。

对涉及成人伦理问题也应予以注意，对于具体的个人来说，做出这种决策很困难，需要向临床遗传学服务机构进行充分咨询。这种检测可专门用于亨廷顿舞蹈病以及其他成人期发病的神经退行性疾病的高危个体，目前对这些疾病尚无预防性治疗方法。

十三、遗传性疾病的产前筛查和诊断[18]

大约有 2% 的新生儿伴有先天性畸形，其中 1/7 为染色体异常。由染色体异常引起的遗传性疾病，最常见的是唐氏综合征（21-三体综合征）。目前开展的几种疾病的产前筛查试验主要包括：

- 唐氏综合征和其他三体性染色体性异常性疾病的筛查试验。
- 珠蛋白生成障碍性贫血/血红蛋白病的筛查试验。
- 在妊娠中期进行超声筛查，以检出胎儿畸形，如神经管畸形（NTD）和腹壁缺损（AWD）。

1. 唐氏综合征的筛查　在澳大利亚活产新生儿中，唐氏综合征的发病率为 1.4/1 000。随着孕妇年龄的增长，生唐氏综合征孩子的危险性成倍增加（图19.3）。21 岁的孕妇生唐氏综合征孩子的危险性为 1/1 000，35 岁的孕妇，其危险性为 1/275，而 45 岁的孕妇其相应危险性则升至 1/20。

目前用于检测唐氏综合征的试验分为两类：

- 筛查试验（孕妇血清筛查、超声检查）——安全但预测价值较低。
- 诊断试验（羊膜腔穿刺术、行绒毛膜绒毛取样活检）。

最可靠的方法是取胎儿组织活检，但其引起流产的危险很大（绒毛膜活检的危险性为 1/100，羊膜腔穿刺术的危险性为 1/200）。因此这只能是最后要采取的方法。

2. 定期常规产前检验　妊娠早期（前 3 个月）血清筛查试验：

- 妊娠相关血浆蛋白（PAPP-A）——唐氏综合征时水平降低。
- 游离 β-人绒毛膜促性腺激素（HCG）——唐氏综合征时水平升高。

如果上述检验与妊娠早期行颈背部透明带超声检查联合应用，则被称为联合测试。后者则较单一使用一种方法更为准确可靠。

中期妊娠的血清筛查试验：

- 甲胎蛋白——降低。
- 非结合雌三醇——降低。
- 游离 β-HCG——增高。

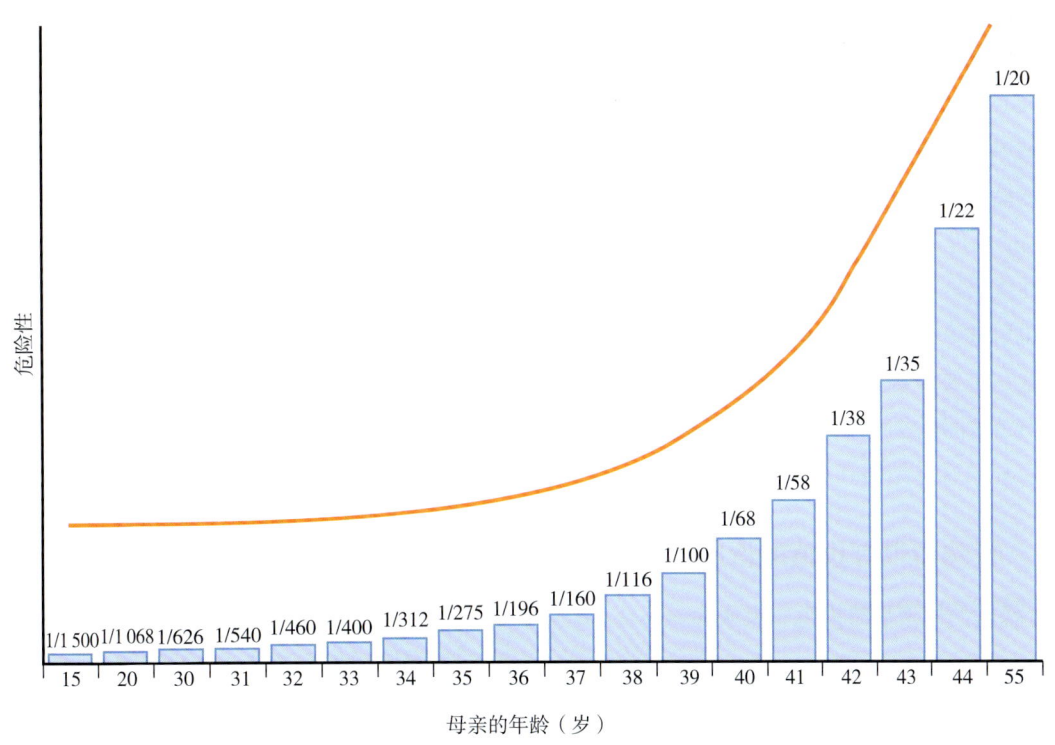

图 19.3　孕妇年龄与生唐氏综合征孩子危险性的关系

- 抑制素 A——增高。

可将这些检验结果与孕妇年龄和超声检查结果相结合综合分析，推算出危险性预测值。

四联测试结合超声检查可使检出率达 75%，但有 65%～70% 的人没有做这些检查[19]。

十四、血缘

血缘是指一对夫妇拥有一个或多个共同的祖先。血缘关系存在于大多数社会中，在一些文化领域，常与特殊的利益和宗教传统联系在一起。

《遗传咨询》杂志发表的一项研究对这一问题提出了质疑。该研究提示，"除了为完善病史目的以外，没有必要提供仅为证实血缘关系的遗传性检测"。有关这项研究的一篇评论指出，"表/堂兄弟姐妹结合几乎没有危险性"。作者指出，像达尔文、维多利亚女王和爱因斯坦都是与嫡堂/表兄妹结婚，特别是达尔文的子女都是才华横溢。在沙特阿拉伯的一些地区，39% 的婚姻都是在嫡堂/表兄妹之间[20]。然而另一方面，也有充分的证据记录表明近亲结婚存在遗传性疾病增加的风险。美国有 24 个州禁止堂、表兄妹之间结婚，在天主教派 2 000 年的历史中有 1 000 多年都是反对表亲结婚的。

堂、表兄妹拥有同一对祖父母，从统计学角度分析，如果他们相互婚配，其子女患常染色体隐性遗传性疾病的危险增加。任何一对夫妇生出一个有缺陷婴儿的基础风险为 3%～4%。另外，经验数据表明，堂、表兄妹结婚生育出有出生缺陷婴儿的危险性又增加了 4%，包括畸形如智力缺陷和许多罕见的常染色体隐性遗传性疾病。因此，即使没有阳性家族史，这一联合危险也可达 8%。在对这些人群进行辅导咨询时应考虑到这一重要因素。

同胞兄弟姊妹之间结婚，上述危险性可高达 30%，远房兄弟姊妹结婚其危险性可达 19%。

十五、特殊而很有价值的诊断经验

- 放置暴露的尿液呈暗黑色=黑尿症。

 诊断提示：关节炎+耳软骨色素沉着+在碱性条件下呈黑色尿=尿黑酸尿症

- 尿液放置暴露于空气中呈红色=卟啉病。
- 尿布呈蓝色=色氨酸吸收障碍综合征。
- 枫糖浆气味（尿液和汗液）=枫糖尿症（常染色体隐性遗传性疾病，一种氨基酸代谢障碍性疾病）。

 诊断提示：气味+肌张力亢进+癫痫发作（婴幼儿）=枫糖尿症

- 鼠臭味=苯丙酮尿症。
- "鱼样"嘴伴小下颌=特纳综合征。
- "金花鼠"面容=重型地中海贫血。
- 娃娃脸=糖原贮积病（G-6-P 缺陷）。
- 精灵面容=威廉斯综合征。
- 儿童面部蝶形皮疹=结节性硬化症。
- 吸吮无力+坐和爬的动作发育迟缓=普拉德-威利（Prader-Willi）综合征。
- "快乐木偶"性特征=安吉尔曼（Angelman）综合征。
- 典型的眼部特征：眼距增宽、眼裂下斜、上睑下垂=努南综合征。
- 手指和四肢细长=马方综合征。
- 高音调猫叫样哭叫、耳朵下移畸形、智力发育障碍="猫哭"综合征（猫叫样哭泣）。
- 蓝巩膜=成骨不全症。

参考文献

[1] Golden F, Lemonick M. The race is over. Time (Asia Pacific edn), 2000, 3: 56–61.

[2] Tierney LM. Current Medical Diagnosis and Treatment (41st edn). New York: The McGraw-Hill Companies, 2002: 1645.

[3] Warner BJ, McArthur GA. Cancer and the genetic revolution. Aust Fam Physician, 2001, 30: 933–935.

[4] Newstead J, Metcalfe S. Getting the gene into genetic practice. Aust Fam Physician, 2001, 30: 927.

[5] Singh A. Pharmacogenomics: the potential of genetically guided prescribing. Aust Fam Physician, 2007, 36(10): 821–824.

[6] Kingston H. Clinical genetic services. BMJ, 1989, 298: 306–307.

[7] Craig J, Amor D, Macciocca I, et al. Genetics. Check Program, 2001, issue 349.

[8] Gaff C, Newstead J, Metcalfe S. The Genetics File.

[9] Lucarelli G. Bone marrow transplantation in adult thalassaemia patients. N Engl J Med, 1999, 93: 1164.

[10] Delatycki M, Tassicker R. Adult onset neurological disorders. Predictive genetic testing. Aust Fam Physician, 2001, 30(10): 948–952.

[11] Levy-Lahad E, Bird T. Alzheimer's disease: genetic factors. In: Pulst SM (ed). Neurogenetics. New York: Oxford University Press, 2000.

[12] Metcalfe S, Barlow-Stewart K, et al. Genetics and blood haemoglobinopathies and clotting disorders. Aust Fam Physician, 2007, 36(10): 812–819.

[13] Lennox N (Chairman). Management Guidelines: People with Development and Intellectual Disabilities (2nd edn). Melbourne: Therapeutic Guidelines Ltd, 2005.

[14] Beers MH, Berkow R. The Merck Manual of Diagnosis and Therapy (17th edn). New Jersey: Merck Research Laboratories, 1999: 2238–2239.

[15] Bankier A. Syndrome Quiz. Fetal alcohol syndrome. Aust Fam Physician, 1990, 19: 1297.

[16] Emery J, Barlow-Stewart K. Genetics and preventive health care. Aust Fam Physician, 2007, 36(10): 808–811.

[17] Amor D. Familial cancers. Aust Fam Physician, 2001, 30: 937–945.

[18] Metcalfe S, Barlow-Stewart K. Population health screening. Aust Fam Physician, 2007, 36(10): 794–800.

[19] Sheffield L. Prenatal screening and diagnosis of genetic disorders. Current Therapeutics, 2002, April: 12–18.

[20] Corliss R. Cousins: a new theory of relativity. Time, 2002, 15 April: 43.

A Resource for General Practitioners. Melbourne: Victorian Department of Human Services, 2003.

第二部分　全科医学的诊断视角

第20章　抑郁症

> 我愚昧、我软弱，还有这样那样的问题，无疑是非常的不满意，总之是不开心……唯独一点是我还活着。
>
> Aldous Huxley（1894—1963）

抑郁症是临床医疗中极为常见的一种疾病，是一种给全科医生带来很大干扰的疾病，并且经常与其他疾病相混淆。它是影响患者整个身体和思想并且真实存在的一种疾病。不幸的是，由于社会上存在对抑郁症的歧视，许多患者多否认自己患上了抑郁症。

如果患者的病情状况影响了以下5种基本活动，那么应考虑其患有抑郁症：

- 从事活动的精力。
- 性欲。
- 睡眠。
- 食欲。
- 应对生活中问题的能力。

大多数抑郁状态是暂时的并且通常被认为是生理性的，但人群中约有10%的人患有重度抑郁症。男性在一生中有12%的概率因为抑郁症而接受治疗，而女性有25%。

一、分类

- 情感或心境障碍是指情感或情绪失调的状态。
- 《精神疾病诊断与统计手册（第4版）》[DSM-Ⅳ（TR）]中将情感障碍分为抑郁症和双相障碍（既有躁狂也有抑郁发作）。
- 抑郁症包括典型抑郁、抑郁心境的适应障碍和恶劣心境。
- 典型抑郁症是指有1次或多次典型抑郁发作的患者。它可以进一步分为轻型、中型和重型，伴或不伴精神病特征。
- 恶劣心境是指长期（2年或以上）的轻度抑郁状态（抑郁性神经症）[1]。
- 抑郁心境的适应障碍是指一种不太严重的抑郁状态，临床表现达不到重度抑郁症的标准。这种情况比较常见，并且发生在可以认定的压力产生之后（反应性抑郁，如失业），持续时间一般不会超过6个月。

二、重度抑郁症

患者可能会表现出很多躯体和精神症状。以下为DSM-Ⅳ（TR）的诊断标准。

这些诊断标准包括患者生活中的以下几个方面：

- 自觉不能适应生活。
- 持续的疲劳感。
- 失去幽默。
- 紧张焦虑。
- 易激惹、发怒或恐惧。
- 躯体症状，比如头痛，便秘，消化不良，体重减轻，口干，胸、腹部疼痛或异常感觉。

一天之中症状多变，而且早晨多加重。有些患者具有精神改变，常有错觉，也有时是幻觉，所以可能会被误诊为精神分裂症。

事实上，DSM-Ⅳ（TR）的分类诊断似乎有些严格刻板，临床医生需要考虑所有症状之间的相互影响。如果能在患者的病程发展到重度抑郁症之前就及早检出并给予适当干预，那将会有更好的效果。

主要特征和关注重点：

DSM-Ⅳ（TR）抑郁症的诊断标准

以下症状至少有5条持续2周（必须具备1或2中的任意一项）：

①通常意义上的消极情绪
②显著地失去兴趣或乐趣
③显著的食欲或体重改变（通常食欲缺乏）
④失眠或睡眠过多（通常过早醒来）
⑤精神运动性激动或迟滞
⑥几乎每天都会感到疲劳或精力不济
⑦自卑感和负罪感
⑧集中注意力或思维障碍；犹豫不决
⑨自杀意念/轻生的念头

来源：精神疾病诊断与统计手册（第4版）.华盛顿，美国精神病学协会，2000.

- 抑郁的本质特征是心境改变,其轻重程度可以从意气消沉到完全绝望。
- 其他主要特征包括失去多方面兴趣或快乐,包括失去对家庭的感情、缺乏爱好、性欲减退、失去对个人外表的注意等多方面的兴趣。
- 焦虑和抑郁常伴发出现,在管理治疗中须考虑这种情况存在的可能性。

三、轻度抑郁症

轻度抑郁症应符合上述所列标准中 2~4 条,但必须要包括 1 和 2 项。轻度抑郁症基本上是一种模糊的躯体症状和一过性情感低落症状的反复出现,这种一过性情感低落症状与环境影响有关。想自杀的感觉比较短暂,不伴有错觉和幻觉。这些患者对简单的精神疗法、安慰和支持方法常有即刻的效果。然而,应该给予这些患者密切关注,以防止他们发展成为重度抑郁症。

四、隐匿性抑郁症

这是一种在临床工作中比较常见但又不容易被发现的类型,容易被漏诊。患者通常没有典型症状,而且否认其有抑郁症,在他们看来抑郁症是软弱的表现,并被社会歧视。他们经常诉说多种轻微的"入门"类型的症状。仔细的问诊,能够引导出他们的心境变化。

抑郁的典型情感特点常被患者复杂的躯体症状掩盖。这些症状包括乏力,食欲减退,体重减轻,月经改变,头部与胸、腹部的异样感觉,全身酸痛,口干和呼吸困难等。

医生如果考虑不到患者有抑郁症存在,就可能对其进行许多昂贵的、令人痛苦而又没有实际帮助的检查。据 Davies 报道[2],有接近一半的抑郁症患者会向医生主诉躯体性疾病。家庭医生应该想到那些与器质性疾病不相符的躯体性症状报告者可能为抑郁症患者。

抑郁症的鉴别诊断列于表 20.1。

澳大利亚的一项关于隐匿性抑郁症的研究[3]认为:

必须强调,揭开抑郁状态的面纱是医生和患者共同的责任。如果能认识到这一点,我们就应推荐:一旦患者被排除器质性疾病,就可以试用抗抑郁药物进行治疗。

表 20.1　抑郁症的鉴别诊断

精神疾病
焦虑障碍
精神分裂症
药物和酒精依赖
痴呆
器质性疾病
恶性肿瘤(如肺癌、胰腺癌和淋巴瘤)
甲状腺功能减退
甲状腺功能亢进
其他内分泌疾病如库欣综合征、艾迪生(Addison)病
贫血,尤其是恶性贫血
感染后状态(如传染性单核细胞增多症)
脑血管病
帕金森病
充血性心力衰竭
系统性红斑狼疮
可能会导致抑郁的药物
·抗高血压药物
·地西泮
·抗麻痹震颤药物
·皮质激素类
·细胞毒性药物
·非甾体抗炎药
·口服避孕药/孕激素

得克萨斯州一个精神病专家小组在一个名为"抑郁症:隐匿还是漏诊?"的论坛中[4]得出以下结论:

- 如果门诊患者的抑郁状态没有得到及时治疗,可能导致其自杀。
- 如果医生能够透过患者一些不大真实的症状表象看到深层的东西,那么隐匿性抑郁症被漏诊的可能性将会大大减少。
- 伴贫血症状的患者除了需补充铁剂之外,还应该使用其他的治疗手段。
- 抑郁症经常与引起恶心、呕吐症状的器质性疾病并存。
- 全面的检查有助于排除器质性疾病,但过度检查可能导致医源性疾病。
- 酗酒应该被考虑为抑郁症的一个原因。

五、老年抑郁症

有 1%～2% 的老年人患有重度抑郁症，约 10% 的老年人因为抑郁症影响了生活，约 20% 的老年人患有轻度抑郁症。抑郁症在老年人中常常表现得异乎寻常，可能因此而被误诊为痴呆或精神病。在老年患者中激越性抑郁症是一个常见的类型，可能表现为荒诞的行为、错觉和思维混乱。

抑郁症在老年患者中常被漏诊，因为其症状往往不典型，而且老年人不善于表达，加上患者倾向于认为患抑郁症是件耻辱的事情，因而不愿承认。询问了解以下 4 点可以协助诊断：

- 您对于您的生活是否基本满意？
- 您是否觉得您的生活比较空虚？
- 您是否担心您会发生一些不太好的事情？
- 大多数时间里您是否觉得高兴？

一个有用的线索是了解患者睡眠情况的变化，如果患者要求开安眠药，那医生可以开一些镇静类的抗抑郁药。在老年人中，慢性病的存在是抑郁的一种重要原因。在老年人中应用三环类抗抑郁药要倍加小心，因为多数情况下会有禁忌。电休克疗法（ECT）对治疗重症患者可能会起到不错的作用。

六、儿童抑郁症

儿童表现为悲伤的情况常见，而抑郁不常见，但偶尔也会发生。儿童抑郁症以表现为无助、无价值感和绝望为特点，父母和医生都容易忽视儿童抑郁症[5]。

儿童和青少年重度抑郁症的诊断标准和成人相同，即患者对平时的活动失去兴趣，悲伤或易激惹的情绪持续 2 周或 2 周以上[6]。其他的抑郁症状包括一些躯体性主诉，还有入睡困难、食欲缺乏、注意力下降和自我评价能力下降等，儿童抑郁常伴有运动技能不足和家庭不稳定。儿童抑郁症也可能表现为反社会行为和分离性焦虑（如拒绝上学）等，尽管自杀念头常见，但是自杀行为在青春期之前很少发生。青少年抑郁症有严重的自杀倾向，这些患者应转诊至有经验的儿童精神科医生处就诊。

七、围产期抑郁症[7, 8]

围产期抑郁症是指在整个妊娠期和产后期包括从一般的产后抑郁症状出现到较严重的产后抑郁症（约 13% 的女性）这段时间内的抑郁状态。对于小部分表现出精神性症状的患者，积极的精神科干预是必不可少的。这些患者存在自杀倾向，或有伤害孩子的危险。这类患者的治疗同重度抑郁症。心理社会治疗也很重要。

八、诊断方法

抑郁症可同时伴有其他躯体性疾病，重要的是要认识到许多躯体性症状可能就是抑郁症的临床表象。因此，这类难以鉴别的疾病表现可能就是抑郁症的一个特征。患者常常诉说全身不适、消化系统症状和其他类似症状，而不是诉说其情感的问题。

焦虑和抑郁是相互关联的，所以许多抑郁症患者伴有焦躁不安，可能掩盖其潜在的抑郁症[8]。

1. 为评估抑郁程度应进行的提问

- 您认为您究竟怎么了？
- 您认为您的不适可能会与神经、焦虑或抑郁有关吗？
- 您知道为什么会有这种感觉吗？
- 您觉得情绪低落吗？
- 您觉得您是否还能够像以前那样处理事情？
- 您有没有开心的时候？
- 生活中是否有些事情改变了？
- 睡眠怎么样？有没有很早就醒了的时候？
- 一天之中您感觉什么时候最差？
- 如果给您自己做一个从 0～100 分的评价，您给自己多少分？
- 有没有觉得毫无希望的时候？
- 是否经常回忆以前的事情？
- 您觉得自己的精力如何？
- 您觉得自己的食欲如何？
- 对性还和以前一样感兴趣吗？
- 有没有对什么事情有一种负罪感？
- 您觉得生活有价值吗？
- 您有没有产生过自杀的念头？
- 没人的时候，您是否会哭？（尤其是为了儿童）

另外，还有两个特别好的提问是：

- 在过去的一个月里，你是否曾被情绪低落、沮丧或绝望所困扰？

- 在过去的一个月里你是否经常被做事情缺少兴趣或缺少快乐所困扰？

2. **抑郁量表** 考虑使用抑郁量表，例如：
- 汉密尔顿（Hamilton）抑郁量表。
- 贝克抑郁量表。
- 一般健康问卷。
- 老年抑郁量表。

研究显示，这些量表对抑郁症的早期检出并没有多大的帮助，所以将它们作为病史性备忘录似乎更有意义。但患者家人和朋友如能对这些体征和症状有所了解和识别，并在患者就医时能提醒全科医生则是有意义的[9]。

九、管理

从一开始就需重视以下情况：
- 患者是否有自杀危险？
- 评估患者是否需要住院？
- 患者是否需要转诊到精神专科医师那里？

如果患者症状较重且健康状况较差或有自杀倾向，那么应当转诊。

基本治疗包括：
- 心理疗法：包括教育、安慰和支持。所有的患者都需要适当的心理疗法，更复杂的治疗方法如认知行为治疗（CBT）只对部分患者进行。认知行为治疗包括教授患者新的积极思考方式，这也要根据患者情况和可接受的程度来进行。患者至少要能认识到自己的焦虑、烦恼等已产生的负面影响。
- 药物干预。
- 电休克疗法。

注：安慰和支持鼓励对所有抑郁症患者都是必需的。

> **实用的治疗指南**
> - 轻度抑郁症：单用心理疗法，尤其是认知行为治疗已经足够，而且其可能比药物治疗[10]更加有效。但在必要时要加用一线药物治疗。
> - 中度至重度抑郁症推荐使用抗抑郁药和心理疗法的联合治疗。
> - 对非常严重的患者应停止药物治疗；可使用电休克疗法。

需要向家属和患者说明的注意事项[11] 多数人有时会感觉到不开心或有压抑感，但是抑郁症和这种感觉是不同的。

抑郁症是个实际存在的疾病，可能会影响患者的整个躯体和精神。患者自己似乎很难从那种抑郁状况中摆脱出来，很难战胜自我。像"振作起来吧"等这样肤浅的劝说建议不能解决问题，因为患者根本控制不了自己。

（1）**病因** 抑郁症的病因还不很清楚，但是已发现一种重要的化学物质在患者中枢神经系统内的水平比正常人轻度降低。类似于缺铁性贫血的发生机制。

抑郁症可能会因为严重事件而发生，比如失去爱人、离婚或经济损失。另一方面，抑郁症可能会毫无原因地发生，但也可能病于流感、传染性单核细胞增多症、手术或分娩等情况。抑郁症在青春期后期、中年时期（无论男女）、退休时和老年人中高发。

（2）**治疗** 最基本的治疗方法就是使用抗抑郁药替代丢失的化学物质。抗抑郁药不是成瘾性药物，并且非常有效，但是需要服用2周后才能见效。酒精与这些药物有交互作用，所以服药期间不能饮酒和开车。如果患者抑郁状况比较严重，并且有自杀倾向，那么建议患者最好住院。如果需要，其他有效的治疗方法也可以使用。抑郁症患者需要大量的理解、支持和治疗。一旦开始治疗，预后很好（有80%的治愈率）。

（3）**重点强调**
- 抑郁症是一种疾病。
- 抑郁症比我们意识到的更为常见。
- 抑郁症发生原因尚不完全清楚，患者应得到关怀，而不应受到责备。
- 抑郁症会影响基本的活动精力、性欲、食欲和睡眠。
- 抑郁症如果不加治疗也会致命。
- 抑郁症可破坏人际关系。
- 多需要药物辅助治疗。
- 抑郁症的治疗效果良好。

（4）**推荐阅读**

[1] Paul Hauck. Overcoming Depression. London：The Westminster Press，1987.

[2] Gordon Parker. Dealing with Depression. Sydney：

Allen & Unwin，2002.

十、抗抑郁药物

现有的抗抑郁药的作用方式都是通过 5- 羟色胺或去甲肾上腺素能通路中的受体介导的信号传导作用进行的。根据患者的年龄、性别、对于药物的反应和安全记录，以及不良反应综合考虑选择初期抗抑郁药物。已有证据表明，所有的抗抑郁药物都有效。除了近期开发的新药外，三环类和四环类抗抑郁药对于初始用药的患者可作为一线用药。选择性 5- 羟色胺再摄取抑制药（SSRIs）和吗氯贝胺（一种可逆性单胺氧化酶抑制药）也同样有效，而且耐受性好，安全范围大，现在被认为是一线药物（Ⅰ级证据水平）[12]。

1. 选择性 5- 羟色胺再摄取抑制药（selective serotonin reuptake inhibitors，SSRI）

- 氟西汀和帕罗西汀 20mg 晨服。对大多数患者来说这个剂量足够了，如这个剂量在 2～3 周效果不佳，可在此后（2～4 周）加量，每次加 20mg，直至 40～80mg/d。
- 舍曲林 50mg/d，口服，可逐渐加量至 200mg/d。
- 氟甲沙明，50mg，每日 2 次，口服，可以加量至 200mg/d。
- 西酞普兰 20mg/d，口服，最大加量至 60mg。
- 艾司西酞普兰 10mg/d，口服，可以加量至 20mg。

如有必要，所有 SSRI 每过 14 天都可增加剂量。这些药不引起体重增加，也不与酒精相互影响或产生严重的心血管系统不良反应。SSRI 类药物之间有确切的差异。因此，当一类药物疗效不满意时，更换另一类药可能有效。

不良反应

- 恶心、神经过敏、劳累、易激惹、腹泻、头痛、失眠。
- 其他可能的不良反应包括性功能减退（主要是射精障碍）、变态反应和轻度躁狂（在某些躁狂抑郁症患者）。

这类药物不能和单胺氧化酶抑制药或三环类药物同用。

停用 SSRI 时，推荐缓慢减量，并且如果需要改用其他类别的药物时需有一个洗脱期。

2. 三环类抗抑郁药

① 阿米替林和丙米嗪（米帕明）
- 第一代三环类抗抑郁药。
- 镇静作用最强 —— 如果焦虑和失眠突出更加有效。
- 抗胆碱能方面的不良反应最强（例如便秘、视物模糊、前列腺病等）。

② 氯米帕明、度硫平（二苯噻庚英）、多塞平、去甲替林、曲米帕明。
- 镇静作用和抗胆碱能作用弱。
- 去甲替林的降压作用在三环类药物中最弱。

剂量：
- 50～75mg 每晚睡前口服，每 2～3 天可增量，第 7 天时增至 150mg/d。
- 如果 2～3 周没有效果，每天再增加 25～50mg，可在 2～3 周（根据不良反应的程度）增加到 200～250mg，睡前口服。试用药 6 周。

常见的不良反应
- 口干、体重增加、便秘、镇静。
- 青光眼、尿潴留和震颤。
- 老年患者有可能意识混乱和谵妄（老年患者慎用）。
- 性功能障碍。
- 直立性低血压。
- 心脏传导障碍（心脏病患者慎用）。
- 癫痫发作阈值降低。

3. 四环类抗抑郁药

米安色林 30～60mg 每晚睡前服用，第 7 天增至 60～120mg。

不良反应
- 嗜睡，头晕，多关节炎，口干，头痛。
- 中性粒细胞减少（可逆），尤其是年龄大于 65 岁的患者（不常见）。
- 比三环类药物的抗胆碱能作用小。
- 心血管系统不良反应小。

4. 单胺氧化酶抑制药（MAOIs）

单胺氧化酶抑制药为二线抗抑郁药，通常由精神科医生指导使用。不良反应是在与各种食品，特别是和含有大量酪胺或胺的食品同时服用时可使血压明显升高。

- 苯乙肼 45～90mg/d，分 2 次或 3 次服用。

- 苯环丙胺 20～40mg/d，分2次或3次服用。
- 一旦取得疗效，这两种药物应该减量至最低有效剂量。

5. 吗氯贝胺
- 吗氯贝胺 150mg 口服，每日2次，如果2～3周没有作用，逐渐加量，每日加50mg至最大剂量300mg口服，每日2次。

这是一种可逆性单胺氧化酶抑制药（MAOI），比不可逆性单胺氧化酶抑制药的毒性弱。与酪胺类食物共同使用时相互影响不大，所以不需要限制饮食。

不良反应包括恶心、头痛、易激惹、眩晕和失眠。

不可逆性单胺氧化酶抑制药如苯乙肼和苯环丙胺应该被用作二线单胺氧化酶抑制药。

6. 5-羟色胺、去甲肾上腺素再摄取抑制药（serotonin noradrenaline reuptake inhibitors，SNRIs）
推荐SNRIs用于其他治疗效果不佳的重度抑郁症患者。每种类型药物的剂量都是根据厂家提供的说明信息（PPI）而确定的。

不良反应包括恶心（尤其是初始2周）、头晕、头痛、出汗、失眠和性功能障碍。给药后的不良反应与SSPIs类似。不应与单胺氧化酶抑制药同时使用。需要换用其他抗抑郁药，则根据不同类型的抗抑郁药采用不同的过渡"洗脱"期。

度洛西汀（Cymbalta）也被推荐用于糖尿病性周围神经痛。

7. 5-羟色胺调节剂（米氮平）
米氮平可以增强中枢的非肾上腺素能和5-羟色胺活性。已报道的不良反应包括嗜睡、食欲增加和体重增加。对抑郁症和失眠的患者有效。剂量为15mg夜晚口服，可逐渐增加到45mg，晚上服用。

8. 去甲肾上腺素再摄取抑制药（瑞波西汀）
瑞波西汀是一种选择性去甲肾上腺素再摄取抑制药。建议用于重试抑郁症的治疗。

成人的剂量是4mg，每日2次，如果需要，3周后可增加至10～12mg/d。

不良反应包括口干、出汗、头痛、失眠、尿潴留、便秘、阳痿。

十一、抗抑郁药应用注意事项

- 目前将5-羟色胺再摄取抑制药（SSRIs）作为一线药物。
- 三环类抗抑郁药（二线药物）每日1次（通常晚间睡前服用）。
- 治疗剂量（相当于至少150mg丙米嗪）开始使用到起效有1～2周的延迟。
- 每种药物必须用足够的剂量，在临床应用4～6周无效后才能够考虑改变用药。
- 抗抑郁药物不要联合使用。
- 联合用药的效果并没有优于单独用药，且增加了不良反应（如5-羟色胺综合征的风险）。
- 如果试验用药（足量）失败，则考虑安排转诊治疗。
- 对某种药物无效的患者，已被证明更换用药可能有效。
- 对药物治疗有效的患者，完全康复需要服药6周或更长时间。
- 由于该病很容易复发，所以用维持剂量持续治疗至少6～9个月。
- 复发患者二次使用抗抑郁药治疗应该长至3～5年。
- 注意双相障碍有诱发躁狂的风险。
- 单胺氧化酶抑制药经常用于抑郁性神经症或非典型抑郁症。

5-羟色胺综合征[13]

这是与SSRIs相关的严重不良反应，而且如果与单胺氧化酶抑制药（MAOI）或其他抗抑郁药物联合使用的话，发生风险更大。诊断依照以下3条标准：

- 症状的发生必须在时间上与服用5-羟色胺药物相关，即在开始服药或药物加量时出现症状。
- 其他原因必须被排除，如感染、药物滥用或戒断等。
- 至少存在以下3种症状或体征：
—精神状况或行为改变（例如易激惹、意识错乱、轻型躁狂、癫痫发作）。
—肌张力改变（例如震颤、寒战、肌阵挛、反射亢进）。

——自主调节功能紊乱（例如高血压、心动过速、发热、腹泻）。

引起这些问题的药物应该立即停用，并应开始支持治疗和转至急诊科进行处理。

十二、辅助治疗

曾有研究显示圣约翰草（藤黄科植物金丝桃属）对治疗轻至中度抑郁症有效，但最近有研究认为这种草对于中度至重度抑郁症的效果并不比安慰剂的作用好[14]。还有许多研究关注圣约翰草和其他药物之间的相互作用，包括抗抑郁药、华法林、地高辛、抗惊厥药物和口服避孕药等[15, 16]。其他的草药包括卡法根和缬草根，但都没有证明它们对治疗抑郁症有效。

十三、电休克疗法

电休克疗法（electroconvulsive therapy，ECT）安全、有效，并且作用迅速。

适应证
- 精神病性抑郁症（如妄想和幻觉）。
- 抗抑郁药治疗无效的忧郁型抑郁症。
- 严重产后抑郁症和精神病。
- 显著的自杀风险。
- 对于抗抑郁药物无效。
- 严重精神运动性抑郁：拒绝进食、饮水，抑郁性木僵，严重自我忽视。

绝大多数上述情况都须立即转诊入院。通常在3～5周进行9次电休克治疗。在电休克疗法期间通常应停用抗抑郁药，但在电休克疗法治疗之后应重新服药以防复发。重新用药时，也可考虑选用情绪稳定药物作为替代。

经颅磁刺激治疗是目前正在探索、可能替代电休克疗法的一项微创治疗。

十四、复发性抑郁症

对于复发性抑郁症应考虑终身治疗。锂制剂是终身用药的一个可选方案。新的治疗是基于其对迷走神经的刺激进行的。

1. 复发性短暂抑郁 复发性短暂抑郁是全科医生遇到的患者中患病率较高的一种疾病。每次发作持续3～7天，通常每个月发作1次。经期前紧张（PMT）可能是一个因素。通常，抗抑郁药对此类患者是无效的。管理主要是基于心理疗法，特别是CBT。

2. 季节性情感障碍（SAD） 季节性情感障碍或"冬季抑郁"是发生于生活在寒冷气候地区人群里的复发性抑郁症，这些地区的冬天是荒凉和黑暗的。抑郁的特点包括睡眠困难、悲伤、嗜睡、易怒和焦虑，而非典型抑郁性症状包括困倦、食欲增加（对碳水化合物的渴望）。治疗包括心理治疗、光疗和药物治疗（SSRIs）。参考<www.sada.org.uk>。

十五、自杀

所有抑郁症患者都应注意自杀倾向。11%～17%的重度抑郁症患者最终会自杀[17, 18]。自杀风险较高的抑郁症患者应该安排转诊和住院治疗。但有自杀想法的患者和决定自杀的患者之间还是有区别的。

自杀的危险因素包括：
- 男性。
- 年龄大于55岁。
- 青少年。
- 15～25岁成人。
- 移民状态。
- 单身独居。
- 最近离婚、分居或丧亲。
- 最近失业或退休。
- 精神病或自杀家族史。
- 冲动或敌对的性格。
- 既往自杀企图。
- 严重抑郁。
- 经济困难。
- 酒精或其他物质滥用。
- 精神病。
- 早期痴呆。
- 躯体性疾病，尤其是慢性疼痛。

情绪低落者（为帮助记忆下表所列因素，SAD PERSONS由所列因素英文单词的首个字母拼写而成）索引表（表20.2）对评估自杀风险非常有用。大于7分的患者自杀风险非常高，须密切关注，包括转诊至紧急精神病服务机构。澳大利亚的男性自杀率有两个高峰，如图20.1所示。

表 20.2　情绪低落者指数：自杀风险评估

危险因素	项目	计分
性别（Sex）	男性	1
年龄（Age）	<20岁；>45岁	1
抑郁症（Depression）	重度抑郁，如情感低落	2
精神病史（Psychiatric history）	既往自杀企图	1
过多药物使用（Excessive drug use）	酒精和其他药物滥用	1
理性丧失（Rationality loss）	重性精神病，严重抑郁症	2
离别（Separated）	失去配偶或单身	1
预先的计划（Organised plan）	决定执行自杀计划	2
失去支持（No supports）	无社会支持，完全孤立	1
疾病（Sickness）	慢性疾病	1

总分＞7为高度自杀风险。

"7"的法则

- 在7位患有发作性抑郁症患者中，有1人自杀。
- 70%的自杀者有抑郁症。
- 70%自杀了的患者曾在7周内看过一个全科医生。
- 自杀是导致死亡的第7大原因。

如果患者存在自杀风险，且又在院外进行治疗，则要给予他们密切的监护和足够的支持，选用那些即使过量毒性也不大的药物（例如米安色林、氟西汀）。若使用三环类抗抑郁药，则应清楚：用相当于1 000mg（40片）丙米嗪的剂量，将发生危险的药物并发症；使用相当于2 000mg（80片）剂量的丙米嗪，则有发生死亡的高风险。

十六、转诊时机

- 未能明确诊断。
- 明显需要住院。
- 重度抑郁症。
- 无法在家庭处理。
- 精神病性抑郁（有妄想和幻觉）。
- 高自杀风险。
- 常规抗抑郁药物治疗无效。
- 伴随精神性和躯体性疾病。
- 诊断困难者——老年患者疑为痴呆等。
- 有明显重度抑郁症的儿童。

参考文献

[1] Burrows GD. Depressive disorders. In: MIMS Disease Index (2nd edn). Sydney: IMS Publishing, 1996: 139–141.

[2] Davies B. An Introduction to Clinical Psychiatry. University of Melbourne, 1977: 76–77.

[3] Serry DK, Serry M. Masked depression and the use of antidepressants in general practice. Med J Aust, 1969, 15: 35–37.

[4] Depression: masked or missed? Patient Care, 1972, 1(3): 6–14.

[5] Thomson K, Tey D, Marks M. Paediatric Handbook (RCH) (8th edn). Oxford: Wiley-Blackwell, 2004: 192–196.

[6] Dowden J(Chairman). Therapeutic Guidelines: Psychotropic (Version 6). Melbourne: Therapeutic Guidelines Ltd, 2008, 101–116.

[7] National Prescribing Service Ltd. Managing depression in primary care. NPS News, 2005, 42: 1–6.

[8] Blashki G, Judd F, Piterman L. General Practice Psychiatry. Sydney: McGraw-Hill, 2007: 120–122.

[9] Rosser WM, Shafir MS. Evidence-based Family Medicine. Hamilton: BC Decker Inc, 1998: 156–157.

[10] Goodlee F, et al. In Clinical Evidence (2nd edn). London: BMJ Publishing Group, 1999.

[11] Murtagh J. Patient Education (5th edn). Sydney: McGraw- Hill, 2008: 230.

[12] Kennedy SH, et al. Treating Depression Effectively: Applying Clinical Guidelines. London: Informa Healthcare, 2007.

[13] Keltner N. Serotonin syndrome: a case of fatal SSRI/MAOI interaction. Perspect Psychiatr Care, 1994, 30(4): 26–31.

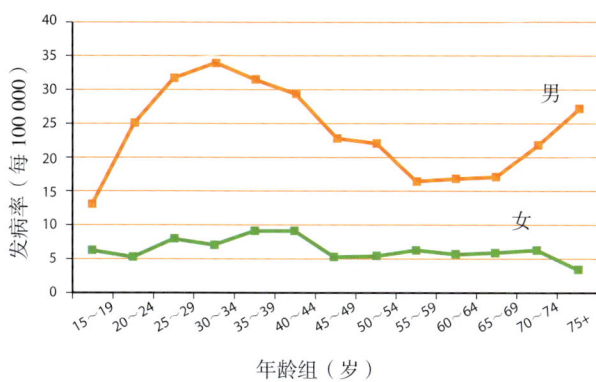

图 20.1　澳大利亚不同性别、年龄自杀率（2000年）来源：澳大利亚统计局、Hunter精神卫生研究所

[14] Linde K, Ramirez G, Mulrow CD, et al. St John's Wort for depression—an overview and meta-analysis of randomised clinical trials. BMJ, 1996, 313: 253-258.

[15] Walsh TB. Effect of hypericum perforatum in management of depression. JAMA, 2002, 287: 1807-1814, 1840-1847.

[16] Depression: Management of Depression in Primary and Secondary Care. Clinical Guidelines 23. London: NICE, 2004.

[17] National Prescribing Service Ltd. Starting out with antidepressants. NPS News, 2000, 11: 4-6.

[18] Rogers I. Guidelines for the Management of Common Emergencies in the Emergency Department (2nd edn). Auckland Hospital, 1996: 43.

糖尿病的诊断　　第 21 章

> 该病患者尿量远多于饮水量。事实根本不是一些作者断言的那样：即饮入体内的水不发生大的变化，或根本没有变化。因为这种尿液与饮入的水完全不同，而且散发甜味，如同掺入了蜂蜜或糖一样。
>
> Thomas Willis（1621—1675），*The Pissing Evil*

Diabetes 一词来源于希腊语，意思是"通过或流过"（即过度排尿），mellitus 意思是"甜的"。糖尿病是由于胰岛素的相对或绝对减少引起的疾病。

糖尿病主要有两种类型（表 21.1）：

- 1 型糖尿病，也被称为幼年型糖尿病或胰岛素依赖型糖尿病（IDDM）。
- 2 型糖尿病，也被称为成年型糖尿病或非胰岛素依赖型糖尿病（NIDDM）。

1 型糖尿病是一种迟发型自身免疫性疾病，在成人则被称为晚发型自身免疫性糖尿病（LADA）。

表 21.1　1 型糖尿病和 2 型糖尿病的临床鉴别

	1 型	2 型
相对频率	10%～15%	85%～90%
发病高峰年龄	10～30 岁	＞40 岁
发病年龄	通常是小于 20 岁的年轻人	通常是大于 40 岁的中年人
起病	迅速	隐匿/缓慢
发病时的体重	低（瘦）	高（胖）
酮症酸中毒	有	无
家族遗传倾向	弱	强
胰岛素状况	缺乏	抵抗
并发症	有	有

注：上述这些特点只是一般情况，患者的临床表现可有多种变化（如 2 型糖尿病患者可能很瘦且快速发病；1 型糖尿病患者可能表现出微弱的遗传倾向）。

一、糖尿病：一种隐匿性疾病

2 型糖尿病的发病是细微且隐匿的。研究表明，一个 2 型糖尿病患者从发病到确诊前的时间间隔平均为 7～9 年[1]。在此期间有 50% 的 2 型糖尿病患者未被确诊。2000 年澳大利亚对糖尿病、肥胖和生活方式的研究（AUSDIAB）表明有 1/4 的成年人存在葡萄糖代谢异常[2]。一般情况下，成人年中糖尿病的患病率均为 4%，约 16% 的人有空腹血糖受损或糖耐量减低。非常重要的是，约 35% 新确诊的糖尿病患者已经存在糖尿病并发症。全科医生所面临的挑战是要不断寻找这些患者，特别是那些已处于危险之中的患者。2 型糖尿病在工业国家越来越流行，一部分是由于人口老龄化，另一部分是因为我们的生活方式促使我们"多吃少走"[3]。更严重的情况是 60% 的人口超重或肥胖。

1. 重要因素和检查要点

- 在澳大利亚，年龄超过 25 岁的人群中，糖尿病的患病率是 7.5%，另有 10.6% 的人糖耐量减低。
- 在 10 年内约 30% 的糖耐量减低者将发展为临床糖尿病。
- 许多 2 型糖尿病患者无症状。
- 糖尿病可以在检出前存在多年，而以并发症的出现而被发现。
- 2 型糖尿病并不是一个轻微的疾病。大约 1/3 幸存者 15 年内需要注射胰岛素来控制症状或并发症[4]。

1 型和 2 型糖尿病都可发生的并发症

- 继发性糖尿病的一些少见的病因（表 21.2）。
- 无症状未确诊为糖尿病的高风险人群应该接受血浆葡萄糖检测。
- 在急性疾病、外伤或手术后血糖可能暂时升高。

2. 临床特征　未控制的糖尿病的典型症状是：

- 多尿。
- 烦渴多饮。
- 体重减轻（1 型）。
- 疲劳与乏力。
- 易感染，特别是皮肤和生殖器感染（图 21.1）。

  诊断提示：口渴 + 多尿 + 体重减轻 =1 型糖尿病

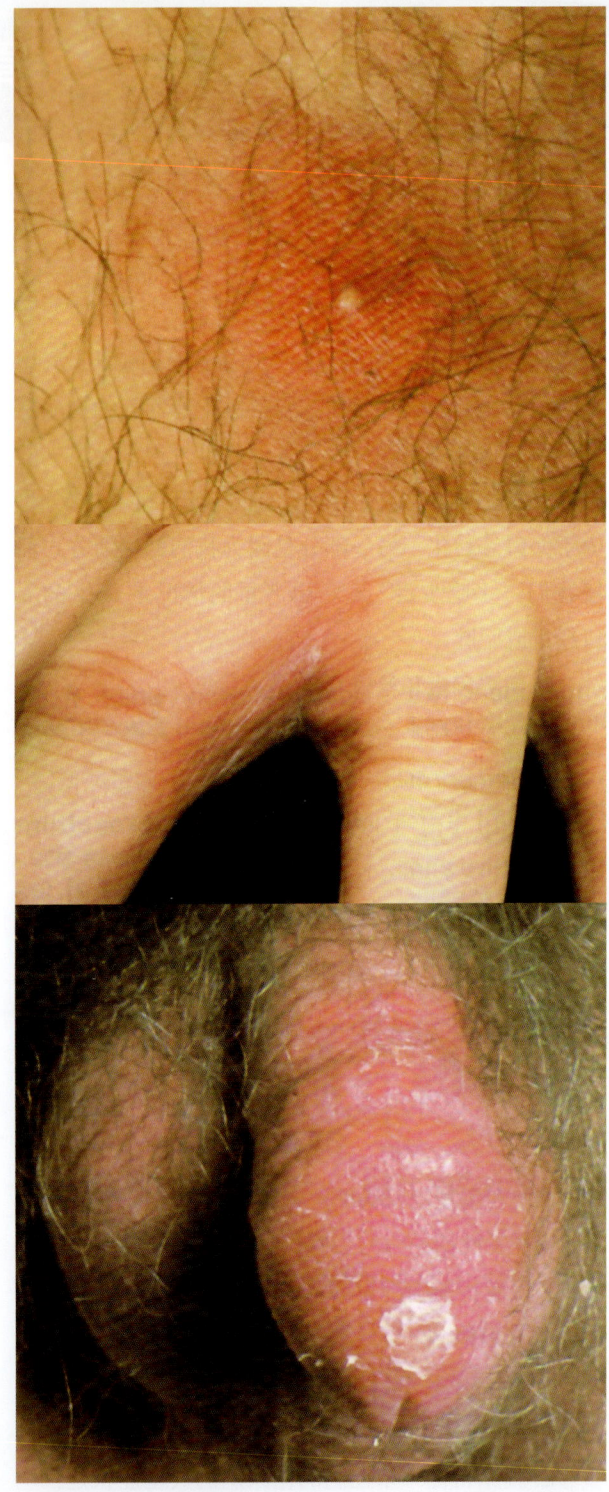

图 21.1 糖尿病患者的皮肤体征
（a）复发性葡萄球菌毛囊炎
（b）白念珠菌趾间糜烂
（c）白念珠菌龟头炎

表 21.2 继发性糖尿病的病因

内分泌失调
库欣综合征
肢端肥大症
嗜铬细胞瘤
多囊卵巢综合征
胰腺疾病
血色病
慢性胰腺炎
药物引起的糖尿病（一过性）
噻嗪类利尿药
雌激素治疗（高剂量——而不是低剂量激素替代疗法）
糖皮质激素
其他一过性病因
妊娠糖尿病
医疗或手术压力

年轻的 1 型糖尿病患者通常有 2～10 周短暂的典型三联征病史：

其他可能的症状包括：

- 外阴阴道炎
- 外阴瘙痒　　　白念珠菌感染所致。
- 龟头炎
- 夜间遗尿症（1 型糖尿病）。
- 视力模糊／改变。

并发症的症状（可为特征性表现）包括：

- 葡萄球菌皮肤感染。
- 多神经病：足部刺痛或麻木、疼痛（如果存在可以很严重）。
- 阳痿。
- 动脉疾病：心肌缺血、外周血管疾病。

临床检查应遵循表 128.5 的指导。

3. 疾病史　怀疑或已知糖尿病患者的疾病史应该涵盖以下内容，包括心血管疾病风险评估和终末器官的损害。

- 具体的症状
  - 多尿。
  - 烦渴。
  - 体重减轻。
  - 多食症。
  - 乏力、萎靡或疲劳。
  - 夜间遗尿症。

- 相关的全身症状
— 心血管疾病（如胸痛、呼吸困难）。
— 泌尿功能。
— 性功能。
— 神经系统（如手、足的刺痛）。
— 视觉（如模糊）。
— 感染倾向（如皮肤、尿路、生殖器）。
— 生殖器瘙痒。
- 一般状况
— 家族史。
— 用药史。
— 吸烟和酒精史。
— 孕产史（如适用）。
— 体力活动。
— 营养和（或）饮食习惯。

4. 体格检查 应遵循每年复检。
初步筛查疑似糖尿病者应包括以下项目：
- 一般检查，包括皮肤。
- 身体质量指数（BMI）。
- 腰围。
- 视力。
- 血压——卧位和站立位。
- 周围神经病变检查：腱反射，感觉（如脱脂棉，10g 单丝，神经炎）。
- 尿常规检查：葡萄糖、清蛋白、酮体、亚硝酸盐。

5. 辅助检查
- 初始：如果患有糖尿病，可以在空腹或随机血糖检测之后做口服葡萄糖耐量试验（oral glucose tolerance test，OGTT）。
- 根据临床评估结果可采取其他检测 [如糖化血红蛋白（HbA1c）、血脂、肾功能、心电图]。

6. 危险因素
- 年龄＞ 40 岁。
- 家族史。
- 超重 / 肥胖。
- 久坐等不良生活方式。
- 生育史。
- 患有多囊卵巢综合征（PCOS）的女性。
- 高血压 / 缺血性心脏病。

- 药物导致高血糖症。
- 民族 / 文化相关性：澳大利亚原住民和托雷斯海峡岛民、太平洋岛民、印度人、次大陆人、中国人、非洲裔加勒比人。

7. 筛查（2 型糖尿病）
- 空腹血糖受损 / 糖耐量减低的患者。
- 年龄≥ 55 岁。
- 年龄＞ 45 岁：家族史（患有 2 型糖尿病的一级亲属）、肥胖（BMI ＞ 30）、高血压。
- 年龄≥ 35 岁的高发民族（例如原住民、托雷斯海峡岛民和太平洋岛民）。
- 妊娠期糖尿病史、巨婴生产史。
- 长期服用皮质激素。
- 正使用非典型抗精神病药物。
- 多囊卵巢综合征，特别是超重者。
- 心血管疾病和其他危险因素。

最理想的筛查频率是每 3 年 1 次，极高危人群 1 年 1 次。

8. 诊断

> 糖尿病诊断如下[5,6]：
> ①如果有症状（多饮、多尿，频繁的皮肤感染或生殖器鹅口疮等症状至少具备两个）：
> - 空腹静脉血浆葡萄糖浓度（VPG）≥ 7.0mmol/L
> - 随机 VPG（至少餐后 2 小时）≥ 11.1mmol/L
> ②如果无症状：
> - 至少具备两个独立情况下的血糖值升高：空腹、餐后 2 小时或更长时间，或者是这两种情况下的口服葡萄糖耐量试验（OGTT）值

注：如果有症状的患者或具有危险因素（年龄＞ 50 岁、超重、直系亲属有糖尿病或高血压）患者的随机或空腹 VPG 处在不能确诊的范围（5.5 ～ 11.0mmol/L），可以进行口服葡萄糖耐量试验（OGTT）。此时进一步检测诊断的截点已经降低至 5.5mmol/L[7, 8]。

对于未确诊的糖尿病来说，OGTT 2 小时血糖值如＞ 11.1mmol/L 仍然是其诊断的金标准。

对疑似妊娠期糖尿病患者应行 OGTT。在怀孕 26 ～ 30 周（通常是 28 周），推荐进行口服葡萄糖试验筛查。

9. 糖尿病前期 糖尿病前期是指 VPG 升高超出

正常范围（即 6.1～6.9），但还不满足 2 型糖尿病的诊断标准。它包括两种状态：

- 空腹血糖受损（IFG）。
- 糖耐量减低（IGT）。

把尿常规检查的结果作为诊断依据是不可靠的，因为肾糖阈不同的患者出现尿糖时的血浆葡萄糖水平不同。

糖尿病的诊断参见图 21.2。

二、儿童糖尿病

Sinah 及其同事的一项研究发现，在 55 名肥胖儿童（4～10 岁）中有 25% 的儿童糖耐量减低，在 112 名肥胖青少年（11～18 岁）中有 21% 的青少年糖耐量减低[9]。4% 的肥胖青少年被确诊为 2 型糖尿病。超过 30% 的新确诊儿童和青少年糖尿病患者表现为酮症酸中毒。这些孩子，尤其是婴儿，其疾病表现可能很严重，并伴有呕吐、昏迷、脱水、呼吸急促（Kussmaul 呼吸）和酮症呼吸。1 型糖尿病儿童患者通常表现为多尿、多饮、烦渴、体重减轻和嗜睡等典型症状。注意一些异常的症状，例如泌尿系统障碍，包括遗尿或白天尿床，有时被误诊为泌尿系统感染或其他疾病。随机或空腹血糖值升高可以确诊。OGTT 不适合年纪非常小的患者。一旦确诊，合适的做法是把这些儿童和青少年患者转诊到一个由多学科专业人员构成的糖尿病治疗团队。

三、妊娠期糖尿病

妊娠期糖尿病是指患者怀孕期间首发或初次发现任意程度的葡萄糖耐量异常。怀孕使得具有糖尿病遗传易感性的患者发病。所有孕妇都应在妊娠 28 周进行口服葡萄糖筛查。如果血糖水平大于 7.8mmol/L 或是有其他疑似诊断性 OGTT 结果，即可确诊妊娠期糖尿病。世界卫生组织明确了妊娠期糖尿病的诊断标准：空腹血糖水平≥7mmol/L 或 2 小时血糖水平≥7.8mmol/L。

四、老年人糖尿病

糖尿病的发病率随着年龄的增长而上升。患有糖尿病的老年人死亡率和患病率随之增加，故需要对其进行细致的看护，特别是因多重用药和合并症使得药物不良反应加剧的患者。全科医生值得注意的问题包括患者的饮食、足部护理、体位性低血压。

五、糖尿病并发症

即使进行了早期诊断和治疗，1 型和 2 型糖尿病的患者仍可能会发生并发症（图 21.3）。1 型糖尿病

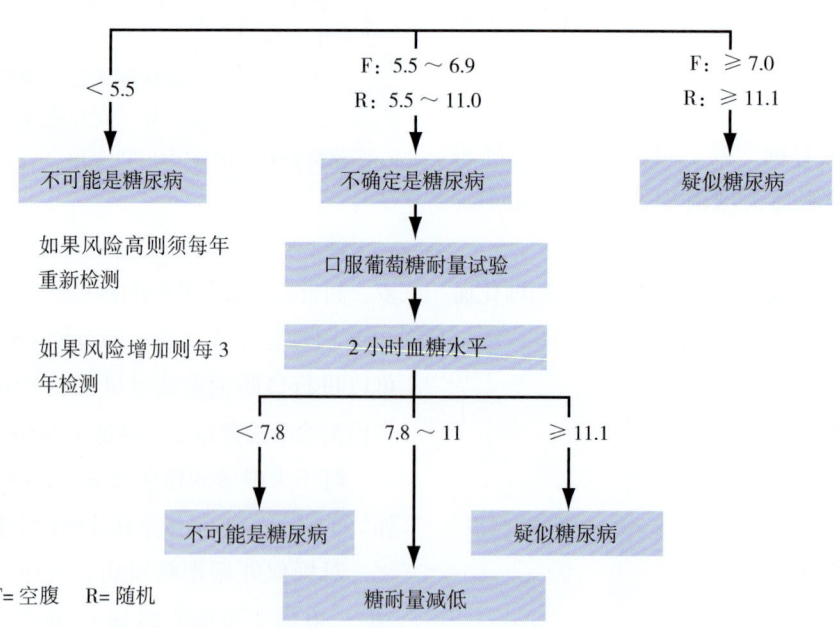

图 21.2　葡萄糖水平——静脉血浆（mmol/L）

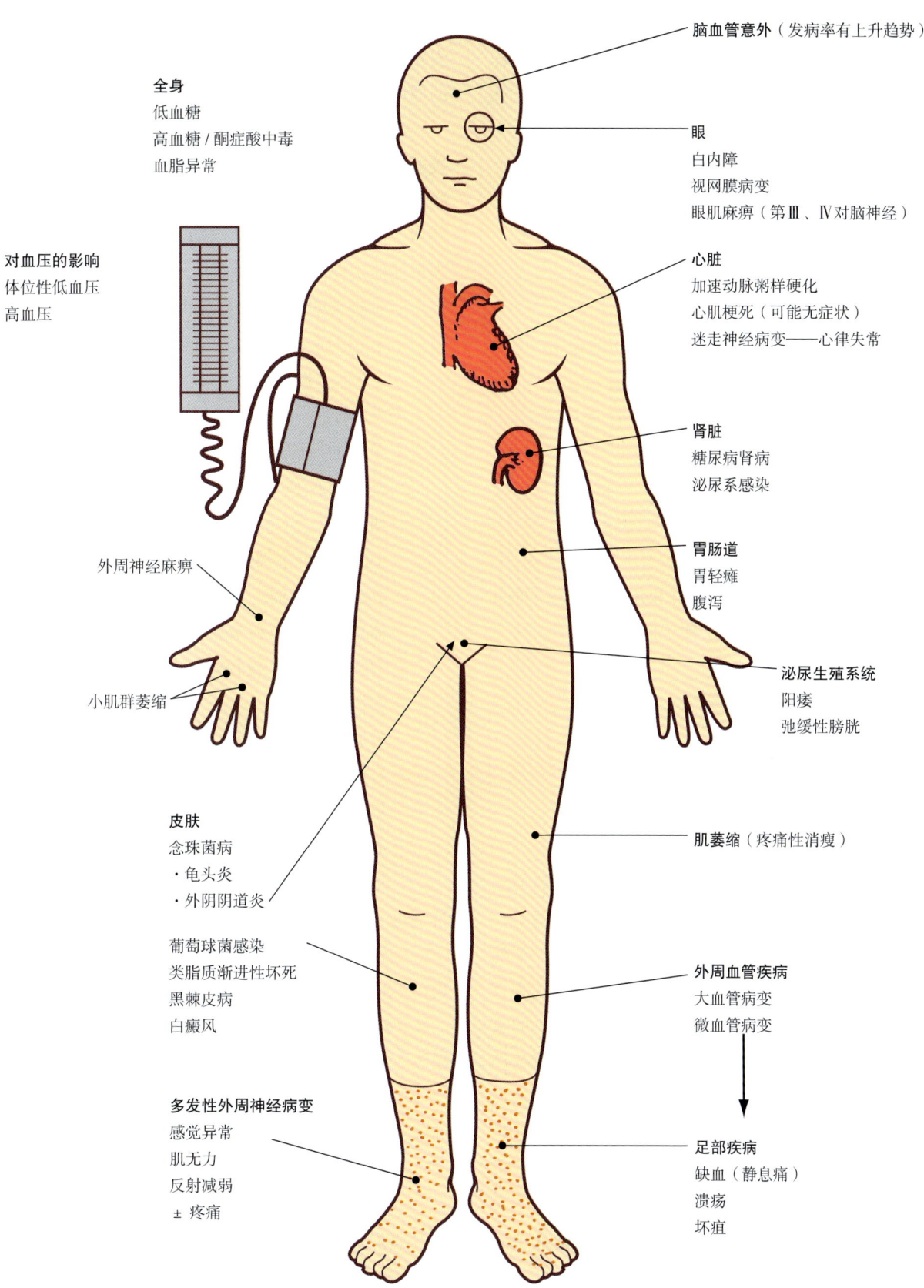

21.3 糖尿病并发症

的死亡率仍较高。导致患者死亡的主要原因是糖尿病肾病和血管疾病（心肌梗死和脑卒中）。糖尿病可以引起大血管和微血管并发症，但微血管疾病对于糖尿病具有特异性。特别要注意与 2 型糖尿病有关的"死亡四重奏"[8, 10]。

大血管并发症有：

- 缺血性心肌病和（或）冠状动脉粥样硬化性心脏病（冠心病）。
- 脑血管疾病。
- 周围血管疾病。

一项对于 2 型糖尿病患者的 HOPE 研究[11, 12]表明，雷米普利能够有效降低如下风险：

- 死亡（24%）。
- 心肌梗死（22%）。
- 脑卒中（33%）。
- 心血管性死亡（37%）。
- 显性肾病（24%）。

在考虑受糖尿病影响的器官和并发症时，下面首字母组成的单词"KNIVES"便于记忆：

- 肾（Kidney）。
- 神经（Nerves）。
- 感染（Infection）。
- 血管（Vessels）。
- 眼（Eyes）。
- 皮肤（Skin）。

1. 微血管疾病　在临床上，受糖尿病影响最严重的微血管是视网膜、神经鞘和肾小球的微血管。在年轻患者中，确诊糖尿病 10～20 年以后，由糖尿病引起的视网膜病变、神经病变和肾脏病变开始出现。

（1）**肾脏病变**　糖尿病肾病的预防是治疗的重要目标。微量蛋白尿的早期检测很重要，通过最优控制，患者的病程是可以被逆转的。试纸检测的方法是不可靠的，筛查的方法很简单：收集整晚（10～12 小时）的尿液，包括晨尿作为样本。样本送到检验科用来测定尿清蛋白排泄率。20～200μg/min（3 次样本中 2 次阳性结果）为微量蛋白尿。一种更简单的方法是进行清蛋白/肌酐比率的检测。

如果患者出现高血压，可以使用 ACE 抑制药。

（2）**视网膜病变和黄斑病变**　视网膜病是患者视网膜微血管病变的结果。其发病率与病程相关，但高达 20% 的 2 型糖尿病患者在确诊时发现已有糖尿病视网膜病变。多个欧洲研究中心证实，在 16～64 岁年龄组的欧洲成年人中，糖尿病是导致失明最常见的原因。

建议患者每年接受眼科专家进行的眼底检查。直接通过检眼镜检查法（瞳孔散大）、视网膜摄像、眼底血管造影（取决于患者眼底的情况）对患者进行评估。严重视网膜病变的早期诊断是非常关键的。因为早期使用视网膜激光光凝术可延缓和防止失明。

2. 神经病变　可能出现以下类型的神经病变：

- 神经根病（糖尿病腰骶神经根病变）。
- 感觉性多发性神经病。
- 孤立的单一神经病变和多发的单一神经病变
—单发的外周神经病变（如正中神经）。
—脑神经麻痹（如第Ⅲ、Ⅵ对脑神经）。
—肌萎缩。
- 可能导致自主神经病变
—勃起功能障碍。
—体位性低血压和晕厥。
—胃排空障碍（胃轻瘫）。
—腹泻。
—膀胱排空延迟或不全。
—心脏疼痛缺失的"隐匿性"心脏缺血。
—"未意识到"的低血糖。
—心脏骤停，特别是在麻醉中。

3. 感染　控制不佳的糖尿病患者容易发生感染，特别是：

- 皮肤：皮肤黏膜念珠菌病（如龟头炎、阴道炎），金黄色葡萄球菌感染（如毛囊炎）。
- 泌尿系统：膀胱炎（女性）、肾盂肾炎和肾周脓肿。
- 肺：肺炎（金黄色葡萄球菌、链球菌性肺炎）和肺结核等。

4. 糖尿病的代谢并发症

- 低血糖（第 129 章）。
- 糖尿病酮症酸中毒。
- 高渗性高血糖。
- 乳酸性酸中毒。

5. 其他并发症

- 白内障。

- 眼的屈光不正。
- 睡眠呼吸暂停。
- 抑郁。
- 肌肉骨骼：神经性关节损伤（Charcot关节病），肌腱断裂。
- 足溃疡（相关神经病变）。

六、糖尿病的预防

一些大样本研究已经证实，干预超重、糖耐量受损或空腹血糖升高患者的生活方式可以预防或延迟糖尿病的发病[13, 14]。一个有效的策略是：全科医生可以向患者推荐 SNAP 指南（吸烟、营养、酒精、体力活动），要点包括健康的饮食、减肥和体力活动。全科医生可以把这种有效的方法推荐给有风险的患者。

参考文献

[1] UKPDS Group. Complications in newly diagnosed type 2 diabetic patients and their association with different clinica and biochemical risk factors. Diabetes Res, 1990, 13: 1–11.

[2] Dunstan D, Zimmet P, Welborn T, et al. on behalf of the AusDiab Steering Committee. Diabetes and Associated Disorders in Australia 2000: The Accelerating Epidemic. Australian Diabetes, Obesity and Lifestyle Report. Melbourne: International Diabetes Institute, 2001.

[3] Phillips P. Diabetes. Check Program, Unit 401. Melbourne: RACGP, 2005, 4–20.

[4] Welborn TA. Diabetic mellitus. In: MIMS Disease Index (2nd edn). Sydney: IMS Publishing, 1996: 149–152.

[5] Coleman PG, Thomas DW, Zimmet P et al. New classifi– cation and criteria for the diagnosis of diabetes mellitus. Med J Aust, 1999, 170: 375–378.

[6] Diabetes Management in General Practice. Melbourne: Diabetes Australia & RACGP, 2009, 10: 5–20.

[7] Welborn T et al. National diabetic study. Metabolism, 1997, 1: 1–3.

[8] Moulds R (Chair: Writing group). Therapeutic Guidelines: Endocrinology (Version 4). Melbourne: Therapeutic Guidelines Ltd, 2009, 41–45.

[9] Sinah R et al. Diabetes in childhood obesity. N Engl J Med, 2002, 346: 802–810.

[10] UK Prospective Diabetes Study Group. Tight blood pressure control and risk of macrovascular and microvascular complications in type 2 diabetes (UKPDS 38). BMJ, 1998, 317: 703–713.

[11] Hypertension Expert Working Group. Evidence based guideline for the diagnosis and management of hypertension in type 2 diabetes. National evidence based guidelines for the management of type 2 diabetes mellitus. Draft for public consultation. Sydney: Australian Centre for Diabetes Strategies, Prince of Wales Hospital, 2001.

[12] Heart Outcomes Prevention Evaluation (HOPE) Study Investigators. Effects of ramipril on cardiovascular and microvascular outcomes in people with diabetes mellitus: results of the HOPE study and MICRO–HOPE substudy. Lancet, 2000, 355: 253–259.

[13] Managing type 2 diabetes. NPS News, 2005, 39: I –VI.

[14] Vaag A, et al. Metabolic impact of a family history of type 2 diabetes. Results from a European Multicentre study.

第 22 章 药物相关问题

> 眼睛干涩、鼻子难受、对大脑有害、对肺有害、黑色的痰散发着恶臭，没完没了地咳嗽和吐痰，这些构成了一个吸烟者的可怕图像。
>
> James I（1566—1625），*On Smoking*
>
> 摇头丸：这种药物的力量如此强大，让那些白人情不自禁地起舞。
>
> Lenny Henry（1958— ）

药物相关问题是家庭管理的重要一项，包括处方药、非处方药、合法药或非法街头毒品。因此所有的医生必须保持高度的警觉，患者的任何临床问题都可能与其正在使用的治疗药物有关。

一、药物不良反应

药物的不良反应被定义为："在预防、诊断或治疗疾病过程中按正常用法、用量应用药物，发生与治疗目的无关的有害反应。"几乎所有的药物都有不良反应，这需要在采集病史时注意药物应用史。药物在产生有益的治疗作用时也会产生不必要的影响或不良反应。反应的严重程度可能从轻微的皮疹、恶心到突然致死的过敏反应。有研究表明，在 10～20 岁患者中不良反应的发生率为 3%，而在 80～89 岁患者中则高达 20%[1]。

对不良反应的描述可有不同的方式——不良反应、过量、不耐受、过敏、特异质。通常将其分为 A 型和 B 型两类。

A 型反应是最常见的，与药物自身的药理作用有关；即药物造成的不需要但是可预见的作用。例如：

- 维拉帕米引起的便秘。
- 三环类抗抑郁药引起的视力模糊和尿失禁。
- 噻嗪类利尿药引起的高尿酸血症。

A 型反应是剂量依赖性的。

B 型反应难以定义，它是无法根据药物的已知性质来预测的反应，例如肝衰竭和血液恶病质。

1. 预防不良反应的重要原则 开处方药前应考虑以下几点：

① 是否真的有必要开这种药？
② 如果不使用会发生什么事？
③ 我希望达到什么目的？
④ 可能有哪些危害？

2. 常见的不良反应 本书列出了由药物引起的不良反应或药物的相互作用。常见的不良反应包括：

- 中枢神经系统（CNS）——全身乏力、嗜睡、乏力/疲劳、头痛、头晕。
- 心血管系统（CVS）——心悸、血管神经性水肿、低血压。
- 胃肠道（GIT）——恶心、呕吐、消化不良、排便习惯改变（腹泻、便秘）。
- 皮肤——皮疹、皮肤瘙痒、潮红。
- 精神/情绪性——失眠、烦躁、焦虑、抑郁、情绪激动。

3. 产生不良反应的常见药物

- 抗抑郁药（1 类）：三环类、单胺氧化酶抑制药、SSRIs。
- 抗生素：青霉素/头孢菌素类、磺胺类、四环素、链霉素、酮康唑。
- 抗惊厥药：卡马西平、苯巴比妥、苯妥英钠、丙戊酸钠。
- 消炎镇痛药：阿司匹林/水杨酸盐、阿片类药物（如可待因、吗啡）、非甾体抗炎药（NSAID）、金盐、缓解病情抗风湿药（DMARDs）、生物类改善病情抗风湿药（bDMARDs）。
- 降压药：多种。
- 心脏病药物：地高辛、奎尼丁、胺碘酮、其他抗心律失常药等。
- 利尿药：噻嗪类利尿药、呋塞米。
- 镇静药：吩噻嗪类、苯二氮䓬类、巴比妥类、氯氮䓬。
- 其他药物：细胞毒素、激素、别嘌醇、华法林。

二、尼古丁

"吸烟有益"是一个古老的阿拉伯谚语,"狗不会咬你,因为你的气味不好;盗贼不会在晚上抢你,因为你在睡梦中咳嗽;年老时你不会吃亏受辱,因为你年轻时就死了。"

吸烟是澳大利亚人口死亡和疾病最大的单一可预防因素。据估计,在 2004—2005 年,吸烟造成约 15 万人死亡,是因疾病死亡人数的 6 倍多[2]。可归因于吸烟的疾病见图 22.1 所示。高危人群是那些醒来后 30 分钟内就吸烟,每天≥ 20 支的人。

1. 帮助患者戒烟 许多研究都强调家庭医生干预的价值。重要的是,不仅要鼓励人们戒烟,还要制订戒烟计划并追踪。在澳大利亚,80% 的吸烟者(约占成年人口的 30%)表示,他们希望停止吸烟。这是不容易的,需要很强的意志力。正如马克·吐温所说:"戒烟很简单,我已戒过一千次。"

- 告诉患者吸烟对于健康的危害和戒烟的诸多优点,并强调戒烟对健康、长寿、财富、外表和性能力提高有益。

指出戒烟的以下几点好处:

— 食物的味道会更好。
— 嗅觉改善。
— 运动耐受性更好。
— 性能力得以改善。
— 口臭改善。
— 肺癌的风险降低:戒烟 10～15 年的人与从

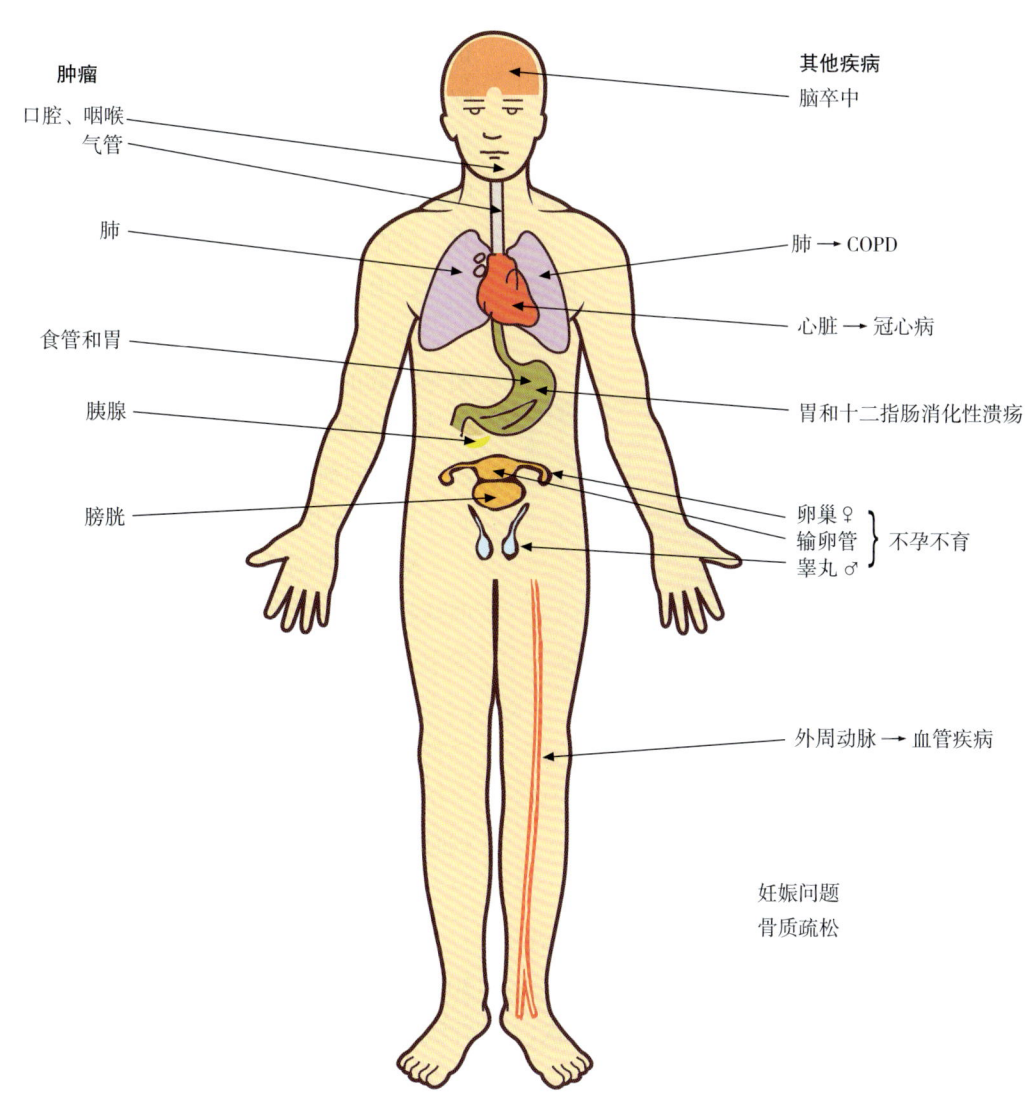

图 22.1　吸烟可能引起的严重不良反应

不吸烟的人患肺癌的风险相同。

——早期的慢性阻塞性肺疾病（COPD）是可以逆转的。

——减少上呼吸道感染（URTI）和支气管炎。

——减少皮肤过早产生皱纹和牙齿染色。

——消除二手烟对家人和朋友的影响。

——减少对妊娠的影响。

- 尼古丁依赖程度可以用问卷（基于检测量表）和评分系统来评估[3]。询问患者每天吸烟的数量，醒来后什么时候吸第一根烟和应对禁烟场所的困难（如电影院、飞机上）。

（1）**干预：5A策略**
- 询问和记录患者每一个吸烟的时机。
- 评估戒烟的动力和信心："您是否希望戒烟？"
- 建议所有吸烟者戒烟。
- 协助吸烟者戒烟。
- 安排戒烟的后续维护。
- 让他们记录戒烟日记。
- 如果他们说不戒烟，给他们相关的激励资料，并鼓励他们重新考虑。
- 如果他们说愿意戒烟，要求他们签一个协议（下面是例子）。

戒烟协议

"我 _____ 在 _____ 同意停止吸烟，据我所知，戒烟是对我的健康最好的事，我的医生极力鼓励我戒烟。"

_____（患者签名）
_____（医生签名）

- 这些对患者的激励需要改变教育和行为策略以帮助他们戒烟。患者的家庭医生持续支持是非常重要的。
- 最好组织患者加入一个支持小组。
- 联系当地的戒烟热线（或类似的服务）为患者提供有关的信息和戒烟后支持。
- 安排后续随访（非常重要），至少每月1次，特别是在第一次戒烟后的3个月内。
- 完全停止吸烟是最好的，但在最终实现完全停止吸烟前可以通过改变打火机品牌使吸烟次数减少，更早熄灭香烟。最好不要改吸雪茄或烟斗。

（2）**戒烟技巧（对患者的建议）**
- 在一个明确的日期（比如某个节日）停止。

（3）**戒烟后**
- 多吃水果和蔬菜（用力咀嚼胡萝卜、芹菜和干果）。
- 柑橘类水果能降低烟瘾。
- 咀嚼低热量口香糖和吸含片。
- 增加你的活动（如采取定期散步代替看电视）。
- 避免吸烟，并寻求禁止吸烟的公司。
- 多喝水，避免用酒精替代香烟。
- 要一心一意不能吸烟。
- 拿起爱好，忘记吸烟（例如水上运动）。
- 别存钱了，好好享受吧，你值得这一切！

（4）**戒断反应** 最初的症状是烦躁不安、渴望、饥饿、易激惹、注意力不集中、头痛、心动过速、失眠、咳嗽加重、紧张、抑郁症、发音困难、疲劳、出汗。经过10天左右后，大多数症状会逐渐消退，但吸烟者要完全消除这些症状并不再吸烟大约需要3个月。尼古丁替代疗法有一定的帮助。

2. 治疗

（1）**药理学** 尼古丁替代疗法（NRT），已被证明是有效的，应与教育支持计划同时使用。NRT可以选用口香糖式的嚼剂，吸入或透皮贴剂（首选方法）等不同剂型。但尼古丁不应使用超过3个月。在长疗程中，8周的贴片治疗已足够。

NRT应针对主动戒烟的吸烟者。很少有证据表明药物治疗对于低水平的尼古丁依赖者（每天吸烟少于10支）有效。

所有形式的NRT都是有效的：调查显示，与安慰剂使用者相比，NRT使用者在一年中戒烟率上升了7%[4]。吸烟者应该在戒烟后开始NRT，而不是吸烟时。

（2）**尼古丁嚼剂** 有2mg和4mg两种有效剂型。
- 低依赖性吸烟者（每天吸烟少于10支，醒来30分钟内不吸烟）：采用非药物方法，而不是替代疗法。
- 中依赖性吸烟者（每天10～20支，醒来30分钟内吸烟）：2mg，每天咀嚼8～12片。
- 高依赖性吸烟者（每天大于20支，晚上吸烟或醒来第一件事就是吸烟）：开始 4mg，每天 6～10 片，4～8 周后改为 2mg。

要点：
- 慢慢咀嚼，每片大约 30 分钟。
- 确保所有的尼古丁被利用。
- 每天至少咀嚼 6 片，定期更换（每小时不超过 1 片）。
- 使用 3 个月，在这段时期结束前戒烟。

（3）**尼古丁透皮贴剂** 有 16 小时片或 24 小时片可用，3 种不同剂型。使用尼古丁透皮贴剂时，吸烟者应该立即停止吸烟。

建议：
- 低或中依赖性吸烟者（每天 10～20 支）：14mg/24 h 或 10mg/16h，12 个星期内停止。
- 高依赖性吸烟者（每天超过 20 支）：21mg/24h 或 15mg/16h，4～6 周后改为 14mg/d 或 10mg/d，12 周内停用。

适用于上外臂或胸上部无毛、清洁、干燥的皮肤，可使用 24 小时。相同部位重复给药至少须间隔 7 天。

（4）**尼古丁吸入器** 使用尼古丁吸入器模拟吸烟。
- 每天 6～12 次，12 周后减量。

（5）**尼古丁含片和舌下片剂** 用量为 2mg 和 4mg，根据依赖性的强弱调整。

（6）**联合治疗** 对照试验显示，尼古丁贴片联合嚼剂或吸入器使用，效果增强。依赖性高的吸烟者可以考虑联合使用。

（7）**NRT 的禁忌证**
- 怀孕和哺乳、儿童、严重的心肌缺血、心律失常或近期有咳嗽变异性哮喘（CVA）。

（8）**NRT 的不良反应**
- 嚼剂：呃逆、口腔疾病、下颌疼痛、胃肠道不适（包括消化性溃疡加重）。
- 贴片：个体反应、睡眠障碍（使用 16 小时后）。
- 均有：紧张、出汗、口干、消化不良、腹部痉挛、心绞痛及心律失常。

（9）**其他戒烟药物**[5]

① 安非他酮（安非他酮缓释片）：在与 NRT（贴片）唯一的比较试验中，安非他酮 300mg/d，连用 9 周，可以使 1 年的持续戒烟率增加 8.6%。但毕竟只有 1 份报道，还需要更多资料证实安非他酮的作用效果，目前仍优先考虑 NRT。

不良反应包括失眠、口干（常见），而严重不良反应，如过敏反应和癫痫发作也有报道[6]。有癫痫病史的患者禁用安非他酮。

推荐剂量：150mg，每日 1 次，口服，连用 4 天，然后每日 2 次，连用 8 周。

NRT 和安非他酮联合治疗似乎并未产生更好的疗效。

② 酒石酸伐尼克兰（畅沛）
- 开始 0.5mg，每日 1 次，口服，8 天后逐渐增至 1mg，每日 2 次，治疗 12 周。

③ 去甲替林
- 逐渐增至 75mg/d，口服，开始戒烟前 14 天用药，治疗 12 周。

三、酒精滥用

请参阅第 122 章酒精依赖相关内容。

四、违禁药物

一些精神药物用于改善患者情绪和其他心理功能，但在停药过程中会产生许多严重的问题。使用违禁药物的常见症状包括：
- 在家中找不到服装和个人物品。
- 在住所周围和其他地方有异常活动迹象。
- 游荡在走廊或吸毒者常去的地区。
- 大量时间待在上锁的卫生间里的反常现象。
- 不能胜任工作或学习。
- 拒绝见老朋友。
- 用瘾君子的行话。

违禁药物包括"霹雳可卡因（Crack）"——是可卡因在微波炉里加热后去掉氢氯化物成分后制成的一类毒品，可以吸入或抽食（图 22.2）。"冰毒"是去氧麻黄碱（甲基苯丙胺）的原始形式，一种苯丙胺的衍生物。"speed"是右苯丙胺。

1. 聚会毒品 摇头丸是"designer"类药物，是一种苯丙胺衍生物甲烯二氧甲苯丙胺（MDMA）。它极易被滥用，脑部正电子发射计算机断层扫描（PET）证明其具有致幻作用和神经毒性。其在"狂欢"派对中很受欢迎，有死亡病例的报道，这种毒品的致死原

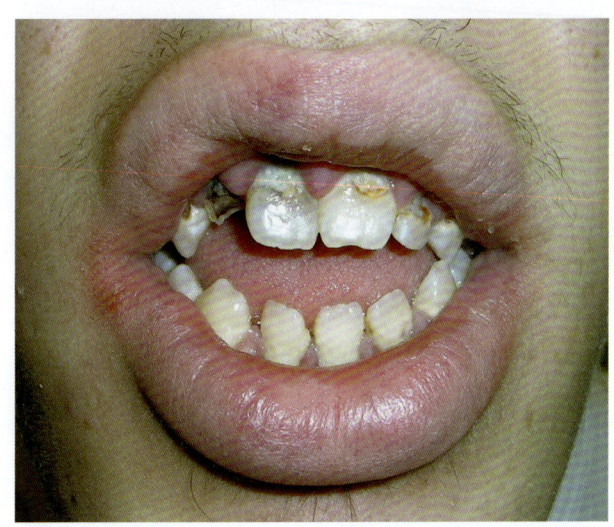

图 22.2 "冰毒口"——一位吸食甲基苯丙胺年轻患者的口部

因与相对脱水或过度饮水有关。治疗时应纠正患者水、电解质代谢紊乱。"Fantasy"（γ-羟基丁酸）是一种日益流行的迷幻药，具有类似于酒精的镇静和麻醉作用。还有一种流行的派对药物，被认为是迷奸药（date rape）的毒品，没有特定的解毒药。另一种毒品氯胺酮具有短效麻醉与致幻作用，与酒精同时食用可以引起恶心和呕吐。服用"Fantasy"过量要对症治疗。

2. 毒品清单 2005 年澳大利亚维多利亚注射毒品使用情况：

- 海洛因 89%。
- 大麻 87%。
- 快速丸（speed）75%。
- 冰毒 29%。
- 可卡因 15%。
- 碱类 13%。

（来源：毒品报告系统）

表 22.1 列举了毒品的药物作用。

表 22.2 列举了街头毒品和俚语名字。

五、毒品依赖性

本节将重点阐述海洛因的依赖性。

1. 海洛因依赖者的典型特征

- 男性或女性：16～30 岁。
- 家族史：家庭常有不幸，如源于父母的问题，早期死亡、分离、离婚、酒精或药物滥用、性虐待、精神疾病、缺乏亲情。
- 个人史：忍耐力低下，沮丧情绪，学习成绩不佳，未能实现目标，自尊得不到满足。
- 第一次使用毒品是出于好奇，然后经常使用，

表 22.1 违禁药物的临床特点

毒品	躯体症状	注意事项	危害
苯丙胺类毒品包括甲基苯丙胺（迷奸药、碱类、冰毒）	侵略性或过激的行为，傻笑，愚蠢，兴奋，语速加快，思维混乱，没有胃口，极度疲劳，口干，颤抖	不同颜色的药丸，烟	高血压，过量致死，幻觉，有时导致一过性精神病
巴比妥类药物	嗜睡，昏迷，迟钝，言语不清，醉酒的表现，呕吐	不同颜色的药片	过量或戒断致死，成瘾，抽搐
大麻	最初的兴奋，漂浮感，嗜睡，昏睡，孤独感，瞳孔放大，缺乏协调，想吃甜食，食欲改变，记忆困难	强烈的烧树叶气味，在口袋里藏着的小种子、卷烟纸、手指变色	诱使患者采取更强的毒品，最近的医学研究成果表明，长期使用会导致认知缺陷
摇头丸（亚甲二氧甲基苯丙胺）	焦虑，恐慌，出汗，欣快感，牙关紧闭，咬牙切齿，奇怪的过激行为，幻觉，心率加快，血压和体温改变，感觉自信、快乐	各种颜色、形状、尺寸和造型的小药片，也有粉末和胶囊	抽搐，心脏病发作，脑出血死亡风险，高热，低钠血症体液失衡，急性肾衰竭，弥散性血管内凝血（DIC），肝毒性

(续表)

毒品	躯体症状	注意事项	危害
Fantasy（γ-羟基丁酸）	放松和困倦，头晕，放松抑制/兴奋，欣快感，行动/语言障碍	无色液体，或者粉末、胶囊	震颤和摇动，健忘，昏迷，惊厥，过量致死
Glue sniffing	攻击和暴力行为，醉酒的表现，言语不清，迷茫的表情	胶管，胶水涂抹，大纸或塑料袋或手帕	肺、脑、肝损伤，窒息或窒息死亡
LSD	严重的幻觉，超然的感觉，语无伦次，手脚冰凉，呕吐，笑和哭	方糖型和彩色的药片，强烈的身体气味，吸液体的小管子	自杀的倾向，不可预知的行为，慢性暴露可导致脑损伤，LSD引起染色体崩解
麻醉剂			
（a）阿片类（如海洛因）	昏迷或嗜睡，身上有针眼，水汪汪的大眼睛，食欲缺乏，流涕，瞳孔缩小，性欲丧失	针头或注射器，棉球，止血带，绳，带，燃烧瓶，瓶盖或勺子，衣袖的血迹，玻璃注射器	过量致死，精神衰退，脑和肝细胞破坏，肝炎，栓塞
（b）可卡因	与安非他明相似——肌肉疼痛，烦躁不安，妄想症，多动症，欣快感，瞳孔放大	粉：微波炉；吸入或注射	幻觉，心律失常，癫痫，精神性猝死，严重的呼吸问题

表 22.2 街头常见毒品和他们的别名

苯丙胺类或兴奋剂	
硫酸苯丙胺	玫瑰片（roses），轻快片（beanies），桃片（peaches）
右苯丙胺	dexies，加速丸（speed），心形片（hearts），兴奋丸（pep pills），快药（fast），go-ee
去氧麻黄碱	meth，晶体片（cystals），白光，ice，whiz
右旋苯丙胺	紫心片（purple hearts），呆球（goof balls）
安非他明衍生物	
Ecstasy	E，eggs，eckies，XTC，"the love drug"，Mitsubishis，MDMA，Vitamin E，X，Adam，death
Crank	Crystal M，crank
迷幻剂	
LSD	Acid，blue cheer，strawberry fields，barrels，sunshine，pentagons，purple haze，peace pills，blue light，trips
大麻（印度香草）	
①大麻（树脂）	Hash, resin
②大麻（叶）	Pot, tea, grass, hay, weed, locoweed, Mary Jane, rope, bong, jive, Acapulco gold
卷烟	Reefers, sticks, muggles, joints, spliffies, head, smoko, ganga
烟罐（smoking pot）	吹棍（blow a stick），冲关（blast a joint），吹（blow），乐起来（get high），飘起来（get stoned）
麻醉药	
吗啡	莫夫（Morph），艾玛小姐（Miss Emma）
海洛因	H，Big H，Big Harry，God's own medicine（GOM），crap，junk，horse dynamite（高档海洛因），lemonade（低档海洛因）。注射粉剂：静脉注射，冲击注入，少量注入。吸入粉剂：嗅闻
可卡因	可乐（coke），雪（snow），街边女士（lady of the streets），鼻糖（nose candy），冰淇淋（ICE），snort，C，薄片（flake），滚石（rock），吹（blow），维生素C（Vitamin C），crack
H & C	高速球（speed balls）
其他	
Fantasy	GBH（严重伤害身体），liquid G，liquid E，liquid ecstasy，liquid X，fantasy
巴比妥类	魔鬼（devils），芭比（barbies），呆球（goof balls）
苯二氮䓬类	rowies，猫咪（moggies）
氯胺酮	维生素K
溶剂	镀铬

之后失去工作，远离家人，最后完全采取以毒品为中心的生活方式。

2. 方法
- 口服。
- 吸入（图 22.2）。
- 鼻内。
- 吸烟。
- 肠外途径
—皮下。
—肌肉。
—静脉（图 22.3）。

3. 戒断反应[7,8]　这些反应在停止常规使用毒品的 12 小时内发作。强度最大的戒断反应通常发生于 36～72 小时之间，往往在 10 天后逐渐消退。
- 焦虑和恐慌。
- 烦躁。
- 畏寒和寒战。
- 出汗过多。
- 鸡皮疙瘩。
- 食欲缺乏，恶心（可能呕吐）。
- 流泪、流涕。
- 疲劳、失眠。
- 肌肉疼痛和痉挛。
- 腹部绞痛。
- 腹泻。

继发性戒断症状通常在 2～3 个月内出现，包括易怒、抑郁和失眠。

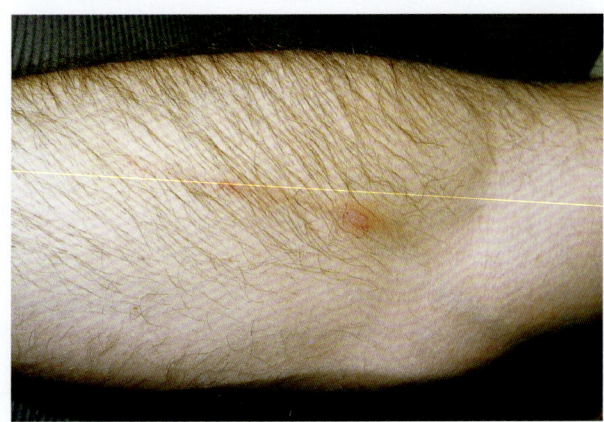

图 22.3　静脉注射海洛因的局部体征

注：反复静脉注射引起的静脉走向的损伤瘢痕。不常见的部位是小腿、足背、阴茎背侧静脉

4. 并发症

（1）医疗
- 海洛因急性反应：呼吸抑制，包括致命的肺衰竭。21 世纪初，因阿片类死亡的人数已较 20 世纪 90 年代的峰值水平有所下降，当时市场上有大量的海洛因。
- 注射部位：瘢痕、色素沉着、血栓形成、脓肿、溃疡（尤其是巴比妥类）。
- 远端感染性并发症：败血症、感染性心内膜炎、肺脓肿、骨髓炎、眼炎。
- 病毒感染：乙型肝炎、丙型肝炎（参阅第 59 章）、HIV 感染（参阅第 28 章）。
- 神经并发症：横贯性脊髓炎、神经损伤。
- 身体残疾：营养不良。

（2）社会
- 疏远家庭，就业损失，资产流失，犯罪（盗窃、抢劫、卖淫、贩卖毒品）。

5. 管理　管理比较复杂，不仅要进行身体依赖、戒断方面的管理，还需要考虑患者个人复杂的社会因素和情感因素。肝功能受损也是一个需要关注的方面，还需积极预防乙型肝炎、丙型肝炎和 HIV 感染。另外，还应寻求社会学方面的支持。

应将患者转诊到一个治疗中心，实施多方面的支持和治疗。具体方法包括应用药物帮助完全停用毒品、针灸、大剂量维生素 C、美沙酮替代治疗，以及社区进行的教育学习计划。

包括富有技巧的劝说在内的维持计划受到了高度重视，并被广泛应用到海洛因依赖的治疗中。急性海洛因中毒需注射纳洛酮。

（1）阿片类毒品的戒除　对于长期使用阿片类毒品的患者，戒除时可先采取短期丁丙诺啡替代维持处理后再进行撤除，以预防戒断综合征的急症发生。

初始剂量
- 丁丙诺啡初始剂量 4～8mg/d（口服），3 天内增加至 12mg（最大量），在之后的 3～5 天再逐渐减量。
- 注：如果出现自主神经症状，7～10 天内分 3 次使用可乐定 5～15mg/（kg·d）（口服），然后逐渐减量。如果出现焦虑和躁动，使用地西泮 5～20mg（口服）。因为可乐定相对安全，可作为一线治疗药物。与美沙酮替代治疗相比，首选上述药物治疗阿片戒断反应。地西泮可用于治疗问题性焦虑和激越。

（2）长期阿片依赖的维持治疗方案　目前有三个替代方案：美沙酮、丁丙诺啡和纳曲酮，这些都是海洛因和其他阿片类药物的替代品。

① 美沙酮：剂量需要根据以往使用美沙酮的初始反应来个体化确定。

- 美沙酮起始用量 20mg/d（口服）。寻找到适当剂量，并稳定在此剂量超过 3 周。应特别观察剂量 > 40mg 的患者，特别是有身体不适的患者。维持剂量 50～80mg/d（口服）。

② 丁丙诺啡

- 舌下含服丁丙诺啡 2～8mg，最初每日 1 次，稳定后增加到 8～24mg，每日 1 次，或每两日 1 次。丁丙诺啡比美沙酮的依赖性小，但如果过早使用可诱发戒断反应。

③ 纳曲酮：可以给予阿片类药物依赖患者纳曲酮，可使用纳洛酮激发试验。如果患者没有戒断反应，可给予：

- 纳曲酮起始剂量 25mg/d（口服），如果患者耐受则 2 天后增加到 50mg/d。医生在用药期间给予患者适当的辅导和认真的监督是必要的。

阿片类药物依赖史表明，很多患者的依赖性与吸食史呈正相关，与治疗药物等无关。

六、兴奋剂滥用

兴奋剂包括苯丙胺及其类似物、麻黄素、可卡因和某些食欲抑制剂。

1. 兴奋剂引起的症状

- 攻击行为。
- 偏执行为。
- 烦躁。
- 一过性中毒性精神异常。
- 谵妄。
- 精神病样表现。

治疗

- 停药。
- 氯丙嗪 200～600mg/d（口服），短期使用。

2. 兴奋剂戒断综合征

对职业涉及轮班工作、长途运输或多份工作且表现以下症状的患者应该怀疑有兴奋剂戒断综合征的可能：

- 经常犯困、嗜睡。
- 先是嗜睡，然后失眠。
- 烦躁。
- 攻击行为。
- 烦躁不安。
- 想复用兴奋药。

治疗

- 心理支持和鼓励。
- 地昔帕明 75mg（口服），必要时增加剂量，也可用类似的三环类抗抑郁药。
- 溴隐亭 1.25mg（口服），每日 2 次，也被用于可卡因戒断综合征的辅助治疗。

七、致幻剂滥用

致幻剂包括麦角酰二乙胺（LSD）、苯环利定（天使粉）、二乙胺和许多合成致幻剂，引起的症状包括精神病行为、严重的幻觉。这些药物可能引起戒断症状，但通常不严重。给予治疗，特别是在患者恐惧或焦虑时，使用地西泮 10～20mg（口服）。

治疗（针对症状的药物）

- 氟哌啶醇 2.5～10mg/d（口服）

或

- 地西泮 10～20mg（口服），必要时可每 2 小时重复给药（最大剂量：120mg/d）。

八、大麻滥用

大麻是自印度大麻或大麻植物提取的一种毒品。它含有四氢大麻酚等化学物质，这些物质可使人感到欣快。它还有其他名称，如草、罐、哈希什（hashish）。其他的俚称有阿卡普尔科金、大麻花膏、草药、J、JAY、干草、杂草、疯草、烟、茶、玛丽·珍妮、巴拿马红和 spliffy 等（表 22.2）。大麻来源于叶子的提取物，而提炼自雌花顶部树脂状物是浓缩制剂，作用较强大（成品形状像树脂状或油状）。这些毒品有时被混于卷烟中抽吸。吸食大麻后的效应取决于吸食的量、吸食的途径、吸食的频率、是否与药物同时混用等，此外，不同的人吸食也有个体差异。

轻、中度的吸食反应包括：

- 感到欣快和放松。
- 抑郁感减轻。
- 头晕眼花、漂浮的感觉。
- 嗜睡、困倦。
- 话多、欢笑。
- 红鼻子、坚毅的双眼、口干。
- 对声音和颜色的感知力高。
- 头晕、恶心。
- 注意力不集中。
- 似醉酒的表现。
- 不协调。
- 妄想和幻觉（大剂量更易发生）。
- "skunk"或"mad weed"导致偏执。

吸食大麻后，上述效应约在20分钟后出现，通常持续2～3小时，然后产生睡意[9]。大麻对精神运动功能的影响类似于酒精，会损害驾驶技能。产生的主要问题是多次使用后发展为依赖；此依赖性（成瘾）恶果比我们原先认为的更严重。

1. 长期使用和成瘾 长期吸食大麻对吸食者的个性和驾驶技能有严重影响，他们变得无精打采，提不起精神，失去了主动性和进取心。他们变得无聊、懒惰、冷漠、粗心。吸食大麻对吸食者的严重影响是使其注意力不能集中和记忆力减退，此外还有：

- 学习成绩下降或工作表现退步。
- 焦虑和偏执。
- 呼吸系统疾病（比烟草对肺危害更大）：引起COPD、喉炎、鼻炎。
- 常发展为经常服用违禁药物。
- 精神异常（类似精神分裂症）：该药能诱发潜在的精神病。
- 开车和操作机器的能力受损。

2. 戒断反应 突然停药产生失眠、盗汗、恶心、抑郁、肌肉疼痛、烦躁，可能有愤怒和攻击性。然而症状多不严重，大多数人几天内缓解，但大剂量使用者有严重的戒断反应。

3. 管理 目前没有针对性的治疗。

最好的治疗是预防。人们可以不使用大麻或限制使用。如果吸食，应该准备"休息"，禁止驾车。

九、促蛋白合成甾类的滥用

促蛋白合成甾类的显著作用包括增强肌力（结合饮食和运动）和加快肌损伤愈合。有多种不良反应，不良反应的强弱取决于促蛋白合成甾类的剂量和服用时间的长短。

1. 成年女性的不良反应
- 男性化：胡须生长。
- 卵巢功能抑制。
- 情绪和性欲改变。
- 毛发脱落。

2. 成年男性的不良反应
- 女性化：乳房变大，声音尖亢。
- 痤疮。
- 睾丸萎缩、无精症。
- 性欲变化。
- 毛发脱落。

3. 长期使用的严重不良反应
- 肝功能异常，包括肝癌。
- 肾脏、前列腺肿瘤。
- 心脏病。

在青春期前的儿童会早熟，骨骺过早闭合而导致身材矮小。

十、运动员与违禁药

全科医生需要了解哪些药物对运动员是禁忌的，哪些是允许的。国际奥委会（IOC）医学委员会制定的指南被绝大多数体育协会所遵循。表22.3和表22.4提供了指南中的一些重要内容。国际奥委会会定期对禁药清单进行更新。禁用的药物种类包括兴奋剂、麻醉药、毒品（如大麻）、抗雌激素药物（如他莫昔芬）、促蛋白合成甾类、代谢促进药、利尿药及各种内分泌激素类药物。禁用的治疗方法包括输血（全血、红细胞及有关血液制品），使用药物的、化学的、物理的方法人为改变尿检结果的各种手段。

禁止的药物包括酒精、大麻、局部麻醉药、糖皮质激素和β受体拮抗药等。如有疑问，全科医师可以查阅指南，并向有关部门提供书面报告。

表 22.3 禁用药物举例

种类	举例
A. 兴奋剂（包括 β_2 受体激动药）	阿米苯唑、安非他明、可卡因、麻黄素、双苯斯酮胺、特布他林、沙美特罗*、沙丁胺醇*、司来吉兰*、伪麻黄碱、苯丙醇胺
B. 麻醉药**	海洛因、美沙酮、吗啡、哌替啶、喷他佐辛
C. 蛋白同化剂	美雄酮、诺龙、康力龙、睾酮、氧甲氢龙、脱氢表雄酮（DHEA）、四氢孕三烯酮、克伦特罗、玉米赤霉醇、雄烯二酮
D. 利尿药和其他掩蔽剂	乙酰唑胺、呋塞米、氢氯噻嗪、氨苯蝶啶、吲达帕胺、螺内酯（及其相关物质）
E. 激素和相关物质	生长激素、促肾上腺皮质激素、绒毛膜促性腺激素和黄体生成素（LH，男性）、促红细胞生成素（EPO）、达贝泊汀（DEPO）、选择性雌激素受体调节剂（SERMS）、胰岛素 注：掩蔽剂如丙磺舒、表睾酮和血浆增容剂是禁用的
有一定条件的禁用	
A. 酒精	在某些体育项目中禁用（见比赛规则）
B. 大麻	在竞赛中禁用（见比赛规则）
C. 局部麻醉药	大多数药物允许，除可卡因外：仅限于某部位或关节腔内注射
D. 糖皮质激素	给药途径仅限于局部吸入，具体部位或周边关节内注射（使用需要申报）
E. β 受体拮抗药	某些体育项目禁用

*只有治疗用药（TUE）时，允许使用吸入器吸入；**咖啡因、可待因、右美沙芬、右旋丙氧吩、双氢可待因、曲马多、地芬诺酯和福尔可定允许使用。请关注 < www.wada-ama.org >（世界反兴奋剂机构）或 < https://checksubstances.asada.gov.au/ > 的最新消息

世界反兴奋剂机构允许的其他药物：
- 抗抑郁药。
- 抗高血压药物（不包括 β 受体拮抗药）。
- 眼部药物。
- 口服避孕药。
- 护肤霜和药膏。
- 催眠药。

请查阅相关网站如：< www.olympic.org >。

表 22.4 国际奥委会医学委员会对具体情况下治疗用药的指南（2008）

哮喘	
允许	沙丁胺醇吸入剂、沙美特罗吸入剂、特布他林吸入剂、福莫特罗吸入剂
禁用	拟交感神经药物（如麻黄碱、伪麻黄碱、异丙肾上腺素、全身性 β_2 受体激动药）、口服皮质激素类
咳嗽	
允许	所有抗生素、雾化和薄荷醇吸入剂、含抗组胺药的咳嗽合剂、福尔可定、右美沙芬、双氢可待因
禁用	交感神经药物（如麻黄碱、苯丙醇胺）
腹泻	
允许	地芬诺酯、洛哌丁胺、含有电解质的药物（如 Gastrolyte）
禁用	含阿片类止泻药（如吗啡）
花粉过敏	
允许	抗组胺药、含有皮质激素或抗组胺药的鼻喷剂、色甘酸钠制剂
禁用	含有麻黄碱、伪麻黄碱的药物
疼痛	
允许	阿司匹林、可待因、双氢可待因、布洛芬、对乙酰氨基酚、曲马多、所有非甾体抗炎药
禁用	含阿片类药物（如吗啡）或咖啡因的制剂
呕吐	
允许	多潘立酮（吗丁啉），甲氧氯普胺（胃复安）

参考文献

[1] Kumar PJ, Clark ML. Clinical Medicine (1st edn). London: Elsevier Saunders, 2009, 927–928.

[2] Professor Greg Whelan, personal communication.

[3] Shenfield G (Chairman). Therapeutic Guidelines: Cardiovascular (Version 5). Melbourne: Therapeutic Guidelines Ltd, 2008: 47–54.

[4] Silagy C, et al. Nicotine replacement therapy for smoking cessation (Cochrane review). In: The Cochrane Library, Issue 1, 2002. Oxford: Update software.

[5] Managing drug and alcohol problems in primary care. NPS News, 2002: 22.

[6] Murtagh JE. Alcohol abuse in an Australian community. Aust Fam Physician, 1987, 16: 20–25.

[7] Jagoda J. Drug Dependence and Narcotic Abuse:

Clinical Consequences. Course Handbook. Melbourne: Monash University of Community Medicine, 1987: 66–71.

[8] Dowden J (Chair). Therapeutic Guidelines: Psychotropic (Version 6). Melbourne: Therapeutic Guidelines Ltd, 2008: 191–211.

[9] Semple DM, McIntosh AM, Lawrie SM. Cannabis as a risk factor for psychosis: systematic review. J Psychopharmacol, 2005, 19(2): 187–194.

贫 血　第 23 章

> 找不到任何使这些男孩显得拘谨的原因；是因为他们喝了什么让他们的血凉，还是吃很多的鱼餐，让他们患上一种所谓的"绿色贫血"。
>
> William Shakespeare（1564—1616），*King Henry IV*

贫血只是一种症状表现，不是一个具体的诊断。贫血被定义为红细胞数量减少或血红蛋白（Hb）水平低于因个体的年龄和性别而异的正常参考值的病理状态。

贫血症状常是隐匿的。在贫血被确诊之前，贫血常潜移默化地进展，患者可能会表现出一些不典型的症状，因此，贫血有一定的隐匿性。一旦确诊，必须寻找贫血的病因。

一、重要资料与关注要点

- 在澳大利亚，大多数人患有缺铁性贫血，这种现象在儿童中占5%，而在经期妇女中占20%[1]。
- 其余患者主要因患慢性疾病而导致贫血。
- 以血红蛋白变异为特征的贫血，特别是珠蛋白生成障碍性贫血（地中海贫血）的发病率，在多元文化的西方社会正逐渐升高。
- 如果患者有心肌缺血、心力衰竭或间歇跛行突然加重的表现，则应考虑贫血的可能性。
- 血清铁蛋白含量水平反映体内铁储存量，因此，在缺铁性贫血的患者中，它可能是用来监测缺铁性贫血的最佳检测指标。
- 成人外周血检查的各项正常参考值见表23.1。

 诊断提示：疲劳 + 心悸 + 劳力性呼吸困难 = 贫血

二、临床特征

1. 症状　贫血患者可能无症状。如果有症状，也通常是非特异性的，症状包括：

- 乏力和（或）疲劳。
- 肌力下降。
- 头痛和耳鸣。

表 23.1 　成人外周血检查的各项正常参考值

	男性	女性
血红蛋白（g/L）	130～180	115～165
红细胞计数（×10^{12}/L）	4.5～6	4～5.5
红细胞压积（PCV）	40～53	35～47
红细胞平均体积（MCV, fl）	80～98	
血小板（×10^9/L）	150～400	
白细胞计数（×10^9/L）	4～11	
中性粒细胞	2.5～7.5	
淋巴细胞	<4.5	
单核细胞	0.2～1	
嗜酸粒细胞	<0.5	
网织红细胞（%）	0.5～2	
红细胞沉降率（ESR, mm/h）	<20	

- 注意力下降。
- 眩晕和（或）头晕。
- 呼吸困难。
- 心悸。
- 心绞痛。
- 间歇性跛行。
- 异食癖——通常喜欢脆性食品，例如冰（缺铁性贫血）。

2. 体征　非特异性体征包括面色苍白、心动过速、收缩期杂音和口角干裂。

如果病情较严重，患者可出现踝关节水肿和心脏衰竭体征。

特异性症状包括黄疸——溶血性贫血和匙状指甲——缺铁性贫血。

3. 病史　病史可能提示疾病的性质：

- 铁缺乏：饮食不足、妊娠、胃肠道失血、月经过多、使用非甾体抗炎药和抗凝药物。
- 叶酸缺乏：不合理膳食，尤见于怀孕、酗酒、小肠疾病者。
- 维生素 B_{12} 缺乏：既往接受过胃部手术、回肠疾病或手术、恶性贫血、选择性饮食（如素食、偏食者）。
- 溶血性贫血：突发贫血伴轻度黄疸。
- 铅中毒可能，尤其多见于儿童。

4. 贫血的分类 按红细胞平均体积（MCV）来区分，贫血可分为下列各种类型：
- 小细胞性贫血：MCV ≤ 80fl。
- 大细胞性贫血：MCV > 98fl。
- 正常细胞性贫血：MCV 80～98fl。

注：根据受检者年龄和实验室的不同，MCV 的上限为 95～100fl 不等。

表 23.2 列出了家庭医生遇到的贫血的常见病因。

按照上述分类，各组间可能存在一定交叉，例如由慢性疾病（慢性感染、炎症和恶性肿瘤）引起的贫血偶尔会表现为小细胞和正常细胞性贫血；由甲状腺功能减退引起的贫血可能表现为大细胞性贫血，更可能是正常细胞性贫血；由骨髓增生障碍或浸润引起的贫血偶尔也表现为大细胞性贫血。

三、小细胞低色素性贫血

小细胞低色素性贫血（MCV ≤ 80fl）的主要病因是缺铁和血红蛋白病，特别是地中海贫血，也应考虑铅中毒的可能。

1. 缺铁性贫血 铁缺乏是贫血最常见的原因，

表 23.2 贫血的选择性病因和相关检查

原因／分类	首要诊断要点	进一步检查内容
小细胞性低色素贫血（MCV ≤ 80fl）		
铁缺乏	s.Fe ↓；s.ferr ↓；转铁蛋白 ↑	铁剂试验性治疗；胃肠道功能评估已明确是否有失血
血红蛋白病（如珠蛋白生成障碍性贫血）	s.Fe N or ↑；s.ferr N 或 ↑	血红蛋白检测，例如电泳
铁粒幼细胞贫血（遗传性）	s.Fe N or ↑；s.ferr N 或 ↑	骨髓检查
偶见的小细胞性贫血		
慢性病贫血（有时表现为小细胞性贫血）	s.Fe ↓；s.ferr N 或 ↑；转铁蛋白 ↓	明确潜在病因的特殊检查
大细胞性贫血（MCV > 98fl）		
（a）伴有巨幼红细胞改变		
维生素 B_{12} 缺乏	s.B_{12} ↓；rc.Fol N 或 ↑	IF 抗体检测；维生素 B_{12} 吸收试验
叶酸缺乏	s.B_{12} N；rc.Fol ↓	通常无
细胞毒性药物	适当的病史资料；s.B_{12} N；rc.Fol N	无
（b）不伴有巨幼红细胞改变		
肝病／酒精中毒	适当的病史资料；均一的大红细胞；s.B12 N；rc.Fol N	肝功能检查
骨髓增生异常障碍（包括铁粒幼细胞贫血）	外周血特异性检测；s.B_{12} N；rc.Fol N	骨髓检查
正常细胞性贫血（MCV 80～98fl）		
急性／隐性失血	孤立性贫血；Retic ↑	依据临床表现
慢性病所致贫血	适当的病史资料；Retic ↓	s.Fe ↓ 和 s.ferr N 或 ↑
溶血	特异的红细胞改变；Retic ↑	s.Bil 和 s.LDH ↑；s.hapt ↓；针对病因的相应特殊检查
慢性肾脏疾病	孤立性贫血；Retic ↓	肾功能检查
内分泌疾病（例如甲状腺功能减退症）	适当的病史资料；孤立性贫血；Retic ↓	特殊的内分泌检查

注：MCV= 红细胞平均体积；s.Fe= 血清铁；s.ferr= 血清铁蛋白；s.B_{12}= 血清维生素 B_{12}；rc.Fol= 红细胞叶酸；IF= 内在因素；Retic = 网织红细胞计数；s.Bil= 血清胆红素；s.LDH= 血清乳酸脱氢酶；s.hapt= 血清结合珠蛋白；N = 正常；↓ = 减少；↑ = 升高
来源：医学情报管理系统中的贫血部分，得到了澳大利亚医学情报管理系统（澳大利亚爱森特医学传媒公司的分支机构）的认可。

也是小细胞低色素性贫血最主要的原因。因此，是否缺铁是有效鉴别缺铁性小细胞性贫血与血红蛋白变异所致的小细胞性贫血（如地中海贫血）的重要依据。

对铁研究现状的深入了解有助于缺铁性贫血治疗的发展。这方面的内容已在第16章中详细阐述。

（1）**临床特征**
- 小细胞低色素性贫血。
- 血清铁蛋白水平低（正常值范围：20～250 μg/L）。
- 血清铁水平低。
- 转铁蛋白水平增加。
- 转铁蛋白饱和度下降。
- 铁剂治疗有效。

慢性铁缺乏的非血液病表现
- 口角干裂/口腔炎。
- 舌炎。
- 食管蹼。
- 萎缩性胃炎。
- 指甲变脆和反甲。

（2）**病因**[1]

① 失血
- 月经过多。
- 消化道出血 [如癌、痔疮、消化性溃疡、食管裂孔疝、胃食管反流病（GORD）、非甾体抗炎药治疗]。
- 频繁献血。
- 恶性肿瘤。
- 钩虫病（热带地区常见）。

② 生理需求增加
- 早产儿、婴儿生长期。
- 青少年成长。
- 妊娠。

③ 吸收不良
- 乳糜泻。
- 胃切除术后。

④ 膳食因素
- 摄入不足。
- 特殊饮食（如偏食、素食）。

（3）**辅助检查**　辅助检查是以病史和体格检查为依据的，包括直肠指检。如果怀疑胃肠道（GIT）出血，大便潜血试验价值不大，但应适当进行包括胃镜和结肠镜检查、小肠活检和灌肠等相关的检查。

血液学检查：可有典型发现。
- 小细胞，低色素红细胞。
- 红细胞大小不均、异形红细胞（形态）——杆状。
- 血清铁水平降低。
- 铁结合能力增高。
- 血清铁蛋白水平降低（最有用的指标）。
- 可溶性转铁蛋白受体因子——在铁缺乏时增加，但在其他慢性病中则不增加。因此这有助于鉴别铁元素缺乏和其他慢性病所致的贫血。它是骨髓异常的一项间接标志物[2]。

体内储存铁的状态需要依据结合血清铁、血清铁蛋白、血清转铁蛋白三者的水平情况进行综合考虑。通常情况下，在铁缺乏时，血清铁和铁蛋白水平降低，而转铁蛋白水平升高，但在各种感染（重度、轻度，严重至亚临床）、恶性肿瘤及其他慢性病患者，血清铁水平也会降低。血清铁蛋白计量在各种类型肝脏疾病、慢性感染性疾病或恶性肿瘤中可能会出现假性增高，而转铁蛋白则会在孕期增高。由于这些指标的测量值不仅受铁缺乏的影响，而且不可避免地还受到机体状态的影响，因此临床中必须综合分析这3种变量，才能确认机体储存铁的情况（第16章表16.3）[3]。

（4）**治疗**
- 纠正已确定的病因。
- 饮食——含铁丰富的膳食、维生素C丰富的膳食（表23.3）。铁多以三价铁的形式广泛存在于肉类和豆类中，通过胃酸将其转化为二价铁。
- 铁制剂应用

—口服铁剂（硫酸亚铁，每日1～2片，服用6个月），例如铁控释片剂与橙汁或抗坏血酸一起服用，直到血红蛋白（Hb）正常。

—静脉输注进行胃肠途径外补铁可能是应对某些特殊情况的最佳选择（有发生变态反应的危险）。尽可能避免输血。

① 疗效
- 治疗2周后贫血症状开始改善，通常2个月后贫血得到有效纠正。

表 23.3　针对成人铁缺乏的饮食建议

在服用铁制剂时，成年人应该限制牛奶摄入量，每天不超过 500ml
避免过量的咖啡因、快餐和过多加工的面包
摄入足够的富含铁的食物（尤其是蛋白质）
蛋白类食物
肉类——特别是牛肉、小牛肉、猪肉、肝、家禽
鱼类和贝类（如牡蛎、沙丁鱼、金枪鱼）
种子（如芝麻、南瓜）
鸡蛋，特别是蛋黄
水果
干果（如梅子、无花果、葡萄干、桃子）
果汁（如梅子、黑莓）
大多数新鲜水果
蔬菜
绿色蔬菜（如菠菜、银甜菜、生菜）
干豌豆和豆类（如芸豆）
南瓜、红薯
谷物
含强化铁的面包和干燥谷物
燕麦谷物
为了更好地促进铁的吸收，可以适当增加富含维生素C的食物（如柑橘类水果、哈密瓜、抱子甘蓝、西兰花、花椰菜）

- 口服铁剂需持续 3～6 个月，以有效补充体内储存铁。
- 注意监测血清铁蛋白水平情况。
- 血清铁蛋白水平 > 50μg/L 通常表明储存铁充足。

②铁剂治疗失败

应考虑以下因素：
- 患者依从性差。
- 持续失血。
- 吸收不良（如严重的乳糜泻）。
- 诊断错误（如地中海贫血、慢性疾病）。
- 骨髓浸润性病变。

2. 珠蛋白生成障碍性贫血（地中海贫血）　这种遗传性疾病主要好发于地中海盆地、中东、印度北部和中部及东南亚，包括中国南部地区。珠蛋白生成障碍性贫血中遗传基因若以杂合子的形式出现则通常无症状；患者即使有贫血症状，也很轻微，常不需要治疗。在上述高发地区，这种情况比较常见。若以纯合子形式出现则表现为非常严重的先天性贫血症状，需要接受终身输血支持治疗，但这种情况相对较少。在珠蛋白生成障碍性贫血的高发地区也不常见（第19章）[4]。

诊断杂合子型的轻型珠蛋白生成障碍性贫血的关键点在于：典型的小红细胞症和相对不成比例的正常血红蛋白水平或轻微贫血症状，其确诊依据是血红蛋白（Hb）电泳发现 HbA_2 增多。目前 DNA 筛选分析已是切实可行的检测技术。珠蛋白生成障碍性贫血与缺铁性贫血的鉴别诊断十分重要，因为铁剂治疗对珠蛋白生成障碍性贫血非但没有帮助，并且理论上是一种禁忌治疗措施。更重要的是，区分珠蛋白生成障碍性贫血亚型还能够判断遗传风险：如果父母双方都有地中海贫血，那么他们每次生育将有 1/4 的概率生出一个珠蛋白生成障碍性贫血的患儿，这对患儿及整个家庭都将是毁灭性的灾难。

珠蛋白生成障碍性贫血的主要治疗方法是输注添加去铁胺的含正常血红蛋白的高浓度红细胞悬液。

3. 血红蛋白 E（HbE）　这种血红蛋白变异体在东南亚很常见[2]。事实上，无论 HbE 是纯合子还是杂合子形式都很少出现临床症状，但患者多有小红细胞症，这一点必须与缺铁性贫血相鉴别；此外，如果 HbE 基因和珠蛋白生成障碍性贫血基因同时存在，患儿可能终身贫血，且严重程度与珠蛋白生成障碍性贫血相当。目前，学术界已在东南亚地区人群及东南亚裔澳洲人群中建立了这两种基因的图谱。

四、大细胞性贫血

1. 酒精和肝脏疾病　就个体而言，酒精和肝脏疾病导致的大红细胞症可以伴有或不伴有贫血。这项发现的重要性在于它常可以作为酗酒的第一指征，除非有确切的诊断指标，否则这种情况经常被忽视。因其他原因造成的肝脏疾病在晚期也可能会产生特异性临床症状。

2. 药物毒性　细胞毒性药物（特别是抗惊厥药）与其他多种药物（表 23.4）可能导致大红细胞症。其本身没有太大的临床意义，无需临床纠正，除非其同时合并贫血或其他血细胞减少。

3. 骨髓增生异常综合征　此类疾病在很长一段时间，拥有不同的名字，如"难治性贫血"和"白血病前期"，但直到近年，才把繁多的名称统一起来。骨髓增生异常综合征可发生于各个年龄段的人群，但

表 23.4　可引起大红细胞症的药物

酒精	
细胞毒性药物/免疫抑制剂	硫唑嘌呤 甲氨蝶呤 5-氟尿嘧啶
抗生素	复方磺胺甲噁唑 乙胺嘧啶（包括 Fansidar 和 Malouprim） 齐多夫定
抗惊厥药	苯妥英 扑米酮 苯巴比妥

在老年人中常见（表 23.2）。

骨髓增生异常综合征常表现为大细胞性贫血，且血清维生素 B_{12} 和红细胞叶酸正常，而维生素 B_{12}、叶酸及其他补血药对该病的治疗效果不佳。骨髓增生异常综合征通常伴有进展性顽固性中性粒细胞减少或血小板减少，或两者同时并存，该病病程缓慢却是致命的，患者最终以感染、出血或急性白血病（少见）死亡。

4. 维生素 B_{12} 缺乏（恶性贫血）　虽然临床易于识别，但维生素 B_{12} 缺乏是比上述情况更为少见的引起大细胞性贫血的病因。它通常是由患者的胃自身免疫性萎缩性改变及胃大部切除术而缺乏内因子引起的。全胃切除术后 3 年内一般不会进展到贫血状态。此外，维生素 B_{12} 缺乏也可与吸收障碍和克罗恩病引起的其他营养元素缺乏同时存在。

维生素 B_{12}（钴胺素）被发现只存在于动物源性食物中，因此严格的素食主义者多会有维生素 B_{12} 缺乏。

导致食品中维生素 B_{12} 缺乏的原因有：

- 萎缩性胃炎。
- 幽门螺杆菌感染。
- H_2 受体拮抗药。
- 质子泵抑制药（PPI）。
- 其他药物，如口服避孕药（OCP）和二甲双胍。
- 慢性酒精中毒。
- HIV。
- 严格的素食主义者。

临床表现为大细胞性贫血、体重减轻和神经系统症状，尤其是多发性神经疾病。维生素 B_{12} 缺乏可诱发亚急性脊髓变性。血清维生素 B_{12} 低于正常水平。

维生素 B_{12} > 220pmol/L = 未必缺乏

维生素 B_{12} < 148pmol/L = 不足

内因子抗体水平诊断。

治疗（替代疗法）[1, 5]：

- 维生素 B_{12}（1 000μg）肌内注射；每 2～3 天 1 次，连续 10～15 次之后可补足体内储存量（3～5mg）。
- 每 3 个月注射 1 000μg 维持量。
- 可以口服结晶维生素 B_{12}。
- 联合治疗口服叶酸 5mg/d（最初）[5, 6]。

最好避免输血。可能需要额外的铁剂。

5. 叶酸缺乏病　诊断性检测：血清叶酸和红细胞叶酸（正常值：> 630nmol/L）。

该病的主要原因是高龄、贫困、营养不良相关的叶酸摄入不足，通常也与酒精中毒有关。它可见于吸收不良和抗癫痫药物（如苯妥英钠）的常规用药。较罕见但非常重要的是孕期叶酸缺乏病，当胎儿和母亲的需求超过膳食摄入量时会出现——这种所谓的"妊娠恶性贫血"，如果无法立即识别和治疗，这可能是致命的。与维生素 B_{12} 不同，叶酸在体内不会贮存至一个显著的生理量，必须通过日常饮食摄入才能满足 5～10μg/d 的需求。叶酸存在于大多数水果和蔬菜中，特别是柑橘类水果和绿色蔬菜（第 10 章）。

治疗（替代疗法）

口服叶酸 5mg/d，连续服用 4 周，以补充身体储备量（5～10mg）。应持续 4 个月。

五、正常细胞性贫血

1. 急性出血　这是正常细胞性贫血（MCV 无异常的贫血）的最常见病因，主要由呕血和黑便引起。

2. 慢性疾病

（1）慢性炎症　在炎症情况下，骨髓内的细胞间铁离子转运受到抑制，因此，尽管铁储备正常，发育中的红细胞依然处于缺铁状态，继而导致红细胞生成障碍。如果炎症持续时间短，那么血红蛋白的减少就不易被发觉，如果炎症持续时间较长，贫血的症状就会出现，直到炎症减退。

（2）恶性疾病 恶性疾病所致贫血的病因与慢性炎症相似。

3. 肾衰竭 肾衰竭通常与促红细胞生成素分泌缺乏引起的贫血有关，且治疗效果较差，因此不能单独靠补给促红细胞生成素治疗。

4. 溶血 网织红细胞增多症、轻微的大红细胞症、珠蛋白减少、胆红素和尿胆素原增加都提示有溶血性贫血。溶血性贫血相对少见，较常见的先天性溶血性疾病主要有遗传性球形红细胞增多症、镰状细胞贫血和红细胞酶 [丙酮酸激酶和6-磷酸葡萄糖脱氢酶（G-6-PD）] 缺乏症。多数 G-6-PD 缺乏症患者仅在服用氧化性药物如磺胺类药或食用蚕豆后出现溶血性贫血，故这种疾病也被称为"蚕豆病"。

获得性溶血性贫血包括以下两种情况：因母体携带溶血性抗体并通过胎盘输送给胎儿致新生儿贫血；因药物毒性或获得性自身抗体而致病的成人贫血。后者中约半数是特发性的，另一半与非霍奇金淋巴瘤有关，且贫血可能是淋巴瘤的主要表现。一些抗体只有在低温时才表现有活性——如冷凝集素疾病；另外一些则在体温环境中发挥作用，成为自身免疫性溶血性贫血的重要病因。

5. 骨髓替换 骨髓替换多来源于外来组织，例如癌性转移或骨髓纤维化疾病的纤维组织；其病因也有可能是一种或其他几种正常骨髓中的成分异常增生，例如慢性髓性白血病、慢性淋巴细胞性白血病、淋巴瘤、急性白血病组织。急性白-巨幼红细胞涂片（在外周血中能发现不成熟的红细胞和白细胞），常用于发生骨髓替换的疾病的诊断。

六、儿童贫血症

1. 血红蛋白正常参考范围

婴儿	足月儿（脐带血）	135～195g/L
	3～6个月	95～135g/L
儿童	1岁	105～135g/L
	3～6岁	105～140g/L
	10～12岁	115～145g/L

儿童贫血的主要病因包括缺铁性贫血（很常见）、地中海贫血（主要原因）、镰状细胞贫血、药物诱导的溶血性贫血。对于地中海地区、东南亚、阿拉伯或者非洲裔美籍的贫血儿童，特别是有家族史，正常铁蛋白水平或补铁治疗无效的儿童，要考虑血红蛋白变异的可能，这需要通过血红蛋白电泳进行分析。

可以引起溶血的药物（血涂片中可有网状细胞、球形和碎裂红细胞）包括一些抗生素（如复方磺胺甲噁唑，抗疟药物和一些抗炎药物）。

对处于快速生长期且相对营养不良、月经量较大的青春期女性来说，尤其应考虑贫血的可能性。

2. 儿童缺铁症[7]

- 高危儿童缺铁症发生率高达 10%～30%。
- 通常呈亚临床表现，贫血表现相对较少。
- 可有认知能力下降和精神运动性行为表现（甚至还没出现贫血时）。
- 高危人群包括不足6月龄的早产儿或低出生体重的婴儿、高乳制品低铁含量饮食的6～36月龄初学走路的孩童、6月龄后还只限于母乳喂养的儿童、初次固体食物喂养过迟的儿童、总体食物摄入过差的儿童、饮食中缺乏维生素C、瓶饲喂养过多摄入牛奶，以及食用降低食欲的固体食物的儿童。
- 可能的临床表现包括易怒、嗜睡、轻微的行为改变、发育不良、呼吸困难和脸色苍白。

（1）预防

- 为早产儿和低出生体重（<1 000g）的婴儿提供铁和多种维生素补充剂。
- 尽早食用含铁辅食——4～5个月开始，如谷类、蔬菜、鸡蛋和肉类。
- 鼓励母乳喂养，避免在12个月内用牛奶喂养。
- 出生后24个月内避免过度食用牛奶。
- 使用含强化铁的配方食品和谷物。

铁的重要来源：婴幼儿配方奶粉，肉（尤其是红肉、鱼、鸡），绿色蔬菜和豆类，干果，果汁，强化谷物，蛋黄等。

（2）治疗 主要的治疗方法是用葡萄糖酸亚铁（1ml/kg，300mg/5ml 混合制剂）。连用3个月至血红蛋白恢复正常。

实践要点

- 缺铁性贫血可认为是失血性贫血,除非证明有其他原因。
- 可以是仅缺铁而不贫血。
- 除非证明有其他明确病因,失血性贫血常继发于月经过多或胃肠道失血。
- 怀疑贫血时,检查项目应包括全血检查、红细胞沉降率及血清铁检查。还应考虑检测血红蛋白电泳、维生素 B_{12} 和叶酸水平和肾功能。
- 甲状腺功能减退症可引起正常细胞或大细胞性贫血。
- 不推荐使用未经临床研究证实的试验性铁剂治疗措施。
- 肌内注射铁剂可致色素沉着,因此应谨慎使用,且肌内注射铁剂的疗效并不比口服铁剂好。

参考文献

[1] Van Der Weyden M. Anaemia. In: MIMS Disease Index (2nd edn). Sydney: IMS Publishing, 1996: 26–29.

[2] Coghlan D, Campbell P. Anaemia: how to treat. Australian Doctor, 2002: Ⅰ–Ⅷ.

[3] Gribble M. Haematology. Check Program 188. Melbourne: RACGP, 1987: 3–12.

[4] Kumar PJ, Clark ML. Clinical Medicine (6th edn). London: Elsevier–Saunders, 2009, 398–400.

[5] Dickinson M et al. Haematology. Check Program 439. Melbourne: RACGP 2008: 4–10.

[6] Schrier S. UpToDate. Macrocytosis (16.1 edn). UpToDate, 2008.

[7] Thomson K et al. Paediatric Handbook (8th edn). Melbourne: Wiley–Blackwell Science, 2009: 360–363.

第 24 章　甲状腺和其他内分泌疾病

> 对于单纯的病理学家来说，冒险涉足"内分泌"这一未知海域，确实是轻率的。这一海域已经充满各种"臆想、假设"的残骸，即使是最谨慎的水手也容易迷失方向。各种"妖惑"性声音已经证明了许多前人在此领域失败。
>
> William Boyd（1885—1969）

甲状腺疾病在全科医生临床工作中常难于诊断，尤其是早期诊断更加困难。2 500 位接受全科医疗的患者中，每年都有 10 个甲状腺疾病患者和 1 个新发甲状腺疾病患者[1]。临床上早期诊断甲状腺功能亢进症（甲亢）或甲状腺功能减退症（甲减）都很困难，因为早期病变与正常甲状腺的功能差异微小。

典型的 Graves 病的临床诊断通常很明确，可根据其眼球突出、高代谢症及甲状腺肿大的临床特点来诊断，但如果缺乏眼部和颈部表现则常被误诊为焦虑。老年患者可能仅有心血管方面的征象，如心房颤动、心动过速或伴有不明原因的体重减轻。

甲减患者在早期很难被诊断出来，尤其是一些持续观察中的患者。甲减通常起病缓慢，同时伴有全身症状，如便秘和嗜睡。

若疑诊，应检测血清中促甲状腺激素（TSH）。

其他常见内分泌失调包括糖尿病、高泌乳素血症、钙代谢障碍、多囊卵巢综合征（PCOS）、性功能障碍和亚临床性腺功能减退症。在疾病发生的早期，它们很难被诊断出来。垂体是控制激素的主要腺体，它可以调控激素水平，见图 24.1 [2, 3]。

一、甲状腺疾病的实验室检查

1. 甲状腺功能检测　科技的进步使得甲状腺功能的生化检测技术取得很大进展，引进了血清游离甲状腺素（T_4）和单克隆 TSH 抗体检测，已经可以评估甲状腺功能的改变情况。检测 TSH 试验的高灵敏度，可以将受抑制的 TSH（甲亢中）与低或正常水平的 TSH 区别开来。然而，新的检测方法也并非万无一失，需要结合临床表现进行解释。血清 TSH 水平是检测甲状腺功能最敏感的指标，TSH 水平是疑诊甲状腺功能障碍中应进行的首选检测。必要时，应在 3～6 月内重复检测 TSH 水平。

同时进行血清三碘甲状腺原氨酸（T_3）和 T_4 的检测，在血清 T_4 水平可能正常，而疑似 T_3 甲状腺毒症中是很有价值的，并且可用于监测已接受治疗的甲状腺功能低下患者的疗效。

相关指标见表 24.1。

2. 甲状腺自身抗体　自身免疫性抗体升高（甲状腺微粒体抗体或甲状腺过氧物酶抗体）提示有桥本甲状腺炎（自身免疫性甲状腺炎）。甲状腺球蛋白抗体、甲状腺过氧物酶抗体和 TSH 受体抗体在 Graves 病中会升高，其中 TSH 受体抗体在 Graves 病中有特异性。

3. 细针穿刺活检　这是甲状腺结节诊断中最经济有效的检查，也是用于判定结节是否为恶性肿瘤的最好方法。要注意与有经验的细胞学家和（或）病理学家合作对细胞学结果作出慎重的解释。

4. 甲状腺同位素扫描　甲状腺同位素扫描可以区分甲状腺结节与甲状腺功能亢进的不同。与无功能的结节相比，有功能的结节恶变的可能性更小（囊肿、胶质结节、大出血都见于无功能结节；癌症通常也发生在无功能结节）。

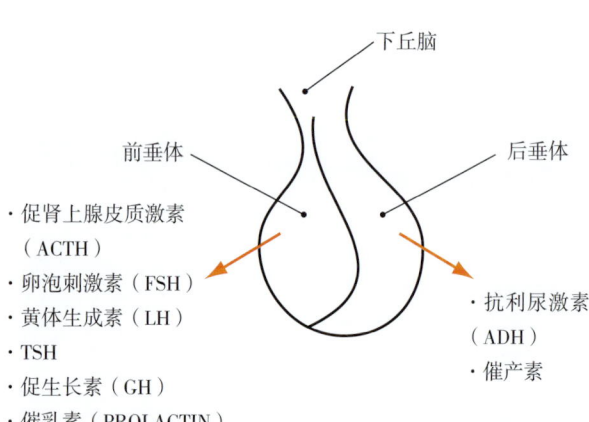

图 24.1　垂体激素

表 24.1　甲状腺功能检测指标总结

	TSH	游离 T_4	游离 T_3	抗甲状腺抗体
正常范围	0.4～4.5mU/L	10～20pmol/L	3.3～8.3pmol/L	
甲状腺功能减退症				
原发性	↑*	↓*	N 或↓（无用）	N 或↑
继发性（垂体功能障碍）	N 或↓	↓	N 或↓（无用）	N
甲状腺功能亢进症	↓*	↑*	↑*	N 或↑
甲状腺功能正常性病变	N 或↓	N 或↓	N 或↓	N

注：急性精神疾病时可能出现与甲状腺功能亢进症相似的结果；* 主要试验

5. 甲状腺超声　甲状腺超声通常能较为敏感探查到甲状腺结节。多发结节性甲状腺肿可能在超声下被诊断出来，而体格检查仅发现单发结节（其他结节在临床上不明显）。多发结节恶变的可能性要比单发结节小。对甲状腺结节患者进行超声随访是为了观察一段时间内其结节大小是否会发生改变，然后与患者讨论适合的干预治疗方案。甲状腺超声同时也能区分实性肿块与囊性肿块。

6. CT 扫描　甲状腺 CT 扫描尤其可用于确定是否有巨大的胸骨后结节性甲状腺肿对颈部造成严重压迫。随访复查 CT 扫描可确定甲状腺肿的发展与转归。

二、甲状腺功能减退症（黏液性水肿）

甲状腺功能减退症在老年女性中发病率比较高（高达 5%）[4]。黏液水肿是指黏多糖在皮下组织的聚积。早期细微的变化较隐匿，可能被漏诊，特别是只有单一明显症状则可能被误诊。

高危患者包括以下特点：
- 以前患过 Graves 病。
- 自身免疫性疾病（如类风湿关节炎、1 型糖尿病）。
- 唐氏综合征。
- 特纳综合征。
- 药物治疗：锂剂、胺碘酮、干扰素。
- 甲状腺或颈部手术史。
- 甲状腺放射性碘治疗。

1. 临床表现　主要特征（图 24.2）：
- 便秘。
- 发冷。
- 嗜睡。
- 行动迟缓。
- 精神反应迟钝。
- 抑郁症。
- 语音嘶哑。
- 面部和眼睑水肿。
- 皮肤苍白。
- 脱发。
- 体重增加。

诊断提示：疲倦 + 声音嘶哑 + 怕冷 = 黏液性水肿

2. 体格检查　主要体征包括（图 24.2）：
- 窦性心动过缓。
- 反射迟钝（正常的肌张力，放松迟缓）。
- 头发粗糙、干枯、易脆。
- 外 1/3 眉毛变稀薄。
- 皮肤干冷。
- 肤色苍白或发黄。
- 肥胖。
- 甲状腺肿。

甲状腺疾病的其他表现见表 24.2。

3. 桥本甲状腺炎　一种自身免疫性甲状腺炎，在澳大利亚，它是双侧非甲状腺毒性甲状腺肿最常见的原因。其特点是：
- 双侧甲状腺肿。
- 典型表现为坚硬有弹性。
- 患者早期可能表现为甲状腺毒症伴甲状腺功能减退或甲状腺功能正常。

抗甲状腺微粒体抗体滴度强阳性和（或）细针穿刺细胞学检查可以确诊。

桥本甲状腺炎可能表现为产后甲状腺功能减退症。该甲状腺功能减退症可能在 6～12 个月内痊愈或是永久性的。

4. 甲状腺功能减退症的实验室诊断 甲状腺功能检测（表 24.1）：

- T_4——低于正常。
- TSH——升高（＞10 为腺体功能减退）。

如果 T_4 低，且 TSH 低或正常，应考虑垂体功能疾病（继发性甲状腺功能减退症）或甲状腺功能正常性病变综合征。虽然存在争议，但仍需对 TSH 升高而 T_4 正常的"亚临床"甲减患者进行治疗[2, 6]。

5. 其他检测

- 血清胆固醇水平升高。
- 贫血：通常为正常细胞性；也可能是大细胞性。
- 心电图：窦性心动过缓、低电压、T 波低平。

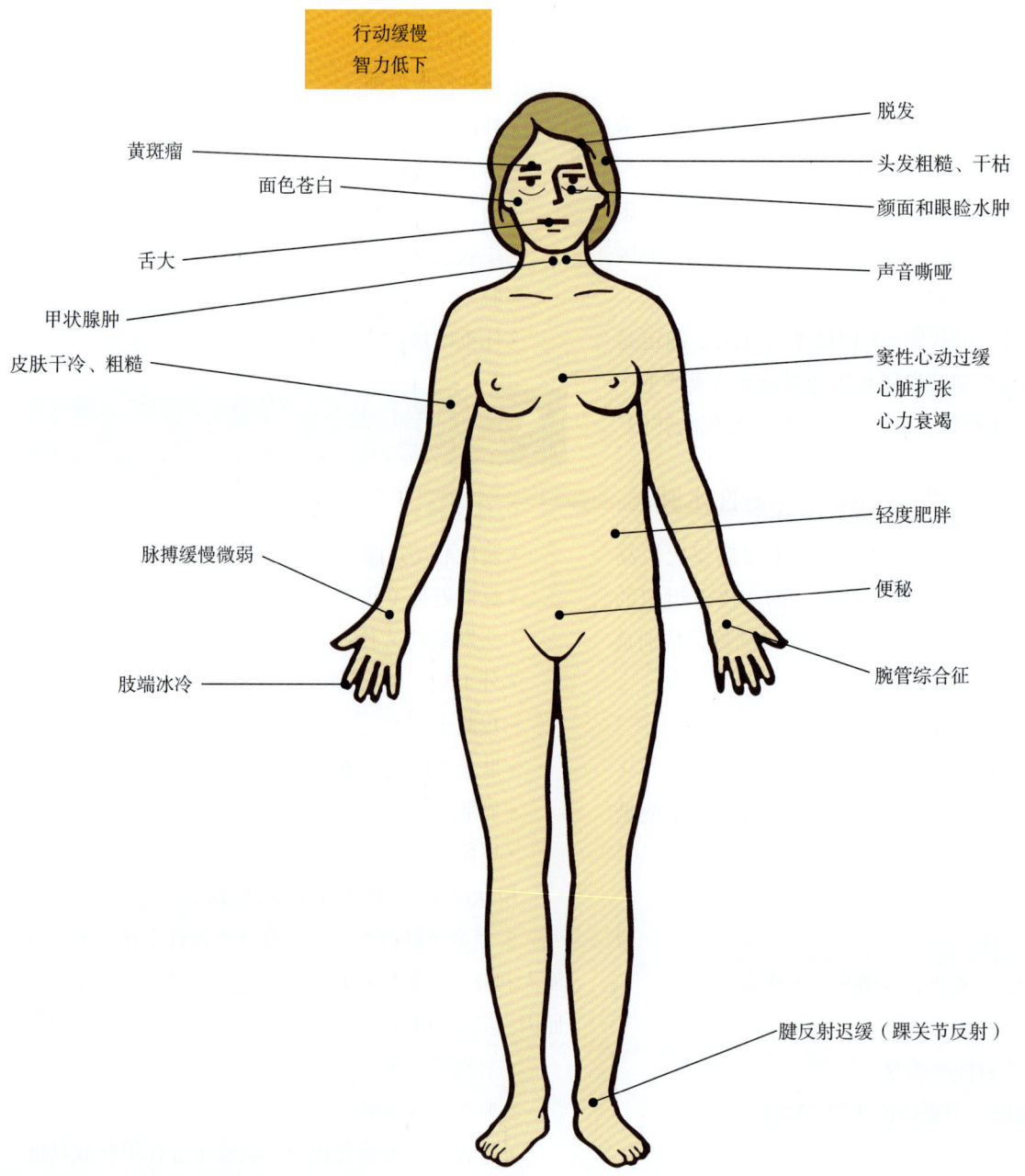

图 24.2　甲状腺功能减退症的临床特点

6. 治疗[7] 明确诊断，给患者提供适当的教育，因人而异。

在甲状腺素替代治疗之前，必须排除肾上腺功能减退和缺血性心脏病。

注：如果甲减的原因是垂体功能减退症，仍按原发性甲状腺功能减退症治疗，可能会引发肾上腺危象。

（1）甲状腺药物治疗
- 甲状腺素（T_4）100～150μg（每日1次）。

注：对老年和缺血性心脏病患者，先从低剂量（25～50μg/d）开始，而其他患者则从50～100μg/d开始，避免过量。

表 24.2 甲状腺功能紊乱的不同临床表现

	甲状腺功能减退症	甲状腺功能亢进症
一般表现	昏睡，疲倦 皮肤干燥 声嘶	虚弱 皮肤潮湿，手足明显
精神	抑郁 痴呆 精神病（黏液水肿致）	焦虑和（或）易怒 高代谢症 精神病
肌肉骨骼	纤维腱鞘炎 肌痛 关节液渗出	肌无力 近端肌病
皮肤	皮肤干冷 白癜风	温热 薄软 白癜风 胫前黏液水肿
心血管	局部缺血 心脏肥大 心包积液 心动过缓 高脂血症	心动过速 房颤 心力衰竭 收缩期高血压
内分泌	溢乳 甲状腺肿 不孕	甲状腺肿 男性乳房发育
妇科	月经不规律 月经过多（主要） 月经稀少	月经稀少
神经	神经疾病 皮神经卡压综合征（如腕骨知觉） 共济失调	周期性麻痹 震颤
血液	贫血	—
急症	黏液水肿性昏迷 麻醉后肺换气不足	甲状腺危象
其他	性欲下降 体重增加 畏寒 便秘	性欲下降 突眼症 发热（非常规性） 甲剥离 过早白发 体重减轻

- TSH 水平旨在达到 0.5～2mU/L。
- 开始时，每月监测 1 次 TSH 水平。当甲状腺功能正常时，监测可以不用那么频繁（如 2～3 个月）。当 T_4 达到稳定的最佳剂量时，可每 2～3 年监测 1 次。治疗通常是终身的。

（2）特殊情况下的注意事项

- 缺血性心脏病。快速甲状腺素替代治疗可诱发心肌梗死，特别是老年人。
- 孕期和产后。在孕期应继续服用甲状腺素；妊娠可能会加重甲状腺功能减退症（通常需要增加 T_4 的用量）。
- 择期手术。如果甲状腺功能正常，可以停用甲状腺素 1 周。如果甲状腺功能减退，应推迟手术直到甲状腺功能正常。
- 黏液水肿性昏迷。应紧急住院接受专业治疗。必要时应强化治疗，包括胃肠外 T_4 或 T_3 用药。

7. 新生儿甲状腺功能减退症 如医生误诊这一严重疾病，会影响患者生长，导致其发育迟缓、学习障碍。如果不及时治疗可导致患者永久性智力损伤（呆小病）。新生儿的临床特点包括容貌丑陋、皮肤干燥、眶上水肿、黄疸、哭声尖锐、进食缓慢、脐疝。此可通过新生儿常规足跟穿刺取血试验检出。甲状腺素替代治疗应尽早开始，最好在出生 2 周内开始，避免患者智力发育迟缓。

转诊时机

- 对诊断、诊断检测或最佳代替药物剂量有质疑。
- 明显的继发性甲状腺功能减退、伴随严重疾病和相关的缺血性心脏病。
- 并发自身免疫性疾病。
- 甲状腺功能减退症伴甲状腺肿、产后甲状腺功能障碍、新生儿甲状腺功能减退症。
- 黏液水肿性昏迷。

三、甲状腺功能亢进症（甲状腺毒症）

甲状腺功能亢进症比较常见，可影响多达 2% 的女性，女性患病率是男性的 4～5 倍（图 24.3）。Graves 病是其最常见的病因，且与结节性甲状腺疾病相似。

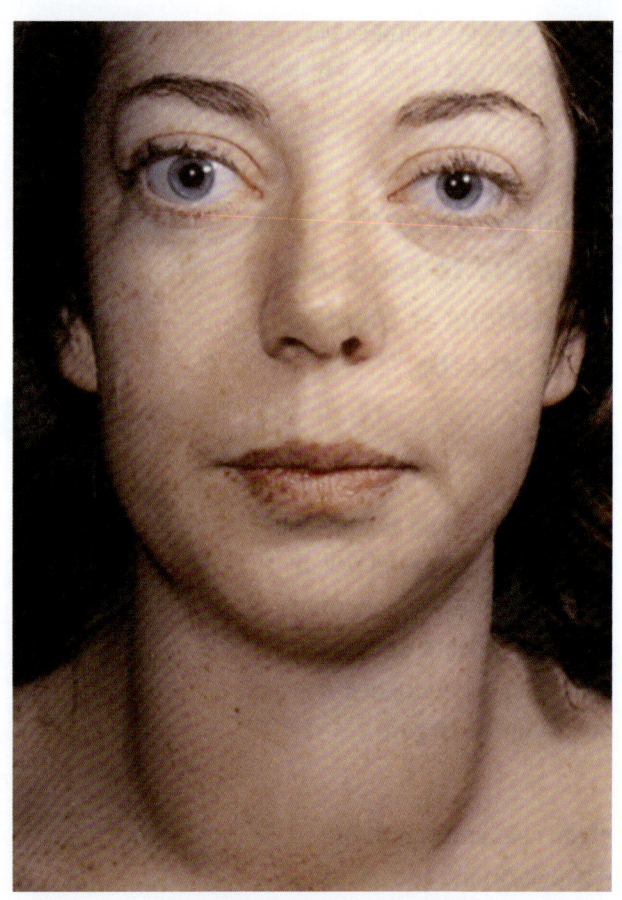

图 24.3 甲状腺功能亢进症患者眼球突出和甲状腺肿（图片来源：Duncan Topliss）

1. 病因[3,5]

- Graves 病（有弥漫性甲状腺肿的典型症状和突眼症状）。
- 自发功能性结节。
- 亚急性甲状腺炎（De Quervain 甲状腺炎）——病毒引起。
- 过多摄入甲状腺激素——医源性甲状腺毒症。
- 碘过量。
- 胺碘酮（应用此药时应注意）。

2. 主要特征与检查要点

- 老年患者可能缺乏典型的临床表现，可能只有心血管疾病的表现（例如原因不明的心力衰竭或心律失常）。
- 注意不要把甲状腺功能亢进症当作严重焦虑进行治疗。

3. 临床表现

- 怕热。

- 手出汗。
- 肌无力。
- 无论食欲正常或亢进，体重都减轻。
- 情绪不稳定，尤其是焦虑、易怒。
- 心悸。
- 频繁腹泻。

 诊断提示：焦虑 + 体重减轻 + 无力 = 甲状腺毒症

4. **体格检查** 通常表现为（图24.4）：
- 患者烦躁、不安。

- 手温暖、多汗。
- 微细震颤（可双手托纸张测试）。
- 甲状腺肿。
- 近端肌病。
- 反射亢进。
- 周围血管搏动征。
- 伴有或不伴有心房颤动。

眼征：
- 眼睑退缩（虹膜上面看到小面积巩膜）。
- 瞬目减少。
- 眼球突出。

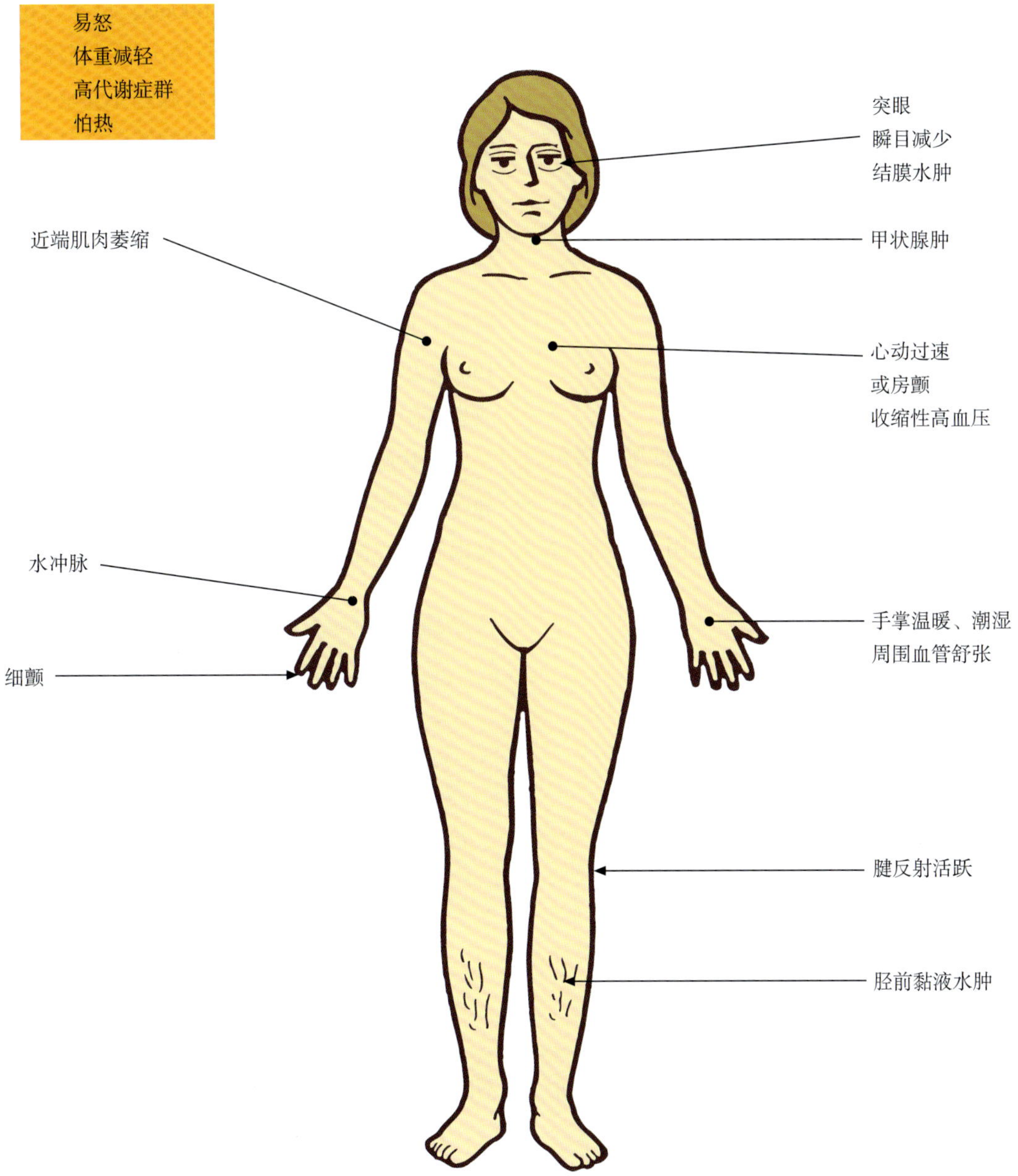

图 24.4　甲状腺亢进症的临床特点

- 严重情况下眼肌麻痹。

5. 辅助检查
- T_4（和 T_3）升高。
- TSH 水平降低。
- 放射性同位素扫描。
- 抗甲状腺过氧化物酶自身抗体。

当同位素扫描显示摄取均匀增强时，可确诊 Graves 病。不均匀的摄取增加提示毒性多结节性甲状腺肿，而较差或没有摄取可能是亚急性甲状腺炎或医源性甲状腺毒症。

6. 管理
- 在开始治疗之前应明确病因。
- 教育患者，强调甲状腺功能亢进症或甲状腺功能减退症复发的可能性以及进行终身监测的必要性。
- 监控心血管并发症和骨质疏松症。

7. 治疗[8, 9]
- 放射性碘（^{131}I）治疗。
- 硫脲类抗甲状腺药物（初始剂量）
  —卡比马唑 10～45mg/d（口服）。
  或
  —丙硫氧嘧啶 200～600mg/d（口服）。
- 辅助药物
  —β 受体拮抗药（急性阶段症状，如普萘洛尔 10～40mg，每 6～8 小时）；地尔硫䓬是另一种选择。
  —碳酸锂（不耐受硫脲类时使用，但很少使用）。
  —卢戈碘液：主要用于手术前。
- 手术
  —甲状腺次全切除术。
  或
  —甲状腺全切除术。

8. Graves 病的治疗 目前没有理想的治疗方法，抗甲状腺药物、放射性碘或手术治疗取决于许多因素，包括患者年龄、甲状腺肿的大小、社会和经济因素及并发症的治疗。

指南[5, 8]
- 甲状腺轻度肿大的年轻患者——18 个月的抗甲状腺药物。
- 甲状腺轻度肿大的老年患者——同上或用放射性碘（最好在甲状腺功能正常的情况下）。
- 甲状腺重度肿大患者——使用抗甲状腺药物直到甲状腺功能正常，然后手术或 ^{131}I 治疗。
- 在澳大利亚（和美国一样）正在越来越普遍地使用 ^{131}I 治疗。

9. 功能自主性结节的治疗 用抗甲状腺药物控制甲状腺功能亢进症，然后手术或 ^{131}I 治疗。用抗甲状腺药物治疗毒性结节性甲状腺肿得到长期缓解者不多。

10. 亚急性甲状腺炎的治疗 甲状腺功能亢进症是一过性的，并且表现为在病毒性疾病后紧接着出现甲状腺素急剧增加。临床症状包括疼痛或（和）甲状腺肿大压痛（尤其在吞咽时）、发热。急性期治疗以休息、镇痛药（阿司匹林 600mg，每 4～6 小时）和吃易消化的食物为主。少数情况下，当疼痛剧烈时，可使用糖皮质激素。抗甲状腺药不是必需的，但 β 受体拮抗药可用于控制临床症状。

四、甲状腺危象[7]

甲状腺危象的临床特征是明显的烦躁不安、体重减轻、近端肢体肌无力、体温过高、心动过速（>150 次/分）、心力衰竭和心律失常。它通常由手术或患者隐匿性感染诱发。

甲状腺危象需要紧急住院用抗甲状腺药物治疗、静脉给予生理氯化钠溶液和糖皮质激素，以及抗心力衰竭和抗心律失常治疗。

转诊时机[10]
- 对诊断有质疑。
- 严重甲状腺功能亢进症，尤其是并发甲亢性心脏病者。
- 妊娠伴甲状腺功能亢进症者。
- 眼球突出进行性加重。
- 所有认为转诊较理想的病例。

五、甲状腺结节

甲状腺结节是可被触及和（或）超声探查到的不同于其他甲状腺腺体的散在结节。

1. 病因
- 多结节性甲状腺肿（最可能）。
- 胶样囊肿。

- 真性孤立结节：肿瘤、癌（乳头状或滤泡状）。

2. **辅助检查**
- 超声成像。
- 细针穿刺细胞学检查。
- 甲状腺功能测定。

六、甲状腺癌

主要表现为肿大的无痛性结节、肿大的腺体或淋巴结性硬结节。乳头状癌是最常见的甲状腺恶性肿瘤。虽然与良性病变（如胶质结节、囊肿、出血和良性腺瘤）相比较少见，但明确诊断非常重要，因为其治愈率非常高。治疗方法常包括全甲状腺切除术、[131]I 治疗、甲状腺素替代和血清甲状腺球蛋白随访测定、[131]I/铊扫描和颈部超声检查。细针穿刺是选择性检查。

七、垂体功能障碍

1. **垂体瘤** 通常为良性腺瘤，常表现为激素分泌不足或过多的症候群［如催乳素、生长激素、促肾上腺皮质激素（ACTH）］，以及局部肿瘤压迫的症状（如头痛、视野缺损）。

2. **高泌乳素血症**[11] 许多原因可引起高泌乳素血症，而主要原因有垂体腺瘤（微型或大型），垂体柄损伤，抗精神病药、抗抑郁药、甲氧氯普胺（胃复安）、西咪替丁、雌激素、阿片类、大麻等药物，怀孕和哺乳等生理因素。

（1）临床特征
- 男性和女性的常见症状：性欲减退、不孕、溢乳（主要是女性）。
- 闭经/月经过少。
- 勃起功能障碍。

（2）诊断
- 血清催乳素和泌乳素测定。
- 磁共振：如果伴有头痛可考虑。

高泌乳素血症治疗包括多巴胺受体激动剂（如卡麦角林和溴隐亭）。

3. **肢端肥大症** 肢端肥大症的症状包括：
- 手过度生长（所用手套尺寸增大）。
- 器官组织过度生长（如鼻子、嘴唇、面部）。
- 足过度生长（所需鞋的尺寸增大）。
- 下颌和舌头增大。
- 一般症状：无力、出汗、头痛。
- 性功能改变，包括闭经和性欲减退。
- 严重打鼾（多伴有睡眠呼吸暂停）。
- 声音深沉。

 诊断提示：鼻腔问题 + 尺寸问题（如戒指、鞋子）+ 出汗增多 = 肢端肥大症

诊断：
- 血浆生长激素过量。
- 胰岛素样生长因子 1（IGF-1）升高（生长调节素）——关键检测。
- MRI 垂体扫描。
- 考虑相关的糖耐量减低/糖尿病。

对比病前照片（如果可能的话）。

4. **尿崩症（DI）和抗利尿激素分泌失调综合征（SIADH）** 垂体后叶加压素（抗利尿激素）的分泌受损导致多尿症、夜尿症和补偿性多饮，每天排出 3～20L 稀释尿液。尿崩症的病因有很多，最常见的是术后创伤（下丘脑-垂体），但它通常只是暂时的。颅性尿崩症的其他原因包括肿瘤、感染和浸润。肾性尿崩症肾小管对加压素不敏感。鉴别诊断包括强迫（心理因素）饮水。抗利尿激素分泌失调综合征是由癌症（如肺癌、淋巴瘤、肾、胰腺），肺疾病，各种颅内病变，药物如卡马西平、多种抗精神病药引起的。抗利尿激素分泌失调综合征的治疗本质上是限制液体排出。

尿崩症的治疗是用去氨加压素，通常每日 2 次滴鼻。

 诊断提示：乏力 + 多尿 + 多饮 = 尿崩症

5. **垂体功能减退症** 是罕见疾病，临床见于：
- 有产后出血史。
- 甲状腺功能减退症状。
- 肾上腺功能不全症状。
- 提示垂体肿瘤的症状。
- 消瘦，皮肤皱纹，"猴子脸"。

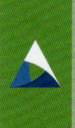
诊断提示（女性）：闭经 + 腋毛和阴毛稀少 + 乳房萎缩 = 垂体功能减退症
诊断提示（男性）：性欲降低 + 阳痿 + 体毛减少 = 垂体功能减退症

检查包括血清垂体激素水平、影像检查和三重刺激试验。

八、肾上腺疾病

肾上腺皮质的功能紊乱同样也要值得注意，它在早期也难以确诊，即

- 慢性肾上腺功能不全（Addison 病）——皮质醇和醛固酮缺乏。
- 库欣综合征 —— 皮质醇过量。
- 原发性醛固酮增多症（第 128 章）。

1. 艾迪生（Addison）病　最常见的原因是肾上腺的自身免疫性破坏。

（1）临床特点
- 昏睡 / 极度疲劳。
- 恶心、食欲缺乏。
- 腹泻 / 腹痛。
- 体重下降。
- 头晕 / 不适感：低血糖（少见）、体位性低血压（普遍）。
- 色素沉着，尤其是口腔和硬腭的黏膜，手掌皮肤皱褶处。

若 Addison 病一直未被确诊，可能会因为慢性消耗导致死亡。严重的脱水为其特点之一。早期很容易漏诊。

诊断提示：疲劳 + 厌食 / 恶心 / 呕吐 + 腹痛（皮肤褪色）=Addison 病

（2）诊断
- 高血钾，低血钠。
- 血浆中皮质醇水平降低（对外源性 ACTH 无反应）。
- 短二十四肽促皮质素刺激试验（ACTH 兴奋试验）是确诊试验。
- 考虑肾上腺免疫性疾病可进行影像学检查，检查有无肾上腺钙化。

2. 艾迪生病危象　由于介入性感染、外科手术和创伤等造成皮质醇在应激反应中无法增加而产生艾迪生病危象。

（1）临床特点
- 恶心呕吐。
- 急性腹痛。
- 严重低血压甚至休克。
- 乏力、嗜睡甚至昏迷。

（2）紧急治疗
- 建立静脉滴注和静脉推注通道。
- 静脉注射氢化可的松琥珀酸钠 200mg，每 4～6 小时注射 100～200mg。
- 安排紧急入院。

3. 库欣综合征　5 个主要病因：
- 医源性 —— 慢性皮质类固醇治疗。
- 垂体 ACTH 分泌过多（库欣综合征）。
- 双侧对称性肾上腺增生。
- 肾上腺肿瘤（腺瘤，腺癌）。
- 由非内分泌系肿瘤（如肺燕麦细胞癌）分泌的异位 ACTH 或促肾上腺皮质激素释放激素（CRH，很少）。

由于肾上腺皮质激素和（或）雄激素过多引起的临床特点见图 24.5。

（1）临床特点
- 近端肌肉萎缩和无力。
- 向心性肥胖、水牛背。
- 库欣脸：多血质、满月脸、痤疮。
- 乏力。
- 多毛症。
- 腹部纹。
- 皮肤变薄，易受擦伤。
- 高血压。
- 高血糖（30%）。
- 月经改变（如闭经）。
- 骨质疏松症。
- 精神状态改变，尤其是抑郁症。
- 背痛。

（2）诊断（排除医源性原因）
- 皮质醇过多（血浆或 24 尿皮质醇）。
- 地塞米松抑制试验。

瘤，通常是阵发或暂时发作。

(1) 临床特征：
- 高血压。
- 头痛（伴搏动感）。
- 出汗。
- 心悸。
- 皮肤苍白。
- 上胸部和咽喉部压迫感（可能是心绞痛导致）。

(2) 辅助检查
- 连续 3 次检测 24 小时游离儿茶酚胺含量升高，尿香草扁桃酸（VMA）升高。
- 腹部 CT 或 MRI 扫描。

(3) 治疗
- 切除肿瘤，使用 α 和 β 受体拮抗药。

6. 肾上腺肿瘤 大多数在腹部影像学检查中发现，多呈良性，也称"肾上腺偶发瘤"，其中较严重的肿瘤包括肾上腺癌、嗜铬细胞瘤、糖皮质激素或盐皮质激素隐匿瘤。

> 标准：肿瘤＞4cm 时需要像恶性肿瘤一样彻底地评估。

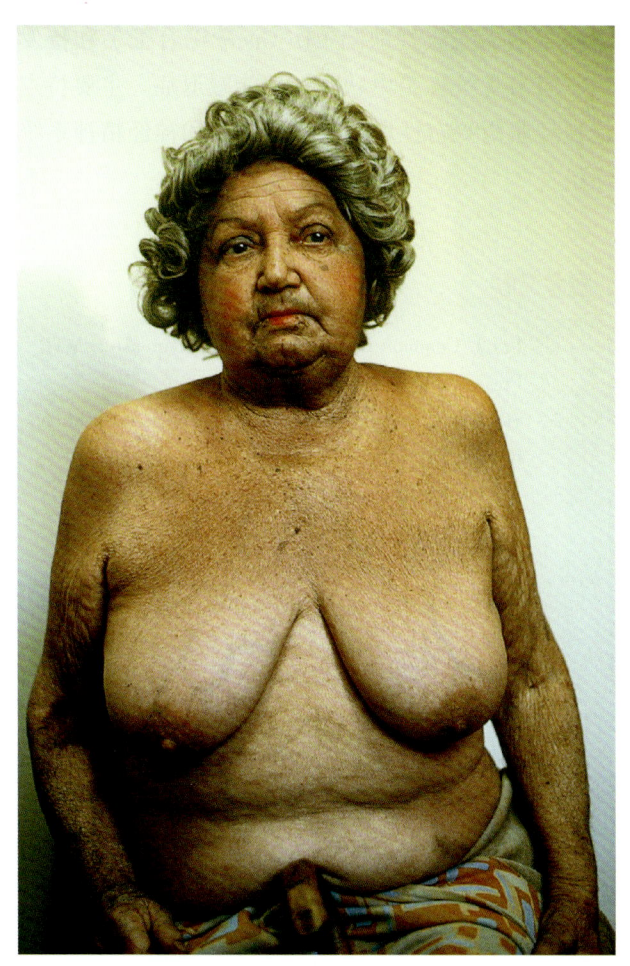

图 24.5 62 岁库欣综合征女性患者：向心性肥胖、多毛症与男性化（戴假发）、满月脸、细瘦的四肢、多血质表现

- 血清 ACTH。
- 影像学定位：MRI 定位产生 ACTH 的垂体瘤；CT 扫描找出肾上腺肿瘤。

4. 原发性醛固酮增多症 通常由肾上腺肿瘤引起。

(1) **Conn 综合征** 通常是无症状的，临床症状的产生多于并发低钾血症有关：
- 乏力。
- 抽搐。
- 感觉异常。
- 多尿和烦渴。

(2) 辅助检查
- 醛固酮（血清和尿）升高。
- 肾素降低。
- Na^+ 升高，K^+ 降低，碱中毒。

(3) 治疗方法 包括外科手术切除腺瘤。

5. 嗜铬细胞瘤 一种非常危险的肾上腺髓质肿

九、钙失衡

1. 高钙血症 有以下症状出现时可怀疑为高钙血症：乏力、疲倦、烦躁、食欲缺乏、恶心、呕吐、腹痛、便秘、口渴、多尿、嗜睡、头晕，肌肉疼痛，视觉障碍。检测尿常规和电解质（尤其是钙）、肌酐、清蛋白。

原发性甲状旁腺功能亢进症、家族性高钙尿、高血钙和肿瘤形成，尤其是肺和胸部（伴骨转移）超过 90%。其他病因包括佩吉特病，结节病和乳碱综合征。辅助检查包括：血沉、血清甲状旁腺激素（正常：$1.0 \sim 7pmol/L$）、血清血管紧张素转化酶（ACE）水平、血清碱性磷酸酶、胸片、甲状旁腺显像扫描和骨扫描。

 诊断提示：乏力＋便秘＋多尿＝高钙血症
诊断提示：肌肉抽搐＋意识不清＋四肢强直＝低钙血症

> 经典记忆：骨骼、鸣音、结石、腹部鸣音

2. 原发性甲状旁腺功能亢进症 主要由甲状旁腺瘤引起的甲状旁腺激素分泌过多导致。典型的临床表现是血钙升高。极少情况下，甲状旁腺危象误诊的患者会因严重的高血钙而死亡。

诊断

- 排除其他原因导致的高血钙。
- 血清甲状旁腺激素（升高）。
- 甲氧基异丁基异腈扫描（^{99m}Tc Sestamibi scan）可检测到肿瘤。

3. 低钙血症 通常表现为肌肉抽搐和神经精神系统的改变。手、足部和嘴巴周围的感觉异常（与过度换气的呼吸性碱中毒造成的手足抽搐相区别）。诊断主要通过检测血清钙离子总浓度和相关的血清清蛋白。

两个重要的征象：

- Trousseau 征（低钙束臂征）：即用止血带或血压计缚于前臂充气至收缩压以上 20mmHg 持续 3 分钟，该手出现痉挛症状为阳性（手腕弯曲，手指聚集在一起）。
- Chvostek 征（低钙击面征）：用叩诊槌或手指叩击面神经，位置在耳前 2～3cm 处，引起嘴角抽搐为阳性反应；不引起嘴角抽搐为阴性反应。

治疗包括应用骨化三醇和钙剂来调整钙浓度，避免低钙血症和高钙尿症（后者可导致肾损伤）。

4. 甲状旁腺功能减退症 甲状旁腺功能减退症是引起低钙血症最常见的原因。其病因包括甲状腺切除术后、先天性缺陷（Di Georg 综合征）和特发性（自身免疫性）甲状旁腺功能减退症。主要特点是神经肌肉兴奋性增加、手足搐搦和神经精神系统症状。

参考文献

[1] Fry J. Common Diseases (4th edn). Lancaster: MTP Press Limited, 1985, 358–361.

[2] Stockigt J. Thyroid disorders: how to treat. Australian Doctor, 2005: 21–27.

[3] Topliss DJ, Eastman CJ. Diagnosis and management of hyperthyroidism and hypothyroidism. Med J Aust 2004, 180(4): 186–93.

[4] Stockigt J, Topliss DJ. Hypothyroidism. In: MIMS Disease Index (2nd edn). Sydney: IMS Publishing, 1996: 267–269.

[5] Yuen R. Common thyroid conditions. Current Therapeutics, 1992, 10: 23–29.

[6] Need A. Thyroid function. IMVS Newsletter Issue 43, 2001.

[7] Moulds R. Therapeutic Guidelines: Endocrinology (version 4). Melbourne: Therapeutic Guidelines Ltd, 2009: 103–125.

[8] Stockigt J, Topliss DJ. Hypothyroidism. Current drug therapy. Drugs, 1989, 37(3): 186–193.

[9] Boyages SC. Thyrotoxicosis. In: MIMS Disease Index. Sydney: IMS Publishing, 1996, 507–510.

[10] Phillips P, Torpy D. Endocrinology 'pot pourri'. Check Program 347–8. Melbourne: RACGP, 2001.

[11] Donadio F, Barbiera A, et al. Patients with macroprolactinaemia: clinical and radiological features. Eur J Clin Invest, 2007, 37(7): 552–557.

脊柱功能障碍　第 25 章

> 脊柱是顺着你背部正中有序排列的一串骨头。你坐处顶住它的尾端，有时太硬会使它产生不适，头部压在其另一端。可怜的脊柱——承受着多大的负担呀！
>
> Anon, 19th Century

脊椎或脊柱功能障碍在临床上常难以辨认，一方面原因是脊柱功能障碍作为各种疼痛综合征的起因，其重要性并没有在医学教育中得以重视。另一方面原因是在于一些医生将注意力过分集中在了脊柱，几乎把每一种临床症状都归因于脊柱段功能障碍，从而又走向另一个极端。实际工作中两种情况均存在。

如果患者能提供突发事件的明确病史如举重物、扭脖子或机动车辆事故，而且查明疼痛位于颈部或背部的正中，那就可以直接作出诊断。但疼痛远离其病原部位，且产生的疼痛症状是神经根（由于神经根压迫）或是牵涉痛性质的，特别是疼痛位于身体前部时，常难以诊断。

医生要始终牢记这一点：患者任何部位的疼痛都可能是脊柱源性的。

脊柱功能障碍引起的各种疼痛症状可分为颈痛、胸背痛和腰背痛。

一、颈椎功能障碍[1]

颈椎功能障碍是许多令人困惑的临床问题，也是其他症状的根源。

颈椎起源的临床疾病　源于颈椎疾病的疼痛通常位于颈部，但也不全都是。患者也有头痛或耳朵、面部、手臂、肩膀、上肢、前胸或后胸等部位的疼痛[2]。

可能的症状：

- 颈痛。
- 颈僵。
- 头痛。
- 偏头痛类似头痛。
- 面部疼痛。
- 手臂疼痛（牵涉痛或神经根痛）。
- 脊髓病变（手臂和腿的感觉和运动功能改变）。
- 同侧头皮感觉改变。
- 耳痛（耳周围）。
- 肩胛骨疼痛。
- 前胸疼痛。
- 斜颈。
- 头晕／眩晕。
- 视觉功能障碍。

图 25.1 表明典型颈椎牵涉痛的放射方向。手臂疼痛（臂神经痛）是很常见的，往往累及肩膀和上臂。

如果忽视颈椎作为疼痛（如头、肩、手臂、胸前后和左右耳或面部）的原因，疾病的原因将被掩盖，并且接下来的治疗管理也将是错误的。

颈椎功能障碍可以导致许多异常症状，如头痛和眩晕，这种情况常常被忽视。可能和一些教学中所述不尽相同，临床上颈椎疾病仍是引起头痛最常见的原因，尤其是颈椎 $C_1 \sim C_2$ 和 $C_3 \sim C_4$ 水平的关节功能障碍。这些节段的传入神经与三叉神经在脑干有共同通路，因此疼痛可放射到头和面部（参见第 53 章相关内容）。

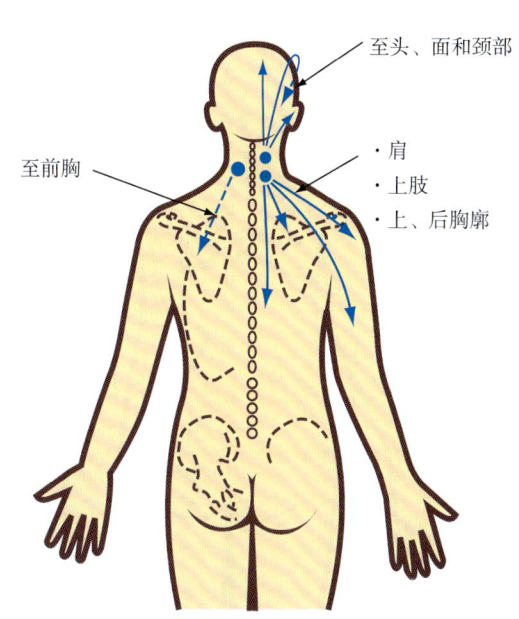

图 25.1　颈椎牵涉痛的典型方向

颈椎推拿是一个非常有效的技术，但应谨慎应用，不能用于器质性疾病及椎基底动脉供血不足者。因此，只能由熟练的治疗专家进行操作。由于齿状突的不稳定性，颈椎推拿对颈部类风湿关节炎和唐氏综合征这两类患者尤其要慎重，可能导致四肢瘫痪。另外，一些物理治疗方法也可能达到良好的效果，如适当活动和增进肌肉活力的疗法等（参考第63章）。

二、胸椎疾病

最常见和最难以判断的脊柱疾病是胸椎疾病（包括低位颈椎），它可能导致全身疼痛和胸痛，包括胸前区。这种疼痛多半是单侧痛。

胸椎疼痛可放射到胸壁和上腹部，且在各个年龄段人群中很常见，包儿童和年轻人。有时与内脏疾病的症状极为相似，如心绞痛与胆绞痛。如果排除了心脏源性胸痛，应想到胸椎原因引起的胸痛。

胸椎的疼痛可放射到胸壁的任何地方，最常见的部位是肩胛区，中线两侧 2～5cm 的脊椎旁，包括肋软骨区（图 25.2）。

表 25.1 列出了可引起与胸椎疼痛相似症状的疾病。

表 25.1　可引起与胸椎疼痛（通常为单侧）相似症状的疾病

心血管
急性冠脉综合征
心绞痛
心包炎
夹层动脉瘤
胸／呼吸
胸膜炎
气胸
尤其是肺癌，特别是间皮瘤
肺梗死
肺结核
肋骨骨折，特别是咳嗽性骨折
肾
肾绞痛
尿路感染／肾盂肾炎
胃肠
胆绞痛
阑尾炎
憩室炎
其他
带状疱疹
流行性胸痛（博恩霍尔姆病）
心前区感染（侧缝）
肋软骨炎
疝（症状）
肌肉撕裂

三、低位颈椎引起的胸痛[3]

低位颈椎损伤与高位胸部疼痛的临床相关性已众所周知，尤其是颈椎过度屈伸损伤。应当注意 C_4 与 T_2 感觉神经的皮肤投射区十分接近。

T_2 皮肤投射区包括颈椎下段的皮肤支配区，C_5、C_6、C_7、C_8 和 T_1 后支主要支配肌肉而没有明显的皮肤支配。

低位颈椎疼痛也可导致胸前区疼痛，和冠状动脉缺血症状相似。相关自主神经系统功能紊乱可能对诊断造成相当大的干扰。

临床上往往在胸部各种疼痛综合征存在诊断盲区，尤其是对常见胸椎功能障碍问题所造成的胸前区和上腹部疼痛。医生会对自己先前从未把这一原因考虑到诊断思路中感到惊讶。

运用适当的理疗推拿对脊椎引起的疼痛可取得

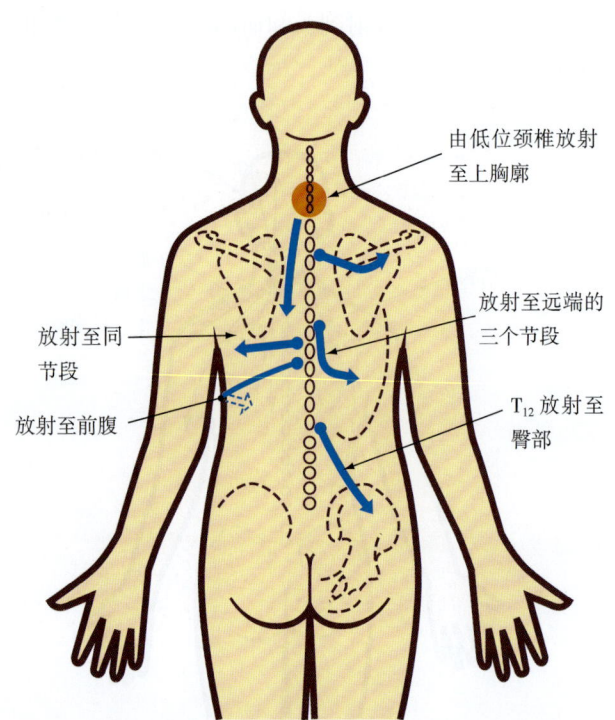

图 25.2　脊柱胸段引起放射痛的图例

很好的疗效。典型的治疗病例见图 25.3（第 38 章图 38.8），腰椎治疗的病例参考第 39 章，图 39.15 和图 39.16。不幸的是，许多人将这类方法和江湖骗术联系在一起。脊柱功能障碍是很容易治疗的疾病，然而患者在心理上产生患有"心脏病"和"焦虑性神经症"的疑问，对其造成了一种极大的精神压力（第 39 章）。

脊柱各节段放射痛和神经根疼痛的典型病例见图 25.4。

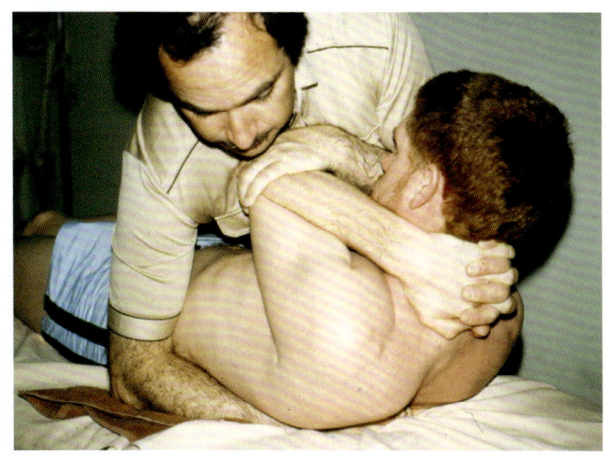

图 25.3 没有"严重警示"标示的或严重疾病的胸段脊柱疼痛患者的治疗操作

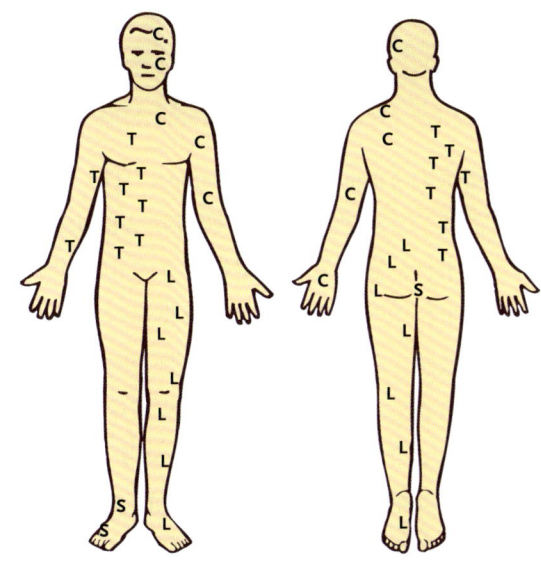

C= 颈段；T= 胸段；L= 腰段；S= 骶段

图 25.4 脊柱受累各节段神经根疼痛的典型示例（图示为整体部分的一侧）

四、腰骶椎功能障碍

腰椎疾病和疼痛综合征比较容易被人们联系在一起。疼痛通常位于下腰部，放射到臀部和下肢的背侧。神经根疼痛（坐骨神经痛）的临床表现可能遵循皮区分布的模式（第 67 章，图 67.1）。牵涉痛放射到骨盆区、腹股沟和大腿前方，可能就会出现问题。这类患者可能被诊断为患有腹股沟或闭孔疝和神经卡压综合征。

参考文献

[1] Murtagh J. Cautionary Tales. Sydney: McGraw-Hill, 1992: 36–130.

[2] Sloane PD, Slatt LM, Baker RM. Essentials of Family Medicine. Baltimore: Williams & Wilkins, 1988: 236–240.

[3] Kenna C, Murtagh J. Back Pain and Spinal Manipulation (2nd edn). Oxford: Butterworth Heinemann, 1997: 213–218.

第 26 章　尿路感染

> 经验教会了所有医生，我们必须倾听并赞同希波克拉底、盖伦、阿维森纳和古今许多其他医生一致认可的意见，即无论患者是男还是女，观察他们的尿液来判断其身体组成和健康状况是最可靠的临床诊断方法。
>
> Davach de La Riviere（18th Century），*The Mirror of Urines*

尿路感染（urinary tract infection，UTI）是各年龄段常见的疾病，约占全科医疗所有疾病的1%。尿路感染常见于性活跃的女性，男性和儿童相对少见。

由微生物引起的社区性尿路感染通常对大多数常用抗生素敏感。最重要的是要决定是否对泌尿系统做进一步的检查。尿路感染在儿童和成人中的发病率是众所周知的，但进一步认识到其对肾脏进行性加重的潜在损伤并最终会发展为慢性肾功能衰竭则是至关重要的。预防慢性肾盂肾炎的主要任务是早期鉴别出患者有无导致肾脏进行性损伤的其他因素，如回流或梗阻。

一、隐匿性尿路感染

当尿路感染不以尿频、排尿困难和腰痛等典型症状发作，而仅表现出一般的全身症状时，称为隐匿性尿路感染。这种情况在婴幼儿和老年人中常见，而在成年和妊娠女性中则少见。急性尿路感染偶尔可表现为急性腹痛。

婴幼儿的不典型症状包括：
- 发热。
- 嗜睡和易怒。
- 饮食不佳。
- 生长迟缓。
- 呕吐。
- 腹痛。
- 腹泻。

老年患者的不典型症状包括：
- 意识错乱。
- 行为混乱。
- 不明原因的发热。

1. 重要事实和检查要点
- 对无症状的女性进行筛查发现，约5%的人患有细菌性尿路感染[1]。
- 约1%的新生儿和1%～2%的女学生患有无症状性细菌尿[2]。
- 约1/3的女性在其一生的某一时期有膀胱炎的症状。
- 大多数泌尿系统解剖结构正常的女性，没有明显的尿路感染风险，且只需通过简单治疗就可取得良好效果。泌尿系统异常畸形者患病率均为4%[3]。
- 大部分造成尿路感染的病原体来自直肠，在会阴部增生，并经过尿道进入膀胱。许多年轻女性是通过性行为感染的。上行感染约占尿路感染的93%。
- 血源性感染有时也可发生，特别是免疫功能不全的患者。
- 所有不满5岁的尿路感染儿童患者都需要检查有无泌尿系统畸形。
- 尿路感染对正常的泌尿系统，通常不会造成进行性肾脏损害。
- 要考虑泌尿系统畸形的所有相关家族史。
- 6个月以下的婴儿出现尿路感染有严重的菌血症风险。

2. 危险因素
- 女性。
- 性行为。
- 性传播感染。
- 糖尿病。
- 避孕套。
- 妊娠。
- 免疫抑制。
- 绝经期。
- 尿路梗阻/畸形。
- 使用医疗器械。
- 膀胱息肉、肿瘤、憩室、结石。

二、疾病分类与临床症状

1. 无菌性脓尿　有脓细胞存在的无菌尿称为无菌性脓尿。其常见原因有：
- 采集尿标本不规范造成的污染。
- 使用抗生素治疗的尿路感染，如感染处理不当。
- 镇痛药性肾病。
- 鹿角样结石。
- 其他肾脏疾病（如多囊肾）。
- 膀胱肿瘤。
- 肺结核。
- 化学性膀胱炎（如细胞毒性药物治疗）。
- 阑尾炎。

2. 无症状性细菌尿　尿液中有明显的细菌生长，但没有产生明显临床症状这一现象叫作无症状菌尿。但经仔细追问，发现许多患者都有轻度的泌尿症状。
- 仅常见于性行为活跃的女性，老年人和有尿路异常的人。尿路感染可没有任何症状而存在。
- 患者很可能有尿路感染症状的既往史或进展为有症状的无菌尿。
- 妊娠期间，无症状性细菌尿导致临床急性尿路感染的概率高达33%。

3. 症状性细菌尿症　尿频、排尿困难和腰痛等症状单独或同时存在，且尿培养强阳性称为症状性细菌尿症。

仅凭临床症状很难准确鉴别膀胱炎和下尿路感染，也很难鉴别肾脏疾病和上尿路感染，除非患者有明显的腰痛和（或）压痛。

4. 急性膀胱炎（尿痛-尿频综合征）
- 膀胱和（或）尿道的炎症与尿痛（排尿疼痛或烧灼样痛）和（或）尿频有关。
- 在严重情况下，可能出现血尿，尿液可能有刺激性气味。
- 全身症状轻微或没有。
- 尿痛和尿频的其他原因，包括尿道炎、前列腺炎和外阴阴道炎，这些在临床上易于鉴别。

5. 急性肾盂肾炎
- 肾脏的急性细菌感染会引起腰痛和全身症状，伴发热、寒战、恶心和偶尔呕吐。
- 同时伴有急性膀胱炎的症状。
- 鉴别诊断包括急腹症的病因，如阑尾炎、胆囊炎、急性输卵管或卵巢疾病。存在脓尿、缺乏反跳痛有助于鉴别诊断。

尿路感染的临床表现见图26.1。

6. 单纯性尿路感染　这是发生在未置避孕器具、没有结构和神经系统异常的非孕期女性的膀胱炎。

7. 尿道综合征　尿道综合征（有时称为非细菌性膀胱炎）是患者有尿痛和尿频的表现，但尿培养为阴性。
- 30%～40%有泌尿系统症状的成年女性有尿道综合征。
- 许多细菌性膀胱炎尿培养为阴性。
- 病原体培养中包括厌氧菌培养或需氧菌培养。
- 病原体可能包括脲原体、衣原体和病毒。
- 尿液可能被防腐剂污染或残留抗生素。
- 感染可能在培养时自行终止。

8. 间质性膀胱炎　它是引起尿道综合征少见但重要的原因。
- 典型的症状是整日尿频和耻骨区钝痛，可通过膀胱排空短暂缓解。
- 其特征是在膀胱扩张时出现小出血点。
- 治疗方法是扩容±1个疗程的三环类抗抑郁药，如阿米替林。

三、实验室诊断

尿路感染的实验室诊断有赖于准确的尿液采集、尿检和尿培养。

1. 尿液采集　最好采集晨起首次尿液，因为此时尿液浓度高且含有整夜在膀胱中增殖的细菌。最好将采集的尿液立即送往实验室检查，除此之外可将其放在低于4℃的环境中存储24小时，以防止细菌增殖。
- 采集清洁中段尿标本（MSU）最好从充盈的膀胱采集，在采集中段尿之前至少先排出100ml尿液。采集时尿液不中断且容器移动收集至少20ml尿液至关重要。

— 对于女性患者，应首先置入棉塞并且用干净的水清洗外阴（避免阴道和外阴的微生物污染）。坐在卫生间然后将一侧膝盖尽可能地摆向同侧。用一只手的手指分开阴唇，以免在少量尿液流出后收集标本

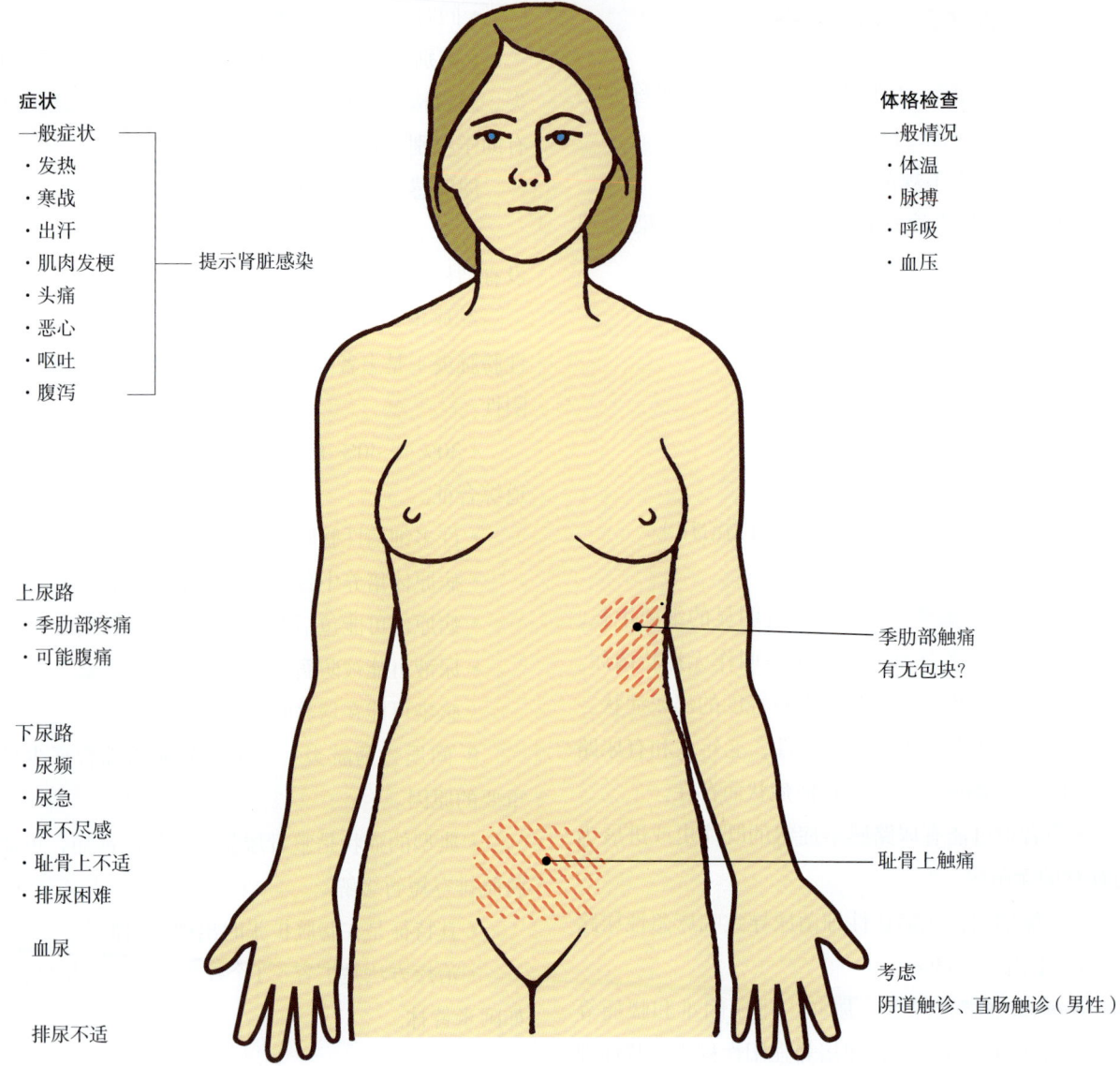

图 26.1 急性尿路感染的临床表现

时接触到尿液。

——男性，包皮（如果有）收缩后用干净的水清洗龟头。

——儿童清洁后留中段尿（MCC）检测具有重要意义（虽然易污染），应由有经验的人员采集。父母可以抱着孩子将无菌容器放在已清洗的生殖器下采集尿液。

- 导管尿标本（CSU）。很难采集无菌中段尿标本的女性（常见于老年人、体弱者和严重肥胖者），可以插入一个短的开放式导管，待 200ml 尿液冲刷导管后可采集标本。

- 耻骨上穿刺抽取尿液（SPA）。这对检测新生儿细菌尿、疑似尿路感染却因为中段尿标本菌落计数低或污染而不能确诊的患者是一个非常可靠的方法。在局部麻醉下，用一根针（成人腰椎穿刺针）在耻骨联合上方 1～2cm 处刺入充盈的膀胱，再用注射器收集 20ml 尿液。在 SPA 标本中检测到任何病原体均提示尿路感染（图 26.2）。

2. 儿童尿液标本的采集　所有儿童的首次尿路感染都需要留尿检查，通过 MSU、CSU、MCC 或 SPA 的培养进行诊断。

- 袋标本：不能诊断 UTI。
- MSU——患儿通常在 3～4 岁比较合作。
- MCC——实用且可靠。

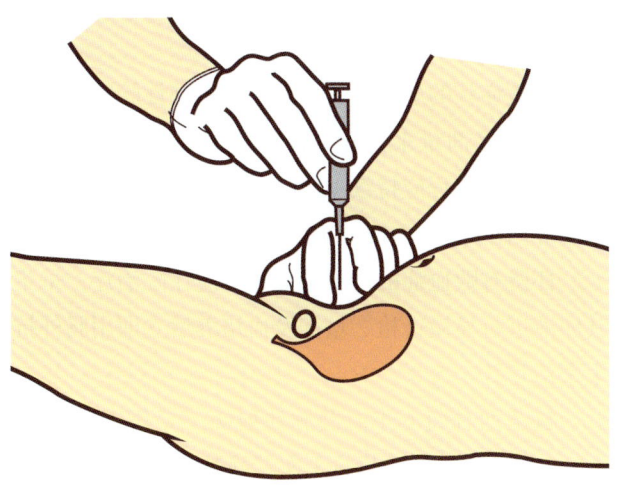

图 26.2 儿童耻骨联合上穿刺尿液抽取术

- SPA——可靠且最好的选择。
- CSU——适用于 SPA 失败或不能按要求排尿者。

3. 试纸检测法 试纸检测发现白细胞或亚硝酸盐提示有尿路感染,它也可能是那些无临床症状患者行经验性治疗的指征。试纸检测的结果灵敏度高,但需结合临床分析。白细胞酯酶试纸检测脓尿有效,能很好地提示感染,且有 94%～98% 的特异度(2%～6% 假阳性)和 74%～96% 的灵敏度(4%～26% 假阴性)[4]。阳性亚硝酸盐试纸能有效提示细菌感染。试纸检测出原因不明的血尿需要进一步检查和分析。

4. 显微镜检查 显微镜下检测脓尿(> 10 个脓细胞——白细胞/高倍镜视野),但应该用计数板计算尿中(每毫升)白细胞的数量。相差显微镜下计数板脓尿白细胞 > 8 000/ml。脓尿是 UTI 中非常敏感的指标。如:有阴道鳞状上皮和碎屑提示标本被污染。

5. 尿培养 尿中病原体的性质和数量是诊断 UTI 最有用的指标。

- 最常见的是肠道微生物。大肠埃希菌(特别)和腐生葡萄球菌与其他革兰氏阴性菌(如克雷伯菌和变形杆菌)相比占 UTIs 的 90%,肠球菌和革兰氏阳性球菌(粪链球菌和其他葡萄球菌)也可导致 UTI。
- 大肠埃希菌以外(如假单胞菌)引起的感染提示潜在的肾脏异常。
- 如果 MSU 中细菌菌落计数(CFU)> 10^5 /ml,

则该患者极有可能为尿路感染。
- 此外,最重要的是要认识到患有急性细菌性膀胱炎的女性中高达 30% 的人 MSU < 10^5/ml。因此,有尿痛和尿频的女性患者即使 MSU < 10^5/ml 也需要治疗。

小结

(参见第 16 章)以下情况提示 UTI 严重:
- 显微镜检查:白细胞 > $10/\mu l$($10^7/L$)
- 培养:菌落数 > $10^5/ml$($10^8/L$)

---

6. 其他检查

- 全血检查(FBE)、红细胞沉降率(ESR)/C 反应蛋白(CRP)、血培养(如果发热和不适),考虑尿素和电解质(U&E)检查,前列腺特异性抗原(PSA,男性)。

四、急性单纯性膀胱炎

给女性患者的建议(特别是反复发作的患者):
- 充分休息。
- 大量饮水:开始 2～3 杯,然后每 30 分钟 1 杯。
- 试着每次小便完全排空膀胱。
- 暴露肛门后,用柔软、湿润的纸巾轻柔地从前向后清洗和擦拭下体(以免反复感染)。
- 使用镇痛药如对乙酰氨基酚(扑热息痛)。
- 用枸橼酸钠碱化尿液(每 6 小时口服 4g),如果服用呋喃妥因就不用枸橼酸钠。

UTI 的基本管理

- 尿试纸。
- 微量细胞培养(清洁采集)。
- 一线抗生素——甲氧苄啶或头孢氨苄。
- 尿痛严重者需碱化尿液。
- 摄入大量液体。
- 检测灵敏度——保留或改变抗生素。
- 使用抗生素治疗后每 1～2 周重测 MSU。考虑进行进一步的检查(表 26.1)。

---

1. 对非孕期女性的治疗 与单一剂量治疗相比,联合治疗为首选。

女性服用 5 天(甲氧苄啶:3 天)。

表 26.1　尿路感染的检查

有检查指征
所有儿童
所有男性
具有下列情况的所有女性
・急性肾盂肾炎
・复发感染：每年超过 2 次
・证实无菌脓尿
・肾脏疾病的其他特征，如血尿
基本检查
MSU——显微镜检和培养（后处理）
肾脏功能检测：血浆尿素和肌酐、表皮生长因子受体、静脉尿路造影（IVU）和（或）超声
特别注意事项
儿童：排尿性膀胱 X 线
成年男性：如果 IVU 正常，则考虑进行前列腺感染相关检查
严重的肾盂肾炎：超声或 IVU（急诊）排除梗阻
孕妇：超声排除梗阻

明显尿路畸形的女性服用 10 天：

・甲氧苄啶连续 3 天，每天 300mg（口服）或头孢氨苄每 12 小时 500mg（口服，5 天）（首选）。

或

・阿莫西林/克拉维酸钾每 12 小时 500/125mg（口服）。

或

・呋喃妥因每 6 小时 50mg（口服）。

或

・诺氟沙星每 12 小时 400mg（口服）（如果证实患者对以上药物耐药），连续 3 天。

肌腱疾病包括肌腱断裂患者慎用。

随访：1～2 周后 MSU 检测。

注意事项：

・避免将大剂量诺氟沙星或环丙沙星等喹诺酮类作为一线药物。

・磺胺甲噁唑不是一线药物。与甲氧苄啶相比，磺胺甲噁唑疗效较差且有更多的不良反应。

・治疗失败通常是由于病原体耐药或潜在的尿路畸形。

2. 男性患者的治疗　可以采用非孕期女性治疗方案中的任何一种药物，但至少服药 14 天。

注：所有男性尿路感染患者都应该进一步检查以排除潜在异常，如前列腺炎。

五、急性肾盂肾炎

轻微症状的患者可以单独应用单纯性膀胱炎推荐药物的两倍剂量来治疗，但甲氧苄啶除外，应使用相同剂量。疗程应持续 10 天。如果对这些药物耐药，可用环丙沙星（每 12 小时 500mg，口服）。

怀疑有败血症的严重感染患者应住院治疗，采集其尿液进行显微镜检、培养及血培养后立即用肠外抗生素治疗 2～5 天。

氨苄西林每 6 小时静脉注射 2g[5]，加庆大霉素 4～6mg/(kg·d)，每日 1 次。静脉注射后还应口服药物治疗 14 天。

庆大霉素的药物浓度需要检测。可用头孢噻肟或头孢曲松代替庆大霉素。

所有患者都应该检查是否有潜在的泌尿道畸形。

六、复发性或慢性尿路感染

复发性感染是指曾发生尿路感染，但治愈后复发或再次感染，通常是不同的病原体。持续性（慢性）尿路感染提示病原体对抗生素耐药或存在潜在的病变，如肾结石或男性患者存在慢性前列腺感染。这类感染需要延长敏感抗生素治疗的疗程或去除感染病灶。

解剖结构异常在男性和儿童中常见，而泌尿道结构正常的女性也经常发生复发性膀胱炎。指导男性患者做好会阴部卫生清洁、及时排空膀胱及性行为后排尿可能有助于防止再次感染。

1. 治疗[5]　10～14 天为 1 个疗程：

・阿莫西林/克拉维酸钾每 12 小时 500/125 mg 口服

或

・甲氧苄啶 300mg，口服，每日 1 次。

或

・头孢氨苄 500mg，口服，每 12 小时 1 次。

或

・诺氟沙星 400mg，口服，每 12 小时 1 次（如果对以上药物耐药）。

2. 预防[5]　女性复发性 UTI 患者在性行为后两小时内用敏感药物单剂量治疗，但对一些重症患者，疗程要持续 3～6 个月或更久。成人剂量：

- 呋喃妥因（大晶体）50mg，夜间口服。

或

- 甲氧苄啶 150mg，夜间口服。

或

- 头孢氨苄 250mg，夜间口服。

或

- 诺氟沙星 200～400mg，夜间口服（如果对以上药物耐药）。

3. 蔓越莓 考科蓝回顾研究（Cochrane review）发现蔓越莓对 UTI 的预防有效。有证据表明蔓越莓汁或药片可以预防女性复发性 UTIs 症状，但没有证据表明其对 UTI 的治疗、无症状菌尿的治疗和儿童 UTI 的预防有效[6,7]。

有效的方案是 150ml 蔓越莓汁或药片（1∶30 浓缩果汁）每日 2 次。

七、无症状性细菌尿

- 新生儿和学龄前儿童需要检查、确诊并治疗膀胱输尿管反流。
- 60 岁以下的男性患者，需要治疗和检查，特别是慢性前列腺炎患者。
- 对于仅有持续性或反复性 UTI 的女性患者，应给予单剂量药物治疗和检查。
- 对于妊娠患者，由于有发展为肾盂肾炎的风险（高达 40%），故应积极治疗。
- 学龄前儿童和老年患者（60 岁以上）如果尿路正常，通常不需要治疗。
- 对于长期留置导尿管的患者，通常无须治疗，即使治疗通常也无帮助。
- 对妊娠期女性，肾脏尿路异常者，经泌尿生殖器仪器检查、手术或间歇性导管插入者，应注意预防复发性无症状性细菌尿。

八、儿童尿路感染

婴幼儿 UTI 的部位通常在肾脏，而且可能有全身症状如发热、呕吐、腹泻和发育迟缓。尿液可异常。尿痛和尿频的症状仅发生在 2 岁以上患儿，因为其能够表述哪里不适。有尿痛和尿频症状的女孩（偶尔见于男孩）应考虑存在潜在的生理异常，据报道其膀胱输尿管反流（VUR）的发生率高达 40%，瘢痕肾（反流性肾病）占 27%。

因此，儿童早期发现 VUR 并控制肾脏感染复发可预防泌尿道瘢痕形成、高血压和慢性肾功能衰竭。UTI 患儿的影像学检查显示，正常肾脏的概率约 66%，存在反流者约 33%。

对于发热性 UTI 患儿，最好早期或 3 天内行超声检查。

> **检查指南**[8]
> < 1 岁：超声；必要时进行排尿性膀胱 X 线检。
> ——如果两者都是阴性，则不需要进一步检查。
> ——如果异常，继续治疗 / 检查
> > 1 岁：超声。
> 二巯丁二酸闪烁扫描是诊断瘢痕肾和检测不同程度肾功能的金标准。常用于 VUR 伴有尿道扩张的儿童。

1. 儿童急性膀胱炎的治疗 口服药物治疗应持续 5 天：

- 甲氧苄啶 4mg/kg（最大剂量 150mg），每日 2 次（混悬液 50mg/5ml）。

或

- 头孢氨苄 12.5mg/kg（最大剂量 500mg），每日 2 次。

或

- 复方磺胺甲噁唑片 4/20mg/kg（最大剂量 160/800mg），每日 2 次。

或

- 阿莫西林 / 克拉维酸钾 12.5/3.1mg/kg（最大剂量 500/125mg）口服，每日 2 次。

诺氟沙星和环丙沙星应避免常规用于儿童。3 周后检查 MSU。

2. 儿童外阴阴道炎 尽管外阴阴道炎可影响任何年龄的女性，但它主要见于 2～8 岁的女孩。常与 UTI 相混淆，这种类型的皮炎与 UTI 都有一个相同的表现即排尿困难，见第 109 章相关内容。

九、老年人尿路感染

典型的 UTI 常见于身体虚弱，行动不便和粪、尿失禁及膀胱排空不良的老年人。其表现的症状可能是不典型的，尤其是上尿路感染可表现为不明原因的发热和行为障碍。对男性患者，应通过超声排除前列腺病变引起的梗阻性尿路病变。

单纯性感染应采用与其他年龄段患者一样的治疗方法，但对无症状性细菌尿者不推荐使用抗生素治疗。

十、妊娠期尿路感染

妊娠期女性泌尿系感染需要严密监测。妊娠早期应治愈无症状性细菌尿，因为它会发展为严重感染。急性膀胱炎可用以下任何一种抗生素治疗 10 天：头孢氨苄、阿莫西林/克拉维酸钾或呋喃妥因（如果β-内酰胺类抗生素是禁忌）。治疗后至少 48 小时后重测 MCU。药物的使用剂量与其他人群的剂量是一样的。无症状性细菌尿应该接受为期 1 周的治疗，见第 102 章相关内容。

十一、泌尿生殖系统结核

在结核病病例中泌尿生殖系统结核占 3%～5%[9]它是由于粟粒性结核传播的同时累及生殖器和尿道导致的。

最常见的症状是尿痛和尿频，这两个症状可以非常严重。其他症状包括累及膀胱时出现的尿急、尿痛、腰痛和血尿。尿常规培养提示无菌脓尿。

依据结核分枝杆菌培养、膀胱病理活检及特征性X线征象可以明确诊断肾盂变形或肾髓质钙化。治疗方法为抗结核药物治疗。

十二、念珠菌尿[5]

尿液中存在白色念珠菌是常见的。如果与留置导尿管有关，则不建议采用抗真菌治疗，如果与上尿路感染和（或）系统性念珠菌病有关则建议抗真菌治疗。

十三、前列腺炎

有较少尿路症状（尿频、尿急和尿痛），而出现流感样疾病、发热、下腰部疼痛和会阴部疼痛的男性可考虑细菌性前列腺炎。直肠指诊可有前列腺剧烈疼痛。对于轻、中度的感染患者，给予与膀胱炎相同的药物治疗：阿莫西林+克拉维酸钾 500/125mg 口服，每日 2 次，持续 4～6 周。对较严重的患者，用阿莫西林/氨苄西林 2g，加庆大霉素，每 6 小时静脉注射 1 次。

十四、常见的治疗误区

- 因为 MSU 检查＜10^5cfu/ml 而不给予尿痛和尿频的女性治疗。
- 对泌尿系统结构正常的女性急性膀胱炎治疗过度；单次剂量治疗在 70%～80% 的病例中是有效的，过度治疗经常导致阴道念珠菌病或抗生素滥用所致的腹泻。
- 对存在泌尿系统畸形的患者仅用单剂量疗法。
- 对 IVU 正常的复发性尿路感染男性患者没有考虑到慢性前列腺感染。

十五、转诊时机

- 所有存在尿路畸形的患者应请肾脏或泌尿科医生会诊以提供专科治疗意见。
- 经上述简单治疗不能控制的复发性 UTI 患者应转诊。
- 不能明确其尿路感染是否在膀胱的男性患者应转诊。
- 伴有肾功能受损的患者应转诊。

实践要点

- 急性膀胱炎是最常见的有症状的尿路感染，多发生于性生活活跃、尿路解剖结构正常的女性。
- 对临床检验、亚硝酸盐试纸检测阳性和显微镜检发现脓尿者，应立即行治愈性治疗。
- 女性急性单纯性膀胱炎患者首选治疗方案是甲氧苄啶 300mg，每日 1 次，3 日为一个疗程。
- 对结构异常可能性小的患者避免过度检查。
- 超声检查可能无法发现结石、小肿块、棒状肾盏和肾乳头坏死。
- 前列腺是男性 UTI 再发的最常见原因。
- UTI 常伴有镜下血尿（偶尔为肉眼血尿）。
- 持续性血尿应该检查。
- 由于大肠埃希菌的耐药性不断增强，不建议使用阿莫西林，除非有药敏实验的支持[5]。

参考文献

[1] Becker GJ. Urinary tract infection. In: MIMS Disease Index (2nd edn). Sydney: IMS Publishing, 1996, 545-547.

[2] Heale W. Kidney Disease. Check Program. Melbourne: RACGP, 1987, 1-20.

[3] Kincaid-Smith P, Larkins R, Whelan G. Problems in Clinical Medicine. Sydney: MacLennan & Petty, 1990, 280-283.

[4] Devillé WLJM et al. The urine dipstick test useful to rule out infections. A meta-analysis of the accuracy. BMC Urology, 2004, 4: 4.

[5] Spicer J (Chair). Therapeutic Guidelines: Antibiotic (Version 13). Melbourne: Therapeutic Guidelines Ltd, 2006, 307-315.

[6] Jepson R G, Mihaljevic L, Craig J. Cranberries for preventing urinary tract infections (Cochrane Review). Cochrane Database. Sept. Rev. 2008, Issue 1. Art No. CD001321.

[7] Wyndam R. Cranberry juice and urinary tract infections. Medicine Today, 2006, 7(5): 72-73.

[8] Thomson K, et al. Paediatric Handbook (8th edn). Melbourne: Wiley-Blackwell, 2009, 488-493.

[9] Bullock N, Sibley G, Whitaker R. Essential Urology. Edinburgh: Churchill Livingstone, 1989, 126-129.

第 27 章 恶性肿瘤

> 舌癌、口腔癌两者开始都只表现为一个小硬结，时而伴有轻微刺痛。但它和身体其他部位癌性病变以同样的方式蔓延和转移。正因其如此凶险，以至于对其发病有一丝的怀疑，也会引起极大的恐慌。
>
> William Heberden（1710—1801）

恶性肿瘤、癌症、肉瘤这些专业术语通常被人们相互混用。表 27.1 总结了恶性肿瘤和良性肿瘤的区别。

表 27.1 良性与恶性肿瘤的区别

良性	恶性
高分化	未分化
非侵入性	侵入性
增长缓慢	增长快速
非间质性	间质性
无转移	转移

在澳大利亚 35 岁以下死亡人群中，恶性肿瘤占全部死因的 1/8，而在 45 岁以上死亡病例中占 3/10（29%）[1]。作为澳大利亚人的主要死亡原因，无论是男性还是女性，癌症的发病比例都在上升。目前数据表明，1/3 男性和 1/4 女性在 75 岁以前都将罹患某种癌症，且不包括皮肤非黑色素瘤[1]。

在澳大利亚和美国，导致死亡最常见的六大癌症分别是肺癌、肠癌、乳腺癌、前列腺癌、淋巴瘤和胰腺癌。

肿瘤，特别是长在隐秘部位的恶性肿瘤，其症状表现不明显，呈隐匿性。这些"无症状"的恶性肿瘤包括卵巢癌、胰腺癌、肾癌、盲肠癌、升结肠癌、肝癌、黑色素瘤、白血病等。

本章重点介绍几种常见恶性肿瘤的主要特征，目的是提高早期诊断、紧急识别和转诊等初级卫生保健水平。具体的常见癌症在其他章节中讨论。

许多恶性肿瘤会引起急性症状，包括脊髓压迫、恶性积液、弥散性血管内凝血（DIC）和高钙血症。

一、儿童癌症[2, 3]

虽然 15 岁以下的儿童患癌症者较少见，但是癌症却是这个年龄段的第二大杀手。最常见的癌症包括白血病，特别是急性淋巴细胞白血病（34%）；脑肿瘤，特别是星形细胞瘤（20%）；淋巴瘤，特别是非霍奇金淋巴林瘤（13%）；神经母细胞瘤；肾母细胞瘤；软组织肿瘤，特别是横纹肌肉瘤、骨肉瘤。

近几十年来，癌症患儿的生存率显著提高，表明早期诊断和转诊在专科治疗中极其重要。

相关研究强调，即使检查之后没有发现异常，全科医生也要重视患儿家长所关注的问题。那些全科医生开始未能诊断，最终却被确诊为癌症的患儿，其父母常会注意到一些不典型、非特异性、不常见的、模糊、奇怪的症状和体征。父母总觉得他们的孩子"不大对劲"。

二、临床表现

恶性肿瘤的临床表现常归因于：
- 肿瘤生长造成的压迫。
- 癌细胞在其他器官（如肝、大脑、肺、骨、血管）和组织的浸润或转移。
- 全身症状，包括副癌综合征。

三、全身症状

全身症状可分为全身非特异性症状和副癌综合征（由肿瘤引起的远隔效应）。

1. 非特性一般症状
- 疲劳、乏力和（或）虚弱。
- 食欲缺乏和恶心。
- 体重减轻。
- 发热。
- 口渴（高钙血症）。
- 嗜睡（低钠血症）。

2. 副癌综合征
副癌效应或综合征在临床上非常重要，它可以为发现一些特殊类型的癌症提供早期线索。此外，还可能提示某些致命性代谢或毒性反应

(如低钠血症)。这些综合征包括:
- 异位激素的产生。
- 皮肤异常。
- 代谢异常:发热和(或)盗汗,体重减轻和(或)恶病质。
- 血液系统疾病:贫血、红细胞增多症、凝血功能障碍等。
- 神经病变和中枢神经系统异常。
- 胶原血管疾病。
- 肾病综合征。

表 27.2 总结了各类副癌综合征。

表 27.2 副癌综合征及其相关肿瘤(常见肿瘤举例)

激素分泌过多综合征	肿瘤
库欣综合征	肺癌、肾癌、肾上腺瘤、胸腺瘤、胰腺癌
促肾上腺皮质激素增多症	肺癌、肾癌、胸腺瘤、甲状腺瘤
促性腺激素增多症	肺癌、肝癌、绒毛膜癌
其他综合征	肿瘤
高钙血症	肺癌、乳腺癌、肾癌、多发性骨髓瘤、前列腺癌、胰腺癌、肾上腺瘤、肝癌
发热	肾癌、肝癌、淋巴癌、胰腺癌、胸腺瘤
神经症状	肺癌、乳腺癌、胸腺瘤、霍奇金淋巴瘤、前列腺癌
凝血障碍	肺癌、乳腺癌、肝癌、前列腺癌、胰腺
血栓性静脉炎	肾癌、胰腺癌、前列腺癌
红细胞增多症	肾癌、肝癌
皮肌炎	肺癌、乳腺癌、胰腺癌

四、临床方法

全身非特异性症状通常可为潜在的恶性肿瘤提供诊断线索。职业史与临床疾病之间也可能有相关性(表 27.3)。

家族性癌症[4]

尽管绝大多数癌症不是遗传性的,但一些个体从怀孕开始就携带了突变的遗传基因,使他们易患某些特定的癌症,特别是结肠直肠癌、乳腺癌和卵巢癌症。参见第 19 章。

表 27.3 癌症的职业因素

因素	职业	癌症
砷	化学工业	肺癌、皮肤癌、肝癌
石棉	石棉工人	间皮瘤
苯	胶工、油漆工	白血病
煤烟,煤焦油	烟囱清扫工	皮肤癌
辐射	采矿工	各种癌症
紫外线	农民、船员、户外工作者	皮肤癌
氯乙烯	PVC 制造业工人	肝癌(血管肉瘤)

五、肿瘤标志物[4]

肿瘤标志物是特定类型恶性肿瘤特有的特殊异常标志(例如慢性粒细胞白血病的费城染色体)。其他例子如人绒毛膜促性腺激素(HCG)(在滋养细胞肿瘤和睾丸、卵巢生殖细胞肿瘤患者中升高)和癌胚抗原(CEA)和甲胎蛋白(AFP)。

CEA 和 AFP 都不是特异性标志物,但在某些肿瘤中会升高,对监测肿瘤活性非常有价值。

因为一些肿瘤标志物灵敏度和特异度不高,所以它们在诊断恶性疾病中的作用有限。最具价值的是与睾丸癌诊断有关的肿瘤标志物——AFP 和 β-HCG。某些标志物可用于某些恶性肿瘤的辅助诊断,CEA 对肠癌的诊断,CA125 对卵巢癌的诊断。这些标志物总结于表 27.4。

表 27.4 常见的肿瘤标志物

肿瘤标志物	情况
AFP	(非精原细胞)睾丸癌、肝细胞癌 胃肠癌伴或不伴肝转移
CA125	非黏液性卵巢癌、乳腺癌
CA15-3	乳腺癌
CA19-9	胰腺癌、结肠癌、卵巢癌
CEA	大肠癌、胰腺癌、乳腺癌、肺癌、小肠癌、胃癌、卵巢癌
PSA*	前列腺癌
HCG	绒毛膜癌 葡萄胎 滋养细胞疾病

注:*PSA= 前列腺特异性抗原

六、肺癌

除了非黑色素皮肤癌以外，无论从发病率还是死亡率来看，肺癌在澳大利亚是最常见的癌症，至少占癌症死亡病例的20%。在美国男性中，这一比例达到28%，在女性中达到24%。肺癌的临床症状繁多且常伴多种副癌综合征，只有10%～25%的肺癌在诊断时是无症状的（参见第43章和第50章）。

这些副癌综合征包括高钙血症、库欣综合征、类癌综合征、皮肌炎、视网膜变性导致的视力进行性下降，以至失明、小脑变性和脑炎。

如伴有咳嗽和胸痛，则高度提示患者可能患有肺癌。

 诊断提示：不适 + 体重减轻 + 咳嗽 = 肺癌

七、肾肿瘤

最重要的肾肿瘤是腺癌（占肾肿瘤的80%）和肾母细胞瘤（Wilms 瘤）。

1. 肾细胞癌 肾细胞癌（腺癌、肾上腺样瘤）表现出来的症状有很大的差异，其中包括：

- 肿瘤形成的全身症状。
- 血尿（60%）。
- 腰痛（40%）。
- 腰部包块（体检可扪及肾脏）。
- 贫血症状。
- 左锁骨上淋巴结肿大。
- 精索静脉曲张（左侧）。
- 高血压。
- 转移症状（至肝、肺、脑、骨骼）：呼吸道症状、神经症状及体征、骨痛、病理性骨折（脊椎压缩性骨折）。
- 尿检——67%尿检隐血阳性。

影像学检查如 CT、MRI 能够确诊。详请参阅根治性肾切除术。少部分患者会有如下经典三联征。

 诊断提示：血尿 + 腰痛 + 可扪及的肾包块 = 肾细胞癌

2. Wilms 瘤（肾母细胞瘤） 该症占儿童恶性肿瘤的10%，临床特征包括[3]：

- 发病高峰年龄在2～3岁。
- 肿瘤形成的全身症状。
- 80%的患者可扪及肿块。
- 30%的患者有腹痛。
- 25%的患者有血尿。

诊断是通过尿细胞学检查、超声检查或CT/MRI扫描证实。

早期诊断、行肾切除术和化疗多可预后良好（5年生存率可达90%）。

 诊断提示：血尿 + 腹部包块 + 全身不适 = 肾母细胞瘤

八、卵巢癌[5]

因为该病被发现时大多已经处于疾病晚期，所以卵巢癌在所有妇科癌症中死亡率最高。它占女性死亡病例的5%。发生转移之前，它通常是无症状的。上皮性肿瘤是最常见的卵巢恶性肿瘤，较少见于40岁以下的女性，确诊的平均年龄是50岁。

最常见的表现是腹部水肿[包块和（或）腹水]、腹胀或不适。在诊断之前的长时间内可能表现为非特异性症状，包括子宫异常出血、尿频、体重减轻、腹部不适、食量减少、腹泻、食欲缺乏、恶心及呕吐（参考第94章相关内容）。盆腔超声和血清 CA125 的肿瘤标志物可协助诊断。OvPlex™ 血清检测是一种新的检测技术，可检测 5 种血清学标志物。

 诊断提示：腹部不适 + 食欲缺乏 + 腹肿/腹胀 = 卵巢癌

九、盲肠和升结肠癌[4]

此类恶性肿瘤较常见的症状是贫血，患者常忽视大便带血和排便习惯的改变，详见第42章。

 诊断提示：便血 + 腹部不适 + 排便习惯改变 = 结肠癌

十、胰腺癌

胰腺癌是以症状不典型、早期转移和临床表现晚为特点的肿瘤。其主要是导管腺癌，如果肿瘤位于胰头，患者表现为无痛性黄疸；如果位于胰体或尾部，则会表现为放射至背部的上腹疼痛，身体前倾可以缓解，详见第 59 章。

 诊断提示：黄疸 + 食欲缺乏 + 腹部不适 / 疼痛 = 胰腺癌

十一、白血病[6]

白血病是由造血系统的干细胞获得性恶变引起的。未及时治疗的急性白血病可迅速导致患者死亡，慢性白血病虽有不同的慢性病程，但最终也将导致患者死亡（图 27.1）。各类型白血病的主要特点如下。

急性淋巴细胞白血病（ALL）最常见的发病年龄是 2~10 岁，在约 40 岁时出现第二个发病高峰。急性单核细胞白血病（AML）发病的中位年龄是 55~60 岁。

1. 急性白血病

（1）症状
- 全身症状（如不适）。
- 贫血症状。
- 易感染（如咽痛、口腔溃疡、肺部感染）。
- 易挫伤和出血（如鼻出血、牙龈出血）。
- 骨痛（特别见于 ALL 患儿）和关节痛。
- 白血病细胞浸润所致的症状（AML 患者的牙龈肥大）。

 诊断提示：不适 + 苍白 + 骨痛 = 急性淋巴细胞白血病
诊断提示：不适 + 苍白 + 口腔疾病 = 急性单核细胞白血病

（2）体征
- 贫血导致的苍白。
- 瘀点、擦伤。
- 牙龈肥大、牙龈炎和（或）口腔炎。
- 感染体征。
- 肝、脾、淋巴结不同程度地肿大。
- 骨压痛，尤其是胸骨。

（3）诊断
- 全血检查（FBE）和血涂片检测：正常血色素 / 正常细胞性贫血，包括血循环母细胞在内的全血细胞减少、血小板通常减少。
- 骨髓检查。
- PCR 检测。
- 细胞遗传学检测。

注：通常急性白血病的复发意味着患者即将死亡，除非能够成功进行骨髓移植。ALL 患儿的 5 年生存率平均为 75%~80%，成人 ALL 为 30%；AML 患者随着年龄的增大生存率会降低，年龄超过 55 岁患者 5 年生存率约为 20%。

2. 慢性粒细胞白血病（CML）

临床特点
- 中年起病，通常发病年龄为 40~60 岁。
- 起病隐匿。
- 全身症状：不适、体重减轻、发热、盗汗。
- 贫血的症状。
- 脾大。
- 阴茎异常勃起。
- 痛风。
- 白细胞（粒细胞）计数显著升高。
- 骨髓象左移现象显著。
- 出现费城染色体。

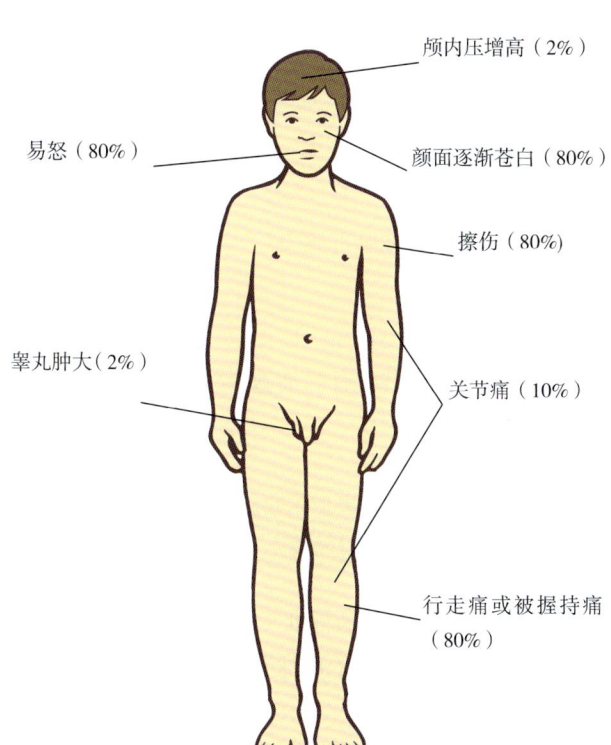

图 27.1　白血病患儿的临床特点[5]

诊断提示：疲劳+发热/盗汗+腹部饱满（脾大）= CML

3. 慢性淋巴细胞白血病（CLL）
临床特点
- 好发于中、老年人。
- 起病隐匿。
- 全身症状：全身乏力、消瘦、发热、盗汗。
- 淋巴结病变——颈部、腋窝部、腹股沟（80%）。
- 中度脾大和肝大（约50%）。
- 轻度贫血。
- 淋巴细胞增多 $> 15 \times 10^9/L$。
- 淋巴细胞发育"成熟"。
- 考虑细胞遗传学检测。

诊断提示：疲劳+体重减轻+发热/盗汗+淋巴结病 = CLL

十二、淋巴瘤

淋巴瘤是淋巴组织的恶性肿瘤，根据淋巴组织的组织学形态基础被分类为霍奇金淋巴瘤和非霍奇金淋巴瘤。

1. 霍奇金淋巴瘤
临床特点
- 无痛（橡皮样）淋巴结肿大，尤其是颈部淋巴结。
- 全身症状（如不适、乏力、体重减轻）。
- 发热和严重夜间盗汗、波浪热（Pel-Ebstein）。
- 瘙痒。
- 酒精可诱发肿大的淋巴结疼痛。
- 可能出现脾大和肝大。

诊断是通过淋巴结组织活检。其他检测包括：FBE、胸部X线检查（CXR）、CT/MRI（有助于分期）、骨髓活检、功能性同位素扫描。分期使用Ann Arbor命名法（ⅠA至ⅣB）。

诊断提示：不适+发热/盗汗+瘙痒 = 霍奇金淋巴瘤

2. 非霍奇金淋巴瘤
非霍奇金淋巴瘤是由B细胞或T细胞的恶性克隆所致的异质性淋巴瘤。

临床特点
- 无痛淋巴结肿大——局部或全身的。
- 可能出现全身症状，特别是大汗。
- 瘙痒症不常见。
- 异常的病理性结节（例如中枢神经系统、骨、皮肤、胃肠道）。
- 可伴有肝大和脾大。
- 可发生皮肤淋巴结浸润（如蕈样肉芽肿）。

诊断是通过淋巴结活检。
CXR和腹部CT检查有助于分期。

诊断提示：不适+发热/盗汗+淋巴结病 = 非霍奇金淋巴瘤

十三、多发性骨髓瘤

多发性骨髓瘤是分化的β淋巴细胞——浆细胞克隆增生所致的恶性肿瘤。被认为是一种老年性疾病，平均患病年龄为65岁[7]。多发性骨髓瘤老年患者的经典三联征是贫血、背痛和红细胞沉降率上升。此三联征有助于与意义未明的单克隆丙种球蛋白病（MGUS）相鉴别。其他检查包括血清蛋白电泳检测和血清免疫固定电泳检测、核素扫描。

1. 临床特点
- 骨痛（例如背痛）——超过80%的患者。
- 骨骼压痛。
- 虚弱、疲倦。
- 体重减轻。
- 反复感染，如肺部感染。
- 贫血的症状。
- 出血倾向。
- 恶性浆细胞替代骨髓细胞。
- 肾功能衰竭。

诊断提示：虚弱+不明原因的腰背痛+易发感染 = 多发性骨髓瘤

2. 诊断
目前诊断标准[5]包括：
- 血清低丙种蛋白（电泳）。
- 尿中本周蛋白。
- 骨骼检查有骨溶性病变。

治疗方法是化疗：平均生存时间3～4年。

十四、类癌综合征

类癌细胞分泌激素引起类癌综合征，激素的分泌要比肿瘤局部生长或转移扩散（80%是扩散转移）早得多。

1. 临床特点

- 经典三联征：皮肤潮红（尤其是面部）、腹泻（腹痛性痉挛）、心脏瓣膜病。
- 其他特点：喘息、毛细血管扩张、低血压、发绀。
- 肿瘤发生部位：阑尾/回肠、胃、支气管。

2. 诊断

- 24小时尿5-羟吲哚乙酸的测定。
- 血浆嗜铬粒细胞蛋白A测定。

十五、真性红细胞增多症

这是一种红细胞，也可以是白细胞及血小板的恶性增生性疾病。

1. 临床特点

- 老年人。
- 疲劳。
- 头痛、头晕、耳鸣。
- 热水浴或热水澡后出现皮肤瘙痒。
- 鼻出血。
- 面部潮红。
- 脾大。
- 血栓形成。

2. 辅助检查

- FBE和血细胞比容。
- 骨髓活检。

十六、有可能治愈的恶性肿瘤

即使在晚期，有些肿瘤也是可以通过化疗治愈的。这些肿瘤包括：

1. 血液系统肿瘤

- 某些淋巴瘤。
- 霍奇金淋巴瘤。
- 急性淋巴细胞白血病。
- 急性髓样白血病。

2. 实体瘤

- 绒毛膜癌。
- 睾丸畸胎瘤。
- 神经母细胞瘤。
- Wilms瘤（肾母细胞瘤）。
- 伯基特（Burkitt）淋巴瘤。
- 胚胎性横纹肌肉瘤。

3. 辅助化疗可治愈的肿瘤

- 乳腺癌（尤其是达到Ⅱ期）。
- 成骨肿瘤。
- 软组织肿瘤。
- 大肠癌。

十七、生存率

维多利亚癌症协会通过超过15年的研究（1982—2007）发布了常见癌症及其5年生存率（表9.3和表27.5）。数据显示许多癌症的生存率得以提升。生存率最低的是间皮瘤，5年生存率为4%。

表27.5 常见的癌症及其5年生存率[8]

癌症	5年生存率（%）
睾丸癌	99
黑色素瘤	90
甲状腺癌	92
霍奇金淋巴瘤	82
乳腺癌	87
子宫癌	84
前列腺癌	84
膀胱癌	51
非霍奇金淋巴瘤	66
结肠癌	63
卵巢癌	41
胃癌	25
肺癌	11
肝癌	10
胰腺癌	5

十八、转移瘤

当转移病灶在各类器官中被发现时，医生具备推断肿瘤原发灶的临床知识是十分有意义的。

常见的肿瘤转移部位是淋巴结、肝、肺、纵隔和骨骼组织。其他部位包括脑、骨髓、腹膜、腹膜后、皮肤和脊髓。

以下所列为可发生转移癌的重要部位，其后按可能性大小列出原发癌部位：

- 骨转移：乳腺癌、前列腺癌、肺癌、霍奇金淋巴瘤、肾癌、甲状腺癌、黑色素瘤。
- 脑转移：乳腺癌、肺癌、结肠癌、恶性淋巴瘤、肾癌、黑色素瘤、前列腺癌。
- 肝转移：结肠癌、胰腺癌、肝癌、胃癌、乳腺癌、肺癌、黑色素瘤。
- 肺和纵隔转移：乳腺癌、肺癌、结肠癌、肾癌、睾丸癌、宫颈或子宫癌、霍奇金淋巴瘤、黑色素瘤。
- 淋巴结转移

  —上颈部：霍奇金淋巴瘤、淋巴瘤、鳞状细胞癌、口咽癌、鼻咽癌。

  —下颈部：肺癌、胃癌、淋巴瘤、霍奇金淋巴瘤、口咽癌、喉癌、皮肤癌、舌癌。

  —腋窝：乳腺癌、肺癌、淋巴瘤。

  —腹股沟部：淋巴瘤、卵巢癌、子宫癌、外阴癌、前列腺癌、皮肤癌。

- 腹膜后部：淋巴瘤、霍奇金淋巴瘤、卵巢癌、子宫癌、睾丸癌、前列腺癌。
- 皮肤：肺癌、结肠癌、黑色素瘤、卡波西肉瘤。

谨记这些恶性肿瘤是有可能被治愈的，因此应尽快转诊。

十九、原发部位不明的癌症

约5%的癌症目前没有一个明确的来源。如果不能通过病史、体检和基础检测进行诊断，那么在组织活检中进行免疫组织化学染色在诊断原发癌方面就显得尤为重要。为弄清楚哪些是可治疗的原发癌，进一步转诊检查是值得的。一般40%腺癌来源于肺癌和胰腺癌。低分化的肿瘤有淋巴瘤、黑色素瘤和肉瘤。

原发部位不明的癌症患者的平均存活时间为6个月。

二十、预防

恶性肿瘤的预防措施详见第9章。近几年因胃癌死亡的人数显著减少，可能是由于饮食的调整，包括摄入更多新鲜蔬菜和水果。重要的预防措施包括合理健康的饮食、戒烟、防晒、HPV疫苗接种和安全的性行为。值得重视的是前列腺癌、慢性髓样白血病、骨髓瘤、非霍奇金淋巴瘤，以及食管腺癌的发病率在快速升高。

> **值得考虑的临床三联征**
> **诊断提示**：食欲缺乏 + 体重减轻 + 黄疸（± 上腹疼痛）= 胰腺癌
> **诊断提示**：疲劳 + 吞咽困难 + 体重减轻 = 食管癌
> **诊断提示**：食欲缺乏 + 消化不良 + 体重减轻 = 胃癌
> **诊断提示**：头痛 + 恶心/呕吐/视盘水肿 + 共济失调 = 髓母细胞瘤（儿童）
> **诊断提示**：发热 + 极度不适 + 恶心/呕吐/视盘水肿（± 贫血）= 神经母细胞瘤
> **诊断提示**：精神障碍 + 呕吐 +（清醒状态）头痛 = 脑肿瘤（晚期）
> **诊断提示**：眼球内陷 + 瞳孔缩小 + 眼睑下垂（± 无汗）= 霍纳综合征（肺癌？）

参考文献

[1] Australia's Health. Causes of Death. Canberra: Australian Institute of Health, 2007.

[2] Halliday J. Malignant disease in children: the view of a general practitioner and parent. In: Baum J, Dominica F, Woodward R. Listen My Child Has a Lot of Living to Do. Oxford: Oxford University Press, 1990: 19-27.

[3] Trahair T. Cancer in children: how to treat. Australian Doctor, 15 August 2008: 31-38.

[4] Hamilton W, Peters TJ. Cancer Diagnosis in Primary Care. Oxford: Elsevier, 2007.

[5] Hamilton W, Peters TJ, et al. Risk of ovarian cancer in women with symptoms in primary care: population based case-control study. BMJ, 2009: 339.

[6] Vowels MR. Common presentations and management of leukaemia in childhood. Aust Fam Physician, 1994, 23: 1519-1521.

[7] Davey P. Medicine at a Glance (3rd edn). Oxford: Blackwell Publishing, 2010: 36-37.

[8] Giles G. Cancer Survival in Victoria. Melbourne: Cancer Council Victoria, 2009.

HIV/AIDS 第28章

> 对他的判决也是死,并非死亡不可避免和让人感到恐惧,而是在这之前的科学对它知之甚少,使其死亡亦非意外。在当今复杂的社会文明的这个大机器上,该男子也只是一个小轮子。
>
> W Somerset Maugham(1874—1965),*Of Human Bondage*

一、HIV:一种现代隐匿性疾病

众所周知,人类免疫缺陷病毒(HIV)是获得性免疫缺陷综合征(艾滋病,AIDS)的病因,理所当然地被纳入现代临床医学的疑难病之中。西方世界的公共卫生措施限制了其感染和传播。相比之下,非洲和亚洲发病率则继续以惊人的速度上升。世界卫生组织(WHO)估计,2008 年有 3340 万名成人和儿童感染 HIV。在 1995 年 11 月引入蛋白酶抑制剂联合治疗后,医学界改变了以前对其自然病程的理解,并催生了新的希望。对于那些获得适当治疗的患者来说,艾滋病就会成为一种可控的慢性疾病。

研究发现,由于 HIV 感染在整个病程中是非隐匿性的,因此艾滋病的早期诊断变得越发重要。初发感染后,HIV 就会在体内进行暴发性地复制,在 6~8 周则会受到体内免疫系统的控制,宿主对抗病毒的交互作用达到充分活跃和动态平衡的状态。这种动态状况会贯穿于一个人的一生。每天有多达 100 亿株新的病毒复制,也有 20 亿 CD4 淋巴细胞被破坏和更新。当身体 CD4 淋巴细胞的更替能力耗尽,导致临床免疫缺陷时,病毒在体内的复制进一步失控,从而表现出免疫缺陷症群。病毒载量分析试验基于分子技术,彻底改变了我们对 HIV 感染的自然史的理解。这些技术的进步,在疾病早期做出诊断已成为可能,以便开始联合治疗以减少病毒载量。

HIV 感染的管理是一个专业的领域,全科医生是预防、诊断、咨询、监测和艾滋病共同管理的中心环节。全科医生必须明确如表 28.1 所总结的 HIV 早期诊断的好处。

1. 重要资料与关注要点

- HIV 是一种逆转录病毒,已知有两种可导致相似症状的病毒株:HIV-1 和 HIV-2(主要多见于非洲西部)。它感染侵袭携带 CD4 受体的辅助 T 细胞。

表 28.1 早期 HIV 感染诊断的益处

对患者个体
延长无症状期
延缓疾病进展
预防机会性感染
通过耐心教育和咨询得到最理想的健康维护
只有早期干预治疗才有可能治愈
对 HIV 阳性患者群体
监测治疗进展
提高研究和临床试验的参与率
开发新服务以满足不断变化的患者需求
对社区
流行病学变化的档案管理
减少高风险活动
追踪接触者
控制艾滋病的传播
对医生
确定起病与病程时间
确定患者随访时间

资料来源:Penny R. Could it be HIV? 2. Benefits of early diagnosis of HIV infection. Med J Aust, 1993; 158: 35-36. © Copyright 1993, The Medical Journal of Australia—reproduced with permission.

- 有下列行为者为 HIV 感染高危人群:有性传播性感染(STIs)的病史、注射违法药物、既往输血、不洁性行为及多个性伴侣。

- 约 50% 患者 HIV 感染数周后(HIV 血清转化疾病)[1]出现与急性感染性疾病类似的传染性单核细胞增多症症状。主要特点是发热、淋巴结病、嗜睡,还有可能出现咽痛、全身皮疹。

- 如果患者传染性单核细胞增多症检测阴性,须做 HIV 抗体检测,若结果为阴性,4 周后应重复检测。

- 患者一般能在 5 年或更长一段时间内维持健康状态[2]。

- "调定点"是指血浆病毒载量下降至常年稳定的水平。
- 卡氏肺孢子菌肺炎（PJP）是艾滋病最常见的临床表现。
- 15%～40% HIV 阳性的儿童感染来源于其患艾滋病的母亲[3]。
- 患艾滋病的母亲所生的婴儿可能在出生后几个月内发病，其中 30% 发生在 18 个月内。
- 对于成年人，艾滋病的发病时间为 2 个月至 20 年，或更长的时间，平均约为 10 年。
- 在家庭医生临床工作中，HIV 相关性疾病的最常见的表现是在皮肤和口腔黏膜，例如念珠菌病和疱疹[4]。
- 结核病是艾滋病患者常见、严重且可治愈的一种并发症。
- HIV 抗体检测包括两个阶段：先进行酶联免疫吸附（ELISA）试验，如果 ELISA 阳性，则进行蛋白质印迹法等进一步测定。
- 血清转化时期指患者从感染 HIV 到抗体测试呈阳性，其时间长短随不同个体存在一定差异，这一时期被称为"窗口期"。
- 所有 HIV 感染的患者需要定期监测免疫功能和病毒浓度（负荷量）。病毒浓度检测可监控病毒的活动情况。
- 评估免疫耗竭水平最佳的检测方法是 CD4 阳性 T 淋巴细胞（辅助 T 细胞）计数——CD4 细胞计数。较好健康状态的判断点（无症状或健康人应 > 500 个细胞 /μl；病情严重者则 < 200 个细胞 /μl）。

2. 发病和传播 HIV 可以从被感染者的血液、组织、精液、唾液、乳汁、子宫颈及阴道分泌物和泪液分离出来。HIV 可通过精液、血液、阴道分泌物、器官移植和乳汁传播：
- 无保护的性交（肛门或阴道），在极少数情况下可通过与受感染者口交传播。
- 被感染的血液进入人体（通过输血或静脉吸毒者共用针头和注射器）。
- 针刺伤。
- 人工授精，器官移植。
- 源于感染的母亲（在怀孕期间或在喂养母乳时传播给婴儿）。

可以通过阴道、直肠或开放伤口和溃疡感染 HIV，包括任何在嘴唇或口腔的伤口。一般不会通过日常（非性的）接触和虫媒传播。

二、临床分期[5]

艾滋病的临床分期总结于表 28.2[6]。

1. 急性（血清转化）期 至少 50% 的患者有与血清转化有关的急性疾病。疾病通常发生在感染后 6 周内，其特点是发热、盗汗、不适、严重的嗜睡、食欲缺乏、恶心、肌痛、关节痛、头痛、畏光、咽痛、腹泻、淋巴结病、全身广泛性皮肤斑丘疹和血小板减少；主要症状有头痛、畏光和不适 / 疲劳；可出现神经系统表现，包括脑膜脑炎和周围神经炎。急性 HIV 感染应考虑与类似的传染性单核白细胞增多症相鉴别。传染性单核白细胞增多症通常呈自限性，1～3 周内可缓解。然而，慢性嗜睡、抑郁和烦躁等症状可能会持续。非特异性病毒血症的后遗症有黏膜溃疡、脱屑、皮脂溢出加重和可能发生的复发性单纯疱疹（图 28.1）。

急性期可能伴中性粒细胞减少症、淋巴细胞减少症、血小板减少症、红细胞沉降率（ESR）和血清转氨酶轻度升高。在淋巴细胞增多的恢复期可能出现或伴随出现非典型单核细胞，且由于 $CD8^+$ 细胞增多可导致 $CD4^+$: $CD8^+$ 细胞比例倒置。这时 EB 病毒（EBV）血清反应阴性。

鉴别诊断在表 28.3 中列出。

 诊断提示：发热 + 严重不适 + 淋巴结肿大 = 急性 HIV 感染

2. 亚急性期（无症状期） 急性期后，艾滋病进入无症状期。

随后全身症状伴随着较轻的机会性感染，如口腔念珠菌病、单纯疱疹和带状疱疹。这种早期症状阶段被称为艾滋病相关综合征，被视为有前驱症状的艾滋病。

3. 艾滋病症状期 随着时间的推移，美国疾病控制中心（CDC）将艾滋病的最初分类修改为一套更简化的定义方案。HIV/ 艾滋病病例监测系统简单地列出了与 HIV 感染晚期阶段相关的临床表现，并将其作为"艾滋病期"[7]。

表 28.2　艾滋病的临床分期[6]

临床分期	常见的临床特征	CD4 细胞计数
血清转化期（自限性 1～3 周）	发热、头痛（可能患有无菌性脑膜炎）、咽痛、皮肤斑丘疹、淋巴结病、脾大；全血检查（FBE）发现非特异性淋巴细胞	短暂的降低，一般可恢复到正常水平
无症状期	头痛 持续性全身淋巴结病	通常 > 500 个细胞 /μl 逐步减少至 50～80 个细胞 /μl
艾滋病前期（临床症状早期）	口腔和阴道念珠菌病、口腔毛状白斑、脂溢性皮炎、银屑病、复发性水痘带状疱疹感染、子宫颈不典型增生、不明原因的发热、盗汗、体重减轻、腹泻、结核感染	通常 150～500 个细胞 /μl
典型艾滋病期（临床症状后期）	PJP、卡波西肉瘤、食管念珠菌病、脑弓形体病、淋巴瘤、HIV-1 相关的痴呆、隐球菌性脑膜炎	通常 < 150 个细胞 /μl
艾滋病晚期	巨细胞病毒（CMV）性视网膜炎、脑淋巴瘤、鸟-胞内分枝杆菌复合菌（MAC）感染	通常 < 50 个细胞 /μl

本文经许可转载[6]。

表 28.3　原发性 HIV 感染的鉴别诊断

EB 病毒引起的传染性单核细胞增多症
梅毒：继发性
TORCH 病原体 • 弓形虫病 • 风疹 • 巨细胞病毒（CMV） • 单纯疱疹
播散性淋球菌感染
甲型、乙型、丙型、丁型、戊型肝炎
流感
其他病毒感染

艾滋病症状期的并发疾病包括：
- 支气管、气管和肺念珠菌病。
- 食管念珠菌病。
- 侵袭性子宫颈癌。
- 弥漫性或肺外球孢子菌病。
- 肺外隐球菌病。
- 慢性肠道隐孢子虫病（病程 > 1 个月）。
- 巨细胞病毒病（除了肝、脾或淋巴结）。
- 巨细胞病毒性视网膜炎（失明）。
- HIV 相关脑病。
- 单纯疱疹病毒（HSV）：慢性溃疡（病程 > 1 个月）；或支气管炎、肺炎或食管炎。
- 弥漫性或肺外组织胞质菌病。
- 慢性肠道等孢球虫病（病程 > 1 个月）。
- 卡波西肉瘤。
- 淋巴瘤，伯基特淋巴瘤（或同类疾病）。
- 免疫母细胞性淋巴瘤（或同类疾病）。
- 原发性大脑淋巴瘤。
- 弥漫性或肺外鸟-胞内分枝杆菌复合菌和堪萨斯分枝杆菌。
- 任何部位的结核分枝杆菌（肺或肺外）。
- 弥漫性或肺外分枝杆菌，其他类型或未明确的类型。
- PJP。
- 反复发作的沙门菌败血症。
- 脑弓形虫病。
- HIV 引发的消耗综合征。

无论有无临床状况，美国对艾滋病的界定是根据 CD4 细胞计数 < 200 个细胞 /μl 为标准；澳大利亚则依据艾滋病病例的监测系统，并不依据 CD4 细胞计数。

三、临床表现

HIV 感染的临床表现多种多样（图 28.1）。

1. 发热
- 通常是不明原因的发热。

2. 体重减轻
- 通常严重，且有肌肉萎缩。

3. 呼吸
- 鼻窦炎。
- 干咳、进行性呼吸困难和发热：多由机会性感染性肺炎所致。

超过 50% 的患者会并发 PJP，突然起病或隐匿性发病[6]。起病为隐匿性者，早期体检和胸部 X 线检查往往正常。也可由许多其他病原体（例如 CMV、隐球菌和结核杆菌）所致。PJP 患者如果不予治疗，死亡率非常高，因此 PJP 的排除诊断很重要。

> **实践要点**
>
> 严重的 PJP 可能极少或没有胸部体征，但除非治疗，患者病情可迅速恶化、死亡[6]。

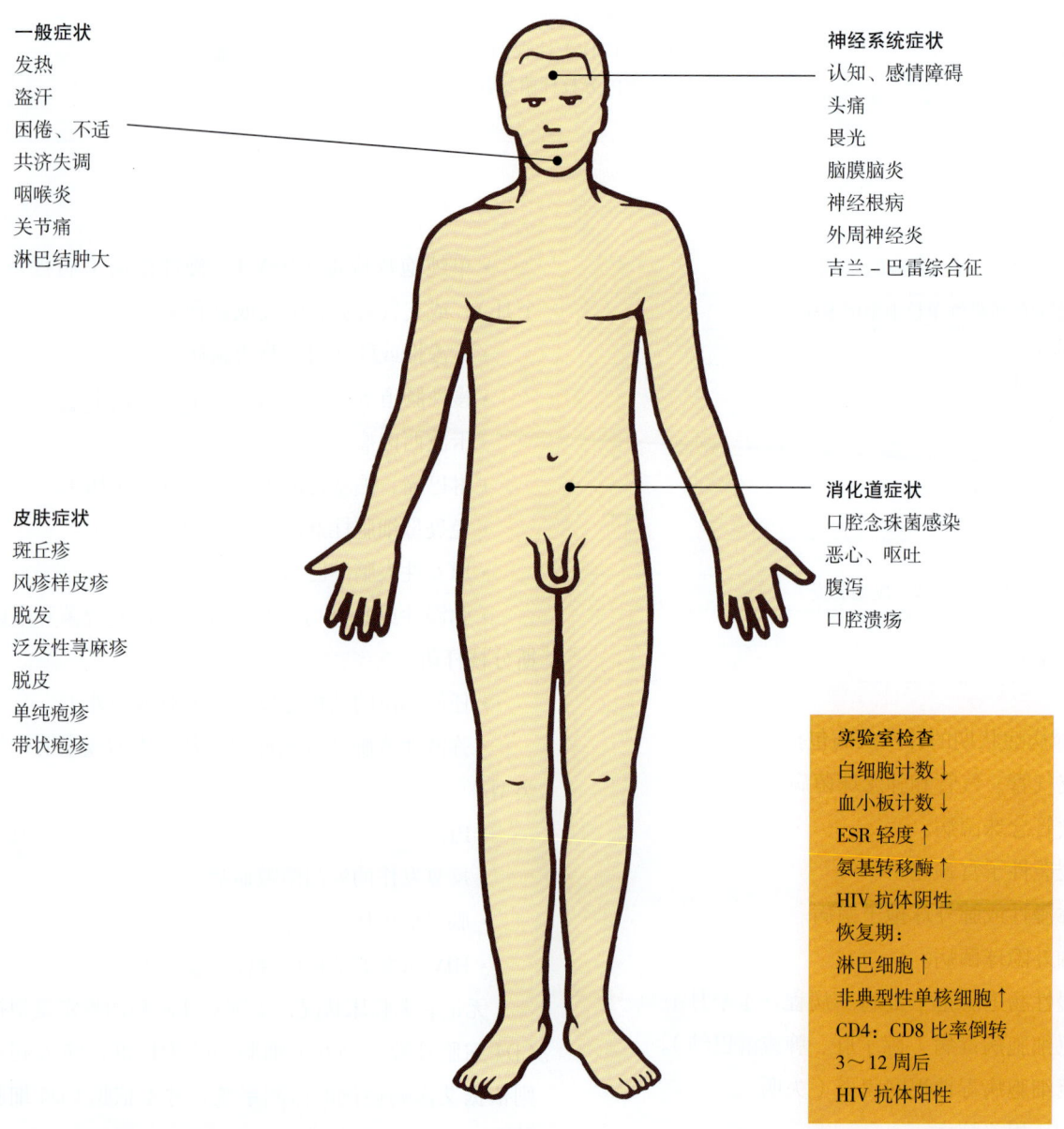

图 28.1　原发性 HIV 感染可能出现的临床表现

4. 胃肠道（GIT）
- 慢性腹泻（很多原因）伴有体重下降或脱水。

5. 神经系统
- 头痛。
- 进行性痴呆（HIV 脑病）。
- 脊髓型共济失调。
- 癫痫发作。
- 单神经炎。
- 吉兰-巴雷（Guillain-Barré）型神经病。
- 弓形虫脑炎。
- 隐球菌性脑膜炎。
- 周围神经病变。
- 进行性视力丧失（CMV 视网膜炎）。
- 中枢神经系统淋巴瘤。

6. 口腔
- 口疮性溃疡。
- 口角炎。
- 牙周/牙龈疾病。
- 扁桃体炎。
- 口腔念珠菌病。
- 口腔毛状白斑（累及舌的外侧缘，常与念珠菌病相混淆）。

7. 泌尿生殖系统
- 子宫颈不典型增生。
- 阴道念珠菌病。
- 各种性传播疾病（如单纯疱疹病毒、人乳头瘤病毒感染）。

8. 皮肤
- 脓疱病。
- 疣。
- 单纯疱疹病毒（HSV）。
- 带状疱疹，特别是皮下多发性。
- 脂溢性皮炎。
- 皮肤真菌病。
- 卡波西肉瘤（身体任何部位的紫红色无痛性病变，包括手掌、足底、口腔、胃肠道的其他部位）（图 28.2）。

图 28.3 呈现了 HIV 感染后不同时间所致疾病及 CD4 细胞水平。

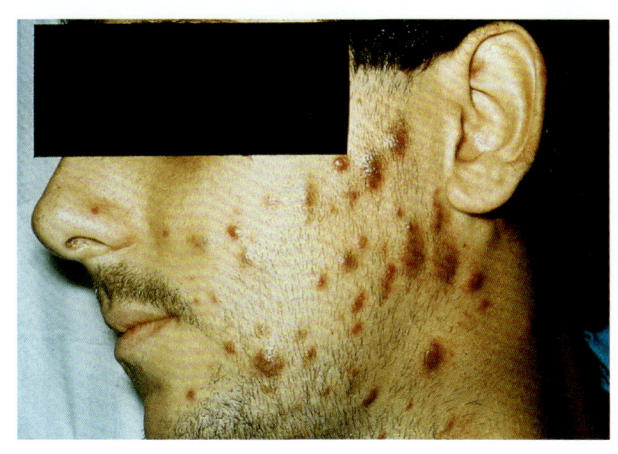

图 28.2　男性艾滋病患者面部的卡波西肉瘤

照片由 Hugh Newton-John 提供。

四、辅助检查和诊断[6]

艾滋病实验室检查包括三方面。

1. HIV 感染的测定
- ELISA。
- 蛋白质印迹技术（用于确认）。

2. 免疫功能测定
- CD4 淋巴细胞计数——HIV 感染可能出现临床表现的最强预测因子。
- 低 CD4 细胞（计数 < 500 个细胞/μl）= 细胞免疫缺陷。
- 计数 < 200 个细胞/μl= 严重免疫缺陷[2, 4]。

3. 病毒载量
测量 HIV-RNA 的血清水平的一种方法——与 AIDS 进展和死亡有关。

4. 机会性感染和其他疾病的检查
例如其他 STIs、EBV、CMV、肝炎、结核菌素皮内试验。

五、管理

HIV 感染者需要得到医务人员充分的心理支持、咨询和定期评估。

1. 整体性疗法　大多数 HIV 感染者采取了"自然疗法"。这种方法应作为全科医生治疗建议的补充。应该鼓励患者将其服用的备选药物告诉自己的医生。非专业的报告指出，75% 的 HIV 感染者常规使用"自然疗法"，而由于艾滋病治疗的长期性，医生支持和接受这种疗法是十分重要的。

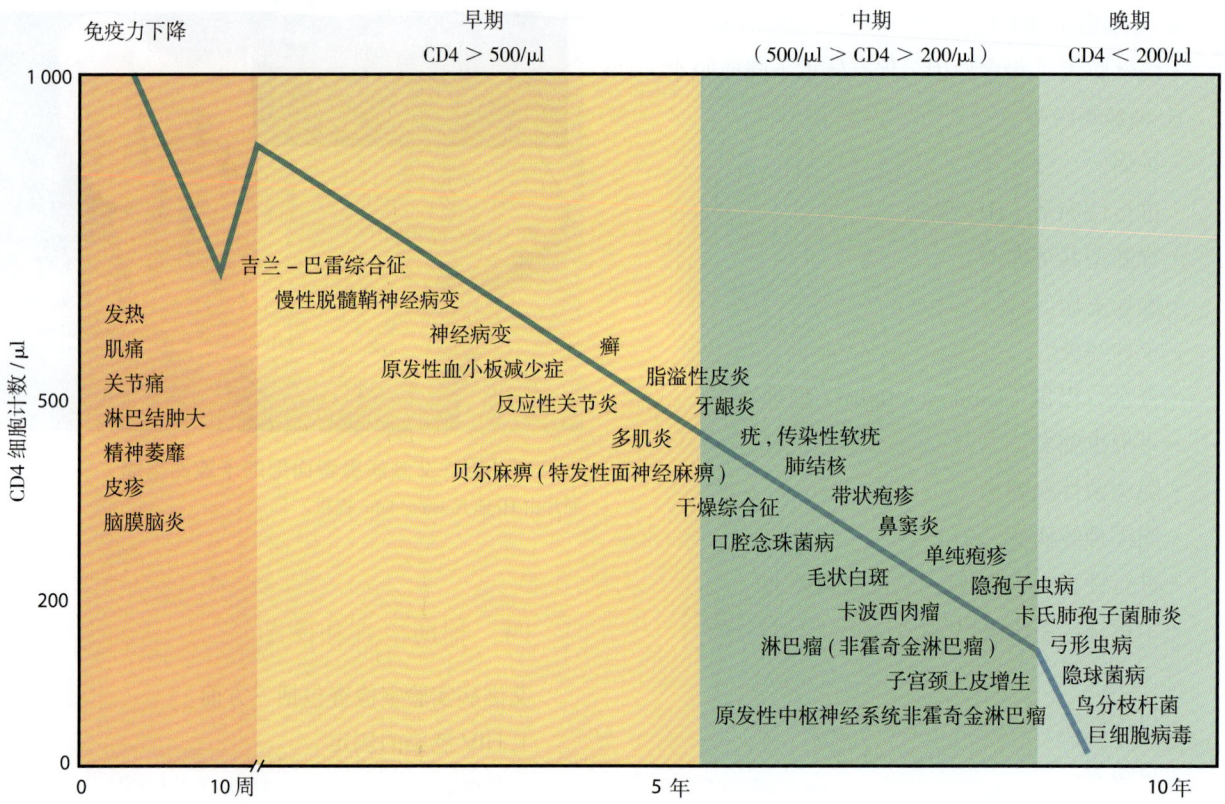

图 28.3 感染 HIV 后并发疾病的发生时间表

GJ Steward. Could it be HIV? 1. The challenge: clinical diagnosis of HIV. The Medical Journal of Australia, 1993, 158: 31–4 © Copyright 1993, The Medical Journal of Australia—reproduced with permission.

积极的生活干预方式包括：

- 健康均衡的饮食：大量水果和蔬菜摄入、纯果汁、高纤维、低脂肪、高复合碳水化合物。
- 避免有害食物：加工食品、咖啡因、毒品、酒精、香烟。
- 放松和冥想（减少并自我监控压力水平）。
- 适当的睡眠和锻炼。
- 考虑补充抗氧化剂。
- 支持小组和持续辅导。

2. 药物治疗[8, 9, 10]　　目前最佳的治疗方案是抗逆转录病毒疗法。其取决于联合用药，而单药治疗已被淘汰。抗逆转录病毒治疗方案在不断变化探索中，更新的指南可以从网上（www.hivatis.org）或（www.ashm.org.au）获取。无论患者在初期治疗时药物降低病毒载量的效果有多好，病毒抵抗仍是限制性因素。试验表明，齐多夫定和拉米夫定联合用药相对于单独用药，能使患者血浆病毒载量更持久地减少，并延缓病毒抵抗的产生与发展。目前在澳大利亚有许多抗逆转录病毒药物（表 28.4）可为临床医生提供更多的治疗选择。然而，联合治疗仍有许多问题，需要进一步开展以病毒载量作为临床终点的试验研究。目前认为有效的常用药物有三种［高效抗逆转录病毒疗法（HAART）］，并有多种可能的组合。这些药物的严重不良反应（包括心血管疾病，常严重影响生活质量）仍然是一个重要问题。HIV 对 HAART 的抵抗性则是另一个问题。采用依曲韦林、地瑞那韦与雷特格韦（TRIO）治疗的患者有 90% 获得了疗效。皮下注射白细胞介素 -2 已被证明能提高患者免疫力。

（1）HAART　　这是由三种（或多种）药物联合应用的治疗方法，其中有一种或多种能穿透血 - 脑屏障的药物。

（2）卡氏肺孢子菌[9]　　这是肺炎的一个重要原因，但通常直到 $CD4^+$ 细胞计数 < 200 个细胞 /μl 才能被发现。常用治疗方法是甲氧苄啶 + 磺胺甲噁唑（复方新诺明）口服或静脉注射 21 天，当 < 200 个细胞 /μl 时，其也被作为口服给药用于预防。替代

表 28.4 目前可用的抗逆转录病毒药物

核苷逆转录酶抑制药（NRTIs）	非核苷逆转录酶抑制药（NNRTIs）	蛋白酶抑制药	融合（输入）抑制药	整合酶抑制药
• 阿巴卡韦 • 齐多夫定（AZT） • 去羟肌苷（DDI） • 恩曲他滨 • 司他夫定（D4T） • 拉米夫定（3TC） • AZT+3TC（双汰芝） • AZT+3TC+阿巴卡韦（Trizivir） • 替诺福韦（TFV）*	• 奈韦拉平（NEV） • 地拉韦啶（DLV） • 依非韦伦（EFV） • 依曲韦林（ETR）	• 沙奎那韦（SQV） • 茚地那韦（IDV） • 利托那韦（RTV） • 奈非那韦（NFV） • 氨普那韦（APV） • 呋山那韦（FAPV） • 洛匹那韦/利托那韦（LPV） • 阿扎那韦（ATZ） • 替拉那韦（TPV） • 达芦那韦（DRV）	• 恩夫韦肽（T20） • 马拉韦罗（MVC）	• 拉替拉韦（RAL）

* 核苷类似物逆转录酶抑制剂。

试剂是戊烷脒，静脉注射，每日 1 次，持续 21 天。

（3）**急性 HIV 感染** 目前并没有证据表明血清转换疾病的治疗在临床有益，但治疗是可供选择的，且在一些诊所可以提供。

（4）**暴露后的预防（PEP）** 风险评估：不建议低风险者进行 PEP，但那些有显著高风险者应考虑 PEP。详请参阅"针刺和锐器伤"方案（第 136 章）。

六、HIV 检测：家庭医生的作用[12]

有经验的全科医生会利用 HIV 检测的机会，探索预防和性健康问题。完整的性生活史和吸毒史必须纳入问诊内容中，在测试咨询前需征得患者同意并予以保密。

许多 HIV 阳性患者描述了其检验结果是如何让他们困惑和震惊的，尤其是出现意想不到的阳性结果时更是如此。造成这种结果的原因之一是缺乏任何形式的检测前咨询。

1. 首次咨询

• 首先应考虑患者"现在"进行 HIV 检测的原因。
• 探索患者咨询的"隐藏成分"。
• 采集关于性行为、治疗和用药的详细病史。医患双方在谈及这类问题时可能都会感到尴尬，因此在这个过程中建议采取下列措施：
—建立一个支持性的、非评判性的氛围。以对性行为取中立的态度，鼓励患者提供自己的真实病史、与性伴侣的性行为模式和性活动的信息。不要去推测患者的性偏好；可随着病史的展开，让患者暗示出来；当然这个过程可能会耗费一些时间。

• 提出非评判性、就事论事的问题"你是否自己注射过毒品？"和"你是否与男人或女人发生过性关系，或两者都有？（对于男性患者）"应要求患者诚实回答。

• 强调既往已知 STIs 史的重要性。评估 STIs 患者的风险。

• 评估患者的应对策略和社交网。

2. 检测前咨询

• 提供关于检测的信息（这种检测能说明什么，不能说明什么）。
• 解释假阴性和"窗口期"。
• 提供恰当的关于 HIV 疾病和其他 STIs 的知识。
• 消除任何关于感染传播途径的荒谬理解。
• 为更安全的行为提出预防性建议（性和静脉注射毒品）。
• 评估患者可能的应对机制。
• 评估患者的社会支持网络和人际圈。
• 保证保密性，这是法律要求。
• 讨论告知对象：性接触者。
• 提供除 STIs 外的检测。

最后：

• 与患者讨论如何"对待检测结果"。

- 讨论法律规定（查阅国家的法律）。
- 需要取得患者的知情同意（不仅是HIV感染，还有其他性传播疾病）。
- 做好与患者面对面讨论检测结果的准备。

考虑提出有价值的问题：今天得到这样的检测结果，你将如何改变你的行为？

3. 检测结果（约2周后）
检测结果必须在咨询中提及（无论阳性还是阴性）：避免打电话。

（1）检测结果阴性
- 安慰患者。
- 强调安全性行为。
- 纠正任何将目前危险的行为视为安全的误识。
- 高危人群、已知有HIV接触史者或12周的"窗口期"者应再检测。
- 3个月内的检测有助于排除近期感染者。
- 保密。

（2）检测结果可疑阳性[11] 模棱两可的可疑阳性结果表明，这可能是"窗口期"。

结果需要持续监控，包括重复检测。确保安排面对面的会谈，讨论最后的结果。

（3）检测结果阳性 知晓检查结果呈阳性，对患者来说是非常痛苦的经历。此时，良好的沟通技巧对于医生来说非常重要。应对检测结果予以明确说明。检测前进行良好的病史采集、风险评估和咨询会使将阳性结果告知患者的工作容易许多。让患者知晓联合用药可改善预后，这比直接将阳性检测结果告知患者有帮助。注意以热情、坦诚的态度对待患者。多数患者希望得到安慰，类似"这并不意味着你会死亡"的话语需要坚定地表达数次。向患者解释HIV感染和艾滋病的区别。与患者讨论该把结果告诉哪些人，并帮助患者确定能给予他们最大支持的朋友。询问患者咨询后将会做些什么，并约定下1次的会面。如有必要，告诉患者能24小时提供帮助的热线电话。随访事宜只需简要说明，因为下1次随访时性接触史会明了，此时再深入讨论。需注意的是，避免过多地了解患者的信息。

在检测后立刻开始咨询和教育。强调HIV阳性状态不等于艾滋病，且不会在短期内引发艾滋病。成立一个支持顾问组，为患者提供良好的教育材料。

4. 会诊和全面的临床评估
- 整体健康评估。
- 尤其要评估既往精神史、确诊前STIs和药物史。
- 是否存在EBV（传染性单核细胞增多症）、乙肝、HIV疾病（急性血清转化疾病）的证据。
- 进一步咨询和讨论具体问题。
- 评估社会和人际关系方面支持。

5. 检查——设置基线水平
- 全面检查，包括皮肤、中枢神经系统，尤其是眼底、胸部、腹部和生殖器；尿液和肺功能检查。
- 监测温度和体重。

6. 血液检查——设置基线并检查免疫状态
- 重复HIV抗体检测（以排除错误的可能性）。
- FBE、CD4细胞和白细胞计数。
- 病毒载量检测。
- 葡萄糖-6-磷酸脱氢酶（G-6-PD）筛查酶缺乏症。
- 梅毒（RPR）、甲肝、乙肝、丙肝、弓形虫、CMV血清学检测。
- 淋病、衣原体、疱疹和鹅口疮检测（如果有征象）。
- 结核菌素皮内试验（Mantoux test）检测结核。

鼓励以整体分析的方法维护和促进健康。探究患者的感情、焦虑、恐惧和保密问题。在工作中加强安全实践。

7. 出现阳性结果后的第二次咨询（1~2周后）
- 提供重复HIV检测和基准测试的结果。
- 进一步了解患者，理解其感受，给予相应的精神支持（如果合适的话）。
- 回答HIV感染者的常见问题
—我生病了吗？
—我还能活多久？
—有什么有效的治疗方法？
—有治愈的可能吗？
—在我身上将会发生什么？
—我应该告诉我的朋友吗？
—我应该告诉我的家人吗？
—社会和法律问题是什么？

对特定的患者，可主动提出这些问题，并准备好答案。
- 给予患者适当的安慰：从长期来看，预后会比预期好得多。
- 讨论支持系统。
- 检查个人预防措施（安全性行为和共用针具的）。
- 强化生活方式的改变，并提示患者如何自我管理：举出实例。
- 介绍放松冥想的方法及相关材料。
- 适时提供转诊（必要时）：专业顾问、自助和互助小组、放松冥想课程。
- 建议告知患者法律和道德责任：不能传播给他人。
- 建立接触者追踪。
- 讨论如何告诉性伴侣这一难题。
- 如果患者不愿告知性伴侣或不确定该告诉谁，应由国家政府机构协助追踪接触者，并跟踪性伴侣可能面临的风险。
- 如果患者不愿告知其性伴侣风险，那么医生在下列情况下可以向其性伴侣公开这一信息：有明确的传染风险；尽管已对患者进行了教育和咨询，但患者不予理睬；医生在公开事实前已征求了同事和伦理委员会的意见，并且已与医疗防护机构进行了讨论。医生应向患者提供书面建议，责成患者必须告知其性伴侣，如果患者仍然拒绝这样做，那么医生有权告知被感染者的性伴侣。
- 讨论"安全性行为"的指南。需要向患者解释使用避孕套是防止病毒载量进一步增加的重要手段，同时要说明保护他人的理由。

8. 持续咨询
- 提供适当的支持、鼓励和辅导。
- 其频率取决于CD4细胞计数（如每3～6个月1次）。
- 检查
—检查一般情况、体温和体重。
—寻找少见的肺部感染、腹泻、皮肤损害、舌和口咽病变、发热、消瘦及神经系统体征。
—检查CMV性视网膜炎的体征（若CD4细胞计数＜100个细胞/μl则有风险）。

—监测抑郁症。
—注意观察艾滋病相关痴呆的早期体征。
- 检测：CD4细胞计数，梅毒血清学检查；病毒负荷试验；胸部X线检查和诱导痰液检查（如有咳嗽、气短），持续性腹泻者进行粪便微量细胞培养，适当进行口腔念珠菌和疱疹拭子培养。
- 治疗并发症。
- 预防——根据免疫状态进行管理：如果CD4计数＜200个细胞/μl则使用克霉唑，防止机会性感染，尤其是PJP。HIV感染的严重警示性要点见表28.5。

表28.5　HIV感染的严重警示性要点

持续的症状
发热
头痛
体重减少
腹泻
干咳
视觉障碍
神经系统
· 癫痫发作
· 周围神经病变
· 其他
精神
· 抑郁或躁狂
· 睡眠障碍
· 痴呆的体征
实验室检查
病毒计数＞10 000/mm
细胞计数200～250个细胞/μl或更少

9. 接触者追踪　应追踪HIV阳性患者的接触者，并向其提供检测与咨询[5]。必须告知HIV感染者，他们有使血清反应阴性的性伴侣感染HIV的风险。HIV感染者或感染高危者不能进行任何血液、精液或组织捐赠。由于生殖器溃疡可能与HIV的传播有关，性传播感染的有效管理是HIV控制综合措施的一部分。

七、HIV感染的预防

1. 对危险个人进行"安全行为"的咨询辅导　目前尚无有效的疫苗。行为调整是预防HIV感染唯一有效的策略。鼓励减少生殖器分泌物交换的性行为

（安全性行为）的教育项目可以降低性活跃人群的风险。避孕套如果使用得当并持续使用可提供可靠的保护，但在肛交时可因易破损而失去保护作用。应使用K-Y凝胶或Lubafax等水性润滑剂，油性润滑剂如凡士林会使避孕套变薄。

讨论用触摸、拥抱、身体摩擦和相互自慰来替代性行为。

强调控制吸毒、静脉注射、安全性行为和更换针具对预防艾滋病的重要性。

特别重要的是，发现HIV传播最重要的生物危险因素是性伴侣的任何一方都存在其他活跃的STIs。其中包括衣原体感染、淋病、梅毒和生殖器疱疹。即使使用避孕套，疱疹在同性恋和异性性交中也可能增加HIV感染的风险[12, 13, 14]。

2. 医务人员的预防 采取血液样本或使用锐器时应格外小心。处置锐器和1次性用品时都要注意和小心。并对所用物品进行充分地消毒灭菌。进行任何有创性操作都应戴手套。针刺伤其他危险性接触的处理见第135章。需要仔细筛选献血者。

八、社区教育

最好以非情绪化的、负责的方式开展艾滋病社区教育，艾滋病教育对个人、社区和群体都有好处，这一点已得到普遍公认。有时害怕或回避这一敏感问题则会导致无所作为。在学校进行艾滋病教育尤其应被作为一项重要的预防策略。HIV感染者是接受教育最适合的人选，视频是最适合使用的教育媒介。

九、转诊时机[15]

多数艾滋病患者须转诊到专科医院或诊所，在这些机构，可以接受专业的且富有同情心的治疗。

出现下列情况时应予以转诊：
- 出现危及生命的机会性感染。
- 需要开始抗逆转录病毒药物治疗。
- 需接受喷他脒预防性治疗者。
- 出现与HIV阳性相关的严重心理问题。

致谢

本章部分内容，包括临床表现、预防和接触者追踪部分经澳大利亚版权联合会许可，转载自 Handbook on Sexually Transmitted Diseases。

参考文献

[1] Boyle MJ, McMurchie M, Tindall B, Cooper D. HIV seroconversion illness. Med J Aust, 1993, 158: 42-44.

[2] Stewart GJ. The challenge: the clinical diagnosis of HIV. Med J Aust, 1993, 158: 31-34.

[3] Kumar P, Clark M. Clinical Medicine (7th edn). London: Elsevier Saunders, 2009: 184.

[4] Pohl M. Managing HIV patients in general practice. Patient Management, 1989: 49-61.

[5] NHMRC. Handbook on Sexually Transmitted Diseases. Canberra: Department of Community Services & Health, 1995: 1-55.

[6] McCoy R. Alarm bells. When to worry about your patient with HIV. Aust Fam Physician, 1997, 26: 803-809.

[7] < www.cdc.gov > (US Centers for Disease Control and Prevention update on HIV/AIDS developments).

[8] Bradford D. Update on issues for HIV management. Aust Fam Physician, 1997, 26: 812-817.

[9] Spicer J (Chair). Therapeutic Guidelines: Antibiotic (Version 13). Melbourne: Therapeutic Guidelines Ltd, 2006: 117-136.

[10] Kidd M, McCoy R. Managing HIV/AIDS. Part 2—Treatment. Medical Observer, March 2002: 36-37.

[11] Yazdanpanah Y, Fagard C, Descamps D, et al. High rate of virologic success with raltegravir plus etravirine and darunavir/ritonavir in treatment-experienced patients with multidrug-resistant virus: results of the ANRS 139 TRIO trial. XVII International AIDS Conference (AIDS 2008), 2008. Mexico City. Abstract THAB0406.

[12] HIV/AIDS 'Let's talk about it'. ASHM, 2005. Available from < www.ashm.org.au >.

[13] World Health Organization report. AIDS Prevention through Health Promotion. Geneva: WHO, 203. < http://www.who. int/hiv/pub/priorityinterventions/en/index.html >.

[14] Rogers G. How to treat: HIV care and prevention—Part 1. Australian Doctor, 2006, 3: 25-32.

[15] Bradford DL. Acquired immune deficiency syndrome. In: MIMS Disease Index (2nd edn). Sydney: IMS Publishing, 1996: 1-5.

病毒和原虫感染　　第29章

> 这当然是一种片面的观点，尽管目前广泛采用——所有传染性病原体，目前尚不清楚，为什么其他微生物不能像动物体内的寄生虫一样生存呢？
>
> Robert Koch（1843—1910），*Zur Untersuchung von Pathogenen Organismen*（1881）

几乎所有的感染，尤其是亚急性或隐性感染，在发病早期都难以明确诊断，它们常被归属于感染组里的"不明原因发热"。过去最重要的感染是梅毒和肺结核，目前则是疟疾和传染性单核细胞增多症（EBM、腺热）。EBM由于常期反复发作，可与HIV感染的初期临床症状难以区分。任何发热性疾病在出现典型症状（如肝炎出现黄疸或登革热出现皮疹）或血清测试为阳性之前都很难诊断。

表现相似的病毒和原虫感染包括：

- HIV感染（尤其是初期）。
- EB病毒（EBV）。
- TORCH病原微生物：分别是弓形虫（toxoplasmosis，TO）、风疹病毒（rubella virus，R）、巨细胞病毒（CMV，C）、单纯疱疹病毒（HSV，H）。
- 甲、乙、丙、丁、戊型肝炎。
- 蚊传播的疾病：疟疾、登革热、黄热病/其他出血热、日本脑炎、罗斯河热、西尼罗热。

TORCH病原微生物是众所周知的导致子宫内胎儿发育不良的原因。其中3种是病毒（弓形虫是一种原虫），且前3种病原体（弓形虫、风疹病毒、巨细胞病毒）可通过胎盘传播给胎儿。大多数机会性感染发生于免疫功能低下的患者，尤其是在HIV感染后期。

引起脑炎和出血热等蚊传播疾病的主要病原体是病毒，但原虫引起的疟疾除外，疟疾多见于刚从流行地区回来的旅行者（第15章）。

主要的原虫疾病有：

- 血液：疟疾，锥虫病。
- 胃肠道（GIT）：贾第虫病，阿米巴病，隐孢子虫。
- 组织：弓形虫病，利什曼病。

世界上大多数严重的原虫感染发生在热带地区，已在第15章中详述。

一、临床表现相似的四种感染

四种病原微生物——EB病毒（EBV）、HIV（感染初期）、巨细胞病毒（CMV）和弓形虫引起的感染，临床表现几乎相同，易被诊断为传染性单核细胞增多症或假性传染性单核白细胞增多症。对于首诊的医生，考虑以上四种可能的情况非常重要，特别要考虑到HIV感染。

建议根据表29.1列出的临床表现作出初步诊断。

筛查试验：

- 全血检查（FBE），尤其是白细胞计数（WCC）。
- EBV特异性抗体。
- 血清学检测CMV抗体（特异性抗体）。
- 弓形虫病血清学试验（急性发作期和恢复期的特异性抗体）。
- HIV抗体试验[酶联免疫吸附试验（ELISA）]。
- 核酸扩增试验（NAAT）[聚合酶链反应（PCR）]检测。

1. 传染性单核细胞增多症（EBM）　EBM是由疱疹病毒（EBV）引起的发热性疾病。其鉴别诊断包括HIV感染初期、链球菌扁桃体炎、病毒性肝炎和急性淋巴白血病。有3种突出的临床症状：发热、喉咙痛（图29.1）和腺体疾病（淋巴结病）。

EBM可以发生于任何年龄，但通常发生于10～35岁；15～25岁是其高发的年龄段。

（1）**发生和传播**　EBM年发病率为2 500人中新发4～5例[1]，被影响人群通常是十几岁或20岁出头的年轻人。在大多数国家均有流行。隐形感染在儿童中很常见。潜伏期至少1个月，但没有关于潜伏期研究的确切数据。

患病期间病原体可随口咽分泌物排出，排出时间

表 29.1　HIV、EBV、CMV 和弓形虫感染临床特征的鉴别（它们可以表现出类似的病症）

特征	EBV 感染	HIV 感染	CMV 感染	弓形虫病
起病	隐匿	急性	隐匿	隐匿或急性
发热	症状不连续	特征	每日（下午高峰）	低热
疲劳或全身乏力	常见	常见，严重	常见	常见
扁桃体肥大	常见	轻度肿大	不常见	不常见
渗出性咽炎	常见	罕见	罕见	偶尔
黏膜与皮肤溃疡	罕见	常见	不明确	不明确
皮疹	约 5%	常见	约 5%	约 10%
黄疸	约 8%	罕见	不明确	不明确
腹泻	不明确	偶尔	不明确	不明确
颈部淋巴结病	常见	常见	不常见	常见（特征）
肝大	约 8%	罕见	常见	偶尔
脾大	约 50%	罕见	约 50%	高达 30%
非典型淋巴细胞	80%～90%	小于 50%	常见	不常见

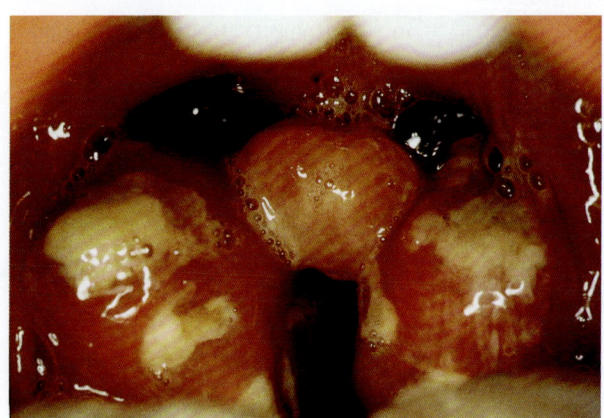

图 29.1　传染性单核细胞增多症的扁桃体炎，通常不易与细菌性扁桃体炎鉴别

可持续至临床感染症状出现后的几个月（有时是几年）。EBM 具有低传染性，故隔离是没有必要的。只有通过密切接触，如接吻和共用吸管才会传染。

感染初期可通过检测特异性抗体（可阻止病毒在细胞间传播）或细胞免疫反应（包括可消灭被感染细胞的细胞毒性 T 细胞）来评估病程。免疫反应情况可以解释临床表现。病毒不会在身体中被完全消灭。

患者可能发生二次感染和死亡，而且有证据[3]表明 EBM 可能与淋巴瘤有相关性。

（2）临床特征　表 29.2 和图 29.2 显出了 EBM 典型的临床特征。

 诊断提示：咽痛 + 发热 + 淋巴结病 =EBM

皮疹

EBM 的皮疹总是与因扁桃体炎应用抗生素有关。原发性皮疹通常为非特异性、粉红色斑丘疹（类似于风疹），且只有约 5% 的病例会发生。

表 29.2　EBM 的临床特征[1,2]

症状
起病缓慢的乏力不适，1～6 周
发热
肌痛
头痛、神经性厌食症
鼻塞——用口呼吸
说话有鼻音
咽痛（85%）
恶心 ± 呕吐
皮疹——原发性 5%
消化不良
临床发现
渗出性咽炎（84%）
上腭瘀点（非特异性）（11%）
淋巴结病，尤其是颈后淋巴结
斑状丘疹
脾大（50%）
黄疸 ± 肝大（5%～10%）
肝炎的临床、生化证据

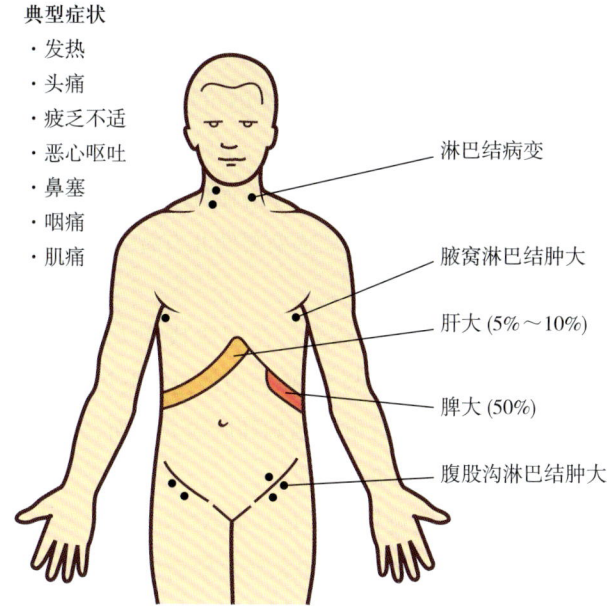

图 29.2　传染性单核细胞增多症的临床特征

典型症状
- 发热
- 头痛
- 疲乏不适
- 恶心呕吐
- 鼻塞
- 咽痛
- 肌痛

（标注：淋巴结病变；腋窝淋巴结肿大；肝大（5%～10%）；脾大（50%）；腹股沟淋巴结肿大）

继发性皮疹通常是由青霉素引起的，特别是氨苄西林、阿莫西林。90%～100%服用氨苄西林、阿莫西林的患者会受到影响；多达50%应用青霉素治疗的患者会出现皮疹。皮疹范围广泛，有时呈淡紫色（图29.3）。

表29.3列出了EBM的并发症，表29.4列出了其鉴别诊断。

（3）诊断　下面的实验室检查可确诊EBM：
- WCC显示淋巴细胞绝对增多。
- 血涂片显示非典型淋巴细胞。
- 嗜异凝集试验（Paul - Bunnell试验）结果嗜异性抗体阳性（阳性结果可能延迟或10%病例不显示阳性）。
- 可通过EBV特异性抗体、病毒荚膜抗原（VCA）抗体确诊（如果有必要）——IgM、IgG和EB核心抗原（EBN-A）。

EBV培养和特异性病毒抗体检测目前没有常规开展。

嗜异凝集反应（Paul - Bunnell试验）假阳性的情况：
- 肝炎。
- 霍奇金淋巴瘤。
- 急性白血病。

（4）预后　EBM病程简单，通常持续6～8周。

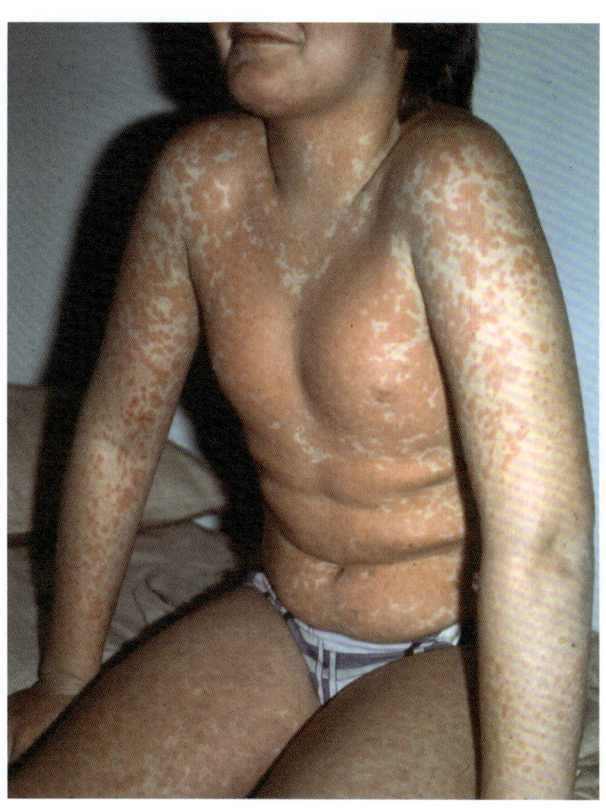

图 29.3　EBM的特征性紫红色斑丘疹，由氨苄西林治疗EBM性急性扁桃体炎诱发

表 29.3　传染性单核细胞增多症的并发症[1]

常见并发症
抗生素导致的皮疹
持久衰弱
肝炎
抑郁
少见并发症
心脏病
・心肌炎
・心包炎
血液病
・粒细胞缺乏症
・溶血性贫血
・血小板减少症
呼吸道
・上呼吸道阻塞（淋巴结肥大）
其他疾病
・脾破裂
神经系统疾病
・脑神经麻痹，尤其是面瘫
・吉兰 - 巴雷综合征
・脑膜脑炎
・横贯性脊髓炎

表 29.4　EBM 的鉴别诊断

引起典型 EBM 综合征的其他因素
· HIV 感染（急性原发性疾病）
· CMV
· 弓形虫病
类似 EBM 的渗出性扁桃体炎
· 急性链球菌咽炎
· 腺病毒感染
· 白喉（可能在澳大利亚）
甲型、乙型、丙型、丁型、戊型肝炎
淋巴结病、发热和脾大
· 淋巴瘤
· 白血病
没有其他表现的 EBM 并发症
· 脑炎
其他
· 药物反应
· 流感

主要症状在 2～3 周内消退。应该建议患者休息 4 周后工作。

（5）治疗
- 支持性治疗（非特异性治疗）。
- 在急性期应休息（最好的治疗方法），最好是在家里休息。
- 用阿司匹林、对乙酰氨基酚（扑热息痛）缓解不适。
- 用可溶性阿司匹林漱口或 30% 葡萄糖溶液润喉。
- 戒酒，限制高脂肪食物，避免持续活动，尤其避免身体接触性体育运动（有脾破裂的风险）。
- 确保摄入充足的水分。
- 糖皮质激素应用于：神经损伤、血小板减少或威胁生命的气道阻塞。

EBM 后不适　一些年轻的成年患者会有持续数月的疲劳和抑郁。疲乏和不适感可能会持续 1 年左右。

2. 巨细胞病毒感染　巨细胞病毒（CMV）呈全球分布，其引起的感染一般无症状。健康人不同部位可分离培养出病毒（人类疱疹病毒）。其对免疫功能不全者影响最严重，尤其是艾滋病、实体器官移植者和骨髓移植者。90% 的艾滋病患者感染 CMV，且尸检时发现 95% 的病例病毒已播散。CMV 感染也可发生于大量输血后，包括分娩。CMV 的潜伏期为 20～60 天，病程通常持续 2～6 周[2]。

（1）临床特征　CMV 感染的 3 个重要的临床表现类型介绍如下。

① 围产期疾病：宫内感染可引起胎儿严重畸形，包括中枢神经系统损害（小颅畸形、听觉缺陷、运动障碍）、黄疸、肝脾大、溶血性贫血、血小板减少症。高达 30% 的 CMV 感染婴幼儿有智力低下（见第 102 章相关内容）[3]。

② 获得性 CMV 感染：在健康成年人中，CMV 导致的疾病临床症状与 EBM 相似，包括发热、不适、关节痛、肌痛、广泛淋巴结病和肝大。然而，颈部淋巴结病和渗出性咽炎较少见。

感染可能通过输血传播，临床发现患者大手术如心脏直视手术或肾移植需要大量输血后出现类似 EBM 的发热症状应怀疑 CMV 感染。

发热通常表现为间歇热，高峰在中午，每天都能降至正常（图 29.4）。常有相关淋巴细胞增多且产生非典型淋巴细胞，而嗜异性抗体检测阴性。肝功能检测通常异常。

诊断：可通过抗体滴度进行特异性诊断，急性期和恢复期（2 周）的血清检测，抗体急剧上升。增加 4 倍表明近期有感染。可进行 PCR 检测。可将病毒从尿液和血液中分离出来。

③ 免疫功能不全患者 CMV 感染：弥散性 CMV 感染一般发生在免疫缺陷患者中，特别是 HIV 感染引起的严重肺炎、视网膜炎（艾滋病特征性病变）、脑炎和胃肠道弥散性病变者。

（2）治疗　对免疫功能正常的患者除必要的支持治疗外不需要其他治疗，因为感染通常具有自限性。对免疫抑制患者，可以考虑抗病毒药物，如应用更昔洛韦和膦甲酸钠有一定益处。

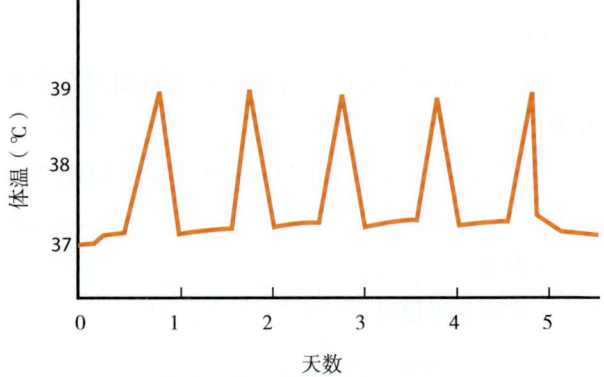

图 29.4　CMV 感染：典型的间歇热热型

3. 弓形虫病 弓形虫病是由刚地弓形虫引起的。刚地弓形虫是一种寄生于细胞内的原虫，尽管在世界范围内广泛存在，但很少引起感染。其完整生命周期的终宿主是猫（猪或羊），人类是中间宿主。临床上弓形虫病很少见，人通常在食用被感染的猫粪便污染的食物后感染。主要的临床意义在于其为机会性感染。

弓形虫病的5个主要临床类型[4]：

① 无症状淋巴结病（最常见）。

② 淋巴结肿大与发热性疾病，类似EBM。

③ 急性原发性感染：发热性疾病症状与急性白血病或EBM相似；皮疹、心肌炎、肺炎、脉络膜视网膜炎、肝脾大。

④ 神经系统异常：包括头痛、颈强直、咽痛和肌痛。

⑤ 先天性弓形虫病：较少见，但如果发生，通常会引起典型的中枢神经系统改变且预后不良。

在免疫缺陷患者中，上述临床类型中的③和④是其典型的特征，严重会发生脑膜脑炎。

（1）诊断　依据血清学检测（抗体呈4倍增长）诊断，结果敏感可靠。

（2）治疗　轻度不适或无症状感染患者不需要治疗。5岁以下儿童须进行治疗，以免发生脉络膜视网膜炎。有症状者须应用乙胺嘧啶加磺胺嘧啶治疗。螺旋霉素通常应用于妊娠者。

二、病毒性呼吸道感染

致命的病毒性呼吸道感染包括致命的流感病毒，如禽（鸟）流感、猪流感及严重的急性呼吸窘迫综合征（SARS），具体内容在第50章中详述。

罗斯河热（Ross River） 是一种蚊传播疾病，在热带地区通常会带来灾难性的后果（第15章），而其他地区则发病率降低。流行性多关节炎或罗斯河病毒是一种α病毒，多发于澳大利亚各州。在蚊传播地区（特别在夏季）、热带、温带沿海地区及内陆河流地区较流行[5]。亚临床感染常具有多种临床表现。

（1）临床特征

- 各年龄组均可发生，尤其是20～30岁。
- 潜伏期为3～21天（通常是7～11天）。

① 主要症状

- 多发性关节炎（75%的患者）——主要是指、腕、脚、踝和膝关节。
- 斑丘疹——广泛，通常表现隐匿，"不易察觉"，主要分布于躯干和四肢。
- 肌痛。

 诊断提示：多发性关节炎＋发热＋皮疹＝罗斯河热

② 其他症状

- 发热（轻微）。
- 头痛。
- 恶心。
- 运动后疲劳。

体征（可能存在的）包括关节肿胀（主要是手和足）、腕和踝关节腱鞘炎（预后差的征象）、皮疹和轻度淋巴结肿大。

（2）预后　许多患者发病2～4周内不适症状可缓解，且大多数在3个月内可恢复正常，但有些伴严重关节炎的患者则进入慢性恢复阶段，症状可持续18个月甚至更长时间。

（3）诊断　依据血清抗体检测。鉴别诊断包括引起关节炎的其他病毒感染，如乙型肝炎、风疹、巴马森林病毒（由蚊子传播的病毒）、登革热、早期类风湿关节炎和风湿热。

（4）治疗　对症治疗：如卧床休息和简单的镇痛药如阿司匹林等。非甾体抗炎药可用于严重病例的治疗。口服糖皮质激素有效，但除非必要，应尽量避免使用。

三、致死性感染（全球范围内）

世界卫生组织（WHO）报道[6]，在1995年全世界约5 000万死亡中，首位死因是传染性疾病，约占总死亡人数的1/3（1 700万）。其他死因包括循环系统疾病（1 500万人，包括缺血性心脏病720万人、脑卒中460万人）和癌症（620万人，约占12%）。

报道指出，全球每天近50 000人死于感染性疾病，如霍乱、疟疾、结核病和艾滋病（表29.5）。在过去的20年里，至少出现30种新的感染，其中许多疾病尚无有效的治疗手段或预防性疫苗。这些感染包括轮状病毒（导致婴儿腹泻）、嗜肺性军团菌、莱姆疏螺旋体（莱姆病）、汉坦病毒（可能导致致死性出血热）、HIV、戊型和乙型肝炎。

该报道还指出，直到近期控制传染病的斗争才似乎告一段落，随着天花被根除，其他6种疾病，包括脊髓灰质炎、麻风、麦地那龙线虫病被选出作为未来几年内要消灭的传染病。然而全世界仍有30亿人处于传染病的高风险中，这些传染病还没有得到彻底控制，如结核和疟疾等又逐渐流行。有些传染病如黄热病、霍乱等，又在新的地区发病。一些其他感染出现耐药或几乎无法治疗。以前几乎被人们遗忘的感染如耶尔森菌（鼠疫）又重新出现。

致死性出血热会出现地区性暴发，包括人畜共患的非洲疾病——埃博拉出血热、马尔堡出血热和拉沙热。这些传染病是由丝状病毒引起的，多数没有特定有效的治疗方法。

另一种严重的感染，是偶然可见的由被称为"嗜肉菌"的链球菌感染，这是一种特异性致死性毒株，可引起局部软组织坏死。

西尼罗河脑炎经蚊传播，在美国及周边地区的鸟类可携带病毒，已发生数千病例，数百人死亡。

应该吸取经验教训，包括仔细监测、注意预防（特别是有效的免疫计划）、合理应用抗生素，到热带发展中国家旅行应特别小心。

表29.5 全世界致死性传染病引起死亡人数的顺序

	传染性疾病	病因	年死亡人数
1	急性下呼吸道感染（主要是肺炎）	细菌或病毒	370万（约340万儿童）
2	HIV/AIDS*	病毒	300万
3	肺结核	细菌	290万
4	腹泻	细菌或病毒	250万
5	疟疾	原生动物	210万
6	乙型肝炎	病毒	110万
7	麻疹	病毒	100万
8	新生儿破伤风	细菌	46万
9	百日咳	细菌	35.5万
10	肠道蠕虫病		13.5万

来源：世界卫生组织1998年和2001年的数据

参考文献

[1] Dwyer D. Mononucleosis syndrome. In: MIMS Disease Index (2nd edn). Sydney: IMS Publishing, 1996: 317–320.

[2] Fauci AS, Braunwald E et al. Harrison's Principles of Internal Medicine (17th edn). New York: McGraw-Hill, 2008: 1106–1109.

[3] McPhee SJ, Papadakis MA. Current Medical Diagnosis and Treatment (49th edn). New York: Lange, 2010: 1243–1245.

[4] Kumar PJ, Clark ML. Clinical Medicine (7th edn). London: Elsevier Saunders, 2009: 160.

[5] Whitby M. Ross River fever. In: MIMS Disease Index (2nd edn). Sydney: IMS Publishing, 1996: 452–453.

[6] World Health Organization. Annual Report. Geneva: WHO, 2003.

细菌感染　　第30章

> 疾病的早期容易治愈，但难以发现，而疾病的晚期容易发现，但难以治愈。
>
> Niccolò Machiavelli（469—1527），*On Tuberculosis*

某些细菌感染是临床诊断的难题，其诊断需要医生展开"头脑风暴"，精确地诊断更要求医生有高度的敏锐性。许多感染并不常见，使诊断变得更加困难，从而要求医生在临床工作中有高度的警觉性和灵活性。

这类感染包括：
- 肺结核。
- 感染性心内膜炎。
- 梅毒。
- 败血症。
- 人畜共患病（如布鲁菌病、莱姆病）。
- 梭状芽孢杆菌感染：破伤风、气性坏疽、产褥感染、肉毒杆菌、假膜性结肠炎。
- 隐匿性化脓：脓肿、骨髓炎。
- 支原体感染：非典型性肺炎。
- 衣原体感染：鹦鹉热、非特异性关节炎、盆腔炎、沙眼、非典型肺炎。
- 军团病。
- 汉森病。

衣原体和立克次体已被证实属于体积较小的细菌性生物体。

一、结核病

结核病（tuberculosis，TB）是由结核分枝杆菌引起的，在全世界广泛分布，且在亚洲国家具有非常高的患病率，其中14岁以下儿童中有60%～80%的人受其感染[1]。大量亚洲移民定居于澳大利亚，对澳大利亚造成特殊影响。世界卫生组织估计，1/3的世界人口受结核分枝杆菌感染，其仍然是一种致死性疾病，全球每年有300万人死于结核病，并且每年有800万新发病例。

1. 临床特征　结核病与其他疾病有相类似的症状，因此如高度怀疑时应考虑到此诊断，尤其有肺外表现时。有些患者，甚至在疾病的进展期，也可能没有症状或体征。最理想的做法是尽早将患者转诊进行专业性治疗。

　诊断提示：全身乏力 + 咳嗽 + 消瘦（± 结节性红斑）= 肺结核

（1）**原发性感染**　原发性感染通常累及肺部。传播途径是经飞沫传染。病变好发部位通常是胸膜下的肺上叶至中叶，通常伴有淋巴结受累。

原发性感染可能伴有结节性红斑（图30.1）。尽管会有与咳嗽相关的"不舒服"或无法表达的症状，但在大多数情况下原发性肺结核是无症状的。多数患者肺部病灶可以痊愈，即使发生了钙化（Ghon病灶），但仍可能会残留一些结核杆菌。

（2）**进展期的原发性结核**　如果患者免疫力低下，原发性肺结核就会发展为进展期的原发性结核，并出现全身和肺部的一系列症状。有时结核杆菌可能经血液播散至肺（"粟粒型结核"）、胸膜（结核性

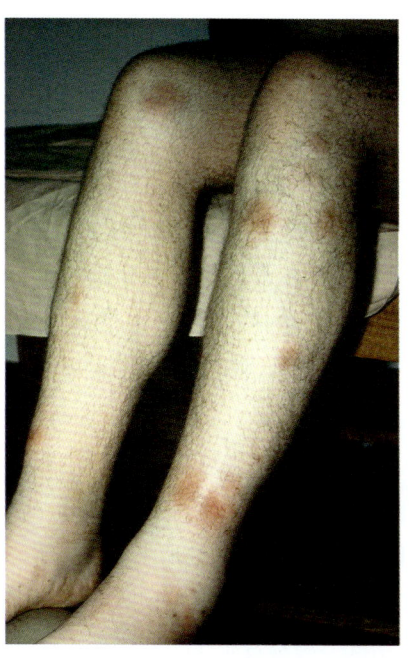

图30.1　肺结核患者腿部典型的结节性红斑

胸腔积液）或肺外部位，如脑膜和骨骼。

（3）**潜伏性结核杆菌感染（LTBI）** LTBI有感染存在，而没有疾病活动的证据，也没有临床传播性的感染。然而，如果宿主的免疫防御受损（发生率约10%），可能会发生再感染。LTBI在发展中国家的儿童中很常见。结核皮肤试验的主要目的是确定宿主并预防治疗。治疗的标准首选方案是异烟肼（每日1次，10mg/kg，最大剂量300mg，口服，持续6～9个月）。治疗方案应由感染科专业医生制订。

（4）**继发性或成人肺结核** 大多数成人结核病是由于若干年后疾病的再燃，而并非再感染。其症状包括持续咳嗽、咳痰、咯血、发热、出汗、全身乏力、体重减轻和食欲缺乏。引起成人结核病的因素包括不良的社会生活条件、营养不良、糖尿病及其他导致患者的天然免疫力降低的因素，如免疫抑制药物的使用、糖皮质激素的使用、淋巴瘤和HIV感染（晚期）。通常胸部X线可有典型的肺尖部浸润、空洞与纤维化改变。

> **实践要点**
>
> 肺结核，应想到HIV！

（5）**活动性肺结核** 通常表现为全身症状，包括身体不适、盗汗和咳嗽。最初为干咳，后期可能出现咳痰和痰里带血（第43章）。有的感染可无任何症状。结核的自然病史如图30.2所示。

（6）**肺外结核** 肺外结核发生的主要部位（以澳大利亚的发病多少分布排序）依次是淋巴结（最常见，尤其是在年轻人和儿童）、泌尿生殖系统（肾、附睾、输卵管）、胸膜和心包、骨骼系统（伴有冷脓肿形成的关节炎和骨髓炎）、中枢神经系统（脑膜炎和结核）、眼（脉络膜炎、虹膜睫状体炎）、皮肤（寻常狼疮）、肾上腺（Addison病——第24章）和胃肠道（回盲部和腹膜）。特别是在HIV患者中，这些情况在逐渐增多。

肺外结核部位如图30.3所示。

（7）**粟粒型肺结核** 粟粒型肺结核由结核杆菌经血液散播引起，极易发生于患有慢性疾病和免疫抑制的患者。通常在原发感染后3年或更晚时发生，起因于结核杆菌的再燃。

其症状可隐匿出现，包括体重减轻、发热和全身不适。脉络膜结核是其特征性的病理表现。胸部X线的典型表现是肺野内弥散分布众多1～2mm的粟粒性结节灶。若不予以治疗，可危及生命。结核感染的自然病史如图30.2所示。

（8）**儿童结核病** 生活在与结核病患者密切接触环境中的儿童很容易受到原发感染。粟粒性结核可能是其并发症。LTBI患儿终身发生结核病的风险是5%～15%[2]。应考虑使用异烟肼对LTBI患儿进行预防。

原发性肺结核多发生于儿童，活动性肺结核多发生于成人。

2. 诊断 高度警惕结核杆菌感染对结核病的诊断至关重要。检查包括：

- 结核菌素皮内试验（仅供参考）。
- 胸部X线检查；如结果可疑，则进一步行CT扫描。
- 痰染色检查（找抗酸杆菌）。
- 痰培养（需要6～8周，但很重要）。
- 免疫层析指纹印迹试验（新型检测技术，有很好的预示作用）。
- 干扰素γ释放试验（IGRA）。
- 病变组织/淋巴结活检可能是必要的。
- 纤维支气管镜取痰检查可能是必要的。
- 考虑HIV。

3. 结核菌素试验和卡介苗接种 除6个月以下儿童外，所有人在接种卡介苗之前，都应进行结核菌素试验（48～72小时出结果）。这并不是一个可以很好诊断结核病的试验。

硬结大小的临床意义：

- ＜5mm——阴性（可能是在活动性肺部感染存在的阴性期）。
- 5～10mm——既往接种卡介苗的典型表现。
- ＞5mm——免疫功能显著低下者、密切接触者和HIV感染者。
- ＞10mm——阳性，提示结核感染（活动或不活动期）。
- ＞15mm——对正常人很有意义。

如果硬结＜5mm，应接种卡介苗。硬结＞5mm不给予接种。

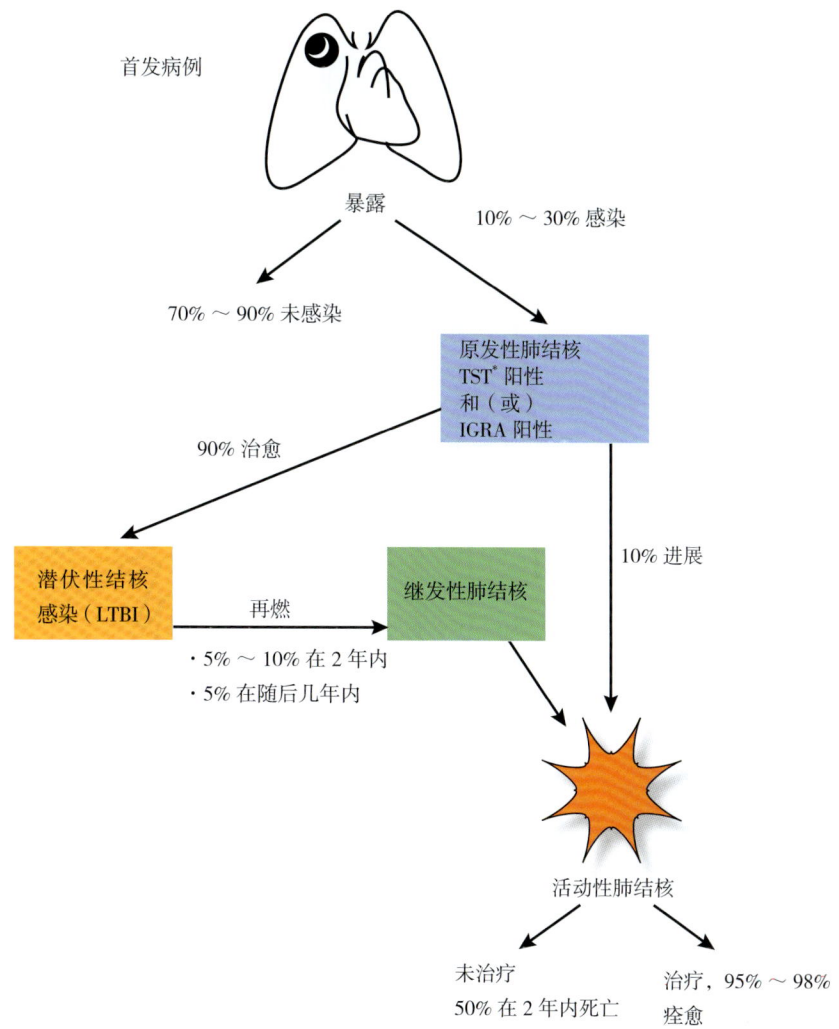

图 30.2 结核杆菌感染的自然病史

来源：世界卫生组织（WHO）的规定和 Grant Jenkin 博士（个人通信）。
*TST= 结核菌素试验
**IGRA = 干扰素释放试验

以下人群推荐接种卡介苗：
- 高发地区出生的新生儿。
- 父母患麻风病的新生儿。
- <5岁到结核病高发国家长时间旅行过的儿童。

以下人群应考虑接种卡介苗：
- 近期从高发病率国家（如东南亚）移民或从这些地区刚回来的新生儿需要接种（注：<14天的新生儿没有必要进行结核菌素试验）。
- <16岁的儿童和青少年，长期接触活动性肺结核患者及无法使用异烟肼治疗者。
- 其他高危人群（接种卡介苗是否有效还不确定），如医护人员、长期在外旅行者（>5年的高危地区接触）。

卡介苗接种的禁忌人群：
- 结核菌素试验硬结>5mm。
- 免疫功能低下或患累及骨髓淋巴系统的恶性肿瘤者。
- HIV感染高危人群。
- 显著发热或并发疾病。
- 广泛的皮肤病，包括瘢痕倾向。
- 妊娠。
- 既往曾经感染。

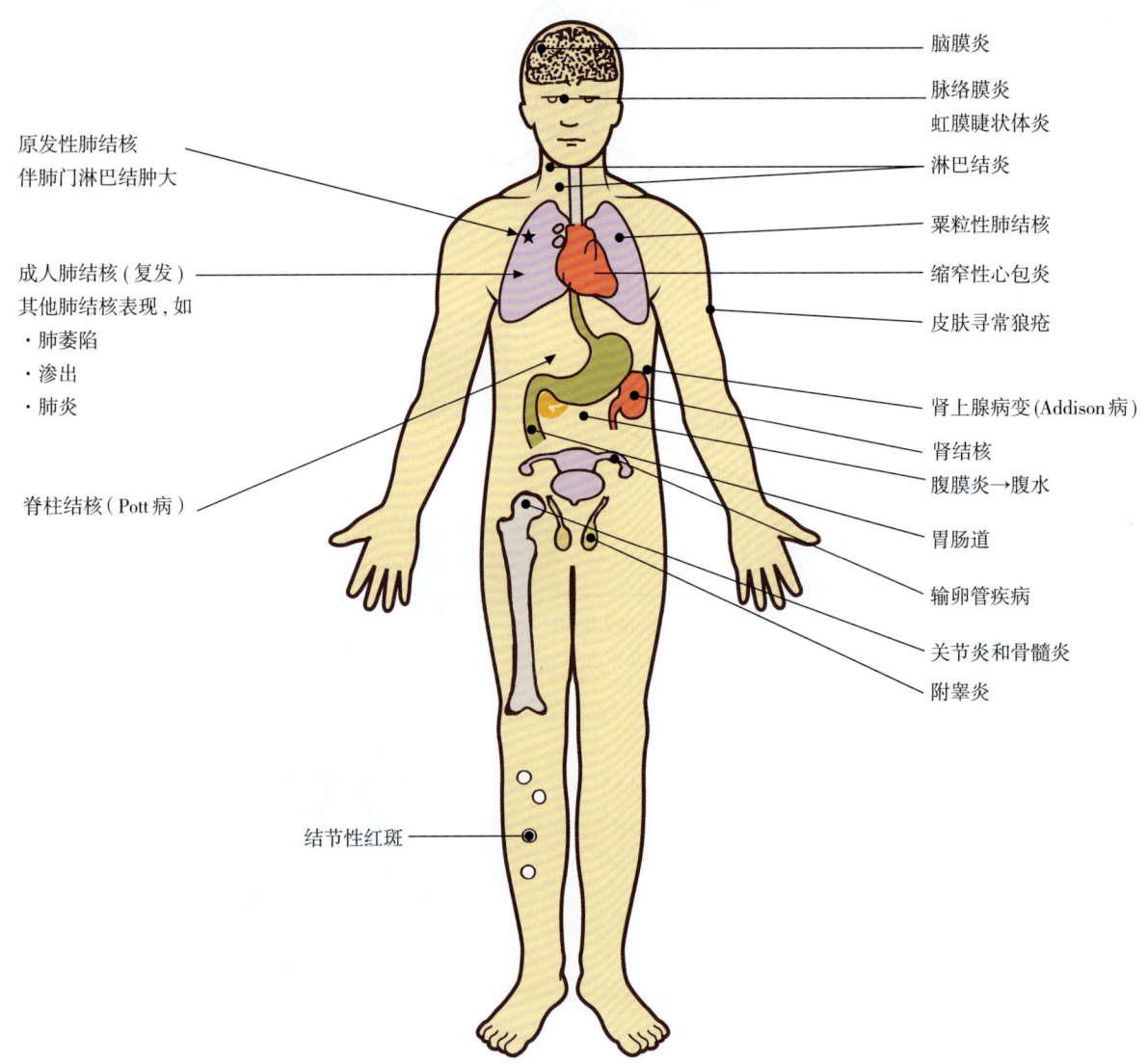

图 30.3 肺和肺外结核分布：原发感染始于肺部，随后蔓延至全身，尤其是淋巴结

关注领域

包括对两种或多种一线药物耐药的结核菌（MDR-TB）的增加。患者免疫功能低下时，更容易感染结核病，且如果不进行积极的治疗，这些患者可能会在 2 个月内死亡，特别是 MDR-TB 感染者。治疗依从性也是医生所面临的一个重大问题。因此，在儿童的直接观察治疗（DOT）策略中，异烟肼是 WHO 推荐的首选药物，即以"DOTS +"来控制 MDR-TB。

4. 治疗 目前抗菌药物治疗方案是：采用最初每天使用 4 种抗结核药物（利福平 + 异烟肼 + 吡嗪酰胺 + 乙胺丁醇）的治疗方案，持续 2 个月。然后每日使用利福平 + 异烟肼持续 4 个月。需要注意预防药物引起的不良反应。服用异烟肼的成年人推荐每日使用吡哆醇 25mg。

最好转诊到专科医疗机构接受治疗。

二、梅毒

尽管在普通人群中梅毒并不常见，但也逐年上升，尤其在某些土著人群中更为常见，这些患者往往是通过同性恋行为或海外性接触而感染[3]。

梅毒主要通过原发损害或偶然梅毒血清学试验阳性发现。家庭医生应该警惕二期梅毒的各种表现，因其常难以诊断。先天性梅毒是罕见的，由产前检查的一般血清学筛查被发现。

1. 临床特征[3, 4]

（1）**一期梅毒** 原发病灶或硬下疳通常在感染后平均 21 天（潜伏期）出现。硬下疳通常坚硬、无痛、溃疡、突出皮肤表面，疮面较清洁（图 30.4）。邻近的淋巴结肿大、不粘连、质硬、无破溃。男性同性恋者可发生肛门直肠损伤。

早期显性梅毒未经治疗一般在 4 周内自行消退，进入隐匿期，进而发展为晚期破坏性病变。

（2）**二期梅毒** 硬下疳到出现二期梅毒临床症状间隔 6～8 周。可合并发热、头痛、全身乏力、疼痛。

二期梅毒的最常见特征是皮疹，约 80% 的病例会有此表现。皮疹通常是对称分布的、广泛的、呈铜红色斑丘疹，可出现在面部、躯干、手掌和足掌，无瘙痒和疼痛。除了上述特征性皮损外，还可以表现为多种皮肤损伤。其他特征包括：

- 扁平湿疣，在皮肤皱襞或折痕处出现基底宽广而潮湿或皮脂性疣状皮疹。
- 斑片状脱发（头发、眉毛的外 1/3）。
- 口腔、咽或外阴部溃疡或"黏膜斑"，呈灰白色基底边、暗红色乳晕的圆形病灶，也可能合并匐行性溃疡——"蜗牛迹溃疡"。
- 淋巴结病变的特点是质地坚硬、无痛、肿大，通常累及腹股沟、枕后、颈后、腋下和耳前淋巴群。

（3）**潜伏梅毒** 指血清学检查阳性，而没有症状或体征，是目前澳大利亚最常见的表现形式。可能与滥用抗生素，致感染跳过一期和二期直接进入潜伏期有关。

（4）**三期梅毒** 三期梅毒（感染后潜伏期 > 2 年）是非常罕见的，可能是"良性"发展的梅毒瘤（肉芽肿性病变），几乎累及所有的器官，心血管或中枢神经系统受累较为严重。良性梅毒瘤是罕见的，但心血管病变和神经梅毒时有发生。认真治疗和随访早期或潜伏期梅毒是预防进入晚期的关键措施。

神经梅毒包括：

- 脑膜血管（如脑神经麻痹）。
- 脊髓痨（如感觉性共济失调、电击痛、夏科关节病）。
- 广泛的神经麻痹（如老年痴呆症、精神病）。

任何主动脉瓣关闭不全或主动脉弓扩张患者应排除晚期梅毒的可能。痴呆、人格改变、多发性神经系统障碍、神经性耳聋、瞳孔异常、视网膜疾病或葡萄膜炎的患者应排除晚期梅毒。

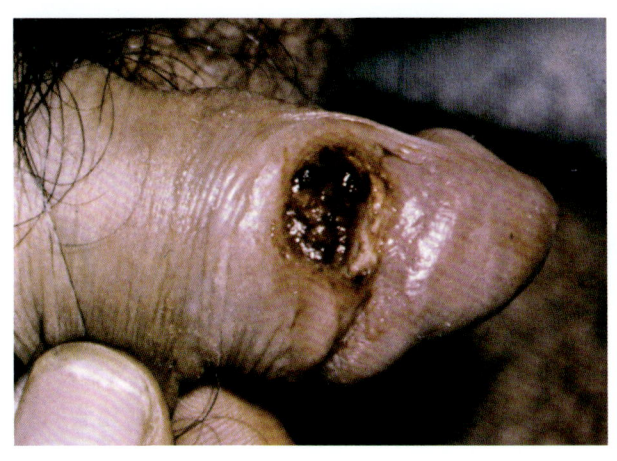

图 30.4 青少年一期梅毒的硬下疳。无痛、良性外观的病变，伴有质硬、肿大的腹股沟淋巴结，暗视野检查发现许多活动性苍白密螺旋体

2. 想到梅毒
不可忽视梅毒可致口腔或肛门直肠病损。梅毒的诊断主要依靠详细的病史、仔细的体格检查和特异性辅助检查。

依据梅毒传播的这些途径，需要考虑梅毒并发性传播疾病的可能。

3. 梅毒和 HIV 感染[4]
HIV 和梅毒通常是相关联的。艾滋病合并梅毒的患者，梅毒的标准治疗方案并不总是有效的。据报道，有 HIV 感染的梅毒患者血清学检测呈阴性。HIV 感染的淋巴结肿大患者可能合并二期梅毒。

4. 诊断

（1）**暗视野检查**[4] 暗视野显微镜检查早期病变涂片可发现苍白密螺旋体，使用该技术，对有症状的梅毒可提供即时诊断。直至完成满意的检查才能使用抗生素或防腐剂。暗视野检查灵敏度相对较低，且不适合口腔病变，可用直接荧光抗体技术（FTAABS）进行涂片检测。

（2）**血清学检查** 血清学检查可提供感染的间接依据，并且无症状梅毒的诊断更依赖于此检查。有两种主要的检查为：

- 梅毒抗体检查 [性病研究实验室试验（VDRL）和快速血浆反应素试验（RPR）]——非特异性，用于筛查。
- 苍白密螺旋体检查 [苍白密螺旋体血球凝集

试验（TPHA）、苍白密螺旋体固定术（TPI）、酶免疫试验（EIA）、苍白密螺旋体抗体吸收试验（FTA-ABS）]——特异性检查，且灵敏度较高，从而被广泛使用。

5. 治疗　详见第112章。

三、感染性心内膜炎

感染性心内膜炎的诊断可能比较困难，是不明原因发热时需要鉴别的一种疾病，对于有心脏瓣膜病病史的患者尤其如此。心脏瓣膜病是由心脏瓣膜或心内膜的微生物感染引起的，此前被称为细菌性心内膜炎。提出感染性心内膜炎这一术语，是因为并非引起感染的所有病原体都是细菌。

感染性心内膜炎可以表现为暴发性或急性感染，但更常见的是隐匿的慢性发展过程，又被称为亚急性感染性心内膜炎。其发病率逐渐上升，可能与老年人退行性瓣膜病的增多，介入性手术、静脉用药和心脏导管术增多有关[5]。

　诊断提示：不明原因的发热 + 心脏杂音 + 栓塞 = 心内膜炎

1. 危险因素
- 既往有心内膜炎病史。
- 风湿性心瓣膜病。
- 先天性心瓣膜病。
- 二尖瓣脱垂。
- 主动脉瓣钙化。
- 先天性心脏病[如室间隔缺损（VSD）、动脉导管未闭（PDA）]。
- 人工瓣膜。
- 静脉药物使用。
- 中心静脉导管。
- 临时起搏器电极导管。

注：只有约50%的感染性心内膜炎患者既往有心脏疾病史[5]。

相关的病原微生物
- 草绿色链球菌（占50%）。
- 链球菌。
- 粪球菌。
- 金黄色葡萄球菌（占急性感染致病病原体50%）。
- 白色念珠菌/曲霉菌（静脉给药者）。
- 表皮葡萄球菌。
- 立克次体（Q热）。
- HACEK组（革兰氏阳性菌）。

2. 临床类型
- 急性心内膜炎。
- 亚急性心内膜炎。
- 人工心内膜炎。

无心脏杂音的感染性心内膜炎常发生于三尖瓣，见于静脉用药者。

3. 警惕发展为心内膜炎的体征
- 心脏杂音性质的改变。
- 出现新的杂音。
- 不明原因的发热 + 心脏杂音 = 感染性心内膜炎（直到证明为其他疾病）。
- 使用医疗器械后的发热性疾病（如尿道扩张），或各种外科手术（如拔牙、扁桃体摘除术、人工流产）。

临床特征性"典型四联征"[4]：感染、心脏疾病、栓塞、免疫学征象

感染性心内膜炎有很高的死亡率和发病率，这往往与诊断延误有关。

黄金法则

对每一位发热及心脏杂音的患者都应进行血培养。

4. 临床特征　典型的临床特征总结于图30.5。

患者多为老年人，表现为面色苍白、面容痛苦、间歇性发热、疼痛部位不确定。这些临床表现随着病情进展才能逐步出现。持续1～2周的发热也是一种常见的表现。

5. 辅助检查　包括：
- 全血检查和红细胞沉降率（ESR）：ESR升高，贫血和白细胞增多。
- 尿液：蛋白尿和镜下血尿。
- 血培养：阳性率约75%（至少应取3次标本，包括需氧菌和厌氧菌培养）[5]。
- 超声心动图，可发现结构形态异常。
- 胸部X线检查。

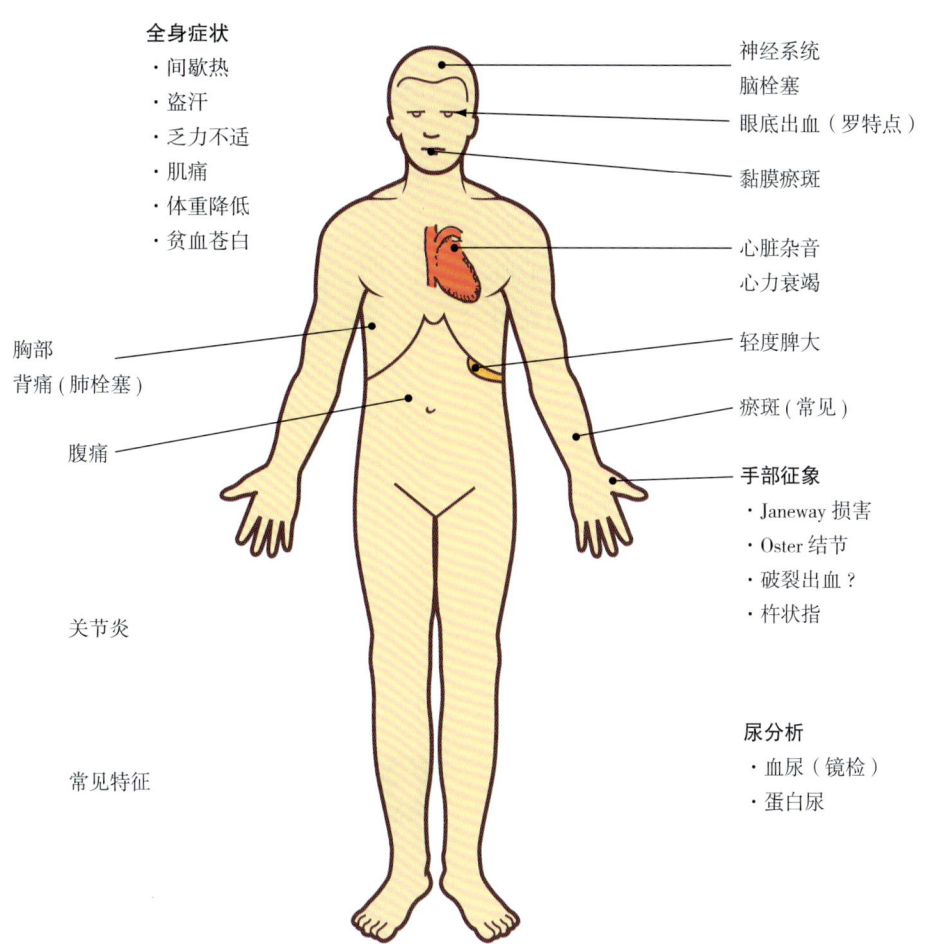

图 30.5　感染性心内膜炎：可能的临床特征

- 心电图检查（ECG）。

酌情给予肾功能和 C 反应蛋白检测。

6. 治疗　对此类患者应及时转诊。因为最佳治疗措施来自内科医生、微生物学家和心脏外科医生的密切合作。

任何基础感染都应及时治疗（如牙脓肿的引流）。基于血液培养和药敏的结果选择杀菌性抗生素。入院后 1 小时内应送 4 次血培养，并及时开始治疗，不应拖延超过 24 小时。

（1）**抗菌药物治疗**[6,7]　应考虑与感染科医生或临床微生物学家会诊讨论抗菌治疗方案。

（2）**经验性治疗**　一旦进行血培养，应及时进行经验性抗菌治疗，尤其是怀疑暴发性感染与心内膜炎（通常是由于金黄色葡萄球菌）有关时。建议使用青霉素、庆大霉素或氟氯西林/双氯西林，例如（成人）：

青霉素 1.8g，静脉注射，每 4 小时 1 次，加

氟氯西林/双氯西林 2g，静脉注射，每 4 小时 1 次，加

庆大霉素 4～6mg/kg，静脉注射，每日 1 次。

对培养显示有特殊微生物感染、人工瓣膜性心内膜炎者应进行相关咨询会诊。

7. 预防

（1）**预防性抗生素的应用**[7,8]　心内膜炎预防性使用抗生素的有益证据并不明确，目前国际惯例是对发生菌血症低风险的心脏疾病患者不予预防性抗生素治疗。

建议讨论评估患者的相对风险。

如有疑问，可与患者的心脏病或传染病专科医生进行讨论是否需要。

（2）**低风险患者**　这些低风险患者包括有杂音但没有瓣膜病变者，无继发性孔型房间隔缺损、心脏起搏器、植入式除颤器，无瓣膜损伤的风湿热史、既往

无手术史、无反流的二尖瓣脱垂、无先天性心脏瓣膜病并关闭不全。对于这些患者不建议进行预防性治疗。

(3) 预后不良的高风险因素[9] 这些因素既往心内膜炎病史、人工心脏瓣膜病、大多数先天性心脏疾病尤其是青紫型和复合畸形、肥厚性心肌病、心脏移植继发心脏瓣膜病、风湿性心脏瓣膜病、所有获得性心脏瓣膜病、二尖瓣脱垂伴反流、体-肺分流的外科手术。

(4) 以下手术操作需要预防感染[9]

• 牙科：侵入性牙科手术，任何引起牙龈、骨或黏膜出血的操作，如拔牙、脓肿引流术、骨切开术、牙科植入物、脱位牙再植、牙周手术，包括手术探查、根管治疗术、韧带内局部麻醉感染。

• 其他手术操作——例如：

— 感染性泌尿生殖系统的手术，例如刮宫术、放置宫内节育器、尿道扩张术、包皮环切术、前列腺手术、有感染或滞产的阴道分娩。

— 胃肠道感染。

— 呼吸道手术操作、扁桃体摘除术/腺样体切除术、硬式支气管镜检查。

— 局部脓肿切开引流，如疖痈、直肠周围脓肿、泪囊炎。

(5) 建议使用抗生素 牙科手术和上呼吸道介入操作：

• 阿莫西林 2g（50mg/kg 至成人剂量），手术操作前 1 小时口服（如果没有长期使用青霉素）。

或

氨苄西林 2g（50mg/kg 至成人剂量），手术操作前 30 分钟静脉注射，或者全身麻醉前半小时肌内注射。

• 如果对青霉素过敏：使用克林霉素或万古霉素。

(6) 泌尿生殖系统和胃肠道手术操作

• 庆大霉素 2mg/kg（儿童：2.5mg/kg），静脉注射（手术操作开始前）或肌内注射（手术操作前 30 分钟）

加

• 氨苄西林 2g 静脉注射（儿童：50mg/kg，直至成人剂量）（手术操作开始前），随后 1g（儿童：25mg/kg，直至成人剂量）静脉注射，6 个小时后肌内注射或口服。

如果对青霉素过敏，用万古霉素或替考拉宁＋庆大霉素。

四、人畜共患病

人畜共患病是指脊椎动物和人（表 30.1）之间自然传播的感染性疾病。人畜共患疾病（不局限于农业社区）可症状轻微，但病期持续，患者后期可能留有后遗症[10]。人畜共患病包含一系列疾病，因国家的不同而主要病种不同，包括鼠疫、狂犬病、恙虫病、莱姆病、土拉菌病，包虫病，羊痘、炭疽、丹毒、李斯特菌、弯曲杆菌和鸟疫（鹦鹉热）。

1. 诊断[11] 如果人畜共患病在鉴别诊断中被忽略，则许多疾病难以得到确诊和治疗。

> **实践要点**
>
> 有流感样症状和非典型肺炎的特征应考虑人畜共患疾病。

(1) 发热和盗汗（流感样症状） 任何未确诊的发热患者都应仔细询问动物接触史、旅游史，近期是否去过澳大利亚，有无动物咬伤、猫抓伤史，食用生牛奶，蚊子或蜱叮咬史，有无宠物及其职业史。

(2) 皮疹

• 考虑立克次体病，如钩端螺旋体病、Q 热、莱姆病。

(3) 咳嗽或非典型性肺炎

• 考虑 Q 热、鹦鹉热、牛结核病。

(4) 关节痛/关节炎

• 考虑莱姆病、罗斯河热。

(5) 屠宰工人

• 考虑 Q 热、钩端螺旋体病、口疮、炭疽。

(6) 丘疹/脓疱性病变

• 考虑羊痘、炭疽（黑色）。

2. 布鲁菌病 自从斗牛竞技活动后，布鲁菌病（波状热、马尔他热）的患病率已经开始下降。感染途径主要是经口腔、皮肤破损或切割处接触感染。

（1）临床特征（急性布鲁菌病）：
- 潜伏期 1～3 周。
- 起病隐匿：全身乏力、头痛、乏力。
- 典型的热型是波状热（参见第 54 章相关内容）。

可能的症状：
- 关节痛。
- 淋巴结肿大。
- 肝大。
- 脊柱压痛。
- 严重者可有脾大。

可出现睾丸-附睾炎、骨髓炎、心内膜炎等并发症。也可能出现骨骼、关节、肺、脑脊液、睾丸和心脏瓣膜的局部感染，但不常见。

慢性布鲁菌病的症状与"慢性疲劳综合征"几乎没有什么区别，可表现为不明原因发热（FUO）。

 诊断提示：全身乏力 + 头痛 + 波状热 = 布鲁菌病

（2）诊断
- 如果发热，应行血培养（急性期 50％ 的阳性率）。
- 布鲁菌凝集试验（滴度增高）——急性期和恢复期（3～4 周）样本。

（3）治疗[10]
- 成人：多西环素 100mg（口服），每日 2 次，共 6 周 + 利福平 600mg（口服），每日 1 次，6 周或庆大霉素 4～6mg/kg，每日 1 次，静脉注射 2 周。
- 儿童：复方磺胺甲噁唑 + 利福平。
- 不复发。

（4）预防和控制 包括消除牛群中的布鲁菌病，谨慎处理受感染的动物并对牛奶进行巴氏灭菌。

目前尚无疫苗用于人类预防。

3. Q 热 Q 热是由于伯氏立克次体感染引起的一种人畜共患疾病。是澳大利亚与屠宰场相关的最常见的感染性疾病，也可以发生在农民和猎人。皮疹并不是其主要特征，但如果感染持续且未经治疗也可出现。

（1）临床特征
- 潜伏期 1～3 周。
- 突然出现发热、寒战和肌痛。
- 干咳（可能合并肺炎，占 20％）[10]。
- 瘀点状皮疹（如持续感染）。
- 伴或不伴腹痛。

持续感染可引起肺炎或心内膜炎，因此心脏瓣膜

表 30.1 澳大利亚主要的人畜共患病

人畜共患病	微生物	动物宿主	传播方式	主要特点
Q 热	伯氏立克次体	多种野生和家养动物	吸入粉尘 动物接触 未经消毒的牛奶	发热、寒战、肌痛、头痛、干咳
钩端螺旋体病	波蒙那钩端螺旋体	各种家畜	感染的尿液污染伤口或疼痛处	发热、肌痛、剧烈头痛、斑疹
布氏杆菌病	牛布鲁菌	黄牛	通过动物组织污染伤口或疼痛处 未经消毒的牛奶	发热（波状热）、盗汗、肌痛、头痛、淋巴结肿大
莱姆病	伯氏疏螺旋体	有袋类动物（可能）	蜱叮咬	发热、肌痛、关节炎、腰酸、环形皮疹
鹦鹉热	鹦鹉热衣原体	鸟：鹦鹉、鸽子、鸭等	吸入粉尘	发热、肌痛、头痛、干咳
牛结核病	牛分枝杆菌	黄牛	未经消毒的牛奶	发热、盗汗、消瘦、咳嗽（人类肺结核时）
李斯特杆菌病	单核细胞增生性李斯特菌	各种野生和家养动物	未经消毒的牛奶或奶酪 污染蔬菜 人群中传播	轻度发热性疾病（大多数） 脑膜脑炎的易感者（新生儿、孕妇、老人等）

病患者有患心内膜炎的风险（血培养为阴性）。这是肝炎的一种罕见病因。急性疾病可自行缓解，但随之会出现慢性复发性感染，未经治疗的慢性感染通常是致命的。

 诊断提示：发热 + 头痛 + 虚脱 = Q热

（2）诊断

• 血清学诊断是依据急性期及2～3周后（4倍升高）的抗体水平。可对组织进行聚合酶链反应试验

（3）治疗[12]

• 多西环素100mg（口服），每日2次，持续使用14天。

• 心内膜炎：延长多西环素 + 克林霉素或利福平的应用至30天。

• 儿童：＞8岁，根据体重使用与成人相同的抗生素；＜8岁，用复方磺胺甲噁唑（代替多西环素）。

（4）预防　屠宰场工人可通过使用Q热疫苗来预防该疾病。

4. 钩端螺旋体病　钩端螺旋体病常是由接触被钩端螺旋体感染的动物如猪、牛、马、大鼠和狗的尿液而感染，病原体经破损的皮肤或黏膜入侵。在澳大利亚，几乎是农民（特别是在热带地区被淹的农田）和肉类工厂工人的职业感染[11]。奶农挤奶过程中有被尿液污染的风险。早期诊断很重要，以预防其进入免疫期。

（1）临床特征

• 潜伏期3～20天（平均10天）。

• 发热、畏寒、肌痛。

• 严重头痛。

• 斑疹。

• 光敏性结膜炎（明显充血）。

一些人可能发展为免疫期（1～3天后的无症状期），表现为无菌性脑膜炎、黄疸、肾炎（出血性发热，Weil综合征），均具有很高的死亡率。

 诊断提示：突然发热 + 头痛 + 结膜炎 = 钩端螺旋体病

（2）诊断

• 抗体的滴度增高：可进行培养。

（3）治疗[10]

• 多西环素100mg（口服），每日2次，5～7天。

• 青霉素1 200mg静脉注射，每6小时1次，5～7天。

5. 莱姆病　莱姆病（被称为莱姆疏螺旋体病）因最早是在1975年康涅狄格州（美国）的莱姆镇发现而命名。在美国广泛存在，目前在欧洲、亚洲和澳大利亚（尚未流行）均有此病的报道。莱姆病具有传染性，由伯氏疏螺旋体感染引起，并经硬蜱叮传播，因此生活和工作在灌木丛附近的人很容易感染。已报道有牧鹿人被感染。莱姆病分3个阶段。

疾病特征性标志为游走性红斑——特异性皮疹，通常呈圆环状，以咬伤部位为中心，直径约6cm，边界清楚的红斑。

第一阶段：游走性红斑、流感样症状。

第二阶段：神经系统问题，如四肢无力、心脏问题。

第三阶段：关节炎。

（1）诊断

• 典型的临床特征，特别是游走性红斑 + 血清学检查和关节液的PCR检测。

（2）治疗

• 消除蜱属类。

• 一个典型的方案是成人多西环素100mg，每日2次，连续21天。或应用青霉素。

6. 鹦鹉热（"鸟类爱好者病"）　大多数患者为鸟类爱好者。鹦鹉热占住院肺炎的1%～5%。这种疾病临床上可表现为持续几个月的缓慢进程，也可能表现为流感样症状的剧烈急性表现。除了有鸟类接触史外，该病很难与非典型肺炎区分。

（1）临床特征

• 潜伏期1～2周。

• 发热、全身乏力、肌痛。

• 头痛。

• 咳嗽（通常为干咳）。

• 极少的胸部体征。

• 脾大（有时）。

如果不及时治疗，死亡率可高达20%。

（2）诊断

• 血清学——抗体持续上升。

- 胸部 X 线检查。

（3）治疗

- 四环素或红霉素 14 天。

7. 李斯特菌病[13] 李斯特菌病由单核细胞增多性李斯特菌引起，该细菌广泛存在于自然界，可污染食品，在许多新鲜或加工的食品（如乳制品，特别是未经消毒的牛奶、软干酪；加工的肉类；烧烤的海鲜）都可以发现细菌感染。高危人群包括孕妇、免疫力低下者、体弱年迈者、儿童（新生儿和胎儿的死亡率高）。可导致婴儿夭折或胎儿流产。

（1）临床特征 临床症状不明显，可表现有：

- 流感样症状（通常是轻微的）。
- 食物中毒（非典型）。
- 脑膜炎，尤其是婴幼儿、老年人。
- 败血症（易感者）。
- 肺炎（易感者）。

（2）诊断

- 感染部位分离病原体或显微镜检查。
- 可用血清学试验。

（3）治疗

- 阿莫西林 1g（口服），每 8 小时 1 次，持续 10～14 天[11]。

8. 其他人畜共患疾病

- 蚊子传播的感染：墨累河谷脑炎、罗斯河病毒、Barmah 森林病毒。
- 咬伤和抓伤感染：猫抓症、鼠咬热。
- 棘球蚴病、羊痘、挤奶者结节。
- 弓形虫病、组织胞浆菌病、钩虫病。

五、梭状芽孢杆菌感染

1. 破伤风 细菌感染（破伤风杆菌），有时会被误诊，可以在受伤后的第一天到几个月发病，患者可能遗忘其受伤的原因。10%～20% 的破伤风患者没有可识别的伤口[14]。新生儿破伤风的伤口可能来自脐带残端的污染。

（1）临床特征

- 前驱症状：发热、全身不适、头痛。
- 牙关紧闭（患者嘴唇不能闭合）。
- 苦笑面容（表现为面部肌肉痉挛的露齿苦笑）。
- 角弓反张（颈部肌肉过伸呈拱形）。
- 痉挛，最小刺激即可引发。

鉴别诊断：吩噻嗪类药物中毒、马钱子碱中毒、狂犬病。

（2）治疗

- 给予破伤风抗毒素和人破伤风免疫球蛋白。
- 立刻送往专业医疗机构。
- 保持通风，必要时应进行气管插管。

2. 气性坏疽 气性坏疽（梭状菌性肌坏死）是由梭状芽孢杆菌进入体内感染引起，例如产气荚膜梭状菌进入失活的组织中（如存在于受到严重创伤的小腿）。

（1）临床特征

- 感染的伤口突然疼痛和肿胀。
- 褐色浆液性渗出液。
- 触诊或 X 线检查发现组织中有气体。
- 衰弱，全身中毒性反应。
- 循环衰竭（"休克"）。

（2）治疗

- 立即送往清创手术中心。
- 开始使用青霉素 2.4g 静脉注射，每 4 小时 1 次。然后加用克林霉素。

3. 肉毒杆菌中毒 肉毒杆菌中毒是由肉毒杆菌神经毒素引起的食物中毒。患者从罐头、烟熏或真空包装的食物（如家庭罐装蔬菜或肉）中摄入的毒素，12～36 小时会出现视觉问题，如突然出现复视；全身肌肉麻痹和迅速发展的全身衰竭。应立即转诊，以便能及时接受抗毒素治疗。

六、肺炎

令人惊讶的是，肺炎的最初表现可能被误判，特别是当患者表现为全身症状如发热、不适和头痛，而不是呼吸系统症状时。咳嗽虽然常见，但对肺炎的诊断并不是很有意义。这种情况尤其见于非典型性肺炎，也可见于细菌性肺炎，特别是大叶性肺炎（参见第 43 章相关内容）。

非典型性肺炎[12]

（1）临床特征

- 发热、全身乏力。
- 头痛。
- 轻度的呼吸道症状、干咳。

- 无合并症征象。
- 胸部 X 线（弥漫性浸润）与胸部体征不一致。

 诊断提示："流感样症状" + 头痛 + 干咳 = 非典型性肺炎

（2）**血清学检测** 血液检测可用于以下所有致病微生物（参见第 16 章）。

① 肺炎支原体（最常见）

- 青少年和青壮年：罗红霉素（一线药物）300mg（口服），每日 1 次，或四环素（如多西环素 100mg，每日 2 次，持续 14 天）。

② 嗜肺军团菌（军团病）

- 与大型建筑中的冷却系统如空调有关。
- 潜伏期 2～10 天。
- 诊断标准包括：干咳、流感、精神错乱或腹泻等前驱症状；淋巴细胞减少伴白细胞明显升高；低钠血症。
- 患者可能变得非常沮丧，伴并发症，治疗应给予阿奇霉素（静脉注射）或红霉素（静脉注射或口服）(如果很严重）环丙沙星或利福平持续治疗 21 天。

③ 鹦鹉热衣原体（鹦鹉热）

- 多西环素治疗 100mg，每日 2 次，持续 10 天。

立克次体（Q 热）

致谢

本章关于梅毒的临床表现，部分转载自《性传播疾病手册》，并经澳大利亚国家版权受权，许可使用。

参考文献

[1] Kumar PJ, Clark ML. Clinical Medicine (7th edn). London: Elsevier Saunders, 2009: 863.

[2] Thomson K, Tey D, Marks M. Paediatric Handbook (8th edn). Oxford: Wiley-Blackwell, 2009: 131–132.

[3] Hart G. Syphilis. In: MIMS Disease Index (2nd edn). Sydney: IMS Publishing, 1996: 493–496.

[4] NHMRC. Handbook on Sexually Transmitted Diseases. Canberra: Department of Community Services & Health, 1990: 23–29.

[5] Oakley C. Infective endocarditis. Med Int, 1986, 21: 872–878.

[6] Spicer J (Chair). Therapeutic Guidelines: Antibiotic (Version 13). Melbourne: Therapeutic Guidelines Ltd, 2006: 46–52.

[7] Speed B. Endocarditis, infective. In: MIMS Disease Index (2nd edn). Sydney: IMS Publishing, 1996: 167–169.

[8] Spicer J (Chair). Therapeutic Guidelines: Antibiotic (Version 13). Melbourne: Therapeutic Guidelines Ltd, 2006: 174–179.

[9] Dowden J (Chair). Therapeutic Guidelines: Oral and Dental (Version 1). Melbourne: Therapeutic Guidelines Ltd, 2007.

[10] Scott J. Zoonoses. Current Therapeutics, 1995, April: 42–45.

[11] Benn R. Australian zoonoses. Current Therapeutics, 1990: 31–40.

[12] Spicer J (Chair). Therapeutic Guidelines: Antibiotic (Version 13). Melbourne: Therapeutic Guidelines Ltd, 2006: 299–305.

[13] NHMRC Statement. Listeria, advice to medical practitioners. Canberra: NHMRC, 1992.

[14] Fauci AS et al. Harrison's Principles of Internal Medicine (17th edn). New York: McGraw-Hill Medical, 2008: 898.

中枢神经系统感染 第31章

> 细菌性脑膜炎是一种临床急症，尤其是双球菌性脑膜炎，可导致患者病情急剧恶化。如果儿童突然发生典型三联症状伴高热和严重疾病特征应该考虑这个疾病。流行性脑膜炎可伴有瘀点瘀斑状皮疹和感染性休克（华－弗综合征）。
>
> Anisha Bahra & Katia Cikurel，*Neurology*，1999[1]

中枢神经系统感染可累及全身，如脑膜脑炎和特异性病原体引起的疾病（如梅毒和脊髓灰质炎）。特别需要强调的是这类疾病可因临床症状多样而难以诊断，从而造成严重后果，特别是出现误诊时。中枢神经系统感染是典型的"不能被漏诊"的情况。

颅内感染的主要症状是头痛、癫痫发作和意识改变。

一、脑膜炎

脑膜炎是脑膜（软脑膜和蛛网膜）及脑脊液（CSF）的炎症。

典型三联征为：
- 头痛。
- 畏光。
- 颈强直。

其他症状包括心神不安、呕吐、发热及困倦。

1. 病因（病原体）[1, 2]

（1）细菌
- 最常见的三种细菌为肺炎链球菌、流感嗜血杆菌（多见于儿童）、脑膜炎奈瑟菌。
- 李斯特菌、结核杆菌、乙型链球菌、链球菌。无乳链球菌（新生儿常见）、葡萄球菌、革兰氏阴性杆菌（如大肠杆菌）、伯氏疏螺旋体、苍白密螺旋体。

（2）病毒
- 肠道病毒（柯萨奇病毒、艾柯病毒、脊髓灰质炎病毒）、腮腺炎病毒1型、2型、6型，HSV单纯疱疹病毒，水痘带状疱疹病毒，EB病毒，HIV（原发感染）。

（3）真菌
- 隐球菌（新型隐球菌或格特隐球菌）。
- 荚膜组织胞浆菌。

2. 辅助检查
- 腰椎穿刺（表31.1）。
- CT扫描。
- 血培养和脑脊液培养/PCR。

二、细菌性脑膜炎[2]

细菌性脑膜炎主要发生于儿童。新生儿和6～12个月婴儿的风险最大。脑膜炎球菌引起的疾病可以有两种表现形式：脑膜炎、败血症（脑膜炎球菌血症）或两者同时存在。大多数病例开始为败血症，通常经鼻咽部感染，常为急性起病（见第87章相关内容）。

1. 典型的临床特征

（1）婴儿期
- 发热、脸色苍白、呕吐和（或）意识状态改变。
- 嗜睡。
- 易怒与困倦。
- 拒绝喂食、对母亲冷漠。
- 颈强直（并非都有该症状）。
- 四肢发冷（一个可靠的标志）。
- 可能有囟门膨出。
- Kernig征（图31.1）：不可靠。
- 角弓反张（图31.2）：罕见。

（2）3岁以上儿童、青少年、成人
- 脑膜刺激征更加明显（如头痛、发热、呕吐、颈强直）。
- 后期：谵妄、意识改变。

注：抗生素可能会掩盖症状。如果一位身体向来健康的孩子使用抗生素后仍有3天以上的发热，应高度怀疑脑膜炎[3]。

表 31.1 脑膜炎的 CSF 检查发现

	细菌性（化脓性）	结核性	病毒性
CSF 外观	云雾状 / 脓	乳白	通常清澈
压力	↑↑↑	↑↑或正常	↑或正常
主要细胞	中性粒细胞	淋巴细胞	淋巴细胞
细胞计数 /mm³	100～1 000+	50～1 000	10～1 000
葡萄糖	↓↓	↓	正常或↓

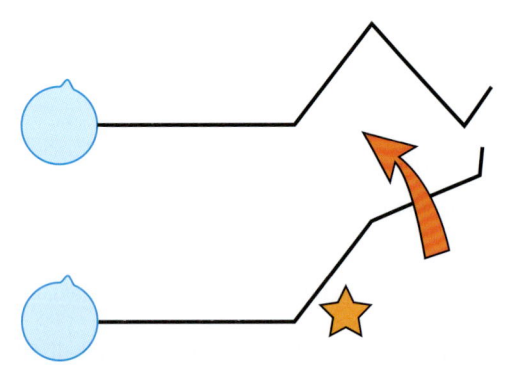

图 31.1 Kernig 征：髋关节屈曲 90° 时被动伸膝，且出现疼痛

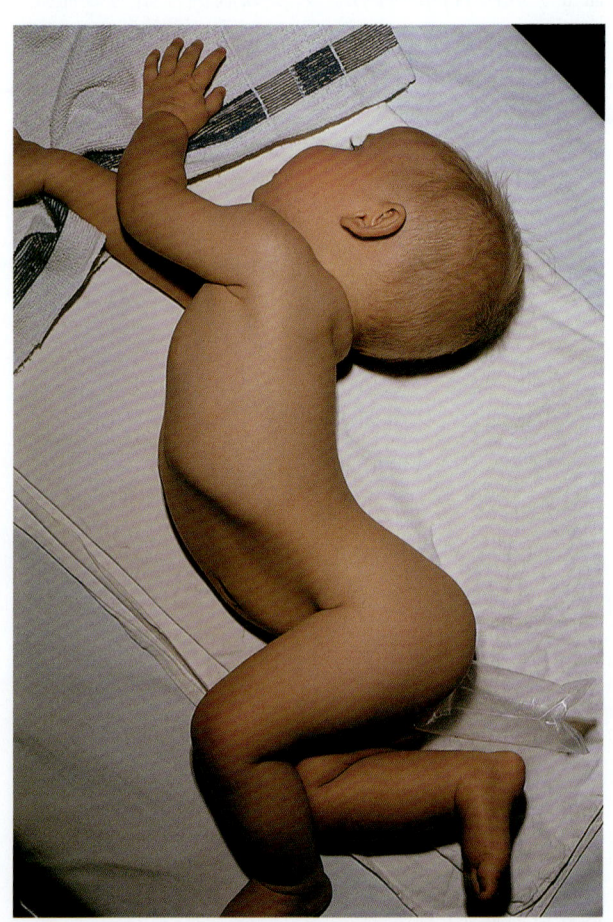

图 31.2 进展期脑膜炎引起的角弓反张

（3）暴发性脑膜炎

• 剧烈的突发性休克，过敏性紫癜（皮肤压之不退色）± 昏迷。

• 通常是由脑膜炎双球菌败血症引起，还可能是 B 型流感嗜血杆菌、肺炎链球菌。

注：感染性休克可以在没有脑膜炎迹象的情况下发生。

2. 治疗（疑似脑膜炎）[4] 首先：氧气 + 静脉通道支持。

• 血培养（在 30 分钟内进行评定）。

• 儿童给予生理氯化钠溶液 10～20ml/kg 静脉注射。

• 到医院进行腰穿（初步的 CT 扫描评估成人腰穿的安全性）。

• 地塞米松 0.15mg/kg，最大剂量为 10mg 静脉注射。

• 立刻给予头孢曲松钠 4g（儿童 100mg/kg，最大剂量 4g）静脉注射，每日 1 次，持续 3～5 天。或头孢噻肟 2g（儿童 50mg/kg，最大剂量 2g）静脉注射，6 小时 1 次，使用 3～5 天。

3. 治疗（脑膜炎球菌血症——所有年龄） 一旦怀疑是脑膜炎就应进行紧急治疗（如四肢和躯干皮肤瘀点或紫癜，图 31.3、图 31.4），在送达医院之前就该进行治疗。

• 青霉素 60mg/kg 立即静脉注射（最大剂量 2g）（持续 5 天）。

• 如果静脉注射治疗不可行，则给予肌内注射。或

• 立即给予头孢曲松 100mg/kg 静脉注射，每日 1 次，或肌内注射（最大剂量 4g）治疗 5 天。

4. 预防

• C 群脑膜炎球菌疫苗。

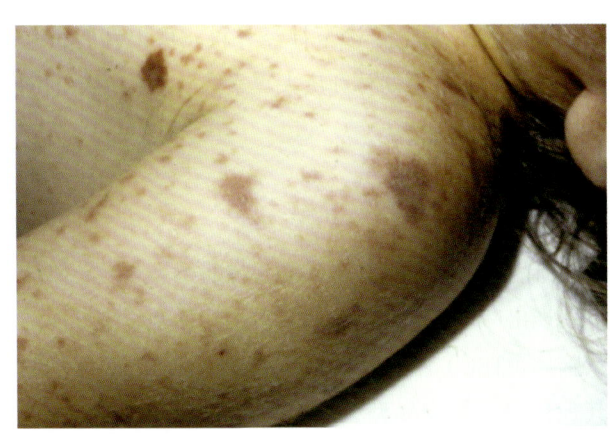

图 31.3　脑膜炎双球菌血症伴皮肤紫癜

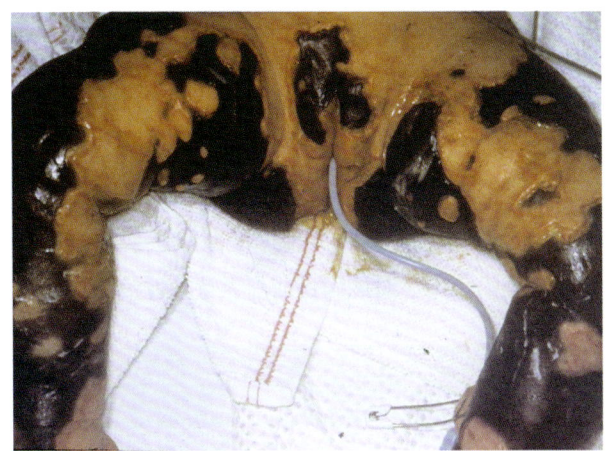

图 31.4　儿童脑膜炎双球菌性败血症伴四肢多发严重紫癜

三、病毒性脑膜炎

多发生于儿童。最常见的病毒是 6 型人类疱疹病毒（婴幼儿玫瑰疹的原因）和肠道病毒（柯萨奇病毒和埃可病毒）。

大多数为自限性，虽然很少有典型脑膜刺激征，但临床表现可能和细菌性脑膜炎类似。腰穿对诊断有重要意义，PCR 对肠道病毒诊断也有重要意义。如果开始为经验性治疗，检查显示阳性后可以早期终止抗生素治疗。对症治疗包括补液和止痛药的使用。免疫力低下的患者需要特殊治疗。

> **实践要点**
>
> 双手冰凉——应想到脑膜炎。

四、脑炎[1,2]

脑炎是脑实质的炎症。虽然一些细菌、支原体、立克次体和组织胞浆性细菌等病原体也可引起脑炎，但脑炎主要是由病毒引起的。病毒感染的前驱症状表现有不理智的行为、意识状态改变和可能的脑神经损害征象时应怀疑脑炎。

1. **临床特征**　临床症状表现有轻有重，差别很大。
- 主要症状：发热（不是必然的）、全身乏力、肌肉酸痛。
- 脑膜炎特征：头痛、畏光、颈强直。
- 脑功能障碍：意识改变、意识模糊、嗜睡、性格改变、癫痫发作。
- 局灶性神经功能缺损。

2. **病因（病毒性病原体）**
- 1 型或 2 型单纯疱疹、肠道病毒、腮腺炎、巨细胞病毒、B 病毒、HIV、麻疹、流感、虫媒病毒，例如日本 B 型病毒、西尼罗河脑炎病毒、墨累山谷脑炎、罗斯河脑炎病毒。
- 鉴别诊断中应考虑到脑型疟疾。

介导性病毒性脑炎有三种形式：直接性、延迟（潜伏）性和免疫介导性（感染后脑脊髓炎）。

3. **辅助检查**
- 腰椎穿刺：脑脊液（CSF，通常是无菌性脑膜炎）。
- CSF 进行 PCR 病毒检测，尤其是 HSV。
- CT 扫描，常可见脑水肿。
- 钆增强 MRI。
- 脑电图（EEG）——特征性脑电波。

4. **治疗**　应住院进行支持性治疗。疑似单纯疱疹性脑炎应该立即应用阿昔洛韦静脉注射治疗。

注：脑膜脑炎是脑膜炎加上一些脑实质的炎症。

五、脑脓肿[4,5]

脑（颅内）脓肿是大脑或小脑的局灶性感染，表现为脑内的占位性病变。感染可通过局部扩散或血流播散到大脑，例如心内膜炎。感染的病灶在其他的具体部位可能不清楚，但其可能伴随中耳、鼻窦、牙齿、牙周或其他部位感染，也可能表现为颅骨骨折。病原体微生物大多是非免疫抑制的微需氧球菌和厌氧菌。

1. 临床特征

（1）颅内压升高
- 头痛。
- 恶心和呕吐。
- 意识状态改变。
- 视盘水肿。

（2）其他
- 局灶性神经系统体征，如偏瘫、语言障碍、共济失调。
- 癫痫发作（30%）。
- 发热。
- 其他部位败血症的症状：如牙齿感染，心内膜炎。

2. 辅助检查
- MRI（如果可用）或 CT 扫描。
- FBE、ESR/CRP、血培养。

注：腰穿是禁忌证。

3. 治疗　需紧急转诊至神经外科。抽吸或活检指导临床抗生素治疗方案，也可以进行经验性静脉注射青霉素、甲硝唑和头孢菌素等治疗。

六、脊髓硬膜下或硬膜外脓肿

这些罕见的局灶性感染非常难以诊断，所以高度怀疑时需要考虑这类脓肿。通常是金黄色葡萄球菌感染。

1. 临床特征[6]
- 背部疼痛（不断加重）± 神经根病。
- 脊椎叩击痛。
- 神经功能损伤，如进行性下肢无力和感觉丧失 ± 发热（可能不存在）。

2. 病因
- 相关的感染：疖、褥疮、相邻骨髓炎、椎间盘炎、其他。
- 背部外伤及血肿。
- 硬膜下或硬膜外阻滞麻醉后。
- 1/3 是自发的。

3. 辅助检查
- 血培养。
- MRI 扫描。

4. 治疗　紧急转诊至神经外科。可以在等待包括双氯西林/氟氯西林和庆大霉素药敏试验结果的同时进行经验性治疗。

七、传播性朊病毒疾病[7,8]

朊病毒是一种不含核酸的蛋白质感染颗粒，临床可表现出广泛的神经症状。其典型特征是传染性海绵状脑病（TSE）伴随克-雅病。影响人类 TSE 类型的其他情况包括变异型克-雅病、库鲁病和致死性家族性失眠症。

八、克-雅病

克-雅病有 3 种不同的形式：散发性（80%~85%）、家族性（15%）和医源性（1%）。每年发病率为 1/100 万。常见的感染途径是受污染的人体组织（如角膜移植）、应用尸体垂体促性腺激素的人或进食被污染的牛肉。对该病目前尚无特异性治疗。

 诊断提示：疲劳 + 精神症状 + 肌阵挛 = 克-雅病

1. 临床特征
- 进行性痴呆（初始人格改变和记忆力减退——最终丧失讲话能力）。
- 肌阵挛。
- 疲劳和嗜睡。
- 神经系统功能异常（如共济失调、舞蹈病）。

2. 诊断
- MRI：表现为丘脑高强度信号。
- CSF：14-3-3 免疫蛋白阳性。
- 脑电图。

3. 治疗
- 支持性：尚无确切的特效性治疗。

九、脊髓灰质炎[8]

脊髓灰质炎病毒是一种通过粪-口途径传播的具有高度传染性的肠道病毒（核糖核酸病毒），对脊髓前角细胞具有特殊亲嗜性。目前仍然流行于热带地区。大多数感染无症状（脊髓炎是指脊髓的炎症）。

1. 临床特征
- 流感样综合征、发热和咽痛。
- "麻痹前"阶段：恶心、呕吐、头痛、颈强直。
- 麻痹（0.1%）：上运动神经元病变（弛缓性麻痹），可包括脊髓灰质炎（特别是下肢），和（或）延髓脊髓灰质炎，伴或不伴呼吸衰竭。无感觉丧失。

脊髓灰质炎有2个等级：轻度（几天之内恢复）和重度。

2. 诊断
- 咽喉和粪便的病毒检查。
- 脑脊液（CSF）：白细胞增多，尤其是淋巴细胞。

3. 治疗
有麻痹症状的患者应住院治疗。通过接种疫苗可以预防。

（1）**脊髓灰质炎后综合征** 原发感染多年后（通常是20～40年）出现新的肌无力和疼痛表现，可能由于幸存的运动神经元发展为功能障碍所致。

（2）**病毒引起的弛缓性麻痹**[9] 伯氏疏螺旋体感染（莱姆病）、支原体感染、白喉、肉毒中毒、横贯性脊髓炎、梅毒。

十、梅毒

神经梅毒可以发生于梅毒的任何阶段。影响中枢神经系统的主要梅毒症状有：
- 无症状性梅毒：可在梅毒的二、三期之间间隔出现。
- 脑膜炎包括急性基底脑膜炎及脑膜血管梅毒。后者可与脑血管意外并发出现。
- 脊髓痨造成脑膜神经根炎和脊柱的脊髓软组织细胞退化，可累及瞳孔。其特点包括电击样剧痛、夏科关节病、共济失调和神经营养性溃疡、阿-罗瞳孔。
- 全身性麻痹伴有明显的人格改变、痴呆、构音障碍和癫痫发作。

十一、可能累及中枢神经系统的其他感染

1. 结核病
神经系统结核可能包括结核性脑膜炎、结核肿（表现为脑脓肿）、脊髓蛛网膜炎和脊髓受累（Pott病），通常需要长期联合应用多种抗生素。

2. 人类免疫缺陷病毒（HIV）
除了继发性机会性感染，HIV可能会直接参与原发感染引起的脑病（"艾滋病"性老年痴呆症）、脊髓病或急性非典型脑膜炎。非典型脑膜炎包括中枢神经系统弓形虫病、巨细胞病毒感染、单纯疱疹性脊髓炎、水痘带状疱疹等（第28章）感染。

3. 蠕虫感染
蠕虫感染可以（罕见）通过囊肿或形成肉芽肿引起脑内损伤，包括囊虫病（绦虫）、细粒棘球绦虫（棘球蚴）病和血吸虫病。这些感染可表现为癫痫发作。

- 肉毒杆菌（参见第30章）。
- 破伤风（参见第30章）。
- 狂犬病（参见第15章）。
- 汉森病（麻风病）（参见第15章）。

参考文献

[1] Bahra A, Cikurel K. Neurology. London: Mosby, 1999: 195–197.

[2] Thomson K, Tey D, Marks M. Paediatric Handbook (8th edn.) Oxford: Wiley-Blackwell, 2009: 407–413.

[3] Hewsen P, Oberklaid F. Recognition of serious illness in babies. Journal of Paediatrics and Child Health, 2000, 36:221–225.

[4] Spicer J (Chair). Therapeutic guidelines: Antibiotic (Version 13). Melbourne: Therapeutic Guidelines Ltd, 2006: 55–247.

[5] Beers MD, Porter RS, et al. The Merck Manual (18th edn) Whitehouse Station: Merck Research Laboratories, 2006:1850–1851.

[6] Beers MD, Porter RS, et al. The Merck Manual (18th edn) Whitehouse Station: Merck Research Laboratories, 2006:1914–1915.

[7] Beers MD, Porter RS, et al. The Merck Manual (18th edn) Whitehouse Station: Merck Research Laboratories, 2006:1853.

[8] Bahra A, Cikurel K. Neurology. London: Mosby, 1999: 204–205.

[9] Longmore M, Wilkinson I, et al. Oxford Handbook of Clinical Medicine. Oxford: Oxford University Press, 2007: 420.

第 32 章　慢性肾衰竭

> 我从来未遇到过肾脏结构无明显变化而伴有蛋白尿性水肿的垂危患者。
>
> Richard Bright 1827

一、慢性肾衰竭

慢性肾衰竭（chronic renal failure，CRF）作为一种隐匿疾病，其诊断问题已备受关注。这是因为伴随着进行性肾脏疾病的慢性肾功能障碍可能无症状或症状轻微，从而导致难以诊断。临床上，晚期患者可能只表现出一种轻微的症状。因此，所有全科医生都应意识到这种疾病的严重性，当患者表现出明显疲劳或虚弱等轻微症状时就应引起重视。有时肾脏可突发急性衰竭，然后可以恢复或进展为慢性肾衰竭。

重要资料与关注要点

- 每年每百万人口中至少有 95 人接受终末期肾脏病（ESRF）或肾衰竭治疗。
- 这些人中有 2/3 的人都在 60 岁以下。
- 重要的病因有肾小球肾炎、无痛性肾病、糖尿病（30%）、多囊肾、反流性肾病和高血压（表 32.1）[1]。
- 在澳大利亚，肾衰竭最常见的原因是糖尿病。
- 在澳大利亚，导致肾衰竭最常见的肾炎是 IgA 肾病。
- 小儿慢性肾衰竭的发病率是相当低的（每百万人中有 1～2 人）[1]。
- 气候温暖、生活贫穷和遗传与肾衰竭的发病率有一定相关性。
- 当患者出现不明原因的贫血、不明原因的体质虚弱和超大剂量使用止痛药时应该考虑肾衰竭的诊断。
- 尿毒症的症状是非特异性的，通常不容易识别，直到肌酐清除率小于正常值的 20% 才被认定。
- CRF 的特点是尿毒症毒素的积累和肾激素的缺乏引起肾脏以外的器官功能障碍。
- 多种因素的交互作用可以导致磷酸盐潴留、继发性甲状旁腺功能亢进症，以及骨骼疾病如骨软化症。
- 可能的话，应确定肾衰竭的分期（表 32.2）。

表 32.1　CRF 的重要病因（依流行的大致顺序）

糖尿病
肾小球肾炎
・IgA 肾病（最常见）
高血压
血管疾病
・动脉粥样硬化，包括肾动脉狭窄
多囊肾
梗阻性肾病/反流性肾损害
・双侧输尿管梗阻
・膀胱出口梗阻：前列腺增生、尿道狭窄
药物，包括无痛性肾病
红斑狼疮等结缔组织病
血管炎，如结节性大动脉炎
痛风
淀粉样变性
高钙血症

二、急性肾衰竭

急性肾衰竭（acute renal failure，ARF）被定义为突然（几天到几周）肾功能减退（氮质血症），伴有或不伴有少尿。其导致水电解质紊乱和含氮废物的排泄障碍，伴有血液中的尿素和肌酐水平的迅速增高。

ARF 的常见分类为：

- 肾前性（如急性循环衰竭→肾血流灌注不足）。
- 肾后性（如阻塞）。
- 肾性（本质，如急性肾小球肾炎）。

患者早期诊断并及时入院很重要，应注意患者病情极危重，当发现其有低血容量、高血压或低血压、少尿或尿异常即可作出诊断。

 诊断提示：不适（极度）+ 食欲缺乏/恶心/呕吐 =ARF

三、慢性肾脏疾病和肾衰竭

慢性肾脏疾病（chronic kidney disease，CKD

表 32.2 慢性肾脏疾病的分期[2]

分期	肾小球滤过率 (GFR, ml/min)	临床状况描述	临床方案
1	>90	肾脏损伤的证据（例如超声显示有瘢痕、蛋白尿/血尿）	
2	60~89	肾损伤的证据 轻度肾衰竭	进一步检查风险因素： · 评估蛋白尿 · 尿液分析 · 血压 减少心血管疾病的风险： · 血压、胆固醇、血糖、吸烟、肥胖
3	30~59	中度肾衰竭	如上 · 避免肾毒性药物 · 每月监测 eGFR₃ · 给予抗蛋白尿药物，如果合适可选用血管紧张素转换酶抑制药（ACEI）或血管紧张素Ⅱ受体拮抗药（ARB） · 地域性贫血、酸中毒、甲状旁腺功能亢进症 · 确保药物剂量适应其肾功能水平 考虑转诊，接受肾脏专科医生处理
4	15~29	严重肾衰竭	如上 · 转诊至肾病科 · 准备透析或移植（如果适用）
5	<15	终末期肾衰竭	如上 · 肾透析或移植（如果适用）

的定义为 GFR < 60ml/(min·1.73m²) 和（或）有肾损伤的证据至少 3 个月以上（表 32.3）。

慢性肾衰竭（CRF）的定义为经历较长时间缓慢出现的肾单位数量的严重减少而导致尿毒症。CRF 并不常见，但可隐匿性发生，其临床症状不明显。无症状的 CRF 可以是住院患者或高血压患者在常规健康体检时被偶然发现，也可能是已有基础肾病的患者在随访过程中被发现[3]。

1. 临床上重要的相关疾病 伴有如下症状的患者应该监测 CRF 的可能性：

- 糖尿病。
- 高血压。
- 严重的痛风。
- 尿路异常病史（如膀胱输尿管反流、膀胱出口梗阻）。

表现有如下症状的患者应该考虑 CRF 的可能：

- 不明原因的健康状况差。
- 高血压。
- 贫血。
- 瘙痒。
- 甲状旁腺功能亢进症。
- 心包炎。
- 尿路症状或体征：蛋白尿、血尿、水肿、尿频、腰痛、前列腺梗阻。
- 神经紊乱：混乱、昏迷、周围神经病变、癫痫发作。

CRF 的患者在伴有复杂影响因素时，可能表现出急性肾衰竭的特征。例如：

- 药物毒性。
- 感染。
- 液体失衡。

下列可导致肾衰竭的情况需要紧急治疗：

- 进行性肾炎。
- 系统性红斑狼疮。
- 血管炎（第 33 章），例如多发性结节性动脉炎、韦氏（Wegener）肉芽肿。

表 32.3 慢性肾脏疾病（CKD）的定义

GFR < 60ml/（min·1.73m²），不少于 3 个月，有或无肾脏损伤的证据

或

肾损伤的证据（GFR 有或没有下降）≥ 3 个月，如有以下证据：
- 微量蛋白尿（尿清蛋白排泄率 30～300mg/d）
- 大量蛋白尿（尿清蛋白排泄率 > 300mg/d）
- 持续性血尿（其中泌尿系统疾病等其他原因已被排除）
- 病理异常（如异常肾活检）
- 影像学异常（如肾脏超声肾扫描提示瘢痕或多囊肾）

CKD 的危险因素	
不可改变的	**可改变的**
年龄 > 50 岁	糖尿病
家族史	高血压
原住民或 Torres 海峡岛民背景	吸烟
	肥胖

2. 临床诊断方法

（1）**病史** CRF 的早期症状特点是非特异性的，在没有肾脏疾病既往史的情况下作出诊断是非常困难的。诊断只能通过肾功能检查来确定。肌酐清除率大于正常值的 20% 时，CRF 很少表现有症状，直到小于正常值的 10% 时，症状才会明显。

慢性肾脏疾病患者中，尿毒症的症状可由肾前性因素所导致，例如呕吐或腹泻导致液体丢失、感染、抗生素治疗特别是四环素类、进行性高血压。

（2）**症状和体征** CRF 的症状和体征归纳于图 32.1。

常见的早期表现通常是非特异性的，多为消化道（GIT）症状，可能由上 GIT 中氨的形成引起。然而，贫血是其症状的主要原因。

这些症状包括：
- 食欲缺乏。
- 恶心。
- 呕吐。
- 疲劳。
- 昏睡。

如果患者出现这些症状，并有苍白蜡黄、柠檬样的贫血貌和褐色素沉着，则应该高度怀疑 CRF。

 诊断提示：疲劳 + 食欲缺乏 / 恶心 / 呕吐 + 肤色苍白 = CRF

（3）**体格检查**[4] CRF 患者通过全身系统地检查，通常可发现其因贫血引起的面色苍白、皮肤干燥和色素沉着，并常伴瘙痒。应注意患者的意识状态。因为贫血和代谢性酸中毒患者的呼吸和脉搏频率通常加快。其他表现可有皮肤瘀斑、尿毒症性恶臭、意识状态下降和周围神经病变、心包炎。应仔细触诊腹部，尤其是肾区。直肠检查可发现前列腺肥大或其他直肠或盆腔病变。眼底检查显示高血压或糖尿病性视网膜病变。尿液分析应进行血糖、血细胞和蛋白检测。应进行 24 小时尿蛋白定量检测以了解其程度，尤其是清蛋白肌酐比值（ACR），这包括晨起第 1 次尿液标本的检测。

ACR 指南
正常尿液清蛋白
男：< 2.5mg/mmol
女：< 3.5mg/mmol
微量清蛋白尿
男：2.5～25mg/mmol
女：3.5～35mg/mmol
大量清蛋白尿
男：> 25mg/mmol
女：> 35mg/mmol

（4）**辅助检查**
- 尿常规检查。
- 24 小时尿蛋白测定。
- 清蛋白肌酐比值。
- 尿培养。
- 肾功能试验（对家庭医生来说最为合适）

—血浆尿素氮。

—血浆肌酐。

—肌酐清除率（较为精确）。

—表皮生长因子受体（新标准）。

- 血浆电解质

—钠、钾、氯离子、碳酸氢盐。

—钙和磷。

- 还可考虑检测：

—镁、尿酸、血糖。

—脂类。

—所服用的药物浓度。

—心脏功能相关指标。

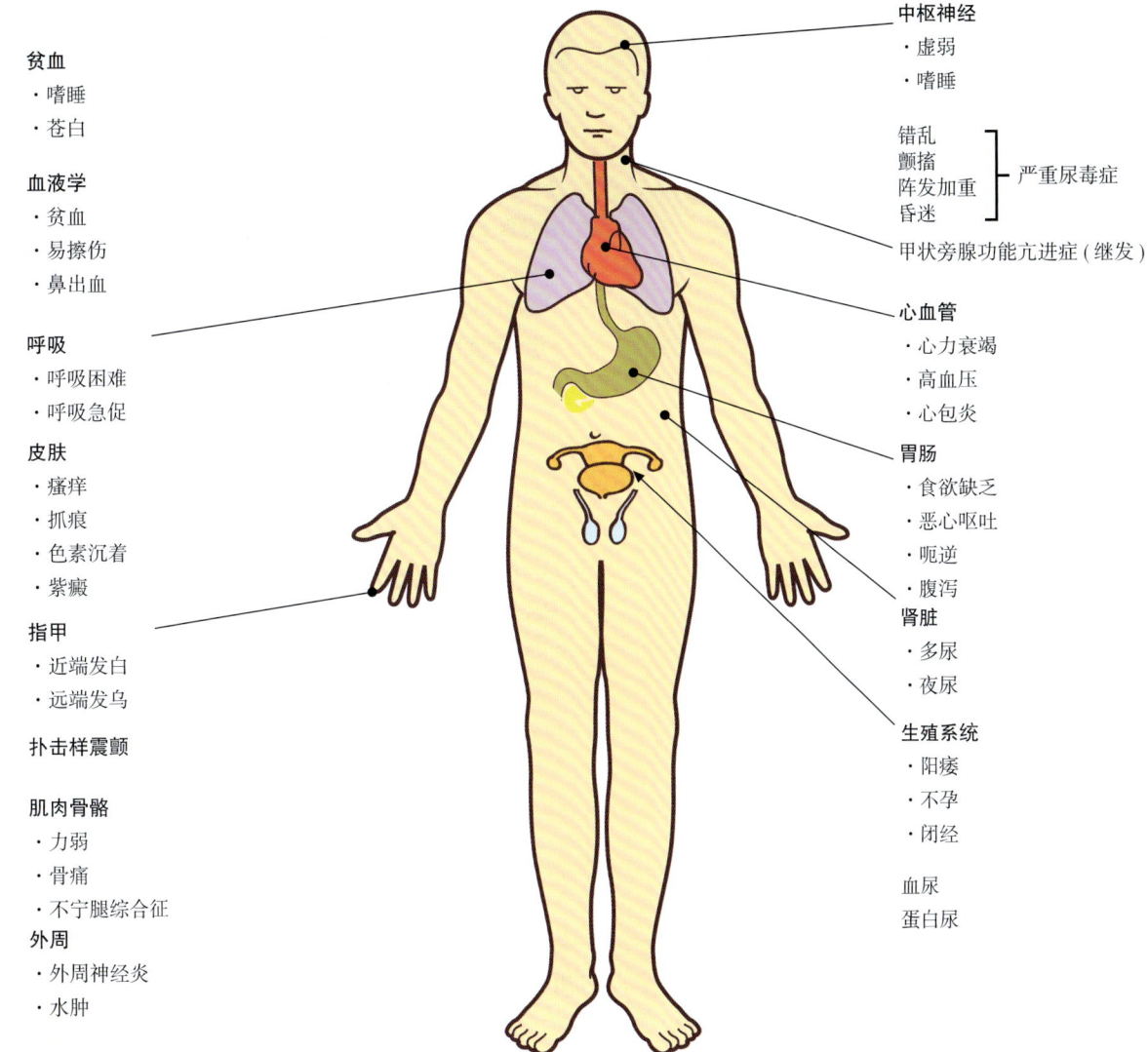

图 32.1 慢性肾衰竭的临床特征

— 全血计数？贫血。
— 蛋白电泳（有无多发性骨髓瘤）。
— 针对狼疮的抗核抗体。
— 针对血管炎的抗中性白细胞质抗体。
• 确定基本原因：
— 尿路超声检查。
— 免疫试验。
— 肾活检。

（5）监测 CKD 识别和监测 CKD 最重要的检查是测定血清肌酐 (Cr)。血清肌酐的正常范围是 40~120μmol/L（0.04~0.12mmol/L）[5]，但各实验会标示出相应的参考值。但是血清肌酐并不是一个可靠和敏感的反映 CKD 病情的指标。为了对 CKD 进行更好地诊断和管理，目前，一些实验室在检测血清肌酐浓度的同时，使用肾病膳食校正（MDRD）公式，估算出肾小球滤过率（eGFR）。这种方法需要计算 GFR[6]。根据 Cockroft 和 Gault 公式计算所得的 eGFR 比 MDRD 公式更可靠。

eGFR 的计算法则：eGFR=140 — 年龄

（6）可能导致 CKD 的处方药物[3, 7]
• 经典的肾毒性药物，如庆大霉素、万古霉素。
• 非甾体抗炎药（NSAID）、COX-2 抑制药。
• ACE 抑制药和血管紧张素受体拮抗药（ARB）。
• 氨基糖苷类。

- 头孢菌素类（各种）。
- 四环素。
- 锂。
- 秋水仙素。

谨防"三重危害"：
- NSAID 或 COX-2 抑制药
- ACE 抑制药
- 利尿药

50% 以上医源性急性肾衰竭患者与单独或联合使用这三种药物有关[8]。

利尿药应谨慎使用。

① 引起高钾血症的药物
- NSAID 或 COX-2。
- ACE 抑制药。
- ARB。
- 螺内酯。
- 复方盐酸阿米洛利片。
- 甲氧苄啶。
- 地高辛。

② 增加不良反应风险的药物
- 别嘌呤醇
— 脉管炎。
— 肝功能不全。
- 他汀类药物
— 肝功能不全。
— 心肌病。
— 横纹肌溶解。
- 吉非罗齐：横纹肌溶解症。

不可同时使用吉非罗齐和他汀类药物。
- β-内酰胺类：间质性肾炎。
- 低分子肝素：出血。
- 阿司匹林/NSAID：胃肠出血。
- 奥美拉唑及相关药物
— 间质性肾炎。

表 32.4 列出了可蓄积的危险性药物。

（7）治疗管理　应尽早将患者转诊到合适的专科医生处接受专科治疗。尽可能纠正可能造成进行性肾脏损害的任何基础疾病和异常情况。CRF 的治疗应

表 32.4　可在肾脏损伤患者蓄积的危险性药物

药物	可引起的相关病症
阿昔洛韦	意识模糊、脑病
复方磺胺甲噁唑	史提芬-约翰逊综合征
甲硝唑（长期）	周围神经病变
青霉素（静脉注射，大剂量）	癫痫
喹诺酮： • 氧氟沙星 • 诺氟沙星	癫痫
二甲双胍	乳酸酸中毒
磺脲类药物	延长低血糖
胰岛素	低血糖
阿替洛尔	心动过缓、心脏传导阻滞
地高辛	恶心、心动过缓
索他洛尔	室性心动过速（转复前需用镁剂）
可待因	意识模糊、急性脑综合征
甲氨蝶呤	肝功能障碍 骨髓抑制
锂	震颤或意识混乱 甲状腺功能障碍

基于有关专家、医护人员团队相互配合和共同努力，患者通常需要多年持续的治疗，需要相当大的心理支持。所以基于全科医生参与的包括对患者情感支持的综合治疗管理小组是非常重要的。

最佳的治疗包括：
- 定期回访。
- 良好地控制血压（减缓病情进展最有效的方法）。
- 保持血浆磷酸盐浓度在正常范围内。
- 维持有效的液体和电解质平衡。
- 及时处理并发症。
- 合理使用药物。
- 避免错误治疗，尤其要避免使用肾毒性药物
— 避免使用保钾利尿药。
— 避免肾毒性药物。
— 其他可能会导致问题的药物包括地高辛、四环素、庆大霉素、NSAID、呋喃妥因和 ACE 抑制药。
- 及时治疗并发症，特别是盐和水的缺乏和急性尿路感染。

- 饮食：低蛋白、低钠和低钾。
- 避免毒素：尼古丁、酒精、咖啡因。
- 重组人促红细胞生成素和铁治疗贫血（输注铁剂）。

① 管理目标：以下是 CKD 的优化目标。
- 血压　< 130/85 mm Hg（如果尿蛋白< 1g/d）。
  ≤125/75 mm Hg（如果尿蛋白> 1g/d）。
- 胆固醇　总胆固醇< 4.0 mmol/L；LDL < 2.5mmol/L。
- 血糖　餐前 4.4～6.7 mmol/L；HbA1c ≤ 7%。
- 血红蛋白　110～120 g/L。
- 血清钾　≤ 6 mmol/L。
- BMI　25 kg/m^2。
- 蛋白尿　降低基础值≥ 50%。
- 酸中毒　HCO_3^- > 22 mmol/L。
- 磷酸盐　PO_4^- ≤ 1.75 mmol/L。
- 禁烟。
- 酒精　≤2 标准杯 / 日。

主要目标是控制血压和减少蛋白尿。

② 控制血压
- 谨慎地采用无盐饮食。
- 药物控制：降压药不是特殊禁忌，但这些药物主要通过肾脏排泄（如 ACE 抑制药、阿替洛尔、索他洛尔），故应给予较低剂量。存在肾动脉狭窄的患者，不应使用 ACE 抑制药，大剂量髓祥利尿药（如呋塞米）是有效的。首选药物应为 ACE 抑制药或 ARB，但不应联合应用。如果肌酐水平超过标准的 30% 或血清钾超过 6mmol/L 应该停止用药（尽管已减少剂量）。非二氢吡啶类钙通道阻滞药是次选药物。β 受体拮抗药可以使用。利尿药在舒张性心力衰竭患者中起重要作用（第 130 章）。控制血压在可接受的最低水平，因为较低的水平与 GFR 缓慢下降相关。

③ 贫血
- 排除慢性感染和铁缺乏症。
- 对缺铁者予以补铁，也可应用促红细胞生成素，特别是因肾单位诱发的血红蛋白< 100 g/L 者。
- 如果可能，避免输血。

④ 高磷血症的控制
- 均衡营养，减少饮食中的磷。
- 限制蛋白质。
- 碳酸钙片（与磷酸盐结合）。

⑤ 透析：当其他方法失败时应选择透析。约 2/3 的患者接受血液透析，约 22% 的患者则采取持续非卧床式腹膜透析和自动化隔夜腹膜透析（夜间通宵透析）。

血液透析的首选血管通路是动 - 静脉瘘，通常在桡动脉和头静脉之间。

⑥ 肾移植：只要没有禁忌证，如活动性结核、恶性肿瘤和（或）老年人都可选择肾移植治疗肾衰竭。然而，供体的严重短缺仍然是一个问题。排斥反应和感染，尤其是在移植后 6 个月内发生亦是重要问题。原则上，永远都不要停止免疫抑制药的使用。随着时间的推移，恶性肿瘤的发病率显著升高，特别是皮肤癌、淋巴瘤，发病率提高 5～10 倍，实质性器官恶性肿瘤发病率升高 2～3 倍（除乳腺癌和前列腺癌）。

四、儿童 CRF

儿童 CRF 的每年发病率约占人口的 2/100 万。最常见的原因包括慢性肾小球肾炎、梗阻性肾病及反流性肾病。通过产科超声和尿路感染的早期检查可以识别肾脏结构异常，从而减少 CRF 的发病率。通常超过 2 岁儿童的晚期 CRF 应考虑透析和移植。2 岁以下儿童有复杂的伦理、心理和技术问题，并且透析和移植的治疗预后都不够理想。

五、转诊时机

- （肾小球性）血尿。
- 表皮生长因子受体< 30（第 4 或 5 阶段 CRF）。
- 肾功能迅速下降。
- 显著蛋白尿，尿蛋白> 1g/24h。
- 肾损伤 + 高血压（控制不佳）。
- 糖尿病合并肾损伤：eGFR < 60 或清蛋白尿 / 蛋白尿。

参考文献

[1] Fox Ch et al. A quick guide to evidence-based chronic kidney disease care for the primary care physician. Postgrad Med, 2008, 120(2): E01-6.

[2] Johnson DW, Usherwood T. Chronic kidney disease. Aust Fam Physician, 2005, 34(11): 915-921.

[3] Kumar PJ, Clark M. Clinical Medicine (7th edn). London: 32 Elsevier Saunders, 2009: 625-642.

[4] Tally N, O'Connor S. Clinical Examinations (5th edn). Sydney: Maclennan & Petty, 2006: 186-187.

[5] Robinson MJ, Roberton DM. Practical Paediatrics (5th edn). Melbourne: Churchill Livingstone, 2003: 610-611.

[6] Johnson DW, Usherwood T. Automated reporting of GFR: coming to a laboratory near you. Aust Fam Physician, 2005, 34(11): 925-928.

[7] Cunninghan M. Drug therapy in the renally challenged. Monash University Update for GPs. 2005: 1-8.

[8] Thomas MC. Diuretics, ACE inhibitors and NSAIDs—'the triple whammy'. Med J Aust, 2000: 172.

结缔组织病和血管疾病

第 33 章

> 弥漫性硬皮病是人类所有最可怕的顽疾之一，像提托诺斯所言："这种患者慢慢的枯亡过程就像被病魔击倒并持续消耗，直至其躯干、四肢不断干萎、皱缩得如同皮囊里包着铁棍似可怕的木乃伊样，这是一种任何悲剧都无法描述的悲惨景象。"
>
> Sir William Osler 1898

结缔组织病及其相关血管炎性疾病是一组病因不明，难以分类的疾病。因为它们都可以导致关节和软组织炎症，临床可表现为多种形式，从而导致诊断上的困难。

一、自身免疫性疾病[1]

这些自身免疫性疾病是由自身人体免疫系统损害特定的器官或系统所造成的。结缔组织病是一组典型的自身免疫性疾病。类风湿关节炎是最常见的自身免疫性疾病。器官特异性自身免疫性疾病包括 I 型糖尿病、桥本甲状腺炎、恶性贫血、IgA 肾小球肾炎、Graves 病、自身免疫性肝炎和重症肌无力。

方便起见，将关节疼痛进行分类（表 33.1），包括明显的关节疼痛、一些炎症疾病引起的关节周围软组织疾病（如巨细胞动脉炎和羟基磷灰石透明变性的肩关节周围肌腱炎）。

事实上，脉管炎是一种常见的结缔组织病和血管炎性疾病（表 33.2）。这些疾病的诊断通常都比较困难，而且极易被延误。

二、结缔组织病

结缔组织病（CTD）是一类病因尚不明确，被认为是由于自身抗原发生自身免疫反应引起的以炎症为特征的疾病[2]。CTD 包括三种不同情况，即 SLE、硬皮病、多发性肌炎/皮肌炎（图 33.1）[1]。

混合型结缔组织疾病，表现有三种疾病的所有特征，有时被称为"重叠"综合征。其他归类为 CTD 的相关疾病包括干燥综合征和雷诺综合征。

表 33.1 风湿痛的分类

超急性期，关节红肿	晶体 脓液	尿酸：痛风 焦磷酸钙 羟基磷灰石（如金黄色葡萄球菌化脓性关节炎）
关节炎症	对称性 非对称性	如：类风湿关节炎 如：脊柱关节病
非炎性关节病	典型 非典型	原发性骨关节炎（如手部） 如：创伤后、血色病
关节和软组织炎症	结缔组织病 血管炎	系统性红斑狼疮（SLE） 硬皮病 多发性肌炎/皮肌炎 结节性多动脉炎 巨细胞性动脉炎 风湿性多肌痛
非关节性（软组织）炎症	全身性 局限性	如：纤维组织炎、纤维肌痛、多肌痛 如：足底筋膜炎、肱骨内上髁炎

来源：Dr Stephen Hall, personal communication.

表 33.2　结缔组织疾病和血管炎性疾病

结缔组织疾病
SLE
硬皮病/局限性硬皮病
多发性肌炎/皮肌炎
干燥综合征（Sjögren syndrome，SS）
雷诺现象（包括雷诺综合征）
血管炎
主要侵袭大血管
・巨细胞性动脉炎/颞动脉炎/风湿性多肌痛
・大动脉炎
・白塞综合征（Behcet 综合征）
中血管
・结节性多动脉炎
・川崎病
主要小血管
・过敏性紫癜
・过敏性血管炎
・冷球蛋白血症
与抗中性粒细胞胞质抗体（ANCA）相关
・韦氏肉芽肿病
・变应性肉芽肿性血管炎
・微动脉性多血管炎

其共同特征包括：
- 疲劳。
- 关节痛或关节炎。
- 多系统受累。
- 血管炎。
- 免疫异常。
- 干燥综合征（皮肤和黏膜干燥）。
- 雷诺现象。

结缔组织病的相关辅助检查　相关检查项目越来越多，特别是有关自身抗体的检查，可能会给人们造成一些困惑。基本检查包括全血检查（FBE）、红细胞沉降率（ESR）、C 反应蛋白（CRP）和类风湿因子。类风湿因子在很多疾病中可以表现为阳性，包括类风湿关节炎、SLE、系统性硬化病、干燥综合征、慢性肝病及各种病毒感染（如肝炎）、细菌（如结核）和寄生虫（如疟疾）感染。除了类风湿关节炎以外，类风湿因子的检测值在其他疾病中通常比较低。目前不推荐使用 X 线和人类白细胞抗原（HLA）-B27 检查。

表 33.3 总结了绝大多数可检测的自身抗体。抗核抗体（ANA）检测是几种不同的细胞抗原的自身抗体检测的统称。其对 SLE 诊断的灵敏度高，但特异度不高（在病毒性关节炎和其他疾病如干燥综合征中可以呈假阳性）。ANA 检测特别适用于出现疲劳、小关节疼痛、SLE 皮肤特征表现的年轻女性。

对 SLE 诊断特异度更高的双链 DNA（dsDNA）和可提取性核抗原（ENA），仅在患者 ANA 显著阳性时，才有必要进行检查。

表 33.3　结缔组织病中的自身抗体

抗核抗体（ANA）	高灵敏度 > 95%，对 SLE 特异度不高
抗 dsDNA 抗体	对 SLE 灵敏度和特异度（60%）高；类风湿关节炎患者阳性
抗可提取性核抗原（ENA）抗体	
Sm	对 SLE 高特异度
U₁ RNP	在混合性结缔组织病和 SLE 可呈阳性
Ro（SSA）	在干燥综合征、SLE 和其他结缔组织疾病呈阳性
La（SSB）	在干燥综合征、SLE（15%）可呈阳性
Scl-70（抗拓扑异构酶抗体）	20%～30% 的硬皮病患者呈阳性
Jo1	30% 的多发性肌炎患者呈阳性
抗着丝点抗体	对 CREST 综合征高灵敏度和特异度
抗中性粒细胞胞质抗体	对韦氏肉芽肿病高灵敏度和特异度
抗磷脂抗体 抗心磷脂抗体 抗 β₂-GPI 抗体 狼疮抗凝物 抗凝血酶原	用于抗磷脂抗体综合征的诊断 5%～10% 的 SLE 患者阳性

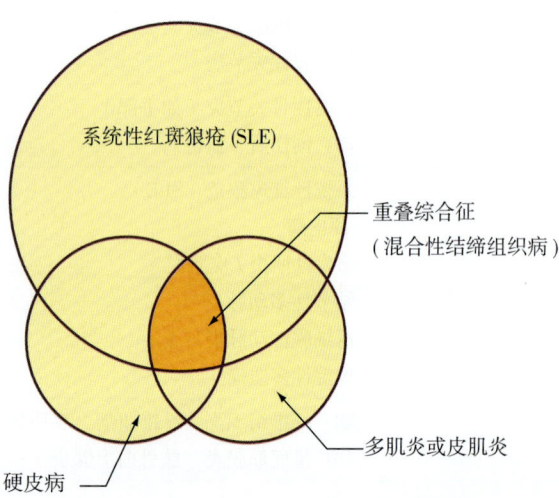

图 33.1　结缔组织病

三、抗磷脂抗体综合征

这一综合征的特点为抗磷脂抗体阳性,可能会伴发 SLE 或单独发生,后者常表现为反复的动静脉血栓栓塞、习惯性流产或血小板减少,伴或不伴 SLE 临床特征。也可能会出现皮肤网状青斑、溃疡和神经精神障碍等临床表现。如果怀疑这种疾病,开始可以服用阿司匹林 150～300mg(口服),每日 1 次,并及时咨询医生。

四、系统性红斑狼疮

系统性红斑狼疮(SLE)是最常见的结缔组织病,常被称为"伪装者"[3]。它是一种多系统的自身免疫性疾病,由于血管炎所致,其临床表现各异(图 33.2)。关节炎是 SLE 最常见的特征(90% 的病例)。临床表现轻微者多见,严重病例相对少见。

1. 临床特征
- 患病率约为 1/1 000。
- 主要影响高雌激素水平时期的女性(90% 的病例)。
- 发病高峰在 15～40 岁。
- 发热、乏力、倦怠常见。
- 多种药物过敏。
- 口服避孕药及妊娠可加重病情。

诊断提示:多发性关节炎 + 乏力 + 皮肤损害 = SLE

2. 分类标准 (SLE 的诊断须满足下述 11 条标准中的 4 条或以上)
- 面颊部(蝴蝶状)皮疹。
- 盘状红斑。
- 光过敏。
- 关节炎(非侵蚀性关节炎累及 2 个或以上外周关节)。
- 口腔溃疡(通常是无痛的)。
- 浆膜炎(胸膜炎或心包炎)。
- 肾功能(尿蛋白或细胞管型)。
- 神经特征(顽固性头痛、癫痫发作或精神病)。
- 血液系统异常(溶血性贫血、白细胞减少、淋巴细胞减少或血小板减少)。
- 免疫系统异常(抗 DNA、抗磷脂抗体或抗 Sm 抗体检测阳性,梅毒血清学检测假阳性)。
- 抗核抗体(ANA)检测阳性。

注:可引起狼疮样综合征的药物列于表 36.2(见第 36 章)中。

3. 诊断
- ESR/CRP——与疾病活动度呈正比升高。
- ANA 检测——95% 的病例 ANA 阳性,应首先进行的一项重要检查。
- dsDNA 抗体——对 SLE 的特异度为 90%(是一项重要检查),但仅在 60% 的患者中呈阳性。
- ENA 抗体——尤其是 Sm 抗体,特异度高。
- 类风湿因子——50% 的患者阳性。
- 狼疮细胞试验——意义不大,少用。

不能仅靠血液学检测进行确诊,必须具备支持性的临床证据。

对于疑似系统性红斑狼疮的病例,推荐的方法是先进行 ANA 检测。如果结果阳性,然后进行 dsDNA 和 ENA 抗体检测。

> 对疑似 SLE 的病例,推荐进行 ANA 检测。如果结果呈阳性则进行 dsDNA 和 ENA 抗体检测。

4. 管理[4]
- 进行适当的解释、支持和安慰,采取避光措施(参照第 11 章相关内容)。
- 转诊到风湿病专业医生处接受治疗。

5. 治疗[5]
- 轻度:非甾体抗炎药(用于关节痛)。
- 中度(尤其是皮肤,关节浆膜受累者):小剂量抗疟药(如羟氯喹,最大剂量为 6mg/kg,每日 1 次)(如 400mg 口服,每日 1 次,连用 3 个月,然后 200mg,每日 1 次,长期服用)。
- 考虑:鱼油 0.2mg/kg(口服),每日 1 次。
- 重度:糖皮质激素是主要药物(如口服泼尼松龙 7.5～15mg,每日 1 次)。免疫抑制药物(如硫唑嘌呤、甲氨蝶呤与叶酸)可用于严重的关节疼痛。
- 对临床缓解期和补体水平正常的患者应避免使用药物。
- 其他治疗,如血浆置换和免疫抑制方案可用于

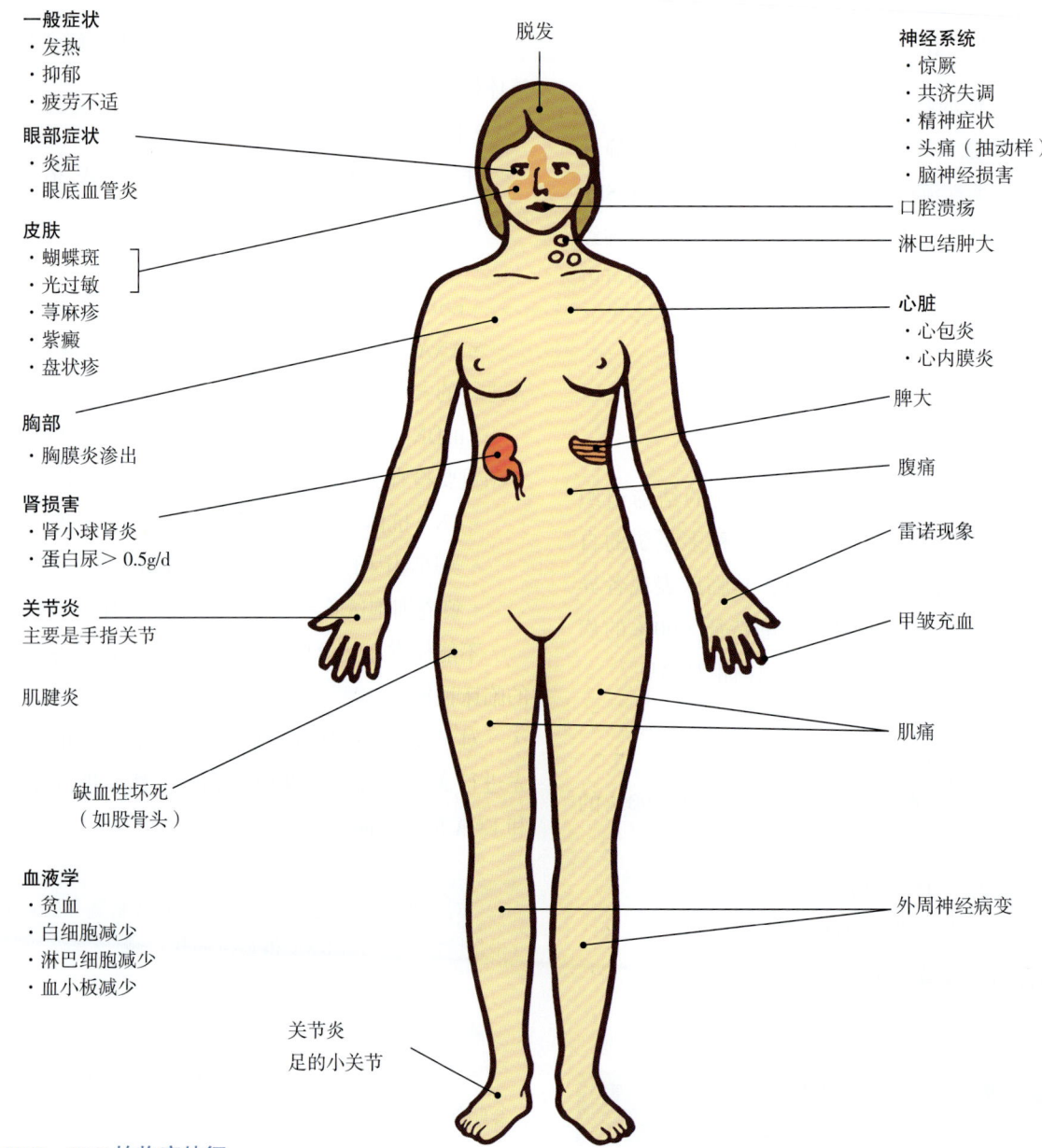

图 33.2　SLE 的临床特征

重度病例。

- 需想到抗磷脂抗体综合征，特别是伴习惯性流产和血栓形成者。

五、硬皮病（系统性硬化病）

硬皮病在 25% 的患者中表现为累及手指的多发性关节炎，特别是在疾病早期。软组织肿胀可以形成特征性的临床表现——"香肠指"。硬皮病主要累及皮肤，在 85% 以上的患者中可出现雷诺现象（图33.3）。

疾病表现有 3 个临床类型：

① 局限性皮肤病异常型，例如硬斑病。
② 皮肤伴选择性器官受累型（CREST）。
③ 弥漫性全身性疾病型（系统性硬化病）。

1. 临床特征

- 女：男 = 3 : 1。
- 多器官的进行性病变。
- 雷诺现象。
- 手指和其他部位的皮肤僵硬（图 33.4）。
- "类鸟"样面容（张口困难）。
- 吞咽困难和腹泻（吸收不良）。
- 呼吸道症状。

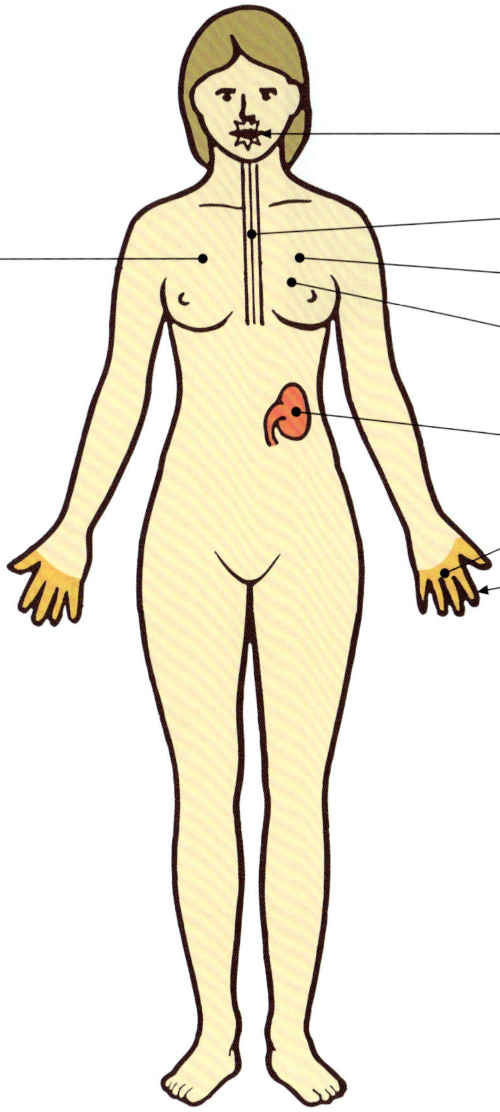

图 33.3 硬皮病的临床特征

- 心脏症状：心包炎等。
- 胸部皮肤外观紧皱（类似罗马士兵的护胸甲）。

 诊断提示：手指不适＋关节痛＋胃食管反流性疾病（±皮肤发紧）＝硬皮病

2. 诊断[2,5]
- ESR 可能加快。
- 可能表现有正常细胞正常色素性贫血。
- ANA 试验——高达 90% 以上的患者阳性（有相对的特异度）。
- 类风湿因子——30% 的患者阳性。
- 抗着丝粒抗体——有特异性（局限型患者中有 90% 为阳性，弥漫型患者中有 5% 为阳性）。
- 抗 Scl-70（抗拓扑异构酶抗体Ⅰ）抗体具有特异性，但阳性率只有 20%～40%。
- 皮肤活检——真皮胶原增多。

3. 处理
- 转诊给多学科共同管理。
- 解释，进行患者教育。
- 镇痛药和非甾体抗炎药止痛。
- 避免促发血管痉挛的因素（不吸烟、β 受体拮抗剂、麦角胺）；钙通道阻滞剂如硝苯地平可以帮

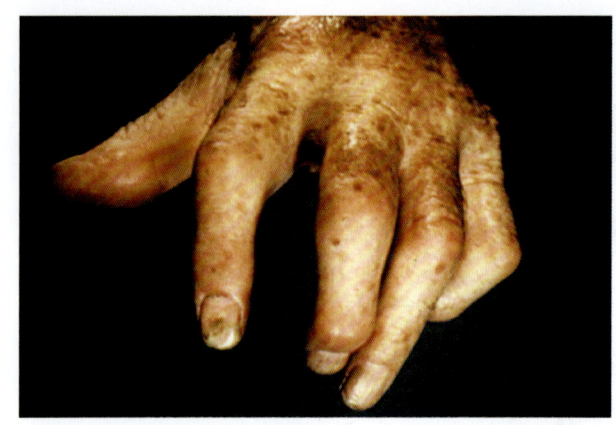

图 33.4 硬皮病，手指僵硬，皮肤绷紧

助治疗雷诺现象。
- 如果存在吸收不良应进行治疗；皮肤润肤剂。
- 如果有显著全身性或皮肤受累使用 D- 青霉胺可以帮助治疗[6]。

4. 局限性硬皮病
- 硬斑病——表现为皮肤红斑，红斑周围呈紫色，质硬；主要分布于躯干部。
- 呈线性分布——可能呈"刀砍状"的伤痕表现。

5. CREST 综合征

临床特征
- 钙质沉着症。
- 雷诺现象。
- 食管运动功能障碍。
- 硬皮病。
- 毛细血管扩张。
- 抗着丝粒抗体阳性（总是阳性）。

六、多发性肌炎和皮肌炎

多发性肌炎是较少见的一种全身性疾病，其主要特征是对称性的肌肉无力和萎缩，常累及肩部和骨盆带处的近端肌肉。

1. 临床特征（图 33.5）
- 可累及任何年龄组。
- 发病高峰为 40～60 岁。
- 女：男 = 2：1。
- 四肢近端肌肉无力和萎缩。
- 主要症状是乏力。
- 约 50% 患者有肌肉疼痛和压痛。
- 约 50% 患者有关节痛或关节炎（类似于类风湿关节炎的分布）。
- 约 50% 的患者由于食管问题出现吞咽困难。
- 雷诺现象。
- 应考虑到相关的恶性肿瘤：肺癌和卵巢癌。

> **诊断提示**：乏力 + 关节和肌肉疼痛 + 紫罗兰色的面部皮疹 = 皮肌炎

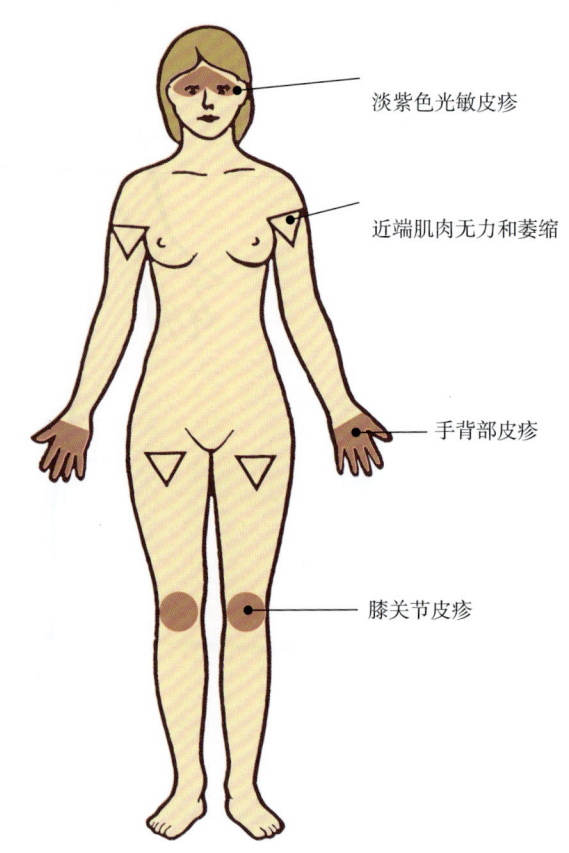

图 33.5 多发性肌炎或皮肌炎的临床特征

皮疹

特征性皮疹存在光过敏现象。眼睑可显著出现对光照射而变紫的现象（图 33.6），且额头和脸颊可能出现类似晒伤的红斑和眶周水肿。双手可出现特征性皮疹，特别是手指和甲褶襞处。膝盖和肘部常被累及。

2. 诊断
- 肌酶的检测（血清肌酸磷酸激酶和醛缩酶）。
- 皮肤和肌肉活检。
- 肌电图检查——显示特征性改变。

治疗包括糖皮质激素和细胞毒性药物。应及早转诊入院治疗。

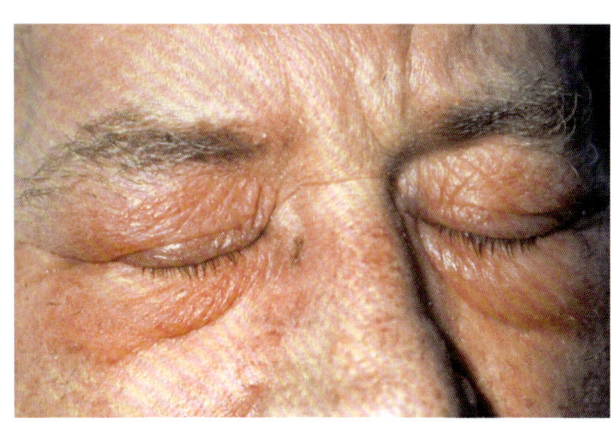

图 33.6　皮肌炎患者眼睑处光反应性淡紫色皮损

七、干燥综合征

不存在类风湿关节炎或其他自身免疫性疾病，且被诊断为干眼综合征（干燥性角结膜炎）的情况称为原发性干燥综合征（SS）：

- 原发性 SS——累及局部或多系统。
- 继发性 SS——发生与其他结缔组织病包括类风湿关节炎（占50%）相关的 SS。

1. 临床特征

- 疲劳。
- 干燥（口干、眼干、阴道干燥）。
- 食物吞咽困难。
- 龋齿加重、义齿功能障碍。
- 唾液腺肿大。
- 慢性干咳、声音嘶哑。
- 性交疼痛。
- 关节痛，伴或不伴非侵蚀性关节炎。

虽然被认为是良性，但也可能转化为非霍奇金淋巴瘤（风险是正常人的44倍）。

　诊断提示：干眼症 + 口干 + 关节炎 = 干燥综合征

2. 诊断
自身抗体检测——ENA、Ro（SSA）、La（SS-B）阳性。

3. 管理

- 转诊到风湿病专科医师处接受治疗。
- 主要针对眼、口、阴道干燥及关节痛等进行对症治疗。
- 可采用非甾体抗炎药、羟氯喹或皮质激素治疗关节炎。

八、雷诺现象[2]

（可参见第65章）

雷诺现象可分为原发性（无相关疾病）或继发性（与其他结缔组织病相关）两种类型。

原发性雷诺病患者会进展为结缔组织病，因其可能性很低（5%～15%），诊断可被长期延误（平均10年）[2]。雷诺现象越严重，越可能进展为全身性疾病。

雷诺现象是一种由偶发的动脉血管痉挛引起的发作性临床综合征，通常累及手指和足趾（每次累及1～2个），也可能累及鼻、耳或乳头。

九、血管炎性疾病

血管炎或血管炎综合征是一组异质性疾病，主要表现为血管的炎症和坏死，临床表现和分类取决于所累及血管的大小。血管炎性疾病也是一种结缔组织病。

小血管的血管炎是临床中的常见类型。中血管的血管炎包括结节性多动脉炎，大血管的血管炎包括巨细胞性动脉炎。

血管炎的症状包括全身表现（乏力、发热、体重减轻、关节痛），皮肤损害（如紫癜、溃疡、梗死），呼吸系统症状（喘息、咳嗽、呼吸困难），鼻部症状（鼻出血、鼻窦炎、鼻痂），胸痛（心绞痛）、肾脏症状（血尿、蛋白尿、慢性肾功能衰竭）和神经系统症状（如感觉运动异常）。

> **实践要点**
>
> 如果怀疑患者有严重的抗中性粒细胞质抗体（ANCA）相关疾病，早期诊断可因治疗凶险的肾脏损伤而挽救患者的生命。尿常规检查血尿和蛋白尿，如果为阳性，则行 ANCA 检测。如果 ANCA 为阳性，则须紧急转诊处理。

1. 小血管炎　小血管炎与许多重要疾病相关，如类风湿关节炎、SLE、细菌性心内膜炎、过敏性紫癜和乙型肝炎。皮肤损害通常也与这些疾病相关，最常见的表现是无痛性可触及的紫癜，如伴过敏性紫癜的皮肤损害。

2. 罕见但致命的一些原因 被称为全身性血管炎的大血管炎包括结节性多动脉炎（PN）、风湿性多肌痛（PR）、巨细胞动脉炎（GCA）、多发性大动脉炎、白塞综合征、变应性肉芽肿性血管炎和韦氏肉芽肿病（WG）。不幸的是，这类疾病的许多患者在诊断此症之前多已发展到晚期。

3. 过敏性紫癜 关于这种血管炎性疾病在第39章里已有更详细的介绍。

4. 多发性大动脉炎[2] 多发性大动脉炎被称为"无脉症"或"主动脉弓综合征"，这种疾病累及主动脉弓和其他大动脉。典型的病例发生于年轻的日本成年女性。其特征包括外周脉搏消失和高血压。

5. 结节性多动脉炎（PN） 结节性多动脉炎的特征是中小动脉坏死性炎症引起皮肤结节、梗死性溃疡和其他严重的临床表现。该病原因尚不明确，但发现药物滥用者（特别是假药）、B细胞淋巴瘤、其他药物和乙型肝炎表面抗原可能与之有关。遇到任何不明病因的多系统疾病患者都应该考虑此种疾病。

临床特征
- 中青年男性。
- 全身症状：发热、乏力、肌痛、体重减轻。
- 游走性关节痛或多发性关节炎。
- 沿动脉走行分布的皮下结节。
- 网状青斑和皮肤溃疡。
- 肾功能障碍和高血压。
- 心脏疾病：心律失常、衰竭、梗死。
- 活检或血管造影可确诊。
- ESR升高。
- 用糖皮质激素和免疫抑制剂治疗。
- 患者通常死于肾脏疾病。

 诊断提示：关节痛+体重下降+发热（±皮肤损害）=结节性多动脉炎

6. 巨细胞性动脉炎（GCA）和风湿性多肌痛 该病的病理学基础是GCA（又称颞动脉炎、颅内动脉炎）。临床综合征包括风湿性多肌痛、颞动脉炎。风湿性多肌痛的临床表现总是先于颞动脉炎而出现，并发率为20%。诊断的主要依据为临床表现。其病因目前尚未确定。

（1）**风湿性多肌痛的临床特征**
- 肩、颈部和骨盆带近心端肌肉疼痛和僵硬（图33.7）。
- 对称分布。
- 典型发病年龄为60～70岁（＜50岁者罕见）。
- 男女均可发病：女性更多见。
- 晨僵。
- 可能有全身症状：消瘦、乏力、食欲缺乏。
- 肩部和臀部因疼痛而运动受限。
- 疾病后期症状可能消失。

鉴别诊断：伴多肌痛的类风湿关节炎发作。

 诊断提示：全身不适+肩带部疼痛+晨僵（＞50岁患者）=风湿性多肌痛

（2）**颞动脉炎的临床特征**
- 头痛——单侧、搏动性跳痛（第57章）。
- 太阳穴压痛。
- 颞动脉搏动消失。
- 下颌关节功能紊乱。
- 动脉活检（5cm）有诊断意义。

 诊断提示：乏力+头痛+颌关节跛行=颞动脉炎

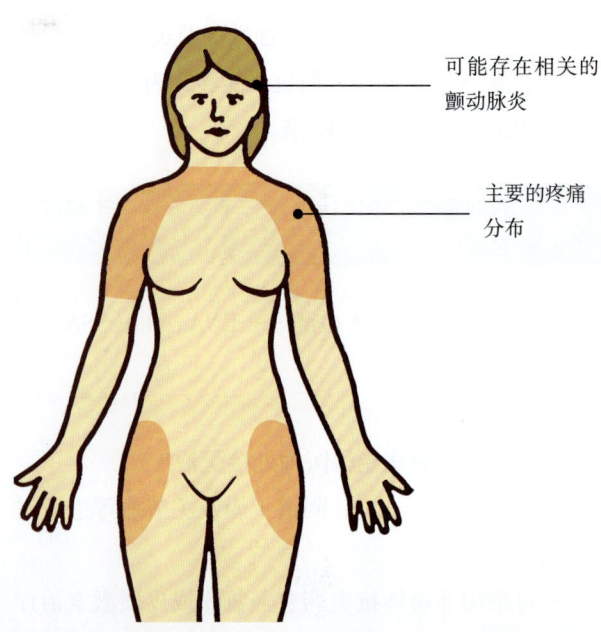

图33.7 风湿性多肌痛：疼痛和僵硬分布的典型部位

（3）辅助检查
- 目前对风湿性多肌痛尚无特异性试验。
- ESR 明显加快，约 100mm/h。
- C 反应蛋白升高。
- 轻度贫血（正常色素、正常红细胞性）。

（4）治疗

① 泼尼松龙
- 起始剂量

—颞动脉炎（巨细胞性）：开始 40～60mg，口服，每日 1 次，持续 2～4 周（+阿司匹林 100mg/d），然后根据 ESR/CRP 值逐渐减量。

—风湿性多肌痛：15mg 口服，每日 1 次，持续 2～4 周，然后逐渐减量。

- 根据临床反应与 ESR 和 CRP 值，逐渐减量至最低有效剂量（通常 < 5mg/d）。目标治疗时间为 2 年。本病易复发。

② 其他药物

硫唑嘌呤或甲氨蝶呤可作为激素部分替代性药物应用，以减少激素用量。

> **实践要点**
>
> 巨细胞动脉炎在出现暂时性黑矇和非特异性症状后的延迟诊断可能造成严重后果，即以发生缺血性事件如失明和脑卒中的形式表现出来。

7. 白塞综合征 白塞综合征是一种病因不明的全身性（多器官）血管炎，累及所有大小静脉和动脉。其主要特征是疼痛性口腔溃疡，标志是"针刺"反应，简单如针刺性的创伤就可在几个小时内引起丘疹或脓疱。

临床特征
- 男女比率 = 2:1。
- 反复的口腔和生殖器溃疡。
- 关节炎（通常是膝关节）。
- 眼部症状——疼痛，视力下降（眼部炎症）。
尚无特异性诊断方法。

相关疾病/并发症：反复葡萄膜炎和视网膜炎性失明、结肠炎、静脉血栓形成、脑膜脑炎。

治疗：大剂量皮质激素和针对溃疡的具体治疗。

> **实践要点**
>
> 遇有白塞综合征眼病的患者应及时转诊到眼科，这样还有可能挽救视力。

8. 韦氏肉芽肿病 该病为原因不明的罕见肉芽肿性血管炎，并表现有典型的三联征：上呼吸道（URT）肉芽肿、一过性肺部阴影（结节）和肾小球肾炎。如果不经治疗几乎都会导致患者死亡。该病常很难诊断，尤其是当患者（通常是中青年）仅表现为发热和呼吸道症状时，但早期诊断是必要的。有时候，诊断是靠尸检做出的。它通常易与良性鼻炎的情况相混淆。

临床特征
- 青春期到老年人均可发病，平均年龄 40～45 岁。
- 全身症状（如 PN）
- 下呼吸道（LRT）症状（如咳嗽、呼吸困难）。
- 口腔溃疡。
- 上呼吸道症状：流涕、鼻出血、鼻窦疼痛。
- 累及眼部——眼部肿块。
- 多关节炎。
- 肾脏受累，通常临床上表现并不明显（75% 的患者并发肾小球肾炎）。
- 胸部 X 线示多发结节和空洞形成。
- 抗中性粒细胞胞质抗体（C-ANCA）是一个有用的诊断指标（但无特异性）。
- 通过活检可确诊，通常进行开放性肺活检。
- 早期诊断、早期应用环磷酰胺治疗，则预后较好。

诊断提示：全身不适 +URTs（如鼻炎、鼻窦炎）+LRTs（如气急、咳嗽）= 韦氏肉芽肿病

诊断提示：哮喘 + 鼻炎 + 血管炎 + 嗜酸粒细胞增多症 = 变应性肉芽肿性血管炎（Churg-Strauss 血管炎）

参考文献

[1] Kumar PJ, Clark ML. Clinical Medicine (7th edn). London: Elsevier Saunders, 2009: 73-77.

[2] Mashford L. Therapeutic Guidelines: Rheumatology (Version 1). Melbourne: Therapeutic Guidelines Ltd, 2006.

[3] Hanrahan P. The great pretender: SLEs. Aust Fam Physician, 2001, 30(7): 636-640.

[4] Ryan PFJ. Systemic lupus erythematosus. In: MIMS Disease Index (2nd edn). Sydney: IMS Publishing, 1996: 497-499.

[5] Randell P. Scleroderma. In: MIMS Disease Index (2nd edn). Sydney: IMS Publishing, 1996: 458-640.

[6] Steen VD, et al. D-penicillamine therapy in progressive systemic sclerosis. Ann Intern Med, 1982, 97: 652-659.

神经系统疾病

第 34 章

> 神经系统疾病的病程多较长，因此，将疾病后期出现的症状和体征与发病初期的表现相联系，需要持续观察同一病例。即使做不到这样，至少也应采集到准确、详细的病史，这可能需要持续数年的时间。
>
> James Parkinson（1755—1824），*An Essay on the Shaking Palsy*

在全科医学临床工作中，许多神经系统疾病诊断都比较困难，对非神经专科医生来说，一些疾病表现隐匿，不易作出诊断，尤其是各种癫痫、大脑和小脑的占位性病变、脱髓鞘疾病、运动神经元病和周围神经病。

神经疾病最常见的问题是误诊，而引起误诊的最常见原因是未采集足够的病史，还有就是未意识到病史中某些线索的神经学意义。

本章介绍一些非常重要的神经系统疾病：帕金森病，是一种常见且容易误诊的疾病，尤其是临床缺少典型的"捻丸样"震颤或震颤症状轻微时，则更容易被误诊；多发性硬化（MS），初次发病时难以诊断；急性原发性脱髓鞘性多发性神经病变（吉兰－巴雷综合征），如果误诊，患者可能很快死亡。MS可以"伪装"为多种其他疾病的症状，临床上"如果不知道是什么病，应多考虑 MS"。

家庭医生认识脑部疾病的另一个困难是准确诊断各种类型的癫痫。最常被误诊的癫痫是复杂的局限性发作或非典型性全身强直－痉挛发作（第 55 章）[1]。更困难的是将真性癫痫发作与假性癫痫发作或非病性发作区别开来。发现神经系统异常情况应及时转诊给专科医生处理。

一、复视

成人复视常常急性起病，使人痛苦，容易诊断。复视因眼外肌麻痹或无力，表现为双眼视物重影。根据双眼复视的类型——垂直性、水平性或斜视——可确定受累眼外肌。

1. 复视的病因

- 眼神经麻痹（图 34.1 中的 3、4 或 6）。考虑：脑血管意外（CVA）或短暂性脑缺血发作（TIA）、肿瘤（眶内或颅内）、动脉瘤、糖尿病、动脉炎、颅脑损伤、眼肌麻痹性偏头痛（短暂性）。
- 肌肉牵拉（如眼眶爆裂性骨折）。
- 多发性硬化（周期性复视）。
- 重症肌无力、甲状腺功能亢进症（多肌肉运动受累）。

2. 诊断

复视应该注意与视力模糊鉴别，后者像电视屏幕的重影。

（1）**诊室检查** 轮流遮盖单眼检查是否有复视。如果仍有复视，则为单眼复视。如果遮盖任一只眼时复视消失，则为某一动眼肌功能异常。要求患者的眼睛跟随医生的手指、红色针或小手电筒做"H"形运动。检查眼球向各方向运动时是否有复视，当眼球向异常眼外肌方向运动时复视最明显。

- 第Ⅲ对脑神经——眼睛表现：外斜视。
- 第Ⅵ对脑神经——不能外展：内斜视。

见图 34.1。

（2）**实验室检查**

- ESR（考虑动脉炎）。

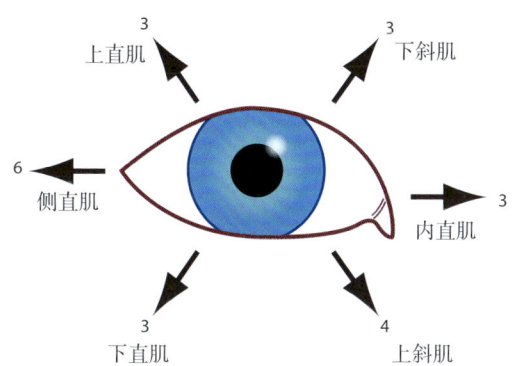

图 34.1 标志右眼眼球运动至各方向时起作用的眼外肌和脑神经

注：3 = 动眼神经，4 = 滑车神经，6 = 展神经。

注意：
- 应排除第Ⅲ对和第Ⅵ对脑神经麻痹，因其可能继发于一些严重的其他疾病。
- 如果是新发双眼持续性复视，需紧急会诊转院。

二、肌无力

肌无力是许多疾病的常见症状，可能是神经源性、肌源性、代谢性和精神性疾病的表现。鉴别肌无力是上运动神经元（upper motor neurone，UMN）性疾病还是下运动神经元（Lower motor neurone，LMN）性疾病是非常重要的（表34.1）。

表34.1　上运动神经元性疾病与下运动神经元性疾病的鉴别

表现	UMN	LMN
无力	有	有
肌萎缩	无或轻微	明显
肌力	减弱	减弱
肌张力	通常升高（痉挛性瘫痪）±阵挛	缺乏或减弱（松弛性瘫痪）
肌束震颤	无	可以出现
反射	腱反射活跃，腹壁反射消失，跖反射阳性	减弱或消失

1. 上运动神经元损伤　当脊髓前角细胞以上的传导通路受损时会出现上运动神经元损害体征[2]，如大脑皮质、内囊、脑干或脊髓受损。

临床见于脑卒中（脑血栓形成、脑栓塞或脑出血）、不同部位的肿瘤、脱髓鞘疾病（如MS）和感染（如HIV）。

2. 下运动神经元损伤　当脊髓前角细胞以下周围神经传导通路，即脊髓反射弧受损时出现下运动神经元损伤体征。

临床见于周围神经病、吉兰-巴雷综合征、脊髓灰质炎和周围神经粗大（如麻风病）。

注：脊髓损伤导致损伤平面的LMN征和损伤平面以下的UMN征。

3. 神经源性和肌源性肌无力　鉴别神经源性肌无力（尤其是LMN疾病）与肌源性肌无力很重要（表34.2）。

表34.2　神经源性肌无力与肌源性肌无力的主要临床区别

肌源性肌无力	神经源性肌无力
尽管有严重肌无力，仍存在反射	尽管轻微肌无力，但反射常消失
肌无力重于肌萎缩	肌萎缩重于肌无力
感觉正常	±感觉障碍
无肌束震颤（多发性肌炎可引起肌束震颤）	肌束震颤是其特征表现

三、运动神经元疾病

运动神经元疾病（motor neurone disease，MND）是由于大脑、脑干、脊髓的运动神经元死亡导致的进行性神经肌肉疾病，表现为四肢肌无力和延髓麻痹。而感觉系统和支配眼外肌的脑神经不受累。5%～10%的MND是常染色体显性遗传病，其余为散发性。三个主要类型是：

① 侧索硬化性肌萎缩——联合了LMN肌萎缩和UMN反射亢进，导致进展性肌痉挛。

② 进行性肌萎缩——首发于肢体远端肌肉；广泛肌束震颤。

③ 进行性延髓（LMN）麻痹和假性延髓麻痹（LMN病变位于脑干运动神经核），导致舌肌纤维震颤、咀嚼和吞咽困难、面肌无力。

症状和体征

- 无力或肌萎缩——首先出现在手（抓握无力）或足。
- 蹒跚步态（痉挛步态，足下垂）。
- 吞咽困难。
- 说话困难，如言语含糊、声音嘶哑。
- 骨骼肌和舌肌肌束震颤。
- 痛性痉挛。
- 情绪不稳、抑郁。
- 可伴有肌痛。

诊断上主要依据临床表现和体征，无特异的诊断性实验检查，但神经生理检查可以帮助其与其他疾病鉴别。

MND无法治愈，逐渐进展，患者通常于3～5年内因呼吸衰竭或吸入性肺炎死亡。

尽管利鲁唑（钠离子通道阻滞药），能轻度减缓疾病的进展速度,但目前尚无改善预后的治疗方法。巴氯芬 10mg,每日 2 次,可缓解痛性痉挛。肉毒素可能对肌强直有效,溴丙胺太林或阿米替米可能对治疗流涎有效。

四、震颤

震颤是一个需要正确评估的症状。震颤的病因见表 34.3。常见的误区是当患者出现震颤时,将帕金森病诊断为良性特发性震颤或把良性特发性震颤诊断为帕金森病,两者的临床鉴别确实困难,需要谨记的是,高达 20% 的患者同时患有这两种疾病。

表 34.3　震颤的病因

生理性
良性特发性(家族性)震颤
衰老
焦虑,包括过度通气
甲状腺功能亢进症
中毒(如酒精、肝衰竭、尿毒症)
药物(如锂剂、镇静药的停用)
药物诱发性帕金森病
小脑疾病
大脑肿瘤(额叶)
阿尔茨海默病
威尔逊综合征
其他原因(如红核病变、低血糖)

震颤表现有如下几种类型:

1. 静止性震颤——帕金森病　帕金森病的震颤是静止性震颤。当胳膊放在腿上和行走时,手震颤最明显。其特征性表现是"捻丸样"动作,掌指关节处示指与拇指同时运动。静止性震颤在指鼻试验时减轻。诱发震颤最好的方法是分散患者的注意力,如让患者把注意力集中在左手以检查右手或让患者旋转头部。

2. 动作性或姿势性震颤　让患者伸出手臂、手指分开时可观察到这种震颤。把一张纸放在手背时更容易观察到震颤。震颤发生在整个运动过程中,随意运动时加重。

病因:
- 特发性震颤(也叫家族性震颤或良性特发性震颤)。
- 老年性震颤。
- 生理性。
- 焦虑/情绪性。
- 甲状腺功能亢进。
- 酒精。
- 药物,如药物停用(海洛因、可卡因、酒精)、安非他命、锂类药物、拟交感神经药(支气管扩张药)、丙戊酸钠、重金属(如水银)、咖啡因、胺碘酮。
- 嗜铬细胞瘤。

3. 意向性震颤(小脑疾病)　这种大幅度振荡样震颤在静止时不出现,而运动时出现,愈接近目标震颤愈明显。可通过指鼻试验或跟-膝-胫试验检测判断,指鼻实验阳性即超过鼻尖是其特征。小脑半球病变和小脑连接处病变可出现意向性震颤。

4. 扑翼样震颤(代谢性震颤)　双臂伸出且手腕过伸时可观察到扑翼样震颤。其表现为缓慢、大幅度、忽动忽停的腕关节屈伸运动。

注:扑翼样震颤不是严格意义上的震颤。

病因:
- 威尔逊综合征。
- 肝性脑病。
- 尿毒症。
- 呼吸衰竭。
- 中脑红核损伤(引起扑翼样震颤的典型病因)。

五、特发性震颤

特发性震颤可能是最常见的运动障碍,也被称为良性震颤、家族性震颤、老年性或青少年性震颤。

1. 临床特征
- 常染色体显性遗传病(可变的外显率)。
- 成人早期甚至青少年时起病。
- 开始常表现为双手轻微震颤。
- 头部、下颌和舌头可出现震颤,很少见于躯干和下肢。
- 影响书写(不能写小字)、拿茶杯和拿勺子等。
- 手臂伸展时震颤最明显(姿势性震颤)。
- 焦虑时震颤加剧。
- 累及延髓肌时会影响言语。
- 饮酒时症状减轻。
- 手臂可前后摆动,步态正常。

（1）三联征表现
- 阳性家族遗传史。
- 震颤伴轻微功能障碍。
- 步态正常。

（2）特发性震颤和帕金森病的鉴别　虽然帕金森病患者手臂放在腿上休息时震颤最明显，但其也可出现姿势性震颤，因此鉴别特发性震颤与帕金森病并不容易。帕金森病震颤频率为4～6Hz，而特发性震颤频率快得多，为8～13Hz。

最有用的鉴别方法是观察步态。特发性震颤患者步态正常，而帕金森病患者行走时手臂摆动减少，步伐细小，身体向前弯曲，下肢拖曳。

2. 治疗　大多数患者不需要治疗，只需要合理的病情解释[1]。如果需要治疗，使用普萘洛尔（首选）或扑米酮[2]。常用的普萘洛尔起始剂量是10～20mg，每日2次；许多患者需要120～240mg/d[3]。如果震颤仅发生于精神压力增加时，患者所需要的治疗是在暴露于压力环境前30分钟间断性口服苯二氮䓬类药物（如劳拉西泮1mg）。适量饮酒（如1杯威士忌）有效。标准量酒精常可减轻震颤，但大剂量酒精并没有更好的作用。

六、帕金森病

帕金森病是一种大脑自主功能障碍性疾病。大脑的自主功能有赖于多巴胺保持运动幅度的大小和速度，多巴胺的减少导致运动幅度减小，动作速度减慢。帕金森病的病理特征是脑干黑质产生的多巴胺能使神经元减少，神经元细胞内出现路易体。帕金森病的遗传因素占个体的5%。

帕金森病最重要的临床特征是起病隐匿，进展缓慢，故早期做出诊断十分重要。但有时这非常困难，尤其是患者未表现有震颤或震颤轻微时，如动脉粥样硬化退行性帕金森病。当重要的辅助检查中缺乏明确的征象时，只能根据病史和体格检查来做出诊断。通常帕金森病的诊断只限于对左旋多巴治疗有效者，而其余被称作帕金森综合征或帕金森叠加综合征。

1. 重要资料和检查要点
- 帕金森病是最常见、致残率高的慢性神经疾病。
- 在澳大利亚的患病率为100～200/100 000[5]。
- 平均发病年龄在58～62岁。
- 70岁以上发生率急剧上升。

典型帕金森病的四联征（图34.2）[6]：
- 震颤（静止）
- 肌强直
- 运动迟缓（运动缺乏）
- 姿势不稳

- 根据病史和体格检查作出诊断。
- 在跌倒的老年人中要考虑帕金森病。
- 没有自主运动功能的丧失（认知、行为、情绪）。
- 可能发生单侧帕金森病，即所有的体征表现都在一侧，因此要与偏瘫相鉴别。事实上，大多数帕金森病开始时都表现在一侧。
- 临床上常要考虑到药物引起的帕金森综合征。常见于吩噻嗪类、丁酰苯类和利血平用药后。震颤不常见，但肌强直和运动迟缓可能非常严重。

参见表34.4。

2. 体征（图34.2和图34.3）
- 肌力、反射和感觉通常是正常的。
- 最早的异常体征是灵巧的快速交替运动和摆臂运动的缺如，注意力分散时肌张力增加。
- 额叶阳性体征，如握拳和眉间敲击（只允许3次瞬目），常见于帕金森综合征。

早期容易漏诊的三种情况[5]：
- 年龄：10%～15%的患者发病年龄在50岁以下
- 认为是一种男性疾病：其实男女发病相同。男=女
- 未表现出静止性震颤（仅50%的患者初始发作时有）

注1：尚无关于帕金森病的实验室检查，它仍是一种临床诊断。甲状腺功能减退症和抑郁症也会导致运动迟缓，诊断时可能相混淆。

注2：斯蒂尔-理查森综合征（Steele-Richardson-Olszewksi syndrome），又被称为进行性核上性麻痹（PSP）——轻度痴呆和垂直注视麻痹，也应考虑到。

表 34.4　帕金森病的症状和体征（检查清单）

一般症状	疲倦 嗜睡 烦躁不安 坐立不稳及翻身困难
震颤	静止性震颤 低频——每秒 4～6 次轮替动作 交替出现，尤其是臂部 捻丸样震颤（重症患者） 注：可能缺如或仅单侧出现
肌强直	齿轮样强直–前臂被动伸展运动时，感觉像在转动齿轮 铅管样强直–运动时，肢体抵抗被动伸展（有固定阻力）
运动迟缓/运动功能减退	动作起始迟缓 手指精细运动困难 写字过小症（图 34.3） 面具脸 瞬目减少 眼球会聚障碍 过度流涎症 床上翻身、从椅子上站起困难 言语缓慢和单调和（或）构音障碍
步态障碍	一侧或双侧无上肢摆动 迈步起始停顿 步伐缓慢 碎步（小舞步） 转弯缓慢 跨越障碍物时僵凝 慌张步态
平衡失调	平衡差 正位反射受损 跌倒——可能是首发症状
姿势	躯干进行性前屈（弯腰） 患侧肘关节屈曲
自主神经症状	便秘（常见） 体位性低血压——可能由治疗引起 抑郁（早期）
精神症状	10 年后有 30%～40% 的患者进展为痴呆[6] 幻觉——无论是路易体痴呆还是治疗相关

来源：Dr Stephen Hall, personal communication.

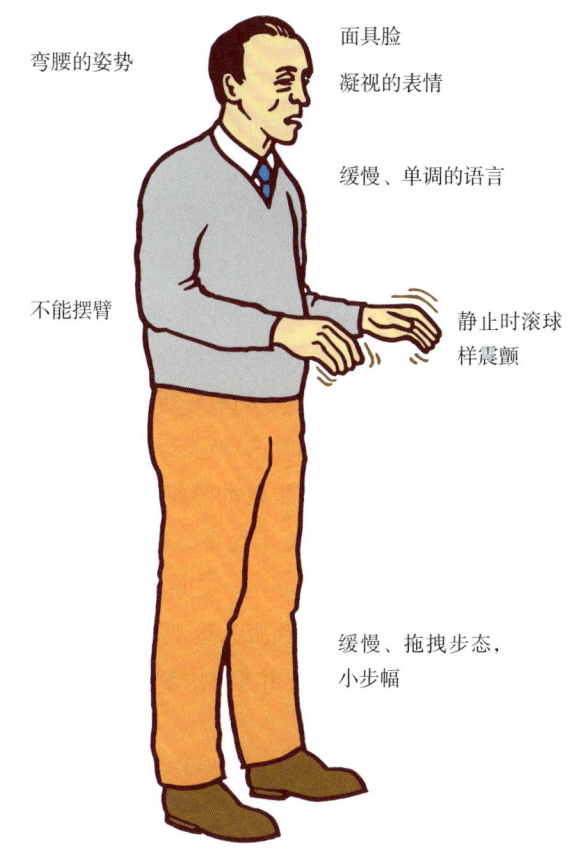

图 34.2　帕金森病的基本临床特征

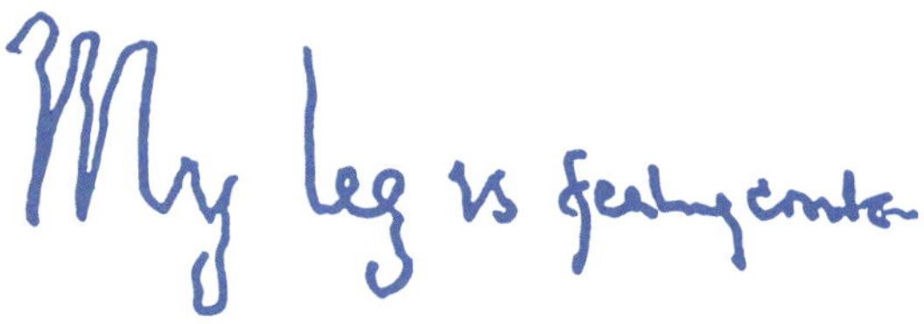

图 34.3　写字过小症，帕金森病的体征之一

3. 治疗原则

- 提供适当的解释和教育。
- 说明帕金森病是一种进展缓慢的疾病，可以改善症状，但不能根治。帕金森病患者的死亡率较一般人群高（其相对危险度为 1.6～3）。治疗是否可以降低死亡率，但目前仍然有争议[7]。
- 专科治疗。
- 支持治疗对晚期帕金森病是必要的。
- 教会患者使用手杖（分散重心）可能有助于防止其跌倒，日常护理是必要的。因此，终末期患者入住养老院可能比较合适。

4. 药物治疗[8, 9]　避免延迟治疗。当症状影响

到患者的工作能力或生活质量时，应立即开始药物治疗。期间要进行一些问题评估，因为患者可能已经接受了生活质量的下降，而并没有意识到是由于帕金森病的原因。开始剂量要低——左旋多巴 100 /25（1/2 片，每日 2 次）。通常各左旋多巴制剂之间没有差异。应调整到合适的剂量，既不产生不良反应，也没有因剂量不足而影响药物疗效（表 34.5）。剂量通常逐渐增加到 1 片，每日 2 次，然后考虑辅助治疗。

左旋多巴是对抗动作迟缓的最好药物，是药物治疗的基础。而一些老药，如抗胆碱能药和金刚烷胺仍有一定疗效。由于可能产生运动障碍，建议给予左旋多巴联合脱羧酶抑制药（卡比多巴或苄丝肼），以 4∶1 的比例混合成为复合制剂。左旋多巴虽不能显著改善震颤，但可以缓解强直、运动迟缓及步态不稳。如患者的特征是震颤，可考虑用苯海索或苯托品来缓解，尤其是年轻患者。

新的非麦角类多巴胺受体激动剂可用于治疗，尤其用于治疗伴随左旋多巴的"开-关"现象（全日波动）。由于较高的不良反应而首选麦角衍生物，联合使用似乎是最有效的组合。司来吉兰是一种有效的二线药物，特别是与卡左双多巴（息宁）联用。如果有相关的疼痛、抑郁、失眠，三环类药物（如阿米替林）有效。

恩他卡朋有提高运动精准性、减少运动波动性的作用，用于曾使用起始剂量至终末剂量左旋多巴治疗而均无效的患者。初始剂量为 200mg，最好与左旋多巴联合使用。

（1）治疗方案[8, 9]

① 轻度（轻微活动受限）
 • 左旋多巴制剂（低剂量），如左旋多巴 100mg+ 卡比多巴 25mg（1/2 片，每日 2 次，逐渐增至 1 片口服，每日 3 次）。
 或
 • 金刚烷胺 100mg，口服，每日 1 次，年轻人或老年人应用可达 12 个月。
 • 司来吉兰 5mg，每日 2 次，必要时可加用左旋多巴。

② 中度（生活可以自理，但活动不便，如写字、运动、步态）
 • 左旋多巴制剂。

 • 司来吉兰 1mg，每日 2 次。
 和（或）
 • 如果有必要添加非麦角类多巴胺剂。
 —普拉克索起始剂量 0.25mg，每日 1 次。
 —罗替戈汀起始剂量 2mg，每日 1 次。

③ 重度（残疾，严重依赖他人）
 • 左旋多巴（最大耐受剂量）+ 非麦角类多巴胺剂。
 • 每次服用常规剂量左旋多巴时添加恩他卡朋 200mg 口服，如达灵复。
 • 考虑抗抑郁药。

实用的处理方法如图 34.4 所示。

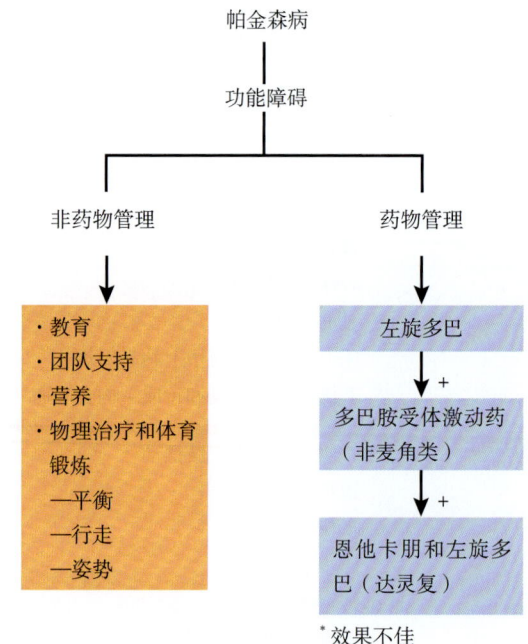

图 34.4 早期帕金森病的管理：一种可能的方案

（2）长期治疗的问题　左旋多巴治疗 3~5 年后，可能有一半的患者会出现不良反应：
 • 非随意运动——运动障碍（使用低剂量 + 培高利特或卡麦角林）。
 • 停药复发（药物持续时间缩短至 2~3 小时），则应用恩他卡朋。
 • "开-关"现象（突然无法活动，而于 30~90 分钟后可恢复）。
 • 晨僵，如爪形趾（由于疾病而不是药物的不良反应）；运动障碍总结于表 34.6。

（3）晚期患者的治疗[8]　表 34.6 在医生指导下进行治疗：

表 34.5 常用抗帕金森病药物[8,9]

药物	常用剂量	主要不良反应
多巴胺（标准剂型和缓释剂型） • 左旋多巴 + 苄丝肼 • 左旋多巴 + 卡比多巴	100/25 ~ 250/62.5 mg，每日 3 次 100/25 ~ 250/50mg，每日 3 次	恶心、呕吐 不自主运动障碍 精神障碍 开关现象 停药复发 便秘
多巴胺受体激动药 • 溴隐亭 • 卡麦角林 • 培高利特 非麦角衍生物 • 普拉克索 • 罗替戈汀	 5 ~ 15mg，每日 2 次 0.5 ~ 6mg，每日 1 次 0.05 ~ 1.5mg，每日 3 次 0.5 ~ 1.5mg，每日 1 次 2 ~ 4mg，每日 1 次（作为补充）	恶心、呕吐 眩晕、乏力 强迫行为 肺胸膜改变 心脏瓣膜病 与麦角新碱相似，但不良反应少，无 　心、肺方面的影响
抗胆碱能药物 • 苯海索 • 苯扎托品 • 比哌立登 • 苯海拉明	 2mg，每日 2 次或每日 3 次 1 ~ 2mg，每日 2 次 1 ~ 2mg，每日 2 次 100mg，每日 2 次	口干 老年患者精神混乱 青光眼和前列腺疾病者禁用 其他的抗胆碱能效应 （如便秘、视物模糊）
儿茶酚邻位甲基转移酶（COMT）抑制药 • 恩他卡朋 • 恩他卡朋合剂 / 左旋多巴 – 卡比多巴 （达灵复）	 200mg，与左旋多巴同服	腹泻 睡眠问题
其他 • 金刚烷胺 • 阿扑吗啡 • 司来吉兰 [单胺氧化酶（MAO） 　–B 抑制药]	 100mg，每日 2 次 皮下注射（按计划实施） 或皮下注射泵 2.5 ~ 5mg，每日 1 次或每日 2 次	恶心、呕吐 精神障碍 踝关节水肿 网状青斑 恶心 神经精神障碍 运动障碍 口干 恶心 头晕、疲劳 失眠

• 阿扑吗啡可用于对左旋多巴不敏感的严重运动功能障碍患者。

• 对恶心、呕吐的不良反应：注射阿扑吗啡前 24 小时口服多潘立酮 20mg，每日 3 次。

• 应用金刚烷胺 100mg，口服，每日 2 次，可以得到更好地控制。

（4）禁忌药

• 吩噻嗪类。

• 丁酰苯类。

5. 外科治疗 手术是通过电极植入丘脑底核进行脑深部电刺激。手术指征是经长期左旋多巴治疗无效者。手术治疗比较适于单侧震颤的年轻患者[8]。

6. 转诊时机 如果初诊时诊断不明确，应该随后复诊或转诊，让患者做更多的神经系统评估性检查。

一旦确诊或高度怀疑帕金森病，最好转诊，由神经专科医生确立诊断并提供初步治疗意见。患者和家属通常也倾向于转诊治疗。在患者运动障碍进展前的最初几年，管理可以由全科医生和神经专科医生联络，制订出完整的渐进性治疗计划。当运动障碍进展，终末期症状出现时（如步态障碍），应当由专家监督治疗[1]。

7. 帕金森病的认知功能障碍[4, 10] 这可能是由多种因素包括帕金森相关的老年痴呆症、路易体痴呆、阿尔茨海默病和药物等引起，所有因素都可以导致精神疾病，但左旋多巴的可能性最小。神经精神症状可以是多种多样的且通常在晚上发生并加重。导致精神疾病的因素如图34.5所示。治疗是应用逐渐增至最大耐受剂量的左旋多巴单药治疗，例如450~600mg/d。

帕金森病相关的严重警示要点及鉴别诊断见表34.7。

表34.6 帕金森病运动障碍的治疗[10]

运动障碍	治疗
停药后复发	增加用药频度 应用缓释制药 MAO-B抑制药（如司来吉兰） 多巴胺能受体激动药 （如普拉克索）
"开-关"现象	皮下注射阿扑吗啡治疗"关闭"阶段（1小时起效），同时口服多潘立酮预防呕吐 左旋多巴加用维生素C
有效性降低	尽可能增加左旋多巴剂量 多巴胺能受体激动药 （如普拉克索）
峰剂量运动障碍	减少左旋多巴剂量 如果失效，则应用MAO-B抑制药 多巴胺能受体激动药 （如普拉克索）
晨僵	缓释型左旋多巴 多巴胺能受体激动药 （如普拉克索）
夜间运动障碍	缓释型左旋多巴 多巴胺能受体激动药

针对精神异常的治疗
- 住院治疗。
- 排除和治疗并发症，如尿路感染。
- 消除和停止使精神状态恶化的药物。

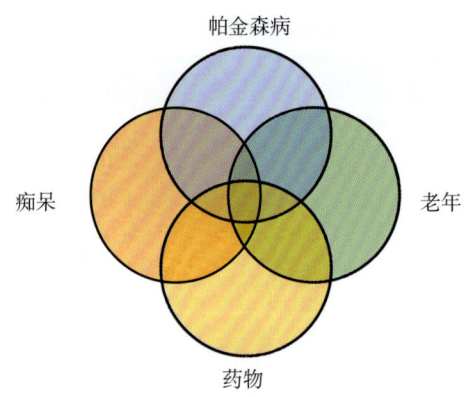

图34.5 导致精神疾病的因素

表34.7 帕金森病相关的严重警示要点及其鉴别诊断[11]

双侧发病（PSP）
对左旋多巴反应不佳
自主神经功能障碍——膀胱功能障碍、体位性低血压（MSA）
肌张力障碍（PSP）
垂颈征（低头症）（MSA）
颈后倾（头长）（PSP）
肌阵挛（CBD、CJD）
早发性痴呆（LBD）

CBD=皮质基底节变性，CJD=克-雅病，LBD=路易体痴呆，MSA=多系统萎缩，PSP=进行性核上性麻痹

> **实践要点**
>
> - 左旋多巴治疗性试验可作为帕金森病与帕金森综合征鉴别诊断的一种最简单工具。前者疗效显著，后者则疗效差。
> - 左旋多巴是治疗的金标准。
> - 要区分是药物诱导的非随意运动还是帕金森病的震颤。
> - 左旋多巴的使用剂量尽可能低，以免出现药物诱导的非随意运动。
> - 老年髋关节骨折者，应考虑帕金森病可能（一种不平衡的表现）。
> - 在治疗中须注意均衡考虑精神障碍和帕金森病。
> - 记住"日落"效应——患者往往随着太阳日落而出现精神症状。
> - 要关注患者家属的需求与感受，他们常默默地忍受着痛苦。
> - 如果要为患者停药，应采用逐渐缓慢撤药。

- 缓慢增加左旋多巴剂量至150mg，每日3次或4次。
- 夜间给予喹硫平或奥氮平。

七、多发性硬化症

多发性硬化症（multiple sclerosis，MS）是20～50岁人群中最普遍出现的一种进行性神经功能障碍[11]。人们普遍认为MS是一种自身免疫性反应。遗传和环境因素被认为具有重要作用[12]。早期诊断困难，因为MS表现多样神经病变，不能由单一的解剖病变来解释，各种症状和体征又有不规则的加重和缓解。且病变"在时间和空间上是分离的"。所以临床最重要的是当病损广泛，不能用单一部位病变解释时，应高度怀疑MS。磁共振成像（MRI）的应用对MS的诊断具有革命性的意义。

MS是一种原发性脱髓鞘疾病，可发生于大脑、脑干、脊髓和视神经的所有白质与灰质区域。其临床表现取决于病变的位置。MS同时有脑萎缩。

MS有多种类型：复发缓解型（最常见）、继发进展型、复发进展型、原发进展型，都有"良性"和"恶性"之分。

1. **临床特征**　见图34.6。
- 多见于女性。
- 发病高峰年龄是40岁。
- 短暂的运动障碍和感觉障碍。
- 上运动神经元受累的体征。
- 症状发展可超过数天，但也可以突然发生。
- 最初仅出现单一症状者占80%。
- 最初出现多症状者占20%。
- 常见的初始症状包括：

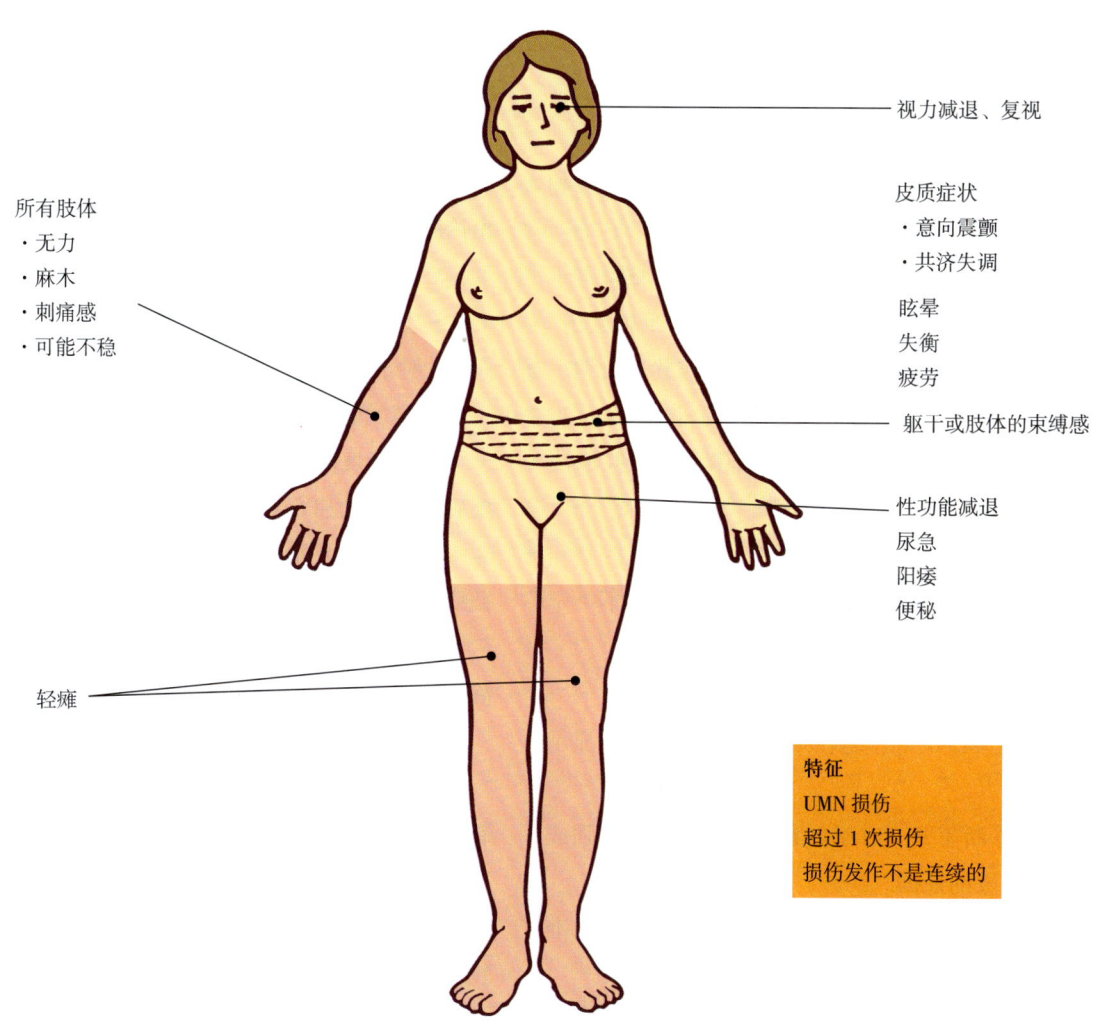

图34.6　多发性硬化的基本症状

——视神经炎导致的视觉障碍（单眼——有时为双眼发生视力模糊或视力丧失）。

眼球运动时出现伴有疼痛的中心性视野缺损（看似单眼视盘水肿）。

——复视（脑干病变）。

——单侧下肢或双下肢无力，下肢轻瘫或单侧肢瘫。

——下肢和躯干感觉障碍：麻木、感觉异常，束带样感觉，肢体笨拙（位置觉的丧失），走路踩棉花感。

——眩晕（脑干病变）。

- 症状缓解和加重因人而异。
- 症状呈进行性，尤其是 50 岁左右的女性。
- 伴焦虑、抑郁和其他情绪障碍者较常见。

易使诊断混淆的症状

- 膀胱功能失调，包括尿潴留和尿急。
- 因位置感觉丧失而出现"手失用"现象。
- 面神经麻痹。
- 三叉神经痛。
- 精神症状。

在已确诊的疾病中，常见的症状有疲劳、阳痿和膀胱功能失调。

2. 神经系统检查　神经系统的检查发现取决于病变或病变部位，包括视神经萎缩、无力、反射亢进、足跖反射、眼球震颤（两种类型——小脑或共济失调）、共济失调、局部感觉障碍。

3. 诊断　诊断是根据 MRI 的临床诊断，并取决于以下因素：

- 病变总是上运动神经元性的。
- 中枢神经系统不止一个区域受累，虽然不一定及时表现出来。
- 发作的时间和地点无相关性。
- 实际上 MS 的确诊是在第二次复发或 MRI 显示新的损害后[11]。
- 早期诊断需要 MRI 适时地显示病变对比增强或 T2 新病灶扩散的证据。
- 诊断标准是依据国际公认的 McDonald 标准（参考 www.nice.org.uk 或 Google）[12, 13]。

其他神经系统疾病，如感染（如脑炎）、恶性肿瘤、脊髓压迫、脊髓小脑变性和其他疾病必须被排除。

4. 辅助检查

- 腰椎穿刺：90% 的病例脑脊液（CSF）检测单克隆 IgG（如果需要）[14]。
- 视觉诱发电位：90% 的病例异常。
- MRI 扫描：通常是异常的，约 90% 的病例出现 MS 病灶[14]。

5. 病程和预后

- 病程多变，难以预测。发病较早（< 30 岁）者通常是"良性"的；而发病较晚（≥ 50 年）者往往是"恶性"的。
- 80%~85% 的 MS 患者有典型的复发和缓解史。
- 复发率约为 2 年 1 次。
- 约 20% 的患者经历起始发病至进行性痉挛性截瘫的渐进过程（主要见于发病年龄较晚者）。
- MS 患者从诊断到死亡的平均存活时间约 30 年。
- 40% 的患者为"良性"过程，有 10%~20% 从未有严重残疾。
- 走路需要助步器的时间中位数是 15 年。
- 单纯视神经炎后发展为 MS 的可能性约为 60%。

6. 管理原则

- 所有患者都应转诊到神经科医生处，并及时作出诊断，且诊断必须准确。
- 应给患者解释疾病的本质及其转归。
- 急性复发需要治疗，否则易造成严重残疾。
- 对于常见的抑郁和焦虑，需要早期治疗。

7. 复发的治疗

（1）**轻度复发**　轻微症状，如麻木和刺痛，只需要确认、休息和安慰即可。

（2）**复发或发作**[8, 15]　这些发作包括视神经炎、截瘫或脑干征象。建议住院接受静脉用药治疗：

- 甲泼尼龙 1g 溶于 200ml 生理氯化钠溶液缓慢静脉滴注（1 小时），每日 1 次，连用 5 天。

仔细观察，注意心律失常。

（3）**防止复发的药物**　目前一线的免疫调节剂有干扰素、醋酸格拉替雷和那他珠单抗。

对那些频繁和严重发作的患者，干扰素 β-1b（皮下注射）和 β-1a（肌内注射）似乎是有效的（但较昂贵）。

常用的免疫抑制剂[16]包括：

- 甲氨蝶呤与叶酸。

- 米托蒽醌（注意心脏毒性）。
- 硫唑嘌呤[17]。

克拉屈滨和芬戈莫德是新药，目前仍在评估。

8. 对症治疗[7,16]

（1）痉挛
- 物理治疗。
- 巴氯芬 10～25mg 夜晚口服。
- 症状持续的药物治疗：治疗初期：巴氯芬 5mg 口服，每日 3 次。然后逐渐增加剂量 25mg（口服），每日 3 次 + 地西泮 2～10mg 口服），每日 3 次。
- 另一种选择是丹曲林。

（2）阵发性症状（如神经痛）
- 卡马西平或加巴喷丁。

（3）大麻（Cannabis） 据报道，基本成分为大麻的药物 Stativex 在解痉、止痛和改善膀胱功能上仍存在争议。一个随机对照试验（RCT）显示其对逼尿肌活动具有积极影响[18]。

其他症状的治疗见参考文献 8 和 16。

八、周围神经病变

周围神经病变（PN）是指无中枢神经系统受累的神经损害的各种疾病。它可以是单一神经病变，如腕管综合征；也可以是涉及非对称区多条单神经的多发性单神经病（如并发脉管炎）；或是多发性神经病变，这种病变在 PN 中极为典型，表现为弥散性对称性障碍。PN 的临床表现可以为感觉神经性的、运动神经性的、自主神经性的或混合（感觉运动性）性的功能障碍。

- 感觉异常症状：刺痛、烧灼感、四肢麻痹、步态不稳（位置觉丧失）。
- 运动异常症状（下运动神经元）：手足无力或迟钝/腕下垂。
- 体征：典型表现可能是手足袜套样感觉缺失、感觉性共济失调、下运动神经元征——远端肌肉萎缩、肌无力、反射消失或抑制、肌束震颤。

1. 病因
- 主要涉及感觉异常的疾病：糖尿病、维生素缺乏（叶酸、维生素 B_1、维生素 B_6、维生素 B_{12}）、酒精、各种神经毒性药物、麻风、尿毒症（慢性肾衰竭）、淀粉样变性、恶性肿瘤。
- 主要涉及运动异常的疾病：铅中毒、卟啉症、各种神经毒性药物、夏科-马里-图思病（进行性神经性腓骨肌萎缩症）、急性获得性炎症性多发性神经病（如吉兰-巴雷综合征）和慢性炎症性脱髓鞘性多发性神经病。

注：即使有完整的病史和体检，多数情况下还是查找不到具体的病因。

2. 处理　应及时转诊给有资质有经验的专科医师进行诊断，尤其要进行电生理学检查。

九、急性特发性脱髓鞘性多发性神经病（吉兰-巴雷综合征）

吉兰-巴雷综合征是由周围神经病变或上行神经根病变引起的一种进展迅速的、可治愈的疾病，也是一种致命性疾病。因其出现呼吸麻痹会导致患者死亡，故作为家庭医生，对这种严重疾病早期作出诊断是至关重要的。其基本病理生理是周围神经及神经根出现神经节段性脱髓鞘。

1. 临床特征
- 四肢乏力（通常是对称的）。
- 感觉异常、四肢痛（较少）。
- 近端和远端肌肉都可受累，通常从外周向近端发展。
- 面部和延髓麻痹（罕见）。
- 眼外肌麻痹（很少）。
- 反射减弱或消失。
- 感觉不同程度地丧失，但罕见。

运动神经受累是本病的主要特点：在 3～4 周内运动神经病变即可发展到高峰，可出现完全的四肢瘫痪和呼吸麻痹。

2. 辅助检查
- 脑脊液蛋白升高；细胞数通常是正常的。
- 运动神经传导异常。

3. 处理
- 住院治疗。
- 应定期测量呼吸功能（肺活量）（开始应每 2～4 小时 1 次）。
- 可能需要进行气管切开术和人工通气。
- 理疗，以防止足、腕下垂，其他症状一般对症治疗。

- 血浆置换和静脉注射免疫球蛋白［0.4g/（kg·d），连用5天］，这种治疗可能需要持续数月[8]。
- 通常不推荐使用皮质激素类药物。

4. 预后　约80%的患者可以恢复，而不留明显残疾，约5%的患者会复发[19]。

十、慢性炎症性脱髓鞘性多发性神经疾病[8, 20]

本病是一种获得性免疫性疾病，除了病情进展缓慢、病程持久外，其他表现与吉兰-巴雷综合征很相似。诊断可依据神经传导性检查。可通过血浆置换或静脉注射免疫球蛋白治疗。

十一、夏科-马里-图思病（进行性神经性腓骨肌萎缩症）

本病为常染色体显性遗传性多发性神经疾病，在青春期开始发病，起病隐匿。其临床特点包括双腿无力、不同程度地远端感觉减退、腿部肌肉萎缩、大腿呈"倒香槟酒瓶"形外观。根据不同的患者亚群表现各异。诊断需要借助电生理检查和特异性基因检测。

十二、重症肌无力

重症肌无力（myasthenia，MG）是一种获得性自身免疫性疾病，通常会影响肌力。患者肌无力症状具有波动性。严重程度及肌无力的范围因人而异，轻者可仅偶尔有轻度上睑下垂，重者可以表现为暴发性四肢瘫痪和呼吸骤停，临床分类见表34.8。MG与胸腺肿瘤和其他自身免疫性疾病相关，例如类风湿关节炎、系统性红斑狼疮、甲状腺疾病及恶性贫血。

表34.8　重症肌无力的临床分类

Ⅰ型	眼肌型MG
ⅡA型	轻度全身型MG
ⅡB型	中至重度型MG
Ⅲ型	急性重度型（暴发性）MG伴呼吸肌无力
Ⅳ型	晚期（慢性）重度型MG

1. 临床特征
- 无痛性运动疲劳。
- 也可表现为由情绪压力、怀孕、感染、手术引

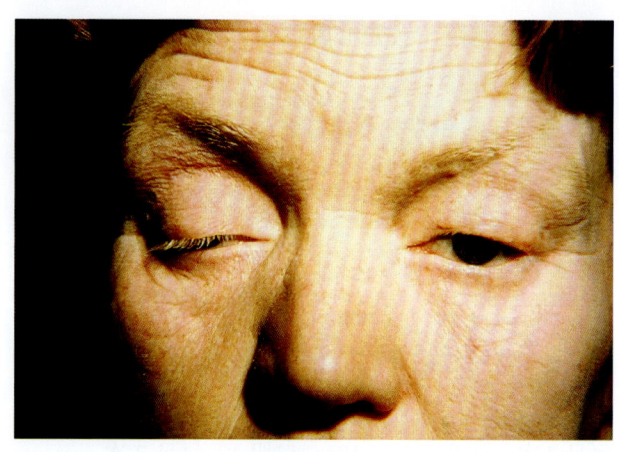

图34.7　一位重症肌无力的40岁女性患者。表现为进行性肌无力12个月，包括眼睑下垂，尤其右侧明显

起的虚弱。
- 虚弱的不同分布
  —眼：上睑下垂（60%）和复视（图34.7）；眼肌型重症肌无力只占10%。
  —延髓：咀嚼、吞咽、言语（数到100）、吹口哨、抬头无力。
  —四肢（近端和远端）肌无力。
  —全身性肌无力：呼吸肌麻痹、呼吸衰竭。

注：典型MG的形象是位"思想者"——他用手来辅助完成闭口和抬头动作。

2. 诊断
- 血清抗乙酰胆碱受体抗体水平。
- 如果抗体检测呈阴性，则应进行电生理检测。
- CT扫描检查有无胸腺瘤。
- 依酚氯铵试验仍然有用，但有潜在危险（阿托品为解毒药）。

3. 处理原则[8, 21]
- 需专科医生处理。
- CT和MR胸部扫描确诊有无胸腺瘤。如果存在胸腺瘤，建议手术切除。
- 早期出现全身肌无力，建议行胸腺切除术，特别是较年轻的患者出现胸腺增生，即使术前没有证实有胸腺增生或肿瘤，也建议切除胸腺。
- 血浆置换可用于急症、临时恶化患者或对治疗有抵抗患者。
- 避免相对禁忌的药物。
- 药物

——抗胆碱酯酶药物（如溴吡斯的明、新斯的明或双吡己胺）：只能用于轻度、中度症状者。

——糖皮质激素：可用于各种程度的 MG，但应缓慢应用。

十三、睑下垂

值得牢记的睑下垂的四大原因：

1. 第Ⅲ对脑神经麻痹 上睑下垂，眼向下向外斜视，瞳孔散大，光反射迟钝。

2. 霍纳综合征（Horner syndrome） 上睑下垂，瞳孔缩小，同侧不出汗。

3. 线粒体肌病 进行性眼外肌瘫痪或四肢无力，活动可诱导——无瞳孔受累。

4. 重症肌无力 上睑下垂和复视，眼球无活动。

> **实践要点**
>
> - 家庭医生对眼和面部出现肌无力的患者，应警惕神经肌肉疾病，特别是 MG 或线粒体肌病[20]。注意确认肌无力和疲劳的存在。
> - 谨防面-肩-肱型肌营养不良。
> - 患者向上看 1 分钟或稍长一点时间就可能出现眼睑下垂。
> - 患者的微笑可能表现为特征性咆哮的样子。

十四、肌张力障碍

肌张力障碍是由于肌张力改变导致持续或间歇性的异常重复运动或姿势。张力障碍性痉挛可影响身体的单个（灶）或多个（节段）部位，也可能影响全身（广泛性）。

1. 重要资料与关注要点

- 常易误诊，短暂的症状发作可能会被误认为是一种情绪或精神障碍。很多病例需要用几年的时间确诊。
- 张力障碍常被认为是神经性抽搐。
- 其病因被认为是大脑的基底神经节异常，但具体原因目前还不是太清楚。
- 抗精神病药物和多巴胺受体阻断药（如左旋多巴、甲氧氯普胺）可引起严重的全身性肌张力障碍（例如动眼危象），这种情况需用苯托品 1~2mg，肌内注射或静脉注射进行治疗。左旋多巴可有效治疗某些肌张力障碍。

2. 局灶性肌张力障碍

- 眼睑痉挛是眼周围肌出现的局灶性肌张力障碍，表现为眼周围肌不能控制地抽搐，尤其是在明亮的光线下。最好用肉毒素治疗。
- 口-下颌肌张力障碍影响下颌、舌和口腔部位的运动，导致颌骨的磨削性动作和面部扭曲鬼脸。进行适当的讲话和吞咽动作可能会中断肌张力障碍。
- Meige 综合征是包括上述眼睑和口-下颌部位的混合性局灶性肌张力障碍。

注：本症必须与口-舌-面部运动性迟缓引起的运动障碍相鉴别。

- 单侧面肌痉挛是一种非随意的、不规则的肌肉收缩和痉挛，影响一侧面部。其通常由眼周抽搐开始，后扩展到同侧所有的面部肌肉。通常由于颅内面神经受到刺激引起，手术可以缓解。
- 书写痉挛、打字员痉挛、钢琴家痉挛、高尔夫球手都是职业性的局灶性肌肉痉挛，涉及手和（或）前臂等部位，由于患者进行多次重复的动作引发。
- 颈部肌张力障碍或痉挛性斜颈是单侧颈部局灶性肌张力障碍疾病。它通常始于一种牵拉感，然后是头颈部扭曲或痉挛，使头颈部偏向一侧。早期阶段，患者可以自主有意识地克服这种障碍。
- 喉痉挛性肌张力障碍是一种喉部肌肉产生紧张的局灶性肌张力障碍，患者出现声嘶或碾压样的"吱吱"声，有的患者发声甚至仅略高于耳语。

3. 治疗 目前对局灶性或节段性（累及身体邻近的部位）肌张力障碍的治疗是向受累的肌群局部注射纯化的 A 型肉毒素。剂量应高度个体化，且需要在 3 个月和 6 个月后重复注射。应用注射技术时必须非常谨慎，最好使用注射器注射。

十五、抽搐

Tourette 综合征以抽动和秽语为特征。如影响患者社会活动及工作，可给予如下治疗：

- 氟哌啶醇 0.25mg，每晚睡前口服，并注意缓慢逐渐增加到 2g（最大），每日 1 次[7]。

或

- 可乐定 25μg（口服），每日 2 次，持续 2 周，然后 50～75μg，每日 2 次

十六、面神经麻痹（Bell 病）[15]

- 面神经（第Ⅶ对脑神经）麻痹是一种急性单侧下运动神经元麻痹或瘫痪，是最常见的脑神经病变。典型类型是贝尔麻痹，尽管它是由于面神经管内面神经的炎症和肿胀引起，但通常是特发性的。而拉姆齐－亨特（Ramsay－Hunt）综合征是由于感染带状疱疹病毒引起的面部神经麻痹，同侧耳旁可见疱疹。

相关病因：
- 单纯疱疹病毒（推测性的）。
- 糖尿病。
- 高血压。
- 甲状腺疾病，如甲状腺功能亢进症。

1. 临床特征
① 常见的临床特征
- 突发（超过 2～5 天即可恶化）。
- 面部麻痹（完全或不完全）。
- 耳前或耳后疼痛。
- 瞬目困难。
- 贝尔征——闭眼时，眼球转向半闭的眼睑下方。

② 不常见的临床特征
- 进食困难。
- 前 2/3 的舌头丧失味觉。
- 听觉过敏。

2. 治疗
- 泼尼松龙 75mg/d，分次口服，持续 3 天，然后逐渐减量至 14 天停用。

注：此项治疗尚有争议（最好用于重症病例）。
- 患者教育和安慰。
- 如果角膜暴露，可以覆盖涂有眼膏的眼罩或绷带（如大风或尘土条件下、睡眠时）。
- 如果眼睛干燥，可在临睡时使用人工泪液。
- 恢复期进行局部按摩和面部运动。

注：至少 70%～80% 的患者可达到完全自然恢复；病情越轻者，越容易恢复。
- 肌电图和神经兴奋性、传导性检查分析仅可为预后判断提供提供参考。
- 没有证据表明，核苷类药物如阿昔洛韦有效，但是应该应用于 Ramsay－Hunt 综合征患者。
- 神经减压手术可能无效[15]。

神经系统疾病诊断的三联征

除了 * 标注的是急性起病外，其他所有的三联征均为慢性起病

如果发现有下列症状联合出现：	应考虑如下相应疾病
夏科（Charcot's）三联征	
· 构音障碍 + 意向性震颤 + 眼球震颤	小脑疾病（多发性硬化的典型特征）
· 视力障碍（模糊或短暂性缺失）+ 肢体无力 ± 肢体感觉异常	多发性硬化
注：多发性硬化有很多组合表现（夏科三联征具有历史意义）	
· 强直 + 运动迟缓 + 静止性震颤	帕金森病
· 震颤（姿势性或运动性）+ 头部震颤 + 无帕金森综合征的特征	特发性震颤
· 眼睑和眼球活动疲劳和无力 + 肢体无力易疲劳 + 延髓麻痹（语言和吞咽）	重症肌无力
· 肢体无力 + 面部肌无力 + 反射消失*	吉兰-巴雷综合征（GBS）
· （发作性）眩晕 + 耳鸣 + 听力损失*	梅尼埃综合征
· 痴呆 + 肌阵挛 + 共济失调	克-雅病
· 嗜睡 + 呕吐 + 头痛（清醒）	颅内压升高
· 眼球内陷 + 眼裂变小 + 眼睑下垂 ± 无汗症	霍纳综合征
· 词不达意 + 咂嘴性唇动（或类似自动的）+ 味幻觉	复合性局限性癫痫
· 逐渐发展的（杰克逊综合征）局部震颤（口、前臂或腿部）或感觉异常（罕见的）+ 视力障碍	单纯局限性癫痫
· 颅内压升高 + 有可能出现局部体征 + 有可能出现的癫痫	脑肿瘤
· 吞咽困难 + 发声困难/构音障碍 + 舌麻痹	假性球麻痹
· 复发性：头痛（通常单侧）+ 恶心（±呕吐）+ 视觉问题*	有先兆的偏头痛（过去称典型偏头痛）
· 复发性：严重的眶后头痛 + 鼻漏 + 流泪*	丛集性头痛
· 瞬间的：头痛 ± 呕吐 ± 颈强直	蛛网膜下腔出血，直至排除为止
· 头痛 + 视觉黑矇 + 视盘水肿（通常发生于肥胖的年轻女性）	良性颅内压增高
· 急性和短暂的黑矇 + 言语障碍或偏瘫*	短暂性缺血性发作（颈动脉）
· 典型特征（颞肌萎缩 + 顶秃）+ 肌无力（±肌强直）+ 白内障	强直性肌营养不良
· 共济失调 + 眼肌麻痹 + 反射消失*	Miller-Fisher 变异型吉兰-巴雷综合征
· 眩晕 + 运动诱发（尤其是在床上滚动）+ 霍尔派克（Hall pike）冷热试验阳性	良性阵发性位置性眩晕（BPPV）
· 上神经元症状 + 下神经元症状 + 肌束震颤	运动神经元疾病

参考文献

[1] Iansek R. Pitfalls in Neurology. Melbourne: Proceedings of Monash University Medical School Update Course, 1999: 40-44.

[2] Talley NJ, O'Connor S. Clinical Examination (5th edn). Sydney: Churchill Livingstone, 2005: 345-346.

[3] Wolfe N, Mahant N, Morris J, Fung V. Tremor: how to treat. Australian Doctor, 2007: 29.

[4] Silver D. Impact of functional age on the use of dopamine agonists in patients with Parkinson disease. Neurologist, 2006, 12: 214-223.

[5] Selby G, Herkes G. Parkinson's disease. In: MIMS Disease Index (2nd edn). Sydney: IMS Publishing, 1996: 395-398.

[6] Beran R. Parkinson disease: Part 1. Update. Medical Observer, 2008.

[7] Barton S et al. Clinical Evidence (Issue 5). London: BMJ Publishing Group, 2001: 906-913.

[8] Tiller J (Chair). Therapeutic Guidelines: Neurology (Version 2). Melbourne: Therapeutic Guidelines Ltd, 2007.

[9] Beran R. Parkinson disease: Part 2. Update. Medical Observer, 2008.

[10] Iansek R. Parkinson's Disease and Dementia. Melbourne: Proceedings of Monash University Medical School Update Course, 2005: 1-23.

[11] Butler E. Neurology Update 2008. Melbourne: Proceedings of Monash University Medical School Update Course, 2008: 145-150.

[12] Beran R. Multiple sclerosis: Part 1. Update. Medical Observer, 2009.

[13] Polman CH et al. Diagnostic criteria for multiple sclerosis: 2005 revisions to the 'McDonald Criteria'. Ann Neural, 2005, 58: 840-846.

[14] McLeod JR. Multiple sclerosis. In: MIMS Disease Index (2nd edn). Sydney: IMS Publishing, 1996: 321-323.

[15] Barton S et al. Clinical Evidence (Issue 5). London: BMJ Publishing Group, 2001: 894-904.

[16] Beran R. Multiple sclerosis: Part 2. Update. Medical Observer, 2009.

[17] Milanese C et al. A double blind study on azathioprine in the treatment of multiple sclerosis. J Neurology, 1993, 240: 295-298.

[18] Kavia R et al. Randomised controlled trial of cannabis based medicine (CBM, Stativex®) to treat detrusor overactivity in multiple sclerosis. Neurourol Urodyn, 2004, 23(5/6): 607.

[19] Pollard J. Neuropathy, peripheral. In: MIMS Disease Index (2nd edn). Sydney: IMS Publishing, 1996: 346.

[20] Beran R. Peripheral neuropathy: Part 2. Update. Medical Observer, 2009.

[21] Darveniza P. Myasthenia gravis. In: MIMS Disease Index (2nd edn). Sydney: IMS Publishing, 1996: 324-326.

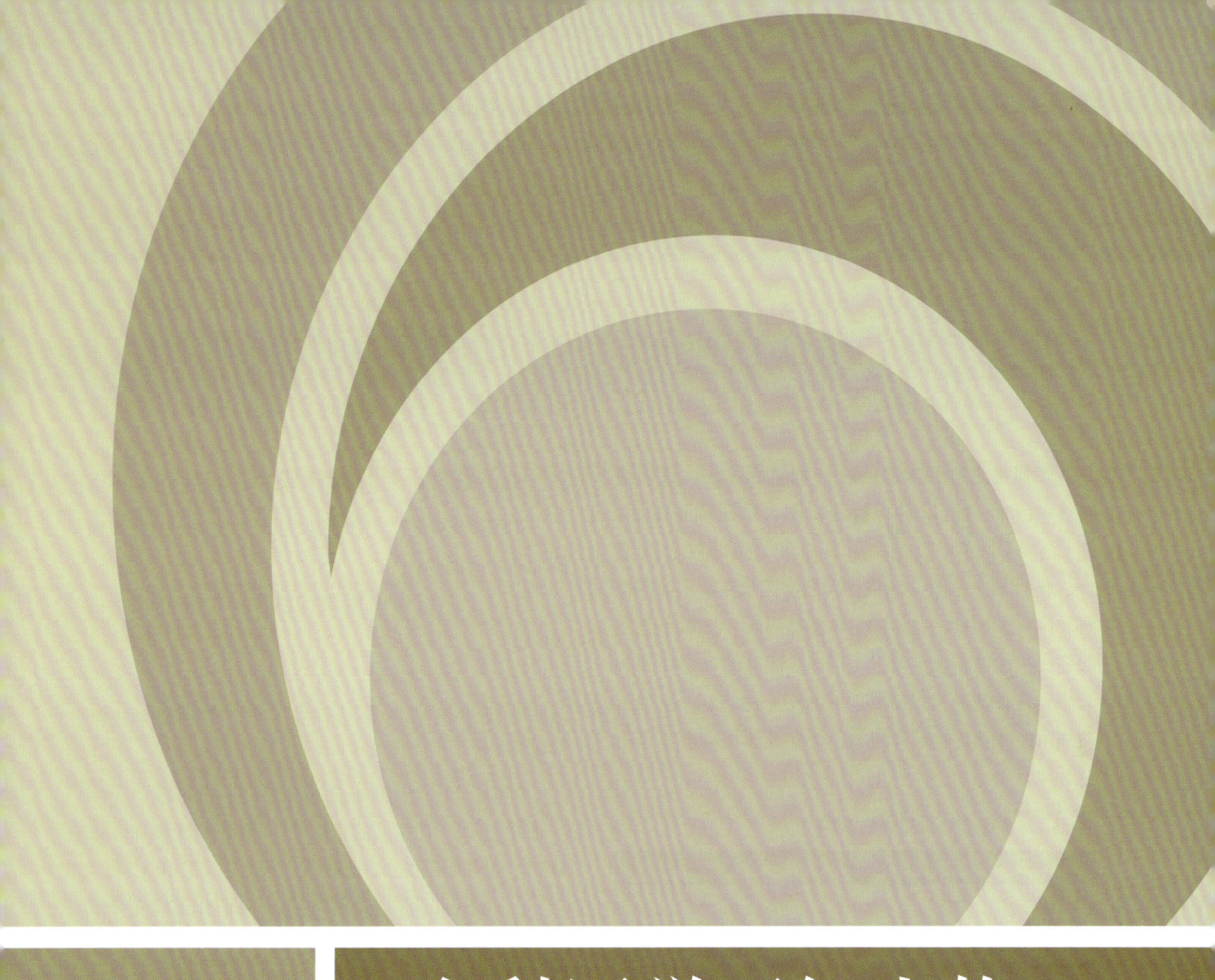

第三部分　全科医学要解决的问题

第35章 腹痛

> 我的左肾长了一块不大不小的石头；我一整天除了喝3、4滴水外，还可以喝一杯白酒和特奥力，然后吃蟹眼睛和鲤鱼头骨粉，接着还边吃奶油蛋糕边喝了两大杯浓啤酒。之后我腹泻了一个小时，拉出很多水，还有一颗和亚历山大种子差不多大的石头。谢天谢地！
>
> John Dee 1594

腹痛是全科医学常见的15种症状之一。腹痛情况多样，轻者可以自行缓解，重者可能威胁生命，需要立刻手术干预治疗。腹痛可分为急性、亚急性、慢性或复发性。腹痛涉及所有医学专业，包括外科、内科、妇科、老年病学和精神病学[1]。对于急性腹痛，快速诊断很重要，可以减少腹痛的并发症和病死率，这种情况大多需要手术治疗（表35.1）。女性下腹痛可能涉及其他专科问题，将在其他相应章节介绍（第94章）。

表35.1 急腹症的常见外科病因

分类	受累器官	疾病
炎症	肠道	肠炎
	阑尾	阑尾炎
	胆囊	胆囊炎
	胰腺	胰腺炎
	输卵管	输卵管炎
	结肠憩室	憩室炎
穿孔	十二指肠	十二指肠溃疡穿孔
	胃	胃溃疡穿孔
	结肠（憩室或癌症）	腹膜炎
	胆囊	胆汁性腹膜炎
	阑尾	阑尾炎
梗阻	胆囊	胆绞痛
	小肠	急性小肠梗阻
	大肠	急性大肠梗阻
	输尿管	输尿管绞痛
	尿道	急性尿潴留
	肠系膜动脉阻塞	肠梗死
大出血	输卵管	异位妊娠破裂
	脾或肝	脾或肝破裂
	卵巢	卵巢囊肿破裂
	腹主动脉	腹主动脉瘤破裂
扭转（缺血）	乙状结肠	乙状结肠扭转
	卵巢	卵巢囊肿蒂扭转
	睾丸	睾丸扭转

一、重要资料与关注要点

- 两家全科医学门诊的系列研究发现，急性腹痛最常见的病因为：

  门诊1：急性阑尾炎（占31%）和疝气（占29%）[2]。

  门诊2：急性阑尾炎（占21%）、疝（占16%）和肠系膜淋巴结炎（占16%）[3]。研究结果包括儿童。

- 包括17个国家中的26个外科科室的一项国际研究显示，最常见的情况为：非特异性腹痛（占34%）、急性阑尾炎（占28%）、胆囊炎（占10%）[1]。

- 一般规律为：上腹疼痛是由上消化道病变导致的，而下腹疼痛则是由下消化道疾病引起的。

- 腹部脐周绞痛（严重）→呕吐→腹胀 = 小肠梗阻（small bowel obstruction，SBO）。

- 中下腹部疼痛→腹胀→呕吐 = 大肠梗阻（large bowel obstruction，LBO）。

- 外科急性腹痛常表现为先疼痛后呕吐。

- 如果老年动脉硬化性疾病患者或房颤患者出现严重的腹部疼痛或继发性心肌梗死，必须考虑肠系膜动脉栓塞的可能。

- 超过1/3的腹部疼痛属于非特异性，未发现具体原因。

二、诊断方法

急性腹痛和慢性腹痛的诊断策略模型见表35.2和表35.3。

1. 可能的诊断 急性腹痛最常见的病因是急性阑尾炎、急性胃肠炎、肠易激综合征、多种"绞痛"和排卵疼痛（经间痛）。肠系膜淋巴结炎症在儿童中较为普遍。慢性或小儿再发性腹痛的多种病因详见表

35.3。有关慢性腹痛的研究表明[4]，其最常见的病因（百分比表示）为：不明病因（占50%）、肌肉拉伤（占16%）、肠易激综合征（占12%）、妇科原因（占8%）、消化性溃疡和食管裂孔疝（占8%）。

2. 不能忽视的严重疾病 大多数急腹症病情严重，早期诊断对于减少病残率和死亡率至关重要。千万不要漏诊异位妊娠破裂。异位妊娠破裂会引起下腹疼痛或耻骨弓上突然发作的疼痛。也要注意到其他危及生命的血管性疾病，如血管破裂、动脉瘤、肠系膜动脉闭塞、心肌梗死（表现为胃部疼痛）。肠穿孔性溃疡和绞窄性肠梗阻，例如乙状结肠扭转和小肠在疝孔中梗阻或被周围粘连梗阻也需要早期诊断。

急腹症的重要警示性信号需要引起格外关注。

急性腹痛的重要警示性信号	
病史	症状
如厕时晕倒	面色苍白、出汗
头晕目眩	低血压
缺血性心脏病	心房颤动或者心动过速
不断加重的呕吐、疼痛、肿胀	发热
	虚脱
月经失调	腹肌紧张、反跳痛和少尿
不断加重的恶性表现	

注：如厕时晕倒提示腹腔内出血。

急腹症误诊的危害
- 异位妊娠：迅速发生失血性休克。
- 腹主动脉瘤破裂：迅速发生低血容量性休克。
- 坏疽性阑尾：腹膜炎、盆腔脓肿。
- 穿孔性溃疡：腹膜炎。
- 肠梗阻→坏疽。

3. 常被遗漏的疾病 急性阑尾炎易被误诊，尤其是老年人、儿童、孕妇以及服用非甾体类药物的人群，表现可能不典型。早期阑尾炎典型表现为中腹部疼痛，且4～6小时后转移至右髂窝，这在早期极易误诊。该病会导致腹泻伴腹痛，尤其是盆腔内的阑尾炎（阑尾位置较低），易误诊为急性肠胃炎。

双聚酶类免疫缺陷如乳糖分解酵素免疫缺陷，可能会导致非常剧烈的痉挛性腹痛，疼痛在食用牛奶一

表35.2 成人急性腹痛的诊断策略模型（不包括创伤性）

问	可能的诊断	
答	急性肠胃炎	
	急性阑尾炎	
	经间痛或痛经	
	肠易激综合征	
问	不能忽视的疾病	
答	心血管	
	• 心肌梗死	
	• 腹主动脉破裂	
	• 主动脉夹层动脉瘤	
	• 肠系膜动脉闭塞	
	肿瘤	
	• 大肠或小肠梗阻	
	严重感染	
	• 急性输卵管炎	
	• 腹膜炎	
	• 升结肠炎	
	• 腹腔脓肿	
	胰腺炎	
	异位妊娠	
	小肠梗阻或绞窄性疝	
	乙状结肠扭转	
	内脏穿孔	
问	不能遗漏的疾病	
答	急性阑尾炎	
	肌腱撕裂	
	肺疾病	
	• 肺炎	
	• 肺栓塞	
	便秘（老年人）	
	带状疱疹	
	罕见疾病	
	• 卟啉症	
	• 铅中毒	
	• 血色病	
	• 血红蛋白尿	
	• 艾迪生（Addison）病	
问	七种假象	
答	抑郁	√
	糖尿病	√ 酮症酸中毒
	药物	√
	贫血	√ 镰状细胞贫血
	甲状腺疾病	—
	脊柱功能障碍	√
	尿路感染	√ 包括尿毒症
问	患者试图告诉我什么？	
答	可能非常明显的症状，考虑Munchausen综合征（假装急病求医症）、性功能障碍和异常的精神压力。	

表 35.3 成人慢性或反复发作性腹痛的诊断策略模型

问	可能的诊断
答	肠易激综合征
	经间痛或痛经
	消化性溃疡、胃炎
问	不能忽视的严重疾病
答	心血管
	• 肠系膜动脉缺血
	• 腹主动脉破裂
	肿瘤
	• 大肠癌、胃癌
	• 胰腺癌
	• 卵巢肿瘤
	严重感染
	• 肝炎
	• 复发性盆腔炎症性疾病
问	不能遗漏的疾病
答	粘连
	阑尾炎
	食物过敏
	乳糖酶缺乏症
	便秘
	慢性胰腺炎
	克罗恩病
	子宫内膜异位症
	憩室炎
	罕见疾病
	• 热带感染（例如：棘球蚴病、类鼻疽、类圆线虫病）
	• 尿毒症
	• 铅中毒
	• 克罗恩病、卟啉症
	• 镰状细胞贫血
	• 高钙血症
	• 艾迪生病
问	七种假象
答	抑郁症 √
	糖尿病 —
	药物 √
	贫血 —
	甲状腺疾病 —
	脊柱功能障碍 √
	尿路感染（UTI）√
问	患者试图告诉我什么？
答	可能非常明显，考虑孟乔森综合征、焦虑、性功能障碍和异常压力。

段时间或数小时后出现，并伴有水样便，而疼痛与牛奶的相关性很可能被患者忽视。

患带状疱疹，尤其是伴单侧腹部疼痛的老年患者，容易造成误诊。横膈膜以上牵涉性疼痛，比如心肌梗死、肺栓塞和肺炎都可使人误判。罕见的医学综合因素，如糖尿病酮症酸中毒、急性卟啉症、艾迪生病（Addison 病，见第 25 章）、铅中毒、脊髓结核、镰状细胞贫血、血色病、尿毒症，经常造成诊断困难，对此在临床工作中应当注意区别。

易误诊的特殊情况

• 将正在避孕的或有正常月经史的宫外孕患者误诊，或把宫外孕时的阴道褐色分泌物误认为是正常的月经周期而导致误诊。

• 在肠梗阻的患者中，未寻找疝孔。

• 在疼痛暂时性缓解（疼痛减轻）的患者中，忽视了发生阑尾坏疽穿孔或消化性溃疡穿孔的可能。

• 忽略了老年患者或摄入皮质激素的患者的穿孔，因为其疼痛可能相对不明显而被忽视。

• 忽略中腹部痛的老年患者发生急性肠系膜动脉梗阻的可能。

• 对腹痛伴尿频和排尿困难症状的患者，误诊为尿路感染，而真正的病因可能是憩室炎、盆腔阑尾炎、输卵管炎或宫外孕破裂。

4. 七种假象 抑郁症、糖尿病、药物、脊柱功能障碍、尿路感染都能引起腹部疼痛，尽管疼痛可能不那么明显或存在慢性疼痛。糖尿病及酮症酸中毒可导致腹痛，甚至腹肌紧张。可导致腹痛的药物列举在表 35.4 中。

胸椎和胸腰段以下的脊椎功能失调都可导致腹部

表 35.4 可导致腹部疼痛的药物

酒精
抗生素（如红霉素）
阿司匹林
糖皮质激素
细胞毒性剂
三环类抗抑郁药（如丙米嗪）
铁剂
尼古丁
非甾体抗炎药/环氧化酶抑制剂
丙戊酸钠
苯妥英钠

牵涉性痛。疼痛通常呈单侧、放射性、与活动有关，易被误诊为腹腔内疾病，如（右侧）胆道疾病、盲肠炎、克罗恩病（右侧）、憩室炎（左侧）或肾盂肾炎。

5. 精神因素 疼痛可能与精神因素有关，尤其是对于大部分无因可查的周期性或慢性腹痛[5]。Bain和Spaulding发现，40%成年人腹痛多为非器质性病因所致，28%的患者中有精神方面的问题，6%有结肠痉挛。他们发现，如果医生能够仔细评估患者个体情况和病史，心理障碍实际上很容易被发现，但是对于心理障碍的诊断术语常常不是十分精确。

孟乔森（Munchausen）综合征患者用欺骗的手段入院，常伴有"严重腹痛"但缺乏有说服力的临床体征或腹部阳性检查结果，对其作出诊断需要高度谨慎。

三、临床方法

1. 病史 采集病史时要注意患者入院时的表现，疼痛是急性还是慢性的。了解疼痛的性质，严重程度，疼痛部位和放射部位，疼痛开始、持续和缓解的时间，导致疼痛加重和减轻的因素，伴发的症状和体征。

（1）对以下情况应给予特别关注
- 食欲缺乏、恶心或呕吐。
- 排尿。
- 肠功能。
- 月经。
- 服药。

（2）关键问题 重点询问疼痛部位和转移情况。需要关注的问题有：
- 疼痛的类型：是持续性还是阵发性？
- 严重程度如何？分1～10级。
- 以前有过类似的疼痛发作吗？
- 除了疼痛，还有哪些表现？
- 疼痛的诱因是什么？哪些因素可以缓解疼痛？
- 牛奶、食物或抗酸药对疼痛有影响吗？
- 是否有出冷汗、寒战及排尿系统灼热？
- 肠蠕动是否正常？
- 是否有便秘、腹泻或便血症状？
- 是否有排尿异常？
- 服用了什么药物？
- 阿司匹林服用剂量及频率是怎样的？
- 吸烟量如何，是否吸食海洛因和可卡因？
- 通常饮多少酒？
- 通常饮多少牛奶？
- 最近旅行了吗？
- 月经时有异常表现（疼痛）吗？
- 月经周期正常吗？是否有延迟？
- 家庭成员是否有类似的疼痛？
- 是否有疝病史？
- 是否有腹部手术史？
- 是否切除过阑尾？

2. 体格检查

（1）检查顺序
- 全身状况。
- 口腔。
- 生命体征：体温、脉搏、血压、呼吸。
- 胸部：对上腹部疼痛患者要注意检查心脏和肺，特别是腹部检查结果阴性的患者。
- 腹部：视诊、听诊、触诊、叩诊。

腹部检查时要求患者平躺，头枕枕头，剑突到腹股沟区域暴露。要求患者在查体时用嘴呼吸。

注意下列情况：
- 腹股沟区（包括疝）和股动脉。
- 直肠检查：必须检查的项目。
- 阴道检查（女性）：怀疑输卵管、子宫或卵巢疾病者。
- 胸腰段脊柱（怀疑有脊柱牵涉性疼痛时）。
- 尿液分析：白细胞、红细胞、葡萄糖和尿酮体、卟啉。
- 特殊临床试验：Murphy征（急性胆囊炎腹膜压痛的体征）、髂腰肌和闭孔神经征。

（2）操作指导
- 触诊：动作轻柔——注意腹壁有无紧张或反跳痛：腹壁紧张提示腹膜炎，反跳痛提示腹膜刺激（细菌性腹膜炎、出血）。感知腹部疼痛的大体位置，判断可能有问题的相应部位。
- 让患者指出疼痛的位置：患者用手指指示疼痛部位提示局限性腹膜易激惹，用手掌来指示疼痛部位（部位不明确）提示内脏痛。
- 房颤：考虑肠系膜上动脉闭塞。

- 心动过速：败血症和血容量减少。
- 呼吸急促：败血症、肺炎、酸中毒。
- 苍白和休克：急性大出血。

听诊：注意肠鸣音或振水音（最好在触诊和叩诊之前进行）。

导致肠鸣音减弱或消失的疾病有弥漫性脓毒症、肠梗阻、机械性肠梗阻（晚期）。肠鸣音亢进提示机械性肠梗阻。在年长者、严重肥胖者、重病和使用糖皮质激素治疗者，体征表现可能不明显。

3. 辅助检查

（1）可选择以下辅助检查

- 血红蛋白：慢性出血（如消化性溃疡、癌症、食管炎）患者会出现贫血。
- 血涂片：镰状细胞贫血可发现异常红细胞[2]。
- 白细胞计数：白细胞增多见于阑尾炎（75%）、急性胰腺炎、肠系膜淋巴结炎（特别是并发脓胸、胆囊炎、肾盂肾炎）。
- 红细胞沉降率（ESR）：在癌症、克罗恩病、脓肿患者会升高，但为非特异性。
- C反应蛋白（CRP）：用于诊断和监测感染、炎症（如胰腺炎）。
- 肝功能检查：肝、胆疾病。
- 血清淀粉酶和脂肪酶：如果数值大于正常水平的3倍，可能为急性胰腺炎，另外，在出现某些腹腔急症时也会升高（例如异位妊娠破裂、消化性溃疡穿孔、胆囊脓肿破裂、主动脉瘤破裂）。
- 妊娠试验：如果怀疑有异位妊娠，应行尿和血清绒毛膜促性腺激素（HCG）检测。
- 尿液检查

— 红细胞：输尿管绞痛（结石或血凝块）、尿路感染。

— 白细胞：尿路感染、阑尾炎（膀胱刺激）。

— 胆色素：胆囊疾病。

— 胆色素原：卟啉症（添加Ehrlich醛试剂）。

— 酮体：糖尿病酮症酸中毒。

— 含气尿：瘘管（如憩室炎、其他盆腔脓肿、盆腔肿瘤）。

- 血便的检查：肠系膜上动脉闭塞、肠套叠（"红浆果冻"）、结肠癌、憩室炎、克罗恩病和溃疡性结肠炎。

（2）影像学检查 根据临床表现考虑以下影像学检查：

- 腹部X线片（直立和仰卧位）（图35.1）

— 肾结石——70%不透光[2]。

— 胆系结石——10%～30%不透光。

— 胆管空气树状显影。

— 主动脉瘤钙化点。

— 乙状结肠明显扩张→乙状结肠扭转。

— 伴有液平面的扩张性肠管→肠梗阻。

— 扩大的盲肠→大肠梗阻。

— 模糊的右腰大肌阴影→阑尾炎。

— 左上腹结肠襻积气→急性胰腺炎。

- 胸部X线检查：膈下气体→溃疡穿孔。
- 超声：检查肝胆系统、肾脏和女性骨盆有优势，用于发现胆结石、异位妊娠、胰腺假性囊肿、动脉瘤/夹层动脉瘤、肝转移和腹部肿瘤、阑尾增厚、结肠旁积液等。

注：可能会被气影影响。

- 静脉肾盂造影（IVP）。
- 对比增强的X线造影（例如泛影葡胺造影）：可诊断小肠瘘。
- 钡灌肠。
- 2,6-羟基亚氨基二乙酸（HIDA）或二亚氨基乙酰乙酸（DIDA）核素扫描——有助于诊断急性胆囊炎（当超声无帮助时此诊断效果好）。
- CT扫描：可以提供优质的腹部脏器的影像，包括包块和液体。

— 胰腺炎（急性或慢性）。

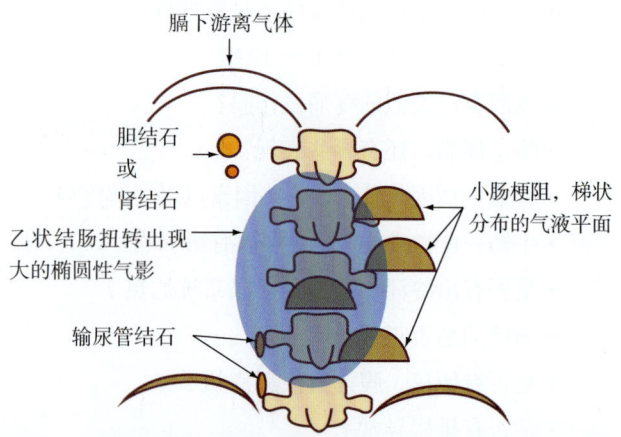

图35.1 急腹症的腹部X线表现

— 未确诊的腹膜炎症。
— 创伤。
— 憩室炎。
— 主动脉瘤出血。
— 腹膜后疾病。
— 阑尾炎（尤其口服对比剂时）。
- 内镜逆行胰胆管造影术（ERCP）：对胆道梗阻和胰腺疾病显示较好。
- 磁共振成像。
- 其他检查。
— 心电图。
— 上消化道内镜检查。
— 乙状结肠镜和结肠镜检查。

四、诊断指南

1. 一般原则

- 上腹部疼痛多为上消化道疾病引起。
- 下腹部疼痛多由于下消化道疾病或盆腔疾病引起。
- 早期出现的严重呕吐提示消化道高位梗阻。
- 急性阑尾炎典型症状出现顺序为：疼痛→食欲缺乏、恶心→呕吐。

2. 疼痛类型

图 35.2 显示了疼痛的类型。

绞痛是一种反复出现的痉挛性疼痛，由重到轻地节律性发作，临床上可以考虑肠道梗阻。输尿管绞痛是真正的绞窄性腹痛，而胆绞痛和肾绞痛不是真正意义上的绞痛。

3. 疼痛部位

图 35.3 显示腹痛的典型部位（只限于一般指南）。上腹部疼痛一般都由组织胚胎学前肠起源的脏器病变引起，如食管、胃、十二指肠、肝胆系统、胰和脾。然而，随着疾病进展，疼痛会从中线移动到右侧（胆囊和肝）或左侧（脾）。脐周疼痛通常都由组织胚胎学上的中肠疾病引起，后肠结构的病变多发生于下腹部或耻骨弓上区域。

腹部内部的感觉受体被认为分布于脏层或壁层腹膜。内脏机械性感受器是被肠扩张、肠系膜牵张或血管扩张触发的，而伤害性刺激感受器（疼痛感受器）是被机械、温度和化学刺激触发的。内脏的疼痛感觉是弥漫的、不能明确定位的，而刺激壁层腹膜痛觉感受器则可引起局部明确部位的疼痛。

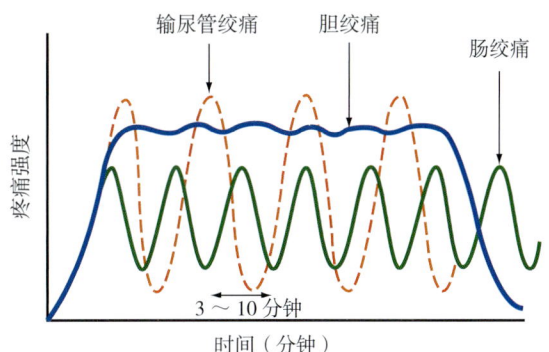

图 35.2 不同原因引起的特征性急性腹痛类型

五、儿童腹痛

腹痛是儿童常见症状，尤其是复发性腹痛，是儿童最常见的主诉之一。这个问题常引起父母焦虑。正确辨别疼痛是否需要手术治疗非常重要。约 1/15 的疼痛属外科急腹症[6]。常规进行尿液分析排除尿路感染是很重要的。

1. 急性腹痛

在诊断策略模型中可考虑到的腹痛原因如下。

① 可能的诊断

- 婴儿疝气。
- 胃肠炎（所有年龄的）。
- 肠系膜淋巴结炎。

② 不能忽视的严重疾病

- 肠套叠（出生后 6～9 个月最常发生）。
- 急性阑尾炎（主要发生于 5～15 岁）。
- 肠梗阻。

③ 常被漏诊的疾病

- 儿童虐待。
- 便秘。
- 睾丸蒂扭转。
- 乳糖不耐受。
- 消化性溃疡。
- 感染

— 流行性腮腺炎。
— 扁桃体炎。
— 肺炎（尤其是右下叶）。
— 单核细胞增多症。
— 尿路感染。

- 女性附件疾病（如卵巢疾病）。

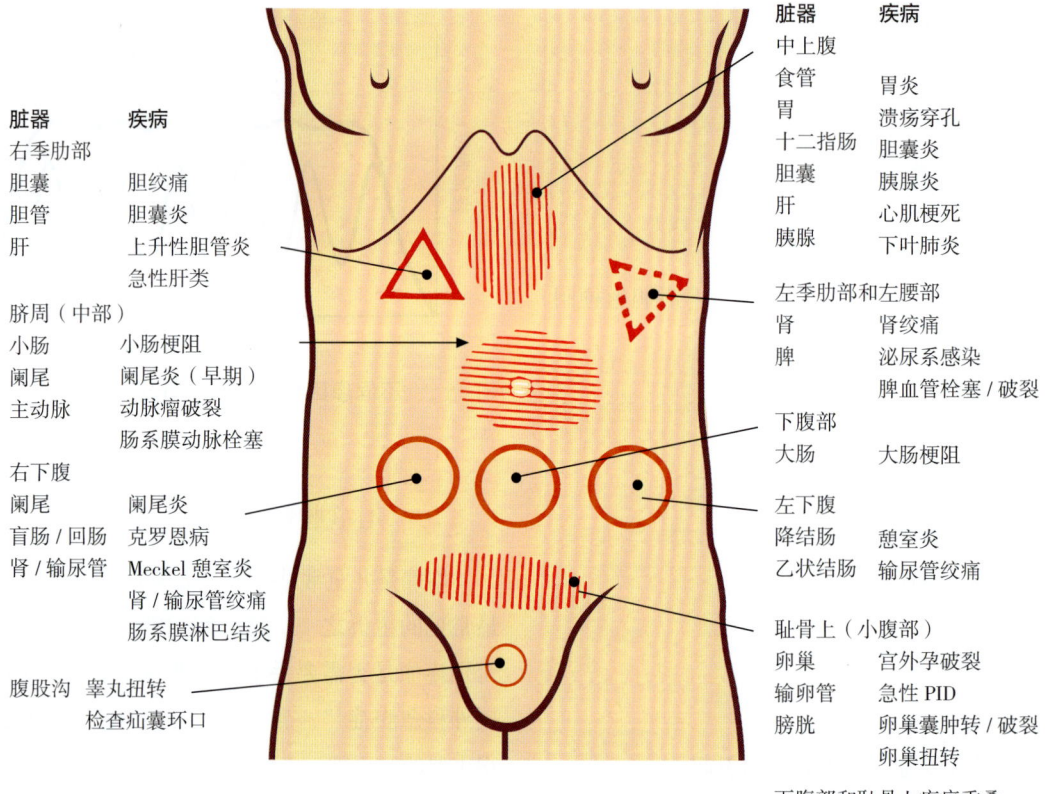

图 35.3 不同原因引起的典型急性腹痛部位

罕见情况：
- Meckel 憩室炎。
- 镰状细胞贫血危象。
- 过敏性紫癜。
- 铅中毒。

④ 七种假象
- 糖尿病。
- 药物滥用。
- 泌尿系感染。

⑤ 心理因素
- 为重要原因。

（1）**婴儿绞痛** 常发见于一般情况良好的婴儿，通常在下午和晚上发生无法解释、无法安慰的哭闹和焦躁，尤其是 2～16 周的婴儿。腹痛无明确病因，可持续至少 3 周。婴儿腹部绞痛很常见，约 1/3 的婴儿有此种表现。

① 临床特征
- 2～16 周的婴儿。
- 哭闹时间持续较长（至少 3 小时）。
- 10 周龄时哭闹最严重。
- 在午后或傍晚时哭闹最多见。
- 1 周至少发生 3 天。
- 因为胃部疼痛，儿童常有屈腿和握拳的姿势。
- 体格检查无异常发现。

② 管理：向父母解释，使其安心。

建议父母：
- 接触宝宝时应轻柔（如使用柔和的灯光，配合轻柔的音乐，说话温柔，喂奶时保持安静）。
- 避免动作过快而吓到宝宝。
- 确保不是因为饥饿引起——营养缺乏会使宝宝感到饥饿。

如果宝宝是母乳喂养，在喂奶前挤掉前奶。
- 按需喂养（及时且量合适）。
- 确保宝宝已吃饱，选择合适的姿势喂奶。
- 给宝宝提供安慰玩偶或安抚奶嘴。
- 尽可能多地与宝宝的身体轻柔地接触。
- 将宝宝抱起（如抱着宝宝来回走动）。
- 使用工具例如温暖的背包带或 Meh Tai 吊带抱着宝宝。
- 哺乳期女性应得到足够的休息。
- 安抚宝宝 15 分钟后，要放下 10 分钟，不要过多担心宝宝此时的哭闹。

参考第 82 章里的 5S 经验。

③ 药物治疗：一般不建议使用药物，但一些药物对于较严重的问题会很有帮助（如二甲硅油）。

（2）**肠套叠** 肠套叠的诊断应该引起人们的重视，发病于 3 个月至 2 岁的婴幼儿，表现为剧烈腹部绞痛，持续 2～3 分钟，每 15 分钟发作 1 次。早期诊断（发病 24 小时内）可减少发病率和死亡率。近端肠段套入毗邻的远端（如回盲段）肠段，可最终导致肠梗阻。通常是特发性的，但也可有病理性改变（4～12 岁），如息肉、Meckel 憩室。

① 典型临床特点[7]：见图 35.4。

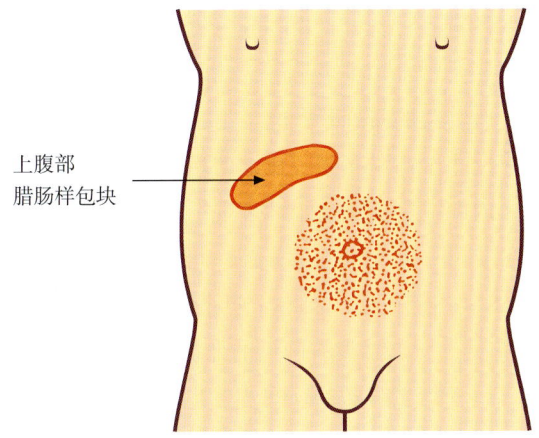

图 35.4 急性肠套叠典型疼痛分布区

 诊断提示：幼儿面色苍白 + 严重绞痛 + 呕吐 = 急性肠套叠

- 男性幼儿发病率高于女性幼儿。
- 好发于 3 个月至 2 岁的幼儿。
- 年龄范围：出生至学龄期，通常为 5～24 月龄。
- 突发急性疼痛，伴尖锐啼哭。
- 呕吐。
- 嗜睡。
- 发作时面色苍白。
- 肠道内出血：果酱样大便（60%）[7]。

② 体征

- 面色苍白、焦虑和不安。
- 在右上腹触到腊肠状肿块，疾病发作时更明显。
- 右下腹部空虚（如直肠指诊会感到空虚）。
- 肠鸣音亢进与无肠鸣音交替。
- 直肠指诊：出血。

③ 诊断

- 超声。
- 氧气或钡灌肠（慎用），也可用于诊断和治疗。

④ 治疗[7]

- 气体或钡剂灌肠复位。
- 必要时采取手术治疗。

⑤ 鉴别诊断

- 急性胃肠炎：很难鉴别，急性胃肠炎常表现为便溏，伴有肠套叠、血便、黏液便和无水样便。然而，胃肠炎患儿腹痛持续时间较短，并有水样便、发热，且无腹部肿块等症状。对于有疑问的病例，应想到肠套叠的可能。
- 粪便嵌顿影响会导致痉挛性腹痛，通常年龄较大的儿童有便秘史。
- 肠梗阻的其他原因（如难复性腹股沟斜疝、肠扭转、腹内环）。

（3）**药源性** 在任何一个儿童主诉急性腹痛时，应询问其服药史。吸烟（尼古丁）是小儿腹痛的常见原因。考虑其他药物和毒品，如大麻、可卡因和海洛因。

（4）**儿童急性阑尾炎** 可发生于任何年龄，学龄儿童（10～12 岁）和青春期更常见，但少见于 3 岁以下的儿童。

对于幼儿（小于 3 岁）和智障儿童，早期诊断可能有困难，许多这样的儿童发生腹膜炎后才来就诊。

儿童发生阑尾炎后，80% 发生呕吐，20% 发生腹泻。体温通常略有升高，但通常只有大约 5% 的病例体温会超过 39℃。

对儿童做体格检查时，尤其是触诊寻找压痛反跳痛及做直肠检查时，要求相当熟练、有耐心和轻柔。操作不当可能诱发疼痛。

易混淆的严重问题是盆腔阑尾炎、导致腹泻和呕吐的其他疾病、急性胃肠炎。C 反应蛋白升高（＞ 50mg/L）是阑尾炎的特征之一。

对于病情严重的肠胃炎患儿，尤其是症状持续存在时，应首先考虑盆腔阑尾炎的可能，直到被排除。

（5）**肠系膜淋巴结炎** 本病与急性阑尾炎的病史非常相似。在一般情况下，肠系膜淋巴结炎疼痛和触痛的定位是不明确的，腹肌紧张不明显，体温较高，食欲缺乏、恶心、呕吐等症状也不明显（相对于阑尾炎而言），病情持续 5 天左右后可迅速缓解。两者的鉴别见表 35.5，但如有任何疑问，建议先视为急性阑尾炎，并行腹腔镜或剖腹探查。

患者有时会出现麻醉风险，且通常在术后即刻感觉相当不适。

主要采取对症治疗，包括补液和给予对乙酰氨基酚。

表 35.5 儿童急性阑尾炎和肠系膜淋巴结炎的鉴别（仅供参考）

	儿童急性阑尾炎	肠系膜淋巴结炎
儿童年龄	年龄较大	年幼
疼痛部位	腹中线部位 转移至右侧	右髂窝 腹中线部位
之前是否有呼吸道疾病	不常见	常有上呼吸道感染、扁桃体炎
食欲缺乏、恶心、呕吐	++	±
面色	苍白（常见）	皮肤发红；颧颊部潮红
体温	正常或↑	↑↑→↑↑↑
腹部触诊	右髂窝触痛 腹肌紧张 板状腹 ±	右髂窝触痛 腹肌紧张不明显 无压痛
直肠检查	常有触痛	常有触痛，但程度较轻
腰大肌和闭孔征试验	通常为阳性	通常为阴性
全血检查	白细胞增多	淋巴细胞增多

2. 复发性腹痛 复发性腹痛（recurrent abdominal pain, RAP）——至少 3 个月内有 3 次以上的腹痛发作。常发生于 10% 的学龄期儿童。其中，只有 5%～10% 儿童被发现有器质性病因，大多数情况下原因不明[8]。

（1）器质性原因 器质性病因必须首先被考虑和排除。下列情况提示可能存在器质性疾病。

- 疼痛部位不是在脐周部。
- 疼痛是放射性的而不是局部的。
- 能使儿童痛到醒的情况。
- 伴随恶心和呕吐的疼痛。
- 儿童在疾病发作间隔期不能完全康复。
- 伴有体重减轻。
- 影响生长发育。

（2）可能的原因

- 便秘。
- 儿童偏头痛（疼痛伴随面色苍白）。
- 乳糖不耐受（有牛奶摄入相关的症状）。
- 肠内寄生虫（可能在入睡后约 1 小时被惊扰）。

（3）辅助检查

- 尿常规检查和中段尿培养。
- 全血检查（FBE）和红细胞沉降率（ESR）检查。
- X 线平片（评估有无粪便积存肠内）。

（4）非器质性复发性腹痛

典型临床表现

- 急性和反复发作的肠道痉挛性疼痛。
- 疼痛多位于脐周或上腹部。
- 疼痛不是放射性的。
- 经常伴有恶心，但呕吐少见。
- 疼痛较轻（很少让患儿痛醒）。
- 有轻微的脐周紧张感。
- 发生于情绪紧张、焦虑的患儿。
- 内向或完美主义个性表现。
- 父母一方或双方过分关注儿童的健康和进步。

（5）心理因素 尽管心理因素的确与个别案例的发病有关，但是并没有确切的证据支持该疾病大部分是由于心理因素导致的。有些患儿有明确的心理问题，甚至排斥上学，但更多见的是受家庭破裂因素的影响。

（6）管理

- 给予解释、安慰和支持关怀（父母必须参与到疾病治疗方案的讨论中）。

只有在进行了仔细的体格检查和严格缜密的辅助检查后，才能给出正确的解释（才能向家长保证这是非器质性疾病）。

- 尽可能避免不必要的辅助检查，特别是放射检查（全血检查和尿液镜检、细胞培养是可行的）。
- 要意识到儿童在经受疼痛（相信儿童疼痛的感觉）。
- 强调疾病是常见的，通常对儿童生长发育无不良影响。
- 给予一些简单的指导方法（如保暖或在疼痛的时候适当休息）。
- 当疼痛的性质发生改变，或疼痛持续超过 1 小时，或又出现了新的症状体征时，要及时复诊。
- 发现生活中存在的压力事件，给予心理治疗。
- 获得家庭结构、功能的基本情况，以及儿童在学校的表现等信息。
- 不鼓励患儿对自己进行角色认同。
- 必要时进行心理咨询治疗。

六、老年人腹痛

老年人的疾病谱较广。缺血性疾病、栓塞、肿瘤（需要特别关注）和结肠憩室在老年人群中很常见。导致老年人腹痛的常见原因如下：
- 血管病变：腹主动脉瘤破裂、肠系膜动脉闭塞。
- 消化道溃疡穿孔。
- 胆道疾病：胆绞痛和急性胆管炎。
- 憩室炎。
- 乙状结肠扭转。
- 绞窄性疝。
- 肠梗阻。
- 癌症，尤其是大肠癌。
- 带状疱疹：导致单侧神经根疼痛。
- 便秘和粪便嵌塞。

治疗比较困难，因为老年人疼痛阈升高（老年人对疼痛相对不敏感），例如肠绞痛的程度会相对很轻，同时老年人对感染的反应能力下降，所以通常无发热和白细胞增多。一些非特异性症状，例如昏迷、食欲缺乏、心率减慢，可能会成为感染的唯一表现。

七、腹主动脉瘤

患者可无任何临床表现，直到动脉瘤发生破裂时才被发现，或由于腹部不适，腹部发现一个可触及的肿块后就诊。该疾病有家族遗传倾向，所以有必要在这类患者整个家族所有超过 50 岁的一级亲属进行筛查。

破裂的危险与动脉瘤的直径有关，直径越大破裂的风险越大。正常的腹主动脉在脐上方可以触及，直径为 10～30mm，成人直径平均为 20mm[9]。动脉瘤直径超过 30mm。如果超过 50mm 为严重扩大，应行手术治疗，因为随直径增大，破裂的风险增加。所有动脉瘤患者都应当立即转诊。5 年后涤纶移植手术的通畅率约为 95%（图 35.5）。

辅助检查
- B 超（最佳筛查方法），适合超过 50 岁的近亲人群（在肥胖患者可能诊断困难）。
- CT（提供更清楚的图像），螺旋 CT 较适合。

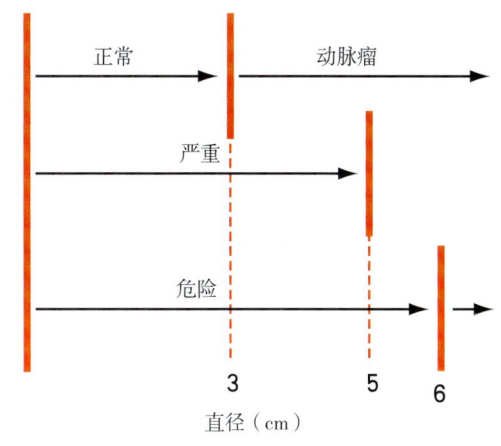

图 35.5 成人正常和异常腹主动脉直径（精确尺度）

- MRI（最好的诊断方法）。

八、动脉瘤破裂

对于因急性腹痛、伴有背痛及循环衰竭而紧急入院的老年患者来说，这是真正的外科急症（图 35.6）。患者常在卫生间休克，因为患者有便意感，而排便时屏气用力导致了循环障碍。

 诊断提示：剧烈疼痛 + 苍白和休克 ± 背痛 = 腹主动脉瘤破裂（RAAA）

应该提前通知心血管外科中心，并将患者转至此处。对于这类"休克"患者，两个最重要的紧急措施是：① 建立静脉通路以便血浆扩容（首选中央静脉）。② 迅速采取措施。

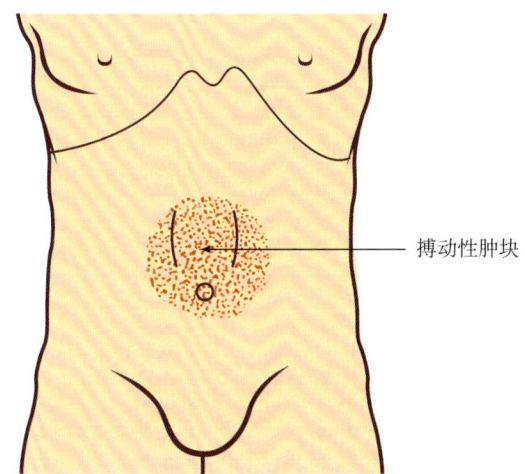

图 35.6 腹主动脉瘤破裂的典型疼痛区域

九、肠系膜动脉闭塞

栓子或动脉粥样硬化的血管内血栓形成都会导致

肠系膜上动脉的闭塞，引起急性肠道缺血。另一个原因是来自心房纤颤（房颤）的栓子脱落。如果未及时处理，肠管很快就会坏死。

1. **临床表现**
- 腹痛逐渐加重（图 35.7）。
- 呕吐剧烈。
- 水样便：1/3 患者可能出现血便（较晚出现）（参见第 45 章相关内容）。
- 患者逐渐神志不清。

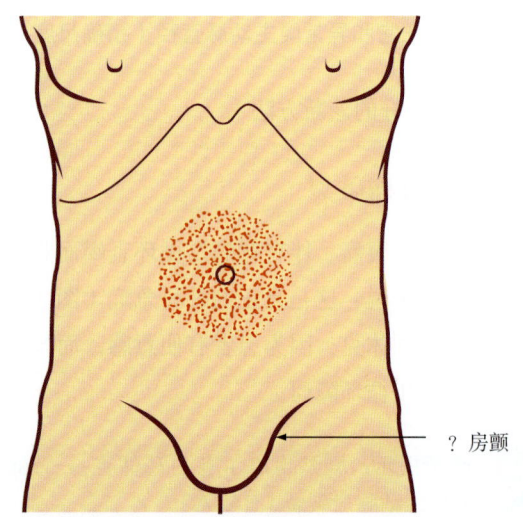

图 35.7　肠系膜动脉栓塞的典型疼痛区域

 诊断提示：焦虑和虚脱 + 强烈的中腹部疼痛 + 大量呕吐 ± 血便 = 肠系膜动脉闭塞

2. **体征**
- 局部腹肌触痛、紧张、反跳痛。
- 肠梗死（较晚出现）。
- 肠鸣音消失（较晚出现）。
- 继续进展可出现休克。
- 心动过速（可能是房颤和其他粥样斑块形成的表现）。

3. **辅助检查**
- CRP 升高，肠碱性磷酸酶升高。
- X 线检查：显示由于充满气体的肠的黏膜水肿所致的"拇指印"征。
- CT 扫描可提供定位，如果怀疑有栓子形成应行肠系膜动脉造影。然而，通常只在诊断性腹腔镜手术探查时进行。

4. **处理**　早期手术有可能避免肠坏死，但是在抢救过程中，可能需要行大面积的肠切除来挽救生命。早期诊断（在发病的几个小时内）至关重要。

注意：
- 肠系膜静脉血栓也可能会出现，但通常发生在循环衰竭的患者。
- 肠系膜下动脉的栓塞通常症状较轻，患者存活率更高。

十、急性尿潴留

急性尿潴留通常会导致急性下腹部剧痛，但在年老患者或精神异常患者症状可能不明显。最常见的原因是前列腺肥大、膀胱颈部被粪便或其他盆腔肿块压迫和抗胆碱能药物的应用。常由于极端寒冷或过量饮酒而急性发作。

治疗
- 进行直肠检查，清除直肠内积存的粪便。
- 用 14 号导尿管导尿，排空膀胱并留置尿管，应用抗生素。
- 保留尿管，请泌尿外科专家会诊，评估泌尿系统情况，并送尿标本行尿检和细菌培养。
- 如果有恢复的可能，例如是由于服用药物引起的尿潴留，停用该药，留置尿管 48 小时后拔除，给予哌唑嗪 0.5mg，每日 2 次，或应用特拉唑嗪。
- 检查排除前列腺癌和肾功能不全。

十一、粪便嵌顿

粪便嵌顿通常发生在年老、卧床和行动受限的患者。其症状和恶性肿瘤导致的阻塞相似[10]。可能出现假性腹泻，表现为大便失禁。

十二、急性阑尾炎

急性阑尾炎通常好发于成年人，但在各年龄段人群都可能发生（3 岁以下儿童少见），是最常见的外科急症。对年老和年幼的患者要特别加以关注。由于阑尾的部位不同，疾病的症状可能不同。

1. **典型临床表现**（图 35.8）　典型的临床表现
- 20～30 岁发病率最高。
- 最初，腹痛开始于中腹部（有时为绞痛）。
- 腹痛逐渐加重，最后进展为持续性疼痛。

- 6小时内转移并局限于右下腹。
- 行走或咳嗽时加重。
- 突然食欲缺乏。
- 在疼痛开始数小时后出现恶心、呕吐。
- 伴或不伴腹泻和便秘。

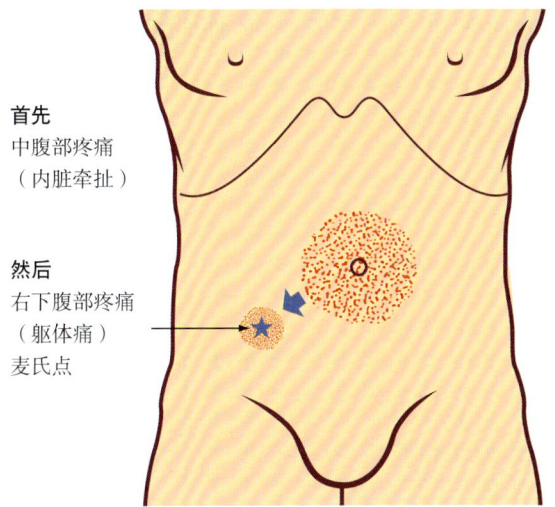

图 35.8 急性阑尾炎的疼痛分布

 诊断提示：右下腹局部疼痛 + 食欲缺乏、恶心、呕吐 + 腹肌紧张 = 急性阑尾炎

2. 体征

- 痛苦面容。
- 面色开始潮红，后变得苍白。
- 舌苔增厚、口臭。
- 可能发热。
- 右下腹压痛，通常在麦氏点。
- 局部肌卫和反跳痛。
- 浅表感觉过敏。
- 可能伴腰肌征：右腿屈曲，髋关节外展或提高右腿时出现疼痛而抗拒移动（阑尾后位时更容易出现）。
- 可能伴闭孔征：患者屈曲右侧大腿并保持膝关节屈曲，然后向内旋转其臀部，患者感到疼痛（由于闭孔内肌受刺激）。
- Rovsing 征或结肠充气试验：加压左下腹并突然放手；可引起右下腹痛，由于内脏移动使大肠内气体倒流刺激发炎阑尾所致。
- 肛门指诊：前部的腹肌紧张移动至右侧，盆腔内阑尾炎或盆腔腹膜炎时多见。

3. 疾病的变异情况和注意要点

- 脓肿形成：局部肿块和压痛。
- 盲肠后阑尾：疼痛和腹肌紧张较轻，可能不出现反跳痛，压痛不明显，腰肌征阳性。
- 盆腔阑尾炎：无腹肌紧张，可有尿频、腹泻和里急后重。肛门指诊明显压痛。闭孔试验阳性。
- 老年患者：疼痛常不明显，最终表现为腹膜炎，可能与肠梗阻症状非常相似。
- 妊娠合并阑尾炎：妊娠中期最多见，疼痛位置较高，多偏向一侧，诊断困难，更容易出现腹膜炎（应及早诊断，尽快手术治疗）。
- 年龄小的患者、年老者和糖尿病患者易出现穿孔。

4. 辅助检查 具有重要意义：

- 血细胞检查：提示白细胞增多（75%），核左移。
- 尿和电解质检查：评估水电平衡情况，在术前进行。
- CRP：增高。
- X 线检查：显示局部肠管扩张，腰大肌阴影模糊，盲肠内液平面。
- B 超检查：发现阑尾增厚（准确率为 80%～90%），可受气体阴影的干扰[11]。
- CT 扫描：准确性也很高，可以评估其他原因，例如女性骨盆的情况[12]。
- 腹腔镜检查。
- 人绒毛膜促性腺激素（β-HCG）检测（尿妊娠试验）。

5. 治疗
立即转至外科，行手术切除。如果已经发生穿孔，应用头孢噻肟和甲硝唑等抗菌药。

十三、小肠梗阻

临床表现取决于梗阻的部位（表 35.6）。梗阻的部位越高，症状和疼痛越严重。

表 35.6 小肠梗阻：高位肠梗阻和低位肠梗阻的区别

	高位	低位
痉挛的频率	3～5 分钟 1 次	6～10 分钟 1 次
疼痛强度	+++	+
呕吐	早期，频繁，剧烈	晚期，不严重
呕吐或排泄物	胃液，胆汁	粪便
脱水程度	明显	不明显
腹部膨隆	不明显	明显

1. 主要原因
- 来自肠外部压迫性阻塞（例如：肠粘连——最常见的原因，腹部手术史）、绞窄性疝或肠襻进入腹腔内的空隙形成的腹内疝（图 35.9），导致闭环性梗阻[13]。
- 肠腔内部的梗阻（异物、毛粪石、胆结石、肠套叠、恶性肿瘤）。

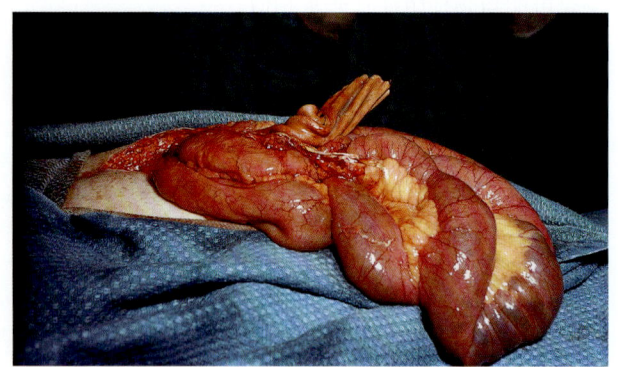

图 35.9　亚急性肠梗阻术中所见（波状引流管）：患者，男性，65 岁，胆囊切除术后反复腹痛 21 年

2. 临床表现
- 剧烈的胃脘部和脐周（主要部位）痉挛性疼痛（图 35.10）。
- 痉挛持续超过 1 分钟。
- 痉挛每 3～10 分钟发作 1 次（不同的梗阻部位发作次数不等）。
- 呕吐。
- 绝对便秘（完全没有排便）。
- 没有肛门排气。
- 腹部胀气（特别是低位梗阻时）。

 诊断提示：腹中部痉挛性疼痛 + 呕吐 + 肠胀气 = 小肠梗阻（SBO）

3. 体征和辅助检查
- 患者虚弱，因疼痛取前倾坐位。
- 肠蠕动增强，肠鸣音亢进。
- 腹部触诊柔软（除非有绞窄性梗阻）。
- 有胀气时腹部触痛。
- 肠鸣音尖锐、高亢。
- 迅速出现脱水表现，特别是儿童和老年人。
- 肛门指诊：直肠内空虚，可能有触痛（检查所有疝开口，包括脐疝）。
- X 线检查：3～4 小时内行普通直立片确证梯状液平面（慎用胃肠造影进行诊断，因其可能导致严重的腹泻）。
- 可行 CT 扫描。

4. 治疗
- 静脉输液和直肠减压。
- 腹腔镜手术或疝修补术。

十四、大肠梗阻

常见的病因是结肠癌（75%），特别是左侧病变，但也可能是憩室炎或乙状结肠扭转（10%）和盲肠病变。乙状结肠扭转更多见于老年患者，急性起病，疼痛比肠梗阻时更剧烈。也要注意非外科病因，如单纯的便秘因素或急性结肠假性梗阻症。

1. 临床表现
- 突然出现的痉挛性疼痛（即使是癌症引起的也是如此表现）。
- 每次痉挛持续不到 1 分钟。
- 通常为下腹部中线附近疼痛（图 35.11）。
- 可能没有呕吐（或较晚出现）。
- 便秘，无肛门排气。

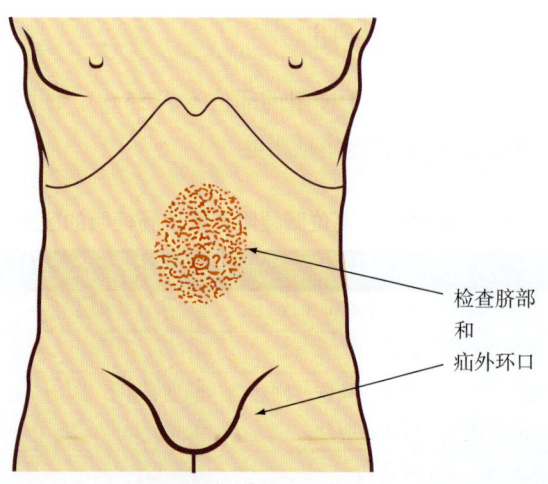

图 35.10　小肠梗阻典型的疼痛区域

 诊断提示：痉挛性疼痛 + 腹胀 + 呕吐 = 大肠梗阻（LBO）

2. 体征和辅助检查
- 肠鸣音亢进，特别是疼痛发作时。
- 早期明显肠胀气。

- 局部肌紧张、压痛。
- 直肠指检：直肠内空虚，或可能触及直肠和乙状结肠癌肿块或血液，检查是否有粪便阻塞。
- X线检查：大肠扩张（结肠袋标志分离），尤其是盲肠扩张。
  — 乙状结肠扭转显示扩张成闭环。
  — 胃肠造影可明确诊断。

3. 治疗

- 纠正水电解质失衡、胃肠减压、抗感染及促进肛管排气管。
- 转诊行外科手术。

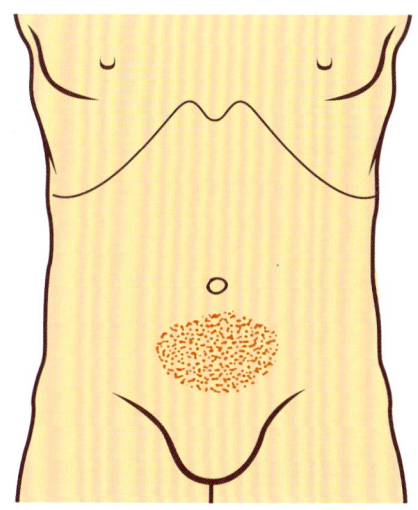

图 35.11　大肠梗阻典型的疼痛区域

十五、消化性溃疡穿孔

消化性溃疡穿孔可引起急性腹痛，患者伴或不伴消化性溃疡史。本病是外科急症，需要立即诊断。诊断过程中要考虑用药史，尤其是非甾体抗炎药或 H_2 受体拮抗药。溃疡穿孔可发生在暴饮暴食后，患者通常无背部疼痛。

45～55 岁人群发病率最高，多发于男性，十二指肠溃疡穿孔比胃溃疡更常见。

临床表现可分为 3 个阶段：
- 疲劳期。
- 反应期（2～6 小时后）——症状改善。
- 腹膜炎期（6～12 小时后）。

1. 临床表现

见图 35.12。典型的临床表现如下：
- 突发严重的上腹疼痛。
- 疼痛持续，但几个小时后减轻。
- 首先是上腹疼痛，然后累及全腹。
- 疼痛可放射到单侧或双侧肩部（少见），或右下腹。
- 恶心、呕吐（延迟出现）。
- 呃逆是常见的后期症状。

 诊断提示：突发剧烈腹痛 + 焦虑、强迫体位、面色苍白、全身大汗 + 假性缓解期 = 消化性溃疡穿孔

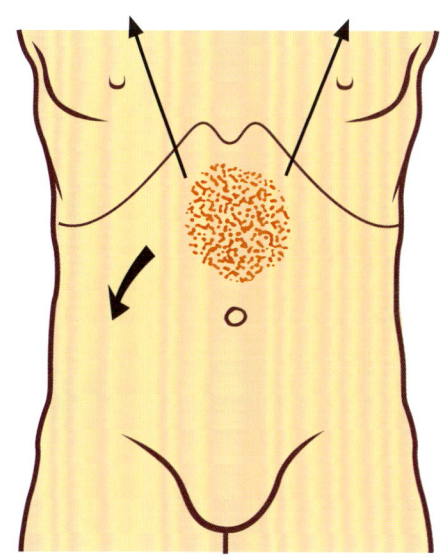

图 35.12　消化性溃疡穿孔典型的疼痛放射部位

2. 体征和辅助检查

- 患者安静平卧（运动和咳嗽时疼痛加剧）。
- 面色苍白，出汗或面如死灰。
- 板状腹。
- 腹部拒按。
- 在穿孔部位症状最明显。
- 无腹胀。
- 腹肌收缩（在胸下部形成一个"衣架形"）。
- 肠鸣音减弱（安静的腹部）。
- 可能会出现移动性浊音。
- 脉搏、体温和血压通常在起病时正常。
- 延迟出现心率过快和休克（3～4 小时后）。
- 呼吸浅快，疼痛时呼吸暂停。
- 肛门指诊：盆腔内触痛。
- X线检查：可能会显示膈下游离气体（75%），患者需在检查前坐直 15 分钟。
  — 少量的胃肠显影剂可以明确诊断。

— CT 扫描可明确诊断。

3. 需特别注意的问题
- 穿孔后腹部积液增多时疼痛缓解。
- 老年患者的疼痛可能不明显。
- 使用激素类药物的患者可出现无症状性穿孔。
- 诊断明确前避免使用吗啡或哌替啶（杜冷丁）。

4. 治疗
- 缓解疼痛。
- 建立静脉通路和胃肠减压（立即使用鼻胃管）。
- 使用广谱抗生素。
- 一般情况改善后立即进行手术。
- 如就诊于晚期或吞钡造影显示穿孔已经闭合，可行保守治疗。

十六、输尿管绞痛

肾绞痛不是真正的绞痛，其持续的疼痛，是由血块或在盆腔输尿管交界处的结石引起的。然而输尿管绞痛是结石移动和输尿管痉挛造成的真正的绞痛。

幸运的是，大多数泌尿系结石很小，会自发地排出而自愈。

1. 诊断指南
- 腰痛：肾脏结石。
- 肾、输尿管绞痛：输尿管结石。
- 痛性尿淋沥：膀胱结石。

2. 临床表现
- 30～50岁发病率最高，男性发病率高于女性。
- 剧烈绞痛：在蠕动时，每次持续30秒，间隔1～2分钟。
- 疼痛开始出现在腰部，然后放射到腹股沟、大腿、睾丸或阴唇（图35.13）。
- 通常持续时间少于8小时。
- 伴或不伴呕吐。

诊断提示：剧烈的腰部疼痛→腹股沟放射＋镜下血尿＝输尿管绞痛

3. 体征
- 患者坐立不安：可能因疼痛时扭动身体。
- 面色苍白、皮肤发冷、表情淡漠。

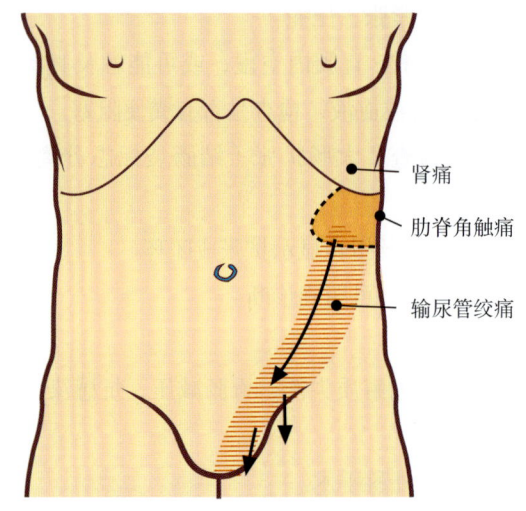

图35.13 输尿管绞痛：左输尿管绞痛的典型疼痛的放射部位

- 肋脊角压痛。
- 伴或不伴腹部和背部肌肉痉挛。
- 因血尿而排出烟色尿。

4. 诊断
- 尿常规：显微镜检、血尿检测（阴性结果并不能排除结石）。
- X线平片：绝大部分（75%）结石不能透过X线（草酸钙和磷酸盐）。
- 静脉肾盂造影（IVP）：确认不透明度、梗阻程度，肾功能及任何解剖异常。
- 超声检查：可找到结石，排除梗阻。
- 螺旋CT平扫是黄金标准（敏感度97%，特异性为96%）（有助于发现易漏诊的、X线不显影的尿酸结石）。

5. 治疗 如果诊断有疑问（尤其是怀疑有麻醉药成瘾时），让患者在检查人员在场的情况下排尿和检测血尿。

在等待患者排尿的过程中，可用吲哚美辛栓剂缓解疼痛。

（1）常规治疗（按成人平均量）
- 吗啡5～10mg，即刻静脉注射[14]，然后静脉滴注至生效，继续用甲氧氯普胺（胃复安）10mg，肌肉注射；或芬太尼50～100μg静脉注射。
- 避免摄入过多液体，以免引发输尿管扩张，加重疼痛。
- 大多数情况下，患者可以回家，待疼痛缓解后，安排第二天进行静脉肾盂造影。
- 如果患者再次出现疼痛，可以给予吲哚美辛栓剂，但每天最多只能用 2 次。
- 肌内注射双氯芬酸是一种有效的替代治疗，口服，首次 75mg，然后 50mg，每天 2 次，共持续 1 周。几个临床试验表明，通过肌内注射酮咯酸（10～30mg）在内的非甾体抗炎药（NSAIDs）是有效的，至少和阿片类药物等效[15, 16]。

（2）效果和随访
- 如果结石直径 < 5mm 很有可能自行排出（90% 的直径 < 4mm 的结石可自行排出）[15]。
- 如果直径 > 5mm，通常需要干预治疗，可行碎石术或手术。
- 如果患者经过碎石治疗病情好转，应当找到结石并复诊，并对结石进行检测、分析。
- 如果有证据表明梗阻已经超过 3 周，有必要行静脉肾盂造影（IVP）。
- 要考虑结石形成的原因。寻找可能的病因，如甲状旁腺功能亢进症、高钙血症、高草酸尿症和尿路感染（UTI）。
- 发热同时伴输尿管绞痛，提示肾梗阻和感染。

6. 转诊时机[15] 出现以下任何一项时应当转诊至上级医院。
- 结石直径 > 5mm。
- 高位梗阻。
- 肾积水。
- 发热、尿路感染。
- 持续不缓解的疼痛。
- 结石未自行排出。
- 2 型糖尿病。
- 鹿角状结石。
- 孤立肾。

7. 尿路结石的概况
- 患病率为 1‰～3‰。
- 终生发病率是 10%。
- 复发率高达 75%（大多数在 2 年内复发）。
- 典型的发病年龄是 20～50 岁（在 28 岁发病率最高）。
- 怀孕是危险因素之一。
- 男女发病比例为 3∶1。
- 发病率与纤维摄入量成反比，与动物性蛋白质的摄取量和持续的排尿减少成正比。
- 由于尿道内过饱和的钙沉积形成草酸钙（75%～80%）、尿酸（7%）、半胱氨酸（少见）。也有感染引起的结石（鸟粪石），含 Mg^{2+}、NH_4^+、PO_4^{3-}（5%）。

8. 假性绞痛 一些表现出典型绞痛症状的患者可能是假装的。他们是阿片类药物成瘾者，欲以欺骗的手段获得药物。输尿管绞痛也可以发生于年轻人（峰值年龄 28 岁）。鉴别真性绞痛和假性绞痛，即使对有经验的医生来说，也是非常困难的。

利用 CT 扫描将有助于在此类患者准确地发现结石。如有疑问，正确的处理方式是给予酮咯酸 10～30mg，肌内注射。

如果对诊断有怀疑，最好在检查人员在场的情况下让患者排尿和检测血尿。

在等待患者排尿的过程中，可用吲哚美辛栓剂缓解疼痛。

9. 反复发作性尿路结石
辅助检查
- 血清电解质、尿素、肌酐。
- 血清钙、磷酸盐、尿酸、镁。
- 血清碱性磷酸酶。
- 尿微生物检查和培养。
- 至少留置两个连续 24 小时的尿样。
- 分析结石。
- 静脉肾盂造影。

饮食建议见第 10 章相关内容。

十七、胆道疼痛

当胆道被结石或胆汁淤积阻塞时，胆道收缩而产生腹痛。患者大多为 40 岁左右的肥胖女性，但男性及其他年龄段的女性亦可发病。

1. 临床表现 见图 35.14。典型临床表现如下：
- 急性发作的剧烈疼痛。
- 餐后或在夜间（经常早上 2～3 点痛醒）。
- 持续性疼痛（不是绞痛）。
- 疼痛持续 20 分钟至 2～6 小时。
- 最多发生在右上腹（RUQ）或胃脘部。
- 可放射至右肩或肩胛骨。

- 疼痛逐渐加重，约20分钟，然后减轻或持续数小时。
- 屈曲体位疼痛可能减轻。
- 伴或不伴恶心呕吐。
- 有胆道疼痛史（可能是轻度）或黄疸。
- 通常在饱食高脂餐后发病。

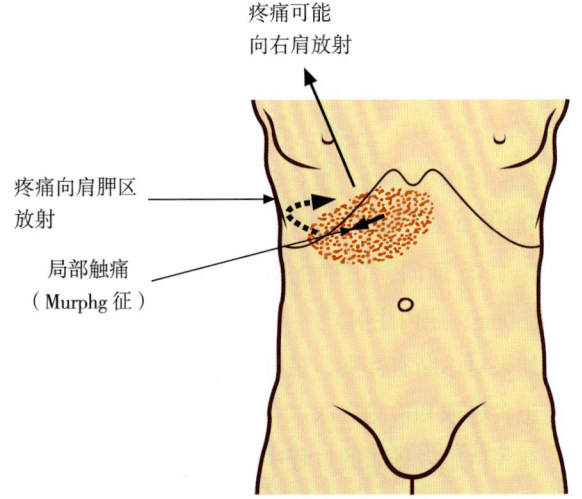

图 35.14 胆绞痛和急性胆囊炎典型的疼痛区域

 诊断提示：剧烈的腹部疼痛＋呕吐＋放射痛＝胆绞痛

2. 体征
- 患者焦虑不安，通常是屈曲体位或痛得来回翻滚。
- 胆囊底局部压痛（Murphy征）（幽门平面）。
- 轻度腹肌紧张。

3. 诊断
- 腹部超声或DIDA核素扫描。
- 螺旋CT。
- 静脉胆管造影，如果以前做过胆囊切除术。
- 肝功可能显示胆红素和碱性磷酸酶升高。

4. 治疗
缓解疼痛：

吗啡10～15mg肌内注射，必要时每3～4小时重复＋东莨菪碱20mg肌内注射或口服[14, 17]。

或吗啡2.5～5mg即刻静脉注射，然后静脉滴注至生效（根据不同年龄决定剂量）。或芬太尼50～100μg静脉注射，然后静脉滴注。

- 胆囊结石溶解术或碎石术（在那些不能进行手术的患者）。
- 胆囊切除术（主要的治疗方法）。

5. 胆囊结石概况[18]
- 胆囊结石由胆囊中胆汁形成，有时在胆管中生成（特别是胆囊切除术后）。
- 主要有两种类型——胆固醇结石和胆红素结石。
- 在发达国家，发病率为12%～20%。
- 70%胆囊结石患者是无症状的，但结石形成超过20年的人群出现症状的风险是15%。
- 此类结石患者很少需要做胆囊切除术。
- 并发症：急性胆囊炎（可能导致积脓、穿孔、胆囊肠道瘘），梗阻性黄疸，胆管炎和胰腺炎（胰管阻塞）。

十八、急性胆囊炎

有90%的患者同时有胆囊炎与胆结石，并且通常有胆道疼痛史[19]。

当结石在胆道内梗阻和继发感染时发病。

在老年人中很常见。通常在饱食或高脂肪饮食后发病。

致病微生物通常是有氧肠道菌群（如大肠埃希菌、克雷伯菌属和粪肠球菌）。

1. 临床表现
- 持续的剧烈疼痛和压痛。
- 局限于右季肋部或腹部。
- 75%患者有恶心和呕吐（胆汁）。
- 在深吸气时疼痛加重。

2. 体征
- 患者往往静卧不动。
- 胆囊部位局部压痛（Murphy征阳性）。
- 腹肌紧张。
- 反跳痛。
- 扪及胆囊（约15%）。
- 黄疸（约15%）。
- 伴或不伴发热。

3. 诊断
- 超声检查：可发现胆囊结石，但不是胆囊炎的特异性表现。
- HIDA核素扫描：可显示胆囊管阻塞，是最多见的原因。
- 白细胞计数和C反应蛋白：可能升高。

4. 治疗

- 卧床休息。
- 静脉输液。
- 禁止经口进食。
- 镇痛药。
- 抗生素。
- 胆囊切除术。

如果诊断有败血症，使用阿莫西林/氨苄西林1g静脉注射6小时，每天加庆大霉素4～6mg/kg，静脉注射[20]。

退热后，改为口服阿莫西林875mg+克拉维125mg，口服，12小时1次。

十九、急性胰腺炎

患者可能有外伤史、酗酒史（35%）或胆石病史（40%～50%）。

通常在进食高脂食物和过度饮酒后发病。

1. 临床表现

见图35.15。典型表现如下：
- 突然发生持续性剧烈上腹疼痛，但也可能缓慢发病。
- 持续数小时或1天，甚至更长时间。
- 疼痛可放射至背部。
- 疼痛可能在向前倾端坐位时得到缓解。
- 恶心和呕吐。
- 出汗、虚弱。

  诊断提示：剧烈疼痛+恶心呕吐+相对较轻的腹部体征 = 急性胰腺炎

2. 体征

- 患者虚弱，面色苍白，出汗，焦虑。
- 上腹部柔软。
- 无腹肌压痛、板状腹或反跳痛。
- 肠鸣音减少（有肠梗阻时可能消失）。
- 伴或不伴腹胀。
- 发热、心动过速伴或不伴休克。

3. 诊断

- 白细胞计数增多。
- 血清脂肪酶（优选，敏感性和特异性较高）或血清淀粉酶升高。
- C反应蛋白（CRP）升高。
- 血清葡萄糖升高，血钙降低。
- 血气分析：动脉血氧分压（肺部并发症？）。
- 肝功能检查异常：梗阻型。
- X线平片，可能发现哨兵肠袢。
- CT扫描（特别是有并发症时）。
- 超声检查，在探查囊肿和不明确的胆结石时更有优势。

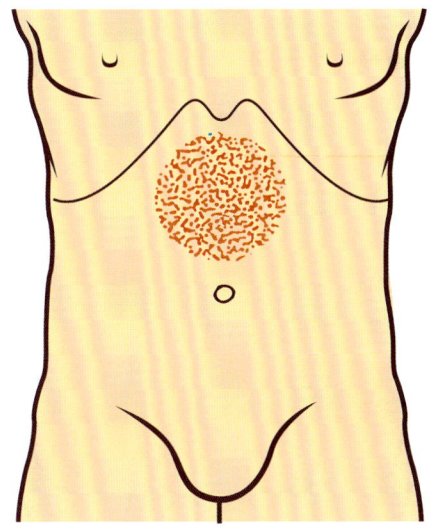

图35.15 急性胰腺炎的典型疼痛分布区域

4. 治疗

- 安排入院。
- 一般治疗：卧床休息，禁食，胃肠减压（如果有呕吐），静脉输液和镇痛药（吗啡）。
- 使用吗啡10～15mg肌内注射，每3～4小时1次；或5～10mg静脉注射，然后静脉滴注。
- 如果肝功能试验提示有胆管阻塞时，可能需要行内镜逆行胰胆管造影术（ERCP）。

二十、慢性胰腺炎

相对于急性胰腺炎，慢性胰腺炎的疼痛较轻，但更持久。

有可能是上腹疼痛，向背部放射。症状可能复发和恶化。辅助检查方法有CT扫描和超声。

患者通常被诊断为胃炎、溃疡或神经质，因为疼痛的性质不确定。该病可能导致吸收不良和糖尿病，患者体重下降和脂肪泻为其突出的临床特点。

由胰腺癌引发的疼痛很难和慢性胰腺炎引发的疼痛相鉴别，但通常癌症导致的疼痛更剧烈，背痛更明显。

使用对乙酰氨基酚或可待因镇痛。给予脂肪泻患者胰酶补充剂（如胰脂肪酶）。

二十一、急性憩室炎

急性憩室炎患者通常大于40岁，主诉有长期左侧腹痛和便秘，也可有排便不规则史。本病在所有憩室疾病的比例不到10%。

1. 临床表现 见图35.16。

（1）典型临床表现
- 左髂窝急性疼痛发作。
- 在行走和位置变化时疼痛加重。
- 通常伴有便秘。

诊断提示：急性疼痛 + 左侧放射 + 发热 = 急性憩室炎

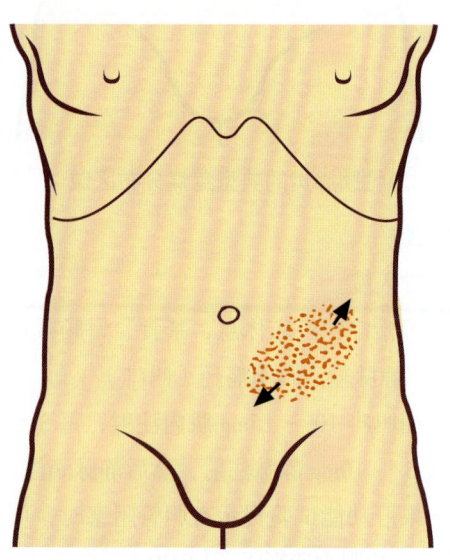

图35.16 急性憩室炎的典型疼痛区域

（2）体征
- 左下腹压痛，腹肌紧张、强直。
- 发热。
- 可在左下腹触及炎性肿块。

2. 辅助检查
- 白细胞升高。
- 红细胞沉降率升高。
- 脓血便。
- 腹部超声、CT扫描（准确率更高，可发现瘘、脓肿和穿孔）。
- 直立位胸部X线。
- 直立位与平卧位腹部X线。

3. 并发症
- 出血（可能是大量的，尤其在老年患者）。
- 穿孔（高死亡率）。
- 脓肿。
- 腹膜炎。
- 瘘（膀胱、阴道、小肠）。
- 肠梗阻。

4. 治疗[18]
- 入院治疗。
- 休息，禁食、禁水，胃肠减压。
- 应用镇痛药。
- 应用抗生素

轻症病例：阿莫西林 + 克拉维酸500mg，口服，每日3次，共5～7天。或甲硝唑 + 头孢氨苄。

重症病例：氨苄西林2g，静脉注射，6小时1次 + 庆大霉素5～7mg/(kg·d)，静脉注射，+ 甲硝唑500mg，静脉注射，12小时1次，或甲硝唑 + 头孢曲松1g/d，静脉注射。

- 有并发症时需行手术治疗。
- 急性发作后，常规进行结肠镜筛查。

二十二、腹膜炎

腹膜炎可以是急性的，由于腹内脓毒症引起，可继发内脏穿孔。通常需要外科手术治疗。

抗生素治疗（静脉注射）：阿莫西林/氨苄西林 + 庆大霉素 + 甲硝唑（急性重症憩室炎）。

二十三、腹部刺痛

腹部刺痛通常发生在上腹部、胃脘或季肋部，常发生在跑步过程中。患者应当：
- 停下来休息，然后步行，不要再跑。
- 用示指、中指、环指指腹进行深度腹部按摩（疼痛部位）。
- 缓慢深呼吸。

二十四、慢性或反复发作的腹痛

随着技术进步，特别是超声、CT扫描和内镜检查的应用，成人慢性腹痛的诊断准确率不断增加。如果患者有所谓"重要警示"性信号，而上述3种检查结果阴性，可考虑可能患有以下疾病：胰腺癌、卵巢癌、小肠癌、肠系膜局部缺血、克罗恩病或代谢障碍如乳糖酶缺乏。其他一些不常见的疾病列于表35.3 中。

下述辅助检查可能会有所帮助：
- 磁共振成像（MRI）。
- 腹腔镜，可以用于慢性粘连性肠梗阻、小肠肿瘤或炎症、腹腔内恶性肿瘤的鉴别。

> **器质性疾病的重要警示性信号**
> - 老年患者
> - 夜间疼痛或腹泻
> - 症状逐渐加重
> - 便血
> - 发热
> - 贫血
> - 体重减轻
> - 腹部肿块
> - 大便失禁或急性排便异常（最近出现的症状）

二十五、慢性阑尾炎

亚急性阑尾炎反复发作导致。如不确定，在急性发作期或发作期后进行腹腔镜检查确诊。

二十六、粘连

没有证据表明肠粘连会导致腹痛，除非粘连导致了并发症，如肠梗阻。有些病例在腹腔镜下行分离粘连而"治愈"。

二十七、肠易激综合征

具体内容参阅第 45 章。

至少持续或反复发作 3 个月：
- 绞痛（排便后缓解）。
- 中腹部或左下腹疼痛（更常见），但其他部位也可出现疼痛。
- 黏液便。
- 大便形状或排便习惯改变。

二十八、消化性溃疡

参见第 48 章相关内容。

临床特点
- 通常中上腹部疼痛。
- 灼痛。
- 应用抗酸药、进食或饮牛奶后缓解。
- 十二指肠溃疡通常饭后 2~3 小时出现疼痛，或从睡眠中痛醒。
- 胃溃疡：疼痛可能在进食后出现，但和饮食的关系不确定。

二十九、转诊时机

- 所有需紧急外科干预的急性腹痛病例。
- 特别紧急、需早期诊断的病例：宫外孕破裂、主动脉瘤破裂、肠系膜动脉闭塞、内脏破裂、消化性溃疡穿孔、绞窄性肠梗阻、肠套叠，等等。
- 所有诊断不明的急腹痛。
- 所有需要手术治疗的病例。
- 内科原因引起的急腹痛病例，如糖尿病酮症酸中毒和卟啉症。

> **实践要点**
> - 特别要注意年龄在 2 个极端的患者，他们的症状和体征常不能真实反映潜在病变的严重性。
> - 如果老年患者有剧烈急性腹痛，不恰当地应用强镇痛药，可能导致肠系膜动脉闭塞、急性胰腺炎或主动脉夹层动脉瘤破裂等不良后果。
> - 在阑尾破裂穿孔后，会出现临床症状好转一段时间的假象。
> - 如果患者在清晨（如 2~3 点）痛醒，要考虑胆石症和十二指肠球部溃疡。
> - 溃疡穿孔后也会出现症状减轻的错觉。
> - 盆腔阑尾炎累及膀胱时或后位阑尾累及输尿管时，可能出现脓尿或血尿。
> - 患者如有腹痛、压痛、腹肌紧张和深叹息样呼吸，要考虑糖尿病酮症酸中毒。

参考文献

[1] De Wit NJ. Acute abdominal pain. In: Jones R (et al.) eds. Oxford Textbook of Primary Care. Vol. 2. Oxford: Oxford University Press, 2004:738-740.

[2] Sandler G, Fry J. Acute abdominal pain. In: Early Clinical Diagnosis. Lancaster: MTP Press,1986: 137-176.

[3] Murtagh J. The Anatomy of a Rural Practice. Melbourne: Monash University Monograph,1980:4.

[4] Sandler G, Fry J. Chronic abdominal pain. In: Early Clinical Diagnosis. Lancaster: MTP Press, 1986: 177-186.

[5] Bain ST, Spaulding WB. The importance of coding presentingsymptoms. CMAJ, 1967, 97(16): 953-959.

[6] Holland AJ. Acute abdominal pain in children. Australian Doctor, 2009,7: 25-32.

[7] Hutson JM, Woodward AA, Beasley SW. Jones Clinical Paediatric Surgery. Oxford: Blackwell Publishing, 2003: 139-145.

[8] Dilley A. Abdominal surgical problems in children. Medical Observer, 2004: 31-34.

[9] Appleberg M. Abdominal aortic aneurysms: how to treat. Australian Doctor, 2001, 22: iii-iv.

[10] Hunt P, Marshall V. Clinical Problems in General Surgery. Sydney: Butterworths, 1991: 193-243.

[11] Lau L (ed). Imaging Guidelines (4th edn). Melbourne: Royal Australian and New Zealand College of Radiologists, 2001.

[12] Rao P, Boland G. Imagingof acute right lower abdominal quadrant pain. Clin Radiol, 1998, 53: 639-649.

[13] Crawford J, Jarvis T, Hugh T. Acute abdominal pain: how to treat. Australian Doctor, 2008, 2: 27-34.

[14] Mashford ML (Chair). Therapeutic Guidelines: Analgesic (Version 4). Melbourne: Therapeutic Guidelines Ltd, 2002: 257-258.

[15] Laerum E, Murtagh J. Kidney coli and recurrent urinary calculi. Aust Fam Physician, 2001, 30(1): 36-41.

[16] LaerumE et al. Oral diclofenac in the treatment of recurrent kidney colic. A double-blind comparison with placebo. Eur Urol, 1995, 28: 108-111.

[17] Mashford ML (Chair). Therapeutic Guidelines: Analgesic (Version 5). Melbourne: Therapeutic Guidelines Ltd, 2007: 260-261.

[18] Tooceli J, Wright T. Gallstones. Med J Aust, 1998, 169: 166-171.

[19] McPhee SU, Papadakis M, et al. Current Medical Diagnosis and Treatment (49th edn). New York: The McGraw-Hill Companies, 2010: 635.

[20] Spicer J (Chair). Therapeutic Guidelines: Antibiotic (Version13). Melbourne: Therapeutic Guidelines Ltd, 2006: 89-142.

关节炎　　第 36 章

> 风湿性疾病是老年人的常见病，风湿病学中的很多内容是讨论老年病，老年病学中的很多内容是在讨论风湿病。
> 　　　　　　　　　　　　　　　　　　　Dr Frank Dudley Hart[1]　1983

对主诉有"有关节痛（多个关节疼痛）或关节炎（多个关节炎）"的患者作出临床诊断具有一定的困难和挑战性，因为关节炎或关节痛是多个系统疾病的表现，并且其中一些疾病是罕见的。需要重点考虑的因素有性别、年龄、关节受累的类型（单发性或多发性）、现病史、既往史、家族史和用药史——这些都可能提供重要的诊断线索。多发性关节炎是指 5 个或 5 个以上关节的活动性炎症，其诊断更加困难。

一、重要资料与关注要点

- 英国国家发病率调查显示：风湿性疾病的发病率略大于全科医生接诊人数的 7%[2]。
- 最常见的原因是骨关节炎（osteoarthritis, OA），占人群的 5%～10%。
- 同一项研究表明，关节炎/关节痛的发病率是 38.6‰。
- 类风湿关节炎（rheumatoid arthritis, RA）的人群发病率是 1%～2%。
- 骨关节炎无全身表现。
- 老年患者中，1/4 的残疾是由于严重的关节疾病所致。
- 某些全身性疾病易诱发或表现为关节疾病，其中包括结缔组织病、糖尿病、出血性疾病、陈旧性肺结核、脊柱关节病（如银屑病）、亚急性心内膜炎、乙型肝炎、风湿热、各种脉管炎或动脉综合征（血管炎，如 Wegener 肉芽肿）、人类免疫缺陷病毒（HIV）感染、肺癌、血色病、结节病、甲状旁腺功能亢进症、Whipple 病及 Paget 病。
- 炎症性疾病的疼痛在休息时加重（如晨起刚醒时），活动后缓解。
- 早期诊断和治疗类风湿关节炎有利于其预后。
- 导致单关节炎的原因有晶体沉积病、败血症、骨关节炎、创伤性关节炎和脊柱性关节炎。
- 痛风和化脓性关节炎的病因和治疗方法已明确。
- 急性痛风患者几乎全部为男性，在女性常仅见于绝经后或服用噻嗪类利尿药者。

二、诊断方法

诊断策略模型见表 36.1。

1. 可能的诊断　对于存在关节炎的患者，可能的诊断如下：

- 骨关节炎（单发性或多发性关节炎）。
- 病毒性关节炎（如果是急性和多发性关节炎）。

在全科医疗工作中骨关节炎是非常常见的。可以是原发的，通常双侧对称发病，并且可能影响多个关节。临床特征不同于继发性骨关节炎，因后者有损伤、磨损及撕裂的原因。病毒性关节炎比目前认识到的关节炎更为常见。症状通常在感染后 10 天内缓解。

病毒性关节炎的临床表现

- 起病急。
- 多发性关节炎。
- 对称性炎症。
- 主要累及手和足。
- 皮疹一般持续 24 小时以上。
- 持续数天后突然消退。
- 全血检查：淋巴细胞减少或淋巴细胞增多，伴或不伴异型淋巴细胞。

病毒性关节炎症状常迅速缓解，没有永久性关节损害。病因是病毒感染，包括引起以下疾病感染的多种病毒，如流行性感冒、流行性腮腺炎、风疹、水痘、乙型肝炎、丙型肝炎、传染性单核细胞增多症（更多的肌肉酸痛），以及巨细胞病毒、细小病毒等。澳大利亚流行性多发性关节炎是由于甲病毒、罗斯河病毒（第 29 章）和 Barmah 森林病毒感染引起的。腺病毒常见于儿童。

表 36.1　关节痛的诊断策略模型

问	可能的诊断	
答	骨关节炎	
	病毒性多发性关节炎	
问	不能忽视的严重疾病	
答	类风湿关节炎	
	结缔组织病	
	• 系统性红斑狼疮	
	• 硬皮病	
	• 多发性肌炎和皮肌炎	
	肿瘤	
	• 支气管癌	
	• 白血病或淋巴瘤	
	HIV 感染性关节疾病	
	严重感染	
	• 风湿热	
	• 心内膜炎	
	• 结核病	
	• 布氏菌病	
	• 化脓性（脓毒性）关节炎	
	—淋球菌	
	—金黄色葡萄球菌	
问	常被遗漏的疾病	
答	纤维肌痛综合征	
	风湿性多肌痛症	
	结晶沉积	
	• 痛风	
	• 焦磷酸盐（假性）	
	关节积血	
	登革热	
	莱姆病	
	罗斯河病毒	
	股骨头缺血性坏死	
	罕见疾病	
	• 其他血管炎（如结节性多动脉炎）	
	• 血色病	
	• 结节病	
	• Whipple 病	
	• 甲状旁腺功能亢进症	
	• 家族性地中海热	
	• 淀粉样变性	
	• 色素绒毛结节性滑膜炎	
问	七种假象	
答	抑郁症	√
	糖尿病	√
	药物	√
	贫血	—
	甲状腺疾病	√
	脊柱功能障碍	脊柱关节病变
	尿路感染	—
问	患者试图告诉我什么？	
答	一直被疼痛困扰，心理因素会加重慢性关节炎疼痛症状。	

2. 不能忽视的严重疾病　这些疾病包括：类风湿关节炎，此病早期表现为单个关节炎；淋球菌、金黄色葡萄球菌和链球菌感染性化脓性关节炎；肺结核；风湿热；细菌性心内膜炎。对早期化脓性关节炎作出诊断非常重要，因其可在 24 小时内破坏髋关节。

对于风湿热（rheumatic fever，RF）要时刻保持警惕，这一点至关重要。其典型特点是游走性多发性关节炎，依次累及大关节，某一关节出现红、肿、热、痛时，其他关节症状缓解。同一关节的症状持续时间很少超过 5 天。

除了全身不适、心脏杂音、一过性多发性关节炎外，也可发生心内膜炎。淋球菌感染可能表现为单个关节或一过性多个关节炎，常伴有皮疹。布氏菌病可引起关节炎，如骶髂关节炎，易与脊柱关节病相混淆。

HIV 感染已成为重要的混淆因素。其可以表现为慢性非对称性少髋关节炎，也可表现为与银屑病非常相似的皮疹。

东南亚移民的大量涌入，可能出现以关节炎为主要表现的肺结核，这一点要牢记在心。

结缔组织病也不能被忽视。其中包括系统性红斑狼疮、进行性系统性硬化症（硬皮病）和皮肌炎。只作出如"风湿病"或"关节炎"的一般诊断是不合适的，找出问题的具体原因非常重要。

与恶性肿瘤相关的关节痛见于儿童患者的急性白血病、淋巴瘤、神经母细胞瘤，以及成年患者的支气管癌等，这类疾病可能会导致肥大性骨关节病，尤其在手腕和脚踝部（不是真正的关节炎，而是反应性关节炎）。有时多发性关节炎可能是隐匿性肿瘤的早期表现。单个关节转移性疾病可能累及膝关节（通常来源于肺或乳腺）。

> **多发性关节炎的重要警示性信号**
> - 发热
> - 体重减轻
> - 大量的皮疹
> - 淋巴结肿大
> - 心脏杂音
> - 剧烈疼痛和残疾
> - 不适和乏力
> - 血管炎的症状
> - 累及两个或两个以上系统

3. 常被遗漏的疾病 有些疾病易被忽视，大部分是罕见疾病。常需要与关节炎进行鉴别的疾病是痛风。特别是服用利尿药的老年女性，其骨性关节炎，通常累及手。通常可以摸到痛风结节，但无急性关节炎的常见症状。

纤维肌痛综合征是真正容易混淆的问题，因其与结缔组织疾病的早期表现相似——尤其在三四十岁的女性。

另一个需要鉴别的疾病是出血障碍患者的关节积血。

登革热和莱姆病是可能会被忽略的感染性因素，尤其是从热带或亚热带地区归来的旅行者。目前许多国家的居民感染莱姆病，尤其是在发现有扁虱的国家。

关节炎有许多罕见的病因。结节病有两种累及关节的方式：① 急性，常表现在踝关节和膝关节；② 慢性，病程较长的结节病常累及多个关节，受累关节常为邻近有潜在的致骨骼疾病的部位。

血管炎症不常见，但在诊断中可能会造成混淆。这一组疾病包括多动脉炎性结节、过敏性血管炎、风湿性多肌痛/巨细胞动脉炎、韦格纳（Wegener）肉芽肿、过敏性紫癜和白塞综合征。

血色病可表现为退行性关节病，其特征是影响第二或第三掌指关节[3]。

关节炎的其他罕见原因是结节性红斑、血清病、干燥综合征。

常见误区

- 没有考虑类风湿关节炎以外的疾病。类风湿关节炎也可能是其他系统性疾病在关节部位的表现。
- 除了骨关节炎外没有发现其他关节炎的病因，尤其是老年患者（即诊断）。一个重要的例子是风湿病性多肌痛。
- 没有考虑到 NSAIDs、过量的非处方药和老年人服用的其他药物间的相互作用。
- 诊断和误诊是由于缺乏对关节炎各种原因的认识，尤其当关节炎仅是全身性疾病的一种症状表现。

4. 七种假象

- 抑郁症——可能性不大，但可能会有关节痛的主诉。
- 糖尿病——有时会引起关节病。
- 药物——是一个重要的考虑因素。
- 贫血——无。
- 甲状腺疾病——可能。
- 泌尿系统感染——无。
- 脊柱功能障碍——仅限于脊柱关节病。

药物诱发的关节炎通常引起双手对称性病变。药物可能诱发自身抗体（如抗结核抗体、抗中性粒细胞胞浆抗体）。药物引起的关节炎见表36.2。这些症状通常在停药后就会缓解[4]。

静脉注射毒品可能与化脓性关节炎、乙型肝炎、丙型肝炎、HIV 相关性关节炎、亚急性心内膜炎相关性关节炎和血清病反应相关。

甲状腺功能亢进症并不常见于四肢病变（手指肿胀和杵状指），可以表现为假性痛风，而甲状腺功能减退症可表现为关节病变或引起近端肌肉疼痛、强直和无力。糖尿病可能引起关节病，表现为无痛或轻到中度疼痛。

脊柱关节病可能是诱因，特别是在青少年时期，常表现为急性单发关节炎、骶髂关节炎和强直性脊柱炎形成之前。

表 36.2 可引起关节痛的药物

常见诱发关节痛的药物
注：通常对称地影响双手
诱发狼疮综合征的药物
- 肼屈嗪
- 普鲁卡因胺、奎尼丁
- 抗癫痫药（如苯妥英钠）
- 氯丙嗪
- 异烟肼
- 甲基多巴
- 血管紧张素转换酶抑制药
其他
- HMG-CoA 还原酶抑制药（他汀类）
- 复方磺胺甲噁唑片（复方新诺明）
- 阿莫西林
- 米诺环素
- 罗红霉素
- 米安色林
- 卡比马唑
- 黄体酮（只有口服环丙特龙）
- 呋喃妥因
- 抗高血压药物
- 西咪替丁、法莫替丁

注：利尿药，特别是呋塞米和噻嗪类利尿药可能诱发痛风。

5. 精神因素 尽管关节痛在精神疾病中并不常见，但任何疼痛综合征可能为其重要的表现。关节痛的常见原因是关节炎症，也就是关节炎，是影响关节功能的常见病因。

然而，对一些已患关节炎的患者，尤其是出现严重功能障碍的患者，可能出现持续的情绪和心理问题，从而进一步加重了他们的病情。

所谓的下肢"发育期关节疼痛"常见于儿童，而体格检查和辅助检查结果则为正常。家长需要明白这是一种良性疾病，同时意识到情感因素可能是相当重要的。正如Apley指出的："身体的生长并不痛苦，但情感的生长则可能导致地狱一般的伤害。"[5]

三、临床方法

首先要明确关节炎是全身性疾病的部分表现还是由原发性风湿病引起。

1. 病史 仔细询问关节炎确切的发病情况非常重要，包括急性起病还是隐匿起病，是仅限于特定的关节，还是一过性风湿热，有时表现有感染性心内膜炎，是多发性关节炎还是单个关节炎？是对称性还是非对称性？鉴别是关节痛（关节还是关节周围）还是关节炎（关节的炎症）也同样重要。并不是所有的关节痛都是关节炎。

家族史也是很重要的，因为阳性家族史与以下疾病发生相关，如类风湿关节炎（很少）、强直性脊柱炎、结缔组织病（罕见）、银屑病、痛风、假性痛风、血友病。

关节的红、肿、热提示感染性关节炎或结晶性关节炎。

关键问题
- 您能详细指出疼痛的确切部位吗？
- 疼痛是移动性关节痛还是停留在同一个关节？
- 您觉得疼痛带来什么困扰了吗？
- 关节痛影响您的睡眠吗？
- 晨起时是否感到关节疼痛或僵硬？
- 锻炼或活动后关节疼痛或僵硬有什么变化吗？
- 疼痛的关节既往受过伤害吗？
- 肩膀和上臂感到疼痛吗？
- 是否有皮疹？是新发的吗？
- 有发热、出汗或发冷吗？
- 是否感到疲倦、乏力或全身不适？
- 有没有注意到尿液颜色是否有变化？
- 有咽喉部疼痛吗？
- 是否有鼻窦炎？
- 踇趾或其他关节有急性疼痛史吗？
- 有银屑病史吗？
- 有风湿热病史吗？
- 颈部、腰部或其他部位的关节是否疼痛？
- 是否有过腹泻？
- 是否有早泄？
- 眼睛有什么问题吗？
- 您正在服用哪些药物？是否服用影响体液的药物（利尿剂）？
- 您每天饮多少酒？
- 您是否去过乡村、接触过蜱或是去过鹿场？
- 最近去海外旅游过吗？
- 有性病接触史吗？
- 最近是否饮用未经处理的牛奶？
- 是否养宠物猫，尤其是儿童时期（与类风湿关节炎的病因相关）？

2. 体格检查 应当对受累的关节做系统的检查，寻找炎症、畸形、肿胀及活动受限的征象。热、痛提示炎症活动期。红斑提示痛风性关节炎、其他结晶体性关节炎、风湿热或化脓性关节炎。

关节肿胀
- 急性（1～4小时）伴剧烈的疼痛＝血行感染或晶体（如痛风）。
- 亚急性（1～2小时）且质地柔软＝流体（滑膜积液）。
- 慢性、累及骨＝骨性关节炎。
- 慢性、质地软/疏松宽大＝滑膜增生。

粗糙的捻发音提示骨性关节炎，每个关节应当做专科检查。检查要注意肿块或隆起，诸如骨关节炎远端指间关节的Heberden结节、近端指间关节的Bouchard结节、类风湿结节，这些都是类风湿关节炎和痛风石的特征性表现。以上征象可能是诊断的重要线索（图36.1）。

特定的炎性关节特征可以提示疾病的进程。各种关节病受累关节的典型表现见图36.2。

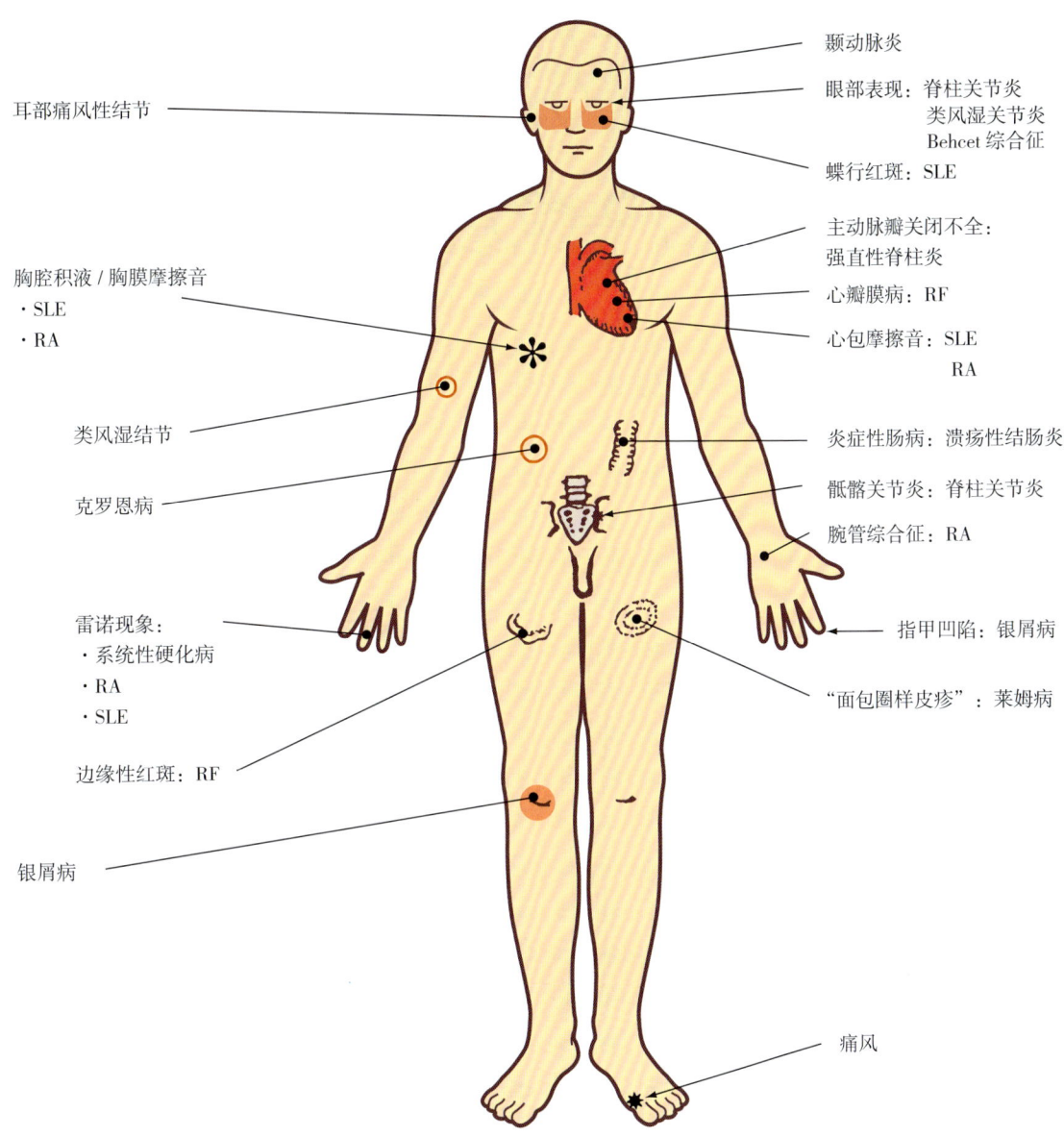

图 36.1 体格检查：对诊断可能有帮助的发现

SLE= 系统性红斑狼疮；RA= 类风湿关节炎；RF= 风湿热

3. 辅助检查 表 36.3 列出了用于诊断的许多辅助检查。可根据需要选择相应的检查，而不是做所有的检查。记住许多特定的血清学试验是用来查明关节痛的病因，这一点很重要。这些病因包括澳大利亚流行性多发性关节炎、莱姆病、风疹、布氏菌、乙型肝炎、淋病双球菌、支原体、HIV、细小病毒和 Barmah 森林病毒。

参照病毒血清学试验，免疫球蛋白 M（IgM 抗体）抗体试验阳性可以推断近期感染，很可能是临床诊断的重要线索。然而，IgM 抗体有时可以持续数月或数年。IgG 抗体阳性表示之前感染过病毒，但单个抗体滴度阳性没有诊断意义。血清转换或至少高于 4 倍以上的配对血清才能确定近期感染（图 36.3）。

尽管在疾病诊断确立时的影像学变化可能是明显的，但 X 线检查也是非常重要的。常见的典型 X 线改变见图 36.4。关节造影术对于多发性关节炎的诊断价值有限，但对于特定的关节如肩关节和膝关节具有诊断意义。超声检查对肩关节和髋关节的病变有诊断价值。

HLA-B_{27} 检测不应该用于关节炎的筛查。它对强

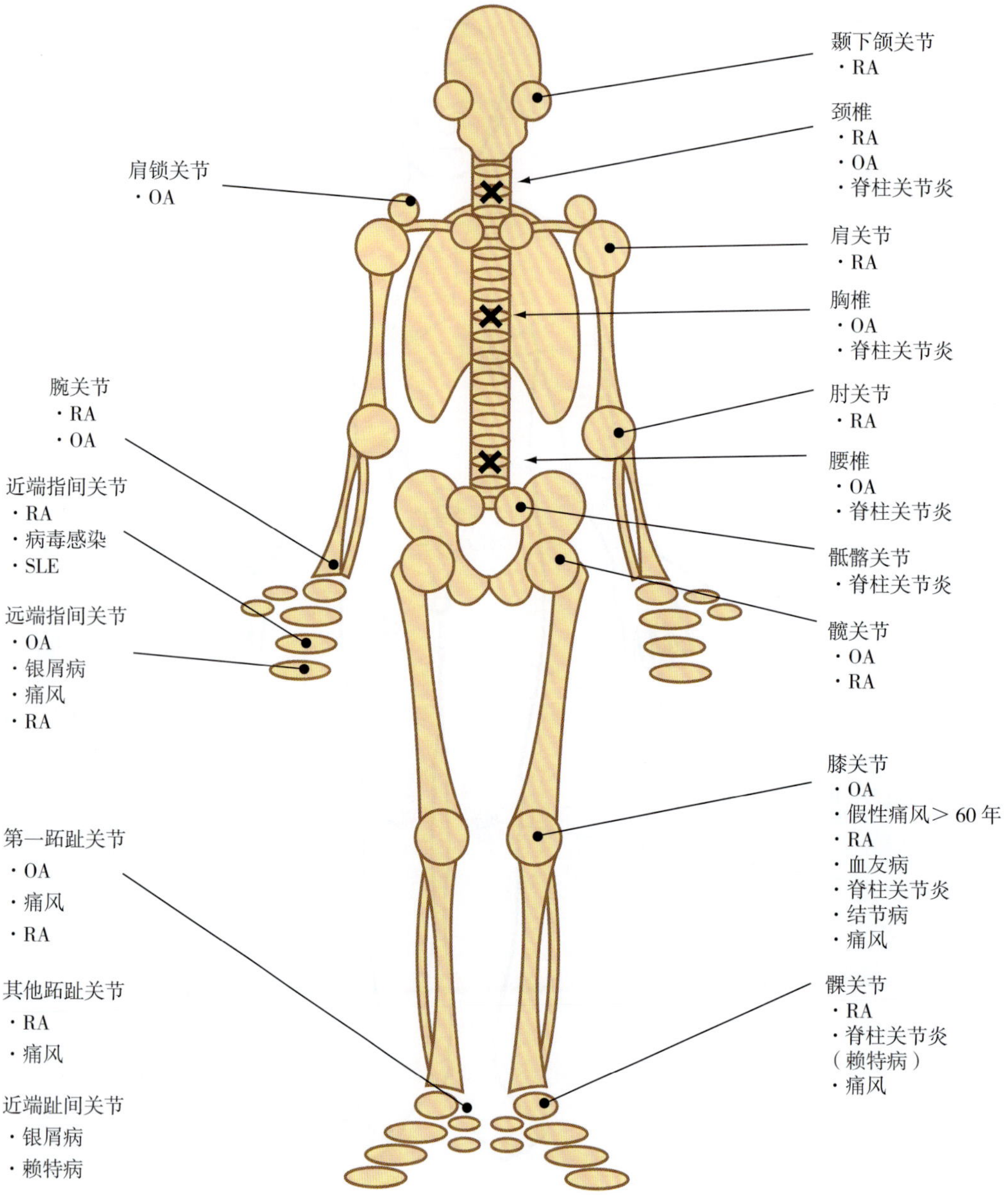

图 36.2 不同病理类型典型受累关节

OA= 骨关节炎；RA= 类风湿关节炎；SLE= 系统性红斑狼疮

直性脊柱炎具有较高灵敏度，但特异性低，不应该作为常规检测[6]。

列出不同条件下结缔组织病诊断的各种免疫学检查，筛选试验包括：

- 类风湿因子和抗 CCP 抗体。
- 抗核抗体。
- dsDNA 抗体。

狼疮细胞试验已被抗核抗体、双链 DNA、ENA（特别是 Sm）抗体试验取代了，但后者只有在 ANA 检查结果升高的情况下应用[6]。

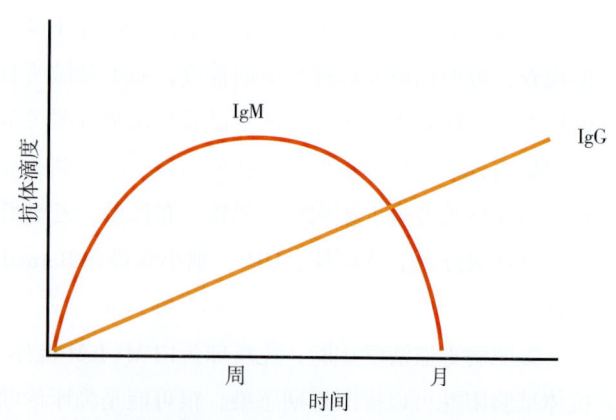

图 36.3 病毒性关节炎 IgG 和 IgM 抗体的时间曲线

表 36.3　关节炎的辅助检查

从以下列表中选择合适的检查
- 尿液分析：血尿、蛋白尿、尿糖
- 滑膜液：分析、培养
- 放射性检查：X 线
- 血液和其他标本的培养
- 血红蛋白和白细胞分类
- 红细胞沉降率
- C 反应蛋白
- 血清尿酸、肌酐
- 24 小时尿酸
- 类风湿因子
- 环瓜氨酸肽抗体
- 抗核抗体（系统性红斑狼疮筛检试验）
- 双链 DNA 抗体
- 可提取核抗原（ENA）抗体
- $HLA-B_{27}$（预测值低）
- 各种特殊的血清学试验（例如澳大利亚流行性关节炎、风疹、莱姆病、乙型肝炎、Barmah 森林病毒、细小病毒）
- HIV 血清学
- 抗链球菌 O 滴度
- 链球菌抗 DNA 酶 B
- 关节镜检查和活检
- 骨扫描

四、儿童关节炎

关节痛（关节的疼痛）是儿童时期常见的问题，虽然儿童关节炎并不多见，但很多严重疾病都可以引起关节痛，所以对于这种主诉应该引起重视。关节炎可能是感染性疾病的局部表现，如风湿热、风疹、腮腺炎、水痘、巨细胞病毒感染、传染性红斑（人类细小病毒）、流行性感冒（流感）或其他病毒感染，有时会有过敏性紫癜。实际上，病毒性关节炎在儿童时期是非常常见的。全血检查是有帮助的，因它可显示淋巴细胞减少、淋巴细胞增多或异型淋巴细胞，值得注意的是，如果肿瘤毗邻关节、骨肿瘤也可以表现为关节痛。常见病因见表 36.4。

注：急性发病的单发关节炎伴有发热可诊断为脓毒败血症，除非有证据排除。

1. 幼年特发性关节炎　幼年特发性关节炎（juvenile idiopathic arthritis, JIA）也被称为幼年型慢性关节炎、幼年类风湿关节炎（美国），被定义为发生在年龄小于 16 岁的儿童，累及一个或多个关节，症状持续超过 6 周的慢性炎症（一些标准建议 3 个月）[5]。本病

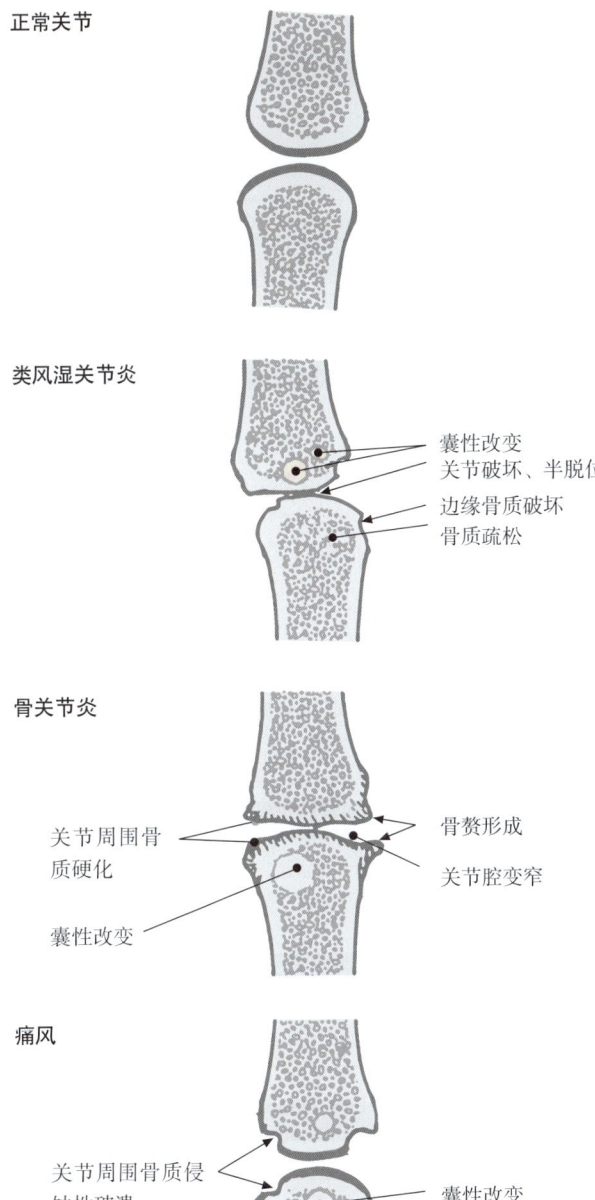

图 36.4　儿童关节炎典型 X 线平片

罕见，在儿童中发病率为 1/1 000，但可产生深远的医学和社会影响。

JIA 最常见的类型是较少关节受累的关节炎，侵及 4 个或更少的关节（约 50%）。多发性关节炎侵及 5 个或更多的关节（约 40%）。全身发作的关节炎，以前被称为 Still 综合征，发生率约占 10%，常见于 5 岁以下的儿童，但在整个童年期都有可能发病。这些患儿可表现为高弛张热和铜红色斑丘疹，再加上其他特征，如淋巴结肿大、脾大和心包炎。关节炎不是最初的表现，但随着病情的发展，最终可累及手、腕、

表 36.4 儿童关节炎：需要考虑的原因

感染性
- 风湿热
- 化脓性关节炎
- 脑膜炎双球菌血症
- 骨髓炎
- 反应性关节炎（感染后）
- 结核病
- 病毒感染（如风疹病毒、HIV）

炎症——慢性关节炎
- 幼年特发性关节炎、慢性关节炎
  - 少（寡）关节型
  - 血清阳性多关节炎（幼年型类风湿关节炎）
  - 血清阴性多关节
  - 全身发作性关节炎（Still 病）
  - 附着点炎相关的关节炎
  - 银屑病性幼年型关节炎

血液系统疾病
- 珠蛋白生成障碍性贫血（地中海贫血）
- 镰状细胞贫血
- 血友病

肿瘤
- 白血病
- 淋巴瘤
- 神经母细胞瘤

骨科疾病
- Perthes 病
- 股骨头骨骺滑脱
- 软骨病

其他
- 过敏性紫癜
- 川崎病
- 维生素 C 缺乏症
- 创伤性关节炎
- 骨软骨炎
- 精神性风湿病
- 恶性肿瘤
  - 骨
  - 软骨
  - 滑膜

膝、踝关节和跖趾关节等小关节。

一旦怀疑或认识到这些问题应该对其引起重视，JIA 不是良性疾病——50% 的患儿与成年人一样有持续活动性疾病。

典型的风湿热通常发生于儿童和青壮年，首次发病于 5~15 岁。

2. 有关关节炎的观点 5% 的儿童主诉下肢反复疼痛，经常从睡梦中惊醒，可能存在情感因素，家长需有恰当的认识。详细的病史询问和体格检查是必须的，可以做些简单、合适的辅助检查。正如 Rudge 指出，我们必须警惕漏诊、误诊和过度诊断[5]。请参见"生长性关节痛"（第 84 章相关内容）和"活动后肌肉骨骼疼痛"（第 82 章相关内容）。

五、老年性关节炎

随着年龄的增长，骨性关节炎是很常见的。正因如此，注意不能简单地把关节炎的其他病因都归结为骨性关节炎。随着年龄的增长，其他肌肉、骨骼的病变也更为常见：

- 风湿性多肌痛。
- 佩吉特病。
- 股骨头缺血性坏死。
- 痛风。
- 假性痛风（焦磷酸关节病）。
- 恶性肿瘤（如支气管癌）。

1. 假性痛风 应注意 60 岁以上老人可能会出现结晶沉积性关节病（软骨钙化），通常影响膝关节，也可以累及其他关节。

2. 类风湿关节炎 通常于 30~40 岁起病，但也可发生于老年患者。有时会突然起病或急剧变化，这就是所谓的"爆发性"类风湿关节炎，幸运的是患者对小剂量皮质激素敏感，预后良好[7]。老年类风湿关节炎可表现为风湿性多肌痛综合征。

六、风湿热

风湿热是一种炎性疾病，常发生于儿童和年轻人，是由 A 型溶血性链球菌感染所致。常见于发展中国家和澳大利亚原住民（第 138 章），发达国家少见[8]。

1. 临床特点

- 5~15 岁的未成年人（也可见于更大年龄者）。
- 急性发作，发热、关节痛、全身乏力。
- 一过性关节痛，主要表现在腿（膝关节、踝关节）、肘关节和腕关节。
- 一个关节缓解，另一关节受累。
- 可伴有咽痛。

不过，症状取决于受累的器官，以及是否有关节炎症。

2. 诊断 根据临床标准：2 个或 2 个以上主要标准或 1 个主要标准 +2 个或 2 个以上次要标准。

存在前期 A 型链球菌感染的支持证据。

（1）主要标准
- 心肌炎。
- 多发性关节炎。
- 舞蹈病（不自主的异常运动）。
- 皮下结节。
- 环形红斑。

（2）次要标准
- 发热（体温 ≥ 38℃）。
- 既往有类风湿关节炎或风湿性心脏瓣膜病。
- 关节痛。
- 红细胞沉降率 > 30mm/h 或 C 反应蛋白 > 30mg/L。
- 心电图示 P-R 间期延长。

3. 辅助检查 可选择性地进行组合检测。
- 全血细胞计数。
- 咽拭子。
- 红细胞沉降率。
- 抗链球菌抗体滴定。
- 链球菌抗 DNA 酶 B（在 10～14 天重复）。
- C 反应蛋白。
- 心电图、超声心动图（如果 P-R 间期延长）和胸部 X 线检查。

4. 治疗
- 卧床休息。
- 立即给予苄星青霉素 900mg, 肌内注射（体重 < 20kg 的儿童剂量为 450mg）或青霉素 V 500mg（口服），每日 2 次，持续 10 天。
- 对乙酰氨基酚 15mg/kg（口服），每 4 小时 1 次，最大量 60mg/(kg·d)。
- 对心肌炎患者可用利尿药（可予血管紧张素转化酶抑制药和皮质激素）。
- 预防性长效青霉素。

七、骨性关节炎

骨性关节炎（OA）是关节炎最常见的类型，在成年人患病率约为 10%，在年龄 > 60 岁的人患病率为 50%。骨性关节炎是软骨的退行性疾病，可以是原发，也可以由以下因素继发，如创伤、关节磨损、化脓性关节炎、结晶性病变、既往的炎性病变、股骨头骨骺滑脱征、特发性股骨头缺血性坏死所致的关节结构的改变。

1. 典型临床特征 原发性 OA 通常是对称的，可累及多个关节。疼痛不同于其他炎症性疾病，炎症性疼痛是在关节开始运动时或负重时疼痛加剧，休息后缓解。而 OA 通常伴有僵硬，特别是活动之后，与 RA 不同。

2. 累及的关节 在原发性 OA 患者中，所有有滑膜组织的的关节均可受累，但主要的有：
- 拇指的第一腕掌（CMC）关节。
- 跗趾的第一跖趾（MTP）关节。
- 双手的远侧指间（DIP）关节。

受累的其他关节明显地影响近端指间关节、膝关节、髋关节、肩锁关节、脊柱关节，特别是颈椎小关节（$C_{5\sim6}$，$C_{6\sim7}$）和腰椎关节（$L_{3\sim4}$，$L_{4\sim5}$，$L_5\sim S_1$）（图 36.5）。

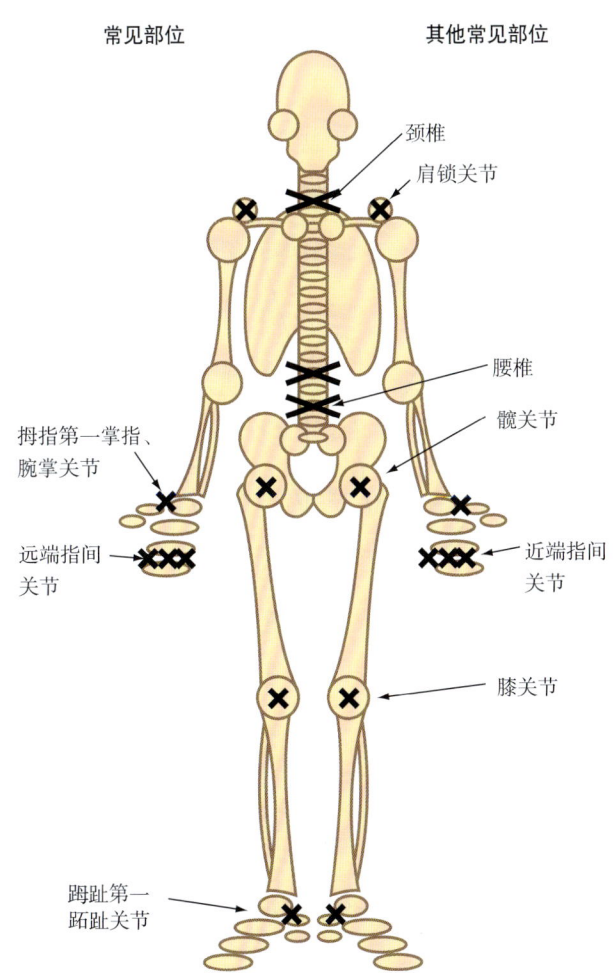

图 36.5 骨性关节炎：典型关节分布

3. 临床特点

- 疼痛：在下午和晚上加剧，劳累时加重，休息后缓解，寒冷和潮湿时加剧。
- 不同程度的晨僵。
- 不同程度的功能障碍。

4. 体征　见图 36.6。

- 关节僵硬和肿胀。
- 摩擦音。
- 炎症征象（轻度）。
- 运动受限。
- 关节畸形。

注：无全身表现。

结晶性关节病变使 OA 病情变得更为复杂，尤其在服用利尿药患者的手指（如结节性痛风）。

5. 与炎性关节病的鉴别　OA 没有典型的炎症表现。临床诊断依据：

- 活动后疼痛逐渐加重（睡前最严重）。
- 累及关节的形态。
- 没有软组织肿胀。
- 短暂性关节强直或僵硬。
- 骨性关节炎患者休息不到 30 分钟可缓解，而炎性关节炎者超过 30 分钟才缓解。

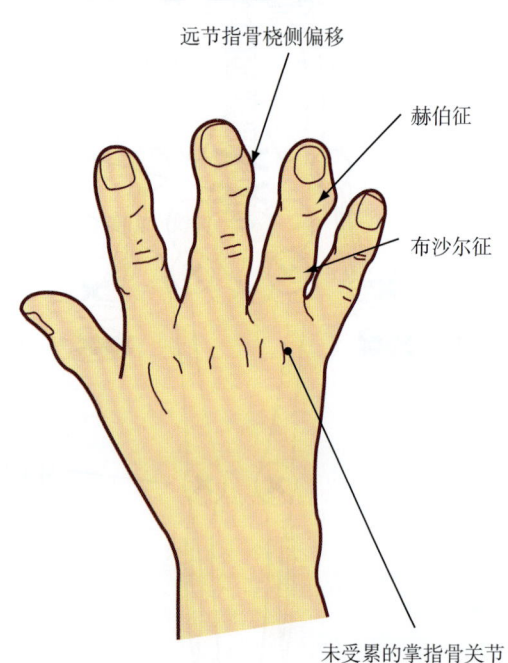

图 36.6　手部骨性关节炎的典型临床特征

6. 诊断　诊断该病需结合临床与影像学，但是，X 线改变的程度并不与症状相平行。

X 线表现

- 关节间隙变窄与关节软骨硬化。
- 关节边缘或附着韧带形成骨赘。
- 关节软骨囊性区。
- 骨末端的形状改变。

7. 治疗原则

- 给予患者解释和安慰。
- 纠正可改变的危险因素：肥胖、受伤、劳损。
- 用适当的药物控制疼痛和保持功能。
- 建议合理的运动、锻炼和物理治疗。
- 减少不良心理因素（如紧张、抑郁、焦虑、烦躁）。
- 建议对严重的顽固性疼痛、功能障碍患者进行手术干预。例如髋关节、膝关节、肩关节、拇指第一腕掌关节、第一跖趾关节的骨关节病。目前手术相当成熟，截骨术对矫正膝关节内翻或外翻畸形的作用有限。

8. 最佳治疗

- 解释：给患者提供教育和安慰，此类关节炎并不像大多数患者所理解的那样，会对身体造成严重影响。
- 锻炼：必须做一个循序渐进的锻炼计划以保持关节功能，目的是在休息与锻炼之间建立相对良好的平衡状态。必须停止或改变增加疼痛的任何锻炼或活动方式，系统回顾表明，适度运动有助于减少 OA 患者髋关节或膝关节的疼痛和致残率[9]。
- 休息：在炎症活动的急性发作期要休息，但禁止长期卧床。
- 热疗：建议用暖水瓶、热水袋、电热毯来缓解疼痛和僵硬，避免寒冷。
- 饮食：如果超重，则减轻体重至理想状态是非常重要的，肥胖增加了 OA 膝关节约 4 倍的风险，减轻体重可减缓病程进展[10]。然而，尚无特定的饮食被证实会导致或改善骨性关节炎，有些人认为他们的关节炎通过营养均衡的饮食可以得到改善，这些饮食包括鱼、米、蔬菜，禁食肉类、乳制品、酒、胡椒和香料。
- 减少诱发因素：除了减轻体重外，拄拐、加厚鞋跟以减少腿长差距、用护腰带或护膝会有所帮助。

- 理疗：有具体治疗目的者可以转诊，如：
  — 矫形和（或）双侧下肢的长度不等。
  — 水疗。
  — 热疗，建议患者进行简单的家庭热治疗方法。
  — 教授和指导等距力量训练。
  — 锻炼（如颈、背、股四头肌）。
- 专业治疗：建议在家中做更有效的日常活动来保护关节，可以使用广泛的并不昂贵的器械和工具获得帮助。
- 单纯镇痛药（有规律地止痛）：使用对乙酰氨基酚（扑热息痛）（避免使用可待因、右丙氧芬制剂，如果近期有消化不良或消化性溃疡病史避免使用阿司匹林），活动前服用。系统回顾发现，非甾体抗炎药（NSAIDs）和单纯镇痛药可以减轻关节炎的疼痛，但没有充分的证据表明NSAIDs优于单纯镇痛药（如对乙酰氨基酚），或任何一种NSAIDs比其他药物更有效[9]。
- NSAIDs和阿司匹林：对于应用对乙酰氨基酚不能缓解的持续性疼痛，或有证据表明为炎症性疾病，如休息或夜间疼痛加重的患者，NSAIDs和阿司匹林都是一线治疗药物。要仔细权衡风险与收益。原则上应尽量避免使用NSAIDs。应用NSAIDs的严重风险如下：
  — 胃黏膜糜烂、出血。
  — 胃溃疡
  — 肾功能减退（用前检查肾功能）
  — 肝毒性。

  注：改为栓剂形式不一定改善上消化道的安全性。
- 环氧合酶-2（COX-2）选择性抑制剂（CSIS）（参见第12章），这些新一代药物主要以塞来昔布和依托考昔为代表。在需要应用NSAIDs，但NSAIDs引起的溃疡及出血风险高发的情况下应考虑这些新药[11]。

  有证据表明，COX-2选择性抑制剂与其他NSAIDs疗效相似，但可明显减少消化道的并发症[12]。通常需要密切监测。
- 关节内（IA）皮质类固醇注射。IA皮质类固醇原则上不推荐使用，但在缓解疼痛和降低致残率方面有时是非常有效的，尤其是对炎性疼痛（例如膝关节骨性关节炎发作时）。
- 透明质酸：关节内注射透明质酸凝胶，特别是膝关节炎，有Ⅰ级证据支持。
- 辅助疗法：氨基葡萄糖，一种天然的氨基糖类，提取于贝壳中的甲壳素，治疗OA据说已经取得了疗效。但有Ⅱ级证据表明对膝部获益[13]，令人满意的结果尚需进一步研究，似乎对绝经后女性更有效。日剂量是1 500～2 000mg（口服），分次与食物同服。有很好的耐受性（对海鲜过敏者禁用）。建议服用3～4个月。
- 流行病学研究（Ⅲ级证据）显示，通过长期随访，骨关节炎患者富含抗氧化剂的食物，如维生素C、维生素D和绿茶，X线显示关节间隙狭窄的患者病情进展缓慢[14]。
- 禁忌药物：OA患者禁服免疫抑制剂和抗病毒的药物，如口服类皮质激素、金制剂、抗疟疾药物和细胞毒性药物。
- 手术：如严重的、顽固性疼痛或残疾患者可考虑用手术干预。如髋、膝、肩、拇指关节和拇指第一腕掌关节、第一跖趾关节的骨关节炎。

八、类风湿关节炎

类风湿关节炎是没有明确病因的自身免疫系统疾病，是最常见的慢性多发性炎性关节炎，发病率为1%～2%。该病的表现可以从轻微到严重。10%～20%的患者病情不断进展，需要积极进行药物治疗[15]。

遗传因素增加了进展性类风湿关节炎15%～70%的风险。

1. 典型临床特征 类风湿关节炎（RA）起病隐匿，表现为手和足的小关节的疼痛和僵硬。疼痛持续存在，而不是短暂的，主要影响指（趾）对称性近端指间关节，形成纺锤体样变化，掌指关节和腕关节的弥漫性增厚（图36.7）。类风湿关节炎中有25%的病例表现为单个关节的关节炎症状，例如膝关节，这种情况易与莱姆病或脊柱关节病混淆[7]。

2. 累及的关节
- 手：掌指关节和近端指间关节，远端指间关节（30%）。
- 腕关节和肘关节。
- 足：跖趾关节、跗骨间关节（而不是趾间关节）、踝关节。

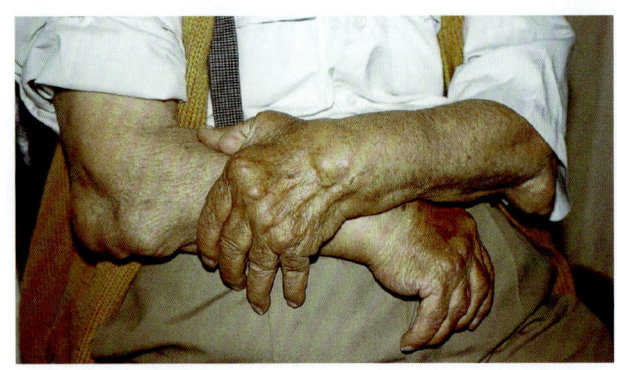

图 36.7 慢性类风湿关节炎：显示包括功能性半脱位和类风湿结节

- 膝关节（常见）和髋关节（晚期——高达 50%）。
- 肩（盂肱关节）关节。
- 颞下颌关节。
- 颈椎（不是腰椎）。

参见图 36.8。

3. 临床特点

- 起病隐袭，但也可以急性发病（爆发性类风湿关节炎）。
- 10～75 岁任何年龄阶段均可发病——30～50 岁是发病高峰年龄。
- 25～50 岁（高峰年龄）和 65～75 岁是两个典型发病期。
- 女性与男性的比例为 3∶1。
- 关节疼痛：夜间疼痛，醒时最痛，影响睡眠，活动后缓解。
- 晨僵，可持续数小时。
- 休息后关节僵硬（例如久坐后）。
- 一般症状：全身乏力，虚弱，消瘦，疲劳。
- 受累关节活动障碍。

4. 体征

- 软组织肿胀（积液及滑膜肿胀），特别是手腕、掌指关节和近端指间关节。
- 发热。
- 给予压力或关节活动后感到舒适。
- 活动受限。
- 肌肉萎缩。
- 后期阶段：关节畸形、半脱位、不稳定或强直。
- 可见天鹅颈样、纽孔样和"Z"形畸形，手指向尺侧偏斜（图 36.9）。

5. 检查

- 基本功能检查，例如：
—握力（提起一壶水）。
—握力的精确度（使用钥匙或笔），解开纽扣。
—勾握（提袋子）。

各种可能的关节外表现总结见图 36.10。

6. 辅助检查

- 活动期红细胞沉降率、C 反应蛋白均升高。
- 可能出现贫血（正细胞和正色素性贫血）。
- 类风湿因子
—70%～80% 阳性（疾病早期少见）。
—15%～25% 的 RA 患者持续阴性。
- 抗环瓜氨酸肽（抗 CCP）抗体：对于诊断 RA 有更高的特异性（96% 特异性）。
- X 线平片改变：
—侵蚀关节周围：呈"鼠咬"征——关节间隙消失（可能是骨破坏）。

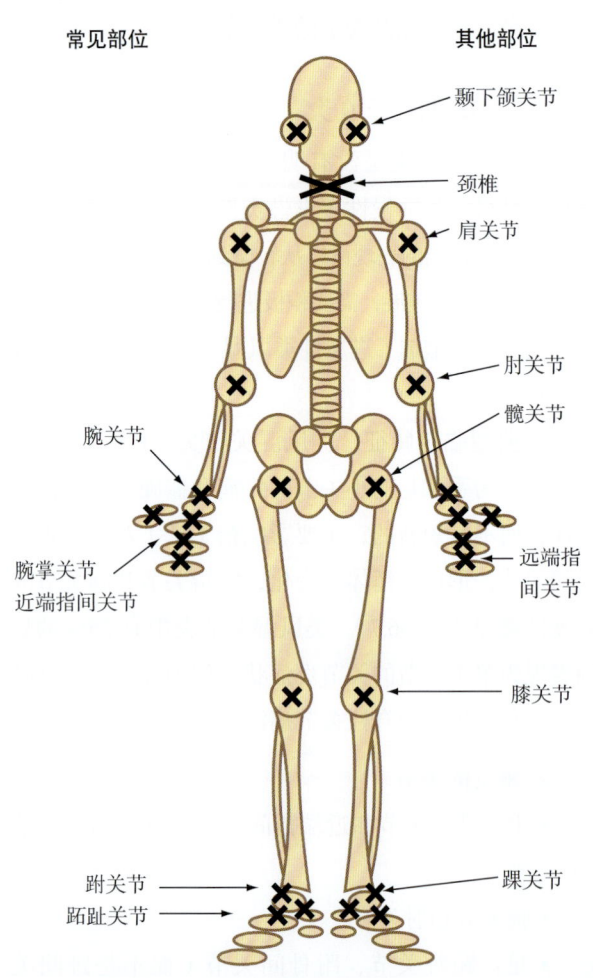

图 36.8 类风湿关节炎：典型关节分布

— 关节周围骨质疏松。
— 囊肿。
— 晚期：半脱位或强直。
• 磁共振成像——有助于早期诊断。
类风湿关节炎的诊断标准见表 36.5。

> **要点**
>
> 如果 RA 因子阳性（非特异性），同时抗 CCP 抗体阳性可以确明确诊断。

表 36.5 类风湿关节炎诊断的修订标准

症状持续时间 > 6 周
晨僵时间 > 1 小时
累及 3 个或 3 个以上的关节炎
双侧跖趾关节区域挤压痛
累及区域呈对称性
类风湿因子阳性
抗环瓜氨酸肽抗体阳性
手或足 X 线平片可见骨质破坏，尽管在疾病早期少见

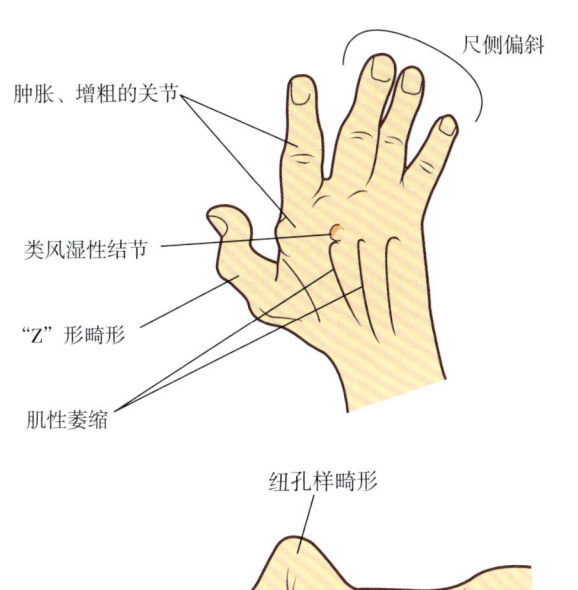

图 36.9 慢性类风湿关节炎的典型特征

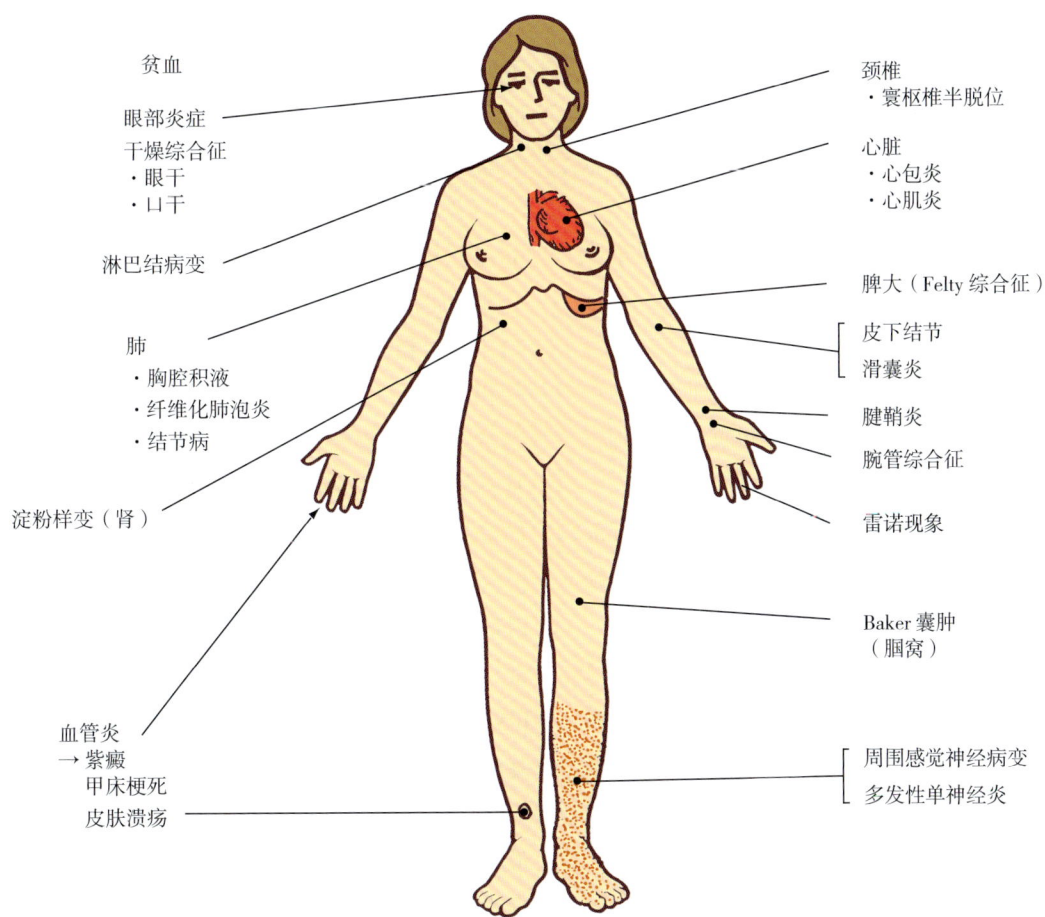

图 36.10 类风湿关节炎：常见的关节外临床表现

7. 治疗原则[8, 16]

- 耐心宣教和适当地安慰。一般来讲，接受该诊断是个痛苦的过程，所以需对患者及家属进行认真解释和支持。一些患者症状很轻或根本没有长期的问题，即使在病情较轻的病例，持续关注和医疗监督也是非常重要的。

- 从病情的缓解到早期诱导，从减少恶性肿瘤（尤其是淋巴瘤）和心血管疾病的发病率到预防关节损伤，已经有一个根本性的转变。

- 许多研究表明，在发病的前2年内病情恶化的患者，一开始就应该积极地使用抗风湿药（DMARDs）治疗，而不是阶梯性地使用镇痛药和非甾体抗炎药[17]。

- 用团队的方式进行诊断和协作支持，包括早期会诊、转诊。

- 充分评估患者的功能障碍，对家庭生活、工作和社会活动的影响，包括家庭决策。

- 正确使用药物。对于严重的病例，协作会诊是必不可少的。

- 定期检查患者，持续评估疾病的进展情况和药物耐药性。

8. 具体建议

- 休息和夹板固定：在急性关节炎发作期是非常必要的。

- 锻炼：有规律的锻炼是很重要的，特别是步行、游泳、温泉水疗。

- 戒烟：强烈推荐。

- 咨询：为进行专业的锻炼监督、物理治疗和关于家务和工作的建议，向物理治疗师和职业治疗师咨询是很重要的。

- 关节运动：受累的每个关节每天都需进行最大范围的运动，以保持关节的灵活性，降低僵硬程度。

- 饮食：虽然没有明确的饮食可诱发或治疗类风湿关节炎，但有证据表明，避免摄入动物脂肪（奶制品和一些肉类）、鱼油是有益的。富有营养的、均衡的饮食是基本常识，必须避免肥胖。

类风湿关节炎的治疗方法见表36.6。

9. 药物治疗　最好在医生指导下使用。

（1）非甾体抗炎药　这些药物是有效的，仍有一

表36.6　类风湿关节炎的治疗方法[18]

教育（休息、教育手册、减轻体重、关节保护建议）
非甾体抗炎药
单纯镇痛药
抗风湿药
● 免疫抑制药：硫唑嘌呤、环孢素、来氟米特、甲氨蝶呤
● 细胞因子抑制药（生物性抗风湿药）
— 抗TNF药物：阿巴西普、阿达木单抗、依那西普、英夫利昔单抗、戈利木单抗、利妥昔单抗
— 抗白介素-1药物：阿那白滞素、托珠单抗
氯金化钠
喹诺酮类药物：羟氯喹、氯喹
其他：D-青霉胺、柳氮磺吡啶
物理治疗（水疗、等长运动）
职业治疗（夹板、辅助和电器）
糖皮质激素：口服泼尼松龙、关节内给药、静脉给药（类固醇冲击疗法）
鱼油
整形外科手术：滑膜切除、关节置换、关节融合术、手外科塑形术
足部治疗、鞋、鞋垫

来源：Reilly and Littlejohn.[18]

定地位，但也存在不良反应。使用对乙酰氨基酚、鱼油和低剂量的糖皮质激素可使NSAID的剂量将至最小或避免使用。

（2）鱼油　已有研究显示，每天服用含4g的ω-3长链多不饱和脂肪酸（通常为0.2g/kg）的鱼油，可减少症状和非甾体抗风湿药物的服用剂量。

（3）糖皮质激素　糖皮质激素可用于病情较重和其他治疗失败或有禁忌证的患者，作为缓解症状的抗风湿性药物的临时辅助治疗。泼尼松龙，口服，5～10mg/d。尽可能避免剂量超过15mg/d。

（4）缓解病情的抗风湿药　这些药物靶向治疗滑膜炎症，并预防关节损伤。选药应考虑多个因素，但最好请专家协助治疗。大多数新近被诊断为RA的患者应尽早开始使用甲氨蝶呤，这是治疗的基础。

初始剂量：甲氨蝶呤5～10mg/周（口服），最大增加至25mg/周（口服）或根据临床反应和毒性作用进行肌内注射。同时补充叶酸5mg，2次/周[8]。

生物制剂 DMARDs（bDMARDs）是较新的药物，适用于甲氨蝶呤单药治疗、"三联疗法"或合用其他药物未得到缓解者，所有的 bDMARDs 与甲氨蝶呤联合应用疗效更好。

警告：服用 bDMARDs 患者应被告知服用该类制剂会增加患感染性疾病的风险，如非典型性肺炎、肺结核和李斯特菌病。所有患者应报告异常的、意外的发热或症状。注射部位反应常见。

（4）**标准的初始药物治疗** 甲氨蝶呤单一疗法是标准治疗方法。不到 20% 的患者病情得到缓解，如果没有疗效，可增加剂量或考虑联合治疗。

（5）**联合治疗** 标准的三联疗法：甲氨蝶呤 + 柳氮磺胺吡啶 + 羟氯喹。

根据疾病的严重程度，如果甲氨蝶呤单一疗法或初始治疗不能控制，可以使用三联疗法，全血细胞检查、肝功能检查、每年进行 1 次眼部检查是必要的。

其他几种双药联合使用也是有效的（例如甲氨蝶呤与环孢素、来氟米特或 bDMARD）。

九、结缔组织病

结缔组织病有关节炎或关节痛的共同特征。参见第 33 章。

关节炎是系统性红斑狼疮（超过 90%）最常见的临床特征，是一种对称性多关节炎，主要累及中小关节，尤其是近端指间和腕关节。通常关节无破坏、也不变形。手指可能有畸形，这是由韧带、肌腱和关节囊松弛引起关节不稳导致的。

最初的表现类似于 RA。硬皮病可以表现多发性关节炎的症状，25% 的患者手指受累，尤其在早期阶段。软组织肿胀产生"香肠指"的体征。

大约 50% 的多发性肌炎/皮肌炎的患者在主要症状出现之前有关节痛和关节炎，主要症状包括肌无力、肩的近端肌肉和骨盆腰肌萎缩。手的小关节通常受累，症状类似于类风湿关节炎。

十、结晶性关节炎

结晶性关节炎（可能是急性、慢性或无症状的），是由于多种晶体沉积在关节所致。结晶性关节炎的三个主要类型是谷氨酸钠尿酸盐（痛风）、双水焦磷酸钙（CPPD）和磷酸氢钙（通常称羟磷灰石）[19]。参考表 36.7。

表 36.7 结晶引起的疾病

晶体	相关疾病或症状	受累的典型关节或部位
尿酸单钠	急性痛风 痛风石 无症状 慢性痛风性关节炎	大脚趾的跖趾关节 其他的足关节、踝关节、膝关节和髌骨囊、腕关节、指关节
双水焦磷酸钙化合物	急性假性痛风 破坏性关节病（如 RA） 无症状（最常见）	膝关节、腕关节 60 岁以上的老年人（平均年龄 72 岁） 女性＞男性（2.7：1）
碱性磷酸钙	急性钙化性肩周炎 破坏性关节病 急性关节炎	肩部（冈上肌）

1. 痛风（谷氨酸钠尿酸盐结晶性疾病） 痛风是尿酸代谢异常导致高尿酸血症和尿酸盐结晶沉积的一种疾病。尿酸盐结晶沉积的部位：

- 关节——急性痛风性关节炎。
- 软组织——痛风石和腱鞘炎。
- 泌尿系统——尿酸结石。

痛风的四个典型分级：

- 1 级——无症状的高尿酸血症。
- 2 级——急性痛风性关节炎。
- 3 级——痛风间歇期（间断发作）。
- 4 级——慢性痛风石和慢性痛风性关节炎。

无症状性高尿酸血症：

- 高于正常值的 10 倍。
- 血清尿酸升高（男性＞0.42mmol/L，女性＞0.36mmol/L）。
- 缺乏临床表现。
- 通常未接受治疗。

（1）**临床特征** 痛风的临床特征包括[8]：

- 主要发病于男性（患病率 5%～8%）。
- 男性（40～50 岁）比女性（60 岁以上）更早发病。
- 急性发作：晨起跖趾极痛数小时（图 36.11）。
- 关节处的皮肤发红、发亮、肿胀、发热。
- 触摸时异常疼痛。
- 用秋水仙碱、非甾体抗炎药、糖皮质激素可以缓解。

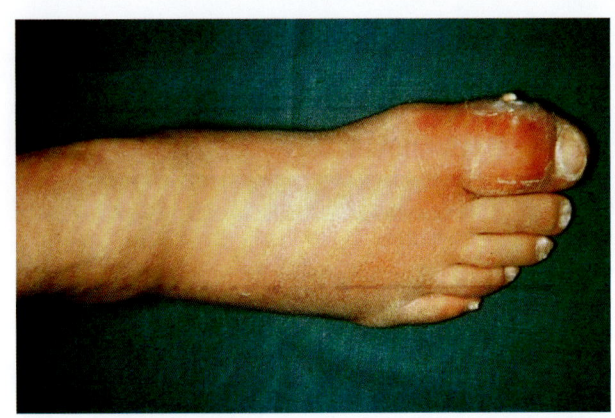

图36.11 痛风：典型的第一跖趾关节红、肿、发亮，伴皮肤脱屑

- 在未进行治疗的情况下可以自行消退（3～10天）。

（2）病因或诱发因素

- 酒精过量（如酗酒）。
- 手术。
- 饥饿。
- 药物（如呋塞米、噻嗪类利尿药）。
- 慢性肾脏疾病。
- 骨髓增生性疾病。
- 淋巴组织增生性疾病（如白血病）。
- 含糖软饮料[20]。
- 细胞毒性药物（可致肿瘤细胞溶解）。
- 甲状腺功能减退症。
- 长期服用低剂量阿司匹林。
- 其他。

（3）关节炎　90%受累的患者发生单个关节炎：

- 踇趾的跖趾关节最常见（75%）。
- 其他关节（通常在下肢）：其他趾关节、踝关节、膝关节。

多发性关节炎在老年人更为常见，可能发生在手指的远端指间关节和近端指间关节，关节滑膜难以幸免。参见图36.12。

（4）其他特点

- 容易复发。
- 痛风石出现在耳、肘（鹰嘴窝）、踇趾、手指、跟腱（需要许多年）。
- 可引起膝关节滑囊炎。
- 可导致蜂窝织炎（对抗生素无反应）。

（5）结节性痛风　有肾脏损伤的绝经后妇女服用利尿药后出现疼痛，且痛风石沉积在骨关节炎手指关节的关节间隙（尤其是远端指间关节）。

（6）诊断

- 滑膜液提取：使用补偿偏振显微镜可见典型尿酸盐晶体。该检查应首先进行（如果可能的话），因其是诊断的金标准。
- 血清尿酸升高（30%急性发作者尿酸可在正常范围内）。
- X线检查：关节周围可见凿除样侵蚀改变。

（7）治疗原则

- 良好的建议和耐心宣教。
- 快速缓解疼痛。
- 防止病情进展。
- 破坏性关节炎和痛风石的预防。
- 处理诱发因素和伴发疾病（如酗酒、肥胖、慢性肾病、真性红细胞增多症、糖尿病、高血压）。

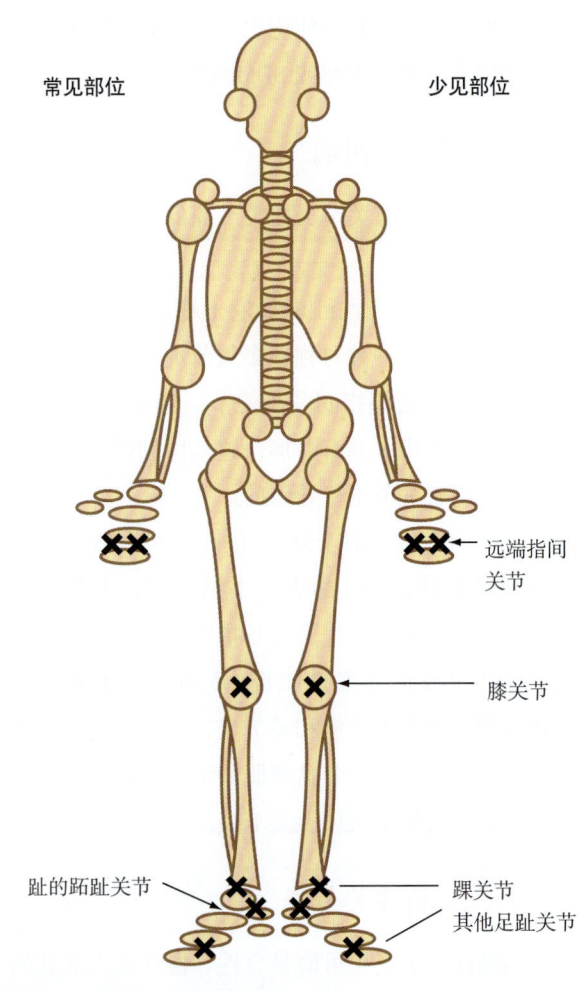

图36.12 痛风可能累及的关节分布

（8）急性发作[8]

① NSAIDs：足量给予 NSAIDs 是一线用药，疗效确切。吲哚美辛 50mg，口服，每日 3 次（如果能耐受），直到症状缓解（用 3～5 天），然后减量至 25mg 维持直至停止发作。如果极度疼痛：立即给予吲哚美辛 100mg（口服），2 小时后如果缓解给予 75mg，在 24～48 小时后予 50mg 口服。

注：其他非甾体抗炎药也可以使用。增加止吐药（如给予甲氧氯普胺 10mg 口服，每日 3 次）。

② 秋水仙碱：立即给予秋水仙素 0.5mg 口服，每 6 小时或 8 小时重复给药，直到疼痛缓解（通常是 24～28 小时）或出现腹泻（最大量 6mg/24h）。

注意事项

- 必须尽早用药。
- 避免引起肾脏损伤。
- 避免使用克拉霉素，尤其是慢性肾病患者。

③ 参考用药

- 糖皮质激素：关节内穿刺抽液和培养后给予关节内注射（痛风和脓毒症可能同时发生）。手指麻醉阻滞是可取的。也可以使用口服制剂，如泼尼松，口服，初始剂量为 40mg/d，连续使用 4 天，然后逐渐减少剂量，总疗程超过 10 天。
- 疑难病例可采用促肾上腺皮质激素（ACTH）肌内注射（如人工合成的 ACTH：二十四肽促皮质素 1mg 肌内注射）。

注意事项

- 避免使用阿司匹林和降低尿酸盐蓄积的药物（别嘌醇、丙磺舒、磺吡酮）。
- 监测肾功能和电解质。

（9）长期治疗　急性发作消退时的预防措施包括：

- 减轻体重。
- 正常、均衡的饮食。
- 避免富含嘌呤的食物，如动物内脏（肝、脑、肾脏、杂碎）、鱼罐头（沙丁鱼、凤尾鱼、鲱鱼）、贝类和野味。
- 减少酒精的摄入。
- 减少摄入含糖饮料[21]。
- 摄入足够的液体（如：2L/d）。
- 避免服用利尿药（如噻嗪类、呋塞米）、水杨酸类药物和小剂量的阿司匹林。
- 穿舒适的鞋。

（10）预防（药物预防）　别嘌呤醇（黄嘌呤氧化酶抑制剂）是首选药物，剂量为 100～300mg/d。

① 适应证

- 频繁急性发作。
- 痛风石或慢性痛风性关节炎。
- 肾结石或尿酸性肾病。
- 高尿酸血症。

② 不良反应

- 皮疹（2%）。
- 严重的过敏反应（罕见）。
- 注意肾功能不全和老年患者——使用低剂量。

③ 注意药物相互作用

- 硫唑嘌呤和巯嘌呤合用：有潜在致命风险。
- 阿莫西林：容易出现皮疹。

（11）治疗方法　痛风间期或慢性期的治疗：

- 在最后 1 次急性发作后开始治疗，持续 4～6 周。
- 别嘌醇第一周剂量为 50mg/d，以后每周增加 50mg，逐渐递增至最大剂量 300mg。
- 4 周后检查尿酸水平：目标＜ 0.38mmol/L。
- 加用秋水仙素 0.5mg，每日 2 次，持续 6 个月（以避免痛风沉积）或吲哚美辛 25mg，每日 2 次；或使用其他非甾体抗炎药。

（12）丙磺舒（促进尿酸排泄的药物）　有利于阻止肾小管对高尿酸的再吸收。剂量为 500mg/d（直到 2g）。

注：阿司匹林有拮抗作用。

2. 焦磷酸钙晶体性疾病（假性痛风）[8, 22]　X 线检查发现关节软骨钙化通常称为软骨钙质沉着病。主要是叠加在骨性关节炎关节结构上的一种老年性疾病。急性发作类似于急性痛风，但会影响以下关节（按发病率排序）：

- 膝关节。
- 第二和第三掌指关节。
- 腕关节。
- 肩关节。
- 踝关节。
- 肘关节。

焦磷酸钙晶体性疾病会影响肌腱，尤其是跟腱，并导致发热，与化脓性关节炎相似。滑膜液的晶体很容易通过相差显微镜检查确认。X 线有助于显示关节软骨钙化。

基本的治疗措施是穿刺和关节腔内注入长效糖皮质激素（排除关节感染）以镇痛。对于老年人要谨慎使用非甾体抗炎药，首选对乙酰氨基酚，也可用秋水仙碱。

治疗包括：

吲哚美辛 50mg（口服），每日 3 次（如果能耐受），直到症状缓解。

和（或）

秋水仙素 0.5mg（口服），每日 3 次，直到病情缓解。

对乙酰氨基酚 500～1 000mg（口服），每日 4 次。

十一、脊柱关节病

脊柱关节病是一组相关的炎症性关节病，共同特征是影响脊柱的脊椎（椎骨）。被称为血清阴性脊柱关节病，不同于类风湿关节炎，血清反应阳性，只影响颈椎。除了背部疼痛这一组症候群外，往往表现为幼年脊柱关节病的症状。关节炎累及外周、不对称、影响下肢，可表现为趾炎（如"香肠"趾）。

1. 临床特征[23]

- 骶髂关节炎伴或不伴脊柱炎。
- 肌腱附着端炎，如足底筋膜炎、跟腱炎、肋软骨炎。
- 关节炎，常累及下肢大关节。
- 关节外症状（例如虹膜炎、前葡萄膜炎，皮肤黏膜病变、银屑病、指/趾炎、炎症性肠病或溃疡性结肠炎）。
- 类风湿因子阴性。
- HLA-B$_{27}$ 抗原阳性。
- 家族遗传倾向。

2. 疾病类别

- 强直性脊柱炎。
- 反应性关节炎。
- 炎症性肠病（肠病性关节炎）。
- 银屑病关节炎。
- 幼年强直性脊柱炎。
- 不能分类的脊柱关节炎——只有局部关节炎症特点。

（1）强直性脊柱炎 起病隐袭，通常表现为炎性腰背痛、臀部疼痛（骶髂关节和脊柱）和僵硬，年轻人多见（年龄＜40 岁），20% 患者在背部疼痛出现前累及外周关节。常累及大关节（臀部和肩膀）、膝关节或踝关节。疾病的某个阶段，超过 35% 的患者有脊柱关节炎以外的症状，这些症状对非甾体抗炎药敏感（见第 39 章相关内容）。

临床诊断标准

- 腰背部疼痛持续超过 3 个月。
- 晨僵时间＞30 分钟。
- 下半夜痛醒。
- 活动后改善、休息无改善。
- 腰椎横向和前后活动受限。
- 胸廓活动度低于相应年龄、性别的正常人。
- 单侧骶髂关节炎（3～4 级）。
- 双侧骶髂关节炎（2～4 级）。

（2）反应性关节炎 反应性关节炎是急性泌尿生殖道感染（通常是沙眼衣原体）或肠道感染（如沙门菌、志贺菌）之后，常表现为非化脓性关节炎和骶髂关节炎的一种关节病。感染后 1～3 周开始出现关节炎症状，常累及外周大关节，尤其是踝关节（距小腿）和膝关节，但手指和脚趾可表现为并不协调的多发性关节炎的特点。尽管大多数仅累及外周关节，但也可能会出现皮肤黏膜病变，包括角化病、淋病和环状龟头炎（图 36.13）。

诊断提示：非淋菌性尿道炎（NSU）+ 结膜炎 ± 虹膜炎 + 关节炎 = 反应性关节炎

（3）肠病性脊椎关节病 炎症性肠病（溃疡性结肠炎、克罗恩病和 Whipple 病）可能很少与外周性关节炎和骶髂关节炎有关。

（4）银屑病关节炎 与反应性关节炎相似，发展到一定阶段与强直性脊柱炎难以区分。因此重要的是要发现银屑病皮肤改变以外的特征。约 5% 银屑病并发银屑性关节病。有以下几个特征：

- 主要累及远端指/趾间关节。
- 与类风湿关节炎表现一致，但类风湿因子阴性。
- 与强直性脊椎病、骶髂关节炎和脊椎炎表现一致。

- 多累及单个关节,尤其是膝关节。
- 严重畸形或"多发残毁性"关节炎。

(5) **不能分类的脊柱关节病** 这类疾病患者似乎有家族聚集性。患者显然有脊柱关节病但并不符合该组中任一疾病的诊断标准。典型的特点是年轻男性,在 30 岁左右患病,表现为膝关节或其他关节疼痛,单侧或双侧腰背痛(如足底筋膜炎)。

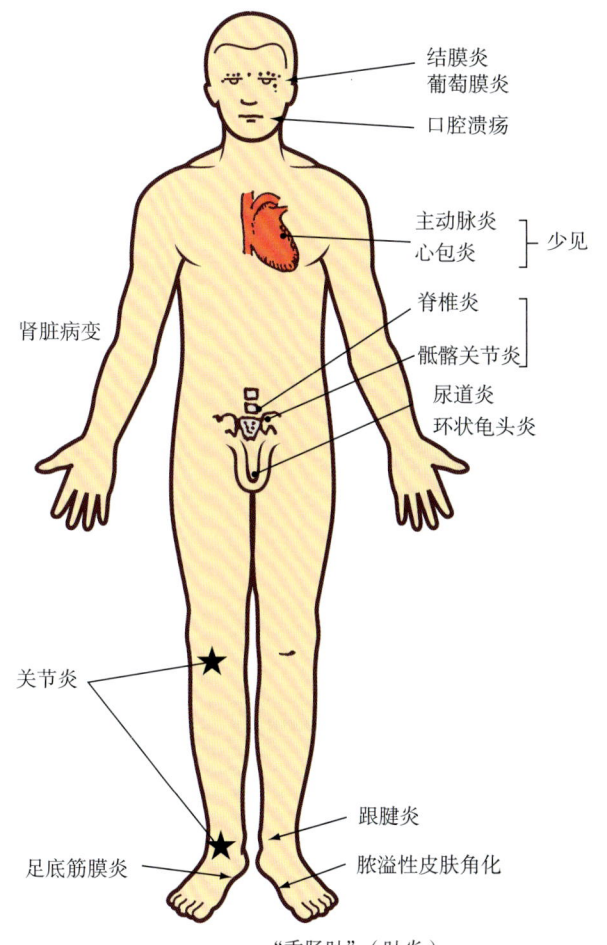

图 36.13 反应性关节炎可能的临床表现

3. 辅助检查

- X 线
— X 线显示骶髂关节炎为诊断的核心。
— X 线改变包括骶髂关节腔变窄,边缘不规则,关节周围骨质硬化,甚至出现骨性融合。常有脊柱性关节炎。
- 红细胞沉降率(ESR)、C 反应蛋白(CRP):大多数患者在疾病的某个阶段会有 ESR 及 CRP 升高。
- HLA-B_{27}:该项检查特异性低、评估价值有限,但如果阳性可判断预后。
- 微生物学:有反应性关节炎病史的患者,应从其尿道、粪便、尿液和血液中提取标本进行培养[23]。

4. 治疗

- 给患者或其家属适当地宣教是非常重要的。强调指出尽管疾病不可治愈,但是长期预后是好的。
- 定期评估及指导。
- 提供遗传咨询——强直性脊柱炎患者 HLA-B_{27} 阳性对于判断预后非常重要。
- 给予有关工作,特别是姿势的相关建议。
- 急性前葡萄膜炎需要及时治疗,并由眼科医生进行病情监测。
- 建议进行伸展训练、姿势练习和水疗等理疗法。适当的理疗可以延缓脊柱功能的恶化[24]。
- 考虑进行专业治疗[25]。
- 药物
— 非甾体抗炎药:如吲哚美辛(75~20mg 口服);或 100mg,每晚给直肠给药。或酮洛芬 100mg 每晚给直肠给药,以控制疼痛、僵硬和滑膜炎。
— 柳氮磺胺吡啶(如果非甾体抗炎药无效)。
— 关节腔内注射或关节起止点局部注射糖皮质激素,适用于严重的单发关节炎。

参考以上建议,特别是进行抗风湿药与生物类抗风湿药治疗时。

5. 注意事项

关节炎的诊断指南见表 36.8。

- 如果需要使用非甾体抗炎药与柳氮磺胺吡啶需要密切监测。
- 不推荐全身使用糖皮质激素。
- 免疫抑制剂(每周低剂量使用甲氨蝶呤)与生物类抗风湿药合用于严重的顽固性银屑病和反应性关节炎。
- 这些问题应该与会诊医生共同解决。
- 保泰松(苯基丁氮酮)是最有效的非甾体抗炎药,但其不良反应(尤其是再生障碍性贫血)是主要问题。

6. 转诊时机

- 对严重的炎症性疾病需进一步明确诊断,并积极进行初始治疗(如风湿性关节炎、脊柱关节病、结缔组织病和可疑血管炎)。

表 36.8　关节炎的诊断指南

疾病	性别比	典型的发病年龄	典型的常见受累关节	相关特征	主要检查
骨性关节炎（广义的－主要的）	女：男 6：1	>50岁	远端指间关节>近端指间关节 拇指指根（第一腕掌关节） 第一跖趾关节 颈椎和腰椎 髋关节和膝关节	夜间痛，休息痛	X线
类风湿关节炎	女：男 3：1	30～50岁	近端指间关节、掌指关节、手腕 足趾趾根（跖趾关节） 对称性	任何关节：休息后加重，活动后缓解 晨僵 全身症状 腕管综合征 多项其他表现	类风湿因子 抗环瓜酸抗体 X线
系统性红斑狼疮	女：男 9：1	15～35岁	对称性、可变的 手部小关节受累 通常是轻微的	全身症状 发热 药物不良反应 其他系统症状 皮疹（80%） 胸膜炎的症状（67%） 雷诺现象	抗核抗体（ANA） 双链DNA 可提取的核抗原抗体
硬皮病	女：男 3：1	20～50岁	手指对称性多发性关节炎	雷诺现象（90%） 其他皮肤改变 吞咽困难	抗核抗体（ANA） Scl-70 着丝粒
病毒性关节病（不包括艾滋病）	女=男	儿童时期	瞬态的 常累及近端指间关节	皮疹 发热	特定的血清学检查
强直性脊柱炎	女：男 3：1	18～30岁	骶髂关节炎 脊柱特别是腰椎、肋椎、膝关节、髋关节或踝关节	虹膜睫状体炎 胸部功能障碍 肌腱附着端病（如足底筋膜炎）	ESR X线 HLA-B$_{27}$
银屑病关节炎	女=男	任何年龄	远端指间关节－手指、脚趾、骶髂关节	银屑样皮疹 （存在）麻点样指甲 香肠指/趾	—
肠病性关节炎	女=男	任何年龄	下肢：膝关节、足、脚踝 髋部：骶髂关节	溃疡性结肠炎 克罗恩病 Whipple疾病	内镜检查
反应性关节炎泌尿生殖系统感染（例如：衣原体）痢疾（例如沙门菌）	女：男=20：1 女=男	15～30岁	同上	细菌性痢疾 尿道炎 环状龟头炎 其他皮肤疾病	血清学 ESR、CRP
痛风	女：男 20：1	男40～50岁 女>60	踇趾（跖趾关节）：其他部位可累及，特别是下肢 远端指间关节——骨关节炎	痛风石 血尿酸升高 关节部位尿酸盐晶体沉积 老年患者使用利尿药	尿酸盐 关节滑膜液
假性痛风	女=男	>60岁，尤其是>70岁	膝关节	焦磷酸盐晶体沉着、钙化	关节滑膜液 X线
风湿性多肌痛	女：男 3：1	>60岁	肢带关节晨僵和疼痛，特别是肩关节 关节正常或骨关节炎	ESR明显升高	ESR

引自：Hart.[26]

- 骨性关节炎
—全身关节痛。
—相关系统症状。
—关节功能障碍。
—难以忍受的疼痛（特别是在休息时）。
—考虑手术者。
- 类风湿关节炎
—所有初发患者。
—关节的持续炎症。
—使用糖皮质激素的患者。
—考虑手术。
- 脊柱关节病
—确认诊断推荐初始治疗。
—对常规治疗无效。
—症状突然加重，尤其是疼痛。
—葡萄膜炎或其他眼部并发症。
—药物不良反应。
- 存在相关症状但不能确诊的关节炎。
- 可疑化脓性或严重的感染性疾病（如化脓性关节炎、心内膜炎、布氏菌病）。
- 儿童幼年特发性关节炎（如 Still 综合征）。

实践要点

- 晨僵和疼痛，可通过锻炼改善，提示类风湿关节炎。
- 一过性多发性关节炎伴发热，提示风湿热、感染性心内膜炎、系统性红斑狼疮。
- 多发性关节炎（通常是近端指间关节）伴皮疹，提示病毒性关节炎或药物反应。
- 如果风湿性关节炎累及颈部，谨防寰枢椎脱位并压迫脊髓。
- 如果是年轻患者，考虑系统性红斑狼疮。
- 如果关节痛患者由海外归来，要考虑药物反应、肝炎、莱姆病，但如果疼痛剧烈应考虑登革热。
- 对来自可能有蜱虫叮咬的乡村，有发热、皮疹、关节炎症状的患者，要考虑莱姆病。
- 如果患者出现雷诺现象和关节炎，特别是手部关节，首先考虑类风湿关节炎、系统性红斑狼疮、系统性硬化病。
- 避免对那些疑似人群贴上如关节炎、风湿或一个确切诊断如类风湿的标签，并开始药物治疗。

参考文献

[1] Hart FD. Practical Problems in Rheumatology. London: Dunitz, 1985: 77.

[2] Cormack J, Marinker M, Morrel D. Practice: A Handbook ofPrimary Health Care. London: Kluwer-Harrop Handbooks,1980, 3(61): 1–12.

[3] Lassere M, McGuigan L. Systemic disease presenting as arthritis: a diagnostic approach. Aust Fam Physician, 1991,20: 1683–1714.

[4] Carroll GJ, Taylor AL. Drug-induced musculoskeletal syndromes. Current Therapeutics, 2000, b: 47–50.

[5] Rudge S. Joint pain in children: assessing the serious causes. Modern Medicine Australia, 1990: 113–21.

[6] Barraclough D. Rheumatology symptoms: will investigation make a difference? Aust Fam Physician,2001, 30(4):322–326.

[7] Kumar PJ, Clarke ML. Clinical Medicine (5th edn). London: Saunders, 2003: 538–540.

[8] Mashford L (Chair). Therapeutic Guidelines: RheumatologyVersion 1). Melbourne: Therapeutic Guidelines Ltd, 2006.

[9] Barton S ed. Clinical Evidence. London. BMJ PublishingGroup, 2001: 808–818.

[10] Felson DT. Weight and osteoarthritis. J Rheumatol Suppl, 1995, 43: 7–9.

[11] Day R. COX-2 Specific inhibitors: should I prescribe them? Current Therapeutics, 2000b: 9–11.

[12] Osteoarthritis—have COX-2s changed its management. NPS News, 2001, 18: 1–6.

[13] Reginster JY, et al. A controlled trial of glucosamine for osteoarthritis of the knee. Lancet, 2001, 357:251–256.

[14] McAlindon J, Felson DT. Nutrition: risk factors for osteoarthritis. Ann Rheum Dis, 1997, 56: 397–442.

[15] Shmerling RH, Delbanco TL. How useful is the rheumatoid factor? An analysis of sensitivity, specificity and predictive value. Arch Intern Med, 1992, 152: 2417–2420.

[16] Brooks P. Rheumatoid arthritis. In: MIMS Disease Index(2nd edn). Sydney: IMS Publishing, 1996: 446–449.

[17] Ostor A, McColl G. What's new in rheumatoid arthritis. Aust Fam Physician, 2001, 30(4): 314–320.

[18] Cleland LG, James MJ, Proudman SM. Fish oil: what the prescriber needs to know. Arthritis Research and

Therapy, 2006, 8(1): 202-211.

[19] Hall S. Crystal arthritis: a clinician's view. Aust FamPhysician, 1991, 20: 1717-1724.

[20] Janssens H, Janssen M, et al. Use of oral prednisolone or naproxen for treatment of gout arthritis: a double blind randomised equivalence trial. Lancet, 2008, 371(9627): 1854-1860.

[21] Choi HK, Curham G. Soft drinks, fructose consumption and the risk of gout in men: prospective cohort study. BMJ online, 31 January 2008. 39449.819271 BE.

[22] McPhee SJ, Papadakis MA. Current Medical Diagnosis and Treatment (4th edn). New York: The McGraw-Hill Companies, 2010: 735-736.

[23] Edmonds JP. Spondyloarthropathies. Med J Aust, 1997, 166: 214-218.

[24] Vilitanen JV, et al. Fifteen months follow up of intensive inpatient physiotherapy and exercise in ankylosing spondylitis. Clin Rheumatol, 1995, 14: 413-419.

[25] Kincaid-Smith P, Larkins R, Whelan G eds. Problems in Clinical Medicine. Sydney: MacLennan and Petty, 1989: 391.

[26] Hart FD. Early clinical diagnosis of 12 forms of arthritis. Modern Medicine Australia, 1989: 34-40.

肛门直肠疾病　　第37章

> 邓肯因严重痔疮昨晚接受手术治疗，这听起来很令人惊讶。尽管这种病的疼痛很厉害，但因该病的特殊性，很难让人对此种患者产生同情，你一定会发笑吧。
>
> Virginia Woolf 1934，Diary Entry

肛门直肠（肛肠）问题在家庭医生医疗工作中很常见，往往引起患者焦虑，这常和恐惧癌症有关。恐惧多源于直肠出血和肿块的出现。牢记痔和大肠癌之间的相互关系非常重要。

肛肠问题包括：疼痛、肿块、流脓、出血、瘙痒等。常见的肛肠疾病如图37.1所示。

一、肛门直肠疼痛

患者常主诉排便疼痛，或因肛门直肠疼痛出现排便困难。

病因总结如下。

① 无肿胀性疼痛
- 肛裂。
- 肛门疱疹。
- 溃疡性直肠炎。
- 痉挛性肛部疼痛。
- 孤立性直肠溃疡。
- 里急后重。

② 伴有疼痛性肿胀
- 肛周血肿。
- 绞窄性内痔。
- 脓肿：肛周、坐骨直肠。
- 藏毛窦。
- 肛管直肠瘘（间断性）。

1. 肛裂　肛裂引起排便疼痛，常继发于一段时期的便秘（可能是短期的）或里急后重后。有时疼痛难忍，持续数小时并放射到双下肢后侧。肛裂特别是慢性肛裂，可引起肛门直肠轻微出血（鲜红色血），

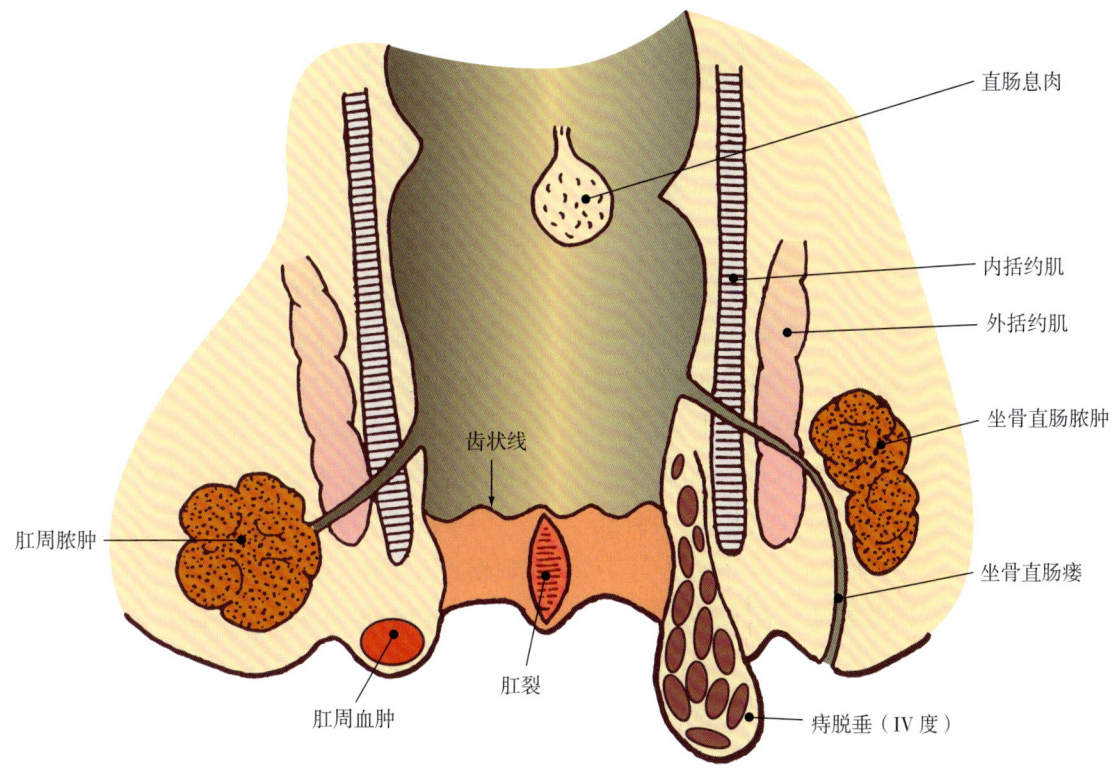

图37.1　常见的肛门直肠病变

常被观察到卫生纸上有点状鲜血。

（1）检查　肛裂常出现在肛门缘，位于中线后方（6点）。裂缝表现为椭圆形溃疡，累及肛门下 1/3，从齿状线到肛门边缘（图 37.2）[1]。

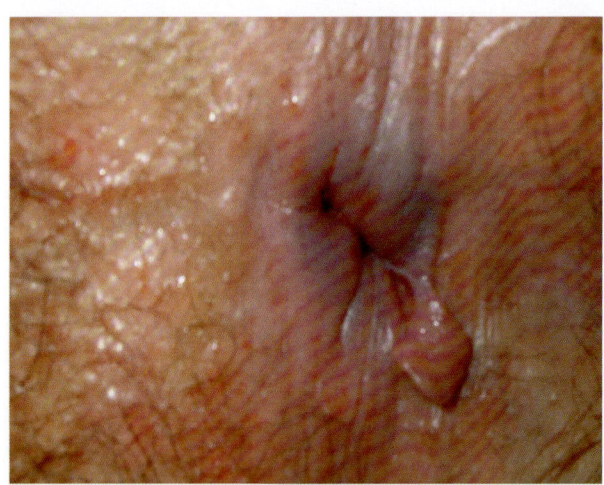

图 37.2　肛裂：肛门边缘的 6 点位置有明显标志性皮赘

因为肛门括约肌疼痛痉挛导致指检和乙状结肠镜检查困难。如果有多个裂隙，应该怀疑克罗恩病。这些裂缝看起来不一样，呈现硬结、水肿并可蓝染。

慢性肛裂常伴有前哨痔。在长期反复发作，肛门边缘可见皮下瘘管，伴随纤维化和肛门狭窄[2]。

肛门直肠疼痛的重要警示性信号

- 体重减轻
- 排便习惯改变
- 发热，体温 > 38℃
- 复发（考虑克罗恩病）

（2）治疗　高纤维饮食和避免便秘（目的是产生柔软蓬松的粪便）可能会有助于治疗和长期预防。局部麻醉和皮质激素类软膏联合应用于裂口可以使症状缓解和促进裂口愈合。洗热水澡可以放松肛门括约肌。急性肛裂通常会自行愈合，或在几周内的高纤维饮食、坐浴或泻药治疗后愈合[2]。

保守治疗是应用稀硝酸甘油软膏（如将 2% 稀硝酸甘油软膏涂抹较低的肛管上，每日 3 次，使用 6 周。治愈率约 50%[3,4]。主要的不良反应为短暂头痛。

内括约肌横向切断术的手术指征是肛裂反复发作，慢性肛裂伴有一定程度的纤维化和肛门狭窄[5]，手术是非常有效的。另一种选择是向括约肌内注射肉毒杆菌毒素。

2. 痉挛性肛门痛（提肛痉挛）

（1）临床特点

- 直肠一过性疼痛。
- 从轻微不适到重度痉挛。
- 持续 3～30 分钟。
- 患者经常从熟睡中痛醒。
- 可发生在一天中的任何时间。
- 肠道功能紊乱。
- 见于成年人，男性多见。

（2）治疗[6]

- 解释和安慰。
- 吸入沙丁胺醇（快速、即时地喷 2 次），疗效确切。

替代方案包括对症应用硝酸甘油喷雾以缓解症状，或应用钙通道阻滞药和可乐定。

3. 孤立性直肠溃疡综合征　好发于青壮年，可表现为疼痛，但通常表现为直肠肿块，引起排便障碍和黏液血便。可通过乙状结肠镜在距肛缘约 10cm 的直肠前壁上观察到溃疡，需与癌症鉴别。常为慢性病程。治疗有一定的难度，包括高渣饮食和避免便秘。

4. 里急后重　里急后重是直肠排便不完全的一种不愉快的感觉，导致患者频繁尝试排便。最常见的原因是肠易激综合征。另一常见原因是在直肠或肛管的异常肿块，如癌症（例如前列腺癌、肛门直肠癌）、痔或粪便过硬。在某些病例中，尽管密集排查但没有任何病因被发现，似乎是功能性的问题。

5. 肛周血肿　肛周血肿是一种在肛周出现的紫色、肿胀的血肿，有触痛。因大便或其他原因用力导致外痔破裂。疼痛程度从轻微不适到严重疼痛不等。被描述为"持续 5 天痛苦的自愈性痔"。

（1）治疗　建议手术干预，特别是存在严重不适的时候。治疗取决于血肿出现相应表现后的时间。

- 发病时间 ≤ 24 小时：血肿未凝结的情况下，无需局部麻醉，用 19 号针头进行简单抽吸。
- 24 小时 < 发病时间 ≤ 6 天：血液已经凝结，在局部麻醉下用剪刀在血肿的顶端做一简单切口（就像在煮鸡蛋的顶上开口一样），推荐通过压缩法去除血

栓。清除血肿会减少发展成皮赘的机会，皮赘是肛门的一个刺激源。

- 发病时间 > 6 天：最好单独留下，除非血肿非常疼痛或感染（很少），否则最好不要进行处理。当先前平展的皮肤出现皱褶的时候证明血肿已消退。

（2）**定期复查** 患者应在 4 周内进行直肠指检和直肠镜检，检查任何潜在的复发因素。预防措施包括增加膳食纤维的摄入量，避免用力大便。

6. **绞窄型痔** 如果痔出现较窄，则会有明显的外周水肿。如果只有 1 个痔出现较窄，直肠镜检查有助于区别绞窄型痔与肛周血肿。最初的治疗方法是休息、冰敷，然后尽早进行痔切除术。最好进行紧急手术。

7. **肛周脓肿** 由肛管感染到肛门腺引起。

（1）**临床特点**
- 严重、恒定的跳痛。
- 发热和中毒症状。
- 相邻肛缘发热、发红、肿胀。
- 非波动性肿胀。

仔细检查寻找可作出诊断的瘘管。

（2）**治疗** 在硬结最明显处做一个较深的"十"字切口并修剪角部，引流管可以放置 7～10 天，无需包扎。

（3）**药物** 如果肛周或直肠脓肿顽固或漫延形成蜂窝织炎，可使用以下抗生素：
- 加甲硝唑 400mg，12 小时 1 次，连用 5～7 天。
- 头孢氨苄 500mg，6 小时 1 次，连用 5～7 天[7]。

8. **坐骨直肠窝脓肿** 表现为臀部肿胀、弥漫、暗红的触痛性隆起物。脓肿通常非常明显，但在检查中脓肿的中心位置不易找到。抗生素疗效不明显，需要尽早行手术引流，并应进行深度全身麻醉。

9. **藏毛窦和脓肿** 是复发性脓肿和流脓在骶骨区域（在臀沟，肛门上端约 6cm）引起的中线藏毛窦，常为痛性脓肿。一旦感染被控制，应切除病灶，并清除所有向内生长的毛发。仅当周围有严重的蜂窝织炎时给予抗生素（如头孢氨苄和甲硝唑）辅助手术引流。藏毛窦的意思是"长毛的小皱窝"，多毛的年轻男子（图 37.3）尤为常见。必要时可转诊，切除窦网部分。

10. **肛瘘** 是肛周皮肤和肛管之间连通的管道，通常在齿状线的水平。通常继发于慢性肛周感染，尤其是脓肿流脓后。常见于克罗恩病患者。如果瘘管穿越括约肌的肌肉组织，手术将会很复杂，确定适合的手术程序是必要的外科观念。

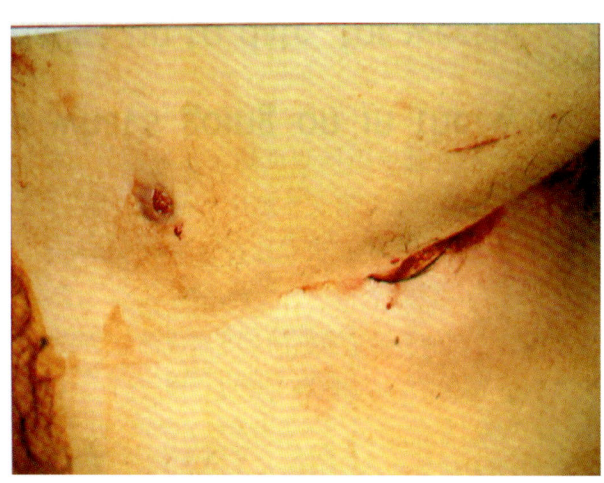

图 37.3 藏毛窦，显示剃毛后露出藏毛窦和侧窦开口。其特征是从中线窦里突出有毛发

二、肛门直肠肿块

肿块在肛门直肠比较常见，患者常常因为对癌症的恐惧而担心。从肛管或直肠出现的肿块，如内痔，往往在排便时间歇出现，并在排便后减小。脱垂病变常见于Ⅱ度和Ⅲ度痔，肛乳头肥大，息肉和直肠脱垂。常见肿块包括皮赘、四度痔和肛周疣（表 37.1）。

表 37.1 常见肛门直肠肿块

脱出性肿块
Ⅱ度和Ⅲ度痔
直肠脱垂
直肠息肉
肛乳头肥大
持续性肿块
皮肤结节
肛周疣（尖锐湿疣）
直肠癌
Ⅳ度痔
肛周血肿
肛周脓肿

1. **皮肤赘生物** 皮肤赘生物通常是未经处理的肛周血肿的遗留产物，可能因为美观、卫生原因，或因为肛门瘙痒或刺激的原因需要被切除。赘生物可能

与慢性肛裂有关。

治疗（切除方法）

局部麻醉下，行一简单的椭圆形切口，切除皮赘，切口通常无需缝合。

2. 肛周疣 鉴别二期梅毒扁平湿疣与常见病毒性疣很重要。局部疗法包括每 2 天或 3 天应用复方足叶草脂或咪喹莫德。

3. 直肠脱垂 为从肛门开始的直肠黏膜（部分）或全层直肠壁不同程度地突出肛门外。似与便秘和慢性肌肉紧张有关。临床特征包括黏性分泌物、出血、里急后重、孤立性直肠溃疡和大便失禁（75%）。

肉眼看到的脱垂是诊断的重要组成部分。手术如直肠固定（固定直肠到骶骨）是完全脱垂的唯一有效的治疗方法[5]。

紧急情况下，喷洒细结晶糖可使脱垂的肿块暂时缩小。

4. 内痔 痔是一种常见于 20～50 岁人群的疾病。约 1/2 的西方人在到 50 岁的时候受内痔的困扰。内痔是一复杂的上级痔动脉和内痔静脉丛分支的血管扩张（图 37.4）。最常见的原因是慢性便秘与缺乏膳食纤维。有 3 个常见的解剖位置，即 3 点、7 点和 11 点（图 37.5）。

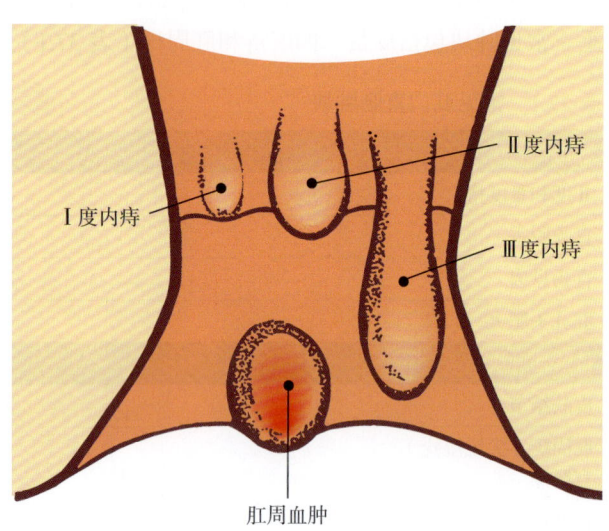

图 37.4　痔的分类

（1）**临床分期和病理**

• 阶段 1：Ⅰ度内痔，齿状线上形成 3 个凸起，新鲜出血常见。

• 阶段 2：Ⅱ度内痔，凸起增大并向下滑动，以

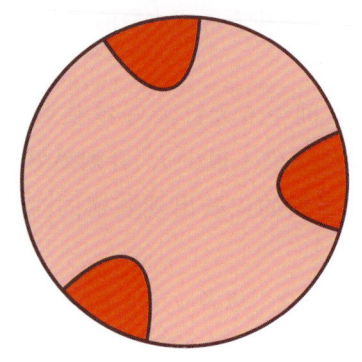

图 37.5　由下看向肛门内，原发痔的 3 个位置

致患者用力排便时意识到团块，放松时感觉团块时消失，出血也是特点之一。

• 阶段 3：Ⅲ度内痔，痔继续变大、向下滑脱，需要手动复位以减轻不适感，出血也是特点之一。

• 阶段 4：Ⅳ度内痔，已发生脱垂，且不能将脱垂的痔复位回肛管。

（2）**症状** 对于多数人而言，出血是主要的也是唯一的症状。"痔"这个词是指流动的血液。其他症状包括脱垂、黏性分泌物、刺激或瘙痒、肠道排空不完全和疼痛（图 37.6）。

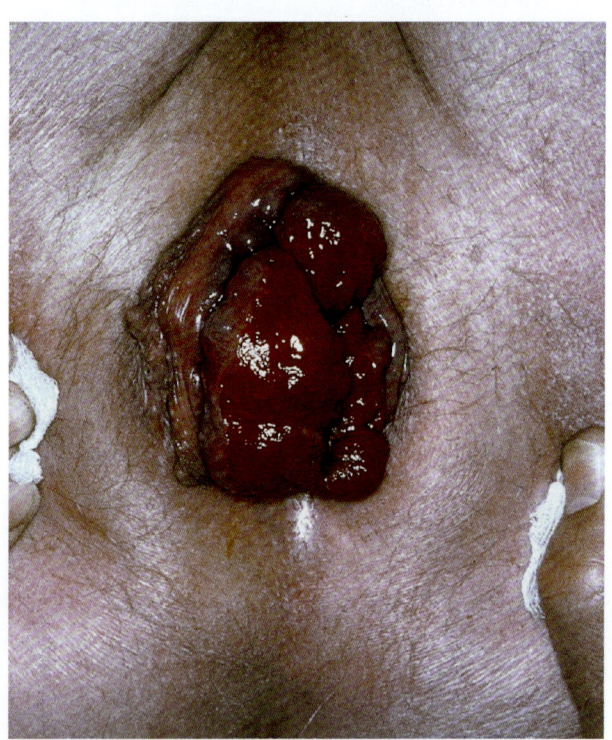

图 37.6　痔严重脱垂：需要手术治疗

（3）**治疗** 痔疮的治疗基于 3 个主要步骤：橡皮圈套扎、冷冻治疗及括约肌切开术。注射治疗现在不那么受欢迎了，综合分析得出的结论是橡皮筋

结扎是最有效的非手术治疗手段[8]。大的绞窄型痔一般需进行手术治疗。最好的治疗方法是预防、软化粪便，使其容易排出以预防痔疮。应该建议人们进食大量新鲜水果、蔬菜、全麦谷物或糠麸以增加膳食纤维的摄入。应在几分钟内完成排便，并避免使用泻药。

三、肛门排泌

肛门排泌是指液体无意识地从肛门或其附近排出。可能的原因如下。

1. 可以自制型
- 肛瘘。
- 毛窦。
- 性病：肛门疣、淋菌性溃疡、生殖器疱疹。
- 孤立性直肠溃疡综合征。
- 肛门缘癌肿。

2. 失禁型
- 轻微失禁——内括约肌无力。
- 严重失禁——提肛肌和耻骨直肠肌无力。

3. 部分自制型
- 粪便嵌塞。
- 直肠脱垂。

四、肛门（粪便）失禁

有研究表明，多达 1/10 的人患有不同程度的大便失禁，常见原因是社会人口老龄化[9]。患者不愿意就医，可能与医生常详细询问有关。男性比女性多见。

除了老龄化，其他病因有肛周损伤，如分娩损伤、肛门手术、肠易激综合征和神经障碍。

如果有肛门失禁症状出现，应尽早转诊到理疗师治疗，或听取自制性护理顾问或结直肠外科医生的建议[10]。

在各种方法中手术是可能的治疗方法，这和括约肌直接修补不同，可定向注射胶原和聚硅氧烷到肛门括约肌和人造肛门括约肌。结肠造口术可能是最后的治疗手段，需要征求患者对此种疗法的意愿。

五、直肠出血

患者表现为在如厕后，卫生纸摩擦严重的痔后发生不同程度的出血。引起直肠出血的各种原因示于图 37.7。常见的原因是息肉、结肠癌、缺血性结肠炎、憩室病和痔。

出血的局部原因包括皮肤擦伤、肛裂、肛周血肿破裂和肛门癌。以新鲜出血为特征表现的一般多可发现有痔，通常是小的非痔疮脱垂性出血所致。

血液的颜色（如鲜红色、暗红色或黑色）和出血的性质（如仅弄脏衣服、大便表面有血迹、夹杂着粪便、大量出血）提示出血来源（表 37.2）。黑色柏油状（黑便）粪便提示上消化道出血，罕见于远端回肠下部出血。患者出现黑便时应住院治疗。

频繁排血便和黏液便提示直肠肿瘤或直肠炎，而近端肿瘤和广泛存在结肠炎则有不同的表现。

大量出血是罕见的，可由憩室症、血管发育不良或多个近端病变如梅克尔憩室（Meckel's diverticulum），甚至十二指肠溃疡引起。血管发育异常是直径 5mm 的黏膜毛细血管和黏膜下后壁静脉扩张，通常发生在没有其他肠道症状的老年患者的升结肠。出血症状持久存在，反复发作。可通过锝标记红细胞扫描或结肠镜检查确定出血位置。

病史还应该包括对任何相关症状的分析，如疼

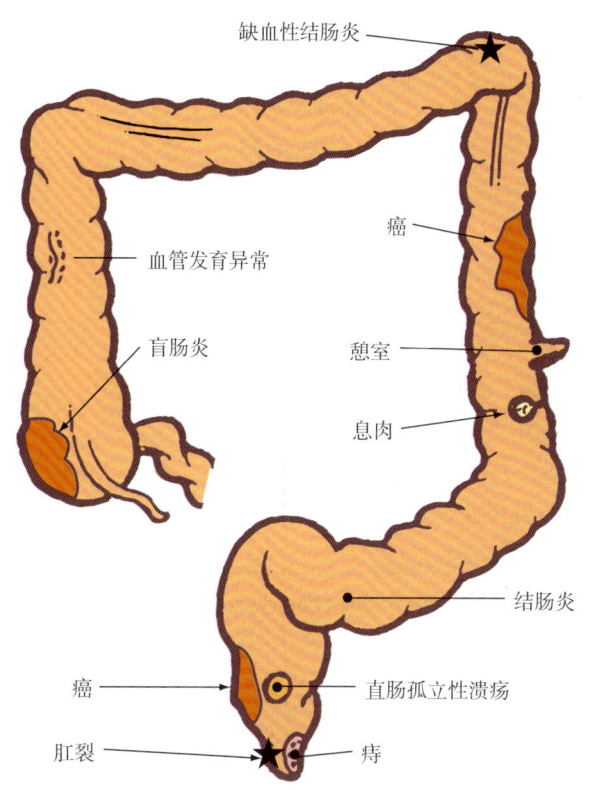

图 37.7　直肠出血的各种原因

痛、腹泻或便秘、肿块的存在，以及排便紧迫感或排便不尽感。排便紧迫感或排便不尽感提示直肠病变。排便习惯的相关改变提示直肠或左半结肠癌。右半结肠癌出血往往是隐匿的，表现为贫血。

检查包括一般情况的评估、肛门视诊、直肠指检和直肠乙状结肠镜检查。如果有任何肠道症状而没有明显的肛门原因或怀疑症状由病变引起，即使存在肛门损伤，也应该通过乙状结肠镜和结肠镜检查排除近端出血。

> **直肠出血的重要警示性信号**
> - 年龄＞50岁
> - 排便习惯的改变
> - 体重减轻
> - 虚弱，疲劳
> - 活动性出血
> - 便秘
> - 痔（可能是恶性的）
> - 癌症家族史

表 37.2　直肠出血的表现和病因[6]

便后出血	内痔
卫生纸可见鲜血	内痔
	肛裂
	结肠癌
	瘙痒症
	肛门疣病和尖锐湿疣
内裤上发现血液和黏液	Ⅲ度痔
	Ⅳ度痔
	直肠脱垂
	黏膜脱垂
	脱垂的黏膜息肉
内裤上发现血液（无黏液）	溃疡性肛周血肿
	肛门癌
血液和黏液与粪便混合	结肠大肠癌
	直肠炎
	结肠炎、溃疡性结肠炎
	大的黏膜息肉
	缺血性结肠炎
血液和粪便混合（无黏液）	小的结肠息肉
	小肠癌
黑便（柏油样黑便）	消化道出血（通常是上消化道）需用较长时间运输至肛门
大量出血（罕见）	憩室病
	血管发育异常
粪便中大量的黏液（血少）	直肠绒毛乳头状瘤
	结肠绒毛乳头状瘤
带有月经血的大便（罕见）	直肠子宫内膜异位症

经允许引自：Orlay, G. Office Proctology, page 11.[11] © Copyright 1987 George Orlay.

六、肛门瘙痒症

肛门瘙痒症，即肛门发痒，是一个令人痛苦的症状，夜间、炎热的天气和运动过程中症状加重。它通常出现在代谢旺盛的成年男性，经常在紧张时和在炎热天气大量出汗时出现。在儿童，应该怀疑蛲虫感染。这也可能是全身瘙痒部分表现，如有全身皮肤疾病，表现在肛门局部。必须排除各种肛门直肠病。脂溢性皮炎是一种特别常见的潜在因素。

1. 体征　皮肤变化可以从出现最轻微的体征到存在显著的病理变化，呈线性溃疡、浸渍或苔藓样变（图37.8）。浅表皮肤变化可表现为湿润、浸渍、干燥、鳞片。认真进行肛门检查是必要的。

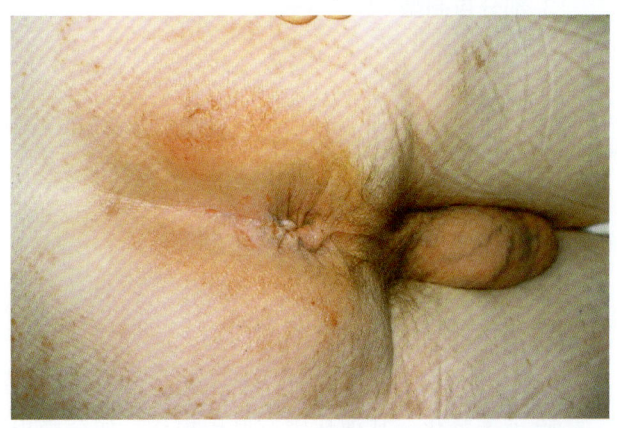

图 37.8　肛门皮肤瘙痒症：长期搔抓致单纯性苔藓样变

2. 病因和加重因素
- 心理因素
— 压力和焦虑。
— 对癌症的恐惧。
- 全身系统性疾病或皮肤疾病
— 脂溢性皮炎。
— 湿疹。
— 糖尿病。
— 念珠菌病。
— 银屑病（在臀沟裂缝中能找到）。

——抗生素治疗。
——蠕虫：蛲虫（蛲虫感染）。
——腹泻，造成表皮脱落。
- 局部肛肠疾病
——痔疮。
——窦道。
——疣。
- 过度清洁。
- 接触性皮炎。
——染色或有香味的卫生纸、肥皂、爽身粉等。
——衣服。
- 出汗过多（在夏季很紧的连裤袜）。

3. 诊断

- 尿液分析（是否有糖尿病）。
- 肛肠直肠检查。
- 显微镜检查刮出碎屑中的生物体。
- 粪便检查肠道寄生虫病。

4. 治疗

- 病因治疗（如果知道的话）。
- 避免应用局部麻醉药、防腐药。
- 建议用亲水软膏洗肛门（代替肥皂水）。
- 最有效的药物（短期治疗[12]）：含 0.1% 醋丙甲泼尼龙的脂肪软膏；或 1% 氢化可的松霜/膏；

或将 1% 氢化可的松膏加到 3% 氯碘羟喹或 1% 克霉唑中，涂抹患处（尤其是怀疑有念珠菌感染和皮肤病时）。

如果是独立的顽固病灶，可皮内注射 0.5ml 醋酸曲安西龙（去炎松）。如果症状非常严重可行分次 X 线疗法。关于肛门卫生的耐心教育是必不可少的。

> **实践要点**
>
> - 大多数情况下，对无并发症的肛门瘙痒可采取简单措施，包括解释和安慰。
> - 避免使用香皂和粉末，用温和的乳液或肥皂替代品。
> - 另外，可开具皮质激素类，特别是 0.1% 醋丙甲泼尼龙。一旦症状缓解，使用 1% 氢化可的松。
> - 多数患者有生活压力和潜在焦虑。
> - 对于有擦烂和过度出汗的肥胖患者，用胶带将其臀部分开。

参考文献

[1] Hunt P, Marshall V. Clinical Problems in General Surgery. Sydney: Butterworths, 1991: 311.

[2] Utzig MJ, Kroesen AJ, Buhr HJ. Conservative treatment of anal fissure. Am J Gastroenterol, 2003, 98: 968–974.

[3] Lund JN, Scholefi eld JH. A randomised, prospective, double-blind, placebo-controlled trial of glyceryl trinitrate ointment in the treatment of anal fissure. Lancet, 1997: 11–13.

[4] Nelson R. Nonsurgical therapy for anal fissure. Cochrane Database Syst Rev. 2006 (4): CD003431.

[5] Schnitzler M. Benign perianal conditions. Update. Medical Observer, 2007: 31–34.

[6] Mashford L (Chair). Therapeutic Guidelines: Analgesic (Version 5). Melbourne: Therapeutic Guidelines Ltd, 2007: 261.

[7] Spicer J (Chair). Therapeutic Guidelines: Antibiotics (Version 13). Melbourne: Therapeutic Guidelines Ltd, 2006: 88–90.

[8] MacRae HM, McLeod RS. Comparison of haemorrhoidal treatments: a meta-analysis. Can J Surg, 1997, 40(1): 14–17.

[9] Kalantar JS, Howell S, Talley NJ. Prevalence of faecal incontinence and associated risk factors. Med J Aust, 2002, 176: 54–57.

[10] Rieger N. Faecal incontinence: how to treat. Australian Doctor, 2008, 21–26.

[11] Orlay G. Office Proctology. Sydney: Australasian Medical Publishing Company, 1987: 11–52.

[12] Marley J (Chair). Therapeutic Guidelines: Dermatology (Version 3). Therapeutic Guidelines Ltd, 2009: 141–142.

第 38 章　胸背部疼痛

> 折磨员工的顽疾来自三方面：第一，久坐；第二，手臂不停地向同一方向运动；第三，为不被雇主解雇而劳累过度。
>
> The Physician Ramazzini 1713

胸背部疼痛在各年龄段人群中均很常见，包括儿童和青少年。临床工作中经常会遇到胸椎关节和肋骨横突关节功能障碍（背部疼痛的重要原因）的患者，多由于一些生活方式如姿势不当和托举重物引起局部压力所致。肌肉和其他关节的应力性劳损也很常见。但因它们多为自限性，且并不太严重，很少被引起注意。这类功能障碍可造成胸壁多个部位的牵涉痛，并与多种内脏疾病如心绞痛、胆绞痛和食管痉挛的临床表现相似。同样，心脏和胆囊疼痛也可引起类似的背痛。

一、重要资料与关注要点

- 脊柱最常见的疼痛部位是肋椎关节，尤其是肋横突关节（图 38.1）。
- 胸椎疼痛可能会牵涉胸壁的任何一个部位，但最常见的部位是肩胛区，即正中线外 2～5mm 的椎旁区，前面为肋软骨区。
- 胸痛（也称为背痛）在合并其他病变的患者中更常见，如脊柱后凸畸形和 Scheuermann 病。
- 胸壁创伤（如身体接触性运动引起的胸部撞击伤）常导致胸椎功能障碍。
- 胸椎间盘突出很少见。
- 老年人胸痛除非发现有明确原因，否则应该考虑心源性因素。
- 如果胸痛不是心脏疾病所致，那么应该考虑胸椎牵涉痛。
- 脊柱转移性疾病中，胸椎是最常见的部位。
- 影响青少年低位胸椎的 Scheuermann 病常与脊柱后凸和反复腰背疼痛有关，对年轻患者应检查其是否存在脊柱后凸和脊柱侧凸，最好从 9 岁时开始检查。
- 触诊是最重要的体格检查之一。

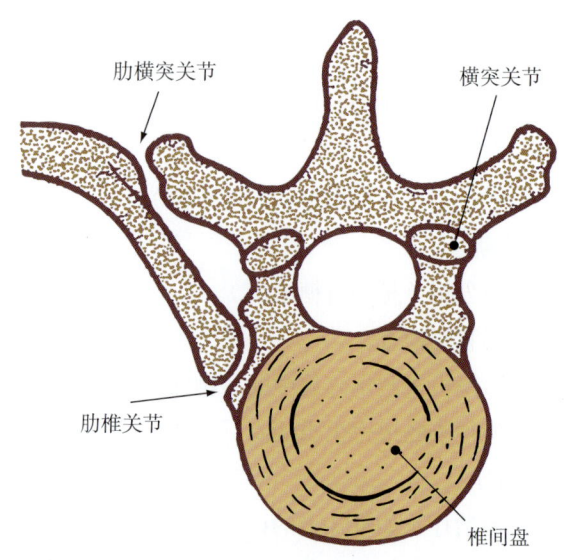

图 38.1　胸椎的功能单位

二、诊断方法

安全诊断策略模型见表 38.1。

1. 可能的诊断　胸背部疼痛最常见的原因是由于经常采取不正确的姿势导致肌韧带受损引起的肌肉和骨骼疼痛。不过这些疼痛常是短暂性的，患者很少就医。临床工作中医生常见到的多是由低位颈椎和胸椎关节功能障碍引起的胸背部疼痛，尤其是胸正中的肩胛间区。

虽然临床上有时会遇到退行性骨性关节炎，但胸椎关节炎相对少见。炎症性脊柱关节病也不常见。很多全身性感染性疾病都可引起背部广泛性疼痛，如流行性感冒（流感）和 Epstein-Barr 单核细胞增多症。这些诊断应视具体病例情况而定。

2. 不能忽视的严重疾病　胸椎的一个特殊问题是许多胸部及上腹部的脏器都可引起后背的牵涉痛，尤其应考虑到心肌梗死和夹层动脉瘤，如表 38.2 所示，曾有神经外科医师描述过一个复杂的病例，即与阿司匹林或华法林治疗相关的硬膜外血肿使患者表现为突发的严重后背痛。

表 38.1　胸背痛的诊断策略模型

问	可能的诊断
答	肌韧带损伤（主要是体位性） 脊柱功能障碍
问	不能忽视的严重疾病
答	心血管疾病 ・心肌梗死 ・夹层动脉瘤 ・肺梗死 ・硬膜外血肿（血液稀释剂） 肿瘤 ・骨髓瘤 ・肺癌（伴浸润） ・转移癌 严重感染 ・胸膜炎 ・感染性心内膜炎 ・骨髓炎 气胸 骨质疏松症
问	常被遗漏的疾病
答	心绞痛 胃肠道疾病 ・食管疾病 ・消化性溃疡（穿孔） ・肝胆管疾病 ・胰腺疾病 带状疱疹 脊椎关节病 肋软骨炎 ・Tietze 综合征 纤维肌痛综合征 风湿性多肌痛 慢性感染 ・结核病 ・布氏菌病
问	七种假象
答	抑郁症　　　√ 糖尿病　　　— 药物　　　　— 贫血　　　　— 甲状腺疾病　— 脊柱功能障碍　√√ 尿路感染　　√
问	患者试图告诉我什么？
答	是，很可能有很多其他原因。

表 38.2　胸背痛的非肌肉骨骼性原因

心脏	心肌梗死 心绞痛 心包炎
大血管	夹层动脉瘤 肺栓塞（少见） 肺梗死 气胸 肺炎或胸膜炎
食管	食管破裂 食管痉挛 食管炎 食管癌
膈下疾病	胆囊 胃　　　　⎫ 十二指肠　⎬（包括溃疡） 　　　　　⎭ 胰腺 膈下器官
多种感染	带状疱疹 Bornholm 病 感染性心内膜炎
精神因素	

（1）**心肺疾病**　发生在胸椎相应部位的急性疼痛可能提示不良的后果。因此，须谨记各种威胁生命的心肺和血管疾病。在肺部导致急性胸背部疼痛的疾病有自发性气胸、胸膜炎和肺梗死，疼痛可能与感染性心内膜炎导致的栓塞有关。常见的心肌梗死或急性冠脉闭塞可能致肩胛区背痛，但这种情况不多见。异常疼痛的夹层动脉瘤或主动脉瘤破裂可能导致胸背痛，并伴有低血压。

（2）**骨质疏松症**　由骨质疏松症引起的病理性骨折可导致胸背痛。因此，对出现背痛的患者，不论男性还是女性都应考虑此病，尤其是超过 60 岁者。同时还应考虑到与不恰当的物理治疗相关的疼痛，如脊柱推拿术。

（3）**急性感染**　可累及脊柱的感染性疾病包括骨髓炎、结核病、布氏菌病、梅毒和沙门菌感染。对于年轻患者（骨髓炎），农业工人（布氏杆菌病）、来自东南亚和第三世界国家的移民（结核病）中的患者应怀疑这些疾病。如存在健康状况不佳和发热时应进行这些感染性疾病的相关检查。

（4）**肿瘤**　幸运的是，脊柱肿瘤并不常见。然而全职医师在每年遇到的背部疾病中也会有几例病例，尤其是转移性脊柱肿瘤。

最常见的3种转移到脊柱的恶性肿瘤分别来源于肺、乳腺和前列腺（都是成对的结构）。原发于甲状腺、肾、肾上腺者则比较少见。

恶性黑色素瘤如霍奇金淋巴瘤引起的网状细胞增多症可累及脊柱。原发于椎体的恶性肿瘤包括多发性骨髓瘤和肉瘤。

良性肿瘤常来源于神经系统。骨样骨瘤为一种有趣的肿瘤，摄入过多酒精可使其恶化，而阿司匹林则能使其缓解。

表38.3归纳总结了累及脊柱的肿瘤。

表38.3　累及胸椎和腰椎的重要肿瘤

	良性	恶性
来源于骨	骨样骨瘤 血管瘤 成骨细胞瘤 动脉瘤样骨性囊肿 嗜酸细胞性肉芽肿	原发性 • 原发性骨髓瘤 • 淋巴瘤（如霍奇金淋巴瘤） • 肉瘤
脊柱	硬膜外 • 脂肪瘤 • 神经瘤 • 纤维瘤 硬膜内 • 神经瘤 • 室管膜瘤 • 脊索瘤 • 脑膜瘤	继发性 • 乳腺 • 肺 • 前列腺 • 肾上腺或肾 • 甲状腺 • 黑色素瘤 直接转移 • 胃 • 大肠 • 胰腺 • 子宫、子宫颈或卵巢

引自：Kenna and Murtagh.[2]

对于临床医师来说，遇到下列症状和体征时应警惕恶性肿瘤：

- 老年人出现背部疼痛。
- 严重背痛，休息不能缓解（包括夜间痛）。
- 急剧加重的背痛。
- 全身症状（如无法解释的体重下降、发热和全身不适）。
- 有癌症治疗史（如皮肤黑色素瘤切除史）。

存在这些情况的患者应进行红细胞沉降率和脊柱X线检查。

肺癌最常被误诊为胸椎疾病，如肺间皮瘤可侵犯到胸膜或邻近脊柱结构。

3. 常被遗漏的疾病　表现为肩胛区疼痛的疾病，包括缺血性心脏病、出疹之前的带状疱疹和各种胃肠道疾病。表现为低位胸椎疼痛的穿透性十二指肠溃疡和食管痉挛是常被遗漏的两种情况。

炎症性风湿病很少发生在胸椎，但强直性脊柱炎等脊椎关节病有时累及胸椎，多出现于骶髂关节炎后。

4. 七种假象　这类疾病中，脊柱功能障碍是最突出的原因。但是尿路感染可能导致低位胸椎部疼痛。抑郁症常提示要考虑各种疼痛综合征，尤其是背痛，它能夸大椎体功能障碍或其他慢性疾病所致的疼痛。

5. 精神因素　精神或非器质性原因导致的背痛可能其使诊断和治疗陷入复杂的两难局面。患者前后不一致的行为和性格可以明显地提示精神疾病的存

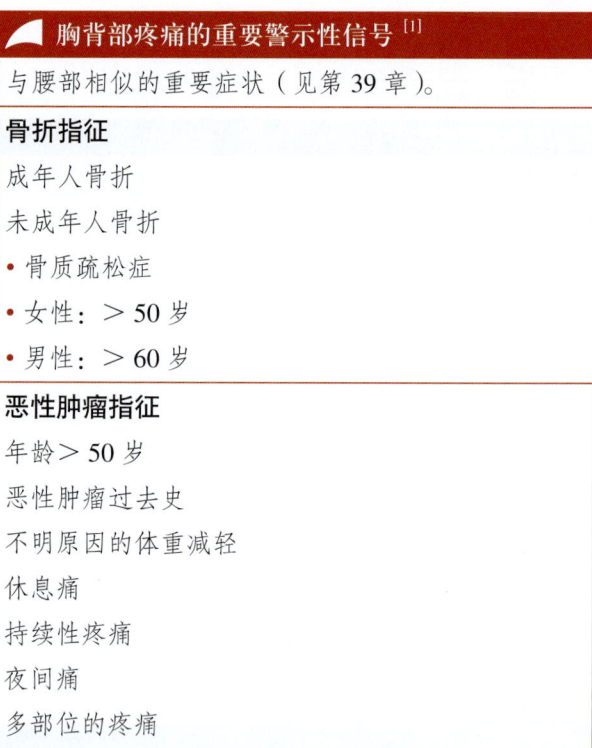

胸背部疼痛的重要警示性信号[1]

与腰部相似的重要症状（见第39章）。

骨折指征

成年人骨折

未成年人骨折

- 骨质疏松症
- 女性：＞50岁
- 男性：＞60岁

恶性肿瘤指征

年龄＞50岁

恶性肿瘤过去史

不明原因的体重减轻

休息痛

持续性疼痛

夜间痛

多部位的疼痛

对治疗不敏感

感染指征

发热

盗汗

感染的危险因素

其他严重情况

胸部疼痛/沉重感

气促、咳嗽

在。但是，通常是采取排除性诊断。很显然，每个有急性或慢性疼痛的患者都存在一些功能性问题。因此，应对这些患者进行适当地安慰，要明确告诉他们：疼痛症状会随着时间消退，并未患癌症。

三、解剖和临床特征

图 38.1 阐述了胸椎的功能单位。虽然关于胸椎疼痛原因的文献和证据不多，但有强有力的证据提示胸椎疼痛主要来源于骨突关节和肋椎关节[3]。任何一个胸椎都有 10 个不同的关节，因此都有潜在功能障碍，进而也使得对某一特定关节的临床准确定位带来困难。

胸椎关节中只有肋骨横突关节是滑膜关节。每根肋骨都有肋骨横突关节和肋骨胸椎关节两个关节。它们与骨突关节一起都可表现为邻近胸部中线的局限性背痛或脊柱远端的放射性痛。而其主要症状似乎与胸椎没有关系。

图 25.2 示例了引起胸椎疼痛的常见部位（第 25 章相关内容），图 38.2 显示了胸神经根的皮肤分布。

此疼痛模式只可作为指导性参考，因为对于不同个体差异很大，同一个体的每一神经分布的皮肤节区都有很大的重叠。带状疱疹的临床分布更证实了此情况。

1. 上胸部疼痛[1] 上部胸椎关节功能障碍常产生局限性疼痛，随后出现局部强直，且同样会导致远端症状，其可能是通过自主神经系统产生的。

一个被称为 T_4 综合征的特殊病症群可引起上肢、头部和后颈部弥散性隐痛[4]。体检可发现其上胸段的活动度受限。且已证实此综合征对脊柱推拿按摩的反应较好，推拿按摩可使脊柱活动度完全恢复。

然而，大多数背部疼痛、强直和不适感都源于上、中胸段的关节功能障碍，患者常诉"我的肩胛区疼痛"。

2. 肋椎关节功能障碍 胸椎的独特之处在于肋椎关节的存在。肋椎关节的功能障碍常会引起距胸部中线 3~4cm 处局部疼痛。此部位正处于肋骨连接横突和椎体的关节处。这通常也是引起胸背部中线到侧胸壁，甚至到前胸壁放射痛的原因。

当症状向周围放射时，只有当肋骨活动引起肋椎关节疼痛才能确立诊断。这个检查同时也能引起牵涉痛。

图 38.3 显示了这些关节异常引起的放射痛的形式，并突出显示了胸椎异常引起前胸和上腹部放射痛的能力。当患者叙述疼痛集中在前胸，而不提及后背痛时，就会给医生造成错觉。图 38.3 的阴影区域代表了在患者脊柱背侧注射高张力性盐水后引起疼痛的区域。

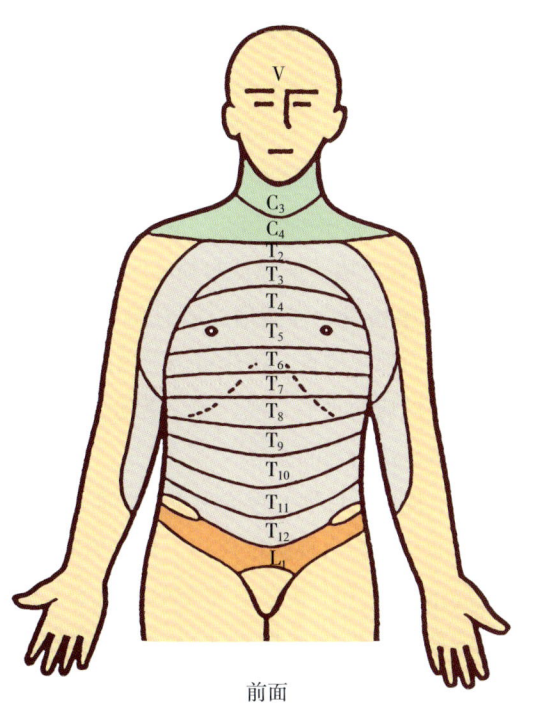 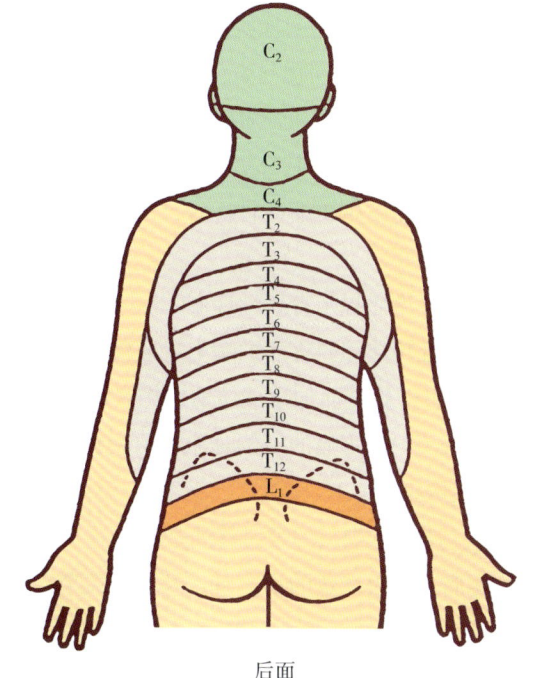

前面　　　　　　　　　　　后面

图 38.2　胸神经根的皮区，显示可能的牵涉区域

经允许引自：C Kenna and J Murtagh. Back Pain and Spinal Manipulation（2nd edn），Oxford: Butterworth-Heinemann, 1997.

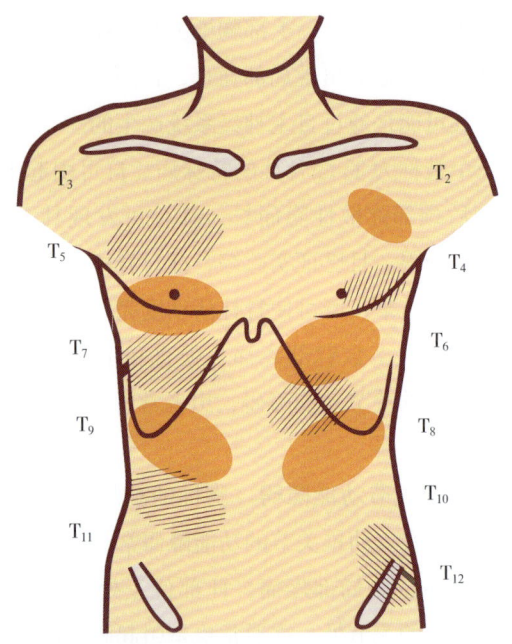 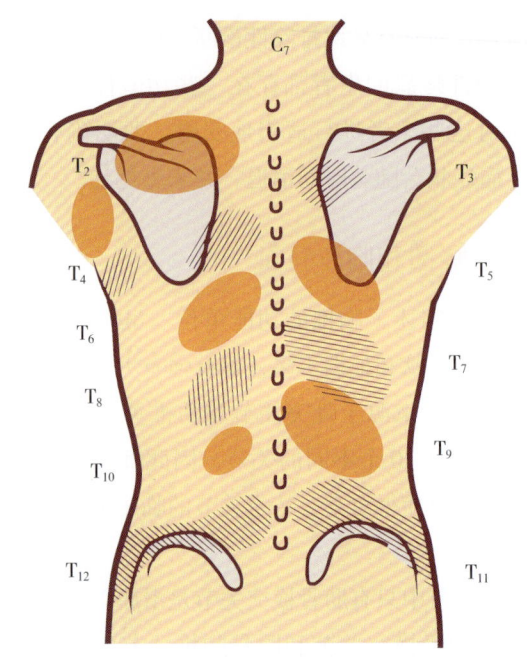

图 38.3 刺激胸椎深关节后 Kellegren（1939）牵涉痛模式

四、临床方法

1. 病史 采集胸背痛患者的病史应包括常规的疼痛分析，这通常能为诊断提供重要线索。患者的年龄、性别和职业常与之相关。胸椎疼痛常见于长期弯腰久坐的人群，尤其是在办公桌前工作的人。因此，学生、秘书和速记员都是危险人群，以及哺乳期母亲，她们必须抱举她们的婴儿。

发生于结核病和脊髓灰质炎等疾病的脊柱后凸、脊柱侧凸或驼背的患者同样易发生反复胸背部疼痛。老年人更容易患胸椎肿瘤和骨质疏松。老年性骨质疏松症常易被遗漏。因为到其发展为压缩性骨折之前，多是无症状的。而发生压缩性骨折后，其疼痛症状则可持续 3 个月。

昼夜持续性疼痛提示有恶性病变。

来源于胸椎功能障碍疼痛的病史特征包括：

- 疼痛随躯干旋转而加重或缓解。患者的疼痛可能在旋转（扭动）至疼痛的一侧时加重，而旋转至相反的方向时则缓解。
- 咳嗽、打喷嚏或深呼吸时疼痛加重。这可以导致尖锐的疼痛，如果严重的话，可累及肋椎关节。但必须注意排除肺炎和胸膜炎。
- 稳固的压力可使疼痛缓解。患者可能诉说其背痛可通过挤压而缓解，诸如靠紧墙角做挤压动作。

鉴别胸痛是源于椎体功能障碍还是心肌缺血极为重要。

关键问题

- 您能否回忆起背部受伤的情况？比如举重物。
- 您是否有胸或背部摔伤的经历么？
- 疼痛在夜间出现吗？
- 有无腰痛或颈部疼痛？
- 疼痛是否出现于走路或任何用力活动后？
- 疼痛是否在进食后或在夜间睡觉后立即出现？
- 您是否注意到曾有发热或大汗？尤其是在夜间。
- 是否注意到疼痛部位附近出现皮疹？
- 您服用什么药物？是否服用治疗关节炎或疼痛的药物？是否服用可的松？
- 当您深呼吸、咳嗽或打喷嚏时会发生什么？

2. 体格检查 强调通过脊柱触诊检查胸椎——正中及侧面都应检查。触诊可诱导出患者的症状，同时可发现疼痛的水平。视、触、活动、X 线片是检查胸椎疾病是最恰当的方法。

（1）视诊 仔细的视诊很重要，通过视诊可能发现患者为什么会出现胸椎疼痛。记录脊柱的对称性、任何局部瘢痕、皮肤皱褶和畸形、斑疹、肩胛骨的形状或肌肉痉挛的证据，并注意有无脊柱后凸和脊柱侧弯。

脊柱后凸可能是广泛的，后背为平滑均匀的轮廓。也可以是局限性的，是由椎体塌陷所致。广泛的脊柱后凸常见于老年人，尤其是那些患有脊柱退行性疾病的人。在年轻人，可能提示是 Scheuermann 病。

对年轻人应筛查脊柱侧弯（图 38.4），这种情况在前屈位（图 38.6）时更明显。注意检查有无发现任何胸壁的不对称、肩胛骨的不对称和两侧肩部高低不等的情况。脊柱后凸一个有意义的体征是肩部高低不等和明显的翼状肩胛骨。当从前方看到乳头水平不同高时，则提示脊柱侧弯的存在，或其他问题导致一侧肩膀下垂。因此，视诊应从后方、侧方和前方等多方位进行观察、检查。

（2）**触诊** 最佳的体位是让患者俯卧在检查台上，使胸椎更好地轻度前屈。可以通过降低检查台高度来实现这一体位。用拇指指腹顶部或掌骨（豌豆骨的突起和第五掌骨的外侧缘）检查每个关节的被动伸展情况。用适度力量上下弹性按压，并保持肘部伸直。但要高于患者身体。询问患者如此按压是否能诱发疼痛。

除了问患者"这样痛吗？"，还要注意：
- 疼痛分布和随着运动时的改变。
- 活动的范围。
- 关节阻力的类型。
- 有无任何肌肉痉挛。

为了诱发患者的疼痛，触诊必须遵循以下步骤：
- 把握中间点——正在棘突上。
- 脊柱两侧侧——骨突关节上（距中线 2～3cm）。
- 横位——棘突旁。
- 一侧——肋横突关节（距中线 4～5cm）。
- 一侧——肋骨上（用手掌尺侧缘沿肋骨的轴触诊肋弓后面）。

（3）**活动** 主要可以用四种活动来评估胸椎，其中最重要的是旋转运动。因为这是诱发患者疼痛最常见的活动。来源于关节面或肋椎关节。胸椎的活动及其正常范围为：
- 背伸 30°。
- （左和右）侧屈 30°。
- 前屈 90°。
- （左和右）旋转 60°。

让患者坐在检诊台上，双手放于颈后，然后开始运动。检查这四种主动运动的活动度，并记录任何可动性降低情况、活动的范围改变、诱发症状和肌肉痉挛的情况。

3. 辅助检查 主要的辅助检查是 X 线检查，此检查可能排除基本的异常和疾病，如骨质疏松症和恶性肿瘤。如果怀疑严重疾病如恶性肿瘤或感染，且 X 线平片未能发现异常，那么进一步行放射性核素骨扫描。CT 扫描在评估胸椎疼痛中意义不大。其他需要考虑的辅助检查包括：
- 全血检查（FBE）、ESR 和 CRP。
- 血清碱性磷酸酶。
- 血清电泳，诊断多发性骨髓瘤。
- 本周蛋白。
- 布氏菌凝集实验。
- 血培养，用于诊断化脓性感染和细菌性心内膜炎。
- 结核杆菌检查。
- HLA-B_{27} 诊断脊椎关节病。
- 心电图或负荷心电图实验（怀疑心绞痛时）。
- 胃镜或钡剂检查（消化性溃疡）。
- MRI 或 CT 扫描。
- 如怀疑肿瘤或代谢性疾病，可进行放射性核素骨扫描。

五、儿童胸背部疼痛

最常见的儿童胸背部疼痛为姿势性胸背痛，也称

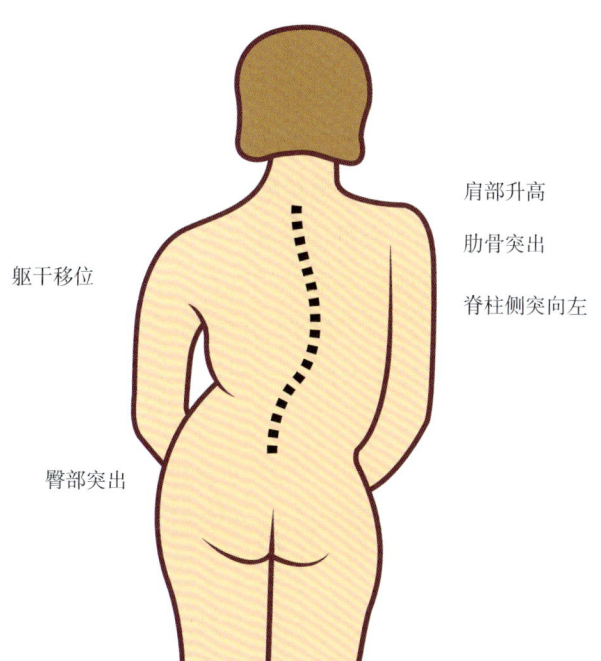

图 38.4 青少年特发性脊柱侧弯：典型的躯干和胸椎构型

为"电视性背痛",常见于学龄期青少年女孩。常采用排除法进行诊断。

虽然感染(如结核病、椎间盘炎和骨髓炎)和肿瘤(如骨样骨瘤和恶性骨肉瘤)在儿童中很少见,但却是儿童期的重要疾病。

儿童尤其是青少年的胸椎关节功能障碍很常见,而且经常与创伤有关,如运动中的严重跌倒或从高处摔伤(如从马上摔下),当然也要排除骨折。

须考虑的感染性疾病包括青少年强直性脊柱炎和脊柱骨软骨炎(Scheuermann病),该病可能影响青少年男性患者的低位胸椎(大约为 T_9)或脊柱的胸腰段。脊柱骨软骨炎可能没有明显症状,但其与背痛有关,尤其当患者长大以后。它是脊柱后凸最常见的原因。

筛查青少年的特发性脊椎侧凸很为重要,此症可能不伴背痛。

1. 脊柱后凸畸形[5] 从侧面看时脊柱后凸是胸椎的正常曲线。脊柱后凸的正常范围是 20°~45°(图 38.5)。后凸的角度过大(>45°)则出现后凸畸形。儿童脊柱后凸(包括婴儿期)可能是先天性的。在青少年通常是由脊椎骨骺骨软骨病或姿势不当造成。在成人,被认为是由强直性脊柱炎与老年骨质疏松症引起。脊柱结核可引起严重畸形。患有明显脊柱后凸畸形的儿童应该转诊,以进行包括锻炼、练习、物理矫正或手术的治疗。

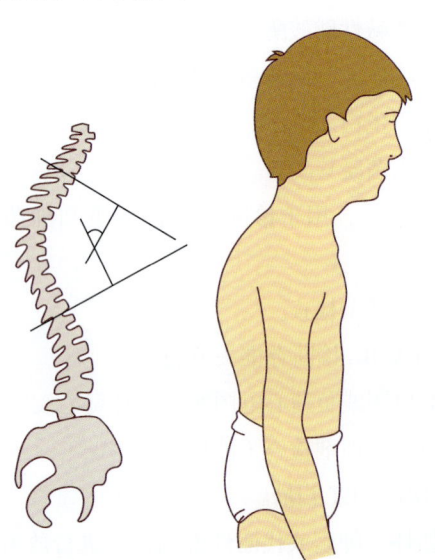

图 38.5 脊柱后凸:测量侧位 X 线上、下最弯曲的椎骨之间的倾斜角度

2. Scheuermann 病 这是影响 T_7、T_8、T_9、T_{11}、T_{12} 段的一种原因不明的结构性矢状面畸形性疾病。

(1)临床特征
- 发病年龄为 11~17 岁。
- 男性多于女性。
- 低位胸椎受累。
- 胸痛或无症状性。
- 1~2 个月以上不断增加胸椎后凸程度。
- 椎骨楔入。
- 楔入处疼痛,尤其在弯腰时(仅有 20% 表现为疼痛)。
- 腘肌肌腱变短。
- 触不到脚趾。
- X 线片可明确诊断(侧位)——显示 Schmorl 结节和前方椎体楔入。

(2)治疗
- 解释安慰和支持治疗。
- 伸展锻炼,避免前屈。
- 矫正体位、姿势。
- 避免提举和弯腰运动。
- 如果畸形严重,可考虑采用支具或手术。
- 如果检查为伸展过度,用 Milwaukee 支具可预防畸形。

3. 青少年特发性脊柱侧凸 有 5% 的青少年都有一定程度的脊柱侧凸[6]。大多数的脊柱侧凸比较轻微,没有任何不良后果,男孩和女孩中的发病情况相当。85% 的严重青少年脊柱侧凸见于女孩。遗传是其中的一个因素。女性一级亲属发病率最高(12%)。侧凸畸形在 10 岁开始发展。这种弯曲在青春前期表现出来,通常与快速生长期相重合。筛查试验(通常在 12~14 岁时,但理想年龄应提早在 9 岁时进行)应注意了解前屈时背部的轮廓(图 38.6)。对青少年常规的物理筛查应包含此方面内容。

(1)试验 受试者双脚平行并拢站立,尽可能地向前弯腰,双手臂伸展,掌心相对,指向两侧大脚趾的中间。

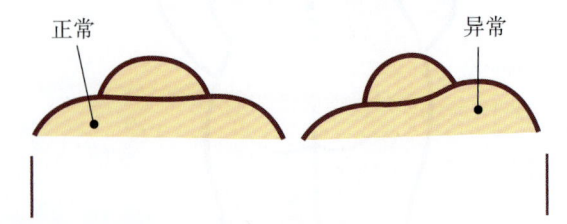

图 38.6 筛查青少年特发性脊柱侧凸:检查前屈时的不对称性

（2）辅助检查　一张直立位脊柱X线平片就足够[7]。Cobb角（图38.7）是常用的测量标准。

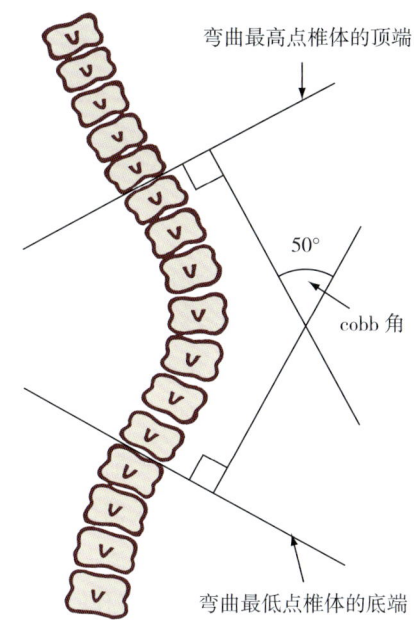

图 38.7　脊柱侧凸，Cobb角的测量

（3）治疗

① 目的
- 维持良好的外表体型——双肩平行对称，没有躯干倾斜。
- 预防成人后屈度增加：小于45°。
- X线片显示脊柱垂直。

② 方法
- 支具
— Milwaukee支具（少用）。
— 高密度聚乙烯腋下矫形器。
— 每天戴20～22小时，直至达到骨骼成熟。
- 外科矫正：取决于其屈度和骨骼成熟度。

③ 治疗指南
- 仍在生长期者：
< 20°：观察（定期体格检查+X线检查）。
20°～30°：观察，如有进展，可使用支具。
30°～45°：支具。
≥45°～50°：手术。
- 已完成生长者：
< 45°：可不予处理。
> 45°：手术。
> 20°：建议就医咨询。

六、老年人胸背部疼痛

虽然老年人椎体功能障碍很常见，但功能性原因导致的胸背部疼痛并不是老年人的特征。况且当老年人表现为胸背疼痛时，必须仔细查找有无器质性疾病。需要考虑的特殊疾病包括：
- 恶性疾病（如多发性骨髓瘤、肺癌、前列腺癌）。
- 骨质疏松症。
- 椎体病理性骨折。
- 风湿性多肌痛。
- Paget病（可能为无症状性）。
- 带状疱疹。
- 内脏疾病：缺血性心脏病、穿透性消化性溃疡、食管疾病、胆囊疾病。

七、胸椎功能障碍

这是临床上最常见的引起疼痛的原因，而且相对容易诊断。通常由于小关节紊乱综合征引起的胸椎关节、肋椎关节、胸肌韧带的结构的单独或组合活动度下降所致。治疗功能性疾病的疼痛最有效方法根据医生对这方面特殊兴趣与经验有所不同。目前尚缺乏支持这些多样性治疗的研究和证据，特别是局部注射和物理治疗。许多人认为有些手法操作可在短期内有效缓解疼痛，甚至立刻见效。

胸痛的典型类型[2]：

年龄	任何年龄，尤其是20～40岁者
损伤史	有时缓慢起病，有时突然发病
部位和放射情况	脊柱和椎旁、肩胛、手臂、前胸、侧胸、胸骨后、髂嵴
疼痛的典型特点	钝痛，偶尔为尖锐性刺痛。严重程度与活动、部位和姿势有关
加剧因素	深吸气、胸部体位性活动、下滑或弯曲、上楼、运动（例如抱举孩子、铺床）、床铺太硬或太软、睡觉或采取坐姿时间过久
相关因素	慢性不良姿势
诊断的确立	脊柱检查、对手法推拿矫正的治疗反应

治疗

① 一线治疗
- 用宣传页资料向患者解释。
- 给予患者安慰与信心，包括告知他们疾病可能会自行恢复。

- 根据疼痛水平继续活动锻炼。
- 背部训练项目。
- 镇痛药（如对乙酰氨基酚）。
- 姿势训练。
- 脊柱活动锻炼和推拿（如果适合的话）。

② 脊柱活动锻炼和手法推拿：脊柱活动锻炼有助于缓解病情，但推拿治疗能获得更好、更快的效果。可以采用的技术方法有许多种，具体选择哪种技术则取决于背部受累的部位。胸骨推压（Nelson 持有）支撑术在上胸段的疼痛治疗中被广泛应用而交叉豌豆骨技术（患者俯卧）或后前位间接牵引（患者仰卧，图38.8）被认为对中段胸椎性疼痛最有效[8]。

1. 胸椎间盘突出　胸椎间盘突出不常见。其发生率不高与肋缘强有力的夹板样固定作用有关。多数的椎间盘突出发生于 T_9 以下，最常见的部位是 $T_{11}\sim_{12}$。

最常见的表现是背痛，及其相应部位的皮肤放射痛。所以对相应胸椎水平有神经症状的患者应考虑椎间盘突出。可能包括下腹部肌肉松弛的部位。

然而，胸椎间盘损伤易引起脊髓受压，表现为感觉缺失、膀胱失禁和运动神经元受损。相对来说，胸椎间盘突出一般不通过外科手术干预，但是在过去十年，由于侧路经胸手术使得手术治疗胸椎间盘突出有了显著进步。

2. 空洞　通常在对胸背部疼痛患者行放射检查发现，实际上空洞本身可能是无症状的。空洞是一种罕见的，存在于脊髓内的充满液体样的囊腔。通常是一种先天性异常，但需要排除肿瘤可能。空洞通常开始出现于颈椎水平，继而向下延伸。一般采取保守治疗，但如有症状，则宜转诊到相关专家考虑干预治疗。

3. 肌肉损伤　在胸壁，肌肉损伤如肌肉撕裂并不常见。牢固的椎旁肌肉常不是引起胸痛的病因。但剧烈喷嚏或咳嗽或用力过度（如从高于头顶的行李架取较重的手提箱）则可引起肋间肌、前锯肌和腹部肌肉肌腱劳损从而导致疼痛。

八、肩胛胸关节异常[9]

肩胛骨与胸壁之间的滑动面允许肩胛骨有相当大范围的运动，这极有利于肩部的重要运动。包括菱形肌、前锯肌和肩胛提肌的一组肌肉可以帮助稳定肩胛骨运动，同时，它们也可能是肩胛区疼痛的来源。

1. 肩胛部弹响　患者主诉在肩胛外展时出现一声开裂或断裂声。并经常会有相关的捻发音。伴有沿肩胛内侧缘的疼痛。患者可能会养成一种前后甩肩膀发出咔嚓声的神经质性的习惯（"恶作剧"）。体检时，在做上臂充分外展时通常有肩胛骨的活动过度、运动幅度异常和内侧缘触痛。

原因（少见）可能为潜在的骨异常，如在肩胛骨上缘有骨刺或患肿瘤。X 线检查应包括侧位片，寻找肩胛骨的这种可能性。

治疗
- 解释和安慰（如 X 线平片正常）——否则切除任何骨质异常。
- 避免反复做肩胛部运动和"恶作剧"性动作。
- 在物理治疗基础上进行适度活动。
- 在任一肌肉疼痛点进行局部麻醉和激素浸润封闭（小心）。
- 针对触痛点进行深度按摩。

2. 肩胛肋骨综合征　这种情况常导致严重的局部疼痛和压痛，沿肩胛骨内缘上部，向周围胸壁和肩胛带放射到到颈部。长时间使用肩膀的患者，疼痛通常更为严重。这种情况在打字员、运动员和其他运动人群中很为常见。与不良的姿势有关。原因可能是因姿势不良引起的包括肩胛骨与胸壁之间的摩擦、脊柱侧凸、创伤和肌筋膜应变。

治疗
- 避免诱发疼痛的运动。
- 了解保持正确姿势、锻炼和伸展肩胛骨的方法。
- 深层摩擦按摩。

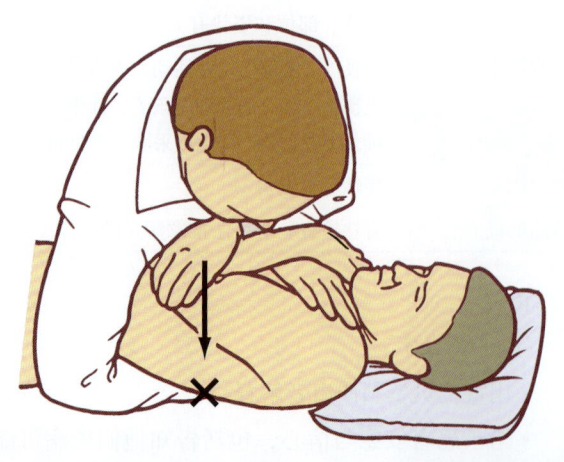

图 38.8　采用后前位间接牵引手法治疗中段胸椎功能紊乱

- 疼痛区局部注射麻醉药和皮质激素。

3. 翼状肩胛 平时这种情况的不对称性可能并不明显，试图通过收缩前锯肌，伸手臂用力推墙时显出现两侧的不对称。可能有肩胛部不适。常见原因是前锯肌的神经麻痹。麻痹可能是由于胸长神经损伤（C_5、C_6、C_7 神经根）造成的，如颈部损伤或肩胛上区受到直接的长时间风吹，以及由于过度背负重包、严重下垂手臂、颈部用力推拿等引起的臂丛神经损伤。大多数情况下可自发缓解，但可持续 1~2 年。

九、纤维肌痛、纤维织炎和肌筋膜触发点

相对来说，纤维肌痛并不常见，但一旦遇到，在治疗过程中会很为棘手。纤维肌痛与纤维织炎或痛觉触发点不同，建议转诊给相关专家或多学科疼痛门诊进行明确诊断。

纤维织炎不是一个诊断而是一个症状，指软组织有局限性触痛或疼痛，尤其是胸椎上段区域，纤维织炎可能总是继发于胸椎上段或颈椎下段的功能障碍。

1. 肌筋膜触发点 正如 Travell 和 Rinzler 所描述的，触发点的特征为[10]：
- 局限性触痛。
- 局部抽搐伴邻近肌肉兴奋。
- 当受到压力时，疼痛可向别处放射。
- 触发点可能与缓解疼痛的针灸部位一致。

治疗[11]

局部注射相对容易，且效果良好。确定疼痛最严重处，在痛点注射 5~8ml 局部麻醉药（如 1% 的利多卡因/塞鲁卡因，图 38.9）。注射后应进行按摩或锻炼。

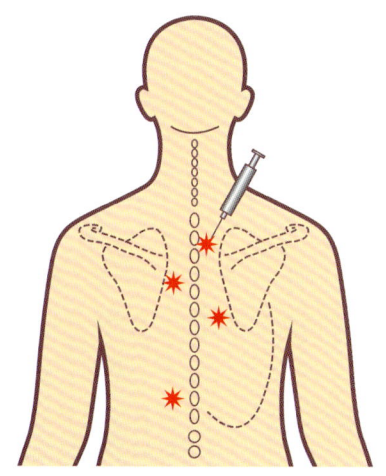

图 38.9 肌筋膜触痛点的注射

不要
- 使用大剂量局部麻醉药。
- 使用皮质激素。
- 引起出血。

而应要
- 仅仅使用中等量的局部麻醉药。

2. 纤维肌痛综合征[12]

（1）**临床特点** 主要诊断特征包括：
- 有广泛性疼痛（颈部或腰部）的病史。
- 手指按压 18 个点中有 11 个点疼痛。

这些点必须是疼痛点，而不是触痛点。Smythe 和 Moldofsky 推荐图中的 14 个点作为治疗的指南（图 38.10）。

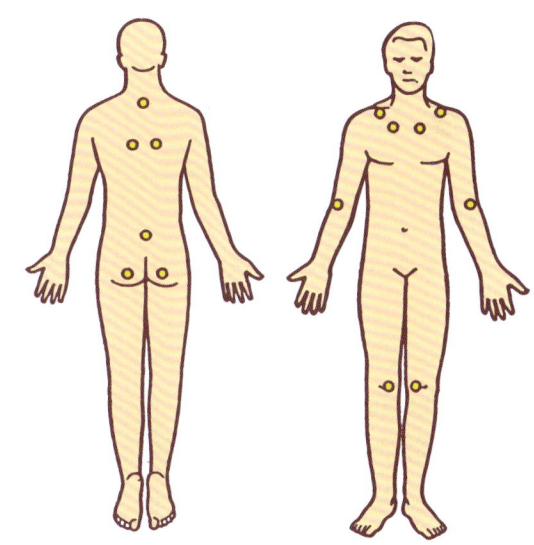

图 38.10 纤维肌痛综合征：典型触痛点（触痛点图示代表了所推荐的 14 个点，作为诊断或治疗研究的标准）

（2）**其他特征**
- 女性：男性 = 4：1。
- 通常发病年龄在 29~37 岁，诊断年龄在 44~53 岁。
- 睡眠姿势不正确。
- 乏力（类似于慢性疲劳综合征）。
- 心理疾病（如焦虑、抑郁、紧张性头痛、消化系统激惹性疾病）。

此病治疗非常困难，而且通常对长期的被动性物理治疗或封闭性注射效果不佳[13]。患者需要更多的解释、支持和安慰。目前证据支持教育训练和规律地有氧锻炼[14]。

（3）**治疗**
- 解释、安慰和咨询辅导。

- 注意睡眠障碍性疾病。
- 压力因素和物理因素。
- 放松。
- 康复锻炼（如走路、游泳或骑车）。
- 用对乙酰氨基酚作为一线镇痛治疗。

（4）药物（效果常不理想）

抗抑郁药（证明有短期疗效）[15, 16]：

如阿米替林 10～75mg 睡前口服。

或

多塞平 25～100mg，睡前口服。

或

度洛西汀 30mg，每天早晨口服，2 周后逐渐增加至 60mg[17]。

注：尚无证据显示非甾体抗炎药对其有益。较新的药物、其他抗抑郁药（如米那普仑）和神经调节剂普端巴林还在试用、评估中。

十、严重误诊的情况

下列关于椎体严重器质性疾病的几点值得强调和重视。

1. 转移性疾病[18] 脊柱胸腰段的继发性损伤，极可能是恶性疾病的首发表现症状。任何年龄段的患者，只要表现为严重的进行性夜间背痛，都应考虑肿瘤，并进行骨骼锝扫描作为基本检查的一部分。

由于脊柱的继发肿瘤压迫脊髓，可迅速引起麻痹。许多转移瘤可以在早期通过放疗得到控制。

2. 多发性骨髓瘤 临床上在诊断骨质疏松性椎体塌陷之前，必须先排除多发性骨髓瘤。辅助检查应包括本周蛋白分析和免疫球蛋白电泳。

多发性骨髓瘤的早期治疗能使疾病缓解多年，并预防椎体骨折。

3. 感染性椎间盘炎、椎体骨髓炎和硬膜外 / 硬膜下脓肿 除非证明是其他原因，否则，对伴有体温波动的严重背痛患者，都应考虑感染性疾病。检查包括血培养、X 线检查和放射性骨扫描。无论是用钢还是用镓的锝双向骨扫描，只要扫描到白细胞聚集，通常即能明确诊断。

严格卧床休息和高剂量抗生素通常可以治愈感染性椎间盘炎和椎体骨髓炎。如果未能治愈，那么发生椎体终板和椎间盘间隙萎陷就很为常见，最终

引起功能不全。对严重患者应考虑到结核性骨髓炎。对存在持续性和进行性背部疼痛患者应怀疑硬膜外脓肿。叩诊脊柱可有局部叩击痛（见第 31 章相关内容）。

十一、转诊时机

- 持续疼痛或功能障碍——转诊至理疗师。
- 明确或怀疑严重疾病（如肿瘤、儿童感染性椎间盘炎或骨髓炎）。
- 怀疑心脏或胃肠道牵涉痛。
- 明显的特发性青少年脊柱侧凸或脊柱后凸（如 Scheuermann 病）。

实践要点

- 与胸椎功能障碍相关的感觉缺失或麻痹罕见。
- 胸背痛经常与颈椎损伤有关。
- 在急性颈部扭伤后，常见胸椎上段的疼痛和僵硬感。
- 已证明 T4 综合征可导致胸椎上到中段疼痛，并放射至上肢（伴随感觉异常）。
- 由椎体骨折导致的症状通常持续 3 个月，而肋骨骨折症状则为 6 周。
- 由缺血性心肌病导致的疼痛，无论是来源于心绞痛还是心肌梗死，都可引起胸椎段相应的肩胛间区牵涉痛。
- 注意带状疱疹引起的常见误诊，尤其是老年人。
- 注意多发性骨髓瘤是引起骨质疏松性椎体压缩的原因之一。
- 让患者坐在检查台上，双手在颈后相交叉，然后检查患者的活动。
- 有特殊意义的脊柱疾病在胸椎多为骨质疏松症和肿瘤，而椎间盘损伤、炎症疾病和退行性疾病（脊椎病）更多见于颈椎和腰椎。
- 必须要鉴别胸痛是来源于脊柱还是心脏，每种疾病都可能表现类似于另一疾病，应作为一临床规则去遵循，即直到检查证明了真正的病因之前，都应考虑为心脏性原因。
- 胸椎创伤后应行 X 线检查，尤其是在机动车事故中受伤者，楔形压缩骨折（通常在 T_4 和 T_8）往往被忽视。

参考文献

[1] National Health and Medical Research Council. Evidencebased Management of Acute Musculoskeletal Pain—A Guide for Clinicians. Australian Acute Musculoskeletal Pain Guidelines Group, Canberra: Australian Government, 2004: 30–34.

[2] Kenna C, Murtagh J. Back Pain and Spinal Manipulation (2nd edn). Oxford: Butterworth–Heinemann, 1997: 165–174.

[3] Chua WL. Thoracic spinal pain—a review. Australasian Musculoskeletal Medicine, 1996, 1: 13–22.

[4] McGuckin N. The T4 syndrome. In: Grieve GD (ed.) Modern Manual Therapy of the Vertebral Column. London: Churchill Livingstone, 1986: 370–376.

[5] Sponseller P. The 5-minute Orthopaedic Consult. Philadelphia: Lippincott, Williams and Wilkins, 2001: 184–185.

[6] Stephens J. Idiopathic adolescent scoliosis. Aust Fam Physician, 1984, 13: 180–184.

[7] Anonymous. The Easter Seal Guide to Children's Orthopaedics. Toronto: The Easter Seal Society, 1982: 64–67.

[8] Schiller L. Effectiveness of spinal manipulation therapy in the treatment of mechanical thoracic back pain. Journal of Manipulative and Physiological Therapeutics, 2001, 24: 394–401.

[9] Corrigan B, Maitland G. Practical Orthopaedic Medicine. Sydney: Butterworths, 1986: 384–385.

[10] Travell J, Rinzler SH. The myofascial genesis of pain. Postgrad Med, 1952, 11: 425–434.

[11] Simons D. Understanding effective treatments of myofascial trigger points. Journal of Bodywork Movement Therapy, 2002, 6: 81–85.

[12] Smythe HA, Moldofsky H. Two contributions to understanding of the 'fibrositis' syndrome. Bull Rheum Dis, 1977, 28: 928–931.

[13] McIndoe R, Littlejohn G. Management of fibromyalgia and regional pain syndromes. Mod Med Aust, 1995, 36(2): 56–69.

[14] McCain GA, Bell DA et al. A controlled study of the effects of a supervised cardiovascular fitness training program on the manifestation of primary fibromyalgia. Arthritis Rheum, 1988, 31: 1135–1141.

[15] Jaeschke R, Adachi J, Guyatt G et al. Clinical usefulness of amitriptyline in fibromyalgia: the results of 23 N-of-I randomised controlled trials. J Rheumatol, 1991, 18: 447–451.

[16] Moulds R (Chair). Therapeutic Guidelines: Rheumatology (Version 2). Melbourne: Therapeutic Guidelines Ltd, 2006: 176–178.

[17] Chappell AS, Littlejohn G, et al. A 1-year safety and efficacy study of duloxetine in patients with fibromyalgia. Clin J Pain, 2009, 25(5): 365–375.

[18] Young D, Murtagh J. Pitfalls in orthopaedics. Aust Fam Physician, 1989, 18: 653–654.

第 39 章 腰 痛

> 上周三晚上，Hannah Williams 提着一桶从井里取的水时，滑倒了，背部重重地摔在了结冰的路面上。即感腿部疼痛，不能活动，所以我们担心她的脊柱受伤。这个可怜的具有野性美的女孩最终结束了她的野性。
>
> Francis Kilvert 1874

腰痛至少占全科医生接诊量的 5%。最常见的原因是轻微的软组织损伤，但因这种疾病常在几天内缓解，所以患者通常不去就医。

患者腰痛是由于可活动的关节部位的功能障碍所致，即关节面、椎间关节（其具有关节间盘）、韧带和肌肉附件组织。这种疾病往往被称为机械性腰部疼痛，常被描述为"椎体功能障碍"这一普通术语。这类疼痛涉及放射性和非放射性疼痛，包括脊柱关节的功能障碍，但大多数情况下其具体的病因不能确定[1]。

一、重要资料与关注要点

- 在澳大利亚，腰痛至少占所有全科医生接诊患者的 5%，英国占 6.5%。
- 在美国腰痛是 45 岁以下患者活动受限最常见的原因[2]。
- 85%～90% 的人在一生的某一时期曾有过腰部疼痛的经历，而全世界人口的 70% 在一生中至少有 1 次腰痛所致的功能障碍。
- 至少 50% 的这类患者会在 2 周内康复，90% 的患者在 6 周内康复，但常复发，据报道 40%～70% 的患者会频繁复发。2%～7% 的患者会发展成慢性疼痛[3]。
- 最常见的年龄组是 30～50 岁，平均年龄为 45 岁[4]。
- 腰部疼痛最常见的原因是肌肉和（或）韧带的轻度劳损，因为大多数患者的这些软组织的损伤能够迅速缓解，所以对于这种类型的腰痛，人们通常不去就医。
- 腰痛患者就医的主要原因是外伤所致的脊柱关节功能障碍，也称为机械性腰部疼痛（至少占 70%）。
- 腰部疼痛的第 2 个最常见原因是椎关节粘连（亦称骨性关节炎及背部退行性疾病），这种原因导致的疼痛大约占腰痛病例总数的 10%。
- L_5 和 S_1 神经的神经根病变占全科医生接诊腰痛患者的大多数，表现为坐骨神经痛。这两个部位的病变多表现为独立发作，但可同时发生严重的腰椎间盘突出症。
- 椎间盘突出已被证明仅占腰部疼痛的 6%～8%[2]。

二、腰痛的原因

要制定一套综合性的诊断方法，医生应该熟悉腰腿痛的可能原因及其临床症状发作的相对频度。作者对于临床中遇到的数百名腰痛患者的主要原因总结于表 39.1。

表 39.1 作者在临床中遇到的腰痛 ± 腿痛患者的主要原因

患者	%
椎体功能障碍	71.8
腰椎疾病	10.1
抑郁症	3.0
尿路感染	2.2
腰椎滑脱	2.0
强直性脊柱炎	1.9
肌韧带劳损或撕裂	1.2
恶性疾病	0.8
动脉闭塞性疾病	0.6
其他	6.4
总计	100.0

有关原因的解释说明见图 39.1。

三、解剖和病理生理概念

最近的研究侧重于椎间盘的连续性中断所引起的腰部疼痛的重要性。Maigne 提出了一个貌似合理的理论。他假设在病变所涉及的可活动阶段，存在椎间的小关节功能紊乱（minor intervertebral derangement，MID）。并将其定义为椎体间的孤立性疼痛，症状轻微，常由小的机械性原因所致。

MID 通常涉及可活动阶段里的两个关节突中的一

内脏和血管
B—胆道疾病
U—十二指肠穿孔
P—胰腺炎
R—肾脏疾病
主动脉瘤（破裂 / 夹层）
腹膜后出血
妇科盆腔疾病
（和子宫内膜异位症）
前列腺炎
脓肿（如毛窦）
动脉栓塞
动脉闭塞间歇性跛行
肌肉骨骼系统
Scheuermenn 病
病理性骨折
代谢性疾病
腰椎滑脱
椎间盘破裂
关节功能障碍 /
椎间盘病变
骶髂关节功能障碍
骶髂关节炎
转子滑囊炎
臀中肌滑囊炎
尾椎病
坐骨滑囊炎
感觉异常性股痛
神经性跛行
根性痛
牵涉痛
脊椎功
能障碍
根性痛

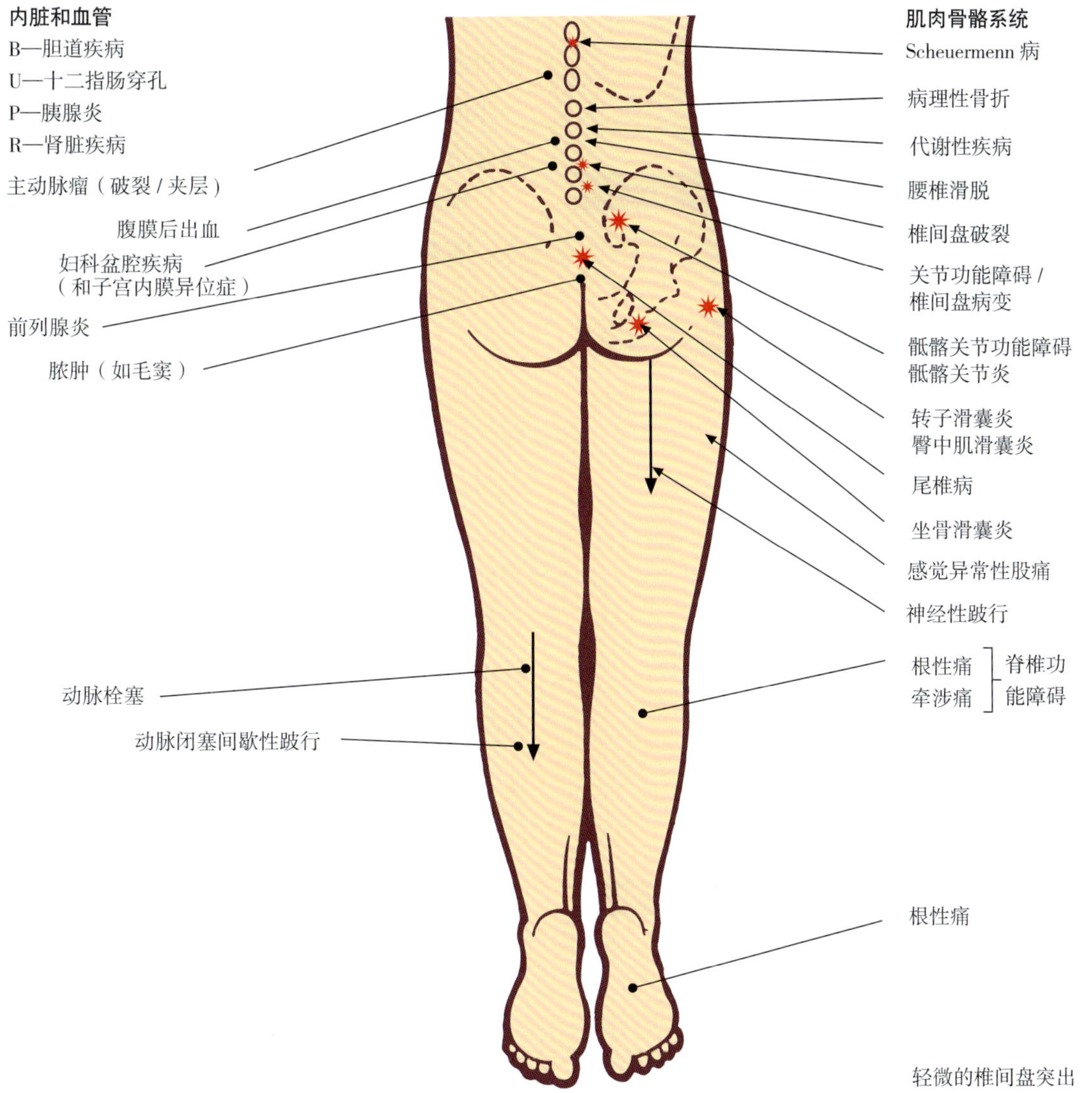

图 39.1 伴有臀部和腿部疼痛的腰痛常见原因

个。因此，腰部疼痛起始于主要涉及的皮节和肌节。

Maigne 指出，活动部分的可活动能力开始取决于椎间盘连续性情况。因此，如果椎间盘受伤，该阶段的其他部件性组织也将受到影响。即使是最小的椎间盘病变，也可以产生骨突间关节功能障碍，继而就会在相应的部位出现反射性的保护性肌肉痉挛和疼痛，导致功能减退（图 39.2）。

从理论上说，任何有痛觉神经分布的结构都可能成为疼痛的来源，这种结构包括腰骶脊柱、椎间小关节、硬脊膜和骶髂关节附近的韧带、筋膜和肌肉组织[5]。

理论上，疼痛可以产生于脊柱区域的任何连接结构。可以是神经源性、脊柱源性、内脏性、血管源性或很少见的心因性。

轻微的椎间盘突出
E
D
C
B
A
E ← D ← C ← A ← B

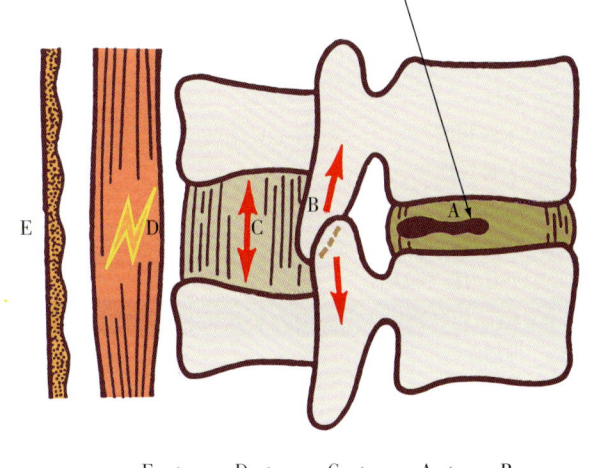

图 39.2 在运动节段的反射活动中，除了椎间盘破裂造成的局部影响（A），这种影响还可通过神经后支发生在关节面（B）和腰椎棘突间隙韧带（C），可能导致肌肉痉挛（D）和皮肤改变（E）

经 C Kenna and J Murtagh 同意，引自：Back Pain and Spinal Manipulation. Sydney: Butterworths, 1989.

四、诊断方法

安全的诊断策略模型见表 39.2。

表 39.2　腰痛的诊断策略模型

问	可能的诊断	
答	椎体功能障碍，尤其是小关节和椎间盘	
	韧带劳损	
	颈椎关节强硬（退行性骨关节病）	
问	不能忽视的严重疾病	
答	心血管	
	● 主动脉瘤破裂	
	● 腹膜后出血（抗凝剂）	
	瘤样病变	
	● 多发性骨髓瘤	
	● 转移	
	严重感染	
	● 椎骨骨髓炎	
	● 硬膜外脓肿	
	● 脓毒性椎间盘炎	
	● 结核病	
	● 盆腔脓肿 / 盆腔炎症性疾病（PID）	
	骨质疏松性压缩压缩性骨折	
	马尾受压	
问	常被遗漏的疾病	
答	脊柱关节病	
	● 强直性脊柱炎	
	● Reiter 综合征	
	● 银屑病	
	● 炎性肠病	
	骶髂关节功能障碍	
	脊柱滑脱	
	跛行	
	● 血管性	
	● 神经性	
	paget 病	
	前列腺炎	
	子宫内膜异位症	
问	七种假象	
答	抑郁症	√
	糖尿病	—
	药物	—
	贫血	—
	甲状腺疾病	—
	脊柱功能障碍	√
	尿路感染	√
问	患者试图告诉我什么？	
答	很有可能。考虑生活方式、工作压力、工作问题、婚姻问题、转换障碍。	

注：包括相关的臀部和腿部疼痛在内。

1. 可能的诊断　腰痛最常见的原因是腰椎功能障碍或机械性痛，需对腰椎功能障碍或机械性痛做进一步的分析。肌肉应变劳损、退行性改变和后韧带疼痛及小关节功能障碍 / 疼痛都可能表现为腰痛。

腰椎（腰椎病）的退行性改变通常发生在老年人。随着人口老龄化，这一问题及其并发症、椎管狭窄的发病将不断增加。

2. 不能忽视的严重疾病　要考虑有恶性疾病的可能性，尤其是老年人。也必须要考虑感染的可能，如急性骨髓炎和结核病。这是近期在亚洲移民中经常遇到的情况。罕见的硬膜外或硬膜下脓肿也应牢记在心（见第 31 章相关内容）。这些情况在中枢神经系统感染中应考虑到。对于突发性疼痛或麻木，尤其是当腿部出现伴随的神经改变时，应考虑是由严重椎间盘突出还是腹膜后血肿压迫马尾神经所致。应询问患者是否正在使用抗凝药，这一点很重要（表 39.3）。

表 39.3　严重的腰痛情况（重要警示性信号[6]）

年龄大于 50 岁或小于 20 岁
肿瘤病史
体温 > 37.8℃
持续疼痛——夜间加重
无明确原因的体重下降
其他系统症状，如咳嗽、乳房肿块
严重创伤
脊柱关节疾病的特征，如周围关节炎（如年龄小于 40 岁，夜间痛醒）
神经功能缺陷
毒品或酒精滥用
使用抗凝剂
使用皮质激素
超过 1 个月症状没有改善
可能为马尾神经综合征
● 鞍区麻醉
● 新近发生的膀胱功能障碍、尿失禁
● 双侧或渐进性神经功能损伤

3. 常被遗漏的疾病　医生必须时刻牢记炎症性疾病，特别是脊柱关节病变，其中包括银屑病性关节病、强直性脊柱炎、反应关节炎、炎性肠病如溃疡性结肠炎和克罗恩病。脊柱关节疾病比想象中更为常见。如有休息时疼痛，活动后减轻的年轻患者必须予以考虑有炎性腰痛。在老年人，由于高位动脉阻塞引

起臀部或腿部病变导致的跛行，易与坐骨神经痛混淆，应予以注意。

> **有关腰痛的重要警示性信号**
>
> 对腰部疼痛的一系列内在原因（表39.3）有几个所谓的"重要警示性信号"。这样的症状和体征应能向医生提醒某一严重的健康问题，从而指导选择进行辅助检查，特别是腰椎平片。

常见误区

- 不知道炎性疾病的特征性症状，因此误诊为脊柱病。
- 忽略了恶性疾病或骨髓炎的早期表现，如果怀疑，且X线检查正常的，应进一步做放射性核素扫描以明确诊断。
- 未能认识到机械性功能障碍和骨性关节炎可以同时发展，两者共同影响患者症状。
- 忽略了抗凝药可以导致神经根周围严重出血、糖皮质激素可以导致骨质疏松症的问题。
- 没有认识到腰部疼痛是吸毒者的特征性表现之一。

4. 七种假象 在此类假象中，抑郁症及尿路感染是必须认真考虑的。如果患者是年轻女性，感觉上腰部疼痛，尤其当其已经怀孕时，就必须考虑到尿路感染的可能性。这些患者可能没有尿路刺激症状，如排尿困难和尿频等。

对任何主诉有慢性疼痛的患者都必须考虑抑郁症。这种常见的心理精神异常，即使促发因素已经消失，疼痛仍可以持续存在或继续加重。这种情况更多见于过分焦虑和承受过多压力的人群。许多医生采用抗抑郁药物如阿米替林或多塞平进行试验性治疗。

5. 精神因素 患者可能会受到不必要的压力影响，不能应对生活或诈病，有必要探究其表面情况之下存在的潜在问题。

腰痛患者的疼痛可能是由于搬运工作的特定姿势造成的。只有患者相当痛苦并影响工作，尤其是当疼痛变成慢性，变得更复杂的时候才会来就医。慢性疼痛可能是那些患者与其个人疾病做斗争的最后一根稻草，他们脆弱的天平被其腰痛所打乱。很多因诈病而被解雇的患者变成了真正的患者。一个充满爱心和称职的医生则能够洞察这些患者痛苦的问题所在，明确

其是器质性的还是功能性的问题。其重要性显而易见。本文中，对非器质性腰部疼痛的检查是非常有用的。

> **腰痛的警示性信号**
>
> 已明确导致腰痛的心理性和职业性因素。这些因素可能会增加急性腰痛患者慢性化的危险。如果有以下情况，应考虑心理问题：
> - 异常疾病行为
> - 补偿问题
> - 活动恢复不理想
> - 不能重新工作
> - 治疗效果不满意
> - 拒绝治疗
> - 非典型体征

五、疼痛的性质

疼痛的性质提示疼痛的可能来源。疼痛开始的部位是最严重的，无论是躯干（近端）还是外周。以下是常见的疼痛性质和诊断提示：

- 搏动性疼痛 = 炎症（如骶髂关节炎）。
- 深部弥漫性疼痛 = 牵涉痛（例如痛经）。
- 稳定的表面弥漫性疼痛 = 局部疼痛（如肌肉劳损）。
- 深部闷痛 = 骨骼疾病（如瘤样病变、Paget病）。
- 剧烈的锐痛或刺痛（叠加在钝痛之上）= 放射性疼痛（如坐骨神经痛）。

两种最常见疼痛类型（机械性和炎症性）显著特点的比较见表39.4。

表39.4 炎症性腰痛和机械性腰痛的特点比较[7]

特点	炎症性	机械性
病史	隐袭起病	陈旧伤或既往曾经发作深部钝痛，如果神经根受压为锐痛
特点	疼痛，波动性	深度钝痛，如果神经根受压为锐痛
僵硬	严重，持续性晨僵	中度，短暂性
休息的影响	加重	缓解
活动的影响	缓解	加重
放射性	更容易局限，双侧或交替性	趋向于弥漫性，单侧
强度	夜间凌晨	每天结束时，活动后

六、临床方法

1. 病史 分析病史可以指导临床诊断。必须仔细评估疼痛性质和类型,绘制疼痛的日变化动态图可有助于诊断(图 39.3)。

尤其重要的是要注意疼痛的强度及其与休息和活动的关系,特别是应询问是否存在夜间痛、是否被痛醒、目前是否加重、其疼痛是否与强直有关。

日夜持续疼痛常提示肿瘤性疾病或感染。清醒时疼痛还可能提示为炎症性或患抑郁症。疼痛可由活动激发出现,而在休息时减轻则提示为机械性功能障碍。疼痛在休息时加重,经轻微活动后减轻,则是典型的炎症表现。有一些患者机械性和炎症性的原因同时存在,形成复合型疼痛模式。

疼痛在站立或行走时加重,在坐位时缓解则提示腰椎滑脱,疼痛在坐位(通常)时加重,站立时减轻表明是椎间盘的问题。

行走时小腿疼痛说明是血管性跛行,行走时臀部疼痛减轻提示神经性跛行。后者在那些患有椎管狭窄伴颈椎疾病的老年人更为常见。

关键问题

- 您平时的健康情况如何?
- 您能描述腰痛的性质吗?
- 您的疼痛是外伤引起的吗?
- 在早上醒来时或是在夜里较晚的时候疼痛更重吗?
- 夜间睡眠情况怎样?
- 休息对疼痛有什么影响?
- 活动对疼痛有什么影响?
- 坐位或站立时哪种体位疼痛更严重?
- 咳嗽、打喷嚏或用力大便时对疼痛有何影响?
- 如果走较远的路,您的背部或腿部疼痛有何变化?
- 您是否有银屑病、腹泻、阳痿、眼部疾患或严重的关节疼痛的病史?
- 您有没有泌尿系统的症状?
- 您是否在服用什么药物?
- 是否正在服用抗凝剂?
- 工作或家庭方面是否有额外的压力?
- 您是否觉得紧张、抑郁或焦躁易怒?

2. 体格检查 体格检查的目的是了解患者的症状,检测病变的水平,并通过激发受累关节或组织,以确定病因(如果可能)。应用经过时间考验的方法进行关节检查——视诊、触诊、活动和功能检查。让患者尽可能少穿衣物,以便仔细检查腰部。如果存在疼痛从臀部向下延伸的症状,则应该行下肢神经系统检查。如果怀疑患者是马尾神经综合征,则应进行直肠指检。

对椎间盘损伤和硬脊膜牵拉,slump 试验是一个有用的筛查试验。

体格检查的主要内容:

① 视诊。

② 主动运动

- 身体前屈(诱发患者的症状)。
- 身体拉伸(诱发患者的症状)。
- 向两侧屈曲(右和左)(诱发患者症状)。

③ 激发试验(诱发患者的症状)。

④ 触诊(检测疼痛的部位水平与程度)。

⑤ 下肢神经系统检查(如果适用)。

⑥ 相关关节的检查(髋关节、骶髂关节)。

⑦ 测量与评估骨盆和下肢,分析诊断相关任何畸形(如腿缩短)。

⑧ 常规医学检查,包括直肠指检。

(1)**重要的标志** 腰部的解剖标志是确定椎体

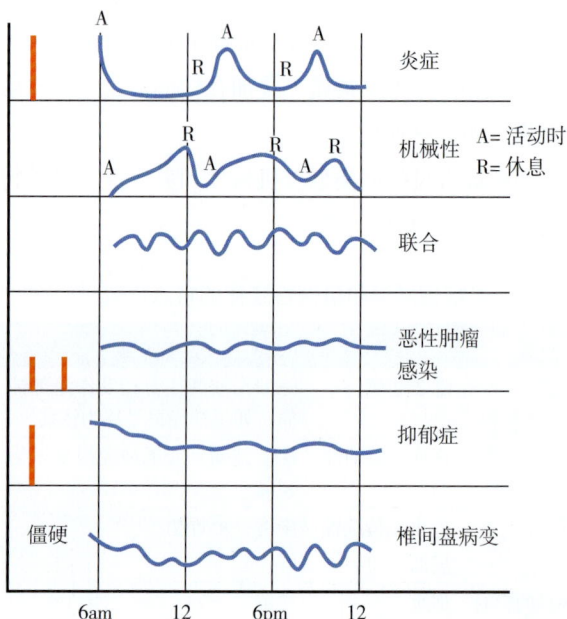

图 39.3 不同类型腰痛的每日典型疼痛模式。注意能将患者从睡眠中痛醒的模式,以及机械性和炎症性两种因素同时作用的结果

水平的基础。重要的解剖标志包括髂骨、棘突、骶骨和髂后上棘（PSISs）。

- 髂骨的最高点位于 $L_3 \sim _4$ 间隙（或 L_4 棘突）的水平。
- PSISs 对应的是 S_2。

（2）**视诊**　从患者在候诊室的时候就应开始。那些需要站立的患者很可能有严重的椎间盘病变。在患者不经意的情况下观察患者从椅子上站起走到诊室、脱掉鞋子和衣服、上检查床及其活动的方式，医生可以获取相当多的资料。脊柱检查必须充分暴露，并在光线良好的环境下进行。患者应脱掉内裤，而女性可保留文胸。当患者暴露后背时，应为其提供一件长大衣。注意背部、腿部，包括臀部的一般轮廓和对称性。观察肌肉萎缩情况，注意是否有腰椎前凸和任何异常，如脊柱侧弯。如果存在脊柱侧弯，通常是背离疼痛侧。

注意有无中线痣、毛发丛或血管瘤，他们的存在可能表明有潜在先天性异常，如隐性脊柱裂。

（3）**腰椎的活动**　腰椎的活动主要有3种形式。在胸椎，由于其旋转角度不大，显得其旋转功能不是那么重要。而腰椎则不同，这一功能很重要，故应该检测腰椎活动度，其正常范围如下：

- 背向伸展（20°～30°）（图 39.4a）。
- 侧屈（30°）（图 39.4b）。
- 前屈（75°～90°，平均 80°）（图 39.4a）。

活动的角度可采用测量骶骨和 C_7 棘突的连线进行。

（4）**触诊**　让患者放松、俯卧，头侧向一边，双手放在两侧。检查者站在患者背后，用手确定棘突的水平，髂棘高端平于 L_4 和 L_5 椎间，标记这些重要标志。

拇指指尖相对应地进行触诊操作。可由 L_1 棘突开始，然后系统地进行检查直到 L_5、骶尾骨。检查包括棘突间隙及棘突。用拇指（或手的其他部位如豌豆骨）稍用力压在棘突上，将侧弯左右摇摆 3～4 次，使其压力传导至椎体，记下显著疼痛的部位并做标记。

触痛主要发生于3个主要部位：

- 脊背中央（棘突至尾骨）。
- 棘突两侧（右和左侧）（距中线 1.5 cm）。
- 对棘突两侧（右侧和左侧）的横向压力。

（5）**slump 试验**　slump 试验是测试腰骶部疼痛的一个很好的激发试验，比直腿抬高试验（SLR）更为敏感，是椎间盘病变与硬脊膜牵拉的筛查试验。疼痛放射到腿部的腰痛患者，尤其是大腿后侧疼痛的患者都应该做此试验。

如果产生腰腿痛，则为阳性结果。可能会在早期阶段出现（当试验终止时）。

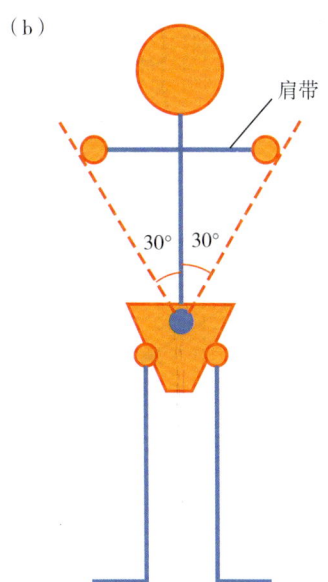

图 39.4　（a）腰椎活动的程度：前屈及伸展。（b）腰椎侧向屈曲的程度

经允许引自：C Kenna and J Murtagh. Back Pain and Spinal Manipulation. Sydney: Butterworths, 1989.

方法：
- 患者放松地坐在凳子上。
- 暴露脊柱（躯干不能过度弯曲），然后，下巴靠近胸前。
- 健侧膝关节伸直。
- 再使受累的膝关节伸直（仅患侧）（图39.5）。
- 两侧腿同时伸直。
- 伸直受累的腿，并使足部背屈。

注：区分腘绳肌疼痛。放松颈部可以减轻脊髓源性疼痛，而不能减轻腘绳肌疼痛。

slump试验的意义
- 如果产生腰腿痛则结果为阳性。
- 如果是阳性，提示椎间盘损伤。
- 如果是阴性，表明可能不存在严重的椎间盘病变。
- 如果是阳性，可谨慎采用手法治疗。

3. **神经系统检查**[7] 只有当患者出现疼痛、感觉异常、麻木和无力、放射到腿部的症状时，才需进行神经系统检查。

神经系统检查的重要性在于明确有无因为椎间盘病变或肿瘤引起的脊神经受压的情况。这些试验通常是通过检查脊神经各自支配的功能进行的，即皮肤感觉、肌力和反射活动。

检查过程并不复杂，方法得当，可以在2～3分钟内快速有效地完成。神经系统检查包括：

快速测试：足跟着地行走（L_5）、足尖着地行走（S_1）。

硬脊膜牵拉试验：slump试验、直腿抬高试验。

特异性神经根试验（L_4，L_5，S_1）：感觉、肌力、反射。

主要神经根见图39.6。

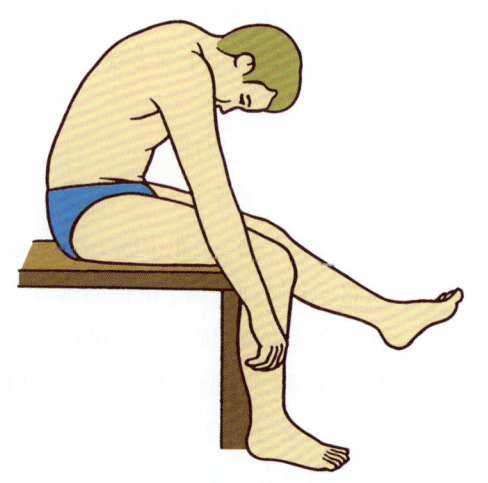

图39.5 slump试验：步骤之一

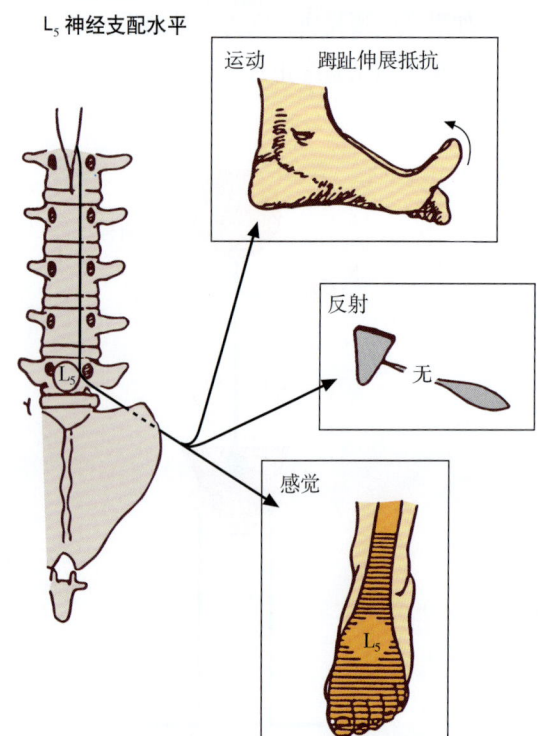
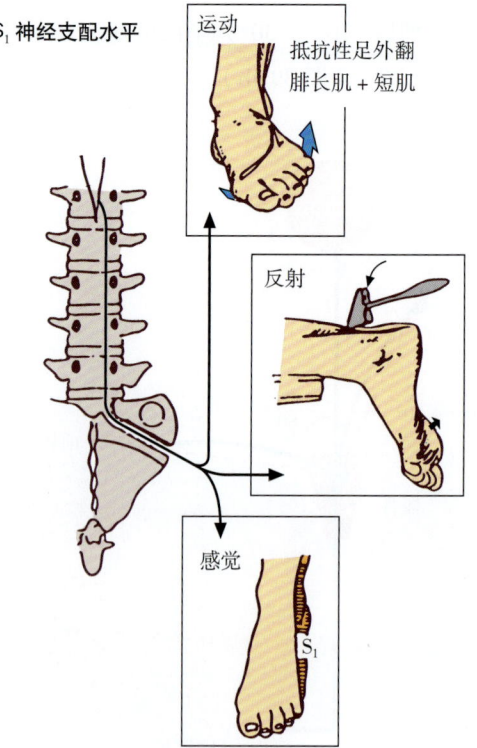

图39.6 L_5和S_1神经根的主要运动、感觉和反射特征

经允许引自：S Hoppenfeld. Physical Examination of the Spine and Extremities. Norwalk, Ct: Appleton & Lange, 1976.

L_3：
- 股牵拉试验：（俯卧、屈膝、伸髋）。
- 运动——伸展膝关节。
- 感觉——大腿前侧。
- 反射——膝腱反射（L_3，L_4）。

L_4：
- 运动——阻抗性足内翻。
- 感觉——足内侧边缘到蹬趾。
- 反射——膝腱反射。

L_5：
- 运动：足跟着地行走、蹬趾伸展抵抗。
- 感觉——中间三趾（背侧）。
- 反射——无。

S_1：
- 运动：足尖行走、阻抗性足外翻。
- 感觉——小趾、足底大部分。
- 反射——踝反射（S_1，S_2）。

4. **其他检查** 骶髂关节和髋关节的检查方法见第66章。

七、辅助检查

腰部疼痛的检查可分为3组：一线筛查试验、特异性疾病的检查、诊断性检查和术前检查。

在没有重要警示性信号的情况下，不推荐将腰椎X线检查作为诊断急性非特异腰痛（疼痛时间<6周）的常规检查，因为其诊断价值有限，也未观察到其对身体功能有益[1]。

1. **筛查性试验** 对于慢性腰痛的患者，排除严重的疾病如恶性肿瘤、骨质疏松症、感染或脊柱疾病很为重要。慢性腰痛的筛查试验包括：
- X线平片。
- 尿液检查（诊所试纸）。
- 红细胞沉降率（ESR）/C反应蛋白（CRP）。
- 血清碱性磷酸酶。
- 男性前列腺特异性抗原。

2. **特异性疾病的检查** 这些检查包括：
- 外周动脉检查。
- 针对强直性脊柱炎和反应性关节炎的$HLA-B_{27}$抗原测定。
- 针对多发性骨髓瘤血清电泳检查。
- 针对前列腺癌的前列腺特异性抗原（PSA）。
- 布氏菌凝集试验。
- 对于化脓性感染和细菌性心内膜炎要进行血培养，在X线检查表现有明显改变前行骨扫描检查，以显示炎症性或肿瘤疾病和感染（如骨髓炎）性疾病。
- 结核杆菌检查。
- 肩关节和髋关节X线检查。
- 肌电图（EMG）检查，可鉴别腰腿痛和神经系统疾病，区分神经压迫综合征与神经系统疾病。
- 放射性核素扫描。
- 为检查强直性脊柱炎的骶髂关节炎进行的焦磷酸锝扫描试验。
- 在影像学支持下行小关节面的选择性局麻药阻滞。
- 对脊髓后支和其他神经根做选择性的麻醉阻滞。

3. **诊断性检查和术前检查** 在慢性疾病，尤其是器质性疾病中，可进行这些检查。这些疾病诊断尚未明确，而且症状严重。椎间盘突出需要摘除时应进行外科手术治疗。具有实用性的检查包括：
- CT扫描。
- 脊髓造影或脊神经根鞘造影。
- 椎间盘造影术。
- 磁共振成像。

八、脊柱疼痛的诊断指南概要

- 持续性疼痛（昼夜不断）=瘤样病变，特别是恶性肿瘤或感染。
- 较大的原发性恶性肿瘤多为多发性骨髓瘤。
- 三大转移癌是肺癌、乳腺癌和前列腺癌。
- 来源于甲状腺、肾脏/肾上腺和黑色素瘤是另外3种常见的转移瘤。
- 站立或行走时疼痛，坐位时缓解=关节滑脱。
- 休息时疼痛（和僵硬），活动可缓解=炎症。
- 年轻人的炎症性疾病应考虑强直性脊柱炎。
- 休息时强直，活动时或活动后疼痛，休息后缓解=骨性关节炎。
- 活动激发疼痛，休息后缓解=机械性功能障碍。
- 晨起在床上即感疼痛=炎症、抑郁或恶性肿瘤、感染。

- 外周肢体疼痛＝椎间盘性→根性或血管性→跛行或椎管狭窄→跛行。
- 行走时小腿疼痛（渐重型）＝血管性跛行。
- 行走时臀部疼痛（减轻型）＝神经性跛行。
- 一个椎间盘损伤＝一个神经根（除外 $L_5 \sim S_1$ 椎间盘）。
- 一个神经根＝一个椎间盘（通常）。
- 两个或两个以上的神经根——考虑肿瘤。
- 腰神经损伤的经验法则是 $L_{2\sim3}$ 椎间盘所致的 L_3 神经根、$L_{3\sim4}$ 椎间盘所致的 L_4 神经根、$L_{4\sim5}$ 椎间盘所致的 L_5 和 $L_5 \sim S_1$ 椎间盘所致的 S_1 神经根损伤。
- 大的腰椎间盘突出可以导致膀胱的症状，如尿失禁或尿潴留。
- 由于使用抗凝剂而出现的腹膜后出血，可以出现剧烈的神经根症状和体征。

九、儿童腰部疼痛

儿童腰部疼痛常见于椎间关节的机械性损伤，这一问题必须认真对待。与腹痛和腿痛一样，腰部疼痛可以与心理因素相关。因此这个可能性应被考虑到。通过儿童在家里、学校或社交活动中的情况进行评价。

特别是10岁以下的儿童，注意排除器质性疾病。感染如骨髓炎和结核罕见，椎间盘炎应予以考虑。这种疼痛可以是特发性的，但感染也可以由1个椎体播散引起。它具有特征性的放射学改变。

肿瘤引起的腰痛包括良性骨样骨瘤和恶性骨肉瘤。骨样骨瘤是一种很小的肿瘤，其核心部分可被放射线穿透，并与周围硬化的骨组织分界清楚。虽然发生在腿的长骨较常见，但也可以发生在脊椎。

在年龄较大的儿童和青少年，器质性腰部疼痛更常见的病因有炎症、先天性发育异常和创伤。

青少年椎间盘突出虽不常见，但也可以发生，可能以不寻常的方式出现。患者往往有明显的痉挛、脊椎强直和侧弯，往往与相对不严重的疼痛不成比例。腰椎滑脱症可发生在年龄较大的儿童。通常是由 L_5 或 S_1 椎体滑脱所致。因为关节面先天性缺失或因为关节间的应力性骨折，常规行站侧位和斜位X线检查是必要的。

十、老年人腰部疼痛

外伤性脊髓功能障碍仍是引起老年人腰部疼痛的最常见的原因，可能存在早期功能障碍。在老年人中，椎间盘突出和小关节损伤已常见到了令人吃惊的程度。另外，退行性关节疾病很普遍，如病情进展，可以出现椎管狭窄症、跛行及由于椎间孔狭窄所致的神经根刺激症状。

特别要考虑的问题是恶性疾病、退行性脊柱关节滑脱、椎体病理性骨折和血管闭塞性疾病。

十一、由于椎体功能障碍引起的急性腰部及腿部疼痛

椎体的机械性损伤是需要考虑的最重要的原因。而主要严重的临床症状是继发于脊髓损伤伴或不伴椎间盘突出所致。通常是腰 $L_{4\sim5}$ 或 $L_5 \sim S_1$ 椎间盘。

表39.5介绍了椎体功能障碍引起的急性腰痛（骨折除外）的常见临床特点及诊断：症状和体征，可以单独或同时存在。

表39.5 椎体功能障碍导致的腰腿痛的临床表现及诊断[7]

临床表现	频率	诊断
综合征A（外科急症） 鞍区麻醉（肛门、阴囊或阴道周围） 远端麻木 脊髓（UMN）或马尾（LMN）受损的证据 括约肌功能消失或尿失禁 双腿周围性无力和反射消失	非常罕见	脊髓（UMN）或马尾（LMN）压缩
综合征B（可能需要外科治疗） 腿部麻木或感觉异常 足下垂 运动无力 反射消失	不常见	大的椎间盘突出，神经根麻痹
综合征C 远端疼痛伴或不伴感觉异常 根性疼痛（坐骨神经痛） 硬膜拉伸试验阳性	常见	椎间盘向后外侧膨出和椎间盘破裂压迫神经
综合征D 下肢痛（双侧、中心或单侧） 臀部和大腿后侧疼痛	非常常见	椎间盘破裂，或小关节功能异常，或未知原因（非特异性）

所幸的是A症群和B症群非常罕见。但如果遇

到，则必须紧急进行外科手术。马尾神经综合征的临床特征见图39.7。B症群在服用抗凝剂治疗引起出血的患者常见，或由不恰当的脊柱检查操作造成的椎间盘死骨形成引起。

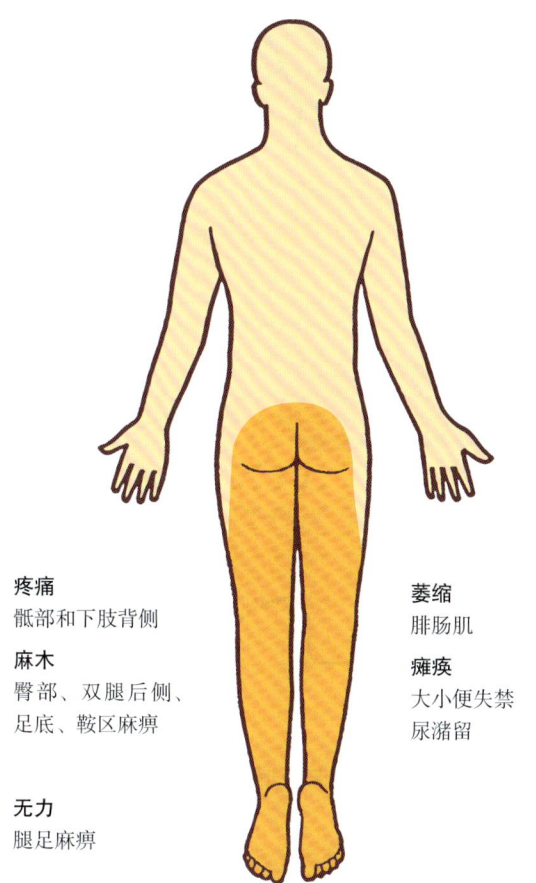

疼痛
骶部和下肢背侧

麻木
臀部、双腿后侧、足底、鞍区麻痹

无力
腿足麻痹

萎缩
腓肠肌

瘫痪
大小便失禁
尿潴留

图39.7 由于大的椎间盘脱垂造成的马尾神经综合征

1. 非神经根性疼痛的椎体功能障碍[7]　最常见和最重要的腰痛是由痛觉敏感性关节面功能障碍造成的。确切的病理生理学机制尚不明确。

（1）典型表现[7]

年龄	任何年龄——>10岁，通常22～55岁
损伤史	搬运伤或扭伤
部位和放射区	一侧腰部（也可为正中），放射到骶骨、骶髂关节区、臀部疼痛
疼痛类型	深部痛、阵发性
加重因素	活动、搬运、园艺农活、家务（吸尘、铺床等）
缓解	休息、保暖
伴随症状	可能有强直，通常身体健康
身体检查（重要）	局部压痛——单侧或正中L_4、L_5或S_1水平，前屈、后伸、侧弯功能可能会受限
确诊	通常不需要辅助检查，结果往往都是正常的

注：多通过临床诊断。

（2）治疗[1, 6]

- 活动程度取决于疼痛程度，但从一开始就应鼓励患者正常活动。
- 背部教育计划。
- 镇痛药——对乙酰氨基酚。
- 考虑使用非甾体抗炎药（炎症型患者）。
- 运动计划和游泳（当可以耐受时）——多数证据表明有效。
- 物理治疗——按摩、推拿（对于持续存在的症状）（见本章后部分内容）。

对急性腰痛处理措施的临床价值性证据归纳如下[3, 6]。

- 有益建议——建议保持活动，应用非甾体抗炎药。
- 可能有利——镇痛剂、脊髓推拿、拉伸（缩短发病的周期）。
- 疗效尚无定论——背部锻炼、痛点注射、针灸。

慢性腰痛（疼痛时间＞12周）

- 有益——背部锻炼、多学科综合治疗。
- 可能有益——镇痛药、非甾体抗炎药、痛点注射、脊髓推拿。

2. 神经根性病变　神经根性疼痛多是由腰椎间盘突出（最常见的原因）、肿瘤或椎间孔狭窄导致神经根受压的症状。典型的特征为腿部与相关神经支配区的疼痛。腿痛可能不伴有腰部疼痛而单独发生，疼痛程度差别很大。L_5和S_1两个神经根病所引起的疾病最具体表性。绝大多数疼痛可以通过一定时间（6～12周）而自行缓解。治疗方法将在本章末尾和"坐骨神经痛"中进行介绍（见第67章）。

3. 腰椎滑脱症　约5%的人患有腰椎滑脱症，不过并非所有患者都有症状。疼痛可以由躯体过度伸展所造成的椎间韧带或神经根被牵拉引起。在大多数患者中，腰部疼痛发生是椎间盘退行性变的并发症，而不是单纯的机械性异常，疼痛通常是由长时间站立、行走和锻炼而加重。体格检查具有一定的诊断意义。

- 体格检查（很重要）
—步态蹒跚、僵硬。
—腰椎前凸加重。
—膝关节弯曲。

—滑脱椎体棘突突起点触痛。

—屈曲受限。

—腘绳肌紧张或痉挛。

- 明确诊断

—站立侧位 X 线检查（图 39.8）。

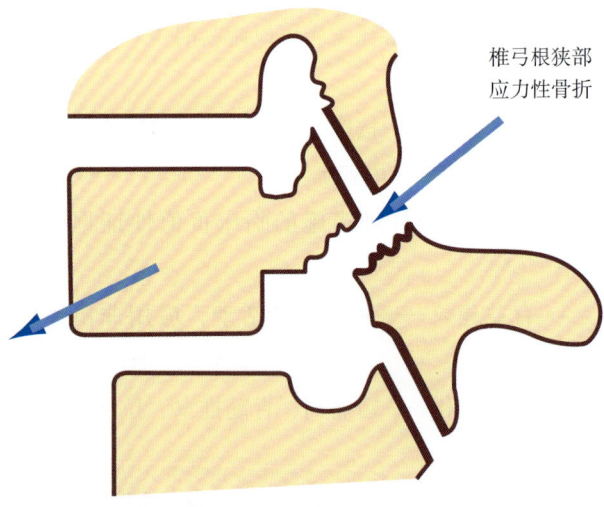

图 39.8　椎体滑脱：一个椎体相对于另一椎体的移位

治疗

让患者进行至少 3 个月的严格屈曲运动锻炼，这样可以缓解这种不稳定状态。目的是让患者加强腹部和脊柱的肌肉力量，以使其发挥"夹板"的作用而固定住自己的脊柱。应避免伸展脊柱，尤其是过度伸展。重力牵引可能有帮助。应尽量限制佩戴腰围或进行手术（脊柱融合术），尽管对少数严重棘手的病例这样做是恰当的。

4. 腰椎关节强直　腰椎关节强直是一种常见的劳损性疾病，也称退行性骨关节炎或骨关节病。可能继发于椎体功能异常，特别是严重的椎间盘破坏和退行性变。背部僵硬是腰椎关机病的主要特点。虽然大多数人能忍受这一症状，不太影响生活，但仍有部分可能恶化，导致关节面脱位，随后，脊椎及椎间孔狭窄导致椎管狭窄（图 39.9）。

治疗

- 基础镇痛药（视患者效果和耐受性而定）。
- 非甾体抗炎药（谨慎应用）。
- 适度把握轻体力活动和休息之间的平衡。
- 如果可行，采取锻炼计划和水疗。

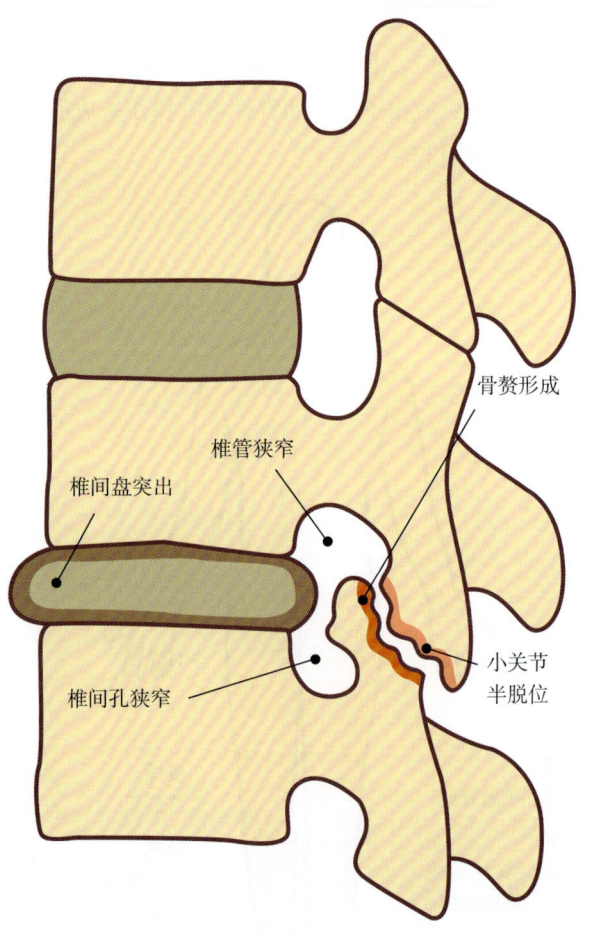

图 39.9　伴有椎间盘和小关节退行性变的腰椎炎，导致椎管和椎间孔狭窄

- 定期推拿可能有帮助。
- 考虑试用电疗，如经皮神经电刺激和针灸。

十二、脊柱关节病

血清阴性脊柱关节病是一组有如下特点的疾病：累及骶髂关节，出现上行性脊椎炎和脊柱外表现，如少数关节的关节炎和附着点疾病（图 39.10）（参阅第 36 章）。

疼痛和强直是脊髓受累典型炎症性疾病的特征性表现。即早晨症状较重，可能发生夜间痛。锻炼可以改善症状，而不是使其加重。

本组疾病主要包括强直性脊柱炎、银屑病性病关节炎综合征、反应性脊柱关节炎和炎症性肠病。因此，询问银屑病、腹泻、尿道分泌物、眼部疾病和其他关节反复性关节炎的病史很重要。作为这组疾病的典型代表，强直性脊柱炎临床表现如下。

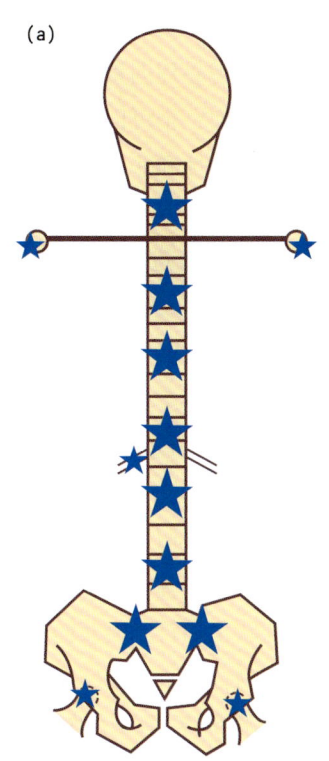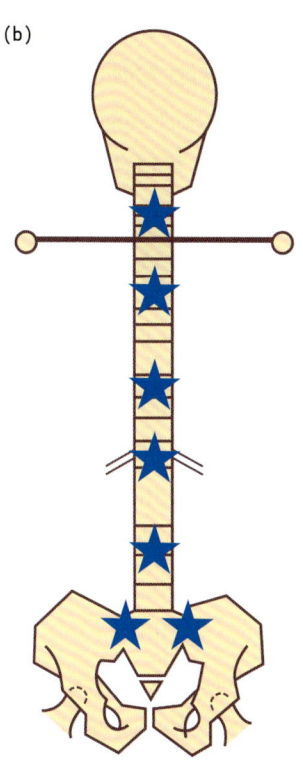

图39.10 （a）强直性脊柱炎、银屑病：脊柱和关节连接部位的主要靶区域。（b）克罗恩病和溃疡性结肠炎的主要靶区：肠病。反应性关节炎仅累及腰椎和骶髂关节

1. 强直性脊柱炎的典型特征[8]

年龄和性别	青年男性，15～30岁（40岁以后发病罕见）
外伤史	无，除非巧合。缓慢隐匿性发病
疼痛部位和放射性	腰部，可放射至双侧臀部和大腿后侧（很少到膝关节以下）
疼痛类型	炎症波动性疼痛，经常发作
加重因素	常在夜间加重（患者可痛醒），在床上辗转不安，早晨早早起床
缓解因素	包括锻炼等活动，患者可能在夜间走动以缓解疼痛
伴随症状	后背强直，特别是晨起时 胸椎或颈椎疼痛强直 胸廓疼痛和强直 外周关节痛（高达50%） 虹膜炎（高达25%）
体格检查（重要）	腰椎前凸消失 先是侧弯受限，然后是屈曲和伸展受限 骶髂关节压力试验阳性
确定诊断	骨盆X线（骶髂关节炎） 骨扫描和CT扫描 红细胞沉降率通常升高 超过90%的病例组织相容抗原（HLA-B_{27}）阳性（普通人群中约10%为阳性）

2. 治疗 越早开始治疗效果越好。通常预后较好。治疗的基本目标是：
- 在相对薄弱的部位行预防性脊柱融合术。
- 缓解疼痛和强直。
- 保持最佳的脊柱活动性。

基本治疗方法是：
- 建议行背部护理和保持良好的姿势。
- 一般教育及咨询。
- 实施锻炼计划，以改善运动幅度和维持活动度。
- 转诊到物理治疗师。
- 药物疗法，尤其是非甾体抗炎药，耐受的患者推荐使用最佳剂量的吲哚美辛。
- 柳氮磺吡啶——如果疾病进展，除了非甾体抗炎药，该药仍是有用的二线用药。
- 严重进展性疾病有可能需要使用细胞毒性药物治疗。

十三、恶性疾病

尽早识别恶性疾病和其他占位性病变极为重要。因为延迟诊断、治疗对于预后的影响很大。关于神经系统的表现，可能累及一个以上的神经根，有可能没

有严重的根性疼痛,而有主要的神经系统体征。神经系统体征则将呈进行性发展。

如果被证实为恶性疾病,且可排除多发性骨髓瘤,则应寻找可能转移到脊柱的6种原发性恶性肿瘤(图39.11)。如果是骨硬化,则考虑继发于前列腺癌,还有一些继发于乳腺癌或 Paget 病。

十四、非器质性腰部疼痛

像头痛一样,腰痛是某些潜在的功能性、器质性或心理性异常的一种症状。在评估患者的腰部疼痛时,如只专注于症状是由器质性疾病所致,则会导致严重的错误。任何部位的轻度疼痛,都会因情绪的原因而加重。

抑郁症患者一般比极度焦虑、转换性障碍和诈病的患者主诉少。基于这些情况,易被误认为非器质性疾病。推荐试验性使用抗抑郁药治疗,至少持续治疗3周,常会有良好反应。腰痛症状最终能缓解。

在评估腰痛时不考虑心理因素,可能会导致严重的诊断及治疗错误。任何一个可以激发疼痛的姿势对鉴别诊断都有意义。器质性和非器质性腰痛两者临床表现的比较见表39.6。

对疼痛评估需要对患者进行全面的了解。其一,必须知道患者的工作类型、娱乐、休息情况、成功与失败,另外,还必须将这些资料与患者腰部疼痛所致的活动障碍程度相联系。

心因性腰部疼痛,特别是严重焦虑的患者,往往过分强调他们面临的问题。他们通常很容易表露感情。自己用手指示疼痛部位常没有提示意义,甚至轻微的接触都可引起患者弥漫性触痛。身体检查的功能异常与主诉的症状不相符。疼痛的分布往往与典型的神经分布区不相吻合。所有的反射几乎总是亢进的。必须铭记心因性腰部疼痛,(例如抑郁症和转换

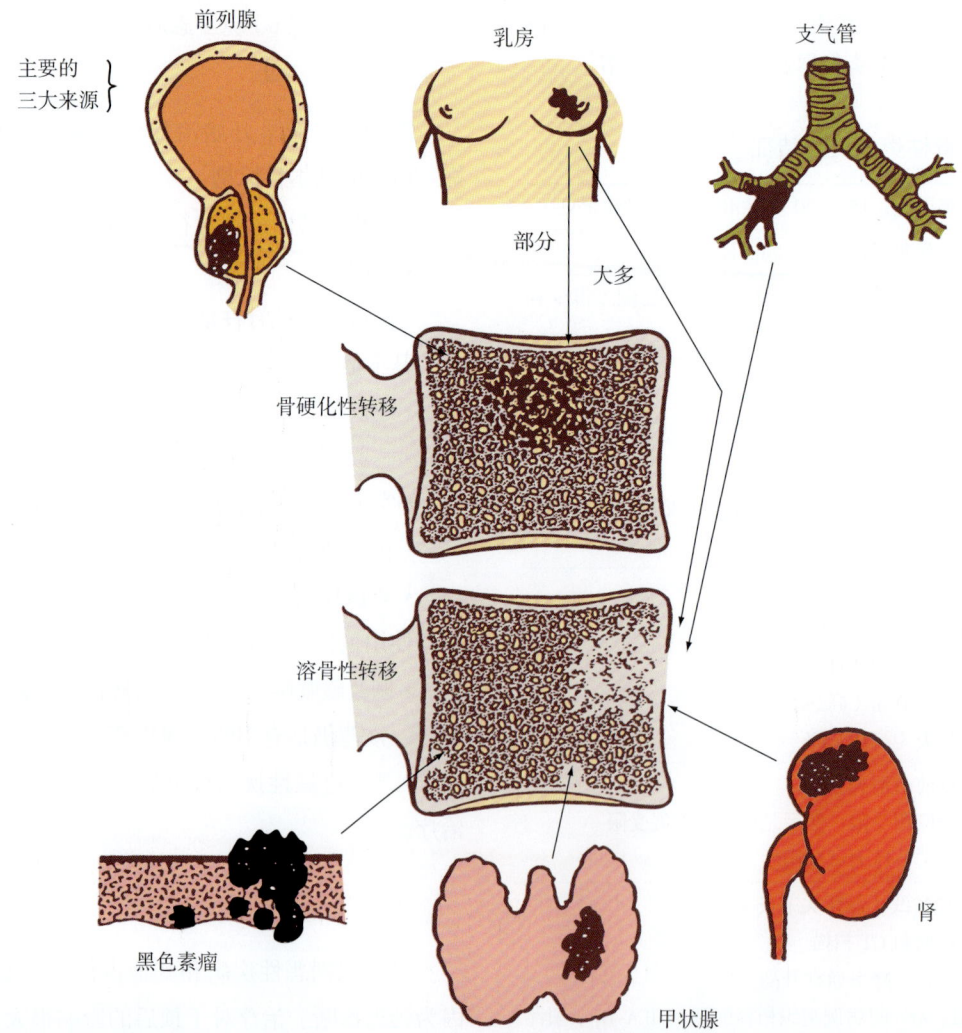

图 39.11 向脊柱转移的重要原发性恶性肿瘤。**注意区别硬化性和溶骨性转移。多发性骨髓瘤也可导致骨质疏松**

表 39.6　器质性腰痛和非器质性腰痛常见临床表现的比较[7, 8]

症状	器质性疾病	非器质性疾病
表现	适当的	常是突出的
疼痛	局限性	双侧、弥散骶尾部
疼痛放射	适当的；臀部（特定部位）	不适当的；腿前侧/整条腿
时间模式	疼痛-缓解模式	经常性，急性或者慢性
感觉异常/麻木	皮区，可以用手指指出	可能是整条腿，可以用手指指出
治疗反应	各不相同 延迟获益	患者通常拒绝治疗 最初不能活动（常为发作性），然后恶化（通常在2小时内）
体征		
视诊	适当的，谨慎的	详细检查下可见过度反应；互相矛盾的
触诊	局限于适当的水平	常为不恰当的水平 可致探查的手指停止检查
间隙触痛（Magnuson）	持续性（+）	非持续性（-）
感觉	皮区	非解剖性"插座性"或"长筒袜性"
运动	适当的肌节	肌肉群（如腿"虚脱"）
反射	适当的，可能减弱	反射亢进

障碍）患者一定有腰部疼痛经历，而不要误入诈病的陷阱中。

非器质性腰部疼痛的检查[8]

有几项用于鉴别器质性和非器质性腰部疼痛（例如抑郁症或已知为诈病者所装出的疼痛）的检查是很有意义的。

（1）Magnuson法（"迁移指向"试验）

• 要求患者指出疼痛的位置。

• 在2个不同部位轻轻触诊疼痛区域2次间隔几分钟，并比较2个部位。

• 在2项检查之间，通过另一种检查移开患者对背部的注意力。

（2）直腿抬高试验　进行常规的直腿抬高试验。患者抬高下肢可能会有抬高受限，例如30°。记住抬高的程度。要求患者坐下来，双腿搭在沙发头上。可进行别的检查或提问一些问题转移患者的注意力，然后尝试抬高直腿到第一次的同一水平。如果能抬高到第一次的同一水平，那么，患者的反应是不一致的。

（3）Burn试验

• 试验时请患者跪在一矮凳上，前倾并尝试触摸地板。

• 非器质性疾病腰痛患者通常会拒绝触摸地面，因为这个动作会引起患者极度疼痛，或患者可能会在做这个动作时失去平衡。

即使有严重椎间盘病变的患者，通常也都能够在一定程度上完成这个动作。

（4）轴心负荷试验

• 将你的双手放在患者的头顶，并向下施加一定的压力（图39.12）。

• 对大多数患有器质性腰痛的患者，这次试验不会导致其产生不适反应。

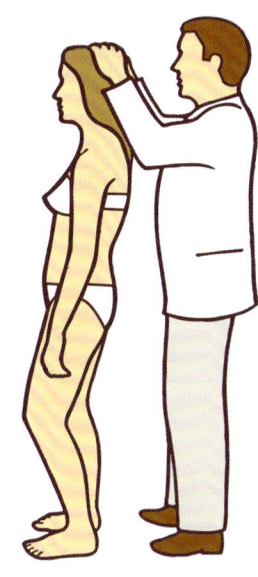

图39.12　轴心负荷试验

十五、腰部疼痛的治疗方法

1. 综合性治疗　治疗的目的是减轻疼痛，维护其功能，进而减少残疾、误工和发生重要慢性病的危险。

（1）保持活动的建议　来自随机对照试验的证据显示，在急性腰痛的患者中，与卧床休息和常规护理相比，保持活动可以促进症状缓解和康复，减少慢性致残，缩短误工病假时间。因此，应鼓励患者尽早返回工作岗位。

（2）相对休息　在急性腰部疼痛患者很虚弱的情况下，严格卧硬板床休息2天是恰当的，休息时间超过3天仍无显著疗效时，应鼓励患者尽快恢复日常活动[9]。

（3）患者教育　适当的教育可使患者能够洞察患病原因、背部疾病的恶化和采取相应的策略。

（4）热疗　某种形式的热疗，包括敷热水袋、热毛巾及其类似的方法，尤其在急性腰痛前2～4周可以取得良好效果。

（5）锻炼　研究证明在急性期尽早制订合理的锻炼计划，可以促进痊愈和预防复发。一切形式的锻炼（伸展、弯曲和等张性锻炼）似乎都同样有效（图39.13）[10]。对腰部疾病患者来说，游泳是一项很好的运动。

研究结果表明锻炼适用于慢性腰痛，而不是急性腰痛[3]。

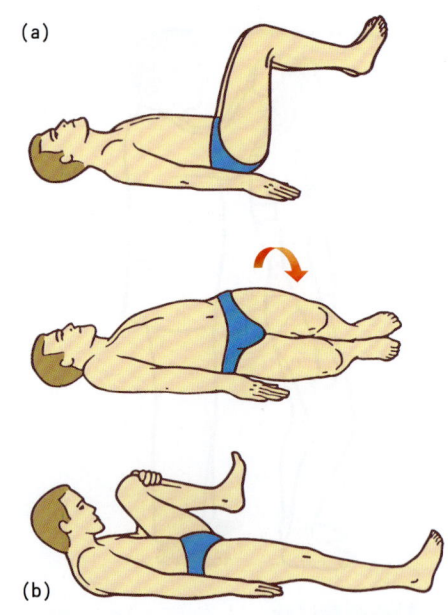

图39.13　腰痛的锻炼举例：(a)转动锻炼。(b)屈曲锻炼

2. 药物治疗

（1）基础镇痛药　应该应用镇痛药如对乙酰氨基酚（扑热息痛）和可待因加对乙酰氨基酚，以缓解疼痛。推荐将对乙酰氨基酚作为一线用药的镇痛药。

（2）非甾体抗炎药　对于临床上有炎症证据，尤其是有强直性脊柱炎、严重脊柱炎、急性放射性疼痛、有神经根刺激症状的情况，对于急性腰痛，已证明非甾体抗炎药在镇痛和改善整体病情方面比安慰剂有效。目前并无证据显示不同的非甾体抗炎药疗效上有什么区别。

3. 注射技术

（1）痛点注射　在相对孤立的痛点注射5～8ml的局部麻醉药可能有效。研究表明，对慢性腰痛，进行痛点注射可能效果更好。

（2）木瓜凝乳酶　这种酶一直被主张用于治疗急性髓核膨出而髓核依然完好无损、指征类似椎间盘切除手术的患者。不过，研究显示，其虽然比安慰剂有效，但是疗效还是比手术切除效果差[11]。

（3）小关节注射　广泛应用于一些诊所的一个方法是射线图像增强下进行的糖皮质激素注射。进行该项操作需要精干娴熟的技术和专业知识。迄今为止最好的证据仍不支持使用这些注射疗法。

（4）硬膜外注射　硬膜外局部注射含有或不含糖皮质激素的麻醉药用于治疗慢性疼痛，尤其是神经根性疼痛。作者支持骶尾硬膜外注射治疗持续性坐骨神经痛。用15ml的半强度局部麻醉（如0.25%丁哌卡因）（图39.14）。

其他人喜欢使用类固醇和腰椎硬膜外注射的方法。关于有效性的证据尚存在争议[5]。

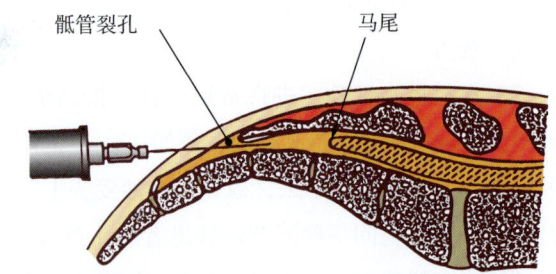

图39.14　骶管阻滞麻醉：针头应位于空白区域，并不触及硬膜囊

4. 物理治疗　主动锻炼是最好的理疗方式（图39.13a、b）。在安全范围内被动伸展脊柱是一种安全、有效的方法（图39.15）。脊柱活动是在关节运动范围内的轻柔、有节奏的活动。物理治疗是一种安全、有效且有拉伸作用的治疗方法。

脊柱推拿是在脊柱尾部进行的一种高速推按。通常来说,这是比较有效和起效迅速的治疗,但需要准确的诊断和更多的技巧。对无并发症的功能性腰痛(无神经根性疼痛)效果较好,尤其是急性疼痛(图39.16)[3, 6, 12, 13]。然而,对照试验的结果是相互矛盾的。不良反应不常见,但一旦发生后果可能很严重。

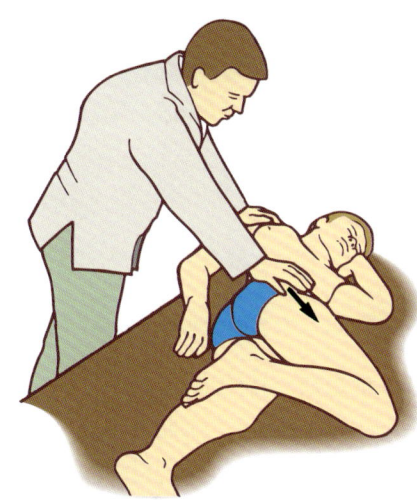

图 39.15 腰骶部脊柱伸展技术(对于右侧疼痛):一传统技术。按箭头指示的方向用力

经允许引自:C Kenna and J Murtagh. Back Pain and Spinal Manipulation. Sydney: Butterworths, 1989.

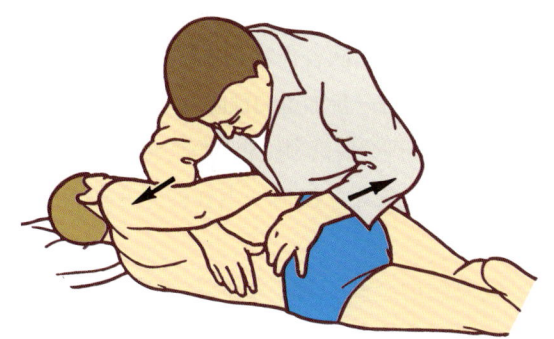

图 39.16 腰椎扭转推拿:具体操作技术图解。对于$L_{4\sim5}$水平,顺箭头方向适当用力

经允许引自:C Kenna and J Murtagh. Back Pain and Spinal Manipulation. Sydney: Butterworths, 1989.

5. 其他治疗 关于腰部疼痛的治疗,虽然以下方法缺乏明确的证据,但仍然提倡采用。

- 水疗法。
- 牵引。
- 经皮电神经刺激。
- 关节面注射。
- 超声治疗。
- 小关节内注射。

- 后神经根(内侧支)阻滞,伴或不伴去神经化(冷冻或射频)。
- 经皮椎体成形术(将骨水泥注入骨质疏松症患者骨折的椎体内)。
- 深度按摩(需配合松骨术和推拿)。
- 针灸(短期内有疗效)。
- 疼痛门诊(如果初始治疗无效)。
- 生物反馈疗法。
- 重力牵引法(家庭治疗)。
- 腰部支具。

十六、腰骶部疾病的治疗指南(摘要)

机械性腰痛的治疗取决于病因。由于大部分的问题是机械性的,有自然缓解的倾向,因此,保守治疗是很恰当的。原则是如果患者为没有并发症的单纯腰痛,不接受任何治疗,其中,有1/3的患者可1周内缓解,另外2/3的患者也几乎会在3周内缓解[14]。医生应该有明确的治疗计划,该计划应为一肯定、准确、安全和保守性的临床方案。

这些问题归类于一般性情况。有关其简化性治疗概述如下。

- 急性腰部疼痛=疼痛时间少于6周。不过,人们常说的腰痛被定义为疼痛至少已经存在3个月。
- 亚急性疼痛=疼痛时间6~12周。
- 慢性疼痛=疼痛时间超过12周。

1. 急性腰痛[6] 腰痛的常见原因是由小关节功能紊乱和(或)有限的椎间盘破裂引起的。患者典型的发病年龄为20~55岁,无膝以下放射痛[15]。通常对下列治疗效果较好。

- 解释和安慰。
- 教育计划。
- 根据舒适程度,鼓励患者进行正常的日常活动。
- 正确使用非阿片类镇痛药(对乙酰氨基酚)。
- 物理治疗:伸展受累的部分、肌肉能量疗法、脊柱松骨术和推拿(如果首次就诊时无禁忌证)。
- 建议患者锻炼(只要未加重疼痛)。
- 观察大约5天(对物理治疗可能是最好的时间)。
- 起初不需要辅助检查。

大部分患者可以在14天内相对无疼痛,并可以提前返回工作岗位(有些人可能不会耽误工作,应该鼓励患者正常工作）。关于脊柱推拿的证据显示，它可以缩短功能障碍的时间。

2. 伴或不伴腰痛的坐骨神经痛 坐骨神经痛的治疗是比较复杂的问题，但大多数患者的病情可在12周内逐渐缓解（见第67章）。

（1）急性[16]
- 解释和安慰。
- 腰部教育计划。
- 尽可能地进行正常活动。
- 根据患者运动情况，定期使用非阿片类镇痛药。
- 应用非甾体抗炎药10～14天，然后停药，进行审查评估。
- 如果疼痛不能缓解，可口服曲马多50～100mg。或羟考酮5～10mg，必要时每4小时1次，短期使用。
- 散步和游泳。
- 每周或每2周随访1次。

可考虑：对重度疼痛者，给予一个疗程的糖皮质激素，如泼尼松50mg，共5天。然后25mg，共5天，逐渐减量，共3周。

或

每日早晨30mg，连续用3周，在接下来的2周减量（其效果不明确）。

（2）慢性
- 安慰患者，告诉他们疼痛会缓急（假设没有严重的神经功能缺损）。
- 考虑硬膜外阻滞麻醉（如果反应迟缓）。
- 考虑阿米替林10～25mg，晚间口服，最大剂量可增加到75～100mg。

注：一组重要的前瞻性对照研究，比较了10年以上病程的坐骨神经痛史的患者进行外科治疗和保守治疗的效果，手术组1～2年内有明显效果，但不能超过这一时间。10年后两组结果相同，包括神经系统功能损害[16]。

3. 慢性腰痛 单纯慢性腰痛患者的基本治疗应遵循以下原则：
- 背部教育计划和连续性支持。
- 鼓励正常活动。
- 锻炼计划。
- 镇痛药（如对乙酰氨基酚）。

对于神经根型病变外科干预的一般准则

绝对适应证
- 膀胱/肠功能控制紊乱。会阴感觉变化。
- 渐进性运动障碍（如有显著足下垂、股四头肌无力）。

相对适应证
- 严重疼痛或残疾性疼痛。
- 保守治疗失败的持续性疼痛（永久性神经损伤性疾病）。

如果满足以下4个标准：
— 腿痛等于或重于腰部疼痛。
— 直腿抬高试验阳性。
— 保守治疗4～6周后无效。
— 影像显示与症状相应的病变。

- 非甾体抗炎药，持续应用14～21天（特别是存在炎症，即休息时疼痛，活动后缓解），然后进行评估观察。
- 如果没有禁忌证，试用按摩或推拿（至少3种方法）[12, 13]。
- 考虑触发点封闭注射。
- 考虑使用阿米替林10.25mg，口服，注意增加至最大剂量（75～100mg）。
- 推荐多学科团队合作治疗/背部疾病教育学校。

4. 腰部疼痛进一步加重的预防 应该告知患者，进行持续的腰部护理会使其预后非常好。预防措施包括：
- 背部护理教育，包括一本好的非专业人士用的参考书。
- 应遵循的金科玉律：如何举重物、坐、弯腰、运动等。
- 制订锻炼计划：为患者提供量身定做的计划。
- 姿势和动作的训练，如Alexander技术或Feldenkrais技术[17, 18]。

十七、转诊时机

1. 紧急转诊
- 脊髓疾病，尤其是急性马尾神经受压综合征。
- 伴有进行性神经功能损伤的严重神经根病。
- 脊柱骨折。

2. 其他转诊
- 肿瘤或感染。
- 未能确诊的腰部疼痛。

- Paget 病。
- 持续疼痛 3 个月的患者。

实践要点

- 与姿势有关的腰部疼痛，运动和坐立加剧，平躺缓解者是由于脊椎功能障碍，尤其是因某个椎间盘破裂所引起。
- 大多数由椎间盘病变引起的疼痛通常经过休息可缓解。
- 普通 X 线检查的诊断价值有限，尤其是对于年轻的椎间盘突出患者，X 线检查可能显示是正常的。
- 记住抑郁症可能性是腰部疼痛的原因，如果怀疑此症，可考虑用抗抑郁药进行治疗。
- 如果腰部疼痛持续，在夜间卧床休息时疼痛加重，考虑恶性疾病、抑郁性疾病或其他全身性疾病。
- 疼痛在站立和行走时加重，坐下来缓解，可能由于腰椎滑脱引起。
- 如果在行走时出现疼痛和僵硬，持续时间较长，超过 30 分钟，则应考虑炎症。
- 任何慢性非恶性疼痛的情况，应避免使用强镇痛药（特别是阿片类药物）。
- 双侧背部疼痛是比较典型的全身性疾病，而单侧典型的疼痛则为机械性原因。
- 在年轻人出现休息时背部疼痛和晨僵则需仔细进行辅助检查：应考虑炎症如强直性脊柱炎和反应性关节炎。
- $L_5 \sim S_1$ 间盘病变可以涉及包括 L_5 和 S_1 神经根。然而，仍应怀疑合并 L_5 和 S_1 根病（例如恶性肿瘤）。
- 重度中央型椎间盘突出可引起膀胱症状：尿失禁或尿潴留。
- 突然发作的腰痛伴有局部痉挛和保护性侧屈，可能提示为小关节综合征。
- $T_{12} \sim L_1$ 和 $L_{1\sim2}$ 间盘是引起腹股沟疼痛的椎间盘。
- $L_{4\sim5}$ 间盘是对应至背部疼痛的椎间盘。
- $L_5 \sim S_1$ 间盘是对应至腿痛的椎间盘。
- 直腿抬高严重受限（尤其是小于 30°）提示腰椎间盘突出症。
- 建议强制性执行预防功能障碍性腰痛的计划，该计划应建立在腰部保健意识和锻炼的基础上。
- 记住大多数腰痛性疾病可以在几周内缓解，因此要避免过度治疗。

参考文献

[1] National Health and Medical Research Council. Evidencebased Management of Acute Musculoskeletal Pain. A Guidefor Clinicians. Australian Acute Musculoskeletal Pain Guidelines Group. Canberra: Australian Government, 2004.

[2] Sloane P, Slatt M, Baker R. Essentials of Family Medicine. Baltimore: Williams & Wilkins, 1988: 228-235.

[3] Maigne R. Manipulation of the spine. In: Basmajian JV ed. Manipulation, Traction and Massage. Paris: RML, 1986: 71-96.

[4] Barton S ed. Clinical Evidence. London. BMJ Publishing Group, 2001: 772-787.

[5] Bogduk N. The sources of low back pain. In: Jaysom M, ed., The Lumbar Spine and Back Pain (4th edn), Edinburgh: Churchill Livingstone, 1992: 61-88.

[6] Moulds R (Chair). Therapeutic Guidelines: Rheumatology (Version 2). Melbourne: Therapeutic Guidelines Ltd, 2010: 109-140.

[7] Kenna C, Murtagh J. Back Pain and Spinal Manipulation (2nd edn). Oxford: Butterworth Heinemann, 1997: 70-164.

[8] Waddell G, et al. Non-organic physical signs in low back pain. Spine, 1980, 5: 117-125.

[9] Deyo RA, Diehl AK, Rosenthal M. How many days of bed rest for acute low back pain? A randomised clinical trial. N Engl J Med, 1986, 315: 1064-1070.

[10] Kendall PH, Jenkins SM. Exercises for backache: a double blind controlled study. Physiotherapy, 1968, 54: 154-157.

[11] Gibson JNA, et al. Surgery for lumbar disc prolapse. Cochrane Database of Systematic Reviews Issue 2, 2002.

[12] Blomberg S, Svardsudd K, Mildenberger F. A controlled, multicentre trial of manual therapy in low back pain. Scand J Prim Health Care, 1992, 10: 170-178.

[13] Royal College of General Practitioners, et al. Clinical Guidelines for the Management of Acute Low Back Pain. London: RCGP, 1996.

[14] Kuritzky L. Low back pain. Family Practice, Audio-Digest California Medical Association: 1996, 44: 14.

[15] Deyo RA. Acute low back pain: a new paradigm for management. Br Med J, 1996, 313: 1343-1344.

[16] Weber et al. A controlled prospective study with 10 years observation of patients with sciatica. Spine, 1983, 8: 131-140.

[17] Hodgkinson L. The Alexander Technique. London: Piatkus, 1988: 1-97.

[18] Feldenkrais M. Awareness Through Movement. New York: Harper & Row, 1972.

第40章　瘀斑和出血

> 我的爸爸全身红一块、紫一块，挫伤使他变成了一张面具。
>
> Charles Dickens（1812—1870），Nicholas Nickleby

许多患者主诉自己很容易发生瘀斑，但只有少数人有潜在的血液疾病。紫癜是皮肤或黏膜的出血，表现为在按压状态下不退色的小出血点。直径2mm或更小（针头大小）的紫癜被称为瘀点，而大紫癜被称为瘀斑（图40.1）。瘀斑是大面积皮下出血的结果。如果瘀斑异常，与创伤不成比例，那么需要考虑凝血功能障碍（图40.2）。

一、鉴别诊断

因潜在系统性血管炎所致的"可触及的紫癜"是一个重要的鉴别诊断。用手指触诊瘀点很重要，因为潜在的血管炎会影响小血管（如结节性多动脉炎）。

决定具体的辅助检查比较困难，因为需要做出以下决定：对哪些患者进行检查；凝血障碍是局部病变还是全身病变。诊断出血性疾病的能力很重要，因为这影响到外科手术、妊娠、药物和遗传咨询。

二、重要资料与关注要点

- 紫癜 = 瘀点 + 瘀斑。

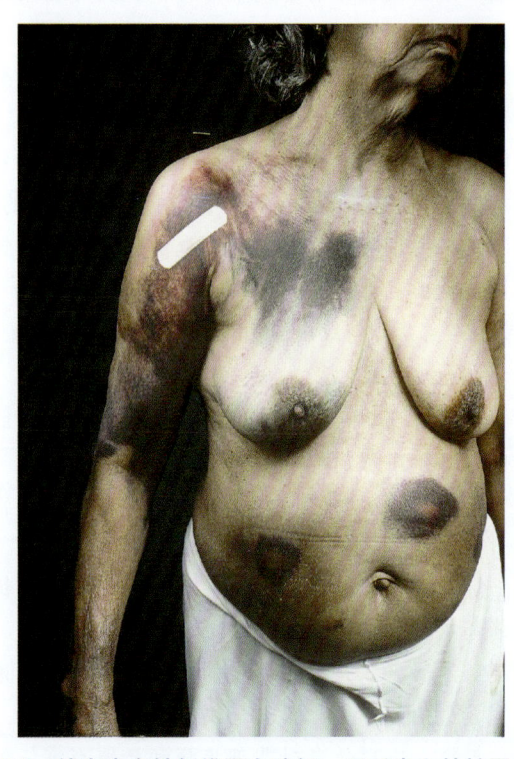

图40.2　伴有全身性纤维蛋白溶解、严重出血的糖尿病的患者。注意胰岛素注射部位的腹壁和肩关节处出血

- 异常出血基本上是由于血小板疾病、凝血机制疾病或血管疾病所致。
- 在对出血性疾病患者的评估中完整的病史是必不可少的。
- 个人史和家族史的评估在出血性疾病的鉴别中是第一步。
- 当患者主诉"容易有瘀斑"，重要的是排除骨髓疾病导致的血小板减少症和凝血因子缺乏（如血友病）。
- 药物（如阿司匹林、非甾体抗炎药、细胞毒性药和口服抗凝药）是获得性出血性疾病最常见的病因。
- 一般来说，继发于血小板缺陷的出血是自发性的，常伴有紫癜创伤或切伤后立即出血。通常是黏膜出血（如牙龈出血、月经过多、鼻出血和瘀点）[1]

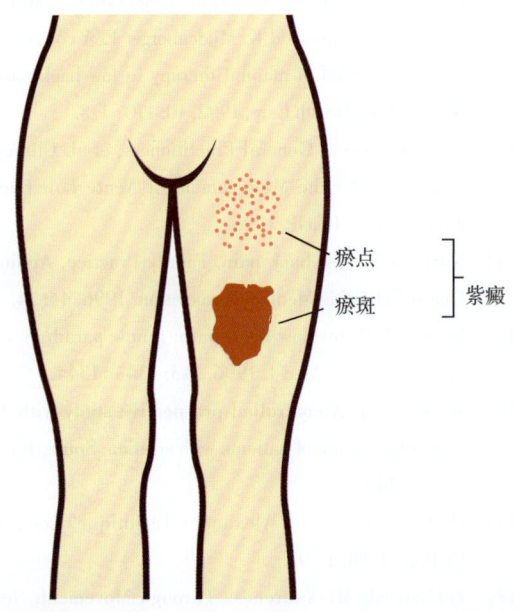

图40.1　紫癜皮疹（瘀点及瘀斑）

- 实验室评估应结合临床表现。
- 由于凝血因子缺乏症引起的出血通常是外伤性和延迟性的（例如出血发生在血友病患者拔牙24小时后）。
- 尽管存在出血性疾病，甚至表现为严重出血状态，但患者的常规筛查试验可能是正常的，需要进行进一步检查。

三、发病机制

系统性出血性疾病有3种发病机制（Virchow三联征）：

① 凝血因子缺乏（循环凝血因子的减少或抑制）。
② 血小板异常：血小板的数量或功能异常。
③ 血管缺损：血管内皮细胞的缺损。

出血性疾病也可以被分为原发性和继发性凝血损伤。常见的原发性凝血障碍包括血管性血友病（vWD）、血小板减少症、血小板功能障碍。继发性的有纤维蛋白形成障碍和血友病[2]。

全身出血性疾病的鉴别诊断见表40.1。

四、临床方法

对凝血因子缺乏和血小板疾病所致出血的鉴别通常可以通过仔细评估病史和体格检查完成。

1. 病史 提示系统性出血疾病的因素包括：
- 自发性出血。
- 严重或复发性出血发作。
- 多处出血。
- 出血与创伤程度不成比例。

如果怀疑是出血性体质，确定是否是局部病理改变导致的失血很重要（如术后出血、产后出血、胃肠道出血）。

2. 诊断
- 血小板异常表现为创伤后早期出血。
- 凝血因子缺乏表现为正常的血小板完成初期凝血后出现延迟性出血。
- 前述凝血应激（如拔牙、包皮环切术或妊娠）反应表现正常提示存在获得性疾病。
- 如果为获得性原因，寻找恶性肿瘤、感染、肝脏疾病、药物的证据。

诊断策略模型见表40.2。

表40.1 全身出血性疾病的鉴别诊断

血管性疾病	
（a）	遗传性
	• 遗传性出血性毛细血管扩张症
	• 马方综合征
	• Osler-Weber-Rendu综合征
（b）	获得性
	• 感染（如脑膜炎双球菌、麻疹、登革热）
	• 单纯性紫癜
	• 老年性紫癜
	• 过敏性紫癜
	• 类固醇性紫癜
	• 维生素C缺乏症
凝血因子缺乏或抑制剂	
（a）	遗传性
	• A型血友病
	• B型血友病
	• 血管性血友病
（b）	获得性
	• 弥散性血管内凝血
	• 肝脏疾病
	• 维生素K缺乏症
	• 口服抗凝剂治疗或药物过量
血小板减少症	
（a）	遗传性
	• Fanconi综合征
	• 低巨核细胞性血小板减少症
（b）	获得性
	（免疫性）
	• 免疫性血小板减少性紫癜
	• 药物引起的血小板减少症（如肝素）
	• 血栓性血小板减少性紫癜
	• 输血后紫癜
	（非免疫性）
	• 弥散性血管内凝血
	• 骨髓移植失败
	• 脾的血池作用
血小板功能异常	
（a）	遗传性
	• 血小板无力症
	• 巨大血小板综合征
	• 储存池缺损
（b）	获得性
	• 药物引起的（如阿司匹林、非甾体抗炎药）
	• 尿毒症
	• 骨髓增生性疾病
	• 蛋白异常血症

经允许引自：Mitchell et al. Adapted from Bleeding disorders, MIMS Disease Index (2nd edn)1996 with permission of MIMS Australia, a division of MediMedia Australia Pty Ltd.

表 40.2 紫癜的诊断策略模型

问	可能的诊断
答	单纯性紫癜（易发瘀斑综合征）
	老年性紫癜
	皮质类固醇性紫癜
	免疫性血小板减少性紫癜
	过敏性紫癜
问	不能忽视的严重疾病
答	恶性病
	• 白血病
	• 骨髓瘤
	再生障碍性贫血
	骨髓纤维化
	严重感染
	• 败血症
	• 脑膜炎双球菌感染
	• 麻疹
	• 伤寒
	• 登革热/切昆贡亚热
	弥散性血管内凝血
	血栓性血小板减少性紫癜
	脂肪栓塞
问	常被遗漏的疾病
答	A 型血友病、B 型血友病
	血管性血友病
	输血后紫癜
	外伤（例如家庭暴力，虐待儿童）
	罕见疾病
	• 遗传性毛细血管扩张症（Osler-Weber-Rendu 综合征）
	• Ehlers-Danlos 综合征
	• 维生素 C 缺乏症
	• Fanconi 综合征
问	假象
答	药物
	• 氯霉素
	• 皮质激素类
	• 磺胺类
	• 奎宁/奎尼丁
	• 噻嗪类利尿药
	• 非甾体抗炎药
	• 细胞毒素
	• 口服抗凝药
	贫血
	• 再生障碍性贫血
问	精神因素
答	假性紫癜

3. **家族史** 阳性家族史可以提示以下诊断：

• 性染色体隐性模式：A 型或 B 型血友病。

• 常染色体显性遗传：血管性血友病、异常纤维蛋白原血症。

• 常染色体隐性遗传：缺乏凝血因子Ⅴ、Ⅶ和Ⅹ。

询问患者是否注意到有血尿或便血，女性患者是否有月经过多。出血史清单见表 40.3。如果没有及时询问患者，应被返回重新问诊。如果有挫伤再次出现，应记录瘀斑的实际大小和频率。

表 40.3 出血史清单

皮肤挫伤	扁桃体切除术
鼻出血	其他手术
受伤	分娩
家庭暴力	血尿
月经过多	直肠出血
关节血肿	药物
拔牙	家族史
异常血肿	合并症（如肝脏疾病、肾脏疾病）

4. **关键问题**

• 您出现这一问题多长时间了？

• 您还记得是否有任何可能导致瘀斑的碰撞或摔伤吗？

• 什么样的伤害使您易出现瘀斑？

• 您注意到其他部位如鼻或牙龈的出血了吗？

• 您的家人有瘀斑或出血史吗？

• 您的总体健康状况怎么样？

• 您有疲劳、体重减轻、发热或盗汗吗？

• 您之前有病毒性疾病或喉咙痛吗？

• 您的酒量是多少？

• 过去您拔牙时发生过什么？

• 您曾经有关节肿痛吗？

5. **用药记录** 必须获得完整的用药史。

以下为药物及其反应的举例：

• 血管性紫癜

— 泼尼松龙/其他皮质激素。

• 血小板减少症

— 细胞毒性药物。

— 金制剂。

— 肝素。

— 保泰松。

— 磺胺类药物。
— 奎宁、奎尼丁。
— 噻嗪类利尿药。
— 氯霉素。
- 血小板功能异常
— 阿司匹林。
— 非甾体抗炎药。
- 凝血因子缺乏症
— 华法林。

6. 体格检查 仔细检查皮肤非常重要。注意出血的性质和瘀斑的分布，这是过敏性紫癜的特征性表现。老年性紫癜常见于手背、前臂和小腿的伸肌面可以看到。

注意唇和口腔黏膜出血常是遗传性毛细血管扩张症的依据。牙龈增生可继发于单核细胞白血病。寻找恶性肿瘤的证据如胸骨压痛、淋巴结肿大、脾大。检查眼底可发现视网膜出血的证据。尿常规检查对寻找出血（微观或宏观的）是很重要的。

7. 辅助检查 调查的初步选择取决于出血类型。
如果怀疑有凝血因子缺乏：
- 凝血酶原时间（PT），如国际化标准比值（INR）。
- 活化部分凝血酶原时间（APPT）。
- 纤维蛋白原水平。
- 凝血酶时间（TT）。

如果怀疑有血小板病变：
- 血小板计数。
- 皮肤出血时间（可疑值）。
- 血小板功能分析仪（PFA-100）。

如果怀疑有遗传性疾病：
- 因子Ⅷ。
- vW 因子活性。
- vW 因子抗原。

全血检查和血涂片对明确病因有帮助。血小板形态学检查对遗传性血小板疾病有诊断价值。筛查凝血功能的皮肤出血时间，由于缺乏特异性和敏感性低，局限性很大，近年来不推荐作为常规项目。手术不是有价值的出血风险预测指标[1,3]。可建议会诊的血液病学专家采取其他复杂的检查，如血管性血友病的筛查和血小板聚集试验。骨髓检查具有重要价值，有助于排除继发性血小板减少症，如白血病、其他疾病导致的骨髓浸润和再生障碍性贫血。

表 40.4 概括了适当的检查，表 40.5 总结了凝血因子缺乏症相关的血液学改变。

表 40.4　易出现瘀青者的实验室检查清单

全血细胞计数
血小板计数
凝血酶原时间（INR）
凝血酶时间（TT）
活化部分凝血酶时间

表 40.5　凝血因子缺乏症的血液学改变

	A 型血友病	血管性血友病	维生素 K 缺乏
PT	正常	正常	↑
APTT	↑	↑	↑
TT	正常	正常	正常

五、儿童异常出血

异常出血在儿童中并不少见。详细询问临床病史能获取有价值的信息，尤其是既往史和家族史。

确保非意外伤害是很重要的，如虐待儿童，留意容易出现瘀斑的儿童。然而应排除出血性疾病，尤其是血小板疾病。

凝血功能障碍，包括血友病和血管性血友病，通常因为出现下列症状而被怀疑，如：广泛的淤青、包皮环切术或扁桃体切除术等手术后长时间出血。

新生儿出血是一种常见的自限性疾病，通常出现在出生后第 2 天或第 3 天，因为缺乏依赖维生素 K 的凝血因子。对新生婴儿常规预防性应用维生素 K 解决了这一问题。

特发性（免疫性）血小板减少性紫癜（ITP）是小儿最常见的原发性血小板疾病。急性和慢性 ITP 均有免疫学基础。诊断基于外周血涂片与血小板计数。血小板计数通常低于 50 000/mm³（50×10⁹/L）。

儿童时期急性 ITO 可在 4～6 周内自行缓解[3]。
儿童时期最常见的血管疾病是：
- 过敏性紫癜。
- 感染状态。
- 营养缺乏（通常维生素 C 摄入不足）。

1. 过敏性紫癜 过敏性紫癜是儿童最常见的血

管炎。它影响小血管，产生白细胞碎屑性血管炎伴有典型的三联征（非血小板减少性紫癜、大关节关节炎和腹痛）。

通过皮疹分布在下肢，延伸到臀部特点（也就是紫癜性侵害）可确诊（图40.3），也可累及上肢、躯干及面部。过敏性紫癜发病通常继发于上呼吸道感染，包括A组链球菌引起的扁桃体炎。

出血时间、凝血时间及血小板计数通常是正常的。预后良好，患者大多在几个月内可完全康复。

（1）临床表现
- 发病于各个年龄段的人，主要是儿童。
- 皮疹主要分布在臀部和腿部（图40.4）[4]。
- 皮疹可以发生在手、手臂和躯干。
- 关节炎：主要是脚踝和膝关节。
- 腹痛：常为绞痛（胃肠道的血管炎）。
- 血尿（反映了肾炎）。

（2）相关分析
- 肾脏受累——IgA免疫复合物沉积（一种严重的并发症）。
- 黑粪。
- 肠套叠。
- 阴囊受累。

（3）辅助检查
- 全血细胞分析。

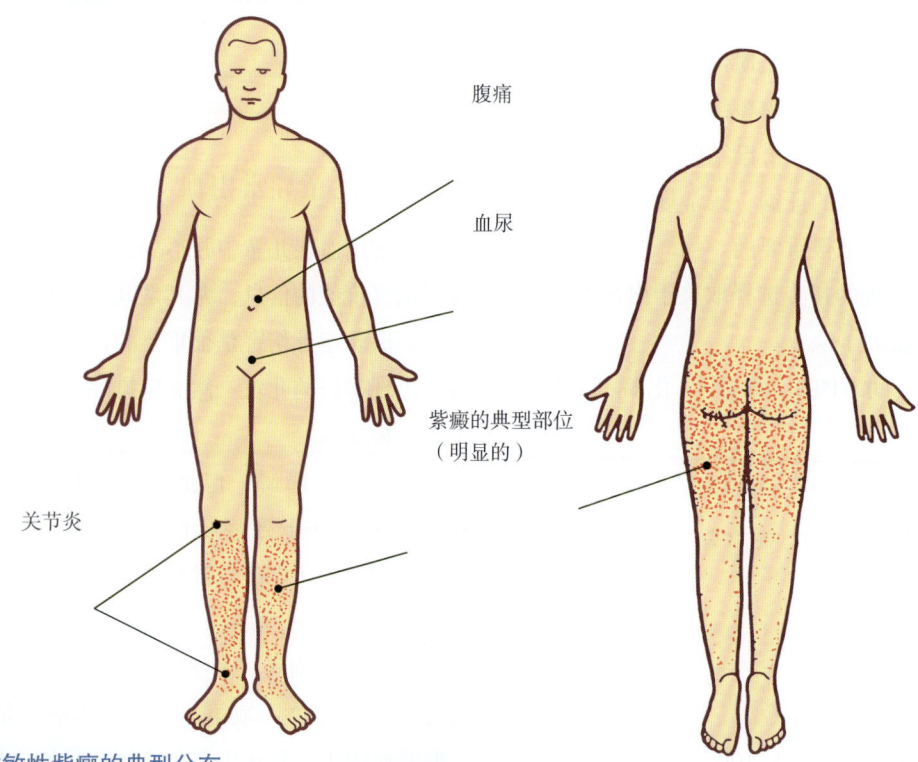

图40.3 过敏性紫癜的典型分布

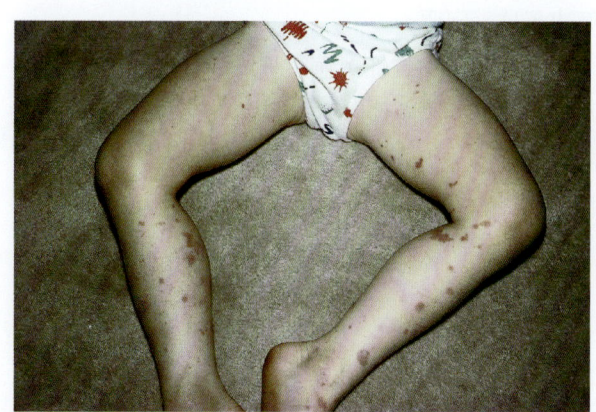

图40.4 过敏性紫癜。一个5岁男孩的下肢典型的皮疹分布

- 尿常规：蛋白尿和血尿。尿标本离心后镜下有管型。

（4）治疗
- 主要是对症治疗——镇痛药。
- 非特异性治疗。
- 如有腹痛性短疗程激素治疗（肠套叠除外）。
- 如果出现血尿：随访尿镜检及肾功能，特别是症状未缓解的患者。

 诊断提示：关节痛 + 紫癜皮疹 ± 腹痛 = 过敏性紫癜

> **实践要点**
>
> 提示：当心慢性肾衰竭（CKF）。

2. 感染状态 严重的感染如脑膜炎球菌血症和败血症可以引起紫癜，主要是由于严重的脉管炎所致。随后出现弥散性血管内凝血。

六、老年人异常出血

突出的原因是老年性紫癜和类固醇性紫癜，这两种情况的原因均是血管所供组织的萎缩[5]。

七、血管疾病

临床特点
- 皮肤容易出现瘀青和出血。
- 伴或不伴黏膜出血。
- 辅助检查正常。

1. 单纯性紫癜（易发瘀斑综合征） 这是一种良性疾病，通常发生在其他方面健康的年龄为20～40岁的女性。其特征是有轻微外伤后胳膊、腿和躯干有出血。患者可能会主诉月经过多。在如拔牙、分娩和手术等情况时凝血机制正常，不因过度失血而出现并发症。

2. 假性紫癜 不明原因的瘀青或出血可能提示有自我虐待或他人虐待。自我虐待导致的淤青通常在下肢或患者容易够得着的其他部位。

八、血小板疾病

临床特征：
- 瘀点和（或）瘀斑。
- 黏膜出血。
- 血小板计数 < 50 000/mm³（50 × 10⁹/L）。

1. 免疫性血小板减少性紫癜（ITP）
临床特点
- 容易发生瘀青。
- 经常出现鼻出血、月经过多。
- 无全身性疾病。
- 脾大罕见。
- 单纯血小板减少症。
- 其他血细胞正常。
- 体格检查正常。
- 正常骨髓，伴巨核细胞正常或增多（应排除急性白血病）。

 诊断提示：瘀青 + 口腔出血 + 鼻出血 = 特发性血小板减少症

血小板免疫异常所致的两种不同类型如下：
- 儿童时期的急性血小板减少症：好发于儿童，常发生于病毒感染后。
- 慢性特发性血小板减少症：自身免疫性疾病，好发于成年女性，所有的病例都应转诊到专科医院。

2. 儿童急性血小板减少症 儿童急性血小板减少症是由于病毒感染引起血小板抗体交叉反应产生的。早期有自发性出血的风险，因此需住院治疗。

预后良好，常有自限性，90%的患者于6个月内康复。其余进入慢性特发性血小板减少性紫癜。用γ球蛋白或皮质激素治疗出血。

3. 慢性特发性（免疫性）血小板减少性紫癜 慢性特发性血小板减少性紫癜很少自行缓解，可能需要使用泼尼松龙来治疗。

一些患者需要行脾切除术，但此手术应尽可能地避免，尤其是年幼的儿童，因为有严重感染等风险，尤其是肺炎链球菌感染（参阅本章）。

这是不常见的危及生命的溶血性贫血、血小板减少和乳酸盐脱氢酶极高的综合征。

临床特征包括发热（非传染性）、神经系统和肾脏异常。血浆中特异蛋白酶的缺失。

九、凝血功能障碍

临床特点：
- 瘀斑。
- 关节内积血和肌内血肿。
- 通常由创伤性和延迟型出血引起。

遗传性疾病如A型血友病和B型血友病是罕见的，仅有一个凝血因子的缺乏。获得性疾病，如弥散性血管内凝血（DIC）更常见，常常影响数个凝血因子（表40.6）。

表40.1总结了遗传性出血性疾病。

1. 血管性血友病（vWD） 这是最常见的凝血疾病（发生率约1%），通常症状轻微，预后良好[6]。有大约22种类型。

(1) 临床表现
- 常染色体显性遗传（常见类型）。
- 不同性别发病率相同。
- 出血时间延长。
- 阿司匹林加重出血倾向。
- 血小板正常。
- 创伤部位有血小板黏附缺陷伴凝血因子Ⅷ缺乏。
- 活化部分凝血活酶时间（APPTT）延长。
- 因子vW抗原阳性。
- 常有月经增多和鼻出血。
- 关节血肿罕见。

表40.6 凝血因子的国际命名

因子	常见同义词
Ⅰ	纤维蛋白原*
Ⅱ	凝血酶原*
Ⅲ	不再使用
Ⅳ	不再使用
Ⅴ*	不再使用
Ⅵ	不再使用
Ⅶ*	组织因子
Ⅷ	抗血友病因子 抗血友病球蛋白
Ⅸ*	Christmas因子 血浆凝血激酶
Ⅹ*	Stuart-Prower因子
Ⅺ*	不再使用
Ⅻ	凝血因子，接触因子
Ⅷ	纤维蛋白稳定因子

*在使用的常用术语。

诊断提示：月经过多+瘀青+出血增多—①切口 ②牙科 ③黏膜＝血管性血友病

(2) 治疗
- 没有特异的治疗方法。
- 避免使用阿司匹林（包括Alka-Seltzer）。
- 谨慎进行外科和牙科手术。
- 有帮助的制剂包括醋酸去氨加压素（DDAVP）、因子Ⅷ浓缩剂和氨甲环酸。

2. A型血友病

(1) 临床表现
- 自发性关节积血是特异性的病症，尤其是膝关节、踝关节和肘关节。
- X连锁隐性遗传。
- 一般只有男性受影响（1/5 000）。
- 理论上来说，女性受患血友病的父亲和携带基因的母亲影响。
- 很早就鉴定出此病的人类基因。
- 严重程度
  —重度：自发性出血。
  —中度：轻度外伤或手术后出血。
  —轻度：严重创伤或手术后出血
- 凝血因子Ⅷ缺乏。
- APTT延长。
- 凝血酶原时间、纤维蛋白原正常。
- HIV、乙型肝炎或丙型肝炎等血清标志物常为阳性。
- 血小板计数低应该怀疑HIV相关性ITP。

诊断提示：自发性关节血肿+肌肉出血+延迟型出血＝A型血友病

(2) 治疗
- 输注浓缩的重组凝血因子Ⅷ。
- 避免使用阿司匹林。

3. B型血友病（Christmas病）
- 与A型血友病的临床表现相同。
- 是一种X连锁隐性遗传性疾病。
- 发病率为1/30 000。
- 凝血因子Ⅸ缺乏。
- 除了特异性因子，其他实验室研究结果与A型血友病相同。
- 输注浓缩的重组因子Ⅸ进行治疗。

十、脾切除

1. 主要适应证
- 免疫性血小板减少性紫癜。
- 溶血性贫血，尤其是遗传性球形红细胞增多症。
- 脾功能亢进。
- 创伤。
- 霍奇金病/非霍奇金淋巴瘤。

2. 脾切除后的治疗[7] 脾切除后由于血小板增多[血小板增多到（600～1 000）×10^9/L]，2～3周后有血栓栓塞的风险。患者，尤其是小于 2 岁的儿童，长期风险是暴发性感染，如肺炎球菌、流感嗜血杆菌和脑膜炎球菌。

3. 预防
- 关于风险和早期识别感染教育（特别注意疟疾）。
- 接种肺炎球菌疫苗——2～3 周术前接种，每隔 5 年再接种 1 次。
- 避免在怀孕期间接种疫苗。
- B 型流感嗜血杆菌疫苗——如未曾免疫过，仅需注射 1 次。
- 脑膜炎球菌疫苗——每 5 年 1 次。
- 流感疫苗——每年接种。
- 长效青霉素：阿莫西林，每日 1 次；或青霉素 V，每日 2 次。
- 发生感染及时入院。

4. 治疗原则
- 作出正确诊断。
- 停止或避免使用影响凝血系统的药物。
- 用合适的药物、血液制品和局部措施（如单纯压迫或局部使用凝血药物）控制出血发作。
- 输注合适的成分血来治疗凝血因子缺乏症和某些血小板疾病（如用因子Ⅷ治疗 A 型血友病，用新鲜冰冻血浆治疗多因子缺乏）。
- 将明确病因的患者转诊至血液病专科医生或血友病中心。
- 给准备怀孕、手术或拔牙的患者更好的治疗计划。

十一、转诊时机
- 局部治疗、简单压迫等措施不能控制出血时。
- 拟择期手术或计划怀孕的患者。

实践要点
- 详尽的病史询问和体格检查通常可查明出血性疾病的原因。
- 药物治疗可以暴露潜在的凝血障碍（如阿司匹林引起的血小板功能障碍可能使潜在的血管性血友病患者自发性出血）。
- 注意任何急症患者发生 DIC 时的异常出血，如口腔或鼻、静脉穿刺部位或广泛的瘀斑。临床表现多种多样，如败血症、产科急症、播散性恶性疾病、恶性疟和蛇咬伤。
- 注意二叶银杏等非处方药可影响口服抗凝药药效或引起血小板功能不全。

参考文献

[1] Mitchell CA, Dear A, Salem H. Bleeding disorders. In:MIMS Disease Index (2nd edn). Sydney: IMS Publishing,1996: 69–71.

[2] Tran HAM. Bleeding disorders: does this patient have an increased risk of bleeding? Common sense pathology. Australian Doctor, 2008, March.Tran

[3] McPherson J, Street A. Tests of haemostasis: detection of the patient at risk of bleeding. Australian Prescriber, 1995, 18(2): 38–40.

[4] Thomson K, Tey D, Marks M, et al. PaediatricHandbook(8th edition). Oxford: Wiley–Blackwell, 2009: 280–281.

[5] Kumar PJ, Clark ML. Clinical Medicine (5th edn). London: Saunders, 2003: 458–460.

[6] Tierney LM, McPhee SJ, Papadakis M. Current Medical Diagnosis and Treatment (45th edn). New York: The McGraw–Hill Companies, 2006: 526–528.

[7] Spicer J(Chair). Therapeutic Guidelines: Antibiotic(Version 13). Melbourne: Therapeutic GuidelinesLtd,2006:181.

第 41 章　胸　痛

> 有一种被认为相当危险的胸部疾病，其症状表现剧烈和独特。鉴于它出现症状的部位、窒息感及所伴随的焦虑状态，使其难以归类于心绞痛。
>
> William Heberden（1710—1801）

胸部疼痛是一种十分常见的症状，但对患者和医生来说都是一种挑战，因为在很多情况下，导致胸痛的潜在原因可能是致命性的，尤其是突发性胸痛。图41.1 总结了急性胸痛的常见病因。

一、重要资料与关注要点

- 除非证明是其他疾病，胸痛常提示冠心病急性发作。
- 自发性胸痛即刻威胁生命的病因
  - 心肌梗死（mycocardial infarction, MI）和不稳定型心绞痛［急性冠状动脉综合征（acute coronary syndrome, ACS）］。
  - 肺栓塞。
  - 主动脉夹层。
  - 张力性气胸。
- 需与 ACS 鉴别的疾病主要有主动脉夹层、心包炎、胃食管反流和痉挛、胆绞痛和焦虑性换气过度。
- 病史仍旧是诊断缺血性心脏病最重要的临床依据，心绞痛的关键线索是症状的反复动作。

胸痛的重要警示性信号

- 眩晕/晕厥
- 疼痛：肩臂（左侧＞右侧、下颌）下颌
- 胸背部疼痛
- 出汗
- 心悸
- 呼吸困难
- 疼痛或吸气时疼痛
- 面色苍白
- 既往史：缺血、糖尿病、高血压

二、诊断方法

可以根据 5 个自我评估的诊断模型（表 41.1）来

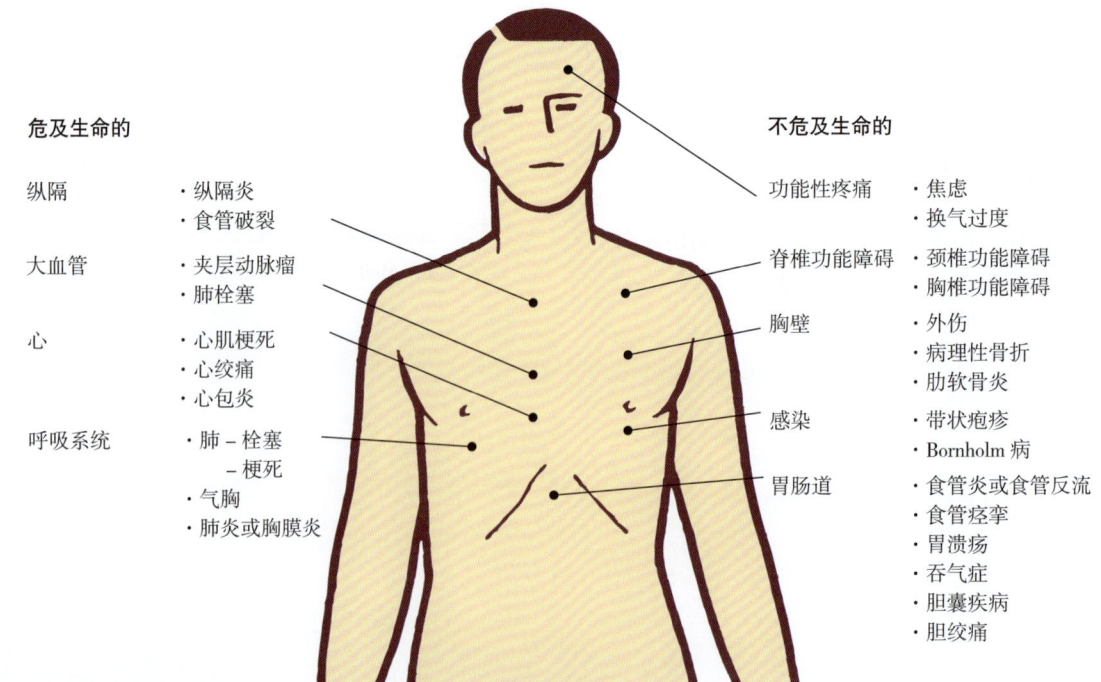

图 41.1　急性胸痛的病因

分析胸痛。

1. 可能的诊断　临床中胸痛最常见的病因是肌肉骨骼或胸壁疼痛和心理障碍。肌肉骨骼或胸壁疼痛非常重要但常常被忽略，有时被不恰当地认为是纤维组织炎或神经痛。病因包括肋软骨炎、肌肉张力、胸肋关节功能障碍，以及下颈椎或上胸椎功能障碍，可能会导致牵涉痛，并累及整个胸壁。心绞痛也很常见，必须考虑到。如果心绞痛样疼痛持续时间超过15分钟，必须排除心肌梗死。

2. 不能忽视的严重疾病　通常必须考虑到恶性肿瘤、心肌缺血和严重感染（表41.1）这3种疾病。此外，其他心血管疾病如主动脉夹层瘤和肺栓塞，尽管不常见，但必须排除，尤其是在有较高风险的患者。自发性气胸也应考虑到，尤其是在消瘦的年轻男性。肺部恶性肿瘤较常见，当无症状肿瘤侵及神经或脊柱时可能会引起疼痛。

引起胸痛的严重感染性疾病包括肺炎和（或）胸膜炎、心包炎和纵隔炎。

3. 常被遗漏的疾病　遗憾的是心肌梗死和心绞痛常常被忽视。起源于脊柱功能障碍的心绞痛，尤其是前方的牵涉痛常常被忽视。其他易漏诊的疾病有咳嗽所致的肋骨骨折、带状疱疹（发疹前），以及食管痉挛、食管反流和胆囊炎等消化系统疾病。食管疾病可能需与心绞痛仔细鉴别。二尖瓣脱垂也可引起胸痛，虽然机制尚不清楚，易发生心悸和胸痛及全身不适的女性应想到此情况。这种疼痛常表现为尖锐、一过性、非劳力所致和感觉靠近心尖。

常见误区

- 未意识到胸痛可能是由冠状动脉疾病导致。
- 来自脊柱疾病的牵涉痛，尤其是低位颈椎——临床工作中最多的疏忽之一。
- 认为焦虑症患者出现急性胸痛是精神性的。
- 如放射痛累及左手臂内侧，则疼痛总是源于心脏。
- 未注意到高达20%的心肌梗死是无症状的，尤其在老年患者。肺栓塞通常无痛。

4. 七种假象　在这组疾病中脊柱功能障碍应该被考虑到。低位颈椎的椎间损伤不易引起胸壁疼痛，但低位颈椎和高位胸椎的关节面功能障碍是引起胸壁牵涉痛的常见原因。脊椎神经根痛很少导致胸壁痛。

表 41.1 胸痛的诊断策略模型

问	可能的诊断	
答	肌肉骨骼（胸壁）	
	心理因素	
	心绞痛	
问	不能忽视的严重疾病	
答	心血管疾病	
	・心肌梗死或不稳定型心绞痛	
	・主动脉夹层	
	・肺栓塞或肺梗死	
	肿瘤	
	・肺癌	
	・脊髓和髓膜肿瘤	
	严重感染	
	・肺炎或胸膜炎（胸膜炎）	
	・纵隔炎	
	・心包炎	
	气胸	
问	常被遗漏的疾病	
答	二尖瓣脱垂	
	食管痉挛	
	胃食管反流	
	胆绞痛	
	带状疱疹	
	肋骨骨折（如咳嗽骨折）	
	脊柱功能障碍	
	罕见疾病	
	・Bornholm病（胸膜痛）	
	・吸入可卡因（可加重缺血）	
	・肥厚型心肌病	
问	七种假象	
答	抑郁症	√可能
	糖尿病	—
	药物	—
	贫血	√间接性的
	甲状腺疾病	—
	脊柱功能障碍	√
	尿路感染	—
问	患者试图告诉我什么？	
答	考虑功能性病因，尤其是焦虑引起的过度换气、阿片类药物依赖等。	

注：胸痛应考虑由心肌缺血引起，直到排除此诊断。

继发性骨质疏松症的病理性骨折或椎骨恶性肿瘤性疾病可引起后胸壁疼痛。

5. 精神因素　精神因素导致的疼痛可发生在胸

部的任何部位，多为连续性锐痛或刺痛，而不是紧缩性闷痛。伴随症状有心悸、深呼吸、乏力、震颤、兴奋和焦虑。非正常的压力、紧张、焦虑或抑郁可能造成疼痛，常持续数小时或数天。

三、临床方法

1. 病史 详细了解病史是诊断的关键。应分析疼痛的一般特点：部位和放射区域、性质、强度、持续时间、发作和终止、诱发和缓解因素和伴随的症状。应谨记与严重疾病的关系，如糖尿病、马方综合征、贫血和结缔组织病（如系统性红斑狼疮、类风湿关节炎）。对于严重的急性疼痛，采集详细病史很显然会受到限制。

（1）伴随症状

- 晕厥：考虑心肌梗死、肺栓塞和夹层动脉瘤。
- 吸气性疼痛：考虑胸膜炎、心包炎、气胸和肌肉骨骼（胸壁疼痛）。
- 胸背部疼痛：考虑脊柱功能障碍、急性冠脉综合征、心绞痛、主动脉夹层、心包炎，以及消化性溃疡、胆绞痛、胆囊炎、食管痉挛等胃肠道疾病。

（2）关键问题

- 疼痛的确切部位在哪里？
- 疼痛的部位有转移吗？
- 可以详细描述您所感受到的疼痛吗？
- 最后1次疼痛持续多长时间？您是怎样使其缓解的？
- 疼痛是在劳累时发生，还是休息时发生？
- 在寒冷的环境里有没有发生疼痛？
- 有无其他伴随症状，如呼吸困难、头晕、出汗或腰痛？
- 呼吸或咳嗽，运动或按压该区域时疼痛是否加重？
- 您咳痰时是否痰中带血？
- 您的疼痛是否和饮食有关？
- 疼痛发作时您的嘴里有没有苦味？
- 您在弯腰和晚上躺在床上后会感到疼痛吗？
- 用抗酸药可以缓解您的疼痛吗？
- 您是否注意疼痛部位有无出现过皮疹？
- 胸部有无被打到过或背部是否受过伤？

2. 体格检查 应该注意以下方面：

- 一般情况——动脉粥样硬化证据（角膜边脂肪浸润、血管壁增厚），苍白和出汗（肺栓塞、心肌梗死、夹层动脉瘤），有无轻度偏瘫（主动脉夹层动脉瘤）。
- 脉搏——桡动脉和股动脉，检查桡动脉和股动脉脉搏的性质，确认股动脉搏动是否存在。
- 血压。
- 体温。
- 触诊胸壁、低位颈椎和胸椎——检查是否存在局部压痛、病理性骨折、脊柱功能障碍、带状疱疹。
- 触诊双腿——检查有无深静脉血栓形成的证据。
- 胸部的检查——检查有无气胸的证据。
- 胸部听诊

— 呼吸音减弱、叩诊为过清音和触觉语颤增强 → 气胸。

— 胸部摩擦音 → 心包炎或胸膜炎。

— 下肺湿啰音 → 心力衰竭。

— 心尖部收缩期杂音 → 二尖瓣脱垂。

— 主动脉舒张期杂音 → 临近夹层（主动脉瓣反流）。

注：发生心肌梗死时，检查可能是正常的。但是患者除了湿冷、休克外可能有心音低钝、奔马律、收缩期杂音。主动脉夹层动脉瘤患者也可能会出现湿冷、休克，还可能出现股动脉搏动消失、轻偏瘫和主动脉瓣反流的舒张期杂音。

- 上腹部触诊——如有压痛，提示胆囊疾病或消化性溃疡。

胸痛患者的查体可能发现如图41.2.所示[1]。

3. 辅助检查 以下的辅助检查尽管大多数比较复杂，并且仅限于拥有高技术影像科室的医院，但对于作出诊断具有一定的价值。对于全科医生而言，基本的检查都是必要的，如心电图、X线检查和心肌酶谱，大多数情况下有助于医生确诊。

（1）心电图 通过此项检查有可能诊断出心肌缺血和心肌梗死，但重要的是要清楚有些患者可能表现是正常的，包括发病数分钟到数小时的早期急性心肌梗死。心电图可以帮助鉴别心肌梗死、肺栓塞和心包炎。肺栓塞患者的心电图表现可能是正常的，但如果存在大范围栓塞可表现为电轴右偏，右束支传导阻滞和右心室劳损。心包炎的心电图特点是低电压和鞍形

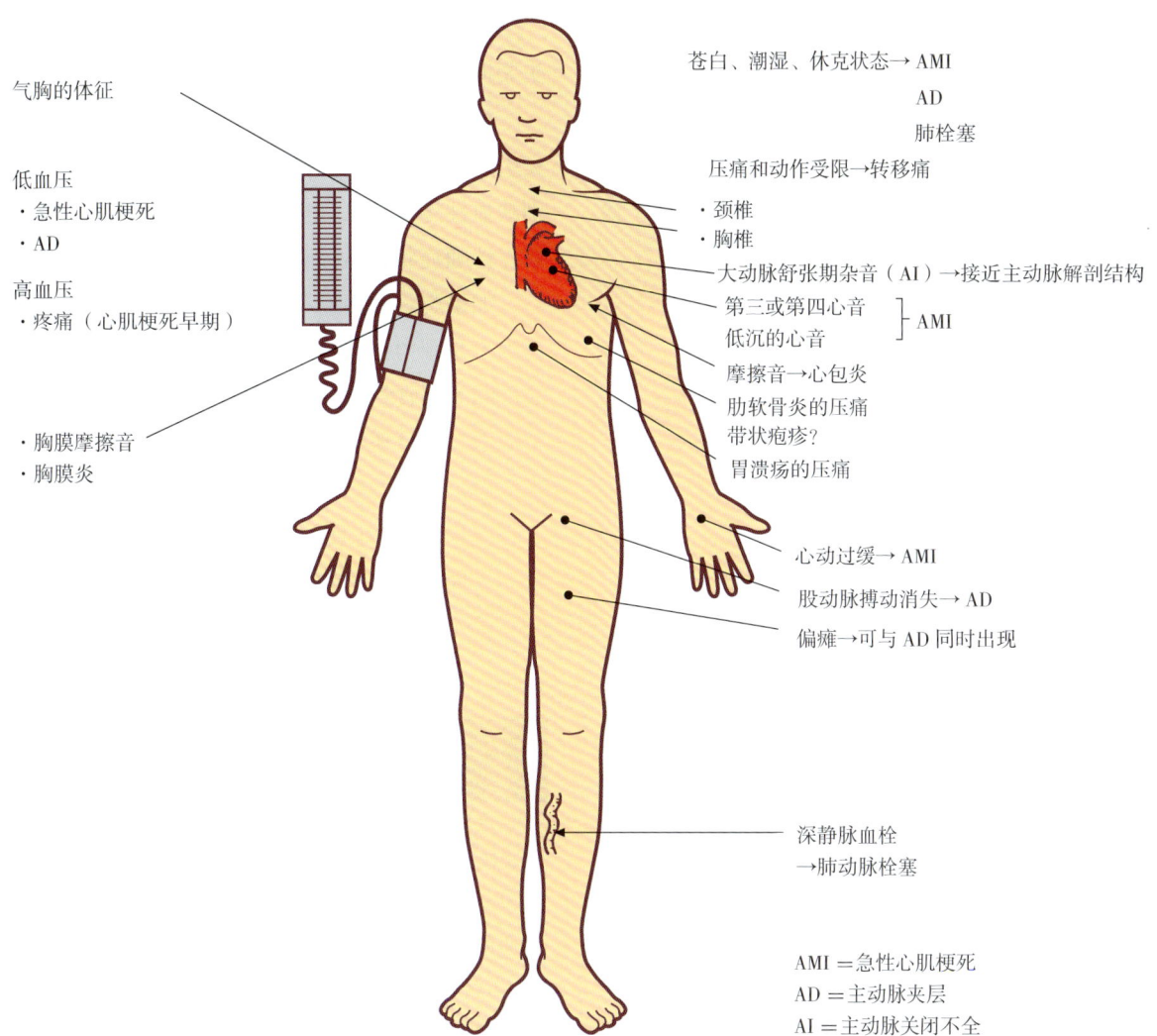

图 41.2 胸痛患者体格检查的可能发现

ST 段抬高。

（2）**运动负荷试验** 运动负荷试验对于判断胸部疼痛是否由心脏引起具有重要意义。

通过分析增加身体生理负荷如电动跑步机或自行车测力计等方式引起的心电图变化，来诊断心肌缺血。

（3）**运动性铊扫描** 这种使用放射性核素铊心肌灌注扫描是心电图运动试验的补充检查。

（4）**门诊动态心电图监测** 动态心电图监测对于发现潜在心肌缺血、变异型心绞痛、心律失常尤其有用。

（5）**X 线胸片** 对于胸部饱满的患者应采取常规胸部 X 线检查。如果怀疑气胸，检查呼气相平片。

（6）**血糖** 与糖尿病有关的试验。

（7）**血红蛋白和血涂片** 贫血可能是相关的因素。

（8）**血清酶** 受损坏死的心肌组织释放细胞的酶，是这种损害的标记：

- 肌钙蛋白 I 和肌钙蛋白 T（关键标志物）。
- 肌酸激酶（CK）和肌酐激酶——肌酸激酶同工酶（CK-MB）。
- 肌红蛋白。

（9）**超声心动图** 可在心肌梗死的早期阶段应用。当心电图和酶都不能诊断出时，超声心动图可检测出心室壁运动异常。超声心动图负荷试验是一种实用的新技术，普通运动试验无法明确诊断时可采用此项检查。

（10）**同位素扫描**

① ^{99m} 锝焦磷酸盐扫描

- 心肌——诊断后侧壁心肌梗死伴束支传导阻滞。
- 肺——诊断肺动脉栓塞。

② 核素门控心血池扫描（放射性核素造影）——能检查心肌梗死患者静息和运动时的左心室功能。

（11）**血管造影（动脉造影）** 血管造影应更有选择性：

① 冠状动脉——评估冠状动脉狭窄的情况。

② 肺——诊断肺栓塞。

（12）**经食管超声心动图（TOE）** 此检查用于诊断夹层动脉瘤（可立即诊断）。

（13）**对食管的检查**

- 内镜。
- 吞钡。
- 食管压力测定。
- 一过性放射性核素检查。

（14）**脊柱X线**

- 颈椎。
- 胸椎。

四、胸痛的性质、部位和放射区域

1. 心肌缺血[1] 冠状动脉疾病包括急性冠脉综合征（不稳定型心绞痛和心肌梗死）和其他变异型心绞痛。

心肌缺血典型的胸骨后疼痛分布如图41.3所示。胸骨后疼痛或疼痛位于前胸部应被视为心源性疼痛，除非证明为其他原因。

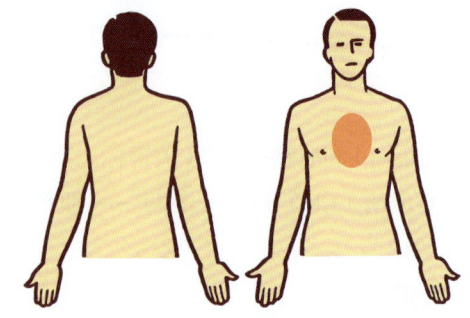

图41.3 心肌缺血疼痛的典型部位

应始终牢记其疼痛部位的广泛变异，从脐到下颌，包括颈部、手臂、腹部和肩胛间区（图41.4）。左臂的牵涉痛比右臂通常要多20倍以上。

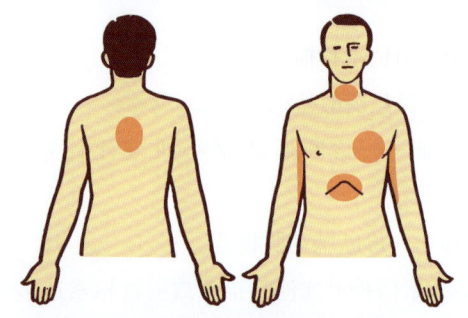

图41.4 心肌缺血疼痛的其他部位

疼痛的性质通常是典型的。患者经常使用"被拳头紧握"的感觉来说明这种压榨感。

放射痛的存在有助于鉴别心肌缺血性疼痛和心包炎引起的疼痛。询问诱发因素和缓解方式将有助于鉴别缺血性疼痛和来自脊柱的疼痛性质几乎一样的牵涉痛。伴随症状包括呼吸困难、恶心、呕吐、出汗。

如果胸骨后疼痛和心肌缺血的疼痛几乎相同，但诱因不是用力，而是弯腰、举重、伸拉和平卧，则可能诊断为胃食管反流和食管炎。这和缺血性心脏病经常混淆，并且还会引起左臂的放射痛。

（1）**稳定型心绞痛** 疼痛一般持续几分钟（平均3～5分钟），并且可以通过休息和含服硝酸甘油缓解。这种疼痛也可能是由于心律不齐造成的。

表41.2归纳了急性冠脉综合征的所有类型[2]。

表41.2 急性冠脉综合征的类型

	血清标志物		
	肌酐激酶	肌钙蛋白	心电图评估
不稳定型心绞痛			
低风险	正常	不能检测到	正常
高风险	正常	可检测到	ST段压低
心肌梗死			
非ST段抬高	升高	可检测到	ST段压低，无Q波
ST段抬高	升高	可检测到	±Q波

（2）**心肌梗死** 缺血性疼痛持续15～20分钟通常是梗死。这种疼痛常常非常剧烈且带有冲击性，疼痛程度也不同，偶尔有发作时没有疼痛感，常见于糖尿病患者。这种病情常表现为脸色苍白、出汗、呕吐。

（3）**不稳定型心绞痛** 不稳定型心绞痛包括静息型心绞痛，严重的缺血性胸痛可持续15～20分钟甚至更长时间。常被分为低风险心肌微小损伤和高风险心肌微小损伤。

> 为了更好地管理治疗，最好根据急性缺血性胸部疼痛的典型临床表现将其分为ST段抬高心肌梗死或非ST段抬高急性冠状动脉粥样硬化性心脏病（冠心病），非ST段抬高急性冠心病包括心肌梗死和不稳定型心绞痛。

2. 主动脉夹层 主动脉夹层引起的疼痛常常是近于中线的胸骨后和肩胛间区突发、严重的撕裂样绞痛（图41.5）。一个重要的临床特征是脉搏双侧不对称（如颈动脉、桡动脉和股动脉）。可引起腹部、腰

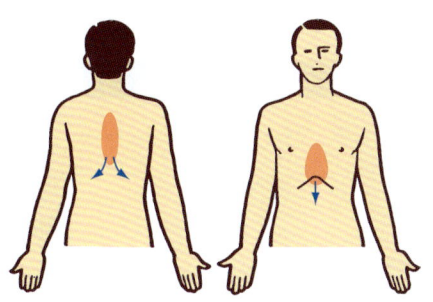

图 41.5　主动脉夹层疼痛的部位

部和腿部的放射痛。冠状动脉和肾动脉闭塞会出现相关的症状和体征。可发生偏瘫、主动脉瓣关闭不全或心脏压塞。

3. 肺栓塞[3]　随着肺动脉主干或其重要分支的闭塞，疼痛会表现非常明显，特别是当阻塞超过肺动脉干横截面的 50% 时。但在临床上，对本病作出诊断比较困难，特别是仅表现为呼吸困难而无疼痛时。栓塞通常会表现为胸骨后的胸部疼痛（图 41.6），甚至还会出现晕厥和呼吸困难。另外，伴有大量栓子时会发生低血压、急性右心衰竭或心脏停博。体格检查可以看似正常。肺梗死的症状通常没有肺栓塞明显，常表现为胸膜炎性胸痛、咯血。肺梗死使约 10% 的肺栓塞病情变得复杂。通常通过 V/Q 测定和（或）CT 肺血管造影或螺旋 CT 扫描确诊（见本章相关内容）。

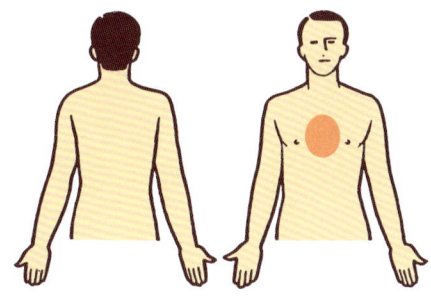

图 41.6　肺栓塞的疼痛部位

4. 胸膜炎[3]　肺炎（病毒或细菌）、肺梗死、肿瘤浸润或结缔组织病（如系统性红斑狼疮）可引起胸膜炎症。

临床特点

- 经常突然发作。
- 疼痛通常是局限性的，无放射痛。
- 尖锐的刀割样痛。
- 持续疼痛伴急性加重。
- 深呼吸、打喷嚏和咳嗽时加重。
- 可能伴随呼吸困难、咳嗽、咯血。

5. 流行性胸痛（Bornholm 病）　表现为上呼吸道感染后出现单侧刀割样胸部疼痛和上腹部疼痛。是由柯萨奇 B 组病毒引起的。胸部 X 线检查表现正常，可通过排除法明确诊断。可通过单一的镇痛药治疗疼痛，病情在 1 周内缓解。

6. 急性心包炎　心包炎可导致 3 种不同类型的疼痛：

- 胸膜炎性疼痛（最常见），咳嗽和深吸气加重疼痛，有时吞咽会导致疼痛，平躺时疼痛加重，通过端坐可缓解或减轻。
- 类似心肌梗死的胸骨后沉闷、压榨性疼痛。
- 疼痛和心搏同步，并且感觉在心前区和左肩部。

偶尔有两种类型的疼痛同时存在，很少有 3 种（图 41.7）。

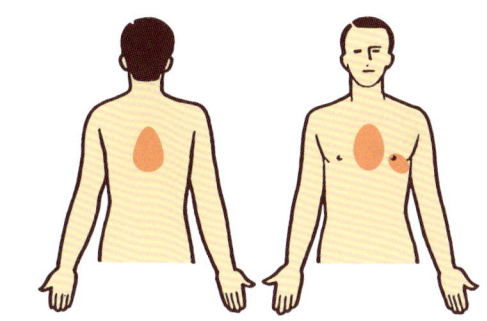

图 41.7　心包炎的疼痛部位

7. 自发性气胸　急性起病的胸膜炎性疼痛和伴呼吸困难的患者，若患有哮喘或肺气肿则提示气胸。这是由胸膜下"肺大疱"或小气囊破裂引起。经常发生在年轻、消瘦的男性，没有其他肺部疾病。疼痛从轻微到严重，可以发生在胸部的任何部位，有时在胸骨后。疼痛的典型分布如图 41.8 所示。诊断依据 X 线片等影像学检查。

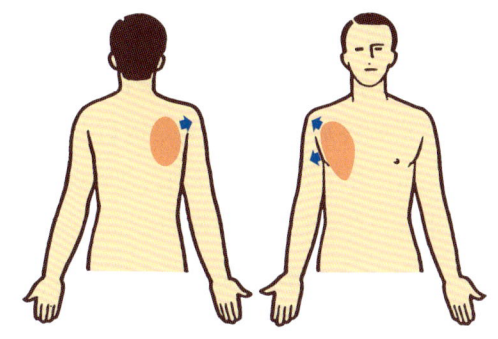

图 41.8　气胸的疼痛部位（右侧）

如果张力性气胸使患者疼痛、呼吸急促，则需进行紧急胸腔减压（见本章相关内容）。表 41.3 比较了急性胸痛的严重病因。

表 41.3 急性胸痛严重病因的比较

	心肌梗死	心绞痛	肺栓塞	主动脉夹层	心包炎	气胸
疼痛强度	+→++++	+	+→+++	+++++	+→+++	+→+++
疼痛的性质	闷痛 压榨痛 钳夹样痛 灼痛	闷痛 酸痛 紧缩感 烧灼感	隐痛 闷痛	绞痛 灼痛	闷痛 酸痛 ±锐痛	紧缩感 锐痛 刺痛
疼痛部位	深 胸骨后	深 胸骨后	胸骨后	前胸壁	胸骨表面	侧胸
疼痛放射的部位	喉部、下颌 左臂（经常） 右臂（不常见） 背部（不常见）	与心肌梗死类似	侧胸（胸膜炎）	胸壁前后 腰部到腹部 上肢	左臂（不常见） 右臂（罕见） 喉部（罕见） 背部	侧胸
病史	家族史，危险因素	家族史，危险因素	静脉炎 小腿疼痛 不能动 外科手术 恶性肿瘤	动脉粥样硬化 高血压 马方综合征	病毒性感染 心肌梗死	哮喘 慢性阻塞性肺疾病 陈旧性结核病
伴随症状	苍白、恶心、出汗、呕吐、呼吸困难、晕厥	喉部窒息	呼吸困难、晕厥、出汗、呕吐、发绀、躁动、咯血	晕厥、苍白、发绀神经系统 • 轻偏瘫 • 截瘫	发热 不适 ±肋膜炎疼痛	呼吸困难 咳嗽 发绀？
脉搏	易变的 心律失常？	易变的 心律失常？	心动过速	两侧不对称 消失？	如有积液，变弱	心动过速
心脏听诊	±奔马律 心肌梗死杂音	发作时 S_3 ↓	肺部 S_2、S_3 或 S_4 均↓	±主动脉瓣关闭不全杂音	±心包摩擦音	
胸部听诊	基底部湿啰音		附加音			呼吸音减弱
胸部X线检查			±局部血容量减少或梗死	纵隔增宽	如有渗出，心影增大	诊断——影像学检查
心电图	Q波 ST段抬高 T波倒置（易变）	正常或ST段压低	正常或右心劳损 S_1、Q_3、T_3	可能会出现心肌梗死	鞍型ST段抬高	
特殊的鉴别诊断检查	血清酶：肌钙蛋白 I 或 T 心脏扫描	负荷心电图 冠状动脉造影 铊扫描	肺部扫描 肺血管造影 V/Q扫描	TOE 超声 大动脉血管造影 CT扫描	超声心动图（如有积液）	

8. 食管疼痛 胃食管反流可以导致食管炎，以上腹部烧灼痛或胸骨后疼痛，可能伴下颌放射痛为特征。平躺或弯腰疼痛加重，尤其是饭后及晚上更频繁。如果存在食管痉挛疼痛更剧烈。食管运动障碍可能单独发生，包括食管痉挛。疼痛可能放射至背部，但不常见（图41.9）。可通过进食诱发疼痛，尤其是进食过热或过冷的食物、饮料时。可通过进食、服用硝酸甘油和其他硝酸盐类药物缓解症状。表41.4 总结了心绞痛样食管疼痛和心脏疼痛的鉴别特征。表41.5 概括了胸部疼痛的胃肠道原因[1]。

表 41.4 心绞痛样食管疼痛和心脏疼痛的鉴别

	支持食管性	支持心脏性	难以区分的
诱发因素	进食，体位	长期运动	情绪
缓解因素	抑酸药		休息，硝酸盐类药物
放射痛	上腹部	臂部	背部
伴随症状	胃灼热、反流、吞咽困难	呼吸困难	大汗

表 41.5　引起胸痛的胃肠道原因的比较

	胃酸反流	食管痉挛	消化性溃疡	胆囊疾病
部位	上腹部	胸骨后	胸骨后	右季肋部
放射痛	胸骨后 咽喉	背部	背部（十二指肠溃疡）	右肩胛区下 右肩顶
性质	灼痛	压缩样痛	持续痛	剧痛
诱发因素	进食不易消化的食物 酒、咖啡 平卧 弯腰	进食过热或过冷的食物和饮料	进食： 胃溃疡：30 分钟 十二指肠溃疡：2～3 小时	进食油腻的食物
缓解因素	站立 抑酸药	解痉药 硝酸甘油	抗酸药	双手抱膝位
伴随症状	反酸	吞咽困难	消化不良	胃肠胀气 消化不良

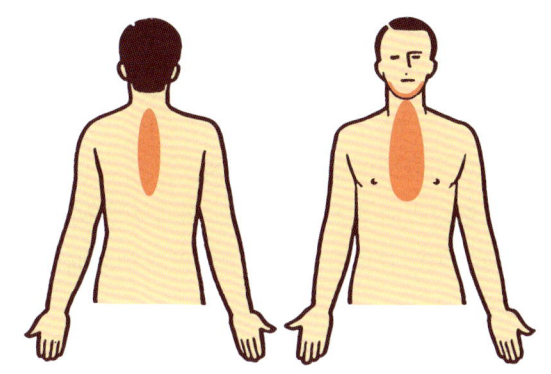

图 41.9　食管疼痛部位

9. **脊柱疼痛**　脊柱源性疼痛最常见的原因是低位颈椎或高位胸椎功能障碍（第 38 章）。脊柱问题可能是椎间盘膨出引起，脊柱关节面或肋椎关节功能障碍引起的牵涉痛（在低位颈椎相对常见，在高位胸椎少见）。这种牵涉性疼痛可以出现在胸壁的任何部位，包括前胸壁，这会导致与心源性疼痛混淆（图 41.10）。

疼痛是隐痛和酸痛。用力、某些身体动作或深吸气时疼痛加重。单侧神经根疼痛的常见原因是带状疱疹。

10. **肋软骨炎**　肋软骨炎可以导致轻度至中度前胸壁疼痛，可放射到胸部、背部或腹部。通常呈单侧锐痛，会因呼吸、身体活动或在一个特定的体位而加重。可能由于锻炼或上呼吸道感染导致，疼痛可持续数月。可通过在受累肋骨的肋软骨胸骨结合处有压痛而明确诊断。需要和 Tietze 综合征鉴别，Tietze 综合征在硬软肋骨结合处有梭形肿胀（见第 91 章）。

11. **心因性疼痛**　心因性疼痛可以发生在胸部的任何部位，但通常位于左侧乳腺处，常无放射痛（图 41.11）。往往是连续的锐痛或刺痛。可能类似于心绞痛，但往往持续数小时或数天。通常会因疲劳或情绪紧张而加重，可伴有呼吸短促、疲劳和心悸。

Da Costa 综合征（劳力综合征）为反复发作的固定性左侧乳腺部位刺痛，通常与焦虑或抑郁有关（见第 91 章）。

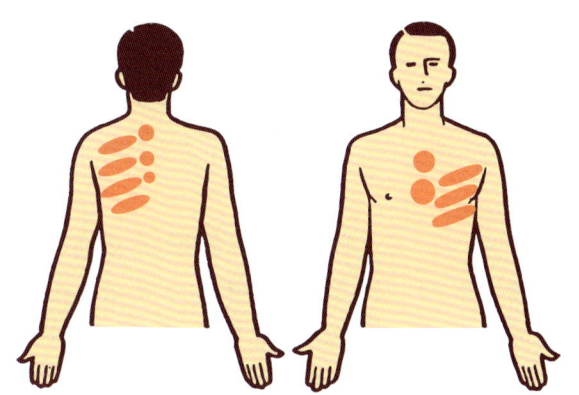

图 41.10　胸椎功能障碍可能的胸痛部位（左侧）

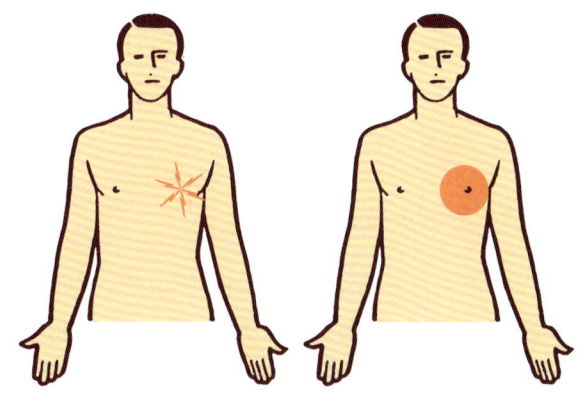

图 41.11　心因性疼痛的典型部位

五、儿童胸痛

儿童胸痛很少由于严重疾病引起，但仍是一个重要的症状，尤其在青少年。美国一项研究表明，儿童胸部疼痛的平均年龄是 11.9 岁[4]。大多数情况下病因不明（可能是心因性或精神性），而常见的原因包括骨骼肌肉疾病、咳嗽诱发的疼痛、肋软骨炎、心因性障碍（包括换气过度）和哮喘（表 41.6）。

12 岁以下儿童的胸痛更有可能是心肺原因，如咳嗽、哮喘、肺炎或心脏病，青少年的胸痛更可能是心因性障碍。

肌肉骨骼疼痛的原因包括过度运动导致胸、肩、背部肌肉劳损，或踢足球、摔跤等运动导致的轻微创伤。

乳房问题可以表现为胸痛。

1. 心源性疼痛 心肌缺血在儿童中非常罕见，但对任何一个因运动诱发胸痛的儿童，或长期患糖尿病和镰状细胞贫血的青少年应考虑此病。

表 41.6 儿童胸部疼痛的常见原因

原因	占比（%）
自发性	21
肌肉骨骼问题	16
咳嗽	10
肋软骨炎	9
心因性	9
哮喘	7
创伤	5
肺炎	4
胃肠道问题	4
心血管问题	4

引自：Selbst.[4]

2. 心前区刺痛[5]　在儿童和青少年中很常见，表现为单侧下胸壁疼痛，通常持续 30 秒到 3 分钟，多与运动有关，比如长跑。此疼痛可通过伸展身体并浅呼吸后再非常缓慢地深呼吸而缓解。

六、老年人胸痛

心血管疾病常危及生命，如心肌梗死、心绞痛、夹层动脉瘤和主动脉破裂。这类疾病引起的疼痛随着年龄的增长越来越明显。因此，老年人胸部疼痛是非常重要的症状。在格拉斯哥社区的一项调查显示，20% 的男性和 12% 的女性在 65 岁被发现有缺血性心脏病[6]。老年患者出现胸痛最可能的病因是心绞痛或心肌梗死。其他要考虑的重要疾病是带状疱疹、肋骨骨折、咳嗽、恶性肿瘤、胸膜炎、肺栓塞和胃食管反流。

七、心绞痛

1. 主要症状

- 25～64 岁人群发病率为 2%～3%。
- 病史是诊断的基础。
- 心绞痛是压榨样不适，而不是疼痛。
- 主要为胸骨后的疼痛，放射到手臂、下巴、咽喉和背部。
- 可能伴有气短、恶心、无力和出汗。
- 多发生在运动、情绪激动过程中、饱饭后或在寒冷时。
- 休息几分钟可以减轻或缓解。
- 体格检查通常无阳性体征，除非有疾病发作。
- 与二尖瓣脱垂、食管痉挛和夹层动脉瘤的鉴别诊断非常重要。

心绞痛的病因被归纳在表 41.7。

注：确保患者没有贫血或甲状腺功能亢进症。也必须排除发热和心动过速。

表 41.7 导致心绞痛的原因

冠状动脉粥样硬化
瓣膜病变（如主动脉瓣狭窄）
快速心律失常
贫血
罕见情况
• 血管炎
• 创伤
• 胶原病

2. 心绞痛的不同类型[1,7]

- 稳定型心绞痛。疼痛发生在劳累后且通常是可预测的。

- 不稳定型心绞痛（也称为恶化性心绞痛、梗死前心绞痛和急性冠状动脉功能不全）。心绞痛在很短的时间内加重（严重程度和持续时间），休息后可缓解。也可能在休息时发作，特别是在晚上。可能最终导致心肌梗死，此时也常伴有症状的减轻。

— 夜间型心绞痛。由不稳定的斑块所致。疼痛发生在夜间，与不稳定型心绞痛有关。

— 卧位型心绞痛。疼痛发生在平躺时，坐起后缓解。

— 变异型心绞痛或痉挛性心绞痛。疼痛在休息时发作，没有明显诱因。心电图表现为典型一过性ST段升高（相比之下，劳累性心绞痛典型的心电图是ST段下降），会导致冠状动脉痉挛，引起心肌梗死和心律失常。

3. 辅助诊断

（1）**心电图** 这可能是正常或显示缺血或梗死早期的证据。在发作时，心电图可能是正常或者是ST段的明显下降，对称的T波倒置（图41.12）或T波高尖。

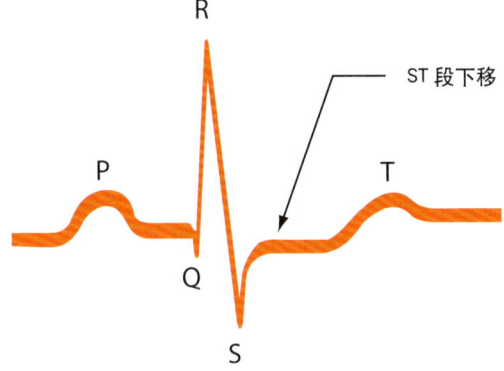

图41.12 心绞痛典型心电图改变：这种动态观察的心电图通常在发作期间观察到。注：没有特殊的心绞痛心电图，最多只能说是心电图与心绞痛表现是一致的

（2）**运动心电图** 约75%的严重冠状动脉疾病患者为阳性。如果怀疑诊断，为了了解预后或协助其他检查（如冠状动脉造影）应行此检查。正常的负荷试验不能排除冠状动脉疾病。

（3）**运动[201]铊扫描** 该检查对诊断一些疑难情况如左束支传导阻滞（BBB）、陈旧性心肌梗死和预激综合征（当运动试验阴性时）和二尖瓣脱垂是有用的，假阳性很高。由于铊灌注到组织，因此有助于确定可逆心肌缺血及其程度。

（4）**动态心电图监测** 对于一些患者可能有用。

（5）**核素门控心血池显像** 这一检测是通过射血分数来评估心室功能的，并能辅助评估冠状动脉搭桥手术患者术后功能。

（6）**超声心动图** 用来检测整体与局部室壁活动异常和评估瓣膜功能不全和心包情况。

（7）**冠状动脉造影** 这个检查可以精确评估冠状动脉的病变范围和严重程度，通常用于术前确定准确的冠状动脉解剖状态。

心绞痛和冠状动脉病变的程度之间的关系是不恒定的，有些人有严重的心绞痛但冠状动脉是正常的。

冠状动脉造影适应证见表41.8。

超高速CT可替代血管造影术。

表41.8 冠状动脉造影适应证

运动负荷试验强阳性
疑似左主干冠状动脉病变
对药物治疗耐药的心绞痛
疑似但未被确诊的心绞痛
急性冠脉综合征
心肌梗死后心绞痛
年龄超过30岁正在考虑行外科手术的主动脉和二尖瓣病患者

4. 稳定型心绞痛的治疗

（1）**预防** 对于那些有阳性家族史和不良生活方式的患者尤为重要。降低风险的因素包括：

- 戒烟。
- 减轻体重。
- 选择低脂饮食。
- 控制高血压。
- 控制糖尿病。
- 控制血脂。

（2）**对稳定型心绞痛患者的一般建议**

- 安慰患者：心绞痛的预后一般良好，30%存活超过10年，并且可以自行缓解[8]。
- 注意任何危险因素。
- 如果稳定，可以适当活动如每天步行20分钟。
- 在心绞痛的阈值以下，进行规律的锻炼。
- 如果紧张和有压力，培养一种放松的心态来对待生活，可以考虑压力管理和放松课程。
- 避免激发因素。
- 不用过度地限制生活方式。

（3）**药物治疗**[9]

① 急性发作

- 硝酸酯类：舌下含服硝酸甘油600μg或300μg

（半片）。

或

400μg 的硝酸甘油喷雾剂：1～2 喷，疼痛如果持续，5 分钟后重复（最多 2 喷）。

或

舌下含服硝酸异山梨酯片 5mg，疼痛如果持续 5 分钟后重复（最多 3 片）。

或

如果不能耐受硝酸酯类药物，给予硝苯地平片 5mg（吞服和嚼服）。

硝酸甘油片使用提示：
- 注意患者头痛和其他不良反应。
- 坐下服用药物。
- 舌下含服用 1/2 片或 1 片，5 分钟后症状不缓解，可重复。
- 15 分钟内最多服用 3 片。
- 药物必须在有效期内使用。
- 丢弃打开药瓶超过 3 个月里的药物或患者携带超过 2 天的药物。
- 保持药物避光、避热。
- 如果症状迅速缓解，吐出口腔剩余的药物。
- 如连服 3 片症状没有缓解建议就医。

注：如果之前的 24 小时内服用了西地那非片或伐地那非片，或者 5 天前服用他达拉非片，避免使用硝酸酯类药物。

② 轻度稳定型心绞痛：这种心绞痛有先兆症状，由应激性事件诱发，可迅速缓解。
- 阿司匹林 150mg/d（口服），如果不能耐受，则使用氯吡格雷 75mg/d（口服）。
- 必要时使用硝酸甘油（舌下含服或喷雾）。
- 考虑使用 β 受体拮抗药、长效硝酸酯类药物或尼可地尔。

③ 中度稳定型心绞痛：由适度运动引起的有规律的发作。
- 添加（如果没有禁忌）β 受体拮抗药，如阿替洛尔片 25～100mg（口服），每日 1 次。

或

- 美托洛尔 25～100mg（口服），每日 2 次。
- 硝酸甘油（经皮给药：药膏或贴片），每日 1 次（仅使用 12～16 小时）。
- 单硝酸异山梨酯缓释片，60mg，晨服。

注：硝酸酯类药物应每天间隔给药。

④ 持续性心绞痛

如果不能被 β 受体拮抗药阻断：
- 添加二氢吡啶钙通道阻滞药（CCB）（必须在 β 受体拮抗药基础上应用）。
- 硝苯地平控释片 30～60mg（口服），每日 1 次或阿洛地平 2.5～10mg（口服），每日 1 次，外加硝酸酯类药物。
- 如果 β 受体拮抗药有使用禁忌，使用非二氢吡啶类钙通道阻滞药。
- 地尔硫䓬 30～90mg（口服），每日 3 次；或者地尔硫䓬缓释片 180～360mg（口服），每日 1 次；或维拉帕米（根据指南）和（或）尼可地尔 5mg（口服）餐前服用，1 周后增加到 10～20mg 餐前服用。外加硝酸酯类药物。

⑤ 难治稳定型心绞痛：用马来酸哌克昔林（冠心宁）替代钙通道阻滞药。

⑥ 不稳定型心绞痛：包括在休息时心绞痛发作、突然的心绞痛恶化、心绞痛引起的急性心肌梗死。
- 应该将患者收住入院使其病情稳定，进行进一步的评估，可能需要静脉使用硝酸酯类治疗。
- 目标是优化治疗，并考虑冠脉造影以调整治疗过程。

（4）治疗原则
- 对于变异型心绞痛（阵发）用硝酸酯类和钙通道阻滞药（避免使用 β 受体拮抗药）。
- 避免维拉帕米和 β 受体拮抗药合用。
- 考虑硝酸酯类药物的耐受问题，因此作用持续 2 小时的长效制剂不推荐使用。
- 考虑使用钾离子通道开放剂尼可地尔 5mg 餐前（口服），1 周后增加到 10～20mg，口服（餐前），每日 2 次。
- 硝酸酯类药物能够用于任何由劳累引起的心绞痛的预防（例如硝酸甘油喷雾剂或者片剂，硝酸异山梨酯片剂 5mg）。
- 如果患者在过去的 1～5 天内已经使用了 5 型磷酸二酯酶抑制药，应该避免使用硝酸酯类药物。

（5）非药物治疗

① 经皮介入治疗（PCI）和冠状动脉血管成形

术：这一技术是通过一个膨胀的球囊扩张动脉粥样硬化阻塞的冠状动脉，来治疗梗阻，又称经皮冠状动脉腔内成形术（PTCA，图41.13）。还可于冠状动脉内置入支架使血管保持通畅。

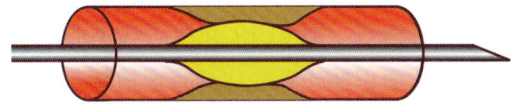

图41.13　经皮冠状动脉腔内膨胀球囊性血管成形术（PTCA）

球囊扩张术的两种并发症分别是急性冠脉闭塞（2%～4%）和再狭窄，30%发生在成形术后的最初6个月[8]。

② 冠状动脉内支架：PTCA后支架置入术是目前保持阻塞冠状血管通畅最好的手段（图41.14），与金属裸支架一样，Primolimus、西罗莫司或紫杉醇等现代药物的洗脱支架也有使用，使用支架的患者需要长期应用抗血小板药物（例如阿司匹林加氯吡格雷，需要参考专家的意见）。

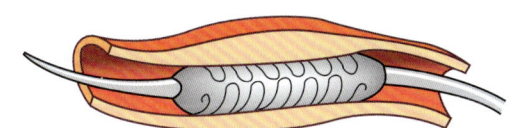

斑块被移除或压平，支架放置到位置，然后被撑开，使动脉开通

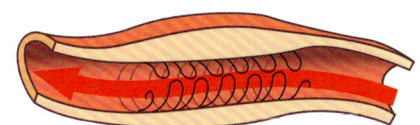

放置好的支架

图41.14　冠状动脉支架植入术图解

③ 冠状动脉外科手术：目前使用的主要手术技术是冠状动脉旁路移植术（CABG）和动脉内膜切除术，CABG是采用静脉植入（通常是隐静脉，图41.15）或乳房内动脉植入（图41.16），或两者都有。

有左主干阻塞症状的患者应接受搭桥手术，两个或三个血管阻塞和心室功能良好的患者通常可考虑血管成形术或外科手术，术后患者在生活质量有可显著改善。

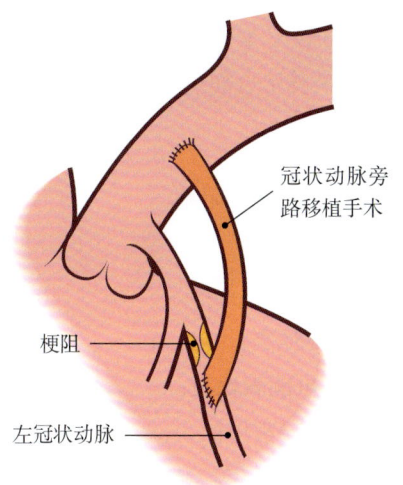

图41.15　冠状动脉旁路移植术解除冠状动脉阻塞

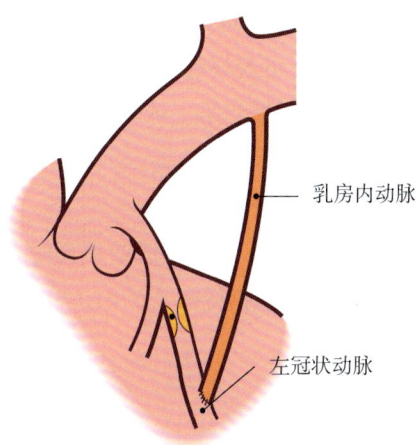

图41.16　行乳房内动脉移植缓解冠状动脉梗阻

八、心肌梗死

1. 临床指南

- 疼痛的表现不同，可能被误认为消化不良。
- 与心绞痛相似，但更感有压榨性。
- 病情大多严重，患者可能有死亡即将来临的恐惧感——极度痛苦，濒死感。
- 大约20%患者无疼痛的表现。
- 在糖尿病、高血压患者和老年人易表现为"无痛型梗死"。有报道（*European Heart Journal* 14 February, 2006, online），约40%心肌梗死的老年患者为无痛性，且未被察觉。
- 60%患者在到达医院前、症状出现后两个小时以内死亡。
- 院内死亡率为8%～10%[10]。
- 与心脑血管意外相似，发病高峰期似乎在上午6～10时。

诊断基于以下 3 个标准中的 2 个：①长期缺血性疼痛病史；②典型心电图改变；③心肌酶的升高。

2. 病因
- 血栓形成，伴有阻塞。
- 斑块下出血。
- 斑块破裂。
- 冠状动脉痉挛。

3. 症状 可能表现为：
- 没有任何异常体征。
- 皮肤苍白或发灰、湿冷、呼吸困难。
- 不安和焦虑。
- 随着疼痛轻重和心泵功能衰竭，血压可有异常。
- 脉搏异常：可观察到缓慢性心律失常。
- 轻度心力衰竭：第三或第四心音，肺底部湿啰音。

4. 辅助检查
（1）心电图（ECG） 在透壁梗死时，典型的心电图改变很有价值包括特征（图 41.17）：

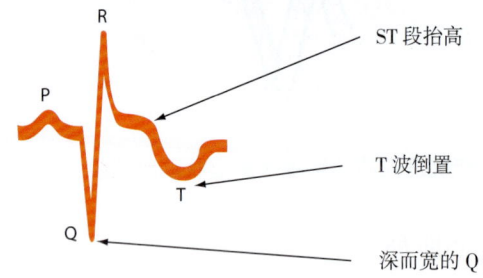

图 41.17 心肌梗死典型心电图特征：病理性 Q 波、ST 段抬高和 T 波倒置

- Q 波：宽（＞1mm）且深（＞25% 的 R 波高度）。
  — 正常情况下可发生在 aVR 和 V_1。有时见于 III 导联。
  — 如在其他导联中出现则属异常。
  — 同时伴有左束支传导阻滞（LBBB）、预激综合征（WPW）或室性心动过速（VT）。
  — 透壁性梗死通常有持久改变。
- T 波和 ST 段
  — 短暂性改变（分别为倒置和抬高）。

典型的变化过程如图 41.18 所示。

注意：
- Q 波不出现在心内膜下心肌梗死。
- 急性心肌梗死的治疗策略是基于鉴别 Q 波（透壁的）与非 Q 波（心内膜下心肌）心肌梗死。
- 已被证实 Q 波心肌梗死可从溶栓治疗中获益，但非 Q 波心肌梗死则没有。
- 正常的心电图，特别是早期，不能排除急性心肌梗死。Q 波可能需要几天才能形成。

（2）心肌酶谱 图 41.19 介绍了典型心肌酶谱。一般来说，大面积梗死者往往导致血清酶水平升高。酶的升高可以帮助确定梗死的时间。

① 肌钙蛋白 I 或 T
- 3～6 个小时开始上升，10 小时达高峰，并持续几天。
- 为目前首选的检查。
- 在不稳定型心绞痛中可呈阳性。
- 检测为阴性结果 1 者，应观察 10 个小时以后才确定。
- 肌钙蛋白 I 和 T 能提供相同的信息。
- 参考区间＜0.1 μg/L。

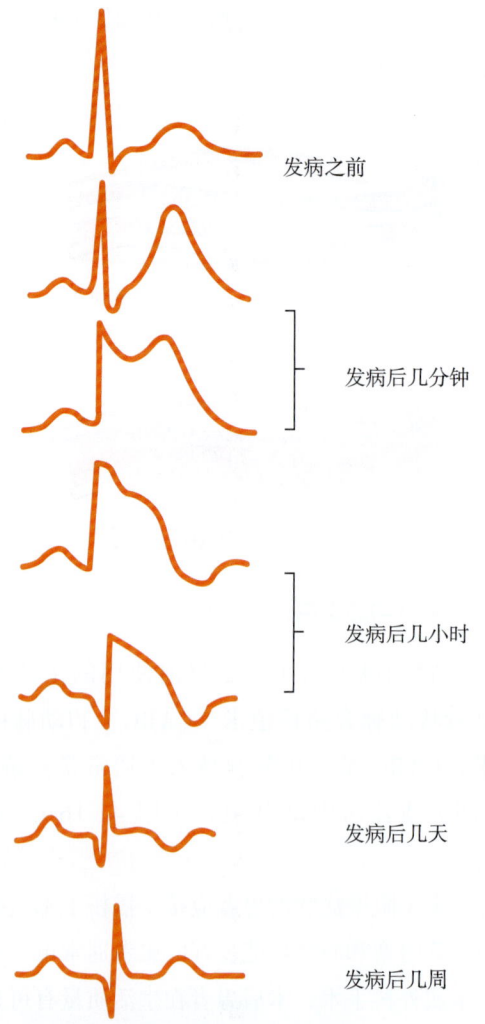

图 41.18 心肌梗死的典型心电图变化

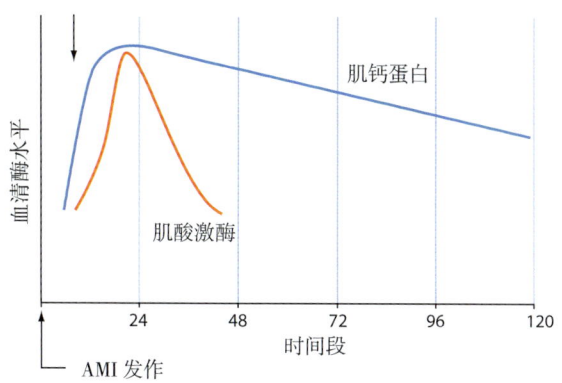

图 41.19 心肌梗死后的典型心肌酶谱变化情况

② 肌酸激酶（CK）

• 在胸痛发生后 6～8 小时出现，20～24 小时到达高峰，通常 48 小时恢复正常。

• 肌酸激酶同工酶（CK-MB）：如果超过总 CK 的 15%，说明心肌坏死存在，因其主要存在心肌，故与 CK 不同，不受肌内注射影响。

（3）焦磷酸盐心肌扫描

• 从发作后的 24 小时到 14 天都可以采用。

• 热点扫描，特别在怀疑有后侧壁的心肌梗死时，或存在左束支传导阻滞心电图不能鉴别时。

（4）超声心动图　在其他检查不能确诊时可帮助诊断。

注：当 ECG 和心肌酶检查结果均呈阴性时，依据病史和症状体征进行诊断才是最可靠的。

5. 急性心肌梗死的治疗

（1）一般原则[10, 11]

• 如果怀疑此症需及时治疗。

• 呼叫移动式冠心病监护病房。

• 实现冠状动脉灌注和减少梗死面积。

• 预防和治疗心脏骤停，可用除颤器来治疗室颤。

• 最佳治疗是在现代冠心病监护病房（如果可能），持续心电监护（最初 48 小时）、外周静脉置管和经鼻导管吸氧。

• 特别要注意缓解患者的痛苦和恐惧。

• 与患者建立良好关系，关心、理解他们。

• 尽早应用阿司匹林（如果没有禁忌证）。

• 尽早使用 β 受体拮抗药和 ACE 抑制药（如果没有禁忌证）。

注：对于 ST 段抬高型心肌梗死，应尽早恢复血流，通常采用溶栓治疗或直接血管成形术（倾向于支架植入）。当大面积梗死在 60～90 分钟内不能得到再灌注时，通常采用补救性血管成形术。

（2）院内治疗

• 作为一线治疗。

• ECG 检查：确定为 ST 段抬高型心肌梗死（STEMI），还是非 ST 段抬高型心肌梗死（NSTEACS）。

• 检测血心肌酶特别是肌钙蛋白水、尿素氮和电解质。

• 紧急组织心内科会诊并讨论风险分层，决定是否进行冠状动脉造影，以及是否应用 PCI（或 CABG）或溶栓进行冠脉再灌注。

① STEMI 的治疗：STEMI 患者最理想的一线治疗方案是在患者疼痛发作 60 分钟内，紧急转诊至冠状动脉导管室，行冠状动脉造影后评估病情，并行经皮冠状动脉腔内成形术（PTCA）。如果可行，由心脏介入医生操作会有更好的治疗效果（证据水平 I 级）。

原则是通过采用直接血管成形术并置入支架实现快速灌注。

辅助治疗包括阿司匹林/氯吡格雷、肝素，以及替罗非班、替卡格雷或阿昔单抗等血小板糖蛋白Ⅱb/Ⅲa 受体拮抗药。

一线管理（例如院外处理）

• 进行心电图检查并将 ACS 分类为 STEMI 或 NSTEACS，并通知医疗机构将接收患者（通过电话讨论）。心电图是选择是否进行紧急灌注的唯一检测手段。

• 吸氧，4～6 L/min。

• 建立静脉通道（抽血检测，特别是肌钙蛋白水平）。

• 硝酸甘油 300μg（1/2 片）或喷剂（如需要 5 分钟 1 次，直至症状缓解或最大剂量，最多 3 次）。注意西地那非（伟哥）和相关药物的使用，使用阿托品纠正心动过缓。

• 阿司匹林 300mg。

• 吗啡 2.5mg，静脉注射，1mg/min，直到疼痛缓解（最多 15mg）。

（如可能最好静脉注射吗啡，1mg/min，直到疼痛缓解。该方法在医院相对容易。）

根据指南可接受的 PCI 时间延迟（从第一次的医

疗接触到球囊扩张）：

症状时间：	<1小时	1~3小时	3~12小时	>12小时
可以接受的时间延迟	60分钟	90分钟	120分钟	不推荐

②非 ST 段抬高心肌梗死（NSTEACS）患者的治疗：对所有 NSTEACS 患者应进行风险分层，确定其管理方案。

（3）**溶栓治疗** 如果超时，或者血管成形术无法实现（比如在农村地区），溶栓治疗是 STEMI 患者的首选，越快越好，最好在胸痛开始的 12 小时内[11]。有经验的医生应该决定，当 PCI 行不通时，尽快用溶栓治疗。

第二代纤维蛋白特异性药物（瑞替普酶、阿替普酶或替奈普酶）为首选药物。

链激酶可以使用，除非患者之前曾使用过该药，被证明此药不合适。使用溶栓药物还有其他一些禁忌。

进一步的管理策略包括：

① 全肝素化治疗 24~36 小时（在 rt-PA 之后，不是在链激酶之后），尤其是有高风险栓塞的大面积前透壁性梗死和栓塞风险的患者，随后可用华法林替代。

② 使用低分子肝素（例如依诺肝素 1mg/kg，皮下注射，或普通肝素 5 000~7 500U，每 12 小时皮下注射 1 次）。

③ 尽快使用 β 受体拮抗药（如果不能溶栓治疗或有禁忌）。

阿替洛尔每日 25~100mg（口服）或者美托洛尔 25~100mg（口服），每日 2 次。

④ 如果心绞痛复发，考虑静脉输入硝酸甘油。对于明显有左心室功能不全（其他适应证）的患者尽早使用 ACE 抑制药（24~48 小时内），并使用他汀类药物降低胆固醇。

⑤ 治疗低钾血症。

⑥ 考虑硫酸镁（溶栓后）。

⑦ 考虑呋塞米（速尿）。

6. 心肌梗死后的药物治疗

已经证明有效的[1,12,13]：

- β 受体拮抗药——12 小时内。
- ACE 抑制药——24 小时内。
- 阿司匹林 160~325mg ± 氯吡格雷。
- 降脂药物（如他汀类药物）。
- 华法林。

可能有效的：

- 叶酸、维生素 B_6 和维生素 B_{12}。

（1）**继续治疗**

- 教育和咨询。
- 卧床休息 24~48 小时。
- 监测血清钾和镁。
- 从开始早期活动到全面活动的病程为 7~12 天。
- 清淡饮食。
- 镇静。
- β 受体拮抗药（口服）：阿替洛尔或美托洛尔。
- 有适应证者（如果超声心动图证实有血栓）应使用华法林。
- 用 ACE 抑制药治疗左心衰竭，并防止心肌重塑。
- 监测患者心理状态（如焦虑）。

（2）**出院管理**

- 康复治疗。
- 继续教育和咨询。
- 戒烟。
- 减轻体重。
- 鼓励食用 ω-3 脂肪酸食物。
- 经常锻炼，特别是走路。
- 运动试验（可考虑）。
- 继续服用 β 受体拮抗药 2 年。
- 继续 ACE 抑制药治疗。
- 阿司匹林 100~300mg/d，或氯吡格雷 75mg/d。
- 如有需要，使用华法林（至少 3 个月）。

7. 特殊问题的管理

（1）**冠状动脉造影指征**

- 发生心绞痛。
- 运动试验强阳性。
- 使用链激酶后应予以考虑。

（2）**大面积梗死的管理**

- ACE 抑制药（即使没有充血性心力衰竭）。
- 放射性核素检查（以评估左心室功能）。
- 如果没有禁忌或左心功能障碍，使用 β 受体拮抗药（已证明严重梗死中的价值）。
- 抗凝治疗。

（3）治疗和认识 STEMI 并发症

① 急性左心衰竭
- 体征：肺底部湿啰音，额外心音（第三或第四心音），胸部 X 线变化。
- 治疗（根据严重程度）（参见第 131 章）：
— 输氧。
— 利尿药（如呋塞米）。
— 吗啡静脉注射。
— 硝酸甘油：静脉注射、舌下含服（口服）或局部用药。
— ACE 抑制药。

② 心源性休克（医院内主要治疗程序）
早期需专科医生参与的治疗包括：
- 用强心药治疗低血压。
- 主动脉内气囊泵。
- 紧急血管造影 ± 血管成形术 / 外科手术。

③ 心包炎：这种情况发生在急性心肌梗死（通常前壁 AMI）后的头几天，表现为剧烈刺痛。
- 体征：心包摩擦音。
- 治疗：谨慎使用抗炎药物（如用阿司匹林、吲哚美辛或布洛芬治疗疼痛）。
注：避免抗凝血药。

④ 急性心肌梗死后综合征后综合征（Dressler 综合征）：多出现于 AMI 后数周或数月，常约 6 周。
- 特点：心包炎、发热、心包积液（自身免疫反应）。
- 治疗：与心包炎相同。

⑤ 左心室室壁瘤：是晚期并发症。
- 临床表现：心力衰竭。
- 特点：心律失常、栓塞。
- 体征：双心室搏动、第四心音、X 线可见心脏局部隆起。
- 诊断：二维心电图。
- 治疗
— 抗心律失常药。
— 抗凝血药。
— 药物治疗心力衰竭。
— 可行室壁瘤切除术。

⑥ 室间隔破裂和二尖瓣乳头肌断裂：会导致严重的心力衰竭和心脏杂音。两者预后都较差，早期手术干预可能有效。

⑦ 心律失常：所有类型都可在 STEMI 发生，根据第 71 章的指南治疗，有除颤、复律、安装起搏器等治疗方法[9]。

心肌梗死后静脉注射利多卡因预防心律失常是不恰当的。

⑧ 焦虑和抑郁：需要有预见性地及早对患者进行指导和支持，包括教育、安慰和辅导。如果有必要应用抗焦虑药和抗抑郁药可能有助于缓解病情。

九、引起胸痛的其他疾病的治疗

1. 主动脉夹层
- 早期明确诊断是必要的，最好使用经食管超声心动图。
- 50% 的患者伴有高血压，因此，需要应用药物控制高血压，如静脉注射硝普钠和 β 受体阻拮抗药。
- 多数病例需行急诊手术，尤其是 A 型（升主动脉受累）。

注：该症在怀孕期间发病率增加。

2. 肺栓塞
（1）怀疑肺栓塞可选择以下辅助检查[3, 14, 15]
- 胸部 X 线片和心电图。
- 放射性核素显像——通气 / 灌注扫描。
- CT 肺血管造影。
- 数字减影血管造影（金标准）。
- D- 二聚体含量测定。
- 下肢多普勒超声。
- 动脉血气分析。

（2）处理　提供支持性医疗护理和抗凝血治疗：立即静脉注射肝素 5 000 U，再 24 小时持续静脉注射 30 000 U，或餐前皮下注射肝素 12 500 U。

注：肝素的剂量应每日调整，使 APTT 保持在正常的 1.5～2 倍。

- 继续使用肝素 5～10 天。
- 3～4 天后改用华法林（口服）。国际标准化比值（INR）达到目标值后再继续使用肝素治疗 3 天。

注：溶栓可以用于治疗大的栓塞，要么静脉注射要么直接注入肺动脉。很少采用手术取栓术，但如果

梗死面积较大则需要行此手术。

3. 气胸

- 大多数气胸能自发缓解，不需要引流（肺组织压缩至少20%以上者才需要）。
- \>25%胸腔容积的大量气胸，并伴持续性呼吸困难者可以采取胸腔引流。
- 处理指导原则
  - 肺组织压缩<25%，无任何症状：观察。
  - 肺组织压缩<25%+持续的症状：引流。
  - 肺组织压缩>25%：引流。
- 对于反复发作的患者，有必要行气囊囊肿切除或胸膜剥脱固定术。
- 统计数据表明，自发性气胸的复发率为30%～50%（多数在12个月内复发），35%在同一侧，仅有10%～15%在发生在另一侧。胸膜剥脱固定术后，肺表面已经黏附于胸壁，则可防止气胸复发。

排气方法

① 无需引流的简单排气法：在严格无菌操作下（经局部麻醉）取患侧锁骨中线第二肋间插入一个16号聚乙烯静脉导管。然后用注射器吸空气20ml注入，以确认进入胸膜腔，取出针芯，经柔性延长管到一个三通管和一个50ml的注射器连接导管进行排气。通过三通管排出空气，直到阻力恢复表明肺复张。之后拍X线片，观察3～4小时，如果需要可以重复排气。大部分患者不需要住院治疗。

② 住院内进行的标准肋间插入导管连接的胸腔闭式引流术。

4. 急性张力性气胸

紧急情况下可通过患侧第二肋间插入12～16号针头进入胸膜腔。更换正式的肋间导管，连接闭式引流瓶排气。

十、食管疾病的治疗

1. 胃食管反流

- 如果超重，需减重到正常体重。
- 避免饮用或进食咖啡、酒精和辛辣的食物。
- 避免暴饮暴食（保持少食多餐）。
- 使用抗酸剂或藻酸盐复合物（如Gaviscon、碳酸钙复合制剂）。

如果症状持续：

抑酸——H_2受体拮抗药（如西咪替丁、雷尼替丁）或质子泵抑制药（如奥美拉唑）

2. 食管痉挛[16]

长效硝酸盐（如硝酸甘油10mg，每日3次）或钙通道阻滞药（如硝苯地平缓释片20～30mg，每日1次）。

注意调整生活方式和饮食。

十一、胸壁疼痛的肌肉骨骼性因素

有许多胸痛是由肌肉骨骼疾病引起的，其中大部分可以通过病史和体格检查被发现。表41.9中列出的病因中有一些非常少见，且常为全身性疾病的一部分，如强直性脊柱炎。而胸壁肌肉撕裂或拉伤则相当普遍。需要与肋骨骨折如咳嗽性骨折进行鉴别。

肌肉骨骼胸痛通常是运动时加重，如拉伸、深吸气、打喷嚏和咳嗽。疼痛往往是尖锐性地刺痛，且其疼痛程度相对恒定。

肋软骨炎是前胸疼痛的常见原因，通常很容易将疼痛定位于肋软骨结合处，并且也可以是炎性疾病的一个组成部分，如脊柱关节疾病的一个表现。

一般应用镇痛药进行保守治疗，如果伴有炎症，应用镇痛膏和非甾体抗炎药对局部进行轻柔按摩是有效的。对疼痛严重的胸壁疾病，可采取其他措施，比如加或不加糖皮质激素进行局部注射麻醉封闭（小心穿透壁层胸膜），以及用特殊弹性螺纹绷带进行（称为通用螺纹带）胸壁固定支持（特别是肋骨受伤）。后一种方法对患处提供了很好的支持，从而有助于缓解症状，同时又不影响肺充分扩张。

表41.9 前后胸壁疼痛的肌肉骨骼性原因

胸腰椎损伤→功能受限
椎体骨折
• 创伤
• 病理性
— 骨质疏松症
—（肿瘤）转移性疾病
— 多发性骨髓瘤
肋间肌肉拉伤/撕裂
肋骨的障碍
• 骨折
• 肋骨滑脱
肋软骨炎
痛性非化脓性肋软骨肿胀（Tietze综合征）
纤维肌痛

1. **后胸（胸背部）痛** 肌肉骨骼系统疾病是胸（背）痛最常见的原因，尤其是胸椎关节功能障碍。参见第 38 章了解更多详情。可能最常见的原因是肋骨节与椎骨关节（肋椎关节）的过载引起的肋脊功能不全。

这个事实清楚地表明，心脏手术后胸背中线部位的疼痛是由于胸骨和胸壁加压扩张，导致这些关节受到挤压。

这种背部疼痛可能也常伴有上述提到的类似前胸痛或腹痛（参见第 38 章中的图 38.3）。

2. **急性胸背部疼痛** 虽然后背疼痛多数是由脊椎功能障碍引起的，但还有其他几个重要的原因，包括严重的骨病（导致压缩性骨折）和危及生命的内脏和血管性原因。参见第 38 章中的"重要警示性信号"内容和表 38.3 处理指南。

注意：
- 胸椎间盘突出是罕见的。
- 偶尔可见穿透性消化性溃疡导致中、下胸背部疼痛。

十二、转诊时机

- 明显或疑似心肌梗死，特别是大区域梗死。
- 出现急性心肌梗死并发症要转运到主要救治中心：
  — 心脏破裂或乳头肌断裂。
  — 动脉瘤。
  — 难治性心律失常。
  — 心源性休克。
- 急性心肌梗死后持续性心绞痛患者。
- 心绞痛
  — 对药物治疗无效的心绞痛。
  — 不稳定型心绞痛。
  — 心绞痛持续时间超过 15 分钟（对舌下含服硝酸甘油无效者）需要紧急入院。
- 怀疑或证实有肺栓子、夹层动脉瘤或其他严重威胁生命的问题（在进行最初的一线处理后，例如张力性气胸的减压术）。
- 疑似食管或其他胃肠道疾病（如十二指肠溃疡），需进行内镜检查或适当的消化系统评估。

实践要点

- 对所有突发急性胸痛，直到被证明是其他原因引起之前都应考虑到心源性因素（可能是致命性的）。
- 仔细询问病史是诊断的基础。
- 二尖瓣脱垂往往是不能被确诊的胸痛原因，应牢记这一点，尤其当疼痛为间歇复发性时（可经超声心动图证实）。
- 钙离子通道阻滞药可引起外周水肿，所以要谨慎对待，不能简单地认为水肿都是由于心力衰竭导致。
- 食管痉挛引起的胸痛可能非常严重，可类似心肌梗死。
- 硝酸甘油可缓解食管痉挛引起的胸痛，勿将其以为是心绞痛。
- 椎间盘突出引起严重突发性胸痛（T2～9）非常罕见。
- 感染性心内膜炎可引起前胸胸膜炎性疼痛。
- 家庭医生要严格监测患者服用抗凝血药的情况。保持 INR 为 2～3，每个月至少检测 1 次。
- 突发性无胸痛的呼吸困难常见于（无痛性）心肌梗死与肺栓塞。
- 如果病情有所缓解的急性心肌梗死患者突然出现呼吸急促，要考虑室间隔破裂、二尖瓣乳头肌断裂（伴有二尖瓣反流）、肺栓塞和其他严重并发症。
- 所有发生过心肌梗死后的患者都要长期使用 ACE 抑制药。所有心肌梗死后和急性缺血综合征的患者要用 β 受体拮抗药。
- 长期使用抗血小板制剂——阿司匹林 100～300mg/d。如果有禁忌证，可给予氯吡格雷 75mg/d 或华法林。一些研究倾向于将阿司匹林与氯吡格雷联合应用。

译者注：关于冠心病性胸痛等我国已有明确的指南与共识，部分地区已创建胸痛中心，故对本章内容应结合当前指南进行理解和应用。

参考文献

[1] Juergens C. Chest pain: how to treat. Australian Doctor, 2005: 27-34.

[2] Management of unstable angina guidelines 2000. Med J Aust, 2000, 173(8 Suppl.).

[3] Worsnop C, Pierce R. Pleuritic chest pain. Medicine Today, 2005, 6: 3, 53-60.

[4] Selbst S, Ruddy R, Clark B et al. Paediatric chest pain: a prospective study. Paediatrics, 1988, 82: 319-323.

[5] Reynolds JL. Precordial catch syndrome in children. Southern Medical Journal, 1989, 82(10): 1228-1230.

[6] Kennedy RD, Andrews GR, Mitchell JRA. Ischaemic heart disease in the elderly. British Heart Journal, 1977, 39: 1121-1127.

[7] Caspari P. Angina pectoris. In: MIMS Disease Index (2nd edn). Sydney: IMS Publishing, 1996: 35-38.

[8] Kumar P, Clark M. Clinical Medicine. London: Saunders, 2003: 769-774.

[9] Shenfield G (Chair). Therapeutic Guidelines: Cardiovascular (Version 5). Melbourne: Therapeutic Guidelines Ltd, 2008, 95-111.

[10] Thompson P. Myocardial infarction. In: MIMS Disease Index (2nd edn). Sydney: IMS Publishing, 1996: 327-330.

[11] Aroney C, Aylward P (Co-chairs). Guidelines for the management of acute coronary syndromes 2006. Med J Aust, 2006, 184(8): Supplement.

[12] Barton S ed. Clinical Evidence. London. BMJ Publishing Group, 2001: 8-23.

[13] American Heart Association Guidelines for myocardial ischaemia. Circulation, 2001, 104: 1577-1579.

[14] Rashford S. Acute pleuritic chest pain. Aust Fam Physician, 2001, 30(9): 841-845.

[15] Lau L. Imaging Guidelines (4th edn). Melbourne: RANZC Radiologists, 2001: 70.

[16] Shenfield G (Chair). Therapeutic Guidelines: Gastrointestinal (Version 4). Melbourne: Therapeutic Guidelines Ltd, 2006: 52-54.

便 秘　　第 42 章

> 我赞成这样的格言，有一套功能良好的肠道系统的价值远大于大脑价值。
>
> Henry Shaw（1818—1885），Josh Billings

便秘是指排便困难、粪便干结。罗马Ⅱ标准（参考 www.romecriteria.org）规定其诊断标准为至少 12 周连续或间断出现以下 2 个或 2 个以上的症状：

- 排便次数每周少于 3 次。
- 排便困难。
- 超过 25% 的时间有排便费力。
- 不能完全排空。
- 肛门有阻塞感。

超过 1/5 的人群受便秘的困扰[1]。然而，便秘的概念强调的不仅仅是排便频率，而应该是大便的硬度。例如，有人一天中困难地排硬便 1 次或 2 次被视为便秘，而有人每 2 天或 3 天通畅排便 1 次却不是便秘。慢性便秘的各种原因总结见图 42.1。

一、重要资料与关注要点

- 调查显示 10% 的成人和 6% 的儿童之前两周有便秘情况。
- 高达 20% 的英国成年人定期服用泻药[2]。

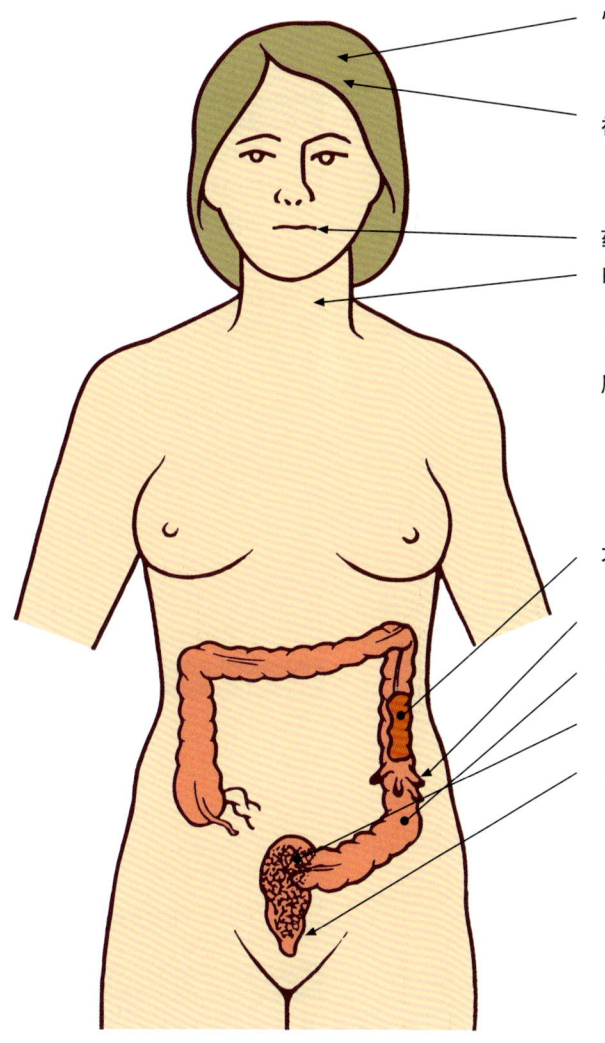

图 42.1　慢性便秘的原因

- 婴儿便秘可能是由于先天性巨结肠症造成。
- 饮食是预防便秘的唯一且最重要的因素。
- 谨防中年和老年人发生便秘。
- 大便带血提示肿瘤、痔疮、憩室病和炎症性肠病。
- 出现形状异常的粪便（小颗粒或带状）应考虑肠易激综合征。
- 经常检查腹部、直肠。
- 腹部平片一般对诊断慢性便秘意义不大。
- 检查低位肠道时，可屈式乙状结肠镜明显优于硬式乙状结肠镜
- 顽固性便秘在婴幼儿和老年人都是棘手的情况，药物治疗已被证明是有效的。

二、诊断方法

使用安全的诊断策略模型（表42.1），针对5个自己提出的问题可以做如下回答。

1. 可能的诊断 最常见的是非器质性或全身疾病的特发性便秘。也指功能性便秘。

在西方社会，可能造成便秘最常见的单因素是缺乏膳食纤维，包括水果、绿色蔬菜和全麦制品。在我们饮食中的纤维量与粪便的重量和结肠运输时间直接相关。西方国家大肠癌患者的平均结肠运输时间为60小时。非洲农村的高纤维饮食者是30小时。便秘也是孕期的常见问题。

2. 不能忽视的严重疾病

（1）**肿瘤** 很明显，不能忽略结肠或直肠肿瘤患者，尤其是有便秘或大便习惯改变的中、老年人。大多数情况下伴有完全性或不完全性肠梗阻。还需要考虑非肠源性的恶性肿瘤，如淋巴瘤、卵巢癌压缩或侵犯直肠，现在对大肠癌最常见和适当的筛选检查包括直肠检查、乙状结肠镜和结肠镜检查，但需注意其适应证。

（2）**巨结肠** 对于儿童来说检测是否存在先天性巨结肠症是很重要的，例如继发于先天性巨结肠症的巨结肠。先天性巨结肠症的症状可以从一出生就表现出来了，也可以在成年期才出现。

（3）**神经系统异常** 截瘫、多发性硬化、脑性麻痹和自主神经病变通常伴随便秘、粪便嵌塞。

应注意警惕的症状
- 40岁以上新近发生的便秘
- 直肠出血
- 恶性肿瘤家族史

3. 常被遗漏的疾病
- 粪便嵌塞。
- 抑郁症。
- 泻剂滥用。
- 肛门局部病变。
- 药物。

患者通常伴有粪便嵌塞和虚假腹泻，这是一种特

表42.1 慢性便秘的诊断策略模型

问	可能的诊断	
答	单纯性便秘：低纤维饮食和坏习惯	
问	不能忽视的严重疾病	
答	内在病变：结肠、直肠或肛门，特别是结肠癌	
	外源性恶性肿瘤（如淋巴瘤、卵巢）	
	先天性巨结肠症（儿童）	
问	常被遗漏的疾病	
答	影响粪便	
	肛门局部病变	
	药物/滥用泻药	
	低钾血症	
	抑郁症	
	获得性巨结肠	
	憩室病	
	罕见疾病	
	• 铅中毒	
	• 高钙血症	
	• 甲状旁腺功能亢进症	
	• 长结肠（巨结肠）	
	• Chagas病	
	• 系统性硬化病	
问	七种假象	
答	抑郁症	√
	糖尿病	很少
	药物	√
	贫血	—
	甲状腺疾病	√降低
	脊柱功能障碍	严重
	尿路感染	—
问	患者试图告诉我什么？	
答	可能是功能性（如抑郁症、食欲缺乏）。	

发性便秘且在临床中很常见，特别是在长期卧床的老年人。

肛门疼痛或狭窄，如肛裂、血栓性痔疮、肛周血肿或坐骨直肠窝脓肿，导致便秘患者排便时犹豫不决。

常见误区和实践要点

- 确保患者是真正的便秘，而非只是期望大便的规律性。
- 确定患者没有长期使用蒽醌类泻药，包括"福特丸"，其可导致结肠黑色素沉着性病变和巨结肠。
- 警惕便秘和腹泻交替出现（如结肠癌）。
- 在繁忙的工作中，要警惕不要忽视伴发于其他少见疾病（如甲状旁腺功能亢进症、癌症）的便秘。
- 避免完全依赖直肠检查排除癌症。

4. 七种假象 药物、抑郁症和甲状腺功能减退症是便秘的3种主要诱因（表42.1）。很多药物（表42.2）可能导致便秘，尤其是可待因及其衍生物、抗抑郁药、铝和钙的抗酸剂。因此，仔细询问用药史很有必要。幸运的是，通常一旦停药便秘症状就会缓解。便秘是所有类型的抑郁症的一种显著症状，可能与抗抑郁药治疗有关。

导致便秘的代谢性因素有甲状腺功能减退、高钙血症和血卟啉症。在临床中很少见到患者血钙升高，如甲状旁腺功能亢进患者，但甲状腺功能不全则相对常见。

糖尿病很少引起便秘，而自主神经病变可导致便秘和腹泻交替发作。

5. 精神因素 便秘可能是潜在的功能性问题和精神障碍的表现，如抑郁症、神经性厌食、精神分裂症或滥用药物。滥用药物如毒品和泻药被认为会使便秘反跳。更常见的是，便秘通常提示患者生活方式不良，针对这种情况应进行合理的咨询。

三、诊断方法

1. 病史 要求患者准确地界定便秘是重要的。有些人认为，就像地球一天自转1次一样，每天排空肠道可确保身体健康。和诊断其他疾病一样，应详细询问病史，包括粪便黏稠度、排便频率、排便时间、是否有疼痛和血便或黏液便。饮食与便秘密切相关。

（1）关键问题

- 您多久去1次卫生间？
- 您的粪便是什么样的？
- 粪便是块状的、坚硬的、兔子粪便样的还是柔软的？
- 排便时有疼痛感吗？
- 您注意到有血便吗？
- 您的粪便呈块状吗？
- 有没有弄脏你的衣服？
- 您自我感觉怎么样？
- 您服用什么药物吗？

（2）日常记录 嘱患者记录10天日记，记录排便频率和大便的性质，以及是否有排便困难。

2. 体格检查 重要的检查包括腹部触诊和直肠检查。触诊可以察觉到肿瘤的质地、边缘，是否有粪便潴留（尤其虚弱的患者）或结肠痉挛。应检查肛周区局部有无病变。患者应采取俯卧位来显示肛周下降，或黏膜脱垂痔。应在肛周进行感觉检查和肛门反射试

表42.2 与便秘有关的药物

镇痛药（前列腺素合成抑制药）
抗酸药（含碳酸钙或氢氧化铝）
抗胆碱药，解痉药
止泻药
抗癫痫药
抗组胺药（H_1受体拮抗药）*
抗帕金森病药*
抗精神病药物*
巴比妥类
硫酸钡
苯二氮䓬类药物
钙通道阻滞药（维拉帕米）
考来烯胺
可乐定
止咳药
细胞毒性药物
利尿剂引起的低钾血症
加巴喷丁
神经节阻滞药
重金属（尤其是铅）
铁剂
泻药（长期使用）
单胺氧化酶抑制剂
肌松药
阿片类镇痛药（如可待因）
SSRIs
三环类抗抑郁药*

*表示有抗胆碱能作用。

验。必须进行直肠指诊，可能会发现直肠肿瘤和粪便嵌塞，同时检查直肠大小和紧张性。如果在婴儿期有便秘病史，正常或狭窄的直肠提示先天性巨结肠（先天性巨结肠症），如果直肠扩张，则是获得性巨结肠。

对便秘诊断的一般重要体征归纳如图 42.2 所示。

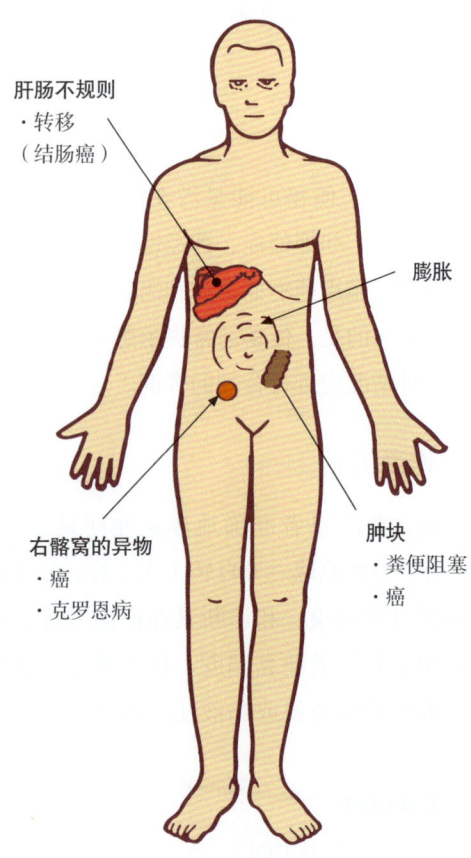

图 42.2 便秘患者可能存在的重要异常体征

（1）**直肠检查** 直肠检查极为重要。

① 方法
- 做检查前应向患者解释清楚。
- 检查时让患者取左侧卧位和屈膝位，将戴手套的示指润滑后放入肛门。
- 嘱患者缓慢深呼吸。
- 手指向后轻压，然后慢慢插入肛管，进入直肠（如果下推或挤压手指可减轻患者痛苦）。
- 手指向前方转动，可触到男性前列腺癌和女性子宫颈。
- 轻轻推压会阴，手指可深达 7～8cm。
- 轻轻退出手指，用手指触摸直肠和周围肠壁的情况。

② 注意事项
- 任何疼痛：肛裂、直肠炎、腹泻引起黏膜脱落（在有肛裂时不适合做直肠检查）。
- 在肛管中发生慢性肛裂或肛瘘所引起的硬结。
- 括约肌张力。
- 大便性质（嵌塞？）。
- 直肠壁：癌变时常有硬结、隆起和溃疡。绒毛状腺瘤有柔软的天鹅绒般的感觉。
- 后方：骶骨和尾骨。
- 侧面：骨盆的侧壁。
- 前方：男性前列腺和直肠膀胱隐窝（图 42.3）。女性宫颈和子宫直肠陷窝（图 42.4）。

③ 前列腺检查
- 患者膀胱充盈时，前列腺会更大。
- 正常前列腺表面光滑，质地坚实如橡胶样，呈双叶结构（有中央沟），直径约 3cm。
- 边缘粗糙的硬肿块提示癌症。
- 增大光滑的肿块提示良性肥大。
- 柔软的，结节状或沼泽样肿块提示前列腺炎。

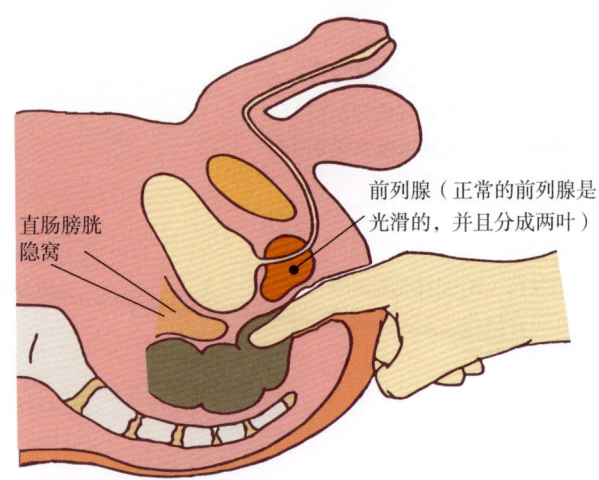

图 42.3 男性的直肠检查：正常前列腺被中央沟分为两叶

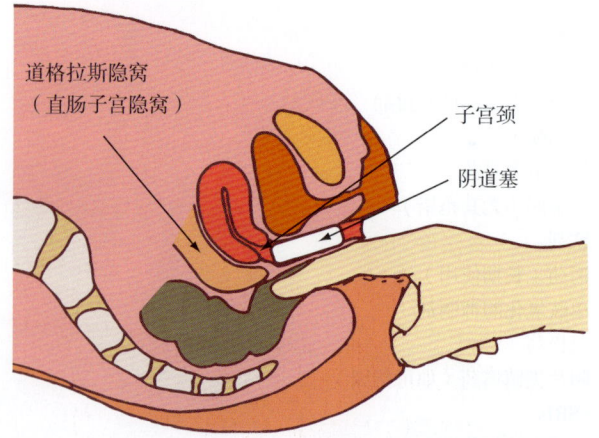

图 42.4 女性直肠检查：子宫颈或阴道塞可能被误认为直肠肿块

④ 常见误诊：女性子宫颈和阴道塞可能会被误认为是直肠外可移动性肿瘤（图42.4）。

（2）**内镜检查** 可屈性乙状结肠镜检查对排除直肠乙状结肠局部病变很重要，如出血、黏液或肿瘤。注入空气有时能使肠易激综合征患者诱发疼痛。

值得注意的是，可屈性乙状结肠镜可发现肠道最初60cm内60%的息肉、肿瘤和憩室疾病[3]。

结肠黑色素沉着症是一个重要的标志，可能提示了便秘的病程，还可能是长期摄入（可能否认）蒽醌类泻剂的结果。

> **实用治疗方法**
>
> 在家庭访问时进行直肠检查较合适的方法（如果医生的包里没有手套）是应用湿肥皂在指甲下塞满肥皂块（以防指甲刺破手套代用品，如保鲜膜），然后套上保鲜膜，再涂上润滑剂（例如凡士林）。
>
> 检查之前采取老式"3H"（热水、高和大量）液灌肠，使用山梨糖醇化合物（例如5ml微型灌肠剂——开塞露）。它可以放在医生的出诊包里，很容易注入，且效果很好。

3. **辅助检查** 此类检查归纳如下：

- 血液学
— 血红蛋白。
— 红细胞沉降率。
- 隐血。
- 生物化学（怀疑有器质性疾病时）
— 甲状腺功能检查。
— 血清Ca^{2+}。
— 血清K^+。
— 癌胚抗原（肿瘤标记）。
- 放射学检查
— 双对比钡灌肠（特别是原发性结肠疾病，如先天性巨结肠症）。
— 肠通过实验：口服不透射线的物质，然后进行腹部X线检查或粪便标本采集来检查物质的通过。
- 生理试验
— 肛门测压法：检查肛门紧张度。
— 直肠感觉和顺应性：采用直肠内可充气球囊。
— 动态直肠排粪造影：确定排便紊乱。
— 直肠活检：确定非神经性疾病。

四、儿童便秘

儿童便秘很常见，且90%～95%的患儿未发现明显原因。最常见的因素是饮食。便秘经常在开始断奶后或食用牛奶后发生。母乳喂养的儿童较罕见。低纤维摄入和便秘家族史可能是便秘的相关因素[4]。

大多数发育正常的儿童可在4岁时控制排便（不含任何身体异常）。每2～3天排便1次、大便黏稠度正常且无痛苦。

区分大便失禁和便秘很重要：

- **大便失禁**：是不合时宜地排正常粪便，通常提示意识障碍或压力。
- **便秘**：是直肠排空不完全或排便困难。由于大便阻塞伴随液体粪便溢出，因此可表现为污物。

1. **其他重要疾病**

（1）**先天性巨结肠症**

- 如果第一次胎粪排便延迟且后来有便秘，考虑先天性巨结肠症。

（2）**婴儿肛裂**

- 如果粪便干硬且伴有疼痛或者出血，考虑婴儿肛裂。
- 主要的治疗方法是调整饮食。

2. **功能性便秘的治疗原则**

- 鼓励患儿放松，加强孩子-家长互动与如厕训练，如适当地鼓励、培训他们养成"早餐后排便"的习惯。
- 介绍心理或行为纠正方法，特别是存在"厕所恐惧"的儿童。
- 人工排空肠道：用微型灌肠去除严重的粪便嵌塞（例如微型灌肠剂开塞露），必要时在麻醉下使用嵌塞解除法。X线指导下肠石是可见的。
- 对超过18个月的孩子的家长的建议：
— 补充充足的液体，如每天几杯水、不加糖的果汁或牛奶。
— 喝含有山梨醇的果汁。
— 经常锻炼——散步、跑步、户外运动。
— 提供高纤维食品——高纤维麦片、全麦面包、糙米、全麦面，在可能的情况下食用带皮的新鲜水果、干果制品如葡萄干、杏干或者梅干、新鲜蔬菜。

- 使用药物制剂作为实现大便规律的最后手段。

一线药物[5]：

渗透性泻药（如乳果糖）：

— 1～5 岁：5ml，每日 2 次。

— 6～12 岁：10ml，每日 2 次

— >12 岁：15ml，每日 2 次。

或

聚乙二醇 3350 电解质：

— 2～12 岁：半袋默维可加水 60 ml，每日 1 次。

— >12 岁：1 小袋默维可，每日 1 次。

考虑

- 石蜡油（如儿童糖丸）。
- 泊洛沙姆滴剂（例如润肠滴剂）。
- 番泻苷 B 颗粒。

严重便秘/粪便嵌塞

- 考虑收住院。
- 腹部 X 线片。
- 聚乙二醇 3350 和电解质（双倍以上的剂量和水）。
- 微型灌肠剂。

如果不成功，通过鼻胃管或磷酸钠添加润肠剂灌肠（快速灌肠）（>2 年）。

五、老年人便秘

在老年人中，便秘是一种常见问题，有随年龄增加呈特发性便秘的趋势。另外，器质性疾病的发病概率随着患者年龄增加而升高，特别是结肠癌，所以需要对老年患者多加注意。粪便嵌塞在老年人中是一个特殊的问题，很大程度上与老年人长期卧床有关。便秘通常与帕金森病有关。老年顽固性便秘患者可能需要长期使用渗透性泻药如山梨糖醇或乳果糖。但应该避免使用兴奋剂和其他非渗透性泻药。

手工嵌塞解除法

如果必须进行手工解除患者大便嵌塞，可以将大便直接挤到盛水的容器里，实现其过程几乎无臭。用大塑料盖盖上，有助于防止气味透出散发。从而缓解患者痛苦，如果粪便嵌塞，通过这种方法和充分的术前用药（如静脉注射咪达唑仑或芬太尼）减少不适和窘迫。

六、原发性便秘

最好将原发性便秘分为 3 个亚组：

① 单纯性便秘。

② 慢排出型便秘。

③ 正常排出型便秘（肠易激综合征）。

其中，最常见的是单纯性便秘，与错误的饮食和坏习惯有关。Avery Jones 定义了该障碍，描述其是由于下列一个或多个原因导致[6]：

- 不良的饮食习惯。
- 忽视排便信号。
- 不利的生活和工作条件。
- 缺少锻炼。
- 旅行。

排便困难（dyschezia）或懒惰的肠道（lazy bowel），是描述直肠对排便内容物无反应的术语，经常发生于反复忽略排便信号以后。

慢排出型便秘主要发生在结肠正常的女性，虽然他们摄入高纤且无 Avery Jones 描述的其他原因。患者中有很多是年轻人，病史从童年开始，或常从青春期开始。便秘可能是由分娩、简单的腹部手术或严重节食导致。然而，在绝大多数人无明显诱发因素。

排便障碍是由肠道肌肉逆向收缩引起，而不是由肛门括约肌和相关肌肉正常松弛来排空的。

1. 给患者的建议 大多数患者为单纯性便秘，一旦被排除器质性因素后需要接受安慰和教育。

- 适当运动很重要，特别是步行。
- 养成良好的排便习惯：一有便意尽快排便。养成"早餐后的排便习惯"。早餐时尽量保持放松、愉快，然后再去卫生间。
- 避免使用泻药和可待因复方制剂（片剂或混合物）。
- 大量饮用液体，特别是水和果汁（如西梅汁）。
- 最优批量饮食。吃散装和粗粮食物，如蔬菜和沙拉/谷物（特别是小麦纤维）/新鲜水果、干果制品，以及全麦面包。摄取足够的纤维以使粪便加速排出。

表 42.3 列举了能产生大容积的食物[7]。水果尤其是水果皮含有很好的纤维，有些水果含有天然的泻药（如李子、无花果、大黄、杏）。

表 42.3 能产生容积的食物（从低到高）

马铃薯
香蕉
花椰菜
豌豆
卷心菜
莴苣
苹果
胡萝卜
麦麸

2. 治疗（药物） 一些患者可能不能耐受未加工的麦麸，但能较好地耐受药物制剂（表 42.4）。可适当选择亲水的容积形成药物，如卵叶车前子或欧车前。除了暂时性处理外，应避免使用刺激性泻药。

（1）一线治疗 使用一般的膨胀剂如欧车前或卵叶车前子颗粒 1~2 勺，每天 1 次或 2 次。

（2）二线治疗 使用容积形成性泻药或通过刺激剂如聚乙二醇 3350+1~2 袋纤维性泻剂，溶解在 125ml 水里，每日 1 次。或者使用乳果糖口服液，每日 15~30ml，有效后改为每日 10~20ml。或使用干果和番泻叶（NU LAX）每晚 10g。

（3）三线治疗（重新检查原因） 硫酸镁溶液 1~2 茶匙（15g）每日 1 次或 2 次（如果肾功能正常）。或结合膨胀/刺激剂[如弗朗鼠李皮/胖大海（加诺玛可制剂）]、甘油栓（保持 15~20 分钟）、柠檬酸钠或磷酸盐灌肠（例如快速灌肠剂灌肠）、微型灌肠剂。

七、粪便嵌塞

这是一个棘手的问题，特别是在老年人，他们可能没有意识到该问题的严重性，尤其是如果存在假性腹泻时。症状有乏力、恶心、头痛、腹部不适、便意不足和排便次数频繁等。阿片类药物可能会导致尿失禁或尿潴留。直肠指检±腹部 X 线检查可确诊。可采用口服或渗透性泻药治疗（如应用 8 剂聚乙二醇 33508 剂，3 天，用或不用无直肠栓剂），也可使用灌肠剂如磷酸钠盐灌肠液（辉力）、微型灌肠剂。

八、结肠直肠肿瘤

1. 一般特点
- 消化系统常见的恶性肿瘤。

表 42.4 治疗便秘的药物（举例）

亲水性容积形成药物
叶虱黏胶（Agiofibe、欧车前亲水胶）
梧桐属（Granocol、Normacol）
卵叶车前草（车前番泻颗粒、Fybogel）
甲基纤维素
麦麸/糊精（瓜尔豆胶）
粗纤维（Fibyrax / Extra）
刺激性通便药
匹可硫酸钠
番泻叶（Senokot/Sennetabs）、番泻叶与干果制品（NU-LAX）、番泻苷 A 和 B
鼠李
弗朗鼠李皮（加到 Normacol Plus）
蓖麻油
比沙可啶（如双醋苯）
渗透性泻药
聚乙二醇 3350 和电解质（如默维可）
硫酸镁
氢氧化镁（镁乳）
乳果糖
甘露醇
复合磷酸钠
山梨醇
盐类泻药
大便软化药
液体石蜡（沉香醇）
多库酯钠
泊洛沙姆
甘油栓
山梨醇/钠复合药（微型灌肠药）
栓剂型轻泻药
甘油栓
山梨醇钠复合药（如 Fleet Enema）
磷酸钠灌肠剂（如 Fleet）
刺激性微型灌肠剂或栓剂（如 Bisa-lax）
软化大便的微型灌肠剂（如 Enamax）

- 是西方社会中导致死亡的第二位常见肿瘤。
- 好发于 50 岁以上的男性（90%）。
- 死亡率约 60%。
- 如果早期诊断，预后良好。
- 在降结肠下 2/3 和直肠处。

大肠癌的遗传学相关内容见第 19 章。

2. 易发因素

- 溃疡性结肠炎（长期）。
- 家族史：家族性腺瘤性息肉病（FAP），遗传性非息肉病性大肠癌。
- 结肠腺瘤。
- 膳食纤维缺乏。

罹患风险：

这是由家族史决定的（表 42.5）。

考虑转诊到家庭癌症诊所进行评估。

3. 症状

- 血便。
- 黏液便。
- 近期有排便习惯的改变（腹泻、便秘较常见）。
- 便秘与虚假腹泻交替。
- 通过肠瘘排气。
- 不满意的排便（解释为粪便质量）。
- 腹部疼痛（绞痛）或不适（堵塞）。
- 直肠不适。
- 贫血。
- 直肠指检——适宜的检查，因为大于 12cm 的癌症大多数都能通过手指检查触及。

表 42.5　家族史与直结肠癌的罹患风险[8]

家族史	罹患风险
无：一般人群风险	1∶50
1 个一级亲属，年龄＞45 岁	1∶17
1 个一级亲属和 1 个二级亲属	1∶12
1 个一级亲属，年龄＜45 岁	1∶10
2 个一级亲属（任何年龄）	1∶6
遗传性非息肉性结肠癌	1∶2
家族性腺瘤性息肉病	1∶1

（1）梗阻（疼痛性腹胀）　如果发生梗阻，则有发生盲肠破裂的危险。

需要手术切除闭袢性梗阻肠段。

（2）转移

- 淋巴管转移→腹主动脉旁淋巴结。
- 直接转移→腹膜。
- 血液转移→门静脉循环。

各种类型大肠癌的表现如图 42.5 所示。

4. 辅助检查

- 粪便隐血试验（FOBT）：免疫化学试验，不需要限制饮食或药物。
- 血清 CEA 水平：不用于诊断，但有助于监测对治疗的反应。
- 乙状结肠镜检查，特别是可屈式乙状结肠镜

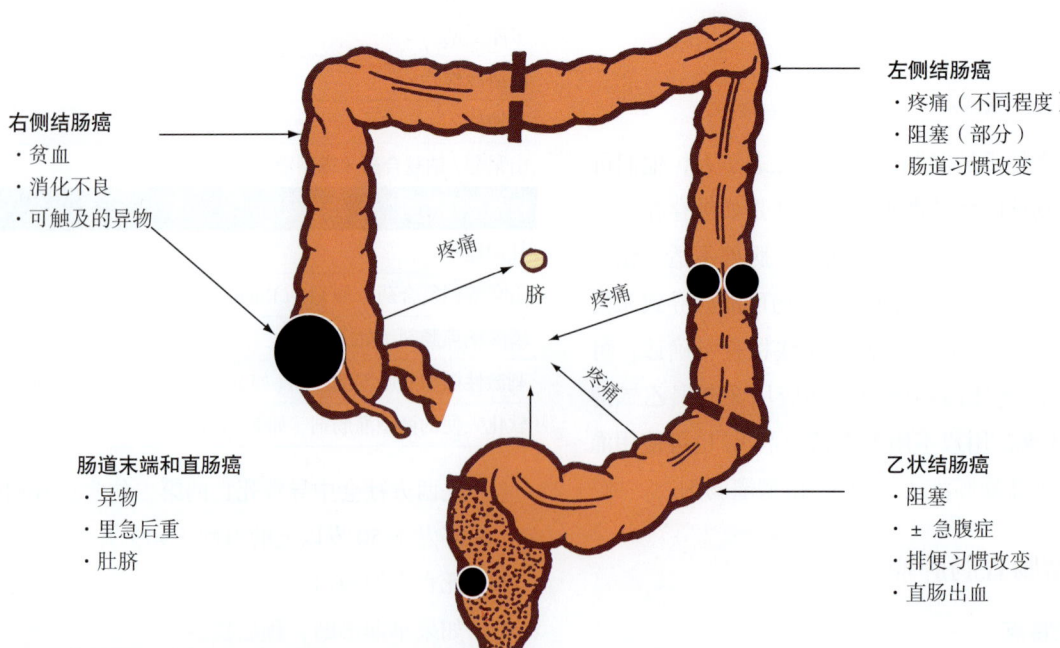

图 42.5　各种类型大肠癌的表现形式

检查。

- 双对比，钡灌肠检查可能会漏查肿瘤，应被其他成像技术取代。
- 结肠镜检查：如果基于临床症状怀疑肿瘤，但钡灌肠正常，则结肠镜检查是必要的（如果有直肠出血则更有用）。
- 超声和CT扫描：在初步诊断中无用。在检查肿瘤转移时有价值，尤其是肝转移。
- PET扫描（如果有的话）：对于后续随访是有用的。

如果FOBT试验阳性，应进一步行结肠镜或乙状结肠镜检查。

5. 筛查[9]　建议所有50～80岁的中老年人每2年进行1次FOBT检查（见第9章中的指南）。

结肠镜检查建议如下：

- 中等风险者：从50岁开始每年检查1次，或家庭成员中有患病史的提前10岁开始检查。
- 高风险：从25岁开始每年或每2年检查1次。如果有强FAP家族史，从10～15岁开始每12个月检查1次。

此外，对于溃疡性结肠炎患者采用可屈式结肠镜检查和直肠活检。肠癌专家指出要有计划地进行适当监督。

6. 治疗　主要治疗方法为早期手术切除，根据肿瘤部位和累及范围，决定手术方法。Duck分类提供了预后指导（表42.6）。疗效较好的化疗可改善Duck分类中C期肿瘤患者的存活率。

随访内容包括：

- CEA抗原。
- 结肠镜检查。
- 腹部成像：肝脏超声或CT扫描。

表42.6　修正的Duke直肠结肠癌分类法

分期	病理学描述	5年生存率*
A	肿瘤局限于黏膜和黏膜下层	90%～100%
B	肿瘤延伸到肌层和浆膜	70%～85%
C	肿瘤区域淋巴结转移	30%～50%
D	远处转移（例如肝）	<10%

*百分比范围涵盖多项研究。

九、先天性巨结肠症（神经节细胞缺失症）

1. 临床特征

- 先天性。
- 从婴儿时期开始便秘。
- 从婴儿时期开始腹胀。
- 可能伴有食欲缺乏、呕吐。
- 男女比例为8:1。
- 直肠指检——直肠狭窄或正常。
- 腹部X线或钡灌肠——结肠膨胀，充满粪便，直肠狭窄。
- 通过活检明确诊断，证明无神经节细胞存在。
- 直肠肛管测压时肛门反射消失。

2. 治疗　在初步结肠造口术后切除狭窄部分。

十、获得性巨结肠

1. 临床特征

- 年龄较大的儿童和成人。
- 不良习惯。
- 可能由于下列情况引起
- ——长期滥用泻药。
- ——轻型先天性巨结肠症。
- ——锥虫病（拉丁美洲）。
- ——甲状腺功能减退（呆小病）。
- ——系统性硬化病。
- 明显腹胀。
- 直肠指检——直肠扩张，括约肌松弛。
- 腹部X线或钡灌肠——结肠扩张、充满粪便，但无狭窄段。

2. 治疗　需要重建排便习惯。

十一、转诊时机

近期无明显原因便秘或有排便习惯改变的患者需要接受进一步的检查。

- 有慢性症状且对简单措施无效的患者应转诊。

实践要点

- 治疗的目标应排除器质性疾病，然后教育患者，确保获得正常的肠功能。
- 禁止长期使用泻药、栓剂和微型灌肠剂。
- 禁止长期使用的泻药应包括蒽醌衍生物，比沙可啶、酚酞、镁盐、蓖麻油和矿物油。
- 功能性便秘的一线治疗（简单的措施无反应）为膨胀剂。渗透性泻药是一类良好的二线治疗药物。
- 便秘伴出血提示包括肠癌在内的相关器质性疾病。鲜红的血液通常意味着痔的存在。
- 谨防老年人服用利尿药致低钾血症所引起的便秘。
- 如果直肠检查发现肿瘤，通常需进一步行经会阴的结肠造口术。如果不是，一般采用经腹切除术。

参考文献

[1] Arce DA, Ermocilla MD, et al. Evaluation of constipation. American Family Physician, 2002, 65: 2283–2290.

[2] Sandler G, Fry J. Early Clinical Diagnosis. Lancaster: MTP Press, 1986: 209.

[3] Bolin T. Constipation. In: MIMS Disease Index (2nd edn). Sydney: IMS Publishing, 1996: 127–129.

[4] Barton S ed. Clinical Evidence. London: BMJ Publishing Group, 2001: 231–235.

[5] Shenfield G (Chair). Therapeutic Guidelines: Gastrointestinal (Version 4). Melbourne: Therapeutic Guidelines Ltd, 2006: 143–151.

[6] Avery Jones F, Godding FW. Management of Constipation. Oxford: Blackwell Scientific Publications, 1972: 16.

[7] Sali A. Preventive initiatives in medicine and surgery. Aust Fam Physician, 1985, 14: 1314.

[8] Houlston RS, Murday V. Screening and genetic counselling for relatives of patients with colorectal cancer in a family cancer clinical. BMJ, 1990, 301: 366–368.

[9] Royal Australian College of General Practitioners. Guidelines for Preventive Activities in General Practice (7th edn). South Melbourne: RACGP, 2009: 54–55.

咳嗽　　第43章

> 我跳到床上就引发了咳嗽并吐出了味道奇怪的东西——鲜红色的血，我不愿发生这种情况。死亡是多么令人难以忍受，多么可怕的事情。
>
> Katherine Mansfield（1888—1923），Diary Entry 1918

咳嗽是全科医学中5个最常见的症状之一。引起咳嗽的原因有很多（表43.1），绝大多数轻微和有自限性，但也有一些严重的情况，如支气管癌，需警惕。

吸烟者的一个常见表现是经常在早上咳嗽，伴有少量痰液。咳嗽也可以通过胸膜刺激引发。这种刺激引发的咳嗽是一种重要的保护性反射机制，可去除可能意外吸入异物和除去多余分泌物或可能积聚在气道的排泄物。

一、重要资料与关注要点

- 咳嗽是下呼吸道感染最常见的表现。
- 咳嗽是慢性支气管炎的基本特征。
- 咳嗽是哮喘伴有痰液产生的一个典型特点，尤其是在夜间。
- 咳嗽可能是精神源性的。
- 急性上呼吸道感染后，咳嗽可能会持续数周。这是由于支气管炎症和高气道反应性持续的结果[1]。
- 鼻涕倒流是持续或慢性咳嗽最常见的原因，尤其是由于分泌物（主要来源于慢性鼻窦炎）在睡眠时倒流入咽喉和气管，从而引起夜间咳嗽。
- 咯血最常见的原因是上呼吸道感染（24%）、急性或慢性支气管炎（17%）、支气管扩张（13%）、结核（10%）。原因不明者总计占22%、癌症4%（数据来自英国研究）[2]。

二、诊断方法

安全诊断策略模型总结于表43.2。

1. 可能的诊断　咳嗽的最常见原因是急性呼吸道感染，无论是上呼吸道感染还是急性支气管炎[3]。上呼吸道感染患者出现持续咳嗽通常是由于鼻窦炎加重，出现鼻涕倒流的后果。慢性支气管炎也是咳嗽的一个常见原因。

表43.1　咳嗽的重要原因

非排痰性咳嗽（干咳）
上呼吸道感染
下呼吸道感染
・病毒
・支原体
吸入刺激物
・烟
・尘埃
・烟雾
药物
吸入异物
支气管肿瘤
胸膜炎
间质性肺疾病
・纤维性肺泡炎
・外源性过敏性肺泡炎
・肺尘埃沉着病
・结节病
肺结核
左心室衰竭（特别是夜间咳嗽）
百日咳
胃食管反流和食管裂孔疝
鼻后滴漏
伴咳痰性咳嗽
慢性支气管炎
支气管扩张症
肺炎
哮喘
异物（迟发）
支气管癌（干咳或散漫的）
肺脓肿
肺结核（当形成空洞时）

2. 不能忽视的严重疾病　支气管癌不容忽视。日益加重的咳嗽是目前表现出来的最普遍的问题。牛吼样剧咳提示癌症：当支气管肺癌压迫左侧喉返神经致声带麻痹时，则失去此种咳嗽时通常的爆发性的性质。

表 43.2 咳嗽的诊断策略模型

问	可能的诊断
答	上呼吸道感染
	鼻后滴漏
	吸烟
	急性支气管炎
	慢性支气管炎
问	**不能忽视的严重疾病**
答	心血管
	• 左心室衰竭
	肿瘤
	• 肺癌
	严重感染
	• 结核
	• 肺炎
	• 流感
	• 肺脓肿
	• HIV 感染
	哮喘
	囊性纤维化
	异物
	气胸
问	**常被遗漏的疾病**
答	非典型肺炎
	胃食管反流（夜间）
	吸烟（儿童、青少年）
	支气管扩张症
	百日咳
	间质性肺疾病
	结节病
问	**七种假象**
答	抑郁症 —
	糖尿病 —
	药物 √
	贫血 —
	甲状腺疾病 —
	脊柱功能障碍 —
	尿路感染 —
问	**患者试图告诉我什么？**
	焦虑和习惯。

表 43.3 引起慢性咳嗽的一些原因 [2, 4, 5]

胸片正常者（包括大部分的原因）
慢性鼻后滴漏
哮喘
哮喘 + 鼻后滴漏
感染后气道高反应性
胃食管反流
• 有症状的
• 无症状的
慢性支气管炎
慢性心力衰竭
药物（如 ACE 抑制药、皮质激素）
打鼾和阻塞性睡眠呼吸暂停
刺激物：职业和家庭环境引起的
吸烟引起的咳嗽
百日咳
习惯性
功能性的
特发性的
胸部 X 线异常者
支气管扩张症
癌症：支气管，喉
心力衰竭
慢性阻塞性肺疾病
囊性纤维化
吸入异物
间质性肺疾病（如结节病）
肺结核

慢性咳嗽可能是艾滋病患者继发卡氏肺孢菌肺炎的最初表现。谨慎并委婉地询问患者静脉注射毒品、性行为和输血史是很重要的。慢性咳嗽的重要原因总结于表 43.3。

慢性咳嗽的检查程序如图 43.1 所示。刚出现症状时需要摄胸部 X 线片。

应始终保持对异物吸入可能性的警觉性，尤其在儿童患者中。重症感染如肺结核和肺脓肿也不能被漏诊。同样重要的是不能忽视哮喘的可能性，夜间咳嗽而不伴有喘息是儿童哮喘的特征。

3. 常被遗漏的疾病 胃食管反流、鼻后滴漏、哮喘等病因引起的咳嗽，在胸片无异常发现的情况下，往往容易被忽视。胃食管反流是比较常见的反射性咳嗽的原因，尤其是在夜间发作，应该更予以重视。百日咳，特别是已接受免疫接种的患者很难诊断，尤其特征呼吸音不存在的情况下。

常见误区：

• 将吸烟者所患支气管癌引起的咳嗽归因于吸烟引起的咳嗽。

• 忽视肺结核，特别在中老年人群中，将一些症状归因于老年、支气管炎或 吸烟引起。

• 忽略了支气管癌可以在有其他肺部疾病如慢性支气管炎患者中发生这一事实。

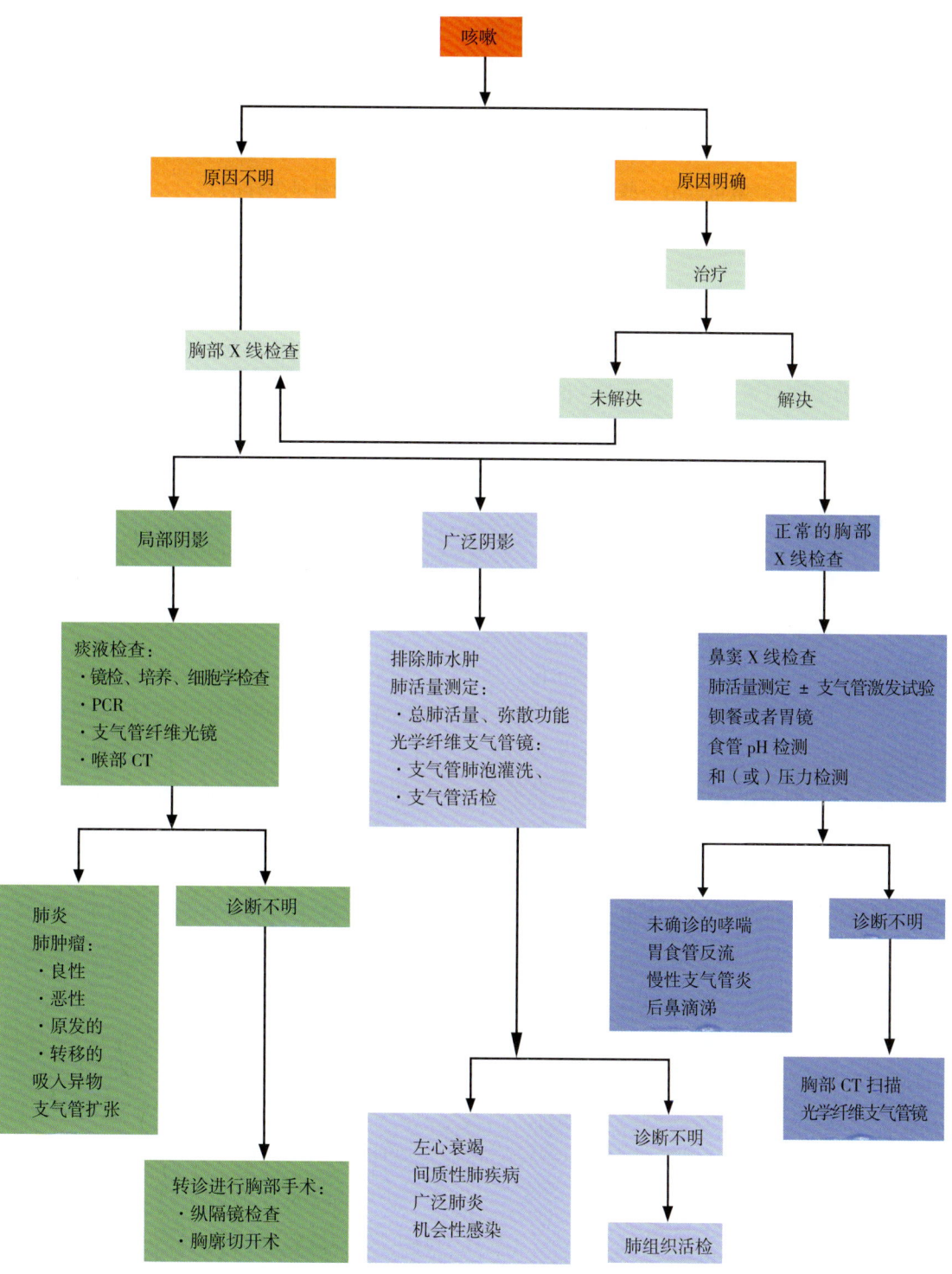

图 43.1 慢性咳嗽推荐诊断程序

引自：TJ Williams and G Bowes. Modern Medicine Australia, June 1992.

- 未及时行胸片检查。
- 未能认识到成人百日咳。

4. 七种假象 药物是引起咳嗽的隐匿性因素，许多药物可以产生各种各样的呼吸道病症，从而引起咳嗽。肺部浸润伴纤维化，可能会由一些细胞毒性药物导致，特别是博来霉素。超过20种不同的药物已经被发现能产生系统性红斑狼疮样综合征，有时伴随着肺部浸润和纤维化。咳嗽可以由一些药物引起，如血管紧张素转化酶抑制药、β受体拮抗药、糖皮质激素的和柳氮磺吡啶。

5. 精神因素 咳嗽可能由精神因素引起。咳嗽受大脑控制，在开始说话之前有轻微咳嗽是正常反应，有可能协助清除声带周围的黏液[6]。这很容易成为一个紧张的习惯或行为。一个典型的"心因性咳嗽"有显著特征，又称为"Cape Barren 鹅"性咳嗽。不会发生在睡眠时。

三、临床方法

1. 病史 咳嗽的性质可能会提供重要的诊断线索，但是它的伴随症状会提供最有用的诊断价值，如痰的性质，是否伴有呼吸困难、喘息和全身症状。过去和目前的吸烟史尤其重要。另外，职业和兴趣爱好也很重要。有意义的职业史（过去或现在）如采矿（尘肺）、飞机制造（石棉与间皮瘤）、农业（农民的肺——因为发霉的干草而得的过敏性肺炎）和家禽的接触（"家禽爱好者的肺"——从鸽子或鹦鹉热中获得的过敏性肺泡炎）。儿童时期反复肺部感染病史可提示囊性纤维化和支气管扩张的可能性，花粉过敏和湿疹史提示哮喘可能性，哮喘、囊性纤维化、肺气肿（α_1-抗胰蛋白酶肺结核缺乏）和肺结核的家族史对于诊断也非常重要。

关键问题[7]
- 你的咳嗽是怎么样的？
- 咳嗽持续了多久？
- 咳嗽时伴有咳痰吗？
- 描述一下痰液，尤其是它的颜色。
- 是否有痰中带血？
- 痰液量有多少？是一茶匙的量、一个蛋壳杯的量还是更多？
- 咳嗽时，喉咙或胸部是否有烧灼感？
- 是否有其他症状？
- 是否有胸痛、发热、寒战或出汗？
- 是否有喘息？
- 既往是否有过哮喘或花粉过敏史？
- 是否有哮喘家族史？
- 是否有体重减轻？
- 是否有家人患肺结核或慢性咳嗽？
- 吸烟量是怎样的？
- 是否接触任何烟雾或烟？
- 工作性质是怎样的？
- 过去曾在哪儿工作过？
- 是否有石棉接触史？
- 家里是否有养鸟？
- 是否有鸟在卧室外筑巢？
- 有吸入异物如花生的可能吗？
- 最近是否做过手术或一直卧床？
- 是否注意到双腿有任何的肿胀？
- 是否接触过鸽子等鸟类？

2. 体格检查 体格检查包括一般查体，寻找特殊征象，如是否有颈部或腋窝淋巴结增大，这可能提示支气管癌的可能性，如 Honer 综合征（瞳孔收缩、上睑下垂）。仔细检查肺和心血管系统也是必要的。听诊时有细小湿啰音提示心力衰竭导致的肺水肿、肺间质纤维化和大叶性肺炎早期的可能，而粗湿啰音提示肺炎恢复期、支气管扩张和肺结核。仔细查看痰液性状是肺部查体的重要组成部分，包括查看痰液的颜色及性质，是否有颗粒物及24小时痰量。

3. 辅助检查 辅助检查尤其适用于咯血的患者。包括：
- 血红蛋白、血玻片和白细胞计数。
- 痰细胞学检查和痰培养。
- 红细胞沉降率（升高提示伴有细菌感染、支气管扩张症、肺结核、肺脓肿和支气管肺癌）。
- 肺功能检测。
- 放射学

— 普通胸片（能显示许多问题）。

— 断层扫描：有助于病变部位更精确的定位，能发现空腔或空洞。

— 支气管造影：显示支气管扩张（一个非常不

舒服的过程）。
— CT 扫描（比普通 X 线更敏感）。
— 通气/血流灌注扫描：检查肺梗死。
• 皮肤检测。
• 肺部活检。
• 支气管镜检查（咯血时尤为适用）。

四、咳嗽的鉴别

咳嗽的重要特点可能提示其所患疾病。表 43.1 列出了干咳和咳痰性咳嗽常见原因的比较。

1. 咳嗽的特点
• 刺耳性咳嗽 → 气管炎和支气管炎（主支气管）。气管的外在压力。
• 犬吠样咳嗽 → 喉部疾病（例如喉炎）。
• 假膜性（伴有哮鸣）→ 喉疾病（如喉炎、假膜性喉炎）。
• 沉闷性咳嗽（无声性）→ 声带麻痹（左喉返神经）。
• 咳嗽无力 → 提示支气管肺癌。
• 阵发性咳嗽 → 百日咳。
• 痛苦的 → 气管炎、左心室衰竭。

2. 发作时间
（1）夜间咳嗽
• 哮喘。
• 左心室衰竭。
• 涕倒流。
• 慢性支气管炎。
• 百日咳。

（2）晨起咳嗽
• 支气管扩张。
• 慢性支气管炎。
• 胃食管反流。

3. 相关疾病
（1）与改变姿势有关
• 支气管扩张。
• 肺脓肿。

（2）与进食有关
• 食管裂孔疝（可能）。
• 食管憩室。
• 气管食管瘘。

（3）哮鸣音
• 哮喘。

（4）呼吸困难
• 哮喘。
• 左心室衰竭。
• 慢性阻塞性肺疾病。

4. 咳痰 不吸烟的普通人每天产生 100～150ml 黏液。这些正常支气管分泌物一般通过纤毛清除机制从气管中被清除，大多数被吞咽。偶尔的咳嗽也能协助分泌物从气管中被清除，尽管咳嗽几乎是无意识的。

过多的黏液作为痰被咳出。产生过量黏液最常见的原因是吸烟。黏液痰一般是白色清亮的。

痰液特点
• 清洁的白色（黏液）→ 正常或非感染性支气管炎。
• 黄色或绿色（化脓性）→ 由于细胞物质（中性粒细胞或嗜酸性粒细胞）
— ± 感染（不一定是细菌感染）。
— 哮喘导致嗜酸性粒细胞增加。
— 支气管扩张（数量多）。
• 铁锈样 → 大叶性肺炎（肺炎链球菌）：由于富含血液成分
• 黏稠 → 哮喘。
• 丰富，湿润的 → 肺泡细胞癌。
• 薄，清除黏液 → 病毒性感染。
• 果酱样 → 支气管癌。
• 大量浓臭痰 → 支气管扩张、肺脓肿。
• 浓稠的堵塞物（像脱落物一样）→ 过敏性支气管肺曲霉病、支气管癌。
• 粉红色泡沫痰 → 肺水肿。

5. 咯血 咯血，无论是痰中带血丝还是大量咯血，都需要进行密切检查。始终考虑恶性肿瘤或肺结核的可能性，通常可以通过胸部 X 线检查作出诊断。常见原因列于表 43.4。咯血需与鼻咽部出血、鼻窦炎引起的唾液中带血和呕血相鉴别[6]。急性支气管炎导致的咯血多呈痰里带血丝。

6. 咳痰
• 慢性支气管炎：黏液性或脓性分泌物，很少超过 250ml/d。

表 43.4 咯血（痰中带血）的原因

急性感染
- 上呼吸道感染和急性支气管炎（最常见的原因）[1]

慢性支气管炎

支气管扩张

大叶性肺炎（铁锈色痰）

结核病

肿瘤
- 支气管癌
- 转移癌

肺梗死/栓塞

异物

心源性
- 左心室衰竭
- 二尖瓣狭窄

抗凝治疗

未知的

罕见原因
- 肺特发性含铁血黄素沉积症
- 肺出血肾炎综合征
- 血液系统疾病，包括抗凝药的使用
- 创伤
- 医源性（如气管内插管）

注：咯血必须与鼻咽出血、鼻窦炎引起的唾液带血相鉴别，也应注意与呕血鉴别[8]。大量咯血可能是由支气管扩张症或肺结核引起。

- 支气管扩张症：脓性痰，高达 500ml/d。
- 哮喘：黏液或脓性分泌物，顽固性咳痰。
- 肺脓疡：脓性伴恶臭味。
- 异物：可有嵌塞。

五、小儿咳嗽

小儿咳嗽是一种非常常见的症状，但顽固的持续性咳嗽是引起父母焦虑的巨大原因，也是家庭医生被咨询的最常见原因。慢性咳嗽的年龄相关因素见表43.5。大多数儿童慢性咳嗽不合并哮喘。胸部 X 线检查对确诊持续性咳嗽很有必要。

① 常见病因
- 哮喘。
- 反复发作病毒性支气管炎。
- 急性上呼吸道感染。
- 过敏性鼻炎。
- 假膜性喉炎。

表 43.5 儿童慢性咳嗽：年龄相关性病因

出生后的最初几个月
牛奶吸入和反流
哮喘
幼儿、学龄前儿童
哮喘
支气管炎
百日咳
囊性纤维化哮吼
异物吸入
结核病
支气管扩张
学龄早期
哮喘
支气管炎
肺炎支原体
青春期
哮喘
精神源性
吸烟

引自：Selecki and Helman.[9]

② 不能被忽略的疾病
- 哮喘。
- 囊性纤维化。
- 吸入异物。
- 气管食管瘘。
- 肺炎。

一些医生认为儿童卡他综合征是引起咳嗽最常见的原因。这是指儿童由于急性呼吸道感染和过敏性鼻炎之后形成鼻涕倒流。儿童反复发作咳嗽通常可以由反复的呼吸道病毒感染引起。这在其他孩子第 1 次感染时也经常发生。他们的气道往往是过度通气的，有轻微的哮喘倾向。

如果怀疑由于哮喘引起，可试验性应用沙丁胺醇 200μg，每 4 小时注射 1 次。

精神源性因素：习惯性咳嗽可以发生在儿童中，特别是有学校恐惧史的儿童，咳嗽不会发生在睡眠中。还有，在用力或感染时变化不大。

格鲁布性喉头炎（喉气管支气管炎）

临床特点：
- 有特点的犬吠样，咳嗽伴有喘鸣。
- 听起来像犬吠或海豹吼叫。
- 年龄在 9 个月到 3 岁。

- 发作时间通常是晚上 11 点到凌晨 2 点。
- 听诊证实吸气性喘鸣。
- 在小的局部地区流行。

治疗参考第 87 章。

六、老年性咳嗽

对老年性咳嗽需考虑的重要原因包括慢性支气管炎、肺癌、支气管扩张和左心室衰竭，另外，急性上、下呼吸道感染也容易发生在老年人。在对出现咳嗽的老年人筛查支气管癌很重要，同时需谨记支气管癌的发病率随年龄而升高。一项研究发现，中老年人慢性咳嗽的病因中，鼻涕倒流综合征占 48%，胃食管反流占 20%，哮喘占 17%[10]。

七、常见呼吸道感染

呼吸道感染，特别是上呼吸道的感染，通常被认为是微不足道的，但是估计其耽误患者 1/5 工作时间和 3/5 在校学习时间，因此，在社区中对其采取积极的治疗很重要。大多数呼吸道感染由病毒引起，因此抗生素无适应证。

上呼吸道感染（（URTIs））累及鼻咽部，下呼吸道感染（LRTIs）影响气道以下的部分。

上、下呼吸道同时感染通常是由流行性感冒、麻疹、百日咳和喉气管支气管炎引起。

八、普通感冒（急性鼻炎）

这种高度传染的上呼吸道感染经常被误认为"流行性感冒"，出现全身轻度不适和明显的鼻部症状（图 43.2）。

1. 临床特点

- 不适和疲劳。
- 酸痛、流鼻涕。
- 打喷嚏。
- 咽喉痛。
- 低热。

其他可能出现的症状：

- 头痛。
- 声嘶。
- 咳嗽。

发病后 24 小时水样涕变为稠厚脓涕，持续约 1

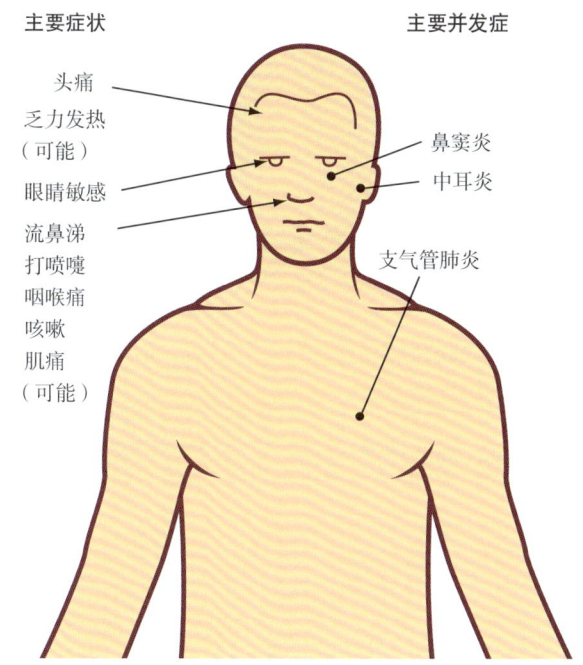

图 43.2　普通感冒的主要症状和并发症

周。继发细菌感染少见。

2. 治疗　建议患者：

- 休息——保证充足的睡眠和休息。
- 摄入大量液体。
- 解热镇痛药——对乙酰氨基酚（扑热息痛）或阿司匹林（成人每日最多 8 片）。
- 鼻塞明显者，雾化吸入药物（按照第 53 章图 53.4）。
- 如有干咳，应用止咳药。
- 咽喉痛时用阿司匹林含漱剂或柠檬汁。
- 维生素 C 粉剂或片剂（例如每天 2g）可能有助于恢复，但临床试验仍未有定论。
- 迄今为止，含锌混合剂和紫锥花制剂应用无效，甚至加重病情[11]。

九、流行性感冒

流行性感冒（流感）是相对较严重的一种疾病，不应与普通感冒相混淆。潜伏期通常为 1～3 天，常突然起病，伴有发热、头痛、寒战及全身肌肉酸痛（图 43.3）。普通感冒与流感的鉴别见表 43.6。

1. 诊断标准　在流感流行期间有下述症状：

- 体温＞38℃，至少一种呼吸道症状和一种全身性症状。
- 咳嗽（干咳）。

- 咽喉痛。
- 鼻炎。
- 虚脱、乏力。
- 肌痛。
- 头痛。
- 寒战。

2. 并发症

- 继发细菌感染。
- 金黄色葡萄球菌肺炎（死亡率达 20%）。
- 脑脊髓炎（罕见）。
- 抑郁症（常见的后遗症）。

3. 治疗

（1）给患者的建议

- 卧床休息，直到热退。
- 解热镇痛药：乙酰氨基酚和阿司匹林联合应用有效，或可待因和阿司匹林（或乙酰氨基酚）联合应用，特别是干咳时。
- 液体摄入：保证足够的液体摄入。

（2）抗病毒药物

- 神经氨酸酶抑制药（适用于甲、乙型流感病毒）：
  — 扎那米韦（乐感清）10mg，吸入，每日 2 次。
  — 奥司他韦（达菲）75mg，口服，每日 2 次
  两种药物都应在起病 36 小时内给药并连续用药 5 天。
- M_2 离子通道阻滞药：金刚烷胺 100mg，口服，每日 2 次，直到痊愈后 48 小时。须在起病 48 小时内给药，且仅对甲型流感病毒有效。

注：随机对照试验证明上述药物是有效的，与安慰剂相比，将症状缓解的时间至少提前了 24 小时[12, 13]。

4. 预防 流感疫苗可为多达 70% 的人提供约 12 个月的保护（见第 9 章）。

十、猪流感（猪源性甲型 H1N1 流感）

感染该病毒株表现为典型的流感症状，通常伴有胃肠道症状（特别是腹泻）。与禽流感相似，易于发生大流行，尤其影响青少年。

治疗方法和一般流感相同，用神经氨酸酶抑制药。现已有疫苗可用。

禽（鸟）流感：请参阅第 29 章。

十一、支气管炎

1. 急性支气管炎 急性支气管炎是气管、支气管的急性炎症，通常发生在上呼吸道感染后。虽然症状一般较轻且有自限性，但在体弱患者中，临床情况可能严重。

（1）临床特点 急性传染性支气管炎的特点是：

表 43.6 普通感冒与流行性感冒的鉴别

	普通感冒	流感
潜伏期	12 小时到 5 天	1~3 天
发热	±	++
咳嗽	（晚期）	+
咽喉痛	++	±
鼻炎 打喷嚏 流涕	+	
肌痛	-	+
毒血症	-	±
病因	鼻病毒 副流感病毒 乙型、丙型流感病毒 冠状病毒 呼吸道合胞病毒	甲型流感病毒 乙型流感病毒

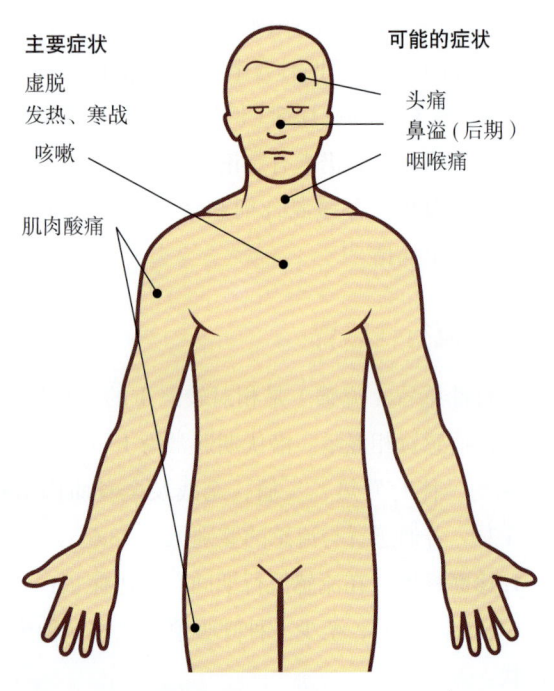

图 43.3 流感的临床特点

- 咳嗽、咳痰（主要症状）。
- 气喘、呼吸困难。
- 通常是病毒感染。
- 使慢性支气管炎病情复杂——通常由于感染流感嗜血杆菌和肺炎链球菌。
- 听诊时有散在哮鸣音。
- 发热或咯血（不常见）。

（2）预后
- 健康人群起病 4～8 天后症状自行改善。

（3）治疗
- 对症治疗。
- 有气促症状者吸入支气管扩张药。
- 健康成人或儿童患急性支气管炎通常不需要使用抗生素。
- 被证明是急性细菌感染，伴有发热、痰量增多且为脓性痰时使用抗生素：

阿莫西林 500mg，口服，8 小时 1 次，连续 5 天，或立即使用多西环素 200mg/d，口服，然后 100mg/d，连续 5 天。

2. 慢性支气管炎 以咳嗽、咳痰为主要症状，每年发病持续至少 3 个月，至少连续 2 年。
- 喘息、渐进性呼吸困难。
- 急性支气管炎反复发作。
- 主要发生在吸烟者。

请参阅慢性阻塞性肺疾病（第 126 章）。

十二、肺炎

是肺组织的炎症，通常急性起病，表现为咳嗽、发热和脓痰增加等，并伴有 X 线改变。

然而，肺炎的初期表现可能会对诊断产生误导，尤其是当患者主要为全身表现（发热、不适和头痛）而无明显呼吸道症状。虽然通常有咳嗽，但被较重的全身症状所掩盖。这种情况常见于非典型肺炎，也可发生于细菌性肺炎，尤其是大叶性肺炎。

1. 社区获得性肺炎[12, 14] 社区获得性肺炎发生在最近没有去过医院的人和免疫功能低下的人群中。抗生素的选择最初是经验性的。社区获得性肺炎通常由单一的生物体引起，尤其是肺炎链球菌。肺炎链球菌越来越对抗生素耐药。绝大部分细菌性肺炎通常需治疗 5～10 天，支原体或衣原体引起的肺炎需治疗 2 周，军团菌引起的需治疗 2～3 周。

典型性肺炎

最常见的社区获得性感染的病原体是现已对抗生素耐药的肺炎链球菌（多数）或流感嗜血杆菌。

临床症状
- 常有病毒性呼吸道感染的病史。
- 急性疾病，伴有高热、干咳、胸膜痛、寒战或盗汗。
- 1～2 天后可能会有铁锈色痰。
- 伴有浅快呼吸。
- X 线和体格检查：合并有胸部病灶标志。

2. 非典型性肺炎 请参阅第 30 章。

（1）临床症状
- 发热、不适。
- 头痛。
- 轻微的呼吸道症状，无痰性咳嗽。
- 无明显实变症。
- 胸部 X 线检查（弥漫性浸润）与胸部体征不相符。

（2）病因
- 肺炎支原体感染

— 常见于青少年和年轻的成年人。

— 治疗：罗红霉素，300mg/d，口服。或多西环素 100mg，每日 2 次，10～14 天。

- 嗜肺性军团病杆菌（军团病）

— 与大型建筑物的冷却系统有关。

— 潜伏期 2～10 天。

（3）诊断标准
- 前驱流感样疾病。
- 干咳、紊乱或腹泻。
- 高热（可能相对缓脉）。
- 淋巴细胞减少症伴有中度白细胞增多。
- 淋巴细胞减少症。
- 低钠血症。

患者有并发症时情绪低落。

（4）治疗 静脉注射阿奇霉素（一线）或红霉素（静脉注射或口服）（如果很严重）加环丙沙星或利福平。

- 肺炎衣原体

— 类似于支原体。
- 鹦鹉热衣原体（鹦鹉热）
— 用红霉素、罗红霉素或多西环素治疗。
- 贝纳特立克次体（Q热病）
— 用强力毒素治疗。

3. 根据严重程度选择抗生素治疗

（1）**轻度肺炎**　轻度肺炎并不需要住院治疗。

阿莫西林/克拉维酸 875/125mg，口服，12小时1次，连用7天。如果被分离出或疑似有肺炎链球菌感染（尤其是疑似非典型肺炎时）的患者，再加入多西环素 200mg（口服）负荷剂量，然后 100mg，每日2次；或罗红霉素 300mg，口服，每日1次，共7天。

（2）**中度**　需要住院治疗。
- 新生儿。
- 年龄超过65岁。
- 有合并症。
- 高热：体温＞38°。
- 重症肺炎的临床特点。
- 累及一个以上肺叶。
- 无法耐受口服治疗。

青霉素 1.2g 静脉注射，4～6 小时1次，用5～10天。或普鲁卡因青霉素 1.5g 肌内注射，每日1次（肺炎链球菌感染首选药物）。或头孢曲松 1g 静脉注射每6小时1次，连用5～10天（青霉素过敏的患者）。

- 如果病情不是很严重且患者可耐受口服药物，可以使用阿莫西林/克拉维酸、头孢克洛或多西环素。
- 如果是非典型肺炎，则使用多西环素、红霉素或罗红霉素。

（3）**重症肺炎**　在下框中提出了严重程度的标准（伴随死亡风险增加）[14-16]。

红霉素 500mg，酶稀释后缓慢静脉滴注，6小时1次（涉及支原体、衣原体、军团菌）；加头孢噻肟 1g 静脉注射 8小时1次；或头孢曲松 1g 静脉注射每日1次。

十三、小儿肺炎

1. 临床表现
- 呼吸急促，伴有呼气咕噜声。
- 可能存在局部胸部体征。
- 往往只能通过胸部 X 线检查明确诊断。

2. 病原体
- 在婴幼儿中病毒感染是最常见的原因。
- 年龄大于5岁的儿童常见的病原体是肺炎支原体。
- 肺炎链球菌是在各年龄段均常见。
- 很难进行病原体分离，如有需要可行血培养。

3. 治疗　几乎所有小于48月龄的儿童都应被收入医院，入院指征见下框。
- 轻微操作。
- 仔细观察，包括脉搏、血氧仪监测。
- 注意补液。
- 所有病例均有抗生素使用适应证[12]。请参阅指南。

（1）**轻中度**（依常规指南即可）[16]

＜24个月——青霉素静脉滴注或肌内注射，作为初始治疗。

＞24个月——青霉素或罗红霉素。

（2）**重度**　氟氯西林静脉滴注 + 头孢噻肟静脉滴注 ± 罗红霉素口服。

重症肺炎指南[15]
- 精神状态改变
- 迅速恶化
- 呼吸频率＞30次/分
- 脉率＞125次/分
- 血压＜90/60mmHg
- 缺氧 PaO_2＜60次/分或氧饱和度＜90%
- 白细胞＜$4×10^8$/L 或＞$20×10^9$/L

小儿肺炎住院指征

婴儿：	年龄稍大的儿童：
呼吸频率＞70次/分	呼吸频率＞50次/分
间断性呼吸暂停	肺部啰音
拒食	脱水体征

两组共同指征：
- 血氧饱和度≤92%
- 发绀
- 呼吸困难
- 家庭/社会因素要求住院

十四、慢性持续性咳嗽

与病毒性呼吸道感染相关的咳嗽应该持续不超过 2 周。如果超过两周，则称为持久性咳嗽。咳嗽持续 2 个月以上被定义为慢性咳嗽。持续时间超过 3～4 周的咳嗽，需要仔细查找原因。表 43.3 列举了慢性咳嗽的一些原因。

慢性咳嗽可以分为有痰的和无痰的。如果伴有脓痰是有意义的，通常意味着支气管和（或）鼻窦存在细菌感染[4]。主要生物体是流感嗜血杆菌（最常见的）、肺炎链球菌和摩拉克菌属。这种感染最容易被阿莫西林、阿莫西林/克拉维酸或肠道头孢菌素控制。

1. 干咳 无痰性咳嗽的许多原因被列入表 43.1，且患者可能同时存在多个病因。例如，过敏性打鼾伴有胃食管反流、服用 ACE 抑制药治疗高血压可能伴有病毒性呼吸道感染。已有研究表明，无痰性或刺激性咳嗽通常是通过对存在于气管和主要支气管壁上的受体的持久刺激引起的，并可能导致产生少量的黏液痰。

顽固性慢性咳嗽的检查要考虑包括胸片、肺功能检查、胸部（特别是探查肿瘤）CT 扫描和动态食管 pH 监测。如果考虑为支气管高反应，可采取吸入或口服皮质激素试验。

2. 胃食管反流 这是最有可能导致看起来健康，但伴有胃食管反流病史的患者长期表现有无痰性咳嗽的原因。最近利用 24 小时动态食管 pH 监测的研究表明，患者持续不明原因的咳嗽的主要病因是无症状胃食管反流。在没有误吸证据时此咳嗽被认为是由于远端食管-气管反射的刺激所致。其他研究已经证实与支气管之间的关系，哮喘和回流或吞咽障碍可以导致呼吸道误吸引起气道炎症反应。

24 小时动态食管 pH 监测在慢性咳嗽中的适应证包括：
- 临床评估后不明原因的慢性咳嗽。
- 有胃食管反流症状。
- 病因已明确但对治疗无反应的慢性咳嗽。

如果证实有食管反流或高度怀疑，用常规保守抗反流措施治疗并进行至少 4 周的组胺 H_2 受体拮抗药试验性治疗。如果咳嗽持续存在，请做进一步评估，如果所有的检查和治疗性试验（包括抗反流和皮质激素）证明收效甚微，试用雾化异丙托溴铵（500μg，每日 4 次），已被认为是有效的[5, 17]。

然而，对于特发性慢性咳嗽，重要的是给予持续的关怀和支持，而不是最终将他们作为"只是咳嗽"不予理会。

十五、支气管肺癌

在男性，死于肺癌的人数占所有男性癌症患者 25%，在女性是 24%（数据快速上升），且吸烟是男性和女性肺癌的最常见的致病因素。肺癌也是澳大利亚男性和女性致命癌症中最常见的疾病。支气管肺癌占原发性肺癌的 95% 以上。恶性肿瘤预后较差，5 年生存率是 12%～14%[18]。间皮瘤发病率持续上升[18]。

1. 临床特点
- 目前患者年龄大多数在 50～70 岁之间（平均 67 岁）。
- 只有 10%～25% 是无症状。
- 如果出现症状——通常是晚期并且难以切除。

（1）局部症状
- 咳嗽（42%）。
- 胸痛（22%）。
- 喘息（15%）。
- 咯血（7%）。
- 呼吸困难（5%）。

（2）全身症状
- 食欲缺乏，全身乏力。
- 不明原因的体重减轻。

（3）其他症状
- 未能治愈的胸部感染。
- 声音嘶哑。
- 转移症状。

可能的体格检查结果总结在图 43.4。

2. 辅助检查
- 胸部 X 线检查。
- CT 扫描。
- 光学纤维支气管镜检查。
- PET 扫描。
- 荧光支气管镜（有助于早期发现）。
- 尽可能地做病理诊断。

注：对没有症状的患者进行任何筛查都无确切的影响。

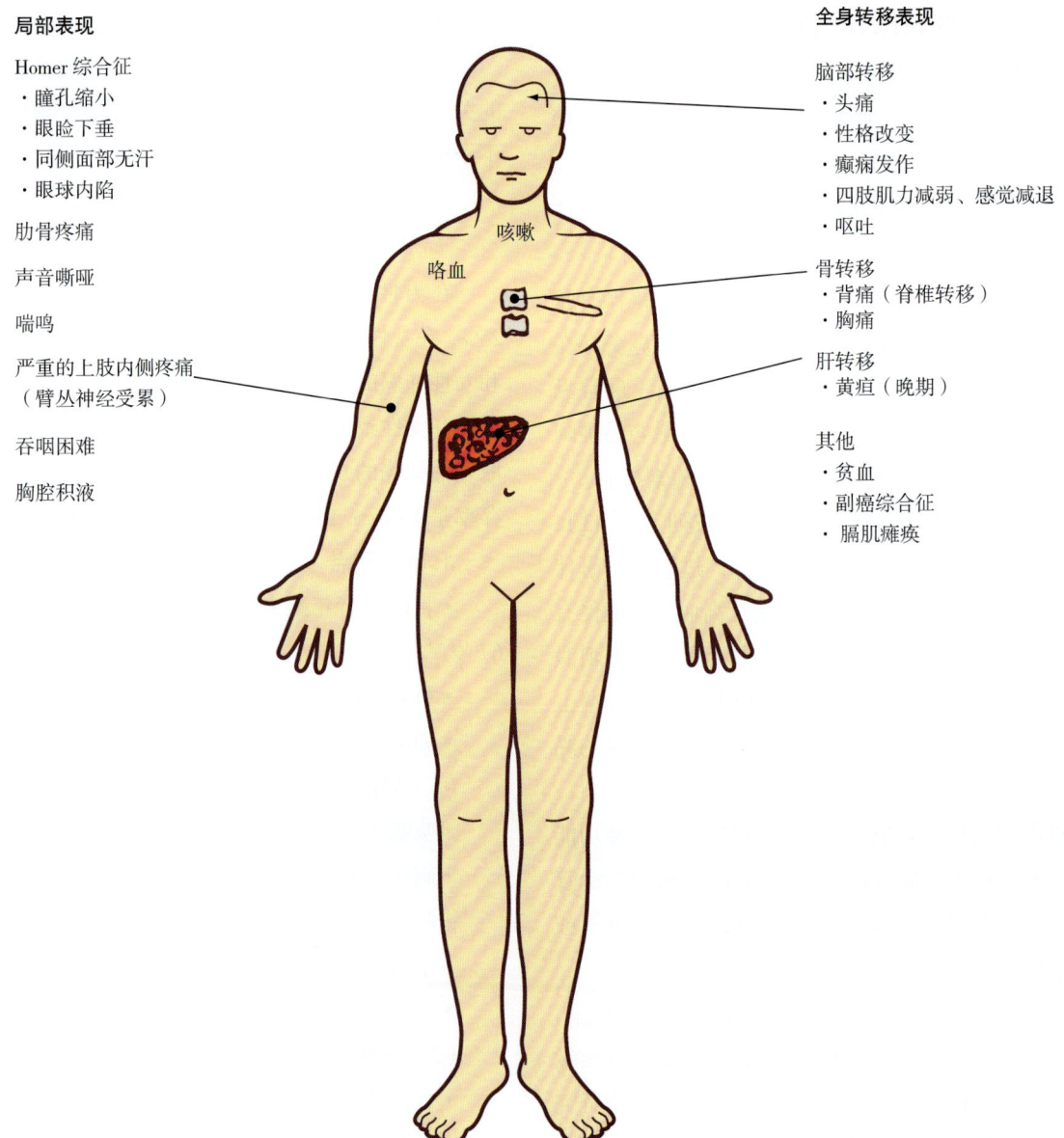

图 43.4　支气管肺癌可能出现的体征

X线表现为孤立性肺结节的原因见表43.7。

表 43.7　孤立性肺结节的原因（X线）[19]

常见
支气管癌
单发性转移瘤
肉芽肿（如肺结核）
错构瘤
少见
支气管腺癌
肺动静脉畸形（AVM）
肺棘球蚴病
其他（如血肿、囊肿）

3. 治疗　参考呼吸内科医生的意见确定癌症的类型。他们通常分为小细胞肺癌（燕麦细胞）、低分化癌（15%～20%的发生率）（SCLC）和非小细胞肺癌（NSCLC），包括鳞状细胞癌、腺癌和大细胞癌（各20%～30%）。治疗的主要目的是在那些可以从中受益的人中进行根治性切除非小细胞肺癌。手术不是小细胞肺癌的选择，因为小细胞肺癌转移迅速（80%在诊断时已经转移），化疗适用于致命的小细胞肺癌，但目前仅延长3～20个月的预期寿命（最好）。在治疗非小细胞肺癌时化疗也占有主要地位。放疗的主要目的是姑息治疗。

十六、支气管扩张

支气管扩张是指支气管壁由于炎症、增厚和不可逆转的损坏导致支气管扩张,通常发现在梗阻后或感染后。诱发原因包括百日咳、麻疹、肺结核、吸入异物(如儿童吸入花生)、支气管癌、囊性纤维化和先天性纤毛功能障碍(卡特金纳综合征)。左肺下叶和舌叶是最常见的病变部位。

1. 临床特点
- 慢性咳嗽——早晨加重。
- 晚期
  — 大量脓性痰。
  — 持续性口臭。
  — 反复发热。
  — 全身乏力,体重减轻。
- 肺炎反复发作。
- 咳痰量与体位相关。
- 可能出现咯血(痰中带血或大量出血)。

2. 体格检查
- 杵状指。
- 感染部位有粗湿啰音(通常在肺底部)。
- 其他呼吸道症状,参见第 50 章表 50.6。

3. 辅助检查
- 胸部 X 线(正常或支气管改变)。
- 痰液检查:为了明确病原菌,排除肺结核。
- 细胞学检查:排除肿瘤。
- 主要病原体:肺炎链球菌、铜绿假单胞菌、流感嗜血杆菌(最常见)。
- CT 扫描:可显示支气管壁增厚——高分辨率 CT 扫描是新的诊断金标准。
- 支气管镜检:非常痛苦,仅在怀疑诊断或可能有局部适合手术(罕见)疾病时使用。

4. 治疗
- 解释和预防建议。
- 体位引流(如侧卧,头和胸部低位 10~20 分钟,每天 3 次)。
- 根据病原体选择抗生素:控制感染、阻止疾病进展是很重要的。阿莫西林 500mg,口服,每日 3 次,持续应用 2~3 周或第一次建议用罗红霉素[20]。
- 支气管扩张药,如果有支气管痉挛的迹象。

十七、结核病

虽然咳嗽是肺结核的一种表现,但肺结核也可能没有任何症状,可被 X 线检查发现(参阅第 30 章相关内容)。

十八、咳嗽对症治疗

咳嗽对症治疗可用于由急性自限性原因引起的咳嗽的患者,尤其是急性病毒感染。有多种镇咳药物可用,其主要成分见表 43.8。应针对患者的情况,给予个性化需求用药,只在短期内使用,一般不推荐儿童使用[20],但对 5~12 岁儿童严重的刺激性干咳可使用福尔可定 5~10mg,口服,每日 3 次或 4 次[21]。

表 43.8　镇咳药的主要成分

镇咳药
① 阿片类药物
可待因
双氢可待因
氢可酮
福尔可定
乙基吗啡
去甲美沙酮
② 其他
喷托维林
右美沙芬
奥索拉明
祛痰药/黏液溶解药
美远志根
合成氨
愈创甘油醚
盐酸溴己新
镇痛药/退热药
对乙酰氨基酚(扑热息痛)
水杨酸类药物(如阿司匹林)
抗充血药
① 拟交感神经
麻黄碱
伪麻黄碱
去氧肾上腺素
苯丙醇胺
甲氧那明
② 抗组胺药

	（续表）
异丙嗪	
非尼拉敏	
氯苯那敏	
苯海拉明	
右氯苯那敏	
溴苯那敏	
曲普利啶	
③抗胆碱药	
阿托品	
异丙胺	

来源：Williams and Bowes.[8]

十九、转诊时机

- 需行支气管镜检查排除支气管癌的患者。
- 持续声嘶需要专家对其喉部进行检查的患者。
- 具有肺结核感染的证据。

实践要点

- 年龄超过50岁原因不明的咳嗽（尤其有吸烟史）首先考虑支气管癌，直至有证据除外。
- 若有异常的咳嗽和（或）气喘，要考虑肺结核的可能。
- 胸部X线表现正常但仍怀疑支气管肺癌时，须行支气管镜检查才能明确诊断。
- 年轻患者咯鲜红色血可能是肺结核的初期症状。
- 避免仅将咯血症状诊断为支气管炎，应排除支气管癌。
- 咳嗽可相当严重，以致出现呕吐或意识丧失（咳嗽后晕厥）。
- 大量咯血通常由支气管扩张或肺结核导致。
- 痰中白细胞的存在使其呈黄痰或绿痰（脓性），但并不一定意味着感染。

参考文献

[1] Kumar PJ, Clarke ML. Clinical Medicine (7th edn). London: Elsevier, 2009: 819.
[2] Walsh TD. Symptom Control. Oxford: Blackwell Scientific Publications, 1989, 81: 81–88, 235–239.
[3] Fitzgerald D. Children with chronic or recurrent cough. Medical Observer 2002: 32–33.
[4] Burns M. Chronic cough. Aust Fam Physician, 1996, 25: 161–167.
[5] Ing A. Intractable cough. In: MIMS Disease Index (2nd edn). Sydney: IMS Publishing, 1996: 130–133.
[6] Kincaid-Smith P, Larkins R, Whelan G. Problems in Clinical Medicine. Sydney: MacLennan & Petty, 1990: 105–108.
[7] Davis A, Bolin T, Ham J. Symptom Analysis and Physical Diagnosis (2nd edn). Sydney: Pergamon Press, 1990: 56–60.
[8] Williams TJ, Bowes G. Cough as a symptom in adult life. Modern Medicine Australia, 1992: 84–92.
[9] Selecki Y, Helman A. Chronic cough in children. Australian Doctor, 1989: i–iv.
[10] Smyrinos NA et al. From a prospective study of chronic cough: diagnostic and therapeutic aspects in older adults. Arch Intern Med, 1988, 158: 1222–1228.
[11] McPhee SR, Papadakis MA. Current Medical Diagnosis and Treatment (49th edn). The McGraw-Hill Companies, 2010: 243–245.
[12] Spicer J (Chair). Therapeutic Guidelines: Antibiotic (Version 13). Melbourne: Therapeutic Guidelines Ltd, 2006: 199–221.
[13] Barton S ed. Clinical Evidence. London: BMJ Publishing Group, 2001: 319–322.
[14] Stocks N, Melbye H. Community acquired pneumonia: how to treat. Australian Doctor, 2007: 25–32.
[15] Christiansen K. Antibiotics for common respiratory infections. Aust Fam Physician, 1995, 24: 49–56.
[16] Smart J. Paediatric Handbook (6th edn). Melbourne: Blackwell Science, 2000: 499–501.
[17] Holmes PW, Barter CE, Pierce RJ. Chronic persistent cough: use of ipratropium bromide in undiagnosed cases following URTI. Respir Med, 1992, 86: 425–429.
[18] National Health and Medical Research Council. Assessment and Management of Lung Cancer. Evidence based Guidelines. A Guide for GPs. NH&MRC, 2005.
[19] Lau L ed. Imaging Guidelines (4th edn). Melbourne: RANZC Radiologists, 2001: 64.
[20] Schroeder K, Fahey T. Systematic review of randomised controlled trials of over the counter cough medicines for acute cough. BMJ, 2002, 324: 329–331.
[21] Dowden J, (Chair). Therapeutic Guidelines: Respiratory (Version 3). Melbourne: Therapeutic Guidelines Ltd, 2005: 164–202.

耳聋和听力损失　　第 44 章

> 耳聋有两种类型，一种是由于耳垢堵塞导致，是可以治愈的；另一种为非耳垢原因引起的，是不能治愈的。
> Sir William Wilde（1815—1876）

耳聋是指任何程度的听力损失[1]。耳聋是一个严重的社会健康问题，需高度警惕其发生，尤其在儿童时期。耳聋包括传导性聋、感音神经性聋和混合性聋（同时存在传导性聋和感音神经性聋）。

一、重要资料与关注要点

- 耳聋可发生在任何年龄，多见于老年人（图44.1）。约 50% 年龄超过 80 岁的老年人患有严重耳聋，需佩戴助听器才能缓解症状。
- 正常听阈是 0～20dB（分贝），相当于耳语的声音强度。
- 约 1/7 成年人患有某种程度的听力障碍（较好的一侧耳听力超过 20dB）[2]。
- 先天性听力损失的发生率是 1/1 000。
- 听力障碍的分级[2,3]
  — 轻度障碍：听力损失 20～40dB（20dB 是轻声说话的声音）。
  — 中度障碍：听力损失 40～70dB（40dB 是正常说话的声音）。
  — 重度障碍：听力损失 70～90dB（只能听到大声喊叫）。
  — 极度障碍：听力损失 > 90dB。
- 女性比男性更易患听力障碍。
- 在噪音环境（> 85dB）下工作，耳聋的发病率会增加一倍以上。
- 耳鸣和耳聋有一定的相关性。

二、诊断方法

从病理生理学（传导性或感音神经性听力损失）和解剖位置考虑耳聋的病因是有帮助的，具体见图 44.2。

传导性听力损失是指声波从外耳传播到内耳，直至镫骨底板的途径中发生异常引起的耳聋。

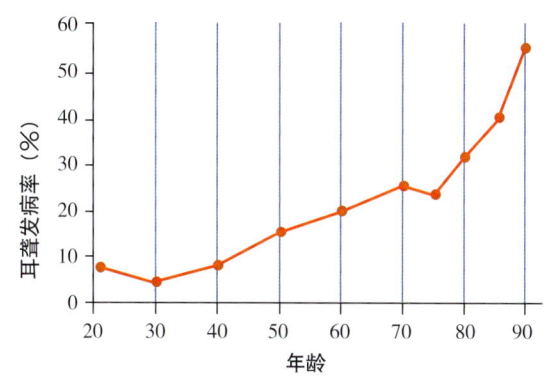

图 44.1　年龄与耳聋发病率的关系

感音神经性听力损失（SNHL）是指从中枢到卵圆窗中央，包括耳蜗（感音性）、蜗神经（神经性）、中枢神经（少见）发生异常引起的耳聋。

儿童时期耳聋应着重考虑先天性耳聋，而老年人耳聋则应多考虑老年性耳聋。获得性耳聋最常见的致病原因是耵聍（耳屎）、重度中耳炎、重度外耳道炎。噪声诱发的耳聋也是一个常见问题。

听神经瘤的典型临床表现是进行性听力下降，但也可以表现为急性耳聋，要注意鉴别，避免误诊。作出耳聋诊断，需考虑多种重要的致聋原因（表 44.1）和是否使用耳毒性药物（表 44.2）。

症状

临床表现差异很大，有些患者甚至未意识到有听力障碍，有些患者则表现为严重的听力障碍。常见的症状包括以下几点：

① 即使声音足够大也听不到语音及其他声音。
② 即使声音足够大也听不清楚。
③ 即使声音足够大也不能理解——语音接收障碍。

轻度听力损失患者相比正常人仅有轻度听力差异。可能仅在区分某些高频音节时，如"s""f"或"th"才表现出其听力异常。也可能只在一些特殊的场合遇到听力上的困难，例如在聚会或人群中背景噪

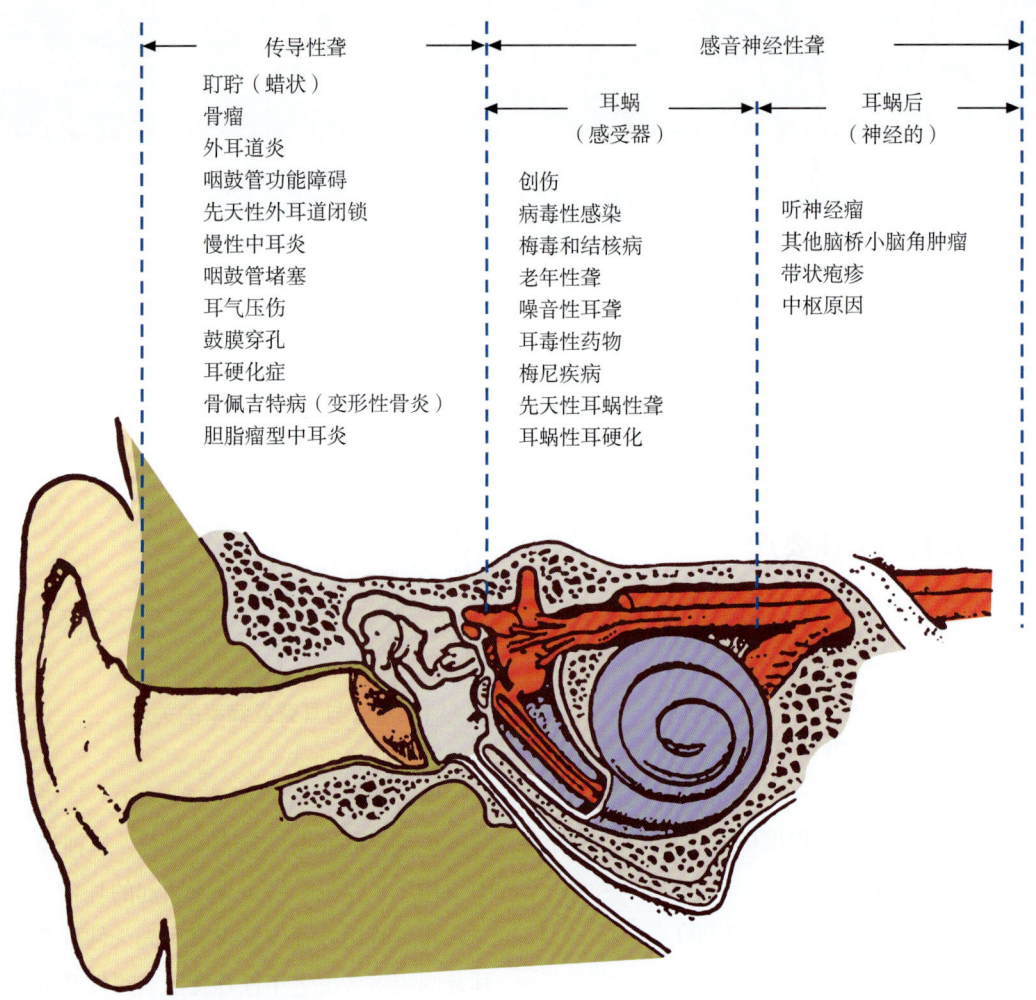

图 44.2　根据解剖部位图示耳聋的病因

声较强时才表现出来。中度听力损失患者则在很多情况下存在听力困难。

三、临床方法

1. 病史　病史应包括耳聋的发病和进展过程、听力损伤程度、噪声暴露史、用药史、游泳或潜水史、航空旅行史、头部外伤史和家族史。近期感染或曾经感染都可能和听力损伤有关，例如耳痛、外耳道流出分泌物、耳鸣、眩晕。眩晕也可能是梅尼埃病、多发性硬化、听神经瘤或梅毒的一种临床表现。

从病史上可以得到一些重要的诊断线索。在游泳或雨淋后突发听力损失，可能由于耵聍（耳屎）膨胀导致外耳道完全阻塞。

传导性聋的患者可能在嘈杂的环境中反而听得更清楚（听觉倒错），这是因为一般人在有背景噪声的情况下会提高声音强度。相反，感音神经性聋（SND）患者通常在噪声环境中更难辨别正常声音。

2. 体格检查　检查面部、颅骨和耳的结构。用耳镜检查括外耳道、鼓膜（tympanis membrane, TM），观察外耳道是否通畅（如有无耵聍、炎症或骨瘤等）。

检查前需要清洁外耳道。可用轻柔的吸引装置清洗脓性物和碎屑。外耳道的冲洗用于有耵聍，但对于鼓膜完整、中耳正常的患者可用冲洗法去除耵聍。

可用空气测试装置检查鼓膜的活动情况。鼓膜活动性下降是分泌性中耳炎的重要标志。

可以采用几个简单的听力测试方法，例如用可以听到手表滴答声的距离测试听力，但数字手表的出现影响了这种传统方法的使用。

（1）**耳语测试**　堵住另一侧耳朵。检查者在距离被检查者 60～100cm 处。

表 44.1　耳聋和听力损失的诊断策略模型

问	可能的诊断
答	耵聍栓塞
	浆液性中耳炎
	外耳道炎
	先天性听力障碍（儿童）
	老年聋
问	不能忽视的严重疾病
答	肿瘤
	• 听神经瘤
	• 颞叶肿瘤（双侧）
	• 耳部肿瘤
	严重感染
	• 流行性感染（如流行性腮腺炎、麻疹）
	• 脑膜炎
	• 梅毒
	鼓膜穿孔
	胆脂瘤
	外淋巴瘘（镫骨切除术后）
	梅尼埃病
问	常被遗漏的疾病
答	异物
	颞骨骨折
	耳硬化
	耳气压伤
	噪声诱发的耳聋
	罕见情况
	• 佩吉特骨病（变形性骨炎）
	• 多发性硬化
	• 成骨不全
问	七种假象
答	抑郁症　　　　　　　—
	糖尿病　　　　　　　√
	药物　　　　　　　　√
	贫血　　　　　　　　—
	甲状腺疾病　　　　　√少见
	脊柱功能障碍　　　　—
	尿路感染（UTI）　　—
问	患者试图告诉我什么？
答	无。

表 44.2　已知的耳毒性药物

乙醇类
氨基糖苷类
• 阿米卡星
• 庆大霉素
• 卡那霉素
• 新霉素
• 链霉素
• 妥布霉素
利尿药
• 依他尼酸
• 呋塞米
化疗药物
奎宁和相关药物
水杨酸类药物

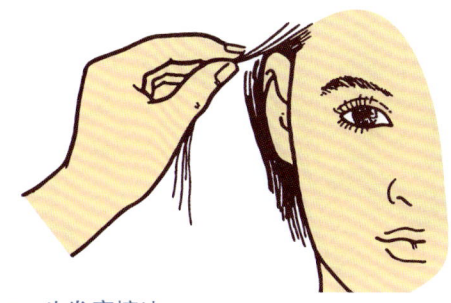

图 44.3　头发摩擦法

（3）音叉试验　耳聋一旦被确诊，应用音叉试验来判断其类型（传导或感音神经性）。最适合做初步筛查的音叉是 C2 音叉（512Hz），需屈肘敲击音叉。

① Weber 试验：将振动的音叉紧压于颅骨中线、额中线或牙中线上的任何一点。

只有当耳聋发生在单侧，或双耳听力不同时，这项测试才具有价值（图 44.4）。正常情况下在额中线上（或颅骨中线上）两耳听到的音量相同。感音神经性聋的患者健侧耳可以听到声音，传导性聋患侧耳听到的音量较大。

（2）头发摩擦法　检查儿童和成人时，用拇指和示指捏住适量头发在外耳道附近轻轻进行相互搓擦，可产生相对高音调的"噼啪"声（图 44.3）。如果不能听到这种声音，可能患有中度听力障碍（听力损失通常为 40dB 或更高）。与耳语测试相似，头发摩擦法仅仅是一个粗略的测试。

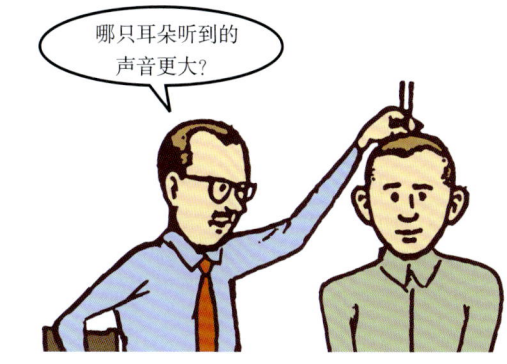

图 44.4　Weber 试验

② Rinne 试验

音叉放置位置：

- 耳外侧（空气传导试验）。
- 紧贴乳突骨（骨传导试验）。

Weber 试验可以比较同侧耳的空气传导和骨传导（图 44.5）。测试过程中，先将音叉放置在耳乳突部让受检者听其振动的声音，直到受检者表示听不到声音。再将音叉移到外耳道口，并让受检者指出此时是否可以听到声音。正常情况下，空气传导优于骨传导，音响会再次被听到。

Rinne 试验和 Weber 试验的比较总结见表 44.3。

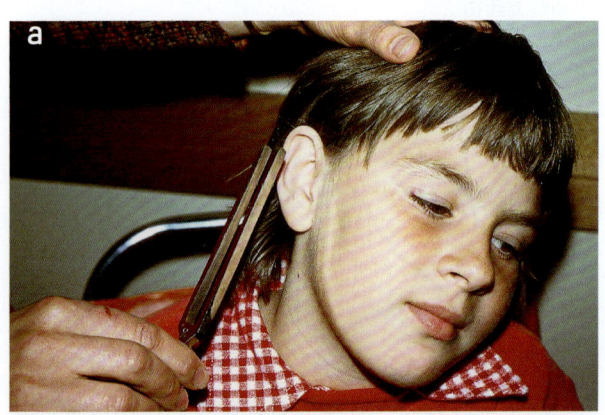

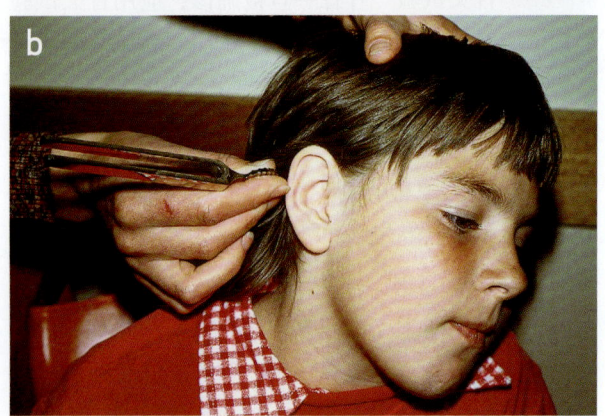

图 44.5　Rinne 试验比较空气传导（a）和骨传导（b）

表 44.3　Rinne 试验和 Weber 试验的比较

听力水平	Rinne 试验	Weber 试验
正常	阳性：AC > BC	双侧声音均等
传导性聋	阴性：BC > AC	患侧耳声音更高
极重度的传导性聋	阴性：BC > AC 仅骨传导（BC）可以听到	患侧耳声音更高
感音神经性聋	阳性：AC > BC	健侧耳声音更高
极重度感音神经性聋	假阴性（无屏蔽）	健侧耳声音更高

AC = 空气传导。BC = 骨传导

3. **听力评估**　听力评估包括以下内容：
- 纯音测听法。
- 声阻抗试验。
- 电反应测听法。
- 耳声发射试验。

（1）**纯音测听法**[4, 5]　纯音测听法是以频率［单位为赫兹（Hz）］为横坐标、声音响度［单位为分贝（dB）］为纵坐标的图表。响度通过耳道传导（测试传导功能和耳蜗功能）或骨传导（耳蜗功能测试）表现出来。图 44.6 和 44.7 是纯音测听法的典型例子。

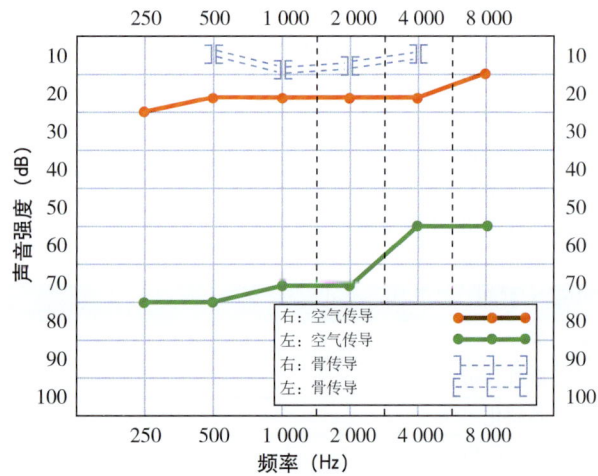

图 44.6　左侧重度耳聋患者的纯音测听法结果

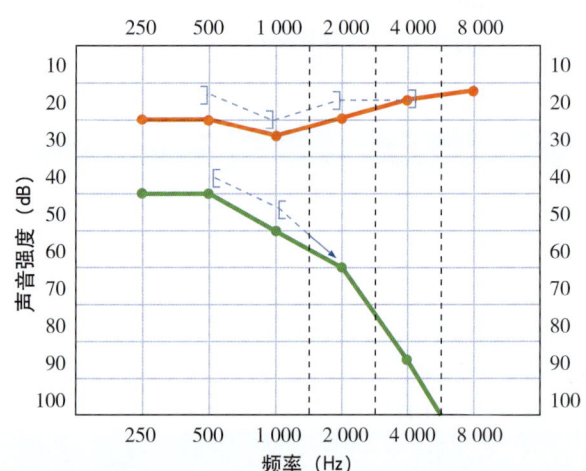

图 44.7　单侧（左侧）感音神经性聋患者的纯音测听法测听结果。若患者为儿童，则考虑毒性或先天性原发性耳聋，成人则需要检查有无听神经瘤

这两种传导（骨传导和空气传导）的区别在于测定气传导率。如果双耳阈值不同，应将白噪声掩蔽音用于健侧耳，避免影响患侧耳的检测。在绝对安静条件下，声音频谱范围为 0～20dB。

（2）**声阻抗试验**　声阻抗试验是测量鼓膜的活

动度、听骨链和中耳气室的动态变化。这个测试是将探头塞进外耳道使其形成密闭腔，并在外耳道给予测试音。

四、儿童耳聋

儿童耳聋非常常见，但常常被忽略，每 1 000 个新生儿中就有 1～2 个患有感音神经性聋（SND）[1]。先天性耳聋可能与遗传性缺陷、妊娠期宫内感染、应用药物等产前因素、产伤、新生儿溶血病等围生期因素相关。

耳聋患儿可能伴有唐氏综合征或瓦尔登堡（Waardenburg）综合征。瓦尔登堡综合征是显性遗传病，常见症状是白发和虹膜异色症（眼球颜色异常）。

后天性耳聋约占儿童耳聋的一半。化脓性中耳炎与分泌性中耳炎是暂时性传导性聋的常见原因。然而，1/10 的患儿会有持续性中耳流脓和轻度至中度听力障碍（15～40dB）[6]。幼儿永久性耳聋多由于病毒感染（如流行性腮腺炎或脑膜炎）、应用耳毒性抗生素等原因引起。

1. 筛查 筛查的目的是在 8 个月至 1 岁的婴儿中发现耳聋患儿，1 岁之后是语言学习的关键时期。要从以下情况筛选出高危患儿，如耳聋家族史、孕期和围生期病史、新生儿重症监护、极低出生体重儿、孕周＜33 周、患有脑瘫和其他影响语言功能发育的疾病。初步判断听力是否正常见表 44.4。

最佳检测时间：
- 8～9 个月（或更早）。
- 学龄期。

全国听力筛查委员会（the National Universal Hearing Screening Committee）已经建议引入新生儿听力测试来筛查先天性耳聋，发现其发病率远高于先前[7]。耳聋患儿确诊的平均年龄为 26 个月。

表 44.4 听力正常的早期征象

年龄	典型的症状
1 个月	可以注意到突然发出且持续的声音（如汽车发动机和吸尘器）
3 个月	对巨大声音有反应（如在大人拍手时停止哭泣）
4 个月	扭头寻找声音的来源，如母亲在其背后说话时
7 个月	可以立即转向声源，包括轻轻走过房间时发出的声响
10 个月	可以分辨日常熟悉的声音
12 个月	对熟悉的名词和命令做出反应，包括自己的名字

2. 听力下降的早期征象 家长要高度重视幼儿的听力检测。儿童耳聋的诊断应包括：单侧还是双侧、严重程度和发病年龄。

典型的临床资料包含：
- 颅骨、耳和面部的畸形。
- 对声音没有反应，特别是对其说话没有反应。
- 只喜欢大的声音，或只对很响的声音有反应。
- 对正常交谈或对电视没有反应。
- 说话异常或延迟。
- 12 个月时没有"咿呀学语"。
- 18 个月时不能发音单字词，或不能理解简单的单词。
- 在学校遇到学习困难。
- 不听话。
- 其他行为问题。
- 不能辨别声音方向（单侧耳障碍）。
- 不能完成简单的命令或 2 岁时会说的词语少于 20 个。

3. 筛查方法 听力检查可以在任何年龄进行测试，包括新生儿期。在儿童耳边耳语或摇晃车钥匙等非正式的评估方法，不能完全排除耳聋，并且可能由于产生心理安慰而延误治疗。

耳镜检查是确诊中耳积液的必查项目。

纯音测听法不适用于 4 岁以下的儿童，因此，需要某些特殊的检查技术来进行听力筛查。鼓室声导抗是检测婴幼儿中耳病变高度敏感和特异的方法，可以用其评估鼓膜（TM）的活动度。

脑干听力反射检查（听力筛查）用来评估儿童（特别是婴幼儿）的听力。适用于不能做听力行为评估检查的人群。

4. 处理原则 应将有中耳病变或听力损失的患儿及时转诊给专科医生。助听器适用于所有感音神经性聋（SNHL）（包括重度耳聋），以及不能用手术纠正听力的传导性聋患儿。所有患儿都要转诊到教育和语言专业治疗机构。

五、老年性聋

耳聋的患病率随着年龄增长呈指数性增加。年龄增加导致高频区听力下降，这是老年性聋为双侧进行性耳聋的常见原因（图 44.8）。老年性耳聋具有遗传

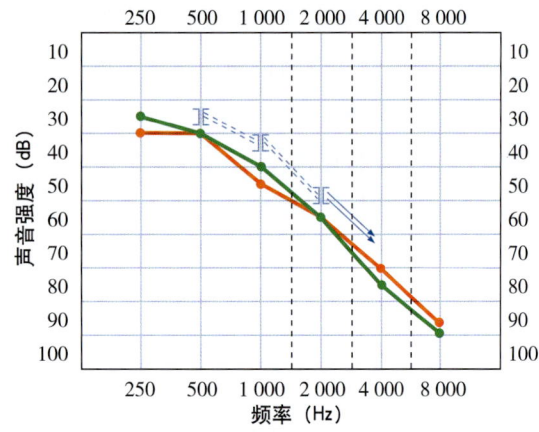

图 44.8 老年性聋：双侧高频感音神经性聋

易感性。

1. 临床表现

- 高频听力丧失。
- 常伴有耳鸣。
- 不能忍受特别响亮的声音。
- 不能区分某些高频音节，如"s""f"——患者总会混淆这些音节，也会不能区分某些词汇，如"t"和"sit"、"fun"和"sun"。

耳聋常伴有老年性精神类疾病，如焦虑、抑郁、妄想、谵妄、意识障碍等。在遇到这类患者时，要怀疑患者患有耳聋的可能性。

2. 需要接受听力测试的临床表现 老年患者出现下列表现时，提示应转诊接受听力测试：

- 患者说话声音非常大。
- 听别人讲话很费解。
- 不喜与人接触。
- 不愿意参加各种社交活动。
- 抱怨别人总是在小声说话。
- 要求别人重复讲话。
- 伴有耳鸣。
- 将电视或广播声音调得很高。

六、突发性聋

突发性耳聋是指在12小时至3天内突然发生的感音神经性聋（听力损失超过30～35 dB）。需要特别排除渐进性耳聋，如累积性噪声损伤或老年性耳聋，并排除外耳道的病变、鼓膜或中耳原因导致的急性耳聋。

突发性耳聋的主要原因见表44.5。

表 44.5 突发性耳聋的原因

创伤
• 颅脑损伤
• 潜水
• 飞行
• 爆炸声
手术后
• 镫骨全切除术后
病毒感染（例如流行性腮腺炎、麻疹、疱疹）
耳毒性药物（如氨基糖苷类抗生素）
小脑脑桥角肿瘤（如听神经瘤）
血管疾病
• 红细胞增多症
• 糖尿病
梅尼埃病
耳硬化植入人工耳蜗

在很多情况下，尽管对患者进行了仔细的临床检查和相关辅助检查，但是仍不能确定突发性感音神经性聋（SND）的具体病因。这种情况下的耳聋被认为是动脉系统末梢血管阻塞或病毒性耳蜗炎所致[6,7]。幸运的是，这种病因未明的突发性耳聋常能自行恢复听力。

突发性耳聋的患者需要立即被转诊。突发性耳聋的诊断和处理都具有一定的难度，对其早期诊断和高度怀疑是治疗的关键所在[8]。需要特别注意镫骨切除术后外淋巴瘘和内耳道听神经瘤压迫迷路动脉这两种情况导致的突发性耳聋。

七、耳硬化

耳硬化是一种骨迷路病变伴传导性听力损伤的内耳疾病，是最常见的成年人致聋原因。患者鼓膜功能正常。正常的中耳骨质被血管丰富的海绵状松质骨取代，故为"硬化"。

1. 临床特征

- 为一种进展性疾病。
- 多发于20～30多岁。
- 家族史（常染色体显性遗传）。
- 双侧或单侧耳聋。
- 女性多见。
- 累及镫骨底板。
- 妊娠期病情进展迅速。
- 有传导性听力丧失。
- 从低频率声音波段开始，进行性听力丧失。
- 可能出现感音神经性聋。

- 电阻抗听力测定显示特有的传导性听力下降特征，伴有轻微的感音神经性听力损伤。
- 可伴有梅尼埃病。

2. 处理原则
- 转至耳鼻喉科。
- 镫骨全切除（有效率约 90%）。
- 佩戴助听器（疗效有限）。

八、胆脂瘤[8]

胆脂瘤是发生于角质化鳞状上皮的囊性包块，伴有鼓膜周围穿孔。换句话说，胆脂瘤是一个"大皮囊"（参见第 51 章）。该病预后不佳，瘤体往往会增大并浸润邻近组织，如鼓膜、听骨链和耳蜗。鼓膜和听骨链的破坏可能导致传导性听力丧失高达 60dB，也可能因听软骨囊坏死而导致不可逆转的耳聋。须行外科手术矫治。

九、噪声性聋

临床特点
- 在过量噪声的环境工作后出现耳鸣。
- 在工作后不久说话语音似乎变得听不清楚
- 开始时是暂时的听力下降，但如果继续处于噪声环境中，将造成永久性的听力损害。
- 听力图显示高频率波段听力损失。

声音响度超过 85dB 对耳蜗有潜在危害，特别是长时间处于此种响度的声音中。常见的有害噪声包括机器、武器发出的声音和高音量音乐。

十、耳鸣

耳鸣是指听到源于内耳的声音。当耳鸣源自内耳病变时，具有非脉冲性、连续的特点，且频率和强度是不断变化的。

耳鸣可以分为客观性耳鸣（用听诊器可听到鸣叫声音）和主观性耳鸣。也可分为搏动性耳鸣和非搏动性耳鸣，应详细询问病史和仔细检查以资鉴别。

1. 注意事项
- 需排除以下情况：耵聍栓塞、服用某些药物（包括大麻、非甾体抗炎药、水杨酸类药物、奎宁和氨基糖苷类抗生素[9]）、血管疾病、抑郁症、血管瘤（如血管球瘤）、静脉嗡鸣（颈静脉）、梅尼埃病、听神经感染（如病毒性耳蜗炎）。
- 不要让老人独居（有自杀风险）。

注：年轻的耳硬化患者会出现耳聋和耳鸣。

2. 辅助检查
- 听力测试，由专科专家测试。
- 鼓室声导抗试验和言语识别。
- MRI（如果怀疑病因严重）。

3. 处理原则
- 治疗病因，避免可能加重病情的危险因素。如果病因未明，则应最大程度地缓解症状。
- 进行健康教育和安抚患者（耳鸣经过治疗几乎都会康复）。

（1）**综合治疗（可选择）**——主要基于声音的脱敏：
- 放松治疗。
- 耳鸣训练治疗（临床心理学家）。
- 认知行为疗法。
- 背景"噪声化"治疗（例如在夜间播放音乐掩盖耳鸣的声音）。
- 耳鸣掩蔽器治疗。
- 助听器（基于听力专家的评估）。
- 可考虑催眠疗法。

（2）**药物治疗（可试用）**
- 夜间服用氯硝西泮 0.5mg。
- 补充矿物质（例如锌和镁）。
- 倍他司汀：一般剂量 8～16mg/d（最高不超过 32mg/d）。
- 卡马西平。
- 抗抑郁药。

（3）**急性严重耳鸣**
- 1% 利多卡因，缓慢静脉注射（最多 5ml）。

十一、助听器

助听器最适合传导性聋患者使用。这是因为声音在传导性聋患者中较少失真，通过助听器放大声音相对更为简单。在感音神经性听力障碍患者，由于其丧失高频率听力，使得助听器的使用效果不尽如人意。现代化的助听器可以有选择性地放大频率和"消除"那些可能导致不适的过大声音，令患者更满意。这种类型的助听器，需经听力专家全面评估，在助听器顾问指导下使用。

十二、人工耳蜗植入[10]

成人和儿童有重度听力丧失，需要应用强功率助听器时，可考虑使用人工耳蜗植入或"仿生耳"。植入物包含 22 个电极，经乳突切除术后植入耳蜗内，在靠近耳朵的头骨植入一个接收器，通过穿在耳朵后面的外部处理器和与外部感应线圈连接的植入式接收器可检测到外部声音。对于小儿先天性或后天性耳聋的患者，早期植入人工耳蜗可获得接近正常的语音和听力。该设备最适合年龄超过 2 岁的患儿和重度耳聋患者。

十三、对耳聋患者家属的建议

如何与耳聋患者相处，他们的家人和密友需要很多切实可行的建议。应该告诉他们，患者在安静的房间里可能会听到声音，但在嘈杂的人群中不能听到，并告诉他们所能得到的帮助和服务范围，以及如何保养助听器（尤其患者为老年人时）。

1. 需要做到的事情
- 对他们说话时面对光亮处。
- 交谈时应对视着他们。
- 说话清晰自然。
- 用一致音调讲，避免在一个句子的中间或结束时降低声音。
- 对话时与患者的距离不超过 2m。
- 对待患者要宽容、自然。
- 耐心地对待他们出现的错误。
- 必要时在纸上写关键词。

2. 不要做的事情
- 背对着他们说话。
- 喃喃自语。
- 使用夸张的口型。
- 大声喊叫。
- 说话的时候用手或手指捂住嘴。
- 一遍又一遍地重复同一个单词。

十四、转诊时机
- 突发性聋。
- 对怀疑有不同程度耳聋，甚至说话能力差和有学习困难的患儿时，应转诊给听力学检查中心。
- 应将有中耳病变和听力损失的患儿转诊给专科医生。
- 不明原因的耳聋。

实践要点

- 如果一位母亲认为她的孩子可能耳聋时，这样的怀疑很少出现错误。
- 对有发育延迟、语音缺陷或行为问题的儿童，要怀疑其可能患有有耳聋。
- 对有宫内感染如 TORCH（弓形虫、风疹、巨细胞病毒和疱疹病毒）证据的母亲所生新生儿要加以关注，并进行听力测试。
- 尽早对儿童进行听力测试，从新生儿开始。简单的听力测试（如耳边低语、晃钥匙等）不足以排除听力损失。
- 传导性听力损失患者听到的声音趋于柔和、低沉，而感音神经性听力损失患者听到的声音扭曲、变调。
- 传导性聋患者往往轻声说话，在嘈杂环境中反而听得更清楚，能很清晰地听到电话中的声音，并有良好的语音辨别能力。
- 感音神经性聋（SND）患者通常大声说话，在嘈杂环境中听力更差，语音辨别能力差，听不清楚电话中的声音。

参考文献

[1] Ludman H. ABC of Otolaryngology (3rd edn). London: British Medical Association, 1993: 10–22
[2] Fagan P. Assessing hearing in clinical practice. Medical Observer, 2006: 23–5.
[3] Tierney LM et al. Current Medical Diagnosis and Treatment (45th edn). New York: The McGraw-Hill Companies, 2006:181–182.
[4] Black B. Pure tone audiograms. Aust Fam Physician, 1988, 17: 906–907.
[5] Cootes H. Interpret audiograms: therapy update. Australian Doctor, 2007: 41–46.
[6] Jarman R. Hearing impairment. Australian Paediatric Review, 1991, 4: 2.
[7] Fortnum HM, et al. Prevalence of permanent childhood hearing impairment in the United Kingdom andimplications for universal neonatal hearing screening:questionnaire-based ascertainment study. BMJ, 2001, 323:536–540.
[8] Pohl DV. Sudden deafness. Modern Medicine Australia,1990: 72–78.
[9] Black B, Harvey L. Tinnitus: update. Medical Observer,13 August 2004: 31–33.
[10] Atlas M, Lowinger D. The GP's essential guide to hearing loss. Medicine Today, 2000: 48–59.

腹　泻　第 45 章

> 食用不洁食物导致腹泻比服用大黄还快。
>
> Tung-su Pai（Time Uncertain）

腹泻的定义为频繁的排稀便或水样便。其基本特征是：
- 肠道蠕动频率增加。
- 粪便性状变为稀烂、水样便，且总量增加。

急性自限性腹泻很为常见，通常是感染性的，多为轻度，在几天内痊愈。这类患者一般不去看医生。在澳大利亚，多数感染性腹泻病例是病毒感染。腹泻的原因很多，因此，详细询问病史和体格检查对于诊断非常重要。其主要病因如图 45.1 所示。

感染性腹泻的术语概念常较模糊。可简单的分类为：
- 腹泻伴呕吐可诊断为胃肠炎。
- 仅表现为腹泻则诊断为肠炎。

一、重要资料与关注要点

- 粪便的特征是肠道疾病诊断的有用线索。
- 上消化道疾病导致的腹泻，大便往往是大量水样或脂肪样，呈浅黄色或绿色。
- 结肠疾病大便性状可表现为细小、稀烂、不连续、呈棕色，可能含有血液或黏液。
- 急性肠胃炎多为排除性诊断。
- 原虫感染（如阿米巴病、贾第虫病和隐孢子虫）比细菌性痢疾更可能引起慢性腹泻。
- 旅行史是必不可少的，特别是去有肠道感染流行国家的旅行史。
- 服用某些抗生素会导致梭状芽孢杆菌的过度生长，并产生伪膜性结肠炎。
- 腹腔疾病虽然是儿童生长发育停滞的一个原因，但它可以出现在任何年龄人群。

腹泻大致可以分为 4 类：
— 急性水样腹泻。
— 出血性腹泻（急性或慢性）。
— 慢性水样腹泻。
— 脂肪性腹泻。

二、诊断方法

安全诊断模型总结在表 45.1。

1. 可能的诊断

（1）急性腹泻

常见原因：

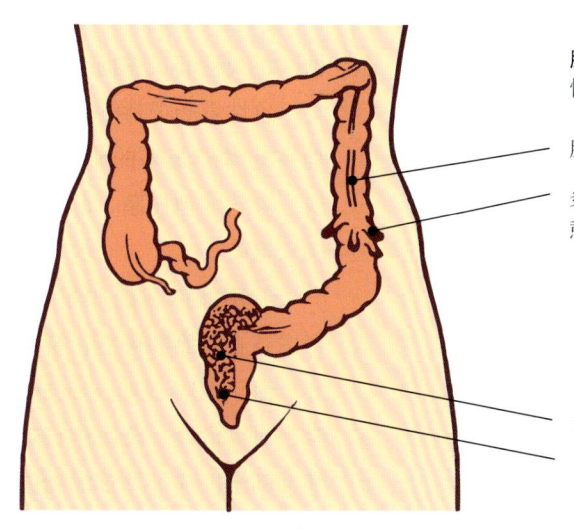

图 45.1　慢性腹泻的主要原因

表 45.1 腹泻的诊断策略模型

问	可能的诊断
答	急性
	• 胃肠炎、感染性肠炎
	• 过量饮食
	• 抗生素反应
	慢性
	• 肠易激综合征
	• 药物反应（如泻药）
	• 慢性感染
问	不能忽视的严重疾病
答	肿瘤
	• 大肠癌
	• 卵巢癌
	• 腹膜癌
	HIV 感染或 AIDS
	感染
	• 霍乱
	• 伤寒/副伤寒
	• 阿米巴病
	• 疟疾
	• 肠出血性大肠埃希菌性肠炎
	炎症性肠病
	• 克罗恩病、溃疡性结肠炎
	• 伪膜性肠炎
	肠套叠
	盆腔炎、盆腔脓肿
问	常被遗漏的疾病
答	乳糜泻
	粪便嵌塞伴假性腹泻
	乳糖酶缺乏
	兰伯贾第虫感染
	隐孢子虫感染
	吸收不良症（例如乳糜泻）
	维生素 C 和其他口服药物
	线虫感染
	• 类圆线虫属（蛲虫）
	• 鞭虫
	放射治疗
	憩室炎
	胃肠道手术后
	缺血性结肠炎（老年人）
	罕见疾病
	• Addison 病（参见第 24 章）
	• 类癌
	• 短肠综合征
	• 淀粉样变
	• 中毒性休克
	• Zollinger–Ellison 综合征

（续表）

问	七种假象	
答	抑郁症	—
	糖尿病	√
	药物	√
	贫血	—
	甲状腺疾病	√高
	脊柱功能障碍	—
	尿路感染	—
问	患者试图告诉我什么？	
答	没错，腹泻可能是焦虑状态或肠易激综合征的一种表现。	

• 胃肠炎/肠炎

—细菌：沙门菌属、空肠弯曲杆菌、志贺菌属、肠病性大肠埃希菌、金黄色葡萄球菌（食物中毒）。

—病毒：轮状病毒（占 50% 住院患儿感染的病原体）、诺如病毒[1]。

• 不良饮食行为（如暴食）。

• 抗生素的反应。

▲ 腹泻的重要警示性信号

• 意外体重减轻
• 永久性/未解决
• 发热
• 海外旅行
• 严重腹痛
• 家族史：肠癌、克罗恩病

（2）**慢性腹泻** 英国的一项研究表明，肠易激综合征是慢性腹泻最常见的原因[2]。

药物反应也同样重要，如摄入泻药、渗透剂如乳糖和山梨糖醇口香糖、酒精、抗生素、甲状腺素等。

急性胃肠炎持续进入慢性期是比较常见的，尤其是在从海外归来的旅客。需主要考虑的是贾第鞭毛虫，梭状芽孢杆菌、耶尔森菌、阿米巴、隐孢子虫和 HIV 感染。

2. 不能忽视的严重疾病 对持续性腹泻者必须考虑结直肠癌的可能，特别是对起病较隐匿者。

由于 HIV 感染导致的艾滋病需要被考虑到，尤其是对高危者。跨国旅行者常感染霍乱、伤寒、副伤寒和阿米巴病等严重的感染性疾病，应时刻谨记。

儿童腹腔疾病和纤维囊性疾病可表现为慢性腹

泻，而肠套叠不会造成真正腹泻，可表现为稀烂、红醋栗果冻样便，不应被误诊（如肠胃炎）。还必须考虑阑尾炎发作时的急性腹泻和呕吐。

感染大肠埃希菌肠出血性菌株（如O157∶H7、O111∶H8）可能导致溶血性尿毒症综合征或血栓性血小板减少性紫癜，尤其是儿童患者。看似单纯的肠炎却可能致命。

线索：认为非典型胃肠炎和血性腹泻。

3. 常被遗漏的疾病　在评估患者腹泻时有很多情况会造成误诊，如摄入药物尤其是维生素C（抗坏血酸钠粉末）可导致腹泻。粪便嵌塞伴假性腹泻与乳糖酶缺乏相似，均是多年来易被遗漏的疾病。近来出现的贾第虫感染，患者可能在确诊前已发热数月并伴有水样和臭鸡蛋味便。

常见误区：
- 未能在急性腹泻者考虑到急性阑尾炎——可能是盲肠后阑尾炎或盆腔阑尾炎所致。
- 漏诊粪便嵌塞伴假性腹泻。
- 未进行直肠检查。
- 对中老年患者急性发作的血性腹泻便（在过去的24小时内伴突发腹痛），未考虑到急性缺血性结肠炎的可能。

4. 七种假象　比较重要的是糖尿病（自主神经病可能导致交替性便秘和腹泻）、甲状腺功能亢进症和药物。可能导致腹泻的药物见表45.2。

5. 伪膜性肠炎（抗生素相关性腹泻）　可因使用任何抗生素引起，尤其是克林霉素、林可霉素、氨苄西林和头孢菌素（万古霉素是一个例外）。通常是由于C.difficil菌感染引起，该菌过度生长并产生毒素引起肠黏膜特异性炎性病变，有时可形成假膜。非抗生素导致的伪膜性肠炎比较少见。

（1）临床特点
- 大量水样腹泻。
- 腹部绞痛及里急后重，可有发热。
- 2天内服用过抗生素（可以在使用4～6周后发生）。
- 停止抗生素后持续存在2周（最多6周）。

通过乙状结肠镜和C.difficil菌培养毒素检测进行诊断。

（2）治疗[3]
- 停止所使用的抗生素

选择1：甲硝唑400mg（口服），每日3次，疗程7～10天。或选择2：万古霉素125mg（口服），每日3次，疗程7～10天（专家指导下使用）。

表45.2　可引起腹泻的药物

酒精依赖，特别是慢性（经常被忽略）
抗生素，特别是青霉素衍生物
抗高血压药，受体选择性药如甲基多巴
阿卡波糖
心脏药物（如地高辛、奎尼丁）
鹅去氧胆酸
西沙必利
秋水仙碱
细胞毒性药（例如甲氨蝶呤）
食品和药物的添加剂：山梨糖醇、甘露醇、果糖、乳糖
重金属
H_2受体拮抗药
含铁化合物
轻泻药
含镁的抗酸药
二甲双胍
米索前列醇
非甾体抗炎药
奥利司他
前列腺素
奎尼丁
水杨酸
他汀类药物
茶碱
左甲状腺素

6. 精神因素　焦虑和压力会导致肠道平滑肌松弛。肠易激综合征是一种很常见的情况，可反映潜在的精神因素，大多数患者发现症状因压力而加剧。抑郁症就是很好的例子。

慢性腹泻可发生在所谓"母爱剥夺综合征"的儿童，特征性的生长、发育迟缓是由于不良心理因素引起的。

三、诊断方法

1. 病史　一直以来，询问病史都是诊断的关键。首先，明确患者所述"腹泻"是指什么情况，正常排便情况是怎样的，以及目前的情况与正常情况下的区别。

分析大便性状、频率，以及一些相关症状，如腹痛、全身症状（如发热）等非常重要。过去72小时的进食情况和近期旅行情况可为急性胃肠炎或食物中毒提供线索（腹泻和呕吐是一种急性、自限性疾病）。食物中毒和感染性胃肠炎的鉴别见表45.3。然而，有时食物中毒可以表现为某些特异性菌感染引起的特殊表现，从而可能为判断食物中毒原因提供线索。

非细菌性食物中毒可能与用药史有关，总结于表45.4。

腹泻家族史对乳糜泻、克罗恩病和囊性纤维化的诊断有一定的意义。

对有感染HIV风险的患者需谨慎评估。

（1）关键问题

① 急性腹泻
- 腹泻开始前24小时内您在哪里就餐过？
- 您在此期间吃过哪些食物？
- 你最近有吃鸡肉或海鲜吗？（鸡肉可能含有沙门菌属、弯曲杆菌或海鲜副溶血性弧菌）
- 有没有其他人和您有同样的症状？
- 最近去过国外旅游吗？去的哪里？
- 粪便中是否伴有鲜血或黏液？
- 是否曾有过此类发作？
- 是否有发热、乏力或其他症状？

② 慢性腹泻
- 您有没有注意到，在排便中带血或黏液？
- 您最近去过国外旅游吗？去的哪里？
- 您是否有腹痛？如有腹痛，排便或排气后是否可缓解？
- 您家里其他人有腹泻吗？
- 您最近有没有进行过腹部手术？
- 您目前在吃什么药？
- 您服用过抗生素吗？
- 是否为了保健服用维生素C？

表45.3 细菌性食物中毒和感染性胃肠炎引起急性腹泻的比较

	食物中毒	感染性胃肠炎
可能的病原	毒素： 金黄色葡萄球菌 沙门菌属 梭状芽孢杆菌 C.difficil菌 副溶血性弧菌 嗜水气单胞菌 蜡样芽孢杆菌	病毒 细菌，如 空肠弯曲菌 大肠埃希菌 志贺菌属 沙门菌属
潜伏期（从接触到发病的时间）	短，24小时内 平均12小时 金黄色葡萄球菌 2～4小时	3～5天
腹泻特征	水样	腹泻，伴或不伴血便
其他特点	腹部绞痛（轻微的） 脱水 头痛 呕吐	腹部绞痛
误食常见受污染食物	鸡肉 肉类 海鲜 米饭 蛋羹和奶油（金黄色葡萄球菌）	牛奶 水 鸡肉

表45.4 非细菌性食物中毒[4]

食物（特殊类型）	毒素	起病缓急	特点（症状）
蘑菇 毒蕈	蕈毒碱	几分钟到几小时	N，V，D，P 多种中枢神经系统症状
未成熟或发芽的土豆	茄碱	数小时内	N，V，D，P 喉狭窄
鱼	鱼类的肉毒素（如鱼肉毒、鲭毒素）	10～60分钟（偶尔）	N，V，D，P 口周发麻 中枢神经系统症状虚脱
贝类	蛤贝中毒	5～30分钟	N，V，P 中枢神经系统：神经麻痹
粮食，特别是黑麦	麦角菌	数分钟到24小时内	N，V，P 循环系统和中枢神经系统
蚕豆（蚕豆病）	酶缺乏	急性	V，D 急性溶血

N＝恶心；V＝呕吐；D＝腹泻；P＝腹痛

- 是否服用泻药？
- 您的酒量如何？
- 每天喝多少牛奶？
- 您认为厚奶昔、冰淇淋和酸奶怎么样？
- 是否感到湿冷、站立不稳或体重减轻？
- 是否有过关节疼痛、腰痛、眼疾或口腔溃疡？
- 是否有排便困难？
- 夜间出现过腹泻吗？
- 最近压力大吗？

（2）重要症状

① 腹痛：中腹部绞痛提示小肠受累，而下腹部疼痛提示大肠受累。

② 大便的性状：如果量小，考虑为炎症或结肠癌；如果量大，考虑滥用泻药和吸收不良。

如果有大量鲜红色出血，考虑结肠憩室或肿瘤；如果少量大黏液或脓液考虑炎性肠病。血便表明为非功能性肠障碍。夜间腹泻表明器质性病变。脂肪性腹泻的大便呈明显苍白色、油腻、恶臭、漂浮和难冲洗。并常因食用高脂肪食物而加重。

"米汤样"大便是霍乱的特征，而"豌豆汤样"大便是伤寒的特征。

粪便黏稠度作为辅助诊断要点总结于表45.5。而小肠和大肠腹泻特性区分如表45.6所示。

表 45.5 作为辅助诊断的大便性状

性状	合理病因
液状、均匀	小肠疾病（如胃肠炎）
稀烂便	结肠疾病
水样或泡沫状、臭鸡蛋样异味	蓝氏贾第鞭毛虫感染
液状或半成形、黏液 ± 血液	溶组织内阿米巴
大量、灰白色、臭鸡蛋样气味	吸收不良
颗粒状或丝带状	肠易激综合征

表 45.6 小肠性和大肠性腹泻的区别

临床特点	小肠	大肠
量	大量	少量
疼痛部位	中腹部	下腹部
肠鸣音	++	–
未消化的食物	+	–
脂肪泻	+/–	–
含血便	–	+
黏液便	–	+
排便紧迫感	–	+
里急后重	–	+

2. **体格检查** 体格检查的范围和部位取决于患者病情及症状。如果表现为急性、大量腹泻，并伴有呕吐，特别是儿童，体检一般需要评估体液、电解质平衡情况和营养损失的影响。婴儿有患严重的胃肠炎的危险，且这种评估应是优先事项。一般的营养和电解质的评估也应考虑到慢性腹泻和吸收不良。体征包括肌无力表现[如低钾血症、低镁血症、手足搐搦（低钙血症）]，青紫（维生素K损失）。

体格检查也应把重点放在腹部（系统性触诊）、直肠和皮肤。可能有用的阳性体征如图45.2中所示。

大便检查：对所有腹泻患者应进行大便检查，注意便中是否有鲜血、黏液或脂肪泻。

3. **辅助检查**[4] 下面的列表包括一系列可能需要的检查。依病情和临床表现情况选择适当的检查，如为急性自限性腹泻，没必要检查。

- 粪检

— 显微镜下检查有无寄生虫、红细胞和白细胞，查阿米巴病应保温标本。

— 培养：可能需要特殊要求，进行弯曲杆菌属、小肠结肠炎耶尔森菌、隐孢子虫属和产气单胞菌（必须连续3次收集新鲜大便）。

- 血液检查：血红蛋白、MCV、WCC、ESR、铁、铁蛋白、叶酸、维生素 B_{12}、钙等电解质、甲状腺功能、HIV 检测。
- 血凝试验检查阿米巴病。

实验室组织培养法

- 吸收不良的有关检查。
- 内镜检查

— 直肠乙状结肠镜检。

— 纤维乙状结肠镜/结肠镜检查（活检）。

— 小肠活检（乳糜泻）。

- 放射学：

— 腹部平片价值有限。

— 小肠灌肠。

— 钡灌肠，特别是双重对比造影检查。

注：艾滋病患者检测应在专科中心进行。

4. **治疗原则** 当可以找到引起腹泻的原因时，除了一些常见的感染，治疗措施应该直接针对腹泻的病因。有一些情况，致病细菌或寄生病原体需要特定处理，如贾第虫病。治疗措施应依病原体的性质和患

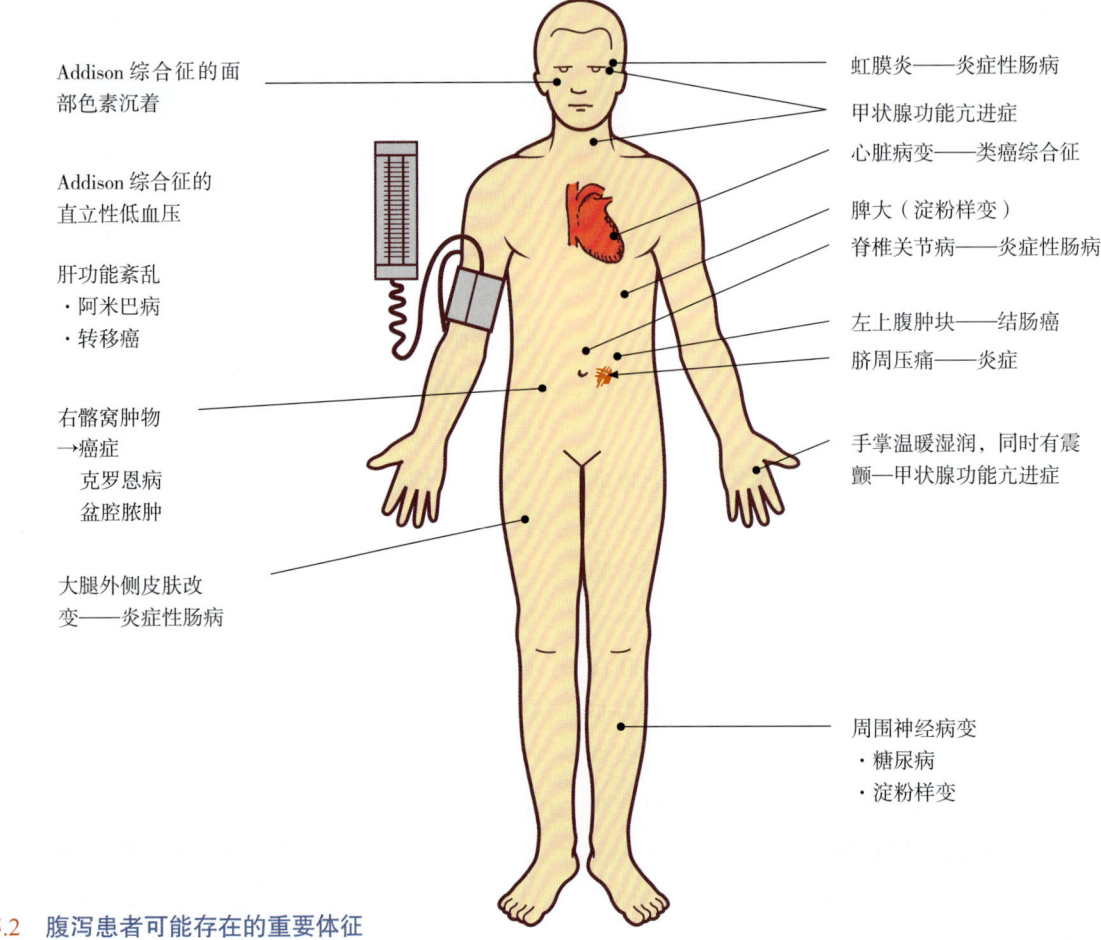

图 45.2 腹泻患者可能存在的重要体征

者病情的严重程度来确定。

然而，在澳大利亚大多数病例为病毒感染。因此基本原则是，维持充分的水合作用，直到病情缓解。在成人和儿童，除非有证据表明即将发生循环性休克需要静脉治疗，否则只需要口服溶液。患者有轻度至中度脱水应考虑口服含有钠、钾、葡萄糖的溶液。成年人应该在 24 小时补充 2～3L 的液体。

一般情况下，治疗不应该直接针对改变排便次数和大便性状。抗动力药物（包括洛哌丁胺、地芬诺酯和可待因等）只有在特殊情况下如旅行时应用，以短期缓解成人患者的症状。必须强调的是，抗动力药物并不适用于婴幼儿和儿童急性腹泻。

传统的吸附收敛剂，例如白陶土/果胶混合物、活性炭和其他矿物黏土，都没有被证明有任何价值，并可能影响其他药物的吸收，故应禁止使用。

在大多数情况下，腹泻不需要抗生素治疗。而对贾第虫病、阿米巴病、抗生素相关性腹泻、霍乱和伤寒等特异性感染的治疗需应用抗生素，对弯曲杆菌肠炎、沙门菌属肠炎、志贺菌属和旅行者腹泻的严重病例也应使用抗生素。

四、吸收不良

区分不同的吸收不良综合征所致脂肪泻非常重要。引起脂肪泻的重要原因列于表 45.7。

常见的原因有腹腔疾病、慢性胰腺炎和胃切除。

表 45.7 吸收不良的重要原因

原发性黏膜疾病
谷蛋白敏感性肠病（乳糜泻）、热带口炎性腹泻
乳糖不耐症（乳糖酶缺乏）、克罗恩病（局限性肠炎）
惠普尔病
寄生虫感染（如贾第鞭毛虫）
淋巴瘤
消化不良症
肠腔异常
• 胃肠术后（如胃切除、回肠切除）
• 系统性硬化症
胰腺疾病
慢性胰腺炎
囊性纤维化
胰腺肿瘤（例如 Zollinger-Ellison 综合征）

临床表现
- 大量、异味、泡沫状、油腻性便。
- 粪便黏腻，难以冲洗。
- 体重下降。
- 腹胀。
- 发育不良（婴儿）。
- 粪便脂肪含量增加。
- 多种维生素（如维生素 A、D、E、K）缺乏的症状。
- 口舌生疮（舌炎）。
- 血红蛋白减少或巨幼细胞贫血（可能）。

需进行相关的辅助检查包括全血检查、钡餐检查、小肠活检、粪便脂肪量（＞21g/3d）。

五、乳糜泻[5]

又名口炎性腹泻、谷蛋白敏感性肠病。

注：本病可以出现在任何年龄，主要指儿童性乳糜泻（见本章相关内容）。

因为多数患者仅存在非 GIT 的症状如疲劳，不少患者未被诊断。

对这种自身免疫性病症存在遗传因素，在一级亲属中是 1∶10 的概率。对这些一级亲属应考虑每 2 年筛查 1 次。

1. 临床表现
- 四大典型症状：腹泻、腹胀、消瘦、铁/叶酸缺乏。
- 全身乏力、嗜睡。
- 胀气。
- 口腔溃疡。
- 腹泻与便秘交替。
- 患者脸色苍白和消瘦。
- 皮下脂肪缺乏。

2. 诊断
- 粪便中脂肪增加。
- 十二指肠活检特征：绒毛萎缩（为关键性检查）。
- IgA 抗谷蛋白抗体（筛查受限）。
- IgA 抗肌内膜抗体（灵敏性和特异性＞90%）。
- 转谷氨酰胺酶抗体 IgA（灵敏性和特异性＞90%）。

3. 常见伴发疾病
- 缺铁性贫血。
- 1 型糖尿病。
- 恶性贫血。
- 原发性胆汁性肝硬化。
- 生育能力低下。
- 恶性肿瘤，特别是淋巴瘤。
- 疱疹样皮炎。
- IgA 缺乏。
- 自身免疫性甲状腺疾病。
- 骨质疏松症。
- 神经系统（如癫痫、共济失调、周围神经病变）。
- 唐氏综合征。

4. 治疗
- 控制饮食：高碳水化合物和蛋白质、低脂肪、无麸质（非小麦、大麦、黑麦和燕麦）饮食。
- 治疗特定维生素和微量元素缺乏。
- 肺炎球菌疫苗接种（肺炎球菌败血症风险增加的患者）。

无麸质饮食

避免谷蛋白高含量或由其组成的食品（例如面粉、面包、燕麦粥），或者隐性含谷蛋白成分的食物（例如甜食组合、浓缩固体汤料）。

禁忌的食物包括：
- 标准面包、面条、薄脆饼干、面粉。
- 标准饼干和蛋糕。
- 小麦或燕麦类谷物早餐。
- 燕麦、麦麸粥、大麦茶。
- 面包片或鱼肉面片粥等。
- 鲜肉类及水果馅饼。
- 大多数浓缩固体汤料和肉汤。

六、惠普尔（Whipple）病

这是一种罕见的吸收不良性疾病，通常见于白人男性。它是由 Tropheryma Whippelii 杆菌感染引起。主要累及心、肺和中枢神经系统。

1. 临床表现
- 多见于年龄＞40 岁的男性。
- 慢性腹泻（脂肪泻）。
- 关节痛（主要是外周关节的季节性血清阴性关节病）。
- 体重下降。

- 淋巴结肿大。
- 可有发热。

2. 诊断
- PCR 检测 Tropheryma Whippelii（惠普尔）杆菌。
- 空肠活检绒毛发育不良。

3. 治疗 静脉注射头孢曲松 2 周后，接着应用复方磺胺甲噁唑或四环素治疗 12 个月。这样，病情会有显著改善。

七、老年人腹泻

患者年龄越大，越有可能较晚出现症状，这反映潜在严重的器质性病变，尤其是恶性肿瘤。需要特别考虑大肠癌。年龄越大的患者，尤其是长期卧床的老年患者，越可能有粪便嵌塞伴假性腹泻。药物不良反应，如地高辛也应考虑。缺血性结肠炎在老年患者中也必须考虑到。

八、缺血性结肠炎

缺血性结肠炎是由于肠系膜血管的动脉粥样化闭塞导致的（低血流量）（见第 35 章）。

临床特征
- 老年患者血性腹泻伴有剧烈腹痛（低血流量）。
- 进食 15～30 分钟后脐周疼痛及腹泻。
- 腹部正中可能有响亮杂音。
- 全身动脉粥样硬化的其他特征。
- 由于黏膜下水肿，钡灌肠显示"拇指印"征象。
- 确诊性检查是主动脉造影和选择性肠系膜血管造影。
- 多数情况提示其血管可能狭窄。

九、儿童腹泻

小儿腹泻最常见的原因是急性感染性肠胃炎，但在某些情况，尤其婴幼和低龄儿童需要特别注意。如有少量暗红色果酱样大便表现，则尤其应该想到肠套叠。虽然小儿腹泻的原因很多，但常见的并没有几种。感染性胃肠炎和抗生素是引起儿童腹泻最常见的两个原因。

小儿腹泻的主要原因有：
- 感染性肠胃炎。
- 抗生素使用不当。
- 过度喂食（新生儿稀便）。
- 不当饮食行为。
- 糖类（碳水化合物）不耐受。
- 食物过敏（如牛奶、大豆、小麦、鸡蛋）。
- 母爱剥夺。
- 吸收不良症：包括囊性纤维化、乳糜泻。

注：必须注意排除急腹症如急性阑尾炎、感染（如肺炎）、败血症、化脓性中耳炎（多见于年龄＜5岁的患儿）。

十、急性胃肠炎

注：胃肠炎脱水是死亡的一个重要原因，尤其是肥胖的婴幼儿，如果伴随呕吐、腹泻则更易发生脱水。

1. 定义 急性胃肠炎是一种急性发病的疾病，病程多不超过 10 天。可表现为发热、腹泻和呕吐，且排除可引起这些症状的其他原因。

2. 病因
- 主要为轮状病毒（发达国家）和腺病毒感染：约占 80%。
- 细菌：空肠弯曲菌和沙门菌属是其两大最常见的细菌，亦可为大肠埃希菌和志贺菌。
- 原虫：贾第虫、溶组织内阿米巴、隐孢子虫。
- 食物中毒：葡萄球菌毒素。

鉴别诊断：需与败血症、尿路感染、肠套叠、阑尾炎、盆腔脓肿、部分肠梗阻、糖尿病和抗生素反应等引起的腹泻进行鉴别（表 45.8）。

注：在年龄很小的患儿，需排除急性阑尾炎和肠套叠。

表 45.8　儿童急性腹泻和呕吐的鉴别诊断

肠道感染
• 病毒
• 细菌
• 原虫
• 食物中毒：葡萄球菌毒素
全身性感染
腹部疾病
• 阑尾炎
• 盆腔脓肿
• 肠套叠
• 吸收不良
尿路感染
抗生素反应
糖尿病

3. 症状

- 食欲缺乏、拒食、恶心、呕吐、发热、腹泻（发热和呕吐也可能不存在）。
- 稀便（通常为水样），每天10～20次。
- 哭泣，由于疼痛、饥饿、口渴或恶心。
- 出血，不常见（通常是细菌感染性）。
- 肛门疼痛。

（1）**病毒感染提示** 大量水样便，一般持续2～3天，全身症状不多。

（2）**细菌感染指示** 便量少、血便、黏液便、腹痛、里急后重。

（3）**脱水** 必须进行评估（表45.9）。

（4）**并发症**

- 高热惊厥。
- 糖（乳糖）不耐受（常见）。
- 败血症，特别是沙门菌属。

4. 治疗 治疗主要是基于评估并纠正体液和电解质紊乱[6,7]。由于脱水通常是体液和电解质成比例损耗，故血清电解质可能正常。

注：检测脱水最精确的方法是测量患儿的体重，最好不穿衣服，每次都用同一个称器。然而，最简单的是临床评估（如依呕吐、无尿、嗜睡、口渴等症状）。

（1）**禁忌证**

- 药物：止泻药、止吐药和抗生素。

- 柠檬水：因其渗透压太高，可用1～4倍的水稀释后使用。但可能出现糖不耐受情况。

（2）**确定在家还是住院治疗**

- 在家治疗：如呕吐不重，无脱水现象，家人可以处理、应对的患儿。
- 医院治疗：如果持续呕吐，发生脱水，或家人无法应处理。或婴儿<6个月，父母为高风险患者则应入院治疗。

（3）**对家长的建议** 对轻度至中度的腹泻，如果情况允许，可将患儿从托儿所或学校带出来，给其一些健康教育和建议，包括有关卫生习惯，如正确洗手和餐巾处理等。

（4）**一般原则**

- 少量、多次地补充液体。
- 24小时后开始进食固体食物。
- 继续母乳喂养（可增加喂养次数，可每小时1次）。或
- 24小时后如症状减轻或恢复，则可继续按配方喂养。
- 如果症状持续或恶化，可考虑行大便培养和轮状病毒检测。

（5）**第1天** 给予输液，短时间和频率（如大量呕吐，则补液速度为50ml/15min）。若排水样便或大量呕吐，每次给予200ml（约1杯）液体是较理想的治疗方法。

表45.9 脱水的评估

	轻度	中度	重度
吸收不良（如乳糜泻）	4%～5%	6%～9%	≥10%
症状/一般观察	口渴 过度性警觉 焦躁不安	口渴 焦躁不安 嗜睡 易怒	婴儿：昏昏欲睡、无力、寒战、出汗、四肢青紫、昏迷 老人：焦虑、寒战、出汗、四肢青紫
体征	正常	黏膜干燥，眼泪缺乏	脉搏细弱 低血压 眼睛和囟门凹陷 黏膜干燥
捏皮肤试验	正常	皮肤缓慢缩回（1～2秒）	皮肤回缩极慢（>2秒）
尿量	正常	减少	无尿
治疗	口服补液 • 常少量补液 • 继续哺乳喂养 • 24小时后可食用固体食物 • 维护体液平衡	口服补液 • 考虑使用鼻饲管来提供稳定的注入，或者 • 静脉输液	紧急静脉输液：等渗液

Gastrolyte 和 New Repalyte 是理想的补盐液。其他合适的口服补液制剂有世界卫生组织推荐的 Electrolade and Glucolyte 溶液。

Hydralyte 是一种新的儿童补液制剂，为一冰块状的产品：

- 1～2 岁儿童每小时 1 块。
- 年龄较大的儿童，根据需要增加补给。

可以替代的其他液体：

柠檬水（热量不低）	1∶6 兑水
• 蔗糖	1 茶匙蔗糖兑水 120ml
• 葡萄糖	1 茶匙葡萄糖兑水 120ml
• 非酒精性甘露饮料（非低热量性）	1∶16 兑水
• 果汁	1～4 份水

警告：不要直接饮用纯柠檬水、柠檬水–Gastrolyte 混合稀释液或其他非白开水性液体。

评估液体补充量的方法：

- 失水量（ml）= 脱水（%）× 体重（kg）× 10
- 维持量 [(ml/(kg·24h)]：1～3 个月，120ml。4～12 个月，100ml。> 12 个月，80ml。
- 继续丢失量。

例如：年龄为 8 个月体重 10kg 的婴儿脱水 5%：

失水量 = 5 × 10 × 10 = 500ml

维持量 = 100 × 10 = 1 000ml

24 个小时补液总量 = 1 500ml，平均每小时大约补液量为 60ml。

目标是在第 1 个 6 小时内要补充较多液体（补足液体丢失）。

- 理想的做法：前 6 个小时，婴儿 100ml/kg，年龄较大的儿童 50ml/kg。

（6）第 2、3 天　逐渐给宝宝恢复牛奶喂食，可将牛奶稀释 1 倍（即混合等量的牛奶和水）。

不要担心孩子进食不足。固体喂食可以在 24 小时后开始。开始可用面包、普通饼干、果冻、苹果泥、米饭、麦片粥或薯片喂食。避免高脂肪食物、油炸食品、生的蔬菜和水果、全谷物面包。

（7）第 4 天　逐步恢复平时的牛奶浓度和日常饮食。

母乳喂养。如果你的宝宝没有呕吐，继续母乳喂养，但在喂养期间要额外补充液体（最好是 Gastrolyte）。如果宝宝有呕吐，暂停母乳喂养，可按照口服液原则喂养。

注：观察腹泻后的后遗症——乳糖不耐受症，即恢复日常饮食后又突然出现腹泻。对此情况，可换用一些不含乳糖的食物。

如果沙门菌属急性侵入或持续性存在，应给予抗生素（环丙沙星或阿奇霉素）。

十一、儿童慢性腹泻

1. 乳糖不耐受症　又名碳水化合物不耐受症、乳糖不耐症。乳糖是最常见的引起不适的糖。

往往发生于急性胃肠炎后恢复牛奶饮食时伴发腹泻（一般建议等待 2 周后再喂食牛奶）。大便可能呈水样、泡沫状，闻起来有酸醋味，臀部往往易被擦伤。大便中含有糖分。

简单的检查方法如下：

- 使用塑料薄膜收集液体粪便。
- 取 5 滴液体粪便加 10 滴水混合，使用尿糖试纸片测试（检测乳糖和葡萄糖，但不能检测蔗糖）。
- 阳性结果表明乳糖不耐受。

治疗

- 纠正不恰当的糖饮食。
- 改食其中乳糖已被分解为葡萄糖和半乳糖酶的牛奶制品或大豆蛋白。

注：随着年龄的增长，大多数牛奶过敏可得到改善。

2. 牛奶蛋白不耐受症[8]　此症并不像乳糖不耐受症常见。腹泻与服用牛奶产品有关，食用牛奶制品后出现腹泻，停用该制品后腹泻就停止。

对牛奶蛋白发生过敏性反应可能导致快速或延迟的症状发作。延迟性发生者可能更难以诊断，可表现为腹泻、吸收障碍或生长发育停滞。

牛奶蛋白不耐受症的诊断是通过食用牛奶制品而诱发症状出现，停用后症状消失而确定。如果确诊，应停用牛奶饮食，可改用豆浆或蛋白水解物代替（见第 123 章）。

3. 炎症性肠病　这类疾病包括克罗恩病和溃疡性结肠炎，可在童年开始发病。要作出早期诊断，保持对此症的高度警觉性是关键。大约有 5% 的慢性溃疡性结肠炎病例在儿童期起病。

4. 慢性肠道感染　引起肠道感染的病原体包括沙门菌属、弯曲杆菌、耶尔森菌、贾第虫和溶组织内阿米巴。如有慢性迁延性腹泻，需要进行显微镜下镜检、需氧菌和厌氧菌粪便培养。蓝氏贾第鞭毛虫感染并不少见，可伴有吸收不良，特别是对碳水化合物和脂肪。贾第虫病和乳糜泻症状相似。

5. 乳糜泻　儿童乳糜泻临床特征：
- 可在任何年龄发病，但通常在 9～18 个月发病多见。
- 既往发育良好。
- 食欲缺乏、嗜睡、烦躁不安。
- 生长发育停滞。
- 吸收不良——腹胀。
- 排便频繁。

诊断：十二指肠活检。

治疗：避免食用高谷蛋白类食物。

6. 囊性纤维化　囊性纤维化是婴儿遗传性疾病中较常见的一种（每 2 500 名活产婴儿中有 1 例）。请参阅第 19 章。

十二、成人急性胃肠炎

特征
- 绝大多数为自限性疾病（1～3 天）。
- 可能伴有发热、不适、恶心、呕吐等全身症状。
- 食用相同食物的其他人出现相同的表现——食物中毒。
- 可能出现脱水，特别是中老年人。
- 要考虑伤寒的可能。

1. 旅行者腹泻　症状通常如上述，但腹泻多非常严重，特别是伴有血便或黏液便者，可能是较严重的肠道感染如阿米巴病的特征。腹泻性疾病的可能原因列于表 14.1。大多数旅行者腹泻是由大肠埃希菌引起的，在旅行国外 14 天内产生水样腹泻。关于具体的治疗请参阅第 33 章。

2. 迁延性旅行者腹泻[3, 5]　任何旅客到访欠发达国家后发生迁延性腹泻，特别是印度，可能是由原虫感染引起的如阿米巴病或贾第虫病。

如果有发热和血便或黏液便，则疑似阿米巴病。贾第虫病的特征是腹部绞痛、胀气和泡沫样恶臭大便。

十三、腹泻的治疗原则

急性腹泻

- 维护液体平衡：对严重呕吐者使用注射剂型的止吐药物（严重呕吐）：立即肌内注射氯丙嗪或甲氧氯普胺（胃复安）。（译者注：原文中为静脉注射甲氧氯普胺）

- 止泻制剂：尽可能避免使用此类药物。如应用，首选洛哌丁胺（易蒙停），立即服用 2 粒，然后在每次排不成形大便后服 1 粒（最大量：8 粒/天）；或立即口服地芬诺酯与阿托品（止泻宁）2 片，然后每 8 小时口服 1～2 片。

1. 对患者的一般建议

（1）休息　患者和肠道本身都需要休息。最好是减少活动，直到腹泻停止。

（2）饮食　饥饿疗法对肠道休息是至关重要的，但可喝少量清淡的液体，如水、茶、柠檬水和酵母提取物（例如酸制酵母），直到腹泻停止。然后可食用些低脂食物，如炖煮过的苹果、大米粥、汤、家禽、煮土豆、蔬菜泥、干烤面包或面包、饼干、大多数水果罐头、果酱、蜂蜜、果冻、脱脂牛奶或炼乳（用水稀释后食用）。

避免饮用或进食酒、咖啡、浓茶、高脂肪食品、油炸食品、辛辣食物、生蔬菜、水果（特别是硬皮的）、全粒麦子、谷物和吸烟。

第三天恢复乳制品饮食，如少量的奶茶、咖啡、黄油或人造黄油吐司。也可以添加瘦肉和鱼（烤或蒸）。

2. 治疗（抗菌药物）　除非确定为病原体感染，最好不要使用这些药物。这些药物应根据培养和药敏试验结果选用。

只有当症状持续超过 48 小时才开始药物治疗。成人肠道感染的剂量示如下：

（1）志贺菌属痢疾（中度至重度）　在儿童中使用复方磺胺甲噁唑（复方新诺明）（加倍量），每 12 小时 1 片（口服），服用 5 天。成人则用诺氟沙星，每 12 小时 400mg（口服），连用 5 天；或氨苄西林每 6 小时 1g（口服），连用 5 天

（2）空肠弯曲菌（如果长时间）　诺氟沙星每 12 小时 400mg（口服）5 天（成人）。或红霉素：成人和儿童均 500mg（口服），每日 1 次，最好连用 7 天。

（3）贾第虫病　这种原虫感染常被误诊。持续大量水样、泡沫状大便。此时要考虑此种原虫感染（见第 15 章）。

替硝唑 2g，单剂量口服。或甲硝唑 400mg（口服），每日 3 次，共 7 天。儿童：30mg/（kg·d）（最大为 1.2g/d），作为单一的每日剂量，连续 3 天。

（4）沙门菌属肠炎　一般不建议使用抗生素，但如果腹泻严重或持续时间时较长，则应使用：

环丙沙星 500mg（口服），每日 2 次，连用 5 ～ 7 天。

或应用阿奇霉素 7 天。

注：沙门菌属是一种传染病，15 个月以下的婴幼儿有发生侵袭性沙门菌属感染的风险。

（5）阿米巴病（肠道）　请参见第 15 章。

甲硝唑 600 ～ 800mg，口服，每日 3 次，连用 6 ～ 10 天。加二氯尼特 500mg，口服，每日 3 次，连用 10 天。

（6）人芽囊原虫　此原虫的致病性尚有争议。此症只有严重时才给予治疗。常伴有接触不洁卫生环境（旅游、养宠物、接触水坝/池塘、牡蛎）。应用甲硝唑 7 天。应咨询有关专家建议。

3. 肠道特异性感染的治疗

（1）伤寒/副伤寒

请参见第 15 章。

环丙沙星每 12 小时 500mg，口服，共 7 ～ 10 天（如果口服治疗不能耐受可静脉注射）。

如果环丙沙星禁忌（如儿童）或不能耐受，则使用：

每日静脉注射头孢曲松钠 3g，直到培养和药敏试验结果出来。然后选择口服替代疗法（基于药敏情况）：

氯霉素 500 ～ 750mg（口服），每 6 小时 1 次，共 14 天。或复方磺胺甲噁唑（DS），每 12 小时 1 片，口服，共 14 天。或阿莫西林，每 6 小时 1g（口服），共 14 天。如病情严重：前 4 ～ 5 天，使用相同的药物和剂量，静脉注射治疗。

（2）霍乱　补液是关键。抗生素治疗可减少腹泻量和缩短持续时间。

多西环素 100mg，口服，每 12 小时 1 次，共 3 天或单剂量环丙沙星 1g，口服。

对于孕妇和儿童：

阿莫西林。儿童：每 6 小时 10mg/kg，可增至总量 250mg，口服，共 4 天。

十四、炎症性肠病

当一个年轻人有以下症状时应考虑炎症性肠病：

- 腹泻伴黏液性血便。
- 腹痛和发热。
- 全身症状包括体重减轻和不适。
- 腹腔外表现，如关节痛、腰背痛（脊柱）、眼部问题（虹膜睫状体炎）、肝病和皮肤病变（坏疽性脓皮病、结节性红斑）。

两个重要的病症是溃疡性结肠炎（UC）和克罗恩病，发病率相似，可发生于任何年龄，但发病高峰在 20 ～ 40 岁。

1. 溃疡性结肠炎

（1）临床表现

- 西方人群发病率高。
- 主要发生在青壮年（15 ～ 40 岁）。
- 高危因素：家族史、既往发作史、低纤维饮食。
- 反复发生稀烂便。
- 血便、黏液便或脓血便。
- 腹痛轻微或无腹痛。
- 较少见发热、全身不适和体重减轻。
- 病变始于直肠，逐渐向上蔓延，但只累及结肠，通常不会蔓延到回盲瓣。
- 7 ～ 10 年后癌变风险增加。

（2）主要的症状　腹泻伴血便。

（3）诊断

- 直肠乙状结肠镜检查：颗粒状的红色直肠炎伴接触性出血。
- 钡灌肠：具特征性改变。

（4）预后

- 在急性起病者有 5% 的死亡率。
- 症状反复发作者常见。

2. 克罗恩病　又名局限性肠炎、肉芽肿性结肠炎。原因不明，但与遗传因素有关。

（1）临床特点

- 年轻人（15 ～ 40 岁）反复出现腹泻。
- 血便和黏液便（较溃疡性结肠炎少见）。

- 腹部绞痛（肠绞痛）。
- 右髂窝疼痛（可与阑尾炎混淆）。
- 全身症状（如发热、消瘦、乏力、食欲缺乏、恶心）。
- 体征包括肛周疾病（如肛裂、肛瘘、坐骨直肠窝脓肿），口腔溃疡。
- 肠道方面：1/2 累及回结肠，1/4 局限于小肠，1/4 限于结肠。

（2）主要症状
- 腹部绞痛。

（3）诊断
- 乙状结肠镜检查："鹅卵石"外观（片状黏膜水肿）。
- 结肠镜检查：有助于与溃疡性结肠炎相区别。
- 内镜活检。

（4）预后：药物治疗和外科治疗效果均不优于对溃疡性结肠炎的治疗。

治疗原则
- 教育、支持治疗，包括团体支持。
- 在专家监督指导下治疗。
- 急性发作期的治疗取决于发作症状的严重程度和病变累及范围：
  — 轻度发作：门诊治疗。
  — 严重发作：住院治疗，注意纠正体液和电解质平衡紊乱。
- 饮食治疗：考虑高纤维饮食，但要保证足够的营养。
- 药物治疗（可以考虑以下方案）：
  — 5-氨基水杨酸衍生物（主要是对溃疡性结肠炎）：柳氮磺胺吡啶（主体）、奥沙拉秦、美沙拉嗪。
  — 皮质类激素（主要为急性病变）：口服、肠外、局部（直肠泡沫、栓剂或灌肠剂）。
  — 免疫抑制药物（如硫唑嘌呤、环孢素、甲氨蝶呤）和生物制剂（例如英夫利昔单抗）。
- 手术治疗：主要用于并发症的治疗。

十五、交替性腹泻和便秘

腹泻和便秘交替是不完全肠梗阻（结肠癌和结肠憩室病）和肠易激综合征的表现。

1. 肠易激综合征（IBS）[5, 9, 10]

（1）临床表现
- 通常发生在年轻女性（21～40岁）。
- 可发生于任何年龄或性别的人群。
- 可继发于胃肠炎/旅行者腹泻后。
- 腹部绞痛（脐周或髂窝部，图45.3）。
- 疼痛常在肛门排气或排便后缓解。
- 排便习惯改变（便秘更常见）。
- 腹泻通常在清晨加重，稀烂便，可呈爆发、紧迫性排便。
- 进食常可诱发排便。
- 有时大便呈羊屎样的小硬颗粒状或带状。
- 食欲缺乏、恶心（偶尔出现）。
- 腹胀、肠鸣。
- 常有疲劳。

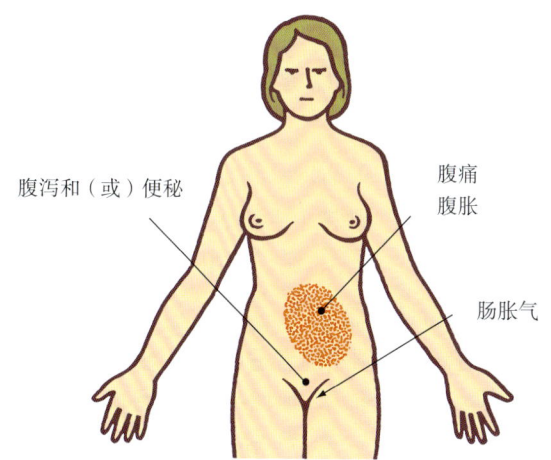

图 45.3 肠易激综合征的典型症状

IBS 的罗马 II 诊断标准如表 45.10。

表 45.10　肠易激综合征罗马 II 诊断标准* [10]

在过去的 12 个月内，患者有腹部不适或疼痛至少 12 周（不一定连续）。具有以下 3 个特点中的两个：
• 症状在排便后缓解，和（或）
• 发病与排便次数的变化有关，和（或）
• 发病与大便的外观性状变化有关（外观）
支持肠易激综合征诊断的症状：
• 排便次数异常（用于研究目的可被定义为：每天排便超过 3 次，每周排便少于 3 次）
• 大便形态异常（块状/硬或水样/糊状）
• 排便过程异常（紧张，紧迫感或排便不完全感，里急后重）
• 排黏液便
• 腹部饱胀感

*在没有结构或代谢异常的情况下解释症状

IBS 是一种排除性诊断。进行系统检查、相关辅助检验（全血检查、ESR 和粪便镜检或培养）和乙状结肠镜检查是必要的。

> **非 IBS 病的重要警示性信号**
> - 年龄＜40 岁
> - 病史＜6 个月
> - 发热
> - 体重下降或食欲缺乏
> - 直肠出血
> - 晚上疼痛醒来
> - 慢性腹泻 / 脂肪泻
> - 口腔溃疡
> - CRP、ESR 升高
> - 贫血
> - 肠癌家族史

乙状结肠注气可以诱发反复性肠易激综合征（IBS）的腹痛。

（2）**可能的相关病因** 肠道感染、刺激性食物（如辛辣的食物）、乳糖（牛奶）不耐受、低纤维饮食、高脂肪食物、滥用泻药、使用含可待因的镇痛药和抗生素，心理因素。

（3）**治疗** 必须给患者适当的安慰和相关教育、咨询，告诉患者这种疾病不会导致恶性肿瘤或炎症性肠病，也不会影响寿命。初始治疗的基础是简单的改善饮食习惯和非药物疗法。临床上已使用且证实可能有效的药物包括美贝维林、双环维林和薄荷油。腹泻发作时可以用洛哌丁胺 2mg，口服，每日 1～3 次。

（4）**建议患者进行些自助性调整** 患有 IBS 的任何患者，都应该尽量避免使症状加重的情况。如果您认识到生活中有压力，就应该尝试采取更加轻松的生活方式。可能要使您的生活态度中少些完美主义，以减轻压力。

尽量避免任何能造成症状加重的食物。您可能要戒烟酒，避免使用泻药和可待因（止痛药）类药物。每天高纤维饮食，喝 1.5～2L 的水可解决您的问题。

2. 憩室症 憩室疾病是结肠（90% 在降结肠）的一种疾病，与饮食中缺乏纤维有关。它通常是无症状的。

（1）**临床表现**
- 40 岁以上的中、老年人群多发。
- 随着年龄的增大，发病率升高。
- 西方 60 岁以上人群中 1/3 的人发病。
- 憩室病，通常无症状。
- 憩室炎——憩室感染可有症状（参见第 36 章相关内容）。
- 便秘或便秘 / 腹泻交替。
- 左下腹间歇性绞痛。
- 左下腹压痛。
- 直肠出血，可能是大量的。
- 可表现为急腹症或亚急性肠梗阻。
- 通常要 2～3 天后缓解。

（2）**憩室炎并发症**
- 脓肿。
- 穿孔。
- 腹膜炎。
- 肠梗阻（参见第 35 章相关内容）。
- 瘘形成。可形成膀胱瘘、阴道瘘。

（3）**辅助检查**
- WBC 和 ESR，提示是否有炎症。
- 乙状结肠镜检查。
- 钡灌肠。

（4）**治疗**
- 高纤维饮食通常有效。
- 避免便秘。

（5）**给患者的建议** 逐渐增加纤维的摄入，并给予足量流质（特别是水）可改善患者可能存在的各种症状，减少发生并发症的风险。其饮食应该包括：
- 谷类，如麦麸、碎小麦、牛奶什锦早餐或粥。
- 全麦和杂粮面包。
- 新鲜或炖熟的水果和蔬菜

可在炖煮过的水果或粥类食物中添加麦片，从每天 1 汤匙，逐渐增加至 3 汤匙。高纤维饮食在前几个星期可能使患者感到不舒服，但它可以很快缓解腹部不适。

十六、转诊时机

1. 儿童
- 3 个月以内的婴幼儿。

- 中度至重度脱水。
- 腹泻和呕吐的病因诊断不明，如呕血或血便、呕吐物中带胆汁、高热、毒血症、腹部体征提示阑尾炎或肠梗阻。
- 经治疗症状未能改善或恶化。
- 存在慢性疾病。

2. 成人
- 慢性腹泻或伴有便血。
- 任何需要结肠镜检查的患者。
- 贫血患者。
- 体重下降、腹部包块或高度怀疑有肿瘤的患者。
- 肛瘘患者。
- 贾第虫病治疗没有效果的患者。
- 感染溶组织内阿米巴。
- 长期无症状的伤寒或副伤寒携带者。
- 患者持续性夜间腹泻诊断。
- IBS 患者有显著的症状变化。
- 炎症性肠病，病情明显加重，且有并发症的患者。可能需要免疫抑制治疗。
- 溃疡性结肠炎发病病程持续超过 7 年的患者。需进行结肠镜筛查排除癌变。

实践要点

- 儿童尽量避免口服止泻药物。因其不但疗效不佳，还可能延长肠道恢复时间。
- 止吐药容易引起儿童异常反应，尤其是年龄较小和脱水的患儿。
- 急性腹泻多是自限性（持续 2～5 天）的。如果持续超过 7 天，则应行大便培养和显微镜检查。
- 如果腹泻伴发面部潮红或喘息发作相关，应考虑类癌综合征。
- 右季肋部复发性疼痛通常是肠易激综合征的特征（不是胆囊疾病）。
- 反复性右髂窝部疼痛更有可能为肠易激综合征（IBS）所致，比阑尾炎还多见。
- 谨防临床中将患者症状与检查资料进行的错误联系，或过早得出结论（例如由于钡餐检查中发现憩室，而匆忙断定其为患者症状的疾病原因）。
- 食用未加工熟的鸡肉是肠道细菌性感染的常见原因。
- 如果患者入院时腹泻，住院后自愈应考虑腹泻因酗酒导致。

参考文献

[1] Bolin T, Riordan SM. Acute and persistent diarrhoea. Current Therapeutics, 2001, May: 47–57.

[2] Sandler G, Fry J. Early Clinical Diagnosis. Lancaster: MTP Press, 1986: 25–30.

[3] Spicer J (Chair). Therapeutic Guidelines: Antibiotic (Version 13). Melbourne: Therapeutic Guidelines Ltd, 2006: 79–89.

[4] Dalton C. Foodborne illness: how to treat. Australian Doctor, 15 April: 2005, 39–46.

[5] Shenfield G (Chair). Therapeutic Guidelines: Gastrointestinal (Version 4). Melbourne: Therapeutic Guidelines Ltd, 2006: 119–164.

[6] Robinson MJ, Roberton DM. Practical paediatrics (5th edn). Edinburgh: Churchill Livingstone, 2003: 675–690.

[7] Oberklaid F. Management of gastroenteritis in children. In: The Australian Paediatric Review. Melbourne: Royal Children's Hospital, 1990: 1–2.

[8] Thomson K, Tey D, Mark M. Paediatric Handbook (8th edn). Oxford: Wiley-Blackwell, 2009: 343–344.

[9] Ellard K, Malcolm A. Irritable bowel syndrome. MedicalObserver, 30 March 2007: 29–32.

[10] Thompson WG, Longstreth G, Drossman DA, Heaton K, Irvine EJ, Muller-Lissner S. Functional bowel disorders and functional abdominal pain. In: Drossman DA, Corazziari E, Talley J, Thompson WG, Whitehead WE, eds, Rome II. The Functional Gastrointestinal Disorders. Diagnosis, Pathophysiology and Treatment: a Multinational Consensus (2nd edn). USA: Degnon Associates, 2000: 360.

第46章　精神疾病

> 一个人的感知出现障碍，他的整个灵魂都将是杂乱无章的。自然界中没有比这更羞辱的事情了。
>
> Joseph Addison（1672—1719）

意识障碍在全科医生工作中是一个复杂的管理难题，其原因可能是单一或几个异常精神状态的组合（表46.1）[1]。其原因一方面可能是器质性精神障碍，如长期隐匿性痴呆，或急性精神症状如谵妄（起病急骤）；另一方面可能是精神疾病，如恐慌症、躁狂症、抑郁症、精神分裂症。

临床表现多样，包括感知障碍和幻觉、定向力障碍、意识障碍、心境障碍如狂躁或抑郁、并发妄想的情感障碍和思维障碍。

表46.1　精神障碍的一般分类

器质性精神障碍
- 急性器质性脑综合征（谵妄）
- 慢性器质性脑综合征（痴呆）

物质滥用引起的精神障碍
- 中毒
- 药物依赖
- 戒断反应

精神分裂症

情绪障碍
- 重度抑郁症
- 双向情感障碍（躁郁症）
- 适应障碍与抑郁发作
- 心境恶劣

焦虑症
- 广泛性焦虑症
- 恐怖症
- 强迫症

创伤后应激障碍

幼儿精神障碍

其他障碍
- 产后抑郁
- 进食障碍
- 人格障碍
- 身体畸形恐惧症

一、重要资料与关注点

- 抑郁症影响15%年龄超过65岁的人群，症状与某些疾病类似，可使谵妄和痴呆等疾病表现复杂。
- 老年抑郁症患者有高度自杀风险。
- 注意寻找引起或加重谵妄的因素。
- 了解患者在家中的表现是评价他们的问题和支持系统的最佳途径，有机会发现接触某物、服药、饮酒等其他致病因素。
- 痴呆的诊断可能被忽视：苏格兰的一项研究表明，80%的痴呆患者未能为全科医生所诊断[2]。
- 有慢性脑综合征（痴呆）的患者在感染或用药后有急性脑综合征（谵妄）发作的风险。
- 应考虑处方开具的和非法的药物因素，包括严重的抗胆碱谵妄综合征。
- 痴呆的主要特点是记忆力受损。
- 谵妄的两个重要特征是思维障碍与注意障碍。

二、诊断方法

表46.2总结了精神障碍的诊断策略。

1. 可能的诊断　诊断取决于患者的年龄和临床表现。药物中毒或戒断反应、精神分裂症、严重的抑郁症，以及行为障碍是导致青少年急性精神障碍最可能的病因。

老人存在的意识障碍诊断必须明确的问题：

- 是否由4D（痴呆、谵妄、抑郁症、药物中毒）或其他因素引起？
- 如确诊为谵妄，是什么原因引发的？

65岁以上老人15%罹患抑郁症，对其他疾病产生干扰症状。

效果显著的处方药物有催眠药、镇静药、口服降糖药、抗高血压药、地高辛、抗组胺药、抗胆碱能药

表 46.2　精神障碍的诊断策略模型

问	可能的诊断：
答	4 D： • 痴呆（dementia） • 谵妄（delirium）（寻找原因） • 抑郁症（depression） • 药物（drugs）：中毒、撤药反应
问	不能忽视的严重疾病
答	心血管类 　• 脑血管意外 　• 心力衰竭 　• 心律失常 　• 急性冠状动脉综合征 瘤样病变 　• 脑瘤 　• 癌症（如肺癌） 严重感染 　• 败血症 　• HIV 感染 　• 感染性心内膜炎 低血糖 双相情感障碍 / 躁狂症 精神分裂症 焦虑 / 恐慌 硬膜下血肿
问	常被遗漏的疾病
答	毒品戒断征 水、电解质紊乱 老年性便秘 老年性尿潴留 低氧血症 老年性疼痛综合征 罕见疾病 　• 低钙血症 　• 肾衰竭 　• 肝衰竭 　• 朊病毒疾病
问	七种假象
答	

抑郁症	√√
糖尿病	√
药物	√√
贫血	√
甲状腺疾病	√
脊柱功能障碍	√（老年患者伴剧烈疼痛）
尿路感染	√

问	患者试图告诉我什么？
答	应考虑焦虑、抑郁、情感低落、适应障碍、严重的生活打击。

术语表

阿尔茨海默病　长期的老年及老年前期痴呆，脑部特征性病理退行性改变。

认知功能　知觉的心理功能，包括思维和记忆。"识记"的过程。

强迫　看似有目的重复动作，患者自知不合理，有抗拒但不得不进行，常有强迫观念。

错乱　时间，地点和人物的定向障碍，可伴随不安的意识状态（表 76.1）。

转换　无法接受的心理压抑转换为躯体症状。

谵妄　急性意识障碍，表现为认知或情绪异常。

妄想　异常的、不合逻辑的错误信念，在证明是错误的后依然坚持。

痴呆　后天、慢性、渐进的记忆力衰退，有智力和人格的改变。65 岁以下患者称早发性痴呆或早老性痴呆。老年性痴呆通常见于 80 岁以上患者。

分离　不愉快的记忆或情感从意识分离，埋入潜意识。

体相障碍　患者认为自己有明显的畸形或恐惧自己变为畸形。

感知障碍　脱离现实的幻觉。特征如下：
• 大多是幻听或幻视。
• 与客观事实背离。
• 患者无法自知为幻觉。
• 独立于意志。

错觉　人们观察物体时产生与实际不符的判断性视觉误差。

强迫意念　复发或持续的思维、图像或冲动进入脑海，努力排除无效。

躯体化　心理障碍转化为没有因果关系的躯体症状。

和抗精神病药物。

2. 不能忽视的严重疾病　有许多严重疾病，特别是与谵妄相关的，必须考虑到（表 46.3）。包括占位性病变（如脑肿瘤、硬膜下血肿）在内的脑病变，严重感染（全身或脑内），任何部位尤其是来自肺部、乳腺、肠、淋巴的恶性肿瘤。

突发谵妄可能会伴发心绞痛、心肌梗死或脑血管意外。20% 的谵妄患者有潜在的心脏病[3]。

3. 常被遗漏的疾病　有很多情况易被漏诊，尤其是药物中毒和戒断反应。对老年患者应考虑水电平衡紊乱，如脱水、低钾血症、低钠血症和低钙血症导致的精神错乱。胃肠疾病如便秘、失禁等也可引起精神障碍。

表 46.3 谵妄的常见原因（每组的典型例子）

药物中毒及药物过敏
抗胆碱能药物
抗抑郁药
镇静药
酒精
阿片类药物

药物滥用和成瘾
酒精
阿片类药物
苯丙胺类
大麻
镇静药和抗焦虑药

感染
特定：尿路、下呼吸道（如肺炎）、中耳炎、蜂窝织炎
颅内：脑膜炎、脑炎
系统：感染性心内膜炎、败血症、HIV、其他病毒感染、疟疾

代谢紊乱
尿毒症、肝功能衰竭、电解质紊乱、脱水

内分泌紊乱
糖尿病酮症、低血糖、甲状腺功能减退症或甲状腺功能亢进症

营养不良与维生素缺乏
复合维生素 B 缺少（特别是维生素 B_6、B_{12}）、韦尼克脑病

低氧
呼吸衰竭、心力衰竭、贫血

心血管类
心肌梗死

颅脑损伤
癫痫发作

其他原因
疼痛（例如带状疱疹）
情绪烦躁
环境变化
围术期
粪便嵌塞
尿潴留

4. 七种假象 以下症状会干扰诊断，尤见于中老年患者：

- 抑郁症："假性痴呆"。
- 药物：中毒或戒断反应（表 46.4）。
- 糖尿病：2 型糖尿病可能有低血糖发作。
- 贫血：往往是自身未知的或慢性失血。
- 甲状腺疾病：甲状腺功能亢进症（甲亢）和甲状腺功能减退症（甲减）都能引起精神障碍，黏液性水肿可被阿托品复合药诱发。
- 尿路感染：20%出现幻觉或错觉。
- 脊柱功能障碍：剧烈疼痛综合征，如坐骨神经痛。

5. 精神因素 除了焦虑、抑郁、躁狂症和精神分裂症外，相对简单和敏感的社会问题，如孤独、无聊、社会环境不安、金融危机或类似的因素都可以引发混乱状态。

三、临床方法

1. 病史 拉近与焦虑不安或意识障碍患者的距离很重要，可采用温情的握手或令人安心的拍肩、拍背等动作。患者亲属或目击者对其行为的详细叙述是病史询问的关键所在。

当与患者沟通时，语速要轻慢（避免喊叫），面向患者并保持目光接触。过去的经历和最近的心理变

表 46.4 可引起谵妄的处方药

抗胆碱能药物
- 抗帕金森病药（如苯扎托品）
- 三环类抗抑郁药

镇静催眠药
- 强镇静药（如氯丙嗪）
- 弱镇静药（如地西泮）
- 催眠药
- 锂

抗癫痫药

1、2 型抗组胺药

抗高血压药

皮质激素

强心药：
- 地高辛
- 利尿剂
- β 受体拮抗药

阿片类药物

拟交感神经药

化是重要的特征，其中包括近期的丧亲之痛、家人的事故和环境的变化。寻找抑郁症诊断依据，注意任何器质性症状，如咳嗽、便秘等。

2. 精神状态检查 最常用的临床筛查问卷是由 Kahn 及其同事编制的"精神状态问卷"[4]，其中包括 10 个简单的问题。

① 这是什么地方？
② 你现在在哪个城市？
③ 今年是哪一年呢？
④ 现在是几月份？
⑤ 今天的日期什么？
⑥ 你是哪一年出生的？
⑦ 你的生日是什么时候？
⑧ 你多大了？
⑨ 现在谁是总理 / 总统？
⑩ 前总理 / 总统是谁？

（说明：9～10，正常。8～9，轻度受损。≤ 7，糊涂 / 疯狂）。

其他 MMSE 量表见第 8 章。

如果患者心理功能正常，可对其询问有关抑郁症状的问题，例如：

- 觉得未来有希望吗？
- 在期待什么吗？
- 认为值得活下去吗？
- 有没有想过结束生命？

3. 体格检查 在任何时候都应当注意患者的一般举止、衣着和身体特征。评估患者的视、听、说、思维能力、服从性、站立和行走能力。感知障碍会引起意识混乱。

寻找是否有酗酒、帕金森病和甲状腺功能减退症等病史。

检查神经系统并考虑硬膜下血肿的可能性，这会引起记忆功能减退。

进行直肠检查以排除粪便嵌塞、黑便、癌症和前列腺肥大（男性患者），同时检查膀胱以排除慢性尿潴留。

4. 辅助检查 不明原因的狂躁或痴呆的辅助检查如下：

- 尿液分析和显微镜检查。
- 血尿培养。
- 总细胞数和白细胞分类计数，红细胞沉降率。
- 血糖。
- 尿素、肌酐和电解质。
- 钙和磷酸盐。
- 维生素 D。
- 甲状腺功能检查。
- 肝功能试验。
- 血清维生素 B_{12} 和叶酸水平。
- ECG / 肌钙蛋白（急性冠脉综合征）。
- 胸片。
- 脑 CT 扫描。
- 梅毒血清学。
- 艾滋病。
- 动脉血气分析。

四、急性精神障碍患者的管理

谵妄或精神病患者由于偏执和高防御性，会表现出暴力性攻击并伤害自己、朋友、家人、医疗人员等行为。

危险度应根据患者既往临床表现（尤其是以前的危险行为）、年龄和性别、最近的压力事件、受害者的反应、体质、可能的凶器、躁狂程度和应对方式来评估。患者可能处于某种试图逃离的急性精神状态或警觉状态。应该强调的是，最暴力的人不一定是精神病患者。

大多数情况下患者需要静脉注射用药（理想的静脉注射会非常困难和危险），经常被误解为物理攻击。可能无法在给予注射之前作出诊断。

1. 管理方法

- 评估环境，避免进入患者的空间，直到病情得到控制。
- 冷静应对。平静地沟通。
- 牢记自己的任务。
- 试图轻轻安抚不安的患者。
- 确保所有人员的安全，在自己没有危险的情况下尝试救援。
- 足够数量（至少 6 名）的工作人员陪同，4 位人员固定四肢，1 位人员固定头部，1 位人员辅助药物。
- 应将患者俯卧位放在地板上。

2. 镇静药应用原则

- 尽可能使用安全的用药方案（即口服优先于肠外，但往往无法达到目的）。静脉给药须具有最低安全保障。
- 胃肠外给药应限于严重躁狂患者。
- 在给镇静药期间与之后密切监测生命体征。
- 避免肌内注射地西泮，因为吸收差。
- 静脉注射咪达唑仑有呼吸抑制的风险。
- 合并呼吸功能不全的患者禁用苯二氮䓬类，可用氟哌啶醇替代。
- 心肺复苏后重复使用镇静药物（尤其是苯二氮䓬类）时，须密集监测。

监控以下不良反应

- 呼吸抑制。
- 低血压。
- 异常反应，包括窒息。
- 精神药物性恶性综合征。

3. 治疗要点[1, 5]

紧急医疗处置最适当的方式是采取静脉给药途径，因为经该途径给药可以通过滴定的过程达到所希望的镇静程度，且能达到更加迅速起效的作用。

（1）**静脉用药** 地西泮、咪达唑仑：每次增加 2.5～5mg，静脉注射，每 3～4 分钟重复 1 次，至所需的镇静水平。最大量为 20～30mg，如有需要，在专家指导下进行进一步注射治疗。

（2）**肌内注射（如需要）** 咪达唑仑 10～15mg，肌内注射。

氟哌利多 5～10mg，肌内注射（有苯二氮䓬类过敏史者）。

氟哌啶醇 5～10mg，肌内注射。

如有需要可每隔 15～30 分钟重复注射。氟哌利多比氟哌啶醇镇静作用更强。苯扎托品 2mg 肌内注射，可致喉肌张力障碍，虽然罕见但可以致命，这一点应谨记。

4. 病因查找

确定可能的原因，如：

- 急性器质性脑综合征：中毒，感染。
- 酒精或药物：中毒，戒断反应。
- 狂躁。
- 重度抑郁。
- 精神分裂症。
- 严重恐慌。

五、急性器质性脑综合征（谵妄）

急性脑器质性综合征包括：

- 谵妄。
- 急性精神障碍。
- 中毒性精神障碍。
- 精神错乱。
- 急性脑综合征。

1. 临床特点

（1）**主要临床特点**

- 意识障碍。
- 定向障碍。
- 注意障碍。
- 记忆障碍。
- 球形认知障碍——发作超过数天或数小时。

谵妄的诊断标准 DSM-Ⅳ

诊断谵妄需要的证据：

A 有意识障碍
B 认知的改变：
- 知觉障碍
- 语无伦次
- 迷失方向
- 记忆障碍

C 短时间内出现大量临床症状
D 有引起谵妄的病因

（2）**其他临床特点**

- 患者通常是老年人。
- 严重焦虑和躁动，但由于功能减退（通常是由于代谢紊乱），表现出嗜睡、昏迷。
- 行为和情绪波动异常。
- 可出现精神疾病症状。
- 妄想通常是暂时的。
- 夜间加重，可能由镇静药引起。
- 幻视是酒精戒断的特征。
- 袭击他人（罕见）。

注意寻找原因，表 46.3 中列举了一些常见因素。

- 大多数是由于感染（尿路、肺部或耳朵）。
- 处方药物。

（3）**抗胆碱能谵妄** 仔细考虑此项病因（服用药物具有抗胆碱能性的或其他不良反应）。症状包括多动、明显的思维障碍、生动的幻视和异常行为。

（4）**谵妄的鉴别诊断** 在早期阶段，症状类似于各种精神疾病，包括焦虑、抑郁、各种幻觉状态、轻躁狂、精神分裂症（罕见）、极端躁狂状态、躁狂发作、痴呆。考虑耳聋的可能性。谵妄发作常见于医院。

2. **辅助检查** 参见本章"临床方法"下述的各项检查内容。

3. **治疗**

（1）治疗原则
- 急性谵妄需要紧急处理。
- 改善水电平衡紊乱，提供营养支持。
- 考虑酒精戒断。硫胺素可能引发谵妄。
- 寻找有关环境因素（如寒冷、夜光灯、方向、在场的朋友和亲戚）。

（2）药物治疗

当存在焦虑、攻击或精神病性症状时使用药物。

针对精神病性行为：

氟哌啶醇 1～5mg（口服），酌情加减。

奥氮平 2.5～10mg（口服），每日 1 次或 2 次。

对症状严重者应注射给药，用苯托品 2mg 口服或肌内注射。

氟哌啶醇单剂量 2.5～5mg 肌内注射。

氟哌利多单剂量 5～10mg 肌内注射（镇静作用更强）。

抗胆碱能性抗谵妄药物：

盐酸他克林 15～30mg 缓慢静脉注射（酌情加减用量）。

注意：
- 避免苯二氮䓬类药物，尤其是儿童和合并呼吸功能不全的患者。
- 必要时给予镇痛药。
- 对于年老体弱患者应使用低剂量药物注射。

六、痴呆（慢性器质性脑综合征）

痴呆是中老年患者应考虑的重要诊断。痴呆的诊断标准列于表 8.4，第 8 章详细阐述了痴呆的相关内容。

痴呆的主要特点是记忆障碍，尤其是最近的记忆，患者记不住前几小时（或者甚至上一瞬间）发生的事，但却可能清晰记住过去发生的事。

痴呆患者往往会在病程后期出现更严重的行为变化。然而，这或许是一些疾病引起的并发症，例如感染、精神障碍或者药物中毒。这些症状包括：
- 怪异行为。
- 幻觉（罕见）。
- 偏执妄想。

如果性格突然变得急躁，可能为谵妄。

老年痴呆症——阿尔茨海默病型

主要特点如下：
- 常发病于 55～56 岁。
- 症状不明显。
- 早期短期记忆力丧失。
- 智力逐渐下降。
- 存活期 5～10 年。
- 唐氏综合征患者较为多发。

（1）**鉴别诊断** 共两种方法，包括总结在表 46.5 中的记忆和行为紊乱的典型症状，以及列在表 8.7 中的罕见症状。最重要的鉴别诊断应该是由严重抑郁症引起的假性痴呆。

表 46.5 痴呆的鉴别诊断

D	谵妄
	药物（中毒）
E	情绪障碍 = 抑郁
	内分泌 = 甲状腺
M	记忆 = 良性健忘
E	有选择性的 = 焦虑症/神经症
N	神经系统
	• 脑血管病
	• 头部外伤
T	毒性
	• 药物及给药方法
	• 代谢疾病
I	智力——低或迟钝
A	遗忘症——Korsakov 综合征
S	精神分裂症（慢性）

引自：McLean.[6]

表 46.6 总结了精神分裂症和老年痴呆症的鉴别。

由于存在很多可逆性病因，因此，力争寻求痴呆的可能原因。特别重要的是，需排除与痴呆相似的精神性疾病。

（2）**治疗** 参见第 47 章相关内容。

控制精神症状或异常行为：

利培酮 0.5～2mg/d 或奥氮平 2.5～10mg/d，分 1 次或 2 次服用。

控制焦虑和躁狂：

奥沙西泮 15mg（口服），1～4 次/天。间隔 2 周以上可使用苯二氮䓬类药物。

表 46.6 精神分裂症与痴呆的比较

表现	痴呆	精神分裂症
发作	中年或老年	年轻
记忆力	通常受损	通常不受影响
妄想	罕见	频繁
幻觉	罕见	频繁
思维扩散	从不	频繁

七、急性精神病

急性精神病是精神状态的急骤改变，出现典型的精神病性症状，如妄想、幻觉、情绪障碍和行为怪异[7]。

急性精神病分类见表 46.7。

表 46.7 急性精神病的分类[7]

功能性精神病
- 精神分裂症
- 情感性分裂症（精神分裂症的核心症状 + 情绪症状）
- 双相情感障碍（抑郁 + 躁狂）

药物性精神病

器质性精神病

其他
- 妄想症（偏执型精神病）
- 短时精神病
- 二联性精神病（精神病同时出现在两个关系密切的人中）

早期症状诊断

早期识别精神病，特别是精神分裂症是极其重要的，早期干预可改善预后。早期症状包括：
- 社交退缩。
- 注意力下降。
- 生活动力降低。
- 抑郁。
- 焦虑。
- 烦躁、激动。
- 多疑。
- 睡眠障碍。
- 角色失调。

表 46.8 列出了与诊断精神病相关的问题。

表 46.8 引出精神病症状的问题

焦虑	有没有感到特别紧张或害怕？有没有感到紧张和不稳定，或有心悸？
恶劣心境	最近有没有感到悲伤或失望，还能像从前一样享受生活吗？
心境高涨	自我感觉比平时更好吗？生活是否比平时更快乐充实？
幻听	听到有人跟你说话了吗，即使没有人在附近？
思维插入	有没有觉得某种思想进入你的头脑？有心灵感应吗？
思维剥夺	有没有被外界的力量掠夺走了的想法？
思维播散	有没有觉得其他人都知道了你的想法？
思维回响	是否曾经有过想法有回应的声音或得到人们的呼应？
影响妄想	是否觉得处于某种外力的控制或影响下？
关系妄想	是否觉得电视上某些节目与你有关？
被害妄想	是否觉得你正在被特殊对待？是否有针对你的阴谋？
夸大妄想	觉得自己很特别，有不同寻常的能力或权力吗？
自罪妄想	相信自己犯罪了或是做了该受惩罚的事情吗？

经允许后引用。[7]

八、精神分裂症及其相关症状

术语"精神分裂症"是指以情感、语言、认知、思维障碍和意志活动受损为特点的一组严重精神疾病。原因尚不明确，但被认为与遗传和吸毒有关。

1. 精神分裂症的症状和体征

- 阳性
— 妄想。
— 幻觉。
— 思维障碍。
— 无组织的言论和行为。

- 阴性
— 负面情绪。
— 思维贫乏。
— 动力不足。
— 社交退缩。
— 寡言少语。

- 认知

— 注意障碍。

— 记忆障碍。

— 执行功能（例如计划）受损。

— 自知力丧失

• 情绪

— 躁狂症（严重的）。

— 抑郁症。

其他特征包括：

• 怪异行为。

• 紧张、焦虑或抑郁。

• 社会功能受损。

• 发病高峰在15～25岁和40岁左右[8]。

• 任何年龄阶段均可能发病。

• 发病率无性别差异。

• 高自杀风险。

2. 鉴别诊断 需排除器质性因素，尤其是药物中毒。

• 苯丙胺（安非他明）。

• 致幻剂（如麦角酸二乙胺）。

• 大麻。

• 谵妄、痴呆。

精神病与谵妄、痴呆的区别见表46.9。

表46.9 谵妄、痴呆和急性精神病的临床特征比较[8]

特点	谵妄	痴呆	急性精神病
发病	快	慢、隐匿	快
持续时间	几小时至数周	数月至数年	取决于治疗
24小时变化	朝轻暮重	无变化	无变化
意识	迟缓	警觉	警觉
感知	常有，尤其是视觉	罕见	可有
幻觉	常有，多有幻视和幻听	罕见	常见，多为幻听
注意力	丧失	正常或受损	变化大，可能受损
言语	变化大、可有含糊不清	很难发现正确的叙述	变化大：正常、快速或缓慢
器质性疾病或药物中毒	存在1种或两者都存在	常不存在	常不存在

3. 治疗 药物治疗是治疗方案的一部分。

向家属提供适当的解释和安慰。

向患者和家属提供支持服务显然是必不可少的。支持性心理治疗在各个阶段都极为重要。这种疾病通常对家庭造成毁灭性的影响，用团队方式来应对障碍是必要的。可酌情转诊至专科治疗。

（1）急性期

• 通常需要住院治疗。

• 应使用药物治疗。

药物治疗包括使用第一代（典型性）抗精神病药物，如氟哌啶醇和氯丙嗪，可有效抑制阳性症状；或第二代（非典型）抗精神病药物，如利培酮、奥氮平、喹硫平、氯氮平、阿立哌唑及氨磺必利，对阴性和其他症状有改善作用[9]。

通常先使用第二代抗精神病药物，剂量和滴定速度由低到高，疗效最优。

① 使用口服药物时，其一线治疗为下列中的一种，从起始剂量用起[10]：

氨磺必利100mg，每日2次。

阿立哌唑10mg，每日1次。

奥氮平5～10mg，夜间服用。

帕潘立酮3mg，每日1次。

喹硫平50mg，每日2次；逐渐增加剂量至200mg，每日2次（到第5天时）。

利培酮1mg，每日2次，逐渐增加剂量至2mg。

齐拉西酮40mg，每日2次，逐渐增加剂量至80mg。

如未能缓解，3周后增量。

剂量应参考专科医生处方。

如不见效，4～6周后考虑换药：

• 另一类可选方案（如前述）。

或

• 第一代抗精神病药物，如：

氯丙嗪200mg，每日1次，逐渐增加剂量至500mg。

氟哌啶醇1.5mg，每日1次，逐渐增加剂量至7.5mg。

三氟拉嗪2～5mg，每日2次。

② 需静脉用药时：氟哌啶醇最初2.5～10mg静脉或肌内注射，可根据病情在24小时后增至20mg；苯托托品1～2mg（口服），每日2次（避免排斥反应）。或珠氯噻醇醋酸酯肌内注射，单次剂量50～150mg。如出现肌张力障碍反应：苯扎托品

1～2mg静脉注射或肌内注射。

如出现躁狂：地西泮5～10mg（口服）逐渐加到40mg/d，或5～10mg静脉注射。

（2）**慢性期** 建议长期服用抗精神病药预防复发。

- 口服药物治疗方案举例：

奥氮平10～20mg（口服），每晚1次。

或

利培酮1～2mg（口服），每日2次。

或

喹硫平150mg（口服），每日2次。

- 在保证效果时尽可能减少药量。
- 由于光敏性反应，不建议长期使用氯丙嗪。
- 使用长效制剂：

癸氟奋乃静12.5mg，肌内注射，然后12.5～50mg，每2～4周1次。

或癸酸氟哌啶醇50mg，肌内注射，然后50～200mg，每4周1次。

或氟哌噻吨癸酸酯10mg，肌内注射，然后20～40mg，每2～4周1次。

或珠氯噻醇100mg，肌内注射，然后滴定至每2～4周200～400mg。

准备工作：

- 开始时使用试验剂量（或首剂半量）。
- 可能需要2～4个月达到稳定效应，因此可能有必要加服补充剂。
- 不一定和口服治疗等效。
- 在臀部肌内注射时用21号针头。
- 用尽可能低的剂量，以避免迟发性运动障碍。
- 至少每3个月重新评估1次。
- 密切监测患者的运动障碍。

（3）**耐药性精神分裂症** 考虑其他原因（如药物滥用）。对于表现过于兴奋的患者，尤其是紧张型精神分裂症患者，电休克疗法有一定的作用。可以试用氯氮平（300～600mg/d），并严密监测血液变化，或使用奥氮平（5～20mg/d）。

4. 治疗运动障碍的抗精神病药物

（1）**急性肌张力障碍**

- 表情怪异，肌肉痉挛影响面部、颈部、舌及躯干。
- 眼动危象、角弓反张和喉痉挛。

治疗：苯扎托品1～2mg，静脉注射或肌内注射。

（2）**静坐不能**

- 脚和腿不自觉抖动。
- 通常在治疗后发病。

治疗：

- 减少药量，直至该症减轻或用硫利达嗪替代。
- 可口服普萘洛尔（心得安）、地西泮或苯扎托品作为短期措施。

（3）**帕金森病**

- 在治疗早期发生。
- 可与药物引起的抑郁症相混淆。

治疗：

- 使用较低剂量吩噻嗪，或换一种吩噻嗪类药。
- 可使用苯扎托品或苯海索。

（4）**迟发性运动障碍** 迟发性运动障碍表现为面部、口、舌、躯干和四肢异常的不自主运动综合征。本病是长期使用抗精神病药的不良反应之一，通常在开始治疗和停药后几个月或几年出现。

应与下述疾病进行鉴别：

- 自发性面部运动障碍。
- 老年运动障碍。
- 不合适的义齿。
- 神经紊乱引起的震颤、舞蹈病。

不存在对迟发性运动障碍的特定治疗。必须权衡持续治疗的风险和获益。

注：由于迟发性运动障碍难以避免，所以抗精神病药物应该尽可能小剂量应用。必要时还要规律检测及调整。

（5）**抗精神病药恶性综合征** 这是一种潜在的致命的不良反应，可发生在任何时间。通常在用药数小时至数天后出现。

症状：高热、肌肉强直、意识障碍。可发生轻微变异（参见第54章相关内容）。

治疗

- 停止用药。
- 保证充足的水分与补液。
- 如果危及生命：溴隐亭2.5mg，每日2次，逐渐增加至5mg，每日3次。以及丹曲林50mg静脉注射，12小时1次，最多7次。
- 转诊至专科医生治疗。

（6）**心功能不全** 各种治疗精神病的药物，特别是吩噻嗪类，有易致 QT 间期延长与严重后果的潜在不良作用。

九、双相情感障碍

心境障碍分为抑郁症和双相情感障碍。双相情感障碍心境波动（躁郁症）机制如图 46.1 所示。人群发病率为 1%～2%。躁狂症可突然发作。

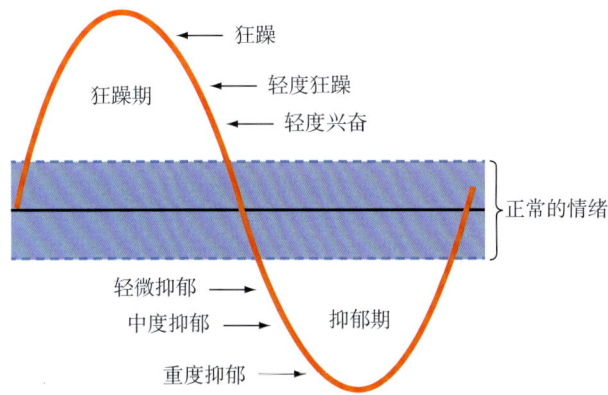

图 46.1 双相情感障碍可能的心境波动

1. 躁狂症的主要临床特点
- 急性情绪高涨。
- 语速增快。
- 兴奋。
- 大量快速地涌现想法。
- 活动增加。
- 睡眠减少。

其他表现有：
- 夸张想法，有时出现偏执。
- 鲁莽行为，超支消费。
- 草率决定（例如匆忙辞职、离婚）。
- 判断力受损。
- 性欲提高。
- 洞察力下降。
- 可出现精神病性症状，如偏执、妄想、幻听。

注：发病高峰在成年早期，有较强的遗传基础，发作可被应激引发。

轻症躁狂是指躁狂症状不严重且持续时间较短。

2. 急性躁狂症的治疗
（1）**住院治疗**
- 保护其他患者和家属。
- 通常是非自愿入院。

（2）**药物治疗**[11, 12] 基础治疗是心境稳定剂，如碳酸锂、丙戊酸钠、卡马西平。

① 合作的患者：碳酸锂 250～1 000mg（口服），每日 1 次。
- 这是初始剂量。
- 每日分 2 次给药，持续 2 周。
- 每天可以增加 250～500mg。监测血浆药物浓度。
- 治疗剂量血药浓度 0.8～1.4mmol/L。
- 每日所需的剂量通常为 1 000～2 500mg。
- 老年患者可能需要减少剂量。

或（如果不能耐受或发作周期短）
可以选择丙戊酸钠，每日 400～800mg（口服）：
- 分 2 次给药。
- 每 2～3 天逐步加量。
- 7 天后检查血浆。
- 有效药物浓度为 350～700μmol/L。

或者选择：
卡马西平 200～400mg（口服）。
- 给药方式同上。
- 有效药物浓度为 20～50μmol/L。

或（第二代抗精神病药物，如奥氮平）
5～20mg/d（口服），夜间单次或分 2 次给药。

② 不合作的患者或伴有狂躁行为者：氟哌啶醇 10～20mg（口服），单剂量应用。
- 可以根据反应重复使用，每日最大剂量 40mg。
- 使用最小剂量控制症状。
- 有发生迟发性运动障碍的风险。

如果需要注射抗精神病药：
氟哌啶醇 5～20mg 肌内或静脉注射。
或
氟哌利多 5～10mg 肌内注射（镇静作用更好）。
- 如有必要，15～30 分钟后重复注射。
- 尽快改为口服药物。

注：苯二氮䓬类药物（如地西泮）可以和锂剂及抗癫痫药合用。

如果对药物治疗没有反应可以考虑电休克疗法。

（3）**维持治疗**
- 碳酸锂可维持应用 6 个月。如果不能耐受或无效，可以使用卡马西平或丙戊酸钠等抗癫痫药。用最小剂量和最短时间控制症状。达到治疗浓度后，每1～3个月检测1次锂水平。

- 抗癫痫药物在发作频繁（每年4次或更多）的患者更有效。
- 提供支持性心理治疗和适当的心理干预。

（4）双相情感障碍的预防

（超过90%的患者会复发，如果在过去的4年中躁狂或抑郁发作两次或两次以上，考虑使用药物治疗）

- 长期（例如3～5年）使用锂剂。血浆药物浓度通常维持在0.6～0.8mmol/L[13]。

美国的一项研究推荐将锂剂作为心境稳定剂。

- 如果反应差，使用卡马西平或丙戊酸钠。
- 锂剂的不良反应有小震颤、肌肉无力、体重增加、胃肠道症状。
- 与抗癫痫药物合用时应根据临床反应和毒性反应调整剂量。

（5）双相情感障碍的治疗[10,14] 治疗相对困难，不应单独使用抗抑郁药。许多心境稳定药有双峰（抗抑郁和抗狂躁）效果，可以联合经典抗抑郁药使用。

推荐方案：锂制剂、丙戊酸钠、卡马西平、拉莫三嗪、奥氮平或喹硫平，加上1种抗抑郁药（如SSRI、SNRI或MAOI）。

抗抑郁药通常需要在两个月内撤药，以免加重躁狂症状。

电休克疗法与认知行为疗法、心理教育等心理治疗一样，已被证实有效。

十、身体畸形恐惧症

身体畸形恐惧症的特点是身体外表的某些方面是异常的、难看或畸形的。患者通常有不符合实际的担忧和困扰，有明显的功能损伤。这种情况很少直接出现，可能在皮肤科和整形科就诊的患者中稍多见。常于儿童晚期或青春期早期发病。患者关注的焦点多在面部、头或第二性征。

患者可以通过心理咨询和心理治疗包括CBT自我缓解。如果症状显示出强迫性可用SSRI辅助诊断。抗精神病药可能有助于有妄想症或精神病性障碍背景的患者。

十一、抑郁症

抑郁症很常见，其严重程度轻重不一。在"精神障碍"中，抑郁可能与痴呆或精神病混淆，尤其是存在以下表现时：

- 躁动。
- 精神运动障碍。
- 妄想。
- 幻觉。

评估

需要明确下述问题：

- 抑郁是自发的吗（即不是继发于其他精神状况如精神分裂症或焦虑障碍）？
- 是否为双相情感障碍抑郁发作？之前是否有躁狂或轻度躁狂发作？如果有过，则需要另外一种不同的治疗方法。
- 抑郁症是否由其他疾病或物理因素引起（如甲状腺功能减退症、脑血管疾病或药物）？
- 是否为精神病患者？
- 患者有自杀风险吗？

抑郁症的治疗见第20章。

十二、应用精神活性物质导致的障碍

了解精神活性药物的作用，尤其是其毒副反应对全科医生来说十分重要。应用精神作用物质所致精神障碍是精神行为障碍的鉴别诊断的一个重要组成。以下所述药物可引起这些反应。

1. **酒精** 中毒和戒断反应，包括震颤性谵妄，将在第122章概述。突然撤药会引起的一些症状，包括震颤、焦虑和烦躁不安（沮丧），甚至引发震颤性谵妄。亦可能有癫痫发作。

2. **巴比妥类药物依赖** 耐受和易出现戒断症状是此类药物的主要特征。巴比妥类药物戒断是非常严重、危及生命的问题，可能见于老年人或长期服用镇静催眠药的人。具体症状包括焦虑、震颤、极度烦躁、抽搐、癫痫发作和谵妄。

治疗

住院并逐渐停药，患者可换用苯巴比妥或地西泮。苯巴比妥120mg（口服），按小时口服直到达到镇静效果。

或

苯巴比妥 30mg 加短效巴比妥盐 100mg，10～14 天，然后逐渐减少剂量。

或

地西泮 20～40mg/d，口服，10～14 天间逐渐减少剂量。

3. 苯二氮䓬类药物依赖　患者的戒断症状包括焦虑、烦躁、易怒、心悸、肌肉酸痛，谵妄和癫痫发作罕见。半衰期越短依赖性越强。

撤药时可以在指导下逐渐减量，并辅以放松方法和行为策略，以帮助患者应对失眠和焦虑。

请参考第 22 章"阿片类药物依赖的影响、兴奋剂的滥用、滥用迷幻剂和大麻的使用和依赖"等相关内容。

十三、童年和青春期的精神疾病

以下症状发生时必须认真对待，特别是在第二个十年，自杀的风险极高。在第 85 章有详细介绍。

1. 注意缺陷与多动障碍

临床特点

- 注意力不集中。
- 注意力分散。
- 过度活动。
- 冲动。
- 反社会行为。

2. 抑郁　重度抑郁症诊断标准同成年。如果存在自杀意念需认真考虑并严肃对待。丙咪嗪是首选药物。

3. 双相情感障碍　青春期前很少出现。青少年可能会出现（罕见）躁狂或轻度躁狂症状。

4. 精神分裂症及相关疾病　青春期前精神分裂症罕见。诊断标准与成人相似：

- 妄想。
- 思维障碍。
- 幻觉。
- 症状持续超过 6 个月。

5. 孤独症　攻击性和易激惹是重要的诊断标准，特别是在青春期。

6. 抽动秽语综合征　行为异常是该疾病表现的一部分，需要有经验的专家加以辨别。

7. 强迫症　约 1/3 的患者在 5～15 岁发病。

十四、暴力和危险

暴力倾向被定义为对他人造成躯体损伤或持续性精神损伤的倾向。在"精神疾病"这一章节中是指"实施暴力犯罪的相对可能性"[15]。

暴力倾向不仅仅和精神疾病有关，有趣的是，大多数有暴力倾向的人未被诊断为精神病。此病个体差异较大，往往与特定的情境因素有关。很难预测到暴力行为的出现。

已经确定的危险因素如下：

- 精神分裂症，包括：老年男性偏执型精神分裂症；年轻的男性容易产生暴力的行为和冲动，多由于幻觉诱发。
- 嫉妒妄想：与外遇相关。
- 反社会型人格障碍。
- 心境障碍：暴力倾向，通常与抑郁症（躁狂通常很少）相关；已婚妇女重度抑郁症（对儿童的暴力）；抑郁症患者的自杀行为。
- 发作控制不良综合征（类似于间歇性暴发性精神障碍）。
- 智力障碍与人格障碍、行为障碍同时存在。
- 酗酒或酒精依赖。
- 苯丙胺或苯二氮䓬类药物滥用。

从治疗的角度来看，杀人的倾向必须引起高度重视。

十五、自杀和自杀企图

自杀和自杀企图相关内容见第 20 章。精神障碍患者自杀风险高于他杀。识别老年抑郁症相关的自杀风险很重要。

1. 相关资料[16]

- 超过 90% 的自杀者没有潜在的慢性疾病，但是大部分人在自杀当时存在严重的抑郁状态。
- 在澳大利亚，自杀是 11～25 岁人群死亡的第二常见原因。最小的自杀者只有 5 岁。
- 那些谈论自杀的人可能之后会做出尝试。
- 大约半数的自杀者会在生命的最后一个月就诊。
- 80%～90% 自杀者会向家人、朋友或医生发出明确或细微的提示。

- 没有证据表明询问患者的自杀意念会引发自杀行为。
- 在澳大利亚和其他西方国家,医生有较高的自杀率。

2. **自杀风险**[17]　Blumenthal 重叠模型列出 5 组危险因素(图 46.2):

(1) **精神障碍**
- 成人情感障碍和酗酒。
- 精神分裂症。
- 年轻人抑郁和行为障碍。

(2) **人格特质**
- 冲动性和攻击性。

(3) **环境和心理因素**
- 社会支持贫乏。
- 慢性疾病(如艾滋病)。
- 重大损失。

(4) **家族史和遗传(先天和后天)**
- 家族竞争。

- 特殊种族监禁。

(5) **生物因素**
- 可能有血清素缺乏。

3. **自杀企图**　自杀企图是指萌发了自杀念头,并开始了自杀准备。在很多情况下,患者企图自杀其实是想吸引他人注意力,是在"求助"。患者出院后,全科医生给患者及家属提供有力的支持十分重要,但最好是与精神疾病专家或咨询机构保持联系。首先要安排经常性的咨询,确保足够的随访,尤其是对错过已预约的咨询的患者。

十六、人格障碍

人格障碍患者面对压力或挑衅可能有焦虑而剧烈的反应,可能会发生一些戏剧性事件,如公共场所自杀威胁。识别人格障碍十分重要,因其通常会给患者及家庭、社会、全科医生带来一定的压力。

事实上,常被关注的人格障碍是指语言上或行为上表现为敌对倾向,尤其是有自杀或杀人的威胁者。

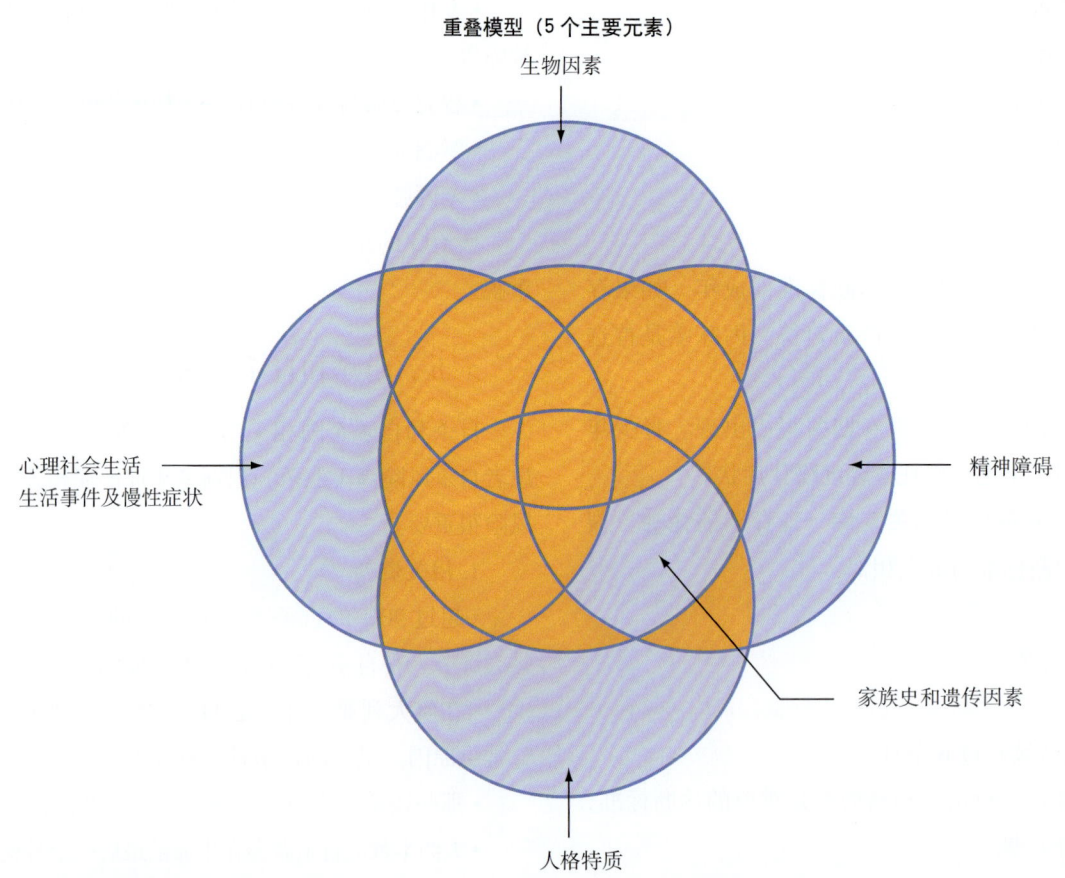

图 46.2　交叉重叠模型:理解自杀行为

引自:Blumenthal and Kupfer.

主观上认为表现为暴力或病态行为的人有人格障碍，相反地，谦恭、温和的人没有人格障碍是错误的。

人格障碍的诊断常常是困难的。作为从业者，我们凭借"直觉"作出诊断，但很难对人格障碍进行分类，更不要说恰当处理了。

人格障碍的主要特点[16]：
- 缺乏自信和自尊。
- 病史长，开始于童年。
- 人际关系和社会关系处理困难。
- 反复的适应不良。
- 对压力有相对固定、呆板和格式化的反应。
- 洞察力丧失。
- 对外界漠不关心。

医学和精神病学特点：
- 与全科医学及社会关系适应不良。
- 两性间的生活问题。
- 有药物滥用和自残行为的风险。
- 容易出现抑郁和焦虑（通常不太严重）。
- 面对压力易于"崩溃"。

人格是在遗传模板和持续外界影响（压力、家人影响、重要的事件）的相互作用下产生的，是个人对身份的探索，是一种独特的行为模式，是个人自我认知和自我身份认同的人格品质的表现[18]。

尽管人格是独特的，但是仍有可能假设有的人格是正常的而有的不是。如果不正常，有可能根据主要症状或行为进行分类。

应用《国际疾病分类（ICD-10）》和《美国精神疾病诊断和统计手册（DSM-IV）》各种亚型易于辨别（表 46.10）[19]。可以很容易确定 3 个主要群体。各亚组可能有交叉重叠[20]。相较于疾病分类，理解人格特征更为重要[21]。

反社会团体更常受到全科医生的关注，一些人因为压力多有苛刻、愤怒或攻击性行为。孤僻组的患者通常是孤僻、多疑的，缺乏真正的精神病症状，全科医生与他们存在沟通障碍，因为他们通常疑心很重，使常规的体格检查、治疗变得十分困难。

表 46.10　主要人格障碍概要

主要分类	亚型	临床表现
A 孤僻型 同义词： · 异常的 · 怪癖的	偏执狂	多疑，敏感，好辩，防御性强，冷漠，缺乏幽默感，警觉
	精神分裂症	害羞，内向，冷漠，分离，避免亲密关系，古怪，可疑，孤立
	分裂型人格障碍	敏感，多疑，迷信，社交孤立，古怪的语言、思维和行为，低于精神分裂症标准
B 反社会型 同义词： · 戏剧性的 · 情绪化的 · 反社会的 · 易激惹 · 反复无常的	反社会型人格障碍	冲动，敏感，自私，冷酷，肤浅，缺乏罪恶感，抗挫折能力弱，不能从经验中学习，关系问题（例如淫乱），全然不顾自己和他人的安全
	表演型人格障碍（歇斯底里型人格障碍）	自我中心，不成熟，虚荣，依赖，控制，容易厌烦，情绪戏剧化，不顾他人，想吸引他人注意，渴望被关注，兴奋
	自恋型人格障碍	病态的自我欣赏，暴露狂，敏感，渴望和需要被关注，利用他人，迷恋权利，对他人缺乏兴趣，暴力，不自省
	边缘型人格障碍	自我认知混乱，冲动，鲁莽，"全或无"的关系——不稳定和紧张，破坏性的鲁莽行为，充满了愤怒和罪恶感，缺乏自我控制 ± 失控赌博，挥霍，等等 注：自杀和企图自杀率高，吸毒
C 依赖型 同义词： · 焦虑的 · 可怕的 · 压抑的	回避型人格障碍（焦虑型）	焦虑，害羞，害怕拒绝，胆小谨慎，自卑，对于拒绝和失败被动
	依赖型人格障碍	意志薄弱，缺乏活力，缺乏自信，不能自立，惯于接受，避免责任，寻求支持
	强迫症	固执，完美主义者，迂腐，优柔寡断，以自我为中心，讲究规则，控制欲强
其他型	被动攻击型人格障碍	拖拉，幼稚地固执，磨蹭，愠怒，好争论，对权威有敌意，苛求
	疑病症	有健康意识，恐惧疾病，关注疾病症状
	抑郁症（心境恶劣，抑郁性精神病）	悲观，自卑，低自尊，阴郁，慢性轻度抑郁

依赖和抑制组可能合并焦虑状态，主要特点是紧张、胆怯、情感依赖，以及对批评、拒绝的恐惧。他们常表现为需要照顾，常需要朋友、亲属陪伴，因为常有不安全感。

治疗

最好的治疗是一个支持性的治疗社区及一个理解支持的全科医生。理解人格障碍患者是从一个不同的基础上认知的世界，这一点很重要。如果医生态度亲切和蔼，患者可能对一些心理介入和行为治疗反应良好，尤其是操作条件制约和违反意愿的治疗（强迫接受的行为和纠正不适当的行为）。

交界性和自恋障碍对一些特异的心理治疗反应良好。存在适应不良的行为时，需要认真维护患者的自尊，除非有自杀危险（如反社会人格患者），否则很少需要住院治疗。

药物治疗有一定的局限性，但对那些一过性失代偿表现为精神异常、焦虑或抑郁状态的患者可能有效。一项研究表明，低剂量的抗精神病药物（如氟哌啶醇 5mg/d）对治疗一些偏执的异常行为或一些反社会人格是有效的[22]。

治疗师有相当的危险性，重要的是不要作出某种特定的精神疾病的诊断，尤其是接诊有表演倾向、易受暗示或偏执的患者时。

十七、转诊时机

- 严重抑郁症。
- 高自杀风险。
- 目前或过去有过自杀行为。
- 疑似精神疾病的老年人：
— 抑郁症或精神分裂症？
— 抑郁症或痴呆？
- 经治疗未能改善。
- 缺乏家庭和社会支持。

参考文献

[1] Dowden J (Chair). Therapeutic Guidelines: Psychotropic (Version 5). Melbourne: Therapeutic Guidelines Ltd, 2003: 65–94.

[2] Biro G. Dementia. Australian Doctor Weekly, 1990: Ⅰ–Ⅷ.

[3] Biro G. Delirium in the elderly. Australian Doctor Weekly, 1989: Ⅰ–Ⅷ.

[4] Kahn RL et al. Brief objective measures of the determination of mental status in the aged. Am J Psychiatry, 1960, 117: 326–329.

[5] Dowden J (Chair). Therapeutic Guidelines: Psychotropic (Version 6). Melbourne: Therapeutic Guidelines Ltd, 2008: 133–176.

[6] McLean S. Is it dementia? Aust Fam Physician, 1992, 21: 1762–1766.

[7] Keks N, Blashki G. The acutely psychotic patient: assessment and initial management. Aust Fam Physician, 2006, 35(3): 90–94.

[8] Norman T, Judd F. Schizophrenia. In: MIMS Disease Index (2nd edn). Sydney: IMS Publishing, 1996: 455–457.

[9] Lovric K. Schizophrenia: update. Medical Observer, 17 September, 2004: 31–32.

[10] Blashki G, Judd F, Piterman L. General Practice Psychiatry. Sydney: McGraw-Hill, 2007: 189–190.

[11] Dowden J (Chair). Therapeutic Guidelines: Psychotrophic (Version 6). Melbourne: Therapeutic Guidelines Ltd, 2003: 117–131.

[12] Smith LA, Cornelius V, et al. Pharmacological intervention for acute bipolar mania: a systematic review of randomised placebo controlled trials. Bipolar Disorders, 2007, 9(6): 551–560.

[13] Sachs GS. A 25-year-old woman with bipolar disorder. JAMA, 2001, 285: 454–462.

[14] Lovic K. Bipolar affective disorder: update. Medical Observer, 25 November 2005: 25–28.

[15] Beaumont PJV, Hampshire RB. Textbook of Psychiatry. Melbourne: Blackwell Scientific Publications, 1989: 283–284.

[16] Biro G. Suicide. Australian Doctor Weekly, 1991: Ⅰ–Ⅷ.

[17] Blumenthal S. Suicide—a guide to risk factors, assessment and treatment of suicidal patients. Med Clin North Am, 1988, 72: 937–963.

[18] McPhee SJ, Papadakis MA, et al. Current Medical Diagnosis and Treatment (49th edn). New York: The McGraw-Hill Companies, 2010, 950–952.

[19] American Psychiatric Association: Diagnostic and Statistical Manual of Mental Disorders (4th edn). Washington DC: American Psychiatric Association, 2000.

[20] Pullen I, Wilkinson G, et al. Psychiatry and General Practice Today. London: RC Psych & RCGP, 1994: 180–183.

[21] Kaplan R. Personality disorders: diagnoses and treatment. Medical Observer, 24 August, 2001: 32–33.

[22] Soloff PH, et al. Progress in pharmacotherapy of borderline disorders: a double blind study of amitriptyline, haloperidol and placebo. Arch Gen Psychiatry, 1986, 43: 691–697.

眩晕 第 47 章

> 1690 年，我 23 岁，在里士满一次吃了 100 个金苹果（golden pippins）后，出现眩晕。四年后，在离萨里 20 英里的地方，我突发耳聋。这两种症状每隔几年就会反复，我年老之后他们还会一起出现。
>
> Jonathan Swift（1667—1745），Describing His Meniere Syndrome

当患者主诉"头晕"的时候，他们经常会用这个名词来描述许多不同的现象，因此，需要重视病史的询问。不同的患者可能会使用不同的术语来解释相同的感觉，如"轻飘飘""仿佛在游泳""我的大脑在旋转""天旋地转""摇动"等。

"头晕（Dizzy）"来自一个古老的英语单词"dysig"，原意是愚蠢。严格地说，它的意思是不稳定运动或运动空间定向障碍。"眩晕（Vertigo）"一词来自拉丁语 vertere 和 -igo。在现代医学中，对眩晕的定义是一种瞬间感觉，指在水平或垂直方向的自我或周围的旋转幻觉[1]。

"眩晕（dizziness）"一般是用来描述所有类型的平衡失调，为方便起见，分类如图 47.1 所示。

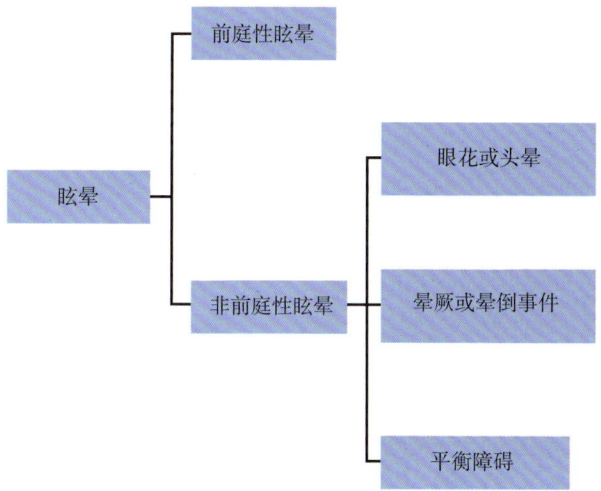

图 47.1 眩晕的分类

一、重要资料与关注要点

- 65 岁的人群中约有 1/3 患有头晕，而 80 岁人群中头晕患者则可达到一半[2]。
- 家庭医生在工作中所遇眩晕患者中最常见的原因是直立性低血压和换气过度。
- 在诊断过程中，准确进行眼球震颤的检查和解释很重要。
- 了解用药史非常重要，包括处方药和其他药物的应用，如酒精、可卡因、大麻和非法药物。
- 椎基底动脉供血不足也是导致眩晕的原因，有时引起头晕，但大多合并其他症状。

二、术语定义

1. 眩晕 眩晕是一种感觉身体或其周围环境发生圆周运动的情景病症。患者可能使用其他术语来描述这种症状，包括"我的头部旋转""屋子在旋转""人在旋转""前后摇晃"和"左右摇摆"等。

眩晕经常在站立、转动头部或运动时发作，所以患者必须小心地下楼梯，过马路时通常会变得紧张或需要寻求帮助。因此，眩晕患者通常感到很害怕，在发作期间往往保持不动，有时患者可能会觉得他们正被一些外部力量所推动，所以往往会感到被拉到一边，特别是在行走时。

真性眩晕是由于前庭系统或中枢系统受异常影响所致。可能有器质性病变，重要原因列于表 47.1，图 47.2 显示了可引起眩晕的中枢神经系统病变部位。

眩晕时常伴眼球震颤表现，80%～85% 的患者是由于耳部疾病引起，其中包括耳鸣和听力障碍等。急性病例通常有反射性自主神经放电引起的出汗、面色苍白、恶心呕吐等症状。

2. 头晕 是感觉的恍惚，为不确定性或不明确病因的头晕。患者描述的其他术语包括"目眩""飘飘然""我行走在地面下"等。它通常不伴耳鸣、耳聋、恶心或呕吐。患者在头晕眼花发作时，尽管害怕下降或跌倒，但如果不得不运动时，还是能够毫无困难地走路。头晕眼花是眩晕伴发的典型神经系统症状。

3. 晕厥 晕厥是指由于各种原因引起的发作性短暂意识丧失。可由各种眩晕所诱发，其常见的直接病因是心脏功能问题和姿势性低血压，通常是由药物引起。

4. 平衡失调 平衡失调意味着有一种失去平衡的感觉或走路不稳,无任何旋转的感觉。其他用于描述平衡失调的术语包括"行走不稳""左右蹒跚""摇摇晃晃"和"发晕"等。平衡失调通常是由神经源性病变引起。

表 47.1 眩晕的原因

外周神经疾病
迷路
• 炎症:病毒性或细菌性
• 梅尼埃病
• 良性阵发性位置性眩晕(BPPV)
• 药物
• 创伤
• 慢性化脓性中耳炎
第Ⅷ对脑神经
• 前庭神经元炎
• 听神经瘤
• 药物
颈源性眩晕
中枢性疾病
脑干(TIA 或卒中)
• 椎基底动脉供血不足
• 梗死
小脑
• 变性
• 肿瘤
偏头痛
多发性硬化

三、诊断方法

安全诊断模型总结在表 47.2。

1. 可能的诊断 在学生时期我们常形成了一种错误印象,即通常把头晕或眩晕的常见原因认为是相对不常见的原因,如梅尼埃病、主动脉瓣狭窄、阿-斯综合征、小脑疾病、椎基底动脉疾病和高血压等。而在临床中,眩晕则多是由比较常见的良性因素引起的,如与过度通气和焦虑有关的疾病、单纯性晕厥、直立性低血压、药物因素、老年人、内耳感染、耳垢、脑损伤后、晕动病、酒精中毒等。在大多数情况下作出正确诊断并不难(基于了解详细病史基础上),但要弄清眩晕的真正原因却是非常困难的。

表 47.2 眩晕的诊断策略模型

问	可能的诊断
答	焦虑-换气过度(G)
	直立性低血压(G/S)
	单纯性晕厥——血管迷走神经性(S)
	急性复发性前庭病(V)
	良性阵发性位置性眩晕(V)
	晕动病(V)
	头部损伤后(V/G)
	颈椎功能障碍/颈椎病(椎关节强硬)

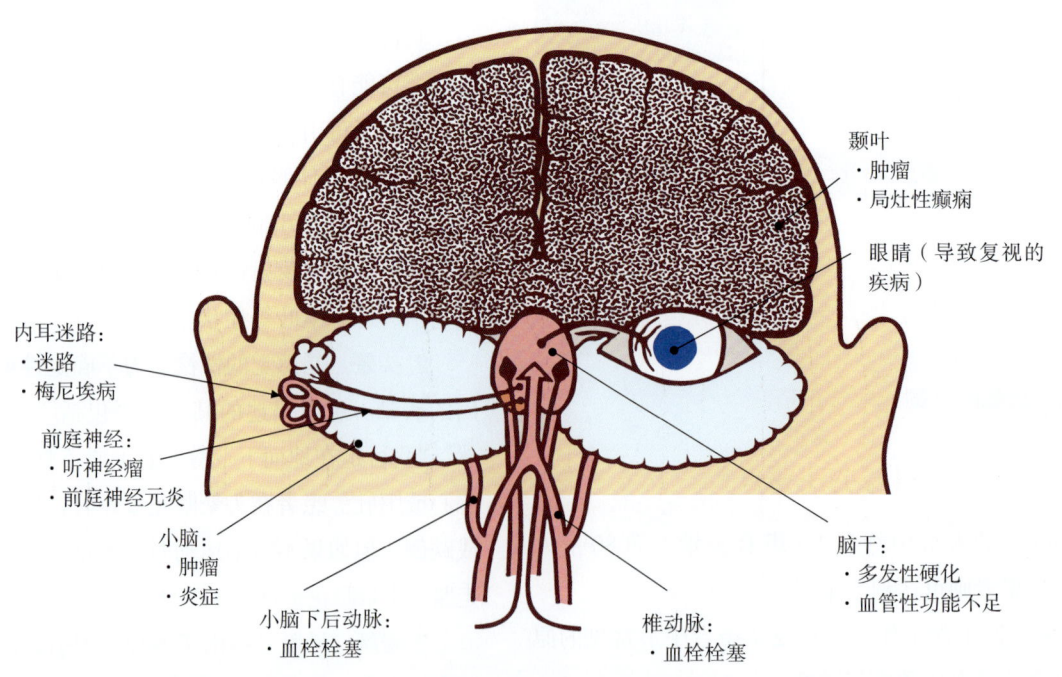

图 47.2 可引起眩晕的中枢神经部位图解

（续表）

问	不能忽视的严重疾病
答	肿瘤形成 • 听神经瘤 • 颅后窝肿瘤 • 其他原发性或继发性脑部肿瘤 颅内感染（如：脓肿） 心血管系统 • 心律失常 • 心肌梗死 • 主动脉瓣狭窄 脑血管系统 • 基底动脉供血不足 • 脑干梗死（如：小脑后下动脉血栓） 多发性硬化
问	常被遗漏的疾病
答	耳垢——耳硬化 心律失常 换气过度 酒精和其他药物 咳嗽或排尿性晕厥 眩晕性偏头痛或偏头痛性眩晕 帕金森病 梅尼埃病（过度诊断） 罕见疾病 • Addison 病（肾上腺皮质功能减退症） • 神经梅毒 • 自主神经病变 • 高血压 • 锁骨下动脉窃血 • 外淋巴瘘 • Shy-Drager 综合征
问	七种假象
答	抑郁症　　　　√ 糖尿病　　　　可能 药物　　　　　√ 贫血　　　　　√ 甲状腺疾病　　可能 脊柱功能障碍　√ 尿路感染　　　可能
问	患者试图告诉我什么?
答	很有可能，要考虑到焦虑症和（或）抑郁症。

注：G = 目眩（giddiness）；S = 晕厥（syncope）。V = 眩晕（vertigo）。

良性阵发性位置性眩晕（常与颈椎功能障碍有关）和急性前庭病变（前庭神经炎或急性病毒性迷路炎）是临床中常见的导致眩晕的原因。

病毒性迷路炎基本与前庭神经炎相同，除了整个内耳受累引起严重眩晕、耳鸣、耳聋等症状。

2. 不能忽视的严重疾病

（1）**肿瘤**　出现严重障碍的是占位性肿瘤，如听神经瘤、髓母细胞瘤和能够引起眩晕、颅内感染、心血管病变的其他肿瘤（特别是后颅窝肿瘤）。需要特别谨记的是：最常见的脑肿瘤是肺癌的颅内转移[3]。

（2）**听神经瘤**　患者有以下三联征应高度怀疑这种罕见的肿瘤。可能偶尔会出现头痛。

最好有高分辨率 MRI 辅助诊断。进行听力和听觉诱发反应等检查。

 诊断提示：（单侧）耳鸣 + 听力损失 + 不稳定步态 = 听神经瘤

（3）**心脏疾病**　头晕或晕厥必须排除各种心律失常，如完全性心脏传导阻滞、主动脉瓣狭窄和心肌梗死引起的阿-斯综合征。

（4）**脑血管疾病**　椎基底动脉供血不足和脑干梗死是重度眩晕最常见的原因。眩晕是椎基底动脉短暂性脑缺血发作时最常见的症状。

重度眩晕常伴有打嗝和吞咽障碍，是脑干梗死或小脑后下动脉延髓外侧血栓形成的特征。其体征包括眩晕、共济失调，同时有同侧脑神经与对侧脊髓丘脑感觉丧失的迹象。可通过 CT 或 MRI 扫描进行诊断。

（5）**神经系统疾病**　多发性硬化和复杂的部分性癫痫发作是引起眩晕的重要神经性因素。多发性硬化发生在脑干或小脑。年轻患者突发眩晕伴头晕眼花但无听觉障碍，应被视为多发性硬化。5% 的多发性硬化患者有眩晕症状。

3. 常被遗漏的严重疾病　可能被误诊的眩晕情况如表 47.2 所列。耳内存在蜡状物肯定会引起眩晕，虽然其作用机制尚存有争议。咳嗽、排尿性晕厥虽不常见，但也偶有发生。梅尼埃病往往易被误诊。

4. 七种假象　在这些情况中，药物和脊柱（颈椎）功能障碍是重要原因。抑郁症患者由于可能伴焦虑和过度通气，故应引起注意。糖尿病患者的降血糖治疗可能引起自主神经病变。

（1）**药物**　药物通常影响前庭神经超过对迷路的影响。可引起眩晕的药物见表 47.3。

表 47.3　可以引起眩晕的药物

酒精
抗生素：链霉素、庆大霉素、卡那霉素、四环素类
抗抑郁药
抗癫痫药：苯妥英钠
抗组胺药
抗高血压药
阿司匹林和水杨酸
可卡因
大剂量利尿药：静脉注射呋塞米、依他尿酸
硝酸甘油
奎宁、奎尼丁
镇静药：吩噻嗪类药物、苯巴比妥、地西泮

（2）**颈椎功能障碍**　颈椎病或颈部脊柱损伤患者出现眩晕情况并不常见。据推测，这可能是由于颈椎上段本体感受器产生异常冲动导致的，也可能是由骨赘压迫椎管内椎动脉引起[4]。有关良性阵发性体位性眩晕（BPPV）的一些实例与颈椎疾病有关。

5. **精神因素**　这可能是影响眩晕的一个重要因素，特别是患者有眩晕或头晕主诉时。在家庭医疗中，潜在的焦虑可能是这种症状最常见的病因，针对过度换气的辅助检查可明确诊断。应谨记抑郁症的可能性[5]。许多患者怀疑他们患有更为严重的疾病而感到恐惧，如脑肿瘤、多发性硬化，甚至担心面临即将发生的脑卒中或精神疾病。对于这类患者，适当的心理安慰是非常有效的疗法。

四、临床方法

必需的诊断方法包括认真收集病史和仔细的体格检查，以及正确选择特殊的试验和辅助检查项目。

1. **病史**　让患者解释陈述确切的眩晕性质很重要，甚至可向他们询问导致眩晕的原因。

关键问题

- 真性眩晕还是假性眩晕？
- 眩晕的特点
 — 是阵发性还是持续性的？
 — 是否受姿势和体位改变影响？
- 有无任何先兆症状？有耳鸣吗？有耳聋吗？
- 有无任何视觉症状？
- 有无任何神经症状？
- 有无恶心、呕吐？
- 有无任何神经精神病症状？
- 最近是否感冒过？
- 最近有无颅脑损伤（即使是微不足道的）？
- 是否服用过相关药物？
 — 酒精？
 — 大麻？
 — 降血压药？
 — 精神活性药物？
 — 其他药物？

2. **体格检查**　要对心血管系统、神经系统、听力及前庭功能进行全面的检查。

（1）临床指南

① 耳部疾病

- 耳科检查：耵聍？鼓膜？
- 听力测试。
- Weber 和 Rinner 试验。

② 眼部疾病

- 视力。
- 眼球震颤试验。

③ 心血管系统

- 动脉粥样硬化。
- 血压：仰卧位，站立位，坐位。
- 心律失常。

④ 脑神经

- 第Ⅱ、第Ⅲ、第Ⅳ、第Ⅵ和第Ⅶ对脑神经。
- 第Ⅴ对脑神经的角膜反射试验。
- 第Ⅷ对脑神经——听神经。

⑤ 小脑及其连接

- 步态。
- 协调。
- 反射。
- Romberg 试验。
- 指鼻试验或过指试验。

⑥ 颈部，包括颈椎。

⑦ 一般证据的收集

- 贫血。
- 真性红细胞增多症。
- 酒精依赖。

（2）**眩晕试验**

- 要求患者做可能引起症状的相关动作。

- 进行诱发眩晕或眼球震颤的头部位置检测（例如 Hallpike 动作）（图 47.3）。
- 采取三种体位测量血压。
- 进行过度换气（20～25 次 / 分），持续 2 分钟。
- 进行颈动脉和颈动脉窦触诊（小心）。

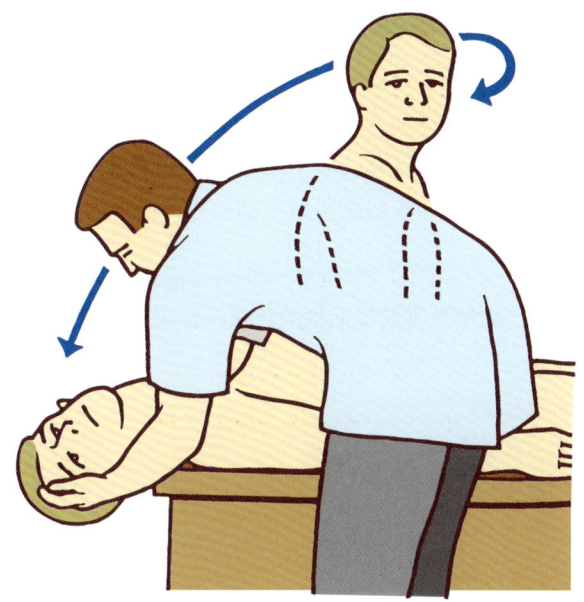

图 47.3 针对良性体位性眩晕进行的动作位置性试验：从坐位改卧位过程中把头快速转向右侧。重复进行头转向对侧的动作。出现伴或不伴眼球震颤的眩晕症状为阳性

3. **辅助检查** 应该选择合适的辅助检查（表 47.4）。

表 47.4 辅助检查

血红蛋白
血糖
心电图：动态心电图监测仪
听力测试
脑干诱发听力测试
冷热试验
视觉诱发电位
耳蜗电描技术
眼电图（眼震电流描记法）
旋转测试
放射学检查
• 胸部 X 线检查（支气管癌）
• 颈椎 X 线检查
• CT 扫描
• MRI（用来定位听神经瘤或其他肿瘤——可能检测到梅尼埃病和血管栓塞）

4. **诊断指南**
- 年轻的上呼吸道感染患者突然继发眩晕提示前庭神经炎。
- 头晕是绝经后妇女的常见症状，常与血管舒缩不稳定等因素有关。
- 苯妥英钠可引起小脑功能障碍。
- 体位性和运动性低血压在中老年动脉粥样硬化患者中比较常见。
- 急性中耳炎不引起眩晕，但慢性中耳炎，特别是进展为胆脂瘤时可侵及内耳，引起耳蜗淋巴瘘。

五、儿童眩晕

眩晕在儿童中并不常见。眩晕往往提示恶性疾病，若考虑肿瘤的可能性则需要转诊，如髓母细胞瘤。L.Eviatar 和 A.Eviatar 的一项对儿童眩晕的研究发现，位于大脑颞叶灶的癫痫发作是引起儿童眩晕最常见的病因[6]。其他原因包括心身性眩晕、偏头痛和前庭神经元炎。

除上述原因，还要考虑下述重要因素：
- 感染（如脑膜炎、脑膜脑炎、脑脓肿）。
- 创伤，特别是颞区。
- 中耳感染。
- 迷路炎（如流行性腮腺炎、麻疹、流感）。
- 良性阵发性位置性眩晕（1～4 岁短暂性眩晕发作的儿童成年后常患有偏头痛）[7]。
- 过度换气。
- 药物。
- 毒品（如可卡因、大麻）。
- 心律失常。
- 酒精中毒。

由于对酒精过分好奇而导致的误饮是儿童突发性眩晕的常见急性诱因。

青春期女孩转动性眩晕
- 常由于血压波动引起。
- 建议其减少压力，保证充足睡眠，适当锻炼。
- 安慰患者，随着年龄增大会自愈。25 岁以后则很少发病。

六、老年性眩晕

眩晕在老年人中很常见，通常是由于降压或治

疗其他心血管疾病服用药物所导致的直立性低血压引起，脑血管疾病，尤其是脑干疾病也与老年人眩晕相关。仅由于外耳道的耵聍聚集而导致的前庭性眩晕比我们一般认为的多见。中耳疾病有时也是引起老年人眩晕的原因。而听神经、内耳、小脑、脑干和颈椎棘突疾患常常是潜在的原因。恶性肿瘤，无论是原发性还是继发性在老年人中都有很大可能。心律失常导致晕厥症状的可能性会随着年龄增长而升高。

老年女性发生的眩晕

如果没有发现类似于高血压这样的病因，建议她们在坐着或躺着的姿势站起时动作要缓慢，穿弹力长袜。

七、急性前庭病（前庭衰竭）

急性前庭病包括前庭神经元炎、迷路炎，考虑是前庭神经、迷路病毒感染所致，可导致长期眩晕发作，持续数天，严重情况下需要住院[8]。

诊断提示：急性眩晕＋恶心＋呕吐＝前庭神经元炎

诊断提示：相同的症状＋听力丧失＋耳鸣＝急性迷路炎

本病症状与第Ⅶ对脑神经病毒感染导致的贝尔麻痹相似。发作时与梅尼埃病相似，但是不会出现听力障碍。

1. 典型特点
- 不伴耳聋、耳鸣的单纯眩晕。
- 发病前通常有流感样疾病症状。
- 主要患者群为青年成年和中年人。
- 突发眩晕、恶心和呕吐。
- 通常持续数天到数周。
- 检查发现眼球震颤——眼快速动向损伤对侧（没有听力损失）。
- 热量刺激证实前庭功能受损。

本病基本上依据排除其他病变的可能，来作出诊断。

2. 治疗
- 卧床休息，减少运动。
- 凝视前方可缓解症状。

可以使用以下药物（表47.5）：普鲁氯嗪（Stemetil）12.5mg，肌内注射（如果严重呕吐）。但可能起效较慢。或（推荐为最佳）急性发作时地西泮（减少脑干前庭刺激反应）25～10mg，肌内注射，然后5mg（口服），每日3次，持续2～3天。通常短期应用糖皮质激素可促进症状缓解（如泼尼松逐渐减少剂量，超过9天）[9,10]。

3. 预后
两者都是自限性疾病，作用时间通常持续5～7天或数周。对于迷路炎患者，通常会持续时间更长，在复苏期快速做头部动作可能会引起短暂的眩晕。

表47.5　缓解急性眩晕症状的药物[11]

止吐药
• 丙氯拉嗪
• 甲氧氯普胺
抗组胺药
• 异丙嗪
• 倍他司汀
苯二氮䓬类（短时间内用于眩晕）
• 地西泮
• 劳拉西泮

八、良性阵发性体位性眩晕

这是一种常见的急性眩晕，通常是由改变头的位置诱发，尤其是向后仰头部，引起从一个卧位转变为坐位或转向患侧容易诱发。

1. 临床特点
- 所有年龄段人群均可发病，尤其是老年人。
- 男女发病比例是1∶2。
- 周期性反复发作数天。
- 每次发作的时间很短，通常持续10～60秒，迅速消失。
- 发病时不伴有呕吐、耳鸣、耳聋（可能有恶心）。
- 约17%的患者与创伤有关，15%为病毒性迷路炎，约50%患者除年龄以外没有明确的诱发因素。一个渐被大家所接受的理论是，耳窝底部漂浮的碳酸钙晶体硬细块刺激迷宫后半规管内淋巴的运动[12]。也可能是颈椎功能障碍的一种变异表现。

- 确诊需要做头部位置试验。使患者的头从坐位快速降到低于检查台30°头部悬空的位置，做3次，头部分别为：①正直；②转向右侧；③转向左侧。维持30秒，密切观察患者是否出现眩晕和眼球震颤。症状出现前有一个几秒钟的潜伏期（图47.3）。
- 听觉和前庭功能试验正常。
- 几周内会自然康复（1周后大部分患者恢复到可以进行常规活动）。
- 复发常见，通常连续发作。

2. 治疗

- 适当给予患者解释和安慰。
- 预防措施：鼓励患者做一些能预防其发作的运动。
- 不推荐使用药物。
- 特殊的运动。
- 颈椎牵引可能有帮助。

（1）**位置性前庭训练**　大部分患者可以从训练中受益，例如Brand和Daroff程序或Cawthorne-Cooksie运动的本质上都是通过重复运动诱发眩晕症状[13]。不是让患者避免诱发眩晕发生的动作，而是通过位置训练直到诱发其发生，并保持这个姿势到眩晕消失，之后重复这个运动数次，直到进行这个姿势的锻炼不再诱发眩晕。这样，可慢慢地不再发生眩晕。

（2）**手术治疗**　此病通常很少需要外科治疗。一般采取后半规管阻塞，而不是选择性的神经切除术。

九、梅尼埃病

常由于耳蜗内淋巴增多引起。

- 发病年龄常为30～50岁。
- 发病特点是阵发性发作眩晕、耳鸣、恶心和呕吐、出汗和面色苍白、耳聋（进行性）。
- 起病突然，患者可能会跌倒，然后卧床不起1～2小时。患者不愿转动头部。
- 发作持续30分钟到几个小时。
- 两次发作之间间隔不定（一个月两次到一年两次）。
- 眼球震颤仅仅见于发作时（单侧震颤常累及内耳）。
- 检查
  — 感音神经性聋（低频）。
  — 冷热试验：前庭功能受损。
  — 听力检测：感音神经性聋，响度重振。
  — 特殊试验。
- 耳蜗电图描记有特征性变化。

 诊断提示：眩晕＋呕吐＋耳鸣＝梅尼埃病

1. 治疗

（1）**急性发作**[14]

① 发作的前期（耳内胀满感、耳鸣）：丙氯拉嗪栓剂25mg或尿素晶体30g溶于橙汁中（最好在前驱症状发生前30分钟）。

② 治疗：地西泮5mg静脉注射±丙氯拉嗪12.5mg肌内注射。如果持续发作或阵发，考虑倍他司汀8mg（口服），每日3次。

（2）**长期**

- 向患者详细解释本病，因为患者常将本病与恶性疾病相联系。
- 避免过量摄入盐、烟和咖啡。
- 低盐饮食是主要的治疗方法，食盐摄入量＜3g/d。
- 通过应用压力管理、冥想或长期服用镇静药来缓解异常的焦虑（内淋巴会由于压力而积聚）。
- 将患者转至神经专科医生评估。
- 利尿药（如每日应用氢氯噻嗪/阿米洛利）——定期进行电解质检查。

对于难治性病例，可选择手术治疗。

十、偏头痛性眩晕

偏头痛是引起眩晕比较常见的原因，因其形式多样而不易被确诊。对有偏头痛过去史和（或）家族史，并伴有持续数小时或数天眩晕或共济失调，而无耳部症状的患者应重点怀疑此症[15]。眩晕，通常发作并不猛烈，发作前通常有头痛或类似于偏头痛或仅表现为眩晕而无头痛的症状。可用苯噻啶或普萘洛尔（心得安）预防。

十一、转诊时机

- 对眩晕不能确定诊断,特别是儿童。
- 考虑肿瘤的可能性,或细菌感染。
- 在化脓性中耳炎中的眩晕,抗生素治疗无效者。
- 病毒性迷路炎治疗 3 个月症状未缓解。
- 创伤后眩晕。
- 推测为梅尼埃病,但是保守治疗无效。
- 有椎基底动脉缺血的证据。
- 尽管已经进行过少量的复位训练,但是良性阵发性体位性眩晕仍持续存在超过 12 个月。

实践要点

- 详细询问用药史常可明确诊断。
- 注意考虑心律失常是引起急性眩晕的原因之一。
- 考虑用苯妥英钠治疗癫痫是引起头晕的因素之一。
- 如果怀疑有脑转移灶,着重考虑肺癌转移的可能。
- 血压测量(平躺、坐位和站位)、过度换气和头部位置试验是评估中需进行的三项很重要的检查项目。
- 颈源性眩晕很常见,应适当考虑颈部软组织按摩等治疗方法。
- 良性阵发性体位性眩晕较常见,推荐内耳脱敏。可使用 Brahdt-Daroff 疗法或 Cawthorne-Cooksey 疗法。

参考文献

[1] Kincaid-Smith P, Larkins R, Whelan G. Problems in Clinical Medicine. Sydney: MacLennan & Petty, 1989: 165.

[2] Sloane PD, Slatt LM, Baker RM. Essentials of Family Medicine. Baltimore: Williams & Wilkins, 1988.

[3] Kuo C-H, Lang L, Chang R. Vertigo: assessment in general practice. Aust Fam Physician, 2008, 37: 341-347.

[4] Lance JW. A Physiological Approach to Clinical Neurology. London: Butterworths, 1970: 162-179.

[5] Paine M. Dealing with dizziness. Australian Prescriber, 2005, 28: 94-97.

[6] Eviatar L, Eviatar A. Vertigo in children. Differential diagnosis and treatment. Paediatrics, 1977, 59: 833-837.

[7] Tunnessen WW Jr. Signs and Symptoms in Paediatrics. Philadelphia: Lippincott, 1988: 591-594.

[8] Waterson J. Dizziness: how to treat. Australian Doctor, 7March, 2003: 1-8.

[9] Strupp M, Zingler VC, Arbuson V, et al. Methylprednisolone, valacyclovir or the combination for vestibular neuritis. N Engl J Med, 2004, 351: 354-361.

[10] Tiller J. Therapeutic Guidelines: Neurology (Version 3). Melbourne: Therapeutic Guidelines Ltd, 2007: 90-100.

[11] Hain TC, Yacovino D. Pharmacologic treatment of persons with dizziness. Neurol Clin, 2005, 23: 831-853.

[12] Brandt T, Daroff DB. Physical therapy for BPPV. Arch Otolaryngol, 1980, 106: 484-485.

[13] Froehling IA, Bowen JM, Mohr DN, et al. The canalith repositioning procedure for BPPV: a randomised controlled trial. Mayo Clin Proc, 2000, 75: 695-700.

[14] Tonkin JP. Meniere's disease. Current Therapeutics, 1995, 36: 39-43.

[15] Pohl D. Vertigo. In: MIMS Disease Index (2nd edn). Sydney: IMS Publishing, 1996: 568-571.

消化不良　第 48 章

> 在半夜里来就医，认为自己快要死了的患者中，有一半是患有腹部胀气。
> Francis Young（1884—1954），*Advice to a Younger Doctor*

消化不良是一个较为笼统，有时难以界定的症状，需要非常仔细地问诊，以确定患者主诉的确切含意。

消化不良包括以下症状：
- 恶心。
- 胃灼热、反流。
- 上腹部不适。
- 下胸部不适。
- 反酸。
- 上腹部饱胀感或胃脘部不适。
- 腹胀。

这些不适有时会带来痛苦。表 48.1 列举了引起消化不良的常见疾病[1]。

> **术语汇编**
>
> **消化不良**　集中位于上腹部的慢性或复发性疼痛或不适。
>
> **胀气**　腹部胃肠气体过多，包括嗳气、腹部胀气或过多的肛门排气。
>
> **胃灼热**　表现为胸骨后或上腹部烧灼感向上蔓延至咽喉部。

一、胃肠胀气

1. 过度嗳气
- 常常是功能性的。
- 器质性疾病少见。
- 由于吞咽气体导致（吞气症）。
- 常见于进食狼吞虎咽的人群。
- 伴随唾液分泌增多。

临床小提示
- 使患者认识到过度吞咽气体的危害。
- 避免饮用碳酸饮料。
- 避免嚼口香糖。
- 不要在进食时饮酒。
- 不要把蛋白质和淀粉混合食用。
- 进食时细嚼慢咽。
- 吃饭和咀嚼时闭上嘴巴。

如果症状持续：可使用西甲硅油类药物（如 Mylanta Ⅱ、二甲硅油片剂）。

如果药物治疗无效：餐后在上下磨牙间咬一小软木塞 30 分钟。

表 48.1　对消化不良患者应考虑的诊断

胃肠疾病
胃食管反流，包括食管裂孔疝
功能性消化不良（非溃疡）
食管运动障碍（动力障碍）
消化性溃疡
上消化道恶性肿瘤（如：食管、胃、胰腺）
肝胆疾病（如：肝炎、胆道动力异常、胆石症）
胰腺炎
上消化道炎症
・胃炎
・贾第虫病
・克罗恩病
肠易激综合征
非胃肠疾病
心肌缺血
药物反应
酒精的影响
躯体化障碍
焦虑 / 压力
抑郁

2. 过度排气
（1）肛门排气主要来自两个方面
- 吸入空气。
- 细菌发酵未消化的碳水化合物。

（2）应排除
- 吸收不良。

- 肠易激综合征。
- 狼吞虎咽引起的吞气症。
- 药物，特别是降脂药物。
- 乳糖不耐受。

（3）治疗方法
- 评估饮食（例如高纤维、豆类、卷心菜、洋葱、葡萄和葡萄干）。
- 避免吃饭时饮水，特别是进食绿叶蔬菜时。
- 完全做熟蔬菜。
- 尝试无乳糖饮食。
- 考虑西甲硅油制剂（如没有气体）。

二、重要资料与关注要点

- 消化不良是临床常见症状。80%的人都曾出现过。
- 要想到胃肠道的不适症状是由于缺血性心脏病引起的可能，直到检查排除为止。
- 在吞咽热或冷的液体感到痛（吞咽痛）要考虑食管炎的存在。
- 不是所有的反流都与食管裂孔疝有关。
- 许多食管裂孔疝患者没有胃灼热症状。
- 所有有吞咽障碍症状的患者都需接受检查，以排除恶性肿瘤。
- 约10%的患者有地域性患病特点。
- 消化性溃疡（PU）的主要特征是上腹部疼痛。
- 十二指肠溃疡（DU）的疼痛经常发生在夜间。
- 有10%～20%使用过非甾体抗炎药（NSAID）的人患有消化性溃疡（发生率大于非用药者）[2]。
- NSAID主要引起胃溃疡（GU，胃窦和幽门前区受累），较少影响十二指肠。
- 消化不良症状很少与NSAID引起的溃疡有关。

三、诊断方法

消化不良的诊断策略模型见表48.2。

1.以下情况最好考虑为消化不良

- 溃疡样表现——局部疼痛。
- （胃肠）动力减退样表现——弥漫性不适、餐后胀满（早饱）、恶心、腹胀。
- 胃酸反流样表现——消化不良或胃灼热伴有反酸、反流。

表48.2 消化不良的诊断策略模型

问	可能的诊断	
答	应激性上消化道疾病（功能性消化不良）	
	胃食管反流	
	食管运动失调（动力障碍）	
问	不能忽视的严重疾病	
答	肿瘤	
	・胃癌、胰腺癌、食管癌	
	心血管疾病	
	・缺血性心脏病	
	・充血性心力衰竭	
	胰腺炎	
	消化性溃疡（PU）	
问	常被漏诊的严重疾病	
答	心肌缺血	
	食物过敏（如：乳糖不耐受）	
	妊娠（早孕）	
	胆道动力障碍	
	其他胆道疾病	
	迷走神经阻断术后	
	十二指肠炎	
	罕见疾病	
	・甲状旁腺功能亢进症	
	・肠系膜缺血	
	・Zollinger-Ellison综合征	
	・肾衰竭	
	・硬皮病	
问	七种假象	
答	抑郁	√
	糖尿病	罕见
	服用药物	√
	贫血	—
	甲状腺疾病	—
	脊柱功能障碍	—
	尿路感染（UTI）	—
问	患者试图告诉我什么？	
答	患者伴有自身未意识到的焦虑和紧张，应考虑肠易激综合征	

溃疡样表现可能由于溃疡灶引起，如果没有溃疡，则属功能性消化不良（非溃疡性）。

2.常被漏诊的疾病

将心肌缺血引起的不适误认为由胃肠疾病障碍引起，这也许是临床上最常见的错误。心肌缺血无疑可伴发上腹部饱胀感。

常见误区

- 反流性食管炎和消化性溃疡（PU）的临床表现与缺血性心脏病相似。
- 忽视了胃癌是引起消化不良的病因之一。
- 没有强调体重减少到理想水平通常可减轻胃食管反流。
- 忽视了药物的原因（表 48.3）。

表 48.3　可能引起消化不良的药物

酒精
抗胆碱能药物
阿司匹林
双膦酸盐类药物，尤其是阿仑膦酸钠
钙通道阻滞药
糖皮质激素
洋地黄
降血脂药物
毒品
尼古丁
非甾体抗炎药
钾补充剂（缓释）
四环素
茶碱
三环类抗抑郁药

四、临床方法

1. 病史　有必要花一些时间来明确症状的性质：患者有"消化不良"或"胃灼热"症状意味着什么。这与饮食有非常重要的关系，例如是发生在每餐后还是特定某种餐后出现"消化不良"或"胃灼热"的症状。尤其重要的是，应注意考虑或者排除缺血性心脏病。

关键问题

- 如何描述不适？
- 能告诉我不适的准确位置和放射范围吗？
- 吃什么食物感觉更不舒服？
- 怎么样能缓解你的不适？
- 摄入食物、牛奶及抗酸药有什么反应？
- 喝咖啡、吃洋葱或大蒜有什么反应？
- 吃的过饱有什么反应？
- 饮用酒精性饮料或葡萄酒有什么反应？
- 运动后有什么反应？
- 进食油炸或油腻的食物会加重症状吗？
- 进食辣的食物有影响吗？
- 疼痛是发生在入睡之后不久吗？
- 半夜会被痛醒吗？
- 弯腰（如修剪花草）会加重症状吗？
- 有不痛的时候吗？
- 感觉压力很大或有很多的烦恼吗？
- 整天都很疲惫吗？
- 进食速度快吗？
- 进食时细嚼慢咽吗？
- 吃过哪种药物？
- 酗酒、抽烟吗？
- 感觉"消化不良"或"胃灼热"时还有其他不适吗？
- 伴有便秘或腹泻吗？
- 最近体重减轻了吗？
- 感觉肩胛间区、肩部或咽喉部有不适吗？

2. 症状分析

（1）**不适的部位和放射部位**　疼痛或不适的部位和放射部位能为诊断提供参考（第 41 章图 41.9）。如果不适在肩胛间区，考虑食管痉挛、胆囊疾病或十二指肠溃疡。胸骨后不适提示食管疾病或心绞痛，而上腹不适提示胆道系统疾病、胃和十二指肠病变。

（2）**疼痛的性质**　不同疾病导致的疼痛往往表现相似，但也各有一些特点：

- 灼痛→胃食管反流（GORD）
- 压榨性痛苦→缺血性心脏病或食管痉挛
- 深部侵蚀性痛→胃溃疡
- 重度疼痛或难以忍受的痛→心因性疼痛

（3）**加重及缓解因素**

这些因素包括：

- 进食可能加重胃溃疡疼痛症状，但可减轻十二指肠溃疡疼痛症状。
- 吃油炸或油腻的食物会加重胆道疾病、功能性消化不良和食管疾病病情。
- 弯曲身体的动作会加重胃食管反流病情。
- 酒精会加重食管炎、胃炎、胃食管反流、胃溃疡、胰腺炎症状。

（4）相关症状
- 吞咽困难→食管疾病
- 喉咙有团块或束紧感→心因性
- 反酸→胃食管反流、食管炎
- 食欲缺乏、体重减轻→胃癌
- 胃灼热→胃食管反流、食管裂孔疝、胃溃疡
- 贫血的症状→慢性食管炎和胃炎、胃溃疡、癌症（胃、结肠）
- 打嗝、胀气、排便习惯异常→肠易激综合征
- 进餐30分钟后腹泻→肠系膜缺血

3. 体格检查 虽然体格检查不能为疾病的诊断提供关键性依据，但是仔细触诊和视诊非常重要，可发现贫血和黄疸的临床证据。腹部弥漫性轻度压痛和腹主动脉搏动很常见，但根据体征不能确诊是器质性病变还是功能性病变。上腹压痛常提示消化性溃疡，胆囊区压痛（Murphy征）常提示胆囊疾病，上腹部肿块常提示胃癌。

4. 辅助检查 不要过度检查。有关消化不良方面的检查大多数情况下是没有价值的。如果病情提示可能由于功能性原因和症状不严重时，可不急于行辅助检查。试验性治疗方法，如尝试改变不良生活方式、调整饮食和使用抗酸药可以作为一线治疗。年龄是决定具体检查项目的重要因素，对年龄超过40岁的患者尤为重要。

可选择内镜检查。对于上消化道疾病的检出，胃镜优于钡餐。

（1）对于以下临床表现应引起警惕，并行胃镜检查：
- 异常反流、消化不良的症状。
- 症状发生变化。
- 吞咽困难。
- 不明原因的体重减轻。
- 胃肠出血。
- 疼痛放射到背部。
- 夜间疼痛。

（2）幽门螺杆菌（Hp）试验[3] Hp已被证明可引起溃疡。

① 非侵入性检查
- 血清IgG抗体（敏感性85%～90%、特异性90%～99%），是理想的诊断方法，但不适用于随访。
- 尿素呼气试验（灵敏度高达97%、特异性96%），是良好的随访方法。
- 粪便试验（敏感性96%、特异性97%）。

② 侵入性检查
- 内镜下黏膜活检，并行组织学、快速尿素酶试验或Hp培养可以检测出Hp。

五、老年性消化不良

老年人更易患有器质性病变，他们是胃癌的高发人群。如有食欲缺乏、呕吐和体重减轻应考虑胃癌的可能。

引起老年人群消化不良的其他因素包括：
- 便秘。
- 肠系膜动脉缺血。
- 充血性心力衰竭。

六、小儿消化不良

消化不良是儿童常见疾病，也可能由于药物引起，特别是食管疾病和胃食管反流[4]。反流可以分为生理性和病理性两种。

七、小儿胃食管反流

在新生儿，食物反流是常见的生理活动，由胃食管反流引起。在婴儿，轻度反流属正常情况，尤其发生在呃逆时，这种情况被称为溢奶。

1. 症状 哺乳后乳液会从婴儿口中自行溢出，甚至进入睡眠后也会出现这种情况。有时反流量大，甚至可能从鼻腔溢出。

虽然存在呕吐或反流，但婴儿通常会因此感到舒适，不影响他们成长、发育。有些婴儿会哭闹，可能是因为胃灼热引起了不适[4]。

少数婴儿因为剧烈反流（病理性）导致严重疾病，如食管炎（伴有呕血或贫血）、食管狭窄、生长迟缓、呼吸暂停或吸入性肺炎。

2. 预后 反流会随着时间逐渐改善，通常在断乳后不久即消失。大多数情况下，9～10月龄时，婴儿能坐立位进食时，反流现象就会完全消失。严重病例反流症状可持续到18月龄。

3. 辅助检查 大多数情况下没有必要行辅助检

查，但反流症状持续存在或出现并发症时，推荐转诊至儿科医生。常见的辅助检查包括钡餐造影、食管pH监测、内镜检查和组织活检等。

4. 处理　对新生儿父母宣教喂养知识非常重要，应该告诉他们的是，正确的喂养姿势和体位可以使大多数婴儿避免乳液反流。

哺乳时应将婴儿头部抱向母亲左胸处，抬高并倾斜20°～30°。没有必要采取将孩子放在水桶里的旧方法。哺乳后将婴儿竖抱30～60分钟，有助于其消化。

有必要采取少食多餐和增加辅食的喂养方式。

5. 喂养的技巧　给予浓稠辅食有助于缓解胃食管反流病情，特别是对那些症状严重的婴儿。将玉米粉与水混合，用奶瓶喂食。这种古老的疗法仍然有用。

（1）人工喂养婴儿（奶粉配制方法）
- Carobel：每瓶中加入略少于1满勺。
- Gaviscon：每瓶配方奶（120ml）中放略少于婴儿茶匙1/2量的钙粉。
- 米粉（玉米为主）：每瓶（120ml）混合1茶匙。向医生或护士请教正确的方法。

Prethickened配方包括Karicare和S26 AR，使用简单，但较昂贵。

（2）母乳喂养的婴儿
- Carobel：加略少于1满勺的淀粉到20ml凉开水或20ml母乳混合，在哺乳前给予。
- Gaviscon：取略少于1/2茶匙的Gaviscon与20ml凉开水或母乳中混合，在哺乳后给予（请参考最新母乳喂养指导）。

对由于食管炎引起的持续或复杂的反流，应采取专科治疗，包括应用抗酸药、质子泵抑制药（如奥美拉唑）或H_2受体拮抗药（如雷尼替丁）[5]。

八、成人胃食管反流病[6, 8]

1. 临床特点
- 恶心。
- 腹胀、嗳气。
- 胃灼热。
- 反酸，特别是晚上躺下时。
- 反胃。
- 具有哮喘样特征的夜间咳嗽。
- 诊断通常要依据病史。
- 通常不需要辅助检查。

> **上消化道内镜适应证**
> - 贫血（近期发生）
> - 吞咽困难
> - 吞咽痛（吞咽疼痛）
> - 呕血或黑便
> - 不明原因的体重下降＞10%
> - 呕吐
> - 年龄＞50岁
> - 长期使用非甾体抗炎药
> - 症状严重
> - 有上消化道或结直肠癌家族史
> - 短期症状

2. 并发症
- 食管炎。
- 缺铁性贫血。
- 幽门食管狭窄。
- 呼吸道疾病：慢性咳嗽、哮喘、声音嘶哑。
- Barrett食管（长期反流）。

Barret食管
- 长时间的反流常常导致组织化生。
- 癌前病变（腺癌）。
- 食管和胃黏膜的分界线变低（至少3cm）。
- 容易溃烂。
- 需要谨慎处理。
- 考虑每2年做1次内镜检查和组织活检。

3. 胃食管反流病的治疗[6, 8, 10]

（1）第一阶段
- 给患者适当的教育和安慰。
- 考虑使用抑酸药或中和胃酸的药。
- 改变生活方式

— 超重者需减轻体重（仅此一项就可能消除症状）。

— 减少吸烟次数或戒烟。

— 减少饮酒量或戒酒（尤其是晚餐）。

— 避免高脂饮食（如糕点、薯条）。

— 减少咖啡、茶和巧克力的食用量或停止食用。

— 避免在深夜饮酒或咖啡。
— 避免饮用碳酸饮料。
— 晚餐和就寝间隔超过 3 小时。
— 增加纤维摄入量（如高纤维谷类、水果和蔬菜）。
— 常备零食和点心，避免饥饿。
— 细嚼慢咽。
— 左侧卧睡眠。
— 把主餐安排在中午，晚上少量进食。
— 避免食入辛辣食物和番茄制品。

• 需避免的药物：抗胆碱能药物、茶碱、钙通道阻滞药、多西环素。四环素类、钾缓释剂、硫酸铁、糖皮质激素等易导致药物性食管炎，需特别注意。避免干服非甾体抗炎药，服用时需大量饮水。

• 抗酸药（表 48.4 和表 48.5）：最好是用液态海藻酸钠/抗酸剂混合制剂，如于餐前或睡前 1～2 小时口服 20ml Gaviscon/Mylanta 混合制剂。

• 抬高床头或用楔形枕：如果胃食管反流病发生在睡眠时，需抬高床头 10～20cm，或应用楔形枕（优先推荐）。

（2）第二阶段[6,7]　如果几周后症状仍无缓解，澳大利亚胃肠病学会（GESA）推荐以下方法。

减少胃酸分泌的选择：

① 质子泵抑制药（PPI）4 周（首选药）

• 兰索拉唑 30mg/d。
• 奥美拉唑 20mg/d。
• 泮托拉唑 40mg/d。
• 埃索美拉唑 20mg/d。
• 雷贝拉唑 20mg/d。

② H_2 受体拮抗药（口服 8 周）

• 法莫替丁 20mg，每日 2 次。
• 尼扎替丁 150mg，每日 2 次。或 300mg，夜间服用。
• 雷尼替丁 150mg，每日 2 次（饭后）。或 300mg，夜间服用。

以前曾广泛使用阶梯式治疗方法，即第一步应用抗酸药，第二步应用 H_2 受体拮抗药，第三步应用质子泵抑制药（PPI）。现有更高水平的治疗方法控制病情，初始即给予标准剂量的质子泵抑制药（降阶梯疗法，图 48.1）。这是基于治疗效果、起效时间和治疗总成本的考虑。

对年轻的重度反流患者，通常采取手术治疗。360° 胃底折叠术是最经典的手术方式[8]。

表 48.4　常用抗酸药

抗酸药		
水溶性制剂	碳酸钙	
	钠盐	
	• 碳酸氢钠（小苏打）	
	• 枸橼酒石酸盐	
	注：过量会引起碱中毒，表现为神情淡漠、精神改变、昏迷、肾功能不全、手足抽搐	
非水溶性制剂	铝剂	
	• 氢氧化铝	
	• 甘氨酸铝盐	
	• 磷酸铝	
	镁剂	
	• 藻酸镁	
	• 碳酸镁	
	• 氢氧化镁	
	• 三硅酸镁	
联合抗酸药		
抗酸剂 + 褐藻酸		
抗酸剂 + 奥昔卡因		
抗酸剂 + 西甲硅油		

表 48.5　常用抗酸药的不良反应

氢氧化铝	便秘
三硅酸镁	腹泻
碳酸氢钠	碱中毒
	乳碱综合征
	加重高血压
碳酸钙	碱中毒
	便秘
	乳碱综合征
	高钙血症

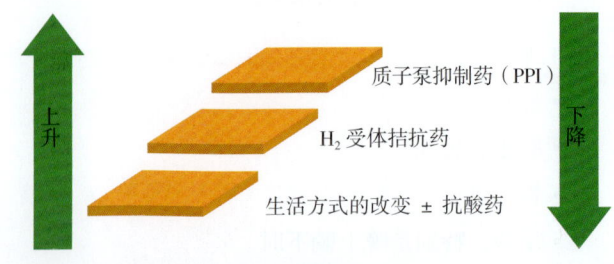

图 48.1　消化不良的阶梯疗法

九、功能性（非溃疡）消化不良

约 60% 消化不良为此种类型，患者进食后出现不适，但无明显器质性疾病。可以分为类溃疡性消化不良和类动力障碍性消化不良两类（尽管两类间有重叠）。

1. 类溃疡性消化不良 治疗方法同胃食管反流病，用质子泵抑制药或 H_2 受体拮抗药开始治疗 4 周，如果症状消失则停止用药[9, 10]。

2. 类动力障碍性消化不良

（1）临床特点
- 进食早期饱胀不适。
- 恶心。
- 超重。
- 情绪紧张。
- 不良饮食习惯（如喜食多脂肪的食物）。
- 患者的生活方式与胃食管流行疾病（GORD）患者相似。

（2）治疗
- 按 GORD 治疗（第一阶段）。
- 包括使用抗酸药。
- 如果没有反应：

第一步：H_2 受体拮抗药。

第二步：促动力药。

多潘立酮 10mg，每日 3 次。或甲氧氯普胺 10mg，每日 3 次。

十、消化性溃疡[7, 11]

1. 一般特点
- 常见病。10%～20% 的人在其一生中患过此病。
- 一般人群消化性溃疡的瞬间患病率为 3%～5%。
- DU（十二指肠溃疡）：GU（胃溃疡）= 4 : 1。
- 十二指肠溃疡好发于男性，男性：女性 =3 : 1。
- 累计病死率为 10%。
- 危险因素

— 男性。

— 家族史。

— 吸烟（致病和延缓溃疡愈合的因素）。

— 精神压力。

— 常见于 O 型血的人。

— 非甾体抗炎药，可使胃溃疡和溃疡并发症的发生风险增加 2～4 倍。

— Hp：如果未感染 Hp，且未服用过非甾体抗炎药，则无溃疡。

- 尚未被证实的危险因素

— 糖皮质激素。

— 饮酒（胃糜烂除外）。

— 饮食（可减少消化性溃疡的复发）。

- 分型

— 食管下段溃疡。

— 胃溃疡。

— 手术吻合口（胃部手术）溃疡。

— 十二指肠溃疡。

2. 临床特点
- 与进食相关的上腹部节律性烧灼样痛（常发生于餐后 1～2 小时）。
- 通常情况下进食或服用抑酸药症状可缓解。
- 常伴有消化不良。
- 一些患者症状不典型，常见于长期服用非甾体抗炎药的老年人。
- 体格检查没有阳性体征。

3. 辅助检查
- 胃镜（辅助检查首选）[12]：准确率达 92%。
- X 线钡餐：准确率达 54%。
- 血清胃泌素检测（怀疑多发性溃疡时）。
- Hp 检测：血清检查或尿素呼气试验。确诊依据是胃镜下尿素酶试验。

4. 并发症
- 穿孔。
- 出血：呕血和黑粪。
- 梗阻：幽门狭窄。
- 贫血（失血引起）。
- 癌变（胃溃疡）。
- 食管狭窄。

5. 消化性溃疡出血 对于消化性溃疡出血，可在内镜下行加热器探针电凝、注射肾上腺素或两者兼用的方法进行止血治疗。也可以应用奥美拉唑：80mg，静脉注射（负荷量），然后 8mg/h 静脉滴注，治疗 3 天。另外，也可以选择手术治疗。

6. 消化性溃疡的治疗方法

治疗目的

- 缓解症状。
- 促进溃疡愈合。
- 预防并发症。
- 将复发的风险降至最低。

胃溃疡和十二指肠溃疡的治疗方法相似，只是胃溃疡愈合时间较十二指肠溃疡长2周，恶变风险增高。

（1）第一阶段治疗

一般措施

- 与胃食管反流病治疗原则相同。
- 戒烟。
- 避免服用刺激性药物：非甾体抗炎药，如阿匹林。
- 正常饮食，避免饮食不规律。
- 抑酸药。

（2）第二阶段治疗　质子泵抑制药（PPIs）有强烈的抑酸作用，比H_2受体拮抗药能更有效地促进胃溃疡和十二指肠溃疡的愈合（见本章相关内容）。

① 口服4～8周。

② 以下人群慎用

- 老年人。
- 服用其他药物，如华法林、抗惊厥药或β受体拮抗药的患者。
- 肝病患者。

（3）其他药物

- 黏膜保护剂：硫糖铝每次1g，每日4次，饭前1小时服用和晚上服用。
- 前列腺素类似物：米索前列醇800μg/d（分次服用）。
- 枸橼酸铋钾：2片（咀嚼），每日2次，6～8周。
- 对治疗复发性溃疡有效的药物。
- 对治疗Hp可能有效的药物。

7. 根除Hp[13]

有研究显示，Hp与消化性溃疡（十二指肠溃疡和非药物性胃溃疡）有相关性，胃癌和胃淋巴瘤均与胃黏膜Hp感染有关。根除Hp后十二指肠溃疡复发率很低支持此研究结果。常用3～4种药物联合治疗的方案根除Hp，根除率为85%～90%。

（1）药物治疗方案（实例）

① PPI（奥美拉唑或艾美拉唑20mg）+克拉霉素500mg+阿莫西林1g。

每日2次，口服7天，可作为一个组合包。

或

② PPI+克拉霉素+甲硝唑400mg（每日2次，服用7天）——针对青霉素过敏的患者。

或者

③ 其他的联合方案如：铋剂+PPI+四环素+甲硝唑（针对三联用药效果不好的患者）。

注：对甲硝唑耐药者很常见，对克拉霉素耐药的患者也在逐渐增多，但是对四环素和阿莫西林耐药的患者却很少见[6]。

（2）手术治疗

适应证（现已少用）包括：

- 经药物治疗1年无效的患者。
- 出现并发症
— 内科治疗无法控制的出血。
— 穿孔。
— 幽门狭窄。
- 怀疑胃溃疡恶变。
- 术后复发的溃疡。

十一、非甾体抗炎药和消化性溃疡[7, 14]

1. 服用非甾体抗炎药（NSAIDs）的患者被确诊消化性溃疡的治疗：

① 停用NSAIDs（病情允许的情况下）。

② 询问患者是否饮酒和吸烟。

③ 选择其他消炎镇痛药

- 对乙酰氨基酚（扑热息痛）。
- 选择性环氧化酶-2（COX-2）抑制药。
- 阿司匹林缓释肠溶片。
- 口服或关节注射皮质激素。

④ PPI宜使用4周（疗效最好）。

注：若患者一直服用NSAIDs，溃疡愈合时间会延长一倍。约90%溃疡可在12周内愈合。应在12

周后复查胃镜和 Hp，了解溃疡愈合情况。

2.NSAIDs 性消化性溃疡的预防[14]

① 对于年龄＞75 岁、有消化性溃疡病史等溃疡风险显著增加者进行一级预防。

② 使用以下 PPIs 制剂中的一种

- 艾美拉唑 20mg/d。
- 奥美拉唑 40mg/d。
- 泮托拉唑 40mg/d。

③ 饮食中增加纤维膳食有助于十二指肠溃疡的愈合和预防。

注：进行 Hp 检查，如果存在感染，需使用联合治疗方案将其根除。

十二、胃癌

1.临床特点

- 患病率：男性：女性 =3：1。
- 通常早期无症状。
- 对于年龄＞40 岁、有上消化道疾病症状的患者要考虑胃癌的可能，尤其是近期体重减轻的患者。
- 中年患者，近期有消化不良症状。
- 消化不良治疗效果不明显。
- 有饱胀感或上腹有胀气。
- 神经性厌食，伴或不伴呕吐。
- 吞咽困难（晚期症状）。
- 贫血。
- 胃溃疡患者出现消化不良症状。
- 出现恶性贫血症状。
- 与 Hp 感染密切相关。
- 危险因素：老年人、A 型血、吸烟、萎缩性胃炎。

2.体格检查阳性体征

- 明显的腹部肿块（20%）
- 晚期患者的征象（图 48.2）

诊断多联征群：腹部不适 + 食欲缺乏 + 消化不良 + 体重下降 = 胃癌

诊断三联征：食欲缺乏 + 体重减轻 + 颜色（贫血）= 胃癌

3.辅助检查

- 内镜及活检是诊断的金标准。
- 钡餐——存在假阴性。

4.治疗

- 手术切除：在早期可以根治，晚期则不能根治。

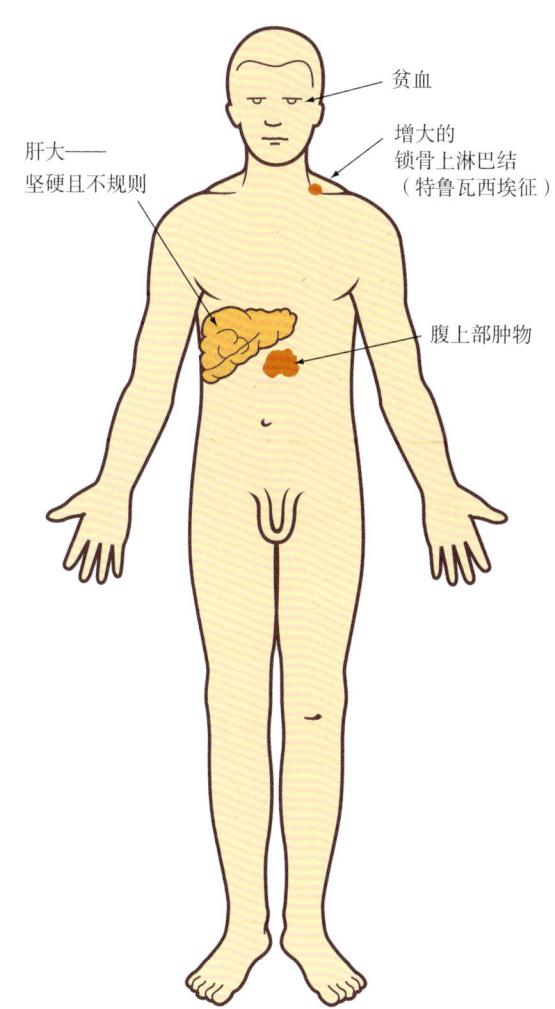

图 48.2　晚期胃癌的症状

十三、转诊时机

- 经过简单治疗后胃食管反流患儿仍持续存在反流。
- 通过第一阶段的治疗，胃灼热症状未见好转，需要做胃镜检查。
- 患者有持续或反复发作的溃疡。
- 有任何一种消化性溃疡并发症，如消化性溃疡出血、梗阻、穿孔。

> **实践要点**
>
> - 硬皮病虽然罕见,但却是食管炎的一个重要原因。
> - 告诫患者不要"干咽"药物。
> - 患者有吞咽困难时需要对其及时进行检查,而不仅仅是观察病情。
> - 注意把贫血归因于食管炎。
> - 餐后上腹痛,服用抑酸药可缓解,提示慢性胃溃疡。
> - 餐前上腹痛(饥饿痛),餐后缓解,提示慢性十二指肠溃疡。
> - 警惕胃溃疡恶变。
> - 胃溃疡的症状突然发生改变要考虑恶变的可能。
> - 避免长期使用水溶性抗酸药。
> - 有以下预警症状的患者要进行检查:吞咽困难、出血、贫血、体重减轻、夜间痛醒、疼痛向背部放射。

参考文献

[1] Smallwood R. Dyspepsia. Medical Observer, 1991;27 September, 1991: 33–34.

[2] Pritchard P. The management of upper gastrointestinal problems in patients taking NSAIDs. Aust Fam Physician, 1991, 20: 1739–1741.

[3] McGarity B, Morgia M. Peptic ulcer disease: an update on diagnosis and treatment. MedicineToday, 2001: 33–37.

[4] Sewell J. Gastro-oesophageal reflux. Australian Paediatric Review, 1991, 3: 2.

[5] Thomson K, Tey D, Mark M. Paediatric Handbook (8th edn). Oxford: Wiley-Blackwell, 2009: 345–346.

[6] Gastro-Oesophageal Reflux Disease in Adults: Guidelines (3rd edn). Sydney: Gastroenterological Society of Australia, 2001.

[7] Shenfield G (Chair). Therapeutic Guidelines: Gastroenterology(Version 4). Melbourne:Therapeutic Guidelines Ltd, 2006:61–119.

[8] GORD and Non-Ulcer Dyspepsia. NPS News, 2001, PPRreview No. 11.

[9] Fock KM, et al. Asia-Pacific consensus on the management of gastroesophageal reflux disease: update. J GastroenterolHepatol, 2008, 23: 8–22.

[10] Katelaris P. Dyspepsia: update. Australian Doctor, 2005;7 October, 2005: 23–25.

[11] Madge S, Yeomans N. Stomach and duodenal ulcers. Current Therapeutics, 2001: 69–72.

[12] Korman M, Sievert W. Peptic ulcers. In: MIMS Disease Index(2nd edn). Sydney: IMS Publishing, 1996: 400–402.

[13] Ford A, Delaney B, et al. Eradication therapy for peptic ulcer disease in Helicobacter positive patients. Cochrane Database System Review, 2004(4): CD003840.

[14] Chan FK, To KF, Wu JC. Eradication of Helicobacter pylori and risk of peptic ulcers in patients starting long term treatment with NSAIDs: a randomised trial. Lancet, 2002, 359(9300): 9–13.

吞咽困难 第 49 章

> 我们每天要进行大约 1200 次吞咽动作，大多是无意识的。虽然我们认为这种基本功能是理所当然的事情，可一旦发生吞咽困难，则可能是一场灾难，且此种情况的发生并不少见。
>
> Ian Cook 1996

吞咽困难是指很难吞下东西，通常是咽下食团时的被阻挡感，有时伴有疼痛。

根据发生的原因分为口咽性或食管性吞咽困难。口咽部疾病所致吞咽困难常与神经肌肉功能障碍有关，通常由脑卒中（中风）引起。食管疾病所致吞咽困难通常由食管运动障碍引起，如贲门失弛缓症、弥漫性食管痉挛或消化性食管狭窄（继发于反流性食管炎）。食管疾病所致吞咽困难者为食物通过时有哽咽感，可能是食物滞留在颈部或胸骨后的体验[1]。依其原因通常分为功能性、神经性和机械性（表49.1）。

表 49.1　吞咽困难的原因

功能性	例如：肌肉紧张、癔症性吞咽异常
神经性	例如：脑卒中、重症肌无力、运动神经元病（MMD）
机械性	
腔内病变	例如：异物
食管壁病变	例如：狭窄、肿瘤
食管外部的病变	例如：外在压缩（即甲状腺肿）

吞咽困难不能与癔球症混淆，后者是指持续感觉"有食物团块阻塞在喉咙里"的不适感，但无导致吞咽困难的食物。如果吞咽困难呈渐进性发展或长时间持续存在，需对其密切关注。

吞咽困难的病因并不复杂，通常通过病史并结合 2～3 项辅助检查即可确诊。仔细询问用药史和社会心理因素在内的既往史非常重要。

一、诊断指南

- 任何累及舌、咽、食管的疾病或异常均可引起吞咽困难。
- 患者吞咽食物或水时有不同程度的阻塞感，因此，比较容易鉴别吞咽困难是口咽性还是食管性的。
- 口咽性疾病所致疼痛局限于颈部。
- 食管疾病所致疼痛通常位于 T_2～T_6 区域。

吞咽困难的重要警示性症状

- 患者年龄＞50 岁
- 近期发作或突然发作
- 不明原因的体重减轻
- 吞咽痛
- 进行性吞咽困难
- 吞咽固体困难
- 呃逆
- 声嘶
- 神经系统症状和（或）体征

- 口咽部疾病：吞咽开始即感吞咽困难。食物滞留在胸骨上切迹水平，反流，食物误吸。
- 食管疾病：食物滞留于胸骨中下部水平。吞咽固体食物，特别是肉类、土豆和面包时有痛感，最后出现液体吞咽困难。
- 咽囊通常引起未消化的食物反流，并在颈部的一侧听到气过水声。
- 神经系统疾病常因为食物溢出导致吞咽困难、咳嗽或窒息，尤其是液体食物。
- 固体食物吞咽困难提示有结构性病变，如狭窄或肿瘤。
- 导致吞咽液体和固体食物都出现困难的是典型食管运动障碍，即贲门失弛缓症[2]。
- 胃食管反流病（GORD）往往要排除贲门失弛缓症。
- 胃肠病学认为吞咽困难的三大病因是良性消化性狭窄、癌症和贲门失弛缓症[3]。
- 间歇性液体和固体食物吞咽困难是食管贲门失弛缓症等运动性疾病的特征。
- 快速进行性吞咽困难和明显的体重减轻提示恶性食管梗阻[4]。

吞咽困难的诊断策略模型见表 49.2。

表 49.2 吞咽困难的诊断策略模型（不包括口咽感染和脑卒中）

问	可能的诊断	
答	功能性（如"癔症"性吞咽困难、精神因素）	
	药源性刺激	
	食扁桃体炎	
	反流性食管炎	
问	不能忽视的严重疾病	
答	肿瘤	
	• 口咽癌、食管癌、胃癌	
	• 食管周围组织的肿瘤	
	AIDS（有食管感染的机会）	
	狭窄，通常是良性消化性狭窄	
	硬皮病	
	神经系统疾病	
	• 假性延髓性麻痹	
	• 多发性硬化	
	• 运动神经元病（肌萎缩性硬化症）	
	• 帕金森病	
问	常被漏诊的严重疾病	
答	异物	
	药物（如吩噻嗪类药物）	
	亚急性甲状腺炎	
	食管周围组织的病变（如：淋巴结、甲状腺肿）	
	食管蹼（发生于食管上段，如 Plummer-Vinson 综合征）	
	嗜酸性粒细胞性食管炎	
	放射治疗性损伤	
	贲门失弛缓症	
	食管上段痉挛（类似心绞痛）	
	部分罕见疾病	
	• 干燥综合征	
	• 主动脉瘤	
	• 右锁骨下动脉畸形	
	• 铅中毒	
	• 颈椎骨关节炎（大骨赘）	
	• 其他神经系统原因	
	• 其他机械性原因	
问	七种假象	
答	抑郁	√
	糖尿病	—
	药物	√
	贫血	
	甲状腺疾病	√
	脊柱功能障碍	
	尿路感染（UTI）	—
问	患者试图告诉我什么？	
答	是功能性的吗？癔球症。	

1. **体格检查** 以下特点值得关注：
- 一般检查要包括手和皮肤。
- 检查口、咽、喉（寻找有无麻痹）。
- 检查颈部，尤其是淋巴结和甲状腺。
- 检查神经系统，尤其是对脑神经功能障碍和肌无力者。
- 特殊食管梗阻试验。

—给患者一杯水，并把听诊器放在患者腹部的左上象限。患者饮食时听诊过水性杂音。

—测量食团通过贲门的吞咽困难和杂音间的时间（正常值：7～10秒）。

2. **辅助检查**
- 全血检查：确认是否有贫血。
- 神经系统病因：食管动力研究（测压检查）。
- 机械性因素

—外源性压迫（例如钡剂造影、CT检查、胸部X线检查）。

—内源性（例如内镜 ± 钡剂造影）。

—PET扫描：有利于鉴别食管癌和检查胃食管功能。

对疑似咽部吞咽困难的患者，首选钡剂造影检查[5]。对疑似食管吞咽困难的患者，首选内镜检查。对疑似食管"环"和食管动力障碍者，钡剂造影餐检查应先于内镜检查。如果内镜检查和放射学检查未发现异常，可考虑行食管运动检查，寻找贲门失弛缓症或其他不太常见的运动障碍性疾病的证据。

二、特殊疾病

1. **良性消化性狭窄**

（1）特点
- 食管下 1/3 处纤维性狭窄（也可能是稍高的位置）。
- 伴随多年的食管反流。
- 常见于老年患者。
- 进食固体食物吞咽困难。
- 通过胃镜和钡剂造影检查可明确诊断。

（2）治疗
- 狭窄部位的扩张性治疗。
- 积极治疗食管反流。

2. **食管癌**
- 进餐开始时出现吞咽困难。

- 进行性进食固体食物吞咽困难，长达数周。
- 早期患者可无症状，而一旦诊断，往往已非早期，已发生浸润。
- 呃逆（打嗝）可能是早期表现。
- 声嘶、咳嗽。
- 咽喉部、胸骨后、肩胛间区有不适或疼痛。
- 可能有体重明显减轻。
- 相关因素：胃食管反流病、吸烟、Barrett食管。
- 通过钡剂造影和胃镜检查确诊。
- 有鳞状上皮细胞癌（最常见）和腺癌两种类型。
- Barrett黏膜相关性腺癌。
- 治疗通常采取姑息性手术。

 诊断要点：疲劳 + 吞咽困难 + 体重减轻 = 食管癌

3. 食管失弛缓症

（1）特点
- 是一种食管蠕动障碍性疾病。
- 食管广泛性扩张。
- 食管下端呈锥形，不能顺利排空。
- 进行性固体和液体食物吞咽困难。
- 症状呈波动性。
- 通过食管造影或测压检查进行诊断。
- 食管测压检查是唯一的确诊方法。

（2）治疗
- 对老年人可采取保守治疗（如将硝苯地平或肉毒杆菌毒素在内镜下注射到食管括约肌）。
- 气囊扩张食管下括约肌或外科肌切开术。

注：促动力药物治疗该病无效。

4. 药物引起的食管溃疡

- 四环素，尤其是多西环素，可在所有年龄组引起溃疡。
- 某些药物的延迟通过（由于已经存在的疾病）可能会导致局部溃疡甚至穿孔（特别是老年人）（如铁剂、缓释钾、阿司匹林、非甾体抗炎药、双磷酸盐、齐多夫定、抗生素）。
- 老年人容易遇到这类问题，因为他们在睡前服用药物而没有饮用足够的水。

5. 癔球症

也被称为"梅核气"或"咽喉哽住"，这是一种咽喉部有块状异物阻塞感的病症，完全是一种主观性感觉。常与心理压力有关（如未解决的伤害、悲伤、没有成就感），对悲伤的压抑是最常见的[6]。目前尚没有特殊病原学或生理机制，症状可能与胃食管反流病、频繁的吞咽或干咽动作及情绪相关。

（1）临床特征
- 有"哽咽"、咽喉部"有东西卡住"或团块状物的感觉。
- 不影响吞咽。
- 吃饭和喝水能减轻症状。
- 辅助检查正常。

（2）诊断方法
- 仔细询问病史和体格检查。
- 排除器质性疾病（表49.2）。
- 如果怀疑诊断，可能需要进行辅助检查。

（3）治疗
- 通常给予患者教育、安慰、支持，并持续较长时间（长达几个月）。
- 尚无有效的药物。
- 治疗任何潜在的心理障碍。

6. 吞咽痛

吞咽痛通常是由于吞咽食团时刺激有炎症或溃烂（特别）的黏膜引起。

重要的原因包括：
- 与食管炎相关的胃食管反流病（最常见原因）。
- 食管痉挛。
- 食管念珠菌病，尤其是在免疫抑制的情况下。
- 单纯疱疹病毒性食管炎，在免疫抑制的情况下。
- 巨细胞病毒性食管炎，在免疫抑制的情况下。
- 药物性食管炎和（或）溃疡。
- 食管癌。
- 失弛缓症。

7. 嗜酸性粒细胞性食管炎 [7, 8]

越来越多的学者认为嗜酸性粒细胞性食管炎是儿童（特别是）和成人吞咽困难、胃食管反流病、急性食物阻塞的一种病因，在婴儿期可能表现为腹部绞痛，对规律性感觉有食物卡在喉咙里的患者要考虑本病的可能。嗜酸性粒细胞性食管炎与过敏性疾病如花粉热、牛奶过敏和哮喘有关。IgE升高。参考胃镜检查可能发现嗜酸性粒细胞在食管黏膜浸润，然而，症状通常在排除异常气味性食物后 72 小时内消失。急性发作的治疗包括肌内注射丁溴东莨菪碱（解痉灵）、深咽部喷入糖皮质激素气雾剂如氟替卡松。

> **实践要点**
>
> - 虽然吞咽困难是一种常见的心理症状，但应引起重视和进行必要的检查。
> - 机械性吞咽困难常提示癌症，除非明确排除其可能。
> - 老年人出现进行性吞咽困难和体重减轻是食管癌的表现，除非明确排除。
> - 食管癌通常引起疼痛、消瘦和反流。
> - 球状感觉或癔症、焦虑障碍不应该和吞咽困难混淆，它常常是一个咽喉部的肿块或团块的主观感觉。通常见于年轻的女性。
> - 癌症相关的贲门失弛缓症的起因是胃食管交界处的肿瘤，常常是胃腺癌。
> - 严重的食管反流可促发腺癌。
> - 食管狭窄可以是良性的（通常继发于慢性食管反流），也可能由于恶性肿瘤引起。
> - 注意长期存在食管反流的症状变化，要考虑到狭窄或癌症。

参考文献

[1] Tally NJ, Martin CJ. Clinical Gastroenterology: A Practical Problem Based Approach. Sydney: MacLennan & Petty,1996: 31–32.

[2] Trate DM, Parkman HP, Fisher RS. Dysphagia. Evaluation, diagnosis and treatment. Primary Care, 1996, 23: 417–432.

[3] Breen K. A practical approach to patients with dysphagia or pain on swallowing. Modern Medicine Australia, 1992, 3:50–56.

[4] Abeygunasekera S. Diffi cult and painful swallowing: a guide for GPs. Medicine Today, 2003, 4(10): 33–40.

[5] Cook I. Swallowing disorders. Current Therapeutics, 1996, 37: 81–5.

[6] Beers M, Berkow R, eds. The Merck Manual (18th edn). Merck Research Laboratories, 2006: 69–70.

[7] Kakakios A, Heine R. Eosinophilic oesophagitis. Med J Aust., 2006, 185(7): 401.

[8] Thomson K, Tey D, Marks M. Paediatric Handbook (8th edn). Oxford: Wiley–Blackwell, 2009: 232.

呼吸困难　第50章

> 当人老的时候，他的胸腔内有许多气体，导致呼吸急促和呼吸困难。
> Huang Ti（2697—2597 BC）, The Yellow Emperor's Classic of Internal Medicine

呼吸困难就是主观上感觉呼吸费力，一些过度的体力活动后则更为明显。它是一种影响心肺系统的主要症状，且非常难以评估。比如跑步赶乘公交车或爬几层楼梯等活动时出现气喘则属正常情况。但由于肥胖或体质不佳而致喘息则属异常。

一、重要资料与关注要点

- 对已经明确病因的呼吸困难患者进行有效的管理和治疗是绝对必要的。
- 呼吸困难的主要原因是肺部疾病、心脏疾病、肥胖和功能性过度换气[1]。
- 家庭医生临床中遇到的呼吸困难最常见的病因是气道阻塞，这是慢性哮喘和慢性阻塞性肺疾病（COPD）的基本特点[2]。
- 喘鸣是一种连续的乐音或口哨音，是气道阻塞的一个指征。
- 有些哮喘患者没有哮鸣音，而有些有哮鸣音的患者并没感到哮喘。
- 其他重要的肺部原因包括胸部限制性疾病，如纤维化、胸廓塌陷和胸腔积液。
- 在肺癌患者中，呼吸困难是不可避免的，约60%的肺癌患者会发生[3]。
- 正常呼吸频率为12~16次/分。

二、相关术语

需要强调的是呼吸困难或气喘是呼吸欲望增加的一种主观感受，并且一定要考虑患者的生活方式和个体对不适感的耐受度。这也取决于年龄、体质和人的身体期望。患者可能会感到胸闷，这必须与心绞痛相鉴别。

纽约心脏协会对呼吸困难的功能和治疗分级如下：

一级：无呼吸困难。
二级：重度劳累后呼吸困难。
三级：轻度劳累后呼吸困难。
四级：休息时也感到呼吸困难。

术语汇编

通气过度　通气量增加（如在用力时）。
过度换气　过度呼吸。
端坐呼吸　不能平躺，平躺时呼吸急促。
夜间阵发性呼吸困难　因呼吸困难导致从睡眠中憋醒。
呼吸急促　呼吸频率增加。

三、心源性和肺源性呼吸困难的鉴别

心源性的呼吸困难和肺源性的呼吸困难的鉴别见表50.1。病史对鉴别两者有重要意义，静息时呼吸困难是肺部疾病的典型表现，尤其是哮喘，而它往往存在于心脏疾病以及慢性阻塞性肺疾病。

表 50.1　心源性和肺源性呼吸困难的鉴别

肺病	心脏病
呼吸系统疾病史	高血压、缺血性心脏病、心脏瓣膜疾病
发展缓慢	进展快
休息时即有表现	主要是在劳力后
咳嗽、咳痰	咳嗽不常见，常常是干咳
呼吸道感染会使其恶化	通常不受呼吸道感染的影响

来源：经 Sandler 许可。

四、喘鸣音

喘鸣音是用听诊器或不用听诊器听到的连续的带乐性的呼气性啰音。包括哮鸣音，这是一个呼气性啰音。（译者注：国内将伴有呼气延长的干性啰音称哮鸣音。）

喘鸣音的常见原因

（1）局限性的
- 部分支气管阻塞
— 异物影响
— 黏液栓影响。
— 外源性压迫。

（2）广泛性的
- 哮喘。
- 阻塞性支气管炎。
- 细支气管炎。

"心源性哮喘"一词是用来描述一种喘息的感觉，如患者所感受到的阵发性夜间呼吸困难。鉴别特征见表50.2。

表 50.2 心源性哮喘和支气管哮喘的显著特征比较

	心源性哮喘	支气管哮喘
呼吸困难	主要是吸气性的	主要是呼气性的
咳嗽	继发于呼吸困难	先于呼吸困难
痰	粉红色泡沫痰	白色黏液痰
症状减轻	站立（打开窗户）静脉内注射利尿药或持续肺泡内正压（CPAP）、吗啡	把痰咳出来 支气管扩张药
肺部体征	主要是湿啰音	主要是哮鸣音

来源：经 Sandler 许可[4]。

五、是哮喘还是慢性阻塞性肺疾病？

这个问题经常有人问，特别是中年或老年呼吸困难的患者。二者的鉴别见表50.3。

表 50.3 哮喘与 COPD 的鉴别

	哮喘	COPD
症状<35 年	常见	不常见
吸烟史	可能	多有
慢性咳嗽	少见	常见
吸入支气管扩张药的反应	良好	差
夜间被症状憋醒	常见	不常见

六、诊断方法

诊断策略模型总结于表50.4。

表 50.4 呼吸困难的诊断策略模型

问	可能的诊断	
答	支气管哮喘	
	细支气管炎（儿童）	
	慢性阻塞性肺疾病（COPD）	
	体质适应性差	
	左心衰竭	
	肥胖	
问	不应漏诊的严重疾病	
答	心血管系统	
	• 急性心力衰竭（如急性心肌梗死）	
	• 心律失常	
	• 肺动脉栓塞	
	• 肺动脉高压	
	• 夹层动脉瘤	
	• 心肌病	
	• 心脏压塞	
	• 过敏反应	
	肿瘤	
	• 支气管癌	
	严重感染	
	• SARS（严重急性呼吸综合征）	
	• 禽流感	
	• 肺炎	
	• 急性会厌炎（儿童）	
	呼吸系统疾病	
	• 异物吸入	
	• 上呼吸道梗阻	
	• 气胸	
	• 肺不张	
	• 胸腔积液	
	• 肺结核	
	急性呼吸窘迫综合征	
	神经肌肉疾病	
	• 感染性多发神经炎	
	• 脊髓灰质炎	
问	常被遗漏的疾病	
答	间质性肺病	
	• 肺间质纤维化	
	• 外源性变应性肺泡炎	
	化学性肺炎	
	代谢性酸中毒	
	放射线疗法	
	肾衰竭（尿毒症）	
	多发性肺小栓塞	
问	七种假象	
答	抑郁症	√
	糖尿病	√

（续表）

药物	√
贫血	√
甲状腺疾病（甲状腺毒症）	√
脊柱功能障碍	（强直性脊柱炎）
尿路感染（UTI）	—
问 患者试图告诉我什么？	
答 考虑功能性通气过度（焦虑和惊恐发作）。	

1. 可能的诊断 呼吸困难的常见原因是肺部疾病、心脏疾病、肥胖、贫血（组织缺氧）和功能性过度换气。更具体地说，支气管哮喘、慢性阻塞性肺疾病、急性肺感染和左心衰竭（常隐匿）是常见的个体原因。

2. 不能忽视的严重疾病 严重心血管事件如急性心力衰竭，可由心肌梗死（可能是隐匿的，特别是在糖尿病患者中）、威胁生命的心律失常、肺栓塞、壁间动脉瘤或心肌病（如病毒性心肌炎）造成，需要早期诊断和纠正措施。复发性肺栓塞可能存在诊断性问题。可能有深静脉血栓形成、妊娠、恶性肿瘤史或服用避孕药病史[4]。

严重感染，如大叶性肺炎、肺结核和心肌炎必须加以考虑。小儿急性会厌炎、喉炎、细支气管炎、肺炎和支气管炎是引起呼吸窘迫的严重感染。原发癌是一个需要考虑的重要因素，特别是在逐渐发作的呼吸困难。要考虑的其他恶性疾病有转移性疾病、淋巴管癌病、淋巴瘤和胸膜间皮瘤。胸腔积液可能是一些严重疾病的一种表现形式。

3. 常被遗漏的疾病 间质性肺疾病可能诊断较困难，因为在早期阶段，尽管有显著的呼吸困难，但在体征和X线上表现可以不明显。过敏性肺泡炎，如由鸟类引起的（如对它们的粪便过敏）可以造成误诊。如果一个已知的与肺浸润有关的疾病，如结节病，诊断比较容易。测量扩散能力将有助于诊断。

急性心脏压塞发作可能导致误诊，如恶性肿瘤累及心包。患者通常可能有奇脉和脉搏微弱、高血压和颈静脉压力增高的表现。一定要注意不要把呼吸困难仅仅归因于肥胖或缺乏锻炼，可能有一个真正的器质性障碍如心力衰竭。

4. 七种假象 大部分假象都被认为是潜在原因。抑郁症可伴有呼吸困难，贫血是呼吸困难的一个重要原因，甲状腺危象很少出现呼吸困难，以及糖尿病酮症酸中毒可引起呼吸深快。

药物也必须考虑在内，特别是引起肺间质纤维化，出现呼吸困难、咳嗽和发热。导致此病症的药物包括几种细胞毒性药物（特别是博来霉素、环磷酰胺、甲氨蝶呤），胺碘酮，柳氮磺胺吡啶，青霉胺，呋喃妥因，金盐和肾上腺素能鼻喷剂，可能导致过度换气的毒物有水杨酸甲酯、甲醇、超剂量茶碱和乙二醇。必须考虑贫血，尤其是这些危险因素存在下。呼吸困难不可能只由慢性贫血引起，除非血红蛋白水平小于80g/L。它更可能在有另一个诱因存在的情况下发生，如缺血性心脏病。

5. 精神因素 功能性呼吸困难或过度换气是常见的。然而，在贴精神疾病标签之前，排除器质性病因，如哮喘、药物和甲状腺危象，如果没有器质性病变，安抚患者是很重要的。焦虑患者胸部任何不适感可能被解释为呼吸困难。抑郁、焦虑和惊恐发作可能是潜在的问题。与过度焦虑有关的特征包括头晕、眩晕、心悸、打哈欠、手和腿感觉异常，无法深呼吸或窒息感。这些患者在检查时可能表现出叹息样和不规则呼吸。真正的精神性呼吸困难，胸部X线和肺功能检查是正常的，但过度通气的症状在15~30秒后自动缓解。重要的是要记住，这也可能存在于器质性病变轻微如哮喘的患者。

呼吸困难的重要警示性信号

病史	体格检查
突然发作	苍白/发绀
缺血性心脏病	休息时呼吸困难
移民：非洲，亚洲	发热
最近旅游史	低血压
哮喘/过敏	心动过速
不明原因的体重减轻	呼吸急促
胸壁创伤	胸壁体征
HIV	意识状态改变
药物滥用：社会因素、生物制品	颈静脉搏动
	喘鸣音

七、临床方法

1. 病史 我们要特别注意弄清楚患者所谓的呼吸困难或呼吸受限是什么意思。

分析应该包括诱发因素和相关症状，以便于区分肺部原因，如哮喘和慢性阻塞性肺疾病。哮喘和慢性气流阻塞通常（但不总是）表现有喘息。大多数引起呼吸困难的疾病也引起咳嗽。呼吸困难的发展速度也可提示其原因（表50.5）[5]。在静息时突然出现呼吸困难提示肺栓塞或气胸。在1小时或2个小时内出现的严重呼吸困难最可能是由于左心衰竭或支气管哮喘引起。通过询问之前发作的病史、有无胸痛及有无心脏杂音可以很容易地区分开支气管哮喘与左心衰竭。"我的呼吸感觉很紧"提示哮喘。主诉"窒息或感觉窒息"或"没有得到足够的空气"可能是功能性呼吸困难的一个指针。

哮喘的呼吸困难往往发生在休息和夜间，伴劳累后发生的慢性气流阻塞。

2.体格检查 通过叩诊和听诊等常规查体，即可确定基础肺部疾病是局部的还是全身性的。

对于肺部各种疾病的检查结果归纳于表50.6。

仔细查体是必须的。患者应脱衣服至腰部，观察其有无异常体征，如发绀、杵状指、精神意识改变、静息时呼吸困难、辅助呼吸肌收缩、肋骨收缩和胸壁的任何其他异常等情况。伸出双手感受到的粗糙的震颤或拍打表示二氧化碳中毒[6]。要从听诊中获得最大的价值，要求患者张嘴，并做深呼吸。附加音听不到，在潮式呼吸时可以听到。哮鸣音是在呼气或吸气时都会听到的高亢的连续的啰音，在呼气时更加明显。

表 50.5 发病时间相关性呼吸困难的疾病分类

发病突然
肺不张
吸入异物
自发性气胸
心律不齐
过敏反应
心肌梗死
肺栓塞
发病迅速（数小时）
哮喘
过度换气
COPD 加重期
肺炎
糖尿病酮症酸中毒
外源性变应性肺泡炎
高海拔
左心衰竭（急性肺水肿）
心脏压塞
毒物
数天或数周以上
充血性心力衰竭
胸腔积液
支气管或气管肿瘤
数月或数年以上
COPD
肺结核
纤维性肺泡炎
肺尘埃沉着病
非呼吸原因
贫血
甲状腺功能亢进症
肥胖

表 50.6 各种肺病体格检查体征的比较

	气管	胸壁运动度	叩诊音	呼吸音	语音震颤	附加音
正常	居中	正常，两侧对称	清音	清晰	正常	无或极少数有基底部啰音
哮喘	居中	下降，两侧对称	清音到过清音	吸气时持续小水泡音到呼气	正常或下降	呼气时喘鸣
肺气肿	居中	下降，两侧对称	过清音	呼吸减低	下降	无或有小水泡音或慢性支气管炎性喘鸣
实变，如大叶性肺炎	居中	累及的一侧下降	受累的一侧浊音	支气管音	增强	吸气末的细湿啰音
主支气管塌陷	偏向受累的一侧	受累的一侧下降	浊音	消失或下降	无或下降	无
外周支气管塌陷	偏向受累的一侧	受累的一侧下降	浊音	支气管音	增强	粗湿啰音
大量胸腔积液	偏向对侧	患侧下降	实音	消失或下降	无或下降	无
大面积气胸	偏向对侧	患侧下降	鼓音或过清音	消失或下降	无下降	无
广泛纤维化	居中	双侧下降	正常	细湿啰音	增强	细湿啰音
支气管扩张	居中	轻度下降	清音到浊音	支气管音	正常或下降	粗湿啰音，或有局限性喘鸣

在吸气末听到的湿啰音（爆裂音）是短暂中断的声音，类似头发靠近耳朵在手指间被擦的噼里啪啦的声音。细湿啰音，以前被称为捻发音，一般发生在大叶性肺炎和弥漫性间质纤维化，不能通过咳嗽清除。中等湿啰音是充血性心力衰竭的典型表现，粗湿啰音表明有气道黏液，通常在咳嗽后清除。

肺部湿啰音的原因

- 左心衰竭。
- 纤维化肺泡炎。
- 外源性过敏性肺泡炎。
- 肺炎。
- 支气管扩张。
- 慢性支气管炎。
- 石棉。
- 肺纤维化。

3. 辅助检查 对于呼吸系统疾病最重要的两个基本检查是 X 线胸片和肺功能检查。

（1）**肺功能检查（肺功能）** 这些相对简单的检查可提供大量的信息。

① 峰值呼气流速：用于检测由于哮喘或慢性支气管炎导致慢性气道阻塞最实用的检查仪是小峰流量仪，它可测量峰值呼气流速（PEFR）。

对检测结果的解释，其结果依其不同性别、年龄和身高而不同，需要画一预测其正常值的图表。正常成人 PEFR 的正常值列表见附录 V。对具体患者应该是三个结果中最好的一个。

② 肺活量测定：肺功能检查是金标准。测量用力肺活量（FVC）和第一秒钟用力呼气量（FEV_1）可以很好地提示是否存在通气不足的情况。FVC 和 FEV 也存在与性别、年龄和身高相关的情况。FEV_1 为 FVC 的一部分，可以衡量是否存在气流受阻的情况。正常受试者约为 70%（图 50.1）。异常模式曲线见图 50.2。图 50.3 总结了这些异常的相对数值。

③ 肺容量测定：潮气量（TV）和肺活量（VC）可以采用简单的肺量计（spirometer）进行测量。但是肺容量和肺残气量需要在呼吸实验室通过氦稀释测定法来进行。

④ 肺泡弥散功能测定：该检查是通过测定一次呼吸整个肺组织摄取一氧化碳的量来分析组织的弥散功能。正常情况下肺组织弥散功能可以真实地反映肺对氧的弥散总量，其取决于肺泡壁和毛细血管膜的厚度。严重肺气肿和肺纤维化、贫血和充血性心力衰竭等情况下弥散功能下降。

⑤ 动脉血氧测定：经皮动脉采血进行血氧饱和度监测、测定，估计毛细管血氧饱和度（SpO_2）通常是非常准确的。误差不超过 5%[7]。

⑥ 组胺激发试验：该试验阳性提示气道或支气管存在高反应性，而支气管哮喘的基本特征就是表现为气道和支气管存在这种高反应性。这一试验存在一定危险性，应由呼吸技师操作，并在医学监护下进行。该试验禁用于肺功能差的患者。

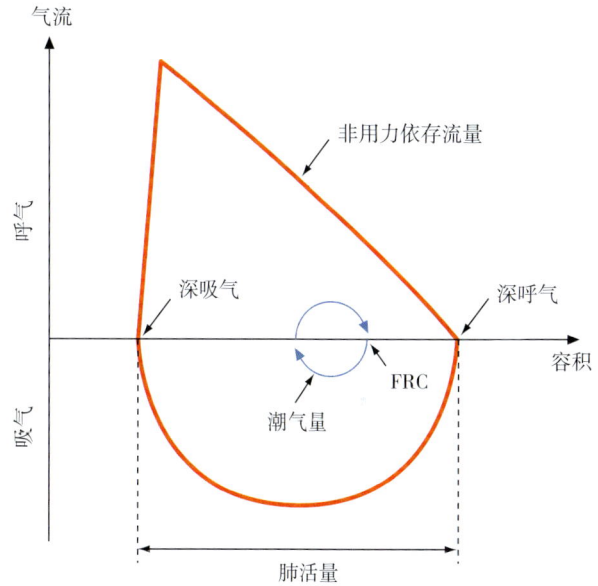

图 50.1 正常呼吸流量-容积曲线（经允许引用）

FRC：功能残气量

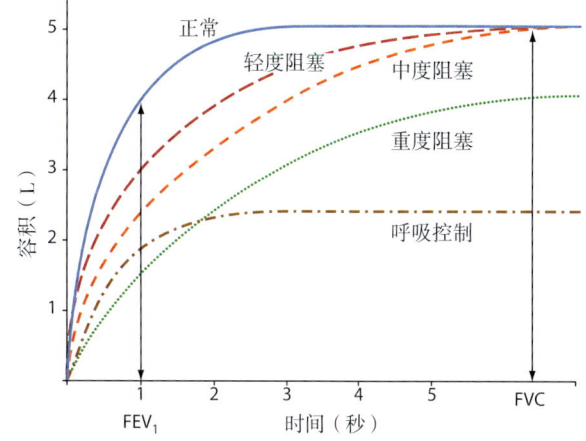

图 50.2 肺活量图

FEV_1：第一秒用力呼力量。FVC：用力肺活量

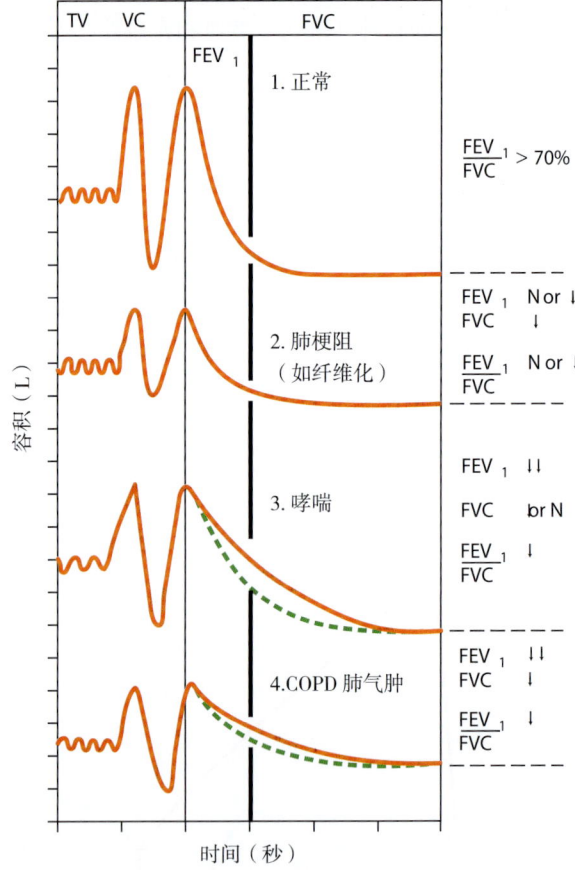

图50.3 呼吸系统疾病的肺活量模式

（2）其他辅助检查
- 血红蛋白、红细胞计数及血细胞比容等。
- 白细胞计数（如哮喘表现为嗜酸细胞增多）。
- 红细胞沉降率（ESR）。
- 动脉血气分析。
- 血氧饱和度：脉搏血氧仪监测血氧饱和度。
- 心血管病的检查：
— 心电图，包括动态心电图。
— 超声心动图（肺气肿技术难点）。
— 核门控血池扫描，以评估心脏功能。
— 心肌酶。
- 其他医疗影像
— 高分辨率CT。
— MRI。
— 通气和灌注核素扫描（肺栓塞）。
- 支气管镜检查，特别是纤维支气管镜检查。
- 胸腔穿刺和胸膜活检。
- 开胸肺活检。

- $α_1$-抗胰蛋白酶检查（正常范围1.1～2.2g/L）。

八、胸腔积液

1. 要点
- 正常胸膜腔有10～20ml液体。
- 如果胸膜腔液体＞300ml，可用X线检测到。
- 如果液体＞500ml，临床上可检测。
- 可出现肺动脉瓣狭窄和膈肌升高引起的肺灌注受限。
- 少量可无症状。
- 大量积液则伴呼吸困难。
- 在胸膜炎，感染或外伤时胸痛。
- 体征：参考表50.6。
- 积液可以是漏出或渗出液（抽液诊断。）
- 如果为血性——恶性肿瘤、肺梗死、结核病。

2. 漏出液
蛋白质含量＜30g/L。乳酸脱氢酶＜200 IU/L。

原因
- 心力衰竭（90%的病例）。
- 低蛋白血症，如肾病综合征。
- 肝功能衰竭伴腹水。
- 缩窄性心包炎。
- 甲状腺功能减退症。
- 卵巢肿瘤——右侧胸腔积液（梅格斯综合征）。

3. 渗出液
蛋白质含量＞30g/L的。乳酸脱氢酶＞200IU/L。

原因
- 感染——细菌性肺炎、胸膜炎、脓胸、结核、病毒。
- 恶性肿瘤——支气管癌、间皮瘤、转移性癌。
- 肺梗死。
- 结缔组织疾病（如系统性红斑狼疮、类风湿关节炎）。
- 急性胰腺炎。
- 淋巴瘤。
- 结节病。
- HIV伴寄生虫感染性肺炎。

4. 治疗
如果有呼气困难症状，可能需要反复抽液和胸膜固定术。治疗基本病因。

九、肺纤维化

肺纤维化是一组尚无确切定义，由间质性肺炎最终导致纤维化的的疾病。在许多情况下，患者对各种少见的抗原存在过敏反应。纤维化可以为尚未治愈的局限性肺炎，也可表现为肺结核样的双侧或广泛病变。广泛纤维化的原因包括纤维性肺泡炎、类风湿关节炎、外源性过敏性肺泡炎，包括各种职业性肺病、鸟疫、结节病和药物诱发的间质性肺疾病（见本章间质性肺疾病相应部分）。

主要特点
- 慢性呼吸困难和高亢性干咳应考虑肺纤维化的可能。
- 通常存在发绀和（或）杵状指。
- 一个"微妙"的特点是其在吸气末可听到细微啰音，伴有呼吸音减弱。
- 影像诊断，尤其是高分辨率CT扫描，可能会显示"蜂窝肺"的外观。

十、儿童呼吸困难

儿童呼吸困难的原因有很多，但常见的原因是哮喘、支气管炎和肺部感染。最严重的感染性疾病包括假膜性喉炎、会厌炎和心肌炎，必须牢记和集中治疗。

细支气管炎是6～12月龄婴儿呼吸窘迫的重要原因。不应该与哮喘相混淆（参见第87章相关内容）。

突然发生的呼吸困难或喘鸣，可能是由于异物吸入引起。可能发生肺叶塌陷的情况，不过查体对此可能帮助不大，但胸部X线检查是必不可少的。

心血管疾病，包括先天性心脏疾病，可引起呼吸困难。其他呼吸困难的原因包括贫血、酸中毒、误吸、中毒和过度换气。

十一、老年人呼吸困难

呼吸困难在老年人是常见的，通常是由心力衰竭和慢性阻塞性肺疾病引起的。其他与衰老相关的因素有肺癌、肺纤维化和药物等。在凌晨发作是老年人急性心力衰竭的典型表现。急性脑综合征也是所有这些疾病的共同表现。

老年人呼吸道疾病

与身体大多数系统一样，人体在大约25岁时呼吸系统发育成熟，随后则由于各种因素如疾病、吸烟、污染和老化等其功能慢慢下降。由于肺功能和气体交换的下降以及通气反应降低，从而导致缺氧和高碳酸血症。

十二、心力衰竭

当心脏不能维持足够的心输出量满足身体的需要时就发生心力衰竭。呼吸困难是心力衰竭的一种常见早期症状，是由于肺淤血引起缺氧（换气增加）和顺应性降低（负荷增加）引起。充血性心力衰竭（congestive cardiac failure，CCF）的发病率一直在快速增长，部分是因人口老龄化。

临床表现
- 进行性呼吸困难（依次）：
— 疲劳，尤其是劳力性疲劳。
— 夜间阵发性呼吸困难。
— 体重变化：增加或减少。

心力衰竭可分为左心衰竭和右心衰竭，但它们很少单独发生，经常同时发生。右心衰竭多继发于左心衰竭。此外，一些心脏病学家强调收缩功能障碍和舒张功能障碍区分的重要性。两者存在相同的临床表现，因此，建议进行左心功能的测定就很有必要了。检测左心功能的测量，有助于作出准确的诊断和治疗，以及准确地判断预后。

参考慢性心力衰竭（第131章）。

十三、慢性阻塞性肺疾病

一般认为，在慢性支气管炎和肺气肿的患者，通常都不同程度地并存这两种疾病。比较起来，使用名词慢性阻塞性肺疾病（COPD）可以更好地包含慢性气流受限的慢性支气管炎和肺气肿。

关于慢性阻塞性肺疾病治疗的详细介绍参考第126章。

十四、间质性肺疾病

间质性肺疾病是包括具有肺泡隔的炎症和纤维化常见特征的一组疾病，表现为各种损伤因素所致的肺部非特异性反应[8]。

引起间质性肺病的原因包括：
- 结节病。

- 隐源性纤维化肺泡炎（肺间质性纤维化）。
- 外源性过敏性肺泡炎（过敏性肺炎）。
- 药物引起的。
- 癌性淋巴管炎。
- 急性肺水肿。
- 免疫（如结缔组织疾病、血管炎）。

共同的临床特点：
- 呼吸困难及干咳（起病隐袭）。
- 肺底部吸气时细的湿啰音。
- 杵状指。
- 肺功能检查：
— 限制性通气功能障碍。
— 气体转移系数降低。
- 特征性 X 线改变。

高分辨率 CT 扫描是诊断中的一个重要进展。

名词解释

慢性气流受阻 呼吸功能测量中的一种强化呼吸气流受损的生理过程指标，是这些患者呼吸困难的主要原因。

慢性支气管炎 其临床特点为：没有任何其他呼吸系统疾病（如肺结核或支气管扩张症）而一年内持续咳嗽、咳痰 3 个月，并连续 2 年以上。

慢性阻塞性肺疾病 慢性进展性以存在气道阻塞为特征，支气管扩张药治疗能（或不能）部分缓解的一组疾病[8]。

肺气肿 这是病理学上的定义，不是临床上的术语。是指肺组织终末端到细支气管的永久性扩张和破坏。

十五、结节病

结节病是一种多系统疾病，其特征是约 90% 受累患者的肺部出现非干酪性肉芽肿性炎症。无症状性双侧肺门淋巴结肿大是其一大特点，常规胸部 X 线（CXR）检查可以发现。X 线显示肺部受累可以单独存在，也可伴有肺门淋巴结肿大。

1. 临床特点

- 急性肺水肿。
- 通常在 30 岁或 40 岁起病（但可发生于任何年龄）。
- 双侧肺门淋巴结肿大（胸片上）。
- 咳嗽。
- 发热、全身乏力、关节痛。
- 结节性红斑。
- 眼部病变（如前葡萄膜炎）。
- 其他多个脏器病变（少见）。
- 总死亡率 2%～5%。

年轻的成年女性出现结节性红斑伴急性波动热、不适和关节痛可诊断为结节病。

2. 诊断

活检标本的组织学证据，通常经支气管肺活检（如果另一个诊断是必要的，如淋巴瘤，不能被排除时）或结节性红斑患者皮肤活检。一个更好的现代诊断方法是通过胸腔镜活检。

实验室证据：
- 血清 ACE 升高（非特异性）。
- 肺功能：限制性异常。晚期换气受损。
- Kveim 试验 ±（近几年不推荐）。
- 血清钙离子。

3. 治疗

结节病可自愈（肺门淋巴结炎不累及肺部不需要治疗）。

用糖皮质激素治疗的适应证：
- 3～6 个月无自发改善或恶化。
- 有症状的肺部病变。
- 眼、中枢神经系统和其他系统受累。
- 高钙血症、高钙尿症。
- 结节性红斑伴关节痛。
- 持续性咳嗽。

皮质类激素治疗

- 泼尼松龙 20～40mg/d（口服），持续 6～8 周，然后减少至最低有效剂量。

如果没有反应，逐渐减少剂量到停药。如果有效，逐渐减量为 10～15mg/d（口服），并维持该剂量 6～12 个月[9]。

- 对于结节性红斑结节病，每日应用泼尼松龙 20～30mg，持续 2 周。

十六、特发性间质纤维性肺炎

特发性间质纤维性肺炎（隐源性纤维性肺泡炎）是肺部间质性疾病中最常见的诊断。

间质性肺病的患者通常在 50～70 岁出现临床表现，如超过数月到数年的缓慢渐进性呼吸困难。胸部 X 线检查的异常是包括肺底部双侧弥漫性结节或网状的阴影。

高分辨率 CT 扫描有助于确定诊断。可能需要开胸肺活检来确定诊断和分期。通常预后较差，患者常在确诊后 2～5 年死亡。通常的治疗是口服高剂量的糖皮质激素与硫唑嘌呤。

十七、外源性变应性肺泡炎

外源性变应性肺泡炎（过敏性肺炎）的特点是在肺泡和小气道广泛弥漫性炎症反应，由于吸入变应原，通常是微生物的孢子，如"农夫"肺的高温放线菌孢子，或（更常见）在粪便或羽毛中的"爱鸟者"肺禽蛋白。Molina 对外源性肺泡炎的职业性原因进行了描述（表 50.7）[10]。

急性或亚急性发作可出现发热、寒战和不适，伴暴露数小时后呼吸困难和外周血中性粒细胞改变。

治疗是基于预防，即避免接触变应原或戴细网状的面罩。泼尼松龙可用于（谨慎使用）控制急性症状。需要指出的是，这种变应性疾病与感染鹦鹉热不同。

表 50.7 引起外源性变应性肺泡炎的各种原因

职业／疾病	抗原的来源
农夫肺	发霉的干草、谷类和稻草
蔗尘肺	发霉的甘蔗纤维（甘蔗渣）
养鸟者肺	掉落的粉尘（如鸽子、澳洲长尾小鹦鹉羽毛上的"绒毛"）
蘑菇工人肺	蘑菇培养料
乳酪工人肺	乳酪上的真菌或螨
小麦象鼻虫肺	感染的小麦粉（昆虫）
通风机肺炎	增湿热系统、空调系统
木业工人病	被污染的木尘
清洁工人病	蛋白水解酶
橡树软木尘病	发霉的软木树皮
处理鼠工作者肺	鼠尿和血浆
麦芽工作者肺	发霉的大麦
咖啡豆工作者肺	咖啡粉尘
剑麻工人肺	剑麻粉尘
养蚕工人病	蚕
毛皮加工者肺	毛皮粉尘
香肠工人肺	粉尘
对虾工人肺	对虾烟雾

十八、药物引起的间质性肺病

药物是间质性肺病的一个重要原因，主要有 3 方面的影响：

1. 肺泡炎伴或不伴肺动脉纤维化 这主要是由于细胞毒性药物，如呋喃妥因和胺碘酮。该药物应该被清除，并根据反应，考虑给予泼尼松 50mg/d（口服），持续数周。

2. 嗜酸性反应 推测是一种免疫反应，可表现为喘息、呼吸困难、斑丘疹和发热。牵涉到很多药物，包括各种抗生素、非甾体抗炎药、细胞毒性药物、大部分的镇静药和抗抑郁药及抗癫痫药。治疗主要是移除药物和给予短效泼尼松龙，20～40mg/d（口服）持续 2 周。

3. 非心源性急性肺水肿 此种作用罕见，据报道与阿片类药物、阿司匹林、氢氯噻嗪、β_2 受体激动药（给予静脉注射以抑制早产）、细胞毒性药、白细胞介素 -2、海洛因有关。

十九、职业性肺疾病

许多类型的急性或慢性肺病都与接触工作场所的毒性物质有关，比如粉尘、气体和蒸汽。常见的化学原因包括木头里使用的甲醛，例如刨花板和中密度纤维板。医生在可能的职业性肺部疾病的鉴定中起了至关重要的作用。

化学试剂引起的疾病包括：

• 气道阻塞性疾病，如职业性哮喘、急性支气管炎、（慢性）工业性支气管炎、棉纤维吸入性肺炎（由于吸入棉花引起的类似于哮喘的表现）。

• 外源性变应性肺泡炎。

• 矿尘引起的肺纤维化（尘肺）。

• 工业试剂如石棉、各种烃引起的肺癌。

• 胸膜疾病，通常伴有石棉沉着病。

肺尘埃沉着病

肺尘埃沉着病是指肺中灰尘的积累和组织对这些物质的反应，即慢性纤维化。其全球性主要原因是煤炭粉尘吸入，特别严重的改变是肺组织进行性块状纤维变性（煤工尘肺），引起患者严重呼吸困难、咳嗽，并常伴黑痰。表 50.8 归纳了其重要原因。

特别值得关注的是由于吸入石棉纤维造成的疾病，石棉纤维是铁、镁、镉、镍和铝硅酸盐的混合物。这些疾病包括石棉沉着病、弥漫性胸膜增厚、胸膜钙化、间皮瘤和吸烟者支气管癌发生率增加。石棉沉着病患者的肺部具有经典的 X 线改变，但高分辨率 CT 扫描可能会被误认为是胸膜钙化斑。石棉沉

表 50.8　尘肺的重要原因

纤维化性肺疾病	原因	典型的职业类型
煤炭粉末		
煤炭工人尘肺	煤炭粉尘	采煤
金属粉尘		
肺铁末沉着症	金属铁或铁化合物	采矿 焊接 铸造
无极性粉尘		
矽肺	硅石（二氧化硅）	采石业 采岩石业 切割石业 喷沙业
硅酸盐粉尘		
石棉沉着病	石棉	采矿 造船业 绝缘材料业 发电站 码头劳动者

着病的发展通常需要 10～20 年，间皮瘤的发展需要 20～40 年，而支气管癌是石棉吸入和吸烟的协同效应所导致的。

二十、急性呼吸窘迫综合征

急性呼吸窘迫综合征（acute respiratory distress syndrome, ARDS）又称急性肺损伤，以前称为"成人呼吸窘迫综合征"，是指在肺或全身损伤后出现的急性低氧性呼吸衰竭，无明显的心源性肺水肿的原因[11]。在 12～48 小时后发生，最常见的原因是脓毒症，约占 ARDS 患者的 1/3。如果伴有脓毒症，死亡率增加 30%～40%。在早期诊断、早期转诊基础上，识别和治疗基础疾病，然后进行最佳的重症监护[12]。

临床特点
- 突然发生呼吸窘迫。
- 肺部僵硬，顺应性降低。
- X 线上双侧肺浸润。
- 没有明显的心力衰竭证据。
- 左心房压力升高。
- 特异性气体交换异常。
- 体征：呼吸急促、呼吸困难、三凹征、中心性发绀，听诊有细的湿啰音。

需与肺炎和急性心力衰竭相鉴别。常见危险因素（或与 ARDS 相关的因素）包括（间接-全身）败血症、休克、创伤、烧伤、多次输血、药物过量（如海洛因）、产科并发症（如子痫、羊水栓塞），以及许多直接原因如肺吸入有毒气体、爆炸伤和肺炎（如 SARS）。

二十一、严重急性呼吸综合征

严重急性呼吸综合征（severe acute respiratory syndrome, SARS）是一种程度不同的呼吸道疾病（可以轻微到严重），已知死亡率约为临床确诊病例的 10%。截至目前，所有病例均出现体温 > 38℃。本病被认为是一种非常独特的冠状病毒引起的非典型性肺炎。病例在接触东南亚流行地区后感染 SARS。病情严重者（死亡率 10%）可以发展为 ARDS。

疑似病例体温 ≥ 38℃ + 咳嗽、呼吸困难，或呼吸困难 + 与 SARS 患者 / 地区接触。普通 X 线可能显示肺部浸润，而高分辨率 CT 扫描可显示典型表现。

主要特点
- 非典型性肺炎的症状：发热、咳嗽、呼吸困难。
- 可能伴有肌肉痛、腹泻、头痛、咽痛、流涕、神志不清、全身乏力、皮疹。
- 恶性病毒飞沫传播。
- 潜伏期 2～7 天。
- 听诊时可能存在啰音和哮鸣音，但无特征性标志。
- 非特异性 X 线征象。
- 断层 CT 扫描可显示典型的变化。
- 通过 PCR 反应或病毒分离培养来明确诊断。
- 并发症局限于肺。

药物治疗 SARS 的最佳方案仍在评估。预防措施，包括戴口罩（NIOSH 标准口罩最佳）和恰当的感染控制方案是很重要的。对疑似病例的临床评估要戴上口罩、手套、护目镜和防护服，并关掉空调（参见第 29 章相关内容）。

二十二、支气管癌

约 60% 肺癌患者伴随呼吸困难（第 43 章相关内容）。呼吸困难不是早期支气管癌的常见症状，除非支气管塌陷阻塞。在癌症晚期，无论原发性还是继发性，直接浸润或转移都可能引起呼吸困难。其他因素包括胸腔积液、肺不张、转移性浸润、上腔静脉阻塞（SVC）和癌性淋巴管炎引起的上呼吸道梗阻。合并有慢性支气管炎和肺气肿是一个特殊问题。

二十三、转诊时机

- 急性发作的严重呼吸困难患者。
- 所有心力衰竭经初步治疗效果不佳，或诊断存在疑问的患者。
- 不确定病因的肺病，特别是那些需要进行呼吸功能试验的患者。
- 肺癌疑似患者。

实践要点

- 对所有可疑呼吸困难的病例应进行胸部 X 线和肺功能检查。
- 在所有心脏疾病中，呼吸困难为常见的早期症状。
- 劳力性呼吸困难可能是心力衰竭最早出现的症状。
- 很多药物可以导致各种呼吸系统疾病，特别是肺纤维化和肺嗜酸粒细胞增多。胺碘酮和细胞毒性药物，特别是博来霉素，是主要的原因。
- 肺癌的呼吸困难可能由许多因素引起，如胸腔积液、肺不张、上气道阻塞和恶性淋巴管炎。
- 突然发生的严重呼吸困难提示气胸或肺栓塞。
- 如果患者的呼吸困难在应用地高辛治疗时复发，考虑地高辛中毒和（或）电解质紊乱导致的左心衰竭。
- 突然的反复发作的呼吸困难，尤其是夜间患者醒来时发现的，提示哮喘或左心衰竭。
- 通气过度的原因包括药物、哮喘、甲状腺危象和恐慌发作或焦虑。

参考文献

[1] Sandler G. Common Medical Problems. London: ADIS Press, 1984: 31–56.

[2] Cormack J, Marinker M, Morrell D. Practice: A Handbook of Primary Health Care. London: Kluwer-Harrap Handbooks, 1980, 3(29): 3.

[3] Walsh TD. Symptom Control. Boston: Blackwell Scientific Publications, 1989: 157–164.

[4] Beck ER, Francis JL, Souhami RL. Tutorials in Differential Diagnosis (3rd edn). Edinburgh: Churchill Livingstone, 1993: 37.

[5] Kelly DT. Cardiac failure. In: MIMS Disease Index (2nd edn). Sydney: IMS Publishing, 1996: 97–99.

[6] Kumar PJ, Clark ML. Clinical Medicine (7th edn). London: Elsevier, 2009: 819–828.

[7] Beers MH, Porter RS. The Merck Manual (18th edn). Whitehouse Station: Merck Research Laboratories, 2006: 307.

[8] McPhee SP, Papadakis MA. Current Medical Diagnosis and Treatment (49th edn). New York: The McGraw-Hill Companies, 2010: 269–293.

[9] Moulds R (Chair). Therapeutic Guidelines: Respiratory (Version 3). Melbourne: Therapeutic Guidelines Ltd, 2005: 175–188.

[10] Molina C. Occupational extrinsic allergic alveolitis. In: Pepys J ed. Clinics in Immunology and Allergy. London: WB Saunders, 1984: 173–190.

[11] McPhee SP, Papadakis MA. Current Medical Diagnosis and Treatment (49th edn). New York: The McGraw-Hill Companies, 2010: 291–293.

[12] Ware LB et al. The acute respiratory distress syndrome. N Engl J Med, 2000, 342: 1334.

第51章 耳痛

> 耳朵应该保持清洁，但不可以当众清洁。清洁耳朵应使用挖耳器，不要用针钉，也尽量少用手指去清洁耳朵。
>
> St Jean Baptiste de la Salle（1651—1719）

在全科医学中耳内疼痛（耳痛）是一种常见的症状，可发生于所有年龄段人群，但在儿童中最常见，其中中耳炎是最常见的原因。耳痛可能由耳或其他器官疾病引起的，在许多情况下，很难作出精确诊断。耳痛的主要原因总结于表51.1[1]。

耳痛患者紧急寻求关注，以及由孩子尖叫致焦急万分的父母深夜打来的电话是很常见的。孩子除了全身乏力、呕吐或尖叫发作，可能没有大碍。

一、重要资料与关注要点

- 患者出现耳痛，77%可能患有急性中耳炎，12%可能患有外耳炎[2]。
- 在全科医生临床工作中大约每25个患者中有1个出现耳痛。
- 2/3儿童在他们两岁前至少患过1次中耳炎，1/7儿童在这个年龄段有超过6次的中耳炎发作[3]。
- 如果鼓膜活动良好，中耳炎是不太可能发生的。耳镜检查提供了极大的帮助，因为中耳炎诊断最有价值的标志是鼓膜缺失或活动度下降。
- 大疱性鼓膜炎会导致鼓膜出血或外耳道起泡，是引起剧烈疼痛的罕见原因。常由病毒感染引起，可能为流行性感冒[4]。
- 治疗急性中耳炎的首选抗生素（儿童和成人）是阿莫西林。
- 外耳炎常有耳廓牵动性疼痛，此症状可与中耳炎鉴别。

二、诊断方法

使用安全诊断策略模型解决5个问题（表51.2）。

1. 可能的诊断 耳痛最常见的原因是急性中耳炎。慢性化脓性中耳炎和外耳道炎也很常见。在热带地区，由急性细菌性中耳炎引起的"热带耳病"是一种特别的疾病。急性或慢性颞下颌关节痛，也是常见的，必须加以考虑，尤其是当中耳炎和外耳炎被排除时。

2. 不能忽视的严重疾病 一般来说，不忽视恶

表51.1 耳痛的原因

1	耳
	外耳
	● 软骨膜炎
	● 外耳炎
	— 白色念珠菌
	— 黑曲霉
	— 假单胞菌
	— 金黄色葡萄球菌
	● 疖
	● 创伤
	● 肿瘤
	● 带状疱疹（Ramsay-Hunt综合征）
	● 病毒性鼓膜炎
	● 耳垢稠密
	中耳
	● 咽鼓管功能不全
	● 咽鼓管功能障碍
	● 气压伤
	● 急性中耳炎
	● 慢性中耳炎和胆脂瘤
	● 急性乳突炎
2	耳周原因
	牙科疾病
	上颈段脊髓功能障碍
	颞下颌关节痛
	腮腺炎
	颞动脉炎
	淋巴结炎
	其他原因
	咽部疾病
	扁桃体炎
	舌咽神经痛

表 51.2　耳痛的诊断策略模型

问	可能的诊断	
答	中耳炎（细菌或病毒）	
	外耳炎	
	颞下颌关节痛	
	咽鼓管功能障碍	
问	不能忽视的严重疾病	
答	外耳的肿瘤形成	
	其他部位的癌症（如舌、喉部）	
	带状疱疹（Ramsay-Hunt 综合征）	
	急性乳突炎	
	胆脂瘤	
	坏死性外耳道炎症	
问	常被遗漏的疾病	
答	耳内异物	
	硬耳垢	
	气压伤	
	牙科原因	
	牵涉痛：颈部、喉部	
	萌出的智齿和其他牙齿的原因	
	颞下颌关节痛	
	面部神经痛，尤其是舌咽	
	扁桃体术后	
	• 从伤口	
	• 用开口器从颞下颌关节	
问	七种假象	
答	抑郁症	√
	糖尿病	—
	药物	—
	贫血	—
	甲状腺疾病	—
	脊柱功能障碍	√
	尿路感染	
问	患者试图告诉我什么？	
答	不太可能的，但也许因疼痛不愿表述。多见于儿童。也应考虑到装痛。	

性疾病是很重要的，尤其是不太明确的，如舌癌、上腭癌或扁桃体癌，都会引起牵涉痛。

必须诊断出伴有慢性中耳炎的局部侵犯的胆脂瘤，对区分所谓危险耳（图 51.1）与安全耳（图 51.2）很重要。

带状疱疹，尤其是如果没有发生在耳廓而只局限于耳道（通常是后壁），特别在老年人，应当被考虑。

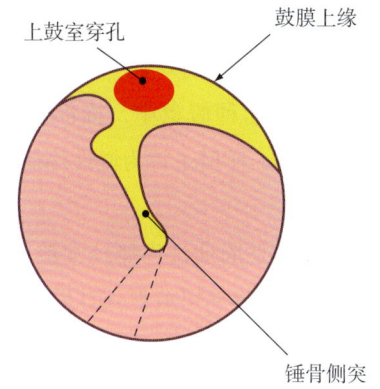

图 51.1　被感染的耳：危险的穿孔

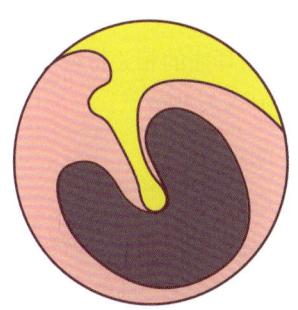

图 51.2　被感染的耳：安全的穿孔

3. 常被遗漏的疾病　医学格言"很多病被漏诊是由于不去发现而不是不知道"特别适用于耳痛——因此，必须要有良好照明条件和聚焦耳镜。特别要注意外耳道是否有硬耳垢、外耳道炎、疖和昆虫等异物。

鼓膜可能看不清楚，所以，如果可能的话，在第一次接诊时就应清洁外耳道。中耳炎可以与外耳炎同时存在。气压伤应该被考虑到，尤其是在空中飞行或潜水时引起的疼痛。

> **耳痛的重要警示性信号**
> - 耳流脓时间 > 9 天
> - 耳廓向下移位
> - 耳背肿胀
> - 神经系统症状（如头痛、嗜睡）
> - 老年人：不明原因的顽固性耳痛
> - 持续发热。

常见误区
- 在诊断和治疗前未看鼓膜。
- 未检查出可能涉及的部位，如口咽和牙齿。
- 忽视常见的肌肉骨骼原因，如颞下颌关节痛和颈椎病。

- 没有识别出不健康的耳。

4. 七种假象 七种假象中，抑郁症和上颈椎功能障碍必须被考虑。任何主诉为慢性疼痛的患者，应该考虑到抑郁症。

上段颈椎疾病是周期性疼痛经常被忽视的原因。来自 C_2 和 C_3 水平的疼痛可放射到耳后区域。

5. 精神因素 此类因素不太可能，除非疼痛引起的耳周不适由于抑郁症而被放大。

三、临床诊断

1. 病史 评估耳痛的相关特征有：
- 疼痛和放射痛的部位。
- 疼痛发作的细节。
- 疼痛的性质。
- 加重或缓解的因素，尤其是游泳。
- 相关的特征如耳聋、排泄物流出、眩晕、耳鸣和外耳刺激、喉咙痛。
- 严重的疼痛可以由软骨膜炎或外耳的疖病和带状疱疹（Ramsay-Hunt 综合征）等少见疾病引起[5]。牵拉耳廓可显著增加急性外耳炎和软骨膜炎疼痛。另外，颌骨的运动通常会导致颞下颌关节痛或致严重外耳炎加重。

关键问题（尤其是儿童）
- 哪里痛？
- 疼痛部位是在耳朵的后面还是下面？
- 是一侧还是双侧？
- 有没有注意到任何其他症状，如咽痛、发热或呕吐？
- 有没有人打过你的耳朵？
- 有东西从耳朵里流出来吗？
- 有没有注意到出现任何耳聋？
- 是否对青霉素过敏？
- 有没有在泳池或其他地方游泳过？
- 曾经乘坐过飞机吗？

2. 体格检查 病史采集中记录患者的一般状态和行为。突然剧烈刺痛可能提示是神经痛，尤其是舌咽神经痛或严重感染。仔细检查外耳和耳廓，明确其是否有压痛。

触诊面部和颈部，包括腮腺、局部淋巴结和皮肤。检查颞下颌关节——功能障碍时通常立刻在外耳道前出现压痛。触诊颞下颌关节要在关节的两侧。嘱患者充分张口，疼痛就会增至最大。颞下颌关节可以由外耳道伸入小指从后方触及。

通过耳镜，使用舒适、适合耳道的最大的听筒，检查两侧的耳道和颞下颌。通过拉动幼儿的耳廓和前后拉动年龄较大儿童的耳廓，可以较好地看到颞下颌。被耳垢影响不能说明耳痛。如果带状疱疹涉及面神经，外耳道周围可能会出现囊泡（特别是后壁）。

如果诊断仍有疑问，可考虑牵涉痛，检查颈椎、鼻和鼻后腔和嘴，包括牙齿、咽喉。

咽和下颌周期性疼痛的原因总结在图 51.3 和图 51.4。

检查脑神经 V_2、IX、X、XI、C_1、C_2 和 C_3 支配的部位，排除牵涉痛的其他原因。

3. 辅助检查 不需要太多的辅助检查，但听力检测是必不可少的，特别是儿童。可以使用简单的测试，如语音识别、头发摩擦和音叉试验。

另外，也可以使用听力测定。在儿童，可以进行听力测定结合鼓室测量和物理测量耳道容积，年龄不限。

流出物拭子可以用来确定感染细菌的种类，如金黄色葡萄球菌或铜绿假单胞菌感染，这是很有必要的。但是，如果鼓膜是完整的，分泌物检查则没有价值了。

放射学和CT扫描可能对某些特殊的疾病有价值，如怀疑是外耳的恶性疾病。

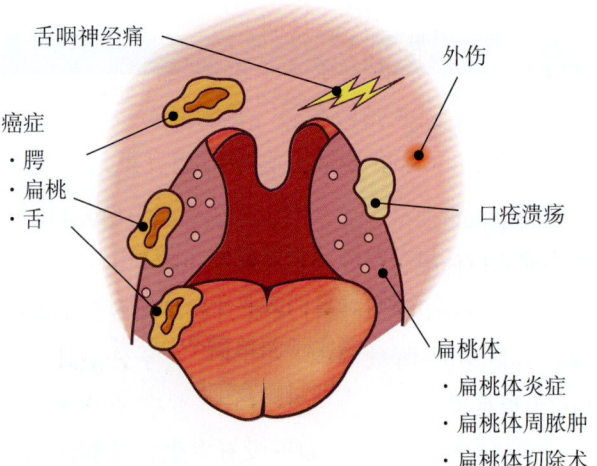

图 51.3 耳痛的咽部原因

来源：Courtesy of Bruce Black.

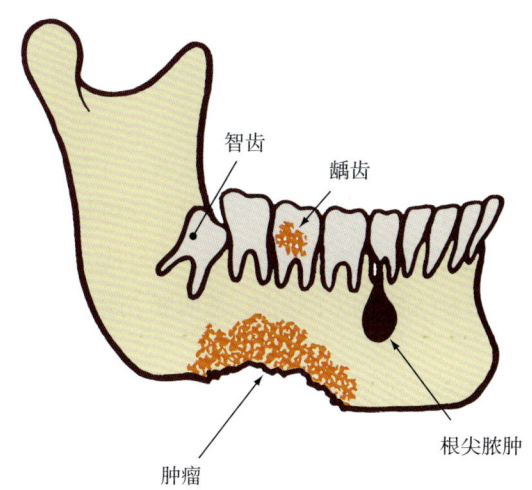

图 51.4 下颌部引起耳痛的原因

来源：Courtesy of Bruce Black.

四、儿童耳痛

小儿原发性耳痛的重要原因包括中耳炎、外耳道炎、外耳道疖肿或脓肿、伴有皲裂的耳廓慢性湿疹、异物、气压伤、软骨膜炎、乳突炎及大疱性鼓膜炎。引起继发性耳痛的原因包括咽部损伤、牙科疾病、龈口炎、腮腺炎和耳后淋巴结肿大。扁桃体周围脓肿（扁桃体周脓肿）也可能引起耳部疼痛。

异物

异物（foreign body，FB）常常进入到耳道中（图 51.5）。通常可以由注射器或薄钳取出，对合作的儿童，各种简易方法可以用于去除耳中的异物。措施包括用探针拖出异物或用橡胶导管吸取异物[6]。

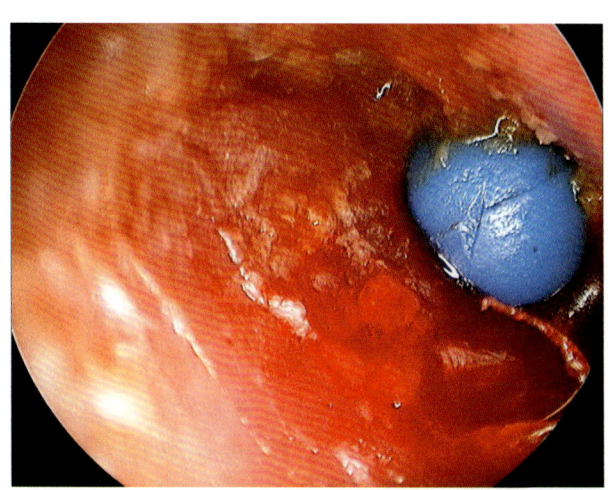

图 51.5 一个 3 岁的孩子耳道里的异物（珠），在耳道中出现组织反应

（1）探针法 需要良好的视线，可以使用头镜（或头灯）和细探头。探头从异物下面伸入并拖出。以这样的方式，用探针的尖端滚动，直到滚出梗阻的部位（图 51.6）。

（2）橡胶管抽吸法 这个相对简单和无痛的方法需要直橡胶导管（大号）和抽吸泵。导管的末端被切断成直角，涂抹一层薄凡士林到轮辋边缘，最后涂抹到异物（图 51.7）。由泵吸入或口服。轻柔的吸泵是不错的选择，但最好压紧并关闭抽吸导管，因为靠近异物的嘶嘶声可能会吓到孩子。

（3）耳中有昆虫 活的昆虫首先要逐渐滴入滴耳液或橄榄油，然后用温水清洗（图 51.8）

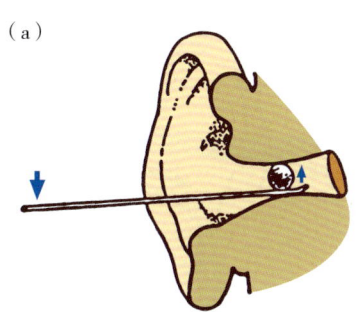

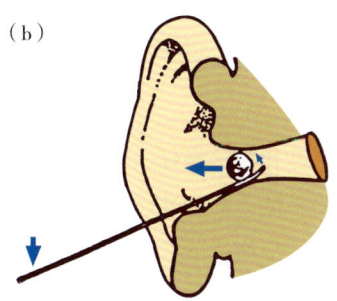

图 51.6 探针法移除异物：(a) 通过压低探针的外端使尖端抬起；(b) 继续缓慢地"滚动"异物直至滚出来

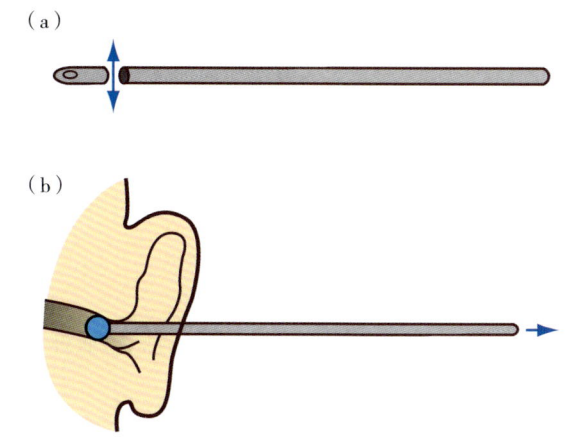

图 51.7 用橡胶导管提取异物：(a) 导管末端剪成直角末端切断。(b) 抽吸的用法（用口或泵）

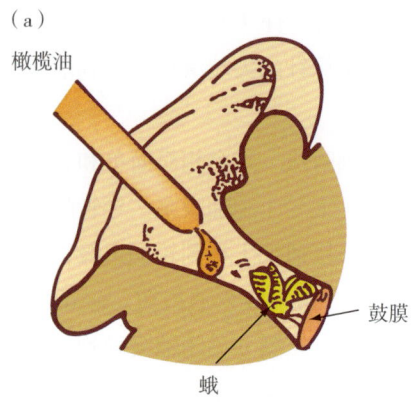

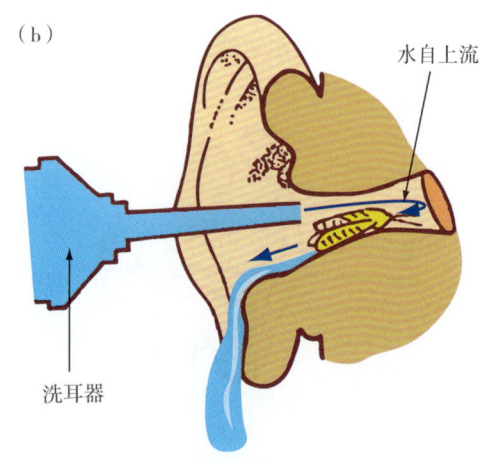

图 51.8 昆虫进入耳内：(a) 紧急处理。(b) 病房处理方法

死昆虫会引起化脓，最好用吸管移除。

注：如果简单的方法如冲洗等不能去除异物，那就要参照检查并在显微镜下移除了。如果异物有造成鼓膜穿孔的可能，则不要进行清洗。

五、儿童中耳炎

中耳炎在儿童是非常常见的，是儿童进行医疗检查最常见的原因。持续中耳积液可能会影响幼儿的语言和认知能力的发展。

1. 临床表现

- 两个发病高峰期：6～12月龄和学龄期。
- 季节性，与上呼吸道感染有关。
- 2/3 的病例由细菌引起[7]。
- 最常见的细菌是肺炎链球菌、流感嗜血杆菌和卡他莫拉菌。
- 可能存在发热、烦躁、耳痛和耳漏。
- 在年龄较大的儿童，主要症状是不断进展的耳痛和听力损失。
- 拉耳朵是婴幼儿常见的症状。
- 大约 30% 的患者有必要移除耵聍来观察鼓膜。

观察鼓膜

使用适合儿童的最大的耳朵窥器。对于不合作的儿童，进行耳朵（鼻和喉）检查时，让患儿父母用手臂抱住孩子以固定孩子的身体是一个好的方法。

注意对鼓膜的以下特征：透明度、颜色、位置和活动度。

2. 治疗

许多儿童患上呼吸道感染伴有鼓膜变红边缘钝化，但无全身症状（发热和呕吐）时，不需要使用抗生素[8]。相反，当鼓膜变红或变黄，并膨出，解剖标志消失，提示应进行抗生素治疗。

关于抗生素治疗急性中耳炎的作用是有争议的。澳大利亚的一项研究表明，使用抗生素只提供了适度益处：多达 20 个儿童接受治疗能阻止 1 个儿童从有临床表现过渡到出现疼痛，其间要经历 2～7 天[9, 10]。

一项北美洲的调查结论是："立刻用抗生素治疗病情严重的儿童（约 15%）。积极治疗伴有疼痛的急性中耳炎，并保持随访。如果出现发热或其他不能很快缓解的症状，请使用抗生素治疗"[11]。

中耳炎患儿使用临床抗生素的可能适应证
• 患儿发热
• 呕吐
• 鼓膜呈红 – 黄色膨出
• 鼓膜解剖标志消失
• 保守治疗 3 天后仍持续发热和疼痛

(1) 抗生素的选择[8]

口服阿莫西林每 8 小时 15mg/kg，5～7 天。

或口服阿莫西林每 12 小时 30mg/kg，5～7 天。

在美国和英国，阿莫西林也是首选药[12]。

如果 β-内酰胺酶被怀疑或被证实耐药，或初始治疗无效，使用：

头孢克洛 10mg/(kg·d)（最大 750mg/d）口服，分 3 等分剂量 5～7 天。（不考虑原因的话，头孢克洛是第二选择）。

如果阿莫西林被怀疑或被证实耐药，选择阿莫西林/克拉维酸钾。

适当的治疗后多数急性中耳炎患儿的症状在 48

小时内会有显著改善。如果在72小时内未有改善，家长应联系他们的医生。这种情况通常是由于耐药或化脓。10天后应该重新评估患儿病情。

有趣的是，一些医生在治疗中耳炎时"盲目乐观"，认为所有抗生素似乎都有用。

（2）对症治疗

让患者在温暖、足够湿润的房间里休息。使用高剂量止痛药，如对乙酰氨基酚（扑热息痛）。虽然使用抗组胺药和解充血药还没有得到科学验证，但作者发现鼻解充血药（如羟甲唑啉滴鼻液或喷雾剂）对缓解耳痛与相关的上呼吸道感染有效。另外，避免使用抗组胺药和解充血药。

随访：定期随访，进行听力评估是必要的。

3. 并发症

- 中耳渗出液：明确诊断中耳炎后，有70%的患儿会出现持续2周的中耳渗出液，40%的患儿会持续4周，10%的患儿可持续3个月或更长时间。如果诊断中耳炎6～8周后仍有中耳渗出液，则应进行第二疗程的抗生素治疗。如中耳渗出液持续时间超过3个月，则应咨询、听取耳鼻喉专科医生的意见。
- 急性乳突炎：在耳后出现疼痛、肿胀和触痛，伴有一般情况的恶化（图51.9）。出现这样的并发症，需要立即转诊。
- 慢性中耳炎。
- 罕见的并发症。包括迷路炎、岩锥炎、面瘫和颅内脓肿。
- 浆液性中耳炎（胶耳）。提示化脓性中耳炎的处理不彻底。症状包括鼓膜活动度降低、听力下降和异常阻抗。大部分会自发缓解，但必要的治疗包括药物如溴己新仙丹和Demazin糖浆，自动充气和"Otovent"辅助鼻腔通气。

注：对于儿童时期的中耳炎，肺炎链球菌和流感嗜血杆菌结合疫苗可能是一种有效的预防措施。

4. 复发性急性中耳炎
如果急性中耳炎隔月发作1次或6个月中发作了3次或更多提示可用抗生素预防急性中耳炎。

- 药物预防（约4个月）

阿莫西林，每日2次（首选）。

或者

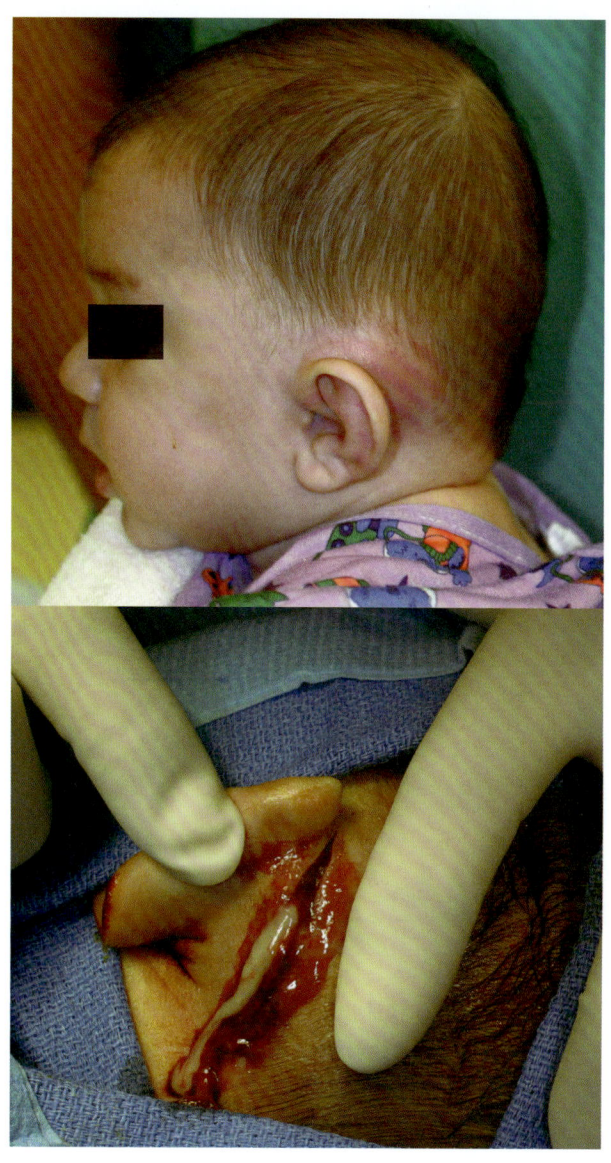

图51.9 儿童乳突炎与复发性中耳炎，表现为耳朵后红斑、肿胀。进行手术引流

头孢克洛，每日2次，在18个月时考虑使用小儿肺炎球菌疫苗与抗生素联合治疗。避免接触烟（香烟和柴火），并进行集体儿童保健。通过耳鼻喉科会诊复查。

5. 病毒感染
多数上呼吸道病毒感染患儿的鼓膜有轻度发红或边缘钝化，无需应用抗生素。如果疼痛性大疱性中耳炎发生，可用无菌针刺穿大疱来减轻疼痛，或是滴入滴耳液如无水甘油。

六、老年人耳痛

困扰老年人耳痛的原因主要包括带状疱疹（Ramsay-Hunt综合征）、颞下颌关节痛、颞动脉炎和肿瘤。其中，寻找恶性肿瘤存在的证据尤其重要。

七、急性中耳炎

急性中耳炎可引起深部的耳痛、耳聋,以及全身性症状(图51.10)。症状发生的顺序是堵耳感、疼痛和发热。如有鼓膜穿孔,则外耳道有耳分泌物流出,同时疼痛和发热会缓解。

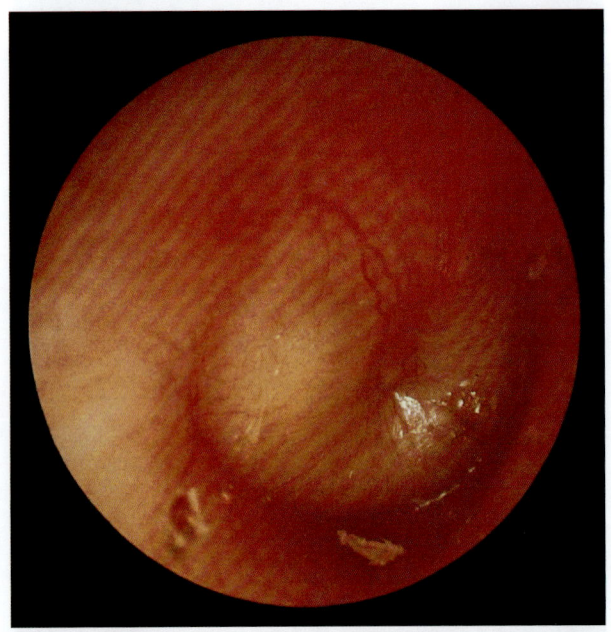

图 51.10 急性中耳炎引起真正的耳痛。中耳脓液引起耳鼓膜横向凸出。快速出现穿孔和耳漏

最常见的微生物是病毒(腺病毒和肠道病毒)、流感嗜血杆菌、肺炎链球菌、布兰汉球菌属(先前的奈瑟菌属)和 β-溶血性链球菌等细菌。

炎症和中耳渗出液是诊断的两个主要特征。

1. 鼓膜的表现(所有年龄段)

(1)透明度 如果透过鼓膜,中耳结构清楚可见,则不太可能是中耳炎。

(2)颜色 正常鼓膜是有光泽的灰白色到褐色:黄色提示有渗液形成。

2. 诊断 主要的诊断特点是鼓膜发红。炎症过程通常开始于上后象限并逐渐向周围及锤骨柄扩散(图51.11)。鼓膜会被观察到发红和炎症引起的血管充血,特别是锤骨柄周围。光反射和解剖特点缺失以至于很难辨认鼓膜,鼓膜水肿很难看出来。鼓膜膨出是晚期标致。常常会在鼓膜上看见大疱,这常常被认为是由于鼓膜的表皮细胞受到了病毒感染。

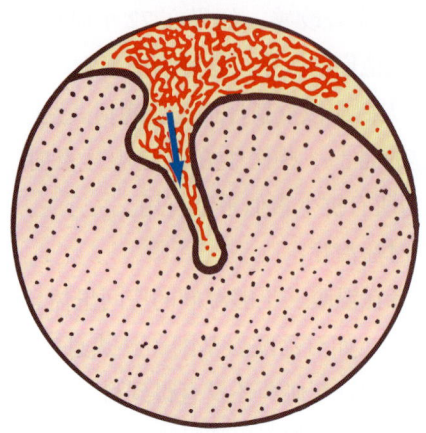

- 突出的血管红斑
  进行性向下延伸至锤骨柄
- 正常的鼓室

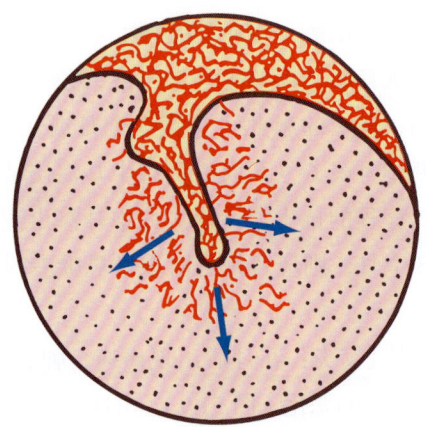

- 充血进行性加重
- 光反射缺失

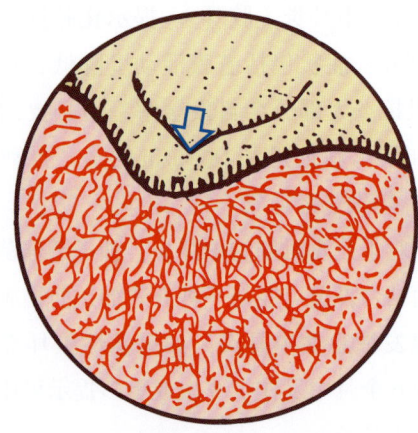

- 松弛部凸出
- 红色紧张部
- 无法辨认的解剖构造

图 51.11 在进行性发展的急性中耳炎中鼓膜的表现

3. 治疗（成人）

- 应用镇痛药来缓解疼痛。
- 在温暖的房间进行充分休息。
- 对于鼻塞，应用鼻解充血药。
- 应用抗生素直至感染的所有症状缓解。
- 治疗相关的疾病（如腺样体肥大）。
- 随访：回顾并做听力测定。

抗生素治疗

首选：

阿莫西林 750mg，口服，每日 2 次，共 5～7 天

或

500mg，口服，每日 3 次，共 5 天。

可以根据严重程度和对 5 日疗程的反应来决定是否使用更长的疗程（达到 10 天）。

替代方案：

多西环素 100mg 口服，每日 2 次，共 5～7 天（日常轻微感染）。

或

头孢克洛 250mg 口服，每日 3 次，共 5～7 天。

或

（如果被怀疑或证实对阿莫西林耐药）

阿莫西林/克拉维酸钾 500/125mg，口服，每日 3 次，共 5 天（最有效的抗生素）。

治疗失败者可考虑外科手术干预。

八、慢性中耳炎

有两种类型的慢性化脓性中耳炎，他们都表现为耳聋和无痛流出排泄物。鼓膜穿孔后会有分泌物出现：一种是安全的（图 51.12a），另一种是不安全的（图 51.12b）。

1. 慢性分泌性中耳炎（安全）
抗生素治疗后，如果耳分泌液体持续时间＞6 周，可局部使用类激素及抗生素联合滴注，进行耳朵清洗治疗。清洗可以在家里通过干燥的卷曲的组织探针完成。如果症状持续，建议转诊、以排除胆脂瘤或慢性骨炎。

识别危险耳

检查受感染的耳应包括检查鼓室上隐窝、鼓室和锤骨外侧之间的小区域，以及外耳道顶部。图 51.1 这种穿孔就提示了"不安全"耳。未累及鼓膜边缘（图 51.2），被认为是"安全的"。

2. 胆脂瘤[13]
参见第 44 章相关内容。穿孔的状态取决于在中耳聚集的鳞状上皮（称为胆脂瘤）的程度，因为其会侵蚀骨质。鼓室隐窝穿孔包含这些组织。安全的穿孔则不包括。

胆脂瘤通过穿孔看是白色的片状物，除非它被分泌物或持续覆痂掩盖。任何类型的穿孔都可导致慢性感染性分泌物排泄，其性质随其病因变化。黏液性混合物可以通过把它从外耳道拿出来时的伸展性和弹力辨认。分泌物的类型比较见表 51.3。

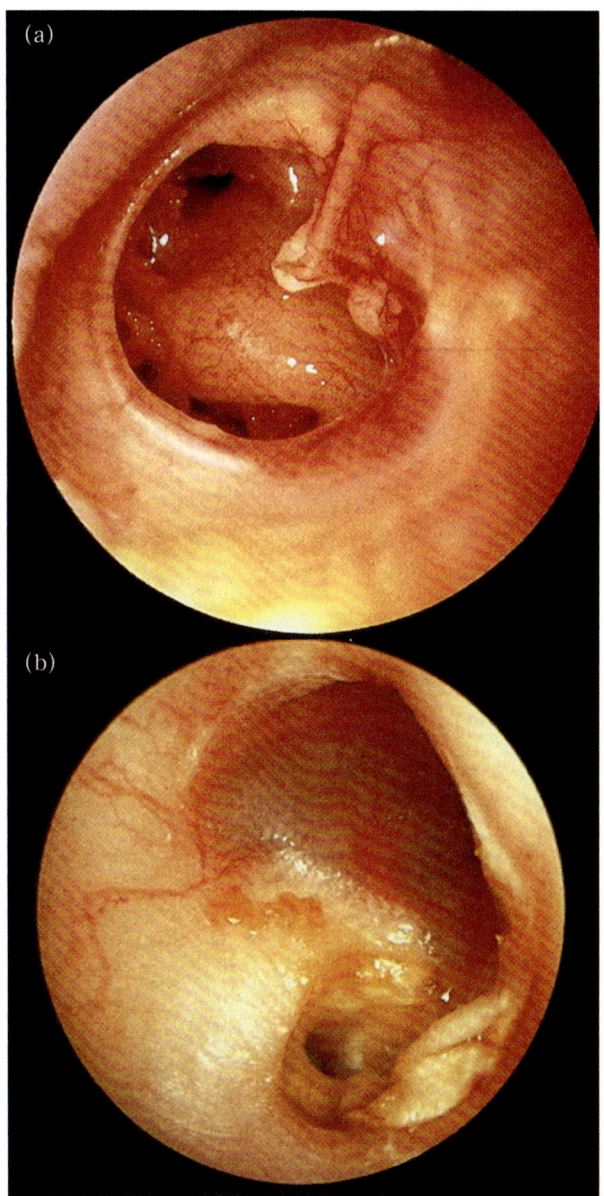

图 51.12 （a）伴有鼓膜缺失的慢性中耳炎，为安全耳。（b）伴上鼓室胆脂瘤的慢性中耳炎，为危险耳

表 51.3 分泌物的类型的比较

	危险的	安全的
来源	胆脂瘤	黏膜
气味	有恶臭的	无气味的
量	通常很少，不丰富	可以是大量的
性质	化脓的	黏液脓性的

3. 治疗 如果认定或怀疑是鼓膜隐窝穿孔，转诊至专科治疗是必不可少的。胆脂瘤通过药物治疗无法根除，手术切除很有必要，以预防严重的颞下或颅内并发症。

九、外耳炎

外耳炎（图 51.13），也被称为"游泳耳""冲浪耳"和"热带耳"，在气候和沿海居住条件适合广泛水上运动的国家很常见。在高温潮湿的条件下更流行，因此，热带地区高发。

诱发因素是过敏性皮肤病，外耳道外伤，水渗透（游泳、潮湿、淋浴），水和残渣滞留（耳垢、皮炎、外生骨疣），异物，被游泳的水包括温泉污染，以及使用棉签和助听器。

1. 常见的相关微生物

- 细菌
— 假单胞菌。
— 大肠埃希菌。
— 金黄色葡萄球菌。
— 变形杆菌属。
— 克雷伯菌。

- 真菌：
— 白色念珠菌。
— 曲霉。

2. 临床特点

- 起初瘙痒。
- 疼痛（轻度激烈）。
- 耳道肿胀阻塞。
- 很少有分泌物排出。
- 听力丧失。

3. 体征

- 水肿（轻度的，广泛性的）。
- 移动耳廓或下颌压痛。
- 红斑。
- 分泌物流出（如有大肠埃希菌感染，则有异味）。
- 浅黄色"湿吸墨纸"样碎屑——白色念珠菌。
- 曲霉菌的黑孢子。
- 鼓膜呈颗粒状或暗红色。

要取培养，尤其怀疑为铜绿假单胞菌耐药时。用小的耳拭子取物。

注：糖尿病患者发生恶性外耳炎是由于颅底感染假单胞菌所致。

4. 治疗

（1）**清洗耳朵** 在良好的光线下轻柔地吸取，并用细髓针前面的干脱脂棉擦拭是治疗的关键。这使得外用药可以直接接触到皮肤。

（2）**注射术** 这在某些情况下适合，但必须在注射后仔细地将耳道擦拭干净。对大多数患者，不推荐使用。

（3）**敷料** 敷料在所有病情轻的患者中是有必要的。清洗和擦干后，插入长 10～20cm 宽 4mm 浸有皮质激素和抗生素乳膏的纱布条。

对于严重的外耳炎，纱布条是很重要的，因其可在 12～24 小时内缓解水肿和疼痛（图 51.14）。纱布条可浸入止血剂中（如 4%乙酸铝溶液或甘油和 10%鱼石脂）。纱布条需要每天更换，直至肿胀消退。

（4）**外用抗菌药** 最有效的是使用抗菌剂、抗真菌药和糖皮质激素制剂，尤其是耳道开放时，如复方康纳乐霜或 Sofradex 滴液（2～3 滴，每日 3 次），Locacorten-Vioform 滴液（2～3 滴，每日 2 次）或 Ciproxin HC（2～3 滴，每日 2 次）。滴注后应按压

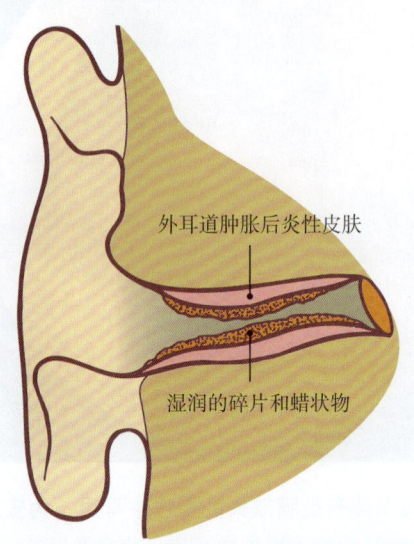

图 51.13 外耳炎

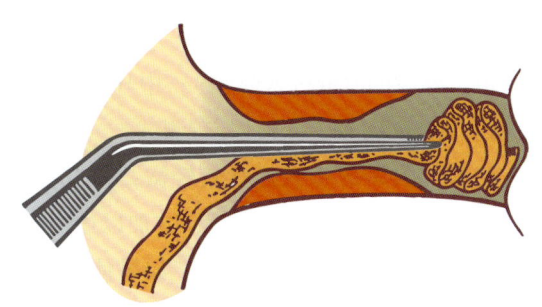

图 51.14 置入纱布条；用镊子来回移动逐渐填充耳道

来源：Courtesy of Bruce Black.

耳屏30秒，可限制疼痛。

（5）其他措施
- 强效镇痛药是必不可少的。
- 抗生素在治疗中不占主要地位，除非有扩散的蜂窝织炎存在。
- 避免抓挠和进水。
- 对于更严重的病例，用浸有皮质激素和抗生素混合软膏的引流纱布条。

（6）严重"热带耳"的治疗要点

泼尼松龙，口服，15mg，然后每8小时10mg，服6倍的剂量。然后：
- Merocel纱布条。
- 局部用复方康纳乐霜或Sofradex滴液。

5. 预防
- 保持耳部干燥，特别是进行水上运动时。
- 用各种防水方法保护耳。
— 脱脂棉外涂上一层凡士林。
— 定制的耳塞（例如泡沫耳塞）。
— 硅橡胶或Blu-Tack塞耳。
— 将泳帽向前拉，使耳塞保持在原位不动。
- 避免用发夹和棉签清洁耳道。
- 如果有水进入，把水晃出来，或用Aquaear溶液滴耳（醋剂可以帮助干燥耳道）。

附：坏死性外耳道炎

这种严重的并发症通常是由于铜绿假单胞菌感染所致，可发生在免疫功能低下、糖尿病或老年患者。本病累及软骨和骨，当有治疗失败、持续剧烈疼痛、发热和可见的肉芽组织应考虑本病。建议紧急转诊。

十、耳外生骨疣（"冲浪者"耳）

这些骨生长过度是由耳内水分潴留引起的。

预防：
- 使用堵塞物或蓝丁胶防水耳塞。
- 游泳后用吹风机彻底吹干。

十一、疖病

疖病是耳道的外软骨部毛囊的葡萄球菌感染。疼痛通常剧烈。当感染扩散到耳前引起蜂窝织炎时才会出现发热。移动耳廓时会有触痛——不是急性中耳炎特点的标志。疖（疖子）在外耳道可见（图51.15）。

治疗
- 如果冒出脓头了，可以在局部麻醉或冷冻喷雾后切开。
- 热敷（如使用热面洗涤机、热水袋）。
- 如果蜂窝织炎伴有发热——使用双氯西林。

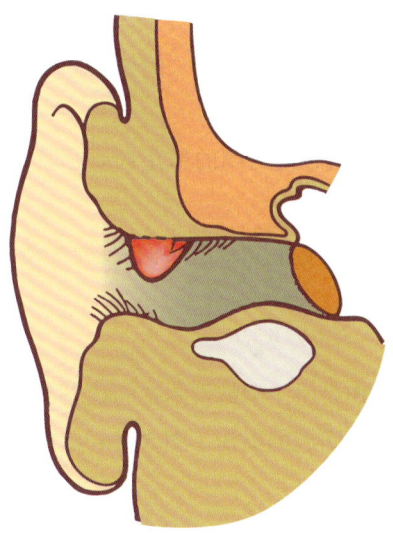

图 51.15 外耳道疖：在外耳道开口处长有毛发的部位

十二、软骨膜炎

软骨膜炎是耳软骨的感染，特点是耳廓剧烈疼痛，伴有红、肿和触痛。这种疾病罕见，常常继发于外伤和手术之后。病原菌常常是铜绿假单胞菌，须选择合适的抗生素（例如环丙沙星）。

十三、耳垂感染

可能是接触含镍的耳环引起变应性反应，并发金黄色葡萄球菌感染所致。

治疗
- 摘去耳环。
- 清洗戴耳环的部位以消除镍的残留。

- 擦拭该部位，然后使用抗生素（如氟氯西林或红霉素）。
- 指导患者每天清洗该部位，并涂抹合适的药膏。
- 使用"贵重的金属"饰丁保持耳朵的畅通。
- 建议以后只佩戴金、银、白金首饰。

十四、咽鼓管功能障碍

这是导致耳不适感的常见原因[14]。症状包括耳内胀满感、不同程度的疼痛和听力损伤。引起功能障碍最常见的原因是疾病引起咽鼓管水肿，例如上呼吸道病毒和变应性反应时咽鼓管部分阻塞引起水肿。吞咽、打呵欠可能诱发噼啪音。检查发现鼓膜收缩，耳镜检查发现气体流动性下降。这种情况通常是上呼吸道病毒性感染后的一过性表现。

治疗

- 全身和鼻内解充血药（例如变态反应患者使用伪麻黄碱或糖皮质激素）。
- 强制呼气，使封闭的鼻孔自动通气（避免主动鼻内感染）。
- 避免乘坐飞机、快速的海拔变化和潜水。

十五、耳气压伤

耳气压伤是由于咽鼓管闭塞的状态下经历大气压力的快速变化引起的损伤（图51.16）。常常发生在潜水员和飞行旅客。

症状包括暂时或持续疼痛、耳聋、眩晕、耳鸣，可能有分泌物流出。

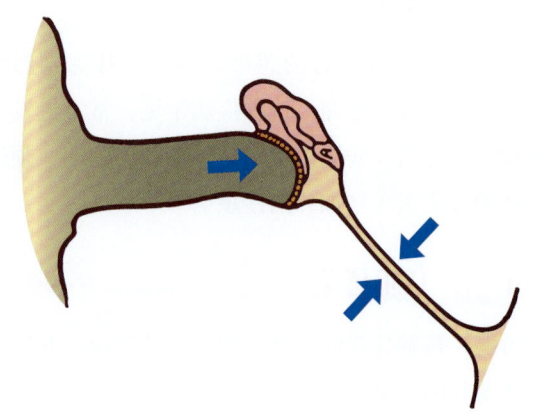

图 51.16　耳气压伤的机制，由于上图所示部位的压力升高导致的咽鼓管闭塞

来源：Courtesy of Bruce Black.

检查鼓膜时会发现（为了严谨）：收缩、红斑、出血（由于外渗的血液进入鼓膜）；中耳有液体或出血；穿孔。用音叉进行传导性耳聋测试。

1. **治疗**　大多数患者症状较轻微，并可在几天内自行缓解，可应用镇痛药治疗，并加以适当安慰。薄荷醇吸入起效舒缓，疗效甚佳。如果症状持续存在，考虑行波氏袋充气或鼓膜切开术。

2. **预防**

（1）飞行　下降时反复进行咽鼓管充气训练，在登机前和降落前2小时内使用解充血药滴剂或喷雾。

（2）潜水　鼻部疾病、中耳炎、慢性咽鼓管功能障碍者不应潜水。

十六、鼓膜贯通伤

鼓膜贯通伤可发生于儿童和成人，由各种原因如铅笔和木条或玻璃碎片等引起。出血和继发感染是都危险的。

治疗

- 通过吸入法清洁或轻轻地取出干燥的血凝块。
- 确保无异物存在。
- 检查听力。
- 应用1个疗程的广谱抗生素（如复方磺胺甲噁唑）。
- 应用镇痛药。
- 嘱患者不要让水进入耳内。
- 2天复查1次，然后定期复查。
- 1个月后复查，鼓膜应该几乎痊愈。
- 受伤2个月后检查听力。

90%～95%患者在8周内完全治愈[15]。

十七、颞下颌关节痛

如已排除类风湿关节炎，一些特殊的练习，如用磨牙"咀嚼"一块软木板，常常可以解决此问题（第52章）。如有明显的错𬌗畸形存在，则需要转诊。

十八、转诊时机

1. **中耳炎**

- 未能完全治愈的急性中耳炎。
- 急性中耳炎发病后持续中耳渗液3个月。
- 持续存在或已确诊的耳聋。

- 怀疑或已证明的急性乳突炎或其他严重的并发症。
- 频繁复发（如 1 年发作 4 次）。
- 颅面部的异常。

2. 其他耳疾病

- 鼓室上隐窝穿孔/胆脂瘤。
- 耳内异物不能通过冲洗等简单措施清除。
- 外耳炎治疗 2 周后仍无反应。
- 疑似耳道癌。
- 急性鼓膜穿孔，未在 6 周内痊愈。
- 慢性鼓膜穿孔（累及下 2/3 鼓膜）。

实践要点

- 在婴幼儿急性中耳炎的疼痛可能被发热掩盖。
- 鼓膜发红并不总是由中耳炎引起的。鼓膜血管，可因哭泣、打喷嚏或擤鼻子而充盈。婴儿哭泣时鼓膜和面部都会发红。
- 外耳炎、耳道膨胀者经谨慎清洗后，大多数症状可缓解。
- 如果成年人出现耳痛，但耳镜检查正常，建议检查颞下颌关节、口腔、咽喉、牙齿和颈椎等部位。
- 耳气压伤抗生素治疗无效。
- 先缓解耳部疼痛感是一种好的治疗方法。要给予合适的镇痛药。对于儿童可以给予低剂量的对乙酰氨基酚（扑热息痛）。对于鼻塞和急性中耳炎婴幼儿患者，滴鼻剂可直接缓解其疼痛。
- 醋剂滴耳液 APF 是一个价廉又简单的试剂，可以改善复发的外耳炎引起的耳道持续的潮湿问题。

参考文献

[1] Black B. Otalgia. Aust Fam Physician, 1987, 16: 292–296.

[2] Shires DB, Hennen BK, Rice DI. Family Medicine (2nd edn).New York: McGraw–Hill, 1987: 86–93.

[3] Jarman R. Otitis media. Australian Paediatric Review, 1991, 4: 1–2.

[4] Ludman H. ABC of Otolaryngology (3rd edn). London: BMJ,1993.

[5] Sandler G, Fry J. Early Clinical Diagnosis. Lancaster: MTP Press, 1986: 285–287.

[6] Murtagh J. Practice Tips (5th edn). Sydney: McGraw-Hill,2008: 103–105.

[7] Robinson MJ, Roberton DM. Practical Paediatrics (5th edn).Melbourne: Churchill Livingstone, 2003: 744–748.

[8] Spicer J et al. Therapeutic Guidelines: Antibiotics (Version 13).Melbourne: Therapeutic Guidelines Ltd, 2006: 234–240.

[9] Antibiotics, patient education and otitis media. NPS News,1999, 3: 3.

[10] Del Mar C, Glasziou P, Hayem M. Are antibiotics indicated for the initial treatment of acute otitis media in children? A meta analysis. BMJ, 1997, 314: 1526–1529.

[11] Rosser W, Shafi r M. Evidence–Based Family Medicine.Hamilton: BC Decker, 1998: 111–113.

[12] Gunasekera H. Otitis media in children: how to treat. Australian Doctor, 2008: 33–40

[13] Black B. Otitis media: how to treat. Australian Doctor,29 November, 2002: Ⅰ-Ⅷ.

[14] McPhee SJ, Papadakis MD. Current Medical Diagnosis and Treatment (49th edn). New York: The McGraw–Hill Companies, 2010: 182–3.

[15] Kruger R, Black B. Penetrating injury eardrum. Aust Fam Physician, 1986, 15: 735.

第 52 章　眼睛红痛

> 眼睛痛的人常有畏光，然而在黑暗中，虽然看不见东西，眼睛却能得到休息，并感到舒适。
>
> Dio Chrysostom（40—115）

全科医生在日常医疗工作中遇到眼红的情况至少占眼部疾病的 80%[1]。在大多数情况下，不需要有专业眼科设备，通过收集准确的病史，结合全面的检查就可以作出诊断。

诊断策略模型总结见表 52.1。

一、重要资料与关注要点

- 急性结膜炎一般占所有眼部疾病的 25%[2]。
- 脓性分泌物提示细菌性结膜炎[3]。
- 清亮或黏液性分泌物提示病毒性或过敏性结膜炎。
- 病毒性结膜炎可能对治疗反应较慢，可持续数周。
- 眼睛疼痛和视力下降提示病情严重，如青光眼、葡萄膜炎（包括急性虹膜炎）或角膜溃疡。
- 注意单侧性红眼基本可排除细菌或过敏性结膜炎。很少见于结膜炎，可能是由角膜溃疡、角膜炎、异物、外伤、葡萄膜炎或急性青光眼导致[4]。
- 角膜炎（角膜的炎症）是导致红眼疾病不适感最常见的原因。除了众所周知的致病病毒（单纯疱疹、带状疱疹病毒和麻疹）外，还可由真菌感染（通常是受损的角膜）、细菌性感染或强直性脊柱炎等炎症性疾病引起[5]。
- 单纯疱疹病毒性角膜炎（树枝状溃疡）经常是无痛的，因为神经营养受到影响而严重减弱了局部感觉。

二、临床方法

5 个方面的重要病史：

- 外伤史，尤其是提示有眼内异物（异物）者。
- 视力。
- 不适感的程度和类型。
- 存在分泌物。
- 有畏光。

表 52.1　红眼病的诊断策略模型

问	可能的诊断	
答	结膜炎	
	• 细菌	
	• 腺病毒	
	• 过敏	
问	不能忽视的严重疾病	
答	急性青光眼	
	葡萄膜炎	
	• 急性虹膜炎	
	• 脉络膜炎	
	角膜溃疡	
	单纯疱疹性角膜炎	
	角膜炎	
	微生物角膜炎（如真菌、变形虫、细菌）	
	眼部带状疱疹	
	穿透伤	
	眼内炎	
	眼眶蜂窝织炎	
问	常被遗漏的疾病	
答	巩膜炎/巩膜外层炎	
	异物	
	创伤	
	紫外线角膜炎	
	睑缘炎	
	海绵窦动静脉瘘	
问	七种假象	
答	抑郁症	—
	糖尿病	
	药物	√ 过敏反应
	贫血	
	甲状腺疾病	√ 甲状腺功能亢进症
	脊柱功能障碍	—
	尿路感染	—
问	患者试图告诉我什么？	
答	不太可能。	

了解患者社会和职业史对诊断也很重要，其包括在学校、公司或家庭的红眼病暴露史和工作中的事故如损伤、焊接、异物或化学品以及泌尿生殖道

的症状等。

当检查单侧红眼时，应想到以下诊断：

- 创伤。
- 异物，包括眼内异物。
- 角膜溃疡。
- 虹膜炎（葡萄膜炎）。
- 病毒性结膜炎（常见类型）。
- 急性青光眼。

眼睛充血的发生方式常提示可能的原因。结膜炎或葡萄膜炎一般是逐渐出现红肿，而一个小的异物会导致非常迅速的充血。另外，畏光通常发生在葡萄膜炎、角膜炎。引出视敏度的详细信息至关重要。佩戴隐形眼镜是非常重要的致病原因，因其易引起感染或"过度疲劳综合征"，后者类似于急性紫外线（UV）烧伤。

1. **眼部重要症状** 眼部重要症状包括：

- 发痒。
- 刺激感。
- 疼痛（伴有脓性或水样分泌物）。
- 视力下降（红色或白色的眼疾）。
— 红眼病＝发生于眼睛前部。
— 白眼性红眼＝发生眼睛后部。

2. **关键问题**

- 注意到视力变模糊吗？
- 和他人有过密切接触吗？
- 最近有感冒或者流涕吗？
- 戴隐形眼镜吗？
- 能否回忆起是否曾抓伤或伤害过你的眼睛？
- 遇到麻烦时你在做什么？
- 是否把药水、药膏或化妆品涂抹在眼睛周围？
- 患有花粉热吗？
- 眼睑上有不适吗？
- 之前用水冲洗过眼睛吗？
- 还有其他疾病吗？
- 眼睛是否受到焊接光的刺激？

3. **红眼病伴有视力下降，应考虑**

- 虹膜炎（葡萄膜炎）。
- 巩膜炎。
- 急性青光眼（疼痛、恶心和呕吐）。
- 化学烧伤。

4. **疼痛性红眼症，应考虑**

- 角膜炎。
- 葡萄膜炎（虹膜炎）。
- 浅表巩膜炎。
- 巩膜炎。
- 急性青光眼。
- 眼前房积脓（前房内脓）。
- 眼内炎（眼内部结构的炎症——需要手术治疗）。
- 角膜擦伤或溃疡。

疼痛并伴有分泌物：

- 角膜炎。

疼痛并伴有畏光：

- 葡萄膜炎。

有关红眼症的"黄金原则"

- 经常检测和记录视力
- 注意单侧红眼
- 结膜炎几乎总是双侧发病
- 眼睛刺激病通常是少泪的
- 除非怀疑是单纯疱疹否则不使用皮质激素
- 眼外伤是紧急事件
- 考虑眼内异物
- 如果鼻被累及要考虑眼部带状疱疹
- 瞳孔不规则：考应虑虹膜炎、损伤和手术引起
- 对分泌物多的眼睛不要覆盖包扎
- 眼睑溃疡患者需转诊
- 如有角膜擦伤需寻找异物

摘自：J Colvin and J Reich.

---

5. **体格检查**

（1）**基本设备**

- 45cm（18 in）和 300cm（10 in）的视力测试表。
- 多孔性检测镜。
- 手电筒（例如钴蓝色）。
- 放大辅助仪器（如双目放大镜）。
- 协助外翻眼睑用玻璃棒或棉签。
- 无菌荧光滤纸条。
- 麻醉滴液。
- 眼压计。
- 检眼镜。
- Ishihara 色觉试验。

（2）检查要点
- 测试和记录视力。
- 裂隙灯放大镜检查。
- 检查瞳孔。
- 检测眼压。

（3）还应进行
- 局部麻醉试验。
- 荧光染色。
- 睑板下检查。

（4）视诊 全面的检查是必不可少的。注意炎性充血的性质，无论是局限性的（表层）还是弥漫性的。观察虹膜是否有任何不规则。观察角膜并寻找异物，特别是下眼睑和任何穿透性损伤的证据。往往需通过外翻眼睑，仔细检查才可完成。双侧眼都必须进行检查，因为很多结膜炎患者在另一只眼睛上有结膜炎的早期迹象，使用荧光检查帮助确定角膜溃疡。推荐在进行疼痛的病变检查时滴入局部麻醉剂。局部麻醉试验是一个衡量表面问题的敏感指标——如果疼痛不能缓解，则需要考虑更深部的问题。

耳前触诊到淋巴结肿大，这是病毒性结膜炎的特点。

观察充血的性质非常重要。结膜炎的血管显示明显纹状，其分支从眼角向角膜集中。巩膜外层和巩膜的血管比结膜上的血管更大并且向角膜集中（图52.1）。

睫状充血表现为环绕角膜缘的红色充血环（睫状体发红）或血管呈平行排列，显示不清。睫状充血提示可能存在更严重的深层炎症状态，如前葡萄膜炎、角膜深层感染。上睑板结膜显示有滤泡，表明为病毒感染，而呈鹅卵石样表现提示为过敏性结膜炎。

注：裂隙灯检查是理想的眼部检查仪器。

三、儿童红眼

儿童可患各种类型的结膜炎（通常）、葡萄膜炎和创伤。尤其值得关注的是，眼眶蜂窝织炎，可表现为单侧眼睑肿胀，如果发展迅速可以导致双目失明。细菌、病毒和过敏性结膜炎是所有儿童的常见病。因为组织和防御机制不成熟，婴幼儿结膜炎是一种严重的疾病，严重的可导致角膜损伤和失明。

1. 新生儿结膜炎（新生儿眼炎） 不到1个月的新生儿患结膜炎需要向上级通报。沙眼衣原体和淋球菌感染是罕见的，但如果出生几天就发现有脓性分泌物，必须考虑此种感染。在这两种条件下的父母必须进行性病感染的相关检查，并做相应处理（包括接触追踪）（第139章相关内容）。

沙眼衣原体感染病例占50%以上。在新生儿症状严重，通常在出生后1～2周出现中度脓性分泌物。本病是一种全身性疾病，可伴有肺炎。通过对结膜分泌物聚合酶链反应（PCR）试验可确诊。

治疗：红霉素，口服，持续21天。局部应用用磺胺醋酰钠滴眼液。

淋球菌性结膜炎通常在分娩1～2天后发生，需要静脉注射头孢菌素、青霉素，或局部应用磺胺醋酰滴液积极治疗。其分泌物具有高度传染性，有发展严重角膜感染或败血症的可能[6]。

其他常见的细菌可引起新生儿结膜炎、Ⅱ型单纯疱疹病毒可引起结膜炎和（或）眼睑滤泡或角膜炎。

2. 沙眼 全世界有超过600万人因沙眼致盲。

沙眼衣原体结膜炎是一种在内陆地区和土著人群中普遍存在的疾病。沙眼衣原体通常是由母婴传播、蚊虫接触传播，特别是在卫生条件欠佳的区域。沙眼是世界上最常见的致盲性眼病。复发和未经治疗的沙眼可引起眼睑瘢痕和倒睫（眼睑内翻），致角膜溃疡、视力下降。在儿童时期开始控制感染非常重要。

治疗

- 预防/社区教育。
- 抗生素——阿奇霉素。

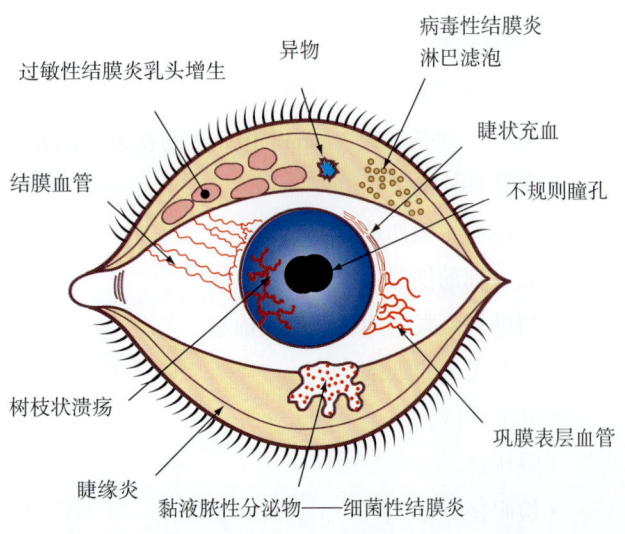

图52.1 红眼患者眼部可能的体征（眼睑外翻）

- 手术矫正（相关）。

3. 鼻泪管阻塞 约6%的婴儿鼻泪管发育延迟，致泪液排泄受阻。泪囊被感染时，一侧或双侧眼持续流泪和有较多分泌物。大多数婴儿在6个月大时可以自行缓解。

治疗
- 局部应用抗生素治疗并发感染。
- 用生理氯化钠溶液（生理盐水）冲洗。
- 经常按摩泪囊。
- 6个月前进行泪道检测，如果分泌物过多、结膜充血、畏光，或者在6～12个月内未能自动缓解者需转诊（参考第82章相关内容）。

四、老年人红眼病

急性青光眼、葡萄膜炎和带状疱疹在老年患者中更为常见。超过50岁的患者出现任何合并急性疼痛性红眼的情况应考虑急性闭角型青光眼。

眼睑疾病如睑缘炎、倒睫、睑内翻和外翻在老年人中是比较常见的。

五、急性结膜炎

急性结膜炎是一种持续时间少于3周的结膜的炎症。其两个主要的病因是结膜感染（细菌或病毒）和结膜急性变应性或毒性反应（表52.2）。

临床特点
- 睑结膜或球结膜弥漫性充血。
- 无眼痛，视力良好，角膜清晰。
- 感染性结膜炎常累及双侧（通常）或单侧（取决于病因）眼，有分泌物，有异物感。

1. 细菌性结膜炎 细菌感染可能是原发的，也可能继发于病毒感染或睑缘炎。

（1）病史 清晨脓性分泌物粘在睫毛上是典型表现。它通常开始于一侧眼睛，继而发展为双侧。可能有与类似症状患者的接触史。机体常常通过污染的手指、面巾或毛巾而感染。

（2）临床特点
- 眼睛发红，有异物感。
- 脓性分泌物。
- 角膜清晰透明。

（3）体格检查 通常双侧球结膜都有黏脓性分泌物，伴弥漫性血管充血和非特异性乳头状炎性反应（图52.2）。荧光素染色试验呈阴性。

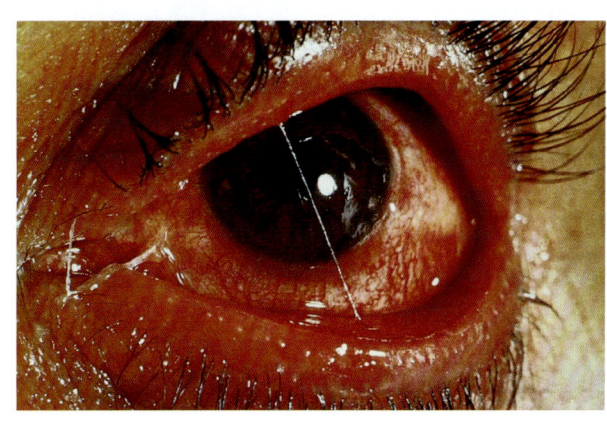

图52.2 急性细菌性结膜炎伴黏脓性分泌物，角膜清晰

（4）病原微生物
- 肺炎链球菌。
- 流感嗜血杆菌。
- 金黄色葡萄球菌。
- 化脓性链球菌。
- 淋病奈瑟菌（一种引起急性发作的淋球菌）。
- 铜绿假单胞菌。

通常靠临床诊断，但下列情况时须做分泌物涂片及培养：
- 急性或严重化脓性结膜炎。
- 长期慢性感染。
- 新生儿。

（5）治疗 避免与他人亲密接触，使用单独的毛巾和良好的用眼卫生可限制疾病的传播。

① 轻症病例：轻症病例可以用生理氯化钠溶液（生理盐水）冲洗眼睑和结膜即可缓解，但如果不及时治疗，可能持续14天。杀菌性滴眼液如0.1%羟乙磺酸丙氧苯脒（羟乙磺酸双溴丙脒）1～2滴，每6～8小时1次，可用5～7天。

② 重症病例：重症病例可以使用0.5%氯霉素滴眼液，每1～2小时1次，连续2天，再减少到每日4次，持续7天（最多使用10天，据报道长期使用可引起再生障碍性贫血）。

每晚使用1%氯霉素眼膏或硫酸多黏菌素B 5 000U/ml+短杆菌肽25μg/ml+新霉素2.5mg/ml，每小时1～2滴，感染改善后减少到每6小时1次更好。

砖红色眼——考虑衣原体感染

表 52.2 红眼的主要原因

	炎症部位及炎性特点	疼痛	分泌物性质	视力	畏光	瞳孔	角膜	眼压
细菌性结膜炎	结膜,包括睑缘(通常是细菌性)	刺激:异物感	脓性,晨起睑缘粘合	正常	无	正常	正常	正常
病毒性结膜炎	结膜,睑缘内层有小滤泡(单侧或双侧)	异物感	水性	正常	无	正常	正常	正常
过敏(春天的)结膜炎	结膜,眼睑内膜乳头状肿胀(双侧)	异物感;瘙痒	水性	正常	无	正常	正常	正常
相关超敏反应(结膜皮肤炎)	结膜和眼睑水肿	瘙痒	水性	正常:可能模糊	无	正常	正常	正常
结膜下出血	弥散,但主要分布于角膜周围(单侧)	无	无	正常	无	正常	正常	正常
角膜单纯疱疹	单侧–角膜周围树突状溃疡	是:异物感	无,反射性流泪	模糊,但随位置变化	有	正常	异常	正常
角膜溃疡	单侧–角膜周围(除异物)	是	无,反射性流泪	模糊,但随位置变化	有	正常	异常	正常
巩膜炎/巩膜外层炎	局部的局限性深红痛	是	无	正常	无	正常	正常	正常
急性葡萄膜炎/虹膜炎	主要在角膜周围	额头,累及颞部、鼻	无,反射性流泪	流泪	有	缩小,可能是不规则的	正常	正常或将低
急性青光眼	弥散,主要在角膜周围	是的,严重者伴有恶心和呕吐	无,反射性流泪	视物周围有光晕	有	扩大,无光反射	浑浊	升高

③具体病原微生物的针对性治疗

• 假单胞菌和其他大肠菌群:外用庆大霉素和妥布霉素。

• 淋球菌:全身使用适当的抗生素。

• 沙眼衣原体——可能是通过性行为传播。表现为带有砖红色滤泡性结膜炎和咳黏性痰液。

2. 病毒性结膜炎 病毒性结膜炎的最常见的原因是腺病毒感染。

(1) **病史** 病毒性结膜炎通常与上呼吸道感染相关,并且是流行性结膜炎的一种类型(红眼病)。结膜炎病程通常为2~3周,最初表现在一侧眼,一天以后通过交叉感染至对侧。病毒性结膜炎有时候可以表现为应激性的、不断流泪的严重情况。

(2) **体格检查** 应戴手套进行。病毒性结膜炎通常为双侧结膜弥漫性感染,较少为水样分泌物。病毒感染通常在结膜微小苍白的淋巴滤泡(实为小的淋巴结),并影响到耳前淋巴结(图 52.3)。结膜下出血可能是发生腺病毒感染。观察一些变化如轻度角膜浑浊、滤泡和角膜炎,此可能需要使用高倍显微镜。

诊断基于临床依据和感染接触史。病毒培养和血清学检查可以确定流行病。

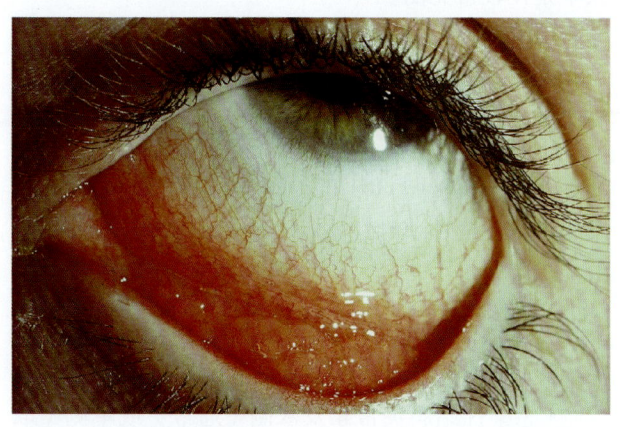

图 52.3 病毒性结膜炎:流泪、眼睑肿胀、典型的眼睑滤泡、局部相关淋巴结肿大

(3) **治疗**

• 通过卫生保健和患者教育预防交叉感染。

• 对症治疗——冷敷和局部润滑剂(人工泪液制剂)、萘甲唑啉(例如 Albalon)、血管收缩药(如去甲肾上腺素)或盐水冲洗。

• 不用纱布包扎。

• 注意继发性细菌感染。避免使用糖皮质激素,因其可减少病毒清除、延长病程。

3. 原发性单纯疱疹病毒感染 单纯疱疹病毒感染导致滤泡性结膜炎。约 50% 的患者伴有眼睑/角膜溃疡、囊泡病史[2]。只有少数（＜15%）为累及角膜的原发性感染。

角膜荧光素染色突出显示树枝状溃疡有诊断意义（图52.4）。抗原检测或培养可以明确诊断。

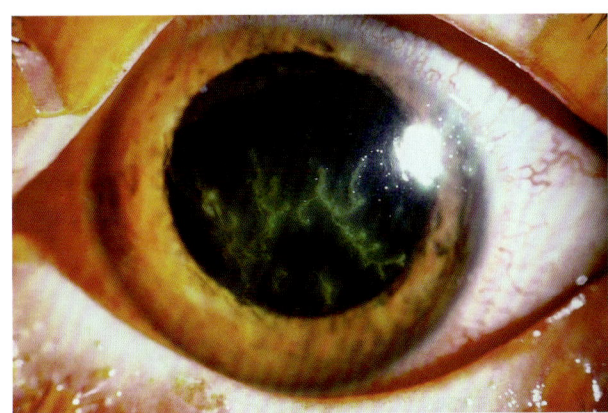

图 52.4　单纯疱疹病毒性角膜炎——沙粒感、流泪，荧光素染色示有典型的树枝状角膜溃疡

治疗（单纯疱疹性角膜炎）
- 注意用眼卫生。
- 3% 阿昔洛韦软膏，每日 5 次，持续 14 天，或康复后至少持续 3 天[7]。
- 1% 阿托品每 12 小时 1 滴，防止治疗期间神经反射性瞳孔痉挛（专家监督）。
- 由医生进行清创术。

4. 变应性结膜炎　变应性结膜炎是由变应原引起的局部反应。包括：
- 春季结膜炎（花粉症）。
- 接触性超敏反应，如对防腐剂的反应。

（1）春季结膜炎（花粉症）　春季结膜炎通常是季节性的，与花粉接触相关。通常伴有鼻炎（见第123章相关内容）。

治疗：

根据症状调整治疗方案。可能需要使用抗组胺药，但对症措施通常就足够了。

治疗方案：

① 外用抗组胺药、血管收缩剂。

② 肥大细胞稳定剂，如 2% 色甘酸钠滴眼，一侧眼每次 1～2 滴，每日 4 次，或酮替芬。

③ 联合方案①和方案②。

④ 外用皮质激素（重症）。

⑤ 给予人工泪液制剂可缓解症状。

（2）接触性变应反应　常见的局部变应原和毒素包括局部眼用药物，尤其是抗生素、隐形眼镜护理液（通常含有防腐剂）、化妆品、肥皂、洗涤剂和化学制品。临床特点包括烧灼感、瘙痒、流泪，伴结膜、眼睑充血和水肿。眼睑处的皮肤反应常见。

治疗
- 停止再接触变应原。
- 给予生理氯化钠溶液（生理盐水）冲洗。
- 应用萘甲唑林或去甲肾上腺素治疗。
- 如果效果不佳，可使用糖皮质激素治疗。

5. 衣原体性结膜炎　衣原体性结膜炎患者一般有 3 种情况：
- 新生儿（通常为出生后 1～2 周）。
- 与性病感染有关的年轻患者。
- 偏远地区沙眼患者。

采取咽拭子培养和 PCR 检测。

全身性抗生素治疗：

新生儿：红霉素，治疗 3 周。

超过 6kg 的儿童和成人：阿奇霉素，成人单剂量 1g，口服。

注：必须治疗配偶性传播疾病。

六、结膜下出血

结膜下出血呈自发性，在后缘呈局限性牛肉红色出血（图52.5）。如为外伤性结膜下出血向后扩展，提示眶骨骨折。通常由胸膜腔内压突然升高所致，如咳嗽和打喷嚏。本病与高血压无关，但建议测量血压，以安抚患者。

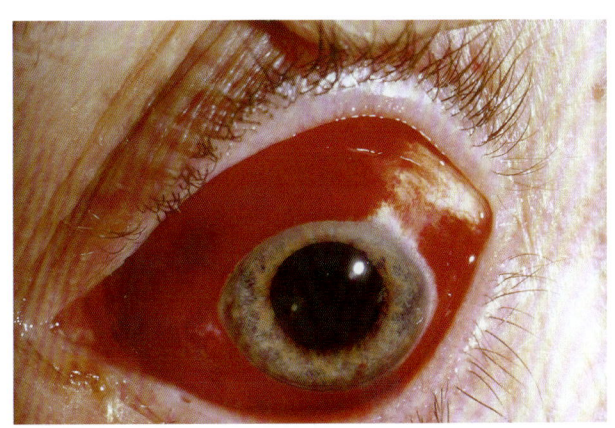

图 52.5　结膜下出血常常为自发出现的无痛性局限性出血，如果为创伤性，出血向后延伸，提示眼眶骨折

治疗

不需要局部治疗，2周后出血可自行吸收。有必要向患者进行解释和安慰。有反复出血倾向的患者除外。

七、表层巩膜炎和巩膜炎

表层巩膜炎和巩膜炎表现为局部区域性炎症（图52.1和图52.2）。巩膜外层是血管层，与位于下方的结膜和巩膜相邻。两者都可以发炎，但表层巩膜炎（更局限）本质上呈自限性，而巩膜炎（这是罕见的）严重时可致眼睛穿孔。这两种情况可能与由异物引起的炎症、翼状胬肉或结膜黄斑相混淆。两者没有明显的关联，表层巩膜炎通常是原发性的，而巩膜炎可能与结缔组织疾病尤其是类风湿关节炎、带状疱疹和少见的结节病和肺结核有关。

1. 临床特点

（1）表层巩膜炎
- 没有分泌物。
- 不流泪。
- 视力正常（通常）。
- 常常呈扇形。
- 通常有自限性。

治疗：外用或口服皮质激素。

（2）巩膜炎
- 疼痛，伴视力下降。
- 需紧急转诊。

2. 病史
主诉为眼睛红痛。通常没有分泌物但可能有反射性流泪。巩膜炎比表层巩膜炎更痛苦，眼睛充血发红更为严重。

3. 检查
巩膜炎为局限性炎症，触之疼痛，比表层巩膜炎更广泛、均匀分布在眼中。发炎血管比结膜炎时血管粗。

4. 治疗
应鉴别潜在病因如自身免疫性疾病。尤其是对巩膜炎患者，可使用糖皮质激素或非甾体抗炎药治疗。

八、葡萄膜炎（虹膜炎）

虹膜、睫状体和脉络膜组成葡萄膜，是眼球的血管层[6]。

前葡萄膜炎（急性虹膜炎或虹膜睫状体炎）是虹膜、睫状体的炎症，通常被称为急性虹膜炎（图52.6）。虹膜与晶状体粘连。瞳孔可因粘连而变小，且有视物模糊。

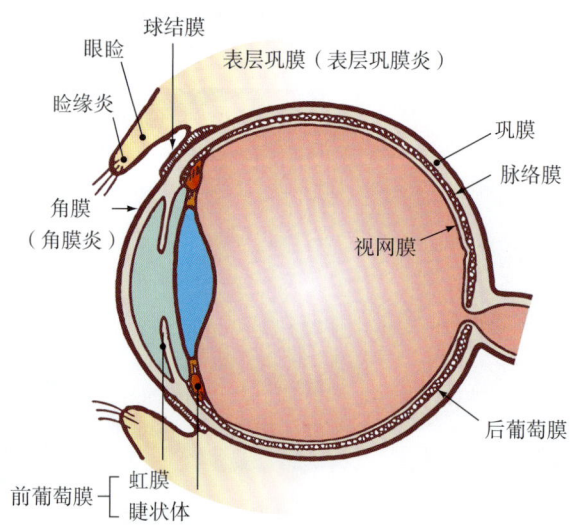

图52.6 眼部炎症性疾病与对应的眼部结构示意图

原因包括自身免疫相关的疾病如血清阴性关节病（如强直性脊柱炎）、系统性红斑狼疮、炎症性肠病、结节病和一些感染（如弓形虫、梅毒）。

1. 临床特点
- 眼睛发红，特别是在虹膜边缘。
- 眼部不适或疼痛。
- 剧烈撕裂感。
- 视物模糊。
- 畏光。
- 视野飞蚊症。
- 瞳孔缩小。

检查的结果总结见表52.2。受累的眼睛发红，充血特别明显时覆盖了发炎的睫状体（睫状体部潮红）。然而，整个球结膜都可充血。应对患者进行会诊。裂隙灯检查有助于诊断。

2. 治疗
包括寻找潜在原因。治疗方法包括：滴阿托品扩散瞳孔，并外用皮质激素抑制炎症反应。必要时可使用全身糖皮质激素治疗。如果进行治疗并保持随访，前葡萄膜炎的预后是良好的，但有可能复发。

后葡萄膜炎（脉络膜炎）可累及视网膜及玻璃体。视物模糊和在视野中的出现浮动影可能是唯一的症状。疼痛不是其特征。转诊以寻找病因和治疗是必要的。

九、急性青光眼

超过 50 岁伴有剧烈疼痛性红眼的患者应考虑急性闭角型青光眼。误诊将导致永久性的损伤。特征性的发作是发生在傍晚，此时瞳孔处于半开状态。

1. 临床特点
- 患者年龄＞50 岁。
- 单眼疼痛。
- 可有恶心和呕吐。
- 视力受损。
- 视物有光晕。
- 角膜浑浊。
- 瞳孔固定并中等散大。
- 视物费力。

2. 治疗　应紧急转诊至眼科以保护视力。如果不能及时到眼科进行处理，可以静脉滴注乙酰唑胺 500mg 和眼内滴入 4% 毛果芸香碱以收缩瞳孔。

十、干燥性角膜结膜炎

眼睛干涩是一种常见的症状，特别是在中老年妇女。泪腺分泌不足可以是功能性的（如老化）或因全身性疾病（如类风湿关节炎、系统性红斑狼疮、干燥综合征）、药物（如 β 受体拮抗药）或其他因素，包括更年期。高达 50% 眼睛严重干涩的患者伴有干燥综合征。

1. 临床特点
- 可有多种症状。
- 干燥、沙砾感、刺痛和发红。
- 异物感（如眼中进入沙粒）。
- 严重时畏光。
- 诊断性裂隙灯检查。

2. 治疗
- 病因治疗。
- 用清水冲洗眼睛。
- 使用人工泪液：羟丙甲纤维素（如 Tears Naturale）、聚乙烯醇（Tears Plus）。
- 应谨慎局部不良反应。
- 严重病例需转诊。

十一、眼睑及泪腺疾病

眼睑和泪腺系统的炎症性疾病，表现为眼睛疼痛、发红，不累及结膜。任何可疑的损伤都应就诊。

1. 麦粒肿（外睑腺炎）　麦粒肿是眼睑前缘的睫毛毛囊或相关腺体的急性脓肿，通常由金黄色葡萄球菌引起。患者主诉眼睑边缘有红、痛、肿、胀，通常在内侧（图 52.7）。常与霰粒肿、眼眶蜂窝织炎或泪囊炎混淆。

治疗
- 闭上眼睛用热水瓶中的水流冲洗或热敷（图 52.8）。
- 进行睫毛脱毛以引流脓液（如果脱毛不奏效，则切开引流）。
- 如果局部感染扩散，使用氯霉素软膏。

2. 霰粒肿（睑板腺囊肿）　也称为内麦粒肿，由于眼睑睑板腺发炎导致的肉芽肿，表现为疼痛刺激性肿块。寻找睑缘炎的证据。

治疗：保守治疗可能使其消退。包括热蒸气或热

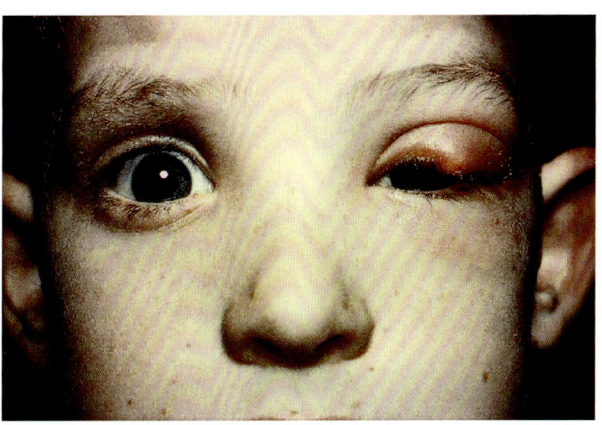

图 52.7　睑腺炎——麦粒肿，是睫毛根部的局都葡萄球菌感染

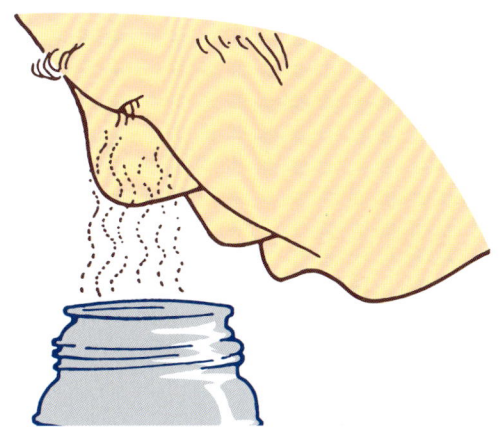

图 52.8　热蒸疼痛的眼睛：让蒸气从热水瓶内冒出，闭上眼睛熏蒸 10～15 分钟

敷（热水浸泡的毛巾）及使用氯霉素软膏 5 天。如果霰粒肿很大、持续不适或影响视力，可在局部麻醉下切开刮除。最好是用睑板腺囊肿钳（睑牵开器）通过结膜内表面操作（图 52.9）。

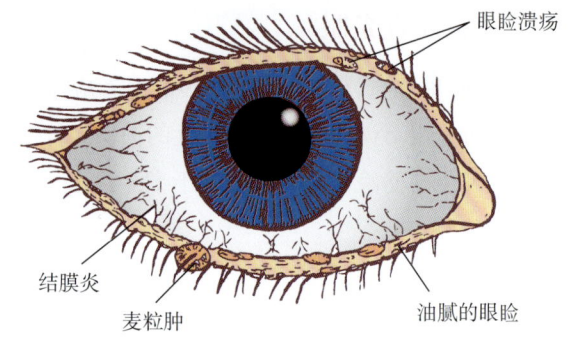

图 52.10　睑缘炎的常见并发症

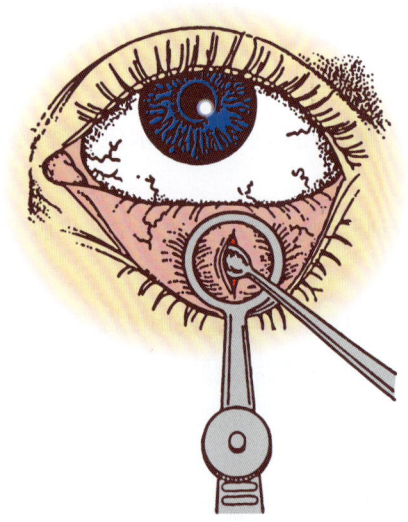

图 52.9　霰粒肿切除术，使用霰粒肿钳和刮匙

睑板腺炎通常是金黄色葡萄球菌引起的腺体脓肿，推荐口服抗葡萄球菌抗生素（不是局部），（如氟氯西林每 6 小时 500mg（口服，成人）。必要时，手术切开及刮除术。

3. 睑缘炎　这种疾病的特点是眼睑边缘的慢性炎症，通常继发于眼部疾病，如麦粒肿、霰粒肿和结膜或角膜溃疡（图 52.10）。睑缘炎常与脂溢性皮炎（尤其是）和特应性皮炎相关，少数与红斑痤疮、酒渣鼻相关[8]。有金黄色葡萄球菌睑缘扩散，造成感染性溃疡的倾向。

（1）主要有 3 种类型
- 脂溢性睑缘炎。
- 葡萄球菌性睑缘炎。
- 与红斑痤疮、酒渣鼻相关的睑缘炎。

（2）临床特征
- 眼睛或眼睑持续疼痛。
- 刺激感、异物感、灼热、干燥和感觉"有东西在眼睛里"。
- 眼睑或结膜红肿。
- 眼睑根部有痂皮、鳞屑。
- 流泪或有黏性分泌物，尤其晨起时明显。
- 眼睑边缘有炎症和结痂。

（3）治疗
- 保持眼睑卫生是治疗的关键。如有结痂和其他污物，应用棉签蘸 1∶10 稀释的婴儿洗发水或碳酸氢钠溶液轻轻清洗，每天 1 次或 2 次。纱布用温水或盐水浸泡 20 分钟再使用，也是有效的。
- 慢性睑缘炎，短期使用皮质激素软膏（如 0.5% 氢化可的松）是非常有效的。
- 眼部润滑剂如人工泪液制剂可大大缓解干燥性角结膜炎的症状（眼睛干涩）。
- 常使用药物性洗发精控制头皮皮脂溢。
- 用抗生素软膏涂于睑缘治疗感染（常需几个月的时间）（如用 1% 盐酸四环素、0.5% 新霉素或 1% 氯霉素软膏涂抹在眼睑边缘，每 3～6 小时 1 次）。
- 全身抗生素：如为睑脓肿，使用氟氯西林。
- 如果炎症存在，避免化妆和戴隐形眼镜。

4. 泪囊炎　急性泪囊炎是由于鼻泪管、泪囊处梗阻引起的继发性泪囊感染（图 52.11）。炎症局限于眼内眦，通常几个月前已有眼睛流泪的病史。此病可能会有不同程度（如婴儿）的脓肿形成。

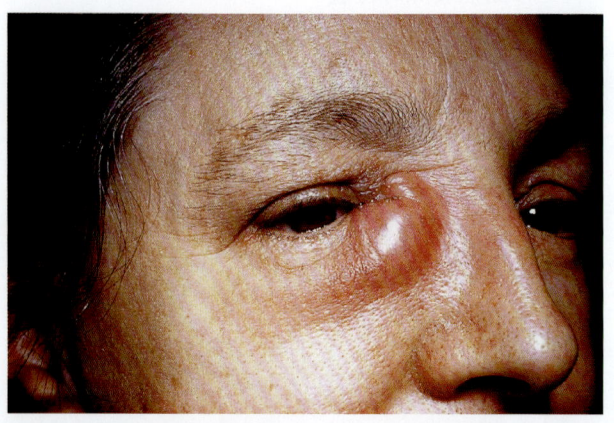

图 52.11　急性泪囊炎伴脓肿形成：与鼻泪管阻塞有关的泪囊交界处形成局部感染

治疗

- 局部热疗：热气熏蒸或热湿敷。
- 应用镇痛药。
- 轻者：按摩泪囊和导管，并滴注收敛剂（如硫酸锌+肾上腺素）。
- 急性患者：使用全身抗生素，最好以革兰氏染色和培养的结果为依据，但最初可使用双氯西林/氟氯西林。
- 如果上述措施效果不佳，可采取建立泪液排泌通道的措施。如有反复发作或流泪可考虑外科手术，如泪囊鼻腔吻合术。

5. 泪腺炎 泪腺炎是泪腺的感染，表现为眼睑外上缘触痛的隆起物。引起此疾病急性或慢性的原因有很多。通常是由病毒感染（如流行性腮腺炎）引起，采取热敷等保守治疗。伴有细菌感染者应给予适当的抗生素治疗。

十二、眶内蜂窝织炎

眶内蜂窝织炎包括两种基本类型——眶周（或眶隔前）和眼窝（或隔眶后）蜂窝织炎。后者是一种潜在的致盲和致命性疾病。尤其是儿童，在数小时内可能发展为失明。患者通常是儿童，表现为单侧眼睑肿胀，可能发红。询问是否有副鼻窦炎史、眼周外伤史、手术史、被咬伤和免疫功能低下等情况。

可观察到的特征包括：

- 全身不适。
- 突眼。
- 眼周围肿胀、红斑。
- 鼻窦压痛。
- 眼部神经损害（视力减退、色觉异常或瞳孔异常）。
- 眼球运动限制性疼痛（图52.12）。

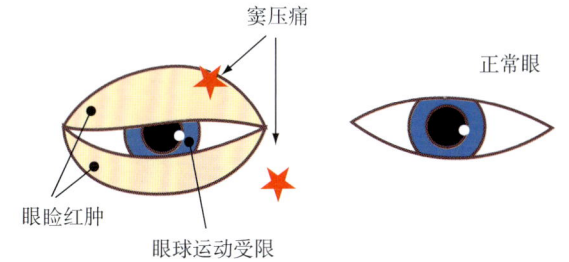

图 52.12　眶内蜂窝织炎患者的重要表现

眶周蜂窝织炎，通常多有局部挫伤或擦伤，不伴有疼痛或眼球运动受限（图52.13）。

上述两种类型的蜂窝织炎应立即转诊至专科医院治疗。使用头孢噻肟治疗直到患者体温恢复正常，然后用阿莫西林/克拉维酸持续7～10天治疗眶周蜂窝织炎。对眶内蜂窝织炎给予静脉注射头孢噻肟+双氯西林/氟氯西林，随后给予阿莫西林/克拉维酸（口服）10天。

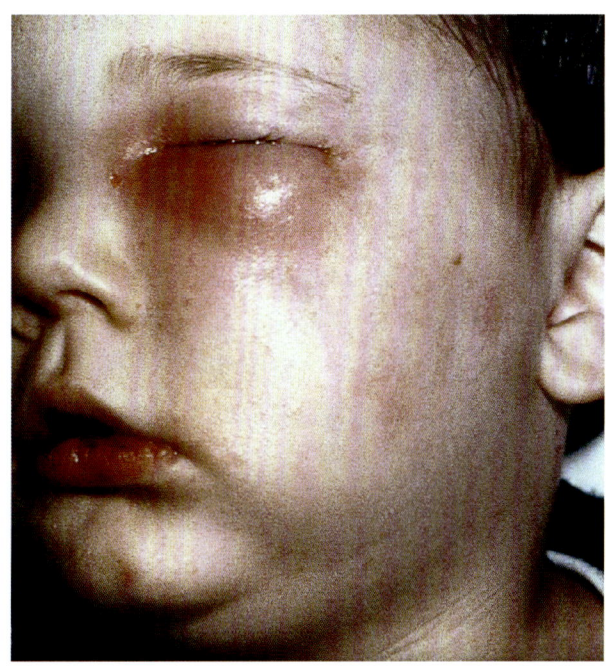

图 52.13　继发于局部擦伤、挫伤的眶周蜂窝织炎，应作为急症处理

十三、眼带状疱疹

眼带状疱疹（带状疱疹）影响到三叉神经眼支支配的皮肤。如果鼻睫支受累，眼睛可能会受到影响。眼部疾病表现包括结膜炎、葡萄膜炎、角膜炎、青光眼。如果眼睛发红、视物模糊或不能进行角膜检查要立即转诊。除了一般的用眼卫生，治疗通常包括口服抗疱疹病毒药物如口服阿昔洛韦800mg，每日5次，连用10天。或（视力若受影响）给予阿昔洛韦10mg/kg缓慢静脉注射，8小时1次，连用10天（3天内出现皮疹），然后外用阿昔洛韦软膏，每4小时1次（参阅第116章）[5, 7]。

十四、睑裂斑和翼状胬肉[9]

睑裂斑是一种淡黄色的、结节形性突起，生长于角膜两侧的睑裂区。常见于年龄超过35岁人群。生长缓慢，但可引起结膜黄斑，通常不需要治疗，除非很大、凹凸不平和有不适感的，可采取切除。如果是刺激性的，局部使用收敛剂如复方萘甲唑啉滴眼液（如盐酸萘甲唑啉制剂）可以缓解。

翼状胬肉为角膜鼻侧结膜的肉质增生，易发生在生活在干燥、尘土飞扬、风大环境下的成年人。翼状胬肉切除需要经专家评估，依据其是否侵害视觉轴线影响视觉，或发红、不适或影响面部。

十五、角膜疾病[10]

角膜疾病患者通常有眼部的疼痛或不适、视力下降等症状。眼部干涩常与角膜受累有关，而隐形眼镜佩戴障碍、角膜擦伤/溃疡和感染是常见的严重威胁视力的疾病。角膜的炎症如角膜炎可由紫外线等因素引起，如"红眼"、单纯疱疹、带状疱疹性眼病和危险的微生物性角膜炎。细菌性角膜炎是一种眼科急症，对出现疼痛和视力减退的隐形眼镜佩戴者应考虑此症。

红眼病在没有确诊之前避免局部使用糖皮质激素。

1. 角膜擦伤和溃疡 擦伤的原因很多，特别是嵌在角膜表面的异物或"盲管"样异物、隐形眼镜、指甲包括"法式指甲"和紫外线灼伤性创伤。磨损可能与溃疡有关，这是角膜上皮细胞层的缺失。角膜溃疡的常见原因列于表52.3。

（1）症状
- 眼痛。

表 52.3 角膜溃疡的常见原因

创伤
戴隐形眼镜/损伤
感染——微生物性角膜炎
• 细菌[如假单胞菌（隐形眼镜）]
• 病毒[如疱疹病毒（树突状溃疡）、眼部带状疱疹]
• 真菌
• 原生动物（如阿米巴）
神经营养因子（如三叉神经缺陷）
免疫相关的（如类风湿关节炎）
自发性角膜糜烂
慢性睑缘炎
过度暴露（如眼睑缺损）

- 异物感。
- 流泪（溢泪）。
- 眼睑痉挛。
- 视物模糊。

最好的诊断方式是用裂隙灯、钴蓝色过滤器和荧光染色。

（2）治疗（角膜溃疡）
- 荧光素染色。
- 检查异物。
- 使用1%氯霉素软膏±2%后马托品治疗（如果为睫状肌痉挛性疼痛）。
- 双眼垫（如果没有感染）。
- 24小时内复查。
- 6mm的缺损可在48小时后愈合。
- 考虑转诊至专科医生治疗。

> **实践要点**
> - 如果眼睛"流泪"和疼痛应考虑角膜擦伤（如巨大的昆虫如蚱蜢或其他异物引起的）。
> - 如果无裂隙灯可用，可直接使用检眼镜提供照明及蓝色光进行角膜检查。放大镜可以用于查看角膜。

2. 浅层点状角膜炎 点状角膜病变表现为小的、分散的角膜病变，用荧光素染色观察其深度。本病的表现呈非特异性，可能与病毒性结膜炎、睑缘炎、沙眼、角膜炎症（干眼）、紫外线照射（例如焊接灯，太阳灯）、戴隐形眼镜和应用眼局部药物有关。治疗包括病因治疗和密切随访。

3. 细菌性角膜炎 在发展中国家每年至少有150万例导致失明的新病例，在发达国家发病率也很高。

风险因素
- 佩戴隐形眼镜。
- 角膜外伤，尤其是农业的创伤。
- 角膜手术。
- 后疱疹性角膜病变。
- 眼部干涩。
- 角膜麻醉。
- 角膜暴露（如第Ⅶ对脑神经病变）。

- 眼球表面疾病，如溃疡。

铜绿假单胞菌是隐形眼镜配戴者最常见的致病微生物。

棘阿米巴感染与在受污染的水中洗澡或洗衣有关。

为避免角膜被快速破坏，尤其是细菌性角膜炎，有必要紧急转诊至眼科医生或眼科诊所。局部适当的"覆盖包扎"——0.3%环丙沙星软膏。

十六、戴隐形眼镜的问题

隐形眼镜是一种异物，可以导致各种并发症。在对眼睛红痛进行治疗时，了解隐形眼镜佩戴史是非常重要的。

1. 感染 比起硬镜片，软镜片更容易发生感染。不应该戴着眼镜睡觉，因为这会增加10倍的感染风险[11]。其中一个原因是棘阿米巴角膜炎是由受污染的水引起的，可能在清洗镜片时使用了污染的水。

2. 硬镜片创伤 可能会导致角膜擦伤、不可逆性内皮损伤或上睑下垂，尤其是以前的聚甲基丙烯酸甲酯的镜片。患者应更换为现代透气性硬镜。

3. 摘去镜片 患者应该保证镜片不会进入眼中。镜片的边缘通常在上眼睑外翻时可以被看到。

4. 预防措施[12]
- 处理镜片前洗手。
- 不要使用自来水或生理氯化钠溶液（生理盐水）。
- 用消毒液清洁镜片。
- 在有新鲜消毒液清洁密封的盒子里放置一晚。
- 每天更换储存镜片的容器中的溶液。
- 每2周更换1次镜片。
- 睡觉时不要戴隐形眼镜。
- 在湖泊、河流或游泳池游泳时不要佩戴隐形眼镜。

如果眼睛红痛继续发展，尤其是出现分泌物时，建议到眼科医生处就诊。

十七、闪光灼伤

一个常见的问题，一般出现在晚上，5～10小时前有两次较强的紫外线"闪光灼烧"，引起两侧角膜烧伤，造成双眼疼痛。机制为：如同来自焊接机的紫外线损伤，造成浅层点状角膜炎。其他紫外线损伤如太阳灯和雪光反射可以引起同样的症状。

治疗
- 局部麻醉（长效）滴入：1次应用（不允许患者带回家使用）。
- 立即滴注2%后马托品或其他短效扩瞳剂（小心青光眼）。
- 使用止痛药（如可待因+对乙酰氨基酚）24小时。
- 在下穹窿使用广谱抗生素眼膏（预防感染）。
- 再次检查眼睛时，应用牢固的眼垫24小时（避光）。

通常在48小时内完全治愈。如果未能痊愈，检查有无异物。

注：佩戴隐形眼镜引起的"过度疲劳综合征"可引起同样的症状。

十八、海绵窦动静脉瘘

海绵窦动静脉瘘可导致结膜充血，但无炎症或液体流出。病变引起眶静脉压力升高。瘘可继发于头部外伤，也可能是自发性的，特别是绝经后妇女。通常需要进行影像学检查。

典型的症状是患者自己能感觉到与眼睛后血管脉冲搏动同步的"嘶嘶"的声音，听诊器放在眼眶部可听到相应的血管杂音，此为诊断标志。

十九、眼球穿孔伤

需要紧急转诊眼科。
考虑：
- X线检查。
- 预防破伤风。
- 陆地运输。
- 注射镇吐药（如甲氧氯普胺）。

不使用软膏或滴眼液，包括局部麻醉。

如果显著延迟使用延迟剂量（成人）：庆大霉素1.5mg/kg静脉给药，联合头孢噻肟1g或头孢曲松钠1g静脉注射（可以给予头孢曲松肌内注射但不用1%利多卡因）或万古霉素静脉注射+口服环丙沙星。

二十、眼内炎

眼内炎是眼睛内部的细菌感染，可由任何穿透性损伤包括两眼间的手术引起。对有疼痛性红眼既往史的患者应考虑此病。脓液可在前房看到（前房积脓）。

需强制紧急转诊。

二十一、转诊时机

- 不能明确诊断。
- 葡萄膜炎、急性青光眼、表层巩膜炎/巩膜炎或角膜溃疡的患者。
- 角膜中心深层和眼内异物。
- 长期感染者对治疗反应差或无反应。或需复杂处理。
- 可能伴有眼部感染或严重过敏。
- 儿童眼睑突发肿胀提示眶内蜂窝织炎，这是急症。
- 前房出血、积脓、眼球穿通伤、急性青光眼、严重化学烧伤等情况时有必要紧急转诊。
- 眼带状疱疹：如果累及外鼻，接下来可能累及眼内。
- 需紧急转诊的情况有：
  — 创伤（严重的）/穿透伤。
  — 前房积血＞3mm。
  — 角膜溃疡。
  — 严重的结膜炎。
  — 葡萄膜炎/急性虹膜炎。
  — 白塞病。
  — 急性青光眼。
  — 巨细胞动脉炎。
  — 眶蜂窝织炎（前、后）。
  — 急性泪囊炎。
  — 角膜炎。
  — 表层巩膜炎/巩膜炎。
  — 眼内炎。
  — 眼带状疱疹。

注：在眼科专家会诊前一般不使用糖皮质激素或阿托品。

实践要点

- 避免长期应用任何药物，尤其是抗生素（如氯霉素最大疗程为10天）。
  注：局部药物特别是抗生素的过敏性或毒性可能是症状持续的原因。
- 一般来说，避免使用外用糖皮质激素或糖皮质激素和抗生素的联合制剂。
- 有角膜树枝状溃疡时不使用糖皮质激素。
- 通过使用眼膏或滴剂达到治疗效果。清除碎屑。如对于细菌性结膜炎或眼睑炎黏液脓性渗出物用盐水（1茶匙食盐溶于500ml热水）清洗结膜、睫毛和眼睑的分泌物。
- 沙砾感常见于结膜炎，但必须排除异物的存在。
- 需注意佩戴隐形眼镜引起的"过度疲劳综合征"，治疗上与闪光灼伤类似。

参考文献

[1] McDonnell P. Red eye: an illustrated guide to eight common causes. Modern Medicine Australia, 1989: 37–39.

[2] Della NG. Acute conjunctivitis. In: MIMS Disease Index, Sydney: IMS Publishing: 113–115.

[3] Elkington AR, Khaw PT. ABC of Eyes. London: British Medical Association, 1990: 6–10.

[4] Colvin J. Systematic examination of the red eye. Aust Fam Physician, 1976, 5: 153–165.

[5] Maclean H. Keratitis (viral and fungal). In: MIMS Disease Index, Sydney: IMS Publishing, 1991–1992: 301–303.

[6] Robinson MJ, Roberton DM. Practical Paediatrics (5th edn).Melbourne: Churchill Livingstone, 2003: 759.

[7] Spicer J (Chair). Therapeutic Guidelines: Antibiotics (Version13). Melbourne: Therapeutic Guidelines Ltd, 2006: 69–78.

[8] Barras CW. Blepharitis. In: MIMS Disease Index. Sydney:IMS Publishing, 1991–1992: 80–82.

[9] Colvin J. Painful eye: an emergency call. Aust Fam Physician, 1985, 14: 1258.

[10] Watson SL. Common corneal conditions. Medicine Today,2005, 6(5): 22–30.

[11] Schein OD, Poggio EC. Ulcerative keratitis in contact lens wearers. Cornea, 1990, 9(1): 55–8.

[12] Lazarus MG. Complications of contact lenses. In: MIMS Disease Index (2nd edn), Sydney: IMS Publishing, 1996:121–123.

面部疼痛　第53章

> 就像有魔鬼用灼热的电针突然刺穿我的右脸，疼痛感直达耳朵。
>
> Patient（Anonymous），Describing 'Tic Dou Loureux'

当患者主诉面部疼痛而不是头痛时，医生必须考虑牙科疾病、鼻窦疾病（尤其是上颌窦）、颞下颌关节功能障碍、眼部疾病、口咽病变或舌后 1/3 部位病变、三叉神经痛和慢性阵发性偏头痛的可能性。

诊断的关键是临床检查，因为最尖端的辅助检查也不能提供额外有价值的信息。

表 53.1 列出了面部疼痛的基本原因[1]。原因从简单的诸如口腔溃疡、疱疹和龋齿，到严重的如舌癌、鼻窦和鼻咽或下颌骨或上颌骨骨髓炎。

表 53.1　诊断面部疼痛时应考虑的因素

阳性体征
颈椎功能障碍
牙科疾病
丹毒
眼部疾病
带状疱疹
鼻咽癌
口咽疾病
• 溃疡（口腔、感染、外伤、其他）
• 癌
• 牙龈炎/口炎
• 扁桃体炎
• 糜烂型扁平苔藓
鼻窦疾病
腮腺
• 流行性腮腺炎
• 涎腺扩张症
• 癌
• 多形性腺瘤
颞下颌关功能障碍
颞动脉炎
阴性体征
非典型面部疼痛
慢性阵发性偏头痛
抑郁症面部疼痛（下半面部偏头痛）
舌咽神经痛
偏头痛性神经痛（丛集性头痛）
三叉神经痛（三叉神经痛）

一、重要资料与关注要点

- 口腔疾病是面部疼痛最常见的原因，占面部疼痛原因的 90%[2]。
- 最常见的牙科疾病是龋齿和牙周疾病。
- 三叉神经痛比较少见，发病率为 155/100 万[3]。
- 三叉神经痛的发病平均年龄是 50~52 岁。
- 耳和面部疼痛的原因有相似的"隐匿"性（图 50.3 和图 50.4）。
- 鼻窦炎作为上呼吸道感染的一部分而发病。游泳是另一种常见的诱发因素。
- 所有上颌窦炎的患者都必须寻找有无牙根感染的情况。

二、诊断方法

表 53.2 总结了面部疼痛的安全诊断策略模型。

1. 可能的诊断　面部疼痛最常见的原因是口腔疾病，尤其是龋齿的发生。另一个常见原因是鼻窦炎，尤其是上颌窦炎。

颞下颌关节功能障碍引起关节痛是在全科医学中遇到的一个非常普遍的问题，教会患者一些简单的应对方法是非常重要的。

2. 不能忽视的严重疾病　不要忽视各种部位发生癌变所引起的不典型慢性面部疼痛十分重要，如口腔、鼻、鼻窦、扁桃体、舌、喉、腮腺。

因此，要注意这些部位的检查，特别是中老年人，但病变若发生在相对罕见的鼻咽部容易造成漏诊。鼻咽癌早期向上扩散到颅底患者，可在疼痛或血性涕之前出现多发性脑神经痛。

肿瘤可能发生在眼眶骨，例如淋巴瘤或继发性肿瘤，并可能导致面部疼痛、眼球突出。同样眶或脑基底部的占位性病变或恶性肿瘤可以累及（经常损坏）三叉神经感觉纤维引起面部疼痛，并导致同侧角膜反射减弱。

表53.2 面部疼痛的诊断策略模型

问	可能的诊断
答	牙齿疼痛
	• 龋
	• 根尖周脓肿
	• 折裂牙
	上颌窦炎
问	**不能忽视的严重疾病**
答	心血管
	• 心肌缺血
	• 海绵窦动脉瘤
	• 颈内动脉动脉瘤
	• 小脑后下动脉缺血
	肿瘤
	• 癌症：口腔、鼻窦、鼻咽部、扁桃体、舌、喉
	• 转移性：眼眶、大脑、骨骼
	严重感染
	• 丹毒
	• 根尖周脓肿→骨髓炎
	• 急性鼻窦炎→传播性感染
	颞动脉炎
问	**常被遗漏的疾病**
答	颞下颌关节功能障碍
	变异型偏头痛
	• 面部偏头痛
	• 慢性发作性偏头痛
	眼部疾病
	• 青光眼
	• 虹膜炎
	• 视神经炎
	慢性牙神经痛
	腮腺：流行性腮腺炎、癌症、涎管扩张
	唾液腺：感染、结石、梗阻
	急性青光眼（面上部）
	脑神经痛
	• 三叉神经痛
	• 舌咽神经痛
问	**七种假象**
答	抑郁症 √
	糖尿病 —
	药物 —
	贫血 —
	甲状腺疾病 —
	脊柱功能障碍 √
	尿路感染
问	**患者试图告诉我什么？**
答	很可能，非典型性面部疼痛患者具有潜在的心理因素。

面部疼痛的严重警示性信号

- 持续性疼痛：无明显原因
- 不明原因的消瘦
- 三叉神经痛：可能的重要原因
- 鼻带状疱疹
- 大于60岁的患者：考虑颞动脉炎、恶性肿瘤

同样，海绵窦内微动脉瘤生长因压迫三叉神经的任一分支可引起面部疼痛，而来自后交通动脉的颈内动脉微动脉瘤可压迫动眼神经。

颞动脉炎引起的疼痛通常在颞区，咀嚼时可引起缺血性疼痛。

3. 常被遗漏的疾病 面部疼痛经常被忽视的原因包括颞下颌关节痛和牙科疾病，尤其是在牙齿，会出现叩击痛和口腔溃疡。罕见的变异性偏头痛，尤其是面部偏头痛和慢性阵发性偏头痛，常常很难诊断，而且很难与神经痛鉴别。舌咽神经痛比较罕见，可引起喉咙后、扁桃体周围和咽门附近疼痛。如闪电般的神经痛提供了三叉神经痛的诊断线索。

常见误区

- 尚未发现的少见或未诊断的面部疼痛的病因不寻常的或未确诊的面部疼痛的原因。
- 忽视牙齿感染的原因，这可能会引起并发症。
- 在老年患者，未能考虑"隐匿"部位恶性疾病的可能。

4. 七种假象 其中，抑郁症和颈椎功能障碍必须考虑到。上颈椎可由C_2或C_3病变经枕小、耳大神经导致面部疼痛和耳周疼痛（图53.1）。应谨记，C_2、C_3神经和三叉神经有重叠的共同分布区域（见第63章）。

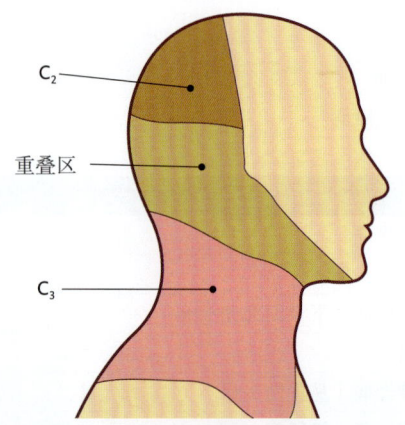

图53.1　C_2和C_3的皮肤分布区，有重叠区域

抑郁症可以出现各种疼痛的症状，包括面部疼痛。抑郁症特征比较明显，应对患者应用抗抑郁药。通常，经过治疗后面部疼痛和抑郁状态常同时减轻。

5. **精神因素** 对每位痛苦的患者都必须考虑精神因素。非典型面部疼痛患者的精神因素较强。

三、临床方法

1. **病史** 几乎所有类型的面部疼痛的诊断都必须建立在完整的病史基础上，患者往往很难描绘出疼痛的确切性质和部位。病史应包括典型的疼痛分析，特别要记录疼痛的部位和放射情况。

2. **体格检查** 应注意患者的一般状态和行为。突发的面部刺痛引起特征性的"抽动"可能提示神经痛。

触诊面部和颈部，包括腮腺、眼睛、区域淋巴结和皮肤，检查颞下颌关节和颈椎。仔细检查鼻、口、咽、后鼻腔。要特别检查牙齿，如果怀疑牙科疾病则叩诊每颗牙齿。双手触诊口腔底部，以检查有无硬结及颌下、颏下淋巴结是否肿大。

鼻窦，特别是上颌窦，应该把手电筒置于口内进行透视检查，将患侧与对侧进行比较会更明显。

检查脑神经进行时，应重点关注三叉神经、动眼神经和舌咽神经。

3. **辅助检查** 患者是否需要转诊要依据适当的辅助检查来确定。必须检查多发性硬化与肿瘤引起的神经痛的相关性。应进行放射学检查，包括鼻窦X线、CT扫描、MRI和正位全景体层摄影照片。

四、儿童面部疼痛

除了外伤，儿童面部疼痛常常由于牙科疾病所致，很少为由于变异型偏头痛，偶尔是由于儿童期感染如流行性腮腺炎、龈口炎。有时可见到儿童严重面痛的情况，即继发于筛窦炎的眼眶蜂窝织炎。

鼻窦炎发生于儿童，尤其是年龄较大的儿童，也应怀疑有持续性双侧鼻黏脓性分泌物（超过10天）。

五、老年人面部疼痛

引起面部疼痛的原因随着年龄的增长而增多，特别是三叉神经痛、带状疱疹、癌症、青光眼、颞下颌关节功能障碍、颈椎病，舌咽神经痛在老年人中不常见。由于唾液腺分泌减少引起口腔干燥，受轻微损伤就会发生表面磨损，可能会进展为疼痛性舌炎，这在中老年人中很常见。

六、牙科疾病

龋齿

龋齿、阻生牙、牙槽和牙根感染可引起上颌和下颌区疼痛。根尖龋齿和根尖脓肿形成时感染可蔓延牙齿的顶端进入牙槽骨引起疼痛。一个断裂牙根的保留可能引起单侧阵发性疼痛。阻生第三磨牙（智齿）可能并发周围软组织炎症（冠周炎），其导致的疼痛可局限于下颌或通过耳颞神经放射至耳部。白色念珠菌是一种口腔共生菌，可以在义齿处繁殖感染，导致义齿处黏膜充血和溃疡。

（1）**龋齿的特点**

- 疼痛通常局限在被感染的牙齿，也可能是弥散性疼痛。
- 通常，牙齿疼痛遇热或遇冷都会加重：
  — 冷——牙髓疾病。
  — 热——牙髓坏死。
- 1颗以上的牙齿的牙齿痛。
- 牙齿疼痛不会越过中线。

（2）**牙齿疼痛的治疗**

① 紧急到口腔科就诊。

② 缓解疼痛[4]：

- 阿司匹林600mg，口服，每4～6小时1次。
- 或对乙酰氨基酚0.5～1g，口服，每4～6小时1次。
- 如果疼痛加重：可待因30mg，口服，每4～6小时1次。

（3）**牙周脓肿、智齿或根管感染**[5] 口腔治疗通常可缓解，然而，如果比较严重：

- 阿莫西林500mg，口服，每日3次，共5天。
- 如果阿莫西林无效：甲硝唑400mg，口服，每12小时1次，共5天。
- 如果患者对青霉素过敏：克林霉素300～450mg，口服，每8小时1次，共5天。

（4）**牙龈炎和牙周炎** 请参考73章。

（5）**牙槽骨炎（干槽症）** 转诊至专科处理，通常14天后可痊愈，不建议使用抗生素（图53.2）[5]。

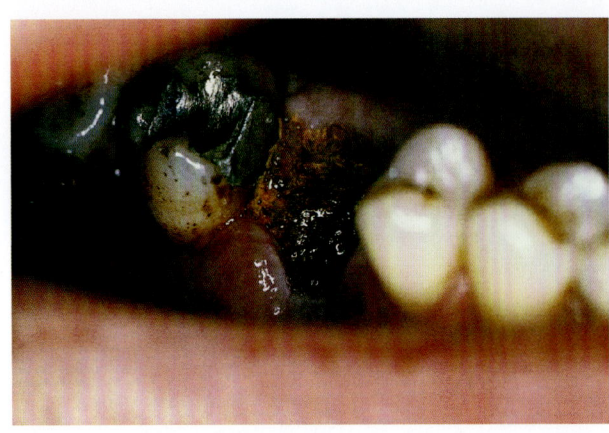

图 53.2 干槽症：在拔牙术后的 1～3 天是非常痛苦的，主要集中在下颌磨牙，且镇痛药不能缓解。该牙槽无血凝块或血凝块较少，敏感骨面被灰色的坏死组织覆盖

七、路德维格咽峡炎（脓性颌下腺炎）

本病是在舌下、颌下间隙发生的迅速肿胀的蜂窝织炎，无脓肿形成，往往引起根管感染。类似于脓肿，因此应被视为脓肿。本病可能危及生命，因其可累及气道。

治疗

- 进行细菌及药敏试验。
- 咨询专科医生。
- 经验性治疗：阿莫西林 2g，静脉注射，每 6 小时 1 次。

加

甲硝唑 500mg，静脉注射，每 12 小时 1 次。

八、鼻窦疼痛

鼻窦的感染可引起局部疼痛，局部压痛和疼痛可能是明显的额窦性或上颌窦性鼻窦炎所致。蝶窦或筛窦炎引起持续性疼痛在眼或鼻后，常伴有鼻塞。慢性鼻窦感染极难发现，引起该疾病的常见微生物是肺炎链球菌、流感嗜血杆菌和卡他莫拉菌。

鼻窦的扩张性病变，如黏液囊肿和肿瘤，可引起局部肿胀和眶内容物移位，上颌窦向上、筛窦向侧面、额窦向下。

1. 上颌窦炎 上颌窦炎是一种最常见的感染，重要的是要明确是否由上呼吸道感染、急性鼻炎或牙根感染引起，多数病例是由病毒引起[6]。

（1）急性鼻窦炎临床表现

- 面部疼痛和压痛（副鼻窦）。
- 牙痛。
- 头痛。
- 化脓性鼻后滴漏。
- 鼻涕。
- 鼻塞。
- 鼻（液）溢。
- 咳嗽（夜间尤甚）。
- 长期发热。
- 鼻出血。

如果有高热和脓涕，应怀疑由细菌引起。

（2）慢性鼻窦炎的临床表现

- 定位不明确的面部疼痛。
- 令人不快的鼻后滴漏。
- 鼻塞。
- 牙痛。
- 全身乏力。
- 口臭。

（3）门诊简易检查

① 诊断窦性压痛[7]：应行触诊，以鉴别窦性压痛和非窦性骨压痛，通过系统性地按压触诊鼻窦区和非鼻窦区进行。最好开始触诊和最后按压非窦区（图 53.3）。依次对下述部位按压：颞骨（T）、额窦（F）、筛窦（E）和上颌窦（M），最后颧骨（Z），反之亦然。

根据不同部位的压痛，可鉴别和定位主要的感染部位（图 53.3）。

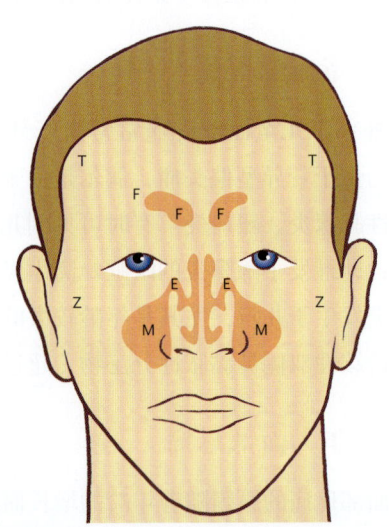

图 53.3 诊断鼻窦压痛：与其他窦区相对应，T 区（颞骨）、Z 区（颧骨）代表非窦性骨压痛，

②单侧鼻窦炎的诊断：透视法是一种简单的方法，可评估在额窦和上颌窦（尤其是）是否存在液体。当比较有症状的一侧与无症状的一侧时使用该方法最合适。

将患者带到暗室，用一个小的、窄光束的手电进行检查。检查上颌窦时要取出义齿（如果有的话）。在口腔内，分别从硬腭的两边照射眼眶的底部，如在眼眶下见到微弱的光，提示窦内有气体。有症状的一侧透光减弱，提示存在鼻旁窦炎。

CT 扫描可显示黏膜增厚无液平面，平片不能显示。

（4）治疗（急性细菌性鼻窦炎）

①原则
- 排除牙根感染。
- 控制诱发因素。
- 应用合适的抗生素进行治疗。
- 建立引流（通过刺激黏膜纤毛摆动）和缓解梗阻。

②抗生素治疗指南

出现下列情况中的 3 个或 3 个以上的严重病例：
- 持续黏脓性鼻分泌物（>7～10 天）。
- 面部疼痛。
- 对解充血剂反应差。
- 压痛，尤其是上颌窦。
- 上颌磨牙和前磨牙有叩击痛，不能明确归因于某一颗牙齿。

③治疗措施
- 镇痛药。
- 抗生素[5, 8]：

—阿莫西林每次 500mg，每日 3 次，口服，7 天。

或

—（如果对青霉素敏感）多西环素，每次 100mg，每日 1 次，口服，共 7 天。

或

—头孢克洛胶囊，每次 500mg，每日 3 次，口服，共 7 天。

或

—阿莫西林 + 克拉维酸，每次 875/125mg，每日 3 次，口服，共 7～14 天。

如果对上述治疗反应差（提示耐药性 H 型流感嗜血杆菌）：
- 对于复杂或严重病例，静脉使用头孢类抗生素或氟氯西林。
- 只有鼻充血时使用鼻减充血剂（含有羟甲唑啉的鼻滴或喷雾剂）5～10 天[6]。
- 吸入剂（一个非常重要的辅助措施）。
- 鼻腔用盐水冲洗。
- 抗组胺药和黏液溶解剂作用不大。

（5）侵入性方法　必要时可通过前房灌洗或应用额窦环钻性手术引流。

（6）吸入治疗鼻窦炎　可以使用毛巾放在头部和碗上吸入的老方法，但最好将口鼻直接对着蒸气，用鼻吸入蒸气。需要 1 个一次性碗、广口瓶、罐头盒或塑料容器。

家庭应备有几种吸入剂，如修道士香脂（5ml）、维克斯达姆膏（1 茶匙）或薄荷醇（5ml）。

吸入罩盖子可以用纸袋子（去掉底部）、锥形纸（图 53.4）或小硬纸箱（去掉角）制成。

方法

①将 5ml 或 1 茶匙的吸入剂加入至 0.5L（或 1 品脱）的沸水中。

②将纸罩或纸板罩放在容器上。

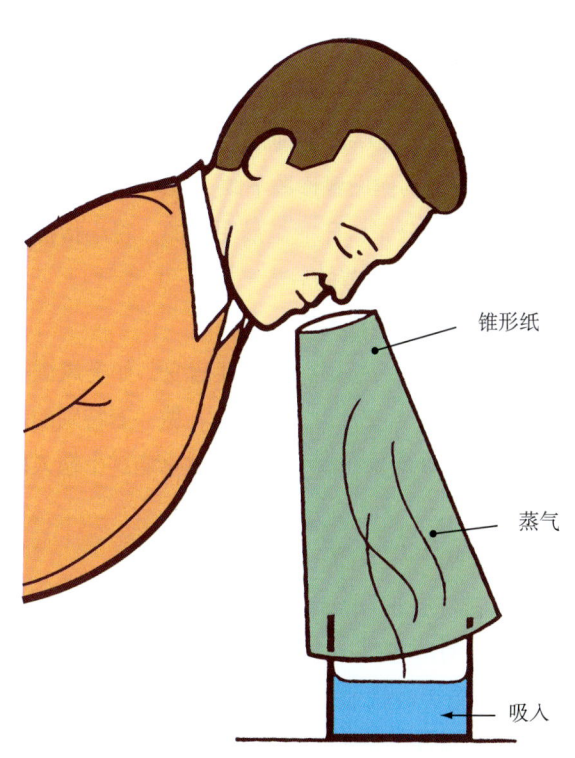

图 53.4　鼻窦炎药物吸入治疗方法

③ 让患者将口、鼻对着罩口，用鼻深、慢吸入蒸气，然后用口缓慢呼出。

④ 应该每天3次，每次5～10分钟，尤其是在就寝前。

通过这种自行吸入的方法，上气道阻塞可以缓解。

2. 慢性鼻窦炎 慢性鼻窦炎或复发性鼻窦炎可能起因于慢性感染或变应性反应，可能与鼻息肉和血管运动性鼻炎有关。常与上呼吸道结构异常有关。参见第60章。

本病通常不会引起疼痛，除非发生急性感染。在急性或慢性发作应被视为急性发作，给予抗生素治疗14天。那些有黏膜变应性反应的人可能对鼻内皮质激素有反应。外科治疗对治疗机械性阻塞的慢性复发有益。

九、颞下颌关节功能障碍

该病是由于下颌骨异常运动引起，尤其是在咀嚼时，其基本原因是牙齿咬合不正。感觉疼痛在关节和耳朵及下颌髁状突局部区域，但可以向上放射至颊部和颈部。

1. 体格检查

- 检查下颌运动，尤其是张口时的疼痛和受限情况。
- 触诊双侧关节，检查有无压痛。典型者在外耳前方有压痛。触诊颞肌和咬肌。
- 从关节盘的侧面触诊颞下颌关节。
- 让患者充分张口压痛是最明显的。将小指插入外耳道触诊颞下颌关节的后方。
- 检查下颌运动有无捻发音。

2. 治疗 如果能排除器质性病变，如类风湿关节炎和明显的牙齿咬合不正，那么，做一套特别的锻炼操可在大约3周内缓解颞下颌关节疼痛这个恼人的问题。

（1）**方法1**："咀嚼"一根软木棒

- 找一根约15cm长、1.5cm宽的软木棒，理想的选择是木匠的铅笔。
- 指导患者将软木板定位在口腔后部，用磨牙咬住，这样下颌骨会向前伸。
- 然后嘱患者做磨牙运动，有节奏地咬合这根小棒2～3分钟，每天至少3次。

（2）**方法2**："六六"计划

这是某些牙科医生推荐的特殊方案，每次6个练习，应进行6次，每天6次，每次1～2分钟。

指导患者做下述动作：

① 用舌的前1/3抵住上腭，深呼吸6次。

② 用舌抵住上腭，张口6次，颌部不能发出咔嗒声。

③ 用双手固定下巴，保持下巴不动、低头、头向左右两侧转动。记住，不要让下巴移动。

④ 把双手放在颈后，内收下巴。

⑤ 把手放在上唇，直接向后推动头部。

⑥ 向后拉肩膀，仿佛要把肩胛骨挤在一起。

这些练习应该不会引起疼痛。如果有疼痛，除非疼痛缓解，否则无需把动作做到位。

（3）**方法3**：颞下颌关节的"休息"方案：这个方法用于缓解急性颞下颌关节疼痛的情况。

- 吃东西时应避免张口宽过拇指的厚度，应把所有的食物切成小块。
- 不要用前牙咬任何食物，应吃小的食物块。
- 避免吃需要长时间咀嚼的食物（如硬面包皮、硬的肉、生蔬菜）。
- 避免咀嚼口香糖。
- 在咬合状态或嘴巴做弧形运动时应经常张开口，不要伸出下巴。
- 避免下巴前伸（比如说话、涂口红时）。
- 避免咬紧牙关，保持双唇和牙齿分开。
- 试着一直用鼻呼吸。
- 不要侧卧位睡眠，尝试仰卧位睡眠。
- 练习放松的生活方式，这样下巴和面部肌肉也会放松。

3. 颞下颌关节注射法

（1）**适应证** 用于治疗保守治疗无效的疼痛性类风湿关节炎、骨关节炎或颞下颌关节功能障碍。

（2）**方法**

- 患者坐在椅子上，面部远离治疗师，嘴巴张开至少4cm。
- 触诊关节线应向前朝向耳屏，这要通过张开和闭合颌骨来确定。用25号标准针刺入下颌骨齿突上的凹陷，在颧弓下和耳屏前一指宽（2cm）处针向内直接入，再稍向上进入到关节腔。将含 0.5ml 局麻药和 0.5ml 皮质激素的溶液注入关节腔[9]。

4. 其他治疗方法

- 如果有牙齿的咬合不良，应给予牙科治疗，包括上咬合夹板。
- 非甾体抗炎药：可试用于颞下颌关节炎患者。如布洛芬 400mg，每日 3 次，口服 10 天。如果 10 天后仍无效则停用。

十、炎性或溃疡性口咽病变

各种部位如齿龈、舌、扁桃体、喉和咽的溃疡或感染可引起面部疼痛（参阅第 73 章），龈口炎、唇疱疹（感冒疮）和口疮性溃疡是常见的情况。舌后 1/3、口咽、扁桃体、喉的损害引起的疼痛可经舌咽神经的鼓室支和迷走神经的耳支放射到耳区。

十一、三叉神经痛

三叉神经痛经常病因不清，好发于 50 岁以上的患者，影响同侧面部三叉神经的第二和第三分布区，其特点是疼痛短促、阵发，经常有相关的触发点。

1. 临床特点

- 部位：三叉神经感觉分支（图 53.5）几乎总是单侧（通常是右侧）。
- 放射：往往开始于下颌部并蔓延到上颌部和眼部（很少）。
- 程度：疼痛剧烈灼热，如同被灼热的刀刺入或电击一般。
- 频率：易变，不固定。
- 持续时间：1～2 分钟（长达 15 分钟）。
- 发病特点：自发或触发点刺激。
- 开始：自发。
- 促发因素：说话，咀嚼，触摸刺激面部触发区域（如梳洗、剃须、吃东西），天气寒冷或风，面部朝向枕头。
- 加重的因素：触发点通常在上下唇、鼻唇沟或下眼睑（图 53.6）。
- 缓解因素：无。
- 相关的特征：夜间很少发生，数月或数年后自行缓解。

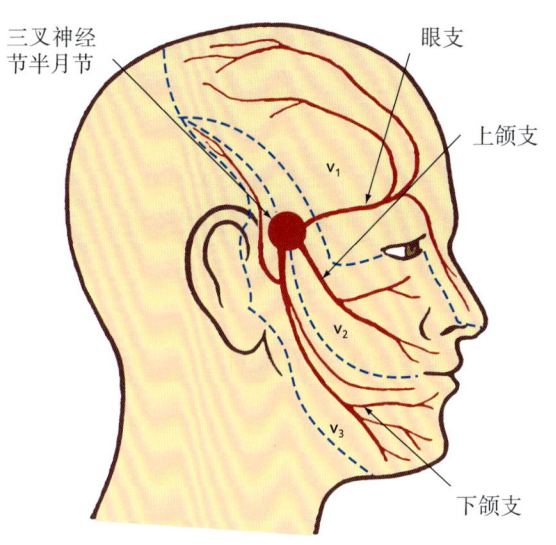

图 53.5　三叉神经及其分支的典型皮肤感觉分布

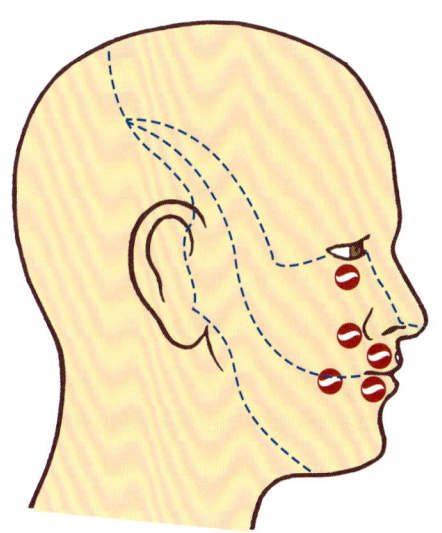

图 53.6　三叉神经痛：典型的触发点

体征：没有任何体征，角膜反射正常。

2. 原因

- 未知。
- 扭曲的搏动性扩张小血管对神经根进入区的局部压力（可能高达 75%）。
- 多发性硬化。
- 神经梅毒。
- 后颅窝肿瘤。

注：应作出精确的诊断，MRI 可能有帮助。

3. 治疗

（1）在这些患者中，教育、安慰和情感支持是非常重要的。

（2）药物治疗　卡马西平（从发作开始到结束）50mg（老年患者）或 100mg，口服，每日 2 次，为避免嗜睡每4天逐渐增加剂量，达到200mg，每日2次（维持），无需检测血清水平。有时可能需要更高的剂量。

如果卡马西平不能被耐受或无效（如无效，应对诊断提出质疑）可考虑以下替代药物：
- 加巴喷丁开始300mg，每日1次，然后增加剂量。
- 苯妥英钠300～500mg/d。
- 氯硝西泮。
- 巴氯芬。

（3）手术
- 如果药物治疗无效，请咨询神经外科医生。
- 可能的步骤包括：
  — 三叉神经根减压（如神经和血管之间的凝胶泡沫填料）。
  — 热凝术或射频神经松解术。
  — 周围支的外科治疗。

十二、舌咽神经痛[8, 10]

这是第Ⅸ对脑神经（舌咽神经）与迷走神经分支的罕见情况，两者的疼痛表现相似，都表现为严重针刺样，特别是在耳、舌根或下颌下角。疼痛一般持续30～60秒。
- 部位：围绕扁桃体窝的咽喉后方，耳深部邻近咽喉处。
- 放射：耳道、颈部。
- 触发因素：吞咽、咳嗽、说话、打呵欠、笑。
- 治疗：同三叉神经痛。

十三、偏头痛性神经痛（丛集性头痛）

正如在第57章所描述的，这种疼痛通常是单侧的，伴有流泪和鼻塞。

十四、面部偏头痛（下半部头痛）

偏头痛可能引起颊部和上颌上部区域的疼痛，很少影响眼睛以下的部位。疼痛可放射至鼻和下颌，呈钝痛、搏动性，常伴恶心、呕吐。治疗上与各种偏头痛相似，应用镇痛药，发作不频繁时用麦角胺。

十五、慢性阵发性偏头痛

慢性或间断阵发性偏头痛罕见，有单侧的面部疼痛。与慢性丛集性头痛相似，但病程更短，约15分钟，一天中可能复发多次，甚至持续数年。应用吲哚美辛治疗疗效较好[11]。

十六、带状疱疹和带状疱疹后神经痛

请参阅第115章。带状疱疹可表现为第Ⅴ神经分布区域感觉过敏或灼热感，尤其是眼支。

十七、非典型性面部疼痛

通常做排除性诊断，患者通常是老年女性，主诉颊部（单侧或双侧）弥漫性疼痛但无明显的器质性疾病。疼痛与特殊的神经分布通常都不符合（虽然也在上颌区），疼痛强度和病程总在变化，也不像三叉神经痛那样有刺痛。不典型面痛的性质通常被描述为深部"钻孔样"严重、持续和搏动性。治疗起来很棘手。这些患者有精神神经症倾向，但作出功能性疾病的诊断之前一定要谨慎。

治疗：试用抗抑郁药[4]，例如：
- 度硫平（二苯噻庚英）25～150mg晚上服用。
或
- 阿米替林10～150mg晚上服用。
或
- 卡马西平。

十八、颞动脉炎

本病可能引起单侧或双侧头面部疼痛，疼痛程度轻重不一。可能在咀嚼时下颌有缺血性疼痛，在受累动脉分布的头皮压痛明显。治疗方法见第33章相关内容。

十九、丹毒

典型丹毒是蜂窝织炎的一种表浅形式，可累及面部。通常表现为突然出现的边界清楚的蝶形红斑（图53.7）。通常始于鼻周，是鼻窦或牙齿感染的潜在病因，应对其进行检查。与"流感样"疾病和发热有关，由化脓性链球菌感染引起。治疗方法是应用青霉素V或双/氟氯西林，共7～10天。

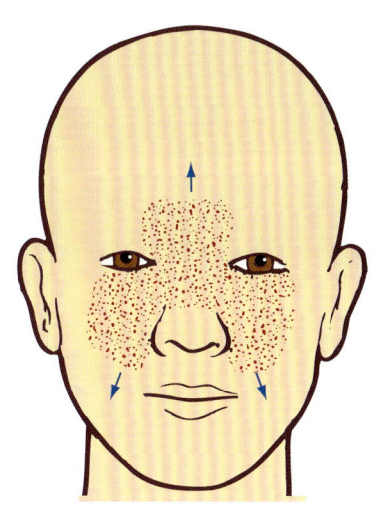

图 53.7 丹毒：感染的典型扩散分布

二十、转诊时机

- 严重的三叉神经痛。
- 异常的面部疼痛，尤其是怀疑恶性肿瘤时。
- 神经体征阳性，如角膜反射受损、三叉神经分布区感觉受损、轻度面神经无力、神经痛的一侧听觉丧失。
- 可能需要外科引流——如适当的药物治疗失败、解剖学畸形、息肉、不受控制的鼻旁窦区疼痛[6]。
- 牙根感染引起上颌窦炎。
- 其他牙科疾病。

> **实践要点**
>
> - 老年人面部疼痛必须排除恶性肿瘤。
> - 磨牙尤其是第三磨牙（智齿）疾病，一般表现为无耳疾病的耳周疼痛和后颊部疼痛。
> - 面部疼痛从不越过中线，双侧疼痛提示双侧病变。

参考文献

[1] Beck ER, Francis JL, Souhami RL. Tutorials in Differential Diagnosis. Edinburgh: Longman Cheshire, 1987: 161–164.

[2] Gerschman JA, Reade PC. Orofacial pain. Aust Fam Physician, 1984, 13: 14–24.

[3] Selby G. Trigeminal neuralgia. In: MIMS Disease Index (2nd edn). Sydney: IMS Publishing, 1996: 531–533.

[4] Mashford ML (Chair). Therapeutic Guidelines: Analgesic (Version 4). Melbourne: Therapeutic Guidelines Ltd, 2002: 298–300.

[5] Spicer J (Chair). Therapeutic Guidelines: Antibiotic (Version 13). Melbourne: Therapeutic Guidelines Ltd, 2006: 167–243.

[6] Stevens M. The diagnosis and management of acute and chronic sinusitis. Modern Medicine Australia, 1991: 16–26.

[7] Bridges-Webb C. Diagnosing sinus tenderness. Practice tip. Aust Fam Physician, 1981, 10: 742.

[8] Tiller J (Chair). Therapeutic Guidelines: Neurology (Version 3). Melbourne: Therapeutic Guidelines Ltd, 2009: 55–60.

[9] Corrigan B, Maitland G. Practical Orthopaedic Medicine. Sydney: Butterworths, 1986: 220.

[10] Mendelsohn M, Lance J, Wheatley D. Facial pain: how to treat. Australian Doctor, 7, 2003: 31–36.

[11] Burns R. Pitfalls in headache management. Aust Fam Physician, 1990, 19: 1825.

第54章　发热和寒战

> 好奇怪啊！发热本身就是一种自然的治疗方法。
>
> Thomas Sydenham（1624—1689），Medical Observations

发热是疾病的一种表现，通常发生在机体对感染（主要是病毒）的反应中，并被认为在机体抵御感染中起重要作用。感染的病原体触发下丘脑温度觉感受器受体，恒温机制被重新设定，核心温度保持在更高水平，增加产热（如寒战）或减少散热（如外周血管收缩）均可以使体温升高。体温升高后T细胞被激活，干扰素效应增加，一些常见病毒的复制被限制[1]。

一、重要资料与关注要点

- 发热在抗感染中有着重要的生理作用。
- 正常体温（清晨口腔温度）为36～37.2℃（平均36.8℃）。
- 清晨口腔温度＞37.2℃，或在一天中的其他时间，温度＞37.8℃则可被定义为发热[2]。
- 口腔温度比机体核心体温低约0.4℃。
- 腋下温度比口腔温度低约0.5℃。
- 直肠、阴道和耳朵鼓膜温度可反映机体核心温度，均比口温高约0.5℃。
- 体温一天内可有0.5～1℃的变化（清晨最低，下午最高）。
- 感染性发热是有上限的，为40.5～41.1℃（105～106℉）。
- 超高热（温度高于41.1℃）和过高热温度似乎没有上限。
- 感染仍是急性发热最重要的原因。
- 发热常有的伴随症状包括出汗、畏寒、寒战和头痛[3]。
- 发热的一般原因包括感染，恶性疾病，机械性创伤（如挤压伤），血管病变（如脑梗死、脑出血），免疫性疾病（如药物反应、系统性红斑狼疮），急性代谢紊乱（如痛风）和造血功能障碍（如急性溶血性贫血）[3]。
- 药物引起发热一般认为是过敏反应。重要的例子是别嘌醇、抗组胺药、巴比妥类、头孢菌素类、西咪替丁、甲基多巴、青霉素、异烟肼、奎尼丁、酚酞（包括轻泻剂）、苯妥英钠、普鲁卡因胺、水杨酸盐和磺胺类。
- 药物热可在停药48小时后减轻[4]。
- 感染性疾病引起的发热在儿童和老年人常无典型的症状和体征，病情可能会迅速恶化。
- 海外游客可能携带特殊的、甚至是异国感染，需要进行特殊评估（参见第15章相关内容）。
- 免疫缺陷患者（如艾滋病患者）存在特殊感染风险，包括机会性感染。
- 人类免疫缺陷病毒（HIV）急性感染的特征性表现是发热。至少50%患者有传染性单核细胞增多症样表现。这一点需要谨慎。

二、寒战、畏寒

突发起病，出现发热伴寒战或畏寒是某些疾病的一个特点，这种情况包括：

- 菌血症和（或）败血症。
- 肺炎球菌性肺炎。
- 化脓性感染菌血症。
- 淋巴瘤。
- 肾盂肾炎。
- 内脏脓肿（如肾髓质、肺）。
- 疟疾。
- 胆源性脓毒症（Charcot三联征：黄疸、右腹疼痛、寒战高热）。

真正的寒战是指牙齿牙床颤斗，几乎在所有发热中寒战感觉均不相同，尤其是病毒性感染时。寒战一般持续10～20分钟。

其他特点：

- 不能自制的颤抖。

- 不出汗。
- 四肢冰冷苍白（外周血管阻断）。
- 口干和竖毛：持续 10～20 分钟。

三、高热

高热是体温高于 41.1℃（106 ℉）时的情况。国际上更准确的定义是：人体代谢产热和环境热负荷超过正常热耗能力的状态。疟疾和中暑的患者常有高热，尤其是在热带地区。由于对下丘脑有影响，高热常伴随中枢神经系统肿瘤、感染或出血。

四、中暑（日射病）[5]

中暑是指机体长时间暴露在高热环境下突然发作的高热、皮肤干燥、潮红、脉搏增快、体温超过 40℃ 及意识模糊的病理状态。起初血压不受影响，但若发生循环衰竭则可加速患者死亡。中暑是一种危及生命的紧急情况，根据临床表现即可诊断。需与严重急性感染、中毒性休克和食品、化学药品、药物中毒等进行鉴别。老人和体弱者易受影响，特别是婴儿。

治疗

- 直接用冷水擦拭皮肤。
- 把冰袋放在关键部位（如腋下、颈部、头部）。
- 如果可能的话可以用冰水洗浴。
- 以 1℃/10 min 的速度降低体温。

五、恶性高热

恶性高热是一种罕见的遗传性疾病，特点是经历重大手术的患者出现高热、肌强直和酸中毒。

六、出汗

出汗是一种散热机制，弥散性出汗表现为衣服和被褥被浸湿，以蒸发的形式快速释放热量。发热患者皮肤通常干燥，出汗常发生在体温下降时。出汗只是部分发热（如化脓性感染和风湿热）的特征。

七、人为性发热

在医院经常遇到诈病患者。下述情况通常是值得怀疑的：

- 一系列高温记录而形成的一种非典型波动的热型图。
- 体温高达 41.1℃，甚至更高。
- 高热时无皮肤温度升高、心动过速以及与发热相关的其他症状如面部潮红、大汗等症状。
- 无昼夜变化。

这类患者可能会偷偷地将温度计水银球端浸入温水，将其置于靠近热源、热灯泡处，或通过与床上用品摩擦，甚至放在口腔黏膜上加热。

八、抗精神病药物恶性综合征

本病常与"恶性"高热和中暑混淆。体征有高温、肌肉强直、自主神经功能紊乱和意识改变。本病在应用抗精神病药物患者中罕见，但可引起致命性反应，特别是单独应用氟哌啶醇，或与其他药物尤其是碳酸锂混合使用时。参见第 46 章相关内容。

九、体温的测量

包括水银温度计、液晶温度计和电子探针温度计。然而水银温度计仍然是使用最广泛和有效的温度测量仪。

1. 水银温度计使用的基本规则

（1）使用前，将水银柱甩至 35～36℃。
（2）使用后
——甩下温度显示的水银柱后存放在消毒液内。
——不要用热水冲洗。
——用乙醇溶液（酒精）擦拭直肠体温计，并单独存放。
（3）口腔温度的测量时间为 3 分钟，直肠温度的测量时间为 1～2 分钟。

2. 口腔测量法

（1）应放置在舌根与口腔底部交界处的舌系带的一侧——"热"口袋。
（2）测量时口唇紧闭。
（3）应取出义齿。

注：口腔温度计不适合 4 岁以下儿童使用，特别是烦躁的儿童。

3. 直肠测量法

适合 4 岁以下的婴幼儿，但应小心使用。测量原则是"3 厘米深、量 3 分钟"。一些权威部门认为直肠测量法是体温测量的金标准，尤其是对婴儿。

使用方法：

① 使用液体石蜡或KY润滑剂润滑体温计水银球部。

② 将体温计水银球端插入肛门超过肛门边缘3cm。

③ 将手置于患儿臀部，温度计置于弯曲的手指间（图54.1）。

注意避免：

① 塞入温度计时用力过猛。

② 握持体温计使劲太大。

③ 让孩子四处爬动。

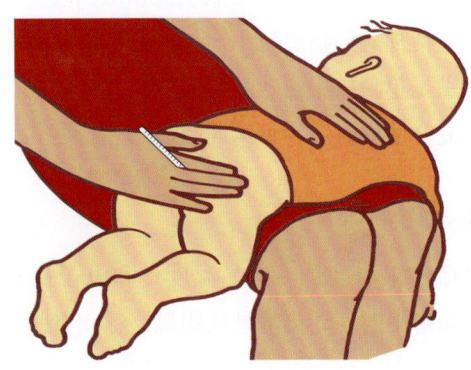

图 54.1 婴儿直肠温度的测定

4. 腋下测量法 这种方法敏感性较差，一般应该避免使用，但在幼儿中可能较为适用[6,7]。如果使用的话，应在腋窝顶部夹紧3分钟，如果温度高于37.2℃，确定为发热。

5. 腹股沟测量法 本方法不甚理想，但比腋下测量法可靠。数值非常接近口腔温度。在对婴儿测量时，应将其大腿弯曲并靠近腹部。

6. 阴道测量法 本方法主要用于评估月经周期中的排卵。应该在晨起前进行，放于阴道深处5分钟。

7. 耳膜红外线测量法 目前耳膜温度记录法是公认的标准方法。鼓膜可准确反映丘脑温度，从而反映机体核心温度。鼓膜法可以不受饮食、饮酒和吸烟的影响，但一份科克伦（Cochrane）研究的系统性综述描述鼓室温度是不精确和不可靠的[8]。尽管如此，一些澳大利亚的权威人士认为：实践证实检测方法所带来的便利性比准确性更具有价值[9]。正常的体温范围等同于直肠温度的范围。

8. 皮肤测量法 使用置于前额的塑料条温度计实际上是非常不准确的，不宜使用。

9. 水银体温计在口中意外破裂 对于孩子意外咬破水银温度计不必恐慌，因为少量的汞没有危害，且玻璃碎块通常可排泄出来。

十、临床方法

对发热进行分类需弄清疾病的性质，评估病情的严重程度。一些感染性疾病会危及生命，特别是细菌感染，需要对其准确诊断和紧急处理。

Yung 和 Stanley[3] 认为将发热分为下述3类是有帮助的：持续时间少于3天的发热、持续4~14天的发热和长时间的发热（14天以上）。

1. 持续时间少于3天的发热 这是家庭医生经常遇到的情况，常因呼吸系统自限性病毒感染引起，但需警惕其他感染，注意发现某种感染性疾病、尿路感染、肺炎或其他感染的证据。应对患者进行尿常规检查，特别是女性患者，这是一个重要的筛查项目。大多数患者可进行保守治疗。

2. 持续4~14天的发热 如果发热时间超过4~5天，应怀疑由不常见的病毒感染引起，因为常见的病毒感染大约4天内可恢复。常见病因见表54.1。对不明原因发热（FUO）的患者需自行询问病史，并对其进行常规的体格检查和辅助检查。

3. 发热类型曲线图 绘制发热类型曲线图可以帮助诊断，因为某些疾病引起的发热遵循一定的曲线

表 54.1 4~14天持续发热的常见病因

流感
鼻窦炎
传染性单核细胞增多症（Epstein-Barr病毒感染，EBM）
病毒性肠炎
感染性心内膜炎
口腔感染
肝胆系统感染：肝炎、胆囊炎、化脓性胆囊炎等
脓肿
盆腔炎
巨细胞病毒感染
莱姆病
伤寒、登革热、肝炎、疟疾、阿米巴肠炎等旅游获得性感染
人畜共患病：布氏菌病、Q热、钩端螺旋体病、鹦鹉热
药物热

规律[10]。图 54.2 列举了几个例子。

（1）**间歇热** 这种热型表现为体温骤升达到高峰后持续数小时，又迅速降至正常水平（图 54.2a）。

疟疾是一个典型的例子：是由疟原虫引起三日疟性发热，每 72 小时发作 1 次（术语三日疟即指第 4 天发热）。与此相比，由疟原虫引起的每 48 小时发作 1 次的为间日疟。间歇热也可见于包括巨细胞病毒、EBM 病毒和各种化脓性感染（如上行性胆管炎）。

（2）**弛张热** 这是反复性体温升高后温度又朝向正常体温恢复的有可变周期的发热（图 54.2d）。常由

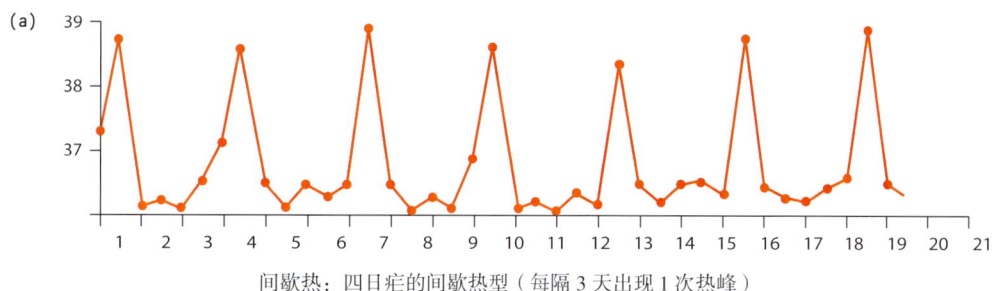

间歇热：四日疟的间歇热型（每隔 3 天出现 1 次热峰）

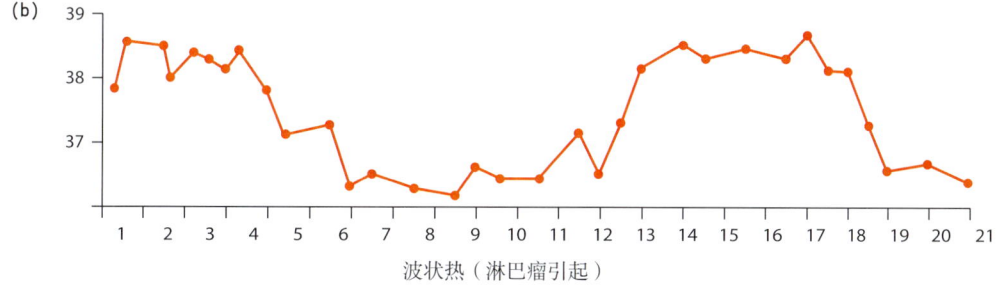

波状热（淋巴瘤引起）

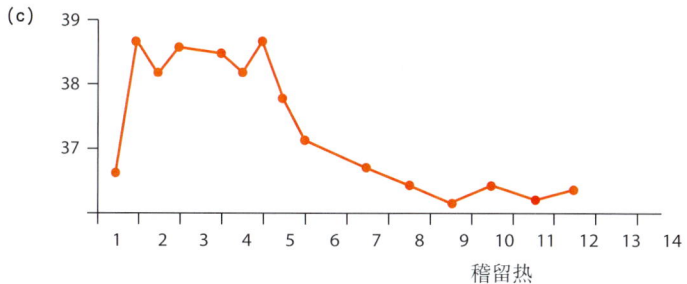

稽留热

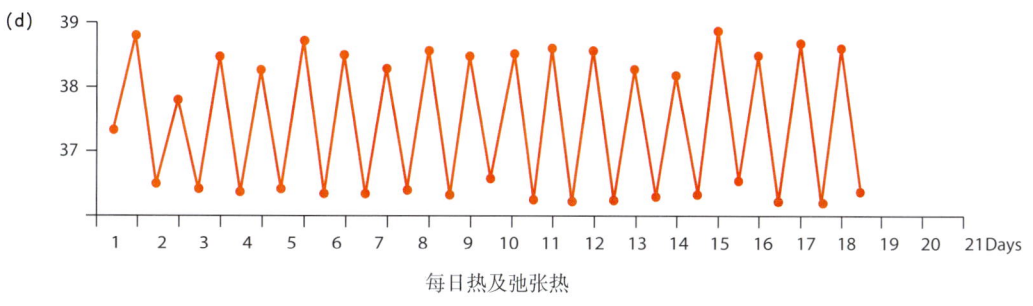

每日热及弛张热

图 54.2　发热类型曲线图示例

脓液蓄积（如盆腔脓肿、伤口感染、脓胸和癌）引起。弛张热是脓胸的共同特征。

（3）**波状热** 特征是连续发热或持续数天的弛张热，随后保持几天不发热状态。常见于布氏菌病。也可见于淋巴瘤，尤其是霍奇金淋巴瘤（图54.2b）。后者引起的发热也被称为Pel-Ebstein热，发热持续3～10天，然后是3～10天的无热期。

（4）**稽留热** 常见于病毒感染，如流感病毒（图54.2c）。

（5）**每日热** 这是一种每日都复发的发热类型（图54.2d）。发热高峰在早晨热型是假单胞菌感染的特点（如肺重复感染）；下午尖峰表示巨细胞病毒感染；晚上高峰则提示局部有脓液（如胆囊积脓）。每日有两次发热高峰常见于成人Still综合征、淋菌性心内膜炎和内脏利什曼病（黑热病）。如果存在风险因素，尤其是服用抗生素，应考虑检查第87章表87.1中所列项目。

十一、儿童发热

大部分的儿童机构认为，儿童体温≥38.5℃时需要严密监管儿童的病情变化[11]。

发热通常是机体对病毒感染的反应，发热本身是无害的，除非体温高达41.5℃。过高热在儿童中是罕见的。体温高于41℃通常是由于中枢神经系统感染或人为错误造成，例如：
- 在炎热的天气把孩子关在汽车内。
- 将发热的孩子包裹严实。

发热的并发症包括脱水（通常为轻度）和热性惊厥。5%的6月龄至5岁的发热儿童发生脱水和热性惊厥。高热惊厥因体温快速上升触发，而非体温绝对水平很高。

注：牙齿萌发不会引起发热。

1. 儿童发热的判断 判断儿童病情轻重是很重要的，病重儿童的鉴定见第87章。

如果儿童情况良好，无危险因素（如不可靠的儿童看护者、缺乏有效治疗、医疗风险因素、服用抗生素）存在，给予常规治疗即可。唯一需做的检查是尿镜检和尿培养。症状加重时，教会儿童看护者观察病情。发热的治疗见第87章表87.11。

2. 治疗
- 轻度发热不主张治疗。
- 高热性疾病治疗方法
— 合理治疗发热病因。
— 摄入足够的液体。
— 对乙酰氨基酚（扑热息痛）是解热首选。阿司匹林对幼儿有潜在危险，需慎用（如果体温＞38.5℃则可使用）。对乙酰氨基酚常用剂量为每4～6小时10～15mg/kg。若疗效不佳可使用20mg/kg的负荷剂量，然后使用15mg/kg的维持剂量。
— 证据支持开始30分钟温水海绵擦浴并配合使用对乙酰氨基酚[12]。
— 布洛芬，5～10mg/（kg·6h）是合适的解热剂量。

3. 给家长的建议
- 孩子着装要轻便（无需脱衣）。
- 不要用太厚的被子、地毯或毛毯保暖。
- 不断给孩子补充少量清淡液体，尤其是水。
- 凉水擦浴和使用风扇均无效。

4. 高热惊厥 请参阅第87章。

十二、老年人发热

老年人体温调节中枢常常受损，与年轻人相比，有化脓性感染时可能没有发热表现。这可能会误导诊断。

重要资料
- 对老年人任何程度的发热都要引起注意。
- 病毒感染引起的发热在老年患者中不太常见。
- 老年人发热可能是败血症引起，除非另有依据（常见感染部位是肺和泌尿系统）。

老年人更容易发生高热和体温过低。老年人中暑常发生在炎热季节，表现为高热、出汗减少、谵妄和昏迷。机体核心温度通常超过41℃。

十三、危险体征

许多患者存在威胁生命的感染性疾病，需迅速采取措施。有些疾病虽然对其不能立即确诊，但也有一些警示信号（见红色"严重警示性信号"框）。

显而易见，这些"警示"症状和体征超级"敏感"。具有这些症状和体征的患者可能患有潜在危及生命的疾病。列表中也包括了多种病毒感染。

> **发热的重要警示性信号**
> - 高热
> - 反复的寒战
> - 夜间盗汗
> - 严重肌痛（败血症？）
> - 任何部位的剧烈疼痛（败血症？）
> - 剧烈咽痛或吞咽困难（流感嗜血杆菌性会厌炎？）
> - 精神状态改变
> - 持续呕吐
> - 不明原因的皮疹
> - 黄疸
> - 皮肤显著苍白
> - 心动过速
> - 呼吸急促

十四、不明原因的发热

不明原因的发热也被称为无名热。标准如下[13]：
- 病程至少 3 周。
- 体温＞ 38.3℃（100.9 ℉）。
- 深入研究 1 周后仍不能确诊病因。

大多数病例表现为常见疾病的少见表现，而非少见病或外来病。如肺结核、细菌性心内膜炎、肝胆疾病和肺癌[14]。

请记住，发热持续时间越长，诊断为感染性疾病的可能性越低。病程超过 6 个月的发热很少因感染引起（概率只有 6%）。一项研究表明，9% 的发热是人为导致的[15]。

不明原因的发热患者存在以下情况需做进一步的辅助检查：
- 年龄＜ 3 个月的婴儿。
- 体温＞ 40℃的儿童。
- 年龄＞ 50 岁的成年人。
- 糖尿病患者。
- 免疫力低下人群。
- 游客。

1. 诊断方法 了解更多不明原因的发热常见病因有助于制订诊断方案（表 54.2）。

表 54.2 不明原因的发热常见致病因素

各组致病因素常见示例
感染（高达 40%）
① 细菌
• 脓肿（如肝、盆腔）
• 尿路感染
• 胆道感染（如胆管炎）
• 慢性败血症
• 感染性心内膜炎
• 莱姆病
• 肺结核
• 布氏菌病
• 骨髓炎
• 伤寒 / 副伤寒
② 病毒、立克次体、衣原体
• 传染性单核细胞增多症（EBM）
• 巨细胞病毒
• HIV 感染（AIDS, ARC）
• Q 热
• 鹦鹉热
③ 寄生虫
• 疟疾
• 弓形虫病
• 阿米巴病
恶性肿瘤（高达 30%）
① 网状内皮系统
• 白血病
• 淋巴瘤
② 实质性（局限性）
• 肾
• 肝
• 胰
• 胃
• 肺
• 肉瘤
③ 播散性
免疫性（高达 20%）
① 药物
② 结缔组织病和（或）血管炎
• 风湿热
• 类风湿关节炎
• 系统性红斑狼疮
• 结节性多动脉炎和（或）韦氏肉芽肿病
• 巨细胞动脉炎和（或）多肌痛
③ 肉瘤样病
④ 炎症性肠病（如克罗恩病）
人为因素（1%～5%）
原因仍然不明的（5%～25%）

摘自：Kumar and Clark.[16, 17]

（1）**病史** 应该考虑既往史、职业、旅行史、性生活史、静脉用药史（可致心内膜炎和脓肿）、动物接触史、药物治疗史和其他相关因素。瘙痒、皮疹和发热等症状均可以提供诊断线索。对一般诊断不明原因的发热有困难的患者至少需先后3次仔细收集病史[16]。

（2）**体格检查** 常见错误是对患者只做1次检查就确诊，而未重新做检查。因为体征可随病情变化发生改变，故应定期对患者进行检查（作为病史采集）。必须排除HIV感染。

需特别注意以下表现（图54.3）：

- 皮肤：观察有无皮疹、水疱和结节。
- 眼睛和眼底。
- 颞动脉。
- 鼻窦。
- 牙齿和口腔：有无牙周脓肿或其他体征。
- 心脏：有无杂音、心包摩擦音。
- 肺部：有无异常，包括肺实变、胸膜摩擦音。
- 腹部：有无肝、脾、肾肿大和（或）压痛。
- 直肠和盆腔检查（注意生殖器）。
- 有无淋巴结肿大，尤其是颈部（锁骨上）。
- 血管，尤其是下肢：有无血栓。

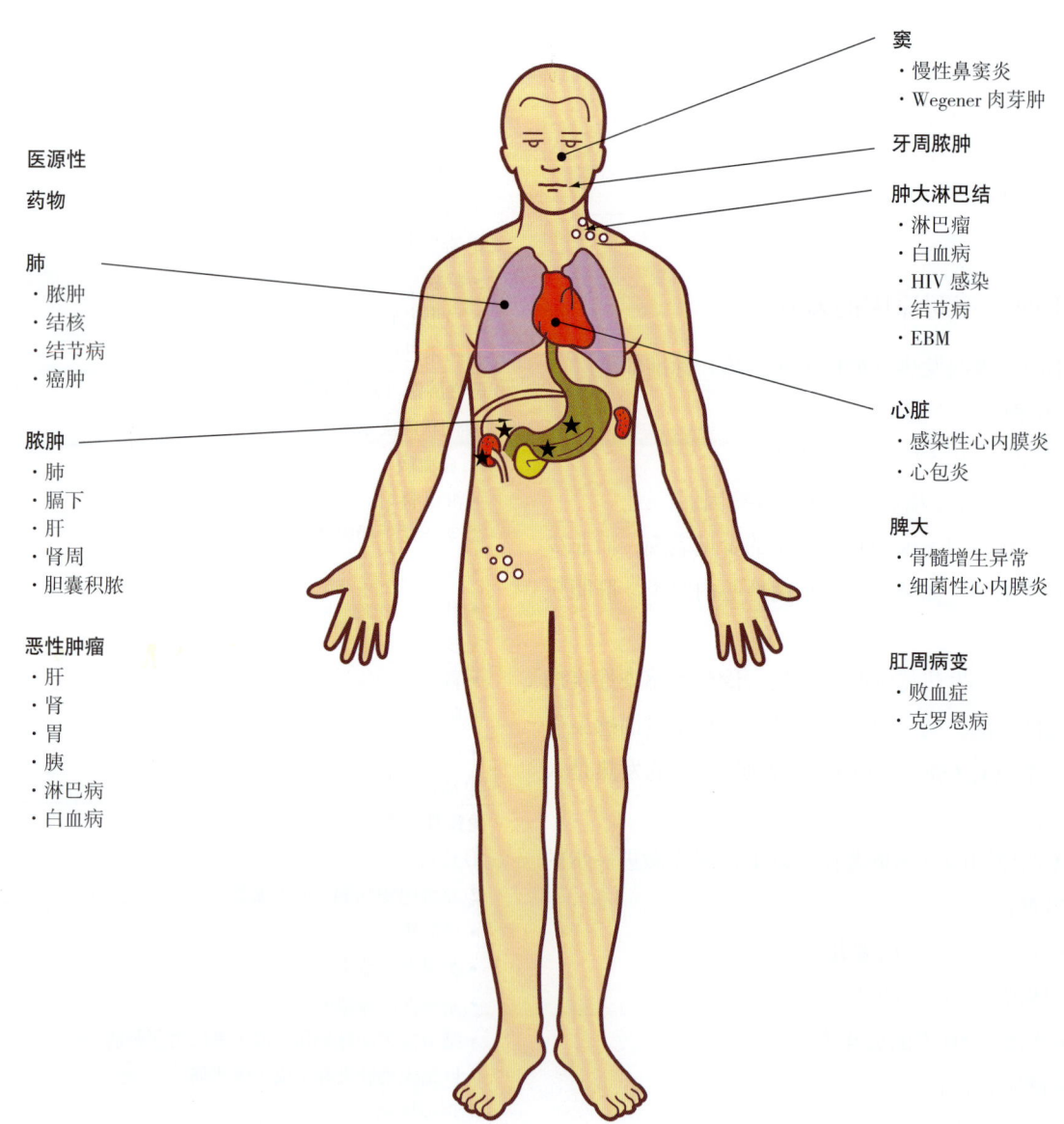

图54.3 不明原因发热的可能感染部位（恶性肿瘤标有星号）

- 尿（分析）。

（3）辅助检查

① 基本辅助检查

- 血红蛋白、红细胞指数和血涂片。
- 白细胞计数。
- 红细胞沉降率/C反应蛋白。
- 胸部X线检查、鼻窦X线片。
- 尿常规检查（分析与培养）。
- 血常规及生化检查。
- 血培养。

② 可能需要的进一步辅助检查

- 大便镜检和培养。
- 痰培养（如果有痰）。
- 对伤寒、EBM、Q热、布氏菌病、鹦鹉热、巨细胞病毒、弓形体病、梅毒和其他疾病的特定测试。
- 核酸扩增技术（如PCR）测试。
- HIV筛查。
- 风湿热检测。
- 结核菌素试验。
- 结缔组织疾病的检查（如DNA抗体、C反应蛋白）。
- 上消化道和全小肠造影检查。
- CT扫描和超声检查原发性和继发性肿瘤
  — 胆囊功能。
  — 隐匿性脓肿。
- 磁共振——用于检测神经系统病变的最好方法。
- 超声心动图检查，针对疑似的感染性心内膜炎。
- 同位素扫描确定具体原因。
- 抽吸或穿刺活检。
- 对疑似盆腔感染者行腹腔镜检查。
- 必要时可行组织活检（例如淋巴结、皮肤、肝、骨髓）。

2. 儿童不明原因发热 小儿发热持续时间通常比较短暂，常在4～5天内消退。感染源中至少有70%是病毒。偶尔表现为可被抗生素掩盖的不明原因发热。儿童长期发热病因不同于成人。大部分儿童不明原因发热不是由于罕见病因或体内紊乱所致[18]，而是常见病的非典型表现。

常见原因总结如下（最常见的排在第一位）[19]：

（1）感染性疾病（40%）

- 病毒综合征。
- 尿路感染。
- 肺炎。
- 咽炎。
- 鼻窦炎。
- 脑膜炎。

（2）胶原血管疾病（15%）

- 风湿性关节炎。
- 系统性红斑狼疮。
- 风湿热。
- 过敏性综合征。

（3）肿瘤性疾病（7%）

- 白血病。
- 网状细胞肉瘤。
- 淋巴瘤。

（4）肠道炎症性疾病（4%）。

十五、败血症

败血症很容易因其无典型症状而被漏诊，尤其是幼儿、老人和免疫力低下人群。常见症状如下：

- 发热。
- 皮疹（提示脑膜炎球菌）。
- 心动过速。
- 呼吸急促。
- 四肢冰凉。

败血症死亡率非常高，需将患者紧急转诊。辅助检查应包括两套血培养和其他分泌物或组织培养（如尿液、伤口、痰液）。经验性初始治疗（血培养后）为双氯西林/氟氯西林2g静脉注射，并加庆大霉素4～6mg/kg静脉滴注（即刻）。

术语汇总

1. **菌血症**　由局部感染或外伤引起（通常无症状），细菌短时存在于血液中。

2. **败血病（脓毒症）**　细菌或真菌在血液中繁殖，通常引起全身性炎症反应（SIRS），SIRS 被定义为有以下 2 种或 2 种以上情况（成人）：
- 体温 > 38℃或体温 < 36℃。
- 呼吸频率 > 20 次/分。
- 心率 > 90 次/分。
- 白细胞计数（WCC）> 12 × 10^9/L 或 WCC < 4 × 10^9/L。

3. **严重脓毒症**　脓毒症导致相关器官功能不全、低灌注或低血压。伴有下述症状不少于 2 种：发热、心动过速、呼吸急促和 WCC 升高。

4. **感染性休克**　败血症伴有组织灌注不足引起急性循环衰竭，包括低血压和外周血管阻塞，表现为肢端易凉、皮肤瘀斑、发绀。

5. **脓毒血症**　嗜中性粒细胞的进行性栓塞表现为严重败血症，引起多部位脓肿，尤其是肺、肝和脑。

6. **原发性败血症**　败血病的原发感染灶不明显，而继发性败血症的原发感染灶则可以被识别。成人继发性败血症举例如下：
- 泌尿系统（如大肠埃希菌）。
- 呼吸系统（如肺炎链球菌）。
- 盆腔（如淋病奈瑟菌）。
- 皮肤（如金黄色葡萄球菌）。
- 胆囊（如大肠埃希菌、粪链球菌）。

败血症患者需要被紧急转诊。

参考文献

[1] Sewell J. Fever in childhood. Problems in clinical medicine. Australian Paediatric Review, 1990, 2: 2.

[2] Yung AP, McDonald MI, Spelman DW et al. Infectious Diseases: a Clinical Approach. Melbourne: Self-published, 2001: 13–16.

[3] Yung A, Stanley P. Problems in infectious diseases. In: Kincaid Smith et al. Problems in Clinical Medicine. Sydney: MacLennan & Petty, 1990: 326–35.

[4] Lipsky BA, Hirshmann JV. Drug fever. JAMA, 1981, 245:851–854.

[5] McPhee S, Papadakis S. Current Medical Diagnosis and Treatment (44th edn). New York: The McGraw-Hill Companies, 2010: 407–408.

[6] Keeley D. Taking infant's temperature: forget the axilla—the rectum is better. BMJ, 1992, 304: 931–932.

[7] Craig JV, et al. Temperature measurement at the axilla compared with rectum in children and young people: systematic review. BMJ, 2000, 320: 1174–1178.

[8] Duce SJ. A systematic review of the literature to determine optimal methods of temperature measurement in neonates, infants and children. The Cochrane Library, 1996:1–124.

[9] Nogrady B. Ear temperature readings get green light. Australian Doctor, 30, 2002: 3.

[10] Beck ER, Francis JL, Souhami RL. Tutorials in DifferentialDiagnosis (3rd edn). Edinburgh: Churchill Livingstone, 1995:209–213.

[11] Fitzgerald D. Assessing fever in children. Medical Observer, 23, 2003: 36–37.

[12] Bernath VF, Anderson JN, Silagy CA. Tepid sponging and paracetamol for reduction of body temperature in children. Med J Aust, 2002, 176: 30.

[13] Roth AR, Basello GM. Approach to the adult patient with fever of unknown origin. Am Fam Physician, 2003, 68: 2223–2228.

[14] McPhee S, Papadakis S. Current Medical Diagnosis and Treatment (4th edn). New York: The McGraw-Hill Companies, 2010: 1153–115.

[15] Gelfand JR. Fever of unknown origin. In: Braunwald E, et al. Harrison's Principles of Internal Medicine (15th edn, Vol. 1). New York: McGraw-Hill, 2001: 805–806.

[16] Braunwald E, et al. Harrison's Principles of Internal Medicine (15th edn). New York: McGraw-Hill, 2001: 90–106.

[17] Kumar PJ, Clark ML. Clinical Medicine (7th edn). London: Elsevier Saunders, 2009: 91.

[18] Tunnessen WW Jr. Signs and Symptoms in Paediatrics (2nd edn). Philadelphia: JB Lippincott, 1988: 3–6.

[19] Spicer J (Chair)Therapeutic Guidelines: Antibiotic (Version 13)Melbourne: Therapeutic Guidelines Ltd, 2006:253–256.

晕厥、惊厥与眩晕　　第 55 章

> 不明原因而频繁发生严重晕厥的人可发生猝死。
>
> Hippocrates（?460—377 BC），Aphorisms，11，41

当患者有眩晕症状时，通常伴有其他更容易识别的问题，比如晕厥、黑矇、头晕、乏力、心悸、定向障碍或偏头痛。然而，确实有些患者有"奇怪的旋转感"却很正常，让人困惑。眩晕常被误诊，所以详细地询问病史非常重要。

"眩晕"表述可能是由于文化差异和语言沟通障碍所致的主观的解释，特别是对于沮丧的患者[1]。晕厥、惊厥与眩晕的病因见表55.1，简单而实用的分类如下：

- 晕厥。
- 痉挛。
- 睡眠障碍——睡眠呼吸暂停、嗜睡、猝倒。
- 迷路性定向障碍。

一、重要资料与关注要点

- 日常医疗中表现为"眩晕"的最常见原因是头晕，经常与焦虑、恐慌和通气过度等心因性因素有关[2]。患者常主诉"头晕目眩"。
- 失神性发作伴随癫痫小发作和癫痫部分性发作（如复杂性部分发作）。
- 复杂部分发作的精神运动性发作常不易得出诊断。癫痫发作最常被误诊为复杂部分发作或全身性强直阵挛发作的变异（强直性、阵挛性或弛缓性）。
- 癫痫的诊断可依据病史基础（或视频脑电图），而不是标准的脑电图，尽管睡眠不足时的脑电图更有效。
- 三联征——心绞痛＋呼吸困难＋意识丧失或头晕，提示主动脉瓣狭窄。
- 严重的颈椎病会压迫通过椎间孔的椎动脉引起椎基底动脉缺血，尤其是转动头部或抬头时。

二、诊断

诊断策略模型的总结在表55.2。

表 55.1　晕厥、惊厥与眩晕的原因列表（不含癫痫阵挛性发作和脑卒中）

心理或交流障碍
呼吸困难
转换反应（癔症）
文化、语言冲突
神游状态
换气过度
诈病
人格障碍
恐怖症或焦虑状态
精神障碍或严重的抑郁症
其他情况
短暂性脑缺血
复杂部分性发作（颞叶癫痫）
强直性、阵挛性或弛缓性发作
原发性失神发作
变异性偏头痛或偏头痛等
心血管疾病
• 心律失常
• 直立性低血压
• 长 Q-T 间期综合征
• 主动脉瓣狭窄
眩晕
药物反应
酒精和其他药物滥用
低血糖
贫血
失忆症发作
代谢性疾病或电解质紊乱
血管迷走神经性晕厥
颈动脉窦超敏反应
颈椎病
睡眠障碍
• 睡眠呼吸暂停
• 嗜睡症/猝倒症
自主神经功能障碍

表 55.2　晕厥、惊厥与眩晕的诊断策略模型

问	可能的诊断	
答	焦虑相关/换气过度 血管迷走神经性晕厥 直立性低血压 呼吸困难（儿童）	
问	不能忽视的严重疾病	
答	心血管 　• 心律失常 　• 主动脉瓣狭窄 　• 体位性心动过速综合征 脑血管 　• 短暂性脑缺血发作（TIAs） 肿瘤 　• 占位性病变 重症感染 　• 感染性心内膜炎 低血糖	
问	常被漏诊的疾病	
答	非典型偏头痛 心律失常/长Q-T间期综合征 单纯部分性癫痫发作 复杂部分性癫痫发作 非典型强直-阵挛性发作 药物/酒精/大麻 电解质紊乱（如低钾血症） 睡眠障碍 发作性全面性遗忘症 罕见疾病 　• 心房黏液瘤	
问	七种假象	
答	抑郁症	√
	糖尿病	√ 低血糖
	药物	√
	贫血	√
	甲状腺疾病	—
	脊柱功能障碍	√ 颈椎病
	尿路感染	—
问	患者试图告诉我什么？	
答	极有可能。心理和沟通的障碍相当值得注意。	

晕厥、惊厥与眩晕的重要警示性信号

- 发生在老年人
- 神经症状与体征
- 头痛
- 心动过速
- 脉搏不规则
- 发热
- 药物：普通药或处方药
- 认知功能障碍
- 逐渐出现意识障碍

三、临床方法

1.病史　病史对于临床诊断至关重要。在眩晕发生时，可靠的目击者对"眩晕"的描述非常有价值，正如情景再现。

首先准确判断患者说的"奇怪的眩晕"是必要的，在分析的过程中可以适当评估患者的精神状态、个人因素与社会因素，还能准确地了解患者的各种心理原因如抑郁、焦虑情绪或脱离现实。

可将病史分为3个部分。第一部分是发作前兆。第二部分是发作过程。第三部分是发作后的描述。

除了事件，还要注意患者的感受、症状、环境和刺激性因素，寻找其他可能的继发性因素。

（1）**发病**　突然发病可能是心血管原因，尤其是心律失常，常见的是阵发性室上性心动过速，但引起意识丧失的心律失常较少见。突然发病的其他原因包括各种癫痫、血管迷走神经性发作和短暂性脑缺血。

（2）**诱发因素**[2]　询问诱发因素如情感因素、压力、疼痛、发热、恐惧、用力过度、突然站立、咳嗽、头部运动或嗜睡症。

- 情绪激动和压力过大显示过度换气。
- 恐惧、痛苦→血管迷走神经性发作。
- 突然站立→直立性低血压。
- 用力过度→主动脉瓣狭窄。
- 头部运动→与椎基底动脉供血不足的颈椎病。
- 嗜睡→发作性嗜睡病。

（3）**相关症状**[2]　某些相关症状显示出潜在的疾病。

- 呼吸困难和换气过度提示焦虑状态。
- 四肢刺痛或手部僵硬→焦虑或换气过度。
- 视觉问题→偏头痛或短暂性脑缺血发作。
- 恐惧或恐慌→焦虑或复杂局灶性发作。
- 幻觉（味觉、嗅觉或视觉）→复杂局灶性发作。
- 语言问题→短暂性脑缺血发作（TIA）和焦虑。
- 出汗、饥饿感→低血糖。
- 食品相关→偏头痛。
- 晨起→考虑"宿醉"。

（4）**用药史**　需要仔细分析用药史，包括有无酒精的摄入和使用违禁药品如大麻、可卡因和安非他明。可引起头晕或意识丧失的常见药物见表55.3。

表 55.3　可导致头晕或黑朦的常用药物

酒精
抗癫痫药
抗高血压药
巴比妥类
苯二氮䓬类
非处方抗胆碱能药复合物
周围血管扩张药
• 血管紧张素转换酶抑制药或血管紧张素Ⅱ受体拮抗药
• 硝酸甘油
• 肼屈嗪
• 哌唑嗪
酚苄明
5-羟色胺再摄取抑制药（SSRI）
三环类抗抑郁药

突然停用某些药物如吩噻嗪类药也可以引起眩晕。

（5）**既往史**　既往史可能提示"头晕"的原因，包括高血压、偏头痛、癫痫、风湿性心脏病、动脉粥样硬化（如心绞痛、血管性跛行）、酒精或其他物质滥用，以及精神疾病。

（6）**事件日记**　如果难以确诊，让患者保持记录事件日记可能有帮助，可以记录事件发生的地点，记录事件发生前、中、后时间期限很重要。

2. 体格检查

（1）**体格检查的重点**
- 评估精神状态，尤其是焦虑。
- 寻找贫血、酗酒和感染的证据。
- 脑血管检查：颈动脉、眼底及血管杂音。
- 心血管检查：脉搏、血压、心脏（检查血压应采取卧位、坐位和站位）。
- 颈椎检查。

（2）**各种检查方法**　对患者使用不同的方法，以便诱发不同的感觉从而作出判断，包括从蹲位突然变为直立姿势、旋转后突然停止、头部左右倾斜（第 47 章图 47.3）、Valsalva 动作和过度换气 60 秒。对于儿童，可以让其吹很多旋转风车以达到过度换气。然后问："哪一种感觉和你的症状相似呢？"

3. 实验室检查　根据临床检查的发现，可以选择以下项目进行检查：

- 全血计数：贫血？红细胞增多症？
- 血糖：糖尿病？低血糖？
- 尿素氮和电解质。
- 心电图：缺血？心律失常？
- 24 小时动态心电（Holter）监控：心律失常？
- 影像学检查
— 颈椎 X 线。
— 胸部 X 线。
— 颈动脉多普勒扫描：颈动脉狭窄？
— CT。
— MRI。
- 脑电图或视频脑电图，包括记录睡眠不足、换气过度或光刺激。
- 如其他检查无阳性发现，正电子发射断层扫描（PET）或单光子发射计算机断层扫描（SPECT）可能显示局部脑功能障碍。

四、儿童抽搐

在临床上可以见到儿童各种形式的抽搐，大多被诊断为癫痫。儿童患者常被误诊。发作时的视觉记录可帮助确诊[3]。

1. 癫痫症状　以下是在儿童患者中看到的特殊的年龄相关性癫痫症状（第 127 章）[4,5]。

（1）**发热性惊厥**　发热性惊厥通常发生于 6 个月到 5 岁的儿童，发病率为 2%～5%，通常伴有由病毒感染引起的高热，长期预后良好。

（2）**婴儿痉挛（高度节律失常）**　也被称为 West 综合征。其特点是突发手臂屈曲、躯干弯曲向前和腿伸展的广泛强直性发作，通常只持续几秒钟，发病年龄为 3～7 个月。一般不超过 3 岁，然后转为其他类型的发病。从认知发育上看，预后不良。最有效的治疗是促肾上腺皮质激素（ACTH）肌内注射，也可以口服泼尼松、氨己烯酸、苯二氮䓬类药物或丙戊酸钠。

（3）**Lennox-Gastaut 综合征（婴儿肌阵挛性癫痫）**　该综合征罕见，表现为三联征，即难以控制的癫痫发作（通常是强直痉挛发作）、精神发育迟滞和特征性脑电图。通常见于 1～6 岁儿童，发病高峰是 3～5 岁，预后较差。可选丙戊酸钠治疗。

（4）**良性运动性癫痫**　通常发病于 2～13 岁的

儿童，5～8岁为高峰，有典型的癫痫家族史。其特征是单纯的部分运动肌或躯体感觉性发作，并在睡眠中有面部和口的抽搐，发出典型的"咕嘟咕嘟"的声音。儿童通常从睡眠中醒来，面对父母时，因面肌抽搐往往无法说话，可能进展为强直阵挛性发作。有特征性脑电图。通常在青春期缓解，预后良好。卡马西平是首选治疗药物。

（5）**儿童失神性癫痫** 儿童失神频繁发作（原名"癫痫小发作"），通常每天超过100次，发病高峰时间为5～7岁。失神发作可以是轻微的，症状包括意识的改变（通常在教室里）、突然发病、面部和其他不自觉动作。青少年失神癫痫年龄稍大时（11～15岁）发生。乙琥胺是一线治疗药物。

（6）**青少年肌阵挛性癫痫（Janz 肌阵挛癫痫）** 肌阵挛性抽搐、强直阵挛性发作和失神发作为发作三联征。在青春期发病，也可能更早起病。肌阵挛性抽搐和强直阵挛性发作通常发生在晨起后。儿童智力发育通常正常，但本病常终身存在，用丙戊酸钠治疗可以有效控制症状。

（7）**颞叶内侧性癫痫** 这种复杂性局灶发作综合征在儿童时期出现，发作通常持续1～3分钟，短暂发作后常有意识混乱和言语功能障碍。对于药物治疗效果不佳的复杂癫痫，手术治疗有良好疗效。

2. 类似于癫痫发作的非癫痫性事件 儿童中许多正常和异常行为看似癫痫发作但与癫痫无关，详细询问病史是非常重要的，举例如下：

- 肌肉痉挛和运动障碍：发生于神经系统残疾的儿童如脑性脑瘫者。
- 晕厥：儿童在意识丧失之前可能会描述有"下沉的感觉"或"一切变得更响亮"。
- 屏住呼吸：通常发生在一段时间的哭泣和阵挛性的动作之后。
- 自慰：这种行为导致腿部的强直性姿势和精神的高度专注，多见于年轻女孩[6]。
- Munchausen 综合征[7]：这种被父母描述的类似癫痫的综合征正变得更易接受。
- 心因性发作（伪发作）：与真正的癫痫发作共存时诊断变得困难。当症状发生在特定环境，以及患者描述的"发作"稀奇古怪时，应该怀疑。
- 发抖：发抖或颤抖发作可以类似于肌肉阵挛性抽搐。
- 夜惊[8]：常发生在2～4岁和6～9岁的儿童，常在入睡2小时内发生，持续1～2分钟（有时更长）。儿童通常不能得到安慰或妥善处理，严重者可试用6周苯妥英钠或丙咪嗪。
- 抽搐：运动性抽搐可能非常复杂，但通常是累及面部和上肢的短暂的不自主运动。

五、黑矇

引起黑矇的重要原因归纳入表76.4（第76章），包括各种晕厥和各种形式的癫痫。典型的强直阵挛性发作在75章中已描述，而其他类型的发作引起的黑矇或眩晕的描述如下。

引起抽搐的重要原因（强直性阵挛性发作）见表55.4，并请参考第127章。

六、复杂部分性发作

复杂部分性发作（也称为颞叶癫痫），症状在不同患者间差别很大，通常难以作出正确诊断。最常见的类型是局限性癫痫，发作的时间从瞬间到几分钟（通常1～3分钟）。

1. 可能的表现

- 常见：轻微的知觉和意识障碍。
- 幻觉：视觉、味觉、嗅觉、声音。
- 失神发作或眩晕。
- 幻想——物体或人缩小或放大。
- 情感——恐惧、焦虑、愤怒。
- 认知紊乱效应：似曾相识（熟悉）、旧事如新（不真实）、感到有从上腹部起源的波浪。
- 体征：咂嘴、吞咽/咀嚼/吸吮、对命令或问题没有反应、在房间里来回踱步。

非真实的或分离的感觉是复杂部分性发作常见的表现，可能有永久性短期记忆丧失，嗅觉或味觉异常比幻听或幻视更常见[1]，可发展为强直阵挛性发作。

2. 诊断

- 50%～60%的病例可通过脑电图诊断，重复行脑电图检查可使诊断率增加到60%～80%。
- 脑电图或视频脑电图有助于频繁发作的诊断。

表 55.4　惊厥性抽搐发作的重要原因

癫痫
- 第一出现
- 复发的患者

脑组织缺氧

低血糖

脑灌注不良
- 子痫水肿

神经外伤

脑血管意外

中枢神经系统感染
- 脑膜炎
- 脑炎
- 败血症
- 脓毒性栓子
- 脑脓肿

毒素类

酒精过量

高热

代谢性疾病

药物
- 抗抑郁药
- 茶碱
- 苯丙胺
- 可卡因
- 局部麻醉药

过敏性反应

脑损伤扩大
- 肿瘤
- 血肿

- CT 或 MRI 扫描——当诊断复杂部分性发作时行 CT 或 MRI 扫描排除肿瘤。

3. 药物治疗
- 卡马西平（首选）：儿童和成人均适用[5, 9]。
或
- 丙戊酸钠（次选）：用于 2 岁以上儿童。
或（其他）
- 氨己烯酸、苯妥英钠、苯巴比妥、噻加宾。

七、强直阵挛性癫痫发作

强直阵挛性癫痫发作症状表现差异很大，有些患者可能只是单纯强直或摔倒在地，而有些可能仅有一下或两下的肌肉抽搐或仅有战栗。

- 变硬和跌倒 = 强直性
- 柔软和跌倒 = 弛缓性
- 只有颤抖 = 阵挛性

参考第 76 章和第 127 章相关内容。

八、部分性癫痫发作

部分性癫痫发作（杰克逊癫痫）时，无意识丧失，包括部分性癫痫，都可能进展为全身性强直阵挛性癫痫发作或运动性癫痫发作。

九、运动性癫痫发作

典型抽搐动作始于口角、拇指和示指，进展可累及身体的其他部位（例如拇指→手→肢体→面部 ± 腿（一侧，然后到对侧腿）。可能进展为强直阵挛性发作或复杂部分癫痫发作。

药物治疗
- 卡马西平（首选）：儿童和成人均可。
- 丙戊酸钠（次选）：用于 2 岁以上的患者。
或（其他）
- 苯妥英钠、氨己烯酸、加巴喷丁。

十、失神发作

这种全身性癫痫通常发生于 4 岁至青春期的儿童（见第 127 章）：

1. 临床表现
- 儿童突然停止活动并凝视。
- 儿童静止不动（可能眨眼或点头）。
- 没有任何预兆。
- 有时有眼睑、面部或手指的阵挛性运动（抖动）。
- 可咂嘴或咀嚼（称为复杂失神发作）。
- 仅持续几秒钟，通常是 5～10 秒。
- 发作过后，儿童继续原来的活动，仿佛什么也没有发生。
- 通常每天几次（不只是 1 次或 2 次）。
- 在成年后可能有全身性癫痫发作。
- 有童年和青少年两个类型。

2. 诊断　最好的方法是在诊察室，利用过度换气和吹"风车"方法诱导发作。

脑电图描记：
- 典型的 3Hz 波和尖峰。

- 可能是正常的。
- 总是包括换气过度。
- 更容易睡眠不足。

3. 药物治疗

乙琥胺（首选）[5, 10]。

或

丙戊酸钠（次选）。

或（其他）

氯硝西泮、加巴喷丁。

儿童的失神发作可能不需要药物治疗。

注：谨防丙戊酸钠的肝脏毒性，尤其是2岁以下的儿童。

十一、发作性睡病

发作性睡病的特点是患者在白天发生短暂的、不可抗拒的睡眠，通常在活动期间。尽管患者通常意识到自己的问题，但可能对疾病没有认识，并主诉有奇怪的旋转。发作性睡病可呈"突发状况"，患者可能会跌倒，但尚有意识，可能是四联征（白天嗜睡病、猝倒、半睡幻觉、睡眠麻痹）的一部分。

其他特点
- 在10岁或20岁左右发病。
- 可以每天发作几次。

请参考72章。

1. 诊断
- 临床诊断。

如果不确定，可做以下检查：
- 脑电图监测。
- 睡眠实验室研究（睡眠延迟测试）——快速眼球运动是标志。

2. 药物治疗[11]
- 右旋安非他明（缓慢增加剂量）。

或

- 哌甲酯（利他林）。

或

- 莫达非尼。

或

- 三环类抗抑郁药（如氯丙咪嗪）治疗相关的猝倒。

十二、遗忘症发作

遗忘症的发作可能是心因性的（通常），患者不能回忆事件或记住自己的身份如神游状态、转换性障碍、严重的抑郁和不自然的状态。这些症状可能与器质性疾病相关，如癫痫、睡眠呼吸暂停、脑血管疾病、创伤后、Wernicke-Korsakoff综合征和药物（如酒精、大麻和麻醉药物）。

发作性全面性遗忘症[12, 13]

本病为良性自限性、原因不明、有严重失忆症状的疾病多在在中年或老年人中发病。可能的病因包括短暂的颞叶缺血或功能障碍，与颞叶癫痫或偏头痛相似。

（1）临床特征
- 通常持续4~8小时（最长达24小时）。
- 意识清醒。
- 患者不安、困惑、焦虑。
- 困惑的状态（例如"我在哪儿？"）。
- 频繁询问同样的问题。
- 能够执行复杂的由发动机推动的技能（如驾驶）。
- 通常单次发作（20%复发）。
- 完全康复：预后良好。
- 没有异常神经系统体征。
- 所有辅助检查无阳性发现。

（2）四个诊断标准（Caplan提出）[12]
- 有人目击疾病发作。
- 发作期间的功能障碍仅限于失忆和重复询问。
- 没有其他神经病变征象。
- 失忆应该是短暂的，不超过24小时。

（3）治疗
- 安慰、解释或教育。
- 如果符合以上标准，不需要做特别辅助检查（包括血管摄影）。
- 通常不需要积极治疗。

十三、脑血管疾病

在发达国家，脑血管疾病是死亡和发病的主要原因之一，可导致颈动脉缺血反复发作和椎-基底动脉系统特别是基底动脉供血不足，可能存在"眩晕"

(莫名其妙地旋转)。特别是脑干缺血引起的"奇怪的事"如损伤意识,包括发作性全面性遗忘症、跌倒发作和"闭锁"综合征。

十四、直立性低血压和晕厥

直立性低血压导致晕厥的自主神经失调有3个主要综合征。

1. 反射性(血管迷走神经性)晕厥 该病的发病率达30%,有很强的家族史,好发于年轻人,有低血压反应,存在多个诱发因素包括咳嗽、排尿、惊恐、瞬间站立、热和便秘。尽管意识很快清醒,但完全恢复可能会延迟(如不适感可持续12~24小时)。

2. 体位性心动过速综合征(POTS)[14] 这是有家族性自主神经异常的直立不能耐受症,从仰卧位到直立位或高位头倾斜的体位改变时发生。降低心室充盈的心动过速的特征是低血压和晕厥,症状包括头晕、疲劳、视物模糊、胸痛和认知障碍,有人认为其为一种慢性疲劳综合征,一般在青少年发病并且有家族史。推荐处于复杂或衰弱状态的患者转诊。

3. 自主神经衰竭 该病与年龄相关,分为原发性(如多系统萎缩)或继发性(如糖尿病、淀粉样变)。可导致低灌注晕厥,诱因包括静态平衡位、食物和酒精,可迅速从晕厥恢复。

十五、心因性或沟通障碍

必须考虑到心理因素,"癔症性漫游"就是这样的一个表现。可能是一种沟通障碍,如一个情绪激动的人试图用外语与别人交流问题一样。

精神疾病如精神分裂症或抑郁症患者可能经历人格解体或形成错觉,可能被理解为自己是在"旋转",甚至是颞叶性癫痫发作。

主诉有模糊和离奇症状如"头部奇怪的感觉""游泳的感觉""不真实的感受"和"飘飘然"的患者可能存在焦虑状态。

严重的焦虑或惊恐发作引起头晕,表现为"眩晕"(莫名其妙地旋转感),其他的躯体症状包括心悸、出汗、无法吞咽、头痛、呼吸困难和换气过度。

十六、有关癫痫处理中的不当

- 处理癫痫发作方面的主要问题是对癫痫的误诊(实际上在临床上并不是所有的癫痫发作都表现为全身性强直阵挛发作)。
- 在进行癫痫诊断时未能适当地将重点放在病史分析上。
- 误把一些伴有非自主性动作的晕厥诊断为癫痫。
- 忽视心律失常是眩晕的一个原因,包括反复性头晕。
- 未考虑主动脉瓣狭窄为晕厥原因的可能性。
- 将眩晕和晕厥误诊为短暂性脑缺血发作。
- 把年轻成年人的视觉或感觉性偏头痛等误认为短暂性脑缺血发作。
- 忽略药物(包括自我管理的药物)引起的头晕。

十七、转诊时机

- 短暂性脑缺血发作,尤其是对诊断尚存疑问时。
- 临床怀疑或已确诊有心律失常。
- 有主动脉瓣狭窄的证据。
- 癫痫发作。
- 诊断不确定。

实践要点

- 详细的临床分析比实验室检查更重要,采集详细的病史是确诊的关键,详细记录发病时和发作前的情况变化(时间精确到分秒)。
- 尽可能多地与目击者交流,以弄清疾病的原因。
- 对于有"未确诊的旋转感"患者,可让患者用日记精确记录发病情况,包括以前的事件。
- 偏头痛有许多类似眩晕的症状,可能混淆诊断。
- 请记住确诊为癫痫的患者,其脑电图可以是正常的。
- 对眩晕描述得越是离奇,其病因越有可能是功能性的。
- 一过性低血糖的临床表现可能与短暂性脑缺血相似。

参考文献

[1] Kincaid-Smith P, Larkins R, Whelan G. Problems in Clinical Medicine. Sydney: MacLennan & Petty, 1990: 159-164.

[2] Sandler G, Fry J. Early Clinical Diagnosis. Lancaster: MTP Press, 1986: 411-430.

[3] Hindley D, Ali A, Robson C. Diagnoses made in a secondary care 'ts, faints and funny turns' clinic. Arch Dis Child, 2006, 91(3): 214-218.

[4] Stewart I, Bye A. The diagnosis of childhood ts and funny turns. Modern Medicine Australia, 1994, 37(8): 65-72.

[5] Tiller JWG (Chair). Therapeutic Guidelines: Neurology (Version 3). Melbourne: Therapeutic Guidelines Ltd, 2007: 35-54.

[6] Fleisher DR, Morrison A. Masturbation mimicking abdominal pain or seizures in young girls. J Paediatr, 1990, 116: 810-814.

[7] Meadow R. Fictitious epilepsy. Lancet, 1984 2: 25-28.

[8] Rothner AD. Not everything that shakes is epilepsy: the differential diagnosis of paroxysmal nonepileptiform disorders. Cleve Clin J Med, 1989, 56: 206S-213S.

[9] Scott AK. Management of epilepsy. In: Central Nervous System. London: British Medical Association, 1995: 1-2.

[10] Levine M et al. Drugs of Choice: A Formulary for General Practice. Ottawa: Canadian Medical Association, 1995: 98-99.

[11] Dowden J (Chair). Therapeutic Guidelines: Psychotropic (Version 6). Melbourne: Therapeutic Guidelines Ltd, 2008: 93-94.

[12] Caplan LR. Transient global amnesia: criteria and classi cation. Neurology, 1986, 36: 441.

[13] Horne M. Neurology quiz. Aust Fam Physician, 1994, 23: 935.

[14] Thielsen MJ, Sandroni P, et al. Postural orthostatic tachycardia syndrome: the Mayo Clinic experience. Mayo Clin Proc, 2007, 82(3): 308-313.

呕血和黑粪 第56章

> "一旦闻到，永远不会忘记"。在20米外，闻到黑粪的这种令人作呕的气味，不需要进一步的检查，就能确诊。
>
> Emergency Room Supervisor, Brisbane 1985

急性重度上消化道出血是急诊科的范畴。呕血是指食管、胃和十二指肠的出血，值得关注，超过一半的患者年龄在60岁以上。

呕血指的是呕出现新鲜或咖啡样血液。黑粪为排出黑色柏油样大便，产生黑色粪便表明出血50ml以上。大多数有上消化道出的患者会出现黑粪，超过50%会出现呕血[1]。

虽然发病率正在下降，但是上消化道血所致的死亡率仍然很高，为6%～8%[2]。

一、重要资料与关注要点

上消化道出血大多数情况下是由慢性消化性溃疡引起的。

- 虽然呕血在一定程度上与血便有关，但是黑粪不一定伴随呕血，特别是在食管出血时。
- 口服铁剂治疗或含有铋的抗酸药片可能会导致黑粪而与血便混淆。
- 务必检查服药史，尤其是阿司匹林和非甾体抗炎药。
- 服用常规治疗剂量糖皮质激素被认为对胃肠道出血无影响。
- 最好通过血流动力学进行出血量的评估，而不是依赖患者的估计，这可能导致估计过多。
- 黑粪与呕血相比，黑粪一般不危及生命。
- 首要任务是使患者苏醒。
- 急性失血超过20%时通常会产生休克的症状，如心动过速、低血压、头晕、大汗淋漓。年轻的患者在休克发生之前可能代偿能力和耐受力很好。评估休克的有用指标是以70kg的人为准，出现休克症状，表示其急性失血至少1 000～1 500ml。

二、上消化道出血的原因

大约一半的患者出血的主要原因是慢性十二指肠溃疡和胃溃疡[3,4]，另一主要原因是急性胃溃疡和糜烂，至少占20%。服用阿司匹林和非甾体抗炎药也是引起出血的一个因素，其原因总结在表56.1和图56.1。

表 56.1 上消化道出血的常见原因[5,6]

常见原因
十二指肠溃疡/十二指肠炎
胃糜烂/胃炎
胃溃疡
反流性食管炎
食管静脉曲张
Mallory-Weiss综合征（高致吐性）
药物

其他原因
胃癌或食管癌
吻合口溃疡
恶病质
抗凝治疗
血管畸形/血管发育异常
遗传性出血性毛细血管扩张症（Osler-Weber-Rendu综合征）

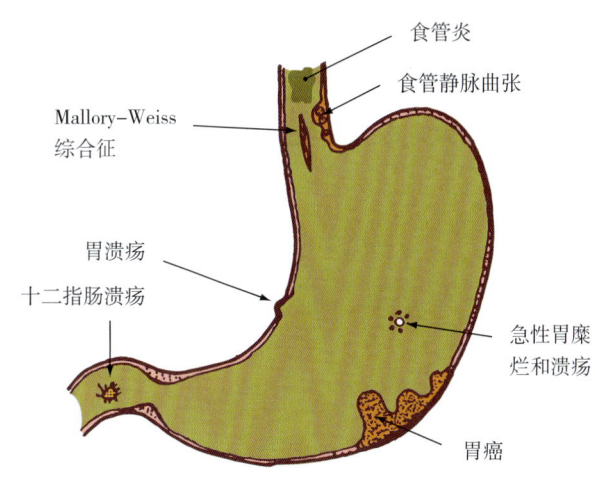

图 56.1 呕血和黑粪的主要原因

1. Mallory-Weiss 综合征（贲门黏膜撕裂综合征） 由于严重的或持久的呕吐或咳嗽发作，使食管黏膜（在食管和胃交界处）的下端发生撕裂。在严重呕吐或干呕时，血液往往会伴随呕吐物呕出，这种情况通常出现在嗜酒患者。该病通常是一种自限性疾病。只能通过食管镜检查明确诊断。

2. 胃－食管静脉曲张 静脉曲张由门静脉高压症引起，而门静脉高压则往往由肝硬化引起。肝硬化患者并发消化性溃疡的概率高，特别是在胆汁性肝硬化和酒精性肝硬化患者，所以应该牢记这些导致出血的可能的来源。尽管医疗水平在提升，死亡率仍高达约30%[6]。

治疗手段包括注射硬化剂，如果失败，可以静脉注射奥曲肽。把三腔二囊管或明尼苏达管放入食管和胃进行填塞，或使用放射学方法经颈静脉在肝内门体静脉放置支架都是可以选择的方法。

三、临床表现

1. 病史 确定呕吐物的性质是很重要的，它可能是口、鼻或咽部病变引起的出血。咖啡样呕吐物表明血液与胃液接触。食管出血往往导致呕吐新鲜血液。应该询问细节的问题来确定病因。

关键问题
- 您在服用什么药？（表56.2）
- 您在服用阿司匹林，或治疗关节炎、背痛的药物吗？
- 您呕吐的量有多少？
- 呕吐物是什么样的？
- 您有没有注意到有黑的咖啡渣样或血块？
- 您最近有消化不良、胃灼热或胃痛等症状吗？

表56.2　引起胃肠道出血的相关性药物

阿司匹林
氯吡格雷
肝素
非甾体抗炎药/环氧化酶-2抑制剂
其他抗血小板药物
泼尼松龙
SSRI类抗抑郁药
华法林

- 您有腹泻吗？如果有，粪便是什么颜色的？
- 您有没有注意到的肠道运动是否缓慢或者不正常？
- 您饮酒的情况是怎样的？
- 您因消化性溃疡做过胃手术吗？
- 您呕血之前就在呕吐吗？

2. 体格检查 应该立即评估患者的一般情况，特别是循环系统状况。通过对患者心率、血压和体位等生命体征的改变来评估患者血流动力学状态是至关重要的。应进行详细的腹部检查，包括直肠指诊。一般来说腹部检查可以发现腹部肿块、肝大或脾大，其他的腹部问题则很难被发现。确诊肝脏疾病还需要做其他检查。

3. 辅助检查 明确出血来源的辅助检查应在专科医院进行。上消化道内镜检查简单、有效，在至少80%的病例可找到出血的病因。

在早期阶段，血红蛋白水平已经不再是一个衡量失血或需要输血的指标，原因是发生严重出血后24小时血液被逐渐稀释。然而，当血红蛋白水平低于90g/L时，通常被认为可以进行输血。

4. 治疗 主要目标是：
① 恢复有效的血容量（如有必要）。
② 明确诊断，进行确定性治疗。

所有明显出血的患者都应该立即入院，并由专科医生治疗。其中出现了大量的血液流失和有休克的临床症状需要紧急抢救。此类患者需要静脉置管和快速输入等渗盐水，再用血浆扩溶剂（例如海脉素），随后快速输血。

质子泵抑制药应该在大多数消化性溃疡引起的出血中使用，特别是50%的出血来自消化性溃疡。大多数情况下是口服给药，但重度疾病可以适当静脉给予质子泵抑制药。

在许多患者，出血不足以引起循环失代偿，可自行停止出血。约85%的患者48小时内停止出血。

在某些情况下，可通过内镜在出血部位或曲张静脉带注射治疗，如用热探针（如金探针）或注射肾上腺素或静脉曲张套扎进行止血。必要时可进行手术止血，但应尽量避免用于急性胃黏膜糜烂患者。

参考文献

[1] McPhee SJ, Papadakis MA. Current Medical Diagnoses and Treatment (49th edn). New York: The McGraw-Hill Companies, 2010: 545.

[2] Worthley DL, Fraser RJ. Management of acute bleeding in the upper gastrointestinal tract. Australian Prescriber, 2005, 28: 62–66.

[3] Kumar PJ, Clark ML. Clinical Medicine (7th edn). London: Elsevier Saunders, 2009: 291–293.

[4] Fulde GW. Emergency Medicine (4th edn). Marrickville: Elsevier, 2007: 299–301.

[5] Beck ER, Francis JL, Souhami RL. Tutorials in Differential Diagnosis (3rd edn). Edinburgh: Churchill Livingstone, 1995: 75–79.

[6] Talley NJ, Martin CJ. Clinical Gastroenterology. Sydney: MacLennan & Petty, 1996: 150–153.

第57章 头痛

> 当头痛的时候，整个身体都处于失衡状态。
>
> Miguel de Cervantes（1547—1616）

头痛是非常常见的症状。当患者主诉头痛时，医生需要采取有效的诊断和治疗，因为临床上很多疾病伴有头痛，容易混淆。诊断头痛的关键是明确导致头痛的原因。

有时患者表述头痛的方式可能会误导医生。例如患者也许会说"我认为我需要量量血压"或"我的眼睛需要检查一下"。或者他们没有提到由于脑部肿瘤或早期脑卒中导致的焦虑。

高血压本身引起的头痛并不常见，甚至有学者强调高血压不会引起头痛。但是，我们也确实看到过由高血压引起头痛的患者。因此，对头痛患者，我们应该测量其血压。患者渴望进行这一常规体检和在此体检过程中得到安慰。当头痛与高血压同时存在时，我们要考虑头痛是不是别的原因所引起。

严重头痛原因的诊断取决于详细的病史，包括各种疾病的不同表现，以及合理地使用CT扫描。

一、重要资料与关注要点

- 85%的人在1年内有过头痛，38%的成人2周内有过头痛[1]。
- 40%的7岁的孩子和75%的不止15岁孩子会经历不止1次的头痛[2]。
- 偏头痛影响了至少10%的人，其中1/4的患者在某些阶段需要药物治疗[3]。在一些非强化管理的社区里，被认为是正常的[4]。
- 有5%儿童11岁前患过偏头痛。
- 70%的偏头痛有家族史。
- 以前头痛被认为是颈部、眼睛、牙齿、颞下颌关节或其他组织疾病引起的继发性神经紧张。
- 药物导致的头痛很常见，在考虑病史时应注意到用药方面的情况。
- 在儿童身上出现头痛、头晕、呕吐三联征时，要首先排除后颅窝髓母细胞瘤。
- 成人脑肿瘤（晚期）所表现的典型三联征是头痛、呕吐和抽搐。
- 眼睛疲劳不是头痛的常见病因。
- 支气管癌是最常见的脑部恶性转移性肿瘤。

二、诊断方法

安全诊断策略模型见表57.1。

1. 可能的诊断 引起头痛最常见的原因是呼吸道感染，慢性复发性头痛最常见的病因是转换性偏头痛、紧张性头痛和混合性头痛。典型的混合性头痛多持续数天，伴有紧张、焦虑、颈椎功能障碍、血管性头痛和药物依赖等特点。神经科医生称之为紧张-血管性头痛，本病不多见[3]。

转换型偏头痛发作频繁，甚至每天发作。具有典型的偏头痛特征，疼痛性质类似于紧张性头痛，与单侧偏头痛的情况相似。滥用镇痛药可以使发作性偏头痛转变成慢性头痛。

2. 不能忽视的严重疾病 对于急性头痛来说，不能忽略蛛网膜下腔出血（SAH）或脑膜炎等病因。颅内出血，尤其是涉及脑室内、小脑和额叶区域的，也应考虑在内。

（1）急性"霹雳"性头痛[5] 这是可以由以下原因引起的突然的剧烈性头痛：

- 动脉瘤扩大——动脉瘤扩大或血管畸形引起的急性头痛。
- 蛛网膜下腔出血——通常在枕部感到疼痛，强度可能不同。
- 脑膜炎——应该考虑的常规头痛病因，特别是表现有萎靡不振、发热、颈部强直、疼痛剧烈持续的患者，可能还会突然复发。

对于慢性头痛，要考虑占位性病变包括硬膜下血肿等因素。由于头痛发病率随着年龄的增长而下降，所以对中老年人头痛加重要有所警惕，如考虑颞动脉

表 57.1　头痛的诊断策略模型

问	可能的诊断
答	急性：呼吸道感染
	慢性
	• 紧张型头痛
	• 混合性头痛
	• 偏头痛
	• 转换性偏头痛
问	不能忽视的严重疾病
答	心血管
	• 蛛网膜下腔出血
	• 颅内出血
	• 颈动脉或椎动脉夹层
	• 颞动脉炎
	• 脑静脉血栓形成
	肿瘤
	• 脑肿瘤
	• 垂体瘤
	严重感染
	• 脑膜炎，特别是真菌性脑膜炎
	• 脑炎
	• 颅内脓肿
	血肿：硬膜外／硬膜下
	青光眼
	良性颅内压升高
问	常被遗漏的疾病
答	颈椎病／脊柱功能障碍
	口腔疾病
	眼屈光不正
	鼻窦炎
	眼带状疱疹（萌出前）
	劳累性头痛
	低血糖
	外伤后头痛
	脊髓穿刺术后（如硬膜外、腰椎）
	睡眠呼吸暂停
	罕见疾病
	• Paget 病
	• 性交后
	• Cushing 综合征
	• Conn 综合征
	• Addison 病（第 25 章）
	• 自主神经功能失调性头痛
问	七种假象
答	抑郁症　　　　　　　√√
	糖尿病　　　　　　　√
	药物　　　　　　　　√√
	贫血　　　　　　　　√
	甲状腺疾病　　　　　√
	脊柱功能障碍　　　　√颈源性头痛
	尿路感染　　　　　　√
问	患者试图告诉我什么？
答	如果患者有潜在心因性障碍，完全可能。

炎（TA）的可能。良性颅内压增高也应考虑，尤其是在肥胖的年轻妇女。危险的隐球菌性脑膜炎通常诊断困难，即使 CT 扫描也多显示正常。

（2）严重头痛原因的提示

• 最重要指征是时间进程：注意是急性的还是亚急性的。

• 高度关注任何局部症状或体征（典型的偏头痛先兆除外）。

• 注意发热、神志不清、精神状态改变或颈部强直症状。

3. **常被遗漏的疾病**　表 57.1 列举了许多有争议的观点，但如果仔细分析病史的话，也有很多是显而易见的。包括创伤性头痛、穿刺操作后头痛（如腰椎穿刺和脊髓麻醉）和劳累性头痛。无呼吸道症状时，鼻窦炎可能被忽略。眼睛屈光不正，虽然是一个产生头痛不常见的病因，但也需要考虑。

常见误区

• 过度关注患者头痛本身，忽视进行仔细的病史采集和体格检查。

• 不注意发生头痛的多因素原因，如颈椎病亦是产生头痛的常见原因。

• 常常忽略对主诉头痛的患者进行血压测量。

• 发热和头痛的患者（特别是儿童）大量使用抗生素治疗，可能掩盖细菌性脑膜炎的表现。

• 把早期占位性病变引起的头痛误认为是精神紧张或高血压引起。

4. **七种假象**　在这些因素中，焦虑和药物是头痛的重要原因，颈椎病也是一个重要原因，但往往被一些医生所忽略。澳大利亚的数据资料也具有一定的误导性，因为许多患者更倾向于看保健医生。

一项英国的研究认为，颈椎病引起的头痛几乎和偏头痛同样常见。

脊椎异常引起的头部疼痛向上牵涉到眼，是因为面部三叉神经根的一些传入纤维汇聚在脊髓后角细胞（也可通过三叉神经传入纤维的兴奋），因此经由病变脊神经传入的冲动，常使患者有面部和头部疼痛的感觉（图 57.1）。

头痛的重要药物性原因列于表 57.2，如果血红蛋白水平低于 100g/L，贫血可能会导致头痛。甲状腺功能亢进症也会导致头痛，糖尿病的低血糖往往也是

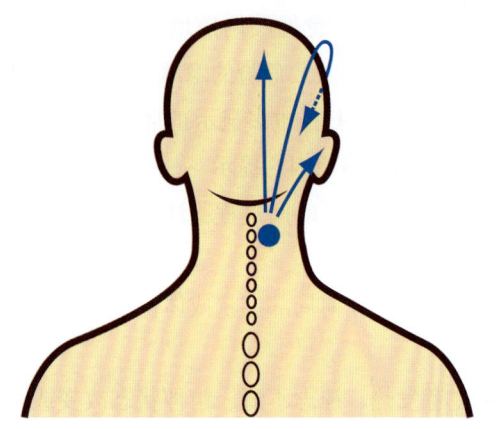

图 57.1　上颈段脊椎功能障碍导致的典型牵涉性头痛模式图

表 57.2　可引起头痛的药物

酒精
镇痛药（反跳）
• 阿司匹林
• 可待因
抗生素和抗真菌药
抗高血压药
• 甲基多巴
• β 受体拮抗药（如：阿替洛尔）
• 肼屈嗪
• 利血平
• 钙通道阻滞药（如：硝苯地平）
咖啡因
复方口服避孕药
皮质激素
环孢素
双嘧达莫
麦角胺（反跳）
H_2 受体拮抗药（西咪替丁、雷尼替丁）
单胺氧化酶抑制药
尼古丁
硝西泮
氧化亚氮
非甾体抗炎药（如：吲哚美辛）
PED 抑制剂（如：西地那非、他达拉非）
维 A 酸
拟交感神经药
茶碱
血管扩张药（如：钙离子通道阻滞药、硝酸盐）

可能的原因。

5. 精神因素　头痛，如同疲倦一样，是一种可以反映隐藏疾病的症状。当然，患者也可能是抑郁（隐性或显性）或焦虑状态。精神性头痛最重要的特点是头痛几乎是很快就消失了。然而患者经常会否认或者过分强调他们的焦虑、抑郁。所以，详细的病史是确定头痛与生活及经历关系的重要依据。

有些患者担心头痛原因是大脑肿瘤、脑卒中或高血压，所以需要给他们一些安慰。

在转换反应和其他的一些代偿机制，尤其是在意外事故（如交通事故）中，可能会使头痛症状恶化。与背痛相似，头痛时一个首发症状，可以一直持续或在其他症状发作时加重。

严重的头痛，特别是偏头痛，是很多毒品成瘾者吸毒的借口。对这些患者进行治疗需要技巧。

三、疼痛的昼夜模式

绘制 1 天内的头痛波动图可提供重要线索（图 57.2），患者刚醒来时的头痛可能的原因是血管性头痛（偏头痛）、颈椎病、抑郁症、高血压或占位性病变。紧张性头痛的特点是一般持续几个小时，而不是数天。额窦炎有一个典型的规律，即头痛发生在上午 9 点，在下午 1 点的时候最为痛苦，然后在接下来的几个小时疼痛逐渐消失。在有呼吸道症状的情况下很容易被误诊为紧张性头痛。混合性头痛往往会持续 1 天，但患者通常不会在睡眠中痛醒。

四、临床方法

1. 病史　应该对头痛情况有一个详细的描述，包括疼痛的分析。具体包括：

- 位置。
- 放射的部位和远近。
- 疼痛的性质。
- 严重程度。
- 频率。
- 持续时间。
- 疼痛发作与终止。
- 进展因素。
- 加重及缓解因素。
- 相关症状。

让患者将昼夜头痛的相对强度和次数描绘在纸上是很有帮助的。了解病史，特别是症状的发作节律，有助于头痛的诊断，进而确认其特殊的病理过程。

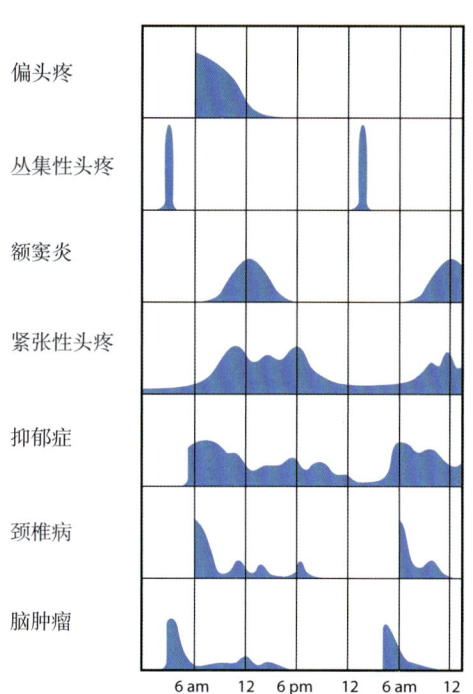

图 57.2 各种原因引起头疼的典型昼夜节律模式图。纵坐标显示疼痛的相对强度

2. 关键问题[6]
- 您能描述一下您的头痛吗？
- 头痛多久发作 1 次？
- 您能指出头痛的具体位置吗？
- 您的头或者脖子后面会痛吗？
- 一般在什么时候感到很痛？
- 当你头很痛的时候，是否还发现了什么症状？
- 是否觉得恶心、呕吐？
- 您是否看见过什么不寻常的东西，如闪烁的灯光？
- 您有头晕、虚弱或其他任何奇怪的感觉吗？
- 灯光会刺激到您的眼睛吗？
- 您有视物模糊吗？
- 您的一只或者两只眼睛是否发红？
- 在梳头发的时候您有没有觉得头痛？
- 您有没有感觉到很大的压力？
- 您头痛时会流鼻涕吗？
- 您用过什么药物？
- 您有没有高热、出汗，或者颤抖？
- 您最近有没有患重感冒？
- 最近您的鼻窦有没有受过伤？
- 您的头部最近是否被碰撞过？

- 您觉得是什么原因导致了头痛？

表 57.3 列出了偏头痛和紧张性头痛临床特征之间的差异。严重的头痛原因在下框里进行了概述。

头痛的重要警示性信号
- 突然发病
- 严重和使人虚脱的疼痛
- 发热
- 呕吐
- 意识模糊
- 身体弯曲、咳嗽或打喷嚏时头痛加重
- 早晨最严重
- 神经和视觉症状 / 体征
- 肥胖的年轻女性、药物依赖
- 老年人，特别是 > 50 岁老人的新发症状

表 57.3 偏头痛与紧张性头痛常见临床特征的比较[7]

	偏头痛	紧张性头痛
家族史	√	
20 岁前发病	√	
有前驱症状	√	
双侧		√
单侧	√	
搏动的	√	
持续的		√
每周少于 1 次	√	
每日持续的		√
不超过 24 小时	√	
呕吐	√	
可服避孕药可加重	√	
饮酒加剧	√	
饮酒可缓解		√

3. **体格检查** 体格检查即利用温度计、血压计和诊断的基本工具，包括检眼镜和听诊器。应检查头、颞动脉和眼睛。触诊部位包括颞动脉区、面部和颈部肌肉、颈椎和鼻窦、牙齿和颞下颌关节，并查看有无脑膜刺激征和视盘水肿的迹象。

精神状态的检查是很重要的，包括寻找意识改变或对认知和情绪的评估、焦虑、紧张、抑郁症等任何精神的改变。神经系统的检查包括视野和视敏度、瞳孔反射和眼球的活动度，还要检查患者面部和肢体的感觉和活动能力，以及各种反射，包括跖反射。检查的重要警示性症状列在下框中。

> **头痛患者进行体格检查的重要警示性症状**
> - 意识或认知改变
> - 假性脑膜炎
> - 异常的生命体征：血压、体温、呼吸
> - 病理性神经定位体征，包括瞳孔、眼底和眼球运动
> - 触痛，颞动脉搏动微弱

特殊体征

- 颈椎上部疼痛的体征：C_2和C_3颈椎触诊，特别是在C_2棘突外两指宽的地方的触诊。如果有触痛，甚至引发头痛，则明显是颈椎引发的头痛。

- 额窦炎Ewing体征：把手指置于上眼眶缘，轻轻向上向内压迫眶内顶部的眶上神经，如果出现头痛则表明有额窦炎。

- 去枕症：患者躺在检查床上，垫上一个枕头。然后检查者把枕头拿走。用手撑住患者的头部，教患者放松颈部肌肉，然后检查人员将手移开。此时，如果患者因病理性情况不愿改变头部位置，表现为颈部肌肉紧张。这种情况不多见。

4. 辅助检查 可选择以下检查项目：

- 血红蛋白：贫血？
- 白细胞：白细胞增多与细菌性感染。
- 红细胞沉降率（ESR）：颞动脉炎。
- 影像学检查：

如果怀疑颅内恶性肿瘤，行胸部X线检查。

— 颈椎X线检查。

— 如果怀疑脑肿瘤、Paget病、颅骨沉积，行颅骨X线检查。

— 如果怀疑鼻窦炎，行鼻窦X线检查。

— CT扫描：检测有无脑肿瘤（最有效）、脑血管意外（有价值的）或蛛网膜下腔出血。

— 放射性同位素扫描（^{99m}锝）来定位特定的肿瘤及血肿。

— 磁共振成像：非常有效，但是价格较昂贵，比CT扫描能更好地显示脑内的结构，但不可用来检测出血，也可用以检测颅内颞动脉炎。

— 腰椎穿刺：用于脑膜炎诊断和怀疑蛛网膜下腔出血（如CT扫描正常）时的检查。

注：如果有颅内压增高则是危险的。

五、儿童头痛

呼吸道感染和发热性疾病是小儿头痛的主要原因，不过引起成人头痛的其他常见原因也可引起儿童头痛。许多儿童的头痛是孤立性的，但通常也有慢性头痛表现。偏头痛多见于青春期，而青春期后紧张性头痛或肌肉收缩性头痛则比较常见。

一些容易被忽略的因素需要考虑到，如头发牵引、眼睛疲劳（测量并记录）和低血糖。儿童长时间饮食不规律很容易引起头痛，甚至偏头痛，应该嘱其进食早餐[8]。

年幼的儿童很少出现鼻窦性头痛，5岁以下的儿童不应该考虑此疾病。

1%~5%的7~15岁的儿童有过偏头痛史。在发展中国家，女孩的发病率是这个数字的2倍。通常有很强的家族倾向，良好的管理可以使大部分人长期都不会发生偏头痛。普通型偏头痛主要有不适或恶心症状：有典型先兆的偏头痛不是儿童偏头痛的特点。而相当剧烈的偏头痛，如椎基底动脉偏头痛常见于青春期少女，偏瘫性头痛发生于婴幼儿和儿童，尤其是他们第1次发作时，呕吐不一定是儿童头痛患者的相关症状。

需特别注意的是，如果头痛是渐进性的可能需要考虑脑的占位性病变，典型症状主要表现为头痛在早晨表现明显，伴呕吐、头晕、复视、共济失调等。提示有颅脑肿瘤或其他严重疾病的症状表现列于表57.4。

表57.4 提示有严重病因的儿童头痛

头疼特点
持续的
早晨起来即出现的头痛
夜间痛醒
无病史
无家族史
伴有健康状况不佳
伴有神经系统症状
头痛为单侧性

新生儿和6~12个月大的婴儿罹患脑膜炎的风险较大，这一点需要记住。

对不严重头痛性疾病的治疗除了安慰（尤其是

家长）之外，不能只过分强调症状缓解与否和简单地使用药物治疗，如对年幼的孩子使用对乙酰氨基酚和阿司匹林。对诊断不明确和疑难性头痛应予以转诊。

儿童头痛的药物治疗[9]

紧张性头痛和偏头痛：

- 对乙酰氨基酚 20mg/kg，立即口服，然后加至 15mg/kg，每 4～6 小时 1 次，最大量达 90mg/（kg·d）。
- 或布洛芬 5～10mg/kg，立即口服，加至 40mg/（kg·d）（＜6 个月的儿童禁用）。

六、老年人头痛

老年人头痛的新近发作要谨慎对待，因为其可能提示严重的疾病，如占位性病变（如肿瘤、硬膜下血肿）、短暂性脑缺血发作（TIA）、三叉神经痛或椎基底动脉供血不足。颈椎病是与年龄相关的疾病，也可能是老年人头痛的一个重要原因。与年龄相关的头痛归纳于表 57.5。

老年偏头痛症状可能被误诊为脑血管疾病，尤其是伴有神经系统症状的时候。这种头痛多伴有多种视觉和感觉症状，而这些症状多在几分钟内从面部传递到舌或手，并在某个区域表现明显，这似乎有助于鉴别偏头痛与 TIA。虽然有些 TIA 患者会出现头痛，但头痛不是 TIA 的特异性表现。偏头痛的患者比脑血管疾病患者更容易引发呕吐[10]。

七、紧张性头痛

紧张性或肌肉收缩性头痛通常表现为对称（两侧）性的头部紧缩感。往往会持续数小时，每天发作，往往与颈椎功能障碍、压力和情绪紧张有关，就医之前患者通常不会意识到头痛与情绪紧张有关。此种情况女性患者占 75%。

1. 国际头痛协会（IHS）对紧张性头痛的诊断标准[11]

对发作性紧张型头痛国际头痛学会（IHS）的诊断标准如下：

（1）发作 10 次以上。

（2）持续时间为 30 分钟至 7 天不等。

（3）头痛的性质至少是下述 4 项中的 2 项：
- 非搏动性。
- 轻度或中度疼痛。
- 双侧疼痛。
- 日常体力活动不会加重。

（4）头痛应具有以下两个特征
- 没有恶心或呕吐。
- 没有畏光或畏声，或者有其中一种情况。

（5）每月头痛不超过 15 天，并且每年不超过 180 天。

（6）排除其他病因。

2. 临床特点（紧张性头痛）

表 57.5 与年龄有关的头痛的原因

儿童	并发感染
	精神性的
	偏头疼
	脑膜炎
	创伤后
成年人，包括中年	偏头疼
	丛集性头痛
	紧张
	颈椎功能不全
	蛛网膜下腔出血
	混合性
中老年人	颈椎功能不全
	脑肿瘤
	颞动脉炎
	神经痛
	Paget 病（畸形性骨炎）
	青光眼
	颈椎病
	硬膜下出血

部位	前额、头前半部和太阳穴（图 57.3）
放射部位	枕骨部
性质	隐隐的疼痛，就像是一种"紧绷的感觉""头顶上有重压感""头部周围的紧箍感"可能是像紧绷或虎钳钳夹一样的感觉而不是疼痛
频率	几乎每天
持续时间	数小时（可以持续数天）
发病	起床后、白天症状加重
加重因素	压力、空腹的过度工作
缓解因素	酒精
相关特征	头晕、疲劳、颈部疼痛或僵硬（后枕骨到肩部）、吹毛求疵的人格、焦虑或抑郁
体格检查	肌肉紧张（如皱眉）、触碰头皮就会感到疼痛、"隐形枕头"的体征可能是阳性的

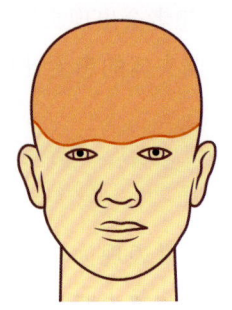
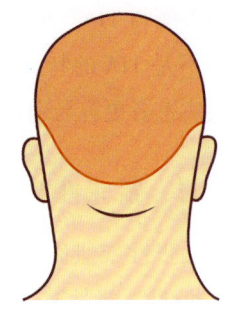

图57.3 紧张性头痛的典型分布

3. 治疗[9]

（1）耐心地教育患者，如讲解头皮肌肉的紧张，就像爬楼梯时小腿肌肉的状况。

（2）咨询及相关建议
- 学会精神和身体的放松。
- 头痛发作期间，泡热水澡放松、冥想。
- 不要太追求完美：不要成为时钟的奴隶。
- 不要把事闷在心里、不要感到内疚、认可自己、表达自己观点和不满。

（3）建议头痛时按摩头痛和受影响的部位。

（4）建议减少压力，采用放松疗法、瑜伽或冥想练习。

（5）药物——使用低效的镇痛药，如阿司匹林或对乙酰氨基酚，不应使用强效镇痛药。如果可能的话，尽量避免使用镇静药和抗抑郁药，根据症状需要可应用（如阿米替林10～75mg口服，必要时夜间可增加至150mg）。地西泮（短期）似乎对中年男性特别有效。但女性习惯性应用有导致抑郁症的倾向。

（6）注意事项
- 目标是改变患者的生活方式，避免使用镇静药或者镇痛药。
- 在睡梦中惊醒是不正常的。
- 谨防抑郁。
- 如有颈椎功能障碍，考虑应用肌肉能量疗法和（或）加强颈部锻炼。
- 建议冥想。

八、偏头痛

偏头痛来源于希腊语，意为"涉及半个脑袋的疼痛"（sick headache）。至少1/10的人曾患有偏头痛，在女性中更常见（女性发病率为18%，男性为6%），20～50岁最多见。有各种类型的偏头痛（表57.6），典型偏头痛（头痛、呕吐和先兆）与普通偏头痛（没有先兆）最为常见，紧张与压力是其最常见的诱发因素[3]。

 诊断提示：头痛 + 呕吐 + 视觉先兆 = 先兆型偏头痛（典型的）

1. 普通型偏头痛的IHS诊断标准[11] 没有先兆性偏头痛及IHS诊断标准包括：

（1）患者至少发作5次。

（2）头痛至少持续4～72小时。

（3）至少符合以下4项中的2项
- 单侧头痛。
- 搏动感。
- 为中度或重度疼痛，不能从事日常活动。
- 日常体力劳动使头痛加剧。

（4）头痛发作期间至少有以下两种情况
- 恶心或呕吐。
- 畏光或畏声。

（5）排除其他病因（如常规检查或影像学检查）。

2. 典型先兆偏头痛的IHS标准[11]

至少发作2次，包括以下至少3项：
- 皮质或脑干功能的可逆性脑部症状。
- 发作持续时间超过4分钟。
- 发作持续时间少于60分钟。
- 先兆发作1小时后出现头痛。

表57.6 血管性头痛的类型

普通偏头痛（先兆不明显或不存在）
典型偏头痛
复杂性偏头痛
罕见偏头痛
• 偏瘫
• 头基底部
• 视网膜
• 偏头痛性（前庭）眩晕
• 偏头痛性昏迷
• 眼肌麻痹
• 偏头痛等位发作
• 偏头痛持续状态
丛集性头痛
慢性阵发性偏头痛
经期性偏头痛
下半部头痛
良性劳累性疼痛（提示蛛网膜下腔出血）
混杂性（如：冰锥式疼痛、吃冰淇淋后头痛）

引自：Dany.[12]

注：如果头痛先兆持续了 1 小时以上，这是长时间的先兆偏头痛，如果超过了 24 小时，这可能是偏头痛性脑梗死。

3. 临床特征（典型偏头痛）

部位	颞额部（单侧）（图 57.4），也可双侧
放射	眼眶后及枕部
特性	激烈，搏动性
频率	每月 1～2 次
时间	4～72 小时
发作	经常醒来后发作
抵消	自发（经常是睡着后）
常见因素	紧张和压力（最常见）。其他因素见表 57.7
加重因素	紧张、活动
缓解因素	睡眠、呕吐
相关因素	• 恶心、呕吐（90%）、烦躁不安 • 先兆 ——视觉的 25%（闪光、暗点、偏盲、强化） ——感觉的（单侧感觉异常）
其他特点	儿童腹痛，有偏头痛、哮喘和湿疹的家族史。

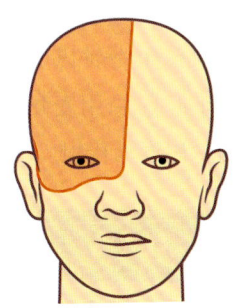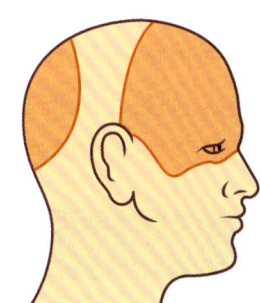

图 57.4　典型偏头痛的疼痛分布（右侧）

4. 治疗　患者教育——向患者提供安慰和解释，特别是当患者存在视觉和神经症状时。让患者知道他们的头痛是良性的。对于每一个偏头痛患者，都应该制订好完整的治疗计划。

咨询和建议
- 建议需遵循个体化。
- 避免已知的诱发因素，特别是紧张、饥饿、疲劳及身体和精神的压力。
- 建议患者记录可能导致头痛的食物和饮料，摄取低胺类食物，禁食巧克力、奶酪、核桃、鱼、蔬菜、菠菜和肝脏，不喝红酒。
- 培养健康的生活方式、放松、冥想训练与生物反馈训练等。
- 尝试非药物治疗（如针灸、催眠疗法）。

5. 急性发作的治疗
- 有先兆性症状时应马上开始治疗。
- 轻微的头痛一般给予阿司匹林（或对乙酰氨基酚），让患者躺下来休息即可。
- 在安静、避光、凉爽的房间休息。
- 前额或颈部冰敷。
- 避免喝咖啡、茶或橙汁。
- 避免做过多旋转性活动。
- 不要看书或看电视。
- 那些通过睡觉就可缓解头痛的患者，除下列措施外还可服用替马西泮 10mg，或地西泮 10mg。
- 中等程度的偏头痛可通过口服麦角胺或舒马曲坦来缓解，重度偏头痛患者可注射前述药物。
- 避免使用哌替啶及类似可导致依赖性的药物。

表 57.7　偏头痛的诱发因素

外部因素
食品——巧克力、橘子、西红柿、柑橘、水果、奶酪、含致敏性麸质的食物（可能）
酒精——尤其是红葡萄酒
药物——血管扩张药、雌激素、味精、谷氨酸盐、亚硝酸盐（"热狗"头痛）、吲哚美辛、口服避孕药
强光或明亮的光线
情绪紧张
头部外伤（通常是轻伤）（例如撞击伤——足球运动员的偏头痛）
变应原
气候变化
噪声过大
浓烈的香水
内部因素
疲劳、身体疲惫、睡眠过多
压力、压力缓解后——"周末偏头痛"
锻炼
激素的变化
——青春期
——月经期
——绝经期
——孕期
饥饿
家族遗传倾向
人格因素？

药物治疗（必要的时候）

（1）急性偏头痛的一线药物
- 阿司匹林或对乙酰氨基酚 + 止吐药：如可溶性

阿司匹林 600～900mg（口服）和甲氧氯普胺 10mg（口服）。

- 对乙酰氨基酚或布洛芬（儿童）。
- 可考虑非甾体抗炎药（如布洛芬、双氯芬酸，立即使用）。

若出现恶心呕吐的症状可应用：

- 甲氧氯普胺 5～10mg 肌内注射或静脉注射。
- 丙氯拉嗪 12.5mg 肌内注射或直肠给药 12.5～25mg。
- 可考虑比舒马曲坦。

（2）替代品　选择一种麦角胺或曲坦类药物。

① 麦角胺（适用于 80% 的患者）

- 口服：麦角胺 1mg+ 咖啡因 100mg（复方咖麦胺），必要时先服用 2 片（每天最多 6 片）。

可能需要甲氧氯普胺，肌内或静脉注射。

- 栓剂：如麦角胺 2mg+ 咖啡因 100mg（复方咖麦胺）第一次出现预兆用 1 剂，然后每隔 60 分钟 1 次（每天最多 3 次）。
- 吸入 Medihaler：每 5 分钟吸入 1 次（每天最多 6 次）。
- 肌内注射：双氢麦角胺 0.5～1mg，20 分钟前给予甲氧氯普胺 10mg 肌内注射。

② 曲普坦类药物

- 舒马曲坦（5- 羟色胺受体激动药）[9]

在症状开始时 50～100mg 口服，如有必要，2 小时内可重复使用，每天最大剂量 300mg。

或喷鼻剂 10～20mg，每侧鼻孔可加至 40mg/d 或 6mg 结膜下注射，1 小时或数小时内可重复注射，最大剂量为 12mg/d。

- 佐米曲坦 2.5～5mg 口服，必要时 2 小时重复 1 次（最大剂量 10mg/d）。
- 那拉曲坦 2.5mg，口服，4 小时重复 1 次（最大剂量 5mg/d）。
- 利扎曲普坦膜片 10mg，2 小时部可重复给药，最大剂量 30mg/d。

冠状动脉疾病、变异型心绞痛、未控制的高血压或怀孕期间的患者禁用曲坦类药物。不要和麦角胺合用，如患有出现胸痛应马上停药，尽管这种胸痛在年轻人是暂时性的，但是一旦出现胸痛，还是应该停药。服用 5- 羟色胺再摄取抑制药、单胺氧化酶抑制药和锂类药物的患者应谨慎使用。

6. 严重发作的治疗（如果其他药物无效）

注：要考虑可能是潜在脑血管畸形出血，或哌替啶成瘾。

（1）如在家中发作可给予[12]

- 双氢麦角胺 0.5～1mg（肌内注射）+ 甲氧氯普胺 10mg（肌内注射）。

或

- 舒马曲坦 6mg（结膜下注射）。

（2）如在手术室或急诊室发作，可给予

- 甲氧氯普胺 10mg（静脉注射）缓慢，持续 2 分钟 + 口服镇痛药。

或

- 甲氧氯普胺 10mg 静脉注射 + 双氢麦角胺 0.5mg 缓慢静脉注射。

或

- 舒马曲坦 6mg（结膜下注射）。

或

- 氯丙嗪 0.1mg/kg，静脉注射，30 分钟以上。

注：如果使用舒马普坦 6 小时内忌用麦角胺制剂。使用麦角胺制剂 24 小时内忌用舒马普坦。

> **对于严重的典型偏头痛的实践要点**
>
> - 甲氧氯普胺静脉注射 + 生理氯化钠溶液 1L，30 分钟内静脉滴注 + 口服阿司匹林或对乙酰氨基酚。
> - 继续高流量输液。

（3）偏头痛持续状态（持续性偏头痛）　静脉注射双氢麦角胺（超过 8 小时，要住院治疗 3～7 天）或氯丙嗪 0.1mg/kg，静脉注射。每 15 分钟重复使用，可达 3 次（如有必要）。可以考虑使用糖皮质激素（如立即静脉注射地塞米松 10～20mg，而后逐渐减量）。

7. 预防　对于每月 2 次以上频繁发作的偏头痛患者可考虑预防性治疗，可以改变患者的生活方式和健康状况，当然对于每周都发作和有不良反应发作的患者也应给予预防治疗。治疗时不能给与麦角胺。

（1）常用药物

- β 受体拮抗药——普萘洛尔 40mg 口服，每日 2

次或 3 次（最大量 320mg/d）、美托洛尔、阿替洛尔。
- 晚上服用苯噻啶 0.5～2mg。
- 赛庚啶（适合儿童）。
- 三环类抗抑郁药——阿米替林。
- 可乐定。
- 麦角新碱（可用于其他治疗效果不好的严重偏头痛）饭后 1mg，每日 3 次——不超过 4 个月。
- 钙通道阻滞药——硝苯地平、维拉帕米。
- 非甾体抗炎药——萘普生、吲哚美辛、布洛芬。
- 单胺氧化抑制药——苯乙肼、吗氯苯胺。
- 舒马曲坦。
- 加巴喷丁。
- 丙戊酸钠。
- 托吡酯。

（2）月经性偏头痛　萘普生 550mg，口服，于发作前 48 小时使用，持续 4～10 天。

8. 治疗原则[9, 13]　根据患者的医疗状况选择治疗药物：
- 如果体重较轻——苯噻啶。
- 如果高血压——β 受体拮抗药。
- 如果抑郁或焦虑——阿米替林。
- 如果紧张——β 受体拮抗药。
- 颈椎病——萘普生。
- 对食物敏感的偏头痛——苯噻啶。
- 经期性偏头痛——萘普生或甲芬那酸或布洛芬。

普萘洛尔或苯噻啶是常用的一线药物[10]
- 普萘洛尔 40mg（口服），每日 2 次或 3 次（首次），增至 320mg/d（如有必要）。
- 苯噻啶 0.5～1mg 夜间（口服，首次），可持续增加至 3mg/d（如有必要），每种药物在被判定无效前，至少应试用 2 个月，夜间服用阿米替林 50mg 时可以加入普萘洛尔、苯噻啶（注意体重增加）或美西麦角，可以达到很好的控制效果[3]。

九、丛集性头痛

丛集性头痛又被称为偏头痛样神经痛，是单侧头痛，经常在夜间发作，一般出现在凌晨，但患者也可能在其他时间发生头痛。它的另一个特点是有明显的周期性，通常发生在男性（男：女 = 6：1），儿童少见。无视力障碍或呕吐症状。

 诊断提示：眼球后头痛 + 流涕 + 流泪 = 丛集性头痛

1. 治疗
急性发作（短暂治疗疗效差）
- 考虑吸入 100% 的氧气 10L/min，持续 15 分钟（通常有效）。
- 结膜下注射舒马普坦 6mg（或 20mg 鼻内）。
或
- 麦角胺（如 Medihaler 或直肠给药）。
- 甲氧氯普胺片 10mg 静脉注射 + 双氢麦角胺 0.5mg 缓慢静脉注射或 1mg 肌内注射。
- 考虑局部麻醉——枕大神经阻滞。
- 避免饮酒。

2. 预防（一旦丛集性头痛开始发作）
可考虑以下措施：
- 麦角胺（发作时期晚上服用）：口服或肌内注射双氢麦角胺（最好是发作前 1 小时给药）。
- 麦角新碱 1mg 口服，每日 1 次，最大量 3mg，每日 2 次。
- 泼尼松龙 50mg/d，持续 10 天，然后减量。
- 锂 250mg（口服），每日 2 次。
- 维拉帕米缓释剂 160mg/d（口服），高达 320mg。
- 苯噻啶。
- 吲哚美辛（有助于确诊）。
- 丙戊酸钠。

注：上述治疗方法可被用于预防长期频发的丛集性头痛。

3. 临床特点

部位	超过或局限于单眼睛（图 57.5）。始终为同一侧
放射	额叶和颞区
性质	严重
频率	每日 1～3 次，在固定的时间段发作
持续时间	15 分钟或 2～3 小时（平均 30 分钟）。丛集性头痛可持续 4～6 周（甚至持续几个月）
发作	夜间突然发作（通常情况下），大多在入睡后 2～3 小时；"闹钟性"头痛（例如常发生于凌晨 2～4 点）
缓解	自行性
加重的因素	酒精（丛集性头痛期间）
缓解因素	药物
相关特征	家族史、同侧鼻流涕、流泪、额头和面颊发红、患侧眼睛发红、霍纳综合征（罕见）（图 57.6）

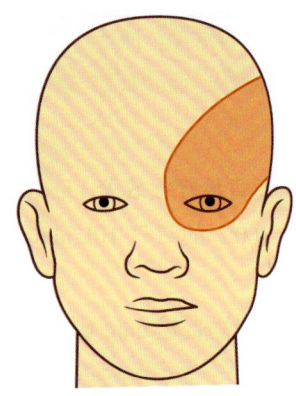

图57.5 丛集性头痛典型的疼痛分布部位

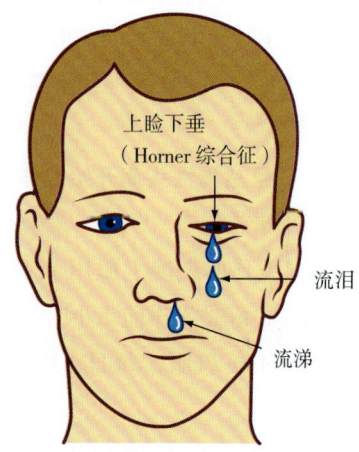

图57.6 丛集性头痛发作的特征：眼睑下垂、流泪、患侧鼻孔流涕

十、颈椎功能障碍／颈椎病

颈部病症引起的头痛，通常被称为枕神经痛或颈源性头痛。物理疗法是在现实生活中更为常用和有效的治疗方法，包括活动、推拿和特殊练习，见第25和63章。

C_2、C_3两节的任何结构性异常，都可引起通过其中的颈椎神经（通常是$C_1 \sim C_2$、$C_2 \sim C_3$小关节）引起相应部位的头痛，当头痛范围超过半个头时，常常被误诊为偏头痛[14]，颈部的检查有助于确诊，但临床确诊很困难。

1. 临床特点 疼痛通常位于枕区，可能放射至顶叶区域、头顶和眼睛后部（图57.7）。疼痛通常白天消失，常有头部外伤史。常通过触诊C_1、C_2和C_3判断颈椎病，特别是头痛侧。

2. 治疗

- 物理治疗方法：水疗、肌肉能量疗法、活动、推拿（专家指导）和颈部运动（非常重要）。
- 颈枕支撑。
- 非甾体抗炎药治疗颈椎病。
- 对于疑难病例，应考虑全身麻醉、皮质激素注射或部分枕部神经手术。

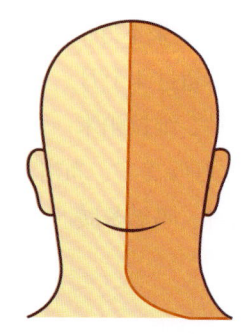 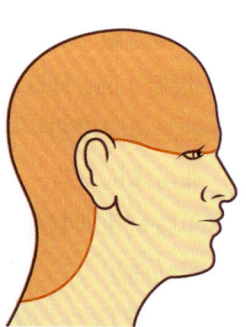

图57.7 颈椎功能障碍引起的头痛的典型分布部位（右侧）

十一、混合性头痛

混合性头痛比较常见，且常被诊断为精神性头痛或典型偏头痛。混合性头痛是由多种因素导致的：

- 紧张或抑郁。
- 颈椎功能不全。
- 脑血管痉挛（偏头痛）。
- 药物：镇痛药（反跳）、尼古丁、咖啡因、非甾体抗炎药。

混合性头痛的特点与紧张性头痛有些相似，通常被描述为"我的头好像要爆炸了"，疼痛往往是恒定的，在患者醒来的那一刻起，往往会持续几天（平均3～7天），但也可能持续几周或者几个月。往往与压力和恶劣的工作环境有关，有时也可能是意外导致的。

治疗

一个重要的策略是评估引起头痛的原因，逐个清除。

- 评估是不是药物引起的，并调整用药。
- 颈椎功能失调——如果是，进行物理治疗。
- 抑郁。
- 紧张或压力。
- 其他因素（如转换反应）。
- 血管痉挛。

治疗包括认知疗法、安慰心理疗法，确认患者没有脑肿瘤，并改变生活方式。最有效的药物是阿米替林和其他抗抑郁药。普萘洛尔和抗癫痫药可以考虑。

十二、颞动脉炎

颞动脉炎（temporal arteritis，TA）也称巨细胞性动脉炎或颅动脉炎。通常有颞区和头皮局部血管壁增厚，伴或不伴颞动脉搏动减弱。20% 的风湿性多肌痛患者会进展为 TA，请参见第 33 章。

年龄	＞50 岁（平均年龄 70 岁）
部位	前额及颞区（单侧）（图 57.8）
放射痛	头的一侧朝向枕部放射
特性	严重的烧灼痛
频率	每天，持续疼痛
持续时间	通常是持续的（逐渐延长）
发病	非特异性，晨起严重
缓解	无
加重因素	压力和焦虑
缓解因素	无
伴随症状	全身乏力、周身和肌肉疼痛（特别是颈部）、体重减轻
其他特点	间歇性视物模糊 梳头时触痛 咀嚼障碍 风湿性多肌痛 高血压 情绪行为异常

1. 临床特点 TA 是一种结蹄组织病引起的颅外血管炎症，尤其是颞浅动脉。通常表现为单侧间歇性头痛，在 50 岁以上的人群中比较常见。

TA 还可能累及颅内血管，尤其是眼动脉和睫状肌后动脉，可导致视神经萎缩而失明。大约一半的患者视力在某些阶段会减弱。一旦失明则是不可逆的。

2. 诊断 通过活体和颞浅动脉组织学检查确诊。红细胞沉降率通常会显著升高，但也可能是正常的。如果 TA 是局灶性的，活检结果可能为阴性。磁共振成像对诊断本病有很高的敏感性和特异性。

注：对任何新发头痛均应考虑到颞动脉炎。

3. 治疗 TA 对激素特别敏感，为预防失明要立即开始治疗。初始用泼尼松龙 60mg，每日 2 次，口服，持续 2～4 周。通过检测临床状态、红细胞沉降率（ESR）、C 反应蛋白（CRP）水平来减少剂量[10]。同时使用 H_2 受体拮抗药，颞动脉炎可能需要 1～2 年才能改善。

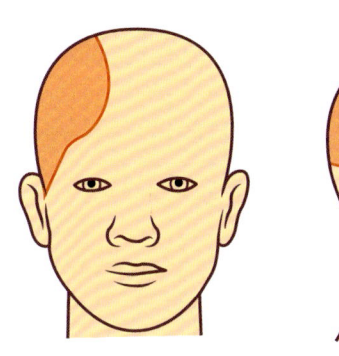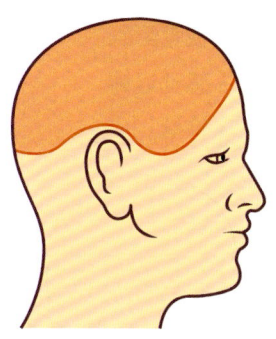

图 57.8　颞动脉炎引起头痛的典型分布部位（右侧）

十三、额窦炎

额窦炎导致的头痛可能诊断比较困难，特别是没有明显上呼吸道感染和血管运动型鼻炎的患者。有些患者先前无呼吸道感染史、鼻塞和发热的症状。与目前流行的观点相悖的是，鼻窦炎引起的头痛相对少见。

1. 临床特点　典型临床表现是额叶或眶后疼痛（图 57.9），这种疼痛有昼夜规律，一般在上午 9 点发作，中午达到高峰，然后逐渐减轻，下午 6 点基本消退。

2. 体格检查　额窦有压痛，叩击时可诱发，可能会引起 Ewing 征，上眼睑可能有发热和水肿。

3. 治疗

（1）治疗原则
- 使用雾化吸入引流鼻窦。
- 抗生素：阿莫西林/克拉维酸、头孢克洛或多西环素。
- 镇痛药。

（2）转诊　如果保守治疗无效，建议转诊到耳鼻喉科。如果急性化脓性鼻窦炎持续存在，并形成扩散，导致硬膜外或硬膜下间隙积脓、脑脓肿，或引起血源性感染扩散，则是相当危险的。

（3）并发症
- 眼眶蜂窝织炎。
- 硬膜下脓肿。
- 骨髓炎。

- 海绵窦血栓形成。

提示感染扩散的症状有：
- 发热和寒战增多。
- 呕吐。
- 眼睑和前额水肿。
- 视觉障碍。
- 感觉迟钝。
- 惊厥。

2. **体格检查**
- 局灶性中枢神经系统体征。
- 视盘水肿（图 57.10），但也可能不出现。

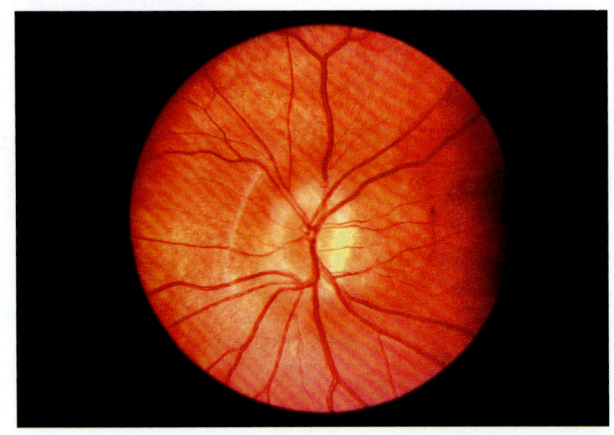

图 57.10　颅内压升高导致视盘水肿与眼底肿胀

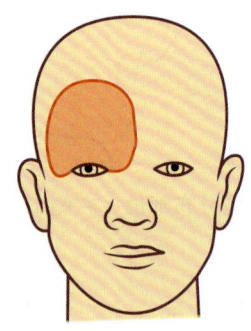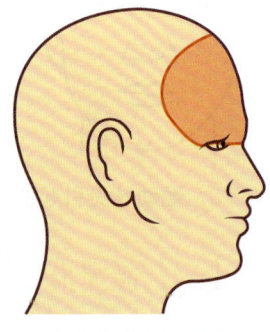

图 57.9　典型的鼻窦炎引起的头疼部位分布（右侧）

十四、颅内压升高

导致占位性病变的重要原因包括脑肿瘤和硬膜下血肿。有时硬膜下和硬膜外血肿难以鉴别，后者多是由急性创伤引起（第 76 章）。典型临床表现：通常在早上发生颅内压突然升高，导致呕吐及嗜睡。头痛是脑肿瘤不常见的症状。

 诊断提示：嗜睡 + 呕吐 + 癫痫发作 = 颅内压升高

1. 临床特点

部位	广泛，往往在枕部
放射	眼窝
特性	钝痛、固定的疼痛
频率	每天
持续时间	早晨数小时
发病	晨起加重，一般是间歇性的，可以从睡眠中唤醒
消退	晚上（如果有的话）
加重因素	咳嗽、打喷嚏、上厕所用力
缓解因素	镇痛药（例如阿司匹林）、坐、站立
相关特点	呕吐（之前没有恶心）
	眩晕/头晕、目眩、嗜睡
	癫痫发作
	意识混乱（后期）、神经系统体征（取决于在哪侧）

十五、脑肿瘤

1. 特点
- 发病率是 5/10 万～10/10 万。
- 有两个发病高峰：< 10 岁的儿童，35～60 岁成人。
- 主要类型

— 儿童：髓母细胞瘤、星形细胞瘤（颅后窝）、室管膜瘤、神经胶质瘤（脑干）。

— 成人：脑胶质瘤、脑膜瘤、垂体腺瘤、脑转移瘤（如来源于肺）。

2. 辅助检查
- CT 扫描和 MRI。

十六、蛛网膜下腔出血

蛛网膜下腔出血（subarachnoid haemorrhage，SAH）是不应该被忽视的可威胁生命的事件，发病率是 12/10 万，约有 40% 的患者未经治疗就死亡，但 1/3 的患者治疗效果良好。

1. 临床特点
- 突发头痛（中重度疼痛）。
- 多发于枕部。
- 开始为局限性的，然后发展到整个头部。
- 随后有颈部疼痛和强直。
- 常伴有呕吐、意识丧失。
- Kernig 征阳性（第 31 章）。

- 神经功能损害可能包括：偏瘫（脑出血）、第Ⅲ对脑神经麻痹（部分或全部）（图 57.11）。

1/3 的患者有"前哨"性头痛。

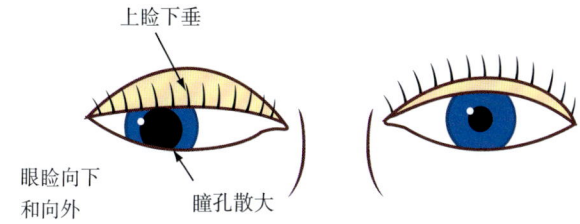

图 57.11　第Ⅲ对脑神经麻痹（右侧）

 诊断提示：枕部头痛 + 呕吐 + 颈部强直 = SAH

2. 诊断　首选 CT 扫描，且应于伤后头几小时内进行，如果 CT 扫描能确诊，则无需行腰椎穿刺术。如果 CT 扫描阴性（10%～20% 的患者），可行腰椎穿刺。即使腰椎穿刺显示脑脊液混有血液的阳性特征，那么，7 天后 CT 检查仍有可能为假阴性。

3. 特别注意
- 非严重的头痛可能不容易确诊。
- 如有过去有此症发作史，则应考虑血管瘤引起的 SAH，而不是动脉瘤。

4. 治疗　需要立即转诊。如果对诊断存疑，可留观 12～24 小时。

十七、脑膜炎

脑膜炎引起的头痛可遍及全脑并向颈部辐射。呈严重的持续性疼痛，偶尔会突发，颈部屈曲会加重疼痛，Kernig 征阳性，发热，颈部强直。需紧急转诊。如果怀疑为脑膜炎，或者儿童或成人出现头痛并伴有发热、颈部强直，必须在腰椎穿刺确诊后才能使用抗生素。

十八、药物反跳性头痛

药物反跳性头痛通常与镇痛药和麦角胺的药物依赖性有关。有一系列能引起反跳的非处方药和处方药，例如阿司匹林、布洛芬、对乙酰氨基酚、阿片类药物和咖啡因。头痛发生在一天中的清醒时刻，疼痛强度可有波动，与双侧紧张性头痛类似。若患者描述为"每天每刻"都有头痛，则应怀疑是药物反跳性头痛。要诊断药物反跳性头痛应认真询问用药史。治疗上应采取逐步撤药的方法。对使用依赖性药物的患者，应逐渐减少用量，可替代性使用止吐药和阿米替林，或使用 β 受体拮抗药 14 天以上。

十九、慢性阵发性偏头痛

这是一种罕见的头痛综合征，常伴有丛集性头痛和面部疼痛。疼痛为单侧性的，很折磨人，其分布于太阳穴、额区、眼部和面部上方，可放射至耳部、颈部和肩膀。它不同于丛集性头痛的患者，其发作时间较短（平均 20～30 分钟），发作较频繁，一天可达 14 次。这种疾病的性质和分布以及相关的自主功能障碍与丛集性头痛类似，患侧也可出现鼻塞流涕或流泪、结膜充血和眼睑下垂。这种头痛的病因尚不清楚，使用吲哚美辛治疗反应良好（25mg，口服，每日 3 次）。

二十、创伤后头痛

这是一种持久性、弥漫性的头痛，与精神症状相关，如头晕、易怒和抑郁。病程可持续 6～12 个月，最好使用阿司匹林和对乙酰氨基酚治疗，如果患者对药物反应不敏感和病程持久，可以尝试使用阿米替林和丙戊酸钠[9]。

二十一、腰椎穿刺后头痛

当站立或坐位时出现，平躺时可迅速缓解。是低压性头痛的一种形式，可能是脑脊液渗漏引起的。可导致严重的恶心和呕吐，大多数在术后 2～7 天内发生。治疗包括卧床休息，直至痊愈。如果症状持续，建议转诊行硬脊膜外血液填补。

二十二、三叉神经痛

三叉神经痛的疼痛是突发性剧痛，会持续数秒至数分钟，通常只影响面部，而不是头部（第 53 章相关内容）。闪电似刺痛，一般持续 1～2 分钟，但灼热或灼烧的疼痛感至少可以持续长达 15 分钟。

二十三、冰锥性头痛

冰锥性头痛一般持续几秒钟，类似突然刺痛感，通常发生在太阳穴（常为双侧），这种情况偏头痛患者更常见。可能每天会不可预测的发作30次或更多次。治疗主要是吲哚美辛25mg，口服，每日3次。

二十四、高血压性头痛

往往只在重度高血压时发生，如恶性高血压或高血压脑病。头痛一般在枕部，有搏动感，晨起时更严重。

头痛可以是心源性的，通常出现在被告知患有高血压后。然而，偶尔也有患者有轻度高血压时会有真正的头痛，这可以作为他们血压水平（升高）的一个指标。

二十五、良性颅内压升高（假性脑瘤）

这种疾病罕见但非常凶险，常见于20～50岁肥胖的女性，也可以发生在任何年龄的人群。主要特点是头痛、视物模糊和黑矇、恶心以及视盘水肿。被认为是由于脑脊液循环障碍所致，CT和MRI扫描正常，但腰椎穿刺显示脑脊液压力升高，脑脊液实验室检查是正常。

本病有时与药物，包括四环素类（最常见）、呋喃妥因、口服避孕药、皮质激素和维生素A的制剂有关。值得关注的是颅内压升高引起的视觉缺损。紧急转诊是必要的。药物治疗包括减肥、使用皮质激素和利尿药。为了缓解症状可进行反复腰椎穿刺。有时药物治疗无效，可以行神经减压术或腰部脊髓腔-腹腔分流术。

 诊断提示：头痛＋视觉模糊＋恶心＝良性颅内压升高

二十六、与具体活动相关的头痛

1. 性爱性头痛 可以表现为沉重性或爆炸性头痛，受性冲动和性活动影响，特别是与性高潮有关。有些是劳累性头痛的一种形式。有时候，性爱性头痛容易误被认为蛛网膜下腔出血，但如果头痛剧烈恰逢性高潮，没有呕吐或颈部僵硬等相关症状，或数小时内缓解，则蛛网膜下腔出血的可能性不大。治疗是性爱前1～2小时给予预防性β受体拮抗药或麦角胺1mg（口服）。

2. 咳嗽和劳力性头痛 有些人经历某些诱因如咳嗽、喷嚏、弯腰、用力、拉伸和各种体育活动时会出现短暂的严重疼痛，通常是良性的，检查结果均为阴性。如果有局灶性体征或症状不缓解，可行CT扫描辅助诊断。

治疗是在劳力活动之前1～2小时用吲哚美辛25mg（口服），每日2～3次。

3. 重力性头痛 枕部头痛，垂直站立时加剧，躺下后缓解，这是腰椎穿刺后、硬膜外阻滞或低压性头痛的特点。穿刺治疗后可能持续数周。

4. "冰淇淋"头痛 当患者快速摄入非常冷的食物和饮料，额部或整个头部会觉得疼痛。这是血管性头痛的一种。

二十七、转诊时机

- 有证据证明或怀疑蛛网膜下腔出血或脑内血肿时。
- 复杂性偏头痛。
- 不能明确诊断。
- 除了典型的头痛，还出现阳性神经系统体征。

> **实践要点**
>
> - 年龄＞55岁的患者，出现异常的头痛，则应考虑为器质性疾病，如TA、脑肿瘤或硬膜下血肿，直至证明为其他疾病。
> - 对于颞动脉炎，红细胞沉降率是一个极好的筛选试验，但偶尔于活动性颞动脉炎患者的红细胞沉降率也可以正常。
> - 如果患者24小时内出现两次同样的头痛而就诊或因头痛伴呕吐入院时，在出院前，除了偏头痛外，应多考虑其他疾病的诊断[8]。
> - 对于少见或异常的头痛时应从多方面考虑其诊断和治疗。
> - 如果偏头痛发作严重且不典型（如：总是在同一侧），应考虑脑血管畸形的可能。
> - 在脑肿瘤和颅内出血的诊断中，CT扫描和MRI已取代其他辅助检查，但应合理应用。
> - 如果头痛位于枕部，或伴有颈部疼痛，应考虑颈椎功能不全的可能性，一旦诊断成立，应立

即给予相应的处理。
- 对于反复发作的偏头痛患者，要避免诱发因素，在发作初期可用阿司匹林和甲氧氯普胺。
- 突然发生的剧烈头痛，要考虑蛛网膜下腔出血，除非有证据可完全排除此诊断。
- 蛛网膜下腔出血有时可能被漏诊，这主要是因为在鉴别诊断中其易被医生忽视。对于非常严重、长时间的头痛和嗜睡、颈部抵抗的患者应怀疑该病。
- 有证据表明，大部分头痛与疲劳、紧张或偏头痛的触发因素有关，且通过热疗或冷敷、运动锻炼和应用普通镇痛药，包括阿司匹林和布洛芬等缓解[15]。
- 如果女性偏头痛患者需要口服避孕药，应使用小剂量雌激素制剂，并注意观察病情及用药情况。
- 尽可能避免使用麻醉药（如哌替啶和可待因）治疗偏头痛——频繁使用麦角胺、镇痛药或麻醉药可能促使发作性偏头痛转变为慢性发作性头痛[4]。
- 尽管采取了预防措施，但头痛的发病率还是升高了。
- 头痛的危险信号：
— 突然发病，无既往史。
— 老年人的近期发作为首次发作。
— 儿童反复发作的头痛。
— 进行性加重。
— 患者在夜间被痛醒。
— 疼痛局限在特定部位（如耳朵、眼睛）。
— 由颅内压升高引起（如咳嗽）的头痛。
— 相关的神经系统症状或体征：惊厥、发热、神志不清、意识障碍、颈强直、头晕/眩晕、人格改变。

参考文献

[1] Cormack J, Marinker M, Morrell D. The patient complaining of headache. In: Practice. London: Kluwer Medical, 1982: 3–12.

[2] Wright M. Recurrent headaches in children. Australian Paediatric Review, 1991, 1(6): 1–2.

[3] Anthony M. Migraine and tension headache. In: MIMS Disease Index (2nd edn). Sydney: IMS Publishing, 1996: 313–316.

[4] Stark R. Management of headache. Proceedings of 25th update course for GPs. Monash University, 2003.

[5] Lance JW. Headache and facial pain. Med J Aust, 2000, 172: 450–455.

[6] Davis A, Bolin T, Ham J. Symptom Analysis and Physical Diagnosis. Sydney: Pergamon, 1990.

[7] Lance JW. Mechanism and Management of Headache (3rd edn). London: Butterworths, 1978: 109–112.

[8] Smith L. Childhood headache. In: Australian Doctor Education, GP Paediatrics, 2005.

[9] Tiller J (Chair). Therapeutic guidelines: Neurology (Version 3). Melbourne: Therapeutic Guidelines Ltd, 2007: 61–87.

[10] Burns R. Pitfalls in headache management. Aust Fam Physician, 1990, 19: 1821–1826.

[11] IHS Classification ICHD–II. Refer www.ihs–classification.

[12] Day TJ. Migraine and other vascular headaches. Aust Fam Physician, 1990, 19: 1797–1804.

[13] Heywood J, Zagami A. Treating acute migraine attack. Current Therapeutics, 1997, 37(12): 33–37.

[14] Anthony M. The treatment of migraine—old methods, new ideas. Aust Fam Physician, 1993, 22: 1401–1405.

[15] Rosser W, Shafir MS. Evidence–based family medicine. Hamilton: BC Decker Inc, 1998: 164–166.

第 58 章 声 嘶

> 发声缺陷导致的声嘶是由于缺乏正常的声带活动或震动导致的。声嘶是一个重要的指征，因为一些严重的疾病如恶性肿瘤或呼吸道阻塞都可以导致声嘶[1]。
>
> Raymond L Carroll 1996

声嘶是喉部疾病引起的声音改变，是全科医生工作中常见的喉部疾病的重要表现[2]。导致声嘶的原因很广泛，从常见的轻微的自限性上呼吸道病毒性感染到威胁生命的某些严重疾病，都可以引起声嘶（表58.1）。可突然起病，从仅持续几天到逐步发展，持续数周或数月。急性和慢性声嘶的分界点为3周，具体时间大多根据自限性疾病的状况而定。声嘶是属于生涩、刺耳、粗哑或粗糙的声音，而不是音调或音量的减低。声嘶偶尔亦可见于功能性或故意性症状，如"癔症性失声"[3]。在这种状况下，患者可能有意把握讲话时的细微变化。

一、重要资料与关注要点

- 急性声嘶通常仅从病史上就可明确诊断，如急性上呼吸道感染（URTI）或声带过度使用。
- 如果罕见的声嘶情况发生，要考虑甲状腺功能减退症。
- 成年人声嘶持续超过3周需排除喉癌，喉癌可能会发生在声带的内侧面或外侧面。
- 间歇性声嘶常常继发于良性疾病，持续或进行性声嘶提示恶性肿瘤。
- 非恶性声带病变包括息肉、声带结节、接触性溃疡、肉芽肿、其他良性肿瘤和白斑。
- 对慢性声嘶进行诊断时必须检查咽喉部，但下列情况很常见：
  - 儿童：大声喊叫引起声带小结。
  - 成人：非特异性刺激性喉炎。
- 过敏反应性急性血管性水肿可能发展为危及生命的急性喉水肿。
- 老年人或体弱者因呼吸无力，可表现为发颤或轻微的"假性嘶哑"，这种情况称之为发声无力或老年语音。

表 58.1　声嘶诊断策略模型

问	可能的诊断
答	病毒性上呼吸道感染：急性喉炎
	非特异性刺激性喉炎（Reinke 水肿）
	声带小结和息肉
	老人发声无力
	急性扁桃体炎
问	不能忽视的严重疾病
答	癌：喉、肺部癌症，包括复发性喉返神经麻痹
	严重的气道阻塞（急性会厌炎、哮吼）
	其他少见的严重感染（如结核、白喉等）
	异物
	运动神经元病
	重症肌无力
问	常被遗漏的疾病
答	有毒气体
	过度发音
	声带良性肿瘤（如息肉、"歌手的结节"、乳头状瘤）
	胃食管反流→咽喉炎
	甲状腺肿
	肌张力异常
	外伤（如气管插管后）
	血肿
	真菌感染（如皮质激素类药物吸入引起的念珠菌感染、免疫功能低下）
	过敏反应（如血管神经性水肿）
	白斑
	全身自身免疫性疾病（如系统性红斑狼疮、韦格纳肉芽肿）
问	假象
答	考虑
	• 药物：抗精神病药物、蛋白同化甾类药物
	• 吸烟→非特异性喉炎
	• 甲状腺功能减退症、肢端肥大症
问	患者试图告诉我什么？
答	考虑
	• 功能性失声
	• 功能性喘鸣

• 喉接触性溃疡主要发生在声带后 1/3 处黏膜较薄的地方，可引起声音微弱、嘶哑，发声时可能伴有疼痛，溃疡也可能发展成肉芽肿。除了插管损伤外，一些演说者为了用力发声或过分降低音调，也可发生接触性溃疡。

二、临床方法

1. 病史 注意声音变化的性质和持续时间，询问是否有吸入糖皮质激素制剂，进行过度的或异乎寻常的声音强度（特别是唱歌），近期手术史，可能存在的食管反流、吸烟或暴露于污染环境中。有无呼吸系统相关的症状，或全身性症状，如咳嗽、体重减轻。考虑有无甲状腺功能减退症。

2. 体格检查 触诊有颈部甲状腺或颈部淋巴结肿大，如果怀疑会厌炎可进行简单口咽部的检查，注意检查有无甲状腺功能减退症，如头发和皮肤粗糙、干燥，也可有脉搏短绌及反应迟钝。如果操作熟练可进行间接喉镜检查。

3. 辅助检查 可以考虑以下检查：
• 甲状腺功能检查。
• 如果考虑可能有肺癌伴周期性的喉返神经麻痹，可以做胸部 X 线检查。
• 间接喉镜检查（咽反射过分敏感者禁用）。
• 直接的可屈光导纤维喉镜检查伴活检（最敏感的检查）。
• 对疑似肿瘤或喉头水肿者可选择特殊 CT 扫描。

4. 治疗原则

（1）**急性声嘶**
• 治疗病因。
• 建议在正常谈话时多让声带休息或尽量少使用声带。
• 避免接触刺激物（如灰尘、烟、酒）。
• 急性上呼吸道感染和咳嗽发作时，考虑使用吸入剂和止咳药治疗。

（2）**慢性声嘶**
• 明确诊断。
• 考虑转诊耳鼻喉专科。

三、儿童声嘶

• 值得注意的是，婴幼儿喘鸣可能是喉部的先天性畸形造成的，包括喉软骨软化症（先天性喉喘鸣），当孩子睡着时尤其明显，喉狭窄（先天性喉狭窄），喉麻痹，由于出生时迷走神经受到损伤引起的。声带麻痹/麻痹是喉软骨软化病后儿童中最常见的喉部异常（占 20%）[3]。
• 在儿童要排除急性感染——喉气管支气管炎（义膜性喉炎）、扁桃体炎和会厌炎。
• 儿童持续性声嘶通常与声带小结与滥用声带有关，如儿童吵闹时尖叫和大喊。
• 对于声嘶的儿童重要的是排除青少年乳头状瘤[4]。

四、特殊情况

1. 急性喉炎 大多数情况下，声带水肿都是由呼吸病毒如鼻病毒、流感病毒、副流感病毒、柯萨奇病毒、腺病毒和呼吸道合胞病毒引起的（注意 A 组链球菌）。主要症状是声嘶，通常持续 3～14 天，并导致失声，伴随疼痛。诱发因素包括吸烟、过量饮酒以及暴露于刺激物和污染物、空调系统和非常寒冷的环境中。

治疗
• 在家休息，少说话（最好的治疗方法）。
• 适度用嗓，避免吹哨。
• 使用温和的催涎剂（例如热柠檬饮料）。
• 大量饮水。
• 避免吸烟、被动吸烟和饮酒。
• 蒸气浴可增加湿度。
• 雾化吸入（如吸入 5 分钟，每日 3 次）。
• 使用镇咳药和祛痰药。
• 伴有身体不适时可使用镇痛药，如对乙酰氨基酚或阿司匹林。
• 除非证实有细菌感染，否则使用抗生素无效，少使用糖皮质激素。

2. 慢性喉炎 慢性喉炎通常发生在工作于大量吸烟环境中，且重度吸烟、酗酒并不断说话或唱歌的人。是滥用声带和化学刺激共同作用的结果。声嘶往往反复发作。治疗措施包括缓解上述因素并筛查声带肿瘤。

由咽喉反流所致的慢性喉炎的治疗：经验性给予 8～12 周质子泵抑制药治疗，改变饮食和生活方式[2]。

3. 声带良性肿瘤 包括结节（图 58.1）、息肉和丘疹。声带小结包括"歌手的结节"，对保守治疗有较好的反应，如让嗓子休息和声带疗法，否则，可通过喉显微手术或激光治疗切除，显微手术可以切除悬垂的息肉和乳头状瘤。

4. 喉癌 鳞状细胞癌常继发于慢性喉炎、吸烟和酗酒。症状包括声嘶、喘鸣、咯血和吞咽困难。它可继发于白斑病，后者可以通过显微手术和声带剥离进行治疗。患者如有持续性声嘶，行纤维喉镜和活组织检查后可以诊断。可能伴有颈淋巴结转移（或肿大）。早期发现是可以治愈的。小的局灶性肿瘤可以用放疗或激光治疗，较大的肿瘤通常需要喉头切除以及可能行颈淋巴结剥离术（Commando 手术：处理口腔癌的一种方法，即切除原发损害及局部淋巴结），这种根治性手术要求患者给予相当大的支持，包括关于讲话、进食和气管切开护理的训练。

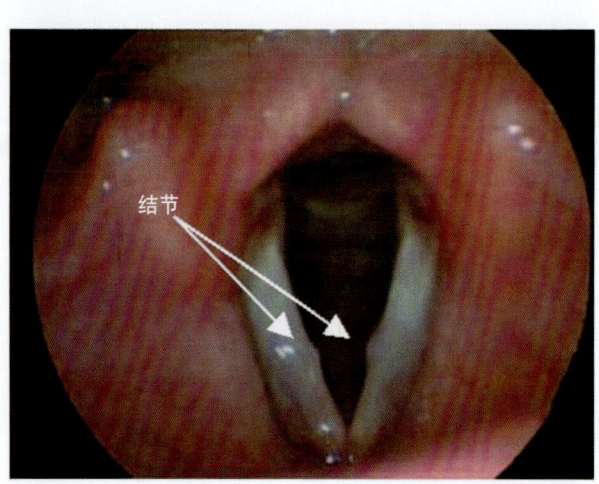

图 58.1　声带结节

五、转诊时机

- 不明原因的急性病例，3～4 周未能康复或反复发作的患者。
- 所有慢性患者。
- 任何伴有喘鸣或无压痛性颈部淋巴结肿大的患者。
- 当确定为过度用嗓导致的声嘶，要让患者休息。

实践要点

- 发生一过性声嘶时，应考虑到可能是气管插管所致，尤其是刚进行手术之后。
- 老年患者要考虑胃食管反流病，但是确诊需要专家的帮助，排除其他原因。
- 如果喘鸣伴有急性声嘶、呼吸道受损，需要准备好急救措施。
- 喉癌最好的治疗方法是预防（即戒烟）。

参考文献

[1] Carroll RL. Hoarseness. In: MIMS Disease Index (2nd edn). Sydney: IMS Publishing, 1996: 239–240.

[2] Bova R, McGuinness J. Hoarseness: a guide to voice disorders. Medicine Today, 2007, 8(2): 38–44.

[3] Havas TE. Hoarseness and voice dysfunction: how to treat. Australian Doctor, 2006, 3: 29–36.

[4] Birman C, Fitzsimons, Quayle S. Little voices: therapy update. Australian Doctor, 2004, 7: 49–50.

黄 疸　第 59 章

> 这种疾病是由于深色的胆汁流进肝脏所致，其表现症状为：肝区和乳腺下方的急性疼痛，急性期患者可有明显窒息感，随后慢慢减轻。肝脏有触痛，患者肤色略带铅灰色。这些症状发生在疾病刚开始时，随着病情进展，发热症状减轻，患者食欲下降（仅能喝些蜂蜜水）。
>
> Hippocrates on Hepatitis

黄疸是由过多的胆红素聚集使皮肤和黏膜表面的黄染所致。这是肝胆疾病和溶血的最主要的症状[1]。常见重要病因包括：胆囊结石、甲型肝炎、乙型肝炎、丙型肝炎、药物、酒精和 Gilbert 综合征。临床上最常见的黄疸（尤其是生理性黄疸）是新生儿黄疸。诊断黄疸，病史和体检对于所有患者都是最重要的，而进一步的辅助检查也是必需的。

黄疸有 3 种类型（图 59.1）：
- 梗阻性黄疸：肝内型、肝外型。
- 肝细胞性黄疸。
- 溶血性黄疸。

一、重要资料与关注要点

- 黄疸是指血清胆红素水平超过 19 μmol/L[2]。
- 只有当胆红素水平超过 50 μmol/L 时才有临床表现[1]。
- 如果光线不好的话，胆红素低于 85 μmol/L 时，很难被肉眼发现。
- 需要鉴别的黄疸有：摄入过多的胡萝卜、南瓜、芒果和木瓜导致的高胡萝卜素血症，还有累及巩膜的甲状腺功能减退症。
- 黄疸最常见的原因有病毒性肝炎、胆囊结石、

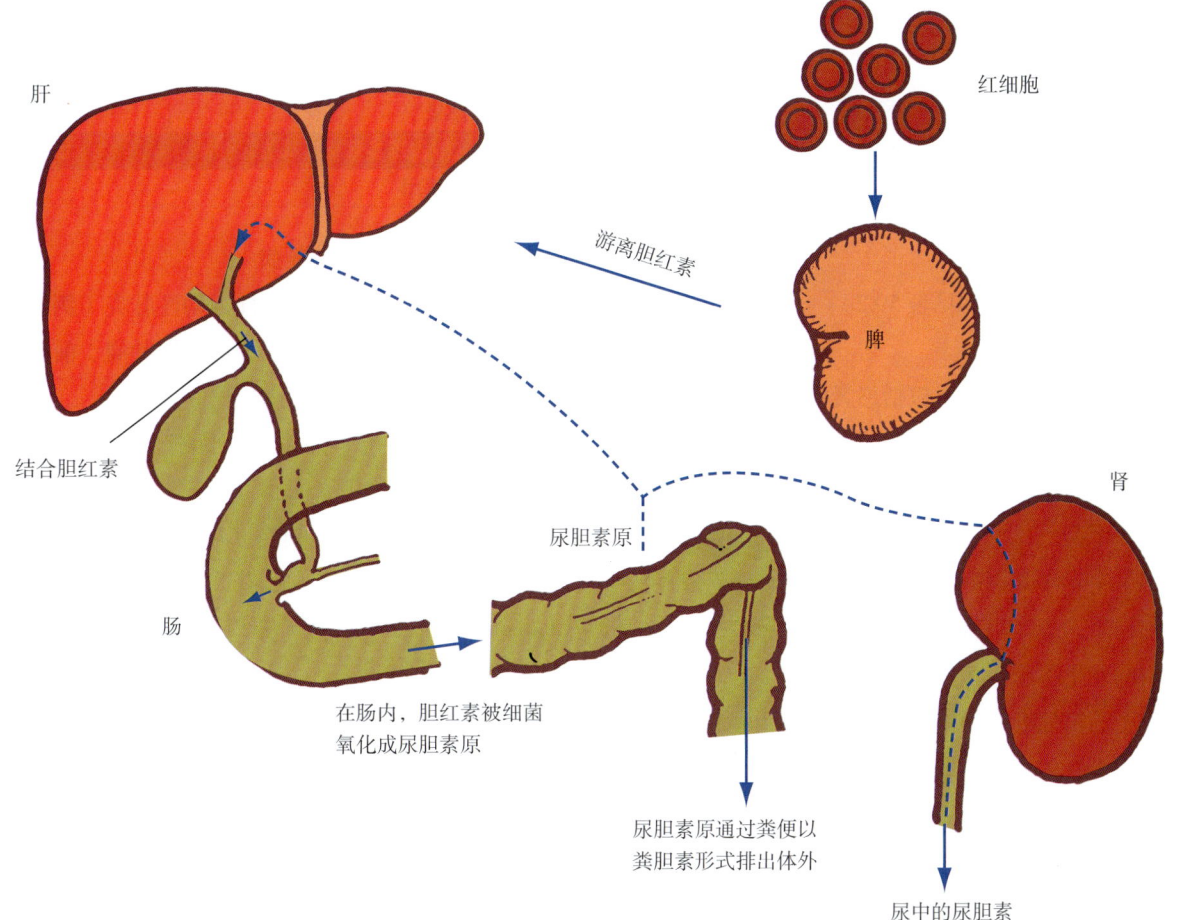

图 59.1　引发黄疸的途径

胰腺癌、肝硬化、胰腺炎和药物[3]。

- 出现黄疸的患者常有旅行史、药物使用史、肝炎接触史。
- 急性甲型肝炎和成人乙型肝炎通常可自愈，而丙型肝炎和儿童乙型肝炎常由急性发展为慢性[4]。
- 嗜酒、肥胖、糖尿病和饥饿可导致脂肪肝（脂肪变性），通常没有肝损害，所以没有黄疸。

本章专业术语英文缩写见表59.1。

表59.1 本章专业术语的英文缩写

甲型肝炎病毒	HAV
甲型肝炎抗体	anti-HAV
免疫球蛋白M	IgM
免疫球蛋白G	IgG
乙型肝炎病毒	HBV
乙型肝炎表面抗原	HBsAg
乙型肝炎表面抗体	anti-HBs
乙型肝炎核心抗体	anti-HBc
乙型肝炎e抗原	HBeAg
丙型肝炎病毒	HCV
丙型肝炎抗体	anti-HCV
丁型肝炎病毒	HDV
戊型肝炎病毒	HEV
己型肝炎病毒	HFV
庚型肝炎病毒	HGV

二、诊断方法

安全诊断策略模型见表59.2。

1. 可能的诊断

（1）可能的诊断线索包括患者的年龄、患者的社会群体、特别是患者是否有危险的生活方式及是否有国外旅行史。

（2）甲型、乙型、丙型肝炎是黄疸的主要病因。

（3）中老年人黄疸的主要原因是胆囊结石和肿瘤引起的梗阻。老年患者常表现为无痛性黄疸，切记恶性肿瘤的发生率随着年龄而增加。

（4）酒精性肝病很常见，可能表现为慢性酒精性肝硬化、肝衰竭或急性肝炎。需要强调的是，酒精性肝病可能在患者戒酒后明显好转。

（5）在家庭医疗中我们经常遇到药物导致的黄疸，特别是老年人。这些药物我们会在后面的章节提到。

表59.2 黄疸（成人）的诊断策略模型

问	可能的诊断	
答	甲型、乙型、丙型病毒性肝炎（主要是乙型、丙型）	
	胆结石	
	酒精性肝炎/肝硬化	
问	不能忽视的严重疾病	
答	恶性病变：胰腺、胆道、肝细胞、转移性	
	严重感染：败血症、上行性胆管炎、暴发性肝炎、HIV/AIDS	
	罕见病变：Wilson综合征、Reye综合征、妊娠急性脂肪肝	
问	常被漏诊的疾病	
答	胆结石	
	Gilbert综合征	
	心力衰竭	
	原发性胆汁性肝硬化	
	慢性病毒性肝炎	
	血色病	
	病毒感染（如CMV、EBV）	
问	七种假象	
答	抑郁症	—
	糖尿病	—
	药物	√
	贫血	√
	甲状腺疾病	—
	脊柱功能障碍	—
	尿路感染	—
问	患者试图告诉我什么？	
答	通常不适用。	

2. 不能忽视的严重疾病

（1）对于老年患者和慢性活动性肝炎（例如乙型肝炎或丙型肝炎）患者，要警惕恶性肿瘤。前者易发生胰头癌，后者易发生肝细胞癌。

（2）转移癌也不能忽视，特别是有外科手术史者，如大肠癌、黑色素瘤和胃癌。

（3）肝功能衰竭可能与系统性感染（如败血症、肺炎）和危重患者术后有关。如果患者有典型的Charcot三联征（上腹痛、寒战发热、黄疸），需要高度怀疑上行性胆管炎，除非被证实为其他疾病。

（4）Wilson综合征虽然很少见，但在年轻的急性肝炎患者应该考虑此病。神经系统症状（如震颤、步态笨拙）和家族史对此诊断非常重要。如果高度怀疑Wilson综合征，应进行眼裂隙灯检查、血清铜蓝蛋白（95%患者有降低）、肝穿刺活检。早期诊断和治疗则预后良好。

（5）Reye综合征是患流感或其他病毒感染时应用阿司匹林（尤其是儿童）时出现的少见且严重的并发症，表现为进展迅速的肝功能衰竭和脑病。

3. 常被遗漏的疾病

（1）胆囊结石，特别是不伴有上腹疼痛的胆结石可能会被忽视，谨记在老年患者中此诊断的可能性。

（2）注意Gilbert综合征，这是是非结合型高胆红素血症的最常见形式，发病率为3%。Crigler-Najjar综合征很少见但很严重，此病是由于葡糖醛酸基转移酶缺乏引起。Gilbert综合征的患者，胆红素水平可能升高到50μmol/L，但很少超过此水平，感染时如流感和禁食时胆红素水平会波动和升高。其他血清肝功能指标正常，但是间歇性中度黄疸、家族史或右上腹的隐痛对诊断有帮助。据笔者观察，诊断此疾病的患者的皮肤常有类似被太阳晒黑的皮肤变色，即使此患者住在寒冷地带。Gilbert综合征的预后良好，无需治疗。

（3）心力衰竭者可能出现黄疸，常伴有右季肋区的广泛的压痛。发病初期比较隐匿，或常证实为多器官功能衰竭。心力衰竭常与急性胆管炎混淆。二者生化检查异常结果的差异很大。心力衰竭患者通常有胆红素和碱性磷酸酶中度升高，有时导致急性肝衰竭，转氨酶显著升高提示肝细胞坏死。

（4）对于可能很少碰到类似病例的家庭医生来说，还有许多其他陷阱，包括：
- 遗传性结合型高胆红素血症（Dubin-Johnson和Rotor综合征），主要是由于肝细胞分泌缺陷引起。
- 血色素沉着征（与色素沉着和糖尿病有关）。
- 慢性活动性肝炎。
- 原发性胆管硬化。
- 原发性硬化性胆管炎（与溃疡性结肠炎有关）。

（5）常见误区
- 用人工光源检查巩膜以排除黄疸。
- 忽略有些老年患者的巩膜经常有黄疸样色变（并非黄疸）。
- 忽略详细的病史包括非法服药史。
- 对于慢性肝炎患者肝穿刺活检是必须的。

4. 七种假象
此处要考虑溶血性贫血以及药物因素。

（1）**药物相关性黄疸** 药物相关性黄疸非常常见，许多药物都可导致黄疸。药物相关性肝损害包括胆管炎、肝细胞坏死、肉芽肿、慢性活动性肝炎、肝硬化、肝细胞癌和静脉闭塞性疾病[4,5]。一些药物如甲基多巴能诱发溶血。

应考虑的重要药物见表59.3。抗生素，特别是氟氯西林、阿莫西林克拉维酸和红霉素易导致药物相关性黄疸。

表 59.3 可引起黄疸的药物

溶血
甲基多巴
肝细胞损害
剂量依赖性
• 对乙酰氨基酚（可导致急性肝坏死）
• 水杨酸类
• 四环素
非剂量依赖性
• 麻醉药（如氟烷）
• 抗抑郁药（如单胺氧化酶抑制药）
• 抗癫痫药物（如苯妥英钠、丙戊酸钠、卡马西平）
• 抗生素（如青霉素、磺胺类药物）
• 抗疟药（如Fansidar）
• 抗结核药物（如异烟肼）
• 抗炎药物（如各种非甾体抗炎药）
• 四氯化碳
• 心血管药物（如胺碘酮、甲基多巴、哌克昔林）
• 他汀类药物（如辛伐他汀）
胆汁淤积
抗甲状腺药物
氯丙嗪
依托红霉素
青霉素类，特别是氟氯西林
氯金化钠
口服避孕药或雌激素
合成类固醇（如甲睾酮）
降糖药（如氯磺丙脲）
阿米替林
其他
别嘌醇
西咪替丁（酒精可加重）
细胞毒性药物（如甲氨蝶呤、硫唑嘌呤）
阿维A酯
肼屈嗪
呋喃妥因
维生素A（大剂量）
各种辅助药物（如草药制剂）

（2）**溶血症** 这种患者通常表现为潜在的贫血和黄疸，而大小便没有明显的改变。溶血的严重程度不一，从老年性恶性贫血淡淡的柠檬黄到严重的由药物或蚕豆引起的溶血危象。蚕豆病患者由遗传性红细胞葡萄糖-6-磷酸脱氢酶（G6PD）缺乏引起。其他常见原因包括遗传性溶血性贫血如先天性球形红细胞和重型地中海贫血。获得性病因包括输注不相容的血、恶性肿瘤（如淋巴瘤）、严重的败血症和药物性溶血。大多数溶血性贫血患者伴有脾大，可检测到红细胞寿命下降。

5. 精神因素 黄疸这种器质性病变通常不适合考虑精神因素，但患者的一些生活习惯如同性恋、性混乱或静脉使用毒品可能是溶血的诱因，而这类患者通常不愿意提供这方面的信息。这时打破砂锅问到底的精神是必需的。

> **黄疸的重要警示性信号**
> - 不明原因的体重下降
> - 进展性黄疸，包括无痛性黄疸
> - 水肿
> - 脑功能障碍如意识模糊、嗜睡

三、临床诊断

1. 病史

（1）询问病史可从以下几方面：
- 每次黄疸发作的情况。
- 粪便和尿液颜色的改变。
- 食欲缺乏、咽喉痛、体重下降和瘙痒。
- 腹痛的状况。
- 家庭居住地和家庭成员。
- 有无接触过黄疸和肝炎患者。
- 近期有无出国旅游。
- 最近有无接触血液或血液制品。
- 针刺伤，或针接触如针灸、文身或静脉用药史。
- 饮食情况——如进食贝类和饮用水。
- 用药史——包括酒精、对乙酰氨基酚。
- 最近病史，包括手术史。
- 家族史——黄疸、溶血性疾病或其他遗传性肝脏疾病。
- 种族史——易患溶血性疾病、乙肝的种族。
- 职业史——接触有害物质。

（2）各种症状对应的临床常见病
- 右侧季肋部疼痛
 — 胆囊炎。
 — 急性肝炎（持续性疼痛）。
 — 胆囊炎。
- 食欲缺乏、茶色尿、发热
 — 可能病毒性肝炎。
 — 可能酒精性肝病。
 — 可能药物性肝炎。
- 瘙痒
 — 可能胆汁淤积。
 — 所有的肝病都可能出现瘙痒。
- 关节痛、皮疹。
 — 病毒性肝炎。
 — 自身免疫性肝炎。

2. 体格检查

（1）腹部的体检非常重要。应在右肋缘下仔细检查以发现是否有肝大、变硬、触痛。

（2）检查有无胆囊肿大和脾大。胆囊位于幽门横线处。触及胆囊意味着肝外胆管梗阻，脾大可能提示溶血性贫血、门脉高压或病毒性肝炎。

（3）检查有无腹水。

（4）皮肤的抓痕提示瘙痒，可能与胆汁淤积性黄疸有关。

（5）需要注意慢性肝病的体征，如肝掌、容易起瘀斑、蜘蛛痣、肌肉萎缩、睾丸萎缩、男性乳房发育。

（6）检查有无肝震颤（扑翼样震颤）和恶臭，二者提示肝衰竭。

（7）检查有无淋巴结肿大，提示恶性肿瘤。

（8）检查应该包括尿胆红素和尿胆原。

图 59.2 显示黄疸患者体格检查果可能发现的体征。

3. 辅助检查 主要的辅助检查包括肝功能和血清学病毒检查，特别是甲型、乙型和丙型肝炎病毒（还有 EB 病毒、巨细胞病毒）。

表 59.4 列出了不同肝脏疾病的肝功能检查结果。胆红素检查应该分型以判断是结合型或非结合型胆红素（对 Gilbert 综合征的诊断非常重要）。

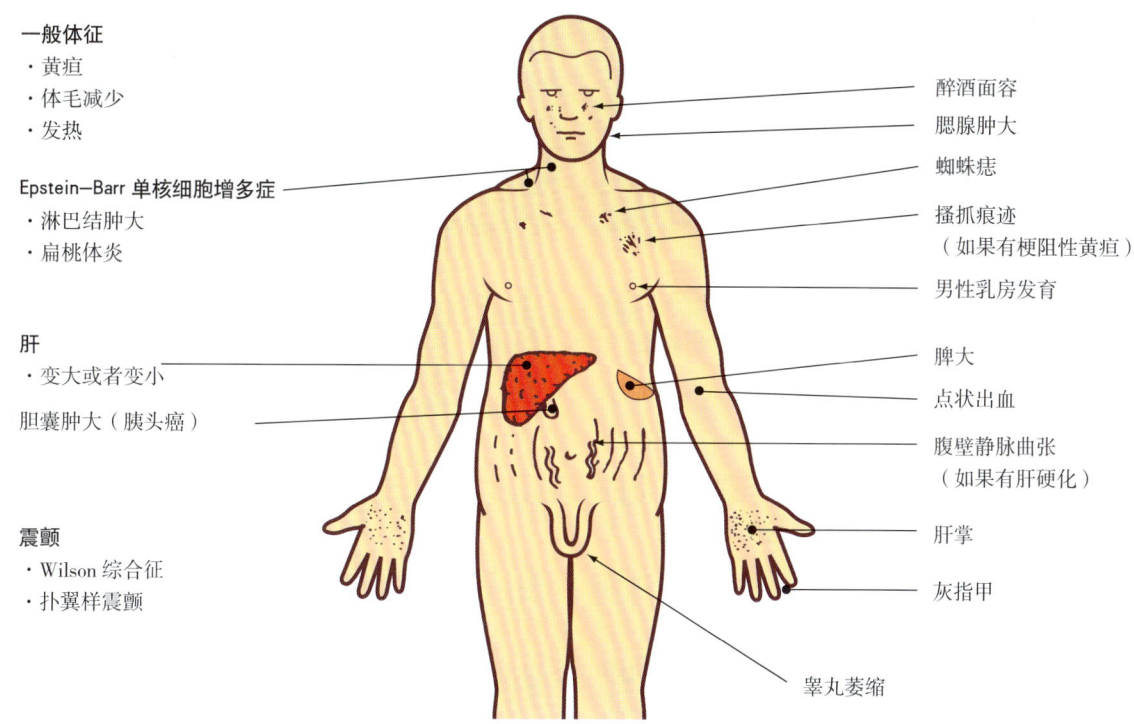

图 59.2 黄疸患者可能的阳性体征

表 59.4 不同肝脏疾病的肝功能特点

肝功能（血清）	肝细胞（病毒）肝炎	溶血性黄疸	梗阻	Gilbert 综合征	肝转移瘤／脓肿	酒精性肝病
胆红素	↑～↑↑↑	非结合性，↑	↑～↑↑↑	非结合性，↑至50	↑～N	↑～N
碱性磷酸酶	↑＜2N	N	↑↑↑＞2N	N	↑↑～↑↑↑	↑
丙氨酸氨基转移酶（ALT）	↑↑↑＞5N	N	N 或 ↑	N	↑	↑
γ-谷氨酰转移酶	N 或 ↑	N	↑↑	N	↑	↑↑↑
白蛋白	N 或 ↓	N	N	N	N～↓	N～↓↓
球蛋白	N 或 ↑	N	N	N	N	N～↑

N：正常范围。

（1）肝炎的标志物检查

• 甲型肝炎：IgM 抗体（HAVAb）。

• 乙型肝炎：表面抗原（HBsAg）。

• 丙型肝炎：HCV 抗体（HCV Ab）。

（2）肝胆的影像学检查 现在的检查日益精密，有助于病因如结石或恶性肿瘤的鉴别，但也该慎重选择。

• X 线检查：腹部平片可以显示 10% 的胆囊结石。

• 腹部超声：对于发现胆囊结石和胆管扩张最有帮助，还可以发现肝转移灶和其他弥漫性肝脏疾病。

• HIDA 放射性核素显像：对于诊断急性胆囊炎有帮助。

• CT 扫描：如果超声显示不满意，可以考虑 CT 扫描，对于胰头肿大和其他病理病变有价值

• PTC：经皮肝胆管造影，可以显示胆管树。

• ERCP（内镜下逆行性胰胆管造影）：PTC 和 ERCP（最好）可以判定梗阻的原因，并且可以切开括约肌取出胆总管结石。

• MRCP（磁共振胰胆管造影）：诊断梗阻性黄疸的非侵入性检查。

• 肝同位素扫描：对诊断肝硬化特别是肝左叶硬化有帮助。

（3）特殊检查

• 自身抗体检查对于慢性活动性自身免疫性肝炎和原发性胆管硬化症有帮助。

• 癌胚抗原对于继发性肝癌如结直肠癌有帮助。

• 血清铁特别是转铁蛋白饱和度升高意味着血色病。

• 甲胎蛋白：肝癌时会升高，急性或慢性肝疾病（如肝硬化）时轻度升高。

- 血浆铜蓝蛋白：Wilson 综合征降低。
- 肝脏活检。
- EB 病毒、巨细胞病毒：如果肝炎病毒血清学检查阴性时可以检查。

四、儿童黄疸

1. **婴儿黄疸** 50% 的足月产和超过 80% 的早产新生儿都会出现临床可见的黄疸[6]。黄疸在新生儿中很常见，且多属生理性。然而还有一些其他原因可导致黄疸，所以应高度注意。应该做检查鉴别是结合型（总是病理性的）还是非结合型胆红素增高。如果是结合型的，应考虑严重的胆道闭锁（陶土样大便），也有可能是囊肿压迫致胆管堵塞或新生儿肝炎。

黄疸发生在出生后 24 小时内，则不考虑肝功能发育不全，而应是病理性黄疸，常常是血型不相容的引起的溶血。初产妇常考虑 ABO 血型不相容。

（1）**胆红素脑病** 非结合型胆红素对神经系统有损害。血清胆红素水平升高可导致胆红素脑病（可能是一过性的），但如果脑病持续存在则可能导致不可逆的脑损害，如胆红色脑病。胆红素到达什么程度能够引起胆红素脑病是难以预料的，但是可以参照婴儿 Rh 血型疾病的标准，这种婴儿血清非结合型胆红素浓度超过 340 μmol/L（20mg/dl），即可出现胆红素脑病。

附：高胆红素血症治疗指南（24～36 小时）
- 大于 285 μmol/L——光疗。
- 大于 360 μmol/L——考虑换血。

图 59.3 为根据胆红素浓度决定治疗方案的指南示意图。

（2）**生理性黄疸** 黄疸的程度比较轻，在婴儿非常常见。足月儿出生后血清胆红素迅速上升，到 3～5 天时达最高值，然后在接下来的 2～3 天迅速下降，随后 1～2 周缓慢下降。可进行光疗。

（3）**病理性黄疸** 许多原因可以引起病理性黄疸，包括：
- 溶血（如血型不相容，ABO 或 RH 血型，G6PD 缺乏症、遗传性球形红细胞症）。
- 红细胞增多症（如宫内发育迟缓）。
- 遗传性结合障碍（如尿苷酰二磷酸葡萄糖焦

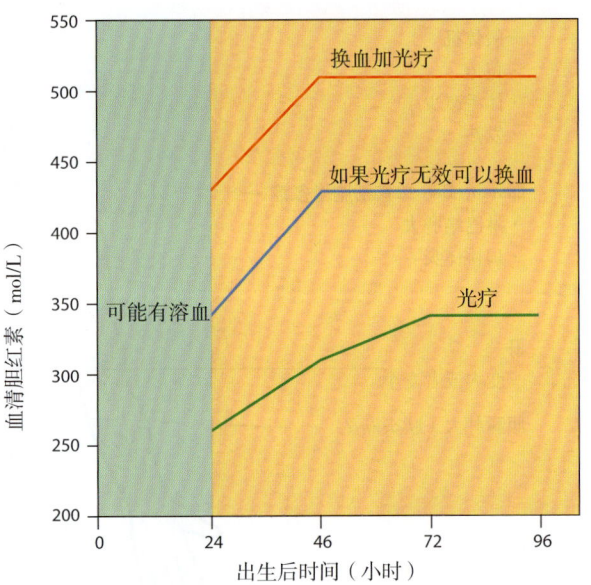

图 59.3 根据胆红素浓度选择治疗方案的示意图

化酶转移酶缺乏）。
- 乳汁性黄疸。
- 药物。
- 败血症。
- 甲状腺功能减退症。
- 胆道闭锁。

这些病例需要尽快诊断和治疗。

（4）**ABO 血型不相容** 这是抗体介导的溶血（Coomb 试验阳性）：母亲是 O 型，新生儿是 A 型或 B 型，黄疸通常发生在出生后 24 小时内。

治疗
- 给婴儿进行 Coomb 试验。
- 立刻进行光疗。
- 这些患儿需要随访发育状况，包括听力。

（5）**母乳性黄疸** 如果持续性黄疸的继发因素被排除，婴儿情况良好而且是母乳喂养，最可能导致非结合型胆红素升高的原因是母乳性黄疸。在母乳喂养的幼儿中的发生率为 2%～4%。2～3 周时达到高峰。暂停母乳喂养 24～48 小时血清胆红素下降可确诊，母乳喂养可以继续。暂停母乳喂养期间，需向母亲保证牛奶是安全可靠的。一些医生建议可以继续母乳喂养。

2. **大龄儿童黄疸** 儿童黄疸最常见的原因是肝炎，特别是甲型肝炎和乙型肝炎。在儿童，病毒性肝炎很少转归为慢性肝炎。

五、老年人黄疸

（1）如果老年人发生黄疸，必须考虑常见原因并进行检查。梗阻性黄疸是最常见的原因，可能是胆结石（可能无痛）或胰头癌、胆总管癌、胃癌或者其他继发性肿瘤导致。虽然无痛性胆结石导致明显的梗阻性黄疸并不少见，但老年人无痛性梗阻性黄疸要注意肿瘤，特别是触诊发现胆囊肿大者（拿破仑定律）。

（2）酒精性肝病通常发生在40～60岁，但也有可能发生在超过60岁的老人。老年人最常见的肝细胞性黄疸是酒精性肝硬化，甲型肝炎相对少见。

（3）药物性黄疸在老年人中并不像以前那样常见，特别是吩噻嗪类药物尤其是氯丙嗪较以前使用减少。然而药物仍是潜在的诱发黄疸因素，药物史不容忽视。

六、感染引起的黄疸

在20世纪，甲型肝炎是我们最熟悉的病毒性肝炎，通常表现为突发的发热、恶心、呕吐。通常在人群密集场所流行性发作。目前丙型肝炎和乙型肝炎是最常见的病毒性肝炎，二者一般隐袭起病，潜伏期较长[4,7]。症状包括身体不适、食欲缺乏、恶心和多发性关节炎。急性丙型肝炎一般临床症状表现不明显。

表59.5列举了各型肝炎的特点。肝炎在发展中国家中很常见，旅行者通常会有甲型肝炎和戊型肝炎经粪-口途径感染的风险。而乙型肝炎、丙型肝炎、丁型肝炎、庚型肝炎通过静脉输液及体液传播（性传播，尤其是乙型肝炎）。

证据表明，很多病毒引起非甲非乙非丙型肝炎[8]。己型肝炎通过肠道传播，最新发现的庚型肝炎（HGV）是非肠道传播的。被感染者通常不会引起很严重的疾病。可以预测，肝炎患者人数将来会继续扩增。

甲型肝炎的肝脏损害直接来自病毒，而乙型肝炎和丙型肝炎则来自机体对病毒的免疫反应。

其他可能导致黄疸的系统性疾病包括疟疾、

表59.5 5种病毒性肝炎的表现特点

特点	甲型肝炎	乙型肝炎	丙型肝炎	丁型肝炎	戊型肝炎
别名	传染性肝炎	血清性肝炎	非肠道传染，非甲非乙	Delta肝炎	肠道传染，非甲非乙
病原	27nm RNA	42nm DNA	50nm RNA	35nm RNA	30nm RNA
传播途径	粪-口	血液和其他体液	血液？其他体液	血液和其他体液	粪-口
潜伏期	15～45天	40～180天	14～180天	30～50天	15～45天
急性期严重度	轻-中度，常为亚临床，无黄疸	轻-重度，常有黄疸、关节痛和皮疹	轻-中度，常为亚临床	中-重度，高死亡率，常有黄疸	轻-中度，常为亚临床
慢性肝病	无	有，5%～10%	有，20%～50%	有，最严重	无
死亡率	0.1%～0.2%	1%～3%	1%～2%	不一定	不一定，孕妇高达10%～20%
携带状态	无	有	有	有	不确定
旅行者风险	均有：东亚和东南亚亚洲次大陆（如印度），南太平洋岛（如斐济），撒哈拉以南的非洲国家，墨西哥，俄罗斯，其他发展中国家。卫生条件差易患甲型和戊型肝炎，乙型、丙型、丁型肝炎可通过静脉注射药物传播，乙型和丁型肝炎可通过性传播				
抗原	HAV Ag	HBsAg, HBcAg, HBeAg	HCV Ag	HDV Ag	?
血清学	HAV IgM 诊断	HBsAg 诊断 anti-HBs 暴露免疫	anti-HCV HCV-RNA（PCR） HCV 基因型	HBsAg + ve HDsAg + ve anti-HDV	HEV IgM
免疫预防	正常免疫球蛋白	HB 免疫球蛋白	有效免疫球蛋白？	无	无
疫苗	甲型肝炎疫苗	乙型肝炎疫苗	无	乙型肝炎疫苗	无

Epstein-Barr 单核细胞增多症、巨细胞病毒、细螺旋体病、Q 热、弓形虫病以及少见的风疹、麻疹、水痘、黄热病、单纯疱疹病毒、登革热、拉沙热、马尔堡病毒和埃波拉病毒。

1. 甲型肝炎 甲型肝炎在发达国家相对少见。甲型肝炎为肠道传播疾病，通常因摄入不洁食物如贝类和水引起。甲型肝炎没有携带者，也不会导致慢性肝病。甲型肝炎多数情况下临床症状不明显或有自限性。

（1）**临床特征**

① 黄疸前期（前驱症状）
- 食欲缺乏、恶心伴或不伴呕吐。
- 乏力。
- 头痛。
- 吸烟者对烟草感觉厌恶。
- 低热。
- 伴或不伴腹泻。
- 伴或不伴上腹部不适。

② 黄疸期（许多患者未出现黄疸）
- 茶色尿。
- 陶土样大便。
- 肝大。
- 脾大（10% 患者可触及）。

通常 3～6 周康复。

可能会发展为暴发型甲型肝炎、肝性脑病，但死亡比较少见。

（2）**辅助检查** 肝功能和病毒标志物检查可以确诊。甲型肝炎的抗体是 IgM，通常表示感染活动期。IgG 抗体在大多数人中通常表示曾经被感染而获得终身免疫。超声检查对排除胆管堵塞有帮助，特别是老年人。

（3）**预后和治疗** 甲型肝炎预后良好，大多数患者可完全康复，患者应复查以确保康复。甲型肝炎死亡率小于 0.5%。通常不需要入院治疗，也没有特异性治疗。可以按如下步骤管理。

- 提供适当的安慰和健康教育。
- 适当休息。
- 无脂饮食。
- 避免吸烟、饮酒和肝细胞毒药物（直到康复）。
- 注意家庭卫生，避免传播给密切接触者和家庭成员。
- 如厕后仔细洗手和消毒。
- 不用手传递食物给他人。
- 不与他人共用餐具。
- 不要使用毛巾擦盘子。

（4）**预防** 一些简单的措施包括保持环境卫生、及时处理垃圾和注意洗手可以有效降低该病发生率。对于 2 周内密切接触感染者及 3 个月内去流行区旅行者，免疫球蛋白（0.03～0.06ml/kg 肌内注射）可提供满意的被动免疫。最好的预防方式是接种活性疫苗。

2. 乙型肝炎 乙型肝炎的临床表现千差万别。传播途径有血液传播、伤口传播、性传播、垂直传播和家庭密切接触传播。感染可能表现为亚临床症状或自限性肝炎。暴发性肝炎少见。5% 患者转归为慢性病毒携带者。大多数为"无症状的携带者"，但也有部分发展为慢性活动性肝炎、肝硬化和肝癌。乙型肝炎的抗体主要是针对 4 种抗原（核心抗原、DNA 聚合酶抗原、X 蛋白抗原和表面抗原）。主动免疫和被动免疫都是可行的，应对高危人群注射疫苗包括可能垂直感染的婴儿。表 59.6 列出了高危人群。临床表现与甲型肝炎相似但很少急性发病，从长远来讲，比甲型肝炎更严重。可表现为伴一过性皮疹的血清病样免疫综合征（如荨麻疹、斑丘疹），高达 25% 的患者前驱症状期可见累及小关节的多发性关节炎。

表 59.6 乙型肝炎感染的高危人群（建议疫苗）[7]

乙型肝炎母亲（或乙肝病毒携带者）生的婴儿
捡拾垃圾者
医护人员
乙型肝炎携带者的家庭接触者
福利院的智障患者
静脉吸毒者
肾脏透析患者
男性同性恋
囚犯
血液或血液制品的接受者
性工作者
乙型肝炎病毒携带者的性伴侣
到乙肝流行地区旅行者

（1）**检查**[9, 10] 常规主要是检查 HBsAg（表面

抗原）。阳性表示感染乙型肝炎或为病毒携带者，随后需要查全部的病毒抗原抗体。

HBsAg 可能消失或持续存在，阳性表示患者处于感染、慢性感染或携带状态（图 59.4）。HBsAg 阳性持续 6 个月以上即为乙肝携带。

HBsAg 是一种来自核和核周的可溶性蛋白。身体可产生针对 HBsAg 和 HBeAg 的抗体。

（2）监测和预后[9, 10]　乙型肝炎的可能预后见图 59.5。

大多数患者痊愈，主要与病毒的毒性、机体免疫状态、患者年龄等因素有关。部分患者发展为慢性肝炎，部分患者表现为暴发感染，另有部分患者转归为对健康人有传染风险的病毒携带者。

每 6～12 个月监测 1 次肝功能、HBeAg 和

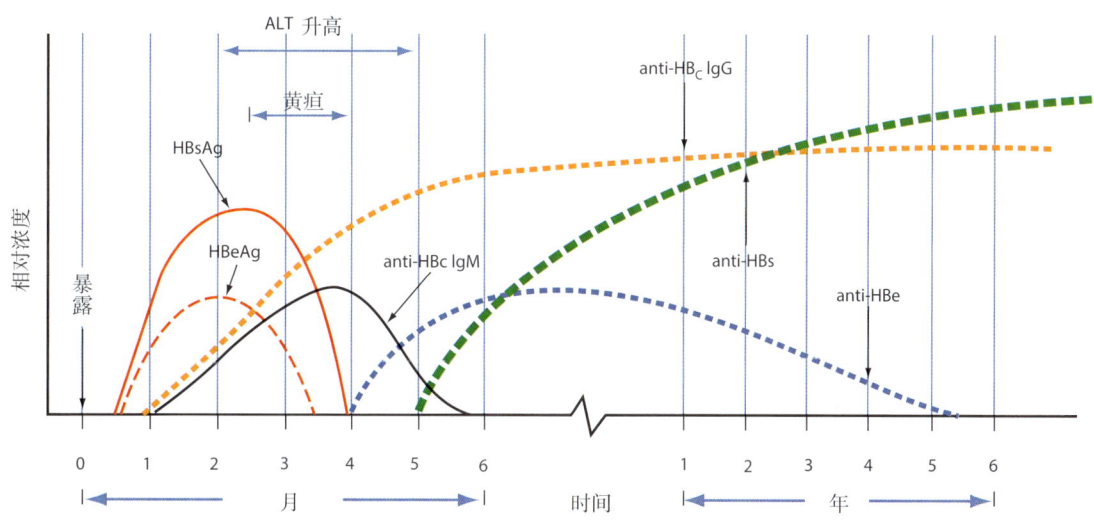

图 59.4　感染乙肝病毒后的临床过程和血清学的变化

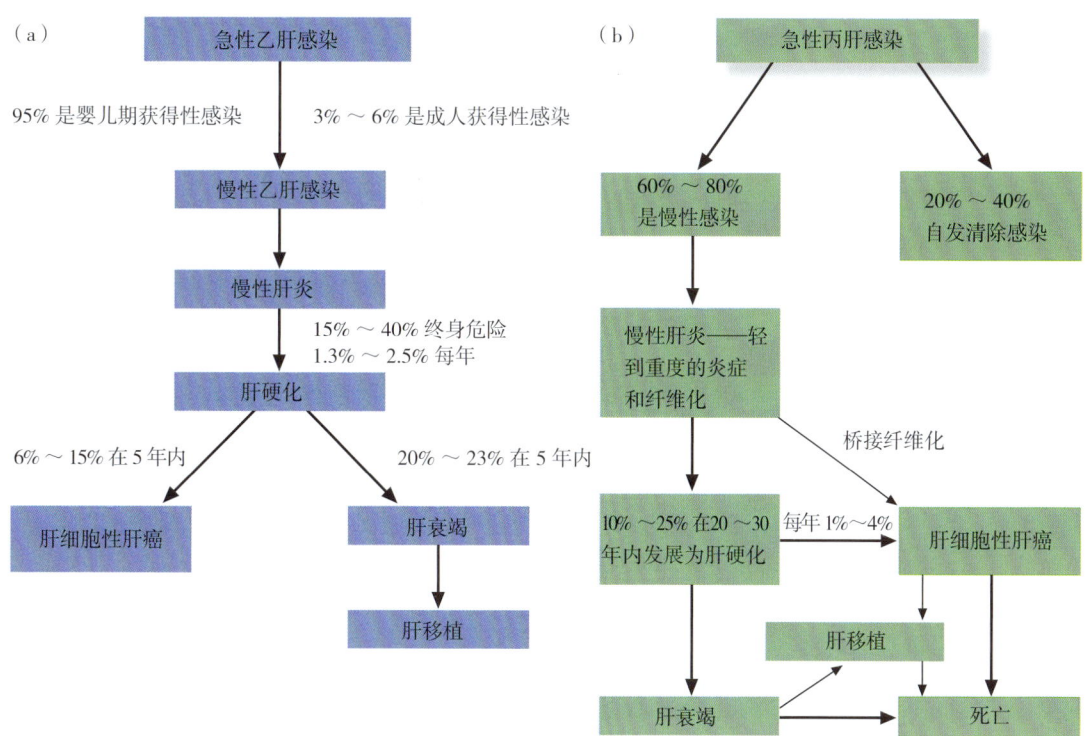

图 59.5　乙型肝炎的自然病程（a）；丙型肝炎的自然病程（b）

（引自：W Sievert, B Katz, Department of Gastroenterology, Monash Medical Centre.）

HBV DNA。

- HBeAg 和 HBV DNA 阴性（伴 anti-HBe）= 缓解，伴 anti-HBs = 完全康复。
- HBeAg 和 HBV DNA 阳性 = 病毒复制和感染，转专科医师处理。
- 每 6 个月检查 1 次肝功能，如果 ALT 升高，转诊至专科医师处理。

（3）治疗[5]

- 乙型肝炎没有特异性治疗，适当的安慰和健康教育是必需的。
- 建议戒酒，避免使用某些药物如镇静药、非甾体药物、口服避孕药，直到完全康复（肝功能正常）。
- 防止通过性传播和共用针头传播。
- 对于肝功能异常的慢性肝炎患者，推荐使用免疫调节疗法和抗病毒治疗，如 PEG 干扰素、拉米夫定。新的抗病毒治疗有阿德福韦酯和恩替卡韦，虽然很贵但能使 25% 的患者永久缓解，25% 的患者能暂时缓解[7]。
- 肝移植，但常发生供体肝的再次乙型肝炎感染。
- 随访。应定期监测肝功能和甲胎蛋白。因慢性乙型肝炎评估复杂，如果患者 HBsAg 阳性、转氨酶异常和（或）有慢性肝炎表现，建议他们到专科医师处就诊[4]。

血清学检查阳性的代表意义

HBsAg = 急性或持续感染

anti-HBs = 感染后，具有免疫力

HBeAg = 传染性强

HBV DNA = 病毒转录

anti-HBc IgM = 新近感染

anti-HBc IgG = 曾经感染

（4）预防　通过接种乙型肝炎疫苗产生主动免疫是预防该疾病的主要方法。全程包括 3 次接种。如果 3 个月后抗体检测阴性，双倍剂量再接种一次。如果抗体检测阳性，可以 5 年后复查再决定是否要增强注射一次。

非免疫患者如果发生感染风险（如针刺伤），有必要使用含有高浓度表面抗体的乙型肝炎免疫球蛋白（HBIg）。

对于怀孕的女性，婴儿出生前的检测和合理使用 HBIg 和乙肝疫苗有助于预防乙肝的垂直传播，参考第 102 章相关内容。

3. 丙型肝炎[9, 11, 12]　在澳大利亚，丙型肝炎是最常见的病毒性肝炎。最主要的传播途径是静脉用药或文身。尽管同性恋和异性恋性行为有较小的丙型肝炎感染风险，但是，丙型肝炎似乎并不容易通过性行为传播，也不会轻易地通过母婴传播。

丙型肝炎的临床症状一般较轻（很多患者没有症状），往往是因为肝功能异常进行检查而被发现。丙型肝炎的一个重要的特征是有它至少有 6 种基因型，需基于基因表型决定治疗方法。

丙型肝炎可能自愈，但更常见的情况是（约 70% 患者）慢性持续进展至慢性肝炎、肝硬化（20%）和肝癌（图 59.6）。评价丙型肝炎严重性最可靠的指标是肝穿刺活检。6 个月内有 3 次 ALT 增高意味着处于肝炎活动期。当 ALT 异常时 HCV RNA（PCR 检测）阳性，而 anti-HCV 升高更慢且可能数周内检测不到。如果 PCR 检测阴性，则表示丙型肝炎患者已康复。

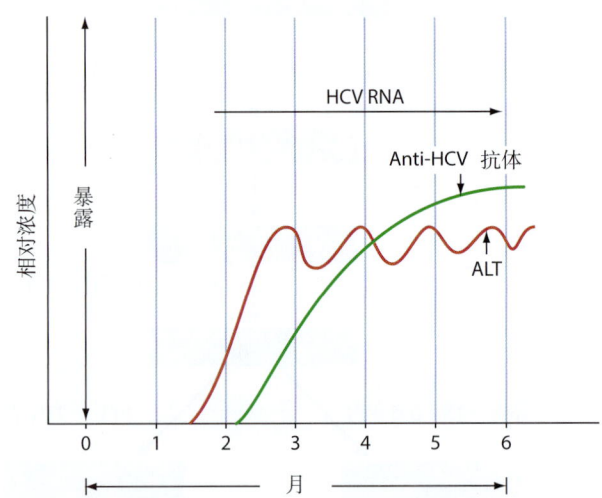

图 59.6　急性丙型肝炎的病程

（1）诊断和预后

血清学检查

- HCV 抗体（anti-HCV）+ve = 目前或曾经感染
- HCV RNA +ve = 慢性感染

- −ve = 自发清除
- CD4/HCV = 病毒载量
- ALT 异常提示疾病活动（6个月内检测3次）
- ALT 持续正常 = 预后较好
- ALT 显著增高 = 需要专科治疗
- 如果 PCR+ve+ 显著病毒载量 +ALT 增高，进行 HCV 基因型检测以指导治疗

（2）治疗　目前丙型肝炎的标准治疗为每日口服利巴韦林和每周使用干扰素 -γ。这种联合治疗可以治愈许多病例，不良反应主要表现为流感样症状、抑郁和明显贫血。病毒基因型和病毒载量可预测治疗的反应，例如，基因 1 型的感染患者对治疗有效，基因 2 型和 3 型治疗效果更好甚至可以治愈。急性丙型肝炎可用干扰素 -γ 治疗，但临床上急性期临床表现不明显，难以诊断。目前没有丙型肝炎疫苗。应该检查丙型肝炎患者是否合并甲型肝炎和乙型肝炎，如果没有免疫接触者则需要进行免疫。患者应戒酒。

（3）容易感染乙型肝炎和丙型肝炎的高危人群
- 有输血史者。
- 静脉用药者。
- 有不安全性行为的男性同性恋。
- 肾透析患者。
- 性工作者。
- 不明原因的肝功能异常者。
- 文身及身体打孔者。

（4）预防乙型肝炎和丙型肝炎的传播
对于丙型肝炎阳性患者的建议：
- 不要捐献血液和器官给他人。
- 不要共用针头。
- 将病情告诉医护人员，包括牙医。
- 不要共用私人用品，如剃须刀、牙刷、指甲锉、指甲剪。
- 用家用消毒剂擦拭血迹。
- 用适当的辅料覆盖伤口或切口。
- 安全处理血液污染的纸巾、卫生巾和其他敷料。
- 使用安全的性行为，如使用避孕套。
- 避免文身。

4. 丁型肝炎　丁型肝炎病毒是一种缺乏表面衣壳的缺陷型病毒，只能为乙型肝炎病毒共存，因此，丁型肝炎感染只在乙型肝炎患者中发生。

通常经非肠道途径传播，如果是慢性则意味着进展性病变且预后不佳。干扰素治疗有效率低。可检测丁型肝炎病毒抗体如 anti-HDV 和 anti-HDV IgM（提示新近感染）和 HDV Ag[13]。

5. 戊型肝炎　戊型肝炎是肠道传播病毒，常暴发于水卫生条件差的国家地区，如某些亚洲次大陆国家。从流行病学上看，戊型肝炎和甲型肝炎一样是水源性传染病，发生在卫生条件差的地区。孕期感染戊型肝炎者死亡率高（达 20%）。

6. 己型肝炎　研究者称已经分离出己型肝炎病毒，是一种肠道传播病毒[14]。

7. 庚型肝炎　庚型肝炎病毒是一种经输血传播的病毒，被发现在昆士兰献血者中流行[10, 15]。

七、胆汁淤积性黄疸

胆汁淤积是指胆汁在肝细胞流至十二指肠过程中受阻，导致胆红素在血液中升高引起的胆道梗阻性黄疸。主要分两种：
- 肝内型胆汁淤积：指肝细胞和肝内胆管水平梗阻。
- 肝外型胆汁淤积：大的胆管被结石或泥沙样结石阻塞。

主要原因列于表 59.7。

表 59.7　成人胆汁淤积的主要原因

肝内
酒精性肝炎/肝硬化
药物
原发性胆汁性肝硬化
病毒性肝炎
肝外
胆管肿瘤
胰腺肿瘤
其他肿瘤：原发性或继发性
胆管炎
原发性硬化性胆管炎（自身免疫性？）
胆总管结石
胰腺炎
术后胆道狭窄或水肿

1. 症状

- 黄疸（带绿色光泽）。
- 茶色尿和陶土样大便。
- 瘙痒，特别是掌心和脚心。
- 不同程度的疼痛。

2. 胆囊结石和黄疸

胆囊结石可在以下部位发现（图59.7）。

- 胆囊结石（无症状高达75%）——绝大部分结石停留在胆囊。
- 胆囊颈（胆绞痛或急性胆囊炎）。
- 胆囊管（胆绞痛或急性胆囊炎）。
- 胆总管——可导致严重的胆绞痛，胆汁淤积性黄疸或胆管炎。

因为伴胆总管结石，约25%的急性胆囊炎患者伴有轻度黄疸。胆总管结石可能没有症状，也可能表现为Charcot三联征（腹痛、发热和黄疸）中的一个或全部症状。黄疸程度不一，取决于梗阻的程度。如果梗阻持续超过几个小时可导致中度肝大。

胆汁淤积性黄疸可选择的检查有超声检查和胆总管胰腺造影术（ERCP）。

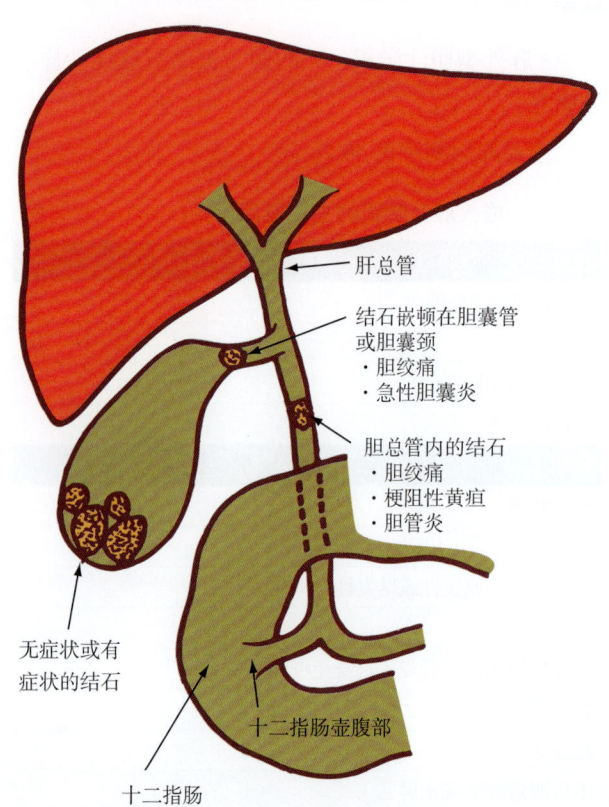

图59.7 胆结石的临床表现

八、急性胆管炎

急性胆管炎是胆管的细菌感染，通常是由于胆管异常尤其是胆总管结石引起。其他原因包括肿瘤和胆管狭窄。

70%患者可见Charcot三联征——上腹痛、发热（常伴寒战）和黄疸。

老年人的急性胆管炎可能表现为循环衰竭和革兰氏阴性菌败血症。必须紧急转诊治疗。

九、胰头癌

胰头癌是英国和美国位于第四位的癌症死因[13]。

1. 临床特征

- 男性多于女性。
- 大部分患者年龄大于60岁。
- 梗阻性黄疸。
- 疼痛（75%以上的患者）：上腹部和背部。
- 胆囊增大（50%～75%）。

2. 可能的症状

- 体重减轻、萎靡不振、腹泻。
- 游走性血栓静脉炎。
- 可触及质地较硬、固定的肿块。
- 转移灶（如左锁骨上Troisier腺）。
- 大便隐血。
- 糖尿。

3. 诊断

- 超声和CT检查可发现肿块。
- ERCP。
- 黄疸 + 全身症状（萎靡不振、厌食、体重减轻）+ 上腹疼痛（放射到后背）= 胰腺癌

4. 预后

预后很差，5年生存率为5%。

十、肝硬化

肝硬化伴黄疸意味着病情处于晚期且严重，原发性胆汁性肝硬化例外，后者的黄疸在肝功能衰竭之前出现。黄疸持续发展提示仅少量肝细胞存留，可以发现其他肝衰竭的体征（图59.8）。

1. 病因 常见原因：

- 嗜酒。
- 慢性病毒性肝炎（如乙型肝炎、丙型肝炎）。

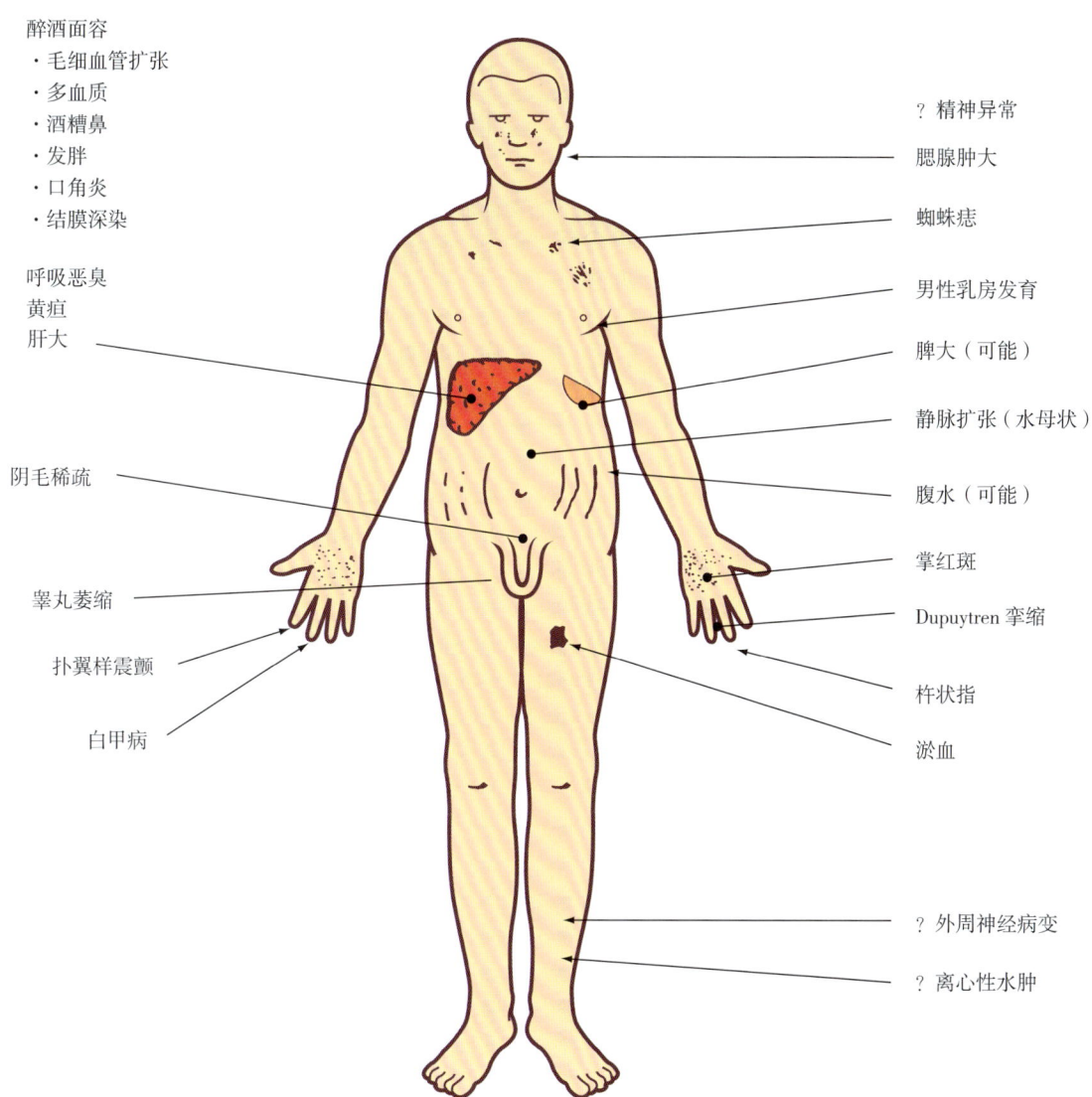

图 59.8 慢性酒精性肝病的临床表现

其他原因：
- 自身免疫性慢性活动性肝炎。
- 原发性胆汁性硬化（自身免疫性）。
- 血色病。
- Wilson 综合征。
- 药物（如甲氨蝶呤）。
- 隐源性（找不到原因）。

2. 临床特征
- 食欲缺乏、恶心、呕吐。
- 下肢水肿。
- 腹胀。
- 出血倾向。
- 嗜睡、意识模糊或昏迷（如果肝功能衰竭）。

3. 体征
- 蜘蛛痣（上腔静脉分流）。
- 肝掌。
- 四肢水肿、腹水。
- 黄疸（梗阻性或肝细胞性）。
- 肝大、疼痛（硬化后期肝缩小）。
- 男性乳房发育。
- 可能伴有脾大（门静脉高压）。

4. 并发症
- 腹水。
- 门静脉高压和消化道出血。
- 肝性脑病。
- 肝肿瘤。
- 肾衰竭。

十一、自身免疫慢性活动性肝炎（ACAH）

也被称为原发性 ACAH，常见于年轻女性（10～40岁），隐匿发病，表现为进行性乏力、食欲缺乏和黄疸。根据肝功能异常、平滑肌抗体阳性、其他自身免疫抗体和典型肝活检表现诊断。如果不经治疗，大部分患者在3～5年内死亡。治疗方法是根据血清中丙氨酸氨基转氨酶的水平口服泼尼松，辅以硫唑嘌呤。80%患者有效，20%患者进展为慢性肝脏疾病。

十二、原发性硬化性胆管炎

这是一种少见的胆管炎症性疾病，表现为进展性黄疸和其他胆汁淤积症状如瘙痒。常伴溃疡性结肠炎。诊断基于胆管造影特征性表现。没有有效的治疗方法。

十三、酒精性肝病

嗜酒对肝脏的损害有：
- 脂肪肝。
- 酒精性肝炎（如果继续饮酒则进展为肝硬化）。
- 酒精性肝硬化。

如果被诊断为酒精性肝病，建议患者终身戒酒，脂肪肝患者例外，治愈后可以少量饮酒。

十四、脂肪肝

酒精能导致肝脂肪变性，这在肥胖嗜酒者中非常普遍。非酒精性脂肪肝病因包括肥胖、糖尿病、高三酰甘油血症和皮质激素药物。脂肪肝很常见（5个澳大利亚人中就有1个脂肪肝患者），很多将发展为肝硬化。脂肪肝通常没有症状，部分人表现为萎靡不振和易疲劳。血清学检查没有意义。诊断依赖肝穿刺活检，CT扫描对诊断可能也有帮助。治疗是通过饮食控制来减轻体重，改善肝功能，减少脂肪堆积。

十五、特殊患者群体

1. 回国的跨国旅行者 跨国旅行者出现黄疸时可能感染了以下一种肝炎病毒——甲型、乙型、丙型、丁型或戊型肝炎病毒。这些肝炎都发生在发展中国家，特别是东南亚、东亚和某些太平洋岛屿及非洲。

旅行者出现黄疸还需要考虑的病因有疟疾、上行性胆管炎、药物诱导性肝炎如抗疟疾药（包括甲氟喹、方西达）。参考第14章和15章相关内容。

2. 怀孕的患者 妊娠期导致黄疸的重要肝脏疾病有孕期胆汁淤积、急性脂肪肝和严重的先兆子痫。请参考第102章。

3. 术后黄疸 许多原因可导致术后黄疸，无论是术后短期还是术后长期都可表现。危重休克患者或有心肺疾病的患者出现休克伴缺氧可能导致一过性的肝功能异常。其他原因包括：
- 输血后肝炎。
- 重叠肝炎。
- 药物，包括麻醉药。
- 输血超负荷（溶血）。
- 败血症。
- 隐性慢性肝脏疾病和胆管疾病。
- 胆汁淤积：腹部大手术后。

4. 母亲为 HBeAg 阳性的新生儿 新生儿应接受以下处理，参见第102章。
- 出生24小时内肌内注射乙型肝炎免疫球蛋白。
- 出生时，出生后1个月、6个月注射乙型肝炎疫苗。

由于胎儿可能在宫腔内被感染，上述措施并非100%有效。

十六、转诊时机

- 所有暴发性肝炎的患者。
- 所有慢性肝脏疾病的患者。
- 无痛性梗阻性黄疸患者。
- 有恶性病变证据患者。
- 有症状的胆囊结石患者。
- 肝硬化患者。
- 孕期急性脂肪肝（非常紧急）。
- 怀疑罕见疾病者（如 Willson 综合征）。

实践要点

- 所有药物都可能有肝脏毒性。
- IgM 抗体阳性表明新近感染甲型肝炎，IgG 抗体阳性表明曾经感染甲型肝炎并获得了终身免疫。
- 甲型肝炎和戊型肝炎没有慢性携带者。
- 所有黄疸患者均需要查乙型肝炎表面抗原（HBsAg）。
- 乙型肝炎感染通常无症状且持续时间短暂，但当发展为慢性肝炎时可能致命。慢性肝炎可能发展为肝硬化和肝癌。
- 高达 5% 的乙型肝炎患者将转归为慢性病毒携带者（尤其是吸毒成瘾者）。
- 这些乙型肝炎病毒携带者的表面抗原持续阳性，HBeAg 可能持续阳性，后者表示病毒完整存在、活动性复制和传染性强。
- γ-谷氨酰转移酶伴平均细胞容量（MCV）升高是酒精性肝病的良好筛查办法。
- 可能在酒精性肝炎和肝肿瘤患者的肝表面听到收缩期杂音。
- 出现黄疸且厌恶烟草提示急性病毒性肝炎。

参考文献

[1] Kincaid-Smith R, Larkins R, Whelan G. Problems in Clinical Medicine. Sydney: McLennan & Petty, 1989: 251.

[2] Coffman D, Chalstrey J, Smith-Laing G. Gastrointestinal Disorders. Edinburgh: Churchill Livingstone, 1986: 106.

[3] Sandler G. Fry J. Early Clinical Diagnosis. Lancaster: MTP Press, 1986: 468–490.

[4] Croagh C, Desmond D. Viral hepatitis: an A, B, C guide. Medicine Today, 2007, 8(7): 47–56.

[5] Shenfi eld G (Chair). Therapeutic Guidelines: Gastrointestinal(Version 4). Melbourne: Therapeutic Guidelines Ltd, 2006:85–108.

[6] Thomson K, Tey D, Mark M. Paediatric Handbook (8th edn). Melbourne: Blackwell Science, 2009: 438–439.

[7] Ruff TA, Gust I. Hepatitis, viral (acute and chronic). In:MIMS Disease Index (2nd edn). Sydney: IMS Publishing,1996: 226–230.

[8] Bowden DS, Moaven LD, Locarnini SA. New hepatitis viruses: are there enough letters in the alphabet? Med J Aust, 1996, 164: 87–89.

[9] Cossart Y. Recent advances in diagnosis and management of viral hepatitis. Common sense pathology. RCPA+ Australian Doctor, 2006: 2–8.

[10] McCaughan G, Levy M. Hepatitis B infection: how to treat. Australian Doctor, 2004,16: 28–32.

[11] Singal DK, George J. Chronic hepatitis C. Australian Doctor, 2001, 15: i–viii.

[12] Mahady S, George J. Hepatitis C infection. Australian Doctor, 2010,5: 19–26.

[13] McPhee SJ, Papadakis MA, et al. Current Medical Diagnosis and Treatment (49th edn). New York: The McGraw-Hill Companies, 2010: 636.

[14] Deka N, Sharma MD, Mukerjee R. Isolation of the novel agent from human stool that is associated with sporadic human hepatitis. J Virol, 1994, 68: 7810–7815.

[15] Moaven LD, et al. Prevalence of hepatitis G virus in Queensland blood donors. Med J Aust, 1996, 165: 369–371.

第 60 章　鼻疾病

> 甘普夫人的面部，特别是鼻部，出现了红肿。如果没有强大的内心，甘普夫人很难在生活中与他人交往。
>
> Charles Dickens（812—1870）Martin Chuzzlewit

鼻疾病包括鼻炎、鼻后滴漏、鼻出血、毛囊炎、嗅觉障碍，在全科医学中非常常见。

鼻的主要功能有：
- 通气功能。
- 过滤功能——灰尘、生物和其他空气传播的颗粒。
- 嗅觉功能（气味）。
- 黏膜白洁和保湿功能。
- 空气加湿和增温作用。
- 共鸣功能。

鼻疾病的主要症状是鼻涕、鼻塞、打喷嚏、嗅觉丧失、瘙痒、后鼻滴涕、出血和打鼾（表60.1）。

鼻涕是评价病情常见且重要的症状。鼻涕的特点总结见表60.2。

有关鼻疾病的重要警示性信号
- 单侧鼻息肉
- 单侧血性鼻涕
- 学步儿童大量流涕，特别是单侧的
- 外伤后鼻中隔周围肿胀
- 药物性鼻炎
- 慢性鼻窦炎 + 下呼吸道感染（LRTI）=Wegener 肉芽肿

表 60.1　鼻疾病的典型症状

鼻异物	单侧鼻腔分泌物、单侧鼻塞
急性鼻窦炎	面部疼痛、牙痛、鼻涕、后鼻滴涕
变应性鼻炎	打喷嚏、流涕、瘙痒、眼部刺激症状
传染性鼻炎	鼻塞、脓性分泌物、后鼻滴涕
鼻中隔偏曲	鼻塞、后鼻滴涕
鼻息肉	鼻塞、嗅觉减退
鼻肿瘤	鼻塞、单侧鼻腔分泌物、鼻出血
腺样体肥大	双侧鼻塞、打鼾、口臭
鼻前庭炎	局部疼痛、结痂、恶臭

一个主要的问题是鼻塞[1]。常见的原因为生理性（鼻周期）、鼻窦炎（过敏性或非过敏性）、鼻息肉、腺样体肥大和机械性原因，如鼻中隔畸形。

表 60.2　鼻分泌物的特点

分泌物性状	考虑
血性	肿瘤、创伤、出血性疾病、鼻炎、感染、高血压
黏液脓性	细菌性鼻炎、异物
血清样的	肿瘤、异物
水、黏液	病毒性鼻炎、过敏性鼻炎、血管运动性鼻炎、脑脊液

一、嗅觉异常

一般的嗅觉是由嗅区的嗅神经（第Ⅰ对脑神经）感觉，而鼻腔内的刺激性感受器由三叉神经（第Ⅴ对脑神经）上颌支介导，感觉一些有毒的气味。

这类疾病可以被归纳为：
- 嗅觉丧失——无气味。
- 嗅觉减退——嗅觉减退。
- 嗅觉过敏——对气味的敏感性增加。
- 嗅觉障碍——嗅觉感知失真。
　—恶臭：将正常的气味视为难闻的或不愉快的。
　—嗅觉倒错：即嗅觉反常。

嗅觉病变可由传导性或感觉神经性障碍导致，也可能是特发性的（表60.3）。传导性嗅觉病变表现为嗅觉丧失或嗅觉减退，而感觉神经性嗅觉病变表现为上述所有病变[2]。大多数特发性嗅觉丧失被认为是病毒性神经病变，可能会持续几天到几个月的时间。头部外伤可引起传导性或感觉神经性嗅觉病变，是因为颅骨骨折累及筛板，或者更常见的是因为颅后部外伤，有些患者永远不能恢复嗅觉。嗅觉丧失的患者不能辨别气味，常伴有味觉丧失，他们

表 60.3　嗅觉减退的原因

传导性障碍
颅脑外伤
鼻息肉
鼻中隔偏曲
鼻炎和鼻窦炎
罕见（不要漏诊）
鼻肿瘤
肉芽肿
中枢性／感觉神经性障碍
老年
化学制品（如苯、氯、甲醛、水泥粉尘）
吸纸烟或其他种类的烟
药物
内分泌疾病（如糖尿病、甲状腺功能减退症）
额叶肿瘤
帕金森病
颅脑外伤
卡尔曼综合征（嗅觉丧失＋性腺功能减退）
营养缺乏
病毒感染

容易受到不易察觉的烟雾、危险化学品及不健康的食物的伤害。

二、临床方法

- 病史：颅脑外伤或手术史、近期上呼吸道感染、药物、职业（包括化学暴露）。
- 体格检查：包括借助 Thudicum 鼻窥镜检查。
- 嗅觉测试——定性和定量的气味（例如咖啡、丁香、柠檬、薄荷、水安慰剂）；氨气（用作刺激感觉）。
- 辅助检查（如用 CT 检查排除鼻窦疾病、鼻息肉）。

治疗[3,4]

- 解释和安慰。
- 患者教育：有关烟雾，化学药品包括气体、高浓度香水的识别。食品安全，包括牛奶和肉类污染等。
- 考虑日常膳食补充硫酸锌、维生素 A 和维生素 B_1。

——对于慢性上呼吸道感染后嗅觉丧失：

- 使用鼻减充血剂，如应用薄荷醇喷雾剂 5～7 天。

三、鼻炎

鼻炎是指鼻腔炎症导致一天中打喷嚏、流涕或鼻塞等症状超过 1 小时。鼻炎被分为不同类型：

- 根据时间跨度

——季节性鼻炎：发生在某个固定的阶段，通常为春季。

——常年性鼻炎：全年都可能发生。

- 依据病理生理学

——变应性鼻炎：IgE 介导的变应性疾病。

——血管运动性鼻炎：由于副交感神经过度兴奋所致。

过敏性鼻炎与血管运动性鼻炎都与哮喘密切相关。

分类可以概括为：

- 季节性过敏性鼻结膜炎＝花粉热。
- 常年性鼻炎

——变应性（常由屋内尘螨导致）。

——非变应性＝血管舒缩性：嗜酸粒细胞性、非嗜酸粒细胞性。

注：第 122 章详细介绍了变应性鼻炎（花粉热）。

1. 临床表现

（1）鼻部症状

- 打喷嚏。
- 鼻塞和充血。
- 分泌物过多——水样流涕、后鼻滴涕。
- 嗅觉减退。
- 鼻痒（通常是过敏性）。

（2）咽喉部症状

- 咽喉干燥、疼痛。
- 咽喉瘙痒。

（3）眼部刺激（过敏性）

异常鼻黏膜——苍白、黏稠、黏液性分泌物。横向鼻皱褶提示鼻过敏，特别是在儿童中。

（4）过敏原

- 来自树（春）和草（夏）的花粉。
- 真菌。
- 屋内尘螨（常年性鼻炎）。
- 毛发，毛皮，羽毛（来自猫、狗、马、鸟类）。

- 某些食物（如牛奶、鸡蛋、花生、花生酱）。

2. 诊断

（1）变应性鼻炎——鼻变态反应：
- 检测变应原——特异性 IgE 抗体（非特异性）。
- 放射性过敏原吸收试验（RAST）或皮肤检测明确变应原（可以得到假阴性的结果）。

（2）血管舒缩性鼻炎——一个需要排除的诊断。

3. 鼻炎的其他原因

- 慢性感染（病毒、细菌、真菌）。
- 妊娠性鼻炎。
- 药物性鼻炎——过度使用非处方的解充血滴鼻剂或羟甲唑啉喷雾剂。
- 药物性鼻炎
  — 各种抗高血压药物。
  — 阿司匹林。
  — 吩噻嗪类药物。
  — 口服避孕药。
  — 可卡因，大麻。
- 化学或环境刺激物（血管舒缩性鼻炎）：
  — 烟雾和其他有毒气体。
  — 油漆和喷雾剂。
  — 化妆品。

4. 使鼻炎加重的因素（血管舒缩）

- 情绪不安。
- 疲劳。
- 饮酒。
- 寒冷潮湿的天气。
- 空调。
- 温度和湿度突变。

四、鼻窦炎

1. 急性鼻窦炎 急性鼻窦炎是鼻窦黏膜的急性炎症。约 5% 上呼吸道感染伴发急性鼻窦炎[4]，主要因病毒感染引起，通常继发细菌感染。任何缩小鼻窦开口的因素容易导致急性鼻窦炎。

两个主要临床表现：
- 上呼吸道感染持续超过 10 天。
- 上呼吸道感染有异常严重的发热和脓性鼻分泌物。参考第 53 章"急性上颌窦炎"的特点。

2. 慢性鼻窦炎 慢性鼻窦炎是急性鼻窦炎最常见的并发症。在慢性鼻窦炎中，炎性症状和体征持续超过 8～12 周，且与破坏通过口鼻道复合体引流的因素相关，包括鼻息肉。

（1）治疗
- 阿莫西林 500mg，每 8 小时口服 1 次，共 10～14 天。可能需要更长的疗程（3～6 周）[5]。
- 考虑用解充血剂喷雾（例如赛洛唑啉），最多 5 天，并予鼻内用皮质激素。
- 超声雾化吸入每日 3 次（见第 54 章相关内容）。
- 鼻腔盐水喷雾剂。

（2）慢性鼻-鼻窦炎 如果上述疗法无效，用机械盐水窦腔冲洗法去除滞留的黏液是有益的[6]。

紧急转诊：
- 如果上述方案处理无效，考虑手术引流。
- 伴有眼眶或面部蜂窝织炎。

五、鼻息肉

鼻息肉是产生于鼻腔或鼻窦黏膜的圆形、质软、苍白色带蒂肿物。实际为下垂的、充血的、水肿的黏膜，被形容为"水袋"。可出现在所有类型的鼻炎患者中，特别是变应性鼻炎（图 60.1）。息肉常来自中鼻道和鼻甲。

症状包括鼻塞、水样分泌物、鼻后滴涕和嗅觉丧失。

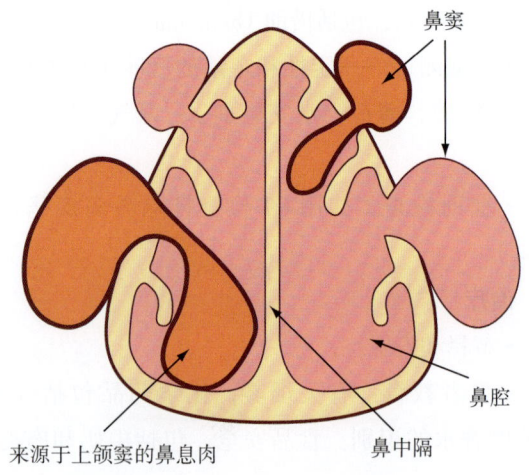

图 60.1 鼻横断面，显示鼻息肉的来源

1. 注意事项

- 鼻息肉可能与哮喘和阿司匹林的敏感性有关。
- 所有鼻息肉患儿均应考虑囊性纤维化变性。

- 如果不具有表面光滑、苍白的典型特征,可能是恶性的。
- 单侧"息肉"可能是肿瘤。
- 如果有脓性分泌物,拭子去除,并给予抗生素。

2. 治疗 首选药物治疗[7]。口服皮质激素药物可达到"息肉切除术"效果,例如泼尼松 50mg/d,持续 7 天。辅以皮质激素喷雾如倍他米松,同时开始并持续至少 3 个月。对有脓性鼻分泌物者给予抗生素治疗。

单个息肉可以很容易地被除去,如果手术建议咨询外科医生,因为手术的目的是将息肉和起源的鼻窦(常为筛骨细胞)黏膜一并切除。这个复杂的手术过程可降低复发率。

六、鼻出血

在某些情况下,我们应该将这个常见的紧急情况作为危及生命的问题来对待。前鼻出血常见于儿童和青少年(90%),而后鼻出血更常见于老年高血压患者。与上呼吸道感染(鼻炎、鼻窦炎)、气候干燥以及创伤密切相关。全身性因素包括高血压、动脉粥样硬化性血管疾病、出血性疾病和罕见的遗传性出血性毛细血管扩张症(表 60.4)。妥善处理的关键在于拥有合适的设备、良好的照明及有效的局部麻醉。

1. 理想的设备 头灯、纤维鼻镜、Tilley 鼻腔填塞钳、吸引管、复方苯胺强效喷雾剂 ±5% 可卡因溶液。

填塞选择(顽固性出血):膨胀止血绵,藻酸盐敷料,铋碘仿石蜡糊,纱条,带 30ml 气囊及自密封橡胶塞的 Foley 导尿管(12、14 或 16 号),前、后鼻孔球囊,含有或不含有 Kaltostat 藻酸盐敷料的止血导管。

表 60.4 鼻出血的原因

局部原因
特发性
颅内肿瘤
鼻炎
创伤,包括挖鼻
上呼吸道感染
• 普通感冒
• 流感
• 鼻窦炎
全身性原因
血液病(如白血病、血小板减少症)
心血管疾病
• 动脉硬化
• 高血压
药物:抗凝药、阿司匹林、其他
遗传性出血性毛细血管扩张症
全身发热性感染(如疟疾)
有毒物质

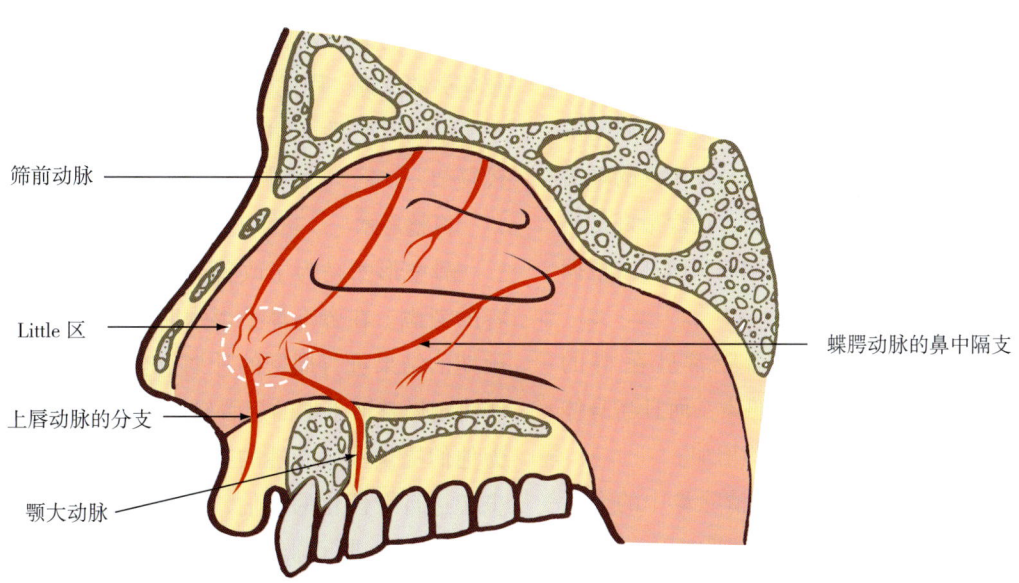

图 60.2 鼻中隔 Little 区的多个血管吻合部位,此处是出血常见部位,尤其在年轻人

2. 治疗

（1）单纯填塞
- 用拇指和示指捏紧两侧鼻翼的部分，持续5分钟。
- 冰敷鼻梁。

（2）单纯烧灼利特尔区（Little区）（图60.2）（在局部麻醉下，如复方苯胺强效喷雾剂±5%可卡因溶液）：
- 3种方法选其一：电烙术、三氯醋酸或硝酸银棒（首选）。

（3）持续性前鼻出血：Merocel（外科海绵）鼻塞或Kaltostat包。

（4）间歇性少量前鼻出血的处理技巧
- 外用抗生素（如金霉素软膏），每日2~3次，共10日。

或者（更好的选择）
- Nasalate鼻霜，每日3次，共7~10天。
- Rectinol药膏或凡士林。

避免挖鼻和擤鼻导致外伤。

（5）严重后鼻出血 使用Foley导管或Epistat导管。

七、鼻前庭炎

鼻前庭的感染可导致棘手的刺激性结痂问题。轻度感染和毛囊炎，可引起局部疼痛、结痂和出血，特别是如果被习惯性抠挖，这些在检查中都很明显。治疗用杆菌肽或更合适的莫匹罗星（鼻内）软膏，外用5~7天。

鼻前庭疖病常为金黄色葡萄球菌感染。开始是皮肤或黏膜的浅表小脓肿，可能发展成鼻尖广泛的蜂窝织炎，感染区域表现为红、肿、疼痛。治疗最好是避免触摸、热敷及全身应用抗生素，如双氯西林或根据前庭拭子细菌药敏学培养决定。

提示：金黄色葡萄球菌占鼻腔常驻菌群的20%~30%[8]携带者易发生院内感染，而且当身体患有严重疾病时并发重度感染的风险增加。

治疗：严格的卫生保健和彻底清除鼻中的金黄色葡萄球菌，如莫匹罗星软膏（鼻头部应用），每日2~3次，用5~7天（最多10天）[6]。

龟裂：伴有疼痛的龟裂常发生于皮肤黏膜交界处，可能会结痂，转为慢性。治疗龟裂是用蜡膏（凡士林）或生理氯化钠溶液保持局部湿润，必要时使用热敷、抗生素或消毒用软膏。

1. 鼻臭味 可能由鼻前庭炎引起，但应排除鼻腔异物的可能。

2. 治疗 取鼻拭子培养，考虑用2%莫匹罗星鼻软膏，每日2~3次，持续10天；或应用复方康纳乐霜涂抹，每日2~3次。

八、肥大性酒渣鼻

这种丑陋的鼻肿胀是由于鼻皮脂腺肥大所致，与酒精没有特定的因果关系。这几乎是40岁以上男性独有的。肥大性酒渣鼻可能与红斑痤疮有关。

治疗
- 良好地控制红斑痤疮可能会降低肥大性酒渣鼻的发病风险（第115章相关内容）。
- 如果有必要，行手术矫正，建议转诊室专科医生。
- 二氧化碳激光疗法也可以作为一种治疗选择。
- 手术切除是另一种有效的治疗方法。

九、鼻中隔偏曲

该病可导致单一的鼻腔堵塞症状。轻度鼻中隔偏曲导致交替性鼻塞，而重度鼻中隔偏曲导致一侧鼻腔持续性鼻塞。

鼻中隔可以分为前段和后段，前半部分是支撑鼻软骨必要的，而后半部分没有支撑作用，去除后不会破坏鼻的支撑。因此，经典的黏膜下切除手术，适用于鼻中隔后半部分偏曲。修复鼻中隔前半部分偏曲比较复杂。

鼻整形术

鼻整形术是为了改善鼻气道阻塞的功能或是美容的考虑。在咨询鼻整形术时，重要的是要对现实预期的结果进行周密的计划。全科医生应该在将那些决定做整形手术的患者转诊给鼻整形术专家之前，为他们提供非判断性的支持和建议。需要对每一位患者进行个性化的评估，并且根据畸形的具体情况对手术方案进行调整。手术关注的重点在于气道通畅，否则手术后可能会发生鼻腔部分堵塞、气道不通畅。

十、鼻中隔穿孔

鼻中隔穿孔常由以下原因引起：慢性感染（包括结核病）、反复外伤（如剧烈的抠鼻）或鼻部手术后。这是一个众所周知的职业危害，尤其是在镀铬工人中。在鼻吸入可卡因的吸毒人群中也曾出现鼻中隔穿孔的病例。5%～10%鼻中隔穿孔病例是恶性疾病所致[4]。根据原因，病变可能是无症状的，但常有刺激性鼻痂和吸气期哨声。可以通过用光源照射一侧鼻孔，看对侧鼻孔是否有光线来完成检查。鼻中隔穿孔通常累及软骨区。

若不是严重的疾病引起，可用凡士林或盐水凝胶和外用抗生素治疗任何感染。若怀疑有恶性肿瘤的可能则及时转诊，否则只需对症治疗。

十一、鼻骨骨折[3, 9]

鼻骨骨折可单发或与上颌骨或颧弓骨折并发。可能导致鼻梁青紫、肿胀、不连续和鼻出血。务必检查是否有复合性骨折或颅脑损伤，如果存在，则暂不处理鼻骨骨折并转诊。如果患者即刻出现直接侧向移位（比如在体育领域），可以在软组织肿胀变形前尝试即刻用手法复位。包括简单使用手指在鼻部外面从完好的那侧向损伤侧推动。

1. 要点

- X线检查通常没有帮助，除非用于排除其他面部骨骼损伤。
- 如果存在畸形，最好在7天内将患者转诊到上级医院，最理想的转诊时间是3～5天。
- 皮肤裂伤，如合并骨折，通常需要早期修复。
- 还原鼻外形的最佳时间是外伤后10天左右，骨折愈合前有2～3周的窗口期。
- 局部或全身麻醉下行闭合复位术是首选的治疗方法。
- 切开复位更适用于双侧骨折伴有严重的鼻中隔偏曲、双侧骨折伴严重移位或鼻软骨三角骨折的情况。

2. 转诊

- 不能控制的鼻出血。
- 反复鼻出血。
- 需要整形。

十二、鼻中隔血肿

鼻外伤后鼻中隔血肿常导致全鼻鼻塞。这很容易诊断，因为检查鼻腔时，可发现鼻中隔两侧存在明显的肿胀（图60.3）。

鼻中隔血肿由覆盖鼻中隔的两层黏膜骨膜间的出血导致，可能与鼻中隔骨折有关。

1. 注意事项

这是一个非常严重的问题，因为血肿可能发展为鼻中隔脓肿。感染可以通过静脉栓塞很容易地扩散至眼眶或海绵窦，可能是致命的，尤其是儿童。另外，可能会导致鼻中隔软骨坏死，继而发生鼻塌陷和畸形。

2. 治疗

- 在局部麻醉下，切开黏膜，取出血块。
- 全身应用（口服）抗生素（如青霉素或红霉素）。
- 如果X线显示有骨折存在，按照复合性骨折来治疗。
- 必要时接受耳鼻喉科专家的建议。

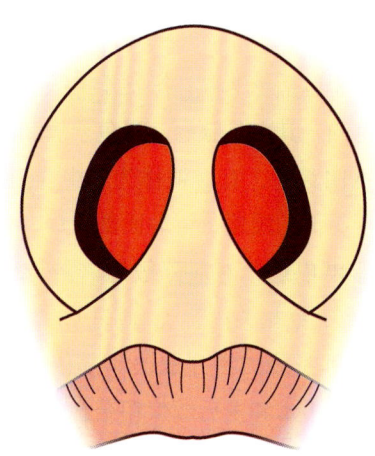

图60.3 鼻腔观，显示双侧鼻中隔血肿

十三、成人的鼻塞与流涕

对于简单的上呼吸道感染后鼻炎，可用一次性纸巾或手帕用力擤鼻直到干净。每日可通过鼻腔滴入解充血药2～3次缓解症状。也可吸入含Friar's Balsam或薄荷制剂的蒸气。

十四、老年人流涕

这是老年人中常见的令人苦恼的问题，由黏膜血管舒缩控制失调引起。可能与偏曲的鼻中隔和黏膜干燥相关，除了流涕以外没有其他体征。治疗方法是：用油性制剂保持鼻腔润滑，例如鼻腔喷入油性混合物（芝麻油制剂，如Nozoil）或凡士林油。局部用减充血药在老年人中可引起严重的不良反应。

十五、脑脊液鼻漏

骨颅脑损伤后，有清亮液体（葡萄糖试验阳性）漏出提示可能存在筛骨顶骨折。尽管可以自行愈合，还是应将患者转诊，做进一步的评估。

十六、鼻肿瘤

鼻腔恶性肿瘤比较少见，可能表现为流涕，初期清亮，随着病情进展，逐渐变得浓稠，并且有侵袭性，出现血液时应怀疑恶性肿瘤，肿瘤可能生长在鼻腔、鼻窦或鼻咽。

良性肿瘤包括乳头状瘤、纤维瘤、骨瘤、青春期纤维血管瘤和鼻息肉。纤维血管瘤只发生在9~24岁的男性，患者表现为单侧鼻塞和复发性鼻出血。

恶性肿瘤包括鼻咽癌，好发于上颌窦。鳞状细胞癌是最常见的，其次是腺癌、黑色素瘤和淋巴瘤。恶性或不愈性肉芽肿，有时被称为"中线肉芽肿"，是一种始发于鼻部的缓慢进行性面部溃疡，可能是一种恶性T细胞淋巴瘤，对放疗敏感。需与韦格纳肉芽肿鉴别（第33章相关内容）。通过CT扫描和活检确诊。鼻咽和鼻窦癌的治疗取决于部位、大小和组织学，但常需将手术和术后放疗相结合。

十七、儿童鼻腔疾病

鼻部问题，特别是鼻分泌物（流涕），在儿童中很常见，但其表现常与成人不同。鼻窦炎罕见于10以下的儿童，过敏性鼻息肉是相对少见的，如果儿童出现鼻息肉，考虑囊性纤维化或肿瘤的可能。鼻炎、鼻出血及鼻腔异物是常见的。

1. 鼻溢 这可能是正常或不正常的。有一个"鼻周期"，双侧鼻腔交替出现鼻充血和鼻充血减轻，导致流涕。导致正常流涕的其他原因包括对外界环境刺激的血管舒缩反应，如冷风和刺激，以及后鼻滴涕（鼻后滴漏）（每天有2000ml黏液从鼻后孔流下）。

异常原因
- 腺样体肥大导致后鼻间隙阻塞。
- 鼻腔异物——常为单侧流涕。
- 变应性鼻炎。
- 单侧鼻后孔闭锁。
- 鼻窦炎（可能发生但罕见）。
- 肿瘤（罕见——考虑纤维血管瘤）。

可向鼻腔喷入血管收缩剂并让患者呼气明确诊断。存在肿瘤、异物或息肉时会清晰可见。

2. 鼻后孔闭锁 急性双侧鼻塞可能发生于先天性双侧鼻后孔闭锁的新生儿。会导致前鼻分泌物和急性呼吸窘迫。即刻检查与缓解堵塞是重要的，将手指卡住患者的嘴角可以挽救生命，因为可以将鼻探头探入一侧鼻孔并打孔膜（从一侧嘴角伸入手指，同时将探条从一侧鼻孔伸入，将闭锁的黏膜穿通）。

3. 鼻窦炎 鼻窦炎虽然罕见，但能代表一种严重的急症。需要考虑到的危险信号包括患儿体弱、发热、起病快、单侧和不断恶化的气道阻塞。

4. 鼻塞及打鼾 上述鼻塞原因可能导致打鼾、口呼吸、嗅觉减退、流涎，也许导致阻塞性睡眠呼吸暂停。

十八、鼻外伤和骨折[10]

鼻部骨折不常见，可能是虐待儿童所致，可能表现为开放性骨折、鼻中隔血肿或脓肿，以及眼或面部的改变。如果骨折无移位，治疗方法是止痛、冰敷和休息。如果有移位，可在1~2周内（理想情况下为10天）全身麻醉下行闭合复位。如果压迫不能控制鼻出血，可能需要临时填塞包扎。

1. 鼻出血 鼻出血通常是间歇性的利特尔区前部出血，常为外伤（包括挖鼻）所致。出血常发生在夜间，因为晚上血管处于舒张状态。首先，尝试简单的措施控制出血（本章相关部分），如捏鼻5分钟，并用冰袋辅助。晚上用凡士林抹鼻防止出血。此外，抗生素软膏，每天2次，用7~10天，可能有帮助。

如果怀疑存在其他问题，请及时转诊至耳鼻喉科医生。

提示：考虑出血性疾病或肿瘤，如青少年鼻咽纤维血管瘤。

2. 打鼾和阻塞性睡眠呼吸暂停 在正常儿童，这些问题几乎都是由于腺样扁桃体肥大所致，且大多数病例可经手术缓解，极少需要采用持续性气道正压通气（CPAP）来治疗。监测睡眠有助于证实临床表现并减轻父母的担忧。请参见第72章。

3. 婴儿鼻塞 婴儿鼻塞通常是由于间断性病毒感染引起的鼻炎。出现黄色或绿色黏液通常不需要过于担心。

治疗
- 安抚家长。
- 明显不适时用对乙酰氨基酚的混悬剂或滴剂。
- 让家长用盐溶液（1茶匙盐溶解在一些白开水中）给孩子清洗鼻腔：每2个小时用棉签轻柔地清除鼻腔分泌物。
- 一旦洗净鼻部，可滴注生理氯化钠溶液（生理盐水）滴剂或喷雾剂（如Narium鼻喷雾）。
- 不建议使用较强的解充血药，除非有鼻塞引起明显的喂养问题，应用时可长达4～5天。

4. 鼻腔异物 黄金法则是"儿童一侧鼻流涕提示异物，除非证明没有"。这些异物常包括被小孩抓到的珠子、卵石、豌豆、橡胶、塑料和纸碎片，或者其他小物体，异物可发展成鼻结石。在成人中，异物往往是鼻结石，是钙沉积在曾经包扎鼻的纱布或其他材料上导致。

取出异物：因为有误吸的风险，取出患儿鼻腔异物是一个相对紧急的操作。如果异物是圆盘状或纽扣状电池，如助听器电池进入鼻腔，这是一种急诊情况，需在麻醉下取出[9]。

应在良好的照明下用鼻窥器检查鼻腔。鼻尖应被举起并用拇指尖按压。首先将局部减充血药喷入鼻腔，10分钟后观察儿童是否能够自己通过鼻子呼气将异物排出来。不要试图用普通的钳子从鼻腔取出异物。

具体方法如下：

① 向鼻腔喷入减充血药，等10分钟，然后要求孩子吹出异物。

② 最好是通过工具放在异物的后方向前推或以杠杆撬动异物前进。

可以借助的仪器有：
- 1个咽鼓管导管。
- 1个滑动异物的探针。
- 1个弯曲的发夹。
- 1个弯曲的回形针。

③ 套住异物：这个方法适用于软的、不规则的异物（如纸、泡沫橡胶和棉絮），这些异物清晰可见。

可以机借助的仪器：
- 异物取出器。
- 鳄鱼钳。
- 细鼻钳。

④ 粘在一个细棒上：在拭子条的塑料端涂上超强力胶水，放到异物上，等待大约1分钟，然后轻轻提取异物。

⑤ 橡皮导管抽吸技术：需要的仪器只是一个直的橡皮导管（大号的），有时还需要一个抽水机。方法是：将导管的末端切出合适的角度，并在切缘涂上凡士林油，让切出角度的这一端接触异物，然后进行抽吸。用嘴抽吸的方法可能适用于那些新进入的或干净的异物。如果有条件，最好用泵轻轻抽吸。

⑥ 刺激鼻子：有些医生会给患者的鼻腔内撒些胡椒粉，以刺激他打喷嚏。

⑦ "亲吻-吹气"技术：这种口对口的方法适用于很合作的儿童，并且异物是圆形的固体，如小珠子卡在前鼻，最好是在医生的指导下，让孩子的母亲来进行这个操作。但医生或诊室护士也可以进行。

方法：
- 使用鼻的解充血喷雾剂。
- 20分钟后，让患儿平躺在检查床上，并枕着枕头。
- 用一个手指从侧面压迫正常的鼻孔使其堵塞。
- 将操作者的嘴放在患儿的嘴上吹气，直到感受到轻微的阻力时才停止，这说明声门已经关闭。
- 然后快速地使劲吹气，促使异物喷出。

为了让患儿配合这个操作，可以让患儿去亲吻她的母亲（或其他操作人员）这个操作可能需要反复进行几次才能成功，但通常这个操作都很成功，不需要应用全身麻醉药。

参考文献

[1] Kalish L, Da Cruz M. Nasal obstruction. Medicine Today, March 2009, 10(3): 41–52.

[2] Beers MH, Porter RS. The Merck Manual of Diagnoses and Therapy (18th edn). New Jersey: Merck Research Laboratories, 2006: 814.

[3] Mendelsohn M, Ruhno J. The nose—form and function. Australian Doctor, 2004, 2: 31.

[4] Burton M (ed). Hall and Coleman's Diseases of the Ear, Nose and Throat (15th edn). Edinburgh: Churchill Livingstone, 2000, 107–117.

[5] Moulds R (Chair). Therapeutic Guidelines: Respiratory (Version 4). Melbourne: Therapeutic Guidelines Ltd, 2009: 137–150.

[6] Harvey RJ. Differentiating chronic sino-nasal complaints. Australian Doctor, 2009, 6: 27–32.

[7] Lund JL. Diagnosis and treatment of nasal polyps. BMJ, 1995, 311: 1411–1414.

[8] Bochner F (Chair). Australian Medicines Handbook. Adelaide: Australian Medicines Handbook Pty. Ltd, 2006: 366.

[9] Hansen G. Practice Tips. Aust Fam Physician, 1982, 11: 867.

[10] Oates K, Currow K, Hu W. Child Health: A Practical Manual for General Practice. Sydney: MacLennan & Petty, 2001: 328–330.

恶心和呕吐 第61章

> 呕吐前常有恶心、干呕和流涎等一系列非自主性的内脏和躯体性的活动。
>
> *Harrison's Principles of Internal Medicine*，1994

呕吐是一种相当难受的症状，其原因很多，呕吐发生之前常伴有恶心。

相关名词定义

呕血 呕吐血液，见第56章。

恶心 难受得想要呕吐的感觉，预示将出现呕吐或仅有恶心不伴呕吐。

反流 胃内容物轻易流到口腔，不伴有恶心和膈肌的收缩。

干呕 一个不由自主的呕吐动作，但没有胃内容物呕出。

反刍 将新近摄入的食物轻松反流入口中，随后再次咀嚼和吞咽或吐出[1]。

呕吐 通过放松上部食管括约肌将胃内容物强力吐出口腔。

一、重要资料与关注要点

- 恶心呕吐可因躯体各个系统的疾病引起。
- 急性恶心呕吐最常见的原因是胃肠炎。
- 儿童呕吐最常见的原因是感染——病毒（多见）和细菌——包括中耳炎及泌尿系统感染。
- 一些口服药物可以导致恶心、呕吐，因此，评估患者的服药史是非常重要的。
- 呕吐常与偏头痛有关，并且可能是偏头痛的唯一症状。周期性呕吐综合征的患儿可能有遗传性偏头痛。
- 呕吐物的性质也可给诊断提供一些线索：
  - 粪臭味 = 肠梗阻
  - 血样 = 食管、胃、十二指肠（最常见）出血
  - 咖啡渣样 = 胃、十二指肠出血

二、诊断方法

1. 病史 首先是详细的病史采集，尤其是药物史，可能的心理因素包括自发性呕吐、体重减轻，其他胃肠道症状或提示身体其他系统疾病的症状。

2. 体征 如果有发热，应寻找可能的感染源（如中耳、脑膜、泌尿道）。

对腹部进行详细检查，包括尿液分析。查看有无既往手术留下的瘢痕。振水音提示幽门梗阻。

应进行神经系统体检，包括眼底。注意患者有无颅内压升高。

完整的体检还需要评估患者的体能，包括有无脱水，尤其是儿童和老年人。对于儿童和老年人，我们可能难以收集病史，脱水的后果更严重。永远要留意女性患者是否有怀孕的可能。

3. 辅助检查 还要考虑有无其他疾病，患者有无因水、电解质丢失导致的生化指标的异常。

需要考虑以下检查：

- 妊娠试验。
- 大便镜检和培养。
- 胃肠道放射性检查。
- 内镜。
- 食管动力学试验。
- 神经科检查，以排查是否有颅内压升高（如CT、MRI）。
- 药物毒性检查。
- 生学检查。
- 皮质醇／短促皮质素检查。

三、诊断指南

- 胃肠道的外科病变常伴随腹痛。
- 呕吐无胆汁呕吐物 = 幽门梗阻。
- 呕吐胆汁 = 十二指肠壶腹下梗阻。
- 呕吐摄入的食物 = 食管梗阻。
- 喷射样呕吐不伴恶心 = 颅内高压。

呕吐的诊断策略模型见表61.1。

表 61.1　呕吐的诊断策略模型

问	可能的诊断	
答	所有年龄：急性胃肠炎、晕动症、药物、各种感染	
	新生儿：喂养问题	
	儿童：病毒感染/发热、中耳炎、尿路感染	
	成人：胃炎、酒精中毒、妊娠、偏头痛	
问	不能忽视的严重疾病	
答	肠道梗阻	
	• 食管闭锁（新生儿）	
	• 幽门梗阻（3个月内）	
	• 肠扭转	
	• 肠套叠	
	• 恶性病变（如食管、胃）	
	重度感染	
	• 肉毒素中毒	
	• 败血症	
	• 脑膜炎/脑炎	
	• 感染性心内膜炎	
	• 其他（如急性病毒性肝炎）	
	恶性肿瘤	
	颅内病变：恶性肿瘤、小脑出血	
	急性阑尾炎	
	急性胰腺炎	
	急性心肌梗死（比如无痛的）	
问	常被遗漏的疾病（成人多见）	
答	早期妊娠	
	器官功能衰竭：肝、肾（尿毒症）、心脏、呼吸系统	
	迷路疾病：梅尼埃综合征、迷路炎	
	中毒：食物、药物	
	胃肠动力障碍：贲门失弛缓症	
	麻痹性肠梗阻	
	精神性药物滥用	
	放射治疗	
	高钙血症	
	功能性阻梗：糖尿病性胃轻瘫、自发性胃轻瘫	
问	七种假象	
答	抑郁症	可能
	糖尿病	√酮症酸中毒
	药物	√
	贫血	√
	甲状腺和其他内分泌障碍	Addison 病
	脊柱功能障碍	—
	尿路感染	√
问	患者试图告诉我什么	
答	可能：极度紧张（如恐慌发作），暴食症（自行诱发的呕吐）和功能性（精神性）。	

四、婴儿呕吐

1. 呕吐物有胆汁吗？

• 绿色呕吐物 = 可能存在肠扭转（6小时即发生肠坏疽），需要紧急手术[2]。

其他原因：胎粪性肠梗阻、小肠闭锁。

• 呕吐物中不含胆汁（凝结的牛奶）：考虑幽门狭窄，胃食管反流病，喂养问题，隐性感染（如尿路感染、脑膜炎）。幽门狭窄和胃食管反流病可引起喷射性呕吐。

2. 新生儿的重要警示性体征

• 从口腔流出过多泡沫样分泌物。

• 有胆汁呕吐——通常是不正常的。

• 胎粪排出延迟（超过24小时）。

• 腹股沟疝。

3. 特殊情况

（1）食管闭锁

• 第一次喂食就出现呕吐。

• 从口腔流出过多泡沫样分泌物。

• 从口腔插入10号弗雷管来辅助诊断。

（2）先天性肥大性幽门狭窄

• 通常3～6周时突然发病。

• 喷射性呕吐。

• 未能正常生长、发育。

• 男：女 = 5：1。

喂食试验的胃蠕动（左→右）：

——一旦在喂养试验中或呕吐后摸婴儿的腹部感觉像幽门肿瘤（右上腹深部处），见图61.1。一旦感觉到了，不必进行进一步的检查。

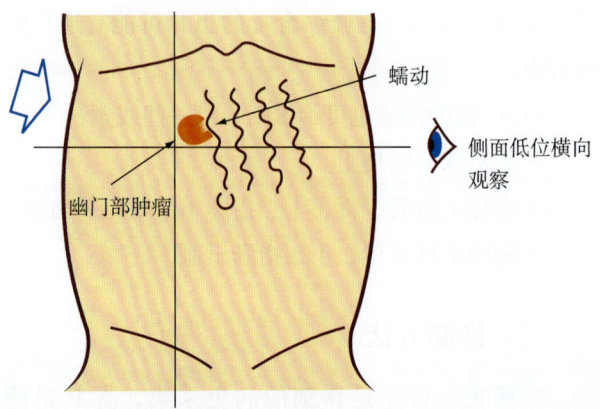

图 61.1　幽门狭窄体征

- 生化检查
— 代谢性碱中毒：通常 Na^+ < 130mmol/L，Cl^- 100mmol/L。
- 特殊检查（需要时）
— 钡剂检查（线样征）小心婴儿误吸。
— 腹部超声。
- 治疗
— 手术前纠正水、电解质紊乱（低氯性碱中毒）。
— 合适的液体是 N/2 生理氯化钠溶液（生理盐水）和 5% 葡萄糖溶液。
— 手术（纵向幽门环肌切开术）。

五、急性胃肠炎

见第 45 章相关内容。

六、胃轻瘫（成人）[3]

胃轻瘫（胃病）或严重的胃排空延迟是一种比较常见的情况，可导致恶心呕吐。

胃轻瘫的原因包括：
- 糖尿病性胃轻瘫。
- 手术后胃轻瘫，如迷走神经切断术（完整或部分）、胃底折叠术。
- 外伤。
- 原发性的。

不常见的原因有：
- 结缔组织病（如硬皮病）。
- 血管炎。
- 肌源性疾病（如肌营养不良）。
- 甲状腺功能不全。
- 低钾血症。
- 胰腺炎。

1. 症状
- 上腹部不适。
- 饱胀感。
- 恶心。
- 餐后呕吐（餐后 1～3 小时）。
- 腹部疼痛。

2. 诊断
- 内镜检查→明显的胃残留。
- 吞钡时钡剂完全通过。
- 核素药物胃排空试验（2 小时后胃残留超过 60% 为异常）。

3. 特殊问题
- 营养不良。
- 脱水。

4. 治疗
- 建议患者少食多餐，细嚼慢咽。
- 避免大块面包尤其是面团（鼓励吃烤面包）。
- 避免脂肪，尤其是炸薯条、生水果和蔬菜。
- 糖尿病患者遵从营养师的建议。

（1）药物[4,5] 多潘立酮 10～20mg，餐前 15～30 分钟口服。

或

甲氧氯普胺 5～10mg，餐前 30 分钟口服。

或

红霉素（有促胃动力作用）125mg，餐前 15 分钟口服（容易耐药）。

（2）其他措施
- 向幽门部注射肉毒杆菌素。
- 植入胃起搏器促进胃蠕动[6]。

七、呕吐症状的缓解

首先纠正水电解质紊乱，然后明确病因并进行治疗。各种止吐药均可以缓解症状。

注：由于锥体外系不良反应风险，儿童应避免使用多巴胺拮抗药（如甲氧氯普胺和氯丙嗪）。

1. 药物引起的恶心和呕吐[4] 给予甲氧氯普胺 10mg 口服或肌内注射，必要时 8 小时后重复使用。

细胞毒性药物（如顺铂）和放射治疗：

治疗前 1～2 小时给予甲氧氯普胺 10mg 口服或肌内注射，随后每 8 小时 1 次（轻症）。

对于严重病例：

治疗前给予昂丹司琼 8mg 口服或静脉注射，随后每间隔 6 小时再给予 2 次。

加上

治疗前 30 分钟给予地塞米松 8mg 静脉注射，随后每间隔 6 小时再给予 2 次。

注：肝功能不全患者恩丹西酮不超过 8mg/d。

表 61.2 列出了可能引起恶心和呕吐的药物名单。

表 61.2　一些可引起恶心呕吐的药物

酒精（包括饮酒）
抗生素（多种），尤其是红霉素
抗抑郁药（如 5- 羟色胺再摄取抑制药）
抗高血压药
溴隐亭
可待因
糖皮质激素
细胞毒性药
地高辛
铁制剂
左旋多巴
尼古丁和尼古丁口香糖
非甾体抗炎药（如吲哚美辛）
阿片类药物（如吗啡、可待因）
口服避孕药
水杨酸盐制剂
茶碱

2. 晕动症　参考第 14 章。

旅行前 60 分钟口服茶氯酸异丙嗪 25mg。

或

旅行前 60 分钟口服茶苯海明 50mg。

或

旅行前 30 分钟口服东莨菪碱 300～600mg。

或

东莨菪碱 1.5mg 皮肤贴片：旅行前 5～6 小时贴于无毛干燥的耳后皮肤（有效性持续 72 小时）。

治疗：旅行中每 4～6 小时口服 1 次，每日最多 4 次。

3. 前庭功能紊乱[4]　吩噻嗪衍生物最有效，而多巴胺 D_2 受体拮抗药相对无效。参考第 47 章。

必要时氯丙嗪 5～10mg，口服，每日 4 次。

或

10mg 直肠给药或肌内注射。

或

必要时茶氯酸异丙嗪 25mg，口服或肌内注射，每 4 小时 1 次（24 小时最大量 100～150mg）。

注：长期使用可能导致迟发性运动障碍。

4. 胃肠炎　病情严重的成年人：必要时甲氧氯普胺（胃复安）10mg 口服或肌内注射，每 8 小时 1 次。

5. 妊娠　盐酸吡哆醇 25～50mg，每日 3 次，如果仍然无效添加甲氧氯普胺 10mg，口服，每日 3 次，或肌内注射（如口服不能耐受）。

6. 术后呕吐　甲氧氯普胺 10mg 肌内注射或静脉注射（缓慢），必要时 8 小时后重复给药。

或氯丙嗪 12.5mg 肌内注射，必要时 8 小时后重复给药。

实践要点

- 对进食后特别是暴饮暴食后立即呕吐的少女，注意神经性厌食症和暴食症的可能。
- 如果体重减轻伴有恶心和呕吐，除考虑上述精神障碍，还要注意胃肠道恶性病变和梗阻的可能。
- 清晨恶心呕吐通常由酒精、妊娠、肾衰竭和颅内压增高引起。
- 颅内占位性病变可引起呕吐，但不伴有食欲缺乏和恶心。
- 胃轻瘫常发生在长期患有糖尿病、外科手术后的患者。也有病例是自发性的。强烈的恶心和食欲缺乏是其特点。
- 止吐药物治疗不能用于婴儿及儿童胃肠炎。
- 必须针对具体的病因使用不同的止吐药（表 61.3）。
- 严重呕吐的主要并发症包括食管远端损伤，如 Mallory-Weiss 撕裂和重度水电解质紊乱。

表 61.3　常用止吐药

止吐药	拮抗的受体	给药方式
异丙嗪	H_1	口服，肌内注射，静脉注射
甲氧氯普胺	D_2+5-HT_3	口服，肌内注射，静脉注射
氯丙嗪	D_2（中央）	口服，肌内注射，灌肠
多潘立酮	D_2（外周）	口服
氟哌啶醇	D_2（中央）	口服，肌内注射
昂丹司琼	5-HT_3	口服，静脉注射

严重的不良反应：肌张力障碍，运动障碍，嗜睡，抗胆碱能作用，高泌乳素血症

5-HT_3= 5 羟色胺 3 型，D_2= 多巴胺 D_2 受体

参考文献

[1] Duggan A, Al-Sohaily S. Nausea: how to treat. Australian Doctor, 2007: 25–32.

[2] Smart J. Paediatric Handbook (6th edn). Melbourne: Blackwell Science, 2000: 523–4.

[3] Hebbard G. Gastroparesis. Diabetes Management Journal, 2005, 10: 6–7.

[4] Shenfield G (Chair). Therapeutic Guidelines: Gastrointestinal (Version 3). Melbourne: Therapeutic Guidelines Ltd, 2006:25–44.

[5] Talley NJ. Diabetes gastropathy and prokinetics. Am J Gastroenterol, 2003, 98: 264.

[6] Abell T et al. Gastric electrical stimulation for medically refractory gastroparesis. Gastroenterology, 2003: 125–421.

第62章 颈部肿块

> 人体约有800个淋巴结，位于颈部的至少有300个，这些淋巴结的炎症极为常见。
> McNeil Love, Co-Editor of Bailey & Love's Short Practice of Surgery, 1965

在颈部肿块治疗中，重要的是识别肿块是位于中间还是两侧的部位。特别是颈部淋巴结肿大，可能是由潜在的恶性肿瘤引起的，如呼吸消化道恶性肿瘤。随着人口老龄化，颈部恶性肿块的患者也越来越多。颈部被胸锁乳突肌划分为颈前三角和颈后三角，解剖区域对确定原发病灶的起源是有帮助的（图62.1）。

一、重要资料与关注要点

- 大多数颈部肿块是反应性淋巴结，提示有感染发生。
- 淋巴结在3～8岁的儿童常可触及。在颈前三角和颈后三角常可触及直径达1cm，可活动的质软淋巴结。直径超过2cm考虑为淋巴结增大。有些颈部的淋巴结是非常突出的，尤其是扁桃体淋巴结。
- 并发病毒感染时，这些突出的淋巴结常增大。
- 颈部肿大的原因中，有85%是淋巴结肿大，8%是甲状腺肿，7%是其他原因[1]。
- 甲状腺的孤立性结节可随吞咽动作移动。
- 应当考虑肺结核的可能，尤其是暴露于流行地区者和免疫功能低下者。
- 了解淋巴结引流途径是非常重要的（图62.1）。
- 检查肿大的淋巴结不能仅局限检查颈部。
- 检查颈部淋巴结时，头稍侧，并用手指掌面触诊。

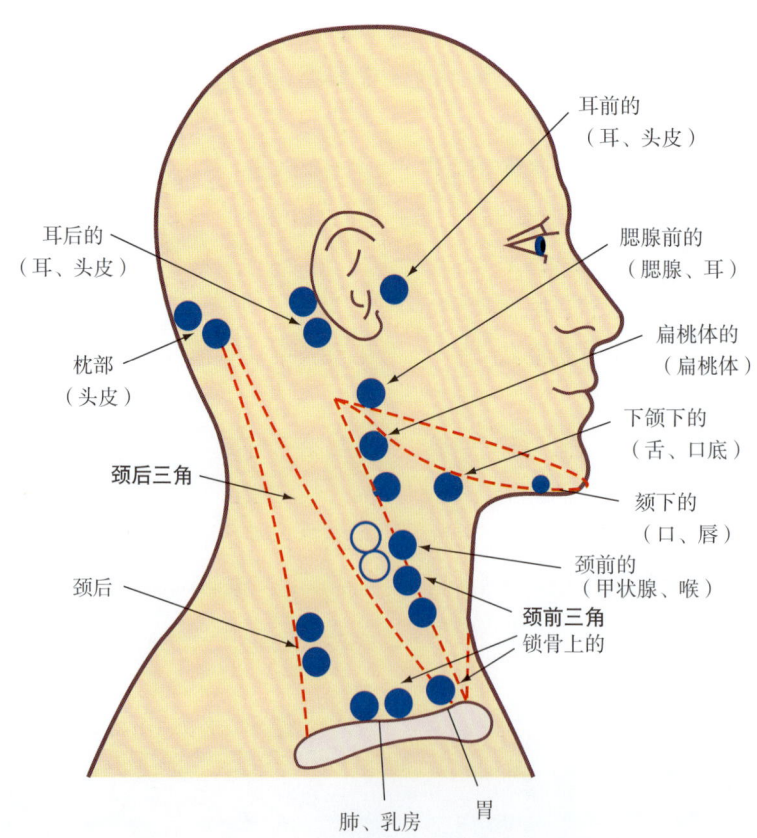

图62.1 颈部淋巴结的分布部位及淋巴结肿大（淋巴瘤除外）的常见病变起源

- 触诊颏下区时头稍低下。
- 为了确诊未知的或可疑的原因，进行淋巴结（完整）活检是必不可少的，但这不是诊断的第一步[2]。
- 其他的检查包括胸部平片和全血检查（FBE）。亦可考虑骨髓活检、甲状腺结节或其他肿块细针穿刺。细针穿刺活检（FNAB），一个比较简单的过程，是唯一的最有助于诊断病因的检查[3]。如果细胞学检查发现恶性鳞状上皮细胞，原发病灶可能位于皮肤、肺、喉、咽、耳或食管。

20∶40 规则和 80∶20 规则[3]

- 患者的年龄是一个重要的指标，颈部肿块的原因可以根据"20∶40 规则"粗略分类
  - 0～20 岁：先天的、炎性的、淋巴瘤、肺结核。
  - 20～40 岁：炎性的、唾液腺、甲状腺、淋巴瘤。
  - ＞40 岁：淋巴瘤、转移瘤。
- 在儿童中，大部分颈部肿块（80%）是良性的，而成年人中则相反。
- 可辅助诊断的成像技术包括 CT 扫描（特别是颈部肥大）、MRI 扫描（鉴别恶性肿大与瘢痕组织或水肿）、喉断层检查（喉囊肿或恶性肿瘤）、钡餐（咽囊）、唾液腺造影和颈动脉血管造影[4]。

颈部肿块患者的基本诊断流程总结如图 62.2 所示。

二、颈部淋巴结肿大

- 原因很多，局部感染、淋巴组织增生性疾病等各不相同。
- 大多数位于锁骨上区的恶性淋巴结提示有位于锁骨下的原发肿瘤。
- 85% 位于颈前三角区的恶性淋巴结提示头颈部有原发性肿瘤。
- 通常应追踪
  - 其他远离颈部的淋巴结。
  - 可能的来源：感染或肿瘤。
  - 肝大、脾大。
- 霍奇金淋巴瘤常表现为颈部胶状、无痛性淋巴结。

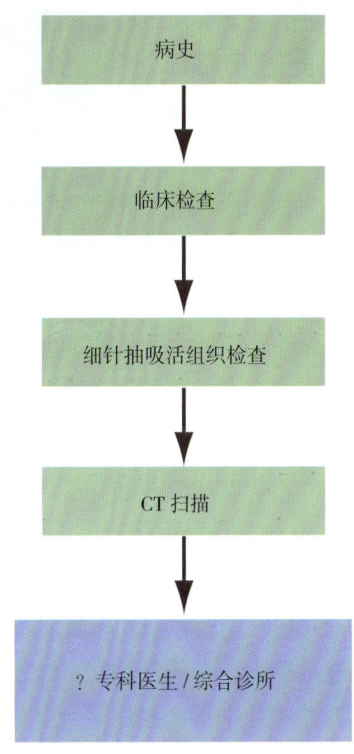

图 62.2 对颈部肿块进行诊断的基本方法[4]

- 大多数是单侧肿大。

1. 淋巴结增大的一致性 拇指规律（经验）[5]：

- 质地较硬：继发性肿瘤。
- 质韧（橡胶样）：淋巴瘤。
- 质地柔软：结节病或感染。
- 质地中等、多发：感染。

2. 颈淋巴结肿大（单侧颈部肿胀）的原因

（1）颈部急性巴结炎

- 急性病毒性淋巴结炎。
- 急性细菌性淋巴结炎——球菌感染。

（2）慢性淋巴结感染

- MAIS 淋巴结炎（不典型肺结核）。
- 肺结核。
- 病毒感染，如 EB 单核细胞增多症（图 62.3）、风疹、巨细胞病毒、HIV。
- 弓形虫感染。
- 猫抓病——汉赛巴通体感染。

（3）肿瘤性淋巴结肿大

- 淋巴瘤，尤其是霍奇金淋巴瘤。
- 白血病。

（4）转移性

- 检查口腔、咽、鼻窦、喉、头皮、食管、胃、

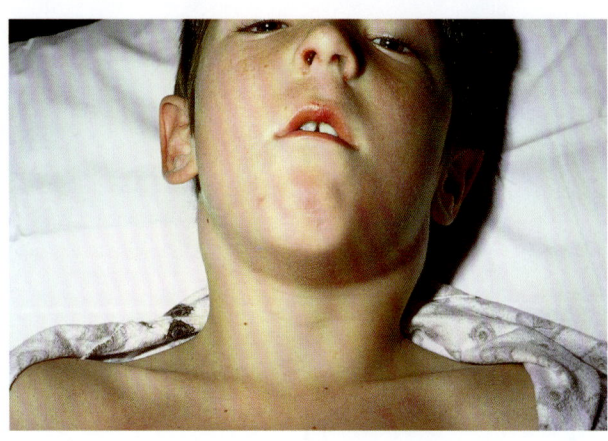

图 62.3 与 EB 单核细胞增多症（EBM）相关的颈部淋巴结肿大

乳腺、肺、甲状腺和皮肤。一般规则是：上颈部——从皮肤到上消化道。下颈部——从锁骨下方开始（如肺、胃、乳腺、结肠）。

- 举例：
— 枕部或耳前——检查头皮。
— 颏下——检查口、舌、齿。
— 颌下——检查口腔底。
— 左锁骨上（胸锁乳突肌下）——考虑胃部（Troisier 征）。
— 颈前深区——考虑喉、甲状腺、食管、肺。

三、非淋巴结肿大的颈部肿块

1. 类型及原因

（1）广泛的
- 皮脂腺囊肿。
- 脂肪瘤。

（2）中线
- 甲状腺结节（随吞咽动作上下移动）。
- 甲状舌管囊肿（伸舌时向上移动）。
- 皮样囊肿（颏下）。
- 中线颈部淋巴结肿大。

（3）颈前三角
- 鳃裂囊肿（上部）
— 多见于成年人（20～25 岁）。
- 颈动脉体瘤
— 在甲状软骨的背面。
— 表面光滑、搏动感。
— 可以横向移动而不能垂直移动。

— 多见于 40～60 岁。
— 需要切除（小心）。
- 颈动脉瘤。
- 甲状腺外侧叶肿瘤。

（4）颈后三角
- 发育性残余
— 囊状水瘤。
— 支气管窦和囊肿。
- 肺上沟瘤（来自肺尖）。
- 颈肋。

（5）下颌下腺肿大
- 颌下唾液腺。
- 面颈部放线菌病（放线菌病综合征）
— 革兰氏阳性菌以色列放线菌所致慢性肉芽肿病感染。
— 形成多房脓肿（脓液含有"硫黄颗粒"）。
— 继发于拔牙或口腔卫生不良（特别是严重龋）的感染。
— 用大剂量青霉素治疗 4 个月。

（6）胸锁乳突肌瘤　参考第 83 章相关内容。

（7）咽囊
- 一个软的、碎的、模糊的块状物。
- 左颈底部。
- 有吞咽困难的病史。

（8）甲状腺结节　甲状腺单发结节最可能的原因是在多结节的甲状腺肿中占优势的小结节。

其他原因包括真性孤立结节——腺瘤、滤泡癌或孤立癌——和一个胶质样囊肿。必须排除恶性肿瘤。

2. 辅助检查
- 超声。
- FNAB（可以解决囊性病变）。
- 甲状腺功能检查。

四、儿童颈部肿块

80% 的颈部肿块是良性的，而只有 20% 是恶性的。良性肿块通常发生在颈前三角区，而恶性肿块常见于颈后三角区。儿童常见的颈中部肿块是甲状舌管囊肿。婴儿应考虑为胸锁乳突肌瘤（纤维症）（第 83 章）。

1. 淋巴结肿大

- 大多数淋巴结肿大为"正常"或局部感染（主要是病毒），特别是直径＜2cm，且质地不硬、不固定的。
- 炎性结节可能由扁桃体、牙齿或其他口腔和鼻咽部感染引起。
- 如果锁骨上淋巴结肿大且发热持续时间少于1周，应加以重视。
- 淋巴结直径＞2.5cm，质地较正常者硬，活动性较差，应加以怀疑（特别是应当活检）。

2. MAIS 淋巴结炎[4,6]

- 多见于2～3岁的儿童。
- 由鸟分枝杆菌-细胞内杆菌（MAIS）感染所致。
- 出现慢性颈淋巴结炎和领扣状脓肿。
- 一种比较常见的颈部淋巴结感染，但常被忽视。
- 发生在健康儿童身上的无热脓肿引起的无痛肿块。
- 结节增大超过4～6周，直到发展为冷脓肿，表面皮肤变成紫色。
- 常见的部位是颌下、扁桃体及耳前淋巴结。
- 总是单侧的，局限于一组淋巴结群。
- 无肺部受累。
- 抗菌药物无效：治疗采取切除脓肿及下方淋巴结。

3. 急性细菌性淋巴结炎

- 常为球菌感染——金黄色葡萄球菌、链球菌。
- 可发展为脓肿（波动感）：需要引流。

五、转诊时机

- 一个持续的肿块，取决于它的位置和大小。
- 一个或一组淋巴结异常肿大，抗生素无效。

> **颈部肿块的重要警示性信号**
>
> - ＞40岁，尤其是＞70岁者
> - 结节直径＞2.5cm
> - 结节直径＞3～4cm？恶性
> - 中等质地肿块
> - 紫色褪去（领扣状脓肿）
> - 单个的，逐渐增大的结节
> - 固定于皮肤无凹陷
> - 吞咽困难
> - 质硬中线甲状腺肿块
> - 有恶性肿瘤和艾滋病风险的患者
> - 结核接触史

参考文献

[1] Fry J, Berry H. Surgical Problems in Clinical Practice. London: Edward Arnold, 1987: 38.

[2] Coman WB. Neck lumps in adults. In: MIMS Disease Index (2nd edn). Sydney: IMS Publishing, 1996: 340–341.

[3] Cole IE, Turner J. Neck lumps: clues to the diagnosis and management. Modern Medicine Australia, 1997: 37–55.

[4] Hughes C, O'Brien C. Neck lumps: how to treat. Australian Doctor, 2005: 31–38.

[5] Larkins R, Smallwood R. Clinical Skills. Melbourne: Melbourne University Press, 1993: 133–134.

[6] Stokes K. Lumps in the neck in children. Proceedings notes. Box Hill Hospital Seminar, 1995: 1–2.

第63章　颈部疼痛

> 我们都听说过朝臣们曾模仿亚历山大大帝歪脖子的事。
>
> William Heberden（1710—1801）

不论男性、女性，颈部疼痛在各个年龄段都是很常见的一种症状。大多数颈部疼痛在颈后部，而前部和后部重叠部位的疼痛则可能表现为颈前部疼痛。颈部疼痛的主要原因是颈椎问题，通常表现为颈部疼痛，但可以表现为头部、肩膀和胸部疼痛疾病的牵涉痛。这种疼痛通常起源于关节（突），也可以来自其他骨骼肌肉结构性组织，如肌肉、韧带和椎间盘退变（图63.1）。其主要症状为运动受限或僵硬。

表63.1列出了导致颈部疼痛的一般原因。

一、一般资料与关注要点

- 澳大利亚的一项研究表明，大约有18%不同程度的颈部疼痛患者经历过夜间痛醒，4%的人有过颈部疼痛或僵硬的经历[1]。
- 颈部疼痛最常见的原因是无外伤史的情况下出现关节突小关节的特发性功能障碍。
- 椎间盘疾病性症状很为常见，尤其是低位颈椎，可导致单侧疼痛，感觉异常或手臂麻木。
- 英国一项放射学研究发现，颈椎间盘退行性病变好发于55～64岁的人群，男女发病率分别为40%和28%[2]。
- 关节扭伤、拉伤及关节突骨折，尤其是颈椎的加速伸展性损伤都很难被检查发现，作为颈部持久性疼痛的一个原因而往往被忽视。
- 颈椎病是一种老龄性疾病，年龄超过50岁的人群中，有颈椎异常影像学征象的占50%，大于65岁的人群中，影响学异常者占75%[3]。
- 在颈椎病中，骨刺生成可能会压迫神经根及脊髓，分别引起神经根性疾病和脊髓性疾病。

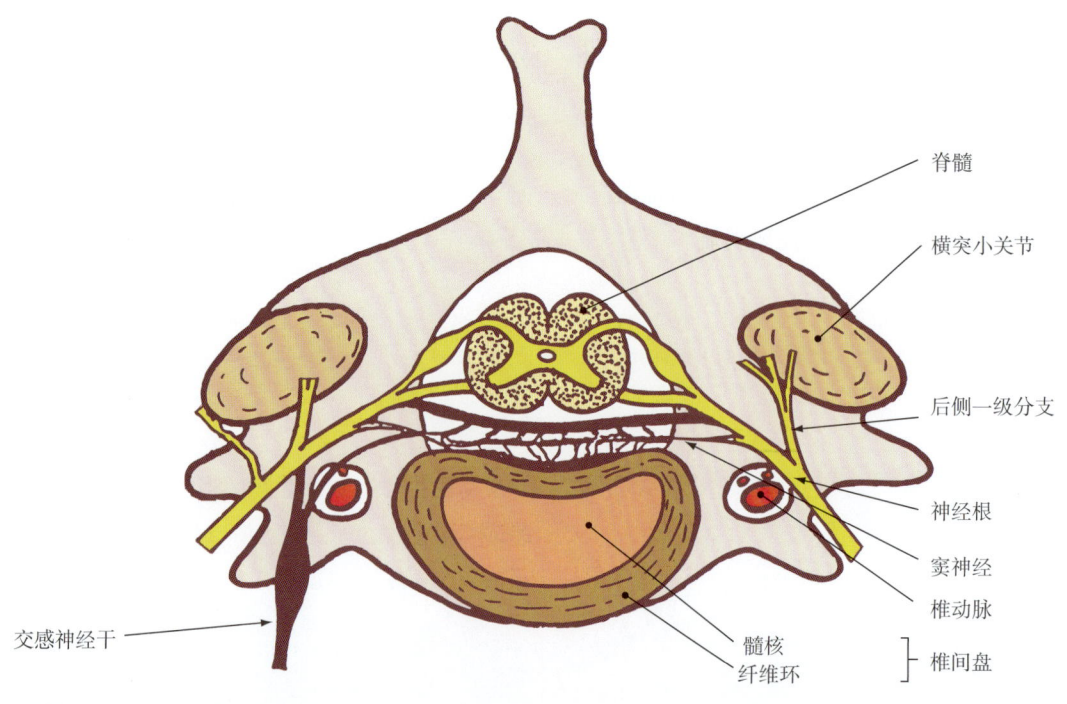

图63.1　颈椎的功能单元和神经网络的横断面示意图

表 63.1 颈部疼痛的原因（病理分类）

肌肉与骨骼结构
关节功能障碍
• 骨突性小关节
• 椎间盘
肌肉/韧带紧张或扭伤
创伤
• 颈部"挥鞭样"损伤
• 骨折
• 其他障碍
炎症
骨关节炎*
类风湿关节炎
脊柱关节病（如强直性脊柱炎、银屑病、反应性关节炎）
风湿性多肌痛
甲状腺炎
感染
脊柱
• 骨髓炎
• 结核病
• 带状疱疹
椎管外
• 硬膜外脓肿
• 颈淋巴结炎
• 脊髓灰质炎
• 破伤风
颈管外
• 脑膜炎
• 发热状态（如发热及假性脑膜炎、疟疾）
退行性变
椎关节强硬*
变形的
Paget 病（畸形性骨炎）
肿瘤
良性的
恶性的
纤维肌痛综合征
精神性的
与内脏有关的
心脏
• 缺血性心脏病
• 心包炎
食管
肺癌
与颅相关的
出血（如蛛网膜下腔）
肿瘤
脓肿

* 骨关节炎或颈椎病属于炎症和退行性改变。

- 神经根型颈椎病可能由椎间盘突出症（通常是单侧的）、钙化的肿物和骨赘（可能同时存在）引起。
- 振动（例如骑马、乘机动车辆）可加重颈椎疾病的病情。
- 在触诊时，先找到相关棘突（明显的骨性标志），进而可以确定 C_2、C_6、C_7 的水平。
- 颈部触诊是颈部治疗的基础。轻柔地触诊——患者往往对触痛感觉各有不同，用力过重，反易掩盖疼痛。
- 多数颈部疼痛，包括急性斜颈，都是短时的，持续 2～10 天。
- 一项随访研究发现，有 70% 曾就医的颈痛患者一个月内已经恢复或正在恢复。
- 颈部疼痛的有效治疗基于关节功能僵硬失调引起疼痛的理论原理，进行适当运动，促进功能恢复是治疗的主要方法[2]。
- 功能失调性关节僵硬（没有器质性疾病或神经根病）的最佳治疗方法是进行主动和被动的活动，特别是康复运动。

二、诊断方法

颈部疼痛的安全诊断模型见表 63.2。

1. 可能的诊断 颈部疼痛的主要原因是脊柱功能障碍，尤其是小关节外伤性劳损或扭伤引起颈部肌韧带结构的损伤。所谓的肌筋膜室综合征主要是关节突关节功能障碍的表现。急性斜颈（斜颈）是很常见的病症，也是关节突关节功能障碍另一个可能的表现。颈椎病，又称退行性颈椎骨关节病或骨关节炎，也是一种常见的疾病，尤其是在老年患者中。

椎间盘突出症和椎间盘破裂也比较常见，在颈椎，尤其是在低位颈椎，如 C_5～C_6 和 C_6～C_7[4]。

2. 不能忽视的严重疾病 应注意造成颈部僵硬和疼痛的诱因，严重的疾病可能有脑膜炎或脑出血，特别是蛛网膜下腔出血、脑肿瘤或咽后脓肿。

前颈部疼痛应考虑到心绞痛和心肌梗死。其他内脏疾病可以诱发颈部痛或引起颈部放射痛。

表 63.2　颈部疼痛的诊断策略模型

问	可能的诊断	
答	脊柱功能障碍	
	外伤性"拉伤"或"劳损"	
	颈椎病	
问	不能忽视的严重疾病	
答	心血管	
	• 心绞痛	
	• 蛛网膜下腔出血	
	• 动脉夹层动脉瘤	
	肿瘤	
	• 原发	
	• 转移	
	• Pancoast 肿瘤	
	严重感染	
	• 骨髓炎	
	• 脑膜炎	
	腰椎骨折或滑脱	
问	常被遗漏的疾病	
答	椎间盘脱垂	
	脊髓病	
	颈部淋巴结炎	
	纤维肌痛综合征	
	胸廓出口压迫综合征（例如颈肋）	
	风湿性多肌痛	
	强直性脊柱炎	
	类风湿关节炎	
	食管异物和肿瘤	
	Paget 病	
问	七种假象	
答	抑郁症	√
	糖尿病	—
	药物依赖	—
	贫血	—
	甲状腺疾病	√甲状腺炎
	脊柱功能障碍	√√
	尿路感染	—
问	患者试图告诉我什么？	
答	极有可能发生。常与工作生活压力和不良职业因素有关。	

患者出现急性颈部疼痛，尤其是没有肌肉骨骼症状或体征时应注意颈内动脉或椎动脉夹层动脉瘤的发生。

发生在颈椎上的肿瘤比较少见，但应该注意会发生转移性颈椎肿瘤，尤其是伴有昼夜持久性颈部疼痛者。

全身各部位癌症患者的脊柱转移发生率为 5%～10%，成为癌症患者第二个最常见的神经系统并发症。颈椎转移在脊柱转移瘤中大约占 15%[3]。

最常见的原发性肿瘤为乳腺癌、前列腺癌和肺癌。其他的包括肾癌、甲状腺癌和黑细胞性色素瘤。

颈部疼痛的重要警示性信号

- 重要外伤史
- 年龄 > 50 岁
- 昼夜持续性疼痛
- 体温 > 38℃
- 前颈（咽喉）部疼痛
- 肿瘤史
- 不明原因的体重下降
- 神经功能缺损
- 手臂神经根性疼痛
- 类风湿关节炎
- 唐氏综合征

3. 常被遗漏的疾病　临床上在鉴别评估颈部疼痛原因时有很多情况容易造成误诊，其中许多与炎症相关。

类风湿关节炎是其主要的炎性关节疾病，可累及颈椎部位，但血清学检测可鉴别脊柱关节病症，尤其是强直性脊柱炎、银屑病、炎性肠病。

而风湿性多肌痛主要影响肩胛区，表现在低位颈部关节疼痛的症状则是复杂的，往往易被忽视。肌筋膜软组织弥漫性颈部疼痛是常见的难治性纤维肌痛综合征的一部分。

常见误区

- 未能关注到颈部关节突关节功能障碍的良性疾病可能引起的颈部疼痛和运动受限，并忽视物理治疗，尤其是运动疗法可缓解其症状的作用。

- 忽视了"一个椎间盘，一个神经根"这样一习语性基本法则。如上肢的症状体征波及多个神经根则可能意味着为肿瘤性疾病，如转移性癌、胸部淋巴瘤和类似的严重疾病。

- 忽视了风湿性关节炎、骨质增生或少部分的椎间盘突出等起病较隐匿的颈椎病，特别是仅表现为肌肉痉挛的患者。

4. 七种假象 脊柱功能障碍是其最主要的原因。甲状腺炎可能会导致颈部疼痛，甲状腺急性特异性感染（如梅毒、化脓性感染）会导致颈部剧烈疼痛，但极为罕见。非特异性甲状腺炎（de Quervain甲状腺炎）导致颈部肿痛伴吞咽困难。有资料显示，抑郁症与颈部疼痛也有相关性。

5. 精神因素 颈部是心理损伤后最常出现不适症状的区域。由于焦虑和抑郁的转化反应及继发性因素，颈部疼痛可能表现为持续存在或加剧。

心理性后遗症可以继发于颈椎过度伸展性损伤、颈椎病等慢性颈部疾病。此种情况可能严重影响患者生活，我们应该随时注意其整体情况。抑郁症是一个很常见的后遗症，我们要关心和理解患者的需求。

三、临床方法

1. 病史 在分析疼痛形成的条件时，尤其是在探讨其疼痛的性质、部位、放射性和并发症状中，病史是很重要的。疼痛的昼夜规律模式则有助于诊断（图39.3，此模式类似于腰背痛）。

关键问题
- 能指出颈部疼痛的确切的位置和疼痛时间吗？
- 早上起来时颈部痛吗？
- 抬头时颈部是否有疼痛？
- 扭转脖子时是不是感到不适或活动受限？
- 能回忆起头部或颈部等曾受到过的创伤吗？
- 有无感到有颈部摩擦或僵硬感吗？
- 感到头痛或头晕吗？
- 目前的痛苦是昼夜连续性的吗？
- 您的手臂是否有疼痛或发麻？
- 疼痛是否伴随于活动时？
- 是否有夜里被痛醒的经历？
- 感到颈部和肩膀两侧都疼痛吗？
- 有无感到手或手臂乏力或笨重？

2. 体格检查 对于任何单一或复合性关节的检查都宜遵循传统的检查规则：观察、触摸、运动、测量、功能检查、双侧对比和X线检查。仔细检查、判断功能分级对正确诊断和下一步特异性治疗都是至关重要的。

检查有3个目的：
- 再现患者的症状。
- 确定病变损伤及其或损伤的级别。
- 确定病因（如果可能）。

如果出现上肢根性神经疼痛、无力或其他症状，神经系统检查是必不可少的，包括放射至肘部以下的任何部位的疼痛或感觉异。

（1）**视诊** 让患者坐在沙发上，而不是坐在椅子上，使身体完全由放于大腿上的双手支撑着。应注意以下情况：
- 自动移动头、颈部。
- 观察两侧肩膀水平。
- 两侧的侧屈度。
- 颈部的侧面轮廓。

斜颈患者头部保持侧向弯曲，并向一侧轻微旋转——通常转向疼痛的对侧。颈椎过度伸展性损伤和严重颈椎病患者倾向于保持颈部强直，头向前伸，且在转向观看时往往是旋转躯体，而不是旋转颈部。

（2）**触诊** 触诊是体格检查的重要组成部分，是了解颈部表面解剖结构的简单但必要的手段，并可以确定受累平面。

方法：让患者俯卧在检查床上，双手掌心向上半重叠置于前额下。颈部应向前屈曲，放松肩部。

中央棘突触诊：系统地触摸第一颈椎椎体棘突。

C_2（轴椎）：枕骨下可触及，为第一个棘突。

C_7：第7棘突位于颈底部，是最大和最突出的骨性结构。

C_6：也较突出的棘突，但如做颈部背伸动作时通常则不易触到（突出在触诊手指下"消失"）。

因为脊柱的颈段前曲，C_3、C_4和C_5棘突则很难触诊到，但可以估计出其各所处的平面（图63.2）。

医生站在患者头侧，将拇指指腹前端放置在脊柱正中的棘突（从C_2开始）上，然后力度适中地沿各棘突连线依次向下划线性触压每一棘突直至C_7。并通过手臂的左右摇动带动拇指对第一棘突进行3~4

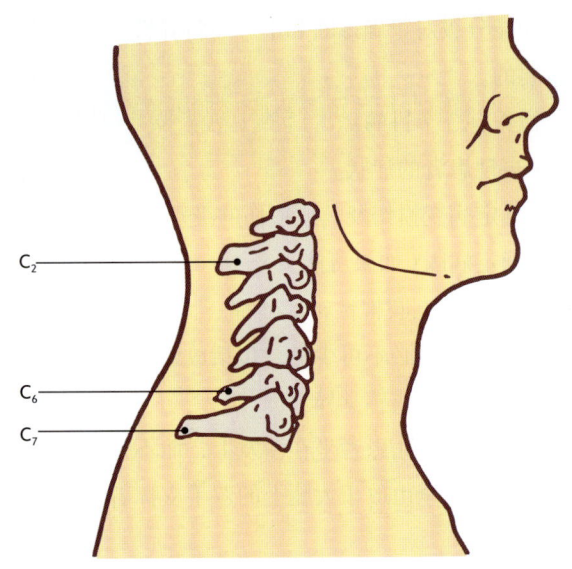

图 63.2　各节颈椎棘突的相对大小

次的摆动性按压,以了解评估其疼痛、僵硬度或肌肉痉挛情况。

对横突的触诊:关节突(横突)关节位于脊柱中线两旁 2～3cm 处随椎体依序排列形成脊柱两旁的纵向关节线。沿此线用拇指从上往下序惯性按压,以确定有无疼痛及其部位。

触诊范围还应扩展至整个颈部,注意有无淋巴结炎、肌肉痉挛、甲状腺疾病和其他疾病的体征性证据。

（3）**活动度检查**　让患者坐在沙发上,观察患者颈部主动性运动时的活动度。颈部运动与正常活动范围如下:

- 前向弯曲度——45°。
- 背向伸展——50°。
- 侧屈（右和左）——45°。
- 旋转（右和左）——75°。

受检者如果颈部能全方位运动而不显有痛苦,则可在每一活动动作范围的终点适当给予外力,注意其活动范围及有无任何疼痛情况。

运动范围可以绘制在一个特殊的坐标图,称为活动方向（DOM）图（图 63.3）。该图可为颈部运动功能评估提供直观性参考。

（4）**神经病学检查**　可临床评估确定神经系统的症状和体征。如神经根（C_5～T_1）损伤的可有相应部位的疼痛存在,手臂感觉异常或麻木。以下体征可提示神经根受压:

- 沿皮节分布的疼痛和感觉异常。
- 局部感觉缺失。
- 肌力下降（虚弱或疲劳,或两者同时存在）。
- 反射减弱（幅度减小或疲劳或两者均有）。

医生要熟悉每个神经根支配区域的感觉分布和运动变化。如表 63.3。皮节如图 63.4 所示。

3. 辅助检查　该类检查主要考虑判断疼痛的情况,用于怀疑可能存在器质性脊椎疾病。对大多数患者进行 CT 等进行大型精密性设备检查是不合适的。CT 扫描应该主要用于考虑手术和怀疑存在严重疾病但尚不确定的情况下。

检查包括:

- 血红蛋白测定、X 线片对比、白细胞计数。
- 红细胞沉降率。
- 类风湿关节炎因子。
- 人类白细胞 $-B_{27}$ 抗原。
- 影像学检查:

—— X 线平片（无严重创伤和危险迹象时常为阴性）。

—— CT 扫描（对骨骼疾病诊断比较有优势）。

螺旋 CT 扫描及椎管造影（适用于拟行颈椎间盘手术者）。

—— 放射性核素扫描（疑似转移性病变）。

磁共振成像:颈神经根性疾病、颈椎病可选择性检查、怀疑脊柱感染和肿瘤。

表 63.3　颈神经根性症群

神经根	感觉异常	肌力下降	乏力	反射
C_5	手臂外侧	三角肌	手臂外展	肱二头肌反射（C_5,C_6）
C_6	外前臂/拇指/示指	二头肌	肘关节屈曲、腕节背伸	肱二头肌＋肱桡肌（C_5,C_6）
C_7	手/中指和环指	三头肌	伸肘	三头肌（C_7～C_8）
C_8	前臂内侧/小手指	手指长屈肌、拇指伸长肌	抓握	手指（C_8）
T_1	臂内侧	骨间肌	伸手指	

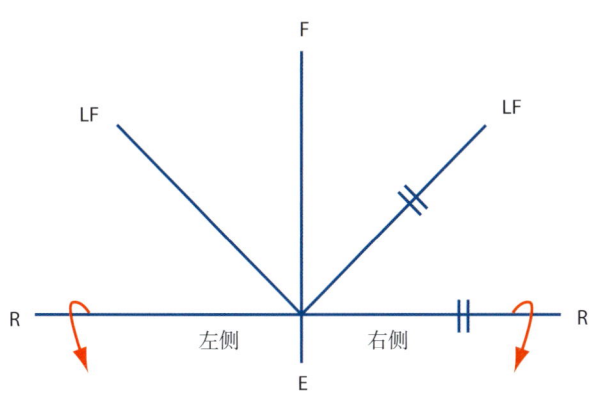

图 63.3 记录颈部活动方向的图示。该图记录表明右向侧弯和旋转活动时有受限和疼痛（用 ‖ 表示），其他活动不受限制

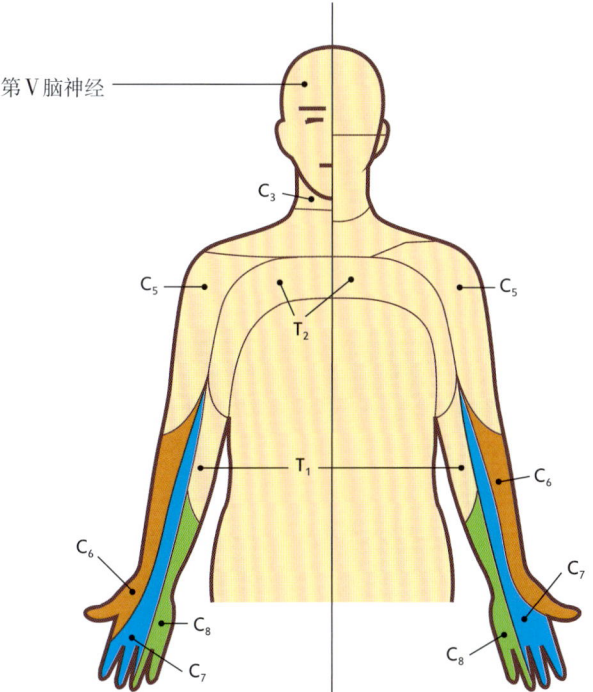

图 63.4 上肢和头颈部的神经根分布

这些检查应谨慎选择。CT 具有较强的辐射。

四、小儿颈部疼痛

在儿童和青少年，颈部疼痛常伴颈项强直，并常伴有感染和颈部淋巴结炎症。通常继发于咽喉炎，例如扁桃体炎或咽炎。然而，必须考虑脑膜炎存在的可能性。有时高热伴全身性感染或肺炎可以引起假性脑膜炎。在发热患儿，还应牢记较罕见的脊髓灰质炎的可能。儿童和青年出现大脑病理学改变，如出血、脓肿或肿瘤罕有发生。急性斜颈是在这个年龄段很常见的情况，可能还有青少年慢性颈部关节炎的情况。

五、老年人颈部疼痛

成人颈部疼痛的突出表现是颈部关节和颈椎功能障碍，儿童期由急性发热性病症导致此症的情况在老年人则比较罕见。然而，脑及脑膜疾病则可能会导致颈部疼痛和强直[5]。

类风湿关节炎是最主要老年炎性关节疾病，可累及颈部，但颈部可以受脊柱关节病（如强直性脊柱炎）的影响。疼痛、急性斜颈可以发生在所有年龄段人群，认为主要是由横突关节疾病所致，而不是椎间盘突出症引起。然而，椎间盘病变确实常有发生，并且可能导致牵涉痛或神经根性疼痛。在老年人中，神经根痛也可以由长期退行性改变的颈椎病致椎间孔缩小压迫神经根引起。

随着年龄的增长发病率更高的疾病包括：
- 颈椎病伴发的脊髓或神经根性疾病。
- 伴发于类风湿关节炎的寰枢椎半脱位。
- 风湿性多肌痛。
- 转移性癌。
- 肺 Pancoast 瘤。
- 心绞痛和心肌梗死。
- 咽喉部感染或肿瘤。

六、颈部脊髓源性疾病

颈椎疾病的疼痛通常位于颈部。但患者也可能会表现为头痛，或耳周、脸部、臂部、肩部、前或后胸部疼痛[5]。

可能的症状包括：
- 颈部疼痛。
- 颈部强直。
- 头痛。
- "偏头痛"样头痛。
- 面部疼痛。
- 手臂疼痛（或称为根性神经痛。
- 同侧头皮感觉异常。
- 围耳部疼痛（围耳）。
- 肩胛部疼痛。
- 前胸部疼痛。

- 斜颈。
- 头晕/眩晕。
- 视觉功能异常。

第 25 章中图 25.1 显示了颈椎牵涉痛的典型方向。颈椎牵涉痛常表现为手臂疼痛（臂神经痛），且往往放射至肩膀及上臂。

七、颈部功能障碍

$C_3 \sim C_5$ 椎间关节（包括其附属结构）功能障碍是导致大多数情况下颈部疼痛的原因。这种病症可以发生在所有年龄段人群，是许多小关节异常（包括对线不良）引起的疼痛症状。这些小关节对疼痛敏感。这些关节的功能障碍，也可能是继发于椎间盘突出和椎间盘破裂，激发邻近肌痉挛和肌筋膜反射性疼痛反应。

1. 急性颈部疼痛 急性颈部疼痛（ANP）最常见的为特发性或由于颈部扭伤造成的病症。严重的病因并不多见[6]。

颈部功能障碍可由头部受到猛击或颈部扭伤引起明显创伤造成，也可能是由于反复轻微的创伤或进行如涂天花板样的动作或轻柔地摔跤而引起。人们常常因严重颈部疼痛而痛醒。此常归咎于在夜间颈部受寒而诱发。其实这种认识是不正确的，通常这种疼痛是由于睡眠期间颈部被长期弯曲受力引起。

（1）**临床特征**
- 常见年龄范围为 12～50 岁。
- 颈部隐痛（也可能是刺痛）。
- 可放射至后枕部、面部、耳颞区（上颈部）。
- 可向肩区域，尤其是肩胛上区神经颁布区域放射（下颈部）。
- 疼痛很少出现在肩部以下区域。
- 活动时疼痛加剧，休息后症状改善。
- 表现有不同程度的僵硬。
- 颈部某些运动受限，通常是旋转运动受限。
- 受累关节单侧局部压痛。
- 行动受限制，但也可能活动是正常的。
- X 线检查通常显示正常：普通 X 线难以显示 ANP 阳性不再，如有外伤史，则应进行该项检查。

（2）**治疗** 治疗的目的是减少疼痛、维护其功能，使慢性损伤风险最小化。

- 给患者提供适当的保障、信息和支持。
- 给患者提供生活规则方面的建议。

应做到：
— 保持活力，恢复正常活动。
— 阅读、打字时保持颈部直立。
— 保持良好的姿势——收起下巴。
— 睡觉时选用稍矮的硬枕头或一个特别适应于颈部生理弯曲的枕头。
— 就寝时应将痛的一侧接触枕头。
— 可采用热敷和按摩：坚持使用镇痛膏按摩颈部，每日 3 次。

不要进行以下行为：
— 长时间保持紧张姿势。
— 经常把颈部向疼痛的一侧扭动（如倒车转脸）。
— 拉或者拖着脖子向前。
— 长时间低头屈颈工作、阅读或者学习。
— 过于依赖项圈托。
— 睡觉时枕头过高。

- 监视患者不要过度医疗。
- 镇痛：

— 第一：对乙酰氨基酚 1g，口服，每日 4 次。
— 第二：对乙酰氨基酚 + 可待因
— 第三：曲马多 50mg，每日 3 次（如果可能的话避免使用阿片类药物）
— ± 三环类抗抑郁药（针对夜间疼痛）。

尽早制订锻炼计划，在家里开始适当的运动并持之以恒。图 63.5 示较适合的的锻炼。

应将持续性疼痛患者转诊到合适的治疗师进行松解性治疗。松解性治疗结合煅练习可以取得良好的治疗效果。有时，推拿松解治疗对"锁颈"等顽疾有效，但需要专家协助进行。虽然推拿罕见有诱发椎动脉夹层和脑卒中的风险，但仍需要患者填写知情同意书，且需要有经验的治疗师进行。

（3）**有利证据**（概括介绍）[6]
- 坚持运动：恢复正常活动。
- 运动锻炼。
- 联合颈椎被动推拿运动及练习。
- 脉冲电磁治疗（直至 12 周）。

约 40% 的患者可从急性特发性 ANP 完全恢复过

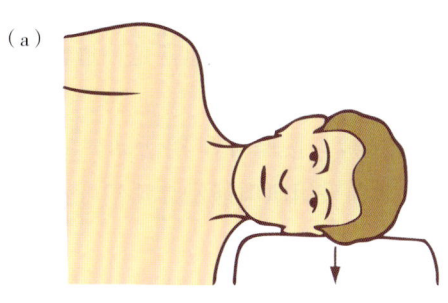
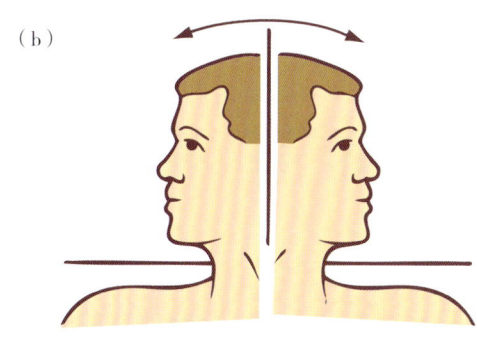
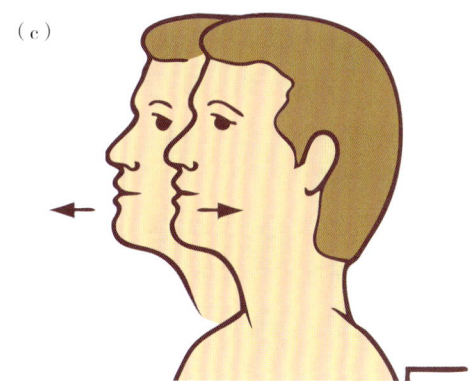

图 63.5 颈部练习图示

（a）抗侧弯；（b）旋转；（c）收紧下巴

来，约 30% 继续有轻微的症状，而仍然有 30% 患者表现有中度或重度症状。

（4）**慢性疼痛**[7] 可考虑辅助性治疗方法，包括：

• 一个疗程的抗抑郁药治疗。

• 皮肤神经电刺激疗法，尤其是当药物治疗无效时。

• 水疗。

• 针灸（可能提供短期的缓解）。

• 皮质激素类药物关节封闭（理想的情况是根据图像增强显示技术介导）。

• 小关节联合去神经疗法与经皮射频治疗（如果神经阻滞可以缓解）。

2. **颈椎病** 颈椎间盘退变和关节突小关节退变远比腰椎病来得越来越普遍，主要累及 $C_5 \sim C_6$ 和 $C_6 \sim C_7$ 段。导致椎间孔变窄，神经根受压。

颈椎病通常是一种慢性疾病，但可能无症状。有些患者的疼痛可能随着年龄的增长，减轻，但强直度加重。

（1）**临床特点**

• 颈部疼痛——枕下神经性颈部钝痛（图 63.6）。

• 颈部强直。

• 颈项强直，晨起时明显。

• 温柔地慢慢活动和保暖（如温暖的淋浴）可改善症状。

• 仰头（例如在车下工作，油漆天花板）、剧烈运动后加重。

• 通常为一侧疼痛 —— 也可能为双侧性。

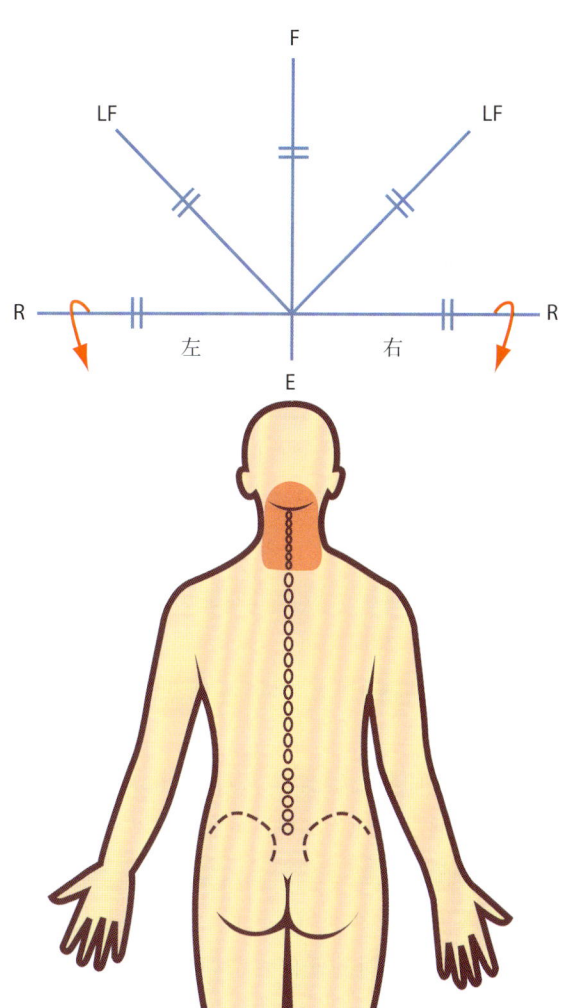

图 63.6 颈椎病典型的疼痛分布，并示意诱发疼痛和活动受限的方向

- 疼痛可放射到头部、手臂和肩胛部。
- 夜间醒来时出现手臂感觉异常。
- 通常多累及 C_6 神经根。
- 慢性病程急性发作。
- 颈屈（如阅读时）和背伸时加重。
- 相关的眩晕或身体失衡。
- 因疼痛而不再为相应运动受限，尤其是旋转和侧屈运动。
- 关节局部压痛。
- 相应的 X 线变化。

（2）治疗

- 提供适当的保护、信息和支持。
- 转诊，以接受物理治疗，包括温水疗法。
- 常规使用一些弱镇痛药（如对乙酰氨基酚）。
- 使用非甾体抗炎药：观察 2 周，评估其效果。
- 尽可能早地进行些轻微运动。
- 可给予颈部按摩等矫正性治疗。
- 指导患者应遵循此其身体情况相适应的一般生活行为规则，包括有关睡眠和枕头选用和日常活动的意见。

（3）并发症

- 神经根病（单侧或双侧）。
- 脊髓型颈椎病——脊髓受压。
- 椎管狭窄。

3. 急性斜颈 斜颈（急性扭歪脖子）是指颈部歪斜畸形。这通常是短暂的自限性急性颈部疼痛性障碍，与不同程度的肌肉痉挛有关。

（1）临床特点

- 年龄多在 12～30 岁之间。
- 通常在起床时发病。
- 疼痛通常局限于颈部，但可能放射至其他部位。
- 颈部侧屈和轻微前屈／旋转畸形。
- 畸形通常表现为痛侧的对侧。
- 伸颈障碍。
- 多累及中段颈椎（C_2～C_3、C_3～C_4、C_4～C_5）。
- C_2 和 C_7 之间的任何一节颈椎异常都可能导致斜颈。
- 通常没有神经系统的症状或体征。

急性斜颈的确切原因尚不清楚，但急性椎间盘和横突关节损伤都可能与其发病有关，后者更可能是其发生原因。急性斜颈通常是一过性和自限性病症，可在 48 小时内恢复。有时可持续 1 周左右。鼓励其进行热敷、按摩和早期活动。避免使用颈托。通过运动和采用肌肉能量疗法治疗都是非常有效的。

（2）**肌肉能量疗法** 这一极为有效的治疗方法是基于肌肉的生理和物理性原理，此理论认为。通过一侧肌肉收缩可促使其拮抗肌松弛[9]。因而，可以采用使颈部侧屈、旋转，或同时进行侧屈和旋转动作进行治疗，首选旋转动作。使肌肉收缩的方向应为痛侧反向（首选），也可与其同向，以使患者感到最舒服为准。

方法

向患者介绍、解释该方法的做法和意义，并保证、安慰该方法无痛苦。

轻轻地向患侧旋转患者的头部。

一只手扶着疼痛的对侧头部。另一只手以用于固定其疼痛苦的颈椎段——通常是 C_3～C_4。

让患者对着你的手掌阻力（操作者施以适当的力），尽可能地旋转头部，患者因此使颈部产生远离疼痛侧的等长收缩性旋转力见图 63.7a）。你施加的反作用力应持续稳定和轻柔，不能超出患者的旋转抵抗力。

5～10 秒后（平均 7 秒）让患者放松，然后将患者颈部被动牵拉至痛侧（图 63.7 b）。

此时患者可能缓缓地进一步向痛侧转头。

上述阻力运动操作需反复进行。重复 3～5 次，直到颈部恢复到正常活动范围。

经过治疗，虽然颈部可能几乎恢复正常，次日仍应接受此治疗

也可以指导患者家属在家使用此方法对患者进行治疗。

4. 颈椎急速过度屈、展性（"甩鞭样"）损伤 有鞭击综合征的患者，常有颈部快速过伸性损伤，典型的表现为不同程度的与疼痛相关的颈椎活动受限、头痛，以及以焦虑和抑郁为表现的情绪困扰。本病可以由轻微暂时性功能障碍发展为慢性严重损伤。

伤情是在颈部反作用力导致的过度弯曲后产

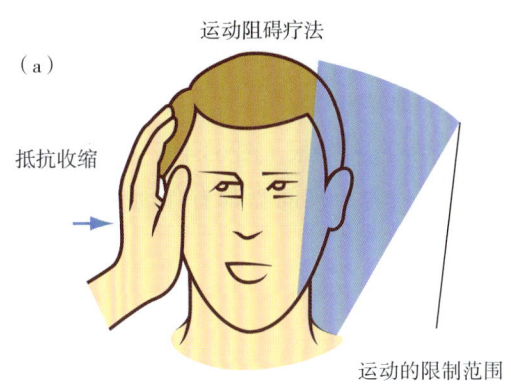

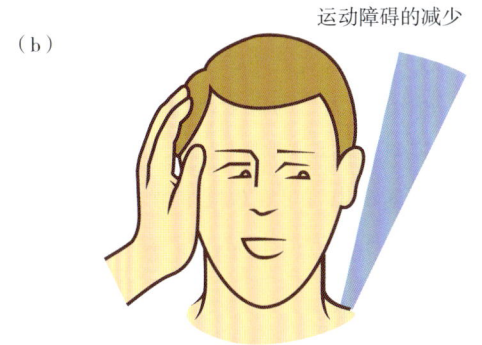

图 63.7 治疗急性斜颈肌力对抗疗法。(a) 对于左侧为患侧的等长收缩阶段;(b) 向患侧的放松

生的颈部伸展过度的结果,最典型的情况是在两端汽车尾端相撞的情况下发生的。这与车头相撞产生的活动顺序相反。除了过度伸展之外,还有颈部的延长或向其伸展,加上纵向伸缩[8]。这种情况也可发生在其他汽车事故和例如橄榄球一类的接触性运动中。

颈椎"甩鞭样"损伤的软组织包括肌肉、神经根、颈交感神经链、韧带、关节突关节和滑膜囊和椎间盘。对关节突关节损伤是严重的,可能出现裂缝(X线平片无明显异常)和长期功能障碍。

颈部疼痛和强直是最常见的症状。疼痛通常在颈部和肩部,但可放射至枕下区域、手臂、肩胛间区等。强直感最初可由颈前肌转移到颈后肌群。

头痛是可能会持续几个月的常见一种症状。它通常位于枕部,但可以表现在颞区和眼部。

神经根痛可由颈神经根牵拉伤或炎症或由椎间盘突出而直接受压迫引起。手的尺侧感觉异常、恶心和头晕都是比较常见的症状。

迟发症状很常见。患者可能直到24小时后(有时达96小时)才感到疼痛。大多数迟发症状在6小时内出现症状。颈椎过度屈伸损伤并发症摘要列于表63.4。

表 63.4 颈椎"甩鞭样"损伤并发症

牵涉性疼痛(头痛、臂痛)
视觉异常
眩晕
吞咽困难
抑郁
代偿性神经症
椎间盘破裂致根性神经痛
骨关节炎的症状

加拿大颈椎"甩鞭样"损伤指南(1995):
- Ⅰ级——颈部疼痛、强直或压痛。
- Ⅱ级——颈部症状+肌肉骨骼异常体征(例如关节活动范围缩小、压痛点)。
- Ⅲ级——颈部症状+神经系统定位体征。
- Ⅳ级——颈部症状+骨折或脱臼。

(1) 治疗原则　治疗的目的是为了恢复颈部自由活动范围、消除疼痛和不必要的担心,包括其带来的心理和身体的问题。其他目的还包括尽早恢复正常活动、返回工作岗位,无需过分依赖颈托。

(2) 治疗措施
- 以积极、专业的方法使患者保持良好心情,树立其信心。避免多个治疗师同时对其治疗。
- 给予患者适当的安慰和教育。
- 鼓励患者尽快恢复活动。
- 参考比较踝关节扭伤,两有类似的损伤机制。
- 告知患者,一般的生气、愤怒的情绪反应、挫折和短暂的(大约2周)抑郁状态都是常见的。
- 进行X线检查是必需的。
- Ⅱ、Ⅲ级以下患者没必要让其休息(最多4天)。
- Ⅱ、Ⅲ级患者可使用颈托(仅限两天)。Ⅳ级患者应使用颈托。
- 使用镇痛药(如对乙酰氨基酚)——避免使用强依赖性药物。
- 依情况可使用非甾体抗炎药14天。
- 镇静药,轻症可使用2周。
- 转诊接受理疗。
- 尽早采取颈部练习。

- 采用按摩和热敷，伸展或冰敷。
- 给予被动活动（而不是处理）。

恢复需要 1～2 周，不超过 3 个月。可参考指南：Update Quebec Task Force Guidelines for the Management of Whiplash-Associated Disorder at <www.nhmrc.gov.au/publications>

5. 颈椎间盘破裂 颈椎间盘破裂可导致不同的症状。

（1）由于相邻硬脑膜的压力牵涉痛涉及区域较广。

注：椎间盘破裂可以将疼痛转移至弥漫性区域（图 63.8）。患者有时是被诊断为功能性病变（例如歇斯底里的表现）。

（2）神经根或根性神经痛（神经根型）。疼痛遵循手臂的神经根的节段性分布。

（3）脊髓压迫症（病）。

6. 神经根病 除了椎间盘突出，引起手臂疼痛的神经根压迫也能引起骨赘增生伴发颈椎病。不常见的病因还包括各种肿瘤，这些肿瘤可累及各节脊椎、脊膜和神经根或神经鞘。继发于这些神经组织的疼痛以神经传导的模式下传至手臂，较易发生于下段颈椎，特别是 C_6、C_7 和 C_8 三节。

① 颈神经根各发自椎体之上。例如，C_6 根从 C_5 和 C_6 之间的神经出口发出，C_5～C_6 椎间盘突出和强直都主要影响 C_6 神经根（图 63.4）。

② 原则上每个椎间盘都有伴随对应的一根神经根。

③ 颈椎病和肿瘤往往引起双侧疼痛（即多神经根受累）。

（1）临床特点
- 颈部剧烈疼痛，放射至单侧或双侧手臂。
- 疼痛可突然发作，常因突然颈部运动诱发。
- 在前臂，特别是手部感觉异常，90% 曾被证实为椎间盘突出的患者可有此表现[9]。
- 颈部强直，活动受限。
- 夜间疼痛，患者可在夜间痛醒。
- 疼痛局限于斜方肌上部，伴有肌痉挛。

（2）辅助检查
- X 线片（前后位、侧屈伸位，以及观察椎间孔的斜侧位）。难于依此做出诊断或指导判断手术。
- CT 平扫。
- CT 扫描和脊髓造影——可很好地显示其结构，但属侵入性检查。
- 磁共振成像——效果好，但价格昂贵，有时难以区分椎间盘软瓣和骨赘。
- 肌电图——可有助于界定是否需要手术。

（3）治疗 不少患者可选择保守治疗，特别是椎间盘脱出患者。本病是一种自限性疾病，仅有约 10% 的患者治疗后仍遗留有严重残疾[10]。
- 卧床休息。
- 柔软的颈托。
- 镇痛药（根据严重程度——见第 39 章相关内容）。
- 严重的颈神经根性疼痛考虑应用一个疗程的糖皮质激素。
- 镇静药，特别是晚上。
- 牵引（慎用）。
- 活动应谨慎（禁忌手法推拿）。

八、颈椎椎关节强硬性脊髓病

有时存在大的或多个骨赘或椎管狭窄压迫、刺激脊髓而引起症状[11,12]。常见的原因是椎体从后方在

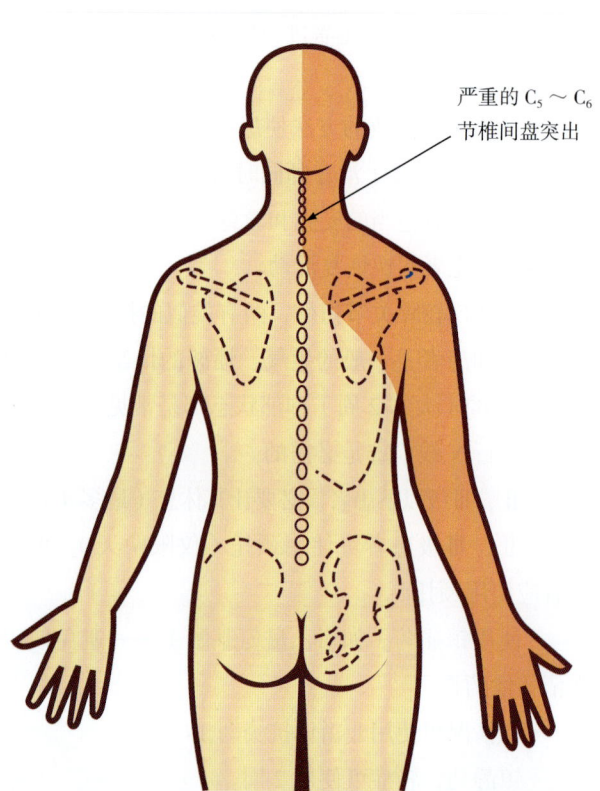

图 63.8 由右侧颈椎间盘损伤可能产生疼痛的放射分布区域

神经根出口处可能形成突出的骨刺而压迫刺伤脊髓，引起相应不同的临床表现，也可导致中央脊髓损伤和脊髓前综合征。因此，进行全身神经功能的评估是必要的。

（1）临床特点
- 老年患者，通常是年龄 > 50 岁的男性。
- 起病隐匿——超过 1～2 年。
- 手指麻木和刺痛。
- 下肢僵硬。
- 步态异常。
- 双手麻木、笨重，尤其是具有高位的颈椎损伤者。
- 上运动神经元损伤体征：痉挛产生的无力、张力升高、反射亢进（上肢＞下肢）。
- 神经功能损伤可以准确性判断损伤平面。
- 通常肠道和膀胱功能完好。

注：下运动神经元损伤体征发生在损伤平面，而上运动神经元损伤表现部位低于这个平面。

（2）病因
- 颈椎病。
- 寰枢椎半脱位：类风湿关节炎、唐氏综合征。
- 原发性脊髓肿瘤（如脑脊膜瘤）。
- 转移性颈椎肿瘤→硬膜外脊髓压迫。

（3）辅助检查
- MRI 扫描。
- CT 扫描与脊髓造影（最精确）。

1. 中心性脊髓压迫综合征[12] 该病症通常发生在有颈椎退行性变的患者，颈部过展后受伤导致骨刺同时压迫脊髓前方和后方而产生一种奇异情况。

损伤最重的部位发生在脊髓中央部分，由于脊髓长束的解剖排列原因，相对保留了下肢的感觉和运动功能。

幸运的是，该症预后较好，大多数患者神经功能恢复良好。

2. 脊髓前综合征 脊髓前综合征发生于颈部的过度屈曲损伤，产生椎体"泪珠"样骨折或椎间盘组织的脱出挤压。也可以由椎体粉碎性骨折引起。

其特点是受损平面以下的完全的运动性受损和痛温觉丧失，而深触觉、位置觉和振动感觉功能正常。

因脊髓前综合征很可能与脊髓前动脉阻塞有关，早期手术干预可缓解脊髓前部的束缚，提高痊愈概率。否则愈后较差。

3. 唐氏综合征 唐氏综合征（21-三体综合征）的较为凶险的症状之一是齿状突发育不全导致 $C_1 \sim C_2$ 半脱位或全脱位。如果未能早期发现，可引发患儿猝死。如果怀疑此症，行颈椎侧面屈、伸位 X 线片检查，如示寰枢椎齿状突发育不全的不稳定状态，需要早期咨询专家意见。

4. 类风湿关节炎 类风湿关节炎（RA）后期同样会出现颈椎损害。要意识到类风湿患者的齿状突韧带受侵蚀引起 $C_1 \sim C_2$ 关节不稳定，也是一潜在的致命性问题。这些患者在全身麻醉和遇机动车辆事故时特别容易遭受灾害。尤其是在接受不适当的操作，如颈部推拿时更易诱发。早期颈椎前路融合可以阻止其潜在危险。所有患有严重类风湿关节炎的患者在做重要手术前都必须做颈椎影像学检查，以探查 $C_1 \sim C_2$ 节颈椎有无不稳定性。颈部疼痛患者 X 线可能揭示寰枢椎 - 窝点间隔距离增加。这在专家门诊中可以通过 MRI 或 CT 扫描做进一步评估。

5. 脊髓型颈椎病的治疗 保守治疗（有 50% 的患者可以采取此类方法）。
- 软颈托。
- 针对肌无力的物理疗法。
- 镇痛药和（或）非甾体抗炎药。

一旦病情影响到日常活动时，应考虑手术治疗。一种方式是"Clowaed 术"，是通过前路进行髓核摘除减压及椎体融合的手术。手术的目的是阻止病情恶化。

九、转诊时机

- 有一部分患者经保守治疗，仍有一只手臂发生持续神经根性疼痛。
- 手臂出现多个神经根损伤的症状。
- 脊髓病，如表现为上肢无力、麻木或笨拙等症状。
- 受害者在事故后出现颈椎不稳定的临床或影像学证据；或患有唐氏综合征或类风湿关节炎。

实践要点

- "一个椎间盘对应一个神经根"是颈椎的基本解剖生理原则。
- 为了颈部检查和活动，患者应该用双腿完全支撑着坐在沙发上。
- 警惕类风湿关节炎和唐氏综合征患者的颈椎不稳定性。颈部推拿等物理治疗可能会导致四肢瘫痪。
- 所有颈椎创伤后表现极度痛苦情况时，应仔细检查四肢的神经系统、括约肌张力和反射情况。进行放射学平片检查是必须的。
- 清醒患者，侧位屈、伸位颈椎腰椎平片对诊断节段性脊柱不稳或有无相关脊柱骨折是很有意义的。
- 所谓的"颈椎甩鞭性损伤"是排除脊柱骨折或严重韧带断裂造成不稳定的诊断，甚至即使是法医学和心理上的原因，最好还是将其称为"颈椎软组织损伤"。
- 颈椎软组织损伤经保守治疗，3个月内多可治愈。如果仍然存在严重疼痛，可能需要进行进一步的检查。
- 颈椎功能障碍是一种常被忽视的头痛原因。
- 应经常考虑到颈椎功能障碍也是肩部疼痛的一个可能原因。
- 颈椎拉伤和关节突骨折，尤其是"甩鞭"样颈椎损伤很难检测出来，并且作为颈部牵涉痛的原因经常被忽略。

参考文献

［1］Gordon SJ, Trott P, Grimmer KA. Waking cervical pain and stiffness, headache, scapula or arm pain: gender and age effects. Australian Journal of Physiotherapy, 2002, 48(1): 9-15.

［2］Cohen ML. Neck pain. Modern Medicine Australia, 1989: 44-53.

［3］Payne R. Neck pain in the elderly: a management review. Modern Medicine Australia, 1988: 56-67.

［4］Bogduk N. Neck pain. Aust Fam Physician, 1984, 13: 26-29.

［5］Hart FD. Practical Problems in Rheumatology. London:Dunitz, 1985: 10-14.

［6］Australian Acute Musculoskeletal Pain Guidelines Group,National Health and Medical Research Council. Evidence-Based Management of Acute Musculoskeletal Pain: A Guide for Clinicians. Canberra: Australian Government, 2003: 36-43.

［7］Moulds R (Chair). Therapeutic Guidelines: Rheumatology (Version 2). Melbourne: Therapeutic Guidelines Ltd, 2010.

［8］Beran RG, et al. Serious complications with neck manipulation and informed consent. Med J Aust, 2000, 173: 213-14.

［9］Kenna C, Murtagh J. Back Pain and Spinal Manipulation (2nd edn). Oxford: Butterworth-Heinemann, 1997: 83-99.

［10］Bogduk N. Medical Management of Acute Cervical Radicular Pain: An Evidence Based Approach. Newcastle: Newcastle Bone and Joint Institute, 1999: 5-59.

［11］Corrigan B, Maitland GP. Practical Orthopaedic Medicine. Sydney: Butterworths, 1986: 352.

［12］Young D, Murtagh J. Pitfalls in orthopaedics. Aust Fam Physician, 1989, 18: 645-646.

肩部疼痛　　第 64 章

> 寻找线索——如果手难以伸入臀部裤兜掏钱包可能提示整个冈上肌腱断裂而失去其功能。当肩袖肌腱完全撕裂时，则可能会导致患者在晾挂衣服时，高举的患肢无法从手抓的晾衣绳上移下来。
>
> Michael Hayes 1996

肩部疼痛在日常生活中很常见，且十分复杂。诊断过程中应注意鉴别疼痛是否来源于肩关节本身，排除其他部位引起的疼痛，如颈椎、肩锁关节或内脏性疾病，尤其是心脏、肺和膈肌（图 64.1）。

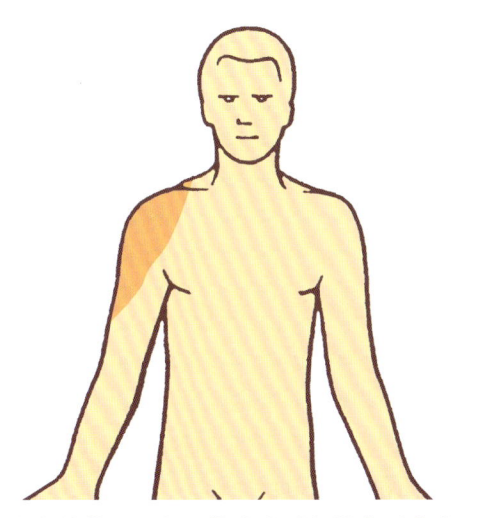

图 64.1　由肩关节和下段颈椎疾病引起的典型疼痛区域（C_5 水平）

一、重要资料与关注要点

- 几乎肩部所有组织区均是由第 5 颈椎（C_5）神经根所支配，目前 C_5 神经根所涉及的疼痛区域包括：
  - 颈椎。
  - 上部的臂丛神经根。
  - 肩关节。
  - 肩袖肌腱，尤其是冈上肌。
  - 肱二头肌腱。
  - 软组织（如风湿性多肌痛）。
  - 内脏，特别是那些由膈神经支配的（C_3、C_4、C_5）。
- 导致肩部疼痛的内脏疾病：① 心血管疾病，如心绞痛和心包炎；② 肺部疾病，尤其是肺尖部肿瘤、纵隔疾病；③ 源于腹腔出血或膈下脓肿所致的膈肌刺激。
- 详细询问病史，明确颈部或肩膀疾病是否是导致患者疼痛的主要原因。
- 年龄超过 50 岁的人群中，约 25% 会出现肩关节磨损和肩袖部撕裂，这些进一步加重肩关节损伤[1]。
- 肩关节疾病较常见，尤其是冈上肌腱的疾病。最有效的检查方法是阻抗运动试验。
- 注射局部麻醉药和长效糖皮质激素对治疗肩周炎类疾病有很好的效果。尤其是对冈上肌腱疾病。

注：肌腱病（tendonopathy 或 tendonosis）比肌腱炎（tendonitis）表述更为合适。已有研究显示过度使用的肌腱有非炎症性病理改变。

二、肩部的功能解剖

充分了解肩部解剖学特点有助于更好地理解各种肩部疼痛或功能障碍的病因。肩部除了肩锁关节外，还有两个最重要的关节——盂肱关节（一级关节）和肩峰下关节复合体（二级关节）（图 64.2）。盂肱关节是由一个宽松的关节囊包裹的球窝关节，更易受外力作用而受损，病情常被忽视而发展为骨性关节炎。肩胸关节和胸锁关节是另外两个与肩部疼痛相关的功能性关节。

临床上，重要的肱骨头周围间隙位于盂肱关节上，肱骨头与弓形肩峰、厚的喙肩韧带和喙突形成的间隙。此相对封闭的腔隙内容纳了肩峰下滑囊和肩袖，特别是易受损的冈上肌腱[2]。这些结构可能因为过度摩擦和挤压而受伤。

存在相对缺血的关键区域，位于冈上肌腱止点偏内侧约 1cm，易影响肩袖肌群[3]。因肱骨头对肩袖挤压，此区域可在手臂内收和外展时而受损。所谓的"冲击间隔"是肩峰下表面和肱骨头顶部区域之间的空间。这个空间通常狭小（6～14mm），尤其是在手臂外展时。

这些大部分是肩袖综合征、肱二头肌腱炎、肩峰下滑囊炎和冈上肌腱损伤的主要致病原因。

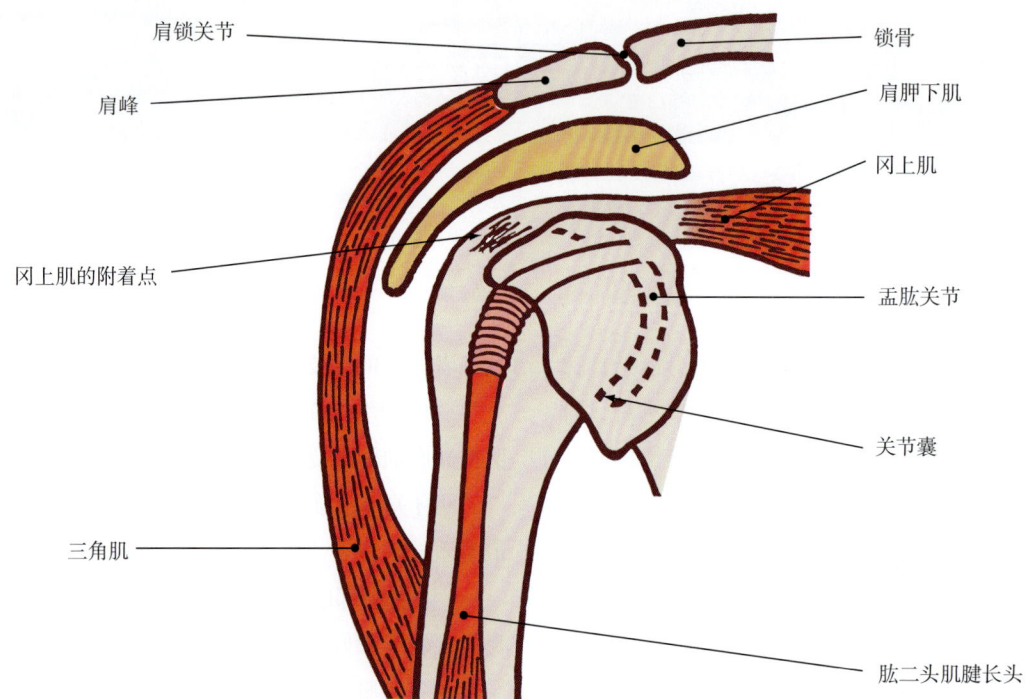

图 64.2 肩关节的基本解剖结构

三、诊断方法

肩部疼痛安全诊断策略模型见表 64.1。

1. 可能的诊断 颈椎病、肩周炎（即涉及盂肱关节周围肌腱的软组织病变）是引起肩区疼痛的常见原因（图 64.1）。肩关节最常见的疾病是肩袖肌腱群和肱二头肌腱的各种障碍。其中最常见的冈上肌腱疾病，包括劳损、钙化性退行性变和撕裂。很明显冈上肌腱经常经受相当大的摩擦和损耗。

2. 不能忽视的严重疾病 通常，排除任何恶性肿瘤或化脓性感染是非常重要的，无论是化脓性关节炎还是骨髓炎。应记住要考虑肺癌（肺尖部肿瘤综合征）的可能。左肩疼痛时，必须考虑可能为心肌缺血所引起。心肌缺血引起右肩疼痛比较罕见，约左肩疼痛的 1/20。

另外应注意膈肌和腹部疾病（如胆道疾病、溃疡穿孔、脾破裂）也可以引起肩痛。急性发作的疼痛性滑囊炎、类风湿关节炎（或痛风）也要考虑到。

3. 常被遗漏的疾病 因肩部疼痛容易误诊而备受关注，尤其是内脏病变引起的牵涉痛，而风湿性多肌痛则更易被误诊。对年长者（年龄超过 60 岁）的双侧肩部疼痛，要考虑风湿性多肌痛，若清晨疼痛加重，则更支持该诊断。

最易被漏诊的疾病包括：
- 肩关节后脱位。
- 复发性肩关节半脱位。
- 缺血性肱骨头坏死（骨折后）。
- 肩袖撕裂或退行性变。

表 64.1 肩部疼痛的诊断策略模型

问	可能的诊断
答	颈椎功能障碍（牵涉痛）
	肩袖炎 ± 撕裂
	粘连性肩关节囊炎
	关节盂唇撕裂
	肱二头肌腱病
问	不能忽视的严重疾病
答	心血管疾病 • 心绞痛 • 心肌梗死
	肿瘤 • 肺上沟肿瘤 • 肱骨原发性或继发性肿瘤
	重度感染 • 化脓性关节炎（尤其是儿童） • 骨髓炎
	腋静脉血栓形成
	类风湿关节炎

（续表）

问	常被遗漏的疾病	
答	风湿性多肌痛	
	子宫颈功能不全	
	痛风/假性痛风	
	肩锁关节骨性关节炎	
	翼状肩胛肌肉疲劳酸痛	
问	七种假象	
答	抑郁症	√
	糖尿病	√
	药物	√
	贫血	—
	甲状腺疾病	少见
	脊柱功能障碍	√
	尿路感染	—
问	患者试图告诉我什么？	
答	对于抑郁症、情感转换反应等继发性症状患者来说，肩部是心理上容易固着的部位，虽然不是很常见。	

4. 七种假象 七种假象中，脊柱功能障碍和抑郁症最有可能伴有肩部疼痛。颈椎病与肩部疼痛相关的程度常被忽视。

要认识到患者对"肩部"疼痛感理解不尽相同，如有人把位于肩胛骨下角处的疼痛可能也称为肩部疼痛。这一点很重要。

肩周炎在糖尿病患者中发病率很高。皮质激素类药物可引起肱骨头缺血性坏死，而促蛋白合成类固醇（举重运动员）可引起肩锁关节的骨溶解。

常见肩部疾病的归纳见表64.2。

四、临床方法

1. 病史 在分析疼痛情况时应当牢记导致肩部疼痛的各种病因（表64.3）。类风湿关节炎、骨关节炎和痛风等疾病引起肩部疼痛相对少见。

仔细询问病史一般能明确是颈部疾病还是肩疾病（或两者兼有）导致患者疼痛。询问运动情况：

- 强直和活动受限。
- 运动过度和（或）不稳定。
- 乏力。
- 剧烈的还是温柔的。

关键问题

- 在疼痛出现前是否受过创伤（甚至是轻微的）？
- 晚上有痛醒过吗？
- 颈部有强直或疼痛感吗？
- 穿脱胸罩或触摸肩胛骨时有疼痛或活动障碍吗？（表示内旋障碍和关节囊疾病限制，以及肩锁关节疾病）
- 梳头发有困难吗？（提示外旋障碍和关节囊疾病限制，如粘连性关节囊炎）
- 早上起床疼痛会加剧吗？（提示炎症）
- 你的肩部和髋部都痛吗？
- 疼痛与体育运动，如重力训练、家务、穿衣或其他活动有关吗？
- 你觉得用患肢可以把球投10～20m高或扔20～25m远吗？
- 可以在不弯曲你的胳膊的情况下把2L的容器（如装满牛奶的瓶子）举过你的肩部吗（或达头顶）？
- 可以在身体的一侧提起20～30kg的东西（如装满的手提箱）吗？

2. 体格检查[2,4] 诊断是基于先进行颈椎的系统检查，其次是肩关节的检查。颈椎检查的详细信息，请参阅第63章。

（1）**肩部检查**[2,4] 对于肩部检查，重要的是要了解肩部所有重要肌腱的解剖和生理功能。

对运动抵抗的疼痛是肌腱病变的诊断依据（表64.4）。肩袖在肱骨头附着点的（图64.3）相关解剖知识可以帮助我们理解这些肌肉控制的肩

表64.2 常见的肩部异常[5]

问题	影响结构	典型发病年龄（岁）	症状	诊断指南
不稳定	臼/关节囊	15～30	脱臼	脱臼史、恐惧症
强直	关节囊	40～60	痛、夜间痛、运动能力丧失	不能外旋
撞击	肩袖（劳损）	30～60	夜间痛、胳膊举过头顶痛	撞击征
肩袖撕裂	肩袖，尤其是冈上肌	≥50	如上	撞击征、外旋障碍、冈上肌无力
肩锁关节疼痛	肩锁关节软骨	25～45	局限性肩锁关节疼痛	Paxinos征
关节炎	盂肱关节软骨	≥65	疼痛、失去运动能力	捻发音

表 64.3 肩痛的原因（不包括创伤、骨折和脱位）

颈椎
- 功能障碍
- 脊椎关节强直

颈椎神经根病变

风湿性多肌痛（双侧）

肩锁关节
- 功能障碍
- 骨关节炎

肩关节复杂病变

关节囊外病变
- 肩峰下滑囊炎
- 肩袖病变
— 冈上肌腱病变
— 冈下肌腱病变
— 肩胛下肌腱病变
- 肱二头肌腱炎

囊内（盂肱关节）病变
- 粘连性滑囊炎
— 特发性
— 钝性创伤
— 糖尿病
— 其他
- 风湿性炎症
— 类风湿关节炎
— 强直性脊柱炎
— 银屑病性关节病
- 骨关节炎
- 缺血性坏死
- 脓毒性关节炎

翼状肩胛——肌肉疲劳性疼痛

恶性病变
- 原发性或继发性肱骨肿瘤
- 肺尖部肿瘤

牵涉痛
- 心脏
— 缺血性心脏病
— 心包炎
- 胆囊
- 肺部
— 纵隔肿瘤，包括食管疾病
— 膈肌激惹征

带状疱疹

表 64.4 肌腱损伤的抵抗性运动试验

疼痛抵抗的肩部运动	受累肌腱
①外展	冈上肌
②内旋	肩胛下肌
③外旋	冈下肌
	小圆肌*
	肱二头肌*
④内收	胸大肌
	背阔肌*

* 表示作用比较小。

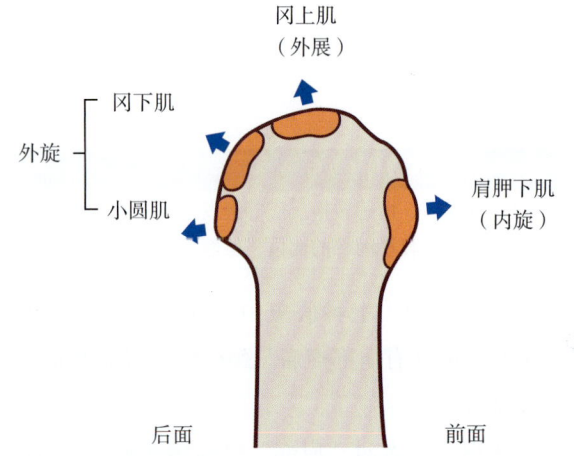

图 64.3 肩袖肌腱在肱骨头的附着点

引自：C Kenna and J Murtagh. Back Pain and Spinal Manipulation. Sydney: Butterworths, 1989.

（2）**视诊** 要对比观察双侧肩关节的形状和轮廓，注意颈部和肩胛骨的关系和位置。肩胛骨的位置提供了大量的临床信息。另外要注意观察有无任何畸形、肿胀或肌肉萎缩。

（3）**触诊** 站在患者身后，触诊肩锁关节、肩峰下空间、冈上肌腱和肱二头肌长头等重要解剖结构。肩部炎症性疾病的压痛点常在肩峰下囊。要触摸冈上肌和冈下肌来判断是否存在肌肉痉挛和疼痛触发点。应触摸腋下判断淋巴结有无异常。

（4）**运动** 肩关节活动比较复杂，涉及肩胸关节和盂肱关节，每个关节的活动约占整个关节活动范围的一半。通过让肘部做屈曲、外展、外旋和内旋动作，可以获得关节疼痛的重要体征。对每一个动作，都要注意：
- 活动范围。
- 再现疼痛产生的体位。
- 患者的假动作

部运动。

肌腱（肩袖或肱二头肌腱）损伤所致疼痛常引起某个方向上运动受限，而关节囊炎和肩峰下滑囊炎则致大多数方向上运动受限。

- 肩胛胸廓关节的旋转。

应尽可能地同时测试双侧肩关节。

通过运动中断的情况，寻找受影响的关节。

① 自主活动

- 屈（前举）——180°。
- 伸（后举）——45°。

患者手掌向内，手臂向上举至 180° 到头顶的垂直位置，然后向后达 45°。

- 外展——180°。
- 内收——80°（从中立位）。

只有当手臂完全外旋时才可能外展。对于这些关键关节，如盂肱关节和肩胛胸壁关节，如果功能正常则能达到 180°。如果活动受限则应区分是关节哪些组成部分的异常。通过一只手固定肩胛骨下角，另一手旋转手臂，注意每个（初始盂肱关节活动范围 85°～100°）运动角度时症状的情况。寻找疼痛弧，通常发生在 60°～120° 的转动之间（图 64.4）。最常见的原因是冈上肌炎，其他原因包括冈下肌炎和肩峰下滑囊炎（轻度）。

- 内旋——90°。
- 外旋——90°。

这些活动需要在手臂位于身体外侧、肘关节屈曲 90°、手掌向内时进行检查。将手朝向外测试外旋和向内朝向腹部测试内旋动作。

② 抗阻力性活动：抗阻力性活动（肌肉的等长收缩）是测试关节囊炎症和找出肩关节周围的肌肉附着点的重要途径，并且只有经过肩部体格检查才能明确肌肉连接情况（表 64.4）。

- 外展（冈上肌试验）：前臂外展不超过 15° 时，检查者感受到患者的抵抗而将肘关节推离一边，保持 5 秒。比较双侧，并注意观察患者有无再次疼痛的表现。

检测患肢在"倒瓶子"（外展 90°、水平位屈曲 30°、完全内旋）体位时的对抗度是检测冈上肌损伤较好和较具特异性的方法。

- 内旋（肩胛下肌测试）：检查者站在患者身后，抓住患者的手腕掌面（手臂在身体外侧，肘关节屈曲 90°），患者试图内移前臂（向内）抵抗阻力。
- 外旋（冈下肌试验）：检查者和患者采用相似

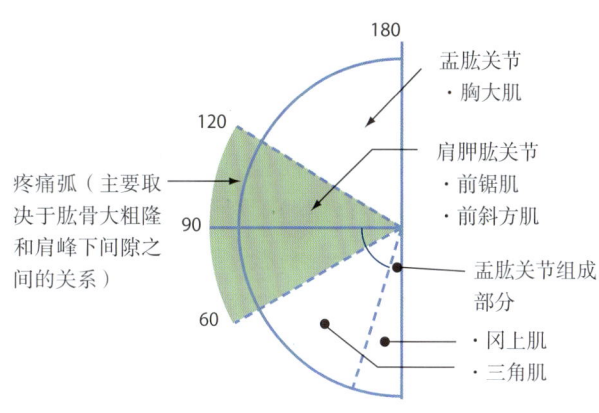

图 64.4　疼痛弧综合征

姿势，检查者抓住靠近腕关节的前臂背面，并让患者外展，以前臂作为杠杆来外旋。这也是检测 C_5 神经根病变的主要方法。

③ 特殊试验

- 冈上肌、冈下肌的快速鉴别试验："大拇指上、下转动"是一种快速区分冈上肌、冈下肌腱损伤引起疼痛的方法。具体方法为：向上转动拇指测试冈上肌，然后向下转动拇指测试冈下肌。

- 肱二头肌长头试验：用成直角的肘关节反向提升手臂是最好的测试方法。肱二头肌间沟部位出现疼痛是阳性反应。另外，腕部旋后抵抗（Yergason 试验）也有一定的诊断价值。

- 臂丛神经张力试验：由埃尔维设计，主要测试神经根及臂丛神经鞘是否与颈椎、肩关节疼痛相关[6]。臂丛的上部颈神经根有时会在意外中受伤，因此这个试验是非常有效的鉴别诊断试验。

- 冈上肌病变冲击试验：请参阅本章后面部分。

3. **辅助检查**　适用于肩部疼痛的辅助检查包括：

- 红细胞沉降率（尤其是对于风湿性多肌痛）。
- 类风湿因子。
- 血尿酸（急性疼痛）。
- ECG。
- 放射学检查

—— 肩关节特定部位 X 线——肩锁关节、肩关节腋位片（显示骨关节炎最好的角度）。

—— 颈椎和胸部的 X 线（如果相关）。

—— 放射性骨扫描。

—— 肩关节腋位片（后脱位）。

—— 高分辨率超声——现代技术适合用于检查

肩袖损伤导致的疼痛，尤其是撕裂和关节囊炎，特别是如果手术达到预期。不过有时可能会产生误导。

— 肩关节造影（慎防假阴性）。
— CT 扫描（限制使用）。
— MRI：有用的影像检查，但不是常规要求，除非肩关节不稳定。
— 关节镜。

五、肩顶部疼痛

疼痛在肩顶部可能是局部肌肉骨骼损伤或炎症或牵涉性。牵涉性疼痛原因包括：

- 消化性溃疡。
- 膈肌刺激。
- 内脏破裂（如溃疡穿孔）。
- 腹腔出血（如脾脏破裂）。
- 气胸。
- 心肌梗死。

六、儿童肩部疼痛

儿童肩部疼痛不是很常见。但若出现此症状，需考虑下列疾病：

- 化脓性关节炎和（或）骨髓炎。
- 游泳肩。

七、游泳肩

虽然发生于成年人，但青少年（年龄 > 12 岁）游泳者的主诉中，肩部疼痛是最常见。美国针对大学和国家竞技性游泳者的研究显示，40%～60% 的人经历严重疼痛[7]。参考第 138 章。

这个问题被认为与肩胛骨不正常的体位和颈胸段功能障碍有关。手臂外展时，肱骨大结节压迫冈上肌腱无血管区，内收时缓解。游泳运动员的肩关节被迫每天重复数以千遍这样的运动，因此，易损害的地方往往是喙肩弓，导致肩峰撞击综合征。病情随肩关节持续受压和年龄增长而不断进展[8]。

1. 症状

- 第一阶段：仅活动后疼痛。
- 第二阶段：在刚开始或活动后疼痛。
- 第三阶段：活动时和活动后疼痛，影响功能。

2. 治疗

- 早期识别很重要。
- 与教练讨论训练计划。
- 考虑改变技术。
- 每次游泳后应用冰块敷。
- 使用非甾体抗炎药（NSAIDs）。
- 避免注射皮质激素类药物。
- 推荐理疗，以维持肩胛骨的稳定性和颈胸部的功能。

八、老年性肩部疼痛

通常，大部分肩部疾病的发病率随年龄增长而升高。具体特点如下：

- 风湿性多肌痛（发病率随年龄升高）。
- 冈上肌撕裂和持续性"肌腱炎"。
- 其他肩袖疾病。
- 由于粘连性关节囊炎导致肩部强直。
- 肩锁关节和盂肱关节骨关节炎。
- 伴有牵涉痛的颈椎功能障碍。
- 肱骨头缺血。

由于肩袖容易随年龄发生退化，老年人无症状的肩袖撕裂发病率高。

肱骨头缺血

肱骨近端骨折后，肱骨头可能发生缺血。凭借经验，可预测出特殊风险下骨折的发生。早期进行人工假体肱骨头置换可以明显缓解疼痛，功能恢复良好。一旦肱骨头塌陷，会引起关节囊挛缩，此时进行人工关节置换术很难恢复关节运动。因此，对于近端肱骨粉碎性骨折，尽早在专家意见下行肱骨头置换术在所有年龄组患者都是明智做法。早期进行肱骨头置换可以提高疗效[9]。

九、肩袖肌腱病变

肩袖肌腱病变，也称"撞击综合征"，是肩部疼痛最常见的原因，可能与炎症（肌腱炎）、肌腱断裂或肩峰下撞击相关。可累及冈上肌腱或更多的肩袖肌腱。常见于从事空中体育运动的年轻人和年龄超过 50 岁的人群，其中，肩袖撕裂最常见。通常可以通过病史和体格检查作出诊断。

1. 冈上肌腱病变

患者病情可从轻微进展为极

严重。病情严重时常涉及肌腱钙化（钙化性肩周炎），并蔓延至肩峰下滑囊（肩峰下滑囊炎）。

典型的疼痛表现——冈上肌腱病变

部位	肩部和手臂外缘，三角肌覆盖的大部分区域
放射范围	到肘关节
性质	搏动性疼痛，可以很严重
频率	日夜持续
持续时间	持续
诱发因素	肩部扭伤（如：遛狗、车下工作、手臂外展时跌倒）
停止因素	无法自行停止
加重因素	热敷、穿衬衫、如厕、侧卧（痛肩侧）
缓解因素	仅需镇痛药
并发症状	冈上肌起源的触发点
典型体征	—外展抵抗时疼痛 —疼痛弧 —外旋时疼痛 —主动的冲撞试验 —主动的"倒空瓶"征
诊断	高分辨率超声

（1）**撞击测试** 这是鉴别冈上肌损伤是由肩袖或肩峰下滑囊撞击引起的有效试验。这些试验之一是"倒空瓶"对抗试验。将患者手臂放在"倒空瓶"（肩关节外展90°、水平位屈曲30°和完全内旋）位置。让患者抬高手臂，以抵抗治疗师向下的推压力量。本试验同时测试了冈上肌的强度。也可以通过将手臂固定于外展90°并外旋时进行。其他的试验包括Speed、Neer和Hawkin[4]。

（2）**治疗**[10] 目前，系统回顾尚缺乏足够信息，不能为治疗提供确凿的循证建议[11]。非甾体抗炎药（NSAIDs）可能会缓解部分疼痛，而注射皮质激素类药物和物理治疗可以改善运动范围。有经验的治疗师认为，对于特定患者，在其肌腱周围和肩峰下注射皮质激素类药物是有效的。

- 在急性期的疼痛应休息。
- 镇痛药和NSAIDs（最多4周）。
- 腱周或肩峰下注射液（如超声检查无撕裂）。
- 物理治疗、积极的计划，包括肩胛骨稳定练习和肩袖肌力增强锻炼。

（3）**注射技术** 理想的注射要求注射到肌腱上，而不是广泛浸润到肩峰下空间。通常在不适出现后1~2天（疼痛常很严重）进行肌腱注射，疗效是非常显著的。肌腱从肩峰下肱骨大结节止点部位显露出来，很容易被触摸到。可通过一手下拉手臂，并内外旋转肱骨，一手按压肩部协助识别肌腱。这种策略能让测试者很容易地定位肌腱。

方法

- 识别和标记肌腱。
- 将患者的手臂放置在其后背，以手背触腰，这样可使手臂内旋并暴露肱骨头前端。
- 沿着肌腱线在肩峰下插入长32mm的23号针，在肩峰下围绕肌腱注射（图64.5）。如果阻力较大，略撤回针头，以确保其位于腱鞘中。
- 推荐注射1ml可溶性（或长效）皮质激素类药物与5ml 1%利多卡因混合液。

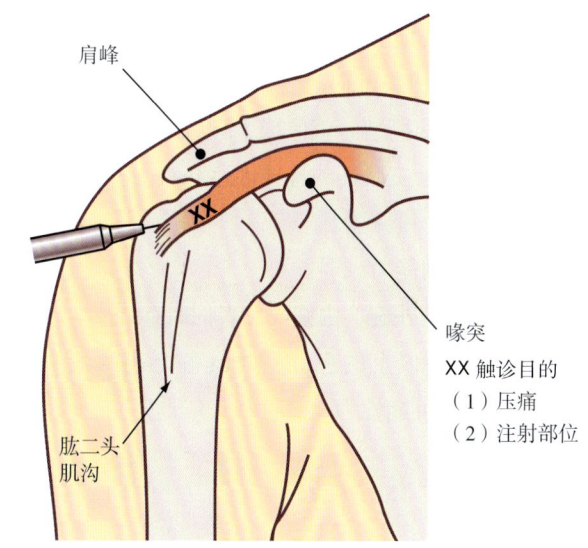

图64.5 冈上肌腱病的注射位置

2. 持续存在的冈上肌腱病变 有3个因素需要考虑。

- 肩峰下间隙变窄：分离增厚的喙肩韧带，给予肩峰下间隙减压。此方法（合并或不合并肩峰成形术）可以被用于那些疼痛时间超过12个月的患者。甚至可用于较年轻的患者。
- 肩袖撕裂或变性：在中年和老年患者，持续性肌腱炎通常由于肩袖撕裂和退变导致。如果患者在撕裂较小时接受外科手术，可以获得良好的临床疗效。
- 肌腱钙化：这个问题普遍存在，但仅少数病例需要手术干预。

3. 其他肩袖损伤 患者可出现明显的肩胛下肌或冈下肌病变症状，或表现为 2～3 个肌腱病变症状群，包括冈上肌。本病易与轻度粘连性肩关节囊炎混淆，因此，可进行包括超声在内的辅助检查给予鉴别。

（1）治疗 于肩峰下间隙注射糖皮质激素 1ml 和 1% 局部麻醉药 2～3ml。对于合并或不合并肩峰下滑囊炎的多个肩袖肌腱损伤，注射局部麻醉药通常有很好的疗效。

（2）方法 患者端坐，于患者身后触摸，可识别出肩峰脊与肱骨头之间较大的间隙。将针（23 号，长 32mm 或 38mm）插入至肩峰下间隙。推注液体时应无阻挡感。

4. 肩袖撕裂 无症状的肩袖撕裂比较常见。发病率在年龄 < 40 岁的人群中为 4%，而在年龄 > 60 岁的人群中可能超过 50%[12]。随着时间推移，越来越多的人出现症状。可向患者解释："肩袖撕裂"其实是肌腱磨损而非撕裂，就像袜子脚后跟处磨破一样。

诊断提示：三联征的特异性达 98%[13]。
- 冈上肌力量减弱。
- 外展运动能力减弱。
- 撞击征（外旋、内旋或二者同时存在）。

如果 60 岁以上的患者同时具备上述两项体征，则肩袖撕裂的可能性为 98%。

十、肩峰下滑囊炎

肩峰下（三角肌）滑囊炎与肩周炎的关联密切，且患者可能需住院来治疗疼痛。本病是肩关节周围唯一的炎性病症，局部压痛是其标志性体征。

治疗
- 强镇痛药（对乙酰氨基酚和可待因）。
- 在肩峰下注射 5～8ml 局部麻醉药，待药物进入滑囊周围，再立即注射 1ml 糖皮质激素（长效）至病灶中央。

十一、粘连性关节囊炎

粘连性关节囊炎是一种影响盂肱关节的急性炎症，可导致关节纤维化和挛缩。可无明显诱因或在损伤后发病，浸润部分关节或全关节，是"冻结肩"的常见原因。需与单关节类风湿关节炎、晶体关节病（如痛风）和化脓性关节炎鉴别。在糖尿病患者更明显。本病很常见，据估计，在普通人群的发病率为 2%～5%，在糖尿病患者为 10%～20%[14]。常见于 40～50 岁患者。

1. 通常有 3 个阶段

① 发病 2～9 个月："冻结、冷冻和解冻"——炎性疼痛阶段。

② 发病 4～12 个月：纤维化挛缩期。

③ 发病 5～26 个月：部分或完全消退期。

2. 治疗 镇痛治疗：可选择对乙酰氨基酚

典型的疼痛表现——肩峰下滑囊炎

部位	肩部外侧和手臂外缘
放射范围	到肘关节外侧和前臂近端
性质	剧痛
频率	持续
持续时间	持续
诱发因素	自发或非日常的工作后
停止因素	无
加重因素	热敷，梳头发，大多数动作
缓解因素	只有强镇痛药有效
典型体征	—冻结肩 —穿脱衣服困难 —三角肌下肩峰下显著的敏感 —所有活动受限且疼痛

典型的疼痛表现——粘连性关节囊炎

位置	肩周和手臂附近
放射范围	至肘关节
性质	深部搏动痛
频率	日夜持续
持续时间	一直
诱发因素	自发性；睡眠中醒来
停止因素	无
加重因素	活动、穿衣、梳头、热敷
缓解因素	镇痛（部分好转）
伴随症状	手臂强直、可能有冻结
体格检查（典型体征）	—冰冻肩（部分病例） —各种能引起疼痛的主动或被动运动受限，尤其是延伸运动 —无痛苦的抵抗动作（代偿性肩胛-肱骨运动）
诊断	高分辨率超声

（扑热息痛）、对乙酰氨基酚/可待因和 NSAIDs（衡量风险）。疼痛剧烈者可选择口服糖皮质激素迅速缓解疼痛，改善功能，疗效持久。常用泼尼松龙：30mg/d，口服，持续 3 周。接下来 2 周逐渐减量并停药[15]。

病情可持续 18～24 个月（恢复运动的平均时间是 30 个月），通常自行痊愈。可在关节内注射糖皮质激素，但往往疗效甚微。现代治疗常采取液体膨胀疗法，即向盂肱关节内注射大量无菌溶液（以伸展关节囊）和（或）糖皮质激素。应以较慢的速度注射，当液体进入喙突下和肩峰下滑囊时常出现"砰"的一声。另一种重要的治疗方法是关节镜下切断粘连。治疗原则：如果关节僵硬严重，选择关节镜下切断粘连。如果活动度大，选择液体膨胀疗法。积极锻炼对关节功能的恢复至关重要。如果不采取治疗，50% 的粘连性关节囊炎患者不能恢复正常运动。

最新的系统性评价证据表明，液体膨胀疗法和关节内注射这两种方法都有助于关节功能的恢复[11,16]。

在急性期进行锻炼可能会加剧疼痛，但有计划的治疗是有必要的。如果僵硬持续存在，局部注射麻醉药和（或）关节镜清理术的操作可能对缓解病情所帮助。

十二、肱二头肌腱病变

肱二头肌腱病变是诸如肱二头肌长头磨损或撕裂引起的损失，表现为肩前部疼痛。重要体征包括抗屈肘关节、抗肘外旋屈曲到 90°和前臂旋前（Yergason 试验）时出现疼痛。如果肩胛骨内侧有病变，疼痛弧可能为阳性，因此，本病经常与肩袖损伤混淆。有时，沿肱二头肌腱沟触诊可引起局部压痛。最好在手臂外旋时进行此操作。进行大部分肩部运动时，尤其是外旋动作，会诱发疼痛。

肱二头肌长头肌腱炎很常见。多见于伴有慢性重复性损伤的中青年人群（例如家居装饰、重量训练、网球、游泳自由泳、板球和棒球投手）。并发症有肌腱完全断裂和肌腱半脱位。

建议在肌腱沟压痛最明显区域注射糖皮质激素和局部麻醉药进行治疗（图 64.6）。最好选择损伤最严重处。

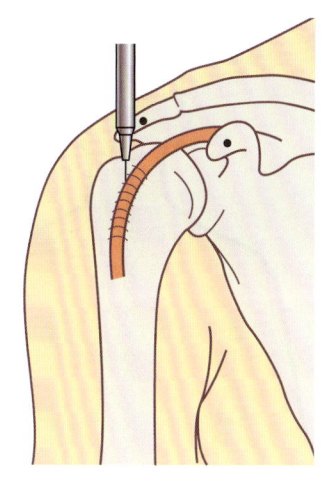

图 64.6　肱二头肌腱病变的注射部位

十三、肱二头肌腱断裂

肱二头肌长头断裂通常发生在老年人。可无诱因自然发生，也可发生在伸手抬起与放下的过程中，患者通常有撕裂感或折断感。肩关节疼痛难忍，活动困难。上臂有明显的淤青和肿胀，屈肘时更易见肱二头肌腹部因挛缩而出现肿块。积极治疗通常无意义，但手术干预对年轻人，尤其体育运动者是必要的。

十四、风湿性多肌痛

对双侧肩胛带疼痛和僵硬的年长（年龄＞50 岁）患者考虑到风湿性多肌痛至关重要。风湿性多肌痛可能伴或不伴有髋部疼痛，有时伴随流感样疾病。患者常抱怨疼痛带来的痛苦，看上去淡漠、悲伤。在普通体检中有时被误诊为"风湿病"或"纤维组织炎"。

典型的疼痛表现——风湿性多肌痛

位置	肩膀和上臂（图 64.7）
放射范围	向下颈部放射
性质	剧烈
频率	每天
持续时间	持续，但下午和傍晚更易发
诱发因素	在严重的疼痛中醒来
停止因素	无
加重因素	卧床休息、不活动
缓解因素	活动（轻微放松）
伴随症状	严重的早上肌肉强直、不适、体重减轻、抑郁症
诊断	红细胞沉降率（ESR）明显升高（也可以正常）
治疗	糖皮质激素可以明显减轻疼痛，但长期应用可能会导致其他问题。需定期复诊和给予支持治疗

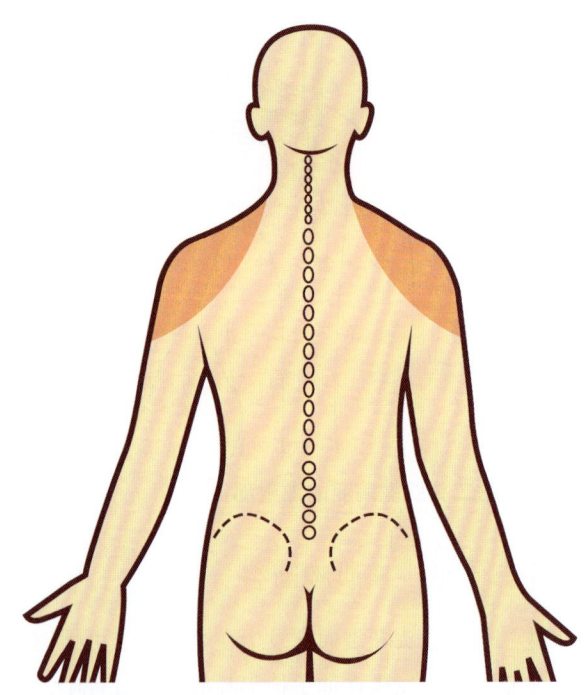

图 64.7　风湿性多肌痛：肩周疼痛的典型分布区域

十五、肩关节后脱位

肩关节后脱位是一种罕见的肩关节不稳定形式，经常被误诊。首次检查可能未发现肩部轮廓明显异常，若无触电史或强直阵挛性惊厥发作史则考虑该病。主要表现为肩关节外旋时因疼痛而受限。通常是完全受限。肩部创伤后的常规 X 线检查应包括"腋位片"，方可确诊。早期诊断和治疗可以防止不良后果，避免不必要的纠纷[9]。

十六、复发性半脱位

复发性向前或向下半脱位，或两者同时存在可能比复发性脱位更常见，然而常未被确诊。患者主诉手臂高举过头后突然感到无力，甚至手臂完全不能活动，此时应该考虑本病。

本病通常可通过小心肩部应力测试确诊。膝关节空气造影后 CT 扫描被认为是最佳的辅助检查。对于年轻患者，手术治疗常能很好地纠正半脱位，而保守治疗则效果甚微。

十七、盂唇损伤

盂唇是附着于关节盂环边缘的纤维组织，起到增加白窝的容积和盂肱关节稳定性的作用。盂唇损伤分为上盂唇前后部损伤（SLAP）和非 SLAP，进一步分为稳定型损伤和不稳定型损伤。

非 SLAP 包括盂唇退行性病变、瓣样和垂直上撕裂，以及不稳定型损伤。Bankart 损伤是典型的不稳定型损伤，盂唇和关节囊与关节盂环分离（参见第 137 章）。

十八、肩关节不稳定[5, 16]

复发性肩关节不稳定主要分为 3 种类型：

① 包括肩关节在内的全身多关节松弛，轻微外伤即易致肩关节脱位。手术效果不佳，需通过理疗增加肌肉稳定性。

② 创伤性的，包括肩关节唇盂前下方处撕裂（Bankart 损伤）。理疗往往效果不佳，常需要手术修复。

③ 慢性肩袖肌腱病或撞击症，常进展为肩关节不稳定。首先考虑转诊至运动医生或物理治疗师，让他们给予评估和治疗。初始治疗最好选取保守治疗。

"担心恐惧"试验有助于诊断创伤性前脱位性不稳定。测试时，患者仰卧，手臂外旋，肘关节弯曲到 90°。试验中，患者表现出对肩关节将要"脱出"的担心、恐惧的感觉，而不是疼痛感，诊断更可靠。

十九、盂肱关节骨关节炎

常继发于局部创伤、长期肩袖损伤和多次外科手术。症状是肩部运动僵硬和各个方向运动受限。X 线片显示典型的骨关节炎改变。治疗包括应用镇痛药、非甾体抗炎药和功能锻炼，以提高关节活动度。患者通常可以忍受肩关节骨关节炎的各种不适，但疼痛和僵硬严重者应考虑关节成形术或关节置换。

二十、肩锁关节骨关节炎

通常由创伤或退行性病变引起。建筑工人和运动员较常见，尤其是赛艇运动员和老年人。Paxinos 征是确诊肩锁关节疼痛的关键性试验。将一只手置于肩峰的后方，另一只手置于锁骨上，按压关节时疼痛减轻，即 Paxinos 征阳性。休息、支持治疗和应用镇痛药是主要的治疗方法。关节腔内注射糖皮质激素可用于前述治疗方法效果不佳或病情严重的患者。如果这些措施都无效，可切除锁骨外侧端缓解疼痛。

二十一、转诊时机

- 持续夜间疼痛且肩关节僵硬。
- 冈上肌腱炎病情持续者。考虑肩袖撕裂或变性的可能，特别是中老年人。
- 持续的运动受限，如前屈受限（包括关节囊挛缩）。
- 冈上肌腱炎或其他肩袖问题症状持续存在者。因为喙肩韧带切除或加肩峰成形术的肩峰下空间减压具有良好的效果。
- 确诊或疑似肩关节后脱位——最易漏诊的大关节脱位。
- 确诊或疑似复发性半脱位或股骨头缺血性坏死。
- 儿童肩关节不稳定。
- 通过技巧和训练效果差的游泳肩。
- 盂肱关节骨关节炎（通常由较大创伤引发）病情严重者，建议行假体置换。
- 肩锁关节或盂肱关节的骨关节炎病情严重者。

实践要点

- 考虑颈椎功能障碍为肩痛的原因，尤其是 $C_4 \sim C_5$ 和 $C_5 \sim C_6$ 水平。
- 肌腱炎和滑囊炎很难治疗，病情往往持续几个月。定位良好的局部麻醉和糖皮质激素注射可快速、持久地缓解病情。
- 用冲击试验包括"排空"测试对冈上肌障碍（包括运动员的肩关节）进行测试。
- 对于疼痛性肩袖疾病，现代超声是比较理想的辅助检查，尤其是对肌腱撕裂。
- 对有双肩紧缩性疼痛的老年患者，应考虑风湿性多肌痛的可能，直到另有证据排除该疾病。糖皮质激素对缓解病情作用显著。虽然风湿性多肌痛是双侧肩部疾病，但起病时可能表现为单侧肩关节不适。
- 颈椎功能障碍可与肩关节功能障碍共存。
- 临床症状与肌腱损伤或磨损程度无直接相关性。

参考文献

[1] Sloane PD, Slatt LM, Baker RM. Essentials of Family Medicine. Baltimore: Williams & Wilkins, 1988: 242.

[2] Kenna C, Murtagh J. Back Pain and Spinal Manipulation (2nd edn). Oxford: Butterworth-Heinemann, 1997: 109-133.

[3] Rathburn JB, Macnab I. The microvascular pattern of the rotator cuff. J Bone Joint Surg Br, 1970, 52B: 540.

[4] Brukner P, Khan K. Clinical Sports Medicine (3rd edn). Sydney: McGraw-Hill, 2007: 243-286.

[5] Murrell G. Shoulder dysfunction: how to treat. Australian Doctor, 2004: 23-30.

[6] Elvey R. The investigation of arm pain. In: Grieve GP.Modern Manual Therapy of the Vertebral Column. London:Churchill Livingstone, 1986: 530-535.

[7] Dominguez RH. Shoulder pain in swimmers. The Physicianand Sportsmedicine, 1980, 8: 36.

[8] McLean ID. Swimmers'injuries. Aust Fam Physician, 1984, 13: 499-500.

[9] Young D, Murtagh J. Pitfalls in orthopaedics. Aust Fam Physician, 1989, 18: 645-648.

[10] Mashford ML (Chair). Therapeutic Guidelines: Analgesic(Version 4).Melbourne: Therapeutic Guidelines Ltd, 2002:140-143.

[11] Barton S ed. Clinical Evidence. London: BMJ Publishing Group, 2001, 850-863.

[12] Moulds R (Chair). Therapeutic Guidelines: Rheumatology(Version 2). Melbourne: Therapeutic Guidelines Ltd, 2010.

[13] Murrell GAC, Walton JR. Diagnosis of rotator cuff tears.Lancet, 2001, 357: 769-770.

[14] Sher JS et al. Abnormal findings on magnetic resonance images of Asymptomatic shoulders. J Bone Joint Surg Am,1995, 77: 10-15.

[15] Buchbinder R, Hoving JL, Green S, Hall S, Forbes A, Nash P. Short course prednisolone for adhesive capsulitis(frozen shoulder or stiff painful shoulder): a randomised,double blind, placebo controlled trial. Ann Rheum Dis,2004, 63(11): 1460-1469.

[16] Buchbinder R, Green S, Forbes A, Hall S, Lawler G.Arthrographic joint Distension with saline and steroidimproves function and reduces pain in patients with painful stiff shoulder): results of a randomised, double blind, placebo controlled trial. Ann Rheum Dis, 2004, 63(3): 302-309.

第 65 章　　手臂和手的疼痛

> 手疼痛需注意检查颈部，千万不要忘记颈部！
>
> Orthopaedic Surgeon to Students，1965

手臂和手部疼痛是全科医生在临床工作中常遇见的问题，尤其多见于中老年人。

一、手臂和手的疼痛的原因概述

类似于肩部疼痛，源于颈椎和肩部疾病的疼痛可以向下累及手臂。而肩关节（C_5 神经支配）疼痛通常不会放射到肘部以下，而源于颈神经根病变的疼痛则可以放射到手臂的远端（图 65.4）。

重要原因如图 65.1 所示。尤其是患者有左臂内侧的疼痛时，要考虑心肌缺血的可能。

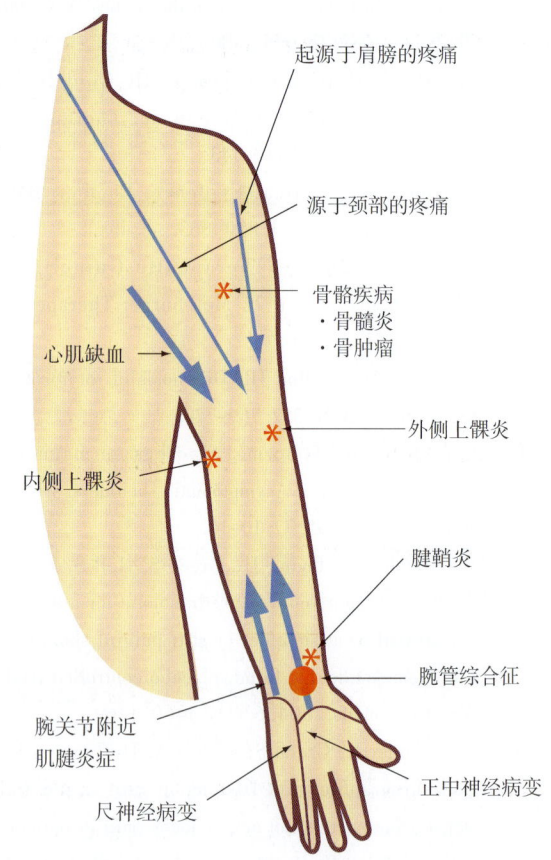

图 65.1　手臂疼痛的重要原因（不包括外伤和关节炎）

肘关节软组织疾病很常见，如网球肘。网球肘有两种类型："反手击球网球肘（肱骨外上髁炎）"和"正手击球网球肘（肱骨内上髁炎）"，后者通常也被称为高尔夫球肘或投掷者肘。

其他常见的肘部疾病有肘关节炎性病变，如类风湿关节炎、骨关节炎和鹰嘴滑囊炎。由于反复发生创伤、痛风、类风湿关节炎或感染而引起。

另一组重要的疾病是腕关节周围的各种疼痛综合征，包括 de Quervain 腱鞘炎（影响拇短伸肌和拇长展肌腱）和对指伸肌腱稍有影响的一类疾病。这些因过度使用引起的综合征可逆行累及近心端，表现为前臂疼痛。

关于知之甚少的 $T_1 \sim T_4$ 节段疼痛综合征，可出现并不对应于手臂皮节的疼痛。本病易和较为常见的局部疼痛性疾病混淆，如腱鞘炎和网球肘。

手臂疼痛的各种原因可参考诊断模型（表 65.1）。

二、诊断方法

1. 可能的诊断　手臂疼痛最常见的直接原因是牵涉痛和神经根病变，常由颈椎病、网球肘（侧面局限性肱骨内上髁炎）、腕管综合征，以及腕周和拇指炎症引起的局部疼痛综合征导致。

如果疼痛位于 C_5 皮节分布区，则应考虑肩关节疾病，特别是冈上肌腱炎。手部疼痛常由拇指腕掌关节和远端指间关节（DIP）的骨性关节炎引起，也常见于腕管综合征。

2. 不能忽视的严重疾病　与其他症状表现类似，不应忽视恶性疾病或严重感染。常见的手臂恶性疾病有骨肿瘤、淋巴瘤累及腋下淋巴结和 Pancoast 综合征。

手部肿瘤罕见，通常为良性。良性肿瘤有腱鞘巨细胞瘤、色素沉着绒毛结节性滑膜炎、神经鞘瘤和神经纤维瘤等。恶性肿瘤非常罕见，有滑膜肉瘤和横纹肌肉瘤等。

此外，对于左臂突然发作的疼痛，应该考虑到心肌缺血，尤其是心肌梗死。

表 65.1 前臂和手部疼痛的诊断策略模型

问	可能的诊断	
答	颈椎功能障碍（低级）	
	肩部疾病	
	内侧或外侧上髁炎症	
	过度使用导致的手腕肌腱炎	
	腕管综合征	
	拇指和远端指间关节骨性关节炎	
问	**不能忽视的严重疾病**	
答	心血管系统	
	• 心绞痛（简称）	
	• 心肌梗死	
	• 腋静脉血栓形成	
	肿瘤	
	• 肺上沟瘤	
	• 骨肿瘤（罕见）	
	严重感染	
	• 化脓性关节炎（肩/肘）	
	• 骨髓炎	
	• 腱鞘和手部筋膜间隙感染	
问	**常被遗漏的疾病**	
答	神经卡压综合征（如正中神经、尺神经）	
	拉肘（儿童）	
	异物（如肘部）	
	罕见疾病	
	• 风湿性多肌痛（手臂疼痛）	
	• 反射性交感神经营养不良	
	• 胸廓出口综合征	
	• 手臂性跛行（左臂）	
	• 骨无菌性坏死症	
问	**七种假象**	
答	抑郁症	√
	糖尿病	√
	药物	—
	贫血	—
	甲状腺疾病	
	脊柱功能障碍	√
	尿路感染	—
问	**患者试图告诉我什么?**	
答	很有可能，特别是有所谓的重复性劳损综合征。	

脓毒症可累及关节、鹰嘴囊和手深部间隙，如果不能迅速诊断和治疗，可导致严重的后遗症。

锁骨下动脉或腋静脉血栓形成，被称为"肌紧张后血栓形成"（佩-舍综合征），可导致手臂肿胀与腋下疼痛，在长时间将手臂抬高的人中常见，如画家和篮球运动员。需要紧急抗栓治疗。

3. 常被遗漏的疾病 某些情况下如怀疑患者患有周围神经压迫综合征，不能确诊时，应将其转诊做肌电图检查。常见的周围神经卡压有旋前圆肌综合征（由旋前圆肌或起源于深部屈肌群附近的纤维束肿胀压迫正中神经）和肘部尺神经压迫综合征，腕部尺神经管卡压少见。

臂丛神经根损伤也可能导致手臂疼痛，尤其是在 C_5 和 C_6 分布区域。可以通过臂丛拉伸试验来检测损伤。

手臂疼痛的罕见原因

包括风湿性多肌痛（虽然疼痛通常累及肩胛带）、局部疼痛综合征（创伤后骨萎缩）和胸廓出口综合征。

胸廓出口综合征包括因上肢血供、受支配的神经受压或间歇阻塞引起的一系列疾病，如颈肋综合征、肋锁综合征、前斜角肌和前中肌综合征、腋静脉与锁骨下静脉血栓形成和锁骨下动脉盗血综合征。

胸廓出口综合征最常见的原因是与年龄相关的肌肉松弛、肥胖、沉重的乳房和手臂，Swift 和 Nicholsx 将其形象地描述为"披肩综合征"[1]。

颈肋痛较常见，与胸廓出口综合征的关系还不明确。是由"披肩综合征"引起的胸廓出口功能性改变，无明显解剖学异常[2]。

手臂跛行罕见，与左锁骨下动脉或无名动脉近端闭塞而发生动脉阻塞有关。手臂的运动可能与跛行一样会伴发中枢神经系统症状。

4. 七种假象 七种临床假象中，脊柱功能障碍和抑郁症与手臂疼痛关系最密切。颈椎椎间孔受压或椎间盘脱出引起的神经根疼痛，经常导致手臂疼痛和（或）感觉异常。

虽然糖尿病性神经病变主要发生在下肢，但也可伴有手臂的神经性痛，包括红斑性肢痛（与热相关的发红和发热）。甲状腺功能减退症可能导致腕管综合征（CTS）。

5. 精神因素 手可以被看作是表达内心感受非常敏感的"器官"。因此，手臂的心因性疼痛也表现多样，可以表现为躁动不安的精神病行为（如认为"手不能活动了"的癔症样转化障碍），到诸如重复性损失（RSI）和诈病在内的职业性神经官能障碍[3]。

经验丰富的职业病诊断医师和外科医师发现,工业损伤是导致手和手臂功能残疾最常见的原因。应对各种所谓的重复性损失予以极大关注,因其可能是某些人达到逃避工作、获得补偿金或两种目的都有的一种手段。

三、临床方法

1. 病史 了解病史对明确手臂疼痛原因非常重要。

手臂疼痛常常导致睡眠障碍。颈椎病、CTS 和胸廓出口综合征是导致手臂疼痛最常见的 3 种原因。诊断原则是:

- 胸廓出口综合征:患者不能入睡。
- CTS:患者半夜痛醒。
- 颈椎病:患者醒来时手臂疼痛和僵硬,而白天情况良好[4]。

病史应该包括疼痛的分析和外伤史,尤其是不习惯的动作。对于儿童手臂疼痛,医生应获得的诊断依据包括任何性质的损伤,特别是因牵拉手臂或外展手臂跌倒时造成的,这些都可能导致肘关节周围潜在的严重骨折。

2. 体格检查 有必要将颈椎(第 63 章)、肩部(第 64 章)、肘、腕和手的各种关节作为患侧臂体检内容的一部分。应将双臂作为一个整体来检查。检查时需脱去双臂衣物并进行对比,这一点很重要。

(1) **肘关节**

① 视诊(前、后、侧面多方位):抓住肘关节使其保持在解剖位,测量前臂肘关节提携角——完全伸直,前臂旋后(掌心朝前)正常 5°~15°(女性略大)。注意有无肿胀:

- 鹰嘴滑囊炎(鹰嘴上存在滑液囊)。
- 结节
- — 风湿性关节炎(皮下尺骨边缘)。
- — 痛风。
- — 系统性红斑狼疮(SLE,罕见)和风湿热(很少见)。
- — 肉芽肿(如结节病)。

② 触诊:被检查者取仰卧位,肘关节屈曲约 70°。触诊骨性标志和软组织。特别要注意肱骨外上髁(网球肘)和肱骨内上髁(高尔夫球肘)的压痛。

③ 运动情况(测试主动活动度和被动活动度)。关节交锁与否:

- 伸展 – 屈曲(0°~150°)
  - — 日常生活是 30°~130°。
  - — 伸展受限是滑膜炎的早期征兆。
- 旋前 – 旋后(旋转)
  - — 发生在肱桡关节。
  - — 有两个测试位置:屈曲 90°(上臂紧贴身体一侧)+ 完全伸直。
  - — 旋后大于 85°。
  - — 旋前大于 75°。

④ 抵抗运动

- 腕关节屈曲抵抗 = 内上髁炎。
- 腕关节背伸抵抗 = 外上髁炎。

(2) **腕关节** 一般情况包括外观、手感、动度、功能测试、测量和 X 线检查。注意有无肿胀或畸形,包括"解剖鼻烟壶"和桡骨末端。注意有无发热、压痛及肿大,尤其是腕关节桡侧。

运动情况:肘部固定在 90°并紧贴身体一侧:

- 背伸和掌屈两边比较(正常范围背伸 70°~80°。屈曲 80°~90°)。
- 比较尺偏(正常为 45°)和径向偏差(20°)。
- 比较旋前、旋后(一般两者均为 90°)。

(3) **神经系统检查** 根据需要测试感觉、肌力和反射。

肌力测试:

- C_5——测试三角肌抵抗运动。
- C_6——测试肱二头肌抵抗运动。
- C_7——测试肱三头肌抵抗运动。
- C_8——测试拇长伸肌(EPL)和指长屈肌(FDL)抵抗。
- T_1– 测试骨间肌抵抗试验。

感觉诊断模型见图 63.4(第 63 章)。

3. 辅助检查 手臂和手的疼痛可能很难诊断,但可遵循以下原则:"如果有疑问,可做 X 线检查并对比双侧臂。"尤其适用于肘部受伤的儿童。手或手臂有异物存在也需要进行双侧臂对比。

可考虑的检查有:

- 血常规和白细胞计数(WCC)。

- 红细胞沉降率（ESR）。
- 心电图。
- X 线检查
— 颈椎。
— 上胸椎。
— 肘、前臂、单肩。
— 手腕和手。
— 超声。
— 关节（肩、肘、腕）。
— CT 扫描。
— 核医学锝骨扫描。
- 神经传导研究。
- 肌电图。

注：现代先进的超声检查是软组织疾病的一个重要的诊断手段。

四、儿童手臂疼痛

儿童手臂疼痛主要由创伤引起，特别是在肘关节。儿童肘关节骨折需要考虑潜在疾病，医生要掌握熟练处理方法。手臂异物也要加以考虑。

牵拉肘

这种情况通常发生于 8 岁以下的儿童，2～5 岁多见，当成人突然向外牵拉和内旋孩子的手臂时（图 65.2a）：桡骨头可以通过远端的拉扯环状韧带而损伤（图 65.2b）[5]。

（1）症状和体征
- 孩子拒绝使用手臂并哭闹。
- 一侧手臂活动障碍或将手臂支撑到腿上。
- 肘部略微弯曲（任何屈曲都会竭力抵制）。
- 前臂旋前或悬空。
- 肘部附近有压痛（无青紫或畸形）。

注：通常无需进行 X 线检查。

（2）治疗

① 方法
- 鼓励儿童，获取儿童的信任。
- 让儿童站在医生的对面，面向医生，父母抓住患侧手臂。
- 将一只手握住儿童的肘部给予支持，拇指按压桡骨小头。
- 用另一只手，轻轻使儿童肘部屈曲，突然扭转前臂充分旋后（图 65.2c），听到轻轻的喀哒声（整个过程很痛）。几分钟后，儿童情绪稳定，疼痛消失，并可自由活动。提醒家长，本病在 6 年内都有可能复发。

② 其他方法：对于儿童一个更简单的方法是小幅度轻轻地交替旋前、旋后、弯曲肘部。

注：症状最终会自发缓解。如有必要，将手臂吊带。如果儿童不合作，可以在家里给他们一个"高"吊带。

肘关节周围骨折和撕脱伤是儿童时期一个重要的问题，在第 137 章中将有更详细的介绍[6]。

五、老年性手臂疼痛

老年患者更容易受到一些疾病的影响，如牵涉痛、神经根或脊髓型颈椎病、肿瘤、风湿性多肌痛，包括如 CTS 与尺神经卡压性神经疾病。后者可以与外伤，如 Colles 骨折有关。此外，老年人更容易出现胸廓出口综合征，如前面常被漏诊的疾病中所述。老年人也多见手骨关节炎和腱鞘炎，如扳机指。

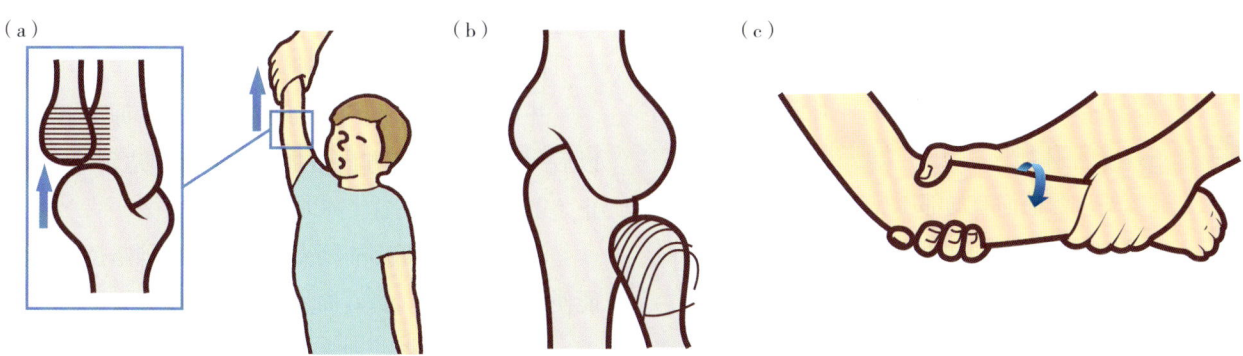

图 65.2　牵拉肘：(a) 损伤机制；(b) 桡骨头端环状韧带移位；(c) 通过反掌减少疼痛

六、网球肘

网球肘因前臂肌肉过度使用或超负荷导致,特别是中年人。有两种类型:①"反手"网球肘,即肱骨外上上髁炎;②"正手"网球肘,又称肱骨内上髁炎,也被称为高尔夫球手或投手肘。"反手"网球肘也被称为横向网球肘,是前臂损伤常见类型。是因伸腕导致前臂伸肌过度紧张的超负荷损伤。两种类型都具有自限性,但症状可长达2年,甚至更长的时间。

1. 侧向网球肘(侧向肱骨外上髁炎) 肱骨外上髁炎常见于中年人,仅占网球运动者的1/20,是常见和难治的疾病。典型临床表现见表65.2。

表65.2 侧向网球肘的临床特点

年龄	40～60岁
职业	木匠、瓦匠、家庭主妇、园丁、牙医、小提琴手
运动	网球、壁球
症状	肘关节外侧痛,转移至前臂后侧 休息痛和夜间痛(严重者) 进行手部握持动作(如打开水龙头、旋转门把手、使用握姿捡东西、提水桶、倒茶、握手)时肘关节疼痛
体征	无明显肿胀 早期出现外侧上髁的局部牙痛 被动伸展手腕时疼痛 抵制性拉伸手腕和中指疼痛 正常的肘关节活动
疗程	6～24个月
治疗	基本治疗 不参加不愉快的活动 休息、冰敷、按压、牵引;如果急性期口服NSAIDs 运动——拉伸和加强 其他治疗(如果是难以治疗的情况): • 糖皮质激素/局部麻醉药注射(最多2次) • 推拿 • 手术

（1）体征 体格检查:肘的外观正常,屈伸时无痛。
有3个重要体征:
- 触诊外上髁前面有局部压痛。
- 被动伸展腕关节时、伸展肘关节和前臂俯卧时疼痛(图65.3)。
- 腕关节背伸、伸展肘关节和前臂俯卧时有疼痛所引起的抵抗(图65.4)。

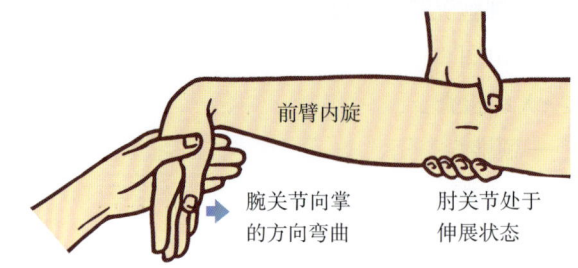

图65.3 侧向网球肘检查试验:再现腕部被动伸展疼痛

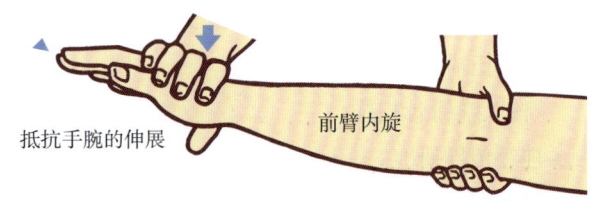

图65.4 侧向网球肘检查试验:腕部抵抗伸展再现疼痛

（2）治疗 有多种治疗方法,治疗的基础是避免不正确的活动姿势和加强手腕伸肌活动的训练。冰敷有助于缓解急性疼痛。3种系统性的回顾研究没有发现有效的干预方式,但短期使用NSAIDs、循序渐进地加强伸展运动的效果比安慰剂更好[7]。可以给予非甾体抗炎药(NSAIDs),每日3次,口服或外用[8]。

①练习:加强前臂肌肉的伸展锻炼是治疗网球肘最好的方法。有3种方法可供选择。

a. 绞拧锻炼:慢性网球肘可以通过用手简单绞拧小毛巾达到治愈的目的[9]。

方法
- 卷起毛巾。
- 将手臂伸出,双手抓住毛巾,将毛巾置于中间位置。
- 施加最大绞拧压力:首先弯曲腕部10秒,然后背伸腕部10秒。

这是一个"等长"收缩。

开始时每天每个方向只进行2次,每次10秒。以后每周在各扭转方向增加5秒,直到达到60秒为止(第11周)。在这个水平长期维持下去。

注:尽管初期疼痛剧烈,但患者必须坚持,尽可能使用最大力量。每6周复诊检查进度和方法。

b. 负"重"运动训练:通过使用手持重量或哑铃加强肌肉运动训练。适宜的起始重量为0.5kg,逐渐增加（每次增加0.5kg）至5kg，增加幅度取决于患者自身。

方法
- 患者坐在桌子旁边的椅子上进行训练。
- 前臂置于桌上，腕关节在桌子边缘外处。
- 掌面向下抓住重物（图65.5）。
- 通过屈曲和伸展腕关节，缓慢提起和降低重物。
- 进行屈曲/伸展腕部运动，重复10次，休息1分钟，再重复两遍。

c.旋前练习[10]：适宜的伸展运动是伸展肘关节内旋腕关节，前臂有节奏地将手掌向下伸展（图65.6）。另一项被证明有效的锻炼方案由Nirschl提出，可以通过转诊给熟悉该方案的理疗师来实现[11]。

②注射疗法：对于疼痛严重者，可以注射疗1ml糖皮质激素和1ml局麻药。此方法适用于那些被疼痛限制日常活动的患者，不适用于仅有间歇性疼痛的患者。注射成功的关键在于精准定位病变部位。最大压痛点通常在远端外上髁。治疗时间需持续2～6周（图65.7）。有一些治疗师仅使用局麻药。

一项荷兰的研究显示，注射糖皮质激素是治疗网球肘最好的方法。从长远来看，理疗比注射效果更好，但与期待的治疗效果相比，仍有待观察[12]。

手术：严重和顽固性病例可以进行手术治疗，但疗效尚不确定，至今无证据证明其疗效。手术方式通常是剥除伸肌上的或与之相关的肉芽组织。其他治疗方法包括应用硝酸甘油贴片和注射自体血。

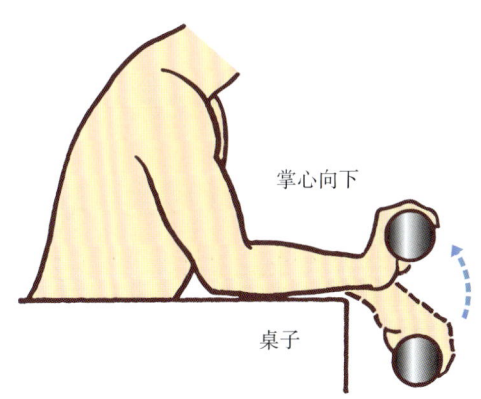

图65.5 外侧网球肘：掌心向下的哑铃练习

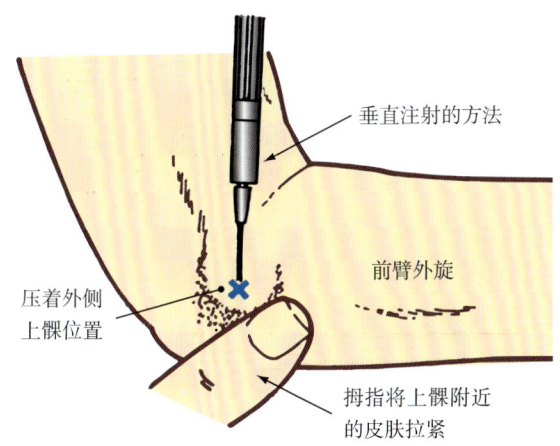

图65.7 外侧网球肘的注射疗法

2.内侧网球肘（肱骨内上髁炎） 在"正手"网球肘或高尔夫球手肘，病变常见于在肱骨内上髁的屈肌腱。疼痛感觉在肘关节内上侧，并且不向远处放射。其主要症状是局部压痛及疼痛引起的腕关节屈曲抵抗。

在网球选手，本病由抚球弯曲前臂动作或使用了大量上旋球动作引起，而不是拿着球伸展手臂造成的。

治疗方法与肱骨外上髁炎的类似，除了哑铃锻炼中手掌朝上的动作。

注射方法与肱骨外上髁炎的类似。患肢手肘弯曲和旋后，肩部完全外旋。使用前方入路，于肱骨内上髁的压痛区域注入，方法同肱骨外上髁炎的治疗。

护理和预防（肱骨外侧和内侧髁炎）

网球运动员应逐步恢复运动。患有网球肘的球员

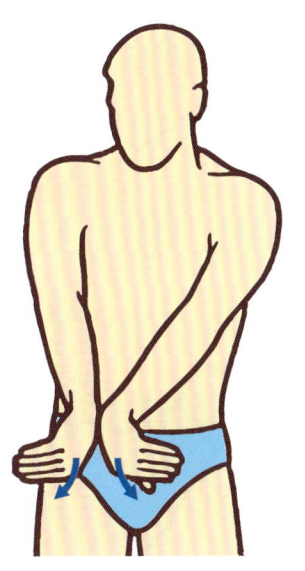

图65.6 网球肘伸展练习：有节奏地进行手掌和腕关节内旋运动直至疼痛点消失

恢复运动时应从热身期缓慢开始，并按建议进行练习，包括滑杆赛。在游戏过程中，应避免肘部弯曲和腕性击球。改用质量较好的中型头的适合持握的球拍（木制或石墨的拍框）。患者应尽量不要使用拍线串太紧的球拍、重球拍或过重的网球。建议在肘部下约7.5cm（3英寸）处使用适宜的非弹力带或支撑性护腕。

七、鹰嘴滑囊炎

鹰嘴滑囊炎表现为鹰嘴处囊（具有滑膜）的肿胀。可能由外伤、关节炎病症（类风湿关节炎和痛风）或感染引起。

创伤性滑囊炎与肘部直接损伤、慢性摩擦和压力相关，常发生在矿工（敲击肘部部）、货车司机或地毯铺装者。急性滑囊炎鹰嘴伴有局部红、热，常发生在类风湿关节炎、痛风、假性痛风、出血和感染（败血症）患者[13]。要考虑脓毒性滑囊炎的起病为急性还是亚急性，因此，取适当的滑膜囊内容物做实验室检查（涂片、革兰氏染色、培养和晶体检查）是必要的。治疗方法取决于病因。

简单抽吸/注射技术

慢性复发性创伤性鹰嘴滑囊炎伴随滑膜积液可能需要手术治疗，但大多数情况下，可以用引流方式，然后通过同一个针头注射糖皮质激素进行治疗。但必须排除脓毒症的可能。

八、前臂肌肉过度使用综合征

疼痛通常发生在肌腹，如屈伸时腕和肘部的不舒适。肌肉收缩和拉伸时疼痛，并有压痛。这种疼痛可以在一段时间内使肘腕关节活动受限。早期治疗包括限制活动、休息、冰袋冷敷、应用镇痛药（对乙酰氨基酚），并逐步恢复活动。理疗对疾病的康复有促进作用。

九、腕管综合征

CTS患者抱怨拇指、示指、中指、一半的环指有"针刺样疼痛"（图65.8）。常在使用手之后才注意到这些症状，而不是在使用手的过程中。患者也可能会抱怨这种疼痛可从手腕的掌侧放射至同侧肩部。CTS原因或关联见表65.3。

表65.3 引起腕管综合征的原因或相关因素

原发性
肢端肥大症
淀粉样变
考虑脑神经根受压
糖尿病
纤维化
肉芽肿性疾病（结核病等）
甲状腺功能减退症
多发性骨髓瘤
职业：重复屈肘的工作
Paget病
妊娠
月经前水肿
类风湿关节炎
痛风石性痛风
创伤

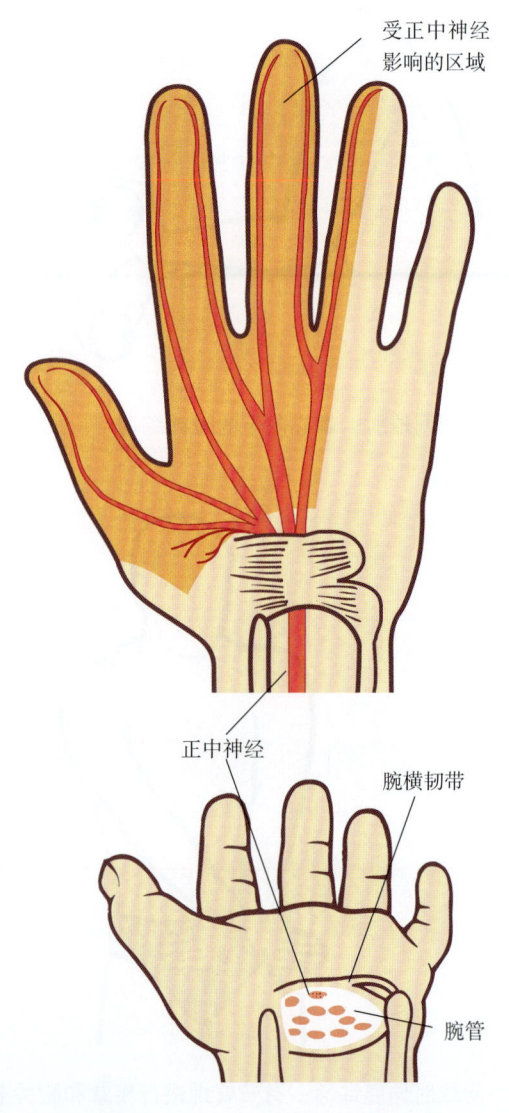

图65.8 腕管综合征（正中神经压迫综合征）

1. **特征性症状** 患者主诉从夜间睡梦中觉醒,并感觉到手指"针刺样"疼痛。患者会起床并握住自己的手,等"针刺样"疼痛缓解后继续上床休息。在严重的情况下,患者可能因为这种疼痛每夜醒来2～3次。

2. **与工作相关的腕管综合征** 腕管综合征(CTS)在需要手指和手腕快速、超负荷运动的工作者中多见,如肉类加工工人和车间工人。一类是屈肌腱鞘炎的病情发展导致神经在紧缩的神经管中受压。神经传导检查和肌电图可以确诊由于超负荷工作引起的手指疼痛。该试验还提示,哪部分诊断不太确定、疼痛是否持续,以及有无麻木或无力。

3. **诊断(简易的临床试验)** 在体格检查中有两个简单的试验,可以帮助诊断。即叩击试验(Tinel test)和屈腕试验(Phalen test)。不过,他们都是"软性"的标志,灵敏度和特异性较低[14]。

    (1)**叩击(Tinel)试验**
    - 使手腕处于正中和弯曲位置,叩击腕部屈面的正中神经。正中神经位于支持带韧带之上、掌长肌腱(如果存在疼痛)和指浅屈肌腱的外侧(图65.9)。

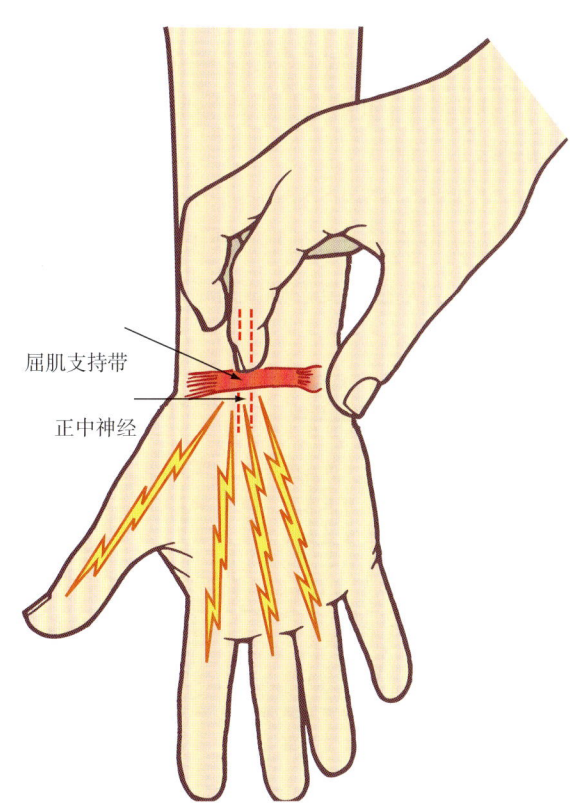

图65.9 腕管综合征:Tinel试验

- 正中神经分布区域有刺痛感(正常者无疼痛感)为叩击试验阳性。

    (2)**屈腕(Phalen)试验**
    - 患者将双肘置于桌面,前臂与桌面垂直,手背自然下垂,手指向下,以使手腕最大限度屈曲。
    - 保持这个位置60秒。
    - 阳性表现是出现沿着正中神经分布的刺痛和麻木感。

    (3)**两点辨别试验** 两点辨别试验是特异性最高的临床基础试验,但其对CTS的诊断灵敏度较低。

4. **治疗** 根据严重程度决定治疗方法。病变较轻时建议患者注意休息并行夹板治疗(尤其是在夜间)。向腕管注入糖皮质激素常具有诊疗价值。超声治疗的应用已经取得了一些成功。手术松解(屈支持带切开术)应用于CTS伴有感觉或运动障碍,以及病情顽固者。

许多研究表明,短期口服和局部注射糖皮质激素(短期)对缓解病情有帮助。应用非甾体抗炎药(NSAIDs)、利尿药和行手腕夹板则对病情缓解无太大帮助。

对于手术,一项研究发现,开放式腕管松解术和内镜下松解术临床效果相似,但后者有更多并发症。

注射治疗

注射治疗可暂时(常常)或永久性缓解症状。同一部位可重复注射。不注射局麻药。

- 患者在医生的手掌朝上的一侧坐,伸展手腕。
- 确定掌长肌腱和尺动脉。
- 在掌长肌腱和尺动脉间,腕横纹近端2～2.5cm处进针(23号)(图65.10)。避免注药入浅静脉。
- 与水平方向成5°、平行于肌腱和神经推针。应经过腕横韧带(屈肌)到达腕管。
- 注射1ml糖皮质激素。操作者在注射过程中通常无需费力。确保患者在注射过程中感觉不到剧烈疼痛或感觉异常。
- 拔出针头,并嘱患者弯曲和伸展手指2分钟。

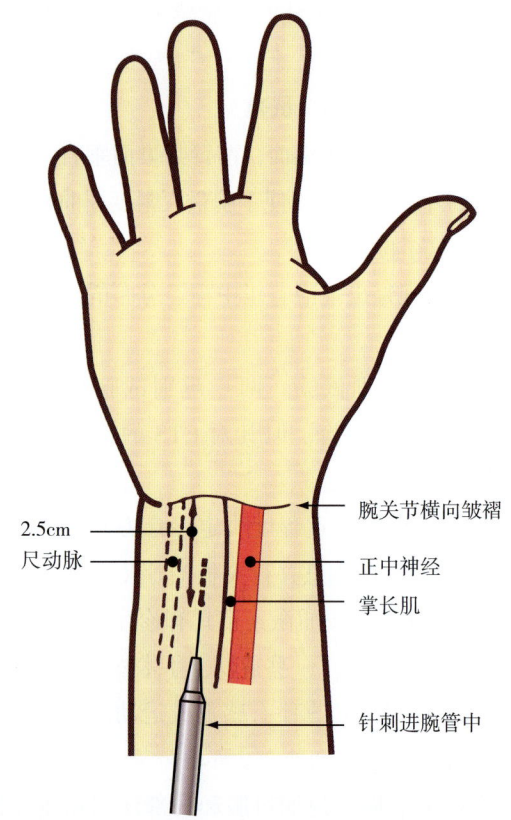

图 65.10　腕管综合征的注射技术

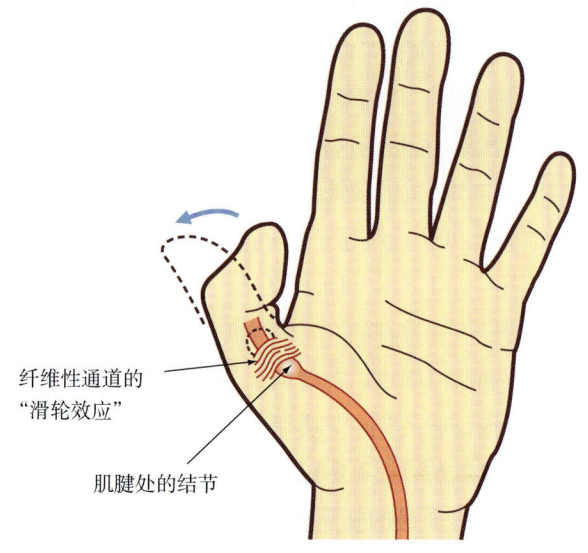

图 65.11　扳机指

十、扳机指／拇指（屈肌腱鞘炎）

扳机指是手指在普通工作条件下引起的狭窄性屈肌腱鞘炎。据报道，本病在人群中终生发病风险约 2.6%，在 50～60 岁年龄段更常见。与 1 型糖尿病、类风湿关节炎、痛风、甲状腺功能减退症和淀粉样变有关。发病机制与 De Quervain 狭窄性腱鞘炎相同。在中年人群中，这些肌腱在迅速和不断地屈伸、相互摩擦下受到磨损、撕裂、形成纤维化和产生碎片；这导致肿胀、水肿和肌腱炎性反应和形成结节。肌腱中的结节前后刺激"滑轮"厚且尖锐的边缘（手指中的纤维性通道，图 65.11）。

患指僵硬，只能在健侧手的帮助下做伸展动作。扳机指很容易被诊断。如果手指浆液性分泌物浸润到"滑轮"则有压痛和捻发音。在掌骨头水平，拇指和环指常受到影响。

治疗

虽然手术治疗简单有效，但注射治疗也常常收到良好效果。注射治疗是采取腱鞘下注入，而不要注入肌腱或炎性肿胀的结节内。对照试验报告其成功率高达 70%[15]。

（1）方法
- 患者坐在医生对面，患侧手手掌朝上。
- 将 1ml 长效糖皮质激素溶液吸入注射器，并连接 25 号针头进行注射。
- 将针头以一定的角度进入结节，并将其在近端引入腱鞘（图 65.12）。要求手指皮肤有一定的张力。
- 通过触诊腱鞘，常可以感觉到液体进入腱鞘。
- 注射 0.5～1ml 溶液，退出穿刺针，并要求患者活动手指 1 分钟。

（2）注射后　注射治疗后 48 小时症状通常有改善，且可能是彻底治愈。如果症状无缓解，3 周后可以重复注射。如果症状复发则应行手术治疗，但只需分离增厚的腱鞘。

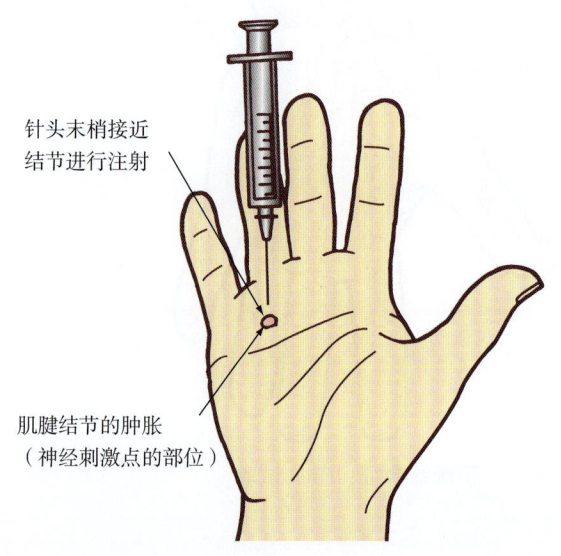

图 65.12　扳机指的注射部位

十一、掌腱膜挛缩

这种挛缩引起手部不适和功能障碍，而不是疼痛。原因是掌肌筋膜的纤维增生导致手指特别是环指和小指结节形成和挛缩（图65.13）。本病在年龄超过65岁的男性发病率为10%。原因不明，但有特应性皮炎遗传倾向。与吸烟、酗酒、肝硬化、慢性阻塞性肺疾病、糖尿病和重体力劳动相关。如果掌结节增长迅速，注射糖皮质激素或胶原酶（如Xiafelx）到筋膜或结节可能有效。有显著的屈曲畸形时可用手术干预。

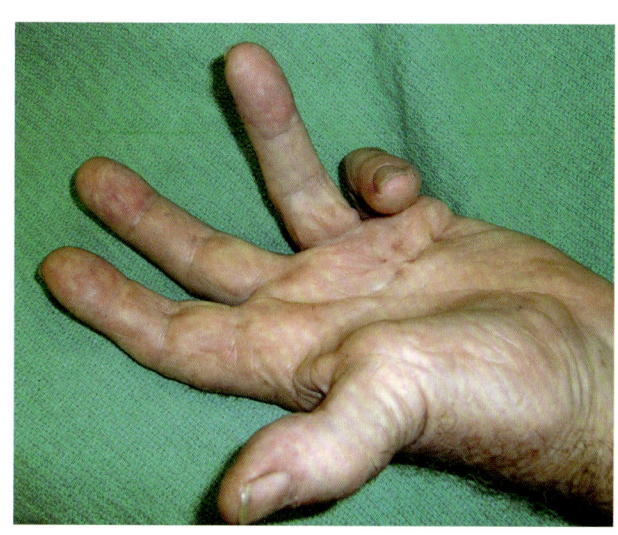

图65.13　掌腱膜挛缩屈曲：显示环指和小指挛缩

十二、de Quervain腱鞘炎（洗衣服女工的关节伤）

由于工作性质引起的腱鞘炎在腕关节并不少见，de Quervain狭窄性腱鞘炎发生在第一背侧伸肌腱（拇短伸肌和拇长展肌），疼痛沿拇指放射。通常出现在患者需要快速且重复进行拇指和手腕动作时（特别是第一次），因此，本病普遍存在于装配工人如钉枪操作者中。

1. 临床特点
- 常见的发病年龄＝40～50岁。
- 疼痛向腕关节放射。
- 做抓捏动作时出现疼痛。
- 拇指和手腕运动时疼痛。
- 钝痛或剧痛（急性发作时）。
- 可能无法使用手（例如写字）。

（1）诊断的3个体征
- 触诊有压痛，有时仅在桡骨茎突近端。
- 桡骨茎突面肿胀（可能被误认为外生骨疣）。
- Finkelstein征阳性（确诊试验）。

（2）Finkelstein试验
- 将患侧拇指折屈于掌心，其余四指屈置于该拇指上，握成一个拳头。
- 固定患肢前臂与健侧手，使患肢在尺侧方向偏离手腕，以伸展所涉及的肌腱（图65.14）。
- 疼痛复发或疼痛加重提示试验结果为阳性。

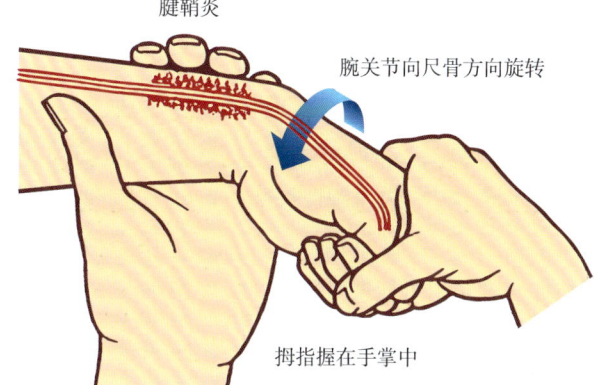

图65.14　Finkelstein试验

2. 治疗
- 休息，避免导致拇外展肌受压和受损。
- 用特制的夹板固定拇指和手腕。
- 口服非甾体抗炎药14～21天。
- 局部注射糖皮质激素可使疼痛缓解，甚至达到治愈的目的，但需注意应将注射液注入腱鞘内，而非肌腱中。
- 对慢性病例需行手术治疗。

鞘内注射法
- 找出肌腱和肌腱沿线压痛最明显的部位。避开桡动脉。
- 用杀菌剂（如10%聚维酮碘溶液）彻底清洁皮肤。
- 将针头（23号）刺入最重压痛点远端约1cm处（图65.15）。
- 几乎平行于皮肤和肌腱沿线方向进针。
- 注射约0.5ml糖皮质激素混悬液于肌腱鞘内。如果针头在鞘内，则应感觉阻力很小，且腱鞘向前渐渐鼓起。

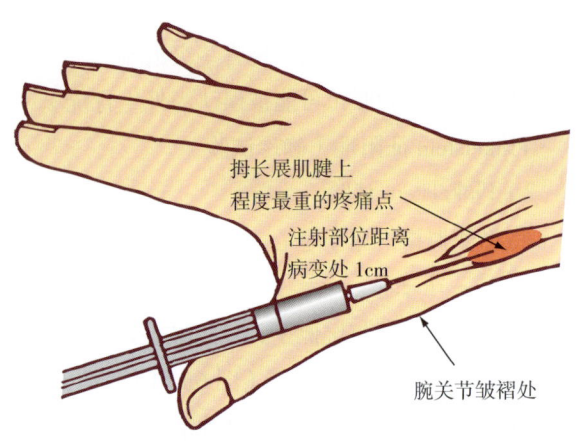

图 65.15　鞘内注射法

十三、腱炎 / 腱鞘炎

在排除腕管综合征（CTS）、扳机拇 / 手指、de Quervain 腱鞘炎、类风湿性疾病后，可考虑罕见病肌腱炎[16]。在手和腕部非寻常性重复性用力动作中，手腕伸肌腱鞘内可能发生肌腱炎，如操作电钻震动的影响，在输送装置上检查质量时需用力拿起物体时，前臂内翻而引起损伤。

治疗方法是停止激发其损伤的活动，给予休息、夹板固定和长效糖皮质激素腱鞘注射。注射方法与治疗 de Quervain 腱鞘炎的方式类似。

十四、交叉综合征[17]

交叉综合征为拇短伸肌、拇长展肌腱桡侧伸腕肌腱交叉处滑囊炎引起（图 65.16）。触诊常发现背桡侧有压痛、肿胀和捻发音。在相对休息的基础上进行治疗，试验性应用非甾体抗炎药，囊内注射局麻药和糖皮质激素。

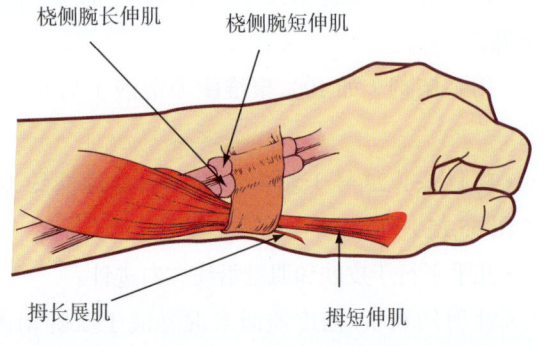

图 65.16　交叉综合征疼痛表现在肌腱的交叉处

十五、创伤后慢性腕关节疼痛

常表现为骨折、手腕创伤后患侧持续性腕关节疼痛，甚至是诸如跌倒时腕部向手屈曲这样看似轻微的牵拉。确诊的缺血性坏死或不稳定性骨折、包括三角纤维软骨撕裂在内的韧带损伤应当进行影像学检查或转诊到合适的专科进行治疗。注意有无舟月韧带撕裂（这会导致腕关节不稳定），此表现为距月骨桡侧结节 2cm 处压痛。对于持续性压痛，最好于疼痛部位注射糖皮质激素和局麻药。磁共振成像等检查对确诊病因很重要。如果不能确诊，则应转诊到手外科和腕外科进行处理。

十六、缺血性坏死

缺血性坏死，尤其发生在未能认识到骨折的舟骨。外伤后的解剖学"鼻烟壶"处压痛应被视为舟状骨损伤给予治疗，除非重复 X 线检查显示其为阴性结果。在儿童中，在月骨区的慢性疼痛提示其为缺血性坏死——Kienböck 病，表现为手腕背侧疼痛（请参阅本章后面的内容）。

十七、软组织囊肿

这些常见的软组织肿瘤 60%～70% 发生在手腕背侧面。绝大多数来自舟月骨背侧韧带。疼痛可能是由于邻近神经或关节间隙受压迫造成的。如果诊断不确定，超声扫描（甚至可进行 MRI 检查）可能会明确肿瘤所在。治疗参见第 117 章。

十八、手部神经血管性疾病

疼痛性血管疾病较多发生于女性，并在寒冷的天气中多发，包括雷诺现象、红斑性肢痛、冻疮和急性蓝指综合征。手足发绀症不是疼痛性疾病。

1. 雷诺现象　雷诺现象是一种血管痉挛性疾病，是肢体远端暴露在寒冷和其他因素环境中发生苍白－发绀－发红顺序的颜色的改变（一个有用的记忆方法是 WBR，即白→蓝→红）（图 65.17）。这种手指变红是反应性充血的一种情况，伴有疼痛、刺痛和麻木。手指的末端可能发生组织液丢失，随后发生坏死性溃疡。最常见的为良性表现，但可能提示一种不断发展的结缔组织病。如果它延伸累及掌指（MCP）关

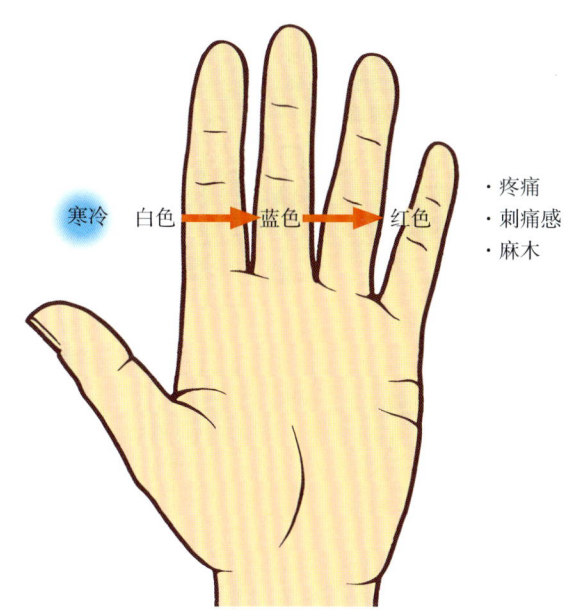

图 65.17　雷诺现象：受寒后手指症状和皮肤颜色的变化

节，则是非常重要的（第 33 章相关内容）。

（1）原因

① 原发性

- 雷诺综合征（特发性）。

② 继发性

- 职业创伤（振动机械）。
- 结缔组织疾病（如类风湿关节炎、系统性红斑狼疮、系统性硬化、嵴、结节性多动脉炎）。
- 动脉疾病（如血栓闭塞性脉管炎）。
- 血液病（如红细胞增多症、冷凝集素病、白血病）。
- 药物（如 β 受体拮抗药、拟交感神经药物与受体的活性、麦角胺、鼻减充血）。

加重促发因素

- 吸烟。
- 寒冷、潮湿的天气。
- 压力或有情绪波动。

（2）鉴别诊断

- 冻疮：发痒，片状变色不苍白。
- 双手因寒冷呈弥漫性斑驳：回暖后可很快恢复正常。

（3）辅助检查　通过相关检查排除潜在的原因。

（4）治疗

- 疾病发作后最好慢慢使四肢回暖。
- 注意预防全身受寒，穿厚实的衣物，以防止热量散失。
- 根据需要，在夜间使用电热毯。
- 使用手套、羊毛衬里的手套和厚厚的羊毛袜。
- 处理冷的物体如冷冻食品时，应该戴手套。
- 禁止吸烟。
- 考虑交感神经切除术。

血管扩张剂（在寒冷天气时）

局部应用 2% 硝酸甘油软膏：应用于受累的手指根部，每日 2～4 次。或应用于桡动脉、手背部。

或氨氯地平 5～20mg，口服，每日 1 次。硝苯地平缓释剂 30～60mg，口服，每日 1 次。地尔硫䓬缓释剂 180～240mg，口服，每日 1 次。

2. 红斑性肢痛症　本病特点是手（和脚）暴露于热环境和运动后出现红斑（发红）、烧灼感和肿胀。可能是原发性疾病，或继发于糖尿病、血液病（如红细胞增多症）或结缔组织病等疾病[13]。治疗包括应用阿司匹林、盐酸酚苄明（达苯尼林）、麦角新碱或交感神经切除术等试验性治疗。

3. 女性急性蓝色手指综合征　这种不多见的综合征包括突然起病的指端疼痛，最初为手指腹面青紫，然后累及整个手指。此表现持续 2～3 天，每年复发 1 次或多次。体格检查或实验室检查无异常发现。

原因可能是手指底部静脉自发性破裂。

4. 冻疮（冻伤病）

（1）注意事项

- 考虑雷诺现象。
- 避免外伤和继发感染。
- 切勿摩擦或按摩受伤组织。
- 不要使用热敷或冰敷。

（2）治疗

① 物理治疗

- 抬高患肢。
- 逐渐将患肢温度提升至室温。

② 药物治疗

- 应用硝酸甘油扩张血管，常用剂型有气雾、软膏和贴剂（使用软膏时需洗手并戴塑料手套）。

其他治疗

- 晚上饮用朗姆酒。
- 硝苯地平缓释剂 30mg/d。

十九、局部疼痛综合征

局部疼痛综合征病因复杂，影响手的知觉和运动，这种情况在以前被称为反射性交感神经营养不良（reflex sumpathic dystrophy，RSD），也称为Sudeck萎缩。该病患者可表现为手剧烈疼痛、肿胀，甚至致残。可能为自发，但更多的病例是并发于无意义的创伤。可并发于Colles骨折，特别是长期固定之后。

临床特点
- 搏动性灼热痛，夜间尤甚。
- 感觉异常。
- 起始症状：手部红、肿，皮肤温暖、干燥。
- 症状：手部皮肤发冷、潮湿、发绀和斑驳，手指有光泽、僵硬。
- 小肌肉萎缩。
- X线示骨有斑片状脱钙（诊断）。

本病多能自愈，但可能需要数年时间。因此，患者需要更多的支持、鼓励、基本的疼痛缓解、休息性运动，也许要转诊到疼痛门诊。

二十、月骨无菌性坏死

月骨无菌性坏死病（Kienböck）是腕月骨的缺血性坏死（图65.18），可能发生骨组织破裂，形成碎片，进而导致腕关节炎。

通常发生于15岁以上的年轻人，早期表现为潜在渐进性手腕疼痛和僵硬，从而限制其抓力和手的功能。本病男性发病率高于女性，右手多于左手，提示与创伤相关。

二十一、腕部和手的关节疾病

手部关节炎是一种不恰当的诊断，需要细化诊断以突显不同的受累关节。这些关节是特异性关节病的靶器官。具体疾病包括骨关节炎、类风湿关节炎、脊柱关节病、痛风、血色素沉着病和结缔组织病。手部疾病常见靶部位如图65.18所示。

1. 骨关节炎 骨关节炎常涉及手指指间关节，尤其是远端指间关节（DIP关节）和拇指腕掌关节[18]。退行性变导致关节骨性肿胀，如DIP关节边缘的赫伯登（Heberden）结节和少见的布沙尔（Bouchard）结节。片状分布者通常发生在掌指关节、腕骨间关节和腕关节，通常与创伤有关。

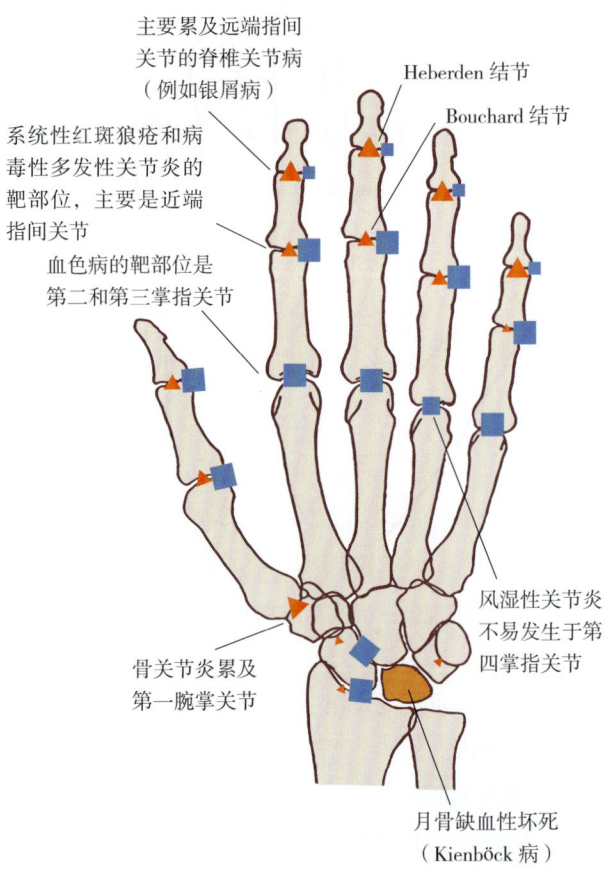

图 65.18　手部关节情况和骨性关节炎的常见部位

2. 类风湿关节炎 类风湿关节炎往往不累及DIP关节（只有约30%受损），常累及双侧掌指关节、近端指间关节、腕关节。类风湿关节炎很少影响环指掌指关节。

3. 痛风 痛风可累及手的正常关节，但在服用利尿药的老年人，更常见的是累及患有骨关节炎的关节（特别是DIP关节）。这种临床特征被称为结节性痛风。

4. 血清阴性关节炎 类风湿关节炎除了出现类似银屑病关节炎症状外，末端关节往往有肿胀，外观像"香肠指（趾）"（请参阅第36章）。

二十二、手部感染

虽然手部感染发病率有所下降，但手部腱鞘深筋膜间隙处严重化脓性感染在临床上仍然可以看到，尤其是穿透伤和蜂窝织炎。

手部感染包括：

- 浅表性蜂窝织炎或淋巴管炎感染的伤口（化脓性链球菌）。
- 皮下组织（甲沟炎）：甲床、浆液（例如单纯疱疹）感染。
- 类丹毒：是一种渔夫或肉类处理者的手指的特殊感染，由诡谲丹毒丝菌感染引起。可发展为紫色红斑，症状持续数天。迅速治愈的方法是使用青霉素。
- 腱鞘感染（化脓性腱鞘炎）是危险且疼痛的感染，可导致滑膜粘连，以致其余手指严重僵硬。受感染的手指有发热和肿胀，看起来似香肠一般。
- 掌深筋膜间隙感染：病变可从受感染的腱鞘或蜂窝组织蔓延至两个掌深间隙之一：内侧（掌中间隙）或横向（大鱼肌）的间隙。
- 孢子丝菌病（园丁的手臂）：是一种由于接触被污染的木头刺或玫瑰刺而引起的慢性真菌感染，表现为手部皮肤僵硬但没有压痛的结节，并沿手臂淋巴管蔓延。经活检确诊。使用伊曲康唑进行治疗。

严重感染的治疗

- 早期适当应用抗生素治疗感染。必要时尽早转诊并行手术治疗。
- 抗生素（成人剂量）[19]

化脓性链球菌（轻至中度的蜂窝织炎，淋巴管炎）。

普鲁卡因青霉素：肌内注射 1.5g/d，应用 3～7 天。

或

青霉素 V 500mg，口服，6 小时 1 次，持续 10 天。

若病情严重，即包括化脓性葡萄球菌和金黄色葡萄球菌感染者（疑似或确诊），应用氟氯西林/双氯西林，2g，静脉注射，6 小时 1 次，直至病情改善后继续口服药物 10 天。

二十三、手和手指"皲裂"

- 戴防护手套：棉内衬 PVC 手套。
- 使用肥皂替代品（如 Cetaphil 洗剂和 Dove）。应用含 2%～5% 水杨酸和 10% 液体松焦油的白石蜡软膏。

或

糖皮质激素软膏：适用于 Ⅱ～Ⅲ 级"皲裂"。

二十四、转诊时机

- 腕掌关节骨性关节炎导致手部功能障碍，可能需要手术修复者。
- 脊髓病（运动无力）和持续性神经根病（神经根性疼痛和感觉的变化）引起的手臂异常者。
- 无法解决的神经卡压问题，如正中神经和尺神经压迫。
- 儿童肘部受伤确诊者，或可能由髁上骨折或髁撕裂性骨折。
- 怀疑有腱鞘或掌深筋膜间隙化脓性感染者。
- 化脓性关节炎和骨髓炎。
- 局部疼痛综合征。
- 其他对于保守治疗无效的疾病。

> **实践要点**
>
> - 儿童肘关节损伤，应行双侧肘关节 X 线检查，并观察、对比双侧。这有助于明确是否有移位的碎片和肘部正常解剖对位情况。
> - 手臂肌腱炎和肌腱起止附着点炎症很常见，病情自行缓解往往需 1～2 年，但通过休息、有计划的运动或注射糖皮质激素常可很快缓解。难治性病例可行手术治疗。
> - 所谓的胸廓出口综合征可由"垂肩综合征"引起，而不是颈肋导致的。
> - 对 CTS 和狭窄性腱鞘炎（de Quervain 和扳机指/拇指）应考虑注射糖皮质激素。此方法疗效甚佳。
> - 手部关节炎的受累部位可提示相关病因。
> - 应始终牢记，局部疼痛综合征表现为手受伤后或轻或重的持续性烧灼痛。

参考文献

[1] Swift TR, Nichols FT. The droopy shoulder syndrome. Neurology, 1984, 34: 212–215.

[2] Bertelsen S. Neurovascular compression syndromes of the neck and shoulder. Acta Chir Scand, 1969, 135: 137–148.

[3] Ireland D. The hand (part two). Aust Fam Physician, 1986, 15: 1502–1513.

[4] Dan NG. Entrapment syndromes. Med J Aust, 1976, 1: 28–31.

[5] Corrigan B, Maitland GP. Practical Orthopaedic Medicine. Sydney: Butterworths, 1986: 75–77.

[6] Young D, Murtagh J. Pitfalls in orthopaedics. Aust Fam Physician, 1989, 18: 645–653.

[7] Barton S ed. Clinical Evidence. London: BMJ Publishing Group, 2001: 717–727.

[8] Mashford ML (Chair). Therapeutic Guidelines: Analgesic (Version 4). Melbourne: Therapeutic Guidelines Ltd, 2002:143–146.

[9] White ADN. Practice tip. A simple cure for chronic tennis elbow. Aust Fam Physician, 1987, 16: 953.

[10] Oakes B, Fuller P, Kenihan M, Sandor S. Sports Injuries. Melbourne: Pitman, 1985: 51–55.

[11] Brinbaum AJ. Tennis elbow: don't worry, it can be avoided and it can be cured. Tennis, 1978: 96–103.

[12] Smidt N et al. Corticosteroid injections, physiotherapy or a wait and see policy for lateral epicondylitis: a randomised controlled trial. Lancet, 2002, 359: 657–662.

[13] Sheon R, Moskowitz R, Goldberg V. Soft Tissue Rheumatic Pain. Philadelphia: Lea & Febiger, 1987: 134–140.

[14] Buch-Jaeger N, Foucher G. Carpal tunnel syndrome. Hand Surgery, 1994, 19B: 72–74.

[15] Moulds R (Chair). Therapeutic Guidelines: Rheumatology (Version 2) Melbourne: Therapeutic Guidelines Ltd, 2010.

[16] Ireland D. The hand (part one). Aust Fam Physician, 1986, 15: 1162–1171.

[17] Brukner P, Kahn K. Clinical Sports Medicine (3rd edition) Sydney: McGraw-Hill, 2007: 322–323.

[18] Corrigan B, Maitland G. Practical Orthopaedic Medicine. Sydney: Butterworths, 1986: 97–100.

[19] Spicer J. Therapeutic Guidelines: Antibiotic (Version 12). Melbourne: Therapeutic Guidelines Ltd, 2003: 218–225.

髋部、臀部和腹股沟疼痛　　第 66 章

> 您坐骨神经痛哪侧更明显?
>
> William Shakespeare（1564—1616），Measure for Measure

髋部、腹股沟和大腿上部的疼痛往往是相互关联的。患者常常主诉为髋部疼痛，但将疼痛的部位指向臀部或腰部。大部分的臀部疼痛都起源于腰骶部。腰骶部疾病（常见）和膝关节疾病（罕见）引起的疼痛可放射至髋关节部位，而来自髋部（L_3 神经支配）的疼痛可常常放射至大腿和膝关节。臀部和腹股沟疼痛常由腹部、腹膜后和骨盆病变引起，有时腰肌受刺激也可引起疼痛。

一、重要资料与关注要点

- 臀部疾病与年龄有显著关系（图 66.1）。
- 儿童可能遭受各种严重的臀部疾病——例如进展性髋关节发育不良（DDH）、股骨头缺血性坏死、结核病、化脓性关节炎、股骨头骨骺滑脱（SCFE）和炎性关节病，这些疾病都需要早期诊断和治疗。
- 膝关节疼痛和轻微跛行是股骨头骨骺滑脱典型的表现，多发生于肥胖的青少年（10～15 岁）。
- 每一个新生婴儿都应该进行 DDH 筛查，通常可以通过检查得到早期诊断。
- 跛行多与髋部和臀部疼痛有关，尤其是臀部。
- 对于成年人，脊椎疾病是臀部疼痛最可能的原因。
- 髋关节疾病通常都有膝部和大腿牵涉痛。
- 女性，尤其是经历过多次生育的女性，出现双侧臀部或髋部疼痛，则应考虑骶髂关节疾病（SIJS）。
- 如果一个中年或老年女性表现为髋关节疼痛，则要考虑粗隆部滑囊炎或臀中肌腱炎（股骨大转子疼痛综合征）。

二、诊断方法

诊断策略模型见表 66.1。

1. 可能的诊断　全科医生实际工作中最常见的髋部和臀部疼痛的原因是腰骶部和骶髂关节引发的疼痛[1]。疼痛放射部位多为臀部外侧和后髋部区域（图 66.2）。疼痛的可能由腰椎小关节面、椎间盘破裂或不常见的骶髂关节疾病（SIJS）导致。这些疼痛大多被误认为是腰痛、纤维组织炎和风湿病。

体育活动引起的创伤和过度运动损伤也是臀部、髋部、腹股沟周围的肌肉和韧带损伤的常见原因。

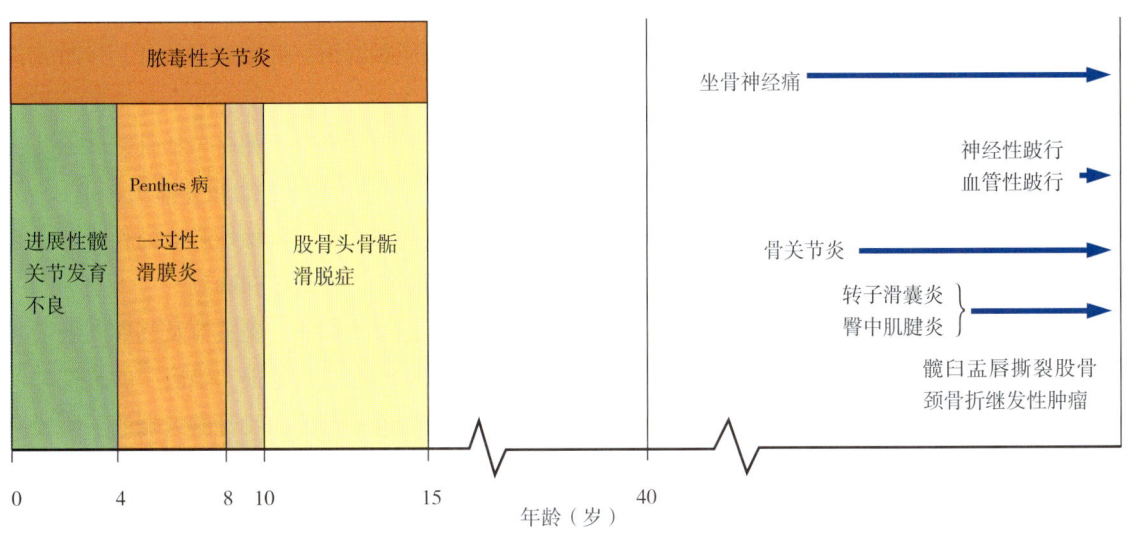

图 66.1　臀部不同疾病的常见年龄分布

髋关节是骨关节炎的常见发病部位。通常发生于50岁以上的老年人，但如果早期患有其他髋关节受累性疾病，发病时间也可能提前。

表66.1 髋部和臀部疼痛的诊断策略模型

问	可能的诊断
答	外伤性肌肉拉伤
	脊椎牵涉痛
	髋关节骨性关节炎
问	不能忽视的严重疾病
答	心血管系统
	• 臀部跛行
	肿瘤
	• 转移癌
	骨样骨瘤
	化脓感染
	• 化脓性关节炎
	• 骨髓炎
	• 肺结核
	• 盆腔及腹腔感染：盆腔脓肿、盆腔炎、前列腺炎
	儿童期相关疾病
	• 进展性髋关节发育不良（DDH）
	• 缺血性坏死病
	• 股骨头骨骺滑脱症
	• 瞬态滑膜炎（髋部刺激征）
	• 幼年慢性关节炎
问	常被遗漏的疾病
答	风湿性多肌痛
	骨折
	• 应力性股骨颈骨折
	• 股骨颈头下型骨折
	• 骶骨疾病
	• 耻骨支疾病
	股骨头缺血性坏死
	髋臼盂唇撕裂
	骶髂关节疾患
	腹股沟疝或股疝
	滑囊炎或肌腱炎
	• 股骨大转子疼痛综合征
	• 坐骨神经滑囊炎
	• 髂腰肌滑囊炎
	耻骨炎
	神经源性跛行
	冻疮
	罕见疾病
	• 关节积血（如血友病）
	• Paget 病
	• 神经卡压：坐骨神经痛"臀部袋状神经"、闭孔神经、股外侧皮神经

（续表）

问	七种假象	
答	抑郁症	√
	糖尿病	—
	药物	—
	贫血	—
	甲状腺疾病	—
	脊柱功能障碍	√
	尿路感染	—
问	患者试图告诉我什么？	
答	可能存在非器质性疼痛。关节炎患者担心变成残疾人。	

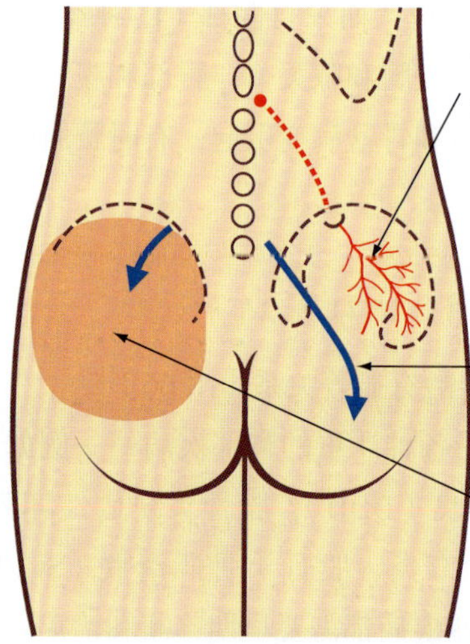

图66.2 腰骶椎和骶髂关节牵涉痛的部位

T_{12} 和 L_1 神经的皮支分部（腹股沟区也有）

坐骨神经的走向

骶髂关节疾病引发的牵涉痛的典型区域

2. 不能忽视的严重疾病 3种常见的严重疾病包括心血管疾病、肿瘤和严重感染，多发生于这些部位，不过其范围有限。

（1）**主髂动脉闭塞** 缺血性肌肉疼痛，包括继发于主髂动脉闭塞引起的臀部骶髂关节跛行，有时与肌肉骨骼疼痛相混淆。局部血管杂音其诊断的一个重要线索。

（2）**肿瘤** 原发性肿瘤包括骨髓瘤、淋巴瘤和肉瘤，很少发生在股骨上端和骨盆（特别是回肠）处。然而，这些区域却是转移性肿瘤的相对多发部位，尤其是前列腺癌、乳腺癌和肺癌。

（3）**感染性疾病** 髋关节及其周围组织会发生一些非常重要的有时又是很"隐匿"的感染。

骨髓炎容易发生在股骨的近端的干骺端，如果在患儿中发生局部剧烈疼痛，伴有严重的跛行和发热应考虑此症。儿童（通常在10岁以下）也可能发生类似缺血性坏死病（Perthes 病）的结核病。

一过性滑膜炎或髋部刺激征（急躁臀）是引起儿童髋部疼痛和跛行最常见的原因。

盆腔侧壁的炎症（如盆腔深部脓肿，可由阑尾炎引起）、盆腔炎症性疾病（PID）（包括输卵管积脓或坐骨直肠脓肿），可能会引起髋部和腹股沟区剧烈疼痛和跛行。这种疼痛可能与闭孔神经受到刺激有关。

腹膜后血肿可引起牵拉痛及股神经麻痹。

一定不能漏诊的儿童疾患包括：
- 进展性髋关节发育不良（DDH）和髋臼发育不良。
- 缺血性坏死病。
- 股骨头骨骺滑脱症（SCFE）。
- 股骨颈应力性骨折。

应该被牢记的炎性髋关节疾病包括：
- 类风湿关节炎。
- 幼年慢性关节炎（JCA）。
- 风湿热（一过性的多关节炎）。
- 脊柱关节病。

潜在严重髋关节疾病的重要警示性信号
- 肿胀、充血发红、关节运动严重受限
- 疼痛、发热、全身性特征（非创伤）
- 神经功能障碍（例如肌力下降）
- 外伤后关节快速肿胀
- 持续性局部疼痛，而运动不受限

3. 常被遗漏的疾病 有许多与髋部和臀部疼痛相关的疾病容易被漏诊，包括各种儿童期疾病。骨折可能就是其中一种，特别是头下型股骨颈骨折。

骶髂关节疾病常被漏诊，无论是骶髂关节炎症还是骶髂关节机械性功能障碍。

髋关节周围炎症性疾病是很常见的，且常被误诊。其中包括常见的臀中肌腱炎和粗隆部滑囊炎症（股骨大转子疼痛综合征）。

风湿性多肌痛通常会导致中老年人肩胛疼痛，但髋关节周围区域的疼痛也可同时伴发肩胛疼痛。

大腿上部周围冻疮发生于寒冷气候中的人，因患者常在非常寒冷的天气中骑马，故本病通常被称为"焦特布尔"（骑马裤冻疮）冻疮。

神经卡压综合征也需要考虑到。感觉异常性股痛是神经卡压导致的疾病，表现为髋关节外侧部位疼痛和感觉异常（图67.3）。

一个有趣的现代现象，即所谓的"臀部口袋神经综合征"。即如果男性出现坐骨神经痛，尤其疼痛局限于臀部和大腿后侧上方（不伴有局部性背部疼痛），应考虑臀部口袋里钱包对坐骨神经的卡压可能。这种情况偶尔会发生于长时间坐在车上的人（如出租车司机）。似与钱包里塑料信用卡越来越多有关（图66.3）。

Paget病可累及骨盆和股骨的上端。出现持续性疼痛表明可能发生了骨折或恶变为骨肉瘤。

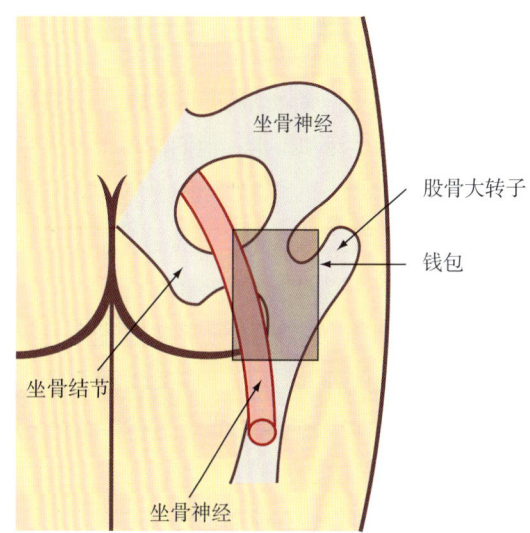

图66.3 "臀部口袋神经"综合征：臀部坐骨神经的走行及其与周围组织的关系

常见误区
- 未能仔细检查新生儿的臀部，也未对髋关节发育不良的患儿进行随访。
- 将牵涉痛误诊为关节炎和其他髋关节疾病。
- 忽视青春期男孩，尤其是运动员发生的SCFE或股骨颈应力性骨折。如果X线检查显示骨骺正在融合或已经融合，就应该进行核素骨扫描。

4. 七种假象 脊柱功能障碍是很明显的一种临床假象，也是臀部疼痛最可能的原因。臀部有许多神经性皮肤性分布区，理论上，L_1、L_2、L_3、S_2、S_3和S_4中的任何神经损伤都可导致臀部疼痛[1]。从L_3损伤引起的症状可以从臀部外侧蔓延到大腿的前部，并沿大腿向下扩展到膝部及小腿。这是在L_3神经根病变和髋关节炎时的常见分布区域。

此外，脊柱小关节面和骶髂关节的功能障碍可引起臀部放射疼痛。较为常见的由于 $T_{12} \sim L_1$ 脊髓水平功能障碍引起 L_1 病变可导致臀部外上象限和腹股沟区域的疼痛（图 66.2）。

5. 精神因素 Cyriax 指出，臀部、背部和肩膀疾病都与精神因素相关[1]。多与工伤补偿和家庭压力有关。主诉有臀部和大腿疼痛的神经症患者，髋关节的屈曲受限在 90° 内。显然，检查髋关节的被动运动是很重要的，因为虽然其屈曲活动受限，但不伴有旋转活动的受限。而髋关节炎患者，内旋活动则首先受影响。

这类患者往往拄拐上班。要巧妙和成功地评估和治疗这类患者，要求医生有高超的临床技巧。

另一方面，确实有一部分骨关节炎患者恐惧致残，并最终依靠轮椅生活和行走。他们需要得到大量的教育和安慰。

三、临床方法

1. 病史 病理性髋关节疼痛通常被描述为一深部疼痛，行动时加剧[2]，疼痛位于腹股沟和大腿上部前内侧部，有时只局限于膝关节周围（参照第 67 章中的图 67.1）。常伴有跛行。

有生育史的女性可能伴有骶髂部疼痛。

关键问题

- 您能告诉我疼痛是怎样开始的？
- 您能描述下疼痛的感受吗？
- 指出疼痛的确切位置。
- 是否走了一会儿后疼痛出现，休息后疼痛缓解？
- 有没有僵硬，尤其是在早上？
- 您爬楼梯有困难吗？
- 您有腰酸吗？
- 您感到动作自由吗？
- 您是否有跛行？
- 您的肩部有没有与此性质相似的疼痛症状？
- 您是否受过伤，如跌倒？
- 最近您体重有没有减轻？
- 您是否有夜间痛？
- 您所穿的鞋子和袜子是否合适？
- 您步行能走多远？
- 晚上侧卧于患侧是否有疼痛？
- 您儿童时期是否患过髋关节疾病？
- 有没有治疗方法对您的疼痛有效？

2. 体格检查 按照传统检查方法对所有关节进行检查：视、触、活动、测量、功能测试、整体观察和 X 线检查。患者应将内衣脱掉，让其充分暴露。

（1）**视诊** 要求患者指出最不适的部位。仔细观察患者，尤其是行走时的情况，可提供有用的诊断信息。注意任何可减轻疼痛的步态，如有跛行、下肢内收，且足稍有外旋，则可能为髋关节骨性关节炎。

如果就诊患者遭受外伤，如跌倒或车祸，应注意腿部的位置。如有缩短、外旋（图 66.4a），可作出股骨颈部骨折的临时诊断。如果下肢内旋，则怀疑髋关节后脱位（图 66.4b）。如髋关节前脱位，则呈外旋。

让患者仰卧，骨盆的髂前上棘（ASISs）与检查床呈直角，注意观察肢体的形态和位置。

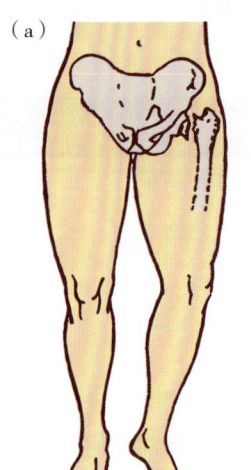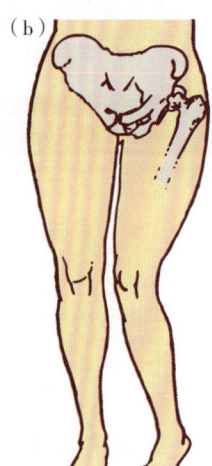

图 66.4 （a）股骨颈骨折后腿的一般性状；（b）髋关节后脱位的一般表现

（2）**触诊** 腹股沟韧带中点下方 1～2 指处寻找关节压痛点。在大腿上段的最外侧检查以排除粗隆滑囊炎、臀中肌腱炎和其他软组织疾病。

（3）**活动性检查**

- 让患者采取仰卧位行被动运动检查（正常范围如下所示）：

— 屈曲膝关节，同时弯曲髋关节（双侧对比观察）：140°。

— 外旋（成年人在膝关节和髋关节伸直状态下进行）：45°～50°。

— 内旋（成年人在膝关节和髋关节伸直状态下进行）：40°～45°。
— 外展（检查者站在患者同侧——保持髋关节固定）：45°。
— 内收（应该能看到对侧腿的膝部）：25°。

在儿童，最重要的是在膝关节和臀关节屈曲状态下测量下肢旋转和外展/内收的角度，目的是早期发现 Perthes 病或股骨头骨骺滑脱症（SCFE）。

• 患者俯卧状态下
— 伸展（检查者用一只手固定骶髂关节）：25°
注：髋关节骨性关节炎会影响内旋（IR）、伸展和外展活动。

（4）测量
• 腿的真实长度（从髂前上棘到内踝）。
• 腿的表面长度（从脐至内踝）。
注意：
• 双腿的真实长度不等 = 较短一侧存在髋关节疾病。
• 如果两侧腿的表面长度不等 = 骨盆倾斜。

感觉股骨大转子相对于髂前上棘的高度，来判断腿变短的原因是处于髋关节水平还是低于髋关节。

（5）关节功能的检查和特殊试验
步态：
• Trendelenburg 试验——检查髋外展肌（臀中肌）。
• Thomas 试验——检查固定的屈曲畸形。
• 检查耻骨炎的挤压（Squeeze）试验（第 138 章）。
• 股骨髋臼冲击，让患者保持髋关节屈曲 90°和最大内旋[3]。然后将腿内收（FADIR 试验）。诱发出疼痛再则现测试阳性，提示髋关节病变，如盂唇撕裂并有 CAM 或冈茨（骨生长）损伤。FABERE 试验（见本章稍后相关内容）也是诊断这一病变的一种试验。

（6）**其他部位的检查**　如检查腰骶部、SIJS、腹股沟和膝部。考虑疝气和 PID 的可能。触摸股动脉搏动情况，并听诊股动脑杂音。

3. **辅助检查**　可以选择性进行：
• 血清学检查：类风湿关节炎因子（RA 因子）、全血检查（FBE）、红细胞沉降率、C 反应蛋白。
• 影像学检查
— 骨盆正位 X 线片能够显示出两侧的髋关节。

— 侧位 X 线片（"蛙"横向最好的儿童）。
— 腰骶椎和骶髂关节 X 线检查。
— CT 扫描：髋关节、骨盆、脊柱腰骶部。
— MRI 扫描：应力性骨折、早期股骨头缺血性坏死、骨髓炎早期、髋关节盂唇撕裂、软组织肿瘤。
— 同位素骨扫描，适用于全身的骨转移瘤。
• 关节腔穿刺活检：当存在化脓性关节炎时。

超声的作用：超声对检测儿童髋关节内液体很敏感，且可诊断化脓性关节炎，也可定位肿胀关节周围的脓肿。超声能够准确评估婴儿（＜6 个月）髋关节状态，并确定儿童股骨头的位置。随着 MRI 应用的增多，超声的应用减少了。

四、儿童髋关节疼痛

髋关节疾病是儿童期的一类重要疾病，患儿行走时可能表现为一瘸一拐步态或出现跛行。这些重要的疾病包括：

• 进展性髋关节发育不良（DDH）。
• 先天性髋关节半脱位和髋臼发育不良。
• 一过性滑膜炎。
• Perthes 病。
• 化脓性关节炎 / 骨髓炎。
• 股骨头骨骺滑脱症（SCFE）。
• 骨囊肿引起的病理性骨折。

髋部疼痛在儿童中的重要特征总结在表 66.2 中。

五、髋关节发育不良

对于髋关节发育不良，以前称为先天性髋关节脱位，发育不良所致股骨头后脱位或上脱位。DDH 被认为是一过性的髋关节不稳定或轻度半脱位（每 80 位出生时的新生儿中有 1 个会发生髋关节半脱位，但在几天后则会自行恢复）和移位（发生率约为 1/800）[4]。

1. 临床特点
• 女性：男性 = 6∶1。
• 约 40% 的患儿存在两侧髋关节不对称。
• 约 1/3 的患儿为双侧性发病。
• 内收肌挛缩，且患侧下肢的表面长度变短。
• 通过 Ortolani 和 Barlow 试验（外展试验时出现的异常"啪嗒"声）可获得早期诊断，不过，这 2 种试验在 2 个月后通常就变为阴性了。

表 66.2 儿童髋部疼痛的原因比较

	DDH	一过性滑膜炎	Perthes 病	SCFE	化脓性关节炎
发病年龄	0～4 岁	4～8 岁	4～8 岁	10～15 岁	任何年龄
跛行	+	+	+	+	不能行走
疼痛	-	+	+	+	+++
活动受限	外展	所有活动都受限，特别是外展和内旋时	外展和内旋	所有活动都受限，特别是内旋时	所有活动
X 线平片	新生儿期无诊断价值（使用超声）	正常	• 软骨下骨折 • 股骨头密度增加 • 骨骺鹅卵石状增厚	前后位（正位片）可能是正常的 外侧蛙式位观能够发现骨骺滑脱	正常 使用超声

- 超声（尤其对 3～4 个月以前的患儿）比临床检查更敏感。
- X 线很难发现 3 个月以下的患儿出现的问题，但对 3 个月以上的患儿可能有帮助。

注意：

① 如果患儿在出生时就明确诊断，并予以合理治疗，那么在用外展夹板固定几个月后，患儿就有可能完全恢复健康。

② 每个婴儿应在出生后的第一天、出院前和 6 周的时候分别进行检查，以明确是否患有髋关节发育不良[4]。Ortolani 和 Barlow 仍为检测髋关节不稳定或髋关节脱臼的重要手段，但超声检查变得越来越重要，对于高风险（如臀位、有 DDH 家族史）的婴儿推荐进行该检查。

2. 筛查 将患儿放在一个大的硬检查台上，并脱去患儿衣服。必须使其放松。如有必要，给婴儿一个奶瓶。检查者双手应保持温暖，动作要轻柔。

注意观察两腿伸展时，双侧腿是否对称或皮肤是否有皱褶。

（1）Ortolani 试验

- 用手抓住患儿大腿，并使膝关节弯曲，拇指放在腹股沟处（股骨小转子），中指置于股骨大转子处（图 66.5）。其余手指稳住骨盆。
- 髋关节屈曲约 90°，逐渐外展至 45°（注意髋部有无咔嗒声）。

（2）Barlow 试验

- 一只手稳定住骨盆，另一只抓住患侧膝部，然后屈曲髋关节 90°，外展 10°～20°。
- 用中指（在后）和拇指（在前）温柔而稍用力地前后晃动股骨。

将股骨头从髋臼向外推时注意是否有滑动或弹响。如果股骨头有移位，说明存在髋关节脱位。

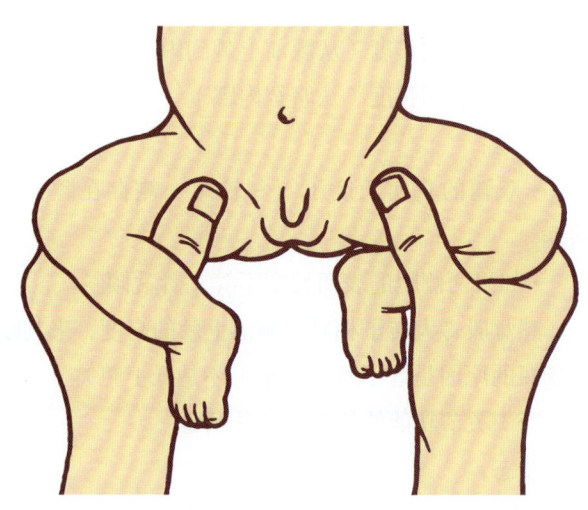

图 66.5 对婴儿进行 DDH 的检查：左侧表现为 Ortolani 征阳性

普通 X 线检查对新生儿 DDH 诊断作用不大，甚至没有意义[5]。建议行超声检查。如果发现，应早期转诊治疗。如果不及早发现股骨头脱位，儿童 1 岁以后可能表现行走延迟，或出现跛行。可通过 X 线检查明确诊断。

3. 治疗（指南）

- 应将 DDH 患者必须转诊到专科治疗。
- 0～6 个月的患儿——用帕夫利克（Pavlik）吊带或外展夹板。
- 3～18 个月的患儿——行股骨头复位（闭合式或开放式），并行石膏固定（骨盆角型绷带）。
- ＞18 个月的患儿——股骨头复位，或截骨术。

注：尽管进行了早期治疗，某些病例仍可进展至髋臼发育不良（髋关节关节面发育不良）和过早发生

骨关节炎。因此，对任何有 DDH 的青少年都应考虑进行骨盆 X 线随访。

六、Perthes 病

Perthes 病是股骨头部分或完全缺血导致的股骨头坏死（即缺血性坏死）。

1. 临床特点
- 男性：女性 = 4：1。
- 常见发病年龄为 4～8 岁（极少数可于 2～18 岁发病）。
- 有时为双侧发病。
- 表现为跛行和疼痛（髋部或腹股沟部疼痛）。
- 可能表现为膝关节疼痛。
- 早期可有髋关节激惹症状。
- 外展和内旋运动受限。

2. X 线检查
显示关节腔增大，股骨头明显向外侧偏。并有典型的股骨头硬化、畸形改变，骨骺线愈合延迟。

3. 治疗
- 紧急转诊（提供拐杖）。
- 目标是避免股骨头变扁平。
- 治疗方案的选择取决于病症的严重程度和患者的年龄。

如果不进行治疗，几个月后，股骨头通常会变得扁平，最终发展为骨关节炎。有些 Perthes 病病例未经治疗而自行愈合，且 X 线表现正常。

七、一过性滑膜炎

这是一种常见疾病，也被称为"髋关节刺激症"或"凝似结核性髋关节病"，是由一自限性的滑膜炎症引起的[6]。

1. 临床特点
- 3～8 岁儿童（一般为 6 岁）多发。
- 突然发生髋部疼痛和跛行。
- 儿童通常可以走路，但有疼痛（有些人可能走路困难）。
- 可能有外伤史或近期有上呼吸道感染或病毒感染史。
- 活动范围受限且活动时伴有疼痛，特别是外展和旋转时。
- 血液检查和 X 线检查正常（可能显示软组织肿胀）；红细胞沉降率（ESR）可轻度升高。
- 超声显示关节有积液。

2. 鉴别诊断
需要鉴别的疾病包括化脓性关节炎、青少年慢性关节炎（JCA）、Perthes 病。

3. 预后
7 天内就能够恢复正常，无后遗症。

4. 治疗
早期进行转诊，治疗方法是卧床休息或借助拐杖行走，并给予镇痛药，在 4～6 个月后，需要进行 X 线检查，以排除 Perthes 病。有时可能需要在全身麻醉下进行关节腔抽吸来排除化脓性关节炎。

八、股骨头骨骺滑脱

股骨头骨骺滑脱（SCFE）的一个问题是：当一些患者尽管经过了专家的治疗后仍发生了股骨头缺血性坏死。因此，在发生严重滑脱之前作出诊断是非常重要的。这就需要对主诉有髋关节或膝关节不适青少年患者及时进行 X 线检查评估，并给予准确解释。

1. 临床特点
- 多发于 10～15 岁青少年，常有肥胖。
- 最常见于体型过大和性能力较弱者（例如超重的青春期男孩）。
- 有 20% 的患者为双侧发病。
- 跛行和运动性髋关节激惹症状。
- 前髋部（腹股沟）疼痛。
- 膝关节疼痛。
- 髋关节屈曲时旋转成外旋状，躺下往往呈外旋（ER）状态。
- 大部分运动受限，尤其是内旋（IR）。

对表现有行走一瘸一拐跛行或膝关节疼痛的任何青少年都应该进行双侧髋部 X 线检查（采取前后位和蛙式位）（图 66.6）。否则，这一重要的情况将被忽略。SCFE 分为 I 至 IV 级。

2. 治疗
- 停止负重，紧急转诊到骨科治疗。X 线表现看上去正常，而临床体征表现有 SCFE 者也应转诊。
- 如果为急性滑脱，通过牵引进行轻柔复位，比采取预防发生股骨头缺血性坏术更佳。
- 一旦完成复位，应进行骨钉固定术。

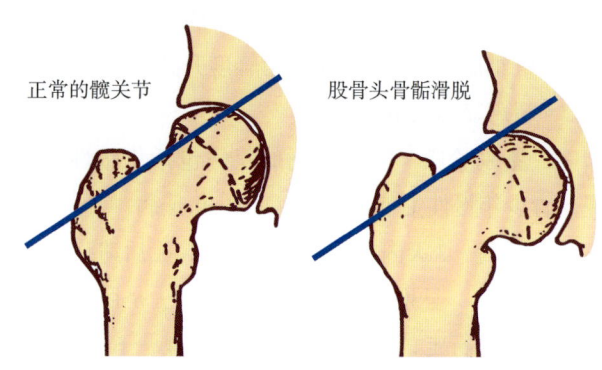

图 66.6 股骨头骨骺滑脱的表现：注意在正常状态下，股骨颈上表面延长线穿过股骨头。而当发生股骨头骨骺滑脱时此线则通过股骨头的上方

九、化脓性关节炎

对所有出现急性髋关节疼痛或髋关节激惹征的儿童，都应怀疑存在髋关节化脓性关节的可能。这些患者可能没有明显的病态面容，特别是年龄 < 2 岁的婴幼儿。穿刺检查阴性不能排除化脓性关节炎。如果怀疑伴有败血症，且有手术指征，则应进行关节切开术。

对于髋关节激惹综合征，只有通过 X 线片、超声、全血检查、红细胞沉降率（ESR）、骨扫描等辅助检查，结果都为阴性后才能作出诊断。可以考虑进行穿刺检查，但临床上对髋关节激惹综合征多是在牵引观察下作出诊断，而实际未进行穿刺。如果有病情恶化或体温升高，则需要行关节腔穿刺或关节切开术。

十、撕裂性骨折

骨盆周围肌肉的强力收缩可导致骨盆处肌肉撕裂。撕裂多发生在肌肉附着的那些骨骼较疏松部位。这会导致急性疼痛和肌肉功能障碍：

- 髂前上棘（缝纫机）。
- 髂前下棘（长头股直肌）。
- 坐骨结节（腿筋）。
- 小粗隆（腰肌）。

治疗包括 X 线检查和转诊。通常不需要进行手术复位。

小龄运动员

小龄运动员最常见的疾病之一是髂嵴或髂前上棘疼痛或不适，通常为牵拉性骨骺炎或急性撕脱性骨折所致。表现为局部压痛与拉伸疼痛[7]。这些小运动员患者应该采取休息，直到他们进行竞争性运动时不再有疼痛不适。

如果症状持续存在，且伴有膝部疼痛、髋关节激惹征或运动范围受限，则必须进行 X 线检查，以排除一些严重疾病，如滑脱股骨头骨骺（SCFE）或 Perthes 病。

十一、老年人的髋部和臀部疼痛

以下是发生于老年人的重要疾病：

- 髋关节的骨性关节炎。
- 髂主动脉闭塞→血管性跛行。
- 脊髓神经根功能障碍或牵涉痛。
- 退行性腰骶椎病→神经性跛行。
- 风湿性多肌痛。
- 滑囊炎。
- 股骨颈骨折。
- 继发性肿瘤。

十二、头下型股骨颈骨折

老年患者发生头下型股骨颈骨折后常常可以继续承重。患侧腿没有明显畸形。因此，对所有表现有髋部疼痛的老年人都应进行髋关节 X 线片检查。患者常常有两次跌倒的病史，第一次感觉很痛[8]。第二次则感觉疼痛较轻，好比髋关节"让路"似的，是由股骨头脱落所致。

移位性头下型股骨颈骨折中，至少 40% 患者发生股骨头缺血性坏死，70 岁以上患者通常需要进行人工关节置换术。如果 X 线检查结果正常，可选择 MRI 扫描。股骨粗隆间骨折也很常见（见第 137 章相关内容）。

十三、股骨头缺血性坏死

有下列疾病风险出现髋关节疼痛的患者应考虑股骨头缺血性坏死：较长期使用糖皮质激素、系统性红斑狼疮、镰状细胞贫血、髋部骨折史、妊娠、酒精性肝病。应进行影像学检查（如上述）和及时转诊。

十四、髋关节骨性关节炎

髋关节骨性关节炎是髋关节疾病中最常见的情况。由原发性骨关节炎引起，与关节软骨本身的疾病或继发性骨关节炎有关。导致继发性骨关节炎的因素有外伤、髋关节发育不良、化脓性关节炎、髋臼发育不良、SCFE 和炎症性关节炎。

1. 临床特点
- 男女发病率相同。
- 通常在 50 岁以后发病，随着年龄增长发病率升高。
- 可能是双侧发病：单侧起病，然后，另一侧随之发病。
- 起病隐匿。
- 起初，活动时疼痛加重，休息后缓解，然后出现夜间疼痛和休息后痛。
- 关节僵硬，特别是起床后。
- 典型的畸形表现。
- 僵硬、畸形和跛行可能为其主要临床表现（疼痛多轻微）。
- 疼痛通常位于腹股沟部位——可能放射到大腿内侧、臀部或膝关节。

2. 体格检查
- 避痛性步态。
- 通常伴有臀部和股四头肌萎缩。
- 髋关节首先受限的运动是内旋和外展。
- 固定的屈曲畸形。
- 髋关节常处屈曲、外旋状态（起初）。
- 最终髋关节的所有活动都受到影响。
- 髋关节运动完全受限的顺序依次为内旋、伸展、外展、内收、屈曲、外旋。

3. 治疗
- 细心解释：患者对髋关节骨性关节炎很担心。
- 如果超重应减轻体重。
- 相对增加休息时间。
- 急性疼痛时可借助拐杖行走。
- 镇痛药和 NSAIDs（必要时应用）。
- 给予帮助和支持（如手杖）。
- 理疗。
- 物理疗法，包括等张运动等。
- 水疗——非常有用。

4. 手术
对于那些重度疼痛或功能严重受限，且对保守的措施效果反应不佳的患者采取手术疗法是一个很好的选择。中老年患者首选全髋关节置换[9]。年轻患者则考虑股骨截骨术。这些年轻患者多为 30 多岁或 40 多岁，患有严重的疾病且曾成功地接收过全髋关节置换术。被称为髋关节重建的 A 型全髋关节置换术在 60 岁以下的患者中越来越受欢迎，且超过 90% 的手术都取得了良好的效果。大多数髋关节置换体可持续 15～20 年。

十五、腹股沟疼痛

所有累及髋关节的疾病，尤其是骨关节炎都可以表现出腹股沟疼痛（参见第 138 章相关内容）。对出现腹股沟疼痛的患者，应考虑存在股骨颈骨折、腰大肌脓肿、Paget 病、耻骨炎及疝的可能。同时还应考虑到髋臼盂唇或软骨的损伤。髋臼盂唇损伤表现为腹股沟疼痛或大腿上段前侧疼痛，需要进行辅助检查并转诊。

十六、耻骨炎

见第 138 章相关内容。

十七、髋臼盂唇撕裂[10]

发生于车祸的受害者、舞蹈演员和运动员的髋臼盂唇撕裂伤正在为人们所认识，特别是随着 MRI 和髋关节镜的应用，更易被发现。患者可能主诉髋部和（或）腹股沟处的剧烈的锐性疼痛，且可能有咔嗒声或绞锁感。应进行冲击试验（见本章相关内容）。X 线检查可排除骨性髋关节病变，也可行 MRI 检查。据 Paoloni 介绍，髋关节内注射麻醉药后进行检查是髋关节病理性病变诊断的金标准[11]。对有指征的患者可予以转诊，通过髋关节镜进行可能的手术治疗。

十八、骶髂关节疼痛

骶髂关节疾病引起的疼痛，通常表现为髋部的钝痛，但可以放射到大腿后侧的腹股沟区域。其与腰骶部或髋关节疼痛相似，可能表现为单侧或双侧疼痛。

通常不伴有神经性症状，如感觉异常或麻木，但严重的病例可出现大腿上段的剧烈疼痛。

1. 骶髂关节疾病的原因

- 炎症（脊柱关节病）。
- 感染（如结核、金黄色葡萄球菌——罕见）。
- 致密性髂骨炎。
- 退行性改变。
- 机械性创伤。
- 创伤后损伤，骶髂关节破坏或断裂后引起的并发症。

2. 对骶髂关节的检查

骶髂关节很难进行触诊和其他检查，但有些试验可以使症状再现。

（1）**直接加压** 患者俯卧在检查床上，检查者分别对患者骶骨上端和下端施以直接的、有节奏的弹力。

（2）**翼状挤压试验** 患者仰卧在检查床上，双手交叉，检查者向下、向外施压以使髂嵴分离。这个试验的压力施加在骶髂关节上。

（3）**外侧挤压试验** 检查者将手放在髂嵴上，拇指放在髂前上棘上，手掌放在骨盆边缘，对骨盆施压。这个试验使骶髂关节分离。

（4）**Partrick 或 FABERE 试验** 这个试验可以同时刺激到髋关节和骶髂关节。患者俯卧在检查床上，患侧的脚放在健侧的膝关节处（使髋关节处于屈曲、外旋和外展状态）。健侧的膝关节和患侧的髂前上棘被同时下压（图 66.7）。如果试验过程中出现腰部或臀部疼痛，那么说明原因可能是骶髂关节疾病。

（5）**不对称的髂骨"抬起"试验** 患者站立，检查者蹲在患者旁边，将双手放在髂嵴上端，拇指放在髂后上（PSIS）。让患者慢慢向前弯腰并触摸到地板，如果患者一侧抬起的高度高于另一侧，那么可能存在骶髂关节疾病（如抬起髂后上棘抬起更高的那侧存在骶髂关节活动能力降低性损伤）。

3. 骶髂关节的机械性损伤疾病

这种类型的疾病很常见但很难识别，这些疾病可能因为骶髂关节活动能力降低或活动能力增强所致。活动能力降低性骶髂关节病常见于年轻人创伤性事件之后，特别是女性分娩（多产或难产）后多见。还见于有身体结构问题（如腿缩短）的患者。疼痛常常在骶髂关节遭受旋转

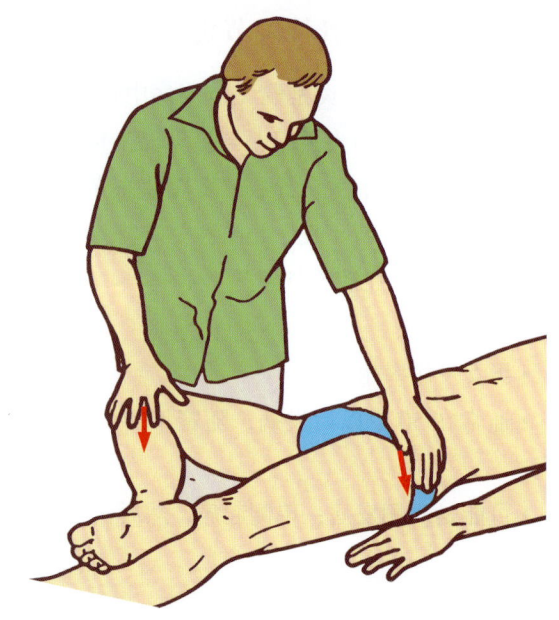

图 66.7　右侧髋关节的 Patrick 试验（屈曲、外展、外旋和伸展，英文简称 FABERE），用于检查骶髂关节损伤，说明检查者的用力方向

压力时发生（如网球、跳舞），采取被动活动或操作可以取得很好的治疗效果，如患者仰卧在检查床上进行的非特异性旋转手法，在作者总结的实践要点中有详细描述[12]。

活动过度引起的骶髂关节疾病多见于耻骨联合不稳定的运动员、分娩后的女性和那些骨盆有严重创伤史（如机动车意外事故、骑马人在摔下马时脚卡在马镫中）的患者，患者的典型表现是腰部、臀部或大腿上段的剧烈疼痛。这些问题很难治疗，用手矫治只能使症状加重。治疗方法包括相对多休息、应用镇痛药和骶髂关节支持性绷带。

十九、大转子疼痛综合征[13]

髋关节外侧面周围疼痛是一种常见疾病，表现为臀部外侧疼痛，并放射至大腿外侧面，多见于参加行走锻炼、网球和其他类似活动的老年人。本病在某种程度上与肩带区疼痛相似，其中，多由冈上肌腱炎和肩峰下滑囊炎等常见的劳损和撕裂性损伤引起。

有两个常见的致病原因，分别是：① 臀中肌腱病变（现在认为是主要的病理改变），因为这个肌腱附着在股骨大转子的外侧面；② 单个或两个转子滑囊的炎症。要区分这两种情况很难，而且很可能这两种情况是相互关联的。就像肩部的情况一样，滑

囊炎导致的疼痛多发生在晚上，而肌腱炎导致的疼痛则多发生在一些活动过程中，如长期行走和做园艺工作。X线表现通常是正常的，但超声可显示病理学异常。

1. 临床特点
- 好发年龄为 45～50 岁的女性。
- 臀外侧部疼痛，常放射至足部。
- 夜间患侧髋部着力侧卧位时疼痛。
- 跛行。

2. 治疗　可以试验性应用非甾体抗炎药（需权衡其不良反应），累及髋部者需行理疗锻炼。注射疗法也值得一试。

注射方法
- 在股骨转子区域上方找到最大压痛点并标记出来（对于臀中肌腱炎患者，这个压痛点就在股骨大转子前侧的上方，见图 66.8）。
- 将 1ml 长效糖皮质激素与 5～7ml 局部麻醉药混合液注射至疼痛区域，其浸润面积通常类似于一标准的大理石（3～4cm²——译者注）。

封闭注射治疗可非常有效。接下来的治疗包括睡觉时患侧臀部下方放置一个小枕头，睡在羊毛毯上，做臀肌伸展与膝胸位练习。建议患者走路时双脚外旋分开，即"卓别林步态"。6～12 个月后可能需要重复注射 1～2 次（最多）。必要时可行外科手术治疗。局部冰敷和按摩疗法可以起到缓解疼痛的作用。

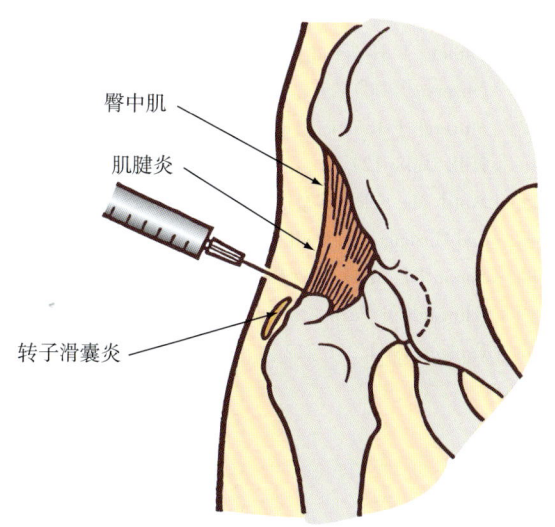

图 66.8　臀中肌腱炎的注射技术（注射到压痛最明显的部位）

二十、阔筋膜综合征

大腿外侧疼痛可以由阔筋膜的炎症引起。常因髋关节周围肌肉劳损或过度薄弱所致。治疗原则是相对休息和理疗。

二十一、坐骨滑囊炎

坐骨滑囊炎也称"裁缝臀"或"织女臀"，临床罕见，是一种坐骨结节上方的滑囊炎症。患者可表现为坐骨神经刺激症状，也可表现为坐骨神经痛。

1. 临床特点
- 就座时疼痛剧烈，尤其是坐在坚硬的椅子上时。
- 坐骨结节部位或其上方有压痛。

2. 治疗
- 将 4ml 1% 利多卡因和 1ml 长效糖皮质激素的混合液浸润到压痛点周围（要避开坐骨神经）。
- 将剪去双孔的泡沫橡胶垫作为坐垫，就座时使两侧坐骨结节突起处置于两孔内，避免坐骨结节受力。

二十二、髋关节弹响

一些患者主诉髋关节活动时常发出一种沉闷的拨击声或弹响。这是个令人烦恼和痛苦的问题。

1. 原因
- 因绷紧的髂胫束（肌腱或张肌筋膜）大转子突出部位上进行前后滑动所致。

或
- 髂腰肌腱弹击髂耻隆凸。
- 臀大肌滑过大转子。
- 关节松弛。

2. 治疗　治疗的基础是：
- 向患者解释病情，并给予安慰。
- 进行髂胫束伸展运动[14]。
有时需行手术延长髂胫束。

3. 运动练习
- 患者将"正常"的一侧在下方侧躺在桌台上，屈髋、直腿，在踝部施加一定负重（图 66.9），使大腿外侧产生一定程度拉伸的感觉。
- 每次进行髂胫束拉伸运动 1～2 分钟，每日 2 次。

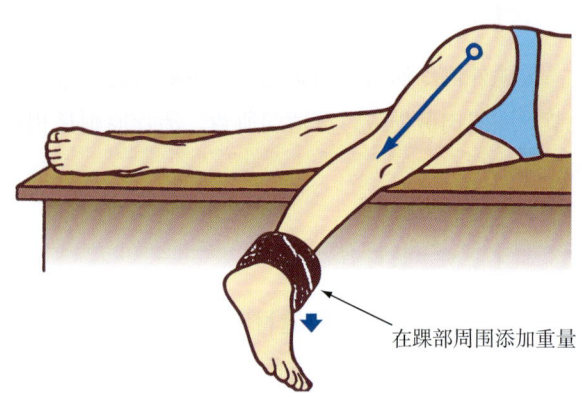

图 66.9　髋部弹响的治疗（在踝部周围添加重量）

二十三、转诊时机

- 儿童期出现或疑似有下列严重疾病的临床证据：先天性髋关节脱位、Perthes 病、化脓性关节炎、股骨头骨骺滑脱或骨髓炎。
- 不明原因的疼痛，特别是夜间痛。
- 任何骨折或疑似骨折，如明显头下型股骨颈骨折或应力性股骨颈骨折。
- 伴有真性髋关节跛行的患者，无论是由于椎管狭窄引起的神经性病变还是主髂动脉闭塞引起的血管性病变。
- 患有导致功能障碍的髋关节骨关节炎，但对于保守治疗无效的患者，对髋部施行手术可获得较好的效果。
- 任何异物和肿块。

> **实践要点**
>
> - 为熟练掌握新生儿髋关节检查，在一个塑料的先天性髋关节脱位的模型上进行培训应该是所有新生儿医生所必需的。
> - 真正的髋关节疼痛部位通常在腹股沟、大腿和膝盖内侧区域可以感受到。
> - "FABERE"试验的名称是髋关节的屈曲（Flexion）、外展（Abduction）、外旋（External Rotation）和伸展（Extension）英文首字母的缩写。
> - 夜间痛提示合并有炎症、滑囊炎或肿瘤。
> - 髋关节可能是某些疾病的靶部位，如金黄色葡萄球菌感染、结核病等感染性疾病，以及类风湿关节炎、脊柱关节病等炎性疾病。但与骨关节炎相比，这些都是较罕见的情况。

参考文献

[1] Cyriax J. Textbook of Orthopaedic Medicine, Vol. 1 (6th edn). London: Balliere Tindall, 1976: 568–594.

[2] Cormack J, Marinker M, Morell D. Hip problems. Practice. London: Kluwer-Harrap Handbooks, 1980, 65, 3: 1–6.

[3] Wood T (Coordinator). Sports Medicine. Check Program 453. Melbourne: RACGP: 11–13.

[4] Anonymous. The Eastern Seal Guide to Children's Orthopaedics. Toronto: Eastern Seal Society, 1982.

[5] Robinson MJ. Practical Paediatrics (5th edn). Melbourne: Churchill Livingstone, 2003: 239–240.

[6] Corrigan B, Maitland G. Practical Orthopaedic Medicine. Sydney: Butterworths, 1986: 103–124.

[7] Larkins PA. The little athlete. Aust Fam Physician, 1991, 20: 973–978.

[8] Young D, Murtagh J. Pitfalls in orthopaedics. Aust Fam Physician, 1989, 18: 654–655.

[9] Corrigan B, Maitland G. Practical Orthopaedic Medicine. Sydney: Butterworths, 1986: 324–331.

[10] Wood TQ, Young DA. Labral tears: understanding the significance of rim lesions. Medicine Today, 2008, 9: 71–75.

[11] Paoloni J. Hip and groin injuries in sport. Medical Observer, 2007: 27.

[12] Murtagh J. Practice Tips (5th edn). Sydney: McGraw-Hill, 2008: 127.

[13] Walsh MJ, Solomon MJ. Trochanteric bursitis: Misnomer and Misdiagnosis. Medicine Today, 2006, 7 (12): 62–63.

[14] Sheon RP, Moskowitz RW, Goldberg VM. Soft Tissue Rheumatic Pain (2nd edn). Philadelphia: Lea & Febiger, 1987: 211–212.

腿部疼痛　　第 67 章

> 无情的坐骨神经痛会把我们的参议员致残，使其下肢行走时如同他们的举止行为一样，表现出跛行。
> William Shakespeare（1564—1616），Timon of Athens

腿部疼痛的病因有很多，从简单的肌肉痉挛到动脉闭塞各不相同。运动员的腿部过度运动会导致多种多样的腿痛综合征，从简单的软组织扭伤到骨筋膜室综合征。腿痛主要源自支配下肢的神经，即腰骶椎的脊神经根。重要的是要认识到神经根性疼痛，特别是 L_5 和 S_1 神经根，也有牵涉痛，如脊椎横突（面）关节、骶髂关节（SIJs）的牵涉痛。

一、重要资料与关注要点

- 始终考虑腰骶椎、骶髂关节和髋关节疾病是腿部疼痛的重要原因。
- 髋关节疾病可能只表现为膝关节的疼痛（没有髋关节疼痛）。
- 神经根病变可能导致下肢和足的疼痛（而没有背部疼痛）。
- 神经卡压表现为一种放射性的烧灼痛，夜间明显，休息时加重。
- 老年人可能会因椎管狭窄或动脉阻塞，或两者兼有而出现跛行。
- 臀部口袋里的钱包压迫可能是引起臀部下方坐骨神经痛的原因之一。
- 下肢急性动脉阻塞需要在 4 小时内得到缓解（绝对不能超过 6 小时）。
- 急性阻塞最常见的部位是股动脉。
- 静脉曲张可引起腿痛。

二、诊断方法

安全诊断策略模型总结见表 67.1。

1. 可能的诊断　很多原因可引起腿痛，如足部疾病、踝关节损伤、肌肉撕裂拉伤（如跟腱和股四头肌拉伤）很为常见，多种损伤与运动员过度运动综合征有关。

小腿肌肉系统性痉挛是急性严重腿部疼痛的常见原因。通过急诊呼叫统计，其为患者半夜急诊的重要原因。

最常见的一个原因是单支神经的神经根性疼痛，特别是 L_5 和 S_1 神经根受累性疾病，必须进行 L_5 和 S_1 神经根、腰骶椎椎间盘破裂或其他脊髓功能障碍的功能性检测。还应该考虑多发性神经根的病变，如肿瘤压迫。使用抗凝药治疗的患者出现自发性腹膜后出血可也引起神经根性疼痛，并表现为剧烈的急性腿部疼痛。神经根感觉分布如图 67.1 所示。

牵涉性大腿痛的其他重要原因包括坐骨结节滑囊炎（weaver 臀）、臀中肌腱炎或大转子滑囊炎。

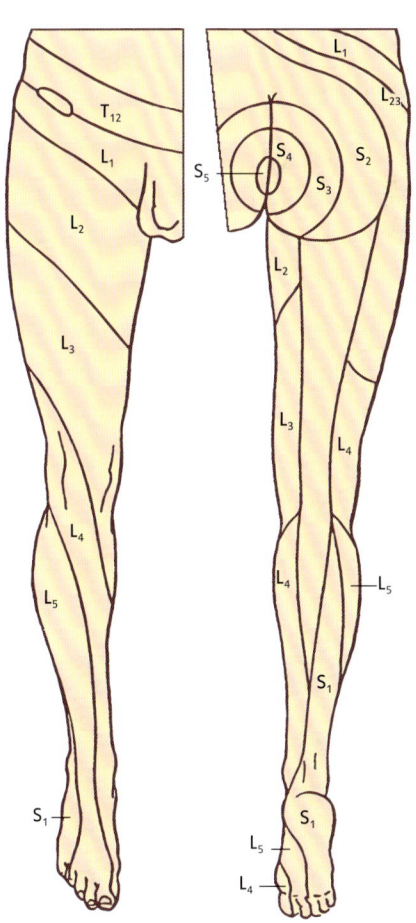

图 67.1　下肢的皮肤节区：代表神经根在皮肤的大概分布

表 67.1　腿痛的诊断策略模型

问	可能的诊断	
答	肌肉痉挛	
	神经根性"坐骨神经痛"	
	骨关节炎（髋、膝）	
	运动相关的疼痛(如 Achilles 肌腱炎)、肌肉损伤(如拉伤)	
问	不能忽视的严重疾病	
答	血管性	
	● 动脉闭塞（栓塞）	
	● 血栓胭动脉瘤	
	● 深静脉血栓	
	● 髂股静脉血栓性静脉炎	
	肿瘤	
	● 原发性（如多发性骨髓瘤）	
	● 转移性（如乳腺到股骨）	
	感染	
	● 骨髓炎	
	● 骨髓炎	
	● 化脓性关节炎	
	● 丹毒	
	● 淋巴管炎	
	● 气性坏疽	
问	常被漏诊的疾病	
答	骨性髋关节炎	
	Osgood-Schlatter 病	
	椎管狭窄症	
	带状疱疹（早期）	
	股骨大转子疼痛综合征	
	神经卡压	
	医源性"臀部裤袋神经"：注射入神经	
	骶髂关节紊乱	
	交感神经营养不良（灼痛）	
	周围神经病变	
	罕见疾病	
	● 骨样骨瘤	
	● 风湿性多肌痛（隔离）	
	● 佩吉特病	
	● 胭动脉压迫	
	● 脊髓痨	
	● Baker 囊肿破裂	
问	七种假象	
答	抑郁症	√
	糖尿病	√
	药物	√（间接）
	贫血	√（间接）
	甲状腺疾病	—
	脊柱功能障碍	√√
	尿路感染	—
问	患者试图告诉我什么？	
答	很有可能。与工作有关的伤病常见。	

2. 不能忽视的严重疾病

（1）**肿瘤**　恶性疾病虽不多见，但也应考虑，特别是有原发肿瘤病史的患者，如乳腺癌、肺癌或肾癌，这类肿瘤可以转移至股骨。还应考虑骨肉瘤和多发性骨髓瘤，通常发生在股骨的上段。通过阿司匹林可以缓解的骨痛要考虑可能患有骨样骨瘤。

（2）**感染**　严重感染并不常见，但应警惕脓毒性关节炎和骨髓炎。丹毒、淋巴管炎等皮肤感染也可能出现。

（3）**血管疾病**　下肢动脉血栓形成或栓塞可以导致急性严重动脉性缺血。血管闭塞可引起肢体剧烈疼痛和严重动脉性缺血相关的表现症状，尤其是小腿和足部。

由动脉阻塞导致的慢性动脉缺血可以表现为间歇性跛行，足部静止痛是由于足部小血管病变所致[1]。

各种疼痛综合征表现如图 67.2 所示。

鉴别血管性跛行还是神经源性跛行非常重要（表67.2）。

（4）**静脉疾病**　无合并症的静脉曲张引起腿部疼痛是有争议的。但静脉曲张肯定会导致钝痛"沉重感"和紧束感，也可导致痛性溃疡。

浅表的血栓性静脉炎通常是显而易见的，但重要的是不能忽视深静脉血栓形成。更多、更严重的静脉血管病变会导致大腿和小腿疼痛。

3. 常被漏诊的疾病　关于腿痛的诊断有许多误区。带状疱疹在萌出期被漏诊的情况很多，在肢体的隐蔽位置发展为只有几个小囊泡时被误诊的更多。

未来我们可能会遇到更多的中老年人的椎管狭窄病变（继发于退行性变）。早期诊断是很困难的，但行走时臀部疼痛必须与高位动脉阻塞所致的血管性跛行相鉴别。

骶髂关节和髋部的许多疾病容易被误诊，尤其是容易误诊为臀中肌腱炎。另一个最近的现象是"臀袋神经综合征"，塞满了信用卡的沉重钱包可能压迫坐骨神经。

然而最大的陷阱是髋关节疾病，尤其是骨性关节炎，表现为腿部疼痛，特别是发生在膝关节内侧面。

腿部神经卡压（图 67.3）尽管不如上肢病变常见，但它却是值得重视的引起腿部疼痛的原因。一些神经卡压性疾病包括：

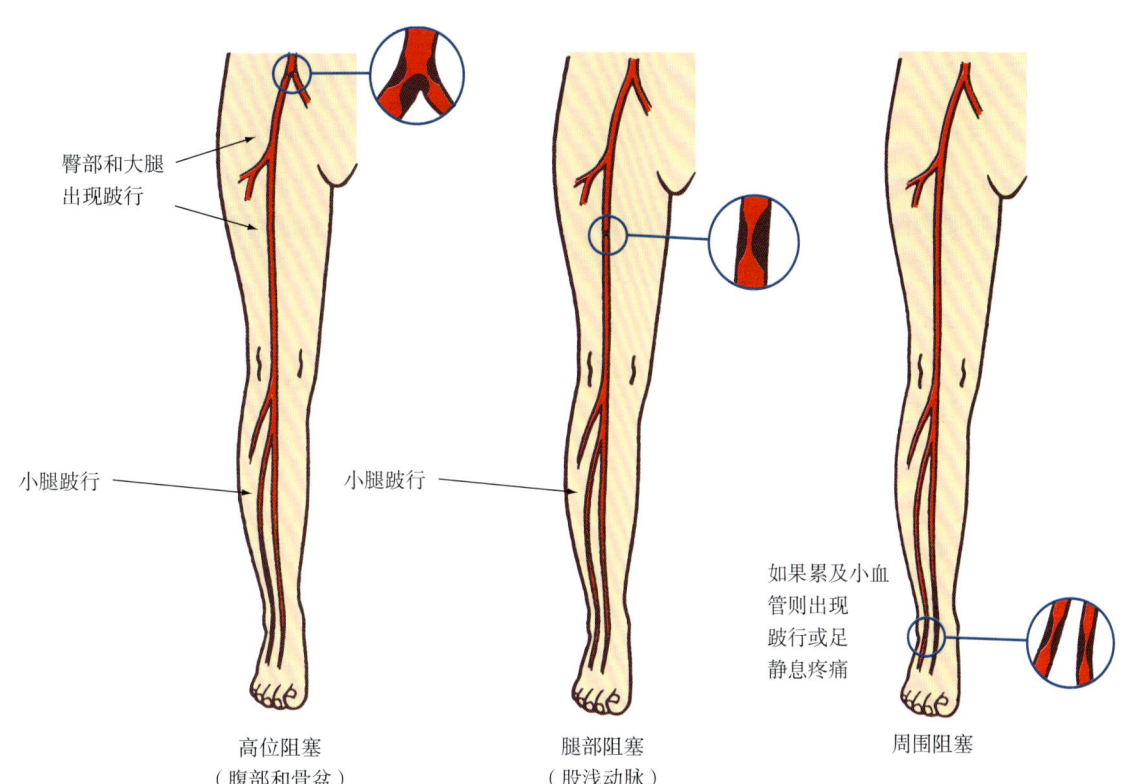

图 67.2 动脉闭塞及其梗阻程度对应的症状表现

表 67.2. 神经性跛行和血管性跛行临床特征的比较

	神经性跛行	血管性跛行
病因	·椎管狭窄	·下肢主髂动脉闭塞性疾病
年龄	·＞50 ·长期背痛史	·＞50
疼痛部位及放射部位	·近端，最初在腰部、臀部和腿部 ·放射至远端	·远端 ·臀部、大腿和小腿（特别是小腿） ·放射至近端
疼痛特征	·微弱、灼热、发麻或麻刺感（没有按压痛）	·按压痛、钻心痛、推挤痛
发作	·步行（上山和下山） ·长距离不规则的步行 ·长时间站立	·每次步行一段距离，特别是上山
缓解	·躺卧 ·弯曲脊柱（如蹲着） ·休息20～30分钟	·一直站立 - 快速缓解 ·慢行可降低严重性
并发症	·肠道和膀胱症状	·无力、虚弱 ·少见，感觉异常或虚弱
内科检查		
·周围脉搏	·存在	·一般情况下存在 ·有时会减弱或消失，尤其是锻炼后
·腰围增大	·加剧	·没有变化
·神经病学	·马鞍形分布 ·锻炼后踝反射会减弱	·注：锻炼后会有腹部杂音
确诊	·放射学研究	·多普勒超声 ·踝臂指数 ·动脉造影术

- 大腿外侧皮神经、感觉异常性股痛。
- 腓总神经痛。
- 踝关节的胫后神经（"跗管"综合征）。
- 闭孔管的闭孔神经痛。
- 股神经（在腹股沟区或骨盆）。

此外，还有一些不多见的病因，一个易被忽视的疾病是复杂区域疼痛综合征（交感神经萎缩），甚至伴随肢体小的轻度创伤。这种"灼痛"综合征表现为肢体烧灼痛或血管性疼痛。基本特征是疼痛的强度与损伤的严重程度不一致。

其他因素——抑郁、糖尿病、药物、贫血可能与腿痛相关。抑郁症增加了疼痛的复杂性。

糖尿病周围神经病变可引起不适，最初表现为局部疼痛，之后出现感觉麻木。β 受体拮抗药等药物及贫血可引发或加剧循环功能不全患者的间歇性跛行。

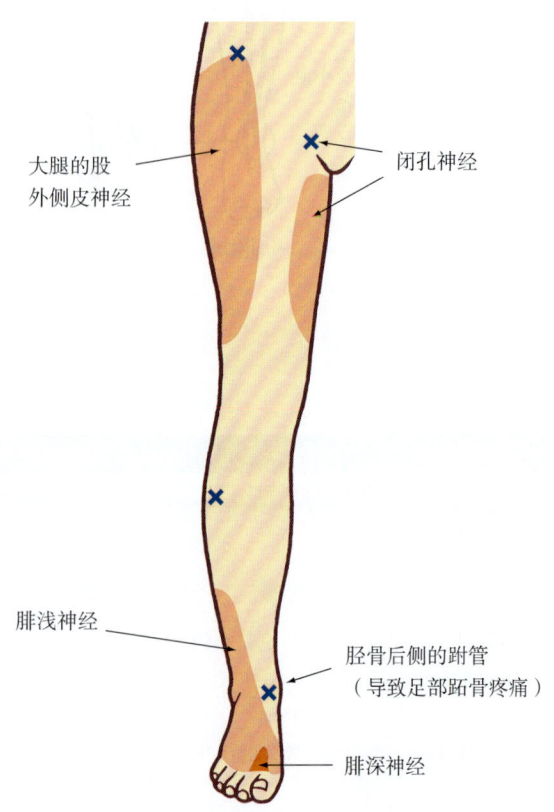

图 67.3　腿痛部位的具体神经分布，通过 X 线可显示具体的卡压部位。

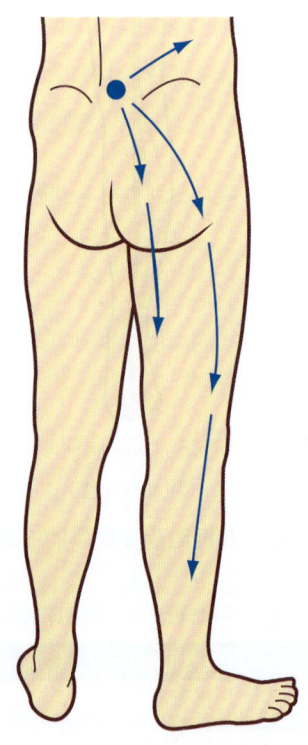

图 67.4　来自横突关节功能障碍引起的牵涉性痛，说明来自右侧 $L_4 \sim L_5$ 横突关节充血刺激引起放射性疼痛

引　自：Kenna C, Murtagh J. Back Pain and Spinal Manipulation. Sydey:Butter worths,1990

5. 精神因素　下肢疼痛是患者看病的主诉之一。患者常无器质性病变，如诈病者、转换患者角色（歇斯底里症）者、抑郁症患者。

有时局部疼痛综合征（反射或创伤后）被误诊为功能性疾病。

三、临床方法

仔细注意病史及体格检查的基本细节可以为临床诊断提供线索。

1. 病史　通过详问病史，对鉴别几种疾病是非常重要的，概括起来应注意询问以下问题：
- 疼痛发作是急性还是慢性的？
- 如果是急性发作，有无外伤或运动？
— 如果没有，考虑血管原因：静脉或动脉病变、

常见误区
- 忽略了 β 受体拮抗药和贫血是血管性跛行的诱发因素。
- 忽略髋关节疾患是膝关节疼痛的病因之一。
- 将闭塞性动脉疾病误认为坐骨神经痛。
- 将神经根性综合征与神经卡压综合征相混淆。

4. 七种假象　七种假象中，脊柱功能障碍是一项重要因素。除了由于椎间盘破裂所致的神经根压迫性疼痛或感觉异常性股痛外，还可源于小面性关节突（关节面）性疼痛，这样的疼痛可放射至小腿（图 67.4）。

闭塞或破裂。

- 是否为"机械"性疼痛（与运动有关）？

— 如果疼痛并不随着腿的运动或变换姿势而改变，那么一定是软组织损伤，而不是骨或关节病变。

- 疼痛与姿势有关吗？

— 分析使疼痛好转或加重的体位性因素。

— 如为坐位疼痛，考虑脊髓（椎间盘性的）或坐骨滑囊炎的原因。

— 如为站位疼痛，考虑脊柱（不稳定）或与负重相关的局部问题（下肢静脉曲张）。

— 如为仰卧位疼痛，考虑血管因素，如小血管周围血管疾病。如为侧卧位疼痛，考虑股骨大转子疼痛综合征。

— 疼痛不受体位影响，考虑与运动相关。

- 疼痛与行走相关吗？

— 如不相关：则进一步确定引发疼痛的活动类型（如关节炎的关节运动）。

— 如相关：如果立即发作，考虑引起疼痛部位的局部病变（如压缩性骨折）。如果延迟性发作，考虑血管性跛行或神经源性跛行。

- 疼痛的部位与外伤的部位是否一致？

— 如果不一致，考虑腿痛的重要因素包括：脊柱、腹部、髋关节的损害及诱发的神经病变。

- 疼痛是来自骨组织吗？

— 如果是骨痛，患者会指出具体的部位，与更多的浅筋膜或肌肉疼痛相比，显示"深部"骨痛（考虑肿瘤、骨折或极少的感染）需要治疗。

- 疼痛是来自关节吗？

— 如果是，临床体格检查可以确定疼痛是否来自关节或关节周围组织。

2. **体格检查** 第一步是观察患者的行走和评估跛行的类型。

注意背部的姿势并检查腰椎，检查时应充分暴露双腿。

检查患者的站姿，注意非对称性和其他异常情况，如肿胀、青紫、色泽、溃疡、皮疹。注意下肢的长短、对称性及静脉走行。寻找缺血性改变的证据，尤其是足部。

通过触诊局部疼痛的部位寻找病因，如果没有明显的依据，则检查脊柱、血管（动脉和静脉）及骨骼。触诊部位主要是坐骨结节、股骨大转子区域、腿筋膜和肌腱，浅表淋巴结，注意腿和足的温度。如果需要，进行血管检查，包括周围脉搏及静脉的状态。

如果有周围血管疾病（PVD）的证据，记得听诊腹部、内收肌裂孔区、髂、股、腘区域的血管。

可行适当的神经系统检查，特别是检测神经根病变或神经病变。

关节，特别是髋关节和骶髂关节的体格检查也是非常重要的。

3. **辅助检查** 诊断需要做的辅助检查列单如下：

- 血常规、红细胞沉降率。
- 影像学检查

— 腿部 X 线片，尤其是膝关节、髋关节。

— 腰骶椎 X 线平片。

— 腰骶椎 CT 扫描。

— 股骨大转子区的超声或 MRI。

— 骶椎 MRI 扫描。

— 骨扫描。

- 肌电图。
- 血管

— 动脉造影。

— 多普勒超声扫描。

— 踝臂指数。

— 静脉池放射性核素扫描。

— 静脉造影术。

— 空气体积描记仪（静脉曲张）。

— 检测 D- 二聚体。

四、儿童腿部疼痛

儿童经常主诉腿痛。最常见的原因是外伤或不经常运动所致肌肉肌张力的改变和疼痛。

白血病是引起儿童双腿痛的原因之一。

考虑到虐待儿童是非常重要的，尤其是腿背面的瘀伤。

1. **"成长性腿痛"** 所谓的"成长痛"或特发性腿痛，发生率高达 20%，这样的诊断是模糊的，往往是在具体的原因被排除后作出[2]。通常并不是由于"成长"的原因，而是与运动或娱乐时的创伤或过度锻炼有关。也可能是情感因素腿深部间歇性、对称性疼痛为典型特点，通常在大腿前部或小腿。尽管可能发生在一天中的任何时候，但经常是在夜间，儿童已上床休息。疼痛通常持续 30～60 分钟，一般需要贴镇痛药膏或服用简单的镇痛药（参见第 82 章）。

2. 严重的疾病 排除骨折是非常重要的（如果怀疑应行 X 线的评估），恶性肿瘤（如骨肉瘤、尤因肉瘤或白血病或淋巴瘤浸润），骨样骨瘤、骨髓炎、维生素 C 缺乏症（坏血病）、脚气病（在发达国家罕见），先天性疾病如镰状细胞性贫血、Gaucher 病、Ehlers-Danlos 综合征。

五、老年人腿部疼痛

患者的年龄越大，动脉性疾病伴有间歇性跛行和由椎管狭窄引起的神经性跛行发生的可能性越大。其他重要问题包括关节退行性疾病，如髋关节炎、膝关节的骨性关节炎、肌肉痉挛、带状疱疹、佩吉特病、风湿性多肌痛（影响大腿上端）和坐骨神经痛。

六、脊柱原因导致的腿部疼痛

源自脊柱的腿部疼痛问题是非常重要的，但有时原因很复杂。

重要的原因有：
- 直接压迫引起的神经（根）疼痛。
- 牵涉痛来自：
— 椎间盘压迫脊髓前组织。
— 骨突关节。
— 骶髂关节。
- 椎管狭窄导致跛行。

各种疼痛表现见图 67.3 和图 67.4。

1. 神经根疼痛 椎间盘突出所致神经根疼痛是腿痛的常见原因。熟悉下肢（图 67.1）的神经支配可判断受累神经根，通常是 L_5 或 S_1 或两者兼有。L_5 神经根总是由 L_4～L_5 椎间盘突出所致，S_1 神经根是由 L_5～S_1 椎间盘突出所致。神经根症状总结于表 67.3。

最常见受累神经根的体征总结于表 67.3。

2. 坐骨神经痛 参见第 39 章。坐骨神经痛被定义为由神经压迫或刺激引起的坐骨神经及其分支（L_4、L_5、S_1、S_2、S_3）所支配的区域发生疼痛。大多数问题是由于神经根受压的神经病变所致，无论是在椎管（如前所述）或椎间孔。

应该注意的是可能无背部疼痛，而只表现为外周症状。

治疗：

急性坐骨神经痛：可以预期病程可能拖延较长时间，一般要 12 周左右才能逐渐缓解（见第 39 章相关内容）。不过，患者可以放心，此症是可以自然痊愈的。建议试用以下保守措施治疗：

- 背部保健教育。
- 如果疼痛剧烈，最好卧床休息（2 天是最佳的）——硬板床最理想。
- 尽快恢复日常活动。
- 应用镇痛药（尽量避免麻醉类镇痛药）。
- 非甾体抗炎药（建议 2 周）。
- 保持基本运动，包括游泳。
- 牵引，甚至间歇性用手牵引都有助于恢复。

建议转诊至专家（如理疗师）。传统的脊柱推拿术禁用于根性坐骨神经痛。如果患者的病情没有缓解或需求更积极的治疗，可适当采用硬膜外麻醉药注射。外科手术干预可能是必要的。

慢性坐骨神经痛：如果使用非甾体抗炎药、休息和理疗没有显著缓解，建议使用中等强度局麻药（如 0.25% 盐酸布比卡因）行硬膜外麻醉（腰椎或骶管），并且局部注射糖皮质激素（如醋酸曲安西龙）是可取的。最好通过影响加强手段进行腰背的治疗。

七、牵涉痛

腿的牵涉痛可能源于脊椎、骶髂关节病变，通常是钝痛、沉重感和弥散的。患者可指出疼痛范围，但是不能确定疼痛的根源位置。

1. 脊柱源性疼痛 非神经根性疼痛或脊椎源性疼痛是指源于骨骨（脊椎）的任何组成成分，包括关节、椎间盘、韧带和附着的肌肉。重要的例子是远端指痛源自骨突关节的病变，疼痛能放射至身体的任何部位，远至小腿和脚踝，但最常见的是臀部和大腿近端（图 67.4）。

牵涉痛的另一个原因是突出的椎间盘对后纵韧带和硬脑膜进行压迫。疼痛通常是强烈的和弥散的钝痛。硬脊膜没有具体的节段定位性，疼痛通常在腰背部、骶髂关节和臀部。放射至尾骨、腹股沟和双侧小腿的

表 67.3　L_3、L_4、L_5 及 S_1 神经水平的神经检查体征发现比较

神经根	疼痛辐射范围	感觉丧失	运动原功能	反射
L_3	大腿正面和内侧，膝盖和腿部	大腿前部	膝盖伸展	膝反射
L_4	大腿前部到膝盖正面	大腿下端外侧，膝盖和踇趾内侧	弯曲、膝盖内收、足倒置（胫骨前）	膝反射
L_5	腿侧面、足背部和大足趾	足背侧、踇趾、第2足趾、第3足趾小腿前面偏一侧	踇趾背曲（踇长伸肌）	胫骨后肌（临床上不常见）无
S_1	臀部到大腿背面，小腿中部，踝关节侧面和一只脚	膝关节侧面，足部（第4和第5足趾）	踝关节和足趾弯曲、足外翻（腓骨长肌+短肌）	踝反射

经同意摘自：Hoppenfeld S. Physical Examination of the Spine and Extremities. Norwalk, Ct: Appleton & Lange.

情况通常并不常见，并不会放射至踝关节或足部。

2. 骶髂关节功能障碍　骶髂关节功能障碍可引起臀部钝痛，可以放射至髂窝、腹股沟或大腿后面（第66章），很少放射至膝盖以下的部位，可能是由于炎症（骶髂关节炎）或机械性功能障碍所致。产后妇女出现严重的臀部和大腿疼痛需要考虑机械性功能障碍。

八、神经卡压综合征

卡压的神经病变可以由轴突直接压迫或继发于血管病变所致，但主要的共同因素是神经穿过狭窄的腔隙时，神经的运动或伸展受到挤压。

临床特征
- 休息痛（通常晚上加重）。
- 活动对疼痛可以产生不同影响。

- 尖锐的、烧灼性痛。
- 放射痛和逆向性疼痛。
- 清晰的节段分布性疼痛。
- 可能存在感觉异常。
- 神经触压痛。
- 可能有 Tinel 征阳性。

1. 股外侧皮神经病（感觉异常性股痛） 这是最常见的下肢神经性卡压症，由于大腿股外侧皮神经被困在腹股沟的外侧韧带，距髂前上棘1cm[3]。此神经是感觉神经，由 L_2 和 L_3 神经分支组成。多发生在中年人，主要由于腹股沟韧带下的纤维管增厚所致，与肥胖、妊娠、腹水或局部损伤有关，如束腰、束身、穿紧身衣。神经压迫会导致烧灼痛、麻木、刺痛（图67.3）。疼痛局限于大腿外侧，不超过中线。

（1）鉴别诊断
- L_2 或 L_3 神经根痛（L_2 也导致臀部疼痛）。
- 股神经病变（向中线内侧延伸）。

（2）治疗
- 在髂前上棘内侧、腹股沟韧带下方注射糖皮质激素。
- 如果很难治疗，可以采用手术缓解（神经松解术）。
- 治疗病因（如减肥、限制使用束腰带、紧身衣）。
注：感觉异常性股痛经常自行缓解。

2. 腓总神经卡压症 最常见的是腓总神经（腘窝外侧）被卡压在腓骨颈周围或当其分离、穿过腓骨颈以下 2.5cm 的腓骨长肌起源点，不管怎样，腓总神经通常受到外伤或腓骨颈的挤压而损伤。

（1）症状和体征
- 足外侧胫区和足背部疼痛。
- 同侧区域的感觉异常。
- 足外翻和背屈无力（被患者描述为"脚踝无力"）。

（2）鉴别诊断
- L_5 神经根病变（有类似症状）。

（3）治疗
- 利用鞋楔或其他保持外翻的矫形器。
- 神经松解术是最有效的治疗方法。

3. 跗管综合征 这是一种卡压性神经损伤，是胫神经走行在内踝后下方跗管的屈肌支持带时受到挤压的神经病变（图67.5a）。是由于关节脱位、骨折、肌腱腱鞘炎、类风湿关节炎和其他炎症损伤胫神经所致。

（1）症状和体征
- 足趾和足底烧灼痛或刺痛，有时疼痛在足后跟。
- 逆行辐射到小腿，也可能高达臀部。
- 随后会出现麻木的症状。
- 夜间不适，站立后加重。
- 脱鞋后可能缓解。
- 感觉神经功能失调，也可能没有变化。
- Tinel 试验：可能为阳性（用手指及反射锤敲击内踝后下方神经支配的区域）。
- 踝关节上方使用止血带可产生相似的症状。

电生理检查能确诊该病。

（2）治疗
- 使用矫形器可纠正足的异常姿势。
- 注射糖皮质激素。
- 如果其他措施无效，可行减压手术。

（3）**跗管综合征的注射治疗** 使用 32 mm 针头的 23 标准的注射器，将 10mg/ml 醋酸曲安西龙（去炎松）或 40mg 甲泼尼龙加至 1% 利多卡因或普鲁卡因混合液中，注入屈肌支持带上方或下方的跗管内。注射部位如图 67.5b 所示。注意不要注射到神经。

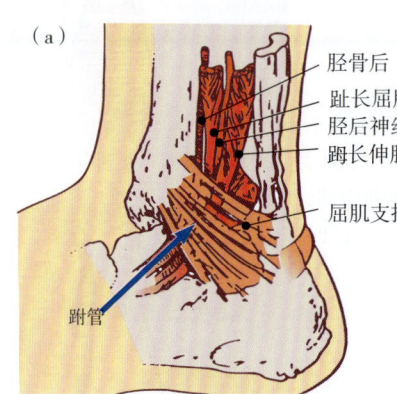

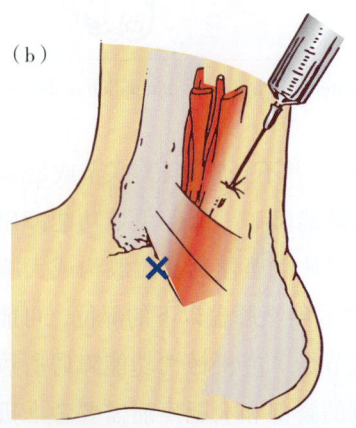

图 67.5 （a）跗管综合征解剖学；（b）显示注射部位

九、腿部疼痛的血管性因素

1. 动脉闭塞性疾病 周围血管疾病的危险因素（针对发展阶段或衰退阶段）：
- 吸烟。
- 糖尿病。
- 高血压。
- 高胆固醇血症。
- 家族史。
- 心房颤动（栓塞）。

加重因素：
- β受体拮抗药。
- 贫血。

2. 急性下肢缺血 血管急性闭塞是危险事件，需要快速诊断和治疗，以挽救下肢功能。

（1）病因
- 栓塞——周围动脉。
- 血栓形成——主要的动脉、腘动脉瘤。
- 重大创伤（如动脉穿刺）。

急性闭塞的症状和体征与血栓形成相似，然而，动脉粥样硬化区的血栓形成通常先于慢性病出现症状（例如跛行）。急性闭塞最常见的部位是股动脉（图67.6）。

（2）症状与体征——6P症候群
- 疼痛（Pain）。
- 面色苍白（Pallor）。
- 感觉异常或麻木（Paraesthesia or numbness）。
- 无脉搏（Pulselessness）。
- 麻痹（Paralysis）。
- 肢体冰冷（"Perishing" cold）。

疼痛通常突然而剧烈，任何措施都无法改善。感觉变化起初影响浅触觉，不是痛觉。瘫痪（麻痹或无力）、肌筋膜室痛或无力是最重要的不祥征兆。其他症状包括腿部色斑、浅静脉曲张和毛细血管回流障碍。如果足变为暗紫色、加压后不变白，说明已发生不可逆性坏死。

注：寻找心房颤动的证据。

（3）**动脉循环的检查** 适用于急慢性缺血性疾病。

① 皮肤和营养性变化：注意皮肤颜色变化、毛发

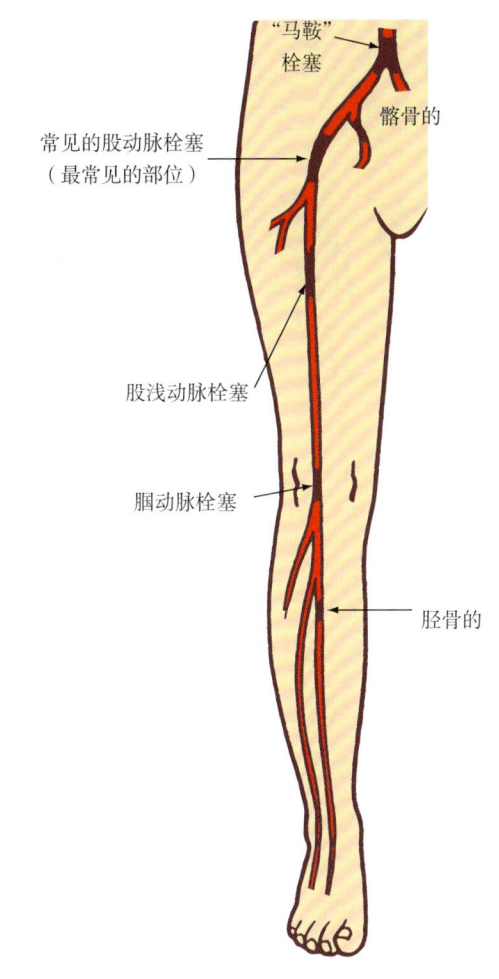

图67.6 急性动脉闭塞的常见部位

分布和消瘦情况。注意用手背感知患者腿和脚的温度。

② 触诊脉搏：仔细评估4个部位的脉搏搏动情况非常重要（图67.7）。注：腘动脉和胫骨后脉搏很难触诊到，尤其是在肥胖者。

股动脉：触诊腹股沟韧带下方，在髂前上棘与耻骨联合之间。如果股动脉搏动消失或减弱，考虑腹主动脉瘤。

腘动脉：屈腿来放松肌腱。双手手指并拢触诊胫骨末端上方、腘窝处的腘动脉（即膝关节的后方），检查腘动脉瘤（腘动脉搏动明显）。

胫骨后动脉：手指弯曲，触诊踝关节中部的后下方。

足背动脉：在近端第一跖骨间隙外侧至拇趾伸肌腱间触诊。

③ 水肿：检查有无水肿表现：用拇指按压双侧足背、内踝、小腿内侧至少5秒，可以检验是否患有凹陷性水肿。

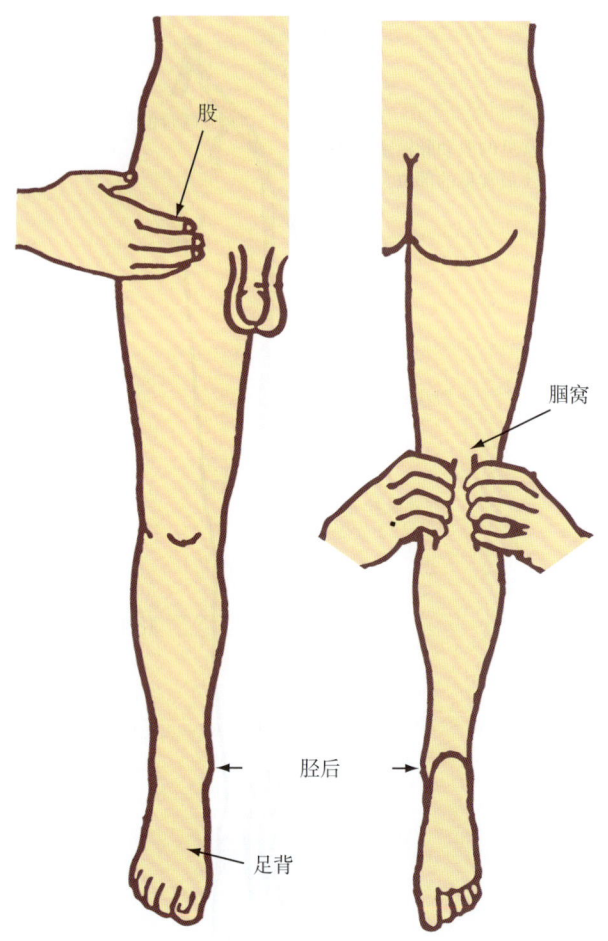

图 67.7 腿部动脉搏动的触诊部位

④ 观察皮色的变化（Buerger 试验）：为血栓栓塞性脉管炎的检查试验，将双腿抬高到 60°，持续约 1 分钟，双足皮肤苍白进一步加重，然后让患者坐到沙发上，双腿下垂[4]。注意比较双足皮肤颜色恢复所需要的时间（正常不超过 10 秒），双足及踝部静脉充盈时间（正常约 15 秒）。花 1 分钟或更长时间寻找双足皮肤的异常红肿（暗红）情况。Buerger 试验阳性是指皮肤苍白加重、局部暗红肿胀，提示重度慢性局部缺血。

⑤ 运动后听诊杂音：听诊腹主动脉、股动脉的血管杂音。

注：神经系统检查（运动、感觉、反射）结果是正常的，除非合并糖尿病引发的周围神经病变。

（4）**治疗** 重要原则（金法则）：如果在 4 小时内进行及时处理，血管闭塞一般是可逆的（即保肢），超过 6 小时则不可逆转（即需要截肢）。

• 静脉注射肝素（立即）5 000U。
• 紧急进行栓子清除手术（最好在 4 小时内）

— 全身或局部麻醉。
— 通常在股动脉实施切开术。
— 用 Fogarty 球囊或导管取栓。
或
• 血管内支架置入术（一种很好的现代选择，请与心血管介入医师探讨）。
• 如果是慢性动脉疾病突发急性栓塞考虑动脉旁路术。
• 可用链激酶或尿激酶溶栓。
• 截肢（越早越好）适用于出现不可逆转的缺血性改变。• 需要终身用华法林抗凝治疗。

注：急性肢体缺血短期内很少威胁生命。因此，即使对年龄较大、老年痴呆或体弱多病者，简单的溶栓术都是很有效的治疗方法。

3. 慢性下肢缺血 动脉逐渐闭塞所致的慢性缺血可表现为间歇性跛行、足部静息痛，或组织的明显损伤——溃疡、坏疽（图 67.8）。

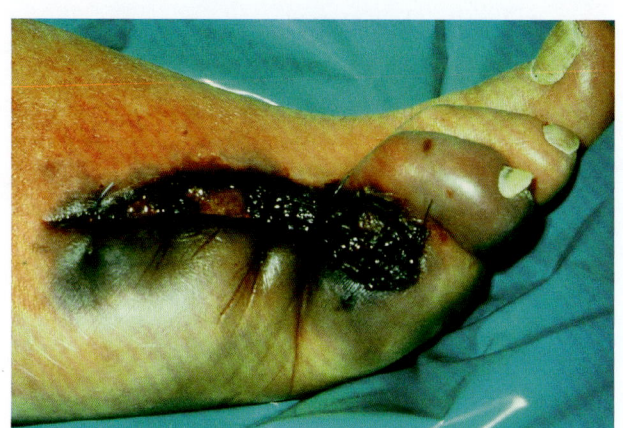

图 67.8 仅行缺血趾截除导致整个足外侧坏疽，此时应行膝下截肢术

间歇性跛行是指行走时肌肉出现疼痛或紧绷感（蹒跚到跛行），休息后有所缓解。静止痛是休息时一种持续剧烈的烧灼痛或前足不适，通常发生在夜间血流量减慢时。

两者主要特点的比较见表 67.4。

（1）**间歇性跛行** 阻塞的部位决定哪些肌群受影响（图 67.2 和图 67.7）。

（2）**近端阻塞**（如腹主动脉与髂动脉）
• 臀部、大腿和小腿疼痛，尤其在爬山、走楼梯时。
• 整个下肢持续性疲劳。

表 67.4 间歇性跛行与缺血性静止痛的比较

	间歇性跛行	缺血性静止痛
疼痛性质	紧绷或压紧感	持续痛
疼痛时间（典型的）	白天，行走时或其他运动时	夜间，休息时
受影响的组织	肌肉	皮肤
部位	小腿＞大腿＞臀部	前足，足趾，足后跟
加重因素	步行 运动	休息 步行
缓解因素	休息	足下垂 起床 有依靠物时
相关症状	β受体拮抗药 贫血	夜间跛行 足肿胀

- 可能会出现阳痿（Leriche 综合征（主动脉自发性血栓形成）。

（3）大腿部动脉阻塞

- 股浅动脉受阻（最常见）引起小腿疼痛（例如行走 200～500m 即出现），循环依靠侧支的建立。
- 股深动脉受阻→行走约 100m 出现跛行。
- 多节段受累→行走 40～50m 出现跛行。

（4）病因

- 动脉粥样硬化（主要是 50 岁以上的男性吸烟者）。
- 栓塞（复苏的同时）。
- 血栓闭塞性脉管炎：影响小动脉，引起静息痛和发绀（跛行少见）。
- 腘动脉压迫综合征（年龄＜40 岁）。

注：静息痛是下肢受到威胁的征兆。

（5）辅助检查

- 全血细胞检查：排除红细胞增多症和血小板增多症。
- 彩色多普勒超声：测量休息时踝关节的收缩压。确定踝/肱指数。正常值 0.9～1.1。
- 血管造影：金标准，为介入治疗提供参考。
- 数字减影血管造影术（发展中）。

4. 闭塞性血管疾病的治疗

（1）预防（针对危险因素）

- 吸烟是危险因素，必须戒烟。
- 其他风险因素，特别是高脂血症，必须加以重视，体重减至理想体重很重要。
- 锻炼是很好的方式，尤其是步行。

（2）诊断计划

- 检查患者是否服用 β 受体拮抗药。
- 常规检查：血液检查、随机血糖、尿液检查，心电图。
- 多普勒超声检查血流量或踝肱指数。
- 如考虑手术，应进行动脉血管造影。

（3）治疗

- 一般措施（如果适用）：控制肥胖、糖尿病、高血压、高脂血症、心力衰竭。
- 达到理想体重。
- 必须绝对禁止吸烟。
- 锻炼：根据疼痛水平坚持日常规律锻炼。约有 50% 的患者通过步行得到改善，所以建议患者尽可能多地步行。
- 尽量保持双腿干燥和温暖。
- 保持最佳的足部护理（足疗）。
- 药物治疗：阿司匹林 150mg/d。

注意：

- 血管扩张药和交感神经节切除术价值不大。
- 约有 1/3 的患者病情继续进展，另外 2/3 患者病情缓解或无变化[5]。

（4）何时应转至血管外科处理

- 近期发作的不稳定"跛行"。病情恶化。
- 严重跛行——不能维持正常的生活方式。
- 有静止痛。
- 足部组织损害（例如后跟开裂、趾或趾间溃疡、干性坏疽样斑块、感染）。

① 手术治疗。血管外科手术重建适用于进行性梗阻、无法容忍的跛行和腹股沟韧带上方的梗阻：

- 动脉内膜切除术——适用于局部髂动脉狭窄。
- 旁路移植术（髂动脉或股动脉、腘动脉、胫前或胫后动脉）。

② 经皮经球囊扩张术。这种血管成形术是用特殊的动脉球囊导管来改善局部限制性闭塞的血管。另一可选择的球囊是激光血管成形术。

十、静脉疾病

1. 静脉曲张 静脉曲张是指下肢的浅静脉扩张、

扭曲、延长。

静脉扩张是因为浅静脉或深浅静脉系统之间的交通支或穿越支的瓣膜失去功能（图 67.9）。原因是瓣膜及静脉壁的支持系统先天功能不足，但有几个易感因素（表 67.5）。最重要的是家族史、女性（5∶1），尤其是妊娠期女性和经产妇。以前的深静脉血栓也可能破坏瓣膜，特别是小腿交通支静脉，可导致静脉曲张。

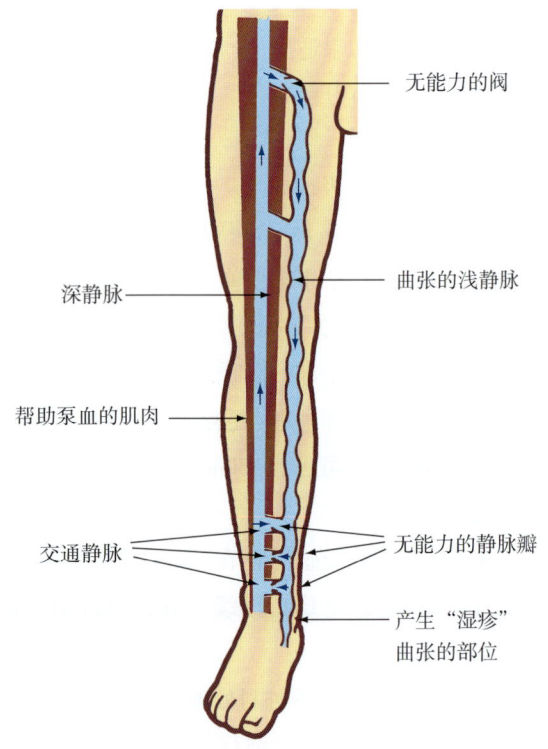

图 67.9 静脉曲张的常见部位

浅静脉扩张与静脉曲张相似，可能由于盆腔或腹腔内肿瘤（如卵巢癌、腹膜后纤维化）压迫浅静脉所致。不常见但很重要的是，在先前的深静脉尤其是包括髂-股段血栓，已建立侧枝循环时出现的静脉扩张。

（1）**症状** 静脉曲张可能没有症状，主诉是外观难看。症状包括肿胀、疲劳、沉重感、肢体疼痛不适和瘙痒。

表 67.5 静脉曲张的危险因素

女性
家族史
妊娠
经产
年龄
职业
饮食（低纤维）

（2）**静脉曲张与疼痛** 即使曲张的静脉又长又曲折，可能并不会疼痛。丧失功能的交通静脉从胫后静脉穿过比目鱼肌到达表面时，疼痛是一个征兆。严重时可导致下肢静脉高压[6]。特点是站立后疼痛加重，夜间腿部痉挛、皮肤敏感、色素沉着、踝关节肿胀、皮肤特征如脱发。通常来讲，详细询问病史可以判断疼痛的原因是否真正由静脉曲张引起，而不是短暂或周期性水肿，这在女性是常见疾病[7]。静脉曲张的并发症总结于表 67.6。

表 67.6 静脉曲张的并发症

血栓性浅静脉炎
皮肤湿疹（10%）
皮肤溃疡（20%）
出血
钙化
Marjolin 溃疡（鳞状细胞癌）

（3）**体格检查** 下面的试验有助于明确静脉或静脉瓣功能不全的部位。

① 咳嗽时腹股沟静脉搏动试验：这有助于明确是否有大隐静脉功能不全。将手指放于卵圆窝下方静脉线（耻骨结节外侧 4cm，下方 4cm）[8]，让患者咳嗽——将会感受到沿大隐静脉走行、扩张的静脉冲动或震颤。卵圆窝明显扩张的大隐静脉（大隐静脉曲张）将会加重功能丧失。患者躺下时症状就会消失。

② 特伦德伦伯（Trendelenburg）卧位（垂头仰卧位）试验：判断大隐静脉功能的试验。让患者平卧位，腿部抬高至 45°，将静脉流空（图 67.10a）。用止血带充分加压阻止大腿上端血液逆流到卵圆窝下段（或用手指加压堵塞开口处，正如 Trendelenburg 所述）。

然后患者能站立，如果卵圆窝下方无功能丧失的静脉，大隐静脉系统将继续保持曲张。如大隐静脉、股静脉交界处瓣膜功能不全，当压力解除，静脉迅速充盈（图 67.10b）。即为 Trendelenburg 试验阳性。

注：双侧 Trendelenburg 试验阳性，在压力解除之前，静脉迅速充盈，释放时（松开止血带）有冲击感。说明大隐静脉与交通支功能不全同时存在。

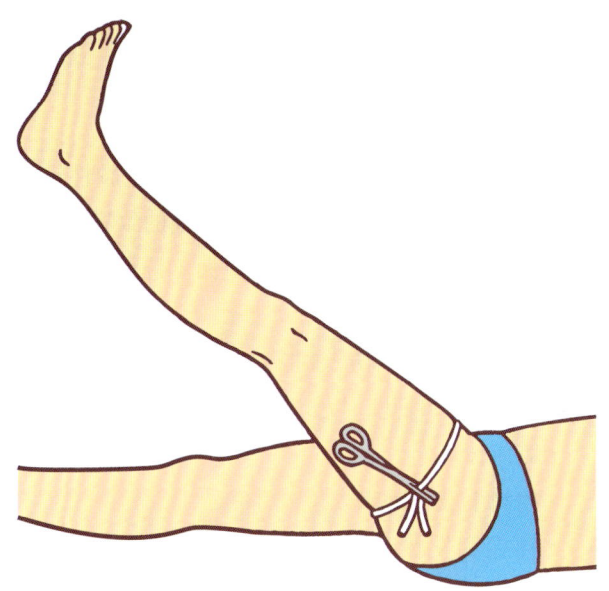

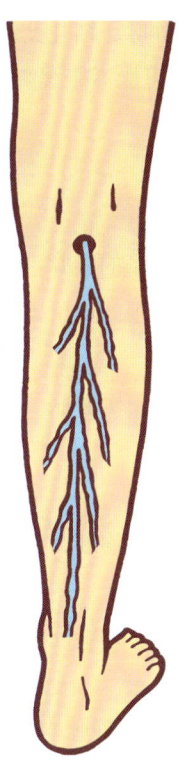

图 67.11 小隐静脉功能试验

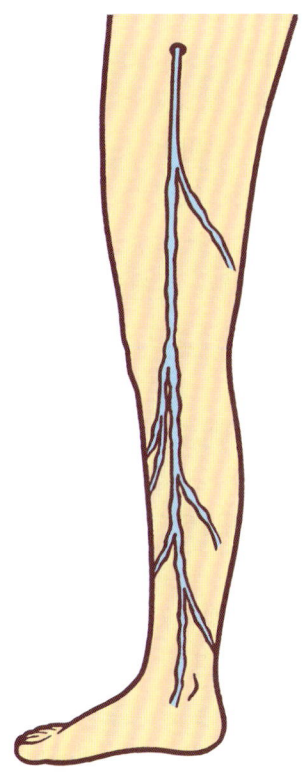

图 67.10 Trendelenburg 试验：（a）腿部抬高至 45°，使静脉流空，然后捆扎止血带；（b）大隐静脉系统功能试验（膝内侧）

③ 小隐静脉功能不全试验：与 Trendelenburg 试验类似，在小隐静脉上方、腘窝下方加压（用止血带或手指）（图 67.11）。

④ 交通支静脉功能丧失试验：这是一种精确的临床试验，用于识别腿中部和胫骨边缘中后部 3 个常见部位的交通支静脉的功能丧失。这个试验较难实现。腿部的一般外观和这些部位的触诊可能提供一些线索。

注：静脉多普勒超声能准确地定位血管功能不全的部位，并能明确重要深静脉系统的功能状况。

（4）预防
- 保持理想体重。
- 食用高纤维食物。
- 如处于高风险（妊娠、站立性职业），注意休息，并穿弹力袜。

（5）治疗
- 尽可能地避免长时间站立。
- 坐位时将腿放于脚凳上。
- 穿弹力袜或紧身衣（早晨起床前穿上）。
- 不要搔抓静脉上痒的皮肤。

① 挤压硬化疗法
- 用少量硬化剂（如钠十四烷基硫酸盐 – 纤维静脉 3%）。
- 理想的是较小的，孤立的静脉，特别是膝关节下方。

② 手术结扎和剥离
- 当症状和明显的静脉曲张有一个清晰的联系时，这是最好的治疗方法（如大隐静脉不全）。

- 切除明显曲张的静脉，结扎交通静脉。

注：静脉曲张手术可能不能缓解双腿的沉重感和疼痛。

2. 浅表血栓性静脉炎

（1）临床特点

- 通常发生在表浅曲张的静脉。
- 在腿部有柔软、红色的皮下索。
- 通常有局部水肿。
- 下肢和踝关节无大范围肿胀。
- 仅需对症治疗（见下文），除非延伸至膝关节上方，有肺栓塞风险时。
- 静脉多普勒扫描可以诊断，也可以判断：
  — 浅表血栓形成的程度。
  — 如果有合并症，毫无疑问，同时存在深静脉血栓。

（2）治疗　目的是通过静脉均匀压力，防止血栓的蔓延。

- 用薄海绵垫覆盖整个皮下静脉线。
- 从足到大腿（在索上）使用坚固的弹性绷带（最好是绉纱）。
- 7～10天后拆除海绵垫和绷带。
- 如果病情严重，卧床休息，抬高下肢。否则保持正常活动。
- 开具非甾体抗炎药（如吲哚美辛，应用10天）。

注意：

- 无需抗凝血药。
- 传统甘油、鱼石脂敷料仍是有用的。
- 考虑血栓性静脉炎和深部癌的相关性。
- 如果病变在膝关节上方，则结扎大隐静脉与股静脉交界处的静脉。

3. 深静脉血栓　参见第135章"血栓形成和血栓栓塞"。

4. 髂股静脉血栓性静脉炎（炎性肿胀）[9]　这种情况罕见但有可能致命，当髂股静脉被弥散性血块完全堵塞时，可出现皮下水肿和苍白。起初可表现为疼痛的"乳白色的腿"，以前被称为股白肿（常见于妊娠后期或产褥早期）。病情可能恶化，导致皮肤发绀（提示股炎症性肿胀）、青紫（提示早期静脉梗死）。

广泛的髂股静脉闭塞是一种急症，患者可能会发生休克、坏疽、肺栓塞。

十一、其他引起疼痛的疾病

1. 蜂窝织炎、丹毒　致病微生物是化脓性链球菌（最常见）和金黄色葡萄球菌。其他的致病微生物包括流感嗜血杆菌、假单胞菌和真菌（特别是在免疫功能低下者）。

发病诱因包括割伤、擦伤、溃疡、昆虫叮咬、杂质、静脉内药物使用，以及湿疹、足癣等皮肤疾病。

- 卧床休息。
- 抬高下肢（卧床或起床后都要）。
- 疼痛和发热时使用阿司匹林或对乙酰氨基酚（扑热息痛）。
- 用不黏的含盐敷料剂清理和包扎伤口。

（1）化脓性链球菌（常见原因）[11]

- 如果确诊为化脓性链球菌感染：青霉素 V500mg，口服）每6小时1次，连用10天。
- 如果微生物可疑：氟康唑/双氯西林钠 500mg（口服），每6小时1次，连用7～10天。
- 如果对青霉素过敏：头孢氨苄 500mg（口服），每6小时1次，或（如严重）头孢唑林 2g 静脉滴注，每6小时1次。

（2）金黄色葡萄球菌[10]

- 病情严重，可能危及生命时：氟氯西林/双氯西林钠 2g，静脉用药，每6小时1次，连用7～10天。

病情较轻时：氟氯西林/双氯西林钠 500mg（口服），每6小时1次，连用7～10天。

或

头孢氨苄 500mg（口服），每6小时1次。

2. 腹股沟疖（脓肿）　由金黄色葡萄球菌感染引起的痛性疖疮，常见于腹股沟区阴毛区域。常采用保守治疗。

- 局部用药
  — 局部杀菌药。
  — 热敷。
  — 待疖"成熟"时行引流术。
- 疖肿深或累及范围广者
  — 双氯西林 500mg（口服），每6小时1次，连用5～7天。

—"成熟"后引流，未"成熟"时不要用手挤掉。

3. 夜间肌肉痉挛

注：治疗已知病因，如破伤风、药物、低钠血症、甲状腺功能减退症、低钙血症、妊娠。

（1）物理治疗

- 嘱患者伸展肌肉并行放松训练：临睡前拉伸小腿 3 分钟，然后坐在椅子上，将脚放在垫子上，与地面平行，休息 10 分钟[11]。
- 按摩和热敷受累的肌肉。
- 尽量保持被褥覆盖脚和小腿——用双倍的垫子抬高脚、下肢。

（2）特发性痉挛的药物治疗

- 睡前服用奎宁水可能有益。
- 药物治疗，可以考虑
  — 比哌立登 2~4mg，夜间服用。
  — 镁钴片（如 Erampeze）。

硫酸奎宁可能有助于改善病情，但不建议用于血小板减少症患者[12]。

4. 腿部碾压伤

被车轮碾压四肢，尤其伤及腿部，是非常棘手的问题。

自由旋转的车轮并不是很危险，但严重的损伤常因非旋转（制动）车轮碾压四肢，合并车轮翻转的混合压迫所致。导致"脱套"性撕裂伤，四肢看起来无异常，但可能伴随皮肤坏死。

- 住院观察。
- 骨筋膜室综合征可行筋膜切开术与开放引流术。
- 进行外科手术减压，同时切除坏死的脂肪组织通常是必要的。
- 补充水分并监测将患者的肾功能

十二、转诊时机

- 突发腿部疼痛、苍白、无脉、麻痹、冰冷。
- 间歇性跛行恶化。
- 足部休息痛。
- 有腘动脉瘤。
- 膝关节以上的浅表血栓性静脉炎。
- 有深静脉血栓形成的迹象。
- 怀疑腿部气性坏疽。
- 髋关节疼痛加重。
- 有骨科疾病的迹象（如肿瘤、感染、Paget 病）。
- 严重坐骨神经痛、神经系统功能缺陷（如足无力、反射消失）。

实践要点

- 对主诉有不寻常的深部腿部（包括髋关节）疼痛患者，尤其是儿童，一定要行 X 线检查。
- 疼痛强度并不随着运动、活动或体位而改变，病因提示感染或肿瘤。
- 髋关节疾病如骨关节炎和股骨头骨骺滑脱可表现为膝关节疼痛（常为内侧）。
- 腹膜后出血是急性严重神经根疼痛的病因之一，尤其是正在接受抗凝治疗的患者。
- 避免截肢。急性下肢缺血的治疗依赖于早期识别（在 4 小时内进行手术，超过 6 小时就太晚了）。

参考文献

[1] House AK. The painful limb: is it intermittent claudication? Modern Medicine Australia, 1990: 16–26.

[2] Tunnessen WW. Signs and Symptoms in Paediatrics (2nd edn). Philadelphia: Lippincott, 1988: 483.

[3] Hart FD. Practical Problems in Rheumatology. London: Dunitz, 1983: 120.

[4] Bates B. A Guide to Physical Examination and History Taking (5th edn). New York: Lippincott, 1991: 450.

[5] Fry J, Berry H. Surgical Problems in Clinical Practice. London: Edward Arnold, 1987: 125–134.

[6] Ryan P. A Very Short Textbook of Surgery (2nd edn). Canberra: Dennis & Ryan, 1990: 61.

[7] Hunt P, Marshall V. Clinical Problems in General Surgery. Sydney: Butterworths, 1991: 172.

[8] Davis A, Bolin T, Ham J. Symptom Analysis and Physical Diagnosis (2nd edn). Sydney: Pergamon, 1990: 179.

[9] Colucciello SA. Evaluation and management of deep venous thrombosis. Primary Care Rep, 1996, 2(12): 105.

[10] Spicer J (Chair). Therapeutic Guidelines: Antibiotic (Version 13). Melbourne: Therapeutic Guidelines Ltd, 2005: 275–276.

[11] Murtagh JE. Practice Tips (5th edn). Sydney: McGraw-Hill, 2008: 228–229.

[12] Mashford L (Chair). Therapeutic Guidelines: Analgesic (Version 5). Melbourne: Therapeutic Guidelines Ltd, 2007.

第 68 章　膝部疼痛

> 人类的膝部是一关节，不是娱乐之源。
>
> Percy Hammond, 1912, Review of a Play

膝关节是一种滑动铰链关节，是人体最大的滑膜关节。骨末端小面积的接触面在任何时候均依赖于韧带维持其稳定性。尽管大大增加了运动的幅度，但也增加了伤害敏感性，特别是体育活动。探寻膝关节疾病的病因是个非常困难和具有挑战性的实践过程。要记住，外周疼痛性神经受体对各种不同刺激都可做出相应反应，包括炎症性、化学性刺激（如晶体滑膜炎）、牵拉性疼痛（如关节囊半月板拉伤致活动受限）、滑膜囊胀张力升高（如关节积液或积血），以及影响软骨下骨的压力负荷所致的疼痛。

一、重要资料与关注要点

- 每年每 50 位患者中约有 1 位是因膝关节病变导致的疼痛而就医[1]。
- 常见的临床症状依次为疼痛、僵硬、肿胀、关节弹响和活动受限。
- 出现膝部疼痛的患者年龄范围很广，很多膝部症状与年龄相关。
- 膝关节周围过度用力如足外翻，更容易造成韧带损伤。扭伤可引起半月板断裂。
- 前交叉韧带（ACL）断裂是一种容易误诊的常见膝关节损伤[2]。如有足外翻的应变力或膝关节突然旋转的病史，常伴有开裂或撕裂的感觉。应怀疑此损伤诊断，它常与迅速出现的关节积血、不能行走或负重有关。
- 关节损伤后迅速出现的膝关节肿痛（数分钟或 1～4 小时）提示关节积血。
- 关节损伤后 1～2 天以上出现的滑膜囊积液，提示创伤性滑膜炎。
- 任何副韧带修复应早期进行，但如果与 ACL 损伤有关，早期手术可导致膝关节僵硬，因此手术要延迟。单纯 ACL 断裂，对于优秀能运动员早期重建是合适的。否则，如有临床表现不稳定，适合延迟重建[3]。
- 膝关节的急性自发性炎症可能是全身性疾病，如类风湿关节炎、风湿热、痛风、假性痛风（软骨钙化）、脊柱关节病（银屑病、强直性脊柱炎、反应性关节炎、肠道炎症）、莱姆病和结节病的局部表现。
- 青春期前的儿童（尤其是 10～14 岁的男童）出现膝关节疼痛时，要考虑 Osgood–Schlatter 病（OSD，胫骨结节骨骺炎）。
- 腰骶椎（尤其是 L_3～S_1 神经根）和髋关节（L_3 神经支配）的病变会表现为膝关节疼痛。
- 如果怀疑有感染或出血，应行关节穿刺抽液。
- 膝部前侧疼痛是最常见的膝关节疼痛类型，据报道至少占运动相关肌肉骨骼问题的 11%。根本的病因是髌股关节功能障碍性疼痛。这是一种良性病变，预后好。

二、膝部和牵涉痛的相关重要知识

1. 源于膝关节的疼痛　膝关节功能障碍引起的疼痛感准确的表现在膝部，常局限在膝关节的某一部分，常表现在膝关节前侧，膝关节后侧少见。使骨性关节炎和外侧半月板的径向撕裂变得更为复杂的受累肢体，易放射到近端和远端的肢体疼痛，这是一种特殊的疾病，但问题显然源于膝关节[4]。

2. 膝部牵涉痛　膝部及其周围组织的牵涉痛一直是临床诊断上的医学难题。髋关节和腰骶椎疾病引起的膝部牵涉痛是两种常见的情况。

- 髋关节主要由 L_3 神经支配，因此疼痛区域是指腹股沟下方、大腿前内侧到膝盖（图 68.1）。有时疼痛只表现在膝关节的前内侧。在儿童，股骨头骨骺滑脱导致跛行和膝关节疼痛并不少见。
- 膝关节疼痛可以源自腰骶椎病变。

注：椎间盘病变患者坐位、咳嗽或用力时可引起膝部疼痛，而行走则不会诱发疼痛。

L_2～L_3 椎间盘突出（罕见）压迫 L_3 神经根和

L_4 神经根痛会导致膝关节内侧疼痛。L_4～L_5 椎间盘突出压迫 L_5 神经根可引起膝关节外侧疼痛，L_5～S_1 椎间盘突出压迫 S_1 神经根可导致膝关节后面疼痛（图 68.1）。

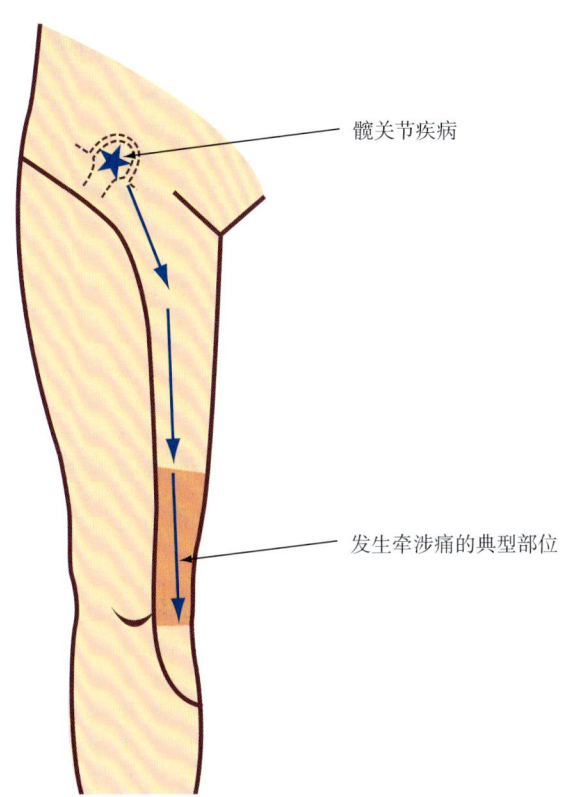

图 68.1 髋关节疾病引起膝部牵涉痛的典型部位

三、诊断方法

安全诊断模型总结于表 68.1。

1. 可能的诊断 英国一项研究结果强调了一个事实：膝部疼痛最常见的原因是膝关节负荷过重或其他轻微创伤所致轻微的韧带损伤和膝部擦伤。创伤性滑膜炎可能伴随着一些损伤。这些所谓的损伤可能包括最近描述的各种综合征，如滑膜皱襞综合征、髌骨肌腱病变和髌下脂肪垫炎症（图 68.2）。

不断重复的过度使用所致的低级创伤，如经常跪在地上，可能引起髌骨前滑囊炎，称为"女仆膝"或"地毯膝"。髌骨下滑囊炎被称为"牧师膝盖"。

膝关节骨性关节炎是很常见的疾病，尤其在中老年人。可呈自发性，或继发于既往的创伤伴内部结构紊乱，或不稳定。

膝关节过度使用导致的最常见问题是髌股关节疼痛综合征（之前常称为髌骨软化症）。

表 68.1 膝部疼痛的诊断策略模型

问	可能的诊断	
答	韧带拉伤和扭伤 ± 创伤性滑膜炎	
	骨性关节炎	
	髌股关节综合征	
	髌前滑囊炎	
问	不能忽视的严重疾病	
答	急性前交叉韧带撕裂	
	血管疾病	
	• 深静脉血栓形成	
	• 浅表血栓性静脉炎	
	肿瘤	
	• 骨原发性肿瘤	
	• 转移性肿瘤	
	严重感染	
	• 化脓性关节炎	
	• 结核	
	类风湿关节炎	
	青少年慢性关节炎	
	风湿热	
问	常被遗漏的疾病	
答	牵涉痛：背部或髋关节	
	异物（夹杂物）	
	关节内游离体	
	剥脱性骨软骨炎	
	股骨头坏死	
	Osgood-Schlatter 病	
	半月板撕裂	
	膝关节周围骨折	
	假性痛风（软骨钙化）	
	痛风→髌骨上滑囊炎	
	腘窝囊肿破裂	
	罕见疾病	
	• 结节病	
	• Paget 病	
	• 脊柱关节病	
问	七种假象	
答	抑郁症	√
	糖尿病	√
	药物	（间接）
	贫血	—
	甲状腺疾病	—
	脊柱功能障碍	√
	尿路感染	—
问	患者试图告诉我什么？	
答	与心理因素有关，尤其是与损伤赔偿有关的心理因素。	

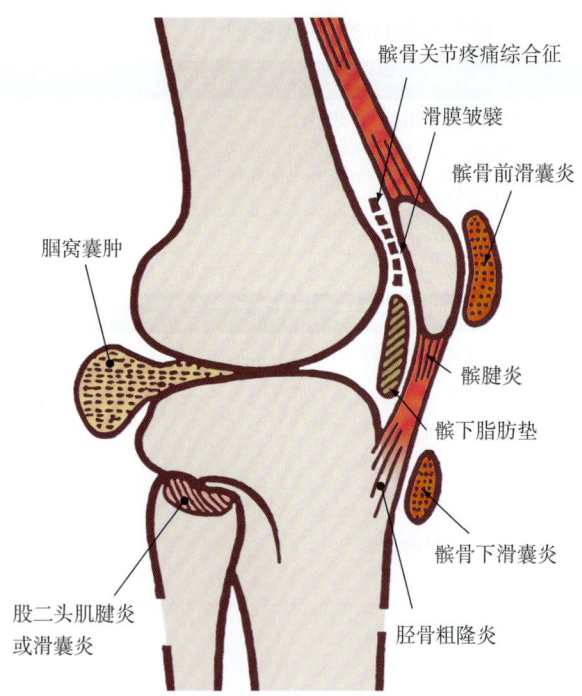

图 68.2 膝关节的外侧面观，显示由各种原因导致的膝部疼痛的典型部位

2. 不能忽视的严重的疾病 膝关节周围骨肿瘤相对比较少见，但仍需要考虑到。最常见是继发于乳腺、肺、肾、甲状腺、前列腺的肿瘤。不常见的包括骨样骨瘤、骨肉瘤和尤因肉瘤（多见于年轻人）。化脓性关节炎和感染性滑囊炎容易发生在膝关节，尤其是割伤和擦伤的伤口感染。

血源性感染的化脓性关节炎是儿童膝部疾病种最见的类型，感染的病原菌是金黄色葡萄球菌或流感嗜血杆菌，或成人的淋菌性关节炎。应牢记风湿热与短暂的多发性关节炎有关，首先累及膝关节，然后是其他关节。

炎症性疾病如脊柱关节病、结节病、软骨钙化（由于中老年人双水焦磷酸钙沉积所致的晶体性关节炎）、痛风和青少年慢性关节炎，在鉴别诊断时必须考虑。

> **膝部疼痛的重要警示性信号**
>
> - 急性肿胀，伴或不伴创伤
> - 急性红斑或慢性红斑急性发作
> - 无外伤情况下出现全身症状（如发热）
> - 无法解释的慢性、持续性疼痛

3. 常被遗漏的疾病 膝关节疾病诊断有许多误区，常常找不到明确的病因，因为有无数的难以诊断的疾病。幸运的是，许多疾病可以由 X 线检查确诊。

一种易发生误诊的情况是异物，如跪在地毯上被刺的断针。

如存在自发性积液，需要特别注意，因为它可能提示风湿性疾病或某种状况，如剥脱性骨软骨炎（在年轻人中更常见）或股骨头坏死的股骨髁（中老年骨性坏死问题）和可能随后出现的关节内游离体。

腘窝囊肿破裂会引起膝关节后方严重的疼痛，可能与深静脉血栓相混淆。要牢记，静脉曲张的并发症可引起膝关节周围疼痛或不适，这是非常重要的。

（1）常见误区
- 忽视髋关节或腰背部疾病所致牵涉痛是膝关节疼痛的病因。
- 未能认识到半月板断裂可能是由于半月板的小创伤恶化导致的。
- 未进行 X 线检查或采取特殊的检查方法以显示膝关节病变，检测特异性病症，如髌骨骨折或剥脱性骨软骨炎。

（2）受损膝关节 X 线检查的 Ottawa 诊断原则
- 年龄 ≥ 55 岁。
- 单纯的髌骨压痛。
- 腓骨头压痛。
- 膝关节不能屈曲到 90°。
- 突然无力负重。

此外，膝关节 X 线可显示钝伤或跌倒损伤，如果患者：
- 年龄 < 12 岁或大于 50 岁。
- 无法在临床医生面前采取四步负重法[5]。

4. 七种假象 在众多临床假象中，脊柱功能障碍是最主要的病变。糖尿病合并神经病变可能也引起疼痛，或药物如利尿药可能导致老年痛风。

5. 精神因素 有些患者，不管是年轻人，还是老年人，为引起关注，主诉膝关节疼痛时可能会虚构或夸大病情，特别是涉及损伤赔偿方面。这需要医生有谨慎的临床敏锐力，去帮助患者解决问题。

四、临床方法

1. 病史 病史是诊断的关键。如果涉及外伤，必须认真仔细地描述受伤的过程。包括既往病史。涉及老年人的一个特殊问题是能够遭受"跌落"后膝关节的损害，但注意力很容易从膝关节转移到大脑。

有重要意义的是，判断疼痛是急性还是慢性、钝痛还是锐痛、连续性还是反复性。确定其严重程度和位置，并牢记与年龄有关的疾病。

2. 关键问题

（1）外伤的相关问题
- 能详细解释膝关节是怎样损伤的吗？
- 在跳跃后能艰难地着地吗？
- 受到直接撞击了吗？从哪个方向？
- 受伤时你的腿是弯曲的吗？
- 是否感觉到"砰地"或听到"喀嗒声"？
- 膝关节是否摇晃或不稳定？
- 是否感觉到膝关节好像瞬间骨分离？
- 受伤后多久出现疼痛？
- 是否注意到受伤后多久出现肿胀？
- 膝关节既往有外伤史或手术吗？
- 受伤后能行走吗？或不得不被抬离地面或球场？
- 是否涉及劳动赔偿？

（2）无受伤史
- 疼痛是在步行、慢跑或其他活动后出现吗？
- 您跪着工作的时间有多长，如擦地板、清洁地毯时？
- 地毯上有针或销钉吗？
- 膝关节是否僵硬或被卡住？
- 膝关节有肿胀吗？
- 移动时有刺耳的"摩擦感"吗？
- 休息时是否会发生疼痛？有晨僵现象吗？
- 上台阶或走楼梯时感到疼痛吗？

3. 重要的症状

（1）伤后肿胀　突然发生的关节肿痛（通常在60分钟内）是关节积血的典型表现（图68.3和图68.4）。血液来自含有血管的组织，如撕裂的韧带、撕裂的滑膜或折断的骨骼，而局限于无血管结构的组织如半月板时通常无出血。约75%的病例是由于前交叉韧带撕裂[6]。如果轻微损伤即引起急性关节积血，应怀疑有出血倾向或使用了抗凝药。关节积血的病因列于表68.2。

在数小时内（如6～24小时）依次出现的肿胀、僵硬、疼痛是滑膜液渗出的典型表现。原因包括半月板撕裂和轻微的韧带损伤。肿胀逐渐进展持续数天，后局限于膝前，是滑膜囊积液的典型表现，如"女佣的膝盖"。

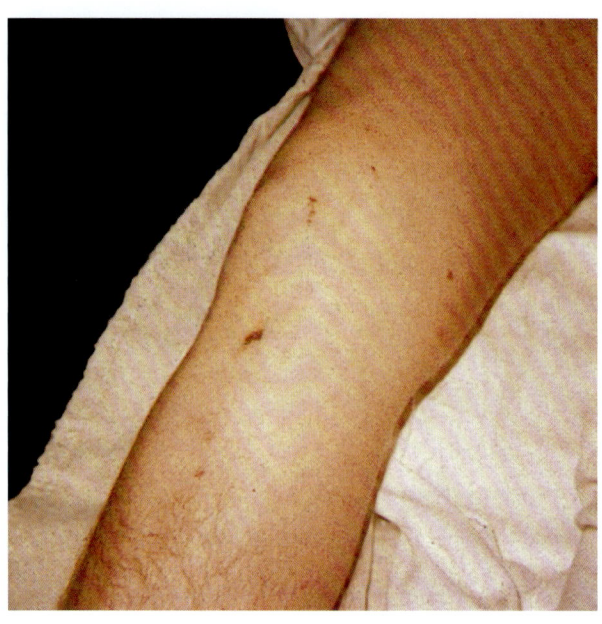

图68.3　运动者发生关节积血：表现为膝部急性疼痛和肿胀

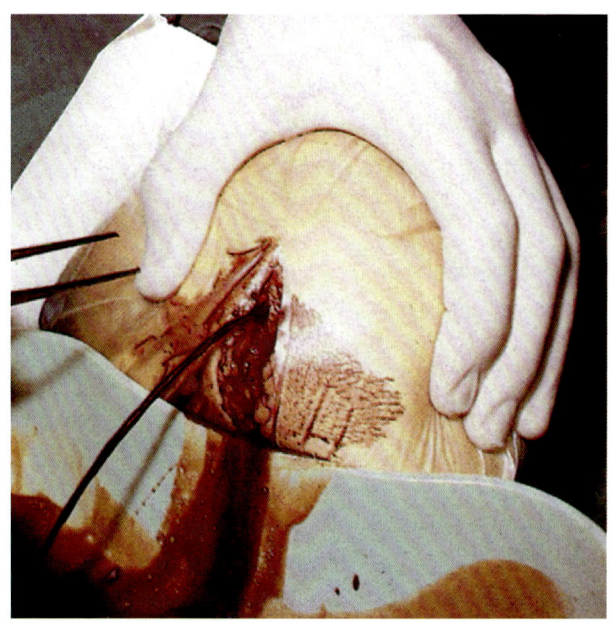

图68.4　关节内积血：通过手术清除（如图68.3所示的膝关节囊内的血液）关节内积血，解除膝关节内的压力

表68.2　关节积血的病因

交叉韧带撕裂，特别是前交叉韧带
关节囊破裂与副韧带撕裂
半月板的外周损伤
髌骨软骨的脱位或半脱位
骨软骨骨折
出血性疾病（如血友病），抗凝剂

（2）**复发性或慢性肿胀**　提示关节内病变，包括：
- 髌股关节疼痛综合征。
- 分离性骨软骨炎。
- 退行性关节疾病包括退行性半月板撕裂。
- 关节炎。

（3）**交锁**　交锁通常意味着患者感到膝关节突然无法完全伸展（一般10°～45°，平均30°），但可以完全弯曲[7]。

病因：

a. 真正的交锁
- 半月板撕裂（斗柄）。
- 游离体（如分离性骨软骨炎的软骨碎片）。
- 前交叉韧带撕裂（残留）。
- 关节软骨的皮瓣。
- 胫骨棘撕脱。
- 髌骨脱臼。
- 滑膜骨软骨瘤病。

b. 假性交锁
- 髌股关节损伤。
- Ⅰ度或Ⅱ度内侧韧带断裂。
- 前交叉韧带拉伤。
- 明显的积液。
- 疼痛和肌腱痉挛。

（4）**卡住**　关节被卡住是指患者在进行膝关节活动时能够感觉到有东西卡在了活动方向上，但还不是关节交锁，任何导致关节交锁的情况都能引发这个症状的出现。此外还要考虑到髌骨半脱位和关节内游离体的情况。

产生游离体的病因
- 剥脱性骨软骨炎（通常股骨内侧髁）。
- 髌骨片段（例如髌骨脱位）。
- 骨赘脱落。
- 骨软骨骨折后损伤。
- 滑膜软骨瘤病。

（5）**弹响**　弹响可能是由于畸形如髌股关节错位或半脱位、关节内游离体或半月板撕裂所致。也可能发生在爬楼梯或下蹲时的正常关节活动时。

（6）**膝前部疼痛**[8]　常见原因包括：
- 髌股关节综合征。
- 膝关节骨性关节炎。
- 髌骨肌腱病变。
- 股骨头坏死。

（7）**膝外侧部疼痛**

考虑：
- 膝关节外侧骨性关节炎。
- 外侧半月板的损伤。
- 髌股关节综合征。

（8）**内侧膝关节疼痛**

考虑：
- 膝关节内侧骨性关节炎。
- 内侧半月板损伤。
- 髌股关节综合征。

4.**体格检查**　通过详细询问病史和简单的关节检查可作出临时诊断，但对膝关节进行触诊、运动（主动和被动）以及关节结构的检查过程有助于准确定位病变位置。

（1）**视诊**　检查患者行走，站立直立位和仰卧位的膝关节。让患者蹲下来有助于精确定位疼痛的位点。让患者坐在沙发上，双腿下悬，注意观察髌骨的任何异常情况。注意观察有无关节畸形、肿胀以及肌肉萎缩。

常见的膝关节畸形有膝外翻——"罗圈腿"（图68.5a），膝反屈——"翻膝"（图68.5b）和膝内翻——"罗圈腿"（图68.5c）。

这里有一个帮助记忆专业术语的有效方法，如足外翻中的Lateral，用其首字母"L"来表示即可[8]。正常膝关节、胫骨参照股骨的角度有轻微外翻，女性更明显。

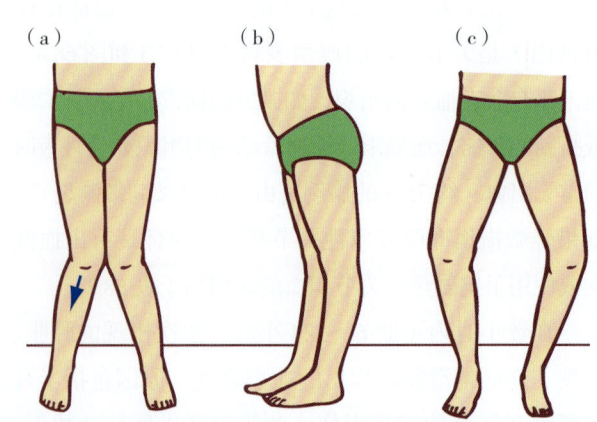

图68.5　膝关节的畸形：(a)膝外翻（罗圈腿）胫骨向外侧偏离。(b)膝反屈（翻膝）。(c)膝内翻（弓形腿）

（2）**触诊** 膝盖触诊一般集中在髌骨、髌骨肌腱、关节线、胫骨结节、关节囊和腘窝。触诊时要注意有无关节积液、体表温度、肿胀、滑膜增厚、捻发音、叩击痛和触痛。

注意在腘窝（Baker）处有无腘窝囊肿。把手指放在髌上囊检查：滑膜增厚和慢性关节炎的体表标志在髌骨正上方很显著：髌温暖、软而湿的、有弹性，没有震颤。

让患者屈曲膝关节45°，检查有无假性囊肿，尤其是在外侧半月板（图68.6）。

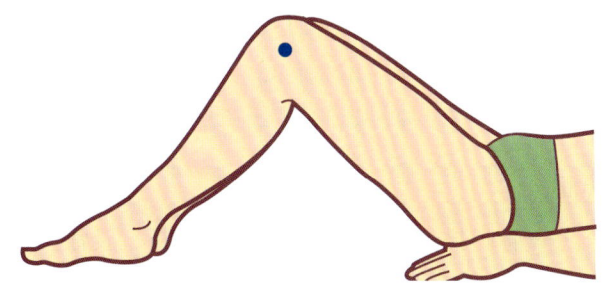

图68.6 外侧半月板的假性囊肿：膝关节屈曲45°，如果存在假性囊肿，此时就会出现肿块

（3）**液体渗出** 凸起的标志：压迫膝关节内侧，并使液体离开。试验阳性：当敲击关节的外侧，积液在关节周围移动，形成明显的隆起或是填充内测的凹陷（图68.7）。

积液量大，明显而紧张，试验结果则为阴性。可对这些病例可做髌骨叩击试验（图68.8）：突然敲击髌骨下极来对抗示指固定的股骨。

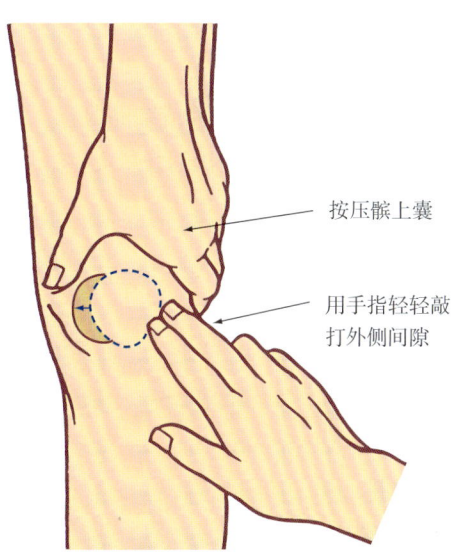

图68.7 有关节内积液时的隆起特征：内侧间隔处有液性隆起

按压髌上囊

用手指轻轻敲打外侧间隙

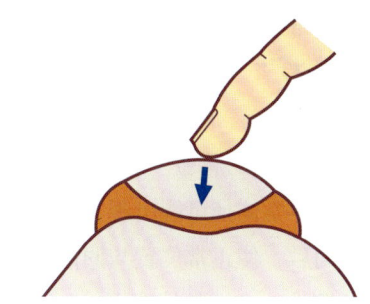

图68.8 髌骨叩击试验

（4）**活动能力**

伸展：正常为0°～5°。伸展功能的丧失，最好通过在沙发上提起脚跟按住膝盖测量。正常的膝关节，可抬起脚跟离开沙发2.5～4cm，即进入过度伸展状态。

屈曲（仰卧或俯卧）：正常为135°。

正常膝关节弯曲可使脚跟踢到臀部，但在关节锁定时由于内侧半月板撕裂的限制，脚跟和臀部之间有可能相差5cm以上的距离。

旋转：正常为5°～10°。让患者坐在检查床上，双侧小腿下垂，与检查床的边缘呈90°。用手固定膝关节同时旋转足部。

注：通常，在腿完全伸展的情况下，胫骨与股骨连接处不可能发生外展、内收或旋转活动。

5. 韧带稳定性试验

副韧带：胫股关节承受内收（内翻）、外展（外翻）的应力下可完全伸直，然后在沙发的一侧腿屈曲30°，韧带张力增加时有局部疼痛。如果韧带完全撕裂（3度），那么膝关节就会打开。应该仔细观察并记录这种极端的感受，稳固表示关节稳定，"柔软"表示有损伤（图68.9）。

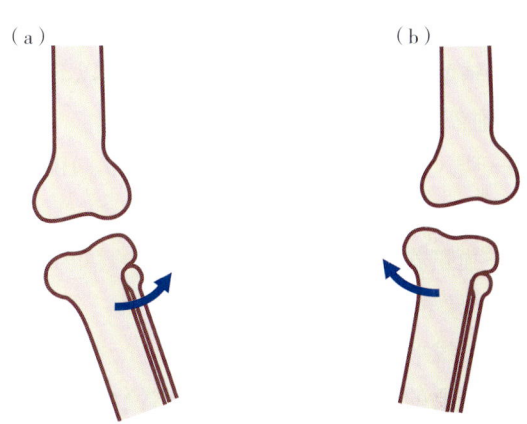

图68.9 内侧和外侧副韧带不稳定：(a)膝关节内侧不稳定。(b)膝关节外侧不稳定

交叉韧带：前交叉韧带（ACL）的稳定性可通过前抽屉试验来检查。嘱患者仰卧位，膝关节屈曲90°。胫股段被拉向前，如存在前交叉韧带的损伤将会增加胫骨在股骨上的移位。在后交叉韧带（PCL）损伤的情况下，异常体征可能出现，实际上，这些病例膝关节被拉向后，使正常位置与回落点分离。这提示前抽屉试验阳性。在这种情况下，Lachman试验为阴性。在内侧韧带有损伤的情况下，增加胫股骨的外旋可加重抽屉征阳性的表现。

6. 特异性激发试验 最简单的半月板功能检查试验概述于表 68.4。

- McMurray试验（麦氏征）：患者躺在检查床上，膝盖弯曲外展以不同角度旋转，然后逐渐伸直。将手放在受累的膝关节上，感受"沉闷的摩擦声"或压痛点。
- Apley研磨/牵引试验：患者俯卧，膝关节屈曲至90°，然后在压力的作用下旋转，出现疼痛症状提示半月板撕裂。然后在无压力作用下重复旋转牵引试验——检测韧带是否有损伤。
- 推髌试验。膝关节屈曲15°～20°，尝试向一侧推髌骨，注意患者的反应。
- 髌骨肌腱病变。触诊髌骨肌腱（图68.19）。
- 髌股关节疼痛试验。参见图68.18。

同时要检查患侧的腰骶椎和患侧髋关节。

7. 测量

（1）**股四头肌** 怀疑股四头肌萎缩时，在胫骨粗隆上方等位点测量大腿的周长。通过对紧张度的感知有助于评估股四头肌功能。

（2）**静态Q角**（图68.10）。 如果男性Q角>15°和女性Q角>19°，可能出现髌股关节疼痛和关节不稳定[9]。

8. 辅助检查 诊断膝关节疼痛可进行以下检查：

- 血液检测
— 类风湿关节炎因子试验。抗核抗体、HLA-B_{27}。
— 红细胞沉降率。
— 血培养（怀疑化脓性关节炎）。
- 影像学检查
— X线平片。
— 重要的观察：髁间（剥脱性骨软骨炎，游离体）。切线位（可疑髌骨病变观察髌骨的轴位观）。斜线（界定髁和髌骨）。负重，寻找退行性关节炎的

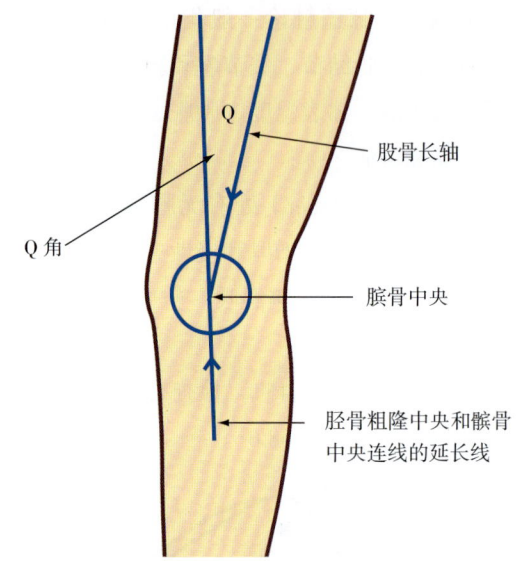

图 68.10 膝关节Q角：用来测量髌骨的位置

依据。

— 骨扫描：怀疑肿瘤、应力性骨折、股骨头坏死、剥脱性骨软骨炎时。
— MRI：对诊断软骨、半月板和韧带损伤性疾病有特殊优势。也可用于内部结构紊乱的检查。
— 关节造影（基本已被关节镜检查所取代）或MRI检查。
— 超声检查：对膝腱、软组织肿块、积液、腘窝囊肿和囊液囊肿的评定较好。
- CT：用于复杂的胫骨骨折和髌股关节特殊功能障碍的检查。
- 特殊检查
— 在麻醉下进行检查。
— 关节镜。
— 抽取关节液检查：培养或结晶检查。

X线平片检查可能被漏诊的骨折类型[10]

- 髌骨骨折。
- 胫骨平台骨折。
- 胫骨体的骨折。
- 儿童骨骺损伤。
- 骨软骨骨折
— 髌骨。
— 股骨髁。
- 胫骨上端应力性骨折。
- 撕脱性骨折（胫骨平台前外侧撕脱性骨折，伴随前交叉韧带撕裂）。

五、儿童膝部疼痛

儿童可能有独特的表现，通常涉及生长发育，包括骨骺的问题。他们的肌肉往往很紧张，尤其是在快速发育期，很容易发生过劳性损伤，如髌骨肌腱病变和髌股关节疼痛综合征。

①10岁以下儿童：非运动员在第一个十年（0～10岁）出现膝关节疼痛并不常见，但化脓性感染与幼年型慢性关节炎必须考虑。

膝外翻或内翻是一种常见的临床表现，但并不是儿童身体不适的根源。膝外翻常见于4～6岁的儿童，可能有异常生物力学压力的易感因素，如果儿童参与体育运动易导致过度使用的损伤。

②10～20岁：膝关节疼痛最常在这10年中出现，往往是由于髌股关节综合征所致，常累及髌后、髌周和膝前区域。发生在男女青春期后期[11]。

髌骨半脱位是重要的问题，通常发生在十几岁的女孩。由于髌股关节结构错位而并没有完全脱离髌骨（图68.11）。

在体格检查中，髌骨常凸起而偏向一侧。如果症状持续，可能需要手术。

Osgwd-Schlatter常见于青春期前的青少年男孩，但也可发生在10～16岁男孩。

这个年龄组常见的其他情况包括：
- 股骨上端骨骺滑脱——多发生于青少年期的中期，而且是在快速生长之后。
- 鹅足滑囊炎（鹅脚）。
- 剥脱性骨软骨炎。

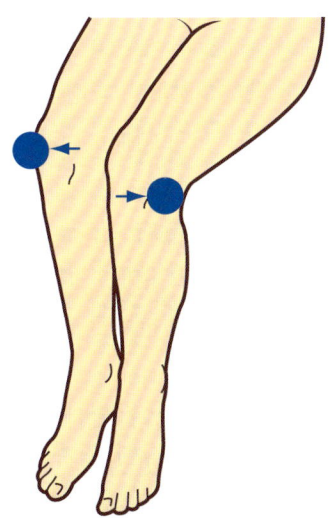

图68.11　髌骨外侧向脱位

膝关节疼痛年龄相关的病因列于表68.3[11]。

③小龄运动员：儿童参加运动项目的比赛，尤其是跑步和跳远，很容易引起过度伤害，如髌股关节疼痛综合征，膝关节创伤性滑膜炎和Osgood-Schlatter。受伤后可发生关节积血，有时由于滑膜撕裂而无重要的关节破坏。如果膝关节持续疼痛，尤其是有渗液的，应行X线，以排除股骨髁骨软骨炎[12]。

④Ottawa膝关节规则：一系列膝关节的X线检查只用于Ottawa膝关节规则中发现有问题的儿童（见本章相关内容）。

1. Osgood-Schlatter病（OSD）　Osgood-Schlatter病（OSD）是一种牵拉性骨骺炎，是由髌韧带对其着力点胫骨粗隆的反复牵拉引起的，在青春期早期容易受到反复牵拉。

（1）临床特征
- 常见于10～14岁。
- 男孩：女孩＝3∶1。

表68.3　年龄相关的膝关节疼痛病因

第一个10年（0～10岁）
感染
青少年慢性关节炎
第二个10年（10～20岁）
髌股关节疼痛综合征
髌骨半脱位或脱位
股骨头骨骺滑脱（放射性疾病）
腘绳肌功能障碍性膝关节
剥脱性骨软骨炎
Osgood-Schlatter 功能障碍
鹅足肌腱病变
第三个10年（20～30岁）
滑囊炎
生物力学障碍性疾病
第四、第五个10年（30～50岁）
内侧半月板断裂撕裂
外侧半月板放射状撕裂
第六个10年及以后（50岁以上）
骨性关节炎
股骨头坏死
Paget病（股骨、胫骨和髌骨）
鹅足滑囊炎
软骨钙质沉着症和痛风
髋关节骨性关节炎（放射痛）

- 双侧 OSD 约占病例的 1/3。
- 常见的导致该病的运动包括跑步、踢球和跳跃。
- 活动时或活动后胫骨结节区局限性疼痛。
- 下跪、上下台阶时疼痛加重。
- 局部肿块增大。
- 受累的结节局部肿胀和压痛。
- 试图伸直、屈曲膝关节对抗阻力时再次出现疼痛。

X 线检查可明确诊断（骨的隆起和可能的骨碎片），排除肿瘤或骨折（图 68.12）。

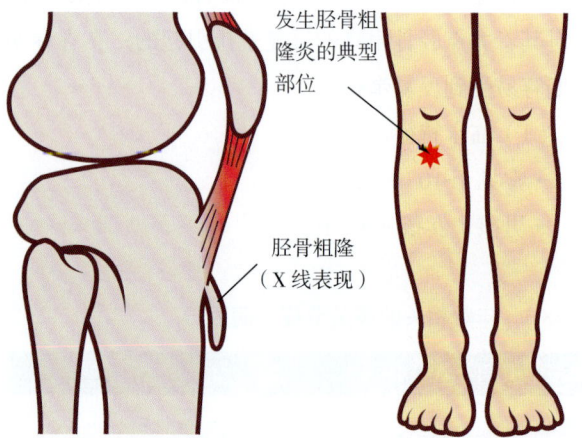

图 68.12 胫骨粗隆炎的特征表现

（2）治疗 保守治疗，因其是一种自限性疾病（6～18 个月，平均 12 个月）。

- 如果是急性，用冰袋和镇痛药。
- 主要方法是避免或减少运动方式。
- 没有必要进行局部治疗，如电疗。
- 应避免注射糖皮质激素[13]。
- 石膏固定也应避免。
- 如果骨化后，小骨持续存在，可考虑手术治疗（很少）[14]。
- 股四头肌缓慢伸展。
- 逐步活动直至完全恢复。

（3）预防

- 提高 OSD 的早期识别和早期诊断率。
- 制订儿童运动中股四头肌伸展运动的训练计划。

2. 青少年剥脱性骨软骨炎 通常发生在 5～15 岁的青春期男孩，因为他们的股骨髁关节软骨发生坏死（85%），最终可能完全分离，形成关节内游离体（图 68.13）。

通常表现为疼痛、渗出和关节交锁。

如果碎片与股骨分离，那么就需要通过手术来使碎片重新附着在股骨上。

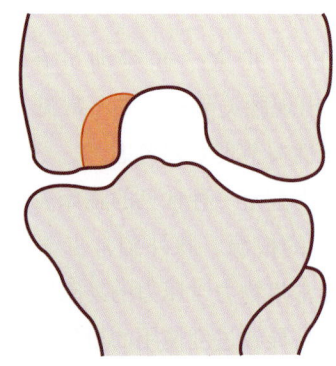

图 68.13 剥脱性骨软骨炎：X 线表现为股骨内侧髁的外侧面硬化

六、老年人的膝部疼痛

风湿性疾病在老年人是很常见的，可引起严重的疼痛、不适、残疾和自主生活能力的丧失。

骨性关节炎是最常见的病因，对那些严重受累的膝关节行全膝关节置换术疗效较好。

老年人特别容易出现晶体相关性关节疾病，包括单钠尿酸盐（痛风）、二羟焦磷酸钙（假性痛风）和羟磷灰石（急性钙化性肩关节周围炎）。

1. 膝关节软骨钙化（假性痛风） 二羟焦磷酸钙的主要靶点是膝关节，从而引起软骨钙化。与痛风不同，膝关节的软骨钙化通常是老年性疾病，约有 50% 的人在第九个十年有膝关节受累的表现[15]。大多数患者没有症状，但 60 岁或 60 岁以上的患者可以表现为急性发热、发红及肿胀，与化脓性关节炎类似。

辅助检查包括膝关节穿刺抽液以寻找二羟焦磷酸钙晶体，以及 X 线检查。如果检查结果为阳性，需考虑代谢相关性疾病如血色病、甲状旁腺功能亢进症或糖尿病。治疗与急性痛风相似，但秋水仙碱疗效不佳。急性发作时应用非甾体抗炎药或关节内注射糖皮质激素治疗效果好。

2. 骨坏死[7, 16] 膝关节自发性骨坏死（SONK）在年龄超过 60 岁的老人中更为常见，尤其是女性。常发生在股骨（更常见）或胫骨髁。病因不明。膝关节突然的疼痛发作与正常的关节 X 线表现，可以诊断骨坏死。然而，X线（尤其是后期）可显示骨坏死的范围。疼痛通常是持续的，伴有肿胀和僵硬，夜晚加剧。需要3个月的时间才能在影像学显示出坏死区域。但骨扫描或MRI在疾病早期可有阳性改变（图68.14）。减轻身体负重可能会使病情立即缓解。如果发病早期存在持续疼痛，就可能需要在关节镜下行钻孔术来治疗。

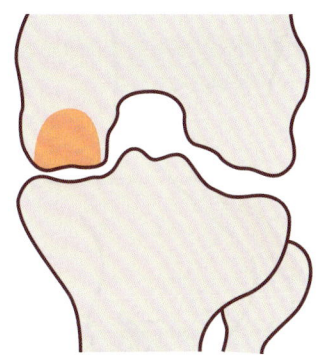

图68.14　骨坏死：股骨内侧髁坏死可能需要3个月的时间才能恢复到放射学上的正常

3. 成年型剥脱性骨软骨炎　成年的剥脱性骨软骨炎更常见于男性，可能由于骨性关节炎的关节囊肿破裂进入关节所致。高达30%累及双侧关节。症状取决于骨软骨碎片是否分离。游离的碎片可能会导致关节交锁或塌陷。

4. 关节游离体　大的膝关节是关节内游离体的"天堂"，这些游离体可能源于骨结构、软骨结构或创伤后、剥脱性骨软骨炎、骨性关节炎、滑膜软骨瘤病或其他情况所致的骨或软骨碎片（碎片片段）。可能没有临床症状，但常常引起咔嚓音或关节交锁，并伴有肿胀。可通过X线诊断，如有复发必须行外科手术切除。

5. 膝关节的"关节鼠"　常见的主诉是髌前滑囊的纤维瘤蒂，常继发于创伤，如跌倒时膝部着地。

七、急性损伤

半月板撕裂

内侧和外侧半月板撕裂通常是由于外展和内收的牵引力使半月板受压于胫股髁，然后又遭受半屈曲负重膝关节的扭曲或旋转运动所致。

内侧半月板撕裂发生率可能是外侧半月板撕裂的3倍多。这些损伤常见于接触运动，往往与韧带损伤相关。当有足部牢牢地固定在地面上身体扭转运动的受伤病史时应该考虑这类疾病。然而，膝关节疼痛表现在30～50岁半月板退化的患者，伴有内侧半月板后角撕裂和外侧半月板的中段"鹦鹉嘴"样撕裂。这些问题导致疼痛，因为这些特殊的畸形刺激了关节囊的张力和伸展的神经末端。X线不是特别有用，但MRI扫描可证实诊断。

（1）临床特征

- 一般症状

— 关节线疼痛（49%）。

— 关节交锁（17%）。

— 肿胀（14%）。

— 运动丧失：屈曲受限，最后5°～10°伸展运动障碍。

- 外侧半月板的鹦鹉嘴样撕裂

— 关节连接线外侧疼痛。

— 疼痛放射至大腿的前面、后面。

— 活动时疼痛加剧。

表68.4　半月板损伤的典型症状和体征

	内侧半月板撕裂	外侧半月板撕裂
机制	外展（外翻）力	内收（内翻）力
	下肢股骨外旋	股骨内旋
症状		
① 活动中和活动后膝关节疼痛	膝关节内侧	膝关节外侧
② 交锁	有	有
③ 渗出	有或无	有或无
体征		
① 关节连接线局部压痛（存在桶装撕裂时）	关节连接线内侧	关节连接线外侧（可能是囊肿）
② 膝关节伸展过度时疼痛	关节连接线内侧	关节连接线外侧
③ 膝关节过屈时疼痛	关节连接线内侧	关节连接线外侧
④ 胫骨旋转时疼痛（膝关节90°屈曲位时）	处于外旋位时	处于内旋位时
⑤ 股四头肌无力或萎缩	可能存在	可能存在

— 膝关节屈曲 45° 时可观察到明显的肿块。

关节镜下半月板部分切除术后症状可减轻。半月板周围含有丰富的血管，可在受伤后 6～12 周内修复[17]。

- 内侧半月板撕裂

— 在关节线内侧疼痛。

— 轻微旋转膝关节时疼痛加重。

— 患者躺在一边合拢膝盖时引起疼痛。

— 活动时疼痛加剧。

关节镜下半月板切除术是合适的治疗方法，也可行理疗。

（2）诊断备忘录　表 68.4 中的内容有助于对这些损伤的诊断。与半月板之间的临床症状相似，但疼痛在内侧或外侧关节线的局部疼痛有助于鉴别内外侧半月板的损伤。

注：如果 5 项体格检查结果（表 68.4 中的"体征"）中有 ≥ 3 项为阳性，半月板损伤的诊断可以确立。

八、韧带损伤

韧带不同程度的撕裂可发生在：
- 前交叉韧带。
- 后交叉韧带。
- 内侧副韧带。
- 外侧副韧带。

1. 前交叉韧带断裂　这是非常严重的致残性损伤可发展为慢性膝关节不稳定。如果处理不及时，会导致关节退行性改变。早期诊断是必要的，但有很高的误诊率。前交叉韧带断裂的部位如图 68.15 所示。

（1）发病机制
- 腿在活动过程中突然改变方向。
- 弯曲的膝关节胫骨内旋（最常见）（例如旋转时）。
- 明显的外翻力（如橄榄球赛）。
- 可能与侧副韧带撕裂、半月板损伤有关。

（2）临床特征
- 运动损伤后出现剧烈疼痛，如跳起后落地，或另一个运动员压着患者处于外展位的腿上，从而对膝关节产生被动外翻扭转力量。
- 立即出现渗血，通常在损伤后 30 分钟内。
- 导致此损伤的常见运动：对抗性运动——橄榄球、足球、篮球、排球和滑雪。

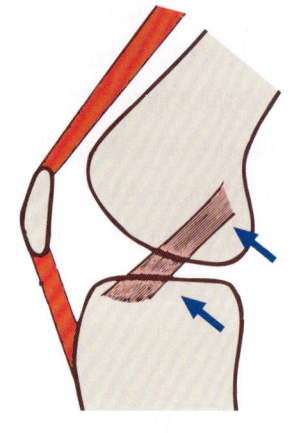
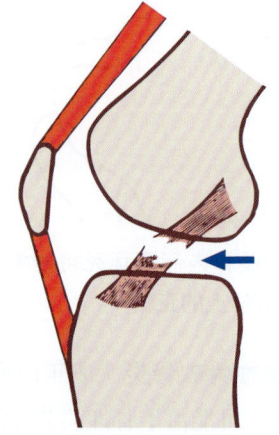

图 68.15　前交叉韧带断裂的发生部位

- 需与髌骨的不完全或完全脱位进行鉴别。
- 有损伤后膝部疼痛和膝关节突然"屈曲"（俗称"打软腿"）史。

（3）体格检查
- 总渗出量。
- 弥漫性关节连接线压痛。
- 关节可能由于积液、前交叉韧带或相关半月板（通常是内侧）撕裂被交锁。
- 韧带检查试验

— 前抽屉试验：阴性或阳性。

— 轴移试验：阳性（仅用于不稳定）。

— Lachman 试验：没有终止点。

注：可能有必要在麻醉条件下进行检查，也可以借助关节镜评估损伤的程度。

① Lachman 试验：之所以强调 Lachman 试验，因为它是检测前交叉韧带的一个灵敏、可靠而完整的试验。这个试验其实是膝关节屈曲 15°～20° 的前抽屉试验。当存在前交叉韧带撕裂时，膝关节屈曲 90° 的前抽屉试验结果可能是阴性的。

前交叉韧带损伤导致的膝关节功能不稳定最好是用轴移试验引出。但这比 Lachman 试验更难进行。

Lachman 试验方法

① 检查者应该位于被检查者的患肢同侧。

② 将膝关节置于屈曲位 15°～20°：手放于大腿远端下方并上提膝关节使其屈曲成 15°～20°。

③ 让患者放松，使膝关节"回落"稳定于检查者手上，轻轻移动膝关节至外旋位。

④ 前抽屉试验：用第二只手抓住胫骨近端内侧（图 68.16），而大腿用另一只手固定。检查者的膝盖可以用来稳定大腿。

⑤ 小心注意抽屉试验末端的感觉。当前交叉韧带紧张时通常有明显的震动感。前交叉韧带功能缺陷的膝关节有过度运动和没有固定的终点。抽出的量是相对于对应的膝关节而言。移动超过 5mm，通常被认为是异常的。

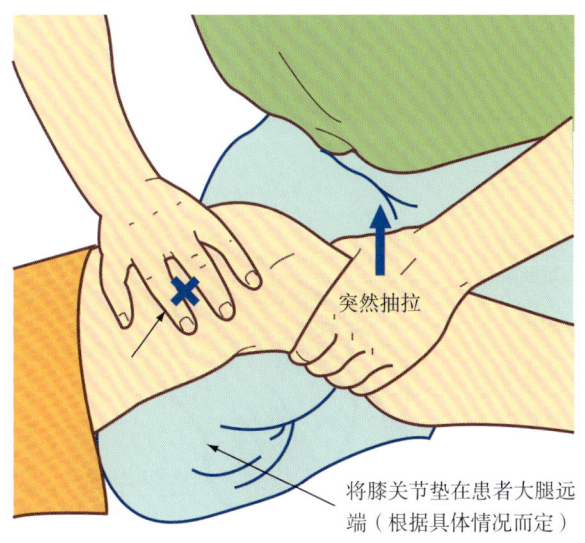

图 68.16 Lachman 试验

轴移试验方法

- 使胫骨内旋：抓紧并固定患者的踝关节，使膝关节处于完全伸展状态。
- 使膝关节外翻：手放于膝关节外侧面的下方（这是前交叉韧带撕裂最大限度的半脱位表现）。
- 从 0° 开始逐渐屈曲患者的膝关节至 90°，并在过程中倾听，"咔嗒"音的减少。在膝关节屈曲过程中，对应的膝关节半脱位移位时，突然听到节律变化，则试验阳性。通常发生在膝关节屈曲至 30°～45° 时。
- 从膝关节的屈曲位伸展，寻找进入关节半脱位的咔嗒声。这就是所谓的冲击试验阳性。

② 轴移试验：这是前外侧旋转不稳定的一个重要试验。当前交叉韧带完全损伤导致膝关节功能不稳定时，则试验结果为阳性。

（4）**治疗** 治疗取决于外科医生的检查结果。手术修补术是为了挽救完全撕裂的韧带。通常用髌骨或肌腱筋膜重建韧带。早期重建适合于参加高水平体育活动的年轻患者，可以预测，涉及的功能不稳定将是一个问题。活动量少的人群，适合保守治疗。前交叉韧带可以修补。如果膝关节临床表现为不稳定，可行交叉韧带重建手术。前交叉韧带损伤伴重要的内侧韧带损伤需要进行重建手术，但最好在伤后几周进行，因为术后发生膝关节僵硬的概率较高。

2. 后交叉韧带断裂

（1）**机制**

- 外力直接作用于胫骨前弯曲的膝关节。
- 严重的伸展过度损伤。
- 韧带疲劳，加上膝关节额外的压力。

（2）**临床特征**

- 膝关节后方（腘窝）疼痛，放射至小腿。
- 通常无或仅有轻微肿胀。
- 除外跑步或跳跃活动受限，并有轻微的膝关节不稳定。
- 下坡时出现疼痛。
- 膝关节反屈畸形。
- 后侧塌陷或变平坦。

（3）**治疗**

- 通常采取保守治疗，对膝关节固定制动和保护 6 周。
- 逐渐进行负重锻炼。

3. 内侧副韧带断裂

（1）**机制**

- 直接作用在膝关节的外翻应力——膝关节外侧（例如橄榄球运动中侧面铲球动作）。
- 胫骨外旋（例如两个足球运动员同时踢球）。

（2）**临床症状** 临床症状取决于撕裂的程度（分为一度、二度或三度）。

- 膝关节内侧痛。
- 对膝关节施以扭曲或外翻力量时疼痛加重。
- 膝关节内侧局部肿胀。
- 假性交锁——筋膜拉伤。

- 存在（或不存在）积液。
- 关节外翻压力试验时无终点（三度）（图68.9a）。

注：如果内侧副韧带损伤，检查外侧半月板。Pellegrini-Stieda综合征——可伴随来源于前交叉韧带上方（股）的血肿钙化。

（3）**治疗** 如果不伴有其他损伤，可采取保守治疗，及早对膝关节进行制动以避免内侧关节线打开。限制运动6周，并将膝关节固定在20°～70°。膝关节功能康复至能参加全部体育运动通常需12周。

注：诊断和治疗原则同样适用于并不常见的外侧副韧带损伤。外侧副韧带损伤是由于直接的内翻力作用于膝关节内侧所致。然而，外侧韧带损伤往往涉及交叉韧带，通常需要对损伤的韧带进行修复。

九、复杂区域疼痛综合征I

局部复杂区域疼痛综合征I（也被称为反射性交感神经营养不良）可能会因膝关节受到直接撞击而发生（第12章）。

症状：
- 过度敏感。
- 可以完全伸展，但丧失屈曲功能。
- 可能伴有出汗增加。
- 关节连接处有压痛。

十、过度使用综合征

膝关节很容易发生过度使用性疾病。表现为疼痛逐渐加重，无肿胀。活动后加重，休息后缓解。通常可与运动员训练计划的改变，穿的鞋类、运动技巧或相关的因素变化有关。该疾病也可能与生理功能的改变有关，包括臀部、足部及两者之间部位的疾病。

过度使用导致的损伤包括：
- 髌股关节疼痛综合征（"慢跑者的膝盖""赛跑者的膝盖"）。
- 髌骨肌腱炎（"跳高者的膝盖"）。
- 鹅足跟腱炎/滑囊炎。
- 半膜肌腱炎/滑囊炎。
- 股二头肌腱炎。
- 股四头肌腱炎/破裂。
- 腘肌腱炎。
- 髂胫束摩擦综合征（"赛跑者的膝盖"）。
- 膝关节无力。
- 滑膜皱襞综合征。
- 髌下脂肪垫炎症。

令人惊奇的是，我们通过触诊常可确定膝关节周围的炎症部位（肌腱炎或滑囊炎），尤其在使用过度的运动员和过度肥胖的老年人（图68.17）。

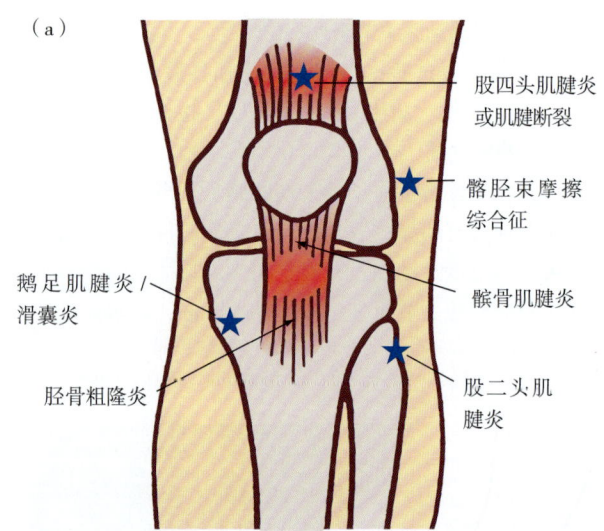

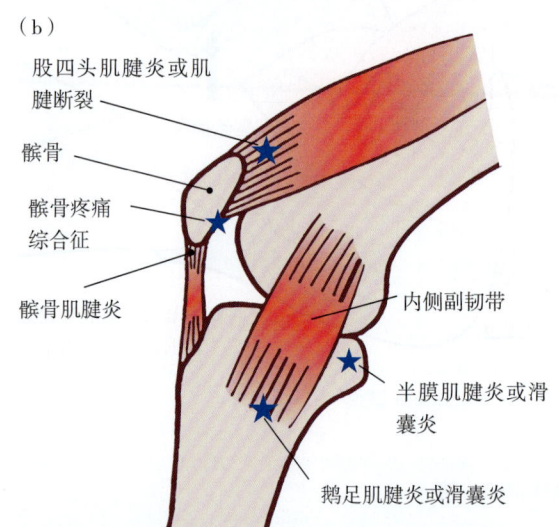

图68.17 膝关节度使用综合征的典型疼痛部位：(a)前面观；(b)内侧面观

1. 髌股关节疼痛综合征 本病又称为髌骨软化症、膝前疼痛综合征，被称为"慢跑者膝""赛跑者膝"或"自行车运动员膝"，是膝关节最常见的过度使用损伤。通常没有具体的外伤史。这可能与生物力学异常、髌骨的位置和其走形异常（如高位髌骨）相关。多发生于13～15岁且伴有膝关节机械功能障碍的女孩，或50～70岁且伴有髌股关节的骨性关节炎患者[18]。

（1）临床症状
- 膝关节后面、相邻髌骨或深部疼痛。
- 活动时疼痛加剧，要求屈曲膝关节以减少承重负荷：
  — 爬楼梯。
  — 下坡或下楼梯。
  — 蹲。
  — 久坐。
- "电影院"征：坐在靠近过道的座位以便伸展膝关节。
- 髌骨周围可能存在捻发音。

（2）体征（髌骨软化症） 当膝关节屈伸时，髌股关节的爆裂声往往可被感知，可能因髌骨被挤压在股骨上而出现疼痛，这是因为当膝关节伸直或弯曲时，髌骨被上下推动（Perkins试验）。

特殊体征的检查方法见图68.18。
- 患者仰卧，膝关节伸直。
- 抓住髌骨上极，将其推到下方。
- 保持这个体位，对髌股关节施加压力。
- 要求患者收缩股四头肌（在应用此试验前让患者练习股四头肌收缩是个很好的方法）。
- 阳性体征是股四头肌收缩延迟和髌骨下方出现疼痛。

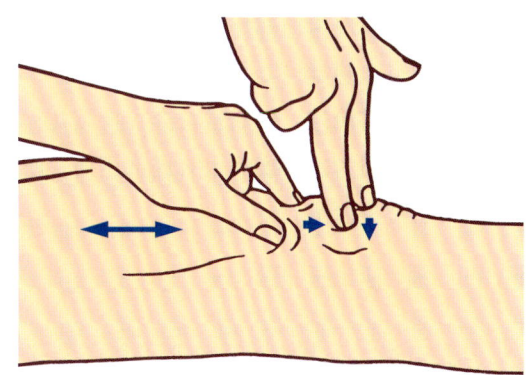

图68.18 髌骨关节疼痛综合征的特殊体征

（3）治疗
- 给予安慰和支持疗法。
- 减少任何加重膝关节的活动。
- 转至物理治疗师。
- 通过使用矫形器和矫形鞋矫正任何潜在的生物力学异常如平足（平板脚）。
- 加强股四头肌（尤其是）和腿部筋膜的锻炼。
- 考虑应用非甾体抗炎药。

2. 髌骨肌腱腱鞘炎（"跳跃者膝"） "跳跃者膝"或髌骨肌腱腱鞘炎（图68.2）是进行跳高、篮球、足球、排球和足球等需要反复跳跃运动的运动员中的一种常见病。该病可能开始处于肌腱轻微撕裂所引起的炎症反应。

（1）临床特点
- 渐进性疼痛发作。
- 疼痛局限于膝关节下方（髌韧带）。
- 疼痛休息时缓解，活动时又出现。
- 跳跃痛。

由于本病局部体征很难鉴别，所以经常被漏诊。最容易明确诊断的情况是刺激髌骨下侧方可引起局部压痛。可能存在局部肿胀。

（2）检查方法
- 患者完全放松，取仰卧位，头枕在枕头上，双手臂放于两侧，股四头肌放松（不可缺少）。
- 膝关节处于完全伸展状态。
- 倾斜髌骨，对髌骨上极施加压力，这可抬高其下极。
- 触诊下极表面。可触及髌骨肌腱的深层纤维（图68.19）。
- 与健侧比较。
- 如果存在髌骨肌腱腱鞘炎，检查时会出现剧烈疼痛。

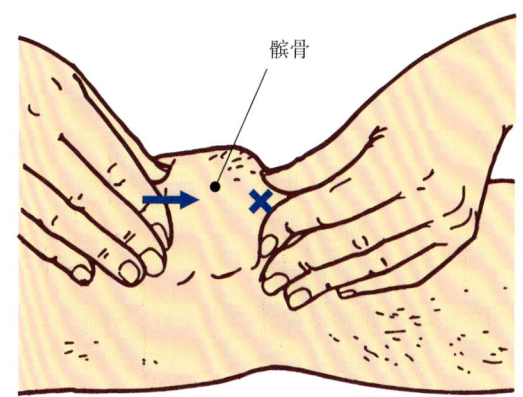

图68.19 髌骨肌腱炎的触诊方法

（3）治疗 早期保守治疗包括减压休息是有效的。转诊到物理治疗师指导基于运动的康复锻炼是合适的。这包括足够的热身和放松练习。培训的内容包括小腿后部肌肉、腘绳肌和股四头肌的拉伸。具有纠正功能的鞋袜和髌骨肌腱束带在某些病例可能是有用的。非甾体抗炎药和注射糖皮质激素疗效较差。慢性病例可能需要外科手术。

3. 鹅足肌腱腱鞘炎/滑囊炎 胫骨粗隆内侧存在局部压痛，这个部位，即成骨缝匠肌、股薄肌和半腱肌腱附着端，为关节线远端，也是中老年尤其是肥胖女性膝关节疼痛的常见原因。屈曲膝关节常使疼痛加剧。

4. 半膜肌腱腱鞘炎/滑囊炎 炎症位于肌腱附着端或肌腱和腓肠肌内侧头之间的滑膜囊。这是一个并不常见的问题。滑膜囊位于腓肠肌和半膜肌腱内侧头之间的腘窝内侧，常与膝关节相通，如果相通，则有膝关节病变。如果滑膜囊不与膝关节相通，可以注射药效持久的醋酸曲安西龙或倍他米松。

5. 股二头肌腱腱鞘炎/滑囊炎 肌腱或位于肌腱附着端的腓骨头腓侧副韧带之间的滑囊，由于过度使用可能出现炎症。常见于短跑运动员。

6. 腘肌腱腱鞘炎 腘肌腱腱鞘炎可能引起膝关节后侧或后外侧局部疼痛，膝关节屈曲到90°时引起触痛。

7. 髂胫带综合征 炎症发生于外侧髂胫束穿过股骨外侧髁的部位。滑囊炎能累及更深的组织，这是由髂胫束对骨的摩擦所致，常见于长跑运动员，尤其是上下山跑步，同时也多见于自行车运动员。表现为逐渐发作的膝关节外侧局部疼痛。关节线外侧髁上1～2cm触诊有压痛。

肌腱炎和滑囊炎的治疗（小面积）

一般来说（除了髌骨肌腱炎），对肌腱炎和滑囊炎的主要治疗方法是在有压痛点的区域注射局部麻醉药和长效糖皮质激素。此外，限制违规活动和通过物理治疗方法来做伸展运动是重要的。注意生物力学因素和穿合适的鞋也是重要的。

如果髂胫束肌腱炎保守治疗无效，可通过手术切除受累的纤维达到治愈的目的。

8. 髌前滑囊炎 反复轻度的直接损伤，如频繁的跪，可引起位于髌骨前表面和皮肤之间的滑囊炎症伴肿胀。如"女仆膝"或"地毯膝"，如果创伤后通过休息不能缓解，可能很难治疗。如果持续存在，用23号针头穿刺抽液，然后注射长效糖皮质激素0.5～1ml。如存在滑囊游离且滑囊体且滑囊炎症持续存在，通常意味着需要外科干预。

急性滑囊炎也可由急性感染或炎性关节病（如痛风、血清阴性脊柱关节病）所致。

9. 髌下滑囊炎 "牧师膝"发病机制与髌前滑囊炎相同，能引起炎症性疾病或感染。治疗方法也与髌前滑囊炎相同。

10. 腘绳肌腱挛缩膝 这种疾病多发生于年轻的从事活跃运动的运动员（10～20岁），将这种情况被描述为能够导致双侧膝关节疼痛并可能伴有跛行的一种疾病。这种情况的发生主要是因为运动前缺乏预热活动，腘绳肌没有得到充分的拉伸以致腘绳肌在突然运动时变得脆弱、紧张。治疗方法是将患肢抬高、固定，并辅以腘绳肌拉伸训练。经过6周的治疗后，疼痛症状就可以得到彻底的缓解。

11. 滑膜皱襞综合征 这个综合征是由于行走或跑步时髌骨与股骨之间的滑膜（胚胎发育过程中的残留部分）发生折叠所致。临床表现为髌股关节连接线内侧的急性交锁性疼痛（图68.2）。有时还伴有少量渗出。通常这些症状无需治疗就可以自愈。

12. 髌下脂肪垫炎 这个疾病是指在跳跃或其他类似情况下，髌下脂肪垫遭受急性挤压，可以通过髌骨下方向深处蔓延至髌骨肌腱并进入膝关节连接处（图68.2）。临床表现为局部疼痛，并伴有压痛，类似于双膝跪在图钉上感觉[19]。

本病疾病无需治疗，疼痛常常会在持续几天或几周后自行消失。因为这个疾病也有局部压痛，所以很容易与髌骨肌腱炎混淆。

十一、关节炎

1. 骨关节炎 关节炎是最常见的膝关节疾病之一。多见于中年人或老年人，女性、肥胖人群和有膝关节畸形（如膝内翻）或膝关节创伤史（特别是半月板撕裂）的人群更容易发病。发生退化性改变的部位可能包括外侧或内侧胫股关节间隙、髌股关节连接处或这些关节的任意连接部位。

（1）临床表现

• 缓慢加剧的关节疼痛和僵硬。

- 一些活动可以使症状加重，如长时间的行走、站立或蹲坐。
- 通常患者下楼比上楼时更加疼痛（提示为髌股关节的骨关节炎）。
- 疼痛也可能在休息后发生，特别是膝关节保持长时间的屈曲状态后。
- 可能存在少量的渗出，偶尔会有捻发音。
- 屈曲活动受限，但通常伸展活动不受影响。
- 常常伴有股四头肌萎缩和内侧关节线部位的压痛。
- X线检查可以明确诊断（负重位观）。

（2）治疗方案

- 相对增加休息时间。
- 减轻体重。
- 应用镇痛药和（或）选择性应用非甾体抗炎药。
- 一项Cochrane的系统评价表明此药物是安全、有效的。
- 需要助行器械和其他工具给予支持。
- 物理疗法（如水疗、股四头肌训练、运用和拉伸技巧）。
- 透明质酸补充疗法：关节内注射透明质酸凝胶。
- 一般不提倡关节内注射皮质激素类药物，但单次注射以缓解剧烈的疼痛症状是非常有效的。
- 当存在严重的疼痛和僵硬时，就需要进行手术治疗，主要包括关节镜下清洁术、截骨术、关节融合术和全关节置换术（图68.20）或半关节成形术，特别适用于内侧关节间隙同时存在关节炎和内翻畸形的情况。

2. 类风湿关节炎　类风湿关节炎（RA）常累及膝关节，虽然很少表现为单侧膝关节疼痛。类风湿关节炎有典型的炎症表现——休息后疼痛和僵硬加重。晨僵是特征性的表现。

注：脊柱关节病的临床表现与类风湿关节炎相似。

滑囊切除术是有用的治疗手段，适用于滑膜持续增厚，但无关节软骨破坏的患者。

3. 贝克囊肿　贝克囊肿（Baker cyst）又称腘窝囊肿，是腓肠肌两个头之间的膝关节积液所致的慢性

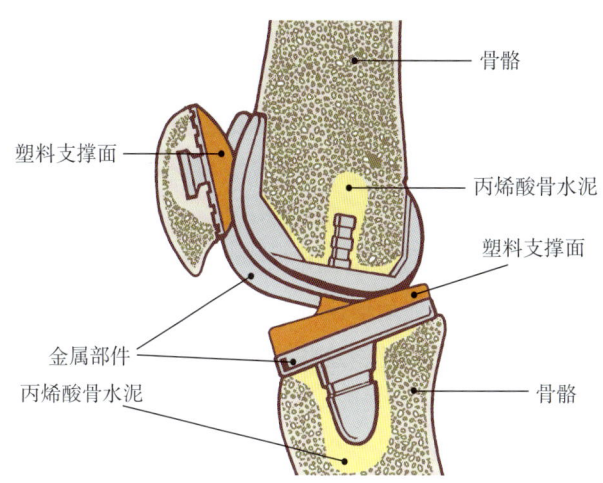

图68.20　膝关节的全关节置换术

突出症。通常与骨性关节炎（最常见）、类风湿关节炎或膝关节内部结构紊乱相关。表现为膝关节后方的团块状囊肿，可伴或不伴疼痛或压痛。

囊肿大小会有波动。

贝克囊肿提示关节内病变，要对膝关节进行全面评估。

破裂可能导致小腿疼痛和肿胀，酷似深静脉血栓形成。

治疗潜在的膝关节炎症（滑膜炎）。

如果囊肿持续存在，则需要通过手术将其摘除。

4. 化脓性关节炎　膝关节发生化脓性关节炎的概率高于其他关节。当患者主诉有剧烈的关节痛、全身不适及发热时，应怀疑存在脓毒性（化脓性）关节炎。关节急性化脓性感染的临床表现是关节僵硬。需与痛风和假性痛风（软骨钙化）进行鉴别。

十二、治疗原则

大多数膝关节疼痛的情况并不严重，如果已作出明确的诊断，且确定不存在关节内部破坏或其他严重的疾病，即可通过一个简单的治疗方案使其逐步缓解症状。对较严重的损伤，治疗的首要目标是减少活动受限带来的不良后果。

- 急救：RICE原则（休息、冷敷、固定和患部抬高）（在第一个48小时内避免热敷）。
- 超重者需减轻体重。
- 韧带扭伤时要给予适当的支持性治疗——管状弹性绷带或牢固的Velband弹力绷带。
- 简单的镇痛药治疗——对乙酰氨基酚（扑热

息痛)。
- 合理应用非甾体抗炎药和注射糖皮质激素。
- 使用物理疗法恢复力量和稳定性。
- 纠正生物力学方面的异常,穿合适的鞋袜并改变运动技巧。
- 针对不同的患者采用不同的矫形器和牵引器。
- 特殊的专业运动技巧(如 McConnell 技术)。
- 股四头肌锻炼:这些简单的锻炼会产生惊人的效果。

股四头肌锻炼(实例)

- 指导患者收紧大腿前方的肌肉(好像要抬起大腿绷紧足背,保持大腿伸直)。患者应将手放在股四头肌下端感受肌肉是否已收紧。肌肉收紧和放松运动应至少进行 6 次,每 2 个小时 1 次,直到成为一种习惯。患者在坐、站立或卧躺时均可进行此项锻炼(图 68.21)。
- 坐在椅子上,患者的踝关节周围放置 2~5kg 的物体(例如用将子或硬币装在袜子里或塑料袋里),将腿抬至水平位,再缓慢下降(髌股关节问题应避免)。

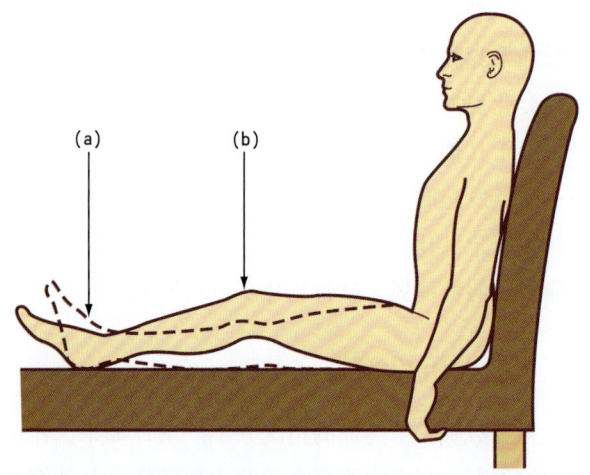

图 68.21 一种锻炼股四头肌的方法:两腿伸出,处于放松的姿势(b),然后完全伸直膝关节(a),在这个过程中有意让股四头肌进行缓慢地收缩

十三、转诊时机

- 当膝关节有以下 1 个或多个急性损伤后的表现时,说明膝关节处于危险状态,需要及早诊断:
  — 膝关节绞锁。
  — 关节积血。
  — 关节不稳定。
- 有前交叉韧带撕裂、侧副韧带三度撕裂或半月板撕裂的临床依据。
- 未能确诊的急性或慢性膝部疼痛。
- 反复发作的髌骨半脱位或脱位。
- 怀疑存在化脓性关节炎时。
- 存在令人烦恼的关节内游离体。

> **实践要点**
>
> - 没有渗出液并不能排除存在严重关节损伤的可能。
> - 当患者主诉膝部疼痛,但膝部检查无异常时,要对臀部和腰骶部的神经进行检查。
> - 当一个年轻男孩存在严重的腿部疼痛(特别是晚上疼痛加重),且阿司匹林、对乙酰氨基酚或其他非甾体抗炎药能够有效缓解症状时,要警惕存在骨样骨瘤的可能。
> - 即使没有重要的创伤史,也可能会发生半月板撕裂,特别是中年人。
> - 如果一个患者有听到"爆裂声"且有急性渗出(与创伤相关)的病史,而且没有证据表明是其他疾病,那么该患者很可能存在前交叉韧带撕裂。
> - 损伤后出现关节积血,如果没有证据表明是其他疾病,可初步诊断为前交叉韧带撕裂。
> - 存在"电影院"征,即患者喜欢寻求一个"靠近过道"的位置,来伸展膝关节,这种情况常常是由髌股疼痛综合征所致。
> - 存在"床征"即当患者躺在床上,膝关节被触摸时能够感觉到疼痛,这种情况说明存在内侧半月板的水平撕裂。
> - 蹲走试验阳性(完全下蹲时出现膝部内侧疼痛)说明存在内侧半月板的后角撕裂。
> - 年轻运动员发生急性膝关节损伤时不要进行关节内抽吸。
> - 如果一个老年女性患者发生突然的膝关节剧烈疼痛,要考虑存在骨坏死的可能。
> - 关于皮质激素类药物的关节内注射,当存在炎症(如风湿性关节炎、晶体性关节病)时,不要应用,对骨关节炎患者,也不要常规应

用。在炎症急性期、扩散期和损伤早期，都不要应用。
- 很多膝关节周围的炎症性疾病如滑囊炎或肌腱炎，局部注射局部麻醉药和皮质激素类药物有效。但要避免将药物注射到肌腱上，特别是髌骨肌腱。
- 要了解自体软骨移植技术。在这个技术中，软骨细胞来自于患者自身，在实验室中进行繁殖后，将其注入到被破坏的部位。这个技术可以应用在任何主要关节的损伤中，特别是膝关节。这个技术也是剥脱性骨软骨炎的理想治疗方法。

参考文献

[1] Knox JDE. Knee problems. In: Practice. London: KluwerHarrap Handbooks, 1982, 3, 66: 1–5.

[2] Selecki Y, Helman T. Knee pain: how to treat. Australian Doctor, 1993: i–viii.

[3] McLean I. Assessment of the acute knee injury. Aust Fam Physician, 1984, 13: 575–580.

[4] Cyriax J. Textbook of Orthopaedic Medicine, Vol. 1 (6th edn). London: Bailliere Tindall, 1976: 594.

[5] Moulds R (Chair). Therapeutic Guidelines: Rheumatology. Melbourne: Therapeutic Guidelines Ltd, 2010: 155.

[6] Noyes FR. Arthroscopy in acute traumatic haemarthrosis of the knee. J Bone Joint Surg, 1980: 624–687.

[7] Corrigan B, Maitland GD. Practical Orthopaedic Medicine. Sydney: Butterworths, 1986: 126–161.

[8] Brukner P, Khan K. Clinical Sports Medicine (3rd edn). Sydney: McGraw-Hill, 2007: 506–537.

[9] Cross MJ, Crichton KJ. Clinical Examination of the Injured Knee. London: Harper & Row, 1987: 21–46.

[10] Lau L ed. Imaging Guidelines (4th edn). Melbourne: RAZNC Radiologists, 2001: 200–201.

[11] Jackson JL, O'Malley PG, et al. Evaluation of acute knee pain in primary care. Ann Intern Med, 2003, 139(7): 575–588.

[12] Larkins P. The little athlete. Aust Fam Physician, 1991, 20: 973–978.

[13] Rostrom PKM, Calver RF. Subcutaneous atrophy following methyl prednisolone injection in Osgood-Schlatter epiphysitis. J Bone Joint Surg, 1979, 61A: 627–628.

[14] Mital MA, Matza RA, Cohen J. The so-called unresolved Osgood-Schlatter's lesion. J Bone Joint Surg, 1980, 62A: 732–739.

[15] Wilkins E, et al. Osteoarthritis and articular chondrocalcinosis in the elderly. Ann Rheum Dis, 1983, 42(3): 280–284.

[16] Rush J. Spontaneous osteonecrosis of the knee. Current Orthopaedics, 1999, 13: 309–314.

[17] Edwards E, Miller R. Management of acute knee injuries. Medical Observer, 2000: 67–69.

[18] Mashford ML (Chair). Therapeutic Guidelines: Analgesic (Version 4). Melbourne: Therapeutic Guidelines Ltd, 2002: 149–152.

[19] Fricker P. Anterior knee pain. Aust Fam Physician, 1988, 17: 1055–1056.

第 69 章　足、踝部疼痛

> 患者常可安稳入睡，约到凌晨两点钟因踇趾剧烈疼痛惊醒，疼痛很少波及足跟、踝部或足背部等处。疼痛部位难以承受被褥的压力，甚至别人在房间里走路引起的震动也无法忍受。整晚都被疼痛折磨。
>
> Thomas Sydenham（1624—1689）

足、踝部疼痛在日常活动中经常发生。不同特点的疼痛可以提示不同的病因，例如 Thomas Sydenham 所描述的痛风疼痛症状。足痛和踝关节功能障碍与许多创伤性因素相关，特别是骨折和韧带撕裂，但本章将重点关注日常生活中自发或过度劳损引起的常见足部疾病。足部疼痛的主要原因见表 69.1[1]。

表 69.1　足部疼痛的病因（引自 Johnson[1]）

一般因素
关节炎：骨关节炎、痛风、类风湿关节炎、血清反应阴性的脊柱关节病
糖尿病：神经病变［感觉（夏科关节）、运动神经、自主神经、单神经］、败血症、血管病变
外周神经病变：酒精性、维生素 B_{12} 缺乏
血管：动脉硬化（跛行、坏疽）、偏瘫、雷诺现象、I 型复杂性局部疼痛综合征
感染——蜂窝织炎、化脓性关节炎、结核病、放线菌病
其他——佩吉特骨病（变形性骨炎）、骨样骨瘤、关节过度活动综合征（包括马方综合征）

踝关节和后足部
跟腱（滑囊炎、跟腱炎、撕裂）、胫骨下端关节炎、粉碎性骨折或半脱位、跖筋膜炎、扭伤、脚跟擦伤、静脉炎、蜂窝织炎

跗骨间
急性或慢性足损伤、距下跗骨滑膜炎、跗跖关节活动性降低、舟状骨软骨炎(Kohler软管炎)、足背外生骨疣、腓骨短肌腱炎、踇长屈肌炎

足前部
踇囊炎、小趾囊炎、裁缝踇外翻、跗骨间黏液囊炎、第一跖趾（MTP）关节创伤性滑囊炎、籽骨炎、行军性骨折/疲劳性骨折、Freiberg 障碍

脚趾
外翻、踇趾僵化、槌状趾、爪形趾、鸡眼、嵌甲、外生性甲下骨瘤、腓深神经卡压、趾神经卡压［莫顿（morton）神经痛］

足底
胼胝、跖疣、表皮样囊肿、异物、踝管综合征、掌腱膜挛缩

一、重要资料与关注要点

- 诸如平足（扁平足）类的足部畸形通常无痛。
- 足部劳损可能是足痛最常见的原因[2]。
- 脚趾的常见畸形是踇趾外翻，伴或不伴脚趾囊肿形成。
- 骨关节炎是踇趾外翻的一种常见结果。
- 骨关节炎极少累及脚踝。
- 所有远端关节都可能发生关节炎。
- 许多足、踝部疾病是由穿鞋不当和缺乏足部护理造成的。
- 踝扭伤是最常见的运动性损伤，约占所有损伤的 25%。
- 反转力导致的脚踝外侧韧带严重扭伤可能与各种骨折有关。
- 对于脚趾囊肿和锤状趾，最好采用手术治疗。

二、诊断方法

安全诊断策略模型见表 69.2。

1. 可能的诊断　常见原因包括骨关节炎特别是第一跖趾（MTP）关节炎，急性或慢性足部劳损，足底筋膜炎，以及足底皮肤病变如疣、鸡眼、胼胝和各种趾甲问题。

2. 不能忽视的严重疾病　要考虑的极严重的疾病包括：

- 血管疾病（主要累及小血管）。
- 糖尿病神经病变。
- 骨样骨瘤。
- 类风湿关节炎。
- I 型复杂性局部疼痛综合征。

（1）血管性病因　主要表现为发生在足部的缺血性疼痛，其中最常见的原因是动脉粥样硬化。

表 69.2　足、踝部疼痛的诊断策略模型

问	可能的诊断	
答	急性或慢性足劳损	
	踝关节扭伤	
	骨关节炎（特别是跗趾）	
	足底筋膜炎	
	跟腱肌病	
	胫骨后跟腱炎	
	疣、鸡眼或胼胝	
	嵌甲/甲沟炎	
问	不能忽视的严重疾病	
答	血管供血不足	
	・小血管病变	
	肿瘤	
	・骨样骨瘤	
	・骨肉瘤	
	・滑膜肉瘤	
	严重感染（罕见）	
	・化脓性关节炎	
	・放线菌病	
	・骨髓炎	
	类风湿关节炎	
	周围神经病变	
	复杂性局部疼痛综合征	
	跟腱断裂	
	胫后肌腱断裂	
问	常被遗漏的疾病	
答	异物（尤其是儿童）	
	痛风	
	・莫顿（Morton）神经瘤	
	・踝管综合征	
	・腓深神经病变	
	冻疮	
	应力性骨折（例如：舟骨）	
	结节性红斑	
	罕见疾病	
	・脊柱关节病	
	・骨软骨炎：舟骨（Köhler）、跖骨头（Freiberg）、跟骨炎症	
	血管球瘤（趾甲下）	
	佩吉特（Paget）病	
问	七种假象	
答	抑郁症	?
	糖尿病	√
	药物	√
	贫血	?
	甲状腺疾病	—
	脊柱功能障碍	√
	尿路感染	—
问	患者试图告诉我什么？	
答	非器质性因素也可引起类似疼痛的可能。	

① 血管性原因
- 急性动脉阻塞。
- 冻疮。
- 动脉粥样硬化，特别是小血管病变。
- 功能性血管痉挛（雷诺现象）（少见）。

② 症状
- 跛行（很少单独发生）。
- 感觉障碍，尤其是休息时或走路时感觉麻木。
- 静息痛。夜间发作，影响睡眠。腿部抬高时消失，足下有支撑时可缓解。

治疗方案见第 68 章。

(2) I 型复杂性局部疼痛综合征　也被称为反射性交感神经营养不良或创伤后骨萎缩。局部疼痛综合征的特点是足部剧烈疼痛、肿胀和残疾。本病是神经血管疾病，可导致充血和骨质疏松症，可能由创伤（通常为轻微的）和长期制动引起。I 型复杂性局部疼痛综合征通常会持续 2 年，而后恢复正常。

临床特征为：中年患者突然起病，夜间疼痛尤甚，常伴关节僵硬、皮肤红热，X 线片显示骨片状脱钙，即可确诊。治疗包括休息、心理安慰、应用镇痛药和物理治疗。

(3) 骨样骨瘤　骨样骨瘤是一类罕见良性肿瘤，通常发生在年长儿及青少年，男性发病率是女性的两倍。任何骨（除了颅骨）都可能会发生病变，但主要发生于胫骨和股骨。突出的症状是夜间疼痛，使用阿司匹林疼痛缓解是其重要特征。

依据患者临床表现和 X 线检查（提示：在小的硬化斑中有一透亮区）可确诊。目前主要的治疗方法是手术切除。

3. 常被遗漏的疾病　对于足部疼痛的诊断和处理过程中，需要考虑许多常见疾病，其中包括痛风性关节炎、冻疮、应力性骨折、脚中的异物（尤其是儿童）。神经卡压是罕见的，如第 67 章所述，但莫顿（Morton）神经瘤则是相当常见。

而不太常见的疾病包括复杂性局部疼痛综合征（常常被误诊），脊柱关节病（银屑病、反应性关节炎、强直性脊柱炎和炎性肠道疾病）和跟骨、舟骨、跖骨头的骨软骨炎。如果趾甲下有一个有压痛的小紫红色斑点，考虑为血管球瘤（一种良性错构瘤）。值得注意的是，大部分情况下可通过X线检查进行鉴别诊断。

常见误区

- 未对患者足部行X线检查。
- 未对外伤后患者脚踝行X线检查。
- 未考虑到糖尿病导致的潜在疼痛问题，如神经病变和小血管疾病。
- 忽视了大部分关节炎在足部关节有临床表现，尤其是在足前部。
- 忽视了成人及儿童的脚踝扭伤的严重性，其合并伤包括距骨软骨骨折、脚踝凹陷处中间嵌入骨折、外踝和第五跖骨基底撕脱性骨折。
- 误诊为舟状骨应力性骨折：与舟状骨骨折一样，可导致骨折愈合延迟或不愈合。治疗初期即用石膏固定8周，可避免手术。
- 误诊为跟腱完全破裂：由于患者可以进行足部跖屈而被误诊。
- 忽视了胫骨后肌炎是导致踝关节疼痛的原因之一。

4. 七种假象 有4种情况应被考虑，尤其是糖尿病和脊柱功能障碍。糖尿病亦可引起动脉粥样硬化，患者发生感染和足部溃疡可能会使病情变得复杂。糖尿病神经病变可能会导致感觉异常，产生烧灼样疼痛。感觉障碍呈"袜套样"分布，与腰骶部神经根受压引起的感觉障碍的皮片分布区域不同。S_1受压引起的足部疼痛常发生在脚外缘，放射到第五足趾、足底和足跟。

药物作用和贫血，可通过血管供血不足的机制间接引起疼痛。可能会导致血管痉挛的药物包括β受体拮抗药和麦角胺。酒精性神经病变也可引起类似症状。

5. 精神因素 任何疼痛都有可能与心理精神疾病密切相关，包括抑郁症。

足部疼痛的重要警示性信号

- 因足前部的疼痛影响睡眠
- 伴有骨痛的发热和全身性疾病
- 在儿童足跟周围有局部压痛
- 足部烧灼样疼痛

三、临床方法

1. 病史 询问病史十分重要，不同疼痛的性质可提示不同的病因。我们应该关注疼痛的性质、部位、发病方式、发病周期、与负重的关系及相关的特点，如是否肿胀或局部充血。询问其他关节（如手和脊柱，包括骶髂关节）的疼痛是有必要的，因为足部疼痛也可以只是多发性关节炎的一部分。还应了解既往是否有腹泻、银屑病、尿道炎、虹膜炎等疾病，须排除脊柱关节病。

关键问题

- 疼痛是由局部疾病导致，还是全身疾病的一部分？
- 既往是否有银屑病、慢性腹泻或肠炎、尿道炎或虹膜炎等疾病？
- 其他关节是否也有疼痛？可提示足部疼痛是多发性关节炎的一部分，如类风湿关节炎。
- 疼痛等问题是否由穿鞋不当引起？
- 疼痛性质是否提示了其病因？
- — 搏动性疼痛→炎症。
- — 灼烧样疼痛→神经卡压、糖尿病性神经病变或局部疼痛综合征。
- — 阵发性剧烈疼痛→痛风。
- — 疼痛，夜间尤甚→局部缺血（小血管病变）、局部疼痛综合征、痉挛或骨样骨瘤。
- — 疼痛，夜间尤甚，使用阿司匹林可以缓解→骨样骨瘤。
- — 疼痛，下床后、久坐后站立时加重→足底筋膜炎。

对于脚踝受伤，询问受伤的性质是非常重要的：

- 受伤时脚是向内扭曲（内翻）还是向外扭曲的（外翻）？
- 受伤时脚趾向上还是向下？
- 疼痛部位是否明确（能否用手指定位）？
- 外伤后是否伴有其他不适？
- 外伤后能否走直线路？
- 随后是否有新的症状出现？

如果有高处坠物砸到足部，要考虑跟骨或距骨骨折、胫腓骨间的胫腓联合骨折的可能性。

— CT 或 MRI（特别有用）扫描。
— 超声（取决于操作者的水平）。
• 神经传导试验。

注：① 高分辨率超声用于诊断跟腱和胫后肌腱的疾病/障碍和异物（如木材和玻璃）的定位。② 放射性核素扫描可以检测股骨头缺血性坏死、应力性骨折、骨样骨瘤、炎症性骨关节炎及类似病变[3]。

四、小儿足、踝部疼痛

除了常见的创伤外，儿童足部和踝部疼痛性疾病还有：

• 足部异物。
• 肿瘤（如骨样骨瘤、骨肉瘤、尤因肉瘤）。
• 跖疣。
• 骨髓炎或化脓性关节炎。
• 嵌甲。
• 骨软骨炎/无菌性坏死。
• 距骨剥脱性骨软骨炎（青少年发病）。
• 窝状角质松解症和青少年足底皮肤病（青少年发病）。
• 应力性骨折。

小儿骨样骨瘤常伴有夜间疼痛。

1. 骨软骨炎或无菌性坏死 需牢记的重要的三处骨是：

• 跟骨—Sever 病。
• 舟骨—科勒（Köhler）病。
• 第二跖骨头—弗赖贝格（Freiberg）病。

Sever 障碍常常是骨软骨炎的进展后所表现的，而其他两种疾病是粉碎性的骨软骨炎伴股骨头缺血性坏死。

（1）跟骨 Sever 病 即跟骨骨突炎，发生在 7~15 岁的儿童（通常是男孩，平均 10 岁），是由跟腱嵌入脆弱的脚后跟引起的疼痛。一般通过 X 线诊断。唯一的治疗方法就是确保孩子不穿平跟鞋，而要穿着鞋跟略高的鞋，应限制剧烈体育运动 12 周，然后复查。

（2）舟骨性科勒（Köhler）病 这种疾病会导致疼痛跛行（通常较轻微），伴舟骨周围肿胀和压痛，常发生年龄在 3~6 岁以下的儿童（通常是男孩），虽然有时候起病于年龄较大的儿童。临时休息后可以完全恢复，使用裹伤胶带的支持有一定的效果。

（3）弗赖贝格（Freiberg）病 此疾病会影响第二跖骨（很少累积第三跖骨），触诊时有压痛及肿胀感。此病常见于 12~16 岁的女孩，也可发病于青壮年，当踮脚时疼痛加剧。X 线片可显示出特征性的跖骨头坍塌征象。治疗方法是限制活动、穿保护鞋，以及使用保护性垫料。

2. 儿童脚踝扭伤 儿童很少扭伤韧带，所以仔细评估表面上的拉伤非常重要，包括 X 线检查。

3. 小运动员损伤（青少年运动员） "青少年运动员"可能发生各种意外和运动过度导致的损伤。广泛性足跟痛很常见，经常与跟骨的 Sever 病有关。有时可能会出现少年型足底筋膜炎。青少年运动员能发生踝周肌腱炎，无论是在腓侧还是胫侧[4]。有时也可能发生跖骨或其他骨头的应力性骨折。要特别注意任何进展性的结构畸形和穿鞋不当。

五、中老年人足部和踝部问题

足部问题在老年人中更为普遍。有些是由于全身性疾病所致，例如糖尿病或周围血管疾病，而另一些疾病，如囊炎、锤状趾、胼胝和鸡眼、脚跟脂肪垫萎缩和莫顿神经瘤，发病率则随着年龄增长逐渐增高。老年人足弓可以变平坦，并且在跖骨下的防护垫可能萎缩，导致胼胝，产生疼痛。

不幸的是，许多老年人把足部问题看作是衰老的正常过程，但这些问题需要被高度的关注和重视，尤其是合并周围血管疾病、糖尿病或类风湿关节炎时。变形的趾甲（嵌甲）也很常见，尽管没有疼痛。

中年形成的扁平足通常是胫后肌腱拉伸或断裂造成的[5]。

六、踝关节扭伤

外侧韧带和内侧韧带是踝部两个主要韧带，容易受到重大的内旋或外翻应力。脚踝"扭伤"或撕裂最多见于外侧韧带（高达 90%），而更强韧的三角肌内侧（三角肌）韧带不易发生损伤。不要误诊外侧韧带完全断裂是很重要的。

大多数扭伤发生于踝跖屈和内旋时，比如跳或踩着凹凸不平的地面后落地不稳，这是一种非常普遍的运动损伤，在 137 章中有详细描述。请注意第 138 章

2. 体格检查

(1) 视诊 观察患者站立、坐、行走（穿鞋和赤脚）、平躺（注意足底面）时双脚的情况。检查患者所穿的鞋（通常，足跟应与鞋的后外缘平齐）。需警惕：

- 任何步态异常，包括跛行和不正常的足尖向内或向外出。
- 畸形，如槌状趾，拇囊炎（内侧提示拇外翻，外侧提示小趾囊炎），爪形趾。
- 肿胀，包括胖肿。
- 肌肉萎缩。
- 皮肤变化与缺血的迹象。

(2) 触诊 系统性触诊对诊断疾病非常有用，因为足部大部分部位是可触及的。

(3) 运动（主动和被动）

需检查的关节包括：
- 踝（距骨）关节。
- 后足（距下）关节。
- 足中段（跗骨间）关节。

(4) 活动

- 跖屈（正常 50°）和足背屈（20°）（图 69.1）。
- 后足的内旋和外翻（主要是距下关节）——握住足跟使其外翻和内收（图 69.2）。
- 前足的内旋和外翻（跗骨间关节）——一手握住足跟以固定足后段，一手握住足前段使之外展和内收（旋转运动）（图 69.3）。
- 单独检查其他关节（如跖趾关节、跗骨间关节）。

(5) 特殊试验

- Achilles 腱试验，包括挤压腓肠肌（Thompson 试验或 Simmond 试验，第 137 章图 137.17）。
- 从上面和下面紧压跖趾关节。
- 紧压拇趾和第二趾间的跖骨。
- 由足根部向第三和第四跖趾关节方向按压（莫顿试验）。
- 检查血液循环——检查足背动脉和胫后动脉的搏动。
- 神经系统检查，包括检查 L_4、L_5 和 S_1 神经根的功能。

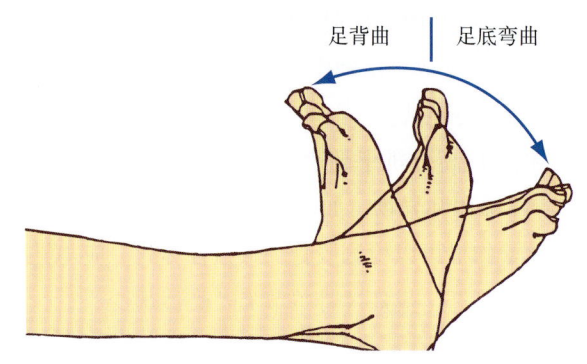

图 69.1 踝关节的背曲和跖屈

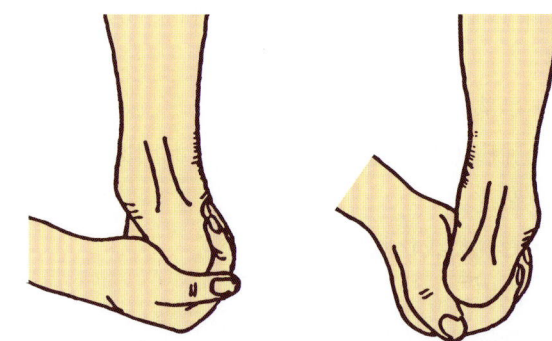

图 69.2 检查足后部内翻和外翻

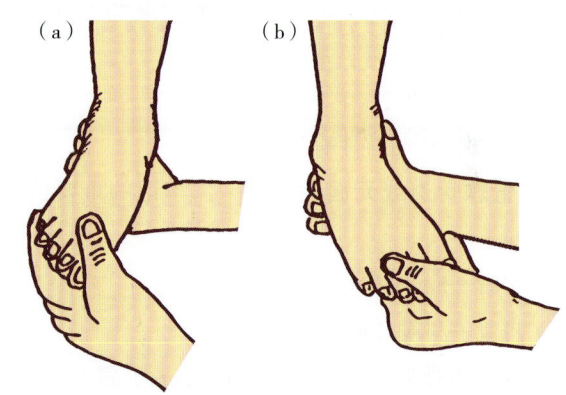

图 69.3 检查足前部外翻（a）和内翻（b）

3. 辅助检查 根据患者的症状和体征选择不同的辅助检查。可考虑以下检查：

- 对于全身性疾病
— 血糖。
— 类风湿关节炎检查。
— 红细胞沉降率/C 反应蛋白。
— $HLA-B_{27}$。
- 血尿酸。
- 影像学检查
— X 线检查（包括受压迫和负重时）。
— 放射性核素扫描（骨或关节病理学）。

中行踝 X 线检查的渥太华原则。

1. **临床表现（外侧韧带扭伤）**
- 踝关节"活动障碍"。
- 负重困难。
- 从轻微不适到剧烈的疼痛。
- 挫伤（可能持续 12～24 小时）提示有更严重的损害。
- 可有功能性不稳定：在不平的地面行走障碍。

2. **体格检查（尽快完成）**
- 注意肿胀和擦伤。
- 触诊骨性标志和三根外侧韧带（第 138 章中的图 138.12）。
- 检查全身性关节松弛度和运动范围。
- 一般在外踝前方发现圆形肿胀（即"德拉科基尔德标记"）。
- 检查足部前后水平的稳定性（前抽屉征）。

3. **是否有隐匿性骨折** 重度外伤时要考虑骨折的可能性，通常发生在外踝或第五跖骨基底部。如果患者能够在受伤后直线走路，没有太多的不适，那么骨折的可能性不大。然而，原则上，踝部受伤应做 X 线检查。请参阅第 137 章渥太华原则。

七、足跟痛

成人足跟痛的重要原因（图 69.4）[6]：
- 跟腱障碍
— 肌腱炎或腱鞘炎（第 137 章）。
— 滑囊炎：跟骨后、复发性。
— 肌腱撕裂（第 137 章）：局部和（或）完全的。
- 足后跟外伤。
- 足跟底部压痛。
— 通常有萎缩。
— 伴有炎症。
- 神经病变（例如糖尿病患者、酗酒者）。
- 腱鞘炎（拇长屈肌、趾长屈肌）。
- 关节部"砰砰"响。
- 足底筋膜炎。
- 骨膜炎。
- 跟骨骨突炎。
- 腓骨肌腱脱位。
- 神经卡压
— 跗管。
— 跟骨内侧神经。
— 小趾外展神经。

超声检查有助于鉴别跟腱炎的病因。

1. **跟腱炎**[6] 跟腱炎是由于过度使用导致的退行性和炎症性改变，且在肌腱本身或在腱周组织都可能会发生，表现为负重活动期间和之后的肌腱疼痛及肌腱局部肿胀及压痛，后者被称为腱鞘周围组织炎而非腱鞘炎，因为没有累及滑膜鞘。

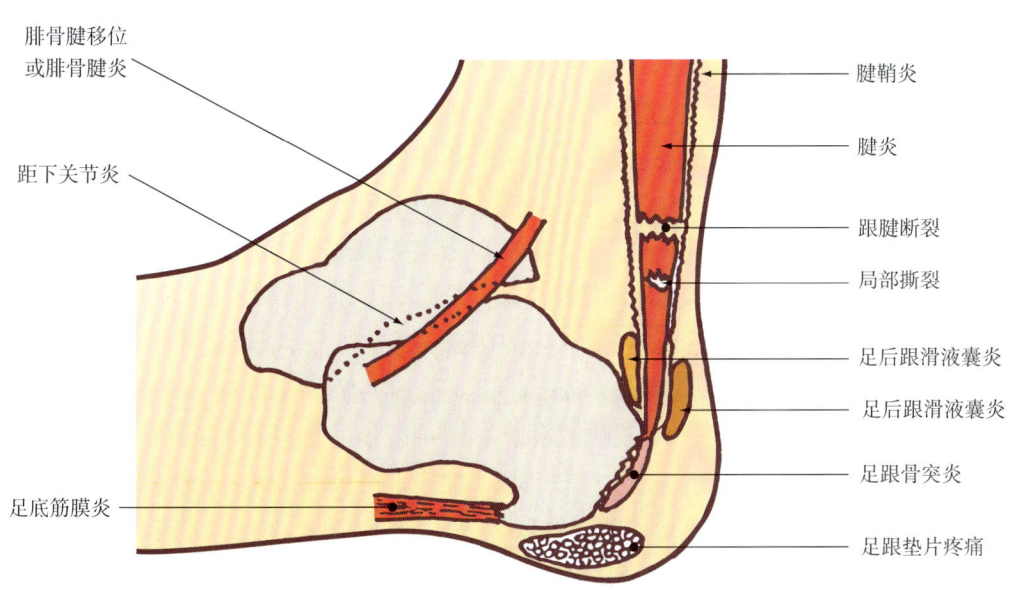

图 69.4 足跟痛的重要原因

治疗
- 减少活动，休息为主。
- 急性期使用非甾体抗炎药。
- 使用足跟保护垫。
- 考虑垫高足跟。
- 考虑连续外用硝酸甘油贴剂。
- 牵引等物理治疗和离心性运动。
- 理疗。

2. 跟腱滑囊炎 滑囊炎可以发生在两个部位：
- 后部和表面——皮肤和肌腱之间。
- 深部（足根部）——跟骨和肌腱之间（图69.4）。

前者主要发生于青年女性，由于足部与鞋摩擦所致，很容易触及。从深滑囊炎产生的压痛可通过踇趾和第二趾在肌腱前方挤压而引出；肿胀可以在肌腱的两侧看到隆起。

治疗
- 避免鞋子的压迫（例如穿草鞋）。
- 鞋跟高1～2cm。
- 应用局部热敷和超声波治疗。
- 应用非甾体抗炎药。
- 用25号针头将糖皮质激素注射到囊内。

3. 足跟部脂肪垫疾病 柔软的鞋跟垫或气垫常导致脚跟下搏动性隐痛。疼痛部位常更靠近足底筋膜。一旦发病，很难治愈。

足跟部脂肪垫由封装在多个"U"形隔中的许多脂肪球组成，充当脚后跟受力时的液压减震器，还包含着重要的神经末梢[7]，可以萎缩（特别容易发生在中老年人），也会发生炎症反应。

治疗
- 减少剧烈运动。
- 减轻体重。
- 单纯应用镇痛药。
- 矫形（使用减震后跟杯）或塞入泡沫制品。
- 穿舒适的鞋。

通过使用矫形器、塞入泡沫制品和穿适合的鞋，可以有效地治疗这类疾病。应谨慎使用糖皮质激素，因为它们能加快脂肪垫萎缩[8]。

4. 足底筋膜炎 这是一种常见疾病（也被称为"警察足跟"），其特征是足跟底部疼痛，尤其是内侧。炎症通常发生在脚跟后端约5cm处，但可广泛累及足跟底部。疼痛可以放射到整个足底。

（1）**临床表现**
- 疼痛
— 发生在足跟底部。
— 下床走第一步时明显。
— 行走后缓解。
— 随着时间推移，一天中情况会越来越严重。
— 久坐后症状加重。
- 可双侧发病，通常一侧更加严重。
- 40岁以上的患者症状更典型。
- 男女均可发病。
- 有时有受伤或过度使用史。
- 与穿鞋没有明显的关系。

（2）**体征**
- 压痛
— 一般在内侧结节。
— 可能在内侧结节靠后部。
— 可能发生在单侧。
— 可能是广泛的。
— 不会因局部筋膜牵拉紧张而改变（但这一动作可能会导致疼痛）。
- 足跟部可能隆起或出现萎缩。
- 可闻及捻发音。
- 没有异常步态、足跟异常着地或足不对称。
- 常为肥胖患者。

（3）**治疗** 足底筋膜炎往往在12～24个月内自愈。使用非甾体抗炎药、注射、超声波和舒适的鞋垫均有显著的疗效。迄今为止的系统回顾研究表明踮脚尖可在短期内有效缓解疼痛。而足底筋膜伸展运动，当结合预制鞋垫和短程应用非甾体抗炎药，可短期或长期有效缓解疼痛。对于慢性症状患者，采用新体外冲击波治疗设备是有效的[9]。另一个系统回顾认为，保守性支持及对症治疗可在3个月内缓解不适[10]。

（4）**保护性措施** 使用保护足跟和足弓（如Rose鞋垫）的矫正垫保护脚跟。另外，可以用垫海绵或索伯橡胶制成的鞋垫来提高足跟大约1cm，此外，为了让整个脚受力，还需在鞋垫对应压痛区的部位修剪一个洞以减少足跟与鞋垫的直接接触。

（5）**注射技术** 对于失用性足跟腱鞘炎，可以在压痛最明显部位注射局麻药和长效激素来治疗。另一办法是在足跟局部麻醉下注射皮质激素。

方法：

• 行胫骨神经封闭（在封闭之前应该先标记压痛点）。

• 当足跟部麻醉生效（胫骨神经阻滞后10分钟），在之前标记的位置垂直插入一含有长效泼尼松的23号规格的针管（如醋酸甲强龙）（图69.5）。插入针头，直到出现足跟筋膜被刺穿的"突破"感。

• 将一半皮质激素注射在筋膜和跟骨的骨膜上。

• 调整针头位置以更大范围注射浸润筋膜附着点。

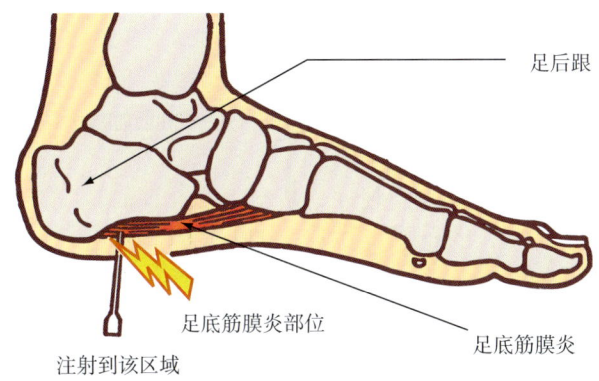

图69.5 足底筋膜炎的注射方法

5. 足跟皲裂

• 在含有Alpha-Keri或Derma油的温水中浸泡30分钟。

• 拍干，然后涂抹乳膏例如尿素制剂（含10%尿素）或Eulatol足跟乳膏。对效果不佳者可应用0.5%氢化可的松。

• 病情严重者可使用含20%甘油和30%尿素的Sorbolene乳膏（应先做皮试）。

八、关节炎

足或踝关节炎的诊断价值不大，诊断的特异性是必要的。图69.6展示了各种关节炎的典型发病位置。

1. 骨关节炎 骨关节炎可以发生在足部的任何关节，但通常累及第一跖趾关节并导致踇趾僵硬。可以累及距下关节，但一般不累及踝关节。

踇趾强直

MTP（第一跖趾）骨关节炎可以导致足渐进性运动功能丧失和严重不适。宽松的保护性鞋子、每天保持局部活动（早晚将踇趾伸展——跖屈）和适当的休息是治疗的基础。病情严重者可以在全麻下局部矫正或手术（如关节固定术或关节成形术）。

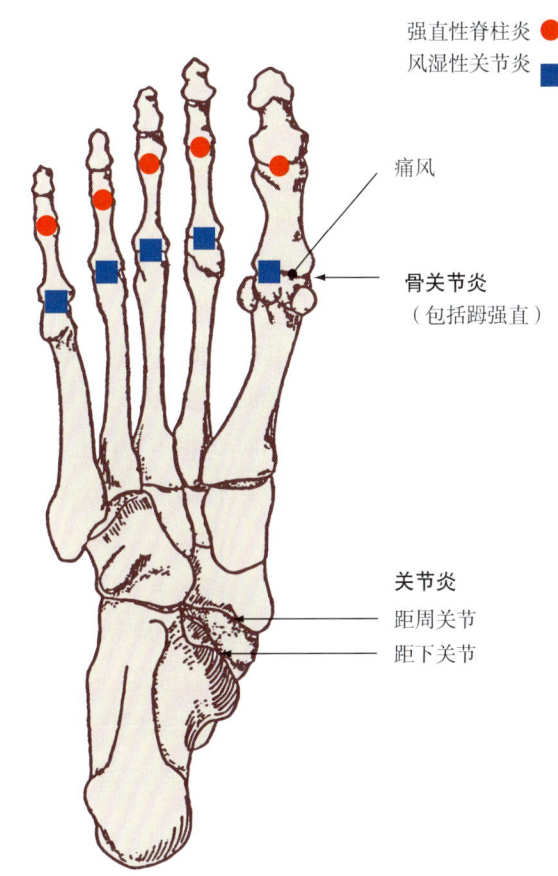

图69.6 引起右足骨性（跖面）关节炎的常见部位

2. 类风湿关节炎 类风湿关节炎是以MTP关节疼痛为表现的系统性多关节炎，也可累及踝关节、中跗骨关节、跗跖关节，很少首先累及趾节间关节。可引起关节的疼痛和僵硬，常表现为晨僵。

3. 痛风 痛风常累及第一跖趾关节。当第一跖趾关节有急性发作性疼痛，尤其是有局部红、肿、触痛时，要考虑痛风。可累及任何一个滑液关节或累计多关节。痛风常常被患者误解为扭伤。患者常有嗜酒史或服用利尿剂病史。

4. 脊椎关节病 这一组炎症性关节疾病（反应性关节炎、强直性脊柱关节炎、银屑病性关节炎和慢性肘关节损伤性关节炎）可以累及四肢关节。还包括足底筋膜炎、跟腱炎和近端指间关节炎。

九、"烧灼"样足

本病在人群中并不少见,特别是在老年人。必须详细询问病史——是疼痛、感觉减退,还是感觉异常?

病因如下:
- 血管性:小血管疾病引起缺血性静止痛、冻疮或其他冷反应、功能性血管痉挛(雷诺现象)。
- 糖尿病性神经病变。
- 跗骨管综合征(见第 68 章相关内容)。
- 莫顿(Morton)神经瘤(趾间局部疼痛)。
- Ⅰ型或Ⅱ型复杂性局部疼痛综合征。
- 精神性的,特别是焦虑。

如果灼热痛在足前段且伴有腓肠肌痛,则要考虑跗管综合征。此病常常发生在绝经期的女性患者,而且夜间尤甚,由于踝骨压迫胫前神经导致,而且可能与类风湿关节炎有关。在手术前可用物理疗法、中部足弓支持和局部注射糖皮质激素来治疗。

十、足劳损

足劳损可能是足痛最常见的原因,足劳损可能为异常受力或未做好准备的正常受力引起的。在足扭伤后,支持韧带变得伸展、易痛和红肿。常见于身体状况不佳或身体有缺陷(如扁平足)的运动员或肥胖的成年人。

1. 症状和体征

- 长时间站立或行走引起的足部与小腿部的疼痛。
- 最早出现的深压痛位于足底筋膜内侧缘(图 69.7)。
- 穿新鞋尤其是高跟鞋,会导致疼痛加剧。

(1) **急性足劳损** 如偶尔运动或平时较少步行却一次性长时间行走引起的急性韧带劳损,常为自限性的,可以在休息之后很快恢复。

(2) **慢性足劳损** 慢性足劳损常为反复的过度用力或反复且不正常的机械应力引起的,常导致足外翻并引起平底足。患者是否在更换新鞋后出现症状是十分重要的诊断依据。

2. 治疗

与成人扁平足治疗基本相同。急性足损伤,患者应充分休息,尽量减少行走,局部可以先

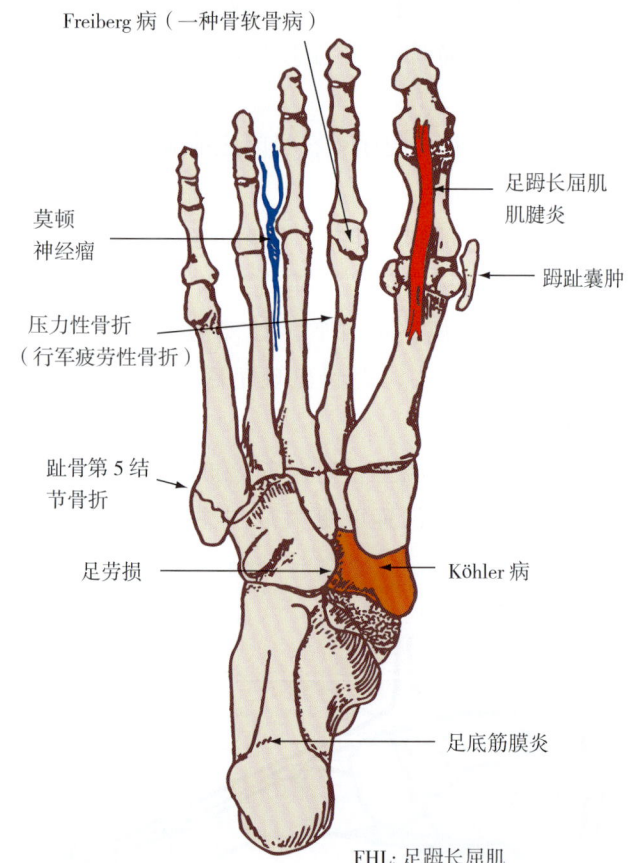

图 69.7 引起非关节炎性足痛的常见疾病及部位

冰敷再热敷。慢性足损伤,主要以康复训练和矫正为主,包括足弓支持、矫正畸形。

十一、双足疼痛

- 避免穿高跟鞋。
- 穿支持足弓的鞋垫。
- 用含有治疗性盐的温水浸泡(Epsom 盐)。
- 用专用的木质足部按摩器配合婴儿按摩油按摩足底。

十二、扁平足

扁平足在低龄儿童中很常见,除了用趾尖站立外不需要特殊处理(第 83 章)。如果出现疼痛,则辅以鞋垫和锻炼,仅供参考。剧烈疼痛可以进行后足融合治疗。

十三、爪形足(高弓足)

高弓足一般被认为是先天性的,也可以由后天

的小儿麻痹症或多种神经疾病引起。足部无法弯曲，足趾可如榔头形或爪形。治疗包括应用有减震作用的矫形器、穿舒适的鞋、加强足部锻炼和于跖骨上端下使用足垫。手术包括软组织松解和趾关节固定术。

十四、踝部肌腱疾病

- 踝部腱鞘炎可以由反复的过量运动、创伤如踝扭伤或者正常应力包括运动损伤造成。
- 腱鞘炎常累及小腿中部的胫后肌腱和后部的腓肠肌腱，也可见于胫前肌腱和趾长伸肌腱。炎症由肌腱与踝部成角的部位的摩擦引起。患者表现为疼痛、肿胀和活动受限。体检可见肿胀和压痛，肌腱突出于踝部的后方或者下方。
- 必要时可行超声或 MRI 明确诊断。
- 并发症包括狭窄性腱鞘炎、乏力、腱鞘囊肿形成、踝关节半脱位、脱位或破裂。
- 治疗包括局部固定（很少使用铸件）或应用足弓矫正装置。
- 将皮质激素类药物直接注入腱鞘十分有效。

1. 腓骨肌腱炎 这种现象通常沿着肌腱的走行发生于后外侧踝至足部的后方，在运动员及芭蕾舞演员身上多见。疼痛于触诊时，被动扭转足部拉伸肌腱或者对抗足部外翻时容易引出。

2. 腓骨肌腱脱位 腓骨肌腱脱位常于遭受猛烈的背屈之后出现，可伴随着无痛的声响。对于此类患者，手术修复是必要的。

3. 胫骨后肌腱病 这是一个常见的问题，特别是在中年女性、芭蕾舞蹈员和扁平足伴足外翻畸形的群体。肌腱（图69.8），相当于脚的一个内转肌，被附着于骨性结构的舟状突起[11]。

（1）临床表现
- 脚踝及足部的疼痛及无力感。
- 站立或者行走时疼痛加剧。
- 用足趾站立时感到痛苦及艰难。
- 触诊内踝疼痛较为明显。
- 拉伸及外翻时均疼痛。
- 减少频繁的扭转可减少疼痛发生。
- 可能引起踝管综合征。

（2）诊断 超声检查有一定意义，但MRI才是诊断肌腱撕裂及肌腱炎的金标准[12]。

（3）治疗 此类疾病一般能在保守治疗12~24个月后恢复良好。
- 用半刚性矫正装置矫正障碍。
- 在理疗师指导下进行功能性锻炼。
- 按摩治疗。

在保守治疗无效的情况下，可以考虑超声引导下肌腱内注射糖皮质激素（但最好避免）或手术治疗。

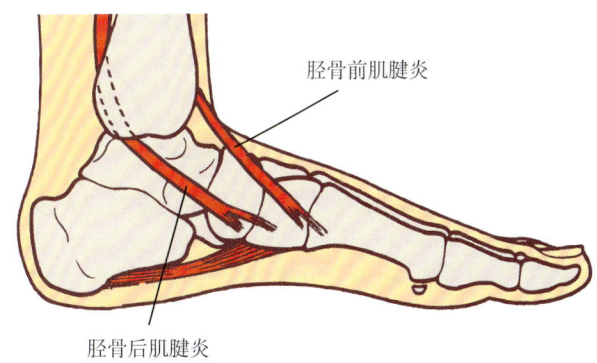

图 69.8 足中部肌腱疾病的图示：胫骨前肌和胫骨后肌肌腱病

4. 胫骨后肌腱脱位 这种情况发生在脚踝猛烈背屈或扭转后，患者通常感到疼痛难忍、无法承受。错位的肌腱可见覆盖于内踝之上，需要立即行手术治疗。

5. 胫骨后肌腱断裂 炎症、肌腱退化变形或创伤后出现的胫骨后肌断裂是一种相当常见却又容易被误诊的疾病[13]，特别是在中年女性。本病可导致足部纵弓坍塌从而形成扁平足[5]。

"多趾试验"是一项简单的测试。从患者背后3m处注视患者双足，看到患足的趾比健足的要多[5]（图69.9）。

单足跟抬高试验也具有诊断意义。最有用的检查是超声检查。部分病情轻微的患者能用矫形器保守治疗，但严重病例使用手术矫正效果良好。

十五、籽骨炎[14, 15]

位于第一跖骨头下的两个籽骨可因软骨软化、骨关节炎、应力性骨折等原因而产生疼痛。对籽骨行特殊的X线检查能辅助诊断。老年患者可出现痛性结痂。对于病程较久、病情顽固者，使用设计合理的鞋垫与手术治疗同样有效。

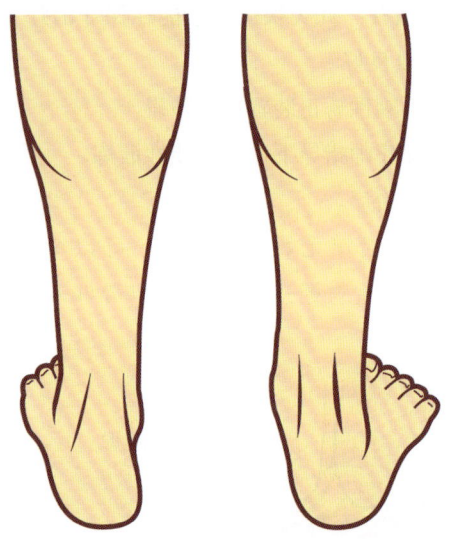

图 69.9　胫后肌腱断裂（右足）：从后位看到"太多的脚趾"

十六、跖骨痛症

跖骨痛是一种症状而不是一种疾病，指的是足底跖骨头的疼痛及压痛（足前段）。原因包括足部畸形（尤其是横弓的凹陷处）、第一跖趾关节炎、创伤、莫顿（Morton）神经瘤、Freiberg 病和受压性神经病变。还可以发生于正常的足部长时间站立后。

足底横弓凹陷处的压迫导致异常的压力作用于第二、第三、第四跖骨头，同时可能伴随胼胝形成。反复脚扭伤、扁平足和穿高跟鞋可能导致足前段承受重力分布不均。

治疗方法包括治疗已知病因、穿合适的鞋，可能还可以应用跖骨棒治疗。穿比较宽松的平底鞋很少导致跖骨区域的问题。

十七、应力性骨折[16]

临床特征

- 疼痛可呈渐进性发展或突然发作。
- 常见于舞蹈演员，尤其是传统芭蕾舞演员，以及刚开始进行锻炼的亚健康人群。
- 体格检查往往无阳性体征：肿胀少见。
- 常规 X 线检查通常没有帮助。
- 骨扫描是唯一可以明确诊断的方法。
- 治疗的基础是全休 6 周或者更长时间，同时佩戴强力支持鞋类护具。
- 不推荐使用石膏。

1. **第五跖骨基底撕脱性骨折**　也称为琼斯（Jones）骨折，通常为创伤性骨折，但也可以是应力性骨折，并与严重的脚踝扭伤有关。

2. **跖骨疲劳性骨折**　足前段应力性或疲劳性骨折经常累及第二跖骨颈部（有时为第三跖骨）。

3. **跗骨（尤其是舟骨）应力性骨折**　舟骨应力性骨折是涉及跑步运动领域运动员的一个运动障碍性疾病，表现为承重时严重的局限性足中段疼痛，体检与常规 X 线检查通常表现正常。是随着核素扫描与 CT 扫描的出现才被认识的一种运动障碍性疾病。病程迁延，但疗效可被预期。

4. **跟骨应力性骨折**　跟骨应力性骨折通常起病隐匿。骨质疏松症是其主要促发因素，正如增加训练负荷一样，促使此骨折发生。

十八、莫顿（Morton）神经瘤

与其他任何导致足前段疼痛的疾病相比，莫顿趾间神经瘤可能是更容易被误诊的一类疾病。莫顿神经瘤是趾间神经的纤维状扩大而不是一个真性的神经瘤。目前仍然无法确定病因。此类疾病的诊断主要依据临床表现。超声可以检测出神经瘤。

1. **临床特点**

- 年龄小于 50 岁的成年人多发。
- 女性发病率是男性的 4 倍。
- 约 15% 的患者为双侧发病。
- 第三第四跖骨间病变最多见（图 69.10），第二第三跖骨间次之，其他部位少见。
- 严重的烧灼痛（有时为锐痛或闪痛）常出现于第三第四跖骨间或第二第三跖骨间。
- 在坚硬的地面上承重时加剧（站立或者行走）。
- 穿太紧的鞋可加剧疼痛。
- 脱鞋后或挤压足前段时疼痛缓解。
- 跖骨头间局限性触痛。

2. **治疗**　早期问题可以通过穿低跟宽松的鞋和应用海绵橡胶跖骨护具来得到恰当的治疗。在疾患处间隙下放置圆顶状矫正器有助于分散跖骨压力，可达到减轻神经压力的作用。足部的任何生化异常畸形都应该被矫正。大多数病例最后都要求手术治疗，最好是选用足背入路的手术方式。糖皮质激素注射封闭也是可以考虑的其中一种治疗方式。

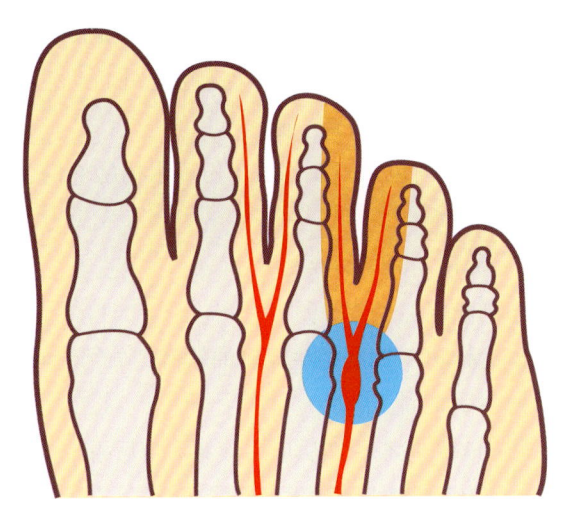

图 69.10　莫顿神经瘤的典型部位，以及疼痛和感觉异常的分布

十九、踇外翻

踇外翻伴相关踇囊炎伴随足前段倾斜普遍可见，可能是由于不恰当的穿鞋导致。

小趾囊炎，同样由压力造成，可在第五跖骨上形成。

如果出现疼痛，可能是由于鞋的压力作用于发炎的踇趾囊肿、槌状趾、跖骨痛或者第一跖趾关节的继发性炎症。

伴随着踇指囊肿的踇外翻均应在任何手术治疗前先使用合适的矫正鞋类治疗。循证医学为基础的综述表明预防性矫正器和夜间使用夹板均无效，然而用可吸收内固定针可能有效[9]。

二十、槌状趾

主要累及第二趾，伴有第一跖趾（MTP）关节膨大、过度近端趾（PIP）关节屈曲和膨胀性远端趾（DIP）关节。痛性鸡眼会出现在突出的关节上。在病情比较严重，且用设计良好的矫形鞋具治疗效果不好的情况时，对患者进行手术治疗效果良好。

二十一、爪形趾

常继发于小儿麻痹症。特点是第一跖趾关节伸展和 DIP、PIP 关节弯曲，需转诊行手术治疗。

二十二、胼胝、鸡眼和疣

对局部、足底触痛肿块作出诊断比较困难。了解这些包块的形态学以及取包块表面薄片所产生的影响有助于胼胝、鸡眼和疣的鉴别诊断（表 69.3）。

1. 胼胝　胼胝是与压力或摩擦相关的一块局限性角化过度的区域，常见于跖骨头下，特别是第二跖骨头（图 69.11）。

治疗：无症状者不需治疗。去除病因，穿宽松的鞋、趾腹处置缓冲垫很有必要。如果症状比较严重，将 10% 水杨酸加到软石蜡中，涂于已削掉薄片的创面上。

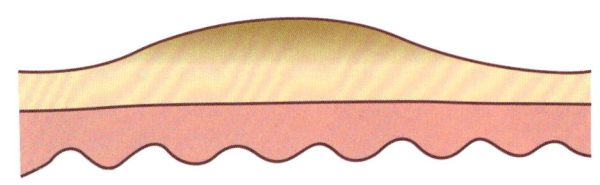

图 69.11　胼胝

2. 鸡眼　鸡眼（图 69.12）外表呈一小的、局限性的锥形增厚，是表皮角蛋白的一种角状填塞。鸡眼是对慢性刺激的一种反应，经常发生于足部的骨性突起上。例如，第五趾末端外侧的鸡眼通常与穿着不合适的鞋具、过度运动或足部力学缺陷有关。外观与趾疣相似，但在削下来的薄片上表现不同。

治疗

去除产生摩擦的原因，并穿宽松的鞋子使足部能完全伸展。将 15% 水杨酸溶于火棉胶中，涂于鸡眼表面。或贴商业"鸡眼贴"数天，软化鸡眼后，削掉表面的薄片。对于趾间柔软的鸡眼（通常为小趾趾蹼），可用羊毛或香烟滤嘴保持趾蹼间长时间分离，并洒上爽足粉。

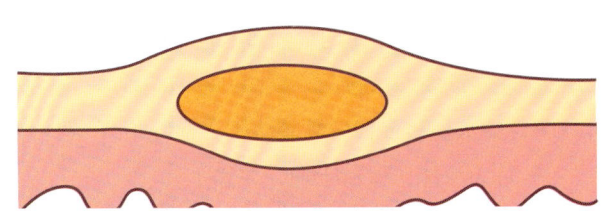

图 69.12　鸡眼

3. 足跖疣　疣（图 69.13 和第 118 章相关内容）更具有侵袭性，薄片显示为多个针尖大小的小出血点。

（1）去除方法（图 69.14）　这种常见但有时棘手的疾病，有很多种治疗方法。治疗原则是避免手术切除、热疗和电疗，因为有瘢痕形成的原因。去除趾疣

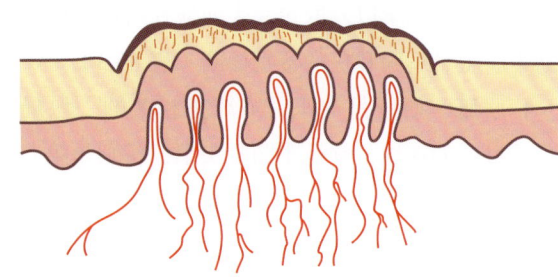

图 69.13　跖疣

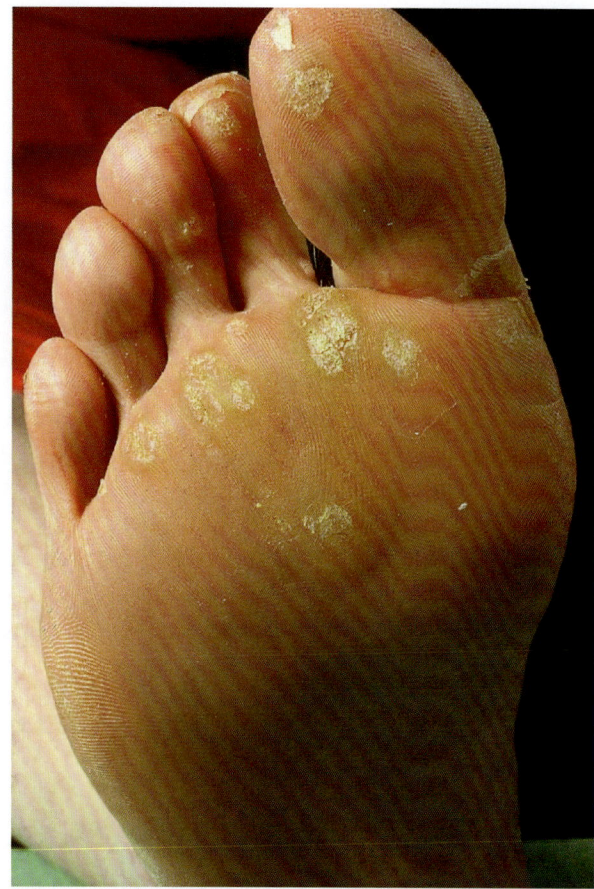

图 69.14　足底和趾上马赛克样分布的跖疣

的问题之一是残留"冰山"配置效应——并不是所有的疣都能被完整去除的。

- 17% 水杨酸、17% 乳酸溶于火棉胶中
— 每天涂抹，保持干燥，并盖上。
- 液氮冷冻治疗
— 削减疣（推荐 21 号刀片）。
— 涂抹液氮。
— 每周重复。
— 可能疼痛，结果也不尽如人意。
- 局部化学疗法
— 将足趾用温水浸泡后削减疣（特别是小孩）。

— 每天晚上涂抹厄普顿糊、水杨酸凝胶（高达 27%）或水杨酸乳剂于疣上并且遮盖患处。
— 如有必要，检查一遍。
（厄普顿糊包括三氯乙酸 1 份、水杨酸 6 份、甘油 2 份）

- 局部化学治疗及液氮治疗
— 削减疣。
— 涂抹 70% 水杨酸生亚麻油软膏。
— 封闭 1 周。
— 削减后检查，然后应用液氮治疗后再次检查。
- 在局部麻醉下刮除术
— 大力削减疣以显示其深度。
— 用刮匙皮肤彻底刮除整个疣体。
— 抱着脚依靠着如肾形，直到出血停止（这种出血通常会自然停止，也避免了回家路上的迟发性出血）。
— 涂抹 50% 三氯乙酸于基底面。

（2）**闭塞法**　闭塞与局部化疗：将水杨酸混入糊剂，在特殊的闭塞性环境中进行治疗。

① 材料
- 2.5cm 宽的弹性绷带。
- 30% 水杨酸混入 Lassar 糊剂。

② 方法
- 剪两段弹性绷带，一段长 5cm，另一段短些。
- 将较短的一段对半折叠，黏的一面向外（图 69.15a）。
- 在折叠端剪个半圆形，以刚好嵌合疣为宜。
- 贴上绷带使得洞口刚好环绕疣周。
- 将糊状物在手掌心滚成小球状然后贴在疣表面。
- 用较长的绷带覆盖小绷带、糊状物和疣（图 69.15b）。

这种绷带需要每周重复用两次，敷 2～3 周。将较长的绷带撕开暴露疣，更换新鲜的小糊球，然后再将绷带覆盖上，可以达到重复利用的目的。

跖疣会变成碎片，最后消失。如果疣较为顽固，可以使用 50% 水杨酸。

（3）**辅助治疗方法**
- 每天用香蕉皮内侧面贴于疣表面并用绷带覆盖。剪一小片香蕉皮覆盖疣。每天或隔天使用香蕉皮内侧面覆盖疣表面，再用绷带覆盖并保持干燥。持续几周或根据需要而定。

表 69.3　胼胝、鸡眼和疣的比较

	典型区域	性质	皮肤薄片特点
胼胝	皮肤通常比较厚：位于跖骨头、脚后跟下方、踇趾内侧下方	坚硬、厚的皮肤	正常皮肤
鸡眼	皮肤较薄：位于足底、第五趾、槌状趾的背侧突出部分	白色、角质层的锥形堆积、受压变平整	暴露的白色、表面凹陷的无血管鸡眼
疣	在任何地方，主要在跖骨头、足趾和足跟的基底。有出血点	病毒感染，与正常皮肤边缘分解明显	暴露的出血点

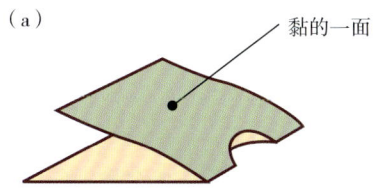

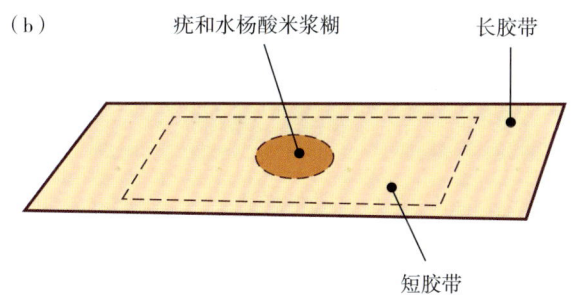

图 69.15　跖疣的治疗：(a) 被剪的弹性胶带成肩膀形的"窗口"，以适应疣的形状。(b) 较大的绷带覆盖疣和肩部

- 阿司匹林膏和茶树油

——置一 125 ～ 300mg 的可溶性阿司匹林片于疣中心，然后用溶于酒精的 15% 的茶树油（千层）将其浸湿。

——用棉垫覆盖并用带有微孔的绷带贴紧，使疣保持湿润。

——1 周后移除外敷料，清除或用刮匙刮除易碎的腐皮泥。

——若病情需要，可重复上述治疗。

二十三、嵌甲

嵌甲是一种常见疾病，特别是在青春期男性。成年人中并不常见，但可能会进一步损伤甲床或致甲床畸形。最有代表性的是位于踇趾侧面，表现为甲褶软组织与正在生长的趾甲边缘的不平衡。修理趾甲不当、穿过紧的鞋和不良的个人卫生习惯会使情况恶化，随着甲褶感染进而出现皮肤裂口，然后出现甲褶水肿和肉芽组织。

1. 预防　所有患者都应接受正确的足部及趾甲护理指导。脚部卫生包括勤洗脚、避免使用尼龙袜，以及勤换棉袜或羊毛袜。可将脱脂棉丝置于甲沟中以防止趾甲与皮肤皱褶分离。

修剪趾甲致趾甲的边缘超过皮肤平面（图 69.16）。将趾甲末端（非边角）修剪成方形致趾甲能从趾甲皱褶中生长出来。然后，每天洗澡或浴足后，用双手拇指的蹼面按指示推拉趾甲皱褶。

2. 外科治疗

（1）**皮肤椭圆形切除**　这种方法可使皮肤皱褶与趾甲分开。皮肤愈合，趾甲正常生长，脚趾重新获得正常的解剖结构。在趾根阻滞下，椭圆形切除可使皮肤皱褶与趾甲钝性分离，且随着创口愈合而固定（图 69.17）。任何粗糙的组织和碎屑都应用刮匙器清除干净。

（2）**电烙术**　这种方法与之前阐述的方式原则上是雷同的，但较前更简单、更快、更高效，且术后疼痛最小，特别是对于那些有着严重的肉芽组织内嵌的患者。在趾根阻滞下，用电灼针清除大块楔形皮肤和肉芽组织，使内生趾甲能与皮肤分离（图 69.18）。

（3）**皮肤楔形切除术**　另一个在趾根阻滞下进行操作的类似方法是仔细解剖所有趾甲邻近的皮肤皱褶，从趾甲的根部起，距甲缘 3 ～ 4mm 的地方起，一直从趾甲根部清除至趾甲尖端。清除范围包括肉芽组织及皮下组织。对出血点进行烧灼止血并予以敷贴。在术后 4～6 周内用敷料覆盖伤口。

（4）趾甲楔形切除及酚处理　此方法是在使用 80% 苯酚（浓缩液）治疗甲床后（图 69.19），紧接着用剪刀切除相当于内生趾甲约 1/4（而不是一个标准的楔形切除术）的楔形区域。用一浸有苯酚的脱脂棉毛棒置入甲床深部约 3 分钟（通过时钟计时），取出后用等张氯化钠溶液（生理盐水）或者乙醇溶液（酒精）冲洗，再用脱脂棉棒拭干伤口。用石蜡纱布包扎，然后再用干石蜡棉纱覆盖其上。如果有需要，重新进行包扎。这种方法的成功概率可达 100%。

（注：不要让苯酚溅到周围皮肤，因为它有很强的腐蚀性。）

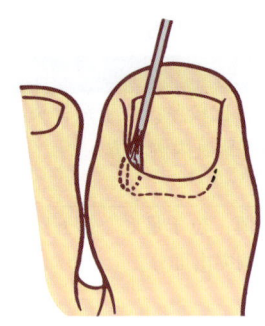

图 69.19　酚处理方法

二十四、甲沟炎

初始治疗

- 应用杀菌剂（如聚维酮碘浸泡）敷料。
- 抬高甲襞以排出脓液。
- 应用石油纱布包扎覆盖。
- 如果病情有进展或出现广泛蜂窝织炎则使用抗生素。
- 有时候需要将趾甲撕脱开一部分以建立排脓的通道，请参阅第 120 章。

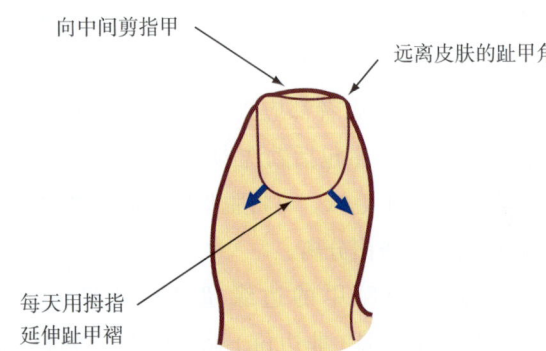

图 69.16　修剪趾甲的方法

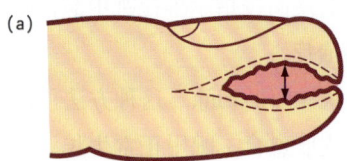

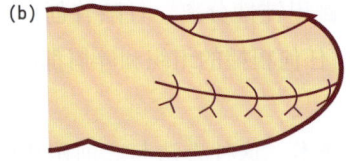

图 69.17　嵌甲的治疗：皮肤椭圆形切除术

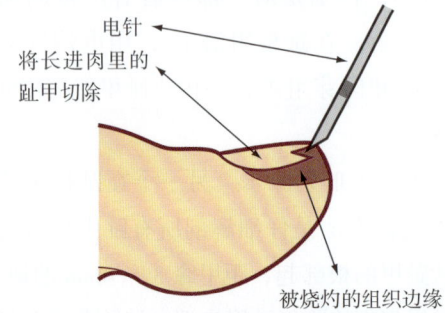

图 69.18　嵌甲的治疗：楔形组织电灼法

> **实践要点**
>
> - 对于所有严重的足踝扭伤患者，应强烈要求拍摄质量良好的 X 线片。
> - 如果对足部疼痛的病因诊断存在怀疑，应行 X 线检查。
> - 儿童很少发生韧带扭伤。对儿童伴有疼痛和肿胀的所有关节损伤都需行 X 线检查。
> - 如果在外踝下方或后方有尖锐的刺痛点，考虑罕见的腓骨肌腱脱位。
> - 足部的部分或整个中部的感觉异常，可以由周围神经病变、踝管综合征、单神经炎（例如糖尿病）、类风湿关节炎或腰骶脊椎神经根病变等多种疾病引起。
> - 避免在跟腱处注射糖皮质激素。
> - 避免有创性操作。如手术切除、透热疗法或电灼足底疣。要清楚液氮治疗的局限性。
> - 高分辨率超声可协助诊断跟腱疾病。
> - 时刻记住第一跖骨籽骨周围疼痛的可能性。
> - 谨防脚底肢端雀斑样痣黑色素瘤，特别是在无黑色素情况下。

参考文献

[1] Johnson FL. The painful foot: an overview of podalgia. Aust Fam Physician, 1987, 16: 1086.

[2] Cailliet R. Foot and Ankle Pain. Philadelphia: FA Davis, 1983: 105–115.

[3] de Jager JP. Problems with the shoulder, knee, ankle and foot. Med J Aust, 1996, 165: 570–571.

[4] Larkins PA. The little athlete. Aust Fam Physician, 1991, 20: 973–978.

[5] Quirk R. Flat foot in middle age: diagnosis and treatment. Modern Medicine Australia, 1995, 38(11): 44–47.

[6] Mashford L (Chair). Therapeutic Guidelines: Rheumatology (Version 1). Melbourne: Therapeutic Guidelines Ltd, 2006:167–174

[7] Jahss MH, et al. Investigations into the fat-pads of the sole of the foot: anatomy and histology. Foot and Ankle, 1992, 13: 233–242.

[8] Brown CH. A review of subcalcaneal heel pain and plantar fasciitis. Aust Fam Physician, 1996, 25: 875–885.

[9] Smith MH. What is the best treatment of plantar fasciitis? Evidence based answer. Helpdesk answer from www. ebpoline.net

[10] Barton S ed. Clinical Evidence. London: BMJ Publishing Group, 2001: 742–743, 823–831.

[11] Lam P. Acquired adult flatfoot deformity: how to treat. Australian Doctor, 2009: 25–32.

[12] Paoloni J. Chronic foot and ankle conditions. Update. Medical Observer, 17 October 2008: 29–32

[13] Masterton E, et al. The planovalgus rheumatoid foot—is tibialis tendon rupture a factor? Br J Rheumatol, 1995, 34:645–646.

[14] Quirk R. Metatarsalgia. Aust Fam Physician, 1996, 25: 863–869.

[15] Lam P. Forefoot pain: how to treat. Australian Doctor, 2008: 21–32.

[16] Quirk R. Stress fractures of the foot. Aust Fam Physician, 1987, 16: 1101–1102

第 70 章　行走困难与腿部肿胀

> 难道你不认为能使他这个瘸腿再恢复正常的行走很伟大吗？
> William Shakespeare（1564—1616），*King Henry VI*，Part II, Act 2, Scene 1

临床上，对行走困难的患者，尤其是神经系统疾病引起步态异常患者病情的评估是十分复杂的。并非所有的步态异常都可以归为一种，因为步态失调可能是由多种因素引起的，尤其是老年人。

步态异常可能是多方面原因引起的，其中非神经系统性疾病最为常见。包括以跛行为主要表现的下肢各种关节疾病、其他机械性因素，如腿部肿胀、循环障碍性间歇性跛行等疾病，以及全身消耗性疾病（如恶性肿瘤、贫血和甲状腺功能亢进症等内分泌疾病）。

对于低钾血症、药物或肌病引起的行走障碍更需要受到全科医生的重视。特别应考虑的药物包括酒精、糖皮质激素、氯喹、秋水仙碱、氯贝丁酯、溴苄胺、HMG-CoA 还原酶抑制药（他汀类药物）、吉非贝齐、青霉胺、利尿药、β 受体拮抗药和全身麻醉药。

一、行走障碍

根据是否疼痛，将步态异常分为无痛性步态异常和疼痛性步态异常（需要使用镇痛药）两类。前者的身体外形常常受到影响。后者常表现为步态节奏紊乱。根据机械因素导致的骨骼异常，又分为关节源性（特别是髋关节异常）和骨源性（由于肢体的缩短）。

神经源性和肌性步态异常均在后面"神经系统疾病性步态异常"项里予以讨论。

如果患者步态甚是奇怪或太过于夸张，要考虑是否为心理因素导致的，我们将这类步态异常称为心理性或"歇斯底里"步态异常。同时对于缺乏信心，特别是老年人，引起的步态异常仍需引起我们的重视。然而，许多神经系统疾病造成的异常步态也可能是离奇的和夸张的。因此，在诊断心理性因素时要谨慎考虑。如有疑问，应转诊至心理专家进行诊疗。

二、步态和姿势的检查[1]

由于步态和姿势障碍有着共同的生理过程，所以二者常同时存在。

下列情况可提示存在异常：

（1）让患者站立（睁眼），若患者不能正常站立提示近端肌肉无力。

（2）让患者站立、闭目（Romberg 试验），若出现身体摇晃或倾斜则为阳性，提示本体感觉缺失（如周围神经病变）。

（3）让患者行走（保证足够的测试时间长度）。若患者启动时犹豫不决，提示基底节或额叶皮质病变。若患者跨步很小，提示基底节或额叶皮质变性或小脑病变。若患者步幅窄，提示上运动神经元病变（UMN）、肌肉无力或基底神经节病变。若步幅宽大广泛，提示本体感觉障碍、小脑或前庭病变。若患者肢体强直，提示 UMN 或基底节病变。若患者为摇摆步态，提示下运动神经元病变（LMN）或肌肉无力。当患者脚跟触地行走时，不能正常行走，提示 UMN、LMN 或肌病。若患者表现为慌张步态，提示本体感觉障碍，提示 LMN 或肌肉无力。若患者有摆臂障碍，提示基底节病变或 UMN（额叶）。

患者行走为德氏步态，提示近端肌无力。

（4）让患者使用激发试验行走。

"绳索"行走：测试本体感觉。

踮起脚尖，再回到脚跟：测试远端肌无力。

注：周围神经病变是 LMN 病变的常见原因。

三、神经障碍性步态异常

1. 小脑步态　有的患者表现为站立不稳，步子宽，步态不稳，身体左右摇晃或倾斜，称为"舞蹈样"步态。有的患者步态跟跄或行走时撞到墙壁，呈醉酒样，为"醉酒步态"。当要求患者直线行走时，患者往往会转向病变的一侧。让患者沿直线用足跟和足尖走路，同时进行跟-膝-胫试验，阳性提示小脑共济失调。常见的原因是多发性硬化、酒精性小脑变性及脑内占位性病变。

2. 基底神经节步态（帕金森型） 早期识别紊乱是困难的。因为第一信号可能是一侧下肢跛行、软弱、僵硬或行动弛缓[2]。然而，其典型的步态是行走时躯干弯曲向前，小步急走，犹如脚踝被绑着走路。即"慌张步态"，呈前冲状，易跌倒。

3. 痉挛步态

（1）可表现为典型的双侧或截瘫步态，也可表现为偏瘫步态。双侧瘫痪时，双下肢强直或软弱无力时，脚步拖沓并摩擦脚趾[2]。这种行走方式可以听到鞋在前方沿地面刮过的声音。患者步履艰难，犹如在沾了胶水的地板上拖动一样。

（2）当患者双侧髋关节强直内收，则表现为剪刀样步态。肢体痉挛是由 UMN 病变引起的，包括多发性硬化和脊髓压迫。典型的 UMN 姿势是上肢屈曲、内收，下肢伸直、外旋。

（3）偏瘫患者行走时拖着僵硬的患肢，臀部内收，膝部伸展和足底弯曲，导致脚趾擦伤。这类患者上楼梯可能非常困难，尤其是当因背屈畸形导致阵挛发作时。

4. 跨阈步态 患者足不能背屈，导致行走时表现为高跨步步态，髋部和膝部过度屈曲使脚离开地面，随后患肢落下拍打地面。

5. 前庭步态 表现为患者向一边偏斜行。

6. 失用步态 前额叶病变所致，表现为腿部的动作不受控制。患者不能自行站立，尝试行走时，腿部不受控制，步态宽大，快速小步踉跄前进，转身困难。由双侧皮质受损造成，如脑积水、多发梗死和胼胝体的肿瘤[2]。

7. 神经性跛行 主要由于椎管狭窄所致，常表现为"马尾间歇性跛行"，患者行走一定距离后，腿部出现疼痛。值得注意的是，无力和麻木通常比疼痛更明显。

8. 跌倒发作 患者突然跌倒在地，又立刻站起，无意识丧失，无其他症状。可由癫痫、帕金森病或椎基底动脉供血不足引起。然而大多数情况下，特别是在中老年女性，没有明显的原因（参见第 55 章相关内容）。

9. 蹒跚步态 通常由于骨盆带肌和躯干肌肉功能性障碍引起。步态宽大，步行时身体左右摇摆，

与骨盆补偿移动有关，即双侧 Trendelenburg 步态。

10. 近端肌无力 患者从椅子上起身或上、下楼梯时会感觉不适，当被要求患者蹲下，随后站起，可诱发肢体乏力，这是蹒跚步态的一种极端形式。常见的引起近端肌无力的疾病有肌肉病变、运动神经元疾病和吉兰–巴雷综合征。

11. 远端肌无力 表现为高抬足步态。行走时，患肢高高抬起，然后落到地面，步态与垂足步态相似。原因包括周围神经病变、强直性营养不良和腓肌萎缩。

四、跛行

跛行通常由下肢疼痛性疾病引起，主要为髋关节和膝关节的病变。下列几种因素可引起跛行，出现不对称的步态：

- 双腿不等长。
- 疼痛（痛苦）步态（如髋关节病变）。
- 关节活动受限（如膝关节强直）。
- 神经肌肉无力（如脊髓灰质炎）。

引起髋关节疼痛的疾病和骨盆性疾病均可引起跛行，尤其是髋关节疾病。引起跛行的髋关节性和骨盆性疾病见第 67 章相关内容。

1. 成人跛行 成人跛行的病因较儿童更为明确，通常是由于髋关节、膝关节或脊柱疾病，常见于椎间盘脱出引起的坐骨神经痛或膝关节、踝关节或足部过度劳累引起的退行性骨关节炎。

2. 儿童跛行 目前来说，诊断儿童跛行仍较为困难[3]。大部分情况下，首先应排除器质性疾病，尤其是髋部疾病。诊断方法见表 70.1。

根据起病的缓急程度、病程长短，跛行可分为急性、亚急性或慢性。急性跛行常见于外伤，感染（骨髓炎、化脓性关节炎），脊髓损伤，骨折或髋关节疾病（短暂性滑膜炎）。亚急性跛行的病因主要是幼年型类风湿关节炎、肿瘤或白血病。慢性跛行原因包括脑瘫、进展性髋关节发育不良（DDH）、缺血坏死性疾病和慢性股骨头骨骺滑脱。

五、重要资料与关注要点

- 婴儿跛行表现为患儿拒绝走路，创伤、败血症和 DDH 是婴儿跛行最常见的原因。以无痛性蹒跚步

表 70.1 儿童跛行的诊断策略模型（修正版）

问	可能的诊断	
答	创伤后/剧烈运动引起的应变综合征	
	鞋子不合脚	
	髋关节疾病，尤其是一过性的滑膜炎	
	足跟疾病（12～14岁）	
问	不能忽视的严重疾病	
答	幼儿	进展性髋关节发育不良
		虐待儿童
		化脓性关节炎
		异物（如脚部针刺伤）
	4～8岁	缺血坏死性疾病
		一过性滑膜炎
	青少年	股骨头骨骺滑脱
		撕脱伤（如坐骨结节）
		膝关节剥脱性骨软骨炎
		杜兴肌营养不良
	所有	化脓性感染
		• 化脓性关节炎
		• 骨髓炎
		• 肺结核
		肿瘤（如骨肉瘤）
		幼年型慢性关节炎
		脊柱疾病
		• 椎间盘炎
		• 骨折
问	常被遗漏的疾病	
答	异物（如腿部异物）	
	骨软骨炎（无菌性坏死）	
	• 股骨头——Perthes 病	
	• 膝关节——胫骨粗隆骨软骨病（Osgood-Schlatter disorder）	
	• 跟骨——Sever 障碍	
	• 足舟骨——Köhler 障碍	
	肌痛＝"生长痛"	
	过度使用综合征（尤其是青少年）	
	• 髌骨肌腱炎（跳跃膝）	
	应力性骨折（如胫骨、股骨颈、足舟骨）	

态为特征的 DDH 或缺血坏死疾病常常首要表现为无痛性跛行。

• 儿童多发性骨折和幼儿骨骺分离主要见于儿童外伤。若原因不明，需进行骨骼的全面检查。

• 缺血坏死性疾病发病年龄为 4～12 岁，4～8 岁最为常见，5～7 岁为发病高峰年龄段。

• 髋关节及其周围组织的感染性疾病最发生于婴儿期。其典型症状是，髋关节轻微地外展外旋 30°屈曲固定，最常见的病原菌是金黄色葡萄球菌，流感嗜血杆菌次之。

• 肺结核也可能发生于儿童（通常在 10 岁以下），与缺血坏死性疾病类似。

• 股骨头骨骺滑脱（SCFE）主要发病于肥胖的青少年（10～15 岁），膝关节疼痛和轻微跛行为主要表现。

• 生长痛是一个有争议的话题，但确定有肌肉疼痛存在，通常在腿部肌肉（大腿前部、小腿、膝后）比较明显。疼痛是双侧的，非关节的，与活动无关。

六、诊断方法

1. 询问病史 患者的年龄具有导向性。仔细询问病史，特别是外伤患者，通常有受伤病史，尽可能明确诊断。跛行与运动、穿鞋有密切联系。疼痛部位亦有关，腰背部疾病可引起臀部疼痛，髋部疾病可引起膝部疼痛。

2. 体格检查 应对髋关节和膝关节仔细检查，尤其是引起跛行的部位不能被明确定位时。让孩子用足尖和足后跟走路和跑步。注意步态，并核实是否有疼痛（痛苦表情）、偏瘫（手臂伸出作平衡动作）或 Trendelenburg 位（典型的 DDH）。检查是否存在肌营养不良症的表现。

3. 辅助检查

• 全血检查（FBE）和血细胞沉降率（ESR）。

• 血培养。

• 关节腔针吸检查。

• 影像学检查：X 线平片、超声、骨扫描、CT 或 MRI 扫描。

4. 处理原则 总体原则：病因治疗。对于化脓性关节炎，需进行外科手术引流辅以抗生素治疗。若患儿跛行或不能行走，可住院进行下列治疗：

• 皮肤牵引。

• FBE 和 ESR。

• 髋关节超声。

• 血培养。

七、几种特殊疾病

1. 骨髓炎 患儿有急性发热病史，查体干骺端有压痛，应考虑骨髓炎的可能，并立即住院治疗。抽血进行 FBE、ESR 检查和细菌培养。即使平片和核扫描不能明确诊断，仍有一定的提示意义。患儿应住院治疗，尽快建立静脉通道给予抗生素：

- >5 岁：予氟氯西林静脉滴注 4～6 天，然后改为口服治疗。
- <5 岁：伴发流感时，氯唑西林疗程至少 21 天[4]。

2. 化脓性关节炎 对于有发热，伴有以活动受限为表现的急性关节炎的患儿，应怀疑化脓性关节炎。处理原则同骨髓炎。

3. 骨肿瘤 慢性跛行是恶性骨肿瘤的一个常见表现。必须进行影像学检查明确诊断。

4. 臀部激惹综合征（一过性滑膜炎） 于 3～8 岁儿童发病，典型的表现为急性跛行伴有髋关节的活动受限。X 线平片未见异常。建议转至骨科就诊。

5. 缺血坏死性疾病、SCFE 和 DDH 可参见第 66 章。

6. Paget 病 Paget 骨病（又称变形性骨炎）是指骨吸收异常增加导致新生骨替换正常骨质的慢性、局限性疾病。病因不明，可能与病毒感染有关。其特征为破骨细胞异常活跃，继之以代偿性的新骨形成也增加。

这种疾病十分常见：
- 在 40 岁的人群中发生率为 1/200。
- 在 90 岁的人群中发生率为 1/10。

Paget 骨病通常是无症状的，但有些患者可能有腰背处深部疼痛和下肢酸痛。可能由于腿部不等长、膝关节或髋关节的骨关节炎或机械力在下肢的分布变化，而导致步态异常（图 70.1）。

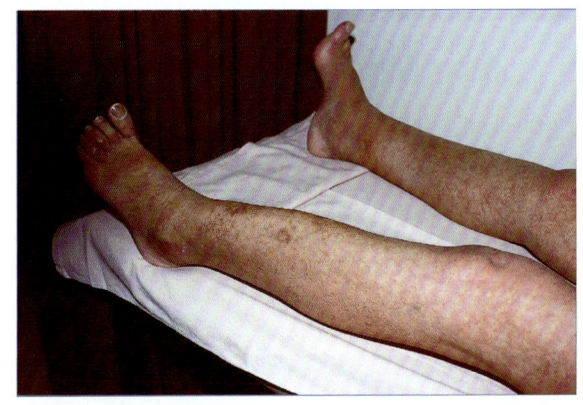

图 70.1　左腿 Paget 病，显示由于胫骨长度和体积增大而呈"军刀"样畸形

（1）临床表现
- 男女比例为 2：1[5]。
- 95%无症状[通过 X 线检查或血清碱性磷酸酶（ALP）升高被发现]。
- 症状表现为关节疼痛和僵硬（如臀部、膝）、骨痛（通常为脊柱）、畸形、痛和耳聋等。
- 骨痛为典型的深部痛，在休息时出现，夜间明显。
- 下列表现有提示意义：畸形，颅骨扩大（如发现帽子不合适了），胫骨呈弓状，蹒跚步态，高动力循环（图 70.2）。
- 骨最常受累部位依次为骨盆、股骨、颅骨、胫骨、椎骨、锁骨和肱骨。

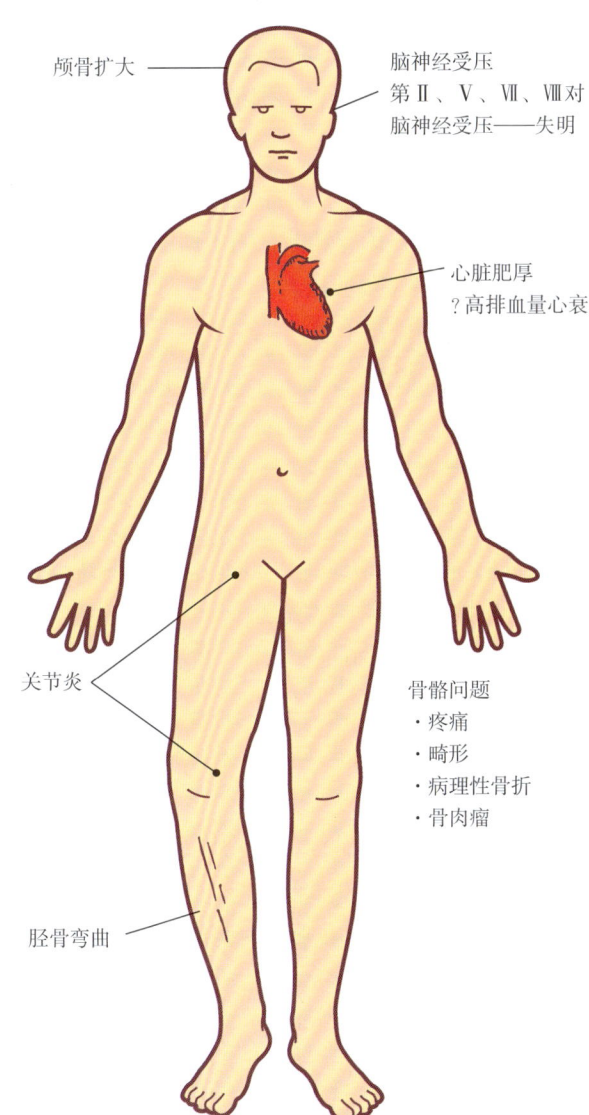

图 70.2　Paget 病可能的临床表现

（2）诊断要点

- 血清碱性磷酸酶水平升高（通常非常高，> 1 000U/L），若 > 125U/L 提示有活动性疾病[6]。需注意：患者血钙、磷浓度正常。
- X 线平片：高密度扩大的骨骼——最好检查颅骨和骨盆。
- 骨同位素扫描：对于病变骨的定位有重要价值。
- 留意骨肉瘤的罕见并发症。
- Paget 骨病可能会继发前列腺炎，所以每位男性患者应做直肠指检（DRE）和血清前列腺特异性抗原（PSA）的检测。
- 对 Paget 骨病患者大于 40 岁的兄弟姐妹和子女，每 5 年筛查 1 次[6]。

（3）治疗　治疗的目的是为了缓解疼痛和预防长期并发症（如耳聋、畸形）。局部的和无症状的 Paget 病不需要任何治疗。药物治疗，目前有三组可用的药物：

- 降钙素。
- 二膦酸盐：依替膦酸、帕米膦酸二钠（APD）、阿仑膦酸钠、利塞膦酸盐。
- 各种抗肿瘤药（如普卡霉素）。

其中双膦酸盐已成为一线治疗的首选药物，包括[6]：

- 阿仑膦酸钠：40mg，每日 1 次，共 6 个月（可能会引起食管炎）。
- 帕米膦酸二钠：30～60mg，静脉注射，不少于 2～4 小时（通常是优先选择）。
- 利塞膦酸盐：30mg，每日 1 次，共 2 个月。
- 替鲁膦酸：400mg，每日 1 次，共 3 个月。
- 唑来膦酸：5mg，每年 1 次，静脉注射，至少15 分钟。

所有的口服药物，应空腹服用。大部分患者不需重复用药，对于病情严重的病例，可根据症状和疾病活动情况（如血清 ALP 水平）来决定是否需要重复用药。

八、腿部肿胀

1. 诊断要点和常见误诊

- 并非所有的腿部肿胀都需要检查和处理。
- 患病的年龄不同、是双侧还单侧发病、腿部肿胀是突然还是逐渐发生（表 70.2），均有不同意义。
- 如果水肿起病急（通常 < 72 小时）怀疑有深静脉血栓形成（DVT）。
- 在所有的单侧的腿部肿胀的患者，要考虑 DVT（表 70.3），需行超声检查以排除病变。
- 如果存在 DVT，还应考虑是否有隐匿性恶性肿瘤（如胰腺癌）。
- 对年龄 > 40 岁的女性出现单侧无痛性腿部水肿，考虑盆腔肿瘤引起的淋巴管阻塞。
- 某些药物可引起腿部水肿，应询问患者是否有吸毒史。
- 凹陷性水肿是静脉血栓形成或不完全性栓塞的症状，不是淋巴管阻塞的表现。

表 70.2　腿部水肿 / 外周水肿的原因[7]

生理性
长时间站立或行走
久坐（如老年人长途旅行）
妊娠
炎热的天气
机械因素（如收缩性吊袜带或连裤袜）
局部病变
皮肤（如过敏）
水肿关节炎
感染（如蜂窝织炎、丝虫病）
创伤
血栓性静脉炎
血管阻塞
● 静脉（如深静脉血栓形成，静脉曲张）
● 淋巴→淋巴水肿
系统性疾病
心脏（如 CCF）
肾（如肾病综合征）
肝（如肝硬化）
内分泌系统：甲状腺功能减退症、库欣综合征
其他，如低蛋白血症
药物
非甾体抗炎药，抗高血压药物（钙通道阻滞药，如硝苯地平），糖皮质激素，雌激素，格列酮类等
脂肪水肿
原发性或继发性淋巴水肿
特发性（周期性或周期性）水肿

表 70.3 腿部水肿的诊断策略模型

问	可能的诊断
答	慢性静脉功能不全（静脉曲张）
	生理学因素（如前述）
问	不能忽视的严重疾病
答	深静脉血栓形成
	血栓性静脉炎
	盆腔肿瘤引起的静脉阻塞
问	常被遗漏的疾病
答	药物（引起水、钠潴留）
	原发性（定期或周期性）水肿

2.辅助检查　以下为目前临床常用的检查方法。
- 尿检（尿蛋白？）。
- FBE 和 ESR。
- 血清电解质、尿素和肌酸酐。
- 血糖。
- 血清白蛋白/肝功能检查。
- TSH 水平。
- 超声（检测 DVT）。
- 其他影像学检查（如 CT 扫描、静脉造影）。

3.突然发作的小腿肿胀，可能由下列原因所致
- 急性动脉闭塞。
- 贝克囊肿破裂。
- 腓肠肌内侧头断裂。
- DVT（通常是渐进性的）。
- 蜂窝织炎或丹毒。
- 骨筋膜室综合征。

这些疾病大多伴有疼痛，但有些深静脉血栓形成或血栓性静脉炎例外，不伴有疼痛并不能排除此类疾病。可参见第 67 章。

九、脂肪水肿和脂血症

脂肪水肿通常表现为双侧腿部肿胀，不累及双足（淋巴性水肿则向下肢远端发展）。脂肪水肿是脂肪和液体增多，而脂血症仅是脂肪增多。

患者常常具有下列临床特性：
- 肥胖的女性。
- 足部瘦小。
- 脂肪双侧分布且对称。
- 常伴有疼痛，易挫伤。
- Stemmer 试验（能否捏起蹈趾皮肤褶皱处皮肤）通常是阴性[8]。

参考文献

[1] Horne M. Gait and postural disorders. Monash University Neurology Notes, 1996: 1–4.

[2] Kincaid-Smith P, Larkins R, Whelan G. Problems in Clinical Medicine. Sydney: MacLennan & Petty, 1990: 190–194.

[3] Paxton G, Munro J (eds). Paediatric Handbook (7th edn). Melbourne: Blackwell Science, 2003: 550–554.

[4] Spicer J (Chair). Therapeutic Guidelines: Antibiotic (Version 13). Melbourne: Therapeutic Guidelines Ltd, 2006: 35–36.

[5] Ralson D, Langston AL, Reid IR. Pathogenesis and management of Paget Disease of bone. Lancet, 2008, 372(9633): 155–163.

[6] Moulds R (Chair). Therapeutic Guidelines: Endocrinology (Version 4). Melbourne: Therapeutic Guidelines Ltd, 2009: 121–126.

[7] Diu P, Juergens C. Clinical approach to the patient with peripheral oedema. Medicine Today, 2009, 10(10):37–42.

[8] Piller N, Birrell S. Lymphoedema: how to treat. Australian Doctor, 2003: Ⅰ–Ⅷ.

第 71 章　心　悸

> 治疗疾病是门艺术，最重要的是不发生误诊或漏诊。通过望、闻、问、切可鉴别疾病，给出正确诊断。这些是治疗疾病的艺术格言。
>
> Huang Ti（The Yellow Emperor）（2697—2597 BC）

心悸是心脏跳动的一种不适感觉。根据定义，心悸不仅仅意味着心脏的"乱跳"，也可以是胸部其他多种感觉，例如心脏"冲击""快慢不等""停搏感""快速跳动感""急速加快"或"扑动"等。由于"心跳"常被认为与生命息息相关，所以对有心悸症状的患者，我们应给予细心关注和适当的安慰。对于医生来说，心悸可能仅仅是一种焦虑不安的症状，也可能是心脏骤停的前奏，所以在多数情况下及时转诊到心脏专科是很有必要的。

一、重要资料与关注要点

- 心悸症状提示心律失常，但可能不是心源性疾病导致。
- 心悸与情绪、发热或运动无关时提示是心律失常导致。
- 有症状的室性期前收缩（早搏）或多源性心室异位心律可能是导致患者就诊的最常见的两种心律失常。
- 未下传的房性期前收缩（早搏）或复杂心房异位心律是导致心电图有明显停顿的最常见的原因。
- 明确诊断必须依据十二导联心电图。若常规心电图不能确诊病因，可行动态心电图（如 Holter）检查。
- 心肌缺血是心律失常的常见病因。
- 药物（包括处方药物和非处方药物）、酒精、咖啡因和吸烟可引起心悸。
- 焦虑和吸烟是阵发性室上性心动过速（PSVT）常见的诱发因素。
- 心律失常最常见的发病机制是折返。
- 让患者敲出心律失常发作时的节律和速率，这有助于诊断。

二、诊断方法

安全的诊断策略模型见表 71.1，其中包括了心悸的重要致病因素。

表 71.1　心悸诊断策略模型

问	可能的诊断
答	焦虑
	期前收缩（异常）
	窦性心动过速
	药物（如兴奋剂）
问	不能忽视的严重疾病
答	心肌梗死、心绞痛
	心律失常
	・室性心动过速
	・心动过缓
	・病态窦房结综合征
	・尖端扭转型室性心动过速
	长 Q-T 间期综合征
	Wolff-Parkinson-White 综合征（WPW 综合征）
	电解质紊乱
	・低钾血症
	・低镁血症
	・低血糖（1 型糖尿病）
问	常被遗漏的疾病
答	发热、感染
	妊娠
	围绝经期
	药物（如咖啡因、可卡因）
	二尖瓣疾病
	主动脉瓣关闭不全
	缺氧/高碳酸血症
	罕见疾病
	・蜱虫叮咬（$T_1 \sim T_5$）
	・嗜铬细胞瘤
问	七种假象
答	抑郁症	√
	糖尿病	间接
	药物	√√
	贫血	√
	甲状腺疾病	√
	脊柱功能障碍	√
	尿路感染	可能
问	患者试图告诉我什么？
答	很有可能，考虑神经官能症、焦虑。

1. 可能的诊断　如果心悸不是由焦虑或发热引起，那么可能由窦性心动过速、房性或室性期前收缩导致。窦性心动过速的定义是每分钟心率100～160次，可能因情绪激动、应激、发热或运动所致。

阵发性室上性心动过和心房颤动也是很常见的心律失常。一些心脏病学家提出，最常见的导致患者就诊的心律失常是有症状的室性期前收缩[1]。

窦性心动过速者心率为100～150次/分，发作时表现为心率逐渐增快与减慢。而阵发性室上性心动过速者心率更快，为160～220次/分，表现为忽然发作和停止。

造成心动过速的重要原因：
- 缺血性心脏病，尤其是急性冠脉综合征。
- 高血压。
- 心力衰竭。
- 二尖瓣疾病。
- 甲状腺功能亢进症。
- 房间隔缺损。

2. 不能忽视的严重疾病　不要忽视严重的冠状动脉疾病引起的心律失常，这一点至关重要。约25%心肌梗死患者无明显症状或未被识别。

（1）危及生命的心律失常
- 室性心动过速。
- 非典型室性心动过速（尖端扭转型室性心动过速）。
- 病态窦房结综合征（SSS）。
- 完全性心脏传导阻滞。

（2）同样不能忽视的临床情况
- 低钾血症。
- 低镁血症。

3. 常被遗漏的疾病　对心律失常的诊断和治疗有许多误区，特别是在老年人，他们在被感染后症状可能不会马上显现出来。绝经期的心悸可能会被漏诊。风湿性心脏病引起的心脏瓣膜损害，如二尖瓣狭窄和主动脉瓣关闭不全，可能会引起心悸。嗜铬细胞瘤少见，一般伴随心悸和体位性心动过速（改变超过20次/分）。另外，蝉蜇伤T_1～T_5皮区产生的毒素也可引起心悸。

常见误区
- 将阵发性室上性心动过速误诊为焦虑状态。
- 忽略了心律失常是导致晕厥或头晕的因素之一。
- 忽略了心房颤动（AF）过程中存在心动过缓。
- 漏诊患者二尖瓣脱垂，尤其是中年女性，出现胸痛和心悸症状时（站立位听诊时杂音增强）

4. 七种假象　毋庸置疑，所有诱发心悸的直接或间接的因素都要考虑，包括：抑郁症，尤其是伴有焦虑的抑郁症和产后抑郁症；糖尿病，伴有无症状性心肌梗死或低血糖时常诱发心律失常；药物，一种非常常见的原因（表71.2）；存在血流动力学异常的贫血；甲状腺功能亢进症；T_1～T_5节段脊柱功能障碍；尿路感染，尤其在老年人。

上胸椎损伤或功能障碍（尤其是T_4和T_5）时可表现出阵发性室上性心动过速症状，而患者并无器质性心脏病[2]。笔者曾遇到几个这样的特殊病例，其心动过速随脊椎功能的恢复而缓解。

表 71.2　可引起心悸的一些药物

酒精
阿仑膦酸钠
氨茶碱 / 茶碱
苯丙胺
抗精神病药（如氯丙嗪、氟哌啶醇、奥氮平）
抗心律失常药物
抗抑郁药
• 三环类抗抑郁药
• 单胺氧化酶抑制药
• 阿托品、东莨菪碱、莨菪碱
• 咖啡因
• 可卡因
• IA类和IC类的抗心律失常药物
• 洋地黄
• 利尿药→K^+↓、Mg^{2+}↓
• 硝酸甘油
拟交感神经药
• 减充血药（如盐酸伪麻黄碱、麻黄碱）
• β受体激动药（如沙丁胺醇、特布他林）
甲状腺素

5. 精神因素　情感因素可以诱发心动过速，而心动过速反过来又可加重焦虑症患者的病情。一些患有心脏神经官能症的患者出现这种情况，通常与患者亲人和朋友的暗示有关。有心脏病家族史的人可能易出现心脏神经官能症。因此，如有心悸等心脏病样症状，而检查无器质性心脏病的证据，应考虑为心脏神经官能症。

三、临床方法

详细了解基础病史和细致的体格检查有助于明确临床诊断。

1. 病史 让患者详述心悸发作时和发作后的情况、每次的持续时间和任何相关的情况。让患者在桌子上敲打出发作时心脏跳动的速度和节律,如果患者无法做到这一点,医生可以敲打出各种心律失常发作时的节律,让患者在其中找出其心律失常发作时的匹配节律。

毫无节奏的"到处乱敲打"提示心房颤动,而在规律心跳基础上发生的单个额外的或异位的心跳伴有其后短暂的停歇常提示室性期前收缩,这种室性期前收缩后由于伴有完全性代偿间歇,其心室充盈是增加的,故并无血流动力学异常。

关键问题
- 心悸是突然开始的吗?1次持续多久?
- 你觉得心悸发作时有什么诱因吗?
- 心悸跟压力、焦虑或兴奋有关吗?
- 发作时会出现怎样的症状?
- 心悸发作时有伴有胸痛或呼吸困难吗?
- 心悸发作时有头晕或乏力吗?
- 你服用了哪些药物?
- 你喝了多少的咖啡、茶或是可乐?
- 你用过鼻喷剂吗?
- 发作前吃过中餐吗?
- 抽烟吗?每日抽多少支?
- 是否吸食过毒品,如可卡因和大麻?
- 患过风湿热吗?
- 最近是否有体重下降或过度出汗?

胸痛可能提示心肌缺血或主动脉瓣狭窄。呼吸困难提示焦虑与换气过度、二尖瓣狭窄或心脏衰竭。眩晕或晕厥提示严重心律失常,如病态窦房结综合征和完全性心脏传导阻滞、主动脉瓣狭窄和相关的脑血管疾病。

2. 体格检查 检查患者理想的时间是心悸发作时,但这通常是不可能的,因为症状不发作时体格检查是正常的,此时检查心率或许能够提供些许线索。

心率约 150 次/分提示阵发性室上性心动过速、心房扑动/颤动或室性心动过速(图 71.1)。

心率≤150 次/分更可能提示窦性心动过速,可能与运动、发热、药物或甲状腺功能亢进症有关[3]。

脉搏,尤其是脉冲压力和节律,应该仔细评估(图 71.2)。寻找发热、感染的证据,以及焦虑症或抑郁症的特征。

嘱患者过度换气 3 分钟,以确定其是否诱发心律失常。同时应考虑是否存在某些隐匿性因素,如贫血、甲状腺疾病、酗酒,以及包含颈静脉充盈(JVP)、肺淤血在内的心脏疾病。此外要考虑是否存在二尖瓣脱垂(收缩中期喀喇音及收缩晚期心脏杂音)。心悸患者可能出现的症状如图 71.3 所示[4]。

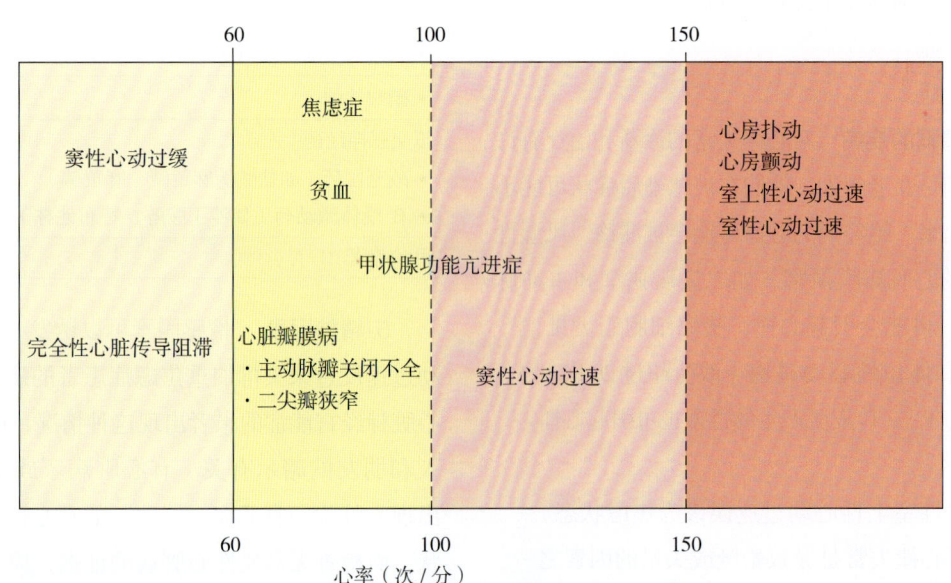

图 71.1 各种心律失常的心率特点

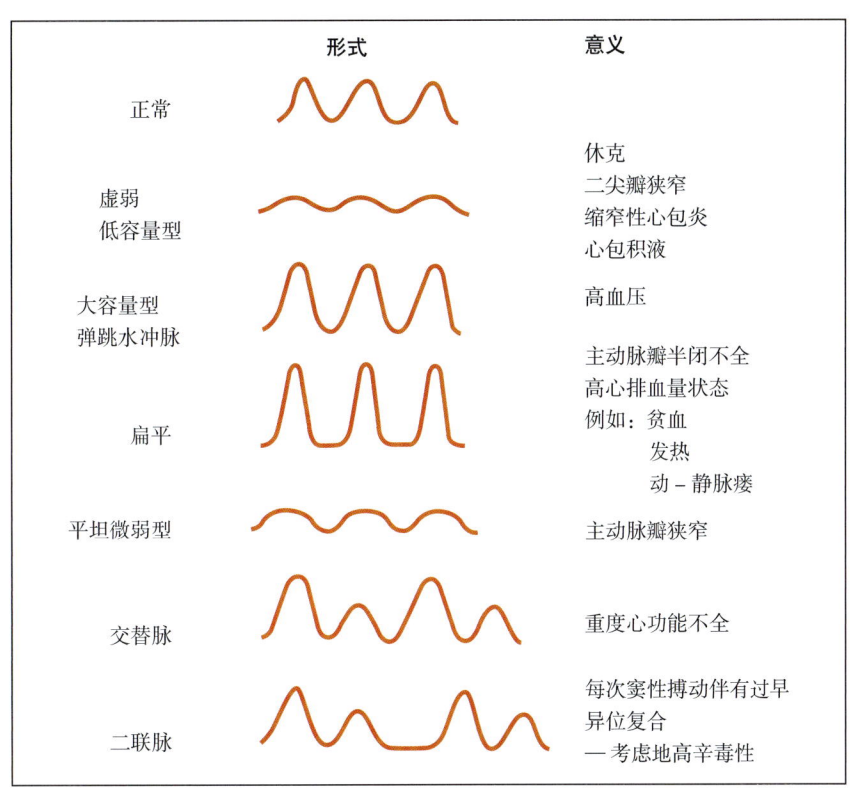

图71.2 各种的脉搏形式

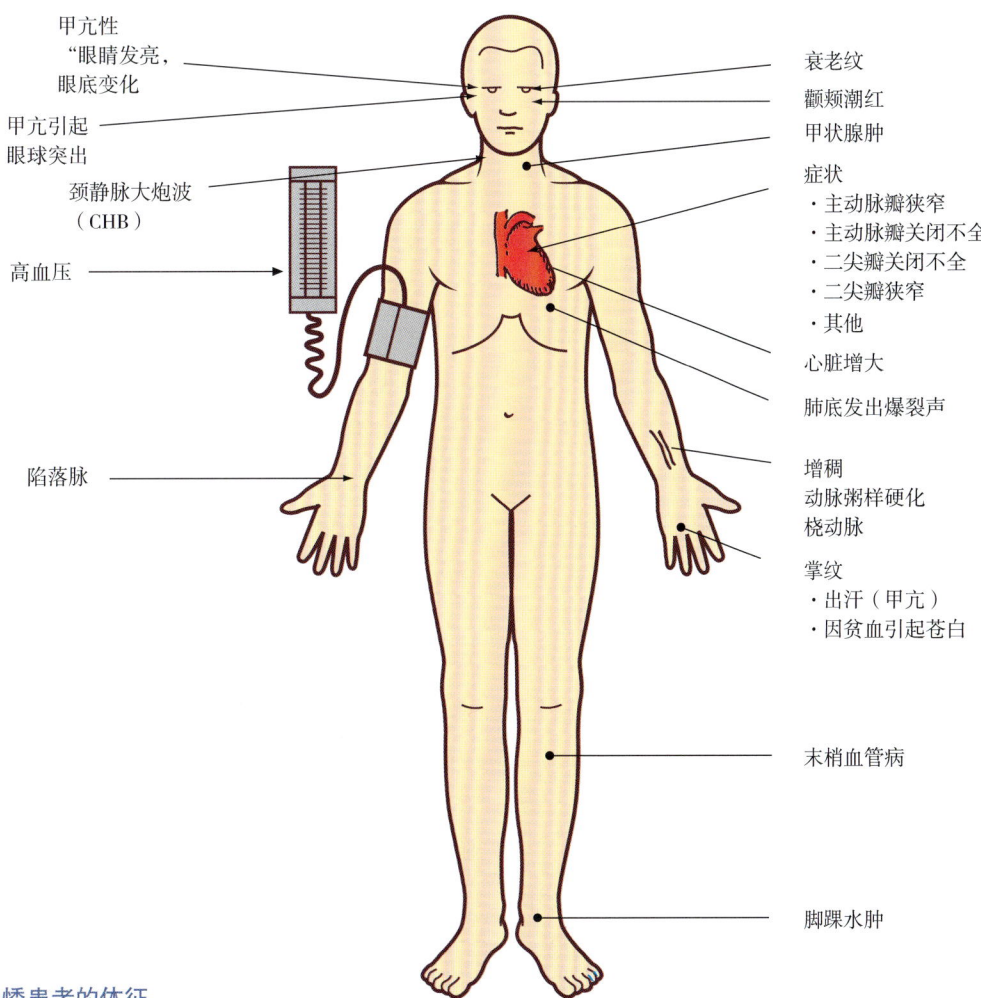

图71.3 心悸患者的体征

3. 辅助检查 辅助检查的种类和难易程度应该根据问题和检测的可行性来选择，检查项目包括：

- 血液检查（针对潜在疾病）
  — 血红蛋白。
  — 甲状腺功能检查。
  — 血清电解质和镁离子。
  — 血清地高辛浓度？洋地黄中毒。
  — 病毒抗体？心肌炎。
- X 线片。
- 心脏（缺血和功能）。
  — 心电图（12 导联）。
  — 24 小时动态心电图。
  — 超声心动图（查看心脏瓣膜病和评估左心室功能）。
  — 电生理学检查。
  — 运动负荷试验（隐匿性冠状动脉粥样硬化性心脏病）。
  — 心脏事件监视器（可以记录到 2 周）。
  — 植入式心电监控（可能会持续 1 年）。

四、儿童心悸

儿童心悸可能与运动、发热或焦虑有关。对儿童需要特别考虑 3 种心律失常：阵发性室上心动过速、心脏传导阻滞和室性心律失常[5]。

阵发性室上心动过速的特点是心率 200～300 次/分，婴儿心率最快。原因不明，但有些儿童心电图的异常表现与 WPW 综合征（预激综合征）的一致。

对于阵发性室上心动过速，推荐的一线治疗方法是将冰袋敷在婴儿的面部上半部分（额头、眼睛和鼻子）以刺激迷走神经。静脉注射腺苷通常会终止发作。

需要注意的问题是，有些儿童有长 Q-T 间期综合征家族史，疾病易发展为室性快速性心律失常，这可能会导致儿童猝死。应尽可能地避免因此类心律失常导致的儿童晕厥。

五、老年人心悸

患者年龄越大，心悸越有可能由心血管疾病引起，如心肌梗死/局部缺血、高血压、心律失常等。药物特别是地高辛也可引起心悸。

40% 的老年人会发生偶发性房性和室性心律失常，尤其是异位期前收缩，但很少需要特殊治疗[6]。

65 岁以上的老年人心房颤动的发生率为 5%～10%，其中约 30% 无心血管疾病的临床依据。

心率过速伴心悸症状可能是老年患者地高辛中毒的唯一表现。但需谨防病态窦房结综合征（SSS），特别是心房颤动伴有头晕或晕厥时。

在老年人中，甲状腺功能亢进症可能只表现为窦性心动过速或心房颤动，即所谓的"不典型甲亢"，临床上很容易漏诊。临床上唯一的表现可能是患者炯炯有神的眼睛（俗称"甲状腺眼神"），由于结膜水肿引起（第 24 章）。

六、心律失常

1. 事实和数据

- 重要心律失常的心电图特点见图 71.4。
- 心律失常约占所有心脏病的 25%（表 71.3）。
- 最常见的心律失常是期前收缩和心房纤颤。
- 阵发性室上心动过速患病率接近 0.6%。
- 折返是阵发性心动过速最常见的发病机制（图 71.5）。
- 心脏内电生理检查是诊断心动过速的金标准，但临床上一般很少单纯用于心律失常的诊断。
- 几乎所有抗心律失常药物都有致心律失常的风险（即：在某些患者抗心律失常药物可能加重已存在的心律失常症状或诱发新的心律失常）（表 71.4）。所以要先考虑非药物治疗。
- 对有旁路存在的患者尽量避免应用地高辛。
- 如果有"奎尼丁晕厥"的发生，考虑尖端扭转型室性心动过速所致。
- 在任何抗心律失常治疗后应对患者进行 1～2 周十二导联心电图检查，并测量 Q-T 间期，如果间期延长，通常应停止用药。
- 植入永久性起搏器的两个主要指标是病态窦房结综合征（患者有症状）和完全性心脏传导阻滞。

2. 治疗策略

- 治疗病因。
- 给予患者适当的安慰和健康教育。

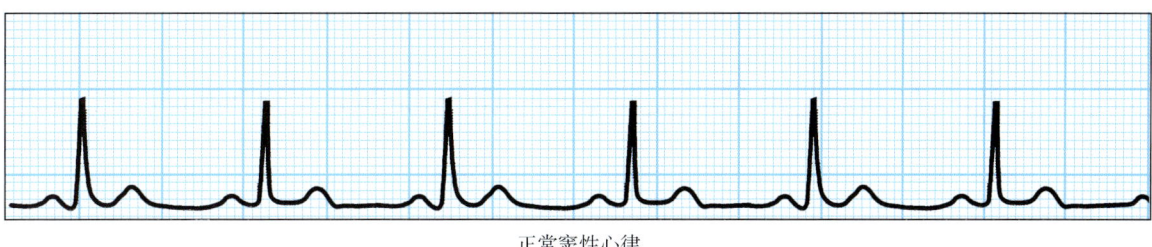
正常窦性心律

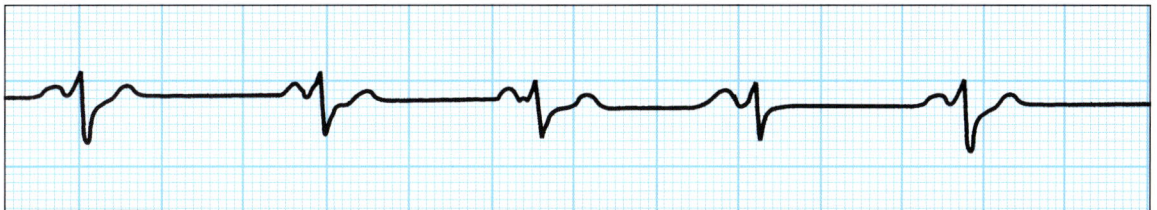
窦性心动过缓和窦性心律不齐，心率约 55 次 / 分

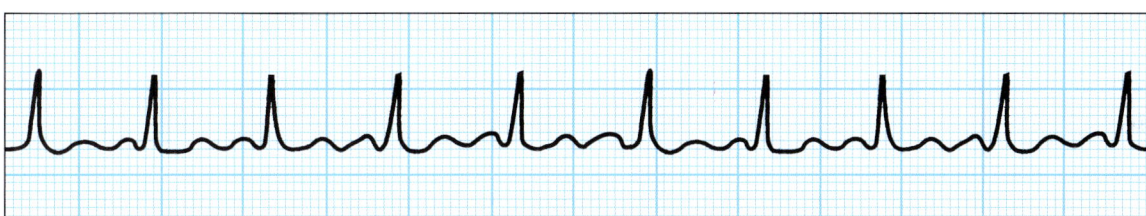
窦性心动过速，心率约 100 次 / 分

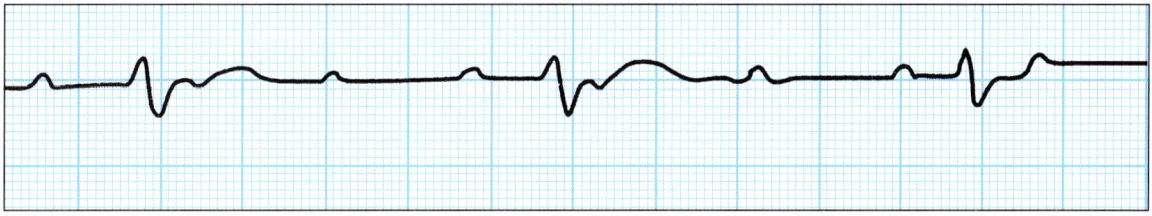
完全性房室传导阻滞

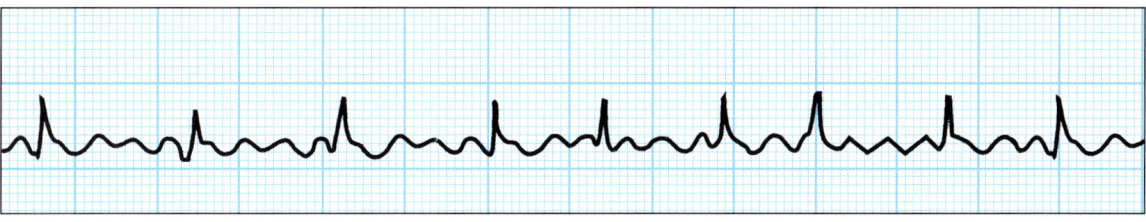
心房扑动

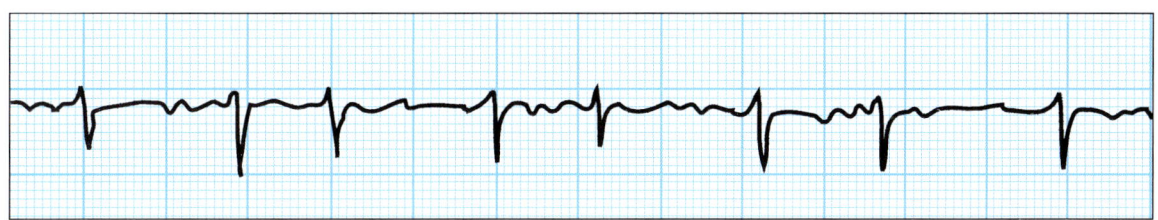
心房颤动

图 71.4　重要心律失常的心电图表现

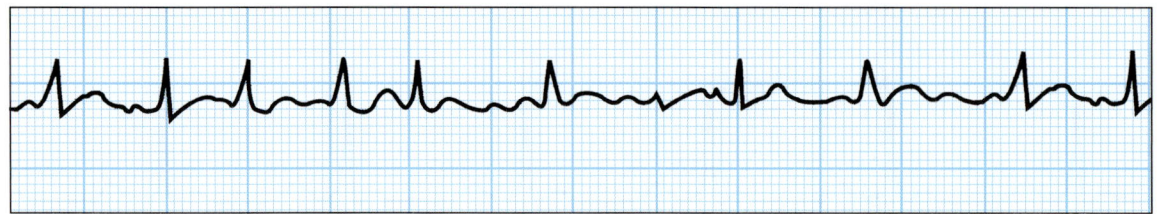
房性期前收缩

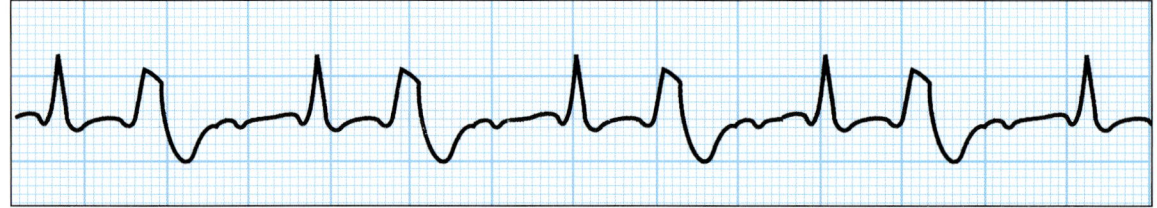
室性期前收缩

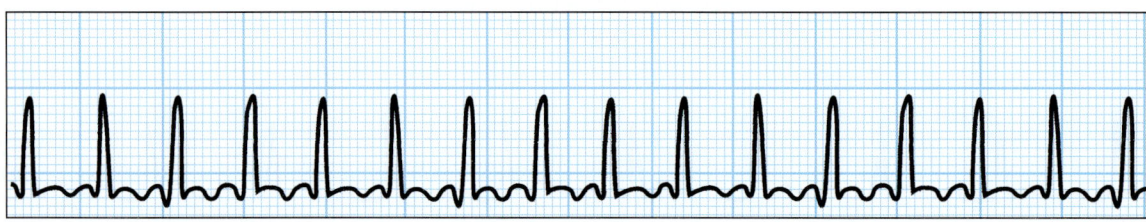
室上性心动过速

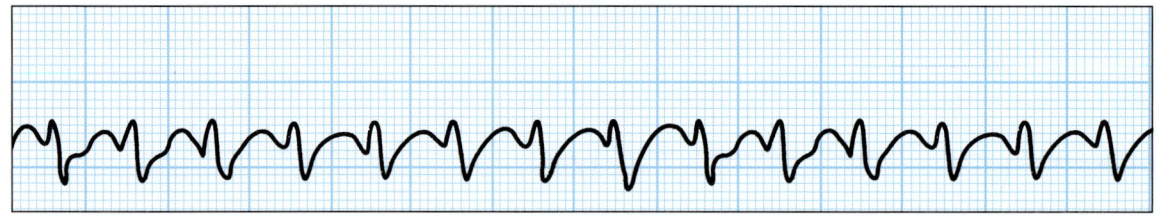
室性心动过速

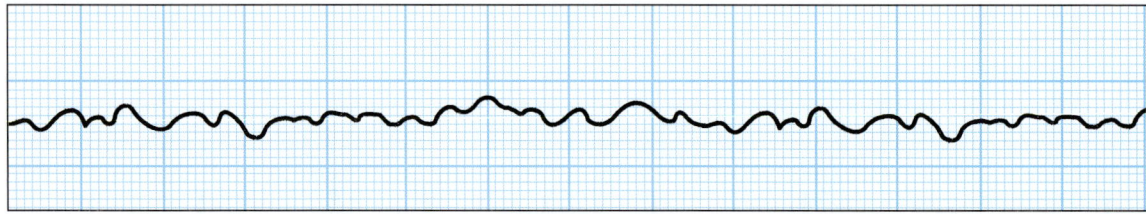
心室颤动

（续）图 71.4　重要心律失常的心电图表现

- 解释疲劳、压力和情绪的问题。
- 建议患者适度饮用茶、咖啡、含咖啡因的饮料和酒。
- 建议患者戒烟和戒毒。

七、窦性心动过缓

寻找病因（如甲状腺功能减退和药物所致）、去除诱因，一般不需药物治疗，心率<40～45次/分患者会出现症状，此时应进行治疗。如需紧急治疗可静脉注射阿托品。轻微或短暂的窦性心动过缓一般无症状甚至是生理性的，如健康的运动员会出现此种情况。窦性心动过缓没有典型症状，但可以引起头晕、疲劳甚至晕厥（如阿斯 – 综合征——由于完全心脏传导阻滞引起的短暂性显著心动过缓）。

阿 – 斯综合征
- 突然发作，没有先兆。
- 患者猝倒在地。

表 71.3　心律失常的分类

非病理性窦性心律失常
- 窦性心律不齐
- 窦性心动过缓
- 窦性心动过速

病理性缓慢性心律失常

病态窦房结综合征（SSS 综合征）

房室传导阻滞
- 一度房室传导阻滞
- 二度房室传导阻滞
- 三度（完全）房室传导阻滞

病理性快速性心律失常

① 心房
- 房性期前收缩（异位）
- 阵发性室上性心动过速
- 心房扑动
- 心房颤动

② 心室
- 室性期前收缩
- 室性心动过速
- 心室颤动
- 尖端扭转（扭转点）

注：索他洛尔是 β 受体拮抗药，因而是 Ⅱ 类和 Ⅲ 类的代表药物。所有的药物内服，除了注明是"静脉注射"表示的。腺苷和地高辛不属于抗心律失常药物。

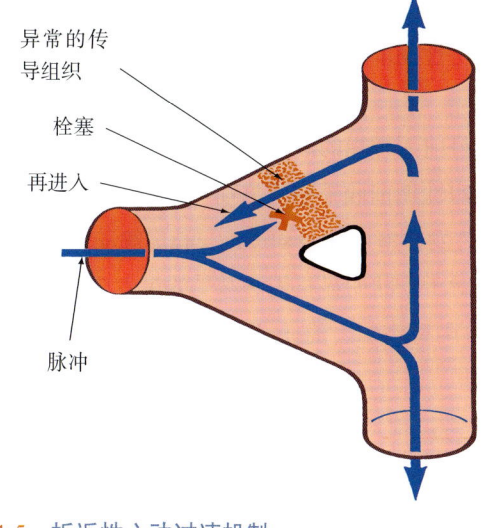

图 71.5　折返性心动过速机制

- 神志不清、意识丧失。
- 脸色苍白和脉搏减慢或消失。
- 几秒后恢复正常。
- 随着脉搏加快，患者面色逐渐恢复。
- 根据以往经验，患者可能会反复发作。

八、期前收缩

1. 房性期前收缩

- 通常是无症状的。
- 患者管理的治疗是如何使患者感到心安。
- 询问生活方式的影响，如过量酒精、咖啡因、

表 71.4　常用抗心律失常药物的电生理学分类

分类	代表药物	常规剂量	常见不良反应
Ia	丙吡胺	100～200mg，每日 4 次	视物模糊、口干、男性泌尿问题（男性＞50 岁应避免使用）
	普鲁卡因胺	1g，每日 4 次，静脉注射	食欲缺乏、恶心、荨麻疹
	奎尼丁	2～3 片缓释片（0.25g），每日 2 次	腹泻、头痛、耳鸣
Ⅱb	利多卡因	静脉注射	恶心、头晕、震颤
	美西律	200mg，每日 3 次	恶心、呕吐、震颤、眩晕
Ic	氟卡尼	100mg，每日 2 次	恶心、头晕、皮疹
Ⅱ	β 受体拮抗剂	因人而异	疲劳、失眠、噩梦、低血压、支气管痉挛 哮喘者避免使用
Ⅲ	胺碘酮	室上性心动过速：200mg/d 室性心动过速：400mg/d	皮疹、肺纤维化、甲状腺、肝和中枢神经系统影响
	索他洛尔	80～160mg/d，每日 1 次	与 β 受体拮抗药相同
Ⅳ	维拉帕米	（缓释剂）160～480mg/d	便秘、头晕、低血压
	地尔硫䓬	（控释剂）180～360mg/d	低血压、头痛

压力和吸烟，避免这些相关诱发因素。
- 房性期前收缩一般不需治疗，尽可能避免药物治疗。
- 目前无理想的治疗药物。
- 房性期前收缩患者之前可能有其他的心律失常（例如阵发性室上性心动过速、心房颤动）。
- 对于症状明显且无法忍受的患者应给予：
— 阿替洛尔、美托洛尔 25～100mg/d。
或
— 维拉帕米缓释剂 160～480mg/d。

2. 室性期前收缩

- 室性期前收缩也是通常无症状的（90%）。
- 20% 心脏正常的人可发生室性期前收缩。
- 症状通常出现在晚上卧床休息时。
- 生活方式的影响因素同房性期前收缩。
- 地高辛和拟交感神经药是引房性和室性期前收缩的两种常见药物。
- 寻找病因，包括缺血性心脏疾病、二尖瓣脱垂（尤其是女性）、甲状腺毒症和左心衰竭。
- 室性期前收缩可能是其他心律失常（如室性心动过速）的先兆。
- 如果有症状，但胸部X线和心电图检查正常者，可给予患者适当安抚。
- 超声心动图检查有助于抗心律失常药物剂型的选择，因此不建议对未行超声心动图检查的患者行药物治疗。如果患者有心室功能下降，I类抗心律失常药物可使心律失常恶化甚至危及生命。此种情况下，应将患者转诊至心脏病专科医生。
- 症状明显且反复时，可用 β 受体拮抗药治疗，如阿替洛尔或美托洛尔。

九、室上性心动过速[7]

- 室上性心动过速（SVT）可以是阵发性或持续性的。
- 心率一般为 150～220 次 / 分。
- 至少8种不同类型的 SVT 对治疗具有不同的风险和反应。
- 阵发性室上性心动过速（PSVT）一般在健康的年轻人身上呈现突然发作。
- 尿量增多是 PSVT 发作后的特点。
- 寻找诱发因素，如旁路途径和甲状腺毒症。
- SVT 约 60% 是由于房室（AV）结折返所致，35% 是由于旁路折返所致心动过速（如预激综合征）[8]。
- 发作终止后寻找旁路线索，因为旁路逆传可能导致猝死（预激综合征患者应避免应用地高辛）。
- 对 SVT 和眩晕患者应考虑病态窦房结综合征（SSS）。

1. 预激综合征（WPW 综合征）

预激综合征所致 SVT 的病理基础是房室之间存在绕过房室结的旁路，心电图典型特点是短 P-R 间期和 QRS 波群起始部顿挫（delta 波）。此类患者很容易突发 SVT，并且多达 30% 的患者会发展为心房颤动或心房扑动，所以预激综合征患者即使只有 1 次发作仍需要考虑射频消融治疗[9]。

2. PSVT 的治疗

（1）可以尝试迷走神经刺激法。首选颈动脉窦按摩治疗。其他迷走神经刺激的方法包括：
- 咽鼓管充气检查法（最简单的）。
- 自我诱发恶心呕吐反射。
- 按压眼球（尽量避免）。
- 将冰水洒在面部。
- 把面部浸泡在凉水中。

（2）如果迷走神经刺激失败，给予静脉注射腺苷（首先尝试 6mg，持续 5～10 秒，如果无效，在 2 分钟内注射 12mg，如有必要在 2 分钟内再次静脉注射 18mg）。二线治疗是静脉注射维拉帕米 1mg/min，达 10～15mg（患者在没有服用 β 受体拮抗药的情况下）[8]。

（3）注意事项
- 腺苷较维拉帕米更少引起低血压，但可能会引起支气管痉挛，诱发哮喘。
- 仅在窄的 QRS 心动过速、收缩压＞80mmHg 时可以使用腺苷药物。
- 药物使用过程中注意监测血压。
- QRS 波群时限＞0.14s 的持续性室性心动过速及患者正在服用 β 受体拮抗药情况下，应避免使用维拉帕米。

（4）少数情况下药物转复失败时，考虑直流电复律或心脏超速起搏终止 SVT。

3. **预防** 防止复发可使用阿替洛尔、美托洛尔、氟卡尼（仅没有结构性心脏损害）及索他洛尔。如果这些药物预防失败，考虑胺碘酮。预防口服药物之前应先做超声心动图检查，以排除器质性心脏疾病。经导管射频消融术是根治性手术，对于频繁发作药物治疗无效者需要射频消融。

4. **颈动脉窦按摩** 颈动脉窦按摩刺激迷走神经兴奋从而减慢心率，并通过阻断房室传导中断 SVT，对 SVT 效果是全或无的，对室性心动过速没有影响。

（1）**方法** 颈动脉窦位于颈动脉在胸锁乳突肌前的下颌角下方（图 71.6）。

- 按摩前需确保颈动脉无杂音。
- 按摩颈动脉窦每次 5～10 秒。
- 一侧颈动脉窦按摩未能终止 SVT 时可换另一侧继续按摩，但注意不可两侧同时按摩。
- 一般来说，右颈动脉窦受压可减慢心率，左颈动脉窦受压往往减慢房室结传导。

（2）**注意事项** 在老年人中需注意栓塞或心动过缓的风险。

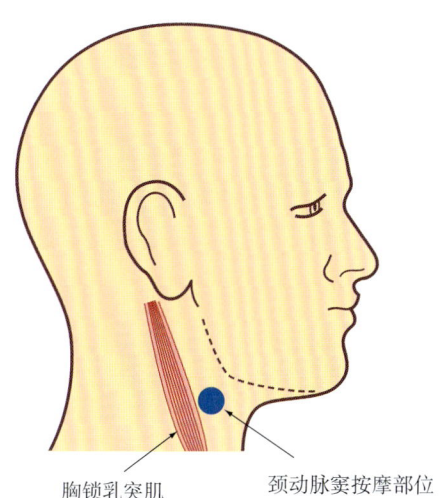

图 71.6 颈动脉窦按摩

十、心房颤动

1. 事实和数据

- 是目前全球的公共健康问题（在超过 70 岁年龄组中发病率高达 9%）。
- 房室结功能正常而未经治疗的患者，心房颤动通常表现为 160～180 次/分钟的不规则的心室率。
- 心房颤动往往出现"三 P"模式中的一种
  —阵发性（paroxysmal）心房颤动。
  —持续性（persistent）心房颤动。
  —永久性（permanent）（慢性）心房颤动。
- 所有类型都有类似血栓栓塞的风险。
- 记住要查找病因：心肌缺血（占 15%）、二尖瓣疾病、甲状腺功能亢进症、高血压、心包炎、心肌病，包括慢性酒精依赖、过量饮酒。
- 12% 心房颤动找不到病因，称为孤立性心房颤动[9, 10]。
- 所有患者应该进行甲状腺功能检查和超声心动图检查，以查明病因。
- 持续性心房颤动者栓塞的年发病率是 5%，发病风险是全部脑血管意外（CVA）的 5 倍。
- 对于已有心脏瓣膜疾病、人工二尖瓣和心力衰竭及 CVA 的患者，其栓塞风险更大。
- 转复窦律前需华法林抗凝 4 周，转复窦律后需应用华法林维持 4 周。
- 地高辛主要作用为控制心室率，但不会终止或防止心房颤动发作。
- 索他洛尔、氟卡尼和胺碘酮可用于心房颤动的转复与维持窦性心律（窦律），氟卡尼可减弱左心室功能，不应常规给药。
- 依据：随机对照试验表明，地高辛在短期内有利于降低心室率，但在恢复节律方面，地高辛并不优于安慰剂。β 受体拮抗药和钙通道阻滞药有利于控制心率，维拉帕米在有效转复窦律方面比胺碘酮差[11]。

2. **心房扑动** 心房扑动的心电图表现有规则的锯齿基线、心室率 150 次/分伴窄 QRS 波群。房室传导为 2∶1 阻滞。常被误诊为室上性心动过速。很少发生 1∶1 传导，心室率为 300 次/分[11]。

3. **心房颤动/心房扑动的治疗**[8, 9] 最好转诊到专科医院就诊。治疗措施主要为控制心室率、维持窦律及预防血栓栓塞性并发症。AFFIRM 研究证实控制心室率和维持窦律两种治疗方法之间获益无统计学差异，如果是无症状心房颤动，在降低死亡率方面，单纯控制心室率略好于转复窦律的治疗[12]。

（1）控制心室率

- 心室率较快时，迅速控制心室率。

—— 地高辛0.5～1.0mg，口服，然后每4～6小时口服0.25～0.5mg，第一个24小时内最大可给药剂量为1.5～2.0mg。

或

—— 静脉注射维拉帕米1mg/min，最大剂量15mg（无心力衰竭证据，并很好地监测血压时）。

- 常规剂量：根据年龄、血浆肌酐和地高辛水平，地高辛0.0625～0.25mg/d，口服。
- 维持剂量：地高辛（同上）±维拉帕米160～480mg/d，口服。或地尔硫䓬180～360mg/d，口服。或阿替洛尔、美托洛尔25～100mg/d，口服，每日2次。

（2）**节律控制** 对于新近发生的，症状持续时间不到6个月的心律失常应考虑转复窦律。

① 药物复律：一般常用索他洛尔、胺碘酮或氟卡尼。如果在给予最大限度的药物治疗后仍不能转复窦律时，可考虑房室结消融和永久性起搏治疗，因为长期快速心室率可引起心房颤动患者左心功能不全。

② 直流电复律：可以在一线治疗方法或在药物转复窦律失败时应用此方法。

③ 心房颤动患者使用华法林注意事项（详见第135章）：华法林是有效预防孤立性心房颤动或非风湿病性心房颤动患者发生脑卒中的有效药物。决定使用华法林或抗血小板药（例如阿司匹林）是比较困难的，尤其是年轻的患者，应在咨询心脏病专家后决定。作为一般治疗原则，所有患者应服用华法林，除非年龄＜60岁或有重大使用禁忌的患者。

如果使用华法林，从小剂量开始（如2～4mg）并定期进行检查，使凝血酶原时间国际标准化比值（INR）维持在2～3之间。

4. **地高辛中毒** 时有发生，特别是与噻嗪类利尿药合用、肾衰竭和低钾血症时。

（1）临床特点

- 食欲缺乏、恶心、呕吐。
- 晕厥。

- 心悸：心动过速。
- 视物模糊。

（2）检查

- 血清地高辛浓度。
- 心电图：房性心动过速伴2∶1阻滞。

十一、心律失常的治疗进展

除了用特殊频率应答起搏器治疗心动过缓之外，还有一些治疗复杂心律失常新的方法，包括阻断折返现象的方法。

1. **外科手术** 在心内电生理监测的指导下，外科医生可以精确找出异常房室环中的某一部分并切断房室折返环，从而成功治疗心动过速。

2. **导管射频消融** 通过外科手术或直流电导管射频消融电极，将特殊的心内异常兴奋病灶及传导通路进行烧灼来阻断心动过速传导通路。目前射频消融或将可能取代外科手术作为一种治疗形式，因为这一方法对于反复发作的室上性心动过速、房室结折返性心动过速有高达95%的成功率。由于经导管射频消融方法的不断发展，使对复杂心律失常，如心房颤动的手术成功率已达60%～80%。

3. **植入式自动心脏复律除颤器（AICD）** 这种昂贵的植入物是用于预防心脏性猝死的，是迄今为止预防因持续性室性心动过速或心室颤动猝死最有效的疗法。手术死亡率小于10%，安置ICD后1年存活率超过90%。这些新的除颤器集成了一个抗心动过速起搏器，即可以通过有效起搏治疗慢性心律失常，同时又能在患者发生室颤时，自发使用更高的能量来除颤。

心律失常的治疗总结见表71.5。

十二、转诊时机[13]

- 怀疑持续性室上性心动过速。
- 怀疑持续性室性心动过速。
- 预激综合征心电图显示持续delta波，即使无症状。
- 考虑晕厥或头晕由心血管原因导致时。
- 阵发性心律失常可能是不明原因的心血管症状的病因。
- 考虑必须要使用抗凝血药物时。

表 71.5　心律失常的治疗总结[7, 8]

心律失常	一线	二线	三线
窦性心动过速	治疗病因 减少咖啡因的摄入	美托洛尔、阿替洛尔 维拉帕米（很少使用）	
心动过缓 病态窦房结综合征	如果有症状——永久起搏器		
房室传导阻滞 一度 二度 • 莫氏Ⅰ型 • 莫氏Ⅱ型 三度 • 急性（如心肌梗死） • 慢性	 不需治疗 不需治疗 考虑起搏 临时起搏 或 异丙肾上腺素，静脉注射 永久起搏	如果不确定，考虑起搏治疗	
房性快速性心律失常 阵发性室上性 心动过速 控制心率 控制心律	Valsalva 动作 按压颈动脉窦	腺苷，静脉注射。或维拉帕米静脉注射	直流电复律 Ⅲ类抗心律失常药物 射频消融
心房颤动 心房扑动	地高辛 如果有症状且发生时间＜6个月	β受体拮抗药或地尔硫䓬或维拉帕米 复律→ 或 维护窦性心律	房室结消融+永久性心脏起搏器 电消融或化学消融 索他洛尔、氟卡尼、胺碘酮
房性期前收缩	治疗病因 注意生活方式	美托洛尔、阿替洛尔或维拉帕米	
室性心律失常 室性期前收缩	治疗病因 注意不良生活方式	β受体拮抗药（尤其是二尖瓣脱垂）	Ⅰ类或Ⅲ类抗心律失常药物（很少需要）
室性心动过速 • 非持续 • 持续	如果稳定，利多卡因静脉注射 ——如果不稳定：直流电电击	胺碘酮	Ⅲ类药物 直流电复律
心室颤动	直流电复律（见第131章）	如果是细的室颤波就静脉注射肾上腺素，然后用直流电复律	胺碘酮（维持） Ⅲ类药物（如果复发）

实践要点

- 心房颤动和头晕（甚至晕厥）均提示病态窦房结综合征（SSS）（慢快综合征），而地高辛可使这种情况恶化。
- 即使临床表现并不明显，也应考虑甲状腺功能亢进症为心房颤动和窦性心动过速的常见原因。
- 对于经常有头晕或晕厥的患者，应详细询问心悸病史（反之亦然），通常需考虑心律失常，特别是在老年人中。
- 年轻患者PSVT很少由器质性心脏疾病引起。
- 突然发作的心律失常一般表明患者为PSVT，通常考虑心房颤动、心房扑动或室性心动过速。
- 心电图窦性心律并不能排除房室旁路折返所致阵发性心动过速。
- 在PSVT患者中常需考虑传导异常，如预激综合征（WPW）。对预激综合征患者避免使用地高辛。
- 期前收缩和阵发性室上性心动过速常见的诱因有吸烟、焦虑和咖啡因。
- 许多抗心律失常药物均有致心律失常潜在不良反应，所以临床上需特别注意。
- 不要对预激综合征和病态窦房结综合征（无起搏器保障）患者使用地高辛。
- 预激综合征合并心房颤动者禁用地高辛或维拉帕米。
- 谨防Ⅰ类和Ⅲ类抗心律失常药物的致心律失常不良反应。
- 维拉帕米或地尔硫䓬与β受体拮抗药联合用药时需谨慎。
- 目前尚没有理想的治疗室性期前收缩的抗心律失常药物。

参考文献

[1] Boxall J. Annual update course for general practitioners. Course abstracts. Melbourne: Monash University, 2002: 16.

[2] Lewit K. Manipulative Therapy in Rehabilitation of the Motor System. London: Butterworths, 1985: 338–339.

[3] Davis A, Bolin T, Ham J. Symptom Analysis and Physical Diagnosis (2nd edn). Sydney: Pergamon, 1985.

[4] Sandler G, Fry J. Early Clinical Diagnosis. Lancaster: MTP Press, 1986: 327–359.

[5] Robinson MJ, Roberton DM. Practical Paediatrics (5th edn.)Melbourne: Churchill Livingstone, 2003: 501–502.

[6] Merriman A. Handbook of International Geriatric Medicine.Singapore: PG Publishing, 1989: 99–100.

[7] O'Connor S, Baker T. Practical Cardiology. Sydney: MacLennan & Petty, 1999.

[8] Shenfield G (Chair). Therapeutic Guidelines: Cardiovascular (Version 5). Melbourne: Therapeutic Guidelines Ltd, 2008:131–51.

[9] Corcoran S, Lightfoot D. Palpitations: how to treat. Australian Doctor, 2009: 33–40.

[10] ACC/AHA/ESC. Guidelines for the management of patients with atrial. brillation. 2001. <www.acc.org>.

[11] Barton S ed. Clinical Evidence. London: BMJ Publishing Group, 2001: 1–6.

[12] Wyse DG et al. The Atrial Fibrillation Follow-up Investigation of Rhythm Management (AFFIRM) investigators. NEJM, 2002, 347(23): 1825–1833.

[13] Ross DL. Cardiac arrhythmias. In: MIMS Disease Index (2nd edn). Sydney: IMS Publishing, 1996: 93–96.

类型比较常见，通常包含呼吸道间歇性狭窄或咽部受阻（图72.2、图72.3）。表现出来的症状包括打鼾、呼吸功能不全和间歇性呼吸暂停。

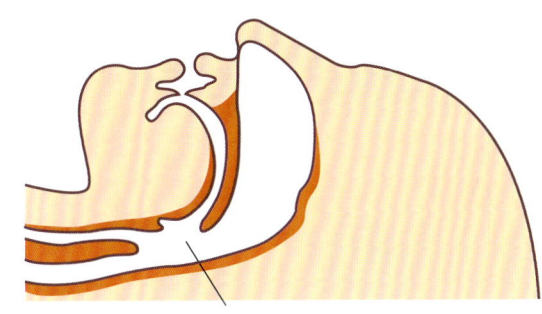

图 72.2　睡眠中正常的呼吸道

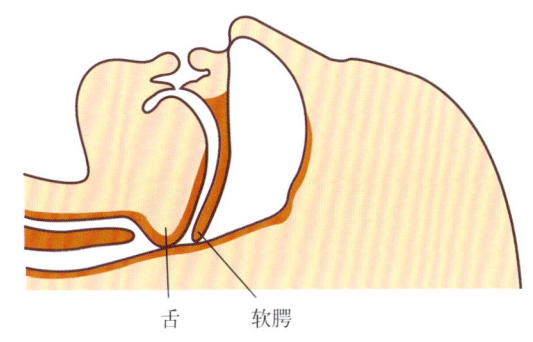

图 72.3　睡眠呼吸暂停：睡眠中呼吸道被阻塞

诱因包括：

- 呼吸道狭窄（如巨舌、扁桃体-腺样体肥大）。
- 上呼吸道肌肉张力减退（如酒精催眠、神经系统疾病）。
- 鼻塞。

中枢型睡眠呼吸暂停（CSA）是在持续正常睡眠过程中反复出现的呼吸暂停（频率为每小时大于10次以上），无呼吸道功能障碍。此类型比较少见，在睡眠呼吸障碍患者中不足10%。主要原因有两方面：一是神经系统疾病，如呼吸中枢受损导致肺通气功能障碍。二是神经肌肉障碍，如运动神经元疾病。心源性呼吸功能障碍也是CSA危险因素之一。CSA的治疗应主要着眼于潜在的自身身体条件及生活模式的调整。

1. 呼吸暂停综合征的临床表现及原因

重要的临床表现：

- 日间嗜睡及疲劳感。
- 夜间出现的症状，如打鼾、颤抖、癫痫发作、窒息、疼痛。
- 晨起头痛。
- 逐渐出现的神经精神失常——学习困难、不能集中注意力、人格变化、抑郁症。
- 性功能障碍。
- 出现驾驶问题。

导致日间嗜睡的原因如表72.2。OSA患者出现嗜睡的主要原因是睡觉时反复觉醒、低氧血症及高碳酸血症对大脑的影响。体格检查仅发现轻微症状或无症状。

表 72.2　嗜睡的原因

持续性睡眠不充足
睡眠呼吸暂停综合征
发作性嗜睡症
内分泌系统疾病（如甲状腺功能亢进症）
药物诱导
夜间肌阵挛
有目的的睡眠剥夺
丧亲之痛
特发性

2. 睡眠呼吸暂停的治疗[7]

参照广义的睡眠障碍，特别是多功能睡眠记录仪提示的可确诊或怀疑的患者，常见的处理原则如下：

（1）生活方式、习惯的改变

- 控制体重（如减少体重10%～15%或7～10kg能显著改善睡眠质量）。
- 通过规律的锻炼获得健康的身体。
- 好的睡眠保健及足够的睡眠时间。
- 减少或停止使用镇静催眠药物。
- 睡前3小时避免饮酒。
- 戒烟（增加呼吸道抵抗力）。
- 治疗呼吸道梗阻（如缓解呼吸道充血短效药物）或鼻内局部应用皮质激素类药物6周。
- 睡眠时，避免仰卧体位。

（2）持续气道正压通气（continuous positive airway pressure，CPAP）

- CPAP是目前治疗OSA（包括CSA在内）最有效的方法。
- 由鼻罩或面罩传送气体。
- 防止咽部软组织、肌肉塌陷，提供上呼吸道充气支架。

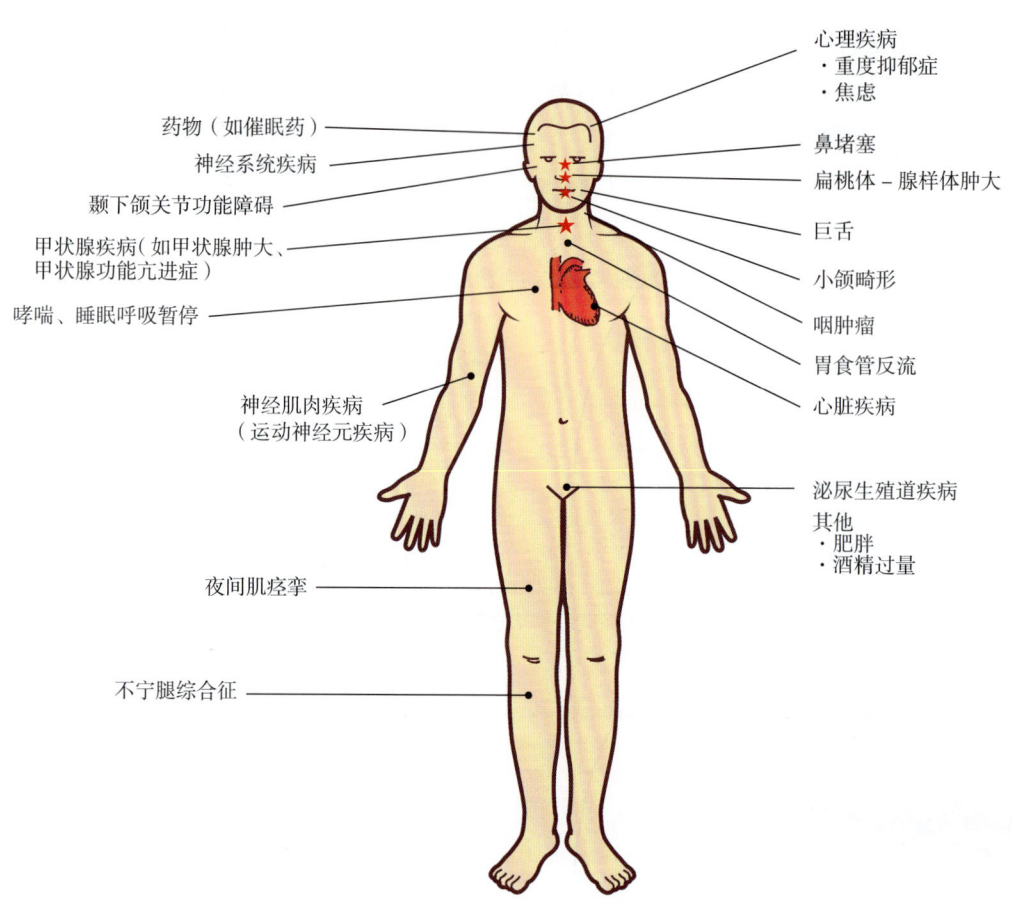

图 72.1　干扰睡眠的主要因素

- 睡前饮用同一杯温牛奶。
- 适宜的室温对舒适安静的睡眠比较重要。
- 睡觉前用温水沐浴。
- 睡前的性生活对于睡眠有适当促进作用。

（6）**非药物治疗**　根据患者的个性和爱好、临床专家意见及有效的资源，选择合适的治疗方案。推荐放松疗法、冥想及压力释放。另有包括认知行为疗法、问题续惯解决法及肌电反馈法。催眠术也值得考虑。

（7）**药物治疗**　建议不要将催眠药作为首选治疗。若需要任何形式的药物连续治疗，最好控制在两周之内[6]。

药物选择方案

替马西泮：10～20mg，片剂，夜间口服。

佐匹克隆：3.75～7.5mg，夜间口服。

或

唑吡旦：10mg，口服。

或

酒石酸唑吡坦缓释片6.25～12.5mg，夜间口服。

注意：

- 环吡咯酮类衍生物佐匹克隆和咪唑吡啶类衍生物唑吡旦都是非苯二氮䓬类镇静催眠药物，但有苯二氮䓬类药物替马西泮相似的药物作用。无论如何都要关注神经及精神病学上所表现的药物不良反应[4]。
- 带有镇静作用的抗抑郁药（如阿密曲替林）经常被应用于催眠术，应该避免应用于抑郁症患者。

四、睡眠呼吸暂停

睡眠呼吸暂停通常被描述为周期性短暂性自主呼吸停止，每个周期持续15～90秒，主要表现为低氧血症、高碳酸血症及呼吸性酸中毒，最终从睡眠中觉醒（患者通常不会察觉），睡眠中断后随着正常通气功能的恢复再次进入睡眠状态，通气功能将会进一步受到阻断。

睡眠呼吸暂停分为阻塞性和中枢神经性两种类型。

阻塞性睡眠呼吸暂停（OSA）是指在持续正常睡眠过程中出现呼吸暂停，气流中止10秒以上，这种泡换气不足引起机体功能失调所表现出来的症候群，此症的整体人群发病率为2%，而在中年男性中发病率可高达10%。

表72.1　睡眠障碍分类（改良的DSM-IV-TR分类法，附有重要实例）[5]

睡眠失调
原发性失眠症
其他起始维持睡眠障碍
• 周期性肢体运动（夜间肌阵挛）
• 不宁腿综合征
过度嗜睡症
• 原发性嗜睡病
• 发作性嗜睡病
呼吸相关的睡眠障碍
• 阻塞性睡眠呼吸暂停
• 中枢性睡眠呼吸暂停
• 中枢性肺泡换气不足综合征
昼夜节律相关性睡眠障碍
• 时差反应
• 倒班工作类型
• 延迟睡眠相类型
异态睡眠状态
梦魇（噩梦）
夜惊症
梦游症
继发性睡眠障碍
身体功能紊乱
精神障碍
药物滥用

三、失眠

失眠（insomina）也称为入睡和维持睡眠障碍（disorders of initiating and maintaining sleep，DIMS），被定义为不能保证有效的睡眠时间及睡眠质量。失眠患者可能主诉有入睡或维持睡眠困难、夜间多次醒来、早晨醒来过早，或多个症状同时存在。

因为一些患者对睡眠有不切实际的期待或对他们真正需要多长睡眠时间存在误解，所以对每一位患者都应认真采集病史。

当我们采集病史的时候，需要研究每位患者的生活习惯，特别是心理因素、痛苦感受情况、药物使用及滥用情况、食欲、体力、性生活、身体功能情况。检查甲状腺功能，明确是否存在甲状腺功能亢进。

处理方案[6]

（1）**与患者建立良好的医患关系**　与每位失眠症患者进行讨论及实施个体化治疗（如：恢复正常睡眠而尽量避免使用药物治疗）。

（2）**了解睡眠状态病史**　了解患者睡眠状态（如有睡眠日志则更好），评估患者日间身体的各项功能情况。

（3）**排除及治疗各种潜在问题**
- 药物（如咖啡因、酒精、β受体拮抗药、尼古丁）。
- 焦虑及压力。
- 抑郁。
- 不宁腿综合征。
- 睡眠呼吸暂停。
- 异态睡眠——梦魇、梦游症。
- 身体功能异常（如充血性心力衰竭、关节炎、哮喘）。
- 遗尿。
- 胃食管反流病。
- 甲状腺疾病（如甲状腺功能亢进症）。
- 绝经期症状。
- 配偶夜间打鼾。
- 夜尿伴随下尿路症状。

（4）**解释教育**　对患者进行教育辅导并作解释，确保其对自身情况的认识。

（5）**睡眠保健建议**
- 努力识别对患者最有利的解决方案，如热水浴、听音乐等。
- 建立规律的睡眠计划。
- 有规律的日常运动。
- 避免日间睡眠。
- 避免睡前过度紧张。
- 拒绝晚上饮用含有酒精及含有咖啡因的饮料，特别是对于需要休息的患者。
- 避免晚餐过于丰盛。
- 戒烟。
- 不要让宠物进入卧室。
- 灯光不要太强，包括房间窗帘遮光情况及闹钟的灯饰光强度。

提高睡眠质量辅助措施：

睡眠障碍 第72章

> 睡眠是当今人类缓解疲劳的首选方式。神经一旦被破坏，很难通过各种方法（无论是公共的还是私人的）修复。
>
> Irwin Shaw 1949，'The Climate of Insomnia'，*The New Yorker*

睡眠是人类五大本能之一，睡眠障碍是全科医师工作中遇到的最常见的健康问题之一。睡眠障碍可能提示很多重要障碍，如抑郁、焦虑、药物不良反应、药物滥用和阻塞性睡眠呼吸暂停（obstructive sleep apnoea，OSA）等。据报道，约一半的澳大利亚人在一年之内有睡眠相关的问题出现，25%不能获得足够的睡眠[1]。有多种因素影响正常睡眠。

清醒-睡眠周期紊乱由于人体生物钟的正常调节遭到破坏所致，主要表现为失眠、嗜睡，或两者兼有。清醒-睡眠周期紊乱也类似人在经历国际长途旅行或倒班工作后所表现出来的时差反应。

一、重要资料与关注要点

- 正常睡眠：健康的年轻人理想睡眠时间为 7.5～8 小时。入睡时间小于 30 分钟。睡眠过程的觉醒阶段不能超过正常总睡眠时间的 5%。
- 人类可以保持清醒状态 16～18 小时而无任何问题。嗜睡是不稳定的清醒状态。
- 睡眠障碍评估包括让患者制订睡眠表进行强化清醒-睡眠周期。
- 了解失眠或嗜睡患者的用药史非常重要。
- 能影响睡眠的药物包括：酒精、尼古丁、抗组胺药、选择性 5-羟色胺再摄取抑制药（SSRIs）、咖啡因、催眠药、文拉法辛、选择性 β 受体拮抗药、β 受体激动药、茶碱类药物、皮质激素类药物、拟交感神经类药物。
- 儿童睡眠障碍，包括打鼾，需要高度重视，并进行相关辅助检查。主要是因为此类现象可能会给儿童带来诸多不良后果，如学习障碍、多动症、行为失常、生长迟缓及矮小症。
- 需要注意的是，未成年人及紧急情况下表现为失眠症的人，特别是那些需要服用替马西泮胶囊的患者——他们可能依赖于苯二氮䓬类药物。
- OSA 患者表现为慢性疲劳综合征，可能在觉醒期常有嗜睡，而在晚上则又变得兴奋。
- 打鼾的患者可以被观察到类似于 OSA 的呼吸暂停及嗜睡。
- 嗜睡多是由 OSA 或发作性睡病引起[2]。
- 非药物疗法包括睡眠保健的基础教育、训练及行为疗法。无论何种情况下，都应该集中于睡眠质量的提高上。
- 将患者转诊到新一代专业睡眠障碍中心，以加强对其病情的客观评估。
- 患有 OSA 的驾驶员，在未经治疗的情况下继续驾驶车辆属违法行为。

二、睡眠相关性疾病

睡眠障碍是公共疾病和死亡常见和重要的诱因。例如，众所周知，未经治疗的中重度 OSA 患者 5 年死亡率为 11%～13%，8 年死亡率高达 37%，死亡的主要原因是心血管疾病及交通事故[3,4]。睡眠障碍的分类详见表 72.1[5]。

在夜里，很多情况都可能扰乱呼吸（图 72.1）。夜间发生呼吸暂停可能是由心脏疾病引起，如二尖瓣狭窄、心肌梗死、心律失常、血容量负荷过重或液体潴留，常表现为端坐呼吸、肺部捻发音和外周水肿。哮喘是引起夜间呼吸暂停的另一个原因，咳嗽（伴或不伴喘息），通常发生在凌晨 2:00～5:00 之间。在夜间，胃食管反流（伴或不伴误吸）可能影响呼吸，但其通常多存在于白天或体位性反流。所有上述情况临床上通常都可以与睡眠呼吸暂停症相鉴别，或行进一步检查。

睡眠呼吸暂停综合征是睡眠过程中发生间歇性肺

- 可改善嗜睡及神经认知功能障碍。
- 不是所有患者都能耐受。

（3）**手术治疗** OSA 发生在儿童常见的主要原因是扁桃体和（或）腺样体肥大所致，可通过手术恢复（图 72.4）。而在成人，根据病因采用的治疗方法如下。

- 恢复上呼吸道正常解剖结构，可解决多达 2% 的患者的问题。
- 纠正鼻腔阻塞，改善打鼾及 OSA。
- 腭部手术：腭垂软腭咽成形术——传统术式或用激光辅助治疗。
- 鼻息肉剔除术。
- 扁桃体切除术。
- 舌根的手术。
- 软腭及舌根射频消融术（防止打鼾的睡眠矫正术）。

（4）**口腔矫正器**

- 下颌前移器——一种专门定制的牙科辅助器，能支撑下颌及舌部，从而使咽部空间增大。

（5）**药物治疗** 目前没有特别有效的治疗 OSA 的药物。

可能有改善作用的药物：

阿米替林 25～100mg 夜间口服，适用于快速动眼睡眠阶段症状严重和不能耐受 CPAP 的患者。

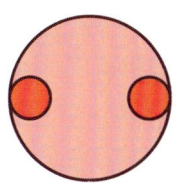
正常气道
扁桃体和腺样体正常

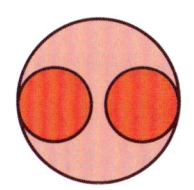
正常气道
扁桃体和腺样体增大

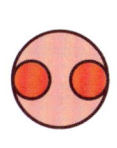
小气道
扁桃体和腺样体正常

图 72.4 扁桃体和腺样体对呼吸道的影响

五、发作性睡病

发作性睡病是一种特殊的、持久的神经功能障碍，主要的特点是患者在日间有不可抗拒的睡意并进入短时睡眠状态，甚至在活动过程中且其他人很难表现出睡意的时候。此类疾病发病率很低，为 2/10 万～5/10 万。

1. 疾病特点 发作性睡病通常见于 20～30 岁的成年人，也有报道称该疾病亦可发生于 2 岁儿童。

2. 四个典型症状

- 日间嗜睡：突然短暂睡眠发作，15～20 分钟。
- 猝倒：下肢肌张力突然下降或丧失，使人无法站立而倒地或不能移动，此类症状通常由突然受到惊吓或情绪变得沮丧所引起。
- 睡眠瘫痪：在半睡半醒中一种昏昏欲睡、肢体不能移动等令人恐惧的感觉。
- 在进入睡眠状态或醒来时（半睡半醒的错觉）出现入睡幻觉。
- 一天数次也是可能存在的。

3. 诊断 发作性睡病主要通过详细采集病史来明确诊断，如果是疑似病例，则需包含以下几个方面：

- 脑电波监测。
- 睡眠实验研究（睡眠潜伏期监测——快速动眼睡眠阶段是标志性事件）。

4. 治疗 主要对有症状的患者进行治疗。中枢神经性兴奋药在提高警觉性上的疗效已被证实。

右苯丙胺 5～10mg 口服，早餐及午餐前半小时服用。达到 400mg/d 时应当缓慢增量。

或

哌甲酯（利他林）10～20mg，早餐及午餐前半小时服用。必要时达到 60mg/d。

此类药物不宜长期服用。

- 三环类抗抑郁药习惯性被用来治疗猝倒、睡眠瘫痪及入睡前幻觉。
- 莫达非尼在一些国家运用得比较成功，主要应用于拥有驾照的且有嗜睡的司机。

六、原发性嗜睡症[8]

日间嗜睡症（EDS）与发作性嗜睡症在临床表现上有相似之处，但不会有猝倒情况的发生。有此情况的 EDS 患者 5%～10% 主要在门诊被诊断，且除外睡眠不足及其他引起嗜睡的原因。他们主要是夜间缺乏深睡眠，且与发作性嗜睡症不同的是，午睡也不能缓解疲劳。30 岁以前主要是潜伏期，发作后症状持续存在。治疗手段主要通过神经兴奋药改善 EDS。

七、打鼾

1. 定义 打鼾是在睡眠过程中伴随呼吸所发出

的比较响亮的声音，主要是由从鼻腔到咽喉后部的上呼吸道发生共鸣所致，部分是由呼吸道阻塞引起（图72.5）。

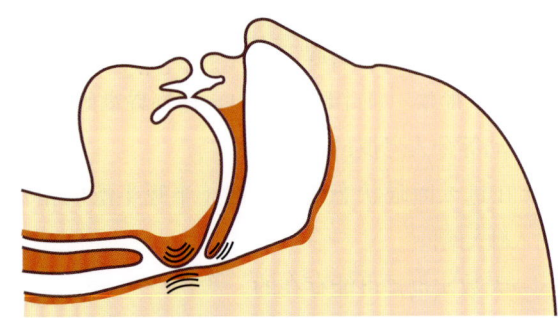

图72.5 打鼾：舌和软腭的震动

2. 特点
- 有时表现为OSA，特别是围绝经期女性[7]。
- 肥胖者多见。
- 通常情况下是没有危险的，但如果情况严重，表现为与众不同或合并间歇性呼吸暂停大于10秒，评估危险性是有必要的。

3. 加重因素[9]
- 肥胖。
- 年龄较大。
- 睡觉时仰卧位姿势。
- 睡眠剥夺。
- 过度饮酒。
- 颈部疾病，特别是颈项强直所致的颈部活动受限。
- 各种药物，特别是镇静催眠类药物。
- 花粉症及其他能引起鼻塞的疾病。
- 上呼吸道疾病，如鼻息肉、扁桃体肿大、异物（小片塑料或金属）。
- 内分泌功能紊乱，如肢端肥大症、甲状腺功能减退症。

4. 治疗 如果呼吸道阻塞和OSA的病因已被检查出来，给患者以下建议：
- 达到和保持理想的体重。
- 避免滥用药物（包括镇静催眠类药物）、酗酒，戒烟。
- 治疗鼻充血（包括花粉症），但要避免过度使用鼻充血缓解药。
- 对于颈部疾病，夜间通过套上较软的颈圈来保持颈部的伸展。
- 可以考虑试验性应用鼻内呼吸装置，如呼吸神器——一种置于鼻内保持鼻通畅的塑料制品，药剂师可根据该设备的适用范围提供意见。
- 尝试侧卧位睡姿，如果患者夜间会不由自主地转为仰卧位，一种独特的方法就是在睡衣的背部缝上多个乒乓球或网球，或前后倒穿装有多个网球的胸罩。

八、周期性肢体运动（夜间肌阵挛）

周期性肢体运动（periodic limb movements，PLMs）和不宁腿综合征是引起失眠、EDS的重要原因，可能同时存在于同一患者。周期性肢体运动也叫夜间肌阵挛，俗称"腿抽筋"，主要发生于小腿胫骨前肌，有时也发生于上肢。其发病率与年龄相关。很多人患有PLMs却完全无症状，通常是在做睡眠试验时发现并被诊断[10]。如果患者症状严重，可将其转诊至睡眠门诊或神经科。

药物治疗

可能有效的药物如下：

左旋多巴+卡比多巴（如：信尼麦100/25，睡前服用2片）。

左旋多巴+卡比多巴（如：信尼麦100/25，睡前2片）。

或

氯硝西泮：1mg，夜间口服，可增至3mg。

或

丙戊酸钠：100mg，夜间口服。

九、不宁腿综合征

不宁腿综合征（restless legs syndrome，RLS）又称为埃克波姆综合征（Ekbom syndrome），是一种常见的运动神经系统障碍，当机体需要休息时，腿部却不由自主地运动和移动。这种感觉像是正在经受"抽搐""刺痛"及"爬行"的过程[11]。患者主诉他们在睡觉及放松活动如看电视、看书时受到该症状的影响，且不能乘长途汽车或飞机旅行。

RLS通常不会被诊断出来，因为患者大多数情况下不会将他们的症状告诉医生。一项加拿大的研究指出，15%人在睡眠状态下有不宁腿症状。

该疾病的诊断主要根据患者的病史资料，并没有什么特殊的诊断方法。

其患病率与年龄相关，因此该疾病主要累及老年人。女性较男性更易患RLS，且怀孕会加重RLS症状。原发性RLS的明确病因还不是很清楚。RLS与运动不相关，且不会出现在剧烈运动之后。

1. 临床症状 在休息时有活动下肢的强烈欲望，特别是在床上休息时。这种强烈的欲望能给下肢造成不愉快感，尤其是小腿。这些感觉通常被描述为如爬行、刺痛、酸麻、瘙痒、收缩、烧灼、牵拉、牵引、电击等。有时患者不能描述上述异常感觉或仅简单描述为下肢的不自主活动。

部分患者上肢也受到类似的影响，温暖的环境或加热状态可使症状加重。许多RLS患者同时可伴有夜间肌阵挛。

引起该疾病的次要原因包括：
- 贫血（常见）。
- 缺铁（常见）。
- 尿毒症。
- 甲状腺功能减退症。
- 怀孕（通常在分娩后几周内终止）。
- 药物（如抗组胺药、止吐药、选择性抗抑郁药、锂元素、选择性镇静药及降压药）。

2. 治疗 检测体内铁的含量，如果偏低，应用铁剂及维生素C片联合治疗。告知患者尽管RLS会反复出现数年，但还是应积极进行治疗。

（1）**自助性建议**
- 按规定的方式完成锻炼能缓解症状，例如，适度的睡前散步、按摩或指定锻炼方法（图72.6）。

注：下床走路或跑步对RLS没有帮助。
- 良好的睡眠习惯，就是所谓的正常睡眠时间、睡前逐步放松、避免在床上做与睡眠无关的活动（如阅读、进食）。
- 饮食：保持健康饮食，勿饮咖啡，戒烟酒。
- 在睡觉时试着保持下肢较身体其他部位凉爽。
- 锻炼：比较流行的一种方法是休息前，缓慢牵拉下肢肌肉，尤其是肌腱和小腿肌肉，每次至少5分钟，可用宽的弹力绷带、围巾或其他长条形物体包裹足部后做腿部伸展运动，使腿部放松（图72.6）。

（2）**药物治疗** 如果简单的治疗方法无效，下面的药物可能会起到一定的作用（睡前服用）：

对乙酰氨基酚（扑热息痛），1 000mg，夜间口服。

或

氯硝西泮1mg，睡前1小时口服。

或

对乙酰氨基酚1 000mg+氯硝西泮1mg（或地西泮5mg），口服。

或

左旋多巴（+苄丝肼/卡比多巴）100～200mg口服（尤其是睡眠期出现的不自主的肢体运动）。

对于比较严重的患者考虑低剂量多巴胺拮抗药：

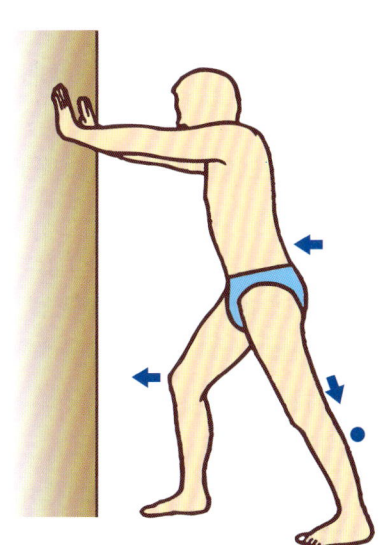
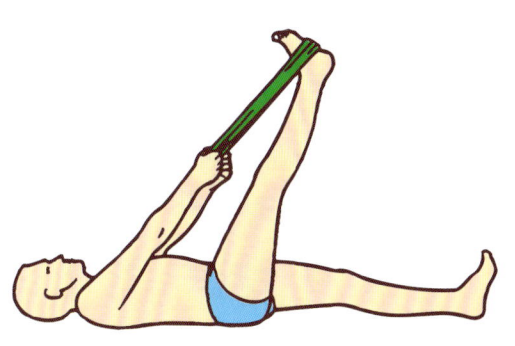

图72.6 **不宁腿综合征的伸展运动**

普拉克索 0.125mg，口服，最高剂量不能超过 0.75mg。

或

罗匹尼罗 0.5mg，口服，最高剂量不能超过 4mg。

卡麦角林、加巴喷丁、可待因、巴氯芬及普萘洛尔可能有效。卡马西平、奎宁、抗精神病药物（拒绝使用）、抗组胺药（拒绝使用）及抗抑郁药通常无效。

十、磨牙症

磨牙是在睡眠过程中表现出牙齿摩擦并发出刺耳声响的一种习性，也可以发生在觉醒期，尤其是儿童。主要的症状是睡觉过程中磨牙，发出刺耳且令人厌烦的声响，干扰其他家庭成员休息，并在日间出现头痛及颞下颌关节功能紊乱。其原因可能是生活习惯或潜意识下在上下颌关闭后牙齿接触时纠正错误的咬合方式。压力增大情况下可能加重该症状，且过度饮酒后该症状更为常见。

治疗

- 教育患者去认识、了解并尝试克服该不良习惯。
- 练习保持上下颌或牙齿分开。
- 睡前慢慢咀嚼苹果。
- 睡前锻炼放松技巧，如冥想。
- 尝试其他压力管理方法（如心理辅导、放松训练、瑜伽或太极）。
- 睡前在侧脸放置一个热毛巾达到放松的目的。
- 如果上述方法治疗失败且磨牙不能被其他人接受，则比较好的方法是，由牙科医生开具一种供夜间使用的口腔保护塑料块。

十一、异态睡眠状态

异态睡眠状态被定义为与睡眠、睡眠阶段及局部觉醒状态相关的功能障碍，儿童多见。

1. 梦魇（睡梦焦虑） 梦魇主要发生在睡眠后期，伴随无意识的身体活动，通常能使人从睡梦中惊醒。

梦魇的发生主要与创伤后应激障碍、药物戒断反应（如酒精、巴比妥类药物、选择性抗抑郁药、β受体拮抗药、苯二氮䓬类药物）相关。在噩梦中可能会发生一些暴力行为，原因是快速动眼期（REM）行为障碍。需对此现象进行睡眠研究。

心理学评估和认知行为疗法（CBT）适合于此类患者。苯妥英钠、氯硝西泮、地西泮可能对此类患者起到作用。

2. 梦游症 梦游症是一种复杂的运动行为，包括在床上重复做同一个动作或随意走来走去。通常不需要任何治疗，但如果出现重复性或存在潜在危险，那么应该营造比较安全的睡眠环境。治疗上，对于反复发作的患者可以进行心理辅导治疗。苯二氮䓬类药物如地西泮对该症有效，但停止服用后病情会复发。

3. 夜惊症 夜惊症与梦游症类似，也是一种部分睡眠周期障碍性疾病。夜惊症的症状是尖叫、剧烈颤抖及自主活动过度活跃，伴随出汗及心动过速。患者不会或可能觉醒，通常不能复述发生的事情。治疗上与梦魇类似，通常需要进行心理评估和药物治疗（如苯妥因钠、氯硝西泮或地西泮治疗6周）。

十二、儿童睡眠障碍

儿童睡眠障碍在婴儿期后期、学步期及学龄前儿童较常见。70%的3个月大婴儿开始整晚睡觉。大部分婴儿直到6个月大才能整晚睡觉。超过50%学步期及学龄前儿童不愿意上床睡觉[12]。至少30%的婴儿及学步期儿童在每个晚上至少醒1次。学步期开始做梦，这与次年的语言功能发育相关。

儿童夜间醒来需要父母在身边，并给予安慰和保护。尽管心理紧张能引起睡眠问题，但严重的社会心理问题引起儿童睡眠障碍并不多见[13]。

1. 治疗 目标是父母一起努力，意见一致，共同分担。

建议父母：

- 不要在晚上强行把孩子带到床上，除非他（她）想要这样。
- 在夜间不要太关注孩子，以免激发孩子对关注的渴望。
- 安慰时间要尽量短，然后迅速将孩子放到床上。
- 帮助孩子建立良好的习惯。可用轻音乐、小玩具或温柔的光线来促进睡眠。
- 在孩子醒着时将他带进卧室。
- 鼓励父母坚持写睡眠日志。

镇静药在治疗睡眠障碍上有一定的作用，但对2岁以下的儿童不推荐使用，因为治疗剂量的镇静催眠药能短暂扰乱睡眠周期。治疗药物，如异丙嗪

0.5mg/kg（最大量不超过 10mg）及阿利马嗪（碘脱氧尿苷）1～2mg/kg 单位剂量（6 个月以内的婴儿不宜使用）。

2. 异态睡眠状态（夜惊症、梦游症、梦呓症）

夜惊症、梦游症及梦呓症可能不是真正的睡眠障碍或夜间觉醒。常发生在非快速动眼期。如夜惊症通常出现在入睡两小时内，并持续 1～2 分钟，孩子通常极度沮丧，且不能回忆起梦中的内容。此类现象频发的年龄段：

- 夜惊症：4～8 岁。
- 梦游症：8～12 岁。
- 梦呓症：6～10 岁。
- 梦魇：3～6 岁。

此类疾病有自限性，1 个月后症状可消失，无需积极治疗，但对于持续的、较严重的问题可以尝试应用苯妥英钠、地西泮或丙咪嗪，治疗 6 周是有意义的。

十三、老年人睡眠障碍

老年人是长期服用安眠药及苯二氮䓬类药物的主要人群。老年人睡眠障碍和老年人意识混乱是需要考虑的两个重要问题。长期服用苯二氮䓬类药物会出现相关的问题，如药物依赖、意识混乱和记忆力受损及下降。

一项关于老年人失眠症的研究如下[14]：

- 25% 的失眠症患者伴随或患有相关睡眠障碍，如睡眠呼吸暂停或周期性肢体活动障碍等。
- 10% 的失眠症与身体、精神疾病相关。
- 13% 的失眠症患者不能停止服用镇静催眠药物。

1. 处理原则

- 排除能干扰睡眠的潜在因素。
- 教育患者和身边护理人员，依患者的年龄进行相应地调整和合理用药。
- 尽可能不服用安眠药。
- 催眠药不能与酒精同时服用。
- 警惕长时间服药及药物积累的危险。
- 如果可能，可以考虑非药物性治疗（如认知行为疗法）。
- 避免图护理人员及患者都"生力气"而一切依靠催眠药。
- 在疗养院，应相互监督，团结协作，相互鼓励，从而达到减少药物治疗的目的。

2. 药物治疗

若必须使用药物治疗，则尽可能在有限的时间内使用短效苯二氮䓬药物。另一种是非苯二氮䓬类药物（如佐匹克隆或唑吡坦），在休息前服用，对老年人可能非常管用，但要注意药物不良反应。三环类抗抑郁药有镇静作用，经常被用来治疗老年睡眠障碍，尤其是同时患有抑郁症的患者，但其不良反应限制了该药物的使用。然而，对于患有慢性疾病的患者或依赖有效低剂量的患者，需要服用常用的处方药和最好选择持续服用长效催眠药。

参考文献

[1] Wilson CW, Lack L. Sleeping habits of people living in the Adelaide metropolitan area—a telephone survey. Australian Psychologist, 1983, 18: 368–376.

[2] Tiller JWG, Rees VW. Sleep disorders. In: MIMS Disease Index(2nd edn). Sydney: IMS Publishing, 1996: 475–478.

[3] Partinen M, Guilleminault C. Daytime sleepiness and vascular morbidity: a seven year follow-up in obstructive sleep apnoea patients. Chest, 1990, 97: 27–32.

[4] Prescribing benzodiazepines—ongoing dilemma for the GP. NPS News, 2002, 24: 1–2.

[5] Pierce R, Naughton M. Sleep-related breathing disorders: recent advances. Aust Fam Physician, 1992, 21: 397–405.

[6] Dowden J (Chair). Therapeutic Guidelines: Psychotropic(Version 6). Melbourne: Therapeutic Guidelines Ltd, 2008: 87–100.

[7] Moulds R (Chair). Therapeutic Guidelines: Respiratory(Version 6). Melbourne: Therapeutic Guidelines Ltd, 2009.

[8] Desai A, Kwan B. Excessive sleepiness of non-sleep-apnoea origin: how to treat. Australian Doctor, 2009: 25–32.

[9] Killick R, Grunstein R. Obstructive sleep apnoea. Medical Observer, 21 November 2008: 27–29.

[10] Laks L. Sleep disorders. Check Program 346. Melbourne: RACGP, 2000: 3–10.

[11] Thyragarajan D. Restless legs syndrome. Australian Prescriber, 2008, 31: 90–93.

[12] Thomson K, Tey D, Marks M. Paediatric Handbook(8th edn). Oxford: Wiley-Blackwell, 2009: 147–153.

[13] Ramchandani P, Wiggs L, et al. A systemic review of treatments for settling problems and night waking in young children. BMJ, 2000, 320: 209–213.

[14] Morin CM, et al. Behavioral and pharmacological therapies for late-life insomnia: a randomised controlled trial. JAMA, 1999, 281(11): 991–999.

第73章　口腔溃疡

> 治疗口腔黏膜病的关键是应仔细评估生活方式因素，包括免疫系统因素。
>
> Dr Jonathan Tversky 2002

评价口腔溃疡应以对口腔黏膜疾病的理解为基础。口腔黏膜疾病是全科医学中的常见问题，复发性阿弗他溃疡是人类最常见的口腔黏膜疾病。

口腔黏膜上皮主要有3种类型[1]：

① 咀嚼上皮——附着于骨膜的正角化复层鳞状上皮（如腭与牙龈）。

② 被覆上皮——对角化复层鳞状上皮（如唇和颊黏膜、牙槽黏膜、口底、软腭、舌缘和舌腹）。

③ 特殊上皮——具有味蕾和舌乳头的正角化复层鳞状上皮——舌背的丝状、菌状和轮廓乳头。

一、重要资料与关注要点

- 牙外伤或对病变的置之不理是许多口腔黏膜病的重要原因，如溃疡、牙龈出血和增生。
- 对未愈合的口腔溃疡应行活检以排除鳞状细胞癌（SCC）。
- 如果怀疑是口腔黏膜癌，应对病变部位行触诊检查，明确是否有硬结、边缘硬化或局部结节。
- 如外伤（如锋利的牙齿或义齿）所致增生性红斑或白斑持续3周，应当切取病变部位进行活检。
- 任何口腔溃疡或软组织病变在被去除明显病因后，症状仍持续3周者，应行活检。
- 对异常的腭溃疡及软腭点状出血需考虑EB病毒（EBV）感染。
- 口腔溃疡直径通常为3～5mm，较小者有红色边缘。
- 口内骨性外生骨疣，不同于腭部和下颌环面，经常从正常或罕见的综合征的一部分开始发展，如Gardner合征。通常不需要治疗[2]。
- 与口腔或牙外科医生分享更复杂的口腔病变的治疗和护理是最好的做法。

口腔疾病的重要警示性信号

- 疱疹性龈口炎患儿出现脱水
- 龈口炎或咽扁桃体炎患者软腭出现瘀点
- 口腔溃疡合并皮肤病
- 口腔溃疡（特别是孤立的）或软组织病损持续3周以上
- 口腔溃疡合并肠功能障碍
- 口腔念珠菌病（可能提示糖尿病或其他免疫抑制性疾病）
- 舌痛，可能提示心理障碍（如抑郁症）

二、口腔溃疡

口腔溃疡组织学表现通常是非特异的：脱落纤维覆盖肉芽组织。病因是多种多样的。溃疡是黏膜下层炎性细胞浸润上皮隔室。最常见的是复发性阿弗他溃疡。常有皮肤病史、用药史、肠功能障碍史和精神压力等情况。诊断策略模型（表73.1）列出了一些原因。根据临床表现，可选择相应的辅助检查，如全图检查（FBE）、拭子、抗体筛选、梅毒血清学检查、血糖、维生素 B_{12} 和叶酸的水平及活检。

1. 复发性阿弗他溃疡　阿弗他溃疡呈圆形或椭圆形，直径通常为3～5mm，底部凹陷，边缘红肿。阿弗他溃疡见于各个年龄段，发病部位是咀嚼上皮黏膜，如唇颊黏膜和口底黏膜（不在被覆上皮组织）。阿弗他溃疡在人群中的发病率为5%～25%（平均20%）。阿弗他溃疡病因不明确，尽管有研究显示其与人类疱疹病毒、营养和自身免疫因素相关[3]。复发性阿弗他溃疡患者有遗传倾向。

（1）诱因
- 创伤（如颊和舌咬伤、牙刷、牙齿压迫力）。
- 药物反应（如新药）。
- 应激／压力。

表 73.1　口腔溃疡的诊断策略模型

问	可能的诊断	
答	复发性阿弗他溃疡	
	创伤	
	急性疱疹性龈口炎	
	念珠菌病	
问	不能忽视的严重疾病	
答	癌症：鳞状细胞癌（SCC）	
	白血病	
	粒细胞缺乏症	
	HIV 感染	
	梅毒——硬下疳或树胶肿	
	结核病	
问	常被遗漏的疾病	
答	阿司匹林烧伤	
	炎性肠病（如克罗恩病）	
	带状疱疹病毒	
	腺热（EBV）	
	扁平苔藓	
	柯萨奇病毒	
	• 疱疹性咽峡炎	
	• 手-足-口病	
	免疫抑制疗法	
	红斑狼疮	
	罕见疾病	
	• 白塞综合征	
	• 类天疱疮和寻常型天疱疮	
	• 多形性红斑	
	• 放射性黏膜炎	
问	七种假象	
答	抑郁症	—
	糖尿病	√念珠菌
	药物	√
	贫血	缺铁
	甲状腺疾病	—
	脊柱功能障碍	—
	尿路感染	—
问	患者试图告诉我什么？	
答	不可能的。	

• 过敏。

• 全身或系统性因素（如铁、叶酸、维生素 B_{12} 缺乏、激素）。

注：需排除血液病，克罗恩病，白塞综合征，乳糜泻，药物治疗（如苯妥英钠、细胞毒性药物、糖皮质激素、免疫抑制药）。

（2）一般规律

• 微小溃疡，直径＜5mm：持续 5～10 天，愈合后无瘢痕。

• 巨大溃疡，直径＞8mm：可以持续达 6 周。

• 巨大溃疡常发生于唇部、软腭和咽部，有时在舌部。

• 微小溃疡常见于唇颊黏膜及口底黏膜。

• 不愈合的溃疡：考虑鳞状细胞癌（需要活检）。

• 复发性溃疡：考虑白塞综合征，检查血清铁和叶酸。

 诊断要点：复发性口腔和生殖器溃疡＋葡萄膜炎＋关节炎＝白塞综合征

（3）治疗　有多种方法，但没有特异性。

① 缓解症状：局部用利多卡因（如 2% 凝胶或 5% 软膏）棉签：2 分钟后每 3 小时应用利多卡因凝胶或涂料（如 SM-33 成人涂料配方或 SM-33 儿童凝胶配方）。

或者

5% 易溶性 EMLA 乳霜——涂于棉球或纱布上，敷 5 分钟。

② 治疗方案

• 四环素/制霉菌素漱口液——强烈建议，尽管味道不佳（见"实践要点"中的配方）。

• 0.1% 曲安奈德糊剂（康宁乐口内膏），每天餐后和夜间用 3 次（首选的方法，但要注意单纯疱疹性溃疡）。

• 其他局部应用的皮质激素类药物（如 0.5% 倍他米松软膏、1% 氢化可的松软膏）。

• 氢化可的松含片（如果可用）——溶于溃疡，每日 3 次。

• 将 10% 氯霉素溶入丙二醇溶液——在溃疡擦干后用棉球敷 1 分钟，每 6 小时 1 次，持续应用 3～4 天。

• 二丙酸倍氯米松 50μg 喷于溃疡，每日 3 次。

• 硫糖铝 1g 溶于 20～30ml 温水——用作漱口水。

• 3% 双氯芬酸溶于 2.5% 透明质酸。

所有上述治疗方法已在对照试验中被证明是有效的。

（4）巨大溃疡

应考虑：

向溃疡基底注射皮质激素。

和（或）

口服泼尼松龙，25mg/d，持续5～7天[4]。

转诊：3周内溃疡未愈合者建议转诊。

（5）补充措施

① 茶包法：考虑定期在溃疡表面敷湿的红茶茶包（鞣酸可促进愈合）。溃疡较严重时应使用。

② 千层（茶树）油：已证实，用1%茶树油漱口1分钟可以预防继发感染[2,5]。

③ 针灸（疗法）：由患者自己选择。该方法已被证实，可提高唾液量。

2. 创伤性溃疡

- 由运动性创伤，颊部和唇部咬伤或烫伤所致。
- 人为因素包括搔抓嘴巴或刷牙用力过猛。
- 其他相关的原因包括义齿、尖锐的牙齿表面、正畸带和尖锐的物体，如铅笔和坚硬的食物。
- 阿司匹林灼伤是由于人们把水杨酸盐的片剂留在口腔黏膜上溶解引起的。
- 医源性因素包括外科手术（如气管插管和内镜检查）和牙科治疗（如去除干棉球的牵开器）。

治疗

- 解释，包括去除病因。
- 嘱患者用温盐水漱口，和（或）局部用麻醉性漱口水：

复方苯佐卡因（Cepacaine），必要时每隔3小时10～15ml漱口，10～15秒后吐出。

或

盐酸苄达明（Difflam）15ml漱口，30秒后吐出。

溃疡可在10天内愈合。

3. 苔藓样药物反应 有几种药物可引起口腔黏膜苔藓样药物反应，引起浅层黏膜类似扁平苔藓样糜烂。这类药物包括金剂、非甾体抗炎药、卡比马唑、选择性降压药和细胞毒性药物。

4. 疱疹感染

- 重要的是要注意单纯疱疹病毒病变。
- 原发性疱疹性龈口炎通常是明显的，但疱疹感染表现在许多方面。可以从手扩散到口腔。
- 局部应用皮质激素类药物，如康宁乐口内膏，可加重和扩散疱疹性病变。
- 治疗：起病48小时内或体液阳性可考虑用阿昔洛韦或类似抗病毒药如唾液测病毒阳性，可给予镇痛性漱口液，如苄达明。如考虑应用阿昔洛韦或补液，则应住院治疗。
- 带状疱疹病毒病可损害三叉神经上颌支分布区域，可影响单侧颊黏膜。

三、红色斑块

表面上皮细胞层的减少引起红斑。原因包括创伤（如面颊咬伤）、感染（如白色念珠菌）、地图舌、血液系统疾病、皮肤病和肿瘤。

肿瘤可以表现为红色，包括鳞状上皮细胞癌、卡波西肉瘤和红斑。某种意义上，除了红斑状特征以外，与黏膜白斑病非常相似。这是一个需要鉴别的重要病变，因为大约70%的病例是不典型增生或癌症[6]。

四、白色斑块

白色斑块发生在上皮增厚处。原因包括外伤或感染导致的炎症，特别是白色念珠菌、皮肤病和肿瘤。

一个有意思的情况是口底角化的灼伤表现为白色。原因包括使用茶树油漱口水和阿司匹林吸剂。

白斑是所有不能通过摩擦黏膜表面去除的白色病变（不像口腔念珠菌病）。约5%的病例出现不典型增生或早期鳞状上皮细胞癌。应对任何持久性白色斑块行活检（图73.1）。

特定的条件导致下述红色和（或）白色斑块。

口腔念珠菌病（鹅口疮）

通常是柔软的，看起来像白色或黄色凝乳状斑块

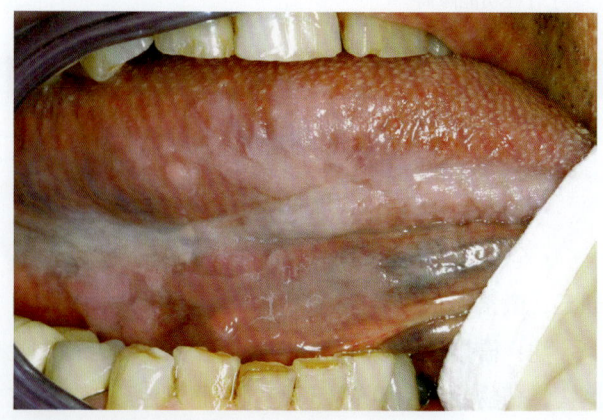

图 73.1 白斑表现为舌下白色斑块

衬覆于红色黏膜。不同于扁平苔藓或白斑，他们通常很容易被擦掉了，从而可见下方的红色斑块。

患者也可能主诉有不适的金属味或口臭，以及吞咽困难。一般来说，他们常诉对牙膏或酸性物质敏感。

（1）易感因素
- 免疫缺陷和细胞毒疗法。
- 药物，尤其是广谱抗生素和糖皮质激素的使用，包括吸入。
- 虚弱，贫血（铁、叶酸、维生素 B_6 缺乏）。
- 糖尿病和 HIV 感染。

口腔内白色念珠菌携带率为 60%～75%。诊断依据临床表现，但使用氢氧化钾湿制剂将会显示孢子和菌丝体。

（2）治疗　注意潜在病因，考虑应用多种维生素制剂。

① 局部治疗

制霉菌素混悬液，冲洗和吞服，每日 4 次。

或

咪康唑口服凝胶（按厂商指导服用）。

或

两性霉素 10mg 或制霉菌素含片 100 000U 缓慢溶解于口腔，每 6 小时 1 次，持续 7～14 天。

② 口腔疗法

局部治疗无效或免疫功能低下时用：

氟康唑 50mg/d，口服。

③ 义齿疗法

安装义齿需要清洁，尤其是使用丙烯酸时。这时使用：

- 氯己定义齿洗剂（漂白时要小心）。

或

- 稀释的 Milton 义齿洗剂（如向一杯水中加入 1/4 汤匙漂白粉）。

如果是鹅口疮，每晚用薄薄的一层制霉菌素霜清洁牙齿，或口服咪康唑。

五、口角炎

特征是口角红肿、疼痛和浸渍。常与口腔念珠菌病伴发。考虑与不良义齿，饮食中缺乏复合维生素 B、铁以及皮炎有关。局部用制霉菌素或咪康唑治疗。"金色"痂皮提示金黄色葡萄球菌感染。

六、牙龈出血或疼痛

牙龈红肿出血是一种常见的全球性问题，常为口腔卫生不良相关的局部炎症[7]。通常是全身出血的一部分，需要引起注意。

病因总结见诊断策略模型（表 73.2）

表 73.2　牙龈出血或疼痛的诊断策略模型（修正版）

问	可能的诊断
答	牙龈炎或牙周病
	外伤：义齿不合适或局部义齿
	人为因素：过度刷牙
	药物：华法林使用过量
问	不能忽视的严重疾病
答	口腔癌和良性肿瘤（如牙龈瘤）
	血液病（如白血病）
	急性疱疹性龈口炎
问	常被遗漏的疾病（但罕见）
答	急性坏死性溃疡性龈炎（Vincent 感染）
	自身免疫性疾病（如扁平苔藓、系统性红斑狼疮）
	遗传性出血性毛细血管扩张症
	营养吸收不良
	维生素 C 缺乏症

急性坏死性溃疡性龈炎（Vincent 感染或战壕口腔牙龈炎）由厌氧菌导致，较罕见，通常发生在营养不良或压力巨大的年轻人。治疗方法是每天肌内注射普鲁卡因青霉素，连续使用 3～5 天，然后口服青霉素 V 和甲硝唑[8]。

1. 牙龈炎

特征

- 依附于牙齿的牙龈红肿（图 73.2）。

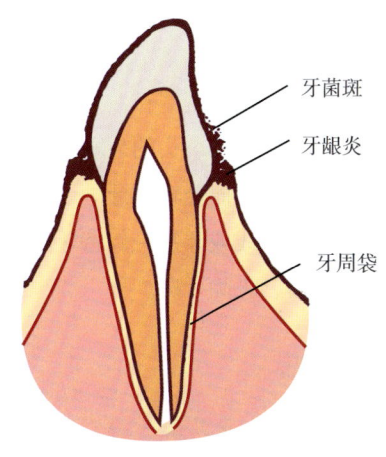

图 73.2　牙龈炎，显示牙斑和牙龈炎

- 轻探出血。
- 口臭。
- 通常无疼痛。
- 牙垢积累，影响口腔卫生。

2. 牙周炎 本病为牙周间隙的炎症。继发于牙龈炎，常有牙周膜破坏、牙龈退缩、牙周袋形成和牙槽骨丧失。可有牙齿松动及牙周脓肿形成（图 73.3）。必须考虑是否存在潜在性疾病。

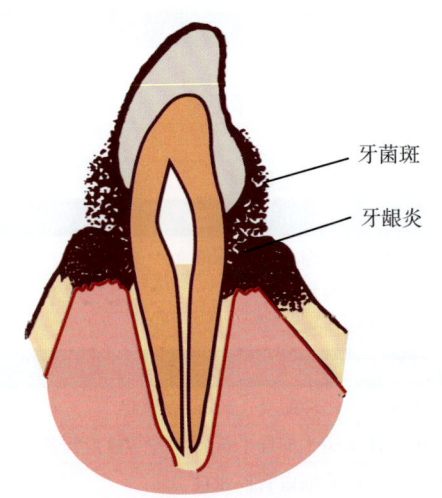

图 73.3 牙周炎，伴有牙龈红肿并侵犯牙槽骨

3. 上述疾病的治疗
- 0.1%～0.2% 氯己定水溶液漱口 10 天（注意长时间使用可导致牙齿表面变色），之后可长期用酚类化合物漱口。
- 全身应用抗生素（不是局部）治疗牙周脓肿（如阿莫西林 250mg，口服，每日 3 次，连续 5 天，——或选用青霉素 V）。
- 对于严重或用药后无反应的病例可加用甲硝唑。

4. 预防
- 使用含氟牙膏。
- 使用软毛、尼龙绒和小头的牙刷。
- 对着龈缘在水平方向轻轻刷牙。
- 在垂直方向用牙线或牙签，保持牙间隙清洁。
- 定期检查牙齿，去除牙斑。

七、口腔黏膜病

口腔黏膜病包括扁平苔藓、寻常型天疱疮（罕见）、黏膜类天疱疮（罕见）和红斑狼疮。由于环境不同，特别是由于唾液的存在，这些疾病在口腔中的临床表现与在皮肤中不同的。

1. 诊断 建议采用免疫荧光进行组织病理学检查（正确活检后），特别是红斑狼疮和扁平苔藓病变，两者相像，且都被认为是口腔潜在的癌前病变[9]。

2. 临床特点

（1）扁平苔藓
- 人群中的发病率为 2%，发病年龄常在 45 岁以上。
- 从无症状到严重疼痛，可以有不同的变化。
- 常为黏膜、颊和舌部的白色蕾丝边状的图案。
- 可能形成浅表糜烂。

（2）红斑狼疮
- 口腔病变可能是系统性红斑狼疮（SLE）首发症状。
- 常在硬腭的侧面。
- 可与扁平苔藓相似。

3. 治疗 考虑转诊至专科医生治疗。

（1）口腔卫生和疼痛控制
- 氯己定漱口水液。
- 四环素或制霉菌素漱口液。
- 局部应用镇痛药（如利多卡因制剂）。

（2）糖皮质激素
- 局部（如康宁乐口内膏；0.05% 二丙酸倍他米松）。
- 病灶内（如曲安奈德 10mg/ml，尤其是扁平苔藓）。
- 全身——严重病例可能需要。

八、舌痛

在全科医学中，舌痛是一种相当常见的症状。检查中常可发现明显的原因，但也有一些不起眼的原因。至于许多其他口腔黏膜问题，牙科或口腔医学专家的共同治疗和护理是很重要的。舌痛的原因与咽喉疼痛或口腔疼痛相似。在老年人中常见的是口干症。

检查包括全血检查（FBE）、血清维生素 B_{12}、叶酸和铁蛋白水平检查，对可疑病变进行拭子擦拭和活检。

诊断策略及原因见表 73.3。

要点

- 寻找创伤的证据，特别是尖锐的牙齿。
- 一个受口腔和舌疼痛折磨的孩子，很可能患有急性原发性疱疹性口炎。
- 采集病史时，注意患者用药史特别是阿司匹林用药史、皮肤损伤史（如扁平苔藓）；并考虑潜在的糖尿病或免疫抑制。
- 长期存在的进食辛辣或其他食物有疼痛感，提示良性游走性舌炎（地图舌）或正中菱形舌炎（图 73.4）。
- 所有不愈合的或慢性溃疡病例应紧急转诊。
- 巨舌症（大舌头）：应考虑肢端肥大症、黏液性水肿、淀粉样变性、淋巴管瘤。
- 草莓舌：考虑猩红热、川崎病。
- 舌痛：典型的表现为舌尖处有烧灼痛。可能是"心事重重"的外在表现。考虑抑郁症可能是潜在病因。

九、游走性红斑（地图舌）

也被称为游走性舌炎，这种良性病变表现为舌背和舌缘区域的脱屑和红斑。光滑的红色斑块、边缘灰白色凸起，类似于山脊地形图。边缘会在几周内改变。形状不规则，颜色微红。

本病被认为是一种过敏性反应，但过敏原尚未确定。在部分病例，压力、烟草、酒精、大麻和辛辣的食物会加重病变。

治疗

- 病变具有自限性，没有特殊的治疗方法。
- 解释和确认是很重要的。
- 无症状时不需要治疗。
- 若较柔和，可用复方苯佐卡因（Cepacaine）漱口液 10ml，每日 3 次。

表 73.3　舌痛的诊断策略模型

问	可能的诊断	
答	地图样舌	
	萎缩性舌炎	
	创伤（咬，牙，热食/饮）	
	口腔溃疡	
	单纯疱疹病毒（儿童）	
	裂纹舌	
问	不能忽视的严重疾病	
答	癌症	
	HIV	
问	常被遗漏的疾病	
答	贫血：铁、维生素 B_6 和维生素 B_{12}、叶酸缺乏	
	舌咽神经痛	
	扁平苔藓	
	裂纹舌（很少引起疼痛）	
	正中菱形舌炎	
	白塞综合征	
	克罗恩病	
	乳糜泻	
问	七种假象	
答	抑郁症	√
	糖尿病	√念珠菌
	药物	√漱口水，阿司匹林
	贫血	√各种各样的
	甲状腺疾病	—
	脊柱功能障碍	—
	尿路感染	—
问	患者试图告诉我什么？	
答	可能与舌痛有关。	

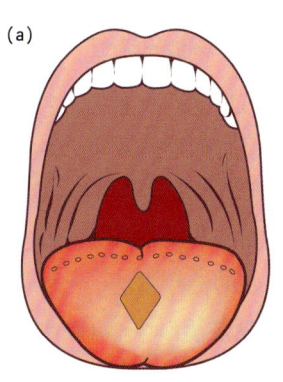 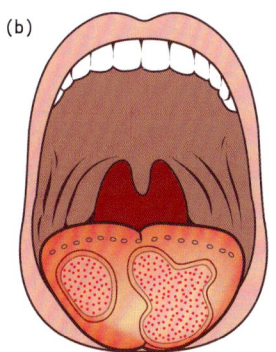 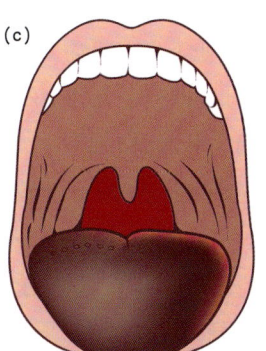

图 73.4　舌病（a）正中菱形舌；（b）地图舌；（c）黑舌

- 如果病变持续且引起麻烦,可吸入小剂量糖皮质激素(如倍氯米松 50μg,每日 3 次,——使用后不要冲洗)。

十、黑毛舌

这是由于乳头状突起的过度发育或乳头状突起磨损减少所致,如体弱和缺乏纤维性食物。

- 外观:黑色、细长的丝状乳头突起使舌背(后)呈棕褐色。
- 症状:味觉不佳、口臭。

1. 原因

- 不明确。
- 口腔卫生差或身体虚弱。
- 医源性(如抗生素、主要的镇静药、糖皮质激素)。

2. 治疗
刷去舌乳头状突起。外用角质溶解剂如水杨酸,菠萝是最实用的(对 95% 的病例有效)。

3. 方法

- 把一片薄薄的菠萝切成 8 块。取一块在舌背慢慢地吸 40 秒,然后慢慢咀嚼。重复上述过程直到用完所有小块。每日 2 次,持续应用 7~10 天。复发者可重复该方法。

注:菠萝中的水杨酸盐会加重肠易激综合征病情。

考虑用碳酸氢钠漱口液。

十一、口腔感觉迟钝

1. 症状
典型的口腔慢性烧灼感神经性和(或)心理方面的原因。症状包括:

- 敏感性改变——灼痛或刺痛的感觉。
- 味觉改变——甜、咸或苦。
- 唾液改变(主观感觉)——质量和数量。
- 牙齿知觉改变(如牙痛幻觉)。

2. 病因
考虑如下原因:

- 血红素缺乏——铁、叶酸、维生素 B_{12}。
- 自身免疫性疾病(如 Sjögren 综合征)。
- 内分泌系统疾病(如糖尿病)。
- 心理障碍。

3. 治疗
考虑:

- 氯硝西泮 0.5~1mg,每日 2 次。

或

- 如有药物抵抗(耐药),应用加巴喷丁(Neurontin)。

十二、口腔癌

在澳大利亚新诊断的癌症病例中,唇癌和口腔癌占 2%~3%[10]。

鳞状细胞癌(SCC)是口腔最常见的恶性肿瘤,占所有病例的 90%。无淋巴结转移者 5 年生存率是 68%,局部淋巴结转移者是 25%[11]。通过切除活检,唇癌常可成功治愈,但口腔内部的恶性肿瘤的发病率和死亡率都很高。

其他恶性肿瘤,包括黏液表皮样癌、淋巴瘤、卡波西肉瘤和恶性黑色素瘤,常可见于腭部。

SCC 的易感或相关因素包括烟草和大麻滥用,酗酒,过度阳光照射,免疫抑制性疾病(如艾滋病、淋巴瘤)和各种药物的使用。

SCC 常被认为是慢性硬化性溃疡,常见于舌腹和舌缘,其次是口底和颊黏膜。可能表现为白色斑块,但症状是白色斑点和红色柔软斑块。

黏膜白斑病的红斑和白斑可能是癌前病变或早期浸润癌的征兆,需要进行进一步的检查,特别是活检。

口腔癌的治疗方法是手术加放疗、化疗。

十三、口腔良性肿胀和肿瘤

1. 牙龈瘤
牙龈瘤是一种良性的局部牙龈肿胀。这是一个非常古老的术语,没有任何病理学意义,意即"位于牙龈的肿瘤"。有两种不同的类型:纤维性龈瘤和巨细胞性牙龈瘤。牙龈瘤起于两个相邻牙齿之间的牙周膜,通常有龋齿或局部刺激,如局部义齿。怀孕时更多见,牙龈表面充血更明显。

治疗通常采用切除、刮除的方法,并拔除相关的牙齿。妊娠期牙龈瘤治疗应在分娩后进行。

口腔肿瘤典型的位置如图 73.5 所示。

2. 化脓性肉芽肿
这些病变可能发生在牙龈或唇部口腔黏膜,类似皮肤化脓性肉芽肿,与轻微外伤有关。手术切除是最好的治疗方法。

3. 潴留性囊肿(黏液囊肿)
口腔黏膜中含有大量的黏液囊肿、副黏液腺和浆液性唾液腺。

小潴留性囊肿可能是由导管受到轻微创伤引

起的。他们可能会自动破裂。它们通常发生在下唇黏膜上。治疗方法是局部麻醉下切开摘除术。较大者需要进行袋形缝合术。发生于扁桃体的囊肿常表现为无蒂的黄色隆起。舌下腺囊肿是一种特殊类型的潴留性囊肿。

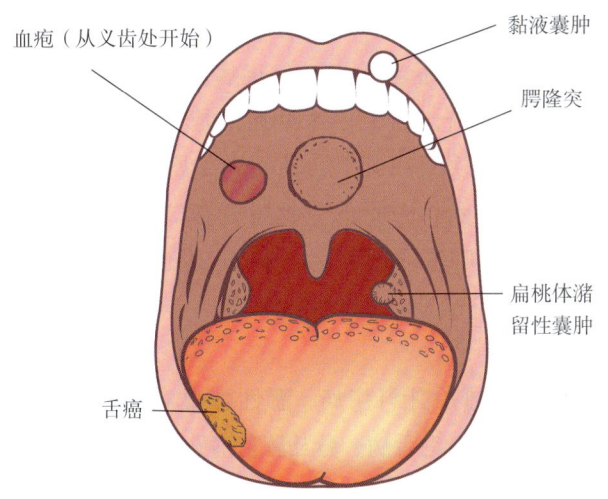

一种非常常见的病变，常见于口底，由不良义齿的慢性刺激导致。消除不良刺激是必要的。增生可自行消退，若不消退，则需手术切除残余肿块。

6. **血管瘤** 这些病变表现为口腔内或周围深蓝色或紫色无蒂或块状肿胀，特别是唇红缘、口底和舌。在压力下变白。除美容原因外，无需治疗。切除时可有大量出血。

7. **其他软组织肿胀** 可能遇到的肿胀包括鳞状上皮乳头状瘤（如病毒疣）、纤维上皮息肉（颊黏膜侧）、涎腺混合瘤、血肿和巨细胞肉芽肿。

口内最常见的良性涎腺肿瘤是多形性腺瘤，常表现为无症状的硬腭或脸颊肿胀。建议切除。

8. **骨性外生骨疣** 上颌骨和下颌骨的骨质突起比较常见，口内坚硬肿块可能引起关注。最常见的是腭隆突（图73.6），位于硬腭中心。类似的外生骨疣是下颌隆突，发生在下颌骨内面，对应前磨牙，通常是双侧的。这些病变是错构瘤，不需去除，除非有可能导致牙齿萌出困难。

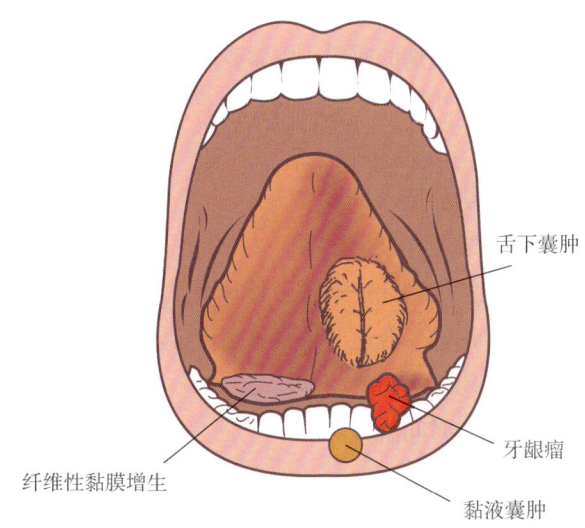

图 73.5 口腔囊肿的典型发病部位

4. **舌下囊肿** 舌下囊肿是发生于口底的巨大透明的黏液囊肿。典型表现是在囊肿表面有被拉伸的弯曲的蓝色小静脉。

通常发生在单侧，为单个的，但可以延伸到口底和颈部（嵌顿型舌下囊肿）。患者可能有囊肿突然发生然后消失的病史。

常采取袋形缝合术进行治疗。

5. **纤维状（纤维上皮）增生** 口腔黏膜增生是

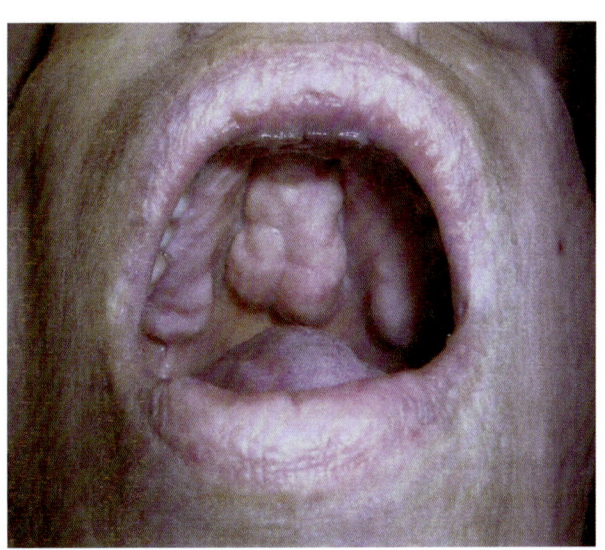

图 73.6 一名 66 岁女性的腭隆突。无症状，偶然被发现

十四、口腔干燥症（口干）

这是一种症状，而不是疾病。人群中发病率约10%，约70%的患者有全身性因素[12]。

最常见的原因是药物治疗的不良反应，但这是相对的，而不是绝对的。临床检查时，有些口干患者并无口干主诉，那些有正常唾液分泌的人反而主诉口干

（抑郁症的特征）。

其他明显的原因有脱水、口呼吸和心理因素。

1. 原发性口腔干燥症

病因

- 老化引起的唾液腺萎缩。
- 唾液腺感染。
- 自身免疫性涎腺疾病（例如 Sjögren 综合征）。

  诊断要点：眼干 + 口干 + 关节炎 = Sjögren 综合征

2. 继发性口腔干燥症

（1）病因

- 张口呼吸。
- 药物：抗抑郁药（尤其是三环类药物）、利尿药、抗胆碱能药物、镇静药、抗组胺药、止吐药、抗高血压药（部分）、抗偏头痛药（部分）、抗帕金森病药、锂剂和阿片类药物。
- 抑郁和焦虑（如公开演讲）。
- 口渴或饥饿。
- 脱水（如糖尿病、腹泻、肾衰竭）。
- 贫血：铁、叶酸、维生素 B_{12} 缺乏症。

（2）后果 口腔干燥影响演讲、咀嚼和吞咽，导致口腔清洁困难，特别是义齿。

症状包括灼热感、味觉减退或味觉差，以及口臭。

可增加龋齿和和白色念珠菌感染的发病概率。

（3）治疗 包括教育，特别是需要进行细致的口腔清洁，包括使用护齿的氟化物和定期到牙科进行检查。

如果可能的话，必须明确病因并进行治疗，特别是审查药物治疗（必要时更换药物）。

避免使用减充血药和抗组胺药。

治疗策略

- 经常饮用无糖液体并咀嚼无糖口香糖（避免含糖和酒精的漱口水）。
- 用唾液替代品（如 Aquae, Saliva Orthana）或频繁漱口（如 5～10ml 柠檬汁和甘油，溶于 100ml 的水中——可存放在挤压式塑料瓶中备用）。
- 每天用 0.5% 氟化钠漱口液漱口 5 分钟。
- 唇部使用甘油或液体石蜡。

十五、口臭

1. 病因 在第 19 章中已讲述慢性口臭（口臭）的诊断策略模型。最常见的原因是继发于口腔卫生不良和饮食不当的齿－口疾病。牙齿细菌性腐败和食物残渣，加上牙龈炎症，是口臭的主要原因。吸烟、饮酒和口干会使问题加剧（一项 1999 年的调查显示，87% 的口臭患者有口腔疾病，8% 由耳、鼻和咽喉原因引起，5% 由其他原因引起或原因不明）。

2. 治疗

- 首先排除牙科疾病、恶性肿瘤（尤其是鼻咽癌）、肺结核、毛舌病、鼻及鼻窦感染。
- 根据口腔检查结果，治疗牙龈炎。
- 考虑药物，如硝酸异山梨酯和各种抗抑郁药可能是引起口臭的一种原因。
- 如果是吸烟的原因，则需要戒烟。
- 不吃或少吃葱、蒜、辣椒、咖喱、辣肠之类的食物。
- 限制奶酪摄入量。
- 避免吸烟和过量饮酒。
- 有规律地刷牙——餐后及时刷牙。
- 用专用的、合适的软刷子刷舌背。
- 饭后用清水漱口。
- 避免长时间禁食。
- 多饮水。
- 咀嚼无糖口香糖。
- 定时用漱口液漱口（如 Listerine、Capacol Mint 漱口液和 0.2% 氯己定溶液）。
- 定期使用牙线清洁牙齿。
- 咀嚼无糖口香糖湿润口腔。

提示：使用油/水混合物冲洗（如等体积的西吡氯铵和橄榄油），摇匀后进行漱口并吐出，每日 4 次。

实践要点

- 用四环素/制霉菌素漱口液漱口是治疗广泛口腔溃疡（无论是病毒、口疮、自身免疫低下还是细胞毒性药化疗所致）的一种有效方法。可缓解症状并促进伤口愈合。

  配方：
  - 四环素胶囊 250mg——把胶囊内容物加入 10～15ml 的温水中，用力摇晃。
  - 制霉菌素滴剂——将 1ml 药水加入混合液中搅拌。取 10ml 含在嘴里，2 分钟用其漱口并吐出。每天做 4 次，连续应用 5 天。

- 复发性单纯疱疹溃疡不常见于口腔黏膜，如果怀疑是这种疾病应行实验室检查。各种口腔溃疡的治疗方法是不同的，因此临床鉴别很重要。局部应用糖皮质激素可加重单纯疱疹病毒感染。

- 对于不常见的口腔溃疡应考虑急性白血病、恶性肿瘤、血液病、克罗恩病和某些药物所致（如抗癫痫药、抗高血压药）。

参考文献

[1] Tversky J. Oral mucosal disease. In: Skin and Cancer Foundatio Dermatology Conference Proceedings. Melbourne, 2002.

[2] Angel CM et al. Non-neoplastic oral swellings. Aust Fam Physician, 1992, 21: 188–189.

[3] Vickers R. Oral ulcers. Medical Observer, 2000: 78–79.

[4] Dowden J (Chair). Therapeutic Guidelines: Oral and Dental (Version 1). Melbourne: Therapeutic Guidelines Ltd, 2007.

[5] Rogers AH, Gully NJ. Melaleuca (tea tree oil)for mouth ulcers. Journal of Dental Research, 1998, 78: 949.

[6] McPhee SJ, Papadakis MA. Current Medical Diagnoses and Treatment (49th edn). New York: The McGraw-Hill Companies, 2010: 201–202.

[7] Bastiaan RJ. Periodontal disease. In: MIMS Disease Index (2nd edn). Sydney: IMS Publishing, 1996: 403–404.

[8] Spicer J (Chair). Therapeutic Guidelines: Antibiotic (12th edn). Melbourne: Therapeutic Guidelines, 2003: 118–130.

[9] Reade PC, Rich AM. Oral dermatoses. In: MIMS Disease Index (2nd edn). Sydney: IMS Publishing, 1996: 362–364.

[10] Rich AM, Reade PC. Oral cancer. In: MIMS Disease Index (2nd edn). Sydney: IMS Publishing, 1996: 360–361.

[11] Beers MH, Porter R. The Merck Manual of Diagnosis and Therapy (18th edn). Whitehouse Station: Merck Research Laboratories, 2006: 842–843.

[12] Reade PC, Rich AM. Xerostomia. In: MIMS Disease Index (2nd edn). Sydney: IMS Publishing, 1996: 583.

第74章　咽喉痛

> 我相信有不少年轻人因患扁桃体炎，同时伴有发热，而错误地接受了扁桃体切除术。
>
> Sceptical GP（Anonymous）

咽喉痛是全科医师工作中最常见的症状之一。病毒感染是其最常见的原因，具有自限性，通常只需要对症治疗。

相关术语

咽炎：累及咽部和（或）扁桃体的炎症。
扁桃体周脓肿：扁桃体周围组织脓肿。
扁桃体炎：仅仅指扁桃体发炎。

一、重要资料与关注要点

- 在英国全国性总发病率调查中，每年平均100例患者中就有9例确诊为急性咽炎或急性扁桃体炎发作期[1]。
- 每年，全科医生工作中有5%的就诊患者表现为咽喉痛[2]。
- 在英国全科医生工作中，咽喉痛是第三常见的新发症状——占5.4%。
- 虽然咽喉感染在婴儿很常见，但4岁以下的儿童很少主诉咽喉痛。
- 以咽喉痛为主诉的患者普遍为4~8岁儿童及青少年。
- 咽喉痛常见于45岁以下人群，45岁后发病率显著下降。
- 常见的原因是病毒性咽炎（60%~65%）和化脓性链球菌所致的扁桃体炎（约20%）。
- 咽喉痛可能是严重或隐匿性系统性疾病的表现之一，如血液病、HIV感染和糖尿病（主要为念珠菌感染）。
- 引起扁桃体炎一个很重要的原因是单核细胞增多症（Epstein-Barr mononucleosis，EBM）。需注意的是，用青霉素治疗EBM会产生一定的不良反应。
- 根据常规的抗生素使用原则，抗生素不应用于治疗咽喉痛，除非有A组β溶血性链球菌（GABHS）感染的证据[3]。

症状

- 咽喉痛可能是上呼吸道感染多种临床表现中的一种症状，如普通感冒和流行性感冒。然而，它更常表现为其单一的症状。疼痛常在吞咽时加重。对于那些4岁以下的儿童，急性咽炎或扁桃体炎常不易被确诊，因为患儿的症状主要是呕吐、腹痛或发热，而不是咽喉痛或吞咽困难。
- 咽喉痛可分为急性或慢性咽喉痛，临床上应注意区分。大多数患者是因急性咽喉痛就诊，其原因列于表74.1。

二、诊断方法

咽喉痛安全诊断策略模型见表74.2。

1. 可能的诊断　至少50%的咽喉痛是由病毒感染引起，尤其是咽炎。打喷嚏、声音嘶哑、咳嗽、结膜炎和鼻塞等症状提示病毒感染。

2. 不能忽视的严重疾病　需警惕流感嗜血杆菌感染，特别是在2~4岁的儿童，会引起致命的急性会厌炎，以短暂的发热、呼吸困难和吞咽困难（咳嗽不是本病特征）为主要表现。

除了急性会厌炎，亦不能忽视口咽癌、舌癌或血液病，如急性白血病（第27章和第28章相关内容）。不可漏诊严重感染，包括链球菌性咽峡炎及其并发症、扁桃体炎、白喉和HIV感染（包括艾滋病）。

卡在声门上部的异物，口腔检查时常难以发现。

3. 常被遗漏的疾病　临床过程中，常有多种疾病被漏诊、误诊，最典型的例子是将EBM渗出性扁桃体炎诊断为链球菌性扁桃体炎，使用青霉素类药物治疗，可能会导致严重皮疹。原发性HIV感染可以表现为喉咙痛和其他症状。腺病毒咽炎表现类似于链球菌性咽炎，尤其是年轻人。创伤是很重要的因素，但通常不考虑，特别是在儿童中，包括：

- 异物——可能导致喉咙痛突然发作，然后出现流涎和吞咽困难。

表 74.1 急性咽喉痛的原因

细菌
- β-溶血性链球菌（GABHS）
- 白喉（罕见）
- 淋菌性咽炎
- 流感嗜血杆菌
- 卡他莫拉菌
- 咽门炎
- 金黄色葡萄球菌（罕见）
- 梅毒（罕见）
- 急性溃疡性龈炎（樊尚咽峡炎感染）

病毒

中、重度疼痛
- 传染性单核细胞增多症（EBM）
- 疱疹性咽峡炎
- 单纯疱疹性咽炎

轻、中度疼痛
- 腺病毒
- 冠状病毒
- 肠道病毒
- 流感病毒
- 小核糖核酸病毒
- 鼻病毒
- 人类免疫缺陷病毒
- 水痘

其他感染
- 白色念珠菌，特别是婴儿
- 肺炎支原体
- 肺炎衣原体

血液病
- 粒细胞缺乏症
- 白血病

刺激物
- 吸烟
- 锭剂抗菌剂含片（口腔应用）

- 过度用嗓——过度唱歌或叫喊可引起喉咙痛和声音嘶哑。
- 烧伤——烫的、酸性或碱性饮食。

各种各样的刺激物，特别是吸入室内的香烟烟雾和浓烟，可致咽喉部受刺激，出现喉咙痛，尤其对于儿童更为明显。

张口呼吸可致口腔和咽部变得干燥和疼痛，这常与鼻塞有关（如腺样体肥大、过敏性鼻炎）。

扁桃体结石是指包埋在扁桃体隐窝深部的结石碎片。它们是口臭、不明原因的喉咙痛及反复发作的扁桃体炎的共同原因。

表 74.2 咽喉痛的诊断策略模型

问	可能的诊断
答	病毒性咽炎
	链球菌性扁桃体炎
	慢性鼻窦炎伴后鼻滴涕
	口咽念珠菌病
问	不能忽视的严重疾病
答	心血管疾病
	• 心绞痛
	• 心肌梗死
	肿瘤：口咽癌、舌癌
	血液病（如粒细胞缺乏症、急性白血病）
	严重感染
	• 急性会厌炎（儿童和成人）
	• 扁桃体周脓肿
	• 咽脓肿
	• 白喉（很罕见）
	• HIV/AIDS
问	常被遗漏的疾病
答	异物（如鱼骨头）
	传染性单核细胞增多症（EBM）
	念球菌：常见于婴儿，或使用激素类吸入剂
	性传播疾病
	• 淋球菌性咽炎
	• 单纯疱疹（Ⅱ型）
	• 梅毒
	刺激物（如吸烟、化学品）
	食管反流→咽喉炎
	扁桃体结石
	环咽肌痉挛
	川崎病
	慢性口呼吸
	口腔溃疡
	甲状腺炎
	罕见疾病
	• 硬皮病
	• 白塞病
	• 结节病
	• 恶性肉芽肿
	• 结核病
问	七种假象
答	抑郁症　　　　　√
	糖尿病　　　　　√（念珠菌）
	药物　　　　　　√
	贫血　　　　　　√可能
	甲状腺疾病　　　√甲状腺炎
	脊柱功能障碍　　√颈椎
	尿路感染　　　　—
问	患者试图告诉我什么？
答	不太可能，与抑郁症联系密切。

> **咽喉痛的重要警示性信号**
>
> - 持续高热
> - 抗生素治疗失败
> - 药物性粒细胞缺乏症
> - 流涎：考虑会厌炎（不检查喉咙）
> - 吞咽时剧痛（异物？）
> - 扁桃体周围明显肿胀
> - 念珠菌病：考虑糖尿病或免疫抑制

4. 七种假象 咽喉痛可能伴有抑郁症。糖尿病患者口腔感染念珠菌、再生障碍性贫血患者中性粒细胞减少和药物所致粒细胞缺乏症均会出现咽喉痛的症状。非甾体抗炎药也可引起咽喉痛。需谨记，甲状腺炎亦可能表现为咽喉痛。

5. 明确诊断

（1）如何作出明确的诊断并正确使用抗生素治疗仍在讨论中。临床上，区分细菌性感染和病毒性感染有时并不简单。关键的一点是，是否能通过临床症状、体征和流行病学检查明确咽喉痛的病因，并进行有效的治疗。

（2）咽和扁桃体有时难以区分。链球菌或病毒感染可引起咽喉部红肿，也可导致扁桃体肿大并伴有滤泡分泌物。流行病学提示，大部分咽喉痛由病毒感染引起，通常没有明显的炎症反应或脓性分泌物（图74.1），此时，咽喉痛只需对症治疗。

三、临床方法

1. 病史

（1）临床医生必须明确患者是咽喉痛、咽喉部深部组织疼痛还是颈部疼痛，应正确地引导患者指出疼痛部位。询问相关伴随症状，如是否有发热、鼻塞、流涕等上呼吸道感染症状、咳嗽、口腔金属味或其他疼痛如耳痛。

（2）注意患者是否有哮喘病史及是否使用糖皮质激素吸入剂，询问患者吸烟史，了解患者生活、工作环境是否暴露于某些刺激物中。询问患者预防接种史以及既往相关免疫疾病史，尤其白喉病史。极特殊情况下，心绞痛也能表现为咽喉痛。

2. 体格检查

（1）视诊检查时应注意患者身体的一般外貌，寻找特征性表现，如白血病的贫血貌、传染性单核细胞增多症的鼻塞、链球菌性咽喉的特征性口臭。

（2）触诊检查是否有颈部疼痛及淋巴结肿大，检查耳部和鼻窦区。

（3）然后检查口腔和咽部。观察是否有溃疡、异常肿块和分泌物。注意悬雍垂和软腭、扁桃体、咽或喉是否有肿胀、充血或覆有渗出物。

各种疾病导致咽喉痛的典型表现如图74.1至图74.7所示，需排除的重要原因见图74.8。

3. 指南

- 腭或其他结构上的渗出的小斑块提示白色念珠菌感染（鹅口疮）（图74.2）。

- 大片乳黄色膜几乎覆盖双侧扁桃体提示EBM（图74.3）。

- 广泛的红色肿胀伴渗出物提示A组β-溶血性链球菌（GABHS）感染（图74.4和图74.5）。

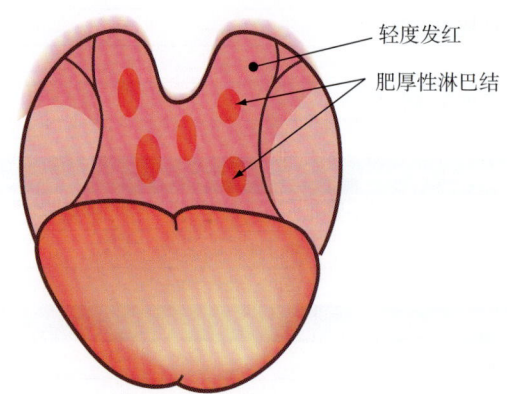

图74.1 病毒性咽炎。体征可能表现轻微，典型者表现为轻度发红、充血和明显淋巴斑点

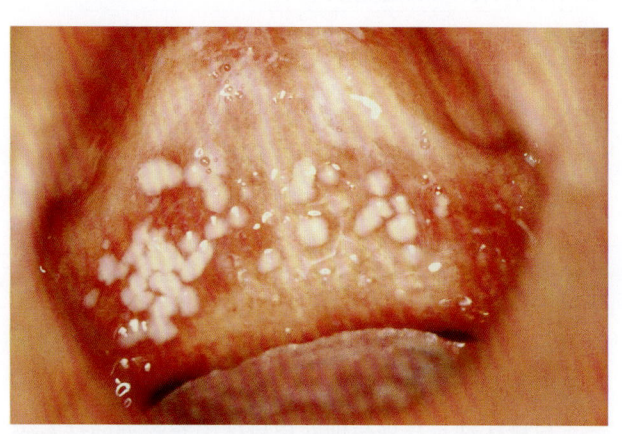

图74.2 糖尿病患者念珠菌性鹅口疮。腭部、舌背、咽部黏膜可见小斑块性黄白色渗出物

照片由Hugh Newton-John提供。

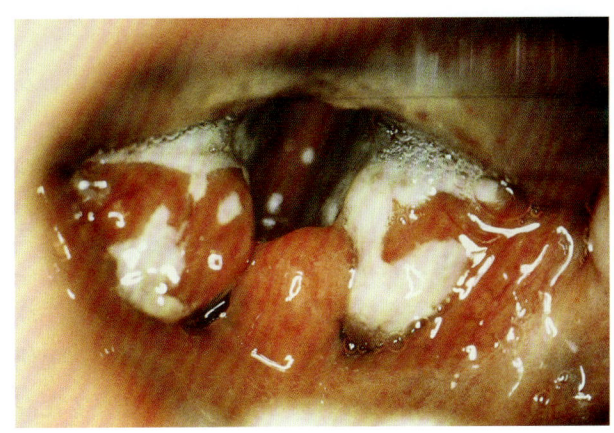

图 74.3 EBM 扁桃体炎。扁桃体红、肿，伴有乳黄色膜性渗出物、悬雍垂水肿、软腭瘀斑

照片由 Hugh Newton-John 提供。

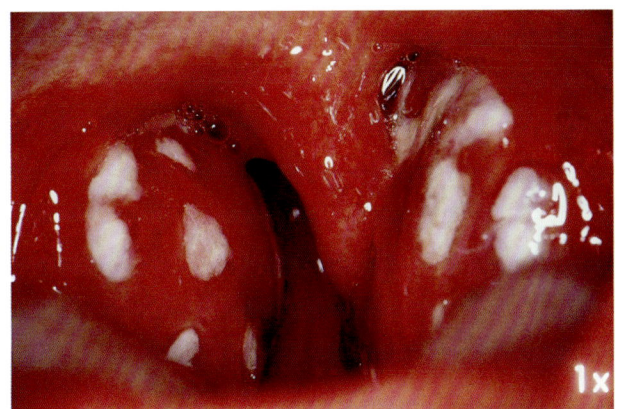

图 74.4 急性化脓性链球菌性滤泡性扁桃体炎：扁桃体红、肿，伴有脓疱

照片由 Hugh Newton-John 提供。

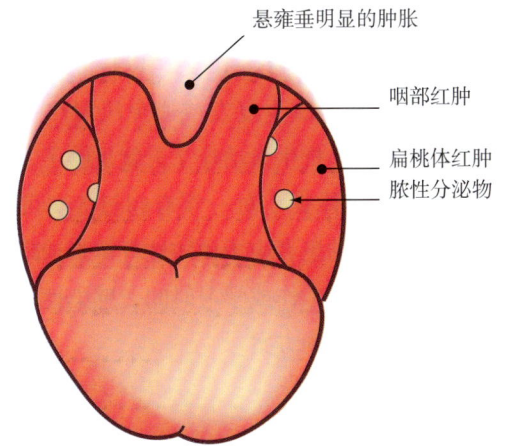

图 74.5 链球菌性扁桃体炎：累及双侧扁桃体和咽部的重度炎症，伴有明显充血、肿胀和渗出物。注意与单纯疱疹和单核细胞增多症鉴别

3. 辅助检查

- 咽拭子检查。
- 血红蛋白、血涂片和白细胞计数。
- 检测单核细胞数量。
- 随机血糖（糖尿病？）。

（1）是否取咽拭子培养　咽拭子能有效分离咽喉部感染患者中约 90% GABHS。因处理意见不同，学术权威被分成两派。一部分学者建议所有喉咙痛应进行咽拭子培养，仅当发现 GABHS 时用抗生素。另一部分学者认为咽拭子培养是不必要的，应根据临床判断进行治疗。咽拭子临床价值有限，因为筛选出来的常常是无症状的 GABHS 携带者[4]。还有学者建议仅对特定的患者行咽拭子培养[5]。

一般来说，除了监测是否有化脓性链球菌感染或如果怀疑未接种人群中有白喉患者，咽拭子培养是不必要的，尤其是在封闭性的机构，如寄宿学校。一项研究发现牙刷中隐藏有 GABHS，所以不应共用牙刷[6]。培养阳性及抗链球菌溶血素 O（ASO）滴度升高 4 倍及以上可确诊。

（2）EBM 筛查　如果观察到扁桃体表面有渗出物，首先考虑 EBM 的可能。如果怀疑，应行 IgM 抗体检测，代替一些旧的试验，如 Paul-Bunnell 试验。

（3）对症支持治疗

- 摄入能缓解症状的液体，如冰水。
- 休息，并摄入足够的液体量。
- 镇痛药：成人——可溶性阿司匹林 2 片。儿童——对乙酰氨基酚酏剂（非酒精基）或布洛芬。
- 漱口液（如可溶性阿司匹林用于止痛）。
- 不提倡过度使用非处方药，如咽喉含片和局部喷雾剂，这些药可以提高喉咙敏感性。限制性应用（不超过 3 天）鼻充血抑制剂对缓解病情是有帮助的。

四、儿童咽喉痛

儿童急性咽喉痛通常意味着扁桃体喉咽、喉的病毒性感染，细菌感染也偶有发生。细菌感染在 3~13 岁儿童中更常见[7]。

其他可能的病因有：

- 龈口炎，特别是原发性单纯疱疹。
- 会厌炎。
- 支气管炎（喉喘型）。
- 喉炎。
- 口腔念珠菌病（比疼痛更不好的味道）。

- 阿弗他溃疡。
- 异物。
- 后鼻滴涕（如过敏性鼻炎）。
- 物理刺激：环境湿度低、烟雾（如家庭烟雾）。

五、老年性咽喉痛

（1）老年性咽喉痛虽然可能是由病毒感染引起的，但仍需予以重视，首先应排除咽癌的可能（典型三联征：吞咽疼痛 + 牵拉性耳痛 + 声音嘶哑）。

（2）咽部病变也可能因带状疱疹感染导致，但常伴有面部带状疱疹。

（3）口腔金属味伴或不伴喉咙痛提示白色念珠菌感染，须排除糖尿病的可能。

六、链球菌性扁桃体——咽喉炎

此种感染可仅仅累及咽部，症状表现轻重不一。也可累及双侧扁桃体和咽部。在3岁以下或40岁以上人群较为罕见。

1. 链球菌性咽喉炎指南

（1）四项主要诊断特征
- 基础症状：发热，体温≥38℃。全身中毒症状。
- 颈前部淋巴结疼痛。
- 扁桃体肿大及渗出物。
- 无咳嗽。

其他症状包括：
- 吞咽困难。
- 咽喉部剧烈疼痛，甚至说话时疼痛。
- 呼吸恶臭。

（2）体格检查
- 咽喉重度充血、水肿。
- 扁桃体肿胀，表面有黄色渗出物（图74.4和图74.5）。
- 肿大扁桃体淋巴结，伴有剧痛。

（3）治疗　抗生素治疗指征[4]：
- 重度扁桃体炎伴上述GABHS特征。
- 任何年龄群中的风湿性心脏病。
- 猩红热。
- 扁桃体周围蜂窝织炎或脓肿（咽峡炎）。
- 3～25岁怀疑GABHS感染的患者，如果来自特殊群体（如偏远土著），则并发急性风湿热的风险极高。

有循证医学综述建议，如果感冒按照自然病程发展，不使用抗生素会是有益的。如果咽喉痛，无咳嗽，但体温＞38℃，咽扁桃体肿大和咽喉部出现白色斑点，提示需要用抗生素进行治疗[8]。可用青霉素或其他抗生素进行治疗[4]（表74.3）。

抗生素治疗对消除症状有不同的影响。对肾小球肾炎无效，但对风湿热有效。扁桃体炎患者应避免使用阿莫西林，因为此病有时会与单核细胞增多症混淆。（注：单核细胞增多症患者禁用阿莫西林）。建议患者频繁饮水。

表74.3　咽喉部链球菌感染的治疗（确诊或怀疑）

儿童
青霉素V 50mg/（kg·d），分2次用，用10天（最大量1g/d）。对青霉素过敏者用罗红霉素：4mg/kg，最大量不超过150mg/次，每天2次，用10天
成人
青霉素V 500mg，12小时1次，疗程10天（治疗开始时即注射普鲁卡因青霉素治疗）。或罗红霉素300mg/次，每日1次，疗程10天
依从性差的患者
苄星青霉素，成人单次剂量900mg，肌内注射
病情严重的患者
普鲁卡因青霉素1～1.5mg/d，肌内注射，3～5天，联合青霉素V口服（如上）应用10天

注：虽然抗生素治疗1～2天后，症状以及大部分体征消失，仍应坚持治疗10天，以根除鼻咽部的化脓性链球菌，从而减少复发或避免风湿热等并发症。一些研究表明，抗生素治疗7天就足够了。

2. 复发性扁桃体炎
对一年有超过5次可疑细菌性扁桃体炎发作的患者应予预防性青霉素治疗。应根据发作的严重性、工作或学习时间、感染性和对抗生素的反应采用合适的方案。

七、扁桃体周脓肿

扁桃体周脓肿的特征性表现是扁桃体周围区域明显肿胀，扁桃体组织向内侧移位（图74.6），常由GABHS或厌氧菌引起，也可见于嗜血杆菌和金黄色葡萄球菌。而扁桃体炎的典型症状是进行性吞咽和张口困难。

治疗

口服青霉素治疗基本上是无效的，可采用普鲁卡因青霉素肌肉注射或克林霉素抗感染治疗。如果有指征时，进行局部麻醉下切开引流，必要时，需行扁桃体切除术。

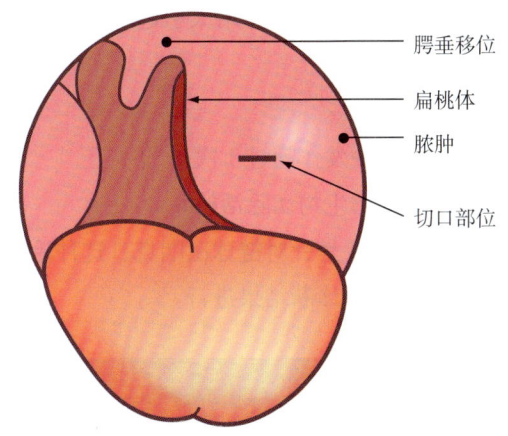

图 74.6 扁桃体周脓肿：可见一表面绷紧的红色膨隆肿块，悬雍垂偏离中线。箭头所指为切开引流的部位

八、急性会厌炎

对于儿童患者，这是一种危及生命的感染性疾病（第 90 章相关内容），而对于成年患者来说则可以忽略。这是因为成年患者气道通常不被阻塞，临床表现为严重喉咙痛、吞咽困难、流涎及颈部疼痛。喉部检查可示正常。无论如何，急性会厌炎是严重的感染性疾病，患者需要住院并接受肠胃外抗生素（如头孢噻肟）治疗。

九、病毒感染引起的咽喉痛

1. 传染性单核细胞增多症（EBM） EBM 因其非特异性的表现常被误诊。对于 15～25 岁，咽喉痛达到 7 天（峰值）的患者必须考虑本病的可能。请参阅第 29 章。

（1）临床症状
- 咽喉痛。
- 前期发热、乏力、嗜睡。
- 食欲缺乏、肌痛。
- 鼻音重。
- 皮疹。

（2）体格检查
- 腭部有瘀点（非特异性）。
- 扁桃体增大，伴或不伴白色分泌物（非化脓性）。
- 眶周水肿。
- 淋巴结肿大，特别是颈后淋巴结。
- 脾大（50%）。
- 黄疸，伴或不伴肝大（5%～10%）。

（3）诊断
- 血液涂片——非典型淋巴细胞。
- 白细胞计数——绝对淋巴细胞增多。
- 异嗜性抗体或滴度试验或 EB 病毒 IgM 抗体检测（更特异）。

2. 疱疹性咽峡炎 一种由柯萨奇病毒引起的较为少见的感染。表现为软腭、悬雍垂和咽前部的小水疱，小水疱破溃形成小溃疡。该病是良性的，且能在短时间内自愈。

3. 单纯疱疹性咽炎 在成年人中，原发性感染与严重的链球菌性咽炎相似，但溃疡常延伸到扁桃体外。

4. 其他病毒性咽炎 较为罕见。典型患者咽部有轻度红肿，无渗出物，咽后壁有明显的（有时表现为咽后壁苍白）淋巴样斑块（图 74.1）。扁桃体淋巴样斑块通常无肿痛。在全科医学中，这种情况是最常见的。

十、白喉

由白喉棒状杆菌感染所致，对于未接种疫苗的人，这种疾病是致命的。由于疫苗接种或抗生素应用可导致临床表现呈现多样化。

1. 典型的临床特征
- 起病隐袭。
- 轻度发热。
- 轻微的咽喉痛和吞咽困难。
- 患者看起来苍白虚弱。
- 扁桃体肿大。
- 薄膜（通常是灰绿色）从扁桃体蔓延到咽门、软腭、咽部侧面，向下可到达喉（图 74.7）。
- 颈部淋巴结增大。
- 颈部软组织水肿——表现为"公牛颈"。

2. 处理
- 咽拭子培养。
- 抗毒素。

- 青霉素或红霉素每次 500mg，每日 4 次，持续 10 天。
- 隔离患者。

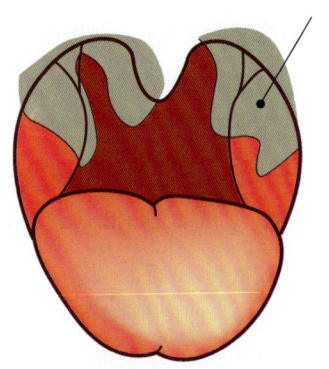

图 74.7　白喉：扁桃体和咽部红肿。表面覆盖一层厚厚的灰绿色渗出物形成的膜

十一、念珠菌性咽炎

口腔念珠菌病典型表现为腭部、颊和牙龈黏膜、咽部和舌背乳白色的生长物（图 74.2），刮掉后可见出血溃疡面，口腔金属味是特征性表现之一，但患者常表现为咽喉痛、舌痛或吞咽困难。

1. 下列原因或诱发因素可能会引起该病
- HIV 感染。
- 糖尿病。
- 使用广谱抗生素。
- 服用或吸入糖皮质激素。
- 义齿。
- 免疫力低下。

2. 处理
- 确定潜在原因。
- 制霉菌素混悬液，冲洗口腔并吞咽，每日 4 次。
- 两性霉素含片 10mg 在口腔内缓慢溶解，每 6 小时 1 次，疗程为 7～14 天。

十二、转诊时机
- 儿童急性会厌炎（需立刻抢救）。
- 无法接触的异物。
- 扁桃体周脓肿或咽后脓肿。
- 扁桃体炎和腺样体肥大反复发作，可考虑行扁桃体切除术和（或）腺样体切除术。
- 怀疑或有 HIV 感染或有白喉感染证据。
- 治疗无效的患者。
- 有潜在全身性疾病的患者。

十三、扁桃体切除术指南 [9]
- 急性扁桃体炎反复发作。
- 扁桃体和（或）腺样体增大引起气道阻塞，包括 OSA。
- 慢性扁桃体炎。
- 扁桃体周脓肿发作超过 1 次。
- 对疑似新的增生物切除活检。

抗生素治疗主要是针对链球菌咽炎，这种治疗方法往往需要根据临床诊断结果进行。

> **实践要点**
> - 表面覆盖膜状物的严重扁桃体炎，应考虑 EBM。
> - 如果成年人表现为强烈咽喉痛，伴有浓稠分泌物，且有中毒症状，首先考虑单纯疱疹和咽部链球菌感染。
> - 取咽拭子检查和培养用于确认咽部链球菌感染很为重要，对可疑白喉和其他如结核等严重感染也有同样意义。
> - 注意可能出现的并发症，如儿童发热性惊厥和脓肿形成。
> - 不要漏诊咽喉痛的不常见原因，如癌症（图 74.8）。
> - 咽癌三联征：声音嘶哑、吞咽疼痛及牵拉性耳痛。
> - 处理急性咽喉痛时应考虑的两点：
> —白喉是否被排除？
> —患者应使用抗生素治疗吗？

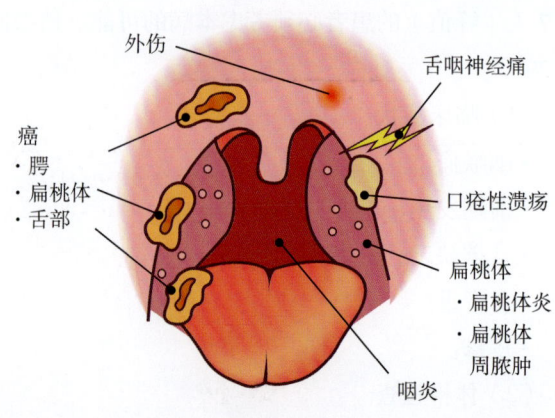

图 74.8　一般咽喉痛的原因：注意排除癌症的重要性

参考文献

[1] Office of Population Censuses and Surveys. Morbidity Statistics from General Practice Studies on Medical and Population Subjects. No 26. London: HMSO, 1974: 33-40.

[2] Cormack J, Marinker M, Morrell D. Practice: A Handbook of Primary Medical Care. London: Kluwer-Harrap, 1980, 3(25):1-7.

[3] Del Mar CB, Glasziou PO, Spinks AB. Antibiotics for Sore Throat (Cochrane review). In: The Cochrane Library, Issue 1. Oxford: Update Software, 2002.

[4] Spicer J (Chair). Therapeutic Guidelines: Antibiotics (13th edn). Melbourne: Therapeutic Guidelines Ltd, 2006: 232-234.

[5] Yung AP, McDonald MI, et al. Infectious diseases: a clinical approach. Melbourne: A Yung, 2001: 66-74.

[6] Brook I, Gober AE. Persistence of group A β-hemolytic streptococci in toothbrushes and removable orthodontic appliances following treatment of pharyngotonsillitis. Arch Otolaryngol Head Neck Surg, 1998, 124: 993-995.

[7] Cooper RJ, Hoffman JR, et al. Principles of appropriate antibiotic use for acute pharyngitis in adults. Ann Intern Med, 2001, 134: 509-517.

[8] Rosser W, Shafir MS. Evidence-Based Family Medicine. Hamilton: BC Decker Inc, 1998: 108-10.

[9] Benjamin B. Indications for tonsil removal. Australian Doctor, 1999: 63-65.

第75章 疲 劳

> 慢性疲劳综合征并非简单的疲倦，疲倦感和"疲劳"是有差别的。疲劳是指四肢乏力、思维迟钝、动作迟缓、肌肉和关节疼痛、恶心等一系列症状，请理解其差异。
>
> CFS Patient to Author, January 1995

疲倦（或慢性疲劳）并非疾病的诊断名称，而是一种疾病的症状，可以是一种临床表现或伴随症状。疲劳亦可称疲倦、能力下降、精神萎靡和疲惫。十分常见，却难以描述和被诊断。人们试图寻求保健或体检时往往意味着他们已有疲劳的表现[1]。

疲劳可以是包括恶性肿瘤在内的各种严重或不太常见疾病的一个症状。对没有相应辅助检查设备的家庭医生来说，要快速根据症状作出诊断则是一个很大挑战。

一、重要资料与关注要点

- 疲倦最常见的原因是心理困扰，包括焦虑状态、抑郁症和躯体性疾病。
- Hickie 等研究表明，全科医生接诊的人群中有 25% 的人患有慢性疲劳[2]。其中，70% 伴有心理困扰，另外一部分人群很可能患有抑郁症。
- Jerrett 研究发现，约 62.3% 的疲劳患者无器质性原因[3]。睡眠障碍和各种压力是引起患者持续疲劳的主要因素。这些人中有相当一部分人伴有心理问题或患有精神疾病，包括抑郁症、焦虑状态或正经历丧亲之痛。
- 睡眠障碍是导致白天疲劳的重要原因之一，例如，阻塞性睡眠呼吸暂停（OSA）会引起睡眠期间周期性通气不足。可见于各个年龄段的人群，10% 的中年男性患有这种疾病，这些患者常常有明显的打鼾史。请参见第 72 章。
- 造成慢性疲劳的潜在原因可能是内分泌和代谢性疾病、恶性肿瘤、慢性感染、自身免疫性疾病、常见的精神疾病、神经肌肉疾病、贫血、心血管疾病或药物的影响。
- 长期或慢性疲劳的临床特征是能力下降性疲劳，一般持续 2 周以上，伴有非恢复性睡眠、头痛和其他一系列肌肉骨骼疾病和神经精神症状。
- 社会人口因素也可引起一定的心理困扰，如女性、社会经济地位较低和教育文化程度低等。
- 慢性疲劳综合征（CFS）被定义为虚弱性疲乏症状持续或反复发作 6 个月以上，伴有生活活动能力水平降低至少 50%，且未能发现其他原因。

二、疲劳的原因

- 因为劳累可能是严重躯体性疾病的首要表现，也可能是患者无力应付日常生活中的问题，所以必须要对症状进行系统分析，以作出明确的诊断。慢性疲劳是很多人"高压性"生活方式的本质特征。
- 生理性疲劳和过度体力活动也可造成疲劳。诊断病理性或器质性疾病引起的疲劳，必须先排除心理因素所致的疲劳。
- 慢性疲劳的原因总结见表 75.1。

三、诊断方法

安全诊断策略模型见表 75.2。

1. 可能的诊断 下列疾病是我们最容易想到的，包括：

- 紧张/压力和焦虑。
- 抑郁症。
- 病毒感染或病毒感染后。
- 睡眠相关性障碍。

研究显示，疲劳患者中超过 50%（在某些情况下，多达 80%）是心理因素导致的，对所有人而言过度劳累是引起疲劳的常见原因[2,4]。睡眠相关性疾病的最新研究也已阐明了造成劳累过度的几种重要原因。

2. 不能忽视的严重疾病 许多严重疾病如贫血、恶性疾病和亚急性或慢性感染（如肝炎、细菌性心内膜炎和肺结核）在早期往往易被漏诊。需排除神经肌肉疾病，如重症肌无力和多发性硬化、结缔组织病和 HIV 感染。

75.1 慢性疲劳或疲乏的原因

心因性／非器质性

精神疾病
- 焦虑状态
- 抑郁症
- 丧亲之痛
- 躯体形式障碍
- 其他

生活方式因素
- 工作狂倾向和职业倦怠
- 缺乏运动／久坐
- 有明显心理压力和情感诉求需要
- 暴露于刺激物（如一氧化碳、"铅"、烟雾）
- 饮食不当
- 肥胖
- 缺乏睡眠

器质性

充血性心力衰竭

贫血

恶性肿瘤

HIV 感染或艾滋病

亚急性和慢性感染（如肝炎、疟疾、莱姆病）

内分泌疾病
- 甲状腺功能亢进或减退症
- 肾上腺疾病（Cushing 综合征、Addison 病，见第 24 章）
- 甲状旁腺功能亢进症
- 糖尿病

营养不良

肾衰竭

肝脏疾病：慢性肝衰竭、慢性活动性肝炎

呼吸系统疾病（如哮喘、慢性阻塞性肺疾病）

神经肌肉（如多发性硬化病、重症肌无力、帕金森病）

代谢障碍（如低钾血症、低镁血症）

药物毒性、成瘾性或不良反应（表 75.3）

自身免疫性疾病

睡眠相关性障碍

感染后疲劳综合征（如流行性感冒、单核细胞增多症）

原因不明

纤维肌痛

慢性疲劳综合征

表 75.2 疲劳（或慢性疲乏）的诊断策略模型

问	可能的诊断
答	压力和焦虑
	抑郁症
	病毒感染或病毒感染后
	睡眠相关性障碍（如睡眠呼吸暂停综合征）
问	不能忽视的严重疾病
答	恶性疾病
	心律失常（如病态窦房结综合征）
	心肌病
	贫血
	隐性脓肿
	血色病
	HIV 感染
	丙型肝炎
问	常被遗漏的疾病
答	隐性抑郁症
	食物不耐受
	腹腔疾病
	慢性感染（例如莱姆病）
	早期充血性心力衰竭（CCF）
	纤维肌痛
	缺乏锻炼
	药物因素：酒精、处方药、戒断反应
	围绝经期综合征
	妊娠
	神经系统疾病
	• 颅脑损伤后
	• 脑血管意外（CVA）
	• 帕金森病
	肾衰竭
	代谢障碍（如低钾血症、低镁血症）
	接触化学品（如职业性的）
	罕见疾病
	• 甲状旁腺功能亢进症
	• Addison 病（详见第 25 章）
	• Cushing 综合征
	• 嗜睡
	• 多发性硬化
	• 自身免疫性疾病
问	七种假象
答	抑郁 √
	糖尿病 √
	药物 √
	贫血 √
	甲状腺疾病 √
	脊柱功能障碍 √
	尿路感染（UTI） √
问	患者试图告诉我什么？
答	极有可能。

3. 常被遗漏的疾病 许多疾病都伴随疲劳的症状，常被漏诊、误诊。如抑郁症、其他精神疾病和早期充血性心力衰竭。药物因素常常被忽略，无论是自行购买（如酒精）还是医生开具的。需警惕，许多妊娠期女性也容易出现疲劳，在妊娠早期，没有明确的停经史或单身女性患者隐瞒病史时，往往容易被忽略。也是围绝经期综合征的症状之一。血色病和乳糜泻也可引起疲劳。

4. 七种假象 这七种情况可引起不同程度的疲劳，尤其是抑郁症、糖尿病、药物、贫血和尿路感染。甲状腺疾病可直接引起疲劳。脊柱疼痛可以间接引起疲劳。可引起疲劳的药物见表75.3。

表 75.3 可能导致疲劳的药物

酒精
镇痛药
抗生素
抗惊厥药
止吐药
抗抑郁药
抗高血压药
抗组胺药
皮质激素类药
抗焦虑药
地高辛
麦角生物碱类药
激素（如口服避孕药）
催眠药
尼古丁
非甾体抗炎药（NSAIDs）
维生素 A、维生素 D（早期中毒症状）

注：大多数药物都很有可能引起疲劳。

- 需要特别注意抗高血压药物。药物戒断，尤其是使用违禁药如苯丙胺、大麻、可卡因和海洛因，这些情况都要考虑到。

5. 精神因素 疲劳也许是"门票"性质的症状：使应激或抑郁患者提出寻求帮助的请求，所有精神病患者早期均会表现出不同程度的疲劳。

> **疲劳的重要警示性信号**
> - 不明原因的消瘦
> - 睡眠障碍
> - 抑郁症
> - 吸毒和酗酒
> - 持续发热

四、临床方法

1. 病史 如果患者不愿透露信息，可按照以下方式询问病史。

- 睡眠模式（了解患者的睡眠质量，是否有难入睡或易醒或两者兼有的情况，是否有清晨惊醒）。与共眠者谈话，获得患者睡眠障碍病史也很有意义。
- 体重波动。
- 人际交往关系。
- 性行为/性问题。
- 自杀观念。
- 自行用药，非处方制剂（如溴化物、兴奋剂、镇痛药、酒精、香烟、毒品等）。明确医生、药剂师、护士、制酒工人、卡车司机等这些群体是否有药物成瘾性尤为重要。
- 恐惧（包括惊恐症状、疑病症）。
- 促发因素（50%以上的患者伴有抑郁情绪）
— 产后。
— 术后。
— 慢性躯体疾病。
— 丧亲之痛。
— 疼痛（慢性疼痛）。
— 退休。
— 用药。
— 创伤后（如机动车事故）。
— 病毒感染后，特别是肝炎、单核细胞增多症、流行性感冒。
- 工作经历，判断患者是否是个工作狂，询问其工作过程中是否受到欺压等。
- 饮食习惯，明确患者的饮食模式，包括是否有节食或减肥餐等。

- 精神心理活动，包括是否有压力、焦虑、恐怖症、抑郁症等。
- 月经史、与围绝经期综合征有关的症状。
- 结语提问："还有什么事要告诉我？""如何解释你的疲劳？"
  - 自我思考："这就是患者压抑的根源吗？"

2. **体格检查** 虽然常规体检不能获得很有效的信息，但仍然是必要的，其次应根据每个患者不同的情况，做更详细、更具体的检查。尤其是记录生命体征变化，检查腹部脏器，应注意患者是否有肝大、脾大和淋巴结肿大。慢性疲劳综合征患者常有肌肉压痛、轻度咽喉炎、颈部淋巴结轻度肿大的表现。当潜在性疾病患者出现疲倦症状时，通常会在体格检查时发现具有提示意义的信息（如多发性硬化患者巴宾斯基征阳性。Addison病患者会有直立性低血压。房间隔缺损患者出现右心室肥大）。需评估患者的精神状态。

3. **辅助检查** 应根据患者的病情特点选择合适的检查（当体检完全正常时，多数患者应当进行的检查以 * 做标记）：
- 血红蛋白、血常规*。
- 红细胞沉降率（ESR）*/C 反应蛋白（CRP）*。
- 心电图和动态心电图监测。
- 甲状腺功能检查*。
- 肝功能检查*。
- 尿素检测和肾功能试验*。
- 血清电解质（包括 Ca^{2+} 和 Mg^{2+}）*。
- 血糖*。
- 血浆或 24 小时尿游离皮质醇。
- 血清铁、铁蛋白、转铁蛋白饱和度*。
- 尿常规、尿显微镜检查和尿培养*。
- 有关自身免疫性疾病的检查
— 抗核抗体。
— 类风湿因子。
- HIV 筛查。
- 胸部 X 线检查和肺功能检查。
- 慢性感染筛查（待排）：甲、乙、丙、丁、戊型肝炎病毒，巨细胞病毒，EB 病毒，罗斯河病毒，莱姆病，布氏杆菌病，Q 热，肺结核，疟疾，感染性心内膜炎，弓形虫病。
- 原发性神经肌肉疾病早期
— 肌酶检测。
— 肌电图。
- 恶性肿瘤标志物。
- 转诊到"睡眠障碍实验室"进行睡眠呼吸障碍的研究

注：当患者最基本的辅助检查（标记*）未发现异常时，或仅仅是肝功能或血细胞分型（异型淋巴细胞）轻微异常，可以诊断为慢性疲劳综合征（CFS）。

五、儿童疲劳

儿童疲劳的原因往往是可预知的，如生理因素（运动过度、睡眠不足、饮食不当），感染，过敏（如哮喘），药物，抑郁和其他各种疾病。

肥胖儿童常比正常体重儿童更容易疲劳[5]。所有细菌、病毒或其他感染都可能与疲劳有关，一项循证医学研究显示，这种影响在儿童中更为显著。慢性 EB 病毒感染引起发热、咽炎、全身乏力和淋巴结肿大，并反复发作，尤其是儿童常被误认为恶性肿瘤[5]。

疲劳是抑郁症少年的特征表现，然而往往被忽视。扁桃体肥大到一定程度可以影响气体交换，在睡觉时更明显。打鼾及在清醒后感到乏力和嗜睡可能是儿童疲劳的一个特点。

六、老年人疲劳

老年人往往比年轻人更易疲劳，恢复得也更慢。老年人睡眠较浅，睡眠时间短，所以他们很少有神清气爽的感觉，甚至有时醒来感到烦躁。

情感受挫也可引起疲劳。当一个人得不到满足时，往往容易疲劳，直到有新的刺激事物出现。老年人经历沧桑，对未来的期盼不断减弱，更容易出现疲倦或疲劳。

七、丧亲

出现丧亲反应对于所有年龄段的人来说都是常见的，但在老年人群中更为多见，如丧偶或丧子。在悲痛初期会出现明显的疲劳，这可能是一种强烈的抵御性心理，是人体对应激的一种保护机制。随着时间的推移，通常在 6～12 个月，到达一个补偿阶段，疲劳逐渐消退，患者恢复正常活动，悲痛的冲突逐步得到解决。弗洛伊德指出了哀丧之痛的复杂性，此期间丧亲的患者会慢慢地从失去亲人环境中调整适应过来。也有一种情况是各种症状持续存在，包括长期持续性疲劳，被视为异常悲痛反应。造成此反应的原因有：

- 意外死亡。
- 高度依赖死者。
- 负罪感，尤其是存在爱恨关系。

全科医学研究表明，在丧夫前6个月，丧夫者因精神症状去看家庭医生的次数是一般人群的3倍。因非精神症状就医的次数也增加近50%。

家庭医生的角色

观察丧亲者是否有抑郁、药物依赖（尤其是酒精）、自杀倾向非常重要。如能预期死亡，则应该尽可能地在丧亲前对丧亲者进行干预。提供支持性治疗和长期的心理辅导是非常重要的。

八、倦怠

倦怠是一种临床症候群，表现为：

- 长期情绪衰竭。
- 其他方面的人格解体。
- 缺乏个人成就感[6]。

与压力所致的抑郁症类似，但倦怠者情绪低落只是暂时的，并与工作相关。

虽然在ICD-10分类中，将倦怠规分为"生活管理问题"中的一种"极度疲倦的状态"，但它并不是DSM-Ⅳ认可的疾病[7]。

有时患者自称感觉"倦怠"，倦怠可能意味很多含义，包括一系列精神症状，如疲倦、无所事事和玩世不恭、偏执、易怒、急躁、抑郁，或抱怨如头痛和疲倦不适。Ellard认为倦怠是指当一个人拥有强烈的欲望，想在一项特别的任务中获得成功，最终任务失败了产生的一系列懈怠的情绪综合征[8]。这似乎是一个客观的解释，但最重要的是，要明确问题的本质，并对患者给予关怀，同时确定患者是否有精神障碍，如轻度躁狂、焦虑、抑郁、人格障碍或妄想。

另一种观点认为，倦怠是一种慢性情绪应激反应，源于长期高强度地与人接触，可能与职业相关[9]。患者往往是音乐家、作家、卫生专业人员、教师、运动员、工程师、紧急服务人员、军人、记者和高科技人才等。对于这类人应予适当的心理辅导，帮助患者找出压力根源，并设定个人目标和培养良好的心态。

九、慢性疲劳综合征

这种引起显著和长期持续疲劳的复杂性综合征，也被称为肌痛性脑脊髓炎、慢性病毒性神经肌肉综合征、病毒感染后综合征、慢性EB病毒综合征、病毒性疲劳状态、流行性神经性肌无力、神经衰弱、冰岛病、Royal Free病和Tapanui病。慢性疲劳综合征（CFS）和病毒感染性疾病如传染性单核细胞增多、肝炎或流行性感冒等所伴随的疲劳和抑郁症状不同。这类病毒感染引起的疲劳状态很常见，但其通常多在6个月内缓解。

1. 临床特征

CFS的典型特征（图75.1）[10]

- 极度疲倦（用最少的体力）。
- 头痛或头晕。
- 全身或四肢肌肉酸痛。
- 注意力不集中和记忆力衰退。
- 嗜睡或其他睡眠障碍。
- 醒后感觉疲倦。
- 情绪不稳定。
- 抑郁型疾病。
- 关节痛（无关节肿胀）。
- 咽喉痛。
- 自觉发热（机体处于正常温度）。
- 淋巴结肿大、触痛。
- 通常发病于20～40岁。

流行病学调查提示CFS与柯萨奇B组病毒感染有关，被一些权威学者认为是一种慢性病毒感染[7]。

大约2/3的患者都被证实是一种病毒性疾病史。随着病情不断进展，病毒的作用因素不断下降，所以目前普遍认为慢性疲劳综合征是一种病毒感染与非病毒感染共同作用的疾病。它的发病机制可能是细胞因子慢性生产过剩（如干扰素）引起的免疫系统功能紊乱。

每个医生都可能遇到这类患者，也观察到这种疾病的独特性和特有性。Hickie等人发现仅仅0.3%的

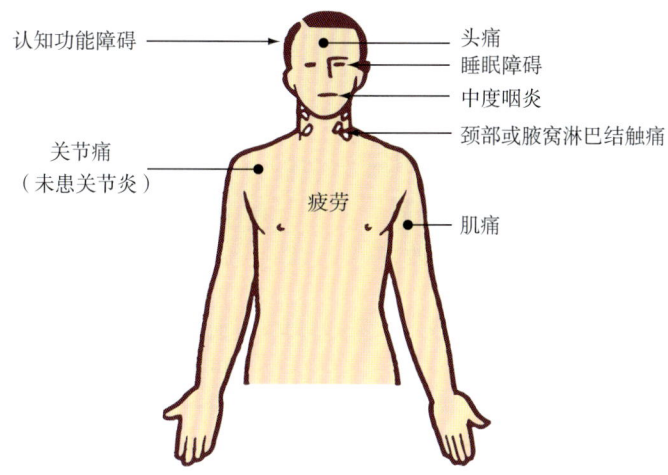

图 75.1　慢性疲劳综合征的特征性表现

长期疲劳患者被诊断为 CFS。

毫无疑问，这些长期疲劳的患者确实患有慢性疲劳综合征。而对于临床医生来说，他们面对的一个主要问题是对于 CFS 并没有相应的诊断性检查，因此它仍然是一种基于常规基础性的辅助检查而作出临床诊断。

CFS 诊断标准已颁布（表 75.4），该标准强调临床症状和症状的长期性（＞6 个月），另外还需要通过询问病史、体格检查和相关的辅助检查排除其他疾病[11]。

表 75.4　慢性疲劳综合征的诊断标准[11]

疲乏
不明原因，持续或反复发作性疲劳 6 个月及以上，即：
• 是新发的且明确的
• 不是持续劳累所致
• 休息后不能缓解
• 导致职业、教育、社会或个人活动等生活水平较前明显下降

其他症状
下列伴随症状不少于 4 个，于疲劳后出现，持续时间 ≥ 6 个月及以上，即：
• 短期记忆力和注意力受损
• 咽喉痛
• 颈部或腋窝淋巴结肿大
• 肌肉疼痛
• 非炎症性多关节疼痛
• 不明原因的剧烈头痛
• 睡眠后体力不能恢复
• 活动后不适持续时间 ≥ 24 小时

2. 体格检查和辅助检查　除了轻度咽部感染、颈部淋巴结肿大和局部肌肉压痛，体检无其他发现。辅助检查的目的是排除相关的可能诊断，如慢性感染、自身免疫性疾病、内分泌和代谢性疾病、原发性神经肌肉疾病、恶性肿瘤和原发性精神障碍等。最后需要提出的是，对疾病进行鉴别诊断和判断患者是否需要转诊至精神科是困难的。

3. 治疗　与纤维肌痛患者（见第 38 章相关内容）一样，CFS 患者也是非常痛苦的。他们需要更多的理解和支持。临床症状会持续约 2.5 年。

治疗方法包括：

• 识别 CFS，向患者解释病情，说明这种疾病病因未明，相关检查结果可能是正常的。

• 向患者说明这种疾病通常有自限性，无远期并发症，疾病进展缓慢，且大多数患者能恢复健康。

• 给予患者长期的心理辅导。

• 定期复查，重新评估病情和修正诊断（至少每 4 个月复查 1 次）。

• 避免告诉患者患有抑郁症。

• 对症治疗：可用非甾体抗炎药（NSAIDs）缓解疼痛，如果有显著抑郁表现，考虑使用抗抑郁药。

• 参加心理辅导班。

• 让患者进行规律的、循序渐进的训练。

• 减少相关的应激因素。

• 必要时，将患者转诊到精神科。

• 鼓励患者记录每天的运动、压力和症状的变化情况。

• 避免长途旅行。

认知疗法可以帮助患者放松、冥想和进行压力管理和心理治疗，对患者的恢复有一定的帮助。

治疗重点应该放在照顾上，而不是治疗，除非能找到一个科学的治疗方法。

一项回顾性研究发现，运动和由经验丰富的治疗师进行的认知行为治疗是有益的。目前没有足够的证据，支持使用抗抑郁药、糖皮质激素和膳食补充剂。有研究认为，长期的休息和免疫治疗并不能显著改善患者症状[12]。

十、纤维肌痛

纤维肌痛综合征（参见第38章）与CFS临床表现相似，都有疲劳和睡眠障碍的症状，但前者的肌肉、骨骼疼痛较为突出。Schwenk[13]研究，在美国，＜35岁的人群中大约有5%的人受到纤维肌痛的困扰，峰值年龄是35岁（20～60岁），男、女患病比例是10:1[13]。处理原则类似于CFS，但预后较差。

> **实践要点**
> - 警惕潜在的心理因素，尤其是抑郁症。
> - 不要忽略睡眠障碍。
> - 信任患者。
> - 对CFS患者进行分类管理。
> - 主要检查包括
>   — 全血检查（FBE）和红细胞沉降率（ESR）。
>   — 血清尿素氮和肌酐。
>   — 血清电解质（钙）。
>   — 肝功能。
>   — 血糖。
>   — 甲状腺功能。
>   — 尿沉渣镜检和尿培养。

参考文献

[1] Marinker M, Watter CAH. The patient complaining of tiredness. In: Cormack J, Marinker M, Morrell D (eds.) Practice. London: Kluwer Medical, 1982: Section 3.1.

[2] Hickie IB, et al. Sociodemographic and psychiatric correlates of fatigue in selected primary care settings. Med J Aust, 1996, 164: 585–588.

[3] Jerrett WA. Lethargy in general practice. Practitioner, 1981, 225: 731–737.

[4] French MA. The clinical significance of tiredness. CMAJ, 1960, 82: 665–671.

[5] Tennessen WW. Signs and Symptoms in Paediatrics. Philadelphia: Lippincott, 1988: 37–40.

[6] Kirwan M, Armstrong D. Investigation of burnout in a sample of British general practitioners. Br J Gen Pract, 1995, 45: 259–260.

[7] Sartorius N (Chair). International Classfication of Mental and Behavioural Disorders. Problems related to life management. Burnout. Geneva, 2007, 273: 24v.

[8] Ellard J. A note on burnout. Modern Medicine Australia, 1987: 32–35.

[9] Freudenberger HJ. Burn-Out: The High Cost of High Achievement. New York: Anchor Press, 1980.

[10] Loblay R, Stewart G (Convenors). Chronic fatigue syndrome: clinical practice guidelines 2002. RACGP/Med J Aust, 2002, 176: Supplement.

[11] Fukuda K, Straus SE, Hickie I, et al. The chronic fatigue syndrome: a comprehensive approach to its definition and study. International Chronic Fatigue Syndrome Study Group. Ann Intern Med, 1994 121: 953–959.

[12] Barton S. Chronic fatigue syndrome. In: Clinical Evidence. London: BMJ Publishing Group, 2001: 729–733.

[13] Schwenk TL. Fibromyalgia and chronic fatigue syndrome: solving diagnostic and therapeutic dilemmas. Modern Medicine (US), 1992, 60: 50–60.

昏 迷 第 76 章

> 任何疾病都会影响睡眠。睡眠异常是一种严重的症状，而睡眠良好患者的疾病则不是危重的。
> Hippocrates

觉醒状态是由中枢网状结构的功能决定的，从脑干延伸至丘脑。当部分中枢结构发生代谢异常或存在器质性病变时，就会发生昏迷。昏迷也可因大脑皮质损伤引起[1]。

"昏迷"（coma）一词起源于希腊语的"koma"，即深睡眠，但深度昏迷患者并非处于深睡眠状态。昏迷最好的定义应是"意识缺乏"[2]。

各种意识状态总结于表 76.1。不同的意识水平，即从清醒状态到昏迷之间的不同状态[3]。前者是指可以感知自己和周围的环境，后者是一种无应答的状态，在临床实践中，使用一句话描述患者的实际状态比用这么多术语词汇更为合适。

一、重要资料与关注要点

- 面对任何无意识的患者中，要常考虑到低血糖或阿片类药物过量，尤其是对病史情况不清楚时。
- 如果患者意识丧失且伴有发绀，则应考虑上呼吸道阻塞，除非可以证明是其他原因导致的。
- 在全科医学中发生意识丧失最常见的原因是反射性晕厥，特别是直立性低血压、脑震荡、脑血管意外（cerebrovasvalar accident，CVA）。主要原因见表 76.2。
- 在未获得患者发病情况的所有相关细节前不要让昏迷患者的陪同人员离开。
- 记录昏迷程度，将其作为基线水平，以观察病情好转或恶化的程度。

二、紧急情况时的注意点

初次接触昏迷患者都是比较紧急的，几秒钟到几分钟内就应作出判断，并立即采取抢救措施。主要的目的是维持患者的生命体征，直到确定病因和获取可能的补救措施[3]。

三、病史

病史可以从亲戚、朋友、证人、救护人员或其他人那里获得。了解患者的发病情况是重要的。查找患者身上是否携带病情卡片，如糖尿病或癫痫。了解患者是否有高血压、心脏病、呼吸系统疾病或精神病病史。

需要考虑的问题
① 是糖尿病患者吗？
- 患者是否接受过注射胰岛素？

表 76.1 五种不同的意识状态

	状态	临床特征	简化的分类
意识程度	① 意识清醒	有意识且清醒	清醒
	② 意识模糊	意识和清醒度减低 酒精样作用 意识模糊 嗜睡	意识模糊
	③ 昏睡	无意识 深睡眠状态 可被强烈刺激唤醒	晃动其肢体和对其呼喊有反应
	④ 轻度昏迷	无意识（更深层） 不能唤醒，仅对疼痛刺激有反应（胸骨关节摩擦）	对疼痛有反应
	⑤ 昏迷	无法唤醒和无反应	昏迷

表 76.2　意识丧失的主要原因

阵发性原因——一过性黑矇
癫痫
直立性低血压和晕厥
跌倒发作
心律失常（如阿-斯综合征）
椎基底动脉供血不足
心因性疾病（包括过度换气）
呼吸暂停（儿童）
无症状性心肌梗死
缺氧

昏迷（COMA 这个词可以帮助记忆无意识状态的 4 个主要原因）	
C =	CO_2 麻醉：呼吸衰竭
O =	药物过量（Overdose） • 酒精 • 阿片类药物 • 镇静药和抗抑郁药 • 一氧化碳 • 镇痛药 • 其他
M =	代谢（Metabolic） • 糖尿病 　— 低血糖 　— 酮症酸中毒 • 甲状腺功能减退症 • 垂体功能减退症 • 肝衰竭 • Addison 病 • 肾衰竭（尿毒症） • 其他
A =	脑卒中（Apoplexy） • 脑出血 • 血肿：硬膜下或硬膜外 • 颅脑损伤 • 脑肿瘤 • 脑脓肿

幕下（颅后窝）
• 颅内高压
• 小脑肿瘤
• 脑干梗死或出血
• 韦尼克脑病

脑膜刺激征（颈强直）
• 蛛网膜下腔出血
• 脑膜炎

其他
• 脑炎
• 暴发性感染
创伤

• 患者是否患有感染性疾病？
• 患者饮食是否合理？
② 药物可能过量吗？
• 患者有抑郁症吗？
• 患者最近感觉压力大或者遭遇个人的"灾祸"了吗？
• 患者是否服用过药物？
③ 该患者是否使用了阿片类药物？
• 目前的情况正常吗？
④ 有患癫痫的可能吗？
• 是否观察到四肢抽搐？
• 患者发病时有排尿或排便吗？
⑤ 有头部受伤的可能吗？
• 患者最近是否有意外事故？
• 患者是否主诉头痛？
⑥ 是否发生脑卒中或蛛网膜下腔出血？
• 患者是否高血压病史？
• 患者是否主诉严重头痛？
• 患者是否主诉四肢乏力？

四、体格检查

1. 需要评估的全身性临床症状

① 呼吸模式

• 潮式呼吸（Cheyne-Stokes 呼吸）（周期性呼吸）= 脑功能障碍

• 共济失调性呼吸：浅呼吸不规则 = 脑干病变

• 库斯莫尔（Kussmaul）呼吸：深而快速换气过度 = 代谢性酸中毒

② 呼吸：特殊的气味可能是酒精、糖尿病、尿毒症和肝昏迷的特征。

③ 意识水平：昏迷程度（表76.1）。Glasgow 昏迷程度量表（表76.3）经常被用作意识状态的一个指南。

④ 皮肤特征：寻找证据（吸毒者注射部位、糖尿病）和蛇咬伤的痕迹，颜色（发绀、紫癜、黄疸、皮疹、色素沉着）和纹理。

⑤ 循环。

⑥ 脉搏血氧仪。

⑦ 体温：如果升高考虑感染如脑膜炎、高热，如果降低则考虑低体温（例如甲状腺功能减退症）。

⑧ 脱水：脱水可能意味着如感染、高热、尿毒症、高血糖昏迷等情况。

表 76.3　Glasgow 昏迷程度量表

	评分
眼睛开合情况（E）	
自主睁开	4
对于要求能睁眼	3
对于疼痛刺激能睁眼	2
没有反应	1
言语反应（V）	
可定向和可交谈	5
定向障碍和可交谈	4
词不达意	3
无法理解的声音	2
没有反应	1
运动反应（M）	
服从语言命令	6
对疼痛刺激有反应	5
局限性疼痛	4
疼痛刺激可回缩	3
异常的弯曲状态	2
伸肌反应	1
没有反应	
昏迷评分 = E + V + M	
最低得分 3 分	
最高得分 15 分	
如果得分为 8～10 分：注意——监测气道	

2. **头部和颈部的检查**[3,4]　应注意以下情况：
- 面部两侧不对称。
- 颅骨和颈部：触诊有明显的创伤和颈强直。
- 眼睛、瞳孔和眼底：对服用阿片类药物过量的患者应观察瞳孔有无缩小。
- 舌。
- 鼻孔和耳朵。
- 颅骨听诊。

3. **四肢的检查**　要注意：
- 注射针孔（吸毒者、糖尿病患者）。
- 通过提升和下拉肢体检查四肢的张力（如发生早期偏瘫则行动迟缓）。
- 肢体对疼痛刺激的反应。
- 反射——肌腱反射和跖反射。

4. **身体的一般情况**　应包括对脉搏和血压的评估。

5. **尿液检查**　有时可能需要通过导尿获得尿液。检查蛋白尿、尿糖和酮体。

6. **诊断"无意识"的癔症患者**　在急诊医学中最令人困惑的问题之一是如何诊断由转换反应（癔症的一种表现形式）引起的"昏迷"。这些患者确实表现有相应症状（而不像诈病患者），并对大多正常的刺激无反应，包括疼痛刺激。

方法
- 让患者睁开眼睛，或用你的手指撑开患者的眼睛，注意其对光的反应。
- 现在在拿一面镜子对准他的眼睛，仔细观察瞳孔反应。患者看自己影像时瞳孔应当收缩。

对昏迷患者的体格检查和措施见表 76.4。

表 76.4　对昏迷患者的体格检查和措施

体格检查	措施
患者是否有呼吸？注意胸壁的起伏	如果没有，清理气道和帮助换气
检查脉搏和瞳孔	如果有必要，即执行心肺复苏 考虑纳洛酮
是否有外伤的证据？	考虑硬膜外出血
患者是否有高血糖？糖尿病的证据	考虑检测血糖
立即消除可逆性原因后，生命体征是否存在？	置于昏迷体位

五、辅助检查

根据临床判断情况，正确选择相应的辅助检查，可考虑以下检查项目。

1. **血液检查**
— 所有患者：血糖、尿素和电解质。
— 经评估的部分患者
- 全血检查。
- 血气分析。
- 肝功能检查。
- 血液中的酒精含量。
- 血清皮质醇。
- 甲状腺功能检查。
- 血清地高辛。

2. **脉搏血氧仪**

3. **尿液检测**
- 通过导尿获得尿标本。
- 葡萄糖、白蛋白检测。

- 保留标本用于药物筛选。
- 4. **胃内容物** 分析吸入的胃内容物。
- 5. **放射学** CT 或 MRI 扫描是首选检查（如果有）。如果不可用，进行颅骨 X 线检查可能是有帮助的。
- 6. **脑脊液** 颈部强直时有必要进行腰椎穿刺，但对昏迷的患者是有风险的。初步行 CT 扫描对寻找小脑的圆锥是有必要的。如果界限清晰，行腰椎穿刺应该是安全的，且有助于诊断蛛网膜下腔出血及脑膜炎。
- 7. **脑电图**。
- 8. **心电图** 发现 Q-T 间期延长等。

六、黑矇——偶发性意识丧失

发作性或短暂性意识丧失是一种常见的问题，黑矇的重要原因列于表 76.4，要确定患者是否在描述真正的黑矇或发作性头晕、虚弱或其他感觉，了解病史是重要的。

各类类型的黑矇的临床特征总结在表 76.4。

七、癫痫

癫痫是导致黑矇最常见的原因。有各种不同的类型，最令人关注的是强直-阵挛发作，患者没有任何预兆意识突然丧失，具体内容见第 5 章和第 127 章。

1. **强直-阵挛性惊厥的典型特征（按顺序）**
- 先兆（感觉或心理感受）。
- 初始的僵硬强直期（长达 60 秒）。
- 惊厥（阵挛期）（几秒到几分钟）。
- 轻度昏迷或嗜睡（15 分钟至几小时）——癫痫发作后的精神错乱。

2. **相关特点**
- 发绀，严重的"打鼾"。
- 眼睛向后翻转。
- 咬住舌头。
- 尿失禁或大便失禁。

应该注意的是，括约肌松弛导致的尿失禁不能确定诊断为癫痫。不太严重发作的患者可能会突然倒地而没有典型的四肢抽搐的表现[5]。

弛缓性发作（发生在那些强直-阵挛癫痫的患者），患者在很短的时间内倒在地上并失去意识。

八、直立不耐受和晕厥

晕厥伴有短暂的意识丧失，并有预警症状和短暂的意识丧失后迅速恢复警觉性（数秒到 3 分钟）。在第 55 章中概述的 3 个主要症状是反射性晕厥、直立性心动过速综合征和自主神经衰竭。

1. **反射性晕厥**

反射性晕厥、血管迷走神经性晕厥或普通的晕厥相关特征（表 76.5）
- 一般发生在站立位，少部分发生在坐位。
- 头晕或真性眩晕等的前兆症状。
- 恶心、皮肤湿冷感。
- 听力减弱或视物模糊。
- 滑动到地面（不是身体全部沉重地倒向地面）。
- 意识快速恢复。
- 苍白、出汗和心动过缓。
- 往往存在触发因素（如情绪低落、疼痛）。

患者常能记起晕厥发作的过程，大多数晕厥由血管收缩引起，年轻人多发，尤其是站立时（如唱诗班男孩）。它是发生反复晕厥的主要原因。

治疗方法是避免诱发因素（如长时间站立，特别是在阳光下），当有先兆迹象时低头、身体向前弯曲或平躺。在这种情况下可携带和使用嗅盐（碳酸铵）。

2. **其他形式的晕厥**

（1）**排尿性晕厥** 罕见，通常发生在老年男性排尿后，特别是在夜间离开温暖的床铺站立位排尿时。发病的原因可能与压力导致的外周血管舒张及静脉回流减少有关。

（2）**咳嗽性晕厥** 严重的咳嗽会导致静脉回流阻塞伴一过性黑矇，这也是一过性黑矇伴呼吸暂停的机制。

（3）**颈动脉窦晕厥** 这是由于压力作用于高度敏感的颈动脉窦（例如一些老年患者，可能因为颈部被触碰而发生意识丧失）。

（4）**奋力性晕厥** 奋力性晕厥是由阻塞性心脏病引起，如主动脉瓣狭窄和肥厚梗阻型心肌病。

九、气道阻塞

晕厥可能伴随气道阻塞，包括所谓的"咖啡馆冠

表 76.5　黑矇的临床特点

原因	诱发因素	主观感受	客观体征	康复过程
反射性晕厥	体位 压力 出血 排尿	起始的"眩晕""遥远""湿冷、出汗"等警示性感觉	非常苍白 出汗	渐进性 感觉"糟糕" 疲惫 恶心
心源性晕厥，包括直立性心动过速综合征	多样	可能有心悸	苍白	快速 可能有面部潮红
自主性晕厥	体位改变 立位 食物 酒精	警示性信息（感觉眩晕）	苍白	快速
呼吸性晕厥	咳嗽 举重 "小号演奏"	警示性信息（感觉眩晕）	苍白	快速
颈动脉窦性晕厥	颈动脉压力（例如过紧的衣领，转动颈部） 动脉内膜切除术后	警示性信息（感觉虚弱无力）	苍白	快速
偏头痛性晕厥	食物 压力 睡眠剥夺	暗点	苍白	恶心、呕吐 搏动性头痛
癫痫	压力 睡眠剥夺 戒酒 感染 月经期 药物依从性差	复杂部分性发作（CPS）	复杂部分性发作的不自觉动作（如坐立不安、抿嘴）	缓慢 混乱

心病"或"烧烤冠心病"，患者吃肉时突然表现为发绀、不能言语，并有喉咙被卡住的感觉，这是由于大量的肉团被吸入、阻塞喉头所致。为了避免死亡，需要立即解除阻塞。海姆立克（Heimlich）腹部冲击法是紧急治疗的一种方法：抢救者站在患者背后用两手臂环绕其腰部，一手握拳，将拳头的拇指一侧放在患者胸廓下和脐上的腹部，用另一手抓住拳头、快速向上重击压迫腹部，重复以上手法直到异物排出。如果失败，可能需要手动从喉咙中将异物清除。

十、跌倒发作

跌倒发作是指患者突然跌倒在地又立即站起来的一些列黑矇症状，往往涉及突然发作的四肢无力。虽然对患者是否出现意识丧失有一些疑问，大多数患者不记得摔倒的过程。跌倒发作通常发生在中年妇女并被认为是脑干干扰产生下肢张力的突然变化。跌倒发作的其他原因包括椎基底动脉供血不足、帕金森病和癫痫[5]。

十一、心律失常

阿-斯综合征（Stokes-Adams syndrome）（见第71章相关内容）和心源性晕厥是由心律失常引起、以反复发作的意识丧失为表现的疾病，特别是在老年人。这些心律失常包括完全性房室传导阻滞、病态窦房结综合征、室性心动过速。患者没有任何预兆和抽搐动作，而突发黑矇、直接跌倒在地。患者起初面色苍白随后变红。

24 小时动态心脏检测对明确诊断是必要的。

主动脉瓣狭窄的患者容易发生运动性性黑矇。当患者表现为头晕或黑矇时，所有年龄组都要考虑长Q-T间期综合征。

十二、椎基底动脉供血不足

由于椎基底动脉供血不足（Vertebrobasilar insufficiency,

VBI）引起的短暂性脑缺血性发作很少会导致意识丧失。椎基底动脉供血不足前期典型症状包括呼吸困难、眩晕、呕吐、偏身感觉缺失、共济失调和暂时性完全失忆症。

十三、低血糖

低血糖很难识别，但必须重视，低血糖轻则不适，重则意识丧失，有时伴抽搐。通常有饥饿、出汗、发抖或行为改变的先兆症状。低血糖发作通常与糖尿病相关，可发生于口服降糖药和使用胰岛素之后。低血糖的原因在表76.6中介绍。请参考第132章和紧急治疗相关内容。

表 76.6 低血糖的原因（成人）

和糖尿病相关的——包括胰岛素和口服降糖药
药物（如奎宁、水杨酸、喷他脒）
酒精
禁食
肿瘤（如胰岛瘤）
Addison病
垂体功能减退症
肝脏疾病
乳房切除术后
胃"倾倒"综合征
自身免疫性：胰岛素或胰岛素受体的抗体

十四、头部损伤和意识丧失

一些非危及生命的头部损伤足以导致严重的意识丧失和逆行性遗忘。用来描述脑损伤的临床术语如脑震荡、脑挫裂伤仅仅表明不同程度的损伤，严重损伤可致命。

1. 脑震荡[6]　脑震荡是颅脑损伤引起的神经系统短暂性功能障碍，并导致非持续性异常神经系统体征，可能伴或不伴短暂的意识丧失。意识丧失并最终恢复的旧定义仅适用于病情更严重的脑震荡的形式。脑震荡的分级和特性如表76.7所示。

注：没有所谓的迟发性脑震荡或脑震荡引起的进行性病情恶化。

脑震荡后综合征

一过性脑震荡患者偶尔可有持续性头痛和头晕，长达数周。记忆力差、精力不集中和决策能力迟缓表明大脑功能受损。对有这些问题的患者应进行神经心理测试，并行大脑CT扫描或磁共振成像检查（MRI）。

表 76.7 脑震荡的分级

程度分级	临床特点
轻度（1级）	头晕
	创伤后60秒内恢复神志
	无创伤性失忆症
	伴或不伴意识丧失
中度（2级）	头晕
	知觉模糊超过60秒
	头痛
	失忆少于60分钟
	伴或不伴意识丧失
重度（3级）	知觉模糊超过60秒
	烦躁
	持续性头痛
	伴或不伴意识丧失

2. 硬膜外血肿　这种危及生命的头部损伤是由颅骨与硬脑膜之间的动脉出血引起的（图76.1）。受伤后可能会有短暂中间清醒期，随后出现意识丧失。患者焦躁不安、神志不清、易怒（图76.2），有严重的头痛和进展性神经系统征象，如癫痫、同侧瞳孔扩大和面神经无力。脑部X线和CT扫描能显示血肿，忌行腰椎穿刺。需对血肿进行紧急减压。

3. 硬膜下血肿　由硬脑膜和蛛网膜间静脉出血造成的，在脑损伤后出现，这种损伤可能看似轻微，特别是在老年人。病情呈急性、亚急性和慢性进展。患者存在人格改变，运动迟缓或失衡、头痛、易怒和

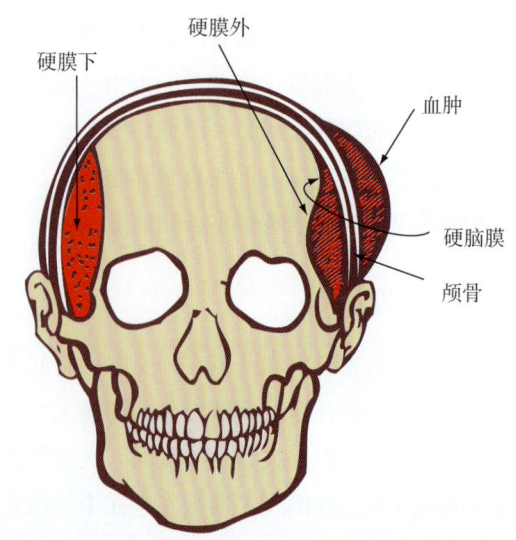

图76.1　硬膜下和硬膜外血肿部位与硬脑膜、颅骨和大脑的解剖关系

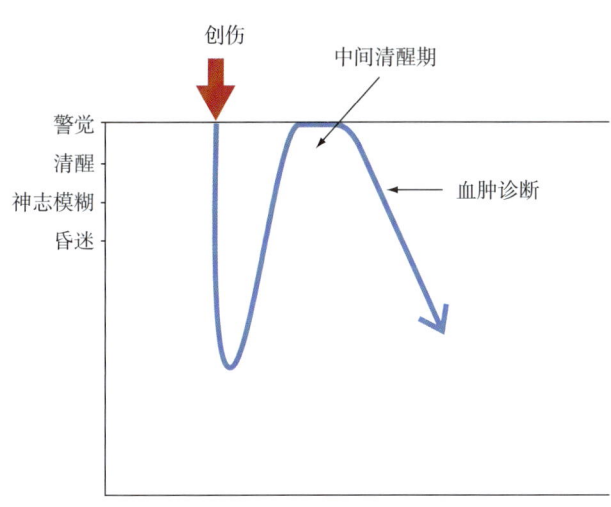

图 76.2 损伤后硬膜外血肿导致的常见意识状态

情绪波动明显。CT 扫描或磁共振成像（MRI）能显示血肿和（或）中线移位。必须紧急转诊到神经科。

十五、精神因素

精神因素导致黑矇是诊断的难点，特别是对于强直-阵挛癫痫患者。如果医生见证了疾病发作过程则可以确定功能起源的可能性。

癔症性黑矇并不罕见，必须与过度换气相鉴别。过度换气导致的昏迷并不常见但是可能引发意识模糊，特别是如果患者需要氧气支持的情况下。

其他可能提示是精神因素而不是器质因素的症状有：

- 情绪不稳定。
- 快速变化的意识水平。
- 言语清晰。
- 怪诞的思维控制。

十六、昏迷患者的初步管理

管理的首要原则是维持生存，维持气道和循环功能。基本的管理要点总结在表 76.7。

表 76.7 基本管理要点

维持患者的生命（保持呼吸道畅通和有效循环）
从目击者中获得病史
对患者进行体格检查
给予"昏迷鸡尾酒"（TONG）
采血（用作辅助检查）
CT 扫描（如果未明确诊断）

在第二次检查前要考虑给予患者"昏迷鸡尾酒"（也称为 TONG[2]）——具体如下：

- 硫胺素 100mg，肌内注射或静脉注射。
- 吸氧。
- 纳洛酮：0.1～0.2mg，静脉注射。
- 葡萄糖：即 50ml 50% 葡萄糖溶液。

对意识程度不断进展的患者，应考虑快速给药方式，因为快速给药可减轻血肿代谢对大脑的损害[3,8]。

在肺换气不足的情况下，有瞳孔收缩或使用阿片类药物的间接证据，应给予纳洛酮（特定的阿片受体拮抗剂）静脉注射[7]。如果没有反应，在给予进一步的纳洛酮治疗之前应对患者进行气管插管。使用鼻胃管防止急性胃扩张。

插入尿管缓解尿胀，送尿标本进行微生物培养、妊娠试验和药物筛选。

1. 氟马西尼的使用 氟马西尼是特异性苯二氮䓬拮抗药，对评估为无意识的患者有重要作用，能对苯二氮䓬过量产生显著的作用。给予初始剂量 0.2mg 后，然后每 1～2 分钟谨慎给予 0.3～0.5mg/剂，直到有反应为止[8]。

2. 阿片类（海洛因）过量 对已知阿片类过量的患首先应同时给予纳洛酮静脉和肌内注射：

- 纳洛酮 0.4mg 静脉注射（如果必要，3 分钟重复 1 次）。
- 纳洛酮 0.4mg 肌内注射（维持治疗）。

> **实践要点**
>
> - 低血压的患者应考虑为出血可能，直到证明并非如此。
> - 头部受伤不应妨碍低血压紧急复苏。
> - 对抢救时间要求紧迫的创伤患者要始终考虑是否有颈椎损伤。
> - 呼吸急促是氧合不足的迹象，而不是中枢神经损伤的迹象。
> - 未知病因时患者意识状态改变明显，应怀疑阿片过量。
> - 考虑应用 TONG——"昏迷鸡尾酒"。

参考文献

[1] Talley N, O'Connor S. Clinical Examination (3rd edn). Sydney: MacLennan & Petty, 1996: 414.

[2] Wassertheil J. Management of neurological emergencies. Melbourne: Monash University, Update for GPs: Course notes, 1996: 1-10.

[3] Kumar PJ, Clark ML. Clinical Medicine (5th edn). London: Bailliere Tindall, 2003: 1161-1162.

[4] Davis A, Bolin T, Ham J. Symptom Analysis and Physical Diagnosis (2nd edn). Sydney: Pergamon Press, 1990: 276-279.

[5] Kincaid-Smith P, Larkins R, Whelan G. Problems in ClinicalMedicine. Sydney: MacLennan & Pett.

[6] Brukner P, Khan K. Clinical Sports Medicine (2nd edn). Sydney: McGraw-Hill, 2001: 189-194.

[7] Webster V. Trauma. Melbourne: RACGP Check Program 293, 1996: 3-14.

[8] McGirr J, McDonagh T. Management of acute poisoning. Current Therapeutics, 1995, 36(5): 51-59.

# 泌尿系统疾病　第 77 章

> 当人们临近共同目标时,从灵魂的主人变成膀胱的仆人,还有什么能比这更让人难过的呢?
>
> Anonymous 1938,Speculum

排尿障碍在临床中十分常见,每年的发病率约为 2%,包括尿痛、尿频、排尿困难或无力、压力性尿失禁和血尿等,这些症状在女性中的发生率是男性的 3 倍。其中,排尿困难和尿频是最常见的症状,发病率约为 1.4%,男女比例为 1∶5。

儿童和老年患者可能主诉尿失禁与压力相关。事实上,除了儿童性遗尿(第 82 章)外,排尿紊乱在儿童中是不常见的。

一、排尿困难和尿频

排尿困难或尿痛主要表现为尿道和耻骨弓上区不适,常提示下尿路(即尿道、膀胱或前列腺)黏膜炎症,当尿液流经该部位时会引起疼痛。尿频指患者单位时间内排尿次数增多,可能与习惯、焦虑相关,这通常是长期性的,且在压力和寒冷天气中表现更明显。上述情况下尿液分析结果是正常的。有时血尿和全身性疾病也伴随排尿困难和尿频。

排尿困难的诊断策略总结在表 77.1。

1. 重要资料与关注要点[1,2]

- 痛性尿淋沥是指由尿道痉挛引起的排尿困难和排尿疼痛。
- 泌尿生殖系炎症通常会引起尿急和轻度的尿潴留。
- 尿道炎产生的疼痛通常发生在排尿开始时。
- 膀胱炎产生的疼痛通常在排尿结束时出现。
- 膀胱感染(膀胱炎)的一个特征是耻骨上有不适感。
- 膀胱结肠瘘(如前列腺癌患者)会引起严重的排尿困难、气尿和尿液恶臭。
- 尿痛和尿频常见于 15~44 岁的女性。
- 性活跃的女性上述表现是普通人的 4 倍。
- 阴道炎是重要的病因之一。
- 萎缩性尿道炎常表现为排尿困难和排尿不适,是绝经后综合征的特征之一,考虑可能与下段尿道和膀胱的雌激素依赖有关。

表 77.1　排尿困难的诊断策略模型

问	可能的诊断	
答	尿路感染,尤其是膀胱炎(女性)	
	尿道炎	
	尿道综合征(女性)	
	阴道炎	
问	不能忽视的严重疾病	
答	肿瘤	
	・膀胱	
	・前列腺	
	・尿道	
	严重的感染	
	・淋病	
	・非特异性尿道炎(NSU)	
	・生殖器疱疹	
	活动性关节炎	
	结石(如膀胱结石)	
问	常被遗漏的疾病	
答	绝经后综合征	
	前列腺炎	
	下尿道异物	
	酸性尿液	
	急性发热性疾病	
	间质性膀胱炎	
	尿道肉阜/憩室	
	阴道脱垂	
	梗阻	
	・良性前列腺增生	
	・尿道狭窄	
	・包茎	
	・尿道外口狭窄	
问	七种假象	
答	抑郁症	√
	糖尿病	√
	药物	√
	贫血	—
	甲状腺疾病	—
	脊柱功能障碍	
	尿路感染	√
问	患者试图告诉我什么?	
答	可能是心理问题、焦虑、疑病症。	

- 不明原因的尿痛提示可能是衣原体尿道炎。
- 泌尿系感染和其他尿路疾患也可以是无症状的。

2. 真的是尿路感染吗？ 女性排尿困难大部分是由尿路感染引起的，然而阴道炎和绝经后萎缩性阴道炎也可以引起排尿困难（图77.1）。阴道炎是青年人群出现排尿困难最常见的病因，也是家庭医生接诊中遇到的排尿困难患者的相对常见的病因，大约占15%。而对于绝经后雌激素缺乏患者，其发生率为5%～10%，后者可通过局部或全身性补充雌激素缓解症状[3]。急性细菌性膀胱炎约占排尿困难原因的40%。

阴道炎患者的排尿困难通常表现为会阴部烧灼感，伴有排尿开始或结束时的不适感。如果怀疑阴道炎，应该做妇科检查，以检查外生殖器并取拭子标本。

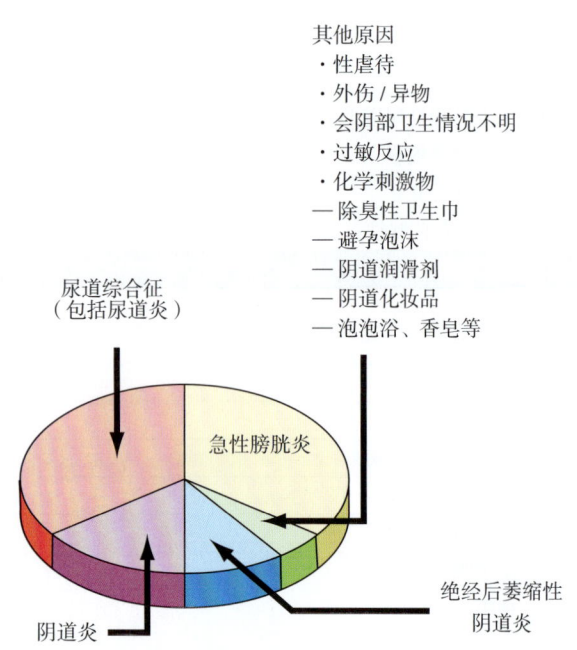

图 77.1 女性排尿困难的相关原因

3. 临床方法

（1）**病史** 明确排尿困难是来源于泌尿生殖器，还是属于不明原因的功能障碍（性心理障碍）是很重要的。年轻男性出现排尿障碍是十分罕见的，常提示性传播疾病。

关键问题
- 可以描述出不适感么？
- 尿液的颜色如何？
- 尿液有特殊的气味吗？
- 是否有泄精？
- 如果有，是否可以通过性交获得？
- 是否有性交痛或不舒服（女性）？
- 是否伴有发热、盗汗或畏寒？

（2）**体格检查** 一般的检查应该包括脉搏、体温和血压等基础参数。了解患者是否有潜在肾脏疾病，特别是出现梗阻性的体征时。

腹部触诊主要集中于腰部和耻骨弓上区域，还应警惕性传播疾病的可能，需进行女性的阴道检查和男性的直肠、生殖器检查。干燥萎缩的尿道口、尿道肉阜的尿道黏膜脱垂对于绝经后女性的排尿困难有重要的提示意义，这些却常常被忽略。

（3）**辅助检查**

① 常规的辅助检查
- 尿 pH 试纸测试。
- 尿液镜检和培养（留取中段尿标本，或者儿童耻骨弓上穿刺），对于可疑性传播感染患者还应进行初始尿和尿道分泌物检查和培养。

② 如果无法确认患者的主要病因，应依据初步检查结果进行更详细、更深入的检查。

二、血尿

血尿即尿液中带血，包括肉眼血尿和镜下血尿。许多疾病都可引起血尿，通过详细询问病史和体格检查可以确定血尿来源和选择进一步的检查，然而血尿常常提示患者可能患有严重疾病。

1. 重要资料与关注要点
- 肉眼血尿是指肉眼即可见的血尿。除了月经期女性，通常是病理性的。
- 少量的血液（1ml/1 000ml 尿液）即可以产生肉眼血尿。
- 当血尿需经显微镜或化学方法方能确定时，称为镜下血尿。
- 镜下血尿指在每毫升尿液中，红细胞＞8 000个（相差显微镜）或者红细胞＞2 000个（光学显微镜），其相当于在显微镜下偶尔发现红细胞。
- 慢跑者和运动员剧烈运动后也会出现一过性镜下血尿。
- 根据血尿的不同来源，镜下血尿（无症状性血尿）可以被划分为：

肾小球（肾实质）性血尿常见的原因是 IgA 肾病和膜性肾病[4]。

非肾小球（泌尿外科疾病）性血尿常见的原因是膀胱癌、良性前列腺增生和尿路结石。

- 肉眼血尿常来源于膀胱、尿道、前列腺和肾脏[5]。
- 70% 膀胱癌患者和 40% 肾癌患者可出现肉眼血尿[5]。
- 常见的引起血尿的泌尿系癌性病变部位依次是膀胱（70%）、肾脏（17%）、肾盂或输尿管（7%），以及前列腺（5%）[6]。
- 应监测患者基础血压、尿蛋白和血浆肌酐水平，排除肾脏损害。
- 所有肉眼血尿或反复镜下血尿的患者需进行详细的检查，包括上泌尿系统 X 线检查和下泌尿系统的造影检查来发现或排除病变。
- 常用的 X 线检查包括静脉尿路造影（肾盂造影），若患者有碘过敏史、严重哮喘或其他禁忌证，则可选择超声检查。

2. 临床方法
（1）病史

- 是否为真性血尿？通过详细询问相关泌尿系症状，我们能找到潜在病因的依据。通过尿液镜检能快速判断出尿液中是否带有血液，可排除溶血或食用某些红色食品使尿液变为红色的情况。
- 血尿出现在不同的排尿时段，提示有不同的意义，通常来说，起始段血尿提示着尿道或前列腺病变，而终末段血尿提示出血部位在膀胱。
- 需警惕性交引起尿道炎的可能。除非是大量血尿，否则这种情况不太可能引起贫血。大量血尿常常提示放射性膀胱炎。
- 血尿伴随疼痛常提示感染、结石或肾梗死，而无痛性血尿则与感染、外伤、肿瘤和肾囊肿相关。同时伴有腰痛，提示肾炎、肾癌或多囊肾。
- 应用某些药物可导致血尿，特别是抗凝药和环磷酰胺，应询问患者的饮食史。
- 需要注意的是，前列腺静脉较粗，位于膀胱颈处，男性患有继发性前列腺增生时，可能因为用力排尿导致前列腺静脉破裂，从而出现血尿。

血尿的诊断策略模型总结见表 77.2。

表 77.2　血尿的诊断策略模型

问	可能的诊断	
答	感染 • 膀胱炎 / 尿道膀胱三角炎（女性） • 尿道炎（男性） • 前列腺炎（男性）	
	结石——肾、尿道、膀胱	
问	不能忽视的严重疾病	
答	血管性疾病 • 肾梗死 • 肾静脉血栓 • 前列腺静脉曲张	
	肿瘤 • 肾肿瘤 • 尿路上皮肿瘤：膀胱、肾、肾盂、输尿管 • 前列腺癌	
	感染 • 感染性心内膜炎 • 肾结核 • 急性肾小球肾炎 • 黑尿热?	
	IgA 肾病	
	肾乳头坏死	
	其他肾疾病	
问	常被遗漏的疾病	
答	尿道黏膜脱垂 / 肉阜	
	假性血尿（如食用甜菜根、卟啉症）	
	良性前列腺增生症	
	创伤：钝器伤或锐器伤	
	异物	
	出血性疾病	
	运动	
	放射性膀胱炎	
	月经污染	
	罕见疾病 • 肾积水 • 过敏性紫癜 • 裂体吸虫病 • 多囊肾 • 肾囊肿 • 子宫内膜异位症（膀胱） • 系统性血管炎	
问	七种假象	
答	抑郁症	—
	糖尿病	—
	药物	√ 细胞毒性药物 抗凝药
	贫血	

	（续表）
甲状腺疾病	—
脊柱功能障碍	—
尿路感染	√
问 患者试图告诉我什么？	
答 考虑为假性血尿。	

（2）关键问题

- 是否有外伤史，如造成腰部、骨盆或生殖器部位损伤？
- 是起始段血尿，终末段血尿，还是全程血尿？
- 是否伴有全身其他部位的出血，如皮肤淤血或鼻出血？
- 是否曾经伴随腰痛或腹痛？
- 是否伴有排尿烧灼感及尿频？
- 是否伴有排尿困难？
- 在日常饮食中，是否食用大量甜菜、红棒棒糖或浆果？
- 血尿是否与性交有关？
- 最近是否有出国经历？
- 平日健康状况如何？
- 是否伴随其他症状？
- 是否进行过剧烈运动，如慢跑？
- 是否有肾脏疾病史？

（3）体格检查

- 常规的体检包括查看患者是否有出血倾向或贫血的体征，并记录患者体温、血压和脉搏（图77.2）。应进行心脏检查，排除心房颤动和感染性心内膜炎伴肾血栓。胸部检查有胸腔积液的患者提示可能有肾周或肾感染。

- 腹部检查需查看是否有肾肿大和脾大。左肾肿大和脾大常表现出不同的临床症状（表77.3）。左肾肿大提示可能是肾脏肿瘤、肾积水或多囊肾。脾大提示出血的可能。

- 耻骨弓上区触诊，查看是否存在膀胱胀痛或肿大。前列腺炎患者需进行直肠指检，观察是否有前列腺触痛、良性或恶性肿物。

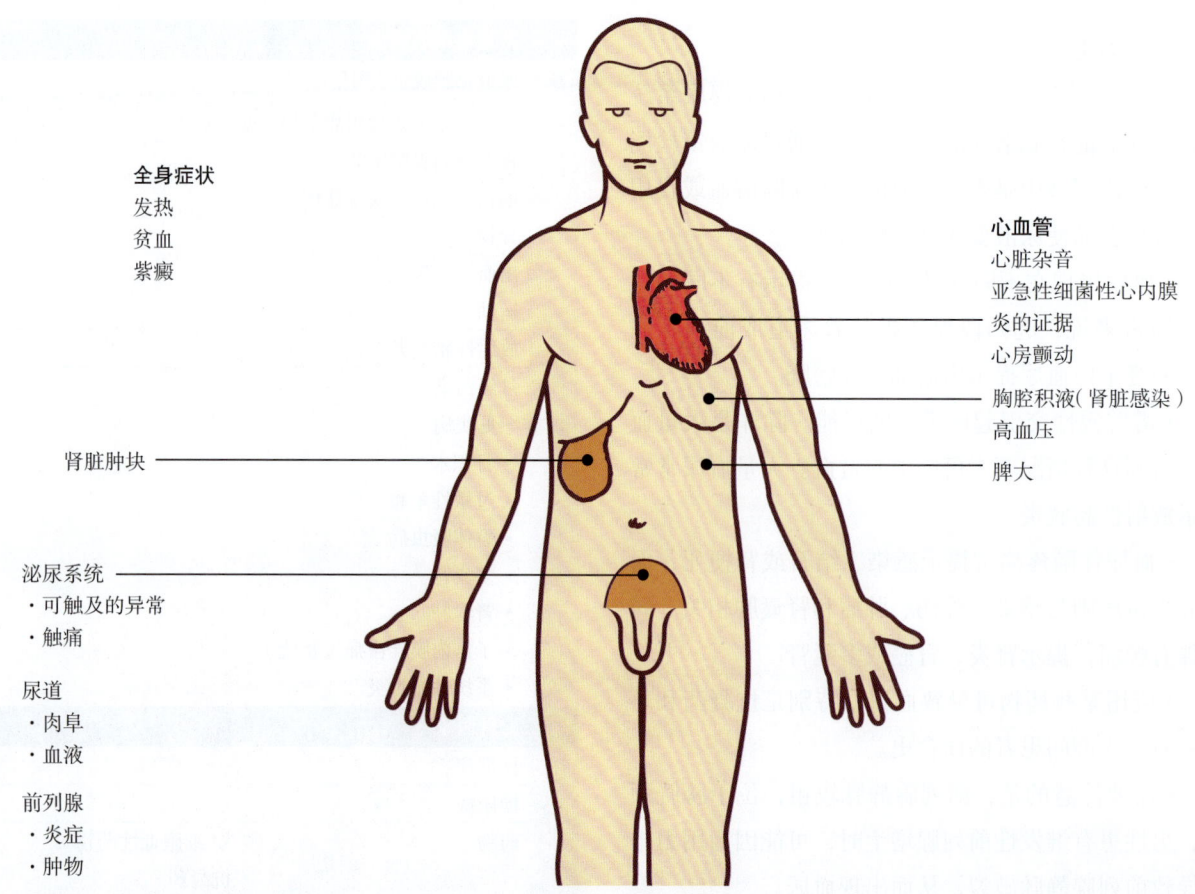

图 77.2　血尿患者体格检查要点

- 女性患者需警惕是否伴随盆腔肿块，尿道口的检查应排除尿道肉阜或尿道脱垂。

表77.3　腹部检查中脾和左肾的区别

	脾	左肾
触诊上边缘	不可触及	可触及
吸气时运动	内下方	下方
切迹	有	无
冲击触诊	不能触及	能触及
叩诊	浊音	鼓音（通常情况下）
摩擦音	可能有	不可能有

（4）辅助检查　首先要鉴别病因，可引起肾功能损伤的病因尤其要注意。

- 用试纸尿检如"尿血检查剂"及其衍生物——可受到摄入维生素 C 的影响。
- 尿液镜检
  — 真性血尿中红细胞。
  — 如发现红细胞管型，提示肾小球性血尿。
  — 变形（异形）的红细胞提示肾小球性血尿。
- 尿培养：早期的尿培养是必要的，阳性患者通常与感染有关，需尽早使用抗生素治疗。如果怀疑是泌尿系统结核，应采集 3 次晨尿进行明确有无结核杆菌。
- 尿液的细胞学检查：对膀胱和下尿道的恶性肿瘤诊断有重要意义，然而在肾癌患者通常是阴性的。
- 血液检验：筛查试验项目包括全血细胞计数、红细胞沉降率（ESR）和基础肾功能检查（尿素和肌酐）。如果怀疑肾小球肾炎，应行抗链球菌素 O 抗体滴度和血清补体水平的检测。
- 影像学——有提示意义的检查包括：
  — 静脉尿路造影（IVU）、静脉肾盂造影（IVP）是关键的检查。
  — 超声（对发现下尿道异常敏感度低）。
  — CT 扫描。
  — 肾血管造影。
  — 逆行性肾盂造影术。
- 直接成像技术：包括尿道镜、膀胱镜和输尿管镜检查术。对于所有血尿患者，不管其静脉尿路造影术是否发现异常，都建议使用膀胱镜检查。
- 肾活检：如果怀疑是肾小球疾病，尤其是尿镜检见异形红细胞时，可考虑进行肾活检。

3. **假性血尿**　假性血尿指由于色素引起的红色尿，颜色通常比红细胞引起的血尿更红。原因包括：
- 食物中的花青素（如甜菜根、浆果）。
- 红色糖果。
- 卟啉类化合物。
- 游离血红蛋白（如血红蛋白尿）。
- 肌红蛋白（红黑色）。
- 药物（如马洛芬、酚酞-碱性尿）。

4. **运动性血尿**　运动性血尿是指在剧烈运动后，大量的红细胞可透过毛细血管壁进入到尿中，常见于运动员，如游泳或划桨运动员，这些运动员做尿试纸试验结果常常呈阳性。通常认为是在运动过程中膀胱后壁反复撞击膀胱基底部造成的，但是对于一些规律性血尿尤其是尿液镜检发现异形红细胞的运动员，需排除肾小球疾病和其他可能的因素。

5. **人为血尿**　肉眼血尿是孟乔森综合征（Munchausen syndrome，求医癖）和伪装肾绞痛症状的哌替啶成瘾患者常用的策略。对于可疑患者，让合适的人监督患者排尿是明智的。

三、膀胱癌[7]

膀胱癌是第七类最常见的恶性肿瘤，约 90% 的膀胱癌为移形细胞癌，其他的类型包括鳞状细胞癌和腺癌。

1. **临床特点**
- 血尿。
- 尿路刺激症状：尿频、尿急、夜尿增多。
- 排尿困难。

2. **诊断**
- 尿细胞学检查：留取 3 份标本。
- 膀胱镜检查和标本活检。
- 上尿道成像：尿路造影（IVU）、超声，但 CT 下 IVU 检查是诊断的金标准。

3. **处理**

（1）一般处理
- 尽可能戒烟。
- 调整生活方式。
- 饮用大量纯净水（不含氯）。

（2）治疗取决于患者的分期和分级
- 原位癌：膀胱内卡介苗免疫法治疗 6 周并

定期复查，60%～75%原位癌患者症状得到缓解。

- 其他膀胱内使用的药物包括细胞毒性药物（如丝裂霉素 C）。
- 其他的治疗方法包括手术疗法，如肿瘤切除加膀胱内注射药物、膀胱切除（部分或全部）和放化疗综合治疗。

有必要对患者进行常规监护。

四、肾小球肾炎[8]

肾小球肾炎指累及肾小球的肾脏炎症，简单分为：

- 肾炎综合征：主要表现为水肿、高血压、血尿。
- 肾病综合征：主要表现为水肿、低蛋白血症、蛋白尿。
- 无症状性肾脏疾病。

1. 肾炎型肾病综合征的主要原因

- 最常见的病因是 IgA 肾病。
- 肾小球薄基底膜肾病（与遗传过敏性皮炎相关）。
- 链球菌感染后肾小球肾炎。
- 系统性血管炎。
- 其他。

2. IgA 肾病
该病在男性青年多表现为黏膜感染（通常为咽炎或上呼吸道感染、流行性感冒）后1～2天出现反复发作的血尿，且持续几天。少数患者不典型表现是偶然发现的镜下血尿或无明显诱因出现的慢性肾衰竭。

该病主要的病理改变是 IgA 抗体复合物在肾小球基底膜上沉积，它是一个动态发展的过程。目前尚无特殊的治疗方法，可酌情使用免疫抑制药。

3. 急性链球菌感染后肾小球肾炎
好发于儿童（>5岁），尤其是原住民，咽部感染 A 组 β-溶血性链球菌（GABHS）或发生皮肤脓疱疮后，易发此病。潜伏期为7～10天。

（1）临床特点

- 烦躁、昏睡、急病病容。
- 血尿：尿液变色（"可乐"尿）。
- 眼眶水肿（也可能是小腿、阴囊不肿）。
- 体重增加（水肿引起）。
- 尿量减少（少尿）。
- 高血压（可能的并发症）。

（2）一般过程

- 少尿，持续2天。
- 水肿和高血压，持续2～4天。
- 可自愈。
- 长期预后好。

（3）诊断

- A 组 β-溶血性链球菌抗原检测。
- 尿素、肌酐浓度、补体 C3 和 C4 水平、抗链球菌抗体滴度（ASOT）、抗脱氧核糖核酸酶 B。

（4）治疗

- 住院治疗。
- 绝对卧床休息。
- 维持水、电解质平衡。
- 每日监测体重。
- 使用青霉素控制感染（对于 A 组 β-溶血性链球菌感染者，合用维生素 E）。
- 控制液体的出入量。
- 低蛋白、高碳水化合物、低盐饮食。
- 必要时使用降压药和利尿药。

随访：监测血压和肾功能，常规尿液检查（患者的镜下血尿可能持续数年）。

诊断要点：当患者出现血尿、眶周水肿、少尿三大症状时（三联征），高度提示链球菌感染后的肾小球肾炎。

五、蛋白尿

蛋白尿是肾脏疾病一个重要和常见的病理特征，可以来源于肾小球、肾小管或下段尿道。然而，健康的人每天排泄的尿液中的蛋白含量一直在变化，因此需检测24小时尿蛋白量。当蛋白尿为良性时，它需要进一步检查排除相关疾病。蛋白尿的重要原因见表77.4。

1. 重要资料与关注要点

- 正常人24小时尿蛋白量通常小于100mg。
- 成年人24小时尿蛋白量超过150mg是不正常的。

表 77.4 蛋白尿的重要原因

短暂性的
被阴道分泌物污染
尿路感染
先兆子痫
以上均需排除，并进行进一步观察

肾脏疾病
肾小球肾炎
肾病综合征
先天性肾小管疾病，例如
• 多囊肾
• 肾发育不良
急性肾小管损伤
肾乳头坏死，例如
• 无痛性肾病
• 糖尿病性肾乳头坏死
溢出性蛋白尿，例如
• 多发性骨髓瘤
影响肾小球的全身性疾病
• 糖尿病
• 高血压
• 系统性红斑狼疮
• 恶性肿瘤
• 药物（例如青霉胺、氯金化钠）
• 淀粉样变
• 血管炎

非肾脏疾病
直立性蛋白尿
运动
情绪紧张
发热
受寒
手术后
急性内科疾病（如心力衰竭）

- 儿童或成人24小时尿蛋白量超过300mg为异常状况。
- 当24小时蛋白尿量小于1g时，常提示患有严重的潜在疾病。
- 如果是肾小球性蛋白尿，常伴有血尿或红细胞管型。
- 当24小时尿蛋白量超过>300mg时，常规试纸才能检测出来，因而具有一定的局限性。
- 对于糖尿病患者，微量白蛋白尿是糖尿病肾病早期的预测指标，也是早期进行血压治疗的指标。

- 蛋白尿的相关概念
— 蛋白尿：>150~300mg/d。
— 微量白蛋白尿：30~300mg/d。
— 大量白蛋白：>300mg/d。

如果反复试纸检测均提示为蛋白尿，需进一步检测24小时白蛋白排泄量或白蛋白肌酐比值（ACR）。若以上检查结果明显异常，需转诊行进一步检查。基础检查是尿微量蛋白定量检测及肾功能（EGFR）的评估。超过90%的肾性蛋白尿（>3g/24h）由各种不同病理类型的肾小球肾炎引起[8]。应排除阴道分泌物污染或来源于下尿路的可能。

2. 直立性蛋白尿 直立性蛋白尿是生理性或功能性蛋白尿的一种，是指在直立位或腰部前凸位时出现的蛋白尿，卧位后消失。常见于青春期，其发病率为5%~10%[6]。大多数情况下无临床意义，可自行消失，不会进展为肾脏疾病。然而，对于少部分患者，蛋白尿可能提示有严重的肾脏疾病。

3. 糖尿病性微量白蛋白尿 蛋白尿是提示糖尿病性肾病的敏感指标，所以，定期检测糖尿病患者尿微量白蛋白被认为是筛查糖尿病肾病和糖尿病其他可能的并发症的重要手段。目前可使用试纸检测尿微量白蛋白，亦可结合放射免疫测定技术。在持续微量白蛋白尿期，使用血管紧张素转换酶抑制药（ACEI）可减缓糖尿病肾病的发展。诊断金标准是24小时尿蛋白定量检测。

4. 蛋白尿的预后 蛋白尿是肾脏疾病中常见的病理征象，大量蛋白尿是指尿液中蛋白含量超过3g/24h，可能伴有严重的并发症，例如水肿、血管内血容量不足、静脉血栓栓塞症、高脂血症和营养不良等。

微小病变性肾小球肾炎是儿童综合征的最常见原因，在成人肾病综合征的病因中占30%。这个类型是激素敏感型。

六、肾病综合征[8, 9]

当患者伴有蛋白尿、全身水肿和蜡样苍白面容时，高度提示肾病综合征（三联征）。

1. 临床特点

- 尿蛋白定量>3g/24h（或尿蛋白定性+++~++++）。

- 眼睑和面部水肿。
- 全身水肿。
- 低白蛋白血症，<25g/L。
- 高胆固醇血症，>4.5mmol/L。
- 蜡样苍白面容。
- 血压正常。
- 呼吸困难。
- 泡沫尿。
- 易患脓毒血症，引起严重的并发症，如腹膜炎、肾盂肾炎、血栓栓塞。

2. 病因

- 约占 1/3 ——全身性疾病肾损害（例如糖尿病肾病）。
- 约占 2/3
 —原发性肾病综合征（肾活检）。
 —微小病变性肾小球肾炎（最常见）。
 —局灶性肾小球硬化。
 —膜性肾病。
 —膜增生性肾小球肾炎。

3. 治疗

- 转诊给肾内科医生或会诊。
- 卧床休息。
- 饮食：限制饮水量、高蛋白、低盐饮食。
- 使用利尿药。
- 激素治疗：泼尼松龙。
- 抗感染：青霉素 V。
- 阿司匹林。

七、尿失禁

1. 相关术语定义

- 功能性尿失禁：继发于泌尿系统以外的因素引起的尿失禁。
- 夜间遗尿症（或尿床）：睡眠时尿液不自主地流出。
- 膀胱过度活动症（逼尿肌不稳定）：引起急迫性尿失禁最常见的原因，即膀胱感觉过敏和不稳定。其特征在于，无意识地膀胱收缩而发生尿失禁。
- 充溢性尿失禁：尿液不断地自尿道中滴出，这类患者的膀胱呈膨胀状态。
- 压力性尿失禁：当腹压突然增加时，如咳嗽、打喷嚏、用力或举重物时，即有尿液不自主地从尿道流出。
- 急迫性尿失禁：不自主地急迫地想排尿。
- 遗尿：在白天或夜间不自主排尿。
- 排尿障碍：包括排尿困难、膀胱逼尿肌无力和溢出性尿失禁。

尿失禁的类型和原因概括见表 77.5。

表 77.5　尿失禁的类型及其潜在病因

尿失禁的类型	潜在病因
单纯性压力性尿失禁（咳嗽/打喷嚏）	括约肌功能障碍
急迫性尿失禁 笑性尿失禁 压力和急迫性尿失禁 复杂应力性尿失禁（运动时）	不稳定膀胱或括约肌薄弱
充溢性尿失禁	括约肌功能不全、不稳定膀胱或尿溢出
连续性尿液溢出	瘘管、输尿管异位、尿道扩张
反射性尿失禁	神经源性膀胱

2. 排尿的基本条件

- 完整的中枢和外周神经功能。
- 泌尿系统结构完整。
- 膀胱顺应性正常。
- 尿道括约肌功能正常。
- 有效的膀胱排空。

3. 女性尿失禁

在澳大利亚，至少 37% 女性曾经受尿失禁的困扰，最常见的病因是盆底肌肉收缩无力。准确评估下尿路的储尿和排空功能是有效治疗的关键。盆底肌肉无力是最常见的促发因素。

4. 评估

尿失禁患者的基本评估包括详细的病史和实验室检查、排除感染并绘制排尿图表，使用"严重程度指数调查问卷"进行评估非常有益。多种药物对泌尿系统功能可能会产生不利的影响（表 77.6）。需通过相关检查排除可疑的膀胱或肾脏疾病，这些检查包括膀胱测压、尿流率测定、膀胱镜检查、排尿式膀胱造影照片、静脉尿路造影及尿残留量测定（>100ml 为异常）。

尿失禁的病因（帮助记忆的方法）[10, 11]

D 谵妄
I 尿路感染
A 萎缩性尿道炎
P 药物（如利尿药）
P 心理（如极度悲痛）
E 内分泌（如高钙血症）
E 环境（如陌生环境）
R 行动受限
S 便秘
S 括约肌损伤或无力

表 77.6 可能引起或加重尿失禁的药物

降压药/血管扩张药→压力性尿失禁
- 血管紧张素转化酶抑制药（ACEI）
- 酚苄明
- 哌唑嗪
- 拉贝洛尔

膀胱松弛→充溢性尿失禁
- 抗胆碱能药物
- 三环类抗抑郁药

膀胱刺激→急迫性尿失禁
- 胆碱能药物
- 咖啡因

镇静药→急迫性尿失禁
- 抗抑郁药
- 抗组胺药
- 抗精神病药
- 催眠药
- 镇静药

其他→急迫性尿失禁
- 酒精
- 袢利尿药（如呋塞米）及其他利尿药
- 锂盐

严重程度指数的调查问卷

- 你多久经历1次尿失禁？
  0= 从不
  1= 1个月少于1次
  2= 1个月1次或几次
  3= 1周1次或几次
  4= 每天或每晚都有
- 每次尿失禁的量如何？
  1= 很少
  2= 很多
  总得分 = 第一问得分乘以第二问得分
  （0分=无，1~2分=轻度，3~4分=中度，6~8分=重度）

5. 管理

① 排除尿路感染或药物因素。

② 是否为压力性尿失禁？

- 主要症状：咳嗽、跳动等情况时不自主地排尿。
- 患者膀胱充盈时，取站立位，嘱患者咳嗽，可见尿道口尿液流出。

治疗：

- 盆底肌肉无力患者——加强盆底肌肉练习。
- 肥胖患者——减轻体重。
- 绝经妇女——激素替代疗法/阴道内涂拭雌激素乳剂。
- 慢性咳嗽患者——肺部理疗。
- 通过尿动力学检查确诊为压力性尿失禁（GSI），且病因为尿道括约肌无力者，可考虑手术治疗（例如尿道悬挂于耻骨弓上优于阴道壁修补）。

③ 是否为急迫性尿失禁？

- 急迫症状尤为突出。
- 无残余尿。

治疗：

- 伴有神经系统体征患者→请神经病学专家会诊或转诊。
- 异常的排尿方式（如多次无效的排尿）→反复膀胱训练。

④ 是否为排尿功能障碍？

- 排尿困难的症状（如尿频、尿急、夜尿、尿淋漓）。
- 大量残余尿。

治疗：

- 伴有神经系统体征患者→请神经病学专家会诊或转诊。
- 妇科病因（如盆腔包块）→请妇科医生会诊或转诊。
- 若为膀胱收缩无力患者→抗胆碱能药物治疗。
- 膀胱内注射治疗。
— 奥昔布宁。
— 肉毒杆菌毒素。
— 其他，如辣椒素。
- 必要时可导尿。

6. 抗胆碱能药物[12] 适用于不稳定膀胱和排尿

功能障碍患者。

- 溴丙胺太林 15mg，口服，每日 2~3 次。
- 奥昔布宁 2.5~5mg，口服，每日 2~3 次。
- 托特罗定 2mg，口服，每日 2 次。
- 丙咪嗪 10~75mg，口服，夜间服用。

注：亦可通过神经调节（如调节骶神经）达到治疗目的。

7. 盆底肌肉锻炼

- 大部分尿失禁患者治疗的重点，尤其是压力性尿失禁患者（如紧缩肛门及阴道运动，每日 40 次）。
- 75% 患者改善，25% 患者治愈。
- 年轻女性膀胱压力性尿失禁患者的最佳治疗方法。
- 训练与监测至少 3 个月（物理治疗师或尿失禁护士顾问）。

基本方法：

- 嘱患者收缩盆底肌肉，想象自己停止排尿（或控制腹泻）和保持"挤压"，每次 10 下，每天不断重复。
- 膀胱训练：每当要排尿时，嘱患者延迟排尿 10~15 分钟[9]。

八、膀胱功能障碍（女性夜间发作）

尿道综合征的女性患者常于夜间醒来，伴有强烈的尿意，尿量却很少。

- 可嘱患者通过平衡上背部，抬起骨盆并屈曲膝盖来进行骨盆倾斜锻炼，并保持 30 秒。
- 向内挤压盆底（如阻止排尿或排便一样）。
- 多次重复上述动作。

九、子宫阴道脱垂[14]

子宫脱垂很常见，约 50% 经产妇都受到子宫脱垂的困扰。主要表现为患者自觉阴道下坠，感觉有东西要掉下来，不同的子宫脱垂类型伴随不同的临床表现，如排尿困难、压力性尿失禁、大便失禁、里急后重感和复发性膀胱炎等。常伴有腰酸，卧床休息后可缓解。

1. 子宫阴道脱垂的分类　见图 77.3。

- 膀胱膨出——膀胱降入阴道。
- 尿道膨出——尿道壁膨出到阴道。
- 直肠前突——直肠膨出至阴道内。
- 肠疝——小肠环突起至阴道壁（通常是后壁）。
- 子宫——子宫和子宫颈下降向阴道口移位：
  Ⅰ度——子宫下移，子宫颈尚在阴道口内。
  Ⅱ度——宫颈已露出阴道口，而子宫底只部分脱出。
  Ⅲ度——子宫底完全脱出阴道口。

2. 体格检查　
女性在检查时最好取左侧卧位，用阴道窥器观察，并嘱患者咳嗽或屏气（多次），观察阴道侧壁和子宫颈下降前后的情况。

3. 处理　
无症状性子宫脱垂无需特别治疗，但需对患者进行安慰和教育，包括骨盆底肌肉锻炼和调节生活方式，如充足的营养、维持正常体重、戒烟和运动等。可以考虑转诊给理疗师进行系统的物理康复治疗。

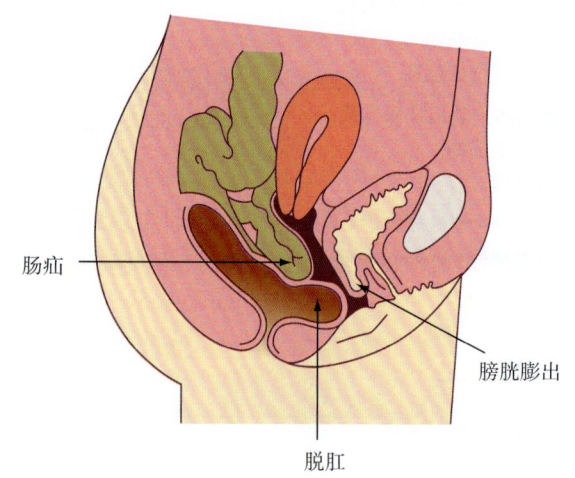

图 77.3　子宫阴道脱垂

4. 预防　
提倡最适当的产科预防措施，尤其是产后锻炼、终身盆底锻炼、维持理想的体重、保持膀胱和肠道的正常功能等。

5. 环形子宫托治疗　
子宫托适用于麻醉风险较大患者、不能耐受手术或不愿手术的患者、年轻或有生育需求的育龄女性。每位患者需定制合适个人尺寸的子宫托，外用雌激素会提高舒适度，子宫托需定期清洁或每 4~6 个月更换 1 次。

6. 手术治疗　
对于伴有尿失禁和反复发生尿路感染的患者，妇科医生可选择适当的手术方式治疗。盆底重建手术的原则如下：

- 恢复骨盆正常的解剖结构。

- 恢复和保持排尿和（或）排便通畅。
- 维护性交功能。
- 处理原有的盆腔病变。

手术方式包括手术修补盆腔薄弱部位（经阴道或腹腔、腹腔镜）、阴道/阴道壁悬吊术、经宫腔镜行子宫切除术（经阴道或腹部）。

参考文献

[1] Cormack J, Marinker M, Morrell D. Practice. A Handbook of Primary Medical Care. London: Kluwer-Harrap Handbooks,1980, 51: 1-10.

[2] Kincaid-Smith P, Larkins R, Whelan G. Problems in Clinical Medicine. Sydney: MacLennan & Petty, 1990: 105-108.

[3] Sloane PD, Slatt PD, Baker RM. Essentials of Family Medicine. Baltimore: Williams & Wilkins, 1988: 169-174.

[4] Mathew T. Microscopic haematuria: how to treat. Australian Doctor, 2007: 27-34.

[5] Walsh D. Symptom Control. Boston: Blackwell Scientific Publications, 1989: 229-233.

[6] George C. Haematuria and proteinuria: how to treat. Australian Doctor, 1991: I-VIII.

[7] Gray S, Frydenberg M. Bladder cancer: how to treat. Australian Doctor, 2008: 29-36.

[8] Faull R. Glomerulonephritis: how to treat. Australian Doctor, 2002: I-VIII.

[9] Thomson N. Managing the patient with proteinuria. Current Therapeutics, 1996, 9: 7-28.

[10] Jayasuriya P. Urinary incontinence: how to treat. Australian Doctor, 2001: I-VIII.

[11] Whishaw DMK. Urinary incontinence in the frail female: how to treat. Australian Doctor, 2008: 29-36.

[12] Haylen B. Advances in incontinence treatment. Australian Doctor, 1999: 66-70.

[13] Benness C. Uterovaginal prolapse. Medical Observer, 2005: 29-31.

[14] Benness C. Female urinary incontinence. Medical Observer, 2004: 31-33.

第 78 章　视觉障碍

> 所有白内障患者或多或少都能看到光，而黑内障、青光眼患者都无法感知到光，通过这个特点我们可以将其和黑内障、青光眼区分开来。后两者的患者则主诉完全无光感。
>
> Paul of Aegina（615—690）

导致视觉障碍最常见的原因是屈光障碍，其次，还有很多导致视觉障碍的因素，包括突发性失明，需要有效的治疗措施。事实上，除了偏头痛以外，所有的突发性视觉丧失都需要紧急处理。

"白眼"或非炎症性眼病是不同于红眼及炎症性眼病的另一个临床问题[1]。"白眼"通常表现为无痛但伴有视觉障碍的症状，绝大部分患者会因此而失明。

一、失明的评判标准和驾驶的视力要求

世界各国界定标准略有差异。世界卫生组织定义失明为"最佳矫正视力低于 3/60"，而在澳大利亚盲人养老金的认证标准是"双边矫正视力小于 6/60 或有显著视野缺损"（如患者拥有 6/6 的视野，但因慢性开角型青光眼而严重受限）。同时，对于驾驶者最低视力标准为 6/12（斯内伦系统）。

二、重要资料与关注要点

- 世界范围内，沙眼是导致失明最常见的原因。
- 在西方国家，导致视觉障碍最常见的原因是老年性白内障、青光眼、老年性黄斑变性、创伤和糖尿病视网膜病变[2]。
- 导致突然视力丧失最常见的原因是瞬间视网膜动脉阻塞（一过性黑矇）和偏头痛[3]。
- "指示灯闪烁"是指在视网膜上造成的牵引，提示存在紧急情况；最常见的原因是玻璃体视网膜牵拉。
- 视野中出现漂浮物或"斑点"提示玻璃体着色：原因包括玻璃体出血、玻璃体后脱离。
- 急性发作的飞蚊症最常见的原因是玻璃体后脱离，随着年龄的增长尤为明显。
- 视网膜脱落主要发生于近视人群。
- 疑似黄斑异常者，看小或直线物体呈弯曲状或变形。

三、临床方法

1. **病史**　应当仔细记录视力丧失的开始、发展、持续时间、矫正及程度。由于长期的视觉障碍（尤其是单只眼睛）很可能仅为患者自己所察觉，所以准确的病史描述是非常重要的。因此，患者必须回答两个问题：

- 丧失视力的是单眼还是双眼？
- 失明是急行起病还是渐进性的？

区别中心型和周围型视力丧失十分重要。中央型视力丧失表现为视敏度受损，提示视网膜成像缺损（在眼屈光介质通过时折射错误或传导异常）、黄斑或视神经功能障碍。周围型视野缺损表现更加复杂，特别是起病及进展过程中，常提示黄斑外视网膜疾病或视觉通路缺陷。

黄斑变性型中心视野缺损与脑血管意外（CVA）偏盲的鉴别非常重要。

用药史非常重要（表 78.1），尤其是抗结核药物如乙胺丁醇与奎宁/氯喹，这些药物具有视毒性。与家族史相关的主要是糖尿病、偏头痛、Leber 遗传性视神经萎缩、泰-萨克斯病和色素性视网膜炎。

（1）特定临床症状提示的疾病

- 飞蚊症→正常老化（尤其是年龄 > 55 岁者），伴有玻璃体后脱落或出血、脉络膜炎的可能。
- 闪光感→正常老化与玻璃体后部脱落，或视网膜牵拉（视网膜脱落？）。
- 彩色光环围绕着灯→青光眼、白内障。
- 锯齿线→偏头痛。
- 在夜间或光线昏暗时视力更差→色素性视网膜炎、癔症、梅毒性视网膜炎。

表 78.1 药物相关性视力障碍

疾病	药物
角膜混浊	胺碘酮
	羟氯喹
	氯丙嗪
	维生素 D
	吲哚美辛
	氯丙嗪
	氯磺丙脲
急性闭角型青光眼	扩瞳药
	三环类抗抑郁药
	抗组胺药
屈光改变	噻嗪类利尿药
晶状体混浊	糖皮质激素
	吩噻嗪类
视网膜病变	羟氯喹
	氯喹
	硫利达嗪（其他少见的吩噻嗪类）
	他莫昔芬
视盘水肿（继发于良性颅内压升高）	口服避孕药
	糖皮质激素
	四环素
	萘啶酸
	维生素 A
视神经病变	乙醇
	烟草
	乙胺丁醇
	双硫仑

- 头痛→颞动脉炎、偏头痛、良性颅内压升高。
- 中央盲点→黄斑病变、视神经炎。
- 眼睛运动时疼痛→球后视神经炎。
- 失真、视物变小症（小）、视物变大症（大）→黄斑变性。
- 视野缺损

— 中央型缺损——黄斑病变。

— 全缺损——动脉阻塞。

— 周围型缺损。

值得注意的是，如果某个患者反复撞到人及物体某个特定的侧面（包括交通事故），应高度怀疑双颞侧或同向偏盲。

（2）需排除或考虑的疾病

- 糖尿病。
- 巨细胞（颞）动脉炎。
- 垂体功能减退（垂体腺瘤）。
- 脑动脉缺血/颈动脉狭窄（栓塞）。
- 多发性硬化。
- 心脏病（如心律失常、亚急性菌性心内膜炎栓塞）。
- 贫血（严重时可引起视网膜出血和渗出物）。
- 马方综合征（晶状体半脱位）。
- 恶性肿瘤（眼部恶性肿瘤最常见的原因是脉络膜黑色素瘤）。

2. **体格检查** 检查原则同样适用于红眼。应包括下述几项：

- 视敏度（Snellen 视力表）——采用针孔试验。
- 瞳孔反应，测试光传入（感觉）反应。
- 视野对诊法（用一个红色的大头针）。
- 色觉。
- Amsler 方格（或方格纸）。
- 眼底检查（用检眼镜）时需扩瞳，注意：

— 红光反射。

— 视网膜、黄斑和视神经的外观。

- 测量眼压。

（1）**一般检查** 应注意患者一般特征及神经系统、内分泌系统、心血管系统是否有异常。

（2）**视野检查** 各种视野缺陷的描述见图 78.1。

3. **辅助检查** 根据临床检查可选用以下检查以明确诊断。

- 血液检查

— 全血检查（贫血、铅中毒、白血病？）。

— 红细胞沉降率（颞动脉炎？）。

— 血糖（糖尿病？）。

- 颞动脉活检（颞动脉炎？）。
- CT/MRI（脑血管意外、视神经病变、占位性病变？）。
- 标准的视野检查及 Bjerrum 筛查。
- 荧光血管造影（视网膜血管阻塞、糖尿病视网膜病变？）。
- 视觉诱发电位（脱髓鞘疾病？）。
- 颈动脉多普勒超声。

四、儿童视觉障碍

引起小儿视力下降或失明的原因甚多。引起小儿失明的疾病按其发病率顺序大致为皮质盲、视神经萎

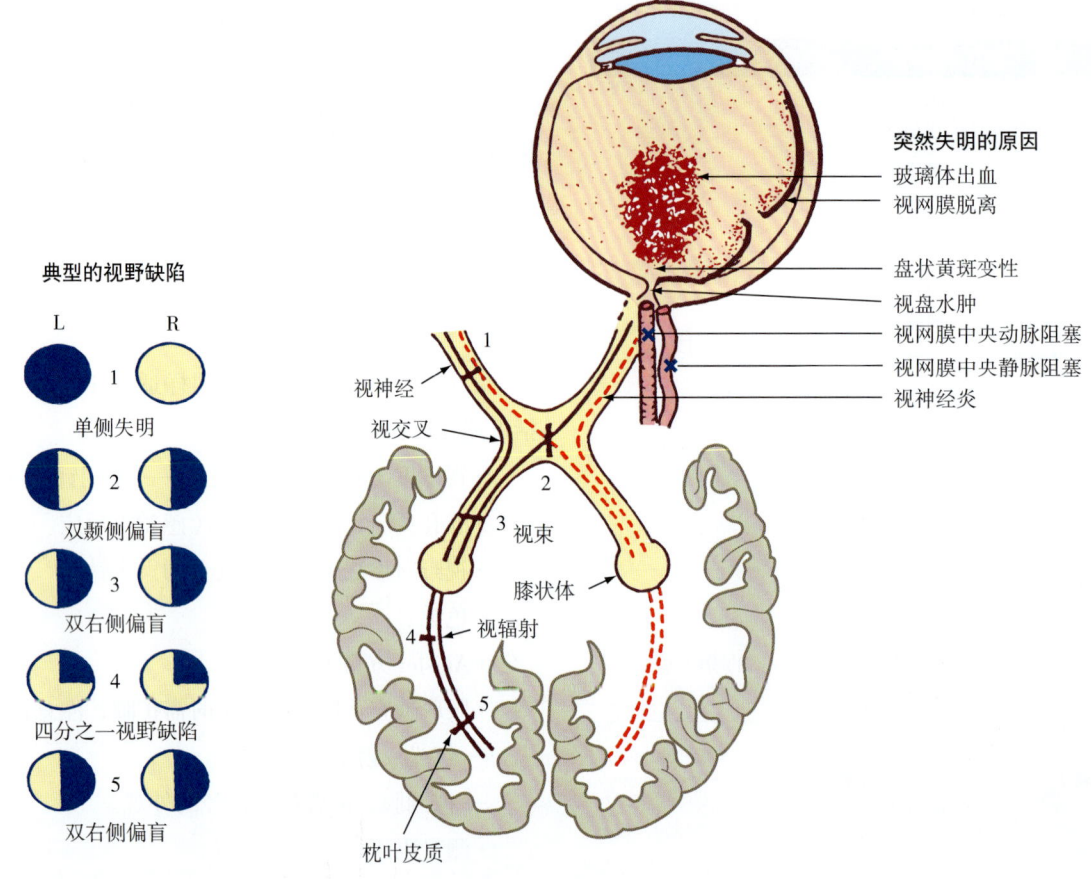

图 78.1　无痛性突然视力丧失（右侧）的重要原因和典型视野缺失（左侧）的重要原因

缩、脉络膜视网膜变性、白内障和早产儿视网膜病变。失明的病因中约一半为遗传因素，而第三世界国家以营养及感染为主要因素，约3%的孩子至少一只眼睛无法发挥正常的视力[4]。应对所有婴儿在出生时和出生后6周进行眼部检查。

1. 弱视　弱视是指因儿童早期发生视觉异常所致的一种视力下降。这是中年以前人群单侧视力减弱的主要原因，并常常影响出生后头几个月及以后数年的发育。

（1）常见原因

- 斜视。
- 大屈光缺陷，尤其是远视。
- 先天性白内障。

（2）治疗原则[5]

- 大多数情况下是可以治疗的。
- 早期诊断和治疗是恢复视力的根本。
- 尽早评估孩子的视觉系统。
- 为了让儿童能够利用弱视眼，将视觉好的眼睛罩上。
- 排除矫正因素，如斜视。
- 任何屈光不正，可通过配戴眼镜矫正。

2. 儿童视觉障碍的注意事项

（1）转诊　婴儿出现以下任何情况请转诊：

- 眼球震颤。
- 眼球不能固定或不能跟随物体运动。
- 畏光。
- 混浊（用检眼镜观察，设置为+3，距婴儿的眼睛30cm检查）。
- 发育延迟。

（2）斜视

- 恒定型和交替型是斜视中两种严重的类型，需要早期治疗。瞬态斜视和隐性斜视（发生于压力情况下如疲劳）通常是没有问题的。
- 请务必参阅儿童斜视（斜视），首次发现需排除眼部病变，如视网膜母细胞瘤、先天性白内障和青光眼，这都需要紧急手术。
- 有斜视（即使眼部检查是正常的）的儿童需要接受专业的治疗，因为斜视会转变为弱视（如果到7

岁时还没有恢复功能，视力减退的眼睛因废用会逐渐引起"失明"）。年龄越小，弱视越容易被矫正。如果首次发现时间晚于入学年龄，病情将不可逆转。手术矫正斜视的最佳时机为 1～2 岁（参见第 88 章相关内容）。

（3）**白内障** 对儿童疑似有白内障者必须立即重视，这个问题很严重，因为视力发育将会长期受损（弱视）。白内障是通过观察红光反射进行诊断，这应该作为儿童体检的常规检查。引起白内障最常见的原因是遗传病和风疹，但大部分原因尚未清楚。仍需要考虑罕见的原因如半乳糖血症。

（4）**屈光不正** 屈光不正一侧眼睛更严重的情况下，可导致弱视。检测屈光不正是筛查弱视的一个重要指标。

（5）**视网膜母细胞瘤** 视网膜母细胞瘤较为罕见，是儿童最常见的眼内肿瘤。有白色瞳孔表现的儿童都必须排除该病。这些孩子还有所谓的"猫眼反射"。30% 的患者为双亲常染色体显性遗传所致。

五、老年人视觉障碍

视觉障碍的患者大部分是老年人，他们的视觉障碍影响他们对环境的感知能力和有效沟通的能力。典型的疾病有白内障、血管疾病、黄斑变性、慢性单纯性青光眼和视网膜脱离。视网膜脱离和糖尿病视网膜病变可以发生在任何年龄，虽然它们的发病更可能随着年龄的增长而增加。在各种导致老年人视力下降的疾病中，黄斑变性是最常见的。对于患有白内障的老年人，是否决定手术取决于患者的视力和应对日常生活的能力。双眼视力为 6/18 或更糟的患者通常会从白内障摘除术中受益。但有些患者可以借助好的广角（上面和后面）阅读灯应对这种级别的视觉障碍[6]。

中老年人突然视力丧失往往提示颞动脉炎或血管栓塞，因此应该仔细检查排除此问题。

六、飞蚊症和闪光

玻璃体凝胶的减少和萎缩是正常老化过程中的一部分，它牵拉视网膜（视杆和视锥），引起闪光。当凝胶从视网膜中分离，可看到漂浮物（表现为点、斑或蜘蛛网）。飞蚊症常见于老年人、近视或眼部手术（如白内障摘除术）者。如果飞蚊症症状保持不变，有一点值得关注，即视网膜脱离。应对新出现的闪光或漂浮物引起重视。

七、屈光不正

视物模糊往往由屈光不正所致。

正常眼睛的光线从无穷远通过角膜聚焦于视网膜（约眼 2/3 的屈光力）和晶状体（1/3）。因此，角膜在折射过程中非常重要，角膜异常如圆锥角膜易引起严重屈光不正。

视近物时需要良好的调节功能，其调节过程依赖于睫状肌与晶状体的弹性，睫状肌与晶状体弹性通常易受老化影响，因此，年龄超过 45 岁的人对看近物逐渐感到困难（老视）。

重要的临床特征是，仅存在屈光不正者使用简单的"小孔试验"通常会改善视物模糊或屈光不正。

1. **近视** 近视通常发生于青少年。高度近视者可发生视网膜脱离或黄斑变性。

治疗
- 佩戴用凹透镜做的眼镜。
- 佩戴隐形眼镜。
- 考虑放射状角膜切开或准分子激光手术。

2. **远视** 远视易发生于闭角型青光眼患者。在幼儿期可能主要与斜视有关，眼镜矫正可以好转，其引起的阅读困难可通过眼睛的调节力克服，通常情况下，远视患者需要戴老花镜约 30 年。

3. **老视** 有必要对超过 40 岁的眼调节能力下降的患者行近距离矫正。

4. **散光** 由于散光致使角膜失去良好的曲率，因此有必要使矫正透镜更弯曲。如果未矫正，将导致眼源性头痛。圆锥形角膜是导致散光的原因之一。

5. **小孔试验** 小孔可缩小视网膜上的散光圈，如同一个万能校正透镜。如果视力不能正常通过有 1mm 小孔的卡片，则视觉障碍就不仅仅是屈光不正所致的。小孔试验实际上可能有助于改善白内障患者的视力。遇此情况，必须进行进一步的检查。

八、白内障

术语"白内障"描述的是晶状体混浊。其症状取决于混浊的程度及部位。白内障导致视力及直接瞳孔对光反射逐渐丧失。

白内障发病率随着年龄增大而增加：65% 发生于 50～59 岁年龄之间，所有 80 岁以上的人都有白内障。白内障的重要致病因素见表 78.2，进展性视力丧失的原因见表 78.3。

表 78.2　白内障的致病因素

衰老
糖尿病
激素（局部使用或口服）
辐射：长时间暴露在紫外线下
病毒导致的先天性白内障
创伤
葡萄膜炎
营养不良性肌强直
半乳糖血症

表 78.3　进展性视力丧失的原因

玻璃体	慢性青光眼
	老年性白内障
视网膜	黄斑变性
	视网膜疾病
	・糖尿病视网膜病变
	・色素性视网膜炎
	・脉络膜视网膜炎
视神经	视神经病变
	视神经压迫（如：动脉瘤、视神经胶质细胞瘤）
	对视神经的毒性损害
视交叉	交叉压迫：垂体腺瘤、颅咽管瘤等
枕叶皮质	肿瘤
	退行性病变

注意：单侧原因（如白内障、屈光不正、葡萄膜炎、青光眼、进展性视神经萎缩和肿瘤）会影响对侧眼。

1. **典型症状**
- 阅读困难。
- 难以识别面孔。
- 驾驶困难，尤其是夜间。
- 电视观看困难。
- 看亮光的能力降低。
- 可在光源周围看到晕轮。

视物变形症各种类型的图解见于图 78.2。

2. **体格检查**
- 视力下降（有时可用针孔改善）。
- 眼底检查红光反射减少。
- 晶状体外观改变。

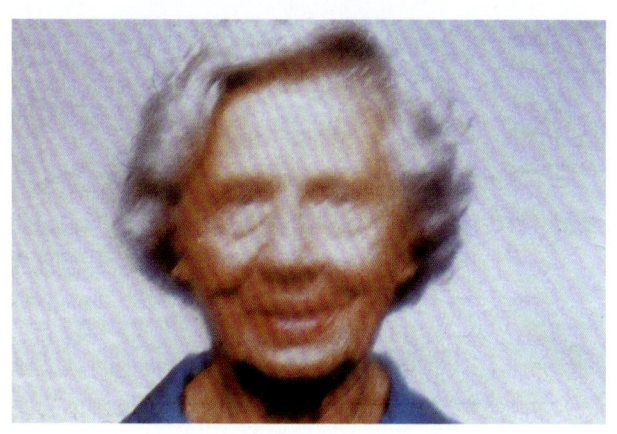

图 78.2　视物模糊：一个白内障患者看到的人的形象

3. **红光反射和检眼镜检查**　"红光反射"是一种眼底反射，是通过一个带 0 度透镜的检眼镜从距离 60cm（2in）的地方对眼睛进行观察。如果扩大瞳孔这种反射就很容易观察到。开始先用 15～20 度的透镜，逐渐减少度数，当改为正 12 度时，可看到晶状体混浊代替了红反射，当白内障非常严重时，则看起来会完全昏暗不清。图 78.3 详解了安装、调整检眼镜以检查眼内结构。

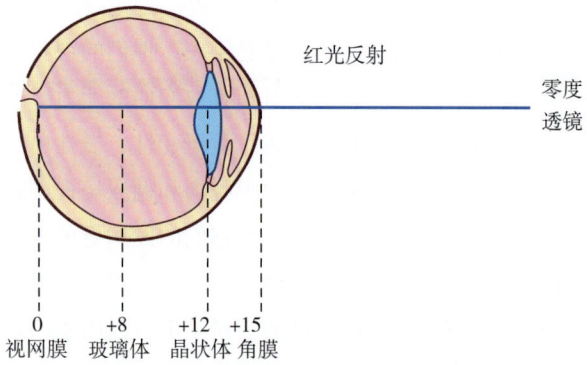

图 78.3　安装、调整检眼镜以检查眼内结构

4. **治疗**　对无法耐受的患者建议手术摘除。白内障摘除术的禁忌证包括眼内炎症和严重的糖尿病视网膜病变。对已形成的白内障尚无有效的药物治疗手段。去除患白内障的晶体还需用光学矫正以恢复视力，而这通常需要植入人工晶体。视力完全恢复需 2～3 个月。并发症并不常见，但很多患者可能需要 YAG 激光器行晶状体囊切除术以清除移植人工晶状体后又形成的浑浊。

5. **术后建议**
- 数周内避免弯腰。
- 避免剧烈运动。

- 可给予下述滴剂
— 激素（减少炎症）。
— 抗生素（避免感染）。
— 扩张器（防止粘连）。

6. 预防　戴太阳镜，特别是那些周围有封皮能滤过紫外线的眼镜，可起到保护的作用，防止白内障的形成。

九、青光眼

慢性单纯性青光眼是中年人不可逆失明的最常见原因。在病程晚期表现为视物困难，其原因为视神经萎缩导致外侧视野缺失（图78.4）。而急性青光眼可在几天内相当快速地起病。

1. 临床特征（慢性青光眼）
- 家族遗传倾向。
- 没有早期体征或症状。
- 中央视觉通常正常。
- 视野进行性受限。

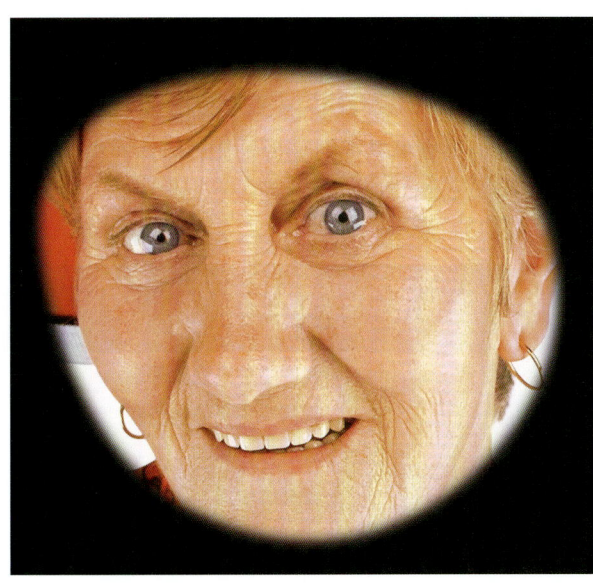

图78.4　慢性单纯青光眼引起的典型的视野损失。类似于视网膜色素变性和癔症发病模式

2. 辅助检查
（1）压力测量
- 正常上限为22mmHg。

（2）检眼镜检查
- 视盘下凹＞整个视盘面积的30%。

3. 筛查
- 40岁以上的成人，每2～5年（60以上至少2年）检查1次。
- 如果有家族史，自30岁开始检查，每2年1次。

4. 治疗
- 治疗可以预防视野缺失。
- 药物治疗通常从以下药物中选择：
— 噻吗洛尔或倍他洛尔滴剂，每日2次。

注：这些β受体拮抗药可引起全身并发症，如哮喘。

— 拉坦前列素滴剂，每日1次。
— 毛果芸香碱滴剂，每日4次。
— 地匹福林滴剂，每日2次。
— 乙酰唑胺（口服利尿药）。
- 药物治疗失败者可予以手术或激光治疗。

十、视网膜色素变性

原发性视网膜色素变性是一种遗传性疾病，以视杆和视锥细胞退化，伴随来自于色素上皮组织的含黑色素的细胞取代视网膜更表浅部位为特征。

1. 典型特征
- 儿童时期开始表现为夜盲症。
- 视野变得集中狭小（从外周向中心）。
- 青春期失明（有时到中年才失明）。

2. 检眼镜检查
- 不规则的黑色素斑点，特别是在外周。
- 视神经萎缩。

十一、创伤

记住一点：眼创伤可能仅仅导致轻微不适。

眼内异物

小金属片可以穿透眼睛而只伴有微微疼痛，患者可以不表现出眼部症状，直到受伤史过长以至于被遗忘。

如果不并发感染，很长时间以后金属降解才出现视力恶化的表现，虹膜变为锈棕色。如果受到锤下碎片的撞击或怀疑有任何机械性损伤，行眼部X线检查是十分重要的。

十二、慢性眼葡萄膜炎

疼痛和红肿常与慢性炎症有关。如果不及时治疗，常因继发性青光眼和白内障而导致视力丧失。瞳孔因与晶状体粘连而致变形。

十三、HIV 感染

艾滋病可能会有严重的眼部并发症，包括结膜卡波西肉瘤、视网膜出血和血管炎。另一个问题是眼部巨细胞病毒感染，表现为因局部混浊，伴有出血和渗出。

十四、视力突然丧失

重要的是，这个问题对患者来说是让人恐惧和痛苦的，因此要对患者给予同情和关心，而不仅仅是作出诊断，避免给患者留下心理阴影。

单侧或双侧视力突然丧失的原因比较见表78.4和表78.5。其简化的分类是：

单侧：视网膜脱离

视网膜动脉阻塞

视网膜静脉血栓形成

颞动脉炎视神经炎

偏头痛

双侧：双侧视神经病变

癔症

无痛性视力丧失的诊断流程图见图78.5。

1. 一过性黑矇 一过性黑矇是急性视网膜动脉阻塞导致的单侧眼视力（部分或全部）急性丧失。表现为无痛，持续时间小于60分钟。通常因颈部的动脉粥样硬化的颈动脉栓子引起。最常见的栓子是胆固醇栓子，通常来源于粥样斑块。其他原因包括来自心脏的栓子、颞动脉炎、良性颅内压增高。其他脑缺血的症状或体征如短暂性轻度偏瘫可能是伴随症状。应详细了解问题的根源。一过性黑矇发作后脑卒中的风险每年大约为2%[7]。

2. 短暂性眼缺血 以下活动，如散步、弯曲或向上时导致单侧视力丧失常提示有短暂眼缺血。常发生在严重颅外血管疾病时，可因发生直立性低血压和视网膜循环盗血而诱发。

3. 视网膜脱离 可因外伤、视网膜较薄（近视的人）、既往手术（如白内障手术）史、脉络膜肿瘤、玻璃样变性或糖尿病性视网膜病变引起[8]。

（1）**临床特点**

- 突然出现漂浮物、闪光或黑点。
- 单侧眼视物模糊加重。
- "眼前幕落感"，有灰云或黑点。
- 部分或全部视野损失（黄斑分离）。

检眼镜检查可见视网膜折叠在玻璃体腔内，像一

表78.4 视力突然丧失的原因

		单侧	
	双侧	暂时性	永久性
血管性原因	枕叶皮质缺血	一过性黑矇	视网膜中央动脉闭塞
	缺血卒中	短暂性眼缺血	视网膜中央静脉闭塞
	同侧偏盲——血管性	视网膜栓子	玻璃体出血
		恶性高血压	视神经缺血
其他原因	双侧视神经炎	急性闭角型青光眼	视神经炎
	视神经毒性损害	Uhthoff 现象	视网膜脱落
	·甲醇	视盘水肿	视神经压迫
	·乙醇	玻璃体后脱离	神经肿瘤
	·尼古丁		眼内肿瘤
	·铅		
	Leber 视神经萎缩		
	视网膜奎宁中毒		
	脑水肿		
	枕叶外伤		
	颅咽肿瘤		
	癔症		

个很大的灰色阴影。

(2) 治疗
- 立即转诊行视网膜裂孔封闭。
- 小裂孔使用激光或冷冻探针治疗。
- 可选择眼内注射气体治疗视网膜病变。
- 真性分离一般需手术治疗。

4. 玻璃体积血 可能因为血管自行破裂、视网膜受牵拉过程中血管撕脱或新生血管引起。应该考虑眼外伤、糖尿病性视网膜病变、肿瘤和视网膜脱离。

(1) 临床特点
- 眼前突然出现漂浮物或"斑点"。
- 视力突然丧失。
- 视敏度取决于出血的程度。若出血量少，视敏度可能是正常的。

检眼镜检查可发现光反射减弱：可能是血块随着玻璃体移动（黑色旋涡云）。

(2) 治疗
- 紧急转诊，排除视网膜脱离。
- 排除有关基础性疾病的病因，如糖尿病。
- 超声有助于诊断。
- 可自行缓解。
- 卧床休息能促进血块溶解。
- 若有持续性出血行玻璃体切割手术。

5. 视网膜中央动脉闭塞 其原因通常为动脉粥样硬化、血栓或栓塞导致的动脉阻塞。可能有短暂性缺血发作（TIA）病史。需除外颞动脉炎（立即检查红细胞沉降率）。

(1) 临床特点
- 视力突然丧失，单眼有"幕落感"。
- 1mm 小孔试验不能改善视力。
- 通常无光感。

(2) 检眼镜检查
- 开始可正常。
- 可见视网膜栓子。
- 黄斑上可见典型的"红樱桃点"。

(3) 治疗 如果早期就诊，在30分钟内按以下流程处理：
- 闭眼，用手指按摩眼球（用手指有节律地直接施以一定的压力）。
- 反复吸入 CO_2（纸袋）或吸入特殊 CO_2 混合物（混合氧）。
- 静脉注射乙酰唑胺 500mg。
- 紧急转诊（小于6小时），以除外颞动脉炎。

预后较差。若30分钟内不能及时抢救，视力将不可能恢复。

6. 视网膜中央静脉血栓形成 视网膜中央静脉血栓形成可能与几个因素有关，如高血压、糖尿病、

表 78.5 急性或亚急性无痛性视力丧失的诊断策略模型

问	可能的诊断	
答	一过性黑矇	
	偏头痛	
	视网膜脱离	
问	不可忽视的严重疾病	
答	心血管性	
	• 视网膜中央动脉闭塞	
	• 视网膜中央静脉闭塞	
	• 高血压并发症	
	• 脑血管意外	
	肿瘤	
	• 颅内肿瘤	
	• 眼内肿瘤	
	—原发性黑色素瘤	
	—视网膜母细胞瘤	
	—转移瘤	
	玻璃体出血	
	艾滋病	
	颞动脉炎	
	急性青光眼	
	良性颅内压增高	
问	常被遗漏的疾病	
答	急性青光眼	
	视盘水肿	
	视神经炎	
	眼内异物	
问	七种假象	
答	抑郁症	—
	糖尿病	糖尿病性视网膜变
	药物	√
	贫血	—
	甲状腺疾病	甲状腺功能亢进症
	脊柱功能障碍	—
	尿路感染	—
问	患者试图告诉我什么？	
答	考虑情绪异常兴奋导致的失明（该情况不常见）	

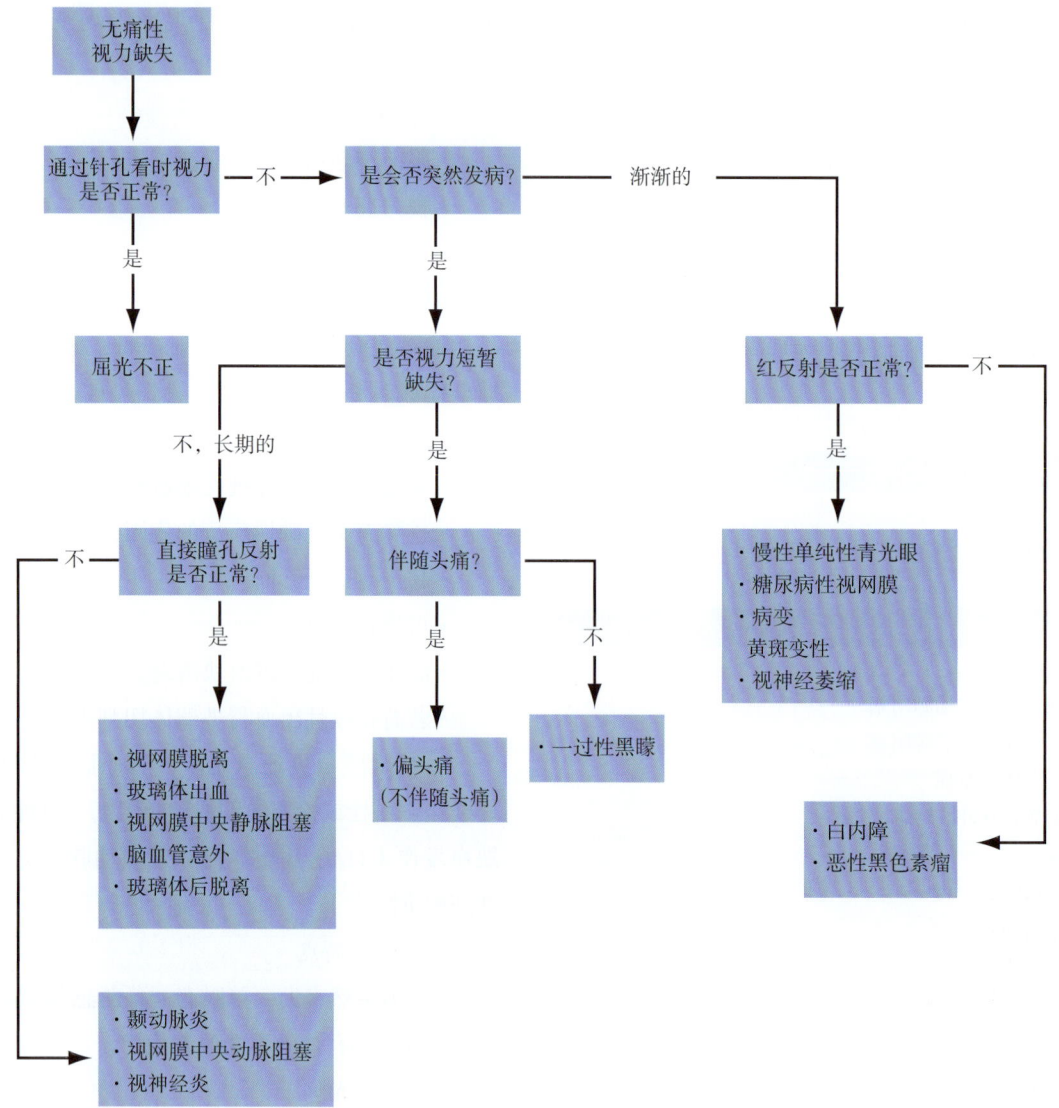

图 78.5 无痛性视力丧失的诊断

再创作已经过 Dr J Reich 和 Dr J Colvin 的允许。

贫血、青光眼和高脂血症。常发生于老年人。

（1）临床特点

• 单眼中心视力突然丧失（如果累及黄斑）：可持续数天。

• 1mm 小孔试验不能改善视力。

检眼镜检查发现视盘水肿及多发性视网膜出血，呈"急骤日落"征。

（2）治疗　没有什么立即治疗是有效的。首先需找到病因并进行相应治疗。有些情况下需使用纤溶酶治疗。晚期需用激光凝血术预防血栓相关性青光眼。

7. 黄斑变性　有两种类型：渗出性或"湿性"（急性），色素性或"干性"（慢性）。

• "湿性"黄斑变性，由黄斑区视网膜下血管新生和液体渗出或出血引起，是一种严重的眼部疾病。

• "干性"黄斑变性（10 例黄斑变性中有 9 例为此种类型），发展缓慢，通常为无痛性。

• 常常与年龄的增长有关（患者通常超过 60 岁），被称为"年龄相关性黄斑变性"，这些患者常伴有近视（相对常见）。

• 可能有家族性。

（1）临床特点

• 中央视觉突然丧失（图 78.6）。

• 视觉失真。

• 直线看起来呈波浪状，视物变形。

• 使用网格模式（阿姆斯勒表）：显示扭曲线。

• 中央视觉最终完全丧失。

- 外周视野正常。

（2）检眼镜检查

- 白色分泌物，视网膜出血。
- 黄斑正常或突起。

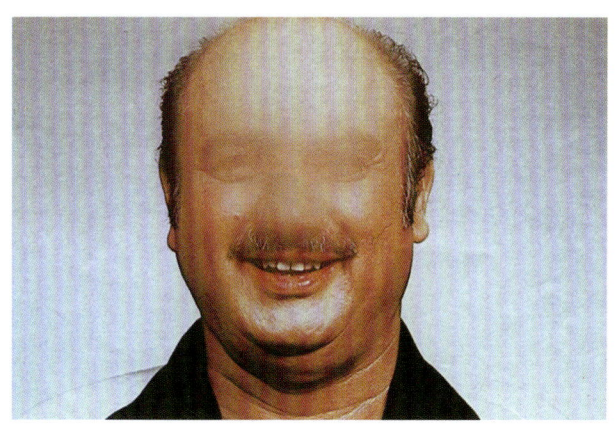

图 78.6 年龄相关性黄斑变性患者所看到的人的形象

照片由 Allergan Pharmaceuticals 提供

（3）治疗 没有阻止或逆转黄斑变性的治疗方法，对于"湿性"黄斑变性，需紧急转诊行荧光素血管造影术和激光光凝术。可向玻璃体内注入雷珠单抗。年龄相关性眼病研究表明，慢性色素沉着型黄斑变性用抗氧化剂维生素 A、C、E 及锌干预人自由基的方法有效，因此，可给予 β-胡萝卜素 15mg。维生素 C 500mg，维生素 E 400IU 和氧化锌 80mg[9]。禁止吸烟。

8. 颞动脉炎 颞动脉炎（巨细胞动脉炎）存在突然和经常供应视神经的短睫状动脉双侧闭塞的风险，伴或不伴累积双侧视网膜中央动脉突发阻塞[10]。

（1）临床特点

- 常发生于老年人：65 岁以上。
- 一只眼睛的中心视力突然丧失（中心暗点）。
- 能迅速进展为双侧发病。
- 与颞部头痛有关（并非一成不变）。
- 颞动脉变脆、增厚、无搏动（但往往正常）。
- 视力严重受损。
- 患侧瞳孔光线传入异常。
- 红细胞沉降率增快（>40mm）。

检眼镜检查可见视盘水肿、萎缩。视盘亦可正常。

（2）治疗

- 必须检测另一侧眼。
- 立即使用皮质激素（泼尼松，60～100mg/d，至少持续 1 周）。
- 颞动脉活检（如果有局部触痛区）。

9. 视网膜偏头痛

偏头痛患者可出现视力下降的症状，可不伴有头痛、恶心。

临床特点

- 锯齿线或灯光。
- 多色闪光灯。
- 单侧或双侧视野缺损。
- 几个小时内可自愈。

10. 玻璃体后脱离 玻璃体折叠和视网膜脱离可能导致视网膜脱离。

（1）临床特点

- 突然发生飞蚊症。
- 视力通常是正常的。
- 闪烁灯症状提示对视网膜的牵拉。

（2）治疗

- 及时到眼科就诊。
- 排除相关的视网膜裂孔或脱落。

11. 球后神经炎 原因包括多发性硬化、神经梅毒和毒素。大多数情况下，最终将发展为多发性硬化。

（1）临床特点

- 患者多为 20～40 岁女性。
- 几天后单眼视力丧失。
- 眼球运动时伴眼后部不适。
- 视敏度不稳定。
- 通常中央视野缺损（中心盲）。
- 患侧瞳孔光线传入异常。

（2）检眼镜检查

- 如有前神经"炎症"，可见视盘肿胀。
- 随后出现视神经萎缩。
- 最终导致不可逆的视盘苍白。

（3）治疗

- 检测另一侧眼的视力。
- 可行 MRI 检查。
- 多数患者可自行恢复，但有视敏度减弱的后遗症。
- 静脉注射皮质激素类可以促进恢复，并对预防进一步发生脱髓鞘有保护作用。

十五、角膜疾病

角膜疾病患者通常患有眼部疼痛、不适及视力下降等症状。干眼症常见的情况如隐形眼镜障碍、擦伤、溃疡和感染等可累及角膜，并严重影响视力。角膜炎可由多种因素引起，如紫外线（电光性眼炎）、单纯性疱疹、眼带状疱疹和高危的"微生物学角膜炎"。细菌性角膜炎是一种眼科急症，隐形眼镜佩戴者出现眼痛和视力下降应考虑到此病。对红眼患者未明确诊断前应避免使用皮质激素类药物。

请参见第52章角膜损害的相关内容。

十六、常见误区

- 将青光眼的彩晕误诊为偏头痛。
- 对轻度视力障碍未鉴别出视网膜脱离。
- 对老年人突发视力下降遗漏考虑颞动脉炎。
- 对青光眼患者进行眼底检查时使用眼药水扩张瞳孔。

十七、转诊时机

- 大多数问题需要紧急转诊到眼科医生就诊。
- 不明原因的急性视力下降需要紧急转诊。
- 任何视物模糊——急性或慢性，痛或无痛的，特别是如果1mm小孔试验视力不能改变者。
- 所有疑似视盘疾病的患者。

> **实践要点**
>
> - 建议所有40岁以上的人常规检查眼压。60岁以上的人应该每2年检查1次。
> - 有青光眼家族史者，需早期进行眼压测量。
> - 老人突然视力丧失提示颞动脉炎（检查红细胞沉降率和颞动脉）。需立即使用大剂量激素，以防另一侧眼失明。视力丧失的时间量表指南见表78.6。
> - 颞动脉炎是视网膜动脉阻塞的重要原因。
> - 如果开车时出现判断错误，视野缺损考虑由视交叉受压所致。

- 皮质盲患者的瞳孔反应是正常的。
- 视网膜中央动脉闭塞可以通过早期快速降低眼压来治愈。
- 视网膜脱离及玻璃体出血可能需要尽早进行手术修复。
- 请记住，可用抗氧化剂治疗（维生素和矿物质）慢性黄斑变性。
- 若有一过性视力障碍病史，尤其伴有眼痛者，需考虑多发性硬化。
- 如果患者曾经使用过锤子，必须行X线检查。因为如果有金属碎片飞溅到眼睛中，不做X线检查可能不能发现异常。

表 78.6　视力丧失速度的时间量表指南

突然发生：不到1小时
- 一过性黑矇
- 视网膜中央动脉闭塞
- 局部缺血导致偏盲（栓子）
- 偏头痛
- 玻璃体积血
- 急性闭角型青光眼
- 视盘水肿

发病24小时以内
- 视网膜中央静脉闭塞
- 癔症

7天以内
- 视网膜剥离
- 视神经炎
- 急性黄斑病变

达到几周（不定）
- 脉络膜炎
- 恶性高血压

逐渐发生
- 视觉通路压迫
- 慢性青光眼
- 白内障
- 糖尿病性黄斑病变
- 色素性视网膜炎
- 黄斑变性
- 屈光不正

参考文献

[1] Colvin J, Reich J. Check Program 219–220. Melbourne: RACGP, 1990: 1–32.

[2] Beck ER, Francis JL, Souhami RL. Tutorials in Differential Diagnosis (2nd edn). Edinburgh: Churchill Livingstone, 1988: 141–144.

[3] Enoch B. Painless loss of vision in adults. Update, 1987: 22–30.

[4] Robinson MJ, Roberton, DM. Practical Paediatrics (5th edn). Melbourne: Churchill Livingstone, 2003: 756–770.

[5] Cole GA. Amblyopia and strabismus. In: MIMS Disease Index (2nd edn). Sydney: IMS Publishing, 1996: 20–4.

[6] Elkington AR, Khaw PT. ABC of Eyes. London: British Medical Association, 1990: 20–38.

[7] King J. Loss of vision. Mod Med Aust, 1990: 52–61.

[8] Hodge C, Ng D. Eye emergencies. Check Program 400. Melbourne: RACGP, 2005: 1–34.

[9] Age-Related Eye Disease Study Research Group. A randomised, placebo-controlled, clinical trial of high dose supplementation with vitamins C and E, beta-carotene, and zinc for age-related macular degeneration and vision loss. Arch Ophthalmol, 2001, 119: 1417–1436.

[10] Warne R, Prinsley D. A Manual of Geriatric Care. Sydney: Williams & Wilkins, 1988: 191–195.

第 79 章 体重增加

> 自然肥胖者的预期生命往往低于身材苗条者。
>
> Hippocrates

肥胖是西方国家中最常见的营养相关性疾病。正如 Tunnessen 所说,"肥胖是美国营养不良最常见的形式"[1]。大多数超重的成人和儿童为外源性肥胖,这往往意味着"他们吃得太多了",但这一问题本身相比食品的摄入更为复杂。身体活动、环境和遗传因素的影响必须考虑在内。现在仍有一种持续的倾向认为"内分泌"是影响肥胖家庭的一个原因,现在认为,肥胖有一种强大的遗传基础,将其原因归咎于暴饮暴食和缺乏运动则是一个过于简单化的观点。

一、重要资料与关注要点

- 外源性肥胖的原因是多方面的,最终的结果是身体脂肪增加(女性大于总体重量的 30% 和男性大于总体重的 25%)[2]。
- 任何体重的腹型肥胖都使心血管疾病的风险增加。
- 肥胖可发生于任何年龄。
- 继发性或病理性的原因是罕见的。
- 有明确继发性因素的肥胖患者不到肥胖人群的 1%[3]。
- 有两种疾病可引起无法解释的体重增加,可通过物理检查诊断出来。这两种疾病是库欣综合征和甲状腺功能减退症。
- 怀孕后的肥胖可能由于机体无法恢复到产前的能量需求状态所引起。
- 即使减轻少量体重都能有效预防糖尿病、改善心血管病发病风险[4]。

二、诊断方法

体重增加的安全诊断模型归纳于表 79.1

1. 可能的诊断 外源性肥胖患者体重增加的显著原因是摄入过多热量和缺乏运动。这在很大程度上受环境因素影响。超重者经常否认暴饮暴食,但真实情况可通过记录食物摄入和能量消耗情况,并通过采访可靠证人来确定。遗传因素被认为发挥重要的作用[5]。

表 79.1 体重增加的诊断策略模型

问	可能的诊断		
答	外源性肥胖 遗传多态性		
问	不能忽视的严重疾病		
答	心血管系统 • 心力衰竭 下丘脑疾病 • 颅咽管瘤 • 视神经胶质瘤		
	肝衰竭		
	肾病综合征		
问	常被遗漏的疾病		
答	妊娠(早期)		
	内分泌疾病 • 甲状腺功能减退症 • 库欣综合征 • 胰岛素瘤 • 肢端肥大症 • 性腺功能减退 • 高泌乳素血症 • 多囊卵巢病		
	原发性水肿综合征		
	Klinefelter 综合征(先天性睾丸发育不全综合征)		
	先天性疾病 • Prader Willi 综合征(愉快木偶综合征) • Laurence-Moon-Bied 综合征(性幼稚色素性视网膜炎、多指畸形综合征)		
问	七种假象		
答	抑郁症	√	
	糖尿病		
	药物	√	
	贫血	—	
	甲状腺疾病	√	甲状腺功能减退症
	脊柱功能障碍	—	
	尿路感染	—	
问	患者患者试图告诉我什么?		
答	是的,想探究肥胖的原因。		

2. 不可忽视的严重疾病　需避免漏诊下丘脑疾病，因其可能会导致摄食过量和肥胖。创伤、脑炎和各种肿瘤，包括颅咽管瘤、视神经胶质瘤和垂体肿瘤，可能损伤到下丘脑，有些肿瘤可引起头痛和视力障碍。

重要的是，不要忽视重要器官衰竭和肾脏疾病也是导致体重增加的原因，尤其是心力衰竭、肝衰竭和肾病综合征。需将其伴随的体液增加与体内脂肪增加相鉴别。

3. 常被遗漏的疾病

（1）**内分泌疾病**　导致肥胖的内分泌疾病包括库欣综合征、甲状腺功能减退症、胰岛素分泌性肿瘤和性腺功能减退症。这些疾病不难诊断。

胰岛素分泌性肿瘤（胰岛素瘤）是非常罕见的胰岛 B 细胞腺瘤。主要特征是低血糖和肥胖。

（2）**先天性疾病**　极少数先天性疾病会导致肥胖，如 Prader-Willi 综合征和 Laurence-Moon-Biedl 综合征，在儿童中很容易确诊（见第 19 章和第 79 章相关内容）。

（3）**染色体异常**　要牢记的重要异常是先天性睾丸发育不全综合征（XXY 染色体核型），每 400～500 个男性中有一个发病，男性患儿表现为长骨增长过快，并呈高瘦体型。如果一直未接受睾酮治疗，他们发育至成年时会变得肥胖。一些患有特纳综合征（XO 染色体核型）的女性患儿可能表现为矮而肥胖的体型。

性别倾向：对女性肥胖患者要考虑多囊卵巢疾病，对于肥胖男性则要考虑阻塞性睡眠呼吸暂停综合征。

4. 七种假象　重要的假象包括甲状腺功能减退症和药物摄入。甲状腺功能减退通常与显著肥胖没有相关性。药物可以是一个重要的影响因素，包括三环类抗抑郁药、糖皮质激素、苯噻啶、硫利达嗪、氟哌啶醇、甲羟孕酮和避孕药。肥胖（暴饮暴食）可能是抑郁症的一个特征，特别是在早期阶段。三环类抗抑郁药可能使该问题更加复杂。

5. 精神因素　潜在的情感危机可能是超重患者求医的原因。婉转地探寻隐藏的病因，并帮助患者解决冲突很重要。

三、临床方法

仔细询问病史对确定食品和饮料的摄入情况非常有价值，也许能让患者了解热量摄入情况，一些患者拒绝承认暴饮暴食或低估了他们的食物摄入量。

1. 询问相关问题[4]

- 您感觉到食欲亢进了吗？
- 详细告诉我您昨天吃了什么？
- 请给我描绘一下您每日膳食的大体情况。
- 告诉我您吃的零食、软性饮料和酒。
- 您在进行哪方面的锻炼？
- 您有什么特殊问题吗，例如越来越感到无聊、紧张、生气或沮丧吗？
- 您在服用什么药物？

2. 体格检查　在体检中，测量体重和身高，计算体重指数，并评估身体脂肪的分布与全身的营养状况是非常重要的。记录血压和血糖检测结果。注意，用标准血压计袖套，套在一只粗大的上臂上可能会错误地提升血压读数。应想到库欣综合征、肢端肥大症、甲状腺功能减退症的可能性。要寻找脉粥样硬化和糖尿病的证据，以及酗酒的体征。

如果没有明确的可疑症状，如视力障碍，就没有必要进行广泛的中枢神经系统检查。

3. 辅助检查　进行以下两方面测量非常有必要：

- 体重和身高（以计算 BMI）。
- 腰围。

（1）重要的实验室检查

- 胆固醇、三酰甘油（甘油三酯）。
- 葡萄糖。
- 肝功能检查。
- 电解质和尿素氮。

（2）需要考虑的检查

- 甲状腺功能检查。
- 皮质醇测定（如果有高血压）。
- 睾酮测定（怀疑患者伴有睡眠呼吸暂停综合征时）。
- 心电图、胸部 X 线检查（年龄＞40 岁）。

4. 人体测量项目[6]

① 有意义的测量项目

- BMI：健康的范围是 20～25。
- 腰围：合并症的风险

— 男性＞94cm。

— 女性＞80cm。

- 腰-臀围比（W/H 比）：健康范围＜0.9——比 BMI 还精确的心血管风险预测指标。

风险的预测指标。

- 单一皮褶厚度（＞25mm 提示脂肪过多）。
- 上臂围。
- 四个部位的皮褶厚度（腹部、肩胛骨下、肱三头肌和二头肌部皮褶厚度总和），用于计算体脂百分比。

②腹部肥胖的定义是：W/H 比值：女性＞0.85；男性＞0.95。

③体重指数（BMI）

对肥胖最简单和，也可能最准确的评估指标是 BMI（请参阅附录 V）：

BMI = 体重（kg）/［身高（m）］^{2}

Garrow 就 BMI 及与之相关的相对风险度的增加提出了一个简单分类，并对相应治疗提出建议（表 79.2）[7]。

表 79.2 肥胖的分类（基于 WHO 指南）

体重指数	分级	治疗策略
＜18.5	体重过轻	饮食和心理辅导
18.5～25	健康的体重	
25～30	超重	增加运动量 饮食：减少饮酒
30～35	Ⅰ级：肥胖	联合方案 • 行为改变 • 饮食 • 运动
35～40	Ⅱ级：肥胖	如果＞35，考虑药物治疗
＞40	Ⅲ级：病态性肥胖	联合方案加药物治疗 考虑胃部手术

四、儿童体重增加

不同的研究发现，青春期前少年中约 10%，青春期少年中约 15% 是肥胖的。

儿童肥胖是一个按年龄标准体重指数为第 95 百分位数，而超重是第 85 百分位数。肥胖可能与某些疾病相关，这个相关性会持续到成年。因此，应注意提高父母和孩子对这一问题的认识和警惕。

父母往往把肥胖归咎于儿童的分泌性腺体，其实内分泌和代谢性原因引起的肥胖是罕见的。并且通过简单的身体检查和线性生长评估可以很容易区别于外源性肥胖。外源性肥胖儿童易有加速的线性增长，而继发因素引起的肥胖儿童通常较矮。

1. 与肥胖有关的先天性或遗传性疾病

（1）Prader-Willi 综合征　特点是饮食习惯怪诞（如暴饮暴食）、肥胖、肌无力、性腺功能减退、智力障碍、手和脚较小，以及特征性的面部外观（双额径窄、"杏仁眼"和"帐篷"样上唇）。除了热量的需求减少外（见第 19 章相关内容），还因为热量摄入过多导致的进行性肥胖。

（2）Laurence-Moon-Biedl 综合征　特点是肥胖、智力障碍、多指（趾）和并指（趾）畸形、视网膜色素沉着和性腺功能减退症。

（3）Beckwith-Wiedemann 综合征　其特征包括过度增长、巨大儿、巨舌症、脐疝和新生儿低血糖。儿童出现肥胖，18 个月时超过该年龄第 95 百分位数。智力通常正常。

2. 内分泌疾病　内分泌疾病是引起儿童肥胖的原因，包括甲状腺功能减退症（经常被归咎为肥胖的原因，其实这样的情况很少）、库欣综合征、胰岛素瘤、下丘脑病变、Stein-Leventhal 综合征（肥胖性生殖器退化综合征）和 Stein-Leventhal 综合征（PCOS）。

3. 儿童肥胖的管理　儿童肥胖通常反映了家庭存在的基础性问题。在青少年，非常令人苦恼的一个不好的身体形象可能源于难以处理的情绪问题。一个重要的策略是会见家庭成员，确定他们是否察觉孩子的肥胖是一种病理问题，以及他们是否愿意解决这个问题。应对其家庭动力学进行评估，并制订出相应的解决策略。这可能涉及向专家转诊和咨询。值得指出的是，儿童 1/3～2/3 的饮食是在学校，所以应该接触学校，为需要减肥的儿童推广特别课程。

五、库欣综合征

库欣综合征是用于描述游离糖皮质激素化学活性作用增加的一组症候群的术语。最常见的是医源性因素：如处方开具人工合成糖皮质激素。原发性的主要形式如库欣病（垂体依赖性肾上腺功能减退）是罕见的。随着疾病的进展，身体外形逐渐变为人们常说的"插着火柴棍的柠檬的外形"（参见第24章相关内容）。

1. 临床特点

- 外表改变。
- 中央性体重增加（躯干性肥胖），即向心性肥胖。
- 女性毛发生长和痤疮。
- 肌无力。
- 闭经或月经过少（女性）。
- 皮肤变薄和（或）自发青紫。
- 失眠。
- 抑郁。

2. 体征

- 满月脸。
- 水牛背。
- 紫纹。
- 躯干肥大、四肢纤细：似"插着火柴棍的柠檬"征。

应将患者转诊，做诊断性评估，包括血浆皮质醇和夜间地塞米松抑制试验。

未经治疗的库欣综合征预后极差，患者可能因为心肌梗死、心力衰竭和感染而过早死亡。因此，早期诊断和转诊是必要的。

六、肥胖

在西方国家，肥胖和超重是最为常见的病理情况，由脂肪组织堆积引起（表79.3）。它并排额外体重自身引起的疾病，而是多余的脂肪导致的疾病。计算BMI估计肥胖和超重较好的方法，较为方便和可取。然而，最近的资料表明，身体脂肪的分布是与身体脂肪的总量一样重要的危险因素。目前认为腹型肥胖（上半身肥胖或"苹果"型肥胖）比大腿和臀部肥胖（下半身肥胖或"梨"型肥胖）有更严重的危害（图79.1）。

腰-臀比例大的（男性＞1.0，女性＞0.9）肥胖患者患糖尿病、脑卒中、冠状动脉粥样硬化性心脏病（冠心病）和早期死亡的风险明显大于同样肥胖的低腰-臀比例患者。

值得注意的是，关于体重指数参考范围，其风险发生率呈J形曲线（图79.2）规律，随着肥胖的增加，风险度在超重范围内仅略有增加，然而达到肥胖标准后，其危险度明显增加，当BMI＞40时，其表示的病死率已增加3倍。

表79.3 原发性肥胖的诱发因素

遗传	家族倾向
性别	女性更易感
活动量	缺乏体育活动
心理因素	情感剥夺、抑郁
社会阶层	贫困阶层
酒精	酗酒问题
吸烟	戒烟
处方药	三环类衍生物

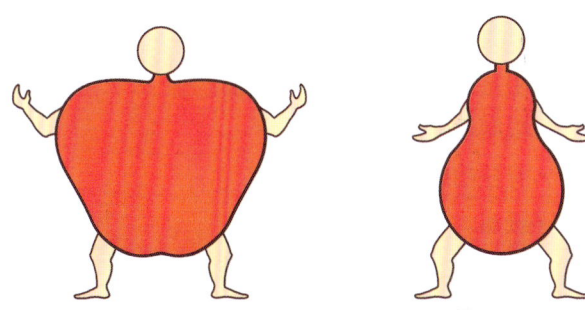

图79.1 身体脂肪分布不同的两种肥胖类型的比较

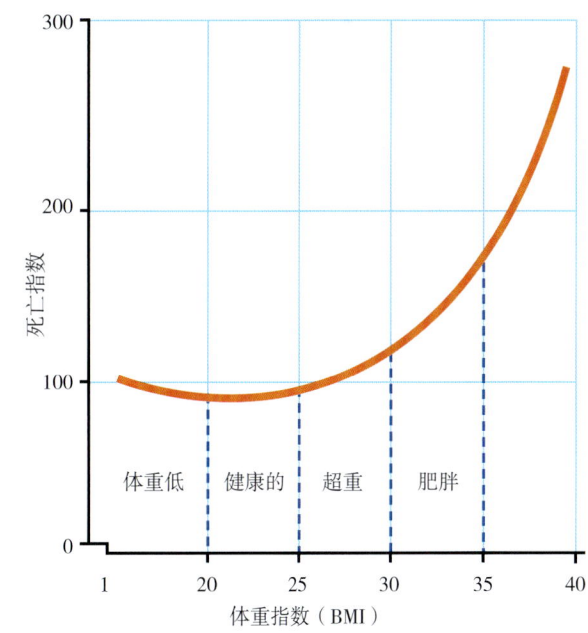

图79.2 体重指数参考量表

1. 肥胖的后果

（1）心血管方面

- 增加死亡率（脑卒中、缺血性心脏病等）。
- 高血压。

- 静脉曲张。

（2）代谢性疾病

- 血脂异常。
- 2型糖尿病。
- 胰岛素抵抗。
- 高尿酸血症、痛风。
- 不孕不育。
- 多囊卵巢综合征。

（3）机械性

- 骨关节炎。
- 阻塞性睡眠呼吸暂停综合征。
- 限制性肺疾病。
- 脊柱功能障碍。
- 腰痛。

（4）其他

- 食管裂孔疝。
- 胆囊疾病。
- 脂肪肝。
- 癌症（不同种类的）。
- 肾脏疾病（检查尿微量白蛋白）。
- 心理问题。

2. 治疗与管理 治疗是基于四个主要干预措施，它的选择取决于肥胖程度、伴随的健康问题和其带来的健康风险[2]：

- 减少能量摄入。
- 改变饮食结构。
- 增加体力活动。
- 行为疗法。

尽管药物在肥胖特别是Ⅲ级肥胖的治疗中占有一席之地，但不是一线治疗。手术是治疗病理性肥胖症的一个选择。

一个艰难和令人沮丧的问题是没有单一有效的治疗肥胖的方法。治疗者和患者持续的紧密接触，此单一的食物疗法成功的概率更大。

3. 目标

- 体重没有进一步增加。
- 初始体重减少5%～10%。
- 增加运动量。

大部分成功的方案都涉及用多学科的途径减轻体重，包括四个主要干预措施。第一个目标应该是体重不再进一步增加，必须强调放在体重减轻后的维持。行为改变很重要，最有价值的策略是强调计划和连续数周对食谱、运动和实际行为的记录。

社会支持是成功减肥计划的必要条件。如果关系密切的家庭成员，特别是主要做饭的人能参与计划并为相同的目标而努力，则可以取得较好的效果。

4. 医生-患者策略 采用下列方法可以与患者建立密切的治疗支持关系[8]：

（1）制订切合实际的目标 以增加体重同样的速度进行（即缓慢）减重，例如一年减轻5～10 kg。可以用一个在垂直轴上有"放大"刻度的图表，这样微小的变化也能够极明显地表现出来，并令人鼓舞（图79.3）。

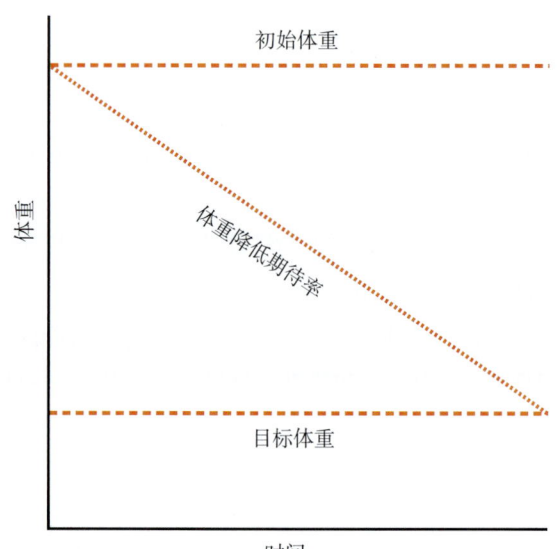

图79.3 鼓励患者减肥的时间-体重图
（引自：Kaczmarczyk.）

促进平衡：

摄入能量 = 能量消耗 + 存储能量

减少存储的能量（脂肪）的唯一方法是减少能量摄入（吃得少）或增加能量消耗（运动）。

（2）饮食建议 重要的是要面对现实，允许患者吃正常的食物，但要对他们食量和进食频率提出建议。建议进行简单的替换（例如用脱脂牛奶代替全脂牛奶、高纤维全麦面包代替白面包，用水果和蔬菜代替饼干和蛋糕作为餐间零食）。一个看似有效的策略是要提醒患者，尤其是那些超重的人（和Ⅰ级肥胖者）所吃食物的数量要比他们通常吃的减少1/3，并约束自己不挑食，避免第二份。

（3）咨询要简单并具有常识性　它应该是支持的、让人感兴趣的，并是鼓励性的。这里提供了一个关于应对技巧的列表（参看下面针对Ⅱ级和Ⅲ级肥胖的实践计划），患者应坚持写饮食、运动和行为日记。

（4）回顾评估　回顾是减肥计划的最重要部分，因为它能激起并恢复动机，并评估取得的进展。最初应该频繁地予以评估（如每2周1次），然后每个月1次，直到达到目标体重，然后每3个月1次。如果进展不理想，绝不能对患者进行指责或批评。

5. 实践计划　把下列患者教育计划交给患者，希望可以为肥胖患者提供有用的建议。需强调健康的生活方式。

（1）体力活动
- 每天快步走20～30分钟，是最可行的锻炼。
- 其他活动如打网球、游泳、打高尔夫球、骑自行车也应该鼓励。

（2）饮食建议　为患者提供血糖指数指导（见第10章的表10.1）。

① 早餐
- 燕麦片（前晚用水的）煮后加入新鲜的水果或干果，配上低脂牛奶或酸奶。
- 粥（自制或从健康食品商店购买）配上低脂牛奶，或额外增加些水果（新鲜的或干的）。
- 将全麦吐司切片，涂上一层薄黄油，撒上咸味酱、酵母调味品或无糖果酱。
- 鲜橙汁、凉茶、红茶或咖啡。

② 上午和下午茶
- 水果或蔬菜片（如胡萝卜或芹菜）。
- 鲜榨果汁或冰柠檬水。

③ 午餐
- 用全麦沙拉三明治和涂抹一层薄黄油的杂粮面包（用鸡蛋、三文鱼、鸡肉和奶酪馅的）。
- 饮料与早餐一样。

④ 晚餐
- 夏季（冷）：瘦肉块（烤、热或冷），家禽（去皮）或鱼，新鲜的蔬菜沙拉，新鲜水果片。
- 冬季（热）：瘦肉块（烤）、家禽（去皮）或鱼。充足的绿色、红色和黄色的蔬菜和小马铃薯，新鲜水果片。

（3）减肥小窍门
- 有合理的目标，不要突然暴减食量，要有为期6～12个月的计划去实现你的理想体重[9]。
- 吃天然食物，避免垃圾食品。
- 避免摄入酒精、含糖的软饮料和高热量的果汁。
- 严格节食、不锻炼是失败的。
- 如果是轻度超重，食量要比平时少1/3。
- 两餐之间（最好在任何时间）不吃饼干、蛋糕、面包等。
- 吃高纤维的食物。
- 喝大量的水，每天至少2L。
- 每周给自己一个小奖励，可以增加效果。
- 避免二次食用，不吃剩菜剩饭。
- 避免不饿的时候进食。
- 吃饭时细嚼慢咽。

6. 药物　有多种现在在使用中或即将应用于临床的药物，但是都有其局限性，就算真的有效，也需要谨慎使用，其不良反应可能带来问题。可考虑应用于BMI＞35的患者。

这类药物包括[4,6,10]：

（1）局部用药，作用于胃肠道的药物
- 膨胀剂（例如甲基纤维素）。
- 脂肪酶抑制药——奥利司他（赛尼可）120mg，口服，每日3次（用于低脂肪饮食计划）。

（2）作用于中枢的药物
- 苯丙胺衍生物（减少饥饿感）：芬特明15～40mg/d，口服。
- 5-羟色胺衍生物（增强饱腹感）
  ——氟西汀20～40mg/d，口服。
  ——西布曲明10～15mg/d，口服（监测血压）。
  ——舍曲林。

迄今为止，系统性回顾表明，5-羟色胺衍生物的有效性尚不清楚，或与西布曲明、芬特明一起使用，有一些疗效，但必须权衡不良反应，包括潜在致命性的5-羟色胺综合征。同样，奥利司他的疗效也不明确，与低脂肪饮食计划一起使用时，和对照组比较可以增加减肥的效果[11]。

替代餐

食品替代剂如瘦身奶昔已被推广，但到目前为止，没有足够的证据表明其有效和重要维生素摄入减少的影响。

7. 手术（减肥手术） 外科手术是治疗肥胖症最有效的手段[4]。对于行为矫正疗法和药物治疗3个月左右反应不佳的病理性肥胖症患者（约占人口的2%），胃带捆扎术已占有一席之地，推荐用于BMI＞40或BMI＞35伴有合并症的患者。其中一种手术方法为胃束带（Lap-Band）手术。通过腹腔镜将胃束带插入，并可调整其松紧和大小。最终移除时，残留在胃里的不良缺陷也最小。这种手术方式已有效开展了10年[6,12]。胃分隔术和胃旁路术如空肠Roux-en-Y旁路术是两种其他可以考虑的手术。

七、水肿

水肿是指组织间隙内液体过度潴留。可以是全身性的，也可以是局部的——眶周、外周或手臂（淋巴水肿，参阅第70章相关内容）。

1. 全身性水肿 全身性水肿的部位很大程度上取决于重力，这是由于在身体内钠的异常增多，导致水的潴留引起。其病因通常被分为两类：血浆容量下降相关性水肿和血浆容量增加相关性水肿（表79.4）。

表79.4 全身性水肿的原因

血浆容量减少
低蛋白血症（如肾病综合征、慢性肝脏疾病、营养不良）
血浆容量增加
充血性心力衰竭
慢性肾衰竭
药物（如糖皮质激素、非甾体抗炎药、某些抗高血压药、雌激素、锂或其他）
原发性水肿

（1）**诊断** 临床检查包括尿液检查，通常能明确水肿的原因。在其他情况下，可能需要检查肾功能或肝功能。

（2）**治疗**
- 治疗已知的原因。
- 限制钠（盐）的摄入。
- 利尿药
— 袢利尿药（如呋塞米）。
— 保钾利尿药（如螺内酯）。

2. 原发性水肿 原发性水肿，也被称为周期性或间歇性水肿，是一种常见的疾病，诊断往往基于特征性病史。
- 女性特有。
- 可能是周期性或持续性的。
- 通常与月经周期无关。
- 白天体重过度增加（长时间站立时加重）。
- 腹胀。
- 可能影响手、面部和脚部。
- 使用利尿药加重症状。
- 可能伴有头痛、抑郁和紧张。

对这种情况的治疗是困难的，大多数利尿药可加重病情。护腿、长袜和有营养的食物（限制钠的摄入）被推荐为一线治疗。有研究推荐使用螺内酯治疗。

3. 面部和眼睑水肿 原因类似于全身水肿。重要的原因有：
- 肾脏疾病（如肾病综合征、急性肾炎）。
- 甲状腺功能减退症。
- 库欣综合征与使用糖皮质激素治疗。
- 纵隔梗阻。
- 血管性水肿。
- 皮肤敏感（如药品、化妆品、吹风机）。

4. 腿肿 请参阅第70章。

八、"橘皮症"

"橘皮症"多见于女性臀部、髋部和大腿部，是皮下组织异常而形成的一种特征性压痕。压痕形成与纤维间隔中包含的脂肪有关。许多患者因橘皮症，尤其是臀部和大腿的橘皮症而来就诊。可对其解释，克服它的最好办法是维持理想的体重，如果超重，通过锻炼减轻体重，可以改善臀部和大腿的肌肉张力。

九、转诊时机

- Ⅱ级或Ⅲ级肥胖患者（BMI＞35）对简单的体重控制措施无效的患者。
- 患有心绞痛或严重骨关节炎等合并症而需要快速减肥的患者。
- 肥胖的原因可能为内汾泌性原因。
- 怀疑患有先天性或遗传性疾病的儿童。

> **实践要点**
>
> - 避免对超重患者采取批评或评判的态度[13]。
> - 独立而艺术地通过其配偶或父母寻求关于患者食品和饮料摄入量的真实信息。
> - 获得患者从婴儿期开始的体重历史记录,并试将体重的重大变化与生活中的应激事件联系起来。
> - 中心性或内脏性肥胖患者有很大的患并发症的风险。建议人们保持腰围＜100cm,理想情况下女性腰围＜80cm,男性腰围＜94cm。

参考文献

[1] Tunnessen WW Jr. Signs and Symptoms in Paediatrics (2nd edn). Philadelphia: JB Lippincott, 1988: 33–41.

[2] Marks S, Walqvist M. Obesity. In: MIMS Disease Index (2nd edn). Sydney: IMS Publishing, 1996: 354–356.

[3] McPhee SJ, Papdakis MA. Current Medical Diagnosis and Treatment (49th edn). New York: McGraw-Hill Lange, 2010:1135–1138.

[4] Caterson ID. Weight management. Australian Prescriber, 2006, 29: 43–47.

[5] Davey P. Medicine at a Glance (2nd edn). Oxford: Blackwell Publishing, 2008: 56–57.

[6] Moulds R(Chair). Therapeutic Guidelines: Endocrinology (Version4). Melbourne: Therapeutic Guidelines Ltd, 2009:49–58.

[7] WHO Technical Report Series Number 894. Geneva: WHO,2000.

[8] Kaczmarczyk W. The obese patient. In: How I manage my difficult problems. Aust Fam Physician, 1991, 20: 417–421.

[9] Murtagh JE. Obesity: how to lose weight wisely. In: Patient Education (5th edn). Sydney: McGraw-Hill, 2008: 119.

[10] Padwal R, Li SK, Lau DC, et al. Long term pharmacotherapy for obesity and overweight. (Cochrane Review). Cochrane Database, September 2008, (1): CD 004094.

[11] Arterburn D, Noel P. Obesity. In: Barton S (ed.) Clinical Evidence (issue 5). London: BMJ Publishing Group, 2001:412–419.

[12] Dixon J, O'Brien P, et al. Adjustable gastric banding and conventional therapy for type 2 diabetes: a randomisedcontrolled trial. JAMA, 2008, 299(3): 316–322.

[13] Kincaid-Smith P, Larkins R, Whelan G. Problems in Clinical Medicine. Sydney: MacLennan & Petty, 1990: 105–108.

第 80 章 体重减轻

> 现代社会中，每 20 位年轻女性就有一位因为过度关注外表而导致，神经性厌食、贪食症等进食障碍。
>
> Professor Doris Young 1988

在家庭医疗工作中，主诉体重下降的病例比主诉过瘦的病例要多。近期体重下降具有十分重要的临床意义。认真详细地分析病史，以确定患者对体重减轻的认识观念。对儿童来说，体重不增加或发育停滞是同等重要的。

体重减轻是一种重要的症状，因为通常它意味着存在某种潜在严重的疾病，无论是器质性还是功能性的。它可能会伴有或不伴有食欲缺乏，从而减少食物摄入量。

一、重要资料与关注要点

- 任何原因的体重下降超过标准体重的 5% 都是有意义的。
- 成年人新近体重下降最常见的原因是压力和焦虑[1]。
- 需要考虑的严重器质性疾病
  — 恶性疾病。
  — 糖尿病。
  — 慢性感染（如结核）。
  — 甲状腺功能亢进症。
- 分析体重减轻最重要的考虑因素是食欲，饮食和体重是密不可分的。
- 通常伴随体重减轻的两个症状是贫血和发热，应注意排除。
- 早期发现进食障碍能改善预后。

二、诊断方法

安全诊断模型总结见于表 80.1。

1. 可能的诊断 除外计划性饮食限制，心理因素是最常见的原因，特别是最近的压力和焦虑。老人的不良心理因素、疏于照顾和可能的药物作用影响都可以表现为消瘦。

表 80.1　体重减轻的诊断策略（排除刻意节食或营养不良）

问	可能的诊断	
答	压力和焦虑	
	老年性不适应、痴呆	
	神经性厌食、暴食症	
问	不能忽视的严重疾病	
答	慢性心力衰竭	
	恶性疾病，包括 • 胃 • 胰腺 • 肺 • 骨髓瘤 • 盲肠 • 淋巴瘤	
	慢性感染 HIV 感染（艾滋病、AIRC） • 结核病 • 隐性脓肿 • 感染性心内膜炎 • 布氏菌病 • 其他	
问	常被遗漏的疾病	
答	药物依赖，特别是酒精	
	吸收不良情况 • 肠道寄生虫/感染 • 乳糜泻	
	其他胃肠疾病	
	慢性肾衰竭	
	结缔组织病（如系统性红斑狼疮）	
	老年痴呆症	
	少见疾病 • Addison 病 • 垂体功能减退症	
问	七种假象	
答	抑郁症	√
	糖尿病	√
	药物	√
	贫血	√

(续表)

甲状腺疾病	√	甲状腺功能亢进症
脊柱功能障碍	—	
尿路感染	√	
问 患者试图告诉我什么?		
答 有可能,应该考虑压力、焦虑、抑郁,特别要注意神经性厌食和暴食症。		

2. 不能漏诊的严重疾病 造成体重下降的许多疾病是非常严重的,尤其是恶性疾病。

(1) **恶性疾病** 体重减轻可能是任何恶性肿瘤的表现。患有胃癌、胰腺癌、盲肠癌、恶性淋巴瘤和骨髓瘤的患者,体重减轻可能是唯一的症状。体重减轻必须被视为隐匿性恶性肿瘤的主要症状和体征,其机制可能是多方面的,厌食症和代谢增加是重要因素。

(2) **慢性感染** 这些都是目前不常见的,但结核病是必须要考虑的,特别是在欠发达国家的人群中。一些感染性心内膜炎病例可能进展非常缓慢,以全身虚弱、消瘦、发热为主要特征[2]。

其他感染,包括布鲁菌病、原生动物和真菌感染。HIV 感染是必须考虑的,特别是在高危人群。

3. 常被漏诊的疾病 药物依赖,包括酒精和毒品必须考虑,尤其是当这一问题可能会导致不适当的营养。除了恶性疾病外,还有各种各样的胃肠功能紊乱需要考虑——其中包括吸收不良、胃溃疡和肠道疾病的侵扰,特别值得注意的是从热带欠发达国家返回的人。

Addison 病(见第 25 章相关内容)可能很难确诊。症状包括过度疲劳、食欲缺乏、恶心和体位性头晕,色素沉着是病情进入晚期的一项标志。

4. 七种假象 抑郁、内分泌失调、糖尿病和甲状腺功能亢进症是其重要原因。

(1) **糖尿病** 表现出体重减轻的糖尿病是年轻人胰岛素依赖型,最初可能表现为酮症酸中毒。症状三联征为口渴 + 多尿 + 体重减轻。

(2) **甲状腺功能亢进症** 甲状腺功能亢进症通常伴有体重减轻,如在老年男性,其表现可能不是很明显,在胃口极佳的情况下体重减轻是一项重要线索,这有助于与精神障碍相鉴别。

(3) **抑郁症** 体重减轻是抑郁症的一种常见症状,且往往与疾病的严重程度成正比。在抑郁症的早期阶段,可能存在体重增加,但当四种基础动力(食欲、精力、睡眠和性)水平下降明显时,体重减轻则成为其表现特征。

(4) **药物** 任何导致厌食症的处方药都可以导致体重减轻,重要的药物包括地高辛、毒品、细胞毒性药物、非甾体抗炎药、某些抗高血压药物和茶碱。

5. **精神因素** 体重减轻是焦虑、抑郁的一个特点。一些精神病症状的患者,其中包括精神分裂症和躁狂,可以表现为体重减轻。

神经性厌食是相当普遍的,几乎完全都发生在 12～20 岁的女性。主要的鉴别诊断是垂体功能低下,虽然厌食症也可以是由下丘脑垂体轴内分泌紊乱引起。

体重减轻的重要警示性信号

- 体重减轻本身就是重要警示信号
- 体重快速减轻伴有不适
- 酸侵蚀牙齿齿面:提示暴饮暴食
- 年轻女性虚弱乏力:考虑饮食障碍和低钾血症
- 对孩子施虐的证据

三、临床方法

1. **病史** 认真记录减轻的体重、评估患者的记录是重要的,应使用设置相同的尺度,确定食物的摄入也是很重要。不过,如没有独立的证人如配偶或父母在现场的情况下,做到这一点也是很困难的。患有心理性疾病和癌症者食物的摄入可能减少,而内分泌疾病,如糖尿病、甲状腺功能亢进症和脂肪泻则摄食量还可能增加或稳定。图 80.1 显示了体重减轻的可能原因。

关键问题

- 您的体重在多长时间内下降了多少?
- 您的饮食习惯变化了吗?
- 您的食欲变了吗?您喜欢吃东西吗?
- 您的衣服变得宽松了吗?
- 你的一般健康状况是怎样的?
- 你对自己感觉如何?
- 您感到紧张、担心或焦虑吗?
- 您有烦躁或战栗吗?

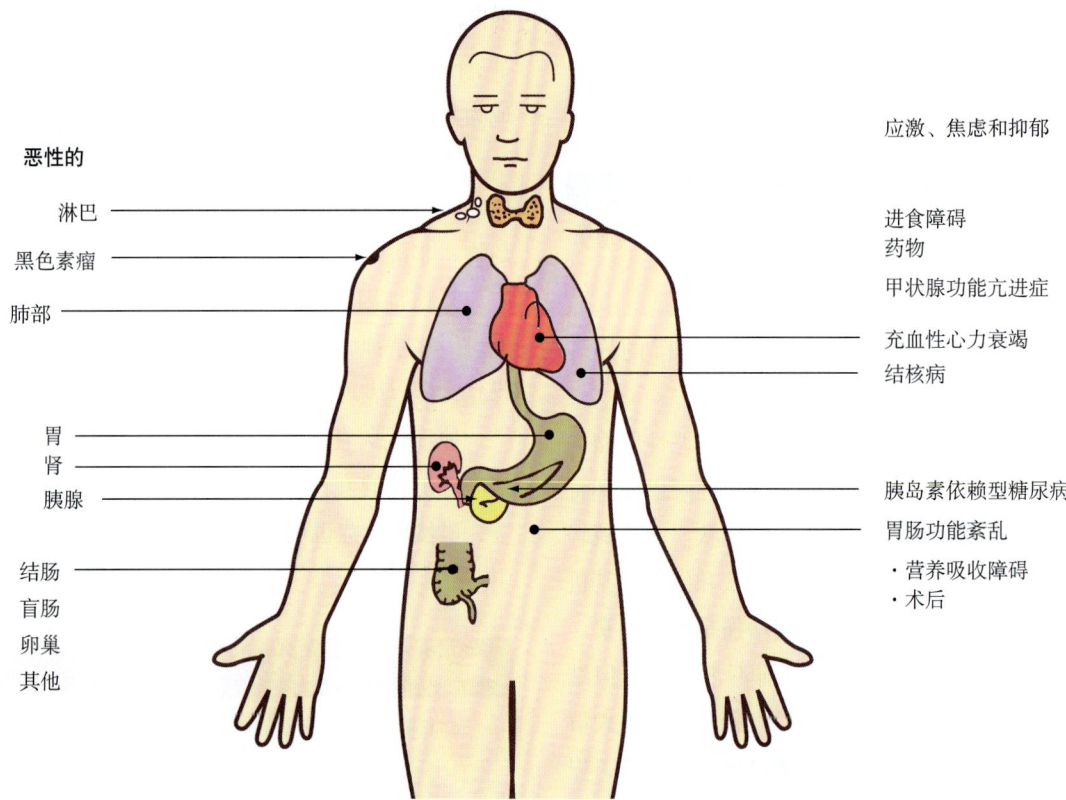

图 80.1 体重减轻的可能原因

- 您感到沮丧吗?
- 您曾经强迫自己呕吐吗?
- 您渴吗?
- 您有多尿吗?
- 您有过度出汗吗?
- 您是否有大量盗汗?
- 您的运动情况是怎样的?
- 他们冲刷厕所有困难吗?
- 您有咳嗽或咳痰的情况吗?
- 您感到呼吸气促吗?
- 您感到腹痛吗?
- 您的月经正常吗(女性)?
- 您在服用什么药吗?
- 您抽烟吗?一天多少支?

2. 体格检查 仔细全面的体格检查是必不可少的,应特别注意:

- 重要参数。
- 甲状腺和甲状腺功能亢进症的征象。
- 腹部(检查肝,有无肿块和触痛)。
- 直肠检查(粪便潜血试验)。
- 反射。

3. 辅助检查

(1) 基础辅助检查

- 血红蛋白、红细胞指数。
- 白细胞计数。
- 红细胞沉降率(ESR)。
- 甲状腺功能试验。
- 随机血糖。
- 胸片。
- 尿液分析。

(2) 其他需要考虑的检查

- 上消化道(胃镜或钡餐)。
- 腹部 B 超(或 CT 如果怀疑的话)。
- 结肠镜检查。
- 肝功能试验。

四、儿童体重减轻

儿童出现体重减轻可以考虑:

发育不良(failure to thrive,FTT):孩子长达 2 年体重低于第三百分位数(请参考 82 章相关内容)。

在正常发育后儿童的体重下降。

年龄较大的儿童体重减轻。

急性或慢性感染是儿童在婴儿期体重丢失最常见的原因[3]。在急性感染中，体重减轻是短暂的，而且一旦感染清除，孩子失去的体重一般会恢复。慢性感染迹象可能更难检测（如尿路感染、肺部感染、骨髓炎、慢性肝炎等），与未能茁壮成长的年龄较小的孩子一样，年长的孩子可能患有吸收不良综合征、慢性泌尿道感染和罕见的染色体或代谢性疾病[4]。肺结核、糖尿病和恶性疾病可能表现为体重减轻，并且在考虑更常见的情绪障碍前排除器质性疾病是有必要的。

五、青少年进食障碍

在现代社会中，年轻女性关注身体形象和节食非常普遍，5%～10%的节食者变得异常专注于节食和苗条，导致神经性厌食和贪食症的进食障碍。患者往往自尊心极低并且感觉自己无用，他们倾向于带有强迫性特征的完美主义者——强迫性特质，可能与童年期性虐待史有关。媒体图像本身并不能导致饮食失调，但有一个作用——基因易损性、性格、心理和环境因素也介导了这些疾病，正所谓："基因装了枪——环境扣动扳机"[5]。

诊断这些疾病的DSM-IV标准（这些疾病造成严重的身体和心理后果）见表80.2。神经性厌食患者的鉴别诊断包括大多数问题列于表80.1。

1. 神经性厌食 神经性厌食参见图80.2。

神经性厌食是以强迫性追求苗条为特征的一种综合征，通过节食达到极端的体重减轻和消除身体形象的困扰[6]。主要症状是神经性厌食和体重减轻，死亡率可高达18%。在精神疾病中，神经性厌食的死亡率和自杀率都是最高的。

典型特征

- 青少年和年轻成年女性。
- 16岁以下的女生患病率高达1%[7]。
- 发病年龄呈双峰：13～14岁和17～18岁[6]。
- 原因不明。
- 对事物反应不敏锐。
- 重度消瘦。
- 闭经。
- 失去身体脂肪。
- 干燥、鳞屑。
- 毛发增加。

表80.2 诊断神经性厌食和贪食症的DSM-IV标准

神经性厌食	
A	拒绝保持正常的体重或与其年龄和身高相适应的最低正常体重之上的（体重＜预期体重的85%））
B	尽管目前处于低体重状态，对体重增加或变得肥胖仍有强烈的恐惧
C	对其体形感到忧虑
D	年经女性出现闭经（至少连续3个月月经周期缺乏）
类型	限制型——无暴饮暴食或消除暴饮暴食型 / 清除型
神经性贪食	
A	反复发作的暴饮暴食，定义： ① 在一个独立的时间段，与一般人相比进食量异常增多 ② 对暴饮暴食缺乏控制力
B	经常不适当的代偿行为（例如自我诱发呕吐、滥用泻药、灌肠等），以防止体重增加
C	A和B均出现，3个月内平均每周至少两次
D	自我评价受体形和体重过度影响
E	在神经性厌食期间不会发生
类型	清除型 非清除型（如禁食、过度运动）

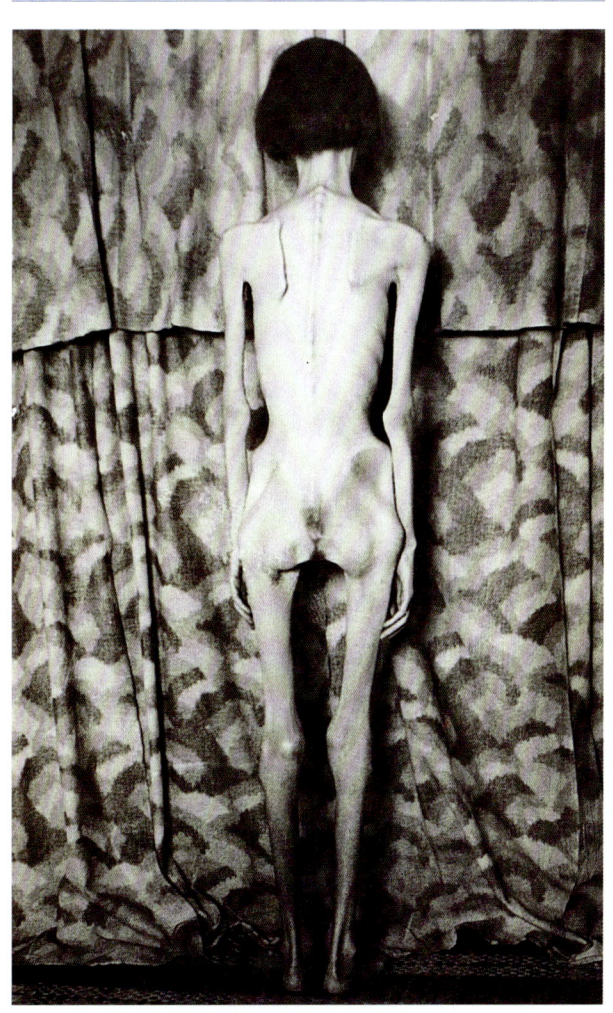

图80.2 患有严重神经性厌食的18岁青少年（BMI 8.7），这个患者在她的医生照顾下活了下来

- BMI＜17.5。
- 针对减肥的持续行为。

2. 贪食症 贪食症是指间隙性暴食后，患者自己秘密采取手段，如诱发呕吐、禁食或使用泻药或利尿药。食欲异常亢进症也称为贪食-厌食症，更难被发觉，但其发病率比神经性厌食高。有两种类型——清除型和非清除型，其中，禁食或过量运动是代偿性行为，清除型是最致命的行为，因为有低钾血症的危险。

典型特点：
- 年轻女性（女：男为10：1）。
- 开始于较大的年龄，通常是17～25岁。
- 有相关的精神障碍。
- 有家族史。
- 体重有波动，但没有极端的减少或增加。
- 月经史正常但月经周期可能不规则——闭经较罕见。
- 频繁催吐的并发症（如龋齿、低钾血症）。
- 反复滥用泻药、肠刺激药或灌肠剂。
- 对食物有偏见。
- 过分关注体重、体形。
- 冲动控制障碍（如赌博、药物滥用）。
- 暴饮暴食后感到内疚、情绪低落。

实验室评估应包括电解质、全血检查、铁检测、甲状腺功能检查、肾功能检查、腹腔疾病筛查和肝功能、红细胞沉降率。

注：另外，主要的进食障碍是"暴食症"。具体定义是：反复发作的暴饮暴食，无神经性贪食不恰当的规律性的补偿行为特征。然而，这些患者大多是肥胖的。

3. 进食障碍的管理 早期发现和干预至关重要，可以降低并发慢性疾病风险。治疗可以在门诊进行，但如果存在加重趋势，例如体重显著减轻、家庭危机、严重的抑郁症和自杀风险，则需要住院治疗。进食障碍患者的照顾者负担较高。经常需要探查问题家庭内成员的相互关系。

重要目标：
- 与患者建立良好和充满关爱的关系。
- 解决潜在的心理难题。
- 将体重恢复到理想水平和患者观念中的最佳体重之间的水平。
- 每天至少提供12.6kJ（3kcal）热量的平衡膳食（厌食症）。

可尝试组织行为治疗、心理治疗和家庭治疗，但医生和专职医疗人员的支持疗法是治疗最重要的模式[8]。心理治疗可以安排介绍给心理学家或精神病学家，患者可能需要住院治疗，特别是有脱水和低钾血症（清除型）和自杀问题时。抗抑郁药，尤其是选择性5羟色胺再摄取抑制药（SSRI），可能有助于治疗伴发抑郁的饮食失调。氟西汀是治疗暴食症的首选药物。为患者和家庭提供持续的支持很重要。

六、老年人的体重减轻

一般性的体重减轻是很多老人相对常见的生理特征。然而，在社会中弱势群体的老年人通常会出现异常的体重下降，尤其是那些独自生活和缺乏动力，以及对准备足够的食物缺乏兴趣和动力的老年人。其他因素包括相对贫困和牙齿不好者，包括因佩戴不合适的义齿而痛苦的老人。恶性疾病是需要经常被考虑的一个重要因素。需考虑到抑郁症、老年痴呆症和药物的相互作用是导致体重减轻的潜在原因。抑郁症是导致老年人可逆性体重减轻最常见的原因。在门诊就医的老年患者中，高达30%的人出现营养不良。在6个月内体重减轻超过5%有重要意义，常提示营养不良[9]。

充血性心力衰竭，尤其是继发于缺血性心脏病的充血性心力衰竭，是引起体重减轻的一个常见原因。

七、引起体重减轻的胃肠道方面原因

以下情况可能导致体重减轻：
- 乳糜泻。
- 口腔卫生状况不佳
- 慢性呕吐或腹泻（如幽门狭窄）。
- 胃溃疡。
- 胃癌、食管癌、大肠癌。
- 酗酒。
- 部分或全胃切除术。
- 消化系统的其他手术。
- 炎症性肠病（如克罗恩病、溃疡性结肠炎）。
- 脂肪泻。
- 肠淋巴瘤。
- 寄生虫感染。
- 肝硬化。

体重减轻的机制包括食欲缺乏、吸收不良，伴有呕吐和炎症的消化道梗阻。

八、转诊时机

- 任何不明原因的体重减轻，特别是怀疑为内分泌或恶性肿瘤原因时。
- 体重减轻与严重的心理疾病有关。
- 严重的进食障碍。

实践要点

- 向患者了解，他们认为的引起其体重下降的原因。
- 鉴别焦虑状态和甲状腺功能亢进是困难的。要考虑后者并进行甲状腺功能检查。
- 确立进食障碍的诊断很少需要做实验室检查。体重增加后激素水平恢复到正常。
- 家庭医生作出进食障碍的诊断必须有高度可疑的指征。中青年女性、通过节食减肥、体重大幅度波动、闭经和过于兴奋，出现以上指征考虑进食障碍。

参考文献

［1］Cormack J, Marinker M, Morrell D. Practice: A Handbook of Primary Health Care. London: Kluwer-Harrap Handbooks,1980, 3(42): 1–2

［2］Beck ER, Francis JL, Souhami RL. Tutorials in Differential Diagnosis (2nd edn). Edinburgh: Churchill Livingstone,1988: 117–120.

［3］Tunnessen WW. Symptoms and Signs in Paediatrics (2nd edn). Philadelphia: Lippincott, 1988: 25–28.

［4］Robinson MJ, Roberton DM. Practical Paediatrics (5th edn).Melbourne: Churchill Livingstone, 2003: 140–144.

［5］The Bronte Foundation. <www.thebrontefoundation.com.au>

［6］Young D. Eating disorders. In: Jones R, et al. Oxford Textbook of Primary Medical Care. Oxford: Oxford University Press, 2004: 972–975.

［7］Crisp AH, Palmer RL, Kalucy RS. How common is anorexia nervosa? A prevalence study . Br J Psychiatry, 1976, 128:549–554.

［8］McPhee SJ, Papadakis MA. Current Medical Diagnosis and Treatment. New York: McGraw-Hill Lange, 2010: 1138–1140.

［9］Szonyi G, Pokorny CS. Investigating weight loss in the elderly. Medicine Today, 2004, 5(a): 53–58.

第四部分　青少年健康

第 81 章　儿童疾病的诊断方法

> 每一个婴儿的出生，无论在什么环境下，无论父母是谁，都意味着人类的又一次繁衍。我们每个人都是如此。对于人类生命，对于善意与错误的第一认识，对于上帝所赋予的一切的责任都是一次新生。
>
> James Agee（1909—1955）

儿童疾病的诊断方法有赖于与儿童和家长良好的沟通。诊断过程中，作出诊断所需要的绝大部分信息来自儿童的健康史，还有一小部分来自体格检查。

通过以下方法可以引起儿童真诚的兴趣，以建立沟通：

- 询问他们想要被怎么称呼。
- 称赞儿童，如称赞他们的衣服、玩具或手中拿着的书。
- 花点时间和他们交谈。
- 询问他们长大后是否想成为一名医生。
- 询问有关他们的老师或朋友的问题。
- 询问有关他们的宠物的问题。
- 给他们贴特别的贴纸（如贴在手背或 T 恤上）。

这些方法可为顺利采集病史和体格检查做良好的准备。

儿童的基本性格类型和个性大致可以依据年龄来分类。虽然这个分类有相当大的差异，不适合普及，但下面的几个模型对于父母们有指导作用。

- 危险的 2 岁　　　淘气，具有探索性，进行危险运动，冲突
- 信任的 3 岁　　　友好，通情达理，友爱
- 淘气的 4 岁　　　厚脸皮，好奇，无理取闹，没有礼貌
- 迷人的 5 岁　　　更加协调和独立
- 合群的 6 岁　　　享受有暂时利益的项目，喜欢被人追捧
- 问题不断的 7 岁　倾向于做错事，固执，寻求独立
- 稳定的 8 岁
- 吵闹和爱冒险的 9 岁

一、病史

建议按以下顺序获取病史信息。

- 现病史（为首先关注点）
— 让家长详细叙述，不打断家长的话。
— 做一个倾听者并相信家长说的话。
- 患儿健康状况先于主诉。
- 既往史
— 一般情况。
— 妊娠期和新生儿期情况。
— 喂养和营养情况。
— 免疫接种情况。
— 如厕训练情况。
- 家族史
— 遗传性疾病。
— 其他。
- 系统回顾
— 一般情况（如发热、精力）。
— 喂养和排泄。
— 听力。
— 视力。
- 生长发育史
— 请对照发育成长量化表（表 81.1）。
— 社会史。
— 心理发育史。
— 行为问题。
— 对他人以及所处环境的反应。

二、亲子关系

随时随地认真观察患儿的亲子互动，包括在候诊室内的活动，是很明智的做法。父母与孩子说话和照顾孩子的方式会提供有用的线索，通过这些线索能找出父母在抚育孩子的过程中可能存在的一些问题。

三、体格检查

为了方便讨论，将儿童分为两大组[1]：

- 3 岁以内的婴幼儿。
- 3 岁以上的儿童。

表 81.1　发育成长量化表（m= 月龄）

大运动
抬下巴（1m）
抬头（4m）
翻身——从俯卧位到仰卧位（4m）
翻身——从仰卧位到俯卧位（5m）
独坐（8m）
向上站起来（9m）
扶走（10m）
自己独自走稳（13m）
走上楼梯（20m）
向前踢球（24m）
走上楼梯——两脚交替着走（30m）
骑三轮自行车（36m）
骑两轮自行车（36m）
单脚跳（60m）
精细运动
握拳反应消失（3m）
抓取物品（5m）
传递物品（6m）
用拇指抓取（9m）
叠 2 块积木（16m）
固定用手的习惯（24m）
乱涂画（24m）
堆 4 块积木（26m）
堆 8 块积木（40m）
社交/自理能力
社交性的微笑（6w）
开始认识母亲（3m）
怕生（9m）
吸吮手指（10m）
使用汤勺（15m）
使用叉子（21m）
在协助下可以穿衣服（12m）
脱袜子（15m）
解开扣子（30m）
系扣子（48m）
系鞋带（60m）
没有监督的情况下自己穿衣服（60m）
语言表达能力
发出咕咕声（3m）
咿呀学语（6m）
发 Da-Da 音——无所指（8m）
发 Da/Ma 音——有所指（10m）
说第一个字（11m）
2～6 个单字（21m）
说话能让人听懂（27m）
能说出一种颜色（30m）
会用复数（36m）

（续表）

能说出 4 种颜色（42m）
能说出姓名（44m）
能说出两组反义词（50m）
能把句子连在一起（60m）
语言接受能力
能进行手势游戏（9m）
理解"不"（9m）
明白单步指令（12m）
通过图片识别动物（19m）
能够识别出 6 个人体部位（20m）
明白两步指令（24m）
认知能力
表现出对事物期待的兴奋感（3m）
玩拨浪鼓（4m）
玩躲猫猫（8m）
找到被藏起来的对象（9m）
向人索要玩具（14m）
能让机械玩具发动（20m）
假装角色游戏（过家家）（24m）
寻找同伴一起做游戏（36m）

引自：Jarman and Oberklaid.

儿童健康评估的一个重要方面是要将其生长发育情况与标准的生长发育表进行比较（附录Ⅰ～Ⅳ）。进行体格检查时需要重视每一个异常表现，这是诊断儿童畸形的第一步。

四、儿童的正常生长发育

功能发育标志见表 81.1[2]，重要标志（父母尤其感兴趣的标志）按照发育的时间顺序列于表 81.2[3]。值得一提的是：12 个月左右说第一个字，10～15 个月会走路，但也可能在 18 个月的时候才会走路。2～4 岁开始会控制排便和排尿。5 岁以下儿童生长发育问题的发生率见表 81.3[4]。

视觉和听觉

视觉在出生时就已经存在并不断发展，在 12 个月时达到成人水平。听觉在出生时也已经存在。

五、取得婴儿的配合

有格言说："在让孩子的母亲高兴之前不要给孩子做体格检查"。

儿童，尤其是生病和烦躁时，给他们进行体格检查是很困难的，如果之前有过令他们痛苦的经历就更

表 81.2 儿童正常生长发育（按时间顺序性的指南）[3]

标志	平均年龄
抬下巴	4周
对突然的声音引起注意（如吸尘器的声音）	4～5周
社交式微笑	6周
乐意微笑	2个月
眼神能追随着人移动	2个月
大笑	3个月
认识妈妈	3个月
对吵闹的噪音做出反应	3个月
抓取拨浪鼓	3～4个月
能转向声音	3～4个月
抬头	3～4个月
翻身（从俯卧位到仰卧位）	4个月
扶坐	4～6个月
翻身（从仰卧位到俯卧位）	5个月
用手传递物品	5～8个月
自己吃饼干或面包干	6～8个月
大笑、尖叫及咯咯地笑	6～8个月
独坐（图81.1）	6～9个月
站稳	6～10个月
爬行	7～9个月
怕生	8～9个月
挥手告别	8～9个月
向上站起	9～10个月
理解"不"	9～10个月
扶走	10～11个月
吃手指	10～12个月
能准确叫爸爸妈妈	10～18个月
独立行走或单手扶行走	10～15个月
说第一个字	11～12个月

引自：Kilham et al.[3]

表 81.3　5岁以下的儿童生长发育问题

常见，轻度	少见，重度
10%～20% 行为障碍	3.0% 智力障碍（IQ＜70）
10% 特定的学习能力缺陷	1% 智力障碍（IQ＜50）
10% 传导性耳聋	0.3% 脑瘫
10% 视力障碍（如：斜视）	0.2% 神经管缺损
5% 语言孤立问题	0.17% 重度耳聋
3% 注意力缺陷症	0.06% 失明
1% 特定的语言障碍（如：语言的理解能力）	0.1% 自闭症光谱特征
	0.05% 典型自闭症

引自：Hutchins.[4]

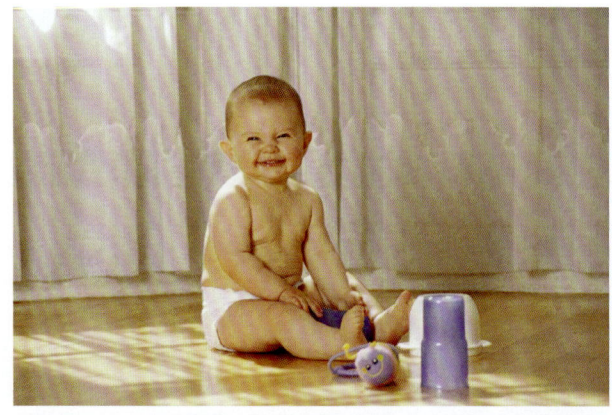

图 81.1　正常儿童在6～9个月会坐

做腹部触诊一样，可以得到相同的信息。当给在母亲或照顾者腿上的儿童做耳部检查时，当儿童的注意力追随耳镜的光并移动其头部的时候，检查是比较困难的。将小兔子或其他动物玩具放在桌子上并且按一下桌子下面的按钮，这个玩具会敲鼓，能吸引儿童，使其偏向右侧，从而使观察患儿左耳有更好的视野，以便观察。

同样的，在行耳部检查时，将发条旋转音乐玩具放在检查椅上能分散儿童的注意力。这也是一种在检查椅上给儿童进行全身检查时，分散其注意力的很好的方法，且是最有用的方法。

2. 为儿童在压舌板上绘画[6]　很多儿童在观察准备"礼物"（在用于检查的压舌板上绘制图案）时，会很快忘记他们是在做喉部的检查。

检查完成后，告诉他们这是一份特殊的礼物，医生可以在压舌板没有用过的一端即兴涂画。绘画过程大约需15秒。图81.2显示了一个计算机指令系统里的三种草图：一只企鹅（有一个额外的结）、一条毛毛虫以及一辆赛车。

难了。然而，他们很容易被转移注意力，因此，家庭医生在给儿童做体格检查，特别是进行眼部、喉咙和胸部检查时可以有效地利用他们的这一特点来取得一定程度的配合。

试着让他们在父母的大腿上做体格检查。

儿童对于游戏，如一束闪光、挠痒痒或躲猫猫等反应非常积极，并且对任何类型的声音，特别是对动物的叫声和医生友好、耐心的幽默表现反应也很积极。有些医生采取一些方法，如在听诊器上贴上小动物的图片来分散患儿的注意力。

1. 分散儿童的注意力[5]　在就诊室，可将装有摇铃的小鸭子用于年幼儿童的腹部触诊。这对于儿童来说似乎更能够接受，因为这变成了一个游戏，与用手

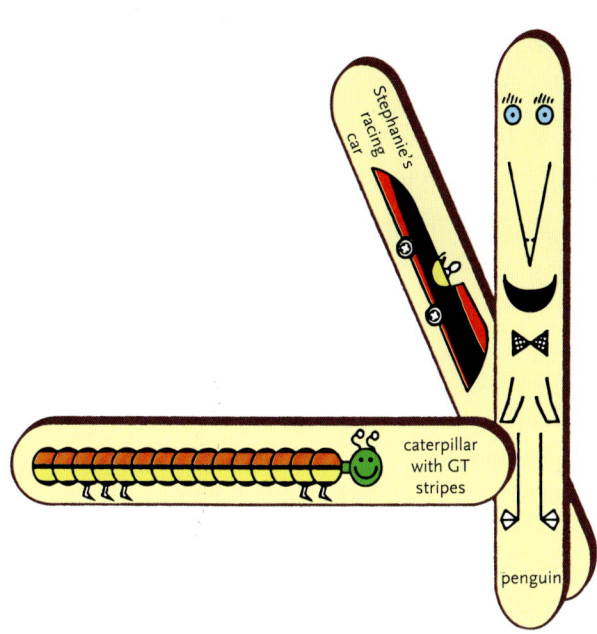

图 81.2　儿童用压舌板

六、婴儿期严重疾病的识别

识别危重疾病非常重要，特别是在婴儿早期。下述症状和体征给予我们一些有用的提示[7]：

- 疲倦。
- 易怒。
- 活动量减少（安静地躺着）。
- 儿童用眼睛而不是转动头部追随你。
- 面色苍白。
- 呕吐（持续性地）。
- 呻吟以及安静地躺着（与之前的强有力的哭闹相反）。
- 进食减少（24 小时进食量＜平时的 50%）。
- 24 小时内换的尿布少于 4 片。
- 呼吸频率增加，胸壁凹陷。
- 呼吸音粗重。
- 肢冷。
- 眼窝凹陷。
- 体征：毛细血管充盈时间超过 2 秒。

需考虑下列严重疾病

- B 型流感嗜血杆菌感染
— 急性会厌炎。
— 脑膜炎。
— 肺炎。
— 败血症。
— 化脓性关节炎和（或）骨髓炎。
- 脑膜炎双球菌感染
— 败血症。
— 脑膜炎。
- 其他类型的脑膜炎。
- 急性心肌炎。
- 哮喘和（或）支气管炎。
- 肠套叠。

七、儿童是家庭的晴雨表

一个身心不健康的儿童通常是一个家庭不和谐的指示剂。有一种说法："爱对于儿童就像太阳对于花儿一样重要"。

儿童需要从父母那里得到[8]：

- 爱（接受他们现在的样子，而不是他们可能会成为的样子）。
- 安全感（父母没有争吵，孩子不被虐待，兄弟姐妹之间相处和睦）。
- 固定的行为规范。
- 稳定的人物充当他们的榜样（父母是孩子心目中的英雄）。
- 自由发展个性，不受情感干扰。
- 玩耍（积极和创造性的需要）。
- 诚实。

自己有问题和困扰的父母很难满足儿童的需要。家庭关系紧张、经济问题、婚姻不和谐、分居以及离婚对儿童有很大的影响。父母遭遇挫折可能会通过虐待儿童来发泄。父母亲中一方患抑郁症对孩子有深远的影响。

家庭不和睦的儿童常表现为 3 方面：（这 3 方面有显著重叠）：

- 行为问题。
- 心理症状。
- 学业困难。

家庭医生的重要性

家庭医生在家庭中处于很重要的位置，他们能够通过存在的问题和细微线索发现家庭的不和谐因素。例如，从对家长和孩子的几个不同寻常的访问，异常的非语言行为，例如手或声音发抖，或身体的症状与我们的体格检查的结果不匹配。

考虑问题儿童所处的家庭环境十分重要。找到患儿家里可能的一种导致患儿不稳定的原因，如家长吵架、经济困难、包括酗酒在内的药物滥用、躯体或性虐待及母亲产后抑郁。一旦这些情况被发现和处理，家庭功能的缺失可能会得到满意的解决。

八、婴儿喂养指南

1. 家庭喂养入门原则

- 在 1 岁前最好母乳喂养。
- 如果不能进行母乳喂养，饮用配方奶至少应持续 12 个月。
- 1 岁前最好不要接触牛奶。
- 在最初的 3～4 个月，婴儿知道什么是最好的。
- 健康的足月儿可在价格基础上选择配方奶粉。
- 原则上是 150ml／（kg·d）。
- 衡量营养是否充足的唯一可以信赖的标准就是体重的增加。
- 婴儿在出生后的 5～6 个月只需母乳或配方奶喂养。
- 出生后 5～6 个月应合理添加软的固体食物，但要慢慢添加。
- 婴儿吃软的食物是不需要牙齿帮助的。

2. 开始固体食物

固体食物可以在 5～6 个月时逐渐添加，每次添加一种。不应该强迫婴儿进食，要慢慢添加。

固体食物可以在喂奶后或在两餐奶中间加入。母乳或配方奶仍然是最重要的食物。

刚开始添加的固体食物举例如下：

- 将婴儿米粉与婴儿平时喝的奶或温开水混合（前者更优）。
- 煮熟的南瓜、土豆或胡萝卜。
- 水果，如香蕉、煮熟的苹果或梨。

固体食物的质地应该是泥状（不是块状）。

3～4 天后再添加一种新的辅食，在早晨添加，并检查有无过敏反应。刚开始 1～2 茶匙，慢慢地根据婴儿生长速度建立一日三餐。

块状食物可以在 6～9 个月时添加，因为在这个时期，婴儿开始学习咀嚼。

到 9～10 个月时，每餐进食的固体食物应该逐渐增多，奶量逐渐减少。温开水应该添加进来，因其比果汁好。

从 12 个月开始，添加牛奶和更多的固体食物，特别是肉、蔬菜和水果。

注：持续牛奶饮食且饮用量少的婴儿，易患缺铁性贫血。

九、如厕训练指南

作为一项规则，在儿童具备相应能力时应教他们学习如何如厕。

大多数儿童可被完全训练的年龄：

- 白天——2.5～4 岁。
- 晚上——8 岁。

大部分儿童在开始训练后 4 个月才能自行如厕，有些儿童需要更长的时间。

1. 父母训练儿童如厕的一般原则

- 对于如厕训练要保持轻松的心态。
- 避免操之过急。
- 不要强迫孩子去上厕所。
- 唠叨不起作用。
- 惩罚不起作用。

2. 儿童如厕最佳时间

- 早上起床的第一件事。
- 饭后。
- 当感觉到儿童想上厕所时。
- 出门前。
- 回到家后。

3. 家长训练儿童如厕的重点

- 使用便盆，或带有马桶圈和台阶的厕所。
- 用简单的语言解释如厕的过程。
- 当他们想要如厕时他们自己会学习。
- 男孩和女孩都坐着排尿。
- 如果他们不想如厕，不要强迫他们。
- 对他们的成功"小题大做"——表扬并奖赏他们。
- 帮助儿童在卫生间内放松下来。
- 停止使用尿布（除了睡觉的时候）。
- 如果这样的训练让他们很沮丧，等 1 个月后再试。

十、个人健康档案

为孩子建立个人健康档案（PHR）可更好地接受卫生服务，其中包括加强预防保健。个人健康档案，也指"父母保管的健康档案"或"健康护照"，通常在孩子出生时由医院发放。调查显示，个人健康档案深受家长和医护人员的欢迎[9]。

个人健康档案是一本活页小册子，有硬塑料封面，便于被儿童父母携带。个人健康档案可能由于制作单位不同而内容各异，但都应包含以下基本内容：

- 出生时的详细情况和新生儿检查。
- 体重增加的百分位数图。
- 视力检查。
- 听力检查。
- 生长发育检查。
- 免疫接种计划及接种记录。
- 病程记录。
- 事故预防建议（表81.4）。
- 其他健康教育资料。

个人健康档案为改善儿童保健卫生专业人员间，以及家庭与医生间的沟通提供了一种非常实用的方法。它能激发患儿父母对于患儿健康管理的责任感，从而强化了监护人自觉负责健康监护的理念，它是加强预防保健的重要一环，特别是在预防接种、听力监测以及生长发育的实施和监督上尤其重要。

免疫计划

参考第9章和 www.immunise.health.gov.au 的最新资料。

十一、儿童疾病的三联诊断法

下面选择了一些儿童时期的疾病。等号代表症状对诊断有指向性。

1. 急性 – 亚急性发病

- 关节痛（下肢）+ 皮疹（臀部、腿部）± 腹部疼痛 = 过敏性紫癜
- 呼吸系统症状 + 呕吐 + 精神状态变化 ± 惊厥或昏迷 = Reye综合征
- 面色苍白 + 疲惫 + 发热 = 脑膜炎
- 面色苍白 + 腹痛（重度和间歇性的）+ 少动 = 肠套叠
- 不适 + 发热 + 多发性关节炎（移动的）+ 皮疹 + 舞蹈症 = 风湿热
- （<12个月）：疲倦 + 咳嗽 + 喘息 = 细支气管炎
- （<3个月，男童居多）：乏力 + 体重减轻 + 呕吐（中度，间歇性的）= 幽门狭窄
- （新生儿）：呕吐（第一次喂奶后）+ 流口水 + 腹部膨隆 = 食管或十二指肠闭锁
- 不适 + 面色苍白 + 骨头疼痛 = 急性淋巴细胞增多症
- 不适 + 面色苍白 + 口腔问题（牙龈肿大、流血、溃疡）= 急性粒细胞性白血病
- 腹部疼痛 + 面色苍白 + 乏力/恶心/呕吐（a/n/v）= 急性阑尾炎
- 腹部疼痛 + 脸颊潮红 + 发热上呼吸道感染 = 肠系膜炎
- （在肠胃炎流行期间）：不适（重度）+ 腹泻 + 重度腹痛 = 溶血性尿毒综合征
- 疲倦 + 呼吸急促 + 三凹征 = 肺炎
- 疲倦 + 发热 + 紫癜性皮疹 = 脑膜炎球菌感染
- 嗜睡（极度）+ 流口水 + 打鼾喘鸣 = 急性会厌炎
- 上呼吸道感染 + 咳黄铜色痰液 + 吸气性喘鸣 = 哮吼

表81.4 可以避免发生的事故

8～12个月
选择对婴儿安全的橱柜，并用于贮藏药品和家用化工品。农药及石油产品应该被锁在小屋里。不要把它们放入储存在食物和饮料的容器中
火和散热器要有合理的保护措施
加工食品和饮料的电器的电线要尽量弄短一些，或挂到婴儿触碰不到的地方。不要使用桌布。把热的食物和饮料放置于餐桌中间。注意热水瓶
将未用的电源插座孔用绝缘塞子塞上
从9kg（20磅）开始，婴儿乘坐汽车时应该坐在具有安全标准认可的儿童座椅上
婴儿在水边或水里时需时刻被监护。游泳池应用栅栏防护
将火柴放在厨房的安全橱柜里。将剪刀、针和别针放在婴儿触不到的地方
将婴儿玩耍的院子用栅栏和街道隔开
父母：在倒车之前要检查车的周围有无儿童，或先将婴儿放到车里
不要在没有人监护的情况下让儿童一个人在洗手间
不要给婴儿吃坚果，因为他还不能够很好地咀嚼。花生的形状和硬度对婴儿有危险，会导致婴儿窒息

咳嗽＋喘息＋三凹征＝哮喘或吸入异物

发热＋结膜炎＋皮肤改变（嘴唇发红干裂、斑丘疹、手掌或脚掌红斑、指尖脱屑）＝川崎病

2. 发育迟缓

耳大＋面部狭长＋生殖器大＝脆性 X 综合征

四肢短小（手、足、生殖器）＋前额狭窄＋进食异常＝普拉德–威利（Prader-Willi）综合征

"精灵"样面容＋低位耳朵＋心脏杂音＝威廉姆斯（Williams）综合征

- （女性）：矮小＋蹼状颈＋黑色素痣 ± 心脏疾病＝特纳（Turner）综合征
- 矮小＋蹼状颈＋面部不对称（宽额、上睑下垂、低位耳等等）± 心脏疾病＝努南（Noonan）综合征

3. 慢性疾病

- 发热（不明原因）＋腹部肿块＋血尿（罕见）＝肾母细胞瘤（Wilms 细胞瘤）
- 不适＋腹部疼痛（定位不明）＋行为异常＝铅中毒
- （＜2 岁）：嗜睡＋易激惹＋面色苍白＝缺铁性贫血或珠蛋白生成障碍性贫血（地中海贫血）
- 发热＋不适（极度）＋a/n/v ± 贫血＝神经母细胞瘤
- 头痛＋a/n/v＋共济失调＝髓母细胞瘤

4. 年长儿

（男性）：吸鼻涕、眨眼等＋异常发音（如咕噜声、嘶嘶声）± 大声咒骂＝抽动秽语综合征

易激惹＋食欲缺乏＋腹痛（定位不明）＝药物滥用（尼古丁、海洛因等）

中下背部痛/不适＋不能触及脚趾＋脊柱后凸＝舒尔曼病（Scheuermann）病

膝部疼痛（活动后）＋膝部触痛性"块状物"＋屈膝疼痛＝Osgood-Schlatter 障碍

（青少年）：跛行＋膝部疼痛＋髋部疼痛＝股骨头骨骺滑脱症

参考文献

[1] Robinson MJ, Roberton DM. Practical Paediatrics (5th edn). Melbourne: Churchill Livingstone, 2003: 22-23.

[2] Jarman FC, Oberklaid F. The detection of developmental problems in children. Aust Fam Physician, 1992, 21: 1079-1088.

[3] Kilham H, Alexander S, Wood N, Isaacs D. Paediatrics Manual (2nd edn). Sydney: McGraw-Hill, 2009: 376-378.

[4] Hutchins P. The young child with developmental problems: how to treat. Australian Doctor, 1990: i-viii.

[5] Trollor J. Distracting children. Aust Fam Physician, 1987, 16: 1372.

[6] Malcher G. Spatula sketches for children. Aust Fam Physician, 1990, 19: 1441.

[7] Hewson P. Recognition of serious illness in early infancy. Australian Paediatric Review, 1992, (6): 1.

[8] Connell HM. The child as a barometer of the family. Aust Fam Physician, 1980, 9: 759-763.

[9] Jeffs D, Harris M. The personal health record—making it work better for general practitioners. Aust Fam Physician, 1993, 22: 1417-1427.

儿童的特殊问题

第 82 章

> 儿童不是简单的成人缩小版，他们有自己特殊的问题。
>
> Bela Schick（1877—1967）

家庭医生通常只治疗儿童一些很常见的小的病痛，如皮肤病和呼吸道感染，以及告知一些疾病预防措施，如预防接种。然而，很多时候，家长会向家庭医生咨询儿童行为障碍是正常的还是不正常的，所以医生需要很好地掌握儿童正常的行为特点以便为家长提供适当的建议，让家长放心。本章将讨论很多儿童常见问题。儿童疾病的治疗，如便秘、贫血、腹泻及咳嗽的治疗则在相关章节中详述。

一、婴儿期哭闹

婴儿在出生后 3 个月内哭闹是一个很常见的问题，但现在认为，这是婴儿中枢神经系统成熟过程中的一个正常生理现象[1]。

婴儿正常哭闹时间：

- 2 周龄——2 小时 / 天。
- 6 周龄——3 小时 / 天。
- 12 周龄——1 小时 / 天。

如果孩子在应该睡觉或玩耍的时间里长时间地哭闹，那么这时的哭闹就显得过多了。这种情况一般在下午 6～9 点时发生。多数时候由器质性原因如感染、对牛奶过敏或溢乳导致的哭闹不能被发现。

家长应注意到以下常见原因：

- 饥饿（喂养不足是导致哭闹的主要喂养问题）。
- 尿布弄湿或被弄脏。
- 孤独：当孩子被抱起时哭闹停止。
- 婴儿肠绞痛：可能在 2～16 周龄时。
- 个人性情。
- 出牙（12 个月后很可能会导致孩子的不适）。
- 反流性食管炎。

治疗

- 认真进行体格检查，包括评估孩子的性情。
- 给予儿童父母安慰和健康教育。
- 要求家长密切关注儿童状况，但应该避免过度刺激孩子。
- 提供安抚措施（如用安慰奶嘴、给孩子拥抱、轻柔地地按摩）。

> **实践要点——5 个 "S"**
>
> 1. 裹紧婴儿（Swaddlin）——裹紧衣服，不要太松
> 2. 将婴儿侧卧（Lie baby on Side or Stomach）一边或左侧卧位（胃侧）
> 3. 对孩子发嘘声（Shush）（如发"嘘嘘"和孩子哭闹的声音一样大）
> 4. 摇晃孩子（Swing）——将孩子两边来回摇摆
> 5. 给孩子吸吮（Sucklin）——乳头、橡胶奶嘴或假奶嘴饮

食和药物在这些问题的管理中的作用不大。

二、婴儿肠绞痛

参考第 35 章相关内容。

1. 典型特点

- 2～16 周龄尤其是 10 周龄的婴儿。
- 长时间哭闹——至少 3 个小时。
- 下午晚些时候或是晚上早些时候哭闹。
- 婴儿因为腹痛腿部弯曲，拳头紧握。

2. 病因（排除下面这些情况）

- 牛奶不耐受。
- 乳糖不耐受症。
- 胃食管反流。
- 中耳炎、尿路感染、肠梗阻及其他原因引起的疼痛。

3. 治疗

- 向患儿父母解释并安慰他们。
- 采用安抚的方法。
- 药物治疗。尽量避免使用药物，但是可以考虑用西甲硅油类药物，如婴儿"风滴剂"（Infacol Wind Drops）。

三、牙萌出

乳牙萌出

- 儿童一般在 6 个月～3 岁萌牙。
- 儿童最先长出的牙（很少导致不适）是下切牙（在 1 岁内）。
- 第一磨牙和第二磨牙（1～3 岁）常引发儿童不适。
- 通常儿童的第一组牙（20 颗）在 2 岁后很快出齐（图 82.1）。

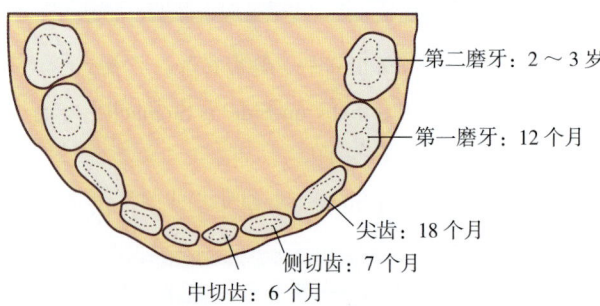

图 82.1 下颌乳牙萌出的平均年龄

1. 症状

- 牙龈轻度红肿。
- 萌牙可能只有一点或没有不适感，但也可能会特别疼痛。
- 儿童比平时更黏人、烦躁，以及流涎较多。
- 喜欢咬东西，如手指。
- 易怒和爱哭闹（时哭时停，一般不超过数天）。
- 入睡困难。

注：萌牙不会导致发热。

2. 治疗 告知家长这些问题很快就会好，让他们放心。

（1）缓解措施　家长用软布或纱布块包裹示指，轻柔地给孩子按摩牙龈。如果牙龈问题严重，可以每 3 小时使用 Orosed 凝胶按摩牙龈。

或让孩子咬一块干净的冷的洁面巾（在洁面巾中放一片苹果）。

或给孩子一个磨牙环（在冰箱中冷冻过）或一块磨牙饼干。

（2）药物　出牙期间通常不需要药物治疗。对乙酰氨基酚混合物可用于任何不适。对于较严重者，特别是影响到睡眠的情况，可以在晚上联合应用抗组胺药和镇痛药。

黑色斑点牙

一些长时间母乳喂养（如 3 年）的儿童，牙齿表面可能会长出不太美观的斑点。这些斑点不会消失，但是可以让家长放心，孩子的恒牙会是正常的。

四、吸吮手指

吸吮手指是指将拇指或其他手指放在嘴巴里上牙齿的后面（硬腭部位）及闭嘴吸吮手指。一般认为这是一个正常的习惯。这是婴儿能够自己控制的第一个能够让他愉悦的行为。可持续到 12 岁，但在 4 岁以下儿童中最常见。这种习惯常在 6 岁或 7 岁时消失。如果此习惯一直持续，则会对其恒牙产生一些影响，这种影响大约在 7 岁时开始显现。其中的一个影响是，因吸吮手指对门牙的压力可导致门牙向前突（如兔牙）。

1. 预防　如果这种习惯正在养成，选择性使用措施，如安慰奶嘴。如果这种习惯一直持续，避免过度强调和关注这个问题。

2. 治疗（给父母的建议）

- 不需要特殊的药物或饮食。
- 对于年龄超过 6 岁的孩子，仔细观察触发原因并找到方法去避免。提供额外关注并采取令孩子愉快的消遣方式。
- 帮助孩子探寻其他的解决方法。
- 对孩子为停止这种行为做出的努力给予表扬和奖励。

如果吸吮手指持续存在，有必要转诊到特殊治疗科室。

五、婴儿鼻塞

正常出生后数周的婴儿中，每 3 个中有 1 个会有鼻塞，除非影响到了正常喂养，这不是一个问题。

稍大一些的婴儿鼻塞通常是由病毒感染引起的鼻炎导致的。对出现黄色或绿色鼻涕通常无需过分担忧。

治疗

- 安慰患儿家长。
- 对乙酰氨基酚混合物或滴剂可用于缓解极度不适。
- 教会家长用盐水（1 茶匙盐溶解在适量开水中）擦洗鼻腔。在患儿醒着的时间，每 2 小时用棉签温柔地清理鼻腔分泌物一次。

- 清理鼻腔后，用盐水滴鼻或 Narium 鼻腔喷雾剂喷吸。
- 除非鼻塞较严重，影响了喂养问题，不建议使用较强的解充血药（血管收缩剂），需要时最多使用 4～5 天。

六、鼻泪管阻塞

大约 20% 的婴儿会出现眼睛流泪的问题，多数会在 12 个月内缓解。婴儿期泪水过多也是遗传性鼻泪管狭窄的重要体征（图 82.2a）。通常在婴儿 3～12 周时变得明显，影响一侧或双侧眼。眼泪中可能带有黏液及脓性黏液。在醒着的时候排出得更多。在一些婴儿，流泪和排泄黏液在出生后很快就出现，提示其鼻泪管没有开放。可能会并发感染（参照第 52 章相关内容）及结膜炎发生。

1. 预后 多数患儿的症状可自行缓解。一般在 6 个月以前，甚至更早会自行恢复通畅。

2. 治疗 母亲或患儿的照顾者应每天为其按摩鼻泪管数次。紧紧地将小指尖放在内眼角上，并从内眼角向下一直按摩到鼻尖（图 82.2b）。

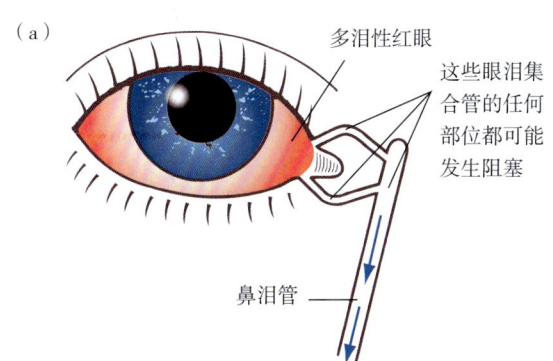

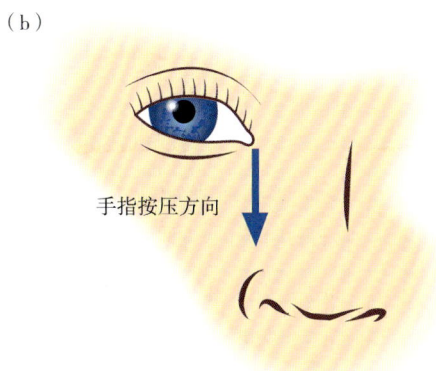

图 82.2 （a）鼻泪管阻塞；（b）鼻泪管阻塞的治疗

轻微的感染可以用浸湿的温棉绒来治疗。对于严重阻塞或在 12 个月时眼睛流泪问题还没有解决的患儿，可以在麻醉下行探针扩张鼻泪管及用盐水冲洗鼻泪管。

极为罕见的是，一些患儿需要做人工鼻泪管成形术。

七、生长和发育异常

对生长的常规监测
- 定期测量体重。
- 检查身高 / 身长（如 5 岁前每年长高 18～24cm）。
- 检查头围。
— 新生儿。
— 6～8 周大的婴儿。

1. 发育停滞 参考附录 Ⅰ～Ⅳ。可能的因素很多，包括身体任何器官系统的功能障碍，以及营养、环境、心理和社会方面的因素。

定义发育停滞最好能够通过重要的关于健康及营养过程的人体测量（如在生长图表上连续描绘体重、身长和头围，见附录中的生长图表）来判定。发育停滞的患儿生长缓慢或体重减轻，体重可能会低于同龄儿的第 3 百分位。百分位图需要考虑孩子的成长环境（如早产儿、孩子的父母矮小）否则就没有多大意义。

一般而言，婴儿体重每周可增加 150～200g [2]。在 4～5 个月时的体重达到出生体重的 2 倍，12 个月时到达出生体重的 3 倍（如出生 3.5kg，到 12 个月时则达 10.5kg）。发育停滞的原因分类见表 82.1，分为器质性和非器质性原因。

（1）非器质性发育停滞 非器质性发育停滞可以由情感剥夺或摄入不足导致的营养不良引起。可以通过了解患儿的母亲的知识层次、她的家庭背景、婚姻关系、怀孕时的状态、分娩及早期与婴儿建立亲情关系的经历来预测患儿的情感剥夺问题。Martin 在《被虐的儿童》一书中，列出了影响这种关系的因素 [4]。

① 家长的因素
- 对儿童的期望。
- 对儿童的要求。
- 给予的能力。
- 适应压力的能力。

表 82.1　发育停滞的一般原因[3]

非器质性原因	
1	父母矮小
2	营养不良
器质性原因	
1	摄入量不合理
	・喂养不足（如乳头疾病）
	・先天畸形（如腭裂）
	・呼吸困难（先天性心脏病）
	・神经系统损伤（如出生时脑损伤）
	・行为因素
2	异常丢失
	・呕吐（如幽门狭窄、半乳糖血症）
	・大便（如脂肪痢）
	・尿液（如肾脏疾病）
3	利用障碍
	・慢性感染（如囊性纤维症）
	・代谢障碍（如苯丙酮尿症）
	・内分泌失调（如甲状腺功能减退症）
	・体质上的（唐氏综合征）
4	睡眠呼吸暂停综合征

引自：Robinson.[3]

- 承受挫折的能力。
- 对于儿童合理的想象。

② 儿童方面的因素

- 没有缺陷。
- 达到家长期望的能力。
- 良好的健康情况。
- 爱的行为，包括微笑、拥抱以及茁壮成长。

上述因素中的任何一种有变化都会导致关系异常。发育停滞心理方面因素的治疗比较复杂。最简单的层面上，使患儿母亲意识到自己不能与她的孩子建立亲密关系的重要性，让孩子母亲知道，不是每个孩子都像描述的那么可爱和容易相处的。这一点了也是有帮助的。为评估患儿家庭环境进行的家访可提供非常有价值的信息。应给这些母亲很多支持和鼓励。

（2）**器质性发育停滞**　任何慢性疾病均可导致婴儿生长迟缓。严重的器质性疾病如肾衰竭、甲状腺功能减退症、囊性纤维症，其他的有吸收障碍性疾病如乳糜泻，以及各种先天性代谢缺陷如半乳糖血症（表 82.1）。

发育停滞可能表现出有智力障碍。HIV 携带者母亲生出的孩子在前 5 个月就表现出了生长迟缓，可伴有或不伴有其他疾病，如感染[2]。另外一种发生在饮食摄入很好孩子中的生长迟缓的可能原因是睡眠呼吸暂停综合征，这有待进一步的辅助检查。

① 对儿童的体检：检查生长发育中的问题，包括脑瘫、腭裂、呼吸障碍以及腹部异常。

② 辅助检查：如果患儿的既往史及体格检查都提示有器质性疾病，那么，这时应该做简单的筛查试验。包括血细胞计数、尿液分析和尿培养、为检测苯丙酮尿症做的 Guthrie 试验、静脉肾盂造影、甲状腺功能检查、染色体和激素水平的分析。要注意排除尿路感染。

③ 引起婴幼儿生长迟缓的主要原因（超过 90%）

- 正常变异。
- 营养不足。

④ 最主要的因素

- 喂养方式。
- 家访。
- 环境因素。
- 家长问题。
- 入院治疗。

⑤ 少见的原因

- HIV 感染。
- 睡眠呼吸暂停综合征。
- 垂体功能减退症（生长激素减少）。
- 染色体异常。

⑥ 治疗：当依靠病史和大量的检查仍不能作出诊断时，应观察儿童进食和评价他们的饥饿程度。适时向儿童的护理和保育人员咨询，细致的饮食建议常可起到立竿见影的效果。将专家为儿童早期的专业干预会更有效。更难解决的问题可能就需要入院治疗，在监督下进行喂养并对家长进行培训。

2. 身材矮小　身材矮小通常被认为是生理上的和心理上的残缺，身材矮小的身高界定为

- 男性 < 162.6cm（5 英尺 4 英寸）
- 女性 < 152.4cm（5 英尺）

影响生长的 3 个主要因素为遗传、营养和激素。正常生长过程中需要的重要的激素有生长激素、胰

岛素样生长因子1（关键）、甲状腺素、皮质醇和性激素。

一般而言，评估区分生长中的生理变异（如家族性的身材矮小、体格生长延迟）和病理性身材矮小是很重要的。

必须考虑以下10个问题：

① 这名儿童真的矮小吗？

② 这名儿童比其他的儿童矮小吗（低于同年龄儿童的第3百分位）？

③ 从遗传学的角度看，这个儿童是出乎意料的矮小吗？

④ 这名儿童生长缓慢吗（如落后于身高的百分位数）？

⑤ 如果这名儿童生长缓慢，是什么原因呢？

⑥ 儿童怎么看待自己的身高？

⑦ 身高与生长速度是否对应？

⑧ 是否进入青春期？

⑨ 是否进行过特殊的检查？

⑩ 是否接受过特殊治疗？

考虑以下原因：

① 在成熟过程中的个人体质造成的延迟——生长高峰期延迟是一种常见和正常的变异。

② 家族性矮小——针对这一特点，可遵循矮小型家庭的家族趋势。骨骼比例以及生长速率是正常的。由家长的身高决定。

注：在8岁以前下半身所占的比例要大于身高的1/2。骨龄和实际年龄相符。

根据父母的身高粗略估计孩子成人后身高的法则：

男孩——父母的平均身高加上7cm

女孩——父母的平均身高减去7cm

---

③ 器质性原因——在众多的病因中，有一些很少见但却是很严重的情况，如乳糜泻、克罗恩病和慢性肾衰竭，有时表现生长迟缓可能是这些疾病患者唯一不正常的体征。当儿童表现出明显生长缓慢时，应该检查是否有这些疾病。

（1）**体格检查**

- 一般性检查，包括生理特征和营养状况。测量对照人体测量学的所有资料（身高、体重、生长速率、上/下身的身体比例）并与百分位图进行比较。
- 测量骨骼比例。
- 评估青春期特征。

（2）**辅助检查**

- 如果生长速率＜骨龄第25百分位，应予以考虑。
- 甲状腺功能试验。
- 全血及红细胞沉降率检查（克罗恩病）。
- 乳糜泻试验（抗肌内膜抗体）。
- 所有女童仅检查染色体，不论其长相如何，依据染色体组检测排除特纳综合征。
- 生长激素实验——运动实验和胰高血糖素激发实验。
- 肾功能/尿液分析。
- 骨龄X线（左手和左腕）判断——将身高年龄与骨龄进行对比：如果相符，那就无需检测生长激素了。

（3）**治疗**[5]　专科会诊咨询是一种很好的做法。促生长剂一般是重组人生长激素，这种激素价格很贵，通过皮下注射给药。

需要治疗的标准：

- 身高低于同年龄儿童的第1百分位。
- 生长速率＜骨龄的第25百分位。
- 女孩骨龄小于13.5岁，男孩骨龄小于15.5岁。

治疗在以下疾病中的益处：

- 生长激素缺乏。
- 继发于肾功能不全的生长迟缓。
- 特纳综合征（能长高8～10cm）。

剂量：生长激素，每周6～7次，总剂量14～22U/m²。

3. 身材高大　估计成年后的身高：

- 女性——182.9cm（6英尺）
- 男性——193.1cm（6英尺4英寸）
- 在儿童时期这种情况并不常见。
- 原因：
- 家族性。
- 性早熟。
- 生长激素过多（垂体性巨人症）。
- 甲状腺功能亢进症。
- 综合征类：马方综合征、克氏综合征、XXY男性综合征、高胱氨酸尿症综合征。

治疗

随着身材高大越来越被社会接受、肯定，提供咨询及教育会减轻家庭对于身材高大的担忧。如果认为有必要治疗，可对特别高的女童应用大剂量雌激素（加速骨骺的成熟，从而减少最终的身高），对特别高的男童应用大剂量的睾酮。这种治疗方法应该由很有经验的临床专家实施。开始激素疗法的最佳时机是在青春期首个体征出现后[5]。

八、儿童肥胖

肥胖被定义为体重＞120%正常体重，目前已成为逐年增长的流行病，超过20%的澳大利亚儿童被认为是超重儿童。儿童时期肥胖会增加成人后肥胖的危险性。营养性肥胖常伴有生长发育加速和骨龄提前，而内分泌性肥胖则相反。参考第79章相关内容。

九、青春期延迟

达到以下年龄还没有进入青春发育期：
- 女孩＞14岁。
- 男孩＞15岁。

主要的原因包括：
- 生理性延迟（通常是家族性的，也是最常见的原因）——伴有生长发育和骨龄延迟。
- 慢性疾病（如严重哮喘、囊性纤维病、肾衰竭）。
- 营养不良和运动不足。
- 神经性厌食。

其他相对不太常见的原因包括染色体异常（特纳综合征）和性腺功能不全。

1. 辅助检查 青春期延迟，不管是家族性的还是生理性的，通常都不需要进行辅助检查。不能确诊的可行骨龄X线检测。其他原因导致的需要考虑以下检查：
- 全血检查(FBE)和红细胞沉降率检查（ESR）。
- 肾功能。
- 甲状腺功能试验。
- 染色体分析（通常女孩做）。
- 血清促卵泡素（FSH）、促黄体素（LH）、催乳素和睾酮水平。

2. 治疗 对症治疗（如哮喘），否则，应转诊到儿科内分泌医生处接受指导治疗。

药物治疗：男童100～500mg睾酮肌内注射，2～4周1次。女童可用雌二醇。

十、性早熟

真实性早熟表现的年龄界定：
- 女孩年龄＜8岁。
- 男孩年龄＜9.5岁。

性早熟在女孩中发生的概率比男孩多4倍，而女孩病理性（如下丘脑错构瘤）的性早熟比男孩少。

临床表现包括提前出现第二性征、生长速率加快、情绪异常和异常性行为。

如果怀疑为性早熟，应进行血清FSH和LH、性腺激素（睾酮、雌二醇）、骨龄测定等辅助检查，如果FSH和LH升高，应行头颅MRI检查。

治疗
- 如果性早熟进展很慢，不需要治疗。
- 必要时可转诊至内分泌儿科医生接受咨询或治疗。

十一、乳房过早发育[6]

乳房过早或提前发育是指8岁以下女孩单独出现乳房发育问题。这种情况多发生在2岁以下女孩，且可以自动消退。也可能在出生时表现有乳房发育。对这种良性情况给予安慰性观察即可。

十二、肾上腺功能过早发育[6]

是指8岁以下儿童仅长出阴毛（通常为是女孩），而没有其他男性化或女性化特征。这通常是正常的变异（尚没有特异的治疗方法），但可能是非典型的先天性肾上腺增生症。如果有任何问题，建议咨询专科医生。

十三、青春期男子女性型乳房

这应该被认为是青春期的一种正常变异。在正常的青少年中很常见，40%～50%男性有这种现象，为一过性现象。

在男孩乳房部可清晰地摸到质地较硬的盘状乳腺组织，需与脂肪组织相区别。多数患者不需药物或激素治疗。极少数需要行外科手术移除。

十四、乳房发育不对称

这种情况在男性和女性中都会发生。在男性可能是青春期乳房发育的一种变异。在女性可能是正常发育过程中的一部分,前提是乳房大小能及时转为正常。如果这种不对称情况一直持续,并且给患者带来心理困扰,那么则可进一步从策略上进行考虑,如进行假体填充或乳房重建手术。

十五、生长痛(良性夜间肢体疼痛)

"生长痛"这个术语经常被不恰当地用于诊断儿童广泛性疼痛和腿部疼痛。

1. 特征[7]

- 典型的发病年龄是3～7岁,也可能从2岁时开始。
- 阳性家族史。
- 常使孩子痛醒——通常表现为痛苦不安的。
- 局限在腿部——膝、胫、腓部(图82.3)。
- 不管有没有接受治疗,都会持续20～30分钟。
- 多在晚上复发。
- 体检结果正常。
- 没有其他伴发症状。
- 第二天早上疼痛或障碍消失。
- 白天活跃会导致晚上疼痛明显。

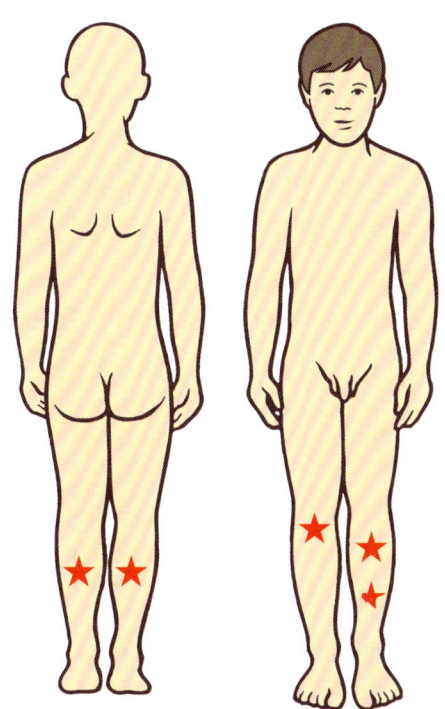

图82.3 生长痛:疼痛的典型部位

2. 治疗

- 疼痛可自行缓解。
- 安慰。
- 考虑用镇痛药或热敷(通常没有效果)。
- 按摩是一个合理的方法——似乎有帮助。
- 如果对诊断有疑问,应检测红细胞沉降率(ESR)。

十六、发育障碍和延迟

在识别和初步评估孩子发育障碍问题方面,无论是身体上的功能障碍、发育延迟,还是智力发育障碍或学习障碍,家庭医生都是最理想的人选,具有独特的职业优势。

很多发育性障碍的临床表现很明显,而有一些如脆性X综合征的表现则不易被发觉,有些发育障碍可能会被漏诊。成功诊治有赖于家庭医生较强的工作能力、早期的转诊咨询和遗传学等综合性服务水平。

暂时性发育迟缓可能与以下因素相关,如早熟、家庭压力、身体疾病、学习机会等,而持久性发育迟缓可能是由智力障碍、脑瘫、自闭症、听力和视力损害引起的。

很多罕见的畸形综合征开始越来越被大家所认识,参考遗传缺陷部分内容对我们恰当评估这类疾病会有所帮助。

1. 评估
一份合格的病史应包括仔细观察患儿的生长发育标志和家族史(参照第11章相关内容)。体格检查包括视力和听力的测试。

需要考虑的辅助检查:

- 筛查是否有先天性感染(风疹、弓形体病、巨细胞病毒感染)。
- 染色体(染色体组型分析)。
- 尿代谢性筛查(如苯丙酮尿症)。
- 男性肌酐磷酸激酶。
- 甲状腺功能试验。
- DNA特异性检查(如脆性X综合征、Prader-Willi综合征、Williams综合征)。
- CT扫描或MRI。

2. 智力障碍
智力障碍被认为是发育不良的一个组成部分,指其智力极不符合智力功能标准(2 SDs<平均IQ),并伴有行为适应缺陷,这种智力障

碍在发育的过程中会表现出来。临床表现包括学习障碍、语言发育迟缓和行为异常。

21 三体综合征（见第 19 章相关内容）和脆性 X 综合征是导致智力障碍两个最常见的原因。

脆性 X 综合征、Prader-Willi 综合征和 Williams 综合征见第 19 章。

十七、脑瘫

1. 定义　是指由于胎儿发育异常，或围生期、产后中枢神经系统损伤（不成熟的大脑）导致的以姿势和功能障碍为主的一种持续性躯体运动性异常。临床表现包括痉挛、共济失调及无意识的运动。

2. 基本状况
- 脑瘫不是一个诊断，而是多种疾病的统称。
- 大部分病例病因不明确。
- 由于缺氧引起的病例不到 1/10。
- 在活产儿，脑瘫的发病率约为 2/1 000。

3. 症状分类
- 运动障碍的类型：如痉挛型（占 70%）、手足徐动型、共济失调型、混合型。
- 分布（如偏瘫、截瘫、双侧瘫痪）。
- 运动障碍的严重程度。

4. 相关功能障碍
- 惊厥（占 30% 的病例）。
- 视觉异常（如斜视）。
- 听觉缺陷。
- 智力障碍——也可能智力正常。
- 知觉问题。
- 多动症。
- 注意力广度不足。

5. 诊断　很少在婴儿期就作出"脑瘫"这个诊断。一般至两岁、经转诊后才能作出诊断。

6. 治疗
- 准确的诊断。
- 遗传学咨询。
- 健康教育材料。
- 评估儿童的各项能力。
- 请专家协助评价（如听力师、眼科专家、营养师、言语病理学家、其他各方面的健康专家）。
- 某些病症的监护（如便秘）。
- 转诊至有多种知识的团队，如脑瘫临床团队（主要是医院），包括转诊整形外科评估患儿的腿部情况（如髋关节、膝部、腘绳肌）。

十八、特殊学习障碍

特殊学习障碍是一种发生在智力正常或智力较高的儿童中，病情常难以预期、发病机制尚不清楚的一种异常情况，伴有一个或多个方面明显的学习障碍。这些方面包括阅读、拼字、书写、算术、语言（理解和表达）、注意力和组织能力、协作能力、社会以及情感的发展。这种特殊的学习障碍可以很轻微，也可能很严重。另外，患儿也可能发生一般的学习障碍。主要病因尚不明确。

诊断

任何类型的学习障碍如果没有被父母发现，也会很快在学校被发现。有时，一些学习障碍直到年龄稍大些（8 岁或以上）才被发现，这个时候，有较多的学校作业需要完成。言语迟缓、阅读障碍和算数困难是最早的体征。检查视力和听力很重要。这类儿童因为经常遭到其他儿童的嘲笑，还可能存在行为异常问题，且有自卑和自尊心低下的表现。

十九、阅读障碍

阅读障碍一词来源于希腊术语，意思是"阅读文字困难"。这种情况最初被称为"文盲"，是指一种与阅读相关的学习障碍。阅读障碍影响着 4% 的人口。阅读障碍儿童智商正常，身体没有缺陷，但是他们的阅读技巧在平均水平以下。这类儿童也会表现出其他类型的学习障碍，特别是在拼写、写作及清晰发音上的学习障碍。

阅读障碍儿童的两个主要的特征是阅读和拼写困难，其主要原因是这些儿童会混淆一些形状很相似的字母，或许是彼此的镜中像（如他们会混淆 b 和 d，p 和 q）。这意味着受影响的儿童不能正常的运用和解释他们所学习到的知识。

阅读和拼写困难特征包括：
- 不愿意大声读出来。
- 读书时声音很单调。
- 阅读时用手指跟着阅读的文本。
- 重复长句困难。

当然，这些特征在大多数或几乎所有的学习者中都可以看到，但如果这些特征在一个很聪明的儿童身上持续存在，则应该考虑是不是阅读障碍。管理这种疾病最重要的要素是意识到这个问题，并且越早越好。

儿童有下述问题要考虑是否为阅读障碍：
- 学习成绩不佳，特别是在学习写作、阅读和拼写方面。
- 回答卷面上的问题有困难。
- 缺乏对时间与时态的理解。
- 阅读和写作时注意力不集中。

特殊学习障碍的治疗

将问题详细解释给儿童听、消除儿童的任何自责感，鼓励其不断努力对于儿童自尊心的建立是很重要的。父母在儿童自尊心的建立和帮助儿童学习方面起着很重要的作用。父母是儿童最重要的老师。

可将有特定学习困难的儿童推荐至经验丰富的专科医生或特定诊所（如阅读障碍诊所）进行评估。治疗团队可包括 1 名临床心理医生、1 名听觉病矫治医生、1 名验光师或 1 名言语病理医生。治疗团队可提供纠正问题和提升学习能力的方法。也可向支持性机构寻求帮助。

二十、儿童心脏杂音

功能性杂音

很多儿童和婴儿（至少 50%）会在常规体检时发现有收缩期杂音，特别是在发热时比较明显。这种杂音是无害或生理性的。绝大多数生理性杂音见于无症状的儿童，主要是由于心脏和正常大血管端流引起的。

（1）病史

指征：
- 功能性杂音——无症状的。
- 显著异常杂音

—年龄小于 12 个月。

—伴有其他先天性异常。

—有心功能异常的症状（如发绀、呼吸困难）。

（2）体格检查

功能性杂音的特征：
- 发生在收缩中期。
- 有乐性杂音。
- 在胸骨左缘和胸骨顶端听到杂音。
- 2/6 级，柔和。
- 静坐时。
- 心音正常。
- 呈喷射性杂音。
- 随着体位、运动和呼吸的变化而改变。

注意事项：需除外广泛性杂音或固定的第二心音分裂（室间隔缺损、房间隔缺损）。

（3）诊断检查
- 胸部 X 线。
- 心电图。
- 超声心动图。

注：静脉嗡鸣音是一种连续的轰鸣样音，通常在锁骨下，特别是右锁骨下容易听到，当儿童坐起来时声音最大，仰卧时声音消失。静脉嗡鸣音没有病理学意义。

至少每 12 个月随访一次。

（4）转诊时机
- 在婴儿期听到杂音，特别是前 6 个月听到杂音。
- 有心肌病以及猝死的家族史。
- 相关症状（如心脏症状、喂养困难、生长发育不良、呼吸困难）。
- 染色体疾病。
- 对诊断存在疑虑。

二十一、遗尿症

遗尿症通常定义为 4 岁后白天尿湿（白天遗尿）或 6 岁后夜晚尿湿（夜晚遗尿）[8]。这些都是原发性遗尿，似乎是由于膀胱控制成熟延迟。继发性遗尿症是指能正常进行膀胱控制后至少 3 个月又发生的尿湿症状。

1. 遗尿症的 DSM-Ⅳ 诊断标准

① 反复排尿到床上或衣服上。

② 有临床意义：至少连续 3 个月每周 2 次或这个症状已经严重困扰到社交或其他重要方面的活动。

③ 实足年龄至少达到 5 岁。

④ 尿湿的行为不是药物引起的生理性反应（如利尿药），也不是由全身性疾病引起的。

2. 夜间遗尿 夜间遗尿是指儿童（或成年人）在达到能够自主控制排尿的年龄后（通常达到 5 岁），身体没有任何异常情况下，在睡眠中不自主地排尿现象。

（1）**什么情况下属正常现象** 5 岁以下的儿童夜间尿床属正常现象。约 50% 的 3 岁小孩、20% 的 4 岁小孩，以及 15% 的 5 岁小孩会有尿床现象。虽然很多男童直到 8 岁才不尿床，但如果一个 6 岁甚至更大的小孩经常尿床的话，则被认为是有问题的。约 2% 的 14 岁儿童仍然可能有遗尿问题[9]。在白天出现遗尿的儿童中，有 60% 的人同时也有夜间遗尿现象，然而在夜间遗尿的儿童中，仅有 10% 的同时存在日间遗尿情况。

（2）**病因学** 遗尿通常没有明显的病因，大多数有遗尿现象的儿童在其他方面都很正常，但似乎在膀胱控制方面的发育比较迟缓。其他一些儿童可能是膀胱容量比较小或膀胱较敏感。遗尿病多发于男童并有遗传倾向。继发性遗尿的病因可能是心理上的，通常发生在有压力或焦虑的时候，如与父母的分床或另有新婴儿降生。

- 排除以下基础疾病：
- 尿路感染。
- 糖尿病。
- 尿崩症。
- 神经性膀胱症。
- 尿道异常。

6 岁以后有必要通过一些检查手段，包括静脉尿路造影或超声来排除尿路异常。

（3）**指导家长如何管理这类儿童** 如果找不到任何病因的话，则需要确认儿童是健康的。遗尿是一种很常见的情况，且最终会自行消失（每年这自发缓解率为 15%）。有一些重要的方法可以帮助这类儿童适应这一问题。

- 不要指责或惩罚这类儿童
- 在合适的时候经常表扬这类儿童。
- 采用红星图激励法，儿童一晚没有尿床就在星图上贴上一个小星星。
- 晚饭后不要阻止儿童喝水。
- 夜晚不要叫醒孩子去上厕所。
- 儿童晚上醒来时用夜灯帮助其照明。

一些家长应用尿布来保持床铺干燥，其实在床单下面用特殊的吸水垫更为合适。儿童在上幼儿园或上学之前应洗澡。

（4）**治疗** 试过很多的方法治疗遗尿，但尿床警报系统通常被认为是最有效的。如果这类儿童有情绪上的问题，那么心理辅导或催眠或许是可取的方法。目前遗尿诊断偏向于试用警报系统两次，如果症状仍持续则使用醋酸去氨加压素鼻喷雾剂。

① 床上警报器：有各种样式的警报器，有垫在睡裤里的，有放在床单下的。但最近开发的一种警报器采用一种小的胶木芯片，将此芯片通过一个安全别针贴在儿童的内裤上。有一根导线与被子外面的蜂鸣报警器相连，当有尿液经过时，这个报警器会发出很大的声音。儿童被警报声叫醒，从而关掉警报器并且去小便。这种方法是建立在排尿条件反射基础上的。确保感应器和警报器都在正常工作是前提。持续用这种方法至少 3 个月。警报器在遗尿症诊所、药店以及社区卫生诊所都可以买到，这种方法对于年长儿尤其适用。

② 醋酸去氨加压素：试用床上警报器失败后可以考虑用这个方法。对于 6 岁及以上儿童的剂量为晚上口服 200～400μg（1～2 片）或采用鼻喷雾剂，每晚对着每侧鼻孔的下部喷一下，一喷 20μg。睡前排空膀胱，这对于参加学校夏令营的儿童非常有用。

③ 持续遗尿问题：对于 1%～2% 的患者在过了青春期后仍持续尿床则建议进行尿动力学评估。这些患者中很多都有白天遗尿的症状。

④ 逐步管理方案

a. 条件反射疗法

- 垫子或床上警报器。
- 或装在身上的警报器（如 Malem 夜间训练器）。

如果一种方法试验失败了，停用 3 个月后在密切监督下重试。

b. 每晚应用醋酸去氨加压素片或鼻喷雾剂（睡前排空膀胱）。

c. 去氨加压素 + 报警器。

d. 有计划地叫醒。

3. 日间遗尿的管理 推荐的管理方案[8]：

- 尿液容量训练：有尿意时如厕，但只是坐在马桶上，憋尿 1 分钟。然后停止憋尿，并分 3 次排空膀胱。

• 建立如厕习惯：此类儿童不管有没有尿液都要在安排的间隔时间如厕并排尿。从间隔 1～2 小时开始训练，等到能控制后增加到间隔 2～3 小时。

• 药物：运用短效药物包括抗胆碱能类——奥昔布宁、丙咪嗪。

4. 继发性遗尿症 继发性遗尿症可以在任何年龄发生，一旦发生应该做全面的检查。继发性遗尿症通常是由于尿路感染引起的，特别是在老年人中，也可能与某些神经系统病变或前列腺增生引起的慢性尿潴留有关。治疗应针对病因治疗，如可能的心理创伤事件。

二十二、大便失禁

大便失禁是指 4 岁以上的儿童至少 1 个月重复排出成形或半成形的大便到内裤中。其病因常常是生理性的，常与不良饮食有关。

1. 特征
• 在儿童发病率为 1%～2%。
• 男孩常见，男：女为 3：1。
• 如厕不足。
• 饮食不良。
• 大便潴留（大多数）。
• 直肠扩张，对便意不敏感。
• 对排便没有意识。
• 常伴有遗尿。

大便失禁的关键特征是长期严重的大便潴留导致直肠扩张和对排便反射不敏感。

2. 评估
• 病史。
• 体格检查。
• 腹部 X 线检查（可作为基本检查）——可能显示结肠充盈。

3. 治疗 建立良好的如厕计划是管理的基础，首要任务是排空肠道中的粪便。

大多数情况通过以下方法可被治愈：
• 持续的关心和支持（很重要）。
• 教育和心理咨询。
• 正常的饮食，足够流质和足够的运动。
• 建立良好的如厕计划（如每日三餐后 3 次规律地如厕，每次至少 10 分钟）。

通便的药物[10]
— 粪便软化剂（如液状石蜡）20～40ml/d。
— 聚乙二醇 3350（聚乙二醇钠钾粉，袋装），第一天 1 袋，第二天 2 袋，第三天 3 袋，依次类推直到达到满意的效果。
— 考虑微型灌肠剂。
然后用番泻叶（Senokot）颗粒，每天一茶匙。
如果有严重的粪便嵌塞（见第 42 章相关内容）。
— 让其住院（日间）。
— 考虑进行腹部 X 线检查。
— 聚乙二醇 3350：两倍于平时的用量。
— 微型灌肠剂。
如果以上方法都不成功，则可采用磷酸钠灌肠剂（2 岁以下幼儿禁用）。

如果拒绝服用口服药，可经鼻胃管喂入硫酸钠。
随访：
• 如厕并成功排便后用小星星在图表中记录以鼓励。
• 定期随访，给予鼓励（计划至少要维持 6 个月）。
• 若问题持续可考虑大便失禁门诊。
— 一旦结肠和直肠排空后，肠道恢复到正常大小，大便失禁和遗粪发生的频率会逐渐减少。

二十三、便秘

一些婴儿常有便秘 – 粪便干结，排便时疼痛并伴有出血。肛裂除外。可考虑在断奶时添加过滤后的果汁喂婴儿。如果问题仍未解决，可每日喂 5～15ml（根据年龄不同）乳果糖（见第 42 章相关内容）。

二十四、儿童常见皮肤疾病[11, 12]

很多常见皮肤病（如痤疮、银屑病、特应性皮炎）在第 115 章中都有详细的讲解。下面的内容是新生儿期及婴儿早期常见的疾病。

1. 新生儿中毒性红斑 新生儿中毒性红斑是一种良性自限性疾病，通常在出生后 24～48 小时内发生（不超过 14 天）。红斑主要分布在面部及躯干。一般在数天后自行痊愈。

2. 新生儿一过性脓疱疮 这是一种在新生儿出生时或出生后几个小时内发生的脓疱性疾病。脓疱主要分布在躯干和臀部。通常不需要治疗。

3. 新生儿鲜红斑痣（鹳标记/鲑鱼斑） 扩张的血管出现在面部、眼睑（50%新生儿）和后颈部（几乎100%新生儿）（图82.4）。在出生时出现，6~12个月内消退，但颈部的斑痣会持续到成年期。无需治疗。

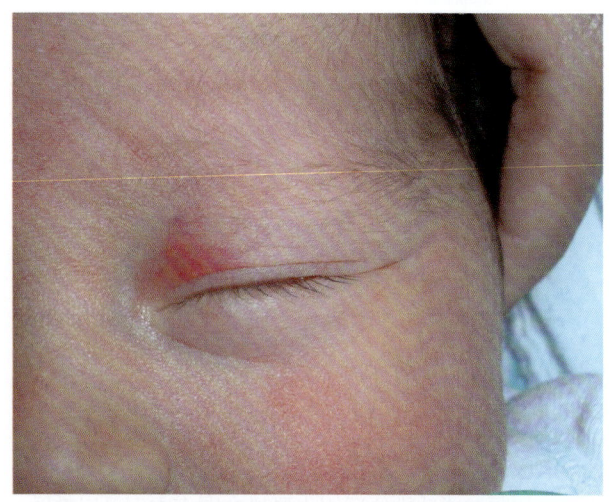

图82.4 上眼睑上的鲑鱼斑（各种各样的鲜红斑痣），也叫天使之吻

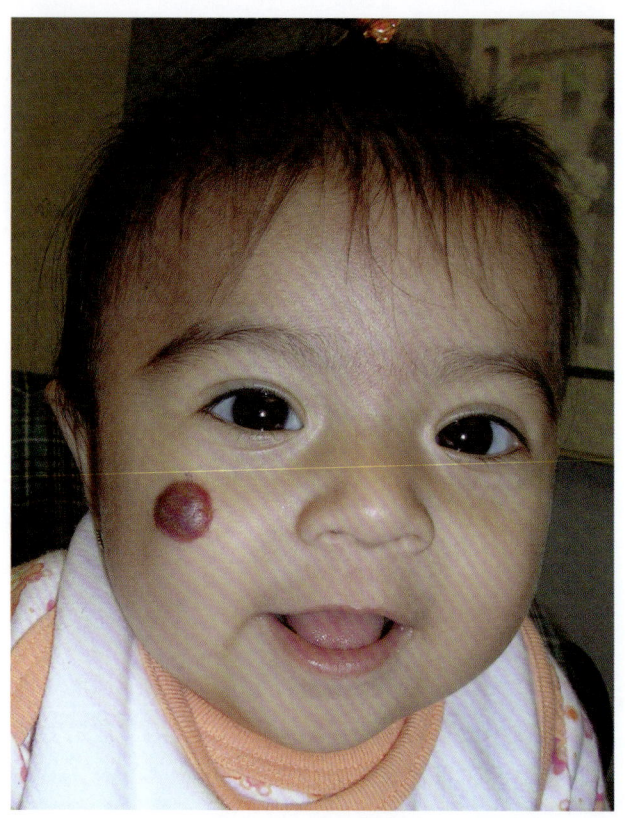

图82.5 一儿童脸上的草莓状血管瘤

4. 血管瘤[6] 典型的浅表血管瘤被称为海绵状血管瘤或草莓痣，新生儿发病率为10%（图82.5）。通常发生在头部和颈部，出生时或出生后不久首先出现一个针尖样红色皮损，之后不断长大，直至6~12月龄，在7岁之前会慢慢消退。溃疡是本病的一个并发症，可以采用有DuoDerm或Intrasite凝胶涂抹。激光可以促进愈合，但通常没有必要采取此种治疗措施。可以考虑应用皮质激素或干扰素治疗。可参考眼睑损伤（第83章相关内容）。

5. 毛细血管畸形（"酒色斑"）[6] 本病也是在出生时就出现，在新生儿中的发病率为3‰。如果皮损分布在由眼神经或三叉神经上颌分支支配的区域，则建议评估潜在的血管畸形。考虑Sturge-Weber综合征，其伴有智力障碍及癫痫发作。在发病的前两年，或当痣的颜色变成蓝红色（通常在成年期），可使用激光治疗。使用化妆品可遮盖。

6. 淋巴管畸形（淋巴管瘤）[5] 淋巴管畸形通常表现为颈部、面部或口腔的囊性肿瘤，有变大的趋势。其类似成簇的红点状囊泡，以前被称为淋巴水囊瘤。如需要切除治疗，必须深入且广泛地将淋巴管结扎。

7. 蒙蓝斑 蒙蓝斑出现在深色皮肤的婴儿腰骶部及臀部皮肤上，呈蓝黑色异常色素沉着。蒙蓝斑没有临床意义，但可能会被误认为是淤青或非偶发性伤害留下的痕迹。通常会在1岁后消散。

8. Frey综合征 每当进食或饮水时，患儿的面部（面颊上部）就会出现红色浅表皮疹或发红。推测这与分娩时产钳造成的耳颞神经损伤有关。

9. 皮脂腺增生 增生的皮脂腺为出现在鼻尤其是鼻尖上的微小的黄色丘疹（图82.6）。在数周后消失。

10. 粟丘疹 50%的新生儿会出现皮质腺（特别是面部）堵塞。表现形式为直径1~2mm的白色丘疹，与黄色的皮脂腺增生性丘疹是不一样的。粟丘疹也可在数周后消失。该丘疹可以通过轻柔地用力挤出或用宽口尖型缝合针挑出[13]。

11. 痱子 是由于过热引起的，表现为两种类型：

• "白痱子"——呈串珠状，主要分布在前额常出汗部位的表皮下。

• "红痱子"或"热痱子"——主要分布在前额、

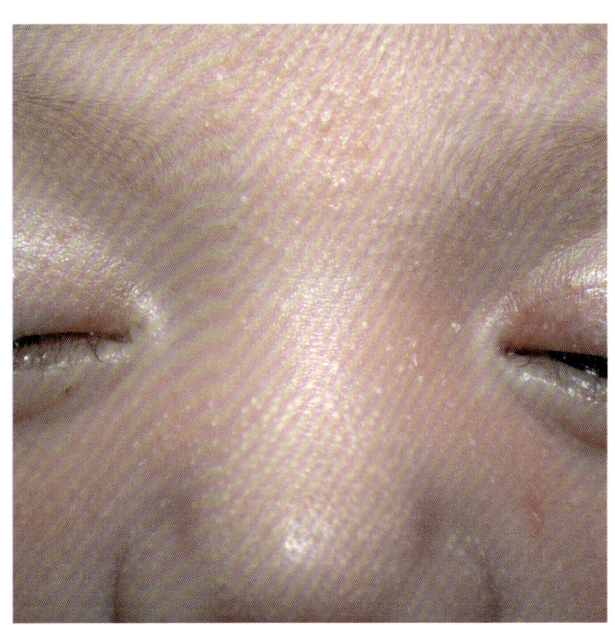

图 82.6　一个 2 周大婴儿面部的皮脂腺增生

头皮、面部和躯干。

这是一种良性皮疹，多在数周内消失。

如果症状较重：
- 保持皮肤干燥、凉爽（如利用风扇、空调）。
- 穿宽松的棉质衣服。
- 减少活动。
- 避免频繁洗澡和过度使用肥皂。
- 治疗：外用 2% 水杨酸，1% 薄荷醇，含 0.5% 氯己定的酒精。
- 预防：使用婴儿爽身粉。

12. **吸吮性水疱**　吸吮性水疱在新生儿上唇很常见。向家长解释这些水疱会自行消退。

13. **脐部排泄物**　脐部的排泄物可以是脓液、黏液、尿液或粪便。通常伴有感染性皮炎（真菌或细菌），经常有刺激性气味排出。

预防：应考虑脐粪瘘、癌症或脐结石。

治疗（脓液性或浆液性）：
- 做细菌学检查和细菌培养。
- 去卫生间：清除掉脐部残留物，保持局部干净。
- 保持脐部干燥、清洁——每天换敷贴。
- 考虑使用复方康纳乐霜或相似的药膏。

尿液排出提示脐尿管未闭，与膀胱持续相通。建议采用外科手段纠正。

异位的肠黏膜外观红色发亮，排泄黏液。

脐带出血

当脐带剪断时少部分人会流血，这不需要治疗，除非流血比较多（考虑感染或出血性疾病）。

14. **脐部肉芽肿**　脐部肉芽肿可以导致浆液脓性物排出。每日用笔状腐蚀剂轻柔地涂抹于患处，连用 5 天。

15. **乳腺肿大**　乳腺"萌发"在多数足月新生儿中很常见，且母乳喂养的婴儿还会出现乳房增大（图 82.7）。甚至可分泌一些乳汁（新生儿乳），向其家人解释这些都是正常的（第 92 章相关内容）。

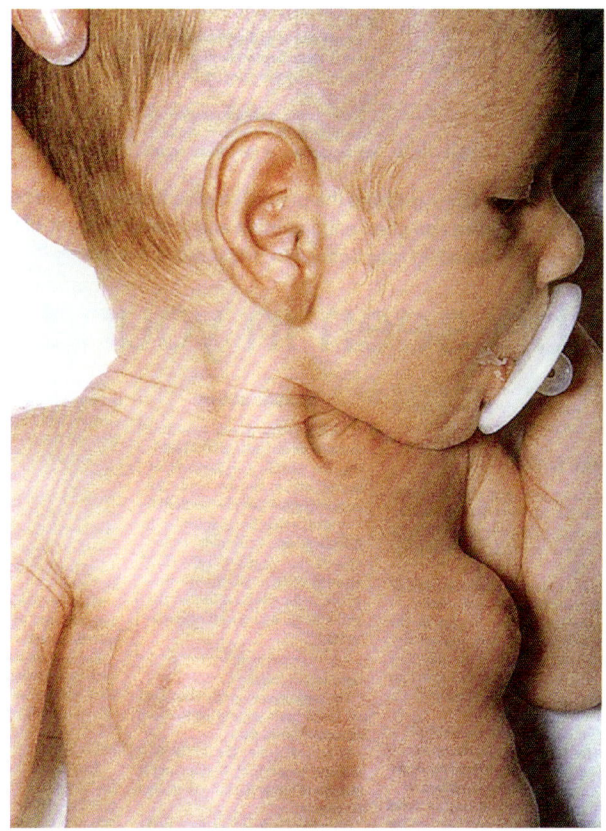

图 82.7　一 15 周婴儿乳腺增大

二十五、儿童皮肤疾病的治疗

1. **过敏性皮炎（湿疹）**　见图 82.8。参见第 115 章相关内容。

（1）轻度过敏性皮炎
- 使用肥皂替代品，如水性乳剂。
- 润肤剂——从以下选取：
— 水性乳膏。
— 石蜡制剂（如 Dermeze 软膏）。
— 含 10% 甘油的山梨醇烯。

—沐浴油（如 Alpha Keri）。
- 1% 氢化可的松（如果对以上方法都无效时），每日 1～2 次。

（2）中度过敏性皮炎
- 和轻度的处理原则相同。
- 局部用皮质激素（每天 2 次）
  —对于较严重的区域非常有效。
  —在躯干和肢体部位用中等强度激素制剂（如用氟化类激素）。
  —在面部或皱褶部用强度较弱的制剂（如 1% 氢化可的松）。
- 晚上如果瘙痒，则应口服抗组胺药物。

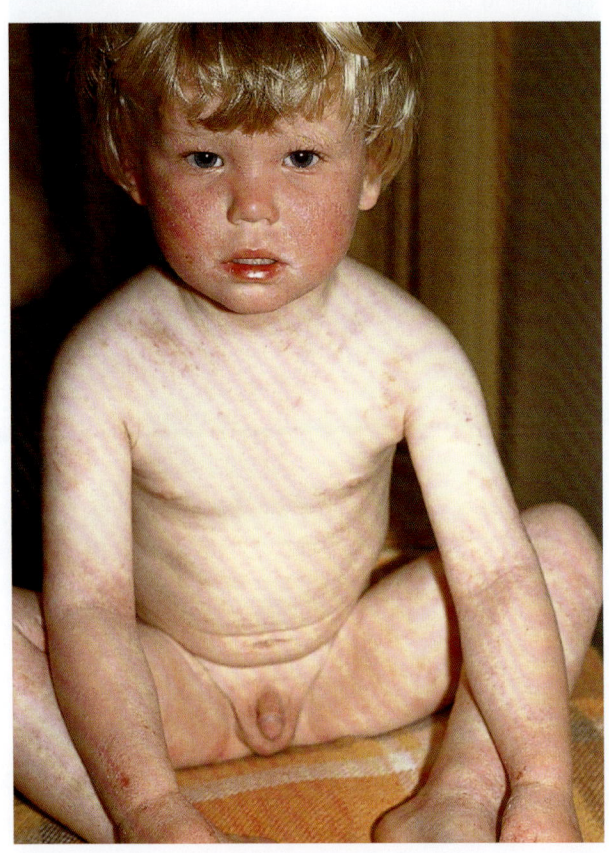

图 82.8　一 3 岁儿童的弥散性湿疹伴严重瘙痒

（3）严重皮炎
- 一般处理跟轻度和中度湿疹的处理原则相同。
- 严重部位用强力皮质激素类药物（考虑用封闭敷料）。
- 考虑住院。
- 全身性糖皮质激素（极少使用）。

（4）慢性皮炎（四肢）
- 锌和焦油混合剂。
- 皮质激素（短期）。

白色糠疹
- 是出现在儿童或成人面部的白斑。
- 可以表现在颈部和上肢，偶尔会在躯干部。
- 痊愈后有色素沉着最终色素。

（5）治疗
- 安慰。
- 简单的润肤剂。
- 限制有肥皂及洗涤剂。
- 可以使用氢化可的松软膏（极少需要）。

2. 脂溢性皮炎　见图 82.9。儿童脂溢性皮炎与成人的表现很不相同，常于出生后 2～3 个月的时候出现。具体内容见第 115 章。

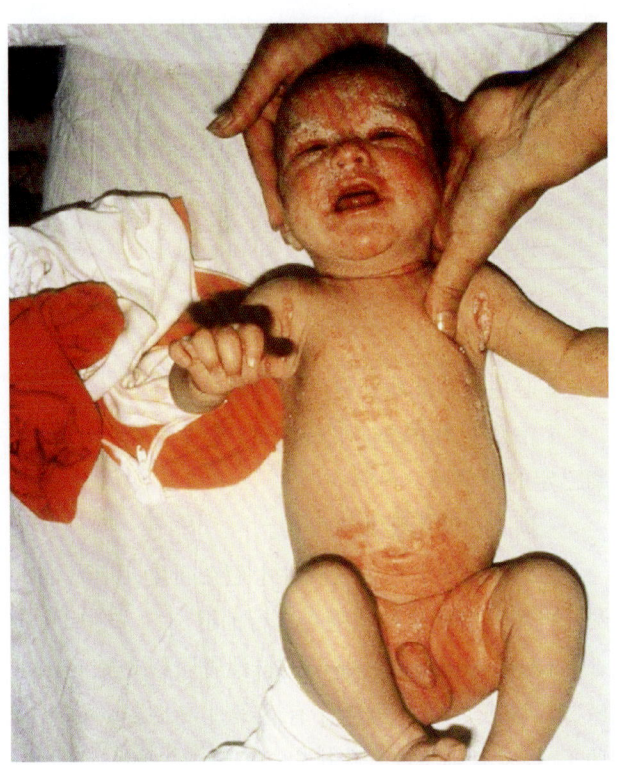

图 82.9　一个 10 周大婴儿脂溢性皮炎，其头皮、前额、脸部、腋窝和尿布区均有红色鳞片状皮疹，同时此婴儿还有乳痂和尿布疹

① 药物治疗：儿童[13]

头皮
- 1%～2% 硫黄，1%～2% 煤焦油溶液和 1%～2% 水杨酸乳液或 Egozite 婴儿乳痂霜。
- 晚上轻柔地擦在头皮上，第二天用温和的洗发水洗掉。
- 每周 3 次。

② 面部、皱褶部和躯干部

· 2%水杨酸 ±2%硫黄水溶液或 Sorbolene 润肤霜。

· 1%氢化可的松（对于面部或皱褶部），每日3次，直到过敏反应消除。

· 0.02%～0.05%倍他米松（如果躯干刺激症状严重）。

③尿布区：将等量1%氢化可的松和制霉菌素或1%克霉唑或2%酮康唑乳膏混合外用。

3. 尿布疹 见第115章。

（1）刺激性皮炎（为最常见的原因）

· 保持尿布区域干燥。

· 经常更换尿湿或污渍的尿布——一次性尿布是很好的选择。

· 轻柔地清洗尿布，并将水吸干（不要摩擦）。

· 避免过度洗澡和使用肥皂。

· 避免使用粉剂及塑料尿裤。

· 使用润肤剂保持皮肤润滑（如氧化锌和蓖麻油）。

（2）对于具体情况的治疗[13]：

过敏性皮炎	1%氢化可的松
脂溢性皮炎	1%氢化可的松加酮康唑软膏
银屑病	1%醋丙甲泼尼龙油膏，每天使用，直到病情好转
白色念珠菌性皮炎	每次换尿布时局部使用制霉菌素
泛发性尿布疹	1%氢化可的松和制霉菌素软膏或克霉唑乳膏（每日4次，在换尿布后使用）

4. 脓疱疮

· 轻柔地去掉脓痂（用抗菌肥皂和水）。

· 如果是轻度且局限的：先用氯己定或聚维酮碘消毒液，然后用莫匹罗星（百多邦），每日3次，持续10天。

· 如果泛发的：口服头孢氨苄、氟氯西林或红霉素10天。

请参阅第84章。

5. 头虱 用扑灭司林（头皮洗剂）、除虫菊素/胡椒基丁醚（Lyban）泡沫或洗发露：

· 将药物很好地摩擦入头发。

· 将药物留在头发里至少20分钟，留一夜更好。

· 彻底清洗干净。

· 第二天用篦子梳头并用护发素。

· 7～10天后重复一次。

· 家庭中与患者有接触的人都接受治疗。

请参阅第84章。

6. 疥疮 5%氯菊酯乳膏（首选）：

· 擦下颌部以下的整个身体。

· 过一夜，然后洗掉药物。

· 单用，或与25%苯甲酸苄酯乳液（如果低于1年用水稀释）联合使用。

· 两者都可以用于2个月以上的儿童。

请参阅第114章。

7. 头癣 灰黄霉素[10mg/(kg·d)，最大量250mg]，疗程4～6周，或直到滤过紫外线灯检查无荧光。将病损毛发剪掉，清除局部鳞屑，促使新组织再生。

请参阅第115章。

8. 丘疹性荨麻疹（蜂疹）

· 用杀虫喷雾剂和驱虫器防止被蚊虫叮咬，并治疗宠物。

· 用 Pinetarsol 或类似的有舒缓作用的沐浴油进行温水浴。

· 在炉甘石洗剂中加入2%液体松焦油或0.5%氢化可的松——涂抹于瘙痒部位，每4小时1次。

· 抗组胺药（如赛庚啶、异丙嗪）。

请参阅第114章。

9. 过敏性紫癜

· 特征性皮疹常出现于臀部和大腿后部。

· 预后一般较好。

· 考虑应用镇痛法（对乙酰氨基酚），如果症状严重，可卧床休息，使用拐杖。

· 没有特异性治疗方法，要求随访。

请参阅第33章和第40章相关内容。

10. 传染性软疣 有很多治疗方法，主要目的是促发免疫反应，先用2.5%苄基过氧化软膏，然后用低变应原的粘贴纸（带有微孔）覆盖，每日1次。

11. 阴道皮肤结节 女性新生儿阴唇之间通常会出现小的阴道皮肤结节。这种结节会随着阴唇发育自行消失，因此无需过度担心。

12. 外阴阴道炎 外阴阴道炎在 2～8 岁的女童中比较常见。具体内容请参阅第 99 章。

13. 疣 疣会自行消退，因此避免侵入性治疗措施，对 10 岁以下的儿童不要采用冷冻疗法。

如果该病给生活带来很大的困扰和尴尬，可以采取一些简单的方法来治疗：

寻常疣	每 2～3 天削疣一次，每天用含水杨酸和乳酸的角质剥脱剂（如 Dermatech 疣治疗药）
扁平疣	治疗方法同寻常疣，但要注意面部病变
跖疣	削掉，然后涂抹第 71 章中介绍的任何一种制剂

请参阅第 69 章。

二十六、儿童的头发问题

请参阅第 120 章。

二十七、铅中毒[14]

幼儿很容易发生铅中毒，知道这一点很重要。儿童爱探索的习惯使他们比成人更容易暴露于铅，且儿童铅的摄入量比成人多。最常见铅的来源是因为房屋翻新，接触到那些在 20 世纪 60 或 70 年代所建房子中剥脱下来的油漆。

可接受的血铅浓度 $< 0.48\mu mol/L$。

儿童轻度到中度铅中毒（$< 2.17\mu mol/L$）通常是没有症状的，当血铅 $> 2.64\mu mol/L$ 时会出现症状。当症状出现时，通常都为非特异性的，这些症状包括嗜睡、间歇性腹痛、易激惹、头痛、异常行为，以及脑病。铅中毒亦可是无法解释的缺铁性贫血的一个原因。

铅中毒的一个重要特征是其会导致儿童潜在疾病和发育迟缓、学习障碍、多动症或其他行为问题。然而，这是相对少见的原因。有意思的是，美国疾病控制中心建议所有 6 个月～6 岁间的儿童都应该做血铅检测[15]。

下面这些儿童有血铅升高的危险：

• 9～48 个月儿童，其住在或暂住在剥漆的房子或正在进行翻修的房子中。

• 有异食癖的儿童。

• 居住在铅污染区域，如冶炼厂、电池销毁地或交通拥堵地区的儿童。

如果出现了难以解释的不明原因缺铁性贫血，则应该考虑血铅水平是否过高。

当儿童血铅水平 $> 0.72\mu mol/L$（15g/dl）时，应积极采取治疗措施[16]。

对铅中毒患儿常采取螯合疗法。螯合疗法包括在医院使用依地酸钙钠（乙二胺四乙酸）或二巯丙醇。二巯丁二酸（琥巯酸）是一种新型口服制剂，可能会成为治疗轻度中毒的一种可选择的药物。

参考文献

[1] Oberklaid F. Crying and fussing in infancy. Australian Paediatric Review, 1995, 5(4): 1–2.

[2] Caswell A, Hutchins P. Failure to thrive: how to treat. Australian Doctor, 1990: I–VIII.

[3] Robinson MJ, Roberton DM. Practical Paediatrics (5th edn). Melbourne: Churchill Livingstone, 2003: 82–83.

[4] Martin HP. The Abused Child. Cambridge, MA: Ballinger, 1976.

[5] Thomson K, Tey D, Marks M. Paediatric Handbook (8th edn). Oxford: Wiley–Blackwell, 2009: 308–319.

[6] Oates K, Currow K, Hu W. Child Health. Sydney: Maclennan & Petty, 2001: 198–205.

[7] Ibid.: 530.

[8] Ibid.: 157–158.

[9] Walsh D. Symptom Control. Boston: Blackwell Science, 1989: 229–233.

[10] Thomson K, Tey D, Marks M. Paediatric Handbook (8th edn). Oxford: Wiley–Blackwell, 2009: 154–157.

[11] Rogers M. Benign skin conditions of the neonatal period and early infancy. Australian Paediatric Review, 1994, 4(1): 1–3.

[12] Varigos G, Phillips R. Dermatologic conditions. In: Efron D. Paediatric Handbook (5th edn). Melbourne: Blackwell Science, 1996: 113.

[13] Marley J (Chair). Therapeutic Guidelines: Dermatology (Version 3). Melbourne: Therapeutic Guidelines Ltd, 2009: 201–224.

[14] Campbell B. Lead poisoning. Aust Fam Physician, 1993, 22: 1139–1145.

[15] Centers for Disease Control. Preventing Lead Poisoning in Young Children. Atlanta: Department of Health & Human Services, 1991.

[16] Mira M. Lead toxicity: update. Medical Observer, 2001: 38–39.

儿童外科疾病

第 83 章

> 外科医生应具备三种不同的特质，即要有像狮子一样强大的心脏，像鹰一样敏锐的眼睛，像妇女一样灵巧的手。
>
> John Halle（1529—1568）

全科医生的职责要求，对婴儿和儿童所患外科疾病不仅需要尽早诊断，还需要意识到疾病的紧急程度及最佳干预时间。在很多情况下，治疗的重点应该放在非外科治疗方法上，如让问题随时间而自然解决或使用简单的治疗方法。

一、头部畸形

新生儿头部可能会因为在子宫中的位置或经过产道后而导致畸形。头部的形状会在出生后 8 周内恢复到正常的形状。如果不正常的头形持续存在，则应该考虑斜头畸形或狭颅症。

1. 斜头畸形 斜头畸形是指头围正常而头颅两侧不对称。头颅的形状就好像一个倾斜的平行四边形（图 83.1）。前额扁平的一侧耳朵及顶结节后位。这一变化可以是先天性的，也可能是后天获得的，常见的原因是婴儿睡向一侧。斜头畸形的儿童脑部发育正常，没有智力损伤。如果颅缝隆起，或已经排除睡觉姿势的因素，建议进行头颅 X 线检查。治疗包括首先改变儿童睡觉时面部通常的朝向，然后经常更换方向，当婴儿醒着时鼓励增加俯卧位时间。如果无效可以尝试采用头颅纠正头盔——最好从 4 ～ 8 个月开始[1]。

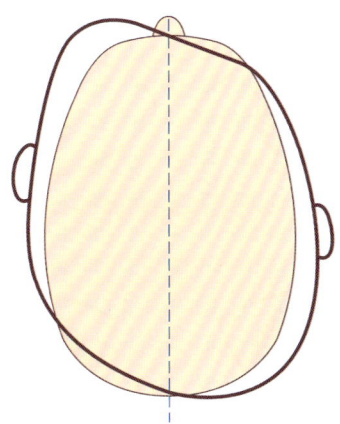

图 83.1 斜头畸形：先天性或后天性矢状面长轴偏斜。本例中右耳位置更靠后

2. 头颅狭窄症 头颅狭窄症（狭颅症）是一条或多条颅骨和颅底骨缝过早闭合，表现为线性增生。不正常的头型是由所涉及的骨缝所决定的。可以通过 X 线检查来诊断。一旦确诊，有必要及时咨询儿科颅面部外科医生，因为可能需要计划复杂的手术，且最好在儿童 5 ～ 10 个月大时进行。

3. 脑积水 脑积水是由于脑脊髓液的产生和吸收不平衡引起的。通常由于脑脊液循环通路受阻，需要早期进行脑室液分流。如果早期转诊干预及定期复诊，预后会比较好。

4. 大头畸形和小头畸形 大头畸形和小头畸形的定义是头围分别大于第 97 百分位或头围小于第 3 百分位。婴儿的头围恰好在上述这些百分位数的需要由专家评估和检查。从儿童早期就开始定期测量头围是恰当的。

二、耳、鼻、面部和口腔

1. 明显蝙蝠状耳或贝壳状耳 蝙蝠状耳或贝壳状耳儿童 5 ～ 6 岁时耳朵就已经达到了成人大小及硬度，然而 3 岁以下儿童耳朵软骨的坚硬度不足以承受手术。因此，最好等到儿童能承受手术时再进行矫正，最佳外科矫正的时间是 5 ～ 6 岁后。在出生后 6 个月内用夹板疗法和绷带疗法对耳朵进行塑形可矫正耳朵畸形[1]。

2. 面部畸形 一旦发现任何面部畸形最好尽快转诊进行治疗。

3. 外部角皮样变 这种皮样瘤几乎都发生于眉毛外侧。随着皮样瘤逐渐增大，在婴儿期时即会被发现。建议将其切除。

4. 唇裂与腭裂 先天性唇裂和腭裂在所有初生儿中的发生率大概为 1/600。及时发现不明显的单纯类型，对于唇腭裂的充分修复十分重要。黏膜下裂通常在婴儿期不容易被发现，因为其腭看上去是完整的[2]。黏膜下裂可以通过严格的检查被发现，因为黏膜下裂儿童的悬雍垂是双裂的并且腭上面只是覆盖了一层黏膜，中间是一个大的凹槽。唇裂修复的最理想的时间是出生后 3 个月内。二次手术可以在不同年龄进行。腭裂的修复需要诊断性超声的辅助，最好在儿童会说话前进行。最佳的时间是 6～12 月龄期间。

5. 鼻部畸形
鼻成形术最好延迟到青春期后期进行。越早进行手术，需要二期手术的可能性就越高。

单侧鼻后孔闭锁可能导致确诊延误。双侧闭锁很容易导致窒息，因人没有用嘴呼吸的本能反应。闭锁通常是由一层薄膜造成的，因此在紧急处理时常可以用探针穿破一侧的阻隔。

如果这一畸形已经有了症状，则考虑鼻中隔成形术。

6. 舌系带过短（舌系带短缩）
早期征兆：
- 舌可能是心形的。
- 婴儿不能将舌伸出唇外。
- 母乳喂养困难。

最好的治疗的时间是小于 4 月龄时[3]。因舌系带薄且无血管，使用无菌剪刀（小心地）简单地切开舌系带是可取的（图 83.2）。否则，需等到儿童 2 岁后进行手术。这些情况直到晚些时候才会被注意。如果有通过舌系带手术纠正发音困难的家族史则是一个有价值的指征。

7. 耳廓前窦道
这种常见的情况会导致反复感染，有脓性分泌物从耳轮脚前上方窦道的开口处排出。这种情况也会导致容貌问题。这不是鳃窦。虽然耳廓前窦未造成任何问题时可以保留窦道，但建议确诊后进行外科手术根除。

8. 腮窦/囊肿/瘘管
腮窦是一种很罕见的情况，位于外耳道的下方或胸锁乳突肌的前方。窦口可能会有脓性分泌物排出。可能会有皮肤结节或软骨残留存在。建议确诊后进行切除。

9. 斜视（斜眼看）
斜视在生后最初的一周不明显，但当婴儿学会用眼时才逐渐表现出来，一般在 2 周到 3～4 个月时表现出来。然而，斜视也可能在很晚才表现出来，甚至也可能在成年后才被发现。视力在出生时就存在，出生后不断发展直至 7～8 岁。

斜视的主要类型
见图 83.3。
- **永久性或真性斜视**：会持久存在。
- **潜在斜视**：只有在有压力的情况下（如疲劳的时候）才会出现斜视。
- **一过性斜视**：短期内出现明显症状，以后又恢复正常。
- **交替性斜视**：指双眼交替出现斜视，患儿可以使用一只眼聚焦视物。

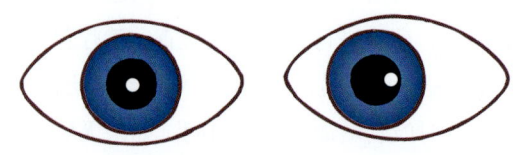

内斜视（右侧为患眼）

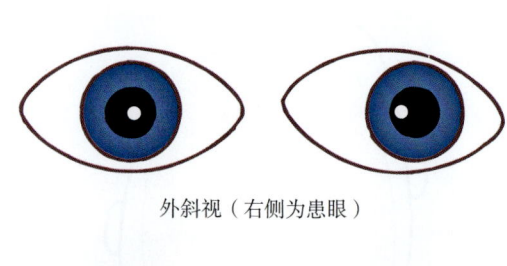

外斜视（右侧为患眼）

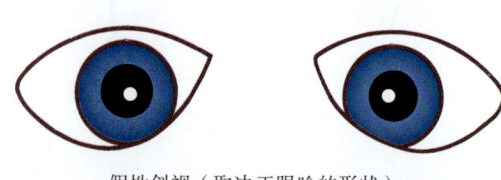

假性斜视（取决于眼睑的形状）

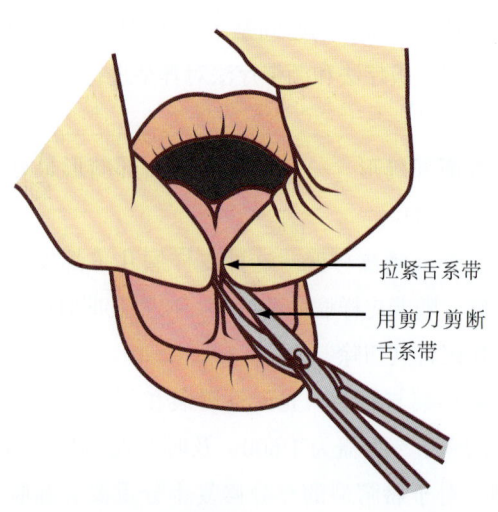

图 83.2 婴儿舌系带松解术

图 83.3 斜视的种类

- 假性斜视：不是真的斜视，只是因为眼睑的形状而表现为斜视，如广泛的内眦赘皮的褶皱。

区分真性斜视和假性斜视的一个有用的方法是在距离眼40cm处用手电筒照射，通过观察眼睛中光的位置（角膜反射）来判断。若为假性斜视，光反射在两只眼睛中的位置是完全一样的，而真性斜视时是不一样的。

- 如果一只眼"懒惰"（未被使用），标准的矫治方法是在较长的一段时间内，在健眼上戴眼罩（也可以是眼镜），以强迫使用不活动的眼睛，从而使双眼最终都有视力。
- 永久性斜视和交替性斜视是两种严重的斜视情况，需要早期治疗。一过性斜视和潜在性斜视通常不是大问题。
- 首次发现儿童斜视时，应该排除眼科病理性疾病，如视网膜母细胞瘤、先天性白内障和青光眼，因为这些情况都需要紧急手术。
- 有斜视的儿童，即使眼科检查正常，也需进行专科治疗。因为视野的偏离会导致弱视（"懒惰"眼的视力减弱，如果到7岁时仍没有功能便是"盲"）。患儿年龄越小，弱视治疗越容易。如果初次发现的时间晚于上学年龄，则这种弱视会成为不可逆的。真性斜视的手术矫正最好在1~2岁时进行。

10. 鼻泪管阻塞　见第82章相关内容。

三、颈部肿块

1. 胸锁乳突肌肿块／纤维化

在婴儿时期的特征
- 胸锁乳突肌内硬的无痛性肿块（长2~3cm）。
- 胸锁乳突肌挛缩。
- 出生时一般不易发现。
- 出生后20~30天可表现出来。
- 伴有斜颈——头偏离肿块侧。
- 头部转向肿块侧活动受限。

大多数肿块会在1年内自行消失。婴儿的母亲或看护者应该放心，并且尽早去进行物理治疗。患儿母亲或照顾者应该经常轻柔地按摩肿块并将面颈部向肿块侧拉伸。如果持续性纤维化使肌肉短缩，则需要行外科手术矫正，最好在出生后12个月内进行。

年长儿可同时存在斜颈和胸锁乳突肌挛缩。这与患侧头部转动受限、患侧面部发育不全，以及同侧斜方肌废用有关。这种情况需要手术治疗。

2. 甲状舌管囊肿　甲状舌管囊肿是最常见的儿童颈中部囊肿。肿块随着吞咽和伸舌上下移动。甲状舌管囊肿很容易感染，包括脓肿形成。甲状舌管囊肿最好在感染前切除。

3. 淋巴管畸形／淋巴管瘤／水囊状瘤　这些疾病通常多表现为颈部、面部或口腔柔软的囊性肿瘤。呈簇状囊泡，且很少为局限的。有些表现为红色小点，是因为其内含有血管瘤。如果分布在口周或咽周，则存在堵塞呼吸道的危险，故应做好紧急手术的准备。建议尽早手术治疗。

4. 颈淋巴结肿大　见第62章相关内容。

四、胎记和皮肤肿瘤

1. 血管瘤（草莓痣）　见第82章相关内容。血管瘤是在出生后不久出现的红色针尖样皮损，且在前6个月长得很快，然后颜色褪去变淡。安慰患儿父母，并告知其在流血时如何用按压止血。可能的治疗方法包括：口服或病灶内使用皮质激素、激光、干扰素或手术。除眶周、鼻、唇和面部等关键部位的血管瘤外，通常没有必要进行手术干预。眼睑血管瘤，建议早期手术干预，因其挡住视野会导致弱视。喘鸣同时伴随面部血管瘤提示有喉出血的危险，建议紧急转诊。

2. 毛细血管畸形（酒色斑）　毛细血管畸形在出生时就存在，建议手术治疗。可以用脉冲有色激光治疗，治疗的时间越早，效果越好，因其在发病最初两年治疗效果最好[4]（见第82章相关内容）。

3. 静脉畸形　静脉畸形是指异常的皮下静脉聚集，并且可能会浸润深层组织。过去这些病变采用手术治疗，但现在主张在透视下注射专门的组织硬化剂及专业激光技术。去较大医疗中心的血管畸形专科咨询是有必要的。

4. 淋巴管畸形　因肿瘤表面变红，淋巴管畸形有时很像皮肤损伤。淋巴管畸形的治疗同上所述。

5. 先天性痣　先天性痣的治疗方法因人而异。先天性巨痣可以采用磨削法治疗，最理想的时间是在6周内进行。

6. 良性幼年黑色素瘤（斯皮茨痣）　良性幼年黑

色素瘤是一种色素沉着病变，典型者表现在面部，因其发展迅速引起家人的担心，一般都采用手术切除。

五、胸部和乳房疾病

1. 乳房不对称 如果必须手术的话，手术在青春期后乳房完全发育后进行。可以采用单侧乳房植入物、双侧不同尺寸植入物或单侧乳房缩减术。

2. 巨乳症 乳房缩减手术同样也需要延迟到青春期后乳房发育完全后进行。

3. 男子女性型乳房 男子女性型乳房应与青春前期由于肥胖而导致的假性男性女乳化鉴别。然而，如果瘦男孩出现男子女性型乳房则需要评估是否是由药物如雌激素以外的因素导致的。如果男子女性型乳房在青春期发生，则其会在1~2年内自然消退。如果原因不明确，必要时需要进行简单的乳房切除术。

4. 男童乳晕增生 男童乳晕增生表现为坚硬的饼状乳晕病变，就像青春期前女童乳腺增生一样。典型的在12~14岁时出现。没有外科治疗的指征。安慰并解释乳晕增生会自行消退。

5. 胸壁骨骼畸形 手术矫正最好在青春期进行。

6. Poland综合征 Poland综合征是胸大肌的胸骨头部缺失所致的胸壁畸形，也可伴有发育不全或乳房乳头乳晕复合体缺如。外科手术矫正可在10~20岁进行。

六、先天性心脏病

全科医生在先天性心脏病的诊断中起着重要的作用，因很多有先天性心脏病的婴儿会出现发绀、心脏杂音及心力衰竭。早期诊断和干预可以预防细菌性心内膜炎、反常性栓塞等严重疾病的发生。

1. 室间隔缺损 室间隔缺损是最常见的先天性心脏病变（占新生婴儿的1/500）。

两室之间间隔的缺损将两个心室融合在一起，形成从左向右的分流（图83.4）。

症状和体征取决于缺损的大小。在胸骨左缘有明显的震颤，胸骨右缘下方有全收缩期杂音。

小的室间隔缺损（Roger病）：具有粗糙的杂音，通常无症状，且缺损会自动闭合。

较大的室间隔缺损：在婴儿期出现症状。

- 喂养和哭闹时呼吸急促（如早期充血性心力衰竭）。
- 反复肺部感染。
- 生长迟缓。
- 在大的室间隔缺损，心力衰竭发生在3个月左右。

尽早转诊，特别是出现心力衰竭时，早期手术应在6个月内进行，但心力衰竭出现时可以在新生儿期的任何时候进行手术。可通过心脏经皮心导管术使用封堵器将其封堵。心脏专家会做出合适的决定。一般来说，约50%的室间隔缺损会自行闭合。

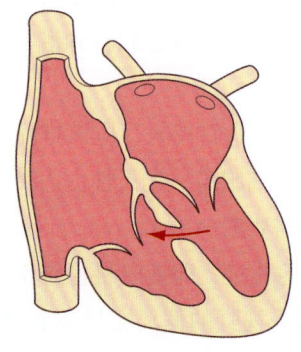

图83.4 室间隔缺损：发生在肌壁

2. 房间隔缺损 房间隔缺损是缺损将两房融合连通起来，有两种不同的类型。一种是缺损部位较高，称为继发孔型（较为常见）。另一种是缺损孔位于房间隔的较低部位，称为原发孔型（较为严重）（图83.5）。其体征是肺动脉瓣区有收缩中期杂音，第二心音分裂，P2亢进。超声心动图具有诊断意义。

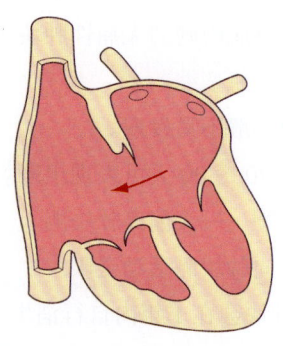

图83.5 房间隔缺损：原发孔型

继发孔型房间隔缺损在婴儿期和儿童期很少出现症状，但原发孔型房间隔缺损则可在早期发展为伴有肺动脉高压的心力衰竭。

房间隔缺损患者应早期转诊。需对原发孔型房间隔缺损患者预防性使用抗生素，同时还要定期行超声心动图并监测生长发育情况。如果有证据证明存在明显分流，则建议将其闭合。可以通过直接手术缝合修补，或采用补丁修补，或经心导管将一个一个可以自行膨胀张开的双伞装置放入缺损部位。

术前所有的患者都需要预防性使用抗生素。

3. 动脉导管未闭 是指动脉导管在出生后没有及时闭合。可以听到连续性的响亮的机器样杂音。其症状取决于分流量大小。患儿存在心脏杂音并可能伴有呼吸道感染、生长发育迟缓和心力衰竭。可考虑用结扎手术的方法进行闭合。其他的方法还有置入堵塞装置来堵塞或使用堵塞圈。

4. 主动脉狭窄 通常在婴儿期即可出现心力衰竭。建议早期手术切除主动脉的狭窄段。

七、疝和生殖系统疾病

1. 腹股沟疝 腹股沟疝通常在出生后3～4个月时易发，发生率在男婴中为1∶50，在女婴中为1∶500（图83.6）。

腹股沟疝和股疝都应该紧急就医，建议早期手术以避免高危情况如肠嵌顿、肠绞窄，以及女性卵巢扭转和局部缺血的发生。遵循"6-2"法则是很有意义的（见第107章相关内容）。

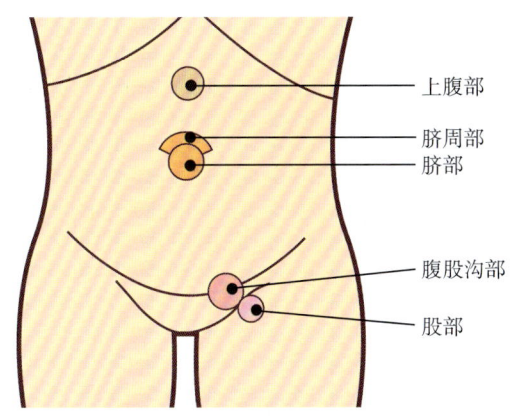

图83.6 疝的常见部位

2. 鞘膜积液 阴囊鞘膜积液是睾丸周围的无痛性的水肿。鞘状突的开口很小，一般都会自动闭合。分为两种类型：一是松弛型，通常是双侧积液，这种类型在12个月内会消退；一时紧张型，通常是单侧，1年后会变成持续性的。90%患儿在18个月之前好转，对于那些持续性鞘膜积液的患儿，如果症状持续2年则建议进行外科手术干预。

3. 隐睾 睾丸一般在出生后3个月才下降。到6个月时睾丸还未下降完全，建议最好在9～12个月进行矫正手术，但不应晚于2岁（见第107章相关内容）。

4. 尿道下裂 阴茎有病变者应该转诊（见第108章相关内容）。检查是否有其他病变。如果患儿尿流异常应尽快就医。非紧急病例应该在出生后6个月进行评估，评估的意见作为大约12个月时手术的准备依据。对这些患儿不能行包皮环切术。

5. 包茎及包皮环切术 详见阴茎疾病（见第108章相关内容）。如果新生儿期没有进行包皮环切术，则应根据会诊建议，最好在6个月后经征得其父母同意，在全麻下进行包皮环切术。

6. 包皮过长 真正的包皮过长并不多见，并且，几乎所有包皮过长的患者都存在包皮过紧和包皮口过窄的情况，一般多能自愈。治疗方法上可以考虑用皮质激素霜（见第108章相关内容）。包皮环切术的唯一指征可能是持续的排尿困难。

7. 包茎嵌顿 该病的管理将在第108章详细阐述。

8. 脐疝 脐疝多可在4岁前自愈，一般不需要手术治疗。如果4岁后脐疝依然存在，则建议进行可能的修复。一个比较好的指导原则是，如果疝口在12个月时还大于1cm，那么就有必要行外科手术干预。通常在4～5岁时进行手术。

9. 脐旁疝 脐旁疝的发病原因是毗邻脐的一条腹白线薄弱或缺失。多数位于脐的上部。这个缺失摸起来就像是周围坚硬边缘围成的一个椭圆间隙。很少自行闭合，很容易发生嵌顿。建议手术治疗，治疗的时间是6个月以后。

10. 上腹疝 上腹疝（不要与腹直肌憩室相混淆）位于脐与胸骨剑突之间。不太可能会自行闭合，且容易发生嵌顿，并可能由于疝内脂肪绞窄而引起疼痛。需要进行手术修复的指征是疼痛（在触诊时反复诱发疼痛）和影响到美观。

11. 肛裂 肛裂通常在婴幼中多见，其症状为排便有不适感和少量流血，血色鲜红。坚硬的大便通过肛门造成肛门黏膜在正中线前方或后方撕裂。通常裂口在数天内愈合。

12. 阴唇融合 阴唇融合是由于阴唇炎症导致的阴唇粘连（见第9章相关内容）。阴唇融合不会在出生时出现。大多数权威专家建议，如果患儿排尿无异常则不需要治疗，等待自行恢复。

八、儿童期的腿及足部畸形

1. 髋关节发育不全
- 通过临床体检（弹进弹出试验）和超声检查可发现（见第66章相关内容）。
- 在婴儿期通常用外展夹板治疗，效果很好（如帕氏吊带）。
- 需要进行切开复位术，特别是对于年长儿及学步儿童。

2. "O"形腿（膝内翻）
- 多数 "O" 形腿是生理性的（对称的），并且会随着年龄的增长不断改善。
- 佝偻病患儿是高危人群。
- 3岁以前学步儿童通常是 "O" 形腿。
- 除严重的患儿，一般患儿在3岁内会自愈。
- 测量髁间距（ICS）：双侧股骨内髁之间的距离。
- 如果儿童4岁时 ICS > 6cm，没有改善或不对称，建议转诊。

3. "X"形腿（膝外翻）
- 多数是生理性的，儿童通常在2～8岁时会出现膝外翻（最长可持续3～4年）。
- 跑步时蹒跚，但会随着时间不断改善。
- 安慰家长，可自行改善。
- 测量踝间距（IMS）：双侧足内踝的距离。
- 如果 ISM > 8cm 应该转诊（图 83.7）。

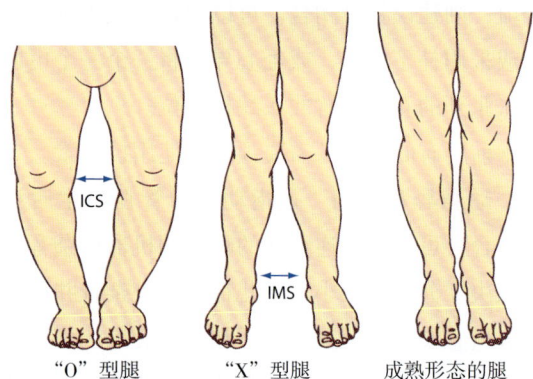

图 83.7　下肢的姿势变化

经同意摘自：D Efron. Paediatric Handbook.Melbourne: Blackwell Science, 1996.

4. 足内旋（鸽趾）
足内旋并不会导致疼痛或影响活动功能。

足内旋的病因（图 83.8）是跖内翻、胫骨内旋和股骨内侧扭转。有股骨扭转的患儿坐姿可呈很有特征性的 "W" 形（图 83.9）。表 83.1 对这些特征进行了比较[5]。

5. 足外旋

婴儿
- 由于外旋转挛缩导致髋关节内旋受限。
- 在出生后3～12个月间出现查理·卓别林姿势，直到2岁。
- 患儿体重较重，走路正常。

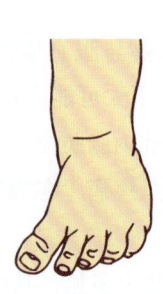
跖内翻

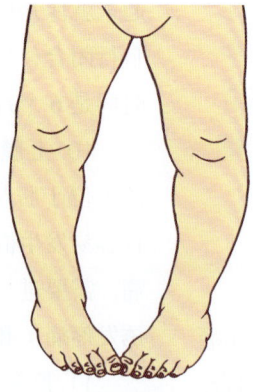
胫骨内旋

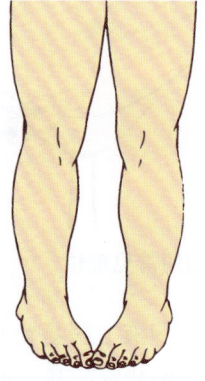
股骨内侧扭转

图 83.8　内 "八" 字脚的病因

经同意摘自：Reprinted from D Efron. Paediatric handbook. Melbourne:Blackwell Science,1996.

- 不需要治疗，会自动好转。

年长儿需要手术矫正。

6. **畸形足（先天性马蹄内翻足）** 多数足部看上去不正常的婴儿并不是真正的畸形足。大多数都有姿势性问题"姿势性畸形足"，如马蹄外翻足、跖内翻和姿势性马蹄内翻足。这些畸形情况通常都是轻微的，且是可活动性的，不经治疗多可自动好转。真正的畸形足通常会出现比较严重的僵硬，需要通过骨科矫正。

7. **髋部内侧扭转（股骨内侧扭转）** 髋部内侧扭转的患儿其股骨倾向于向内侧旋转，患儿5～6岁时特别明显，12岁时恢复正常。患儿的坐姿常呈"W"形（图83.9）。幸运的是多数患儿在12岁前会好转。

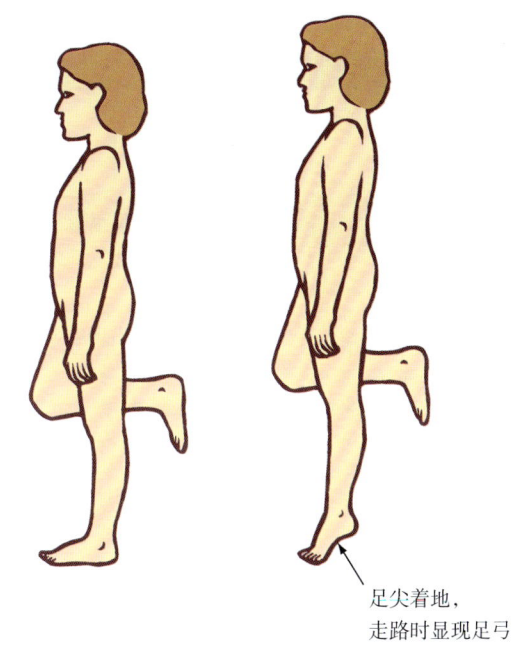

足尖着地，走路时显现足弓

图83.10 扁平足尖测试

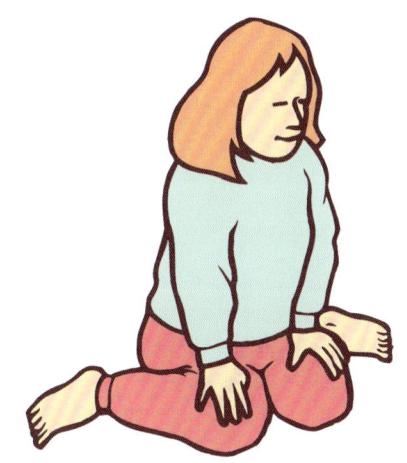

图83.9 典型股骨扭转的"W"形坐姿（臀内嵌）

8. **扁平足（PES平外翻）** 多数患儿都是生理性，通常由于遗传因素所致。所有的新生儿都有扁平足，但80%的儿童在6岁前（最多在11岁）足部会发育形成足弓[5]。在足悬空及脚尖站立时足弓可以看得更清楚（图83.10）。家长可以通过此证实足弓的存在。扁平足在大约10%的青少年中存在。如果没有疼痛或僵硬，不需要治疗。穿宽松的鞋子很重要。来自加利福尼亚的研究结果表明使用足弓垫或矫形器对矫正儿童扁平足没有任何益处。足弓是自然形成的。

9. **卷趾病** 卷趾病通常是第三趾向第二趾内卷曲，因此第二趾高于第一趾和第三趾的水平。必要时可将足趾变直，两岁以前不必过分担心。如有严重畸形可行曲肌肌腱切除术来矫正。

儿童外科疾病的最佳手术指征的概述见表83.2。

九、儿童阑尾炎

请参阅第35章相关内容。

十、外科因素导致的儿童呕吐

见第61章相关内容。

十一、新生儿外科急症

明白一些非创伤性情况也需要及时引起关注是非常有意义的。危险信号包括唾液增多、频吐白沫、胆汁色的呕吐物和胎粪排出延迟。

1. **新生儿急症**[6,7]

- 食管闭锁：极度呼吸窘迫+过度流涎+喂养时窒息（10F导管只能插入约10cm时）。

- 膈疝：严重的呼吸窘迫+桶状胸+舟状腹（胸腹部X线检查示胸部肠影）。措施：给氧、鼻导管（避免用袋或面罩）。

- 胆汁过多（绿色呕吐物）=肠梗阻或肠扭转不良（腹部X线）。

措施：鼻胃管引流，并建议转诊。

- 新生儿肠梗阻。包括先天性巨结肠症和胎粪性肠梗阻。胆汁性呕吐物+肠扩大+大便排出延迟。

措施：鼻胃管、静脉输液、观察。

- 肛门直肠闭锁。

表 83.1 儿童期足内旋

	跖内翻	胫骨内旋	股骨内旋
同义词	跖骨内旋		髋内翻
出现的年龄	出生时	幼儿期	儿童
部位	足部	胫骨	股骨
检查	足底呈豆形	股足角转向内侧	髋关节倾向内旋转
处理	观察或支具矫正	观察和测量	观察，很少需要手术
好转（通常到）	3 岁	3～4 岁	8～9 岁
如果没有好转何时转诊	症状出现后 3 个月	症状出现后 6 个月	症状出现后 8 年

表 83.2 儿童外科疾病最佳手术或外科干预时间

疾病	手术或干预
斜视（永久性或交替性）	12～24 个月。必须在 7 岁以前
舌系带过短	3～4 个月或 2～6 岁
耳廓畸形	6 岁后
唇裂	小于 3 个月
腭裂	6～12 个月
阴囊肿块	
• 睾丸未降	最好在 6 个月以前评估，并在 6～12 个月时手术
• 腹股沟疝	尽快，特别是婴儿及难复性疝
	可复性疝：遵从"6-2"原则
	出生 6 周内婴儿：2 天内进行手术
	6 周龄～6 个月：2 周内手术
	大于 6 个月：2 个月内手术
• 股疝	尽快
• 睾丸扭转	4 小时内手术（一定要在 6 小时内）
• 阴囊积水	等到 12 个月，然后复查（一般会自行吸收）
• 精索静脉曲张	等待和按时复查
其他疝	
• 脐疝	等到 4 岁
	4 岁以后仍存在时应手术（容易绞窄）
	不要用腹带压迫
• 脐旁疝	任何年龄——最好在 6 个月后
• 上腹疝	任何年龄——最好在 6 个月后
下肢发育异常	
• 髋关节发育不良	大多数可以通过采支具如 Pavlik 带成功治愈
• O 形腿（膝内翻）	3 岁以上会变正常，通常会随着年龄的增长好转，如果 ICS＞6cm 建议转诊
• 膝外翻	一般在 3～8 岁时会正常，如果 IMS＞8cm，建议转诊
• 扁平足	除非有疼痛和僵硬，否则不需要治疗
• 胫骨内旋	如果症状出现 6 个月后还没有好转，则建议转诊
• 股骨内旋	8 岁时复诊，如果症状持续存在应该转诊
• 跖内翻	如果症状持续 3 个月仍未好转，建议转诊

措施：建议出生时即行手术，低位闭锁者行肛门成形术，高位闭锁者行复杂手术。

• 胆管闭锁：新生儿黄疸（结合胆红素）（通常 4～6 周）→白色粪便。

措施：建议早期进行针对性的手术治疗。

• 先天性大叶性肺气肿：呼吸窘迫 + 发绀 + 肺气肿症状。

措施：建议紧急评估并通过手术去除病肺。

- 先天性肺囊性疾病：出生后不久即出现呼吸窘迫。

  措施：同上。
- 先天性心脏病（重型）。

  措施：建议早期进行医疗评估和治疗。
- 脐疝（疝囊中有肠内容物）。

  措施：鼻胃管、静脉滴注葡萄糖、控制体温、观察。
- 腹裂畸形（肠内容物通过缺陷的腹壁暴露在外）。

  措施：同脐疝，同时用塑料膜包裹。
- 皮-罗（Pierre-Pobin）综合征：小颌畸形+腭裂+舌后坠引起呼吸道阻塞。

  措施：尽早转诊。
- 张力性气胸。

  措施：用针头或导管在肋间抽吸。
- 脊髓脊膜突出和脑膜膨出。

  措施：尽早转诊到神经外科。

注：重视X线片在急诊一线检查及早期外科干预中的重要作用。

2. 其他重要的儿童急症

- 幽门狭窄：喷射性呕吐2～6周，上腹部"肿瘤"。
- 睾丸扭转：腹股沟、下腹部剧烈疼痛+呕吐。
- 肠套叠：面色苍白+腹部疼痛（严重且间歇性的）+反应迟钝。
- 急性阑尾炎：腹部疼痛+厌食/恶心/呕吐+保护性症状。
- 腹膜炎。
- 肠梗阻：绞痛+呕吐+腹胀。
- 脑脓肿。
- Meckel憩室——憩室炎或出血。
- 各种肿瘤。

参考文献

[1] MacGill KA. Paediatric plastic surgery. Australian Doctor, 2005: 32.

[2] Hutson JM, Woodward A, Beasley SW. Jones Clinical Paediatric Surgery. Oxford: Blackwell Publishing, 2003: 18-72.

[3] Lalakea ML, Messner AH. Ankyloglossia: does it matter? Pediatr Clin North Am, 2003, 50: 381-37.

[4] Marley J (Chair). Therapeutic Guidelines: Dermatology (Version 3). Melbourne: herapeutic Guidelines Ltd, 2009: 209.

[5] Kerr G, Barnett P. Orthopaedic conditions. In: Smart J (ed). Paediatric Handbook (6th edn). Melbourne: Blackwell Science, 2000, 454-459.

[6] Jones PG. Clinical Paediatric Surgery. Sydney: Ure Smith, 1970: 16-19.

[7] Thomson K, Tey D, Mark M. Paediatric Handbook (7th edn). Oxford: Wiley-Blackwell, 2009: 532-542.

第84章 儿童常见感染性疾病（包括皮疹）

> 麻疹的体征几乎和天花一样，但麻疹的恶心和炎症反应更加严重。麻疹的皮疹通常一次性出现，天花的皮疹则一个接一个地出。
>
> Avicenna（980—1037）

儿童易患各种感染性疾病，这些疾病主要表现多有急性皮疹。幸运的是很多感染性疾病在家庭医生工作中已不常见，如猩红热、麻疹和风疹等。

一、瑞氏（Reye）综合征与阿司匹林

对于发热性疾病患儿使用阿司匹林的担心是怀疑阿司匹林与瑞氏综合征的发生有关，尤其是对于水痘及流行性感冒的患儿。然而，这种关联学说存在一些争议。Orlowski 及其同事的研究发现，在 1973—1985 年间，悉尼儿童医院发现使用阿司匹林与瑞氏综合征的发生没有关联[1]。很可能阿司匹林与瑞氏综合征之间的这种联系是巧合或至少混杂其他的因素。

尽管有这些质疑，鉴于我们所知道的发热对于免疫反应的益处，以及又有其他安全的退热药可供选择，如对乙酰氨基酚（扑热息痛）等，阿司匹林不应该被推荐使用。

除了川崎病和幼年型关节炎患儿，16 岁以下儿童不应使用阿司匹林（以前是推荐 12 岁以下儿童不能使用）。

瑞氏综合征
临床症状
- 为流感、水痘和其他病毒性感染性疾病（如柯萨奇病毒感染）的一种少见并发症。
- 恶心和呕吐。
- 迅速发展的脑病、肝功能衰竭、低血糖导致惊厥和昏迷。
- 死亡率达 30%，且有很高的发病率。

治疗主要为支持性治疗及直接针对脑水肿的措施。

二、水痘

水痘是一种常见的传染性极强的疾病，任何年龄的人群都可以感染此病，多发生于 2～8 岁的儿童。其特点为呈中心性分布（脸、头皮和躯干）的成批出现的特征性小水疱（图 84.1）。水痘是由水痘–带状疱疹病毒感染引起的，该病毒是一种人类疱疹病毒，感染该病毒后仍然有潜在感染的可能性。多年后感染复发而出现带状疱疹。

1. 流行病学 水痘是一种遍及世界的传染病，可引起地方性流行（偶尔发展为大流行），没有证据证明水痘在温带地区具有季节性发病。约 75% 的城市居民在 15 岁前感染过该病毒，至成年为止，至少有 90% 的人会感染该病毒。

水痘–带状疱疹病毒是最容易传播的病毒之一，可以通过空气传播，通常是通过接触水痘患者（偶尔有带状疱疹的患者）传播。当水痘患者有临床症状并且疱疹存在时具有传染性，疱疹结痂提示传染性消

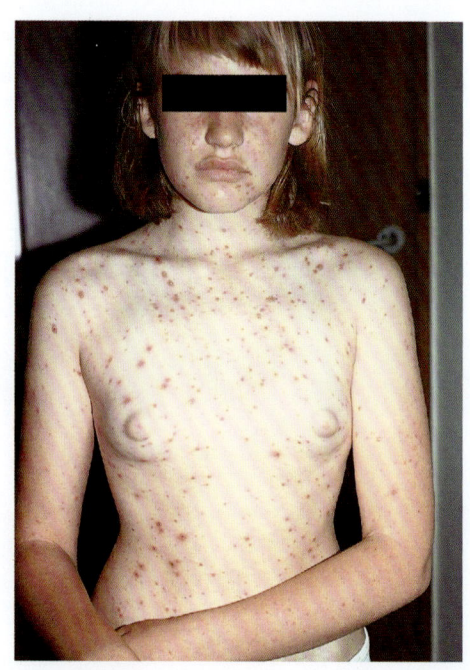

图 84.1 水痘患者，女，12 岁，皮疹呈向心性分布的斑丘疹、丘疱疹

失。痂皮不具有传染性。

该病潜伏期为 10～21 天（一般 15～16 天）。实验室诊断是通过血清学检查或取水疱液进行免疫荧光检查明确的。

2. 临床表现 水痘的临床表现见表 84.1，其临床并发症见表 84.2。患儿通常除了嗜睡和低热外，通常不会有太严重的临床症状。成人会有流感样症状。典型的皮疹分布特征见图 84.2。

表 84.1 水痘的临床表现

起始
儿童：没有前驱期
成儿：前驱期（肌肉疼痛、发热、头痛）持续 2～3 天
皮疹
向心性分布，包括口腔黏膜（图 84.1）
头皮损伤部位可以继发感染
种植现象：水疱、丘疹、结痂同时存在
瘙痒
严重程度
水疱的数量可以从不足 10 个到上千个不等
轻型病例可被漏诊
在成人中更加严重，尤其是免疫功能不全的人
病毒性肺炎在儿童中罕见，在成人中亦不常见
除了免疫功能不全的患者及有先天性水痘的新生儿，该病很少导致死亡

表 84.2 水痘的并发症

常见
皮损部位细菌感染（通常是金黄色葡萄球菌和链球菌感染）。可呈蜂窝织炎或大疱性脓疱病样表现
遗留凹痕
不常见
病毒性肺炎
疱疹性湿疹
血小板减少症
新生儿感染的出生缺陷
急性小脑炎（共济失调、精神状态正常）
少见疾病
脑膜脑炎
暴发性紫癜

3. 治疗 通常是对症治疗，不需要特殊治疗措施。很多人会担心留瘢痕，但皮损通常会痊愈，除非皮损部位有感染，一般愈合后不留瘢痕。

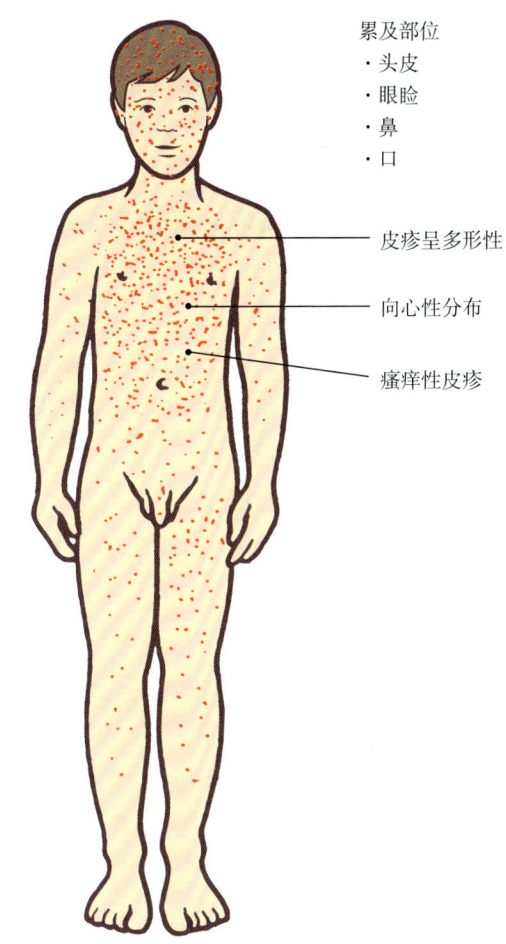

累及部位
· 头皮
· 眼睑
· 鼻
· 口

皮疹呈多形性
向心性分布
瘙痒性皮疹

图 84.2 水痘：皮疹的典型分布

（1）给患儿父母的建议
· 患儿需要休息，直到症状消失。
· 对发热患儿给予对乙酰氨基酚（避免用阿司匹林）。
· 虽然感觉瘙痒，但通常不是很严重。用炉甘石或类似作用的润肤液涂于患处可以缓解痒感。
· 避免抓挠，剪短指甲并保持指甲干净，必要时使用棉手套。
· 清淡饮食。补充足够的液体，包括橙汁和柠檬汁。
· 建议每天沐浴，如果有瘙痒可以在水中加温和的消毒液或小苏打（加半杯在洗澡水中）。用干净柔软的毛巾吸干水分，避免摩擦。

（2）药物治疗 抗组胺药可以用于皮肤瘙痒。阿昔洛韦或类似的药物可以用于挽救免疫受损宿主的生命。抗生素（氟氯西林或双氯西林）可以用于治疗皮肤细菌感染。

（3）抗病毒类药物在水痘治疗中的应用 抗病毒

类药物，如阿昔洛韦和其他抗病毒药在严重水痘的治疗中起着重要的作用。虽然抗病毒类药物通常用于严重皮疹及潜在出现严重皮疹的青少年和成人患者，抗病毒类药物的使用并没有设定年龄限制。应该推荐在出现皮疹的前3天（最好是第1天）开始使用，同时也推荐用于有水痘接触史（通常是家庭中的第2例），且有严重前驱症状的人。

一般来讲，对于年龄很小的患儿、症状轻微或前驱期较短的患者，以及没有皮疹或临床症状的患者不推荐使用抗病毒类药物。

（4）暂停上学　建议患儿暂停去学校上学，直到完全康复，通常是7天。除了免疫功能不全的患儿，有一些遗留的痂不是继续停学的指征，可以正常上学，不需要继续隔离。

隔离期及潜伏期时间见表84.3。

4. 预防　免疫功能不全人群及早产儿避免接触水痘患者，并可以接种带状疱疹免疫球蛋白。减毒活疫苗对于12个月以上到13岁的儿童都是有效和适合的。一般在18个月时按照免疫接种计划给予接种。

三、麻疹

麻疹是由RNA副黏液病毒引起的传染性很强的接触性传染病。麻疹为一种急性发热性出疹性疾病，在口腔颊黏膜处有特征性的病损，称为麻疹黏膜斑（像粗盐一样的细小白斑）。

麻疹在全世界范围内流行，通常并发症表现为呼吸道的症状。如果一个急性出诊性疾病患者不伴随干咳和红眼征，该疾病不大可能是麻疹。实验室检查包括血清学检查、鼻咽分泌物免疫荧光法和病毒分离[2]。

1. 流行病学　麻疹通过患者咳嗽和打喷嚏时从口咽和鼻腔飞出的飞沫传播。

麻疹的潜伏期是10~14天，患者具有传染性的时间是5天，特别是出疹前5天。在生活条件和营养状况差的国家，麻疹的发病率和死亡率均高。

感染后可获得对麻疹的终身免疫力。麻疹和天花一样可以采用公共卫生措施将其根除。

2. 临床表现　临床表现可分为3个阶段。

（1）前驱期　通常持续3~4天。主要表现为发热、不适、食欲不振、腹泻以及3C症：咳嗽（cough）、卡他性鼻炎（coryza）和结膜炎（conjunctivitis）（图84.3）。有时在磨牙对面麻疹黏膜斑出现前的一天在磨牙对侧出现特异性皮疹。

（2）出疹期　表现为典型的鲜红色的斑丘疹，该期持续4~5天。皮疹从耳后开始，第二天蔓延至躯

表84.3　儿童感染性疾病潜伏期，幼儿园、托幼机构和学校的隔离期

	潜伏期	患者隔离时间（至少从出疹开始时或有症状时起）	接触者隔离时间
麻疹	10~14天	5天	未接种疫苗者隔离14天
单核细胞增多症	30~50天	无	无
腮腺炎	14~21天	9天	无
百日咳	7~14天	5天（使用抗生素后）	未接种疫苗者隔离14天
细小病毒（传染性红斑）	4~21天	无	无
玫瑰疹	7~17天	无	无
风疹	14~21天	5天	无
猩红热	1~7天	24小时（使用抗生素后）	无
脓疱疮	1~3天	隔离，直到治疗开始（覆盖溃疡）	无
脑膜炎球菌	1~10天	隔离，直到治疗完成	咨询医生
水痘和带状疱疹	10~21天	7天	只有免疫缺陷者需要隔离
肝炎			
A型	15~45天	7天或恢复	无
B型	40~180天	无	无
C型	14~180天	无	无
感染性腹泻	因人而异	腹泻停止后24小时	无

干，之后到四肢（图84.4）。皮疹可融合，压之退色。发热一般在出疹后5天内消退。

（3）恢复期　患者皮疹消退后会暂时遗留褐色的色素沉着。咳嗽会持续数天，但通常健康状况及食欲会很快好转。

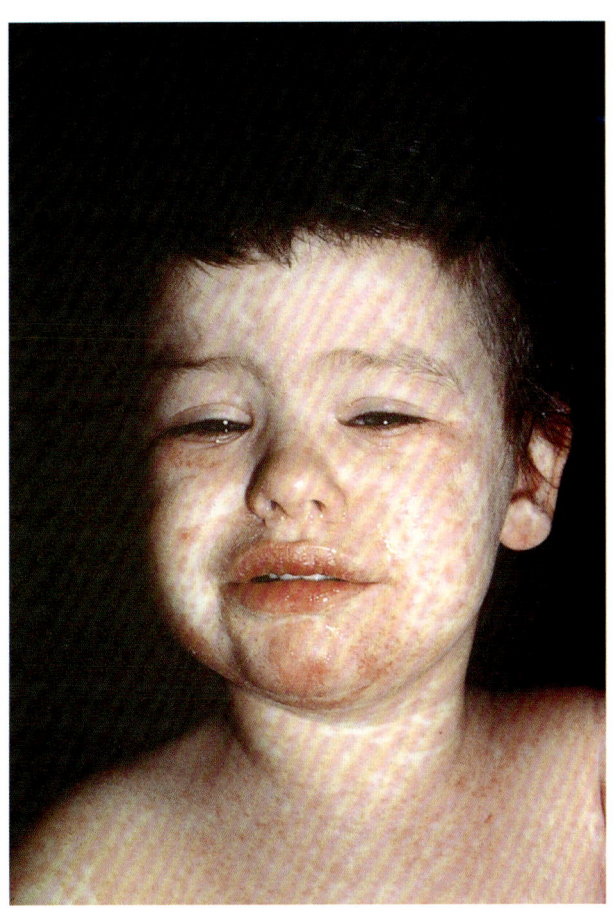

图84.3　一麻疹儿童患者的脸上有典型的鲜红色斑丘疹，同时伴有3C症（咳嗽、卡他性鼻炎和结膜炎）

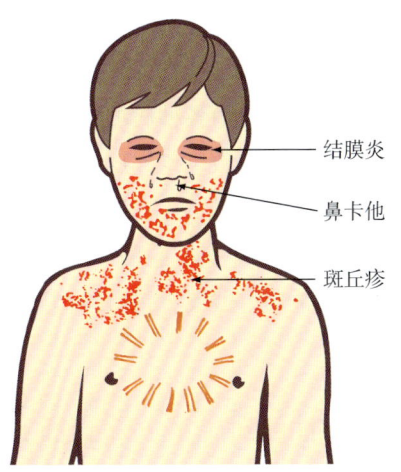

图84.4　麻疹的典型症状。注意3C症：咳嗽、卡他性鼻炎和结膜炎

3. 并发症

（1）呼吸系统　患者可能会继发细菌性中耳炎或鼻窦炎。更易发双重细菌感染性肺炎而不是病毒感染性肺炎。喉气管支气管炎（哮吼）是麻疹常见的一种并发症。

（2）中枢神经系统　脑炎的发病率为1/1 500，虽然病死率不高，但因其有较高的中枢神经系统感染率值得重视。高热惊厥也是麻疹一个常见的并发症。

（3）晚期并发症　两个比较罕见的并发症是支气管扩张和亚急性硬化性脑炎。

4. 治疗　虽然经一般治疗可以缓解某些症状，但对此症尚没有特效治疗措施（咳嗽时可用润喉止咳糖浆，发热时用对乙酰氨基酚）。患者应安静地卧床休息，热退后方可下床活动。避免强光照射。

并发症的治疗主要取决于并发症的性质及其严重程度。患儿应在家隔离，至少出疹后5天才能去上学。

5. 预防　疫苗接种预防麻疹已经取得了很大成功。青年人可能是麻疹的高风险人群，18～30岁的人应该考虑进行免疫接种。建议12个月及4～5岁儿童接种麻疹减毒活疫苗及腮腺炎和风疹联合疫苗。对于小于12个月的婴儿和免疫功能不全的人，麻疹、腮腺炎和风疹三联疫苗（MMR）是禁忌的，但如果接触过麻疹患者，应立即注射人免疫球蛋白。

四、风疹

风疹（德国麻疹）是由一种被膜外壳病毒引起的病毒性出疹性疾病。因相应疫苗的普遍接种，目前在家庭医疗中已比较少见。成人和儿童风疹都不是很严重的疾病，但如发生子宫内感染风疹却会导致很严重的后果。先天性风疹仍然是引起新生儿失明和耳聋最重要的病因。风疹是完全可以预防的。

（1）流行病学　风疹几乎在所有国家都有报道，并在人口密度大的社区具有流行性。风疹通过鼻和喉咙中排出的飞沫传播，通常每6～9年会在未接种相应疫苗的人群中流行一次。

大约有1/3的感染者是无症状的（亚临床型）。感染后可获终身免疫力。诊断可以采用病毒分离或特异性血清学检查。风疹潜伏期是 14～21 天。

（2）**临床表现** 风疹的临床表现见表 84.4 和图 84.5，并发症见表 84.5。

（3）**治疗** 治疗方法一般是对症治疗，特别是对病情较轻的患者。患者应该卧床休息直到感觉无不适，如有发热和关节疼痛可以使用对乙酰氨基酚。可以接种疫苗预防感染，推荐在 12 月龄及 4～5 岁时接种。

表 84.4 风疹的临床表现

没有前驱期
全身性斑状丘疹，有时伴有瘙痒，可能是风疹感染的唯一判断根据
其他的症状通常是轻微的和短暂的
通常都会有咽部发红，但很少会咽喉痛。渗出物可能被视为上腭疹
通常没有发热或低热
其他表现：头疼、肌肉酸痛、结膜炎和多发性关节炎（小关节）
可能会有淋巴结肿大，通常位于耳廓后、枕骨下和颈后
出疹开始 10 天内患者都具有传染性（因患者在此期间没有症状，很容易被忽略）
皮疹
散在的淡粉色斑丘疹（与麻疹不同，风疹的皮疹不发生融合）
由面部和颈部开始，播散至躯干和四肢
严重程度不同：亚临床感染可能没有症状
在暴露于阳光的部位皮疹严重
持续时间短——通常在第 3 天消退
无色素沉着及脱屑

表 84.5 风疹的并发症

脑炎（1/5 000）
多发性关节炎，成年女性多发（此并发症会自行好转）
血小板减少性出血（1/3 000）
先天性风疹

（4）**隔离** 在完全康复之前或至少到皮疹出疹开始后 5 天内不要去学校上学。

1. 先天性风疹 在妊娠期的前 3 个月感染风疹会导致流产、死胎或胎儿畸形，包括先天性心脏病、耳聋及失明（白内障和青光眼）。同时也可能导致功能障碍（如小头畸形）、智力障碍、生长迟缓、血小板减少性紫癜（致死率 30%）、黄疸、肝脾大和骨骼畸形。

2. 孕期风疹 理想的情况下，所有育龄期女性都应该做血清学检查以了解他们的风疹免疫状态。有免疫接种史不足以证明具有免疫力。然而，在澳大利亚的维多利亚，几乎 95% 的 15～40 岁间的女性都对风疹免疫[3]。

如果不清楚风疹免疫状态，应该在第一次产检时进行血清学检查，虽然未有导致胚胎缺陷的表现，一般不建议在怀孕期间接种风疹疫苗。如果母体的抗风疹病毒抗体滴定度足够，胎儿则没有感染风疹的风险（第 102 章相关内容）。

五、病毒疹（第四综合征）

儿童轻症感染可能由各种病毒感染导致，特别是肠道病毒，该病毒会导致风疹样皮疹，因此容易被误诊为风疹。这种皮疹通常没有瘙痒，且局限在躯干，通常 48 小时内消退，不会有脱屑（图 84.6）。患儿一般情况看起来可能很好或仅有轻微的全身症状，包括腹泻。

六、传染性红斑（第五综合征）

传染性红斑也叫"拍面"综合征或第五综合征，是由细小病毒 B19 导致的一种儿童出疹性疾病。通

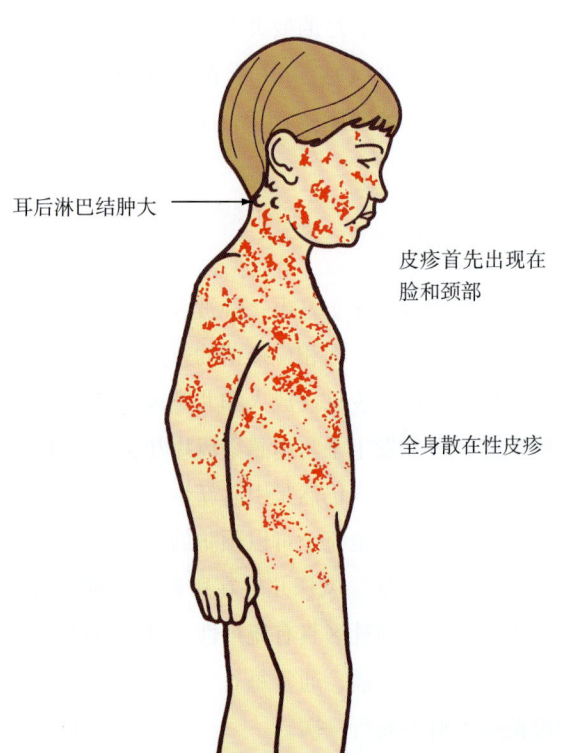

图 84.5 风疹的典型症状

常发生在较年幼的学龄期儿童。潜伏期 4～21 天。皮疹初起表现为面颊玫瑰红色斑丘疹（图 84.7），经过一天左右，斑丘疹会出现在四肢[4]。皮疹仅持续几天，但会在几周内重复出现。当皮疹出现时，患者不再具有传染性。

1. 临床表现
- 轻度发热（30%）和不适。
- 可能会有淋巴结肿大（尤其是颈部淋巴结）。

皮疹（图 84.8）：
- 口周苍白，面色潮红，持续 2～3 天。
- 玫瑰斑丘疹，四肢（特别多）和躯干（比较少）。
- 网状性消退。
- 可能会有瘙痒。

通常，在接下来的几周会因为暴露于阳光，或受风，或在热水沐浴后面颊再次变红[2]。传染性红斑是一种比较轻的疾病，但如果在孕期感染细小病毒，胎儿会出现并发症，包括宫内死胎。建议孕妇避免与传染性红斑患者近距离接触（见第 102 章相关内容）。成人可能会被感染，其不良反应尤其是关节炎可能非常严重。通过血清学检查及血液聚合酶链反应可以确诊。

2. 治疗　治疗方法是对症治疗。
- 摄入充足的水分。
- 发热时可使用对乙酰氨基酚。
- 如有瘙痒，涂擦作用舒缓的止痒润肤露，如皮

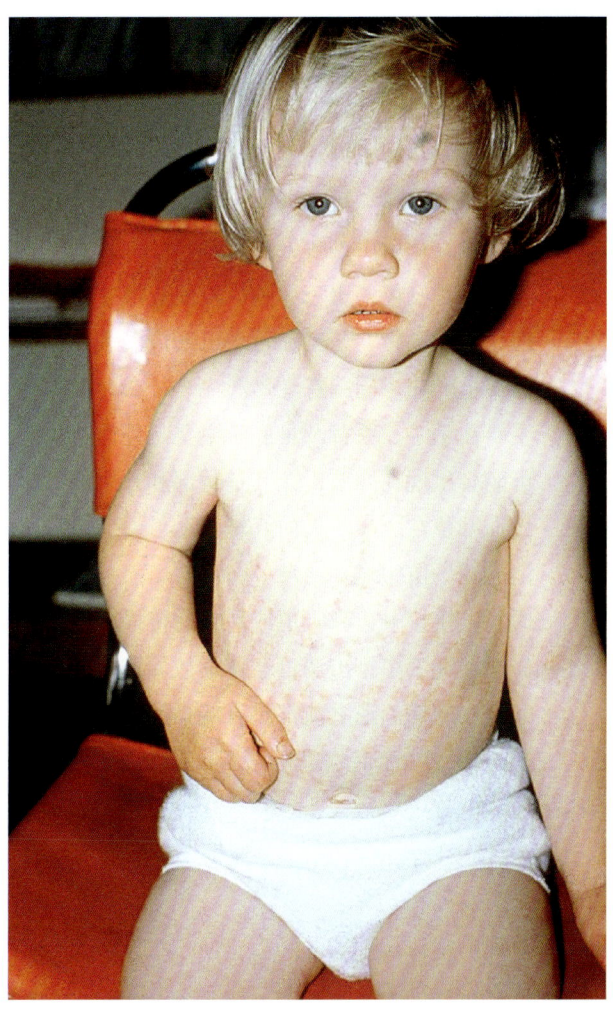

图 84.6　病毒疹（第四综合征）。这种轻度的风疹样玫瑰疹，通常不伴瘙痒，可能是由病毒感染引起

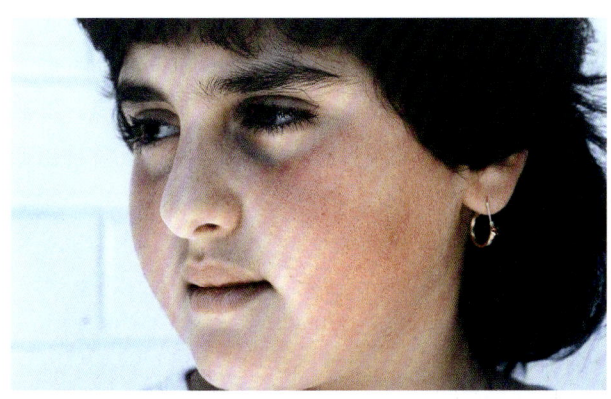

图 84.7　传染性红斑（第五综合征）：典型的拍面综合征表现

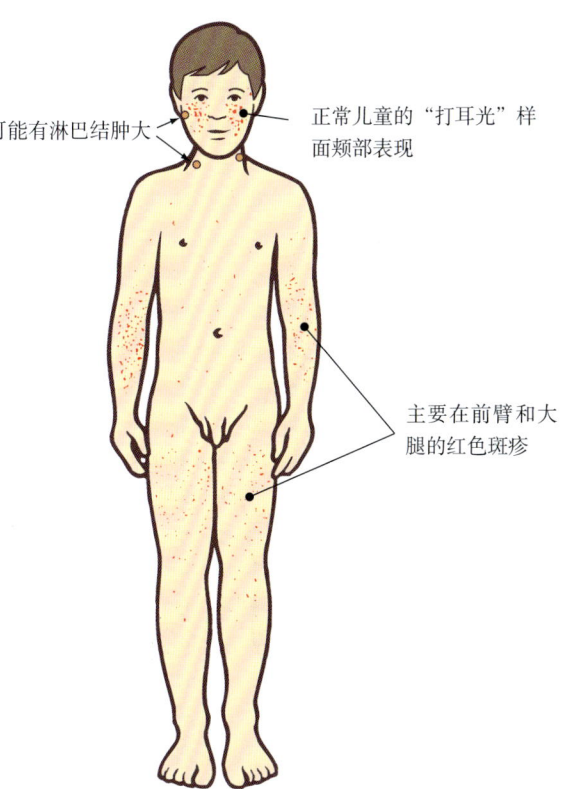

图 84.8　传染性红斑：典型的皮疹分布

得露（Pinetarsol）润肤露或炉甘石液。
- 外出时戴宽边帽，防日晒。

成人可能需要较强镇痛药或非甾体抗炎药来缓解关节痛。

七、婴儿玫瑰疹（幼儿急疹或第六综合征）

婴儿玫瑰疹是婴儿期的一种病毒（人类疱疹病毒6）感染性疾病，6～18个月的婴幼儿易感。大于此年龄段的人感染比较罕见。全身症状一般较轻微。

1. 临床表现
- 高热（＞40℃）。
- 流涕。
- 3天后体温下降。

然后：
- 出现红色的斑疹或斑丘疹。

2. 皮疹的特点
- 主要局限在躯干部位（图84.9）。
- 很少会累及面部和四肢。
- 热退疹出。
- 2天内消退。
- 无脱屑。
- 颈部淋巴结轻度肿大。

虽然偶尔可能会发生高热惊厥，但婴儿玫瑰疹的感染是一个良性过程。一般通过血清学检查可确诊。采取对症治疗，鼓励摄入足量液体。

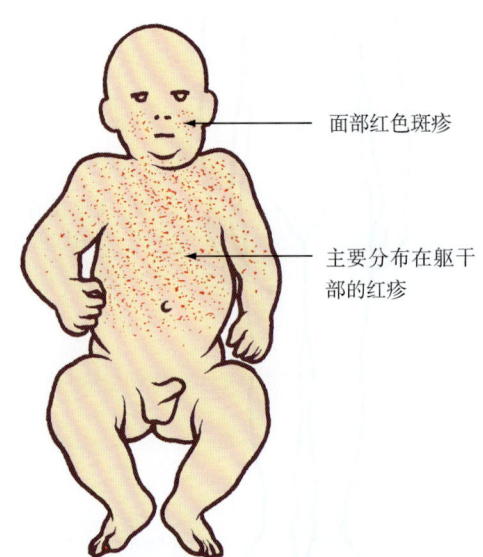

图84.9 婴儿玫瑰疹：典型的皮疹分布

八、手足口病

手足口病（hand, foot and mouth, HFM）是一种由柯萨奇病毒A型（通常是A16）导致的暴发性小疱疹性疾病。成人及儿童均易感手足口病，但本病一般多见于10岁以下儿童。因本病常发生在托儿中心群集的儿童中，故又叫"托儿所疾病"。

1. 临床表现
- 潜伏期3～5天。
- 最初有发热、头痛等不适。
- 咽喉痛。
- 皮疹在发病后1～2天出现。
- 开始时是红色的斑疹，随后发展成疱疹。
- 疱疹在颊黏膜、牙龈和舌部可形成浅表溃疡。
- 浅灰色的疱疹周围有红晕。
- 主要在手心、手背及足底（主要是外侧缘）。
- 可能会出现在四肢，尤其是臀部和外阴部。
- 病损部位在3～5天内好转。
- 消退后不留瘢痕。
- 通过直接接触、呼吸道或消化道传播。
- 粪便及唾液中排出病毒会持续数周。
- 儿童在疱疹消退之前都具有传染性。
- 一般通过临床症状进行诊断，通常不必要进行辅助检查。

2. 治疗
- 安慰及解释。
- 对症治疗。
- 认真做好个人卫生。
- 通常不建议隔离。

九、猩红热

猩红热是由A组化脓性链球菌产生的红斑毒素导致。猩红热前驱期的表现有不适、咽喉痛、发热（可能高热）和呕吐，持续约2天，一般在急性出疹期之前。可以做咽拭子检查。

1. 皮疹特点
- 在发病第二天出现。
- 最先出现在颈部。
- 红色点状皮疹。
- 压之变苍白。

- 颈部、腋窝、肘窝（帕氏线）、腹股沟、皮肤皱褶处皮疹较多（图84.10）
- 面部、手掌和足底皮疹稀疏或没有皮疹。
- 口周苍白。
- 皮肤触之如细砂纸。
- 持续5天左右。
- 轻微脱屑。

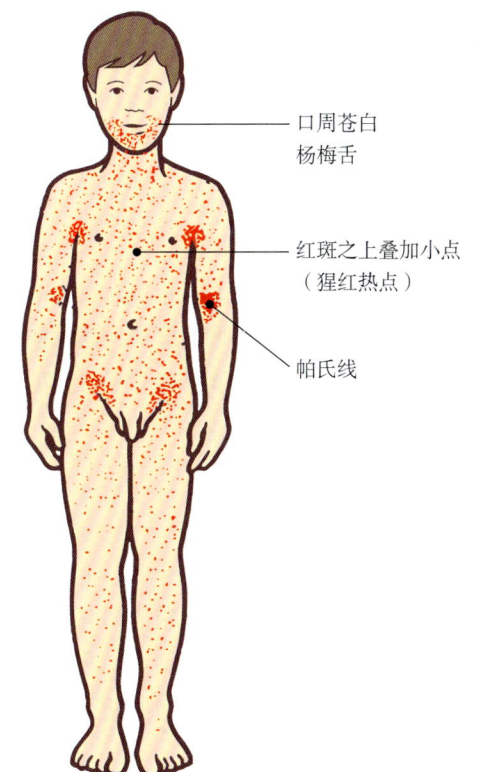

图84.10　猩红热皮疹典型表现

2. 治疗　给予青霉素V（根据年龄给予不同剂量）治疗10天，经治疗，症状可以迅速缓解。儿童可以在使用抗生素后24小时返回学校上学。

十、川崎病（皮肤黏膜淋巴结综合征）

川崎病是一种不常见的儿童期急性多系统疾病，以急性的高热（体温＞39℃）持续5天或5天以上为特征，该病伴随以下症状：

- 双侧非渗出性结膜炎。
- 异常地易激惹。
- 多形性斑丘疹。
- ± 颈部淋巴结肿大（＞1.5cm）。
- 唇部干燥、红肿、皲裂。
- 口腔红斑。
- 手掌和足底的红斑，并伴有硬结和水肿。
- 指尖、足部及腹股沟在康复时脱屑（一个特征）。
- 右季肋部触痛性包块。

川崎病因临床表现多样，常难以诊断。该病没有特异性检查，但其红细胞沉降率及C反应蛋白通常都会升高。如果患儿高热持续5天以上，并且使用对乙酰氨基酚（扑热息痛）无效，则应该考虑本病。

本病一般是良性自限性的，但是早期诊断很重要。因早期治疗可以预防并发症。其最主要的并发症是脉管炎。脉管炎是冠状动脉瘤17%~31%的病因，其总体死亡率为0.5%~2.8%，主要是因发病第二周到2个月时并发动脉瘤导致的[5]。经证实早期使用免疫球蛋白和阿司匹林治疗可以有效地减少冠状动脉病变的发生。超声心动图可用于监测动脉瘤及判断预后。川崎病患儿避免使用皮质激素类药物。

十一、流行性腮腺炎

流行性腮腺炎是由一种副黏液病毒导致的急性传染性疾病，与唾液腺及脑膜具有亲和力。虽然它多数时候感染儿童（90%在青春期以前出现），但是任何年龄段人群均可患病。

流行性腮腺炎在世界范围内流行。无论是否感染过该病，多数成人体内都可获得副黏液病毒抗体。因抗体可以通过胎盘，婴儿在出生后6~9个月对此病有免疫力。一次得病可获得终生免疫。

患者在前驱期时传染性最强，到腮腺肿大时传染性减弱。主要通过唾液或口鼻腔中排出的飞沫传播，在学校同学间和家庭成员之间的传播速度非常快。

孕妇在孕早期患流行性腮腺炎偶尔会导致流产或胎儿畸形。

1. 一般病程及症状　潜伏期为2~3周。

患者除了有发热、头痛等不适外可能没有其他症状。通常持续5~7天（偶尔持续2~3周）。常会累及唾液腺。口干、吃东西或张嘴时会出现不适。

2. 主要临床表现　通常会出现单侧或双侧腮腺肿大：先一侧，70%患者1~2天后另一侧也开始肿大。下颌下腺及舌下腺不常累及。约6%的患者会有胸骨前水肿，类似于颈部蜂窝织炎。

3. 并发症　见表84.6。

表 84.6　流行性腮腺炎的并发症

常见并发症
睾丸炎
无菌性脑膜炎（良性）
腹痛（一过性）
罕见并发症
卵巢炎
脑炎
关节炎（一个或多个关节）
耳聋（通常是一过性）
胰腺炎

睾丸炎，通常为单侧，25%青春期后期的男性会发生，在感染腮腺炎后 3～4 天后出现。即使双侧均被感染，也很少继发不孕。

无菌性脑膜炎一般是良性的，很常见。很多患儿会有短暂的腹痛和呕吐，重度胰腺炎是较罕见的并发症。

4. 临床诊断　颈部淋巴结肿大可被误诊为腮腺炎，但正确的诊断可以通过这个部位的解剖结构来区分。

淋巴结在耳垂的后下方，腮腺在前方，当腮腺肿大时会导致下颌角变钝。

细菌性（化脓性）腮腺炎通常会伴有毒血症，导致白细胞升高。腮腺部位的皮肤紧张度增高，腮腺管可能会排除脓液。

罕见疾病如干燥综合征（Sjögren 综合征）可能会被误诊为腮腺炎。

5. 病毒学诊断　流行性腮腺炎的诊断一般是通过临床表现确认的，很少需要病毒学检查确认，但在急性期可于患者的口鼻分泌物和唾液中分离出病毒（在流行性腮腺炎性脑膜炎患者可从脑脊液中分离出病毒）。

可以采用血清学检查进行抗体检测。

6. 治疗　治疗方法是对症治疗。发热、脑膜炎和睾丸炎时可用对乙酰氨基酚（扑热息痛）。建议摄入充足的液体及平衡饮食。卧床休息视患儿的症状而定，对是否发生并发症没有影响[3]。

患儿在症状没有好转之前不能上学，但是不必禁止接触。

并发睾丸炎的患儿应该穿保护性的内衣。皮质激素类药物可以用来缓解严重疼痛，但在治疗上没有其他疗效，也不会减少睾丸萎缩发生的概率。

7. 预防　一般来说，隔离对预防腮腺炎没有帮助。最好的保护方法是给所有儿童在 12 月龄和 4～5 岁时免疫接种。

十二、传染性单核细胞增多症

虽然传染性单核细胞增多症在青少年和年轻的成年人中多见，但一般无症状或症状不典型。需与巨细胞病毒感染和急性淋巴性白血病鉴别。可以通过特殊的抗体检测来明确诊断。参见第 29 章。

十三、百日咳

百日咳是由百日咳博德特菌导致的呼吸道（支气管炎）感染性疾病，在世界范围内均有发病。由于百日咳菌苗免疫接种及生活水平的提高，其发病率已经减少，但该病的感染依然常见，通常受机体的部分免疫反应影响，而症状常不典型。

百日咳主要是发生于 2 岁以下儿童（大于 50% 的病例）的一种疾病。大约 70% 未免疫接种的儿童最终会发生百日咳，大多数在 15 岁前发病[3]。然而，任何年龄都易感。传染源是病情相对较轻的年长儿或年轻人。

百日咳的病程分为三期——卡他期、阵发期、恢复期，患者在卡他期传染性最强。

发病 2 周以上并具备以下任一症状应该考虑百日咳：

- 阵发性咳嗽。
- 无其他明显原因的吸气性喘息。
- 咳嗽后呕吐。

1. 临床表现

- 潜伏期 7～14 天。
- 卡他期（7～14 天）
— 食欲缺乏。
— 流涕。
— 结膜炎／流泪。
— 干咳。
- 阵发期（大约 4 周）
— 严重的阵发性咳嗽，带有吸气性喘息。
— 呕吐（咳嗽发作后）。
— 咳嗽主要发生在夜间。

— 淋巴细胞增多（几乎是绝对的）。
- 恢复期
— 咳嗽（程度减轻）。
注：本病缺乏或很少有阳性体征。

2. **诊断与鉴别诊断**　诊断基本上是依据临床表现——实际上没有其他急性传染性疾病能导致儿童咳嗽时间长达4～8周。通过病毒培养或鼻咽分泌物（咳嗽开始1周内）PCR检测或IgA血清学检测（疾病晚期）来确诊，但有可能导致误导且儿童小于2岁这些检查可能没有帮助。全血检查中淋巴细胞明显升高[$(12～25)×10^9$/L]则高度提示百日咳。新的方法包括免疫荧光法和ELISA酶联免疫吸附测定技术[6]。建议做胸部X线检查。

病毒性肺炎、急性支气管炎、流行性感冒、衣原体导致的呼吸道感染均可导致婴儿假百日咳，需与百日咳鉴别。

3. **并发症**　包括窒息、缺氧、惊厥、脑出血及肺部并发症（如肺不张、肺炎、气胸）。咳嗽持续时间可能会超过1～2个月。

4. **治疗**　早期使用（咳嗽未超过3周）克拉霉素500mg/12h（儿童7.5mg/kg），连续7天。或应用红霉素或阿奇霉素连续7天，可缩短传染期（而非减轻症状）。没有证据表明使用抗生素可以改善患者的症状。良好的通风很重要。避免吸入灰尘和烟雾，避免情绪过于兴奋，避免在发作期过度喂食。

几乎所有6个月以下的患儿和年长些的患儿都需要住院治疗以防呼吸暂停和窒息的发生。至少要在抗生素应用5天后才能上学。

5. **预防**　接种百日咳疫苗进行主动免疫。

6. **接触者的预防**　建议从患者出现咳嗽3周内开始，对患儿的家人或其他近距离接触者应用7天抗生素，无论他们有没有接种过疫苗。

十四、单纯疱疹

单纯疱疹病毒感染非常普遍和广泛。原发性单纯疱疹病毒感染通常是儿童时期的疾病，表现为严重的急性牙龈口腔炎。然而，单纯疱疹病毒感染在儿童中可能是亚临床型的。根据多项抗体研究的结果，约90%的人在4～5岁前感染过单纯疱疹病毒。

1. **临床表现**　原发性感染的典型临床表现：

- 1～3岁的儿童。
- 发热和拒食。
- 牙龈、舌头和上颚发生溃疡。
- 易脱水。
- 可能会出现面部和结膜的损害。
- 病程为7～14天。

患儿通常都会很痛苦，病情表现严重，一些可能需要入院进行静脉纠正液体和电解质紊乱。应鼓励多摄入液体。测定尿量。治疗方法通常是对症治疗（如在口腔可用利多卡因凝胶）。细心护理和预防继发感染很重要。后者包括口腔清洁。对于症状严重、免疫抑制的患儿或疱疹性湿疹患儿可以口服或静脉使用阿昔洛韦。

2. **严重并发症**

- 在健康儿童也可能进展为单纯疱疹病毒性脑炎（见第31章相关内容）。
- 疱疹性湿疹——有湿疹的儿童可能泛发疱疹性病变。
- 新生儿全身播散性单纯疱疹病毒感染（痊愈前避免接触）。

十五、带状疱疹

带状疱疹是由水痘-带状疱疹病毒再次感染背根神经节导致的。带状疱疹可在任何年龄发病，儿童甚至在子宫中暴露于水痘病毒的胎儿也可发病。见第116章相关内容。

除了免疫功能不全的患者，带状疱疹在患者中再次发病不常见。诊断依靠临床表现，但也会面临一些困难，尤其是因带状疱疹在儿童中不常见，并且可能只表现为一些小水疱。

十六、脓疱疮

脓疱疮是一种接触传染的皮肤细菌感染性疾病，病原菌为化脓性链球菌、金黄色葡萄球菌或两者联合感染致病。

常见的有两型：

① 水脓疱型：带有蜜黄色脓痂（金黄色葡萄球菌或链球菌）。

② 大疱型：通常是感染金黄色葡萄球菌。

深脓疱是脓疱疮更为严重的一种形式，通常在腿上和其他非暴露的部位。

治疗

如果皮损较小并且局限：

- 先温柔地去除痂皮并用局部杀菌液清洗，可使用抗菌皂、盐水氯已定或聚维酮碘。然后使用莫匹罗星（百多邦）少量涂抹10天。局部用抗生素除了2%莫匹罗星，不推荐其他抗生素[7]。
- 其他减少复发或细菌传播的措施[8]：
  — 每天沐浴用 Oilatum Plus 沐浴油，持续2～4周。
  — 用热水洗衣服、毛巾和床单，持续2～4周。
  — 经常洗手。

如果皮损广泛并导致了系统性症状：

- 氟氯西林/双氯西林6.25mg/kg，至成人剂量（250mg），每6小时，1次，连用10天。

或

- 头孢氨苄6.25mg/kg，至成人剂量（250mg），6小时1次，连用10天（第一选择）。

疖疮和痈——治疗同脓疱疮。

如果确认是链球菌感染则使用：

苄星青霉素（肌内注射）或青霉素V（口服）[9]。

患儿在疱疹治愈之前应隔离，不应去育儿机构。

十七、头虱

头虱是由于感染寄生虫头虱（图84.11）引起的。雌虱产卵黏附在头发上。在6天内孵化成幼虫，约10天后幼虫发育为成虫，并且可以存活1个月。头虱通过人和人之间的直接接触传播，如两个人坐得很近或近距离的工作。也可以通过共用梳子、刷子和头饰，特别是在家庭成员间。头虱最常发生在儿童，但各年龄段、各行各业的人都可能感染头虱。在拥挤的生活环境中生活的人群中更常见。常用药物的耐药正成为一个问题。

1. 临床表现

- 无症状或头皮痒。
- 小白点样的头虱卵可能会被误认为是头皮屑。
- 不同于头皮屑，头虱卵不易被刷掉。
- 诊断依靠找到头虱或（头虱卵）。
- 用湿梳能提高检出率。

2. 治疗（局部）[10]

除虫菊素/胡椒基泡沫或洗发水（如 Lyban 泡沫）——让泡沫或洗发水保留在头上至少20分钟。

或

1%苄氯菊酯——至少在头上保留20分钟。

或

0.5%马拉硫磷（在头上保留8小时）。

方法：将药液搓揉进湿润的头发里，然后彻底清洗头发。重复7～10天。

同时治疗家庭中有过接触的儿童。

第一次治疗后用护发素，并用密齿梳去除头虱卵。

注：头发可以不剪短。如果有发现头虱或头虱卵，所有的家庭成员都必须接受治疗。治疗后使用家用洗衣机或热肥皂水漂洗衣物、毛巾和床单。烘干机的热循环对于杀死床上的头虱也非常有效。在适当的治疗之后不需要休学。对于睫毛上的感染，使用凡士林，每日2次，持续8天，然后扯去剩下的头虱卵。

接下来每周使用涂有护发素的梳子梳头。

3. 治疗头虱

重复使用一种杀虫药治疗。

美国的一项随机对照研究结果表明使用1%苄氯菊酯联合磺胺甲恶唑（疗程10天）是治疗头虱最好的方案[11]。

4. 去除头虱卵的简单方法

用涂有护发素的梳子梳头发，可以有效地去除头虱卵。

或

用水和醋的混合物（两者比例为1:1）润湿头发和头皮，保留15分钟，然后用密齿梳梳掉头虱卵。

5. 预防

每周在干头发上涂抹护发素1次，然后用密齿梳梳头。

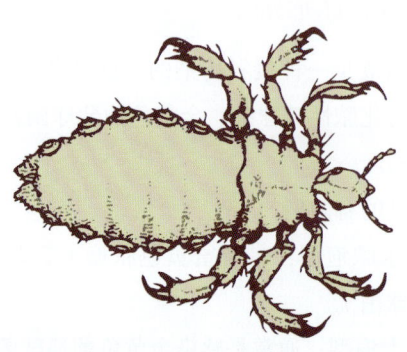

图84.11　虱子（放大）

参考文献

[1] Jarman R. A word about aspirin in children. Australian Paediatric Review, 1991, 1(6): 2.

[2] Efron D. Paediatric Handbook (5th edn). Melbourne: Blackwell Science, 1996: 69.

[3] Robinson MJ. Practical Paediatrics (5th edn). Melbourne: Churchill Livingstone, 2003: 340–342.

[4] Mansfield F. Erythema infectiosum. Slapped face disease. Aust Fam Physician, 1988, 17: 737–738.

[5] Wilson JD et al. Harrison's Principles of Internal Medicine (12th edn). New York: McGraw-Hill, 1991: 1462–1463.

[6] Golledge C. A case of persistent cough. Aust Fam Physician, 1997, 26: 1219.

[7] Spicer WJ (Chair). Antibiotic Guidelines (Version 13). Melbourne: Therapeutic Guidelines, 2006: 249–251.

[8] Hogan P. Impetigo. Aust Fam Physician, 1998, 27(8): 735–736.

[9] Marley J (Chair). Dermatology Guidelines (Version 3). Melbourne: Therapeutic Guidelines, 2009: 163–164.

[10] Ibid.: 178–180.

[11] Hipolito RB. Head lice infestation: single drug versus combination therapy with one percent permethrin and trimethoprim/sulfamethoxazole. Pediatrics, 2001, 107: e30.

第85章　儿童行为障碍

> 因患儿生病，就不断满足其每一个任性的要求，容忍其所有的坏脾气，不断地放纵患儿，出于母爱的这种过于仁慈的育儿方式，会对患儿之后的性格产生极为不良的影响，在他成长的过程中可能会发生青少年抑郁症。
> Charles West（1816—1898），Founder of the Great Ormond Street Hospital for Sick Children

在西方社会，1～14岁儿童重要精神疾病的发生率至少为12%，到青春期后发生率可增加3%～4%[1]。其大多数精神障碍表现为行为异常（主要是攻击性行为、对抗行为、多动），但其表现为情绪失调的发生率也很高，如焦虑、抑郁，而这些往往会被误诊，因人们认为儿童不大会像成人一样患精神障碍性疾病。

作者观察到大多数婴儿的性格特征和行为问题会保留到整个儿童期并且会形成成人期的性格和行为倾向，虽然很多相关问题在成年后不会持续存在。

Parry描述了儿童发育的5个时期（表85.1），同时强调发育的第一时期即婴儿期（当婴儿开始学习对环境的信任时）对于整体正常发育的重要性[2]。

表85.1　儿童发育的5个时期

①	婴儿期	信任感
②	儿童早期	自主感（独立）
③	学龄前期	主动感
④	学龄期	勤奋感
⑤	青春期	角色认同感

第二时期，即2～3岁时是儿童发展独立性的时间，此期同样也是一个非常重要的时期，其正常发展则基于第一期的安全平稳过度。在这个蹒跚学步的时期，很多的行为障碍值得探讨。

一、行为问题的起因[3]

提出的一些原因包括：

- 偶然对于错误行为的奖励，诸如对其关注、物质奖励及食物。
- 升级陷阱，就是向儿童不好的行为屈服。
- 忽视儿童好的行为。
- 通过模仿父母的不良行为。
- 不适当的指导：太多、太少、太难、时间规划得不好、发脾气、肢体语言等。
- 不恰当的情感信息：生气、负罪感、人格诽谤。
- 无效惩罚：威胁最终惩罚未执行，生气时惩罚或在应对危机时惩罚，惩罚不一致。
- 旷课：残疾、缺乏兴趣、好的行为得不到表扬。

二、对抗行为[2]

叛逆和对抗行为很常见，如果不是与反社会行为相联系，这也许是正常的。这是2～4岁儿童、学龄期儿童及青少年的一个特征。这个特征包括常见的不做（不吃、不睡、不上床、不遵守规则）和乱发脾气、撞头、屏住呼吸及咬人。与该儿童及其家庭成员面谈，对于确定其行为是否正常很为重要。通常情况下，支持性咨询及行为矫正非常有效。这包括寻找、表扬或奖励其良好的行为。奖励或惩罚儿童的行为，而不是他本人。"时间到"是对18个月以上儿童首选的让其遵守纪律的措施方法（每岁最多1分钟），但在6岁以后最好取消特权。

三、乱发脾气

发脾气是幼儿期儿童在"宝宝反抗期"的一个特征，在此期间，其对于挫折的反应、抗议会很强烈，如猛踢、大叫、尖叫、屏气、扔东西或撞头。这一阶段通常在15～18月龄开始，持续到3～4岁[4]。当儿童累了或无聊时，他们更有可能发脾气。如果家长为了寻求平静及避免冲突而无意中奖励其乱发脾气，则可能会成为永久的行为。

需要细心深入地了解家庭压力，了解家庭压力同时也会允许家长能够发泄他们的情绪。向家长了解当儿童在发脾气时会干什么——他们在发脾气时和发脾气后会干什么以及他们发脾气的原因。

发脾气可能是自闭症障碍的一个表现。

管理

让家长放心，发脾气是相对常见并且无害的一种行为，是发育中的一个常见问题，且与叛逆行为相关联。并向家长解释发脾气的原因，包括"发脾气需要观众"的观点。

建议

- 忽略可以忽略的事：家长应该假装忽略这个不好的行为，让他自己独立处理，不要评论他。包括把他带到一个不同的地方（但不要将儿童自己锁在屋子里）。
- 保持冷静，走开并且不要说话。
- 不让步。
- 避免可以避免的原因：试着避免诱发因素或导致发脾气的诱发因素（如逛超市）。
- 分散可以分散的注意力：将儿童的兴趣转移到其他东西或活动上。
- 表扬恰当的行为。
- 保证儿童的安全。

当采用问题忽略方法时，刚开始几天问题可能会变得更糟，但之后则会开始好转。在管理乱发脾气中，药物是没有作用的。

四、屏气发作

屏气发作的好发年龄是出生后 6 个月到 6 岁（发作的高峰是 2～3 岁）。有两种独特的类型：一种类型伴随发脾气一起发生，另一种简单的类型是由于对疼痛或恐惧的反应而产生虚脱。屏气发作也可以因屏气造成缺氧发绀，表现为"蓝色发作"，或由于声带收紧表现为面色苍白的所谓"白色发作"，又被称作反射性缺氧发作，通常是对疼痛的反应。突发的诱因可能就是一个小小的情感或是身体上的问题，但通常是由于沮丧。儿童在发脾气的情况下会大声喊叫，然后在呼气末屏住呼吸。他们的面色会先变白然后发绀（这也是其和癫痫发作相区别的地方）。如果持续的话可能会导致行动不稳、意识更新丧失或发作性痉挛。这一发作可持续 10～60 秒（详见第 87 章）。

管理：将患儿置于昏迷时应放的体位。让父母放心，本病是自限性的，与癫痫或智力障碍没有联系。建议父母要掌握原则，不要过分溺爱孩子。尽量避免会让儿童沮丧或诱发孩子突然发脾气的事件。向父母解释温柔地向患儿脸上泼凉水可以终止其发作。

五、撞头

撞头这个行为很常见，发生在 5%～15% 的正常婴儿和幼儿中。也可发生在发育障碍及严重的情感剥夺的情况下[4]。撞头与儿童用手击打头部是完全不一样的。

1. 特征

- 发生在 4 岁以下儿童，特别是 3 岁儿童。
- 通常在睡觉前发作。
- 撞头的频率是 60～80 次／分。
- 每次持续数分钟到 60 分钟或更多。
- 相关动作重复（如身体摇摆，吸吮拇指）。
- 患儿通常不痛苦并且罕见自我伤害。
- 考虑自闭症。

2. 管理

- 让父母放心，这是一个自限性行为，通常在 3～5 岁时会自动消失。
- 避免通过过度关注或惩罚来加强这种行为。
- 建议使用分散注意力的方法或主动地忽略这种行为。
- 将床或简易小床放在远离墙的房间中间（减少噪音的打扰）。
- 限制睡觉时间（如果适当的话）。

六、行为异常

行为异常影响 3%～5% 的儿童并且代表着最大的一组儿童精神疾病。

1. 临床表现

- 反复而持久的反社会行为。
- 对其无礼的行为缺乏愧疚感和悔恨感。
- 通常人际关系很差。
- 操纵欲。
- 具有攻击行为、破坏性行为及犯罪行为倾向。
- 学习障碍（约 50%）。
- 极度活跃（1/3）。

2. 家庭及环境因素[4]

- 童年照顾混乱。
- 社会地位低下。

- 家庭缺乏温暖和关爱。
- 家庭暴力：情绪上的、身体上的或性虐待。
- 与反社会的同龄人群接触。

3. 管理
- 早期干预和家庭援助可帮助提供一个温暖、关爱的家庭环境。
- 家庭疗法，减少家庭内冲突。
- 恰当的教育方案可以促进自尊和成就感的形成。
- 提供机会参加有趣的积极的社会活动（如运动、娱乐、工作或其他技能）。
- 行为矫正项目。
- 如果反复、严重的身体攻击行为引起了损伤，或与其他反社会行为相关，则建议采用心理疗法。

七、偷窃[4]

单独的盗窃行为很常见，不一定是严重精神疾病的表现，但可能是一种常见的冒险行为，是压力、缺乏自信、寻求同伴的接受或渴望帮助、关心的一种反映。

管理
- 坚持报偿——好的或付出得到应有的回报，对于不好的行为则需要自己去道歉。
- 惩罚的同时，也给予其适当的权限。
- 如果问题持续的话，建议进行心理治疗。

八、睡眠障碍

参考第 72 章。

九、不良饮食习惯

一些父母可能会抱怨他们的幼儿不吃东西。除了详细了解有厌食史的孩子的喂养史外，描述该年龄组的典型饮食，然后将儿童的体重与正常的生长曲线进行对照是很有用的。在治疗方面重要的一点是，从营养学的角度上指出什么饮食是必需的，而反对以所谓的特定的标准来衡量。

十、注意缺陷多动障碍

注意缺陷多动障碍（attention deficit hyperactivity disotder, ADHD）的特征是成长中注意力不能集中、多动和冲动，发病率为 2%～5%。在男孩中的发病率远比女孩高，通常在婴儿期就有表现。约 60% 会在成年后还有不同程度的表现。已证明了 ADHD 存在神经学基础。准确诊断该病很重要，但要在临床上正确作出诊断，仍存在一定难度。在 4 岁以下诊断为 ADHD 通常是不合适的。

1. 诊断标准
A. ① 或 ②（根据 DSM IV 的 ADHD 诊断标准）：
① 注意力涣散。
② 活动量过多和冲动。
B. 7 岁前表现出相关症状。
C. 必须在 2 个或以上场所（如学校和家）表现出症状。
D. 疾病导致临床上严重不适或社交上、学业上或职业功能上的损害。
E. 非全身发育障碍、精神障碍、情绪障碍、焦虑障碍、联想障碍、人格障碍的一部分。

2. 其他临床症状（可能会表现出来的） 包括：
- 易激惹和喜怒无常。
- 身体协调能力差（笨拙）。
- 无组织性。
- 社交困难。
- 学习困难。
- 低自尊。

3. 鉴别诊断
- 听觉障碍。
- 轻度智力障碍。
- 学习困难。
- 家庭心理社会压力。

4. 诊断
- 没有简单的诊断性试验。
- 可行智力测验。
- 针对父母及老师的问卷（如康纳斯等级量表）。

评估应该包括对家庭和孩子的访问、神经学检查、视力和听力检查、血铅水平（高危人群中）以及正常的认知水平测试。25% 患有 ADHD 的患儿有共同的学习障碍问题。在治疗开始前正确诊断十分重要。周围人的共同关心很重要，并建议咨询顾问。

5. 治疗
- 保护孩子的自尊。
- 提供家庭建议和支持。

年或1年以上，且抽搐发作的间隔时间小于3个月。

1. 临床表现

- 男孩多见。
- 极不协调的多种运动性抽动。
- 单音或多音性抽动。
- 模仿言语（重复他人的话）。
- 秽语症（不自主的表达淫秽下流的言辞）。
- 言语重复（重复自己的语言）。
- 遗传性：显性基因变异表达。

2. 治疗 治疗的基础是心理教育，包括解释和安慰，不自主的抽搐不是过错。

- 提升他们的自尊。
- 考虑互助团体。

必要时可以采用的药物治疗包括氟哌啶醇、可乐定、匹莫齐特。

十七、泛自闭症障碍症候群

泛自闭障碍症候群（综合性精神发育障碍，PDD）是会持续一生的神经发育障碍性疾病，在3岁以前发病。该病的一个典型特征是社会交往、语言和非语言的交流能力受损，以及刻板的行为和动作[8]。

该病的诊断必须在3岁或3岁以前出现以下3个核心特征：

- 社会交往能力损害。
- 交流能力损害。
- 限制性、重复性及刻板的活动动作、行为和兴趣模式。

泛自闭障碍症候群的谱系可以分为这几类（DSM IV）：

- 自闭障碍。
- 亚斯伯格（Asperger）症。
- 不典型孤独症或PDD没有特定类型（PDDNOS）。
- Rett综合征。
- 童年瓦解性精神障碍。

然而，在这一系列自闭症中有各种表现，前三种类型可以重叠。

十八、孤独症

孤独症是Kanner在1943年第一次提出来的，是一种在儿童期开始的综合性精神发育障碍。其发病率至少是4/10 000，男孩的发病率是女孩的3～4倍。不是由于错误的教育方式或产伤导致的。孤独症可能是多种器质性病变导致的中枢神经系统紊乱。高达6%的家庭中的复发率与遗传有关[9]。

许多孤独症儿童很健康并且发育良好，虽然孤独症伴有很多其他障碍，如抽动秽语综合征、结节性硬化、癫痫（通常多于30%在青春期发病）及风疹脑病。多数有智力障碍，但约30%智力在正常范围。

患儿会表现出很多异常行为。主要的特征见表85.2。

表85.2 孤独症的诊断指南[10]

1	在婴儿期或儿童早期发病
2	• 社会交往障碍，至少表现出以下几项中的两项：
	• 缺乏对他人感觉的认知
	• 应对困境时，缺乏寻求解决方法的行为或用不恰当的方法
	• 缺乏模仿的能力
	• 缺乏或异常的社会游戏能力
	• 社交能力受损，包括回避眼神注视
3	沟通能力受损，以下几项中至少表现一项
	• 不会咿呀学语，身体语言，模拟或言语
	• 没有或异常的非口头沟通能力
	• 说话内容或形式异常
	• 开始或维持交谈的能力很差
	• 语言表述异常
4	活动、兴趣和想象力发展局限或重复，在以下几项中至少表现一项：
	• 刻板的肢体动作
	• 对事物或活动有持久的和不同寻常的专注和固定习惯
	• 对日常生活或环境的改变感到极度痛苦
	• 想象力和象征性游戏能力缺乏
5	行为问题
	• 暴躁
	• 多动
	• 具有破坏性
	• 冒险活动

来源：Tonge.[10]

在婴儿期自闭症性障碍最早的症状包括[8]：

- 过度哭闹。
- 哭闹时对拥抱无反应。
- 缺少想被拥抱的动作。
- 被人抱着时身体僵硬或反抗。

- 老师参与。
- 建议找合适的咨询师（如儿童精神病专家）。
- 寻求家长支持组织。

①饮食：单纯的饮食疗法可能难以奏效，但是鼓励良好的饮食习惯（考虑请求营养学家的帮助）则可能有帮助[4,5]。

②药物治疗：对于年龄＞4岁的患儿以精神兴奋药为基础（早餐后及午餐后各1次）：
- 哌甲酯（利他林）0.3～1mg/（kg·d），分2次口服（通常刚开始时5mg，每天1次或2次）。

或

- 右苯丙胺，0.15～0.5mg/（kg·d）口服（通常开始时2.5mg，每日1次或2次）。

可以使用的其他药物：
- 哌甲酯缓释片。
- 阿托西汀。

药物应该从最低剂量开始，逐渐加量到治疗效果满意或出现不良反应（如运动障碍、神经过敏、精神错乱）：
- 抗抑郁药，二线药物。
- 可乐定，尤其针对睡眠障碍和攻击行为。

十一、同胞争宠

当幼儿表现出对新生婴儿明显的嫉妒行为的时候，同胞间争宠则成为一个真正应引起注意的问题。婴儿在受到同胞对其进行不恰当的刺激，如捏、扭，甚至会尝试致婴儿窒息的行为时应得到帮助。有嫉妒心的幼儿需要父母的关注及与有新生婴儿之前同等多的安慰、拥抱和爱。

让幼儿感受到新生婴儿也是他或她的宝宝很重要，并提供给幼儿机会从新生婴儿那里感受到温暖和微笑，通过这些措施，让幼儿唤起归属感。

十二、口吃[4]

这种说话断续性的疾病可能会伴随眨眼和各种其他部位的抽搐。在学龄期这种疾病很常见，但80%患儿在成年后说话会自动变得流利[6]。一些口吃的患儿会避免说话。

1. 特点
- 男孩中更常见。
- 有家族性。
- 通常在6岁以前发病（开始于2～5岁之间）。
- 无神经官能症或神经障碍的证据。
- 导致焦虑和社交困难。

2. 治疗 虽然大多数的口吃会自动好转，但对于口吃持续12个月以上的患儿，接受一位具有同情心和爱心的语言病理学家的语言障碍矫正是很有帮助的。建议从5岁以前开始，最好是从2岁半开始进行矫正。90%以上的病例都获得了良好的效果。

十三、习惯性咳嗽[7]

习惯性咳嗽在学龄期儿童中很常见，通常发生在没有基础疾病的情况下。它只发生在儿童清醒时，睡眠中不发生。

习惯性咳嗽通常咳嗽的声音很大，很刺耳，象鸣喇叭样或犬吠样的高亢声音。可能发生在上呼吸道感染之后，并持续数月。

习惯性咳嗽的诊断通过肺功能检查和胸部X线检查进行排除性诊断。

潜在的起因包括家庭内部问题和霸凌，或其他可以感知到的压力或焦虑。治疗包括解释、安慰和认知行为疗法。

十四、其他功能性呼吸异常

- 换气过度。
- 叹息性呼吸困难。
- 声带功能异常（参见第58章相关内容）。

十五、抽搐（习惯性痉挛）

抽搐是指突然、快速的局部肌群不自主运动，并且没有明显的目的[6]。多数是轻微的，暂时性的面部抽搐、鼻抽搐，或发声抽动如呼噜声、清嗓子和断断续续半咳嗽声。这种抽搐多数会自然好转（通常在1年内），可以给予儿童安慰。

十六、抽动秽语综合征[5]

又名Gilles de la Tourette综合征、多发性抽动综合征，通常在4～15岁（18岁以前）首次出现，发病率为1/10 000。此病的诊断依据是反复发作抽搐1

- 1岁时还不会咿呀学语。
- 对日常生活的变化抗拒。
- 对声音无反应。
- 对感官刺激无反应或反应过度。
- 持续性的模仿失败，如挥手告别。
- 睡眠很少。
- 到16个月时还不会说一句话。

在2岁以前很难作出诊断[11]。

后者的特征：
- 对特定的玩具/物品着迷。
- 与其他儿童的互动很差。
- 不用自己的手指物体（如抓住父母的手去展示物体）。

十九、Asperger障碍[5,8]

Asperger功能障碍或综合征也叫高级功能孤独症，是一种发育性残疾。此病属于孤独症，特征包括社会交往障碍和沟通障碍，同时有兴趣的重复和局限。但通常没有明显的语言发育延迟。

通常在6岁或超过6岁时才被诊断，不过该病从2岁开始就很容易被诊断（见婴儿自闭症的重要警示）。

婴儿泛自闭症障碍症候群的重要警示性信号

家长和医生应该对有下列两个或以上症状的婴儿进行评估：

社会交往障碍
- 缺乏合适的眼神交流
- 缺乏对温暖、快乐的表达
- 不会分享兴趣或快乐
- 对名字没有反应

沟通障碍
- 不会身体语言
- 缺乏非语言性交流的协调性
- 声调异常（声音单调、声调奇怪、节律不规则、音质异常）

行为重复和兴趣局限
- 携带着物体重复动作
- 重复身体、手臂、手、手指的动作或姿势

典型特征：
- 男性比较多见。
- 智力正常或在正常的边缘。
- 语言发育正常（可能会过早发育）。
- 情感迟钝。
- 单调固定的日常生活（如日常睡觉时间，早上喝咖啡的时间和地点）。如果没有达到要求，患儿会变得很苦恼。
- 不愿或不能忍受改变。
- 焦虑。
- 动作笨拙。
- 机械性的，几乎是机器人式的说话模式。
- 缺乏同理心或感情。
- 缺乏常识。

强迫性地专注于某种兴趣（如背诵列车时刻表、天气模式、恐龙）。

Asperger障碍患儿通常会寻求友谊，但缺乏交朋友及维持友谊的能力。

Asperger障碍患儿行为异常举例

对别人进行适当地问候和轮流谈话时有困难。

阅读和理解身体语言有困难，如注意不到别人心烦、高兴或伤心的信号。

理解打比喻和常用语有困难（如当叫他们把袜子拉高一点时，他们会很困惑地看着自己的脚）。

一般来说，他们可以学习社会规则及行为规范，从而尽量减少他们的障碍，但他们的根本困难常常会一直存在。

二十、Rett综合征

Rett综合征是只影响女性的一种严重的精神发育异常性疾病。在经过5个月的正常发育之后，在5~48月龄则出现头部发育减缓，发生退行性病变，已获得的用手技能和社会交往能力下降。共济失调，步态上最终失去独立行走的能力，导致躯体性残疾。其他特征包括孤独症表现、失语、手的动作刻板和惊厥。

二十一、非典型孤独症

非典型孤独症（PDDNOS）的诊断标准为：当表现为自我为中心的行为，但不符合孤独症的标准。但

处理原则与孤独症相同。

1. 评估 如果儿童有发育延迟或偏离，并怀疑是泛自闭障碍症候群时，那么做一个全面多学科的评估是有必要的。必要时转诊给专业人员（如儿童发育研究机构）以明确诊断是必要的。

2. 治疗[8, 12] 多种治疗方法曾被采取过，其中，行为治疗方法被证明是最有效的。药物对于孤独症本身意义不大，虽然某些药物如像镇静药、抗抑郁药和抗痉挛药对于相关疾病的治疗有一定帮助。

早期确诊后采用固定和持续的家庭管理和早期干预方案可以取得最好的治疗效果。矫正教育和语言疗法在该病的管理中也很重要。

二十二、详细了解病史和"描绘梦境"

与患儿进行交流，找到其行为问题源头的一个有用的策略是要求他们描述梦境。Tonge 教授认为了解儿童梦境是进入其心理历程的捷径[13]，建议家庭医生最好使用这方法。以下这些与失眠和梦魇有关的案例，揭示了把这些症状看作儿童深层次情绪问题反映的重要性。

案例 1[14]

Steven 今年 6 岁，在经历一段时间十分特殊和令人费解的失眠之前，是一个阳光快乐的男孩。他失眠的问题最终被老师解决了。

他的母亲带着他来到我们全科医学中心来看病，妈妈显得茫然不知所措，她也不知道什么原因：Steven 突然不想睡觉，也睡不着觉。他的父母常在深更半夜，被带着恐惧的眼神、站在床头一动不动、一言不发的 Steven 吓一跳。有时在夜间，父母发现 Steven 不在床上时，就到处寻找，结果发现他藏在床底下或在他的衣柜里。

我们进一步了解到，Steven 除了失眠之外，其他的行为都很正常，不过他的老师说他的成绩越来越差，并还经常趴在课桌上睡着。看病时，直接询问 Steven 一些问题，发现他很害羞，且回避直接提问，说没什么让他担心的事情。我们认为他的问题是暂时性的行为异常，建议采用保守措施如睡觉前喝热饮料、沐浴、做一些运动，但这些方法都没有效果。Steven 被转到心理学专家那里，而心理学专家也同样没有找出失眠原因。专家提出的治疗方法是半夜进行长时间慢跑。结果，这个方法也以失败告终。

最终 Steven 的老师想出了一个极妙的主意，老师让所有的儿童描绘出让他们最害怕或最担心的事情、场景，规定他们所绘画的应是幻景里面的事情。

请看 Steven 的绘画，画面上描述了两个强盗乘他在睡觉时偷他的存钱罐（图 85.1），老师巧妙地询问 Steven 图画中的意思，Steven 说一个同学告诉他窃贼很可能在晚上潜入家里，偷走他的存钱罐，还会打他。

故事的结尾是 Steven 高兴地在银行柜台前，看到服务人员数钱，并把钱存入一个很安全的账户，给他一个银行存折。从此，Steven 又跟以前一样安心地睡觉了。

案例 2[14]

George 是一个 3 岁男孩，在家里 4 个孩子中排行老二，他妈妈带他来做身体检查，他看上去是个很健康的孩子。

大约 3 个月前，George 开始做噩梦，这成为让家人十分苦恼的事情。他的妈妈 Mary 对他的夜间的活动行为感到非常沮丧，说她对这孩子的行为已毫无办法了。她滔滔不绝、喋喋不休地讲述他家遇到的种种困难。我注意到她是位强势的女性，是非常认真和负责任的妻子和母亲。

她说 George 会深夜将她从睡眠中叫醒，并向她喊叫说他在屋里或窗外看到了怪物。Mary 说不知道是什么原因让 George 总是这样，并解释"我们家是一个非常普通的家庭，从来没有遇到过什么怪事"。她说 George 的其他行为都很正常，并且他是个很健康的男孩子。

怪物是什么

我开始询问 George 一些问题，不过从他的回答中我并没有探查到什么信息。我想到了画梦境，这应该是个很有价值的方法。于是我让 George 画出这个怪物。他很快将怪物画在纸上，见图 85.2。然后我问他一些关于这个怪物的问题，并最后当面提出问题："你知道这个怪物是谁吗？"或者，"你知道这个怪物是什么东西吗？"

"是妈妈。"George 很肯定的回答。

听到 George 的回答，Mary 惊呆了，不敢相信地看着他的儿子。第一次，这个善于言辞的人竟然卡

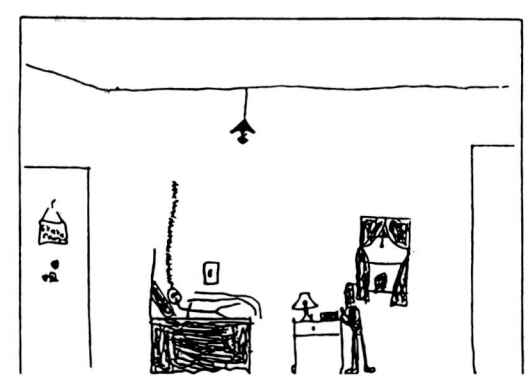

图 85.1　Steven 的画

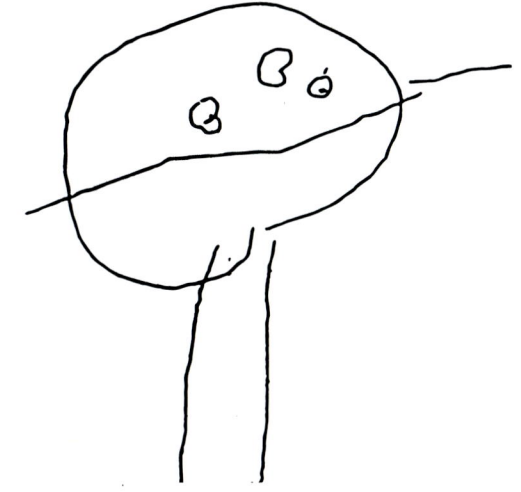

图 85.2　George 的画

壳了。我意识到这是个很微妙也很棘手的场景，我问 George 你担心妈妈什么？他给我一个明确的答复："我认为她并不爱我，他总是冲我嚷。"

很显然，这个怪物是 George 的不安全感。George 说他很爱妈妈，很害怕失去妈妈的爱。经过恰当的咨询和交谈，结果是很好的。

从这个案例中我们学到，当患者出现明显的行为问题或其他心理问题时，注意来自家庭的原因很重要。探究有重要意义的人际关系（如妈妈 - 女儿、爸爸 - 儿子、学生 - 老师）也非常重要。

在这个案例中，画梦境的方法给我们提供了很重要的线索。

二十三、儿童霸凌

研究表明儿童霸凌现象十分普遍，超过 50% 被欺负的儿童没有告诉任何人。霸凌现象与逃学和抑郁相关。

被霸凌的标志
- 上学恐惧症：装病和利用其他借口。
- 放学后常常紧张、悲伤和痛苦。
- 不愿意谈论学校发生的事情。
- 食欲缺乏。
- 功能性症状（如习惯性咳嗽）。
- 无法解释的皮肤淤青、身体伤口、撕破的衣服及损坏的书籍。
- 没有亲密朋友。不带同龄人到家里做客。
- 睡觉时哭泣。
- 睡觉不安宁并做噩梦。
- 不高兴或沮丧。
- 意想不到的易激惹和情绪不稳、暴发脾气。

鼓励被欺负的儿童与他们的父母或家庭医生交谈，并从中得到帮助，认知行为疗法有助于被霸凌后儿童的身心康复。

二十四、转诊时机

- 已知或怀疑儿童受虐。
- 发现存在基本的健康问题。
- 为了评价相关心理、家庭等因素。
- 当简单的行为和家庭支持疗法治疗失败。

参考文献

[1] Tonge BJ. Behavioural, emotional and psychosomatic disorders in children and adolescents. In: MIMS Disease Index (2nd edn). Sydney: IMS Publishing, 1996: 52-55.

[2] Parry TS. Behavioural problems in toddlers. Aust Fam Physician, 1986, 15: 1038-1040.

[3] Lynch C. Common Behavioural Problems in Children. Melbourne: Monash University Proceedings of 31st Annual Update Course for GPs, 2009: 103-112.

[4] Efron D, Davey M, Reilly S. In: Paxton G, Munro J. Paediatric Handbook (7th edn). Melbourne: Blackwell Science, 2008: 151-167.

[5] Dowden J (Chair). Therapeutic Guidelines: Psychotropic (Version 6). Melbourne: Therapeutic Guidelines Ltd, 2008: 226-234.

[6] Robinson MJ. Practical Paediatrics (2nd edn). Melbourne: Churchill Livingstone, 1990: 543-549.

[7] Powell C, Brazier A. Psychological approaches to the

management of respiratory symptoms in children and adolescents. Paediatric Respiratory Reviews, 2004, 5: 214-224.

[8] Curran J, Tonge B. Autism spectrum disorders. In: Lennox N, Diggens J. Management Guidelines: People with Developmental and Intellectual Disabilities. Melbourne: Therapeutic Guidelines Ltd, 1999: 197-204.

[9] Thomson K, Tey D, Marks M. Paediatric Handbook (8th edn). Oxford: Wiley-Blackwell, 2009: 173.

[10] Tonge BJ. Autism. Aust Fam Physician, 1989, 18: 247-250.

[11] Wetherby A, et al. Early indicators of autism spectrum disorders in the second year of life. Journal of Autism and Developmental Disorders, 2004, 34: 473-493.

[12] Curtis J. Autism. Patient Education, 1993, 22: 1239.

[13] Tonge BJ. 'I'm upset, you're upset and so are my Mum and Dad'. Aust Fam Physician, 1983, 12: 497-499.

[14] Murtagh J. Cautionary Tales. Sydney: McGraw-Hill, 1992: 165-174.

儿童虐待　　第86章

> 谈论起童年，人们习惯说快乐的童年，但我认为这种说法是错误的。儿童通常都是过度焦虑和极度敏感的。人应该成其为人，成为自己命运的主人，然而儿童却只有任其周围的事物摆布。
>
> Sir John Lubbock，Baron Avebury（1834—1913）

1962年，"被虐儿童综合征"的描述引起了各界对于儿童所面临的这一日益突出问题的重视。家庭医生应知道儿童遭受到躯体虐待或性虐待的可能性。表面上，其家庭成员是受人尊敬的，在其家庭层面，医生和家长之间拥有良好的关系。儿童虐待这方面却为人们所忽视。

虐待的各种类型归纳如下：

- 躯体虐待。
- 被忽视。
- 情感虐待。
- 性虐待。
- 潜在虐待。

躯体受虐最常发生在2岁以内，被忽视多发生在5岁以内，性虐待从5岁开始发生（图86.1）[1]。在维多利亚社区服务的一项研究显示，儿童受虐类型的分布为：躯体虐待15%、情绪虐待48%、性虐待9%、被忽视为28%[2]。

在另一个研究的结果显示：

- 女孩比男孩更易被虐待。
- 女孩更常被认识的人袭击。
- 大多数实施性侵的成年人是男人（>90%）。
- 约75%的施虐者是受虐儿童认识的人。
- 施虐是在某种情况下滥用某种权力的结果（如关系亲密，加上儿童不成熟）。

一、定 义

儿童虐待可以由虐待行为的性质和结果来定义。父母、监护人或其他看护者由于其故意的行为或失职而造成对儿童的伤害。

1. **躯体虐待** 被定义为：儿童伤势特征的类型与如何导致其受伤的解释不符合，或有明确的信息可以确认或有理由怀疑儿童的伤是由其抚养者、监护者或照顾者造成的或刻意不做任何措施阻止儿童受到伤害造成的[1]。

2. **忽视** 被定义为：持有监护权的成人对于儿童的饮食、医疗、激励、情感等方面的需求的刻意忽视。

3. **情感虐待** 是指彻底地毁灭儿童的自尊和能力。这里的"能力"是指儿童在社会环境中采取行动的能力。

4. **性虐待** 被定义为：正在发育、未成熟的儿童或青少年受到其还没有完全理解的性行为，并且没有得到儿童或青少年的知情同意，这是违背社会禁忌的行为[3]。

5. **代理型孟乔森症候群** 这个术语用于父母或监护人虐待小孩并引起疾病的情况，以此方法使得施虐者与医护人员发展或维持关系，从而转移他们的责任。一个"疼爱子女的父母"可能会不断地为患儿求医却否认导致儿童出现问题的原因——就是其父母。一项研究表明超过90%这样的案例中的施暴者是受

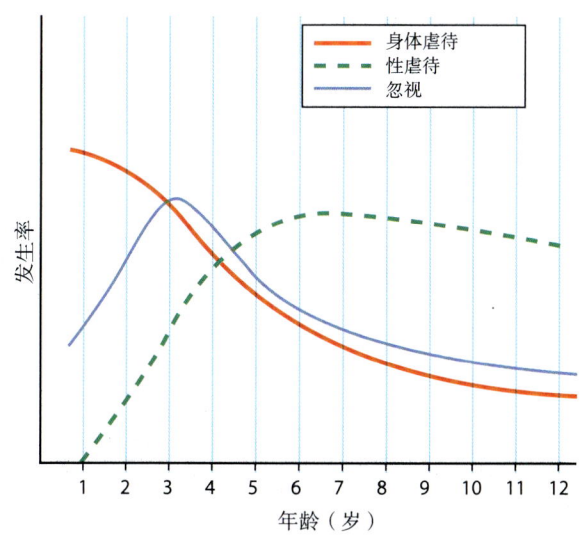

图86.1　出生后儿童受虐类型与年龄的相关性

虐儿童的母亲[4]。此种虐待可能是身体上的或医疗上的忽视。施暴者的伪装可能很简单或很复杂。受虐儿童也可能在接受冗长的检查或侵入性检查，又进而间接地被虐待。当受虐儿童出现了无法解释的疾病或其兄弟姐妹无法解释的死亡的情况时，应该要警惕其监护人或照顾者有代理孟乔森症候群。

6. **乱伦** 乱伦在法律上定义为"有血缘关系的家庭成员间的性交"。

7. **女性生殖器切割** 包括出于文化或非治疗性的理由部分或全部切除女性外生殖器或对女性生殖器官进行其他故意伤害的所有行为（WHO 的定义）。也指女性割礼。

二、虐待：谁施虐？为什么施虐？[2]

儿童虐待的发生原因是多方面相互关联的因素共同作用的结果：个体因素、家庭因素、社会/文化因素和社会压力。虽然大多数被权威人士关注的受虐儿童多来自家庭流动性大、父母受教育水平低、孤独、贫穷、父母失业、住房拥挤和被社会孤立的家庭，其实儿童受虐的现象在社会各个阶层都存在。性虐待不受这些因素的影响，一般是单独发生的，可以发生在任何经济环境下的家庭中。

男人和女人都可能在躯体上虐待他们的孩子。然而，女人更可能会实施忽视和情感暴力（可能是因为她们在照顾孩子方面起主要作用，而他们在社会地位和经济的劣势，以及在单亲家庭中唯一一个负责照顾孩子的人），男性则更可能性虐待自己的孩子。

儿童可在任何年龄被虐待（甚至青少年都可能成为被虐待和被忽视的受害者）。重要的是记住一它确实发生了。

三、漏诊和漏报[2]

尽管医疗人员依然是儿童受虐最主要的报告者（他们最可能会遇到受虐的儿童并且是最具有资格下被虐待诊断的人），他们报告的案例仅占虐待儿童中心登记处案例总数的很少一部分。出现这种情况的原因可能是因为对儿童受虐这样问题的漏诊，但也可能是漏报。

全科医生为什么不对更多的虐待儿童案例进行报道？具体原因：

- 担心耗费时间和金钱。
- 对其他虐待儿童的案件缺乏积极的反馈。
- 本科阶段缺乏关于虐待儿童这个话题的教育。
- 一些全科医生觉得这个问题可以在家庭内部解决，而不用借助外界的干预措施。
- 对当地官员及机构缺少信任和信心。
- 不明确该怎么办。
- 个人安全和法律风险（如对法院、诽谤罪起诉、愤怒的父母的恐惧）

跨出第一步总是很难的，但不管这第一步多么小，却是很重要的，进而能够有效地帮到被虐儿童。

四、对父母或监护人进行访谈

一次熟练、敏锐而又婉转的谈话是处理问题的根本。访谈的要点包括：

- 采用放松、不加入自己判断的方式。
- 对所有访谈的人应有所警觉。
- 把握适当的问题，采取开放性的、不带引导性的方式。
- 尽可能从孩子身上逐字引证并安静地等待回应。

五、躯体虐待

如果儿童或父母身上有特殊的伤痕，那么应该怀疑儿童被躯体虐待，尤其是当儿童小于 3 岁时。淤青，特别是指尖的淤青是儿童身体受虐最常见的指征[2]。

1. **身体指征**
- 无法解释的伤痕。
- 多种不同的解释。
- 出现了与其描述情况不符合的伤痕。
- 受伤时间和临床表现不合理的延迟。
- 指状挫伤（如拇指的抓痕）。
- 不同阶段的多处挫伤或鞭痕，特别是在面部、臀部（图 86.2）、外阴部、耳垂。
- 还不会自己行走的婴儿身上的挫伤。
- 骨折（尤其是年龄童＜ 2 岁时）。
- 肱骨近端干骺部骨折，且近端或远端胫骨病理改变很具特征性，而不同于其他常见骨折。
- 其他常见骨折：肋骨、锁骨、椎骨骨折。

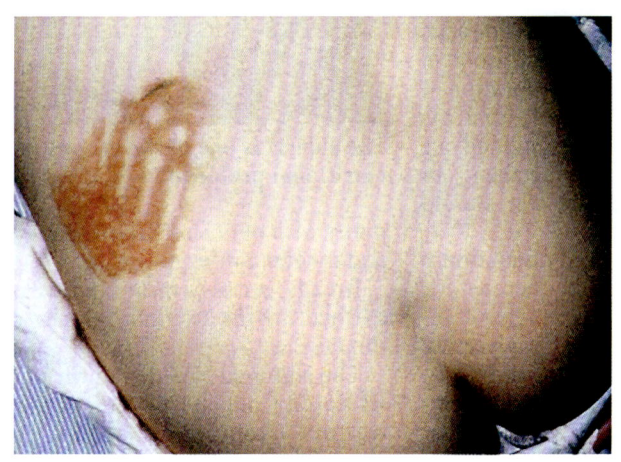

图 86.2　躯体虐待：一儿童臀部受虐留下的伤痕

- 烧伤、烫伤、关节脱位、中毒、切割伤、咬伤。
- 烟蒂样烫伤。
- 摇晃伤（如视网膜损伤、包皮系带撕裂）。
- 硬膜下血肿。
- 内脏伤。
- 突发意识丧失。
- 记住代理型孟乔森症候群。

2. 行为指征[2]
- 对成人的接触谨慎。
- 穿衣不合理（如大热天穿长袖）。
- 当其他孩子哭喊时显示出恐惧感。
- 极端的行为。
- 害怕自己的父母。
- 不敢回家。
- 儿童由父母报告受伤或对损伤解释不合理。
- 过度顺从。
- 极度谨慎。
- 轻易相信陌生人。

3. 辅助检查　应该考虑下列情况[5]：
- 如果有挫伤可进行全血检查，包括血小板检查。
- 如果有挫伤可以进行凝血方面的检查（PT、APTT）。
- 骨折的影像学检查：特定部位的 X 线检查，骨骼扫描（尤其是年龄 < 3 岁），头颅 X 线片，骨骼检查（颅骨，包括锁骨在内的胸廓、腹部、骨盆、四肢）。

- 拍照：针对伤情表现进行拍照。

4. 管理　家庭医生应该智慧地面对被虐儿童的父母，并表现出对该儿童最大的兴趣。提供给该家庭帮助。通常可以这么说："我非常关心你们孩子的伤情，你们告诉我的原因通常是不会造成孩子这样伤情的，孩子有这样的伤情是讲不通的。因此我会寻求协助——这是我的法律义务。我的责任是帮助你们，特别是你们的孩子。"

（1）争取必要的帮助
- 儿童及其家庭的心理社会评估，包括社会服务人员和多学科的评估。
- 将有中重度伤情的患者收入院。
- 案例研讨会（在合适的情况下）。
- 法定报告：通知儿童保护部门。

（2）分阶段管理
- 识别或披露受虐儿童阶段。
- 受虐儿童与其家庭隔离阶段。
- 努力康复阶段。
- 当康复失败时，为受虐儿童寻找一个新的家庭。

六、情感虐待

1. 身体指征
- 可有少数身体受伤标志，但情感虐待会导致身体、情感和心理发育迟缓。

2. 行为指征
- 自尊心极其低下。
- 顺从、被动、孤僻、委屈（含泪状）和（或）冷漠行为。
- 攻击性或强制性行为。
- 焦虑。
- 与同龄人和（或）成年人关系紧张。
- 说话延迟或障碍。
- 行为退化（如遗粪症）。

七、忽视

1. 身体指征
- 经常处于饥饿状态。
- 生长迟缓或营养不良。
- 卫生状况不良。

- 衣着不得体。
- 一直缺乏监护。
- 忽视儿童的身体问题或医疗需要。
- 被遗弃。
- 危险的健康和饮食行为。

2. 行为指征
- 偷食。
- 延长在学校的时间。
- 在课堂上表现疲劳、无精打采或睡着了。
- 酗酒或吸毒。
- 儿童时期无人看管。
- 攻击性或不恰当的行为。
- 与同龄人不合群。

八、性虐待

家庭内的儿童伦理问题和性虐待情况的发生率远比大家普遍认为的要高。识别儿童性虐待的一个困难是判断什么是儿童和成人间的正常身体接触，什么是性虐待行为。

> **性虐待表现为以下 3 种方式**[6]：
> - 儿童或成人对性虐待的指控
> - 外阴部或肛门伤痕
> - 儿童可疑的生理或行为表现，特别是：
> — 外阴部感染（图 86.3）
> — 反复尿道感染
> — 无故出现行为改变或心理障碍

可能反映儿童遭到性虐待的临床指征见表86.1[7,8]。

性虐待可以有多种形式，包括：
- 猥亵生殖器。
- 观看色情影片。
- 用各种物体对儿童性侵。
- 模拟性交（对男孩的肛交）。
- 股间性交。
- 完全插入性性交。

表 86.1　怀疑儿童被性虐待的临床表现

自称遭到性侵（很少是捏造的）
阴道分泌物
其他性传播疾病
尿路感染
原因不明的外生殖器创伤
原因不明的肛周创伤
公然进行性游戏
青少年怀孕
学习成绩下降
家庭破裂
毫无原因的爱慕
异常的性行为
自尊低下
心理障碍
・行为障碍
・行为退化
・睡眠障碍
・异常恐惧或对特定的人或地方反应强烈
・身心失调
・焦虑
・缺乏信任感
・过度顺从
・攻击行为
抑郁
・自毁行为
・药物滥用
・自杀倾向
体格检查（异常的体检发现）
・外阴部创伤
・处女膜破裂或阴道松弛
・肛周创伤
・阴道分泌物
・寻找到精子和发现性传播疾病

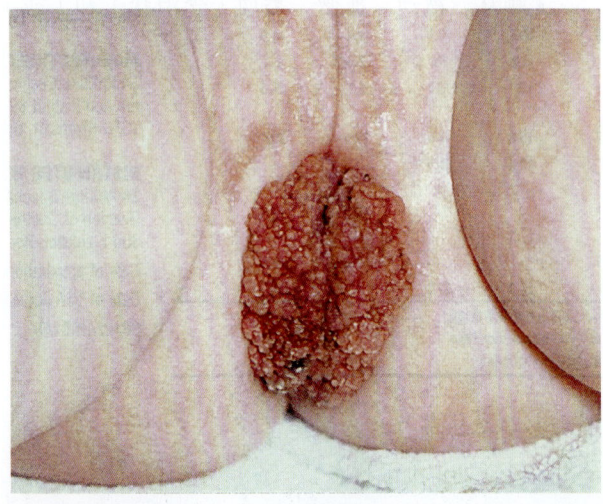

图 86.3　生殖器人乳头瘤病毒感染——一个提示女童遭受性虐待的体征

- 目睹成人自慰。
- 色情图画。
- 目睹下流行为。
- 卖淫。

1. 临床处理 理想的措施应该是由区域性骚扰服务中心里经验丰富的医疗人员对受害儿童进行评估，可以防止没有经验的全科医生对其处理不当。对于参与评估患者受伤害情况的医疗人员，应该在为该患儿体检之前获得其完整的医疗史和社会史，包括行为史。

采集患儿病史时必须要认真、诚实、有耐心和客观，不对患儿的回答做引导、暗示。使用适合患儿水平的语言，并可借助画画、模型（如一个"姜饼人"）来帮助患儿描述发生了什么。病史比体检结果更加重要，因有40%证实被性虐待的儿童中体检结果是正常的[9]。

2. 体格检查[5,10] 建议怀疑被性虐待的儿童的体格检查由有经验的儿科医生或法医来做。首先向儿童和陪伴家长解释需要进行的检查过程。对于青春期前的男孩和女孩，检查仅限于合适光源下视诊生殖道的外观。个别可用阴道镜或放大镜放大，且需照相留作证据，或请法医鉴定。

内镜检查仅限用于青春期后女孩以及怀疑有内部损伤的患儿，后者使用须全身麻醉。直肠检查通常限于外观检查。

推荐3种体位：
- 膝胸位（最佳体位）。
- 膀胱截石位（抬腿劈叉蛙式位）。
- 侧卧位。

记录检查结果和检查体位。

对女童要记住进行尿液检查，因为尿液中可能含有精液，特别是夜尿不规律的女孩。应该让女童母亲收集样本。

3. 危机情况 意识到儿童的恐惧心理非常重要。孩子由于对成人的信任或是受到严重威胁（如果暴露），而不得不保守秘密。他们在保守秘密（稳定家庭）抑或揭露秘密（破坏家庭）之间处于极大的矛盾和痛苦。当这些威胁成为现实时对于儿童就是一种危机。

4. 管理 重要的是要对符合儿童的最佳利益负责

> **注意要点**
>
> 由链球菌感染导致的肛周红斑（GABHS，图86.4）或线虫性和非特异性外阴阴道炎（第99章相关内容），可能会被误解为由性虐待导致。

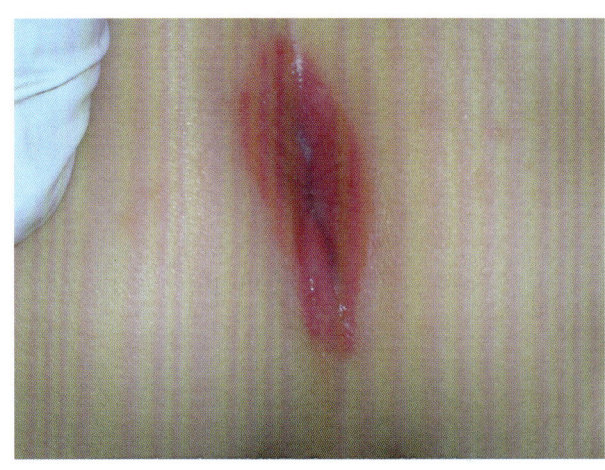

图86.4 由A组β-溶血性链球菌感染引起的肛周红斑性皮炎

任。当我们遇到疑似或真正被虐待的儿童，应该立即采取措施。儿童需要一个替他们着想的意见和建议，也许，我们的干预行为可能会影响到我们与他们家庭的关系。这种影响可以被忽略，我们更看重的应是前者。

应掌握的一些黄金法则：
- 绝对不要试图独自解决问题。
- 除非在特殊情况下，不要试图单独审问和咨询。
- 征求专家的意见，哪怕是仅仅打个电话。
- 不要告诉嫌疑人孩子说了什么。
- 将儿童转去儿童性虐待中心或有经验的保护服务中心，该中心能够承担起这个责任。

（1）**支持孩子**
- 理解孩子的恐惧或内疚。
- 安慰受虐待孩子，让他们相信这不是他（她）的错。
- 告诉孩子你会帮助他（她）。
- 取得孩子的信任。

（2）**与被虐孩子父母的交流** 如果确认孩子被性侵，应该告知其母亲并鼓励她将此事上报。如果只是怀疑孩子被性侵，提出你的担心，并提出你想知道谁是施虐者。询问谁可以接触到孩子（如保姆、儿童中心或幼儿园的工作人员、老师、其他男性、亲戚）。

九、儿童虐待的预防

可以通过引起媒体关注、加强学校和社区的教育，以及引起社会大众的注意而预防虐待，尤其是家庭中持续存在的虐待。也可通过有关专家的指导和监督进行预防。明确的指导原则和受虐儿童可得到及时诊治至关重要。教育儿童怎样保护自己是预防儿童虐待最有效的方法[6]。

十、对继发受害者进行咨询服务

对于受虐待儿童的父母来说，他们则是受虐待儿童的继发受害者。他们需要从家庭医生那里获得关于如何处理家庭中的这种危机的帮助和指导。建议父母支持孩子并保证其安全，同时维持日常生活。应该让受虐儿童按照自己的节奏生活，父母应避免过于关心，给孩子压力。应该告诉受虐孩子的兄弟姐妹，事情已经发生，但这孩子现在很安全。确保孩子在施虐者企图有更多施虐行为时能及时报告。父母需要有力的支持，包括减轻内疚心理等。

这种危机不好的一个结局是关系破裂问题，可能会涉及被虐儿童与家人分开。如果父母中的一方虐待儿童，一直毫无戒心的另一方会感到很震惊。被性虐待的儿童需要跟能保护她或他的家长一起生活，并远离对其施虐的家长。

对医生的支持

参与受虐孩子管理的相关医生也需要支持，建议他们与同事、导师和家庭成员分享此类问题。一些有用的指导如下：

- 认真记录所有的体格检查结果（记大量笔记）。
- 尊重事实依据，保持客观。
- 不感情用事。
- 和有关部门合作（而不是服从）。
- 避免向有关部门报告时使用不恰当的判断（如不要说"发生了乱伦"，而是说"有证据或没证据支持…的性侵"）。

如果被传召到法庭，一定要事先有所准备，对要陈述的内容进行提前演练。保持严肃和冷静，不要因为私人问题扰乱心情。

诊断儿童虐待的主要难点是否认虐待的可能性。

十一、受虐儿童成年后

Putnam 和其他人报道了很多在儿童期受虐的受害者可表现有慢性创伤后应激障碍，身体发生疾病的概率会增加，如哮喘、头痛、皮肤疾病，以及焦虑和抑郁。他们也很容易自我感觉不好、滥用药物和经历情感失败[11]。对表现出这些问题的人，可以巧妙地提问他们在儿童期是否被虐待过。

十二、基本原则[5]

- 对儿童虐待时刻警惕。
- 识别被虐儿童。
- 咨询儿童保护权威机构。

强制性报告

澳大利亚大多数的州和世界其他很多地方规定，对于疑似被虐儿童必须报告相关机构。所有的家庭医生都要熟悉当地的法律法规。

十三、转诊时机

除非有特殊情况，建议将受虐儿童转诊到有专家接诊的受虐儿童中心。如有疑问，紧急情况下也可安排他们到儿科医生那里。

实践要点

- 当儿童陈述其被虐待时，除非被证实是假话，应该认为是真实的。
- 儿童很少撒谎说其受到性虐待。
- 即使是虚假的事实陈述，也说明家庭不和睦，提示该儿童可能需要帮助。
- 不要坚持认为该儿童弄错了，即使当你觉得嫌疑人的行为难以置信。
- 不要拖延——迅速采取措施，解决问题。
- 大多数被性虐待的儿童外生殖器是正常的。
- 通过倾听、信任、友善和关心，对被虐儿童给予支持和帮助。

参考文献

[1] Bentovin A. Child abuse. Med Int, 1987: 1851–1857.

[2] Lewis D. Child abuse. In: Department of Community Medicine. Final year student handbook. Melbourne: Monash University, 1993: 164–168.

[3] Schechter MD, Roberge L. Sexual exploitation. In: Helfer RE, Kempe CH (eds). Child Abuse and Neglect. The Family and the Community. Cambridge, MA: Ballinger, 1976: 127–142.

[4] Vennemann B, Perkehap MG, et al. A case of Munchausen syndrome by proxy, with subsequent suicide of the mother. Forensic Sci Int, 2006, 158(2-3): 195–199.

[5] Thomson K, Tey D, Marks M. Paediatric Handbook (8th edn). Oxford: Wiley-Blackwell Publishing, 2009: 203–208.

[6] Valman HD. ABC of One to Seven. London: British Medical Association, 1988: 112–114.

[7] McMichael A. Counselling the victims of child sexual assault. Aust Fam Physician, 1990, 19: 481–49.

[8] Steven I, Castell-McGregor S, Francis J, Winefield H. Child sexual abuse. Aust Fam Physician, 1988, 17: 427–433.

[9] Irons TG. Child Sexual Abuse. California: Audio Digest, 1993, 41: 2.

[10] Murnane M. Child sexual abuse. Aust Fam Physician, 1990, 19: 603–606.

[11] Kramer K. Dealing with the trauma of child sex abuse. Australian Doctor, 2001: 49–50.

第 87 章　儿童急症

> 我们可以肯定地说，儿童可能是命运的受害者，但我们必须保证他们不应成为我们疏忽的受害者。
>
> John F Kennedy（1917—1963）

常见的儿童严重急症包括：
- 创伤，特别是头部创伤和腹腔内创伤。
- 吞食异物。
- 呼吸系统疾病
— 支气管哮喘。
— 会厌炎。
— 格鲁布性喉头炎。
— 吸入异物。
— 急性支气管炎。
- 严重肠胃炎。
- 败血症（如脑膜炎球菌败血症）。
- 心肌炎。
- 溺水。
- 中毒。
- 叮咬伤。
- 惊厥。
- 高热惊厥。
- 婴儿猝死综合征和明显威胁生命的事件。
- 儿童虐待
— 情感虐待。
— 躯体虐待。
— 性虐待。
— 被忽视。
— 潜在虐待。
- 心理障碍。
- 焦虑或换气过度。
- 自杀或自杀企图。

一、按年龄组分类

作者按照年龄将儿童急症分为3组：学龄前（0～5岁）儿童组、学龄期（6～12岁）儿童组、青春期（13～17岁）组[1]。

0～5岁儿童最常见的急症：中毒、意外事故和暴力、呼吸困难、发热或寒战、抽搐、腹部疼痛、耳痛、呕吐。

6～12岁儿童最常见的急症：意外事故和暴力、呼吸困难、腹部疼痛、呕吐、急性过敏、叮咬伤、耳痛。

13～17岁儿童最常见的急症：意外事故和暴力、腹部疼痛、心理障碍、急性过敏、叮咬伤、鼻出血。

二、严重疾病的症状和体征

> 婴儿出现发热、昏睡、面色苍白的情况十分危险的，需要住院治疗。

忙碌的全科医生常常会接诊很多患儿，特别是在上呼吸道感染流行的冬季。及时识别出病情严重、需要特别关注和照顾的患儿，包括需收入院的患儿。身体有力、哭声响亮、四肢温暖、发热和面色红润的患儿的病情往往不是太严重的，相反，面色苍白、安静、呜咽的患儿病情则可能非常危险。这些原则对于评估6个月以下婴儿的病情尤其有用[2,3]。发热本身并非一定提示疾病严重，更多情况是因为患儿存在感染[2]。

病情危重婴儿的临床表现
- 不活动，安静，没精神
- 呼吸频率变快
- 呼吸用力
- 呼吸音异常
— 三凹征
— 哮鸣音、喘鸣音
- 心动过速
- 眼睛落日征
- 皮肤湿冷、苍白
- 四肢冰冷
- 昏昏欲睡
- 低灌注（末梢循环不良）

一项来自墨尔本的关于临床表现提示婴儿严重急症的敏感性的研究，确定了5个重要的症状或体征[4]：

标志	对婴儿的危险性
昏昏欲睡	58%
面色苍白	49%
胸壁内陷（三凹征）	41%
体温＞38.9℃或＜36.4℃	42%
肿块＞2cm	42%

如果怀疑败血症，则可以检查以下项目：
- 血液培养。
- 全血检查、红细胞沉降率、C反应蛋白检测。
- 腰椎穿刺。
- 尿培养。

严重疾病包括：
- 乙型流感嗜血杆菌感染
— 会厌炎。
— 脑膜炎（自从有了B型流感嗜血杆菌疫苗，目前感染已不常见）
- 细菌性脑膜炎。
- 败血症
— 脑膜炎球菌血症。
— 中毒性休克综合征。
— 其他细菌性败血症。
- 急性病毒性脑炎。
- 急性心肌炎。
- 哮喘、支气管炎或毛细支气管炎。
- 肺炎。
- 肠套叠、肠梗阻、阑尾炎。
- 严重胃肠炎。

用症状组合进行疾病的预测判断
- 面色苍白＋昏昏欲睡＋发热＝脑膜炎
- 昏昏欲睡＋胸壁内陷＝肺炎或严重的毛细支气管炎
- 面色苍白＋不活动＝肠套叠

可以很好地反映严重疾病的两组主要症状[2]：

第一组：有一定危险性的常见症状
"A、B、C、液体出入量"：
- A＝兴奋性、惊觉性和活动性都很差。
- B＝呼吸困难。
- C＝血液循环不良（持续面色苍白、膝以下的腿都是冰冷的）。
- "液体入量"＝24小时内摄入液体量少于正常时的一半。
- "液体出量"＝24小时内尿湿的尿布少于4块。

注：患儿症状越多，病情越重。

第二组：不常见但危险性很高的症状，需要紧急转诊
- 呼吸：呼吸暂停、中夹型发绀、呼吸啰音。
- 胃肠道：含胆汁的呕吐物、肿块＞2cm，并且不是阴囊积水或脐疝、明显的血便。

中枢神经系统疾病：惊厥。
- 皮肤：瘀点。

需要进行相应检查的指征见表87.1。

表87.1 患儿需要进行相应检查的指征

尿液镜检，尿培养及药物敏感性	所有发热患儿
全血检查	＜4周的患儿 存在危险因素 医生不能确诊
血液镜检、血液培养及药物敏感性	＜3个月的患儿 存在危险因素 医生不能确诊
粪便镜检，粪便培养及药物敏感性	所有腹泻的患儿
胸部X线	有明显呼吸道症状和体征的患儿
C反应蛋白	使用了抗生素的患儿，医生不能确诊
脑脊液检查（腰椎穿刺，禁用于反应迟钝的发热患儿）	疑似脑膜炎（婴儿昏昏欲睡、面色苍白、发热） 儿童高热惊厥 - 致热源不明 - 嗜睡和面色苍白 - 婴儿＜6个月，儿童＞5岁 - 持续性惊厥（＞10分钟） - 发作期延长（＞30分钟）

注：从直肠测量体温时，体温计球部应插入肛门3cm。

三、儿童晕厥

儿童晕厥是很重重要的急症，且往往危及生命。记住氧气和葡萄糖是儿童脑部需要的两大要素。

当脑血流停止后，脑部贮存的氧气和葡萄糖仅够使用两分钟。细菌性脑膜炎可能是其原因之一。

能够导致儿童晕厥的重要原因见表87.2。记住儿

童虐待也是导致儿童晕厥的一个原因。

表 87.2 儿童晕厥可能的原因

过敏反应	青霉素注射
	蛰伤
窒息	近乎淹溺
	近乎勒死
呼吸道梗阻	哮喘
	会厌炎
	格鲁布性喉头炎
	异物吸入
中枢神经系统疾病	惊厥
	脑膜炎
	脑炎
	颅脑损伤
严重感染	肠胃炎→脱水
	败血症
	心肌炎
低容量血症	脱水（如高热）
	失血（脾破裂）
心力衰竭	心律失常
	心肌病
代谢性疾病	酸中毒（如糖尿病性昏迷）
	低血糖症
	低钠血症
中毒	药物摄入
	毒液蛰入
婴儿猝死综合征	侥幸脱险（猝死）
功能性疾病	屏气发作
	转换反应
	血管迷走神经性晕厥

注：考虑儿童虐待。

1. 基本的紧急处理方法[5]

① 让孩子侧卧。

② 吸除口、鼻咽部分泌物。

③ 心肺复苏。

④ 插管或人工通气（必要时）。

⑤ 面罩给氧：8～10L/min。

⑥ 插鼻胃管：0～3 岁 12 号，4～10 岁 14 号。

⑦ 注意循环：必要时静脉输全血、血细胞、生理氯化钠溶液。

⑧ 抽血检查。

⑨ 考虑静脉注射葡萄糖溶液。

⑩ 最好使用脉搏血氧仪监测。

2. 心肺复苏 儿童突然出现原发性心搏骤停是很罕见的，主要是由于缺氧所致。心搏骤停心脏无收缩或是严重心动过缓。

基本生命支持按如下步骤进行：

• 检查呼吸和脉搏。

• 检查口咽并清除异物。

• 院外基础生命支持采用 30：2 按压通气比，包括初始两个救援性通气。如果有两个救援者，则用 15：2 的按压通气比。

• 仰头抬颏法和推举下颌法（呈吸气位）。

• 用复苏气囊或口对面罩或口对口吹气，使肺部通气频率为 20 次/分钟。如果可能，使用 8～10L/min 的氧气是最理想的。

• 必要时经口气管插管并固定（必须要预充氧）。

• 在不能插管的情况下，使用一个粗针进行环甲膜穿刺术作为紧急处理方案。

• 当无脉或脉搏＜60 次/分时，采取胸外心脏按压（表 131.2）。对小于 1 岁的婴儿使用两个手指或拇指按压，对于 1～8 岁儿童则使用一只手的手掌根部按压。

• 如果儿童大于 8 岁则使用双手按压的方法。避免按压肋骨和腹部脏器。儿童的按压频率是 100 次/分（每 0.6 秒一次）。

3. 指南 儿童气管插管与成人的差异：

• 会厌较长、较硬、较平。

• 喉的位置更靠前→盲插会更加困难。

• 环状软骨是最窄的部位→不需要放套管。

• 气管较短→插入到右主支气管的危险增加。

• 气道狭窄→气道阻力增加。

气管内插管（ETT）大小（管内径，单位为 mm）

规则：

· ETT（mm）=（年龄/4）+4

或

相当于患儿小指或鼻孔大小。

· ETT 经口插入深度（cm）= 年龄/2+12

经鼻插入——加 3cm

气管内插管的尺寸见表 87.3，基本心肺复苏的流程见表 132.2。

进行气管插管时可能使用的药物如下：

N= 纳洛酮

表87.3 各年龄段人群气管插管时导管尺寸及插入深度

年龄	内径（mm）	距离口唇的距离（cm）
新生儿	3.0	8.5
1～6月龄	3.5	10
6～12月龄	4.0	11
2岁	4.5	12
4岁	5.0	14
6岁	5.5	15
8岁	6.0	16
10岁	6.5	17
12岁	7.0	18
14岁	7.5	19
成人	8.0	20

A= 阿托品

S= 沙丁胺醇

A= 肾上腺素

L= 利诺卡因

S= 表面活性剂

4. 儿科高级生命支持

- 婴儿按压通气比15：2，儿童应在高级生命支持的情况下应用（如在医院环境中）。
- 对于室颤/无脉性室速给予单击除颤而不是连续电击除颤（单击方法）。
- 当一个医务人员目睹到了一个心搏骤停患儿且刚好有人工复律器可以用，那么在第一次除颤时最多可以采用3次电击。
- 单相或双相除颤：第一次除颤设置为2J/kg，第二次及以后除颤设置为4J/kg。

四、中毒

儿童中毒是幼儿期（意外中毒）和青少年期（人为的中毒）的一个特殊问题。1～2岁的儿童最容易发生意外中毒。昏迷患者最常见的死因是呼吸衰竭。

过去儿童最危险的中毒情况是煤油中毒和阿司匹林中毒。包括家庭日化用品、樟脑丸、农药、杀虫药和阿片类药物，危险物质或药物如下：

- 抗抑郁药，特别是三环类抗抑郁药。
- 抗组胺药。
- 抗高血压药。
- 抗精神病药。
- 抗焦虑药（如苯二氮䓬类或巴比妥类）。
- β受体拮抗药。
- 钙通道阻滞药。
- 水合氯醛。
- 碟状（纽扣）电池。
- 地高辛。
- 洗碗粉。
- 铁剂。
- 阿托品（地芬诺酯）。
- 阿片类。
- 对乙酰氨基酚（在澳大利亚最常见）。
- 钾片。
- 奎宁/奎尼丁。
- 水杨酸类（如阿司匹林）。

英国的一项针对儿童中毒死亡主要原因的研究结果表明[6]，造成儿童死亡的危险物质按其危险性排列如下：三环类抗抑郁药、水杨酸类药物、阿片类药物（包括阿托品）、巴比妥类药物、地高辛、奥芬那君、奎宁、钾和铁剂。

1. 治疗原则[7,8] 使用活性炭是治疗中毒的关键，也是通用解毒剂。

（1）明确中毒物。

（2）生命支持——ABCD

- 开放气道（Airway）——缓解气道阻塞。
- 呼吸支持（Breathing）——吸氧。
- 循环支持（Circulation）——治疗血压过低和（或）心律失常。
- 补充葡萄糖（Dextrose）——避免严重低血糖的发生。

（3）稀释毒物——让患儿喝一满杯牛奶或水。

注：现代治疗中毒不再使用催吐的方法，包括不使用催吐糖浆[7]。

洗胃：在1小时以内（见表87.4的指南），但作用有限。

（4）延缓吸收

① 使用活性炭（首选）

- 口服，或经鼻胃管（最好）或胃管。1g/kg（表87.5和表87.6）。
- 大剂量活性炭，每4小时5～10g，0.25kg/（kg·h），连用12小时。
- 患儿有意识的改变，而没有气道防护的情况下

表 87.4　洗胃指南

适用于严重中毒且已经插好胃管的儿童，最好是在摄入毒物60分钟内进行

禁忌证
- 昏迷的患儿。
- 无呕吐反射。
- 摄入腐蚀性毒物：强酸、强碱。
- 摄入碳氢化合物或石油化工制品。

方法
- 患儿左侧卧位
- 床头摇低
- 插入口胃管（润滑胃管前段）

＜2 岁	12～14 号
2～4 岁	14～18 号
5～12 岁	18～22 号
＞12 岁	22～30 号

抽吸胃液检查胃管是否在胃内
用注射器或漏斗将 50～100ml 温水或盐水注入胃内
在胃内短暂停留，接着将其吸出
不断重复，直到洗出液澄清、无味
全过程需 2～3L 灌洗液
总容量不超过 40ml/kg
小心水中毒

表 87.5　不能被活性炭吸收的药物

强酸
醇类（如乙醇）
强碱
硼酸
溴化物
氰化物
碘酊
铁
锂
其他重金属

表 87.6　可使用大量活性炭成功解毒的药物

卡马西平
氯磺丙脲
环孢素
右丙氧芬
地高辛
甲氨蝶呤
苯巴比妥
苯妥英钠
水杨酸类
茶碱
三环类抗抑郁药

不要使用活性炭（只有当用活性炭的好处大于误吸的风险时才使用）[7]。
- 与急诊医师确认可否使用活性炭。

② 蒸发奶。
③ 尽早使用解毒药（表 87.7）。
④ 治疗并发症
- 呼吸衰竭：通气不足、窒息。
- 肺部吸入胃内容物。
- 心律失常。
- 低血压。
- 惊厥。
- 迟发效应（如对乙酰氨基酚——肝脏毒性，三环类抗抑郁药——心律不齐）。

（1）**全肠灌洗**　全肠灌洗是通过鼻胃管将聚乙二

表 87.7　重要的解毒剂

毒物	解毒剂
苯丙胺	艾司洛尔、拉贝洛尔（抗高血压药）
苯二氮䓬类	氟马西尼
钙通道阻滞药	氯化钙（静脉用药）
一氧化碳	纯氧 高压氧
钙通道阻滞药	氯化钙
氰化物	依地酸二钴 亚硝酸钠 硫代硫酸钠
地高辛	地高辛特异抗体 硫酸镁
重金属(如铅、砷、汞、铁)	二巯丙醇
肝素	鱼精蛋白（静脉用药）
铁	去铁胺
异烟肼	维生素 B_6
甲醇、乙二醇	乙醇
麻醉药或阿片类药	纳洛酮
有机磷酸酯类	阿托品 解磷定
对乙酰氨基酚	乙酰半胱氨酸（静脉用药，12 小时内起效）中毒 36 小时内考虑使用
吩噻嗪类	苯扎托品
钾剂	碳酸氢钠 沙丁胺醇
三环类抗抑郁药	碳酸氢钠（静脉用药）
华法林	维生素 K

醇液和电解质液（如 ColonLYTLEY）灌入肠道。仅限于铁、铅和缓释剂等不能被污性岩吸附的物质。

（2）辅助检查
- 血药浓度（如对乙酰氨基酚、阿司匹林、铁剂）。
- 血气分析。
- X 线检查
— 胸部检查。
— 腹部检查。
— 头颅检查。
- 心电图。

（3）心理护理　告知患儿及家属需要认真评估中毒情况，并给予他们适当的支持和帮助。

五、吞入异物

1. 黄金法则　大多数物质经自然通道预期是可以到达胃的。一旦通过幽门，异物则可继续下行。

这些异物包括：
- 硬币。
- 纽扣。
- 利器。
- 打开的安全别针。
- 玻璃（如体温计的末端）。
- 图钉。

少数特殊病例：
- 非常大的硬币，需仔细观察。
- 发夹（7 岁以下儿童一般不能够通过十二指肠）。

2. 处理
- 保守疗法。
- 所有吞食异物儿童都应进行 X 线检查，从口到肛门的全消化道都需检查，特别留意胸腹部的表现，同时也要考虑食管的情况。
- 如患儿有异常恶心、咳嗽和干呕，采用 X 线检查其头部、颈部、胸部和腹部（注意检查鼻咽部和呼吸道的表现）。
- 观察粪便中有无异物排出（通常为 3 天）。将异物上粪便清理干净，放到一个容器中。
- 如果吞入异物后一直不见其排出，在 1 周内进行 X 线检查。
- 如果一个钝的异物在身体内静止一个月并且没有引起任何不适症状，则可开腹取出异物。

3. 纽扣和碟状电池摄入　如果摄入的电池，特别是锂电池不在胃内时，会引起紧急情况。当电池在食管内时，因电池产生的电流会在 6 小时内破坏食管黏膜甚至导致食管穿孔，因此在食管内的电池必须尽快在内镜下取出。这样的处理方法也同样适用于电池在耳道或鼻孔内时。

六、高热惊厥

高热惊厥的诊断依据为患儿有发热、惊厥持续时间短的表现，且没有临床证据表明患儿有中枢神经系统病变。

1. 临床表现
- 最常见的病因是上呼吸道感染（如普通感冒或类似的病毒感染综合征）。
- 在儿童中的发病率约为 5%。
- 罕见发生在小于 6 个月和大于 5 岁的儿童中。
- 常见的发病年龄为 9～20 月龄。
- 超过 50% 的儿童会复发。
- 如果发热原因不明或第一次惊厥发生时间小于 2 岁则考虑是否为脑膜炎，并进行腰椎穿刺检查。
- 2%～3% 高热惊厥的儿童发生成癫痫。

2. 惊厥持续时间大于 15 分钟或癫痫持续状态的管理
- 脱掉患儿的衣服，可只剩下背心和内裤，以便更好地降温。
- 保持呼吸道通畅，预防外伤。
- 让患儿俯卧，头偏向一侧。
- 以 8L/min 的速度面罩给氧。
- 给予咪达唑仑或地西泮。
- 咪达唑仑的给药途径可以采用以下四种中的任一种：
— 静脉给药，0.15mg/kg；肌内给药，0.2mg/kg；口腔黏膜或鼻黏膜给药，2～5mg/次（从药瓶中取 1ml 滴入）。

口腔黏膜和鼻黏膜给药起效时间慢——肌内给药通常对惊厥持续时间大于 15 分钟或癫痫持续状态的治疗最为实用。
- 地西泮的给药途径可采用以下两种方式中的一种：
— 静脉给药 0.2mg/kg，不稀释或用生理氯化钠

溶液稀释（10mg 地西泮溶解到 20ml 生理氯化钠溶液中）

或

— 直肠给药，0.5mg/kg，总量不超过 10mg（用盐水稀释或放在事先准备好的注射器中）。也可使用栓剂或直肠凝胶。

注：虽然静脉给药是首选途径，但在家或办公场所直肠给药却是最理想的给药方法。例如一个体重 12kg 的 2 岁患儿在家里或办公场所出现持续高热惊厥状态，因地西泮的经直肠给药用量 0.5mg/kg，所以该患儿经直肠给予地西泮的用量为 6mg，即 1.2ml，将地西泮用等渗盐水稀释到 10ml，将注射器乳头轻轻插入肛门并固定好，将稀释后的地西泮缓慢推注到直肠内。注射过程中和注射后留意患儿有无呼吸抑制。

立即经直肠注射对乙酰氨基酚 15mg/kg。

向患儿及家属解释，高热惊厥后遗症癫痫的发病率很低，小于 3%。

七、脑膜炎或脑炎

对脑膜炎和脑炎的诊断要求医生对其临床特征应有高度认识和警觉性，因为它是比一般感染要严重得多。参见第 31 章。

1. 细菌性脑膜炎 细菌性脑膜炎基本上也是一种儿童感染性疾病。新生儿和出生后 6～12 个月的儿童的发病率最高。脑膜炎球菌感染可表现为脑膜炎或败血症（脑膜炎球菌血症）或两者兼有。多数患儿开始即表现为败血症，通常是通过鼻咽部感染脑膜炎球菌引起。

2. 疑似脑膜炎的治疗

首先——给氧和建立静脉通道

- 对患儿评估后 30 分钟内抽血做血培养。
- 给患儿滴注生理氯化钠溶液 10～20ml/kg。
- 入院做腰椎穿刺。
- 静脉给予地塞米松 0.15mg/kg，总量不超过 10mg。

立即静脉给予头孢曲松 100mg/kg，不超过 4g，然后每日 1 次，持续 3～5 天。或立即静脉给予头孢噻肟 50mg/kg 最多 2g，然后 6 小时 1 次，持续 3～5 天。

3. 脑膜炎球菌性感染[9, 10] 注：一旦怀疑是败血症立即治疗（如四肢和躯干出现瘀斑或紫癜性皮疹）。对于疑似败血病的患儿，在入院以前按照以下步骤处理：

- 使用抗生素：静脉注射青霉素 60mg/kg，最多使用 1.8g，每 4 小时 1 次，持续 3～5 天。如果不能经静脉给药，则采用肌内给药。

或

立即注射头孢曲松钠 100mg/kg，不超过 4g，然后每日 1 次，持续 5 天。

儿童的简单治疗：
青霉素
- 婴儿：300mg 静脉注射或肌内注射
- 1～9 岁患儿：600mg
- ≥10 岁：1 200mg

- 收入院治疗。
- 继续使用抗生素 7～10 天。

治疗以下几类与患儿有接触的人：

- 与患儿住在一起并且年龄 <24 月龄。
- 在过去 10 天中亲吻过患儿。
- 与患儿上同一家托儿所。

预防感染——使用利福平，剂量如下：

成人——600mg，每日 2 次，持续 3 天。
<1 月龄儿童——5mg/kg。
>1 月龄儿童——10mg/kg。

如果以上方法效果不佳的话，每天肌内注射头孢曲松钠 1g，儿童 25mg/kg（最多 1g），持续 2 天。

单次用环丙沙星 500mg，注射 C 型脑膜炎球菌疫苗。

临床实践要点：对于病情很重的发热患儿，在等待血培养结果的同时应静脉滴注抗生素。

八、急性会厌炎

急性会厌炎是由流感嗜血杆菌感染引起的一种危及生命的儿童急症。如果患儿患的是一种中毒性发热性疾病并伴有突然发作的呼气性喘鸣音，应该警惕是否为急性会厌炎这一潜在的致命性疾病。

如果出现了以上表现，则应该高度怀疑急性会厌炎。自流感嗜血杆菌疫苗问世后，急性会厌炎已经不常见了。

1. 鉴别诊断 急性会厌炎主要需与病毒性喉气管支气管炎（格鲁布性喉头炎）鉴别，参见第 44 章相关内容。然而，格鲁布性喉头炎具有显著的临床意义。

急性会厌炎主要特征有发热、语音含糊和无剧烈咳嗽，相比起常躺下的情况，此病患儿更喜欢安静地坐着，特别是伴有轻微的呼气性喘鸣音。见图 87.1。

格鲁布性喉头炎与急性会厌炎区别在于其前者有尖锐的吸气喘鸣音，声音嘶哑并伴有金属音调样咳嗽。

急性会厌炎其他的鉴别诊断包括扁桃体炎、传染性单核细胞增多症、细菌性气管炎。格鲁布性喉头炎与急性会厌炎的区别见表 87.8。

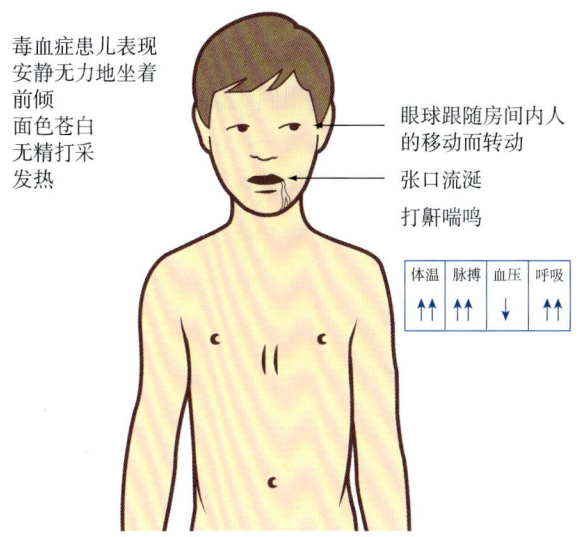

图 87.1 急性会厌炎的典型特征

表 87.8 格鲁布性喉头炎与急性会厌炎临床特点的区别

	格鲁布性喉头炎	急性会厌炎
流行病学		
发病季节	冬季，秋末	一年中的任何时候
发病年龄	6 个月到 6 岁，偶见 6 岁以上	6 个月到 6 岁以上
发病率	常见	罕见
临床特征		
开始	呼吸道感染或鼻炎的前驱症状 2 天	发病迅速，2～6 小时发病
发热	体温波动，很少高于 39℃	通常高于 39℃
中毒反应	一般不厌食，患儿喝水多，症状像上呼吸道感染	非常疲乏，看上去病情很重，面色苍白，爱流口水
喘鸣音	大声吸气，有高调金属样咳嗽时吸气音更大	微弱的喘鸣音，几乎听不见呼气震颤
病理		
致病微生物	病毒 - 主要是副流感病毒 1 型	细菌，主要是流感嗜血杆菌，还有一些是 β-溶血链球菌
累及部位	喉、气管、支气管	会厌
实验室检查结果		毒性纤维结合细胞（FBC），白细胞计数增多，血细菌培养阳性，会厌部拭子细菌培养阳性
治疗		
	轻度 • 家庭护理，保持空气湿润 • 中度 • 收入院 • 凉爽湿润的空气 • 口服类固醇类药物 • 病情观察 • 重度 • 收入重症监护室 • 1∶1 000 肾上腺素溶液雾化吸入，用量不超过 5ml • 静脉注射地塞米松 0.2mg/kg • 口服糖皮质激素	经鼻气管插管支撑气道至少 48 小时 血培养 使用抗生素： • 第三代头孢菌素（如头孢噻肟或头孢曲松钠） 预防： • 进行流感嗜血杆菌疫苗预防接种

诊断窍门

急性会厌炎患儿通常会安静地坐着，视线会跟着你移动，原因是患儿通过限制头部移动可以有助于受损的气道保持通畅。

2. **体格检查**　不要检查喉咙部。

通过鼻咽部的检查发现肿胀的樱桃红色的会厌即可结合其他结果确诊。然而，急性会厌炎的初始诊断不应该仅依靠患儿的病史及临床表现。

不应该在就诊室直接用压舌板和手电筒检查喉咙，而应该在有吸引器、气管插管和气管切开设备的地方进行，因为这个检查过程可能会导致喉阻塞。

几乎所有急性会厌炎的患儿都需要进行经鼻气管插管。

3. **管理**　及时将患儿转到医院处理。医院接到紧急呼救电话后，医护人员应该在救护车上护送患儿到医院，患儿被抱坐在母亲的腿上，身体靠着母亲。医护人员应随时准备当患儿发生喉梗阻时，进行环状软骨气管切开术插入大孔套管。一般情况下不太可能会发生喉梗阻。

在转运的过程中首要目标是让患儿保持安静。在患儿转运的过程中可以让患儿的父母护理患儿，以使患儿安静。

如果患儿情况恶化，立即面罩给予纯氧。大多数患儿可通过氧袋和面罩给氧维持氧合作用。如果发生喉梗阻，则需要使用插管开放气道。

（1）紧急环状软骨切开术的方法（最后考虑）

• 让患儿躺在助手两膝上，头后仰，使颈部气管显露明显。

• 经环甲膜插入一个14号的针或套管针。

在环甲膜切开之前要争取尝试气管插管。

（2）入院治疗

插管：将患儿呼吸道的大量分泌物吸出，然后行经鼻气管插管。

抗生素：

静脉滴注头孢噻肟75mg/（kg·d），最多每天用3g，分3次使用。

或

静脉注射头孢曲松钠25mg/kg，不超过1g/d。

注：疗程持续5天。早期改为口服治疗（阿莫西林/克拉维酸）是十分可取的。

九、格鲁布性喉头炎（假膜性喉头炎）

治疗[11,12]

格鲁布性喉头炎的分级见表87.9。

表87.9　格鲁布性喉头炎的分级

格鲁布性喉头炎级别
1级　夜间睡眠时有喘鸣音，没有胸壁内陷，无呼吸窘迫
2级　夜间睡眠时有喘鸣音，同时伴有胸壁和胸骨的内陷（三凹征）
3级　易怒、面色苍白、发绀、心动过速和疲倦等标志着呼吸窘迫（如在将要发生气道阻塞时）

1级格鲁布性喉头炎

轻症格鲁布性喉头炎（犬吠样咳嗽，夜间睡眠时没有喘鸣音或有喘鸣音没有胸壁内陷，声音嘶哑）：

• 如果没有2级或3级格鲁布性喉头炎的迹象，可以在家里护理患儿，让患儿放松。

• 考虑口服皮质激素类药物（如地塞米松0.5～0.3mg/kg）。

一项随机对照实验结果表明，当雾化疗法和口服皮质激素联合应用时，雾化疗法并不会增加疗效[12,13]。

2级格鲁布性喉头炎[12]

中等重度格鲁布性喉头炎（夜间睡眠时或吸气性喘鸣音，伴随有胸壁内陷）：

• 收入院治疗（如送急诊科）。

• 保持空气凉爽湿润。

• 口服皮质激素类药物。

地塞米松0.6mg/kg。

或

氢化泼尼松（片剂或口服液）1mg/kg，分2～3次服用。

对于2岁或2岁以上儿童：

布地奈德（20喷），每喷100μg，或2mg雾化吸入。

• 如果患儿对皮质激素类药物反应不佳，则使用雾化吸入肾上腺素。

• 至少观察4小时。

3级格鲁布性喉头炎

重症格鲁布性喉头炎（夜间睡眠时吸气性喘鸣音、使用呼吸肌辅助呼吸、患儿躁动不安）。肾上腺素是治疗重度格鲁布性喉头炎的一线药物。
- 收入重症监护室。
- 吸氧。
- 雾化吸入1∶1 000肾上腺素溶液，每次0.5ml/kg（最多5ml），用药后2～3小时可能会出现反跳作用，需注意观察。

注：可以将4安瓿1∶1 000肾上腺素溶液放在雾化器中，利用8L/min的氧气将药液带入呼吸道。如果10～15分钟后没有缓解，则重复一次，在雾化时不要稀释药液。

- 静脉注射地塞米松0.2mg/kg或肌内注射0.6mg/kg，然后改为口服糖皮质激素。
- 准备开放人工气道的器械和材料。
- 可能需要气管插管48小时，以防呼吸衰竭。使用比平时小1mm的气管导管进行插管。

止咳药或抗生素意义不大。也不鼓励雾化吸入。

十、细支气管炎

- 通常是由呼吸道合胞病毒引起的一种急性病毒性疾病。
- 是婴儿最常见的急性下呼吸道感染性疾病。
- 2周到9个月间，小于12月龄的婴儿发病率较高。
- 前驱期症状持续48小时（鼻炎，刺激性咳嗽，之后3～5天症状加重）。
- 喘息性呼吸——通常伴有呼吸窘迫。
- 气促。
- 胸腔扩大呈桶状，肋间凹陷。

1. 听诊
- 肺部广泛的细湿性啰音（没有哮喘的情况下）。
- 频繁的呼吸喘息音。

X线检查示肺充气过度伴膈肌下降。不能将胸部X线检查作为诊断依据，也不能作为常规检查手段[14]。

2. 管理
通常将患儿收入院治疗，特别是有进行性呼吸困难的患儿，这类患儿通常可表现为喂养困难，尤其需要注意的是进食量少于正常时的一半持续时间超过24小时的病例。

对于细支气管炎的患儿特别是伴有疲乏的婴儿，脱水是一个很严重的问题。

- 细心的护理和照顾。
- 病情观察：观察患儿皮肤颜色、脉搏、呼吸、氧饱和度（血氧饱和度）。
- 给氧：通过鼻导管维持动脉血氧分压大于90%，最好大于93%。
- 如不能够经口进食，最好静脉补液或使用鼻胃管喂食。
- 不需要使用抗生素，除非发生了继发性细菌感染。没有证据支持常规使用雾化吸入肾上腺素，支气管扩张药或皮质激素类药物对于细支气管炎的治疗有效。

注：细支气管炎患儿成年后发生哮喘的概率增加。

十一、重症哮喘

根据ABCD的原则对患儿进行密切观察。重症哮喘的患儿需要转入重症监护室，对患儿的处理方案包括：

- 吸入4～8喷沙丁胺醇喷雾。

或

- 通过面罩持续雾化吸入0.5%沙丁胺醇[4]。
- 雾化时最好使用6L/min的氧流量。
- 静脉滴注沙丁胺醇5μg/(kg·min)。
- 立即静脉注射氢化可的松4mg/kg，然后6小时1次。

常见错误

- 不恰当地使用辅助机械通气（其主要的适应证是全身衰竭和呼吸循环骤停——其在哮喘患儿的应用是很危险的）。
- 没有给予高流量氧。
- 补液过多。
- 给予大剂量支气管扩张药治疗。

十二、急性心力衰竭

1. 临床表现（婴儿）
- 疲乏、呼吸困难、喂食不佳。
- 生长迟缓。
- 心动过速、心脏肥大、奔马律。
- 肺底部布满细湿啰音。
- 肝大。

2. 病因
- 先天性心脏病（如室间隔缺损）。
- 心肌病。
- 心动过速。
- 手术后心功能障碍。

3. 管理
- 收入院治疗。
- 进行心电图、胸部 X 线、超声心动图检查。
- 使用利尿药（呋塞米和螺内酯）。
- 血管紧张素转换酶抑制药。
- 持续正压通气。

十三、屏气发作

屏气发作是一种儿科急症。该病有两种类型：一种是与患儿发脾气相关的，另一种是单纯性屏气性行为。

1. 临床表现
- 发病年龄——通常在 6 个月到 6 岁之间（2～3 岁发病率最高）。
- 诱因事件的积累（情绪上或身体上的问题）。
- 患儿高声哭叫，过度换气，接着开始屏气。
- 患儿开始面色苍白，而后青紫。
- 严重情况下可出现短暂意识丧失（晕厥）及四肢肌肉的阵挛性抽动。
- 持续 10～60 秒。

2. 管理
- 向患儿家长交代病情，告知屏气发作属于自限性疾病，不会对身体产生伤害，并且该病与癫痫和智力障碍的发生没有关联，让患儿家长放心。
- 建议家长对患儿不要过分溺爱，要适当给他们立规矩，使其自觉严格要求自己。
- 尽量避免已知的可能让患儿沮丧或发脾气的事件。

注：儿童急救的重要药物的用法用量见表 87.10。

十四、异物吸入

家长或监护人可能不能提供异物吸入史，因 1/8 的患儿是在没有人知道的情况下吸入异物的。

1. 症状
- 吃坚果、类似食物或吸吮小物件（如塑料玩具）时突然呛咳或咳嗽。
- 持续咳嗽和喘息（非哮喘的喘息）。
- 没有过敏史的幼儿突然爆发喘息发作，尤其是在呛咳后。

表 87.10 重要儿童急救药物[15]

药物	给药途径	剂量	注意事项
1∶10 000 肾上腺素	静脉注射	每次 0.1～0.2ml/kg	对于发生过敏反应，心搏停止的患儿，每隔 5 分钟重复使用 1 次，直至起效
1∶1 000 肾上腺素	雾化吸入	每次 0.5ml/kg，最大剂量 5ml	必须是住院的患儿
氨茶碱	缓慢静脉注射	5mg/kg	对中重度哮喘患儿使用
阿托品	静脉注射	0.02mg/kg	心动过缓导致休克的患儿
50% 葡萄糖	静脉注射	1ml/kg	血糖过低的患儿
地西泮	静脉注射	0.2mg/kg 0.5mg/kg	惊厥的患儿
胰高血糖素	静脉注射或肌内注射	0.1mg/kg，最大用量 1mg	高血糖的患儿
氢化可的松	静脉注射	4～8mg/kg	发生过敏反应，哮喘的患儿
咪达唑仑	静脉注射或肌内注射	每次 0.15～0.2mg/kg	惊厥的患儿
吗啡	静脉注射或肌内注射	0.1～0.2mg/kg	用于镇静，缓解疼痛
对乙酰氨基酚	口服	15～20mg/kg	发热的患儿
副醛	灌肠	0.3ml/kg（将其用花生油稀释成 1∶2 的比例）	惊厥的患儿
沙丁胺醇	雾化吸入，静脉注射	0.3ml/kg，6 喷，5μg/kg	用于哮喘的患儿
8.4% 碳酸氢钠	静脉注射	2ml/kg	血气滴定
普通胰岛素	静脉滴注	0.1U/（kg·h）	当患儿血糖 > 14mmol/L 时

2. 体征
- 全肺或部分肺呼吸音减弱或消失。
- 喘息。

3. 辅助检查 胸部 X 线检查：拍摄患儿深吸气和深呼气时肺部情况，以排除肺部塌陷或肺部阻塞引起的肺部过度换气。

注：普通 X 线检查不能够完全排除异物吸入的可能。

4. 管理

（1）急救
- 大多数患儿会咳出异物，因此应鼓励患儿咳嗽。
- 可采用拍背法，指压侧胸部法和海姆立克急救法（适用于大于 8 岁的患儿，在操作过程中要注意不要伤及内脏）。一个好的原则就是 5s 原则——5 次呼吸、5 次背部冲击、5 次胸部冲击、5 次腹部冲击（针对年长儿）[5s—5 breaths, 5 back blows, 5 chest thrusts, 5 abdominal thrusts (older child)]。

发生完全性梗阻时可以尝试使用医用钳子取出异物。如果用钳子取出不成功，可以进行气管切开或环甲膜切开术。

注：一旦异物已经通过了喉咙，则很少会引起生命危险，因此在这种情况下转诊通常是相对安全的。

注：如果患儿能够自主呼吸，不要急于用器械开通气道。

（2）支气管镜检 对于有充分证据提示吸入了异物的患儿，多数都有必要进行支气管镜检查。支气管镜检查有一定的难度，需要恰当的设备和有操作经验的专家。

预防
- 15 个月以下儿童避免吃爆米花、硬棒棒糖、生胡萝卜和苹果
- 4 岁以下儿童不能吃花生
- 3 岁以下儿童不要玩有小部件的玩具

十五、过敏反应

对于过敏反应中的气道阻塞和低血压的处理方法总结如下：

- 面罩吸氧，6～8L/min。
- 肌内注射 1:1000 肾上腺素 0.01ml/kg（必要时 5～10 分钟后再重复使用），如果仍然没有改善，则采用静脉连续滴注肾上腺素，1mg 肾上腺素溶于 1000ml 生理氯化钠溶液中。
- 雾化吸入沙丁胺醇缓解支气管痉挛。
- 静脉补充晶体或胶体溶液：10～20ml/kg，可重复使用。

必要时，静脉注射皮质激素 8～10mg/kg。

如果患儿发生持续性上呼吸道梗阻，则需要气管插管，并雾化吸入 1% 的肾上腺素，最大用量 4ml。将患儿收治入院，观察至少 12 小时。

十六、癫痫持续状态

保证充足的氧气：保持呼吸道通畅（如插入气管导管）、给氧、监测血糖水平。

抗癫痫的治疗方法包括[5]：
- 咪达唑仑：静脉注射 0.1～0.2mg/kg，或肌内注射 0.2mg/kg，或鼻内给药 0.2mg/kg。
- 地西泮：静脉注射 0.2mg/kg，或经直肠给药 0.5mg/kg。
- 氯硝西泮：小于 1 岁的患儿 0.25mg，1～5 岁患儿 0.5mg，大于 5 岁的患儿 1mg。
- 苯妥英钠：使用滴定剂量（通常 2～5mg/kg）。
- 如果癫痫发作持续超过 60 分钟，则使用全身麻醉。

有脑膜炎的患儿考虑其发生惊厥持续状态的诱因可能是低钠血症。进行心电图检查，看患儿 Q-T 间期是否延长。如果怀疑是脑膜炎，则考虑静脉注射头孢曲松钠。

十七、溺水

海水溺水和淡水溺水临床症状的区别通常并不是特别明显。如果患儿发生缺氧缺血性脑病和吸入性肺炎，治疗方法如下：

- 保证患儿有充足的氧气吸入，病室通风。
- 经鼻胃管胃肠减压。
- 静脉滴入胶体溶液，联合使用多巴胺 5～20μg/(kg·min) 以维持循环。
- 如果患儿发生脑水肿，使用静脉注射甘露醇

0.25～0.5g/kg。

- 纠正电解质紊乱（如纠正低钾血症）。
- 预防性使用青霉素。

十八、骨髓内输液

在急救中，有效建立静脉通道对于抢救的成功起至关重要的作用，但给外周静脉塌陷者特别是儿童建立静脉通道是很困难的，此时可以采用将液体输入到骨髓腔中来代替，骨髓腔中有丰富的血管网，药物可经骨髓腔进入血液循环。骨内输液最适合用于5岁以下静脉塌陷的危重患儿。在鸡骨骼上训练这项技术是很有用的。

1. 输液部位

- 成人和5岁以上儿童：胫骨远端。
- 5岁以下儿童：胫骨近端。
- 股骨远端：股骨中线外髁上2～3cm处进针也是一种选择。
- 避开生长板，骨中段和胸骨。

2. 胫骨近端的穿刺方法

注：操作中一定要严格无菌操作，特别注意皮肤的准备，操作时要戴无菌手套。

- 必要时使用局部麻醉。
- 选择16号骨穿针或16～18号腰椎穿刺针（比骨穿针便宜）。
- 取胫骨粗隆内侧下方1～2cm处为穿刺点，使针与骨干的角度<90°（图87.2）。
- 轻轻用力向下方穿刺，针的方向远离关节腔。
- 小心地捻转穿刺针，使针头穿透骨皮质，有落空感则表明针已经进入到骨髓腔了。
- 拔出管套，抽少许骨髓液以确认穿刺针在骨髓内。
- 用一小块熟石膏夹板固定穿刺针。
- 液体，包括血液可以通过这个通道快速或慢速地输入。
- 输液速度可通过使用压力为300mmHg的压力袋显著加快。

十九、严重胃肠道疾病

胃肠道疾病会导致呕吐，对此类患儿需要认真评估病情，因为此病会有潜在致命性危险。

1. 肠胃炎 必须对患有肠胃炎患儿的治疗引起重视。评估患儿的一般症状如兴奋、面色苍白、体重减轻的程度及液体出入量是很重要的（见第45章相关内容）。如果对患儿的病情不确定，则安排住院。对于患儿的社会心理状况也需要评估。

2. 肠套叠 50%的婴儿刚开始出现肠套叠症状时未能被正确诊断出来，因此认识肠套叠很重要。肠套叠的特征性表现包括突然发作的持续性面色苍白，阵发性呕吐和哭泣。仅有40%的患儿会出现便血和腹部包块（见第35章相关内容）。

3. 幽门狭窄 2周到3岁间的儿童出现喷射性呕吐、体重急剧下降和碱中毒应该怀疑患有幽门狭窄。一定要区分喷射性呕吐和喂食过多造成的呕吐。如果对于诊断存在疑问，专业的幽门超声检查可以协助诊断。

二十、婴儿猝死综合征

婴儿猝死综合征是1个月到12个月婴儿死亡的主要原因，发生高峰是4月龄的婴儿。

- 在活产婴儿中的发生率为1/500，并且发病率越来越高。
- 虽然婴儿猝死综合征的病因尚不清楚，但目前已明确其危险因素，暴发性感染可能是导致婴儿猝死综合征的一个病因。
- 没有检查可以查出疑似患儿。
- 虽然婴儿猝死综合征可能会在同一个家庭再次发生，但这种可能性很小。
- 婴儿猝死综合征的发生与经济社会地位低下有很大关系。

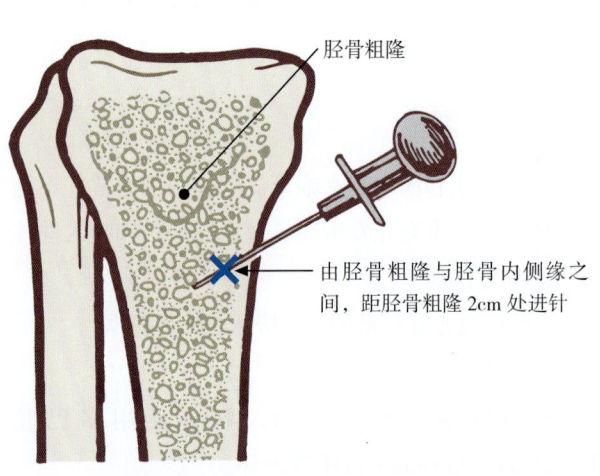

图87.2 骨内输液

> **有关 GIT 情况的严重警示性信号：**
> - 胆汁呕吐物提示肠旋扭转，需紧急转诊。
> - 超过 24 小时未能排出胎粪：可以代表先天性肠闭锁和狭窄、胎粪性肠梗阻、先天性巨结肠。

1. 危险因素
- 俯卧位。
- 呼吸道阻塞（有争议）。
- 人工喂养（可能是危险因素）。
- 被动吸烟（胎儿期或出生后）。
- 高热或过度保暖。
- 极不成熟儿，胎龄 < 32 周出生的患儿。
- 患儿母亲在孕期滥用镇静药或吸毒。
- 并发病毒感染。

2. 预防措施
在婴儿出生后：
- 最好让婴儿仰卧，不用枕头（除非有特殊的原因需要将其上半身垫高，如胃食管反流）。
- 确保婴儿头部不被覆盖。
- 母乳喂养。
- 保证婴儿在胎儿期及出生后不暴露于二手烟下。
- 保证婴儿不会过热（头颈部出汗表示患儿太热）。
- 盖的被子不要超过成人的需要。
- 床上不放别的东西（如毛绒玩具）。

3. 父母失去孩子的反应
- 可能会对家庭医生存在敌意，特别是如果近期家庭医生需要给其做体格检查时。
- 可能会时常感觉听到婴儿的哭声。
- 梦境痛苦。
- 感到愧疚或自责，尤其是母亲。
- 失去孩子的父母经历的阶段：否认、愤怒、挣扎、沮丧、接受。

4. 婴儿猝死综合征的管理
- 允许患儿家长看护或抱孩子。
- 向患儿家长解释一些必要的处理，包括为什么需要验尸人员验尸。
- 对失去孩子的父母提供心理支持。
- 心理咨询人员应与失去孩子的父母早期接触，并提供持续的心理支持。
- 让失去孩子的父母接触婴儿猝死综合征互助性组织。
- 回访猝死孩子的家庭。
- 限量提供安眠药。
- 给予建议帮助母亲回乳（见第 104 章相关内容）。
- 记住：死亡婴儿的兄弟姐妹也可能会有同样悲伤的反应。
- 必须告知婴儿父母为什么需要警察和验尸人员，因法律要求需要对猝死婴儿验尸。

二十一、明显威胁生命事件

明显威胁生命事件或濒于猝死综合征被定义为遭遇一次可怕的呼吸暂停、皮肤颜色改变或窒息。并且至少有 10% 患儿会突发其他问题。处理包括收住入院接受检查和监护病情。

1. 家庭中呼吸暂停监测对象指南
- 曾发生明显威胁生命事件者。
- 比猝死婴儿小的兄弟姐妹。
- 猝死婴儿的同胞胎兄弟姐妹。
- 极度早产儿。

2. 儿童阻塞性睡眠呼吸暂停综合征
儿童阻塞性睡眠呼吸暂停综合征是一种发生在童年期的睡眠呼吸紊乱，表现为打鼾、睡眠时呼吸异常，以及阶段性呼吸暂停。该疾病可导致患儿白天嗜睡、行为异常，以及认知障碍。需要入院治疗。

参考文献

[1] Murtagh J. The anatomy of a rural practice. Aust Fam Physician, 1981, 10: 564-567.

[2] Hewson P, Oberklaid F. Recognition of serious illness in infants. Modern Medicine Australia, 1994, 37(7): 89-96.

[3] Tibballs J. Endotracheal and intraosseous drug administration for paediatric CPR. Aust Fam Physician, 1992, 21: 1477-1480.

[4] Hewson P, et al. Recognition of serious illness in babies. J Paediatr Child Health, 2000, 36: 221-225.

[5] Thomson K, Tey D, Marks M. Paediatric Handbook (8th

edn). Oxford: Wiley-Blackwell, 2009: 1-13.

[6] Fraser NC. Accidental poisoning deaths in British children 1958-77. BMJ, 1980, 280: 1595.

[7] Marley J (Chair). Therapeutic Guidelines: Toxicology and Wilderness (Version 1). Melbourne: Therapeutic Guidelines Ltd, 2008: 65-68.

[8] Yuen A. Accidental poisoning in children. Patient Management, 1991: 39-45.

[9] Spicer J (Chair). Therapeutic Guidelines: Antibiotic (Version 13). Therapeutic Guidelines Ltd, Melbourne: 2006: 55-247.

[10] Patel MS et al. New guidelines for management and prevention of meningococcal disease in Australia. Med J Aust, 1997, 166: 598-601.

[11] Fitzgerald DA, Kilhan HK. Croup: assessment and evidence-based management. Med J Aust, 2003, 179: 372-327.

[12] Mazza D, Wilkinson F, et al. Evidence based guidelines for the management of croup. Aust Fam Physician, Special issue, 2008, 37(6): 14-19.

[13] Neto GM, Kentab O et al. A randomised controlled trial of mist in the acute treatment of moderate croup. Acad Emerg Med, 2002, 9: 873-879.

[14] Turner T, Wilkinson F, et al. Evidence based guidelines for the management of bronchiolitis. Aust Fam Physician, Special issue, 2008, 37(6): 6-13.

[15] Pitt R. Common paediatric emergencies. Aust Fam Physician, 1989, 18: 1228-1234.

青春期健康　　第88章

> 对于大多数人来说，随着青春期的到来，会产生一种孤独感，但这并不总能发展到明显地与他人格格不入的程度。
>
> W Somerset Maugham（1874—1965），Of Human Bondage

青春期是指从相对依赖的童年期逐渐发育到相对独立的成人期的一个过渡时期。青春期的起始时间和持续时间因人而异，但普遍认为青春期是从10岁到19岁[1]。青春期是一个艰难的时期，青少年身体上和心理上发生了相当大的变化，此期的青少年内心希望能够争取独立，与他们还需要成人支持的事实相矛盾。因此这就使得这些年轻人不可避免地常会与父母发生冲突，尤其是在13～16岁的叛逆时期。

青少年患者需要医生的特殊理解和照顾。医护人员似乎倾向于将青少年看医生的过程看成是一次快速的心理咨询，在此期间医护人员应该花一些时间发现青少年存在的健康问题，特别是可能会存在焦虑的问题。这种方法对于受伤的青少年尤其适用。青少年通常不愿主动寻求成人的关心和照顾，但别人对他们的关心、照顾和同情心，他们却有很强的感受能力。在青少年就诊的地方，家庭医生有极好的机会对其可能会出现的问题进行预测，并对他们进行健康教育，以促进他们的健康[2]。

近期引用了健康政策中的内容，未成年人的定义为年龄在10岁到24岁之间的人，青年是指15岁到24岁的人[1]。

一、青春期的分期

青春期早期（10～14岁）：主要是适应身体上的和性心理的变化，以及开始从父母那里寻求心理上的独立。女孩在这一期一般比男孩的变化更快。

青春期中期（寻求独立期，14～17岁）：此期男孩在身体上和心理上的发育赶上了女孩，因此两性的吸引力和两性关系是此期重点关注的问题。在此期，青年人乐于拉帮结派，喜欢漂亮衣服、音乐、语言、食物和饮料[3]。两性初次性交的平均年龄均为16岁。出于青春期中期的青年人其知识和认知过程都变得十分复杂。喜欢做各种试验，爱冒险也是此期的一个特征。

青春期晚期（逐渐成熟期：17～19岁），此期青年逐渐发育成熟，在处理与别人的关系中更加自信，并且与父母的关系融洽。这个时期的年轻人的思想更加抽象，也更加现实。

二、主要的健康问题[1]

- 青少年时期心理问题首次发病率高，此期心理问题包括抑郁、自残、焦虑、强迫性神经症和人格障碍。
- 其他方面的问题有药物滥用、精神分裂症和药物相关的精神病。
- 饮食失调，包括肥胖、爱吃速食、神经性贪食和厌食。具体内容见第79章和第80章。
- 受伤，包括运动伤、交通意外、遭受人格暴力。
- 危险行为，包括药物滥用。
- 性适应性问题，包括不安全的性行为、青少年怀孕。
- 慢性疾病和残疾，包括有遗传性疾病的青少年。
- 哮喘，这是Victorian公立医院10～14岁男、女青少年住院最主要的原因。
- 过多暴露于阳光下。
- 痤疮是困扰很多青少年的问题。一项在英国的研究发现了痤疮与自杀具有相关性[4]。

三、青少年患者的特点

以下各项是一些临床医生觉得青少年神秘的地方：
- 和成人的需求不一样。
- 想法肤浅。
- 青少年的就医像一次快速的心理咨询。
- 回避个人问题。

- 讨厌他人侵入其个人空间。
- 将青少年当成一个正常成人，而不是当孩子看待很重要。

四、年龄和知情同意

一般来说，家长和医生不应该在没有说服性理由的情况下不让儿童和青少年参与做关于自己医疗的决定。

在敏感问题上如给予避孕的建议，可以根据青少年是否具有"Gillick 能力或判断力"，依照法律规定来确定青少年是否具有决定自己医疗的能力[5,6]。这表明临床医生可以判断小于 16 岁儿童的成熟程度、能力和在法律上是否允许的医疗检查和治疗范围。

不同年龄段青少年的知情同意管理指南

≥ 18 岁：同成年期。

≥ 16 岁：需要征得同意的年龄。

14 ～ 16 岁：最好让父母参与做决定，但最终的决定应依照青少年是否具有"Gillick 能力"而决定。

< 14 岁：同上。

五、青少年的特点

青少年的主要特点：
- 害羞。
- 自我意识。
- 自我为中心。
- 缺乏自信。

这些基本的特点导致青少年焦虑，因此很多青少年十分关注他们的皮肤、体形、体重和头发。担心粉刺、头发卷曲、圆肩膀和肥胖是很常见的。

他们对于少男少女之间及同性之间的关系有着特别的关注，也可能在性方面有愧疚感和沮丧感。很多青少年会因此而感觉缺少自我价值或感觉身体形象不好而自卑。青少年有自己的隐私，他们的隐私需要得到我们的尊重。同时，他们很关注他人对自己的认同感，关注父母间矛盾，学校行为和学习的问题，同龄人和他们周围的事物，他们还有一种特征即与生俱来的分离性焦虑问题。

六、青少年的需要

青少年生长发育需要一种适宜的环境：
- 有能够让他们活动的空间。
- 保护青少年隐私性。
- 安全性（家庭稳定）。
- 被同龄人接受。
- 有人可以依靠（青少年指导人员）。
- 特别的英雄或偶像。
- 成人性角色的建立。
- 得到尊重。
- 至少有一个亲密值得信赖的朋友。

七、叛逆

正常的父母和正常青少年发生冲突和争吵是很正常的事。青少年通常对传统和权威如父母、老师、政客、警察等持怀疑和反叛的态度。这种态度往往在毕业离开学校（18 岁左右）后会慢慢消退。

常见症状有：
- 批评和质疑父母。
- 贬低自己的家庭成员甚至朋友。
- 极端无礼貌，不同寻常的服装和发型。
- 尝试一些药物如尼古丁和酒精。
- 虚张声势，故作姿态。
- 恋爱。

失控行为的标志[7]：
- 拒绝上学。
- 故意破坏和偷窃。
- 吸毒。
- 性乱交。
- 饮食失调：厌食症、贪食症、严重肥胖。
- 抑郁症。

注：如果有抑郁症表现，需要防止自杀行为。

八、临床治疗方法

管理青少年的行为问题或行为失控问题需要家庭医生在与青少年沟通时要求应具技术性和敏感性。将青少年与父母分开交谈很重要。要了解综合健康史，包括青少年的心理特征，尤其是家庭关系（表 88.1）。询问青少年的家庭关系如亲子关系和兄弟姐妹关系。询问其与同龄人的关系、用药史、家族健康史。有无被父母虐待如性虐待、身体虐待、情感虐待或被父母忽视。

询问病史时，为防止漏项，可以考虑按便于记忆的 HEADS 顺序进行[2]：

H= 家庭情况（home）

E= 受教育情况、工作情况、经济状况（education, employment, economic situation）

A= 活动情况、影响因素、理性抱负、是否有焦虑（activities, affect, ambition, anxieties）

D= 用药史、是否有抑郁（drugs, depression）

S= 性问题、压力、自杀危险筛查、自尊（sex, stress, suicide risk screening, self-esteem）

在这个过程中要注意青少年发展的基本目标要求[6]：
- 被认同感和自我形象的建立。
- 从家庭中走出来，开始独立。
- 个人道德规范的形成、发展。
- 选择自己的事业和职业。
- 自我认同与自尊的发展。

为排除青少年器质性疾病，更加有效地对其进行心理咨询提供适当的依据，需要进行体格检查和基本的实验室检查。对青少年进行体格检查需要保护青少年的隐私，应确保一定的敏感性。

表88.1 基本临床资料

病史
一般史
用药史
心理状况
• 个性：内向、孤僻、焦虑
• 压力：来自学业的压力，来自同伴的压力，来自家庭的压力
• 抑郁
青少年和父母之间的关系
• 过度自我保护，或与父母关系疏远
• 与父母分离产生分离性焦虑
• 被父母身体虐待或性虐待
家庭关系
• 婚姻冲突
• 健康问题
• 酗酒
体格检查
实验室检查
遵循尽量简化的原则

来源：Young.[7]

九、心理咨询

青少年心理咨询涉及的几个重要的原则和策略：
- 单独约谈父母。
- 经常一起约谈患者及其父母。
- 保密与信任。
- 要有敏感性。
- 要使患者产生你是他们的医生的这种感觉。
- 鼓励自由地交谈并耐心倾听。
- 给予充足的时间和耐心。
- 不要给患者一种被评判的感觉。
- 安慰与保证。
- 做好解释。
- 成为他们的朋友和支持者。
- 表现出真心尊重他们的担忧和观点。

对青少年的干预措施见表88.2。

表88.2 对青少年的干预措施[7]

学校
学业评价（学生服务处）
学生福利协调员
家庭
简单咨询（如放手，让其自由）
家庭疗法
青少年
直接和青少年沟通其压力的来源及表现
做青少年的支持者，而不是家长的支持者
推荐就诊精神科医生或心理医生

心理咨询和先期指导最相关的问题：
- 情感问题/抑郁情绪。
- 失去重要的人（如与初恋分手）。
- 性方面的问题。
- 避孕方面的问题。
- 对于自慰或其他感到愧疚的问题。

1. 给青少年患者家长的建议 做明智的父母是很困难的，即不能太溺爱孩子，又不能太疏远他们。成功的亲子关系需要依靠良好的沟通，这就意味着需要持续对青少年关注，关心的同时，又要给予他们空间和时间。

重要的管理方法如下：
- 尊重青少年。
- 不要以审判者的态度对青少年行为进行评判。
- 坚持青少年合理的行为规则（如在喝酒、开车以及语言问题上的行为规则）。
- 不要过度关注或保护他们。
- 多倾听他们的心声，少与他们争吵。

- 注意倾听青少年没有说出来的话。
- 对青少年的管理要具有灵活性和一致性。
- 给予青少年关于健康饮食和皮肤护理方面的建议。
- 机会合适的时候可以和青少年一起谈论性，并给予相关的建议。

2. 参加健康的娱乐活动 很多权威人士认为，保持青少年健康和具有适应力最好的做法就是拥有积极的心态和对事物兴趣。定期参加体育活动或其他的爱好，如和父母或团体去丛林徒步、滑雪等是帮助他们应对人生这一重要阶段很好的方法。

十、抑郁、自杀倾向、自杀

在处理青少年问题时，要始终注意其是否有抑郁状态和自杀倾向。自杀是引起青少年死亡的第二大原因。男性自杀成功者是女性的4倍，而有自杀倾向者中女性则是男性的8~20倍。

抑郁症的表现已在第20章描述，对有以下行为者应高度注意：
- 持续的悲伤。
- 睡眠障碍。
- 饮食失调。
- 对待朋友、学业和家人冷漠。
- 自卑。
- 在学校的表现退步。
- 哭泣、情绪不稳。
- 心身症状。
- 持续地感觉生活无聊、没有力气。
- 进行冒险行为。
- 对死亡和临终关注。
- 自杀倾向。

不要害怕询问青少年关于自杀的想法。通过询问，可以给青少年一个机会向别人吐露自己。这并不会激发他们促成自杀。自杀倾向这个术语完全有别于自杀。

自杀倾向的危险因素见表88.3[9]，需要对抑郁的青少年采取积极的干预措施。抑郁的青少年尤其容易因为某一事件诱发自杀行为，这些诱发事件可以是失业，失去极重要的人如亲人的死亡、离婚、分离、分手等，以及失去极重要人的纪念日或者是特殊庆祝活动，额外的压力或冲突，以及身体疾病。

表88.3 自杀倾向的危险因素

曾有自杀前预兆或自杀企图*
缺乏解决问题的能力和应对策略
缺乏家庭支持、伴有或无婚姻冲突
有与家庭分离、精神障碍、酗酒或吸毒的家族史
有企图自杀的家族史或文化理念
家庭破裂和对青少年的忽视或虐待
男性*
主要的关系紊乱、社会隔离、具有攻击性
精神障碍的指征，特别是有：
• 严重抑郁症*
• 拒绝上学
• 自残行为
• 精神错乱
• 酗酒/吸毒
• 人格障碍
能够得到枪支、精神药物、绳索等*

注：标有*项者则是最致命的危险因素。本表载自：Birleson.[9]

抑郁和自杀想法可以通过基本的心理疏导得到改善，但精神性问题则建议转诊。

全科医生管理青少年自杀危险行为面临的基本任务总结在表88.4中。

表88.4 管理青少年自杀行为的4R策略

任务	策略
及时识别信号（Recognising）	注意和警惕 提问得当
提出问题（Raising）	建立融洽的关系，注意倾听 提问直接 直接问关于自杀的想法 不要发誓为其保密
危险性评估（Risk assessment）（见第20章表20.2）	自杀念头 自杀计划 以前企图自杀 诱发因素 日常生活的改变 情绪变化 药物滥用 支持体系 容易得到武器/毒品
应对方法（Responding）	真正的关心和支持 拟定管理计划 争取支持、帮助 抗抑郁药通常没有什么作用 共同关心 适当转诊 坚持随访

第 89 章　子宫颈癌与巴氏涂片

> 如果所有妇女都能规律地每 2 年做 1 次子宫颈巴氏涂片检查，90% 的子宫颈癌我们就能预防。
> Dr Gabriele Medley，*Time*，24 April 1995

一、子宫颈癌

子宫颈癌是全球常见的女性恶性肿瘤，特别是在发展中国家；在澳大利亚的常见恶性肿瘤排位中居第六位，在美国居第七位[1,2]。浸润性子宫颈癌的发病率在 20～50 岁逐步升高，50 岁后保持相对稳定的水平。子宫颈癌的最常见类型是鳞状细胞癌（squamous cell carninoma，SCC），占 85%～90%，而腺癌占 10%～15%[2]。

子宫颈癌具有显著的流行病学特征，即它是一种与性生活相关的疾病。处女基本不发病，而拥有多个性伴侣的女性，特别是性生活过早的女性，她们的子宫颈癌发病率是升高的。因此，流行病学研究表明，子宫颈癌是一种性传播疾病（表 89.1）。

表 89.1　子宫颈癌的危险因素

年龄	增加	55 岁以上
性生活情况	增加	有多个和（或）乱交性伴侣 初次性交过早 初次怀孕过早
病毒	增加	疱疹病毒 2 型或疣病毒感染后（可能）
职业	增加	妓女（修女中降低）
生产次数	增加	多产者
社会经济地位	增加	社会经济地位低

1. 相关资料和数据

- 浸润性子宫颈癌在 20 岁以下的女性中几乎没有报道，而 25 岁以下女性也非常罕见。
- 在 30 岁和 60 岁左右有两个发病小高峰。
- 澳大利亚女性一生的癌症发病率为 1/90[3]。
- 一般来说，从子宫颈一个点上的鳞状上皮内病变发展为子宫颈癌至少需要 10 年[4]。
- 子宫颈鳞状细胞癌（SCC）几乎全部都发生于有过性交的女性。
- 初次性交的年龄越小，患子宫颈癌的概率越高。
- 浸润性子宫颈癌的癌前病变是可明确治愈的，可使用巴氏涂片检查作为筛查试验。
- 通过进行巴氏涂片筛查、阴道镜检查及阴道镜下子宫颈活检，子宫颈癌的发病率已显著降低。
- 巴氏涂片技术不高是出现假阴性结果的常见原因。
- 社区医生需要获取最佳的子宫颈细胞样本，并尽可能送到最佳的细胞学实验室。
- 尽管已有液基细胞涂片技术，精心制取的传统巴氏涂片仍然是一种很好的筛查试验。
- 电脑抹片系统（PAPNET）和用于制备液基标本的细胞学制片方法（Thin prep）都是新的实验室涂片检查方法，前者通过计算机进行细胞涂片扫描。

2. 基础病理学

子宫颈内膜转化区是人们关注的部位，该部位为柱状细胞与鳞状细胞交界的区域（图 89.1）。

转化区的柱状上皮可以进行性转化为鳞状上皮，

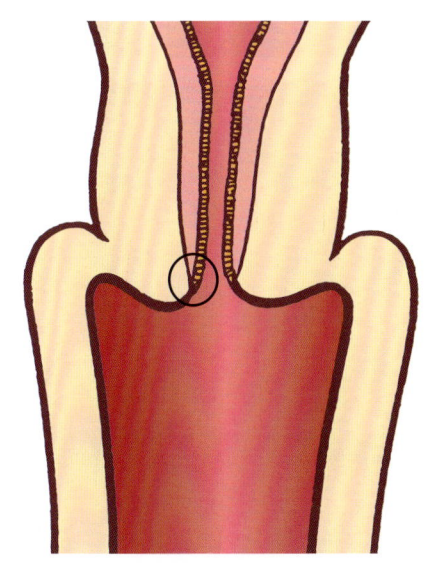

图 89.1　转化区：从该部位取样细胞做巴氏涂片是很重要的

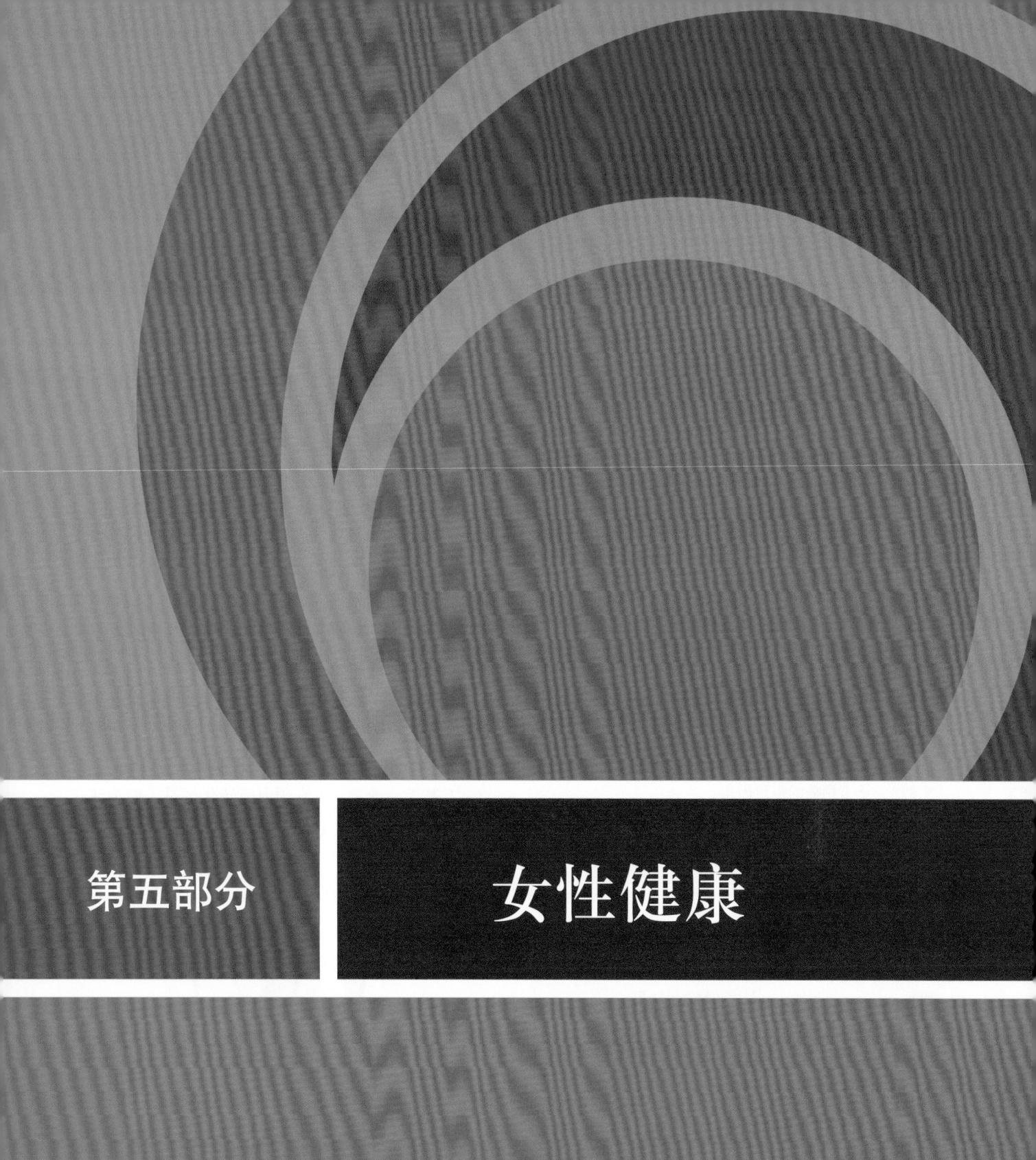

第五部分　女性健康

所以子宫颈管内的柱状上皮也可转化为鳞状上皮细胞，这是一项重大的临床发现，也是绝经后妇女的一个病理特征（图89.2）。

鳞状细胞癌一般都发生在转化区，进行子宫颈涂片检查时在转化区取材是非常重要的。

3. 子宫颈上皮内瘤样病变 图89.3对鳞状上皮内病变和子宫颈上皮内瘤样病变（cervical intrapithelial neoplasia，CIN）不同级别比较的示意图。

由于各种原因，包括人乳头瘤病毒（human papilloma virus，HPV）侵袭在内的细胞变化可以发生在子宫颈内膜转化区。

一个重要的改变是子宫颈细胞的不典型增生，以前称之为子宫颈上皮内瘤样病变（CIN），采用目前改良的Bethesda分期（TBS），称为鳞状上皮内病变[5, 6]。这些异常的发育有可能进展为浸润性子宫颈癌。不同命名的对应关系见图89.3和表89.2。

4. 子宫颈不典型增生的自然病程 异常增生可能会恢复正常，也可能持续存在或最终进展为浸润性子宫颈癌。据报告，进展为子宫颈癌的时间从1年到30年不等。平均来讲，至少需要10年，因此普遍认为2年进行1次巴氏涂片检查是合理的安全边界。然而，组织学证实的中度至重度不典型增生还需要进行阴道镜的评估。

5. 临床表现 很多子宫颈癌患者没有症状，如果出现早期症状，她们往往认为无关紧要。

如果出现症状，可能是：

- 阴道出血，尤其是性交后出血。
- 阴道排液。
- 肿瘤的晚期症状（如阴道排尿或排气，虚弱）。

6. 筛查项目建议 常规巴氏涂片：

- 18～70岁无子宫颈病理改变临床证据的有过性行为的女性，应每2年进行1次检查。
- 从有性生活开始直到70岁，均应进行检查。
- 应在18～20岁或首次性交后1～2年（以较迟者为准）开始进行巴氏涂片检查。
- 近5年内有两次正常子宫颈涂片结果的70岁女性，可停止该检查。
- 70岁以上者，如果她们从未进行过涂片检查或已出现症状，应按她们的要求进行巴氏涂片检查。
- 理想情况下，应有专人提醒或随访系统。

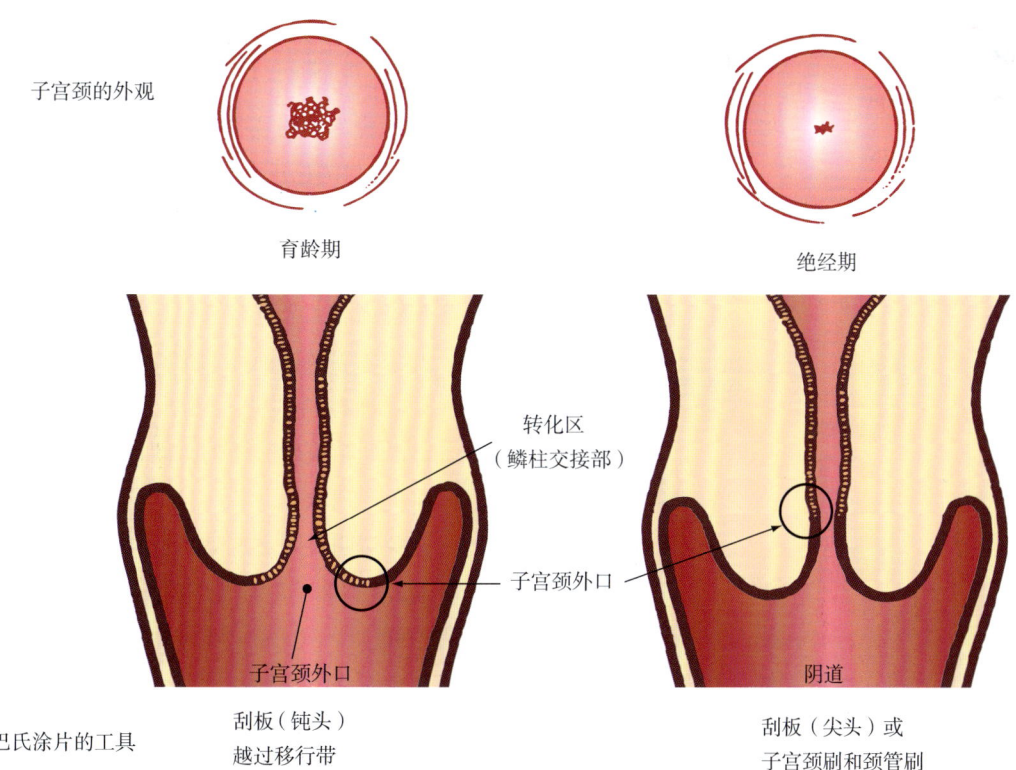

图89.2 转化区的位置会随着年龄而改变，根据其位置选择相应的取样器材

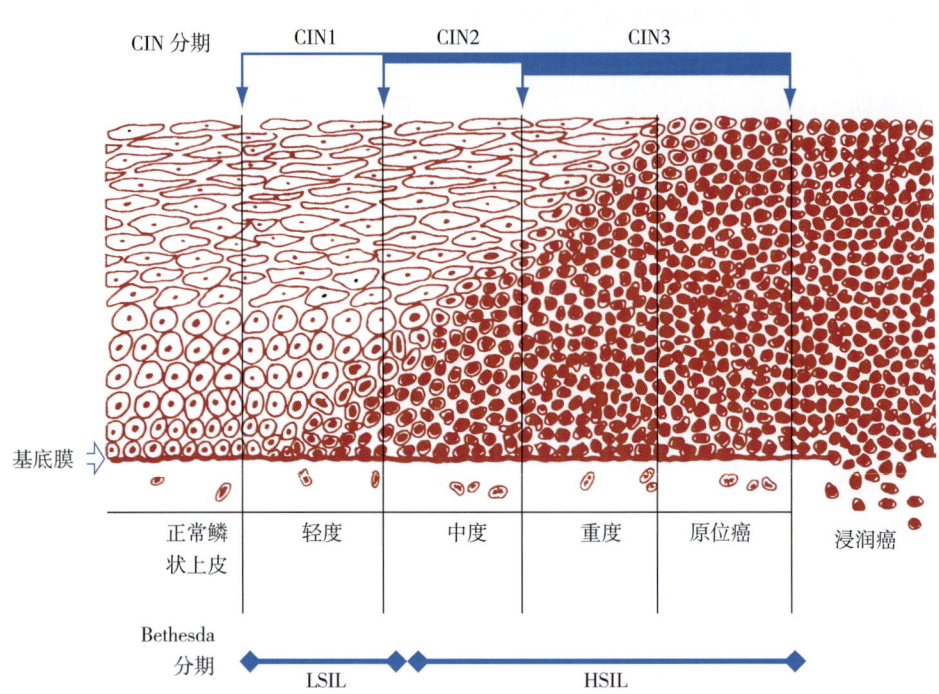

图 89.3 CIN 肿瘤分级与对应的组织病理学分期

表 89.2 鳞状细胞异型性与 CIN 分级、贝塞斯达分期对应关系[5, 6]

鳞状细胞形态	CIN 分级	贝塞斯达分期
正常	正常	在正常范围内
异型性：反应或肿瘤	异型性	ASCUS
HPV	HPV	LSIL
轻度不典型增生	CIN1	LSIL
中度不典型增生	CIN2	HSIL
重度不典型增生	CIN3	HSIL
CIS	CIS	HSIL
浸润癌	浸润癌	浸润癌

ASCUS = 意义不明的非典型鳞状细胞
HPV = 人乳头瘤病毒
CIN = 子宫颈上皮瘤变
CIS = 原位癌
LSIL = 低度鳞状上皮内病变
HSIL = 高度鳞状上皮内病变

从未有过性生活的女性不需要进行子宫颈涂片检查。然而，女同性恋也需要行巴氏涂片检查，即使她们从未有过男性性伴侣[7]。年轻无症状的女性每 6 个月或 12 个月进行 1 次筛查，与间隔 2 年进行 1 次筛查相比，受益小得多。

7. 子宫切除术　如果子宫颈未完全去除，则需要进行涂片检查。然而，如果有妇科非典型增生或恶性肿瘤病史，或应用子宫内己烯雌酚和免疫抑制药的女性，则需要进行阴道穹涂片检查。

二、子宫颈涂片检查[1, 7]

1. 理想样本的重要性

（1）理想的巴氏涂片

• 在整个转化区进行充分取样，可获得足够成熟的、转化的鳞状上皮细胞。

• 在转化区上极进行取样，获得充足的子宫颈管细胞，并为腺癌及其前体的筛查提供标本。

（2）获取标本的最佳时机

• 月经期结束后的任何时间都是最佳的。

• 避免经期取样。

• 避免对明显阴道感染者取样。

• 避免对 48 小时内使用阴道药膏、栓剂或冲洗阴道者取样。

• 避免对 24 小时内有性生活者取样。

• 避免对润滑或进行初步的盆腔检查、清洁子宫颈者取样。

（3）**与病理科医生进行沟通**　与病理科医生进行良好的沟通是必不可少的。将患者进行子宫颈涂片检查的原因及包括患者年龄、末次月经时间、激素的摄取、既往治疗和临床检查结果在内的临床病史的基本信息提供给实验室，是非常重要的。

2. 方式方法

（1）**解释宣教** 尤其在患者第 1 次做检查时，必须阐明进行子宫颈涂片检查的理由。强调子宫颈涂片是发现和治疗可能发展为癌症的早期细胞病变的预防性措施。可用解剖模型、样本说明或图表来描述检查过程。对其作出解释：取样过程无痛且无须长时间，可能有点不舒服，但缓慢深呼吸有助于放松，更容易做检查。检查过程中，最好跟患者进行适当交谈。男性医生检查时，最好有女性同伴在场。

（2）**器材**

准备以下器材：
- 充足的光源。
- 窥器，在温水中预热。
- 用铅笔标记患者姓名和出生日期。
- 喷涂固定液。
- 双手戴塑胶手套。
- 可选的涂片检查用品
  — Ayer 抹刀，木制的或塑料的。
  — Cervex 采样刷。
  — 组合式 Cervex 刷。
  — 子宫颈刷。

推荐选择见图 89.2。

特别说明：
- 妊娠期禁用子宫颈刷、Cervex 刷及组合式 Cervex 刷。
- 外翻子宫颈，在鳞–柱状细胞交界处小心取样。

（3）**体位** 最好取仰卧位（图 89.4）。当涂片难获取时（老年女性阴道前壁过于松弛、老年女性臀部移动性欠佳及自觉难为情的患者），也可取左侧卧位。Sims 推崇左侧卧位（图 89.5）可使外阴充分暴露，但需要频繁地移动患者。若患者用手（最好为拳头）垫高臀部，可更充分地暴露子宫颈。

（4）**置入窥器** 窥器的叶片上禁用胶状润滑剂。用水温过的窥器已经足够润滑。用戴手套的手轻轻地将阴唇分离并用立式叶片或从纵向 45° 推入窥器。尽可能轻轻推动叶片，向直肠方向缓慢用力。在此过

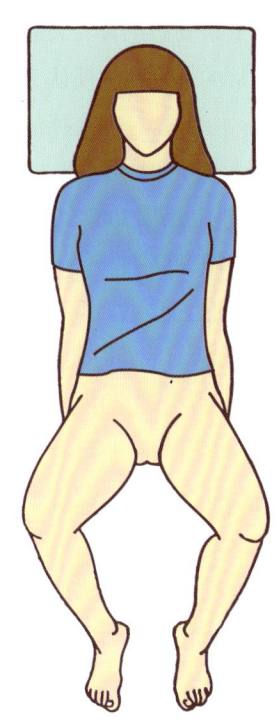

图 89.4 仰卧位是窥器和双合诊检查的最佳体位

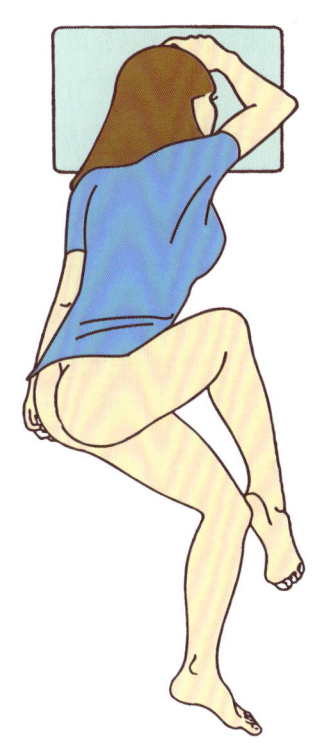

图 89.5 Sims 推崇的左侧卧位

程中，旋转叶片，直至其呈水平方向并对阴道后壁施加轻微压力。请记住，子宫颈位于阴道前壁上方 1/6 处（而非阴道顶点）。

（5）**子宫颈的成像** 良好的照明和子宫颈的暴露是必不可少的。注意任何显著特征或子宫颈异常。当子宫颈看似正常时，须用诸如"你的组织看起来很

健康"这样的评论来安慰患者。大多数绝经前妇女的子宫颈外翻是正常的,既往被误认为是子宫颈糜烂。

（6）**采集标本涂片**[8] 选择最适于子宫颈和子宫颈口形态的器材进行取样。把 Ayer 抹刀稳定地置于子宫颈口,并将其旋转 360°,以确保能够在整个转化区进行采样（图 89.6a）。

如果鳞柱状细胞交界处不可见（其位于子宫颈管内）,可首先使用抹刀或同时使用刮刀和细胞刷（图89.6b）。细胞刷（易引起出血）应推进直至仅低位刷毛仍清晰可见,然后旋转 1/4 圈。孕妇禁用细胞刷。

取出窥器后,在合适的情况下进行盆腔双合诊。

（7）**制备载玻片** 把子宫颈细胞样品转移到一个具有均匀扩散运动性质的载玻片（图 89.6c,d）。立即用气溶胶或泵动醇喷雾固定细胞（在 5 秒内移动 20cm 的距离,以防止风干改变细胞特征）,见图86.6e。

（8）**HPV 和衣原体样本** 在取样后的适当情况下,将细胞刷和抹刀放在运送介质的管中（禁止将木质抹刀用于液态样品）。将其大力晃动以释放标本。可用载玻片将样本管提交到实验室,对 HPV 和衣原体进行检测。

（9）**随访** 无论结果是阳性还是阴性,都应安排好医患双方都合适的时间,以确保患者能及时获取涂片检查结果。并告诉患者下 1 次涂片复查的大概时间。具体复查时间的通知,可以是一张专门的卡片,也可能是通过网络系统发出的提醒单。

关于检查结果的解释,尤其是有异常情况时（涂片的各种异常结果）,都应使患者非常清楚。

3. **子宫颈细胞学异常** 通过阴道镜和（或）活检确认巴氏涂片结果。如果需要,应及时安排相应的转诊。

结果不准确的可能原因[9]：

- 使用不洁载玻片。
- 涂片前使用润滑油或做了盆腔检查。
- 取样不充分。
- 未取子宫颈管细胞进行涂片（即取样位置错误）。
- 使用厚膜,导致样本细胞未能充分扩散。
- 固定前自然干燥。
- 涂片的固定时间不够或乙醇溶液浓度过低。

- 将载玻片放置于硬纸板容器之前,载玻片未被充分干燥（易造成真菌过度生长）

4. **子宫颈涂片异常的检查与处理** 按照表 89.3和图 89.7 可见异常涂片结果。

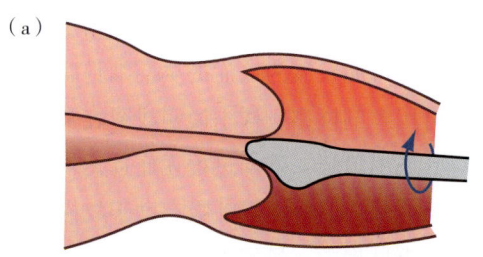
(a)

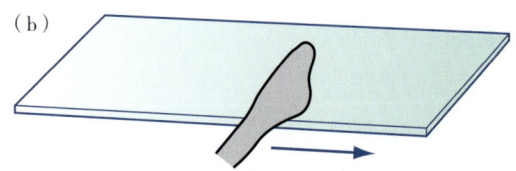
(b)

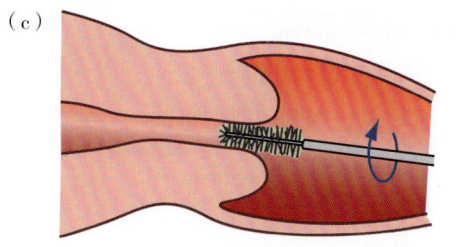
(c)

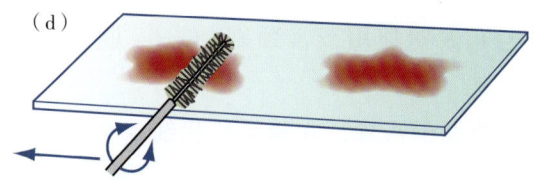
(d)

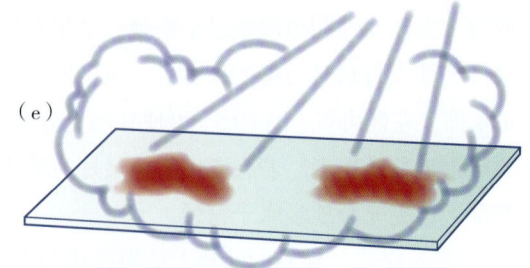
(e)

图 89.6 巴氏标本的采集和载玻片的制作

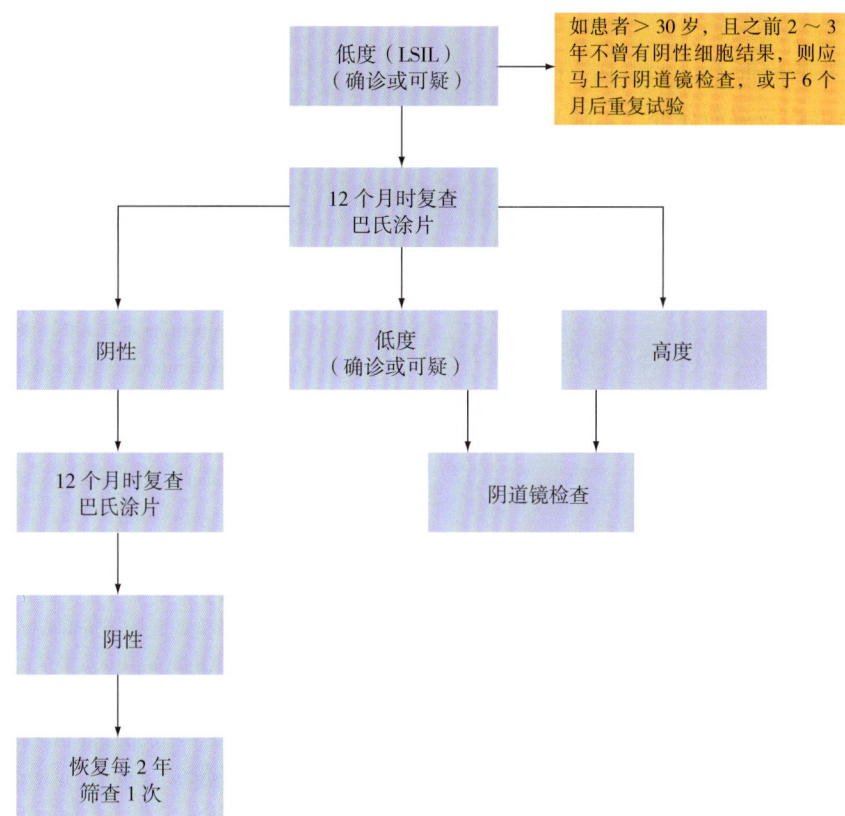

图 89.7　低度鳞状细胞异常的处理程序
根据澳大利亚国立健康与医学研究理事会（NHMRC）指南绘制。

表 89.3　巴氏涂片异常的处理指南[7]

巴氏涂片报告	处理意见
未见子宫颈管细胞	2年内复查
涂片结果阴性至炎症细胞	2年内复查
涂片不满意	6～12周重复涂片（使细胞再生）
上皮内低度病变	
可能为 LSIL 和 确诊的 LSIL	12个月时重复涂片。若30岁以上女性且在既往2～3年无细胞学检查的阴性结果，应在6个月内做阴道镜检查或重复涂片检查
上皮内高度病变	
可能为 HSIL 确诊的 HSIL	做阴道镜检查
腺体异常，包括原位腺癌	详询妇科医生
浸润性鳞状细胞癌或腺癌	详询相应的妇科专家或单位
无法确诊 – 高度恶性的可能性升高	做阴道镜检查，尽可能活检

5. HSIL 的治疗后评估　应在治疗后的 4～6 个月对 HSIL 患者进行阴道镜检查及子宫颈细胞学检查。应在治疗后的 12 个月进行子宫颈细胞学检查和 HPV 分型，以后每年检查 1 次，直到该患者这两项检测的结果连续两次为阴性。可恢复为常规每 2 年筛查 1 次。

三、子宫颈癌的预防

"多个性伴侣的女性建议使用避孕套"[10]。健康教育如下内容：

- 理想情况下，应该只有一个性伴侣。
- 在不了解性伴侣的性生活史时，男性应使用避孕套。
- 危险人群应得到相应的忠告。

其他预防措施包括：

- 巴氏涂片检查至少每 2 年 1 次。
- 高风险的 HPV 病人应坚持监测，直到涂片结果转阴方可停止治疗。
- 食用 β-胡萝卜素对子宫颈癌有预防作用，所以应该建议男性和女性在日常饮食中，均应确保定期摄入绿色和橙色蔬菜。
- 建议戒烟。

四、HPV 疫苗接种

一种新型人乳头瘤病毒（6，11，16，18 型）重组疫苗可用于预防癌症及癌前病变。年龄为 9～45 岁的女性均可注射 HPV 疫苗。肌内注射 3 次为一个疗程。为了达到最佳预防效果，应在初次性交前接种。

五、医学法律问题[8]

子宫颈癌筛查是诉讼的潜在雷区，特别是由于子宫颈涂片检查假阴性结果（细胞学实验的特定局限性）造成的癌症漏查，大大增加了概率。

对社区医生常见的索赔包括：
- 未能提供子宫颈癌筛查。
- 未能充分探究到异常阴道出血（特别是性交后出血）。
- 沟通不佳，不经常电话联系。
- 未通知患者异常的结果。
- 未能为细胞学异常或临床可疑子宫颈病变的患者安排适当的专家复诊。

应以一种不让患者产生罪恶感的方式给予建议及安慰：并非所有的子宫颈癌都是性传播引起的，即使只有一个性伴侣的女性也有患子宫颈癌的可能；携带疣状病毒的男性并不一定导致其伴侣患子宫颈癌。

参考文献

[1] Free A. Screening for the Prevention of Cervical Cancer. Canberra: Department of Health, Housing and Community Services, 1991: 1-26.

[2] Rakel RE. Essentials of Family Practice. Philadelphia: Saunders, 1993: 130-131.

[3] Giles G, Armstrong GK, Smith LR (eds). Cancer in Australia. Melbourne: National Cancer Statistics Clearing House. Scientific Publications No. 1, Australasian Association of Cancer Registries and Australian Institute of Health, 1987.

[4] Day NE. Screening for cancer of the cervix. J Epidemiol Community Health, 1989, 43: 103-106.

[5] Kurman RJ, Solomon D. The Bethesda System for Reporting Cervical/Vaginal Cytologic Diagnoses. New York: Springer-Verlag, 1994.

[6] National Health and Medical Research Council. Screening to Prevent Cervical Cancer. Guidelines for the Management of Asymptomatic Women with Screen Detected Abnormalities. The Australian Modifi ed Bethesda System. Canberra: NHMRC, 2005.

[7] McNair R. Lesbian and bisexual women's sexual health. Australian Fam Physician, 2009, 38: 388-393.

[8] Reid R, Hyne S. Taking better Pap smears. Medicine Today, 2004, 5(1): 59-65.

[9] Craig S. The smear test. Aust Fam Physician, 1985, 14: 1092-1094.

[10] Tattersall M. Preventing Cancer. Sydney: Australian Professorial Publications, 1988: 182-197.

计划生育 第90章

> 避孕套是用从莱茵河中所捕鱼的膀胱制成的，质地薄如丝，一点儿也不影响性生活的快感，在有效发挥避孕作用的同时，还可以预防性传播疾病，从而被广泛应用。
>
> Edward Bliss Foote 1864，*Medical Common Sense*

不管是为了怀孕还是避孕，有效的计划生育需要对其月经周期功能有一个很好的了解。年轻女性来就诊，主要是想寻求有关避孕方面的建议。因此，这是一次非常重要的来访，为医生与患者之间建立一种良好的关系提供了绝好机会，医生可以就一些重要的健康问题如健康促进、月经调节、性行为、计划妊娠、生育与不孕、避孕、预防性传播疾病、免疫和子宫颈细胞涂片等给予他们咨询和教育。

在咨询和治疗过程中，尤其是青少年，保护其隐私是非常重要的。记得对于16岁以下的女性应用Gillick量表来评估她的理解能力。避孕方法的问题是容易混淆的，所以讲解要认真，应用图表和其他辅助的工具来帮助加强理解，建立更好的医患关系，促进更好的依从性。

应当关注患者对怀孕的看法，包括其对怀孕的恐惧和对避孕失败的可能反应。与患者讨论她们对待妊娠的态度，包括对妊娠的恐惧和避孕失败可能采取的措施，都是很有意义的。

一、生育的控制

避孕方法的选择不仅取决于个人的需要、偏好和资源，还要考虑其安全性和不良反应的发生率。值得强调的是，一般情况下妊娠和分娩的死亡率与出生率的风险（发达国家为1:10 000）要高于所有的避孕方法的相关风险，但有两种情况例外：年龄在35岁以上并吸烟的女性，服用雌、孕激素联合的避孕药和那些年龄超过40岁使用这类制剂的患者[1]。在发达国家应用最广泛的避孕方法是联合应用复方口服避孕药（oral contraceptives，COC）、避孕套、隔膜、宫内节育器、杀精剂和安全期避孕。

对各种避孕方法的效果比较见表90.1。

在美国，超过一半的怀孕是因不使用任何避孕方

表 90.1 各种避孕方法的效果比较

方法	坚持可靠采用的每100位女性中发生最低预期妊娠数	个别报道
自然节律法	20～30	
比林兹排卵监测（子宫颈黏液）法	3	2～3
中断性交法	20～25	18
杀精子剂		
• 阴道海绵栓	10	—
• 阴道隔膜（含杀精剂）	15	6
• 避孕套	10～15	3（♂）；5（♀）
宫内节育器	3～5	0.1～1
阴道环	1～3	0.65
口服避孕药		
• 复方型	1～3	0.1
• 孕激素单剂	3	0.5
甲羟孕酮醋酸酯	0.1	0.3
植入剂	0.06	0.09
女性绝育术	0.02	0.4
男性绝育术	0.15	0.1

法而意外发生或者特定避孕方法的失败，或者停止避孕后发生的[2]。

对于那些有感染性传播疾病风险的女性，在选择避孕方法时要同时兼顾避孕与预防性传播疾病的需要（避孕套具有避孕和预防性传播疾病的双重作用）。

二、甾体类避孕药

甾体类药物避孕的方法包括：
- 复方口服避孕药。
- 孕激素避孕药（progestogen-only pill，POP）。
- 注射避孕针。
- 紧急避孕药。
- 植入性制剂（Implanon）。
- 左炔诺孕酮宫内节育器（曼月乐）。
- 孕激素释放阴道避孕环。
- 雌激素孕激素释放阴道环。
- 雌激素孕激素经皮吸收缓释剂。

1. 复方口服避孕药 复方口服避孕药（combined oral contraception，COC）通常含有低剂量的雌激素和中等剂量的孕激素。COC主要的作用方式是调节下丘脑功能，导致排卵障碍和垂体的抑制作用。

（1）**雌激素的使用** 雌酮和炔雌醇（ethinyloestradiol，EO）是等效的。雌酮经过肝脏中代谢转化成EO才发挥其避孕效果。EO是首选雌激素。

（2）**孕激素的使用** 孕激素都是去甲睾丸酮的衍生物，会发挥各种各样的非孕激素的作用。炔诺酮（norethisterone，NET）组包括醋酸炔诺酮、炔诺醇酯和利奈孕酮。后三种孕激素需要首先转换成NET才能起到避孕作用。左炔诺孕酮Levonorgestrel，LNG比NET功能强10倍，与NET相比对凝血系统的影响较小，因此是首选孕激素。

"第三代"的黄体酮，包括孕激素类似物去氧孕烯、炔诺酮、孕二烯酮和醋酸环丙孕酮。这些药物与NET和LNG相比，类似雄激素的作用更低，而雄激素会增加血栓栓塞的风险，但目前的数据尚不确定。屈螺酮是最新的抗雄激素的孕激素，类似于利尿药螺内酯和地诺孕素。

（3）**口服避孕药的使用**[3, 4] 首选药物其目的是良好的控制周期和最低的有效避孕剂量。患者的月经史和避孕使用情况应记录，并选择考虑合适的COC。在澳大利亚市售的各种COC制剂见表90.2[5, 6, 7]。

第一选择是单相片，含有30mg炔雌醇（EO）和左炔诺孕酮或炔诺酮（如Nordette，Microgynon 30，Monofeme，Levlen ED）。高剂量的单相片（50mg雌激素）在以下情况需慎重使用：突破性出血，低剂量口服避孕药；控制月经量过多，酶诱导药物同时使用低剂量避孕药。

向刚刚开始使用避孕药的女性提供健康教育和咨询是非常重要的。避孕药可以安全地被使用到50岁。如果在月经周期的第一天，应该立即开始使用COC。注："快速启动"技术由Westoff提出，可以在咨询日立即应用COC[8, 9]。

（4）**特殊人群**

① 青少年：COC可以从有规律性的月经开始时使用，并有适当的性安全教育和咨询辅导。应当选择单相低剂量联合制剂。

② 癫痫：使用COC与高剂量的雌激素（50μg）。

③ 女性多毛症：使用含较少睾酮的制剂（如达英-35）。

④ 35岁以上的女性：无吸烟嗜好的女性使用低剂量单相COC。如果一直服用至50岁，对围绝经期潮热有控制作用。通常在50～51岁停止服用避孕药物，等待几周后测定血清促卵泡激素和雌二醇水平。如果雌二醇水平低，促卵泡激素高，可以推测女性处于围绝经期，如果患者愿意可以开始激素替代疗法。

⑤ 月经失调：月经过多和（或）痛经。开始的时候，用一个标准的低剂量单相COC，但是可能需要加用一次更高剂量的雌激素（50μg）避孕药。

⑥ 痤疮：对于女性痤疮患者（没有服用COC），建议给予含较少雄激素的孕激素（如达英-35、妈富隆）。高剂量的单相雌激素（50μgEO）应在以下情况使用：

- 在应用低剂量口服避孕药时出现了突破性出血。
- 控制月经量过多。
- 同时使用酶诱导药物。
- 低剂量避孕药失败。

COC的使用禁忌见表90.3。

（5）**口服避孕药非避孕的用途** 理想情况下，女性服用口服避孕药的妊娠率是每年100个女性有1～3个怀孕，但在实践中，每100位女性中有2～6个

表 90.2　复方口服避孕药的不同剂型[4]

雌激素	剂量（μg）	孕激素	剂量（μg）	商品名
单相片				
炔雌醇	20	屈螺酮	3 000	Yaz
炔雌醇	20	左炔诺孕酮	100	Microgynon 20, Loette, Microlevlen
炔雌醇	30	左炔诺孕酮	150	Nordette, Levlen ED, Microgynon 30, Monofeme
炔雌醇	30	地诺孕素	2 000	Valette
炔雌醇	30	孕二烯酮	75	Femoden ED, Minulet
炔雌醇	30	去氧孕烯	150	Marvelon
炔雌醇	35	醋酸环丙孕酮	2 000	Brenda-35, Diane-35, Estelle-35, Juliet-35
炔雌醇	35	炔诺酮	500	Brevinor, Norimin
炔雌醇	35	炔诺酮	1 000	Brevinor-1, Norimin-1
炔雌醇	30	屈螺酮	3 000	Yasmin
炔雌醇	50	左炔诺孕酮	125	Nordette 50, Microgynon 50
炔雌醇甲醚	50	炔诺酮	1 000	Noriny l-1
三相片				
炔雌醇	30, 40	左炔诺孕酮	50, 75, 125	Triphasil, Triquilar/Trifeme 28, Logynon ED
炔雌醇	35, 40	炔诺酮	500, 1 000	Synphasic, Improvil 28 day

不等。估计每年有 600 万位女性服用避孕药后而意外怀孕。

（6）口服避孕药的除避孕作用以外的益处　口服避孕药除避孕作用外，还有一些其他方面明显的益处，最重要的有益作用如下：

- 减少月经周期紊乱。
- 降低功能性卵巢囊肿的发生率。
- 盆腔炎的发病率减少 50%。
- 降低卵巢癌和子宫内膜癌和乳腺良性疾病的发生率。
- 减少皮脂腺疾病（减少痤疮）。
- 降低甲状腺疾病的发生。

2. 复方口服避孕药的严重不良反应　复方避孕药物最严重的不良反应是对循环系统的影响和增加癌症的发病率。

（1）对循环系统的影响　以下循环系统异常与避孕药的使用有关。

① 静脉：深静脉血栓，偶见肺栓塞，肠系膜、肝和肾血栓形成。

② 动脉：血栓性脑卒中、心肌梗死、出血性脑卒中，偶见视网膜和肠系膜血栓形成。

目前证据不支持持续使用避孕药物与循环系统疾病的风险增加有关，长期服用的患者的风险没有增加。避孕药的雌激素含量被认为是致病因素，在那些服用高剂量雌激素者危险性增加，但目前的避孕药中雌激素含量已减至 20μg，发病率和死亡率的风险已经降低。

孕激素对脂质代谢有影响，但不是导致循环系统疾病的病因。循环系统疾病已被确认为主要发生在某些高危人群，尤其是年龄超过 35 岁的吸烟女性。其他高危人群包括那些有高脂血症、糖尿病、高血压和心血管疾病的家族史患者，或长期制动者。对那些低风险的妇女可提供低剂量口服避孕药，安全使用到 50 岁。

表90.3 复方口服避孕药的使用禁忌证[4, 7]

绝对禁忌证
妊娠（已知或可疑）
产后2周
血栓栓塞性疾病史，包括血栓形成倾向
脑血管病
局灶性偏头痛
冠状动脉疾病
雌激素依赖性肿瘤
活动性肝脏疾病
红细胞增多症

相对禁忌证
大量吸烟
>35岁的吸烟女性或伴有冠状动脉疾病的其他发病风险
诊断不明的异常阴道出血
正在哺乳
4周内拟行外科手术
外科手术后2周内
胆囊或肝脏疾病
高血压
糖尿病
长期制动
心脏瓣膜病
高脂血症
黄褐斑
严重抑郁

（2）复方口服避孕药与癌症
- 使用COC的女性癌症发病率没有全面升高。
- 可能的影响和可能非常低的风险
— 子宫颈（每年定期涂片检查）。
— 乳房。
- 保护作用
— 子宫内膜。
— 上皮性卵巢癌。
- 没有影响
— 黑色素瘤。
— 绒毛膜癌。

— 催乳素瘤。

3. 常见的不良反应 口服COC的女性，如出现了表90.4中列出的相对轻微的不良反应，如果没有得到适当的解释和安慰，有可能使其停止服用口服避孕药。对这些不良反应的应对方法列在同一张表中。在实际的工作中有这样一张表随时查对、参考是很有必要的。一个常见的比较棘手的不良反应是在前2个月出现突破性出血。如果病情轻微，可继续服药，但如果出血量多，应停止服药，并应用新的COC，通常应用50μg炔雌醇。

- 月经周期趋于更短、更有规律，月经量减少。
- 不间断的服药是必要的。
- 对口服避孕药疗效有影响的药物，包括抗酸药，泻药，维生素C药物，抗生素（尤其是灰黄霉素、利福平）和抗惊厥药（除丙戊酸钠）。对于那些开始口服避孕药的患者在应用华法林或者口服降糖药时可能需要改变剂量。
- 腹泻和呕吐可能降低避孕药的效果。如果服用紧急避孕药后2小时内呕吐，应该加服1次紧急避孕药。
- 年度回访建议重新回顾病史并重复巴氏涂片检查。

4. 漏服药物 基本的建议是"继续"（即继续服用一剂，然后尽快恢复正常服药时间）。如果漏服的药物是在第3周，她应该继续服用药物，省去原来的服药间隔时间。

如果以下数量的药片漏服：

"两个二十"（即如果两个或两个以上20mg药丸漏服），"三个三十"（即三个或更多的30~35μg药片漏服），应使用避孕套7天或7天禁欲。

5. 漏服药物其他的应对方法 如果漏服1个或2个30~35μg炔雌醇药片或1个20μg炔雌醇药片，尽快服用漏服的药片，然后继续按常规服用剩下的药片，不需要应用额外的避孕方法和紧急避孕。

如果漏服≥3个30~35μg炔雌醇药片或≥2个20μg炔雌醇药片，尽快服用漏服的药片，继续按常规服用剩下的药片，但要加用避孕套或禁欲直到继续服药7天后。

表 90.4　复方口服避孕药常见的不良反应[7, 10]

症状	处理	改变用药举例
痤疮	增加雌激素含量，减少或改变孕激素	将 Triphasil/Triquilar 改为 Dian ED/Marvelon
闭经	增加雌激素用量，减少孕激素	将 Wordrtte/Microgynom30 改为 Nordette 50/Micrigynon 50
大出血		
早中期	增加雌激素用量	将 Triphasil/Triquilar 改为 Biphasil/Sequilar
后期	增加孕激素用量或改变剂型	将 Triphasil 改为 Nordette 将 Nordette 改为 Norinyl-1
乳房问题		
发胀 / 触痛	减少雌激素用量	将 Biphasil/Sequilar 改为 Triphasil/Triquilar，或仅 progesterone 片剂
乳腺痛	减少孕激素用量	将 Nordette/Microgynon 30 改为 Triphasil/Triquilar
黄褐斑	停用雌激素 试用单一孕激素的避孕药 避免阳光直接照射（使用隔离霜）	
抑郁	减少或改变孕激素	将 Nordette/Microgynon 30 改为 Triphasil/Triquilar 或 Brevinor
痛经 / 月经过多	增加孕激素用量 减少雌激素用量	将 Triphasil/Triquilar 改为 Nordette/Microgynon
性欲丧失	增加雌激素用量 从抗雄激素改为孕激素替代量	将 Microgynon 30 等改为 Femoden/Minulet
头痛		
• 局灶性偏头痛	停药	
• 在不服药的当周发生	在不服药期间每天增加 10～30mg 炔雌醇或 50～100μg 雌二醇贴片	
恶心 / 呕吐	减少或改变雌激素或停用雌激素	使用 microgynon 20 等或孕激素单药避孕药
体重增加		
持续性	减少或改变孕激素	将 Triphasil/Triquilar 改为 Brevinor 或 Marvelon
周期性	减少雌激	将 Biphasil/Sequilar 改为 Triphasil/Triquilar 或 progestogen 单相药片

漏服药物或延迟服药（超过 12 小时）的 7 天原则

- 尽快补服忘记的药品，即使这意味着一天要吃 2 片药，以后的药片在常规时间服用，并服完这个周期。
- 如果补服的药片比平常时间超过 12 小时，妊娠的风险增加，所以要在随后的 7 天里加用其他的避孕方法（如避孕套）。
- 如果这个周期含激素的剩余药片不足 7 片，则不再服用该周期的安慰药片（或 7 天服药间隔），直接进入下一个服药周期。
- 你可以中断这个周期（在至少已经服用了 7 天药片的前提下）。

实践要点

如何推迟月经

- 在预计日期前，服用炔诺酮 5mg，每日 2 次或每日 3 次，连用 3 天。
- 停药后 2～3 天恢复。
- 如果服用复方口服避孕药：连续服用，直到认为的可以来月经的时候停止服药。

三、孕激素单药避孕药

孕激素单药避孕药（POP，迷你药丸）也许是一个未被充分利用的避孕方法，虽然它不像COC那样有效。两种常见的配方：左炔诺孕酮30mg/d和炔诺酮350μg/d。每天定时服用迷你药丸，妇女妊娠率为每年3%。随着年龄的增长，避孕失败率降低。没有严重的不良反应，但经常被抱怨的一个问题是周期不规则，尤其是有不规则出血。迷你药丸常常缩短月经周期，使周期少于25天或改变出血期的规律。迷你药丸的服用指征包括年龄45岁及45岁以上的女性，45岁及45岁以上的女性吸烟者，有雌激素使用禁忌或不能耐受雌激素避孕药物者、糖尿病、偏头痛、黄褐斑、哺乳期和控制良好的高血压患者。禁忌证包括妊娠，未确诊的生殖道出血，有异位妊娠病史或异位妊娠风险增加，同时使用酶诱导药物者（绝对禁忌）。

四、注射用避孕药

1. 甲羟孕酮 醋酸甲羟孕酮是澳大利亚唯一的肌内注射避孕药。疗效长达14周。剂量：在月经周期的前5天，150mg深部肌内注射。相同剂量每12周重复给予，保持避孕。

失败率：每年1/1 000。

不良反应包括月经周期紊乱（闭经率70%或不规则出血或子宫出血时间延长），过多的体重增加，乳房胀痛，抑郁和生育能力恢复的延迟（平均6个月）。对心血管疾病或癌症的发病率没有影响，但长期使用会加速骨质流失。没有绝对的禁忌证。不推荐连续使用超过2年，不推荐在18岁以下女性作为一线避孕药，最好不要用于25岁以下的女性。

2. 依托孕烯皮下植入剂 这是一种皮下埋植避孕药，需要一个小手术将其插入和取出，是一种可持续3年的装置。它有一个含有孕激素、依托孕烯的单杆，可以抑制排卵和对黏液有影响。不规则出血是最常见的不良反应。妊娠率低，3年应用期间每年妊娠率小于1/1 000。

五、紧急避孕

- 一片750μg的左炔诺孕酮片，12小时后再服另一片，限于前72小时。
- 应用方法：使用雌激素含量高的COC，例如50μgEO + 250μg诺迪奥复合口服避孕片（甲炔诺酮），开始使用2片，12小时后重复。失败率：2.6%。
- 达那唑200mg片剂（最初2片，12小时后重复）。
- 5天内放置铜质宫内节育器。
- 绝对禁忌证
— 已知或怀疑怀孕。
— 活动性盆腔炎症性疾病。
— 未明确诊断的异常生殖道出血。
— 曾有过异位妊娠。
— 子宫腔严重畸形。
- 相对禁忌证
— 月经过多。
— 痛经。
— 较小的子宫腔畸形。
— 子宫偏大或偏小（> 0.9cm 或 < 5.5cm）。
— 贫血。
— 免疫系统缺陷。
— 凝血机制受损。
— 心脏瓣膜病。
— 急性子宫前倾或后倾。
— 急性盆腔炎症性疾病增加风险（多个性伴侣）。

推荐使用时间：含铜宫内节育环6~10年，曼月乐5年。

六、避孕失败

口服避孕药失败的原因包括管理错误、吸收减少、漏服、药物相互作用，高剂量的维生素C。三相复合药物（Triphasics）的使用可能是一个因素。管理方法包括使用更高剂量的药片，改进教育和依从性，使用其他替代的避孕方法。

七、宫内节育器

宫内节育器（intra-uterine contraceptive devices，IUSD）通常是惰性材料制成的小型装置，可以添加一些生物活性物质（如含375铜环），或孕激素（如曼月乐）[11]。宫内节育器紧急避孕的机制还不是很清楚，但铜会影响精子活力及运输。

功效：IUCSs 可起到 96%～99% 的保护作用（避免妊娠）。

IUSD 禁忌证[4, 11]

1. 与宫内节育器使用有关的问题

（1）妊娠或异位妊娠　如果带节育器时怀孕，节育器避孕失败，增加 40%～50% 流产风险和在妊娠中期子宫内感染的风险。与使用 COC 相比，带环怀孕后发生异位妊娠的风险增加 10 倍，所以，如果带器怀孕，必须进行超声检查确定胚胎位置，并尽快取出避孕环。

（2）盆腔炎　有证据表明，在带节育器后的第一个 30 天内，患盆腔炎的风险增加。应用多西环素能降低风险。这种风险和性活动及性伙伴的数量有关。那些感染性传播疾病的高风险人群应避免使用 IUCD。

（3）节育器脱落，穿透子宫和节育器移位　节育器的自动脱落多发生在放环后第一个月，妇女常常意识不到环的脱落。子宫穿孔的发生率约为 1/1 000，所以在放环后 6 周进行复诊是必要的。如果通过 X 线和盆腔超声证实环已经发生了移位，必须取出。

（4）出血　经间期出血可能发生在放置 IUCD 后 2～3 个月，然后消失。如果月经量过大，应取环。然而，曼月乐环反而可以减少月经出血。

（5）疼痛　下腹部抽筋像月经样疼痛和腰背酸痛可在放环后立即出现并会持续几周。很少有疼痛严重到需要取环。

2. 节育环检查　放置节育器的妇女应该学会阴道自查，判断孕环是否仍在原位，通过突出在子宫颈管中的线或细丝来判断。他们应该 2～3 个月后来医院复诊检查，并在放置 12 个月后再次检查。

八、阴道避孕环

第一个可用的阴道避孕环是 Nura 环，是一个含有 15μg 炔雌醇和每 24 小时释放 120μg 依托孕烯（Etonogestrel）的柔性聚合物环。代谢作用和不良反应与低剂量复方避孕药（COC）相似。每月 1 次在月经后 5 天插入阴道，经过 21 天后取出，中间间隔 7 天后再次插入（通常在取出后就会发生月经出血）。阴道环能很好地控制月经周期，不规则出血发生率低。

九、障碍避孕法

屏障避孕法包括避孕套、阴道膜、子宫颈帽、阴道穿帽。如果正确使用，一些方法，特别是避孕套，是非常有效的避孕方法，妇女年妊娠率≤5%。

1. 避孕套　在预防性传播疾病方面也很有效，包括人免疫缺陷病毒（HIV）感染。主要缺点是，它们的使用需依赖男性的合作。

2. 阴道膜　必须在每次性行为前单独放置。安放前在膜的两面涂上大量杀精膏。在性交前任何方便的时间放置，在性行为后 6 小时取出。

十、皮肤贴膜避孕法

这是一种炔雌醇 - 黄体酮透皮给药方法，每周贴 1 张，连续应用 3 周，第 4 周停药（不贴，通常这周会来月经）。WHO 提供的皮肤贴的应用标准和 COC 相同。在美国和欧洲广泛应用，目前还未在澳大利亚应用。

十一、杀精剂

这些是屏障避孕方法的辅助方法。如果单独使用，妇女年妊娠率为 10%（高于一般口服避孕药）。他们是含壬苯醇醚或辛苯昔醇的霜剂、果冻、泡沫或阴道栓剂（性交前塞到阴道内使用）。

十二、自然避孕方法

使用这些方法要求女士应有较高的自主性和规律的月经周期。

1. 基础体温测定法　基础体温上升 0.2℃ 3 天后（72 小时）开始为性交安全期，持续达 6 天，直到下次月经来潮前的一段时间。

2. 日历或节奏法　女性自行回顾和记录 6 个月经周期，然后选择最短和最长的周期。最后她从最短周期减去 21 天和长周期中减 10 天作为安全期（即 26～30 天的周期：易怀孕期为第 5 天至第 20 天；正常 28 天的周期：易怀孕期为第 7 天至第 18 天）。

3. 比林斯排卵期避孕法　该方法是基于对阴道黏液性质的仔细观察，确认是否排卵。要求在阴道较干燥时进行性交。易怀孕的时期，黏液湿润、透明、拉丝较长的，黏液量增加，并感觉到润滑。这种分泌物在最后一天达到高峰（排卵日），然后由于排卵后孕激素的分泌，很快转变成黏稠的分泌物。安全的性交期开始于出现分泌物高峰的第 4 天后。从分泌物开始感觉增多时就应避孕（避免性交），直至出现最大量的分泌物过后 4 天。如果能够正确的掌握，这种方法是有效的，妇女每年避孕失败率只有 1%～2%（平均失败率为 3%）。但是如果没有正确的遵循指导，每年妇女的妊娠率可高达 15%。失败的原因是妇女只能区别出 3～4 天的分泌物期，在排卵之前 4～6 天如有性行为，而精子仍然有可能存活到排卵期。

4. 性行为中断避孕法（体外射精） 男性在射精前中断性交的避孕方法仍然在广泛使用。尽管理论上并不支持这种方法，但是，这种方法可能会继续被使用，在避孕方法中占一席之地。

十三、绝育术

1. 输精管结扎术 在输精管结扎术后，最重要的是要在术后 2～3 个月不断地检查确认精液中是否还有精子，在确认之前，应当继续使用其他避孕方法。需要 12～15 次的射精才能从输精管手术部近端清除所有的精子。输精管结扎术成功率高达 80%。有 1/500～1/1 000 的概率发生输精管再通。

2. 输卵管结扎术 女性绝育手术通常是通过小切口开腹术或腹腔镜进行，手术中用弹簧夹（Filshie 或 Hulka）或硅胶环（Falope）结扎双侧输卵管。输卵管再通的成功率为 50%～70%。结扎术后的避孕失败率为 3‰～4‰。

3. Essure 输卵管堵塞术 这一方法是应用宫腔镜向每侧输液管插入一个微型可膨胀的肽软管，这个微管会随着时间膨胀（通常需要 3 个月）从而堵塞输卵管起到避孕的作用。

十四、终止妊娠

据估计，在澳大利亚每 4 例妊娠中就有 1 例需要终止妊娠，高于比利时、荷兰等国家。比利时、荷兰等国家法律上也允许自由堕胎，但有更全面的性教育[12]。

终止妊娠通常采用传统的方法，如抽吸刮宫术和药物流产术。行药物流产时，可单独应用前列腺素 E_1 类似物米索前列醇，或与甲氨蝶呤、米非司酮（RU486）联合使用。

参考文献

[1] Walters W. Fertility control. In: MIMS Disease Index. Sydney: IMS Publishing, 1991-192: 185–190.

[2] Stovall TG. Clinical Manual of Gynaecology. New York: McGraw-Hill, 1992: 263–266.

[3] O'Connor V, Kovacs G. Obstetrics, Gynaecology and Women's Health. Cambridge: Cambridge University Press, 2003: 395–413.

[4] Moulds R (Chair). Therapeutic Guidelines: Endocrinology (Version 5). Melbourne: Therapeutic Guidelines Ltd, 2009: 203–217.

[5] Billings E, Westmore A. The Billings Method. Melbourne: Anne O'Donovan, 1992: 11–49.

[6] Sexual Health and Family Planning Australia. Contraception: An Australian Clinical Practice Handbook (2nd edn). Canberra: SHFPA, 2008.

[7] Weisberg E. Choosing an oral contraceptive. Modern Medicine Australia, 1997, 40(1): 18–26.

[8] Moore P. Recent developments in contraception: how to treat. Australian Doctor, 3 April 2009: 25–32.

[9] Westoff C. Quick start: a novel oral contraceptive initiation method. Contraception, 2002, 66: 141–148.

[10] Miller C. The combined oral contraceptive: a practical guide. Aust Fam Physician, 1990, 19: 897–905.

[11] Harvey C, Read C. An update on contraception: Part 3: IUDs, barriers and natural family planning. Medicine Today, 2009, 10(7): 38–48.

[12] De Costa C. Medical abortion. Update. Medical Observer, 31 October 2008: 27–29.

乳房疼痛（乳腺痛） 第91章

> 许多女性患有严重的乳房疼痛，以致影响了她们的生活方式、婚姻和两性关系，甚至使得她们无法去拥抱自己的小孩。
>
> Dr John Dawson 1990

乳房疼痛（或乳腺痛）是一种常见疾病，至少占全科医生临床工作中所遇乳腺疾病的50%，在澳大利亚占乳腺门诊病例的14%[1]。正如前面描述的那样，许多女性遭受严重的乳腺疼痛，以至影响了他们的生活方式、婚姻和两性关系，甚至无法拥抱自己的孩子。如果没有发现明显的身体原因，这一疾病经常会被忽略，或被当成正常的生理反应而未能及时诊断。

细心、富有同情心的临床治疗及进一步的检查确诊，对大部分患者都是有效和有益的。

一、症状

乳腺痛通常表现为胸部沉闷、不适，或有刺痛感。当患者提重物或手臂持续受力，如用力刷洗地板的时候，疼痛可放射到手臂内侧。

二、重要资料与关注要点

- 乳腺痛的典型发病年龄范围是30～50岁。
- 发病高峰年龄是35～45岁。
- 有4种常见的临床表现
— 弥漫、双侧周期性乳腺痛。
— 弥漫、双侧非周期性乳腺痛。
— 单侧广泛性非周期性乳腺痛。
— 乳房局限性疼痛。
- 乳腺痛的特殊类型应注意鉴别。
- 最常见的类型是周期性乳腺痛。
- 经前期的乳腺痛（1型中的一部分）很常见。
- 应该排除潜在的恶性肿瘤。
- 不到10%的乳腺癌患者也表现为局部疼痛。
- 200个乳腺痛的女性中大约仅有1例被确诊为乳腺癌患者。
- 本病尤其是2型和3型乳腺疼痛是很难缓解的。

三、诊断方法

常用安全诊断策略模型归纳于表91.1。

1. **可能的诊断** 对于非妊娠期的患者，周期性或非周期性全身广泛疼痛是最常见的。

典型的模式见图91.1。

周期性乳腺痛是最常见的弥漫性乳房疼痛。发生在月经周期的后半期，尤其是在经前期，来潮开始时减弱。很显然，周期性乳腺痛的发生是有激素基础的，这种基础可能是催乳素分泌异常。引起激素失调的主要潜在因素是乳房良性发育异常、纤维腺病、慢性乳腺炎、囊泡的增生或纤维囊性、乳房疾病。

非周期性的乳腺痛也十分常见，对其原因还了解甚少。可能与乳腺导管扩张和导管周围的乳腺炎症有关（见第93章相关内容）。

2. **不能忽视的严重疾病** 在胸部有任何疼痛感的情况下，都不可以漏过3个重要的疾病：肿瘤形成、感染和心肌梗死。

（1）**肿瘤形成** 我们必须跳出乳房疼痛与恶性肿瘤不相关这一观念的误区。乳腺痛可以是乳腺癌的起始症状（尽管不常见）。"炎性乳腺癌"是发生于哺乳期年轻女性的一种罕见的乳腺癌，表现为局部红肿、发热，可以有不同程度的疼痛[2]。乳腺痛也可能是青少年纤维腺瘤的一种症状，这是一种发生在青

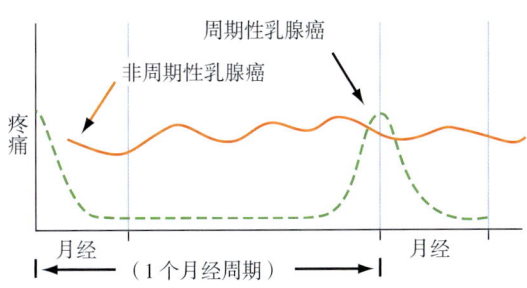

图91.1 周期性和非周期性乳腺痛的模式

表 91.1　乳房疼痛的诊断策略模型

问	可能的诊断	
答	妊娠	
	周期性乳腺痛	
	• 良性乳腺发育不良	
问	不能忽视的严重疾病	
答	肿瘤	
	炎性疾病	
	• 乳腺炎	
	• 乳腺脓肿	
	心肌缺血	
问	常被遗漏的疾病	
答	妊娠	
	肋软骨炎	
	胸肌痉挛	
	牵扯痛，特别是胸背部	
	机械的因素	
	• 乳罩的问题	
	• 体重的改变	
	• 外伤	
	罕见的问题	
	• 高泌乳素血症	
	• 神经压迫	
	• 乳腺导管扩张症	
	• 乳腺硬化性腺病	
	• 强直性脊柱炎	
问	七种假象	
答	抑郁症	√
	糖尿病	—
	药物	√
	贫血	—
	甲状腺疾病	√
	脊柱功能障碍	—
	尿路感染	√
问	患者试图告诉我什么？	
答	是的。担心恶性病变的可能。要考虑心理方面的原因。	

少年身上的快速生长的肿瘤。当然，成年女性的纤维腺瘤也有疼痛表现。

（2）**感染**　乳腺炎常见于授乳的女性。应该被看作是一种严重的急症，因为乳腺脓肿发展很快。除了细菌性感染，白色念珠菌的感染也可能随抗生素的使用而发生，念珠菌感染通常会导致严重的乳腺疼痛，会出现"烧灼"感，尤其是在给孩子喂奶时和喂奶后。

（3）**心肌缺血**　在没有被证明是其他疾病的情况下，表现为左侧乳房下收缩期的疼痛应该被看作是心肌缺血。

3. **常被遗漏的疾病**　这些表现类似乳房痛的疾病包括胸壁骨骼肌的损伤和来自心脏、食管、肺和胆囊等器官的疾病，尤其是来自上胸椎疾病的疼痛。

肌肉骨骼疾病包括肋软骨炎、胸大肌劳损或痉挛，以及第三肋间神经外侧皮支卡压。强直性脊柱炎可影响乳房下胸壁。胸腺痛可能是怀孕的首要症状。在开始治疗之前，应排除妊娠。

4. **七种假象**　抑郁、药物和脊柱功能障碍是其可能的原因。有些药物，包括口服避孕药、激素替代疗法和甲基化黄嘌呤衍生物、茶碱等都能引起胸部不适。有些药物，如地高辛、西咪替丁、螺内酯、大麻，可致易触痛性乳房。

上胸椎和低位颈椎的功能异常都可以表现在乳房下方疼痛感。如果有所怀疑，应该做相应节段脊椎的相关检查。

5. **精神因素**　潜在心理障碍，可使症状被夸大，有像胸痛这样症状的大多数女性都害怕会患有恶性肿瘤，所以需要给予安慰。

四、临床措施

1. **病史**　弄清疼痛与月经周期的关系，并确定患者是否为孕妇，这是非常重要的。

关键问题
- 你怀孕了吗？
- 你的月经期是按时还是提前的？
- 是双侧乳房疼痛，还是只有一侧疼痛？
- 乳房疼痛在月经期之前或是贯穿整个月经周期？
- 有感觉到背部或是胸骨、肋骨连接处疼痛吗？

2. **体格检查**　对双侧的乳腺应进行系统的触诊，以检查疼痛部位、有无肿块；胸壁和胸椎也应该检查。

3. **辅助检查**　应该考虑进行下列特殊专项检查。

（1）**乳房 X 线照相术**　对于年老的女性应考虑该项检查。对年轻女性的检查结果是不可靠的，除非少数个例，这项检查不推荐用于 40 岁以下的患者。

（2）**超声**　可作为胸部 X 线的辅助性检查，因其在评估局限性的肿块方面或是易触痛的区域是有意义的。超声检查不适合评估弥漫性区域病变。对绝经后女性乳腺的检查评估意义不大，因为此时的胸部多脂肪，在超声上看起来与癌肿不易区别。

（3）**组织活检**　对局限性疼痛病变是有价值

的，尤其是对可疑性乳腺肿块。考虑胸部X线和心电图检查。

五、儿童乳腺痛

儿童，包括青春期青少年中乳腺痛是不常见的，但在青少年时期的后期就可能会出现此情况。青春期的男孩可能会自述乳头下方乳房有肿块（青春期男子女性型乳房），但这些都很少会有触痛感，也不需要特殊的治疗。

六、老年人乳腺痛

绝经期以后，乳房疼痛是很少发生的，但随着激素替代疗法使用的增加而越来越多的发生，这种疼痛趋向表现为双侧乳房广泛性疼痛。如果确定其疼痛与激素替代疗法有关，就应该减少雌激素用量或改用其他药物。

七、周期性乳腺痛

1. 周期性乳腺痛的特征

- 典型的发病年龄是35岁。
- 可表现为乳房不适感，有时会感到乳房疼痛。
- 通常是双侧的，但常以一侧乳房痛为主。
- 主要发生在经前期。
- 通常发生在月经期的开始。
- 两侧乳房呈弥漫性结节或团块状。
- 与使用避孕药有关。

周期性乳腺痛很少发生于绝经期后。

2. 治疗
在排除了癌症及可触及囊肿后，可根据其病情的严重程度，采取各种不同的治疗方法[3]。应掌握病情及其不适症状。

（1）**轻度疼痛者**
- 安慰。
- 定期复查和胸部自检。
- 合适的胸罩支撑。
- 正确的低脂饮食，拒绝咖啡因。
- 保持理想的体重。
- 调整口服避孕药或激素替代治疗方案（如患者有应用）。
- 镇痛（如对乙酰氨基酚，口服，0.5～1g，每4～6小时1次，或非甾体抗炎药如布洛芬）。

（2）**中度疼痛** 在轻度疼痛治疗的基础上，增加下述药物（单独或联合应用）：
- 甲芬那酸500mg，每天3次。
- 维生素B_1 100mg/d。
- 维生素B_6 100mg/d。
- 考虑停止服用口服避孕药。

（3）**如果无效** 同轻度疼痛的治疗方法，增加下列药物中的一种：
- 炔诺酮5mg/d（在月经周期的后半段）。
- 达那唑200mg/d。

在这些治疗方法中，尤其是维生素疗法，还没有经过科学的试验，但是一些经验性的证据还是可信的。利尿药的价值还没有被证明，睾酮或他莫昔芬疗法总体上还没有被人们所接受。

月见草油含有通常食物中缺乏的必须脂肪酸，也可以作为前列腺素E的替代品，它可以对抗雌激素和催乳素对乳腺的作用。然而，欧洲多中心随机对照实验的结果发现：其作用并不比安慰剂更有效。

溴隐亭和达那唑有显著的不良反应，但是临床试验已经证实了两种药物对本病有良好的疗效[4, 5]。

系统回顾随机对照实验结果表明，人为治疗减轻乳腺痛的作用是有限的，但应用他莫昔芬，低脂、高糖饮食是有益处的。达那唑治疗有一定益处，但同时不良反应的发生率也很高。溴隐亭（也有很高的不良反应）和激素替代疗法的益处不大。月见草油、维生素B_6、维生素E和利尿药具有一定的作用，但其机制尚不清楚[6]。

周期性乳腺痛的治疗策略归纳于表91.2中。

表91.2 周期性乳腺痛的阶梯性治疗方法

步骤1	安慰
	正确的胸罩支撑
	饮食——禁咖啡因、低脂
	身体锻炼（特别是胸部的有氧运动）
	止痛药
步骤2	增加
	维生素B_1 100mg/d
	维生素B_6 100mg/d
步骤3	增加
	达那唑200mg/d

八、非周期性乳腺痛

1. 临床特征
- 典型的发病年龄是40岁左右。
- 双侧弥漫性。
- 整个月经周期都会有疼痛。
- 没有明显的生理或病理基础。

2. 治疗　非周期性乳腺痛很难治疗，与周期性乳房痛相比，它对治疗的反应性较差，因此推荐进行试验性治疗观察。

（1）一线疗法
- 饮食中禁用咖啡因。
- 必要时减轻体重。
- 维生素 B_1 100mg/d。
- 维生素 B_6 100mg/d。

（2）二线疗法
- 炔诺酮 5mg/d。
- 镇痛疗法：与周期性乳腺痛的治疗方法相同。

九、局部病变

局部病变可进行外科手术切除。如果不是弥漫性的病变，而有引发疼痛的触发部位（包括肋软骨炎），局部注射局麻药和皮质激素可缓解这种症状。

十、肋软骨炎（Tietze综合征）

该病是乳房疼痛门诊的常见原因，其病因尚不清楚。但因患者持续不断的咳嗽使肋骨与软骨的连接处可能发生损伤。疼痛以向周围的胸壁间歇性放射的方式出现，也可以因深呼吸或咳嗽而引发或加重。

1. 临床特征
- 疼痛是急性的、间歇性的，或慢性的。
- 乳房触诊正常。
- 由于肋软骨增大，距胸骨外缘约4cm处可触及肿块。
- X线检查正常。
- 肋软骨炎具有自限性，但可能需要几个月才能完全缓解。

2. 治疗
- 局部麻药和皮质激素浸润封闭，也可使用非甾体类抗炎药或对乙酰氨基酚。

十一、乳腺炎

乳腺炎基本上都是乳腺小叶间结缔组织的蜂窝织炎。大多见于哺乳期女性，与乳头破损或乳汁排出不畅有关。感染的病原体通常是金黄色葡萄球菌，大肠埃希菌和白色念珠菌少见。本病在哺乳期妇女中很常见。乳腺炎是一种需要及早治疗的严重疾病。由于乳腺炎的感染局限于乳腺间质组织，通常不影响乳汁分泌，故感染一侧的乳房仍可以继续授乳。

1. 临床特征
- 开始出现肿块，然后疼痛（初起症状）。
- 出现红肿、触痛区域。
- 可能伴有发热、疲劳、肌肉疼痛。

注：白色念珠菌感染通常可引起严重的乳腺疼痛——一种刀割样的剧痛，尤其是在给婴儿喂奶或喂奶之后的一段时间。也可能出现在应用抗生素一段时间之后。

2. 预防（在哺乳期）
- 保持排乳通畅。
- 留意乳房肿胀、充血和乳头的破损。

3. 治疗
- 抗生素：乳腺脓肿形成前可应用抗生素来防止病变发展为乳腺脓肿[7]。双氯西林或氟氯西林 500mg/6h，口服，维持7～10天。或头孢氨苄 500mg/6h，口服，维持7～10天。

如果为严重的蜂窝织炎，则用双氯西林或氟氯西林 2g，静脉注射，6小时1次。
- 治疗性超声（$2W/cm^2$，连续6分钟）：每日1次，应用2～3天。
- 对疼痛者可用布洛芬或对乙酰氨基酚镇痛。
- 白色念珠菌感染：口服氟康唑，200～400mg/d，连续2～4天。

二线性药物：制霉菌素50万U，每日3次。

十二、乳腺脓肿

如果乳房触痛和红肿持续超过48小时，同时硬结扩大、皮肤绷紧，则表明乳腺脓肿已形成（图91.2）。需要在全身麻醉下手术引流或在局部麻醉下用大孔针隔一天（第一个选项）进行1次穿刺抽脓，直到问题解决，同时予以休息、使用抗生素和完全排

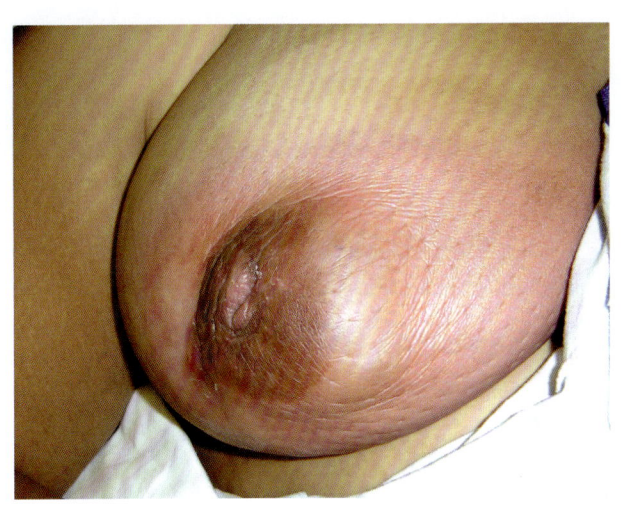

图 91.2 一哺乳期母亲的局部蜂窝织炎和乳房脓肿

空乳房进行综合治疗。

外科引流方法：

① 在触痛最明显的位置做一个切口，最好是在乳腺下垂的部位。手术切口应尽量远离乳晕和乳头，保持乳晕旁的敷料干净，以使患者能继续进行授乳喂养。应采取放射状弧形（像车的轮辐）切口，以降低切断乳腺导管或乳头感觉神经的风险。

② 使用动脉钳分离乳房组织直到脓腔。

③ 留取拭子送培养。

④ 用戴手套的手指伸入脓腔，轻轻打通其分隔，以利于引流。

⑤ 插入脓腔并留置带皱褶的引流管。

术后两天移除引流管。每天更换敷料，直到伤口愈合。继续用抗生素，直到炎症消退。继续双侧授乳，但如果由于局部切口或引流管影响而无法授乳，也应将乳汁排空。

十三、炎性乳腺癌

也称为"乳腺炎性癌"，是一种罕见的疾病，表现为局部红、肿，伴有乳房沉闷感，其病情发展迅速。本病不似表现出来的那么疼痛，易被误诊为乳腺炎，但抗生素对其无效。

处理原则是立即转诊。

十四、转诊时机

未确诊的乳房局部疼痛或肿块。

> **实践要点**
>
> - 良性的乳房痛的治疗基础是持续的心理安慰。
> - 尽管乳腺癌很少引起乳房痛，但也应注意检查排除。
> - 如果乳腺炎严重且伴有灼热痛，尤其是在用抗生素治疗之后出现此情况时，要想到可能是白色念珠菌感染。
> - 如果乳腺的检查是正常的，要注意查找潜在的胸壁异常。
> - 要想到咖啡因的摄入可引起良性弥漫性乳腺痛。
> - 对乳腺炎应该全力积极治疗——这是一种严重疾病。
> - 纤维腺瘤和乳腺囊肿也会引起局部疼痛和压痛。

参考文献

[1] Brennan M. Mastalgia: an approach to management (update). Medical Observer, 2008:1-3.

[2] Ryan P. A Very Short Textbook of Surgery (2nd edn). Canberra: Dennis & Ryan, 1990: 10.

[3] Barraclough B. The fibrocystic breast—clinical assessment, diagnosis and treatment. Modern Medicine Australia, 1990, 33(4): 16-25.

[4] Mansel RE. Controlled trial of the antigonadotrophin danazol in painful nodular benign breast disease. Lancet, 1982; 1: 928.

[5] Hinton CP. A double blind controlled trial of danazol and bromocriptine in the management of severe cyclical breast pain. Br J Clin Pract, 1986, 40: 326.

[6] Barton S (ed). Clinical Evidence. London: BMJ Publishing Group, 2001: 1247-52.

[7] Spicer J (Chair). Therapeutic Guidelines: Antibiotic (Version 13).Melbourne: Therapeutic Guidelines Ltd, 2006: 282.

第92章　乳房肿块

> 乳腺癌是最令人恐惧和影响情绪的疾病之一，无论是其病因，还是预防方法都尚不清楚。
>
> Anonymous Lecturer on Breast Cancer

乳房肿块在临床上很常见。不过，对于女性来说，一旦发现乳房肿块常会引起严重焦虑和异常情绪反应（此情况如发生在妊娠过程中则常常被掩盖）。因为，对许多人来说，乳房肿块就意味着癌症。

实际上，许多乳房肿块都是正常乳腺组织增厚所致。许多其他乳房肿块则为乳腺纤维囊性疾病，即多为纤维性增生或囊肿形成，或两者同时存在，这是两种最多见的情况[1]。然而，对于任何乳房肿块，我们总的处理原则都应是注意排除癌症的可能。

乳腺癌的遗传倾向，仍然认为与 BRCA1 和 BRCA2 的基因突变有很强的关联。请参考第19章。

一、重要资料与关注要点

- 最常见的乳房肿块多与纤维囊性疾病有关（32%）[2]。见表92.1。
- 乳房纤维囊性病变也是乳房囊肿的常见原因，尤其是在绝经前阶段。
- 75%的孤立性乳房肿块为良性，临床上只有在进行穿刺活检或组织学病理切片检查明确后才能诊断为恶性肿瘤。
- 对新发现的乳房肿块需要进行仔细地询问病史和以下三项检查。

> **三项检查**
> 1. 临床检查；
> 2. 影像学检查，包括乳房X线检查和超声检查；
> 3. 穿刺活检。

- 乳腺癌是女性发病率最高的癌症，11～15名女性就有1人患病，而澳大利亚女性的发生率为1/11。
- 乳腺癌在30岁以下人群中罕见，30岁后随年龄增加，60岁左右发病率最高，是50岁以上女性最常见的癌症。
- 在女性所有新发癌症中，25%是乳腺癌。
- 老年女性发现乳房明确肿块首先应考虑为恶性。

表92.1　乳房肿块的原因（来自一个外科门诊的研究结果）

常见的原因	%
• 乳腺纤维囊性疾病	32
• 纤维腺瘤	23
• 癌	22
• 囊肿	10
• 乳腺脓肿/蜂窝织炎	2
不常见的原因	
• 乳腺导管扩张症	
• 导管内乳头状瘤	
• 哺乳期囊肿（galactocele）	
• 乳头Paget综合征	
• 脂肪坏死/纤维化	
• 肉瘤	
• 脂肪瘤	

（数据统计自：MA Henderson, PBR Kitchen, PR Hayes, University of Melbourne Department of Surgery, Breast Clinic, St Vincent's Hospital, Melbourne.）

二、临床方法

乳房肿块的临床诊断应基于详细的病史和相关检查。

1. 既往史　病史应包括家族史，患者乳腺疾病既往史，包括创伤、乳房疼痛史，以及详细的妊娠生产史（如妊娠哺乳期乳腺炎、乳头疾病和乳汁存积史）。

（1）应询问的重要问题
- 您以前有过乳房疾病吗？
- 您是否曾有任何乳房疼痛或不适？
- 您是否曾患过任何乳腺疾病，在来月经之前有乳房肿胀加重或压痛吗？
- 在发现乳房肿块之前，您是否曾注意触摸乳房情况?
- 肿块部位是否有过发红、发热?
- 一侧或两侧乳头是否有过分泌物溢出?
- 您的乳头有什么变化吗?
- 您的母亲、姐妹或亲戚有任何乳腺疾病吗?

(2) 乳房疾病表现

- 肿块(76%)。
- 压痛或疼痛(10%)。
- 乳头变化(8%)。
- 乳头溢液(2%)。
- 两侧乳房不对称或皮肤凹陷(4%)。
- 乳晕炎。

乳房肿块并带有故事色彩的症状。见图92.1。

(3) 乳头溢液[3]　乳头溢液可在一侧或两侧乳头间歇性出现。也可通过压迫乳房4个不同象限的乳腺组织诱发。

溢液的性质:

- 血性
— 导管内乳头状瘤(最常见)。
— 导管癌。
— 纤维囊性疾病。
- 绿灰色
— 纤维囊性疾病。
— 乳腺导管扩张症。
- 黄色
— 纤维囊性疾病。
— 导管癌(浆液性)。
— 乳房脓肿(脓性)。
- 乳白色(溢乳)
— 哺乳期囊肿。
— 哺乳期。
— 高泌乳素血症。
— 药物原因(如氯丙嗪)。

乳房肿块的重要警示性信号

- 硬而不规则的肿块
- 皮肤凹陷和皱缩
- 皮肤水肿(橘皮样)
- 乳头溢液
- 乳头变形
- 乳头湿疹

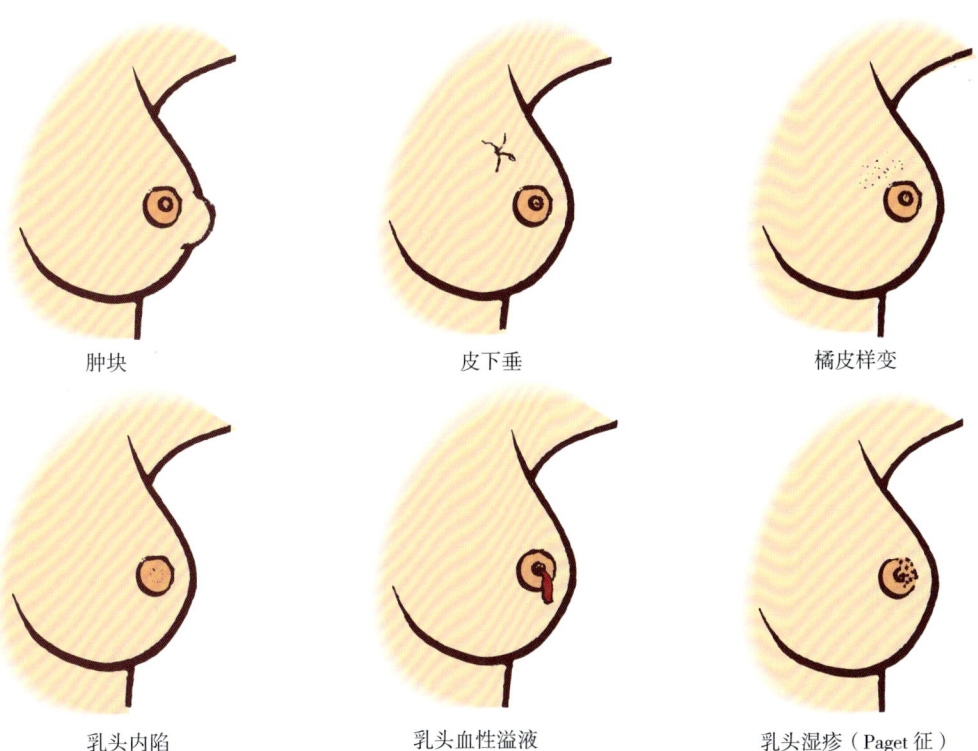

图92.1　乳腺癌的典型症状

（4）**乳晕周围炎** 乳晕周围炎表现为乳晕周围疼痛，局部皮肤发红、压痛和肿胀。原因可能是乳头内陷或乳腺导管扩张。

（5）**乳头 Paget 病** 这是一种少见但有重要意义的疾病，通常发生在中年和老年女性（图 92.2）。开始表现为乳头红色皮疹、湿疹、干燥结痂，然后发生乳头和乳晕溃疡（表 92.2）。说其重要，是因为有潜在恶性的情况。

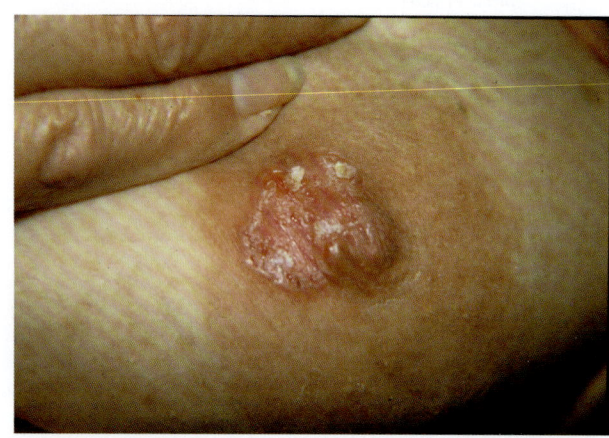

图 92.2 乳头 Paget 病：注意其红斑、湿疹、乳头的鳞片状外观

表 92.2 乳头 Paget 病和湿疹的区别

Paget 病	湿疹
单侧	双侧
老年患者	生育期或哺乳期
可有乳头溢液	没有乳头溢液
无瘙痒	局部瘙痒
没有脓疱	有脓疱
乳头畸形	乳头形态正常
有可能触及的肿块	无肿块

2. 乳房的检查

（1）目的
- 确定肿块存在与否（一个不同于其他乳腺组织的肿块）。
- 确定肿块是否为恶性。
- 筛查早期乳腺癌。

检查的时机：最好是在月经结束后的 4 天。

（2）**查体** 光线要良好，让患者端坐在沙发上，手臂放在身体两侧，面对医生，脱去上衣到腰部。

① 视诊

a. 注意观察
- 有无双侧乳房不对称，是否可见到肿块。
- 局部皮肤颜色改变。
- 乳头情况
— 萎缩、内陷或溃疡。
— 位置高度发生变化（如一侧乳头抬高）。
— 有分泌物（如血性、透明或黄色）。
- 皮肤粘连或牵拉→皮肤凹陷（为使其明确显现，可让患者抬高手臂过头顶）。
- 表面有小结节。
- 静脉显露（如果是单侧的，提示乳腺癌）[4]。
- 橘皮样改变，由于局部皮肤水肿所致。

b. 提高手臂到头顶（这会使一些体征变化更明显，如乳头的水平高低，皮肤牵拉情况更明显）。双手压在臀部并努力收缩胸大肌，这样有助于发现哪些乳房深部的肿块。

② 让患者取坐位，检查观察淋巴结：患者双手放在臀部。医生从前、后分别检查腋窝及锁骨上淋巴结。

注：乳房区回流淋巴系统包括腋窝、锁骨上窝和内乳淋巴结。

③ 触诊

a. 患者仍取坐位：手掌平放触诊，触摸双手之间的乳房组织。

b. 仰卧位
- 患者仰卧在沙发上，手臂伸到头顶上方。
- 两侧胸部身体轻微向中线转动，使乳房尽可能地"坐"在胸壁上。

方法：
- 用指腹，而不是指尖，平置在患者乳房上。
- 将手慢慢回旋性移动地触摸。
- 从乳房腋尾部开始自上而下垂直检查乳房（图 92.3）。
- 系统地检查乳房的 6 个区域（图 92.4）：
— 乳房 4 个象限区域。
— 腋窝乳腺尾叶区域。
— 乳头和乳晕深部的组织。

④ 如果发现可疑肿块，则应检查肝、肺和脊柱。

⑤ 检查患者的胸罩。注意检查其对乳房的影响。

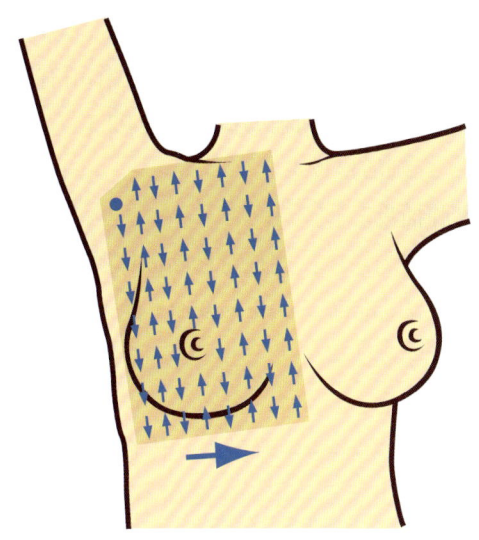

图92.3 乳房的系统检查

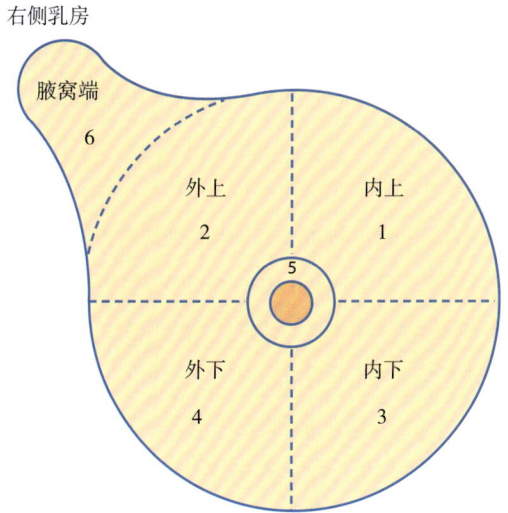

图92.4 乳房的6个区域

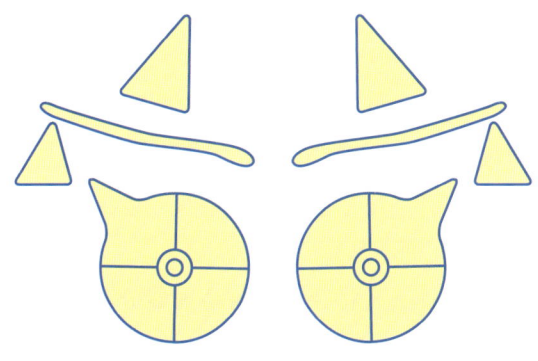

图92.5 乳房肿块特征和回流区域肿大淋巴结（腋窝和锁骨上三角）示意图

乳罩可能增加对乳腺组织的压迫，通常在外上象限。

注意：
- 图92.5是一个非常实用的示意图。
- 40%～50%的乳腺癌发生在乳腺外上象限。
- 良性肿块通常不需要立即治疗：如皮下小结节（小于4mm，通常在乳晕边缘）、细长的脊状隆起性肿块（通常是双侧的，位于乳房下方），以及在乳晕边缘的柔软圆形结节（通常小于6mm）[5]。
- 质地坚硬的肿块，高度怀疑是恶性肿瘤，但注意恶性肿瘤也可以因含有脂肪组织而表现为质地柔软。
- 在乳房下皱襞通常可以触及质硬的结节，尤其是乳房过大者。
- 如有肿块，在外上象限区域的表现最明显。

如果存在单个，则应评估其：
- 位置（乳房象限和乳头附近）
- 大小和形状
- 质地（实性、硬、软、囊性）
- 压痛
- 移动和固定
- 附着于皮肤或深层肌肉

3. 辅助检查

（1）乳房X线照相术（钼靶检查） 乳房钼靶检查既可作为筛查手段，也可作为诊断方法。这是目前最为有价值的乳腺癌筛查工具[6]。恶性肿瘤阳性征包括不规则浸润性肿块，伴有局灶性点状钙化。

筛查：
- 已确认对50岁以上的女性是有益处的。
- 对40岁以上50岁以下的女性可能有益。
- 对乳腺癌患者进行随访，发现对侧乳腺发生癌变的概率为6%。
- 为穿刺活检定位。

（2）乳腺超声检查 主要用来显示乳腺组织的密度和容积，是鉴别良性乳腺疾病的最好方法，特别是囊性改变。对于小于35岁的女性，它是最有价值的检查方法（与X线检查相比）。

可用于：
- 怀孕和哺乳期女性的乳房检查。

- 囊性肿物和实性肿块的鉴别。
- 乳腺周边组织的肿块（钼靶筛查未能显示者）。

表 92.3　与年龄相关的可能诊断和辅助检查[5]

1	低龄女性——12～25 岁
	• 小叶或导管的炎性改变，通常靠近乳晕
	• 纤维腺瘤，有时是巨大的
	• 激素刺激性增生，并不少见
	• 罕有恶性病变
	辅助检查
	—不建议行乳房钼靶检查
	—超声检查可有帮助
2	青年女性——26～35 岁
	• 典型的纤维腺瘤
	• 乳腺纤维囊性病变，同时可有乳头溢液
	• 囊肿少见
	• 恶性病变少见
	辅助检查
	—乳房钼靶检查：乳腺腺体多非常致密
	—超声检查常能确诊
3	女性——36～50 岁（绝经前）
	• 囊肿
	• 乳腺纤维囊性病、乳头溢液、导管内乳头状瘤
	• 恶性病变是常见的
	• 纤维腺瘤可以发生，但不能作为假定
	• 炎性过程不多见
	辅助检查
	—乳房钼靶检查是有意义的
	—超声同样是有意义的
4	女性——50 岁以上（绝经后）
	• 任何新生的散在肿块——首先考虑恶性病变的可能，直到确诊为别的疾病
	• 任何新的增厚——要引起怀疑
	• 炎性病变——可能是导管扩张（随后确诊）
	• 囊肿可能性减小
	辅助检查：
	—乳房钼靶检查是有用的诊断手段
	—超声检查可能有帮助
5	女性——50 岁以上的激素替代治疗者
	• 任何新生肿块——视为可疑
	• 囊肿可以出现——通常是无症状的
	• 激素性变化不常见
	辅助检查
	—乳房钼靶检查多有诊断价值，但这时乳腺变得更致密了（不便于诊断，译者注）
	—超声检查可能有帮助

来源：经 Hirst 同意并转载。

- 为穿刺活检进行较准确的定位。

注：CT 和 MRI 在乳腺癌的检查中作用有限。与年龄相关的可能诊断和辅助检查见表 92.3。

（3）**穿刺活检技术**

- 囊肿抽吸。
- 细针穿刺活检：这是对诊断固体肿块的一种非常有用的方法，准确率 90%～95%（优于钼靶检查）。
- 粗针穿刺活检。
- 切取活检。

（4）**肿瘤标志物**　雌激素受体在正常乳腺组织中较为罕见，虽然发生率随年龄而不同，但有 2/3 的乳腺癌组织中存在此受体。雌激素受体是一项很好的乳腺癌预测指标。孕激素受体也可以作为乳腺癌预测标志。

（5）**乳房肿块细针穿刺技术**　这是一项非常简单有用的技术。如果肿块为良性或为囊肿，穿刺不会有不良影响；如果是恶性的，穿刺活检则有助于术前细胞学诊断。

穿刺和穿刺活检的技术方法：

① 清洁、消毒皮肤，无须局部麻醉。

② 使用一个 23 号针头和 5ml 无菌注射器。

③ 准确固定肿块，用非优势手的 3 个手指牢牢固定肿块的 3 个面（图 92.6）。

④ 将针直接插入肿胀处。针头一旦进入皮下组织，一边抽吸一边进针（图 92.7）。如果肿块是囊性，可以感觉到突然的"落空感"。

⑤ 如果吸出了液体（通常为黄绿色），尽可能将其抽空。

⑥ 如果未吸出液体，尽可能从肿块的不同区域吸到细胞。

⑦ 不退出皮肤，保持针头在肿块内，从不同角度反复抽吸来抽取其组织细胞。

⑧ 在将针退出皮肤前停止抽吸，使细胞留在穿刺针头腔内（而不是在注射器中）。

⑨ 退出针头，将穿刺针与注射器分离，用注射器抽吸 2ml 空气，重新连接穿刺针和注射器，推注射器，将针头里的细胞标本雾状地喷涂在两个玻片上，制作两个玻片标本。

⑩ 一个玻片用 Cytofix 固定液固定，另一个在空

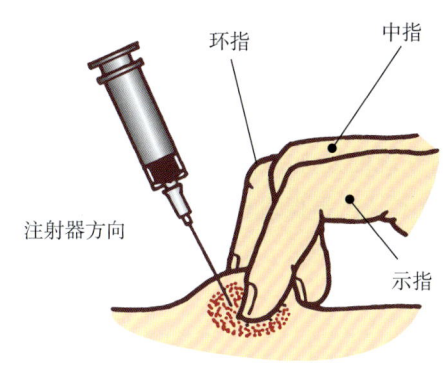

图 92.6　乳房肿块穿刺抽吸术，囊肿的固定

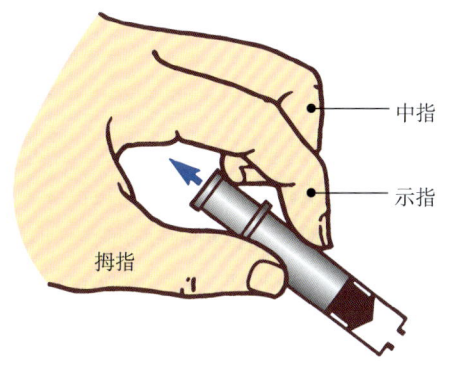

图 92.7　乳房肿块穿刺抽吸术：用食指和拇指固定注射器，第三（中）手指拉动针栓产生吸力

35 岁，应同时行钼靶和超声检查[7]。如果肿块是囊性的，进行抽吸；如果为实体性的，进行细针穿刺活检行病理检查。继而，根据检查结果采取相应的治疗措施。如果难以确诊，优选外科切除活检。

三、乳腺癌

在 30 岁以下女性中乳腺癌少见，在 30 岁后逐渐增加，约在 60 岁发病率最高。约有 1/3 的女性乳腺癌是发生在绝经前，2/3 在绝经后。每 11～15 个女性中可有 1 人患乳腺癌（澳大利亚女性乳腺癌发生率为 1/11）。90% 的乳腺癌是浸润性导管癌，其余为小叶癌、乳头状癌、髓样癌和胶质或黏液性癌。

其危险因素包括年龄增加（大于 40 岁）、白种人、发病前存在乳腺良性肿块、酗酒、接受激素替代治疗（HRT）超过 5 年、乳腺癌史、一级亲属乳腺癌史（危险性增加约 3 倍）、未生育、停经晚（53 岁后）、肥胖、30 岁以后生育史、月经初潮早、电离辐射暴露等。

1. 家族性乳腺癌　高达 5% 的乳腺癌病例为家族性，其绝大多数是常染色体显性遗传。请参考第 19 章。

2. 临床特点

- 多数乳腺癌患者存在肿块（图 92.9）。
- 通常是无痛性肿块（16% 的伴有疼痛）。
- 肿块质地通常坚硬且不规则。
- 乳头异常改变、溢液、内陷萎缩或变形。
- 少数乳腺癌可以表现为乳腺 Paget 病（乳头湿疹）或炎性乳腺癌（见 91 章）。
- 少数患者会继发骨骼受累症状（如背部疼痛、呼吸困难、体重减轻、头痛）。

注：乳腺癌的基本表现有 3 个方面：
- 绝大多数患者表现有乳房局部肿块（图 92.10）。
- 原位导管癌。
- 一些患者有转移病灶。

表现为局灶性病灶的乳腺癌，约有 50% 将可能发生远处转移

3. 管理与治疗　确诊或怀疑有乳腺癌的乳房肿块患者，应立即转诊到乳腺外科专家处就医。根据肿块的性质、患者的年龄和癌症分期采取个体化治疗方案。准确的分期需要明确是否有回流区域淋巴结转移，这是对发生远处转移、预后和死亡最有力的预测指标。系统的疾病分期还需要进行全血检查、肝功能检查（包

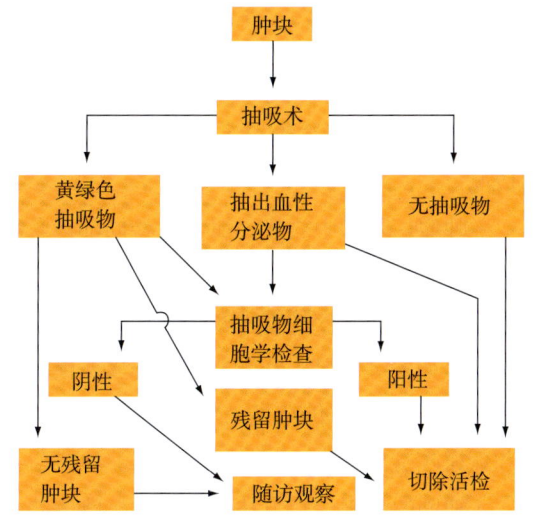

图 92.8　乳房肿块的细针穿刺管理方案

气中自然干燥，并将其转送到一个技术可靠、有信誉的病理学实验室进行细胞学检查。

穿刺流程：穿刺抽吸程序方案见图 92.8。

（6）选择辅助检查的总体原则　如果患者年龄小于 35 岁，发现乳房肿块，应行超声检查；如果超过

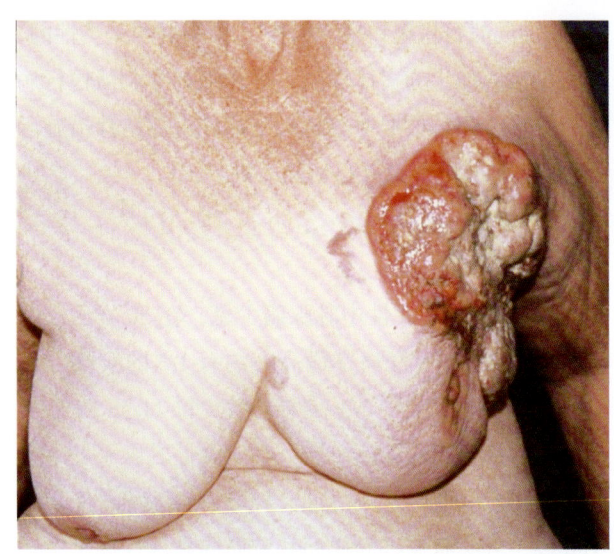

图92.9 进展性乳腺癌：病情持续2年，患者拒绝治疗

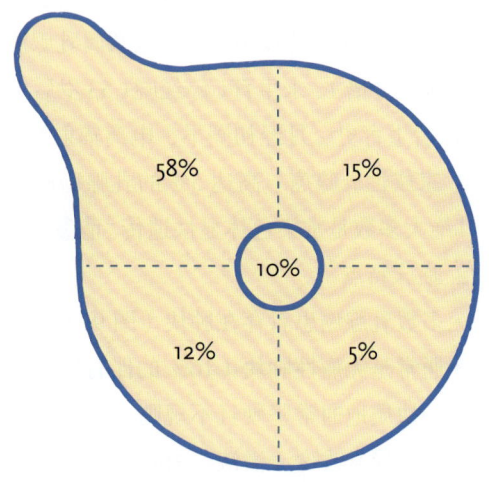

图92.10 不同解剖位置的乳腺癌相对发病率

括碱性磷酸酶）。骨扫描可以作为一种有价值的基础诊断方法（用于判断是否发生了转移）。肿瘤大小、淋巴结状态、受体状态和组织学分级是最重要的预后因素。

晚期乳腺癌的优化管理是一个综合性的方案，采用适当的放射治疗、手术和（或）内分泌治疗（Ⅳ级证据）。

大多数的复发病例发生在手术后的前3年[8]。

四、原位导管癌

原位导管癌（ductal carcinoma in situ, DCIS）是一种乳管上皮细胞-小叶内导管系统的非浸润性异常增生，是侵袭性乳腺癌的癌前病变。由于乳腺钼靶检查很容易发现这种疾病，目前发现的乳腺癌中约20%为这种类型。临床表现为乳头溢液、乳头Paget病，伴有或不伴有肿块。

治疗

对此种情况的处理决策是具有挑战性的，是选择全乳房切除术，还是保乳治疗，加或不加放疗？患者通常局部复发率很低，且临床预后良好，至少有98%的生存率[9]。

五、乳腺癌的辅助治疗

通过咨询，可根据患者的个体情况，选择最合适的手术和辅助治疗方案。

国家乳腺癌调查报告组织强调全科医生对患者提供持续照顾支持的重要性，因为对肿瘤的手术和治疗对患者的影响可能会持续很长时间，所以支持性照顾也必须是长期持续的。该报告提出了以下建议[10]：

- 对于Ⅰ期或Ⅱ期乳腺癌，行肿瘤切除术并在术后采取全乳放疗是大多数女性患者应首选的局部治疗方案。
- 全乳房切除术和保乳手术的生存率没有差异。
- 全乳房切除术的适应证是肿块较大、病变呈多灶性、前期钼靶检查发现肿块不规则和广泛扩散。
- 目前对于手术后辅助性放疗的建议指征[11]：
— 肿瘤直径＞4cm。
— 腋窝受累淋巴结＞3个。
— 肿瘤边缘区域检查为临界性或接近临界恶性的情况。
- 肿瘤切除术中放疗，属于几种局部性乳房放疗方法的一种。
- 细胞毒性化疗的管理非常重要。新方案含蒽环类药物（如表柔比星）和紫杉醇（如多西他赛），在很大程度上取代了传统的CMF（环磷酰胺、甲氨蝶呤和氟尿嘧啶）[12]。
- 辅助的激素治疗方法是应用含抗雌激素剂他莫昔芬20mg/d（口服），这是一个特定的调节药物，被广泛使用，最适合于绝经后妇女。

可用于辅助治疗的药物包括[13]：

- 抗雌激素类：他莫昔芬、托瑞米芬。
- 芳香化酶抑制剂：阿那曲唑、来曲唑、依西美坦。
- 单克隆抗体：曲妥珠单抗（赫赛汀）。
- 孕激素（如醋酸甲羟孕酮）。

辅助治疗的指导原则见表92.4。这是一个一般性治疗指南，建议在其他治疗方法疗效不佳时使用。

六、乳腺纤维囊性病

同义词：乳腺纤维囊性病、慢性乳腺炎、乳腺小叶增生、囊性增生。

1.临床特点

- 30～50岁的女性最常见。
- 与激素水平相关（发生在月经初潮和绝经之间年龄段）。
- 疼痛、压痛和肿胀。
- 经前不适或疼痛和肿胀增加。
- 肿块大小不等。
- 通常在月经后症状减轻。
- 可单侧或双侧发病。
- 呈结节状或散在包块状。
- 疼痛可能延伸至上臂内侧。
- 可能有乳头溢液（不同颜色，主要是绿-灰色）。
- 大多数囊肿发生在绝经前（在绝经前5年）。

检查：发现单侧或双侧有乳房肿块，通常在外上象限。

2.处理

- 如果患者年龄大于40岁，发现乳房弥散性肿块，考虑进行钼靶检查。
- 如果发现单个肿块，行穿刺抽吸活检，如果触及囊肿，行穿刺抽吸检查。
- 安抚患者，此症不是癌症。
- 给予药物治疗，以缓解乳房疼痛（见第91章周期性乳腺痛的治疗）。
- 必要时应用镇痛药。
- 手术切除不能确诊的可疑的恶性的肿块。

七、乳腺囊肿

1.临床特点

- 常见于40～50岁女性（围绝经期）。
- 30岁以下的女性罕见。
- 常伴有乳腺组织增生性改变。
- 在绝经后有缩小的趋势。
- 不同程度的疼痛和触痛。
- 癌变发生率为1/1 000。
- 通常囊内衬有导管内皮细胞。

2.检查
可发现一孤立性肿块、质硬、移动性好，很少有波动感。

3.诊断

- 乳腺钼靶检查。
- 超声检查（为选择性检查项目）。
- 吸出液作细胞学检查。

八、哺乳期囊肿（乳腺囊肿）

哺乳期囊肿发生在妊娠和产后，囊肿内含乳液，与围绝经期囊肿有相似的表现。

- 直径一般在1～5cm不等。

表92.4　乳腺癌的辅助治疗（经meta分析证明有效）[11]

月经状况	淋巴结受侵	雌激素受体	其他因素	治疗
绝经前	阳性	阳性		化疗+他莫昔芬
	阳性	阴性		化疗
	阴性	阳性	预后不良	化疗和（或）他莫昔芬
	阴性	阴性	预后不良	化疗
绝经后	阳性	阳性	＞60岁	他莫昔芬
		阳性	＜60岁	化疗+他莫昔芬
		阴性	＜60岁	化疗
绝经后	阴性	阳性		他莫昔芬
		阴性	＜60岁，预后不良	化疗
		阴性	＞60岁	?

*预后不良的肿瘤特征：肿块＞20mm或11～20mm的肿块同时伴随其他不良预后的特征，如雌激素和孕激素受体阴性，或高级别的组织分型。对那些预后良好的病例（如肿块直径＜10mm），没有证据表明辅助治疗方法有益。
（引自：National Health and Medical Research Council. Recommendations for the Selection of Adjuvant Systemic Therapy after Surgical Treatment for Breast Cancer. Clinical Practice Guidelines 1995. Canberra: NHMRC 1995.）

- 治疗方法是抽出囊内部的液体，其液体可以是透明或乳状的。

九、乳腺纤维腺瘤

1. 临床特点
- 多为单个活动而无症状的肿块。
- 通常发生在20岁左右人群（可见于20～60岁，15～35岁最多见）。
- 质地坚硬、光滑、可移动（"乳腺小鼠"）的肿块。
- 通常为圆形。
- 常发生在外上象限。
- 12个月内体积可成倍地增大。

2. 处理
对老年女性患有乳腺纤维腺瘤者建议应用超声检查、细针穿刺或粗针穿刺活检行细胞学检查。如果穿刺活检阴性，告知患者是安全的，不必太在意此肿块，除非患者和外科医生发现肿块较大，或可能继发其他的改变。

十、分叶状肿瘤[14]

这些多是类似纤维腺瘤的巨大肿瘤，通常是良性的，但可有25%表现为恶性，并可转移。要将肿瘤及其周围正常乳腺组织一同完整切除。

十一、脂肪坏死

脂肪坏死通常是由外伤引起的大量淤血所致的结果，也可来自一些潜在的损伤，例如母乳喂养时的拖扯。形成的肿块通常伴有皮肤或乳头回缩，这与癌症相似。如不治疗，通常会自行消失，但诊断只能依靠切除后的活检。

十二、导管内乳头状瘤

导管内乳头状瘤都是伴有乳腺导管扩大的良性增生性病变，而不是癌前病变（通常是触摸不到的）。可表现有乳头出血或血性分泌物，必须与浸润型乳腺癌相鉴别。钼靶检查和乳腺导管造影的诊断价值不大。对累及的导管和乳腺组织应予切除[14]。

十三、乳腺导管扩张症

乳腺导管扩张症又称浆细胞性乳腺炎、导管周围乳腺炎。是一种良性病变，可表现为整个乳房水肿，伴有触痛。较大的乳腺导管变得扩张。

肿块通常位于乳晕边缘，质地坚硬、边界不清，并伴有触痛。可有牙膏状的乳头溢液。反复发作的乳晕炎症、脓肿和瘘管形成是其较棘手的一种情况。许多情况下可自行缓解，但往往需要手术干预来帮助诊断。这种疾病在更年期前后的二十年间最为常见。

十四、乳房假体问题

对植有乳房假体的患者进行临床检查是必要的，幸好自身剩余的乳腺组织通常是在假体上形成一个薄层，很容易被触及。但在假体的边缘部位，尤其是在外上象限，那里大部分的乳腺组织缺失，会导致临床判断困难。应该指出的是，在有乳房假体存在时，钼靶检查的作用是有限的，特别是有假体周围纤维囊形成时。超声检查可能会有帮助。

十五、手臂淋巴水肿

这是手术治疗和乳腺癌照射治疗的远期并发症，出现故障的淋巴系统不能充分排出细胞外液。肢体感觉紧张和沉重，活动受限。应用超声多普勒来排除深静脉血栓的并发症。

长期没有治愈的淋巴水肿会导致皮肤颜色改变，蜂窝织炎、擦伤和创伤是一个值得关注的问题。

处理
- 鼓励活动，晚上睡觉时手臂抬高放在枕头上；避免摆动。
- 理疗：在减压期应用非弹性的绷带，然后应用一只有不同压力差的支持袖带。
- 整个白天使用弹性袖带者，晚上应取下。
- 在家进行淋巴水肿局部按摩。
- 皮肤卫生：使用不含香水的润肤剂，预防感染和损伤。避免晒伤、蚊虫叮咬。
- 避免在手术侧的手臂进行血压测量、穿刺和静脉输液治疗。
- 考虑应用利尿药来缓解张力。

十六、儿童的乳房肿块

有几种情况可导致儿童良性乳房肿块，最常见的表现是弥漫性乳房增大。

1. 新生儿乳腺增大[5]　任何性别的新生儿都可出现乳腺增生、乳汁分泌（见第 82 章相关内容）。这是由于胎盘催乳激素的影响所致。如果不加以任何治疗，肿胀通常会在持续 7～10 天后自行消失。任何人为试图排空乳腺的操作都只能使肿胀的时间延长。

2. 不成熟的乳腺增生[15]　通常表现为 7～9 岁女孩乳房发育，但有时患者的年龄更小些。特征是位于乳头深部的一个 1～2cm 直径的坚硬盘状肿块。在 3～12 个月后，同样的变化可能出现在另一侧乳腺。处理的方法，就是安慰和给予肯定的解释（明确告知这是一个生理现象，不是疾病），绝对不需要病理检查。

十七、与患者的沟通

"对于女性乳房肿块的治疗，应包括患者的全部身心，而不只是她的乳房。" 乳房肿块的发现会引起患者极度焦虑，因此鼓励其尽早去看医生是很重要的，尤其是当他们得知有 90% 的机会乳房肿块为良性时。有可能因拒绝承认患病的事实而延迟得到咨询。决定行保乳肿瘤切除术（不切除乳房只切除肿瘤）或乳房根治术（切除乳房）时，应重视患者的感受。许多人确实非常担心，残留的乳腺可能会再次出现癌变。建立稳定长期的医患关系是应对这些困惑的基础。

十八、筛查

对于 50～70 岁的女性应鼓励进行乳腺钼靶筛查，至少每 2 年进行 1 次。因为在老年女性乳腺腺体组织密度降低，从技术上讲乳腺钼靶筛查是一种较好的诊断工具，具有 90% 左右的特异性。

乳腺癌高危女性的管理方案列于表 92.5。

虽然乳房自我检查是一个有争议的问题，没有明确的证据显示其能够降低乳腺癌发病率和死亡率，且假阳性率高，特别是在那些 40 岁以下的女性。然而，还是建议所有 35 岁以上的女性应常规进行乳房自检。

表 92.5　乳腺癌高危女性的诊治方案

- 每月进行 1 次乳房自检
- 40 岁以上的女性每年最少看 1 次全科医生
- 如有囊肿，应进行穿刺抽吸术
- 对任何孤立性肿块应进一步进行乳房钼靶、超声和（或）细针穿刺检查
- 乳腺致密的年轻患者应进一步单独行超声检查
- 50 岁以后每 2 年进行 1 次乳房钼靶筛查

引自：Barraclough[6].

十九、转诊时机

- 发现孤立性乳房肿块。
- 囊肿穿刺时出现下述情况：
— 血性吸出液。
— 可触及残余肿块。
— 复发性囊肿。
- 接受抗肿瘤药物治疗的患者，不论是为辅助治疗还是为进展期病变的治疗，都需要严格的监督、管理。

需要进一步检查和转院的肿块见表 92.6。

表 92.6　需进一步检查和转诊的乳房肿块[5]

- 发现乳房有质地坚硬的肿块或局部组织发硬，无论其部位、大小、病史如何
- 绝经后妇女新发现的"任何肿块性病变"
- 持续存在无痛的不对称性乳房组织增厚
- 逐渐增大的肿块，无论是否为囊性
- 一个难以治愈或经常复发的炎症性病变
- 血性的或浆液性的乳头溢液
- 皮肤凹陷，即使是程度不重的病变，或乳头内陷
- 瘢痕附近新出现的组织增厚或肿块

来源：经 Hirst 同意转载。

实践要点

- 对任何可疑的乳房肿块都建议行手术切除。
- 乳腺纤维腺瘤通常出现在十几岁和二十几岁的女性，良性乳腺囊肿发生在35岁到绝经期。癌症是50岁以上妇女肿块最常见的原因。
- 对任何年龄大于30岁的女性，不要完全认定可触及的乳房肿块只是纤维腺瘤。
- 扣诊时应温和，用手指挤捏的方法检查乳腺易发现"假性肿块"。
- 任何湿疹出现在乳头或乳晕预示下面的乳腺癌。
- 乳腺导管扩张和脂肪坏死要和乳腺癌作临床鉴别。
- 9/10的女性乳腺癌患者都并没有明确的家族史。
- 已普遍证实口服避孕药并没有改变患乳腺癌风险。
- 不要假定肿块是由于外伤造成，除非你看到了瘀斑并观察到肿块外形的缩小。
- 不要假定病变就是囊肿，要用超声去证实，或者能成功地完成了穿刺抽吸术。
- 不要忽略皮肤的凹陷，即使没有触及到肿块。
- 当女性坚持认为她乳房某一区域有改变或不同时，不要将其忽视。
- 乳房钼靶检查能发现非常小，以至于都感觉不到的乳腺癌。
- 乳房摄片并不是一个诊断工具。
- 推荐50～69岁的女性和40～49岁有检查指征的女性进行钼靶筛查。

参考文献

［1］ Davis A, Bolin T, Ham J. Symptom Analysis and Physical Diagnosis (2nd edn). Sydney: Pergamon Press, 1990: 118.

［2］ Green M. Breast cancer. In: MIMS Disease Index (2nd edn). Sydney: IMS Publishing, 1996: 83–85.

［3］ Hunt P, Marshall V. Clinical Problems in General Surgery. Sydney: Butterworths, 1991: 63–71.

［4］ Talley N, O'Connor S. Clinical Examination (3rd edn). Sydney: MacLennan & Petty, 1996: 113–135.

［5］ Hirst C. Managing the breast lump. Solving the dilemma-reassurance versus investigation. Aust Fam Physician, 1989, 18: 121–126.

［6］ Barraclough B. The fibrocystic breast-clinical assessment, diagnosis and treatment. Mod Med Aust, 1990: 16–25.

［7］ Crea P. Benign breast diseases: a management guide for GPs. Mod Med Aust, 1995, 38(8): 74–88.

［8］ Coates A. Breast Cancer Consensus report, Med J Aust, 1994, 161: 510–513.

［9］ Wetzig NR. How to Treat: Breast Cancer. Aust Doctor, 2001, 19: Ⅰ–Ⅷ.

［10］ Burkitt H, Quick C, Gatt D. Essential Surgery (2nd edn). Edinburgh: Churchill Livingstone, 1996: 542.

［11］ Hutson JM, Beasley SW, Woodward AA. Jones Clinical Paediatric Surgery. Melbourne: Blackwell Scientific Publications, 1992: 266–267.

［12］ Buglar L, James T et al. Breast cancer for GPs. Australian Doctor (Suppl), March 2008: 10–13.

［13］ Bochner F (Chair). Australian Medicines Handbook. Adelaide: Australian Medicines Handbook Pty Ltd, 2006: 559–563.

［14］ Burkitt H, Quick C, Gatt D. Essential Sugery (2nd edn). Edinburgh: Churchill Livingstone, 1996: 542.

［15］ Hutson JM, Beasley SW, Woodward AA. Jones Clinical Paediatric Surgery. Melbourne: Blackwell Scientific Publications, 1992: 266–267.

子宫异常出血　第93章

> 月经初潮之前保持自己处女之身是明智的。
> Soramus of Ephesus（2nd Century），Text on Diseases of Women

子宫异常出血是诊疗过程中常见的问题，在西方国家，严重的阴道出血是缺铁性贫血最常见的病因。子宫异常出血的分类见表93.1。

表93.1　子宫异常出血的分类

月经周期异常
月经周期不规律
月经间期的出血
性交后出血
绝经后出血
月经量异常
月经量增多
月经量减少
月经周期和月经量均异常
月经周期不规律、月经过多
月经周期不规律、月经过少

一、重要资料与关注要点

- 超过20%育龄期女性主诉月经量增加[1]。
- 在全科医生的接诊患者中，至少4%的病例涉及子宫异常出血。
- 主诉有"月经量过少（或过多）"的患者中，50%的患者月经量是正常的[2]。患者的主观感觉并不准确。
- 在诊治月经异常的患者时，要警惕是否有妊娠及其他并发症的可能，如异位妊娠，流产（先兆、完全、不完全），葡萄胎或绒毛膜癌等。
- 每次月经平均失血量30～40ml。
- 月经记录是估算月经量的有效方式。
- 正常月经量少于80ml。
- 月经过多是指每次月经多于80ml。
- 月经量过多会引起女性的缺铁性贫血。
- 引致月经量过多的两个器官性因素是子宫肌瘤和子宫内膜异位（子宫内膜出现在子宫肌层内）[3]。
- 各种药物也可以改变月经量（如抗凝药、大麻制品或激素）。

二、月经量正常与异常

判断月经是否正常基于详细的病史、月经周期的生理和病理过程，并明确何为正常月经周期。绝大多数女性在13岁（10～16岁）时出现月经初潮。由于无排卵性的周期可导致月经周期异常、月经量过多、痛经，所以初潮后的2～3年，功能障碍性出血很常见。

一旦排卵和规律性的月经建立，月经周期通常可以预测，任何异常变化都要考虑子宫异常出血（表93.2）。月经周期小于21天、行经时间超过8天或月经量多至卫生巾不够用均属于月经异常[4]。

表93.2　育龄妇女的正常月经

疾病	平均	范围
月经周期	26～28天	21～35天
持续时间	3～4天	2～7天
正常月经量	30～40ml	20～80ml

（引自：Fung.）

正常子宫内膜的厚度可以通过超声测量，一般是6～12mm，如果血清黄体酮（由黄体产生）在黄体期中期（月经前5～10天）超过20nmol/L（可通过生化检查测定），则可以确定为有排卵的月经[5]。

子宫出血与年龄的关系：功能失调性子宫出血（dysfunctional uterine bleeding，DUB）多发于青春期和绝经过渡期（图93.1）。导致出血的恶性疾病发病率随着年龄而增加，45岁时以后达到高峰。而在35岁以下的妇女中，子宫内膜癌的发病率少于1/100 000。

三、月经量过多

月经量过多是在月经期的血量流失过多（每周期的失血量大于80ml），很可能由内分泌功能紊乱引起（如无排卵），在子宫内膜局部产生过多的前列腺

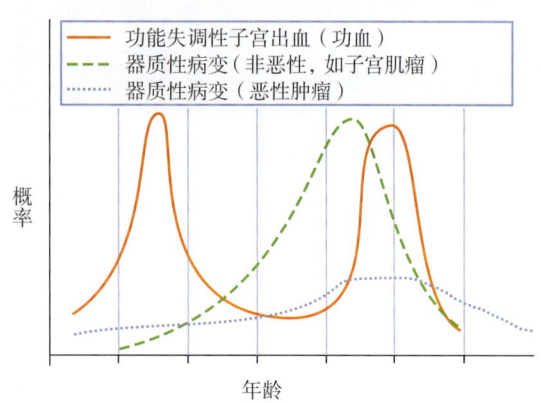

图93.1 各种原因子宫异常出血与年龄的关系：功能失调性子宫出血多发于青春期和绝经过渡期，恶性肿瘤所引起的子宫出血在围绝经期前后最常见

（引自：Mackay et al.[4]）

素、局部血块的纤维溶解增加、局部病理改变（如纤维化）或者药物引起（如血性恶病质）[6]。出血量多并伴有血块是月经量过多的主要症状。月经痛伴随着出血时应该怀疑子宫内膜异位或盆腔炎。通过临床评估，60%～80%的病例可以明确诊断。表93.3列出了其诊断策略模型。

迄今为止，导致月经量过多最常见的单一原因是排卵性DUB。最常见的器质性原因是子宫纤维肌瘤（类纤维化）、子宫内膜异位、子宫腺肌病（子宫肌膜的子宫内膜异位）、子宫内膜息肉和盆腔炎。

急性大出血通常发生在规律排卵形成之前的青春期女孩。

1. 病史　子宫异常出血是患者的主诉，采集详细的病史是治疗过程中关键的第一步。对于异常出血，患者的主观感受可能具有误导性，因此解释什么是正常月经出血很有必要。一个全面的病史应该包括出血期间使用卫生巾或棉条的数量和被经血浸湿的程度。月经日历录卡（3个月以上的记录）是很有帮助的。应该核实吸烟史和其他社会心理因素。不知是何原因，吸烟者有不正常月经的可能性是其他人的5倍。

需要排除的问题：
- 妊娠或妊娠并发症（如异位妊娠）。
- 生殖道损伤。
- 内科疾患（如血液病）。
- 内分泌异常。
- 生殖道肿瘤。

表93.3 月经量过多的诊断策略模型

问	可能的诊断	
答	功能失调性子宫出血——排卵性纤维肌瘤	
	激素治疗的并发症	
	子宫腺肌病	
问	不能忽视的严重疾病	
答	异常妊娠	
	• 异位妊娠	
	• 流产或堕胎	
	肿瘤	
	• 子宫颈癌	
	• 子宫内膜癌	
	• 白血病	
	• 良性肿物（息肉等）	
	严重感染	
	• 盆腔炎	
问	常被遗漏的疾病	
答	生殖道损伤	
	宫内节育器	
	子宫腺肌症或子宫内膜异位症	
	盆腔充血综合征	
	系统性红斑狼疮（SLE）	
	少见疾病	
	• 内分泌异常（如甲状腺功能异常）	
	• 凝血异常	
	• 肝脏疾病	
问	七种假象	
答	抑郁症	相关
	糖尿病	√
	药物	√
	贫血	相关
	甲状腺疾病	√甲状腺功能减退
	脊柱功能障碍	—
	尿路感染	—
问	患者试图告诉我什么？	
答	考虑患者的感觉是否被夸大，注意是否与焦虑或抑郁有关。	

- 避孕药的并发症。

2. 体格检查　全身身体检查重点在于排除贫血、出血性疾病的征象和任何内科或内分泌有关的疾病。

专科检查包括：
- 窥镜检查：有无溃疡（子宫颈癌）或息肉。
- 子宫颈涂片检查。
- 盆腔双合诊检查：子宫或附件区有无触痛，子宫的大小和形态是否正常。

对一些特定的患者如处女，应避免阴道检查，因为对她们而言，这个检查是无益且不必要的。

3. 辅助检查 辅助检查，尤其是阴道超声检查，需要谨慎使用。只有在确有指征时才进行此项检查。盆腔检查的异常发现、症状持续存在、老年患者和怀疑其他疾病者，都需要做进一步检查来证实是否属于月经量过多，并注意排除盆腔或全身性疾病。

（1）首先应考虑
- 全血细胞计数（排除贫血和血小板减少）。
- 铁检测：血清铁蛋白。
- 宫腔镜和子宫内膜活检（利用诸如 Pipelle 或 Gynoscann 等器械进行内膜活检或全麻下行刮宫术）。

（2）特殊检查（必要时）
- 妊娠试验。
- 腹腔镜（当怀疑有子宫内膜异位症、盆腔炎或其他盆腔病变时）。
- 血清生化检查。
- 凝血功能检查。
- 甲状腺功能试验。
- 系统性红斑狼疮检查：抗核抗体。
- 超声检查。

注：宫腔镜和刮宫术仍然是子宫异常出血检查的金标准。在一些女性，经阴道超声检查、针刺性采样或宫腔镜检查可提示其诊断[7]。

四、功能失调性子宫出血

功能失调性子宫出血（DUB）是一个排除性诊断，是指子宫原因性的过量出血，不论是出血量大、出血时间过长，或是出血次数过于频繁，且与盆腔器质性疾病、妊娠并发症或全身性疾病无关。

1. 临床特征
- 临床诊断工作需要基于详尽的病史、正确的体格检查和正规的基础辅助检查的过程。
- 本症很常见：在妇女的某个阶段，其发病率为 10%～20%。
- 排卵性 DUB 的发病高峰年龄在 30 多岁和 40 多岁（35～45 岁）。
- 无排卵性 DUB 有两个发病高峰年龄，即 12～16 岁和 45～55 岁。通常表现为伴有凝块的不规则出血，以及不同程度的月经量过多。
- 多数主诉有月经量过多。
- 黄体生成素（LH）和卵泡刺激素（FSH）会抑制排卵。
- 如果进行详细的盆腔镜检查，可发现多达 40% 起初诊断为 DUB 的患者可能存在其他病变（如子宫纤维肌瘤、子宫内膜息肉）。

2. 症状
- 大出血：很快湿透卫生巾，需要频繁更换卫生巾，突然出现出血，"洪水"样的出血、血块。
- 出血时间延长
— 月经期超过 8 天。
或
— 月经期大出血超过 4 天。
- 频繁出血：不到 21 天就出现 1 次月经。
- 骨盆痛和压痛并不是其常见主要症状。

3. 处理原则
- 通过确切的症状和排除其他疾病来确定诊断。
- 如果没有铁缺乏或者贫血的证据，排除了其他疾病，需要通过刻录月经日历卡对月经周期进行评估。
- 如果子宫大小正常，并且没有贫血证据可进行保守处理。
- 药物治疗的适应证：如果症状持续恶化，又有手术治疗禁忌或患者拒绝手术治疗。
- 给予患者安慰，提供非病理性的明确信息，应特别告知不是癌症。提供心理咨询使治疗的顺从性最大化。
- 如果没有生育要求，或者经过至少 3～4 个月的激素治疗症状不能控制，应当考虑采取手术治疗。
- 一般原则：
— 小于 35 岁，给予药物治疗。
— 大于 35 岁，子宫镜检和直接内膜取样（有时用于诊断，有时用于治疗）。

4. 药物治疗 表 93.4 和表 93.5 列举了药物治疗方法。一线治疗药物是纤维溶解抑制剂或抗前列腺素制剂，应在月经期尽快给药并用药到月经停止。这些药物很容易使用，一般很安全并可以长时间使用。如果患者顺从性良好对 60%～80% 排卵性月经量过多的患者有效。这些药物包括氨甲环酸、甲芬那酸、萘普生、布洛芬、吲哚美辛。首选药物一般是甲芬那酸，它可以减少 20%～25% 的血液丢失并治疗月经不调。理论上，应该在月经期前至少 4 天开始使用，循证性

表93.4 治疗月经过多的药物

非甾体抗炎药（前列腺素抑制剂）*
甲芬那酸500mg，每天3次（月经前4天开始使用直至月经结束）
或萘普生500mg即服，然后每天3次，口服250mg
或布洛芬800mg即服，然后每6～8小时服用400mg
联合型雌孕激素口服避孕药
这是重要的一线治疗药物，例如：50μg雌激素+1mg妇康片（Norinyl-1）
孕激素（尤其是那些不排卵的患者）
连续14天使用妇康片，每天5～15mg（第15～28天）
或每天20～30mg的醋酸甲羟孕酮，从第5～25天试着使用孕激素（排卵患者），或无效从第15～28天开始治疗
达那唑*
同意用于短期治疗（≤6个月）严重的月经量过多，剂量为100～200mg/d
停经
抗纤维溶解药*
氨甲环酸每天口服4次，每次1g从月经后1～4天开始服用
促性腺激素释放激素激动剂
通过注入喷鼻剂（那法瑞林）或每月皮下注射戈舍瑞林3.6mg（Zoladex）以诱导医疗"更年期"，3～6个月，或在手术前1～2个月应用
孕激素相关性黄体素
例如：20%～50%服用曼月乐（Mirena）的患者1年后闭经

*注：有效的证据是子宫内膜活检，应用达那唑治疗的利弊各半。

综述研究确定了非甾体抗炎药和氨甲环酸对月经量过多的益处大于其他药物[8]。

激素制剂包括孕激素、复方雌孕激素口服避孕药（COC）和达那唑。雌激素也可以单独使用，但一般不建议，除了月经期出血很严重的患者，这时可以应用轭雌激素25mg（如果无效，2小时后重复）静脉滴注，紧接着开始14天的口服孕激素治疗。COC是治疗排卵性和非排卵性子宫异常出血患者的重要一线药物，不过，对至少20%的患者无效。使用较高剂量雌激素（50μg，而不是30μg或雌激素35μg效果更好）和一种包含妇康片的药物（例如Norinyl-1）。

孕激素可通过几种方式摄入。对于有排卵性DUB的患者口服孕激素通常是无效的。对于青春期无排卵性出血，患者可周期性口服孕激素6个月，直到出现自发性定期排卵[9]。肌内醋酸甲羟孕酮（甲孕酮）在1年治疗期间有50%的患者会出现闭经。

表93.5 急、慢性子宫大出血的经典治疗选择[6, 10]

急性大出血
刮宫/宫腔镜
• 静脉注射雌性激素（妊马雌酮25mg），然后口服
或
• 口服大剂量的孕激素，（例如炔诺酮5～10mg，每2小时1次，直到出血停止；然后5mg，每日2次或3次）连续14天
慢性子宫出血
无排卵性子宫出血
• 周期性口服孕激素14天
• 氨甲环酸
排卵性子宫出血
• 周期性服用前列腺素抑制剂（例如甲芬那酸）
或
• 口服避孕药
—抗纤溶药（如口服氨甲环酸1g，每日4次，第1～4天）
—释放孕激素的宫内节育器（例如曼月乐）

> **实践要点**
>
> **急性月经量过多（急性大出血）**
> - 每2小时口服炔诺酮5～10mg，直到出血停止，然后连续服药14天，每日2次或3次，每次5mg（或每日10mg）。
>
> 或
>
> - 每8小时口服醋酸甲羟孕酮20mg，连续7天，然后连续服药21天，每日20mg。
>
> 或
>
> - 前7天每8小时服复合口服避孕药（炔雌醇35μg+炔诺酮1mg），再连续服用21天，每日1次。

对排卵性和无排卵性DUB最有效的药物是氨甲环酸，它能抑制子宫内膜纤溶酶原激活物。从月经周期开始出血前4天用药，剂量是1g（如有必要，可高达1.5g），口服每天4次[10, 11]。

子宫内的黄体酮植入系统（宫内节育器曼月乐）每天释放20μg黄体素，显示相当有效[12]。它被认为是最有效的激素治疗方法，对94%的中等月经量过多女性有效。

5. 手术治疗 月经量过多并伴有子宫增大，特别是如果大于12周妊娠样大小（葡萄柚大小）或贫血的患者。这种情况尽管使用药物治疗，但月经量过多仍然干扰了患者的生活方式。手术治疗的方式有：

- 子宫内膜消融或电刀法引起闭经。
- 子宫切除术（25%的澳大利亚女性在50岁之前进行了这一手术），这是个需要深思熟虑的决定。

五、月经周期不规则[13]

临床实际工作中，把月经周期不规则的患者分为35岁以下和35岁以上人群。

35岁以下的患者病因通常是激素失调引起，很少是器官因素，但也不排除恶性肿瘤的可能。

治疗方案

- 解释和安慰（轻微的不规则）。
- COC药丸可以使月经周期更规律，任何剂型都可以用。
- 单用孕激素丸（尤其是用于无排卵周期）。去甲乙炔睾酮（Primolut N），在从月经周期的第5~25天应用，5~15mg/d。

超过35岁的患者，应当通过子宫内膜取样和（或）子宫镜检查排除器质性病变。如果病理检查结果正常，可以实行上述药物治疗方案。

六、经间期出血和性交后出血

这些出血问题可能由于以下原因导致：如子宫颈上皮外移（通常称为子宫颈糜烂）、子宫颈息肉、子宫节育器和口服避孕药等因素。必须排除子宫颈癌和子宫内癌症，因此所有年龄组的患者都应当进行子宫颈涂片检查和子宫内膜取样，尤其是35岁以上年龄组。没有常规进行这些检查被认为是一种法律上的失职。对3个月内没有做过子宫颈涂片检查的患者，应行子宫颈涂片检查，小心地使用刮板，以免引起出血。样本送往实验室，应使用适当的质量控制程序并在涂片检查申请表中对异常出血进行标记。记住这只是一项筛查试验，对那些涂片异常的子宫出血的女性患者，甚至是没有任何异常症状的患者（可疑），应及时转诊治疗。那些因脆弱的子宫颈上皮外翻造成持久出血症状的患者也应当及时转诊[14]。因此，月经间期出血（IMB）应该仔细地检查，如果有必要，进行妊娠试验。

子宫颈上皮外翻通常在服用避孕药或产后的女性中是很常见的，可以不必治疗，除非同时有严重的阴道分泌物增多或中度性交后出血（PCB）。如果出现了明显的经间期出血或性交后出血，应该取出IUCD。并把口服药物中雌激素的浓度增加（如从30μg雌激素增加到50μg）。

七、子宫肌瘤（平滑肌瘤）

子宫肌瘤是子宫肌层的平滑肌良性肿瘤。根据所处位置可分为：浆膜下、肌壁间、子宫内膜下或子宫内肌瘤。子宫肌瘤是雌性激素依赖型肿瘤，伴随着停经会缩小。

1. 临床特点

- 在＞35岁的女性中发生率为30%。
- 只有1/800的患者发展成为恶性肌瘤。
- 通常无症状。

2. 症状（尤其肿瘤大的时候）

- 月经过多。
- 月经不调。
- 盆腔不适或疼痛（压迫性）。
- 膀胱功能不全。
- 疼痛伴有子宫肌瘤蒂扭转。
- 疼痛伴有"红色变性"——只有在怀孕时（疼痛、发热、局部压痛）。

其他特点：

- 不孕症（发生在黏膜下肌瘤，作用机制就像IUCD一样）。
- 钙化。

3. 体格检查

- 巨大子宫。

4. 辅助检查

- 盆腔超声。
- 全血检查：是否贫血。
- 子宫活检（怀疑恶性肿瘤时）。

5. 治疗

- 考虑服用COCP（避孕药物）。
- 类促性腺激素释放激素：尤其年龄＞42岁的女性，使用后能缩小肌瘤（最长6个月）。
- 外科选择：
  — 肌瘤切除术（去除肌瘤，特别是生育年龄）。
  — 宫腔镜切除术。

— 子宫切除术。

其他选择：子宫栓塞介入手术。

八、子宫颈癌

在伴有经间期或经期后出血时，要做子宫颈癌诊断性检查，直到排除癌变。

1. 临床特点
- 60 岁时发病率达到高峰。
- 80% 是鳞状细胞癌。
- 风险因素（见第 91 章）。

2. 症状
- 性交后出血。
- 经间期出血。
- 阴道分泌物增多，可能有臭味。

主要通过常规筛查确诊。

3. 体格检查
- 子宫颈溃疡或肿物。
- 子宫颈接触性出血——也许是易碎的。

4. 治疗
- 立即转诊到妇科。

九、子宫内膜癌

任何妇女出现绝经后出血时，都应当进行子宫内膜癌的检查，直到确诊。

1. 临床特点
- 在 50～70 岁发病率最高。
- 危险因素
  — 年龄。
  — 肥胖。
  — 未产妇。
  — 绝经期晚。
  — 糖尿病。
  — 多囊卵巢。
  — 服用药物（如雌激素、他莫昔芬）。
  — 家族史：乳腺、卵巢、结肠癌。

2. 症状
- 80% 出现异常出血，特别是绝经后出血。

3. 体格检查
- 子宫通常正常，但也可能长大。

4. 辅助检查
- 子宫颈涂片检查能够发现一些病例（首先要排除妊娠），但是子宫颈涂片检查正常并不能排除子宫内膜癌。
- 经阴道超声。

5. 治疗
- 立即转诊妇科治疗。

十、子宫内膜异位症

见第 94 章。

十一、闭经和少经

闭经分为原发性闭经和继发性闭经。

原发性闭经指女性 16 岁月经尚未来潮。继发性闭经指有月经史的女性超过 6 个月没有月经。

原发性闭经患者应与青春期延迟相区别，青春期延迟表现为在 13 岁没有出现性成熟迹象。要注意处女膜闭锁和过度锻炼也会表现为没有月经，因为过度锻炼，可以抑制下丘脑促性激素释放激素的产生。要注意第二性征的存在。如果没有出现意味着卵巢没有功能。原发性闭经的原因包括生殖器畸形、卵巢疾病、垂体肿瘤、下丘脑的障碍和特纳综合征。诊断试验包括血清卵泡刺激素、黄体生成素、催乳激素、雌二醇和染色体分析。尽早转诊是必要的。

继发性闭经应考虑生理原因例如怀孕或更年期，垂体 - 卵巢 - 子宫轴功能的失调（例如多囊卵巢综合征），或代谢紊乱。需要考虑的重要致病因素有情感、精神和体质方面的，如神经性厌食、高催乳素血症、剧烈运动、低于理想体重的 75%，以及药物或激素疗法（例如口服避孕药）。

月经过少是月经频次减少，通常是不规律的，月经周期时间为 6 周至 6 个月。

十二、卵巢功能早衰

除了医源性原因，这可能是由于特发性早期绝经和自身免疫性卵巢衰竭引起。可以通过给予高剂量雌激素加上相应的周期性孕激素进行治疗。

十三、绝经后出血

绝经后出血是指发生在更年期后 6 个月或更长时间的阴道少量出血。这提示有子宫颈或子宫体癌的可能（高达 25%），其他原因包括息肉、萎缩性阴道炎、子宫内膜增生和尿道阜。对应用激素替代疗法的女性出现不规则出血者要加以关注，需要仔细地检查。

从诊断程序上来看应尽早转诊。如果在进行刮宫术后出血还反复出现，应该行子宫切除术，因为可能存在早期子宫癌症。

十四、转诊时机

持续的 IMB 和（或）性交后出血，而没有任何异常症状的女性。

- IMB 和（或）PCB，且子宫颈涂片异常的女性。
- 子宫颈上皮外翻的女性。
- 为了排除子宫内的病变。
- 患者对最初的治疗没有反应。
- 存在潜在疾病的迹象，如子宫内膜异位症、系统性红斑狼疮。
- 有手术指征（主要的或次要的）。

实践要点

- 记住心理功能障碍可以掩盖月经过多的器质性原因。
- 除非已经证实是其他的原因，非月经的出血提示恶性肿瘤，可能是性交后出血（子宫颈癌）；经间期出血（常见于服用单一孕激素的避孕药），绝经后出血（子宫内膜癌）。
- 应想到异物的可能，尤其是宫内节育器。如果是子宫内节育器应取出。
- 宫腔镜检查比传统的刮宫术更有效。
- 研究表明通常只有不到 50% 的子宫腔可通过刮宫术取样[15]。

参考文献

[1] Fung P. Abnormal uterine bleeding. Modern Medicine Australia, 1992, 58–66.

[2] Fraser IS, Pearce C, Shearman RP, et al. Efficacy of mefenamic acid in patients with a complaint of menorrhagia. Obstet Gynecol, 1981, 58: 543–551.

[3] Wood C. Menorrhagia: how to treat. Australian Doctor, 12 March 1999: I–VIII.

[4] Mackay EV, Beischer NA, Pepperell RJ, Wood C. Illustrated Textbook of Gynaecology (2nd edn). Sydney: WB Saunders, 1992: 77–107.

[5] Moulds R (Chair). Therapeutic Guidelines: Endocrinology (Version 4). Melbourne: Therapeutic Guidelines Ltd, 2009: 219–231.

[6] Fraser IS. Dysfunctional uterine bleeding. In: MIMS Disease Index. Sydney: IMS Publishing, 1991–1992: 165–167.

[7] Quinlivan J, Petersen RW. Menorrhagia. Medical Observer, 2004: 31–34.

[8] Barton S (ed). Clinical Evidence. London: BMJ Publishing Group, 2001: 1311–1316.

[9] Knight D, Robson S, Scott P. Menorrhagia: how to treat. Australian Doctor, 6 March 2009: 31–38.

[10] Bonnar J, Sheppard BL. Treatment of menorrhagia during menstruation: randomised controlled trial of ethamsylate, mefenamic acid and tranexamic acid. BMJ, 1996, 313: 579–582.

[11] Gleeson NC, Buggy F, et al. The effect of tranexamic acid on measured menstrual blood loss and endometrial fibrinolytic enzymes in dysfunctional uterine bleeding. Acta Obstet Gynecol Scand, 1994, 73: 274–277.

[12] Anderson JK, Rybo G. The levonorgestrel-releasing intra-uterine contraceptive device in the treatment of menorrhagia. Br J Obstet Gynaecol, 1990, 97: 690–694.

[13] Hewson A. Menstrual disorders. In: MIMS Disease Index (2nd edn). Sydney: IMS Publishing, 1996: 307–310.

[14] Royal Australian and New Zealand College of Obstetricians and Gynaecologists and Royal Australian College of General Practice. Joint Guidelines for Referral for Investigation of Intermenstrual and Postcoital Bleeding. Melbourne: RANZCOG & RACGP, 1996.

[15] Warton B. Gynaecology. Check Program 240. Melbourne: RACGP, 1992: 2–20.

第 94 章　女性下腹部和盆腔疼痛

> 疼痛对于男人来说像是一种不应有的惩罚，而对于女人则是一种自然要承受的遗传特质。
>
> Anonymous

下腹部和盆腔疼痛是女性中最常见的症状。要作出诊断则需要各种接诊咨询技巧，特别是在慢性疼痛时。急性腹痛的检查已被敏感的血清妊娠试验、超声检查及使用越来越多的腹腔镜所简化。但是，对于所有类型的疼痛，详细了解病史和仔细地体格检查一般都可以明确诊断。经常发生的盆腔炎是导致女性不孕不育的主要原因，需要早期诊断和正确的处理。

一、重要资料与关注要点

- 要区分急性、慢性和复发性疼痛。
- 异位妊娠存在潜在的致命情况，对其作出诊断仍然需要保持高度警觉性。
- 骨盆部突然剧烈的疼痛普遍提示异位妊娠或卵巢囊肿破裂。
- 复发性尖锐性自限性疼痛提示卵泡破裂（轻度）。
- 典型的痛经或子宫内膜异位症可表现为与月经相关的复发性疼痛。
- 英国一项关于女性慢性下腹痛的研究表明其原因有粘连（36%）、诊断不明（19%）、子宫内膜异位症（14%）、便秘（13%）、卵巢囊肿（11%）和盆腔炎（7%）[1]。澳大利亚一项研究发现，子宫内膜异位症占30%、粘连占20%[2]。
- 盆腔脏器的主要传入神经通路来自 $T_{10～12}$，L_1 和 $S_{2～4}$。因此，膀胱、直肠、子宫下部、子宫颈和阴道上部的疾病所引起的疼痛都可能放射至背部、臀部和大腿后侧[3]。

二、诊断方法

安全诊断模型总结见表94.1。

1. 可能诊断　最常见的原因是原发性痛经、卵泡破裂疼痛（轻度）、子宫内膜异位症和粘连。在许多疼痛病例中，由于没有发现病理原因以致无法作出诊断。

表 94.1　女性下腹部和盆腔疼痛的诊断策略模型

问	可能的诊断	
答	原发性痛经	
	经间痛	
	盆腔、腹腔粘连	
	子宫内膜异位症	
问	不能忽视的严重疾病	
答	异位妊娠	
	瘤样病变	
	• 卵巢	
	• 子宫	
	• 其他盆腔组织	
	严重感染	
	• 盆腔炎	
	• 盆腔脓肿	
	急性阑尾炎	
	髂内动脉跛行	
问	常被遗漏的疾病	
答	子宫内膜异位症、子宫腺肌病	
	卵巢或带蒂的纤维瘤扭转	
	便秘或粪便嵌塞	
	盆腔淤血综合征	
	宫内节育器错位	
	神经压迫	
	牵涉痛（骨盆）	
	• 阑尾炎	
	• 胆囊炎	
	• 憩室炎	
	• 尿路感染	
问	七种假象	
答	抑郁症	√
	糖尿病	—
	药物	√
	贫血	
	甲状腺疾病	—
	脊柱功能障碍	√
	尿路感染	√
问	患者试图告诉我什么？	
答	可能会是各种非常隐私的问题，包括性功能障碍。	

2. **不能忽视严重疾病** 具有潜在致命性的异位妊娠破裂一定不能忽视，因此，曾有格言说"特别关注异位"。盆腔炎可能被忽略，尤其是慢性盆腔炎，需要早期诊断和积极治疗。肿瘤是必须考虑的，尤其是盆腔部器官组织的恶性肿瘤，包括尚无症状体征的"沉默"性卵巢癌。

3. **常被漏诊的疾病** 一些疾病很难诊断，包括卵巢出血、卵巢囊肿扭转或带蒂肌瘤。子宫内膜异位症可能被忽略，所以熟悉它的症状很重要。慢性便秘可能是一个"陷阱"性假象。另一个比较普遍的问题是所谓的"盆腔淤血综合征"，往往发生于有些神经质的患者，也常需要鉴别诊断。

4. **七种假象** 要考虑的两个重要疾病是尿路感染和脊柱功能障碍。盆腔疾病如子宫内膜异位症和盆腔炎，疼痛可放射至腰背和臀部，所以腰骶脊柱疾病引起的疼痛可牵涉到下腹部和腹股沟。

5. **精神因素** 这些可能是密切相关的。应对患者的社会、婚姻或性关系问题进行评估，尤其是在评估慢性疼痛时。许多患有无法确诊的慢性疼痛的患者表现出精神神经症状特点，使得处理起来非常复杂。对疑似"盆腔淤血综合征"者需行恰当灵活地处理，特殊情况下应寻求精神科医生或心理学家帮助。

三、临床方法

1. **采集病史** 疼痛应与月经史、性交以及早期妊娠相关。复发性和慢性疼痛，最好是让患者持续记录日记超过两个月经周期。对严重程度进行如下评估：
- 不影响日常活动。
- 导致无法工作。
- 导致卧床。

用这种方法，可以将疼痛客观地分为轻度、中度或重度。既往史中的风险因素应该进行评估，例如：
- 子宫（输卵管炎、异位妊娠）。
- 不孕（子宫内膜异位症、输卵管炎）。
- 输卵管手术（异位）。

与月经相关的典型疼痛模式如图94.1所示。

2. **身体检查** 目的是发现任何与患者陈述疼痛程度明显相关的压痛。采用传统的腹部和盆腔检查发现压痛的部位，以及任何腹部或盆腔肿块。盆腔检查应采用窥器检查（最好是双瓣型）和双合诊。

如果患者不能放松或反应过激，或有强烈的压痛感，以及患者腹部有瘢痕或肥胖，难以进行正确的评估，尤其是对年轻和焦虑不安的患者，应进行温和的引导，辅以适当的解释和安慰，对进行阴道检查是非常重要的。在行阴道检查时应向患者解释其过程，同时最好与患者进行目光接触，这在检查过程中可以帮助她放松和更加自信。

3. **辅助检查**

（1）可以选择如下辅助检查
- 血红蛋白测定。
- 血白细胞计数（其价值有限）。
- 红细胞压积、红细胞沉降率（ESR）、C反应蛋白（CRP）。
- 微生物学（限值）
— 用显微镜和培养物 ± 衣原体聚合酶链反应（PCR）检测尿液。
— 子宫颈管、尿道、子宫颈和阴道拭子。
- 血清测定 β-HCG（β-人绒毛膜促性腺激素）。
- 尿HCG试验（存在宫外孕时可能降低）。

（2）影像诊断
- 阴道超声：确定孕囊。
- 盆腔超声：鉴别囊性和实性盆腔肿块。适用于：
— 盆腔疼痛。
— 明显的盆腔肿块。
— 可触及腹部肿块。
— 腹水。

如果病史和体检提示异位妊娠而超声不能确诊宫内妊娠时，则需要进行腹腔镜检查。

四、急性疼痛

表94.2归纳了急性疼痛的原因。常见于性生活活跃的年轻人（20～30岁），疼痛明显，应考虑有宫外孕出血的可能。重要的鉴别诊断包括急性盆腔炎、破裂或扭转的卵巢囊肿、急性阑尾炎。急性异位妊娠破裂的病例，如有循环衰竭存在时显然更容易诊断。

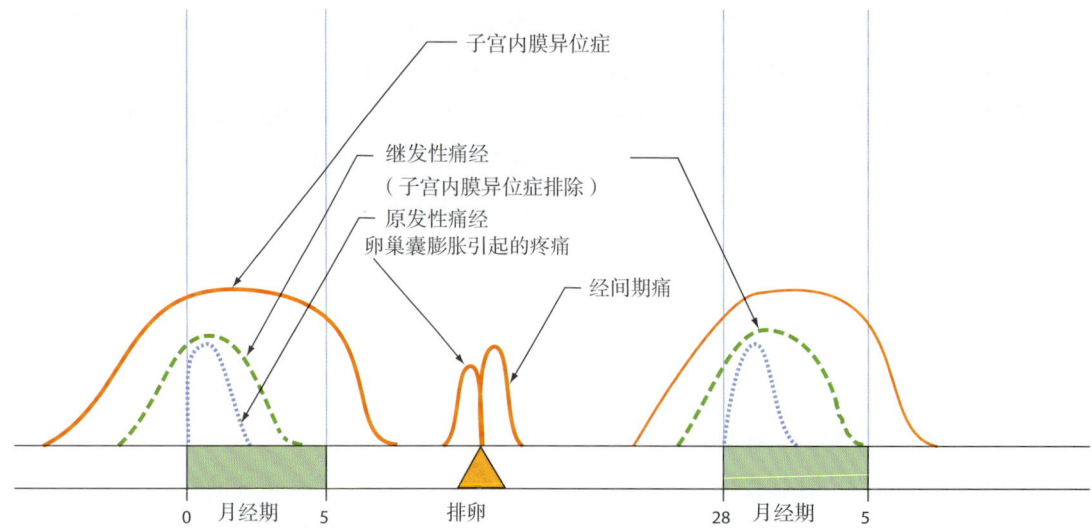

图 94.1　与月经周期相关的妇科疼痛的典型疼痛形式

表 94.2　妇女急性下腹部和盆腔疼痛的原因

生殖系统性
急性输卵管炎
盆腔腹膜炎
出血
卵巢囊肿破裂或扭转
先兆或不全流产
输卵管异位妊娠破裂或流产
卵巢子宫内膜异位囊肿破裂或出血
非生殖系统性
急性阑尾炎
肠梗阻
尿路感染（膀胱炎）输尿管绞痛（结石）
功能性
原发性痛经
月经倒流

五、慢性疼痛

特征

- 在 18～50 岁人群中的发生率为 15%。
- 在引起慢性疼痛的原因中，子宫内膜异位症占 33%，粘连占 24%。
- 妇科腹腔镜手术导致的慢性疼痛上升到 40%。
- 子宫切除导致的慢性疼痛占 15%。

疼痛是周期性的（如轻度子宫内膜异位症）或连续的。慢性疼痛的常见原因列于表 94.3。慢性疼痛诊断较为困难，往往很难区分，如子宫内膜异位症与盆腔炎之间的问题，卵巢肿瘤和肠易激综合征常不易鉴别。子宫内膜异位症和盆腔炎的临床特点比较见表 94.4。此外，临床上很难区分子宫内膜异位症（子宫腺肌病）和盆腔淤血综合征。这两种情况都有痛经和敏感的大小正常的子宫。

表 94.3　妇女慢性下腹部和盆腔疼痛原因

生殖系统性
子宫内膜异位症、子宫腺肌病
盆腔炎性疾病（慢性、粘连）
卵巢肿瘤
纤维肌瘤（很少）
非生殖系统性
憩室炎
肠粘连
功能
盆腔淤血综合征
继发性痛经——子宫，息肉
肠易激综合征，慢性肠痉挛

六、盆腔淤血综合征

盆腔淤血这被认为是由于卵巢功能障碍（类似于 PCOS）所致，伴有淤血。

临床特点

- 患者通常有 3 次或 4 次的生育经历。
- 典型发病年龄是 35～40 岁。
- 单侧疼痛，在站立和行走时加重。
- 仰卧时缓解。
- 深部性交疼痛。
- 性交后疼痛

患者通常有许多情感问题。他们常被行子宫切除

表 94.4　盆腔炎和子宫内膜异位症临床特征的比较

特征	慢性盆腔炎	子宫内膜异位症
既往史	急性盆腔感染史（如阑尾破裂） 使用宫内节育器	痛经 不孕不育 性交疼痛 盆腔疼痛
盆腔疼痛	+～++（轻、中度） 经前期 下腹部位置	++～+++（中、重度） 经前和经期 如果子宫内膜异位囊肿破裂则有急性疼痛
背痛	+轻度	++中度 月经期腰骶下段疼痛
继发性痛经	中度至重度 来自急性盆腔炎 随月经发作	中度至重度 渐进性发作 月经期间疼痛加重
月经	不规则和量多	量多 严重
不孕不育	+++	++
尿路症状	—	如果膀胱壁受累，出现尿频、尿痛和血尿
肠道症状	—	如果直肠壁受累出现排便疼痛
阴道症状	可能是慢性脓性分泌物或白带	

术，但有时症状仍不能缓解。

七、异位妊娠

临床上大约每 100 次确认怀孕的妇女中有 1 次为异位妊娠。如果破裂，即可能成为一种迅速致命的疾病。所以我们必须"特别关注异位"。这是腹腔内出血最常见的原因。通常有被忽略的隐匿期，在某些情况下可以有正常的月经史。

1. 异位妊娠破裂的临床特征

- 患者平均年龄约 20 多岁。
- 1/3 的患者为首次怀孕。
- 高危人群：
— 以前有异位妊娠。
— 曾患有盆腔炎。
— 曾进行腹部或盆腔手术，特别是绝育逆转。
— 使用宫内节育器。
— 体外受精。

- 先兆破裂的症状（多数情况下）
— 异常妊娠。
— 一侧髂窝痉挛性疼痛。
— 阴道出血。
- 破裂
— 剧烈疼痛（图 94.2）。
— 循环衰竭。
注：10%～15% 无异常出血。
- 疼痛可放射到直肠（厕所征）、阴道或大腿部。
- 通常没有妊娠的征象（如乳房和子宫增大）。

2. 体格检查

- 髂窝深压痛。
- 阴道检查
— 盆腔双合诊检查法有压痛（疼痛由子宫颈诱发）。
— 子宫颈软。
- 出血（西梅汁样的外观）。
- 体温和脉搏早期通常正常。

3. 诊断[4]
可能在妊娠的很早期就作出异位妊娠的诊断。

▲ 诊断提示：闭红（60%～80%）+ 下腹部疼痛 + 阴道异常出血（65%～85%）= 异位妊娠

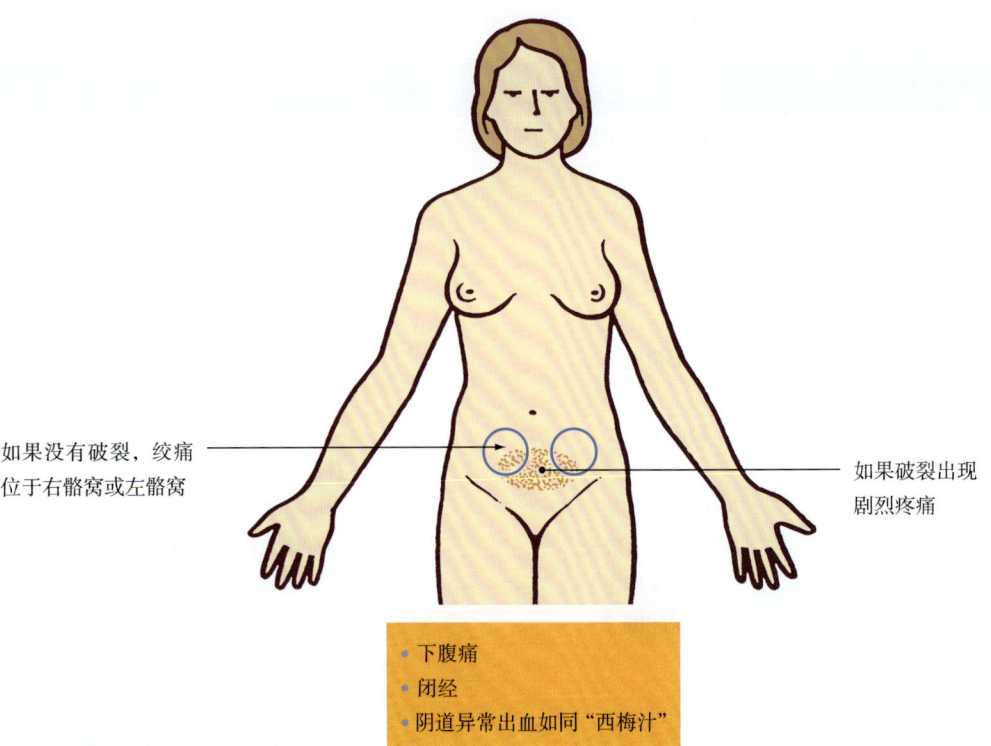

图 94.2　异位妊娠的临床特点

- 尿妊娠试验（阳性率 < 50%）。
- 血清 β-HCG > 1 500 IU/L（如果滋养层组织有显著出血则一定为阳性），可能需要进行连续定量测试来区分正常的子宫内妊娠和异位妊娠。如果小于 1 000 IU/L 则每两天重复检测 1 次。
- 在 5~6 周经阴道超声可以诊断（空的子宫，输卵管囊，结膜囊液）。
- 腹腔镜（确诊程序）。

异位妊娠的诊断

- 妊娠试验
- β-HCG 测定
- 经阴道超声
- 腹腔镜

---

4. 治疗　这是一种十分凶险的急症。组织血供、密切观察和复苏是必要的。可以保守治疗（依据超声和 β-HCG 检测）；应用药物，异位妊娠囊内注射甲氨蝶呤；腹腔镜切除术。重症患者行开腹手术，破裂出血需要进行紧急手术。

5. 预后

- 60%~65% 可成功妊娠。
- 10%~15% 有再次异位妊娠风险。

八、卵巢卵泡破裂（月经间期痛）

卵泡破裂时，常有少量混合卵泡液的血液排入道格拉斯陷凹。可能会引起腹膜炎（经间期痛），与排卵前由于卵巢囊扩张而引起的单侧疼痛不同。

1. 临床特点

- 月经周期中出现疼痛。
- 一侧髂窝剧烈疼痛（右侧 > 左侧）。
- 常被描述为"马踢样痛"。
- 疼痛向中间转移（图 94.3）。
- 盆腔沉重感。
- 坐或支撑起下腹部时缓解。
- 疼痛持续时间从几分钟到几小时不等（平均 5 小时）。
- 患者其他情况良好。

注：有时与急性阑尾炎相似。

2. 处理

- 解释和安慰。
- 简单的镇痛药：阿司匹林或对乙酰氨基酚。
- 如果疼痛严重，热水袋热敷会使患者感觉舒适。

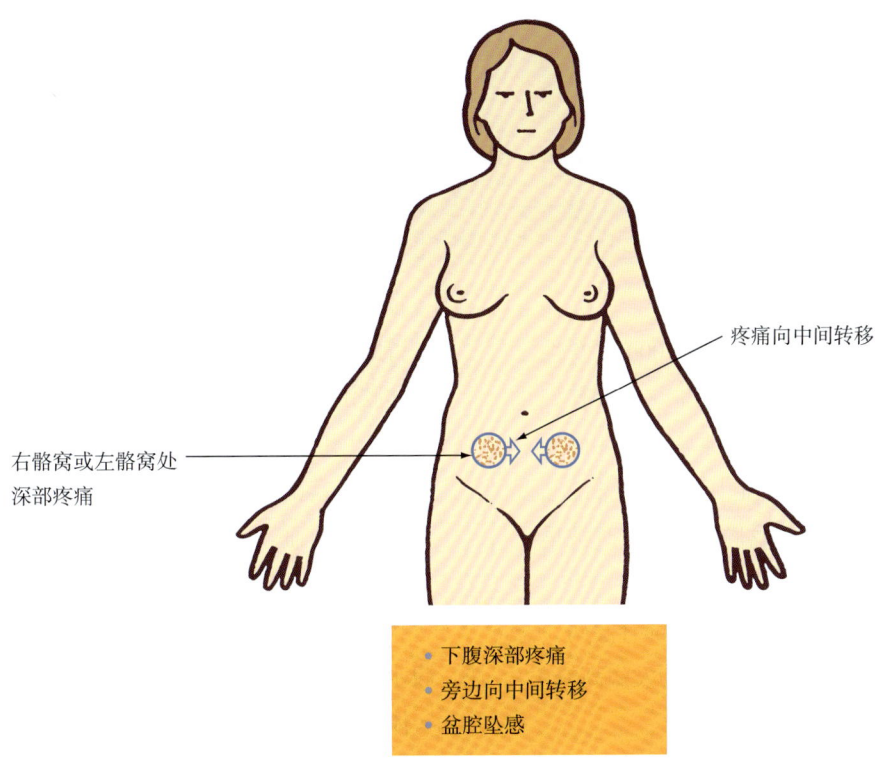

图 94.3 卵泡破裂（经间期痛）的典型表现

九、卵巢肿瘤

卵巢良性肿瘤，特别是卵巢囊肿，可无症状，但如果并发其他疾病则可能出现疼痛。在 50 岁以下的女性中常见。经阴道超声是最佳的确诊手段，可以识别囊肿内外有无出血。

症状：
- 疼痛（通常是扭转或出血）。
- 压迫症状。
- 月经不规律。

1. 卵巢囊肿破裂　卵巢囊肿只在排卵前或性交后有破裂的倾向。

（1）临床特点
- 患者的年龄通常为 15～25 岁。
- 一侧或另一侧髂窝突发性疼痛。
- 可能有恶心、呕吐。
- 无全身症状。
- 疼痛通常仅持续几个小时。

（2）体征
- 髂窝压痛。
- 经直肠检查：直肠子宫陷凹压痛。

（3）辅助检查　彩色多普勒超声（增强）。

（4）处理原则
- 适当的解释和安慰。
- 保守治疗
  — 单纯囊肿 < 4cm。
  — 囊肿内出血。
  — 疼痛轻微。
- 一个单纯的大囊肿可经超声指导下进行阴道穿刺引流。
- 腹腔镜手术
  — 复杂的囊肿。
  — 大的囊肿。
  — 囊肿外出血。

2. 卵巢囊肿急性扭转　扭转主要来源于皮样囊肿，当发生在右侧时，可能很难与急性盆腔阑尾炎相鉴别。

（1）临床特点
- 下腹部剧烈绞痛（图 94.4）。
- 弥漫性疼痛。
- 疼痛可放射至背部或大腿。
- 反复呕吐。
- 严重的盆腔压痛。

- 痛苦病容。

（2）体征

- 在腹部可触及光滑、圆形、移动性肿块。
- 肿块处可能出现压痛和肌紧张，特别是在发生漏出液时。

（3）诊断　彩色多普勒超声。

（4）治疗　开腹手术和外科矫正。

3. 卵巢恶性肿瘤　卵巢癌每年在10 000位女性中有10例发病，占女性所有癌症的5%，在所有妇科生殖系癌症中占20%。因为该肿瘤常常发生在出现临床表现之前很早，所以在妇科癌症中死亡率较高[5]。有时可在常规体检或因非特异性盆腔症状调查时被早期发现。

卵巢癌往往长期无症状。所有年龄组都有发病，但在45岁以后变得愈发常见（60～65岁为发病高峰）（见第27章相关内容）。

其家族性因素及其与乳腺癌的关系请参考第19章。

（1）危险因素

- 年龄。
- 家族史（一级亲属）。
- 未产妇。

（2）保护性因素

- 复合性口服避孕药。
- 妊娠。

（3）临床特点

- 全身症状：疲劳、食欲缺乏。
- 下腹部或盆腔有疼痛或不适。
- 腹胀和"饱感"。
- 胃肠功能障碍（如上腹不适、腹泻、便秘）。
- 盆腔沉重感。
- 泌尿生殖系统症状（如尿频率、尿急、子宫脱垂）。
- 异常子宫出血。
- 绝经后出血。
- 性交疼痛或痛经（10%～20%）。
- 联合阴道-直肠双合诊检查协助诊断，寻找肿块、腹水、胸腔积液。
- 体重下降。

注：任何很容易触摸到的卵巢通常是不正常的（正常卵巢很少＞4cm）。

（4）诊断

- 彩色多普勒超声。
- 肿瘤标志物如CA125、β-HCG（绒癌）和甲胎蛋白，在诊断和治疗中变得越来越重要。

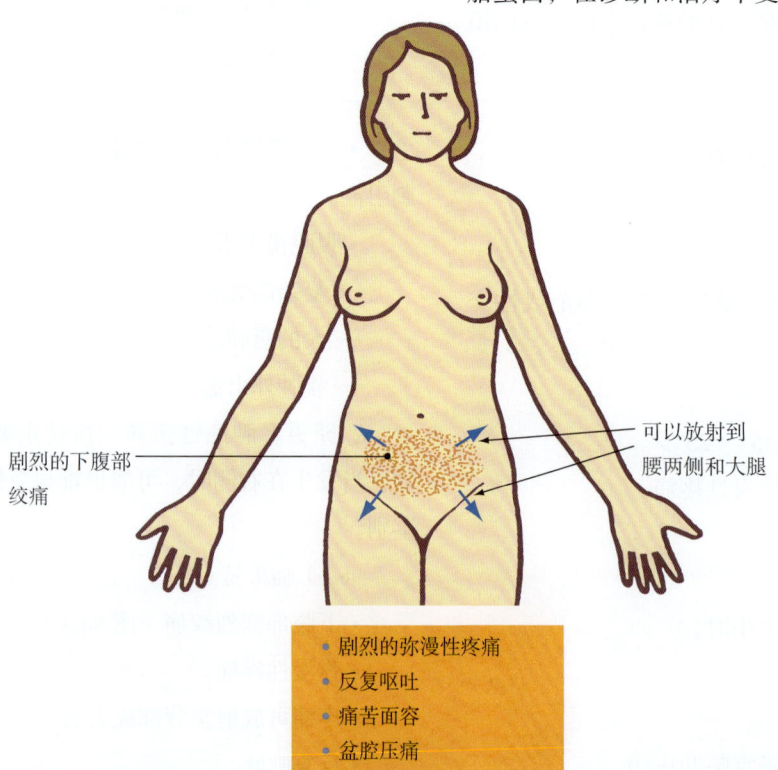

图94.4　卵巢囊肿急性扭转的典型临床表现

紧急转诊到妇科医生处。

十、痛经

痛经（月经期疼痛）可以自月经来潮（初潮）后就出现，称为原发性痛经；在以后生活中才出现的则称之为继发性痛经。

1. 原发性（功能性）痛经 指与排卵周期相关而无任何病理发现的月经疼痛。疼痛通常开始于初潮后的1~2年内，且随着时间的延长越来越严重，直到20岁左右。大约50%的经期妇女受其影响，青少年发生痛经的比例高达95%。

（1）临床特点
- 中下腹部疼痛。
- 疼痛放射至背或大腿上（图94.5）。
- 从钝痛到剧烈绞痛程度不等。
- 月经开始时疼痛最重。
- 可能出现于月经开始前12小时。
- 通常持续24小时，但也可能持续2~3天。
- 可伴恶心、呕吐、头痛、晕厥或面部潮红。
- 检查无异常。

（2）治疗
- 充分的解释和适当的安慰。
- 提倡健康的生活方式
— 有规律的运动。
— 避免吸烟和酗酒。
- 建议练习放松，如做瑜伽。
- 避免暴露于极冷环境中。
- 在疼痛部位和弯曲膝盖到胸部的位置放一个热水袋。

（3）药物治疗 选项包括（顺序）：
- 简单的镇痛药（如阿司匹林或对乙酰氨基酚）。
- （如果简单的镇痛药无效）前列腺素抑制药（如甲芬那酸500mg，每日3次）或非甾体抗炎药（如布洛芬、萘普生，200~400mg，口服，每日3次）为缓解疼痛的首选方法。
- 维生素B_1（硫胺素）100mg/d。
- 避孕药（低雌激素三相片更好）。
- 含孕激素的宫内节育器。

一项循证医学综述发现，最有效的药物是非甾体抗炎药，维生素B_1和镁也被证明是有效的。到目前为止没有证据证明，维生素B_6、维生素E或草药是有效的。脊柱推拿不太可能有益[6]。

2. 继发性痛经 继发性痛经是由器质性疾病引起的月经期疼痛。患者通常在月经初潮后多年无疼痛，通常超过30岁时开始出现痛经。多在月经前3~4天开始有盆腔钝痛，在月经期间加重。

（1）最常见的原因
- 子宫内膜异位症（主要原因）。
- 盆腔炎（主要原因）。
- 宫内节育器。

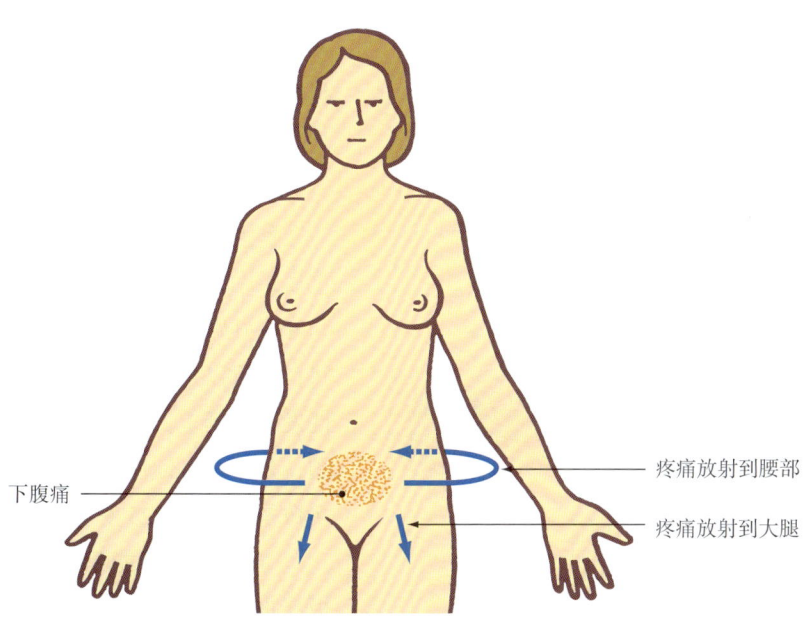

图94.5 痛经的典型疼痛部位

- 黏膜下肌瘤。
- 子宫内息肉。
- 盆腔粘连。

（2）**辅助检查** 辅助检查包括腹腔镜、超声和不常使用的子宫颈扩张及刮宫术，从而对宫腔进行评价，还可进行宫腔镜或子宫输卵管造影术。

（3）**处理** 主要治疗发病原因。

十一、盆腔粘连

盆腔粘连可能是盆腔疼痛、痛经、不孕不育和肠道痛的原因。当粘连能被很好地暴露，且无肠袢牢固粘连时可以通过腹腔镜被确诊并行切除术。

十二、子宫内膜异位症

子宫内膜异位症是子宫内膜组织异位分布（通常在骨盆的相关部分和卵巢）对雌性激素的刺激表现出增生、出血、粘连，并最终发生致密瘢痕组织的变化。至确诊时平均病程为 10 年。通过服用非甾体抗炎药和避孕药而确诊。

根据子宫内膜异位沉积的部位和严重程度，患者表现出不同的症状和妇科功能的丧失。妊娠是有益的，但可能导致病情复发。

1. 临床特点
- 发病率 10%[7]。
- 从青春期到围绝经期都可能发病，25～35 岁为高峰期。
- 继发性痛经。
- 不孕。
- 性交痛。
- 非特异性盆腔疼痛。
- 月经过多。
- 子宫内膜异位囊肿破裂引起的急性疼痛。
- 月经期前有点滴出血。

诊断提示：痛经 + 月经过多 + 腹部/盆腔痛 = 子宫内膜异位症

2. 可能的体征
- 子宫后倾固定。
- 在道格拉斯/阴道后凹有压痛和结节。
- 子宫增大并有压痛。

子宫腺肌病：这是影响子宫内膜腺体和间质肌层的子宫内膜异位症。症状类似子宫内膜异位症及扩大的子宫触痛。

3. 鉴别诊断
- 盆腔炎，参见表 94.4。
- 卵巢囊肿或肿瘤。
- 子宫肌瘤。

4. 诊断
- 只有在腹腔镜（金标准）或开腹手术直视下检查致病灶才能作出诊断。
- 超声检查有助于诊断。
- 刮宫可发现子宫内膜有小的 C 类感觉神经纤维。

5. 治疗
- 仔细解释。
- 基础镇痛药。
- 可给予手术或药物治疗。

（1）**药物**[8] 包括诱导闭经（只有 2/3 的人对药物有反应）：
— 达那唑——最新的治疗选择。
— 复方口服避孕药：每日 1 次，连续 6 个月左右。
— 孕激素（如醋酸甲羟孕酮-甲孕酮），10mg，口服，每日 2 次，长达 6 个月。
— GnRH 类似物（如戈舍瑞林 3.6mg，皮下注射，持续 6 个月。或使用那法瑞林）。

在青少年中可以初步尝试卵巢抑制试验。

（2）**外科** 外科措施取决于患者的年龄、症状和计划生育情况。激光手术和显微外科手术可以通过腹腔镜或开腹手术实施。

十三、盆腔炎

盆腔炎（pelvic inflammatory disease，PID）的严重后果中，较多见的医学问题有输卵管阻塞、不孕症和异位妊娠。盆腔炎可为急性的（导致突发的严重症状；也可以是慢性的，可逐渐产生轻微的症状或由急性发作迁延）。急性盆腔炎是一个重大的公共卫生问题，是年轻女性性传播疾病最重要的并发症。患者大多数是年轻（<25 岁）、性生活活跃而未经产的女性。

有些患者可能无症状，但有些患者有从轻微到极严重程度不一的症状。其体征和症状无特异性，且与炎症程度不相关，因此，临床诊断困难。

1. 临床特点

（1）急性盆腔炎

- 体温≥38℃。
- 中度或重度下腹痛。

（2）慢性盆腔炎

- 后背疼痛。
- 轻微下腹痛。

（3）急性和慢性共有的症状

- 性交疼痛。
- 月经问题（如经期疼痛、月经量过多或月经周期不规律）。
- 月经间期出血。
- 异常，也许是侵袭性的，脓性阴道分泌物。
- 疼痛或尿频。

急性盆腔炎的诊断标准见表94.5。

2. 体格检查

- 急性盆腔炎患者可能有下腹压痛，伴或不伴强直。
- 盆腔检查：急性盆腔炎患者的阴道异常温暖，子宫颈摇摆痛、附件压痛。检查通常显示子宫颈红肿和脓性分泌物。

3. 病原体　可分为3大类：

（1）外源性生物　通过社区和性活动获得。它

表94.5　急性盆腔炎的诊断标准[3, 9]

存在以下3种症状	
①	下腹压痛（有或没有反弹）
②	子宫颈摇摆痛
③	附件压痛（可能是单方面的）
以下之一应该存在	
①	体温≥38℃
②	血白细胞计数≥10 500/mm³
③	通过阴道弯后侧穿刺有脓液
④	炎性肿块出现在双合诊检查和/或超声
⑤	ESR≥15mm/h 或 CRP＞1mg/dl
⑥	淋球菌或沙眼衣原体的分离
⑦	有组织学证据的感染（如浆细胞）

们包括典型的性传播性感染、沙眼衣原体和淋病奈瑟菌。通常会导致输卵管炎。

（2）内源性感染　这些是下生殖道的正常寄生菌，特别是大肠埃希菌和脆弱类杆菌。他们在正常子宫颈屏障破坏的条件下致病，如近期的生殖道操作或创伤（如流产、放置宫内节育器、近期妊娠或刮宫术）。最常见的感染入口是子宫颈裂伤和胎盘部位。这些微生物引起上行性感染，可直接或通过淋巴管蔓延至阔韧带，引起盆腔蜂窝织炎（图94.6）。

（3）放线菌病　由于长期使用宫内节育器所致。子宫颈拭子培养寻找以色列放线菌。

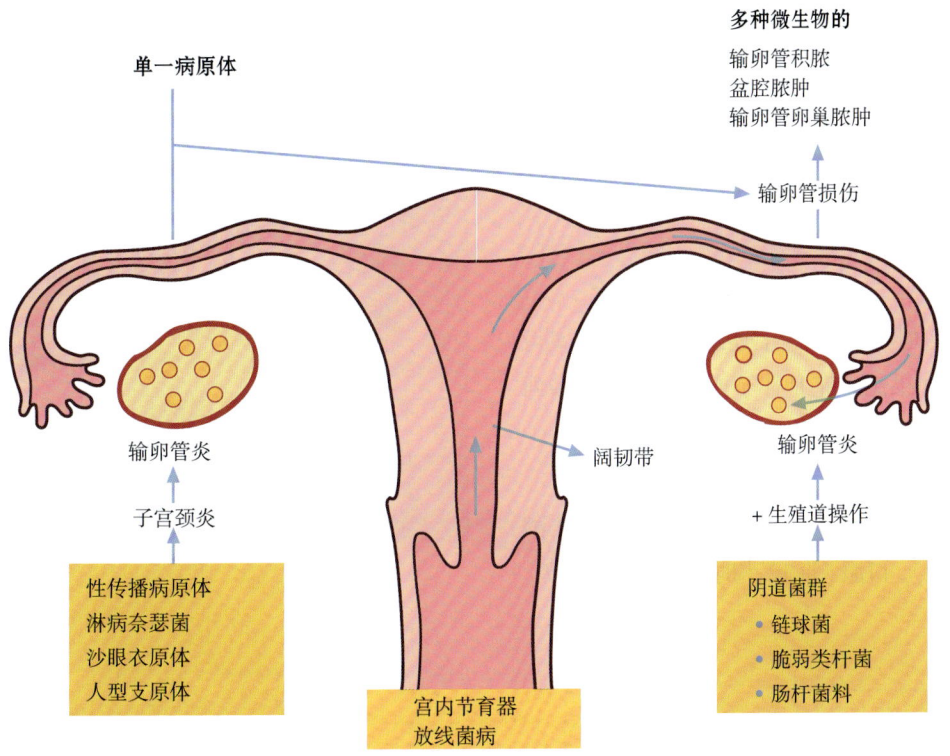

图94.6　盆腔炎的发病机制

4. 辅助检查 因为常规标本采集对评估生物体存在局限性，故明确诊断是有困难的。使用腹腔镜检查可以确诊，但并不适用于所有疑似盆腔炎的病例。

- 子宫颈拭子进行革兰氏染色和培养（淋病奈瑟菌）。
- 子宫颈拭子和专用技术检测沙眼衣原体。
- 血培养。
- 盆腔超声。

5. 治疗

注：任何宫内节育器或留置的避孕产品应在治疗开始时或治疗之前被移除。盆腔炎患者的性伴侣应该使用对沙眼衣原体和淋病奈瑟菌敏感的药物。

（1）**性传播感染**[10]

① 轻度至中度感染（门诊治疗）：

阿奇霉素 1g，单剂量口服，加（对淋病）头孢曲松 250mg 单剂量肌内注射或静脉注射，口服（对所有患者）。多西环素 100mg，口服，每 12 小时 1 次，持续 14 天。

配伍

甲硝唑 400mg，口服，每 12 小时 1 次，持续 14 天。

或

替硝唑 500mg，口服，持续 14 天。

② 重度感染（住院治疗）

头孢噻肟钠 1g，静脉注射，每 8 小时 1 次；或头孢曲松钠 1g，静脉注射，每日 1 次。

配伍

多西环素 100mg，口服；或静脉注射，每 12 小时 1 次。

加上

甲硝唑 500mg，静脉滴注，每 12 小时 1 次。

当症状有实质性改善时，上述的口服治疗方案可用于后 14 天。如果患者正是怀孕或哺乳，应将多西环素替换为罗红霉素，300mg/d，口服，持续 14 天。

（2）**非性传播感染**（生殖相关的操作）

① 轻度至中度感染：阿莫西林+克拉维酸（875mg 或 125mg），口服，每 12 小时 1 次，持续 14 天。

配伍

多西环素 100mg，口服，12 小时 1 次，持续 14 天。

② 重度感染（如败血症）：使用相同的方案治疗重度感染。

（3）**放线菌病** 阿莫西林（500mg，每日 3 次）+甲硝唑（400mg，每日 2 次）持续 14 天。用药期间应取出宫内节育器。

十四、转诊时机

- 所有"不明原因不孕"的病例。
- 所有因痛经导致无法正常上学、工作或娱乐活动，且对前列腺素抑制药不敏感的青少年。
- 痛经持续至月经中期并达到高峰的患者。
- 痛经，伴有原因不明的肠道或膀胱症状的患者。
- 有固定位置性交疼痛的患者。
- 有周期性疼痛或特殊部位出血的患者。

注：盆腔疾病中，可以通过先进的腹腔镜手术治疗的有：异位妊娠、卵巢囊肿、子宫内膜异位、子宫腺肌瘤、纤维肌瘤、盆腔粘连、输卵管积水。

绝经前妇女急性腹部和盆腔疼痛的处理原则见图 94.7。

> **实践要点**
>
> - 对于任何伴有下腹疼痛的女性，都应考虑到子宫内膜异位症和卵巢囊肿。
> - 影响女性正常生活、活动，且无法被非甾体抗炎药缓解的痛经，都应怀疑由于子宫内膜异位症导致。
> - 如果怀疑是宫外孕，而没有任何急救设施，应暂缓阴道检查，以免导致破裂。
> - 急性腹部和骨盆疼痛时，且 β-HCG 阴性，最常见的原因是卵巢囊肿。
> - β-HCG 阳性、子宫空虚和附件包块，为异位妊娠最典型的特征。

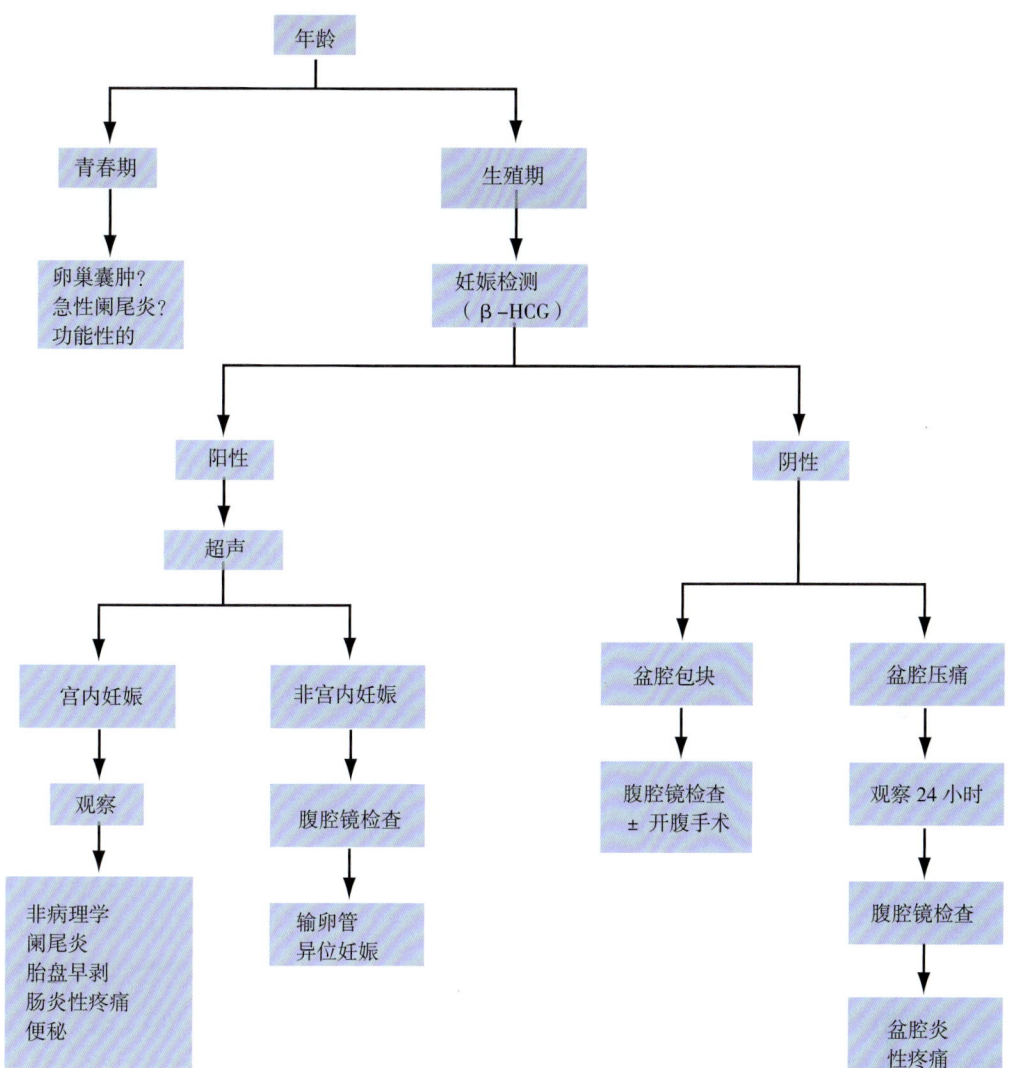

图 94.7　绝经前女性急性腹部和盆腔疼痛的处理原则

参考文献

[1] Foy A, Brown R. Chronic lower abdominal pain in gynaecological practice. Update, 1987: 19–25.

[2] Forbes KL. Lower abdominal and pelvic pain in the female: a gynaecological approach. Modern Medicine Australia, 1991: 24–31.

[3] Soo Keat Khoo. Lower abdominal pain in women. Patient Management (Suppl),1990: 13–23.

[4] O'Connor V, Kovacs G. Obstetrics, Gynaecology and Women's Health. Cambridge: Cambridge University Press, 2003: 325–327.

[5] Mackay EV et al. Illustrated Textbook of Gynaecology (2nd edn). Sydney: WB Saunders, Bailliere Tindall, 1992: 514–524.

[6] Barton S, ed. Clinical Evidence. London: BMJ Publishing Group, 2001: 1255–1263.

[7] O'Connor DT. Endometriosis. In: MIMS Disease Index (2nd edn). Sydney: IMS Publishing, 1996: 170–172.

[8] Moulds R (Chair). Therapeutic Guidelines: Endocrinology (Version 4). Melbourne: Therapeutic Guidelines Ltd, 2009: 226–227.

[9] O'Connor V, Kovacs G. Obstetrics, Gynaecology and Women's Health. Cambridge: Cambridge University Press, 2003: 476–497.

[10] Spicer J (Chair). Therapeutic Guidelines: Antibiotic (Version 13). Melbourne: Therapeutic Guidelines Ltd, 2006: 101–104.

第 95 章　经前期综合征

> 我厌倦了一切所谓"美只是肤浅的"的胡说八道。这已足够深刻了，你还想要什么 —— 一个值得崇拜的胰腺？
>
> Jean Kerr 1961

经前期综合征（premenstrual syndrome，PMS）是一组生理、心理和行为发生改变的综合征，开始于月经周期前的 2～14 天，月经开始后很快缓解[1]。症状始于月经周期的黄体期，其发病机制尚不清楚。可能的病因有：黄体期维生素 B_6 缺乏、前列腺素和醛固酮分泌过多。然而，经前期综合征最可能的主要决定因素是伴有雌激素相应分泌增加的卵巢功能紊乱。

一、主要的临床特征

- 30 岁以上的女性经前期综合征的发病率增加，发病的高峰是 30～40 岁。
- 经前期综合征也可发生在 45～50 岁年龄段人群中，当它伴有绝经期的症状改变时，临床诊断将更加困难[2]。
- 在经期前或经期，经前期综合征的症状减轻。
- 经期前综合征的各种临床症状不能用各种心理或精神疾病来解释。
- 目前，严重的经前期综合征在《精神疾病诊断与统计手册（第 4 版）》中被分类为经前焦虑障碍。

二、发病率

多达 90% 的女性可能有过不同程度的经前期症状经历，但有趣的是，有 15% 的女性会在经前期感觉更好。瑞典、美国、英国的数据显示 40% 的女性严重受到影响[3]。5%～10% 的女性会有严重症状，经前期综合征影响了她们的生活质量。

三、病因

各种已经被确定为导致经前综合征的病因如下。

1. 促发因素
- 心理疾病。
- 酗酒。
- 性侵犯。
- 遗传因素。
- 压力。

2. 诱发因素
- 子宫切除术。
- 输卵管结扎术。
- 停止应用口服避孕药（OCP）。

3. 长期影响因素
- 含咖啡因、酒精、糖类的饮食。
- 吸烟。
- 压力。
- 久坐不动的生活方式。

四、临床症状

从 150 个报告中总结出来的各种症状见图 95.1。

经前期综合征常见症状的发生率分别为：抑郁 71%、兴奋不安 56%、疲劳 35%、头痛 33%、乳房肿胀 31%、乳房疼痛 21%、精神紧张 19%、暴力倾向 13%[4]。其他重要症状有体重增加、行动迟缓、性欲降低和感觉异常。

五、经前期综合征的分类

根据症状的严重程度进行分类很方便。

1. **轻度**　症状只在月经前期出现，无需用药。
2. **中度**　症状明显但不足以干扰生活和工作，1/3 的患者需要进行药物治疗。
3. **重度**　症状严重及工作和生活受到影响，必须进行药物治疗。这种破坏性的类型称为经前焦虑症（PMDD）（表 95.1）。

六、鉴别诊断

- 更年期综合征。
- 乳腺痛。
- 其他疾病导致的液体潴留——肾或肾上腺疾病。

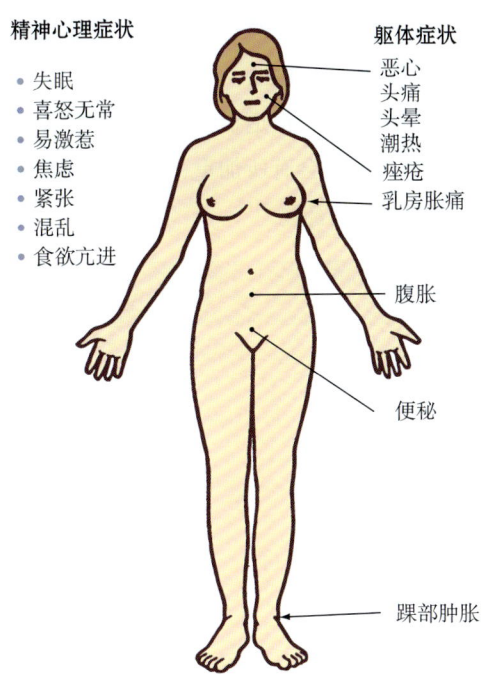

图 95.1　经前期紧张综合征

- 甲状腺异常（甲状腺功能减退或亢进）。
- 多囊卵巢综合征（PMS 可能是雌二醇过多的一种临床表现）。
- 精神异常：抑郁、躁狂。

七、诊断

- 详细的病史包括：饮食、运动习惯、社会心理、家庭背景、情绪影响和家族历史。
- 月经日历：连续 3 个月显示 3 个主要的症状。
- 检查排除妇科、内分泌或其他系统疾病，也包括：
  — 乳房检查。
  — 阴道检查和巴氏涂片（子宫颈刮片）。
- 检查激素含量（如果适宜，进行 1～2 个血液激素检测）：
  — 甲状腺功能检查。
  — 在 3 种激素循环黄体期中期检测血液黄体酮和雌激素。
  — 电解质和肌酐。
  — 催乳素检查：如果有溢乳或月经量少症状。

八、治疗[5]

基本目的是通过安慰和治疗，使女性消除焦虑，

表 95.1　经前期综合征的诊断标准 *

A	症状必须发生在月经前 1 周，并延续至月经期几天。下列的症状至少出现 5 个，并且至少包括①，②，③，或④ 中的任一个 ① 心情低落或者烦躁不安 ② 焦虑或紧张 ③ 易受影响 ④ 兴奋不安 ⑤ 对一般活动缺乏兴趣 ⑥ 注意力不集中 ⑦ 体力明显缺乏 ⑧ 在食欲方面明显改变，暴食或对事物的特殊喜好 ⑨ 嗜睡或失眠 ⑩ 挫败感 ⑪ 其他的生理症状（如乳房压痛、水肿）
B	症状必须严重到影响了工作、学习、日常活动或人际关系交往
C	必须排除症状是由于其他疾病引起的
D	A、B 和 C 必须通过两个月经周期的预期每日评级来确认

* 引自：DSM-IV-TR。

通过改变生活习惯来应对激素分泌的异常，而不是仅仅依靠药物。治疗方法包括以下内容，并强调生活方式因素。

1. **解释、安慰及理解**　基础认知疗法可以有效地帮助患者了解自己症状的性质和接受适当的支持。建议其接受自己的问题并告知家人或好朋友，这是治疗的第一步。

2. **保持健康饮食**　建议患者在出现经前期症状的那段时间里应节制饮食，持续 2～3 个月经周期。这些信息有助于她在出现症状的那段时间制订有效的社会计划。例如：避免在经前期综合征症状严重时安排太多的社会活动和商业约会。

3. **饮食建议**　建议患者饮食要规律，吃小餐而不是大餐，如有必要还应适当减肥，保持理想体重。增加摄入复合碳水化合物（谷物、蔬菜和水果）、绿叶蔬菜和豆类。

减少或避免在经前阶段减少或避免摄入精制糖、盐、酒精、咖啡因（茶、咖啡、巧克力）、烟草、红肉和过多的液体摄入量。减少总蛋白的摄入至 1g/(kg·d)；减少脂肪摄入。

4. **锻炼**　推荐定期锻炼，如游泳、跳健美操、慢跑或打网球。这些运动已经证明能够在经前降低抑

郁、焦虑和液体潴留[6]。

5. 放松 建议患者安排那些可以使他们在适当的时间放松和愉快的活动。考虑减压疗法，包括适当的心理咨询。

6. 适宜的着装 建议合理，针对乳房胀痛和臃肿的腹部选择合适的胸罩和宽松的衣服。

7. 药物治疗 药物治疗在一些患者有效，在另外一些患者疗效甚微或无效。包括利尿药（如螺内酯），维生素和矿物质（如吡哆醇和月见草油），抗前列腺素（如甲芬那酸、吲哚美辛），溴隐亭，达那唑（抑制排卵）；促性腺激素释放激素（GnRH）激动药和激素，如口服避孕药、孕激素和雌激素复合埋植药。或需要联合用药。

（1）缓解症状方法的选择[7]

• 没有明显症状或阴性：应用月见草油、二叶银杏、黄体酮/孕激素、口服避孕药，溴隐亭[8]。

• 轻度症状：应用镁、钙、维生素 E。

• 中度症状：选用维生素 B_6、圣约翰麦芽汁、螺内酯[9]。

• 重度症状：应用选择性 5-羟色胺再摄取抑制药（SSRI）、氯米帕明、GnRH 激动药或达那唑。

（2）口服避孕药 在需要避孕的情况下，使用包含炔雌醇和屈螺酮的复合口服避孕药是合适的，因为屈螺酮可以有效地减少经前期综合征紊乱的症状。

28 天的月经周期前 1～21 天，每日 1 次，使用 30mg 的炔雌醇和 3mg 的屈螺酮。

28 天的月经周期前 1～24 天，每日 1 次，使用 20mg 的炔雌醇和 3mg 的屈螺酮。

（3）轻度至中度症状 维生素 B_6 100mg/d。

（4）中度到重度症状 对于那些对认识行为疗法（CBT）治疗无效的女性使用 SSRI 是有效的。

在月经来潮前 10～14 天使用氟西汀 20mg/d。

或在月经来潮前 10～14 天使用舍曲林 50mg/d。

（5）个性化治疗[10]

• 经前期综合征合并液体潴留：从预计出现症状前 3 天到月经期第一天，口服螺内酯，100mg/d。

• 经前期综合征合并严重的乳腺痛：考虑从开始出现症状至月经出现，口服达那唑，200mg/d。

• 经前期综合征合并痛经：从开始出现症状到月经期开始口服甲芬那酸 500mg，3 次/日。

无论使用哪种药物，报道显示，70% 的患者在治疗开始的前几个月症状会有所加重，建议在治疗中使用一些含安慰剂成分的药物[11]。

> **实践要点**
>
> 中度至重度 PMDD
> • 在月经来潮前 14 天，每日晨服氟西汀 2 mg 或舍曲林 50mg。

如果所推荐的支持、教育、安慰和压力处理措施仍然无效，应予以转诊。

九、转诊时机

• 当可疑或已经确定患有器质性疾病时应转诊至妇科医生（如患有多囊卵巢综合征、子宫内膜异位症等）。

• 如考虑使用达那唑治疗时，应转诊。

• 如确定或疑有内分泌疾病如肾上腺、垂体或甲状腺疾病，则应咨询内分泌科医生。

• 如果抑郁情绪或精神症状日益加重或无周期性，也应进行咨询。

> **实践要点**
>
> • 记录每天的症状对于患者和医务人员都是有帮助的。
> • 改变生活方式并且掌握药理常识。
> • 对于一种特定药物治疗的合理时间是允许提供至少 3 个周期的治疗。
> • 达那唑等具有较大不良反应的药物属于二线用药，应用要谨慎。
> • 大剂量的吡哆醇（如 500mg/d）与周围神经病变有关。因此剂量应保持在 100mg/d 左右。
> • 要警惕因 PMS 的过度诊断而忽略了其他疾病，如抑郁症，在月经前期可能恶化。

参考文献

［1］ Smith MA, Yong Kin EQ. Managing the premenstrual syndrome. Clin Pharmacokinet, 1986, 5: 788-97.

［2］ Smith M. Premenstrual syndrome. In: MIMS Disease Index. Sydney: IMS Publishing, 1991-92: 439-41.

［3］ Farrell E. Menstrual disorders: how to treat. Australian Doctor, 25 May 1990: IV-VI.

［4］ Dalton K. The Premenstrual Syndrome and Progesterone Therapy. London: Heinemann, 1984: 3.

［5］ Moulds R (Chair). Therapeutic Guidelines: Endocrinology (Version 4). Melbourne: Therapeutic Guidelines Ltd, 2009: 227-231.

［6］ Tierney LM et al. Current Medical Diagnosis and Treatment (41st edn). New York: The McGraw-Hill Companies, 2002: 747-748.

［7］ Wyatt K, et al. Premenstrual syndrome. Clinical Evidence, 2000; 4: 1121.

［8］ Budeiri DJ, et al. Is evening primrose oil of value in the treatment of premenstrual syndrome? Controlled Clinical Trials, 1996, 17: 60-68.

［9］ Wyatt K, et al. Efficacy of vitamin B6 in the treatment of premenstrual syndrome: systemic review. BMJ, 1999; 318: 1375.

［10］ Roughan P. Premenstrual syndrome. Current Therapeutics, 1995, 36(11): 53-59.

［11］ Abraham S. The premenstrual syndrome. Modern Medicine Australia, 1992, September: 80-86.

第 96 章　女性绝经

> 在衰老之前，每个女性都应充分珍惜、享受大自然所赋予你的一切。
>
> Laurence J Peter 1977

一、定义

绝经是指月经的停止超过 12 个月。在西方的大多数女性中，它发生在 45～55 岁，平均年龄是 50～51 岁，早期绝经是指绝经发生在 45 岁之前。

WHO 对绝经的定义是：绝经是由卵巢滤泡活动的耗竭造成原月经的永久性停止[1]。然而，这个词在更广泛的意义上还指包括围绝经期阶段卵巢功能由盛到衰的过渡期，此期间月经周期变得不规则，一般持续 2～5 年甚至更长时间，包括绝经前期和绝经期。

绝经后期是紧跟着绝经期的一个时期，一般情况无法确定，直到自发性的无月经超过 12 个月，此需排除那些行卵巢切除术的女性。

外科绝经指通过双侧输卵管切除术方式引起的绝经。

1. 概述

第一阶段　绝经前期：末次月经的前 5 年。
第二阶段　围绝经期：早期绝经症状伴阴道出血。
第三阶段　绝经期：最后绝经阶段。
第四阶段　绝经后期：绝经后的近 5 年。

2. 骨质疏松症

又名多孔骨，是指骨骼每单位体积的骨质减少。骨质疏松症通常与绝经相联系，主要是因为这一症状通常出现在绝经后的中老年女性中。可以通过纠正雌激素缺乏进行有效预防。

二、绝经的生理改变

通过图 96.1 可发现绝经期症状与卵巢滤泡活动相关激素活性的相关性。

卵巢初级卵泡的数量随着绝经期的临近迅速下降，绝经后可识别的卵泡已极少。在绝经后期阶段，卵泡刺激素（FSH）水平上升到月经周期卵泡期的 10～15 倍，黄体生成素（LH）水平升高了 3 倍。卵巢分泌的雌激素已经很少，而雄性激素的分泌仍相当可观。

雌激素分泌下降引起的不适往往被医疗工作者所忽视，其中包括泌尿生殖系统问题，如阴道、外阴、尿道和膀胱基底部上皮变薄、干燥，可能引起排尿困难和尿频、瘙痒、性交困难和萎缩性出血。激素替代疗法（HRT）可以改善这些泌尿生殖系统的障碍。

三、临床特点

由于肾上腺仍产生少量的雌激素，一些女性可能没有绝经期症状或表现轻微，多达 80% 的女性有血管舒缩引起的相应症状，平均时间是 5 年[2]。

1. 症状

（1）血管舒缩性
- 潮热（80%）。
- 盗汗（70%）。
- 心悸（30%）。
- 头晕。
- 偏头痛。

（2）精神状况
- 兴奋。
- 抑郁。
- 焦虑、紧张。
- 易流泪。
- 注意力不集中。
- 短期记忆损伤。
- 缺乏被爱的感觉。
- 睡眠紊乱。
- 情绪变化。
- 缺乏自信。

（3）泌尿生殖系统（60%）
- 萎缩性阴道炎。
- 阴道干燥（45%）。
- 性交困难。
- 性欲减退。

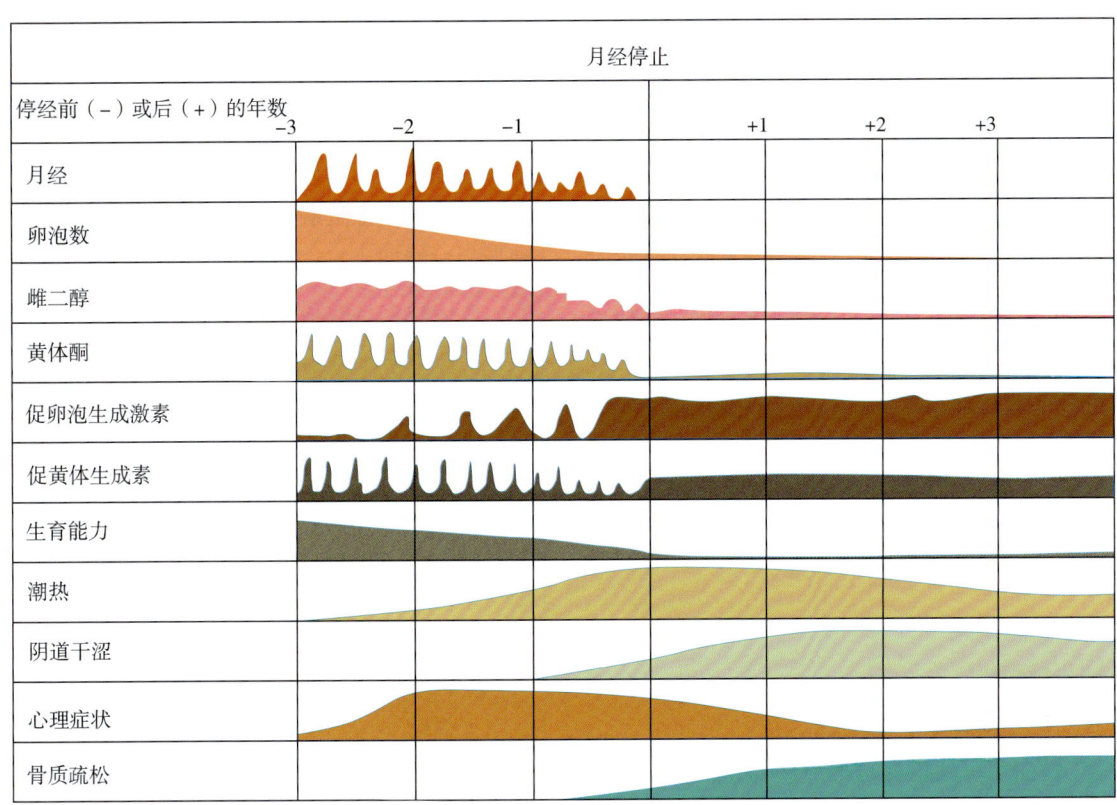

图 96.1　围绝经期及绝经后的临床、生物和内分泌特点示意图

- 膀胱功能障碍（如排尿障碍）。
- 压力性失禁或下垂。

（4）骨骼肌
- 非特异性肌痛。
- 非特异性关节痛。

（5）皮肤和其他组织改变
- 皮肤干燥。
- 蚁行感（17%）。
- 新的面部毛发。
- 乳房腺体组织萎缩。

（6）其他
- 不同寻常的疲劳。
- 头痛。

2. 临床诊断方法　全面评估患者是很重要的，包括收集病史。

（1）病史　有关雌激素缺乏的任何症状和其他相关疾病症状都应认真询问，强调月经史和潮热。询问心理症状，如愤怒、易怒、抑郁、情绪低落、丧失自尊和其他类似的问题。询问性史、避孕、排尿情况和社会关系史。

任何有关于家庭骨质疏松、癌症和心血管疾病的病史也需要进行询问。

（2）体格检查　一般检查应包括测量血压、体重、身高、乳房触诊、腹部触诊、阴道检查、子宫颈涂片。注意阴道上皮的结构状况。

（3）辅助检查　除了子宫颈涂片，还应进行以下检查。
- 尿常规。
- 全血细胞计数、血脂（包括高密度脂蛋白）。
- 肝功能。
- 乳房 X 线检查（激素代替疗法 3 个月之前或之后的所有女性）。
- 诊断确诊的阴道出血者应行子宫镜检查和子宫内膜活检。
- 如果诊断有疑问（如围绝经期，患者年龄＜45 岁，以及子宫切除的患者）要检查以下两项：
- 血液卵泡雌激素。
- 血清雌二醇。

（4）绝经期综合征的鉴别诊断
- 抑郁。
- 贫血。
- 甲状腺功能异常。

- 甲状腺功能亢进症。
- 妇科疾病，如功能性子宫出血。

3. 治疗

（1）**健康教育和生活方式** 患者应该得到足够的理解、支持，并向患者解释强调围绝经期是生命的自然生理过程。对许多人来说，围绝经期症状持续时间相对短暂，通常为2年，采取健康的生活方式是很重要的：

- 正确平衡饮食。
- 避免肥胖。
- 充分放松。
- 积极锻炼。
- 减少吸烟。
- 减少咖啡摄入。
- 减少酒精摄入。
- 进行规律性骨盆运动。

（2）**性生活** 建议保持适当的性生活，在阴道干燥时可使用阴道润滑剂。在最后1次月经后12个月内采取避孕措施，如果没有危险因素，口服避孕药可以使用到50～51岁。

四、激素替代疗法

激素替代疗法（hormone replacement therapy，HRT）不仅可以减少围绝经期的临床症状，短期内提高生活质量，还可以减少肠癌、骨质疏松症和骨折的风险。但另一方面，有证据表明HRT可致子宫内膜增生、乳腺癌和血栓的风险增加，尤其是长期使用时。鉴于乳腺癌风险增加的发现，尽管风险很小，近年来，HRT的使用，特别是长期使用已经发生了很大变化。

1. 女性健康倡议的研究[3] 所谓有缺陷的女性健康倡议（Women's Health Initiative，WHI）试验是在美国进行的一项研究，子宫完整的绝经后妇女长期应用复合口服避孕药（雌激素和黄体酮）的激素替代疗法。试验不包括人们使用其他形式的激素替代疗法，如皮肤贴剂、凝胶乳膏或植入物。研究结果显示，使用超过5年者有增加乳腺癌（1.26倍）、冠心病（1.29倍）、脑卒中（1.41倍）和肺栓塞（2.13倍）的风险[4]。研究还发现在这些女性中肠癌和骨折的风险减少。

需要强调的要点：

- 没有明确的证据证明应用激素替代疗法少于5年会增加乳腺癌的患病风险。
- 激素替代疗法不建议应用于只为预防骨质疏松而没有症状的围绝经期女性。
- 选择停止激素替代疗法的女性需要有逐渐减少剂量的过渡期（2～3个月）。
- 切除子宫的女性服用雌激素是另一类问题，是否可用激素替代疗法需进一步评价论证。

2. HRT的适应证 激素替代疗法是用来缓解潮热、泌尿系统症状、失眠和关节不适（Ⅰ和Ⅱ级证据）（NHMRC标准）等最有效的方法[5]。激素替代疗法必须因人而异。具体情况取决子宫存在与否、个人偏好和耐受程度等[6]。考虑使用的激素如下：

- 雌激素。
- 孕激素。
- 睾酮。

如果是围绝经期，使用口服避孕药或激素序贯替代疗法（非避孕者）；如果是绝经期，使用激素替代疗法。

3. 雌激素 雌激素有多种剂型，如口服、贴剂、植入、注射和局部阴道制剂（表96.1）。注射剂疗效不理想，因此，常见的给药方式是口服、植入或皮肤贴剂。皮肤贴剂是全球范围内最受青睐的给药方式。

阴道乳膏或片剂通常仅用于有围绝经期症状较轻、阴道或尿道干燥或不能耐受药物注射治疗的女性。大多数女性发现，阴道子宫帽和霜的使用很不方便，且吸收受影响，但是新的雌二醇片剂（Vagifem）是一种非常有效的局部治疗剂型。常用的口服雌激素是雌激素、硫酸雌酮哌嗪和戊酸雌二醇的联合制剂。植入剂型为50～100mg（通常是50mg）雌二醇，每个月3～12次。应用雌二醇皮肤贴剂（通常是50μg）每周或每3.5天给药1次。推荐每天使用雌激素，连续1周，没有其他原因不应停止治疗。

4. 孕激素 孕激素适用于有子宫的女性，并需连续或周期性使用。如果不给予孕激素，许多女性会出现子宫内膜增生，发生内膜癌的概率增加5～10倍。如果绝经后给予周期性治疗，一般为醋酸甲羟孕酮或Primolut N（表96.2），于月经周期的第1～12天给药。许多老年女性发现出血是不愿接受的。因此，

表96.1 绝经期雌激素的使用[5]

通用名	商品名	剂量（mg/d）	常用安全剂量（mg/d）
口服			
结合型雌激素	倍美力	0.3～2.5	0.625
戊酸雌二醇	补佳乐	1.0～4.0	2.0
雌三醇	欧维婷	1.0～4.0	2.0
硫酸雌酮哌嗪盐	Ogen	0.625～5	1.25
植入剂			
雌二醇	雌二醇植入剂	20～100	50
贴剂			
雌二醇	Various	0.025～0.1（每3.5～7天）	0.05
局部用凝胶			
0.1%雌二醇	Sandrena	0.5～1.5	1
阴道局部用霜剂			
雌三醇 1 mg/g	欧维婷	500	500
阴道局部用栓剂			
雌二醇	Vagifem	0.025	1枚阴道栓（0.025）
雌三醇	欧维婷栓	0.5	0.5

注：阴道治疗通常持续2周，随后每周2次。

连续治疗可能更合适。围绝经期女性由于严重的不规则出血应避免连续使用。

单独使用孕激素适用于雌激素依赖性肿瘤伴有停经症状妇女的治疗。

用孕激素预防内膜增生，应尽可能小剂量给药。

表96.2 绝经期孕激素的应用[5-7]

通用名	剂量范围（mg/d）	安全剂量（mg/d）
地屈孕酮	10～20	10
甲羟孕酮醋酸盐	2.5～20	10
炔诺酮	1.25～5	2.5

5. 睾酮 睾酮（雄激素）通常对那些使用激素替代疗法后性欲没有改善的女性有用，但对此也存有争议，应当小心使用，因为缺乏对不良反应的研究数据。通常植入50mg睾酮，连续使用3～12个月。应同时植入50mg雌激素。

6. 替伯龙 是选择性雌激素样组织活动调节剂，与雌激素、雄激素和孕激素结合发挥作用，可用作绝经后女性HRT的替代药物。其积极作用是缓解血管舒缩、泌尿系统、性功能等方面的异常症状，降低骨密度下降和骨折的风险。不适合用于围绝经期女性，因为会增加出血的风险。不良反应是突破性出血。

剂量：替伯龙，口服，2.5mg/d。

7. 激素替代疗法的禁忌证 表96.3列出了激素替代疗法重要的禁忌证。绝对禁忌证主要为活动性雌激素依赖性肿瘤，如子宫内膜癌和乳腺癌、急性血栓性静脉炎和不能确诊的阴道异常出血。激素替代疗法可降低肠癌的发病概率，但对卵巢癌无保护作用。

表96.3 激素替代疗法的禁忌证（绝对或相对）

雌激素依赖性肿瘤
• 内膜癌
• 乳腺癌
复发性血栓栓塞
急性缺血性心脏病（绝对）
冠心病病史（相对）
脑血管疾病
不可控制的高血压
无法确诊阴道出血
急性肝疾病
活动性系统红斑狼疮
妊娠
耳硬化
急性间歇性卟啉病

8. 激素替代治疗方案 一些常用的治疗方案见图96.2。A和B是常用的方法。皮肤系统方法受到女性的青睐，虽然对有些女性不合适。联合用药是一个

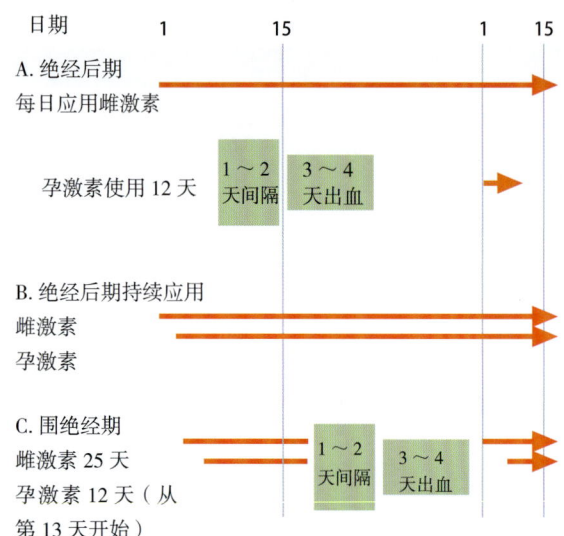

图96.2 有子宫的女性可选择的HRT用药方法
引自：Farrell[8].

有效的方案，特别是对围绝经期阶段不规则出血的患者，如果需要可以连续使用几年。足够的雌激素可以用来控制症状和预防骨质疏松。

目前有多种不同剂量的雌孕激素复合药物（片剂和皮肤贴剂）。通常是序贯使用，还有一些是联合应用。这种用法更适合于围绝经期女性。持续联合用药更适合于绝经后至少1年的女性。一种新的黄体酮-醋酸环丙孕酮对多毛症较为有效。

9. 知情同意书　应向患者详细介绍激素替代疗法的相关知识，如可选用方案、相对利益、风险和不良反应等，经其同意后才能使用。必须强调，激素替代疗法尤其是联合疗法并不是一种避孕方法。

10. 不良反应[9]　在最初的2～3个月，患者可能会有雌激素升高引起的不良反应，但是这通常可以缓减或者比较稳定。以小剂量开始可能可以使不良反应最小化。激素治疗法对50～59岁女性最主要的短期风险是静脉血管栓塞。

（1）绝经前期综合征（发生率为15%）　对策：减少孕激素的剂量或更换另一种孕激素。

（2）恶心和乳房不适　原因：使用初期对雌激素敏感。对策：减少雌激素用量至起始剂量，或雌激素阴道给药。

（3）出血问题

- 大出血　对策：减少雌激素。
- 突发性出血　对策：增加孕激素。
- 不规则出血　对策：辅助检查+子宫内膜取样。
- 不能耐受性出血　对策：继续适用方案。
- 无出血　对策：重新评估这个问题。

（4）腿部肌肉痉挛　对策：降低雌激素的用量。

11. 使用HRT后的随访

- 开始后3个月（如果之前没有做过，那么这是乳腺钼靶检查的理想时间）
- 开始后6个月

允许为期6个月的稳定治疗。

12. 疗程　治疗的持续时间取决于几个因素，包括症状的严重程度、对治疗的反应和长期目标，如骨质疏松症预防（至少10年）。然而，长期治疗应该是由患者与医生协商决定的。一条有用的规则是治疗最多2年，然后观察，目的是在适合的患者使用5年激素替代疗法。目前的证据，长达5年的结合雌激素和孕激素治疗不会增加患乳腺癌的风险，和至少7.2年的单纯雌激素治疗不会增加风险。

权威人士认为，长期使用激素替代疗法（5～7年），特别是持续联合剂量相当于0.625mg共轭马雌激素，一定程度上增加了患乳腺癌的风险，必须权衡的是这种方法是否可以改善生活质量、预防骨质疏松性骨折和减少结直肠癌风险[10]。

五、阴道干燥

一线治疗是非激素治疗如Replens或K-Y Gel，如果治疗无效，低剂量的雌激素阴道给药可能有效。例如：

25μg雌三醇，或500μg雌二醇，注入阴道内。

每天睡前将子宫帽送入阴道内，连用2周，以后每周2次。

六、非激素治疗方法

目前有几个非激素治疗方案用于治疗围绝经期症状，包括医学疗法（如加巴喷丁/可乐定、镇静药和抗抑郁药），自然疗法（如月见草油、大豆制品）和其他植物雌激素（植物含有雌激素的化合物）。虽然有相当多关于植物雌激素功效的传闻，但缺乏长期的双盲试验的证据。

一线治疗有SSRIs和SNRIs，例如：

帕罗西汀，口服，10mg/d，如有必要，1周后增至 20mg/d。

文拉法辛，口服，37.5mg/d，必要时增至 75mg。

七、预防更年期症状和骨质疏松症的证据基础

北美的一项系统评价总结出，所有中年女性都应被告知激素替代疗法的益处和风险[11]。建议戒烟，保持低脂和高纤维的饮食习惯，每天摄入 1 500mg 钙、400～800IU 维生素 D，并进行中度负重练习。

《临床证据》报告指出，有证据表明，雌激素可缓解泌尿生殖器官萎缩和血管舒缩性异常所引起的症状，改善短期生活质量，但长期使用会增加血栓栓塞疾病、子宫内膜癌和乳腺癌的风险。进一步的相关研究发现，替伯龙可减轻血管舒缩性症状，改善性方面的症状，而可乐定可减轻潮热症状[12]。

国家处方服务局得出结论，大多数补充性药物尚缺少疗效和质量安全数据方面的证据。有关轶闻性证据尤其不可靠，因为安慰剂对潮热改善率可达60%，部分是由于症状的自然波动所致[13,14]。然而，在缓解围绝经期痛苦的症状过程中需要有开放的心态，如果确定存在且被证明有效的激素自然替代物，这将是件很了不起的事情。

八、转诊时机

- 在制订正确的 HRT 治疗方案中有困难时。
- 采用 HRT 发生了用常规措施不能纠正的并发症。

> **实践要点**
>
> - 治疗前的认真评估是非常重要的。
> - 如果症状较轻微应鼓励患者进行以改变生活方式为主的保守性自助疗法。
> - 向患者说明相关疗法的利弊，并征得其同意。
> - HRT 治疗需个体化。
> - 定期随访是最基本的。
> - 采取 HRT 治疗达稳定状态需要持续约 6 个月。
> - 对于雌激素缺乏引起的不适最重要的治疗是补充雌激素。
> - 对于已没有子宫的患者可以单纯使用雌激素。
> - 如果患者存在子宫，则应给予雌孕激素联合治疗（周期性或持续性）。
> - 对有持续性卵巢功能活性的患者应避免使用孕激素。
> - 通常从低剂量开始用药。
> - 对使用复方口服避孕药有不良反应如偏头痛的女性，在使用 HRT 时也同样会遇到此类问题。
> - 对于性欲下降的女性，可短期内使用雄激素（如单剂量使用羟嗪或短期内应用口服片剂）。
> - 由于雌激素缺乏引起的阴道弹性下降和干燥的患者，使用 HRT 会有一定的疗效。
> - HRT 通常不能恢复性欲，但可以改善性生活质量。

参考文献

[1] World Health Organization. Technical Report Series 670. WHO Scientific Group, Research on the Menopause. Geneva: 1981.

[2] Wren B. Menopause. In: MIMS Disease Index (2nd edn). Sydney: IMS Publishing, 1996: 303–6.

[3] Writing Group for the Women's Health Initiative Investigators. Risks and benefits of oestrogen plus progestin in healthy postmenopausal women: principal results from the Women's Health Initiative randomised controlled trial. JAMA, 2002, 288(3): 321–33.

[4] Royal Australian College of General Practitioners. HRT advice. Aust Fam Physician, 2002, 31(8): 733–4.

[5] Vincent A, Burger H. Menopause: how to treat. Australian Doctor, 2009: 25–32.

[6] National Health and Medical Research Council. Hormone replacement therapy: exploring the options for women. Canberra: NHMRC, 2005.

[7] Moulds RFW (Chair). Therapeutic guidelines: Endocrinology (Version 4). Melbourne: Therapeutic Guidelines Ltd, 2009: 236–46.

[8] Farrell E. Treatment options and menopause regimens. Aust Fam Physician, 1992, 21: 240–6.

[9] Baber R. The menopause: update. Medical Observer, 28 July 2006: 31–3.

[10] Burger H. Talking women: HRT and breast cancer risk. Medical Observer, 2008: 40.

[11] Prosser WW, Shafir MS. Evidence-Based Family Medicine. Hamilton: BC Decker, 1998: 168.

[12] Rymer J, Morris E. Menopausal symptoms. In: Barton S (ed). Clinical Evidence. London: BMJ Publishing Group, 2001: 1304–8.

[13] National Prescribing Service Ltd. Managing Menopausal Symptoms, Review PPR 47, September, 2009.

[14] MacLennan AH, et al. Oral oestrogen and combined oestrogen/progestogen therapy versus placebo for hot flushes. Cochrane Database of Systematic Reviews, 2004: CD002978.

骨质疏松症　第 97 章

> 人们说，像骨头一样，打碎了可很好地重建愈合，愈后的骨质更强硬，但是老人的骨头则很脆。
> John Webster（1580—1625）

骨质疏松症的字面意思是骨骼出现多孔性，单位体积的骨骼质量减少（图 97.1），从而促发人体骨折发生的危险性增加。衰老和众多疾病均促使骨骼的脆性增加，随着绝经的到来，女性身体中的钙开始从骨骼中丢失，且其丢失的速度比男性更快，导致其发生的直接因素可能是雌激素水平降低。绝经后的 5～10 年，女性就可能会发生骨质疏松，进而在 65 岁时，女性骨折的发生率是男性的 3～5 倍[1]。

在近十年，骨质疏松的患病情况通过激素替代疗法有显著改善，但随着激素替代疗法伴随着乳腺癌发病率上升，又使这种平衡发生改变。

一、重要资料与关注要点

- 骨质疏松症是隐匿、常见、可测量、可治愈的，且又是潜在致命性疾病（类似于高血压）[2]。
- 骨质疏松症最常发生在绝经后女性。
- 50% 的女性病例会发生骨折，90 岁的女性有 30% 会发生髋骨骨折[1, 3]。
- 骨质疏松症会导致骨骼强度减弱，甚至在微小创伤时就可能发生骨折。
- 骨质疏松症合并骨折时会引起疼痛。
- 最先出现的通常是骨折（Colles 骨折、股骨颈和脊椎骨折）或高度萎缩。
- 椎体塌陷是骨质疏松症的标志。

- 骨质疏松症是骨密度异常而非钙的代谢异常。
- 对脊椎骨质疏松症，包括病理性骨折，应注意排除多发性骨髓瘤的可能。
- 预防骨质疏松症的第一步是进行规律性锻炼和摄取足量的钙（1 500mg/d）。

二、骨质疏松症的分类[4]

1. 原发性骨质疏松症

一型：绝经后（51～75 岁，发生脊椎或前臂远端骨折）。破骨细胞的活动增强所致。女性发病率是男性的 6 倍。

二型：围绝经期或老年性骨质疏松症（股骨近端或其他骨骨折），在 60 岁以上的老年人多发，女性发病率是男性的 2 倍。

特发性骨质疏松：多发于性腺功能正常的成人和儿童。

2. 继发性骨质疏松症
继发于各种内分泌激素紊乱、吸收不良和恶性疾病。各种危险因素见表 97.1。

三、辅助检查

- X 线片：价值较小，只有当骨质丢失 40%～50% 才能显影，否则很难用此检查发现骨质疏松症。
- 检测 25-羟基维生素 D（最有用的检查项目）：正常范围为 75～250nmol/L。
- 血浆钙、磷酸和碱性磷酸酶通常都是正常的。
- 在骨质疏松的部位应考虑行相关检查以排除多发性骨髓瘤。
- 检测骨密度检测可以预测骨质疏松症和骨折的风险，目前，双能量 X 线吸收仪（扫描仪）是最佳诊断手段，可进行高标准的质量控制。脊椎和股骨颈为检查的目标点位；股骨颈是最常选用的部位。

双能量 X 线吸收仪，以 T 分值和 Z 分值进行衡量[5]。

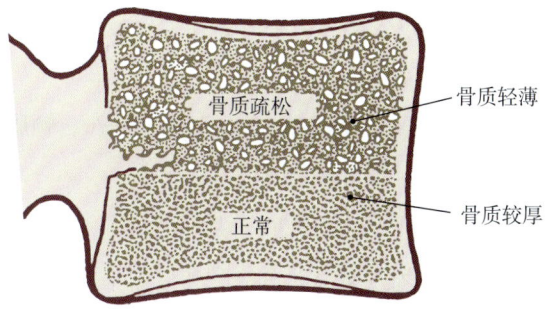

图 97.1　骨质疏松是单位体积里骨质量（密度）下降

表 97.1　骨质疏松症的危险因素及原因[3]

先天或不可改变的因素
女性
年龄
体型瘦，体重指数 < 18
种族：亚裔、白种人
家族史（例如：母亲年龄 < 75 岁时髋骨骨折）
绝经前期雌激素分泌不足（如无月经）
初潮晚
绝经早，< 45 岁绝经（自然的或手术的）
可改变的生活方式因素
吸烟
摄取大量咖啡，每天超过 4 杯
摄取高浓度酒精，每天超过 2 标准杯
摄入钙不足
维生素 D 缺乏
缺乏体力活动
疾病原因
进食障碍（如神经性厌食）
吸收障碍（如肠道疾病）
内分泌紊乱
• 库欣综合征
• 糖尿病
• 甲状旁腺功能亢进症
• 甲状腺功能亢进症
• 性腺功能减退症 / 性激素缺乏
• 肢端肥大症
结缔组织病（如类风湿关节炎）
慢性器官功能衰竭（肾、肝、心、肺）
药物导致骨丢失
• 糖皮质激素
• 抗癫痫药
• 噻唑烷二酮（治疗糖尿病）
• 长期使用肝素
• 甲状腺激素分泌过多
• 前列腺癌激素疗法
• 乳腺癌激素疗法
长期制动

双能量 X 线吸收仪（DEXA）是目前诊断骨质疏松症的金标准。它可以评估全身或局部骨肿瘤（腰椎和股骨近端）。骨肿瘤可通过骨密度（bone mineral density，BMD）来判断，骨密度越低，骨折风险越高。实际上每个骨骼的骨密度正常范围不同，各种类型的测量仪范围也不同。

骨密度 T 分值标准差代表偏离 30 岁平均值的程度，骨量减少（骨密度低）是指低于年轻成人平均值 1.0～2.5 标准差（表 97.2）。

骨质疏松症时则低于平均值 2.5 个标准差。

骨密度 Z 分值时标准差偏离年龄和性别的平均骨密度。Z 分值一般用于代表 < 50 岁绝经前期女性、年轻男性和儿童的密度，如果低于 –2 表明需行进一步的检查，以明确是否存在潜在骨缺乏。T 分值和 Z 分值的意义解释见图 97.2。

年龄 > 50 岁并合并各种骨质疏松症危险因素的女性需检测骨密度。

- 绝经后期。
- 年龄 > 40 岁，微小创伤导致的骨折。
- 家族性骨质疏松症、吸烟或瘦小体型（BMI < 18）。

表 97.2　T 分值的意义

T 分值	意义解释
≥ –1.0	正常
–1.0～–2.5	骨质减少
≤ –2.5	骨质疏松
< –2.5 伴有骨折	骨质疏松程度严重

四、治疗

治疗的目的是预防骨质疏松症或避免骨质进一步减少，以消除可能的危险因素和优化生活方式作为治疗的基础。尚无有效的可代替失去的骨质的药物，同化剂癸酸诺龙可以减少进一步骨质丢失，但不良反应是一个问题。

1. 对阻止骨质进一步减少有价值的药物　以下药物在预防骨质进一步丢失、可能纠正骨质疏松和预防骨折方面有价值。

- 激素替代疗法（不推荐长期使用，并须权衡潜在的益处及对患者的伤害）
- 双膦酸盐（减少骨质吸收）可以单独或联合应用（要注意潜在的导致食管炎和下颌骨坏死的不良反应）：

—口服阿仑膦酸盐 10mg/d 或 70mg/w，顿服（要注意有潜在引起食管炎的不良反应）。

—羟乙膦酸盐 400mg，连续 14 天，然后口服碳酸钙 1 250mg，连续 76 天。

—利塞膦酸钠

5mg，口服，每日 1 次；或 35mg，每周 1 次；或

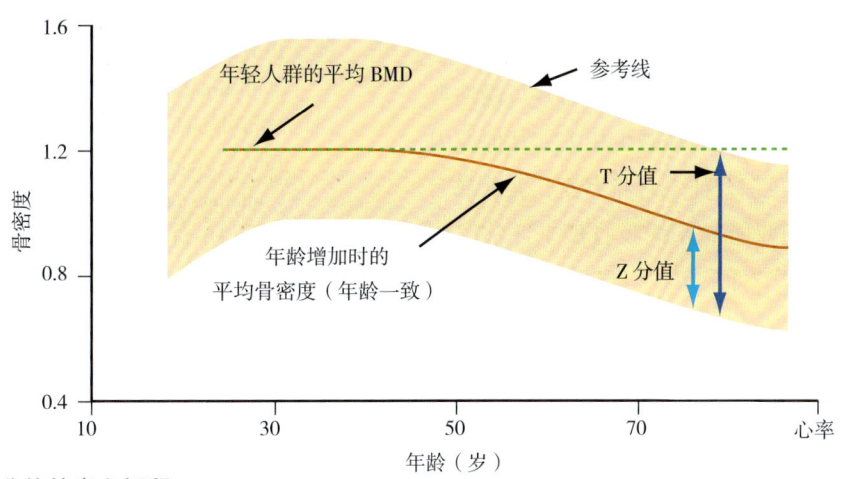

图 97.2　T 分值与 Z 分值的意义解释

联合治疗。

35mg，口服，每周 1 次 + 碳酸钙 1 250mg（6 日的剂量，口服）。

35mg，口服，每周 1 次 + 碳酸钙 2 500mg（6 日剂量，口服）和维生素 D880IU（粉剂，溶于水中）。

— 唑来膦酸，每年单剂量静脉注射

•雷洛西芬（一种选择性雌激素受体调节剂）60mg/d，口服。

•锶盐（抑制骨吸收，促进骨形成）

— 2g，口服，每日 1 次（粉剂，溶于水中）。

•特立帕肽（一种合成的人类甲状旁腺素）促进骨形成。20μg 皮下注射，每日 1 次。

选择取决于临床状态，如患者的年龄和疾病的严重程度、患者的耐药程度和进一步的临床试验。一个更好的解决方案是给高风险患者制定预防措施，尽管雌激素治疗有其局限性，但目前已被广泛接受。

2. 预防建议[6]

•饮食摄入足够的钙：

— 1 000mg/d（绝经前）。

— 1 300mg/d（绝经后）。

— 1000mg（50～70 岁男性）。

— 1300mg（＞ 70 岁）。

乳制品是膳食钙的主要来源。富含钙的食物包括低脂高钙牛奶（500ml 牛奶含有 1 000mg 钙）、其他低脂乳制品（如酸奶或奶酪）、鱼（包括罐头鱼，如三文鱼骨）、柑橘类水果、芝麻、葵花子，以及坚果类（如杏仁、巴西坚果和榛果）。

绝经后的女性或饮食不能满足日常所需时有必要补充口服钙剂。

柠檬酸钙比碳酸钙更易被吸收。

推荐：

柠檬酸钙 2.38g（= 500mg 钙），每日 1 次。

碳酸钙 1.5g（= 600mg 钙），每日 1 次，与食物同服。

•运动：适度的运动（快走 30 分钟，每周 4 次），慢跑或可能为减缓骨质流失做出小小的贡献。

•生活方式因素：戒烟，限制酒精和咖啡因的摄入。

•维生素 D 和光照不足：有证据表明我们需要将面部、手臂和手充分暴露于阳光来生产天然维生素 D（例如，在暖热气候每天 5～15 分钟，温带气候冬天每天 25～50 分钟）[7]。建议检测血清 25-羟基维生素 D 并使其保持在 75nmol/L。如果需要口服补充维生素 D_3（胆骨化醇）25～50μg（1 000～2 000IU）。

•足够的营养：保持 BMI＞ 18。

•注意预防，包括避免使用镇静药物。

•"髋保护者"的证据不足。

3. 自然疗法　澳大利亚的一篇针对自然疗法对骨密度的影响综述指出，有充分的证据表明，在绝经后骨质疏松症女性，运动可增加其骨密度；少有证据支持使用天然黄体酮奶油；无充分证据支持使用硼、鱼肝油或螯合钙补充剂（相对于碳酸钙）能增加骨密度[8]。

没有证据表明包含钙元素的矿物质复合制剂能比单一制剂增加益处。

五、儿童骨质疏松症

在儿童主要是继发性骨质疏松症，通常与慢性炎性疾病、糖皮质激素治疗和活动减少相关。其他原因有恶性肿瘤、吸收不良综合征、营养不良、食欲缺乏和性腺功能减退。用双能量 X 线吸收仪来评估、监测骨密度和 Z 分值数。可采用以双磷酸盐为基础的治疗方法。

六、男性骨质疏松症

参见第 105 章。

七、转诊时机

- 根据个体情况需要，应将绝经后女性和老年男性转诊到专科医师处。
- 骨质疏松症似乎继发于基础疾病。
- 建议对有病理性骨折或身高下降的患者提供长期健康指导。

参考文献

[1] Seeman E, Young N. Osteoporosis. In: MIMS Disease Index (2nd edn). Sydney, IMS Publishing, 1996: 368–371.

[2] Phillips P. Osteoporosis. Check Program 366. Melbourne: RACGP, 2002: 5–31.

[3] Moulds RFW (Chair). Therapeutic guidelines: Endocrinology(Version 2). Melbourne: Therapeutic Guidelines Ltd, 2001:91–100.

[4] Beers MH, Porter RS. The Merck Manual (18th edn). Whitehorse Station: Merck Research Laboratories, 2006:305–307.

[5] Sambrook PN, Phillips SR, et al. Preventing osteoporosis:outcomes of the Australian Fracture Prevention Summit. Med J Aust, 2002, 176 (Suppl): 3–16S.

[6] Diamond TH, Eisman JA, et al. Working Group of the Australian and New Zealand Bone and Mineral Society,Endocrine Society of Australia and Osteoporosis Australia. Vitamin D and adult bone health in Australian and New Zealand: a position statement. Med J Aust,2005, 182: 281–284.

[7] National Health and Medical Research Council. Hormone replacement therapy: exploring the options for women.Canberra: NHMRC, 2005.

[8] Del Mar CB, et al. Natural remedies for osteoporosis in postmenopausal women. Med J Aust, 2002, 176: 182–183.

阴道分泌物异常   第98章

> 发现所有阴道分泌物异常情况，都应考虑有性传播感染的可能性，如淋病和非特异性尿道炎。
>
> Dr Stella HeleY，Victorian Cytology Service，2001

阴道分泌物异常是最常见妇科疾病，被家庭医生看作是解决起来最困难的疾病之一，尤其是复发性或持续性感染。如果阴道分泌物异常，女性的内裤常是沾染分泌物或需要垫护垫。要作出正确诊断，区分出生理性和病理性分泌物，能识别出多种不同性状的阴道分泌物是很重要的。

不同年龄段的女性，从患有皮肤疾病和链球菌感染的青春期前女孩到绝经后患有皮肤病和萎缩性阴道炎的老年女性，都有可能有阴道分泌物异常。鉴别诊断应包括正常分泌物、阴道炎性的、感染性和化学性的、性传播疾病、泌尿系统感染。

一、重要资料与关注要点

- 一项大样本的针对计划生育诊所调查发现，有17%的女性被阴道分泌物异常问题所困扰[1]。
- 阴道分泌物异常可发生在任何年龄段的女性，但是在生育年龄段最为常见。
- 阴道分泌物异常是性传播疾病的常见表现。是盆腔炎主要原因。
- 诊断中的第一步是确定分泌物是来源于子宫颈还是阴道。
- 作出正确诊断的最简单的方法之一是湿膜片检查，相对于实验室检查的昂贵费用来说它比较廉价。

二、诊断方法

安全诊断标准归纳于表98.1。

1. 可能的诊断 阴道分泌物最常见的两个原因是生理性分泌物和阴道感染。

（1）**生理性分泌物** 正常的生理性分泌物通常是乳白色或清澈透明黏液状的。来源于以下部位：

- 子宫颈黏液（子宫颈腺体分泌物）。
- 阴道分泌物（阴道黏膜渗出液）。
- 阴道鳞状上皮细胞（脱落上皮）。

表 98.1　阴道分泌物异常的诊断策略模型

问	可能的诊断	
答	正常的生理性阴道分泌物	
	阴道炎	
	• 细菌性阴道炎，可能性为 40%～50%	
	• 念珠菌性感染，可能性为 20%～30%	
	• 滴虫感染，可能性 10%～20%	
问	不能忽视的严重疾病	
答	新生物	
	• 癌症	
	• 瘘管	
	性传播疾病/盆腔炎（如子宫颈炎）	
	• 淋病	
	• 衣原体	
	• 单纯疱疹	
	性虐待，尤其是儿童	
	卫生棉条中毒性休克综合征（葡萄球菌感染）	
	链球菌阴道炎（妊娠期）	
问	常被遗漏的疾病	
答	化学性阴道炎（如香水）	
	异物存留（如卫生棉条、宫内节育器）	
	子宫内膜异位症（褐色分泌物）	
	异位妊娠（西梅汁样分泌物）	
	卫生条件不佳	
	生殖器疱疹（可能）	
	萎缩性阴道炎	
	线虫感染	
问	七种假象	
答	抑郁症	—
	糖尿病	√
	药物	√
	贫血	—
	甲状腺疾病	—
	脊柱功能障碍	—
	尿路感染	√（相关疾病）
问	患者试图告诉我什么？	
答	需要仔细思考，有可能是性功能障碍	

- 子宫颈柱状上皮细胞。
- 阴道内正常菌群。

主要菌群是乳酸杆菌，把从上皮细胞分泌的糖原分解为乳酸，乳酸维持阴道的酸碱度（pH < 4.7）。其他菌群包括葡萄球菌、类白喉菌和链球菌。

生理性分泌物通常没有气味或瘙痒症状。此外，出现蛋清状分泌物常意味着排卵。避孕药可能使分泌物增加。一天下来，内裤上通常会有正常分泌物。分泌物呈透明或乳白色，在与空气接触后被氧化成黄色或棕色物质。受到性刺激时阴道的分泌物会增加。

管理：
- 安慰和解释。
- 穿棉制内衣（非合成）。
- 淋浴替代盆浴。
- 避免冲洗阴道和使用女性除臭剂。
- 使用卫生棉条代替护垫。

（2）**感染性阴道炎** 感染性阴道炎最常见原因是细菌性阴道病（过去称细菌性阴道炎、加德菌性阴道炎或嗜血杆菌性阴道炎），占阴道炎病例的40%～50%[2]。在澳大利亚，白色念珠菌病原体导致的感染占20%～30%，而阴道毛滴虫感染占约20%。其特点比较见表98.2。阴道上皮的人乳头瘤病毒（HPV）感染可能导致分泌物增加。

2. **不能忽视的严重疾病** 不能忽视的疾病包括阴道、子宫颈或子宫的肿瘤和性传播疾病，包括由衣原体和淋病奈瑟球菌引起的盆腔炎。在这两类严重的性传播疾病中，阴道分泌物异常通常是最常见的临床症状。偶尔，因重力影响，子宫内膜炎和输卵管炎的分泌物会从阴道内流出。生殖道任何部位的良性和恶性肿瘤都可能使分泌物异常，通常呈粉红色水样或血性分泌物。

检查时应该警惕肿瘤、感染和放射线照射后引起的瘘管形成。

3. **常被遗漏的疾病** 一般较容易被忽略的是由卫生制品引起的问题。除了可被存留（故意或其他）在阴道的阴道栓，有多种卫生制品可引起过敏反应，包括用于除臭的肥皂、喷雾制剂和避孕药物，尤其是杀精子剂。重要的是，用于治疗阴道炎的各种制剂都可能引起化学反应。子宫颈或阴道穹内膜异位可能产生血性或褐色状的分泌物。

4. **七种假象** 此类疾病，应考虑到糖尿病诱发的真菌感染，药物引起的局部过敏和尿路感染（表98.2）。

5. **精神因素** 这个问题需要确切地回答，特别是在分泌物正常时。可能与性功能障碍有关，也可能反映出某些问题，因此，需要进一步探索、分析。对患者来说，阴道分泌异常物是令人烦恼、尴尬的问题。医生需将任何疑问彻底解释清楚，并保持敏锐性。了解相关生活史可能会很好地解决这个问题。

三、临床方法

1. **病史** 病史是很重要的，应该包括：
- 分泌物的性质：颜色、气味、数量、与月经周期的关系、相关症状。
- 确切性质和受刺激的位置。
- 性生活史：以前的性传播疾病史，性交伴侣的数量和以往存在的任何刺激或分泌物。
- 化学制品的使用情况，如肥皂、除臭剂、子宫帽和灌洗器。
- 怀孕的可能性。
- 药物治疗。
- 相关疾病（如糖尿病）。

2. **体格检查** 理想的体检设施包括一个合适的病床和良好的光线，双壳贝西姆斯反射镜、无菌棉签（最好的传输媒体）、生理氯化钠溶液、10%氢氧化钾（KOH）溶液、载玻片和盖玻片，以及显微镜。在光线充足的环境下检查，可见包括外阴、阴道口、尿道、阴道和子宫颈。寻找分泌物，并观察有无息肉、疣、脱垂和瘘管。区分阴道和子宫颈分泌物时，用棉球擦拭子宫颈使其清晰后观察子宫颈。

子宫颈内膜可能是性病的线索，如衣原体和淋病等。可行pH和湿片检查。

需要牢记容易漏诊的情况：
- 患者可能已经洗澡或事先清除，当分泌物可见时需要重复检查。
- 阴道穹后侧的残留卫生棉条可能被漏诊，所以窥器应该沿着阴道后壁滑行。
- 念珠菌感染可能没有表现出典型的特征，阴道毛滴虫感染的草莓样阴道并不常见，有时也没有泡沫样分泌物。

表98.2 异常阴道分泌物的常见原因及特征[2]

感染病原体	颜色	黏稠度	气味	pH（正常4.0~4.7）	相关症状
白色念珠菌	白色	稠厚（奶酪样）	无	4	瘙痒、灼痛、发红
阴道毛滴虫	黄绿	泡沫样、量多（脓性黏液）	鱼腥臭味	5~6	疼痛
细菌性阴道炎	灰黄色	水样、泡沫样、量多	鱼腥臭味	5~6	刺激感（有时）
子宫颈炎	黄绿色（来源于子宫颈）	稠厚（脓性黏液）	多样——通常有恶臭	4.0~4.7	盆腔炎症状

来源：Weisberg.

2%醋酸可用于去除分泌物和黏液，使子宫颈和阴道壁被更清晰地观察。

3. 辅助检查

- pH：4~6。
- 胺试验：在阴道分泌物玻片上添加1滴10%氢氧化钾溶液。
- 滴1滴分泌物在湿片显微镜检查的玻片上。

如果在常规检查后仍无法确诊，则应进行培养。

（1）性传播疾病的全面检查

- 首先通过尿检和薄片检查发现衣原体，并进行淋球菌PCR检测。
- 可从子宫颈拭子发现衣原体和淋病奈瑟球菌。
  - 子宫颈管取棉拭子。
  - 子宫颈管黏膜拭子。
  - 将拭子放在套管中。
- 阴道涂片。
- 病毒培养（单纯疱疹）：
  - 培养基底部刮片，理想的是去除水疱表面。
  - 立即放入培养基中。
  - 立即送到实验室。
- B组链球菌
  - 做子宫颈管内膜、直肠、尿道涂片。

（2）湿片的制备　制备湿片时（图98.1），将1滴生理氯化钠溶液（最好是温热的）滴在普通玻片的一端，在普通玻片的另一端滴1滴10%氢氧化钠溶液。在检查期间，分泌物的样本需要用棉签棒直接从阴道穹后侧或在阴道窥器后侧叶上的分泌物中滑行收集后获得。大棉签是被用于白色念珠菌的提取，小棉签是用于大量混合型阴道分泌物的提取，并需要滴生理氯化钠溶液和氢氧化钾溶液。

盖玻片需被放置在每一个准备好的盖玻片上。盖玻片在低倍镜下可进行初步检查。在高倍镜下可确定乳酸杆菌、多晶型本、滴虫、孢子、线索细胞和菌丝的存在。在湿片检查中可发现各种菌类。总结见表98.3。乳酸杆菌是细长的革兰氏阳性杆菌；线索样细胞是被细菌侵蚀的阴道上皮细胞，其胞质呈颗粒状且边界不清。这是细菌性阴道病的特征。滴虫与多形晶体大小大致相当；为了鉴别两者，可在高倍显微镜下观察，滴虫可移动，鞭毛在跳动，而晶体则不能活动。温热的载玻片往往会加速滴虫的运动。

参见图98.2。

4. 其他检查

- 只有湿片检查不能明确诊断，才应考虑做涂片革兰氏染色和细菌培养。

四、儿童阴道分泌物

大多数新生女婴有白色黏液状阴道分泌物，通常在3个月时消失。从3个月到青春期，阴道分泌物通常是少量的[3]。儿童内皮上的痕迹可能是生理性分泌物所致，尤其是在月经初潮前1年。外阴阴道炎是最常见的儿童妇科疾病，最常见的原因是非特异性细菌感染（见第103章相关内容）。

五、老年人阴道分泌物

老年人阴道分泌物异常可能有多种原因，包括感染性阴道炎、萎缩性阴道炎、异物、卫生条件不佳和

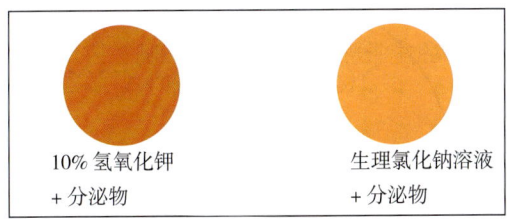

检查目的：
1 上皮细胞　4 毛滴虫
2 多形晶体　5 线索细胞
3 乳酸杆菌

图98.1　湿膜片制备及检查目的

表 98.3 湿片检查

	乳酸杆菌	多形晶体	上皮细胞	线索细胞	其他
正常	+	没有或偶见	+	−	
念珠菌病	+	没有或偶见	+	−	孢子/菌丝
滴虫性阴道炎	缺乏或少见	大量	+	−	毛滴虫
细菌性阴道炎	缺乏或少见	大量	+	2%～50%	

来源：Weisberg.

肿瘤等。

对老年患者来说，重要的是排除子宫、子宫颈和阴道的恶性肿瘤。

1. 萎缩性阴道炎 由于雌激素缺乏，外阴和阴道组织萎缩变薄、干燥，破坏了阴道酸性环境，从而易被细菌侵害。偶尔也可以出现伴有阴道出血和大量分泌物的严重病例。

- 黄色无异味的分泌物。
- 触痛和性交困难。
- 性交时点滴出血。
- 阴道黏膜可见局部出血。

2. 治疗 局部涂用雌激素霜剂或塞入片剂（如Vagifem）。片剂因为更省事而较受欢迎。

或

锌或蓖麻油润滑霜。

六、阴道念珠菌病

白色念珠菌感染是非常常见的问题，且有反复发作的倾向。然而，随着抗真菌药物的广泛使用，耐药性非白色念珠菌引起的炎症越来越常见，如假丝酵母菌、近平滑念珠菌和热带念珠菌[4]。

1. 临床表现

- 强烈的外阴阴道瘙痒。
- 外阴疼痛。
- 外阴阴道红斑（砖红色）。
- 阴道黏膜脱落和水肿。
- 白色凝乳样分泌物（图 98.3）。
- 性交不适。
- 排尿困难。

2. 念珠菌病的易患因素

（1）内源性

- 糖尿病。
- 艾滋病。
- 妊娠。
- 消耗性疾病。

（2）外源性

- 口服避孕药。
- 抗生素。
- 免疫抑制剂。
- 富含碳水化合物的饮食。
- 口交或肛交。
- 宫内节育器。
- 过紧的牛仔裤。
- 尼龙内衣。
- 穿潮湿的浴服。

3. 治疗[5,6] 首次感染念珠菌，可选择一种合适的阴道用咪唑类药物治疗（克霉唑、益康唑、咪康唑）1～7天（表 98.4）。不同的咪唑类药物疗效差别不大。如果对咪唑类药物有反应，可选用制霉菌素。对于复发的病例，有些治疗师更喜欢霜剂，而不喜欢片剂，因为霜剂可应用于柔软外阴部的任何部位，但是片剂和霜膏剂可同时使用，特别是对感染严重者。

如果有可能的话，可用甲紫（0.5% 水溶液）快速缓解感染症状。

（1）**推荐的初始方案** 阴道克霉唑片剂，500mg 单次给药，或 100mg，持续 6 个晚上使用。

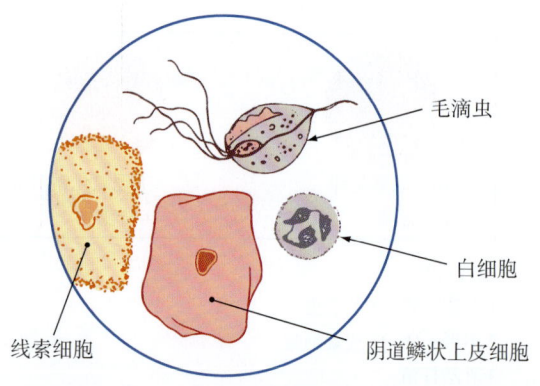

图 98.2 湿膜涂片上显示各种细胞或生物体的相对大小

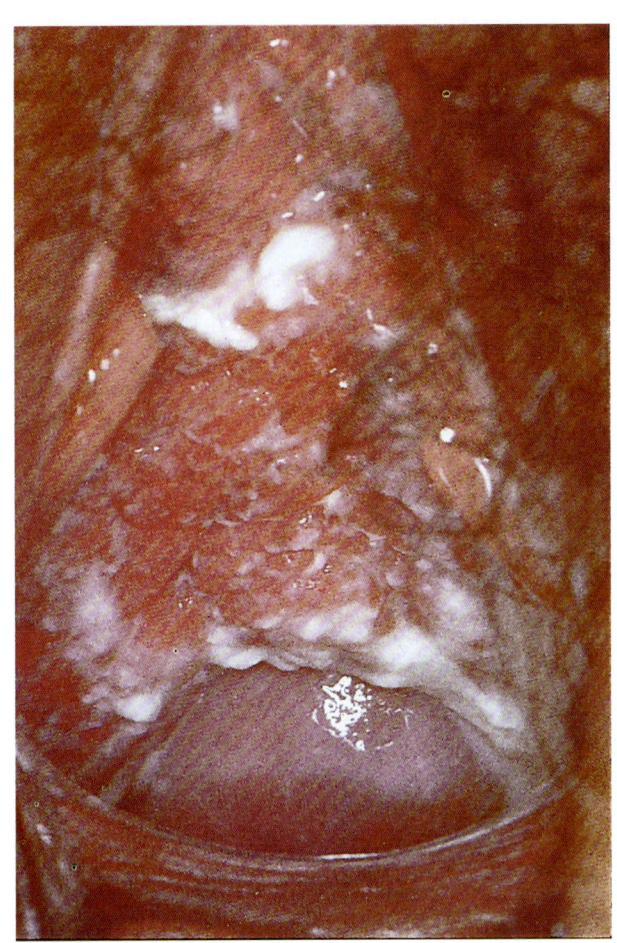

图98.3 显示阴道炎典型黏稠、发白的阴道分泌物

和（或）

2% 克霉唑霜涂于外阴和会阴区域，8～12 小时 1 次（可缓解症状）。

一个替代方案，特别是对复发性感染：

制霉菌素阴道栓，每日 2 次，持续 7 天。

和（或）

制霉菌素阴道乳膏（10 万 U/5g），每日 2 次，持续 7 天。

（2）顽固病例（显微镜下证实，且为非怀孕患者） 氟康唑 150mg 单剂量口服；或伊曲康唑 100mg 口服，每天 1 次，连用 14 天。

注：男性的性伴侣通常不需要治疗。如果有症状（通常是未受割礼的男性龟头炎），1% 克霉唑 + 1% 氢化可的松局部治疗 12 小时，直到症状缓解后 2 周。

4. 光滑念珠菌 大量复发性念珠菌性外阴阴道炎是由于非白色念珠菌属引起的。光滑念珠菌是最常见的非白色念珠菌。对唑类药物的敏感性低。对于耐药者，可使用阴道硼酸 600mg，持续 10～14 天。怀孕期间不宜使用。

5. 对阴道念珠菌病患者的建议

- 轻柔地清洗生殖器部位，每天 2～3 次，可以缓解症状。准备应用抗真菌药前，使用 1%～3% 醋酸或碳酸氢钠溶液（1 汤匙药物加入 1L 水）。彻底清洗阴道，包括黏膜皱褶和穹窿的隐蔽处，以及外阴周围的皱褶。
- 淋浴后将生殖器彻底擦干。
- 穿宽松舒适的棉质内衣。
- 避免穿连裤袜、紧身牛仔裤或紧身内衣，避免使用卫生棉条。
- 在感染期间避免性交或口交。
- 不要用阴道灌洗器、粉剂或除味剂，不要进行泡泡浴。

七、滴虫性阴道炎

鞭毛原虫可感染阴道、Skene 管和女性下尿道和男性下泌尿生殖道，被认为来源于肠道。滴虫性阴道炎可通过性交传播，性交后的女性更加多见。PCR 是最敏感和最具特异性的检测方法。

1. 临床特征

- 大量稀薄、灰色或黄色的分泌物（图 98.4）。
- 20%～30% 可见小泡沫。
- 瘙痒。
- 有恶臭的分泌物。
- 性交困难。
- 子宫颈和阴道壁弥漫性红斑。
- 子宫颈出现特征性的小斑点。

2. 治疗 首选一次性口服甲硝唑 2g，或 400mg，每日 2 次，连续服用 5 天（如果复发）。

或替硝唑 2g，一次性服用（表 98.5）。

- 在怀孕期间使用克霉唑阴道片剂，100mg/d，持续使用 6 天。
- 注意卫生。
- 性伴侣必须同时治疗。
- 性交时男性伴侣要戴避孕套。
- 对于顽固性感染，需要使用甲硝唑或替硝唑 3～7 天。

表 98.4　阴道念珠菌病的治疗

治疗时间	通用名	阴道治疗 片剂	乳膏剂（5g）
咪唑类			
1 天（即刻给药）	克霉唑	500mg×1	
3 天	克霉唑	100mg×2	
	克霉唑	100mg	2%
6 天	克霉唑	100mg	2%
	克霉唑		1%
7 天	咪康唑	100mg	2%
制霉菌素			
7 天	制霉菌素	10万U	10万U
对于复发及顽固性感染的口服治疗		口服片剂	
1 天	氟康唑	150mg	
14 天	酮康唑	200mg/d	
14 天	制霉菌素	50万U，3次/天	
14 天	氟康唑	50mg	
14 天	依曲康唑	100mg	

八、细菌性阴道炎

细菌性阴道炎因混合病原体替代了阴道正常菌群落（主要是乳酸菌）引起，这些菌群包括阴道加德纳菌属、动弯杆菌属和支原体等厌氧菌。这也是阴道 pH 为碱性的原因。

1. 临床特征

- 大量灰色水样分泌物（图 98.5）。
- 恶臭味。
- 没有明显外阴炎或阴道炎症。
- 在加入 10% 氢氧化钾溶液时，可释放出胺味或鱼腥味（胺试验）。
- 线索细胞。
- 有性交困难或排尿困难。
- 可能有瘙痒。

2. 治疗　参考表 98.5。

甲硝唑 400mg，口服，每日 2 次，连续使用 5 天；

表 98.5　细菌性阴道病和滴虫感染的口服给药治疗

持续时间	通用名	口服剂量
1 天（即刻给药）	替硝唑	500mg×4
	甲硝唑	400mg×5
7 天（对复发病例）	替硝唑	500mg/d
	甲硝唑	400mg，2次/日

或 2g 即刻服。

克林霉素 300mg，口服，每日 2 次，连续 7 天或在怀孕或抗感染期间使用 2% 克林霉素膏。可用阴道局部灌洗来恢复阴道正常 pH，例如，用聚维酮碘（1升水加入 1 匙药）、酒醋（1升水加入 3~4 匙），局部应用酸奶液也可恢复乳酸菌数量。

尚无证据表明治疗性伴侣可降低复发率或为治疗提供任何益处[7]。由美国疾病控制中心发布的性传播疾病治疗指南，明确指出这样的治疗是没有意义的[8]。

九、B 组链球菌阴道炎

B 组链球菌是人类共生菌，健康人群的共生菌群中占 40%。但因为其可导致胎儿严重感染，所以如果在妊娠期感染检出阳性时，则是一个问题。在明确的高危情况下，如胎膜早破或胎儿宫内感染时，则应给予以下治疗：

青霉素 1.2g（立即静脉滴注）；然后 600mg，静脉滴注，每 4 小时 1 次，直到分娩（见第 102 章相关内容）。

对于非妊娠女性，如果有明显的化脓性感染，给予阿莫西林 500mg，口服，每日 3 次，连续服用 7 天。

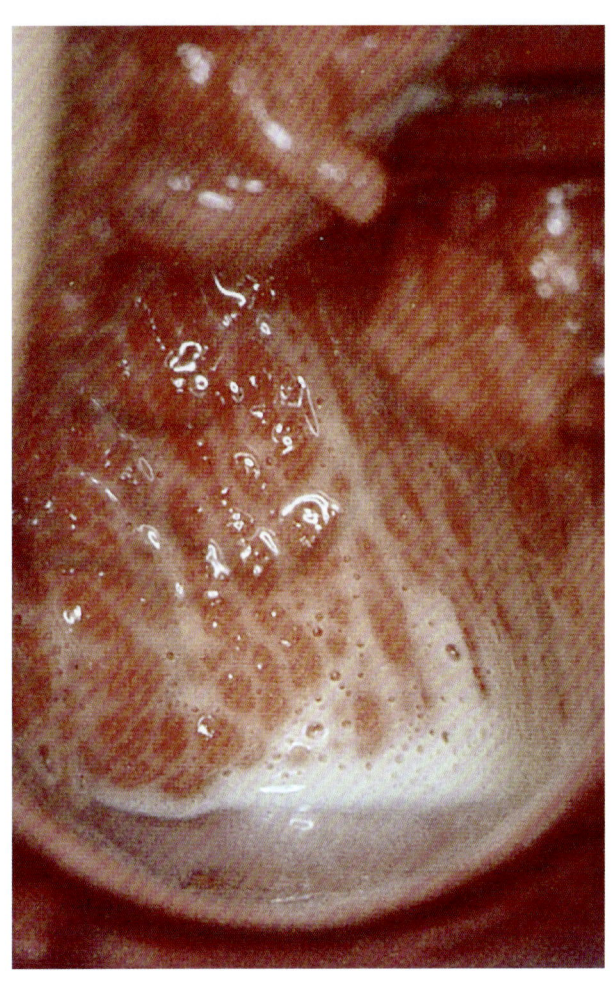

图 98.4 滴虫性阴道炎，可见大量稀薄、淡灰色的阴道分泌物，伴有阴道壁红斑

十、阴道卫生棉条残留

可能因嵌塞或患者不能自行取出而造成卫生棉条残留，通常可导致大量阴道分泌物。对于患者和医生来说，去除的过程都是相当尴尬的事情。

取出方法

用海绵夹持钳抓住卫生棉条，且不要放开海绵夹持钳，迅速将其浸入水中。药水瓶（旧式冰激凌杯器就很适用）尽可能靠近阴道口。这样可将恶臭味降低到最小。将卫生棉条和药水立即倾入可容许卫生棉条排入的下水道中。另一种方法是用戴一次性手套取出卫生棉条，迅速将手套取下并包好卫生棉条一并处理掉。

十一、卫生棉条中毒性休克综合征：葡萄球菌感染

月经期间保护性使用卫生棉条导致葡萄球菌产生

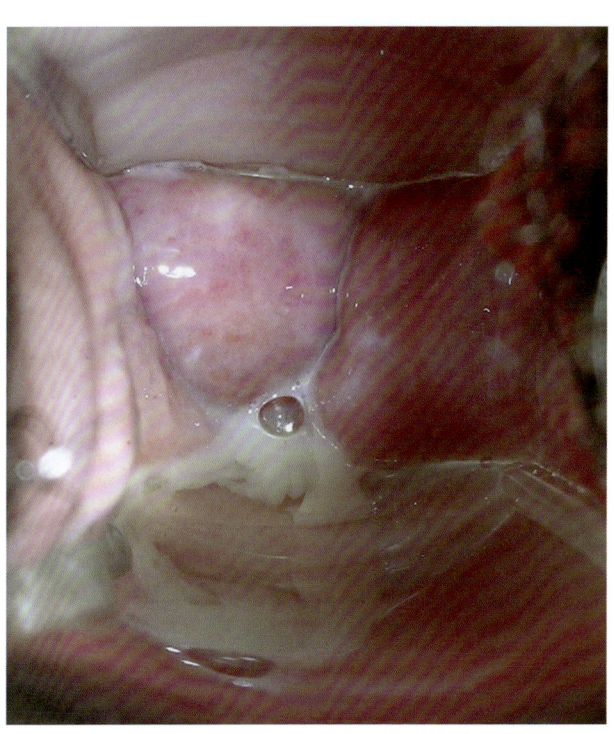

图 98.5 细菌性阴道炎

外毒素是其感染致病的条件。通常在月经期开始的第5天出现症状。临床特点包括突然发热、呕吐、腹泻、肌肉疼痛、皮肤红斑、不稳定性低血压、昏迷甚至死亡。

1. 治疗 根据疾病的严重程度采取积极治疗。应检查阴道、子宫颈、会阴。如果患者出现休克，应将其转诊到重要的医疗机构中心。阴道内必须被清空，确保没有遗留的卫生棉条，用聚维酮碘溶液清洗两天或用氟氯西林、万古霉素抗菌治疗。

这些女性未来不应再使用卫生棉条。

2. 预防

- 确保棉条的正确使用和保持良好的卫生习惯。
- 每天更换3～4次卫生棉条。
- 晚上睡眠时，应使用外部卫生巾。

十二、转诊时机

- 应将有性虐待证据的儿童转诊到资深的性虐待帮助中心。
- 反复、顽固的感染。
- 有肿瘤或瘘管形成。
- 葡萄球菌中毒性综合征。

> **实践要点**
>
> - 治疗失败可能是由于诊断错误、治疗错误、再次感染、对阴道药物的化学敏感性过强、药物抵抗或宿主的免疫抑制。
> - 对感染患者应使用专门为患者提供的教材，特别应包括防范措施等内容。
> - 建议阴道炎患者进行简单的卫生处理以保持阴道清爽、干燥，避免穿尼龙内衣、连裤袜、紧身牛仔裤、湿泳衣，避免使用香皂和阴道除臭器。
> - 严重的后遗症包括性交困难、阴道痉挛等。应该建议患者使用适量润滑剂如K-Y凝胶，来解决那些令人烦恼的性心理问题。

参考文献

[1] Mackay EV, et al. Illustrated Textbook of Gynaecology (2nd edn). Sydney: WB Saunders, Bailliere Tindall, 1992: 296–325.

[2] Weisberg E. Wet film examination. Aust Fam Physician, 1991, 20: 291–294.

[3] Tunnessen WW Jr. Signs and Symptoms in Paediatrics (2nd edn). Philadelphia: Lippincott, 1988: 458–60.

[4] Sobel JD. Vulvovaginal candidiasis. In: Holmes KK et al. (eds). Sexually Transmitted Diseases (3rd edn). New York: McGraw–Hill, 1999: 629–639.

[5] Chute RS, Templeton DJ. Management of abnormal vaginal discharge. Medicine Today, 2009, 10(4): 59–62.

[6] Spicer J (Chair). Therapeutic Guidelines: Antibiotic (Version 13). Melbourne: Therapeutic Guidelines Ltd, 2006: 110–116.

[7] Vejtorp M, Bollreup AC, Vejtory L, et al. Bacterial vaginosis: a double-blind randomised trial of the effect of treatment of the sexual partner. Br J Obstet Gynaecol, 1988, 95: 920–926.

[8] US Department of Health and Human Services, Public Health Service, Centers for Disease Control. Sexually Transmitted Diseases: Treatment Guidelines. MMWR, 1989, 38: S–8.

外阴疾病 第99章

> 生殖器皮肤非常敏感。这个敏感的器官应注意防止被化学和物理损伤。生殖器区域也受自身心理因素的影响，因此其症状也会在感觉压力大的时候加重。
>
> Extract from Patient Information Sheet 'The Do's and Don'ts of Genital Hygiene', Dermatology/Vulval Diseases Clinic, Mercy Hospital for Women, Melbourne

皮肤病是外阴问题的主要原因，本章主要介绍女性生殖器皮肤情况。

外阴是女性外生殖器的一部分，位于阴阜后方，包括大阴唇、小阴唇、阴蒂、阴道前庭、前庭口和前庭球[1]。阴道前庭是在小阴唇的附着线之间的杏仁形开口。其上方部分为阴蒂，阴唇系带为下边界，长4～5cm，宽2cm，4个开口于前庭的主要结构是尿道、阴道和两个前庭大腺的分泌管，表面由柔软的复层鳞状上皮组成。生殖器区的黏膜、皮肤也常受其他部位皮肤病的影响，除了心理问题，因此处皮肤的敏感和柔薄性、重复感染倾向，以及经常性交带来的不良后果等，使处理起来更加复杂棘手。外阴部位是由 L_1～L_2 和 S_2～S_4 神经根所发出的神经支配，对伤害性刺激很敏感，但阴道对痛觉不敏感[2]。外用药膏、肥皂、香水和其他卫生用品极易刺激外阴——它是易发生接触性皮炎的区域。

外阴疾病的临床表现包括瘙痒、疼痛、红肿、黏膜白斑、苔藓样硬化、糜烂和擦烂（表99.1）[3]。

一、重要资料与关注要点

- 怀疑有皮肤病，应检查身体的皮肤。
- 前庭过敏（外阴前庭综合征）是一种痛苦且相当常见的原因，常引起皮肤黏膜浅表的性交疼痛。通过对轻触，甚至是棉花棒触碰都引起异常的反应即可作出诊断。
- 前庭表现有珍珠样丘疹（类似阴茎珍珠状丘疹），看起来像微小的寻常疣——它们却是正常的。
- 大小便失禁可能是外阴区域疾患的常见症状，可被误诊为尿路感染。
- 避免外用皮质类激素和抗生素的混合制剂（如硫酸新霉素）来治疗外阴皮肤病。
- 妇女生殖器感染中大约20%携带白色念珠菌，但遭受反复或顽固性临床念珠菌感染者不到5%。
- 不是所有的瘙痒、外阴和阴道的烧灼感都是由念珠菌感染引起。在凭经验承诺治疗之前应该行拭子检查诊断。
- 外阴红肿的原因可能是多方面的（如过敏性皮炎或念珠菌刺激或因应用化妆品而发生的接触性皮炎）。
- 警惕恶性黑色素瘤，但应注意鉴别，外阴部可能发生边界清楚并显示蓝色的良性色素沉着区，被称为黑素细胞增生症。

二、皮炎

正如预期的那样，皮炎的各种常见形式集中表现为外阴皮肤瘙痒、红肿。它们多会表现为瘙痒、灼热和通过抓挠而出现的疼痛，其表现可从有症状而无皮疹到有皮疹而无症状。

1. 外阴皮肤炎的原因

- 特应性皮炎。
- 刺激性接触性皮炎。
- 变应性接触性皮炎。
- 脂溢性皮炎。
- 激素诱发性皮炎。
- 银屑病。

2. 治疗原则[4]

- 采集相应的病史，包括过敏史、皮肤病史。
- 检查过敏原和刺激物（如护垫、肥皂、泡沫浴、带香味的卫生纸、冲洗器、香水、避孕套、茶树油）。
- 检查引起热力和摩擦的物品（如合成或紧身的内衣、紧身牛仔裤、运动服装、紧身衣、出汗、剧烈运动、骑自行车）。

表 99.1　外阴不适或刺激的诊断策略模型

问	可能的诊断	
答	特应性皮炎	
	慢性外阴阴道念珠菌病	
	刺激性接触性皮炎（如护垫、洗浴、泡沫浴）	
	变应性接触性皮炎（如香水、局部抗生素）	
	来自上述皮病的裂痕	
	创伤——性交"干涩"	
问	不可忽视的严重疾病	
答	肿瘤	
	鳞状细胞癌	
	・黑色素瘤	
	・淋巴瘤等→瘙痒症	
	感染	
	・链球菌性阴道炎	
	・单纯疱疹病毒	
	外阴前庭综合征	
问	常被遗漏的疾病	
答	硬化性苔藓	
	尿失禁→氨性外阴炎	
	粪便污染	
	股癣	
	滴虫性阴道炎	
	萎缩性阴道炎	
	口炎	
	异常外阴痛	
	银屑病	
	扁平苔藓	
	虫害	
	・蛲虫	
	・阴虱	
	・疥	
问	七种假象	
答	抑郁	√
	糖尿病	√
	药物	√
	贫血	—
	甲状腺疾病	—
	脊髓功能障碍	√? 感觉迟钝
	尿路感染	√
问	患者试图告诉我什么？	
答	通常为性心理问题。	

- 核实妇科、泌尿科疾病史（如雌激素状态、大便或尿失禁、阴道分泌物、"娥口疮"）。
- 检查询问性心理史（如性交疼痛、性伙伴问题、抑郁症）。
- 仔细检查外阴和其余的皮肤、头皮和指甲。寻找苔藓样变（表 99.2）。
- 适当的辅助检查：阴道拭子、巴氏涂片、皮肤过敏性贴片测试，少见的外阴异常、癌前病变或可疑恶性病变进行活检。

表 99.2　常见的外阴症状的原因

白色斑块	单纯性苔藓（苔藓样变）
	硬化性苔藓
	扁平苔藓
	白斑
	癌症
糜烂和溃疡	单纯疱疹病毒
	硬化性苔藓
	扁平苔藓
	癌症
	各种罕见皮肤病
	表皮脱落的疥疮
擦伤	特应性皮炎
	白色念珠菌
	脂溢性皮炎
	癣
	红癣
	银屑病

3. 治疗方法
- 提供支持性教育与建议。
- 纠正潜在的因素（如紧身的衣服、尿失禁、肛门分泌物、过度使用外用药物和化妆品）。
- 治疗任何继发感染。
- 使用水性保湿霜作为洁面剂。
- 从有效的第三类局部皮质激素开始使用，然后使用1%氢化可的松。

三、银屑病

1. 临床特点　银屑病可以侵袭生殖器或肛周（尤其是产后裂），出现光滑、结实的红色斑块，而无其他部位可见到典型的脱屑。在身体的皮肤上可能有很小的病灶或没有症状。

主要症状是瘙痒。通常采取拭子检查以排除感染。

2. 治疗[5]

- 避免刺激物，使用肥皂替代品。
- 首先局部应用有效的皮质激素（如醋丙甲泼尼龙）——并持续使用，直到皮疹消失。
- 其次（当病情基本被控制时），将2%煤焦油（LPC）溶液融入水质面霜内涂用，每日2次，慢慢增加浓度，直到8%。如果不能耐受，将2%鱼石脂融入水质面霜内使用。

注：继续使用皮质激素——1%氢化可的松或重新使用有效的药物治疗。

四、扁平苔藓[6]

生殖器扁平苔藓是比较少见的，但可能影响外阴及阴道，且其发生可能与口腔病变相关。外阴病变出现白色网状丘疹和斑块。在病灶边缘有一微小的白色花边图案是其显著特征。可能伴有糜烂。

症状包括瘙痒、阴道分泌物增加、性交疼痛（如糜烂）和性交后出血。

外阴扁平苔藓的鉴别诊断包括引起脱屑和糜烂性病变的其他原因，如硬化性苔藓、寻常性天疱疮、水疱和瘢痕性类天疱疮和多形性红斑。

需要通过活检作出诊断。治疗是很困难的。可局部使用强效皮质激素缓解症状。有各种各样的试验性治疗，包括鼓励使用环孢素。

五、硬化性苔藓

硬化性苔藓也称为硬化萎缩性苔藓（图99.1），这一罕见慢性炎症性皮肤病的病因不明（可能是一种自身免疫性疾病），表现为边界清楚的白色、细小皱纹样斑块疹。虽然可以发生在身体任何部位，但几乎专门侵袭肛门、生殖器的皮肤，还可能侵袭阴道。病程可呈慢性，且表现复杂。约有4%的患者可发展成鳞状细胞癌。需与萎缩性阴道炎鉴别。

诊断三联征：生殖器瘙痒 + 酸痛 + 白色皱纹样斑块 = 硬化性苔藓

1. 临床特点

- 发病人群的双峰现象：青春期女孩和围绝经期女性。
- 成年女性发病平均年龄是50岁。

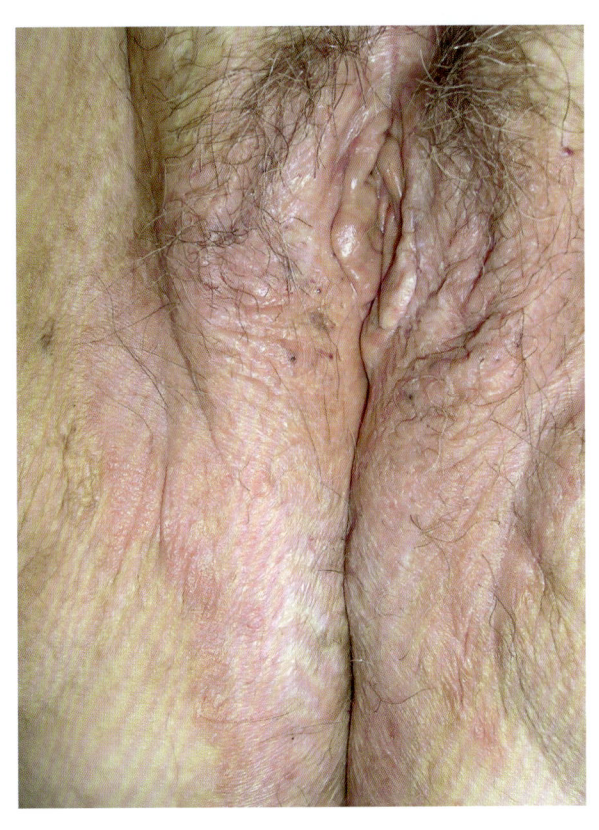

图99.1 外阴硬化萎缩性苔藓。患者为55岁女性。图片显示白色硬化斑块及表皮萎缩

- 主要症状为瘙痒。
- 酸痛、灼热、性交困难。

2. 体格检查

- 分布不一。
- 白色皱纹样斑块。
- 紫癜和溃疡区域。
- 可在肛周和阴道区域显示"8"字形图案。

3. 如果不治疗，可能出现的并发症

- 外阴萎缩、阴唇（甚至阴蒂）融合。
- 患鳞状细胞癌的终生风险为2%～6%。

4. 治疗

- 最好转至皮肤科。
- 通过活检明确诊断（儿童患者尽量避免）。
- 基于有效的局部糖皮质激素（如0.05%倍他米松软膏或霜剂，每天2次，持续4周。然后每天1次，持续8周。应用涂药器——告诉患者如何在反光镜下将药涂在病变处）。
- 当有效的局部糖皮质激素减为每日1次时，再继续使用3个月，然后长期使用1%氢化可的松软膏或霜剂，每日1次。

- 每6个月检查1次，终身监测。
- 儿童可用类似的局部治疗方案。

六、感染

1. 慢性外阴阴道念珠菌病 不同于急性念珠菌病，本病由于可能是局部对念珠菌过敏，故仍然难以治愈。

（1）临床特点
- 慢性外阴瘙痒，与搔抓划伤循环发作。
- 烧灼、肿胀，在经期前加重。
- 性交痛。
- 通常无分泌物。
- 全身使用抗生素可加重病情。

（2）治疗
- 擦洗阴道下段的每个可疑部分，特别是有分泌物的区域。
- 持续抗真菌治疗，以缓解症状：
— 阴道外用抗真菌药物（咪唑类或制霉菌素）。
或
— 每日口服抗真菌药（监测肝功能），直到症状消失。酮康唑200mg/d或氟康唑50mg/d，或伊曲康唑100mg/d（之后每周1次，持续6个月）。
- 用1%氢化可的松止痒治疗（不用更强效的药物）。
- 孕期使用制霉菌素阴道栓剂。

2. 链球菌性外阴阴道炎 从外阴或阴道拭子可以找到链球菌或金黄色葡萄球菌。链球菌感染可引起阴道分泌物异常。通常表现为外阴和阴道牛肉样充血发红，并伴有疼痛或程度较轻的外阴炎。

治疗
- 青霉素V250mg，口服，6小时1次，共10天。
或
- 根据药敏试验选择口服的抗生素（如阿莫西林或罗红霉素）。
- 外用莫匹罗星可能有助于防止复发。

3. 癣 癣的典型表现为边界清楚呈环形的暗红色皮肤斑疹，可从阴唇到大腿呈环形蔓延（见第114章）。问题是局部应用糖皮质激素后癣缺乏特征性表现，但仍可以看到活跃的边缘。皮肤碎屑对诊断是必要的。治疗方法是局部外用咪唑类药物（避免制霉菌素），如有耐药或病变范围较广，应口服药物治疗。

七、外阴瘙痒

1. 外阴痒的原因[7]
- 念珠菌病（皮疹、白色分泌物）。
— 使用广谱抗生素。
— 糖尿病。
— 避孕药。
- 卫生条件差和出汗过多。
- 穿紧身衣。
- 对肥皂、泡沫浴、化妆品和避孕药过敏。
- 过度清洗。
- 局部皮肤疾病：
— 银屑病。
— 皮炎/湿疹（常见原因）。
— 肛门周疾病（如痔疮）。
- 侵扰
— 蛲虫（儿童）。
— 疥疮。
— 阴虱病。
- 感染（除念珠菌病）
— 滴虫。
— 尿路感染。
— 生殖器疱疹、生殖器疣。
- 绝经期：由于雌激素缺乏。
- 局部抗组胺药。
- 外阴肿瘤。
- 心理障碍（如心理问题，性传播疾病恐惧症）主要是针对病因进行治疗。

2. **处理** 这取决于原发病因（如念珠菌病、尿失禁），需对病因行积极有效的治疗。

一般措施（给患者的建议）
- 与卫生不良和过多出汗有关。
- 避免过度清洗。
- 洗澡不超过5分钟。
- 避免太烫的水（温水更好）。
- 避免使用肥皂，可用香皂替代品（如水性霜、商品名"丝塔芙乳液"），并用清水冲净。
- 在身体的其他部位，使用肥皂替代品（如商品名"多芬"或"露得清"）。

- 淋浴后及时拭干、轻拍皮肤（避免吹干等）。
- 保持外阴干燥，每天至少彻底清洗 1 次。
- 不要穿紧身裤袜、紧身牛仔裤或紧身内裤，或使用卫生棉条。
- 局部不使用粉剂或除臭剂，不采用阴道灌洗。
- 如厕后，用柔软、无色无味的卫生纸或婴儿纸巾（如商品名"多芬"）轻轻擦拭。
- 应用良好的润肤霜（如补水护理或 5% 花生油水霜）。

3. 治疗

- 对于瘙痒，当有搔抓的强烈欲望时，应用凉保湿霜（存放在冰箱中）。
- 应用处方类糖皮质激素药膏治疗皮疹。

八、青春期女孩外阴阴道炎

外阴阴道炎是儿童期最常见的妇科疾病。它可以影响任何年龄的女性，但在女孩中尤为常见，特别是在 2 岁和 8 岁。这是外阴阴道炎的一种类型。典型反应区域见图 99.2。

1. 轻度外阴阴道炎 非常常见，症状包括：
- 不适和疼痛。
- 外阴瘙痒。
- 局部发红。
- 分泌物：通常粘到内衣裤，微黄。
- 排尿困难。

重要的是，不要把儿童尿液引起的刺痛感与尿路感染引起的不适混淆，前者为潜在的皮肤病引起，如特应性皮炎区轻度炎症，银屑病与扁平苔藓，对肥皂、尿液等过敏。影响女孩的通常都是"过敏"。

（1）病因
- 阴道黏膜薄（正常青春期前的状态）。
- 穿合成纤维内衣、紧身衣、潮湿的浴室、肥胖。
- 不讲卫生。
- 频繁触碰外阴。
- 刺激（肥皂残留、泡沫浴、消毒剂、含氯的水）。
- "沙盒"阴道炎：女孩坐在沙子或泥土上，可能导致颗粒物滞留在阴道，产生刺激。

（2）处理
- 对父母进行解释和安慰。
- 避免上述因素，尤其是游泳衣、合成内衣、泡泡浴、香皂和超重。
- 注意养成良好的如厕习惯。
- 注意洗澡和干燥。
- 定期进行温水浴（而不是淋浴）。

可让孩子在加半杯白醋的浅槽温水中泡浴。

另外，可将小苏打 10g 加入到 10L 水。

涂抹润肤霜（如软蜡霜）和尿布疹膏（如锌和蓖麻油乳膏），每日 3 次，可作为短期措施。如需要粉剂，可使用氧化锌（例如爽身粉）。

2. 中度（慢性）外阴阴道炎 这些症状可能会加重瘙痒，烧灼样疼痛更剧烈和出现大量分泌物。

（1）需考虑的重要原因[8]
- "沙盒"阴道炎。
- 皮肤疾病，特别是特应性皮炎和硬化性苔藓（寻找身体上其他部位的皮肤疾病）。
- 异物：如有血腥、恶臭的阴道分泌物时，就考虑可能是此种疾病。
- 念珠菌病：少见，但较长时间用抗生素治疗或糖尿病患者患病的可能，应考虑此病。
- 性虐待（罕见，但一定不能漏诊）。
- 蛲虫感染（蛲虫）（第 15 章图 15.5）。
- 性传染性病原体：常见于青春期女孩。

（2）体格检查 只有考虑周全时，才应对全身进行仔细检查。在婴儿，最好的检查方法是将其放在母亲的双膝上，固定好婴儿的双腿。检查外阴或阴道是否有感染时，应横向牵引阴唇，充分暴露处女膜孔。用滴管抽吸阴道分泌物做细菌培养。对慢性疾病患者

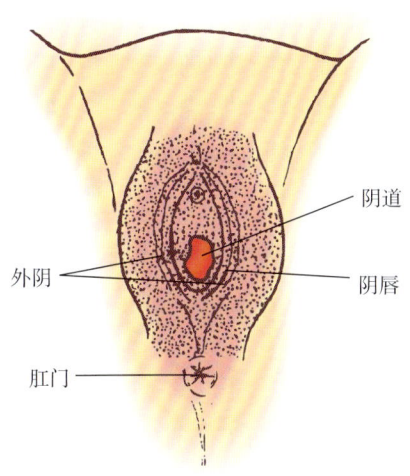

图 99.2 女孩外阴阴道炎典型的反应区域

建议进行子宫颈涂片检查,因为有患肉瘤的可能。

年龄稍大的孩子可以采取下述体位中的一种:
- 仰卧,双腿分开呈蛙式位,用脚触底(首选)。
- 俯卧,膝胸卧位。可更好地暴露处女膜孔,但很多孩子不喜欢此种体位。

直肠检查可以试着摸到在阴道内的可疑异物。

拭子法

如果分泌物较多,可采取阴道前庭拭子(不采取阴道拭子)。女孩感染性阴道炎几乎都由A组β-溶血性链球菌引起。

用适当的抗生素治疗。

(3)**皮炎的治疗** 外阴皮炎用1%氢化可的松软膏或霜剂治疗,多数情况下,去除加重因素后经短期治疗就会有效。

3. **阴唇粘连(唇凝集)** 阴唇融合常被认为由外阴阴道炎获得性粘连引起,有时小阴唇内侧缘有粘连。粘连当然不是在出生时就存在的。阴唇融合被视为正常变异,通常会在童年后期自然消失。只要孩子能顺利排尿,除了安慰不需要治疗。

对粘连严重者,另外一些人则更喜欢下面的方法:
- < 18个月:使用利丙双卡因(EMLA)乳膏。用钝器分离。这可能会给孩子带来痛苦,其次是复发的风险高。
- > 18个月:分离粘连,在全身麻醉后应用凡士林和(或)雌激素软膏。

然而,一般不推荐这些措施。

九、外阴痛

外阴痛包括了外阴疼痛(灼痛或刺痛)和不适的症状,无明显原因。瘙痒不是其特征,原因包括前庭超敏反应、感觉障碍性外阴痛(触物感痛性外阴痛)和各种感染(如疱疹病毒)。实际上,每种外阴疾病都可能引起间断的疼痛,如患皮炎时,搔抓或皮肤裂开可引起局部开放和溃疡,导致痛苦。

1. **前庭超敏反应**

定义:前庭超敏反应是指触摸前庭或插入阴道时触发引起外阴或前庭剧烈疼痛。

也被称为外阴前庭综合征(VVS)或前庭炎。对全科医生来说,是一种非常重要的疾病。在有典型性交困难史的女性要意识到此症,其治疗也困难。其特征是轻触前庭可引起剧烈疼痛,包括试图进入阴道时。前庭是非常敏感的,轻微触摸,就可引起异常的反应。在许多情况下,其主要原因是不明显的,一个可能的原因,如有性虐待或其他心理刺激因素的病史应会引发此症。部分患者可在无性交痛多年后发展成此问题。本病是绝经前女性性交疼痛最常见的原因。

次要原因包括炎症触发,如刺激性接触性皮炎和感染。这建立了一个条件反应。

有报道,50%以上的病例外阴痛可自行缓解。预后似乎也不错,但在一定程度上取决于患者的病前个人性格特质。

> ▶ **诊断提示**:年轻♀ + 未产♀ + 性交疼痛 = VVS

(1)**临床特点**
- 延迟诊断(平均2~3年)。
- 20~30岁性活跃的女性。
- 插入棉条、紧身内衣、性交引起疼痛。
- 阴道入口处的性交疼痛。
- 性功能障碍。
- 轻压前庭处有压痛。
- 前庭大腺导管开口附近有红斑(通常为微小红斑)。

(2)**诊断** 用棉花轻触即引起异常的压痛。

(3)**治疗**
- 检查基础病因并治疗。
- 耐心教育、辅导和安慰。
- 物理治疗——使患者通过提高认识,加强盆底肌肉康复理疗,增加阴道开口组织的弹性。
- 给予患者安慰解释,使其明白该病是自限性的。
- 鼓励患者使用甘油基润滑剂。
- 在性交前,使用温和的润肤剂或2%利多卡因凝胶。
- 如果存在念珠菌,每周口服氟康唑150mg,持续6周。

选择:
- 生物反馈技术。
- 三环类抗抑郁药(低剂量开始,如阿米替林10~20mg,夜间用药)。
- 加巴喷丁。

- 治疗病灶
— 曲安西龙。
— 干扰素。
- 前庭切除术（最后选择）
— 切除前庭痛性敏感组织。

2. 感觉障碍性外阴痛[2,9]　这是一种典型的神经病理性疼痛，患者多是中老年女性，表现为阴唇持续性灼痛。疼痛可持续一整天。体格检查往往无明显阳性发现。基本的原因可能是阴部神经痛（可能是继发于阴部神经阻滞），或为脊髓放射性疼痛，或是未知原因的。

需要排除单纯疱疹病毒感染。

治疗方法包括抗抑郁药、加巴喷丁。

3. 前庭大腺囊肿　前庭大腺导管阻塞引起的前庭大腺囊肿，表现为靠近阴唇系带的大阴唇后部无痛性外阴肿胀。实为一单纯、非感染性囊肿，可自行缓解。如果有感染可能会导致脓肿，在外阴部形成疼痛的红色肿块，有触痛。脓肿可以通过使用抗生素而消退，或自发破溃。另外，可引流脓液，并进行镜检和细菌培养。常见的微生物是大肠埃希菌。如果囊肿持续变大，可行外科造瘘引流，以永久性地排出积液（图99.3a，b）。

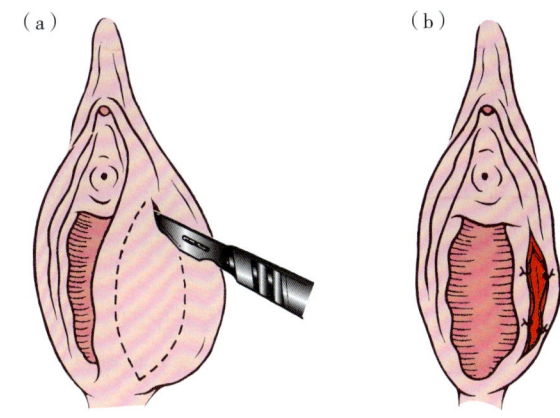

图 99.3　前庭大腺囊肿。（a）外科造瘘引流起始开口；（b）术后外观

参考文献

[1] Thomas CL (ed). Taber's Cyclopedic Medical Dictionary (14th edn). Philadelphia: FA Davis, 1997: 2083, 2100.

[2] Fischer G. Vulvodynia. Australian Doctor, 31 May 2002: i–viii.

[3] Ang C, Sinclair R. Vulvar dermatoses: part I. Australian Doctor, 19 June 1998: i–viii.

[4] Welsh BM. Vulvar dermatoses. In: Proceedings of Dermatology Conference for General Practitioners. Melbourne: Combined Alfred Hospital/Skin and Cancer Foundation, 2002.

[5] Marley J (Chair). Therapeutic Guidelines: Dermatology (Version 3). Melbourne: Therapeutic Guidelines Ltd, 2009: 133–141.

[6] Ang C, Sinclair R. Vulvar dermatoses: part II. Australian Doctor, 26 June 1998: i–viii.

[7] Farrell E. Investigating vulval itch. Medical Observer, 20 November 2009: 26.

[8] Fisher G. Vulval disease in childhood. Australian Prescriber, 2005, 28: 88–90.

[9] Welsh BM. Management of common vulval conditions. Med J Aust, 2003, 178: 391–395.

第100章　家庭暴力和性侵犯

> 在所罗门王密匣的封条被打开的那一两个晚上,女人们身上被她们可恶的丈夫打得伤痕累累。
>
> John Gerard(1545—1612)

家庭暴力的基本含义是指在家庭中的一个成员的身体、性或情感上受到另一个的虐待,通常是男性虐待女性,但也可以是年纪较大的父母被子女或家庭中的其他成员虐待。这通常是由于家庭亲密成员中权力滥用或不平衡造成的双方中的一方一直统治或威胁着受虐待的另一方,使其逐渐放弃更多的权力。

在处理家庭暴力中,一个主要的问题就是其发生具有一定的隐蔽性,而且,受害者在去就医时就不愿透露他们受伤害的原因。

一、重要资料与关注要点[1]

- 有1/4～1/3的亲属成员间时常会发生家庭暴力。
- 90%～95%的受害者为女性。
- 2010年,有10%的女性受到过暴力侵害。
- 在昆士兰,1982—1987年发生的谋杀案中,22%是发生在配偶间的。
- 在有儿童的家庭里发生家庭暴力时,孩子目击暴力者占95%,50%的孩子是暴力的直接受害者。
- 4%的亲属中将经历长期的家庭暴力(其中20%发生在婚前)[2]。
- 虐待配偶同时也虐待其他人者占不到20%。
- 酒精是家庭暴力一个因素者,占50%,虽然酒精不是唯一的原因,只是它使其更容易发生暴力,并且会成为施暴者的借口。其他的因素包括工作或精神压力、经济压力和疾病。但这些并不能成为实施家庭暴力的理由。
- 妊娠期是家庭暴力发生的高危时期。
- 50%的人知晓某人受到家庭暴力,但有1/3的人不愿将此事说出来,或不愿涉入此事。因为他们认为这是别人的私事。
- 有1/5的人认为,在某些情况下,家庭暴力是可以接受的。

我们通常认为家庭暴力只是指身体上的伤害,但其实它包含了多种形式的伤害[3]。包括:

- 躯体虐待。
- 心理虐待。
- 经济虐待。
- 社会虐待(如被隔离)。
- 性虐待。

二、可能的表现[4]

- **身体伤害**:通常有拳打脚踢造成的身体瘀青,也可有骨折、烧伤和生殖器损伤。
- 身体症状(如背痛、头痛、腹痛、性功能障碍和忧虑)。
- 心理问题:多发生于女性和她的孩子,如抑郁、焦虑等。
- 妊娠和生育(如非计划妊娠、流产、产前出血、缺乏产前照顾与检查)。
- 自杀倾向。

身体损伤很少被忽略,而其他症状则容易被忽视。Stark等的研究把这种殴打综合征分为3个阶段[5]:

- 第一阶段:女性的受伤部位分布于身体前面的中心区域(如面部、头部和躯干)。
- 第二阶段:临床上多见,常主诉含糊不清。
- 第三阶段:发展为心理后遗症(酗酒、滥用药物、自杀倾向、抑郁)。

1. 诊断　对暴力损伤保持高度警觉性,及时认识和处理是非常重要的。这样可以阻止进一步的伤害。如果怀疑有家庭暴力情况,一定要询问,并和该女性患者单独谈话。询问其如下问题:

- 在家里发生了什么?
- 配偶或子女对你做了什么?
- 是什么异常情况发生造成这些伤害?
- 是否发生某些暴力事件?
- 您似乎正处在一个很痛苦的时期?

相信该女性患者的故事的真实性是极为重要的。女性们更愿意到家庭医生那里寻求帮助，而不是其他代理机构[6]。医生必须采取积极主动态度。因为患者很少主动诉说其所遭受的暴力。在受害者决定主动终止被伤害之前，这种暴力可能已多达30次。

在交流虐待方面存在的障碍[7]
- 担心保密问题
- 医生的认知能力
—询问不直接
—没有时间
—不感兴趣
- 自觉苦恼
- 害怕警察、法院介入
- 害怕使家庭蒙羞
- 害怕配偶伤害或杀害自己和孩子

2. 判断
- 让患者描述以下问题：暴力的形式，对女性和她孩子的伤害结果，女性的资产，社会和文化环境。
- 检查和调查现实情况。
- 核查同时存在的损伤（常见的部位有乳房、胸部、腹部和臀部）。检查耳朵、牙齿和下颌。
- 检查患者的一般健康状况。
- 寻找酗酒和药物滥用的征象。
- 准确记录并考虑拍下相关照片。
- X线检查有助于发现陈旧性骨折。

三、受害者

受害者来自社会各个经济和文化阶层。通常他们进入社会关系时是正常、独立、有活力的女性，但逐渐丧失了处理事物的能力和自信，继而成为很具依从性的受害者。这被Hazelwood和其同事们在对性虐待施虐者的研究中得到证实。不幸的是，许多受害者觉得自己在某种意义上应该受到惩罚。

许多人想离开家，但出走并非如此简单。有些确实还爱着丈夫，并且对其正常婚姻还存有希望。他们可能觉得自己不能独立生活或有罪恶感，因此常未能出走。

四、施虐者

来自不同社会阶层及种族的各个群体的施虐者，通常有内在趋向于强壮、保护和渴望力量的动力，但只能通过在家庭中采取不恰当方式表现其强壮行为。他们通常缺乏自信和与他人沟通的技巧，没有安全感。缺乏正确的表达情绪的能力，并且从家庭前辈那里学来了暴力，以至于通常表现为愤怒和暴力。

虽然在家庭以外的其他场合，他们也能够控制自己的暴力情绪，但有证据表明，一些施虐者在社会上也有暴力犯罪史。

五、暴力周期环

一种被称为"暴力周期环"的可预测性的规律形式已经在许多婚姻关系中得到验证。在存在周期环的这种关系，通常由虐待者所控制，而受害者则感到烦恼和无助。这种周期环的不断循环，其暴力带有逐渐加重的趋势（图100.1）。

六、管理

成功管理施虐者的关键在于开始就要认识此问题的严重性，并且对受害者和家庭提供关注和支持，不要企图让受害者去适应这种病态的行为方式。必须强调的是，施虐者（如同大部分犯罪行为者）不会轻易改变他们的行为方式，除非有特殊原因，不要期望暴力会减少。由于伴随着饮酒问题，施虐者在进行有效咨询之前应先收住医院进行治疗。管理的策略见表

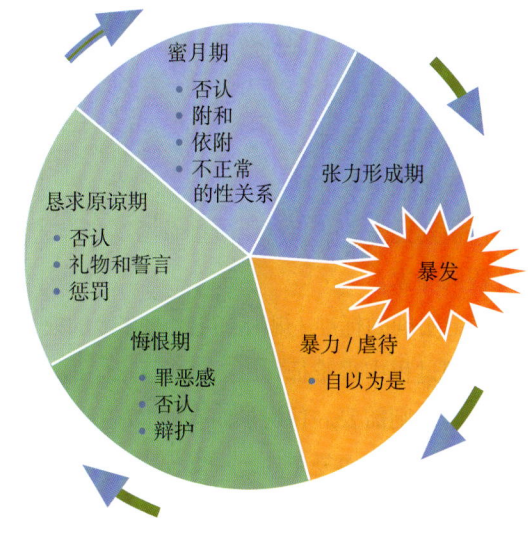

图100.1 家庭暴力周期环

100.1。保证女性和孩子的安全是需要坚持的首要工作原则。

表 100.1　家庭暴力的管理策略

治疗身体伤害并质疑家庭暴力
↓
建立诊断
↓
起动危机干预方案 • 收入医院给予庇护 • 确认对所有措施的知情选择 • 考虑是否通知警方
↓
建立一种感情上的信任关系
↓
使受害者建立应对能力和自信
↓
有效利用社会资源 • 支持服务 • 女性支持组织 • 家庭暴力资源中心 • 社会支援：警察 • 社会工作者

1. 有价值的策略　必须相信她。
- 谈论这件事情应坦率明确。
- 对她的安全表示关心。
- 给予信息（如关于她的有效行为方式、联系法律咨询）。
- 尊重她自己决定的权力。

2. 错误的策略　请不要：
- 否认家庭暴力。
- 淡化家庭暴力的重要性。
- 指责受害者。
- 使用催眠药治疗。
- 推荐给精神科医生。
- 如果其丈夫不感兴趣，应推荐婚姻指导，而不是推荐咨询专家。
- 确定明确的标准/规则（再次剥夺她的权力）。

在管理过程中很难征得施虐者的配合。如果她们来寻求帮助，则需要一位资深而有经验的医师给予咨询。治疗将是长久而复杂的，一般而言，阻止暴力最有效的介入方式就是阻止那个实施暴力的人。

七、性虐待

处理困难和令人苦恼所谓性虐待问题的医务人员应该接受其专业训练，并熟悉其所在国家适用于性虐待的法律法规。在 5%～10% 的案例中，存在与强奸相关的暴力和伤害，这些案例中的受害者对生活存在着恐惧[8]。除了不可避免的心理伤害后果外，妊娠的可能性和获得性性病也应考虑到。

一个没有经验的医师应该建议患者去最近的可提供有效支持资源的机构。但作为患者的家庭医生应给予继续关注。性虐待中的幸存者有权接受或拒绝医生提供的各种治疗意见。

1. 受害者的管理[9]　你能够为患者所做的，首先应提供和确保其隐私的保密和安全，以及情感支持。相信她们，倾听她们的诉说，并且不做任何评价。

对每个受害者最初要说的 4 件重要事情：
- 现在你是安全的。
- 我们对发生在你身上的事情感到难过。
- 这不是你的错。
- 最好你不要离开我。

2. 给受害者最初的建议　如果受害者选择报警：
① 立即通知警察。
② 至少找一个目击者，如果有目击者。
③ 不要清洗、整理自己或更换衣服。
④ 不要酗酒或使用药物。
⑤ 如果口腔有损伤，不要喝水或漱口。
⑥ 换件温暖的衣服。

如果不报警或不能确定，联系以下任何一处：
① 一个朋友或其他有责任心的人。
② 生活在线或其他类似服务机构。
③ 一位医生。
④ 咨询服务。

获得有关信息：
① 经患者同意记录或放弃的有关信息。
② 采集详细病史，并复制相关记录。
③ 保存记录及备忘方案。
④ 使用相应检测试剂盒。
⑤ 在体检过程中有第三方在场，尤其是男性医

生给女性患者检查时。

⑥ 干燥拭子（介质会破坏精子）。

⑦ 把样品立即交给警方。

3. **身体检查** 如果可能，患者就诊时应穿着衣物。检查时让患者脱掉衣物，站在一条白色床单上，逐条记录下每处伤害。应在良好的照明下检查身体的每个部位，所有的创伤都应该测量，并详细记录在图表上。

应有专业的拍照记录损伤。在可发出荧光的伍德灯照射下检查身体和生殖器区域，并用窥器进行认真检查。头部触诊可发现隐蔽的损伤。收集适当拭子标本。

4. **记录形成报告** 记住，作为一位医生，你是公正的。不要对权威机构做不适当的判断证词，如："这个患者是被强奸的"或"是乱伦"，而应说"有证据（或无证据）支持阴道或肛门受到侵入"，或"有受伤害的证据"。

5. **检查之后** 在医疗检查之后应与患者讨论如何治疗的问题。应为患者严格保密隐私，对于身体损伤和情感问题的治疗计划都须进行讨论。

可能发生的性传播疾病和可能的转诊问题也应考虑到。也要注意妊娠的可能，以及给予必要的事后紧急避孕药物，并予随访咨询和性传播疾病检测。

6. **管理问题**

- 采集拭子和（或）最初标本，检测淋球菌、沙眼衣原体（PCR）。
- 采集血标本检测艾滋病病毒、梅毒。
- 采集血标——包括拭子、抽吸各种液性标本，并保存供基因分析。
- 给予预防性抗生素（表100.2）——据施虐者和受害者的情况选用。
- 紧急避孕。
- 观察3周——检查测试。
- 3个月后检测是否感染艾滋病、梅毒。
- 转诊到强奸危机中心。

7. **性侵犯的辅助性药物** 当患者对事件及其发生时间或其他可疑情况没有记忆时，可考虑使用。进行尿或血液检测可能是合适的。

表100.2 性传播疾病的预防（参考）[10]

衣原体	阿奇霉素1g，口服
淋病	头孢曲松钠250mg，肌内注射
乙型肝炎	乙型肝炎疫苗（剂量1）
	免疫球蛋白，肌内注射（如果为高风险）
梅毒	苄星青霉素1.8g，肌内注射
滴虫	甲硝唑1g，口服
HIV	齐多拉米双夫定片（Combivir）或类似制剂

参考文献

[1] Kerr A. Domestic violence. Treat it seriously. Aust Fam Physician, 1989, 18: 1362–9.

[2] Hazelwood R, Warren J, Dietz P. Compliant victims of the sexual sadist. Aust Fam Physician, 1993, 22: 474–9.

[3] Knowlden S, Helman T. How to treat domestic violence. Australian Doctor, 21 April 1989: i–viii.

[4] Hegarty K. Domestic violence: how to treat. Australian Doctor, 20 February 2009: 29–36.

[5] Stark E. et al. Wife Abusing in the Medical Setting—an Introduction for Health Personnel. Rockville, MA: National Clearing House for Domestic Violence, 1981: 7.

[6] Western Australian Domestic Violence Task Force. Break the Silence. Report to the Western Australian Government. Perth: Government Printer, 1986: 26–35, 162–3.

[7] Rodriguez MA, et al. The factors associated with disclosure of intimate partner abuse to clinicians. J Fam Pract, 2001, 50(4): 338–44.

[8] McPhee SJ, Papadakis MA. Current Medical Diagnosis and Treatment (49th edn). New York: The McGraw-Hill Companies, 2010: 701–3.

[9] Parekh V, McCoy R. Adult sexual assault: how to treat. Australian Doctor, 25 May 2007: 33–40.

[10] Mein JK, Palmer CM, Shand M, et al. Management of acute adult sexual assault. Med J Aust, 2003, 178: 226–30.

第101章　基础产前保健

> 一个没有女情人的检查师塞了一根股骨到她的手中。
> 然后他要这位妇女回答："你有几根股骨？"
> "5根。"
> "你是怎样得出这个结论的？"检查师又轻蔑地问她。
> "我自己有两根，我手上拿一根，我未出生的孩子还有两根。"
>
> Anonymous Anecdote

妊娠和分娩对于女性及其家人来说都是重要的情感性事件。妊娠期间及产后的护理是家庭医生工作中最能令人满意的一方面。选择家庭医生，注重的是其知识的广度，而非深度。向专业化转变的这一趋势意味着社区服务者角色的转变，现在承担产科保健是普遍的常规工作。家庭医生提供的产前保健通常优于医院产前门诊，部分原因是家庭医生可提供持续的个人照护[1]。

产前保健为准妈妈提供了最佳预防时机和建立适宜治疗关系的理想时机。应抓住孕期指导的机会，解决孕期可能出现的多种不适（如胃部灼热、腰痛、腿抽筋、恐惧及焦虑）。换言之，应在准父母与卫生保健系统间建立最理想的交流体系。

早期诊断高危妊娠是非常重要的，但若不进行常规的产前保健，则就失去其意义。

这里提供的信息是基本产前保健策略的基础，其中家庭医生会与顾问共同承担产前保健，并制订高危妊娠患者转诊策略。

产前管理的根本目的是评估对母婴损害的风险，并合理应用监测手段来最大程度减少和消除不良影响。

一、孕前保健

孕前保健运用于那些期待妊娠的女性。家庭医生可提供常规的健康管理、检查和遗传咨询。

常规建议包括最优的营养及饮食、控制体重、规律运动及戒烟、戒酒、禁服相关药物。若感染李斯特菌，则胎儿死亡率为30%~50%。养成良好的个人及饮食卫生习惯可以预防感染。建议不要食用未经消毒的奶制品、软奶酪、冷盘、生海鲜、冷冻现吃的食物，以及外卖食品。

目前普遍推荐，至少受孕前1个月应开始服用叶酸（0.5mg/d），服用至产后12周。对于高风险女性，服用剂量为5mg/d，服用至少1个月或最好是孕前连续服用3个月[2]。检查项目应包括血压、心功能状态、尿常规和子宫颈涂片。

必要时评估风疹血清学检测结果，应在受孕前3个月接受免疫接种。

必要时询问水痘患病史，考虑进行血清学检测并接种疫苗。

需要考虑接种的疫苗有：
- Boostrix（白喉、破伤风、百日咳三联加强疫苗）。
- MMR（麻疹、腮腺炎、风疹）。
- 水痘。

关注要点总结

建议患者：
- 戒烟
- 戒酒和戒毒
- 减少咖啡因的摄入或不摄入
- 与家庭医生一起检查当前用药情况
- 遵循健康的饮食
- 禁止超重
- 孕前3个月开始服用叶酸
- 常规锻炼
- 确保风疹免疫力
- 定期行乳腺及子宫颈涂片检查
- 食用新鲜成熟的及准备好的食物
- 考虑遗传史和家族史
- 考虑医疗保险状况

- 流感（预防妊娠中期和晚期感染）。

遗传咨询应以既往孕产史或家族史为基础，建议应考虑孕妇年龄及其他因素。尤其适用于唐氏综合征、神经管缺陷、先天性心脏疾病、囊肿性纤维化和脆性X综合征。

二、初诊

对初来产前门诊的患者进行登记注册是非常重要的。精确估算预产期，是首诊必须进行的内容，采用超声检查有助于达到此目的。

1. 需关注的病史[3, 4]

- 必要情况下询问月经史并行尿及血清人绒毛膜促性腺激素（HCG）检查，明确是否怀孕。
- 既往孕产史
— 妊娠、孕周、分娩方式、每个新生儿体重。
— 考虑既往情况：胎儿或新生儿畸形，死胎，早产儿或新生儿发育迟缓。
— 流产：明确终止妊娠及早孕期或中孕期自然流产。
- 疾病史
— 查问既往有无糖尿病、肺结核、贫血、风疹、风湿热、心脏病或肾病、黄疸、抑郁症、输血和Rh抗体状态。
- 家族史
— 意在考虑有无多胎妊娠、高血压和糖尿病。
— 若患病且涉及一级亲属，应考虑葡萄糖筛查或糖耐量试验。
- 精神病史
— 这一点非常重要，包括对情感态度的评估。

药物史
— 包括摄入尼古丁、酒精、阿司匹林、毒品、非处方药和处方药。
- 需重点考虑的内容
— 确定预产期（图101.1中的妊娠日历）。
— 对年龄>37岁的孕妇，建议头3个月行联合筛查试验和羊膜腔穿刺术或绒毛膜活检术，以及筛查唐氏综合征的其他相关检查。
— 对于有严重恶心、呕吐反应的患者，要考虑到其他少见的原因（如葡萄胎、脑部肿瘤）。
— 排除风疹感染。

— 如果有阴道出血：如果Rh阴性者，送血样进行Rh抗体检查；如果无Rh抗体，则应在首次出血的72小时内注射抗D免疫球蛋白。

2. 体格检查

应在初始检查期间评估患者的身体及精神心理状态。检查内容如下：

- 一般身体状况，皮肤颜色（是否贫血）。
- 基本参数：身高，体重，血压，脉搏，尿液分析（蛋白质和葡萄糖含量）。若收缩压≥140mmHg和（或）舒张压≥90mmHg，即为女性孕期高血压。
- 头颈部：牙齿，牙龈，甲状腺。
- 胸部：乳房，乳头。
- 腹部：触诊子宫的大小和听诊胎心（若有指征）进行4步触诊（适用于晚孕产检）。
  ① 胃底触诊。
  ② 左右侧腹部触诊。
  ③ Pawlik触诊（了解胎先露部）。
  ④ 盆腔深部触诊（明确胎先露部入盆程度）。
- 腿部：注意有无水肿或静脉曲张。

内窥器检查：进行子宫颈涂片和棉拭子检查（若有白带异常）。

盆腔检查（可选）：双合诊确定子宫大小及孕周。

三、产前筛查

建议对无症状女性进行产前筛查是循证医学对传统试验提出质疑的争论源头。表101.1反映了澳大利亚新西兰皇家妇产医师学会（RANZCOG）的建议[5, 6]。关于在晚孕期是否筛查梅毒、B组链球菌、甲状腺功能、乙肝、丙肝，以及进行超声检查一直存在争议。

头三个月联合筛查检测

- 血清学试验（9~13周，最理想的时间是10周）
— 游离β-HCG。
— PAPP-A。
- 颈项透明带超声（12~13周）：这项筛查可明确胎儿唐氏综合征及其他畸形的风险（第19章），此时可对染色体隐性遗传疾病进行遗传学检测，如囊性纤维化和地中海贫血。

四、孕期随访

下框中为标准产前检查的时间计划安排方案。产检次数平均为12次，但这一数字也遭到质疑，一些

计算是从末次月经的第1天算起

一月 十月	1 8	2 9	3 10	4 11	5 12	6 13	7 14	8 15	9 16	10 17	11 18	12 19	13 20	14 21	15 22	16 23	17 24	18 25	19 26	20 27	21 28	22 29	23 30	24 31	25 1	26 2	27 3	28 4	29 5	30 6	31 7	一月 十一月
二月 十一月	1 8	2 9	3 10	4 11	5 12	6 13	7 14	8 15	9 16	10 17	11 18	12 19	13 20	14 21	15 22	16 23	17 24	18 25	19 26	20 27	21 28	22 29	23 30	24 1	25 2	26 3	27 4	28 5				二月 十二月
三月 十二月	1 6	2 7	3 8	4 9	5 10	6 11	7 12	8 13	9 14	10 15	11 16	12 17	13 18	14 19	15 20	16 21	17 22	18 23	19 24	20 25	21 26	22 27	23 28	24 29	25 30	26 31	27 1	28 2	29 3	30 4	31 5	三月 一月
四月 一月	1 6	2 7	3 8	4 9	5 10	6 11	7 12	8 13	9 14	10 15	11 16	12 17	13 18	14 19	15 20	16 21	17 22	18 23	19 24	20 25	21 26	22 27	23 28	24 29	25 30	26 31	27 1	28 2	29 3	30 4		四月 二月
五月 二月	1 5	2 6	3 7	4 8	5 9	6 10	7 11	8 12	9 13	10 14	11 15	12 16	13 17	14 18	15 19	16 20	17 21	18 22	19 23	20 24	21 25	22 26	23 27	24 28	25 1	26 2	27 3	28 4	29 5	30 6	31 7	五月 三月
六月 三月	1 8	2 9	3 10	4 11	5 12	6 13	7 14	8 15	9 16	10 17	11 18	12 19	13 20	14 21	15 22	16 23	17 24	18 25	19 26	20 27	21 28	22 29	23 30	24 31	25 1	26 2	27 3	28 4	29 5	30 6		六月 四月
七月 四月	1 7	2 8	3 9	4 10	5 11	6 12	7 13	8 14	9 15	10 16	11 17	12 18	13 19	14 20	15 21	16 22	17 23	18 24	19 25	20 26	21 27	22 28	23 29	24 30	25 1	26 2	27 3	28 4	29 5	30 6	31 7	七月 五月
八月 五月	1 8	2 9	3 10	4 11	5 12	6 13	7 14	8 15	9 16	10 17	11 18	12 19	13 20	14 21	15 22	16 23	17 24	18 25	19 26	20 27	21 28	22 29	23 30	24 31	25 1	26 2	27 3	28 4	29 5	30 6	31 7	八月 六月
九月 六月	1 8	2 9	3 10	4 11	5 12	6 13	7 14	8 15	9 16	10 17	11 18	12 19	13 20	14 21	15 22	16 23	17 24	18 25	19 26	20 27	21 28	22 29	23 30	24 1	25 2	26 3	27 4	28 5	29 6	30 7		九月 七月
十月 七月	1 8	2 9	3 10	4 11	5 12	6 13	7 14	8 15	9 16	10 17	11 18	12 19	13 20	14 21	15 22	16 23	17 24	18 25	19 26	20 27	21 28	22 29	23 30	24 31	25 1	26 2	27 3	28 4	29 5	30 6	31 7	十月 八月
十一月 八月	1 8	2 9	3 10	4 11	5 12	6 13	7 14	8 15	9 16	10 17	11 18	12 19	13 20	14 21	15 22	16 23	17 24	18 25	19 26	20 27	21 28	22 29	23 30	24 31	25 1	26 2	27 3	28 4	29 5	30 6		十一月 九月
十二月 九月	1 7	2 8	3 9	4 10	5 11	6 12	7 13	8 14	9 15	10 16	11 17	12 18	13 19	14 20	15 21	16 22	17 23	18 24	19 25	20 26	21 27	22 28	23 29	24 30	25 1	26 2	27 3	28 4	29 5	30 6	31 7	十二月 十月

或者：（近似的）月份减3个月，日期加7天，例如

$$\begin{array}{r} 19/8/89 \\ +\ 7\ -\ 3 \\ \hline 26/5/90 \end{array}$$ 或：内格勒原则——加7天，9个月

图 101.1 用妊娠日历确定预产期

专家建议产检应减少至6次。

> **一份常规产前检查时间表：**
> - 初次或早孕期产检：8～10周；
> - 孕10周至28周：每4～6周1次；
> - 孕28周至36周末：每2周1次；
> - 孕36周至分娩：每周1次

对7组随机对照试验进行系统评价发现，相对于传统的产检常规，减少产前检查次数对先兆子痫、尿路感染、低出生体重的检出率，以及产妇死亡率并没有影响[5,7]。然而，明智的做法是根据需要和具体情况灵活地制订产检计划。

每次产检记录包括：

- 体重增加情况。
- 血压。
- 尿液分析（包括蛋白质和糖含量）——见表101.2。
- 子宫大小、子宫底高度。
- 胎心（通常在25周时用听诊器可闻胎心，28周时清晰明确）：18～20周时可用胎心监护仪检测到。
- 胎动（如果存在）。
- 胎先露和胎位（晚孕期）。
- 水肿。记录孕妇首次胎动日期（询问患者并记录日期）：
- 初产妇：17～20周。
- 经产妇：16～18周。

子宫底高度

子宫底部的相对高度示于图101.2。至妊娠12周，子宫位于盆腔内。此后可在腹腔触诊到子宫底。在20～22周已达脐水平，36～40周之间可达剑突。触诊子宫底高度受肥胖和腹壁紧张状态的影响。

五、具体问题的处理

1. 饮食指南 健康的饮食是非常重要的，饮食至少应遵循以下建议：

（1）多食
- 水果和蔬菜（至少4次）。
- 谷物和面包（4～6次）。

（2）适量进食
- 乳制品：3杯（600ml）牛奶或等量酸奶或奶酪。

表 101.1 产前常规检查[3, 5]

建议	
首诊	
全血细胞计数和血清铁蛋白 血型 Rh 抗体筛查 风疹抗体水平 子宫颈细胞学检查 乙肝和丙肝血清学检查 HIV 血清学检查（咨询后） 梅毒血清学检查 尿培养	可考虑： • 维生素 D • 水痘血清学检查 • 血红蛋白电泳（若有指征）
讨论 孕早期联合筛查检测 18～20 周超声检查	
复诊	
28 周：口服葡萄糖激发试验，如有异常→口服葡萄糖耐量试验（OGTT） 28～34 周：检测风疹抗 D 免疫球蛋白（Rh 阴性女性） 36 周：检测 FBC 36 周：B 组链球菌（GBS）拭子	可考虑： • 18 周：形态学筛查

表 101.2 妊娠中出现蛋白尿的原因

尿路感染
阴道分泌物导致污染
先兆子痫导致毒血症
隐匿性慢性肾病

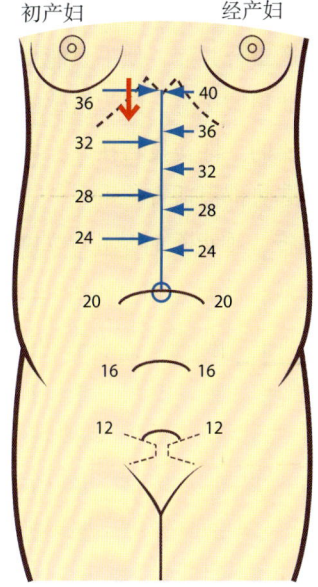

图 101.2 正常妊娠子宫底高度（以孕周数计算）；子宫底的高度是反映孕周的指标。当约 36 周时胎先露入盆，初产妇的子宫底高度通常将恢复到 34 周的水平时，其压迫感会减轻

• 瘦肉、家禽肉或鱼肉：1～2 次（至少每周 2 次红肉）。

（3）少食

• 糖类（如糖果、糕点、饼干和汽水）。
• 多不饱和人造奶油、黄油、油、奶油。

服用麦麸麦片，有助于防止孕期便秘。如果能保证以上理想饮食，则没有必要另外补充铁、维生素和钙剂。不必节食减肥。孕期体重增加约 12kg 为宜。

2. **吸烟、酗酒和滥用药物** 提倡戒除所有成瘾性药物、酒精、烟草和咖啡因（在理想情况下）。如果难以避免，建议采取以下日常限制：

• 1 标准杯酒。
• 1 杯咖啡或 2 杯茶

由于大量烟雾可能危害母婴健康，故其他家庭成员也应停止吸烟。

有令人信服的证据表明，在妊娠期推广戒烟计划是有效的，可改善妊娠结局，包括降低早产率和低体重儿出生率[8]。由于胎儿酒精综合征是精神发育迟滞的主要原因，所以妊娠期最好戒酒。

如果母亲服用违禁药物，特别是阿片类药物和安非他明，则需要对新生儿进行新生儿戒断综合征的鉴别、咨询、治疗和监测。

3. **母乳喂养问题** 应鼓励母乳喂养。给予相关的建议和资料。必要时可向当地哺乳母亲组织寻求支持和指导。

4. **产前课程** 举办孕妇学习班，请专业人员向孕妇介绍怀孕过程、产前训练、背部护理、正确姿势、放松技巧、如何缓解分娩疼痛、孕期如何运动和游泳。推荐夫妇同时参加。

5. **日常生活** 应安慰并告知产妇，分娩是人生中 1 次正常事件且应该继续正常的生活。做家务及其他活动，短期内可能感到劳累。应强调保证充足休息和睡眠是非常重要的。

6. **孕期性生活**[9] 提倡孕期性生活，但需要小心，特别是预产期前的 4 个月。如果存在不良孕产史及此次妊娠有严重合并症，似乎只能加以限制。应鼓励夫妻双方彼此坦诚交流，因为情感的需求和身体的接触是非常重要的。性交技巧在妊娠期也要改进，后进入或女上位姿势都很适宜。

7. 旅行　乘火车时禁止孕妇站立。妊娠 28 周后禁止国际航空旅行，通常不允许 36 周后旅行。在驾车出行时应告知患者系好安全带。详见第 14 章妊娠期旅行疾病。

8. 心理和感情压力　产前检查为熟悉患者，帮助患者解决问题提供了理想的机会。理解患者，必要时给予安慰。有待探索的领域包括支持体系，患者及其配偶对怀孕和性生活的态度，对妊娠、分娩和财务问题的期望及对父母和公公婆婆的态度。

9. 孕期体重增加　虽然把妊娠 40 周的体重增长标准定为 12kg，许多澳大利亚女性增重 20kg 且无不良影响[4]。妊娠 20 周前体重增长不明显，一般在 20kg 左右。从 20 周起每周增长 0.5kg。36 周以后，体重增长幅度会有所下降。

10. 胎动计数　如果每日胎动超过 10 次且规律性无显著改变，胎儿通常不存在危险。然而，如果胎动降至每天 10 次以下，患者应到医院进行胎心监护。

11. 可能感染风疹病毒　如果在妊娠期有感染风疹病毒的风险，那么很有必要对患者的免疫状态进行监测、评估。如果她已产生免疫，则没有必要进行进一步处理。若未知其免疫状态，应检测风疹病毒抗体 IgG 和 IgM 滴度，并在 2～3 周内重复检测 IgG 和 IgM 抗体滴度。

12. 妊娠早期阴道出血[10]　妊娠早期阴道出血是一个很常见的问题。至少 10% 的正常妊娠会出现这一问题，约 15% 妊娠将发生流产。若为轻至中度出血且疼痛轻微或无疼痛，下一步要考虑：是否为可继续的正常妊娠，是否为异位妊娠或先兆流产？

• <6 周：连续检测 HCG 水平，应该每 2 天倍增（超声波通常无用），若上升速度太慢则意味妊娠无意义（输卵管或子宫内妊娠）。若 HCG > 1 500IU/L 阴道超声可显示孕囊。

• 6～8 周：利用超声确定是否为宫内妊娠，排除异位妊娠。

• >8 周：常规超声检查，这时引起流产的概率仅为 3%。

注：先兆流产不必卧床休息。

18～24 周：少量出血说明子宫颈"松弛"，可用内窥器或经阴道检查评估胎儿。

出现复发性流产可考虑抗磷脂综合征，并安排抗体检测（参见第 33 章）。

13. 先兆流产　若出现先兆流产，查血型并检测母体血清 Rh 抗体。若母亲血型为 Rh 阴性且未检测到 Rh 抗体，则应肌内注射 1 安瓿抗 D 免疫球蛋白。若有指征，应对其骨盆进行评估以排除异位妊娠，并通过测量骨盆尺寸来确认胎儿的存活能力或是否有宫外妊娠。

六、妊娠期疾病[11]

• 50% 以上的女性会出现恶心和呕吐。
• 基本在早孕期末消失。
• 可通过解释和安慰处理轻症病例；最好尽量避免药物治疗。
• 简单措施
— 少食多餐。
— 碳酸饮料，特别是生姜饮料，可缓解症状。
— 避免刺激物如烹调气味。
— 保护清洁牙齿。
— 禁止口服铁剂。
• 服药（严重情况下）
— 吡哆醇 50～100mg，每日 2 次。
— 若仍无效加用甲氧氯普胺（胃复安）10mg，每日 3 次。

1. 妊娠剧吐　妊娠剧吐，即妊娠期严重呕吐，可能导致严重的水电解质紊乱。

相关因素：
• 正常的并发症。
• 葡萄胎。
• 多胎妊娠。
• 泌尿感染。

处理：
• 尿检——尿微生物培养（MCU）；酮体：如过高，收入院治疗。
• 超声检查。
• 检测电解质、尿素、肝功能。

- 卧床休息。
- 不要经口饮食或喝水。
- 补充水、电解质。
- 吡哆醇 50～100mg，每日肌内注射或口服。
- 甲氧氯普胺 10mg 静脉用药，然后 10mg（口服），每日 3 次（如有必要）。
- 恢复经口进食或喝水

2. 胃灼热　在女性妊娠后半期，胃食管反流是不适的主要来源。非药物治疗，如少食多餐，避免弯腰和床头抬高是主要的治疗方法。应避免吸烟、饮酒和摄入咖啡因（咖啡、巧克力、茶）。饭前及睡前常规使用抗酸药是有效的，如海藻酸钠/液态抗酸药（Gaviscon，Mylanta plus）10～20ml。H_2 受体拮抗药可能也是必需的。

3. 肌肉痉挛　孕妇更易发生肌肉痉挛。如果症状明显，应建议孕妇在床脚下放置一个枕头，可在睡眠时避免脚跖屈。长时间的跖屈是导致肌肉痉挛的一个重要原因。应尽量避免服用奎宁，包括滋补药。没有任何证据表明补钙有助于治疗妊娠期肌肉痉挛[12]。

4. 静脉曲张　这些可能会很麻烦、令人尴尬。穿专用弹力袜（无弹性绷带）是解决这个问题最舒适且实用的方法，同时要保证充足的休息。

5. 痔疮　痔疮是妊娠晚期很棘手的问题。必须强调高纤维饮食的重要性，最好的处理方法是确保定时排便。可以通过用含有局部麻醉药的温盐水浸泡或涂抹痔疮药膏缓解痔疮疼痛。

6. 口腔卫生　妊娠会加重口腔疾病，所以应注意加强对牙齿和牙龈的护理，最好定期看牙医。建议坚持使用软毛牙刷刷牙。

7. 背部疼痛　背部疼痛，特别是腰背痛，在妊娠期是很常见的情况。专业的背部护理可帮助女性解决这一问题。在生活起居中使用腰部固定器，且不穿高跟鞋有助于缓解症状。

由熟练的理疗师给予孕妇物理治疗可能是非常有效的，但应遵循下列安全准则：
- 孕早期：进行正常的物理疗法，建议适当运动。
- 孕中期：仰卧位时向一侧转身，扭动身体，注意坐姿；建议适当锻炼。
- 孕晚期：避免物理治疗（如果可能的话）。鼓励锻炼。

（1）一般原则
- 保持运动，少用操作性理疗。
- 尽量采用拉伸运动，而不是首先使用推拿的方法。
- 晚孕期采取保护骶髂关节的措施。
- 尽可能积极锻炼。
- 尽可能避免药物治疗。
- 必要时予痛点封闭治疗（1% 利多卡因 5～8ml）。

（2）锻炼指南　步行是一种很好的锻炼方式，建议患者步行。以下为更多的锻炼活动：
- 轻、中度的锻炼。
- 防止过热和脱水。
- 运动前应进行较长时间的热身运动，运动后应慢慢停下来。
- 选择低冲击性运动或水中运动。
- 如果有不良症状应立即停止（如疼痛、出血、头晕、明显不适）。
- 禁止潜水和跳伞。

8. 腕管综合征　夜间睡觉用小夹板固定手及前臂或许有益。若症状仍不能缓解，在腕管中注射皮质激素会非常有效（检查药物类别相对于孕期的风险）。有时手术分离腕掌侧韧带是有必要的。大多数问题可于分娩后自然消退。

9. 低血压　这是由于外周循环和静脉池血液量的增加所致。如果能排除出血的原因，建议不要突然站立和洗热水澡。这可能会导致晕厥。妊娠后半期，患者取仰卧位可能会发生晕厥（仰卧位低血压）。

10. 瘙痒　在孕晚期出现全身瘙痒（瘙痒症性剧吐）通常与雌激素的敏感性增加导致胆汁淤积有关。检查肝功能，如果不严重，应予以安抚，并用护肤性药保持皮肤光滑（如面霜±甘油）。

11. 肥胖[13]　肥胖与分娩并发症的增加有关，包括难产和潜在的麻醉风险。提倡在营养师的帮助下通过合理饮食进行减重。

12. 妊娠期呼吸困难[14]　妊娠期不明原因的呼吸困难可能是生理性的。多开始于妊娠中期，并持续存在，在运动和情绪紧张时加重。无特别有效的治疗方法。呼吸困难一般于分娩后 6～8 周缓解。

七、妊娠期矿物质的补充

1. 铁 如果孕妇身体素质良好，饮食合理，血常规正常，则没有必要进行常规补铁。那些存在缺铁风险的孕妇（如营养不良、素食者）则需要补充。

2. 叶酸 建议所有计划怀孕的女性补充叶酸，至少在受孕前1个月开始服用，并持续至受孕后12周。剂量：0.5mg/d（口服）[12]。对于那些有高危因素的孕妇（如既往有神经管缺陷史和癫痫史）建议剂量改为5mg/d [15]。

3. 维生素 B_{12} 维生素 B_{12} 是胎儿发育必需的物质，如果怀疑孕妇体内维生素 B_{12} 水平偏低（如素食者），则检测维生素 B_{12} 水平，如果偏低或缺乏应予以补充。

4. 碘 建议孕妇、哺乳期女性及计划怀孕的女性可通过食用碘盐和含碘的复合维生素，使碘的摄入量增加 $100 \sim 200\mu g$。

5. 维生素 D [16] 作为一种常规检验也许还做不到，但对于表现为肤色加深的女性、潜在或明显存在维生素 D 缺乏的患者则应该进行维生素 D 浓度测定。如确定维生素 D 缺乏，则应给予补充维生素 D_3 $1\ 000 \sim 2\ 000IU/d$。目标是维持维生素 D_3 浓度不低于70nmol/L。

八、建议就诊的情况

- 在预产期前发生宫缩、异常疼痛或出血。
- 胎动减少。
- 胎膜破裂（羊水流出）。
- 发生规律宫缩（每5～10分钟1次）。

参考文献

[1] Barker JH. General Practice Medicine. Edinburgh: Churchill Livingstone, 1984: 76-89.

[2] Harris M (Chair) Guidelines for Preventive Activities in General Practice (7th edn). Melbourne: RACGP, 2009: 11-14.

[3] The Royal Women's Hospital (Victoria). Clinical Practice Guidelines (Professional). 〈www.thewomens.org.au〉

[4] Fung P, Morrison J. Obstetric share-care. Aust Fam Physician, 1989, 18: 479-484.

[5] Oats JJN. Routine antenatal screening: a need to evaluate Australian practice (editorial). Med J Aust, 2000; 172: 311-312.

[6] Hunt JM, Lumley J. Are recommendations about routine antenatal care in Australia consistent and evidence-based? Med J Aust, 2002, 176: 255-261.

[7] Carroli G, Villar J, Piaggio G et al. WHO systematic review of randomised controlled trials of routine antenatal care. Lancet, 2001, 357: 1565-1570.

[8] Lumley J, Oliver S, Waters E. Interventions for promoting smoking cessation during pregnancy (Cochrane review). In: the Cochrane Library, Issue 1, Oxford: Update Software, 2001.

[9] Beischer NA, Mackay EV. Obstetrics and the Newborn. Sydney: Saunders, 1986.

[10] Peat B. Antenatal care: common issues facing GPs in shared care. Med Today, 2001, June: 81-85.

[11] Humphrey M. Common conditions in an otherwise normal pregnancy. In: MIMS Disease Index (2nd edn). Sydney: IMS Publishing, 1996: 116-120.

[12] Hammer I et al. Calcium treatment of leg cramps in pregnancy. Acta Obstet Gynaecol Scand, 1981; 60: 345-347.

[13] Public Affairs Committee of the Teratology Society. Teratology Public Affairs Committee Position Paper: Maternal obesity and pregnancy. Birth Defects Research (Part A), 2006, 76: 73-77.

[14] Burdon J. Respiratory medicine. Check Program 395. Melbourne: RACGP, 2005: 17-18.

[15] MRC Vitamin Study Research Group. Prevention of neural tube defects. Lancet, 1991; 338: 131-137.

[16] Grover SR, Morley R. Vitamin D deficiency in veiled or dark-skinned pregnant women. Med J Aust, 2001: 151-2, 175.

妊娠期感染　　第102章

> 经过尸检我得出结论：新生儿死于产褥热，换句话说，他们死于与产妇相同的疾病……由携带有污染白色微粒的手接触要分娩产妇的生殖器引起的病症。如果这些微粒被化学破坏，那么患者在接受检查时就接触不到这些微粒，进而就必定减少这种疾病的发生。从1847年5月开始，我常用氯焦油去除手上这种白色附着物。
>
> 我回顾过去，只有看到感染被阻止的幸福之时，我才能驱散心中的这种悲伤。
>
> Ignaz Semmelweis（1818—1865），*Autobiographical Introduction*
>
> Semmelweis发现了产褥热的自然传染源和医生是如何传播它的，但当时其并不被人们所认可，反而他却死在了一个精神病研究所里。

一、尿路感染

尿路感染包括肾盂肾炎、膀胱炎和无症状的隐性感染。

1. 急性肾盂肾炎　急性肾盂肾炎是妊娠期最常见的感染性并发症之一，通常是由于大肠埃希菌引起的。症状包括发热、寒战、呕吐和腰部疼痛。通常无尿频和排尿困难等膀胱症状。患者应该住院，需要静脉注射抗生素治疗并补液。

治疗

- 阿莫西林1g，静脉注射，每6小时1次，持续48小时，然后改口服500mg，8小时1次，治疗14天（如果为敏感菌）[1, 2]。
- 备选方案：头孢菌素类[如头孢曲松钠（1g，静脉注射）和头孢氨苄（500mg，口服）]。

2. 急性膀胱炎　急性膀胱炎患者通常有排尿困难和尿频，需治疗10～14天。

治疗

头孢氨苄250mg，口服，6小时1次。

或

阿莫西林/克拉维酸钾（500/125mg），口服，12小时1次。

或

如果β-内酰胺类抗生素是禁忌，可呋喃妥因50mg，口服，6小时1次，

注：呋喃妥因在妊娠晚期应禁忌服用，因为它可能会导致新生儿溶血。复方磺胺甲噁唑（复方新诺明）和磺酰胺类也应避免使用。阿莫西林只有当患者检查了易感性才可以服用。

- 治疗期间应维持高液体摄入量。

3. 无症状菌尿

- 5%～10%妊娠期女性无症状，但尿培养结果阳性。
- 理想情况下，所有的孕妇在她们第1次就诊时都应该进行菌尿筛查。
- 不到1%的患者将继发菌血症。
- 约5%的女性会发展为肾盂肾炎，在妊娠期会增加早产、孕中期流产和妊娠期高血压疾病的风险。

治疗

治疗主要是根据药敏培养结果选用抗菌药物。最好是延迟到妊娠的前3个月以后再治疗。

4. 产褥期感染　产褥期感染被定义为生殖道的伤口感染，是分娩的一种并发症。尤其易发生在子宫和产道的裂伤或切口部位。绒毛膜羊膜炎是胎盘和阴道正常菌群的假膜感染（如B族溶血性链球菌、大肠埃希菌）。值得提醒的是，兰氏（Lancefield）A组链球菌感染是应用青霉素前导致感染性产妇死亡的主要原因。B组溶血性链球菌（GBS）只是在最近被鉴定为人类的致病菌。15%～20%孕妇阴道内携带GBS，通常不会致病。常规GBS检查建议在36周期内进行。

（1）**分娩时GBS感染的预防**[3]　临床提示孕妇本次妊娠时为GBS带菌者，以及曾有婴儿在出生后不久即发病的孕妇。分娩时给予：

立即静脉注射青霉素1.2g，然后每4小时静脉注射600mg，直到分娩（如果对青霉素过敏，每8小时静脉注射克林霉素600mg）。

（2）子宫内脓毒症（经明确诊断的或可疑病例）

产妇产后 GBS 感染通常具有以下特点：

- 在产后 1～14 天里的有任何 2 天体温＞38℃。
- 心动过速（孕妇和胎儿）。
- 子宫内膜炎性或脓性分泌物。
- 可能有腹部疼痛，病情严重者伴有虚脱或谵妄（提示绒毛膜羊膜炎）。

生殖道拭子检查、培养和 FBE（中性粒细胞+白细胞增多）。

如果孕妇发热，但没有临床症状，用阿莫西林+克拉维酸 875/125 治疗（口服），每日 2 次，5～7 天。如果为败血症则用以下方法治疗：

阿莫西林 2g，静脉注射，每 6 小时 1 次。

加上

庆大霉素 4～6 mg/（kg·d），静脉注射。

加上

甲硝唑 500mg，静脉注射，每 12 小时 1 次。

1 000 例活产新生儿中，有 1%～4% 伴有 B 组链球菌感染，而菌血症的死亡率可以高达 50%[4]。可在新生儿的早期或晚期发病，并有严重临床表现，可迅速恶化为感染性休克。高风险的情况包括胎膜早破尤其是早产、产程早期和分娩期发热及阴道分娩。

二、阴道念珠菌病

因为妊娠本身就是真菌生长的诱发因素，故妊娠期念珠菌（鹅口疮）感染是很常见的。治疗用常规的外用药膏和阴道片剂（见第 98 章相关内容）。克霉唑是一线治疗药物。应避免口服氟康唑或伊曲康唑。

三、传染性病毒感染

1. 风疹

（1）重要因素与关注要点

- 低于 5% 的孕妇对风疹病毒没有免疫力（IgG 阴性）。
- 风疹 IgM 阳性提示近期感染，在病毒感染后 7～10 天上升，提示怀孕有风险。
- 感染甚至可以在接种疫苗后发生，所以所有有接触史的孕妇都必须进行检测。
- 先天性风疹的特点见第 84 章相关内容。
- 对胎儿的影响：
  - ＜8 孕周——胚胎感染率高达 83%，感染的胚胎全部具有临床表现。
  - ＜12 孕周——感染率 50%～80%，65%～85% 有临床表现。
  - 13～16 孕周——感染率 30%，感染病例中 1/3 有感觉神经性耳聋。
  - 16～19 孕周——感染率 10%，临床表现少见，可能有耳聋。
  - ＞19 孕周——没有明显的风险[4]。

（2）诊断

- 风疹病毒特异性 IgM 抗体阳性或 IgG 滴度增加 4 倍。

（3）接种疫苗

- 建议常规疫苗接种——预防有效率可达 95%[6]。
- 避免在妊娠 3 个月内接种疫苗。
- 如果不慎在妊娠初期接种了疫苗——对胎儿也无明显危害[5]。
- 建议 IgG 阴性的女性在产褥期进行免疫接种。

2. 水痘

重要资料与关注要点

- 如果感染是发生在孕期前 3 个月和妊娠晚期，则危险性很大（见第 84 章相关内容）。
- 不适用于带状疱疹。
- 通过 IgG 抗体检测确诊。
- 胎儿水痘综合征是罕见的——包括肢体畸形、小头畸形、视神经萎缩、智力发育迟缓、胎儿宫内发育迟缓。
- 妊娠期母亲接触水痘者约有 3% 会发生水痘[7]。

接触者：如果临床无水痘病史，孕母应做 IgG 抗体检测。如果血清阴性应立即给予水痘带状疱疹免疫球蛋白（VZ-Ig）（在 48 小时内联系）注射。应对免疫功能低下患者注射 VZ-Ig。

早孕期孕妇感染：在妊娠 20 周前感染风险最大。给予 1 个疗程的抗病毒治疗（如阿昔洛韦、伐昔洛韦），进行超声检查。

孕晚期感染[8]：最大的风险是在分娩前 5 天至分娩后 4 周——如果感染，有 30% 的病例会发生胎儿死亡。如果在产前 7 天至产后 4 周发生，建议分娩的婴儿接受 VZ-Ig 接种。将母亲和婴儿隔离直到不具有传染性。

3. 细小病毒 B19 感染

重要资料与关注要点

- 这种病毒可以导致"拍打脸颊综合征"（见第 84 章相关内容），且易与风疹相混淆。
- 无免疫力者都有感染的风险。
- 在妊娠期，经胎盘感染的风险一直存在。
- 用细小病毒 B19 IgG 抗体做免疫性筛查（结果阳性者需再次确认）。
- 检测急性感染期和恢复期血清的 IgM 抗体。
- 在妊娠 20 周前流产率是 4%[9]。
- 如果感染发生在孕晚期可能会导致死胎。
- 胎儿细小病毒综合征指贫血-胎儿水肿，并伴有心力衰竭，可导致胎儿死亡。

如果感染发生在妊娠期，转诊做胎儿超声监测——如果胎儿水肿，考虑对胎儿进行早期输血。

4. 巨细胞病毒

重要资料与关注要点

- 巨细胞病毒（cytomegalovirus，CMV）是子宫内感染最常见的原因。
- CMV 是出生缺陷中最常见的病毒感染。
- 原发感染通常是无症状的。
- 妊娠早期的胎儿是最易受伤害的。
- 特异性 IgM 抗体提示急性感染。
- 从母体感染的风险约为 40%。
- 先天性 CMV 的发病率约为 0.3%。
- 影响不一，且不可预知——可以是严重的或轻微的（见第 29 章相关内容）。
- 高达 30% 的感染 CMV 的婴幼儿会出现智力发育迟缓。
- 有 50% 的感染者丧失听力。
- 目前没有治疗或预防该病的措施。
- 不建议做常规检查。

如果胎儿可能或疑似感染，考虑转诊和行羊膜腔穿刺术。

5. 乙型肝炎

（1）重要资料与关注要点

- 女性在妊娠期间应筛查乙型肝炎。
- +HBsAg 阳性表示急性感染。
- +抗-HBs 表示痊愈，并已具免疫力。
- +HBeAg 阳性表示高传染性，但是宫内传播率低。
- 注意分娩过程中的垂直传播。
- 如果母亲为 HBeAg 阳性，风险较高（90%）。
- 受感染婴儿有 90% 的风险会成为乙肝病毒慢性携带者。

（2）预防（免疫） 在分娩时或尽快给具有乙肝携带者母亲生下的新生儿注射乙型肝炎疫苗和免疫球蛋白（HBIg）。有效率为 90%～95%。在 2、4 和 6（或 12）个月对新生儿进行随访，并给予疫苗加强接种。

6. 丙型肝炎
建议对首次产前检查时显示高风险的孕妇进行丙型肝炎筛查。如果结果为阳性，5% 的孕母会传染给胎儿，如果孕妇在妊娠期感染则传染给胎儿的可能性更大。目前还没有证据证实母乳喂养是否会导致丙肝病毒感染。12 个月内的婴儿感染风险较高，对检测结果为阳性的婴儿病例应给予专科护理。

四、性传播感染

1. 生殖器疱疹
原发性生殖器疱疹（尤其是）和复发性疱疹对新生儿都有危害（图 102.1）。如果原发感染发生在妊娠 28 周后风险会更大。原发性感染、多发病灶、胎膜早破和早产是导致分娩感染的危险因素。主要问题是分娩时垂直传播感染。

治疗[10]

- 取子宫颈拭子进行 PCR 检测，以明确单纯疱疹病毒（HSV）的感染情况。
- 在妊娠 38 周到分娩前考虑给孕妇服用预防性抗病毒药物（如阿昔洛韦）
  — 在妊娠晚期预防复发性单纯疱疹。
- 在以下情况下安排剖宫产：
  — 在分娩时或在分娩前 4 天内有活跃期病变（子宫颈和外阴）。
  — 胎膜破裂超过 4 小时。
- 如果经阴道分娩，应给予新生儿服用阿昔洛韦（并由新生儿科医生进行检查）。

2. 生殖器疣
尽管统计显示，世界上有 70% 的成年人携带 1 种或多种人乳头瘤病毒，但是从母体生殖道传播给胎儿病毒的风险很低。很少因大量子宫颈疣状物致产道梗阻而选择剖宫产。

如果筛查检测出孕母 HIV 阳性，她和她的新生婴儿都需要进行抗逆转录病毒治疗。咨询在治疗 HIV 感染方面有丰富经验的专家。不推荐母乳喂养，因为这会使垂直传播的感染率增加两倍。

通过以下措施，可使传播的风险降低到 5% 以下[11,12]：

- 使用齐多夫定治疗，须在孕母分娩前、分娩中使用，并且新生儿在出生后 6 周内继续使用。
- 选择剖宫产。
- 避免母乳喂养。

五、衣原体/淋病

淋病和衣原体尿道炎都可以在产后第一个 2 周内传染给胎儿，引起新生儿结膜炎。衣原体通常在婴儿 2~3 个月内引起新生儿肺部感染，如肺炎。以孕妇尿液和新生儿的眼拭子作为 PCR 检测样本。治疗需依据抗生素治疗指南进行。

六、通过被污染的食物传播的疾病

1. 弓形虫病

重要资料与关注要点

- 妊娠期发病率澳大利亚低于欧洲。
- 是由弓形虫引起的——一种在猫的粪便和生肉中发现的寄生虫。
- 通过与被感染的猫密切接触或进食未彻底煮熟的肉类获得感染。
- 产妇感染率约为 2/1 000，其中约 30% 传播给胎儿。
- 大多数被感染的产妇是无症状的。
- 在妊娠 20 周前，传播给胎儿的风险较大。
- 先天性弓形虫病罕见，但可能导致广泛中枢神经系统损伤和眼部异常（参见第 29 章相关内容）。
- 可能会导致胎儿宫内发育迟缓、流产、死胎。
- 总体上，高达 90% 被感染的婴儿不会出现远期损害[13]。
- 血清学试验诊断。

妊娠期弓形虫病的治疗——方法是联合应用螺旋霉素、乙胺嘧啶和磺胺嘧啶（咨询专科医师）。

2. 李斯特菌病

（1）重要资料与关注要点

- 是由革兰氏阳性细菌引起的。

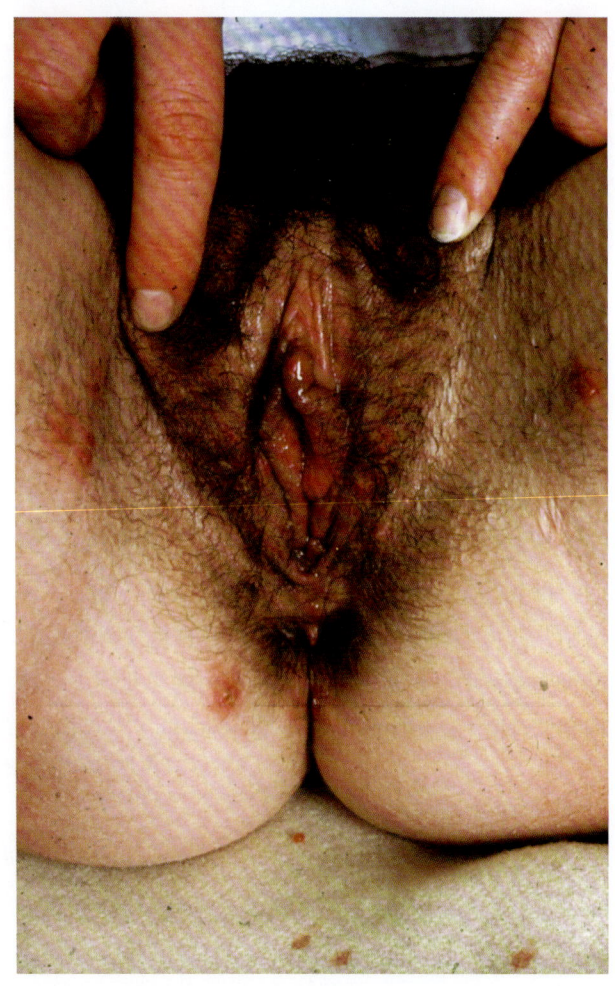

图 102.1 生殖器疱疹：一种可能需要选择剖宫产分娩的妊娠期疾病

3. 梅毒

（1）重要资料与关注要点

- 发生率 2/1 000。
- 通常在妊娠中期传播。
- 可能导致胎儿死亡。先天性感染可导致智力障碍。
- 进行相关检测：性病玻片试验、苍白密螺旋体血凝试验、荧光苍白密螺旋体抗体吸收试验。

（2）治疗

- 包括潜伏期 <12 个月的获得性早期梅毒：苄星青霉素 1.8g，单剂量肌内注射。
- 晚期隐性梅毒（潜伏期 >12 个月）：苄星青霉素 1.8g，肌内注射，每周 1 次，共治疗 3 次。
- 同时治疗性伴侣。

4. 人类免疫缺陷病毒（HIV）

HIV 阳性母亲的胎儿感染率为 15%~25%。

- 如果发生在妊娠期，胎儿死亡风险高（30%～50%）。
- 可能导致流产、死胎、早产。
- 产妇症状包括发热、头痛、肌痛、寒战、呕吐、腹泻、腹痛。如果高热持续不退或有流感样症状，应引起怀疑。请参考专家的意见。
- 非妊娠期女性通常无症状。
- 在妊娠后期传播给胎儿。
- 感染通常是由于食用被感染的食物引起，如软奶酪、鹅肝酱、牛奶（特别是未消毒的）、未处理的海鲜、烟熏食品、卷心菜。
- 检查——主要是血培养、羊水、子宫颈分泌物拭子培养。
- 新生儿可能患有获得性肺炎、肝脓肿、脑膜炎、败血症。
- 妊娠期的女性感染李斯特菌病可用阿莫西林治疗。

（2）弓形虫病和李斯特菌病的预防建议
- 通过良好的个人及食品卫生进行保护性预防。
- 避免吃上述不洁食品。
- 只能吃精心烹制的肉类——所有来源于动物的食物都要完全煮熟。
- 仔细洗净要生食的蔬菜和水果上的泥土。
- 吃剩菜和即食食品时，要重新加热。
- 在准备未煮过的食物之后务必彻底清洁器具和食物表面。
- 孕妇应该让其他人每天清理猫窝和食盘，戴一次性手套来处理可能被猫粪污染的土壤。
- 进行园艺工作或处理生肉后应仔细洗手。

> **实践要点**
> - 已明确的经胎盘传播的病原体包括巨细胞病毒、风疹、梅毒、弓形体病和水痘。
> - 近期感染的最佳血清学证据为 IgG 血清检查，所以应在出现症状后尽快收集样本。
> - 许多与病毒和原虫有关的感染，如巨细胞病毒、弓形体病、细小病毒、风疹可无症状。
> - 对于特异性感染没有有效的治疗方法和疫苗，如巨细胞病毒和细小病毒。
> - 具有接触史或先天性感染的患者需要接受良好的咨询、教育和支持——她们的焦虑程度可能是极高的。

参考文献

[1] Humphrey M. Common problems in an otherwise normal pregnancy. In: MIMS Disease Index (2nd edn). Sydney: IMS Publishing, 1996, 117–120.

[2] Spicer J (Chair). Therapeutic Guidelines: Antibiotic (Version 12). Melbourne: Therapeutic Guidelines Ltd, 2003: 196–198.

[3] The Royal Women's Hospital (Victoria). Clinical Practice Guidelines (Professional). < www.thewomens.org.au >

[4] Humphrey M. The Obstetrics Manual (revised edn). Sydney. McGraw-Hill, 1999: 74–81.

[5] Goh J, Flynn M. Examination Obstetrics & Gynaecology (2nd edn). Marrickville: Elsevier, 2004: 140–147.

[6] Jones G, et al. Congenital rubella in Great Britain. Health Trends, 1990, 22: 73–76.

[7] Gilbert GL. Chickenpox during pregnancy. BMJ, 1993, 306: 1079–1080.

[8] Sterner G et al. Varicella-zoster infections in late pregnancy. Scand J Infect Dis, 1990, 71: Suppl 30.

[9] Gilbert G. Infections in pregnant women. Med J Aust, 2002, 176: 229–236.

[10] Braig S, et al. Acyclovir prophylaxis in late pregnancy prevents recurrences of genital herpes and viral shedding. Eur J Obstet Gynecol Reprod Biol, 2001, 96: 55–58.

[11] Doherty R. Preventing transmission of HIV from mothers to babies in Australia, Med J Aust, 2001, 174: 433.

[12] Connor EM, et al. Reduction of maternal-infant transmission of HIV type 1 with zidovudine treatment. N Engl J Med, 1994, 331: 1173–1180.

[13] Khot A, Polmear A. Practical General Practice (4th edn). London: Butterworth Heinemann, 2003: 262.

第103章　高危妊娠

> 威廉·巴克斯特的妻子格蕾丝于预产期前大约3周时（12月1日）在床上产下两个婴儿，他们的腹部从乳房到肚脐都长在了一起，面部也长在了一块儿。
>
> John Richardson，Giving Details of Siamese Twins，Born in 1655

一、定义[1]

高危妊娠是指在本次妊娠中胎儿发生死胎的风险，新生儿和（或）母亲的病残率及死亡率均增加。

高危妊娠可在妇女怀孕前被预测出来，尤其是那些有严重疾病及不正常生产史的女性。其他的高危妊娠女性可在第1次产前检查被筛查出来。另有一些是在妊娠过程中才发展成为高危妊娠的。第1次产检非常重要，需要花足够的时间与精力去准确评估孕妇及胎儿的异常情况。

产科保健的首要目标是通过采取一些合适的预防措施，干预母亲的危险因素，从而尽可能地降低母亲及围生期婴儿的致残率及致死率。

二、产妇死亡率

WHO对产妇死亡的定义是：无论妊娠时间长短及妊娠部位如何，因任何与妊娠或其处理有关的因素而导致产妇在怀孕、生产及产后42天内的死亡。孕产妇死亡不包括没有妊娠结果的人工辅助生殖技术所导致的死亡，但包含意外因素导致的死亡。澳大利亚将孕产妇死亡分类为直接死亡、间接死亡（死于因妊娠而并发的疾病如糖尿病、心血管疾病及肾脏疾病）和因交通事故、自杀及恶性肿瘤导致的意外死亡[2]。

孕产妇死亡率，指每10万例活产中孕产妇的死亡数。第一世界国家孕产妇的死亡率接近10/10万，而澳大利亚最近3年的统计为8/10万。

澳大利亚导致孕产妇死亡的主要直接原因依次是：
- 出血。
- 肺栓塞。
- 羊水栓塞。
- 子痫/先兆子痫。
- 异位妊娠。
- 感染性休克。

死于出血主要是由于诊断、止血及输液的延迟造成的。先兆子痫的主要死因是颅内出血。

澳大利亚2003年的产科数据为。
- 所有产妇的平均年龄是29.5岁。
- 自发性经阴道顺产率为60.3%。
- 剖宫产占28.5%。
- 器械分娩占10.7%。
- 多胎妊娠为1.7%。

三、围生期死亡率

围生期死亡率是指1 000个出生儿中，出生后28天内死亡（早期新生儿死亡）的新生儿及孕龄超过20周或体重超过400g的胎儿死亡的总数[3]。

在澳大利亚，每1 000个出生儿中围生期平均死亡率目前接近7～8。新南威尔士1994—2003这10年间的平均数是8.2，且在稳定地下降[4]。导致围生期死亡的主要因素是早产、先天异常、新生儿窒息。回顾性研究发现，2003年澳大利亚30.9%的围生期死亡是不明原因的产前死亡。常见的致病因素包括自发性流产（妊娠期＜37周）占16%，先天异常占16%，产前出血占7.4%。新生儿死亡，尤其是极早产儿的最常见死因是先天异常（19.3%）和神经系统疾病（12.5%）[4]。

英国的一项研究发现，极早产儿的存活率依其从出生到出院的时间长短分别是：＜23周者为0%、23周为18%、24周为41%、25周为52%～63%，24周以后，新生儿的存活率不断增高[5]。

四、预产期的精确计算

根据末次月经、子宫底的高度及第1次胎动计算预产期很重要，超声可做进一步评估。妊娠6～7周后，使用超声评估越早，预产期的计算就越准确。

五、高危产妇

高危妊娠的指南见表 103.1。

对负责孕妇保健的家庭医生来说，识别到这些高位妊娠因素是非常重要的。

需要特别监护观察的常见因素：
- 高龄初产妇（年龄＞35 岁）。
- 多产妇（特别是年龄＞35 岁，第 5 次妊娠或妊娠次数大于 5 的产妇）。
- 难产史。
- 以前有过剖宫产史。
- 严重的不良社会问题（如单亲家庭染上毒品者）。
- 高血压，伴或不伴慢性肾脏疾病。
- 肥胖。
- 身材矮小。
- 糖尿病。
- 长期不孕及需要基本药物或激素治疗。
- 大量吸烟或饮酒者。

在怀孕期间出现下列情况也需要监视：
- 妊娠前半期中体重不增或增加很小。
- 并发先兆子痫，多胎妊娠或产前出血者。
- 胎位不正。
- 胎儿生长异常。

妊娠会并发糖尿病，因此在妊娠中进行糖尿病筛查极其重要。许多医院在妊娠 26～28 周后都要进行常规血糖筛查。

六、妊娠期高血压疾病[6, 7]

约 10% 的孕妇在妊娠期中会并发高血压。妊娠会诱导高血压或加重妊娠前已存在的高血压。2%～8% 的孕妇会在妊娠中晚期中的任意时间并发子痫。

分型
无蛋白尿性高血压
先兆子痫——高血压 + 蛋白尿
先兆子痫——高血压 + 水肿 + 蛋白尿
子痫——高血压 + 惊厥

1. 分类
- 妊娠诱导的高血压

— 收缩压＞40mmHg，舒张压＞90mmHg，妊娠 20 周后第 1 次出现且在产后消退。

或

— 比妊娠前或妊娠早期血压收缩压增加＞25 mmHg 或舒张压增加＞15mmHg。

- 轻度先兆子痫。血压达 170/110mmHg，没有临床表现。
- 重度子痫。血压＞170/110mmHg，伴有临床表现如肾功能损害、血小板减少、氨基转移酶异常、持续头痛、上腹部压痛或胎儿宫内窘迫。
- 原发性高血压。孕前及产后诊断的慢性高血压。
- 妊娠加重性高血压。慢性高血压在妊娠时被加重。

子痫前期的检测：即时尿液中的白蛋白与肌酐比值。

2. 危险因素
- 未产妇 / 初产妇。
- 高血压 / 先兆子痫的家族史。
- 慢性高血压。
- 糖尿病合并妊娠。
- 肥胖。
- 精子捐献或卵细胞妊娠。
- 多次妊娠。
- 葡萄胎。
- 胎儿水肿。
- 羊水过多。
- 肾脏疾病。
- 自身免疫性疾病（如系统性红斑狼疮）。

先兆子痫的临床表现包括高血压、体重过度增加、大面积的水肿和蛋白尿（尿蛋白＞0.3g/24h。晚期症状包括头痛（与严重高血压有关）、上腹部疼痛及视力障碍。

3. 严重先兆子痫 / 高血压的危险因素
（1）母亲危险因素（没有得到很好的控制）
- 肾衰竭。
- 心血管意外。
- 心力衰竭。
- 凝血功能衰竭。

（2）胎儿的危险因素
- 缺氧。
- 胎盘剥离。

表 103.1　产科专家咨询指南

	主要危险因素 (产科必须会诊)	其他危险因素 (可考虑会诊)
既往不良产史	剖宫产史 子宫颈功能不全 妊娠中期自发性流产 Rh 或其他血型不相容 血栓栓塞性疾病 早产	多次自发性或选择性流产 早产 死胎 新生儿期死亡 多产妇
妊娠相关疾病	先兆子痫 Rh 或其他血型不相容 阴道流血 胎盘前置 胎儿过度成熟（特别是＞41 周） 多次妊娠 羊水过多 需要进行羊膜腔穿刺 • 遗传问题 • 异常 • 其他	反复尿路感染 宫内生长异常 母亲体重增长不足 高血压
一般因素		年龄＞35 岁或＜18 岁 体重＞110kg 妊娠前体重＜45kg 社会心理问题 身高＜152cm 吸烟＞10 支/天
孕产妇疾病	糖尿病 系统性红斑狼疮 镰状细胞贫血或其他 血红蛋白病 血栓形成倾向	贫血：血红蛋白＜100g/L 心血管疾病 慢性肾脏疾病 酒精或药物滥用 生殖器疱疹
围生期问题	早产 过期产（＞41 周） 头盆不称 先露异常 胎盘功能不全	非顶先露 胎儿心律失常 胎膜早破，时间＞18 小时
产前保健不足		产前保健开始较晚（20 周后） 没有产前保健 无定期产检

- 早产。

4. 治疗 最佳处理方法是终止妊娠，选择合适的时机，根据血压水平及蛋白尿进展情况。血压应控制在 160/100mmHg 以下，否则很有可能导致胎儿宫内死亡及孕产妇发生脑卒中。

抗高血压药物 禁忌药物有血管紧张素转化酶抑制药及利尿药。不能单独使用利尿药，除非合并心力衰竭。

常用药物有：

- β 受体拮抗药（如拉贝洛尔、氧烯洛尔和阿替洛尔）（在 20 周后才能使用且需要密切监护）。
- 甲基多巴：对需要长期控制血压的患者较好。
- 硝苯地平。

拉贝洛尔、肼屈嗪和二氮嗪在高血压危象中能快速控制血压（如肼屈嗪 5mg，每 20～20 分钟或连续静脉注射）。

5. 需紧急转诊 / 入院的情况指南

（1）产妇因素
- 进展性先兆子痫及蛋白尿。
- 血压不能控制者。
- 肝、肾及血液系统功能恶化者。
- 出现神经系统症状和体征（如头痛、嗜睡和混沌、抽搐、眼球转动、呕吐、视觉障碍、反射亢进、阵挛）。
— 先兆子痫。

（2）胎儿因素
- 异常胎心（CTG），提示胎儿宫内窒息。
- 胎儿宫内发育迟缓。

将孕妇转入子痫病房进行特殊监护治疗。

6. 重度子痫前期的治疗（预防惊厥）

- 控制血压：静脉注射肼屈嗪或二氮嗪，确保血压不低于 140/80mmHg。
- 静脉注射 50% 硫酸镁溶液 4g（10～15 分钟），然后以 1g/h 的速度静脉滴注，不少于 24 小时[8, 9]。
- 如果妊娠时间少于 34 周，可肌内注射糖皮质激素促胎儿肺成熟。

监护胎儿及孕母的血压、尿量、尿蛋白及凝血功能。

注：最好的治疗方法是提前终止妊娠——通过剖宫产，若母亲情况较好也可以选择经阴道生产。在生产及产后 24 小时内存在风险。

7. 惊厥的治疗

- 保持呼吸通畅，若有必要可以鼻内给氧。
- 给予如上述硫酸镁；如果需进一步使用，可给予 2g 硫酸镁药片，也可考虑另一个替代方案——静脉注射地西泮或氯硝西泮。
- 需要严格控制体内液体平衡。
- 监测和治疗任何凝血障碍、肺部水肿。
- 避免在第三产程使用麦角新碱。
- 做好可能发生产后出血情况的准备。

注：接下来 24～28 小时内风险较高。

HELLP 综合征

在子痫前期，有 20% 患者会出现溶血（Haemolysis）、氨基转移酶升高（Elevated Liver enzymes）、血小板减少（Low Platelets）的一种严重状态。按照先兆子痫采用提前分娩的方法来治疗。

七、妊娠中的疾病

1. 贫血 在正常妊娠过程中血红蛋白浓度应大于 110g/L。低于 110g/L 称为贫血。若低于 110g/L 尤其是低于 100g/L 就需要调查原因。妊娠期铁的总需要量是 725mg，尤其在怀孕后期。

贫血的危险因素包括不良饮食、多胎妊娠及原发性贫血。

妊娠中常见的贫血类型

- 缺铁性贫血（约占 50%）。
- 巨幼细胞贫血（通常是因为叶酸缺乏）。
- 珠蛋白生成障碍性贫血（地中海贫血，最常见的是 β 珠蛋白生成障碍性贫血）。

处理

- 如果发现贫血，应检测血清铁蛋白水平、平均红细胞体积（MCV）、叶酸和血清维生素 B_{12}。
- 对因治疗
— 缺铁性贫血：硫酸亚铁 0.9g/d（口服）；严重病例也可注射铁剂。
— 巨幼细胞贫血：叶酸 5mg，口服，每天 2 次。

注：很少需要输血。

2. 糖尿病 对糖尿病患者，尤其是患 1 型糖尿病的孕妇，需要用细致的管理技能去降低糖尿病相关并发症的发病率及围生期异常情况的发生。最佳处理方案是包括有较好依从性的患者、全科医生、产科医生、糖尿病医生、糖尿病护理与教育者和营养师所组成的一个团队的共同工作。

（1）**对胎儿的影响**

- 过期产（巨大胎儿），胎儿异常（神经管、心脏、肾脏、脊椎等缺陷），缺氧和宫内死亡，流产，先露异常，宫内生长迟缓，早产。

出生后

- 早期低血糖、呼吸窘迫综合征、黄疸[10]。

（2）**对母亲的影响**

- 增加先兆子痫的风险、糖尿病酮症酸中毒、羊水过多、并发感染、心理影响、妊娠早期流产、难产（↑肩难产）、胎盘早剥、剖宫产。

（3）**处理**

① 孕前

- 对孕妇进行教育和咨询，评价相关检查结果、饮食依从性、使用药物情况（尤其是胰岛素），如第101章中相关内容中所建议的做法，包括叶酸的应用。
- 糖尿病的控制目标：空腹血糖 4～7mmol/L；糖化血红蛋白＜7%。

② 妊娠期

- 尽早咨询糖尿病医生和产科医生是最好的管理方法。
- 评估基本实验室指标：血糖、糖化血红蛋白、血压、肾功能、24小时尿蛋白、尿量、电解质。
- 评估胰岛素的需求：随着怀孕期进展，胰岛素需要量增加（↑2～3倍）。
- 胎儿的形态和生长的筛查：18周后开始用超声筛查，以后每4周1次。胎心监护，每周1次，直到分娩。
- 分娩时间最迟到足月。

— 情况控制较好的孕妇可选择经阴道生产。

— 如果是巨大胎儿，则行剖宫产（体重大于第90个百分位或体重大于4 000g），胎儿窘迫或臀位则选择剖宫产。

- 生产时用胎心宫缩监护仪监护胎儿，通过间歇注射胰岛素使母亲血糖水平保持正常。
- 产后立即停止胰岛素注射并恢复至产前水平，采取避孕措施，避免母乳喂养期间低血糖。

3. **妊娠期糖尿病** 妊娠期糖尿病是妊娠期间发现的糖耐量异常。

（1）**诊断** 空腹血糖＞5.5mmol/L或餐后两小时血糖＞8.0mmol/L。

妊娠糖尿病对母亲和胎儿的危害同妊娠前存在的糖尿病相同，即巨大胎儿、胎儿宫内生长窘迫、先天性畸形、透明膜病和新生儿低血糖[11]。

注：妊娠期筛查尿糖意义不大，因为在妊娠中尿糖很常见，且缺乏特异性。

（2）**管理原则** 处理同妊娠前糖尿病一样。如果产前需要使用胰岛素，产后则需要停掉。

一般是在足月时采取经阴道分娩，除非有早产适应证，如产科并发症。

（3）**分娩后** 产后连续6周内随访葡萄糖耐量试验，然后每5年复查1次。妊娠期糖尿病可能在以后的妊娠中出现，约30%的患者可能发展为糖尿病。

4. **甲状腺疾病** 甲状腺功能减退在妊娠中并不常见，且通常较轻微。与不孕症有关。常与流产、胎儿畸形和胎儿宫内生长窘迫和高发生率相关。妊娠时及妊娠36周需检测游离甲状腺激素的含量，尤其是有相关疾病史者。是否行最佳剂量甲状腺素的替代治疗取决于甲状腺功能的监测情况。在妊娠中正常维持量通常有所增加，以满足其需要。因此，从怀孕开始就应增加其用量。

怀孕中甲状腺功能亢进症通常是由Graves病引起的，不过，因妊娠过程中还有正常功能的甲状腺组织存在，故预后通常较好。

如果不治疗，母婴发生并发症的危险将会升高。丙硫氧嘧啶通常是首选药物。应对患者进行专科管理。

5. **心脏病**

重要资料与关注要点

- 在怀孕期间孕妇并发心脏病的情况并不常见。
- 导致孕产妇死亡率最高的危险因素是肺循环血流不能增加的情况（如肺动脉高压、艾森门格综合征）。
- 怀孕时心输出量增加。
- 晕厥和呼吸困难可能提示存在心脏疾病。
- 杂音较常见的——90%是生理性的。如果有疑问的话，应及时就医。
- 如果患者在妊娠前就存在心脏病，则需要心脏病专家及产科医生共同治疗管理。
- 对于那些结构性心脏病（如瓣膜病）和大多数

骨联合上导致分娩突然中止，这是一个可怕的分娩并发症，需要专家的帮助。可尝试使用手法复位，获得最大的骨盆出口直径，从而使胎肩顺利娩出。（考虑McRorberts手法——耻骨上加压，经阴道使肩膀旋转，娩出后肩。）

5. **子宫外翻** 这是一潜在的致命性并发症，常发生于子宫底部分或完全由内转向外时。如果为完全倒置，则子宫底内面可朝向阴道口。胎盘通常仍然附着子宫，子宫倒置通常是由于没有等待有力的宫缩而过度牵引脐带造成的。处理这种并发症最简单的方法是立即恢复脐带附着子宫的正常位置。如果复苏不成功可尝试利用流体压倒置的子宫复位。否则需行手术干预。

十、考虑引产的情况

- 过期妊娠（41周或以上）——11项RCT荟萃分析发现，在妊娠足月后10～14天引产对母亲和胎儿都有好处。
- 孕妇血压过高。
- 孕妇窘迫。
- 妊娠期疾病（如先兆子痫）。
- 宫内生长受限。
- 胎死宫内。
- 糖尿病。
- 同种免疫。
- 位置不稳定。

十一、剖宫产术

剖宫产术率已从19世纪60年代的6%上升到20%以上，并持续上升。众多产科指征如下：

- 有剖宫产术史（最常见）。
- 产力无进展。
- 头盆不称（相对或绝对）。
- 脐带脱垂或先露。
- 胎盘前置。
- 胎儿窘迫。
- 胎位不正或先露异常，尤其是臀位。
- 引产失败。

并发症：

- 孕产妇死亡风险增加。
- 麻醉并发症。
- 邻近脏器损伤（如膀胱、肠道）。
- 引产失败的并发症。
- 感染。
- 粘连。
- 建议最多可行3次剖宫产术。

十二、机动车事故导致的创伤

在机动车事故中，孕期腹部创伤常与安全带束缚有关。然而，这些伤害远低于那些不戴安全带所造成的伤害。应该鼓励妇女系安全带，不应该告诉孕妇不需要使用安全带。

意外事故后胎盘早剥的发生率与事故严重程度和外伤范围有关。应将患者收住院。如有需要，对其胎心监护48小时，并提供围生期重症监护室。考虑注射抗D丙种球蛋白。

十三、妊娠期用药

在妊娠期间使用药物必须小心翼翼。澳大利亚药品危险分类归纳于表103.2。值得注意的是，用于治疗哮喘的 β_2 受体激动药妊娠期药物安全性分级为A。

十四、转诊时机

在14周前，如果有子宫颈功能不全的可能，应寻求专家意见。

转入专科医院[14] 获得最佳结果的关键是，早期识别高危妊娠并尽早安排专家小组，监管妊娠的后续管理。已证明这样能显著降低新生儿及母亲的发病率和死亡率。家庭医生、产科医生、围生期医生和新生儿学专家组成一个和谐的工作团队是非常重要的。

表103.2 妊娠期用药举例：澳大利亚药物安全性分级（澳大利亚药品评估委员会，ADEC）

药品	类别*
铁制剂和造血剂	
叶酸	A
铁制剂（所有类型）	A
抗组胺药和止吐药	
吩噻嗪类（如丙氯拉嗪）	C
美克洛嗪、赛克力嗪	A
其他抗组胺药	A或B2

(续表)

药品	类别*
消化系统药物	
抗酸药	A
受体拮抗药	B1
质子泵抑制药	B3
心血管系统药物	
血管紧张素转化酶抑制药	D
甲基多巴	A
钙通道阻滞药	C
β受体拮抗药	C
地高辛	A
利尿药（除了螺内酯，B3）	C
硝酸甘油	B2
镇痛药	
阿司匹林	C
对乙酰氨基酚	A
可待因	A
阿片类镇痛药	C
安眠药、镇静药、抗精神病药	
巴比妥类	C
苯二氮䓬类	C
水合氯醛	A
吩噻嗪类和丁酰苯	C
抗抑郁药	
选择性5-羟色胺再摄取抑制药	C
三环类抗抑郁药（如阿米替林）	C
四环类抗抑郁药（如米安色林）	B2
抗惊厥药物（全部）	D
非甾体抗炎药	C
抗菌药物	A
青霉素类	A
头孢氨苄，头孢噻吩	D
氨基糖苷类	A
呋喃妥因	D
四环素类	B3
鸟嘌呤类似物（如阿昔洛韦）	B1
阿奇霉素，罗红霉素	B3
环丙沙星	A
红霉素	A
制霉菌素	B3
糖皮质激素	C
系统性吸入剂	B3
奎宁	D

*A——未发现对胎儿有伤害的记录。
B——到目前没有发现有害作用，但使用受限（见ADEC指南中的B1、B2、B3亚组。）
C——怀疑或对胎儿及新生儿有伤害作用，但不致畸（可逆）。
D——怀疑或已经或有可能增加胎儿畸形的发生率或造成不可逆性损害，可能也有不良反应。
X——对胎儿永久致病性风险较高，在妊娠及可能妊娠时不能使用。

参考文献

[1] Shires DB, Hennen BK, Rice DI. Family medicine. New York:McGraw-Hill, 1987: 136-51.

[2] Slaytor EK, Sullivan EA, King JF. Maternal deaths in Australia 1997-1999. AIHW Cat. No. PER 24. Sydney: AIHW National Perinatal Statistics Unit, 2004.

[3] Laws PJ, Sullivan EA. Australian Mothers and Babies 2003.AIHW Cat. No. PER 29. Sydney: AIHW National Perinatal Statistics Unit, 2005. (Perinatal Statistics Series No. 16).

[4] Centre for Epidemiology and Research. New South Wales mothers and babies 2003. NSW Public Health Bulletin, 2004: 15(S-5).

[5] Field D, Dorling JS, et al. Survival of extremely premature babies in a geographically defi ned population. A prospective cohort study of 1994-9 compared with 2000-5.BMJ, 2008, 336: 1221-3.

[6] Michael CA. Hypertensive disease in pregnancy. In: MIMS Disease Index (2nd edn). Sydney: IMS Publishing, 1996:260-3.

[7] Brown MA (ed). Pregnancy and hypertension. Bailliere's Best Practice and Research. Clinical Obstetrics & Gynaecology. Vol. 13. Cambridge: Bailliere Tindall, 1999.

[8] Altman D, Carrol, G. Do women with pre-eclampsia and their babies benefi t from magnesium sulphate? The Magpie Trial: a randomised placebo-controlled trial. Lancet,2002, 359(9321): 1877-90.

[9] The Eclampsia Trial Collaborative Group. Which anticonvulsant for women with eclampsia? Evidence from the Collaborative Eclampsia Trial. Lancet, 1995, 345: 1455.

[10] Goh J, Flynn M. Examination Obstetrics and Gynaecology (2nd edn). Sydney: Maclennan & Petty, 2005.

[11] Martin FIR. The diagnosis of gestational diabetes. Med J Aust, 1991, 15: 112.

[12] Humphrey MD. The Obstetrics Manual (revised edn). Sydney: McGraw-Hill, 1999.

[13] The Royal Women's Hospital (Victoria). Clinical Practice Guidelines (Professional). 〈www.thewomens.org.au〉

[14] Peat B. Antenatal care: common issues facing GPs in shared care. Medicine Today, 2001, June: 81-8, 260-3.

产后护理　第104章

> 对于喂养婴儿，最好的选择当然是用母亲自己的乳汁，和其他妇女的乳汁或奶制品相比，母乳更方便、更易被婴儿所接受。
>
> Thomas Raynalde 1540，*The Byrthe of Mankynde*

对产褥期妇女的教育和婴儿的照料应该从孕期就开始，特别是在婴儿喂养方面，这样新妈妈就会对母亲的身份有了基本的了解[1]。产褥期是指从孕晚期到产后恢复至正常生理状态的时期，一般为42天左右。

应将新生儿筛查或足跟采血作为常规检查项目。一个血液样本检测项目应包括囊性纤维化、苯丙酮尿症、先天性甲状腺功能减退症、半乳糖血症和其他一些罕见的代谢性疾病。

产后护理应从婴儿出生那天开始。婴儿气道清理后，就应尽快把婴儿抱到母亲身边，除婴儿必须接受治疗外，不要让婴儿离开母亲。

产后，应将母亲留在产房观察至少1个小时（如果在医院生产的情况下），直到其排尿。也应对母亲做些排除产后出血的相关检查，在转移到病房前监测其生命体征。应该记住，1/3的惊厥发作发生在产后。

对于母亲来说，关于婴儿的照料和哺乳、自我保健、卫生保健、生殖道的恢复、性生活和避孕、营养、身体的变化和疫苗等内容的产后教育是很重要的。子宫恢复到孕前正常状态需要6周，子宫颈口应在产后2~3周闭合[2]。

一、对产科母婴休息病房的指导意见

- 每个母亲都需要休息，病房应该设有排便和洗浴的设备。
- 婴儿应该睡在母亲床边的摇篮里，并且在任何时候都可以被抱到母亲的床上。
- 室内：婴儿不应该去护理中心，除非其生病或母亲要求。
- 亲朋好友探访没有时间限制，但是对于其他人的探视来说，应推迟至产后2~3天进行。
- 在产后的第一个24小时，检查疼痛、会阴、失血和血压情况。
- 在接下来的几天内检查相同的内容，并加上体温、感染、恶露、乳房护理情况和心理状态。
- 满足食欲。
- 不称体重。
- 不添加辅食，除非母亲无母乳或婴儿大哭。
- 母乳喂养和"按需喂养"是最经典的黄金法则。
- 在随访的时候，医生应该仔细听母亲说什么（没说什么）。
- 检查是否已接种抗D免疫球蛋白疫苗（如必要）。

二、产后咨询

1. 产后两周咨询

（1）对母亲
- 评估新妈妈的适应能力。
- 检查是否有产后抑郁症的症状或体征。
- 给予鼓励和提供建议。
- 检查母乳喂养情况。

（2）对婴儿
- 常规体检。
- 对婴儿的纸巾进行Phenistix试验（如果住院期间未做Guthrie试验）。

2. 产后第6周的咨询
这基本上是重复以上的咨询内容，检查清单列于表104.1。

三、避孕

当在进行哺乳时，母乳喂养本身是一个非常好的避孕方法，但事实上对于产后3个月处于一般泌乳水平的女性，某些避孕措施是必要的。

1. 口服迷你避孕片
（仅有孕激素）为了避免血栓形成和出血的风险，应推迟21天后服用。

可每天晚上服用避孕药炔诺酮350mg或左炔孕酮30mg，母乳期结束后可换成COC（雌激素能抑制泌乳）。

表 104.1 产后 4～6 周检查清单

母亲
子宫颈巴氏涂片（如果首次就诊时未做者）
风疹病毒检查
乙肝病毒检查
产前筛查的随访
选择合适的避孕方法
恢复性生活并给予必要的指导
检查大小便状况
鼓励做腹部和盆底的运动操
检查体重、血压和尿液
乳房检查
腹部检查（子宫已不能扪）及剖宫产腹部切口情况
会阴检查
心理健康和合作能力
产后甲状腺炎检查
饮食休息和个人护理
骨盆检查
检查盆底肌力
其他必要的随访
将个人健康档案交给母亲
婴儿
常规检查
生长和喂养情况的检查
教授母亲有关预防接种的时间表

2. 宫内节育器 如果考虑宫内节育器，应在产后 6 周或 6 周后植入，其次应考虑依托孕烯的（填埋剂）植入。

四、产后痛

相比在中孕及晚期妊娠，产后痛比较常见且是最剧烈的。其特点是间歇性下腹部疼痛，类似痛经，在产后前 2 周，疼痛在授乳期间和授乳之后往往会更加严重。这是由垂体后叶释放催产素引起的，催产素也可引起哺乳时的射乳反射(过去称"奶水排出反射")。如果有进行性恶露，应怀疑子宫内膜炎、子宫复旧不良的可能。

检查后应对患者给予安慰，并应用乙酰氨基酚镇痛，每 4 小时 1 次，服用 3 天。

五、母乳喂养问题

1. 母乳不足 研究表明很多产妇存在乳量不足，这一问题主要是由于哺乳期错误的管理，例如哺乳时

间不足、频率不足，母婴接触不足。泌乳反射是获得母乳供给的必需条件，疼痛、压力、缺少母乳喂养的信心有时会抑制这一反射。母乳不足的另一因素是母亲低估了自己的产乳能力。如果母乳不足，婴儿就会频繁地要求被授乳，饥饿时会不断吸吮手指，继而体重增长缓慢。

（1）**建立母乳喂养的重要因素**
- 母乳喂养的姿势。
- 泌乳反射。
- 按需哺乳。
- 完整的乳腺通道和感应神经。
- 足够的腺体乳房组织。
- 婴儿能够吮乳。

乳腺产乳是基于供需原理，这就意味着，乳腺越是排空，乳汁产生越多。

（2）**哺乳不足的征象**
- 婴儿体重增长缓慢；
- 大便色暗、质硬、次数少；
- 每天尿湿尿布不到 6 块。

（3）**给妈妈的建议**
- 学会放松。
- 尽可能多地在婴儿需要的时候，让他靠在乳房上，胸对胸，下颌在母亲乳房上。
- 增加喂养次数。
- 夜间至少哺乳 1 次。
- 婴儿需要就给予喂养。
- 哺乳后挤奶，因为乳房排空将会增加泌乳。
- 充分休息，良好的饮食，足够的补液，争取得到家里的帮助。
- 如有疲倦感，请向医生寻求帮助（可以考虑辅助检查：全血、血清铁、甲状腺功能试验（TFTs）、血糖、维生素 B_{12} 和维生素 D、β-HCG）。

> **重要警示性信号**
>
> - 当心无足够吃奶要求的睡着的婴儿，有可能悄悄地被饿死了。

2. 乳胀 如果乳汁产生过多过快乳房就会变得水肿、发硬、疼痛。乳胀是由于血液供应和乳汁增加

3. 宫高小于妊娠周数

应考虑：
- 羊水过少——通常羊水量 < 500ml。
- 胎儿过小。
- 宫内生长受限。
- 日期计算错误。

羊水过少常与胎儿异常、过期产、肾病、先兆子痫、先天性感染（巨细胞病毒、弓形体病）、胎膜早剥和胎盘功能不全等疾病有关。

检查应包括超声、肾脏功能检测、狼疮抗体及特殊的处理需要参考的定期 CTG 检查。

4. 宫内生长受限

宫内生长受限（intra-uterine growth restriction，IUGR）被定义为婴儿出生体重低于第 10 百分位数。除了前面的话题中概述的障碍，导致小婴儿的原因也考虑包括产小婴儿既往史、种族因素、早产、各种感染和母亲方面的因素，如吸烟、毒品、酒精、贫血和营养。

有时很难通过常规临床评估发现 IUGR，但是大多数情况下是在检查者发现耻骨联合-子宫底高度低于预期值时发现的。其他迹象包括羊水过少、胎儿运动减少。合适的处理是参考超声的检查结果和专家的建议。

5. 羊水胎粪污染

（1）重要资料与关注要点
- 新鲜的胎粪是深绿色，并有黏性。
- 新生儿胎粪污染在产后很常见（13%）。
- 是胎儿窘迫的标志，但单独出现胎粪并不足以表明围生期会出现窒息。婴儿正常也较常见。
- 脐带脱垂是一个重要的原因。
- 新生儿误吸胎粪会导致肺炎。

（2）处理
- 通过持续胎心监护评估胎儿状况。
- 进行骨盆检查，评估进展和脐带脱垂。
- 如果一切顺利，允许产妇经阴道分娩。
- 如有异常，选择剖宫产或辅助性经阴道分娩。

如果胎心监护显示轻微异常，检测胎儿头皮 pH 或乳酸含量。

注：头娩出后，吸尽口咽（使声带可视）或鼻部分泌物（同样适用于剖宫产）。最好能有儿科医生在场。

九、其他高危情况

1. 先露异常 较重要的先露异常是臀位（占所有的婴儿的 4%）、横位或斜位。需考虑的高危情况主要是脐带先露和脐带脱垂。按标准行剖宫产术是最好的选择。

（1）臀先露 一般选择剖宫产术（caesarean section，CS），特别是研究表明经阴道分娩的风险远远高于 CS 的情况。然而，在有些患者，阴道分娩是安全的，尤其是胎儿大小正常、骨盆尺寸正常、产程进展顺利的自然分娩者。在 36 周评估臀先露较为合适。如果自发性头先露的转位没有发生则行超声检查，评估胎儿的状态和大小。在适当的情况下可行外部头位倒转术（出血的风险小）。如果不成功，则在 38~39 周行剖宫产术或当出现产力时考虑经阴道分娩。然而，如果有问题则选择剖宫产术。

（2）横位或斜位（1:300） 横位或斜位在多产妇中更常见。行超声检查排除胎盘前置。胎方位可能转换成纵向。异常胎位持续时间超过 37 周者应住院。如果异常胎位持续存在或有产力发动行剖宫产术是最好的选择。

2. 脐带脱垂和先露 通过盆腔检查确诊脐带仍有搏动后，推开先露部分的同时，也将脐带尽可能地推高，并用手指持续加压使其保持在高位。有一个特殊情况，如果母亲已在临盆分娩中，让其保持胸-膝位，安排紧急分娩，通常选择剖宫产术，同时保持手的位置。如果产妇子宫颈完全扩张（第二产程）且环境有利，可选择借助产钳或吸引器经阴道分娩，避免脐带受压。

3. 胎位不正 重要的胎位不正包括枕后位（最常见）、枕横位、面额位。一般处理原则是：无头盆不称、胎儿和产妇窘迫者，在较好镇痛（如硬膜外）下，允许分娩进行并等待进展。若计划经阴道分娩，使用辅助工具是很有必要的，特别是枕后位和枕横位。一个值得注意的例外是，面先露者头部旋转回颏后位置，使经阴道分娩变得不可能；有必要进行剖宫产术。另外，剖宫产术还是因产妇疲惫而使产程延长、难产、头盆不称、胎儿窘迫和一些特定初产妇最好的选择。

4. 肩难产 胎头娩出后，胎儿前肩被嵌顿于耻

- 未知（约40%）。
- 多胎妊娠。
- 子宫颈功能不全。
- 羊水过多。
- 子宫异常。
- 孕产妇疾病（如糖尿病、滥用药物、感染）。

患者可能出现规律宫缩或胎膜早破。

处理

- 收住妇产科。
- 考虑安胎（抑制子宫收缩）。如使用阿托西班、硝苯地平（优先）或β受体拟交感药物（沙丁胺醇、利托君、非诺特罗）。
- 给予糖皮质激素（如倍他米松、氢化可的松）促胎儿肺成熟度（在28～32周效果最好）。

22. **胎膜早破** 胎膜早破（premature rupture of the membranes，PROM）是指分娩发动之前胎膜破裂，伴羊水流出。

未足月胎膜早破（preterm PROM，PPROM）指妊娠37周前胎膜的破裂。

（1）重要资料与关注要点

- 50%的胎膜早破发生在分娩24小时内（80%发生在7天内）。
- 吸烟是胎膜早破的危险因素。
- 胎膜早破的鉴别诊断包括大量阴道分泌物，尿失禁——20%是羊水溢（amniohexis）的假警报。
- 不应该做阴道检查。
- 感染的迹象（绒毛膜羊膜炎）：孕产妇发热、心动过速、白细胞计数升高、C反应蛋白升高、胎儿窘迫迹象。
- 子宫颈涂片和培养正常者无需给予抗生素。

（2）处理指南

- 进行生命体征在内的常规检查。
- 窥器检查——阴道穹积液。
- 不要进行阴道检查。
- 收住院。
- 取子宫颈-阴道分泌物作涂片培养。
- 行WCC或CRP检查，每2～3天1次。
- 持续观察。
- 若无感染的证据则继续妊娠。
- 监护胎心与宫缩，每1～2天1次。
- 如果有在34周前有分娩的可能，给予糖皮质激素治疗。
- 胎心监护显示异常或有感染存在，则选择引产。
- 如果不能在36周后分娩则选择引产。

23. **过期妊娠** 过期妊娠是指妊娠时间超过42周。妊娠的到期日是基于持续40周来计算的，65%的孕妇将会在接下来的1周进行自然分娩。

正常的分娩时间是在37～42周。在41周检查胎心宫缩和羊水指数（AFI）——如果正常的话还可使妊娠继续进行。

在42周引产，因为42～43周围产期死亡率增加了2倍，43周后更高。引产最好选用前列腺素E_2阴道凝胶，或口服或经阴道给予米索前列醇，如果单独使用前列腺素后不能诱发分娩则再选择人工破膜。

八、宫内生长异常性疾病

1. 宫高大于妊娠周数

考虑导致因素如下：

- 羊水过多。
- 多胎妊娠。
- 巨大婴儿＞第90百分位——糖尿病或巨大胎儿史。
- 子宫异常（如子宫肌瘤）。
- 日期计算错误。

2. 羊水过多

（1）临床表现

- 羊水量常超过2 000ml。
- 多个风险（例如胎膜早破、早产、脐带脱垂、产前出血、先露异常）。

（2）原因

- 胎儿畸形：中枢神经系统，泌尿生殖道上部闭锁，异位膀胱。
- 胎儿水肿。
- 糖尿病。
- 多胎妊娠。
- 胎盘绒毛膜血管瘤。
- 胎儿感染巨细胞病毒、弓形体病。
- 未知原因。

参考糖尿病病史、超声检查结果和专家的意见。

严重的溶血性后果则较少见。

18. 妊娠期血栓栓塞 妊娠与深静脉血栓形成（deep venous thrombosis, DVT）的风险增加相关，其发病率约1%。未治疗的深静脉血栓并发为肺栓塞的风险是15%。如果孕产妇在产前或围生期主诉下肢肿胀和疼痛、不明原因的中度发热、呼吸困难或胸痛，应怀疑 DVT 或肺栓塞形成（见第 135 章）。

妊娠期血栓栓塞的危险因素包括 DVT 病史、长期卧床、手术分娩、多胎分娩、产后手术、贫血、遗传性血栓形成倾向疾病或抗磷脂抗体疾病。若疑为 DVT，建议使用低分子量肝素，直至明确检查结果和专科医生给出建议。

19. 葡萄胎 葡萄胎是妊娠滋养层组织的过度增生，分为完全性葡萄胎（没有胎儿组织）和部分性葡萄胎（一些胎儿组织）。妊娠中发病率为 1:1 400。存在一些持久妊娠滋养层细胞侵入并穿透子宫，转移至肺部的风险。5% 的葡萄胎可进展为绒毛膜癌。

（1）表现
- 妊娠早期的出血伴或不伴葡萄样的碎片排出。
- 可能加重妊娠的症状（如剧吐）。
- 子宫异常增大。

（2）处理
- 检查：全血细胞检查，血型和交叉配血，HCG 水平（非常高），超声波骨盆检查（典型的"雪风暴"外观），胸部 X 线片。
- 吸刮匙与催产素滴注。
- 如果患者已完成家庭生育计划，考虑子宫切除术。
- 行滋养细胞的注册登记。

（3）随访
- 胸部 X 线片：明确是否为转移性疾病。
- 每周行血清或尿液 HCG 检查，直到数值降为 0（通常需要 8～12 周），然后每个月检查 1 次，需持续 12 个月。
- HCG 水平正常后的 12 个月内避免妊娠。
- 服用口服避孕药是恰当的。
- 后期有腐烂的阴道分泌物，提示恶性肿瘤。
- 建议尽可能地使用细胞毒性药物治疗（如甲氨蝶呤和叶酸）。

20. 多胎妊娠 多胎妊娠增加了母婴风险。

（1）资料
- 自然发生率：双胞胎 1:80，三胞胎 $1:80^2$（6400），四胞胎 $1:80^4$。
- 氯米芬诱导的排卵和体外受精使多胎妊娠发生率增加。
- 双胞胎：同卵（相同的）30%，异卵受精 70%。
- 联体双胞胎是一个较特殊的问题。
- 发病因素：家族史，之前已有双胞胎，不孕不育治疗，种族尤其是非洲黑人，年龄。
- 诊断：剧吐，超声，羊水过多，胎儿较大，可以触到两个胎头 / 三极 ± 许多肢体，听到两个不同的心音。
- 双胞胎的胎位：一个胎儿头位占 70%，两个胎儿均是头位占 40%，头位 + 臀位占 30%。

（2）并发症
- 产妇：贫血，先兆子痫（发生率增加 3 倍），产前和产后出血，先露异常，脐带脱垂，剖宫产的风险，孕期症状加重（如晨吐、静脉曲张）。
- 胎儿或新生儿：先天畸形，早产（胎膜早破），胎儿宫内生长受限，双胎输血综合征，围生期死亡（增加 5 倍），早熟，畸形（增加 2～4 倍）。

（3）处理原则
- 补充铁和叶酸，满足营养需求，充分休息。
- 增加产前检查和相关的护理的频率（例如 28 周后每周产检 1 次）。
- 增加对多胎高发人群的教育和咨询（如早产）。
- 尽早安排自助小组。
- 在 28 周行超声检查，然后行串行扫描检查两个胎儿的生长状况。
- 加强胎儿监测。
- 如果有先兆早产需住院休息，考虑用安胎药延长妊娠时间，并于产前使用糖皮质激素促胎儿肺成熟。
- 若有可能，尽量选择在 38 周分娩，可通过阴道分娩（如果有利条件，如正常生长和双头位）或剖宫产（如先露异常第一个双胞胎，连体双胞胎）。
- 注意第三产程有出血的风险。

21. 早产 早产是在妊娠 20 周后和 37 周之前发生的分娩。所有的分娩中，早产的发病率为 5%～10%（平均 7%），与 85% 的新生儿死亡有关。通常会有过去史。自发性早产的原因：

以用来评估，特别是准确的心脏活动。可能需要保持连续的胎心监护。重度胎盘早剥常会导致胎儿死亡。

- 对子宫及其内容物行超声检查，以排除胎盘前置和胎盘后任何尺寸的血凝块。
- 如有必要，嘱患者卧床休息，缓解疼痛。
- 若妊娠时间少于 34 周发生紧急分娩，很有必要给予糖皮质激素促胎肺成熟。
- 目标是经阴道分娩，特别是胎儿已在宫内死亡后。条件稳定时要防止胎盘后进一步出血。通常是破膜后静脉滴注催产素。若无先兆子痫的证据应在第三产程使用麦角新碱。胎儿生命受到紧急威胁时应行剖宫产，但产妇存在凝血障碍时选择剖宫产术是危险的。

15. 血管前置 血管前置是胎儿血管破裂导致急性妊娠期出血的罕见原因。诊断出血管前置很重要，因其能迅速导致胎儿失血。可通过 CTG 监测到的不祥的特征性模式和 Apt 试验确诊。常常需要进行紧急分娩。

16. 原发性产后出血 分娩后 24 小时内失血量超过 500ml 为原发性产后出血。若失血量大于 1 000ml 则为严重产后出血。

（1）原因
- 宫缩无力。
- 胎盘 / 胎盘碎片残留。
- 凝血功能障碍。
- 生殖道软组织撕裂（如外阴切开术，子宫颈撕裂）。
- 子宫破裂或倒置。

（2）处理原则
- 子宫底按摩。
- 复苏。
- 止血。
- 诊断——检查胎盘 / 窥器检查生殖道。
- 尿道插管（充盈的膀胱会加重病情）。
- 全麻下紧急探查也很有必要。

（3）治疗
- 建立静脉通道——晶体溶液静脉注射。
- 检查：全血检查，交叉配血，凝血功能检查。
- 高流量面罩吸氧。
- 静脉注射 10 IU 催产素（缩宫素），再注射 40 IU Hartman 溶液。
- 如果继续大量出血，肌内或静脉注射麦角新碱 0.25～0.50mg，联合 10mg 甲氧氯普胺（胃复安）静脉注射。
- 考虑经直肠给予米索前列醇 1mg（5 片）。
- 如果胎盘留置——经绳牵引或手工移除。
- 如果继续大量出血——双手按压 3 分钟。
- 治疗任何凝血障碍（如输注新鲜血浆）。

对于持久子宫收缩无力使用催产素无效者，可以经腹壁注射 1.0～2.5mg 前列腺素 F2-α 入子宫肌层。挽救生命的措施有子宫动脉结扎、内部髂动脉结扎（通常是双边）或子宫切除术。

17. 血型同种免疫性疾病 血型或红细胞同种免疫主要与 RhD 型同种免疫抗原有关，通过产生抗 D 抗体而导致新生儿溶血疾病的发生。这些抗体主要是来自 RhD 阳性的婴儿出血 / 血流入 RhD 阴性母亲血中。

溶血性疾病对胎儿的影响有积水（水肿）、胎儿宫内窘迫。

对新生儿的影响有贫血、心力衰竭、黄疸和肝脾大。

在下述时间筛查 Rh 阴性母亲：妊娠初期，28 周，34～36 周。

如果已给抗 -D 抗体后就不应再进行筛查。

（1）猕猴性溶血的免疫预防

无抗 D 抗体的 RhD 阴性母亲给予抗 D 抗体的适应证：
- 任何妊娠阶段的自发性流产后。
- 先兆流产后。
- 在分娩 RhD 阳性胎儿后。
- 在妊娠或异位妊娠终止之后。
- 妊娠期间任何可能引发一场经胎盘的出血事件之后（如羊膜穿刺术或绒膜绒毛取样、产前出血、外倒转，严重的闭合性腹部创伤）。
- 正常妊娠时在 28～34 周进行预防。

克莱豪尔（Kleihauer）试验

在应激事件后检测母血，以明确胎儿 - 母体血渗流度、是否需要补充抗 -D 抗体。

（2）ABO 血型不合 发生在母亲的血型是 O 型，而婴儿是 A 型或 B 型的情况下。可发生在首次妊娠时，在以后的妊娠中无加重的倾向。少数婴儿有轻度黄疸，话甚至是在子宫内）。

9. **妊娠特发性黄疸** 与妊娠相关的特异性的黄疸较罕见。病毒性肝炎占妊娠期黄疸所有病例的40%。严重先兆子痫、子痫、妊娠剧吐可能引起肝损害，并伴有黄疸。两个有趣的具体情况是妊娠期的淤胆型黄疸、妊娠期急性脂肪肝——后者的病例现在已经非常罕见。

（1）**妊娠期胆汁淤积症** 这种情况是由于雌激素敏感性导致的。症状较轻，包括妊娠后半期出现的轻度黄疸和瘙痒。也可以与胎儿窘迫、胎儿死亡和早产有关。需转诊并监护胎儿，若有异常情况，及时进行分娩。进行肝功能检查并补充维生素K。通常不考虑药物治疗。

分娩后症状很快缓解。患者忌用口服避孕药。服用口服避孕药的患者再次妊娠后病情常复发。

（2）**妊娠急性脂肪肝** 这是一种病因不明，可能与肝毒性剂管理有关的严重疾病，特别是在虚弱的患者。急性脂肪肝在妊娠后期会呈现暴发性肝炎的症状——黄疸、呕吐、腹痛、头痛甚至昏迷。死亡率较高（约50%），需要紧急终止妊娠，这也许能挽救母亲和婴儿的性命。

10. **妊娠期癫痫** 尽管90%以上的癫痫女性患者病情好转（正常妊娠与健康的宝宝），但早产、出生率低，围产期死亡率高、缺陷和干预的风险稍高。大约25%的妇女癫痫发作的频率增加，主要是由于分娩及产后抗癫痫药物的使用剂量不足。在怀孕前及妊娠12周内口服补充叶酸（5mg/d）很重要，向患者的神经科医生告知情况，他能为患者建议最适合的抗癫痫药物剂量。

抗癫痫药物是潜在的是致畸因素，不同药物导致的缺陷不同：苯妥英已被证明与唇腭裂及先天性心脏病有关，而丙戊酸钠（特别是）和卡马西平（虽然被视为安全）已被证明与脊柱裂有关。所有抗癫痫药物均可分泌进入乳汁，但乳汁中药物浓度很低，并不妨碍母乳的喂养。因为雌激素能增加肝酶活性，故分娩后推荐使用后高剂量的雌激素药物避孕。

11. **多发性硬化** 多发性硬化患者妊娠期通常能够被较好地处理，妊娠似乎对多发性硬化有稳定作用。应该建议患者预防尿路感染，并避免脊髓麻醉。

12. **产前出血** 妊娠24周后及分娩前发生生殖道流血称为产前出血。

如果在24周前出现流血视为先兆流产。如果26周后出现出血应该住院治疗。如果是Rh阴性者应给予抗D丙种球蛋白。不要做阴道检查。本病主要由于胎盘因素即胎盘前置（不可避免的APH）和胎盘破裂（意外）导致。胎盘早剥造成宫内死胎及凝血并发症的风险增加。

13. **胎盘前置** 胎盘附着于子宫下段，甚至覆盖子宫颈内口，其发生率约1%。把胎盘前置分为轻度和重度，比分为1～4级更好。临床表现包括在28～30妊娠周时无痛性流血。触诊能摸到其较高的部位。

<u>处理原则</u>
- 对接受复苏的母亲，如果需要的话——插入静脉导管及进行交叉配血。
- 用连续的扫描评估胎儿生长情况。
- 通过超声进行确诊。
- 旨在延长妊娠期，降低早产率，特别是对低度前置者。
- 重度者，需要住院观察，可使孕妇得到较好的休息，观察预产期，并选择剖宫产（最安全的方法）。
- 如果母亲是Rh D阴性者，给予抗D抗体预防。
- 征求专家意见：对边缘性胎盘前置者，经阴道分娩是否为一种安全的选择。

重度胎盘前置常需行剖宫产。胎儿头部在胎盘下边缘的轻度胎盘前置可经专家仔细评估后，在专科医院进行试验性阴道分娩。

14. **胎盘早剥** 胎盘早剥（发生率1%）是胎盘后出血导致蜕膜从子宫壁剥脱。患者有腹部中度疼痛、阴道出血、子宫有紧张和压痛（大于胎龄）和低血容量性休克的迹象。这些情况可以从轻微到严重各不相同。胎盘早剥是产科最常见的导致凝血障碍的原因。

<u>处理原则</u>
- 住院并全面评估母婴。
- 如有需要可恢复患者意识及循环血容量。输血，直到患者意识复苏和"休克"的子宫恢复正常（通常需要损失量的4倍）。必要时可应用凝血产品。
- 进行下述项目的检查：全血检查（FBE），凝血功能，抗酸染色法（明确是否存在任何母婴出血），血液交叉配血，肾功能，电解质。
- 胎心宫缩监护仪（cardiotocography，CTG）可

先天性畸形的心脏病患者，预防性应用抗生素是非常重要的。

- 患细菌性心内膜炎风险较高的患者（尤其是风湿性心脏病）需要在分娩时使用抗生素，如青霉素、庆大霉素。
- 如果可能的话，足月时，尽量采取经阴道自然分娩。
- 通常要避免取石术、麦角新碱、拟交感神经药物的应用。
- 保持液体平衡，特别是在分娩后。
- 在分娩时和产后早期给予氧气。

6. 肾脏疾病

重要资料与关注要点[12, 13]

- 慢性肾脏疾病的预后取决于妊娠前的肾功能和血压。控制高血压非常关键。
- 先兆子痫较常见，需要谨慎监护。
- 轻度肾衰竭者通常预后较好。
- 中度肾衰竭（如肌酐在 0.125～0.25mmol/L）和重度肾衰竭（＞0.25mmol/L）增加孕产妇和胎儿并发症。
- 妊娠期中进行透析治疗的患者不常见。但如需在妊娠期进行透析，可能会有许多与透析相关的问题需要处理。
- 如果患者的血压控制不佳，则需要及时告知，并嘱其及时就医。
- 最迟要在 38～40 周分娩。一般要求在这之前进行分娩。
- 在肾移植患者中，早期流产的风险增加，妊娠的幸存率＞90%。高血压和先兆子痫的风险会增加，但是移植肾的排斥反应降低。移植的骨盆位点也不是问题。

7. 系统性红斑狼疮

（1）重要资料与关注要点

- 妊娠并不加重系统性红斑狼疮。
- 系统性红斑狼疮根据其疾病的严重程度反过来会影响妊娠。
- 自然流产和死产的发病率增高——与狼疮抗凝物和抗心磷脂抗体有关（见第33章相关内容）。
- 先兆子痫、早产、婴儿宫内窘迫、围生期胎儿死亡率的风险增加。
- 新生儿狼疮综合征包括新生儿血液疾病和心脏异常。
- 孕妇的发病率增加——肾脏并发症、先兆子痫。

（2）处理

- 细心的产前咨询——在缓解期再计划妊娠。
- 参考药物评估。
- 许多检查需要在专家的监督下包括狼疮抗体、部分凝血活酶时间、血栓、肾功能、超声。
- 糖皮质激素（如泼尼松）是治疗的主要药物。
- 低剂量阿司匹林（10mg/d）如果存在抗心磷脂抗体。
- 对部分凝血活酶时间延长者可以使用低分子量肝素作为阿司匹林的替代治疗。
- 分娩时期由疾病的进展及胎儿的状态的评估决定。

8. 妊娠合并血小板减少

在妊娠中血涂片其他显示正常，而有显著血小板减少，两种最常见的原因（TCP）是妊娠期血小板减少和免疫性血小板减少。其他需要考虑的因素包括系统性红斑狼疮、抗磷脂综合征（APS）、药物引起的血小板减少和HIV感染。

（1）妊娠性血小板减少　多达4%的孕妇在妊娠后期患中度血小板减少症，血小板范围（75～150）$\times 10^9$/L。由于在血小板计数低于 75×10^9/L 后，硬膜外麻醉的危害性会增加，在妊娠37～38周后需要按规定使用2周的泼尼松，使分娩时血小板计数超过 100×10^9/L。血小板减少也较易发生在下次妊娠中。

（2）免疫性血小板减少　虽然较妊娠性血小板不常见，但它却有更重要的临床意义，因为其症状更严重，且出现在怀孕早期。抗核抗体因子和其他抗体的研究有助于排除系统性红斑狼疮和APS。超过50%的患者可以发现血小板特异性抗体。在危及生命的情况下（血小板数量＜ 10×10^9/L）需要住院并使用糖皮质激素治疗或口服免疫球蛋白治疗（如果没有反应）。

（3）胎儿特发性血小板减少症　胎儿特发性血小板减少症是由于母亲的IgG抗血小板抗体通过胎盘进入到胎儿血循环导致的，其风险随着疾病的严重性的增加而增加。在分娩后应立即进行血小板计数检查。如果血小板数量严重减少，需要静脉注射免疫球蛋白，甚至进行血小板输血（如果有必要的引起，表现为乳房和乳头肿胀，婴儿难以吸奶。另外，哺乳管理方式不当也是一个重要因素，如果适当拥抱婴儿并经常哺乳，就不大会发生此症。

给产妇的建议
- 从第一天开始就按需喂养，直到婴儿吃饱。
- 每次尽可能使用一侧乳房喂养，不应两侧喂养。一侧乳房吸空后再喂另一侧。
- 在喂养之前，可轻揉乳房，变软，或用温水清洗或热敷，这样可以帮助乳汁排出。
- 避免给婴儿其他液体。
- 在婴儿放到你的乳房之前，先轻柔挤出一些乳汁（如果婴儿吸吮"抓"取有困难时更应如此），喂养后，如果对侧乳房感到明显不适，对侧也可挤出一些乳汁。
- 当哺乳的时候，向乳头方向轻柔按摩乳房硬块。
- 在喂养后，可以冷敷乳房或是用卷心菜叶子（放在冰箱里）冷敷，每两个小时换1次。
- 如果感到乳房不适，或婴儿睡眠超过了4个小时，可叫醒婴儿并授乳。
- 使用良好、舒服的胸罩。
- 在喂养前，应脱掉胸罩。
- 对于剧烈不适，可以规律地使用布洛芬和对乙酰氨基酚（扑热息痛）。

有规律地哺乳、按需喂养是治疗乳胀的最佳方法。

3. **回奶**[3,4] 很多情况下产妇想停止哺乳，比如婴儿断奶、母亲起初就不打算哺乳喂养、死胎之后。

（1）**机械阻止回奶** 最简单的断奶方式是逐渐让婴儿使用奶瓶或杯子人工喂养3周。当哺乳的需求减低以后，乳房会有不适，如果想突然断奶，需要避免乳头受刺激，即抑制泌乳的刺激，使用舒适的乳罩。冷敷和使用镇痛药，奶胀将逐渐转好。

（2）**激素回奶** 当乳胀严重的时候可以使用激素退奶，刚分娩的时候使用效果会更好，但是有不良反应，避免使用雌激素。卡麦角林1mg，顿服。

4. **影响哺乳的药物** 影响泌乳和母乳喂养婴儿的药物见表104.2。大多数药物是可以兼容和耐受的，但是请核对药品说明，权衡利弊后使用。

5. **母乳喂养中的乳头疾病** 引起乳头损伤的原因：
- 接触性疼痛问题（最为常见）。
- 感染——细菌、真菌或病毒。

表 104.2 影响泌乳和母乳喂养婴儿的药物

抗生素
• 氨基糖苷类
• 氯霉素
• 呋喃妥英
• 甲硝唑
• 四环素
• 磺胺类
抗组胺类
抗肿瘤药物\细胞毒性药
苯二氮䓬类
溴隐亭
复方口服避孕/雌激素
麦角胺
金盐
H_2受体拮抗药（如雷尼替丁、西咪替丁）
违禁药物（如可卡因、大麻、麻醉药）*
锂盐
甲氨蝶呤*
奎尼丁
泻药（如番泻叶）
酒精（如不过量无不良影响）
尼古丁（增加婴儿呼吸窘迫的风险，如果有必要可采用尼古丁替代疗法）

*代表禁用药。

- 血管痉挛。
- 皮炎（如接触性皮炎）。

（1）**乳头疼痛** 乳头疼痛是常见的问题，常被认为由于奶胀，婴儿未将乳头适当地含在嘴里所致。注意哺乳喂养的姿势，有助于解决问题。婴儿含接良好，用力吸吮不会导致乳头受损。

给产妇的建议 放松，母亲的背部应有良好的靠背，坐姿要舒适，让婴儿轻柔地吸吮。
- 采用"胸对胸，下颌对乳房"喂养姿势。
- 变换喂养姿势（确保正确的姿势和含接）。
- 如果双侧乳头疼痛，从疼痛较轻的一侧开始喂养。
- 先挤出些乳汁，润滑乳头（避免使用可能含化学成分或病原体的干燥剂，如含甲醇酒精、肥皂、安息香酊剂、保湿霜和药膏等）。
- 哺乳结束时，用手指轻柔分开婴儿吸吮处，切忌把婴儿暴力推开，从婴儿嘴里拔出乳头。
- 冰敷乳头可减轻疼痛。
- 暴露乳房，或用吹风机吹干乳头，保持乳头干燥。
- 如果带乳罩，乳罩内要使用乳头保护罩，且避免在晚上带乳罩。

注：雷诺现象可能影响乳头，并引起哺乳时疼痛。常被误诊为白色念珠菌感染。

（2）**乳头皲裂** 乳头皲裂通常是由于哺乳时婴儿只咬住乳头的末端，而不是整个乳晕部位。每次哺乳后，不能使乳头保持干燥，带有浸湿的乳罩是另一个原因。未能及时处理乳头疼痛也可能导致乳头皲裂。

① 症状：首先，裂纹可能很小，看不见。裂纹是在乳头的皮肤或乳晕。哺乳时乳头剧烈疼痛可能意味着裂缝的进展。哺乳时母亲往往是很痛苦的，可能还会发生出血。

② 给母亲的建议：如果采取正确的哺乳方式，让婴儿含着整个乳头至乳晕，乳房皲裂的乳头常常会自己愈合。愈合通常只需要1～2天。

- 治疗原则同"乳头疼痛"。
- 不要用患侧乳房授乳，使患侧乳头休息1～2次。
- 用手挤出皲裂乳房的乳汁。
- 开始喂母乳后，喂养时间间隔逐渐缩短。
- 遇到问题寻求有同情心的专业人士求助，如ABA哺乳顾问
- 哺乳前口服对乙酰氨基酚或布洛芬可缓解疼痛。

（3）**乳头内陷** 乳头内陷是当婴儿尝试吸吮时，乳头陷入乳房内，而不是朝外突起。当乳晕被挤时，乳头内缩。

治疗：最好的办法是让乳母事先长时间地进行乳房接触性准备，并对婴儿进行牛奶喂养来过渡，同时咨询顾问，接受提供的建议并建立信心。

六、乳腺炎

乳腺炎的发病率高（20%），大多数是乳腺小叶间结缔组织炎症（第91章）。通常发生于哺乳期妇女，主要是由乳头皲裂或乳汁排泄不畅导致。不是所有的乳腺炎都由感染引起，很多情况下是乳汁没有被充分地吸吮，母乳喂养技术的提高可以改善症状。可能是一支或多支乳腺管堵塞所致。问题较严重，需要进行早期治疗。患侧乳房感染局限于乳腺组织间质，通常不影响乳汁供应。

注：乳腺炎有可能导致严重后果，必须对其积极治疗。请参考第91章。

1. **细菌性乳腺炎**

（1）临床特点

- 先出现团块，然后出现疼痛。
- 一个楔形的红色区域，可能有触痛。
- 发热、乏力、肌肉酸痛。

（2）**管理与治疗** 预防为主（哺乳期）。

总的原则：热敷、休息、排空乳房。

- 坚持较频的哺乳。
- 保持乳房自行引流。
- 注意治疗奶胀和裂伤的乳头。

如果症状持续超过24小时或患者不适，应进行乳汁培养，并开始应用抗生素。

抗生素：如病情进展不能控制，通常就应用抗生素预防脓肿[5]：

双氯西林钠500mg，口服，每日4次，7～10天。

或

氟氯西林500mg，口服，每日4次，7～10天。

或

头孢氨苄500mg，口服，每日4次，7～10天。

如果为严重的蜂窝织炎：

氟氯西林/双氯西林钠2g，静脉注射，6小时1次。

- 用布洛芬或对乙酰氨基酚镇痛。

（3）对患者的指导

- 保持患侧乳房引流通畅。
- 继续母乳喂养：可从疼痛的一侧开始，经常授乳。或从正常的一侧乳房开始喂养，乳汁出来后，再换患侧授乳。
- 在授乳前可热敷痛侧乳房（例如热毛巾或热面垫圈）。
- 授乳结束后用从冰箱里拿出来的冷毛巾冷敷乳房。
- 授乳时向乳头方向轻轻按摩乳房肿块。
- 每次喂养时尽量将乳房排空：必要时用手挤净剩余的乳汁。
- 充分休息。
- 保持营养均衡的饮食，并喝足够的水。

2. **念珠菌性乳腺炎**

（1）临床特点

- 乳房疼痛，特别在哺乳中和授乳后常会有明显

疼痛。
- 没有发热。
- 乳头疼痛和过度敏感。
- 通常（但不总是）双侧的。
- 乳头呈发亮的粉红色。
- 乳晕发红。
- 乳房通常是正常的：局部无发热、肿块或压痛。

注：可遵循抗生素疗程。棉签试子检验价值有限。

（2）治疗
- 氟康唑 200～400mg/d，口服，2～4 周。
- 哺乳后于乳头涂咪康唑乳膏，每日 4 次。
- 口服制霉菌素或咪康唑治疗婴儿。

（3）产妇的饮食　减少精制碳水化合物特别是糖类和含酵母食物的摄入，持续时间不少于 6 周。

七、乳腺脓肿

如果压痛、红肿持续时间超过 48 小时，并且形成肿胀、硬化区域，则可能已进展为乳腺脓肿了。可通过穿刺或在全身麻醉下行外科引流术进行治疗。具体手术治疗见第 91 章。

八、继发性产后出血[2, 6]

原发性产后出血已在第 107 章相关内容中阐述。继发性产后出血是指分娩 24 小时后任何明显的出血。表现可能会有所不同，出血量从很少到大量，可能在产后 6 周内任何时间发生。常发生于产后 5～10 天。

1. 原因
- 妊娠物残留（POC）。
- 感染，特别是在胎盘附着部位。
- 任何部分的产道裂伤。
- 凝血功能障碍。
- 1/3 病例未发现原因（即特发性子宫复旧不全）。

2. 治疗　原则：完全排空、收缩良好的子宫不会出血。
- 辅助检查
— 超声（POC）。
— 子宫颈分泌物涂片及培养。
— 全血检查（FBE）。
- 静脉注射 10 IU 催产素后，再将 40 IU 催产素加入 Hartman 液中静脉滴注。
- 麦角新碱 0.25～0.50mg 肌内注射或静脉注射（如果继续大量出血）。
- 如果失血量 > 250ml 可在全身麻醉下行探查术。
— 产后刮宫手法要温柔（目的防止宫腔粘连——Asherman 综合征）。
- 如果血红蛋白（Hb）< 100g/L，应安排输血。
- 在等待培养和血液检测中（如果 Hb < 100g/L），如有指征，可使用抗生素（如阿莫西林/克拉维酸 500mg，口服，8 小时 1 次）。

注：催产素、麦角新碱注射后必须转诊。必要时，需行子宫切除术或髂内动脉结扎术。

九、恶露

恶露是排出的血液和脱落的子宫内膜组织，应注意监测。

通常恶露有下列几种情况：
- 血液的排出＝血性恶露，2～12 天。
- 浆液排出＝恶露：长约 20 天。
- 白细胞排出＝白色恶露。
- 进行性恶露＝子宫内膜炎。

恶露持续 4～8 周。异常血性恶露提示胎盘滞留。如果有问题，可行阴道镜和子宫颈/阴道拭子检查。

十、产褥热

产褥热是指产后第 1 天到第 10 天，体温 ≥ 38℃。如果发热，应考虑 3B，即产道（birth canal）、乳腺（breast）、膀胱（bladder）疾病。约 75% 的患者发热的原因是生殖道感染。子宫内膜炎有进行性恶露、腹部疼痛和子宫压痛症状。其他原因有尿路感染、乳腺炎、并发于呼吸系统感染。检查包括阴道拭子涂片、细菌培养和药敏试验（包括厌氧菌培养）、中段尿标本镜检和培养、血培养和 FBE。请参考第 102 章相关内容。

治疗

阿莫西林/克拉维酸钾 + 甲硝唑（等待药敏试验结果时）。应注意严重产后败血症，如革兰氏阴性菌、魏氏梭菌和罕见脆弱类杆菌引起的败血症。

十一、产后抑郁障碍

分娩后的女性感到情绪低落是很常见的；这显然

是由于激素的变化和期待已久的事情突然解脱所致。

有3个独立的重要问题：
- 产后心境不良。
- 产后适应障碍。
- 产后抑郁。

1. 产后心境不良 产后心境不良是非常常见的现象（发生率80%），在分娩后前2周出现（通常在分娩后3～10天）。

（1）临床特点
- 感觉低落或抑郁。
- 情绪波动。
- 易激惹。
- 神经质（例如很容易哭泣）。
- 疲劳。
- 失眠。
- 缺乏信心（例如给孩子洗澡、喂养）。
- 疼痛（例如头痛）。

幸运的是产后心境不良是一过性的，仅持续4～14天。处理原则是基于支持、关心、基本咨询。建议多与亲戚朋友接触以获得帮助。

（2）给新生儿母亲的建议 你真正需要的是来自伴侣、家人和朋友的鼓励和支持，告诉他们你的感受。
- 避免劳累，尽可能休息。
- 将你的困扰告诉一位好的倾听者（可以是其他婴儿的母亲）。
- 接受家人的帮助。
- 让你的伴侣和你一起轮流起床照顾婴儿。
- 如果抑郁持续时间超过4天，有必要联系你的医生。

2. 产后适应障碍
- 发生在产后前6个月内。
- 症状类似"心境不良"。
- 对照顾婴儿的焦虑。
- 心身不适的主诉。
- 害怕受到批评、指责。

治疗
- 支持、安慰和辅导。
- 认知疗法。
- 家人支持。
- 随时间过去而治愈。

3. 产后抑郁
- 分娩后有些女性会发展成为严重的抑郁症患者。通常出现在常来就诊的患者中。产后几天症状即出现，且至少连续2周。应该被视为抑郁症。
- 发生于10%～30%的产后女性。
- 产后6～12个月（通常是头6个月，高峰出现在12周）。
- 常见焦虑和躁动。
- 明显的情绪波动。
- 记忆力和注意力下降。
- 典型的抑郁症特征。

治疗
- 支持，安慰，辅导咨询。
- 团体心理治疗。
- 配偶安慰治疗。
- 参加产后抑郁支持小组。
- 必要时可住院治疗（特别是如果有自杀或杀婴的倾向时）。
- 药物治疗——SSRIs（选择舍曲林、帕罗西汀类药物）、阿米替林、去甲替林。

注：通常在产后前2周应谨防产褥期精神病发作。

十二、产后精神病

最常见的产后精神病是情感障碍，包括躁狂性和激越性抑郁，可以被治愈，迫切需要关注。多出现在产后第一个月内，症状包括异常行为、焦虑、妄想、幻觉、躁狂和自杀意念。

本病不常见，发生率在产妇中约为1/500。过去史可以提示此病。抑郁症症状严重者对治疗没有反应，应检查甲状腺功能，并安排进入精神病科接受治疗和护理。在接下来的妊娠中有更多的发作风险。

十三、产后护理的其他问题

1. 睡眠匮乏 提供建议和咨询。遵循"与婴儿一起入睡"的原则。避免使用镇静药。

2. 疲劳 疲劳在分娩后的头几个月内是非常普遍的症状，可能是贫血、甲状腺功能减退、抑郁、焦虑或抑郁（特别是）的临床表现。应行全血、甲状腺功能、血糖、尿液等方面的检查。

3. 产后甲状腺功能减退症 产后甲状腺功能减退症（产后甲状腺炎）可能会被误诊为产后抑郁，分娩后前6个月的女性有疲惫、明显郁闷的症状时要考虑产后甲状腺功能减退。在10%的女性于妊娠16周发现有抗甲状腺过氧化物酶抗体的存在，这是一个指标，其中50%女性产后会进展为甲状腺功能障碍。

4. 脱发 即头发脱落增加，休止期脱发常见于产后4~6个月。梳理或洗头时有大片的头发脱落。3~6个月就会恢复正常。

5. 腰背痛、尾骨痛 约50%的女性产后有腰痛，可持续数周。其处理包括简单的镇痛药、按摩、运动、热敷或冷敷、转移注意力到婴儿的照料上、咨询理疗师，这些做法可以改善疼痛。

6. 性交困难 性欲下降是一常见现象，往往与睡眠匮乏有关。只有50%的夫妇在产后6周有性交活动。性欲下降也可能是其产后抑郁或重心调整到新的成员上所致。性交疼痛是很常见的，应该采取对症治疗与教育。会阴愈合前，使用简单的润滑或阴道雌激素可以有助于性交。曾有报道，产后两周内性交有空气栓塞引起死亡的风险。产后6周内不能进行性交。

7. 排泄障碍 应常询问患者大小便的情况。建议患者软化大便和盆底肌功能锻炼有助于改善症状。然而，如继发于三度撕裂形成瘘管的大便失禁或由盆底神经损伤引起的尿潴留等严重问题会继续进展，需要医生急切注意。

参考文献

[1] Smibert J. Practical postnatal care. Aust Fam Physician, 1989, 18: 508-511.

[2] The Royal Women's Hospital (Victoria). Clinical Practice Guidelines (Professional). Postpartum care.<www.thewomens.org.au>

[3] McKenna M. Postnatal problems. In: MIMS Disease Index (2nd edn). Sydney: IMS Publishing, 1996: 423-425.

[4] Amir L, Clements F, Walsh A. Breastfeeding. Check Program 426. Melbourne: RACGP, 2007: 2-19.

[5] Spicer J (Chair). Therapeutic Guidelines: Antibiotic (Version 12). Melbourne: Therapeutic Guidelines Ltd, 2003: 226.

[6] Smibert J. Common puerperal complications. Aust Fam Physician, 1989, 18: 824-827.

第六部分　男性健康

第 105 章　男性健康概述

> 称之为"男性因素"或雄性因子，随你喜欢怎么称呼。但是从婴儿期开始，在每个年龄组，男性比女性死亡的可能性更大。
>
> Dr Andrew Pattison 2001 [1,2]

近年来，越来越多的注意力集中到了男性健康问题，主要是因为男性的生活方式正在成为男性健康的杀手。作为医生，我们开始认识到，很大比例的男性健康状况不佳是与行为和社会因素相关的。昆士兰州卫生署的医生 Ian Ring 把男性描述为"就像一个健康灾难"（图 105.1）。

一个重要的统计数据显示男女平均预期寿命（average life expectancy，ALE）一直存在着差异。目前在澳大利亚，男性的预期寿命是 78.7 岁，而女性为 83.5 岁[1,4]。

自 20 世纪初以来，甚至更往前追溯，这一差距持续存在。在 1900 年，男性 ALE 为 55.2 岁，而女性为 58.8 岁。使 ALE 差距增加到 6 年的大部分时间是在 20 世纪。然而，男、女 ALE 都显著延长是令人鼓舞的。

男性更容易出现一些医疗事件，例如心血管疾病、意外死亡、自杀、肥胖症、酒精中毒、AIDS 和高血压。以下是澳大利亚对这处显著差异进行的统计比较。

一、男性健康一瞥[1,2]

- 到 2011 年平均预期寿命：男性 79.5 岁，女性 84 岁，而且这种差别始于婴幼儿或更早的时期。
- 至 14 岁，男孩死于意外伤害（如车祸和溺水）的概率是女孩的 2 倍。
- 在 15～24 岁年龄组，男性死于机动车事故（motor vehicle accidents，MVAs）的危险性是女性的 3 倍，自杀的危险性是女性的 4 倍，总死亡率较女性高出 3.65 倍。
- 在 25～65 岁年龄组，男性死于冠心病的可能性是女性的 4 倍，死于 MVAs 的可能性为女性的 3 倍，死于自杀的可能性是女性的 4 倍，死于其他事故的可能性是女性的 4 倍，死于癌症的可能性是女性的 2 倍。总死亡率是女性的 2 倍。
- 在较低的社会经济阶层人群中，这种情况则更加糟糕。低收入男性更有可能接近不健康的状态，是高收入男性的 3 倍。
- 至少 4/5 海洛因过量死亡发生在男性。
- 原住民男性的预期寿命比非原住民短 17 岁。35～45 岁年龄组的男性原土著居民死亡率是非土著居民的 11 倍。
- 工作场所死亡——93% 发生在男性（而男性劳动力的构成比则为 56%）。
- 澳大利亚 46% 的婚姻以离婚告终。其中多数是由女性提出的。
- 暴力行为罪犯的 90% 是男性，80% 的受害者则是男性。
- 在澳大利亚的学校，被记录的儿童行为问题中

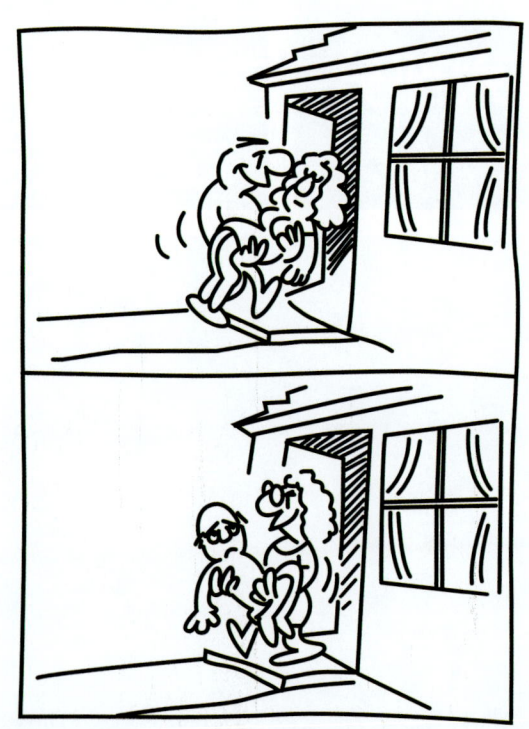

图 105.1　男性健康一瞥（已取得 Ron Tandberg 的许可）

有 90% 发生于男性。

（此数据的转载已获得 Andrew Pattison 的许可）。

这些统计数字揭示和反映了男性的生活方式。男性吸烟多，喝酒多，总体上更喜欢尽情享受刺激的冒险行为。甚至于街道上 2/3 死亡的行人是男性。澳大利亚男性不同年龄组的死因概况见表 105.1[5]。

人们一直在问，"Y 染色体是某种隐藏的杀手吗？或者仅仅因为男性太鲁莽或大意而不能照顾好自己吗？"[3]

一项包括蜘蛛、爬行动物、鸟类、鱼类和哺乳动物等 75 个物种的研究发现，雄性寿命比雌性短的现象几乎存在于每一个物种。Ian Ring 假设，当你对在生物学上有缺陷并具有侵袭性本能的物种给予烟草、酒精和社会压力的时候，你就得到了一个致命性的组合因素[3]。

表 105.1　澳大利亚男性不同年龄分组的主要死因

年龄（岁）	第一位	第二位	第三位
1～14	非交通事故性意外事件	交通事故	癌症
15～24	交通事故	自杀	非交通事故的意外死因
25～44	自杀	癌症	非交通事故的意外死因
45～54	癌症	循环系统疾病	自杀
55～64	癌症	循环系统疾病	自杀
65～74	循环系统疾病	癌症	呼吸系统疾病
75+	循环系统疾病	癌症	呼吸系统疾病

二、前列腺疾病

当老年男性出现下尿路症状（LUTS）时，几乎都是由于前列腺疾病引起的。通常的病因是良性前列腺增生，现在推荐用 α 受体拮抗药治疗，如坦洛新（坦索罗辛），这种药物可以推迟尿道前列腺电切术——这种手术会引起大多数男性的焦虑。前列腺癌是男性癌症第二位死因，但其治疗仍然有争议，有时甚至是混乱的，特别是关于筛查问题。虽然前列腺癌几乎和女性的乳腺癌具有同等重要的地位，但男性与女性的医疗健康经费上的投资则相差甚远。因此有必要在前列腺癌和睾丸癌的预防和治疗上应经以更多的关注。

三、雄性激素不足[6,7]

60 岁以下的男性群体中大约 1/200 的人受雄激素缺乏症的困惑，且似乎都未被诊断。它可能有以下原因：

- 遗传疾病（如 Klinefelter 综合征）。
- 睾丸疾病（原发性睾丸损伤或促性腺激素性腺功能减退症）。
- 垂体和下丘脑疾病。
- 雄激素受体缺陷引起雄激素作用反应下降（见第 19 章相关内容）。

临床特点
- 易疲劳和虚弱。
- 性功能障碍。
- 精神上的问题：情绪低落，易怒，抑郁。
- 常伴有肥胖和骨质疏松症。

诊断需要通过至少两次不同的血液检测（血清睾酮和促黄体生成素）证实。其他的检查包括精液分析、骨密度测量、FSH 和铁的检测研究（血色病）。

异常结果：
- 睾酮低于 8nmol/L；
- 睾酮 8～15nmol/L 伴黄体生成素（LH）升高。

主要是在专家顾问指导下进行睾酮替代治疗，包括注射、皮肤贴片或口服片剂。

四、男性骨质疏松症[8]

男性骨质疏松症是由于骨质量未能达到峰值和（或）继发性骨质流失而引起。

60 岁以上的男性人群有 1/3 的人会发生骨质疏松性骨折。在这些患者中，约有 60% 的原因是继发性的，应通过询问病史和辅助检查进行确定。这些原因包括性腺功能减退、吸烟、饮酒过量、药物（糖皮质激素、抗癫痫药如苯妥英钠）、维生素 D 缺乏与慢性病。检查包括骨密度测定、全血化验、肝功能、睾丸素、血钙和维生素 D 检测[9]。可将患者转诊到内分泌专家处接受指导治疗，具体治疗方法可包括针对性腺功能减退应用双膦酸盐、甲状旁腺素和睾酮等。

五、男性乳房发育症

这是一种"真正的"男性乳房的增大，不要与肥胖男性的假性增大混淆。高达 50% 的青春期男孩可出现男性乳房发育。正常男性几乎是摸不到乳腺组织的。

如果在成年男性出现乳房发育、增大，要寻找性腺功能减退的证据，如 Klinefelter 综合征、继发性睾丸功能衰竭（如睾丸炎，睾丸切除术，外伤性睾丸萎缩）。其他原因包括药物（如雌激素、地高辛、钙拮抗药、大麻、螺内酯、胺碘酮、三环类抗抑郁药、西咪替丁），肝功能衰竭，睾丸女性化综合征，以及肾上腺癌、睾丸间质细胞瘤等分泌雌激素性的肿瘤。

六、勃起功能障碍和性问题

新时代的"开放"和"享受观"已经使这个问题越发突显。现代社会对男性的性能力表现出前所未有的关注，从而对男性造成了一种压力。由于这种压力，一些人产生了焦虑和各种各样的性功能障碍。这也是很多人认为年轻男性自杀率高的一个重要因素。

同时，我们也发现了这样一个问题：青年男子在发现自己是同性恋后，他的性生活和工作都陷入混乱和焦虑中。这些人需要专业人士和社会上对同性文化一无所知的大众的理解和支持。

治疗男性勃起功能障碍的新方法令人喜忧参半，但这确实帮助了许多夫妻改善他们之间的关系，并帮助维护了许多男子的自尊心。但是，我们又不得不面对政府的补贴、不良反应等问题。磷酸二酯酶抑制药的问世，为治疗勃起功能障碍带来了新方法。

七、性连锁遗传性疾病

男性患 X- 连锁隐性基因疾病风险更高。因为男性不像女性那样有一条正常的 X 染色体可以掩盖另一性染色体异常基因的表达。

有时，常染色体也可携带致病基因，但只遗传同一性别。如额部脱发，表现为男性常染色体显性遗传性疾病，而对于女性表现为隐性遗传疾病。

X- 连锁疾病显著影响男性的疾病的例子包括：
- 血友病 A 和血友病 B。
- 葡萄糖 -6 磷酸脱氢酶缺乏症。
- 杜氏肌营养不良（进行性假肥大性肌营养不良）。
- 色素性视网膜炎。
- 亨特综合征（Ⅱ型黏多糖贮积症）。
- 眼白化病。

八、小结

人们越来越重视和关心男性健康。最近开业的男性健康诊所已非常成功，这将提高人们对这一健康领域的关注。然而，为了取得新的进展，我们需要对所谓的男性进行重新定义。Andrew Pattison 已提前为人们概括总结出当前的重要任务：

- 男子和男孩需要更多地了解他们的男性特征。
- 自尊在我们生活的每一个阶段都是重要的。
- 男子和男孩应该努力了解自己的情感感受。
- 男子和男孩应该懂得他们身体的需要。
- 男子和男孩应该密切关注如何与他人沟通。
- 保持健康是我们每个人的责任。

在评估和管理重要的男性健康问题中，全科医生具有不可替代的作用。

应该抓住机会和男性讨论健康问题，并在适当的情况下培养他们有预防疾病的意识。

参考文献

[1] Pattison A. The M factor (2nd edn). Sydney: Simon & Schuster, 2001.

[2] Pattison A. Men and their health: the M factor. Current Therapeutics, 2001, August: 9–13.

[3] Smith R. The gender trap. Time (South Pacific edn), 1994, 12 December: 56–61.

[4] Australian Institute of Health and Welfare. Australia's Health 2009. <www.aihw.gov.au>

[5] Australian Bureau of Statistics. Causes of Death. Canberra: ABS, 2010.

[6] Allan C, McLachlan R. Men's health matters: androgen deficiency. Andrology Australia, 2004: 1–29.

[7] Moulds R (Chair). Therapeutic Guidelines. Endocrinology (Version 4). Melbourne: Therapeutic Guidelines Ltd,2009: 253–258.

[8] Diamond D. Osteoporosis in men: update. Part 1. Medical Observer, 5 July 2005: 27–29.

[9] Diamond D. Osteoporosis in men: update. Part 2. Medical Observer, 12 July 2005: 29–31.

阴囊疼痛　　第 106 章

婴儿和青少年的急性阴囊疼痛应首先考虑睾丸扭转，除非有证据排除此诊断。

Text，Page 1055

男性阴囊疼痛可以发生在所有年龄组，然而儿童和青少年的急性阴囊疼痛的诊断往往比较困难。严重情况包括睾丸扭转、绞窄性腹股沟疝、睾丸肿瘤和阴囊血肿，所有这些病症都需要外科手术干预。

一、重要资料与关注要点

- 睾丸扭转是婴儿和儿童急性阴囊疼痛最常见的原因。
- 睾丸扭转也是 25 岁以下青年男子的特征性疾病。
- 睾丸疼痛可涉及腹部。
- 男孩或年轻男子出现腹股沟区域的剧痛伴有呕吐者，进行鉴别诊断时应想到睾丸扭转。
- 由于扭转，摸不到睾丸（一种可避免的问题），常成为一个真正的"定时炸弹"，进而成为诉讼和医疗纠纷的常见原因。
- 由于附睾炎的临床表现与睾丸扭转很相似，因此，在大多数的儿童，只有在手术探查中才能明确诊断[1]。
- 睾丸扭转通常是双侧发作的；当发生单侧扭转时，另一侧睾丸也应固定，以防止扭转。
- 睾丸扭转必须在 4 小时内予以纠正，以防止发生坏疽。
- 可自行复位的并且反复发作的睾丸扭转可以参考睾丸固定术。
- 怀疑脓肿形成，并且经合理使用抗生素治疗效果不佳，进行外科引流可能是必要的。
- 精索静脉曲张可以引起睾丸不适——检查时，患者应取站立位。

二、临床措施

1. 病史　确定患者是否有已知的促发因素或外伤史是很重要的。

关键问题：
- 你注意到排尿时是否有烧灼感或异常的尿道分泌物？
- 你的阴囊区域是否受到过外伤，如被棒球击中或骑跨过什么东西？
- 你最近是否前往海外？
- 你是否意识到在你的睾丸或腹股沟有肿块？
- 你最近是否患病并且发现你的脖子或耳朵附近的腺体有肿块？
- 你是否有背痛或你的背部是否受过伤？

2. 体格检查　阴囊双侧必须进行对比检查。腹股沟疝和股疝必须检查双侧的疝口、精索、睾丸和附睾。患者应该以站立位和仰卧位两种体位检查。阴囊及其内容物须由皮肤开始进行系统检查，其中可能包括皮脂腺囊肿或很少发生的皮肤增厚，伴有炎症的窦道或溃疡，如丝虫病和结核病。对有睾丸疼痛者，检查时将睾丸轻轻地提起，看疼痛是否减轻。

3. 辅助检查　以下检查可能特别有助于睾丸疼痛的诊断：
- 血细胞计数。
- 尿液分析：镜检和培养。
- 衣原体抗原检测。
- 超声。
- ^{99m}锝扫描。

三、婴幼儿和青少年急性阴囊疼痛

这个问题在青少年更容易遇到。其原因列入表 106.1。但是婴幼儿也可以发生睾丸及其附属物的扭转，如莫尔加尼棘球蚴病（hydatid of Morgagni）。

1. 临床问题　一名 15 岁少年以急性右下腹部和阴囊疼痛起病。他呕吐了几次。检查发现右侧睾丸红、肿、疼痛。

表 106.1　阴囊疼痛或肿胀的原因

扭转睾丸
睾丸附件的扭转
附睾-睾丸炎
腮腺炎性睾丸炎
急性鞘膜积液
特发性阴囊水肿
血肿或阴囊积血
睾丸肿瘤
过敏性紫癜
腹股沟阴囊的绞窄性疝
阴囊皮肤病变
精索静脉曲张
牵涉痛（如脊柱痛、肾绞痛、腹主动脉性疼痛）

讨论：

主要的鉴别诊断有两种情况：一是急性附睾-睾丸炎，主要采取保守治疗；二是睾丸扭转，则需要紧急外科手术（图 106.1）。较少见的情况是阴囊血肿或者是酷似急性睾丸扭转的睾丸鞘膜积液。但是这例患者确定是睾丸扭转。扭转的早期应尽可能实施手术，因为如果睾丸缺血超过了几个小时，必然发生梗死，那时就必须实施手术切除了。如排除了流行性腮腺炎，18 岁以下青年不应该被诊断为急性附睾睾丸炎，除非在手术直视下暴露睾丸并排除了扭转的情况。

2. 睾丸扭转和附睾睾丸炎　急性睾丸扭转会出现突然发作的疼痛，表现为剧烈的疼痛，使人眩晕的腹股沟部疼痛可能伴随恶心和呕吐等一般急腹症的症状。而附睾睾丸炎通常以发热和身体不适起病，睾丸很快发生肿胀和急性触痛，但是，这种情况下抬高阴囊通常会缓解疼痛（Prehn 征）。而在睾丸扭转时疼痛会加剧。表 106.2 为两种疾病临床表现的比较。

表 106.2　睾丸扭转和附睾睾丸炎的临床表现

病因分类	睾丸扭转	附睾睾丸炎
发病年龄	青少年早期，平均年龄 5～15 岁	青年、老年人
发病情况	通常突然发病，也可逐渐加重	逐渐加重
疼痛程度	非常剧烈	中度
相关症状	呕吐，腹股沟区疼痛，可能有腹痛	发热 ± 排尿困难
阴囊检查	有明显红肿、触痛，睾丸抬高并横向，阴囊水肿，可能表现为急性睾丸鞘膜积液	肿胀、触痛并发红；直肠指检可有触痛；可能有急性睾丸鞘膜积液
抬高阴囊后的反应	疼痛无改变或加重	疼痛缓解
实验室检查	^{99m}锝扫描（在条件和时间许可且诊断有怀疑的情况下）	白细胞增多；可能出现菌尿

（1）**影像检查**　是辅助诊断手段。超声，尤其是彩色多普勒超声，是鉴别阴囊囊性肿块（如鞘膜积液）和实体肿瘤的有效方法。在鉴别睾丸扭转和附睾睾丸炎的诊断上仍然存在争议，因为其在睾丸扭转的早期没有可靠的特异性影像学指征。由于实验室检查可能延误治疗，一般不推荐。^{99m}锝扫描可以鉴别两种情况：在睾丸扭转时表现为缺血，难以看见血管；而在附睾睾丸炎时血管充血。

（2）**外科干预的时机**　睾丸扭转的最佳手术时机为疼痛出现 4～6 小时内，6 小时内挽救成功率是 85%，而到 10 小时的成功率则下降到 20%[2]。

在术中松解扭转的睾丸，如果没有发生坏死就实行睾丸固定术，睾丸发生了坏疽时则应进行切除（图 106.2）。另一侧睾丸也应实施固定术。

（3）**警世寓言**　许多睾丸摘除是因为没有及时转诊行超声检查而导致的。应将患者立即转诊到外科手术中心。急性右髂窝疼痛的十几岁男孩出现恶心和呕吐，有时被误诊为急性阑尾炎。

3. 睾丸附件扭转　90% 的男性有睾丸或睾丸发育过程中留下的残留物[1]。睾丸附属物（带蒂的莫

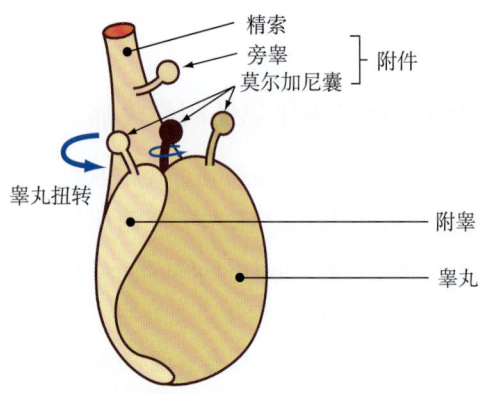

图 106.1　图示睾丸和其附属物的扭转：黑色的莫尔加尼囊是最有可能发生扭转的组织之一

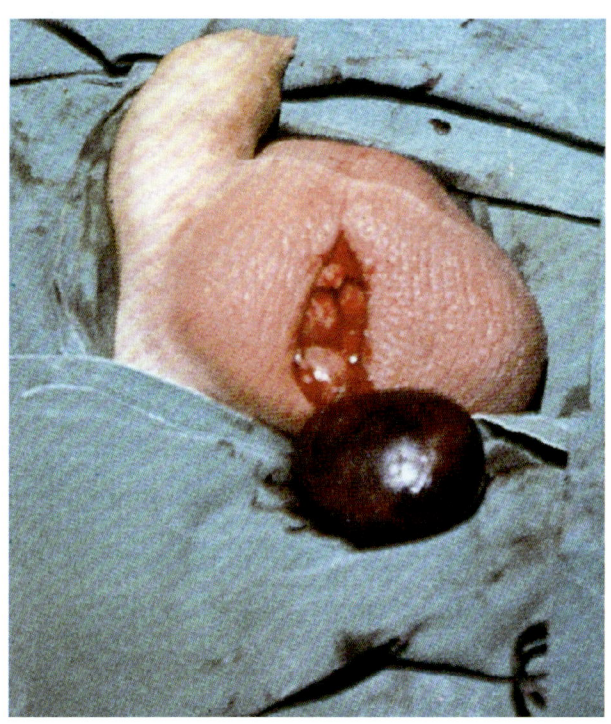

图 106.2 疼痛开始 12 个小时后睾丸扭转导致坏疽。患侧睾丸被切除，健侧睾丸被保留

尔加尼囊）扭转，与睾丸扭转有类似的表现，但没有那么严重（图 106.1）。

一旦睾丸上极表现深蓝色结节就可以诊断睾丸附件扭转（假如没有被与之并发的鞘膜积液所掩盖）。要进行此症与睾丸扭转的鉴别可能需进行手术探查。

四、不同年龄的阴囊疼痛

1. 急性附睾炎　除了流行性腮腺炎，急性睾丸附睾炎在年轻男性通常是通过性传播病原体感染引起；在老年男性通常是通过尿路病原体感染引起的。老年人患者通常是继发于下尿路梗阻和感染或下泌尿生殖道仪器操作。

（1）辅助检查

血细胞计数	白细胞增多
尿液镜检和培养	脓尿，菌尿，可能为大肠埃希菌。细菌培养阴性表明衣原体感染[3]
衣原体检测	PCR 试剂盒
超声	可鉴别附睾肿大与睾丸肿瘤

（2）治疗[4]

- 卧床休息。
- 抬高和托起阴囊。
- 镇痛药。
- 抗生素。

通过性活动感染引起者的治疗：

头孢曲松，250mg，肌内注射，或环丙沙星 500mg，单次剂量口服，加多西环素 100mg，口服，每日 2 次，疗程为 10～14 天；尿路感染相关的急性睾丸附睾炎：阿莫西林/克拉维酸 875/125mg（儿童 22.5mg/kg），口服，每日 2 次，连用 14 天；或甲氧苄啶 300mg（儿童 6mg/kg）每天口服，服用 14 天；或头孢氨苄 500mg（儿童 12.5mg/kg），口服，4 次/天，连用 14 天；或（如以上方法耐药）诺氟沙星 400mg，口服，每日 2 次，连用 14 天。

2. 睾丸炎　急性睾丸炎常常继发于腮腺炎，并常在青春期的后期发生。通常是单侧的（图 106.3），也可能是双侧。

慢性睾丸炎的原因可以是梅毒、肺结核、麻风病或各种寄生虫感染（如丝虫病）。多数情况是原发性结核。

五、睾丸肿物

睾丸肿瘤可发生在任何年龄。但最常见于 20～30 岁（畸胎瘤）和 30～40 岁（精原细胞瘤）的年轻男子。有时表现酷似急性炎症，肿胀伴有急性疼痛。参见第 107 章相关内容。

六、绞窄性腹股沟阴囊疝

绞窄性腹股沟阴囊疝很有可能诊断为睾丸扭转，通常是腹股沟斜疝延伸到阴囊里，通过仔细触诊阴囊根部可以触到疝囊。

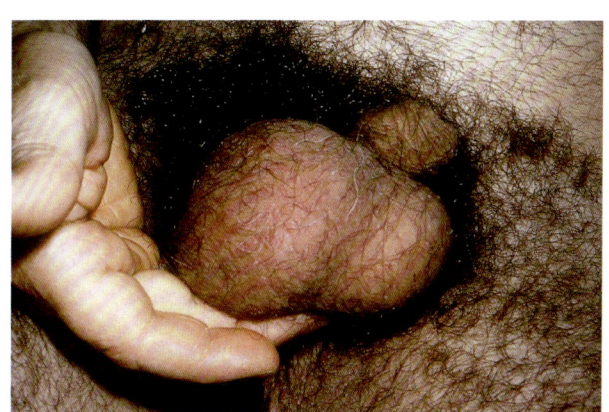

图 106.3　伴有肿痛的腮腺炎性睾丸炎

七、创伤和阴囊血肿

阴囊弥漫性血肿可以是由于腹股沟区的手术、撞击或骨盆骨折造成。因为这些情况可以导致血液向远端渗出。鞘膜血肿可以是急性的，也可以是损伤后"陈旧性粘连"，例如对睾丸的撞击或鞘膜积液引流后。有时可能会自发地出现。所有类型的阴囊血肿都要求手术探查以除外睾丸破裂或肿瘤。

阴囊部的创伤可能会造成尿道损伤和尿液外渗到阴囊。这种情况需要紧急手术。

八、阴囊的皮肤疾病

常见的有皮脂腺囊肿，由于易并发感染所以需要进行引流。富尼埃（Fournier）坏疽（即特发性阴囊坏疽）是一种急性暴发性蜂窝织炎，通常进展迅速且没有任何明显的诱因[5]。如果不及时发现并使用广谱抗生素，坏疽的阴囊皮肤早期即出现感染。最终导致阴囊皮肤腐烂，睾丸暴露[6]。

九、特发性阴囊水肿

这种少见的情况通常发生在 5～10 岁的男孩。阴囊逐渐出现红肿。触诊睾丸正常，但在阴囊红肿时应排除睾丸扭转。特发性阴囊水肿被认为是过敏所致，可能是局部的（如昆虫叮咬）或全部阴囊，或表现为荨麻疹。有时因接触冷水引起。

十、牵涉痛

阴囊部位的牵涉性疼痛可以由输尿管绞痛或胸腰椎疾患引起，其中以后者更加常见，尤其是胸$_{12}$～腰$_1$（T_{12}～L_1）水平及腰$_1$（L_1）神经根的损伤。

十一、转诊时机

- 怀疑睾丸扭转。
- 任何年龄患者的突发急性阴囊疼痛。
- 年轻男性反复的睾丸疼痛。
- 出现有触痛的睾丸肿块。
- 出现睾丸周围的阴囊血肿。

注：紧急情况需转诊，把握至关重要的 4～6 小时原则。

实践要点

- 婴幼儿和青少年患者发生急性阴囊疼痛多考虑为睾丸扭转，除非有证据排除此诊断。
- 青年男性出现反复发作的睾丸疼痛（伴有或不伴睾丸肿胀）意味着睾丸扭转反复发作。有必要进行紧急处理。
- 当已经下降的睾丸发生扭转，由于提睾反射的作用睾丸嵌入到腹股沟部表浅处的小囊袋内，进而因为水肿而被固定，就会出现"睾丸上升"的假象。
- 应密切注意急性睾丸鞘膜积液的病情变化。
- 应注意绞窄性腹股沟疝发生在阴囊的可能，不要因其表现酷似睾丸扭转而误诊。
- 应考虑到夹层动脉瘤在中老年患者可以表现为睾丸疼痛。

参考文献

[1] Hutson J, Beasley S, Woodward A. *Jones' Clinical Paediatric Surgery*. Oxford: Blackwell Scientific Publications, 2003, 185–188.

[2] Wijesinha S. Torsion of the testis. Update, 1997, 2: 212–218.

[3] Berger RE. Urethritis and epididymitis. Seminars in Urology, 1983, 1: 139.

[4] Spicer J (Chair). *Therapeutic Guidelines: Antibiotic* (Version 13). Melbourne: Therapeutic Guidelines Ltd, 2006: 94–95.

[5] Fry J, Berry H. *Surgical Problems in Clinical Practice*. London: Edward Arnold, 1987: 87–88.

[6] Beers MH, Porter RS. *The Merck Manual* (18th edn). Whitehorse Station: Merck Research Laboratories, 2006: 985–986.

腹股沟与阴囊肿块　第 107 章

> 疝气是通过裂缝的肿物。
>
> Ben Jonson（1573—1637），The Staple of News

腹股沟区的肿块可发生于男性，也可发生于女性，但男性在这一部位的肿胀性病变类型更多，并且大多与阴囊肿块相关。

一、腹股沟肿块

最常见的腹股沟区肿物是疝（也称为疝气）和淋巴结肿大。疝的诊断通常是直观的，但必须与其他肿物相鉴别别，包括马尔盖涅（Malgaigne）膨出，这些都不是真正的疝，而只是因为患者下腹部肌肉群薄弱而致的腹股沟区域的弥漫性肿胀[1]。表 107.1 列出了腹股沟肿块的常见病因。

表 107.1　腹股沟肿块的常见病因

疝——股疝、腹股沟疝
马尔盖涅（Malgaigne）膨出
脂肪瘤
睾丸未降
精索膨出——包裹性鞘膜积液及脂肪瘤
淋巴结肿大——局部性，全身性
血肿（后股动脉穿刺）
新生物——脂肪瘤等
腰大肌脓肿
血管异常 ・静脉曲张 ・股动脉瘤

二、疝

腹股沟疝、股疝和两者的混合疝是腹股沟疝最常见的类型。该区域较少见的疝还有闭孔疝、下腹壁疝、腹膜外腹股沟疝和脉管前股疝。疝的基本组成部分如图 107.1，重要的解剖学标志如图 107.2。腹股沟斜疝是通过腹股沟管深环，始于腹壁下动脉外侧，沿着鞘状突，穿过腹股沟管（图 107.3）。在男性紧挨精索，若疝内容物穿出腹股沟管浅环进入阴囊，会成为腹股沟阴囊疝。

由于疝囊颈狭窄和腹股沟管的路径是斜的，疝往往是难复性的，并且易于发生疝囊内肠管绞窄。

腹股沟直疝始于腹壁下动脉内侧，经由薄弱的腹股沟后壁向前膨出，因此与精索距离较远（图 107.4）。腹股沟直疝经常发生于男性并且很少进入阴囊[2]。由于疝囊颈宽，肠绞窄和肠梗阻几乎不会发生。必须强调的是，有时区分腹股沟直疝和斜疝十分困难，两种情况可能同时发生[2]。

股疝是通过股环（也称为股管）膨出，股环即股鞘的内侧壁。当疝囊变大时可以向前向上膨出。疝囊颈部位于耻骨结节外侧（图 107.5）。

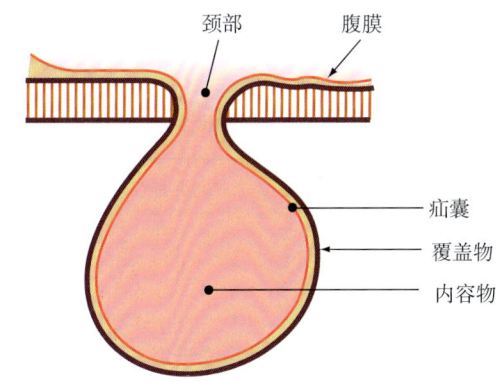

图 107.1　疝的基本组成

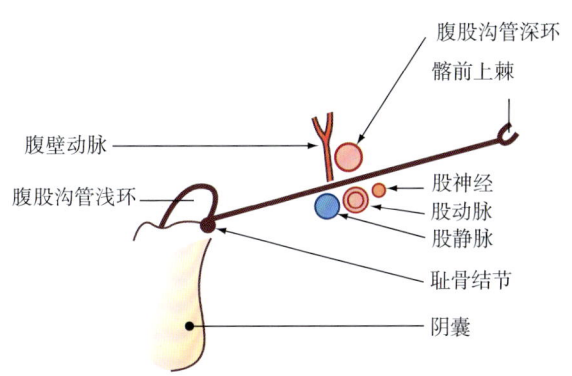

图 107.2　左腹股沟区的重要体表标志：腹股沟管深环位于腹股沟中点（即髂前上棘与耻骨结节连线的中点）上方；股动脉在这一点下方

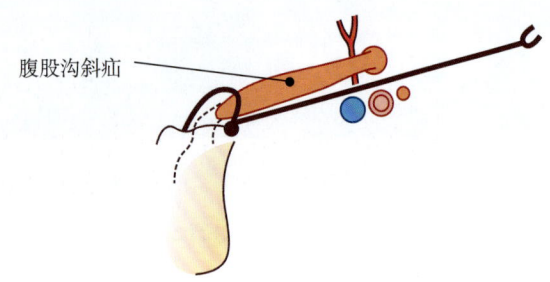

图 107.3 左腹股沟斜疝：始于腹壁下动脉外侧并经过耻骨结节进入阴囊

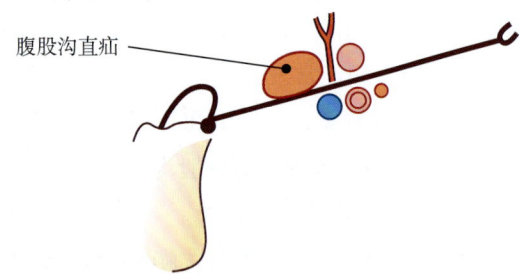

图 107.4 左腹股沟直疝：出现在腹壁下动脉内侧且向前膨出

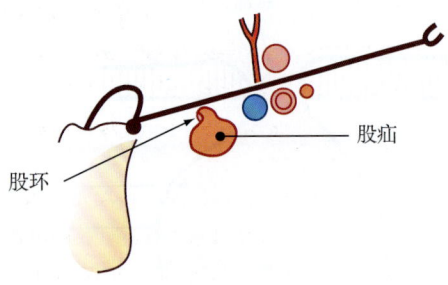

图 107.5 左侧股疝：疝囊颈部位于耻骨结节外侧，位于腹股沟韧带下方

股疝往往较小，通常发生在女性，经常被患者忽视。股疝特别容易发生肠梗阻或肠绞窄[2]。

1. 指南

（1）后天性疝
- 注意阴囊的检查，且两侧进都要检查。
- 双侧多见。
- 由于腹部肌肉薄弱所致。
- 腹股沟直疝和股疝最常见。
- 易发因素
— 年龄（年龄越大越常见）。
— 肥胖。
— 怀孕。

- 诱因（与上述因素相关）
— 腹内压增加：排尿困难、排便用力（便秘）、慢性咳嗽（如支气管炎）、用力提起重物。
— 神经损伤（如阑尾切除术后）。
- 并发症
— 肠梗阻（表 107.2）。
— 嵌顿。
— 绞窄。
— 滑动。

表 107.2 疝内容物梗阻的症状和体征

腹部绞痛
恶心和呕吐
便秘或不能排气
腹胀
金属性高调肠鸣音
疝囊局部压痛和肿胀
疝在咳嗽冲击感

（2）临床特点　主要症状和体征[1]：
- 肿块。
- 不适或疼痛
— 牵拉痛。
— 站立或行走后加重。
— 睾丸牵涉痛（腹股沟斜疝）。
- 睾丸痛——由受压迫的精索或牵涉痛引起。
- 咳嗽冲击感。

重点提醒：
- 股疝在肥胖患者很容易漏诊。
- 体积较大的股疝往往不可还纳。
- 卧位可以尝试还纳疝内容物（直疝通常容易还纳）。
- 50% 以上的绞窄性闭孔疝，疼痛可以沿闭孔神经的分支放射到膝关节[1]。

（3）治疗

① 手术[3]：有症状的疝和所有股疝都需要手术修复。梗阻性疝和绞窄疝需要紧急手术治疗。绞窄性股疝的危险性最大，腹股沟直疝危险性最小而腹股沟斜疝危险性居中。

② 保守治疗：具备相关的医疗条件并且不能耐受手术的无症状腹股沟疝患者可行非手术治疗。轻症的腹股沟疝可以使用疝带，一种细长的弹性疝带，有

会阴带，以防止滑动。疝带必须小心使用，并且要指导患者正确的使用方法[1]。疝带应该在患者平躺时并且疝内容物还纳的情况下开始使用，应适当地压在腹股沟管上。还纳有困难时应以湿毛巾热敷使内容物还纳。

三、儿童腹壁疝

婴幼儿最常见的疝是腹股沟疝和脐疝。

1. 脐疝

（1）临床特征
- 脐部圆形柔软的肿块，表面皮肤颜色较深。
- 在最初几个月可能会增大。
- 不痛，触摸时也不会痛，易还纳。
- 当孩子睡着时肿块消失。
- 通常可以逐渐消失。
- 大部分在12个月时消失。
- 较大的用脐疝通常在4岁时消失。
- 需要考虑到甲状腺功能低下。

（2）治疗
- 解释和安慰。
- 不需要治疗。
- 不需要用带子或绳子（可能会导致绞窄，并且没有帮助）。
- 如果4岁时仍然存在，可考虑修复。

2. 腹股沟疝

（1）临床特征
- 在早产儿和男童更多见。
- 以腹股沟肿块为表现——可以是间歇性出现（例如啼哭时）。
- 可能出现间歇性疼痛或不适。
- 不能还纳时多为绞窄性。

注：有可能发生肠绞窄。

（2）治疗 外科干预的原则：
- 一般的规则是尽早干预（ASAP），尤其是对婴幼儿和不能还纳的。
- 可复性疝——"6-2"法则。
  — 出生到6周以内：手术在2天内进行。
  — 出生6周到6个月：手术在2周内进行。
  — 出生大于6个月：手术在2个月内进行。

四、阴囊肿块

阴囊内有睾丸和远段精索，表面覆盖筋膜和内膜肌。睾丸表面包被有鞘膜，是在睾丸下降时由腹膜延伸而来。

阴囊疾病可以是急性的或慢性的，可以是双侧或单侧的。肿块可以是囊性、实质性或其他性质，如精索静脉曲张、水肿和疝。实质性肿块包括睾丸肿瘤、睾丸附睾炎及睾丸扭转。囊性肿块包括鞘膜积液、附睾囊肿、精子腺囊肿和溶解性渗出物囊肿。阴囊肿块的特点比较见图107.6和表107.3。阴囊肿块通常来自深层的结构，特别是睾丸及其附属物，而不是阴囊皮肤[1]。

真正阴囊肿块的基本体征是出现上述病症的可触及性肿块（图107.7）。

患者通常会感觉疼痛或发现肿块。

1. 阴囊的检查 阴囊检查应采取患者仰卧和站立两种体位进行。左侧睾丸通常低于右侧。检查时应注意与皮脂腺囊肿鉴别，如果有非常痒的结节并有阴囊水肿时应考虑到疥疮，水肿可能由虫蚀的孔洞引起。仔细触诊阴囊的每一个结构。用拇指、示指和中指轻轻触诊每个睾丸及附睾。在穿过腹股沟管浅环进入阴囊后的精索是可以触及的，睾丸和附睾也很容易触及。

触诊后要对肿物进行透光试验。在暗室里，用一束闪亮的光束从阴囊后面照射阴囊肿物。透过肿物呈现红色发亮的光可以见于鞘膜积液和附睾囊肿。肿物含有血液或其他组织，如睾丸肿瘤和大多数疝，则不透亮。

2. 单侧阴囊肿块 确定肿块是腹股沟阴囊的或只是阴囊的是很重要的。如果能够摸到肿块的上极就说明肿块位于阴囊内。如果无法摸到肿块的上极就说明是一个大的腹股沟疝或疝合并睾丸鞘膜积液（图107.7）。触诊应注意有无咳嗽冲击感。然后要确定是否可以触及睾丸和（或）附睾，或者说它们是否因有鞘膜积液的肿胀而使触诊不满意。

3. 小睾丸 成人睾丸长径如果小于3.5cm则被视为小睾丸。长2cm或更短的小而硬的睾丸，是克兰费尔特综合征（klinefelter syndrome）的特征。睾丸小而软表明睾丸萎缩，可能继发于腮腺炎性睾丸炎、雌激素治疗、雄性激素缺乏或抗雄性激素治疗、垂体

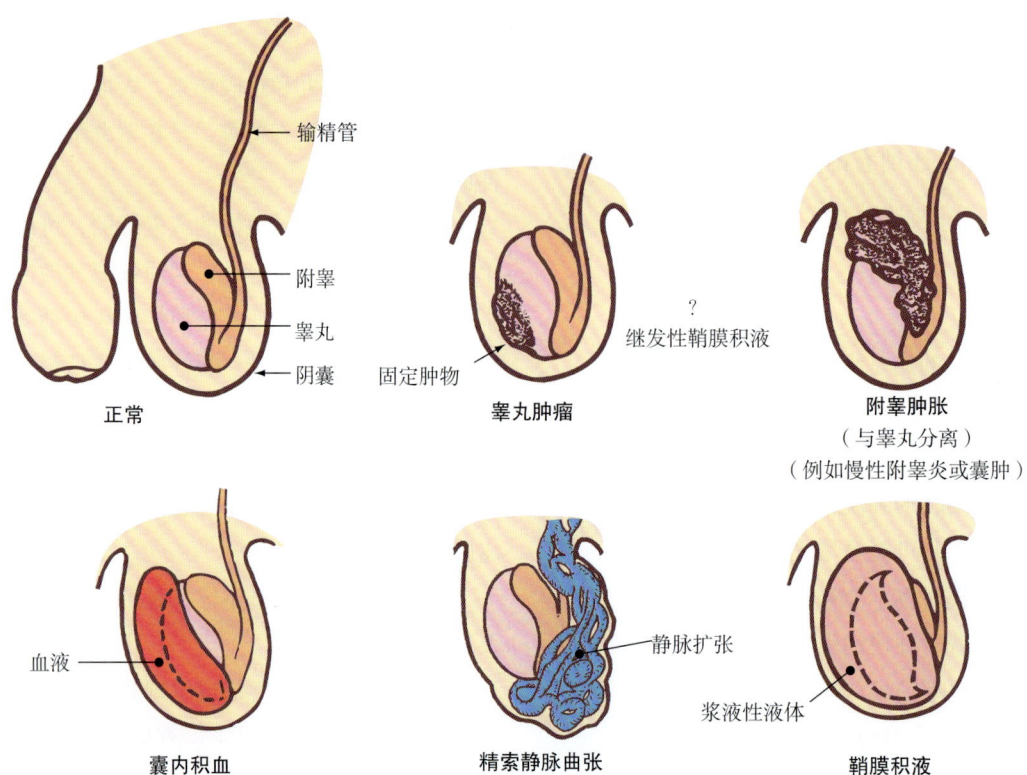

图 107.6 各种阴囊肿块的基本比较

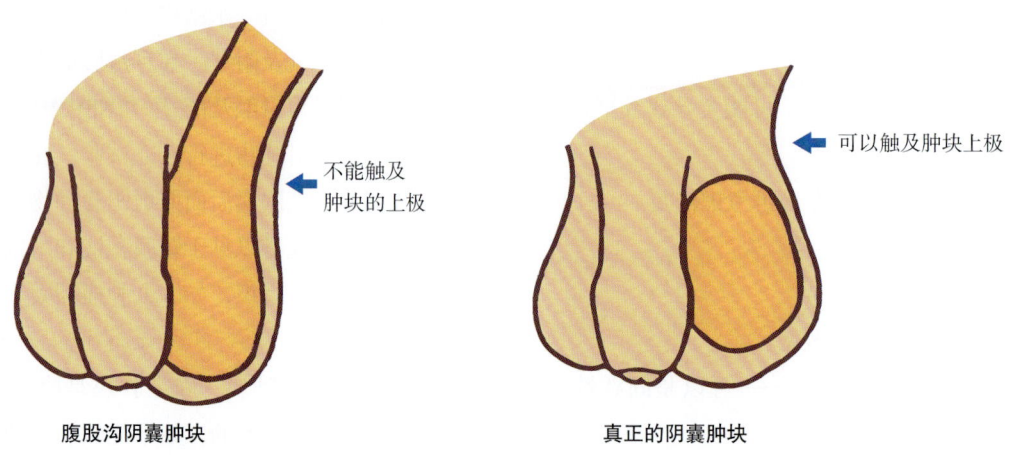

图 107.7 阴囊肿块和腹股沟阴囊肿块的差异

功能减退症、肝硬化及其他相关疾病。

五、鞘膜积液

鞘膜积液是指鞘膜内形成淡黄色液体积聚。可以是原发的,也可是继发性的。如果出现鞘膜积液,需要排除阴囊内的疾病,如肿瘤或感染。阴囊超声检查有助于评估鞘膜积液中睾丸的状态。鞘膜积液可无症状或出现阴囊和腹股沟部的牵扯不适感。

1. 新生儿鞘膜积液 在婴儿出生时阴囊鞘膜腔常常是交通性的(鞘状突未闭),少数也有呈非交通性的。鞘膜腔内包含有液体。透射试验显示为囊性,但如有疑问,可进行超声检查。鞘膜腔的积液量每天都可能发生变化,而且变化量可能会相当大。积液不会累及腹股沟管浅环,所以有可能在积液上方摸到腹股沟管浅环。在婴幼儿啼哭或腹腔压力增大时不会触到阴囊冲动。5%的新生儿存在鞘膜积液,大多数会

表 107.3　各种睾丸肿块的特征

	临床表现	部位	触诊	透光试验
睾丸鞘膜积液	任何年龄 原发或继发 ・肿瘤 ・感染 ・扭转	局限于阴囊 从前方包裹睾丸，而后方没有	平滑，梨形 皮肤松弛或紧绷 触不到睾丸，无触痛	阳性
附睾的囊肿 附睾囊肿和精子腺囊肿临床上类似囊肿	无症状或有牵拉感	睾丸后方或上方	光滑且皮肤紧绷 多房性囊肿 睾丸容易触及 与睾丸容易分离	阳性
慢性附睾睾丸炎	非特异性 结核 衣原体 (偶尔伴有少量鞘膜积液)	睾丸后方或上方	硬性肿胀 质硬且不平 睾丸正常	阴性
精索静脉曲张	牵拉不适感	左侧常见 沿着精索走行于睾丸上方	柔软，如蠕虫状或者葡萄样 当患者仰卧位时睾丸挺起 睾丸通常较小	阴性
睾丸癌	20～40 岁青年男性 无痛性肿块 睾丸感觉丧失	睾丸内部 通常感觉在前部 可能伴有阴囊积液	睾丸增大变实睾丸增大时感觉重量增加 附睾正常(如可触及)	阴性

在 12 个月内自发吸收、消退。如果鞘膜积液量非常大或持续存在超过 12 个月，应考虑外科干预。

成人原发性鞘膜积液的治疗　手术是治疗鞘膜积液最有效且疗效持久的方法。原发性鞘膜积液可以通过简单的穿刺抽液治疗，但积液常常会再次积聚，并且反复操作有出血或感染的风险。但是，在穿刺抽液后注入组织硬化剂（如稀释的苯酚或十四烷基硫酸钠）可以防止积液再出现，反复 2～3 次往往可以治愈该病。这种硬化疗法可能并发疼痛和与硬化剂相关的炎症反应。

方法：

• 将套管针（LA）插入阴囊到积液囊壁以内。

• 套入一个 18 号或 19 号静脉套管到囊壁下并拔出针芯，保留软套管在囊壁下（图 107.8）。

• 最初积液会自动排出，而后挤压液囊使积液排出，然后用 20ml 的注射器抽吸。

• 记录抽出液量。

• 注入 2.5% 的无菌苯酚或硫酸钠溶液到已抽出积液的囊腔内（200ml 积液者，注入 10ml；200～400ml 积液者注入 15ml，超过 400ml 积液者注入 20ml）。

如果鞘膜积液再次形成（约占 10% 的病例）则可以在 6 周后重复治疗。

2. 精索包裹性鞘膜积液　这是精索鞘状突段的局部积液。触诊可在阴囊上方触及囊性肿块。特征为向下牵拉睾丸时肿块也随之向下。通常不需要治疗。

六、附睾囊肿

附睾囊肿很为常见且常为多发性。通常发生于中、老年人。大多数附睾囊肿内为清晰无色的液体。如果囊肿与精液囊肿输出管相通则会充满白色浑浊液体。

附睾囊肿可能无症状，也可能造成不适和影响美观，应予以切除。双侧囊肿切除的患者生育能力可能

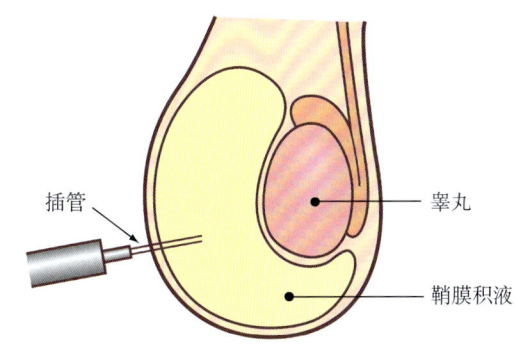

图 107.8　鞘膜积液抽吸术示意图

受到损害。

抽吸术和硬化剂注射也可用于附睾囊肿的治疗。

七、精索静脉曲张

精索静脉曲张是蔓状静脉丛的曲张（图105.6）。据调查正常男性发病率为8%～10%，由于左肾静脉回流缓慢等生理因素，98%患者发生在左侧。已观察到精索静脉曲张与不育症存在一定关系，但其发生机制仍有争议。

大多数精索静脉曲张是无症状的，因而常为偶然发现。牵拉阴囊可能会引起不适感。通常不需要进行实验室检查，当诊断有困难或怀疑有肿瘤时，应做超声检查。如出现症状或不育，则即为治疗的指征。松紧适度的内裤可缓解不适。手术治疗是在腹股沟管深环上方进行静脉结扎。如果左侧睾丸有缩小，即需要进行静脉结扎治疗。

八、阴囊血肿

可以由创伤造成阴囊血肿急性发生，如跌倒骑跨、运动损伤或鞘膜积液穿刺等，也可表现为无明显外伤史的慢性血肿。阴囊血肿发生于睾丸前方，而透照试验阴性。当发生急性睾丸破裂时需要进行外科引流术（也应考虑到相关的尿道损伤）；慢性血肿需要排除肿瘤的可能。睾丸损伤后可以发生压力性萎缩，尤其在早期引流不及时的情况下更易发生。

九、精子肉芽肿

- 实性触痛肿块。
- 输精管结扎术后——在输精管断端。

治疗

- 暂予随访观察。
- 考虑非甾体抗炎药。
- 如果有症状和增大的话，转诊寻求切除术。

十、睾丸肿瘤[5-7]

睾丸实体的肿块很可能是肿瘤。睾丸恶性肿瘤约占男子恶性肿瘤的2%。主要发生于青年男性，是澳大利亚15～44岁男性最常见的肿瘤之一（表107.4）。95%的睾丸肿瘤起源于生殖细胞。从临床实用的目的出发将其分为：

- 精原细胞瘤，占40%。
- 非精原细胞瘤性精子细胞肿瘤（NSGCT），占60%[6]。

表107.4 澳大利亚男性睾丸肿瘤的发病情况[1, 4, 5]

肿瘤	发病率（%）	发病的高峰年龄（岁）
精原细胞瘤	40	25～40
畸胎瘤	32	20～35
混合性精原细胞瘤/畸胎瘤	14	20～40
淋巴瘤	7	60+
其他肿瘤（如性腺间质肿瘤：间质细胞瘤、性腺胚细胞瘤）	少见	不定

1. 临床特点
- 年龄15～40岁的青年男性。
- 睾丸的无痛性肿块（最常见特征）。
- 15%的患者有疼痛[6]。
- 睾丸痛、触觉减退。
- 相关临床表现（可能掩盖肿瘤）。
— 鞘膜积液。
— 精索静脉曲张。
— 附睾炎。
— 轻微损伤就引起睾丸肿胀。
— 男子乳房发育（畸胎瘤）。

2. 危险因素 包括睾丸肿瘤家族史或下列病史：
- 隐睾症（5倍的危险）。
- 睾丸固定术后。
- 睾丸萎缩。
- 既往睾丸癌症史。

3. 黄金原则
- 除非已明确排除，所有阴囊内实体肿块均为恶性，并必须行手术探察。
- 注意与青年男性鞘膜积液进行鉴别。
- 肿瘤的表现可以酷似急性附睾丸炎——即所谓都有"炎症"性或"烧灼"样的表现[3]。

如果一个人发现有睾丸肿块，他应该去找他的医生进行超声筛查。如果可能为恶性的话，他应该：

- 到一专科中心接受治疗。
- 进行仔细认真的分期。

- 行睾丸切除术及相应辅助治疗。

4. 转移 睾丸肿瘤的转移可以直接通过淋巴浸润和血液传播。转移常发生在主动脉旁淋巴结，所以应该从脐部以上开始仔细触诊。然而，其最易通过胸腹部CT扫描而发现。也可以转移到颈部、肝和胸部。

5. 辅助检查 有助于诊断的检查包括[3]：

- 睾丸超声：可以检测睾丸内部肿块的密度，以明确诊断和了解睾丸被膜的侵犯情况。
- 肿瘤标志物：甲胎蛋白和人绒毛膜促性腺激素的升高提示畸胎瘤。

能提供分期的检查包括：

- 胸部X线检查。
- 腹部、骨盆和胸部CT，观察淋巴结情况。
- 乳酸脱氢酶——监测继发性传播情况。

注：避免阴囊穿刺活检，因为有阴囊壁内肿瘤植入的潜在风险。避免阴囊切开手术。

6. 治疗 初始治疗是睾丸及腹股沟部精索切除术。对于精原细胞瘤，专业性治疗应根据肿瘤的分期进行个体化治疗，由于其对放射治疗非常敏感，所以预后较好。畸胎瘤和非精原细胞瘤的预后一般则比精原细胞瘤差。

大多数睾丸肿瘤的预后良好，在维多利亚、澳大利亚的5年生存率达99%[8]。睾丸肿瘤情况的对比概括在表107.5。

手术不应影响其余睾丸组织，但其有能动性、有功能的精子的生成可能减少。然而，精子的产生在放疗和化疗以后可能暂时或永久性地减少。可与患者讨论精子预处理储存问题。

随访：手术后的前2年，每隔几个月行胸部、腹部和盆腔的扫描，2年后，间隔时间可适当延长。每次随访时检测血清肿瘤标志物[7]。

7. 普查和睾丸的自我检查 已有研究显示睾丸癌早期发现的益处[9]。然而，迄今为止尚没有充分的证据支持应该进行对无症状睾丸癌的常规筛查。同时这也是考虑到其发病的不常见。推荐只对高风险人群进行筛查。筛查包括彩色多普勒超声和肿瘤标志物检查。也少有证据表明，睾丸自我检查能更容易发现早期睾丸肿瘤，或比没有自我检查者有更长的生存期[10]。

表107.5 常见睾丸癌的比较[6,8]

	精原细胞瘤	非精原细胞瘤（NSGCT）
常见发病年龄	25～40岁	<35岁
发病率	40%	60%
增长速度	慢	快
性质	实性	混合——实性+囊性
临床所处分期	90%为1期	60%为1期
肿瘤标记物：		
α-FP	绝不阳性	常见
β-HCG	偶尔阳性	常见
治疗	腹股沟睾丸切除术+放射治疗科	1期：睾丸切除术 复发：化疗
①化疗敏感性	+++	+++
②放射治疗敏感性	+++	±
预后	5年生存率：1期为99%；总体生存率>85%	1期，外科治疗可使93%的患者治愈

十一、睾丸未降（隐睾）

阴囊内没有睾丸可以是异位、缺如、回缩或真性未降。在足月产男婴的发病率是2%～4%，在早产男婴是20%，而在1岁内婴幼儿为1%。2/3以上的睾丸未降是由于睾丸位于浅表的腹股沟袋内，即在腹股沟部可以触到睾丸。

1. 睾丸未降 睾丸未降是指尽管用手牵拉睾丸仍不能达到阴囊的底部。是小儿外科中仅次于腹股沟斜疝的第二常见疾病。睾丸通常正常，但如果在阴囊以外有可能造成发育不良。

真正的睾丸未降是指睾丸停止在正常的下降路径途中，如在腹腔内、腹股沟管内、腹股沟管浅环处、阴囊高位和阴囊中位（图107.9）[4]。下降不良最有可能是机械性原因导致。

2. 回缩性睾丸 回缩性睾丸是指睾丸可以变动位置，而并非保持在初次下降到阴囊的位置。这是一种常见病症。睾丸在某种情况下（如洗热水澡时）位于阴囊内，但遇到寒冷时又会上提离开阴囊。在出生后的几个月内提睾肌不具收缩力，但在2～8岁时收缩力最强。

3. 异位睾丸 异位睾丸是指睾丸离开正常下降路径,不能下降到阴囊内。可以出现在会阴、大腿根部、阴茎基底部(耻骨前)、前腹壁或在腹股沟浅面(图107.10)。真正的睾丸异位大约只占所有睾丸未降的5%。

4. 睾丸上升 睾丸上升是指婴儿期睾丸下降至阴囊内,但随后又回升到腹股沟内,因为精索未能随着身体发育相应地伸长。

(1)**体格检查**[11] 睾丸查体应在温暖的房间和宽松的环境下进行。先用一只手的两个手指轻轻夹住阴囊颈部两侧,防止睾丸缩回。然后用另一只手通过阴囊仔细触摸寻找睾丸。如果触不到睾丸,一只手指尖放在髂前上棘内侧,然后并向耻骨结节移动,而另外一只手在耻骨结节处等待睾丸出现。诊断取决于对睾丸活动范围的仔细检查。

(2)**睾丸未降的问题**
- 睾丸发育不良。
- 容易受到直接的暴力行为(如在腹股沟区)。

> **实践要点**
>
> 如果在出生时触摸不到睾丸,3个月后复查。如仍不能触及,应转诊到有关专家那里进行评估。

- 恶性变的风险(精原细胞瘤)是正常人的5~10倍。

(3)**最佳手术时间** 睾丸固定术的最佳时间是6~12月龄。一般认为,只要2岁以内睾丸降到阴囊内应问题不大。如果2岁以后,睾丸未降,则会影响精子的产生。如触不到睾丸,有必要行手术探查:可有50%的挽救概率;而在另外50%患儿,或为睾丸缺如,或为睾丸肿瘤,应予以切除。

早期进行睾丸固定术的好处列于表107.6。

(4)**激素注射** 一般不推荐注射绒毛膜促性腺激素。激素治疗仅对边缘性回缩睾丸有效。

十二、输精管结扎术

1. 需注意的危险特点
- 未婚。
- <35岁的年轻人。
- 没有孩子。
- 情感危机。
- 未参与意见的配偶。

2. 术后
- 4~7天内避免剧烈活动和性行为。
- 在未确定精液分析阴性结果之前使用其他避孕方法。
- 术后3个月时进行首次精液分析。
- 不要马上告知其已不育。
- 需要射精20次后。

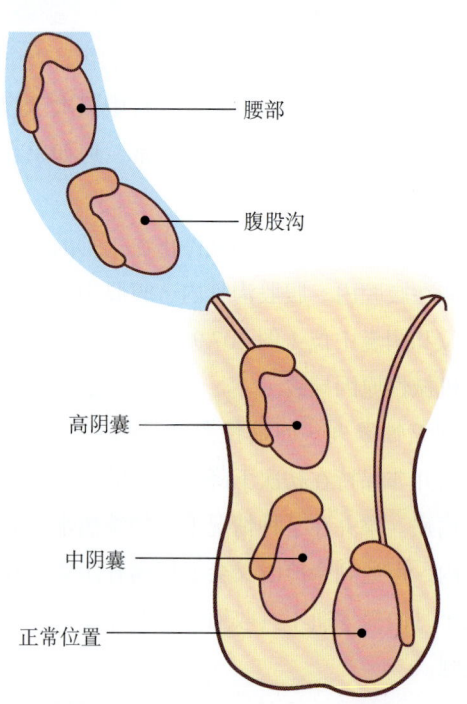

图107.9 睾丸未降:停止下降的位置

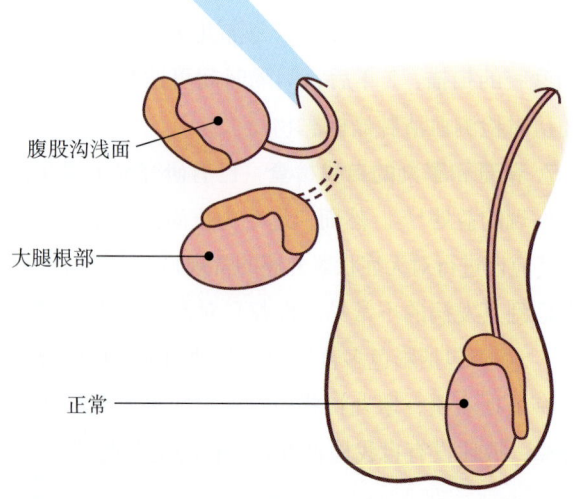

图107.10 睾丸未降:异位

表 107.6　早期进行睾丸固定术的益处（1岁以内）[4]

提供了获得生育能力的最佳机会
纠正腹股沟斜疝（90%的患者并存）
降低了睾丸创伤的风险
降低了睾丸扭转的风险
减少了心理上的不良后果
可能减少了恶性肿瘤的风险（精原细胞瘤）

- 容易出现慢性睾丸痛。

3. 并发症

- 血肿（2%～3%）。
- 伤口感染（约2%）。
- 充血性附睾炎（睾丸/附睾疼痛2周）——用非甾体抗炎药治疗。
- 精子肉芽肿（15%～40%）。
- 附睾囊肿。
- 约有50%产生精子抗体。如果以后要求行输精管吻合术可能是个问题。
- 约有1%的并发慢性睾丸痛，即输精管结扎后综合征。
- 失败率为2/1 000～3/1 000。
- 存在心理和性心理问题。

参考文献

[1] Fry J, Berry H. Surgical Problems in Clinical Practice. London: Edward Arnold, 1987: 79–92.
[2] Davis A, Bolin T, Ham J. Symptom Analysis and Physical Diagnosis (2nd edn). Sydney: Pergamon Press, 1990: 212–220.
[3] Hunt P, Marshall V. Clinical Problems in General Surgery. Sydney: Butterworths, 1991: 329–342.

> **实践要点**
>
> **腹股沟阴囊肿块**
> 儿童疾病外科治疗的时机选择：
> - 腹股沟疝——尽快。
> - 脐疝——4岁（4岁前大部分可以自愈）。
> - 股疝——尽快。
> - 睾丸未降——6～18个月
> - 鞘膜积液——如果12个月后仍然很大（12个月之前大部分可以自行吸收）。
> - 精索静脉曲张——观察并保守治疗。

[4] Bullock N, Sibley G, Whitaker R. Essential Urology. Edinburgh: Churchill Livingstone, 1989: 287–318.
[5] Messing EM. Testicular seminoma. In: Current Therapy in Genitourinary Surgery (2nd edn). New York: Resnick & Kursh, 1992: 168.
[6] Stockler M, Boyer M. Testis cancer: how to treat. Australian Doctor, 21 February 2003, I–VIII.
[7] Boyer MJ. Diagnosis and treatment of testicular cancer. Current Therapeutics, 2001: 26–29.
[8] Giles G. Cancer Survival Victoria. Cancer Council Victoria Epidemiology Centre, 2007: 12.
[9] Bolse J, Vogelzang NJ, Coldman A, et al. Impact of delay in diagnosis on clinical stage of testicular cancer. Lancet, 1981, 2: 970–972.
[10] RACGP. Guidelines for Preventative Activities in General Practice (6th edn). Melbourne: RACGP, 2005: 36.
[11] Hutson J, Beasley S, Woodward A. Jones' Clinical Paediatric Surgery. Oxford: Blackwell Scientific Publications, 2003: 181–184.

第108章　阴茎疾病

> 颇具讽刺色彩的是，没有什么器官能比这小小阴茎的错误传闻更多了。
> William Masters & Virginia Johnson（1970），*Human Sexual Response*

近最常见的阴茎疾病是性心理障碍和性传播疾病，但是也有很多其他方面的问题，而这些问题经常涉及包皮。

一、影响包皮和龟头的疾病

1. 包茎　包茎是指由于包皮较紧而不能在龟头上自由回缩。一直到5～6岁，包皮都可以黏附在龟头上。通常在6岁始，包皮可以逐渐分离，变成非黏附性。任何年龄的男孩都不应做强行回缩包皮的行为。

真正的先天性包皮口狭窄非常罕见。如果7岁时包皮仍不能回缩并且有龟头炎等临床症状，应建议做包皮环切术。在排尿时出现气球状鼓胀的是包茎的一个特征。如果持续存在此情况，则考虑继而会发生的膀胱输尿管反流。不过，在包皮与龟头分离过程，出现轻度的排尿时包皮气球状鼓胀怀着情况是常见的。只要顺利排尿并无疼痛感，则应能自行分离[1]。

治疗：炎性包茎可以使用皮质激素霜治疗（例如0.05%倍他米松戊酸乳膏，每天4次，连续使用4周，足量地涂在包皮的内侧皮肤与外侧皮肤交界的紧张而有光泽处的部分）。真正的包皮瘢痕需要行包皮环切术。一些真正的包茎患者一旦在他们开始有性生活时就会出现问题。这些患者需要行包皮环切术。一般情况下很少需要进行包皮环切术。

2. 嵌顿性包茎　包茎发生嵌顿时表现为包皮回缩、肿胀和疼痛（图108.1）。这是因为包皮已被拉回过龟头，并嵌顿在龟头后部，不能再向前推。这种情况常发生在8～12岁的儿童和老年人，尤其是已有轻度包茎存在的情况下。多发生于阴茎勃起时或导管插入后。

治疗：首先应紧急努力进行手法复位术。通常在无麻醉情况下进行，但可进行阴茎阻滞［不要采用肾上腺素局麻（LA）或全身麻醉］，也可在手法复位

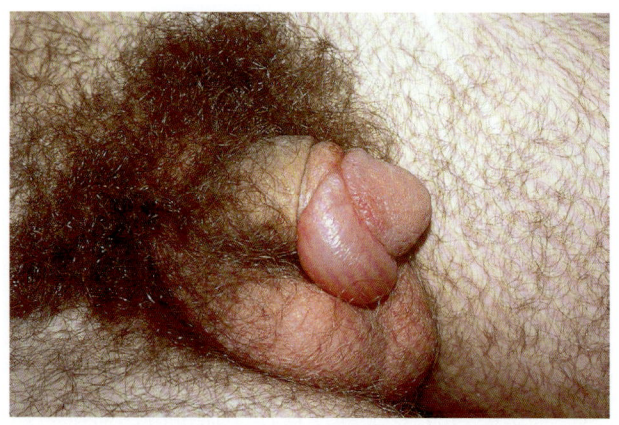

图108.1　显示嵌顿性包茎的回缩、肿胀、消肿的包皮

操作前5～10分钟应用较大剂量2%的利多卡因胶乳或EMLA霜剂。

需提醒注意：绝不能用冰。

方法1：将包皮收缩环处的龟头和远端水肿组织轻轻地挤压几分钟，以减少水肿。局部涂用凝胶润滑剂进行手法复位，用两示指向前触拉包皮以覆盖龟头。同时，两大拇指轻轻地向后推龟头，使其复位（图108.2）。

方法2

- 用一只手紧紧地握住龟头肿胀的部分并适当用力握挤。可以用纱布或冷毛巾裹着有助完成这一步（图108.3）。

- 连续施加压力，直到水肿部分的液体可以通过收缩环下回到阴茎体。

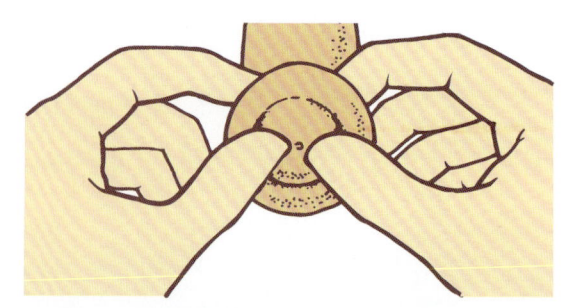

图108.2　急性嵌顿性包茎：手法复位方法

- 然后就可以牵拉包皮覆盖龟头。

方法3：如果手法复位失败就有必要立即手术治疗。作为紧急手术应该在局部或全身麻醉下进行，在包皮缩窄环的背侧做一小切口（图108.4）。切口大小以使包皮能朝尿道口方向推进并减轻肿胀为度。在日后炎症消退后应行包皮环切术[2]。

3. 龟头炎（包皮龟头炎） 龟头炎是通常影响龟头和包皮下组织（包皮龟头炎）的炎症性疾病。炎症可以仅仅为轻微的发红、龟头和包皮受到轻度刺激，也可以为细菌感染。龟头炎是相当常见的疾病，可能是因白色念珠菌感染所致，但在婴儿可能由湿尿布引起；在老年人可由糖尿病单独或与之相关的病原体引起。严重的病例可能出现伴有扩散性蜂窝织炎的化脓性感染，需要系统性的抗生素治疗。

对表现为龟头炎者需要进行下列病症筛查：
- 糖尿病。
- 反应性关节炎（瑞特综合征），特别是无症状患者。

治疗
- 轻症患者可以用温盐水适当清洗，然后应用护肤霜或氢化可的松乳膏，更严重者可用抗生素软膏（如褐霉酸，每日4次）。
- 取分泌物拭子做培养。
- 包皮下应仔细清洗，保持清洁。
- 如果有真菌存在：局部使用制霉菌素或克霉唑或咪康唑乳膏。
- 如果存在毛滴虫：甲硝唑或替硝唑（口服治疗）。
- 如果存在细菌
  — 使用带细长喷嘴的管状抗生素制剂（如氯霉素或金霉素）。
  — 如果整个阴茎发红，则需要口服或静脉给予抗生素。

4. 闭塞性干燥性龟头炎 如发现包皮增厚伴皮肤苍白考虑干燥性龟头炎。这将导致进行性包茎，以大龄儿童（常为10~12岁）最为典型。如果是轻度的话，皮质激素乳膏有效，但是通常要行包皮环切手术。

二、包皮的卫生保健

婴儿和儿童期的正常包皮并不需要特别的护理。虽然有90%的男孩在5岁前，包皮可以自行回缩，但在5岁前不必为了清洁使包皮缩回。从6岁或7岁开始，男孩子可以适当注意包皮卫生，轻轻地缩回包皮进行清洁，清洗频率次数就如同耳后部一样。然而，直至青春期当包皮粘连减轻、包皮垢减少时，包皮清洁才成为一个重要事情。

1. 基本原则
- 包皮应让其自然地自行缩回。
- 包皮不强行用力应缩回。
- 一旦可以自主收缩，应鼓励每日进行舒缩，并洗澡或淋浴时进行清洁。

2. 对患者辅导指南
- 在淋浴或洗澡时将包皮向其阴茎根部推回露出龟头（图108.5）。
- 用肥皂和水清洗阴茎前端和包皮。
- 清洁后，将阴茎前端和包皮擦干，然后复位包皮。
- 如果包皮发炎或出现异味，将包皮尽量推回到不影响排尿的位置。

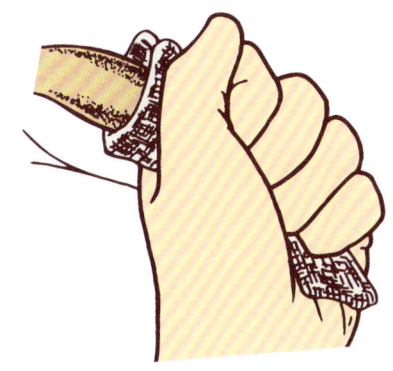

图108.3 急性嵌顿包茎：纱布挤压法

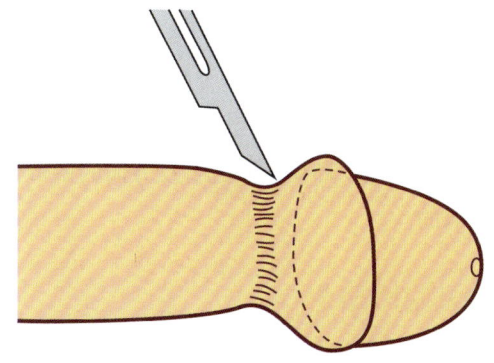

图108.4 急性嵌顿包茎：在包皮缩窄环的背侧切口

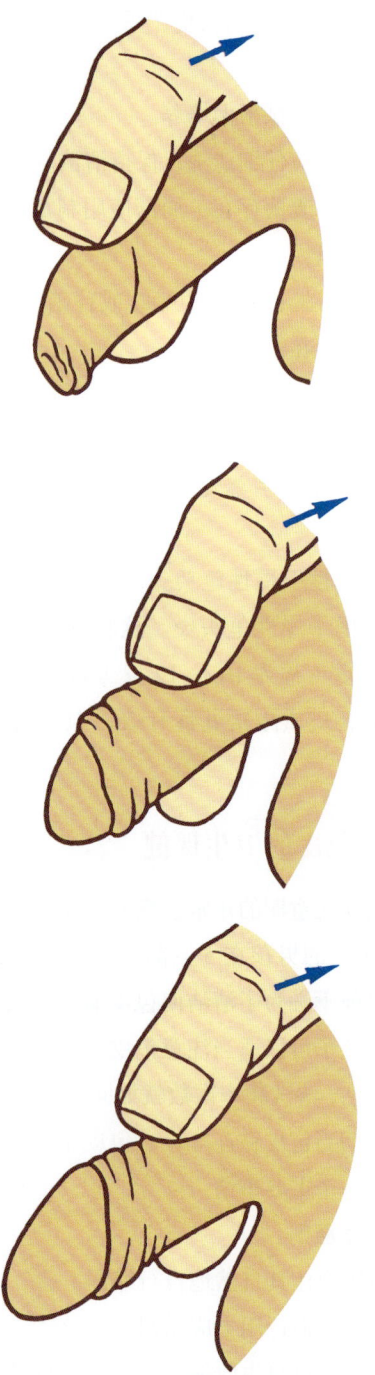

图 108.5　包皮卫生：将包皮推回便于清洗

除去包皮异常和宗教原因，社会普遍反对包皮环切术。澳大利亚皇家内科学院儿科和儿童卫生系（Paediatric and Child Health Division of the RACP）的政策性观点通常也不建议行包皮环切术。争论集中在包皮环切术是不符合自然的，不必要的，虽然包皮环切术相关的发病率和病死率低，但与尿道口狭窄有一定关联。现在实施包皮环切手术已经较以前减少，大多数执业医师由于社会原因也不愿做此项手术。不过支持者认为该手术减少了局部细菌感染的风险，也减少了系统性感染如败血症、阴茎癌和性传播疾病的发生[3]。包皮环切术的适应证包括包茎、嵌顿包茎（偶尔）、复发性龟头炎和干燥性龟头炎。伴有尿道下裂的男童绝不能进行包皮环切，因为包皮可能是日后进行尿道修复所需皮肤的重要来源[2]。

1. **包皮环切术的并发症**
- 出血。
- 感染（局部或败血病）。
- 龟头或尿道口溃烂。
- 尿道口狭窄。
- 阴茎畸形。

2. **绝对禁忌证**
- 尿道下裂等先天性畸形。
- 阴茎勃起疼痛（阴茎在勃起过程中疼痛，影响性生活）。
- 阴茎"隐藏"。
- 生病、情况不稳定的婴儿。
- 活动性出血。
- 经验不足。

采用包皮背部切口替代常规包皮环切术以达到美观的效果是不可取的，这一方法只能用来作为一项应急措施。

三、儿童包皮下肿块

以下情况需考虑为皮下肿块：
- 包皮垢沉积（包皮下方黄白色肿块），这通常是正常的，并可排除一种白色的渗出物。
- 皮样囊肿（位于腹侧正中线的皮肤内）。

四、包皮环切术

五、系带成形术

先天性系带过紧在性交时可以导致撕裂，并反复发生出血。在包皮环切中术进行反方向的系带分离缝合是可取的。

六、隐匿阴茎

"隐匿阴茎"综合征（也被称为"隐藏"或"不起眼的"阴茎）时，阴茎表现为暴露不充分、看起来很小，或包皮过大和过紧。可能是因阴茎根部脂肪垫过厚，致使阴茎根部皮肤不能固定而引起。也可继发于包皮环切时皮肤过多被切除时。勃起时包皮不能充分伸展。这种情况并不总是能自行解决，尽管这可能发生在身体一些脂肪过多的部位。建议尽早转诊到儿童外科医生处行进一步处理。

七、影响尿道口的疾病

1. 尿道口狭窄 尿道口狭窄可是先天性，也可为后天性的。环切包皮的儿童，可能由于龟头末端发生擦伤和溃烂而导致后天性尿道口狭窄。包皮环切术后，龟头部涂用凡士林可使其发生率减少[1]。较少见的病因是包皮环切术中直接的创伤及皮炎的刺激。尿道口溃烂易促发尿道口狭窄。通常表现为排尿疼痛或有轻微出血。儿童轻度尿道口狭窄通过轻柔扩张尿道就可以矫正。严重的病例需要行尿道口切开术矫正。

导管创伤通常是引起成年人尿道口狭窄的原因。

2. 尿道下裂 尿道下裂是尿道口开放在阴茎下方或阴茎腹侧的情况。男性发病率为 1/300[1]。先天性尿道下裂可以分为龟头型（最常见）、冠状沟型、阴茎型或会阴型[4]。阴茎腹侧轴成角度并缩短，即导致疼痛性勃起。

尿道下裂可以引起尿液向下偏斜、飞溅或沿阴茎体向下流。除龟头型之外均建议利用包皮皮肤进行手术修复。阴茎下弯畸形可以同时纠正。此类患者不应常规进行包皮环切术。

3. 尿道上裂 尿道上裂是指尿道开口在阴茎基底部背面。男性发病率为 1/30 000。大部分的患者由于膀胱颈缺损伴有尿失禁。

八、其他阴茎疾病

1. 阴茎疣 阴茎疣通常是肉质的，多个，外生，呈乳头状，通常出现在冠状沟、毗邻的包皮和尿道口（图108.6）。该病由人乳头瘤病毒（HPV）引起，通过性接触传播。使用解剖蚊子钳轻轻撑开末端尿道口查看有无阴茎疣。治疗包括保持凉爽及干燥，并且应用25%鬼臼树脂溶液在复合安息香酊中或0.5%鬼臼毒素局部涂抹，每12小时1次，共3天，然后停4天，每周重复使用，直到消失，或5%咪喹莫德霜，1周3次，4～12周为一个疗程[5]。3

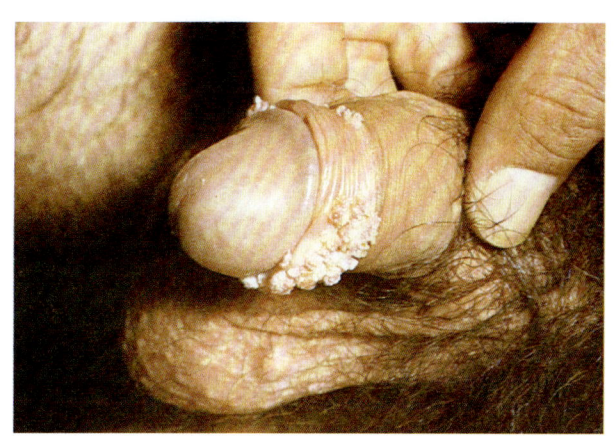

图 108.6　人乳头瘤病毒（HPV）引起的阴茎（外阴）疣

个月内有10%复发。

2. 阴茎珍珠状丘疹 这是些出现在阴茎龟头且规整排列的非常小的圆形丘疹（图108.7）。这种情况很为常见，往往是由青少年男性患者首次发现，对他们应进行安慰，应该让其放心，阴茎珍珠状丘疹只是一种正常变异，不能被视为是阴茎疣。

3. 阴茎溃疡 如果有先天性系带过短，那么性活动常导致系带创伤。这种创伤性溃疡可能愈合较慢，并且包皮系带可能需要外科手术分离。这种溃疡可能与性病并发的溃疡（如梅毒性硬下疳、单纯性疱疹或AIDS的溃疡）相似。导致溃疡另一个重要的（虽然罕见）病因是阴茎癌。各种原因列于表108.1。

4. 阴茎癌 阴茎癌较为罕见，男性发生率为 1/100 000[2]。未进行包皮环切与此病有一定相关性，理论上认为包皮垢可能致癌。大多数阴茎癌是鳞状细

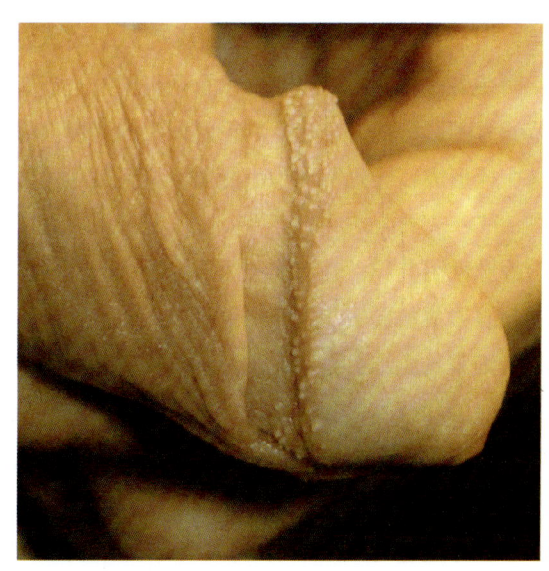

图 108.7　阴茎珍珠状丘疹

表 108.1　阴茎病变的原因

非溃疡性
龟头炎
・白色念珠菌
・反应性关节炎
・糖尿病
・卫生习惯不良
皮肤疾病
・银屑病
・扁平苔藓
尖锐湿疣
溃疡性
创伤（触痛）
癌（不触痛）
单纯性疱疹（触痛）
梅毒（不触痛）
软下疳（触痛）
白塞综合征

胞癌。人乳头瘤病毒（HPV），特别是 16 和 18 型人乳头瘤病毒在阴茎癌的发病中起着一定作用[6]。

阴茎癌初期可以表现为龟头或冠状沟的结节状疣（或溃疡），可能类似于尖锐湿疣。还可能有血性或恶臭的分泌物，通常隐藏在包皮内[4]。常发生于个人卫生较差的老年患者。50%的有症状患者会出现相关淋巴结的肿大，可能由于感染或肿瘤引起。直到该病的晚期，远处转移者也很少见[6]。

5. 阴茎异常勃起[7]　阴茎异常勃起是一种与适当的性刺激无关的持续痛性勃起。海绵体充盈疼痛，但是海绵体和龟头却软弱无力。病因通常是静脉回流较差，但有10%患者表现为创伤后过多的动脉血流入。阴茎多普勒超声可以鉴别以上两种情况。静脉性阴茎异常勃起应视为急症；如果延误治疗可能会导致静脉血栓形成，导致阳痿。可能需要进行放射栓塞治疗。

静脉性阴茎异常勃起的原因有：通常与治疗阳痿的前列腺素或罂粟碱注射于海绵窦有关；血液疾病，如镰状细胞贫血和白血病，转移性恶性肿瘤浸润，脊髓损伤，静脉药瘾者和药物（如抗凝药、大麻、吩噻嗪类）和一些抗高血压药物是少见的原因。某些病例是特发性的。

管理中应急查血涂片以排除红细胞增多症和白血病，然后在局部麻醉下，用 16 号注射针从同侧海绵体抽吸出黏稠的血液[7]。如果没有完全缓解，用含 1mg 间羟胺的 10ml 生理氯化钠溶液非常缓慢地注射到阴茎海绵体内，紧接着进行按摩。如 1 小时后反应不佳，可以在监测血压的同时再次注射间羟胺。如果引流方法能够获得成功，就很少应用静脉分流术。

6. 阴茎硬结症　阴茎硬结症是一种纤维化过程，有时与迪皮特朗挛缩症（Dupuytren contracture）相关，它是一种影响阴茎体并导致不适和勃起时阴茎畸形的综合征。40 岁以上的男性中有 4% 的人罹患此症，且有 1/3 的患者表现有阴茎勃起时阴茎疼痛和出血。阴茎勃起时存在异常的弯曲。畸形的阴茎导致无法顺利满意地插入阴道。检查时在阴茎体可以触摸到一个无痛的硬性斑块。轻症的患者需要保证每日口服维生素 E 片 200mg，连用 6 个月，以减轻不适。该病在 1～2 年后病情可能会加重、持续不改变或自发地减轻。有时如患者勃起畸形严重以致性交困难时需进行阴茎矫治整形外科治疗，或罕见因为患者阳痿而阴茎重建术[2]。

7. 阴茎勃起疼痛　该症是阴茎的腹侧或是旋转性的弯曲。这是一种先天性异常，通常是由腹侧的包皮缺陷所致[8]。通常从出生到 18 个月左右可被检测到。经常合并尿道下裂。这个畸形在勃起时最明显。建议应及早转诊给儿外科医生为妥。

8. 阴茎"破碎"　阴茎"破碎"是指在性交过程中阴茎勃起组织突然破裂，导致突然剧烈疼痛。应紧急召集泌尿外科医生会诊进行手术修复。破裂可以影响整个的尿道海绵体（预后较好）或阴茎海绵体，后者可能并发终生的勃起功能障碍。

9. 包皮损伤　阴茎损伤并不少见，一种情况就是拉裤子拉链时，包皮被夹伤。此时，应做的就是努力避免拉链继续加剧损伤问题。在办公室，应将拉链从裤子上切断（图 108.8），并在局部麻醉下（绝不能加肾上腺素），考虑用钳粉碎拉链，松解开包皮。另一种方法是用手术刀在金属标签下面切断拉链。

10. 血精　血精是指精液中混有血液，是表现为有些令人害怕的一种症状。有时可以出现在年轻男子和中年男子。第一步是确定血液是在精液中，而不是来自尿道口内的疣或伴侣。

血精通常作为一个独立的症状发生，但也可继发

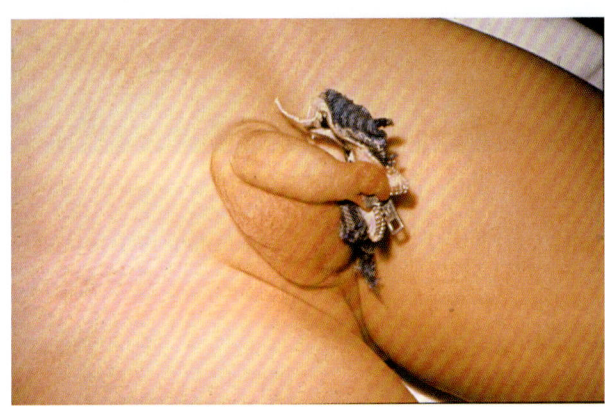

图 108.8　被裤子拉链夹住的包皮

于尿道疣或前列腺炎，或者前列腺肥大和前列腺肿瘤（尤其是在老年患者）。如果尿液镜检表明没有伴发血尿，前列腺特异性抗原和血压是正常的，血精常可自行停止。合理的处理方案就是安慰患者，使其放心，并于 6 周后进行复查。

参考文献

[1] Hutson J, Beasley S, Woodward A. Jones' Clinical Paediatric Surgery. Oxford: Blackwell Scientific Publications, 2003: 195-198.

[2] Bullock N, Sibley G, Whitaker R. Essential Urology. Edinburgh: Churchill Livingstone, 1989: 287-299.

[3] Sing-Grewal D, Macdessi J, Craig J. Circumcision for the prevention of urinary tract infection in boys: a systematic review of randomised trials and observational studies. Archives of Disease in Childhood, 2005, 90: 853-858.

[4] Hunt P, Marshall V. Clinical Problems in General Surgery. Sydney: Butterworths, 1991: 365-368.

[5] Spicer J (Chair). Therapeutic Guidelines: Antibiotic (Version 13). Melbourne: Therapeutic Guidelines Ltd, 2006: 97-98.

[6] Beers MH, Porter RS. The Merck Manual (18th edn). Whitehorse Station: Merck Research Laboratories, 2006: 2049-2045.

[7] Lawson P. Difficult male urological problems. Urology Seminar Proceedings. Box Hill Hospital, 1997: 2-4.

[8] Fulde GWO. Emergency Medicine. Sydney: Churchill Livingstone, 2007: 212-213.

第109章 前列腺疾病

> 就像丈夫和妻子,精神和肉体并不一定愿意同归于尽。
>
> Charles Colton 1780—1832

前列腺的主要功能是帮助营养精子并保持精子活力。它不生产任何激素,所以通常前列腺切除术后不发生性欲方面的改变。

一、前列腺炎

前列腺炎包括了一组临床症状:排尿不适和涉及会阴部、腰部、尿道和睾丸的前列腺牵涉痛。它常发生于25～50岁的男性。前列腺炎时通常找不到明确的致病细菌,叫作无菌性前列腺炎。前列腺也有可能发生急性或慢性细菌感染。

细菌性前列腺炎通常是由泌尿系病原体引起,如大肠埃希菌(最常见)、肠球菌、变形杆菌、假单胞菌或葡萄球菌引起。已有研究表明,一些慢性感染与沙眼衣原体有关[1]。

前列腺痛是前列腺炎的典型症状,但没有炎症或感染的客观证据(表109.1)。

推荐使用前列腺炎综合征来囊括表109.1中的4个术语。

1. 急性细菌性前列腺炎的临床特点

(1)症状

- 发热、出汗或寒战。
- 会阴部(最主要)、背部及耻骨上区疼痛。
- 尿频、尿急和排尿困难。
- 不同程度的膀胱出口梗阻(bladder outlet obstruction,BOO)。
- 伴或不伴血尿。

> **诊断提示**:排尿困难 + 发热 + 会阴部疼痛 = 急性前列腺炎

(2)体征

- 发热。
- 直肠指检:前列腺明显触痛、肿胀、坚硬、温度升高、质硬。

(3)并发症

- 脓肿。
- 反复发作。
- 附睾炎。
- 急性尿潴留。
- 菌血症或败血症。

2. 慢性细菌性前列腺炎

慢性细菌性前列腺炎的诊断需要有轻微的尿路刺激病史及会阴、阴囊及耻骨上疼痛。也可能发生射精疼痛。临床查体前列腺可以是正常的或有轻微触痛,呈"沼泽"样凹凸不平。反复发性尿道炎的男子应该考虑前列腺炎(表109.2)。

3. 辅助检查

- 分段尿液标本和前列腺按摩取得的前列腺液(EPS)检查结果显示白细胞超标。
- 尿液或精液培养可能阴性或白细胞计数不高。
- 前列腺结石(经X线或经直肠超声显示)可能会影响治疗成功率。
- 前列腺特异性抗原(PSA):炎症时升高,有时易与癌症相混淆。

表109.1 前列腺炎综合征的分类

	前列腺疼痛	前列腺直肠指检	尿液培养阳性	前列腺分泌物培养阳性
急性细菌性前列腺炎	是	有触痛肿胀	是	是
慢性细菌性前列腺炎	经常	正常或有硬结	偶尔	少数
非细菌性前列腺炎	经常	正常	偶尔	无
前列腺痛	经常	正常	无	无

表 109.2　慢性细菌性前列腺炎的特点

治疗困难
复发性感染
会阴部疼痛
前列腺液中可见白细胞

4. 治疗

（1）**急性细菌性前列腺炎**　阿莫西林（或氨苄西林）2g，静脉注射，每日1次；或加庆大霉素 5mg/（kg·d），单日剂量。直到症状有明显改善，基于药敏试验的结果可以改为口服，维持治疗14天。

对于轻症感染，口服阿莫西林/克拉维酸钾、甲氧苄啶或诺氟沙星治疗。对尿潴留者应予导尿，如脓肿形成则需要内镜指引下行引流术。

（2）**慢性细菌性前列腺炎**　由于非细菌性前列腺炎进行细菌培养时也可有少量正常菌群生长，导致难以与慢性细菌性前列腺炎鉴别，在治疗上也相应地有一定难度。避免过度使用抗生素，应定期进行检查评估。对患者进行安慰也很重要。应建议患者经常射精并洗热水澡。按摩疗法仅用于难治性病例。多西环素100mg（口服），12小时1次，疗程为6周[2,3]。或甲氧苄啶300mg（口服），每日1次，连用6周。或诺氟沙星400mg（口服），12小时1次，疗程6周。或环丙沙星500mg（口服），12小时1次，疗程6周[2]。

（3）**非细菌性前列腺炎（慢性骨盆疼痛综合征）**　这是最常见的男性疾病。它经常复发，且每次发作可持续数个月。抗生素治疗是不合理的。可以表现为尿液逆流性进入前列腺组织形成尿酸盐结晶[3]。处理上主要是对症治疗，强调培养良好的排尿习惯。在排尿最后避免用力。鼓励正常的性活动，并掌控好压力应激管理。

（4）**前列腺痛**　进行1次彻底地泌尿生殖系统检查。有些患者有尿道括约肌痉挛，且可能对地西泮或α受体拮抗药盐酸哌唑嗪0.5mg的药物治疗有效。可进行心理辅导。偶尔饮酒和喝咖啡可诱发前列腺痛，此时常常将前列腺痛认为是非细菌性前列腺炎的等同症。

前列腺炎少见的原因包括结核、淋病、寄生虫和真菌。

二、下尿路症状

下尿路症状（lower urinary tract symptoms，LUTs）可归纳为排空性症状（阻塞性）或尿潴留性症状（刺激性）。刺激性症状的原因可能只是膀胱问题。阻塞性症状通常由前列腺问题引起（也可以引起刺激性症状）。"前列腺病态"这一旧的术语是不正确的定义，最好不要再用。

1. 排空性症状（阻塞性）
- 排尿延迟。
- 尿流变细。
- 尿末滴沥。
- 尿潴留。
- 应变（Straining）张力过度。

2. 潴留症状（刺激性）
- 尿急。
- 急迫性尿失禁。
- 尿频。
- 夜尿症。
- 耻骨上疼痛。

三、膀胱出口梗阻

年龄在60岁以上的大多数男性都有膀胱出口梗阻（bladder outlet obstruction，BOO）的症状。最常见的原因是良性前列腺肥大（benign prostatic hyperplasia，BPH）。40～49岁年龄组男性该病的发生比率为1/7，≥70岁的男性的发生比率增加到1/4[3]。BPH是一个组织学诊断，严格地讲不应作为一种症状性诊断。只有10%～15%的病例需要手术解除梗阻症状[1]。膀胱出口梗阻也可以由膀胱颈梗阻和尿道括约肌痉挛引起（图109.1）。

诊断提示：残尿感 + 张力性排尿困难 + 尿频 = 膀胱出口梗阻

1. 临床特点
- 排尿延迟。
- 尿频。
- 尿急。
- 夜尿增多。
- 排尿缓慢、不连续。

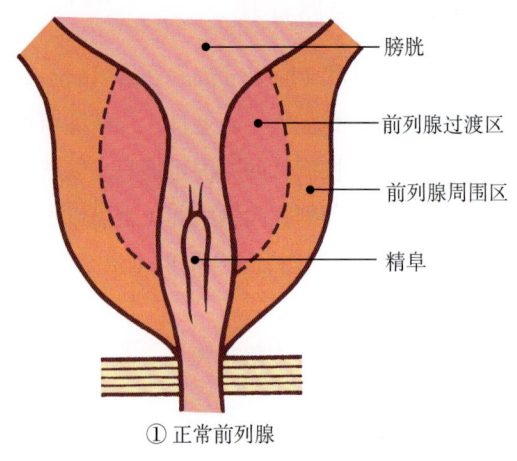
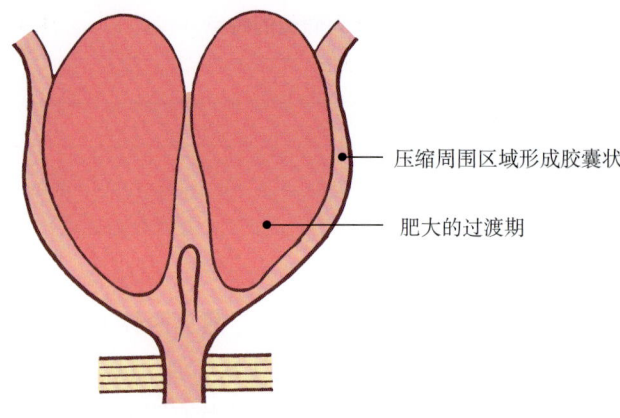
① 正常前列腺　　② 良性前列腺增生

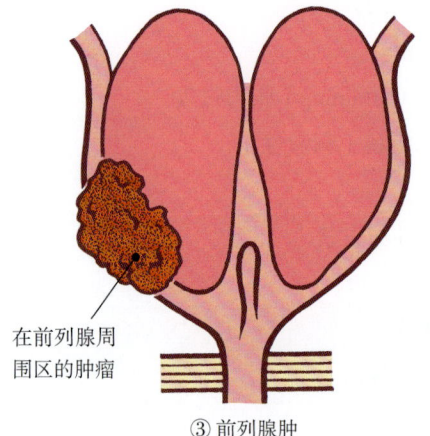
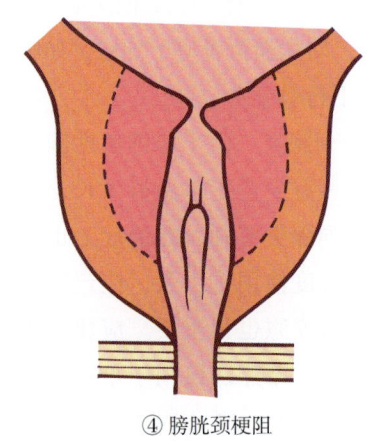
③ 前列腺肿　　④ 膀胱颈梗阻

图 109.1　四种膀胱出口梗阻的比较图解

- 尿末淋沥。
- 急性尿潴留（15% 的患者有此症状）。
- 潴留与溢出性尿失禁（不太常见）。
- 可发生黏膜下前列腺静脉破裂引起的血尿。
- 直肠指检，通常触诊到增大的前列腺。

需要注意：小的前列腺也可能导致 BOO。

较理想的病史应包括国际前列腺症状积分（International Prostate Symptom Score，IPSS）[4]。体格检查应包括腹部检查、直肠指检和会阴部检查。

2. 辅助检查[3]　这些检查包括：
- 中段尿液细菌培养加药敏试验。
- 肾功能，多包括尿素氮、电解质和肌酐。
- 前列腺特异性抗原（PSA）。
- 同泌尿系超声检查，包括膀胱残余尿量测定。
- 如果怀疑由癌症引起，应行经直肠超声引导下的前列腺穿刺活检。
- 排尿日记。

- 如果排尿流速 < 10 ～ 15ml/s 则提示梗阻性排尿困难，而不是膀胱刺激症状（图 109.2）。

3. 前列腺梗阻的并发症
- 尿潴留。
- 泌尿系感染。
- 膀胱结石。
- 尿毒症。

4. 对症状轻微患者的建议（除外癌症后）
- 避免应用某些药物，尤其咳嗽和感冒药等非处方药（OTC）。
- 避免或减少咖啡因和酒精的摄入。
- 就寝之前避免喝饮料等液体食物。
- 及时小便（不要憋尿）。
- 排尿后等待 30 秒，并尝试再次排尿。

5. 治疗

（1）内科治疗　轻症患者可能需要 α 受体拮抗药治疗，如阿夫唑嗪、多沙唑嗪、坦索罗辛、特拉唑嗪、

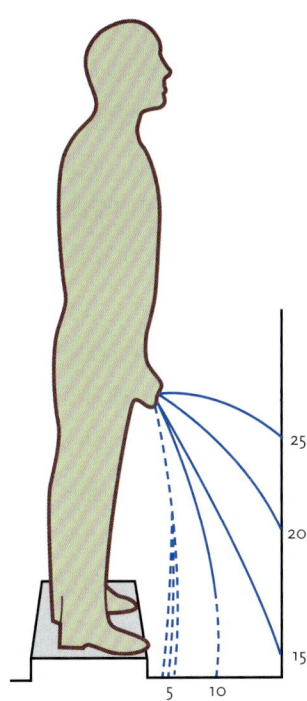

图109.2 排尿流速的目测范围。图中数字表示着每秒钟排尿的毫升数,即排尿速度。在评估患者排尿功能障碍时,询问他指出哪个流速最接近他自己的情况。流速低于15ml/s,表明梗阻存在,而如果低于10ml/s则为显著梗阻[5]

哌唑嗪等,抑制膀胱颈及尿道收缩[1]。常用的剂量是:坦索罗辛0.4mg,每日1次;哌唑嗪0.5mg,每日2次,或开始0.5mg,夜晚服用,以后增为每天1mg,夜晚服用。哌唑嗪最多可以增加至2mg,每日2次。再继续加大以上药物剂量并不能再增加疗效,临床症状亦不会再有所改善。5-α还原酶抑制药(如非那雄胺)可缩小前列腺体积。3个月后尿流速度改善,6个月时达到最佳效果,但仍达不到与手术同样的效果。药物对症状的控制不是非常有效。系统回顾表明,α受体拮抗药和5-α还原酶抑制药在症状的减轻方面与安慰剂相比,α受体拮抗药比5-α还原酶抑制药更有效[5]。两种药物均可用于长期治疗,但是两者不能同时使用。

(2)外科治疗 最有效的治疗方法是经尿道前列腺电切术(transurethral resection of the prostate, TURP),或者激光消融(图109.3)。对于体积小的前列腺行经尿道的前列腺切开术(transurethral incision of the prostate, TUIP)可得到相同的效果。目前采用开放式前列腺切除术占良性前列腺手术的不到1%。

对于非常虚弱的患者,麻醉下在尿道前列腺部的局部放置永久弹簧(支架)是一种选择。由钬产生的绿色激光气化疗法,即YAG激光疗法是一种新的有效方法。微波和热疗也是新方法,但效果欠佳。

前列腺切除术的绝对适应证包括肾功能恶化、上尿路扩张、尿潴留(继而进行引流和评估)和膀胱结石。80%的患者因烦人的症状而接受手术治疗。

(3)术后指导
- 可能最初几天会有尿急,甚至尿失禁。
- 前3周会有间歇性出血,因此,需增加液体摄入量。
- 勃起功能通常不受影响,但约5%的患者可能丧失勃起功能下降。
- 3周内避免房事。
- 性高潮仍可达到,但通常射精时没有精液排出。因为精液被反向射到膀胱里了。
- 如果在早期重新发生梗阻,可能会有狭窄。

注意事项:
- 约15%的患者术后持续存在尿频的烦恼。
- 10%~15%的患者意外地发生癌症。

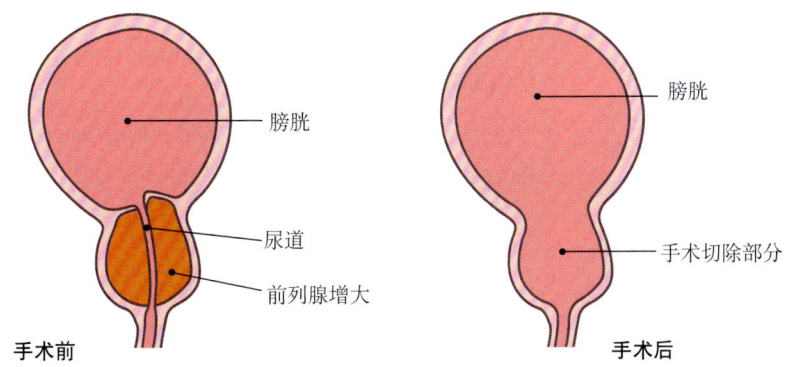

图109.3 前列腺电切术

四、下尿路症状与药物

某些药物由于其对膀胱的作用,可导致下尿路症状。对于家庭医生来说,询问这些药物的用药史,进而判断评估这类患者的症状原因是非常重要的。这类问题主要是由具有抗胆碱能活性药物的不良反应所致。

1. 抗胆碱药物

- 阿托品和东莨菪碱复合物,如
—异丙酰胺。
—马吲哚(氯苯咪吲哚)。
—吩噻嗪类。
—双环维林。
—普鲁苯辛。
—其他颠茄类生物碱。
- 抗抑郁药
—特别是三环类药物。
- 抗震颤药,如
—金刚烷胺。
—苯海索。
—苯托品。
—比哌立登。
—奥芬那君(邻甲苯海明)。
—丙环定。

2. β受体激动药

- 麻黄碱。
- 沙丁胺醇。
- 特布他林。
- 非处方药(主要为咳嗽和感冒药,包括麻黄碱的拟交感神经药)。

五、前列腺癌

前列腺癌是男性最常见的恶性肿瘤,在澳大利亚是第三大癌症死因。50岁之前很少发病。80%的80岁以上男性有前列腺的组织学癌变,但大多数处于静止状态[7]。虽然男性一生中有16%的概率发生前列腺癌,而一生中死于该病的危险只有3%[8]。且其在澳大利亚维多利亚州的5年生存率为84%,并且还在上升。前列腺癌的患病危险随着年龄而增长,对于70岁之前有过前列腺相关疾病诊断的患者的风险更大。前列腺癌可能无症状,甚至到肿瘤它已扩展超出了前列腺其症状还不明显。它通常始发于前列腺周边组织。前列腺癌的发病率存在着种族差异,并且随移民迁徙,发病率也会随之变化,表明前列腺癌受环境的影响(也可能是膳食脂肪作用影响)。

1. 临床特点 当怀疑前列腺癌时可以通过检测肿瘤标记物前列腺特异性抗原(PSA)或经尿道前列腺切除术(TURP)后的组织病理学进行诊断。前列腺癌的典型临床表现为进展迅速地出现下尿路梗阻症状或发生转移癌的症状,尤其是转移到骨骼(骨盆和脊柱)的症状[6]。症状包括膀胱口梗阻(70%)、急性尿潴留(25%)、背部疼痛(15%)、血尿(5%)和尿毒症(5%)[1]。其他症状包括疲倦、体重减轻及会阴部疼痛。

直肠指检(digital rectal examination,DRE)可以发现一增大的结节(但50%不是癌)。晚期癌症通常表现为前列腺局部呈坚硬、结节状和不规则的腺体。肿瘤可能大到使前列腺正中沟消失,边界不清楚。另外,前列腺癌也可能使前列腺触诊感觉正常。

2. 前列腺异常的体征(DRE)

- 坚硬肿块。
- 两侧不对称。
- 结节感。
- 正中沟消失。

3. 前列腺癌的辅助检查

(1)血液分析

- PSA

—正常人可轻度升高,如良性前列腺肥大、运动后。
—必须结合直肠指诊的结果。
—是前列腺特异性的指标,而不是前列腺癌的特异性指标。

> **PSA 指南参考值(ng/ml)**
> < 4:正常(但有15%~25%的前列腺癌患者正常)
> 4~14:可疑(意义不确定)。
> > 10ng:强烈提示癌症。
> > 20:提示转移扩散。

- 特定年龄的PSA参考值范围:
—40~49岁:0~2.5ng/ml。

— 50～59 岁：0～3.5ng/ml。
— 60～69 岁：0～4.5ng/ml。
— 70～79 岁：0～6.5ng/ml。

• 游离/总 PSA 比值：再精化的 PSA 测试为"游离/总 PSA 比"（F/TPSA 比）与随着时间的推移 PSA 升高率。众所周知，PSA 标记的特异性和敏感性存在着其局限性。特别是在 4～20ng/ml 间的"灰色地带"值时，既可为良性前列腺增生，也可为前列腺癌。F/TPSA 比有助于区分判断这些 PSA 中度升高患者为良性还是恶性。

（2）筛查 对无症状男子进行筛查的价值是有争议的。有研究显示，如果能够对 50～70 岁男性及具有阳性家族史的更年轻的男性每年进行 PSA 和 DRE 检查，预期寿命能够延长 10 年，那么此筛查就有地位和说服力了。因此，PSA、DRE 或经腹超声目前还不是澳大利亚皇家全科医师学会（RACGP）和其他主管部门推荐的筛查项目[9]。还有待其确定性研究结果的得出（见第 9 章相关内容）。

（3）活检 如果直肠指检阳性或 PSA 升高，则考虑经直肠超声指引下的活检。目前，这是唯一的一种定性诊断方法。通过活检，病理医师可以对其进行 Gleason 病理积分或癌变危险性分级（2～10 级）。此 2 种评估方式具有较好的鉴别诊断意义。

Gleason 积分	癌症风险
2～4	最小
5～6	中等
7	中至高度
8～10	高

根据 DRE 和超声检查可进行临床分期，即分为 T1～T4；T3 到 T4 提示向外扩散超过前列腺外膜。全身放射性核素骨扫描也有助于分期。

其他辅助检查：MCU 和膀胱镜检查。

4. 前列腺癌的治疗[8,10] 超过 70 岁的患者，如没有任何症状者可进行密切观察，定期进行 DRE 和 PSA 检测。治疗方案主要根据患者的年龄和疾病的分期来决定。表 109.3 列出了其危险分层[10]。每 3 个月复查 1 次 PSA 是被推荐的一种有价值的策略。60%～70% 表现有前列腺癌的男性会有局部的疾病。

因为这类肿瘤有治愈的可能，我们可以选择根治性的前列腺切除术或局部放疗。转移性癌目前尚难以治愈。

表 109.3 前列腺癌的危险分层

	低度	中度	重度
PSA	< 10	10～20	> 20
Gleason 积分	< 7	7～10	> 10
临床分级	< T2b	T2b/2c	T3

（1）外照射放疗 放射治疗的痊愈率比手术治疗低 10%，但是其 10 年治愈率并没有显著性差异。主要不良反应有里急后重感（排便急迫）、腹泻伴尿频。放疗 2 年后通常会出现阳痿。

（2）低剂量近距离放射疗法 这种放射治疗适合于低危险患者，其 X 线是来自直接插入肿瘤的微小放射源。

（3）高剂量近距离放射治疗 这涉及临时放置放射性铱核体进入前列腺，通过外部光束照射进行治疗。

（4）根治性前列腺切除术 手术方法包括根治性前列腺联合会阴切除术、腹腔镜前列腺切除术和机器人辅助的前列腺切除术。

• 通常建议用于 PSA < 20ng/ml，年龄小于 70 岁的患者。

• 长期的治愈率达 80%，但尿失禁发生率约为 10%（需要垫尿垫），并且经常发生阳痿（> 70%）。因此，对具体患者，需权衡利弊，决定是否进行此手术。

如果在 2 年后，PSA < 0.1ng/ml，可以认为患者治愈。

（5）激素治疗 对于转移癌或晚期癌症的情况，去除雄激素是治疗的基础。可选方案包括：

• 双侧睾丸切除术。

• 每日服用抗雄性激素药片，例如：

— 孕激素（环丙特龙）。

— 氟他胺（Eulexin）。

— 比卡鲁胺。

• 黄体生成素释放激素（LHRH）激动药：注射用 LHRH 类似物，如：

— 戈舍瑞林（诺雷德）。

— 醋酸亮丙瑞林（亮丙瑞林）。

对于轻度转移性前列腺癌，综合治疗可能延长生命，例如：

• 睾丸切除术加氟他胺。

- LHRH激动药加氟他胺或比卡鲁胺——LHRH激动药先促使睾酮初步释放，然后预先服用的抗雄性激素药阻止其在癌组织中发挥作用。

（6）辅助药物　使用天然植物疗法调整功能紊乱，受益最广泛的就是前列腺疾病患者了。草药制剂已被广泛应用于治疗前列腺癌，包括沙巴棕（蓝棕属）、刺荨麻（大荨麻）、阿非利加棉和舍尼通。

在欧洲和澳洲，相当多的患者受益于柳兰（柳叶菜属），媒体已经给了它相当多的关注，但尚没有实验研究得出药物有效性的结论。

前列通已被广泛使用，尤其是在德国，经研究证明在治疗良性前列腺增生症时疗效和安全性优于非那司提，但低于 α_1 受体拮抗药的疗效。

已有使用被称作异黄酮的植物雌激素治疗良性前列腺增生。弱雌激素受体激动药对男性前列腺可能有抑制雄激素促进前列腺生长的效应。流行病学资料表明，如日本等一些国家采用含有异黄酮的饮食已很普遍，其老年人中前列腺肥大也较少发生。使用最广泛的植物雌激素的来源是大豆蛋白。它同样存在于扁豆、鹰嘴豆等其他豆类和紫花苜蓿的芽中。

流行病学研究证据显示，饮食中的硒和leucopenes（番茄和番茄产品）可以预防前列腺癌[11]。然而，其具体成分和机制尚不清楚。预防策略应以健康饮食和生活方式为基础，达到理想的体重和摄入充足的包括硒、维生素D和鱼油（ω-3长链多不饱和脂肪酸）的营养成分。

参考文献

[1] Bullock N, Sibley G, Whitaker Q. Essential Urology. Edinburgh: Churchill Livingstone, 1989: 287–299.

[2] Spicer J (Chair). Therapeutic Guidelines: Antibiotic (Version 13). Melbourne: Therapeutic Guidelines Ltd, 2006: 104–105.

[3] Allan C, Frydenberg M, Lowy M, et al. Male reproductive health. Check Program 442/443. Melbourne: RACGP, 2009: 32–34.

[4] IPSS available at <www.gp-training.net/protocol/docs/ipss.doc>

[5] Millard R. Benign prostatic hyperplasia: recent advances in treatment. Modern Medicine (Suppl), 1998, 41(7): 7–8.

[6] Barton S (ed). Clinical Evidence. London: BMJ Publishing Group, 2001: 588–598.

[7] Kumar PJ, Clark ML. Clinical Medicine (7th edn). London: Saunders, 2009: 674–676.

[8] Stricker P, Phelps K. Prostate Cancer for the General Practitioner. Sydney: Prostate Cancer Foundation of Australia, 2009: 1–30.

[9] Royal Australian College of General Practitioners. Guidelines for Preventative Activities in General Practice (7th edn). Melbourne: RACGP, 2009: 56–57.

[10] Chabert C, Stricker P. Treatment options for localised prostate cancer. Medicine Today, July 2009, 10(7): 63–66.

[11] Yoshizawa K, et al. Study of prediagnostic selenium level in toenails and the risk of advanced prostatic cancer. J Natl Cancer Inst, 1998, 90: 1219–1224.

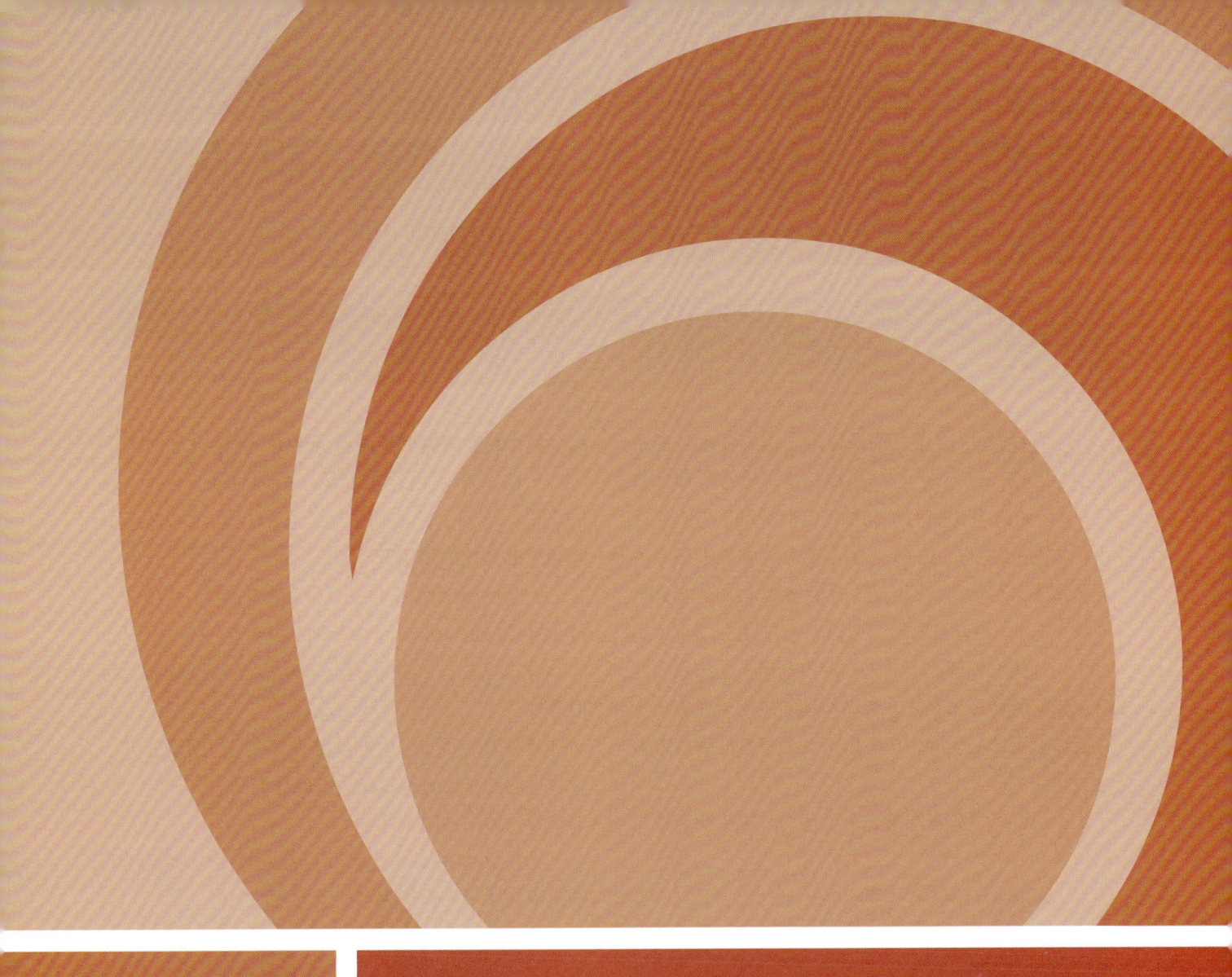

第七部分　与性相关的问题

第110章 低生育力夫妇

> 你可以发现，脊髓性疾病患者有不定期的憋尿能力，伴有阳痿症状。事实上，这两个特点就可以使其宁静地待上一整天。
>
> Dr Dunlop 1913, *Teaching at Charing Cross Hospital*

不育症是指12个月不采取避孕措施并进行正常性生活，尚未怀孕者[1]。有趣的是，正常生育却被定义为"在2年内进行节律性生活而怀孕"者，这适用于大约95%的夫妇[2]。不孕症对大多数夫妇来说是非常令人苦恼的情感问题，他们需要多关心、理解、同情，并及时检查其原因。在评估一对低生育能力（用这个词描述这种情况下的夫妇较为合适）夫妇的问题时，较好的做法是双方一起参与辅导咨询。在确定生育能力低下的病因时，应对以下3个基本的生育参数进行检查[3]。

- 须有足够数量的精子在合适的时机出现于适当的位置。
- 该名女子必须有排卵。
- 输卵管必须通畅，并且骨盆应足够健康以保证可以受精和着床。

一般来说，导致低生育力的因素中，男性占1/3，女性占1/3，另有1/3由男性和女性两者共同因素导致[4]。

一、重要资料与关注要点

- 同居夫妇有10%～15%不孕。
- 这一发病率随年龄而增长。
- 32岁之后，生育能力每年递减1.5%。
- 12个月内未避孕的夫妇中，约有15%不能怀孕[5]。
- 2年以后，有5%以上的夫妇仍然不能怀孕[5]。
- 约50%的未孕者会寻求医疗帮助[5]。
- 需要评估分析的主要因素有：排卵情况、输卵管通畅情况和精液检测分析。
- 约40%的不育夫妇有可识别的男性因素，且能治愈的原因不多。
- 可确定的男性不育的主要原因有精子生成障碍、精子传送障碍和精子自身免疫[4]。
- 精子卵浆内注射技术（intracytoplasmic sperm injection，ICSI）的成功实施，在治疗男性不育症中起到了革命性的作用。
- 女性因素约占45%：输卵管问题约占20%，排卵异常约占20%。多囊卵巢综合征（polycystic ovary syndrome，PCOS）是排卵功能异常的最常见的因素[6]。
- 对男性的初步检查包括两个时期的精液分析。对女性的初步检查则是记录基础体温图表，其后，接着测量黄体中期的黄体酮。
- 在10%的不孕症男性血液或精浆中检测到了抗精子抗体（为输精管结扎术并发的问题）。
- 目前的专科治疗可以帮助大多数低生育能力夫妇实现怀孕。

二、生理因素[3, 7]

1. 男性生育能力 男性的生育能力需满足如下条件：

- 正常的下丘脑功能，能产生促性腺激素释放激素（GnRH）。
- 正常垂体功能，产生卵泡刺激素（FSH）和黄体生成素（LH）。
- 正常的生精小管和睾丸间质细胞功能。
- 正常的精子运输及传送功能。

关于精子活性的因素

- 是在节欲48小时后射精排出的精液中有生育活力的精子数最大。
- 精子在接触子宫颈黏液后，获得其使卵子受精的能力（该能力至少可持续48小时）。
- 精子在阴道内存活不到30分钟。

2. 女性生育能力 具备女性生育能力要求：

正常排卵周期

——正常的下丘脑-垂体功能，产生促性腺激素释放激素（GnRH）、促卵泡激素（FSH）和促黄体激素（LH）。

——正常的卵巢功能和卵泡对 FSH 和 LH 的正常反应（图 110.1）。

——适当的催乳素水平（通常较低）；过多分泌催乳素（高泌乳素血症）会导致不排卵。

• 有正常的输卵管运输能力，以使卵子能与进来的精子相遇而结合。

• 适宜的子宫颈黏液。

• 有允许受精卵植入的正常子宫。

3. 怀孕的概率　在不采取避孕措施的前提下，每周至少进行 2 次性生活，约 50% 的正常夫妇在 6 个月内怀孕，约 80% 在 1 年内怀孕，约 90% 在 2 年内怀孕。

三、不孕症的原因

不孕的主要原因概括如表 110.1，其示意解释见图 110.2。

四、诊断方法

重要的是夫妇双方应同时看医生，而不仅仅是只检查女方。

1. **病史**　需要确定以下基本情况。

（1）男方

• 性功能。

• 以前的睾丸疾病或损伤（如睾丸炎、外伤、隐睾）。

• 疾病情况：糖尿病、癫痫、结核病、肾脏疾病。

• 既往性传播疾病史。

• 既往流行性腮腺炎史。

• 既往尿道疾病史。

• 泌尿生殖外科手术（如疝气）史。

• 近期严重的发热性疾病史。

• 职业暴露史（高温、杀虫剂、除草剂暴露史）。

• 药物（可能产生不良反应）摄入史。

——酒精。

——化疗。

——合成类甾体激素。

——氨基糖苷类抗生素。

——柳氮磺吡啶。

——西咪替丁或雷尼替丁。

——秋水仙碱。

——螺内酯（安体舒通）。

——降压药。

——麻醉药。

——苯妥英钠。

——呋喃妥因。

——尼古丁。

——大麻。

（2）女方

• 既往生育史。

• 月经初潮年龄。

• 月经史。

• 排卵症状。

• 子宫内膜异位症的症状。

• 性传播疾病和盆腔感染的既往史。

• 既往宫内节育器。

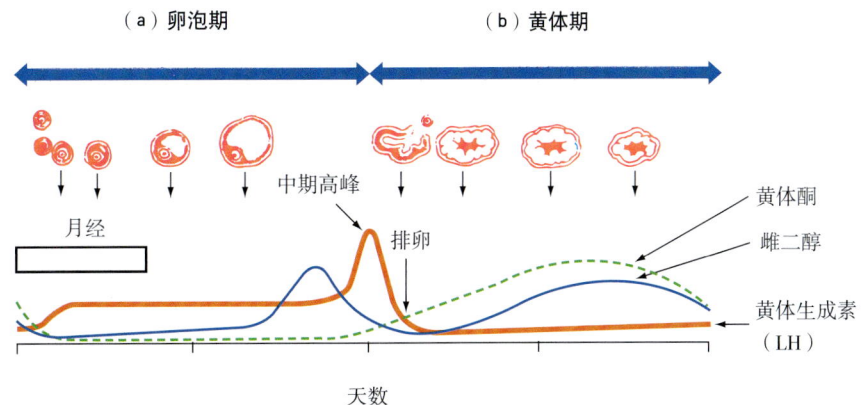

图 110.1　正常排卵周期：LH 和 FSH 的峰值是在月经中期的第 14 天，随后不久即发生排卵

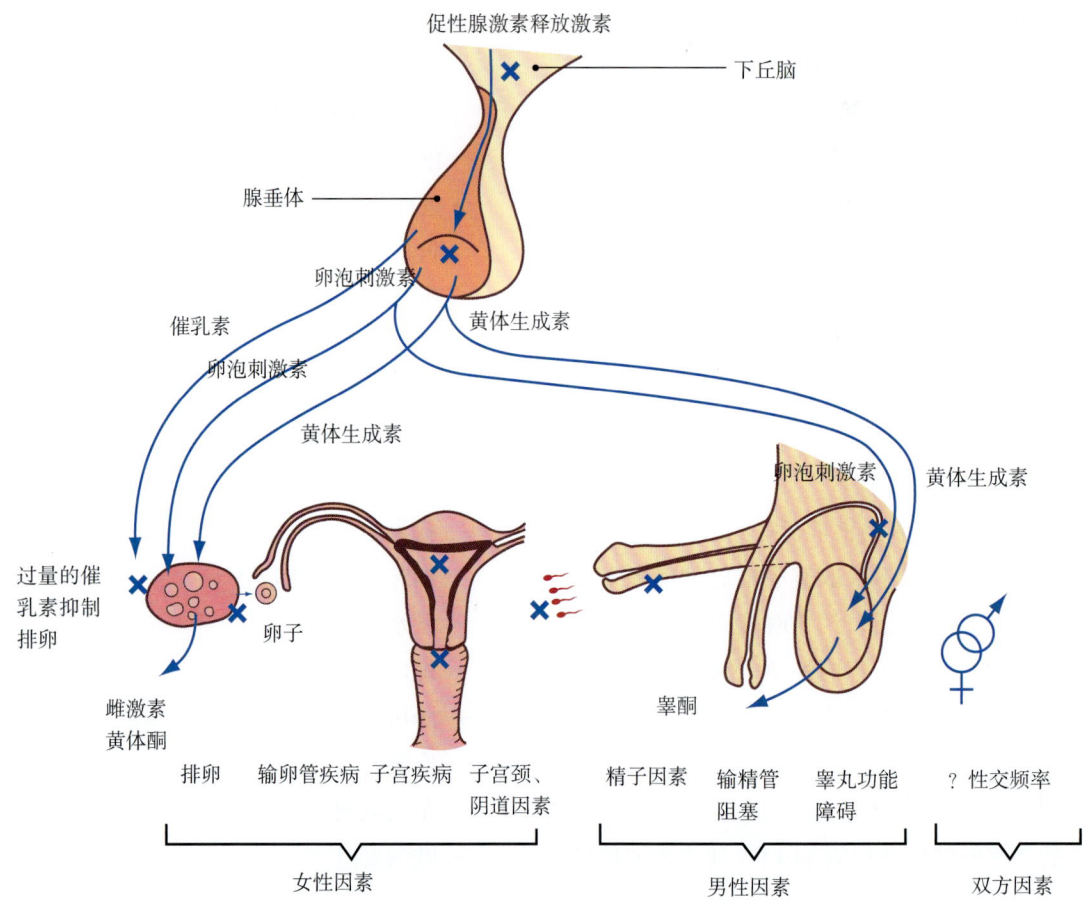

图 110.2 导致低生育能力的主要因素
引自：Kumar and Clarke[1].

- 腹腔内手术（如阑尾炎、卵巢囊肿）史。
- 既往泌尿生殖外科手术，包括流产手术史。
- 分娩史。
- 体重：饮食失调（厌食、肥胖）。
- 服药史。
— 酒精。
— 吸烟，尤其是超过 20 支 / 天者。
— 口服避孕药。
— 合成类激素。
— 大量镇静药。

（3）双方联合史
- 性交的频率和持续时间。
- 是否充分地深入地性交并射精。
- 是否使用润滑油。
- 对待怀孕和低生育能力的态度。
- 对未来的期望。

2. 体格检查 应对夫妻双方的体型状态、一般健康情况，包括糖尿病和第二性征做总体性的评估。双方都应做尿液分析检查。

（1）男性
- 第二性征：注意有无男性乳房发育。
- 外生殖器
— 睾丸的大小和两侧的一致性。
a. 正常大小是长度 3.5～5.5cm，宽度 2～3.5cm。
b. 小睾丸（长度＜3.5cm）。
c. 克氏（Klinefelter）综合征（长度通常＜2cm）。
— 触诊附睾及输精管（正常可触到，并且无触痛）。
— 寻找精索静脉曲张的证据（其意义尚存争议）。
— 直肠指检：检查前列腺。
— 注意阴茎和尿道口的位置（暴露龟头检查）。

（2）女性
- 第二性征。
- 甲状腺情况。

表 110.1　导致不孕的重要原因

女方因素

排卵障碍
- 下丘脑 / 垂体功能异常
- 高泌乳素血症
- 其他内分泌病症
- 卵巢功能衰竭（例如卵母细胞老化）
- 压力
- 多囊卵巢综合征
- 体重相关性排卵障碍
- 特发性（正常促性腺激素性）无排卵

输卵管疾病
- 盆腔炎
- 子宫内膜异位
- 异位妊娠史
- 输卵管结扎史
- 腹膜炎病史

子宫和子宫颈异常
- 先天性
- 后天性

子宫内膜异位症

男性因素

精子生成减少
- 先天性隐睾症（下降不良）
- 炎症（如流行性腮腺炎性睾丸炎）
- 抗精子性因素
— 化疗
— 毒品
— 辐射
— 热
- 特发性
- Klinefelter 综合征（先天性睾丸发育不全症）（46 XXY）
- 精子自身免疫

下丘脑垂体疾病
- 促性腺激素分泌不足性疾病

性交障碍
- 勃起功能障碍
- 心理性射精障碍
- 逆行射精
— 泌尿生殖外科手术
— 自主异常性紊乱（如糖尿病）
— 先天性畸形

输精管阻塞

夫妇双方因素

两者都有低生育能力

心理性性功能障碍

- 外生殖器和乳房。
- 阴道和盆腔检查。

— 评估子宫和卵巢（正常情况——可触及、活动且无触痛）。

— 附件（是否有肿块）。

3. 辅助检查　辅助检查通常是在转诊后进行，但家庭医生应当组织进行初步检查，根据检查情况再决定转诊到具体专科（如男科、内分泌科、妇科）行进一步的检查。

（1）初步检查

① 男性——精液分析

建议在 80～90 天内分别取得 2 次标本，因为精子的生成周期约为 80 天。每次收取标本时应在至少禁欲 3 天后，最好通过手淫自慰的方式进行完整的射精。使用清洁干燥的广口瓶采取精液标本，而不应使用避孕套。精液应在收集后的 1 小时内保温送检。

正常值：

— 量 > 2ml（平均 2～6ml）。

— 精子浓度 > 2 000 万个 /ml。

— 2 小时后有活性者 > 40%。

— 正常形态的精子 > 20%。

— 运动速度 > 30m/s。

② 女性——排卵情况

- 教育患者每天记录体温曲线和子宫颈黏液的变化日记，并标注性交的时间（所测体温应为早晨起床前的舌下温度）。目前认为这个时间的体温是较低的。

- 黄体中期（月经周期的第 21 天）激素（血清黄体酮）水平检测。这是最常用于判断排卵的一线检测项目（表 110.2）。

表 110.2　排卵功能异常的 WHO 分类

1 组	下丘脑 - 垂体功能衰竭	FSH、LH 降低（例如神经性厌食症）
2 组	下丘脑 - 垂体功能不全	正常 FSH（例如多囊卵巢综合征）
3 组	卵巢功能衰竭	高 FSH（例如卵巢衰竭）

（2）后续的辅助检查　诊断性腹腔镜检查可直接看到黄体和输卵管；通过从子宫颈内吹入蓝色染料观察其能否进入腹腔，来检查判断输卵管是否通畅。

（3）进一步的检查（如果有必要）

① 男性（如果存在无精症或严重精子减少）

- 血清 FSH 水平（如果是正常的 2.5 倍，表明为不可逆转的睾丸功能衰竭）——这是评估男性不育症最重要的内分泌试验。
- LH 及其抑制因子（抑制因子降低也提示不可逆性功能衰竭）。
- 抗精子抗体（存在于精液或血清中）。
- 精子功能测试。
- 染色体分析：46 XXY、46 XXY/46 XY 或微粒体缺失。
- 睾酮测定。
- 睾丸超声检查。

② 女性（其他辅助检查可能也是必要的）

- 甲状腺功能测试：甲状腺功能减退症。
- 血清泌乳素、FSH、LH、雄激素水平。
- 子宫声学造影。
- 子宫内膜活检。
- 经阴道超声。
- 宫腔镜或腹腔镜。
- 垂体窝 CT 扫描。
- 衣原体（子宫颈黏液培养）。

注：黄体酮检测最能表明排卵与否。

必要的检查列于表 110.3。

表 110.3 低生育能力夫妇的必要检查

一线检查
基础体温单和子宫颈黏液情况的日记
精液分析
女性血清黄体酮（黄体中期——第 21 天）测定
经阴道超声检查
对风疹的免疫状况（女性）

4. 治疗原则

- 夫妇双方都应该参与治疗管理决策，因为生育是两个人的事情。
- 不孕症可以给夫妇双方造成很大的精神压力和情绪波动，导致相互责备，并继而产生负疚感；因此，换位思考和相互理解支持是必不可少的。这可能包括婚姻方面的咨询辅导。
- 既然新技术的发展对治疗不孕症已有很大帮助，所以没有必要进行猜测或所谓的经验性治疗，而应早期转诊到相关专家或专业治疗中心处进行专科干预。

5. 生育意识 以下教育对夫妻双方很有帮助。

- 女性一般是在月经期之前 2 周排卵。
- 生育性的黏液是丰富、滑润的，呈蛋清样外观（在 24 小时内发生排卵）。
- 在女性生殖道内，卵子可以存活 24 小时，精子存活可长达 5 天。
- 受精的机会最好在月经周期（28 天）的第 10～16 天。

五、多囊卵巢综合征

多囊卵巢综合征（PCOS）是一种常见的慢性无排卵性疾病，影响 5%～10% 的育龄妇女。使用超声诊断则不会将其与无临床特征的卵巢囊肿相混淆。PCOS 典型的临床特征是不孕症、月经过少、多毛症（70%）和肥胖（50%）。

PCOS 具有很强的遗传基础，可以在青春期开始发病。有很多不同的症候群，包括正常的月经（20%）和异常子宫出血（50%）。

1. 一般特征[8] 患者有以下一些特征（很少患者全部具备）：

- 卵巢功能不全——不孕症、月经过少、无排卵、流产倾向、子宫内膜癌。
- 雄激素过多——多毛症和痤疮。
- 肥胖。
- 代谢（胰岛素抵抗）综合征——上躯干性肥胖、糖耐量减低、高脂血症、高血压、2 型糖尿病倾向。
- 卵巢异常畸形——多个小卵泡，卵巢基质扩张。

2. 病因学 具体原因尚不清楚。由于遗传因素及激素功能障碍，引起卵巢出现过多的卵泡囊肿而不能产生成熟的卵子。一些专家声称，其主要的潜在异常是伴有高胰岛素血症的胰岛素抵抗。

3. 诊断与辅助检查

- LH 水平升高，FSH 水平正常（LH/FSH > 2）。
- 血清睾酮水平升高。
- 经阴道超声检查（通常在一个增大的卵巢中，最少有 12 个大小为 2～9mm 的卵泡）。
- 尽可能进行子宫内膜活检。

4. 建议对所有患 PCOS 的妇女进行下列筛查[8]

- 吸烟史。

- 血压。
- 血糖水平。
- 口服糖耐量试验。
- 空腹血浆胰岛素。
- 空腹血清高密度脂蛋白（HDL）和低密度脂蛋白（LDL）水平。

5. 管理策略

（1）一线治疗

- 减肥及运动（非常关键，仅就此一项就可能恢复正常的卵巢功能）。
- 参与 PCOS 援助组。

（2）可能的治疗

- 必要时进行筛查和治疗
  — 葡萄糖耐受不良和糖尿病。
  — 高脂血症。
  — 高血压。
- 胰岛素抵抗的初级治疗
  — 二甲双胍。
  — 噻唑烷二酮类。
- 诱导排卵——氯米芬或促性腺激素。
- 辅助受孕。
- 腹腔镜卵巢透热疗法（药物治疗失败后的处理方法）。

六、对低生育能力夫妇进行咨询辅导[9]

对低生育能力夫妇的辅导应该与其健康素养与理解能力相适应。每对夫妇的需求可能很不相同，这取决于他们的情感特质、生活方式、道德规范、宗教文化及伦理信仰等诸多因素。然而，他们所遭受的痛苦可能都非常深，所以应得到真切关注，也需要时间和机会让其能自由表达他们的感受和关注事宜。

由 Colagiuri 和 Craig 提出的医学咨询模式（见第5章里的图5.1）是非常有用的，因为该模式使患者能够自己做决定，而不是指令性和劝解式的医疗模式。

一开始就要给这些夫妇提供准确、适当的信息，例如通过给他们安慰的同时，指出他们的问题，例如向他们说明其问题是因为性交时体位不当，精液从阴道泄漏过多或以前使用过避孕药造成的。这样就可缓解他们的焦虑，消除以前的误解。

咨询辅导过程可以使夫妇相互交流感受，包括愧疚、焦虑、恐惧、愤怒和性欲望等。提问的方式应该以探究和弄清其不育问题的影响因素为目标，并明确他们是如何克服这些影响的。这些过程有助于他们决定下一步的治疗策略。

分析不孕症的情绪反应曲线图（图110.3）可以帮助不孕夫妇针对他们的问题梳理当前和过去的情绪

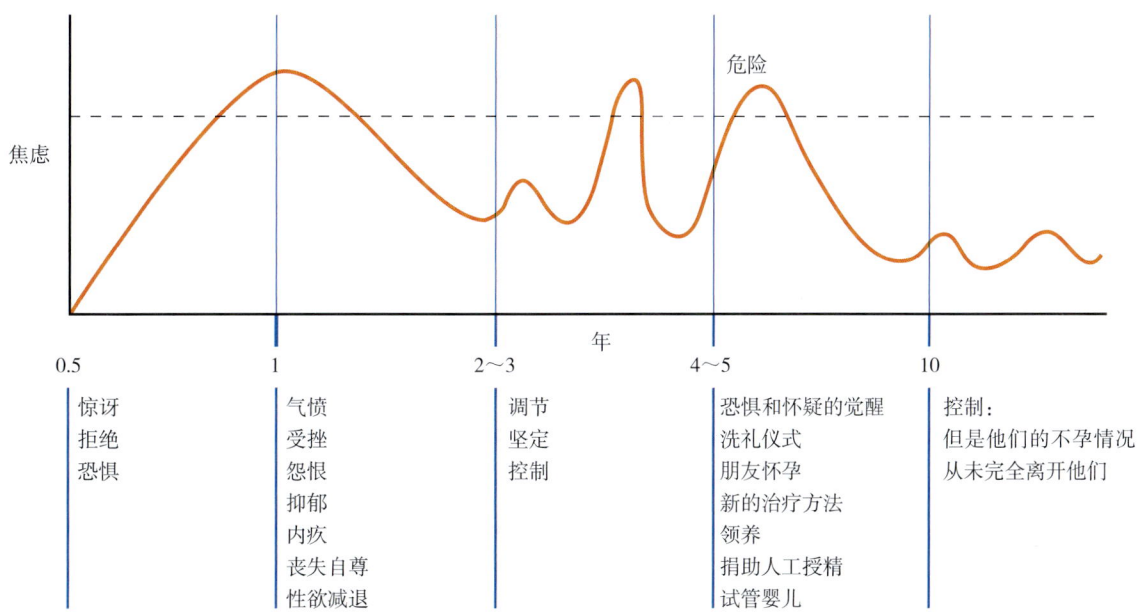

图 110.3　不孕症的情绪反应

引自：Colagiuri and Craig. 并经其再版许可。

反应。除了帮助其认识他们所面对的问题很常见（并非他们所特有）以外，还为其提供了一个重要的交流感情的机会，也可作为进行咨询的基础。

七、治疗

如果问题已明确，具体的治疗方案需要由咨询顾问来制订。

- 无排卵者，可以使用诱导排卵药物治疗，如氯米芬、溴隐亭、促性腺激素或促性腺激素释放激素。
- 子宫内膜异位症可用药物或手术治疗（输卵管周围粘连）。
- 男方的问题——在提高精液质量方面（包括睾酮和维生素）可以做的工作不多。如果存在精子抗体，皮质激素可能会有一定的帮助。治疗男性不育症可以考虑体外受精（in vitro fertilisation，IVF）及相关技术，尤其是精子卵浆内注射技术。
- 人工授精。
- 捐助者人工授精。
- 严重输卵管疾病——采用 IVF 和胚胎移植（IVF-ET）。
- 不明原因的低生育能力——考虑输卵管内配子移植术（gamete intrafallopian transfer，GIFT），是一种改良的体外受精技术。这种方法是将卵子和精子都置入到输卵管的壶腹部，最好是用于治疗原因不明的不孕症，每对夫妇的怀孕率约为 30%。

循证医学的随机对照研究

已发表在《循证医学》上，总结了至今为止已知的最好的治疗不孕症的方法[10]。具体如下：

- 卵巢疾病——氯米芬，腹腔镜下卵巢打孔术。
- 输卵管性不孕——体外受精。
- 子宫内膜异位症——刺激卵巢的宫腔内人工授精。
- 男性不育症——宫腔内人工授精，捐助者人工授精，输卵管壶腹部精子注入。
- 原因不明的不育症——宫腔内人工授精。

八、转诊时机

家庭医生应对有不孕症的夫妇进行初步检查，包括描记体温图表、精液分析和激素水平测定，以确定是男方问题还是女方的问题，然后安排适当的转诊。

参考文献

[1] Kumar PJ, Clark ML. Clinical Medicine (5th edn). London: Elsevier Saunders, 2003: 1028–30.

[2] Stern K. How to treat: Infertility. Australian Doctor, 2002: I–VIII.

[3] O'Connor V, Kovacs G. Obstetrics, Gynaecology and Women's Health. Cambridge: Cambridge University Press, 2003: 454–466.

[4] Moulds R (Chair). Therapeutic Guidelines: Endocrinology (Version 4). Melbourne: Therapeutic Guidelines Ltd, 2009: 267–273.

[5] Jequier AM. Infertility. //MIMS Disease Index (2nd edn). Sydney: IMS Publishing, 1996: 273–278.

[6] Illingworth P, Lahoud R. Investigation of the infertile couple 1. Medical Observer, 2006: 27–30.

[7] DeKrester D. Female infertility. Modern Medicine Australia, 1990: 98–109.

[8] Norman RJ, et al. Metformin and intervention in polycystic ovary syndrome. Med J Aust, 2001, 174: 580–583.

[9] Craig S. A medical model for infertility counselling. Aust Fam Physician, 1990, 19: 491–500.

[10] Duckitt K. Infertility and subfertility//Barton S (ed). Clinical Evidence. London: BMJ Publishing Group, 2001, issue 5: 1279–1294.

性健康　第 111 章

> 功能性阳痿填满了江湖冒牌医生的钱袋子，提高了自杀率。
>
> Rutherford Morrison（1853—1939）
>
> 酒激起了欲望，但也使行动成为泡影。
>
> William shakespeare（1564—1616），macbeth，act 2，scene 1

常有患者要求家庭医生给出对性问题的建议，对性问题提供帮助。家庭医生也不断地被患者这类不愿直言的问题所困扰。由于我们经常要处理很多疾病，包括身体虚弱，开过很多处方，所以我们必须要敏锐地观察到其可能对性健康产生的各种各样影响。

性功能障碍可分为性功能障碍、性变态与性别角色混乱这三种主要类型。本章主要讨论性功能障碍。

一、性功能障碍

性功能障碍，在男性是指长期无能力完成正常的性交过程，在女性是指持续缺乏性满意感[1]。

多项研究表明，性问题很为常见，10%～70%的人群受其困扰[2]。常见困惑性问题概括于表 111.1。这些研究还表明，患者愿意讨论他们的性生活方面的问题，并希望他们的家庭医生能参与其咨询辅导，帮助处理自己的问题。25%和30%的性功能障碍由器质性原因引起，其余则由情绪或心理方面的原因导致[3]。全科医生和家庭医生处于的特殊位置，使他们有很好的机会来处理患者的性问题，因为家庭医生对患者的家庭动力学情况有相当深入的了解，对当事人有直接的观察，掌握有第一手资料。

影响咨询效果最常见的原因是医患之间沟通困难，后者将影响有效地采集病史和咨询效果。这一问题在沟通中普遍存在，和谈话内容无关，其中许多内容是常识性的。

对于临床医生，如果你的咨询对象是对性知识还毫无所知、对伴侣和他们自己都有不切实际期望的人，要帮助他们解决这些困惑，相对来说就简单得多。所取得的结果会令你惊讶。

表 111.1　性功能障碍的难点问题

性欲
·性欲低下
性唤起
·阳痿
·女性无性唤起
性活动取向
·同性恋
·恋物癖
性高潮
·早泄
·射精迟缓
·女性性高潮障碍
男性问题
·性欲低下
·勃起困难
·早泄
·不射精或射精迟缓
女性问题
·性欲低下
·无性唤起
·阴道痉挛
·难达高潮
·性交困难

二、伺机开展性教育

家庭医生在从医生涯中有很多机会可以提供性教育。因此，明智的做法是将整理好的性健康方面的信息提供给前来就诊的患者。

举例：

- 产前和产后关护。
- 避孕需求。

- 关心孩子性别角色的父母的辅导。
- 严重疾病——服药和手术。
- 青少年问题。
- 更年期问题。

三、性问题的表现

虽然一些患者可能会直接主诉有性功能障碍，但许多人还是不那么直接，通过其他一些托词或主诉作为开始，谈论他们存在的性问题（表111.2）。尽管这一问题看似简单，但必须非常严谨地认识和对待，这可能意味着需要一个过程并安排适当的时间去讨论这类问题。

表 111.2　家庭医疗中的常见性问题

微小的或非性方面的主诉——"敲门砖"
具体的性问题
婚姻或人际关系问题
非性问题（为患者所感知到的）
作为疾病治疗一项的性咨询及询问
作为整体健康检查内容组成部分的性询问
不孕症
更年期问题

有时患者不知道他们的医疗问题和潜在的性问题之间的关联性。医生可能会认识到这样的联系，并开始了解患者包括对性的疑问等心理社会学方面的病史。例如慢性背痛、骨盆疼痛、阴道分泌物、疲劳、失眠和紧张性头痛等问题都会影响到性的问题。

四、疾病对性功能的影响

医生很少向患者及其伴侣询问某种疾病对其性功能的影响，并且往往忽略老年人的性需求（表111.3）。对一些患者尤其应询问这些问题，例如心肌梗死后、前列腺切除术后、服用抗高血压药物或其他药物的患者（表111.4），以及乳房切除术后或子宫切除术后的患者。对糖尿病患者更应特别注意，据报道，27%～55%男性糖尿病患者存在勃起困难。

五、采集性生活史

警觉患者是否有精神障碍和不良环境因素影响是很重要的，不要去臆断一个人的性倾向。咨询辅导时应避免过于正式或过于亲密，而是要向患者展示一种

表 111.3　影响性功能的疾病

心血管系统
・既往心肌梗死
・心绞痛
・周围血管疾病
・高血压及其治疗
呼吸系统
・哮喘
・慢性阻塞性肺疾病
内分泌系统
・糖尿病
・甲状腺功能减退症
・甲状腺功能亢进症
・库欣综合征
神经系统
・多发性硬化
・神经病变
・脊髓损伤
・帕金森病
肌肉骨骼
・关节炎
抑郁症
肾脏
・肾衰竭
泌尿系统问题
・前列腺切除术
・包茎
・佩罗尼病（peyronie's disease）
・阴茎异常勃起
肝胆问题
・肝硬化
外科手术问题
・阴道修复术
・子宫切除术
・其他
外伤
・机动车辆意外事故
癌症
其他
・克氏（Klinefelter）综合征

严谨、认真、注重实际、富有同情心、讲话易懂、颇具素养的咨询沟通。机敏地观察患者对性的态度及其与性伴侣的关系。如果问题是发生在固定的伴侣关系，最理想的做法是夫妇一起参与咨询。作为一名临床医生，应该轻松地对待自己在性方面的事情，并学会放

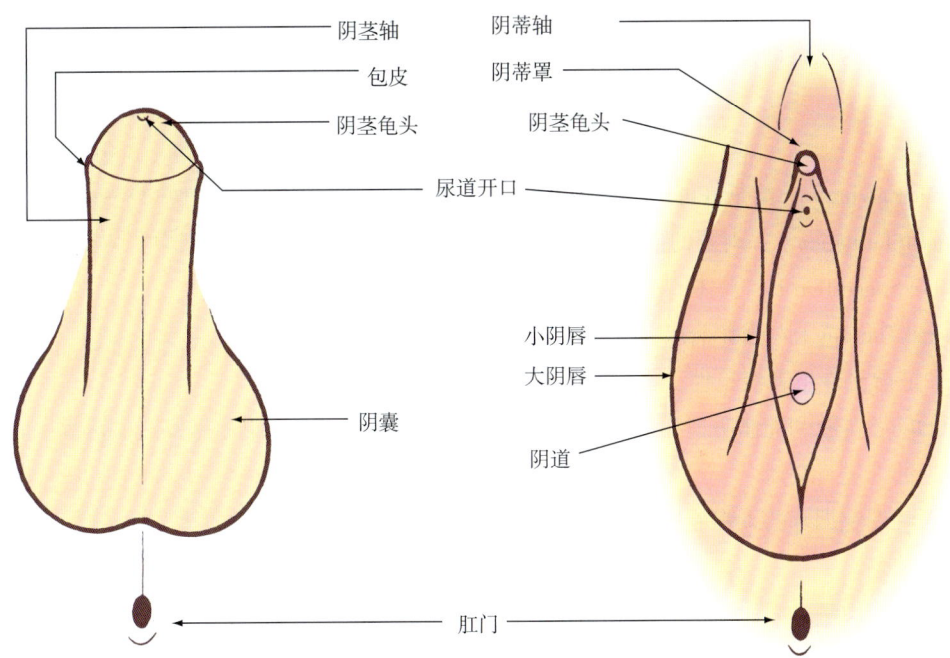

图 111.1　男性和女性生殖器的同功结构

经 M. Cohen 和 G. Cohen 同意转载自：Canadian Family Physician, 852, 31：767–771.[2]

查是必须的。尤其应想到外阴前庭炎综合征（vulval vestibular syndrome）情况存在的可能性。该病的体征不太明显，常表现为亚临床的体征（见第 103 章）。其重要原因列于表 111.6。一个常见问题是外阴切开术后痛性瘢痕组织的出现，尤其是首次经阴道分娩时。一些女性不愿提及此话题，所以很有必要询问这一潜在问题。

性交痛的治疗既包括针对器质性原因的治疗，又要给予一些合适的建议，包括润滑剂、雌激素药膏的使用等。

十二、阴道痉挛

阴道痉挛是指阴道入口处（阴道的外 1/3）周围肌肉的非随意性自主收缩，或是对阴茎插入时的机体反应，或是以阻止阴茎插入防御反应。阴道痉挛可分为原发性或继发性。原发性阴道痉挛中，卫生棉条可能都不曾被塞入过。常与外阴前庭综合征有关。某些情况下，阴道痉挛可能是故意引起的。

阴道痉挛是未婚女性中的常见情况，通常与害怕内部损伤、怀孕、对待性认识的消极态度和性创伤有关。通常经简单治疗即可很好地恢复。治疗方法包括查体时用手提式镜子辅助，对患者讲解解剖学和生理学知识。

患者夫妇可以使用润滑剂，例如婴儿润肤油、KY 胶、凡士林或雌激素霜来使性交舒适。他们会受益于加强注意力和集中感觉训练程序，其中包括最舒服的性交体位，通常采取女子上位控制方式。否则，则要使用润滑过的手指或阴道扩张器逐步试着进行扩张阴道。

表 111.6　性交困难的重要病因

插入加剧性疼痛
·生理性的——润滑作用不足
·慢性念珠菌性阴道炎
·外阴皮肤病
·产后会阴瘢痕
·不完全的处女膜破裂
·外阴前庭综合征（前庭炎）
·外阴阴道萎缩（如绝经后）
·阴道痉挛
深插入时疼痛加剧
·子宫内膜异位症
·盆腔炎症性疾病
·盆腔粘连
·卵巢和子宫肿瘤
·产后

了培养处理性问题的技巧，特别是有心理因素参与影响的问题[5]。PLISSIT 为该咨询模式项目的首字母或开始两个字母。

PLISSIT 的意义：
- P（Permission giving）：给予许可。
- LI（Limited Information）：有限的信息。
- SS（Specific Suggestion）：具体的建议。
- IT（Intensive Therapy）：强化治疗。

"给予许可"是指允许患者谈论性、提问题、感到内疚等。他们的问题是要和能倾听进去、能引起同情反应的知己分担的人进行交谈。

大多数经过医学专业训练的人都能提供有关性生理和性行为的基本信息。"特别的建议"则可提供了患者自我帮助的主意与想法，因而，这些可能包括重要的参考书籍、相关的家庭录像 DVD 系统（见推荐的图书）。录像肯定可以激起其对恢复性活动的兴趣、想法和活力。不需要太多的支持和许可，患者就可以采取简单的行动进行矫治或改善问题。

就更深入强化治疗的问题，无论是精神上的或感情上的，对于没有经验的医生来说都可能是个危险领域。因此，常常需要转诊患者。

九、阴茎和阴蒂类似功用

M. Cohen 和 G. Cohen 提出，向患者解释阴茎和阴蒂有类似功用是一个非常有用的策略。这可以教育患者并帮助他们理解性交与阴茎和阴蒂刺激达到高潮的关系。可以用简单的模型（图 111.1）向患者解释，例如为什么有些女性仅通过性交不能达到性高潮，特别是仅采用传统性交体位时[2,6]。这很容易用阴茎和阴蒂有类似功用进行解释，即对阴蒂的刺激类似于对阴茎的刺激。这样的信息对女人是非常有帮助的，对于能通过此解释而可能察觉到自己是不称职的男性也非常有用。采取这种解释有助于大大促进性教育过程，从而也使所有此问题的人更加"舒适幸福"。

十、女性高潮困难

首先有必要弄清该女性患者是否曾达到过高潮，或尽管她在性交过程不能达高潮，而能通过其他方式（如自慰、手淫或口交等活动）达到性高潮的经历。

在强调阴蒂刺激的重要性上，使用 Cohen 模型（图

> **推荐的图书**
> - Comfort A. The Joy of Sex. London: Mitchell Beazley,1987 (updated 2008).
> - Zilbergeld B. Men and Sex. A Guide to Sexual Fulfilment. Medindie SA: Souvenir Press, 1979.
> - Crooks R, Baur K. Our Sexuality. Menlo Park, CA: Benjamin/Cummings Publishing Co., 1984.
> - Williams W. It's Up to You—a Self-Help Book for the Treatment of Erectile Problems. Sydney: Williams & Wilkins, 1989.
> - Rickard-Bell R. Loving Sex: Happiness in Mateship. Sydney: Wypikaninkie Publications, 1992.
> - Kitzinger S. Women's Experience of Sex. Penguin, 1993.
> - Phelps K. Confronting Sexuality. Sydney: Harper Collins, 1993.
> - Heiman J, Lo Piccolo J. Becoming Orgasmic: a Sexual Growth Program for Women. Sydney: Simon & Schuster, 1988.
>
> **推荐的视频**
> - The Lovers' Guide I and II. Andrew Stanway.
> - The Language of Love.

111.1）是非常有帮助的。

治疗包括：
- 加强注意力和集中感觉训练[7]。
- 建议最合适的性交体位。
- 允许使用

—性辅助用品：书籍、杂志。
—录像带。
—自我刺激。

十一、性交痛

性交疼痛是女性在身体和心理上遭受严重压力困扰的根源之一，也可因由于她配偶的因素。它可能被以一种含糊的主诉表达出来，如"我下面不舒服"，而成为一种"隐藏的问题"。在咨询管理中能敏锐而机智地发现其问题是非常重要的。

在采取病史时需要鼓励患者，使其能利用此沟通机会自由地表达出他们的真实所在，这也是进行咨询辅导的基础。Montgomery 称，大多数性交痛病例（约80%）都有身体上的原因。因此，进行仔细的身体检

查还可能包括盆腔超声、阴道镜或腹腔镜检查。

六、探究性的神秘

当前，对性方面的接受度可能影响到一对夫妻的关系，尤其是越来越可以公开讨论性的环境下更是如此。通过探索那些个人或夫妇共同的话题及其带来的显著后果，帮助患者确定是否患有这些话题影响了他们的疾病，这是值得的。

1. 应被探究的神秘的性问题[2]

- 男人需要性，女人需要爱。
- 男人比女人更需要性。
- 男人必须是性的主动者。
- 男人对性问题全都懂。
- 性＝性交。
- 在这个文明的时代每个人都要懂得性的问题。

2. 男性的性奥秘[4]

- 坚硬的勃起对良好的性活动是必需的。
- 一个男人不应流露他的感受。
- 一个真正的男人总是好色的，并时刻为性准备着。
- 一些男人虽然变老了，但他们对性的兴趣、反应或性表现不会改变。
- 随着年龄的增加，一些男人对性的兴趣会有所降低。
- 性的能力才是真正算数的。
- 男子对其伴侣的性快感负有责任。
- 性必须有高潮。
- 一名男子和他的伴侣必须同时达到性高潮。

七、基本的性咨询

家庭医生可以通过学习成为一名高水平的性问题咨询师。性方面的咨询可能有情感上的需求，而良好的沟通技巧、兴趣、支持和基本建议也是很重要的，要成为一名好咨询师还需要其他一些技巧。

基本方法包括：

- 保持良好的沟通，使人感到"舒适"的进行信息交流。
- 许可患者开放性地谈论性问题。
- 提供基本的"生活实例"的信息。
- 消除性的神秘感，纠正其他误解。
- 为了适当地洞察对方，给予使患者容易接受的温和指导。
- 不再强调现今对性能力和性高潮的痴迷，而强调不同性表达方式（如爱抚、接吻、手与口的接触刺激）的价值。
- 减少患者的焦虑。
- 遇到患者持有拒绝、回避、内疚、怨恨或抱怨医生不称职等情况时，仍要保持自身形象。
- 在适当的时候可安抚患者，说他或她的情况是正常的。

性咨询中医生不恰当的行为见表111.5。

表111.5 性咨询中医生的不恰当行为

过度亲密
太显正式
太显健谈
生硬的质疑
匆忙判断
对其他人的性方面事情作出假设
将自己的信念和标准强加给他人
过于教条
解决问题超出自身经验

进行性方面问题的家庭咨询辅导是项有趣的工作。其中大多数性方面的问题都不难解决，而且往往都是源于对正常的性功能的无知。制订解决方案不是一件复杂的事。最大的障碍是解决问题的启动开始。一旦越过此障碍，着手解决现存问题，其令人满意的结果也就会随之而来。

另一个重要的现实问题是性方面问题可被大大地低估。人类自身普遍有对性行为、触摸、拥抱和性生活的渴望。所谓和谐配偶关系似乎可以没有此类性亲密，但这可能导致各种身心疾病的出现。

理想的情况应是，家庭医生开设性方面的咨询课程，促进人们积极参与辅导过程的信心。辅导课程可以向患者授教基本的方法（适当的情况下），例如集中注意力、早泄者采用挤压或停止－开始技巧、利用凯格尔练习（kegel's exercises）进行自我感受性探究、家庭影视刺激下的联想以及行为调节。对于复杂的问题，特别是在涉及阳痿、不孕和性反常或性偏差时，需要转诊给专家治疗。

八、PLISSIT 咨询模式

Annon 提出了 PLISSIT 咨询模式，这一模式是为

表 111.4　影响性兴奋和性功能的药物

男性	女性
酒精	酒精
抗胆碱药	抗癫痫药
抗癫痫药	抗高血压（选择性）
抗组胺药	中枢神经系统抑制药
抗高血压药	口服复合避孕药
苯二氮䓬类药	大麻
细胞毒性药	麻醉药
双硫仑	
大麻	
麻醉药	
雌激素	
精神病治疗药	

松、自信，给予咨询对象以充分的理解。

询问童年期是否存在性虐待是病史询问的重要部分。

1. 对所怀疑的性问题进行探讨性询问
- 您排尿有不适或阴道分泌物（女性）异常吗？
- 性生活是否活跃？
- 关于婚姻或夫妻关系，您在肉体方面情况如何？
- 您在性交时是否有任何不适或疼痛感？
- 您和伴侣的关系是否和谐？
- 总体上或性方面，你们的沟通好吗？
- 你们的性关系是否存在一些困难？
- 您的性倾向是什么？
- 您对男性感兴趣还是对女性感兴趣，或是对男性、女性都有兴趣？
- 您有没有达到性高潮的经历？
- 您在使用什么药物？
- 您是否使用愉悦性的药品（如酒精、大麻、尼古丁）？

2. 有关性行为的具体问题
- 您是否放开了呢？是什么让您放开的呢？
- 您是否期待着做爱？
- 您是否在爱情游戏上花很多时间？
- 做爱是否使你感到高兴和放松？
- 您是否担心怀孕（女性）？
- 您是怎样避孕的？
- 您是否担心染上性病？
- 您是否担心患上艾滋病？
- 您做爱时达到高潮的情况多吗？
- 您过性生活或不进行性交的性活动的频次是多少？
- 你们是否同时达到性高潮？

（1）女性
- 您是否有足够的润滑黏液？是否足够湿润？
- 您是否在性交时觉得不舒服或疼痛？

（2）男性
- 您是否不能充分勃起？
- 您插入阴茎后多久能达到高潮？
- 您的高潮是否来得太快？

3. 了解问题发生的背景
- 您是否想过为什么会出现这个问题吗？
- 在您的童年接受过何种性教育？在家里还是学校？
- 父母的婚姻幸福吗？
- 有关性问题的事情能在家里讨论吗？
- 您是来自宗教家庭吗？
- 您在孩童时受过警告或被禁止有关性的行为或言论吗？
- 您的家庭对手淫、婚外性行为、月经、避孕等持什么态度？
- 对手淫您持什么态度？
- 您是否遭遇过成人的爱抚或性虐待，尤其是家庭成员？
- 家庭成员之间有无表达感情的健康爱抚或拥抱？
- 您在童年和青春期是否有过混乱的性经历？
- 您的第一次性经历是怎样的？

4. **检查**　常规医疗检查应包括诸如尿液检查、血压测量、生殖器官的基本的检查和出现相应指征的神经系统检查。对患者进行仔细的阴道和盆腔检查应是1次恰当的教育机会，也是预防医学的1次实施机会。

5. **辅助检查**　没有什么特别的常规检验予以推荐。有关男性勃起功能障碍的检查本章后面将有概述。可以进行糖尿病、肝功能不全、甲状腺功能不全及内分泌功能紊乱的相关检查，来明确性欲低下的具体病因。内分泌功能紊乱的实验室检查包括催乳素、游离睾酮、FSH、LH和雌二醇的测定。其他辅助检

十三、勃起功能障碍

勃起功能障碍（阳痿）是指阴茎不能勃起或勃起不坚，从而不能完成满意的性交过程。它不是指射精、生育力或性欲方面的障碍。患者经常使用"阳痿"表示早泄的问题，因此，谨慎提问是很重要的。

勃起功能障碍是一个常见问题。美国数据显示，其患病率在40岁的男性为39%，70岁的男性为67%[8]。

对勃起功能障碍患者最有效和实用的治疗方法是阴茎内注射前列腺E和罂粟碱。疗效的好坏也就取决于其对两者的反应，尤其是前者。

1. 勃起功能障碍的原因
- 心理性的：与压力、人际关系或心里内在因素（如抑郁症、婚姻不和谐、焦虑状态）有关。
- 神经性的：影响副交感神经功能的骶部脊髓的疾病（如多发性硬化），此症通常呈渐进性发展。
- 血管性疾病。
- 糖尿病。
- 高血压。
- 慢性肾脏疾病。
- 泌尿系疾病（如Peyronie障碍、骨盆创伤和外科手术）。
- 激素紊乱
—雄激素缺乏（如睾丸疾病）。
—甲状腺功能减退症。
—高泌乳素血症（罕见）→由于继发性睾酮缺乏导致的阳痿和性欲减退。
- 药物诱发的
—酒精。
—可卡因、大麻。
—尼古丁（50岁时风险达4倍）。
—抗高血压药物。
—其他药物制剂。
- 老龄化。
- 尚未知的因素。

> **临床小经验**
> 勃起功能障碍可能是动脉粥样硬化性疾病（如冠心病）的首发症状。

2. 病史 了解勃起功能障碍发生时的原因背景非常重要，这包括夫妻关系的状况。特别重要的是药物史，包括酒精、尼古丁、江湖药品和医疗药品制剂，尤其是抗高血压药（β受体拮抗药和噻嗪类利尿药）、降脂药、抗雄性激素药（治疗前列腺癌的药）、抗抑郁药、抗精神病药物和H_2受体拮抗药。应询问夜间及清晨勃起情况。

3. 体格检查 泌尿生殖系统、心血管系统和神经系统检查都是很重要的。应包括直肠指检、外生殖器检查和下肢的血管及神经功能情况的检查，尤其是对睾丸和阴茎的检查。检查提睾肌和球海绵体反射情况

4. 辅助检查

（1）首选血液检查
- 游离睾酮。
- 甲状腺素。
- 催乳素。
- 黄体激素。
- 血糖。

（2）其他应考虑的血液检查
- 肝功能测试（LFTs），尤其是γ-谷氨酰转移酶（GGT）（酒精性影响）。
- 肾功能试验。

（3）夜间阴茎勃起情况 这是一种电子计算机化的测试，用来检测夜间快速动眼睡眠期阴茎的勃起情况。一般情况下，有3～5次持续时间为20～35分钟的自发性阴茎勃起。该检测有助于区分心理性的（功能正常）和器质性的（功能低下）勃起功能障碍。一个很简单的筛查方法是使用感觉神经动作电位刻录仪进行检测。

（4）阴茎功能动力试验[7] 这些测试包括阴茎海绵体药物注射（这是最简单的方法），以评估其功能。如果患者没有明显的心理性阳痿并且不能确诊，可以海绵体注射前列腺素E进行测试。对前列腺素E反应良好表明患者是心理性或神经性阳痿（如结肠切除手术伤及盆腔神经）。大剂量前列腺E才出现反应表明有器质性病变（如局部动脉闭塞、静脉漏或糖尿病神经病变——早期）。完全没有反应表明有动脉闭塞或阴茎海绵体特发性异常。

5. 治疗　强调患者改善危险因素，包括药物治疗（如可能的话）、心理辅导和生活方式（见本书第7章）。管理治疗应包含有合适的患者教育，包括特别推荐的治疗用视频。伴侣应该加入讨论和治疗过程中，重点是加强该对夫妇的自我形象与性格调整，但这可能会遭遇到拒绝或回避。

（1）心理辅导　这些治疗原则是在性咨询指导下，进行心理疗法和性行为矫正，通过方法治疗。推荐一名咨询顾问可能是适当的。

（2）治疗内分泌疾病
- 雄激素，用于睾酮的缺乏。原发性睾丸疾病（如Klinefelter综合征）或促性腺激素缺乏症。

梯度试验
① 口服：十一酸睾酮。
② 肌内注射：庚酸睾酮或睾酮。
③ 皮下置入：睾酮置入（持续5～6个月）。
- 甲状腺素，用于甲状腺功能减退症。
- 溴隐亭，用于治疗高泌乳素血症。

（3）口服药物　5型磷酸二酯酶（PDE-5）抑制药是一线口服药物（表111.7），有效性约70%，但对神经性勃起功能异常不是非常有效。这些药物不能促发勃起，但却能提高已经勃起的阴茎的强度。性刺激是必要的。有不稳定型心绞痛、近期脑卒中和心肌梗死病史者禁用。避免与硝酸盐类药物同服，服用PDE-5抑制药后24小时不应使用硝酸盐。与硝酸盐的相互作用可导致严重的和可能致命的低血压反应。PDE-5抑制药有潜在不良反应，特别是头痛。试用全剂量7～8次后仍无效，可认为治疗失败[9]。在某些情况下，服用PDE-5抑制药同时饮酒或进食高脂食物，可使其起效时间延迟[10]。

四项基本原则：

- 性刺激是必须的。
- 避免脂性食物。
- 少量或不饮酒。
- 不与硝酸盐类同用。

（4）阴茎内注射
- 前列地尔海绵窦内注射
— 监督教学后的自我管理（如果有的话，可使用阴茎模型）。
— 从小剂量2.5～5μg开始使用。
— 1周最多3次。
— 如果延长勃起超过2小时，给予伪麻黄碱2片，必要时在3.5小时后重复给药（高血压患者禁用）。

伴侣的配合是至关重要的。必须安排好泌尿外科做好准备工作。

（5）经尿道注入前列地尔　尿道球部：初始剂量250μg。

（6）真空收缩　真空收缩装置可能在治疗中有一定的地位，尤其在有长期稳定伴侣但不适合药物治疗的患者。有效率约为80%[9]。

（7）手术
- 可塑性阴茎假体。
- 充气式阴茎假体（图111.2）。
- 适当部位行血管外科手术。

十四、早泄

早泄是指射精的时间比所希望的发生快；更确切地说，是指长期、反复出现在阴茎插入前、或刚插入时或插入后很快发生射精的情况。后者指射精时间在阴茎在阴道内不到2分钟[6,11]。早泄是一个常见的问题，其发生率在16～60岁的人中为24%。患者或许不能准确地对此进行描述，所以要确定这一

表111.7　5型磷酸二酯酶抑制药

名称	西地那非（伟哥）	他达拉非（西力士）	伐地那非（莱伟特）
剂量（mg）	25，50，100	5，10，20	5，10，20
通常起始剂量	50mg	10mg	10mg
起效时间	30～60分钟	1～2小时	30～60分钟
酒精作用	可能	可能	可能
硝酸盐禁忌证	是	是	是
典型不良反应	头痛、鼻塞、面部潮红、消化不良		
特殊不良反应	蓝视症	肌痛、背痛	视觉障碍

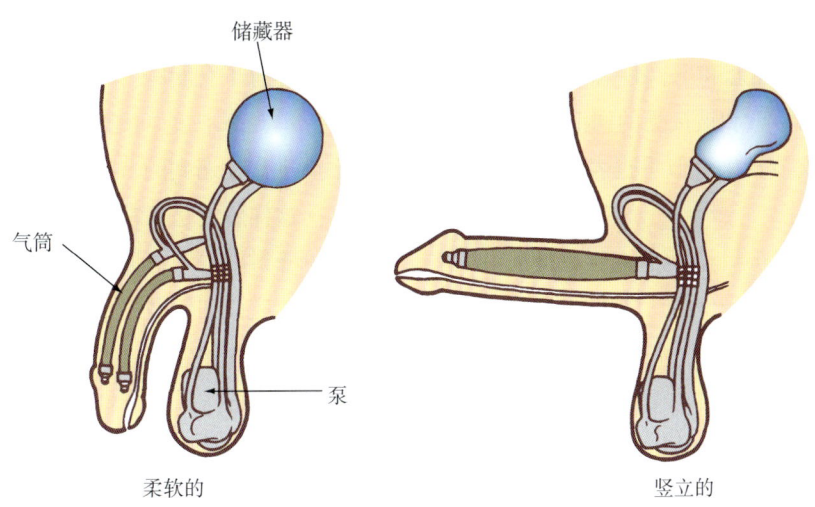

图 111.2　充气式假体，显示定位组件

疾病，仔细询问病史则很有必要。为确保患者个人不受此功能异常的困惑，患者和其伴侣可能都会诉说这一问题。

对于早泄的治疗现有很多方法，但这些方法或是为了延长射精时间或是为了得到满意的性活动，而没有太多去关注射精活动本身，也很少有关注对时间的控制和体验的重要性。

提高射精控制的规范治疗策略包括下列 3 种技巧的联合应用：

- 分级式的集中感觉或注意力。
- Masters 和 Johnson 握挤技巧[12]。
- Semans "停止-开始" 技巧[13]。

多方面报道三环类抗抑郁药氯米帕明是非常有效的（如 25～50mg/d）。另据报道选择性 5-羟色胺重吸收抑制药（SSRIs）也有效，但仍在评价中。

药物治疗

据多种报道显示，三环类抗抑郁药、氯米帕明是非常有效的药物（例如 25～50mg/d）[14]。有关 SSRIs 的研究也报道了使用 FL 氟西汀 20mg 或舍曲林 50mg 或帕罗西汀 20mg，每天 1 次治疗的有效性，但仍在评估。性交前给药方案一般都不显有效果。服药 3～6 个月，然后慢慢滴定式减量，到最后停药。一种用来专门治疗早泄的新产品 5-羟色胺转运抑制药，达泊西汀（性生活前 2～3 小时服用）也正在评估为许可使用。

另一种方法是应用局部麻醉药，如用 2.5% 利多卡因 +2.5% 普鲁卡因薄霜在性交前 10～20 分钟涂于龟头部和阴茎远端。接触前应洗去任何残留的霜剂，并警惕发生过敏反应。

十五、关注性取向与性别认定

关注性取向与性别认定是一个非常重要的事情。全科医生应能很称职很敏锐地处理好这一事情，并有责任和义务懂得同性恋人群的特殊健康需要，并对他们的特殊感官和心理社会需求予以理解关注。事实上，过去我们对待同性恋的态度或许是有缺陷的，如对同性恋的无知、偏见，医生对同性恋的抵触行为以及社会恐同性恋症等，这可能是由于在 20 世纪 80 年代 AIDS 的流行所导致。研究揭示，相当多的男同性恋者，甚至当他们发现患上性传播疾病时都没有向他的家庭医生透露他们的性取向[15, 16]。

处于其性别认定不确定的人群常具有高度的苦恼、焦虑和内疚感。

男、女同性恋者均比异性恋者可能有更高抑郁症、自杀、酗酒、吸烟和器质性疾病的发生率。他们被家庭排斥和成为暴力的受害者的风险也在增加。

DSM-IV 是指一套关于 "性别认定障碍" 和其概括性诊断标准，包括 "不舒服" 的问题[17]。

1. 定义和事实　性取向是指成人对其他男人或女人稳定的性倾向、渴望和表达，并且不到成年期不能确定。同性恋是指针对同性别的人有性欲。女性同性恋是指与其他女性出现的原始情感和性关系。这个词是来自公元前 600 年左右生活在希腊岛屿的勒斯博地区的妇女群落。

Gay（同性恋）这个词常用来指男性，但总体上可以用来表示女同性恋和男同性恋或双性恋者。gay 这个词显得更加尊重和被接受的词汇，从"mardi gras"即同性恋狂欢节日来看似乎也表明其获得更加积极的认可。

在对待性识别的反应上，更倾向于对行为习惯上的认同，而不是断言性别身份的认同上。继而具有"男性性表现的男人（MSM）"这一术语单词被创造出来。一些社会研究者更喜欢 male（男性）这个更具实践性的术语单词来承认男性的性行为，而不是处于在争议中的个人[18]。

据估计在过去 60 年里，同性恋的发生率为 2%～13%。但近期的总体估计为 3%～10%，男性的发生率较高。虽然同性恋不再被视为是一个人的有意识性的故意选择或偏好，而是由一个复杂的、与生俱来的、社会生物学的多因素所然，但目前尚没有任何被证实的具有因果性关系的理论。遗传和性激素的假说至今尚未得到证实。而有趣的是，在生命的前 4 年（4 岁内儿童）中，性别识别却得到了发展[19]。

很清楚，没有任何一个因素会导致个体成为同性恋或异性恋。在 1948 年 Kinse 得出结论认为，性取向从排外的同性恋到排外的异性恋两者的分别保持，且是一个连续的过程。这一观点持续至今。值得注意的是，Freud 通过分析认定，在大多数成年人同性恋倾向似乎都是稳定且都拒绝改变的。

根据全科医生的资料信息，也有一点很清楚，现实社会中，双性恋也是很常见。澳大利亚健康与人际关系的研究发现，0.9% 男人是双性恋，据报告有 6% 的男人曾与其他男性有性体验，且包括那些已被确定为异性恋的男人[15]。真实数据可能更高。

2. 同性恋常遇到的问题
- 保健服务提供者对他们的需求往往不敏感。
- 在农村社区的偏见和歧视。
- 暴力的威胁。
- 孤立和孤独。
- 人际关系异常、压力和焦虑。
- 自尊和自我价值感的降低。
- 性行为的安全性问题。
- 关注传染病：男同性恋者易感染甲、乙、丙型肝炎，肠道感染，HIV 感染及其他性传播疾病。
- 关注女同性恋者的生育能力、安全人工授精的实施和养育子女问题。

3. 普遍关注的问题
以下是作者过去几年在家庭医生工作中遇到的一些典型问题：
- 这样感觉是正常还是可笑呢？
- 我讨厌去考虑那些我的父母会考虑到的事情。
- 我应该如何做才是最好的呢？
- 究竟我该怎样告诉我的配偶（和孩子）？
- 我应该尝试与异性交往吗？
- 继续维持婚姻是明智的吗？
- 我可以变为"正常人"吗？
- 采用催眠术或激素或小手术怎么样呢？
- 我的宗教信仰是一种担忧。冲突是毁灭性的。
- 我能为自我安全做些什么呢？
- 我是否可联系他人或组织讨论这种事呢？

虽然倾听、接受和常识性的劝解、支持是辅导教育的基础，但对管理治疗这一不熟悉的健康领域是不容易的。不过，这更突显出了开展性辅导课程的意义。PLISSIT 模式中的 PLI 部分在总体实践中起到非常好的作用。通常，明智的做法是不应给予大量具体意见，而是要认真倾听，然后进行引导。对上述所提问题的恰当答案应为，很重要的是接受真实的自己，使性欲予以释放，而不是急于将其冲入试验性地接纳异性恋的境地。对通过改变性取向的治疗效果尚存在质疑，因为至今还没有证据表明有任何成功的案例。还是应找其关系密切而信任的朋友来分享关注和思想交流，并将真实情况尽快告知亲近的家庭成员及其他人。转诊给有经验的专家进行专业的强化治疗也是可取的。

4. 身份"公开"过程的发展阶段[20]
Coleman 提出了同性恋认同形成的阶段理论，对患者和健康服务者双方来说，其中每个阶段都有其独特的挑战性，尤其是第一阶段中的压力、抑郁及自杀的风险。
- 公开身份前。
- 公开身份。
- 试探性和试验期。
- 首先发展的人际关系。
- 融合阶段。

5. 一些指导性的治疗原则[15]
- 不要以为所有患者都是异性恋取向，包括那些已结婚生孩子的人——尽量使用中性用语。

• 询问开放性的问题

— 您如何看待您的性倾向？而直截了当地说则为：你是同性恋还是异性恋者呢？

— 您的性发育有什么困难吗？

• 绝大多数公开的男同性恋、女同性恋和异性恋者，在他们的性取向上很少或应没有什么问题。

• 对同性恋感到不满意且渴望异性恋的一个主要原因是感觉到孤独和孤立。这些人通过社交技巧和自信心培训后可获得咨询辅导的成功。

• 在"身份公开前"和"身份公开"阶段注意到多有明显的压力相关的心理问题和躯体疾病。

• 研究显示，30%～40%的同性恋青少年尝试过或认真考虑过自杀——高于全国平均水平很多倍。

• 目前没有任何证据表明，重新改变其性取向定位的策略是成功的。

• 不要刻板地认定老套的性行为，并因此责备同性恋是不安全的性行为或有性传播疾病的风险。

• 肛交性行为只发生在大约1/3的男同性恋者中。

• 把变性行为和同性恋倾向区分开来是有必要的。

• 在咨询中，重要的是，要强调个体的观点，而不是同性恋或异性恋，把他们作为个体的人才是我们需要关注的焦点。

• 理解和治疗性倾向问题时，核心问题是要明白，同性恋者和异性恋者具有同样的人性，而把人分成"异性恋"或"同性恋"群体是武断的。

十六、阴茎短小综合征

在全科医学工作中，成年男子和青少年男性对因阴茎短小及其可能影响性生活满意度的焦虑并不少见。有时候焦虑是病态的。一些男性似乎很关注自己阴茎的大小，尤其是他们成长到生命中的性活跃期的时候。误认为是身体形象不佳的表现。

人们这种态度的形成与世俗中有"一个男人的性能力取决于他的阴茎的大小"的一种说法有关。患者可能会以某种与性无关的轻微主诉作为咨询就医的理由进入诊室，或者因为太在意其阴茎的大小而表现为抑郁。

1. 测量 不论体格或长相如何，大多数男性都很关注阴茎的大小。然而，和身体所有的部位一样，阴茎的大小和形状也有相当大的不同。

成人未勃起的阴茎，从耻骨到尿道口的平均长度为7.5～10.5cm（3～4in）（表111.8）[21, 22]。勃起的阴茎长度平均为15cm（6in），或稍长或稍短约2.5cm（1in）。勃起的长度并不一定和原来未勃起状态的长度相关。

表111.8 阴茎的平均大小

		未勃起	勃起
长度	cm（厘米）	7.5～10.5	12～18
	in（英寸）	3～4	5～7
周长	cm（厘米）	6～10	8～12
	in（英寸）	2.5～4	4～6

Masters和Johnson指出，阴茎在未勃起时候的长度并不意味着其勃起时的长度会成比例的增长[23]。

2. 心理因素 生殖能力和性能力与阴茎的大小无关。女性的性高潮也并不取决于阴茎插入阴道的深度。据发现，阴茎的大小与伴侣的性满意度并没有什么关系。阴道在未伸展时的状态只有10cm（4in）长，其往往会调整本身的长度来适应阴茎的大小。

3. 咨询 在遇到有男子担心其阴茎的大小影响其性功能时，应该基于前述解剖学和生理学的知识给予安慰和辅导，对患者顾虑的原因也应予以探究。应该指出的是患者性能力不足的感觉通常是源于与媒体上所描述虚幻的所谓男子形象进行比较所致。

如果担忧有潜在的问题，一个有效的策略是让第三者不经意间巧妙地提出这样的问题，例如说到"多少男人担心他们的性表现和他们阴茎的大小，这是多么有趣的事啊"。

重要的是应予以强调，没有什么方法可以从生理上使阴茎本身增大，这包括经常的自慰和性交。此外，还应予以解释的是，阴茎的大小与身体上的性能力或与满足伴侣的能力是完全没有关系的。

十七、老年人的性生活

老年人的性需求在我们的社会中往往被忽视或误解。虽然性活动和性欲随着年龄的增长而普遍下降，但老年人并不是无性欲的，他们的性需求应该得到认识和理解[24]。他们和年轻人有同样的需求，即需要亲近、亲密和身体接触。同样的研究也已表明，相当多的老人继续享受其性兴趣和性活动并直至终生。他们的性活动是由其婚姻状况、性知识、性表达的方式、隐私和身体的健康等因素决定的。老年人的性交活动可能是困难的，或不大可能的。所以，合适的做法是建议其进行体外性交，即通过性交前的爱抚性的身体接触和亲密而获得非性交性快感。

一个常见的问题是，性活动的终止是源于人们感到他们已经"到尽头了"的信念，并表现出对性的焦虑。尤其多见于那些常常在性交中经历过性高潮，但现在又不能保持这种状态的人。

许多女性需要增加局部润滑，因此应接受建议使用雌激素霜乳或医用凝胶润滑剂。据报道睾酮霜有利于缓解老年女性外阴干燥和皲裂。

PLISSIT模式起初被强调用于老年人。

参考文献

[1] Kumar PJ, Clark ML. Clinical Medicine (7th edn). London: Elsevier Saunders, 2009: 1269.

[2] Cohen M, Cohen G. The general practitioner as an effective sex counsellor. Aust Fam Physician, 1989, 18: 207–212.

[3] Richardson JD. Sexual difficulties: a general practice speciality. Aust Fam Physician, 1989, 18: 200–204.

[4] Williams W. It's Up to You—a Self-Help Book for the Treatment of Erectile Problems. Sydney: Williams & Wilkins, 1985: 16–34.

[5] Annon JS. Behavioural Treatment of Sexual Problems. Brief Therapy. Hagerstown, MA: Harper & Rowe, 1976: 45–119.

[6] Hite S. The Hite Report: A Nationwide Study of Human Sexuality. New York: Dell Publishing Co, 1976: 229.

[7] Ross MW, Channon-Little LD. Discussing Sexuality. Sydney: MacLennan & Petty, 1991: 42–66.

[8] Feldman HA, et al. Impotence and its medical and psychological correlates: Results of the Massachusetts male aging study. J Urol, 1994, 151: 54–61.

[9] Allan C, Frydenberg M, Lowy M, et al. Male reproductive health. Check Program 442/443. Melbourne: RACGP, 2009: 18–30.

[10] Lowy M, Baker M. Erectile dysfunction. Australian Doctor, 2005: 27–34.

[11] Masters WH, Johnson VE. Human Sexual Inadequacy. Boston: Little, Brown & Co, 1970.

[12] Semans JH. Premature ejaculation. A new approach. South Med J, 1956, 49: 353.

[13] McMahon CG. Ejaculatory dysfunction. Current Therapeutics, 1996, 37(3): 49–73.

[14] Moulds R (Chair). Therapeutic Guidelines: Endocrinology (Version 4). Melbourne: Therapeutic Guidelines Ltd, 2009: 259–266.

[15] Ross MW, Channon-Little LD, Rosser R. Sexual Health Concerns (2nd edn) Sydney: MacLennan & Petty, 2002: 161–180.

[16] Harrison AE. Primary care of lesbian and gay patients: educating ourselves and our students. Fam Med, 1996, 28: 10–23.

[17] Diagnostic and Statistical Manual (4th edn). Washington, DC: American Psychiatric Association, 2000.

[18] Pitts MK, Couch MA, Smith AM. Men who have sex with men (MSM): how much to assume and what to ask? Med J Aust, 2006, 185: 450–452.

[19] Newman L. Gender identity issues. Australian Doctor, 2005: 33–40.

[20] Coleman E. Development stages of the coming out process. American Behavioral Scientist, 1974, 25: 469–82.

[21] Green R. Human Sexuality. Baltimore: Williams & Wilkins, 1975: 22–23.

[22] Katchadourian HA, Lunde DT. Fundamentals of Human Sexuality. New York: Holt, Rinehart & Winston, 1975: 44.

[23] Masters WH, Johnson VE. Human Sexual Response. Boston: Little, Brown & Co, 1966: 191–193.

[24] Cohen M. Sex after sixty. Can Fam Physician, 1984, 30: 619–624.

性传播性感染　第112章

> 那些沉浸于性生活中的人将会过早地衰老，表现为体力下降、视力减弱、口臭、腋臭、牙齿脱落，以及其他许多疾病都将会折磨困扰他。
>
> Moses ben Maimon（1135—1204），*Mishneh Torah*

性传播性感染（sexually transmitted infection，STIs）通常是由性接触传播的一组传染性疾病，简称为性病。在过去的 30 年中，其发病流行情况已相当广泛，在所有国家中，都是一个重要的公共卫生问题。

随着 HIV 感染、乙型肝炎、成为盆腔感染主要病因的沙眼衣原体感染、耐青霉素淋病，以及与子宫颈癌相关的人类乳头状瘤（疣）病毒感染的出现与流行，现代社会中，性病的发病率已相当高。性传播疾病的归纳列于表 112.1。

一、重要资料与关注要点

- 在西方社会，STIs 患者大多数为 15～30 岁人群。
- 淋病和梅毒已不再是最常见的 STIs。
- 目前常见的感染有沙眼衣原体感染、乙型肝炎、人类乳头瘤病毒和生殖器疱疹。
- 并非所有的 STIs 都表现在生殖器上。
- 并非所有的生殖器病变都是 STIs。
- 5%原则[1]
  — 在男性，5%的性传播性尿路感染为低位尿路感染。
  — 在女性，5%低位尿路感染由性传播引起。
- 目前沙眼衣原体是引起尿道炎最常见的原因。
- 男性典型衣原体性尿道炎常引起排尿困难，但也可能无症状；而在女性通常则表现为无症状。
- 淋病患者可能不表现有任何症状，尤其是在女性。
- STIs，如腹股沟肉芽肿、性病性淋巴肉芽肿和软下疳主要发生在热带国家。腹股沟肉芽肿在澳大利亚土著人群中比较常见。
- 儿童表现有 STIs 时，特别是阴道炎，提醒临床医生应考虑到性虐待。
- 对任何有 STI 风险和静脉吸毒者均应考虑到主要通过性传播的 HIV 感染。并必须明白，在进入长期无症状的携带状态之前，可以表现为一种急性发热性疾病（类似 EB 病毒引起的单核细胞增多症）。

二、标本的采集[2]

基于流行病学要求，在开始治疗之前必须采集适当的标本。

您的实验室会提供最合适的试剂盒和收集方法。

- 所需材料（从实验室获得）包括标准 MSU 罐、标准干拭子和可运输试管和培养基。
- 为检查衣原体和淋病，男性和女性都需要留取初段尿液，以进行核酸扩增试验（NAAT）。
- 男性行尿道口拭子。
- 男性同性接触者（men who have sex with men，MSM），该项检验应同时留取初段尿液，以及尿道口、肛门及咽拭子标本。
- 在女性中，则留取尿道口、阴道、子宫颈内口拭子。巴氏涂片检查仅用于检测子宫颈癌，但同时应行子宫颈分泌物拭子。
- 进行血清学检测用于梅毒、艾滋病、乙型肝炎（如有危险因素）的诊断。
- 自行采集的样本包括阴道浅段分泌物干拭子，通常取第一次尿沉渣、分泌物拭子和卫生棉球、棉条样本。

三、分类[1]

大多数性 STIs 可以根据其临床表现很容易地纳入一种（或多种）疾病类别。

- 尿道炎——分泌物和（或）尿痛。
- 阴道炎——渗出物 + 刺激性疼痛 + 异常气味 + 性交困难。

表 112.1 性传播性感染的致病病原体和治疗[1, 3]

性传播性感染	致病病原体	治疗
细菌		
淋病	奈瑟淋球菌	头孢曲松 (IM)+ 多西环素或阿奇霉素
衣原体尿道炎	沙眼衣原体	阿奇霉素 (O)、多西环素 (O)
非特异性尿道炎	解脲支原体 人支原体	
子宫颈炎和盆腔感染	奈瑟淋球菌 沙眼衣原体 阴道混合"菌群"感染	轻度：多西环素 + 甲硝唑或替硝唑 + 或阿奇霉素 (O)+ 头孢曲松 (IM)(如果为奈瑟淋球菌) 重度：加头孢菌素类 (IV，医院内使用)
梅毒	苍白密螺旋体	苄星青霉素：首选
细菌性阴道病	阴道加德纳菌 其他厌氧菌	2% 甲硝唑或克林霉素乳膏
性病肉芽肿 (腹股沟肉芽肿)	肉芽肿荚膜菌	阿奇霉素
软下疳	杜克雷嗜血杆菌	环丙沙星或阿奇霉素：首选
性病性淋巴肉芽肿	沙眼衣原体	多西环素：首选
病毒		
AIDS	HIV-1，HIV-2	参考网络和专科医生提供
生殖器疱疹	单纯疱疹病毒	阿昔洛韦、泛昔洛韦或万乃洛韦
生殖器疣	人乳头瘤病毒	足叶草毒素洗剂或咪喹莫特乳膏
肝炎	HBV，HCV	干扰素，抗病毒药物
传染性软疣	痘病毒	各种简单方法 (如针挑去顶术)
真菌		
阴道鹅口疮 (可能)	白色念珠菌	任何抗真菌药
原虫		
阴道炎，尿道炎 龟头包皮炎	阴道毛滴虫	替硝唑或甲硝唑
节肢动物		
外阴部疥疮	疥螨	5% 氯菊酯乳膏
阴虱	阴虱	1% 氯菊酯洗剂

注：O 口服；IM 肌内注射；IV 静脉注射。

- 子宫颈炎或盆腔感染（可能出现的症状）
  — 盆腔疼痛或下腹部疼痛（盆腔感染）。
  — 背痛（盆腔感染）。
  — 少量异常分泌物。
  — 子宫颈流出脓性黏液。
  — 性交困难（盆腔感染）。
  — 排尿困难。
- 溃疡。
- 肿块。
- 瘙痒症。
- 下列疾病可有皮疹
  — 二期梅毒。
  — HIV 感染。
  — 乙型肝炎。

四、阴道炎

阴道炎在第 96 章中有更详细的介绍。常见的病原体有：

- 白色念珠菌→鹅口疮。
- 阴道毛滴虫。
- 阴道加德纳菌→细菌性阴道炎。

3 种常见病原体中，只有阴道毛滴虫被认为是经性传播且需性伴侣同时接受常规治疗。

相对于真正的致病菌，加德纳菌是一种条件致病菌。细菌性阴道炎（也称厌氧性阴道炎）实际上是生理状态上发生了改变，而不是一种感染或炎症。致病条件是缺乏乳酸杆菌。重要的是要注意到，厌氧菌性阴道炎往往是无症状的，常因其他目的行阴道拭子检测时被意外发现。在这种情况下，也没必要进行治疗。

1. 标本的采集 准备 2 个载玻片。

- 1 个做成涂片，干燥后进行革兰氏染色。
- 1 个制备湿膜，盖上盖玻片，直接镜检查下列病原体：
  - 假丝念珠菌。
  - 感染加德纳菌的"线索细胞"。
  - 活动的滴虫。

2. 治疗（摘要） 具体内容参见第 98 章。

- 革兰氏染色发现念珠菌：任何一种抗真菌药物——如即刻给予克霉唑 500mg 阴道用片剂，并应用 1% 克霉唑霜（或制霉菌素），每日 1 次，连续 6 天，可缓解症状。
- 革兰氏染色发现加德纳菌属：如甲硝唑，400mg（口服），每日 2 次，共 7 天；或 2% 克林霉素乳膏，共 7 晚；酸性乳胶局部使用，每日 2 次。
- 湿膜片上观察到毛滴虫：如替硝唑或甲硝唑 2g（口服），即刻，并同时治疗性伴侣。

五、尿道炎

引起尿道炎的重要 STIs 有淋病和衣原体病（也称为非淋菌性尿道炎），后者发病率是淋病的 3 倍以上[1,4]。非特异性尿道炎（NSU）通常由丙型衣原体引起，也可由脲原体、人支原体和其他未知的病原体引起。

1. 症状表现

（1）**男性** 主要症状（如果出现）是：

- 排尿时有烧灼感（尿痛）。
- 阴茎异常分泌物或渗液（清亮，白色或黄色）。

有时只是疼痛，而没有分泌物。有时感染是无症状的。最常见的症状是轻微的非特异性尿道炎表现。虽然奶油样脓性分泌物是淋病的典型表现（图 112.1），淡乳白色或清亮分泌物是衣原体性尿道炎的典型表现（图 112.2），但常常难以鉴别分泌物的病因。在一些男性，唯一的主诉是内裤的斑污和包皮下潮湿。附睾睾丸炎在年轻男性应推断为性传播性尿

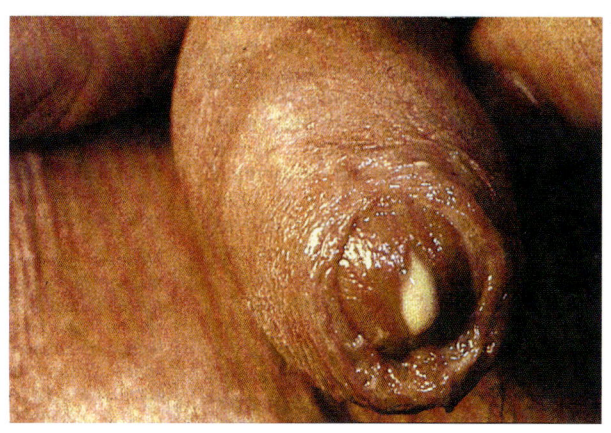

图 112.1 淋球菌性尿道炎：典型脓性分泌物

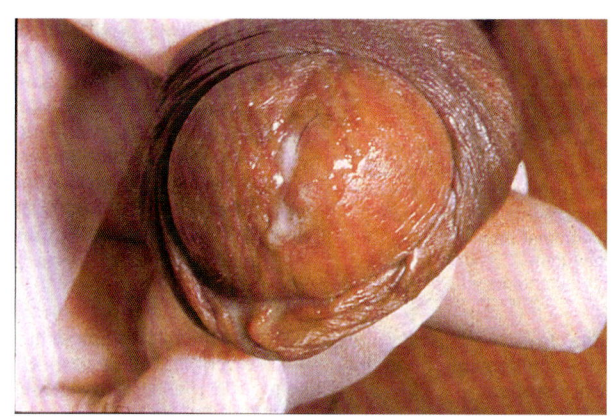

图 112.2 衣原体性尿道炎：分泌物通常呈乳样，但也可为黄色

道炎的一种并发症。

（2）**女性** 淋病往往没有症状，但可引起阴道分泌物增加或尿痛或盆腔感染。衣原体尿道炎通常也没有症状，但可能引起阴道分泌物增加、尿痛或盆腔感染。衣原体性尿道炎是盆腔感染最常见的病因，后者可能导致不育。

2. 肛门和咽喉部的淋球菌感染 男性和女性都可能发生直肠肛门或口咽部淋球菌感染。肛门直肠淋菌病可能表现为无症状，也可能表现有肛门脓性黏液排出（潮湿的感觉）和肛门不适感。

口咽淋菌病可能无症状或表现为咽喉痛或吞咽困难。

3. 标本的采集 取拭子标本。

- 取标准拭子（男性取自尿道口，女性取自子宫颈管）用于检测淋球菌：放入标准可运输性培养基中。

在男性和女性两者中进行核酸扩增试验，即聚合酶链反应（PCR）或连接酶链反应（LCR）通常都

是用于沙眼衣原体感染的诊断试验[1, 5]。在第一次获取尿液标本时（憋尿2小时，然后第一个10ml尿液放入普通的尿液培养瓶），男女双方进行PCR衣原体尿液测试（特异性为95%）是首选的试验（尤其是女性）。这两项试验也可用于淋病的诊断。但是，尿液PCR检测淋病不如子宫颈分泌物标本可靠。

注意事项

- 子宫颈涂片可用来检测衣原体和淋球菌。
- 女性用卫生棉条进行自我收集标本是可能的。
- 对有排尿困难但没有渗出物的男性做中段尿培养。或对有尿痛但无尿频的女性采集尿道拭子。尿道拭子细菌培养显示大量的大肠菌常提示有细菌性尿道膀胱炎（下尿路感染）。
- 如果革兰氏染色提示有淋球菌感染，可用阿奇霉素和多西环素治疗；若革兰氏染色提示无淋球菌，可用阿奇霉素；如果不便镜检，则可同时给予上述两种抗生素治疗。

译者注：金属拭子和专用衣原体运输培养基是诊断衣原体必不可少的，因为木制拭子和塑料中的一些化学物质会杀死衣原体。

六、衣原体性尿道炎

1. 潜伏期 虽然其潜伏期可长达12周或短至5天，但一般为性交后1~2周出现症状（淋病的潜伏期为2~3天）。

因常无症状，不少病例被漏诊[5]。因此，疾病的筛查有重要价值。

2. 治疗[5, 6] 阿奇霉素1g（口服），单次剂量（首选）。

或

多西环素100mg（口服），1/12小时，共7天。

如果症状持续或复发（约1/5的病例）可能需要进行第2个疗程的治疗。

二线治疗是红霉素500mg，每日4次，疗程7天。所有的性伴侣，即使无症状，也必须接受同样的治疗。如果女性伴侣已经确诊为子宫颈炎，则必须按盆腔感染治疗。双方感染完全治愈前，必须避免性交。必须强调遵守以上原则的重要性。

3. 预防 使用避孕套为阴道和肛门性交提供了一些保障。

4. 对高风险者进行筛查的指南

- <25岁的所有性活跃的女性。
- 所有性活跃的青少年，尤其是女性、原住民和托雷斯海峡岛民。
- 经常更换性伴侣或不使用安全套的人。
— 男人和男人肛交。
— 6~12个月内反复感染。

七、淋病

1. 潜伏期 淋病潜伏期不长，通常2~3天。症状通常出现在阴道性交、肛交或口交后的2~7天。其潜伏期也可长达3周。

2. 淋病的其他表现

- 附睾睾丸炎和前列腺炎（男性）。
- 在男性中，发生尿道狭窄者并不少见。

3. 治疗 耐青霉素淋球菌菌株是由于其产生β-内酰胺酶（青霉素酶）而形成对青霉素耐药。这一问题已普遍存在于东南亚和澳大利亚东部。如果遇有出现这种耐青霉素淋球菌株感染则应采用以下治疗：

环丙沙星500mg（口服），单次剂量。

或

头孢曲松250mg溶于1%的利多卡因1~2ml，单次剂量肌内注射（首选）。

或加

阿奇霉素1g，单次剂量（口服）。

或

多西环素100mg（口服），每日2次，共10天。

PPNG流行病率低的地区：

单次剂量阿莫西林3g（口服）+丙磺舒1g（口服）。

加

单次剂量阿奇霉素1g（口服）（如果衣原体尚未被排除）。

如果上述抗生素不合适（如妊娠）：

红霉素500mg（口服），每日2次，疗程10天。

或

罗红霉素，300mg（口服），每日1次，疗程10天。

性伴侣必须接受检查和治疗，以及避免性交必须，直至感染清除。4周后进行随访性细菌培养。

4. 预防 使用避孕套，为阴道、肛门性交和口交提供良好的保护。性生活活跃的男性和女性（特别是高危人群），至少需要每年检查 1 次。

八、子宫颈炎

子宫颈炎通常是盆腔感染的先兆。如果只有子宫颈炎（子宫颈口有脓性黏液而无疼痛或触痛），可以按尿道炎治疗（可能的病原体是 C 型衣原体或奈瑟淋球菌）——环丙沙星加多西环素。

九、盆腔炎

在第 94 章对盆腔炎有更详细的介绍。盆腔炎并非都是性传播性感染。宫内节育器也是常见致病因素之一。盆腔炎常为多种病原体共同参与的感染。

常见的病原体为奈瑟淋球菌和沙眼衣原体。子宫颈口拭子常常漏检病原体，因此治疗应对所有可能的病原体。

目前认为，黏液脓性子宫颈炎是盆腔炎的早期表现，通常由衣原体引起[1]。

1. 标本的采集 做子宫颈及尿道口拭子，以进行筛查奈瑟淋球菌和沙眼衣原体。

2. 治疗 对盆腔炎患者应予以认真地进行加强治疗。因为治疗的主要目的是防止不孕症的发生，继而避免未来因不孕而做试管婴儿。相关内容已在第 94 章详述。

3. 总结[1,3,6]

（1）轻度至中度感染 多西环素 100mg，每日 2 次，疗程 14 天。

加

单剂量阿奇霉素 1g。

加

甲硝唑或替硝唑。

（2）淋病 一次性肌内注射头孢曲松 250mg。

（3）严重盆腔炎 住院进行静脉给药治疗。

十、溃疡

表 112.2 列举了引起生殖器溃疡 STI 病原体。大多数生殖器溃疡是疱疹病毒引起。表现为外阴部表面溃烂，并有多发性的周围发红的疼痛性丘疱疹。

梅毒是罕见的，很可能被忽视，特别是肛门硬下疳。

软下疳几乎一直是输入性的感染。

表 112.2 各种导致肛门生殖器溃疡的 STI 病原体

	疼痛	标本收集
常见的		
单纯疱疹病毒	是	刮削碎屑直接免疫荧光检查；拭子 PCR 抗原检测和可转运性培养基的病毒培养
少见		
苍白密螺旋体（一期硬下疳）	否	分泌物行暗视野下显微镜检查和血清 leutic 筛查（反应素或螺旋体检测）
杜克雷嗜血杆菌	是	刮片革兰氏染色和特殊培养
肉芽肿性荚膜杆菌（腹股沟肉芽肿）	否	刮片特殊染色

十一、生殖器疱疹

潜伏期通常是 3～6 天，但可以更长。建议进行明确的微生物学诊断。采用拭子培养或 PCR 检测。

1. 症状 第一次发病表现为生殖器部位的刺痛或灼热感，然后出现多个小水疱，这些水疱在 24 小时后溃破形成红色、疼痛性小溃疡。数天后溃疡结痂愈合。腹股沟淋巴结可以肿大和触痛，患者可能会感到不适和发热。

第一次发作大约持续 2 周。

（1）男性 该病毒通常会影响到阴茎体，而且还可以累及龟头、冠状沟和肛门（图 112.3）。

（2）女性 小疱疹位于阴道口周围或侵入阴道内部，并可累及子宫颈和肛门（图 112.4）。可能有排尿困难，并有阴道异常分泌物。约有 25% 的患者子宫颈是唯一的病损部位，并且这些患者可无症状。这种隐匿的表现亦成为临床上容易漏诊的一个问题，对此需要保持高度警觉。这种疾病可能表现为鞍区周围的轻微刺痛或上皮组织的擦伤样损害。

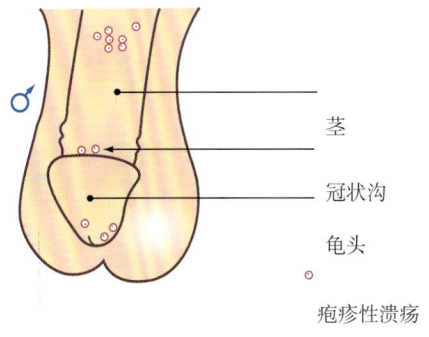

图 112.3 男性疱疹和溃疡的常见部位

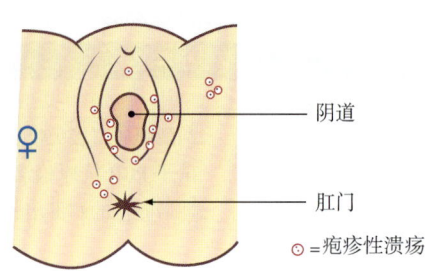

图 112.4 女性疱疹和溃疡的常见部位

男性和女性生殖器疱疹都可以影响到臀部和大腿。无法排尿是一种少见的严重并发症，尤其是在女性。

2. 标本的收集 取溃破疱疹处拭子，以进行培养、直接免疫荧光或 PCR（最好的检测方法）检测。

3. 传播 生殖器疱疹可以通过阴道、肛门或口交直接接触来传播。其很少通过手指从身体的其他部位转移到生殖器上。有时会在稳定的关系中自发地出现。一种新型特异性疱疹病毒血清检查（EIA）可用于对Ⅱ型单纯疱疹病毒（HSV2）感染者的伴侣的检测。

4. 复发 第一次感染发作后约有半数复发。所幸的是，复发的病情逐渐变弱，发作间隔延长，每次复发持续 5～7 天，通常最终会自行停止[1]。复发可于数个月或数年后可由月经、性交、手淫、皮肤刺激和情绪压力等诱发。使用避孕套可减少约 50% 的风险。

5. 治疗（抗病毒治疗）

（1）局部治疗 经证实最有效的局部治疗是涂抹阿昔洛韦（不是眼科制剂）。其他的局部治疗药物只可缓解症状，但没有明显缩短感染病程的效果。局部用药应在症状一开始就尽性使用。

其他可选方案：

用棉球蘸取 10% 的硝酸银溶液涂抹病变的基底部位，并轻轻地旋转棉签起到清创作用，然后再完全涂抹疱疹皮损处。重复 1～2 次，以促进组织生长和创面愈合，并防止其传播。

或用 10% 的聚维酮碘拭子条涂抹疱疹，连续使用几天。

一些患者可局部使用利多卡因来缓解疼痛。

（2）口服药物治疗 对于初发的生殖器疱疹（最好在发病 24 小时内）：

阿昔洛韦 400mg，8 小时 1 次，连续使用 5 天，或直到感染消退。

或

泛昔洛韦 250mg（口服），每日 2 次，连续使用 5 天。

或

伐昔洛韦 500mg（口服），每日 2 次，连续使用 5 天。

这种治疗显示可使病损期从 14 天缩短至 5～7 天。这些药物通常不用于病程持续 5～7 天的复发患者。疗程为 5 天的药物可用于相当严重的复发患者。针对复发非常频繁（6 个月内复发 6 次或更多）的患者，给予持续 6 个月的低剂量给药疗法是有益的（如万乃洛韦 500mg 口服，每日 1 次）。

6. 支持性治疗（对患者的建议）

• 尽可能休息和放松。用温盐水洗澡，可以减轻痛苦。

• 依病变情况予以冰袋或热敷可有一定帮助。

• 止痛药如阿司匹林或对乙酰氨基酚可缓解疼痛。

• 如果排尿时疼痛，可在热水浴时排尿。

• 保持溃破创面干燥，用乙醇棉签轻拭或使用吹风机吹暖风可以能有助于创面愈合。

• 清洁和干燥后，应保持疱疹创面暴露，不应戳、刺激溃疡面。

• 穿宽松的衣服和棉质内衣。避免穿紧身的牛仔裤。

7. 咨询 "治疗疱疹，聊天胜过吃药"。由于生殖器疱疹很令人痛苦，并经常复发，患者很容易感到沮丧，而给予适当的辅导和支持则大为有益。患者在病变复发活跃的时候应该节制性欲。考虑转诊到自助或支持治疗组织。

8. 预防 通过避免在病变活动期间的性接触，是可以预防疾病传播的。避孕套也可直到一定保护（但不是绝对的）作用，患者在性交结束后应立即用肥皂和水清洗生殖器。和有感染史的伴侣性交时应一直使用避孕套。

十二、梅毒

在澳大利亚，梅毒通常表现为一期病损，或是通过血清学检测而被偶然发现（隐匿性梅毒）。

重要的是要警惕不同表现形式的二期梅毒。梅毒的分类和临床特点列于表 112.3（参阅第 30 章）。

1. 传播

• 性交（常见模式）。

表112.3 梅毒的分类和临床特点

类型	病程时期	有无传染性	临床特点
获得性			
早期（感染后2年内）			
·一期	10～90天，平均21天	有	硬下疳 无痛 局部淋巴结肿大
·二期	硬下疳后6～8周	有	粗糙、无瘙痒性斑丘疹 全身症状（可能轻微） 扁平湿疣 黏膜损害
·早潜伏期	数个月到2年	有	无临床症状，但血清学标志阳性
晚期（感染第2年后）			
·晚潜伏期	2年以上	无	
·三期（现在少见）		无	晚期良性：梅毒瘤 或 心血管病变 或 神经梅毒
先天性			
早期	2岁以内	有	死胎或生长发育障碍 鼻部感染："鼻塞" 皮肤和黏膜病变
晚期	2岁以后	无	马槽牙（如 Hutchinson 牙） 眼部疾病 中枢神经系统疾病 梅毒瘤

- 垂直传播给胎儿。
- 血液污染：静脉吸毒者。
- 直接接触开放的病损灶。

2. 治疗 梅毒治疗已变得相当复杂，建议转诊患者到专业的机构进行诊断、治疗和后续随访。

推荐的抗生素治疗[6] 病程不超过1年时间的早期梅毒（初期、二期或潜伏期）：

苄星青霉素单次剂量1.8g，肌内注射。

或

普鲁卡因青霉素1g/d，肌内注射，共10天

对青霉素过敏的患者：

多西环素100mg（口服），每12小时1次，共14天。

或

红霉素500mg（口服），每6小时1次，共14天。

注意：

- 避免性生活，直到溃疡愈合。
- 在过去3个月内与梅毒患者发生过性接触者应接受治疗。

晚期潜伏梅毒：1年以上或期限不确定者：

苄星青霉素1.8g，肌内注射，每周1次，共3次，或用普鲁卡因青霉素。

梅毒性心血管病变、神经梅毒和先天性梅毒也用青霉素治疗，但需要特殊治疗方案。

十三、肿块

常见病原体：

- 疣（乳头状瘤）病毒——尖锐湿疣、性病"湿疣"、肛门生殖器疣。
- 传染性软疣（痘）病毒。

少见病原体：

- 苍白密螺旋体——扁平湿疣。

生理性的：

- Fordyce 囊肿，是皮脂腺在黏膜上的扩大和异位，是需要作出鉴别诊断的一个生殖器肿块。

1. **诊断** 疣和传染性软疣各有其特征性的外观，并且通过检查很容易作出诊断（图 112.5）。通常不需要很复杂的鉴别诊断。尖锐湿疣可有多种损害，有的可与浅表性寻常疣相似，但前者表面有很多分泌物覆盖。湿疣也可能发生在二期梅毒，不过其 leutic 筛查呈阳性反应。

2. **疣的治疗**[6, 7] 咨询和支持是必要的。但并非所有的生殖器疣都是性传播的。

疣可通过化学或物理手段，或通过手术去除。需要因人而异，根据患者具体情况和医疗设备条件进行个体化治疗。对于数量不多且可摸到的疣，其最简单的治疗包括[6]：

- 0.5% 鬼臼毒素或 0.15% 鬼臼毒素乳膏涂擦（一种较稳定的鬼臼树脂制剂）：
  — 应用塑料涂药器局部外涂，每日 2 次，共 3 天。
  — 4 天后重复 1 次。然后，每周 1 次；如有必要可进行 4～6 个疗程。

注：应尽量保护好周围正常皮肤。对妊娠期和哺乳期女性的子宫颈、阴道或肛门直肠部位疣应避免采用这种治疗方法。

或

局部应用 5% 咪喹莫特乳膏，于睡眠时涂于疣的表面（6～12 小时后洗去），每周 3 次，直到疣体脱落消失。

所有女性患者（包括有疣的男性的伴侣）都应转诊到可行阴道镜检查的专科诊所进行就医，因为疣与子宫颈癌的发病有关。

3. **传染性软疣的治疗** 传染性软疣常常可以自愈。有许多治疗方法可使其消退。这些方法包括：

- 用无菌针头或尖锐物去掉疣的顶部，挤出内容物（推荐）。
- 从侧面插入消毒针去掉顶部并涂 10% 的碘溶液（Betadine）。
- 液态氮冷冻几秒钟。
- 应用含 25% 鬼臼树脂的复方安息香酊。
- 应用 30% 三氯醋酸。
- 用电灼或透热疗法破坏疣体。

十四、瘙痒

常见病原体：
- 疥螨（疥疮）。
- 阴虱。
- 白色念珠菌。
— 外阴阴道炎（女性）。
— 龟头炎（男性）。

生殖器非性病性的痒疹包括皮炎和银屑病。

1. **诊断**

（1）**疥疮** 刮片检镜检。检查的重点：疥疮为一个非常痒的结节状皮疹。很少发现这类微小的螨类，但可能会在其洞穴里找到，其洞穴看起来像小波浪线。

（2）**阴虱** 检查可发现活动的阴虱和毛干上的虱卵。

（3）**白色念珠菌** 拭子涂片进行革兰氏染色和念珠菌培养。

2. **治疗**

（1）**疥疮** 如果年龄 > 2 个月，用 5% 氯菊酯霜。外涂于下巴以下的整个身体（包括每一个皱褶部位），并保留过夜，然后洗掉。治疗后清洗衣服和床单，并在太阳下曝晒。

或

在洗之前用 25% 苯甲酸苄酯浸泡 24 小时。

患者所有家庭成员和密切接触者无论有无症状均

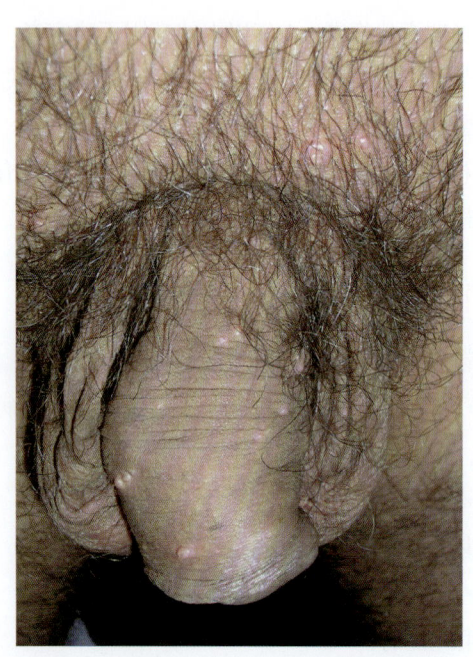

图 112.5 阴茎上及其周围部位的传染性软疣。该患者的女性伴侣的臀部也有此疣

必须治疗。潜伏期至出现症状需数周时间。通常，一次治疗足以治愈。如果必要的话，可在 1 周内重复治疗。

注：治疗后仍持续瘙痒是常见的现象。如果 7 天后瘙痒仍未减轻，应再次治疗。在此之后，对患者进行安慰也是需要的。另外还要开些局部止痒药（例如克罗米通乳膏 3～5 天，并口服抗组胺药来止痒）。

（2）**阴虱** 1% 苄氯菊酯洗剂：擦干阴毛和周边部位，保持 10 分钟，然后洗掉。

或

0.165% 除虫菊酯和 2% 胡椒基丁醚泡沫增效剂；用法同上。

剃除阴毛也是有效的。床上用品和内衣通常用热水浸泡后清洗，置于阳光下曝晒。7 天后重复治疗。有时需要重复治疗 3 次。性接触者和家庭成员必须同时治疗（年幼儿童可以被严重感染的父母所传染）。如虱子或卵附在睫毛上，不能用杀虫剂。可应用白色柔软石蜡（如凡士林）轻轻地刷到睫毛上，每日 2 次，共 8 天。然后用医用镊子把虱卵移去。

（3）**念珠菌** 局部外涂咪唑（如 1% 克霉唑，每日 2～3 次）。

十五、生殖器外的性传播疾病

1. 病毒性肝炎 性活动是乙型肝炎（特别易感）、甲型肝炎（此主要指粪便-口腔途径）、丙型肝炎（偶尔可能）和戊型肝炎传播的一个因素。

（1）**乙型肝炎** 在西方社会，性传播是乙肝病毒的常见传播途径，在男同性恋者和性工作者中有较高的患病率。乙肝病毒在男同性恋者中的流行与肛门-生殖器和口-肛接触有关。

对于乙型肝炎尚没有特异的治疗方法，所以预防是非常重要的。干扰素 α-2 和拉米夫定可用于慢性活动性肝炎等并发症的治疗。

① 预防[2]

目前几个预防策略包括：

- 免疫接种。
- 卫生保健机构内感染的预防。
- 暴露的应对管理（针头伤害等）。
- 母亲为乙型肝炎携带者的婴儿管理。
- 避孕套，减少传播的风险性。
- 注意个人卫生。

② 免疫接种：应鼓励那些乙型肝炎标记物全部阴性的患病危险人群都进行免疫接种。高危人群包括性伴侣是携带者、公共机构工作人员、所有的同性恋者、性工作者和吸毒者。一些医务工作者也属被暴露于风险的人群。

③ 暴露的管理：那些急性患者和慢性携带者的性伴侣，如果其表面抗原（HBsAg）及抗体是阴性的，可以接受乙型肝炎免疫球蛋白进行预防性治疗，并开始进行乙型肝炎疫苗接种。

（2）**丙型肝炎** 对丙型肝炎是否存在潜在的性传播危险有尚存质疑。Tedder 等在 1991 年的证据表明，丙型肝炎病毒可通过性传播，但流行病学上的证据不足[8]。

2. HIV 感染 HIV 感染俗称 AIDS（艾滋病），在严重疾病谱出现顺序中排在最后。主要是通过社区里静脉吸毒而传播。在澳大利亚，约有 80% 的 HIV 感染者与静脉吸毒有关，其余的则主要是性传播。受感染的男性中，重要的危险因素是接受肛门性交及有多个性伴侣。

十六、传播给女性的性传播疾病

虽然男性感染者的异性伴侣存在被感染的风险，而在发达国家中，传播给女性或经女性传播的情况则相对少见；但目前似乎在显著增加。在中非，异性性传播则是一个重要的传播途径[9]。生殖器溃疡性疾病，如梅毒和生殖器疱疹可能与异性传播风险的增高有关。

有关 HIV 感染更详细的叙述见第 28 章。

十七、STI 的完整检查[2,10]

家庭医生接诊中可能会遇到有性工作者或其他性活跃的女性要求进行全面检查。这些人时常需要医生出证明，而又不愿去公开的性病诊所。因此，在他们去就诊时应提供给其一个咨询机会并对她存在的健康风险进行教育。

筛查项目包括：

- 完整的性生活史。
- 体检：生殖器外观、皮肤、乳房、口咽部、淋巴结、腹部，以及仔细的阴道检查。

- 辅助检查（仅是指导性的）：
— 子宫颈涂片：6～12个月1次。
— 首次晨尿进行核酸扩增试验（PCR）。
— 子宫颈拭子查衣原体和淋病，每1～3个月1次（依风险高低而定）。
— 高位阴道拭子和"制备湿膜"查阴道病原体，每1～3个月1次。
— HIV抗体测试（需知情同意）——预约不要超过3个月1次。
— 梅毒筛查：RPR/VDRL（如HIV测试要求）。
— 乙型肝炎筛查：如果阴性，组织进行乙肝疫苗接种。
— 风疹抗体IgG基线测定：如果阴性，建议行风疹疫苗注射。

还应考虑到：
— 如没用避孕套防护而进行口交者，做咽喉拭子查淋球菌。
— 如果有尿道刺激症状，尿道拭子查淋病和衣原体。
— 如果性生活史表明需要，则行直肠肛门拭子查淋病。

十八、MSM的STI筛查项目指南

- 首次晨尿查衣原体NAAT（PCR）。
- 咽拭子淋球菌培养。
- 肛门拭子淋球菌培养和NAAT及沙眼衣原体NAAT。
- HIV、梅毒、乙肝和丙肝的血清学检测（如艾滋病毒阳性或注射毒品者）。

建议具有高风险的男性（如曾进行过无保护的肛门性交）每3～6个月检测1次。

十九、转诊时机

- 梅毒
— 怀疑或确诊的病例可能需要转诊，但怀疑三期梅毒者务必要转诊。
— HIV抗体阳性的患者。
— 怀疑治疗失败。

- 阴虱和疥疮
— 尽管给予了适当的治疗但皮疹或瘙痒并未消失。
- 生殖器疣
— 尿道口或子宫颈部位疣。
— 人乳头瘤病毒相关的子宫颈细胞学变化。
— 难治性疣。
- 淋病或非特异性尿道炎
— 如果有并发症、蔓延到盆腔或累及生殖器外器官，或使用2个疗程的抗生素治疗后症状仍持续[11]。

二十、接触者的追踪

联系那些感染有严重性传播疾病患者的性伴侣很为重要。官方指南推荐，无症状的感染（如衣原体、淋病）患者，以及近12个月内的性伴侣都应联系到；并且指明，这些人在出现症状后的30天内应告知其接触过的性伴侣。直接邮寄信件给接触者是可取的。

二十一、保持良好的沟通

提醒注意：对于STIs的检查，包括HIV检测，一定要在咨询辅导后征得患者理解和同意情况下方可进行。并约定，无论检查结果阳性与否，都将其结果当面交给患者。

实践要点

- 不要推测患者或他（她）的伴侣在他们以外的关系患上了性病。
- 疥疮或阴虱的瘙痒是很痛苦的：应予以局部止痒药膏(克罗米通乳膏)和(或)口服抗组胺药。
- 应给予患者安慰、解释，瘙痒过几周就会逐渐消退（尤其是疥疮）。这可以减轻患者的焦虑，以免过度自我治疗。
- 应努力使用适当地辅助检查确定或排除生殖器疱疹。
- 在生殖器疱疹首次发作时应及早使用阿昔洛韦或类似抗病毒药物治疗，因为一旦出现复发，或常发作频繁或很痛苦。
- 治疗管理的12个黄金法则列于表112.4。

表 112.4　治疗 STIs 的 12 个黄金法则（维多利亚性健康协会）

① 如果认为可能，尽可能作出一种性病诊断
② 最为重要的是详细的性生活史
③ 在考虑实验室检查之前应详细询问病史和认真地身体检查
④ 回忆其所有性伴侣！
⑤ 应给以合理剂量和足够疗程的抗生素治疗
⑥ 很在意 STIs 的患者很可能是一位性病"高危"的患者
⑦ 咨询和教育是 STIs 治疗管理的基本环节
⑧ 青霉素不能治疗非特异性尿道炎（NSU）
⑨ 不是所有的阴道分泌物增加都是念珠菌感染所致
⑩ 多发疼痛性生殖器溃疡大多数是由于单纯疱疹病毒引起
⑪ 及时正确地治疗盆腔感染对防止不育症具有重要意义
⑫ 记住 3 个 "C" 字：对 HIV 抗体检测的许可理解（Consent）、保密（Confidentiality）和咨询辅导（Counselling）

致谢

John Turnidge 教授允许本章节采用他曾阐述的部分内容。

延伸阅读

National Management Guidelines for Sexually Transmissible Infections. Melbourne: Sexual Health Society of Victoria, 2008. <mshc.org.au/healthpro/Guidelines/NationalManagementGuidelinesForSTIs/tabid/278/Default.aspx>.

参考文献

[1] Turnidge J. Sexually Transmitted Diseases. Check Program 210/211. Melbourne: RACGP, 1989.

[2] Collins K, Coorey W, Couldwell D, et al. Sexually transmissible infections. Check Program 447. Melbourne: RACGP, 2009: 3–17.

[3] Donovan B. Management of sexually transmissible infections. Medicine Today, 2006, 7(1): 63–65.

[4] Department of Health and Ageing. Communicable Diseases Intelligence 2005, 29: 417–433.

[5] Waddell R. Sexually Transmitted Diseases. Check Program 363. Melbourne: RACGP, 2002.

[6] Spicer J (Chair). Therapeutic Guidelines: Antibiotic (Version 13). Melbourne: Therapeutic Guidelines Ltd, 2006: 93–116.

[7] Marley J (Chair). Therapeutic Guidelines: Dermatology (Version 4). Melbourne: Therapeutic Guidelines Ltd, 2009: 136–146.

[8] Tedder RS, Gilson RJC, Briggs M, et al. Hepatitis C virus: evidence for sexual transmission. BMJ, 1991, 302: 1299–1302.

[9] National Centre in HIV Epidemiology and Clinical Research. HIV/AIDS and Related Diseases in Australia. Annual Surveillance Report, 1997.

[10] Bradford D. Sexually transmitted disease. Check Program 252/253. Melbourne: RACGP, 1993: 7–8.

[11] Wines N, Daylan L. Nongonococcal urethritis managemen in general practice. Medicine Today, 2000; November: 33–36.

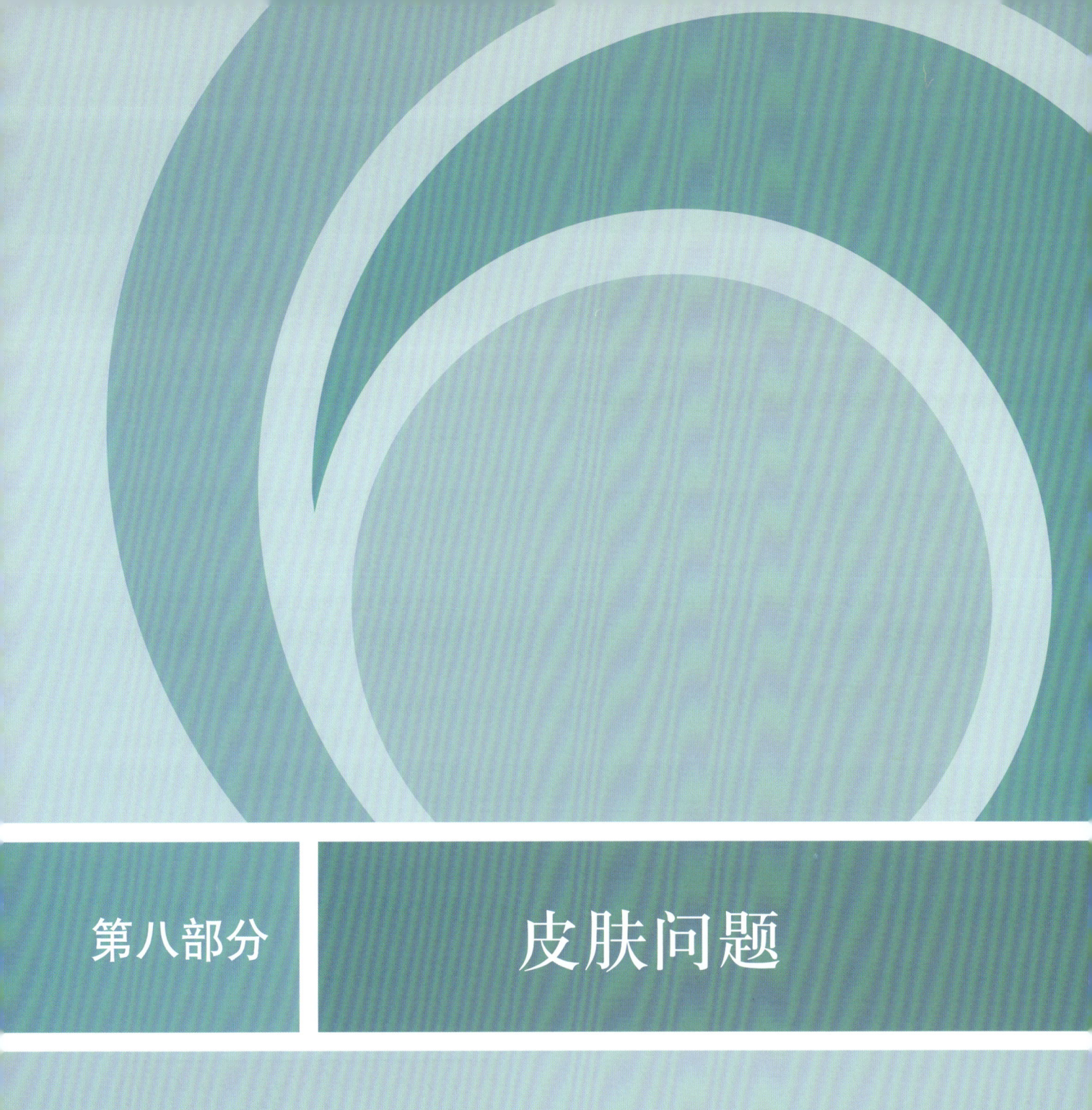

第八部分　皮肤问题

第113章 皮肤病的诊断和治疗

> 对于皮肤病诊断，实习生要通过问诊，普通医生要通过触诊，而有经验的医生通过视诊即可。
>
> Chang Chung-ching（C. AD 170—196）

皮肤疾病的诊断依赖于以完整的病史和系统体格检查为基础的娴熟的临床技能，当然还有赖于丰富的临床经验。如果对诊断有疑问，恰当的做法是应将患者介绍、转诊给经验丰富的医生进行会诊。因为对于全科医生来说，转诊推荐的过程也是非常好的再学习、提高的良好机会。来自同一团队其他同事的意见也是很有教育意义的。至少，就是互相提供各自采集的皮肤损害彩色图谱的方式这一简单方式也能促进学习过程。

一、皮肤损害的名词术语

1. 原发性皮损

- 斑疹：皮肤颜色的改变，限制在直径＜1cm的范围内（图113.1）。
- 斑片：直径＞1cm的斑疹（图113.1）。
- 丘疹：皮肤表面可触及的直径＜0.5cm的团块（图113.2）。
- 斑丘疹：斑疹伴有隆起的局限性病变。
- 结节：可触及的局限性的直径＞0.5cm的团块（图113.2）。
- 斑块：扁平可触及的直径＞1cm的团块。
- 风团：苍白的，可压缩的皮肤水肿区域（可以是任意大小）。
- 血管性水肿：水肿扩散到皮下组织。
- 水疱：一种充满液体的直径＜0.5cm的水疱（图113.3）。
- 大疱：一种直径＞0.5cm的水疱（图113.3）。
- 脓疱：一种皮肤上肉眼可见的直径＜1cm的脓液聚集物。
- 脓肿：直径＞1cm的脓液局限性聚集。
- 疖：化脓性感染性毛囊。包括：
  - 毛囊炎（小疮）。
  - 疖（较大的疮）。
- 痈：集聚在一起的疖群，脓液从多个疮口中排出。
- 紫癜：表现为多个出血点的皮肤内出血。可能是斑疹或丘疹。
- 瘀点：直径≤2mm的紫癜性的病变。
- 瘀斑：更大的紫癜性皮疹。
- 血肿：出血处的肿胀。
- 毛细血管扩张：肉眼可见的皮肤小血管的扩张。
- 粉刺：角质和油脂堵塞在扩大的毛囊皮脂腺中。
- "黑头粉刺"：一种开放的粉刺。
- "白头粉刺"：一种闭合的粉刺。
- 红斑：由于血管通透性的增加，导致皮肤变红。
- 粟丘疹：毛囊皮脂腺被阻塞，形成包含角质的白色小囊肿。
- 乳头瘤：高出皮肤表面的疣状凸起。

2. 继发性皮损

- 鳞屑：多余角质的积累物，表现为剥落。
- 外壳（痂）：表面干燥的分泌物（血清和渗

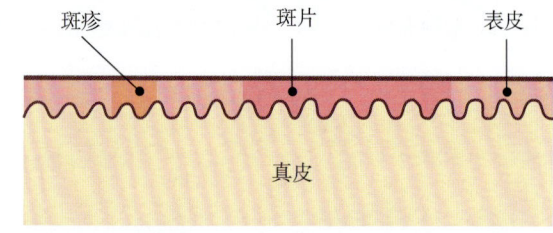

图113.1　斑疹和斑片

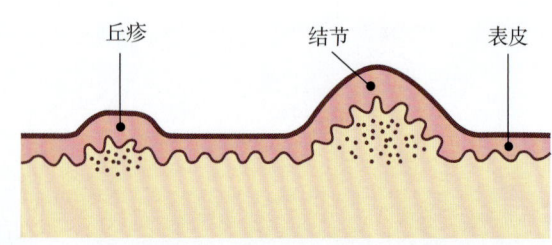

图113.2　丘疹和结节

出物）。
- 溃疡：全部表皮和部分或全部真皮的局限性深部缺损（图113.4）。通常以瘢痕形式愈合。
- 糜烂：表皮全部或部分损失的皮肤缺损。愈合时没有瘢痕。
- 皲裂：在表皮和真皮的一个线状裂口。
- 萎缩：表皮和（或）真皮的缺失或变薄，且正常皮肤纹理消失。
- 硬化：随着皮下组织硬化，真皮增厚。类似自然形成的瘢痕（如硬皮病）。
- 瘢痕：一种治愈性皮肤病变，其病灶上的正常结构被纤维组织取代。
- 肥厚性瘢痕：高于皮肤表面。
- 萎缩性瘢痕：较正常皮肤表面低凹。
- 瘢痕疙瘩：密集的纤维组织过度生长，以致超出了原有伤口的范围。
- 抓痕：刮痕导致侵蚀或溃疡（表皮的缺失）。
- 棘皮症：只有皮肤的增厚，没有皮肤纹理的加重。
- 苔藓样变：继发于慢性抓挠或摩擦所致的皮肤增厚（在皮炎患者中）。
- 茧：角质层局限性肥大。
- 表皮剥脱：表皮角蛋白的大量鳞片或片状脱落。
- 角皮病：皮肤尤其是角质层的增厚。

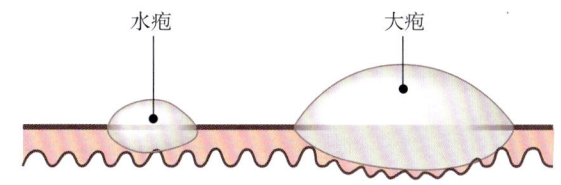

图113.3　水疱和大疱

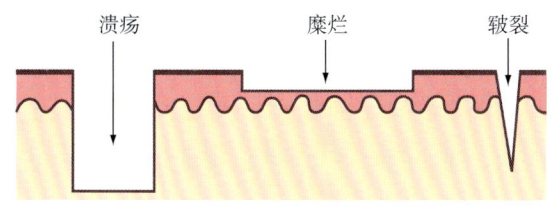

图113.4　溃疡、糜烂和皲裂

二、诊断方法

Robin Marks 诊断法有助于理清诊断思路。他描述了通过把问题归纳起来，而不是分开来简化诊断过程的重要性。最常见的皮肤疾病有7种类型（表113.1）。不在这7种类型中的任何一种问题，要么是不常见的情况，要么是常见疾病不常见的表现形式，极应听取医学顾问的意见。

描述性术语

- 皮脂溢：黄褐色和蜡状
- 钱币形：硬币样的 ⎫
- 圆盘状：盘状　　⎭（互换）
- 环状：轮状
- 环形：环状
- 弓性：弯曲的
- 网状：似网状
- 糠疹：细糠样的鳞状脱屑和粉末
- 点滴状："露珠"
- 玫瑰样：玫瑰色的
- 麻疹样：类似麻疹
- 硬斑病：局限性硬皮病或皮肤浸润
- 青紫：青紫色的
- 苔藓样变：任何丘疹样皮肤病变
- 疣状：粗糙，多疣

1. 病史

（1）3个基本问题[1]
- 皮疹出现的部位及最先出现的部位是哪里？
- 皮疹出现多长时间了？

注：按起病时间分成3组（表113.2）是很有用的。因为患者难以忍受瘙痒性皮疹，因此，引出与瘙痒相关的问题。

- 皮疹瘙痒吗？

如有瘙痒，是轻度、中度的，还是重度？瘙痒的性质对诊断非常有帮助。严重的瘙痒可导致患者失眠并有显著的皮肤抓痕，然而轻度瘙痒只会引起患者轻微不适，并且在白天不太会注意到。

（2）医生必须考虑的3个问题
- 这是药物疹吗？
- 皮疹通过治疗能改善吗？

表 113.1　常见的皮肤病分类

感染

细菌
- 脓疱病

病毒
- 疣
- 单纯疱疹、带状疱疹
- 玫瑰糠疹
- 病毒疹

真菌
- 癣
- 念珠菌病
- 花斑糠疹

痤疮

银屑病

特应性皮炎（湿疹）

荨麻疹

急性和慢性

丘疹
- 虱病
- 疥疮
- 昆虫叮咬

日光相关性皮肤癌

药疹

表 113.2　皮疹出现多长时间了

急性（数小时至数天）	荨麻疹
	特应性皮炎
	变应性接触性皮炎
	昆虫叮咬
	药疹
	单纯疱疹或带状疱疹
	病毒性疹病
亚急性（数天至数周）	特应性皮炎
	脓疱病
	疥疮
	虱病
	药疹
	玫瑰糠疹
	银屑病
	癣
	念珠菌病
慢性（数周至数月）	银屑病
	特应性皮炎
	癣
	花斑糠疹
	疣
	肿瘤
	皮肤浸润（如肉芽肿、黄瘤病）

表 113.3　皮疹是否瘙痒

重度	荨麻疹
	特应性皮炎
	疥疮、虱病
	昆虫叮咬
	水痘（成年人）
	疱疹样皮炎
	Grover病（暂时性棘层松懈性皮肤病）
轻中度	癣
	银屑病
	药疹
	玫瑰糠疹
	念珠菌病
	压力性瘙痒或单纯性苔藓
罕见	疣、癣
	脓疱病、银屑病
	肿瘤
	病毒性皮疹
	脂溢性皮炎

- 通过接触会引起类似的皮疹吗？

（3）对患者进一步的提问

- 您曾接触过类似皮疹的患者吗？
- 您在服用或最近服用什么药物了吗？
- 您最近穿新衣服了吗？
- 您最近到过不同的地方吗？
- 您有类似皮疹、湿疹或过敏倾向（如哮喘）的病史吗？
- 您有皮肤病家族史吗？

（4）**瘙痒的性质**　瘙痒的性质对归类诊断很有意义。没有瘙痒的皮疹不太可能是疥疮，瘙痒剧烈的皮疹不太可能是皮肤肿瘤（表113.3）。

然而，没有什么是绝对的，规则有时会发生变化——癣、银屑病和花斑糠疹有时痒，有时不痒。水痘尤其是在成年人可能非常痒，也可能不痒。

能使瘙痒缓解或加重的因素可提供有用的诊断提示。例如Whitfield软膏用于拟诊为癣而实质是湿疹的情况时，会使皮疹瘙痒加重。

2. **体格检查**[1]　在光线充足的环境中（最好是自然光）检查皮肤，并确保没有涂抹任何化妆品。皮疹的检查应注意两方面：一是评估单个皮损的特征；二是注意观察皮损的形态和分布特征。

（1）**单个皮损的特征**　最重要的特征为其是仅侵及表皮还是已累及真皮（表113.4）。如果病变侵及表皮会有脱屑、结痂、渗出、水疱形成，或是这些症状并存（图113.5）。如果只与真皮有关，病变可表现为肿块、丘疹或结节（图113.6）。还没有只累及表皮而不累及真皮的病变。

皮损的颜色、形状和大小是单个皮损必须要注意到的特征。在体格检查中触诊皮肤和注意皮损的硬度是很重要的：是坚硬的还是柔软的？注意病变的活动度也很有帮助：它有明显的中心和活动性边缘吗？

（2）**皮损的分布**　临床医生必须判断皮损是局部的还是广泛分布的。如果是广泛的，那么是中心型还是外周型，还是两者并存？（表113.5）。当皮损在特定区域易被诊断出（表113.6、图113.7、图113.8）。阴茎瘙痒性丘疹伴有全身瘙痒则疥疮的可能性大。然而，应当注意根据皮损分布直接作出诊断会导致很多误诊（例如屈曲褶皱部位的即为皮炎，或足部的即为癣）。

表 113.4　单个皮损的特征

表皮的	特应性皮炎
	银屑病
	癣
	玫瑰糠疹
	脓疱病、疱疹、疣
	肿瘤
	疥疮
	日光性角化病
真皮的	荨麻疹
	昆虫叮咬、虱病、疥疮
	药疹
	浸润性皮损
	病毒性疣病

表 113.5　皮疹的分布

广泛	特应性皮炎
	银屑病
	疥疮
	药物
	荨麻疹
躯干（至少最初）	花斑糠疹
	带状疱疹
	脂溢性皮炎
	银屑病
	玫瑰糠疹
	病毒疹
外周	特应性皮炎
	带状疱疹
	癣
	银屑病
	疣
	昆虫叮咬

在体格检查中，我们还应注意皮损是否在同一进展期。同样，也很有必要进行全面的体格检查。毕竟其他疾病也可以引起皮肤问题。临床医师在处理有皮疹的患者时必须牢记这一点。疾病不仅仅只是影响到皮肤。只注意皮肤问题而忽略将患者作为整体来看是不可原谅的。

注：对每个病例都要检查口腔、头皮、指甲、手和足。

三、诊断仪器

合适的诊断仪器包括：

- 放大镜。
- 透照片（载玻片或透明的塑料勺子）：使毛细血管扩张变白，以显现皮损真实的颜色。
- 皮肤镜：有内部照明和放大功能的手执放大镜。此装置能无阴影照明和放大。

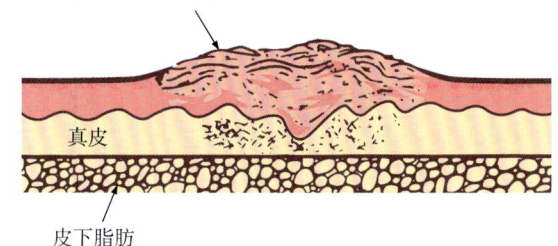

图 113.5　表皮损伤

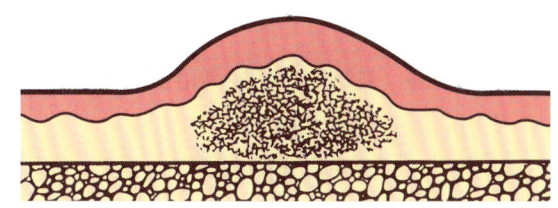

图 113.6　真皮损伤

表 113.6 特殊部位的皮肤病

面部	酒渣鼻
	脓疱病
	特应性皮炎
	银屑病
	光敏（如药物）
	单纯疱疹
	寻常痤疮
	癌症
	病毒疹
头皮	银屑病
	脂溢性皮炎
	虱病
	癣
	毛囊炎
	水痘
屈侧	特应性皮炎
	银屑病
	脂溢性皮炎
	癣
	念珠菌病
	虱病
口腔	口腔溃疡
	单纯疱疹
	念珠菌病
	麻疹
甲	银屑病
	癣
	皮炎
阴茎	疥疮
	生殖器疱疹和疣
	念珠菌病
	银屑病

- 皮血管镜：对色素性肿瘤的诊断非常有价值，但需要娴熟的操作技能才能获得有效利用。
- 伍德（Wood）灯。
- 拭子：为培养病原和 NAAT 试验（PCR）用。

四、实验室检查和诊断辅助器

1. 伍德（Wood）灯 在临床工作中，伍德灯检查是诊断皮肤问题一项重要的辅助手段。其还有别的用途，如在荧光素染色后用来检查眼睛。（一种被称为"黑光"、低成本的新型小紫外线仪器）

（1）方法 在暗室中手持紫外线灯在皮疹上方检查。

（2）伍德灯诊断的局限性 不是在所有的头癣都能发出荧光，因为有些菌种不能产生卟啉类代谢物。表 113.7 列出了可发出荧光的皮肤病。实际上，伍德灯只对有毛发受累部位有用。

* 同样的条件也适用于胸部和躯干

卟啉可用肥皂和水洗掉，在 20 小时内洗过头发的患者可能出现阴性结果。因此，阴性的伍德灯结果可能导致误诊。正确的临床诊断方法是把头发和皮肤的标本拿到显微镜下检查和培养。

表 113.7 在伍德灯下可发出荧光的皮肤病

头癣	绿色或亮黄色（头发）
红癣	珊瑚红
花斑糠疹	粉色－金色
假单胞菌感染	黄绿色
迟发性皮肤卟啉病	红色（尿液）

2. 刮削皮屑对皮肤真菌的诊断 皮肤鳞屑对真菌感染的诊断有非常好的辅助作用。需要手术刀叶片、载玻片和盖玻片、20% 氢氧化钾（最好是二甲亚砜）和一台显微镜。可将皮肤刮削物送显微镜下检查和送做真菌培养。

（1）适应证
- 癣（表浅的皮肤真菌感染）。
- 花斑糠疹。
- 念珠菌病。

（2）方法
- 从病变边缘刮取皮屑。
- 把刮取的皮屑放在载玻片上。
- 将 1 滴氢氧化钾溶液滴入标本中。
- 用盖玻片盖住样品，轻轻加压。
- 加温玻片，至少等待 5 分钟，以达到"纯化"。

（3）显微镜检查
- 首先在低倍显微镜并减少光线下检查。
- 当真菌菌丝被定位后，换高倍镜。
- 使用细焦调节突出菌丝（图 113.9）。

注：多实践有助于识别菌丝。

（4）显微镜的其他用途 可用来检出疥疮和螨虫。发现疥疮螨虫的隧道可能很困难，同时立即用

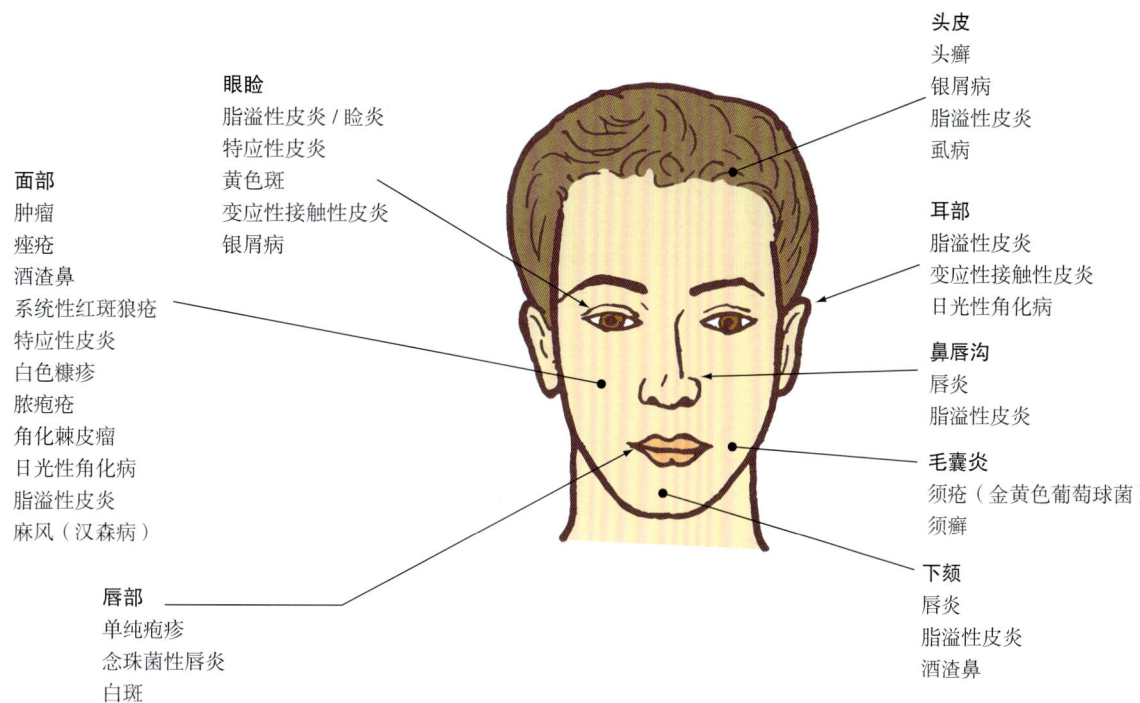

图 113.7　各种皮肤病累及面部的典型发病部位

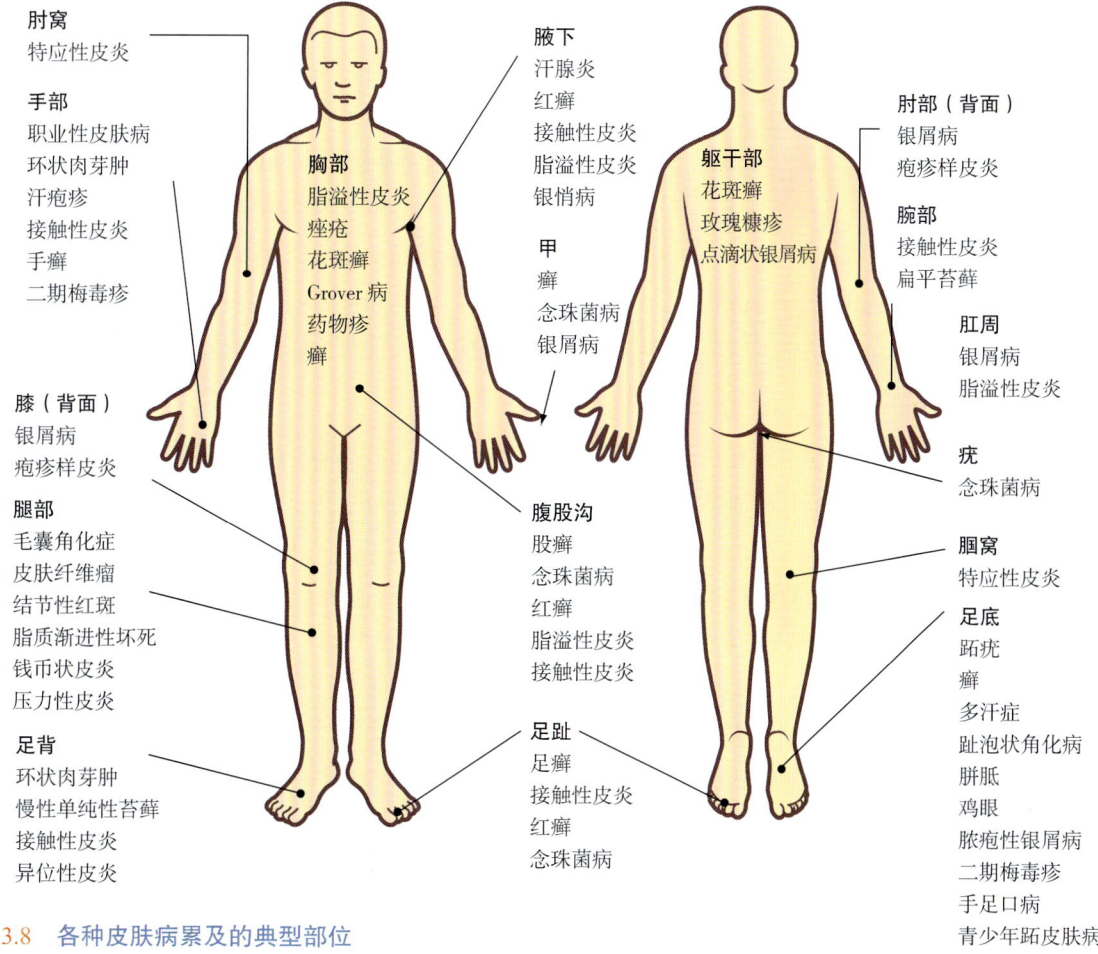

图 113.8　各种皮肤病累及的典型部位

* 同样的条件也适用于胸部和躯干。

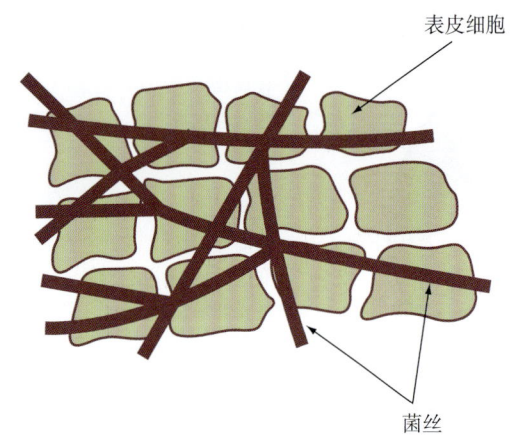

图 113.9 真菌菌丝的镜下显示

15 号刀片把表皮刮除，再滴上液状石蜡后转移到载玻片上。螨虫是很有特征性的。

3. 斑贴试验 在变应性接触性皮炎中，斑贴试验被用于确定过敏原。在 48 小时内观察结果。

4. 活检 刮片或穿孔活检可能是有用的（参见图 118.26 和图 118.27）。

5. 头发[2] 把头发样品送显微镜检查并进行发根分析。主要有牵拉试验（参见第 120 章）和摘拔试验两种方法。

试验时（适用于片状癣和发干混乱），用镊子钳住近头皮头发，轻轻旋转后迅速拔出，拔出一撮头发（约 20 根），将头发收集在载玻片上计数和分析。

五、临床应用的传统的化学试剂[3]

- 水杨酸：无痛性的破坏上皮细胞，能促进吸收。适用于银屑病、神经性皮炎、手癣、足癣、脂溢性皮炎。
- 间苯二酚：局部角质溶解剂，具有杀灭细菌和真菌的作用。适用于银屑病、痤疮、酒渣鼻、脂溢性皮炎。
- 煤/沥青：两种常用的焦油制剂具有抗炎、润肤和抗有丝分裂的作用。适用于银屑病、特应性皮炎、脂溢性皮炎、神经性皮炎。
- 薄荷和苯酚：加入不同的制剂具有润肤和冷却作用。适用于瘙痒性皮肤疾病，如水痘、荨麻疹和过敏性皮炎。
- 硫黄：因其软化角质的作用应用于皮肤病。其他作用有杀灭疥螨、寄生虫和细菌。适用于痤疮、酒渣鼻、脂溢性皮炎、银屑病、癣。
- 地蒽酚：可降低增生的表皮的有丝分裂活动。适用于斑块状银屑病。
- 炉甘石洗剂：一种温和的收敛剂和止痒剂，在各种赋形剂中（基质）起舒缓和保护的作用。由碳酸锌、氧化锌粉末混合少量的氧化铁组成。有干燥属性，避免应用于干性皮肤。
- 氧化锌：一种温和的收敛剂，用于多种剂型，可结合其他成分。有舒缓和保护的作用。

六、常见的用于局部的自然制剂[4]

- 芦荟：从芦荟中提取的防腐剂，有麻醉、抗炎止痒剂和保湿性能。用于各种产品和促进包括轻度烧伤的伤口愈合。
- 木瓜：可从木瓜中提取木瓜蛋白酶，被用作保湿霜和止痒剂。可用于治疗叮咬、轻微烧伤、术后伤口带来的不适和瘙痒。
- 茶树油：从茶树中提取的有止血以及温和的抗菌和抗真菌特性的油（互叶白千层）。常用于易患毛囊炎和癣（例如足癣）地区的杀菌和预防感染。
- 蜂蜜：特别是未经加工的麦卢卡或"果冻布什"的蜂蜜，一般用于慢性感染性伤口感染和一般伤口的非抗菌性和保护性治疗。有抗氧化、吸光、吸湿、渗透性高、消炎和抗菌的作用。然而支持其使用的科学证据并不令人信服，应谨慎使用。

皮肤局部外用药物的名称

参见表 113.8。

止痒剂：用于止痒。如：
- 薄荷醇 (0.25%)。
- 苯酚 (0.5%)。
- 樟脑 (1%～2%)。

收敛剂：有收敛或黏合作用的局部制剂，可阻止皮肤或组织渗出液体。例如醋酸铝溶液 (Burow 溶液)，醋酸铝是蛋白质沉淀剂，是一种有效的润肤剂和止痒剂。

- 胶状燕麦。
- 小麦草。

基质或赋形剂：为粉末、水和油脂（通常从石油中获得）掺和一起的一种混合物。这些化合物的相对混合的内容、成分比例决定基质的物理性状（如乳液、霜、软膏、凝胶或粘贴）。

霜剂：介于油和水之间的乳状液，即粉的悬浮剂，通过添加乳化剂制成。

润滑剂：局部应用的软化或舒缓皮肤的乳化油脂和脂肪酸。用来取代角质层天然油脂。还可代替皮肤保湿霜，从而用于干性皮肤或与干性皮肤相关的皮肤疾病（如特应性皮炎）。如：
- 矿物或植物油（如 5% 花生油霜剂）。
- Sorbolene 膏。
- 亲水软膏。

乳液：两种不相容的液体混合物，被分散在其他小液滴之间。

凝胶：溶于水不溶于油脂的一种液体。

湿润剂：一种化学物质，因其吸湿或渗透特性，有吸收和锁水的功能。
- 10% 尿素霜。
- 10% 甘油霜。

角质松解剂：一种软化和减少角蛋白的制剂。如：
- 10% 尿素——用于干燥病或毛发角化病。
- 20% 尿素——用于手掌和足底干裂。
- 2%～10% 水杨酸
- 苯甲酸阿尔法羟基酸（如乳酸、丙二醇）乳液。

洗剂：不溶性粉末悬浮在水中的制剂。现代洗剂使用乳化剂,去除了需要摇晃这一过程。如炉甘石液（氧化锌 5，炉甘石 15，甘油 15，加水至 100）就不再发生沉淀。

保湿霜：一种增加角质层的含水量的制剂。分类为：
- 润滑剂。
- 湿润剂。
- 封包剂（例如白色质软的石蜡：凡士林）。

软膏：一种物质加在油性的赋形剂。

擦剂和酊剂：快速干燥的液体药剂。其对间擦部位很有效。尤其是趾间和臀沟。酊剂：是乙醇为溶剂的药剂，例如复方苯甲酸酊剂中的黄色树脂剂（用于生殖器疣）。

糊剂：类似于软膏的混合物但更有黏性。包括其他软膏制剂，如加入淀粉的。

表 113.8 局部外用药的选择指南

疾病	局部制剂
急性炎症	湿敷溶剂
• 红斑渗液	
亚急性炎症	乳膏凝胶
• 红斑脱屑	面霜（用于毛发区域）
慢性炎症	软膏涂膜剂
• 剥落干燥增厚	

七、选择皮质激素

- Ⅰ类和Ⅱ类制剂适用于大多数皮肤疾病。
- 乳膏和洗剂用于有渗出的皮损、面部、屈曲部位和毛发受损区。
- 软膏适用于干燥、有鳞屑脱落的皮肤。
- 软膏和具有封包作用的制剂用于干燥的皮肤和慢性皮肤病的表面。
- 软膏不应用在表面有渗出的皮肤。
- 对于一些慢性皮肤病，如银屑病，可采用些具有包盖作用的胶布类剂型的药物，以保持药物在局部过夜地发挥作用。
- 凝胶或洗剂用于头皮。
- 1% 氢化可的松与等量的抗真菌制剂如制霉菌素混合用于治疗念珠菌感染（例如合并脂溢性的尿布皮炎）。
- 弱效制剂用于慢性皮肤病，而强效药物用于急性进展性皮肤病。
- 如无炎症表现无需用皮质激素。

1. 用于慢性皮肤病对局部糖皮质激素 长期使用原则（举例）[4]：
- 面部：1% 氢化可的松。
- 屈曲部位：1% 氢化可的松。
- 躯干：0.2% 戊酸倍他米松、0.02% 曲安奈德。
- 肘、膝：0.05% 二丙酸倍他米松。
- 掌、足底：0.1% 甲波尼龙醋丙酯。

2. 注意事项
- 避免在面部、屈曲部位和婴儿使用强效制剂。
- 糖皮质激素可以掩盖或延长感染。
- 长期应用可导致皮纹和皮肤萎缩、口周皮炎、

"类固醇性痤疮"和酒渣鼻。

- 过度使用强效药物可能引起肾上腺抑制；易患因素包括使用时间＞2周，用于面部、生殖器等皮肤薄嫩部位，以及间擦部。
- 避免突然停药：与乳化剂或温和的制剂交替使用。

局部外用的皮质激素的相对临床疗效见表113.9。

八、皮肤病治疗要点

- 不伤害皮肤。推荐使用可能的最温和的制剂来缓解病情。
- 乳膏往往引起皮肤干燥，洗剂尤甚。
- 软膏易于减轻干燥并且有较强的皮肤渗透作用，如果潮湿，应用湿敷、浸湿和洗剂。如果干燥，使用软膏（油膏）。
- 带有塑料包装封包可以更快缓解顽固性皮肤疾病。
- 大多数香皂是碱性的并且非常干燥，不应该用于干性皮肤或皮肤干燥的患者。香皂替代品有中性皂（多芬、露得清）、多脂皂（奥利塔）和非皂类清洁剂（丝塔芙）。
- 肥皂应仅用于干燥和敏感皮肤患者的腋窝、腹股沟和足部。
- 浸浴疗法有助于缓解银屑病、特应性皮炎和瘙痒。对于一些人来说，最好不用浸浴（稀释效应，意外冲洗掉），而是在洗浴后把油轻轻按摩在干燥瘙痒的皮肤上可能更有效。
- 仔细对患者说明使用的方法：如果可行准备一份宣传页。
- 根据疗效改变治疗方式。
- 说明药物的费用，尤其是昂贵的药物。
- 避免复合性乳膏，除非有明确的培养和药敏试验证据证明为继发感染。

九、乳膏和软膏的用药原则

1. 用量[5]　平均30g霜剂可覆盖一个成年人的身体表面。软膏尽管更黏稠，却更不容易渗透深层皮肤，需要的量要稍少。糊剂应用较厚，需要量要比霜剂多3～4倍。

"九分法"原则常用来确定烧伤影响身体表面积

表113.9　澳大利亚和新西兰最常用的外用皮质激素的疗效

通用名称	成分
组Ⅰ（弱效）	
0.5% 氢化可的松	乳膏
0.5% 醋酸氢化可的松	乳膏
1% 氢化可的松	乳膏
1% 醋酸氢化可的松	乳膏，软膏
组Ⅱ（中效）	
0.05% 丁氯倍他松*	乳膏，软膏
0.02% 戊酸倍他米松	乳膏，软膏
0.05% 戊酸倍他米松	乳膏，软膏，凝胶
0.1% 醋丙甲泼尼龙	乳膏，软膏
0.02% 曲安奈德	乳膏，软膏
0.05% 曲安奈德	乳膏，软膏
组Ⅲ（强效）	
0.1% 戊酸倍他米松	乳膏，软膏，头皮洗剂
0.05% 二丙酸倍他米松	乳膏，软膏，洗剂
0.025% 氟轻松*	乳膏，凝胶，软膏
0.025% 氟氯奈德*	软膏
0.25% 己酸氟米松*	软膏
0.1% 丁酸氢化可的松*	软膏
0.1% 糠酸莫米松	乳膏，软膏，洗剂
0.1% 曲安奈德	乳膏，软膏
组Ⅳ（超强效）	
0.05% 二丙酸倍他米松（强效）	乳膏，软膏
0.05% 丙酸氯倍他索*	乳膏，软膏，头皮贴剂
包含其他成分的制剂	
0.01% 曲安奈德＋新霉素、短杆菌肽、制霉菌素	乳膏，软膏
0.1% 戊酸倍他米松＋庆大霉素	乳膏，软膏
1% 氢化可的松＋1% 氯碘羟喹	乳膏
1% 氢化可的松＋3% 氯碘羟喹	乳膏
1% 氢化可的松＋克霉唑	乳膏

＊澳大利亚尚未提供。

的比例（图113.10），也可以用来计算需被用药的量。

如：

- 如果9%的体表面积被湿疹影响，约需3g的霜剂来覆盖它。
- 如果规定每天3次，那1天需9g霜剂。
- 1支50g的霜剂可持续应用5～6天。

1g霜剂能涂抹约10cm×10cm的面积，且此公式可用于较小的病变。

表113.10提供了身体不同部位需要涂抹外用制剂的每周大概用量。

表 113.10　具体体表面积皮肤外用制剂的合适用量[6]（每日 2 次，共 1 周）

	乳膏和软膏		洗剂
	糖皮质激素洗剂	其他	
面部和颈部	15～30g	15～30g	100ml
双手	15～30g	25～50g	200ml
头皮	15～30g	50～100g	200ml
双臂	30～60g	100g	200ml
双腿	100g	100～200g	200ml
躯干	100g	400g	500ml
腹股沟和生殖器	15～30g	15～25g	100ml

2. 基本原则

谨记：

- 急性皮疹要用乳膏或洗剂。
- 慢性鳞状皮疹要用软膏。
- 需要薄薄地涂抹在皮肤上。
- 30g 药量
— 能涂抹成年人全身皮肤 1 次。
— 可涂抹双手，每日 2 次，连续 2 天。
— 可涂抹手帕大皮疹，每日 2 次，连续 1 周。
- 200g 药量，可涂抹非常严重的皮疹 2 周，每日 2 次。

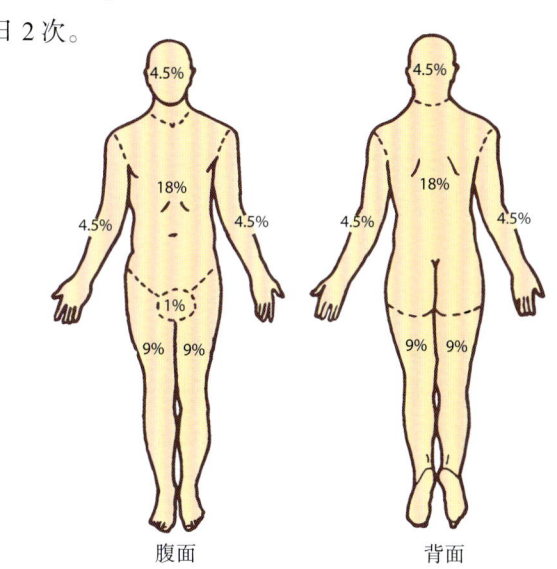

图 113.10　体表面积的"九分法"

参考文献

[1] Marks R. A diagnosis in dermatology. Aust Fam Physician, 2001, 30(11): 1028–1032.

[2] Marks R, Sinclair R. A Guide to the Performance of Diagnostic Procedures used in the Management of Common Skin Diseases. Melbourne: Skin & Cancer Foundation Publication, 2002: 25–26.

[3] Kelly B. Extemporaneous preparations. Aust Fam Physician, 1993, 22: 842–844.

[4] Marley J (Chair). Therapeutic Guidelines: Dermatology (Version 3). Melbourne: Therapeutic Guidelines Ltd, 2009: 7–43.

[5] Gambrill J. How much cream? Aust Fam Physician, 1982, 11: 350.

[6] George CF, et al. London: British National Formulary, Number 31, 1996, 451–456.

第114章 瘙痒

> 疼痛容易耐受，而瘙痒却难忍。
>
> ChangCh'ao 1676

瘙痒（Pruritus）源于拉丁文，可简单地定义为搔抓的欲望。

瘙痒是皮肤病最重要的症状之一，通常也是伴有可见皮疹的原发皮肤疾病的一种症状。然而瘙痒是一种主观症状，在作为伴有或不伴有皮疹全身系统性疾病的主要表现症状时，会导致诊断上的困难。一种相关的皮疹可能也是一种潜在性疾病的表现。

瘙痒的鉴别诊断范围包括：

- 皮肤疾病。
- 系统性疾病。
- 精神和情绪上的异常。

一、瘙痒的生理学[1]

瘙痒与疼痛是由相同的神经通路产生的，但这两者是完全不同的感觉。区别在于刺激的强度不同。不能缓解的慢性瘙痒，和未缓解的疼痛一样，患者可能无法忍受，患者甚至因此而自杀。两者有许多的共同之处：都可以被镇痛药和麻醉药消除；可被抗刺激剂，冷、热及震动所减轻；牵涉性瘙痒正如牵涉性痛一样发作。作用于 H_1 受体的抗组胺药通常效果欠佳，提示组胺并非瘙痒的唯一介质。

二、局部瘙痒

瘙痒可以是局部或全身性的。局部瘙痒通常由常见的皮肤疾病所引起，如特应性皮炎（表114.1）。通常可见搔抓的痕迹。瘙痒是皮肤干燥的一个特征。剧烈的局部瘙痒提示可能存在疥疮。

在临床工作中，头皮、肛门和外阴的瘙痒是常见的表现。

进行仔细的体检排除原发的皮肤疾病是必要的；详细的病史采集和体格检查可确定是否有系统性疾病导致瘙痒的发生。

背痛性感觉异常通常是局限于肩胛间区的瘙痒和

表114.1 造成明显瘙痒的主要皮肤疾病

特应性皮炎（湿疹）
荨麻疹
疱疹样皮炎
Grover 病
疥疮
虱病
皮脂缺乏（干性皮肤）
扁平苔藓
水痘
接触性皮炎
蚊虫叮咬

（或）感觉异常（可能有疼痛）。考虑由于脊柱功能异常导致脊神经受压引起。通常可用胸椎物理治疗（参见第25章）[2]。

三、全身性瘙痒

瘙痒可以是系统性疾病的表现。妊娠可伴发瘙痒，尤其晚期妊娠时（注意胆汁淤积症），而在分娩后消失。有此类情况的妇女如服用避孕药易出现瘙痒[3]。

表114.2 汇总了导致瘙痒的全身性因素，在表114.3 总结了用于诊断瘙痒的策略模型。

病史可能提供诊断线索，如红细胞增多症所致的瘙痒可由洗热水澡诱发，产生持续大约1小时不常见的针刺状瘙痒[4]。另一方面瘙痒可能由于沐浴用品刺激导致。

1. 临床指南

- 在霍奇金淋巴瘤患者中瘙痒症的发病率大约为30%。患者多主诉痒感难以忍受，尽管其皮肤看起来是正常的[4]。
- 瘙痒可为原发性胆汁性肝硬化的首发症状，并在其他症状出现1～2年之前发生[3]，通常在手掌和足底最为明显。

表 114.2　可能导致瘙痒的系统性因素

怀孕

慢性肾衰竭

肝脏疾病

- 胆汁淤积性黄疸，例如：
  - 胰头癌
  - 原发性胆汁性肝硬化
  - 药物：氯丙嗪，抗生素
- 肝衰竭

恶性肿瘤

- 淋巴瘤：霍奇金淋巴瘤
- 白血病，特别是慢性淋巴细胞白血病
- 多发性骨髓瘤
- 播散性癌症

血液性疾病

- 真性红细胞增多症
- 缺铁性贫血
- 恶性贫血（少见）
- 巨球蛋白血（症）

内分泌失调

- 糖尿病
- 甲状腺功能减退症
- 甲状腺功能亢进症
- 类癌综合征
- 甲状旁腺功能亢进症

吸收不良综合征

- 麸质敏感征（少见）

热带/肠道寄生虫感染

- 蛔虫病
- 丝虫病
- 钩虫病

药物

- 生物碱类
- 阿司匹林
- 利尿药
- 血管紧张素转换酶抑制药
- 阿片类药物
- 可卡因
- 奎尼丁
- 氯喹
- 中枢神经系统兴奋药

老年性瘙痒症

自身免疫性疾病

- 结节性多动脉炎
- 结节性动脉周围炎

刺激物

- 玻璃纤维
- 其他

（续表）

水源性瘙痒症

干燥病（干性皮肤，冬天干燥瘙痒）

HIV/艾滋病

心理和情感上的原因

- 焦虑、抑郁
- 精神病
- 寄生虫恐怖

表 114.3　全身性瘙痒的诊断策略模型

问	可能的诊断		
答	心理或情感[3]		
	老化的，干燥的皮肤（老年性瘙痒）		
	特应性皮炎（湿疹）		
问	不能忽视的严重疾病		
答	肿瘤形成		
	• 淋巴瘤/霍奇金淋巴瘤		
	• 白血病：慢性淋巴细胞白血病		
	• 其他癌症		
	慢性肾衰竭		
	原发性胆汁性肝硬化		
问	常被遗漏的疾病		
答	怀孕		
	热带传染病、感染		
	真性红细胞增多症		
	全身过敏（如玻璃丝、泡沫浴用品）		
问	七种假象		
答	抑郁症	√	
	糖尿病	√	
	药物	√	
	贫血	√	缺铁性贫血
	甲状腺疾病	√	亢进/减退
	脊柱功能障碍	√	感觉异常性背痛
	尿路感染		
问	患者试图告诉我什么？		
答	考虑焦虑症、寄生虫恐惧症。		

- 瘙痒可出现在甲状腺功能亢进症和甲状腺功能减退症的患者，尤其是伴有皮肤干燥的甲状腺功能减退症患者。

2. 需要考虑进行的检查

- 尿液检查。
- 妊娠试验。
- FBE（全血检查）和红细胞沉降率（ESR）。
- 铁试验。
- 肾功能检查。

- 肝功能检查。
- 甲状腺功能检查。
- 随机血糖检测。
- 粪便检查（虫卵和囊孢）。
- 胸部 X 线检查。
- 皮肤活检。
- 皮肤试验。
- 淋巴结活检（如有）。
- 原发性胆汁性肝硬化的免疫学检查。

3. 治疗 治疗的基本原则是确定瘙痒的原因并进行针对性治疗。精神因素所致的瘙痒可通过恰当的治疗缓解，如用抗抑郁药阿米替林[1]。

如果不能找到原因：
- 应用冷却措施（如空调、游泳）。
- 避免粗糙衣物，穿着轻薄服装。
- 避免已知刺激物。
- 避免过热。
- 避免导致血管扩张的因素（酒精、热水浴——保持洗澡时间短及不用过热的水）。
- 用合适的保湿剂治疗皮肤干燥（如水化乳膏中的丙二醇）。
- 局部治疗
  — 乳化剂滋润皮肤。
  — 局部安抚洗剂如炉甘石，含有薄荷脑或苯酚（避免局部抗组胺药）。
  — 松焦油制剂。
  — 克罗米通乳膏。
  — 考虑局部皮质激素类药物。
- 镇静性抗组胺药（对全身性瘙痒效果不是很理想）。
- 日间服用非镇静性抗组胺药。
- 抗抑郁药或镇静药（如为心理因素且心理治疗无效）。

四、瘙痒性皮肤病

1. 疥疮 疥疮是一种由人疥螨（图 114.1）引起的高度传染性皮肤病。在学龄儿童，疗养院及原住民社区等封闭社区中十分常见。雌性疥螨在皮肤中挖掘隧道并产卵，随后死去。虫卵孵化形成幼虫，扩散到全身并存活，大约 30 天。在疥螨排泄物中的抗原会

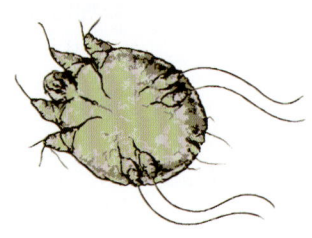

图 114.1 疥螨虫（疥螨）

引起变应性皮疹。通过对皮疹刮片进行显微镜检查可明确诊断。

（1）临床特点
- 剧烈瘙痒（在温热环境和夜间加重）。
- 红斑丘疹性皮损。
- 常见于手部和腕部。
- 常见于男性生殖器（第 112 章）（图 114.2）。
- 也可发生在肘部、腋下、足踝部、女性的乳头处（图 114.3）。

① 传播：螨虫是在人与人之间通过密切接触（皮肤）传播，包括性接触。也可能通过寄生在衣服和床上用品而传播，这种情况少见。有时全家可能同时患疥疮。在过度拥挤和性滥交的情况下传播的可能性更大。

② 结痂性（挪威的）疥疮：虽然大多数情况下只有很少数量的螨虫（少到 15 只），但成千上万次侵扰会导致结痂性疥疮的痂皮。可通过刮片来诊断。可发生于疗养院。用伊维菌素治疗是单剂量 200μg/kg（口服），加上局部药物治疗[5]。

（2）治疗[5] 所有年龄（6 个月以下的儿童除外）。5% 扑灭司林霜（优先）或 25% 苯甲酸苄酯乳液（10 岁以下的患者用水稀释）。

适用于从下颌往下的整个身体（包括甲下、屈曲部位和生殖器）。

- 涂扑灭司林一整夜，然后彻底清洗掉。
- 涂苯甲酸苄酯 24 小时。
- 在应用之前避免洗热水澡或抓挠。
- 家人同时治疗，即使他们没有瘙痒症状。
- 用热水洗衣服和床上用品，并在太阳下暴晒。
- 通常使用一种治疗方法即可充分灭疥螨，但对中度和重度感染需重复用灭疥癣药治疗 1 周。
- 不到 2 个月的儿童每天使用 5% 硫黄乳膏，持续 2～3 天。或每天使用 10% 克罗米通乳膏，持续

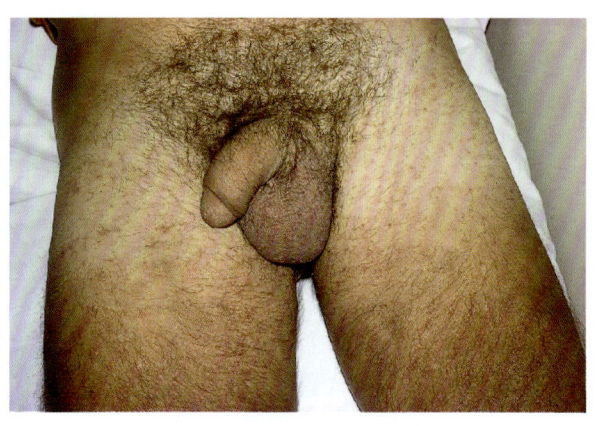

图 114.2 引起严重瘙痒的生殖器疥疮。大腿根部青紫伴有明显的抓痕

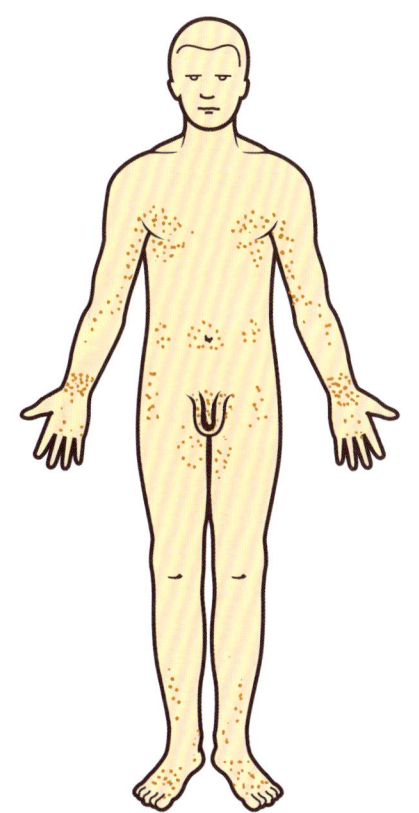

图 114.3 疥疮的典型皮疹分布

3～5 天。

2. 疱疹样皮炎 这种严重的瘙痒病是一种慢性皮下水疱性疾病。表现为在表皮真皮交界处出现单纯疱疹样囊泡。这种囊泡非常瘙痒，以至于在皮损部位很难发现完整的水疱。

有人认为疱疹样皮炎是由麸质敏感性肠病引起。临床上多数患者确实有腹腔疾病。

（1）临床特征

- 在年轻人中常见。
- 小囊泡主要在肘部和膝部（伸肌表面）。
- 也发生在躯干，尤其是臀部和肩膀（图 114.4）。
- 小囊泡很少被医生发现。
- 湿疹的变化表现为表皮脱落。
- 撕去表皮的湿疹或昆虫叮咬，非常像疥疮。
- 通常会持续几十年。
- 与对麸质过敏的肠病有关。
- 皮肤活检有特征性表现。

（2）治疗：

- 无麸质饮食。
- 氨苯砜，口服，100mg/d（通常疗效显著）。

3. 扁平苔藓 扁平苔藓是一种表皮炎性疾病，病因不明，特征性表现有瘙痒、紫罗兰色、平坦的丘疹，主要累及腕部（图 114.5）和腿部。如果有疑问，可由活检证实诊断。需与地衣苔藓样药疹（例如抗高血压药、抗疟药）鉴别。

（1）临床特征

- 年轻人和中年人。
- 小的、有光泽的、苔藓样变斑块。
- 对称且呈扁平状。
- 紫罗兰色。
- 屈曲部位：腕部、前臂、踝。
- 会影响口腔黏膜——白色条纹、丘疹或溃疡。
- 会影响甲和头皮。

（2）治疗

- 解释和安慰。
- 通常在 6～9 个月后痊愈，留下褪色的痕迹，没有瘢痕。

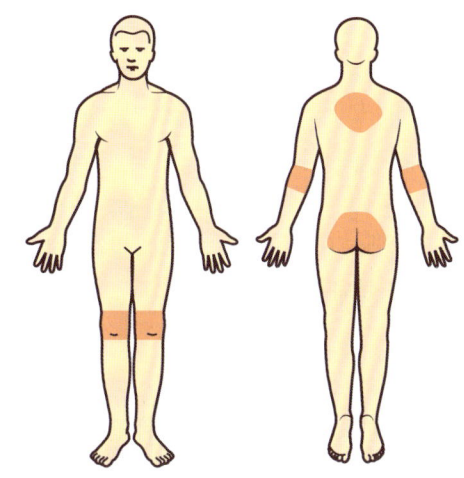

图 114.4 疱疹样皮炎的典型分布

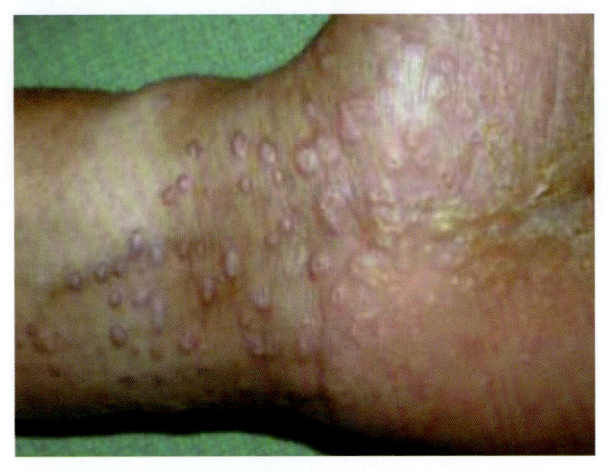

图 114.5 扁平苔藓：肥厚的、红紫色丘疹

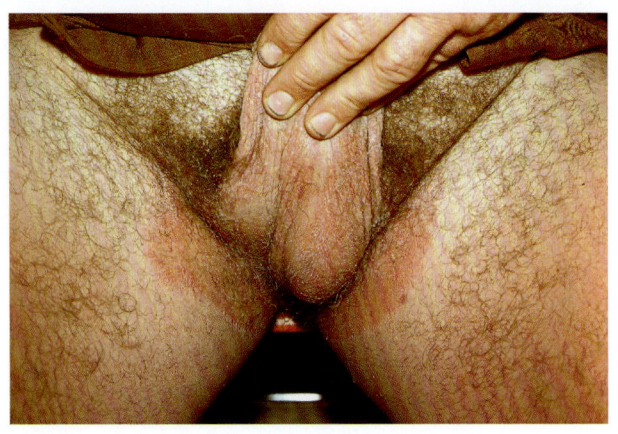

图 114.6 毛癣菌属引起的股癣（也称为 Dhobie 痒）。一位年轻男性患者的局部表现

- 复发罕见。
- 无症状的病变无需治疗。
- 局部使用中效糖皮质激素（可以应用封包疗法）。
- 肥厚性皮损内注射糖皮质激素治疗。

4. 肛门瘙痒 导致瘙痒的全身性疾病可能引起肛门瘙痒。然而，除了肛门局部问题以外，各种原发性皮肤病，如银屑病、皮炎、接触性皮炎、扁平苔藓也可能导致肛门瘙痒。这在 37 章更详细地讨论。

5. 头皮瘙痒（头皮发痒）[6] 头皮瘙痒可能是由于多种常见皮肤病引起，包括脂溢性皮炎、特应性皮炎、银屑病、头癣、慢性单纯性苔藓、接触性皮炎和虱病。在头皮中寻找证据，并进行相应的治疗。

6. 外阴瘙痒 参考第 98 章。

7. 股癣 也被称为 Dhobie 痒和股癣，股癣是发生在年轻人腹股沟区的一种常见感染（图 114.6），常见于运动员，虽然有其他原因，但通常是由真菌感染引起的（表 114.4）。引起股癣的真菌（Dhobie 痒）有毛癣菌属石（60%）、絮状表皮癣菌（30%）和须发毛癣菌属。病原体生长在潮湿、温暖、黑暗的场所。检查足部可找到足癣的证据。本病易通过毛巾和其他物品传播，特别是在更衣室、桑拿房和公共淋浴间。

（1）临床特征
- 瘙痒。
- 常见于青年男性。
- 在炎热的季节更常见——一种夏季疾病。
- 运动活跃的人常见。
- 与腹股沟区皮肤发炎有关（例如紧身裤，尤其是尼龙皮带）。
- 鳞屑，尤其是皮损边缘。
- 边界清楚（图 114.7）。

如果不及时治疗，皮疹可能扩散，尤其是向内上方扩散，而阴囊通常被累及。扩散到臀部常提示为红色毛癣菌感染。

（2）辅助诊断
- 从皮损的鳞屑区刮取皮肤碎屑进行显微镜下检查（见第 113 章相关内容）。
- 伍德灯可以帮助诊断，尤其怀疑是红癣时。

（3）治疗
- 用温水浸泡病变区域，然后彻底擦干。
- 应用咪唑类局部制剂（例如咪康唑、克霉唑乳膏）；在皮疹上涂上薄薄的一层，涂抹超过皮损边界 2cm，应用 3～4 周。
- 控制后使用托萘酯粉扑（每日 2 次）来预防

表 114.4 腹股沟皮疹（擦烂）的常见原因

简单的擦烂伤
皮肤疾病
• 银屑病
• 脂溢性皮炎
• 皮炎、湿疹
真菌
• 假丝酵母
• 癣
红癣
接触性皮炎

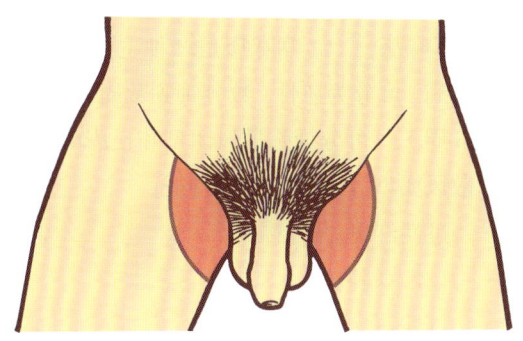

图 114.7　股癣示意图

复发。

- 如果瘙痒严重，可局部少量使用氢化可的松（额外应用）[7]。
- 如皮损面有渗出，使用 1∶40 Burow 溶液使渗出皮损面干燥。
- 对于顽固或复发性皮疹，可以口服灰黄霉素 6～8 周或特比萘芬 2～4 周。

8. 白色念珠菌性擦烂　白色念珠菌感染表皮引起的擦烂伤，易于感染肥胖或卧床不起的患者，尿失禁患者尤甚[8]。

（1）临床特征
- 男性和女性发病率相等。
- 腹股沟区有带鳞片的红斑。
- 病灶边界不及癣明显（图 114.8）。
- 病灶呈卫星状损害。
- 镜下可见到酵母菌。

（2）治疗
- 治疗潜在的疾病。
- 应用咪唑类制剂，例如 2% 咪康唑或 1% 克霉唑。
- 症状缓解后继续治疗 2 周。
- 使用 1∶40 Burow 溶液使渗出皮损面保持干燥。
- 可短期使用氢化可的松乳膏治疗瘙痒或炎症（长期使用可使病情加重）。

9. 红癣　红癣是一种常见的、广泛的慢性浅表皮肤感染性疾病，由棒状杆菌引起，在伍德灯检查中呈珊瑚粉色荧光而被诊断。不会引起瘙痒。

（1）临床特征
- 表面红褐色鳞片状。
- 向周围扩大。
- 轻度感染，但如果未经治疗会转为慢性。
- 伍德灯显示珊瑚粉红色荧光。
- 常见部位：腹股沟、腋下、乳腺下、趾间（图 114.9）。

（2）治疗
- 红霉素或四环素（口服）。
- 局部用咪唑类制剂。

10. 皮脂缺乏性湿疹（冬季痒）　这种疾患常常不被识别，可有剧烈瘙痒，常见于老年人。是湿疹的一种形式，通常发生在老人的腿部（图 114.10），特别是大量擦洗和洗浴后。其他诱发因素包括低温潮湿（冬天暖气）和服用利尿药。本病也可以是营养不良的一种表现。

（1）临床特征
- 皮肤干燥。
- 细微的鳞屑和红色浅表裂缝。
- 铺路石样外观。
- 发生在腿部，尤其是小腿。

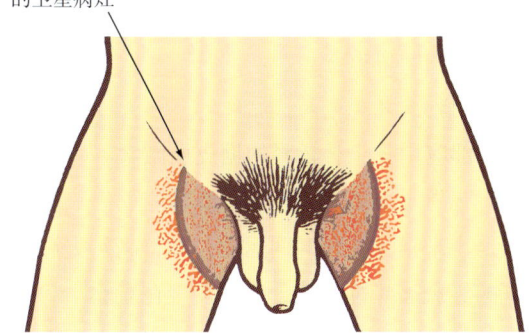

皮疹边界不清，伴有黄色斑点样的卫星病灶

图 114.8　腹股沟部念珠菌病示意图

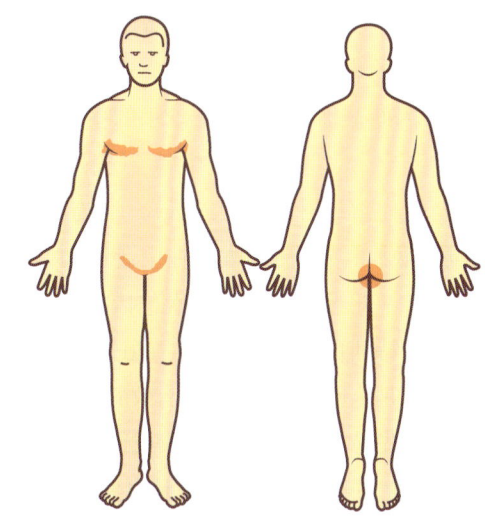

图 114.9　红癣的典型感染部位

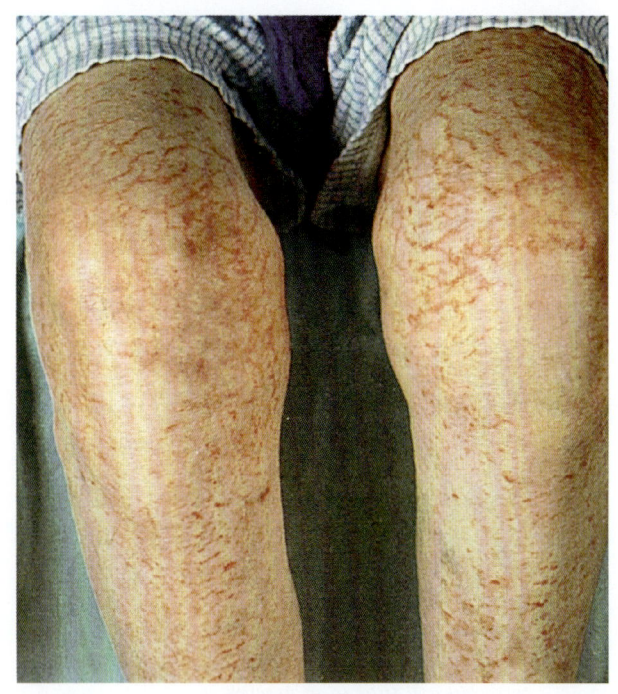

图114.10 一位74岁男性患者腿部皮脂缺乏性湿疹（冬季瘙痒）：显示"铺路石"样的严重红斑性瘙痒性皮损

- 也可发生在大腿、手臂和躯干。

（2）治疗

- 避免用肥皂擦洗。
- 使用乳剂和肥皂替代品。
- 局部应用凡士林稀释的糖皮质激素。

11."高尔夫球血管炎"（夏季腿部皮疹）[9] 这一术语是用来描述在长时间运动，如打高尔夫后，腿上出现的红斑瘙痒性皮疹，通常发生在夏季。表现为小腿红色微微隆起的红斑。常见于50岁以上的人群。通常于3天内自行消退。

12. 肱桡肌瘙痒 此病伴有的瘙痒和不适多局限于肘部上、下的表皮。通常与晒伤、皮肤干燥和神经卡压有关，因此被称为"高尔夫球手的瘙痒"。

13. Grover病 是一种暂时性棘层松解性皮肤病。Grover病表现为坚硬的棕色疣状小丘疹，伴有剧烈瘙痒，主要分布于躯干上部。通常发生在中老年人（典型发病年龄是70～80岁）。诱发因素包括高温、出汗、发热和阻塞，特别是光损伤性皮肤。通过活检可确诊。治疗方法主要是止痒，直到自愈。有效的治疗方法包括局部用药（优先）、口服糖皮质激素或紫外线疗法[3]。

14. 单纯性苔藓 苔藓样硬化是皮炎的一种形式，由反复搔抓或摩擦所致的表皮增厚。当找不到原发性皮肤病学原因时，才命名为单纯性苔藓。

15. 荨麻疹[10] 荨麻疹是一种主要累及真皮的常见皮肤病。可分为急性（数分钟到数周）和慢性（持续超过6周）。可分为弥散风团型和丘疹型。

弥散风团型荨麻疹的3个特征：

- 一过性红斑。
- 一过性水肿。
- 一过性瘙痒。

最常见的原因是感染（特别是病毒性URTIs）、药物过敏和IgE介导的食物过敏反应。

（1）根据发病部位进行的分类

① 浅表：侵犯表皮和真皮，如荨麻疹，发生于身体任何部位，尤其是四肢和躯干。

② 深部：侵及皮下组织，如血管源性水肿。可发生在身体任何部位，但主要发生在眼周、口唇和颈部。

（2）根据病因分类[3]

- 感染：病毒、细菌、寄生虫、原生动物、真菌。
- 变态反应（急性过敏性荨麻疹是严重的，且可能非常严重）。

— 偶氮染料。

— 药物：青霉素等抗生素。

— 食物：鸡蛋、鱼、奶酪、西红柿及其他。

- 药物性

— 药物：青霉素、阿司匹林或可待因。

— 食物：鱼、贝类、坚果、草莓、巧克力、人工色素、小麦及大豆。

— 植物：荨麻及其他。

- 系统性红斑狼疮。
- 物理性

— 胆碱能性：运动和发热引起的出汗反应（如年轻运动员）。

— 发热、寒战及日光。

- 昆虫叮咬：蜜蜂、黄蜂、水母、蚊子。
- 怀孕（最后3个月），其他激素。
- 未知因素（特发性）——80%。可能为心理因素。

（3）辅助检查

- 全血检查——寻找有嗜酸性粒细胞的寄生虫。
- ANF和DNA结合，考虑系统性红斑狼疮。
- 激发试验。

（4）治疗[10]
- 避免任何可能的原因。
- 避免水杨酸盐类和相关的食物制剂（如酒石黄）。
- 考虑排除饮食因素。
- 使用口服抗组胺药（如赛庚啶）或不具有镇静作用的药物（如西替利嗪、氯雷他定、非索非那定）。
- 考虑添加一种 H_2 受体拮抗药（如雷尼替丁150mg，每日2次）。
- 症状严重者给予短效系统性皮质激素（如泼尼松 50mg/d，共 10～14 天）[11]。
- 对于伴有低血压和严重变态反应的荨麻疹患者肌内注射肾上腺素[10]。
- 相对局限者局部应用安抚剂（如 10% 克罗米通或加有 1% 苯酚的炉甘石油）。
- 带有松油或类似舒缓沐浴油的温水浴。

16. 蚤咬伤 蚤（图 114.11）可引起瘙痒性红斑样丘疹病变。他们通常多个或成簇地分散在手臂、腿和腰部（穿紧身衣的部位）。治疗方法是清楚感染源。

17. 温带臭虫叮咬[12] 臭虫叮咬（臭虫见图

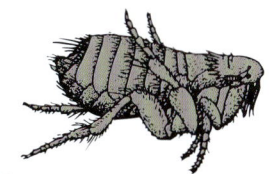

图 114.11　蚤

114.12）是当前与国际旅行有关的常见问题。臭虫随行李旅行，广泛分布于酒店、汽车旅馆和背包客的住宿环境中。臭虫藏在床上用品和床垫中。临床上常见于儿童和青少年。常为 3 个或更多为一簇的皮疹沿血管走向呈线性分布。瘙痒剧烈。皮疹表现为红色斑丘疹样，也可能有抓痕。病变常见于颈部、肩部、手臂、躯干和腿。可通过从被臭虫侵扰的居民那里收集铁锈色样本而诊断。在旅馆和背包客的住宿环境的床垫中寻找红色斑点并检查行李。

治疗
- 清除病灶。
- 应用皮质激素类药膏。
- 简单的止痒治疗就可能有效。
- 安装害虫控制器。

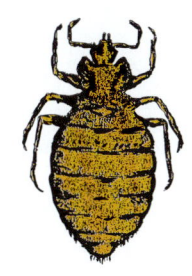

图 114.12　臭虫

清除臭虫的方法，基本上是在墙壁和家具的缝隙，针对性应用杀虫剂。小心二手家具，并坚持用塑料覆盖物递送床垫。

五、转诊时机

- 扁平苔藓。
- 疱疹样皮炎。
- 结痂性疥疮。

参考文献

[1] Walsh TD. Symptom Control. Oxford: Blackwell Scientic Publications, 1989: 286–94.

[2] Wolff K, Johnson RA, et al. Fitzpatrick's Colour Atlas & Synopsis of Clinical Dermatology. New York: McGraw-Hill, 2005: 1052–1055.

[3] Fry L et al. Illustrated Encyclopedia of Dermatology. Lancaster: MTP Press, 1981: 313–315, 485–488.

[4] Hunter JAA, Savin JA, Dahl MV. Clinical Dermatology (3rd edn). Oxford: Blackwell Scienti-c Publications, 2002: 291.

[5] Marley J (Chair). Therapeutic Guidelines: Dermatology (Version 2). Melbourne: Therapeutic Guidelines Ltd, 2004: 224–225.

[6] Ng J, Chong A, Foley P. The itchy scalp. Medicine Today, 2008, 9(7): 2–9.

[7] Gin D. Tinea infection. In: MIMS Disease Index (2nd edn). Sydney: IMS Publishing, 1996: 512.

[8] Cowen P. Candidiasis, cutaneous. In: MIMS Disease Index (2nd edn). Sydney: IMS Publishing, 1996: 89–91.

[9] Australas J. Golfers vasculitis: an unusual presentation. Dermatology, 2005, 46: 11–14.

[10] Marley J (Chair). Therapeutic Guidelines: Dermatology (Version 3). Melbourne: Therapeutic Guidelines Ltd, 2009: 281–285.

[11] Levine M, Lexchin J, Pellizzari R. Drugs of Choice: a Formulary for General Practice. Ottawa: Canadian Medical Association, 1995: 15–33.

[12] Bed bugs: <www.bedbug.org.au>

第115章 皮肤常见疾病

> 具备正确诊断能力是一切成功治愈皮肤疾病的关键,如果没有这种能力,永远不会成为一位称职的皮肤科医生,然而一旦放弃恰当的治疗原则,就会成为经验主义治疗。
>
> Louis A Duhring(1845—1913)

皮肤疾病在全科医学诊疗中很为常见。根据Fry的报告,英国人口中每年有13%的人群会因皮肤疾病接受治疗,最常见的是急性感染、皮炎(湿疹)、疣、荨麻疹、瘙痒症、粉刺和银屑病[1]。根据Bridges-Webb的报告,在澳大利亚的全科医疗中处置的患者中,有13%的疾病都是皮肤疾病[2],最常见的(根据发病率)是皮炎/湿疹、日光病/角化过度、裂伤、恶性肿瘤、挫伤、皮肤溃疡、皮肤真菌病、疖/痈、痣和疣。

本章将重点介绍常见的皮肤病。

一、皮炎/湿疹

术语"皮炎"和"湿疹"是同义的,表示一种急性或慢性的炎性表皮皮疹,其特征有水疱(急性期)、发红、糜烂、渗出、结痂、脱屑和瘙痒。

皮炎可分为外源性病因(过敏性接触、原发性刺激性接触、光过敏性和光毒性)和内源性病因,这意味着并不是所有形式的皮炎都直接与外部诱发因素相关。内源性的类型有特应性,钱币状(盘状),手、足水疱(汗疱),白色糠疹,慢性单纯性苔藓和脂溢性。

皮炎实际上是一种多因素导致的具有不确定病因学的慢性炎症性皮肤病,不是总与过敏有关。可以有许多不同的表现。

特应性的含义

术语"特应性"指的有遗传背景或易发展为一组或多组疾病,如变应性鼻炎、哮喘、湿疹、皮肤敏感性和荨麻疹。特应性与变态反应不是同义词。

约10%的人是特应性体质,变应性鼻炎是最常见的表现[3]。

二、特应性皮炎

1. 典型特点[4]

- 瘙痒。
- 通常有遗传性过敏症家族史。
- 约3%的婴儿受到影响,3个月到2岁内出现症状。
- 通常已知的触发因素(表115.1)是很明显的。
- 尘螨过敏并不总是显而易见的,尤其是对于眼窝周围的皮疹。
- 苔藓样变可能伴随着慢性特应性皮炎。
- 通常累及关节屈侧(图115.1)。
- 皮肤干燥通常是其一个特征。

诊断标准

- 瘙痒
- 典型的皮疹形态和分布
- 皮肤干燥
- 遗传性过敏症史
- 慢性复发性皮炎

2. 分布
特应性皮炎的典型分布随患者年龄增长而变化。在婴儿,皮疹通常出现在面部的脸颊、颈

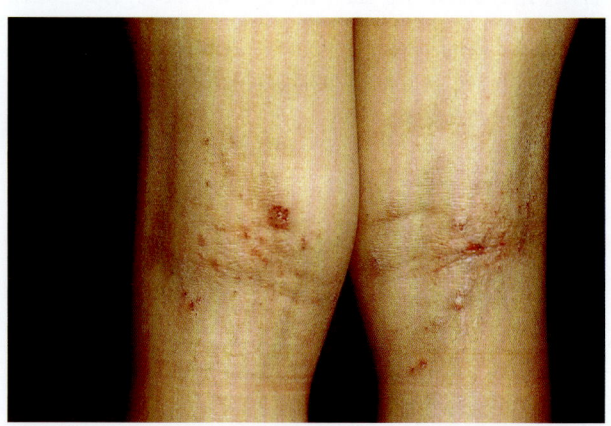

图115.1 腘窝部位(典型部位)特应性皮炎

部和头皮的褶皱及四肢的伸侧。然后可能蔓延到四肢及腹股沟的弯曲部分（见第82章中的图82.8）。图115.2展示了特应性皮炎从婴儿期到成年期发生部位的变化。

儿童期干燥且厚重的皮疹分布于前臂、腘窝、手及足部。皮疹干燥、瘙痒、有裂缝且疼痛。通常不累及面部。参见第82章。

3. **预后** 通常认为，患儿的症状往往会随着他们的皮脂和汗腺的功能日趋成熟而逐渐缓解。皮肤会

表 115.1 特应性皮炎的触发因素

尘螨（常见）
出汗
沙子（例如在沙坑中）
极冷和极热
温度急剧变化
肥皂、洗发水和水（经常清洗，尤其是在冬季）
使用加氯的水
泡泡浴
感染（病毒、细菌、真菌）
过敏
压力或情感因素
皮肤刺激物
• 羊毛（例如绵羊皮被子）
• 尼龙或丝质品
• 粗糙的服装
• 化学消毒剂
• 清洁剂
• 石油化工产品
• 花粉
搔抓和摩擦
香水
亚健康
食品类（需考虑到）
• 牛奶
• 牛肉
• 鸡肉
• 坚果
• 鸡蛋
• 食品添加剂
• 柑橘
• 番茄
• 小麦

注：过敏与食物的关系尚存争议。放射性过敏原吸附试验具有误导性，难以给出结论。考虑去除所有可疑食物，每次加入一种食物。如果对其过敏，孩子进食几分钟后出现鲜红色皮疹。

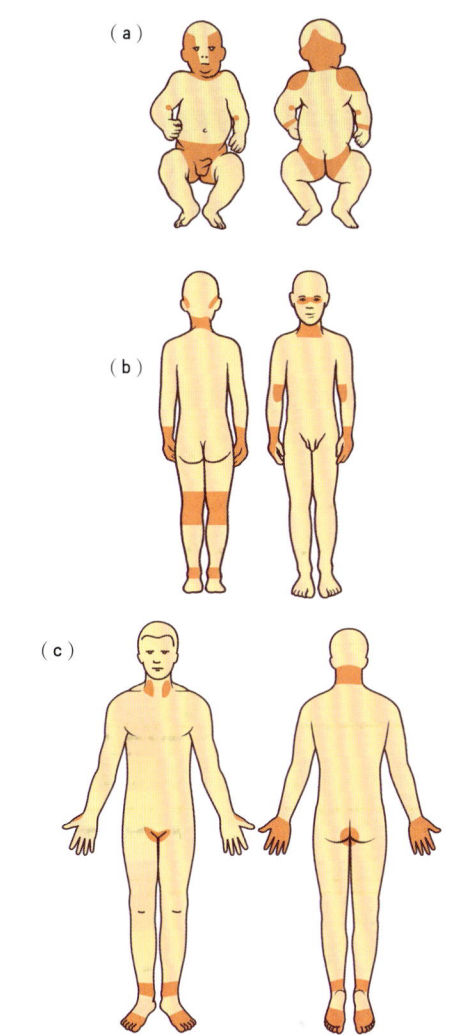

图 115.2 特应性皮炎的在（a）婴儿、（b）儿童的分布。（c）为成年人特应性皮炎的典型分布

变得不易过干，也不易过热和过于敏感[5]。6岁后，60%的患者可以拥有正常皮肤，到青春期，有90%的患者皮肤都变为正常[5]。

4. **治疗**

（1）给易患儿童家长的建议

• 不用肥皂和香水类产品。在洗澡时使用温和的沐浴油和水霜作为肥皂替代品。选择具有低pH（4.5～6.0）的清洁剂和洗发水，如DermaVeen、Ego或汉密尔顿沐浴露和洗发水。

• 洗澡后尽快使用润肤剂。

• 年龄较大的儿童应该用微温的水进行短时淋浴。

• 避免摩擦和刮伤——给婴儿使用缠有纱布绷带的手夹板。

• 避免过热，尤其是在夜间。

• 避免温度的突然变化，尤其是导致出汗的情况。

- 穿着轻便、柔软、宽松的衣服，最好是棉的。贴身的应为纯棉质地的。
- 避免贴身穿羊毛质地的衣服。
- 避免接触灰尘和沙子，尤其是沙坑。
- 避免与有"疮"的人接触，尤其是疱疹患者。
- 保持皮肤湿润。

防尘策略：
- 床上用品用粉尘遮盖物（防尘级别）。
- 用温度＞55℃的热水洗涤亚麻制品。
- 考虑更换椅子和地毯的面料。

（2）**教育与安慰** 解释、安慰和支持是非常重要的。强调特应性皮炎是一种表浅的皮肤疾患，在正常情况下不会留下瘢痕或变丑。孩子应该在各方面都被正常对待。家庭压力和心理因素与发病相关时可进行心理辅导。

5. **药物**[5]

注：皮质激素乳膏（用于急性期）和软膏（慢性期）是治疗的基础。

（1）**轻度特应性皮炎**
- 香皂替代品，如含水膏。
- 干性肌肤用润肤剂，每日2次（可选择以下）：
  — 亲水软膏。
  — 单独使用Sorbolene（一种澳大利亚生产的护肤霜）或与10%甘油混合使用。
  — 石蜡药膏（如Dermeze），对婴儿效果好。
  — 沐浴油（如Alpha Keri）。
  — 夏季使用保湿型的洗剂（例如QV）。
- 1%氢化可的松软膏（如对上面的反应欠佳），每日1次或2次。
  — 皮疹发作时短期使用。

（2）**中度特应性皮炎**
- 同轻度特应性皮炎。
- 外用皮质激素（每日2次）
  — 对敏感部位至关重要。
  — 对躯干和四肢用中等强度（如含氟的），每日1次或2次。
  — 对面部和关节屈侧用较弱强度（如1%氢化可的松），每日1次或2次。
  — 对慢性病例须进行周期性治疗（如治疗10天，休息4天）。

- 非甾体替代药：对于面部皮炎，用吡美莫司（Elidel）乳膏，每日2次；最适用于湿疹样皮疹发作，皮疹消退后停药。
- 有瘙痒者，晚上口服抗组胺药。

（3）**重度皮炎**
- 同轻度和中度湿疹。
- 对更严重的患处用强效外用皮质激素（考虑敷料封闭）。
- 考虑住院。
- 全身皮质激素（很少使用）。
- 如果反应不佳，进行过敏评估。

（4）**湿疹（急性期）** 此期常因渗出而产生痂皮。可用1∶20或1∶10的Burow溶液湿敷患处。盐水（1茶匙加入500ml水中）敷料也可自行制备：将旧床单用盐水浸湿，然后将其敷在患处。

急性湿疹	湿敷（生理氯化钠溶液或Burow溶液）
急性期	→霜剂
慢性期	→软膏，包盖或暴露
苔藓样变	→软膏并包盖
感染	→抗生素（如2%莫匹罗星外用，如果对外用药无效，就只用口服）
增加湿度的	→使用洗剂而不是霜剂

三、其他类型的特应性皮炎

1. **钱币状（盘状）湿疹**
- 慢性，红色，硬币状斑。
- 结痂，脱屑，发痒。
- 主要分布在腿部，也可累及臀部和躯干。
- 常对称分布。
- 常见于中年患者。
- 可能与压力有关。
- 常持续数月。

治疗同典型特应性皮炎。

2. **面部白色糠疹**
- 儿童和青少年面部的白斑。
- 常见，病情较轻。
- 口周和面颊上更多见。
- 会出现在颈部和上肢，偶见于躯干。
- 这是特应性皮炎的亚急性表现。
- 最后皮肤颜色可恢复正常。

治疗

- 安慰。
- 普通的润肤剂。
- 禁止使用肥皂清洗。
- 可以使用氢化可的松软膏（很少必要）。

3. 慢性单纯性苔藓

- 边界清楚、增厚的苔藓样斑块。
- 经常是特应性皮炎的特点。
- 由反复摩擦和搔抓正常的皮肤引起。
- 不明原因的慢性瘙痒。
- 在手指触及范围内（如颈部、前臂、大腿、外阴、足跟、手指）。
- 可能源于习惯。

治疗

- 解释。
- 抑制搔抓。
- 含氟皮质激素软膏塑料薄膜疗法。

4. 出汗障碍性皮炎

- 患者年龄通常在20～40岁。
- 在手指上有瘙痒性囊泡（汗疱疹，图115.3）。
- 在手掌和足底的水疱较大。
- 常常影响手指和手掌侧。
- 持续数周。
- 常常复发。
- 可能与压力有关。
- 常由高湿度引发。

治疗

- 如果严重，用湿敷或浸泡。
- 同特应性皮炎。
- 强效含氟皮质激素。
- 局部在封包下使用（如潮湿的棉手套）。
- 口服皮质激素（3周）可能是必要的。

5. 皮脂缺乏性皮炎 对于老年人来说，皮炎瘙痒剧烈，特别是出现在腿部有铺路石样干燥皮损（见本章相关内容）。

"皮脂缺乏"意味着缺乏水分。

6. 手/手指皲裂 手的皮炎或皮肤干燥引起手或手指皲裂，通常是特应性皮炎的一部分，应该考虑到特应性皮炎的可能。

治疗（手部皮炎） 手部的保护：

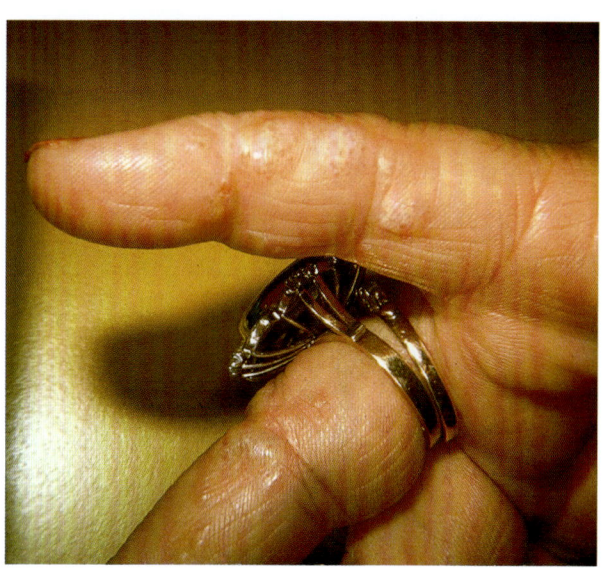

图115.3 汗疱疹表现沿手指侧面典型的水疱性皮炎。注意足部有无相关炎性癣症

- 避免在家里或单位接触刺激性物质及去污剂。
- 戴防护性工作手套或有棉内衬的聚氯乙烯手套。
- 避免用香皂，使用替代品（如多芬、露得清）。
- Cetephil 类乳液制品是有用的香皂替代品。
- 应用润肤剂（如夜间使用含2%水杨酸的白色软石蜡或露得清深层滋润护手霜）。

如果必要：

1%氢化可的松软膏（不是霜）。

或

强效含氟制剂（如 Advantan 脂性软膏）。

7. 足跟皲裂 足跟皲裂是常见疾病，尤其是在成年女性。这是皮肤干燥的常见表现。

治疗

- 将双脚浸泡在含有润肤油的温水中15分钟，如 Alpha Keri 或 Derma 油。
- 拍干，然后在足部涂抹润肤霜（如 Nutraplus，含10%尿素）。

四、接触性皮炎

急性接触性（外源性）皮炎可由刺激或过敏因素引起，据估计至少70%患者有刺激性原因。很难在临床或组织学上区分这些类型。刺激性皮炎的存在增加了接触性变态反应的风险。

特征：

- 发痒，皮肤炎症。
- 红、肿。
- 水疱性丘疹。
- 可能干燥及皲裂。

1. 接触刺激性皮炎 这是由直接接触原发刺激性物品如酸、碱、清洁剂、肥皂、油、溶剂等引起的。此反应可因接触强刺激性的化学物质，引起更常见的情况是反复接触较弱的刺激物。这是刺激反应，不是过敏。

2. 接触性变应性皮炎 由变应原引起，只在部分人身上激发过敏反应，大多数人不会出现不良反应。由免疫介导所致。变应原还包括光接触性变应原。约4.5%的人对珠宝、牛仔裤上的饰钉、钥匙和硬币上的镍过敏（图115.4）。接触性皮炎是由于迟发性变态反应引起，时间从几天到几年不等。接触性皮炎在工业或职业的环境下是常见的，通常会影响手和前臂。

常见的变应原：
- 化妆品成分、香料（如香水、防腐剂）。
- 外用抗生素（如新霉素）。
- 局部麻醉药（如苯佐卡因）。
- 局部抗组胺药。
- 植物：漆树、银桦、报春花、毒藤。
- 金属盐类（如硫酸镍、铬）。
- 染料（尤其是服装染料）。
- 香水，化妆品。
- 美发用化学品。
- 橡胶、乳胶。
- 环氧树脂和胶水／丙烯酸酯。
- 戊二醛（如消毒剂）。
- 甲苯磺酰胺化合物树脂：指甲油。
- 珊瑚。

注：芒果与漆树和银桦可引起皮肤交叉过敏反应。

（1）**临床特征**[4]
- 皮炎的程度由轻微的红斑到面部西瓜皮样水肿不等。
- 在睑周、生殖器和多毛发的皮肤皮损更严重；无毛发部位的皮肤较轻微（如手掌和足底）。

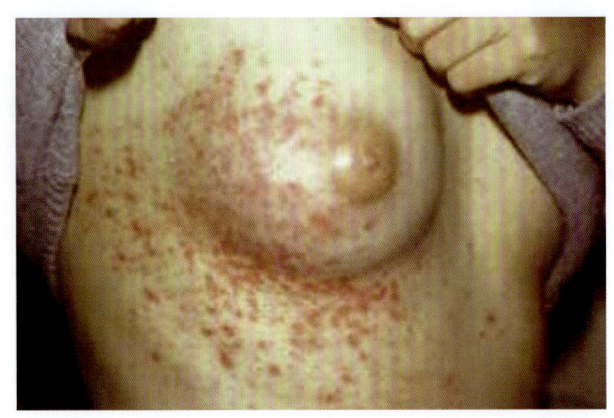

图115.4　为一曾有湿疹史的17岁女孩接触胸罩中的镍圈所致接触性皮炎

注：可以延迟发病。
- 如果眼部有水肿，考虑漆树、银桦或毒葛过敏。

（2）**诊断标志**[4]
- 病变的位置和形状提示接触性过敏。
- 线性病变特征。
- 通过斑贴试验可能发现过敏原因。
- 暂停工作或度假可有改善。

（3）**诊断**
- 仔细询问病史并进行体格检查。
- 考虑职业，家族史，度假或旅行史，服装（如雨衣、新衣服、莱卡胸罩），局部应用（如药品、化妆品）。
- 请皮肤科医生进行斑贴试验。

（4）**处理**
- 不断努力确定过敏原并避免再接触它。
- 只用水洗净烘干（避免用香皂）。
- 如有急性起疱，使用Burow敷料。
- 重症患者可口服泼尼松[6]（成人：开始1～2周，25～50mg/d，1～2周后逐渐减量）。
- 外用皮质激素软膏。
- 继发感染者可口服抗生素治疗。

慢性期

有规律地使用无芳香润肤霜：

含10%甘油的Sorbolene霜。

或

白软石蜡。

或

专用润肤护手霜。

五、脂溢性皮炎

脂溢性皮炎是很常见的皮肤炎症，主要累及皮脂腺丰富或易擦烂的部位。通常发生在身体毛发较多的部位，尤其是头皮和眉毛。也可以发可发生在面部、颈部、腋窝和腹股沟、眼睑（睑缘炎）、外耳道和法令纹褶皱。通常也累及胸骨区皮肤（图115.5）。

有两种截然不同的临床类型：婴儿型和成人型，后者主要影响年轻人。

研究表明，脂溢性皮炎可由马拉色霉菌属引起。也可能与HIV感染和帕金森病有关。

脂溢性皮炎通常是不痒的，不像特应性皮炎有明显瘙痒。脂溢性皮炎的鳞屑呈黄色油脂性，与银屑病银色鳞屑不同。

治疗原则
- 外用硫黄、水杨酸和焦油制剂是一线治疗：可杀死酵母类真菌。
- 酮康唑霜疗效很好。
- 用含酮康唑的洗发露洗头，每周2次，共4周。
- 有炎症和瘙痒时外用皮质激素是有用的，且最好联合使用。尽可能避免使用皮质激素。

1. 婴儿期脂溢性皮炎 如果影响到头皮，这种皮疹就可形成所谓的"乳痂"，或者如果发生在尿布接触部位，就可能误诊为尿布疹/尿布皮炎。

有时很难区别这类皮疹和特应性皮炎，但脂溢性皮炎出现得更早（在特应性皮炎之前）。出生后第一个月，且大多数为前3个月内，是雄激素活性最旺盛的时期。

两者的不同特征总结在表115.2，皮疹分布示意见图115.6。

脂溢性皮炎通常会出现红色斑块、斑点，伴有脱屑。当宝宝哭闹或发热时，其会变得更红。乳痂可能会出现在头皮上。片状皮屑般的头皮屑先出现，然后是黄色油腻的鳞屑痂形成。鳞屑通常与皮肤发红相关联。

皮炎可能继发感染，特别是在尿布区域，可能导致治疗困难。如果未经治疗，会扩散到身体的许多部位。发病期间还可以看到乳痂和尿布疹同时存在。

（1）**治疗** 单一疗法：
- 保持皮损处干燥和清洁。
- 温水中沐浴浸泡，并用一块软布轻轻拭干皮肤。
- 尽可能多地暴露皮肤。
- 避免使用香皂（用润肤膏或丝塔芙乳液）。
- 用婴儿油轻擦乳痂的鳞，然后洗去松脱的鳞屑。
- 勤换尿布。
- 症状轻微的部位可涂抹薄薄的一层含锌软膏。

表 115.2　婴儿期脂溢性皮炎和过敏性皮炎的鉴别诊断

	脂溢性皮炎	特应性皮炎（湿疹）
发病年龄	主要是出生后3个月内的婴儿	通常2个月后
瘙痒	无或轻度	通常严重
分布	头皮、颊、颈部皱褶、腋下、肘部和膝盖的皱褶	面部、肘和膝关节弯曲处开始
典型特征	乳痂 红色和黄色油腻鳞屑	水疱和渗出，逐渐变得干燥、皲裂
尿布疹	通常容易发生念珠菌感染	少见
其他特征	可进展为全身性	可进展为全身性

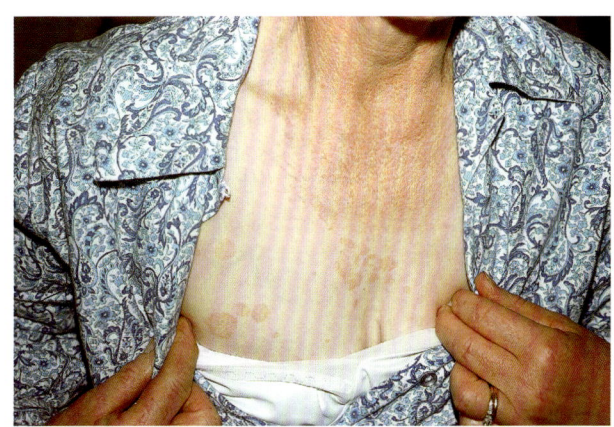

图 115.5　发生在胸部典型部位的成人脂溢性皮炎

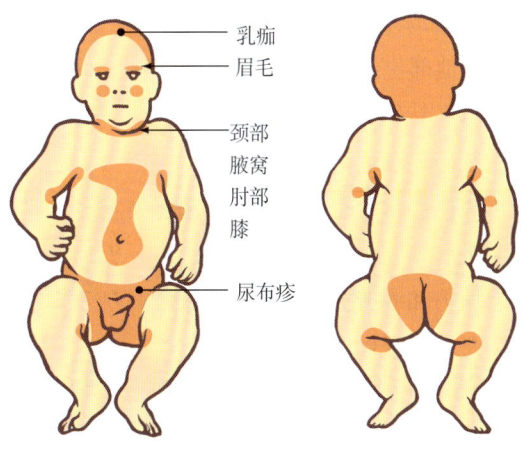

图 115.6　婴儿脂溢性皮炎的典型分布

(2）药物治疗

① 婴儿头皮上用药：用含 1%～2% 硫黄和 1%～2% 水杨酸的亲水软膏，或在亲水软膏中加入 2% 煤焦油溶液：

— 前一天晚上使用，第二天用温和的洗发水洗发。
— 每周使用 3 次，直至治愈。

Egozite 乳痂洗液（6% 水杨酸）。

年龄较大的儿童和成人：1% 吡硫锌或 2.5% 二硫化硒香波。

或

1%～2% 酮康唑或 2% 咪康唑洗发水。

② 面部、皱褶和躯干

可选择下列药物治疗：

- 2% 酮康唑乳膏，每天 1 次或 2 次。
- 2% 的硫黄和 2% 水杨酸的水溶液或 Sorbolene 霜。
- 1% 氢化可的松（刺激脸部及曲部）。
- 0.02%～0.05% 倍他米松（面部躯干刺激反应严重者）。
- 0.05% 地奈德洗液，对于面部、眼睑和渗出区，每天 2 次或 3 次。

③ 尿布区域

- 混合等份的 1% 氢化可的松和制霉菌素，或 2% 酮康唑或 1% 克霉唑霜（或使用 Hydrozole 霜）。

（3）预后 大多数皮疹会在患儿 18 月龄前消退（2 岁后消退者罕见）。

2. 成人脂溢性皮炎

（1）临床特征

- 从青少年开始的任何年龄均可发病。
- 常累及头部：头皮、耳、面、眉、眼睑（眼睑炎）、鼻唇沟（图 115.7）。
- 其他部位：胸部的中心、背部中心、肩胛间区、擦烂区域，特别是肛周（图 115.8）。
- 红疹，黄色油脂状鳞屑。
- 皱褶部常常有机会性念珠菌感染。
- 头屑。
- 压力和疲劳会加重病情。
- 是一种慢性复发性疾病。

（2）治疗

① 头皮治疗方法

a. 2% 水杨酸 +2% 硫黄的含水霜过夜，次日使用二硫化硒或吡硫翁锌洗发剂洗发（每周使用 3 次）。

b. 含酮康唑的洗发水；使用药用洗发水后立即使用（间隔 5 分钟），每周 2 次。

c. 头皮使用 0.5% 丙酸倍他米松洗剂（如果非常痒）。

② 面部和躯体部位

- 用温和的肥皂定期清洗

含 2% 水杨酸 +2% 硫黄（± 焦油）的含水霜。

或

2% 酮康唑霜（非常有效）；每天擦 1 次，连续 4 周。

1% 氢化可的松每天 2 次（如果红肿和瘙痒）。

或

联合 1% 氢化可的松 +1% 克霉唑乳膏局部给药，每天 1 次或 2 次。

注：不推荐口服抗真菌药物。

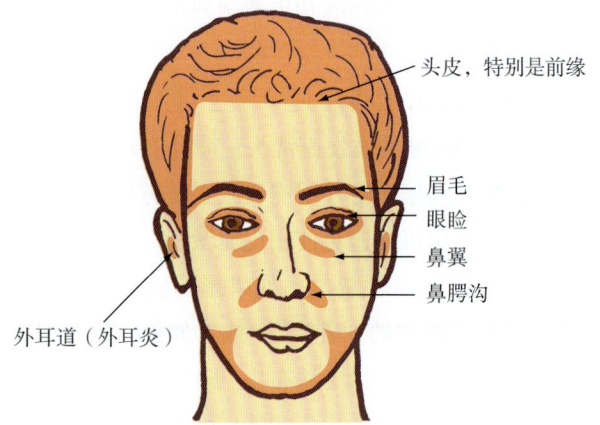

图 115.7　成人脂溢性皮炎在面部的分布

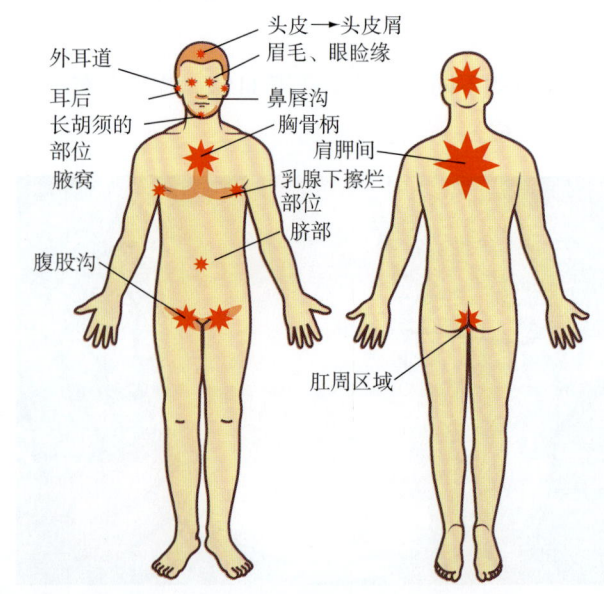

图 115.8　成人脂溢性皮炎在体表的分布

六、银屑病

银屑病（图 115.9）是一种病因不明，由免疫介导的慢性皮肤疾病，总的人群发病率为 2%～4%。尽管其可发生于从婴儿到老年的任何年龄段，但最常见于 10～30 岁之间。尽管其遗传方式尚值得商榷，但该病确有家族倾向。如果父母一方患病，子女就有 25% 的发病概率；如果父母双方都发病，其子女的发病概率就会上升到 65%[3]。

银屑病现在被视为是与活化的辅助性 T 细胞有关的皮肤病。细胞因子被释放，并且引起皮肤细胞快速繁殖，从而导致皮肤的增厚和过度脱屑。新的"生物制剂"介入这一进程而发挥治疗作用。

毛细血管扩张引起局部发红。

1. 可能加重或促发银屑病的因素

- 感染，尤其是 A 组链球菌。
- 创伤或其他物理压力。
- 情绪紧张。
- 晒伤。
- 青春期／更年期。
- 药物因素：
  — 抗疟药（如氯喹）。
  — β 受体拮抗药。
  — 锂。
  — 非甾体抗炎药。
  — 口服避孕药。

2. 典型表现

- 患者多为青少年或年轻成人。
- 患者多有银屑病家族史。
- 可因压力、生病或受伤起病。
- 皮疹可能出现于轻微创伤的区域——Koebner 征。
- 皮疹暴露于日光下可好转，但晒伤会加重病情。
- 在冬天病情加重。
- 瘙痒并不是银屑病的特征。
- 病变很少出现在面部。

关节病变：约 5% 可以发展成痛苦的关节病（手指、足趾或大关节）或脊柱关节病（骶髂关节炎）[7]。

3. 皮疹

外观取决于受影响的部位。最常见的形式是斑块状银屑病，以红色病变开始，逐渐发展扩大，进而出现银色鳞屑。最常见的部位是肘部和膝盖的伸侧；然后可出现于头皮、骶骨区、生殖器和甲等

银屑病的类型	鉴别诊断
婴儿	脂溢性皮炎、特应性皮炎
斑块（最常见）	脂溢性皮炎、盘状湿疹、日光性角化病、鲍恩病
斑点状	玫瑰糠疹、二期梅毒、药疹
屈侧	体癣、念珠菌擦烂、脂溢性皮炎
头皮（脂溢性银屑病）	脂溢性皮炎、头癣
指甲	体癣、特发性甲剥离
脓疱（掌跖）	体癣、湿疹感染
脱屑性皮炎	严重的脂溢性皮炎

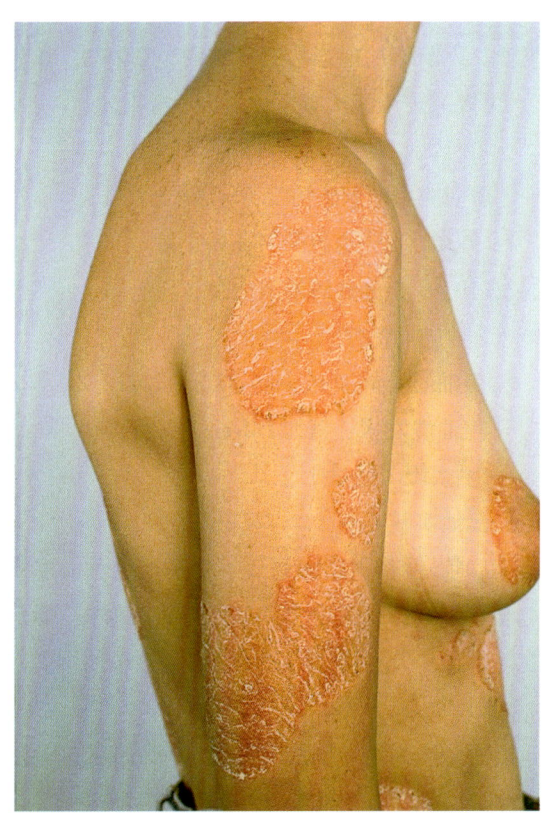

图 115.9 银屑病：显示典型斑片状粉红色隆起皮疹上有银白色鳞屑

部位（图 115.10）。

4. 诊断

银屑病是一种临床诊断，如要确诊可能需要病理活检。尚无特异性实验室检查，包括血液学检查。

5. 治疗原则[5, 8]

对银屑病，目前尚无特效治疗方法。治疗的目的是减轻症状和不适，减缓皮肤细胞分裂，并咨询专科医生。

- 给予患者教育、安慰和支持。
- 一般性措施，如休息、度假，最好适当多晒

太阳。

- 如果可能的话，提醒患者注意预防，包括避免皮肤损伤和应激性精神刺激。
- 根据疾病的严重程度和病程定制相应的治疗方案（包括转诊）。

（1）治疗方案　见表115.3。

（2）局部疗法

- 对轻、中度银屑病的治疗方法（较好的方法）

—含0.1%地蒽酚，3%水杨酸，10%LPC（焦油）的凡士林（优选）或Sorbolene霜，夜间使用（地蒽酚有染色作用，建议穿着旧的睡袍或睡衣），3周后复诊，逐渐增加地蒽酚浓度分别至0.25%、0.5%、1%。可以减少用药次数至每周2～3次。

—在清晨淋浴，然后外用含氟皮质激素。

- 短期使用地蒽酚治疗（SCAT方法）

—使用含2%地蒽酚Sorbolen霜。

—10～15分钟后淋浴洗净。

- 一般辅助治疗

—焦油浴（例如Pinetarsol或Polytar）。

—焦油洗发水（例如Polytar，Ionil-T）。

—晒太阳（适量）。

6. 其他实践要点

（1）慢性稳定型银屑病　应用强效含氟皮质激素（Ⅱ～Ⅲ级），采取多爱肤（Duo DERM）薄敷料包盖并留置7天（其他闭塞性敷料也可以使用）。

加用

焦油（作为地蒽酚的替代品）——可以保留过

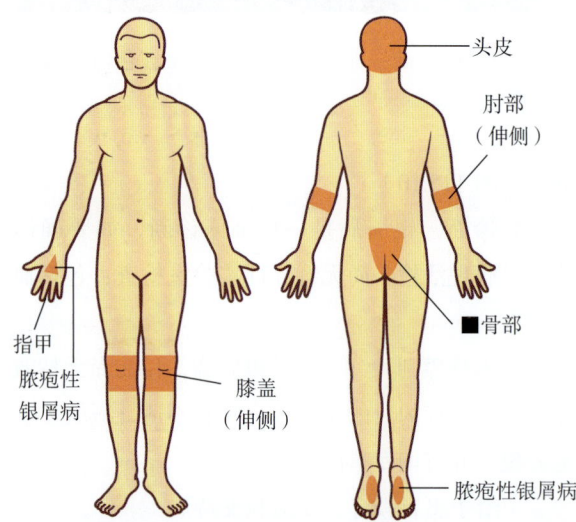

图115.10　银屑病典型皮损分布

表 115.3　银屑病的治疗方案

治疗	疗效及注意事项
① 局部治疗	
地蒽酚：浓度范围为0.05%～2%（最大）	对较厚的斑块有效 • 轻微的黄色头发的紫色污渍，所以不要在头皮上使用 • 开始应低浓度，依据容忍度和反应逐渐增加浓度 • 使用强度0.05%（儿童）、0.1%、0.25%、0.5%和2.0%（最大量） • 开始可以使用0.25%的高强度，但只用于短期疗程（淋浴前30分钟） • 会刺激皮肤，引起烧灼感 • 面部、生殖器或关节屈侧不使用
焦油制剂	使用时有效，但会导致脏污
皮质激素	对小斑块的主要治疗方法： 在更敏感的区域（阴部、腹股沟、腋下、面部），使用1%氢化可的松 在其他部位使用强效类型（如倍他米松） 注：避免单独使用皮质激素，因为会加重不稳定性——最好结合焦油或卡泊三醇
0.005%卡泊三醇软膏	• 易于使用 • 每天2次，最少使用6周 • 易于刺激面部和关节屈侧 • 谨慎用于高钙血症 • 用后洗净双手 • 用于慢性稳定型斑块（不适用于严重广泛型皮疹） • 联用强效皮质激素时效果好（每天各使用1次）
温和制剂和润肤膏	可用于干燥、鳞屑及瘙痒的部位。 如煤焦油水溶液将（LPC）及含薄荷醇（或水杨酸）的Sorbonis润肤膏
② 全身治疗	
甲氨蝶呤	对于严重病例有显著效果
环孢素	只适用于医院
皮质激素（只适用于红皮性银屑病）	口服停药后，银屑病易复发
阿维A	维生素A衍生物，对严重顽固性银屑病有效（育龄期女性禁用）
③ 生物制剂	
单克隆抗体、抗-TNF因子、其他制剂	此类新药针对T细胞功能障碍（即免疫反应调节剂，如依法珠单抗、英利昔单抗、乌司奴单抗、阿来西普）

（续表）

④ 物理疗法	
光线疗法（紫外线、窄谱或宽谱、UV-B）	需要小心操作
UV-B 加煤焦油（煤焦油疗法）	用于重度银屑病 （a）焦油浴 （b）UV-B （c）2%～5% 粗制煤焦油
Insgram 摄生法	用于重度银屑病 （a）焦油浴 （b）UV-B （c）含 0.1%～0.5% 地蒽酚的拉萨尔（Lassar）糊剂
光化学疗法（PUVA=补骨脂素+UV-A）	对 UV-B 治疗或其他疗法不敏感的备选疗法
病变局部注射皮质激素	很好的治疗方法，家庭医生可以用此方法治疗好小或中等大小的斑块

夜，在早晨洗净。

或

应用 0.005% 卡泊三醇软膏或霜剂，每日 2 次。

或

卡泊三醇（每日 1 次）+ 皮质激素（每日 1 次）。

（2）**顽固性局部斑块** 将生理氯化钠溶液或局部麻醉药加入到皮质激素（50∶50），皮损内注射。

注射方法

混合曲安奈德 10mg/ml（或类皮质激素）和等份的生理氯化钠溶液，使用 25 号或 23 号针头，注射入银屑病斑块内，覆盖整个斑块。对于小的斑块，单次注射即可，大的斑块则要注射多次（图 115.11）

（3）**稳定型斑块状银屑病的维持治疗** 用含 3% 水杨酸、8% 煤焦油溶液的 Sorbolen 霜。

（4）**头皮银屑病** 使用 20% 尿素霜 4 天。然后在头皮使用焦油制剂（洗发水以清洁），皮质激素乳液或含 5%～10% 水杨酸的矿物油。如果病情严重加用全身治疗。

（5）**生殖器银屑病** 使用非含氟皮质激素。

（6）**皱褶部位银屑病** 需要注意裂痕（如乳房下、臀沟）是其一个特征。应用轻度至中度疗效含氟皮质激素。

（7）**甲银屑病** 治疗比较困难，可考虑强效局部外用或皮损内皮质激素和全身治疗。

七、尿布疹[5]

尿布疹（或尿布皮炎）是在尿布区域中发生的炎症性接触性皮炎，并且可以是轻度或中度潜在性皮肤疾病的共有的表现。多发于 2 岁以内的儿童身上，发病高峰是 9～12 个月[9]。

大多数尿布疹会在儿童期的某个阶段出现，估计 50% 有比较显著的皮疹。最常见的类型是刺激性皮炎，但还需考虑：

• 白色念珠菌（尽管常不明显，但还是有不同的表现）。

• 脂溢性皮炎。

• 特应性皮炎。

• 银屑病。

1. **刺激性皮炎** 是有红斑、脱屑并限于尿布区域的接触性皮炎的一种类型。皱褶部通常无皮疹。与粪便蛋白酶和脂肪酶的活性有关，可能与氨（来自尿素）的活性无关。皮疹可表现为轻度红斑，甚至伴有溃疡的严重疱疹。吸水性超强的一次性尿布似乎比布尿布更好[10]。腹泻，其中包括伴有便秘的假性腹泻（检查直肠）是刺激性皮炎的致病因素。如果皮疹的范围超过尿布接触的部位则要考虑脂溢性或遗传过敏性皮炎，银屑病常常出现在皮肤的皱褶处。

2. **脂溢性皮炎** 主要发生在臀沟和腹股沟皱褶处。寻找其他部位的脂溢性皮炎是重要的，如面部和腋窝的乳痂和损伤。

3. **特应性皮炎** 特应性皮炎可能累及裹有尿布的部位。瘙痒是特应性皮炎的特征，且可以观察到儿童搔抓该区域的痕迹。可能有别处的特应性皮炎的证据，例如面部。

4. **念珠菌感染（念珠菌尿布疹）** 擦烂部位的感染或尿布皮炎的二次感染将会导致皮肤皱褶处弥漫、

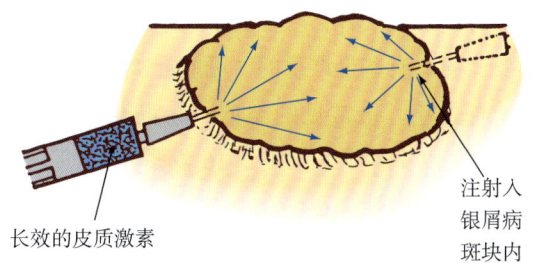

图 115.11 银屑病斑块内部皮质激素注射技术（需要两次注射——小的斑块只需单次注射）

红色、湿冷、有光泽的皮疹，甚至包括尿布包裹范围呈"卫星灶"状分布。念珠菌易侵入男婴的皮肤褶皱和包皮处。

5. 尿布疹的原因　主要诱发因素是因尿液和粪便引起的潮湿。现在因为使用一次性尿布，尿布疹不多见了。其他原因或加重的因素有：

- 宝宝易患湿疹的倾向。
- 宝宝易患脂溢性皮炎的倾向。
- 感染，尤其是念珠菌（鹅口疮）。
- 质地粗糙的尿布。
- 残留清洁剂和其他化学品的尿布。
- 塑料裤（加重湿润）。
- 用肥皂对皮肤过度洗涤。
- 包裹尿布部位涂抹过多爽身粉（避免滑石粉）。
- 萌牙期加剧（打孔样病变）。

6. 不常见的原因

（1）**银屑病尿布疹**　表现为不脱屑的皮疹，主要在包裹尿布部位，但也能够扩展到皱褶处、躯干和四肢。皮疹边界清晰，看不到银屑病典型鳞屑。常发生于出生后数周内。通常有家族史。

（2）**感染**　细菌感染考虑葡萄球菌毛囊炎、脓疱疮及肛周皮炎链球菌。细菌培养能明确病因。

（3）**脓疱疮**　如果有葡萄球菌的重复感染，会出现大疱和充满水疱的脓液。

（4）**X 型组织细胞增多症（Letterer-Siwe 综合征）**　皮疹类似脂溢性皮炎，但为紫癜性的。儿童患有此病，常有淋巴结肿大，并可能出现肝大、脾大。

（5）**锌缺乏症**　可能比所认识的更常见。

7. 治疗　基础治疗（针对患者的说明）：

- 保持该部位干燥。注意并频繁更换尿布。一次性尿布是有用的。
- 更换尿布之后，可涂抹去除尿液及潮湿的 Sorbolene 润肤霜或用热水清洗。
- 热水清洗之后，拍干可涂抹一些软膏，例如凡士林或含锌的制剂。
- 尽可能将皮肤暴露在新鲜空气中。每天勤换尿布，尤其是皮疹严重时。
- 不要过于频繁使用香皂或洗澡，每周1次或2次。
- 避免抹粉和穿塑料的裤子。
- 使用特别柔软的尿布，有助于保护敏感的皮肤。
- 将尿布用漂白剂或消毒剂彻底消毒。

8. 药物疗法

（1）**用药原则**

- 预防是治疗的基础。
- 使用润肤乳保持皮肤润滑。
- （例如氧化锌和蓖麻油的混合物或凡士林）。
- 局部使用温和的皮质激素是首选的治疗方法。
- 通常需要添加抗真菌药。
- 避免过度使用糖皮质激素，尤其是含氟类激素。
- 如果怀疑有感染，可通过棉签或皮肤刮片确认。

（2）**具体方法**

特应性皮炎	1%氢化可的松
脂溢性皮炎	1%氢化可的松 + 酮康唑乳膏
念珠菌	每次换尿布时，外用制霉菌素
普遍 （念珠菌存在）	应用1%氢化可的松霜混合等量制霉菌素或克霉唑霜（改变后每天2次或3次）
银屑病性皮炎	焦油制剂，或1%氢化可的松
脓疱疮	用莫匹罗星，如果严重的话，口服抗生素

八、面部皮疹

常见的面部皮肤病包括痤疮、酒渣鼻、口周皮炎和脂溢性皮炎。这些情况必须与系统性红斑狼疮鉴别（盘状红斑狼疮为多见）。

1. 痤疮　痤疮是一种皮肤的皮脂腺腺体炎症（图115.12）。起初因雄激素的作用，产生过多皮脂引起。这些腺体会因皮脂腺导管的角化增加而堵塞（黑头和白头）。皮脂细菌产生脂肪酶与游离脂肪酸，从而导致炎症。

（1）**类型**[11]

- 婴儿。发生在最初几个月，主要是在面部。主要影响男孩且是一种自限性的小问题。大多数情况下只需要安慰。有些是严重的，可能会留下瘢痕。
- 青少年。最常见的类型，在青春期发生。痤疮在10岁以下少见；13～16岁是最常见的，在18～19岁的男性会更糟。女孩子常见，且在14岁左右加重，经前期加重。
- 美容剂。在女性中，与长时间使用护肤品有关（如润肤霜、粉底霜和浓妆艳抹）。

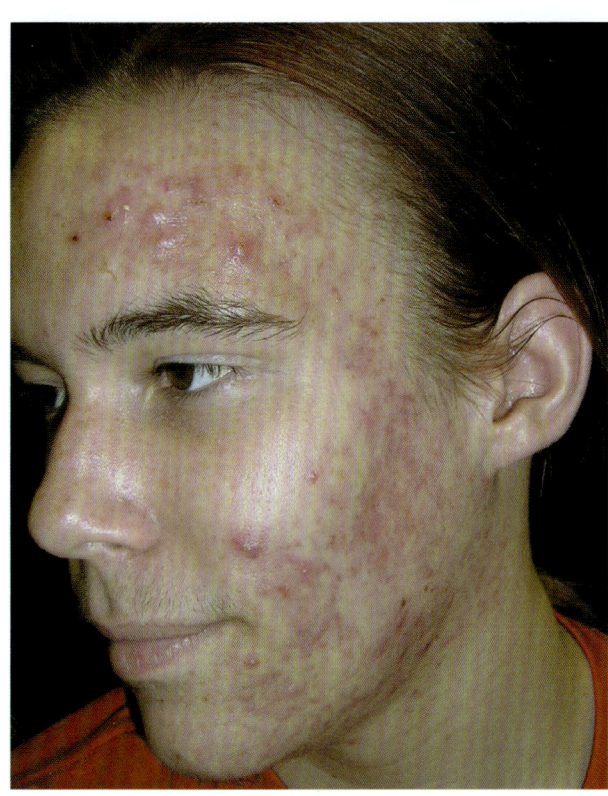

图 115.12 面部痤疮：显示典型的结节囊性痤疮，随着异维 A 酸的发展，该病治疗得到了极大的改善

- 油。主要发生于暴露于石油产品的工人的腿部。

（2）病史　查询有关皮肤制剂的使用——治疗或美容，接触到油脂，可能的饮食和药物摄入的影响。加重痤疮的药物[11]：

- 皮质激素。
- 水合氯醛。
- 碘化物或溴化物。
- 锂。
- 抗癫痫药（例如苯妥英钠）。
- 奎宁。
- 各种口服避孕药。

（3）处理

① 支持和辅导：青少年讨厌痤疮，他们会觉得尴尬，需要医生和家人的同情和帮助。痤疮不应该视为 1 个小问题而被忽视。

② 教育：应让患者了解痤疮的发病机制，并发放相关知识小册子，消除他们的疑虑。

- 其不是一个饮食性或传染性的疾病。
- 其不是由接触额头的头油或头发引起的。
- 一般化学制剂（包括游泳池中的氯）不会使情况更糟。
- 黑头不是脏东西，不能用热肥皂水除去。

安抚患者并告诉他们，通常在 20 多岁时痤疮会逐渐缓解。

③ 一般相关因素

- 饮食被认为不是致病因素，但如果发现有任何食物与发病有因果关系（例如巧克力），就应避免进食它们。尽量健康饮食。
- 特殊肥皂和过度擦洗是无益的。使用普通肥皂和温和洗液即可。
- 避免油腻或霜类化妆品和所有润肤霜。谨慎使用化妆品。
- 避免挤压黑头。
- 锻炼、勤洗头及洗发水未被证明有疗效。
- 日光中的紫外线有助于改善痤疮，但应避免暴晒。

（4）治疗原则[5]

① 粉刺溶解：用角质层分离剂，如硫化合物、水杨酸（5%～10%）松解毛孔（滤泡管）；用过氧化苯甲酰（2.5%、5% 或 10%）或 0.01% 维 A 酸凝胶，0.025%、0.05% 或 0.1% 的维 A 酸乳膏，维 A 酸洗液，阿达帕林（达芙文）霜或凝胶。

② 全身应用抗生素，以减少皮脂中的细菌，如四环素或红霉素；或局部用抗生素，如克林霉素和红霉素。

③ 使用雌激素、螺内酯（安体舒通）、醋酸环丙特龙或异维 A 酸减少皮脂腺的活性。

注：口服异维 A 酸有致畸作用。

（5）推荐的治疗方案

① 外用疗法：适用于轻、中度痤疮。

- 基本的初始方案是联合使用维甲酸（粉刺溶解）和过氧化苯甲酰（抗菌）：

— 使用 0.01% 维甲酸凝胶或 0.05% 霜，0.05% 异维 A 酸凝胶霜或凝胶：每天晚上使用（维甲酸是光敏的）。

— 2 周后，添加 2.5% 或 5% 的过氧化苯甲酰凝胶或乳膏，每天 1 次（早上）。即维持治疗是：

a. 晚上使用维甲酸或异维 A 酸。

b. 早晨使用过氧化苯甲酰凝胶

c. 持续应用 3 个月并复查。

产生抵抗性后的替代疗法

- 将 600mg 盐酸克林霉素加入到 60ml 的 70% 异丙醇。用手指涂抹，每日 2 次。
- 如果应用酒精制剂太干燥或有刺激性，可选以下液体配伍克林霉素：

  a. 丝塔芙（Cetaphil）洗剂 100ml。

  b. ClindaTech 溶液 100ml。克林霉素对孕妇、那些不能耐受抗生素及表皮脱落者有效。

- 2% 的红霉素凝胶，每日 2 次。
- 壬二酸，每日 2 次。
- 0.1% 阿达帕林霜或凝胶，夜间使用，每日 1 次。
- 0.1% 他扎罗汀霜，夜间使用，每日 1 次。

② 口服抗生素

用于炎症性痤疮：（中度至重度丘疹脓疱）可伴有躯干皮疹。

- 每天多西环素 100mg 或米诺环素 100mg。
- 如果病情轻微，使用一半的剂量。
- 根据反应逐渐减少剂量

（如多西环素 50mg/d）

或

夜间使用米诺环素 50mg。

- 红霉素或复方磺胺甲噁唑（复方新诺明）是替代品。
- 至少治疗 12 周；6 个月是标准疗程。

避免单独使用抗生素。

③ 其他疗法

重度囊肿性或顽固痤疮（专科护理）：

- 螺内酯（安体舒通）。
- 异维 A 酸：是疗效非常好的药物。
- 氨苯砜。

女性如对一线疗法没有反应：

- 复方口服避孕药与第三代孕激素，如炔雌醇/醋酸环丙特龙（Diane-35 ED）。

常见的痤疮错误治疗方法

- 不用粉刺溶解药物治疗粉刺
- 单药治疗（如只用抗生素）
- 不使用推荐的组合
- 对囊肿性痤疮，不使用异维 A 酸

---

2. 酒渣鼻 酒渣鼻是一种病因不明持续存在的皮疹。慢性、反复发作是其典型特征。

（1）临床特征

- 主要见于 30～50 岁。
- 通常多见于凯尔特族女性，正如凯尔特所说"凯尔特人的诅咒"。
- 多发生于前额、面颊、鼻部和下颌处（图 115.13 和图 115.14）。
- "充血潮红"（常常发展成皮疹）。
- 随时间波动。
- 眼周和口周一般不累及。
- 血管改变表现为红斑和毛细血管扩张。
- 炎症表现：丘疹和脓疱。

（2）并发症

- 睑缘炎。
- 结膜炎，很少有角膜炎和角膜溃疡。
- 在某些情况下，与肥大性酒渣鼻有关。

（3）处理

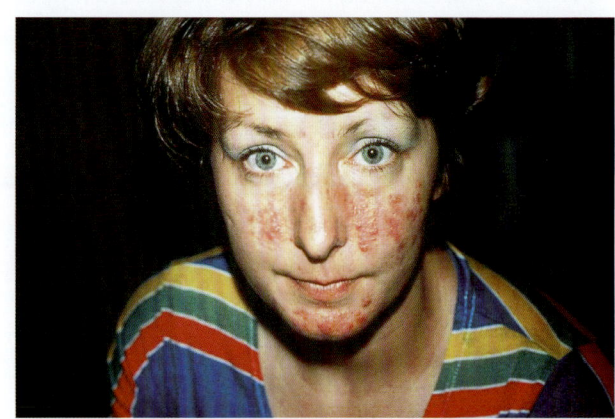

图 115.13 酒渣鼻：有典型的红斑、丘疹和脓疱表现

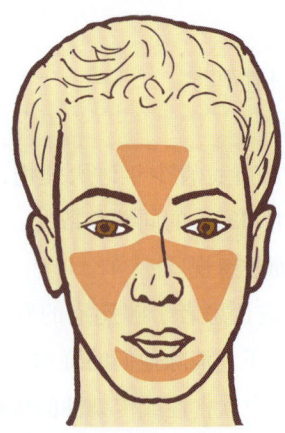

图 115.14 酒渣鼻的典型面部分布

① 一般治疗

- 如果病情严重,可采取冷敷。
- 避免引起面部充血发红的因素(如过度日晒、热、风、酒、辛辣食品、热饮、茶叶和咖啡)。
- 防晒。
- 使用有润肤作用的无皂清洁剂。

② 全身应用抗生素

- 米诺环素或多西环素(首选)50mg,每日2次,共8～10周。对复发病例可重复治疗,尽量避免维持治疗。

如果使用多西环素,起始剂量50mg,每日2次,然后每天50mg,逐渐停药。

- 红霉素(第二选择)
- 对于耐药病例,使用甲硝唑200mg,每日2次,共10天。

③ 局部外用制剂:对于轻度红斑和炎症性病变:涂用2%的水性硫黄乳膏,每日3次(温和的情况下)。

或(更严重的情况下)

0.75%甲硝唑凝胶,每日2次。

或

15%壬二酸凝胶,每日2次。

或

1%克林霉素溶液,每日2次。

或

2%红霉素凝胶,每日2次。

提示:1%氢化可的松乳膏是有效的,但最好避免应用皮质激素,不应局部使用强效皮质激素,因为有严重反弹性血管反应。

④ 激光治疗:毛细血管扩张症、红斑和肥大性酒渣鼻,激光治疗有效。

3. 肥大性酒渣鼻 由于鼻部皮脂腺肥大所致。与酒精没有特定的关联性,可能与酒渣鼻有关。二氧化碳激光疗法是首选的治疗方法。表浅刮术除也是有效的(参见第60章)。

4. 口周皮炎

(1)**临床特征**

- 面部下端痤疮样皮炎。
- 通常发生在20～50岁的女性。
- 可在儿童和青少年中见到。
- 好发于口周和下颌区(图115.15和图115.16),也可见于男性的口周皮肤。
- 经常起始于鼻唇沟。
- 多个红色小斑疹和丘疹。
- 基底部红斑和鳞屑。
- 烧灼感和被刺激感。
- 可能与头皮和头部的脂溢性皮炎有关。
- 可能与妊娠和口服避孕药有关。
- 与使用的霜类化妆品有关。
- 可能与反复局部使用皮质激素(特别是含氟类)有关(可能是停药后的反弹)。

(2)治疗

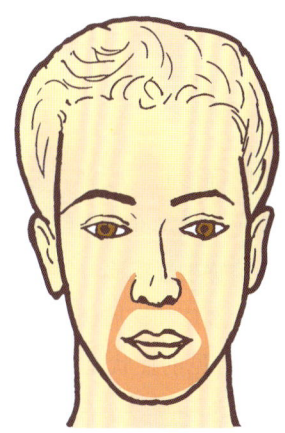

图115.15 口周皮炎的典型分布

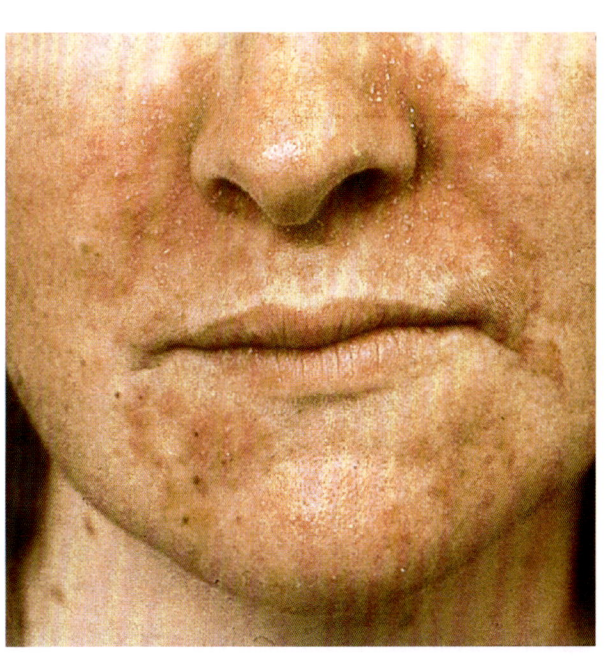

图115.16 口周皮炎:皮疹(被认为与面部使用含氟类皮质激素乳膏有关)通常开始于鼻唇沟。红斑和鳞屑基底部有丘疹和脓疱

- 多西环素或米诺环素,6~8周(如多西环素或米诺环素100mg)。需要10~14日才会起效。如有禁忌,使用红霉素或者四环素。
- 停止使用任何外用皮质激素(开始易于出现红斑),以及所有"霜"类制剂,包括清洁、保湿和化妆用。
- 外用:酮康唑乳膏和洗发水,共10~14天。或用0.75%甲硝唑凝胶,每日2次;或克林霉素1%洗液,每日2次。

九、癣

癣或癣感染,主要由于三大病原体侵入皮肤、指甲和毛发的角蛋白并发生增生引起的。

刮取皮肤碎屑,在显微镜找到菌丝,通过真菌培养确诊病原体。

通过真菌培养明确诊断。股癣,参见第116章。

1. 足癣(脚气) 足癣通常由红色毛癣菌引起,是人类最常见的真菌感染性疾病。需与念珠菌间擦疹和趾间浸渍、红癣、湿疹和银屑病鉴别。

(1)症状 最常见的症状是瘙痒和脚臭。汗水和水使皮肤表层变白色和潮湿。有脱屑、浸渍及在第四和第五趾间或第三和第四趾间的皮肤裂隙。

(2)给患者的建议
- 尽可能保持足部清洁和干燥。
- 洗澡和淋浴后认真擦干足部。
- 擦干足部后,在足部使用抗真菌粉末,尤其是趾间。
- 每天用干纸巾或纱布从趾下移除片状皮肤。
- 穿天然材质、可吸汗的袜子,如棉花和羊毛的,能更好地透气,并减少出汗。避免穿合成的化纤袜子。
- 每日更换鞋和袜子。用抗真菌药喷鞋。
- 如果可能的话,穿凉鞋或鞋底和鞋面开孔的皮鞋。
- 尽可能赤脚。
- 在公共浴室穿皮拖鞋(尽量不要赤脚)。

(3)治疗 1%克霉唑、2%酮康唑、1%特比萘芬乳膏或凝胶,或2%咪康唑乳膏或洗液,擦干足部后,每日2次或每日3次涂于患处,共2~3周。如果皮疹严重和不断蔓延,在经真菌培养确定诊断后,口服灰黄霉素(见股癣)或特比萘芬6周。

卡氏品红液可对浸渍部位有效。

2. 股癣[12] 股癣(体癣感染)通常是由红色毛癣菌(60%)或犬小孢子菌引起。这些菌来源于猫、狗,而面部皮癣菌主要来源是豚鼠(可表现为脓疱性毛囊炎)。

(1)临床特征
- 泛发的圆形红斑皮损(图115.17)。
- 在前缘有轻微脱屑或囊泡。
- 中央区域皮肤通常是正常的。
- 轻度瘙痒。
- 可能累及头发、足和甲。

(2)治疗
- 1%克霉唑、2%咪康唑乳膏或2%酮康唑乳膏,每日2次,共2~4周;或1%特比萘芬乳膏或凝胶,使用1周。
- 如果没有反应或已播散,口服特比萘芬或灰黄霉素6周。

3. 手癣 手癣是手部的癣菌感染,通常在手掌和手指掌侧出现鳞屑。也可出现在手背且通常是单面的。需与手部特应性皮炎和接触性皮炎鉴别。

(1)临床特征
- 一般单侧发病。
- 边缘播散。
- 红斑,精细脱屑。
- 可与足癣有关。

(2)治疗

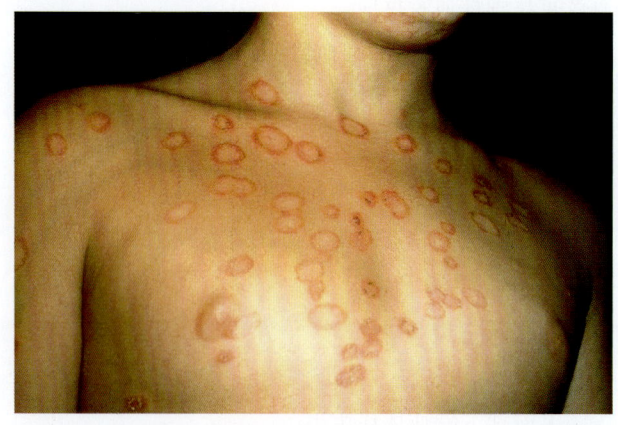

图115.17 多发环状皮损(体癣):图为12岁男孩,病史2周,面部、颈部及上胸部出现越来越多红斑脱屑性伴瘙痒的皮疹。刮片真菌检查确诊为犬小孢子菌感染

- 外用1%克霉唑、2%酮康唑或2%咪康唑乳膏，6周。如果耐药，可使用特比萘芬250mg/d或灰黄霉素500mg/d，共6周。

4. 头癣 在澳大利亚头癣通常由猫，狗身上的大小孢子菌引起。

（1）临床特点
- 通常发生在儿童（青春期之后罕见）。
- 局部秃斑。
- 鳞屑斑。
- 断发。
- 伍德灯下，头发呈黄绿色荧光。

（2）治疗 灰黄霉素（口服）：成人500mg，每日1次；儿童10mg/（kg·d），最大剂量500mg，疗程为4～8周。

或

酮康唑（口服）：成人200mg/d，4～8周；儿童5mg/（kg·d），最大剂量200mg。

或

特比萘芬：成人250mg/d，共4周；儿童62.5～125mg。

还可采取拔除毛发和刮取脱屑进行真菌培养。应用硫化硒或酮康唑洗发水，每周2次。

5. 脓癣 头皮和胡须区的脓癣疼痛和波动感，常发生在头皮、面部或四肢。如果头发易断，且无疼痛，则可能是真菌感染（如出现疼痛，则可能是细菌感染）。

6. 隐匿癣 这是用于因皮质激素治疗的改变而无法识别的癣感染的术语。病变呈广泛性和持久性，尤其是在腹股沟、手和面部。

发生过程为瘙痒症状缓解，停用治疗药物后复发。

7. 甲癣（脚趾和手指） 请参阅第121章相关内容。

8. 花斑癣（汗斑）[13] 花斑癣是一种表浅的皮肤真菌感染（通常分布在躯干部位）（由马拉色真菌引起）。旧名称 tinea versicolor 是不恰当的，因为后者并不是皮肤真菌感染。花斑癣在全球范围流行，但在热带和亚热带气候较为常见。

有两种截然不同的表现：

① 躯干上部有红褐色鳞屑斑。

② 色素减退较少发生在肤色深、特别是在晒黑的皮肤。

术语"versicolor"是指颜色可变。

（1）临床特征
- 常见于年轻人和中年人。
- 白的肤色会变成褐色，褐色的肤色会变白（图115.18）。
- 主要分布在躯干部位（图115.19）。
- 斑疹可能相互融合成片。
- 可能累及颈部、臂、面部和腹股沟。
- 当划伤时有轻微脱屑显示活动性感染。
- 刮取鳞屑后在显微镜下可见典型的短小芽孢菌丝。
- 常反复发作，尤其是在夏天。

（2）鉴别诊断 躯干的玫瑰糠疹（更多红斑）、

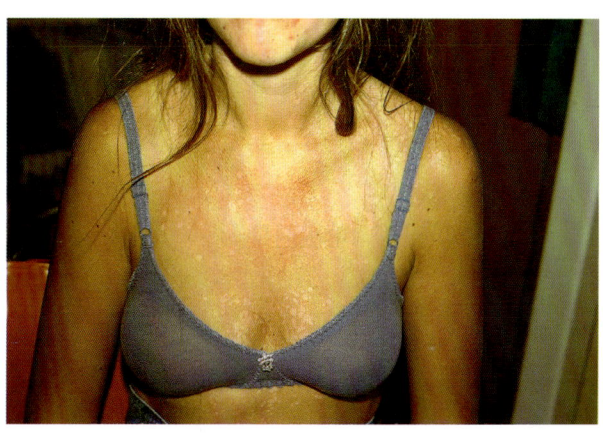

图115.18 主要分布在躯干的花斑癣，显示晒黑的皮肤色素减退斑伴有鳞屑

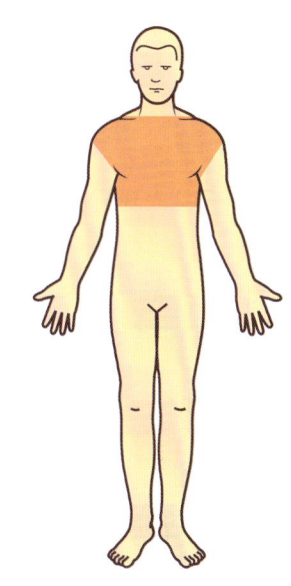

图115.19 花斑癣典型的躯干分布（对应的背部区域）

白癜风、白色糠疹（影响面部）的脂溢性皮炎。

（3）治疗[5, 13]　二硫化硒（Selsun黄色洗发水）。清洗患处，保留5～10分钟洗掉。每晚1次，2周后隔日1次，连续使用2周，然后每月1次，连续使用1年，每周洗头2次。

和（或）

1%益康唑溶液润湿皮肤，次日早晨洗掉，连用3晚。

或

咪康唑或酮康唑洗发水，在头发上保留10分钟，每日1次，连续10天。

或

1%特比萘芬霜，每日2次，持续2周。

或

25%硫代硫酸钠溶液，每日2次，共4周（在头发上保留10分钟，然后洗掉）。

或（对持续性或反复发作的疾病）

酮康唑200mg（口服），每日1次，7～10天。

或

400mg（口服），单次剂量。

或

伊曲康唑200mg（口服），每日1次，共5天。

注意事项：

- 酮康唑可能有肝毒性。一般先进行肝功能检查（请不要长期使用）。皮疹不是真菌感染，不宜使用灰黄霉素。
- 提醒患者白斑会长期存在，治疗的目的不是使其消失。

十、干性皮肤

1. 有皮肤脱屑、干裂表现的疾病

- 特应性皮炎——所有类型（如白色糠疹、钱币状湿疹、干性皮炎）。
- 皮肤老化。
- 银屑病。
- 鱼鳞病。
- 毛发角化病。

瘙痒也可能是干性皮肤的特点（但不是必然）。

2. 加重因素

- 湿度低（如热水器、空调）。
- 经常浸泡在水中。
- 接触热水。
- 使用香皂。
- 在经过氯化消毒的泳池里游泳。

3. 管理

- 若为集中供暖，应使用加湿器加湿。
- 减少洗澡的次数。
- 用温水洗澡或淋浴。
- 使用肥皂替代品（如德芙或露得清/丝塔芙洗剂）。
- 抹干——避免剧烈地使用毛巾。
- 沐浴后涂抹婴儿油（效果强于将婴儿油加入浴盆）。
- 避免贴身穿羊毛材质的衣服（穿棉质）。
- 使用润肤剂（如Alpha-Keri乳液、QV护肤乳液）。
- 使用润肤霜（如Nutraplus、Calmurid）。

十一、晒斑

晒斑一般是由UV-B辐射，穿透表皮和真皮浅层，释放可导致皮肤发红和疼痛的物质（如白三烯和组胺）引起的。严重晒伤常发生于阴霾天气，因为薄云过滤UV-B的能力有限。应谨防日光浴和在正午的太阳下暴晒。

1. 临床表现

轻度	轻度红斑伴轻微不适，持续约3天
中度	持续几小时的中、重度红斑；次日加重——红、热、中度疼痛。伴有脱屑，3～4天缓解
重度	炎症表现——发红、发热、疼痛和肿胀。皮肤出现水疱和大疱。全身伴发重度烧伤的表现（如发热、头痛、恶心、神志昏迷、低血压）。可能需要静补液

2. 鉴别诊断

- 一般具光敏性：考虑药物（如噻嗪类利尿药、四环素类、磺胺类、吩噻嗪、灰黄霉素、非甾体抗炎药、异维A酸）。
- 急性系统性红斑狼疮可表现为意外严重晒伤。
- 光接触性皮炎。

3. 治疗
对面部严重晒伤，早期用1%氢化可的

松软膏或霜剂。对其他部位，使用1%氢化可的松或0.02%戊酸倍他米松。在2～3小时内重复，然后在第二天重复。氢化可的松用于不起疱的红斑皮肤，不用于破损性皮肤疾病。

口服阿司匹林缓解疼痛。油水相乳剂或碳酸氢钠糊或油性炉甘石洗液也有效。

4. 预防　避免在紫外线高峰时段直接暴露在阳光下（或夏令时上午10时至下午3时）。利用自然遮阳时，注意沙滩、水面、云层反射的光。使用SPF不低于30的防晒霜，戴宽边帽和穿防护服。

十二、光老化、皱纹

1. 预防
- 戒烟。
- 避免寒冷、干燥、多风的情况。
- 避免暴露在阳光下。
- 在白天使用SPF30以上的防晒霜。
- 避免用肥皂、香水和酒精。
- 用"中性"香皂（如露得清，每日最多2次）且洗净擦干。
- 洗澡后立即涂抹保湿霜。

2. 治疗（可依情况选用）
- 最佳的营养——富含水果和蔬菜的饮食。
- α-羟酸制剂（如 Elucent 霜）。
- 维A酸乳膏：每日1次，在睡前敷（用于干性皮肤），通过逐渐暴露进行皮肤刺激试验（例如第一次5分钟，洗掉；然后15分钟，直到可以敷一整夜）。
- 外用橄榄油。
- LAC- Hydrin（美国）：12%的解溶液可能是有效的选择；其他乳酸制剂也可能有效。
- 注射肉毒杆菌毒素。

十三、出汗和气味障碍

1. 多汗症（出汗过多）[14]　本病通常是自发和长期存在的。

（1）**临床特征**
- 累及腋下、腹股沟、足底和手掌。
- 通常在青春期发病。
- 25岁后有改善。
- 有家族史。
- 可伴有狐臭（恶臭排汗）。
- 通常与气候无关。
- 精神紧张时加剧。

（2）**原因（继发/病理）**
- 发热、败血症。
- 甲状腺功能亢进症。
- 肢端肥大症。
- 糖尿病。
- 嗜铬细胞瘤。
- 药物：酒精、毒品、抗抑郁药。
- 某些神经系统疾病（如帕金森病）。
- 恶性肿瘤尤其是淋巴瘤。

（3）**治疗**[5]
- 减少咖啡因的摄入。
- 避免已知的加重因素。
- 推荐使用：每天早晨在腋下使用含水合氯化铝止汗除臭剂（喷雾或滚珠），也适用于手掌和足底。

或

20%氯化铝六水合物溶液或喷雾——当患处干燥时每晚用于患处（最好用于手掌和足底）。

其他治疗方法
- 对手掌和足底，应用离子透入法（专科中心）。
- 注射肉毒杆菌毒素进入受影响部位的真皮。在腋下和手掌被证明有效。
- 对局部区域，（试用）应用含20%溴丙胺太林无水氯化铝的酒精溶液。
- 楔形切除腋下汗腺。

2. 手汗症

治疗
- 含20%无水氯化铝的酒精溶液（Driclor溶液）。
- 离子透入法。

3. 腋下多汗症

（1）**一般治疗**
- 解释和安慰。
- 见一般多汗症的治疗。
- 含20%无水氯化铝的酒精溶液（Driclor溶液）；夜间使用1周，然后每周1～2次。或根据需要使用。

（2）**手术**　在腋下顶部行小块皮肤和皮下组织楔形切除术。使用可待因粉末确定汗腺范围。切除区域面积通常为4.0cm×2.5cm。

4. 体臭 / 臭汗症

（1）原因　卫生条件差、过度出汗和皮肤细菌活跃。

（2）主要部位　腋下和腹股沟。

（3）注意事项　与尿毒症、阴道炎鉴别。

（4）治疗

- 擦洗身体，特别是腹股沟和腋下，用皂类除臭剂，至少早晚两次。
- 可以尝试使用外科抗菌药擦洗身体。
- 保持衣服的清洁，定期清洗。
- 选择合适的衣服——天然纤维（如棉质），不要选化纤的。
- 使用止汗除臭剂。
- 肥皂替代品——香皂松。
- 饮食：避免食入大蒜、鱼、芦笋、洋葱、咖喱。
- 减少咖啡因（咖啡、茶和可乐饮料）的摄入，这些物质可刺激出汗。
- 考虑无糖饮食。
- 剃除腋毛。
- 出汗过多者，行腋窝楔形切除。

5. 脚臭（臭汗脚）
包括继发于多汗（症）的跖沟状角化病（青少年常见）。

治疗（选择性应用）

- 教育和安慰。
- 穿棉质或羊毛袜。
- 在用含 20% 氯化铝的酒精溶液（Driclor，水溶胶）或 Neet Feet 液泡脚——晚间用，持续 1 周。然后如有必要，每周 1～2 次。
- 鞋垫（如"Odor eaters"），竹炭鞋垫。
- 沐浴后应用 Burow 液。
- 用 1%～5% 甲醛溶液，每两晚 1 次。
- 离子导入法。
- 茶叶疗法（如果病情严重）
  — 准备 600ml 热茶（将两个茶袋放置在热水中 15 分钟）。
  — 将热茶倒在 2L 冷水中。
  — 根据需要每天泡脚 20～30 分钟，持续 10 天，然后尽可能经常使用此疗法。

十四、足部皮肤病

跖沟状角化病及青少年足底皮炎是青少年的两种常见病。

1. 跖沟状角化病
被称为"臭脚"或"运动鞋脚"，一般出现在 10～14 岁的年轻人中，与足部出汗有关。常有蜂窝状的凹痕。治疗包括保持足部干燥，用 Whitfiel 软膏或 5% 过氧苯甲酰凝胶或咪唑或夫西地酸钠，去除致病因素。如果局部治疗失败，尝试口服罗红霉素。使用含有活性炭的鞋垫及干燥剂。

2. 青少年足底皮炎
"臭袜子皮炎"是足部负重区的一种痛苦的状态。受累皮肤发红、发亮、光滑，常有皲裂。在成年人中罕见。治疗方法是更换皮鞋和棉袜。普通润肤膏即可缓解。

3. 痱子（痱子 / 热疹）

- 尽可能避免出汗。
- 保持皮肤干燥和凉爽（如风扇、空调）。
- 穿宽松的棉质衣服。
- 减少活动。
- 避免频繁洗澡和过度使用肥皂。
- 涂抹经稀释的皮质激素药膏，每日 2 次。

（1）治疗

洗剂：2% 水杨酸、1% 薄荷醇、0.5% 氯己定或炉甘石洗剂。

或

Egozite（婴儿），Isophyl（成人）。

如果严重：氢化可的松 + 克霉唑软膏（只是短时间内应用）。

（2）预防

- Ego Prickly 痱子粉。

十五、冻疮和冻伤

1. 冻疮（冻疮），因长时间暴露于寒冷环境引起的局部的炎症反应，通常在足趾和手指（图 115.20），也可能在足跟、鼻、耳和大腿。

（1）注意事项

- 考虑雷诺病。
- 避免创伤和继发感染。
- 切勿摩擦或按摩冻伤组织。

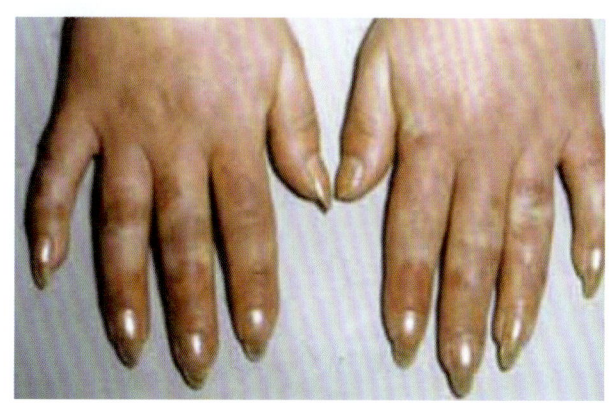

图 115.20 冻疮（冻疮）显示肿胀手指表面呈紫色红斑

- 不要使用热水或冰水。
- 戴保暖手套和穿袜子。

（2）冻疮和雷诺症之间的差异

- 冻疮呈不均一性，无固定模式。
- 冻疮发作时瘙痒。
- 冻疮斑片状外观（面积可能更广）。
- 雷诺病明显表现有2～3个阶段，包括一个"苍白"期，界线清楚。
- 如果延伸到掌指（MCP）关节，就会很显著。

（3）治疗

- 抬高患部。
- 逐渐温热至室温。

① 药物治疗

- 外用强效皮质激素（见第113章中的表113.9），每日2次。
- 应用硝酸甘油血管扩张剂喷雾，或0.2%软膏或斑块治疗剂，每日1次（涂软膏的，将手洗干净并戴塑料手套）。

② 其他治疗方法

- 晚上用朗姆酒涂擦。
- 硝苯地平30mg（口服），每日1次。
- 在寒冷的天气来临前4～6周，用紫外线照射，每周1次。

2. 冻伤 治疗方法取决于其严重程度。

（1）注意事项

- 注意继发感染、破伤风、坏疽。

（2）治疗

- 抬高患肢。
- 在温度略高于40℃（104°F）的水中复温，或用自身身体（如腋下）保温。
- 避免解冻或再冻伤。
- 手术清创。
- 不要过早清创（待坏死组织干燥后再清创）。
- 戒酒戒烟。
- 有水疱者，用温水敷15分钟，每2小时1次。
- 药物治疗
— 镇痛药。

参考文献

[1] Fry J. Common Diseases (4th edn). Lancaster: MTP Press Ltd, 1985: 337–339.

[2] Bridges-Webb C. Morbidity and treatment in general practice. Med J Aust: Supplement, 1992: 26–27.

[3] Berger P. Skin Secrets. Sydney: Allen & Unwin, 1991: 93–170.

[4] Brown P. Dermatitis/eczema. In: MIMS Disease Index (2nd edn). Sydney: IMS Publishing, 1996: 142–144.

[5] Marley J (Chair). Therapeutic Guidelines: Dermatology (Version 3) Melbourne: Therapeutic Guidelines Ltd, 2009: 113–244.

[6] ibid.: 69–75.

[7] Tritton SM, Cooper A. Management of psoriasis. Update. Medical Observer, 30 November 2007: 27–30.

[8] Buxton PK. ABC of Dermatology. London: British Medical Association, 1989: 40.

[9] Gallachio V. Nappy rash. Aust Fam Physician, 1988; 17: 971–972.

[10] Aldridge S. Nappy rash. Australian Paediatric Review, 1991; 2(1): 2.

[11] Sullivan J, Preda V. A clinically practical approach to acne. Medicine Today, 2008, 9(1): 47–56.

[12] Gin D. Tinea infections. In: MIMS Disease Index (2nd edn). Sydney: IMS Publishing, 1996, 511–113.

[13] Hunter JAA, Savin JA, Dahl MV. Clinical Dermatology (3rd edn). Oxford: Blackwell Scienti-c Publications, 2002: 171–174.

[14] Hunter JAA, Savin JA, Dahl MV. Clinical Dermatology (3rd edn). Oxford: Blackwell Scienti-c Publications, 2002: 159–160.

第 116 章　急性皮疹

> 有人说爱情就像出麻疹，来得越晚越糟糕。
>
> Douglas Jerrold（1803—1857）

突发皮疹，是儿科常见的疾病表现（见第 84 章），临床上多考虑为感染性疾病，通常是病毒性感染引起。然而，药源性反应也常是引起皮疹的原因。

掌握各种原因所致皮疹的相对分布有助于其正确诊断。出疹性疾病大多是良性的，可以自行缓解。幸运的是，致命的天花已经被消灭。

需要正确诊断和管理的严重出疹性疾病包括：

- 原发性 HIV 感染。
- 继发性梅毒。
- Stevens-Johnson 综合征。
- 脑膜炎球菌、伤寒、麻疹和其他感染性疾病所致败血症性紫癜。

急性皮疹的重要原因见表 116.1。

一、诊断方法

急性皮疹病因诊断的基本方法包括对基本病因的了解、仔细的病史采集和系统的体格检查。

1. 病史

- 皮疹的发生的部位与方式。
- 发展过程。
- 药物使用史。
- 机体功能紊乱（如发热、瘙痒）。
- 呼吸道症状。
- 前驱斑。
- 不洁饮食史。
- 感染性疾病接触史。
- 出血或瘀斑倾向。

2. 体格检查

- 全身皮肤情况。
- 皮疹的性质和分布特征。
- 足底。
- 指甲。
- 头皮。

表 116.1　急性皮疹性疾病的主要原因

斑丘疹
麻疹
风疹
猩红热
病毒性皮疹（第四综合征）
传染性红斑（拍打脸颊病，又称第五综合征）
婴儿红疹（第六综合征）
EB 病毒性单核细胞增多症（原发性或药物性）
原发性 HIV 感染
二期梅毒
玫瑰糠疹
银屑病
荨麻疹
多形性红斑（可能为水疱）
药物反应
疥疮
罗斯河病毒和巴尔马森林病毒感染
斑丘疹性水疱
水痘
单纯疱疹
带状疱疹
疱疹性湿疹
脓疱病
手足口病
药疹
斑丘疹性脓疱
铜绿假单胞菌毛囊炎
金黄色葡萄球菌毛囊炎
脓疱病
紫癜性皮疹
紫癜（如药物性紫癜、严重感染）
血管炎（血管性紫癜）
・Henoch-Schönlein 紫癜
・结节性多动脉炎

- 黏膜。
- 口咽。
- 结膜和淋巴系统（淋巴结病？脾大？）。

3. 实验室检查

- 全血检查。
- 梅毒血清学检查。
- Epstein-Barr 单核细胞增多症试验。
- HIV 检测。
- 风疹血细胞凝集试验（×2）。
- 病毒和细菌培养。

二、儿童急性皮疹

下列皮疹（其中一些也可能出现在成人中）在儿童常见感染性疾病相应章节里进行了阐述（见第84章）。

- 麻疹（见第76章）。
- 风疹（见第84章）。
- 病毒性皮疹（第四综合征，见第84章）。
- 传染性的红斑（第五综合征，见第84章）。
- 婴儿红疹（第六综合征，见第84章）。
- 川崎病（见第84章）。
- 水痘（见第84章）。
- 脓疱病（见第84章）。

1. 玫瑰糠疹　玫瑰糠疹是一种常见而轻微的急性炎症性皮肤病。确切病原体尚未明确，但病毒感染的可能性大（可能是人疱疹病毒7型）。

（1）临床特点

- 任何年龄，多见于年轻人（15～30岁）。
- 约80%的患者起病前1～2周可能出现2～3块椭圆或圆形的前驱斑。
- 椭圆形，直径0.5～2cm 橙红色或铜色皮疹。
- 直径为1～2cm 的硬币形状斑疹，伴有鳞屑。
- 背部沿皮纹分布的杉树皮样皮疹（图116.1和图116.2）。
- 皮疹分布于躯干（T恤样分布）。
- 皮疹也可发生在上臂、大腿、颈部、面部（罕见）和腋下皮肤。
- 全身症状轻微。
- 痒感程度因人而异。
- 皮疹边缘内侧可见脱屑。

（2）鉴别诊断　前驱斑（先兆斑）：注意与体癣/铁饼状的湿疹性皮的鉴别。

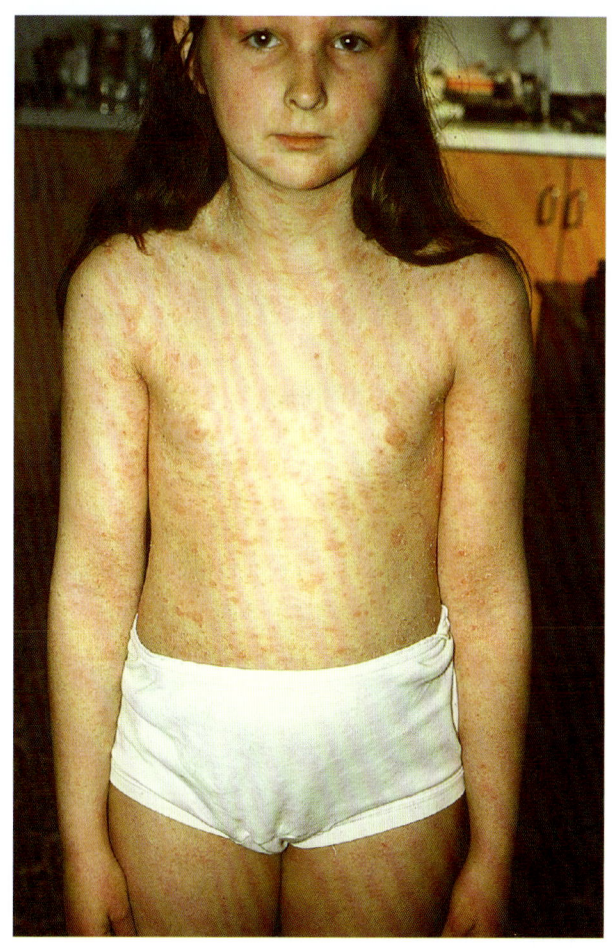

图116.1　一个10岁孩子身上的玫瑰糠疹：图中显示随皮纹分布的橙红色鳞状皮疹（"圣诞树"样表现）

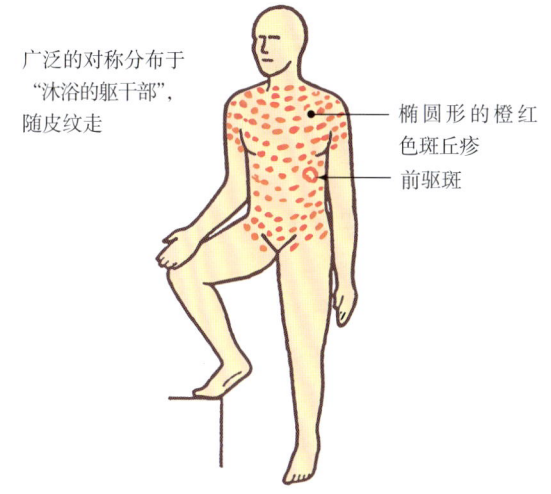

图116.2　玫瑰糠疹的典型分布

全身性皮疹：注意与脂溢性皮炎（慢）、银屑病、药疹（表116.2）、二期梅毒相鉴别。

表 116.2　可引起玫瑰糠疹样皮疹的药物[1]

主要药物
卡托普利
氯金酸钠
青霉素
其他药物
砷剂
巴比妥酸盐
铋剂
可乐定
美托洛尔
甲硝唑

（3）预后　本病为一种轻度自限性疾病，在 2～10 周内可自行缓解（平均 2～5 周）。传染性轻微。罕有复发情况。

（4）治疗

- 向患者解释或安抚患者[2]。
- 使用中性肥皂（如露得清）洗澡和淋浴。
- 使用舒缓的沐浴油（例如 QV 沐浴油）。
- 顽固性瘙痒，局部可用皮质激素软膏、1% 炉甘石液苯酚或 1% 薄荷醇乳剂。
- 对重度瘙痒，可使用有效的局部皮质激素或口服糖皮质激素。
- 紫外线照射效果好，但须避免灼伤。可将皮疹部位小心地暴露于阳光或紫外线下，3 次 / 周。

2. 二期梅毒　二期梅毒的全身皮肤爆发，可以产生从银屑病样到风疹样任何类型的皮疹，皮疹通常于下疳出现后 6～8 周后出现。

（1）皮疹的临床特征

- 初为淡粉红色的斑疹。
- 进展期为斑丘疹。
- 可累及全身（图 116.3）。
- 可累及手掌和足底部。
- 多为圆形红色疹。
- 屈肌表面皮肤多见。
- 对称且相对粗糙。
- 可无症状。

（2）伴随症状

- 黏膜溃疡："蜗牛轨迹"。
- 淋巴结肿大。

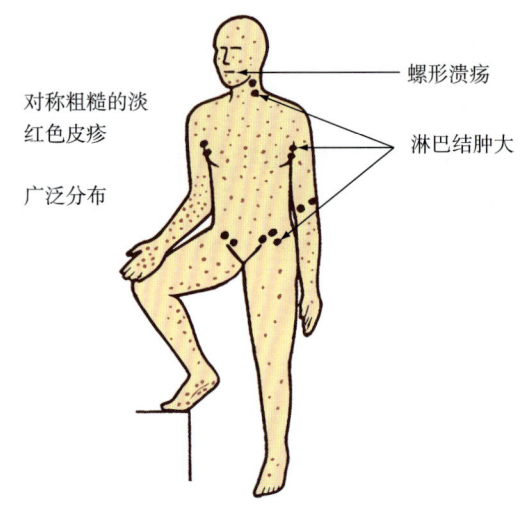

图 116.3　二期梅毒的典型特征

- 斑片状脱发。
- 扁平湿疣。

（3）治疗

- 与早期梅毒治疗方案相同（第 112 章）。

3. 原发性 HIV 感染　原发性 HIV 感染常见表现是红色的斑丘疹性皮疹，也可出现玫瑰疹样皮疹和荨麻疹。

临床特征

- 对称。
- 可累及全身。
- 病变直径 5～10mm。
- 常见于面部和（或）躯干。
- 可以发生于四肢包括手掌和脚底（图 116.4）。
- 无瘙痒感。

如果皮疹伴有传染性单核白细胞增多症时，应怀疑是 HIV 感染并做相关检查。

4. 斑点状银屑病　银屑病是突然发生于躯干部位的分布密集的急性红色丘疹（图 116.5 和图 116.6），直径为 2～10mm。并可延伸至肢体近端。

儿童和青少年多见，通常由链球菌感染性咽喉炎所致。皮疹很快可形成一片状鳞屑。皮疹可以持续 6 个月。可自行消退，或扩大形成斑块，并慢性化。

治疗包括紫外线照射及局部应用焦油制剂。

5. 传染性单核细胞增多症　传染性单核细胞增多症皮疹初发性皮疹常无特异性，仅 5% 的病例可产生粉红色斑丘疹（类似于风疹）。随着病程进展，皮疹范围逐渐扩大，颜色变为紫褐色。常与扁桃体炎的

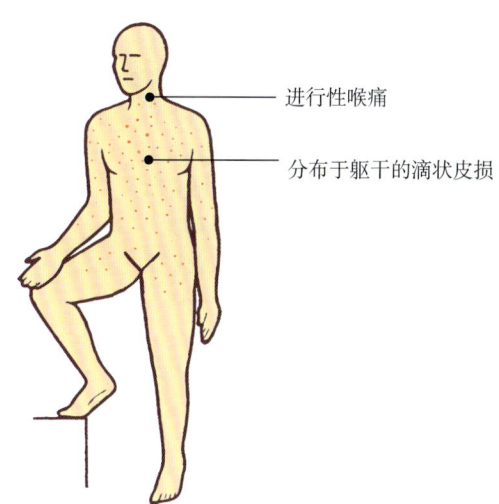

图 116.4　原发性 HIV 感染的典型皮疹表现

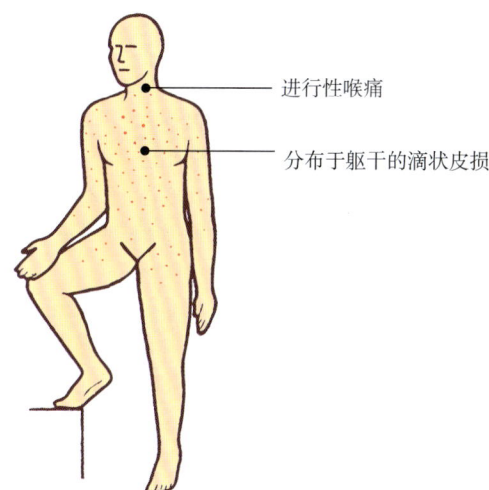

图 116.5　斑点状银屑病：主要发生在躯干部位类似雨滴状小斑点状皮疹

抗生素治疗有关（图 29.3）。常由青霉素类药物引起（图 116.7）。

- 氨苄西林 90%～100% 相关性。
- 阿莫西林 90%～100% 相关性。
- 青霉素高达 50%。

三、药物疹

药物性皮疹是药物治疗中最常见的不良反应，可以产生许多不同类型的皮疹，最常见的是中毒性红斑（表 116.3）。大多数药物性皮疹的出现在用药后 10 天左右，且多有过敏的基础。但如果以前有过敏情况，皮疹则可以迅速出现[3]。诱发皮疹最常见的药物概括列于表 116.4。

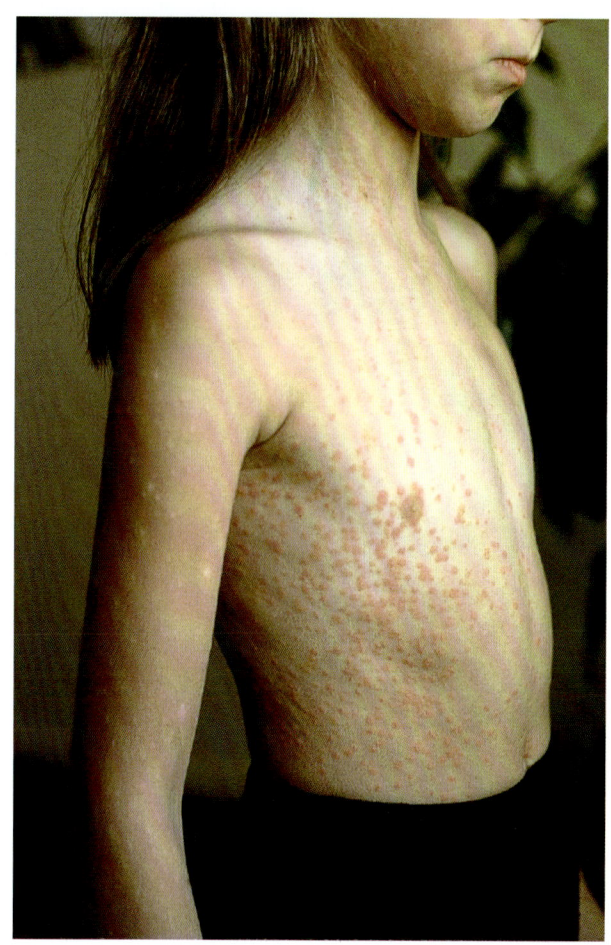

图 116.6　斑点性银屑病。儿童躯干部位密集分布的圆形红色斑丘疹

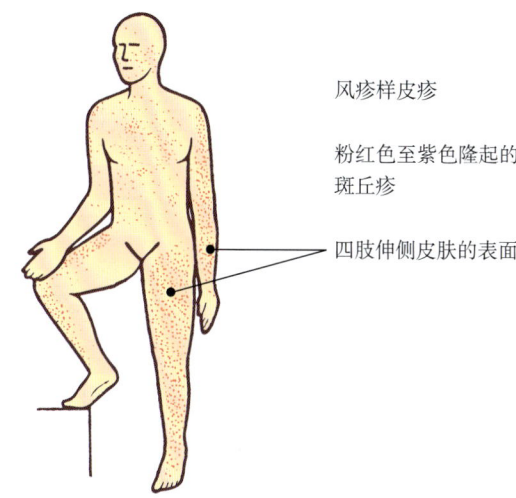

图 116.7　传染性单核细胞增多症：典型的青霉素、羟氨苄西林和氨苄西林引起的皮疹

药物反应性皮疹最重要的特征是不同药物的皮疹表现是不同的，几乎所有皮肤病的皮损特点都可能由药物引起，当然也有其各自独特的皮肤表现。

表 116.3　最常见药物疹的类型

	相对频率（%）
中毒性红斑	45
荨麻疹 / 血管性水肿	25
多形性红斑	7
湿疹性皮炎	5
固定性药疹	3
光过敏	3
其他	
• 粉刺形成	
• 银屑病状	
• 色素沉着	
• 结节性红斑	
• 中毒性表皮坏死松解症	
• 血管炎 / 紫癜的	
• 色素的	
• 剥脱性角质层分离	

引自：Thomas[3]．

在采集病史时，药物或化学物质接触史可能被忽视，如阿司匹林、维生素、抗毒素、泻药和药用牙膏等。

1. 中毒性红斑　斑丘疹性红斑的爆发呈麻疹样或猩红热样。躯干比四肢和面部更明显，但可累及全身（图 116.8）。

导致中毒性红斑的药物包括：

  • 抗生素
    — 青霉素 / 头孢菌素类。
    — 磺胺类药。
  • 噻嗪类。
  • 卡马西平。
  • 巴比妥类。
  • 别嘌呤醇。
  • 氯金化钠。

2. 光敏症　一些抗生素增加皮肤对紫外线的敏感性，皮疹随照射部位分布。光敏皮疹可表现为晒伤、湿疹或水疱性皮疹。

典型药物包括：

  • 四环素类。
  • 磺胺类药。
  • 噻嗪类及呋塞米。
  • 酚噻嗪类。
  • 类视黄醇。
  • 胺碘酮。

表 116.4　常见导致皮疹的药物

抗生素	青霉素类抗菌药
	磺胺类药
	四环素类
	呋喃妥因
	链霉素
	灰黄霉素
	甲硝唑
	抗逆转录病毒药物
	甲氧苄啶
	氨苯砜
利尿药	噻嗪类
	呋塞米
抗癫痫药	卡马西平
	苯妥英
	拉莫三嗪
镇静药	酚噻嗪类
	巴比妥酸盐
	氯氮䓬
解热镇痛抗炎药	氯金化钠
	阿司匹林 / 水杨酸盐类
	可待因 / 吗啡
	吡唑啉酮
	其他非甾体抗炎药
激素	复合口服避孕药
	己烯雌酚
	睾酮
其他	酚酞
	纤溶酶
	胺碘酮
	细胞毒性药物
	奎尼丁 / 奎宁
	溴化物和碘化物
	磺脲类
	别嘌醇
	华法林
	苯丙胺类

  • 灰黄霉素。
  • 抗组胺药，尤其是异丙嗪。
  • 抗疟药物。
  • 补骨脂素。

3. 固定性药疹　固定性药疹的机制尚不清楚，最常见的累及部位是面部、手部和生殖器。病变通常是明亮的红色，但也可以有其他特征，在药物治疗的数小时内，皮疹发生的部位和外观是固定的。

常见药物有：

四、红斑

1. 多形性红斑 多形性红斑是一种急性爆发的影响皮肤和黏膜表面的疾病。

表 116.5 发生皮肤过敏反应率最高的药物[4]

青霉素及其衍生物
磺胺类药物*
甲氧苄啶*
噻嗪类利尿药
别嘌醇*
氨苯砜*
非甾体抗炎药,特别是吡罗昔康*
奈韦拉平*、阿巴卡韦*
巴比妥酸盐
奎尼丁
抗癫痫药(苯妥英钠、拉莫三嗪*)
血制品
氯金化钠

* 严重反应。

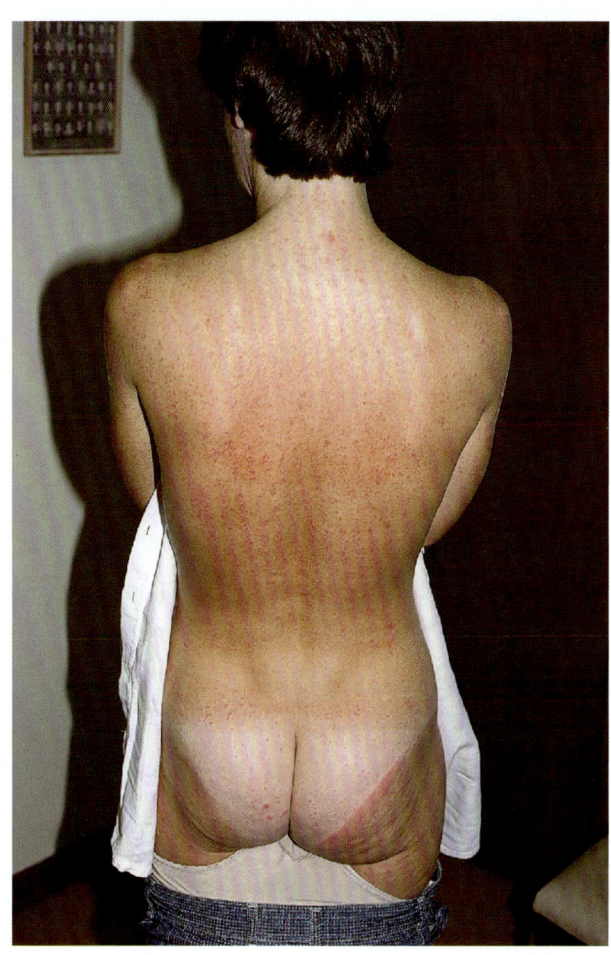

图 116.8 毒性红斑:由阿莫西林引起的猩红热样斑丘疹

- 酚酞。
- 四环素类。
- 青霉素类。
- 磺胺类药。
- 水杨酸甲酯。
- 口服避孕药。
- 巴比妥酸盐。
- 氯氮䓬。
- 奎宁。

4. 药物性皮疹的治疗 药物疹的治疗管理的重点是弄清所致皮疹的药物,并及时停用。对皮疹的治疗则应根据其表现特点采取相应的治疗措施。

不少人喜欢用抗组胺药进行治疗,该类药物可用于药物性荨麻疹的治疗。但其可能延迟紫癜、红斑、水疱性反应的愈合。抗组胺药亦可以成为过敏原,并显示其与吩噻嗪类、磺胺类和局部抗组胺药有交叉过敏现象。

表 116.5 列出了发生皮肤过敏反应率最高的药物。

临床特征

- 主要发生在儿童、青少年、年轻人。
- 对称性。
- 红斑丘疹。
- 主要在手背、手掌和前臂(图 116.9)。
- 也可发生在足和趾、口腔周围。
- 偶尔在躯干和生殖器。
- 多形性。
- 可能发展成囊泡和大疱性皮损。
- 自限性(可达 2 周)。

2. Stevens-Johnson 综合征 Stevens-Johnson 综合征是非常严重的一种致命性疾病。常伴高热和全身症状。

(1)原因和相关因素 多形性红斑是一种累及皮肤和黏膜的血管炎性疾病。单纯疱疹病毒(通常为 I 型)是最常见的病因。

相关因素包括:

- 50% 原因不明。
- 单纯疱疹病毒占 33%。
- 其他感染:支原体肺炎、肺结核、链球菌属细菌感染。
- 结缔组织疾病(如系统性红斑狼疮)。

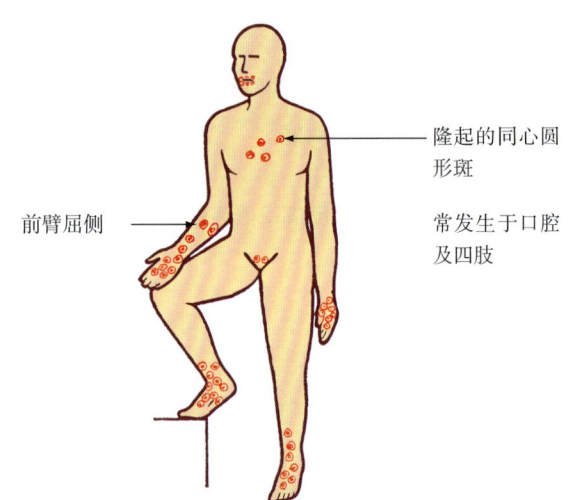

图 116.9 多形性红斑的典型分布

- 肿瘤：霍奇金淋巴瘤、骨髓瘤、癌症。
- 深部 X 线治疗。
- 药物
— 巴比妥酸盐。
— 青霉素。
— 磺胺类药。
— 酚噻嗪类。
— 苯妥英。

（2）治疗
- 识别和消除病因（如停用相关药物）。
- 治疗瘙痒症状（如抗组胺药）。
- 严重病例转诊。

3. 结节性红斑 结节性红斑的特点是在小腿胫骨部位集中出现鲜红、隆起、触痛的结节（第 33 章中的图 30.1）。是一种累及皮下脂肪的急性炎症性免疫反应。结节可能出现在大腿和手臂。常见于成年女性。可为发生于足踝和膝关节的炎症反应。

（1）病因及相关因素
- 结节病（已知是最常见原因）。
- 感染
— 链球菌感染。
— 病毒感染（如乙型肝炎）。
— 肺结核。
— 麻风病。
— 衣原体感染。
— 真菌感染。
- 肠道炎性疾病（如克罗恩病）

- 药物
— 磺胺类药。
— 四环素类。
— 口服避孕药。
— 溴化物和碘化物。
- 恶性肿瘤（如淋巴瘤、白血病）。
- 妊娠。
- 未知（约 40%），可能与自身免疫相关。

（2）辅助检查 辅助检查包括全血检查、红细胞沉降率、胸部 X 线（最重要）和结核菌素试验。

（3）治疗 尽可能明确病因。对急性期患者予以休息和非甾体抗炎药（如布洛芬 400mg，口服，每日 2 次）。如果病情严重，则可用全身性皮质激素使症状迅速缓解。

泼尼松 0.75mg/kg（口服），每日 1 次，共 2 周，然后逐渐减量。

（4）预后 3～8 周后病情可以自愈，但可有复发。

五、带状疱疹

单纯型带状疱疹是初次水痘感染中获得水痘带状疱疹病毒于背根神经节处再活化所致。这个词来源于希腊语疱疹（蠕变）和带状（皮带或腰带）疱疹。单纯型带状疱疹是由拉丁语（束）或扣带（带）。在大多数情况下激活的原因尚不明确，可能与恶性肿瘤有关，通常是白血病或淋巴瘤，也可能与应用免疫抑制、局部疾病，如脊柱或脊髓肿瘤的放射干预治疗等有关。

本病发生率为每年 3.4‰。50 岁以上的人多见。

（1）临床特征
① 主要特征
- 伴有放射性神经根痛，单侧两个相邻皮节之间成片状或簇状斑丘疹（图 116.10）。
- 局部红斑丘疹可继而形成水疱，疱破后出现渗出、糜烂。
- 10～14 天后结痂，痂分离、脱落后，经常遗留局部色素减退。
- 局部浅表淋巴结肿大。

② 分布：身体的任何部位都可能受累，但胸痛和三叉神经痛是最常见的。其与原始水痘皮疹分布区

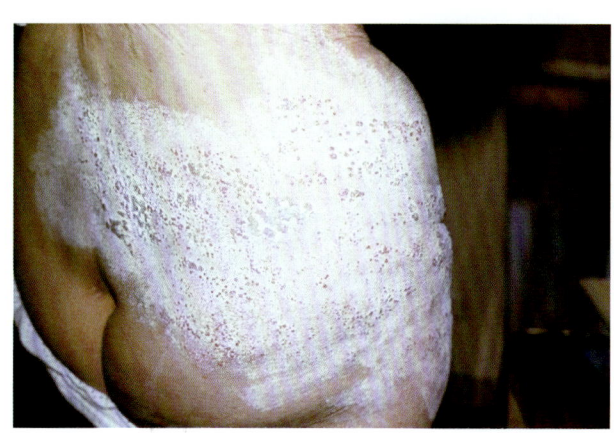

图 116.10 累及 L_2 神经根的带状疱疹（单纯型），表现为低位背部和腹股沟区疼痛的 63 岁的女性患者。为缓解症状局部已使用炉甘石洗剂

域部位一致。

③ 脑神经受累

三叉神经受累——占所有病例的 15%：

- 三叉神经眼支——50% 影响鼻和眼部有病变的鼻睫支（结膜和角膜）。
- 上颌和下颌——口、腭咽病变。

面神经综合征：外耳道（尤其是后壁）及其周围伴有囊泡的低运动神经元性面部神经麻痹。

④ 并发症

- 罕见：脑膜脑炎。
- 少见：运动麻痹。
- 常见

— 疱疹后神经痛；年老体弱者发生率增加，持续时间大于 6 个月：

a.1% 的患者小于 50 岁。

b.7% 的患者为 50～59 岁。

c.21% 的患者为 60～69 年。

d.30%～50% 的患者为 70～79 岁。

— 70%～80% 的神经痛患者 1 年内治愈，无法自愈者可持续疼痛多年。

— 眼部带状疱疹的并发症包括角膜炎、葡萄膜炎和眼睑损伤。

（2）治疗

- 给予患者解释和安慰，消除其顾虑。告诉患者，该病并不危险，皮疹即使蔓延到对侧或在中央，患者也不至于像有人所说的"非傻即死"那样可怕。
- 带状疱疹只有轻度的传染性，但儿童在接触患者后会患水痘。故从未患水痘的婴幼儿和儿童应避免接触患者。免疫功能不全和那些接受化疗的人也应避免接触这类患者。可考虑给那些没有水痘接触史的免疫功能不全的患者注射水痘带状疱疹免疫球蛋白。

- 治疗皮疹：避免对皮疹的过度治疗，过度治疗反可能容易导致感染。涂炉甘石液可以缓解症状，但因其易结痂，去除时是痛苦的。对于红肿、渗出明显的皮损，应予以盐水湿敷，每日 3 次。尽量使皮损部位暴露，保持干燥，避免与衣服粘连。

① 口服药物[5]

止痛药：阿司匹林或对乙酰氨基酚（扑热息痛）应该属一线疗法。

抗病毒治疗可以缩短病程。最佳使用指征的患者为：

- 水疱出现 72 小时内者。
- 年龄 > 50 岁的患者。
- 免疫功能不全者。
- 伴急性严重疼痛。
- 累及特殊部位（如眼睛、会阴部）。

② 剂量：阿昔洛韦 800mg（儿童 20mg/kg），每日 5 次，共 7 天。或泛昔洛韦每 8 小时 250mg，共 7 天或缬昔洛韦每 8 小时 1 000mg，共 7 天（口服）。

（3）预防

- 水痘 - 带状疱疹病毒疫苗接种。

附：带状疱疹后神经痛

主要发生在老年患者，表现可从阵发性轻度刺痛到严重烧灼感或放射性疼痛。也可表现为局部皮肤触摸刺激后出现疼痛性痉挛。

治疗是困难的，细心的"试验和纠错"的方法可以使用，直到科学试验的恰当的证据表明已建立了最优的治疗方案。

（1）治疗选择[5]

- 基础止痛药：对乙酰氨基酚（扑热息痛）或阿司匹林。
- 经皮神经电刺激疗法（如16 小时/天，共2 周）[5]。
- 口服药物治疗

— 三环类抗抑郁药，如夜间服用阿米替林 10～25mg（口服），增加至夜间最大量 75～100mg 或夜间服用地昔帕明（去郁敏）25～50mg（口服）。这是一个初始试验性剂量，特别在老年患者。

普瑞巴林（缓解刺痛）75mg（口服，夜间），逐渐增加剂量到最大耐受剂量（150mg，每日2次）。

或加巴喷丁，最初每天300mg（口服，夜间），逐渐增加最大耐受量至2 400mg。

- 局部药物治疗

—— 辣椒素0.025%（辣椒素乳膏）面霜；应用每天4次（提前20分钟局部应用麻醉霜可以防止烧灼感），共6周[6]；或5%、10%利多卡因凝胶药膏，5%利多卡因贴剂局部用于疼痛部位。

（2）**循证医学**　大量循证资料表明，口服抗病毒药物（如上所述）有利于防止疱疹后神经痛后遗症，三环类抗抑郁药和加巴喷丁对疱疹后神经痛有效[7]。

（3）**物理治疗**
- 局部皮质激素和麻醉剂注射。
- 神经封闭（例如眶上神经）。
- 切除疼痛的皮肤瘢痕。如果神经痛持续4个月甚至更久，疼痛部位局限在皮肤很小的区域，最有效的治疗方法是切除受累区域皮肤。但需牢记切除部位应顺着皮纹走行。该方法不适用于疼痛范围较大的区域。

方法
- 标记皮肤疼痛的区域。
- 椭圆形切除皮肤及皮下脂肪（图116.11）。
- 行表皮下缝合或间断缝合术关闭切口。

六、单纯疱疹

单纯疱疹是由大DNA单纯疱疹病毒（herpes simplex virus，HSV）感染引起的一种常见疾病，可引起任何部位皮肤或黏膜的水泡疹（图116.12）。有两种主要的HSV抗原性病毒株：

- HSV1，通常累及唇和口腔黏膜。
- HSV2，多累及生殖器（在青少年和青年人中常见）。

1. 流行病学　HSV呈世界范围性分布，多通过口腔或生殖器分泌物传播感染。初次HSV感染通常

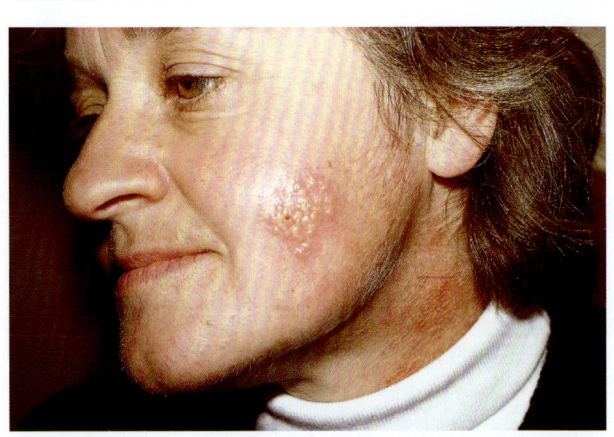

图116.12　复发性单纯疱疹患者的面部急性单纯疱疹

是一种童年时期的疾病，在学龄前儿童典型地表现为急性龈口炎（见第87章相关内容）。

表116.6总结了HSV的主要表现和可能出现的并发症。

2. 复发性感染　复发的间期从几周至几个月，由于病毒激活而出现，而不是再次感染。原因还不清楚，但已明确的诱发因素多，如发热、阳光、呼吸道

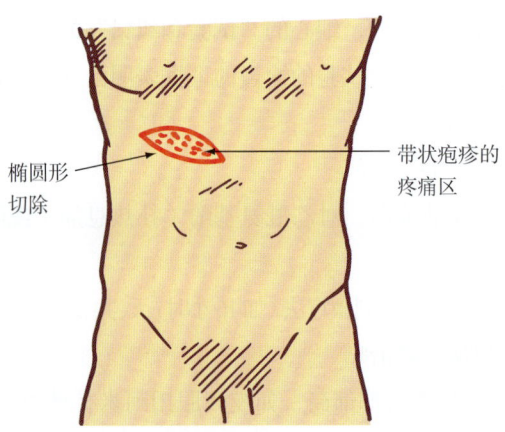

图116.11　疱疹后神经痛：切除严重疼痛局部切除治疗的典型病例

表116.6　单纯疱疹病毒的表现及并发症

表现举例
口唇疱疹（同义词：热病性疱疹、疱疹）
角膜结膜炎，包括树枝状溃疡
生殖器感染
其他部位，如臀部皮肤
并发症
疱疹性湿疹
多形性红斑（感染后3～14天），经常复发
脊髓神经根病与生殖器疱疹
肺炎
脑炎

感染、月经、情绪压力、局限性创伤和生殖器损伤、性交等。

3. **致死性** HSV 感染可有潜在致死性。重新激活的 HSV 能导致破坏性局灶性脑炎。未经治疗的患者病死率高达 70%，但使用阿昔洛韦可使其大大减少。新生儿接触 HSV 可以发展成致命性播散性感染。免疫力低下的患者感染可能是严重的。

4. **诊断** 如果临床上免疫荧光检查或 PCR 图片不确定，泡液有助于诊断。

七、生殖器疱疹

见第 112 章和 102 章相关内容。

八、口唇疱疹（经典型唇疱疹）

目的是缩小损伤面积和严重程度。

1. **治疗** 抑制疱疹进展：

• 在病变部位冰块敷 5 分钟，每 60 分钟 1 次（第一个 12 小时）

• 局部用药包括：

0.5% 碘苷制剂（例如 Virasolve），每隔 1 小时 1 次。

或

薄荷醇饱和溶液

或

—10% 聚维酮碘：适用于用棉拭子涂，每日 4 次，直到消失。

或

10% 硝酸银溶液：对基础病变，应小心地把棉签放到溶液里（必要时用消过毒的针泡）。可能重复使用[8]。

或

5% 阿昔洛韦膏 4 天，每日 5 次。

或

1% 喷昔洛韦霜 4 天。

注：禁用糖皮质激素。

（1）**口服药物治疗** 严重的初次受袭发病：阿昔洛韦每 8 小时 400mg（儿童 10mg/kg，最大量 400mg），共 5 天，或者直到疱疹消失，或泛昔洛韦、伐昔洛韦。

（2）**局部锌治疗**

• 对于皮肤病变，用 0.025% ～ 0.05% 硫酸锌溶液，每日 5 次。

• 对于黏膜病变，用 0.01% ～ 0.025% 硫酸锌溶液[9]。

2. **预防** 如果是因阳光下暴晒引起的皮肤性疱疹，使用防晒系数 30 或更高系数的防晒润唇膏、软膏。硫酸锌溶液，每周 1 次，可预防复发。阿昔洛韦 200mg，口服，每日 2 次（6 个月），可预防严重和频繁的复发[9]。

3. **给患者的建议** 告诉患者，单纯疱疹是会传染的。病毒存在于唾液中，可以在一个家庭的共用酒、餐具和牙刷过程中，或通过接吻传播。最重要的是，如果患者处于疱疹感染急性期时，不要亲吻婴儿。

九、毛囊炎[10]

毛囊炎是指在毛囊周围的感染，可以很表浅，也可以至深部。致病微生物包括细菌（最常见）、真菌如白色念珠菌。

1. **浅表毛囊炎** 通常表现为在红斑的基础上出现伴轻度发痒的脓疱，可发生在任何长毛发的皮肤，特别是在炎热的天气，常发生于慢性的金黄色葡萄球菌携带者。拭子送检可助诊断。处理措施包括去除病因和消毒清洗液的应用，如 1% 三氯生、氯己定或聚维酮碘。

（1）**细菌性毛囊炎** 全身性急性红斑性斑丘疹可以是细菌性毛囊炎的表现，通常由金黄色葡萄球菌、铜绿假单胞菌引起。真菌性毛囊炎由正环状糠秕孢子菌或其他皮肤真菌引起。

假单胞菌毛囊炎的典型表现是：

• 皮疹蔓延迅速。

• 主要分布在躯干、臀部和大腿，尤其是双侧腋下和腹股沟部。

• 有痒感。

• 小脓疱周围有红晕。

• 浴缸或浴盆里沐浴后发生。

治疗是基于培养的敏感性生物（如环丙沙星）。很多病例在 1 ～ 2 周后自行愈合。

（2）**温泉浴、热水浴后躯干毛囊炎** 顾名思义，温泉浴、热水浴后躯干毛囊炎是在 37 ～ 40℃ 的不含氯的温泉浴室、浴缸里沐浴后引起，通常由铜绿假单胞菌感染所致。

治疗：环丙沙星500mg，每日2次，共7天。

（3）**腹股沟毛囊炎（假毛囊炎）** 腹股沟区域的毛囊炎常见于剃体毛的女性。有复发倾向。

处理

- 每日使用茶树（白千层属灌木）乳液治疗毛囊炎。
- 剃体毛前用"茶树洗液"。
- 改变剃体毛习惯：避免剃体毛过度，应顺毛发生长方向刮，并使用质量好的刀片。
- 如果病变持续不消退，可局部使用聚维酮碘、氯己定或1%三氯生治疗。
- 如果病情严重，可使用2%莫匹罗星（百多邦）软膏。

2. 深层毛囊炎 深层毛囊炎通常肿、痛明显。实属疖肿的表现，例如睑腺炎、疮（疖）和痤疮。

（1）**疖肿** 这是一种金黄色葡萄球菌引起的毛囊感染，发生在任何可能长出毛发的区域。表现为伴疼痛的红色结节性肿大，逐渐发展成为有波动感的坏死脓肿，引流可见带有血性的黄色脓液，引流后疼痛缓解。

治疗（成年人）

- 可根据棉签拭子检查，一般可用（氟）氯唑西林500mg或头孢氨苄500mg（口服，每6小时1次，共5～7天），或罗红霉素300mg/d（口服，每日1次）或红霉素500mg（口服，12小时1次，共7天）。

（2）**复发性疖肿**

- 棉签拭子检查。
- 每天用3%六氯酚沐浴露洗澡。
- 病变部位和鼻孔用莫匹罗星。
- 抗生素（如上所述）——依棉签拭子检查结果选用。

（3）**痈** 波及一组相邻毛囊的多个小脓肿的集聚。常见发生部位为颈项部、肩膀、臀部和腰部。治疗同疖肿。

（4）**睑腺炎**

- 早期可用保温杯直接蒸气熏蒸（见第52章中的图52.8）（闭眼）或热敷（帮助自发排脓）。
- 可进行拔毛处理，以促使排脓（如果拔毛无效。成熟后可用D11刀片切开割引流）。
- 如果感染局限，可局部使用抗生素（如氯霉素），如感染累及耳前淋巴结，则应口服抗生素。

参考文献

[1] Hunter JAA, Savin JA, Dahl MV. Clinical Dermatology (3rd edn). Oxford: Blackwell Scientific Publications, 2002: 64.

[2] Murtagh J. Patient Education (4th edn). Sydney: McGraw–Hill, 2008: 281.

[3] Thomas RM. Drug eruptions. Med Int, 1988; 49: 2038–42.

[4] Spicer J (Chair). Therapeutic Guidelines: Antibiotic (Version 13). Melbourne: Therapeutic Guidelines Ltd, 2007: 293.

[5] Tiller J (Chair). Therapeutic Guidelines: Neurology (Version 3). Melbourne: Therapeutic Guidelines Ltd, 2007: 163.

[6] Bernstein JE, Korman NJ, Bickers DR, et al. Topical capsaicin treatment of chronic postherpetic neuralgia. J Am Acad Dermatol, 1989, 21: 265–270.

[7] Lancaster T, Warehain D, Yaphe J. Postherpetic neuralgia. In: Barton S (ed). Clinical Evidence (Issue 7). London: BMJ Publishing Group, 2002: 739–745.

[8] Pollack A. Treatment of herpes simplex: a practice tip. Aust Fam Physician, 1982, 11: 952.

[9] Russo GJ. Herpes Simplex and Herpes Zoster. Glendale: Audio Digest, Family Practice, 1991, 39: 38.

[10] Marley J (Chair). Therapeutic Guidelines: Dermatology (Version 3). Melbourne: Therapeutic Guidelines Ltd; 2009: 161–163.

皮肤溃疡 第 117 章

> 发生在身体任何重要部位的溃疡，都会分泌大量脓血，经适当和持续治疗仍不能痊愈，则肯定预后不佳。
>
> Sushruta-Samhita（5th Century BC）

溃疡是皮肤表面或黏膜的局部坏死，通常是由脱落的坏死组织产生的炎症。皮肤上的溃疡是常见的，尤其是腿和足部暴露部位。也常见于中老年人的骶骨受压部位。

英国全国发病率调查表明，每 1 000 例患者中有 2～3 人是因"皮肤慢性溃疡"咨询他们的家庭医生。

一、重要资料与关注要点[1]

- 绝大多数小腿部溃疡都是源于动脉性供血不足或静脉高压。
- 如果临床不能确诊，进行踝肱指数（ABI）试验是必要的。如能触及动脉搏动，则可排除动脉疾病。多普勒超声是静脉确诊疾病的关键手段。
- 大多数溃疡是多因素引起的：①静脉＋肥胖＋不动（常与骨关节炎）＋依从性差；②静脉＋动脉＋创伤＋感染。
- 正确治疗需要依赖很多因素，每个因素都有影响伤口愈合的可能。
- 正确应用加压是治疗静脉性溃疡的好方法，但不恰当的压迫可加重动脉溃疡。
- 多层绷带压迫患肢是被誉为"金标准"的有效治疗方法。
- 高加压比低加压更有效。
- 弹性绷带优于非弹性绷带。
- 静脉手术的作用有限，由于采用加压治疗可治愈大多数的溃疡。
- 湿敷、封闭敷裹可提供创伤愈合所需的生理环境。
- 适当的清创可清除坏死物质及脱落物，加速愈合。
- 颗粒样组织会延迟伤口愈合，应将其剔除。具体方法包括外科手术去除、外用硝酸银、高渗盐水敷料加压包扎。
- 糖尿病、类风湿关节炎（血管炎）也与小腿溃疡相关。
- 准确诊断是成功治疗溃疡的前提。
- 细菌拭子培养意义不大。因为慢性溃疡常伴有革兰氏阴性和阳性细菌感染。

二、临床措施

要牢记溃疡的各种病因（表117.1）。静脉、缺血、压疮（褥疮）和创伤是最常见的病因类型。重要的是不要漏诊恶性溃疡，包括"Marjolin 溃疡"，是慢性、不稳定性瘢痕或溃疡（如烧伤、静脉溃疡、热带溃疡）进展为鳞状细胞癌的表现。无色素性恶性黑色素瘤也是一种特别需要注意的陷阱。

1.病史 详细的病史有助于诊断皮肤溃疡。相关病史包括深静脉血栓和肺栓塞、糖尿病、类风湿关节炎、炎症性肠病、慢性皮肤溃疡、动脉供血不足、间歇性跛行、缺血性静息痛史。用药史也很重要，β 受体拮抗药和麦角胺可抑制动脉循环，糖皮质激素和非甾体抗炎药会影响愈合，硝苯地平往往会加重踝部水肿。

2.体格检查[2] 对任何溃疡都应评估以下特点：
- 部位。
- 形状。
- 大小。
- 边缘是否连续。
- 底部。
- 基底部
- 分泌物。
- 周围皮肤组织
— 颜色（发炎的迹象）。
— 灵敏度。
- 溃疡下面组织的活动性。
- 局部淋巴结的情况。

表 117.1　皮肤溃疡的类型和原因

外伤

褥疮（与外伤有关）

血管
- 静脉
  —静脉曲张
  —继发血栓性静脉炎
- 动脉关闭不全
- 皮肤梗死（栓塞性溃疡）
- 血管炎
  —类风湿关节炎

感染
- 营养不良性溃疡
- 结核
- 溃疡分枝杆菌
- 继发性蜂窝织炎
- 慢性窦道感染

恶性疾病
- 鳞状上皮细胞癌
- 瘢痕癌（多为鳞状的细胞癌）
- 基底细胞癌（侵蚀性溃疡）
- 恶性黑色素瘤
- 转移性溃疡

神经营养
- 外周神经病（例如糖尿病）
- 外周神经损伤（例如麻风病）

血液病学的
- 球形红细胞
- 镰状细胞贫血

多方面的
- 人为的
- 坏疽性脓皮病
- 昆虫及蜘蛛咬伤

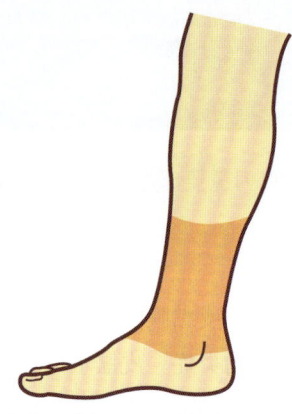

图 117.1　静脉曲张性湿疹及溃疡通常累及的"绑腿"区域

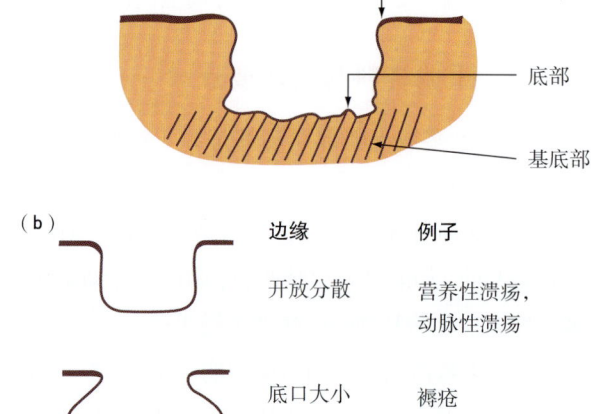

图 117.2　（a）溃疡的构成；（b）溃疡的类型

经 Pergamon Press 出版社许可转载自：Davis et al. Symptom Analysis and Physical Diagnosis (2nd edn), page 309.

（1）**溃疡的部位**　静脉性溃疡通常发生在小腿内侧，与靴区静脉瓣功能障碍有关（图 117.1）。缺血性溃疡往往发生在腿外侧和前侧。营养性溃疡与神经病变有关，发生在反复受压和创伤的部位，如足部或手指球状损害。日光灼伤性溃疡常发生于暴晒部位。若溃疡与陈旧瘢痕（包括烧伤、慢性溃疡）有关则要引起注意。

（2）**大小、形状、边缘**　各种溃疡的典型表现如图 117.2 所示。分枝杆菌、褥疮引起的溃疡常有潜在的边缘，而营养不良性溃疡常呈放射状，具有典型的边缘。边缘隆起的溃疡可能为恶性溃疡。

（3）**溃疡的底部情况**　溃疡的底部情况可为临床提供诊断依据。底部干燥、扩展或坏死结痂提示局部缺血。另外，静脉曲张性溃疡常表浅并有纤维蛋白性渗出物，有时为脓液。

颜色的临床提示：
- 黑色——坏死。
- 黄色——腐痂。
- 红色——肉芽组织形成。
- 粉红色——上皮组织形成。

3. **辅助检查**　根据临床表现考虑下列检查：
- 全血细胞计数。

- 红细胞沉降率。
- 随机血糖。
- 类风湿因子试验。
- 多普勒超声。
- 行特殊微生物拭子检查。
- 活检，尤其怀疑为鳞状细胞癌（SCC）时（如果为黑色素瘤，则要注意是否为无色素性黑色素瘤）。

三、下肢溃疡

下肢溃疡最常见的原因是动静脉疾病和糖尿病。区分腿部溃疡（85%）和足部溃疡（15%）是非常重要的。因为他们代表两种非常不同的问题。根据 Stacey 的调查，静脉疾病在腿部溃疡病因中占 2/3，其中动脉疾病发生率为 28%（表 117.2）。足部溃疡的病因常为动脉疾病（72%），许多患者同时患有糖尿病，而静脉疾病只有 6%[3]。鉴别要点列于表 117.3。

进行腿部检查在内的全身检查非常重要。具体包括静脉引流情况检查（第 67 章相关内容）、动脉搏动和腿的感觉，并检查是否存在糖尿病。

辅助检查（如果需要）包括：
- 全血细胞计数。
- 血糖。
- 多普勒超声（检查动脉循环）。

1. 是否行拭子检查 常规溃疡拭子不被认为有重要的价值。如果怀疑是分枝杆菌引起的溃疡则有必要行拭子并培养。

2. 踝臂指数的测量 要对腿部溃疡制订治疗计划，理想的方式是用手提式超声多普勒检测血流。测

表 117.2 小腿和足部慢性溃疡的原因比较

	%
小腿	
静脉疾病	52
静脉合并动脉疾病	15
动脉疾病	13
其他	20
足部	
动脉疾病	72
静脉合并动脉疾病	2
静脉疾病	4
其他	22

表 117.3 腿部静脉性和动脉性溃疡典型特征的比较

	静脉	动脉
位置	踝部及小腿下 1/3（靴区）	踝关节远端
	中外侧	受压点位于脚趾、趾骨头
疼痛	无或轻度	中至重度
水肿	常有	常无
溃疡特点	边缘参差不齐 常表浅渗出 +++	放射状，常较深，累及深筋膜，干燥
相关肢体特征	静脉曲张 小腿温暖、发红、水肿 曲张性皮炎 含铁血黄素沉着 白色萎缩症	四肢冰冷 缺血改变 周围脉搏减弱或缺失 皮肤干燥
病史	肢体水肿 既往有深部静脉血栓 移植失败	周围血管疾病——跛行，静息痛 糖尿病 吸烟
臂－踝指数	> 0.9	< 0.5～0.8

量踝关节和臂部收缩压，两者的比值即为踝臂指数（ABI）。标准如下[4]：
- 正常值范围：0.91～1.3。
- 正常：> 0.9（静脉性溃疡）。
- 缺血：< 0.5（动脉性溃疡）。
- 跛行：0.5～0.9（动静脉混合型溃疡，如 < 0.8 为显著缺血）。

确定溃疡的原因，从而采用相应的治疗，特别是加压包扎，是治疗领域里的一大进展。ABI < 0.8 应用任何形式的加压治疗措施都应谨慎；ABI < 0.4 则需要紧急转诊。一般原则：ABI < 0.7～0.8，则无需加压治疗。

四、动脉性（缺血性）溃疡

缺血性溃疡通常局限性地发生于踝关节下方的外周皮肤（图 117.3），如趾尖、足跟或足跟、踝关节和第一跖骨头受压的部位。

临床特点
- 疼痛。
- 穿孔。
- 极少的肉芽组织。

治疗方法是增加溃疡部位的血供。

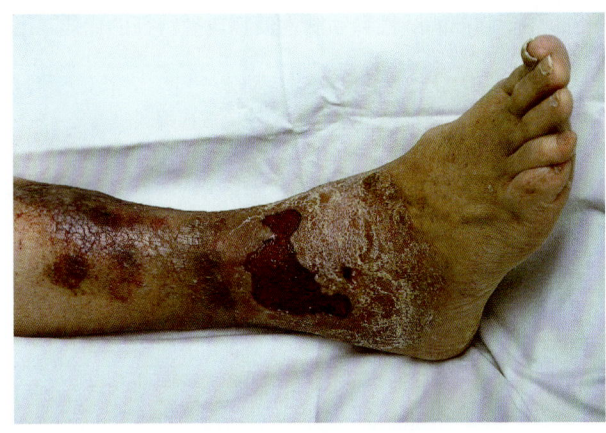

图 117.3 静脉性溃疡：一位老年患者，静脉曲张引起的足踝部病损。显示色素沉着、溃烂、萎缩，并有皮下组织钙化

五、静脉性溃疡

静脉性溃疡（同义词："静脉曲张""瘀""重力"性溃疡）为小腿溃疡的主要类型。慢性静脉功能不全是中老年人最常见的健康问题，发病率约为 5.9%[5]。

本病常继发于深静脉血栓性静脉炎。持续的慢性静脉高压引起营养缺乏性改变，表现为色素沉着（图117.4）、纤维增生、硬化和水肿，最终形成溃疡。本病在静脉曲张患者中发病率为 3%，在营养缺乏性改变患者中为 30%[6]。

1. 临床特点[7]
- 在静脉性湿疹发生的部位可见。
- 较表浅（但可以达到骨膜）。
- 内侧比外侧更常见。
- 有时呈圆形。
- 底部颗粒状，常伴有周围蜂窝织炎。
- 愈合较慢。
- 一般无触痛，但有疼痛感。
- 通常可通过提高患肢缓解疼痛。

体检时可发现浅静脉曲张，但有时可无。早期有皮肤溃烂和水肿，之后纤维化增生形成硬结。其他临床特征包括皮炎（湿疹）、点状毛细血管增生、含铁血黄色素沉着和白色萎缩症（毛细血管扩张边缘有瓷白色瘢痕）[8]。

2. 治疗（下肢静脉性溃疡） 静脉性溃疡治疗的一大进步是发现在闭合或半闭合状态时伤口愈合地更好[8]。湿润的环境宜于愈合。见表117.4。

表 117.4 处理伤口的原则

正确的处理方法	错误的处理方法
水化	干燥
用水或生理氯化钠溶液冲洗	过度使用抗感染药
隔离保护	暴露于空气
	结痂、硬皮、脱屑
敷料	
压迫（静脉）	干敷料
水凝胶	Gauze 填塞
微小变化	水肿/淋巴水肿

3. 最佳治疗方案
- 向患者解释病因，并获得积极配合。
- 清创肉芽组织，以促进愈合（表117.4）。
- 细致地清洁和修整（避免肥皂和感光剂）。
- 如有蜂窝织炎，用抗生素预防和控制感染（头孢氨苄或红霉素）。
- 弹性绷带压迫——使用弹性较小的绷带从足趾缠至膝关节下缘，压迫程度决定于血流量。
- 卧床休息并抬高患肢（如果严重，每天晚上两次，每次 45～60 分钟）：确保患肢高于心脏水平。
- 鼓励早期下床活动。
- 改变生活方式，如减肥、戒烟等。
- 保证营养均衡，摄入充足的蛋白质和糖类。
- 某些药物可能会影响溃疡的愈合（表117.5）。

注：静脉曲张性溃疡治疗的重要方法是确保适宜的腿部压力，可选弹力袜、弹力绷带及绑腿矫形器[9]。

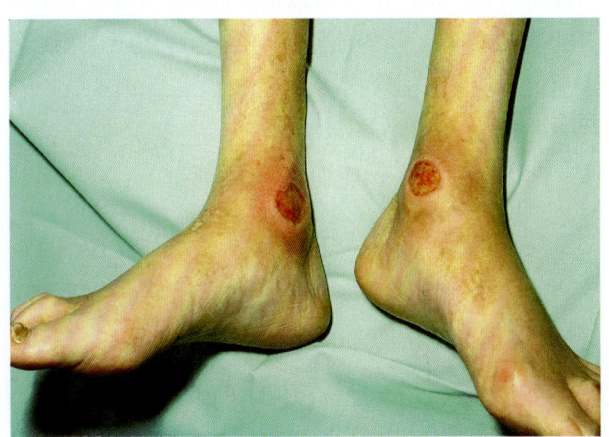

图 117.4 缺血动脉性溃疡：一位老年女性患者行动脉阻塞重建术后踝部溃疡愈合的情况。患者术前有长期间歇性跛行和夜间缺血性静息足部疼痛

表 117.5　可能影响溃疡愈合的药物[10]

尼古丁 / 吸烟
糖皮质激素
细胞毒性药物
阿司匹林 /NSAIDs
抗生素
β 受体拮抗药
利尿药

（1）**清洁 / 清创剂**　列举如下：

生理氯化钠溶液、过氧苯甲酰及清创凝胶。

通常来说，应避免使用可能破坏细胞的消毒剂，但卡地姆碘为缓释型碘酒，对组织无毒，可以减少细菌负荷，并清除异味。但 5 分钟后应洗掉碘溶液。卡地姆碘是低剂量碘敷料，适合感染、污染的伤口。一个很好的组合是，先用生理氯化钠溶液清洁，然后用 Intrsite Gel 凝胶清创。用浓盐水敷料（如 Mesalt 或 Curasalt）清洁被污染或感染的创口效果较好，但需要每日换药，同时要覆盖一层非常吸水的敷料。

水化凝胶如 IntraSite 凝胶可以有效地清洁创面（包括黑色坏死区），已经全面替代了含酶敷料。

（2）**用于伤口的敷料**[4]　主要有 5 种类型：伤口敷料膜、水凝胶、胶体、藻酸盐和泡沫，价格均昂贵。敷料膜、水凝胶、胶体敷料增加创面水分，而藻酸盐和泡沫吸收渗出物。更传统的敷料，如薄纱、非黏性敷料和盐水也有吸收作用。弹力绷带可以用来固定非黏性敷料。

一般原则[10]：
- 敷料应大于伤口 2～3cm。
- 放置位置，伤口上面应高于创面的 1/3，下面应超过创面的 2/3。
- 当敷料出现被浸透印迹时应予以更换。
- 为老年患者去除敷料时应谨慎。
- 如必要，淋浴时去除敷料。
- 不能确定时不要使用对伤口有伤害的敷料，如泡沫和凝胶组合敷料。

（3）**药物性绷带**　用于可活动的患者，可连用 7～14 天。绷带中含有氧化锌及活性物质，毒扁豆、炉甘石、鱼石脂、氯碘羟喹、炉甘石、氯普噻吨、煤焦油、氧化锌。如有过敏反应，应在使用前数天行过敏试验——斑贴试验。

（4）**绷带**　绷带有两个主要用途。
- 保持：保持绷带在固定的地方。
- 加压：协助静脉回流。

最好使用高弹力绷带压迫。具体方法如下：
- 从足趾螺旋状"8"字缠绕至踝，然后螺旋状缠绕到膝。
- 50% 重叠。
- 持续张力可以逐步加压（Laplace 定律）。

4. 陷阱和其他要考虑的问题
- 通过手术或其他方法治疗原发病（如静脉曲张、血管功能不全）。
- 如有水肿，抬高患肢并使用利尿药。若踝关节有显著水肿提示溃疡未完全愈合。
- 注意局部涂药的过敏反应（如含锌药物）。
- 注意局部涂药的刺激反应（如抗生素）。含有抗生素的敷料不能广泛使用。
- 避免伤口过度包扎。
- 考虑移植（点状植皮或分层厚皮片）。
- 考虑已酮可可碱（已酮可可碱 400）治疗慢性动脉闭塞性疾病。

5. 溃疡的愈合及预防
- 鼓励患者采用预防措施，如经常步行、良好的营养、不吸烟、休息时抬高腿、避免创伤。
- 静脉曲张性湿疹患者使用润肤药。
- 静脉曲张溃疡患者穿加压的弹性袜。

腿部溃疡的推荐治疗方法见表 117.6。推荐门诊患者根据敷料状态保持敷料和绷带至少 1 周或 2 周。慢性溃疡的处理原则总结在表 117.7。

表 117.6　腿部溃疡的推荐治疗方法

用生理氯化钠溶液清洁创口
· 如果创口有腐烂，使用 IntraSite 凝胶
· 敷料：无黏合性石蜡纱布
· 绷带包扎（如 Velband）
· 黏性绷带——石膏绷带（7～14 天），从足趾缠至膝关节下缘，加用加压绷带或压迫绷带至膝关节下缘
· 可用石膏绷带及支持绷带

表 117.7　慢性溃疡的处理原则[11]

溃疡类型	主要治疗原则
静脉性	治疗静脉功能不全 加压绷带 提高肌肉泵血功能 垂直静脉引流
动脉性	外科干预的血管评估
动静脉混合性	外科干预的血管评估
压力性	清除或降低压力

六、压疮（褥疮）

压疮的通常发生在久病卧床的老年人，尤其是那些无意识、瘫痪或虚弱的患者。原因是骨骼处的皮肤长期受压缺血，特别是足跟、骶骨、髋部和臀部。贫血等一般健康状况不佳是易感因素。

1. 分期　基于对创面组织损伤深度和程度对压疮进行分期。

- 1 期：非热烫性红斑。
- 2 期：浅层（表浅）溃疡。
- 3 期：全层溃疡。
- 4 期：全层深度皮肤缺损，伴有严重的组织缺损。

2. 临床特点

- 受压部位的早期出现红斑。
- 相应部位出现坏死和溃疡。
- 边缘潜在性溃疡。
- 溃疡可快速进展。
- 基底部坏死、脱落。

3. 预防

- 良好的护理，如帮助患者每 2 小时翻身 1 次。
- 医护人员定期检查患者的皮肤。
- 受压部位的特殊护理。
- 使用特制的床、床垫（如充气波纹床垫）和羊皮减少受压。
- 良好的营养和卫生条件。
- 治疗大小便失禁。
- 避免使用环形垫子。
- 避免使用香皂。

4. 治疗　最重要的原则是进行早期干预，包括缓解压力、摩擦和剪切力。采用上述预防措施，加上：

- 用生理氯化钠溶液或 IntraSite 凝胶清洁基底（用注射器轻柔地）。
- 敷料使用的原则
    - 深部溃疡：藻酸盐（如 Kaltostat）。
    - 浅部溃疡：亲水胶体（如 CGF，cutinova）。
    - 干燥或坏死溃疡：水凝胶（如 IntraSite，Solo-site）。
    - 重型渗出性溃疡：泡沫（如 Lyofoam）。
- 给予维生素 C 500mg，每日 2 次。
- 如有播散型蜂窝织炎，给予抗生素（否则没用）。
- 有时需要外科清除坏死组织及皮肤移植。若患者能耐受，该方法很有效。

5. 敷料的去除　去除溃烂伤口的敷料非常重要。动作要缓慢，防止损伤脆弱的上皮细胞和新生的肉芽组织[12]。

6. 蜂蜜的作用　数个世纪以来蜂蜜一直被提倡用于治疗溃疡。已经上市销售的 Medihoney 是一种特殊类型的蜂蜜，有保湿、抗菌的作用。要注意避免溃疡被浸渍。蜂蜜的作用与糖、色甘酸钠粉、蛆和高压氧一样，仍存有争议。

七、营养不良性溃疡

营养不良性溃疡是由于神经病变导致感觉缺失（几乎都是糖尿病）引起，通常出现在患者无意的外伤后。特点是压力点深，呈穿孔病变（类似于缺血性溃疡）。第一跖骨头球部为常见病变部位，足跟和趾也可能受到影响。溃疡可以浸润骨与关节，可继发感染。治疗方法是治疗糖尿病和用抗生素控制感染。转诊至外科治疗是必要的。

八、人为性皮炎和神经官能症性表皮剥脱

这些自身性溃疡或糜烂性皮损患者多有心理障碍。

1. 人为性皮炎　患者常常否认有自我损伤，常伴有心理疾病。也可能是诈病或人为制造的皮炎。

2. 神经官能症性表皮剥脱　病变通常与人为性皮炎相同，患者承认在自己的皮肤上搔刮、刺扎或挖伤。常发生在遭遇压力时，治疗成功者少见。治疗包括心理辅导与认知行为疗法，试用抗抑郁药和外用止痒剂，如：

煤焦油溶液和薄荷醇霜。

或

亲水性薄荷醇（0.5%）或苯酚（1%）软膏。

> **实践要点**
>
> 治疗原则
> - 闭合和湿润的伤口愈合得更快。
> - 保持湿润的环境。
> - 控制渗出物和碎片(去除多余的腐烂组织让细胞再生)。
> - 维持并改善血液循环。
> - 隔离和保护

参考文献

[1] Kelly R. Leg ulcers and wound healing. In: Dermatology Conference Notes. Melbourne: Combined Alfred Hospital/Skin and Cancer Foundation, 2002: 29.

[2] Davis A, Bolin T, Ham J. Symptom Analysis and Physical Diagnosis (2nd edn). Sydney: Pergamon Press, 1990: 380–389.

[3] Stacey MC. Chronic venous ulcers. Sydney: Medical Observer, 29 March 1991: 31–32.

[4] Marley J (Chair). Therapeutic Guidelines: Dermatology (Version 2). Melbourne: Therapeutic Guidelines Ltd, 2004: 237–247.

[5] Beauregard S, Gilchrest BA. A survey of skin problems and skin care regimens in the elderly. Arch Dermatol, 1987, 23: 1638–1643.

[6] Fry J, Berry HE. Surgical Problems in Clinical Practice. London: Edward Arnold, 1987: 115–117.

[7] Buxton P. ABC of Dermatology. London: Br Med J, 1989, 34–39.

[8] Fitzpatrick JE. Stasis ulcers: update on a common geriatric problem. Modern Medicine Australia, 1990, June: 81–88.

[9] Vernick SH, Shapiro D, Shaw FD. Legging orthosis for venous and lymphatic insufficiency. Arch Phys Med Rehab, 1987, 68: 459–461.

[10] Sussman G. An introduction to chronic wounds and their management. Proceedings Monash University Update Course. Melbourne: Monash University, 2009: 1–28.

[11] Findlay D. Wound management and healing in general practice. Annual Update Course notes. Melbourne: Monash University, 1996, 13–16.

[12] Rowland J. Pressure ulcers: a literature review and a treatment scheme. Aust Fam Physician, 1993, 22: 1819–1827.

第118章　皮肤常见肿块和结节

> 如果挖了它，它将永远不会好了。
>
> American proverb

皮肤肿块是很常见的疾病表现，而皮肤又是肿瘤性病变的好发部位。这类疾病大多数只侵犯局部，而恶性黑色素瘤是个例外。因此，对色素性皮肤肿瘤需要特别关注，虽然只有很少数是恶性的。处理这类疾病和治疗各种皮肤癌的最佳时间都是在它刚出现的时候。因此，家庭医生具有筛查肿瘤的重要责任，继而也面临着两个基本决策：一是诊断，二是决定治疗或转诊。

大多数皮肤肿块是良性的，可以通过手术切除等外科方法治愈。家庭医生能够通过手术治疗大部分肿块，并进行组织学检查。家庭医生能够进行的治疗方法有切除、组织切片、冷冻、用刮匙和烧灼术或病灶内注射皮质激素[1]。常见和重要的肿块见表118.1。

一、皮肤癌

非黑色素皮肤癌基底细胞癌（BCC）、鳞状细胞癌（SCC）和黑色素瘤是3种常见的皮肤癌。三者的发病比例分别是 BCC 80%、SCC 15%～20%，以及黑色素瘤小于5%。非黑色素皮肤癌的发病率约为800/10万，而黑色素瘤的发病率约为25/10万。皮肤癌导致的死亡约80%是由黑素瘤引起的，其余主要是由于 SCC 引起[2]。

二、肿块的诊断方法

对于任何部位的检查，如视诊、触诊、测量肿块大小、听诊和透视，都应该是常规检查。可对肿块下述几项进行描述：

- 数量。
- 部位。
- 形状——规则或不规则。
- 大小。
- 位置。
- 质地（如柔软、坚硬）。

表 118.1　重要的肿块及其组织来源

皮肤和黏膜
纤维上皮息肉（皮赘）
软纤维瘤
表皮（皮脂样）囊肿
植入性囊肿
黏液囊肿
肥厚性瘢痕和瘢痕疙瘩
疣和乳头状瘤
痘病毒瘤
・传染性软疣
・羊痘
・挤奶工结节
脂溢性角化病
环状肉芽肿瘤
皮肤纤维瘤
日光性角化病/光化性角化病
角化棘皮瘤
恶性肿瘤
・基底细胞癌
・鳞状细胞癌
・Bowen 病
・恶性黑色素瘤
・卡波西肉瘤
・继发性肿瘤
皮下和深层组织
脂肪瘤
神经纤维瘤
淋巴结瘤（见第62章）
假性动脉瘤
肌肉骨骼肿瘤
・神经节瘤
・腱鞘囊肿

- 实性或囊性。
- 活动度。
- 表面光滑度或轮廓。
- 特点

— 粘连情况（浅、深）。

— 准确的解剖部位。

— 相关解剖结构。

— 与皮肤的关系。

— 温度（肿瘤局部皮肤）。

— 有无触痛。

— 搏动（他处传导还是自身性）？

— 脉冲。

— 有无液波冲击感（含有液体）。

— 杂音。

— 特殊标志：滑动迹象、排空的海绵状血管瘤的迹象。

— 转移和播散：局部、淋巴系统、血液途径。

— 局部淋巴结。

— 有无恶性肿瘤（原发性或继发性？）。

与肿块相关的解剖结构[3]

需要强调的是首先要弄清肿块处于的具体组织层次。

- 是否在皮肤内？肿块是否随皮肤（如表皮样囊肿）而移动。
- 是否在皮下组织内？皮肤是否可在肿块表面移动。滑行征：如果用手指推动肿块边缘，肿块在手指下滑过（如脂肪瘤）。
- 是否在肌肉内？肌肉放松时肿块活动，但在肌肉收缩时，肿块活动受限。
- 是否来源于肌腱或关节？这些结构的运动可能会导致肿瘤移动或形状发生改变。
- 是否在骨骼？肿块固定不动，且在肌肉放松时轮廓更清楚。

三、皮肤和黏膜肿块

1. 纤维上皮息肉 纤维上皮息肉又称皮赘、软垂疣、良性鳞状上皮乳头状瘤、软纤维瘤。

（1）临床特点

- 皮肤良性增生。
- 带蒂软纤维瘤。
- 随着年龄增长发病率增加。
- 常见于颈部、腋下、腹股沟、躯干、腹股沟。
- 无恶性变倾向。
- 令患者感觉不爽或不雅观。

（2）治疗

- 保守治疗。
- 切除法：用剪刀或骨钳剪掉（图118.1）。
- 棉纱线或缝合材料将基底部系扎。
- 电热疗法。
- 应用液态氮冷冻（图118.2）。

这些方法不需要局部麻醉。

2. 表皮样囊肿（皮脂腺） 同义词有毛发囊肿、角化囊肿、表皮样囊肿和皮脂腺囊肿（外形相似）。

（1）临床特点

- 柔软且形状规则的肿块（通常呈圆形）。
- 固定于皮肤而不是其他结构（图118.3a）。
- 与皮肤共同移动。
- 出现在有毛发的皮肤，主要在头皮、面部、颈部、躯干、阴囊也可见。
- 含有皮脂物质。
- 通常有波动感。

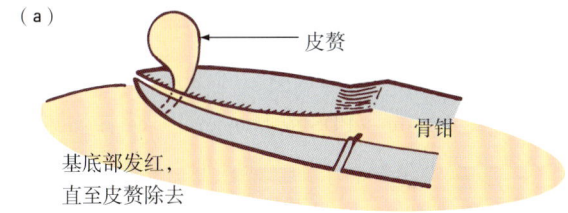

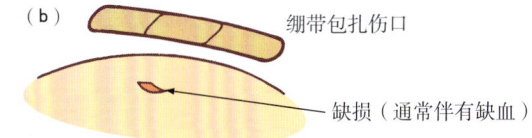

图118.1 用骨钳去除皮赘

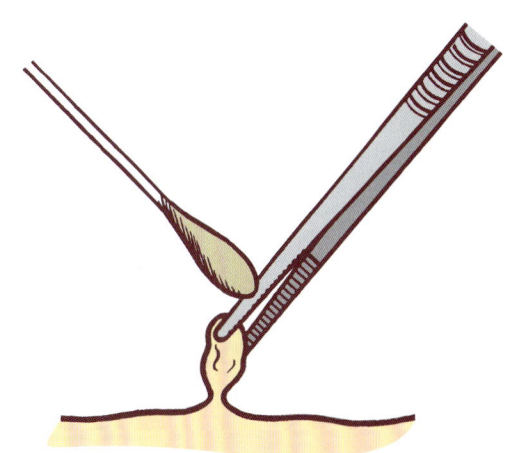

图118.2 液氮移除皮赘：用一浸满液氮的棉签贴在紧紧钳住肿物的镊子上

- 可能有一个含有角蛋白的中心斑点。
- 常常发炎。

（2）治疗　如果在青春期前应考虑息肉。如果比较小且不受困扰的话可以继续观察。

① 手术切除：在囊肿周围浸润局麻药后，有如下几种方法可以移除表皮样囊肿。

- 方法 1：囊肿切口术

切开囊肿，使之平分，用纱布挤压内容，然后用双动脉钳剥离或用小刮匙去除囊肿。

- 方法 2：切口囊肿并做钝性分离

在囊肿表面谨慎地进行一皮肤切口，注意不要刺破囊壁。钝性分离囊肿表面的皮肤。将皮下组织粘连松解后，用手指加压，可使囊肿弹出。

- 方法 3：标准解剖

在皮肤切小的椭圆形皮肤，包含囊肿的中心斑点（图 118.3b）。用钳子夹皮肤使囊肿从真皮和皮下组织中分离。理想情况下，应在两端各用一个镊子来牵引，其目的是避免囊肿破裂。插入弯形手术剪（例如 McIndoe 剪刀），轻轻地打开和关闭剪刀使囊肿游离（图 118.3c）。出血通常不是问题。当囊肿被切除，用 Vicryl，Dacron，PDS 或 Monocryl（所有均可）或肠线缝合皮下组织。用垂直褥式缝合术避免皮肤边缘翻转到松弛的伤口中。将切下的囊肿送组织病理检查。

② 感染性囊肿的治疗：切开囊肿并引流脓液。当炎症完全消退后，囊肿应采用方法 1 或方法 3 移除（见上述内容）。

3. 植入性囊肿　同义词：植入皮样囊肿。

（1）临床特点

- 小的囊性肿胀。
- 可能有触痛。
- 通常继发于刺伤后。
- 特别是在指腹（例如美发师、缝纫师）。
- 含有黏液。

（2）治疗

- 切除（类似于表皮样囊肿）。

4. 黏液囊肿　一种充满黏液的囊肿。

（1）临床特点

- 良性肿瘤。
- 含黏液的囊肿。
- 自发出现。

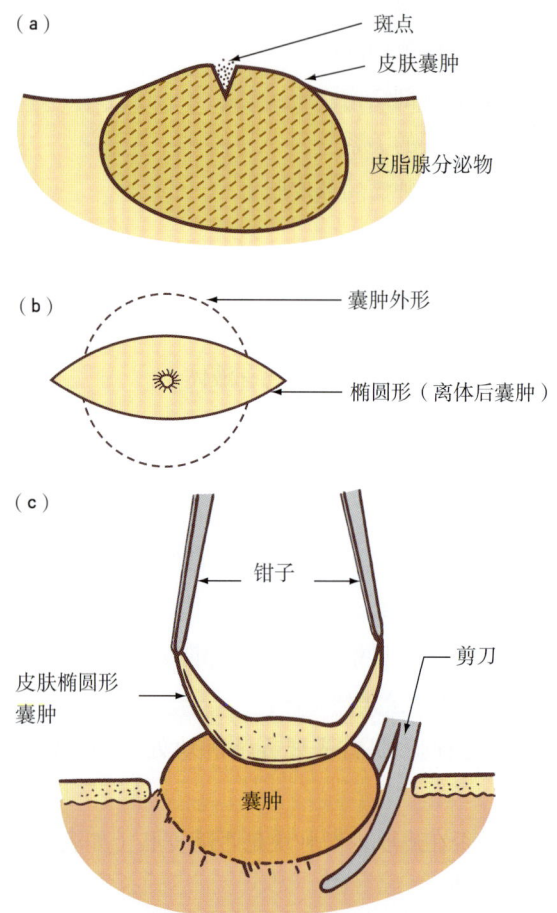

图 118.3　皮脂腺囊肿术前（a）和离体后（b）的结构；一个大的皮脂腺囊肿的标准切除（c）

- 在唇、颊黏膜常见。
- 光滑，呈圆形。
- 黄色或蓝色。

（2）治疗

- 切除。

5. 增生性瘢痕

（1）肥厚性瘢痕　肥厚性瘢痕是由增厚的胶原纤维结节样积聚而构成的一种瘤样瘢痕。其不会扩展至伤口边缘之外，一般在 1 年内会退化，但有些是永久存在的。

（2）瘢痕疙瘩　瘢痕疙瘩是一种特殊类型的增生性瘢痕，可以超出伤口的边缘。

① 临床特点

- 坚实、隆起，紫红色皮肤过度增生。
- 常位于耳垂、下颌、颈、肩、躯干上部。
- 遗传倾向（如深色皮肤的人）。
- 继发于外伤，即使是轻微的（例如刺耳）。

- 可能有灼痛或发痒、触痛。

② 瘢痕的治疗
- 预防（避免对瘢痕体质的患者进行操作）。
- 加压和使用硅酮敷料。
- 早期（2~3个月）向皮内注射糖皮质激素或病灶内注射细胞毒性药物（如氟尿嘧啶），或于手术2周内对创面进行X线治疗[4]。
- 考虑再次切除肥厚性瘢痕。

6. 乳头状瘤和疣 是由人乳头瘤病毒（HPV）引起的皮肤肿瘤。病毒侵入皮肤，通常是通过一个小的磨损，导致异常的皮肤生长。疣是通过直接接触或接触污染物，亦可能是从一个部位自体接种到其他部位[5]。

（1）临床特点
- 平均潜伏期为4个月。
- 在儿童和青少年中发病率上升。
- 发病高峰在青春期。
- 发生在所有年龄段的所有种族。
- 约25%的患者在6个月内自行消退，约70%在2年内自行消退。
- 可表现为各种类型。

（2）**疣的类型** 包括寻常疣、扁平疣、丝状疣（细长的增生物，通常在面部和颈部）、指状疣（指状突起，通常在头皮）、生殖器疣、跖疣（图118.4）。

① 寻常疣：同肤色的肿物，表面粗糙，主要见于手指、肘和膝。

② 扁平疣：颜色与肤色相同，小而扁平，沿抓痕呈线状簇集分布（图118.5）。主要见于面部和四肢。通常不易治疗，因其含有少量病毒。容易出现Koebner现象，即划痕穿过扁平疣时导致病毒传播。

（3）治疗方法的选择

① 局部应用[5]
- 水杨酸。例如用弹性火棉胶蘸5%~20%水杨酸（1次/日或2次/日），或16%~17%水杨酸+16%~17%乳酸。
- 2%~4%甲醛，单独或联合使用。
- 0.5%鬼臼毒素，用于肛门生殖器疣，对黏膜表面效果较好，但不能渗透至正常角质。
- 细胞毒性药物（如氟尿嘧啶，对顽固性扁平疣、甲周疣疗效很好）。
- 免疫调节剂：咪喹莫德。

② 冷冻疗法：二氧化碳（-56.5℃）或液氮（-195.8℃）可破坏宿主细胞和刺激免疫反应。

注：冷冻前必须削减过度增生的角质。疗效往往不甚满意。

③ 刮除术：是最常见的治疗方法。一些足底疣可以用锐匙刮除，但易形成瘢痕，应避免在着力部位如足底使用。

④ 电消融：对小的丝状或指状疣可使用高频电消融术。刮除和电消融结合使用可去除大且病程较长的疣。

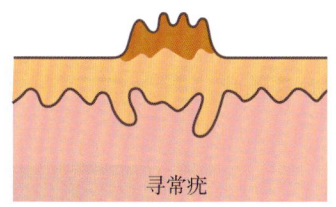
寻常疣

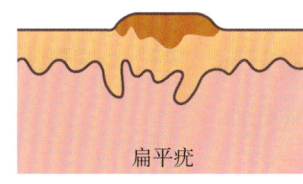
扁平疣

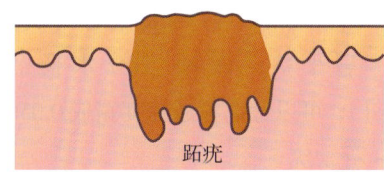
跖疣

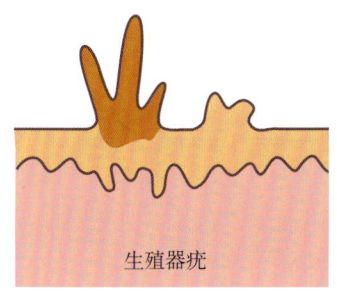
生殖器疣

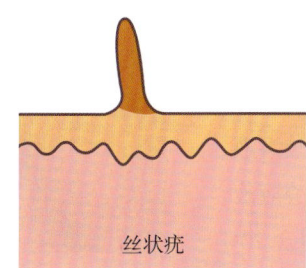
丝状疣

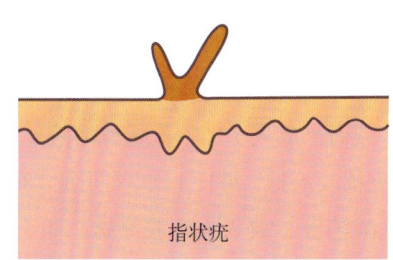
指状疣

图 118.4　各种疣的形态

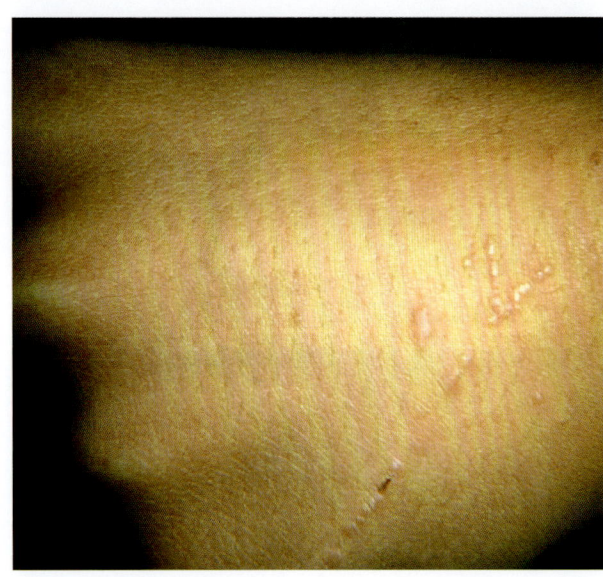

图 118.5　手背部扁平疣

⑤维生素 A 和维 A 酸

• 外用维 A 酸（例如 0.1% 维 A 酸霜治疗扁平疣）是有效的。

• 口服维 A 酸、阿维 A（新体卡松）可用于治疗顽固性疣（应谨慎）。

⑥内服药物

• 考虑西咪替丁。

（4）**特殊疣的治疗**　疣的治疗方法的选择取决于其类型、部位和患者的年龄。

• 跖疣：参阅第 69 章。

• 生殖器疣：0.5% 鬼臼毒素或咪喹莫德（阴茎疣最佳，见第 112 章）。

• 丝状、指状疣：液氮或电解切除。

• 扁平疣：液氮、20% 水杨酸复合物（如 Wartkil）；可以考虑氟尿嘧啶霜或 0.05% 维 A 酸霜剂。

• 寻常疣

— 用温肥皂水浸泡疣。

— 用浮石来回摩擦疣的表面。

— 外涂角质溶解剂（仅涂抹疣，用凡士林保护好周围的皮肤）。包括 5% 甲醛溶液、12% 水杨酸溶液、25% 丙酮溶液、100% 火棉胶。每日 1 次或隔日 1 次。或者（成人）16% 水杨酸溶液、16% 乳酸溶液，放入火棉胶涂抹，每日 1 次。（儿童）8% 水杨酸溶液、8% 乳酸溶液，放入火棉胶涂抹。组合法：用含 70% 水杨酸亚麻油糊剂涂抹患处，保持 1 周，然后再削剪疣体并进行冷冻。

• 甲周疣：谨慎使用氟尿嘧啶或液氮。应使用洗剂而不是软膏或糊剂。特异性治疗包括博来霉素、免疫治疗和斑蝥素。

7. 痘病毒性肿块　皮肤肿瘤可由痘病毒引起，常由于接触被感染的羊、牛、猴、鹿或其他动物导致。因此，该病常见于剪羊毛工人、农民和饲养员。

（1）**传染性软疣**　这种常见的痘病毒感染可以通过直接接触传播，包括性接触（第 112 章）。潜伏期为 2～26 周。

①临床特点

• 学龄儿童常见。

• 单个或多个（更常见）。

• 有光泽、圆形的粉白色丘疹（图 118.6）。

• 半球形，直径可达 5mm。

• 中心呈脐样外观。

• 可通过搔抓而播散。

②治疗：一般很难治疗。避免使用盆浴，因为可能扩散到身体其他部位和共享浴室的人。最好用淋浴。可以安慰患者，嘱其在家等待自行缓解。

③治疗选项

• 谨慎用液氮（表面麻醉几秒钟后）冷冻，然后用干敷料包裹，持续 2 周。

• 用在 1% 或 2.5% 苯酚中浸泡过的尖针穿刺病变处。

• 敷用 15% 鬼臼树脂（复方安息香酊）。

• 可用 30% 三氯乙酸中。

• 外用 0.1% 咪喹莫德乳膏，持续 6 周。

• 用电灼或透热疗法治疗。

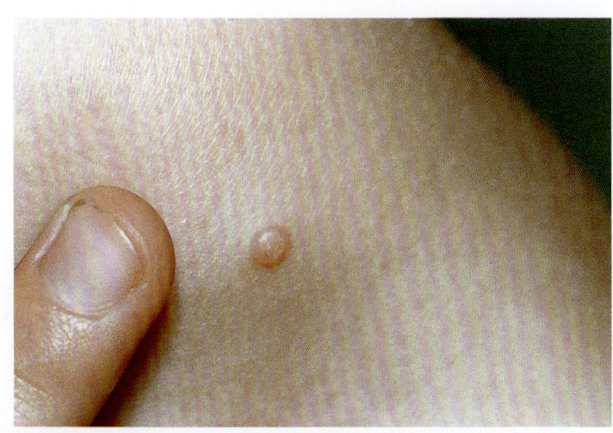

图 118.6　传染性软疣呈粉红色圆形、珍珠样外观，中心示点状

- 乙醚皂和摩擦。
- 提升疣的顶端，用无菌细针从一侧插入（与皮肤平行），同时应用 10% 聚维酮碘溶解。
- 如果更为局限，覆盖一块微孔胶带，每天淋浴后更换（可能需要几个月的时间）。这种方法还可以阻止传播。
- 如囊肿面积较大，应用醋酸铝（Burow 液，1:30），每日 2 次，可能有效。

注：据报道，斑蝥提取物（斑蝥素）疗效很好。

（2）羊痘 羊痘是由于痘病毒感染引起的单一或簇状丘疹。多出现在与传染性脓疱性皮炎羔羊有接触的人的手部。这些丘疹会变为脓疱样结节或大疱，并有紫红色边界。3～4 周后自行缓解，无瘢痕形成，通常无需治疗。

> **实践要点**
>
> 皮损内注射用生理氯化钠溶液稀释的曲安西龙（两者比例为 50:50），可快速缓解（数日）[6]。

（3）挤奶人结节 人接触了奶牛的乳房或小牛的嘴部 1 周左右后，手部会出现 2～5 个丘疹。丘疹增大，进而出现疼痛、灰色的结节，结节中心是坏死区，周围为炎症区（图 118.7）。可安慰并告知患者，结节呈自限性感染，5～6 周后自行消退，无瘢痕残留。1 次感染可以获得终身免疫。

> **实践要点**
>
> 对有些病例可于病灶内注射皮质激素（如对羊痘）。

8. 脂溢性角化病 又称脂溢性疣、老年疣、老年性角化病（这些术语已不使用）。

（1）临床特点
- 很常见。
- 有多种亚型。
- 年龄 > 40 岁者，数量增加，色素沉着不断加重。
- 位于皮肤上，看上去像"葡萄干"压入皮肤（即边界清楚）。
- 表面凹凸不平（图 118.8）。

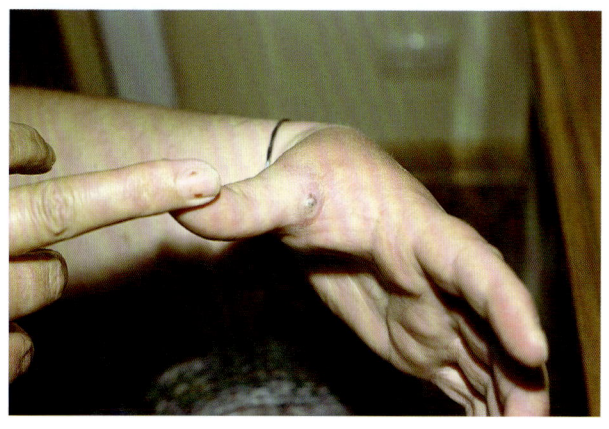

图 118.7 挤奶工结节，显示挤牛奶工手部出现的中心坏死性灰色结节

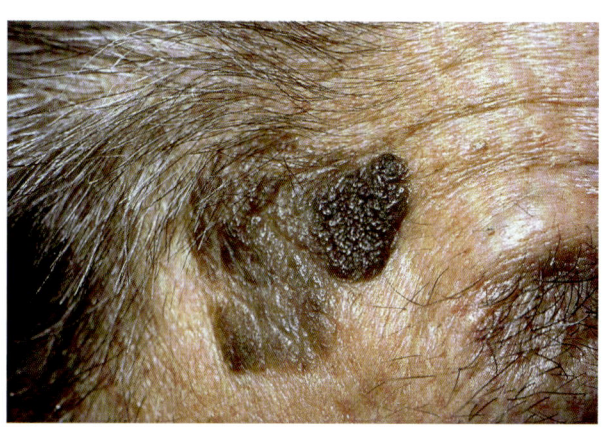

图 118.8 一位 70 岁男性患者的脂溢性角化病。大块色素性疣状肿物位于皮肤上

- 可单发，但通常为多发。
- 在面部和躯干常见，但可以发生在任何部位。
- 通常无症状。
- 通常导致患者恐慌（与黑色素瘤混淆）。

（2）治疗
- 应给予患者安慰。
- 不发生恶性变化。
- 为了美容可以去除。
- 面部小的病变可以行激光烧灼。
- 液氮冷冻（特别是病变较薄者）。
- 10%（或更浓）苯酚溶液，3 周后重复使用。
- 用细针轻轻地多次刺戳，然后表面应用三氯乙酸，每周 2 次，共 2 周。
- 有些可自行脱落。
- 如果诊断不确定，应切除行组织病理检查。

9. 灰泥角化病 属于脂溢性角化病的亚型，常在小腿部，包括多个无色素（通常呈白色）易碎的小点状角化病变。可用 3%～5% 水杨酸等外用角质溶解剂处理。

10. 环状肉芽肿 环状肉芽肿是常见的良性丘疹群，位于共同的环形区域内。

（1）临床特点

- 常见于儿童和青少年。
- 坚实的丘疹排列成"珍珠链"样（图 118.9）。
- 真皮结节。
- 可能与轻度外伤有关。
- 与糖尿病相关。
- 通常在手指背或侧面（过渡区）、手背、肘部和膝部。

（2）治疗[7]

- 检查尿糖和血糖。
- 给予患者安慰（通常在 1 年左右消失）。
- 考虑到美容问题，可用以下方法：

—— 一线治疗：外用强效糖皮质激素，每日 2 次，至少 4～6 周。

—— 如果无效：皮内注射 10% 曲安西龙或类似的皮质激素至皮损外边缘（用体积相等的生理氯化钠溶液稀释）；如有效，可以间隔 6 周后重复使用。

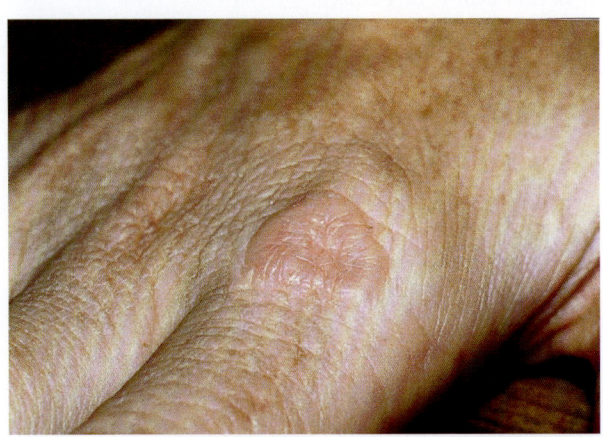

图 118.9 环状肉芽肿：手指上长期存在的珍珠样丘疹性肿块。取一小的肉芽肿进行活检后，注射 20mg 醋酸甲泼尼龙 20mg 至皮损处

11. 皮肤纤维瘤 又名硬化性血管瘤、组织细胞瘤。

这是一种常见的色素性结节，由于真皮成纤维细胞增生所致。被认为是对昆虫叮咬等轻微创伤的异常反应。当用手指从侧面侧向压缩（挤压）时，结节会产生特征性的按钮状感觉和凹痕。

（1）临床特点

- 通常为多发性。
- 呈坚硬且边界清楚的结节。
- 椭圆形，直径 0.5～1.0cm。
- 在皮下深层组织上活动度好。
- 略高出周围皮肤，主要发生在四肢，特别是大腿。
- 可能有痒感。
- 主要发生在女性。
- 颜色不定，可呈粉色、褐色、棕色、灰色或紫色。
- 推捏其边缘可呈"浅凹征"。

（2）治疗

- 让患者不必担心。
- 如果患者要求，可切除。

12. 日光性角化病[7] 日光性角化病（光化性角化病）是在光暴露部位出现红色、附着的鳞状上皮增厚。代表表皮内角质形成细胞发育不良，有潜在恶变的可能，尤其是在耳上者。

（1）临床特点

- 发生在暴露于日光的皮肤。
- 主要是面部、耳朵、头皮（如果秃顶），前臂，手背部（尤其是）（图 118.10）。
- 大小不等，直径 2～20mm。
- 干燥、粗糙，附着鳞屑。
- 通常无症状。
- 用毛巾擦拭时会有不适。
- 鳞屑可从渗出的表面脱落下来。
- 少数病例可发生恶变。

（2）治疗

- 减少日光暴露。
- 可以自行消退。
- 如果是表浅的可用液态氮（除非发炎、发红，否则不要冷冻）。

或

- 外用 3% 双氯芬酸凝胶，每日 2 次，共 12 周。

或

5% 氟尿嘧啶乳膏，每日 1 次，对位于面部者，持续 3～4 周；如位于臂部和腿部则需 3～6 周。

或

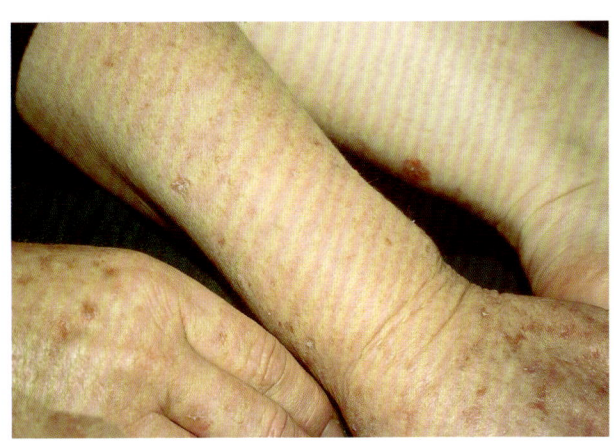

图 118.10 日光性角化病，显示太阳暴露部位皮肤呈鳞状发红增厚。病变活检证实为鳞状细胞癌。

咪喹莫德乳膏，每日 1 次，每周 3 次，3～4 周为 1 个疗程（间隔 4 周可重复下一疗程。可进行 1～3 个疗程）。

- 对可疑恶变和溃疡病变者行手术切除。
- 如怀疑恶变可行活检。

13. 角化棘皮瘤 角化棘皮瘤（KA）是一种进展迅速的角质蛋白细胞肿瘤，单独发生在光暴露部位。现被认为是低风险的鳞状细胞癌变种。角化棘皮瘤主要需与鳞状细胞癌鉴别，特别是发生在唇部或耳部的。3 种类型的皮肤肿瘤相对增长率如图 118.11 所示。

（1）临床特点

- 日晒部位快速进展的皮损。
- 呈隆起样的火山口状，中央有一个角化栓（图 118.12 和图 118.13）。
- 2cm 或者更大。
- 在几周内有进展，然后在 4～6 个月自行消退，可留下瘢痕。

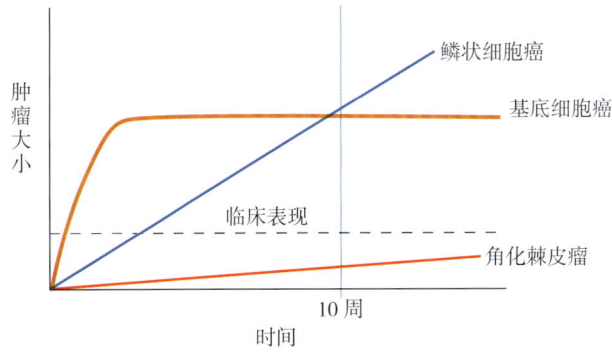

图 118.11 皮肤角化棘皮瘤、鳞状细胞癌和基底细胞癌的相对生长率

- 易与鳞癌混淆。

（2）治疗

- 切除肿瘤，送活检。
- 如果诊断明确，可行刮除术或透热疗法。
- 如果位于唇部或耳部，按鳞状细胞癌进行治疗（切除）。

推荐的治疗方法是手术切除及行组织学检查。确保切除肿瘤边缘外 2～3mm。对于大多数患者来说，面部等暴露部位存在肿物，并等其 4～6 个月后自行消退，这是不能忍受的。同时，如果肿物为鳞癌——一种潜在的致命癌症，更无必要让其长期存在了。

14. 皮脂腺增生 表现为面部单个或多个的结节，尤其在老年人。结节较小，黄粉色，稍呈脐状凹陷，与基底细胞癌分布相似，因此有可能被误诊。无需手术切除。

15. 基底细胞癌

（1）临床特点

- 最常见的皮肤癌（80%）。
- 年龄：通常 > 35 岁。
- 在男性中更常见。

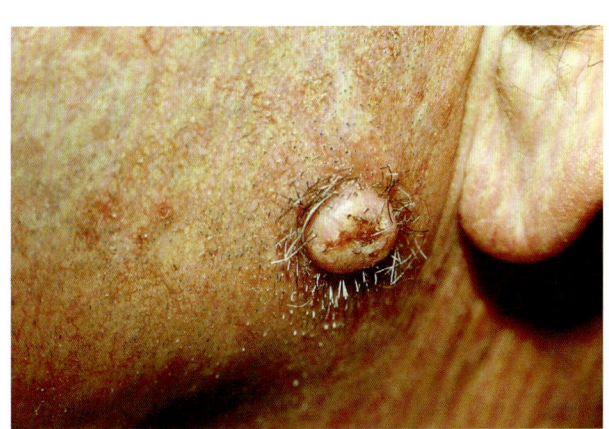

图 118.12 角化棘皮瘤：一为 63 岁男性患者面部突然出现的中央角化肿块。易与鳞状细胞癌混淆。手术切除是恰当的治疗方法

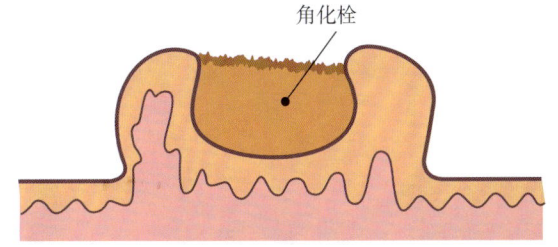

图 118.13 典型性角化棘皮瘤

- 主要在日光暴露部位：面（主要）、颈部、躯干、四肢（10%）（图118.14、图118.15）。
- 可能伴有溃疡="侵蚀性溃疡"。
- 生长缓慢，持续多年。
- 有多种形式：结节、色素沉着或溃疡等。
- 病变有明显的边缘。
- 不经淋巴或血液转移。
- 局部扩散是一个问题。
- 病变如在鼻、眼或耳的周围，可向深处浸润。

（2）临床分类
- 囊性结节型：半透明或淡灰色。
- 溃疡型：结节中心伴有坏死。
- 色素沉着型：通常呈斑点状，也可能全部是黑色的。
- 表浅型：红斑鳞屑性斑块，可误诊为湿疹或银屑病。
- 多形性：瘢痕样，边缘不规则。
- 普通型：珍珠状白边、毛细血管扩张、溃疡（图118.16）。

（3）治疗
- 简单的椭圆形切除法（留出3mm边缘）是最

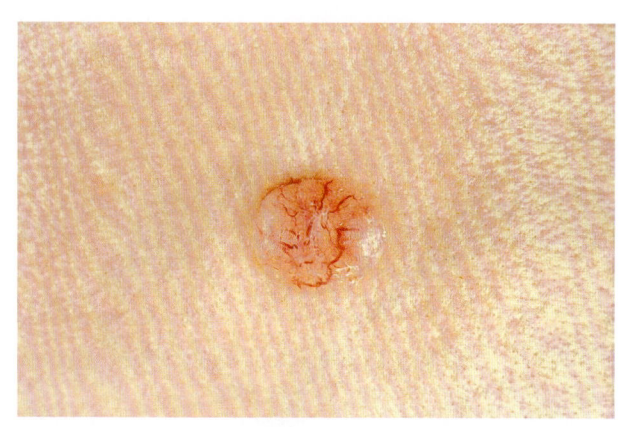

图118.16　基底细胞癌，表现为珍珠样伴血管扩张

佳的治疗方法。
- 如果不行切除，在其他治疗前应做活检。
- 放射治疗是一种选择，特别是在身体虚弱的人。
- Mohs显微外科手术：外科手术的一种形式，适用于较大或再发的肿瘤，或者一些需要最大限度地保护其所在部位正常组织的肿瘤。
- 光动力治疗在结节性和浅表性基底细胞癌反应率超过90%。
- 冷冻治疗适用于组织学证实的，远离头部和颈部且边界明确的浅表肿瘤。需谨慎使用。

注：对证实的但不在鼻和眼周围的BCC，咪喹莫德可能是一种选择。对于BCC活检，是做刮取组织活检，不是穿刺活检。

16. 鳞状细胞癌[7]　SCC是重要的表皮恶性肿瘤；也是在太阳暴露部位出现，特别是皮肤白皙的人。往往在癌前病变区如日光性角化病、烧伤、慢性溃疡、白斑和Bowen病，或也可以从头产生。角化棘皮瘤是一种变种。

注：尽管BCC和SCC与累积的日光照射有关，但他们并不总是发生在日光照射部位。

（1）临床特点
- 患者通常超过50岁。
- 最初皮肤变硬变厚，特别是在日光性角化病这种现象更常见。
- 周围有红斑环绕。
- 硬结节很快转变为溃疡（图118.17）。
- 发生于手、前臂、头部和颈部（图118.18）。
- 溃疡有一个特征性外翻的边缘。
- 可发生转移，可累及局部淋巴结。

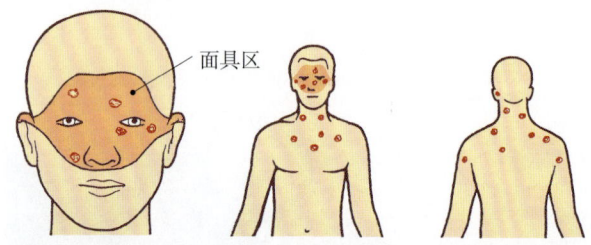

图118.14　基底细胞癌的典型好发部位

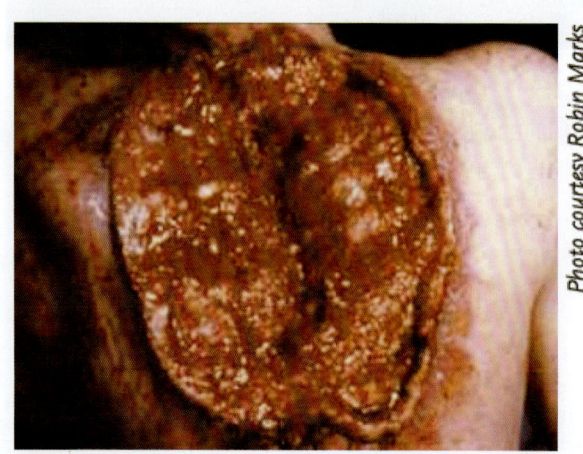

图118.15　被忽视的背部重度基底细胞癌

- 发生于耳、唇、口腔、舌和生殖器的鳞癌是严重的，需要特殊治疗。

（2）治疗
- 对于小于1cm的肿瘤，早期的肿瘤摘除术应切除包括其边缘4mm的范围，而且应该达到脂肪层。
- 如果肿瘤较大，或位置特殊，或伴淋巴结肿大，应转诊外科手术和（或）放疗。
- 耳部和唇部的鳞状细胞癌危险性更大，可以做楔形切除。
- 如果鳞状细胞癌侵犯了软骨，如鼻中隔或耳廓，只能手术治疗。

注：手术是大多数肿瘤的首选治疗方法；冷冻术、应用咪喹莫德和刮除术非首选治疗方法。

对无法进行手术治疗或手术治疗可能导致无法接受的并发症，且经过活检确诊的肿瘤，浅层X线治疗是一个可选的治疗方法。

17. Bowen 病[7]　表皮内癌（Bowen 病）是 SCC 在皮肤的原位癌，以缓慢扩大的、边界清楚的、增厚的红色斑块开始，常见于女性的下肢。可能与日光性角化病、皮炎或银屑病的鳞状斑点很相似。事实上，肿瘤可数月或数年保持不变，但可能伴有结痂、溃疡或出血。因其为原位全层生长的鳞状细胞癌，故

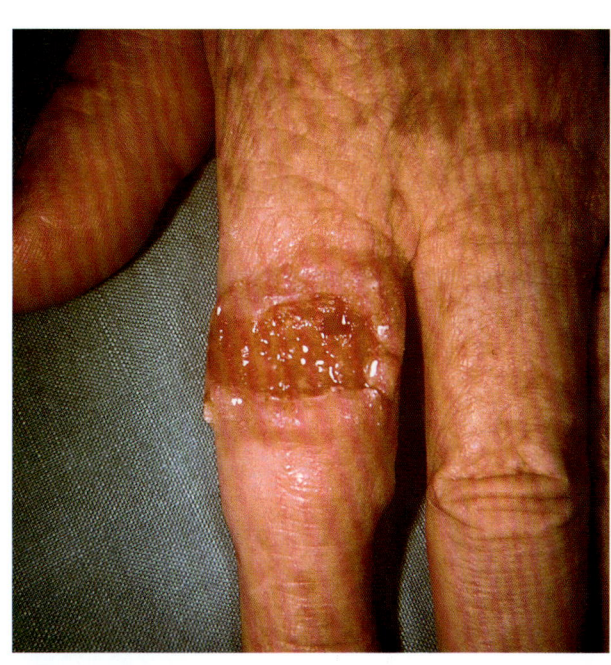

图 118.17　鳞状细胞癌。一位58岁男子示指的病损，其边界坚硬并固定于肌腱和骨上。病情反复发作，不能愈合。根治方法是切除该指

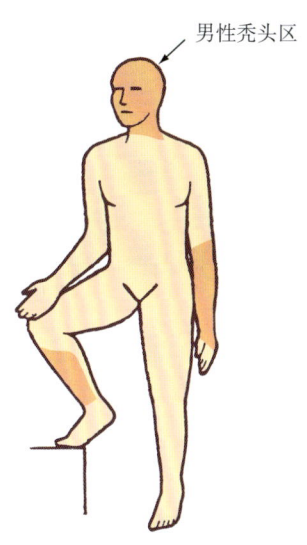

图 118.18　鳞状细胞癌的常见发病部位

有潜在恶变的可能。

治疗
- 首先做活组织检查明确诊断。
- 如果病变较小可做广泛的外科切除。
- 可能需要进行皮肤移植。
- 双层冷冻融化疗法。
- 咪喹莫德被认为是有前途的（等待试验）。

注：疑似银屑病或非皮质激素反应性皮炎要做单个斑片的活组织检查。

四、耳部肿块

耳部尤其是耳轮的肿块，需要密切关注。该部位 SCC 的转移概率多达其他部位的17倍，需在早期行楔形切除术。

耳部肿块的发病原因有：
- 日光性角化病。
- BCC。
- SCC。
- 角化棘皮瘤。
- 痛风石。
- 耳轮结节性软骨皮炎。

耳轮结节性软骨皮炎　该肿块不是肿瘤，表现为耳轮和耳轮最突出部位的痛性结节（图118.19、图118.20）。更多见于女性的对耳轮。是由日光造成的损害。组织学上增厚的表皮覆盖发炎的软骨。肿块看起来像一个小玉米粒，有触痛，如侧卧耳部在枕头上

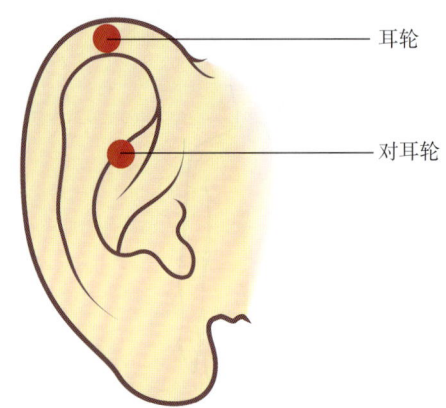

图 118.19　典型的耳轮结节

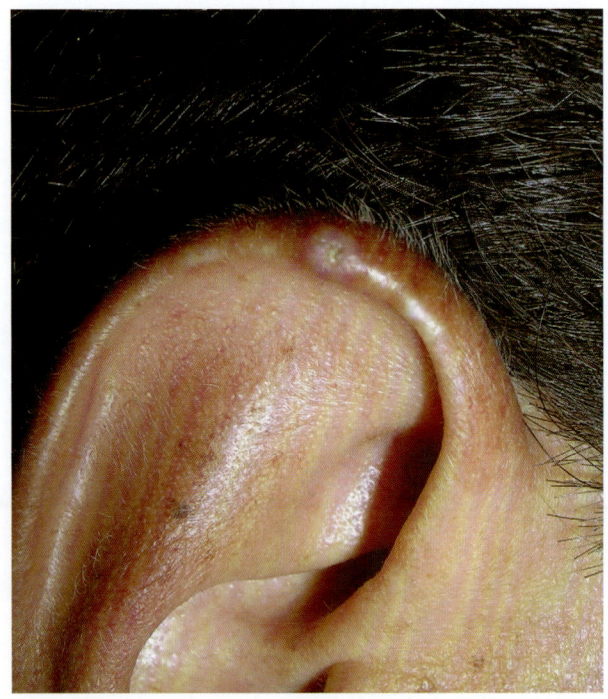

图 118.20　一名 44 岁男子右耳轮结节

影响睡眠。可通过冷冻或瘤内注射曲安奈德进行治疗。如果治疗失败，局部麻醉下行楔形切除术是一种有效的治疗方法。

五、恶性黑色素瘤

通常有一个不断扩大的不规则锯齿状边缘的色素损伤区。参考第 119 章色素性皮肤病变。

六、继发性肿瘤

这些复杂的肿瘤可能来转移自肺癌、黑色素瘤或肠道肿瘤。也可能来源于外科瘢痕（如乳腺癌术后）。

七、卡波西肉瘤[8]

卡波西肉瘤是一种血管和淋巴管内皮细胞肿瘤，与人类疱疹病毒 8 型有关。有 3 种类型。

- "经典"或"散在分布"型：为原发性肿瘤，主要见于欧洲中东部的老年男性。
- 地方型：见于非洲中部男性。
- 免疫抑制相关型：通常与艾滋病有关。病变范围广泛，影响皮肤、肠道、口腔和肺部。

卡波西肉瘤为皮肤和黏膜（任何器官）上的棕紫色丘疹。治疗方法有放疗、化疗和免疫治疗。

八、皮下和深部结构的肿瘤

1. 脂肪瘤　脂肪瘤是来源于成熟脂肪细胞的良性肿瘤，位于皮下组织。

（1）临床特点

- 柔软，且具有变动性。
- 边界清楚，呈分叶状（图 118.21）。
- 硬度与橡胶相似。
- 一个或多个。
- 无痛。
- 常见于四肢，特别是手臂和躯干。
- 可发生于任何部位。

（2）治疗

- 安慰患者，此为良性病变。
- 从美容方面考虑或为解除肿瘤压迫所造成的不

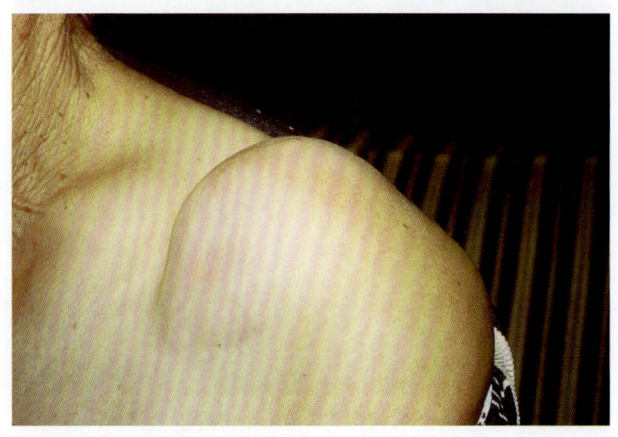

图 118.21　脂肪瘤：患者，女性，66 岁。长达 18 年的可移动的橡胶样肿块。因美容原因手术去除

适，可以切除肿块。

（3）手术切除　很多脂肪瘤可用戴着手套的手指摘除，但是存在几个问题：病变比预期的深；邻近大血管、神经等重要组织结构；被纤维组织缠绕；如果切除不彻底可能复发。

背部脂肪瘤不要轻易地剥除。如果大于 5cm 应考虑转诊。

注：超声是评估脂肪瘤深度的最佳手段。

2. 神经纤维瘤　这些良性肿瘤是坚硬的，有时是柔软、无痛的皮下肿块，沿着四肢周围神经的长轴纵向排列（图 118.22）。肿瘤的侧向移动比长轴方向更多。一些肿瘤受压后会在神经分布区域出现疼痛和感觉异常。

3. 黏液性囊肿　黏液性囊肿是皮肤和皮下骨突间的囊性物，或为分隔及帮助相邻肌腱和韧带活动的含有凝胶状物的囊肿。

4. 假性动脉瘤[9]　假性动脉瘤是一个囊样扩张动脉壁（但并没有3层的动脉壁）。表现为靠近浅动脉的不断扩大的皮下结节。可以因钝伤或穿透伤损伤血管，导致血管壁出血。利用超声检查并谨慎治疗。建议转诊至血管外科进行手术治疗。

5. 腱鞘囊肿　腱鞘囊肿是伴发于关节或腱鞘的坚实囊性肿块。

（1）临床特点
- 皮下组织深部肿块。
- 在关节或腱鞘周围（图 118.23）。
- 多位于手腕关节、手指、足背周围。
- 活动度差，固定于深部组织处。
- 半透明的。
- 含有黏性胶状液体。
- 伴发关节炎和滑膜炎。
- 可能会自然消失。
- 常常复发。

（2）治疗
- 可以随诊观察。
- 不要用力压迫。
- 细针穿吸活检并注射皮质激素，或手术切除（可能很难）。

- 加压缝合技术：用大号羊肠线缝合，用缝合针将羊肠线穿过腱鞘囊肿中部并牢牢绑扎。其形成的侧压可能将腱鞘内容物从针孔挤出来。12 天后拆除线结。

① 腱鞘囊肿注射治疗：腱鞘囊肿治疗后有较高的复发率，术后复发率约 30%。采用瘤内注射长效糖皮质激素如甲泼尼龙是比较简单、相对无痛且更有效的方法[10]。

② 方法
- 将附着在 2ml 或 5ml 注射器上的 21 号针头插入到腱鞘囊肿的腔内。
- 吸出部分（不是全部）果冻状内容物，主要为了确保针头是在囊腔内。

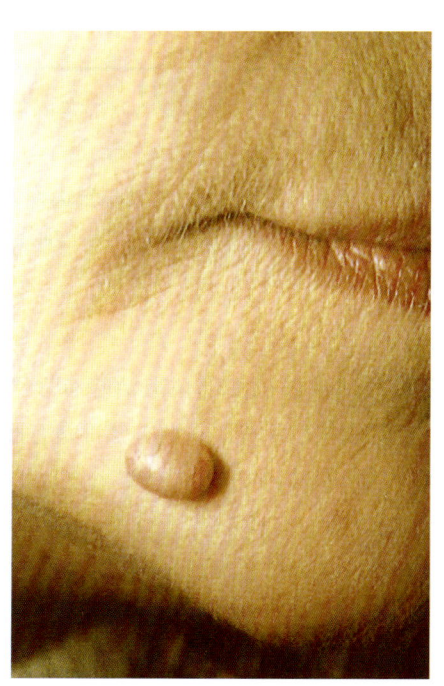

图 118.22　神经纤维瘤。此为可移动的坚硬的皮下肿块，用力压有疼痛感

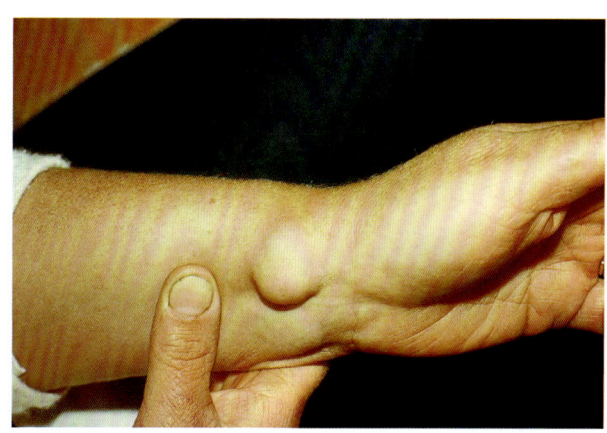

图 118.23　腕关节腱鞘囊肿，坚实固定，且半透光。吸出其内胶状液体后，输入 40mg 醋酸甲泼尼龙进行治疗

- 保持针头的位置不变，换用带有 0.5ml 皮质激素的注射器。
- 注射皮质激素 0.25～0.5ml（图 118.24）。
- 迅速退针，按压皮肤几秒钟，然后用少量敷料包扎。
- 7 天后复诊，如果囊肿仍存在，重复注射 0.25m 皮质类激素。

一个疗程最多可注射 6 次，但 70% 腱鞘囊肿在注射 1～2 次后消退。

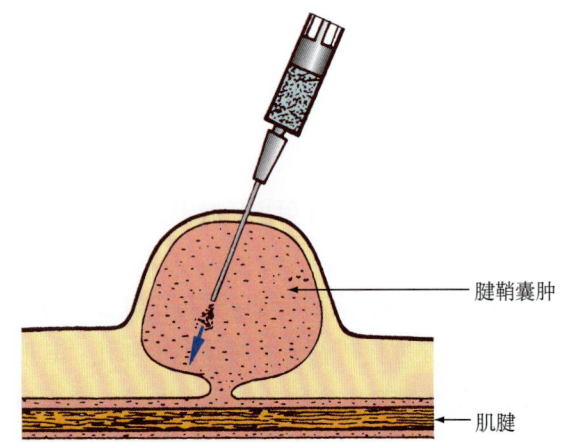

图 118.24 腱鞘囊肿的注射治疗

九、推荐治疗方法

1. 液氮治疗 理想情况下，液氮保存在一个特殊的大型容器内，需要时倒出到一个小热水瓶或喷雾装置内。

对表浅的皮肤肿瘤可应用极简单的方法（表 118.2），即通过一个特制小棉签蘸取液氯直接点冻疣体。棉签的棉花球应比病变稍小，以防止周围皮肤冻伤。

方法（基本步骤）
- 告知患者预期效果。
- 用刀削去多余的角质。
- 使用比病变稍小的棉棒（不大于病损，图 118.25a）。

表 118.2 适宜冷冻治疗的表浅皮肤肿瘤

疣（扁平疣、甲周疣、跖疣、肛门生殖器疣）
皮赘
脂溢性角化病
传染性软疣
日光性角化病

- 浸泡在液氮中直至无气泡出现。
- 轻拍容器侧壁，去除多余的液体。
- 用拇指和示指固定好病变处。
- 在肿物表面用棉棒垂直点上液氮（图 118.25b、图 118.25c）。
- 使用固定的压力：不要轻拍。
- 冷冻至病变周围 2mm 出现白色光环。

与患者解释可能出现的反应，如水疱（可能是血疱）。疣的重复治疗的最佳时间是 2～3 周（最长不超过 3 周）。

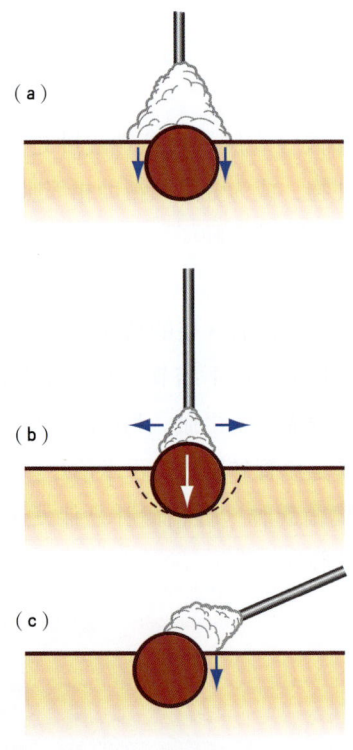

图 118.25 液氮的应用：（a）棉棒球部面积太大，（b）棉棒大小和使用方法正确，（c）棉棒大小合适但应用部位不当

2. 活检 从皮肤病变部位取活检有多种方法，如刮除、削除和钻取活检。这些方法都是有用的，但都不如切除活检有效和安全。

（1）**削除活检** 这个简单的技术通常用于癌前病变组织和某些恶性肿瘤的诊断，但不用于恶性黑色素瘤。

方法
- 局部浸润麻醉。
- 水平握住 10 号或 15 号手术刀片，剔除肿物，直达真皮层（图118.26）。
- 可能需要电疗止血。

活检部位常以最小的瘢痕愈合。

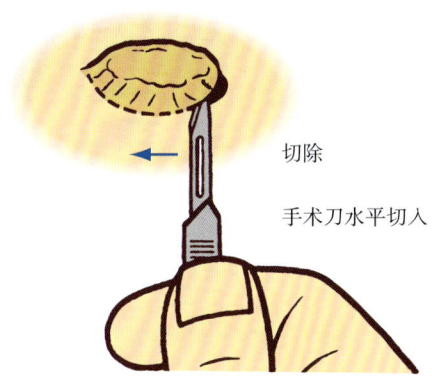

图 118.26　刮取活组织检查

（2）钻取活检　这种活检方法在临床实践中应用相当广泛，可以符合用全层皮肤标本进行组织学诊断的要求。（质量好的一次性活检打孔器可从 Dermatech 实验室等处获得）。

方法
- 清洁皮肤。
- 局部浸润麻醉。
- 用拇指和示指轻拉以减少转动。
- 选择打孔器（4mm 最合适），并将其垂直于皮肤。
- 旋转（按顺时针方），并持续按压，取下深度约 3mm 的组织（图118.27）。拆下打孔器。

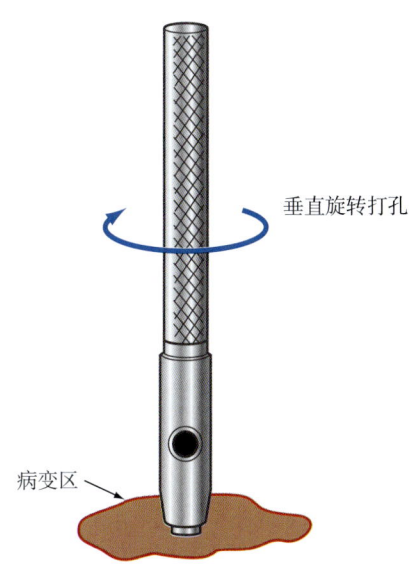

图 118.27　钻取活组织检查

- 用细齿钳或组织钩夹住组织的边缘。
- 轻轻牵引，平行于皮肤表面切开基底部。
- 将标本置于固定液中。
- 通过施压或透热疗法来止血。
- 用干敷料或简单缝合来关闭缺口。

3. 皮损部位的皮质激素注射

（1）适应证
- 斑块型银屑病。
- 环状肉芽肿。
- 增生性瘢痕（早期病变）。
- 瘢痕疙瘩（早期病变）。
- 斑秃。
- 慢性单纯性苔藓。
- 类脂性渐进性坏死。
- 肥厚性扁平苔藓。
- 羊痘和挤奶者结节。

醋酸曲安西龙（去炎松）是比较合适的长效糖皮质激素（10mg/ml）。可以用等量的生理氯化钠溶液稀释。

（2）方法

① 将皮质激素注入病变内部（不能低于病变）。

② 将牢固的接在 1ml 胰岛素注射器上的 25 号或 27 号针（更好）插入真皮的中央（图118.28）。

③ 某些病变需要施加较高的压力（如瘢痕疙瘩）。

④ 注入足够的皮质激素使病变变白。

⑤ 对于较大的皮损需要多个部位的注射，所以对于一些病例，需要我们使用先前提到过的局部浸润麻醉，对于较大皮损避免用皮质激素浸润，可用多重注射。

4. 椭圆形切除术　小的病灶最好行椭圆形切除。总体来说，椭圆形的长轴应该顺着皮肤的张力，这可以通过天然的皮纹辨认出来。

应将拟切除的椭圆画在皮肤上（图118.29）。切除的位置取决于病变的大小和形状、边界的要求（通常 2～3mm）及皮肤张力线等因素。

（1）一般要点
- 椭圆的长度应为宽度的 3 倍。
- 在皮下组织较少的区域（手背）和皮肤呈高张力的部位（上背部）长度应该增加（比如 4 倍）。
- 原则是在两侧皮损的边缘应呈 30° 或更小的角。

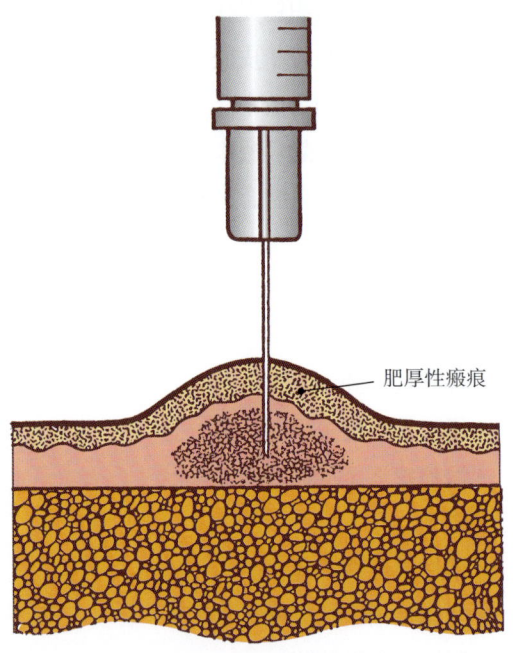

图 118.28　皮质激素注射入真皮中部

- 总的原则：切口要严实对合，不能留有"狗耳"状皱褶。

（2）**面部皮损的切除**　对于面部的肿瘤选择合适的部位做椭圆形切除术很重要。通常沿着皮纹的方向切开，如果是在有胡须的部位要沿着毛囊的方向切开。因此，在眉间的部位也要沿着皮纹方向。在眼周围要切成"乌鸦脚"的形状，在鼻唇褶部位也要沿着皮纹走行的方向（图 118.30）。在皮纹走行不明显的地方，可以轻轻挤压皮肤使其放松以显出皮纹方向。

手术治疗前额肿瘤时，需行水平切口，尽管纵形切口可用于前额较大肿瘤。确保颞区的切口表浅一些，以免误伤面神经的额支。

十、转诊时机

- 不能确定诊断。
- 怀疑为黑素瘤。

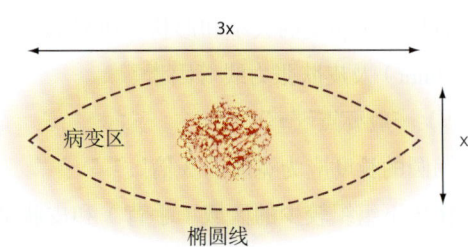

图 118.29　椭圆切除示意图

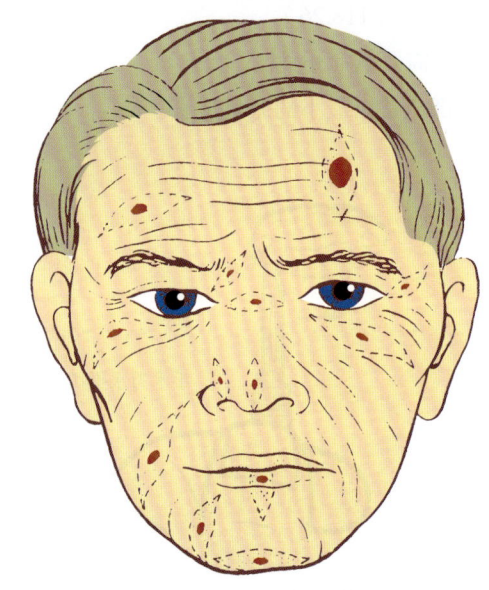

图 118.30　推荐用于面部皮损切除的画线图

- 直径大于 1cm 的肿瘤。
- 治疗后复发的肿瘤。
- 切除不完全的肿瘤，特别是愈合不良的。
- 对合理治疗表示怀疑的。
- 推荐的治疗方法超出术者的技术水平。
- 多发性肿瘤（如器官移植患者）。
- 唇部或耳部的鳞癌。
- 侵袭性或瘢痕状多形性基底细胞癌，特别是在鼻部或邻近鼻唇沟的。
- 有美容方面的考虑，如上胸部或上臂的皮损，瘢痕疙瘩可能是潜在的问题。

要点强调

- 无并发症的小肿瘤最好采用椭圆形切除术，距离边缘 3mm（BCC）或 4mm（SCC）。
- 治疗耳、唇等面部肿瘤时应谨慎。

参考文献

[1] Paver R. The surgical management of cutaneous tumours in general practice. Modern Medicine Australia, 1991, March: 43–51.

[2] Marks R. Skin cancer. In: MIMS Disease Index (2nd edn). Sydney: IMS Publishing, 1996: 469–472.

[3] Davis A, Bolin T, Ham J. Symptom Analysis and Physical

Diagnosis (2nd edn). Sydney: Pergamon Press, 1990: 302-306.

[4] de Launey WE, Land WA. Principles and Practice of Dermatology (2nd edn). Sydney: Butterworths, 1984: 280-281.

[5] Berger P. Warts: how to treat them successfully. Modern Medicine Australia, 1990: 28-32.

[6] Reddy J. Intralesional injection for orf: a practice tip. Aust Fam Physician, 1993, 22: 65.

[7] Marley J (Chair). Therapeutic Guidelines: Dermatology (Version 3). Melbourne: Therapeutic Guidelines Ltd, 2009, 253-254.

[8] Wolff K, Johnson RA. Fitzpatrick's Color Atlas & Synopsis of Clinical Dermatology (5th edn). New York: McGraw-Hill, 2006: 536-538.

[9] Murrell DF. Pseudoaneurysm. Medical Observer, 2008: 38.

[10] La Villa G. Methylprednisolone acetate in local therapy of ganglion. Clinical Therapeutics, 1986, 47: 455-457.

第119章　色素异常性皮肤病

> 医生们需要注意观察皮肤的细节改变。
>
> Louis A Duhring（1845—1913），Valedictory Address, University of Pennsylvania Medical School

所有从医者都应对色素异常性皮肤病的诊治给予持续性关注，并且需要基于自然病程，尤其是恶性黑色素瘤发病率不断增加的情况，对其进行慎重评价。

大多数色素异常性皮肤病是良性的，包括单纯性痣或者黑色素细胞痣、脂溢性角化病、雀斑及雀斑样痣。因此，在这些疾病的诊治过程中有必要给予患者安慰，告诉他们这些病变是良性的。

然而，有1/3的黑色素瘤是发生在原发痣的基础上的。其中有许多是属发育异常。因此，识别和去除这样的痣，对于黑色素瘤的预防就显得非常重要[1]。

恶性黑色素瘤的发病率每10年翻一倍，这个统计数字警示人们应增加对过度日晒危害性的认识。同样有趣的是，黑色素瘤的治愈率也在提高，这反映了早期诊断和治疗的重要性。治疗中最重要的因素是早期发现[2]。

色素异常性皮肤病的分类见表119.1。

一、重要资料与关注要点

- 白种人的黑色素瘤发病率最高，且越接近赤道发病率越高。
- 黑色素瘤的早期诊断和治疗对预后的影响极大。
- 青春期前黑色素瘤极为罕见。
- 目前，年龄超过55岁的男性新增病例最多。
- 大多数人平均有5～10个黑色素细胞痣。
- 年轻人身上的多发性发育异常痣有更高的恶变风险。这些患者需要定期随诊观察（影像学检查）。

二、化脓性肉芽肿

化脓性肉芽肿又称肉芽瘤、毛细血管扩张性肉芽肿、获得性血管瘤。

化脓性肉芽肿是一种血管性病变（无化脓），由毛细血管增生引起。被认为是轻微外伤后的异常反应（图119.1）。

表119.1　色素异常性皮肤病的分类

非黑色素细胞性
色素性基底细胞癌
脂溢性角化病（第113章）
日光性角化病（第118章）
皮肤纤维瘤（第118章）
化脓性肉芽肿
异物肉芽肿
乌鸦足（黑踵病）
掌黑癣
贝克尔痣
黑色素细胞性
非黑色素瘤
雀斑
雀斑痣
痣
・先天性
・后天性
—交界痣→复合痣→皮内痣
—有晕轮的
—蓝色的
—斯皮兹痣（良性幼年黑素瘤）
—发育不良性
黑色素瘤
① 恶性雀斑痣（Hutchinson黑素性雀斑）
② 浅表扩散性黑色素瘤
③ 结节性黑色素瘤
④ 肢端雀斑痣性黑色素瘤

1. 临床特点

- 好发于儿童和年轻人。
- 通常好发于手和面部。
- 鲜红色莓样病变
- 突起，有时带蒂。
- 易破溃、易出血。

勿将化脓性肉芽肿误诊为结节性黑色素瘤，需

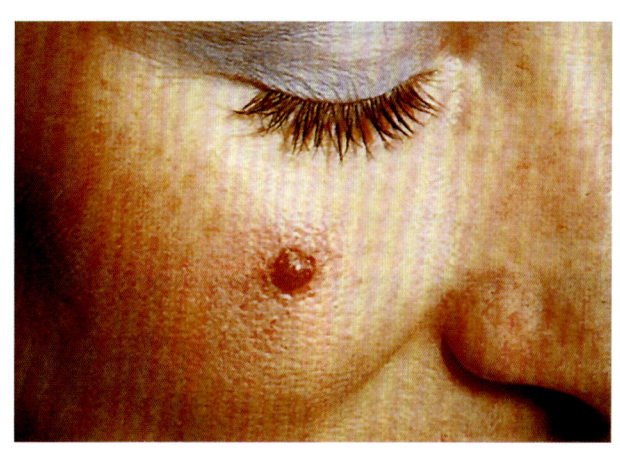

图 119.1 面部化脓性肉芽肿：示鲜红、脆嫩的瘤体。继发于花园带刺植物刺伤后

谨慎。

2. **治疗** 需与黑色素瘤或恶性鳞状细胞癌进行鉴别。可刮除活检并电灼基底部。

标本必须送组织学检查。易复发。

三、乌爪（黑踵病）

乌爪是足后跟部出现的一个黑色斑点，常见于运动员。另一只脚常有类似的病变。

"黑踵"是由锋利外伤造成的小瘀点引起。在运动中常见的急剧转向导致足跟部强烈摩擦，造成局部皮肤浅表出血。

可以通过削去增厚的角质，显示表皮中多个小斑点来明确诊断。

如果诊断有疑问（恶性黑色素瘤是主要需要鉴别的疾病），可以取局部组织做病理检查。

四、掌黑癣

黑癣是位于手掌或脚底的孤立性黑色黄斑病变。取下皮肤碎屑发现有真菌成分，很容易与恶性黑色素瘤鉴别。

五、贝克尔痣

贝克尔痣是弥漫性浅褐色斑，其上毛发较粗，通常出现在肩部和躯干上部。好发于青春期男孩。它不是一个胎记，属良性病变，无需治疗。

六、雀斑

雀斑是小的褐色扁平斑（通常 < 0.5 cm），因表皮黑色素过多而出现颜色，痣细胞（色素细胞）数量并不增加。

主要发生在浅色皮肤，在夏季容易变黑，并于冬季消退变淡。可以通过使用防晒霜改善面貌。

七、雀斑样痣

雀斑样痣是直径在 1～10mm 大小不等的黄褐色、黑色的圆形斑点或斑片。

该病很常见，可能在童年会出现一些零散的病变，通常位于非暴露在阳光的部分。

对于老年人而言，雀斑样痣常由晒伤的皮肤变化而来，通常出现在手背（所谓的"肝斑"）和脸上。

与雀斑不同，雀斑样痣有黑色素细胞数量的增长。

治疗

- 通常不需治疗。对于美容引起的病变，可以采用液氮冷冻或切除。防晒霜可以预防已有的病变颜色变深。
- 新鲜的柠檬汁比"褪色乳膏"治疗本病更好。把青柠檬汁挤压到小碗中，每天将其涂到病变处。连续 8 周。
- 如果必要的话每日晚上用 0.05% 维 A 酸乳膏，
- 严重情况下使用激光。

八、先天性黑色素细胞痣

该种痣在出生时就存在，有时会增大。

临床表现

- 颜色可从棕色到黑色。
- 有时有毛刺和突起。
- 恶变风险高（尤其是较大的病变）。

九、常见后天获得性痣

人们常常因为这些痣而寻找治疗方法。该病灶属于痣细胞的局限性良性增生。有可能在妊娠期间数量急剧增加。新病灶在 20 岁后出现较少。其类型有交界性痣、复合痣和皮内痣。

在儿童期，大量增生的痣细胞聚集在真皮表皮交界处。随着时间的推移，痣细胞逐渐向真皮移动。

复合痣则指真表皮交界处和真皮内都有痣细胞。

成熟后的痣细胞均"移动"进入真皮。参见图 119.2。

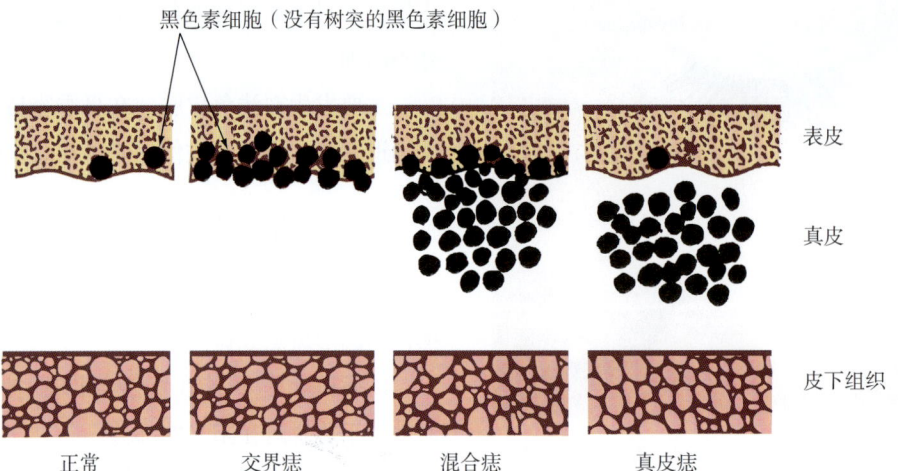

图 119.2 不同类型色素痣痣细胞的位置

1. 临床特征

（1）交界区痣
- 通常小于 5mm。
- 圆形斑。
- 略凸出。
- 棕色到黑色。
- 边界模糊。

大多数手掌、足底和生殖器部位的痣多是交界性痣，传统观念认为以上部位的痣恶变的可能性较大，但没有证据支持。

（2）复合痣
- 圆顶状、轻微突出表面的色素结节。
- 直径达 1cm。
- 颜色从浅褐、深褐到黑色不等，但比交界性痣颜色浅（图 119.3）。
- 大多数是光滑的，但表面也可以是粗糙或疣状。
- 面积大者可有毛发生长，尤其是在青春期后。
- 表现为肉色。

（3）皮内痣
- 看上去像复合痣，但颜色较浅。
- 可为正常肤色。
- 可变成粉色或褐色结节，或带蒂的软结节。

（4）常见获得性黑色素细胞痣恶变的可能性

交界痣：具有明显恶变的倾向（只要交界区活性状态存在）。

复合痣：极少发生恶变。

皮内痣：良性，不恶变。

2. 治疗
- 给予适当的安慰、解释。
- 继续观察。
- 如果病灶发生改变或存在不确定性因素，应行手术切除（距病灶边缘处 2mm），并送组织病理学检查。

十、晕痣

晕痣是由一个黑素细胞痣为中心，周围伴有色素脱失的晕环组成（图 119.4）。这是自身免疫反应的结果。中间的痣会逐渐消退。常常在青春期前后发生。多个晕痣常见于青少年的躯干部位。

注：黑色素瘤周围也有晕环。

治疗

测量病灶大小，予以安慰，使患者放心，并继续

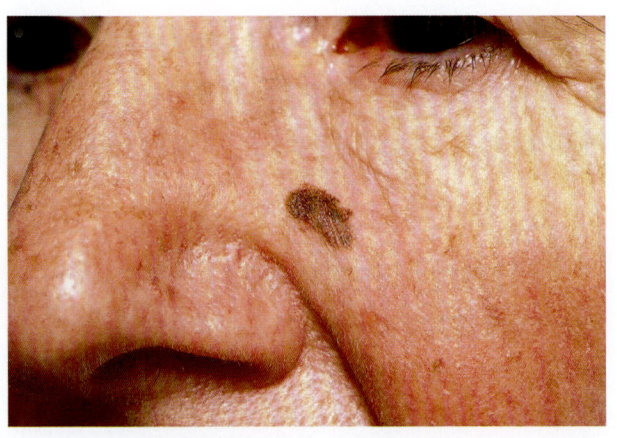

图 119.3 细胞色素性复合痣。此为先天存在的色素性良性病变。青春期常迅速增大，颜色加深

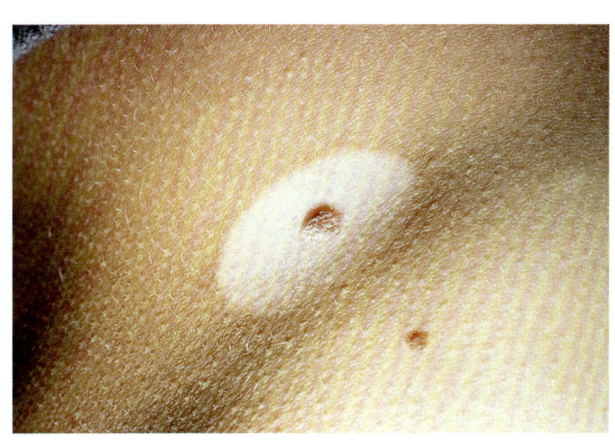

图 119.4　一位儿童身上的晕痣。中央的病灶通常是一个良性色素痣

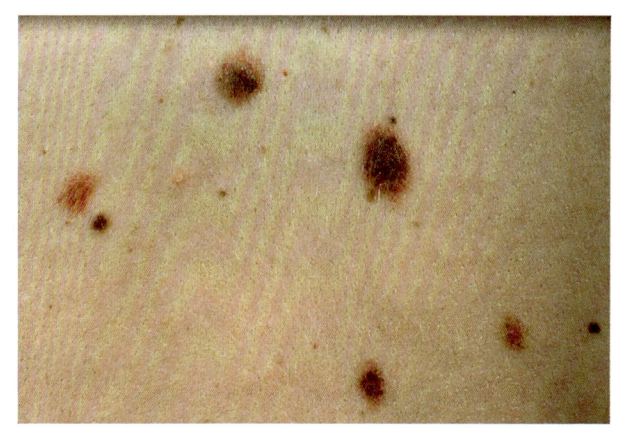

图 119.5　异常增生性黑色性细胞痣。这些皮损可能边界不清，色素深浅不一

观察，通常在几年内消失。如果总是不放心，可切除并行组织病理学诊断。

十一、蓝痣

蓝痣表现为一个孤立的灰色到蓝色的皮肤病变。蓝痣通常出现在童年期和青春期的背部、臀部和四肢，特别是手和足的背面。很少发生恶变。通常因为影响美观而被切除。

十二、Spitz 痣（良性幼年黑素瘤）

Spitz 痣又称良性幼年黑素瘤或梭形细胞痣。

1. 临床特征
- 孤立的色素加深性或红斑性结节。
- 常发生于 4～8 岁儿童。
- 1～3 个月内逐渐进展。
- 边界清楚的圆形病灶。

2. 治疗　可选择手术切除治疗（因增长快速，故切除是最好的"定心丸"）。

十三、异常增生性黑色性细胞痣

这些痣较大，且不规则，主要发生在年轻人的躯干部（图 119.5）。它们可以是家族性出现，也可以散发，发展成黑色素瘤的风险较大，但不一定是癌前病变。即使如此，不典型增生性黑色素细胞痣进展为黑色素瘤的风险也比一般的病变高[3]。其恶性程度被认为处于良性痣和黑色素瘤之间。

临床特征
- 年龄：青春期前。
- 大小：>5mm（大小不一）。
- 大多数分布于躯干。
- 不规则，边界不清。
- 不规则的色素沉着。
- 病灶周围发红。
- 可呈多种颜色：棕色、黝黑色、黑色、粉红色、红色。
- 痣内部的颜色多变。
- 大多数病情稳定，不会进展成黑色素瘤。

十四、痣发育异常痣综合征

本病表现为多形态、大面积、形状不规则的深色素沉着的痣。主要见于躯干。处理困难，尤其是有黑色素瘤家族史的患者。本病在患者的一生中几乎 100% 发展成为黑色素瘤。

1. 治疗　每 6 个月 1 次（如果有黑色素瘤家族史，则每 3 个月 1 次），随访 2 年（与已切除的早期黑色素瘤类似），然后每年随访 1 次。在随访期间，患者和家人应该被密切监测。对身体重要部位进行影像学检查是有帮助的，包括全身或特定部位照相。

任何可疑病变应切除并做组织病理学检查。

2. 给患者的建议　为了降低黑色素瘤的发生概率，应该避免日晒。以下这些原则应遵循。
- 阳光强烈时（从上午 10 点到下午 3 点），避免直接日晒。
- 在阳光下穿宽边帽和长袖衬衫。
- 用 SPF30 以上的防晒霜，并定期更换。
- 日光浴会使你拥有黝黑色皮肤，但也会使黑色素瘤风险增高，应该避免。

十五、黑色素瘤

早期诊断黑色素瘤对预后非常重要。切除黑色素瘤时其厚度是决定预后的一个重要因素。因此当黑色素瘤还比较薄时，即看起来还仅仅像一个不常见的雀斑时，就对其诊断非常重要。

在澳大利亚仅30%的黑色素瘤发生于原先存在的黑色素细胞痣。大多数均发生于正常皮肤，本病易于向周边扩，因此在早期切除非常重要。出现不规则的边缘或边界时提示有肿瘤发生。

1. 危险因素
- 有黑色素瘤史（5倍）。
- 多发痣（50个以上），尤其是不典型增生痣。
- 有家族史（一个或多个成员）。
- 多次晒伤史。
- 对阳光敏感、白皙的皮肤。
- 患者年龄和性别：高龄和男性。
- 日光浴疗法者（包括日光浴）。

2. 临床特点
- 常发生于30～50岁（平均40岁）。
- 可以发生在身体的任何部位，多见于：
— 女性的下肢。
— 男性上背部。
- 常无症状。
- 可有出血或瘙痒。

3. 恶变征象　重要的提示是雀斑或痣的最近变化。
- 边缘或厚度大小的变化。
- 形状改变。
- 颜色改变：蓝色、黑色、红色、紫色、白色、改变，包括混合色。
- 表面形状改变。
- 边界改变。
- 出血或溃疡。
- 其他症状（如瘙痒）。
- 出现卫星结节。
- 淋巴结转移。

4. 类型

（1）恶性雀斑样痣[3]　恶性雀斑样痣（Hutchinson黑色素性雀斑）是一种主要发生在老年人光暴露部位（通常是面部）、生长缓慢的表皮内黑色素瘤（图119.6）。可以进展为侵袭性病灶，预后类似于其他侵袭性黑色素瘤。这些病变的大小、形状和颜色都会发生改变。恶性雀斑样痣应该被切除。

（2）表浅扩散型黑色素瘤　与恶性雀斑样痣一样，表浅扩散型黑色素瘤的最初生长方式是横向的，而非垂直生长（图119.7）。呈现出明显的颜色变化。70%黑色素瘤属于表浅扩散型黑色素瘤。通过组织活检可以早期发现表浅扩散型黑色素瘤——刮取优于打孔（减少抽样误差）。最好行切除活检。

（3）结节型黑色素瘤　结节型黑色素瘤占黑色素瘤的20%，无快速增长的阶段。常发生于中青年患者的躯干部和四肢（图119.8）。

可能有一个"蓝莓"状的结节。预后取决于切除时间和其深度。

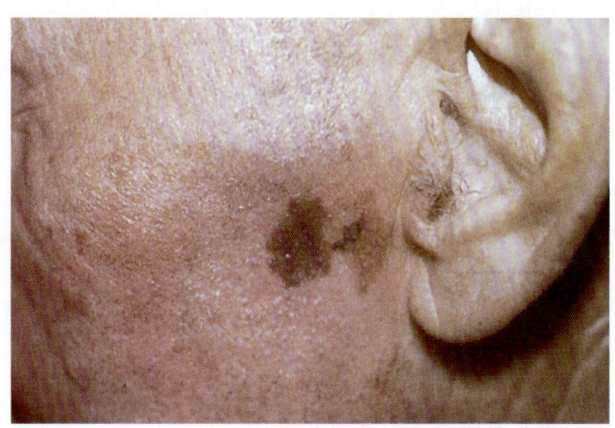

图119.6　一位72岁男性患者面部黑色素瘤，当形成表皮肉黑色素瘤时建议手术切除

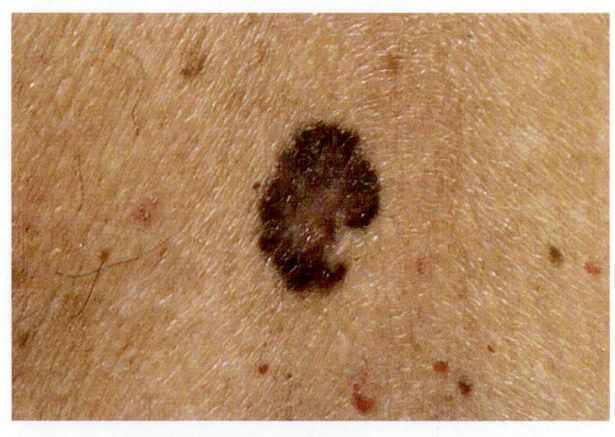

图119.7　表浅扩散型黑色素瘤，边界不清并有颜色改变。需要手术切除

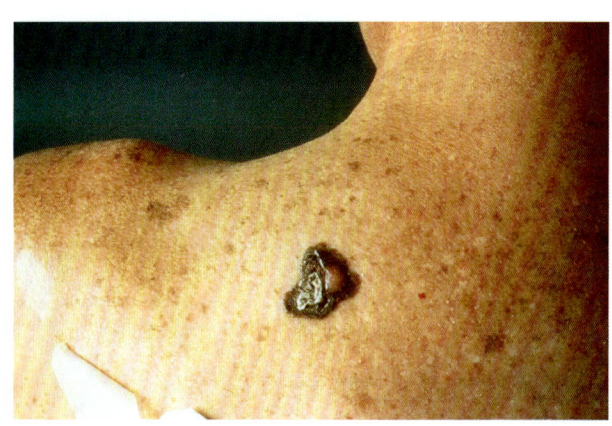

图 119.8 背部结节型黑色素瘤。无放射性生长期,且因其垂直生长,可能容易漏诊。ABCD 原则不适合于这种病变,但其可显示不同颜色改变,且边界不清

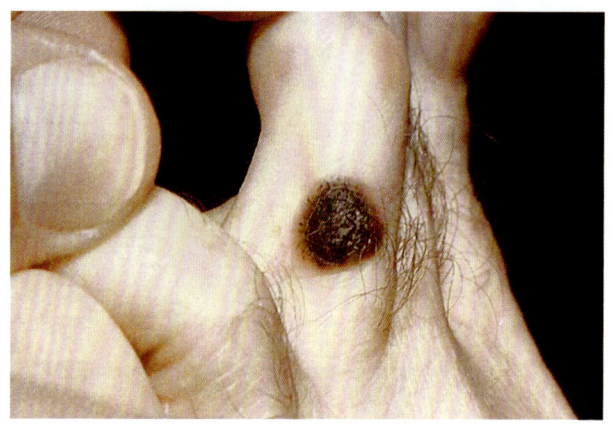

图 119.9 肢端黑色素瘤。一个 30 岁的男子脚趾部位出现痣。该种类型的黑色素瘤,已经变得粗糙。常常出现在肢体远端;在发展为被色素晕包围的结节前是播散性色素斑

黑色素瘤的重要警示性信号

- 新发或变化的病灶(见前述改变列表)
- 迅速发展的任何颜色的结节
- 肿块或溃疡不愈合
- "丑小鸭"综合征:一个突出的色素性病变
- 疾病相关性皮损病变
- 随访中发现皮肤外观改变或伴有临床相关的皮肤形态学改变

(4)早期结节性黑色素瘤性疾病[4,5] 结节性黑色素瘤常诊断困难,因为 ABCD 原则(见本章相关内容)通常对其不适用。应用代表"突起""粘连"和"病程超过 1 个月"的 EFG 原则,更加合适。早期黑色素瘤往往是对称、非色素性、直径小,且垂直生长的。

早期黑色素瘤常被误诊为血管瘤和脓性肉芽肿。当怀疑是黑色素瘤时,应尽早转诊至专科医生确诊和治疗。

(5)肢端黑色素瘤 通常发生在手掌、足底和远端趾骨(图 119.9)。比其他类型预后差,主要发生在深肤色的人群。

(6)促纤维增生性黑色素瘤[5] 是一种罕见的恶性黑色素瘤。它们通常较小,有时呈瘢痕样。大多数呈非色素性。

(7)变异型 无色素性黑色素瘤开始呈肉色丘疹,且大小不断增大,形状也可有改变。由于病变常难以诊断,预后相对较差。

各型黑色素瘤的特点和相关因素见表 119.2。

5.预后 决定预后和转归的因素包括:
- 厚度(Breslow 分级)。
- 级别或深度(Ⅳ或Ⅴ级预后不佳)(图 119.10)。
- 部位(躯干、头部和颈部较差)。
- 性别(男性较差)。
- 年龄(> 50 岁者预后不佳)。
- 非色素性黑色素瘤。
- 出现溃疡。

垂直生长与侵袭的深度有关,深度越深,预后越差。当黑色素瘤切除时的深度小于 0.75mm 时,其治愈可能性大于 90%。如果病灶侵袭超过 4mm 时,治愈的概率低于 30%[3]。

肿瘤深度对 5 年生存率的影响见表 119.3 所示。

根据肿瘤级别(深度)进行的黑色素瘤分期如图 119.10 所示:

- Ⅰ级:局限于表皮(原位)。
- Ⅱ级:肿瘤细胞浸润至真皮浅层(真皮乳头)。
- Ⅲ级:肿瘤细胞充满真皮浅层。
- Ⅳ级:肿瘤细胞浸润至真皮深层(网状)。
- Ⅴ级:肿瘤细胞浸润至皮下组织。

6.鉴别诊断 有几种常见的皮肤病变,可能会被误认为是黑色素瘤。它们是:

- 血管瘤(血栓性)。
- 皮肤纤维瘤(硬化性血管瘤)。

表 119.2　各型黑色素瘤的特点和相关因素[4, 6]

黑色素瘤亚型	所占百分比(%)	快速生长期	部位	平均发病年龄	患者职业特点
表浅扩散型黑色素瘤	70	+	躯干(后背)、四肢(腿)	中年	室内工作者
结节型黑色素瘤	20	−	躯干、四肢	中年	室内工作者
恶性雀斑样痣	7.5	+	头部、颈部	老年	室外工作者
肢端黑色素瘤	2.5	+	手掌、脚底、黏膜	未知	未知

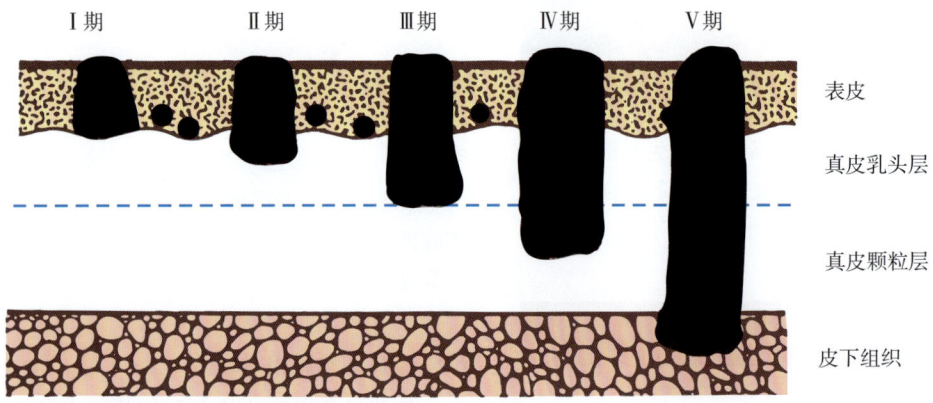

图 119.10　肿瘤分期的判定：黑色素瘤的侵袭程度

来源：经 J Kelly 允许转载。

表 119.3　肿瘤深度对 5 年存活率的影响[6]

肿瘤深度（mm）	肿瘤分期	5 年生存率
0	I	
< 0.76	II	95%
0.76～1.5	III	70%～98%
1.51～4.0	IV	55%～85%
> 4.0	V	30%～60%

来源：经 J Kelly 允许转载[6]。

- 色素脂溢性角化病。
- 色素增加性基底细胞癌。
- 交界性和混合性色素痣。
- 蓝痣。
- 发育不良痣。
- 雀斑样痣。

十六、早期诊断黑色素瘤的简便方法

无影光源是必需的。参考本章相关内容，使用"Maggy 灯"和皮肤镜，这是非常重要和有用的辅助诊断。

1. 皮肤临床体检　检查整个身体的皮肤很重要，并不仅仅检查患者已发现的病变。皮肤色素改变对辨别其良恶性很有帮助。检查顺序应是：

- 从头开始，检查发际、耳后、颈部、背部、上肢背侧。露出臀部，检查大腿后侧。
- 让患者面向检查者，检查其前发际、耳前、前额、脸颊和颈部，向下移动至前胸。
- 为了检查全面，需要患者摘掉胸罩。然后检查腹部，并请患者退掉内裤。
- 然后检查腿的前部。
- 使用"Maggy 灯"非常有帮助。
- 检查完整个皮肤表面并和痣做对比之后，可以用双筒显微镜检查特异性病灶。将可疑病变与患者其他部位的皮肤类似病灶进行对比。

2. 应用 ABCDE 系统

- A = 不对称的（Asymmetry）

黑色素瘤是几乎都是不对称的。大部分的非黑色素瘤病变是对称的，呈椭圆形或圆形。

- B = 边界是否清楚（Border）

与异常增生痣相比，黑色素瘤通常边界清晰，尤其是恶性程度更高时。黑色素瘤的边界常常不规则，而大多数良性病变边界规则。

- C = 颜色（Colour）

黑色素瘤可表现为传统的蓝黑色，但也会出现多

种颜色。包括灰色、白色、蓝紫色、红色、橘红色及深蓝色-黑色中点缀着褐色。由发育不良痣转变而来的早期黑色素瘤常常不表现为此类深色素沉着。

- D = 直径（Diameter）

大部分的黑色素瘤早期发现时至少直径已达7mm，尤其是从已经存在的原发痣转变而来的病灶。然而，结节性黑色素的直径可以小于5mm。

- E = 高度和（或）增厚（Evolution and/or Elevation）

突起提示侵袭的程度，是疾病严重的征象。扁平病变也可能进展为突起。

> **实践要点**
>
> 不是所有的黑色素瘤都是黑色的。一些黑色素瘤不是黑色的。

3. 鉴别诊断 在诊断过程中，要根据各病特点作出鉴别。当用手指按压血管瘤可发现中空现象。色素性基底细胞癌全着色时，与本病鉴别较难，但这种情况是罕见的。"Maggy 灯"下可见特征性的珍珠灰和毛细血管扩张。发育不良痣的最有意义的特征是形态多样，且在其他部位可以发现。发育不良痣通常更宽、更高，且在中央常有深色结节——靶点征。

4. 黑色素瘤诊断中的陷阱性误区

- 结节性黑色素瘤。
- 小黑色素瘤。
- 无色素性黑色素瘤。
- 回归性黑色素瘤。
- 迅速增长的黑色素瘤。

十七、痣和黑色素瘤的治疗要点

- 不要将局部麻醉药直接注射病灶。
- 避免对黑色素瘤或可疑痣进行切取活检。
- 最好在精确诊断的前提下，在疾病的某一阶段进行确定性治疗；而非切除活检后再进行后续手术。

1. 治疗要点

- 孤立发育不良痣恶变的可能性极小。
- 多处切除痣是不合理的。
- 对于可疑病变，切除并送活检，切除时应距病灶缘2mm。可疑病灶的治疗参照图119.11。
- 如果高度怀疑是黑色素瘤，需转诊。
- 注意色素增加性基底细胞癌，虽然其表面有光泽但易于漏诊。
- 不要对色素增加性皮损进行冷冻——应取活检。

2. 病变边缘宽度切除指南[5,7]

- 可疑病灶：边缘2mm。
- 原位黑色素瘤：边缘5mm。
- 黑色素瘤侵袭深度＜1mm：边缘1cm。
- 黑色素瘤侵袭深度1～4mm，最低保证1cm，最大2cm。
- 黑色素瘤侵袭深度＞4mm，边缘2cm。

3. 咨询 积极和支持的治疗可以鼓舞大多数患者，在澳大利亚黑色素瘤总体生存率约为90%[8]。即

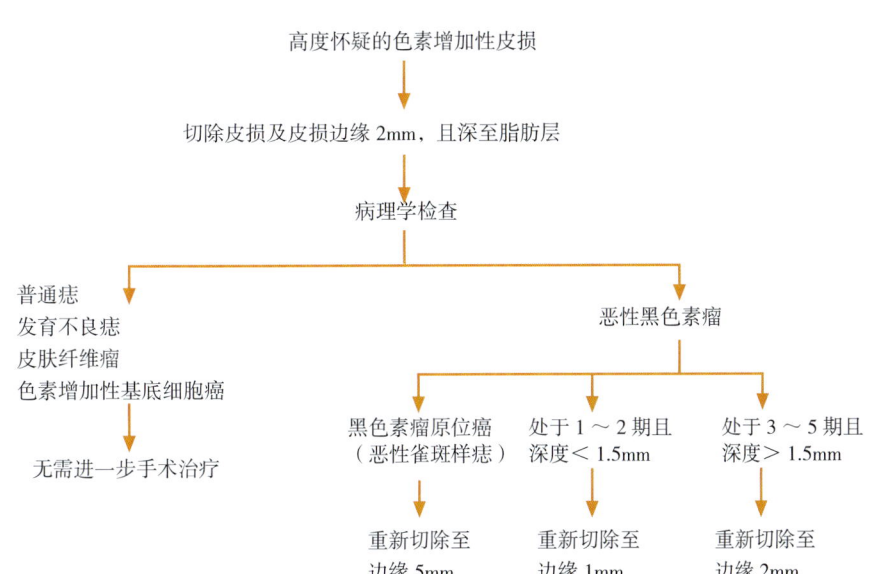

图119.11 对怀疑恶变的色素异常性皮损的处理程序

使肿瘤深度大于 4mm，患者的存活率仍可达 50%。

4. 随访 随访的时间根据肿瘤侵袭的深度而定：

- 1mm：每 6 个月复诊 1 次，连续 2 年。
- 1～2mm：每 4 个月随访 1 次，连续 2 年；2 年后 6 个月随访 1 次，连续 2 年；4 年后每年随访 1 次，连续 10 年。
- ＞2mm：专科医师和社区医师随访，连续 10 年。

肿瘤转移的常见部位是肺部，建议每年做胸部 X 线检查。

参考文献

[1] McCarthy W. The management of melanoma. Aust Fam Physician, 1993, 22: 1177–1186.

[2] Roberts H, Haskett M, Kelly J. Melanoma: clinical features and early diagnostic techniques. Medicine Today, May 2006, 7(5): 39–47.

[3] Marks R. Skin cancer. In: MIMS Disease Index (2nd edn). Sydney: IMS Publishing, 1996, 469–472.

[4] Kelly J. Nodular melanoma–no longer as simple as ABC. Aust Fam Physician, 2003, 32(9): 702–709.

[5] Marley J (Chair). Therapeutic Guidelines (Version 3) elbourne: Therapeutic Guidelines Ltd, 2009, 274–276.

[6] Kelly J. Malignant melanomas–how many have you issed? Med J Aust, 1996, 164: 431–436.

[7] Melanoma Guidelines Revision Working Party. Clinical Practice Guidelines for the Management of Melanoma in Australia and New Zealand. Wellington: Cancer Council Australia and Australian Cancer Network, Sydney and New Zealand Guideline Group, 2008.

[8] English D, et al. Cancer Survival Victoria 2007. Melbourne: Cancer Epidemiology Centre, Cancer Council Victoria, 2007: 40.

毛发疾病　第120章

> 在一些人看来，脱发比死亡还令人苦恼。
>
> HaroldBrodkeyUpon Learning He Had AIDS，*New Yorker Magazine 1994*

满头的好发被视为我们每个人的极大荣耀。不管是在男性还是女性，脱发的威胁都会起一些人的极度焦虑。作为全科医生，我们有必要对那些因为"我现在脱发"而焦虑的患者给予充分的支持和理解。同样，多毛症引起身体形象问题，也让患者产生类似的焦虑和担忧。有趣的是，女性出现脱发者多于男性。

一、正常头发的生长周期

熟悉正常毛发生长过程对了解和评价毛发疾病是必要的。每个毛囊都经历规则的生长和脱落周期（图120.1）。

1.毛囊活动的3个阶段[1]：

（1）生长期　毛发生成的活跃阶段。
- 真皮乳头刺激产生毛干的上皮细胞分裂。
- 毛干每个月可生长1cm。
- 这个时期头发在头皮上平均持续3～5年（平均1 000天）。
- 眉毛和睫毛持续1～2个月，腋窝和会阴部的毛发持续6～9个月。
- 不同个体间有所不同。

（2）退行期　从活跃生长期到不活动的短暂过渡阶段。
- 头发的根部变为棒状。
- 仅持续约2周。

（3）休止期　静止（休眠）阶段，以棒状毛发及其脱色素毛乳头脱落为结束。
- 持续2～4个月（平均每100天）。
- 毛发休止期中的比例在不同的部位有所不同——头发10%，阴毛60%～80%。
- 头发固定在毛囊但不再继续生长。
- 然后毛囊重新进入生长期。

因此，每隔3～5年所有头发会脱落和更换一遍。

2.影响头发数量的一些因素[1]

- 头发生长不是同时的（例如连续不断地产生和脱落）。
- 人类一个月可产生1 000m的头发。
- 每天有50～100根毛发脱落，但密度未降低。
- 头皮平均含有100 000个毛囊。
- 毛囊受到黑色素细胞的活性影响。
- 在注意到头发密度显著下降时，至少已有25%的

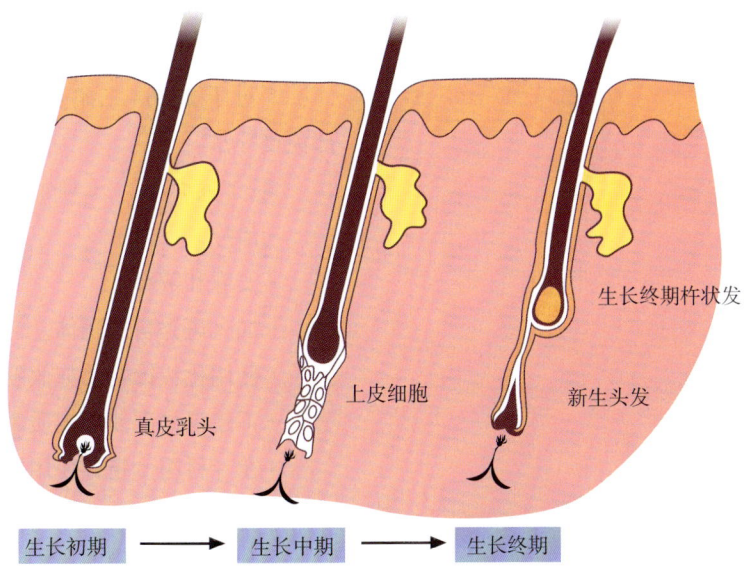

图120.1　正常的毛发生长周期

头发脱落。

- 每天多于100根的持续脱发，表明过度脱发。
- 显著脱发能够阻塞浴室的下水道或遍布枕头。

二、重要资料与关注要点

- 有两种类型的毛发：终毛（较粗、有色素）以及毫毛（细小，柔软，色素相对少）。
- 脱发是毛发脱失的一般术语。
- 脱发可引起患者很严重的焦虑，担忧头发全部脱落，因此，应告诉患者其预后良好。
- 雄性激素性脱发是人类脱发最常见的原因，高达50%的40岁男性和60岁女性会受此症影响[2]。
- 静止期脱发，在脱发之前的大约2个月（有4个月的脱发高峰期）发生创伤事件。
- 虽然严重的压力可能引发斑秃，随着时间一天天过去，压力因素就不被认为是一种原因了。压力似乎是脱发的结果，而不是原因。
- 脱发可以是片状或弥漫的，涉及整个头皮。
- 片状脱发——斑秃和拔发癖。
- 弥漫性脱发——休止期脱发、全身性疾病、药物（表120.1）。
- 如果在童年时期发病，有若干脱发斑块并有眉毛或睫毛缺失，斑秃的预后较差。
- 瘢痕性秃发可能提示红斑狼疮或扁平苔藓。

三、斑秃、全秃和普秃

斑秃是毛囊疾患，是突发的局限性或弥漫性脱发，被认为是一种具有遗传易感性的自身免疫性疾病（20%有阳性家族史）在生长阶段的毛发受影响，导致毛发生长初期的终止。

 诊断提示：完全性脱发斑块 + 裸露正常头皮 + 感叹号样头发 = 斑秃

（1）临床特征
- 完全脱发（小片或扩散）。
- 色素毛发往往首先丢失。
- 清洁正常头皮。
- 没有或很少有炎症。
- 感叹号样头发，特别是周边（图120.2）。

（2）伴随症状
- 面部毛发（男性的胡须）或体毛的丢失。
- 指甲改变——营养不良或软化。

1. **斑秃** 发生过程如下。

（1）局限性斑秃 小斑块通常可以自行恢复（通常为80%），较大斑秃取决于脱落范围和全身性因素。治疗方法（可选择）包括：

- 外用强效Ⅲ级皮质激素（尤其是儿童），每天2次，12周。
- 局部刺激物（例如开始用0.5%地蒽酚软膏，逐渐增至2%，每日1次）。
- 病灶内注射皮质激素——曲安西龙10mg/ml或倍他米松乙酸/磷酸5.7mg/ml，每日2次（谨慎用于面部——有导致皮肤萎缩的风险）。需要多次注射。
- 局部用5%米诺地尔1ml，每日2次（4个月或更长）。只在头发生长期应用。
- 对于2，6-二硝基-1-氯苯类抗原，采用局部免疫疗法。

（2）大面积（>50%的损失）斑秃
- 治疗。
- 安慰和解释。
- 加入斑秃自助团体。
- 使用化妆饰物（如假发、发带、围巾）。
- 不建议局部使用皮质激素——无效。
- 在专科医生指导使用局部免疫疗法。
- 补骨脂素加长波紫外线A（PUVA）光疗。
- 全身皮质激素使用，只适用于活动和进展中的病例：泼尼松，0.75mg/（kg·d），口服3～4周，2

表120.1 弥漫性脱发的原因

雄激素性脱发
静止期脱发
产后静止期脱发
斑秃（弥漫型）的
药物——细胞毒素及其他
甲状腺功能减退症
营养
• 缺铁
• 严重节食
• 缺锌
• 营养不良
发热后时期
生长初期脱发

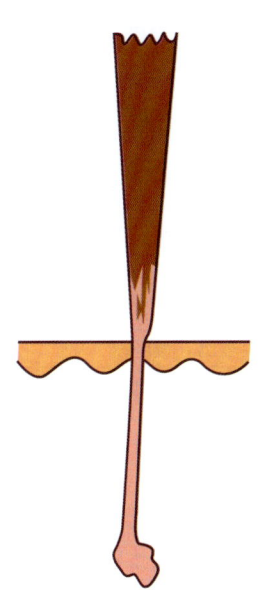

图 120.2　感叹号标样毛发（斑秃的一个特征）

个月后逐渐减量。

33% 的案例中，单个斑块性脱发会在 6 个月内恢复，而 50% 的病例要超过一年才恢复，33% 将永远无法恢复。不幸的是复发率较高（在一项研究中为 86%）[3]。

2. 全秃

- 斑秃性脱发扩展到整个头皮。
- 成人预后相对较好，恢复的概率为 50%。而在儿童恢复概率较小。

3. 普秃

- 这是累及眉毛和眼睑毛的脱落。罕见有恢复情况。

四、瘢痕性秃发

这种情况下毛囊被损坏，如果用放大镜看不到毛囊开口，则毛发再生无望。因此，该过程是不可逆的，用头皮行活检明确诊断是必不可少的。除了显而易见的原因如创伤、重度烧伤、痈和头皮癣与脓癣，瘢痕性秃发还有如下原因。

- 扁平苔藓：这是在头皮上生产小的毛囊性丘疹的扁平苔藓，易于以瘢痕和破坏毛囊形式愈合；该病治疗较困难，方法包括糖皮质激素、抗疟药和阿维 A 酯。
- 盘状红斑狼疮：该病表现与扁平苔藓较相似，治疗方法相似。
- 脱发性毛囊炎：一种头皮的慢性毛囊炎，可能头皮对葡萄球菌反应所致。可用长效四环素治疗。
- 瘢痕性脱发：一个缓慢渐进的、非炎症的、瘢痕形成引起的脱发斑片状区域，之前没有任何明显的皮肤病。

五、静止期脱发[4]

静止期脱发指在静止期毛发持续脱落，是一种最常见的导致弥漫性脱发的原因，各种压力都可能是其诱因。

值得一提的是，毛囊基质细胞的代谢率很高，仅次于血液学组织，应激能导致进入早期静止期并伴随生长期的停止。

发生突发事件与头发脱落之间必然有延迟期，因为毛囊周期经过头发生长期和终止期，当带有终期白色球状根的头发脱落时需要 2～3 个月。

多于 25% 的头发脱落才能感知头发变少。在该病中脱落 50% 是很常见的。

 诊断提示：应激 + 间隔 2～3 个月后脱发 + 白色球状发根 = 静止期脱发

患者通常主诉轻轻揪着梳理或洗发时，有大绺白色球状根的头发脱落（每天脱落超过 150 根，正常人每天脱落 50～100 根）。

1. 静止期脱发的诱发因素

- 任何严重的压力（应激）。
- 分娩（常见）。
- 高热。
- 减肥，尤其是速成的节食。
- 创伤——手术或意外。
- 停止口服避孕药（OCP）。
- 营养不良。
- 出血。

2. 静止期脱发的过程　如果无其他并发症，预计 6 个月自然恢复，因此只需要对患者作出适当解释和安慰。如果持续时间超过 6 个月，考虑为慢性特发性类型或突发性雄激素性脱发。然而，如果担心恢复的疗效，同时压力因素已缓解，可以考虑局部使用米诺地尔进行治疗，至少持续 4 个月。建议病情复发时或恢复不完全时转诊至专科医生。

3. 慢性静止期脱发[5]　通常发生于围绝经期和绝经期女性。可能为自发性、原因不明，也可继发于甲状腺功能减退症、甲状腺功能亢进症、营养不良或癌症。其特点是头发急剧脱落，可恢复，但数周至数月后复发，并持续数天。一般不会导致明显秃头，有自限性，通常不需要治疗。

六、生长期脱发

生长期脱发，通常与头皮癌症的放化疗有关，导致头发瞬间代谢停滞。生长期的头发毛干可通过它们的长度和色素毛球辨别。毛囊可以保持在生长初期，可快速恢复，或迁延至静止期，导致头发延缓生长约3个月[3]。

七、药物性脱发

药物是导致脱发的一个很重要的原因（表120.2）。可能会引起静止期脱发、生长期脱发或加速雄激素性脱发。

药物易引起静止期脱发，但头皮癌症的化疗、辐射、高剂量的铊/汞/砷和秋水仙碱可引起生长期脱发。使用激素，如口服避孕药、达那唑、睾酮和促同化激素类，加速雄激素性脱发。

八、雄激素性脱发

1. 男性型脱发　这是最常见的与年龄相关的脱发类型，与遗传因素和雄激素有关。关键性雄激素是双氢睾酮——由睾酮通过5α-还原酶生成。脱发是可以预知的，有些男性脱发进展很快，而另一些家族遗传性进展较慢。在其他病例是不可预测的。女性弥漫型脱发常进展缓慢。约50%的女性60岁时有很明显的脱发。典型的男性脱发如图120.3所示。

约30%的30岁男性、约50%的50岁男性会发生此类脱发。

2. 女性型脱发

- 女性的脱发类型与男性不同。
- 弥漫性变薄，通常发生在头部（冠）的顶部。前部发际线通常保持，但在某些女性这可以看到双颞部头发缺失和减少（图120.4）。
- 尽管早在20岁左右男女都会出现脱发，但是女性通常在50岁之前不会出现大量脱发。

表120.2　药物性脱发的原因（通常因长期使用）[2, 3]

细胞毒剂/铊
安非他明
抗凝剂：肝素、华法林
抗癫痫药：苯妥英钠、丙戊酸钠、卡比马唑
抗痛风剂：别嘌呤醇、秋水仙素
抗蠕虫剂：阿苯达唑/甲苯咪唑
抗炎：吲哚美辛、金制剂、青霉胺、水杨酸
抗帕金森病：左旋多巴、溴隐亭
抗甲状腺药：甲状腺素、碘剂
心血管药物 • 胺碘酮 • 他汀类、氯贝丁酯 • 选择性ACE抑制药 • 选择性β受体拮抗药
西咪替丁
庆大霉素
激素：口服避孕药、雄激素、达那唑
干扰素
锂
二甲麦角新碱
维生素A衍生物/维A酸：异维A酸

- 一些女性发现短期内有明显脱发，但是少有长时间脱发。全秃很少发生于女性。
- 分娩或急性起病后可能出现弥漫性脱发。

3. 男性脱发的治疗　告知男性患者秃顶是自然老化过程的一部分，应予以介绍。可剪短毛发，使其看起来比较美观。如果患者不能接受秃顶，可选戴假发、头发替代品，或进行头发移植手术。然而头发移植术后，新发往往可能像原来的毛发一样脱落。不应使用药用油和洗发水。螺内酯和醋酸环丙特龙等雄激素受体拮抗药因其不良反应不适用于男性[3]。

现有药物疗法[3]

- 2%和5%米诺地尔1ml，在干燥的头皮上每日

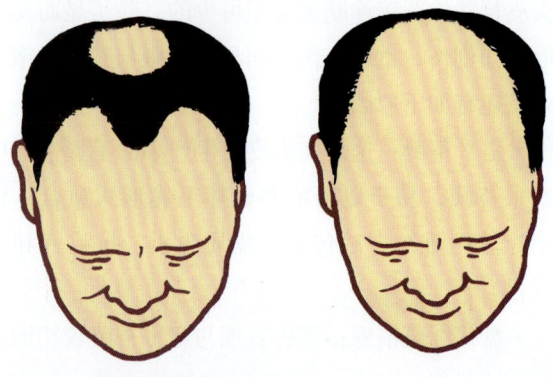

图120.3　典型的男性型脱发

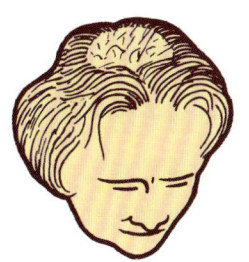
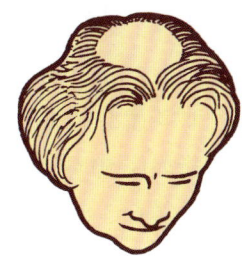

图 120.4　典型女性型脱发

使用 2 次，最少 12 个月。可能疗效甚佳也可能毫无反应。一项研究表明，1/3 持续使用 12 个月 2% 米诺地尔的男性头发明显生长。患者需要终身治疗，价格昂贵。然而停药后会再次脱发。

- 非那雄胺片剂，1mg/d，至少持续 2 年，可抑制 85% 男性继续脱发，65% 的患者在 12 个月内开始重新生长。要有进一步的改善需要更长一段时间。药物很贵，且停药后治疗效果也消失，需长期治疗。

4. 女性脱发的治疗

（1）**物理治疗 / 假发**　包括使用假发、头发移植和掩盖。可将假发戴在整个头上或秃斑上，或将纤维编织在残余的头发里。

掩盖可以通过技术高超的美发师用现存头发覆盖来实现。或者通过将头皮染成和头发相同的颜色来实现。染发剂可以在发际处或沿着头发缺口被轻轻地刷进发根。

（2）**药物治疗**[2]

- 局部应用 2% 和 5% 米诺地尔，每日 2 次，至少使用 12 个月（来评估疗效）。尽管已有大型试验证明其在女性患者中普遍有效[6]。

或

- 螺内酯（安体舒通）200mg/d，持续 6 个月。

或

- 醋酸环丙特龙 100mg/d（1 个月 10 片），口服。通常与口服避孕药一起使用。
- 如果是在绝经后在内分泌科医生指导下口服醋酸环丙特龙 50mg/d。

九、拔毛癖

这种斑片状脱发是因为故意拔除或扭曲毛发干导致。这在小儿中相当常见，可能没有太大意义，仅仅是一个"习惯"。在年龄较大的儿童和成人则可能是强迫性障碍，与压力有关。

临床特点

- 不完整的斑秃。
- 头发长短不一。
- 毛发断裂、扭曲。
- 脱发呈现出奇特的图形。
- 往往发生在惯用手侧。
- 可能累及睫毛或眉毛。

十、儿童常见头发疾病

1. 松弛毛发（生长初期头发）综合征[7]　表现为轻拉头发即可拔除毛囊。新生长的头发纤细。是一种常染色体显性遗传疾病。

（1）临床特点

- 稀疏的较细的头发，带着破损的边缘。
- 多见于女孩，可影响男孩。
- 起病于儿童早期，一般年龄 < 5 岁。
- 大的毛发团块在玩耍中容易被拉出来。
- 头发发干，光镜检查可辅助诊断。

（2）预后

- 随着年龄的增长可自行改善。
- 通常到青少年时期，头发即可恢复正常。

（3）治疗

- 安慰和解释。
- 温和地保护头发。

2. 牵引性脱发　头发变薄，见于女童和年轻女性，由于紧束的发型所致，如马尾辫、过度卷发和编头发等。秃发部位有短的断发，在牵力最大的部位有瘢痕组织。"边缘性脱发"是最常见的类型，常见于额和发迹边缘（图 120.5）。应建议患者停止牵引过程。可用烫发代替卷发。

3. 拔毛发癣　通常发生在 4～10 岁的儿童，通常是夜间的习惯，家长可能不知道其拉头发。前面和颞区常为受累部位（图 120.6），但不会完全光秃。本病的特征是不规则脱发区域内包含着不同长度的头发。长度不同是因为有些头发不会被拉掉，而有些头发会在不同长度被拉断。此类疾病可能合并滤泡样脓疱，尽管如此，需要用刮除法来排除由断发癣菌导致的头癣的特殊类型（黑点癣）。治疗类似于吸拇癣和咬甲癣。但这并不是一种重要的心理问题。

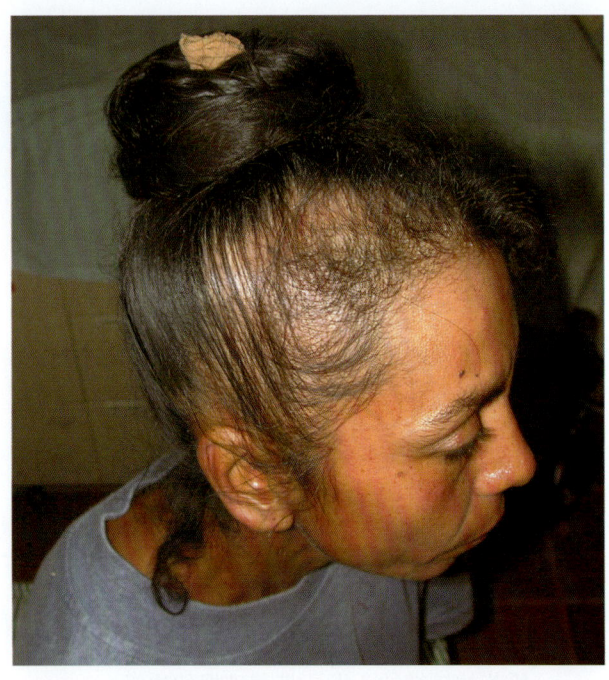

图 120.5 由于盘头发，发髻过紧导致的成年人牵引性脱发

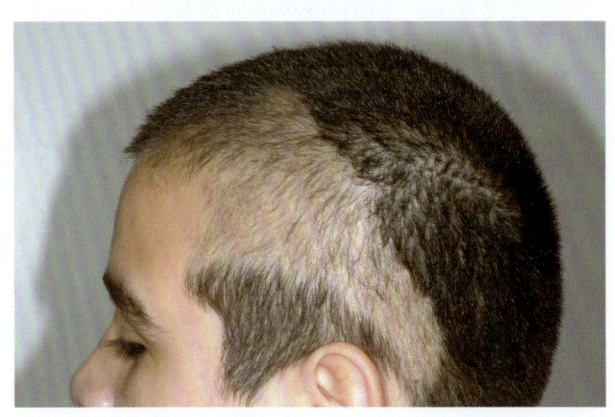

图 120.6 一位 11 岁的男性拔毛癖患儿。有不完全性斑片状脱发及异常图案

4. 局限性斑秃 可以发生在儿童。大多数情况下，童年期自行缓解，但可以进展为全身性脱发或秃发，反复发作。毛发可能 10 年后再生。局部涂抹中效皮质激素，持续 12 周，可能会有疗效。

5. 头癣 这是由皮肤癣菌感染产生的不完性、不清洁脱发，表现为不同程度的表面剥落和头皮炎症。在严重的情况可出现沼泽样肿胀（脓癣）。伍德（Wood）灯检查阳性率仅为 50%，刮拭头皮送显微镜下检查和培养能够证实诊断。

十一、诊室诊查过程

以下方法可对确诊和判断预后有帮助。

1. 头发牵拉试验 这是个简单的方法，用拇指和示指握住 50～100 根毛发，从近端到远端轻轻拉动。重复 6～8 次，应有 2～5 根休止期头发脱落，可以用于分析。每次拉动头发如有超过 8 根脱落则为异常。

2. 毛母质细胞 用短、尖动脉钳拔出 20～50 根头发。计算生长初期的头发与生长终期头发的比例，生长终期头发的增加会导致比例下降。

3. 头皮活检 本方法可鉴别瘢痕性和非瘢痕性秃发，也可鉴别斑秃和拔毛。

4. 毛干的光镜检查 如果怀疑毛干存在缺陷，用光镜和（或）电子显微镜可给予诊断提示。可将皮肤碎屑和头发样品进行真菌镜检和培养。

十二、女性多毛症

多毛症是女性在雄激素依赖部位长出过多较粗的色素较重的毛发，即在男性性征区（如上唇、胡须部位和背部，图 120.7）出现。

大多数病例是由特发性多毛症导致，有种族或家族性因素，或为多囊卵巢综合征的变异。其他原因包括肾上腺皮质增生症、肾上腺肿瘤、库欣综合征、卵巢肿瘤，以及医源性原因特别是药物（表 120.3）。

除非有男性化的其他特征，无需进行常规辅助检查。排除肾上腺或卵巢病理性改变是非常重要的。

多毛症的突然出现是存在严重的潜在病变的重要标志。

合理的辅助检查有：① 盆腔超声，用于诊断多

表 120.3 男性化的原因

泌乳素瘤
肾上腺
• 先天性增生
• 库欣综合征
性腺发育不良
• 雄激素治疗
• 肥胖
卵巢
• 多囊卵巢（PCOS）
• 卵巢肿瘤

囊卵巢；② 血清睾酮；③ 脱氢表雄（甾）酮（DHEA），如果升高，提示导致雄激素过多的肾上腺因素。

对于月经规律的多毛症患者，应检测其血清睾酮、DHEA 和凌晨 17 羟黄体酮水平。如果患者月经不规律，则有必要检测毛囊刺激素、黄体生成素和血清泌乳素。

1. 治疗原则

- 排除潜在的肾上腺皮质或卵巢病变。
- 通过适当的咨询和转诊，帮助患者获得可接受的身体形象。
- 推荐适当的整容措施，如漂白（一个不错的选择）、打蜡、使用脱毛膏或刮除等。
- 不要拔掉毛发，尤其是唇周及下颌部，拔毛可刺激毛发生长，但刮除似乎不会产生这种作用。
- 电解法可以帮助脱毛，但较为昂贵，需要有经验的治疗师多次治疗（小心瘢痕）。本方法可暂时去除毛发，3 个月内可再次生长。
- 激光脱毛法可能也有作用，但是最适合于浅肤色上的颜色较深的毛发，而且这只暂时的，只能持续 6 个月。

2. 药物选择

包括抑制毛囊雄激素作用（螺内酯和醋酸环丙特龙）、抑制卵巢癌和（或）肾上腺雄激素生产（地塞米松或口服避孕药）的药物。

有如下选择：

螺内酯 100～200mg/d，口服（需要 6～12 个月应答）。

或

醋酸环丙孕酮 10～100mg/d，口服。每个月经周期持续 10 天，与口服避孕药同时使用。

依氟鸟氨酸盐（Vaniqa）霜是一种新药，可用于局部治疗面部和下颌的毛发。

十三、多毛症

多毛症是完好的细小毫毛或茸毛在全身的加速生长。属于非雄激素依赖性毛发，且对于抗雄激素治疗无效。对其原因目前尚不清楚，可以是原发性或体质性的，通常在青春期的前期出现，并且均匀地分布在背部和四肢。青春期前的多毛症通常是家族性的，但并不总是有阳性家族史。

药物是引起继发性多毛症的一个重要原因。常见药物有苯妥英、米诺地尔、环孢素、皮质激素（包括局部应用的）、二氮嗪和促蛋白合成类固醇。

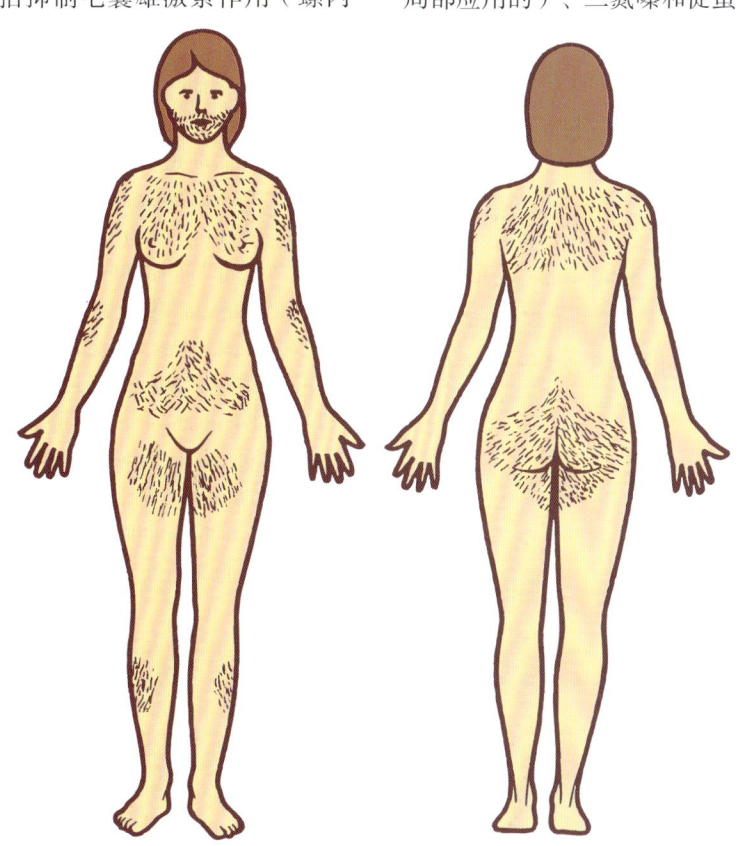

图 120.7　容易发生多毛症的部位

多毛症也可并发于胃癌等潜在肿瘤性疾病，这种情况下被称为获得性胎毛增多症或"恶性"胎毛症。

其他原因包括神经性厌食症、围绝经期、饥饿和一些罕见的综合征（如 Cornelia de Lange 综合征）。

十四、鳞状头皮疾病

1. 头皮屑　头皮屑（头皮糠疹）主要是生理过程，头皮剥落是正常脱屑的结果。在青春期非常普遍，20 岁左右最严重。

如果是持续性剥落，很可能会导致脂溢性皮炎和头皮癣，可通过脱落的斑块进行鉴别。

头皮屑和脂溢性皮炎是同一疾病严重度连续发展的过程，都是由于分枝球形马拉色真菌感染，产生分解皮脂脂酶所致。两者发病机制相同，都是伴有鳞屑和不同程度瘙痒的慢性复发性疾病。更重要的是，它们对相同的治疗反应相似。

2. 治疗　洗发水：

- 吡啶硫酮锌（如 Dan-Gard, Head 和 Shoulders）。

或

- 二硫化硒（如 Selsun）。

方法：按摩头皮，等待 5 分钟，用清水洗净，每周 2 次。

3. 持续或严重的头屑治疗

- 煤焦油加水杨酸化合物（Sebitar）洗发水。

或

- Ionil T 加洗发液。

方法：如上所述，使用 Sebi Rinse 或酮康唑（Nizoral）洗发液。如果病情持续，尤其瘙痒明显，且 Nizoral 洗发液无效，可使用皮质激素（如倍他米松头皮洗剂）。

十五、干性头发

建议患者：

- 不要天天洗头。
- 用柔和的洗发水。
- 用温度调节器。
- 剪去头发分叉的末端。
- 避免加热（如电卷发喝电吹风）。
- 在热气下戴上保护帽。
- 游泳时戴上橡胶帽。

十六、油性头发

建议患者：

- 每日用油性头发专用香波洗发。
- 洗发过程中按摩头皮。
- 使香波在头发上停留至少 5 分钟。
- 避免用头发温度调节器。
- 避免过多冲刷。
- 注意生活方式的因素，放松和均衡饮食很重要。

参考文献

[1] Cargnello J. I think I'm losing my hair. Aust Fam Physician, 1997, 26: 683-687.

[2] Cargnello S, Sheil R. Hair loss and hirsutism: how to treat. Australian Doctor；21 November 2003: 31-38.

[3] Marley J (Chair). Therapeutic Guidelines: Dermatology (Version 3). Melbourne: Therapeutic Guidelines Ltd, 2009:147-167.

[4] Sinclair R, Yazdabadi A. Common hair loss disorders. Update. Medical Observer, 4 September 2009: 25-27.

[5] Whiting DA. Chronic telogen effluvium: increased scalp hair shedding in middle aged women. J Am Acad Dermatol, 1996, 35: 889-906.

[6] Lucky AW, et al. A randomised placebo-controlled trial of 5% and 2% topical minoxidil solutions in the treatment of female pattern hair loss. J Am Acad Dermatol, 2004；50: 541-553.

[7] Thomson K, Tey D, Marks M (ed). Paediatric Handbook (8th edn). Oxford: Wiley-Blackwell, 2009: 284-285.

指甲疾病　第 121 章

> 医生应该身着白大褂，脚穿皮鞋，手执拐杖和伞，步行中姿态文雅、面容慈祥，如同世间万物的朋友。同时他还应养成不蓄胡须、勤剪指甲等良好习惯。
>
> Sushruta-Samhita（5th Century BC）

只要留意指甲疾病的几个明显症状，作出诊断则十分简单。然而，在许多情况下，当我们不熟悉其典型症状时，则难以作出正确诊断。通过学习指甲的基本解剖和功能，以及通过借助在本章中提供的图表，诊断过程就可以变得容易。事实上，创伤、感染和炎症只能通过有限的途径累及指甲[1]。

在临床中遇到的主要的指甲问题包括创伤、感染、甲真菌病、趾甲内向生长、甲沟炎和银屑病等。指甲真菌感染和银屑病是指甲营养不良的最常见原因。由创伤或疾病导致的指甲损伤也可引起指甲营养不良。因剔甲癖如过度咬、挖或清洗指甲而致指甲改变，引起指甲疾病，都应从病史和体格检查中弄清楚。

体格检查应包括脚趾边缘在内的全身皮肤检查，寻找银屑病、过敏性湿疹、扁平苔藓和股癣等皮肤病证据。

一、重要资料与关注要点

- 指甲的生长率在个体之间有所不同：平均每周生长 0.5～1.2mm，但趾甲长得稍慢[2]。
- 被撕裂的或完全萎缩的指甲大约需要 9 个月才可再生。
- 大约需要 6 周增长出新的角质层。
- 与严重急性疾病相关的 Beau 线出现需要大约 3 个月。
- 不要将慢性甲沟炎与甲真菌病混淆。前者影响指甲的皱褶，后者主要影响远端指甲。
- 指甲剪除物细菌培养和组织学检查可能是区分指甲营养不良和甲癣的唯一方法。
- 不是所有白色易碎的指甲都是由真菌引起的。
- 在任何指甲下发生色素性病变时，应怀疑黑色素瘤。不要与指甲下血肿混淆。他们通常表现为纵向的色素条纹。当心无黑色素性黑色素瘤，它类似慢性甲沟炎或化脓性肉芽肿。任何怀疑都需要尽早排除[2,3]。
- 各种皮肤疾病和结缔组织疾病都可以影响指甲，如银屑病、扁平苔藓、红斑狼疮、硬皮病、大疱性类天疱疮、毛囊角化病（也叫滤泡角化症）等[4]。
- 手指指尖的杵状畸形异常——主要应寻找肺源性或心脏疾病的证据。
- 指甲明显被伤咬或创伤可能是焦虑症的一个症状——应注意发现精神疾病。

二、指甲的解剖和功能

指甲的基本组成（组织）包括甲床、近端和远端甲襞、角质层和甲板（图 121.1）。甲板的硬角蛋白形成了甲床。甲床，包含生发上皮，为表皮的内陷（甲襞），并被由表皮形成的防水密封层保护。甲床从甲襞的近端一直延伸到角质层。

甲床接近远端指骨。指甲有重要的功能和美容作用。它能增强良好的触觉和捡拾物品的运动技能，如从平面上固定住，没有指甲就不可能。

三、指甲疾病及其原因

1. 甲板掀起（甲脱离）

- 创伤。
- 人为的。
- 癣。
- 银屑病。
- 光敏症，通常为四环素引起。
- 其他（如疣、扁平苔藓）。
- 甲状腺功能亢进症。
- 指甲被破坏。

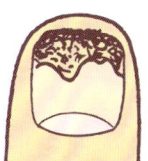
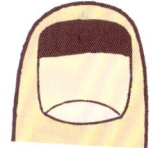
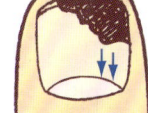

银屑病甲　　甲外伤　　真菌病甲

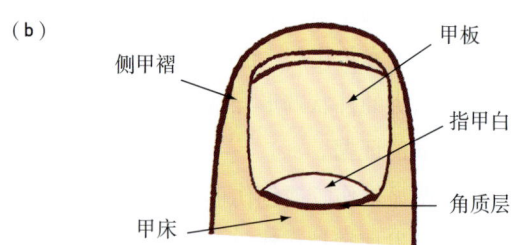

图 121.1　指甲的正常解剖及构成
（a）侧面观；（b）背面观

— 鳞状细胞癌。
— 黑色素瘤。
— 扁平苔藓。

2. 甲板增厚

- 生长性。
- 创伤。
- 甲癣。
- 银屑病。
- 甲弯曲。
- 与年龄有关的指甲改变。

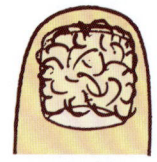

银屑病甲

3. 甲板变薄

- 外伤——磨损和撕裂（重复水浸）。
- 人工指甲。
- 扁平苔藓。
- 周围血管性疾病。
- 全部指（趾）甲营养不良，通常见于儿童。
- 指甲变脆。

4. 甲板呈钻孔样变

- 银屑病。
- 局限性脱发。
- 特应性皮炎。

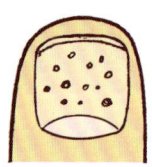

5. 甲板纵纹

（1）多条沟状改变

- 黏液样囊肿。
- 血管纤维瘤。
- 老化。

（2）中央单个条纹

- 毛囊角化病。
- 遗传或先天性。
- 机械性创伤。

6. 甲板的横向沟槽

- Beau 线（由急性疾病引起）（图 121.2a 和图 121.2 b）。
- 习惯性抠挖（拇指指甲的角质层）（图 121.3a 和图 121.3 b）。
- 特应性皮炎。
- 雷诺病。

7. 单条横向白线或带

- 化疗。
- 砷中毒。
- 肾衰竭。

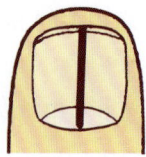

8. 层状撕裂

- 外伤——重复湿浸和干燥（如做家务）。

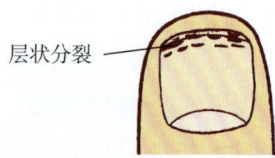

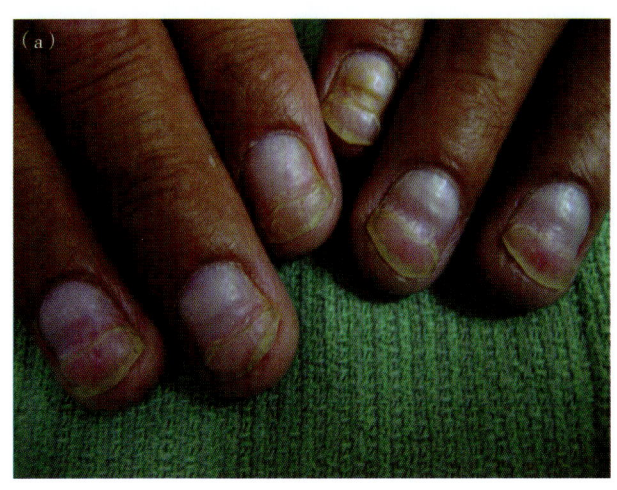
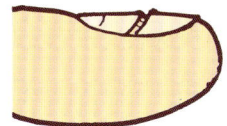

图 121.2 指甲 Beau 线：急性胆囊炎发作后数月出现

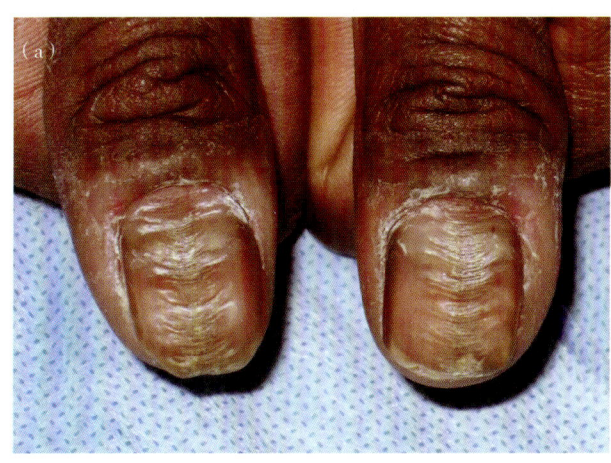
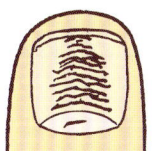

图 121.3 习惯性抠挖：拇指指甲横向沟槽

9. 指甲异常弯曲

（1）匙状甲（指甲凹陷症）
- 特发性（大部分情况）。
- 遗传。
- 外伤。
- 铁缺乏。
- 血色病。

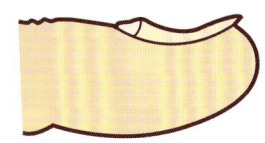

（2）过度弯曲
- 遗传鳌状甲。

（3）杵状膨大
- 遗传或先天性。
- 肺部疾病（如癌症、肺纤维化）、败血症。
- 心脏病（如先天性发绀、亚急性细菌性心内膜炎）。
- 肝脏疾病（如肝硬化）。
- 胃肠功能紊乱（如克罗恩病，请参阅第 46 章相关内容）。

10. 撕裂性出血
- 小的创伤（如体力劳动者）。
- 细菌性心内膜炎。

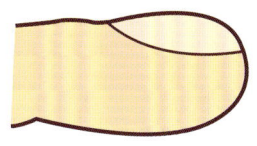

11. 甲板颜色异常

（1）发白
- 纹状白甲病（通常是创伤引起）。
- 肝硬化。
- 低白蛋白血症（整体变白）。

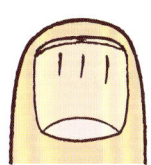

（2）发红
- 分裂出血。
- 肾衰竭
- 红细胞增多症。

（3）呈棕色
- 真菌感染。
- 香烟染色。
- 药物：金制剂、氯丙嗪。
- Addison 病。
- 银屑病（"油斑"斑块）。

- 黑色素瘤。

（4）发黑
- 血肿。
- 黑色素瘤。
- 种族色素沉着。
- 痣。
- 米诺环素。
- 细胞毒性药物（横向带状）。

（5）发绿
- 假单胞菌感染。
- 曲霉菌感染。

（6）发蓝
- 抗疟药。
- 银中毒。

（7）发黄
- 黄甲营养不良（呼吸系统疾病？）。
- 真菌感染。
- 银屑病。
- 生长缓慢。
- 四环素类药物。

（8）一半（近端苍白）和一半（远端棕色或红色）（即对半指甲）
- 肾衰竭（慢性）。
- 肝硬化。
- 创伤（咬伤、撕裂、碎裂）。

12. 远端甲襞肿胀（甲沟炎）
- 创伤（如咬）。
- 修剪指甲（缩回角质层）。
- 念珠菌感染。
- 葡萄球菌感染。
- 疱疹性瘭疽。

13. 指甲两侧甲襞肿胀
- 嵌甲。
- 类视黄醇。
- 甲板过度弯曲。

14. 甲襞肿瘤

（1）良性
- 黏液囊肿。
- 疣。
- 甲周纤维瘤。

（2）恶性
- 鳞状细胞癌。
- 黑色素瘤。

15. 指（趾）甲辅助组织损坏
- 创伤。
- 扁平苔藓。
- 黑色素瘤。
- Bowen 病。
- 鳞状细胞癌。

四、甲剥离[1]

甲剥离是指甲板从底层甲床分离，这只是一种临床表现，不是一种独立的疾病。这种分离使得甲下空间和空气的接口处积存碎屑，如污垢和角质。通常出现在指甲，但也因蹭鞋而发展到脚趾甲。局部使用甲醛、树脂抛光或指甲胶水等导致的不良反应可以使指甲变形。

自我导致的损伤是强迫症的常见表现，包括细致清洗和频繁修指甲。

与银屑病或癣等其他原因不同，分离的指甲末端的变色带通常为一条直线。甲真菌病与其他原因的表现不同在于，有白色或黄色的条纹或"矛尖"样线出现在指甲近端。

甲有绿色的改变提示有绿脓假单胞菌或曲霉菌入侵。

引起指甲异常的原因总结在表 121.1。

治疗[5]

首先排除银屑病、癣（检查趾蹼）和创伤（查看病史）。

（1）手指甲
- 尽可能剪短指甲。
- 避免为了清洁指甲而插入尖锐物体。
- 应用超过甲游离缘的胶带（微孔或类似物）包裹数月，直至痊愈。
- 避免不必要的肥皂和洗涤剂——做家务、园艺等时戴上手套。
- 保持双手不沾水。
- 使用温和的肥皂和洗发水。
- 一线治疗，特别是如果轻度感染就用醋酸浸泡——每日 2～3 次，每次 5 分钟。

(2) **脚趾甲**
- 排除真菌感染（临床足癣）：做真菌培养。
- 改善鞋类产品质量，以避免或减轻任何摩擦。

(3) **药物治疗**
- 每日应用咪唑类药物（如克霉唑）或特比萘芬。
- 对于假单胞菌感染，用醋酸浸泡指甲。或使用米尔顿溶液和（或）硫酸庆大霉素乳膏。

药物治疗困难或反应欠佳的病例需转诊至皮肤专科医师。

五、银屑病甲

银屑病甲可以有多种表现，如点蚀、甲剥离、褪色、裂片形出血、远端甲下角化过度（这可以像疣），以及严重的全甲营养不良（常伴关节病）。银屑病甲与灰指甲高度相似，因此在开始抗真菌治疗之前，应该通过真菌培养和组织学检查排除该病。

对于银屑病甲，没有有效的局部治疗方法。皮损内注射皮质激素是痛苦的且需要多次治疗才可能有效。皮肤损害的成功治疗方法对于银屑病甲没有效果。

六、灰指甲（甲真菌感染）

1. 重要资料与关注要点
- 影响3%～5%的人群，在超过60岁的人群中累及超过40%。
- 分为浅表型、远端型或近端型。
- 对脚趾的影响比对手指的影响更常见。
- 最常见的形式是由须毛癣菌引起的远端侧位甲下癣。指（趾）间的（典型的趾蹼癣对特比萘芬反应良好）或由红色毛癣菌引起（足底常见，更具抗药性）。
- 浅表白色甲真菌病也是常见的，通常为具有清晰边缘的局限在趾甲的小浅白色斑块，由指（趾）间的须毛癣菌引起。
- 营养不良性灰指甲——指甲整体被影响，有增厚、不透明及黄棕色（由发癣菌属引起）等表现。
- 白色念珠菌和其他真菌不是常见的致病因素。
- 诊断——将剪下的远端甲板放置在甲醛溶液（福尔马林）中，进行真菌培养和组织学检查，以明确致病因素。阳性率为60%～80%。

2. 治疗[5, 8]
定期剪指（趾）甲是重要的。

(1) **抗真菌治疗** 各类趾甲癣的首选治疗方法是抗真菌治疗：特比萘芬250mg/d（口服），共12周（治愈率为70%～80%）。用于指甲是6周。

另一种方法是伊曲康唑，3个月中，每个月的第一周，200mg/d，分2次口服。

(2) **小建议** 除了趾甲的近端部分以外，几个月后才会被观察到改善，因为趾甲生长需要12个月或更长的时间。

用手术刀刀片或黑色油笔标记甲病变区域的基底部，从而评估它的生长。

(3) **局部治疗** 锉完甲后涂抹5%阿莫罗芬（罗每乐）指甲胶，每周1～2次（手指甲用6个月，脚趾甲用9个月）。

系统回顾发现灰指甲局部治疗的疗效不佳[6]。

表121.1 指甲疾病的诊断策略模型（修订版）

问	可能的诊断
答	真菌感染：甲真菌病
	甲床创伤
	咬伤
	习惯性刺伤
	甲弯曲
	甲沟炎
	银屑病
问	不容忽视的严重疾病
答	黑色素瘤
	缺铁：反甲
	肝病：灰指甲
	心内膜炎：裂片形出血
	慢性肾衰竭：白色条纹，半-半甲
	血管球瘤
	Bowen病
问	常被遗漏的疾病
答	特应性皮炎
	扁平苔藓
	化脓性肉芽肿（通常伴有内生性脚趾甲）
	药物作用（例如四环素）
	假单胞菌感染
	结缔组织病（例如系统性红斑狼疮）
	砷（Mees条纹）

对于足癣和甲癣，可考虑外用茶树油，每日2次。可以长期使用。

七、甲沟炎

1. 急性甲沟炎 该病主要是由于细菌感染，尤其是金黄色葡萄球菌导致。常伴有疼痛。

治疗方法如下。

（1）局部单纯性脓肿
- 单纯抬高甲襞或刺穿甲襞——排除脓液。
- 改善卫生。
- 没有必要使用抗生素。
- 排除糖尿病

（2）病变复杂并蔓延到甲下
- 沿着指甲做小的纵切口。

或
- 移除部分或全部甲。
- 排除糖尿病。

2. 慢性甲沟炎

（1）临床特征
- 无痛。
- 表现为外伤性指甲营养不良。
- 甲根部角质层缺失。

（2）原因
- 过度损伤角质层（如修剪指甲）。
- 职业（如厨师、家庭主妇、护士、鱼贩）。
- 与水、清洁剂和化学品的频繁接触。
- 习惯性抠拔——撬开甲襞。

注意事项：
- 继发感染念珠菌常见，但不是根本原因。
- 水和砂砾通过受损的角质层进入指甲基质，导致近端甲襞发炎。

（3）治疗
- 培养微生物。
- 排除糖尿病。
- 基本的指甲护理建议
  — 保持双手干燥（如果可能的话，避免在湿的环境下工作）。
  — 洗碗时戴上棉手套（最多15分钟）
  — 减少与水、肥皂、洗涤剂、脂溶剂和其他刺激物接触。
  — 避免撬开、推回或修剪甲角质层。
  — 不要为了清洁而在甲板下方插入任何东西。
  — 进行园艺工作时戴上棉手套。
  — 用温和的肥皂和洗发水。

药物治疗
- 对于念珠菌（如培养）：2%咪康唑酊剂，每日2次，或局部用克霉唑制剂。
- 对金黄色葡萄球菌，局部应用莫匹罗星软膏。
- 甲襞的局部用药（特别是有持续渗出液时）：4%麝香草酚酒精（SVR），每日4次。

或含10%磺胺醋酰的乙醇。

当局部比较干燥且无渗出物时，可以使用凡士林和（或）皮质激素软膏。

治疗效果不佳的病例应转诊。

八、特应性皮炎

- 避免刺激：特殊的肥皂，戴手套洗碗。
- 保持良好的指（趾）甲卫生。
- 甲床沟部可局部应用皮质激素。

九、扁平苔藓

通常表现为一个或多个甲的营养不良。甲板常常随之变薄而分裂开来。到晚期从近端的甲襞生长出翼状胬肉，此时甲床被破坏，最终可能出现甲的整体缺损。

在治疗之前建议行甲床活检。

在甲被损毁之前可于病灶内局部注射皮质激素。否则可试验性应用泼尼松龙，25mg/d（口服），持续4周，1~2周后逐渐减少剂量，可暂时缓解症状。

十、全指（趾）甲营养不良

这是一种出现在学龄前或青春期前儿童的罕见疾病，20个或几乎20个甲都变薄和粗糙。可能是银屑病、扁平苔藓或斑秃的先兆症状，但往往是一种自限性情况，大多数病例2~3年后痊愈[4]。

据报道，本病对强效外用激素——氯倍他索反应良好。

十一、脆甲症

指（趾）甲容易折断，通常在其远端。脆甲症与年龄有关，且通常由局部物理因素，如反复浸泡，暴露于化学品（如洗涤剂、碱和指甲油去除剂）。也可由甲状腺功能减退症和手指缺血引起。全身性原因，如铁和维生素缺乏症不被认为是常见的因素。

钙对指（趾）甲的硬度无意义，不会造成脆甲症。不用化妆品似乎是有帮助的。

治疗[4]
- 避免接触过多的水分和创伤。
- 在湿润的工作环境下工作时，戴上有棉里衬的橡胶手套。
- 用凡士林或指（趾）甲霜（如 Eulactol 或 NeoStrata）按摩指（趾）甲，每日数次。
- 指（趾）甲油和固化剂（最好不含甲醛）可能会有良好的美容效果。

十二、甲黑色素瘤

（1）临床特征[5]
- 罕见但可能致命。
- 占所有黑色素瘤的 2%～3%。
- 见于所有年龄段人群，尤其是在 70 岁以上的人群。
- 影响在所有气候情况下的各个种族。
- 指（趾）甲表现为纵向着色条纹（图 121.4）。
- Hutchinson 征（甲床沟的色素沉着）可能显现出来。
- 通常确诊较晚。
- 死亡率 > 50%。
- 确诊后平均生存时间 < 12 个月。
- 早期识别和转诊可能会治愈。

（2）处理
- 所有病例都需要行纵向指（趾）甲活检，以明确诊断。
- 如已确诊，则治疗方法取决于 Breslow 厚度和肿瘤侵袭程度。
- 1 级或原位瘤——移除整个指甲。
- 侵袭性黑色素瘤——远节指骨切除术。

十三、血管球瘤

血管球瘤是一些诡秘的小肿瘤，发生在甲板下，可有突然发作的剧痛。他们是小而紫色的病变，摸起来非常柔软且活动度随体温变化。可能是不可见的，但是当甲床用温和的压力热烫时可显现。可能需要行影像检查明确诊断。行手术治疗。

十四、甲弯曲

甲弯曲，或甲的不规则增厚和过度生长，常见于老年人的踇趾趾甲，与鞋子压迫有关（图 121.5）。简单地行拔甲术后，趾甲会在几个月后重新长出。尽管有时削甲术疗效很好，但只能起到暂时的缓解作用。

研磨后趾甲的粉末可被用作真菌培养。彻底治疗需要在移除趾甲之后切除甲床。

切除趾甲的两种方法是[8]：
- 手术完全切除。
- 用苯酚（石碳酸）灼烧（慎用）。

十五、嵌甲

请参见第 69 章相关内容。

十六、甲周疣

甲周疣与其他疣类似，很少会从甲下蔓延到甲床。

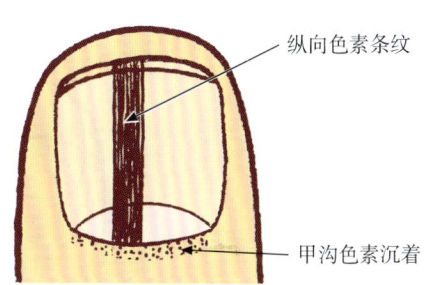

图 121.4 纵向色素条纹：指甲附件组织黑色素瘤的表现

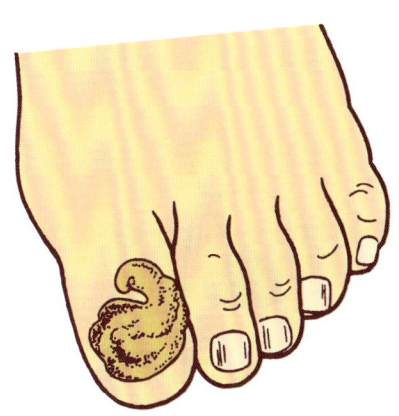

图 121.5 甲弯曲

治疗时需谨慎。

冷冻疗法虽然通常是安全的，但往往效果不佳。必须谨慎使用，以免损坏甲床。

十七、甲下血肿[7]

1. 小的局部血肿 有几种减压手指或脚趾下小的局部血肿（可引起极大的疼痛感）的方法，其目的是通过用灼热的铁线或针在指甲上钻孔，释放血液。

方法 1：无菌针穿刺

通过一次性皮下注射针（21 或 23 号）在选择位点简单地钻一个孔。一些医生喜欢钻两个孔释放血液。

方法 2：热回形针

取一个大的标准回形针并拉直。在酒精灯火焰下烧热一端（直到红热）。立即将针转移到甲，然后轻轻按压甲上血肿的中心。随后一阵烟雾出现，一股刺鼻的气味和血液喷发，患者会立即如释重负（图 121.6）。

方法 3：电烙术

这是最好的方法。只需将电烙器中灼热的铁线连接到选定的区域（图 121.7）。持续保持导线的热度非常重要，穿透指甲后快速将其撤回。此法通常是无痛的。

重要注意事项

• 安抚患者治疗时不会出现疼痛，以免患者因医生的术前准备而惊慌。

• 加热的尖端必须迅速穿透，不要进入甲下组织。指甲及其下的血液是隔热的，因此不会产生疼痛。

• 此法对于近期因外伤所致的张力性血肿是有效

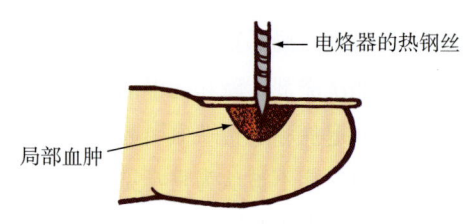

图 121.7　甲下血肿的电灼法

的，但对陈旧干燥的血肿无效，并且会产生疼痛。

• 建议患者用乙醇或抗菌剂清洁指甲，并用黏合带覆盖，防止污染和感染。

• 告诉患者，指甲最终会脱落，新生指甲会在 6～9 个月内长出。

2. 较大血肿 血肿占据整个甲区域，甲床上有较大的裂伤。

治疗　为了维持指甲的功能和外观，必须拔除指甲和修复裂伤（图 121.8）。

方法：

• 阻滞指（趾）神经。

• 拔除指（趾）甲。

• 用 4/0 普通肠线修补裂痕。

• 将指甲作为夹板放回原处，直到缝合后 10 天左右。

十八、黏液性假性囊肿

指（趾）黏液样囊肿（也称为黏液囊肿）常发生在指（或趾，更常见）的远端指（趾）骨和甲（图 121.9）。有两种类型：其中一种发生在远端指（趾）间关节，另一种发生在甲床沟。发生的甲床沟的囊肿更常见，呈半透明状，且有波动感，其内含有黏稠透

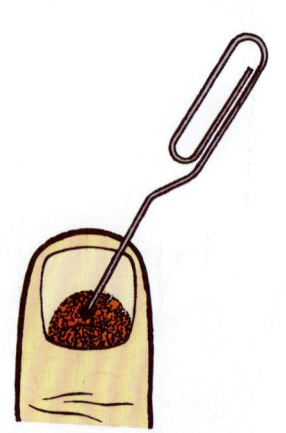

图 121.6　治疗甲下血肿。回形针的加热端被点压刺入指甲处血肿中心

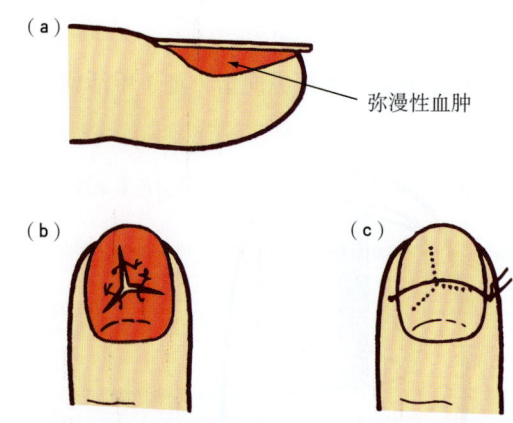

图 121.8　治疗弥漫性血肿：（a）弥漫性血肿，（b）裂伤缝合，（c）将指甲作为夹板

明的胶状液体，用注射针穿刺后，有液体流出。远端指间关节的骨关节炎和渗漏到周围组织的黏液，共同作用形成囊肿。

有些囊肿可自愈。如果症状持续，可尝试以下方法：反复抽吸黏液（无菌条件下），4～6周1次；冷冻疗法；穿刺、加压，然后将曲安奈德（或皮质激素类似物）渗入至病灶内。

症状往往持续存在和反复发作。可转诊行甲床沟和（或）远端指间关节交通支切除术。

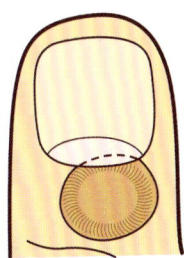

图 121.9　黏液性假性囊肿：囊肿的典型发病部位

参考文献

[1] Sinclair R. There is something wrong with my nail. Aust Fam Physician, 1997, 26: 673–681.

[2] Hunter JA, Savin JA, Dahl MV. Clinical Dermatology. Oxford: Blackwell Scientific, 1989: 70.

[3] Reid C. Nail disorders. In: MIMS Disease Index (2nd edn). Sydney: IMS Publishing, 1996: 334–336.

[4] Byrne M, Howard A. Common nail disorders: how to treat. Australian Doctor, 31, 2005: 38–40.

[5] Sinclair R. Treating common nail problems. Aust Fam Physician, 1997, 26: 949–942.

[6] Crawford F, Hart D, et al. Topical treatments for fungal infections of the skin and nails of the foot. Cochrane Database Syst Rev, 2000(2): CD 001434.

[7] Murtagh J. Practice Tips. Sydney: McGraw–Hill (5th edn)，2008: 75–78.

[8] Marley J (Chair). Therapeutic Guidelines: Dermatology (Version 3). Melbourne: Therapeutic Guidelines Ltd, 2009: 189–199.

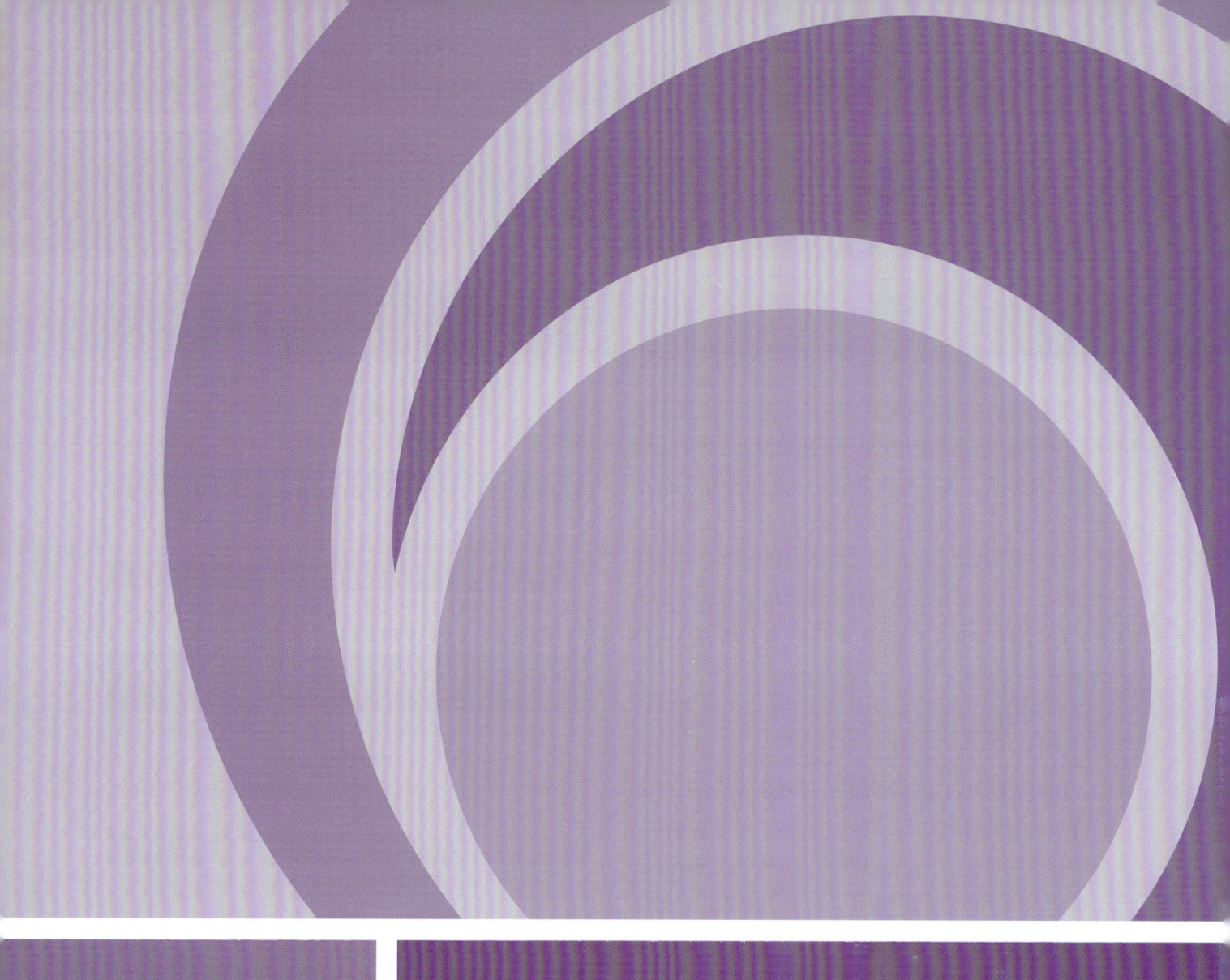

第九部分　慢性病的持续管理

第 122 章　饮酒问题

> 如果你想保存一具尸体，就把他放入威士忌；如果你想杀死一个人，就让他喝威士忌。
>
> Thomas Guthrie（1803—1873）

过度饮酒是澳大利亚最普遍的危害性社会问题之一。一项调查发现澳大利亚 5% 的男性和 1% 的女性存在酒精依赖。该研究还发现 86% 的男性和 79% 的女性饮酒，且 8.3% 的人每天饮酒[1]。

Skinner 认为，在北美，成年人酒精中毒的患病率为 5%～7%，有饮酒情况但无酒精中毒症状的是更大的群体（20%～30%）[2]。不饮酒者占总人群的 10%～20%。

一、过度饮酒和有害饮酒

醉酒、经常过量饮酒和酒精依赖是应该由医生进行评估的与酒精相关问题的三个方面。原国家健康与医学研究委员会（National Health and Medical Research Council，NHMRC）指南建议，对于男性来说，过量饮酒是指每天饮用超过 4 标准酒杯的酒精，而对于女性来说，饮较少的量，即超过 2 标准杯的酒量就会引起严重的问题，这个水平也会影响到孕妇腹中的胎儿。表 122.1 列出了 NHMRC 修订后的指南[3]。

车祸、肿瘤、酒精性肝病是酒精相关性死亡的主要原因[4]。

二、饮酒问题的程度

- 估计每 10 人就有 1 人受到酒精的危害。
- 在一般医院因紧急情况入院的患者和精神病医院住院患者中，20%～40% 患有酒精相关性疾病。
- 超过 20% 的致死性交通事故与酒精有关。
- 笔者的研究发现[5]，研究人群中有 9.7% 存在酒精依赖问题，此外还有更多有饮酒问题者，包括酒徒闹事等（图 122.1）。有饮酒问题的人占研究人群的 15%～20%。

三、确诊饮酒问题

作为职业人员，我们通常很难快速识别有问题的饮酒者，我们需要训练自己以获得早期发觉重度或有问题的饮酒者的第六感。

临床特点

对于存在表 122.2 中一项或一项以上身体或心理问题的患者，都应怀疑其有酒精滥用的可能。表 122.3 列举了需要详查的目标人群。患者的面部特征是有用的提示，但长期饮酒者例外。这些特征包括：

- 多血症的外貌。
- 肿胀油腻的外貌。
- 毛细血管扩张。
- 红斑痤疮 + 鼻赘疣。
- 布满血丝的结膜。
- 突出的下嘴唇伴有嘴角唇炎。
- 闻到不新鲜的酒精或非常清甜的薄荷气味（掩盖的效果）。

四、采集饮酒史

这需要机智和技巧，必须指出的是，许多问题饮

表 122.1　减少饮酒健康风险的推荐指南（NHMRC，2009[3]）

准则 1　能减少一生中酒精相关疾病或损伤危害的风险
健康的男性和女性，任何一天饮酒量不超过 2 标准杯，能减少一生中酒精相关疾病或损伤危害的风险
准则 2　降低某一场合的危害风险
对于健康的男性和女性，在一个场合饮酒不超过 4 标准杯，可以降低该场合发生危害风险
准则 3　对于儿童和 18 岁以下的年轻人，不喝酒是最安全的选择
（a）父母和照顾者应考虑到，年龄＜15 岁的儿童饮酒风险最大，这一年龄段，不饮酒是特别重要的
（b）对于 15～17 岁的年轻人，最安全的办法是尽可能地推迟开始饮酒的时间
准则 4　孕妇饮酒可损害胎儿或哺乳期婴儿的生长
（a）对于怀孕或计划怀孕的女性，不饮酒是最安全的选择
（b）对于哺乳期母亲，不饮酒是最安全的选择

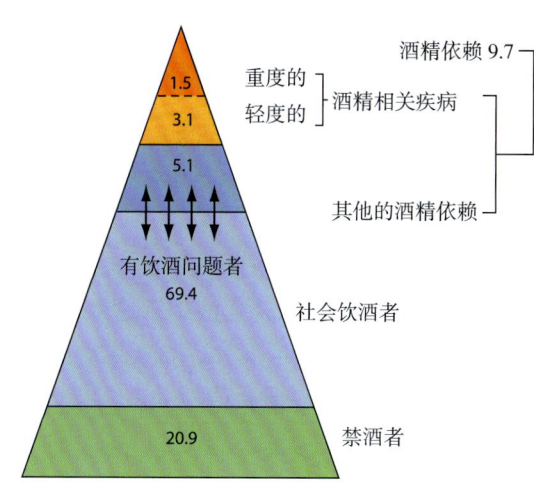

图 122.1 成人中不同饮酒情况的所占人数比（%）

酒者大大低估了他们酒精摄入水平。

1. 有价值的策略
- 询问一些与健康相关的问题，如吸烟和饮食。
- 问一些问题时会让患者感到心理负担，例如问"您上次喝酒是什么时候？"比问"您喝过酒吗？"要好。
- 以标准杯或克为单位记录患者的酒精摄入量。
- 通过询问每日饮酒时间和开销，确认饮酒史。

2. 有用的提问
- 最后 1 次饮酒是什么时候？
- 喜欢饮酒吗？
- 每天的饮酒量是多少？1 周的量是多少？
- 更喜欢饮用哪种类型的酒？
- 早上饮酒吗？
- 吃早餐吗？
- 最近一次感到恶心或灰暗的清晨是什么时候？
- 什么时候会感到胃灼热？
- 是和伴侣或家人，还是在俱乐部饮酒？
- 有多长时间不饮酒了？
- 上次喝醉是在什么时候？
- 最后一次记不清饮酒时间是什么时候？
- 饮多少量不会醉？
- 已经对您有什么影响？
- 饮酒会使您发抖吗？
- 曾经需要饮酒来帮助入睡吗？
- 需用酒精来稳定情绪吗？

3. 问卷调查 如果患者充分合作，数种调查问卷都是非常有帮助的。在 CAGE 调查问卷中，如果有两个或更多的肯定答复，提示有饮酒问题[6]。

① 有没有觉得应该减少（CUT）饮酒？

② 是否曾经因为有人批评你饮酒而恼怒（ANNOYED）？

③ 是否因饮酒感到内疚（GUILTY）？

④ 是否晨起第一件事就是饮酒稳定情绪或摆脱头痛等症状（一杯提神酒）？

另一个非常实用的调查问卷——AUDIT（酒

表 122.2 酒精引起的不良反应

心理和社会的影响	身体的影响
自我、家人或其他人关于饮酒的关注	脑损伤（如果严重的话）
大量饮酒——每天超过 6 标准杯	抑郁
清晨饮酒	癫痫
感到有压力时去饮酒	Wernicke - Korsakoff 综合征
经常去酒馆	失眠 - 梦魇
不吃饭 / 不良饮食	高血压
取消约会	心脏病
增加对酒精的耐受性	·心律失常
在工作日经常饮酒	·心肌病
丧失自尊	·脚气性心脏病
易怒	肝脏疾病
不正当的行为	胰腺疾病
焦虑和恐惧	消化不良
抑郁症	急性胃炎
偏执	胃溃疡
紧张	性功能障碍
人际关系破裂	手震颤
婚姻问题	病变
虐待儿童	肌病
工作表现差	痛风
旷工 / 失业	肥胖
记忆障碍	其他代谢 / 内分泌的效应
财务问题	·高脂血症
酒精相关性事件	·伪 Cushing 综合征
违章驾驶	·骨质疏松症
犯罪——暴力和其他违法行为	·骨软化症
自卑	造血系统疾病
试图自杀	·大红细胞症
病态的嫉妒	·白细胞减少症
过度吸烟	·血小板减少症
儿童行为问题	

表 122.3　临床上需特别关注的人群

青年或中年单身汉
离婚或分居者
酒精饮料相关工作人员：酒吧或酒店的工作人员
专业人员：政治家、医生和其他专业人员
旅游行业（如水手、销售人员、卡车司机）
军人，尤其复员军人
作家、记者和相关人员
社交俱乐部的顾客（如运动）俱乐部

精使用障碍的鉴定试验，the Alcohol Use Disorders Identification Test），由世界卫生组织制定，有助于在初级保健中早期发现问题饮酒者。

五、实验室检查

下述血液检测可能对过度慢性酒精摄入的识别是有帮助的：

- 血液中酒精浓度。
- 血清 γ-谷氨酰基转移酶（GGT）：慢性饮酒者升高（停止摄入即恢复正常）。
- 红细胞平均体积（MCV）：>96fl。

其他指标变化：

- 肝功能异常（不同于 GGT）。
- 碳水化合物缺乏转铁蛋白（非常有特异性，依赖于一种由酒精诱导的酶）。
- HDL 升高。
- LDL 降低。
- 血清尿酸升高。

六、酒精摄入量的估测

1 标准杯酒含 10g 酒精，相当于 1 杯（或罐）标准啤酒量（285ml），2 杯低度啤酒或 5 杯超淡啤酒。这些酒中的酒精含量相当于 1 小杯葡萄酒（122ml）、1 杯雪利酒或葡萄酒（60ml）或 1 小口烈酒（30ml）（图 122.2）。

- 1 听（或罐）啤酒 = 1.4 标准杯
- 1 听轻啤 = 0.9 标准杯
- 1 瓶（750ml）啤酒 = 2.6 标准杯
- 1 瓶（750ml）葡萄酒 = 7 标准杯（60ml 或 2 盎司） 1 盎司

0.05 的标准　为保持血液中酒精浓度低于酒后驾驶的极限——0.05，一个 70kg 的人不应该超过：

- 在 1 小时内 2 标准杯。
- 在 2 小时内 3 标准杯。
- 在 3 小时内 4 标准杯料。

原则是清除 1 标准杯酒精的时间是 1 小时，所以延长饮用时间很重要。

七、酒精依赖

酒精依赖是一种综合征，表现为在任何时间出现下述 3 项或更多的损伤或痛苦：

① 耐受。
② 戒断反应。
③ 比预期饮酒量更多，或饮酒时间更长。
④ 减少或控制饮酒均以失败告终。
⑤ 参加活动时要花大量时间学习、应用或抵抗酒精的不良反应。
⑥ 因为饮酒减少或放弃重要的社会、职业或娱乐活动。
⑦ 尽管知晓饮酒会导致问题持续、复发或恶化，但仍然继续饮酒。

由于有些患者善于隐藏，对受酒精影响的个人的辨别变得复杂起来，专业人员常低估他们的酒精摄入程度。

为了对酒精依赖患者进行诊断和分类，家庭医生需要综合以上特征和指标，具体包括临床症状和体征、酒精消耗数据、临床直觉、对患者的社会习惯的

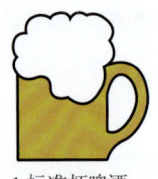
1 标准杯啤酒
（285ml）

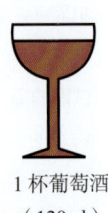
1 杯葡萄酒
（120ml）

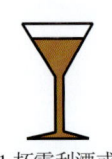
1 杯雪利酒或葡萄酒（60ml）

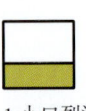
1 小口烈酒
（30ml）

图 122.2　标准量杯

个人知识，以及（通常是主动地）来自亲戚、朋友或其他卫生工作者的信息。

有关慢性酒精滥用不良反应的指针清单请参见表122.3。笔者的一项研究发现比较突出的临床问题是心理障碍（焦虑、抑郁和失眠）和高血压[5]。工作压力和家庭的意外事件也是重要因素。

酗酒问题的早期识别对家庭医生来说是有一定难度的。这需要家庭医生发展对该问题的特殊兴趣、对早期临床和社会提示的了解，并需要其始终警惕酒精依赖的迹象。

八、管理方法

家庭医生面临的挑战是早期识别该问题。家庭医生需要仔细考虑具体的指标（表122.4）。一些研究表明，早期干预和简短的医生咨询对康复管理很有效[7]。有些结果是非常明显的。

- 患者期望他们的家庭医生给出安全饮酒的建议[8]。
- 他们会倾听并按照家庭医生的建议去做[9]。
- 如果在形成酒精依赖或慢性疾病之前，提供治疗则更有效[9,10]。

全科医生的首要关注是评估患者是否有兴趣改变过度饮酒的行为。由 Prochaska 和 Di Clemente 提出的改变模型有助于判定患者所处阶段（图122.3）[11]。

需要特别关注者指对饮酒感到满意的人，他们或是不关心其酗酒问题或是不想改变现状。然而，如果发现任何矛盾情绪或对饮酒的担心，就是积极主动寻找解决问题的机会。

患者往往没有洞察他们的问题，通常进展为令人不快的后遗症时才能意识到与酒精相关的问题。此外，患者不太可能自发地关注他们的饮酒问题，但经常接受来自医生的建议。

家庭医生是判断和治疗酗酒问题的理想人选，因

表122.4 最低限度干预计划（5～10分钟）

1	建议降低到安全水平
2	列出戒酒益处
3	提供自助手册
4	整理日记或其他反馈系统
5	获得电话随访的许可
6	提供更多帮助（如转诊到戒酒或戒毒单位或其他支持性组织）

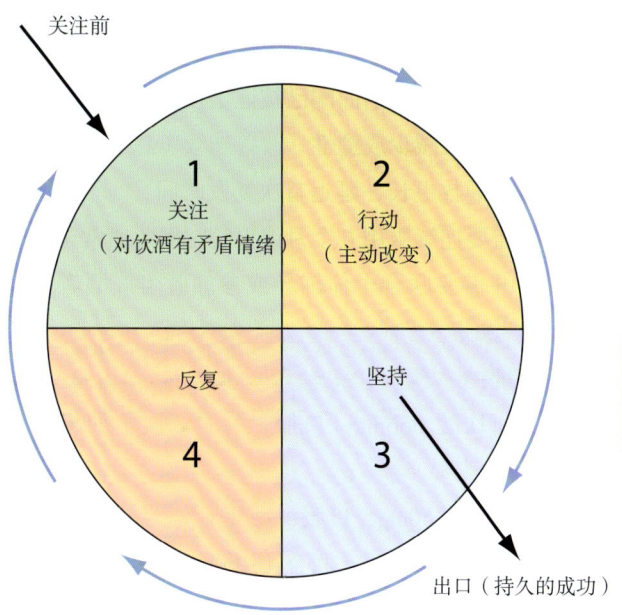

图122.3 Prochaska 和 Di Clemente[11] 提出的改变模型有助于识别行为所处的不同阶段，提供关于酒精、烟草及其他药品依赖的治疗指导

为酗酒者可能在家庭医生向其提供初级卫生保健过程中暴露出部分问题。

其中需要特别关注的人群是青少年和早期成年饮酒者，他们往往受周围环境的影响，例如家庭和体育俱乐部。幸运的是，许多年轻人会随着他们日渐成熟而控制饮酒，前提是他们在冒险时期能幸存下来。然而，那些保持单身的人往往将饮酒当作他们生活的一部分。当大量饮酒的时间持续10～15年，患者往往会患有典型的酒精相关性疾病[2]。Skinner 的一项研究发现，酒精依赖通常出现在20岁出头的人群中，但大多数被纳入酗酒治疗计划的患者都有10～20年酗酒史，且患有酒精相关性疾病。

九、与酒精同服致敏的药物

与酒精一起服用，引起最严重的不良反应的药物是双硫仑和氰氨化钙。这种情况下药物作用是有争议的，使用时应受到限制，用于用药目的十分明确的患者，须签订知情同意书，并且能够接受监测。

不良反应包括恶心、呕吐、面部潮红、头晕和呼吸困难。

双硫仑的用量为100～300mg/d（口服）。但目前尚没有充分证据支持其药理作用，也没有证据显示其对戒酒有作用。

十、抗酒精依赖药物

药物阿坎酸和纳曲酮已被证明在治疗期间相对安慰剂来说,可减少成瘾性,改善连续(总)戒酒率,戒断累计天数更长,延迟首次复发时间[12,13]。两者药物都需要连续服用6个月或更长时间(通常是9个月),并需要联合个体辅导或参加匿名戒酒者协会(AA)会议。

剂量:
- 阿坎酸666mg,口服,每日3次(如果体重<60kg)[14]。
- 纳曲酮50mg,口服,每日1次。

目前的证据表明,联合使用阿坎酸和纳曲酮对预防复发比单独应用更有效[15]。

十一、管理

要获得最理想的结果,除了需要家庭医生早期发现问题并及时干预、解决外,还需要患者认同问题并勇于面对、医疗小组的大力支持和关心,以及家人和朋友的支持。患者应树立目标,并与家庭医生制定契约。

1. 简单实用的管理计划[16] 向患者反馈酒精消耗量,提出关于危害的客观证据。制定切实可行的减少酒精摄入的目标,联合多数人去改变他们的饮酒行为。

六步管理计划,该计划已使用于综合早期干预计划中。具体如下:

① 反馈评估结果,特别是与每日总酒精摄入量和1次摄入量有关的危险程度,并且强调已经发生伤害。

② 仔细倾听患者的反应。他们需要发泄情绪并做出防御性反应。

③ 列出减少饮酒的好处:
- 省钱。
- 少麻烦家人。
- 睡眠质量更好。
- 精力更好。
- 不抑郁。
- 减肥。
- 体形更好。

- 减少以下风险
— 高血压。
— 肝疾病。
— 脑疾病。
— 癌症。
— 意外事故。

④ 可行的方法是制定医患双方都认同的饮酒量目标,在大多数情况下,包括目标值减少至一定"安全界线"之下。
- 男性:目标每星期少于12标准杯。
- 女性:目标每星期少于8标准杯。孕妇最好不饮酒。

上述是安全饮酒量的上限。如果患者平时摄入量较低,则不推荐患者饮酒。

对于那些已经有身体或重大心理疾病的患者,最好建议他们完全戒酒一段时间。对于酒精依赖患者,长期禁酒是明智的。

⑤ 制定策略,以保持饮酒量低于安全上限。
- 饮酒前用不含酒精的饮料来解渴。
- 进食后再饮酒(避免空腹饮用)。
- 转饮低度啤酒。
- 选择性参加聚会,避免经常参加聚会和其他容易饮酒的场所。
- 想到一个好的减少饮酒的解释。
- 当无聊或有压力时锻炼身体。
- 探索新的兴趣——钓鱼、看电影、参加社交俱乐部、体育活动。

⑥ 评估进展情况。监测患者的饮食日记,复查异常血液化验结果,安排随访并建议患者阅读《酒精的危害》等作品。获得同意电话随访。表122.4列出一个有益的最低限度干预计划。

2. 随访(长期咨询1周后) 回顾患者的饮酒日记,探讨问题,听取和总结患者的情况,提供支持和鼓励。如果预约时患者没有来,应和患者联系。

3. 专业服务 根据进展情况与患者的愿望和承诺,可选择专家治疗组、小组治疗和参加匿名戒酒者协会或嗜酒者互诫协会(AA)的会议,这些是帮助酒精依赖者持续戒酒和应对问题的潜在资源。

十二、戒断症状

"宿醉"的症状包括头痛、恶心、烦躁、倦怠和轻微颤动。长期饮酒者的戒断症状有：

- 兴奋。
- 明显震颤。
- 多汗。
- 失眠。
- 癫痫发作。
- 震颤性谵妄（DTs）。

地西泮用于治疗中度症状。其目的是预防发生震颤性谵妄。保证液体、电解质和营养摄入，添加复合维生素 B 包括维生素 B_1。因为患者常常不可避免地存在维生素 B_1 缺乏。

急性戒断症状的治疗[15] 地西泮 10～20mg（口服），每 2 小时 1 次（最多 100mg/d，口服）。对已住院的患者逐渐增大剂量对抗临床反应（2 天后逐渐减量）。或对良好监督下的患者应用维生素 B_1，100mg，肌内注射，每日 1 次。然后 100mg，口服，每日 3 次。补充 B 族维生素，每日口服或肌内注射。

十三、震颤性谵妄

震颤性谵妄（delirium tremens，DTs）是一种严重危及生命的戒断状态。如果处理不当，病死率很高。需要住院治疗。

1. 临床特点

- 可能由间发性感染或创伤诱发。
- 戒断后 1～5 天（通常是 3～4 天）发生。
- 定向障碍、兴奋。
- 意识模糊。
- 明显震颤。
- 幻视（如看到蜘蛛、粉红色的大象）。
- 出汗、心动过速、发热。
- 脱水症状。

2. 治疗

- 住院治疗。
- 静脉输液治疗，以纠正水、电解质紊乱。
- 治疗全身感染。
- 给予维生素 B_1 100mg，肌内或静脉注射，每日 1 次，持续 3～5 天。然后 100mg，口服，每日 1 次。
- 地西泮，每半小时缓慢静脉注射（几分钟）5mg，直到症状消退。或地西泮每 2 小时 10～20mg（最高 100mg/d），口服，直到症状消退。

通常需要维持该剂量 2～3 天，然后逐步减药。如有精神症状（如幻觉和妄想）则需加用氟哌啶醇 1.5～5mg，口服，每日 2 次，观察临床反应。

注：不推荐使用氯丙嗪，因其有降低惊厥阈值的潜在可能[14]。地西泮、氟哌啶醇可能加重肝毒性症状。

十四、酒精过量[15]

酒精过量可能致命。血液中酒精浓度为 0.45%～0.5% 即可导致死亡。应用镇静药物时，更低浓度的酒精也会引起死亡。血液中酒精浓度达到 0.1% 时开始下降，速度为每小时 0.015%～0.02%。常采用支持和对症治疗。不应给予其他刺激。酒精过量会导致低血糖和代谢性酸中毒。

十五、宿醉

一种急性药物中毒，常有头痛、恶心和疲劳等症状。

1. 预防

- 饮酒前先进食，不要空腹饮酒。
- 选择适合的酒精饮料，避免香槟。
- 避免快速饮酒——宜慢饮。
- 限制饮酒量。
- 稀释饮料。
- 避免或限制吸烟、饮酒。
- 结束前喝三大杯水。

2. 治疗

- 饮足够的液体特别是水，因为酒精可导致相对性失水。
- 头痛时服 2 片对乙酰氨基酚。
- 饮加糖的橙汁或番茄汁。
- 饮蜂蜜柠檬汁有帮助。
- 茶是适合的饮料。
- 充足地进食，但需避免高脂的食物。

参考文献

[1] Australian Institute of Health and Welfare. Alcohol and Other Drug Use in Australia. Australian Government, Canberra: AIHW, 2004, 23-25.

[2] Skinner HA. Early detection and basic management of alcohol and drug problems. Australian Alcohol Drug Review, 1985, 4: 243-249.

[3] National Health and Medical Research Council. Australian Guidelines to Reduce Health Risks from Drinking Alcohol. Canberra: NHMRC, 2009, 2-5. <www.nhmrc.gov.au/ publications>

[4] Loxley W, et al. The Prevention of Substance Use, Risk and Harm in Australia: A Review of Evidence. National Drug Research Institute and the Centre for Adolescent Health, Commonwealth of Australia, 2004: 2.

[5] Murtagh JE. Alcohol abuse in an Australian community. Aust Fam Physician, 1987, 16: 20-25.

[6] Mayfield D, McLeod G, Hall P. The CAGE questionnaire. Am J Psychiatry, 1974, 131: 1121-1123.

[7] National Health and Medical Research Council. Guidelines Preventive Interventions in Primary Health Care: Cardiovascular Disease and Cancer. No. 6. Alcohol Overuse. Canberra: NHMRC, 1996.

[8] Cockburn J, Killer D, Campbell E, Sanson-Fisher RW. Measuring general practitioners' attitudes towards medical care. Journal of Family Practice, 1987, 3: 192-199.

[9] Wallace P, Cutler S, Haines A. Randomised controlled trial of general practitioner intervention in patients with excessive alcohol consumption. BMJ, 1988, 297: 663-668.

[10] Saunders JB. The WHO project on early detection and treatment of harmful alcohol consumption. Australian Drug and Alcohol Review, 1987, 6: 303-308.

[11] Prochaska JO, Di Clemente CC. Towards a comprehensive model of change. In: Miller WRJ, Heath N, (eds). Treating Addictive Behavior. New York: Plenum, 1986, 3-27.

[12] Garbutt JC et al. Pharmacological treatment of alcohol dependence. A review of the evidence. JAMA, 1999, 281:1318-1325.

[13] National Prescribing Service. Drug and alcohol management in primary care. NPS News, 22, 3-6.

[14] Tedeschi M. Naltrexone and acamprosate. Aust FamPhysician, 2001, 30(5): 447-450.

[15] Dowden J (Chair). Therapeutic Guidelines: Psychotropic(Version 6). Melbourne: Therapeutic Guidelines Ltd, 2008, 192-196.

[16] Saunders JB, Roche AM. One in six patients in your practice. NSW medical education project on alcohol and other drugs. A drug offensive pamphlet. Sydney, 1989, 1-6.

变态反应性疾病 第 123 章

> 我的鼻黏膜过于敏感,灰尘、粉粒……几乎任何东西都可刺激我令我打喷嚏,如果风向好的话,在 6 英里之外的汤顿(Taunton)都能听到我打喷嚏声。这可能误导了你的思路去想这个问题,但如果医生们能特别关注这些小细节,至少他们就不会被花粉症这类突发病症而弄得不知所措。
>
> Sydney Smith 1835,Letter to Dr Holland

约 20% 的人患有变态反应性疾病(过敏性疾病),最常见的是 IgE 介导型(速发型,即 I 型变态反应),如变应性鼻炎(过敏性鼻炎)、结膜炎(花粉症)、特应性皮炎(湿疹)和变应性哮喘(过敏性哮喘)[1]。

虽然临床中略少见一些,但临床意义越来越大的是 IgE 介导的消化道变态反应,如花生、某些坚果或海鲜(甲壳类和软体类)可能引起荨麻疹、血管性水肿、过敏性休克甚至死亡。花生是成人中最常见的食物变应原之一,花生与豆类食物间显著的交叉反应临床上并不多见,但对花生过敏的人中有近 50% 者对树生类坚果(例如杏仁与核桃)也过敏。另一种特殊情况是口腔变态反应综合征,对野草花粉或桦树花粉有季节性过敏的人接触或食用某些水果时,会发生口腔黏膜瘙痒肿胀,此时可以通过花粉脱敏治疗来缓解[2]。

天然性乳胶变态反应则与为减少传染性而进行的机体性外部防护措施有关,越来越多地成为导致 I 型变态反应的重要诱因,对医疗和护理人员影响尤甚。曾接受多次手术的患者也是高风险人群。根据过敏史、特异性皮肤试验和乳胶特异性 IgE 试验可作出诊断,接触乳胶时产生荨麻疹的症状则高度提示潜在的 I 型变态反应。有趣的是,乳胶过敏与水果过敏(如香蕉、猕猴桃或鳄梨)常有一定的关联性[2]。

一、过敏特异性

过敏特异性是指在过敏体质有遗传倾向的人群中 40% 会对相同环境抗原产生过度 IgE 抗体。患者在一种或多种变应原皮肤点刺实验中表现为阳性反应,或有家族性过敏病史。这些患者十分敏感,1/3～1/2 都有过敏性疾病,最常见的是变应性鼻炎、支气管哮喘、接触性皮炎或消化道变态反应。

二、诱发速发型变态反应的常见变应原(变应原)

表 123.1 列出了常见的变应原,在询问既往史时,可以重点考虑是否接触过这些物质。

表 123.1 常见变应原[1]

吸入类
家畜,花粉,尘螨,真菌孢子,蟑螂
食物类
花生,鱼,贝类,牛奶,鸡蛋,小麦
其他
药物,乳胶,昆虫毒液,职业因素

1. 吸入性变态反应 主要表现为变态性结膜炎和支气管哮喘,病史中有明确的变应原。季节性症状可首先考虑花粉过敏,常年性症状则须考虑尘螨、家庭宠物或真菌。发病时进行的活动也可能提供线索,比如修剪草坪、喷粉或使用吸尘器。

2. 食物过敏和食物不耐受[3] 食物过敏多见于婴儿和儿童,症状包括严重的荨麻疹、胃肠道症状(食欲缺乏、恶心、呕吐、腹痛、腹泻等)及生长停滞。

导致变态反应最常见的食物是牛奶等奶制品、鸡蛋、花生。其他食物有橙子、大豆、坚果、巧克力、鱼类、贝类和小麦。

注意勿将食物过敏与非免疫性食物不耐受(如乳糖不耐症)混淆。

食物不耐受是指对特定食物或食物原料产生不良反应的情况,如果反应原理是基于免疫则称为食物过敏。食物过敏可以简要地划分为:

- 速发反应——进食 2 小时内发生。
- 迟发反应——进食后 24 小时以上才发生。

三、IgE 介导的食物变态反应[3]

多为速发反应，较易诊断。

1. 临床特点
- 多见于婴幼儿。
- 由肥大细胞释放介质引起。
- 皮肤潮红，有斑点，病情严重时可表现为苍白。
- 口咽部发痒。
- 瘙痒、流泪、流涕。
- 喘息。
- 头晕、意识障碍。
- 面部或全身的荨麻疹（图 123.1）。
- 强烈的恐惧感（濒死感）。
- 面部及呼吸道血管性水肿。
- 呕吐、腹泻、腹部绞痛（速发或稍迟发作）。
- 可有过敏或气喘等。
- 致死（合并有哮喘病史者尤多见）。
- 曾食用牛奶、鸡蛋或花生类食品。
- 另外：豆类、鱼类、贝类、小麦、坚果、某些水果和蔬菜等。
- 牛奶、羊奶和大豆蛋白可产生交叉反应。
- 3～5 年后症状有所缓解。

2. 治疗
- 采集饮食习惯、症状、既往史、家族史等方面的资料。
- 参考专科医生的抗过敏建议。
- 给患者提供食物过敏方面的宣传表。
- 避免食用成分不明的食物。
- 进行皮肤测试，检测 IgE 抗体反应。
- 根据病情提供肾上腺素注射剂（肾上腺素等）。

四、非 IgE 介导的食物变态反应[3]

少见，通常为迟发型反应，即进食 24～48 小时后发作，但也有一些为即发型。作用机制尚不明确。包括对母乳和配方奶喂养都表现出牛乳蛋白不耐受的婴儿。有 2% 的 2 岁以内的婴幼儿受此影响，大部分患儿在 2～3 年后病情缓解。

1. 临床特点
- 胃肠道症状（如呕吐、腹泻、腹部绞痛）。
- 可有吸收不良、消瘦、生长迟滞（罕见）。

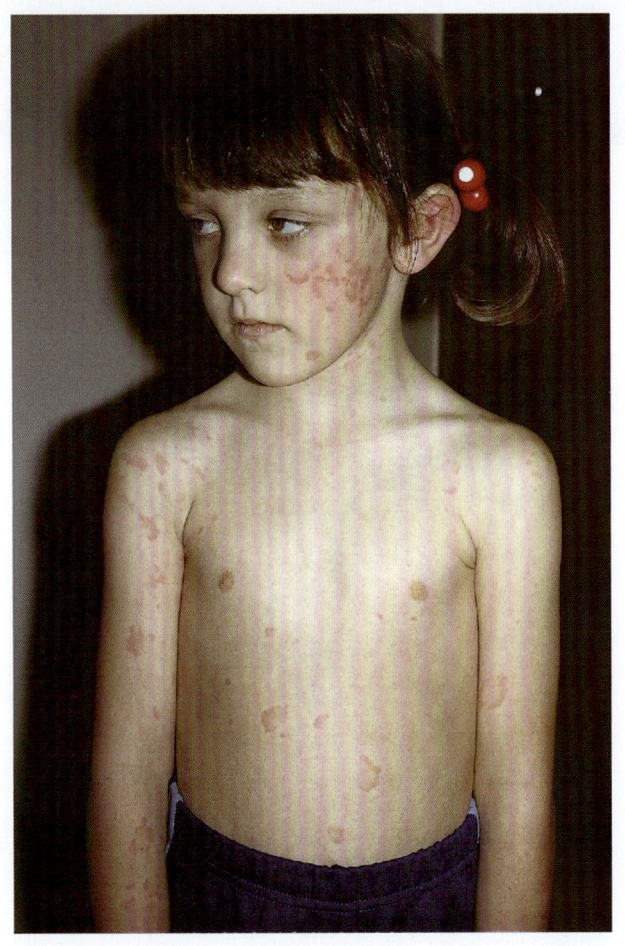

图 123.1　阿司匹林过敏引起的急性荨麻疹

- 特应性皮炎症状加重。
- 可能出现严重反应。
- 主要食品为牛奶和大豆蛋白。
- 3 岁以上儿童少见。

2. 治疗
- 避免可能引起过敏的食物。
- 对牛乳蛋白不耐受的一线治疗是：将牛乳换成含牛奶蛋白水解物的婴儿食品。6 个月内的婴儿不要使用豆类食品，因为许多新生儿对大豆蛋白都不耐受。
- 皮肤检测通常帮助不大，且有一定的风险。

五、食物蛋白引起的肠炎综合征（FPIES）

常见于 6 个月以下婴幼儿，常见变应原是牛奶、大豆或谷物。在母乳喂养的婴儿和年龄较大的儿童中亦有发生。典型表现是延迟发作的喷射性呕吐和慢性腹泻。粪便潜血试验阳性，可检出嗜酸粒细胞。主要通过药物治疗。

六、食物不耐受[4]

在全科医学活动中，对各种食物不耐受很常见，多与免疫性、过敏性，或心理机制无关。其中，食品成分是重要的一类。不耐受性分为以下组别：

- 摄入过多果汁或软饮料引起果糖不耐受。
- 乳糖酶缺乏症引起牛奶不耐受。
- 草莓或西红柿引起组胺相关反应。
- 化学物质触发反应
  — 阿司匹林、柠檬黄、焦亚硫酸钠，触发鼻炎和哮喘。
  — 阿司匹林、柠檬黄、苯甲酸，触发慢性荨麻疹。
- 其他：水杨酸盐（天然或工业制品）、胺类、防腐剂和色素。

注意：
- 含大量天然水杨酸的食品：干果、菠萝、杏、橙子、黄瓜、葡萄、蜂蜜、橄榄、番茄酱、葡萄酒、茶叶、香草。
- 可能含有柠檬黄（食用色素）的食品：瓶装酱油、糕点（零售）、有色碳酸饮料、果露酒、奶油、有色糖果、冰淇淋、棒冰、果酱。

（1）**症状** 可引起多种症状。
- 易怒，行为问题。
- 胃肠反应（如婴儿肠绞痛、腹泻、肠易激综合征）。
- 呼吸系统疾病：鼻炎、哮喘等。
- 头痛、偏头痛。

（2）**治疗**
- 收集进食情况、症状、既往史、家族史等方面的资料。
- 禁食或控制刺激性食物的摄入。
- 参考专科医生的抗过敏建议。
- 不适合进行皮肤检测时，可在医师指导下进行放射变应原吸附试验（Radioa Uergosorbent，RAST）。

七、花生过敏症

花生是导致成人食物过敏最常见的原因之一。可通过花生特异性 IgE、用花生提取物进行皮肤单刺试验或 RAST 试验明确诊断。通常进食花生后几分钟内出现症状。首发症状多是口咽部瘙痒或灼痛，继而出现面部潮红、荨麻疹、哮鸣音、喘鸣、血管神经性水肿和休克[5]。花生过敏症合并哮喘是很危险的，这已被发生在儿童中的致命或危重反应所证实[6]。治疗要点是避免摄入含花生的食物。目前不推荐使用脱敏疗法。高危人群应携带过敏急救包（表 123.2）。

表 123.2　成人过敏急救包[3]

自动注射器（0.3mg 肾上腺素 1∶1 000，肌内注射）
如有咽喉或舌水肿，或其他反应（如呼吸困难），注入下肢外侧肌内
肾上腺素气雾喷雾器
如有较轻微的反应（如局部唇刺痛或肿胀），喷 10～20 次
口服抗组胺药
例如 10mg 氯雷他定片（×2），注射肾上腺素后只服用 1 片
泼尼松龙 25mg 片剂（×2）
注射肾上腺素后立即服用

八、鸡蛋过敏

避免所有蛋制品，包括蛋糕、饼干，2 年后谨慎尝试（如蛋糕）。目前无针对性的疫苗，仅有少量的麻疹、腮腺炎和风疹的联合疫苗（MMR 疫苗）。

九、乳胶变态反应

乳胶蛋白引起的Ⅰ型变态反应在临床上极其广泛，包括从荨麻疹到危及生命的过敏性休克甚至死亡，均可发生。普遍认为，在手术中偶发的过敏反应是由于患者对乳胶过敏，黏膜接触手术操作者乳胶手套引起反应所致。针对这一严重问题，一些机构开始提供不含乳胶的手术套[7]。

卫生保健工作者、脊柱裂或其他脊髓异常患者，以及那些需要多次手术者，均是乳胶过敏的高危人群。乳胶变态反应对他们来说是一个严峻问题。最大的风险是接触橡胶制品（如手套、避孕套、气球）。一些硬橡胶产品则无危险。

1. 症状
- 接触性皮炎（Ⅳ型变态反应）、荨麻疹、进行性变应性皮炎、变应性结膜炎、哮喘、多种水果过敏，以及可能出现的过敏反应。

2. 诊断　皮肤单刺试验（有一定风险，请在医师指导下进行）比血液试验敏感度更高，但有可能引发变态反应。检测血清特异性 IgE 更为安全，但敏感度较低。接触性过敏（Ⅳ型）可用斑贴试验查找病因。

3. 治疗 患有过敏的医护人员应避免戴乳胶手套[8]。

十、特异性 IgE 的检测

1. 皮肤单刺试验 首选方法，方便快捷，使用高纯度的变应原制剂。如果患者对特定变应原无症状，单次检测结果阳性则诊断意义不大。结果阴性者可排除 IgE 介导的过敏反应。

2. 血清特异性 IgE 的检测 有很多试验，如放射性变应原吸收试验（RAST）[1]、酶联免疫吸附试验（ELISA）可以测定血清中变应原特异性 IgE，但都不如皮肤单次试验准确。这些试验不仅昂贵也不能立即出结果。

适应证包括：病史和皮肤单刺试验结果不符、广泛湿疹、皮肤划纹征、婴幼儿、建立免疫疗法、过去 48 小时内使用抗组胺药。

十一、治疗原则

1. 避免接触变应原 如果有病史和皮肤单刺试验相关，就要注意减少接触尘螨和真菌，合理选择宠物，避免某些特定的食物。某些人或许需要改变职业和生活环境。

2. 药物治疗 当避免接触变应原的方法失败或不实用时，应用药品以减轻症状。如抗组胺药（H 受体和 H 受体拮抗药）、肾上腺素（紧急情况下使用）、色甘酸钠、糖皮质激素、抗胆碱能类药物、拟交感神经药。

3. 免疫治疗（脱敏） 包括小剂量重复给药，增加变应原剂量，皮下注射。这是治疗严重蜂毒过敏及确定单一病原导致的变应性鼻炎、结膜炎首选治疗方法。治疗后，患者至少应被观察 45 分钟，现场务必配置抢救设施。

4. 过敏性疾病的具体治疗
- 哮喘，见第 125 章相关内容。
- 特应性皮炎，见第 115 章相关内容。
- 荨麻疹，见第 114 章相关内容。
- 变态反应和血管性水肿，见第 132 章相关内容。

十二、鼻炎

请参阅第 62 章。鼻炎可以概括为以下几类：
- 季节性变应性鼻结膜炎 = 花粉症
- 常年性鼻炎
— 变态反应性（通常是由于尘螨）。
— 非过敏性 = 血管收缩性：嗜酸粒细胞型、非嗜酸粒细胞型。

十三、变应性鼻炎

变应性鼻炎可能是季节性或常年性的。可分为间歇性（1 周连续发作不超过 4 天或发作时间不到 4 周）和常年性（1 周持续发作 4 天或连续发作 4 周以上）。症状的严重程度分为轻度、中度或重度[9]。在世界范围内，其患病率持续升高，影响了 20% 的成年人和 40% 的儿童，其中 60% 有家族史。儿童发病率为 5%～20%，年轻人则高达 20%[10]。其症状是由过多的化学介质如组胺、血清素、前列腺素和白三烯从致敏的肥大细胞中释放所致[10]。

十四、季节性变应性鼻结膜炎（花粉症）

这是变应性鼻炎最常见的类型，是鼻黏膜特异性变态反应，变应原主要是花粉。造成常年性变应性鼻炎的变应原包括可吸入性颗粒、尘螨、动物皮屑和真菌孢子。

大多数花粉症始于童年期，一半病例在 15 岁前起病，90% 病例发生在 30 岁前[11]。大约 20% 的病例合并哮喘发作。

花粉症患者往往有大面积的瘙痒症状（鼻、咽喉和眼），常年性鼻炎患者则少有眼或咽喉症状，主要表现为打喷嚏和流水样涕。鼻息肉与此病（参见第 60 章）相关。

1. 治疗 主要包括 4 个方面。
- 恰当的解释和安慰。
- 避免接触变应原。
- 药物治疗。
- 免疫治疗。

2. 对患者的建议
- 保持健康，均衡饮食，避免垃圾食品。适度运动、休息和娱乐，理性地生活。如有眼部症状，应尽量避免揉眼，不戴隐形眼镜，可戴太阳镜。

- 避免使用减充血药的滴鼻剂和喷雾剂：虽然这些药物见效快，但更严重的不良反应是病情反弹。
- 回避疗法：避免接触已知变应原（如宠物、羽绒枕头和鸭绒被）。
- 尘螨来自床上用品、装饰家具、地毯和毛绒玩具。尽可能保持卧室清洁无尘，常年性鼻炎患者尤其要注意。
- 应与宠物尤其是猫保持距离。
- 避免接触化学刺激物，例如阿司匹林、烟雾、化妆品、涂料和喷雾剂。

3. 远离变应原 这在春季是很难的，尤其是患者居住在花粉较多（如大型种植园）的地区，或长时间进行户外工作、运动，以及休闲活动时。

4. 治疗（药物治疗）[12] 可按以下方案治疗。

① 抗组胺药
- 口服（对血管舒缩性鼻炎效果较差）。
- 鼻腔喷雾（起效快）。
- 滴眼药。

② 减充血药（口服或外用）。

③ 色甘酸钠
- 鼻内用药：粉末鼻吹入剂或喷剂。
- 合并结膜炎时用滴眼药。

④ 皮质激素
- 鼻内（对非嗜酸粒细胞性血管舒缩性鼻炎效果较差）。
- 口服（高效，在其他方法无效时使用）。
- 变应性结膜炎时用滴眼剂。

（1）免疫治疗 在已知特异性变应原或传统治疗无效时，可使用脱敏疗法/免疫治疗。免疫治疗对花粉过敏者通常有效，中、重度春季花粉症可考虑采用此疗法。通过注射或口服给药的免疫疗法可强化免疫，常需数年时间。

（2）抗组胺药 口服抗组胺药是治疗季节性花粉症的一线用药。当症状是间歇发作时通常有效，或高花粉期来临之前用于预防性用药。新一代"无镇静作用"抗组胺类药物不能通过血-脑屏障，而较第一代药物更优先使用，尽管这些药物也表现出一定的镇静作用。表123.3为部分无镇静作用的抗组胺药，包括了一些较新的外用剂型，如卡巴斯汀和氮䓬斯汀鼻喷雾剂，对急发症状有效。如果不介意镇静的不良反应（例如晚间使用），可考虑使用有镇静作用的抗组胺药。

表 123.3 无镇静作用的抗组胺药（口服方案）

药物名称	起效速度	剂量
西替利嗪	快速	10mg，1次/日
氯雷他定	超速	5mg，1次/日
非索非那定	快速	60mg，2次/日
左西替利嗪	快速	5mg，1次/日
氯雷他定	超速	10mg，1次/日

（3）口服减充血药 口服拟交感神经药，无论是单独使用或联合抗组胺药使用（可能有助于减少嗜睡），尤其对流涕和鼻塞等主要症状有效。不良反应包括紧张和失眠。高血压、心脏病、甲状腺功能亢进症、青光眼和前列腺肥大者应慎用。

例如：假麻黄碱60mg，口服，每日3次，最大量为240mg/d。或控释剂120mg，口服，每日2次。

（4）鼻内治疗[12]

① 鼻内解充血药：应当只限于短时间（即1周内）或间歇（每周3～4次）使用。因为有可能出现充血反弹和药物性鼻炎。使用鼻内皮质激素在第1周治疗期间往往具有特殊价值（起效被推迟数日），改善鼻腔通畅可以更充分地吸入皮质激素。不良反应与口服减充血药类似。

② 鼻内色甘酸钠：作用机制是通过组织肥大细胞脱颗粒发挥作用，同时无严重不良反应，必须使用胶囊剂型（喷雾形式，需要每小时1～2次给药）。它对常年变应性鼻炎有用，但作用不如鼻内皮质激素治疗春季花粉症有效。

③ 鼻内皮质激素喷剂：是治疗季节性变应性鼻炎最有效的药物，不良反应极小，常规剂量时不会出现肾上腺抑制反应，应该告知患者：这些药物不能立即缓解症状（通常使用10～14天达到药效高峰），必须在整个花粉季节连续使用至少6～8周。局部不良反应包括鼻腔干燥和轻微出血。

④ 鼻内应用抗组胺药：包括氮䓬斯汀和左卡巴斯汀。可有效缓解鼻痒和打喷嚏。

表123.4列出了治疗鼻炎的鼻内用药。

⑤ 眼用制剂：色甘酸钠滴眼液对于春季发作的

表 123.4　治疗鼻炎的鼻内用药

	商品名称	剂量	注释
色甘酸钠	色甘酸钠粉剂（胶囊） 色甘酸钠鼻腔喷雾剂	吹入 1 个胶囊量，4 次 / 日（2%） 喷雾，4～6 喷 / 日（4%） 喷雾，2～4 喷 / 日	依从性问题
丙酸倍氯米松（50μg/ 喷雾）	鼻可灵花粉热（Beconase Hayfever）	每侧鼻腔各喷 100μg，2～3 喷 / 日	
布地奈德（64μg/ 喷雾）	鼻用布地奈德 鼻用雷诺考特	每侧鼻腔，1～2 喷 / 日	
糠酸氟替卡松（27.5μg/ 喷雾）	Avamys	每侧鼻腔，2 喷 / 日，逐渐减少至 1 喷 / 日	
糠酸莫米松（50μg/ 喷雾）	Beconase Allergy 24 hour aqueous	每天两侧鼻腔各喷 2 次	
糠酸莫米松（50μg/ 喷雾）	内舒拿（Nasonex）	每侧鼻腔，2 喷 / 日	
曲安奈德（55μg/ 喷雾）	Telnase	每侧鼻腔，2 喷 / 日，逐渐减少至 1 喷 / 日	
异丙托溴铵	爱全乐（Atrovent）	每侧鼻腔，2 喷 / 日，必要时 3 喷 / 日	用于血管舒缩性鼻炎、大量流涕、老年患者
盐酸氮卓斯汀	爱赛平（Azep）	每侧鼻腔，1 喷 / 日	抗组胺药
0.05% 左卡尼汀	立复汀（Livostin）	每侧鼻腔，2 喷 / 日	抗组胺药，最大剂量使用 8 周
拟交感神经药（如去氧肾上腺素）		每侧鼻腔，2～4 喷 / 日，最多可连续用药 1 周	适用于老年、前列腺肥大患者

结膜炎通常有效。可以根据需要使用（无剂量限制）。在接触花粉之前预防性使用效果最佳。减充血剂滴眼液也有一定的疗效（谨防闭角型青光眼），而糖皮质激素眼药则用于治疗变应性结膜炎，使用时须除外感染和青光眼。抗组胺滴眼药安他唑啉和左卡巴斯汀也是一种选择。

5. 其他治疗

（1）**皮质激素**　在其他治疗手段失败时效果显著。可进行 6～10 天的短期疗程。例如 6 天用药疗程，即从第 1～6 日，逐日口服泼尼松龙 25mg、25mg、20mg、15mg、10 mg、5mg。

（2）**异丙托溴铵（溴化异丙托品）**[12]　当主要症状为流涕时，外用抗胆碱能的鼻腔制剂往往非常有效。

（3）**白三烯受体拮抗药**　与口服抗组胺药类似，在治疗同时伴有哮喘和花粉症（如孟鲁司特）的儿童有一席之地。

（4）**手术治疗**　下鼻甲部分切除术旨在减少鼻甲的大小，从而减轻鼻塞症状。

表 123.5 概述了鼻炎治疗步骤。

表 123.5　鼻炎治疗步骤概述[9]

变应性鼻炎
患者教育 避免接触变应原（尽可能）
轻度 ・少量有镇静作用的抗组胺药，包括卡巴斯汀喷鼻 ・减充血药（如伪麻黄碱）
中、重度 ・吸入糖皮质激素（最有效） ・色甘酸钠滴眼液 ・口服皮质激素类药物（如局部使用无效） ・必要可实施免疫治疗

十五、转诊时机

- 需外科干预时要转诊，如鼻息肉、鼻甲肥大和鼻中隔偏曲引起的鼻塞。
- 需行免疫治疗者。

> **实践要点**
>
> - 避免长期使用减充血滴鼻剂。
> - 避免局部使用抗组胺药。
> - 色甘酸钠滴眼液用于眼睛发痒的花粉症患者。
> - 小心全身严重反应，可由皮肤试验和免疫治疗引起。
> - 须提前准备急救设施。

参考文献

[1] Loblay RH. Allergies (type 1). In: MIMS Disease Index (2nd edn). Sydney: IMS Publishing, 1996: 12–15.

[2] O'Hehir R. Update in allergic diseases. In Update Course for GPs handbook. Melbourne: Monash University, 1996: 19–20.

[3] Thomson K, Tey D, Marks M. Paediatric handbook (8th edn). Oxford: Wiley–Blackwell, 2009: 229–232.

[4] Oates K, Currow K, Hu W. Child Health: A Practical Manual for General Practice. Sydney: MacLennan & Petty, 2001: 150–152.

[5] Douglas R, O'Hehir R. Peanut allergy. Med J Aust, 1997, 166: 63–64.

[6] Sampson HA, Mendleson L, Rosen JP. Fatal and near fatal anaphylactic reactions to food in children and adolescents. N Engl J Med, 1992, 327: 380–384.

[7] Katelaris CH et al. Prevalence of latex allergy in a dental school. Med J Aust, 1996, 164: 711–714.

[8] Walls RS. Latex allergy: a real problem. Med J Aust, 1996, 164: 707.

[9] Moulds R (Chair). Therapeutic Guidelines: Respiration (Version 4). Melbourne: Therapeutic Guidelines Ltd, 2009: 137–145.

[10] Scoppa J. Rhinitis (allergic and vasomotor). In: MIMS Disease Index (2nd edn). Sydney: IMS Publishing, 1996: 450–451.

[11] Fry J. Common Diseases (4th edn). Lancaster: MTP Press, 1985: 134–138.

[12] Sharp A, Murtagh J. Hay fever (seasonal allergic rhinitis). Aust Fam Physician, 1995, 24: 1899–1900.

第 124 章　　焦虑障碍

> A 型性格的人易患冠心病，生活完全受时间控制，整天匆匆忙忙。典型病例如那些在小便尚未解完就已经冲洗完便池的男人，很容易诊断。
>
> Anonymous

焦虑是一种类似恐惧或大难临头的不适感。焦虑症被国际初级卫生保健分类（the International Classification of Health Problems in Primary Care, ICHPPC-2）（WONCA, 1985）定义[1]为：与社会压力或其他生活事件没有明显关系的持久忧虑或焦虑心境，或者对事件过分夸大的焦虑反应。

焦虑本来是人类的一种正常情绪，大多数人在生活中都曾经历过暂时性的焦虑，这是一种对于压力和不幸的正常反应。表 124.1 列出了由心理学家制定的衡量生活主要压力的量表。然而，有 5%～10% 的人由于持续性焦虑达到反常的程度，并且对生活造成了困扰，我们称之为焦虑症。

焦虑的身心症状可以非常夸张，常因紧张或疲劳以致惊恐发作。

一、焦虑的分类

按 DSM-IV（TR），焦虑症可大致分为以下几类[2, 3]：
- 广泛性焦虑障碍。
- 带有焦虑心境的适应性障碍。
- 由于疾病情况引起的焦虑。
- 惊恐发作。
- 惊恐障碍：伴有或不伴有广场恐怖症。
- 不伴有惊恐障碍病史的广场恐怖症。
- 特定对象畏惧症。
- 社交恐惧症。
- 强迫症。
- 急性应激障碍。
- 创伤后应激障碍。
- 躯体形式障碍。
- 体象障碍。

二、广泛性焦虑

广泛性焦虑表现为过度焦虑或对生活中的变化过于担忧，常缺乏明确的诱发活动、特定发作时间或如精神性创伤、强迫观念、恐怖症等诱发事件。可与其他焦虑症共发。

一般特征
- 不切实际的固执和过多的焦虑。
- 担心生活环境时间超过 6 个月。

广泛性焦虑症的诊断标准

满足 3 项或 3 项以上：
- 易怒。
- 焦躁不安、紧张。
- 容易疲乏。
- 很难集中注意力或大脑一片空白。
- 肌紧张。
- 睡眠障碍。

---

1. 临床特征

（1）心理方面
- 恐惧 / 可怕的预感。
- 易激惹。
- 夸张的吃惊反应。
- 睡眠障碍或梦魇。
- 急躁。
- 恐慌。
- 对噪音敏感。
- 很难集中注意力或思维空白。

（2）身体方面
- 运动神经紧张
  —肌紧张、疼痛。
  —紧张性头痛。
  —发抖、摇晃或抽搐。
  —坐立不安。
  —疲劳。
- 自主神经活动过度

— 口干。
— 心悸、心动过速。
— 出汗或双手湿冷。
— 面红耳赤、寒战。
— 吞咽困难。
— 腹泻或腹部不适。
— 尿频。
— 呼吸困难、窒息。
— 头晕目眩。

注：心理表现多为警觉性和注意力异常。

（3）各系统的症状和体征

- 神经系统：头晕、头痛、颤抖、抽搐、震颤、感觉异常。

表 124.1　最近经历的生活改变与压力调查

生活事件	生活改变指数
丧偶	100
离婚	73
分居	65
进监狱	63
亲人去世	63
生病或受伤	53
结婚	50
失业	47
婚姻和解	45
退休	45
家庭成员健康的改变	44
怀孕	40
性的困难	39
生意上的调整	39
好友的离世	37
换一种不同的工作	33
房贷（大额）	31
改变工作责任	29
孩子离开家	29
耀眼的个人成就	28
配偶开始工作或停止工作	26
刚入学或毕业	26
跟老板的矛盾	23
工作时长或条件的改变	20
搬家	20
转学	20
房贷和信贷	17
睡眠习惯的改变	16
假期	16
圣诞	12

- 心血管系统：心悸、心动过速、面部潮红、胸部不适。
- 胃肠道：恶心、消化不良、腹泻、腹部不适。
- 呼吸：过度通气、呼吸困难、缺氧。
- 认知：惧怕死亡、注意力难以集中、意识空白、高度警觉。

2. 广泛性焦虑障碍的诊断

（1）诊断依据

- 病史：仔细聆听患者叙述至关重要。
- 通过病史、体格检查和适当的辅助检查排除器质性疾病导致的焦虑。
- 排除其他精神疾病，尤其是抑郁症。

（2）主要鉴别诊断　请注意，鉴别诊断主要针对以下 7 种情况（表 124.2）。

- 抑郁症。
- 毒品和酒精依赖/戒断反应。
- 苯二氮䓬的依赖/戒断反应。
- 甲状腺功能亢进症。
- 心绞痛及心律失常。
- 医源性药物滥用。
- 咖啡因中毒。

> **关注要点**
>
> 家庭医生对焦虑症患者进行治疗前，要考虑下述 5 个问题：
> - 是甲状腺功能亢进症吗？
> - 是抑郁症吗？
> - 是正常的焦虑吗？
> - 是轻度焦虑还是单纯型恐惧症？
> - 是中度还是重度焦虑？

3. 治疗　主要适用于广泛性焦虑，其他类型的焦虑则需要具体的心理治疗。大部分治疗方法通过家庭医生简短的劝告与支持可以成功实施。认知行为治疗（cognitive behaviour therapy, CBT）是其中的一种方法，在该治疗过程中，辨认、评估、挑战与改正不适当的想法、感情、知觉和相关的行为[4]，有相当大的收益。心理治疗和非药物疗法是焦虑症的一线治疗方法[5]。

治疗原则

- 尽可能使用非药物治疗，避免使用药物。
- 给予细心地解释和安慰。

表 124.2　焦虑症的重要鉴别诊断

精神疾病
抑郁
药物和酒精依赖
苯二氮䓬类药物依赖
精神分裂症
急性或慢性器质性脑障碍
早老性痴呆
器质性精神障碍
药物相关
・苯丙胺类
・支气管扩张药
・咖啡因过度
・麻黄碱
・左旋多巴
・甲状腺素
心血管疾病
・心绞痛
・心律不齐
・二尖瓣脱垂
内分泌系统
・甲状腺功能亢进症
・嗜铬细胞瘤
・类癌综合征
・低血糖
・胰岛瘤
神经系统
・癫痫
・急性脑综合征
・呼吸系统
・哮喘
・急性呼吸窘迫综合征
・肺栓塞

— 解释症状产生的原因。

— 消除无器质性疾病患者的疑虑（全面体检和适当的辅助检查后）。

— 指导患者通过查阅相关文献增加知识、获取支持（参见"延伸阅读"）。

・提供实用的解决问题的方法。

・建议避免使用使病情加重的物质，例如咖啡因、尼古丁和其他药物。

・一般措施的建议：压力管理技巧、放松程序和规律的锻炼，以及为患者组合这些方法。不要让患者自行实施。

・在应对技能方面给出建议，包括自我应对和人际策略，在困难的情况下管理自我。

・持续提供支持性心理治疗。

延伸阅读

Herbert Benson. *The Relaxation Response*. London: Collins,1984

Dale Carnegie. *How to Stop Worrying and Start Living* (rev. edn, ed. Dorothy Carnegie). Sydney: Angus and Robertson, 1985.

Ainslie Mears. *Relief without Drugs*. Glasgow: Fontana, 1983.

Norman Peale. *The Power of Positive Thinking*. London: Cedar,1982

Claire Weekes. *Peace from Nervous Suffering*. London: Angus and Robertson, 1972.

Claire Weekes. *Self-help for your Nerves*. London: Angus and Robertson, 1976

4. 对患者的建议　作者发现以下宣传材料对轻度广泛性焦虑症患者具有不可估量的价值[6]。

（1）**自助**　如果可能，最好避免使用药物。寻找消除压力和焦虑的方法，比如换工作和远离烦心的人或事。有时可以通过和他人聊天缓解。

（2）**特殊的建议**　不要过于苛求完美；不要成为时钟的奴隶；不要遮遮掩掩；停止内疚；赞赏自己和他人；表达你自己和你的愤怒；解决所有个人冲突；变得友好和快乐；保持积极地人生观；参加适当的不剧烈的活动。

寻找日常生活的平衡，如娱乐、想象、阅读、休息、锻炼和家庭/社会活动。

（3）**放松**　学会放松身心，可以寻找特殊的放松活动，例如瑜伽和冥想。

对自己做一个承诺，每天花一点时间练习放松，一天最好两次，每次约20分钟，但是刚开始10分钟也可以[7]。

・把眼睛闭上，坐在安静的地方，但是要能保持清醒。把注意力集中在身体不同的肌肉群，从额头开始，慢慢到脚趾。尽可能放松肌肉。

・注意呼吸：听自己的呼吸声，持续数分钟。进行深慢呼吸。

・接下来，根据自己的节奏开始重复"放松"这个词并在脑中默念，当其他思想分散注意力时，平静地回到"放松"这个词。

- "放下"：这是一段给自己安静的时间，身体和精神的压力会平衡或减少。

（4）**药物** 医生仅推荐镇静药作为最后手段，帮助解决很短的应激时期。此时焦虑比较严重，如果没有外在的帮忙已不能应对。

抗抑郁药是广泛性焦虑障碍（GAD）的一线治疗药物，比苯二氮䓬更能有效地治疗与GAD相关的无法控制的担心，并且不会产生耐受性和依赖性[5]。

5. 药物治疗

（1）**一线和长期治疗**[4,5]

如果非药物治疗无效，可以选用1种5-羟色胺再摄取抑制药（SSRI）、文拉法辛、丁螺酮和丙咪嗪：

帕罗西汀10mg（口服），逐日加量至40mg/d。

或

舍曲林25mg（口服），逐日加量至200mg/d。

或

文拉法辛（改良释放剂）75mg（口服）逐日加量至225mg/d。

或

丁螺酮5mg（口服），每日3次，持续数周至症状消退：

— 有效剂量是20～25mg/d。

— 7～10天起效。

— 暂无镇静效果。

（2）**急性发作** 如间歇性急性发作，其他治疗无效时，推荐以下药物[4]：

地西泮2～5mg，单一剂量口服。每日2次，需要时，每日2次。

或

地西泮5～10mg，夜间服用。

特别说明：

- 如果用药超过2周，在接下来的4周逐渐停药。
- 7天内再次评估。
- 警惕药瘾者（如陌生的患者要求使用某特定苯二氮䓬类药物时）。
- 考虑使用β受体拮抗药导致交感神经激活如心悸、震颤或过度出汗（如普萘洛尔10～40mg，口服，每日3次）[4]，然而无缓解焦虑的症状。

三、惊恐发作

惊恐发作定义为某个时刻极度恐惧或不适，包括下列4项或4项以上症状，10分钟内到达高峰：

- 气短（呼吸困难）或窒息的感觉。
- 头晕、情绪不稳、头晕目眩或晕厥。
- 心悸或心率加速（心动过速）。
- 寒战。
- 出汗。
- 窒息感。
- 恶心或腹部不适。
- 人格解体或现实感丧失。
- 麻木或刺痛的感觉（感觉异常）。
- 面红（潮红）或寒战。
- 胸部疼痛或不适。
- 对死亡的恐惧。
- 趋于发狂的恐惧或对无法控制地做某些事情的惧怕。

甲状腺功能亢进症、嗜铬细胞瘤和低血糖等器质性疾病可诱发惊恐发作。

注：惊恐发作并不等同于恐慌症。

治疗

使患者安心，并加以解释和支持（如广泛性焦虑），这是最主要的治疗方法。应该教患者相应的呼吸技巧来帮助控制恐慌和过度换气。如果过度呼吸，可以通过纸袋进行呼吸。

（1）**认知行为疗法** 见本书第5章。旨在减轻焦虑，教患者如何识别、评估、控制和改善他们消极的思想和行为。如果简单的心理治疗和压力管理无效，患者应进行专科治疗。

患者的恐惧，尤其是非理性恐惧，需要治疗师给予清楚地解释、合理的检查与询问。这样，患者才能用积极平和的思想代替恐惧。

（2）**药物治疗**

急性发作，即惊恐发作：

地西泮5mg（口服）。

或

奥沙西泮15～30mg（口服）。

或

阿普唑仑 0.25～0.5mg（口服）。

或

帕罗西汀 20～60mg（口服）。

四、伴或不伴广场恐怖症的惊恐障碍

依据是否伴有广场恐惧症，对急性焦虑症有单独的诊断标准（表124.3）。急性发作的治疗见"惊恐发作"部分的描述。

表 124.3 伴或不伴广场恐惧症的惊恐障碍的诊断标准（DSM-IV-TR）

A 两者皆有： ① 恐慌发作再出现时，其发作与环境刺激无关（如突然地自发产生） ② 1个月内至少出现1次或多次惊恐发作： • 持续担心再次发作 • 担心发作的影响或后果（例如失去控制、突发心脏病、躁狂） • 发作时行为显著偏离正常
B 伴或不伴广场恐怖症
C 恐慌发作不能归因于一种物质、药物、一般医疗条件或其他精神障碍的直接生理学效应

1. 预防 关于疗效的循证医学显示，使人脱离恐惧的治疗频率为3次认知行为治疗（cognitive behavioral therapy，CBT）和5种药物治疗[4]。最初方法应该包括心理措施，如CBT。抑郁药是恐慌症一线药物治疗的基础。

2. 惊恐障碍的一线治疗[4] 选择性5-羟色胺再摄取抑制药（SSRI）是被批准的抗抑郁药，例如：

• 帕罗西汀，开始10mg/d（口服），逐渐增加至40mg/d。

或

舍曲林，开始25mg/d（口服），逐渐增加至200mg/d。（需根据患者的耐受性和反应逐渐增加药量）。

抗抑郁药可能需要持续服用6～12个月，然后再进行评估。开始治疗的数周可能效果不明显。

3. 二线治疗 可用药物如下：

• 阿普唑仑 0.25～6mg/d（口服），分2～4次服用。
• 三环类抗抑郁药（如丙咪嗪）。

五、恐怖症

恐怖状态中的焦虑与具体情境或对象有关。患者越是想避免这种情境，他们就越焦虑。各种特定恐怖症列于表124.4。

恐怖状态的3种主要类型是：

• 特殊恐怖症。
• 场所恐怖症。
• 社交恐怖症（社交焦虑障碍）。

10种最常见的恐怖对象（按顺序）是蜘蛛、人群和社交环境、飞行、开放空间、闭合空间、高空、癌症、雷电、死亡和心脏疾病[7]。

1. 特殊恐怖症 特殊恐怖症是儿童中常见的恐怖症类型，包括恐惧具体的事情，如蛇、蜘蛛、打雷、黑暗、狗和高空。这些问题很少在实际中遇到，通常也无法用药物进行治疗。

2. 广场恐怖症 患者会对许多场景产生恐惧，包括距离家远、拥挤和禁闭的环境等。典型的例子是避免出现在公共场所、拥挤的商店和狭窄的地方。患者担心他们随时可能会失去控制，而无法得到及时的帮助[8]。

通常与抑郁、强迫观念、婚姻家庭关系不和谐或滥用药物、酗酒有关[9]。

3. 社交恐怖症 社交恐怖症包括在社交中出现的焦虑，会感觉受到公众的批判、监督（如食堂、餐厅、工作人员的会议、演讲活动）。患者人格可能是害羞、敏感的，处于发病前期。患者有焦虑症状及表现，通常与交感神经过度兴奋有关。

4. 治疗 恐怖症的治疗基础是心理治疗，包括行为疗法和认知疗法。

药物治疗

非药物治疗失败者可以用药物治疗。

• 广场恐怖症：惊恐发作时可使用药物治疗。
• 社交恐怖症：如果需要，建议使用新的抗抑郁药。比较温和的抗抑郁药有氯贝胺、帕罗西丁、苯乙肼。
• 有社交恐怖症的焦虑表现：在进行社交活动前30～60分钟服用10～40mg普萘洛尔。
• 特殊恐怖症：不推荐药物治疗。

表 124.4　恐怖症

恐怖症名称	害怕或厌恶的事物
恐高症	高度
气流恐怖症	气流
广场恐怖症	开放的空间
恐尖症	利器
恐猫症	猫
恐痛症	疼痛
男人恐怖症	男人
恐花症	花朵
社交恐怖症	人
恐蜂症	蜜蜂
恐水症	水
蜘蛛恐怖症	蜘蛛
闪电恐怖症	闪电
飞行恐怖症	飞行
细菌恐怖症	细菌
深渊恐怖症	深度
尖物恐怖症	针
恐雷症	打雷
恐癌症	癌症
心脏病恐怖症	心脏疾病
幽闭恐怖症	封闭空间
恐犬症	狗
魔鬼恐怖症	魔鬼
过街恐怖症	穿越街道
恐马症	马
性事恐怖症	性
女性嫌恶症	女性
触摸恐怖症	触摸
恐虫症	爬行的东西
同性恋恐怖症	同性恋者
恐高症	下落
睡眠恐怖症	睡觉
医生恐怖症	医生
恐鼠症	老鼠
洁癖	污垢、细菌、污染
死亡恐怖症	死亡
新事物恐怖症	任何新事物
黑夜恐怖症	夜晚
恐数症	数字
黑暗恐怖症	黑暗
拥挤恐怖症	拥挤
恐蛇症	蛇
恐火症	火
暗影恐怖症	失明
社会恐怖症	社会情景
被活埋恐怖症	被活埋
宗教恐怖症	上帝

（续表）

恐怖症名称	害怕或厌恶的事物
注射恐怖症	注射
陌生恐怖症	陌生人
动物恐怖症	动物

六、强迫症

焦虑与强迫思维和强迫行为有关。

强迫意念是指具有为患者所抗拒的周期性和持续性的干扰意念、思想、冲动或想象（例如宗教信仰者反复出现亵渎神明的想法）。

强迫症是反复的、有目的的、故意的行为，是为了防止出现不良行为的强迫观念做出的反应。

轻度强迫或强制性行为可以被视为应对压力的正常反应。

心理治疗结合药物治疗，是较好的治疗方法。
- 认知行为治疗。
- 暴露疗法和反应预防法。
- 药物治疗。

任何一种SSRI，例如：

帕罗西汀，从10mg（口服）增加到20～60mg/d。

或（二线）

氯丙咪嗪每晚50～75mg（口服），逐渐增加到每晚150～250mg（口服）。

七、体相障碍

此病患者对于躯体外形有夸大的想象缺陷（见第46章）。

心理咨询和心理治疗或许有帮助。

有强迫症状态的患者可应用SSRI，有精神障碍的患者可使用精神活性药物。

八、急性应激障碍

急性应激障碍是指个体在创伤性事件发生后4周内出现的异常的与焦虑相关的症状群，包括侵入、反应过度和逃避。可以为患者提供咨询或专业意见（如果可能）。较少使用药物治疗。

九、创伤后应激障碍

创伤后应激障碍（post-traumatic stress disorder,

PTSD）出现的时间与创伤事件发生的有所不同。是指创伤事件发生的一系列相似症状，这些症状持续超过 1 个月。

- 急性创伤后应激障碍：症状持续时间 < 3 个月。
- 慢性创伤后应激障碍：症状持续时间 ≥ 3 个月。
- 延迟性创伤后应激障碍：至少在应激事件发生后 6 个月发作。

典型性周期复发痛苦的症状：

- 侵入性症状——回忆、梦魇、痛苦的往事重现。
- 对于类似创伤、分离、麻木感觉事件的逃避。
- 反应过度现象：夸大的震惊反应、过敏性，易怒、愤怒、睡眠障碍和注意力集中困难，高度警觉。

治疗

治疗较困难，常使用心理辅导、促进发泄或集体治疗。目的是让患者坦诚地面对记忆。症状长期存在者考虑转诊。

药物治疗：无具体的药物指征，但药物对治疗惊恐发作、广泛性焦虑或抑郁有益[4]。不推荐长期使用苯二氮䓬类药物，但短期使用该药可对严重焦虑者起到抗焦虑、镇静催眠的作用。

十、过度通气综合征

过度通气综合征可能是焦虑症的表现之一。主要症状如下：

- 头晕。
- 呼吸急促。
- 心悸。
- 出汗。
- 口干与吞气。
- 烦乱。
- 疲劳与倦怠。

其他症状包括四肢感觉异常、口腔感觉异常和腕足痉挛（图 124.1）。

手足痉挛的生物化学说明

换气过度导致的 CO_2 缺失

方程式：$H^+ + HCO_3^- = CO_2 + H_2O$

$PCO_2 \downarrow \rightarrow HCO_3^- \downarrow 、 pH \uparrow$（呼吸性碱中毒）

H^+ 的减少和补充，依赖于血浆蛋白质

H（蛋白质）= $H^+ + Pr^-$

蛋白质中阴离子堆积，减少钙含量

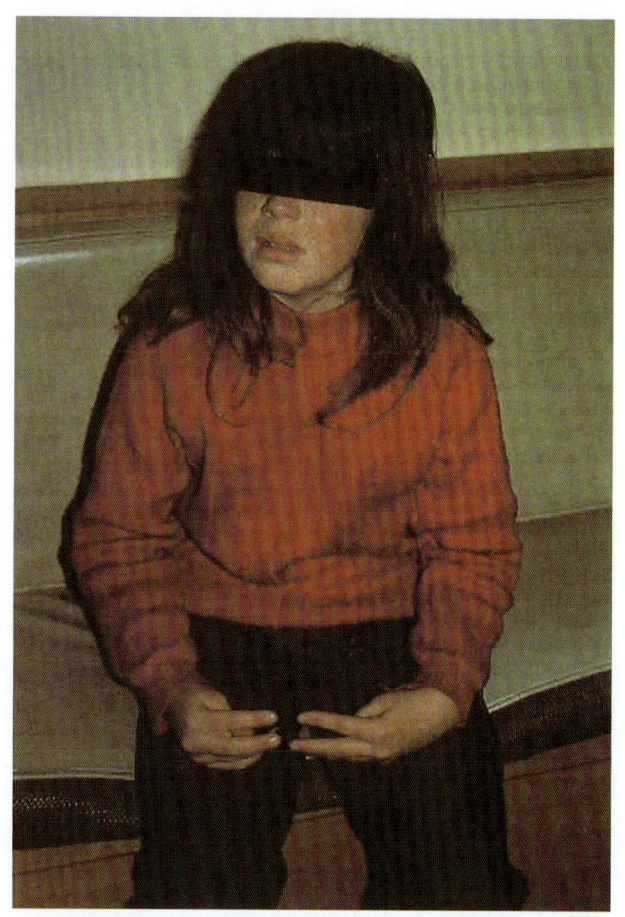

图 124.1　腕足痉挛（图片显示腕部）。女童 11 岁，有焦虑和激越症状

$Ca^{2+} + 2 Pr^- = Ca(Pr)_2$

钙离子减少导致低钙血症，引起手足抽搐。

治疗

- 消除患者的疑虑。
- 鼓励患者寻找病因，然后控制呼吸的比例和深度。
- 急救措施是提高 CO_2 水平，具体可以用纸（塑料）袋或用手捂住口鼻（如果袋子不可用）。

十一、适应障碍伴焦虑情绪

这一术语主要针对在 3 个月内有可识别的心理压力引起的焦虑症状的患者。这是焦虑症最常见的表现，应被视为独立于广泛性焦虑症以外的疾病[4]。

这些症状超出了机体应对压力的正常反应，但消除压力后，正常持续不到 6 个月。

基本治疗是非药物治疗——咨询、放松和压力管理。在症状严重或持续存在时可以使用药物短期

治疗：

地西泮 2～5mg（口服），每日 1 次或每日 2 次[4]。

或

奥沙西泮，15～30mg（口服），每日 1 次或每日 2 次（直至 14 天）。

十二、躯体障碍

躯体障碍被定义为低落的精神状态导致身体出现症状或有改变身体功能的倾向。它与过多的病症、担心和不正常的病态行为有关。这是一种慢性疾病，与很多 30 岁前开始的未经证实的身体不适病史有关。通常包括 4 种疼痛症状，2 种胃肠道症状，1 种性方面的症状和 1 种类神经症状（如咽喉肿块感、复视、局部无力），所有症状都没有充足的病理证据[10]。这些症状迟迟无法确诊，患者一直不能消除疑虑。可能伴有社会、职业和家庭功能受损。可被诊断为"疑病症"（见第 6 章）。

治疗包括有技巧的咨询、解释症状、寻找并治疗合并症（如抑郁症、焦虑症）和认知行为治疗。最好由一位固定的医生进行支持性管理。须排除诈病嫌疑。

十三、儿童焦虑[11]

焦虑症可发生在儿童期，如果不进行治疗可能会持续到青春期和成年期。惊恐发作并不少见，其他并发症有广泛性焦虑障碍、社交恐怖症、强迫症、创伤后应激障碍、选择性缄默症和分离性焦虑。儿童对非药物治疗比较敏感。分离性焦虑症中真实、威胁性或想象的分离是最常见的焦虑障碍。如果病症严重而持久，建议使用 SSRI（如年龄为 8 岁或更大的儿童可使用氟伏沙明）[4]。

十四、苯二氮䓬类药物的使用

使用苯二氮䓬类治疗焦虑症应谨慎[12]。马库斯等建议在下列临床情况时使用：

① 由于突发事件导致的延续性焦虑，非药物方法无效：给予 2 周的短期治疗。

② 情境性焦虑（如飞机旅行、牙医），可以间歇使用。

③ 广场恐怖症或恐慌，应在短期内紧急使用。

不可用于治疗抑郁症、强迫性神经症或慢性精神病，在丧亲和危机情况下应慎用。

苯二氮䓬类药物相关问题包括：
- 警觉性受损，过度镇静。
- 药物依赖。
- 事故危险性增加。
- 对情绪和行为的不利影响。
- 与酒精和其他药物的相互作用。
- 潜在滥用和过量。
- 怀孕和哺乳期间的风险。
- 肌无力。
- 性功能障碍。
- 动机减弱。
- 满足感降低。
- 自尊降低。

苯二氮䓬类药物戒断综合征

这种综合征通常会延迟发作，可能持续数周或数月，之后症状逐渐消退。症状包括焦虑复发、抑郁、精神错乱、失眠和癫痫发作。

有几种方法可帮助患者同意停止使用苯二氮䓬类药物，从完全停用到逐渐戒除。一种有效的撤药方法是在提供咨询和支持的同时，将药物缓慢戒除，其中包括安排自助组。如有抑郁症状，可用抗抑郁药代替。如果其他措施都失败了，β 受体拮抗药可能有助于消除症状。

> **实践要点**
> - 不要把抑郁和焦虑混淆。
> - 抑郁可能是焦虑症状的原因。
> - 对于焦虑症，尤其伴有心血管疾病症状（心悸或充血）的患者，要考虑到甲状腺功能亢进的可能，应进行甲状腺功能测试。
> - 无论是否确诊，都可以先用非药物的方法尝试治疗。
> - 谨慎使用苯二氮䓬类药物：只针对短期治疗。

十五、转诊时机

- 难以确诊。
- 如果有毒品和酒精依赖或戒除使治疗复杂化。
- 伴有抑郁症或精神疾病。

- 基础治疗失败。

十六、战胜压力的技巧

- 足够的睡眠和休息。
- 听音乐。
- 做喜欢的事情。
- 看看积极的一面。
- 学会笑。
- 每周去看电影或演出。
- 考虑养个宠物。
- 你的工作是你做了什么，而不是你是谁。
- 定期与亲密的朋友聊天。
- 每周运动4～5次，每次半个小时。
- 学着冥想。
- 避免人际冲突。
- 学会接受不能改变的事情。

参考文献

[1] Wilkinson G. Anxiety: Recognition and Treatment in General Practice. Oxford: Radcliffe Medical Press, 1992: 5–62.

[2] Vine RG, Judd FK. Anxiety disorders and panic states. In: MIMS Disease Index (2nd edn). Sydney: IMS Publishing, 1996: 43–45.

[3] Gelder M. Diagnosis and management of anxiety and phobic states. Med Int, 1988, 45: 1857–1861.

[4] Dowden J (Chair). Therapeutic Guidelines: Psychotropic (Version 6). Melbourne: Therapeutic Guidelines Ltd, 2008: 67–86.

[5] National Prescribing Service. Which treatment for which anxiety disorder? NPS News, 2009, (65): 1–3.

[6] Murtagh J. Patient Education (5th edn). Sydney: McGraw-Hill, 2008: 202.

[7] Beattie R. Anxiety: patient education. Aust Fam Physician, 1985, 14: 901.

[8] Anonymous author. Making it to the top ten. Sun, 1990, 3: 67.

[9] Fryer AJ. Agoraphobia. Mod Probl Pharmacopsychiatry, 1987, 22: 91–126.

[10] American Psychiatric Association. Diagnostic and Statistical Manual for Mental Disorders: DSM-IV (TR) (4th edn, text revision). Washington DC: APA, 2000: 229–230.

[11] Madden S. Anxiety disorders in children and adolescents. Update. Medical Observer, 7 2008: 29–31.

[12] Markus AC, Murray Parker C, Tomson P, et al. Psychological Problems in General Practice. Oxford: Oxford University Press, 1989: 12–43.

哮喘　第 125 章

> 昨晚给你写信后，我的哮喘病发作了，开始不停地流清涕，只得点着烟，边吸烟，边在屋里来回走动。接下来，还有更糟的：吸了很长时间的烟后，大约到午夜时分才能入睡，可在三四个小时后，我真正感到典型的哮喘病又发作了。
>
> Marcel Proust 1901，Letter to His Mother

哮喘被定义为是由多种细胞及其成分参与导致气道的一种慢性炎症性疾病。在易感人群中，这种炎症会引起患者反复发作的喘息、气促、胸闷和咳嗽，尤其是在夜间或清晨加重。这些症状通常是与广泛多变的可逆性自发气流受阻或与治疗有关。炎症也导致气道反应相关联的各种刺激性物质增加[1]。它也可以被定义为由于气道的高反应性而引起的咳嗽或喘息，与吸入气道的刺激物有关，如组胺[2]。哮喘是一种常见的且有潜在致命危险的疾病；现在被认为是患者气道异常活跃的炎症性疾病。

慢性哮喘是具有以下病理特征的一种炎症性疾病：
- 黏膜水肿，基底膜增厚。
- 黏膜上皮受损。
- 黏液腺体肥大，黏液分泌增多。
- 平滑肌收缩（图 125.1）。

一、重要资料与关注要点

- 目前哮喘的诊断和治疗都显不足[3]，在世界范围内哮喘患者的数量也在不断增加。
  - 有相当高的死亡率，约为人口数的 5/10 万。
  - 儿童发病率可达 20%～25%（通常为轻型）。
- 哮喘可以发生在任何年龄人群，但 2～7 岁儿童多发。
- 大多数患儿伴有咳嗽。
- 大多数患儿的病情从青春期开始加重。
- 至少有 1/7 青少年曾患有哮喘。
- 约有 1/8 的成年人曾患有哮喘。
- 机体功能测定是至关重要的，因为"客观测定优于主观感觉判断"。
- 关键是肺功能测定。
- 气道半径增加 1 倍，气流流速可增加 16 倍。
- 越早使用激素，治疗效果就越好。
- 糖皮质激素的吸入疗法是治疗哮喘的基石。
- 避免联合使用可能会加重哮喘的药物（如 β 受体拮抗药、阿司匹林、非甾体抗炎药）。
- 新的气雾剂，尤其是氢氟烷烃，为非氟氯化碳推进剂，可导致肺沉积物增加，因而需要降低总剂量。

二、病因

引起哮喘的原因不是单一的，多种因素都有可能引起哮喘发作。特殊因素例如病毒、过敏原，普通因素例如温度、天气变化和锻炼。关于触发因素的清单

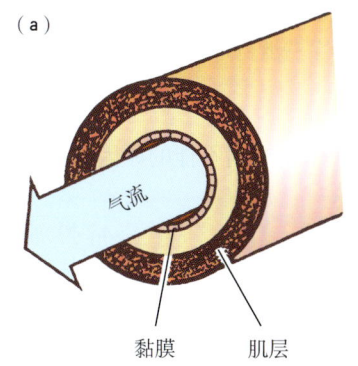
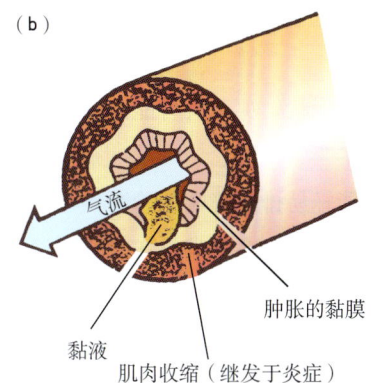

图 125.1　哮喘时的气道变化：（a）正常气道；（b）哮喘时的气道

如下：
- A：过敏原-花粉、动物皮屑、尘螨、真菌。
- B：支气管感染。
- C：冷空气、运动锻炼。
- D：药物（阿司匹林、非甾体抗炎药、β受体拮抗药。
- E：情绪激动和应激反应。
- F：食物（偏硫酸氢钠、海鲜、坚果、味精）。
- G：胃食管反流。
- H：激素（妊娠期、经期）。
- I：刺激性物质（烟、香水、刺激性气味）。
- J：职业因素（木屑、粉尘、异氰酸酯、动物）。

三、特别提示

- 哮喘患者千万不要吸烟。
- 过敏体质患者应避免接触毛皮或有羽毛的家禽、家畜。
- 约90%有过敏症状伴哮喘的儿童都表现有尘螨提取物皮肤点刺试验阳性，但完全清除房屋中的尘螨是很困难的。

四、临床特点

典型症状：
- 喘息。
- 咳嗽（夜间加重）。
- 胸闷。
- 呼吸困难。

注：反复夜间咳嗽的儿童和患有间歇性呼吸困难或胸闷、在运动发作的成人都应考虑患有哮喘。

严重的症状和体征在本章"危险性哮喘"中阐述。

五、体格检查[4]

如果患者在检查时有症状，那么有可能出现阳性体征。

缺乏阳性体征并不能轻易排除哮喘的诊断，当哮喘不发作时，胸部检查可正常。在哮喘发作时，听诊通常发现有弥漫的、以呼气相为主的哮鸣音，伴呼气相延长。如果哮鸣音在正常潮式呼吸时没有出现，而让患者用力呼气时则可能听到；有哮鸣音并不一定是哮喘。

患者表现呼吸困难，却听不到哮鸣音则可能是呼吸衰竭的严重信号。

六、辅助检查

- 呼气流速峰值（PEFR）的测量：显示一段时间里呼气流速的变化值。
- 肺功能检查：$FEV_1/FVC < 75\%$ 表示有阻塞。这是较准确的测试，推荐能耐受此检查的患者应进行该项检查（适用于大多数的成年人和年龄超过6周岁的儿童）。
- 使用支气管扩张药（短效的β受体激动药——SAβA）前后测量PEFR的或肺功能检查：其特征是 FEV_1 和 PEFR 提高 $> 15\%$。
- 吸入激发试验：为气道反应性试验。在呼吸实验室吸入组胺、醋甲胆碱或高渗盐水。有时候对确定诊断很有帮助。
- 甘露醇吸入试验。
- 运动激发试验可能会有所帮助。
- 过敏性试验。
- 胸部X线检查：常规X线检查对诊断哮喘意义不大，但是如果怀疑有并发症或症状不能用哮喘解释而用于鉴别诊断则是有意义的。

哮喘管理中的六大进展

① 明确了哮喘是一种炎症性疾病，因此，中、重度哮喘一线或二线治疗是吸入色甘酸钠（尤其是儿童）或糖皮质激素（ICS）。
② 常规进行呼吸功能测定。
③ 在吸入器中选择"贮雾"吸入器。
④ 改良而更有效的吸入器的应用。
⑤ 联合应用长效治疗药和预防用药，其中包括长效β受体激动药（LAβA）和ICS混合制剂。
⑥ 白三烯受体拮抗药和抗IgE制剂。

哮喘控制不佳的原因见表125.1。

七、治疗气道炎症性疾病

如果气道的炎症性疾病治疗不佳，则会导致由于黏膜的纤维化而引起的不可逆性气道阻塞的风险，其中在医疗实践过程中最常见的一个错误就是没有对吸入糖皮质激素治疗的重度哮喘患者进行合理的管理。

表 125.1 哮喘控制不佳的原因[1, 3]

依从性差
吸入器装置无效使用
错过最佳治疗时间
未预防性使用药物，尤其是糖皮质激素吸入性治疗慢性哮喘时
单独使用支气管扩张药，且未经恰当评估重复使用这些药物
依赖不恰当的替代疗法
患者存在顾虑
• 吸入或口服皮质激素不良反应
• 担心喷雾剂会影响臭氧层
• 药物过量
• 发展为药物耐受
• 困惑
• 其他人指责
医生的不作为，不为患者开具或推荐下列药物和器具：
• 糖皮质激素使用
• 应用一个小型呼气流量峰值测量仪
• 贮雾性吸入装置

八、最大呼气流速的测定

中度和重度慢性哮喘患者需要定期测量最大呼气流速峰值（PEFR），这对哮喘控制评估较主观症状判断更加有价值。在这一检测过程中可设立一个"患者最佳"PEFR 基线标准，以动态监测 PEFR 变化，从而可及时评估哮喘的严重程度和治疗反应。

肺活量（包括 FEV_1）是肺功测定金标准（见第50章）。最大呼气流量计不能代替肺功能检查，因为不同用户和设备间存在很大的差异。然而，可通过连续记录 PEFR，并将其与最大呼气流量进行比较，帮助患者实现自我管理。

九、贮雾喷雾装置的应用

1. 定量雾化吸入器 定量雾化吸入器（metered dose inhalers，MDI）的出气口在垫片隔离物内。患者从吸气测量计口部吸气，深吸一口气，然后做 1～2 次深长呼吸，或 4～6 次平静呼吸（尤其是儿童）。该方法对使用 MDI 困难的成人和儿童（3岁以上）有用。储雾器非常有效，已克服了技术上的不足，也减少了对口腔和咽喉部的刺激（图 125.2）。

此装置使得吸入的药物更多地沉积在气道，减少吸入药物在口咽部的沉积。

注：建议将塑料垫片隔离体用普通洗涤剂清洗后放在太阳下照晒（不冲洗、不擦拭），每 10 天或至少每个月进行 1 次。

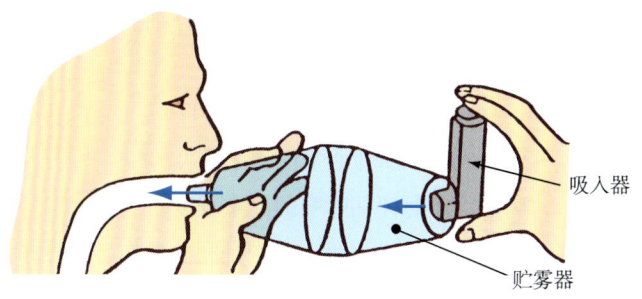

图 125.2 贮雾装置的使用。原则：儿童——单喷 1 次，然后呼吸 4～5 次；成人单喷 1 次，呼吸 1～4 次

2. 小容量贮雾器 5～6 岁和（或）体重 20kg 左右的儿童可以使用 MDI 和带有面罩的活瓣性阀门控制的小间隔小容量储雾罐。

十、治疗原则

1. 治疗目标

• 症状消失或仅日间存在轻微症状，而无夜间症状；气道功能恢复正常（FEV > 80%）。

• 控制哮喘，维持最佳的肺功能。

• 降低发病率。

• 使用常规抗感染药物治疗能控制哮喘，必要时减少 $β_2$ 受体激动药用量。

2. 长期目标

• 实现用最少数量的药物、最小的剂量和最小的不良反应达到疗效。

• 降低致命性疾病发作的风险。

• 减少患者不可逆的肺功能损害的危险。

3. 哮喘控制的标准

• 大部分时间无咳嗽、喘息、呼吸困难。

• 不会因夜间哮喘而醒来。

• 正常活动不受限制。

• 有良好的运动能力。

• $β_2$ 受体激动药剂量减至最小需要量。

• 无严重发作。

• 无药物不良反应。

• 肺功能接近正常（如 > 80% 预测值）。

4. 哮喘的六步管理方案 澳大利亚全民哮喘运动制订了该方案，对医生和患者来说，可以概括为以下几点。

该方案的一个重要的基本主题是仔细、认真地教育患者及其家属。

（1）评估哮喘的严重程度（表125.2）
- 建立PEFR和肺活量检测记录表。
- 病情稳定时评估哮喘的严重程度。
- 严重程度分为4级，分别是间歇发作、轻度持续性、中度持续性和重度持续性。

（2）使肺功能实现最佳化
- 应用药物治疗，使PEFR达到最佳状态，并尽量减少症状。
- 维持"最好的"PEFR。
- 如果PEFR仍低于预测水平，可吸入高剂量皮质激素使肺功能达到正常功能的66%左右[5]。
- 定期检查肺活量。

（3）避免接触诱发因素
- 注意任何家庭内或职业性诱发因素。
- 致敏物可以是吸入性或食物性的。
- 如果过敏原已明确，应避免与其接触（如不养猫、不吸烟、避免尘螨等回避策略）。

（4）采用最佳治疗方案，保持最佳肺功能
- 总结制订最佳的用药方案。
- 尽量考虑使用吸入性药物，通过监测PEFR的方法来尽可能地减少药物种类和剂量，进而减少可能的不良反应。
- 让患者了解预防药物和治疗药物的区别。

（5）制订个性化的书面行动方案（拟订易于遵循的行动计划）

3个要点：
- 充分认识哮喘是逐渐加重的。
- 患者开始应拥有其他药物。
- 为患者提供医疗照顾与指导。

（6）定期教育和复查　定期检查患者（包括临床检查和肺活量测定），并提供持续性照护，即使是轻度哮喘也应如此。检查其药物吸入技巧。

5. 对患者及其家属的教育　这一方面是至关重要的。患者可以被转诊至哮喘教育资源中心。然而，家庭医生应该不断地教育和鼓励患者遵循哮喘的六步管理方案。

哮喘患者无症状时，针对哮喘发作预防措施常常采取"否认"和"不参与"的态度。

预防发作是最好的治疗方法。所有哮喘患者及其家属的目标应该是很好的了解哮喘，在管理该疾病的过程中成为专家。

6. 认识了解哮喘（建议患者）
- 学习认识以上相关内容。
- 知道本人哮喘的严重程度。
- 努力找出其诱发因素并避免接触，如戒烟等。相比于父母不吸烟者，父母为吸烟者的儿童，哮喘的发病率增加约80%。
- 在使用药物和气雾吸入器方面成为专家。不掌握药物吸入技巧是一个大问题（在35%的患者中）。
- 如果需要使用贮雾装置，应正确使用吸入器。
- 了解、识别危险征兆，并迅速采取行动。
- 定期复查，并用肺计量器测量呼吸流量峰值。
- 进行物理治疗：进行呼吸练习。
- 定期体育锻炼，不断增强体质。
- 尽量保持理想体重。
- 制订明确的管理计划和出现危险情况时的行动计划。
- 当危险信号出现时尽快获得紧急援助。
- 选用恰当有效的药物保持临床最佳状态。
- 记得带上支气管扩张药物吸入器，并核查不是空的（学会水浮悬试验）。

十一、哮喘的治疗药物

> **简单分类**
> - 缓解症状类药物 = 支气管扩张药
> - 预防性药物 = 抗炎药物
> - 病情控制性药物 = 长效 β_2 受体激动药

让患者掌握"控制"和"缓解"的概念，对治疗哮喘来说是非常重要的。哮喘的药物治疗总结在表125.3。

1. "预防"性药物或抗炎症性药物　这些药物是针对基本病变，即支气管高反应性和气道炎症的。建议"预防"性药物用于那些哮喘发作次数超过3次/周或使用SaβA次数多于3次/周的患者。

（1）糖皮质激素类

① 吸入性糖皮质激素（ICS）

表 125.2 初诊患者治疗前哮喘严重程度评估[5]

病因分类	睾丸扭转	附睾睾丸炎	推荐的β受体激动药	能较好控制病情的ICS每日起始剂量
间歇发作	阵发性 症状＜1次/周 夜间症状＜2次/月 运动时偶有轻微症状	≥80%	SAβA prn	无需定期给予ICS 如使用SaβA≥3次/周，可预防性使用ICS
轻度	症状＞1次/周，但非每天 夜间症状＞2次/月 运动时有症状	≥80%	SAβA prn	＜250μg 倍氯米松 ＜400μg 布地奈德 ＜250μg 氟替卡松 ＜160μg 环索奈德 如使用2种SaβA，且＞2～3次/周，则应增加剂量
中度	每天都有症状 夜间症状＞1次/周 除运动外还有其他诱因	60%～80%	SAβA + SAβA prn	250～400μg 倍氯米松 400～800μg 布地奈德 250～500μg 氟替卡松 160～320μg 环索奈德
重度	每天都有症状 经常在夜间咳嗽醒来 醒来时喘息、胸闷 体力活动受限	＜60%	SAβA + SAβA prn	＞400μg 倍氯米松 ＞800μg 布地奈德 ＞500μg 氟替卡松 ＞320μg 环索奈德

类型
- 倍氯米松。
- 布地奈德。
- 环索奈德（单日剂量）。
- 氟替卡松。

剂量
- 400～1 600μg（成人）；目标是保持低于500μg（儿童）和1 000μg（成人）

规格
- MDI。
- 气雾剂。
- 都保吸入器。
- 粉性吸入剂。

使用频次
- 每日1次或2次（帮助患者提高依从性）。

不良反应
- 口腔念珠菌病、发音困难（声音嘶哑）。环索奈德每日1次，风险较小。
- 支气管炎：咳嗽。
- 肾上腺抑制（剂量达2 000μg/d时；有时低至800μg/d也可引起）。

注：使用吸入性糖皮质激素后用水漱口并吐出。

ICS有一段平坦的剂量-反应曲线，没有必要超过大剂量水平——氯米松或布地奈德1 000μg/d，或氟替卡松500μg/d。近期诊断为轻度到中度的哮喘患者可"从低剂量开始，逐步增加至负荷量"（例如250～400μg/d）[4]。

②口服糖皮质激素：泼尼松龙主要用于病情加重的情况。通常与吸入性皮质激素和支气管扩张药合用。

剂量：1mg/（kg·d），持续服用1～2周。

不良反应：
- 如果短期使用则不良反应少。
- 长期使用：骨质疏松症，糖耐量下降，肾上腺皮质功能抑制，皮肤易淤血、变薄。

口服皮质激素类药物可以突然停药。

（2）色甘酸 有色甘酸钠（SCG）和奈多罗米钠。色甘酸钠干粉剂可以定量雾化形式吸入。儿童哮喘管理中，带有贮雾装置的定量气雾吸入器有助于色甘酸钠的使用。不良反应少见，但干粉剂可造成局部刺激，全身反应少见。

奈多罗米用于治疗成人轻中度持续性哮喘、2

表 125.3 支气管哮喘治疗药物

药物种类		代表药物	剂型和给药装置				
			喷雾溶液	口服	气雾剂（定量吸入）	干粉（吸入）	注射
支气管扩张药							
① β₂受体激动药	沙丁胺醇	喘乐宁	✓	✓	✓	✓	✓
	沙美特罗	施立稳			✓	✓	
	特布他林	特布他林	✓	✓	✓	✓	✓
	非诺特罗	备劳特				✓	
	肾上腺素						✓
② 抗胆碱能药	异丙托溴铵	爱全乐	✓		✓		
③ 甲基黄嘌呤	茶碱	胆苯碱和愈创甘油醚		✓			
		醇溶液					
		Nuelin		✓			✓
	氨茶碱						
肥大细胞稳定药							
	色甘酸钠	色甘酸钠	✓		✓	✓	
		强咽泰			✓		
	奈多罗米钠	尼多米钠			✓		
皮质激素							
	倍氯米松	QVAR (50, 100)			✓	✓	
		贝罗佛特			✓		
		必可酮			✓		
	布地奈德	普米克	✓		✓	✓	
	环索奈德	Alvesco			✓	✓	
	氟地卡松	辅舒彤	✓				
	泼尼松龙						
	氢化可的松	Solu-Cortef					✓
白三烯拮抗药							
	孟鲁司特	顺尔宁		✓			
	扎鲁司特	安可来		✓			

岁以上儿童频繁发作性哮喘，也可用于预防运动诱发性哮喘。初始剂量为每次 2 吸，每日 4 次。不良反应很少。

（3）白三烯受体拮抗药 这些药物（包括孟鲁司特和扎鲁司特）对季节性哮喘和阿司匹林敏感性哮喘都非常有效，可使患者减少吸入性皮质激素的用量，也为那些不能耐受 ICS 或使用吸入器感有问题的患者多一选择。该类药物在大多数儿童和一部分成人疗效较好[6]，长期效果还有待大量的临床研究。孟鲁斯特咀嚼片，5mg 或 10mg，每日 1 次。

2. "缓解症状性"药物或支气管扩张药 有三类支气管扩张药，分别是：

- β₂受体激动药。
- 甲基黄嘌呤——茶碱类衍生物。
- 抗胆碱能药物

（1）β₂受体激动药 这些药物通过"刺激"β₂受体，从而松弛支气管平滑肌。吸入给药是首选方法。使用的装置包括定量干粉吸入器和雾化吸入器，后者可以经由流动的氧气或空气将溶液转化成雾状的小水滴送达具体部位。

β₂受体激动药很少需要口服。吸入药物 1～2 分钟后支气管扩张，10～20 分钟效应达峰值。沙丁胺醇和特布他林是传统的短效制剂。新上市的长效制剂（LAβA）包括沙美特罗和福莫特罗。

（2）**茶碱类衍生物** 这些口服药物与吸入剂可能有互补作用，但因其不良反应和功效不佳而使其应用受限。

（3）**奥马珠单抗** 这种抗IgE药物用于年龄超过12岁的中、重度变应性哮喘患者，这些患者经吸入性激素（ICS）治疗后血清IgE水平升高。

（4）**初始治疗** 目前认为可采取SAβA的初始治疗（表125.2），其中小至中等剂量ICS，如下表中所示（评估等效剂量）。

初始治疗可使肺功能快速达到最佳状态。

使吸入性糖皮质激素减少至控制哮喘所需的最低剂量。

固定剂量的联合用药 [5, 7]

- 吸入性糖皮质激素 +LaβA
- 氟替卡松 + 美特罗（舒利迭）
  - 定量雾化吸入器（MDI）：50/25；125/25；250/25μg。
  - 剂量：成人，2吸，2次/日；4～12岁儿童，2吸，2次/日，50/25。
  - 阿库吸入器剂型：100/50；250/50；500/50。
  剂量：成人，1吸，2次/日；4～12岁儿童，1吸，2次/日，100/50。
- 布地奈德 + 伊福莫特罗（信必可）
  都保干粉吸入器剂型：100/6；200/6；400/12；1～2吸，2次/日。

---

3. **预防性治疗的适应证**[4] 成人和儿童哮喘预防性治疗指南如下：

- 需要β$_2$受体激动药3～4次/周，或>1罐/3个月（不包括运动前）。
- 两次症状发作（非运动）出现间隔时间>3～4次/周。
- 肺功能检查显示，无症状期间存在可逆性气道阻塞。
- 尽管进行适当的预防性治疗，哮喘仍明显影响患者体力活动。
- 哮喘发作>1次/6～8周。
- 哮喘不经常发作，但发作严重者或危及生命。

4. **预防性药物** 为已知诱发因素备用相应预防性药物，特别对运动性哮喘。

运动性哮喘

- β$_2$受体激动药吸入器（喷雾器）：在运动前5分钟立即喷2喷，作用持续1～2个小时。使用沙美特罗等LAβA和支气管扩张药疗效更好。
- 色甘酸钠或奈多罗米，喷2喷。
- β$_2$受体激动药 + 色甘酸钠（预先5～10分钟）联合用药。
- 孟鲁司特10mg（≥2岁的儿童）（口服），或每天提前1～2小时。
- 儿科医生常建议用非药物性热身程序替代药物治疗。

慢性哮喘一般管理计划总结见图125.3。

> **实践要点**
>
> 对药物依从性较差的突发性哮喘或难治持续性哮喘，应改成联合用药（如施立泰压力定量气雾剂或阿库吸入器）。

---

5. **正确使用哮喘药物定量吸入装置（喷雾器）** 您是否清楚：

- 至少有1/3的使用者存在吸入操作错误？
- 90%的药物仅滞留在口腔部位而未到达肺部？
- 让药物到达肺部是靠吸入的力量，而不是气溶胶本身的压力？
- 正确指导患者并定期检查他们的操作技巧是非常重要的？

（1）**两个主要吸入技巧** 正确使用哮喘药物定量雾化吸入装置主要包括张口式和闭口式两种有效的操作方法，但闭口式更显重要。两种吸入方式对于大多数成年人都适合。大多数7岁以上儿童可以较好地学习使用这种喷雾装置。

（2）**闭口式吸入技术的操作说明** 摘自于Seale JP，Asthma[2]，并经澳大利亚药学情报系统允许。

① 打开盖子，稍使劲摇晃喷雾器1～2秒，然后直立握住喷雾器（罐顶朝上）按操作使用（图125.4）。

② 将喷嘴置于牙齿间，但不要用牙咬，闭上双唇。

③ 平缓呼气，保持在舒适水平。

④ 头微倾斜向后，下巴抬高。

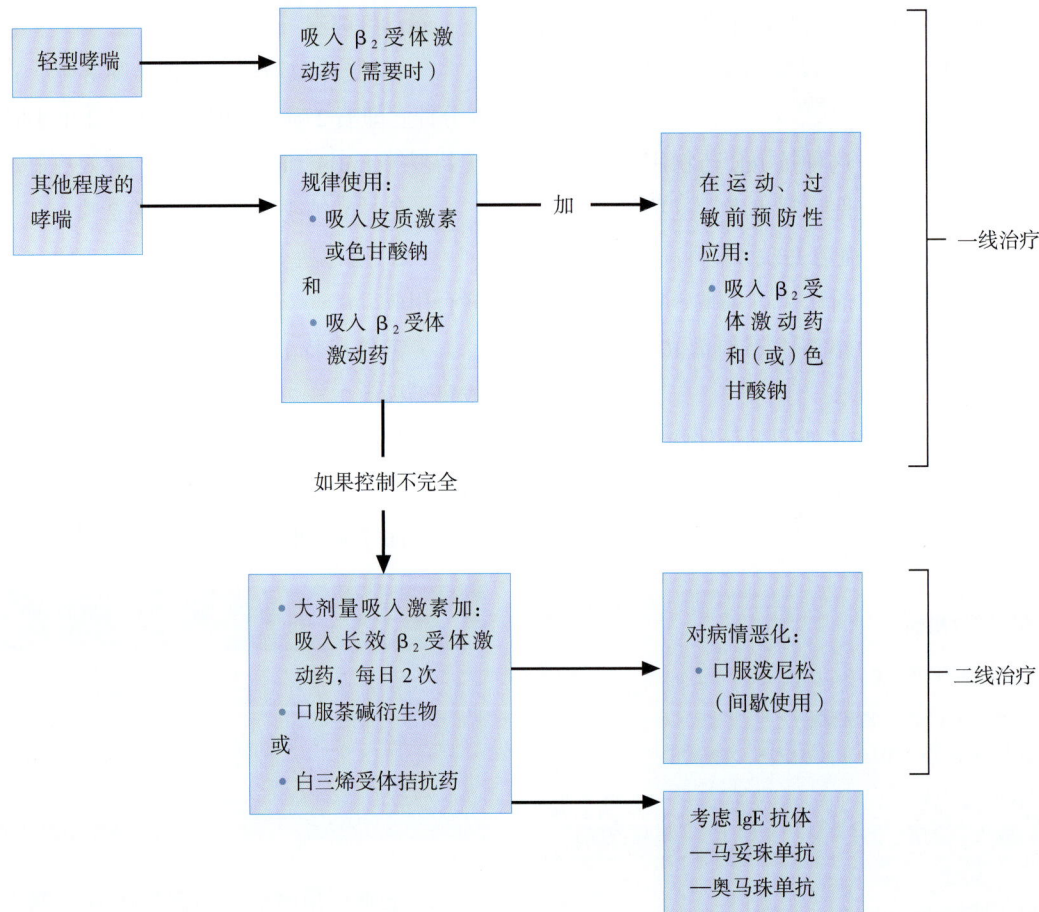

图 125.3 慢性哮喘管理方案

⑤开始用口缓慢地吸入的同时用劲按压喷雾压阀触柄1次,吸入时间至少持续3～5秒(不要用鼻呼吸)。

⑥喷雾后将喷嘴从口中移出,屏住呼吸约10秒钟,然后轻轻呼气。

⑦正常呼吸约1分钟,必要时重复吸入。

(3) 常见 MDI 操作错误

• 开始使用 MDI 时,喷出后不懂用口吸,而误用鼻吸入。

• 过早按压 MDI 喷雾装置,未能将喷雾吸入呼吸道深部。

• 过晚按压 MDI 喷雾装置,难以产生足够的喷雾。

• 整个喷雾操作过程太快,且在呼吸很慢和屏住呼吸时进行。

• 在单一呼吸中多次按压喷雾器喷雾压阀触柄。

• 吸入时没有深吸气。

• 气压活瓣失灵。

(4) 注意事项

• MDI 的标准常规剂量:哮喘发作时,每3～4小时喷1～2次。

• 如果使用常规剂量后哮喘未能充分缓解,应该与医生联系。

• 适当增加一定剂量是足够安全的,如喷4～6次。

• 如果使用吸入器很频繁,通常意味着您没有正确联合用好其他哮喘治疗药物。请与您的医生讨论这个问题。

6. 自动喷雾器(Autohaler) 自动喷雾器是通过呼吸激发的 MDI,对吸入性装置操作技术不佳的患者,它可以改善其药物的肺内沉积,即更多药物进入肺内。

7. 都保吸入器(Turbuhaler) 都保属于干粉喷吸系统,作为 MDI 的替代产品已被广泛应用。它是一个呼吸激活装置。

其他干粉输出系统还有阿库吸入器(Accuhaler)和碟式吸入器(Diskhaler)。

8. 储雾罐 MDI 与雾化吸入器的比较 在治疗成人和儿童急性加重期哮喘中,储雾罐 MDI 和干粉吸入器,与雾化吸入器具有同样的效果[8]。

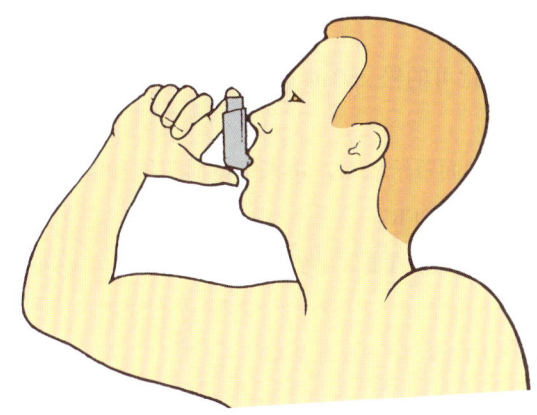

图 125.4 使用刻度剂量吸入器：闭嘴技巧

喷雾器具小结

- 呼吸激活的 MDI：自动喷雾器（Autohaler）。
- 呼吸激活的干粉吸入器：阿库吸入器（Accuhaler）、充气式吸入器（Aerolizer）、碟式吸入器（Diskhaler）、旋转式吸入器（Rotahaler）、定量雾化吸入器（Spinhaler）、都保吸入器（Turbuhaler）。
- 带有大体积贮雾装置的吸入器：Nebuhaler 喷雾器、容量性喷雾器（Volumatic）。
- 带有小体积贮雾装置的吸入器：Aerochamber 雾化室、Breath-A-Tech。

十二、危险性哮喘

许多患者因未能认识到哮喘的严重性，而付出生命的代价。重度哮喘发作可能会突然发作（即使轻度哮喘），也可能在惊喜兴奋时发作。

1. 高危患者 下列 1 项或更多项的患者很可能出现重度哮喘发作。

- 以前有过重度哮喘发作。
- 有住院史，尤其是住重症监护病房史。
- 在过去 12 个月内去过医院接受治疗。
- 长期口服皮质激素治疗。
- 疏于服药。
- 夜间发作，尤其伴有胸部重度紧迫感。
- 最近有情绪问题。
- 频繁使用 SAβA。

2. 重症哮喘或哮喘发作的早期预警信号

- 尽管足量用药，而症状仍持续不能缓解或越来越重。
- 咳嗽和胸闷加重。
- 在连续两次吸入药物后反应不佳。
- 吸入药物后症状缓解持续时间不超过 2 小时。
- 用药需要量增加。
- 睡眠中被咳嗽、气喘、气促或呼吸困难惊醒。
- 晨醒时感到胸部发紧。
- PEFR 值降低。

3. 危险的迹象

- 显著的呼吸困难，尤其是在休息时。
- 哮喘严重影响睡眠。
- 尽管积极用药，哮喘病情仍迅速恶化。
- 恐惧感。
- 说话困难，仅能讲出只字片语。
- 全身衰竭和睡眠剥夺
- 嗜睡或意识模糊。
- 呼吸费力，但胸部体征和喘息不明显。
- 发绀。
- 呼吸三凹征。
- 成人呼吸频率 > 25 次 / 分；儿童呼吸频率 > 50 次 / 分。
- 脉率 > 120 次 / 分。
- PEF（呼气流量峰值） < 100L/min 或 FEV_1/FVC < 预测值的 40%。
- 血氧饱和度（SaO_2） < 90%。

4. 哮喘应急方案 有如下模式举例。

行动计划 如果你是痛苦的重症哮喘患者：

- 叫救护车，告诉他们你现有严重哮喘发作（最好的选择）。

或

- 打电话给你的医生。
- 如果很难找到医生的帮助，让别人开车送你到最近的医院。

按照"4×4×4"计划使用缓解药物，无缓解时继续使用支气管扩张类药物吸入器。

以下是一个哮喘患者的行动方案的案例，患者可以记在卡片上，以便参考。

> **哮喘急救方案**
>
> 姓名 _____
> 联系方式：_____
> 医生：_____ 电话：_____
> 救护车电话：_____
> ① 坐直，并保持冷静。
> ② 使用哮喘药物喷雾装置分别进行4次喷雾，每次1喷，每次喷雾后呼吸4次。
> ③ 4次喷雾后等待4分钟。如果症状没有改善，再重复上述4次喷雾。（4×4×4法则）
> ④ 如果症状仍没有什么改善，应立即拨打120呼叫救护车，并说明你现在正哮喘发作。然后继续重复③，即每隔4分钟喷4次，直到救护车到达。
>
> **在严重的哮喘发作后应立即去看医生。**

> **哮喘严重发作时贮雾器使用指南**
>
> - 频率——1次/20分钟（第1小时）。
> - 每次喷1喷。
> - 每次正常呼吸4~5次。
> - <25kg 或<6岁
>   —沙丁胺醇：6喷。
>   —异丙托溴铵：2喷。
> - 25~35kg
>   —沙丁胺醇：8喷。
>   —异丙托溴铵：3喷。
> - >35kg：
>   —沙丁胺醇：12喷。
>   —异丙托溴铵：4喷。
> - 对于中度哮喘仅使用沙丁胺醇。
>
> 重症哮喘的管理见第90章和第136章相关内容。

5. **急性重症哮喘发作** 归纳如下（成人用量）[4, 5]。

- 如果身边有药物喷雾器可用，可连续雾化吸入沙丁胺醇（或特布他林），或应用β_2受体激动药喷雾器12喷，并在4~5正常潮式呼吸之后喷1次粉剂性药物。
- 异丙托溴铵可与β_2受体激动药联合使用。
- 非肠道用β_2受体激动药如沙丁胺醇500μg肌内注射或皮下注射。
- 糖皮质激素，如及时口服泼尼松50mg，然后每天维持用药直到症状消失。

或

- 氢化可的松250mg静脉注射或肌内注射，每6小时1次。
- 通过面罩给氧8L/min来维持血氧饱和度＞95%。
- 监测PEFR。

对于突然发生的心跳呼吸骤停：

- 0.5mg的1：1 000肾上腺素皮下注射或肌内注射或1：10 000肾上腺素静脉注射。
- 硫酸镁25~100mg/kg（最大2g），缓慢静脉注射（＞20分钟）。

十三、儿童哮喘

哮喘在儿童中的发病率越来越高，该病的管理一直是家庭医生关注的内容（特别是婴儿哮喘）。治疗的目标是用最少的药物和最小的不良反应风险，让患儿与健康的儿童一样，享受正常的生活。应根据临床症状和肺功能检查，特别是临床体征来决定药物维持量，因为PEFR在小儿患者中是不可靠的。

1. 要点

- 对于12个月以内的婴幼儿，吸入或口服支气管扩张药效果不明显。
- 在儿童患者中，给药方式是一个问题，表125.3列出了根据不同病情程度选择具体药物的给药方案。
- 婴幼儿（1~2岁）使用一种戴面罩的有贮雾装置的吸入器，如被称为Aerochamber的雾化室或Breath-A-Tech，可以提供药物气雾剂。
- 大于6岁患儿均应检测PEFR。6岁以下患儿一般无法进行检测，轻度哮喘通常并不需要测定PEFR。
- 都保干粉吸入器对于7~8岁的孩子来说通常是不适用的。

2. 预防 吸入非甾体抗炎药、孟鲁司特（口服）、色甘酸钠和（或）奈多罗米钠，是轻、中度儿童慢性哮喘的预防手段。

如果治疗4周，患儿临床效果不佳，可以考虑吸入激素，但要同时考虑风险和益处。儿童药物剂量≥400μg会出现不良反应，包括生长抑制、肾上腺抑制。力求维持剂量在100~400μg，这样可以使患儿不出现不良反应，一旦用量达到 400μg，则考虑停止治疗或改成使用非甾体抗炎药。

6 岁以上患儿可选择口服白三烯受体拮抗药。

儿童给药方法见表 125.4。儿童哮喘的管理原则见表 125.5。

十四、转诊时机

- 诊断不明确。
- 还有其他疑问的患儿。
- 当哮喘控制失败或控制目标难以实现时，需寻求进一步管理意见时。

表 125.4　哮喘儿童的用药方案

用药方案	年龄段（岁）			
	2 岁以下	2～4	5～7	8 岁及以上
单用 MDI			*	✓
MDI + 少量喷雾 + 面罩	✓	✓		
MDI + 大量喷雾 + 面罩		✓	✓	✓
气雾吸入器 / 空气喷压器 / 面罩	✓	✓	✓	✓
干粉吸入器（如 Turbuhaler、Rotahaler）			*	✓
呼吸激活装置			*	✓

* 可能用于个别儿童。

表 125.5　儿童哮喘分级管理方案

哮喘分级	治疗方案
轻度（偶尔发作） ・发作不严重 ・6～8 周以上发作 1 次	SAβA prn
中度（时有发作） ・发作间隔不超过 6 周 ・平均 4～6 周发作 1 次 ・发作时较严重	SAβA prn 和 ・孟鲁司特，尤其后者 　2～5 岁：4mg（口服）睡前 　6～14 岁：5mg（口服）睡前 或 ・色甘酸 或 ・ICS 最小有效量 　例如：丙酸倍氯米松 100～200μg/d 　　　布地奈德 200～400μg/d
重度（持续性哮喘） ・大多数时候有症状 ・夜间发作哮喘，>1 次/周 ・需要药物控制	SAβA prn 和 ・ICS（必要时） ・考虑联合用药　LAβA + ICS 加用： ・茶碱 CR（喷雾） ・异丙托溴铵气雾剂（喷雾） ・口服脱氢皮质醇（必要时）

> **实践要点**
>
> - 应反复安慰患者，并向其说明，严重的哮喘发作时吸入 6～10 倍常规量的 β_2 受体激动药是安全和恰当的。
> - 把握好治疗不充分与治疗过度之间的平衡很重要。
> - 提醒患者，尤其是儿童，要监控 PEF。
> - 提醒患者，吸入糖皮质激素后，应漱口并吐掉。
> - 对水杨酸敏感者，提示感冒药中如 Alka-Seltzer 含有水杨酸。
> - 阿司匹林敏感性哮喘常发生于老年患者，患者常伴有鼻炎。它与非甾体抗炎药有交叉过敏。
> - 始终使用贮雾吸入装置，每日用药 3 次而不是 2 次，使用后及时漱口并吐掉。尽量使用不含皮质激素的药物，减少可能的药物不良反应。

参考文献

[1] Global strategy for asthma management and preventing:global initiative for asthma (GINA). Updated 2009<www.ginasthma.com>.

[2] Seale JP. Asthma. In: MIMS Disease Index. Sydney: IMS Publishing, 1991-1992: 59-65.

[3] Rees J, Price J. ABC of Asthma (2nd edn). London: BMJ Publishing Group, 1989: 1-34.

[4] Improve asthma control with six-step management plan.NPS News, 23, 2002: 1-6.

[5] Moulds R (Chair). Therapeutic Guidelines: Respiratory(Version 4). Melbourne: Therapeutic Guidelines Ltd,2009: 35-85.

[6] Ducharme F, Hicks GC. Anti-leukotriene agents compared to inhaled corticosteroids in the management of recurrent and/or chronic asthma. In: The Cochrane Library, Issue 1,2002, Oxford: Update Software.

[7] Worsnop C. Combination inhalers for asthma. AustralianPrescriber, 2005, 28: 26-28.

[8] Cates CJ et al. Holding chambers versus nebulisers for beta-agonist treatment of acute asthma. In: The Cochrane Library, Issue 2, 2002, Oxford: Update Software.

慢性阻塞性肺疾病

第 126 章

> 吸烟会使大脑萎缩、视力减退、嗅觉损害、胃壁损害、内分泌紊乱、体液调节失衡、呼吸紊乱、四肢颤抖、口干舌燥、肺和肝脾功能紊乱、心脏受损、血液阻滞。
>
> Tobias Venner（1577—1660），*Via Recta Ad Vitam Longam*

慢性阻塞性肺疾病（chronic obstructive pulmonary disease，COPD）是一种以气流不完全可逆性阻塞为特点的呼吸系统疾病。其气流受限多呈进行性发展，与有害气体引起的肺组织炎症反应有关，尤其是香烟烟雾。在第 50 章里已有概述，慢性阻塞性肺疾病的特点包括肺气肿和因气道壁变厚、狭窄引起的气道阻塞。

COPD 主要影响中年人和老年人，发病年龄通常为五六十岁。澳大利亚的数据显示，总死亡原因中，慢性阻塞性肺疾病位居第四，疾病死亡原因中居第三位，45～70 岁的澳大利亚人患病率为 12.4%。

吸烟无疑是慢性支气管炎和肺气肿的主要原因，尽管只有 10%～15% 的吸烟者患病[1]。

图 126.1 说明了吸烟对肺功能的影响。

一、病因

- 吸烟（一天通常吸 20 支烟，并有至少 20 年吸烟史）[3]。
- 空气污染（室外和室内）。
- 呼吸道感染。
- 职业：与镉、二氧化硅、粉尘有关。
- 家庭因素：遗传素质。
- α_1- 抗胰蛋白酶不足（肺气肿）。
- 气道高反应性。

二、慢性阻塞性肺疾病的诊断和管理

COPDX 计划指南是由澳大利亚肺脏基金会、澳大利亚胸腔协会和新西兰提供的诊断和管理流程[4]。关键步骤：明确诊断（C）、优化功能（O）、防止恶化（P）、开发自我管理计划（D）和急性期病情管理（X）。

1. C——明确诊断和评估严重程度（Confirm diagnosis and assess severity）

（1）症状

- 呼吸困难 ⎫
- 咳嗽　　 ⎬ 主要症状
- 咳痰　　 ⎭
- 胸闷
- 喘息
- 气道应激性
- 疲劳　　 ⎫
- 食欲缺乏 ⎬ 晚期表现
- 体重减少 ⎭

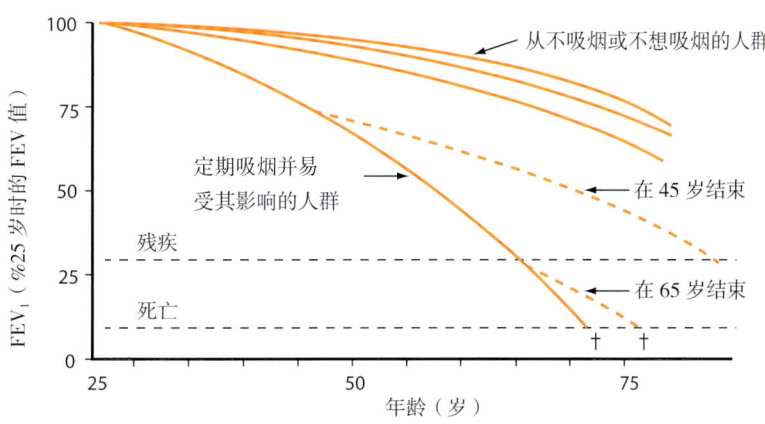

图 126.1　FEV_1 随年龄增加而下降
摘自 Fletcher and Peto[2]．

在所有吸烟者和已戒烟但年龄超过35岁的患者中考虑慢性阻塞性肺疾病的可能，慢性阻塞性肺疾病的诊断取决于是否有气流受限。

轻度和中度COPD在体格检查中不易被发现[5]。

（2）体征 体征的改变与疾病的性质和存在感染有关。COPD早期可能完全没有体征的表现，也可能仅表现为慢性支气管炎的喘息和慢性气流受限的呼吸困难。

体征可能包括：
- 气促。
- 胸部扩张度降低。
- 肺过度膨胀。
- 叩诊过清音。
- 呼吸音减弱±喘息。
- 喘息型——总是上气不接下气。
- 蓝肿型——水肿和中枢性发绀。
- 呼吸衰竭的体征。
- 肺源性心脏病的体征。

在长期吸烟者中，诊断通常来自呼吸困难和咳痰增多的临床病史。对于没有吸烟的人群，依据病史作出慢性支气管炎和肺气肿的诊断是不明智的，除非有家族史提示α_1-抗胰蛋白酶缺乏[7]。

（3）辅助检查

① 肺功能测试：肺活量的测定仍然是诊断的金标准，最大呼气流速的测定用于评估和检测慢性阻塞性肺疾病时不够敏感。

慢性阻塞性肺疾病：使用支气管扩张药后FEV_1/FVC<0.70（<70%）和FEV_1<80%。

② 胸部X线检查：X线检查可以是正常的（即使病重），疾病后期可以出现特征性的变化。肺部X线检查可以排除1cm以上的肺癌。

③ 动脉血气分析
- 可能正常。
- $PaCO_2$↑，PaO_2↓（病情加重期）。

④ 心电图
- 心电图可以提供肺源性心脏病的依据。

⑤ 痰培养
- 检验生物体是否耐药。

⑥ 全血检查
- 鉴别贫血和红细胞增多症。
- 血红蛋白和血细胞比容（HCT）可能会增高。

2. O——改善肺功能（Optimise function）

治疗目标是戒烟，通过药物治疗使肺部康复，以缓解症状、优化肺功能，预防加重因素和并发症。

表126.1是一个助于记忆的协议清单。

表126.1 COPD的协议清单(SMOKES)[6]

S	戒烟
M	药物：吸入性支气管扩张药、疫苗（流感、肺炎球菌）、糖皮质激素
O	氧气：是否需要吸氧？
K	并发症——心功能不全、睡眠呼吸暂停、骨质疏松症、抑郁症、哮喘
E	运动和康复
S	外科手术：肺大疱切除术，肺容积减少术和单侧肺移植术

（1）长期治疗

① 患者建议
- 吸烟的患者必须戒烟（向患者说明戒烟是管理的关键）。对于进展缓慢的慢性阻塞性肺疾病，戒烟是唯一的治疗，应考虑尼古丁替代疗法[3]。
- 避免接触空气污染的地方和其他刺激物，如吸烟、油漆气体和粉尘。
- 在干净、新鲜空气的地方散步。
- 温暖干燥的气候比寒冷、潮湿的地方更好（如果容易感染的话）。
- 充足的休息。
- 避免与感冒或流感患者接触。
- 调整日常饮食——如有必要，应减少体重。

② 物理疗法：转诊至理疗师，进行胸部理疗、呼吸练习和有氧体育锻炼。

③ 药物治疗[7]：对于长期慢性阻塞性肺疾病，建议使用支气管扩张药来缓解喘息和呼吸短促。包括短效β_2受体激动药（沙丁胺醇、特布他林），短效的抗胆碱能药物（异丙托溴铵），长效β_2受体激动药（福莫特罗、沙美特罗），长效抗胆碱能药物（噻托溴铵），以及糖皮质激素治疗。

支气管扩张药的首选给药途径是吸入，但需要正确的吸入装置和吸入技术。

可以通过MDI、干粉设备或者喷雾器吸入药物。研究表明，MDI和定速装置喷雾器一样有效，但方法是否合适取决于患者的需求和偏好。

个别对支气管扩张药无效的患者,以肺功能改进或改善症状、控制症状作为最终目标来评估治疗效果。

(2)短效支气管扩张药治疗　大多数研究表明,短效 β_2 受体激动药和异丙托溴铵对COPD患者同样有效。表126.2列举了初始应用短效支气管扩张药的治疗计划[8]。

如果患者对一种支气管扩张药无效,应改用另一种支气管扩张药。在检测客观反应指标的基础上,可考虑使用两种不同类型的支气管扩张药。

表126.2　初始应用短效支气管扩张药的治疗计划

COPD严重程度	FEV_1 %预测值	治疗建议
轻度	60%～80%	运动前根据需要间歇吸入支气管扩张药
中度	40%～50%	常规综合治疗,如沙丁胺醇+异丙托溴铵
重度	<40%	加长效支气管扩张药 ± 吸入糖皮质激素

注:本表根据GOLD方案改编。

吸入药物如下[7]:

沙丁胺醇100～200μg,每日最多吸入4次。

或

特布他林500μg,每日最多吸入4次。

或

异丙托溴铵40～80μg,每日最多吸入4次。

如果患者吸入技术较差,使用大容量间隔吸入器能减少气溶胶在肺部的沉积。

不会使用MDI或间隔吸入器的患者,建议使用以下药物及剂量:

沙丁胺醇和特布他林2.5～5mg。

和(或)

异丙托溴铵250～500μg雾化吸入,每日最多4次。

(3)长效支气管扩张药治疗　长效 β_2 受体激动药可用于使用短效支气管扩张药治疗仍有症状且频繁发作的患者。定期使用长效 β_2 受体激动药比短效支气管扩张药更方便、有效[9]。长效抗胆碱能联合噻托溴铵(吸入剂)治疗,已经证明比短效抗胆碱药物对减少COPD发作频率更有效。药物的选择取决于患者药物的试验结果、不良反应和费用(包括PBS清单所列)。

长效支气管扩张药吸入治疗,使用方案如下:

噻托溴铵18μg,每日1次。

或

福莫特罗12μg,每日1次。

或

沙美特罗50μg,每日2次。

(4)糖皮质激素[7]　只有10% COPD患者在短期内受益于糖皮质激素,没有明显的临床表现来提前预知哪个患者可能有效果,治疗的目的是为了减少疾病的恶化和延缓病程。需要注意的是哮喘和COPD共存的患者应禁止吸烟。

吸入糖皮质激素处方指南包括:

- 按处方指示使用。
- 预计 $FEV_1 \leq 50\%$。
- 两次或以上的恶化需要口服皮质激素12个月。

初始治疗方案如下:

丙酸倍氯米松200～400μg,每日2次。

或

布地奈德400μg,每日2次。

或

环索奈德160～300μg。

或

丙酸氟替卡松500μg,每日2次。

逐渐减少剂量,以最小剂量维持疗效,告诫患者有存在骨质疏松的风险,建议患者吸入后用清水漱口冲洗喉咙和口腔。建议使用MDI的患者使用垫片。

口服皮质激素不建议用于COPD的维持治疗,尽管重症COPD患者在急性加重期不能撤出皮质激素。图126.2概述了逐步减量方案。

3. P——防止恶化(Prevent deterioration)　必须减少COPD的风险因素,吸烟是最大的高危因素,戒烟是延缓COPD发展的唯一措施,应加强患者教育。

图126.2概述了逐步减量方案。

(1)每年接种流感疫苗　接种流感疫苗可以减少急性加重、住院治疗和死亡的风险。所有的患者应该在早期接种疫苗,尤其是那些中重度COPD患者。

(2)接种肺炎球菌疫苗　接种疫苗的目的是预防感染肺炎球菌,应该每隔5年接种1次。

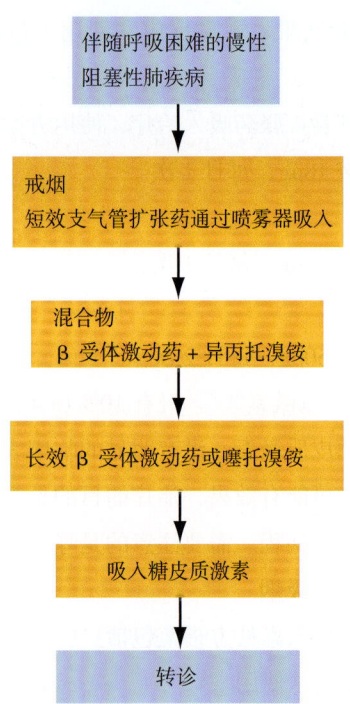

图 126.2　慢性阻塞性肺疾病的阶梯管理方案

量的联合应用（见 125 章）使用较方便。

（7）祛痰药　祛痰药可以减少疾病发作的频率和持续时间（根据一级水平）。祛痰药的治疗应考虑慢性咳嗽患者的痰液量。口服祛痰药包括碘化钾、溴己新、N-乙酰半胱氨酸、氨溴索和愈创木酚甘油醚，应避免含有可待因成分的药物。

（8）镇咳药　COPD 患者不应经常使用镇咳药。

（9）定期复查　定期复查肺功能指标，并调整药物有利于减少并发症、发作次数及恶化的严重程度，减少入院次数。

（10）肺外科手术[7]　外科手术的选择有肺大疱切除术、肺减容术和肺移植。如果 CT 扫描发现较大的肺大疱并且呼吸困难、$FEV_1\%$ 预测值 < 50% 的患者应该考虑肺大疱切除术。尽管已经最大化治疗，然而始终喘不过气来、呼吸受限的患者可考虑手术治疗。肺气肿主要累及上叶伴有 $PaCO_2$ < 55mmHg，FEV% 预测值 > 20% 是肺容积减少手术的适应证。

4. D——制定支持网络和自我管理计划（Develop support network and self-management plan）[4]　COPD 引发了一系列较为严重的心理障碍，包括患者和护理人员对疾病治疗结果的担心。

（1）转诊至呼吸内科医生　尽早转诊至呼吸内科医生是合理的，目的是为了明确诊断，考虑其他疗法，考虑长期家庭氧疗和促进肺组织康复。

（2）呼吸康复　一个非常有效的策略是肺康复，目标是提高患者和看护者的知识并理解，减少照顾者的压力并促进患者自我管理和锻炼的积极态度。综合项目包括教育、运动、行为修正和支持，这比单一项目更有效。

（3）互助组织和多学科治疗计划　作为患者的初级卫生保健提供者——全科医生，地位独特，可鉴别吸烟者并帮助他们戒烟，有利于早期诊断和协调团队的支持。互助组织可以提高 COPD 患者的生活质量和减少发病率。互助组织可由护士、呼吸教育家、物理治疗师、职业治疗师、社会工作者、临床心理学家、语言病理学家、药剂师和营养师组成。

政府和社区的支持服务如家庭护理、家庭维护、运动项目、制订膳食计划等，可为患者提供支持。

（4）自我管理计划　应鼓励患者采取适当的方法进行自我管理。初级护理团体、成员应该完善系统

（3）长期氧疗法　长期氧疗可降低 COPD 的病死率。每日至少持续供氧 15 小时（尽可能全天 24 小时），吸氧可以延长平静呼吸时 PaO_2 < 55mmHg（7.3kPa，SpO_2 88%）低氧血症患者的生命。在长期氧疗开始前，需对患者进行评估，确保其症状稳定，且在此之前至少 1 个月已经戒烟。氧流量按维持动脉血氧分压为 PaO_2 60mmHg 时所需要的最低需氧量来设置。氧流速通常为 0.5～2.0L/min。没有明确的间歇性家庭氧气疗法有效性的证据，但低氧血症患者在睡眠过程中可能需要夜间氧疗法。

（4）检查吸烟情况　戒烟很明显地延缓了肺功能的下降速度。全科医生和药剂师可以帮助吸烟者戒烟。简短的咨询非常有效，至少应在每次看病时向每位吸烟者提供该干预。

请参考第 22 章，包括治疗尼古丁依赖的治疗效果。

（5）抗生素　现有证据不支持长期使用抗生素预防发作，但应在病情发作且伴有咳嗽加重、呼吸困难、痰量增多或化脓时使用抗生素。

（6）糖皮质激素　尚无研究显示哪种药物能长期肺功能下降。但研究表明吸入糖皮质激素对发作频繁的 COPD 有较好疗效。

注：β 受体激动药、吸入性糖皮质激素固定剂

来识别那些可能受益更多和更严重的COPD患者,对他们进行集中教育和自我管理技能方面的培训。

(5) **心理问题** COPD患者面临恐惧、压力、睡眠障碍、焦虑、恐慌和沮丧等心理问题。积极主动的管理,包括这些问题发生时给予最佳关照,便于处理各种问题。管理的目的在于控制症状和最大限度地提高生活质量。另外,这些患者还要面对临终关怀阶段,还必须谨慎地对待伦理问题。

(6) **安排住院治疗** 管理计划应根据临床指标,如果患者需要医院护理与治疗,可安排住院。

住院治疗的适应证

- 急性恶化的快速发作,伴有呼吸困难加重、咳嗽或咳痰。
- 在家里出现无法应对的情况。
- 在房间里无法自如行走。
- 严重呼吸困难→无法进食或入睡。
- 门诊治疗反应不佳。
- 精神状态改变提示高二氧化碳血症。
- 出现重大并发症(如心脏病)。
- 出现新的心律失常。
- 发绀。

5. **X——急性加重期的管理(manage eXacerbations)**[4] 急性发作超过数分钟至小时,并出现以下至少两个症状。

- 呼吸困难加剧,包括休息时辅助呼吸肌参与。
- 耐受性降低。
- 呼吸急促(>25次/分钟)。
- 疲劳加重。
- 咳嗽和咳痰加重。
- 喘息加重。

可能出现发热,但发热和胸痛症状并不常见1/3无明确的原因,但感染和重污染物会加重病情。可考虑检测血氧分压、胸部X线和痰培养等。

患者应接受支气管扩张药治疗,最好应用大容量间隔装置。如使用喷雾器,应该通过压缩空气驱动(为了避免潜在的问题不良氧化)。全身糖皮质激素减轻其严重性和缩短恢复时间。

尽管使用最佳药物治疗,如果高碳酸血症进展或恶化时,可选择辅助呼吸。无创辅助可避免插管。

6. **治疗总结**

(1) **支气管扩张药** 最初通过吸入疗法:

沙丁胺醇100μg,MDI,最多吸入8~10吸,根据需要重复吸入。

或

特布他林500μg DPI,可根据需要重复吸入1~2次。

或

异丙托溴铵20μg MDI,最多吸入4~6吸,根据需要重复吸入。

如效果不理想,可使用沙丁胺醇或特布他林与异丙托溴铵联合治疗。

如果使用喷雾器(通常是住院患者),可用沙丁胺醇2.5~5mg,特布他林2.5~5mg或异丙托溴铵250~500μg。

(2) **氧疗**[7] 控制氧气输送——如果患者血氧浓度降低(动脉血氧饱和度小于92%),应该给予28%浓度的面罩给氧或以2L/min流量的鼻套管给氧,维持动脉氧合血红蛋白饱和度为90%。如果出现高碳酸血症和酸中毒,要测量动脉血气分析确认低氧血症的程度。

请注意,如果COPD患者吸入高浓度氧气,易出现高碳酸血症,应低流量补充氧气。如果出现高碳酸血症则有可能需要借助机械辅助通气。

(3) **糖皮质激素** 常用于严重恶化的患者。用法:泼尼松龙或泼尼松30~50mg/d(口服)。

如果口服药物不耐受,使用氢化可的松100mg,静脉注射,6小时1次(或同等剂量的皮质激素)。

应尽早用口服糖皮质激素代替。

虽然重症COPD患者口服皮质激素的持续时间还没有最佳指标,但常用的疗程是7~14天。

短期用药患者无需逐渐减少剂量。

(4) **抗生素**[7] 急性发作通常是病毒感染引起,抗生素不是常规治疗。然而有的患者反复发作是由于细菌感染(通常是流感嗜血杆菌、肺炎链球菌或卡他莫拉菌),抗生素可使死亡风险降低77%[10]。

抗生素治疗的指征:

- 咳嗽增加,呼吸困难加重。

或

- 痰量增加和（或）脓性痰。

此时使用：

阿莫西林 500mg（口服），5 天，每 8 小时 1 次。

或

多西霉素 200mg（口服），第 1 天 200mg（口服），顿服，接下来的 5 天使用 100mg/d（口服）。

循序渐进管理方案归纳如图 126.3。

7. 询证医学最新更新资料[11,12] 有证据表明，虽然规律运用长效 β_2 受体激动药治疗需要花费更高的成本，也不能显著改善肺功能。规律运用长效 β_2 受体激动药治疗比短效 β_2 受体激动药更有效（Ⅰ级水平证据），并与提高患者的生活质量有关（Ⅱ级水平证据）。现行推荐的基于疾病的严重度的指南见表 126.3。

> **实践要点**
>
> - COPD 患者应尽早转诊以促进康复，请联络呼吸科医师或住院治疗。
> - 肺康复计划使大部分患者受益。
> - 康复团队是跨学科的，通常包括康复医师、物理治疗师、职业治疗师、社会工作者和营养师。
> - COPD 患者通常在 50 岁左右起病，伴有咳嗽、咳痰或急性胸部疾病。
> - 以肺 FEV_1 为首选诊断标准。
> - 非侵入性正压通气（无创正压通气）降低病死率以及减少因急性衰竭而住院治疗的次数。也是一种气管插管患者脱离呼吸机的有效策略。
> - 戒烟可延缓 COPD 进展。
> - 有时在老年患者，鉴别 COPD 和慢性哮喘性持续气流受阻（见第 50 章中表 50.3）有一定的难度。
> - 据报道 COPD 被"广泛"漏诊，用肺活量进行筛查是非常重要的[13]。

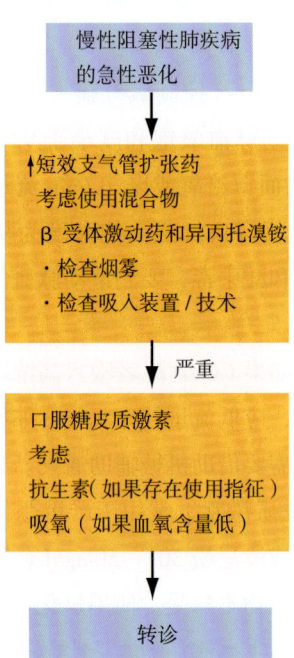

图 126.3 COPD 急性发作的管理计划

表 126.3 根据 COPD 严重程度进行分级治疗[11,12]

COPD 分级	治疗
0 高风险	避免危险因素，特别是吸烟 接种流感和肺炎球菌疫苗、嗜血杆菌流感疫苗
1 轻度	加用短效支气管扩张药
2 中度	加用一种或多种支气管扩张药，包括长效支气管扩张药，促进肺康复
3 重度	加用吸入性糖皮质激素
4 特重症	长期氧疗（如出现慢性呼吸衰竭）

参考文献

[1] McPhee SS, Papadakis MA. Current Medical Diagnosis and Treatment (49th edn). New York: McGraw-Hill Lange, 2010: 234.

[2] Fletcher C, Peto R. The natural history of chronic airflow obstruction. BMJ, 1977: 1645-1648.

[3] National Prescribing Service. COPD. NPS News, 2008, 58: 1-4.

[4] McKenzie DK, Firth PA, Burdon JG, Town GI. The COPDX Plan: Australian and New Zealand Guidelines for the Management of Chronic Obstructive Pulmonary Disease 2003. Med J Aust, 2003: 178.

[5] Badgett RC, Tanaka DV, Hunt DL, et al. Can moderate chronic obstructive pulmonary disease be diagnosed by history and physical findings alone? Am J Med, 1993, 94: 188-196.

[6] Gibson PG. Management of chronic obstructive pulmonary disease. Australian Prescriber, 2001, 24(6): 152.

[7] Moulds R. Writing Group. Therapeutic Guidelines: Respiratory (Version 4). Melbourne: Therapeutic Guidelines Ltd, 2009: 87-111.

[8] Snell GI, Solin P, Chin W. Lung volume reduction surgery

for emphysema. Med J Aust, 1997, 167: 529-532.

[9] Dahl R, Greefhorst LA, Nowak D, et al. Inhaled formoterol dry powder versus ipratropium bromide in COPD. Am J Respir Crit Care Med, 2001, 164: 778-784.

[10] Ram FSF, Rodriguez-Roisin R, Granados-Navarrete A, et al. Antibiotics for exacerbations of chronic obstructive pulmonary disease. Cochrane Database of Systematic Reviews 2006, Issue 2. Art. No.: CD004403.

[11] Abramson MJ, Crockett AJ, Frith PA, McDonald CF. COPDX: an update of guidelines of chronic COPD with a review of recent evidence. Med J Aust, 2006, 184: 342-345.

[12] NHLBI/WHO Workshop Report. Global Initiative for Chronic Obstructive Lung Disease (GOLD): Global Strategy for the Diagnosis, Management and Prevention of Chronic Obstructive Pulmonary Disease. Bethesda, MD: National Institute of Health—National Heart, Lung and Blood Institute, 2005.Refer: <www.goldcopd.org>.13 Petty TL. The history of COPD. International Journal of COPD, 2006, 1: 3-14.

第 127 章　癫　痫

> 这种病症发作时患者表现为突然跌倒，意识丧失，全身肌肉抽搐；仿佛身体的所有能量都被这一暴力所耗竭。这种强力的抽搐会出现大小便失禁，口吐白沫，当出现咬破舌头时，可呈血性泡沫，如此的痛苦状况会经常发生。
>
> WilliamHeberden（1710—1801）

癫痫的定义为"反复发作惊厥的倾向"。它是一种症状，而不是疾病。除非至少有两次发作，一个人不应该被诊断为"癫痫"。癫痫是很常见的，50 人中约有 1 人患病，两性发病概率相同，在某些家庭中有遗传倾向[1]。包括凯撒、托马斯、爱迪生和韩德尔等名人都曾患有癫痫。

癫痫处理中最重要的是对发作类型的准确诊断、查明病因，以及相应的检查，使用一线药物单独进行几周的治疗，并根据临床经验和血浆药物水平调整其剂量，以获得最佳治疗效果。

准确诊断癫痫的基础是[2]：
- 检测患者的记忆。
- 患者的病史（如家族史、毒性物质暴露史、意外、高热惊厥、惊厥）。
- 有人亲眼看到癫痫发作。
- 一般及神经系统检查。
- 脑电图，虽然有相当的局限性。
- CT 扫描或优选 MRI（尤其是脑电图提示怀疑局限性病灶和肿瘤时）。

长期动态脑电图记录提供了更多的信息，配合视频监控，可永久记录癫痫发作，并可随意观察。必要时行 CT 或 MRI 检查，以排除局灶原因（如囊肿、肿瘤、畸形或脓肿），这些病因可通过手术治疗。目前 MRI 扫描可显示进展性转移性病变。

扫描可以确定颞叶中位硬化症（因出生时缺氧而出现海马结构异常），从而将某些特异性癫痫归类于原因明确的继发性癫痫。

癫痫通常开始于儿童早期。

优化管理包括足够的心理支持、咨询、宣传和适时转诊。建议使用 NEAT 方法（参见第 12 章）。

年龄超过 25 岁首次发病的癫痫患者常常有器质性病变，因此需要更详细的检查[1]。

癫痫的继发性病因包括：
- 创伤——头部受伤。
- 脑外科手术后。
- 代谢（如钙、钠电解质紊乱，低血糖，尿毒症，肝衰竭）。
- 药物和其他毒性物质（如酒精、苯丙胺，包括苯丙胺戒断）。
- 感染（如脑膜炎）。
- 血管性——脑血管病、动脉炎。
- 缺氧。
- 退行性病变。
- 睡眠剥夺。

一、癫痫发作／综合征的类型

癫痫发作分为全身性发作和部分性发作（表 127.1）两种。有些无法归类。部分性发作更为常见，约为全身性发作的 2 倍，并有确切的病因[2]。癫痫综合征，包括在儿童时期首次发作的类型，在第 55 章里已有介绍。

1. 全身性发作　癫痫从一开始就同时影响两侧大脑半球。癫痫发作可能为原发性（不集中），或继发于获得性的大脑疾病。

（1）主要特点
- 意识突然减退或丧失。
- 可出现双侧对称性运动神经障碍。

（2）表现类型
- 强直阵挛（以前称为大发作）癫痫发作：典型的伴肌肉抽搐的发作（见第 78 章）。
- 强直发作：只出现强直，常伴有"跌倒"（Lennox‑Gastaut 综合征的标志）。
- 仅有抽搐。
- 阵挛性发作
- 失张力发作：失去张力，且出现跌倒。
- 失神发作（以前称为小发作）：出现意识丧失，

表 127.1　癫痫发作的分类

① 全身性发作

惊厥
- 强直阵挛（以前称为大发作）
- 阵挛

无抽搐
- 强直(猝倒症)
- 弛缓(猝倒症)
- 典型失神发作，儿童（小发作）和青少年多见
- 不典型失神发作
- 肌阵挛

② 部分性发作

轻型发作（意识保留）
- 有类似触电的征象（杰克逊）
- 有体感症状
- 有精神症状

复杂发作（意识障碍）

继发性全身症状

不伴或仅伴轻微的双侧肌肉痉挛。主要是面部肌肉痉挛[2]（见第57章）。

- 肌阵挛性癫痫发作：双侧不连续性肌肉阵挛，可能非常严重，且伴有意识丧失。

2. 部分性发作　癫痫样放电开始局限于大脑的某个焦点，然后从这个点四处扩散。临床表现形式与受累的大脑部位有关。

- 单纯部分性发作：意识是存在的（见第55章）。
- 复杂部分性发作：意识模糊，患者不记得完整的发作过程（见第55章）。

这两种类型的部分性发作都可演变为双侧强直-阵挛性发作。后者被称为继发性全身发作，通常是由于弥漫性脑部病变引起。

辅助检查　检查项目应包括：
- 血清钙、镁和电解质。
- 空腹血糖。
- 脑电图（通常伴有睡眠剥夺）。
- 梅毒血清学。

其他检测可包括：
- 胸部X线检查。
- 心电图（Q-T间期）。
- 视频脑电监护（主要用于频繁发作或诊断困难时）。
- MRI检查。
- CT扫描（如果MRI不可用）。
- 其他脑成像（例如SPECT和PET）。

25岁后首次发作的患者需要更详细的检查。

3. 单一无明显诱因的癫痫发作：是否治疗？

单一无明显诱因的癫痫发作后，是否用药物治疗很难决定，基本取决于脑电图检查。如不及时治疗，3年内的复发风险是40%；如果治疗，风险约25%[3]。6~12个月内有两次或两次以上发作的患者，应接受药物治疗。

二、管理方案

- 需准确判断癫痫的发作类型。
- 必须对潜在的脑部疾病进行检查并治疗。
- 治疗是基于药物和生活方式管理的。最好戒酒。
- 作出是否进行药物治疗的决定。如果患者在6~12个月内有2次或2次以上发作，应进行药物治疗。大部分癫痫患者需要长期抗癫痫（抗惊厥）药物治疗，旨在抑制潜在的癫痫发作，治愈后治疗才可停止。抗癫痫药物总结在表127.2。
- 药物的选择取决于发作类型、患者的年龄和性别及药物的疗效与毒副作用。
- 治疗开始时应用单一药物并逐渐加量，不考虑血药浓度，直到药物能控制症状或出现不良反应。这种疾病通常可以被一种能够达到足够血清或血浆浓度的药物所控制[4]。70%~80%患者经一线药物治疗后不再发作（表127.3）。
- 如果单一药物的最大耐受剂量无法控制癫痫发作，那么就用另一种作用机制不同的药物替换。加第二种药物并确认其有治疗效果后停用第一种药物。
- 一名特发性全身强直阵挛性发作的年轻男性患者的初始药物治疗：丙戊酸钠500mg/d（口服），2周，每日2次，每日不超过3g。如无效，增加二线药物：拉莫三嗪12.5mg（口服），每日1次，持续2周，最大剂量100mg。
- 重视癫痫的不良心理和社会影响。情感支持和社会的支持是非常重要的，组成癫痫支持小组并给予适当的忠告是适当的。

表 127.2 抗癫痫药物

常用的抗癫痫药物
苯二氮䓬类
·氯巴占
·氯硝西泮
·地西泮
·咪达唑仑
·硝西泮
卡马西平
替可克肽
苯巴比妥和相关药物
·甲苯比妥
·扑米酮
苯妥英
丙戊酸钠
琥珀酰亚胺类
·乙琥胺
较新的药物（主要用于附加治疗）
非尔氨酯
加巴喷丁
拉莫三嗪
左乙拉西坦
普加巴林
舒噻美
噻加宾
托吡酯
氨己烯酸

药物治疗

（1）**重要注意事项**

· 基本目的是预防癫痫复发，最好用单药治疗，并尽量减少不良反应。

· 对于特定的癫痫发作类型，最好选择最有效的推荐药物（表127.3）。

· 卡马西平是治疗癫痫部分性发作的初始药物，而丙戊酸钠是治疗全身性发作的首选药物。

· 年轻女性更喜欢选择卡马西平进行治疗，因为苯妥英钠有牙龈肥大、多毛等不良反应。

· 尽管所有的药物都有镇静作用，但每个药物具有特定的不良反应（表127.4），尤其是苯巴比妥及其衍生物。

· 每日两次的剂量通常是实用的。

· 因其可饱和性代谢特点和其难以接受的不良反应[5]。

· 苯妥英钠或卡马西平至少能控制80%强直-阵挛性癫痫患者的发作。不要将这些药物一起使用，因为它们的作用类似。

（2）**药物的撤除** 重要的是每12个月检查1次是否需要继续抗癫痫药物治疗。如果患者持续2～3年癫痫未发作，特别是癫痫样活动已从脑电图消失（最好在专家监督下），那么可以停药。高达60%的儿童患有轻度自限性疾病，并在服药后好转。通常在服用2～3年以后（无癫痫发作）停药，并建议患者在每次可能发作时口服咪达唑仑。

（3）**药物不良反应** 应告诫患者重要的不良反应。

· 出现恶心、头晕、运动失调、视力障碍或过度疲倦等症状时，表明卡马西平或苯妥英钠剂量过大。

· 大多数药物可引起皮疹。

· 牙龈增生是苯妥英钠的一个典型不良反应。

· 服用丙戊酸钠可引起多毛症，服用苯妥英钠可出现脱发。

· 丙戊酸钠的不良反应虽然少见，但有潜在的严重毒性作用。

表 127.3 建议选择的抗癫痫药[3, 4]

突发类型	一线疗法	二线疗法
强直阵挛	丙戊酸钠 卡马西平	苯妥英 奥卡西平 拉莫三嗪 噻加宾 托吡酯 苯巴比妥
失神发作（小发作）	丙戊酸钠 乙琥胺（如与其他发作类型相关	氯巴占 拉莫三嗪 氯硝西泮
肌阵挛	丙戊酸	氯巴占 拉莫三嗪 氯硝西泮
单纯部分发作（杰克逊癫）和复杂部分发作	卡马西平	苯妥英钠 丙戊酸钠 托吡酯 加巴喷丁 拉莫三嗪 噻加宾 苯巴比妥
婴儿痉挛症	替可克肽	氯硝西泮 硝西泮 丙戊酸

表 127.4　常用抗癫痫药：常用的口服剂量和不良反应

	成人初始剂量	平均有效剂量 [mg/(kg·d)]	治疗时血药浓度 (μmol/L)	不良反应
卡马西平	100mg，2次/日，逐步加量至症状控制（最大剂量2g/d）	30	25～50	食欲缺乏、恶心、呕吐、头晕、嗜睡、皮疹、耳鸣、共济失调、复视
	常用剂量：400～1 200mg/d		游离水平6～13	胎儿脊柱裂（风险小）药物相互作用（如与复发口服避孕药、华法林、其他抗癫痫药物合用）
氯硝西泮	0.25 mg，2次/日，逐步加量至症状控制	0.1～0.2	0.08～0.24	嗜睡、疲劳、肌肉无力、共济失调、头晕、呼吸困难 与酒精的相互作用
乙琥胺（只用在失神发作）	20～30mg/(kg·d)，分2次服用 常用初始剂量：250mg，2次/日	30	300～700（均为游离）	食欲缺乏、恶心、呕吐、腹泻、嗜睡、运动失调、头痛
加巴喷丁	300mg，2次/日或3次/日，逐渐增加至3.6g/d(最大量)	30～50	未知	嗜睡、运动失调、胃肠道反应、头晕
拉莫三嗪	25mg/d，逐渐增加至100～200mg/d	1.5～5	—	谨防血液异常 嗜睡、皮疹、恶心、头痛、头晕、共济失调 谨防严重皮疹：缓慢输入
苯巴比妥	60～240mg/d，睡眠时服用。常用剂量：60～120mg	2～4	45～30	嗜睡、头晕、共济失调、皮疹、情绪变化（如易激动）与华法林、复发口服避孕药和其他抗癫痫药的相互作用
苯妥英钠	5mg/(kg·d)，分2次口服 成人：300mg	5～6	40～80	嗜睡、疲劳、精神错乱、共济失调、眼球震颤、言语不清、食欲缺乏、头晕、恶心、呕吐
			游离水平4～8	皮肤反应、齿龈肥厚、多毛、胎儿畸形（如唇腭裂，先天性心脏疾病）
丙戊酸钠	500mg，1次/日，连用7天，然后改为2次/日，逐渐增加至控制症状（最大剂量2～3g/d）	20～30 标准剂量：早：500mg 晚：1 000mg	300～50 游离水平 30～75	嗜睡、震颤、脱发 血小板的影响 胎儿神经管缺陷风险 肝衰竭 与其他抗惊厥药的相互作用 避免妊娠
氨己烯酸	500mg，1次/日，连用7天，然后改为2次/日，根据临床反应逐渐增加至1～1g/d	30～40	无关	嗜睡 行为障碍 头晕

——肝毒性。

——致畸（特别是脊柱裂）。对育龄妇女有风险，尤其是由于避孕药与抗癫痫药物发生相互作用而出现的意外受孕。

• 在开始丙戊酸钠治疗的 6 个月，应每隔 2 个月进行 1 次肝功能检查；肝毒性更常见于 2 岁以下的儿童。

三、患者教育

需强调以下几点：

• 大部分患者可完全控制癫痫发作。

• 大多数患者可以像正常人一样生活，可以结婚，有正常的性生活，生育健康的孩子。

• 患者需要做好牙齿保健，尤其是当他们正在服用苯妥英钠。

• 除了在危险情况下如游泳时发作，或持续发作，癫痫本身通常不会致人死亡或脑损伤。

• 发作过程中应防止舌后坠。

• 要特别注意明火。

• 鼓励患者戒酒。酒精中毒是非常有害的。

• 保证睡眠充足非常重要。睡眠剥夺是有害的。

• 避免疲劳。

• 建议淋浴，不要使用盆浴。

1. 驾驶 患者驾驶时必须非常谨慎，大多数癫痫患者可以驾车，但须考虑到患者的实际情况，初学者申请牌照要求在 2 年内未出现癫发作，在领到牌照的 5 年内，每年须进行医疗审查。视癫痫发作情况，限制时间为 1 个月至 2 年。对于新患者，通常的原则是停止驾驶，无癫痫发作 3 个月后可恢复驾驶。

2. 工种选择 癫痫患者可以从事大部分工种的工作，但如果容易发作，不应该接触重型机械，以及危险的环境如高度（如爬梯）或靠近深水中工作。有些服务性的工作也是不能做的，如警察、军人、航空工作（飞行员、管制员）或公共交通工作（如公交车司机）。

3. 体育和休闲活动 大多数活动都适合，但癫痫患者应避免危险的运动，如潜水、滑翔、跳伞、攀岩、赛车和单独游泳，尤其是冲浪。

表 127.5 罗列了应禁忌的体育活动。适用于癫痫发作非常频繁的患者，尤其是复杂部分性发作伴延长

表 127.5 癫痫患者应禁忌的体育活动[6]

绝对禁忌
飞行和跳伞
赛车运动
攀岩
高位跳水
潜水
水下游泳，特别是竞争性的
滑翔
绳降
相对禁忌
射击运动，如射箭和手枪射击
冲撞性体育活动，如拳击、橄榄球、足球（包括英式足球，可能有顶球的动作）
失神发作的儿童禁止进行自行车竞赛
游泳
体操，尤其是室内的蹦床和攀登活动。
溜冰和滑雪
标枪

的癫发作后状态[4]。

4. 避免诱发因素

• 疲劳。

• 睡眠不足。

• 体力耗竭。

• 压力。

• 酒精过量。

• 对光敏感者避免长期接触强光，如视频游戏不适用于那些经脑电图证实对光刺激敏感的患者。

四、小儿癫痫

关于晕厥、发作和反复参见第 55 章。

儿童光敏性癫痫

有些孩子患有与电脑、视频游戏和 3D 电视接触有关的光敏性癫痫。有一些证据表明，如果将这些儿童的一只眼睛盖起来，那么他们可能不会发作。如果癫痫由电视引发，以下策略可减少发作，如使用环境照明和远程控制而不是靠近电视机看电视。

五、老年人癫痫

与其他年龄组一样，老年人需要相同的诊断方法。和任何其他年龄组同样的诊断方法。然而，他们对药物较敏感，可能需要比年轻患者较低的剂量。必须记

住，抗抑郁药或镇静剂的主要药物可诱发全身发作。

六、月经期与癫痫

只在经期发作，需要在经期前 1～2 天和经后 1～2 天加入氯巴占。

七、妊娠与癫痫[7]

妊娠人群中癫痫的发生率较正常人群上升30%。虽然超过 90% 癫痫女性可成功妊娠，但是早产、低出生体重、病死率、先天性畸形和治疗风险均略有上升。约 45% 的女性癫痫患者在妊娠期发作次数增加，主要是由于减少了抗癫痫药物的剂量。

所有抗癫痫药物都有致畸的可能，不同的药物可能导致的先天缺陷也不同：苯妥英钠可引起唇腭裂和先天性心脏疾病，而丙戊酸钠（尤其是）、卡马西平可引起脊柱裂。所有抗癫痫药物均可分泌于母乳中，但浓度非常低，所以没有必要放弃母乳喂养。

八、神经外科治疗

外科技术基于高度选择的一组颞叶性癫痫患者进行连接切断技术。后者包括胼胝体切开术、软脑膜下多次切断、大脑半球切除术和迷走神经刺激。该治疗方法仅限于一组选定的需要在专科中心详细评估，且保治疗控制不佳的癫痫发作患者。

九、癫痫的诊疗误区[3]

1. 误诊 与癫痫有关的主要误区是误诊。应当认识到，不是所有的癫痫发作都是全身强直阵挛型。癫痫最常见的误诊是复杂部分性发作（一种诊断不足障碍）、强直发作或张力迟缓性发作。

癫痫的诊断中病史比脑电图更重要，因此，从周围的人那儿得到一个非常详细的叙述以了解病情是很重要的。

复杂局部性发作（第 57 章里已有描述）的特点有很多变化，最常见的是轻微的知觉障碍或意识丧失。复杂部分性发作可能进展为全身强直 – 阵挛发作。一个单纯的部分发作也可能发展到这一步。

在强直 – 阵挛性发作中，患者可能立即强直，倒在地上，也可能只有 1～2 次抽搐。

误诊为行为障碍 区别发作和行为障碍很重要，但也很困难。约 20% 明显的难治性"发作"被视为非癫痫（伪癫痫发作，如基于情感的癔症）[8]。

往往类似于强直 – 阵挛性发作，但平时也有奇怪的肢体动作。辅助测试，特别是视频脑电图记录，可以帮助克服这些诊断问题，但真正做到准确区别是很难的。最常见的认为是假性癫痫的，其实可能是真的在发作。

2. 过度治疗

（1）**多重用药** 对于癫痫症患者，多重用药可能适得其反，尤其是不良反应多的药物。如果患者采取多种药物治疗，该病例的治疗可能有疑问，应考虑会诊。

减少多重用药，癫痫发作也可能会得到控制。当开始治疗时，最好选择一种药物，并增加其剂量直至其最大耐受水平，减少不良反应，适当控制发作。如果发作不能得到控制，应使用替代药，但交叉用药时期是必不可少的。单一治疗首选，如需要可以联合用药。

（2）**长期治疗** 在某个阶段应该考虑"这个患者是否真的还需要用药？"有些患者长期使用抗癫痫药物但从未尝试断药或者改为不良反应比较少的抗癫药。特别是由于药物不良反应及药物相互作用而产生问题时。

（3）**药物相互作用** 应注意抗癫痫药物与其他药物间的相互作用。最严重的是与口服避孕药相互作用，因可能导致意外受孕。红霉素与卡马西平可产生相互作用。

十、癫痫持续状态的管理

1. 定义 癫痫持续状态是患者连续出现 2 次或更多次全面性发作，发作间期意识没有恢复或出现连续部分性发作。

2. 局部性发作状态
- 高度怀疑时需要明确诊断。
- 口服药物通常可以控制症状。
- 避免过度治疗。

3. 全身性发作状态

（1）**失神发作（小发作）**
- 住院治疗。
- 静脉应用地西泮。

注：可能会导致长期损害。

（2）强直阵挛发作（危险！）

- 确保充足的氧气：重建呼吸道（如 Guedel 管），给予吸氧。

咪达唑仑 0.05～0.1mg/kg，静脉注射（最多 10～15mg）或 0.15mg/kg，肌内注射。

或

地西泮 0.05mg/（kg·min）静脉注射直至发作停止或出现呼吸抑制（注意呼吸抑制等重要参数），通常成人 10～20mg。

或

立即给予氯硝西泮 1～2mg，然后以 0.5～1mg/min 的速度静脉注射，直至发作停止或出现呼吸抑制。

苯妥英钠 15～20mg/kg，静脉滴注，超过 30 分钟（成人）。

或

丙戊酸钠 400～800mg（最大量 10mg/kg）缓慢静脉输注，不少于 3～5 分钟。

可考虑的其他药物：苯巴比妥、硫喷妥钠、丙戊酸钠。

注：咪达唑仑适用于所有类型的癫痫发作，可经静脉、口腔或鼻腔内给药。

地西泮可经直肠给药。在成年患者，可用 10mg 稀释在 5ml 等渗盐水中，通过喷嘴状注射器直肠给药。在儿童剂量为 0.5mg/mg。

鼻腔内给予咪达唑仑（每剂 0.3～0.5mg/kg），儿童用量最多不超过 10mg。

（3）癫痫发作时目击者的注意事项

- 不要移动患者（除非安全必要）。
- 不要强行打开患者的嘴。
- 不要试图阻止发作。
- 将患者摆成侧位，使其头转向一边。
- 如果发作持续时间超过 10 分钟或反复发作，需寻求医疗帮助。
- 一旦发作结束，需取下义齿并清理呼吸道。

4. 癫痫持续反复发作 对长期反复抽搐或混合性发作者，可选择以下药物（根据病情而定）。

咪达唑仑 10mg，含服。

或

地西泮 10～20mg，经直肠给药（可从医院药房获得）。

十一、转诊时机

- 无法明确诊断。
- 初次发作时，为明确诊断。
- 癫痫发作无法控制时。存在下列疑问：治疗方法是否合适？用药是否错误？最理想的剂量是多少？是否存在进展的潜在性疾病？
- 患者不适时，不配合进行实验室检查。
- 让备孕或已经怀孕的女性获得治疗指导。
- 几年内病情控制良好，评价停药的可能。

实践要点

- 脑电图在癫痫的诊断中存在相当大的局限性。虽然在睡眠剥夺状态中进行检测结果会好一些，但是只对不到 50% 的患者有诊断价值。
- 评价时寻找神经纤维瘤病的证据。
- 谨防抗癫痫药与口服避孕药相互作用。
- 红霉素和卡马西平之间的相互作用可引起毒性反应。
- 始终将单一药物治疗作为目标。
- 苯妥英钠和卡马西平的联合用药可能有毒性反应。
- 患者服药时不宜开车，特别是正在尝试停药的患者。如果政策不允许，在无癫痫发作期也不得开车。
- 外科手术可用于药物控制不良的病例。外科手术的评估是非常专业的领域。

参考文献

[1] Scott AK. Management of epilepsy. In: Central NervousSystem. London: BMJ Publishing Group, 1989: 1-2.

[2] Beran R. Management of epilepsy. Update 2008. Part 1.Medical Observer, 11: 31-33.

[3] Tiller J (Chair). Therapeutic Guidelines: Neurology(Version 3). Melbourne: Therapeutic Guidelines Ltd, 2007:35-54.

[4] Bochner F (Chair). Australian Medicines Handbook.

Adelaide: Australian Medicines Handbook Pty Ltd, 2007:634–636.

[5] Beran R. Management of epilepsy. Update 2008. Part 2.Medical Observer, 18: 27–9.

[6] Cordova F. Epilepsy and sport. Aust Fam Physician, 1993, 22: 558–562.

[7] Kilpatrick C. Epilepsy poses special problems. AustralianDoctor Weekly, 1993, 19 February: 48.

[8] Theodore HR. Neurotrek. A PC based system for automated recording of epileptic seizures and similar events. Patient Management, 1992, 16: 15–16.

第 128 章　高血压

> 某个人诊断出高血压后，如果试图用愚蠢的方法去降压是很危险的。
>
> John Hay 1931

在澳大利亚，高血压是一种严重的公共疾病和常见病，大多数患者需要长期接受药物治疗。

高血压是一个隐性杀手，由于大部分患者是无症状的，患者往往并没有意识到自己患病。多个流行病学研究已经表明高血压与脑卒中、冠状动脉粥样硬化性心血管疾病、肾脏疾病、心力衰竭和心房纤颤之间具有密切关系。

部分患者可能需要终身治疗，因此需要进行仔细的检查。

- 靶器官：高血压可能导致损伤的器官包括心脏（心力衰竭、左心室肥大、局部缺血性疾病）、肾脏（肾功能不全）、视网膜（视网膜病）、血管（周围血管疾病、主动脉夹层）和脑（脑血管疾病）。
- 在导致高血压患者死亡的原因中，脑卒中占45%，心力衰竭占35%，肾衰竭占3%，其他约占17%[1]。
- 增加高血压患者死亡的风险因素还有：男性、年轻患者、有家族病史、舒张压升高者。

一、定义和分级

- 不同水平的血压是根据舒张压和收缩压的血压测定值而定义的（表128.1）[2, 3]。

> 18岁以上成年人的高血压是指：
> - 舒张压＞90mmHg 和（或）
> - 收缩压＞140mmHg

- 单纯收缩期高血压是指收缩压≥140mmHg 且舒张压＜90mmHg。
- 高血压可为原发性，也可能是继发性（表128.2）。
- 原发性高血压是指无肾脏、肾上腺或其他因素影响，而发生的持续性高血压。
- 恶性高血压是指舒张压＞120mmHg 伴渗出性视网膜病变和肾脏缺血。
- 顽固性高血压是指联合使用两种或两种以上降压（译者添加内容）药物，且达最大剂量，治疗3～4个月，血压仍＞140/90mmHg。

表 128.1　18岁以上成年人坐位血压分级 (mmHg)

类型	收缩压	舒张压
正常	＜120	＜80
稍高	120～139	80～89
1级高血压（轻度）	140～159	90～99
2级高血压（中度）	160～179	100～109
3级高血压（重度）	≥180	≥110
单纯收缩期高血压	≥140	＜90

当患者的收缩压和舒张压分别属于不同的分级时，以较高的级别作为标准。

表 128.2　高血压的病因分类

原发性（90%～95%）
继发性（5%～10%）
肾病（3%～4%）
・肾小球肾炎
・反流性肾病
・肾动脉狭窄（见本章继发性高血压项）
・其他血管性疾病
・糖尿病
内分泌系统
・原发性醛固酮增多症（Conn 综合征，见第24章）
・库欣综合征（见第14章）
・嗜铬细胞瘤（见第24章）
・口服避孕药
・其他内分泌因素
主动脉缩窄
治疗免疫性疾病（如结节性多动脉炎）的药物（如非甾体抗炎药、糖皮质激素）
妊娠

二、危险分层和心血管危险性评估[2, 8]

很多高血压患者的治疗常是不正规的，因此开始治疗之前，对患者风险状况和预后进行评估是很重要的，特别是判断高血压是否为一个单独的危险因素，即有无其他危险因素。

世界卫生组织国际高血压协会（WHO-ISH）的建议是，对高血压患者的管理评估不应该仅仅基于血压（BP）指标，还要关注包括如年龄、是否合并糖尿病，以及是否吸烟等其他重要危险因素。

心血管性风险还应根据血压水平和下列情况的存在与否进行危险分层：

- 明确心血管危险因素。
- 相关临床表现。
- 靶器官损害（表128.3）。

表128.4中列出了心血管危险性的分类方法。

三、继发性高血压

40岁以下患者的继发性高血压（表128.5），可根据病史、查体和高血压水平，结合实验室检查结果做出诊断。

表128.3　影响高血压预后的因素

心血管疾病风险因素	临床合并症	靶器官损害（TOD）
收缩压和舒张压升高 55岁以上的男性 65岁以上的女性 吸烟 糖尿病 血脂异常 （总胆固醇＞6.5mmol， ＞250mg/dl 或LDL-胆固醇 ＞4.0mmol/L，＞155mg/dl 或HDL-胆固醇 男＜1.0，女＜1.2 mmol/L， 男＜40，女＜48 mg/dl） 家族有早发心脏病史（男＜55岁，女＜65岁） 腹部肥胖（腹围男≥102cm，女≥88cm） C反应蛋白≥1mg/dl	心血管疾病 ・缺血性脑卒中 ・脑出血 ・短暂性脑缺血发作 心脏病 ・心肌梗死 ・心绞痛 ・冠状动脉血运重建 ・充血性心力衰竭 肾脏疾病 ・糖尿病肾病 ・肾损伤 ・尿蛋白（＞300mg/24h） 周围血管疾病 进展期视网膜病变 ・出血或分泌物 ・视盘水肿	左心室肥厚 微量白蛋白尿和（或）蛋白尿和（或） eGFR＜60ml/min 超声或动脉粥样硬化的血管造影证据 高血压性视网膜病变（Ⅱ级或以上）
影响预后的其他因素 过度饮酒 久坐不动的生活方式 高风险的社会群体 高风险族群		

表128.4　不同高血压分级的心血管危险预后评估[2]

其他风险因素和疾病史	正常血压	血压正常高值	轻度高血压	中度高血压	重度高血压
无其他危险因素	常人平均风险	常人平均风险	低风险	中度风险	高危
非糖尿病的1个或2个危险因素	低危	低危	中危	中危	极高危
3个或更多的风险因素 或靶器官损害 或糖尿病	中危	高危	高危	高危	极高危
相关临床事件	可高危	极高危	极高危	极高危	极高危

（译者注：本章所述高血压定义、标准及危险分级，在临床应用中，应结合我国最新高血压临床诊疗指南或专家共识。）

尤其是药物治疗效果不佳的高血压患者，或一向血压控制良好的患者突然又出现血压升高，甚至呈急进性或恶性高血压者，更应考虑可能是继发性高血压。

继发性高血压最常见的原因是各种肾脏疾病，如肾血管性疾病、慢性肾小球肾炎、慢性肾盂肾炎（常伴有尿反流性肾脏病）和药物损伤性肾病。

肾脏疾病开始往往没有明显的临床症状，而是通过1次或多次尿液检查结果的异常而提示的。

临床表现包括蛋白尿、尿沉淀物异常、动脉粥样硬化、吸烟和腹部血管杂音等。

继发性高血压的临床表现包括上腹部杂音（表明可能为肾动脉狭窄）和腹主动脉瘤。较不常见的表现包括腹部肿块（多囊肾）、股动脉搏动纤细或消失（主动脉缩窄）、躯干肥胖伴色素皮纹（库欣综合征）、心动过速、出汗、面色苍白（嗜铬细胞瘤）。内分泌原因在第24章中阐述。

医院血压测量指南[2]

- 让患者静静地坐几分钟。
- 使用校准过的血压计。
- 至少需要进行间隔60秒的两次测量。
- 使用标准袖带气囊[（12～13）×35cm]，除非手臂过粗过大。
- 袖带与心脏同高。
- 缓慢释放袖带气体（2mmHg/s）。
- 老年患者和糖尿病患者应加测站立位血压。

表128.5 提示继发性高血压的临床特征[4]

临床特征	可能的原因
腹部收缩期杂音	肾动脉狭窄
蛋白尿、血尿、管型尿	肾小球肾炎
双侧肾脏囊肿伴或不伴血尿	多囊肾
跛行病史和股动脉搏动延迟	主动脉狭窄
进行性夜尿增多、乏力	醛固酮增多症（检查血清钾）
阵发性高血压伴头痛、面色苍白、出汗和心悸	嗜铬细胞瘤

肾动脉狭窄 动脉粥样硬化致肾动脉狭窄占多数情况，然而肌纤维发育不良仍然是一个重要原因。多普勒超声具有较高的诊断敏感性和特异性。

四、高血压的检测[1]

高血压是通过血压测量才能发现的。因此，应把握住每一次测量血压的机会。

高血压的诊断不应仅在单一的问诊基础上作出。初次诊断高血压应在3个月内，至少两次不同时间测得的值增高达标才能诊断。标准为平均舒张压应≥90mmHg，或收缩压≥140mmHg。这将减少高血压误诊的可能性，避免无症状且血压正常的人无正当理由地终身服用降压药物。

1. 血压的测量[2] 血压是连续变化的，并且受许多外部因素的影响。因此，测量时应注意保证读数精确。测量高血压的关键步骤概述如下。

（1）**体位** 患者应该取坐位，裸露上臂，并放置在心脏同一水平，要舒松袖子到血压计袖带以上。

（2）**袖带的大小和位置** 袖带的长度和宽度对测量精确度至关重要，应保证袖带能完全压迫闭塞肱动脉。袖带过短或太窄都可能会给出假性高值读数。袖带橡胶气囊的宽度至少应该是患者上臂周长的40%，长度应为其两倍。

常用的袖带往往短于此推荐。由RIMLINE（PyMaH）和Accoson制作的袖带都是适合的。适当配备几种包括儿童和肥胖尺寸的袖带都是需要的。袖带使用超过2年容易老化损坏，应定期检测、更换[5]。

捆绑袖口的最佳位置是让内置软管从袖带套里的上臂远端露出（图128.1），从而使其正好通过肘窝肱动脉表面。

（3）**设备** 理想情况下，测量应采取可靠和保养妥善的水银血压计。另外，最近校准的无液压力计或校准的电子血压计也可以使用。须重要强调的是，所有的设备都要定期维护，其所有的连接管道都不能

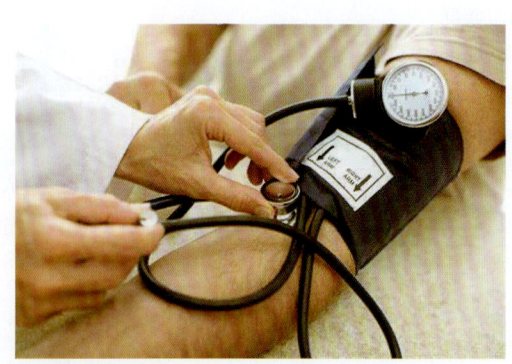

图128.1 袖带的正确位置

破损漏气。

（4）触诊　最初，收缩压的记录是通过从肱动脉触诊搏动处测取的压力读数（对肱动脉的压力感应部位是在肘窝的肱二头肌肌腱处）。避免因袖带内置管放置不当，导致"沉默间隙"听不到而测不到收缩压。

请注意初始高压读数，应在此数值的基础上再增加 30mmHg，作为袖带充气膨胀压力上升的最高压力水平，然后再缓慢释放袖带气囊内气体，同时通过听诊器准确听到肱动脉搏动声而读出收缩压值。

（5）读数　测量血压时，袖带下降速率每次跳动不超过 2mmHg。一个最常见的错误是水银柱下降的速度太快。

压力记录应精确到 2（不应是 5）mmHg。读数应避免误差（图 128.2）[5,6]。等待 60 秒后，再重复测量。

（6）记录　如重复测量两次或更多次（重复此程序之前应等待至少 30 秒），则应取其读数的平均值。如果前两个读数相差收缩压超过 6mmHg 或舒张压 4mmHg，则需要采集更多次的读数[7]。

应记录收缩期和舒张期的血压数值。舒张压的读数为声音消失时（阶段 5）的值——应取最后听到声音的压力读数（消音值），如果声音持续至 0 都不消失者，则应采取变音时的读数（变音值）（图 128.3）。

注：对老年人和糖尿病患者应同时测量坐位和站立位的血压。

2. 心率和脉搏　在测量血压的同时，也应注意听诊和记录心率和心律。心率较快可能会导致血压读数升高，不规则的心律也很容易导致血压读数不准。

3. 影响血压测量的因素

（1）焦虑　测量前，患者应该休息至少 5 分钟，尽量放松。

（2）咖啡因　患者测量前 4～6 小时内不应服用咖啡因。

（3）吸烟　测量前 2 小时内患者应避免吸烟。

（4）进食　检查前 30 分钟内，患者不应该进食。

4. 初诊患者测压读数偏高的应对策略　如果初始读数偏高（舒张压＞90mmHg，收缩压＞140mmHg）安静休息 10 分钟后重复测量。在医生办公室，"白大褂效应"可能会导致读数偏高，所以应设法尽可能在其他场所测量，如家庭或工作场所。

5. 确认和随访　重复测量血压才可确定其是否为高血压或是否需要观察，即使重复测量时患者血压恢复正常，也需要定期检查。尤其是年轻患者，应确保定期随访。

初诊舒张压读数为 115mmHg 或更高，尤其是伴有靶器官损害者，就需要立即进行药物治疗。

一旦发现血压升高，随后应以初诊血压水平为基准读数，确定随访间隔时间，如表 128.6 所示。

如果发现血压是轻度升高，在开始治疗前，应重复测量观察 3～6 个月。因为这样的血压常不稳定，有部分人常可以恢复正常。

6. 24 小时动态监测　这对于大多数高血压患者的诊断并不是必需的，但对于某些血压明显波动、处于临界高血压或难治性高血压（"白大褂效应"可能特别显著）的患者，动态监测则具有重要意义。

有研究表明，这种方法可以更精确地评估血压的变异性。

这对个别患者的药物治疗时间选择上也具有参考价值。

需要进行动态血压测量的情况：

- 诊室血压异常变化。

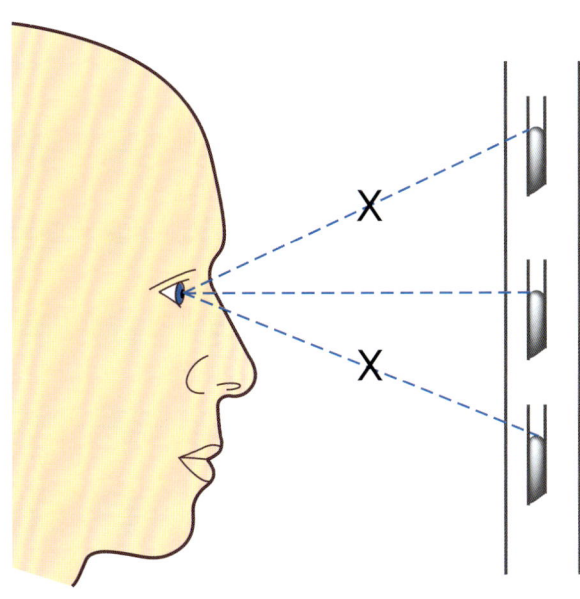

图 128.2　正确的视线水平：观察者距血压计 1 米以内，这样可以很容易地读取数据。为了避免视差，眼睛应与汞柱处同一水平

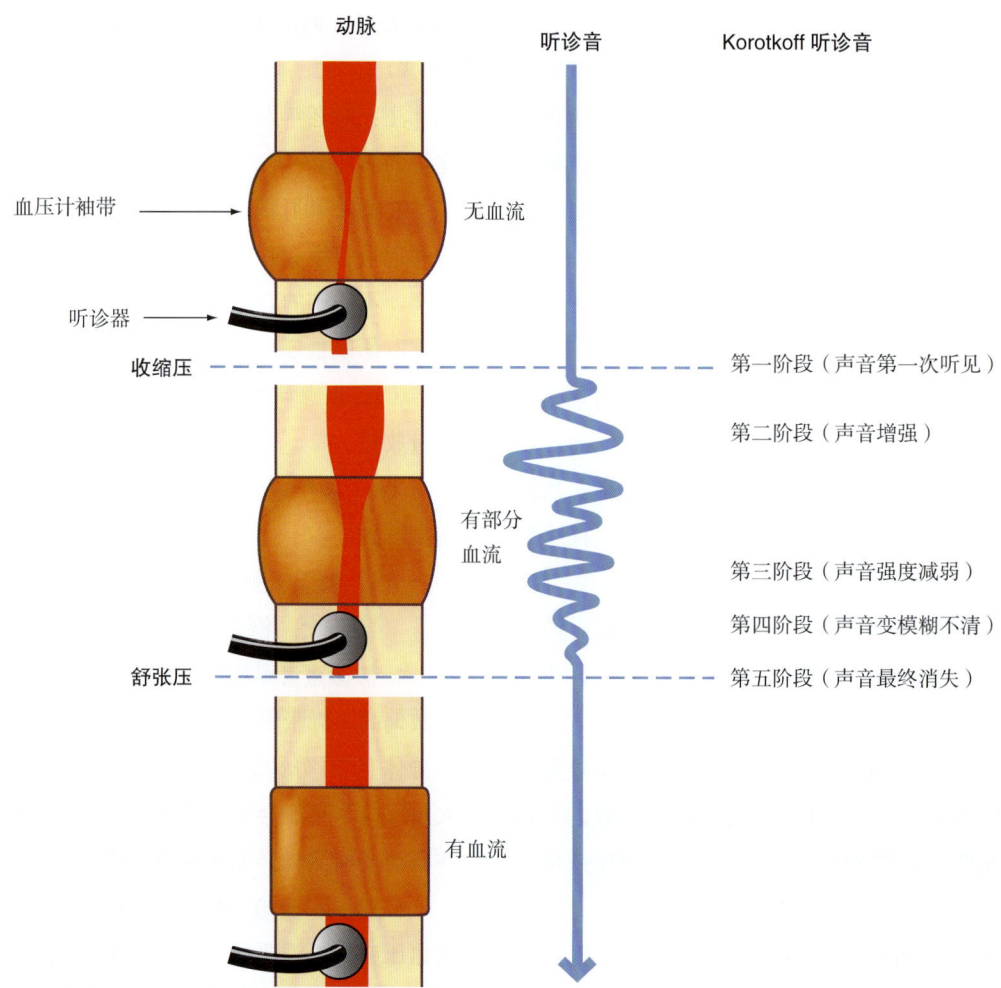

图 128.3 血压测量与动脉血流、袖带压和听诊的关系示意图

表 128.6 成人初诊血压值对应的随访时间标准[8]

收缩压	舒张压	行动/建议标准
<120	<80	2年内复诊
120~139	80~89	1年内复诊——生活方式干预
140~159	90~99	*2个月内确认——生活方式干预
160~179	100~109	*1个月内评估或参考——生活方式干预
≥180	≥110	*进一步评估,指在1周内(或立即根据临床情况) 如果收缩压≥180mmHg 和(或)舒张压≥110mmHg (经多次审核数据并排除"白大褂效应"后) 应开始药物治疗

若收缩压和舒张压的类别不同所得相应随访建议不一致,则遵循间隔较短的那个标准(如 BP 160/86 mmHg,则遵从评估或参考在1个月内)

*注:提示一些患者应早期启动药物治疗。

- 诊室和家庭之间血压存在差异。
- 治疗出现耐药。
- 疑似有睡眠呼吸暂停。

7. **白大褂效应** 高达25%的高血压患者可能出现这种情况。表现为患者在诊所或办公室环境中所测得的血压读数出现条件反应性升高,而在家庭所测血压和动态血压曲线则是正常的。

这些患者目前显示心血管疾病低危性,但依然可发展为原发性高血压。24小时动态监测适用于这些患者。

五、评估

对于可疑高血压的患者,除了确定血压高低问题,还应对其以下临床情况进行评估:
- 患者是否有潜在的可逆继发性高血压。
- 是否存在靶器官损害。

- 是否有其他潜在可改变的心血管危险因素存在。
- 存在的合并症。

六、病史

病史记录中应包括以下内容。

1. 高血压史
- 诊断方法和开始诊断日期。
- 已知血压升高的时间和水平。
- 表明高血压对靶器官损害的症状，如头痛、呼吸困难、胸痛、跛行、踝部水肿和血尿。
- 提示继发性高血压的症状（表128.5）。
- 以前所有抗高血压治疗药物的效果和不良反应。

2. 其他疾病和危险因素存在与否
- 心血管、脑血管或周围血管疾病、肾脏疾病、糖尿病或近期体重增加史。
- 其他心血管危险因素，包括肥胖、高脂血症、糖耐量异常、吸烟、食盐的摄入量、饮酒、运动量和镇痛剂的摄入量。
- 其他相关情况，如哮喘或精神疾病（特别是抑郁症）。

3. 家族史
特别要注意高血压、心脑血管疾病、高脂血症、肥胖症、糖尿病、肾脏疾病、酗酒和过早猝死家族史。

4. 药物史
所有的药物史，包括过度的非处方药物史都应该被问到，因为有的药物可能升高血压或干扰降压治疗。影响高血压的常用药物包括：
- 口服和注射避孕药。
- 替代疗法用激素。
- 皮质激素。
- 非甾体抗炎药/COX-2抑制药。
- 鼻黏膜减充血剂和其他感冒药。
- 食欲抑制药。
- 苯丙胺类。
- 单胺氧化酶抑制药。
- 镇痛药。
- 麦角胺。
- 环孢素。
- 他克莫司。
- 甘珀酸、甘草。
- 安非他酮。
- 西布曲明。

5. 酒精摄入
酒精具有与剂量相关的直接升压作用。日均饮酒量的评估是很重要的，每天超过2个标准杯（20g酒精），视为超量饮酒。

七、体格检查

包括检查靶器官损害及继发性高血压的体征。体检时要考虑的主要内容标示于图128.4。

高血压性视网膜病变的4个等级的说明见图128.5。

下肢脉搏和压力 为了判断高血压患者是否有罕见的主动脉夹层的可能，至少进行1次观察比较：

① 胫动脉和股骨脉搏的频率和强度。
② 同时测量上肢和下肢的血压。
③ 比较两侧上肢的血压。

测量腿部血压：
- 使患者俯卧。
- 使用宽而长的袖带捆于大腿中部。
- 将气囊充气并牢牢固定。
- 在腘动脉处听诊。

八、辅助检查

1. 常规检测项目
- 测定血浆葡萄糖（最好是空腹）。
- 测定血清总胆固醇、高密度脂蛋白（HDL）胆固醇和空腹血清三酰甘油。
- 血肌酐/表面生长因子受体。
- 血尿酸。
- 血清钾和钠。
- 血红蛋白和血细胞比容。
- 尿液分析（试纸和沉渣分析）。
- 心电图。

2. 建议检测项目
- 心电图。
- 颈（和股）动脉超声检查。
- 餐后血糖（如空腹时血糖值≥6.1mmol/L或110mg/L）。
- C反应蛋白（高灵敏度）。
- 微量白蛋白尿（糖尿病必不可少的检测）。
- 尿蛋白定量（试纸+VE）。

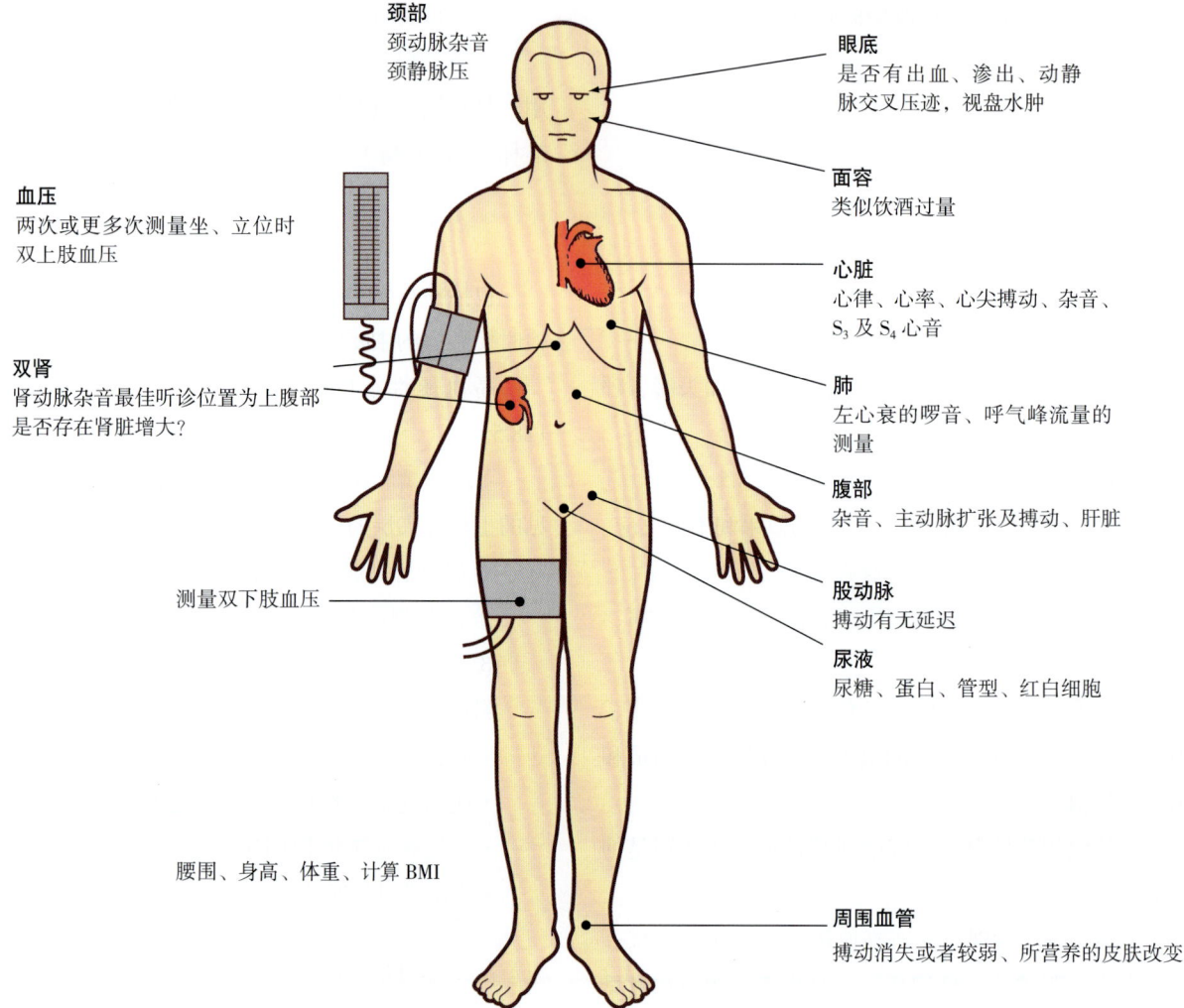

图 128.4 高血压患者应重点体检的内容

- 眼底检查（重度高血压）。

其他检查包括心脏超声、肾脏影像学检查（尤其是肾脏超声）、24 小时尿儿茶酚胺、醛固酮、血浆肾素等不是常规检查，仅在有特殊指征提示时进行。胸部 X 线检查，常作对比观察。但是如果胸片显示心脏增大，可能表示心脏已经扩大而不是室壁增厚。关于具体的肾脏检查多倾向于选择核素扫描、肾动脉多普勒超声和肾动脉造影。

九、治疗

正确诊断是治疗的基础。若诊断为继发性高血压，应针对病因给予治疗。此处重点强调原发性高血压的治疗。

1. 治疗的益处 研究表明，降低血压可以降低下列情况的发生率：

- 心血管疾病和总死亡率。
- 脑卒中。
- 冠状动脉事件。

已被证明治疗有益的情况：

- 舒张期或收缩期高血压。
- 老年单纯收缩期的高血压。

2. 治疗原则

- 总的目标是提高长期生存率和生活质量。
- 促进有效的医患合作关系。
- 目标值是降到 140/90mmHg 以下（不同人群的目标值以现指南为准——译者注）。
- 全面评估所有心血管疾病危险因素。
- 指导所有患者使用非药物治疗策略及阐明潜在益处。
- 无靶器官损害的轻、中度高血压患者，可考虑门诊或家庭血压监测。
- 下列患者应给予药物治疗

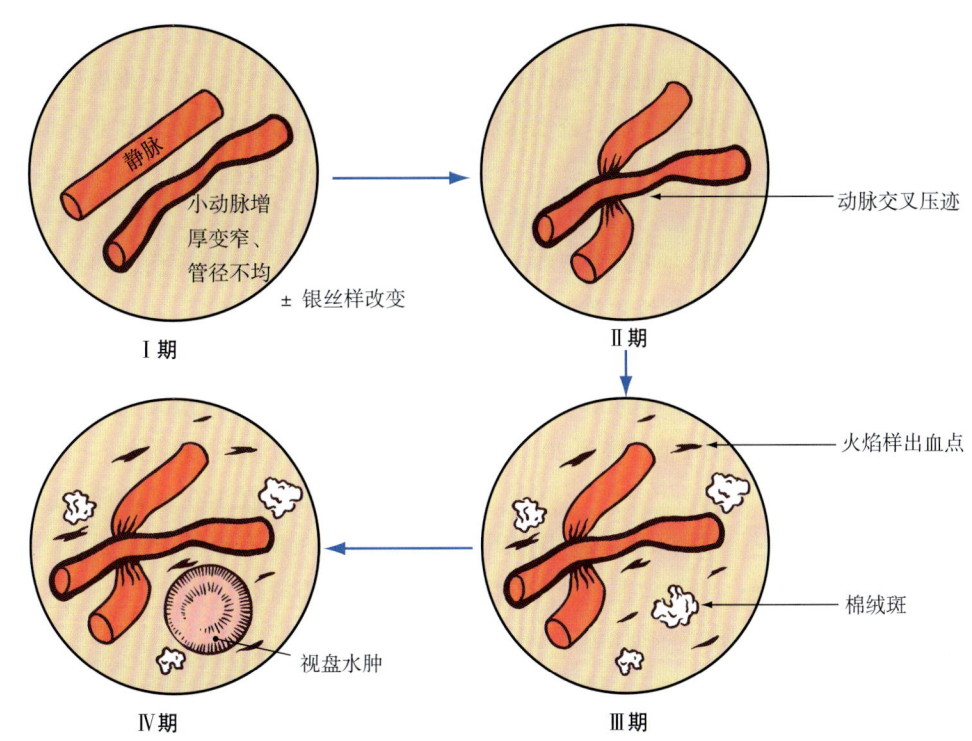

图 128.5 高血压性视网膜病变的 4 个等级

— 开始就表现为持续性高血压（如舒张压≥95mmHg）。

— 靶器官损害。

— 非药物措施失败。

- 基于对接受药物治疗的不良反应和益处的评估，选择合适的抗高血压药物。
- 避免与药物有关的不良反应，如直立性低血压。
- 避免血压过度降低，目标是平稳控制血压。
- 注意应对患者依从性问题。
- 注意可能导致耐药的因素。

十、患者教育

包括适当的解释安慰、提供清晰的信息和易于遵循的指导意见。在患者方面，重要的是对于高血压概念及预后的理解上，通过提问咨询，了解其对有关知识的认识和理解。

1. 纠正患者的错误认识　患者对高血压概念的错误认识，可能会影响其治疗效果。

例如，他们可能会认为：

- 高血压是可以治愈的。
- 一旦血压被控制，他们不需要继续治疗。
- 因为他们没有症状，所以认为没有问题。
- 他们可以凭感觉而停止治疗或需要采取服用非降压药物，或认为其症状都是由于血压的高或低引起的。
- 如果建立正确的生活方式，如适当锻炼和合理饮食，他们就不需要再服用处方药。
- 他们可以通过感觉来衡量血压的高低。

2. 提高患者依从性的技巧

- 建立充满爱心的良好医患关系。
- 为患者提供连续血压测定记录卡。
- 提供关于药物服用时间、剂量等相关咨询。
- 设定治疗目标。
- 建立随访制度。
- 提供患者教育材料。

3. 随访

- 询问是否偶尔有忘服药物的情况。
- 努力使患者就诊等待时间缩至最短（如直接让患者到空闲的房间）。
- 检查所有心血管疾病风险。
- 查询有关药物的任何不良反应。

十一、非药物（生活方式）管理措施

3 个月非药物疗法的适应证是平均舒张压在初次测量为 90～100mmHg，而且没有任何证据表明有靶器官损伤。

记得停用、更换或替代可能导致血压升高的药物（如 NSAIDs、皮质激素类、口服避孕药、替代疗法用激素）。

行为干预措施

（1）**减肥** 有相当多的证据表明，减肥和增肥可相应地引起血压的下降和升高。霍维尔等人认为每减少 1kg 的体重，收缩压下降 2.5mmHg，舒张压下降 1.5mmHg[9]。为所有患者计算出正常的 BMI 值，并制订、组织进行减肥计划，使 BMI 值下降到 20～25 之间。

（2）**减少过量酒精摄入** 酒精的直接升压作用是可逆的。每天饮用大于 20g，会导致血压升高，使高血压的治疗更加困难。应该限制高血压患者每日酒精摄入量为一个或两个标准杯（10g）。减量或戒断日常酒精摄入量会使血压降低 5～10mmHg。

（3）**减少钠的摄入** 有些人对盐的限制更敏感。建议患者管理好盐瓶，只在他们的食物中加少许适量的盐。减少钠的摄入量，建议每天少于 100mmol。特别应注意加工后的食品和外卖食品。

（4）**增加锻炼** 规律的有氧或等张运动有助于降低血压[10]。高血压患者实施锻炼计划应该循序渐进。散步是一种合适的运动。在高血压受试者中，重力性和张力性体育锻炼则显著升高患者血压，故应避免。

（5）**减轻压力** 如果患者不能避免紧张或过度劳累，建议放松和（或）冥想疗法。

（6）**其他饮食因素** 有证据表明，素食和补充镁能降低血压[11,12]。含高钙饮食、低脂肪和咖啡因也可能是有益的。避免食用甘草和含有甘草的食物。

（7）**戒烟** 吸烟会导致血压急性升高，而似乎不大引起持续性血压升高。然而，戒烟是很重要的，因为吸烟是心血管疾病的重要危险因素，长期吸烟可能降低抗高血压治疗的获益。

（8）**睡眠呼吸暂停的管理**。

十二、药物治疗

对于持续舒张压 > 95mmHg 的患者，药物治疗的好处似乎超过任何已知风险。尽管人们还在不断研发更为理想的抗高血压药物，但目前已有许多有效的抗高血压药物可供临床选用[13]。

在药物选择上，应根据患者的具体情况、药物的降压效果和患者的耐受性，兼顾患者经济条件及个人意愿，选择合适患者的降压药物。具体用药详见图 128.6。

多种疾病，如糖尿病、哮喘、慢性阻塞性肺疾病、雷诺现象、心力衰竭、血清尿酸水平升高或同时伴有脂质水平升高都可能限制某类药物的使用。

1. 何时进行用药治疗

- 非药物治疗措施无效。
- 收缩压在 140～180mmHg 或舒张压在 90～110mmHg 的所有患者。

2. 用药指南[14]

成人目标血压水平	mmHg
≥ 65 岁（不包括糖尿病、肾病、蛋白尿患者）	< 140/90
< 65 岁并有：	< 130/80
・冠心病	
・糖尿病	
・脑卒中 / 短暂性脑缺血发作	
・肾损害	
・蛋白尿 300 mg/d	
蛋白尿 > 1g/d	< 125/75

- 治疗开始时通常应采用单药和小剂量，根据需要逐步增加剂量。
- 多需 4～6 周达最高疗效。
- 低剂量单药治疗效果不满意时，考虑增加剂量到最大推荐剂量，或联合用药，或选择其他药物。
- 治疗期间，在同类药中只能选用一种。
- 一线治疗方案的选择和使用各种药物的药理学作用见表 128.7 所示。
- 用药的同时每天测量血压。
- 最好的策略是让患者自我进行血压测量。

3. 初始用药方案
传统的方法是逐步疗法，直至达到理想控制：

（1）有效的组合

（2）相对无效的组合[15]

- 利尿药 + 钙通道阻滞药。
- β 受体拮抗药 +ACEI。

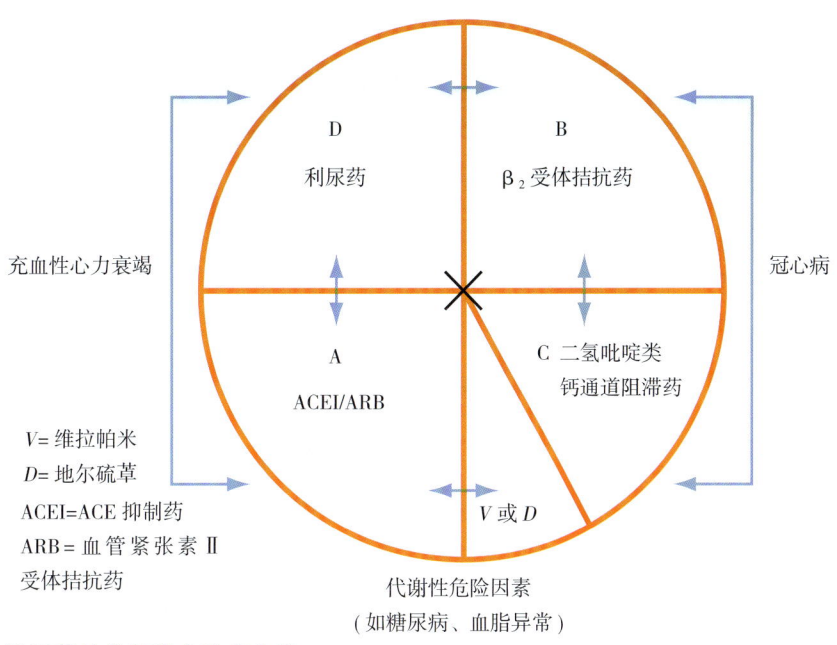

图 128.6　一线降压药的常见联合治疗方案

- 相邻两类的药物联合应用作用相加，且不良反应不比单独使用任何药物增加。
- 维拉帕米（V）和地尔硫䓬（D）一般不应与 β₂ 受体抗药联用。
- 位于图中圆的斜对角的两类降压药可以联合使用，但其作用可能达不到完全相加的效应。
- 图中左侧的药物联合应用可用于高血压合并心力衰竭的患者，而右侧的药物联合应用可用于高血压合并冠心病的患者中。
- 在图中横线下面的药物组对代谢无影响，是合并糖尿病或血脂异常高血压的患者的首选组合。
- 哌唑嗪和其他 α 受体拮抗药常常作为单一用药，但也可联合上述任何药物。
- 小剂量中枢作用的抗肾上腺素能药物（如甲基多巴、可乐定）也可以被联用于任何其他各类的药物，不过，有关他们联合使用较新型的降压药的资料还不多。

引用并修改自：Management of Hypertension: A Consensus Statement, Med J Aust, 1994, 160: Supplement 21 March. © Copyright 1994. The Medical Journal of Australia.

初始用药方案
① ACEI 或 ARB
或
钙通道阻滞药（CCB）
或
小剂量噻嗪类利尿药
（如果 ≥ 65 岁）
② 如果没有达目标：ACEI 或 ARB ＋ CCB 或 ACEI 或 ARB ＋ 噻嗪类
③ 如果仍不达目标：ACEI/ARB+CCB+ 噻嗪类

起始药物	添加用药
利尿药	ACEI/ARB
	或
	CCB
	或
	β 受体拮抗药
β 受体拮抗药	利尿药
	CCB（除维拉帕米和地尔硫䓬外）
α 受体拮抗药	利尿药
	β 受体拮抗药
ACEI 或 ARB	利尿药
	CCB
钙通道阻滞药	β 受体拮抗药
	ACE 抑制药

（3）不合理的组合[15]　同一类药物的组合：β 受体拮抗药＋维拉帕米（易致心脏传导阻滞、心力衰竭）；利尿药＋ACE 抑制药或 ARB（高钾血症）。

- 噻嗪类是治疗高血压的常用一线药物。
- 低钾血症可以使用保钾利尿药或更换另一种一

4. 利尿药[4,8]

表 128.7　高血压一线治疗药物[6, 14]

			药物			
利尿药	β 受体拮抗药	CCB	ACE 抑制药		中枢性降压药	α 受体拮抗药
代表药物和初始剂量（口服治疗）						
氯噻酮 12.5～25mg/d 氢氯噻嗪 12.5mg/d 吲达帕胺 1.5 或 2.5mg/d	阿替洛尔 25～50mg/d 美托洛尔 50mg/d 吲哚洛尔 5mg/d 普萘洛尔 40mg/d	氨氯地平 2.5mg/d 地尔硫䓬 180mg/d 非洛地平缓释片 2.5mg/d 乐卡地平 10mg/d 硝苯地平 30mg/d 维拉帕米 120～180mg/d	卡托普利 6.25mg，2 次 / 天 依那普利 5mg/d 赖诺普利 5mg/d 培哚普利 2.5mg/d 雷米普利 2.5mg/d ARB 厄贝沙坦 150 mg/d 氯沙坦 50 mg/d		可乐定 50μg，2 次 / 日 甲基多巴 125mg，2 次 / 日	哌唑嗪 0.5mg，夜间服用 特拉唑嗪 0.5mg，夜间服用 注：拉贝洛尔（100mg，2 次 / 日）是一种 α 和 β 受体混合拮抗药
推荐						
心力衰竭（轻度） 老年患者	焦虑患者 年轻患者 心绞痛 心肌梗死 偏头痛	哮喘 心绞痛 周围性血管疾病 雷诺病	心力衰竭 周围血管疾病 糖尿病 雷诺病		哮喘 妊娠	哮喘 周围血管疾病 心力衰竭症状（前列腺疾病）
禁忌						
2 型糖尿病患者 高尿酸血症 肾衰竭	哮喘 慢性阻塞性肺病 喘息病史 心力衰竭 心传导阻滞（Ⅱ、Ⅲ度） 周围性血管疾病 1 型糖尿病	心脏传导阻滞（第二、三度） 心力衰竭（维拉帕米、地尔硫䓬）	双边肾动脉狭窄 妊娠 高钾血症		肝脏疾病（甲基多巴）	心力衰竭（机械阻塞） 直立性低血压
注意事项						
低钾血症 噻嗪类 + 血管紧张素转换酶抑制药 肾衰竭	避免心绞痛引起的心搏骤停 使用维拉帕米 使用非甾体抗炎药 吸烟者适用	与 β 受体拮抗药和地高辛配合使用	慢性肾脏疾病 避免使用利尿药和非甾体抗炎药		抑郁	老年患者
严重不良反应						
皮疹 性功能障碍 虚弱 血液病 肌肉痉挛 低钾血症 低钠血症 高尿酸血症 高血糖 脂质代谢效应	疲劳 失眠 生动的梦 支气管痉挛 肢冷 性功能障碍 脂质代谢效应	头痛 潮红 踝部水肿 心悸 头晕 恶心 便秘（维拉帕米） 夜尿、尿急 牙龈增生	咳嗽 无力 皮疹 味觉异常 高钾血症 低血压 血管性水肿		镇静 口干 激扰 疲劳 直立性低血压 性功能障碍 溶血性贫血（甲基多巴）	首剂晕厥 直立性低血压 乏力 心悸 镇静 头痛

线药物，同时纠正低钾血症。

- 髓袢利尿药降压作用并不强，但可用于有心力衰竭或肾功能不全的高血压患者。
- 噻嗪类药物对伴有肾功能损伤者的降压效果不佳。
- 噻嗪类药物可能诱发急性痛风。
- 非甾体抗炎药可能影响抗高血压和排钠的有效性。
- 采用利尿药治疗时应该给予高钾和高镁饮食（如扁豆、坚果、高纤维）。
- 如果血脂显著异常，应避免使用。
- 吲达帕胺的作用不同于噻嗪类利尿药和髓袢利尿药，其对血脂影响较小。

5. β 受体拮抗药

- 非甾体抗炎药可能会干扰 β 受体拮抗药降血压的效果。
- 如果使用了 β 受体拮抗药不能使血压降低，再换另一种药物血压也不会降低。
- 维拉帕米和 β 受体拮抗药联合使用可能会导致心脏传导阻滞。
- 在缺血性心脏病或敏感性良好的患者，治疗不能突然停止，否则会促发心绞痛。

6. 钙通道阻滞药

- 这类药物通过松弛血管平滑肌进而降低血压。
- 个别药物的性质有所不同，尤其是对心功能的影响。
- 二氢吡啶类化合物（如硝苯地平和非洛地平）往往血管舒张作用更强，因此可能产生相关的不良反应。
- 与维拉帕米和地尔硫䓬（降低心率）不同，二氢吡啶药物可以与 β 受体拮抗药安全联合使用。
- 维拉帕米在第二度或第三度房室传导阻滞时禁止使用。
- 维拉帕米和地尔硫䓬不适用于心力衰竭的患者。
- 这些药物可以与血管紧张素转换酶抑制药、β 受体拮抗药、哌唑嗪和甲基多巴联合使用。

7. ACE 抑制药
将血管紧张素转换酶 I 转化为血管紧张素 II（一种强有力的血管收缩剂并可刺激醛固酮的分泌）同时抑制激肽酶使缓激肽降解减少（血管舒张药）。

可用的 ACE 抑制药有卡托普利、依那普利、福辛普利、赖诺普利、培哚普利、喹那普利、雷米普利和群多普利。

ACE 抑制药对伴有糖尿病、心功能障碍及心肌梗死的中老年高血压患者效果良好，能提高生存率。对于肾功能正常的患者，卡托普利的治疗量不应超过 150mg/d，卡托普利或赖诺普利的治疗量为 40mg/d，雷米普利的治疗量为 10mg/d，培哚普利的治疗量为 8mg/d。

刺激性干咳在治疗中是常见的不良反应，停药后可消失。干咳患者大约占 15%，可能在停药后消失，对于顽固性干咳的患者则需要停药或换药。

血管性水肿，像干咳一样，也是 ACE 抑制药的一个潜在严重的不良反应，0.1%～0.2% 的服用者可出现血管性水肿。

心脏预防评估试验结果表明，ACE 抑制药雷米普利可降低高危人群心血管疾病死亡、非致死性心肌梗死、非致命性脑卒中和新出现心力衰竭的发生率。

资料还表明，血管紧张素酶抑制药在伴有微量白蛋白尿的糖尿病患者或已存在血管疾病患者的治疗中获得良好效果，哪怕是血压是正常的人亦同样获益[14, 16]。

8. 血管紧张素 II 受体拮抗药（ARB）
这一类药物作为拮抗药，阻断血管紧张素 II 受体的激活。减少了血管紧张素引起的血管收缩、钠重吸收和醛固酮释放。

血管紧张素抑制药在肾素 - 血管紧张素 - 醛固酮系统的作用机制如图 128.7 所示。

它们可以作为因产生刺激性干咳而不耐受血管紧张素转换酶抑制药的患者的一类候选替代药物。

这一类药物可单独或与其他降压药联合用于轻中度高血压患者。可用的 ARB 有坎地沙坦、依普罗沙坦、厄贝沙坦、氯沙坦、替米沙坦和缬沙坦。

这类药常用于因顽固性干咳而不能使用 ACE 抑制药类的患者，并且可以和噻嗪类利尿药联合使用。

9. 哌唑嗪
常有"首剂效应"，表现为首次服用后大约 90 分钟发生急性晕厥，因此最好在睡前服用。

哌唑嗪能增强 β 受体拮抗药的药效，是 β 受体拮抗药的最佳组合。用于不适合用利尿药或 β 受体

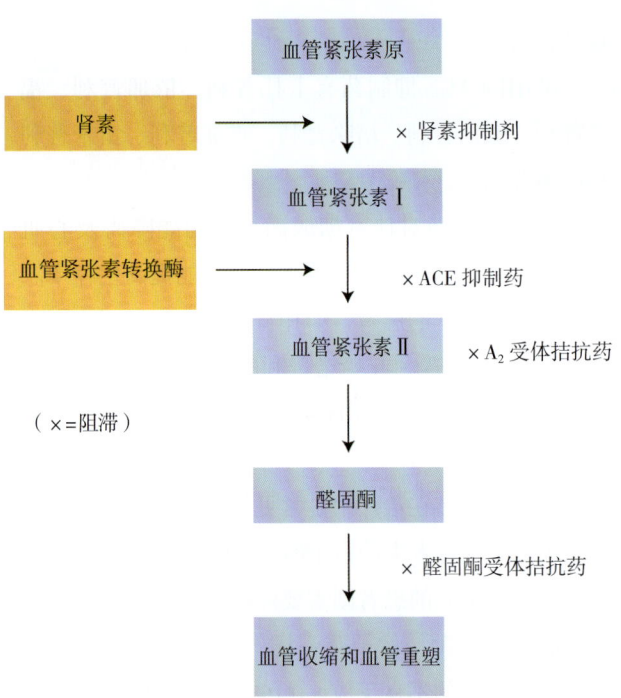

图 128.7 作用于肾素-血管紧张素-醛固酮系统药物的靶点部位

拮抗药一线药物治疗的患者（例如，患有糖尿病、哮喘或高血脂）。

10. 血管平滑肌松弛药 除了钙通道阻滞药，包括肼屈嗪、米诺地尔和二氮嗪，一般不用于一线治疗，可用于顽固性高血压和高血压急症的治疗。

11. 交感神经系统抑制药 新型降压药，通过抑制交感神经系统，减少外周交感神经活性来降压。

通过此机制产生降压作用的例子，如莫索尼定，就是通过刺激阿咪唑啉受体，抑制交感神经冲动的传出。目前，该类药物被用作高血压的辅助治疗。

十三、轻度高血压

成年人轻度高血压的定义为舒张压持续（5期）90～99mmHg，且没有靶器官损伤；其中包括"白大褂效应"性高血压。

轻度高血压患者患心血管疾病的风险是血压正常人的两倍，有证据表明，高血压的发病率和死亡率在上升。"白大褂效应"高血压患者的长期风险尚未明确。

接受适当治疗的患者比不治疗的患者脑卒中和心血管相关并发症发生相应减少。因药物治疗有潜在的不可忽视的不良反应，这种情况下，治疗的风险可能会超过那些未经药物治疗的患者[17]。因此，轻度高血压的初步管理应该重点基于非药物措施和生活方式治疗。

通过改善生活方式和增强风险防范的措施，则可避免药物的明显不良反应。

通常使用特殊的技巧可能会提高改善生活方式的成功率，例如提供营养师咨询。如果持续6个月以上这些方法都不成功，那么就有必要进行药物治疗。

舒张压持续在90～99mmHg的患者的实用指南如图128.8所示。

这包括5年绝对心血管疾病风险的评估。

十四、中度高血压

如果舒张压为100～109mmHg，必须进行更积极的治疗，尤其对于有靶器官受损害的患者。

所有类型的高血压患者的治疗都应在适当的非药物治疗措施的基础上，特别对于肥胖、大量饮酒的患者更是如此。

较大剂量单药物治疗效果不佳，应及时联用第二种药物，给药的时间间隔也可相应地缩短。

常规剂量药物联合治疗效果好于使用单一药物最大剂量治疗，且不良反应减少。

十五、重度高血压

重度高血压患者血压过高可能会危及生命。当患者平均舒张压超过110mmHg时，应立即检查是否出现高血压并发症，是否有眼底血管的变化、蛋白尿或心力衰竭。这些并发症有可能是由继发性高血压引起（如肾血管性疾病）。这类患者则需要住院治疗。

在这种情况下，专家的意见是很重要的，因为患者可能有严重的并发症或死亡的风险。早期二氢吡啶类钙通道阻滞药（如硝苯地平、氨氯地平、非洛地平）与β受体拮抗药或血管紧张素转化酶抑制药联合使用用于紧急降低血压。

十六、高血压急症

在血压突然明显升高的情况下，可导致心血管疾病。高血压急症（罕见）的表现包括高血压脑病、急性脑卒中、心力衰竭、主动脉夹层、动脉瘤、子痫等危象。典型的患者可表现有头痛和谵妄。

出现上述情况时必须及时进行专科治疗，应将患

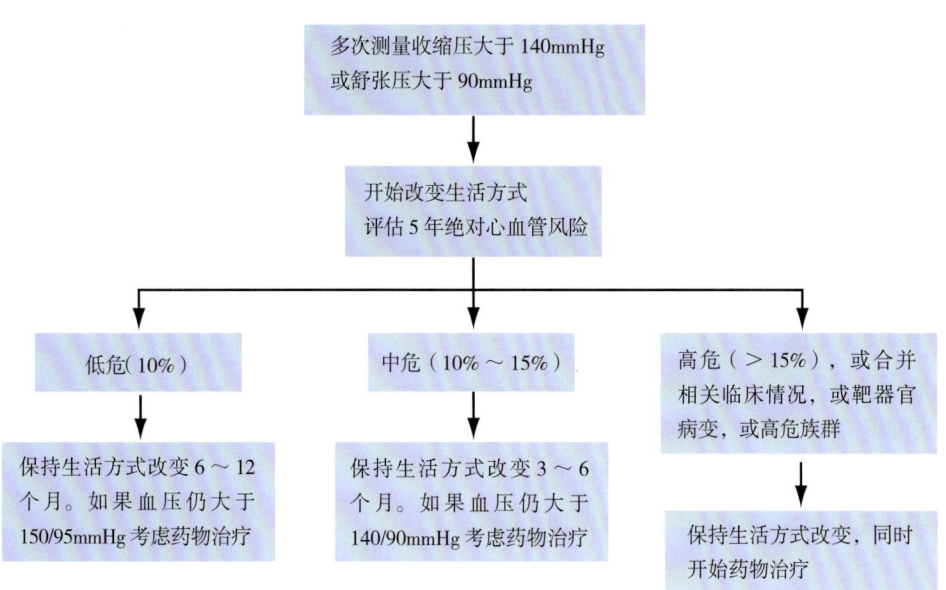

图 128.8 高血压管理的决策束状图

国家心脏基金会推荐的治疗原则。

者立即送往医院监测和治疗。治疗须因人而异，注意潜在的疾病和伴发疾病。

血压必须逐步降低，过快降压可能会诱发脑卒中。

治疗原则同重度高血压。另外，在重症监护的情况下静脉滴注硝普酸钠是一不错的治疗选择。

硫酸镁能降低子痫的风险和孕产妇先兆子痫的死亡率（见第 103 章）。

十七、单纯收缩期高血压

单纯收缩期高血压最常见于老年人。

> **定义**
> 收缩压 ≥ 140mmHg，舒张压 < 90mmHg
> 单纯收缩期高血压患者的处理同非单纯收缩期高血压。

研究表明，降低孤立收缩压可以降低心血管疾病死亡率和发病率的风险（老年人收缩期高血压）[18]。

依患者上体情况，在非药物治疗基础上选择药物治疗。通过药物治疗，收缩压应控制在 140～160mmHg。可选择利尿药、钙通道阻断药和血管紧张素转换酶抑制药。

十八、顽固性高血压

指通过 3～4 个月的规范降压治疗，仍未能将血压控制在理想范围内。

此种情况，应认真评估可能存在的继发性因素。通常要考虑患者的依从性问题、睡眠呼吸暂停综合征、其他药物的影响、酒精及毒品的影响，其他因素（例如，仪器因素——血压测量仪袖带过紧，"白大褂"高血压）。

归纳可能原因

- 药物原因：剂量太低、不合理的联合用药、同时服用其他药物（如抗抑郁药、肾上腺类固醇、非甾体抗炎药、拟交感的鼻减充血剂、麦角胺、口服避孕药、精神药品、可卡因）的不良反应。
- 没有长期坚持服药治疗。
- 肾血管性高血压。
- 尼古丁、甘草、咖啡因（浓咖啡）。
- 肥胖。
- 过量饮酒。
- 盐摄取过多和其他原因造成的容量超负荷。
- 有肾功能不全和继发性高血压等明确的病因。
- 违禁药品（如苯丙胺类、可卡因、合成代谢类固醇）。
- 睡眠呼吸暂停综合征。

当血压控制不理想且原因不明时，应将患者转诊到专科就诊。诊所血压测量评估可有助于这类型患者的病因分析和治疗，如 24 小时动态血压监测。

十九、儿童和青少年高血压

血压的记录应该作为儿童体检的一部分,并进行长期观察。所有感到身体不舒服的儿童都应进行血压测量。

儿童较少测量血压的原因是血压测量仪的袖口不适合小孩,而且儿童或婴儿在测量时不配合。

对父母患有高血压的孩子更应密切关注其血压。

继发性高血压高风险患者(如肾脏或心血管疾病、泌尿系统异常和糖尿病)应该常规测量血压。

若儿童出现视力变化、头痛或复发性腹痛或癫痫发作,以及使用糖皮质激素等药物者,应该定期检测其血压。

成年人高血压多倾向于原发性,继发性高血压只占少部分;而儿童高血压较常见的则为继发性高血压。肾实质疾病和肾动脉狭窄是其主要的继发性高血压病因。

儿童在不同年龄段的正常血压上限:

年龄(岁)	血压(mmHg)
14~18	135/90
10~13	125/85
6~9	120/80
≤5	110/75

测量血压时,注意袖套适当的松紧度是非常重要的,以避免不准确的读数,因此需选择大小合适的袖带。

袖带的宽度应该覆盖上臂的75%,婴幼儿可使用电子血压器。虽然听诊器(5级)能更好地反映真实的舒张压,但是通常在儿童身上会听不到声音,所以估计消声的点必须被记录下来。

儿童高血压的诊断评估和药物治疗类似于成年人。肥胖的儿童可通过减轻体重降低血压。

年轻人高血压应首选 ACE 抑制药或钙通道阻断药,利尿药只能作为二线药物使用。ACE 抑制药禁用于孕妇。

二十、老年高血压

随着年龄的增长,血压与年龄呈线性关系增长。

1. 治疗指南

- 单纯收缩期高血压需治疗[18]。
- 非药物治疗对老年患者可能有效。
- 老年患者减少钠的膳食摄入比年轻患者更能获益。
- 需进行药物治疗时,首次剂量采用常规成人推荐量的半量开始,即应低剂量开始给药,依患者反应情况缓慢增加剂量。
- 70岁以上老年患者如其他健康状况良好,治疗原则同年轻患者一样。
- 建议降压不宜过急,应逐步降低。
- 药物反应是一个限制性因素。
- 药物间的相互作用也需注意:包括非甾体抗炎药、抗帕金森药物和吩噻嗪类。

2. 具体药物

- 一线选择:吲达帕胺(首选)或噻嗪类利尿药(低剂量);2~4周后应检查电解质:如果有低钾血症,可加用保钾利尿药,即噻嗪类和保钾利尿药联合使用,而不是单纯补钾。利尿药可能加重膀胱负担(如尿失禁)。
- 二线选择:ACE 抑制药或 ARB,对心力衰竭患者更为适用。

其他有效药物(特别是对单纯收缩期高血压者):

- β 受体拮抗药(低剂量),尤其适用于利尿药不耐受或者有心绞痛的患者。
- 钙通道阻滞药。

这两种药物通常耐受性良好,但维拉帕米可能出现便秘不良反应。另外,在使用 ACE 抑制药时应进行肾功能和电解质的监测。

二十一、特殊情况下高血压的用药

总结见表 128.8。

1. 糖尿病 2型糖尿病伴发的高血压和非糖尿病性高血压的致病因素是一样的。无论是1型还是2型糖尿病,其肾脏病变都是导致高血压的重要致病因素。

对早期肾病患者检测尿微量白蛋白是有价值的。非糖尿病高血压患者出现微蛋白尿提示已发展为心血管疾病。

糖尿病自主神经病变可引起直立性低血压。糖尿病患者舒张压持续>85mmHg,且有蛋白尿则需要治疗。患有糖尿病的高血压患者降压治疗的目标血压低于非糖尿病的高血压患者。

表 128.8 高血压合并其他疾病的药物选择

	利尿药	ACEI 抑制药	钙通道阻滞药	β 受体阻滞药
哮喘/COPD	√	√	√	×
肠道疾病/便秘	×	√	×	×
心动过缓/心脏传导阻滞	√	√	慎用	×
心力衰竭	√*	√*	慎用	×
抑郁症	√	√	√	×
糖尿病	×	√*	√	×
血脂异常	×	√	√	×
高尿酸血症/痛风	×	√*	√*	×
阳痿	×	√	√	×
缺血性心脏病	√	√	√*	√*
周围血管疾病	√	√	√	×
怀孕	×	×	√	√
雷诺现象	√	√	√*	×
肾动脉狭窄	√	×	√*	√*
肾衰竭	√	慎用	√	
心动过速	×	×	慎用	√*

*控制高血压是阻止糖尿病肾病进展的重要因素。

治疗

- 改善生活方式，尤其是减肥。
- ACE 抑制药和钙通道阻滞药是一线药物，因为它们不影响胰岛素和糖尿病控制，并且可保护肾功能。
- 其他适合的药物有哌唑嗪、肼屈嗪和甲基多巴。
- 利尿药如吲达帕胺和 ACE 抑制药合用须谨慎，因为会加重葡萄糖耐受不良。
- 需要定期监控蛋白尿和肾功能。

2. **妊娠** 妊娠期高血压可能是先兆子痫（妊娠引起的高血压）或原发性高血压。血压通常在妊娠 3 个月后下降，妊娠 6 个月后开始升高。

在妊娠晚期，舒张压 > 80mmHg 被认为是危险的。优选的药物是甲基多巴、拉贝洛尔、β 受体拮抗药。

不宜使用利尿药和 ACE 抑制药。高血压孕妇需到专科医院就诊。

3. **手术患者** 在手术前，高血压患者需继续之前的降压治疗方案。如果因受手术的影响，不能口服药物，使用肠外治疗控制血压时，需要避免反跳性高血压情况。

可使用可乐定和甲基多巴。β 受体拮抗药可能会产生不良反应。

4. **肾脏疾病** 危重或恶性高血压治疗对肾功能并无不利影响，应尽快使用髓袢利尿药（如呋塞米）。

β 受体拮抗药、钙通道阻滞药、哌唑嗪和甲基多巴都可以使用。对于有潜在的肾血管疾病的情况下，需要慎用 ACE 抑制药。糖尿病肾病的防护措施主要是严格控制血压。

5. **心力衰竭** 一线的治疗药物有 ACE 抑制药和利尿药。其他合适的药物有肼屈嗪和硝酸盐的组合使用，以及甲基多巴。钙通道阻滞药应谨慎使用，应禁止使用维拉帕米和 β 受体拮抗药。

6. **缺血性心脏病** 推荐使用 β 受体拮抗药和钙通道阻滞药。非二氢吡啶类钙拮抗药联合 β 受体拮抗药需谨慎，但是二氢吡啶类钙通道阻滞药与 β 受体拮抗药联合应用是安全的。

7. **阻塞性肺病** 除了 β 受体拮抗药以外，其他所有常用降压制剂都可以使用。

8. **勃起功能障碍** 应谨慎地避免使用可能引起

勃起功能障碍有关的药物（如噻嗪类利尿药、甲基多巴、利血平、β受体拮抗药）。较合适的制剂包括ACE抑制药和钙通道阻滞药。

二十二、是否会出现高血压过度治疗[19]

是的。过度降压会严重危及重要器官的灌注，尤其是对于血液流动受损的血管疾病患者。需小心监测患者血压，包括站立位血压的测量。

急性脑卒中患者避免血压过度降低，特别是伴有严重颈动脉狭窄（特别是有症状的）老年患者，尤其是对患有直立性低血压者更应注意。头部受伤也是同样需注意的问题。

证据表明，降低舒张压至<85mmHg，特别是在伴有诸如有缺血性心脏病的人群中，其心血管危险性增加，这些心血管疾病的危险性与血压降低有关[20]。

心血管疾病和血压之间的关系一直都是一持续的问题。此外，SHEP研究也表明降低舒张压对事先已存在的冠心病患者并未显示有什么不良反应。

舒张压水平低于85mmHg的安全性在高血压最佳治疗（HOT研究）方案目前仍存在争议[21]。

二十三、轻度高血压的降压治疗

认为高血压的药物治疗不一定需要终身进行这一认识是一重要概念问题。如果血压在数月或数年里得到很好的控制，就应减少药物的剂量或数量。

"停药期"可能会带来危险，因为满意的血压控制可能是暂时的，高血压可能会再次复发，这种情况下必须认真仔细地监测。

二十四、转诊时机

- 不能良好控制的顽固性高血压，且原因尚不清楚。
- 疑似"白大褂"高血压，应进行动态血压监测。
- 重度高血压——舒张期血压>115mmHg。
- 高血压急症。
- 有靶器官进行性损害的证据。
- 肾功能严重损害，如GFR<60ml/min。
- 发现可治疗的继发性高血压原因。

> **实践要点**
>
> - 不应就凭单一感觉症状诊断高血压。
> - 至少连续两次测量收缩压平均值>140mmHg或舒张压>90mmHg才能诊断高血压。
> - 有喘息病史的患者应小心使用β受体拮抗药。
> - 1次增加一种药物，等待大约4周之后再做剂量调整。
> - 过度摄入酒精会导致高血压和高血压治疗耐受。
> - 如果高血压对治疗无效，可能原因是忽略了潜在的肾脏或肾上腺的病变。
> - 肾动脉狭窄的低沉杂音的最佳听诊部位是在上腹部相应区域。
> - 老年高血压患者可能对使用利尿药、钙通道阻滞药和ACE抑制药的疗效较好。
> - β受体拮抗药或ACE抑制药则对年轻患者疗效较好。

参考文献

[1] Sandler G. High blood pressure. In: Common Medical Problems. London: Adis Press, 1984: 61–106.

[2] Guidelines Subcommittee.1999 WHO–ISH guidelines for the management of hypertension. J Hypertens, 1999, 17:151–183.

[3] Practice guidelines for primary care physicians: 2003 ESH/ ESC Hypertension Guidelines. J Hypertens, 2003, 21(10):1779–1786.

[4] Stokes G. Essential hypertension. In: MIMS Disease Index(2nd edn). Sydney: IMS Publishing, 1996: 252–254.

[5] Fraser A. Measurement of blood pressure. Aust Fam Physician, 1989, 18: 355–359.

[6] British Medical Association. ABC of Hypertension. London: British Medical Association, 1989: 1–50.

[7] Bates B. A Guide to Physical Examination and History Taking (5th edn). Philadelphia: Lippincott, 1991: 284.

[8] National Heart Foundation of Australia. Guide to Management of Hypertension. Canberra: National Heart Foundation of Australia, 2008.

[9] Hovell MF. The experimental evidence for weight loss treatment of essential hypertension. A critical review.

Am J Public Health, 1982, April 72(4): 359-368.

[10] Blair SN, Goodyear NN, Gibbons LW, Cooper KH. Physical fitness and incidence of hypertension in healthy normotensive men and women. JAMA, 1984, 252(4):487-490.

[11] Rouse IL, Beilin LJ. Vegetarian diet and blood pressure. Editorial review. J Hypertens, 1984, 2: 231-240

[12] Kestlefoot H. Urinary cations and blood pressure—population studies. Annals of Clinical Research, 1984,16 Supp. (43): 72-80.

[13] Jennings G, Sudhir K. Initial therapy of primary hypertension. Med J Aust,1990, 152: 198-202.

[14] Smith A (Chair). Therapeutic Guidelines: Cardiovascular (Version 5). Melbourne: Therapeutic Guidelines Ltd, 2008:27-84.

[15] Hypertension Guideline Committee, 1991 report. Hypertension: Diagnosis, Treatment and Maintenance. Adelaide: Research Unit RACGP (South Australian Faculty),1991.

[16] Yusef S, et al. Effects of an angiotensin-converting inhibitor, ramipril, on cardiovascular events in high risk patients. The eart Outcomes Prevention Evaluation Investigations. N Engl J Med, 2000, 342: 145.

[17] Guidelines for the treatment of mild hypertension. Memorandum from a WHO-ISH meeting. Endorsed by Participants at the Fourth Mild Hypertension Conference. Bulletin of the World Health Organization, 198,64(1): 31-35.

[18] SHEP Cooperative Research Group. Prevention of stroke by antihypertensive drug treatment in older persons with isolated systolic hypertension. JAMA, 1991, 265:3255-3264.

[19] Vandongen R. Drug treatment of hypertension. Aust FamPhysician, 1989, 18: 345-348.

[20] Cruickshank JM, Thorp JM, Zacharias FJ. Benefits and potential harm of lowering high blood pressure. Lancet,1987, 1: 581-584.

[21] The HOT study group. The Hypertension Optimal Treatment Study. Blood Pressure, 1993, 2: 6.

第 129 章　血脂异常

> 1994 年发表的一项具有里程碑意义的斯堪的纳维亚辛伐他汀生存研究（4S），因其平息许多关于降脂治疗的疑虑和误解而被人们铭记。
>
> Duffy and Meredith 1996[1]

血脂异常是指血清中脂质或脂蛋白含量的异常，可分为：

- 以高三酰甘油血症为主。
- 以高胆固醇血症为主。
- 混合型，既有胆固醇升高又有三酰甘油（TG）升高。

现代流行病学研究已经确认，高胆固醇血症会引起动脉壁病理性改变，进而参与冠心病（CAD）的发生，降脂治疗可以减少冠心病和脑血管事件，并改善患者的生活质量。

这些研究课题的缩写为 4S[2]、PLACI[3]、PLACII[4]、ACAPS[5]、KAPS[6]、REGRESS[7] 和 WOSCOPS[8]，均强调，调脂治疗对于血脂异常和冠心病初级预防的益处。

最近的一项系统评价表明，应用他汀类药物和 n-3 脂肪酸是最有意义的降脂干预措施，并可降低整体死亡率和心脏病死亡率风险[9]。

原发性血脂异常是治疗的主要重点，但继发性血脂异常（表 129.1）也需要加以强调和处理。现在尤其强调高密度脂蛋白（HDLP）的重要性，比总胆固醇的意义还要重要。低密度脂蛋白胆固醇（LDLC）是与冠心病相关性最高的脂质。

一、已肯定的认识[10-12]

- 冠心病的主要危险因素：
  — 低密度脂蛋白胆固醇（LDLC）增加 + 高密度脂蛋白胆固醇（HDLC）降低。
  — LDLC/ HDLC > 4。
- 患病风险随着胆固醇水平升高而增加（如果胆固醇 > 7.8mmol/L，风险性为 90%）。
- TG 水平 > 10mmol/L，胰腺炎的风险增加。
- 治疗应考虑到相关风险因素。
- 降脂治疗后 3 年，总胆固醇每下降 10%，冠心病发生率减少约 20%。
- 通过他汀类药物降低 LDLC，可降低心脏病发作、脑卒中、血运重建以及死亡的发生率。

表 129.1　继发性血脂异常的常见原因

甲状腺功能减退症
肾病综合征
2 型糖尿病
神经性厌食症
肥胖
肾损伤
酗酒
吸烟
药疹

二、辅助检查[10]

超过 18 岁的患者推荐以下快速检查：

- 血清三酰甘油水平。
- 如果胆固醇 ≥ 5.5mmol/L，应同时检测血清总胆固醇、HDLC 和 LDLC 水平。
- 老年超重女性应检测甲状腺功能（TFT）。

初步确认血清总胆固醇水平增高的患者，6～8 周后应进行复查。治疗指征见表 129.2。至少每 5 年复查 1 次。

推荐的治疗目标
• 总胆固醇 < 4.0mmol/L
• LDLC < 2.5mmol/L*
• HDLC > 1.0mmol/L
• TG < 1.5mmol/L
治疗所有危险因素
*高危患者 LDLC < 2.0mmol/L

表 129.2　需要进行治疗的指征（国家心脏基金会和 PBS 指南）

危险因素	如果血脂水平达到以下指标开始药物治疗（mmol/L）	目标水平
冠心病患者	胆固醇＞4mmol/L	胆固醇＜4 mmol/L
1 种或多种高危因素 ・糖尿病 ・家族性高胆固醇血症 ・冠心病家族史（一级亲属＜60 岁） ・高血压 ・周围血管疾病	胆固醇＞6.5mmol/L 或 胆固醇＞5.5mmol/L 和 HDL＜1mmol/L	低密度脂蛋白胆固醇 ＜2mmol/L 高密度脂蛋白胆固醇 ＞1.0mmol/L
HDL＜1 mmol/L 的患者	胆固醇＞6.5mmol/L	三酰甘油 ＜1.5mmol/L
不符合上述条件的患者： ・男子 35～75 岁 ・75 岁以下绝经后的女性	胆固醇＞7.5mmol/L 或 三酰甘油＞4mmol/L	
上述未包括的其他人群	胆固醇＞9mmol/L 或 三酰甘油＞8mmol/L	

三、非药物治疗

・饮食治疗

— 保持理想体重。

— 减少脂肪摄入量，特别是乳制品和肉类。

— 避免食用快餐食品和油炸食品。

— 用单不饱和脂肪或多不饱和脂肪取代饱和脂肪。

— 限制高胆固醇食物（如蛋黄、内脏、鱼子）。

— 使用认可的烹饪方式（如蒸或烤）。

— 去掉肥肉，鸡肉需剔除鸡皮。

— 避免两餐之间食用饼干和蛋糕。

— 每周至少吃两次鱼。

— 高纤维饮食，尤其要摄入水果和蔬菜。

— 增加复合糖食物。

— 酒精摄入：0～2 标准杯/天。

— 多喝水。

・经常运动。

・戒烟。

・家人的合作是必要的。

・注意排除继发性原因（如肾脏疾病、2 型糖尿病、甲状腺功能减退症、肥胖、过量饮酒——尤其是 TG 升高者），服用特殊利尿药者。

关注要点

・饮食治疗在 6～8 周内是否有效（TG 升高者，LDLC↓）。

・除严重的血脂异常人群外，药物治疗前至少应该进行 6 个月的非药物治疗。

四、药物治疗

降脂药是根据血脂紊乱的类型来选择的（表 129.3）[11,12]。除饮食治疗外，还可使用以下药物。

1. 高胆固醇血症　选择下列一种药物。

（1）一线药物

① HMG-CoA 还原酶抑制药（他汀类）：

阿托伐他汀 10mg，每晚睡前口服，最大剂量 80mg/d。

或

氟伐他汀 20mg，每晚睡前口服，最大剂量 80mg/d。

或

辛伐他汀 10mg，每晚睡前口服，最大剂量 80mg/d。

或

普伐他汀 10mg，每晚睡前口服，最大剂量 80mg/d。

或

瑞舒伐他汀 5mg，每晚睡前口服，最大剂量 40mg/d。

・不良反应：胃肠道不良影响、肌痛、肝功能异常（少见）。

・监测：肝功能检查［丙氨酸氨基转移酶（ALT）

和肌酸磷酸激酶(CPK)]和肌酸激酶(CK)，作为参照。

• 4～8周后重复检测肝功能，然后每6周检查1次，持续6个月。

② 依折麦布 10mg/d（他汀类药物不耐受时）。

③ 联合用药：依折麦布 + 他汀类药物（如辛伐他汀）（尤其当达不到胆固醇控制目标时）。

④ 胆汁酸联合树脂类

• 如考来烯胺（消胆胺）4g/d，逐渐增加到最大耐受剂量。

• 不良反应：胃肠道反应（如便秘、排气）。

⑤ 贝特类药物：如果不能耐受上述药物，则考虑使用本类药物。

（2）二线药物

① 烟酸

• 烟酸 250mg，每日与食物同服，逐渐增加至最大剂量 500mg，每日3次。

• 不良反应：潮红、胃刺激、痛风。

• 通过逐渐加量、与食物及阿司匹林同服，可减少不良反应。

② 普罗布考

• 普罗布考 500mg，口服，每日2次。

• 存在问题：起效慢，肝脏疾病患者慎用。

③ 戊酸雌二醇

• 戊酸雌二醇 2mg，上午口服，± 醋酸甲羟孕酮。

激素替代疗法可以降低低密度脂蛋白胆固醇，适用于绝经后女性，尤其是子宫切除术后。但疗效有限。

2. 阻止 LDLC 升高

① 他汀类药物、依折麦布联合应用。

② 他汀类药物和树脂类联合应用。

考来烯胺（消胆胺）4～8g，上午口服，加1种他汀类药物。

3. 中、重度（单独）三酰甘油升高

吉非贝齐 600mg，口服，每日2次。

或非诺贝特 145mg，口服，每日1次。

注：该药起效慢，需监测肝功能，易患胆结石和肌病。

替代方案：烟酸或每日口服 n-3 浓缩鱼油 6g，分次口服，逐渐增至最大剂量 15g/d。

注：必须减少酒精摄入。

4. 重度高三酰甘油（TG）血症 10mmol/L：

• 贝特类加鱼油。

5. 混合型高脂血症（TG↑+LDLC↑）

• 如 TG＜4：他汀类药物。

• 如 TG＞4：贝特类药物。

也可考虑联合治疗，例如：

• 鱼油 + 他汀类药物。

• 贝特类 + 树脂类药物。

注：他汀类药物 + 吉非贝齐，会增加患肌病的风险，所以需要特别的监护。

五、特别注意事项

决定药物的治疗应以两个独立实验室检查数据为依据。

应小心 β 受体拮抗药和利尿药对血脂水平的影响。

1. 治疗时间

• 可能需要终生服药（直到75岁）。

2. 跟踪随访检查

• 血脂。

• 肝功检查（ALT 和 CPK）。

• CK。

六、特殊群体

1. 儿童 一般来说，尚无充实的证据建议儿童使用调脂药，而成人应用调脂药 2～5 年可降低心脏病风险。建议儿童患者还是以调整饮食、戒烟为主。胆汁酸螯合树脂的使用是安全的。

2. 老年人 调脂治疗的作用尚不清楚。通常来说，除非一般状况较差，老年冠心病患者应接受规范的调脂治疗。

3. 孕妇[12] 一般的规律是，妊娠期胆固醇增加可在分娩后恢复。妊娠期应用可吸收的降脂药不安全。因此，应避免使用。

七、辅助疗法

有人证明甘蔗脂肪醇（从甘蔗中提取）、鱼油、植物固醇、维生素 E、大蒜和卵磷脂具有降胆固醇功能。随机对照试验表明，多甘烷醇、鱼油（建议每周至少两次食用鱼为主的饮食）和植物甾醇是有益的，但无足够的证据表明维生素 E、大蒜和卵磷脂具有降脂作用[13]。

表 129.3　降脂药物

药物	剂量	适用情况	不良反应	检测项目
他汀类	夜间剂量量			
托伐他汀	10～80mg	胆固醇↑	肌肉酸痛	肝转氨酶：
普伐他汀	10～80mg		肝酶升高	肌酸激酶和丙氨
辛伐他汀	10～80mg			酸氨基转移酶
氟伐他汀	20～80mg			
瑞舒伐他汀	5～40mg			
胆汁酸结合树脂类				
考来烯胺	8g，2次/日	胆固醇↑	胃肠功能障碍	
考来替泊	10g，2次/日		药物相互作用	
纤维酸类				
吉非罗齐	600mg，2次/日	三酰甘油↑的混合高脂血症	胃肠功能障碍	肝转氨酶
非诺贝特	160mg，1次/日		肌炎	凝血功能
			他汀类药物和华法林的相互作用	
其他				
依泽替米贝	10mg，1次/日	胆固醇↑	关节痛、肌痛、肌炎、肝功能不全	肝转氨酶
烟酸	100mg（3次/日）～500mg（3次/日）	胆固醇和三酰甘油↑	潮红、血糖、尿酸、肝转氨酶升高	尿酸、葡萄糖、肝转氨酶
普罗布考	500mg，2次/日	胆固醇↑	胃肠功能不全，心律不齐	肝转氨酶 心电图
n-3 脂肪酸（鱼油提取物）	2g，1次/日	三酰甘油↑	最小	出血时间图

参考文献

［1］ Duffy SJ, Meredith IJ. Treating mildly elevated lipids. Current Therapeutics, 1996, 37(4): 49–58.

［2］ Scandinavian Simvastatin Survival Study Group. Randomised trial of cholesterol lowering in 4444 patients with coronary heart disease: the Scandinavian Simvastatin Survival Study (4S). Lancet, 1994, 344: 1383–1389.

［3］ Pitt B, Mancini BJ, Ellis SG, et al. Pravastatin limitation of atherosclerosis in the coronary arteries (PLACI): reduction in atherosclerosis progression and clinical events. J Am Coll Cardiol, 1995, 26: 1133–1139.

［4］ Byington RP, Furberg CD, Crouse JR, et al. Pravastatin, lipids and atherosclerosis in the carotid arteries (PLACII). Am J Cardiol, 1995, 76: 54C–59C.

［5］ Furberg CD, Adams HP, Applegate WB, et al. for the Asymptomatic Carotid Plaque Study (ACAPS) Research Group. Effect of lovastatin and warfarin on early carotid atherosclerosis and cardiovascular events. Circulation, 1994, 90: 1679–1687.

［6］ Salonen R, Nyyssonen K, Porkkala-Sarataho E, Salonen JT. The Kuopio Atherosclerosis Prevention Study (KAPS): effect of pravastatin treatment on lipids, oxidation resistance of lipoproteins, and atherosclerosis progression. Am J Cardiol, 1995, 76: 34C–39C.

［7］ Jukema JW, Bruschke AVG, van Boven A, et al. Effects of lipid lowering by pravastatin on progression and regression of coronary artery disease in symptomatic men with normal to moderately elevated serum cholesterol levels. The Regression Growth Evaluation Statin Study (REGRESS). Circulation, 1995, 91: 2528–2540.

［8］ Shepherd J, Cobbe SM, Ford I, et al. Prevention of coronary heart disease with pravastatin in men with hypercholesterolaemia. N Engl J Med, 1995, 333: 1301–1307.

［9］ Studer M, Briel M, et al. Effect of different antilipidemic agents and diets on mortality. Arch Intern Med, 2005, 165: 725–730.

［10］ Department Human Services and Health. Schedule

Benefits.Canberra: Commonwealth of Australia, November 1996: 25-28.

[11] Colquhoun D. How to treat hypercholesterolae-mia. Australian Prescriber, 2008, 31(5): 119-121.

[12] Smith A (Chair). Therapeutic Guidelines: Cardiovascular (Version 5). Melbourne: Therapeutic Guidelines Ltd, 2008: 57-66.

[13] Managing dyslipidaemia. NPS News, 2002, 20: 5-6.

糖尿病的管理　　第 130 章

> 人可能是自己命运的主宰者，但也可能是自己血糖的受害者。
>
> Wilfred G Oakley（1905—68）

全科医学在糖尿病最佳管理中的目标是预防心血管疾病和其他并发症的发生[1]。具体包括：

① 可通过监测（最重要的）糖化血红蛋白（HbA1c）及血糖来实现严格的血糖控制。

② 血压得到控制（仰卧位血压≤130/80mmHg）。

③ 血清胆固醇水平得到控制。

注：参见本章末的心血管风险评估（图 130.5、图 130.6）。

一、管理原则

- 提供详尽和全面的患者教育、关怀支持和保持心情平和。
- 控制临床症状。
- 控制血压（仰卧位血压≤130/80mmHg）。
- 强调合理膳食的重要性：良好的营养，充足的复合糖类、蛋白质，限制脂肪和糖的摄入。
- 及时诊断和治疗尿路感染。
- 治疗和预防酮症酸中毒或高渗性昏迷等危及生命的并发症。
- 治疗和预防注射胰岛素和口服降糖药时可能出现的低血糖。
- 安排好自我检测技术，优先选用血糖监测。
- 发现并治疗糖尿病的并发症，如神经病变、肾病、视网膜病变、血管疾病等。

1. 代谢综合征[2]　谨防致命性代谢综合征（X 综合征或胰岛素抵抗综合征）。

- 腹型肥胖（腰围增加），外加下列 2 个或多个症状。
- 三酰甘油升高，>1.7mmol/L。
- HDLC 降低，<1.03mmol/L（男性），<1.29mmol/L（女性）。
- 空腹血糖≥5.6mmol。
- 血压≥130/85 mmHg。

代谢综合征与 2 型糖尿病、冠心病的发病风险增加相关。

2. 检测技术

- 血糖监测（空腹和餐后）。
- 尿糖（意义不大）。
- 尿酮（针对 1 型糖尿病）。
- 糖化血红蛋白（对了解血糖控制情况很重要）。
- 微量白蛋白尿（视为早期和可逆肾病的指标）。
- 血压。
- 血脂。
- 肾功能（血清尿素、肌酐、eGFR）。
- 心电图。

控制指标情况指南总结在图 130.1 和表 130.1。

3. 家庭血糖监测　可以通过使用试纸条和血糖仪（血糖测计仪）来完成。患者应该选择最合适的血

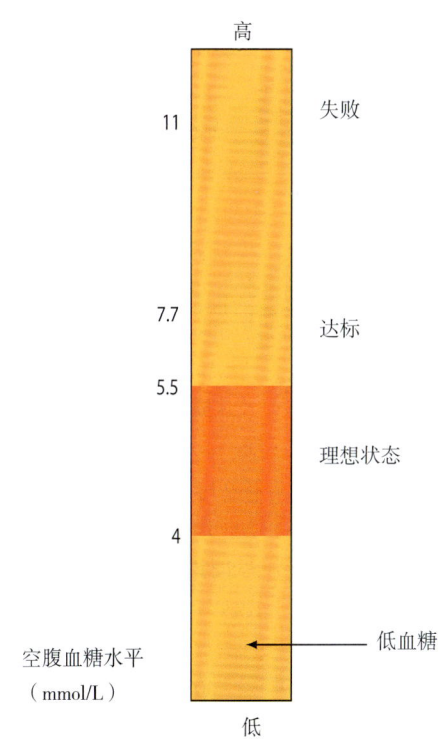

图 130.1　糖尿病的管理控制指南

表 130.1　血糖控制建议指南（单位：mmol/L）[1, 3]

	理想值	欠佳或不达标值
餐前（空腹）	< 5.5	> 7.7
餐后（餐后2小时）	< 7	> 11
糖化血红蛋白%	< 7	> 11

*HbA1c是前2～3个月平均血糖水平指数（假设的参考范围4.5%～8%）。参考范围在不同的实验室有所不同。

糖仪。

（1）方法
- 用刺血针刺破手指获得毛细血管血液。
- 取一大滴血置于试纸条上（避免涂抹）。
- 60秒后用纸巾吸去多余的血液（时间可以根据使用设备厂家提示30～60秒不等）。
- 通过比较彩色图表的颜色或用电子计（血糖仪）直接读数。

（2）检测次数与测定时间
- 1型糖尿病
— 在第一次使用和有症状的时候，1天检测4次

管理目标

应鼓励所有糖尿病患者达到以下最佳管理目标：
- 血糖（空腹）　　　　4～6mmol/L
- 糖化血红蛋白　　　　≤7%
- 胆固醇　　　　　　　< 4.0mmol/L
- 低密度脂蛋白胆固醇　< 2.5mmol/L
- 高密度脂蛋白胆固醇　≥ 1.0mmol/L
- 血压　　　　　　　　无蛋白尿时，< 130/80mmHg
　　　　　　　　　　　有蛋白尿（1g/d）
　　　　　　　　　　　≤125/75mmHg
- BMI 可行范围　　　　20～25内
- 尿白蛋白排泄率　　　定时采集晨尿 Ibu < 20 mg/L
- 蛋白肌酐比值　　　　< 2.5mg/mmol 男性
　　　　　　　　　　　< 3.5mg/mmol 女性
- 吸烟史　　　　　　　无
- 酒精摄入　　　　　　≤ 2标准杯 20g/d（男）
　　　　　　　　　　　≤ 1标准杯 10g/d（女）
- 运动　　　　　　　　每次至少步行（或相当运动量）30分钟，每周运动5天。或更多天数（总的运动量达到150分钟/周）

（餐前和睡前）。
— 每天2次（至少1次）。
— 可以每周1～2次（如果控制好）。
- 2型糖尿病
— 每天2次（空腹和餐后2～3小时）。
— 如果控制得好，每周1次或每2周1次。

注意：
- 毛细血管血糖比静脉血高出约7%。
- 血糖仪误差通常为 ±5%。

4. 糖化血红蛋白　糖化血红蛋白异常升高表示糖尿病患者处于持续高血糖状态，反映患者的代谢控制情况。糖化血红蛋白的主要形式是血红蛋白A1c，通常占总血红蛋白的4%～6%[4]。糖化血红蛋白半衰期较长，可以反映过去2～3个月的平均血糖水平，从而提供了一个全面评估糖尿病控制情况的良好方法。应该每3～6个月检查1次。

二、1型糖尿病

1型糖尿病通过治疗，要达到以下3个主要目标：
- 保持身体健康，无高血糖和低血糖的问题。
- 对于儿童患者，保证其能正常生长和发育；对于1型糖尿病孕妇，应保护其和胎儿健康。
- 预防、阻止或延缓大血管和微血管的长期并发症的发生。

1. 使用胰岛素治疗1型糖尿病　最常用的注射胰岛素制剂是"人工合成"胰岛素。胰岛素根据起效和作用持续时间分类如下：
- 快速起效和短效作用（超短效）——赖脯胰岛素、门冬胰岛素。
- 短效——中性（常规，可溶性）。
- 中效——低精蛋白锌（NPH）或长效胰岛素。
- 长效——超长效，地特胰岛素，甘精胰岛素。
- 预混短/中效——双相性（中性＋低精蛋白）胰岛素。

2. 开始使用胰岛素　用最简单的方案治疗患者，并提供有关管理和监控的方法，良好的教育是很重要的。完全胰岛素替代治疗是通过每天注射2次、3次或4次来实现。胰岛素的用法见表130.2。

（1）使用预混制剂，每日2次注射
- 每日2次，在早饭前和晚餐前30分钟注射（混

合注射液 30/70、优泌林 30/70 最为常见）。

- 常规起始剂量：0.3IU/（kg·d）。一位 70kg 的成年人，每次 10IU，每日 2 次。

（2）每日 3 次注射
- 早餐和午餐前使用短效胰岛素。
- 晚餐前使用中效或长效胰岛素。

（3）每日 4 次注射（餐时）
- 早餐、午餐和晚餐前使用短效胰岛素。
- 睡前使用中效或长效胰岛素。

胰岛素使用差异很大，同一个人在不同的生活条件下使用方法也不同。新的快速起效药物可以在餐中服用。

3. 注射胰岛素的方法

（1）时间　为患者制定一套程序，如按时吃饭，并在饭前 30 分钟注射。

（2）部位　皮下组织注射，最好的部位是腹部（图 130.2）。腿部也是可以的。明智的做法是保持在一个区域内，如腹部，避免注射入手臂、近关节处和腹股沟。每次注射点应不同，每次应离上 1 次注射点 3cm 或以上。可以降低发生脂肪营养障碍的风险。使用的工具为胰岛素注射器（图 130.2）或胰岛素笔（图 130.3）。

（3）操作方法　用拇指和其他手指夹住腹部大面积皮肤，插针。然后抽针，用力按压不要揉搓或按摩）注射点，持续约 30 秒。

4. 患者指南　正确的胰岛素注射方法是非常重要的，可以使缺乏天然胰岛素的身体运转正常。所以应该非常严格地管理胰岛素注射方法和技术。

（1）常见错误
- 使用混合胰岛素的技术方法不当。
- 剂量错误（因为视力问题）。
- 注射技术不佳——注入皮肤或肌肉，而不是柔软的脂肪层。
- 当有不适时，停止注射胰岛素。

（2）制订胰岛素治疗方案　首先由专家检查操作技术。可以使用单一的胰岛素或胰岛素混合制剂。胰岛素混合制剂由短、长效胰岛素共同组成，是一个混合制剂。

（3）混合原则
- 首先要有纯胰岛素。
- 不允许任何浑浊的胰岛素放进纯净的胰岛素瓶内。
- 不能把任何纯净的胰岛素注入混合胰岛素瓶内。

（4）黄金原则
- 即使你觉得不舒服也要每天使用胰岛素。
- 不能随意改变胰岛素剂量，除非有医生指导或

表 130.2 可用的胰岛素

类型	商品名
超短效（1 小时达峰值，持续 3.5～4.5 小时）	
赖脯胰岛素	优泌乐*
门冬胰岛素	诺和锐**
谷赖胰岛素	Apidra（谷赖胰岛素）*
短效（2～5 小时达峰，持续 6～8 小时）	
中性（常规）	**常规型 *优泌林 R*
中效（持续 12～24 小时）	
低精蛋白锌 胰岛素注射液（NPH）	优泌林 NPH* 低精蛋白锌胰岛素注射液** 低精蛋白
长效	
甘精胰岛素（持续 24～36 小时） 地特胰岛素（持续 24 小时）	甘精胰岛素 诺和平
预先混合（短中长效）	
赖脯胰岛素 25%/鱼精蛋白 75%	优泌乐混合 25*
赖脯胰岛素 50%/鱼精蛋白 50%	优泌乐混合 50*
门冬胰岛素 30%/鱼精蛋白 70%	诺和锐混合 30**
中性 20%/低精蛋白 80%	混合注射 20/80**
中性 30%/低精蛋白 70%	优泌林 30/70

* 可使用笔形注射器。
** 可使用笔形注射器或一次性胰岛素注射笔。

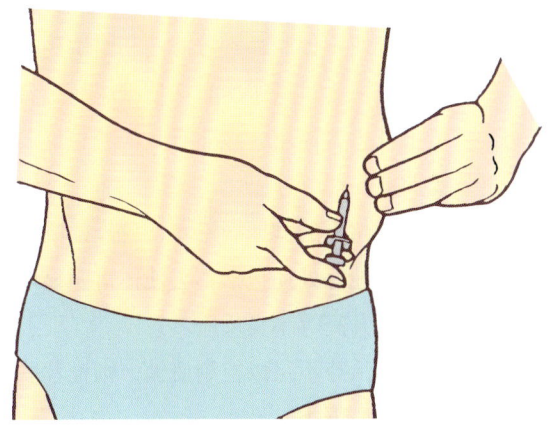

图 130.2　胰岛素注射方法：腹部注射（胰岛素注射器的使用方法）

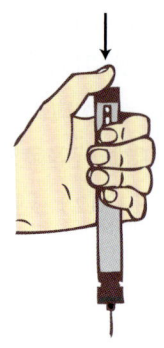

图 130.3 注射笔

是本人有能力这样做，才能改变胰岛素剂量。

（5）注意事项 注射部位应该定期检查，因为可能发生脂肪增生或脂肪萎缩。

（6）不适期 即使出现恶心、呕吐或明显的厌食症状也不要减少或停止胰岛素的使用。

三、2 型糖尿病

一线治疗（特别是肥胖人群）：
- 饮食疗法。
- 运动方案。

大部分患者的症状会在饮食控制和锻炼后 1～4 周有改善。每次来访应询问其锻炼情况。运动量目标是每日平均 20～30 分钟。建议锻炼应多样化如群体锻炼。良好的教育和指导及依从性是病情控制的秘诀。糖尿病患者的健康教育，特别是营养专家的服务是非常重要的。如果 3～6 个月后控制始终不满意，考虑增加 1 种常规降糖药（表 130.3）。这些药物包括胰岛素促泌剂（如磺酰脲类和格列奈类），增加胰分泌的胰岛素增敏药（如二甲双胍和格列酮类），可以降低胰岛素抵抗。如果单一药治疗不能达到目标血糖，常规做法是联合使用促胰岛素分泌药和增敏药。

二甲双胍被视为可用于所有 2 型糖尿病患者的一线药物，可不计患者体重，除非有其他禁忌证。通常起始剂量为 500mg1，每日 1～2 次。

尤其是对于超重的糖尿病患者，已经证明了磺酰脲类的好处，其他好处还包括不会使体重明显增加，无低血糖及血脂升高等不良反应。

如果单一药治疗不足以控制血糖，则推荐联合应用二甲双胍和磺酰脲类[5,6]。

当首次口服降糖药失败（或二次失败）可以增加另一种药（如列汀类药物、阿卡波糖、格列酮类中的一种）。格列酮类可以用作单一药物治疗，但更多是和二甲双胍、磺酰脲类或胰岛素联合应用，罗格列酮除外。最新的 2 型糖尿病治疗方案是以胰高血糖素样肽（GLP-1）作为增强剂。如：

- 二肽基肽酶-IV(DDP-IV)抑制剂：称为列汀类，如西格列汀。
- 艾塞那肽：一种注射用的 GLP-1 类似物。

高血糖的典型症状通常可能会出现，而使更多患者致残。大约 30% 的 2 型糖尿病患者在经过多年口服药物成功治疗后最终仍需注射胰岛素。针对 2 型糖尿病管理提出的管理方案，如图 130.4 所示。

引入胰岛素是重要的。但是，胰岛素不能取代健康的饮食和活动。

1. 2 型糖尿病胰岛素的初期使用[7] 超过 30% 的患者往往在成功口服治疗 10～15 年后，最终还是需要胰岛素。开始胰岛素治疗前应保证患者的生活方式合理，并且口服药物（在推荐的最大剂量）是合适的。关于糖化血红蛋白＞7%的患者何时开始胰岛素的规定还不明确，但可以在药物不能有效地控制血糖时早用。有一条黄金原则是"不延迟使用胰岛素的时间""低起点，慢进度"。

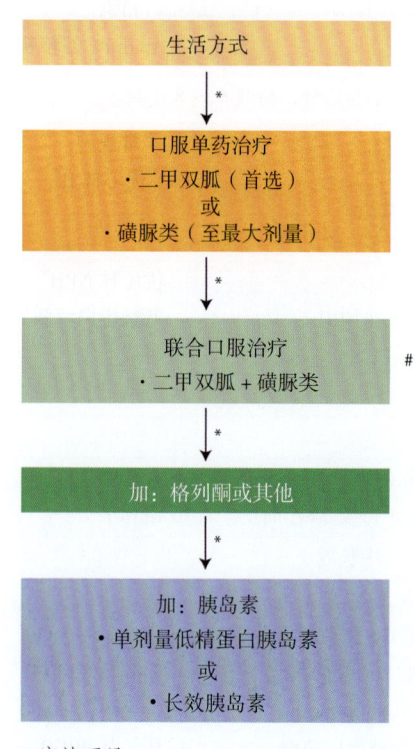

*疗效不足。

\# 如此联合不理想可用一种格列酮类药物。

图 130.4 2 型糖尿病阶梯性治疗方案

表 130.3 常用口服降糖药

药物	作用时间（小时）	每日剂量范围	注意事项
磺胺类			① 低血糖是最常见的不良反应
格列齐特	18～24	40～320mg	② 老年人优选短效磺脲类药物
格列吡嗪	16～24	2.5～40mg	③ 在老年人，长效制剂易引起顽固性低血糖
格列本脲	18～24	2.5～20mg	④ 其他：体重增加（常见）、皮疹和胃肠道反应（少见）
格列美脲	>24	1～4mg	
双胍类			通常用于肥胖，但是现在为一线药物
二甲双胍	12	0.5～3g	不良反应： · 消化道紊乱（如腹泻、腹痛、恶心、呕吐） · 避免应用于心脏、肾和肝疾病 · 乳酸酸中毒，一种罕见但严重的并发症
α-葡萄糖苷抑制药			胀气、皮疹、腹泻、肝脏的影响
阿卡波糖	3	150～600mg	
格列脲类			
瑞格列奈	2～3	1.5～12mg	低血糖，消化道反应
噻唑烷二酮 （格列酮类）			注意心力衰竭
吡格列酮	24	15～45mg	水肿，体重增加
罗格列酮	24	4～8mg	水肿，肝脏的影响
列汀类			
西他列汀	>24	25～100mg	鼻咽炎、头痛、过敏反应
维达列汀	>24	50～100mg	超敏反应

对刚开始使用胰岛素的患者，要告诉他们注射胰岛素的不适感不会超过刺破手指，让他们更有耐心。短期强化治疗（约 2 周）能诱导改善长期血糖控制，达到停止使用胰岛素数月到数年仍能较好控制血糖的程度。

使用胰岛素时，和糖尿病患者团队一起管理是适当的。

2. 建议分步实施方案 [5, 7]

（1）第一步

· 继续口服药物：二甲双胍 + 磺脲类 ± 格列酮类药物、阿卡波糖、瑞格列奈或列汀类。

· 睡前增加 10U 低精蛋白锌胰岛素。

（2）第二步

· 根据空腹血糖情况（6mmol/L）采取胰岛素滴定疗法。

· 每 3～4 天增加 4～5U 胰岛素（增加速度或更慢些）。

· 终止使用格列酮、阿卡波糖或瑞格列汀（如果使用了）。

（3）第三步　如果需要更大剂量的胰岛素（NPH 或混合方案），应逐步停用磺胺脲类，继续使用二甲双胍并观察。

注：格列酮和胰岛素的联合应用能改善糖尿病控制水平，有时可在一定程度上减少胰岛素的用量。2 型糖尿病患者需要相对高剂量的胰岛素时，可考虑添加格列酮。

四、饮食和营养的重要性

根据体重控制情况进行营养管理，应制订一个健康的饮食计划，并配合运动。建议食品多样性。

· 蛋白质 10%～20%，脂肪 20%～40%，糖类（碳水化合物）35%～60%。

· 减少脂肪摄入，尤其是饱和脂肪、糖和酒精。

1 型糖尿病患者往往一日三餐进食，有时需要有规律地摄入零食。2 型糖尿病患者常需要减少食物摄入并限制食物的总摄入量。

饮食管理原则

· 遵循规律的营养膳食。

- 保持理想的体重。
- 减少热量
  — 附加糖。
  — 膳食脂肪。
- 血糖达标（见第 11 章相关内容）。
- 增加蔬菜、新鲜水果和谷类食物的比例。
- 无须进食特殊的"糖尿病食物"。
- 使用定性饮食，不是定量饮食（如"交换"或"部分"）。

五、患者教育

下面的宣传资料对患者有益。

1. 饮食的重要性 所有糖尿病患者的饮食都要求限制糖类和脂肪的摄入量。饮食控制的目标如下：

- 保持理想体重（既不能太胖也不能太瘦）。
- 保持血糖水平尽可能接近正常。

可通过下面的方法来实现：

- 规律食用健康的食物（不要断餐）。
- 全天饮食分餐食用（三顿主餐和三顿辅餐）。
- 遵循健康饮食金字塔（第 10 章相关内容）。
- 将脂肪类食物减至最低。
- 避免吃精制糖类食物（如糖、果酱、蜂蜜、巧克力、糖果、糕点、蛋糕、软饮料）。
- 吃更多复合糖类食物（淀粉类食物，如全麦面包、土豆和谷物）。
- 蛋白质适量。
- 多种水果和蔬菜。
- 戒酒或少饮酒。

2. 运动的重要性[3] 运动锻炼是非常有利于健康的。锻炼有多种形式。快步走（如 2km/d）、慢跑、网球、滑雪和健美操是很好的锻炼方式。目标是至少每周 3 次，每次 30 分钟。如能坚持每天锻炼那就更理想了。从慢速开始，逐步增加运动节奏。

3. 好的建议

- 锻炼很重要。
- 不要超重。
- 合理饮食是成功的关键。
- 低脂、无糖饮食是必要的。
- 不抽烟。
- 减少饮酒。
- 特别关注双足。
- 自我约束，保持规律生活。
- 加入糖尿病患者支持机构。

六、社会心理因素

心理和社会因素对患者的预后有很大影响。大量的社会支持和辅导可减轻患者和家属得知病情的沮丧并能更好地控制血糖水平。不良饮食习惯和胰岛素治疗的原因必须明确，动员多学科支持网络系统，全科医生应成为团队的中心。加入互助小组对患者是非常有益的。

七、足部护理

足部问题是糖尿病的一种常见并发症，需要特别注意。重在预防。足底的鸡眼、胼胝、不合适的鞋类、石块和铁钉都可以发展为压力性溃疡。如足部皮擦破等轻伤和伤口感染可因治疗不当成为一大难题。故必须检查患者的鞋。

1. 建议糖尿病患者[1, 4]

① 较好地控制糖尿病病情，戒烟。

② 每天检查双足。如出现任何溃疡、感染或异常体征应及时就医。

③ 每日足浴

- 使用温水（小心烫伤）。
- 彻底擦干，特别是趾间。
- 注意用绵羊油润湿足部干燥的皮肤，尤其是足跟周围。
- 用含甲醇酒精涂抹趾间，以助除湿。

④ 定期修剪趾甲

- 横着剪。
- 不能剪太深至趾甲角或剪太短。

⑤ 每天穿干净的棉袜或羊毛袜，避免穿紧的弹力袜。

⑥ 每天锻炼双足，以促进血液循环。

2. 如何避免受伤

- 穿合适、舒适的皮鞋。
- 鞋要宽松。
- 不要赤足行走，尤其是在户外。
- 剪趾甲时，不能因为有困难够到趾甲或视力不好，而伤及趾甲。

- 避免在家中用使用含酸的鸡眼贴。
- 在花园里和在家里走动时要小心谨慎。
- 不要将热水袋或电热毯放在脚上。
- 不要用脚试水温。
- 坐在开放的火或加热器前要格外小心。

八、控制高血压

研究强调血压控制的重要性，以减少糖尿病大血管和微血管并发症。血压＞130/85mmHg时糖尿病患者大血管和微血管易受损害。应首先尝试非药物治疗。

优选的药剂是ACE抑制药或ARB类和钙通道阻滞药[6]。

目前的建议是对无并发症患者严格控制到低于血压阈值130/80mmHg[3, 6]。

达标血压（＜130/80mmHg）*

步骤1：饮食、运动、控制体重。
步骤2：ACEI或ARB。
步骤3：ACEI、ARB和利尿药。
步骤4：β受体拮抗药。
ARB=血管紧张素受体拮抗药。

*如果目前有蛋白尿＞1g/d，则目标血压应为＜125/75mmHg。

九、控制血脂异常[3, 8]

混合型高脂血症是糖尿病的一种常见并发症。血脂异常（特别是高胆固醇血症）是糖尿病大血管并发症重要的独立危险因素，所以控制血脂是很重要的。应首先尝试非药物治疗。高胆固醇血症首选的药物是HMG-CoA还原酶抑制药和树脂。混合型高脂血症用贝特类、树脂类。

目标：
- 总胆固醇＜4mmol/L。
- 三酰甘油＜1.5mmol/L。
- HDL胆固醇≥1mmol/L。
- LDL胆固醇＜2.5mmol/L。

十、管理摘要[9]

糖尿病管理摘要列表见表130.4。持续控制糖尿病的关键，是保持糖化血红蛋白低于7%。对住院患者进行管理的国家健康和医学研究委员会（NHMRC）指南强调生活方式是评估的第一步，并强调了自我监测的重要性[3]。下面是生活方式评价速记方法（NEAT）：

- 营养(Nutrition)——少吃，达到理想体重，健康的低脂、复合糖类饮食。
- 运动（Exercise）——包括多走路，有趣的体育活动。
- 避免毒素（Avoidance of toxins）——酒精、烟草、盐、糖、非法毒品。
- 安静（Tranquillity）——休息、娱乐和减压。

降压药和他汀类药物在糖尿病管理中占据着重要的角色。一个使用低剂量阿司匹林（75～150mg/d）系统治疗的研究显示，糖尿病患者心血管风险将降低[10]。"2片组合型"对大多数糖尿病是适当的[11]。建议联合二甲双胍、ACE抑制药、他汀类和阿司匹林一起使用。

表130.4　糖尿病护理的ABC[6]

危险因素	目标
糖化血红蛋白	＜7%
血压	＜130/80*
总胆固醇	＜4mmol/L**
水杨酸酯	阿司匹林75～150mg/d
吸烟	戒烟

*如果存在蛋白尿血压应控制在＜125/75mmHg

**对于LDL，胆固醇应＜2.5mmol/L

十一、糖尿病并发症

1.低血糖　血糖低于3.0mmol/L会发生低血糖[1, 2]。经过治疗的1型糖尿病患者发生低血糖的情况，比经口服降糖药尤其是磺酰脲类（双胍类很少发生低血糖）治疗的2型糖尿病患者更常见。经常询问患者的低血糖症状是合适的：复发性低血糖常导致"无意识的低血糖"。

（1）临床变化

① 典型征兆：出汗、震颤、心悸、饥饿、口周感觉异常。通常使用精制糖类（如葡萄糖、口中含糖）治疗。

② 意识快速丧失，通常没有征兆——无意识性低血糖性较少见。

③ 昏迷：木僵、神志不清或有"奇怪"的行为。

- 轻症即刻进食，可以食甜食。
- 低血糖的治疗要求有 1 个剂量的糖类。

一个剂量
- 2 个麦芽糖。
- 6 个糖豆。
- 1 杯柠檬水。
- 1 勺蜂蜜。

服用 1 个剂量，无须重复使用，除非 10 分钟后仍不适。随后进食复合糖类。

（2）治疗（重症或意识丧失患者）

治疗选择：静脉注射 50% 葡萄糖溶液 20～30ml，直到意识完全恢复（如果静脉注射困难，灌肠给入）。或肌内或皮下注射胰高糖素 1ml（备选）。

如有需要可住院治疗（极少需要）。查明低血糖原因，并指导患者今后如何避免类似情况。

2. 糖尿病酮症酸中毒 这是威胁生命的急症，需要加强管理。通常发生在出现其他疾病（如胃肠炎），并停用胰岛素时。

（1）临床症状

- 病程为数日，体弱糖尿病患者数小时内就会出现症状。
- 前期有多尿、烦渴、疲乏等症状。
- 呕吐及腹痛。
- 过度通气——严重酸中毒（酸中毒性深呼吸）。
- 酮尿。

（2）治疗
- 紧急安排住院。
- 立即肌内注射(不是皮下注射)10U 短效胰岛素。
- 静脉输注生理氯化钠溶液。

3. 高渗性高血糖症 患者可能出现意识变化，从意识模糊到昏迷，并伴有明显脱水。开始可能会有数周潜伏期，伴疲乏、多尿和烦渴。主要特征是显著性高血糖和脱水，而无酮症酸中毒。通常发生于未经控制的 2 型糖尿病患者，尤其是老年患者。有时也发生在从未确诊的糖尿病患者。可能有肺部感染或尿路感染等潜在病症的证据。重要指标是极度高血糖和高血浆渗透压。这种情况会有甚至比酮症酸中毒更高的死亡率。

（1）治疗
- 静脉输液，如正常至 1/2 生理氯化钠溶液，缓慢给药。
- 胰岛素——使用相对比酸中毒较低的剂量。

4. 乳酸性酸中毒[2] 乳酸酸中毒患者表现为明显的换气过度、缺氧和意识混乱。具有很高的死亡率。使用二甲双胍必须予以高度重视，尤其是肾功能受损的糖尿病患者。如果二甲双胍的治疗剂量不超标，发生乳酸酸中毒的风险较低。检查示血酸中毒（低 pPH）、低碳酸氢盐、高血清乳酸、缺乏血清酮体及高阴离子间隙。治疗原则是去除病因、补液和静脉给予碳酸氢钠以碱化血液。

十二、糖尿病患者的其他问题

1. 勃起功能障碍[2] 勃起功能障碍在超过 40 岁的男性中较为常见，高达 50%。可能是由于大血管疾病、盆腔自主神经病变或心理因素导致。器质性勃起功能障碍的患者经合适的咨询指导和服用（如果不服用硝酸盐）磷酸二酯酶抑制剂可能受益。从低剂量开始，且需评估心血管疾病风险。

2. 女性功能障碍 自主运动功能障碍可能导致阴道分泌物减少，性功能降低不如男性明显。适当的教育、安慰和使用润滑剂应该有帮助。

3. 直立性低血压[2] 自主神经病变相关性直立性低血压可能由药物所致，如降压药和抗心绞痛药。持续性低血压可以通过弹力袜增加静脉血回流。如问题持续进展，可口服氟氢可的松。

4. 胃轻瘫 胃轻瘫是由于自主神经病变导致胃排空能力的降低引起，症状包括胃胀、吞咽困难、反流或经常恶心和呕吐，尤其是饭后。用多潘立酮、西沙必利或红霉素等药物进行治疗。近期发展，经胃镜注射 A 型肉毒素至幽门以促进胃排空。

5. 糖尿病患者的驾车问题 糖尿病可能会影响驾驶能力，常因为药物引起的低血糖或糖尿病并发症如视觉障碍。在 2003 年修订的医疗标准中有评估驾驶能力一项，是对私人司机和职业司机的要求准则。患者需向驾驶证授权单位和车辆保险公司提供详细的资料。执业医师和司机有特殊的法律责任和义务。一般来说，通过饮食控制血糖的患者无驾驶限制，而通过胰岛素控制血糖的患者的驾照需要每年或每 2 年审核 1 次。更多细节可见 www.austroads.com.au/aftd/index.html。

6. 避孕 在无永久绝育愿望的女性中，联合口服避孕药被认为是最合适的避孕方法。采集病史时勿忘询问患者是否患有多囊卵巢综合征，这一点要谨记。

十三、展望[5]

- 应用免疫抑制药和免疫调节药治疗1型糖尿病。
- 应用胰高血糖素样肽和胰淀素样多肽治疗2型糖尿病。
- 连续植入式静脉血糖监测。
- "双剂型"复合剂型。
- 吸入型胰岛素。
- 移植
— 联合肾、胰腺。
— 胰岛细胞。

十四、应注意避免的诊疗错误[3]

- 避免过早使用口服降糖药。允许2型糖尿病患者通过合理饮食、积极运动控制血糖，尤其是超重患者。
- 治疗3个月后进行总结与回顾疗效，并继续口服药物治疗很有必要。
- 如果根据症状和空腹或随机血糖能作出诊断，应避免进行葡萄糖耐量试验（葡萄糖负荷试验有引起高渗性昏迷的风险）。
- 密切注意1型糖尿病酮体变化，检查尿酮，如果出现酮体，应仔细观察，因为糖尿病酮症酸中毒是一种危及生命的紧急情况。

十五、转诊时机[2]

- 需要专家评估的1型糖尿病患者，然后1～2年进行1次治疗评估。
- 2型糖尿病患者
— 所有的年轻患者。
— 需要糖尿病教育的患者。
— 需要胰岛素治疗的患者。
— 出现并发症者。
- 眼科筛查：每1～3年检查视网膜1次。
- 出现糖尿病并发症，包括：
— 视网膜病变。
— 肾病。
— 神经病变。

十六、共享式管理

糖尿病患者管理模式为患者血糖控制提供了理想机会。它是由患者、全科医生和糖尿病专科医生组成的团队，再通过团队成员的团结协助达到共同管理。其目的是鼓励患者参加初级保健医生对疾病的管理，从而减少对医院门诊或糖尿病诊所的依赖。精心统筹安排、良好的沟通战略提供了最佳机会，为患者、全科医生和专科医生组成糖尿病团队提供教育。

实践要点

- 对于每个未诊断糖尿病的人，警惕糖尿病是很重要的。
- 随访行动计划应以固定格式记录。参见表130.5和表130.6。
- 高血糖是引起疲乏的一种常见原因。如果老年2型糖尿病患者有疲惫感，要考虑到高血糖的可能，并考虑给予胰岛素改善症状。
- 糖尿病患者的管理是整个团队努力的结果，涉及家庭成员、护士教育中心、足病医师、疗养服务、全科医生和咨询顾问。
- 如果糖尿病患者乏力，呈病态状（尤其是1型糖尿病患者），首先应考虑酮症酸中毒。
- 足部护理至关重要：糖尿病患者复诊时要检查足部。
- 用血管紧张素转换酶抑制药或钙通道阻滞药治疗相关的高血压（联合应用较好）。
- 采用团队方式，鼓励患者加入特殊支持互助团体（如澳大利亚糖尿病协会）。
- "不要等到糖尿病足化脓后"才住院。
- 经过6周治疗足溃疡还没有愈合，应考虑排除骨髓炎。预约磁共振检查和血管检查。
- 所有会诊都应包括预防或检测冠心病的发生。

表 130.5　糖尿病控制：每 3 个月评估 1 次

戒烟、戒酒
评估症状
营养回顾
检查体重 (BMI)、血压 (BP)、尿液
自我监测
审查运动和体育活动
检测 HbA1c，至少每 6 个月 1 次

表 130.6　糖尿病控制：年度观察项目[5]

① 病史
吸烟和饮酒
低血糖、高血糖症状
检查眼部、外周循环、足部的相关症状*
免疫接种
② 体格检查
体重、身高、体重指数
血压——立位和平卧位
心脏检查*
颈动脉和外周脉搏*
眼部
・视力 (Snellen 视力表)
・白内障？
・眼底（或请眼科医生检查相关项目）*
・？糖尿病视网膜照相
腱反射和周围神经感觉*
皮肤（全身）
足部检查，包括所穿的鞋*
检查注射部位
尿液检查：白蛋白、酮体、葡萄糖、亚硝酸盐
③ 检测生化指标

*这些为监测远期并发症的项目。确诊后的 5 年应每年检查 1 次。

参考文献

[1] Harris P, et al (eds). Diabetes Management in General Practice 2009/10. Melbourne: Diabetes Australia & RACGP, 2009.

[2] Moulds, R (Chair). Therapeutic guidelines: Endocrinology (Version 4). Melbourne: Therapeutic Guidelines Ltd, 2009: 41–92.

[3] National Health and Medical Research Council. Evidence-based Guidelines for the Management of Type 2 Diabetes Mellitus. Canberra: NHMRC, 2005.

[4] Murtagh J. Patient Education (5th edn). Sydney: McGraw-Hill, 2008: 232–236.

[5] Newnham H. Diabetes in motion. Proceedings of the 27th Annual Update Course for General Practitioners. Monash University, 2005.

[6] Phillips P. Type 2 diabetes. Check Program 401. Melbourne: RACGP, 2005: 4–19.

[7] Reducing risk in type 2 diabetes. NPS News, 2005: I–VI.

[8] Goudswaard AN, Furlong NJ, Rutten GE, et al. Insulin monotherapy versus combinations of insulin with oral hypoglycaemic agents in patients with type 2 diabetes mellitus. Cochrane Database Syst Rev 2004,(4):CD003418.

[9] Evidence-based best practice guidelines. Management of type 2 diabetes. Wellington: New Zealand Guidelines Group, 2003. <www.nzgg.org.nz/guidelines/0036/Diabetes>

[10] Colwell JA. Aspirin therapy in diabetes. Diabetes Care, 2001, 24: 62–63.

[11] Phillips P, Braddon J. The type 2 tablet. Evidence-based medication for type 2 diabetes. Aust Fam Physician, 2003, 32: 431–436.

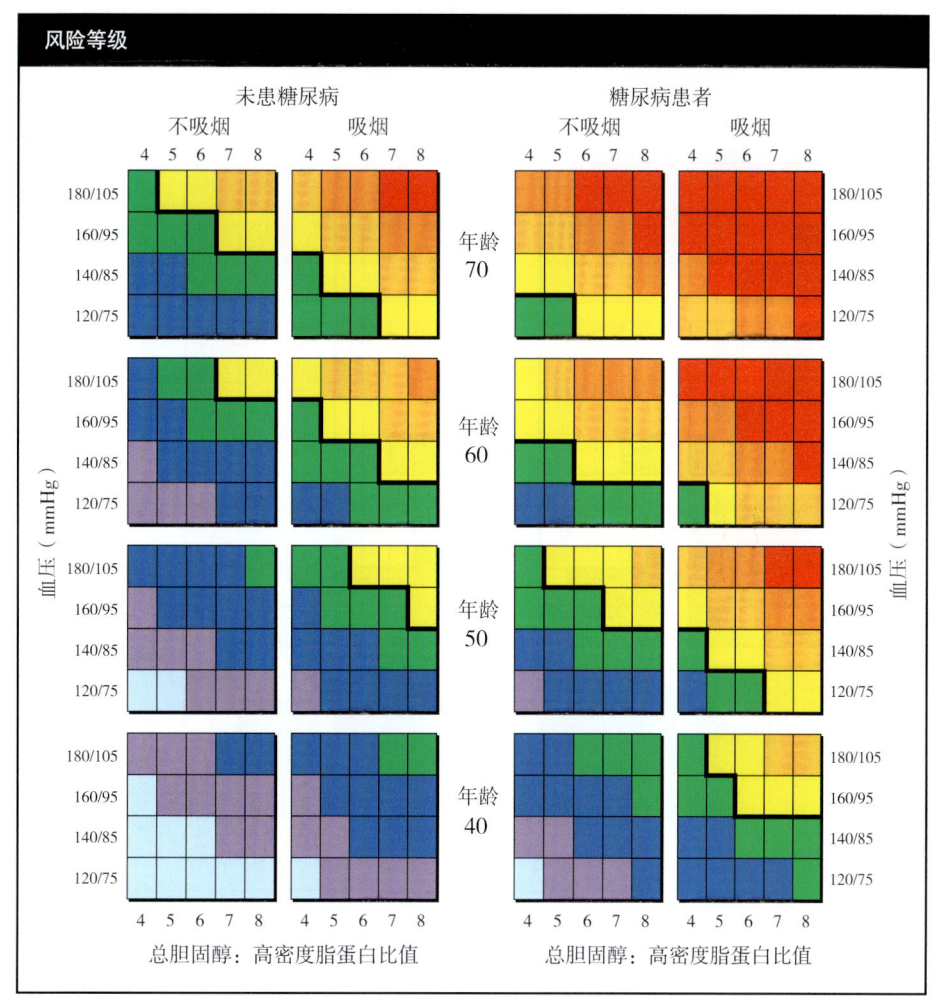

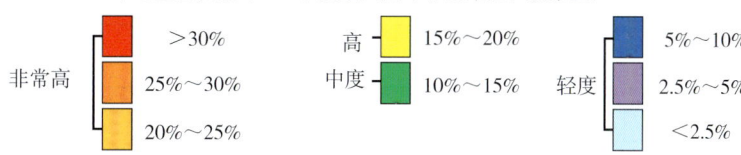

如何使用该图

Σ 有关个人的性别、糖尿病状态、吸烟史和年龄。

Σ 在图表内选择最接近个人年龄、血压（BP）和TC/HDL比值的单元格。当收缩压和舒张压值降到不同的危险水平时，放到较高的类别。

Σ 例如，左下角单元格包含所有未患糖尿病的不吸烟者，他们小于45岁，TC/HDL＜4.5，血压低于130/80mmHg。降至单元格之间临界值的人归于较高危险层次的单元格。

使用这些图表某些群体可能会低估了CVD的风险，建议调整见表128.7。

经允许引自：New Zealand Guidelines Group. New Zealand Cardiovascular Guidelines Handbook: Developed for primary care practitioners. Wellington: June 2005. <www.nzgg.org.nz>

图 130.5　心血管疾病的风险评估（女性）

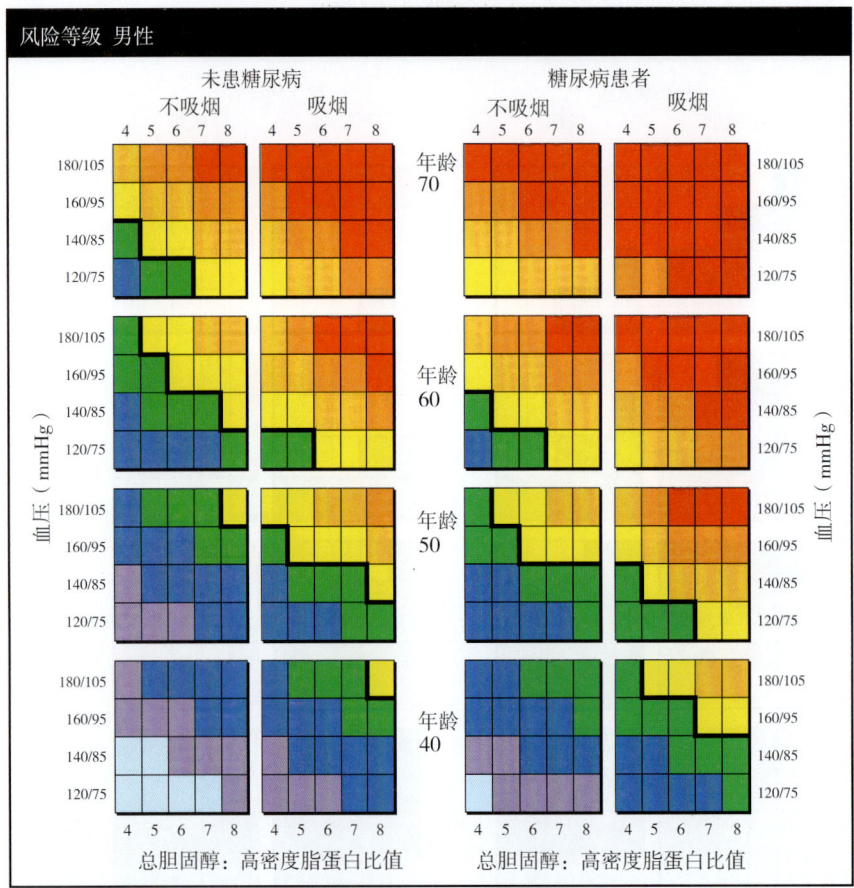

危险水平： 5年发生心血管疾病的风险（致命性和非致命性）	益处：在5年内预防发生危险事件的须治疗患者数 （每100人5年内预防心血管事件发生）		
	1个干预因素 （降低25%的发生风险）	2个干预因素 （降低45%的发生风险）	3个干预因素 （降低55%的发生风险）
30%	13 (7.5%)	7 (14%)	6 (16%)
20%	20 (5%)	11 (9%)	9 (11%)
15%	27 (4%)	15 (7%)	12 (8%)
10%	40 (2.5%)	22 (4.5%)	18 (5.5%)
5%	80 (1.25%)	44 (2.25%)	36 (3%)

根据保守估计，每项干预，阿司匹林、降压治疗（降低收缩压10mmHg）或降脂治疗（降低LDL-C 20%）可降低5年以上心血管疾病发生风险约25%。

注：心血管事件被定义为心肌梗死、心绞痛、缺血性卒中、短暂性脑缺血发作（TIA）、外周血管疾病、充血性心力衰竭和心血管相关性死亡。

经允许引自：New Zealand Guidelines Group. New Zealand Cardiovascular Guidelines Handbook: Developed for primary care practitioners. Wellington: June 2005. <www.nzgg.org.nz>

图 130.6　心血管病的风险评估（男性）

慢性心力衰竭 第131章

> 在1775年，有人问我一个关于水肿治疗的家庭秘方。这个秘方是什罗浦郡的一位老妇人告诉我的，她对此曾一直很保密。她有时用它治愈一些其他医生已治疗失败的水肿患者。这个药方由20种或更多种不同的草药组成，而真正有效的可能仅仅是毛地黄这味药。
>
> William Withering（1741—1799），Onthe Use of Foxglove（Digitalis）
> in the Treatment of Heart Disease

心力衰竭是由于心室泵血或充盈功能下降，心排血量不能满足机体代谢的需要，静息状态时亦出现缺血表现的状态。

慢性心力衰竭（chronic heart failure，CHF）的预后不良，首次住院起3年内患者的病死率可达50%[1]。国外的数据显示，1.5%的成人患有心力衰竭。慢性心力衰竭的患病率从55～59岁年龄段近1%增长到65岁以上的5%，在85岁以上人群甚至超过50%[2]。澳大利亚的研究显示，用血管紧张素转化酶抑制药治疗仍存在问题。CHF管理的主要目标是发现并扭转导致CHF的根本原因和（或）诱发加重的因素。CHF的两个病理生理学特点是：血流的阻力和心排出量下降。

一、诊断

CHF的典型症状是在劳力时出现呼吸困难，但其他症状可能因采取端坐的方式而出现相对晚些。呼吸困难常表现为以下进展过程：劳力性呼吸困难→休息时呼吸困难→端坐呼吸→夜间阵发性呼吸困难。

主要症状
- 呼吸困难。
- 刺激性咳嗽（夜间加重）。
- 嗜睡、疲劳。
- 体重改变：增加或减少。
- 眩晕、晕厥。
- 心悸。
- 踝部水肿。

左心室功能衰竭所致的刺激性咳嗽，可能被误诊为哮喘、支气管炎或ACE抑制药引发的咳嗽。

二、检查

体格检查对早期诊断和病情评估具有重要的价值。检查项目如下。

1. 体征 初期可能没有异常体征。体格检查有助于区分左、右心力衰竭。

（1）左心力衰竭
- 心动过速。
- 脉搏细急。
- 呼吸急促。
- 心尖搏动向外侧偏移。
- 两肺底湿啰音。
- 奔马律（第三心音）。
- 胸腔积液。
- 外周组织灌注不足。

（2）右心力衰竭
- 颈静脉压升高。
- 右心室肥厚。
- 外周（踝部）水肿。
- 肝大。
- 腹水。

听诊对发现额外心音、第三心音和潜在的瓣膜病变具有重要意义。

2. 收缩期与舒张期心力衰竭 典型的心力衰竭是由于心脏泵血功能不全导致的收缩性心力衰竭、心室扩张伴收缩功能下降（左室射血分数＜40%）[3]。而舒张期心力衰竭临床上也很常见，因为种种因素使左心室功能不全，至少1/3～1/2的心力衰竭表现为舒张期心力衰竭（受损的心室处于舒张阶段）[2]。胸片上心脏大小正常，但伴有呼吸困难和肺水肿、高血压的老年人应考虑此症[4]。

舒张期心力衰竭在老年妇女中尤其多见。

需注意，患者可能同时发生收缩期和舒张期心力衰竭。

3. 心源性水肿　外周水肿最初发生在下肢，为凹陷性水肿。检验通常被分为四级，在足背部（介于踝部和胫骨之间）用手指轻轻按压 5～10 秒。随着水肿程度的增加，会向近端扩展到腹部，卧位时可在骶骨部位明显[5]。

4. 心力衰竭严重程度的判定　心力衰竭严重程度可以从 3 个不同的方面考虑：症状的严重程度、心功能的损伤程度和充血情况的严重程度。症状的严重程度或功能不全的程度通常用纽约心脏协会标准（表 131.1）来描述[6]。左心室射血分数是反映心功能的一个指标。

三、心力衰竭的原因

CHF 的原因可以分为收缩期心力衰竭原因（受损心室收缩）和舒张期心力衰竭（受损心室舒张）原因，可依据声波心动检查做出诊断。

1. 收缩期心力衰竭　缺血性心脏病，包括心肌梗死（有至少 1 次心肌梗死病史），是最常见的原因，约占 2/3。原发性高血压为另一个常见原因。

其他原因：
- 心脏瓣膜病，主要是冠脉功能不全。
- 高心排出量（如贫血、甲状腺功能亢进症、Paget 病）。
- 非缺血性先天性扩张型心肌病。
- 病毒性心肌病。
- 酒精性心肌病。
- 其他心肌病——糖尿病性、家族性心肌病。
- 持续性心律失常，尤其是心房纤颤。
- 全身疾病（如肉状瘤病、硬皮病、黏液性水肿）。

2. 舒张期心力衰竭　肥胖、高血压和糖尿病是重要危险因素。常见原因包括缺血性心脏病、全身性高血压、主动脉狭窄、心房纤颤（不充分填充）、肥厚性心肌病和心包疾病。

四、辅助检查

1. 应考虑的检查

（1）**超声波心动图**[2]　胸部超声心动图是可以判断心室功能的一项辅助检查。它能够区分单纯收缩期功能障碍和收缩期功能正常而舒张期充盈异常。它可以提供左右心室收缩期和舒张期功能情况、左右心室大小、容积、室壁紧张度、结构和功能等信息，同样，它还提供关于心脏瓣膜、先天性心脏异常和心包疾病等其他信息。

（2）**心电图**　可发现心肌缺血、心脏传导异常、心律失常和左心室过度肥大等情况。

（3）**胸部 X 线检查**　可用于查找以下情况。
- 心脏肥大和间质性水肿。
- 上肺叶血液转移。
- 胸腔积液。
- 伴血管扩张的肺门区水肿。
- 少量胸腔积液。
- Kerler B 线 = 肺部静脉压增高。
- 明显的肺水肿。

（4）**肺活量和呼吸功能测试**　检查呼吸道功能异常。

（5）**B 型利钠肽**　一种由心室心肌细胞分泌的激素，可提示 CHF 病情和预后严重程度。

2. 外周标记物

- 全血检查（FBE）和红细胞沉降率（ESR）：严重贫血可引起 CHF。

表 131.1　纽约心脏协会心力衰竭功能不全的分级

级别	临床表现	1 年死亡率
Ⅰ级（无症状）	无限制：虽有心脏疾病，但是正常体力活动时不出现疲劳、呼吸困难、心悸或快速呼吸等症状	5%
Ⅱ（轻度）	轻度受限：正常体力活动（中度体力）出现呼吸困难，休息时改善	10%
Ⅲ级（中度）	明显受限：低于正常体力活动（轻度体力活动）即出现症状，但休息后改善	20%
Ⅳ级（重度）	不能从事任何体力活动，有时休息时也出现症状	50%

- 血清电解质：通常是正常的，监测此项是管理的重要环节。
- 肾功能检测：对药物治疗有指导作用。
- 肝功能检测：肝功能异常提示肝淤血。
- 尿常规检测。
- 甲状腺功能检测，尤其房颤患者。
- 病毒学检查：怀疑病毒性心肌炎时。

专门对心脏的检查（专家建议）：
- 冠脉血管造影——检查和了解缺血情况。
- 血流动力学检测。
- 心内膜活检。
- 心脏核医学检查。

五、心力衰竭的治疗

心力衰竭的治疗包括症状和病因、治疗、去除诱发因素、对患者适当教育、一般非药物治疗和药物治疗，研究已经证实了多学科的联合综合性治疗的好处。

1. 心力衰竭的预防 心力衰竭预后不良，因而强调预防极为重要。大约有 50% 的心力衰竭患者在诊断后 5 年内死亡[7]。

预防措施如下[8]：
- 合理饮食（例如控制体重、强调营养）。
- 强调吸烟和酗酒的危害。
- 控制高血压。
- 控制其他危险因素（如高胆固醇）。
- 糖尿病的早期检测和控制。
- 心肌梗死的早期干预，以保护心肌功能（如抗血小板疗法、支架术）。
- 心肌梗死发生后的再度预防（如β受体拮抗药、ACE 抑制药和阿司匹林）。
- 对于局部缺血或心脏瓣膜病患者，合适时进行手术或血管成形术。

2. 治疗病因和促发因素 病因的确定和治疗大部分是在预防阶段进行的，诱因的治疗包括：
- 心律失常（如房颤）。
- 电解质紊乱，尤其是高钾血症。
- 贫血。
- 心肌缺血，尤其是心肌梗死。
- 饮食因素（如营养不良、过度摄入盐和酒精）。
- 不良药物反应（如使用非甾体抗炎药和环氧酶抑制剂药物引起水钠潴留，表 131.2）[9]。
- 感染（如支气管肺炎、心内膜炎）。
- 甲状腺功能亢进症和甲状腺功能减退症。
- 缺乏依从性的治疗。
- 液体潴留。

表 131.2 导致成加剧 CHF 的药物

非甾体抗炎药和环氧酶抑制药
皮质激素类
三环类抗抑郁药
钙通道阻滞药（维拉帕米和地尔硫䓬），选择性抗心律失常药（奎尼丁）
大环内酯类抗生素
I 型抗组胺药
H_2 受体拮抗药
噻唑烷二酮类（格列酮类）
TNF-α 抑制药

3. 常见的非药物治疗
- 教育和支持。
- 鼓励戒烟。
- 寻求全身性康复训练计划。
- 鼓励轻体力活动，尤其是轻度症状或无症状。
- 症状严重时应休息。
- 肥胖患者，需减肥。
- 限制盐的摄入，建议无盐饮食（< 2g 或 60～100mmol/d）。
- 限制饮水：严重心力衰竭尤其是血清 Na^+ < 130mmol/L 的患者摄水量应该限制在 1.5L/d 以下）[7]。
- 每天限饮 1～2 杯咖啡。
- 每天限饮 1 标准杯酒。
- 如有胸腔积液或心包积液需及时穿刺引流。
- 每日称重，检查体重增减情况。

4. 其他一般措施
- 控制危险因素（如血压、脂肪、HbA1c）。
- 检测包括抑郁症在内的情感因素。
- 定期随访和总结治疗效果。
- 接种疫苗：每年接种 1 次流感疫苗，每 5 年接种 1 次肺炎球菌疫苗）。
- 遵医嘱每年 2 次或以上做 1 次心电图检查。
- 如有必要，做胸膜穿刺或心包穿刺。

5. 左室收缩性心力衰竭的药物治疗 RCTs 项研究表明，ACE 抑制药、血管紧张 II 受体拮抗药、地高辛（在患者服用利尿药和ACE抑制药的前提下提高心排出量）、β受体拮抗药和螺内酯（用于严重心力衰竭）治疗心力衰竭具有有益效果[2, 9]。

心房颤动可用地高辛治疗。血管扩张药广泛应用于心脏衰竭，ACE抑制药是目前最常用的血管扩张药。

注：注意检测患者的钾离子，并维持其在正常水平。

ACE抑制药可以改善各级心力衰竭的预后，所以应作为所有患者的初始治疗，除非有禁忌证（例如肾动脉狭窄、血管性水肿）。

利尿药对伴有液体潴留患者有重要作用。通常来说，应联合应用ACE抑制药来获得体内液体平衡。利尿药可以适当应用，但应当避免大剂量使用单一药物。在患者伴有左心室收缩期功能障碍时，不应用作单药治疗[8]。必须密切监测体重、肾功能和体内电解质。髓袢利尿药通常用于治疗中度心力衰竭，常用药物有呋塞米、布美他尼、依他尼酸。噻嗪类药物及相关利尿药具有逐渐利尿的作用，常被用于治疗轻度心力衰竭。常用药物有氢氯噻嗪、苄氟噻嗪、氯噻酮和吲达帕胺。

地高辛对于改善心力衰竭有2个使用指征，即心力衰竭和房颤，可以用来缓解心室率。应用3种一线药物可以缓解但不是控制心力衰竭和心律。

心力衰竭的初始治疗[7]

① ACE抑制药（从低剂量开始，逐步增大剂量）。

ACE抑制药开始使用时应是推荐最小剂量的1/4或1/2。根据患者情况逐步增加到维持剂量或最大剂量（表131.3）。推荐每日服用1次。如果咳嗽不能缓解可以应用血管紧张素Ⅱ受体拮抗药。

② 联合应用利尿药（如有体液潴留）：髓袢利尿药（首选）。

呋塞米20～40mg（口服），每日1～2次。

或

布美他尼0.5～1mg（口服），每日1次。

或

依他尼酸50mg（口服），每日1次。

或

（噻嗪类利尿药）氢氯噻嗪25～50mg（口服），每日1次（或其他噻嗪类药物）。

或

吲达帕1.5～2.5mg（口服），每日1次。

③ 联合应用醛固酮拮抗利尿药（如果以上治疗效果不佳）：

螺内酯12.5～50mg（口服），每日1次。

或

依普利酮25～50mg（口服），每日1次。

（1）ACE抑制药

• ACE抑制药为治疗心力衰竭的首选药，是因其有扩张血管的作用，可纠正神经内分泌异常、减轻心脏负荷。

• 应将最大耐受剂量定为治疗量。

• 首次给药应该在睡前给予，可减少直立性低血压。

• 如果不能耐受ACE抑制药（如咳嗽），考虑给予血管紧张素Ⅱ受体拮抗药（ARB）[11]。

• 在临床实践中，通常心力衰竭的初始治疗是ACE抑制药联合利尿药。联合应用可使患者对药物有良好的反应并且利尿治疗更安全。

• 在开始ACE抑制药治疗前，应考虑停用任何一种利尿药24小时。

• 因存在高钾血症的风险，使用保钾利尿药时不应给予（或至少慎用）ACE抑制药。

表131.3 部分ACE抑制药的常用剂量[6, 10]

ACE抑制药	初始剂量	每日维持剂量
卡托普利	6.25mg（口服），睡前	25mg（口服），每日3次
依那普利	2.5mg（口服），睡前	10mg（口服），每日2次
福辛普利	5mg（口服），睡前	20mg（口服），睡前
赖诺普利	2.5mg（口服），睡前	5～20mg（口服），睡前
培哚普利	2mg（口服），睡前	4mg（口服），睡前
喹那普利	2.5mg（口服），睡前	20mg（口服），睡前
雷米普利	1.2mg（口服），睡前	5mg（口服），睡前
群多普利	0.5mg（口服），睡前	2～4mg（口服），每日1次

- 应监测所有患者的肾功能和血钾浓度。

有些学者担心对利尿药过度依赖及不良反应。一旦达到利尿效果,可将停用利尿药并限制流体摄入。然后单独使用ACE抑制药。

(2) β受体拮抗药　选择性β受体拮抗药已被证明可延长轻、中度CHF患者的生存期。从极低剂量开始应用(表131.4)。

表131.4　批准用于治疗心力衰竭的β受体拮抗药

β受体拮抗药	初始每日剂量	目标剂量
比索洛尔	1.25mg(口服),每日1次	10mg(口服),每日1次
卡维地洛	3.125mg(口服),每日2次	25mg(口服),每日1次
美托洛尔	23.75mg(口服),每日1次	190mg(口服),每日1次

(3) 地高辛　地高辛是在ACE抑制药应用之前几十年,治疗心力衰竭的"中流砥柱"性药物。地高辛疗效较好,但作用范围很有限。当前,该药主要应用在两个方面:一是控制心房颤动患者的快速心室率,二是其他药物不能有效控制的窦性心律。如表131.1所示。大多数患者从低剂量开始服用。62.5～250μg/d(口服)。

(4) 心力衰竭(一线治疗无效时)分级治疗策略
- ACE抑制药

加上
- 呋塞米40～80mg(口服),每日2次。

加上
- 选择性β受体拮抗药(如患者血容量适合)

加上
- 地高辛(如果尚未服用):负荷剂量:
— 0.5～0.75mg(口服)立即(取决于肾功能)。
— 4小时后0.5mg(口服)。
— 第2天0.5mg。
— 个体化用药。

加上

螺内酯,初始剂量12.5mg(开始),逐渐增至25mg(口服),每日1次(监测钾和RFTs)。

(5) 重度心力衰竭[7, 10]

征求专家意见。

住院治疗。

- ACE抑制药,到最大耐受剂量。

加上
- 最大剂量呋塞米,500mg/d。

加上
- 螺内酯(低剂量)25mg/d。

如果效果不佳,可以考虑增加:
- 噻嗪类利尿药。
- 螺内酯,最大剂量可达100～200mg/d。
- β受体拮抗药。
- 地高辛。
- 肝素(如卧病在床)。
- 血管扩张药。如果仍然无法控制考虑血管扩张药:硝酸异山梨酯(消心痛)20～40mg(口服),1次/6小时。

加上

肼屈嗪50～100mg(口服),1次/6小时。

硝酸甘油贴片,可用于缓解症状,尤其是夜间呼吸困难。

终末期心力衰竭患者(如患者在50岁以下,无其他重大疾病)可考虑心脏移植。其他手术方案有心脏瓣膜术、冠状动脉搭桥术、外科心室恢复术(手术修复扩大的左心室)。

图131.1是心力衰竭的基本管理流程图。

(6) 舒张期心力衰竭　要积极治疗高血压、贫

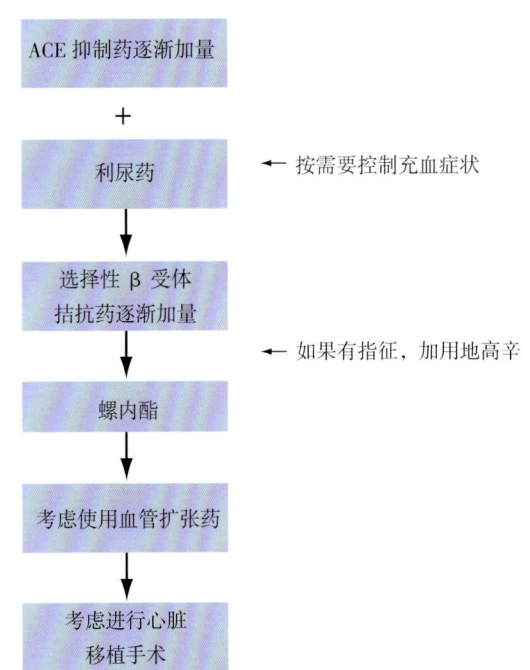

图131.1　心力衰竭的分级治疗方法[12]

血和糖尿病等原发病。基本治疗是用正性肌力药,如钙通道阻滞药(维拉帕米或地尔硫䓬)和β受体拮抗药。如果可能的话尽量避免利尿药、地高辛、硝酸盐/血管扩张药和硝苯地平。过度利尿治疗会引起心排血量的严重下降。ACE抑制药需谨慎使用。

6. 治疗误区
- 最常见的误区是过度使用利尿药。
- ACE抑制药的过量使用。
- 未能纠正病因或诱发因素。
- 未检测左心室功能。
- 未能监测电解质、肾功能

ACE抑制药,β受体拮抗药和螺内酯可提高CHF的存活率。

7. 急性重度心力衰竭 急性肺水肿的治疗,请参阅第132章。

8. 心力衰竭的仪器治疗 利用机械装置来治疗重症心力衰竭是很有前景的措施,包括:
- 植入式心脏除颤器。
- 双心室起搏器。
- 左心室辅助装置(最终治疗)。

有证据表明这些设备的疗效良好,但使用成本和可能导致感染限制了其被广泛使用。双心室起搏或心脏再同步可使收缩期CHF和左束支传导阻滞患者的心脏收缩再同步。起搏器作用机制是通过外科手术将其置入到靠近右心室顶端的腹壁以维持持续运转的血流。

六、转诊时机

- 复杂的药物治疗(特别是β受体拮抗药,地高辛)。
- 难以确诊,尤其是患者年龄<65岁的舒张期心力衰竭。
- 急性失代偿。
- 难治性症状。

> **实践要点**
> - 超声心动图是诊断CHF的金标准。
> - 对于CHF患者应进行多科室会诊,尽早参考专家建议。
> - 如能耐受ACE抑制药,推荐所有心力衰竭患者无论症状为轻度、中度还是重度都建议使用。
> - ACE抑制药可减少死亡或住院的风险。
> - 利尿液在体液潴留情况下是非常有效的,但应结合ACE抑制药使用,不作为单一疗法。
> - 无论在什么情况下,药物治疗应包括ACE抑制药和β受体拮抗药。
> - 利用仪器治疗心力衰竭是一个不断扩大的领域,目前主要包括三大类:双心室起搏器(心脏再同步治疗)、植入式心脏除颤器和左心室辅助装置。

参考文献

[1] Piterman L, Zimmet H, Krum H, et al. Chronic heart failure: optimising care in general practice. Aust Fam Physician, 2005, 34(7): 547–553.

[2] National Heart Foundation of Australia and the Cardiac Society of Australia and New Zealand. Guidelines on the Contemporary Management of the Patient with Chronic Heart Failure in Australia, 2002.

[3] Krum H, Tonkin AM, Currie R, et al. Chronic heart failure in Australian general practice. The Cardiac Awareness Survey and Evaluation (CASE) Study. Med J Aust, 2001,174: 439–444.

[4] Kelly DT. Cardiac failure. In: MIMS Disease Index (2nd edn).Sydney: IMS Publishing, 1996: 97–99.

[5] Davis A, Bolin T, Ham J. Symptom Analysis and Physical Diagnosis (2nd edn). Sydney: Pergamon Press, 1990: 173.

[6] Piterman L, Zimet H, Krum H. Chronic heart failure.

Check Program 410. Melbourne: RACGP, 2006: 5.

[7] Smith A (Chair: writing group). Therapeutic Guidelines:Cardiovascular (Version 5). Melbourne: Therapeutic Guideline Ltd, 2008: 113-130.

[8] Kumar P, Clark M. Clinical Medicines (9th edn). London:Elsevier Saunders, 2009: 129.

[9] Sindone A. Investigation and management of chronic heart failure. Medicine Today, 2008, 9(1): 27-37.

[10] A stepwise approach to heart failure management. NPS News, 2004, 36: i-iv.

[11] Granger CB, McMurray JJV, Yusuf S, et al. Effects of candesartan in patients with chronic heart failure and reduced left-ventricular systolic function intolerant to angiotensin-converting-enzyme inhibitors: the CHARMalternative trial. Lancet, 2003, 362: 772-776.

[12] The National Collaborating Centre for Chronic Conditions.NICE Guideline No. 5. Chronic Heart Failure. NationalClinical Guideline for Diagnosis and Management in Primary and Secondary Care, 2003. Further information: <www.heartfoundation.com.au/downloads>.

第十部分　意外事故与急救医学

第 132 章　急症救护

> 当尹利沙一个人走进房间,看见床上死去的孩子后,他关上门,向上帝祷告。然后他上床,伏在了孩子身上,口对口,眼对眼,手对手,因为他伏在孩子的身上,孩子的身体开始暖和起来。接着孩子连打了七个喷嚏,眼睛就张了开来。
>
> II Kings 4: 32–5（A Miracle or Successful Artificial Resuscitation?）

一、急症的定义

急症是指需要紧急医疗处理的事件。

当出现紧急医疗情况时,全科医生必须马上发挥作用,并组织、协作处理这些紧急情况。院外急救医疗是最值得关注的医疗领域之一。城市医生不得不按照辅助急救服务系统要求,不断改进他们的设备、技术和服务水平。而其他医生,尤其是偏远地区的医生,则需要整合其专业技能和现有设备来提供一个能够挽救患者生命的最佳环境。

医生采用不同的方法处理具体的急诊事件,采取快速评估和立即处理,而不是进行系统采集病史和辅助检查。实际上,通过电话获得的信息就能够作出初步诊断。

一个重要且已明确的概念——"临界时间",意味着如果患者接受恰当处理的时间明显延迟,患者的病情就会有较高的急剧恶化的风险。这个概念尤其适用于急性冠脉综合征。

也可参见儿科急症（见第 87 章相关内容）。

二、重要资料与关注要点

- 标准社区调查中最常见的 120 急救事件包括交通事故和暴力事件（50.7%）、腹痛（9.9%）、呼吸困难（7.2%）、胸痛（5.8%）、晕厥/眩晕（5.2%）、其他急性疼痛（5.5%）[1]。
- 急症的发生率是每周 2.6‰。
- 调研发现,常见的情况为撕裂伤（19%）、骨折（11%）、交通事故伤（11%）、哮喘（4%）、缺血性心绞痛（3.5%）及阑尾炎（3%）。
- 引起猝死的常见原因是心肌梗死（67%）、交通事故（10%）、脑血管意外（7%）、肺栓塞（6%）、自杀（4%）。
- 主要急救程序是心肺复苏、气管插管和通气,开通静脉通路包括切开,经静脉或直肠注射右旋糖酐及止血。

三、处理原则

1. 急救的主要处理原则

- 操作者必须意识到危及患者生命的情况。
- 操作者身心均应做好准备:计划、知识储备和实践。
- 胸痛、晕倒、心肌梗死（三联征）代表重要的急救信号。
- 注意儿童呼吸窘迫和创伤。
- 失血患者是最需紧急抢救的,因此,静脉输液扩容是必要的。
- 处理大多数急症最基础的技能是 ABC——开通气道（Airway）、呼吸支持（Breathing）、循环支持（Circulation）
- 有仪器和技术处理潜在 HIV 感染者的体液[2]。
- 70% 心脏骤停发生在家中,所以选择使用便携式除颤仪是必要的。

2. 至关重要的基本技能

- 快速开通静脉通路。
- 心肺复苏,包括开放上气道、气管插管通气、治疗心律失常和除颤。
- 环甲膜切开术。
- 止血。
- 常见急救药的使用。

3. 出诊时间
出现以下症状和体征时,需紧急处理。

- 昏迷。
- 抽搐。
- 胸痛,尤其伴苍白和出汗的成年人。

- 疼痛、晕倒或创伤的患者伴有面色苍白和大汗。
- 晕倒，尤其在厕所里晕倒。
- 严重出血。
- 呼吸困难，包括支气管哮喘。
- 威胁杀人或自杀的躁狂患者（请求警察支援）。
- 严重交通事故。
- 哮喘患者。

4. **不要忘记吸氧的重要性**　理想情况是，参与急救的医生应携带氧气输送装置，或者与带有复苏设备的救护车同时到达。多数情况下需要高流量氧气（8～10L/min）。

需要氧气的常见紧急情况：
- 支气管哮喘。
- 急性肺水肿。
- 急性过敏。
- 心肌梗死。
- 心脏骤停。
- 晕倒。

四、12条黄金原则

以下是急症诊断的12条重要原则。
- 对昏迷患者，考虑低血糖和阿片类药物过量的可能。
- 对晕倒在厕所的腹痛患者，首先考虑腹腔内出血。
- 如未证实其他可能性，急性胸痛提示心肌梗死。
- 对儿童突发嗜睡和苍白，需排除脑膜炎和败血症。
- 对创伤后持续腹痛者，尤其是儿童，要考虑腹腔内脏器破裂。
- 对有过敏史者，要考虑到急性过敏的可能。
- 对产后女性，如果其出现辨别障碍或照顾新生儿困难，首先考虑产后抑郁症。
- 对育龄女性出现的急性腹痛，首先考虑异位妊娠。
- 对发绀的患者，首先考虑上气道梗阻。
- 注意发绀伴心动过速及"静息胸"的哮喘患者。
- 对突然出现眩晕、晕倒的成年患者，首先考虑室颤或其他心律失常。
- 剧烈头痛提示蛛网膜下腔出血。

五、成人重要医疗急救方法

对常见急救处理方法进行的总结如下。

1. **急性过敏和变态反应**　常见原因有蜜蜂蜇伤、黄蜂蜇伤、其他昆虫咬伤（如输入性红火蚁、杰克跳蚁）、注射抗生素（尤其青霉素）、食物反应（如花生、鱼）。见图132.1。

其他原因：过敏提取物、血制品、抗蛇毒血清、接触放射性材料、麻醉药。

速发型变态反应从接触到发病通常很迅速——通常10～20分钟。基本是依据临床症状作出诊断[3]。

（1）症状
- 皮肤：瘙痒——全身、上颚、手、足部荨麻疹、血管性水肿。
- 呼吸系统：喘息、哮鸣。
- 恶心呕吐、腹痛。
- 低血压：晕厥、晕倒。
- 心悸。
- 濒死感。

注：手掌、足底瘙痒是早期危险症状。

（2）鉴别诊断　晕厥。

参考第123章成人变态反应表。

（3）一线治疗（成人）
- 吸氧6～8L/min（面罩）。
- 肾上腺素0.3～0.5mg肌内注射，最好在三角肌或大腿外侧（临床上常用盐酸肾上腺素溶液剂型为1ml:1mg，即1ml溶液中含有1mg肾上腺素）。

建立静脉通路。
- 如果没有快速改善
— 再次肌内注射肾上腺素。
— 肾上腺素输注：将1mg肾上腺素加入1 000ml生理氯化钠溶液中（即1ml该溶液中含有1μg肾上腺素）。

必要时给予50μg（50ml）。
- 建立额外静脉通路（一般两个"大口径"）并输注胶体液（如聚明胶肽注射液500～1 000ml）或晶体液（更好，如生理氯化钠溶液1.5～3L），20ml/kg，持续输注1～2分钟，1份胶体=3份晶体（容积上）（具体用法需由专业医生指导）。
- 沙丁胺醇喷剂（或严重时雾化吸入），尤其在出现喘息及哮鸣音时。

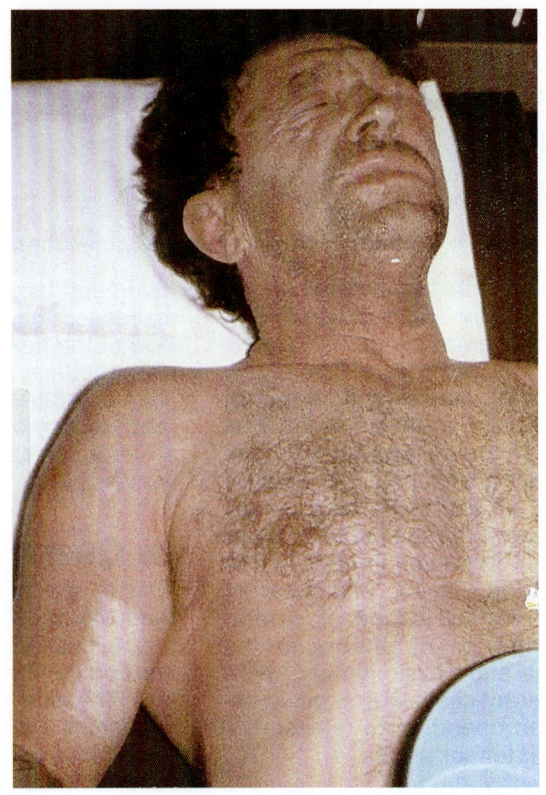

图 132.1 欧洲黄蜂蜇伤引起的急性过敏性呼吸困难

- 如果为重度急症，加胰高血糖素 1mg 肌内注射或静脉滴注。
- 收治住院（至少观察 4 小时）。
- 苯妥拉明 25mg，4 次/日；或异丙嗪（25mg，3 次/日）+泼尼松龙（50mg/d），持续使用 3 天。

如果无效，需采取以下措施：
- 继续注射肾上腺素。
- 氢化可的松 500mg 静脉注射（需 3 小时见效）。
- 必要时建立气道（经口插管或气管插管）。

2. 血管性水肿和急性荨麻疹 急性荨麻疹和血管性水肿本质上是急性变态反应，局限于皮肤、皮下组织和其他特定器官，并且可以同时发生。

治疗

- 单纯皮肤肿胀——抗组胺药

如苯海拉明或异丙嗪 50 mg，口服，严重时 25mg 肌内注射。
- 上呼吸道干预
- 肾上腺素 0.3mg 皮下注射或肌内注射，或 5mg 雾化吸入。

3. 急性心源性肺水肿

- 嘱患者卧床。
- 面罩或鼻导管吸氧（8L/min）。
- 三硝酸甘油酯（硝酸甘油）300～600μg 舌下含服；静脉注射硝酸盐优于吗啡（如果血压＞100mmHg）。
- 插入静脉导管（大管径）。
- 呋塞米 40mg 静脉滴注，必要情况下增至 80mg 静脉滴注（或常规口服剂量的 2 倍）。
- 吗啡 1mg/min 静脉滴注（缓慢增至 5～10mg）+甲氧氯普胺 10mg 静脉滴注，用于伴有胸痛时。
- 对无好转的病例，给予持续气道正压通气或双相气道正压通气。
- 静脉切开术（如果情况凶险）。
- 如果发生急性房颤且患者以往没有服用过地高辛，可给予地高辛。
- 院内静脉输注硝酸甘油代替吗啡。

注：牢记以下病因，如：
- 心肌梗死（静息性？）。
- 心律失常。
- 心肌病。
- 贫血。

4. 重症哮喘 重症哮喘是危及生命的情况，且对标准治疗耐受。由于平滑肌重度痉挛和炎症产生的黏膜水肿和黏液阻塞引起显著气道阻塞，所以需要高浓度的药物治疗。

初期治疗

- 面罩吸氧 8L/min 维持血 $SpO_2 > 95\%$。
- 沙丁胺醇喷剂 12 喷（成人）。

或

压缩的氧气（8L/min）将 0.5% 沙丁胺醇持续面罩雾化吸入。

注：可将沙丁胺醇（2ml）和异丙托溴铵（2ml，0.025%），加入到 4ml 生理氯化钠溶液中，通常用于第二次雾化。

- 插入静脉导管。
- 氢化可的松 4mg/kg（如 200～250mg）立即静脉滴注，每 6 小时 1 次，或用泼尼松龙 1mg/1kg，口服，每日 1 次。
- 如症状仍然严重，给予沙丁胺醇 580μg 肌内注射。

如30分钟内无反应（或恶化）进行以下措施：

- 胸部X线检查，排除并发症。
- 动脉血气分析或血氧检测。
- 静脉输注沙丁胺醇7.5μg/（kg·h）。

如果反应差：

- 1∶1 000肾上腺素0.5mg肌内注射，或在监护下静脉注射1∶10 000肾上腺素（1ml静脉注射时间超过30秒）。
- 硫酸镁25～100mg/kg（最多2g）静脉滴注，超过20分钟。

如果仍无反应，即器官衰竭、生命垂危时：

- 插管行间断正压通气（IPPV）。
- 静脉补液，考虑吸入氟烷或异氟烷"解除"支气管痉挛。

5. 阿片类药物性呼吸抑制

- 注意通气（如袖珍面罩）。
- 纳洛酮0.2～0.4mg静脉注射或肌内注射。

注意呼吸抑制复发，或纳洛酮过量引起神经性肺水肿。

6. 低血糖
50%右旋糖酐20～50ml静脉注射（如果很难建立静脉通路，亦可用注射器将药物注入肛门，经直肠缓慢给药）。

或

葡萄糖1ml肌内注射或静脉注射（最实用的选择），然后口服葡萄糖。

7. 心肌梗死或不稳定型心绞痛
参考第41章相关内容。

一线治疗

- 面罩给氧，6L/min。
- 建立静脉通路。
- 硝酸甘油300μg（1/2片）舌下含服，或当血压＞100mmHg时，使用喷剂。
- 阿司匹林300mg（1/2片或1片）。
- 吗啡，1mg/min静脉注射，直至疼痛减轻（最大量为15mg）——通常2～10mg。
- 心电图（由助手操作）。
- 安排救护车和入院治疗。

8. 过度通气
在纸袋（不是塑料袋）或合并的手掌中缓慢重复呼吸。

9. 癫痫和持续抽搐状态
癫痫状态＝初给药后意识未恢复时的反复抽搐——阵挛性抽搐。

连续抽搐＝意识恢复后反复抽搐。

治疗

- 令患者侧躺。
- 确保足够的氧合；开通气道（如口咽插管）；8L/min给氧（检测血糖）。

如果持续时间＞5分钟：

咪达唑仑0.1mg/kg静脉注射（最大10～15mg）或肌内注射（可鼻内给药0.2mg/kg，或儿童通过滴入嘴经口给药，0.3～0.5mg/kg）。

或

地西泮0.05mg/（kg·min）静脉滴注，直到抽搐中止或发生呼吸抑制（注意呼吸抑制和其他重要变化）；成人通常需注入10～20mg。

或

氯硝西泮1～2mg立即静脉注射，然后0.5～1mg/min静脉滴注，直到抽搐中止或发生呼吸抑制。

随后（所有以上苯二氮䓬类药物用过后）：

苯妥英钠15～20mg/kg静脉滴注，超过30分钟（成人）。

或

丙戊酸钠400～800mg（增至10mg/kg）。

其他可用药物：

- 苯巴比妥、硫喷妥钠。

六、叮咬伤

在澳大利亚和美国经常发生动物、蜘蛛和昆虫的叮咬伤，但很少发生致命咬伤。

1. 蛇咬伤
发生在捕蛇者和杀蛇者中更常见且更严重。蛇在交配或者蜕皮（1年约4次）时，更具攻击性。他们用身长的1/3以3.5m/s的速度进行攻击。超过70%的咬伤部位在腿。在澳大利亚水域海蛇不是主要问题所在。

（1）急救

① 尽可能使患者制动。

② 不要清洗、切割、按摩伤口，可以使用冰块或止血带。

③ 立即牢固包扎咬伤部位（不要太紧）。最好用15cm弹力绷带；应延伸至伤口上15cm（如若咬

伤在足踝部，应包扎腿部到膝盖部分）。

④夹板固定患肢：最好用硬木棒或木板。

⑤转诊到医疗站接受确切治疗。

禁用酒精类饮料或兴奋剂。

注：用拭子或新鲜尿液进行毒液检测，但只能识别蛇种。

患者临床观察稳定时，可以除去绷带。观察毒液螯入的症状和体征。

（2）**毒液螯入**　不是所有被蛇咬伤的人都会中蛇毒，除非有确切的中毒证据，否则不能给予抗蛇毒血清。如果有明确的蛇咬伤史，如抓蛇、光脚或手放在蛇洞里，那么更可能是毒蛇咬伤。

蛇咬伤的早期症状包括：

- 恶心、呕吐（早期可靠症状）。
- 腹痛。
- 大量出汗。
- 严重头痛。
- 视物模糊。
- 语言不流畅或吞咽困难。
- 凝血障碍（如血尿）。
- 淋巴结轻度肿大。

最严重的危险是呼吸道梗阻、呼吸衰竭和非预期凶险出血（如颅内出血）。

具体内容参考图132.2（见下页）。

（3）**检查和观察**

- 仔细观察（生命体征、意识状态等）。
- 检测尿血和尿蛋白。
- 注意凝血功能（如咳血、咯血、伤口或血管注射部位出血、血尿）。
- 全血凝血时间（普通玻璃管）：正常＜5～8分钟，＞15分钟有意义。
- 凝血障碍筛查。
- 毒素检测：伤口（最佳）或尿液（不是常用指标）。

（4）**毒蛇咬伤治疗**：见注2（下方）

- 持续抚慰患者。
- 缓慢静脉滴注生理氯化钠溶液。
- 肾上腺素备用。
- 稀释抗毒血清（1:10，溶于生理氯化钠溶液中），并通过生理氯化钠溶液管道，缓慢注入，超过30分钟。
- 肾上腺素、氧气、皮质激素备用。
- 监测生命体征。
- 必要时行基础生命支持。

注1：肾上腺素预防使用具有争议，一些学者主张预防使用以对抗抗蛇毒血清反应。如果是棕色蛇咬伤或出现凝血功能障碍最好避免预防使用肾上腺素。

注2：除非有明显咬伤症状或生化指征（如尿阳性、凝血异常），否则不可应用抗蛇毒血清。

注3：1瓶安瓿可能足够，但可能需要3瓶或更多，尤其是在发生凝血障碍的情况下。

2. 蜘蛛咬伤　多数蜘蛛的毒素只引起局部疼痛、红肿，但是悉尼漏斗网蜘蛛毒性可迅速致命。

（1）**急救**

- 悉尼漏斗网蜘蛛：同蛇咬伤。
- 其他蜘蛛：冰袋冷敷，禁用绷带。

（2）**治疗**

①悉尼漏斗网蜘蛛

中毒症状（按顺序）

- 肌肉震颤—四肢→舌/唇。
- 明显流涎、流泪。
- 立毛。
- 呼吸困难
- 神经症状（如方向障碍、昏迷）。

治疗

- 特异抗毒血清（通常4～8瓶）。
- 复苏及其他支持措施。

②其他蜘蛛咬伤：多数蜘蛛的毒素仅引起局部症状，但一种少见的澳大利亚红背蜘蛛和其同属黑寡妇蜘蛛能够引起中毒反应。虽很少致命，但对于老弱幼者其毒性较严重。伤口容易发生感染。

中毒治疗（很少需要）：

- 抗毒血清肌内注射或静脉滴注。

3. 蜜蜂叮咬

（1）**急救**

- 用指甲或刀片从侧面刮掉蜂刺。不要用手指挤压。
- 20%硫酸铝溶液或甲基化酒精。
- 冰敷叮咬部位。
- 休息、抬高患肢。

如果产生过敏，按前面的概述治疗。

（2）**预防措施（如果有高敏感性）**

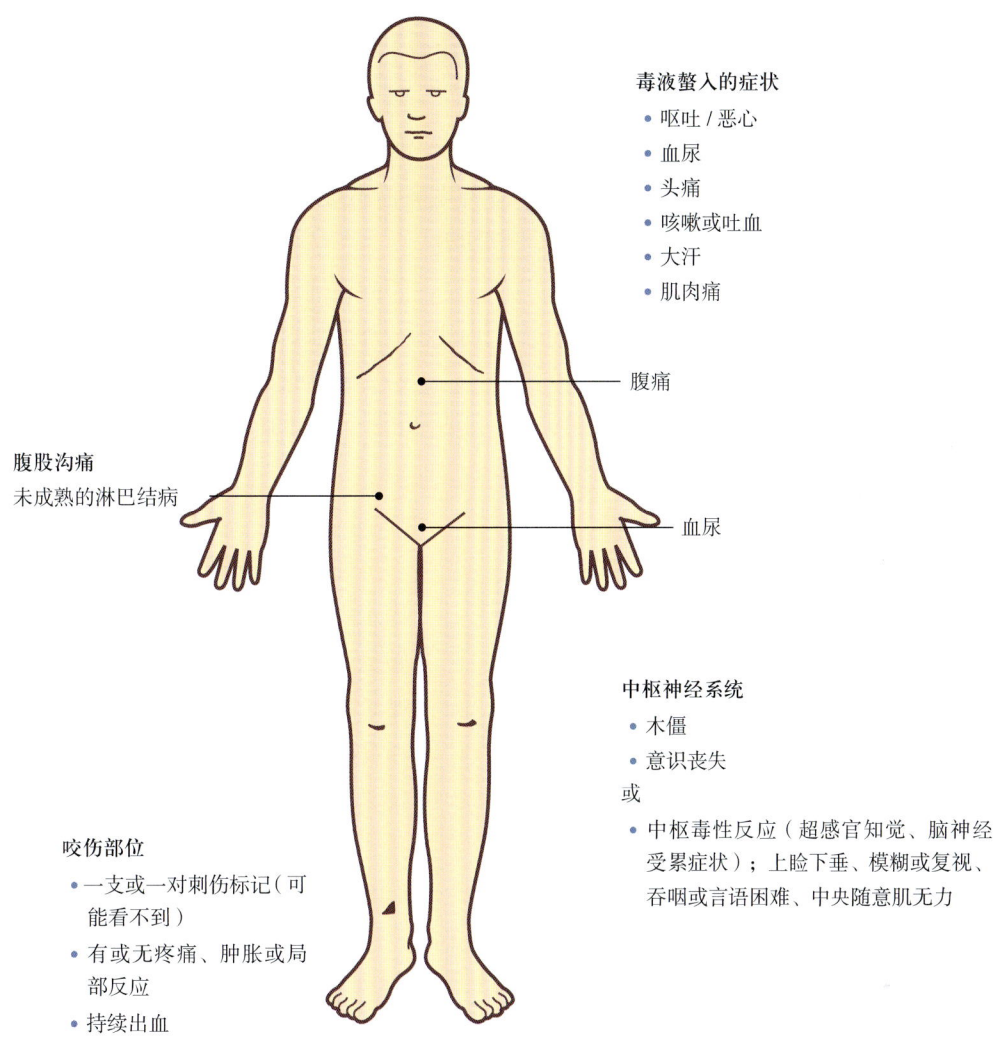

图 132.2　如何识别蛇咬伤

- 尽量避免接触蜜蜂（黄蜂）。
- 蜜蜂（黄蜂）毒素免疫治疗。蜜蜂、黄马褂黄蜂和虎头蜂之间不存在交叉过敏。需要特异性减弱对黄胡蜂的敏感性。对于蜜蜂使用单纯血清抗原。
- 对以下患者予以免疫治疗
  — 哮喘病史，对蜜蜂叮咬有严重反应者。
  — 至少有 3 处叮咬伤并伴有反应逐渐加重。
  — 职业暴露者有明显的反应。
  — 毒素特异 IgE 抗体（RAST）升高或毒刺试验阳性。

4. **蜈蚣和蝎子咬伤**　主要症状是剧烈且长时间的疼痛。

急救

- 局部热敷（如热氨水—家用漂白剂）。
- 清洗伤口。
- 伤处局麻渗透（如 1～2ml 利多卡因）。
- 考虑阿片类药物止痛。
- 考虑用异丙嗪注射。
- 检测破伤风免疫状况。

5. **箱型水母（或海黄蜂、澳大利亚箱型水母）**　箱型水母是澳大利亚水域最危险的水母，已经造成至少 80 例剧烈疼痛和猝死病例[4]。被咬伤者在数分钟内死于心肺衰竭。它们的触须最长达 180m。被咬处呈"磨砂状阶梯样"。这种水母只在南回归线以北（西至埃克斯茅斯，东达格莱斯顿）的热带水域活动，并出现在夏天的海岸水域。

（1）预防

- 在危险月份，避免在"水母警报"水域游泳、划船和涉水。
- 其他，穿"防刺服"。

（2）治疗
- 将伤者转移到岸上以防溺水。
- 向触须泼醋（禁用酒）超过 30 秒，阻止其活动——1 次可多达 2L 醋。
- 小面积伤口用冰袋冷敷，大面积伤口用冰块按摩。
- 检查呼吸、脉搏。
- 必要时立即行心肺复苏术。
- 开通静脉通路输注胶体液；必要时吸氧并给正性肌力药。
- 箱水母抗毒血清肌内注射，或如果伤口面积大静脉滴注血清（可能需要几安瓿）。
- 必要时止痛（冰块、利多卡因、止痛剂）。

注：可能发生延迟反应——几周后叮咬可以引起疼痛（口服皮质激素有效）。

海峰水母蜇伤不推荐使用压力固定包扎。

6. 艾鲁肯德吉（Irukandji）综合征[5]　艾鲁肯德吉综合征是由伊鲁康吉水母（*Carukia barnesi*，一种箱型水母）叮咬引起的。伊鲁康吉水母是一种能够穿透身体安全网的海蜂水母属。症状开始时是有轻微刺痛，随即出现严重症状（通常 30 分钟后）。
- 严重腰痛、肌肉抽搐。
- 胸痛、出汗、焦虑。
- 焦虑、躁动、濒死感。
- 剧烈头痛、呕吐。

无特效的急救方法或抗毒血清，肺水肿和心搏骤停会引起死亡，仍需复苏措施，包括：吗啡 5mg，静脉注射，根据需要每隔 5 分钟给药 1 次，控制高血压（例如酚妥拉明、持续气道正压给氧治疗肺水肿）和静脉注射镁剂。

7. 刺鱼　刺鱼的尖刺有毒腺，如果被其刺到皮肤或仅擦过皮肤都会引起剧烈疼痛。最有名的刺鱼是石鱼。其他有狮子鱼、鲶鱼、海胆和棘冠星鱼（X 线下识别）。其毒素通常是热敏感的。黄貂鱼可以引起长而深的伤口，有重复感染的可能。

（1）毒液蜇入
- 剧烈疼痛。
- 局部肿胀。
- 发绀。

（2）治疗
- 清洁伤口，注意彻底清创。
- 用温水浸泡伤口（不要太烫，43℃），可以瞬间缓解。
- 给予单一止痛药。
- 如果疼痛未缓解，予 1% 利多卡因局部注射；若疼痛仍不缓解，可试用维生素 B_6 50mg 于损伤处注射。
- 特异性抗毒血清对石鱼刺伤是有效的。可以肌内注射或静脉注射。

8. 软体动物咬伤（蓝环章鱼、锥壳）　软体动物的毒液可引起持续肌力减弱而导致呼吸肌麻痹，从而危及生命。

治疗
- 伤口加压包扎（通常是手部和手臂）。
- 固定患肢。
- 转运（救护车为宜）到医疗站。
- 观察并处理呼吸肌麻痹，给予呼吸及循环支持。

9. 白蛉咬伤　口服维生素 B_1 可以预防白蛉咬伤，原因可能是其改变体味的性质。

剂量：维生素 B_1 100mg，口服，每日 1 次。

10. 其他叮咬伤　包括蚂蚁、黄蜂和某些海蜇类咬伤。

急救
- 用大量凉水冲洗伤口。
- 将醋（用量不限）、20% 硫酸铝溶液（乙酸异丁酯）敷伤口，持续约 30 秒。
- 冰敷数分钟。
- 如疼痛难忍可涂抹舒缓止痒霜或 5% 利多卡因乳膏、药膏。

发生急性变态反应时需药物治疗，未发生变态反应则可不用。

11. 蜱虫嵌入　对于人类尤其是儿童来说某些种类的蜱虫是非常危险的。澳大利亚蜱性瘫痪多发生在东海岸。应留意 1~5 岁儿童——在他们的耳后经常发现蜱虫。如果蜱虫附着到人头部或颈部，通常是耳后部分，会引起严重后果。由于不能区分是否具有危险性，必须尽早去除。蜱虫应该全部被去除——不能在皮下遗留其口器。不要抓住扁虱的身体拉扯，因为这样做不能祛除扁虱，反而使更多的毒液注入宿主体内。

按照正规方法，很多医师用精细镊子或小钳子抓住扁虱的脑袋，将其拉出来，此方法有效。但下面所述方法更为有效。

(1) 户外急救摘除
- 将结实的细线（像半结套索），尽可能贴近皮肤缠住蜱虫头部，快速扭转拖拽。材料可以是结实的丝线或牙线。
- 除虫菊酯类喷剂也是有效的。

(2) 常规治疗程序
- 嵌入部位小剂量局麻浸润。
- 用 11 号或 15 号手术刀片做小范围的切除，包括蜱虫口器部分，确保蜱虫被全部去除（图 132.3）。
- 小缺损可用绷带（创可贴）包扎。
- 去除后需密切观察。

12. 人和动物咬伤 此类咬伤可能引起化脓性感染，应给予常规处理。详见第 136 章的概括。

七、急诊案例荟萃

1. 电击伤

(1) 依据 来自焊接机或闪电的直流电比交流电更容易引起电解性组织损伤和灼伤。
- 损伤离电击入口或出口处较远。
- 剧烈肌肉收缩能够引起骨折或肩关节后脱位。
- 家庭电击伤引起心脏骤停（室颤）和心肌损伤比较常见。
- 可能发生四肢或指（趾）缺血性坏死。
- 表面创伤较小可能具有误导性（图 132.4）。
- 幸存者往往存在神经功能障碍和神经后遗症。

(2) 处理原则

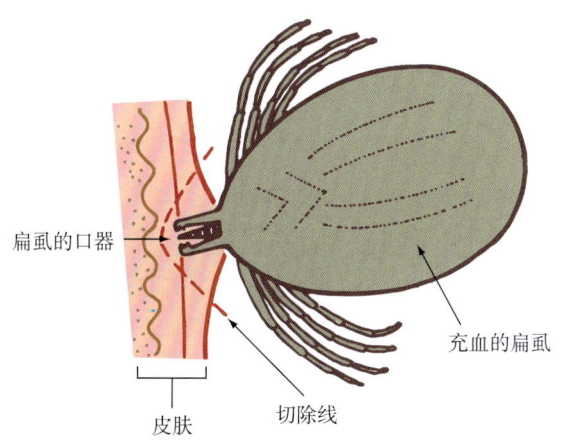

图 132.3 蜱虫的摘除

- 关掉电源，营救者使用干毛巾等绝缘物品。
- "处理临床死亡"。
- 给予通气、呼吸、循环支持。
- 心搏骤停时可拳击复律。
- 考虑使用颈托（颈椎骨折？）。
- 行基本心肺复苏术，包括除颤（必要时）。
- 检查
— 仔细检查四肢。
— 视情况行肢体或脊柱 X 线检查。
— 检查有无肌红蛋白尿和肾衰竭。
— 预防破伤风梭菌和梭状芽孢杆菌感染。
- 寻求专家的帮助，如送往重症监护室、烧伤科。

2. 雷击

(1) 预防（雷雨天）
- 不要在树下或高物体下避雨（溅水现象，见图 132.5）[6]。
- 待在室内——建筑物或关闭的车内避雨。
- 避免使用电话。
- 避免持金属物体（如高尔夫球杆）。
- 尽量贴近地面（如蜷缩在沟里）。
- 避开人群。

(2) 临床影响
- 烧伤（90%）："闪燃"现象——衣物分解。
- 爆炸伤（如脾破裂、硬膜下血肿、鼓膜穿孔）。
- 家庭电击伤（不常见）。

3. 汽油和溶剂
常见的可吸入性物质有汽油、胶水、油漆，以及喷漆罐和其他气雾剂。

3 个主要急症
- 战栗和痉挛：静脉或肌内注射咪达唑仑，或静脉注射地西泮（发生抽搐时）。
- 躁动、攻击行为、自残：让患者在灯光明亮的屋中，并保持安静。予地西泮镇静，氟哌啶醇治疗幻觉或妄想。
- 全身乏力，可能存在急性感染（如胸部感染）或贫血，有必要进行检查和转诊。

4. 溺水
溺水是指淹没在液体介质中，发生窒息后存活下来。

需要记住，长时间淹溺后（最长达 30 分钟），复苏术仍然有效，并且在脉搏消失或瞳孔散大时，仍要尝试复苏术。常规应用基础生命支持和心肺复苏

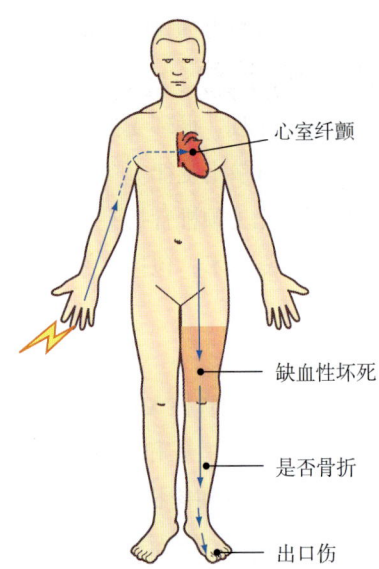

图 132.4　电击对人体的影响

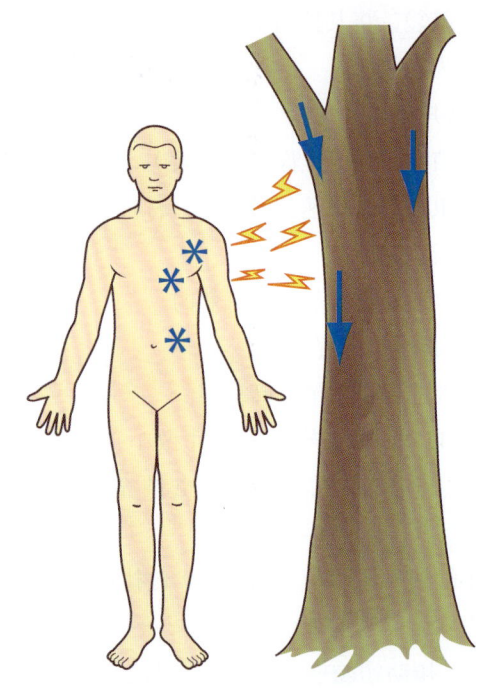

图 132.5　飞溅效应：电流从树上反射到人体

所有有症状的患者都需要给予高流量吸氧及合理的持续正压或双相气道正压给氧，插管的患者可给予呼气末正压通气（PEEP）。

在英国，已经成功地通过气管导管给予人造表面活性剂。

海水和淡水溺水后的处理方法和结果无明显差别。应对患者保暖，如用热气毯（可用的话）和温暖的液体。

5. 鼻出血　参照第 60 章相关内容。

6. 阿片类药物（海洛因）过量　参照第 76 章及本章相关内容。

7. 偏头痛　参照第 57 章相关内容。

八、重要急救技能

1. 心肺复苏术　所有医生都必须熟练掌握的基本生命支持治疗。每天就诊的患者都存在猝死的可能。其中包括心肺骤停（cardiopulmonary arrest，CPA）。大约 75% 的心脏骤停的原因是心室纤颤，并且超过 75% 的患者存在严重的冠状动脉性疾病[7]。心搏骤停（无意识、无脉搏、无呼吸）3 分钟后，永久性大脑功能障碍的风险逐渐增加。

猝死的主要病因概括在表 132.1[8]。

应遵循心脏骤停的 ABC 基础生命支持方法，但 DRABCD 是最佳方案（如有备用的除颤仪应先除颤——预后与除颤速度相关）。院外心搏骤停患者的"生存抢救链"原则见图 132.6。

基础生命支持[9]　以下是晕倒或明显意识丧失成人患者正确的 DRABCD 方案：

D = 风险评估

R = 反应评估

表 132.1　猝死病因

心律失常
·室颤（75%）
·室性心动过速
·尖端扭转型心动过速（药物？）
·病态窦房结综合征
·严重心动过缓
突然泵衰竭
·急性心肌梗死
·心肌病
心血管破裂
·心肌破裂
·主动脉夹层动脉瘤
·蛛网膜下腔出血
急性循环障碍
·肺栓塞
其他
·肺动脉高压
·二尖瓣脱垂
·电解质紊乱
·胶毒吸入

A = 开放气道
B = 人工呼吸
C = 胸外按压/CPR
D = 除颤

① 摇动并呼喊患者。
② 检查呼吸情况。
③ 检查脉搏（触摸甲状软骨旁颈动脉）。
④ 呼救（无脉搏时）。
⑤ 用手指清除口咽异物（清除干净）。
⑥ 将患者安置在平硬的物体表面。
⑦ 捶击心前区（如果证实心搏停止）。
⑧ 头部侧倾（至最大程度）。
⑨ 举颏（可用导气管）。
⑩ 开始基础生命支持。

- 人工呼吸（RBs）——2次强有力的呼吸。
- 胸外按压（不间断）——30次。
- 持续交替按压30次胸部（速率80～100次/分）和2次强有力的人工呼吸。

使用体外自动除颤仪（必要时）。

注：无论救援者是1个还是2个，尤其是无经验者，胸外按压：人工呼吸比例均为30:2。

心肺复苏的基本步骤见表132.2，基本生命支持流程见图132.7。

注：国际联络委员会复苏（ILCOR）指南已在2010年底发布：www.ilcor.org。

2. 人工呼吸（通气）方法 使伤者头部处于"呼吸清晨空气"样的位置（头后倾，下颌抬高），施救者深呼吸，并用唇部包住伤者口鼻。使用口对口人工呼吸时捏住伤者鼻子，几秒钟内吹两次气（图132.8、图132.9）。人工呼吸（通气）是唯一能使伤者成功呼吸的人工通气急救法[7]。如果胸廓没有起伏活动，表明气道存在阻塞，如果方便，可用吸管清洁口咽部。保留义齿以便人工呼吸。复苏管或Laerdal气囊面罩（应存放在医用急救包中）对于EAR是理想的选择，减少口与口接触并提高通气功效。

3. 胸外按压 心脏骤停后行心脏按压是有证据支持的。这样的按压是安全的——找到胸骨剑突切迹，一只手掌跟覆盖胸骨下半部分（成人），另一只手掌跟放在前面手上十指交叉。记住保持手臂和肘部垂直，使胸骨节律性下陷4～5cm。保持这个深度以防导致肋骨骨折或更糟糕的情况。手指不能

表 132.2　CPR 基本步骤

	婴儿	成人	儿童
胸部按压（次/分）	100	80～100（大） 100（小）	80～100
按压深度（cm）	2～3	3～4	4～5
按压位置	胸骨中部	胸骨中部	剑突上4cm
方法	2个手指	1只手	2只手
通气（次/分）	20	16	12
头部倾斜	无	中度	完全

生存链

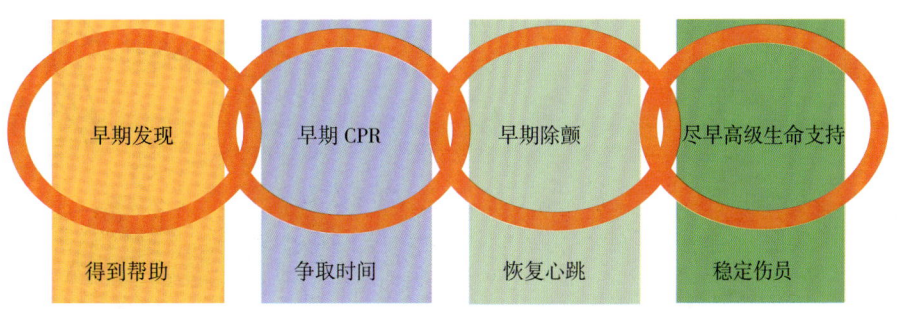

图 132.6　院外心脏骤停患者生存抢救链

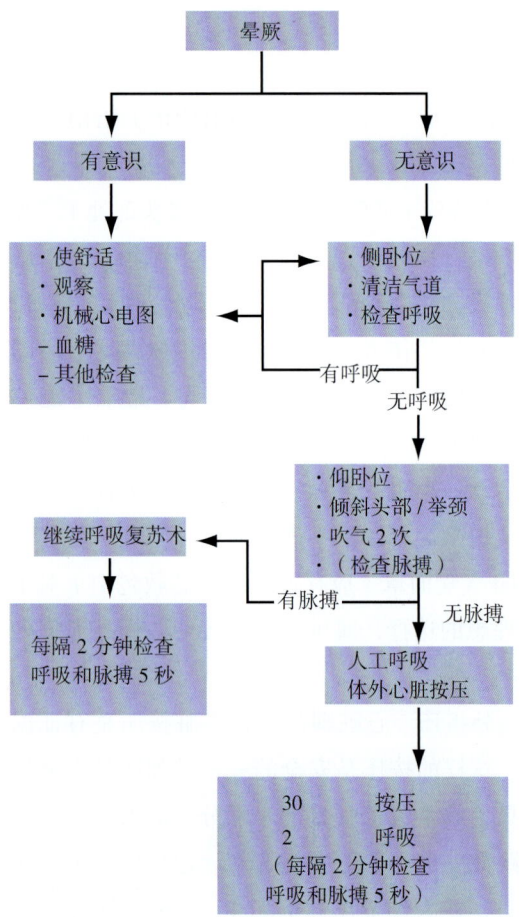

图 132.7　基本生命支持步骤：猝倒患者的心肺复苏术

接触胸部。

1 次按压持续时间为 0.5 秒，然后松开——按压应保持平缓、规律、不间断。

检查瞳孔大小、瞳孔对光反射、颈动脉或股动脉搏动。理想的按压能够引起股动脉搏动。CPR 期间，其他医务人员可检查颈或股动脉搏动（图 132.10）。

心肺复苏术的维持：如果心肺复苏 30 分钟后仍无效，可考虑停止心肺复苏。但下列情况下可延长心肺复苏时间：在冷水中溺水、海洋生物的螯刺毒作用、蛇咬伤和某些中毒（如氰化物和有机磷中毒）。

4. 高级生命支持　高级生命支持依赖于有可以利用的技术人员和适当设备。

初始支持治疗包括：

- 气道管理。
- 气管插管（附带氧气袋）。
- 心电监护。
- 开通静脉通路（大的外周静脉或中央静脉）。

初始治疗包括：

开放气道：

1. 清洁异物　　　　　口：用手指清洁

　　　　　　　　　　气道：击打肩胛骨之间区域用

　　　　　　　　　　哈姆立克操作法

　　　　　　　　　　（Heimlich manoeuvre）

2. 将患者仰卧在平的、坚硬的物体表面(a)。注意口咽部的组织是否阻塞气道。

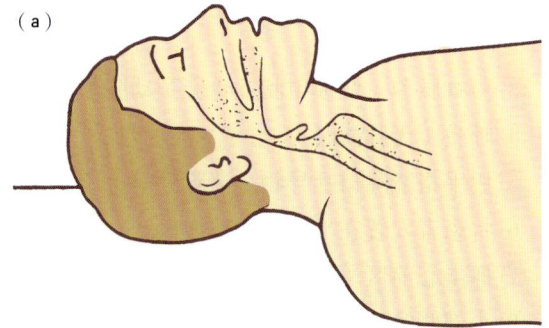

3. 为克服这一点，仰额（a）加举额（c）（注意：如果怀疑脊髓损伤，避免大角度移动颈部，但首先要清洁气道）

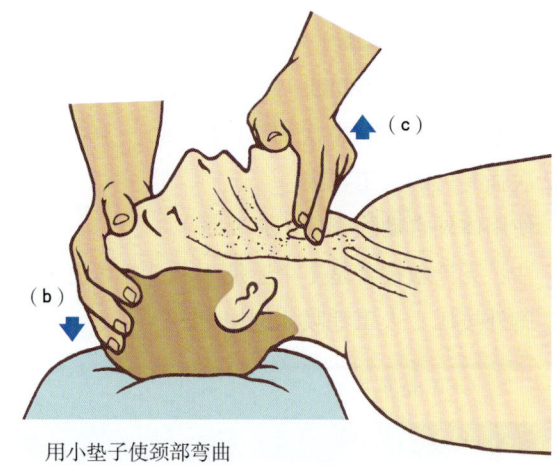

用小垫子使颈部弯曲

图 132.8　基础生命支持：A= 开通气道

呼吸复苏：

1. 10 秒内给予 5 次完整的吹气。
2. 观察胸部，而不是腹部。
3. 看、听、感觉呼吸。
4. 检查颈动脉搏动。
5. 如果无动脉搏动，开始心脏复苏。

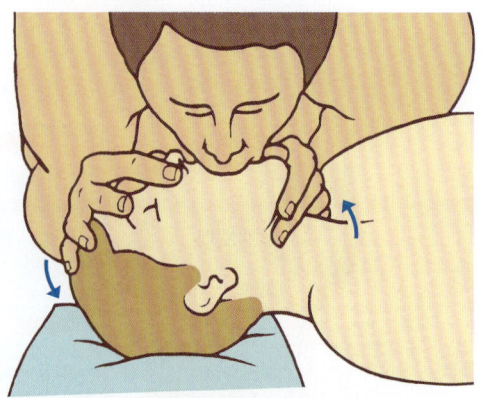

图 132.9　基础生命支持：B= 人工呼吸

（a）
1. 如果颈动脉和股动脉无脉搏，立即开始胸外按压
2. 见图132.7的节律

（b）

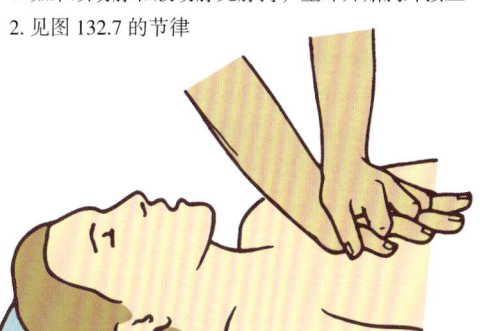
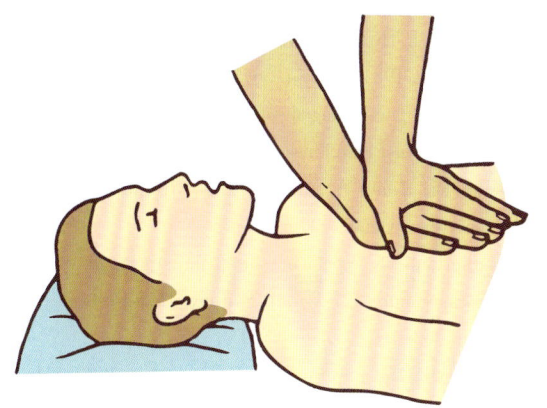

用交错的手指体外心脏按压（a），用伸展的手指（b）。一只手掌跟放在胸骨下段剑突胸骨联合上2指，另一手掌跟放在第一个手背上，保证手指没有施加压力。患者躺在坚硬的物体上，操作者与肩处于同一水平。

图132.10　基础生命支持：C=胸部按压

- 除颤。
- 吸氧。
- 作用于心脏的药，尤其是肾上腺素。

如果不能获得心电图，那么最好的做法是：
- 除颤。

如果不成功：
- 静脉注射肾上腺素。

5. 心脏除颤[9]
- 尽量减少按压中断。
- 对心室颤动、无脉性室性心动过速给予单一电击而不是叠加电击（单一电击模式）。
- 心搏骤停时有专业医疗人员在场且有人工除颤仪可用，那么第一次除颤时最多可行3次电击（叠加电击模式）。
- 双相除颤仪（通常双相在360焦）——已确定在其他的能级也是有效的，如果了解的话，应该使用这些能级。然而医疗人员不能确定特定设备推荐的能级，则应立即行默认的200焦水平。
- 每次除颤后，检查脉搏和心搏前，行2分钟心肺复苏术。

除颤时，两个电极板应正确的放在胸壁上，有以下两种位置。
- 一个在右侧胸骨上部，另一个在心尖处（图132.11）。
- 一个在前胸壁，另一个在左肩胛骨尖下方。

剃去胸毛使电极板与皮肤充分接触
高级心脏生命支持步骤见图132.11[10]。

6. 紧急静脉通路　紧急情况下，从肘窝处静脉插入外导管目的是建立最早的外周静脉通路。大失血时可能需要多根管道。

7. 其他路径
- 中央静脉插管：大部分医生应该掌握标准颈外静脉插管方法。
- 外周静脉切开术。
- 骨内注入（见第90章相关内容）。

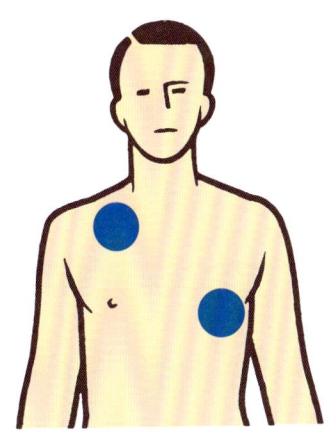

图132.11　除颤时电极板标准位置

参考文献

[1] Murtagh J. The anatomy of a rural practice. Aust Fam Physician, 1981, 10: 564–567.

[2] Hogan C. The management of emergencies in general practice. Aust Fam Physician, 1989, 19: 1211–1219.

[3] Mehr S, Kemp A. Anaphylaxis. Update. Medical Observer, 2 October 2009: 24–25.

[4] Sutherland SK. Venomous bites and stings. In: MIMS Disease Index (2nd edn). Sydney: IMS Publishing, 1996: 563–567.

[5] Fenner P. Marine bites and stings. Today, 2002; 3(1): 26–31.

[6] Crocker B, Thomson S. Lightning injuries. Patient Management, 1991, November: 51–55.

[7] Kumar PJ, Clarke MC. Clinical Medicine (5th edn). London: Bailliere Tindall, 2003: 781–782.

[8] Tierney LM, et al. Current Medical Diagnosis and Treatment (45th edn). New York: The McGraw-Hill Companies, 2006: 380–301.

[9] Jacobs IG (Chair). New changes to resuscitation guidelines. Australian Resuscitation Council, 2006 <www.resus.org.au>.

[10] American Heart Association in collaboration with International Liaison Committee on Resuscitation. Guidelines 2000 for Cardiopulmonary Resuscitation and Emergency Cardiovascular Care: International Consensus on Science, Part 3: adult basic life support. Resuscitation, 2000, 46(1–3): 29–71.

出诊箱和其他急救设备 第133章

> 几乎每一个上床睡觉的人都想有一整晚的休息,但医生像位站岗的哨兵一样,必须随叫随到。
>
> Karl F Marx (1796—1877)

全科医生出诊和进行家访需要携带传统的出诊箱,内有基本检诊治疗工具、药物(包括急救用药)、医用单和其他各种相关必需物品。乡村医生会遇到更多的家庭和路边求救呼叫情况,因此更加必须使用医用出诊箱[1]。以下推荐内容仅仅是反复核对的指南。

一、出诊箱基本要求

- 结实牢固。
- 带锁(如密码锁)。
- 内部实用。
- 整洁。
- 一次性用品。
- 便携手电筒。
- 定期更换过期药品。
- 放在阴凉地方(不要放在车后备箱)。

1. 医用单(清单)

- 信纸信封。
- 处方笺。
- 入院单。
- 病假条。
- X线、病理申请单。
- 账单表。
- 危险药物记录本。
- 附加备注。
- 大的用于记录出诊情况黏性标签(并附上患者的病史,随后贴到病史中)。
- 急诊绑带标签。
- 推荐信(去精神病医院)。
- 笔。

2. 其他必需品

- 快速参考卡
- — 医用包清单[1-3]。
- — 药物用量,各年龄组。
- — 重要电话号码。
- 当地地图。
- 公共电话卡或硬币。
- 《急诊医学手册》。

3. 装备

- 血压计(无液气压计)。
- 听诊器。
- 诊断设备(耳镜+检眼镜)。
- 压舌板。
- 止血带。
- 小的针头处置瓶。
- 剪刀。
- 2ml、5ml、10ml注射器。
- 19、21、23、25号针。
- 头皮(蝴蝶)针。
- 16、18、20号静脉滴注管。
- 酒精棉签。
- 微孔卷尺。
- 温度计。
- "雾化器"(如哮喘时用的雾化吸入器)。
- 动脉钳。
- 验尿棒。
- 病理标本瓶。
- 皮肤拭子、咽拭子。
- 手电筒。
- 叩诊锤。
- 口咽导管(如复苏管——图133.1、Guedel口咽通气管)。
- 手术刀(一次性)。
- 锉刀(处理安瓿瓶)。
- 检查手套。

4. 药物

(1)药物(口服)

- 常用药

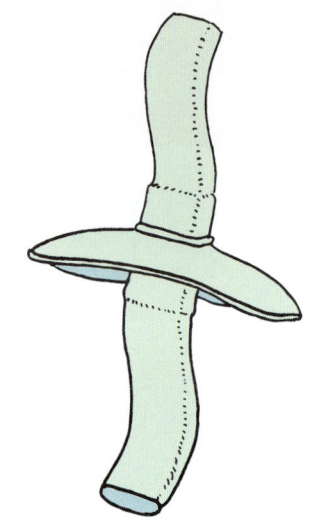

图133.1 双腔复苏管

— 镇痛药。
— 抗生素。
— 止泻药。
— 止吐药。
— 抗组胺药（图133.2）。
— 镇静药。
- 硝酸甘油。
- 可溶性阿司匹林（用于心肌梗死）。
- 舒马普坦（英明格）。

（2）药物（喷剂）
- 硝酸甘油。
- 沙丁胺醇喷雾（见喷剂）。

（3）药物（外用）
- 麻醉眼药水。

（4）药物（注射剂） 参照表133.1和表133.2。

Johnston等对昆士兰512名全科医生的调查显示，急救设备和必备药品是必须携带的[4]。常见的急症情况包括急性哮喘、精神急症、癫痫、低血糖、过敏、意识障碍、休克、中毒和药物成瘾。多数全科医生准备15种或16种以上的急救包药物。常用药包括肾上腺素、苯托品、地西泮、胰高血糖素、氟哌啶醇、氢化可的松、纳洛酮、沙丁胺醇（吸入剂）。

携带哪些药物通常也是一个专业性问题。可以少到只带肾上腺素、地西泮、纳洛酮和吗啡等几种药。建议不要携带哌替啶，因为吗啡不会加重痉挛，可用于缓解肾绞痛、胆绞痛。曲马多是传统镇痛药阿片类的替代药物（100mg/2ml，注射）。

（5）药物（栓剂）
- 吲哚美辛。

二、乡村医生出诊箱

乡村医生，尤其是在偏远地区的，当被叫到事故现场或其他紧急情况时，通常用机动车携带辅助设备。设备的选择随地理因素、救护车、特殊利益和救护者热情改变。

1. 药物储存 主要问题是阿片类药物的安全保存，避免高温（保持＜25ºC），方便急诊获取，以及在登记簿上仔细记录药物。白喉和破伤风疫苗应该冷藏。

2. 事故工具包 下表列出了偏远乡村医生出诊箱中的物品清单，仅一个标准公文包大小。
- 手电筒和备用电池。
- 无菌压力绷带。
- 胶条（大、小）。
- 塑料消毒容器。
- 大孔针头。
- 无菌缝合包。
- 缝合材料。
- Gillies钳。
- 小号剪刀。
- 大号剪刀（剪衣物用）。
- 动脉钳×2。
- 袖珍面罩（图133.3）。

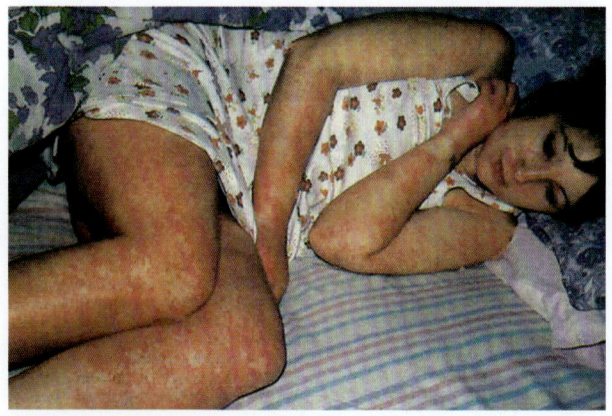

图133.2 对一名25岁上呼吸道病毒感染引起的急性荨麻疹女性的家访照片。给25mg异丙嗪肌内注射治疗其剧烈瘙痒和呕吐

表 133.1　应急医用包中的药物[5, 6]

药物	应用	指征
肾上腺素*	1mg/ml（1∶1 000）	超敏反应和过敏性休克、哮喘↑、室性停搏、喉炎、室颤（辅助CPR）
硫酸阿托品	0.6mg/1ml	心动过缓（心梗后）、第二度、第三度房室传导阻滞、输尿管绞痛↑、有机磷中毒
甲磺酸苯扎托品*	2mg/2ml	急性排斥反应
青霉素*	3g，10ml 注射用水	脑膜炎菌血症、肺炎（成人）
头孢曲松#	2g 粉末，溶于 10ml 溶剂	脑膜炎菌血症、败血症
地塞米松	4mg/1ml	重症哮喘（尤其老年人）、中重度喉炎、过敏、急性肾上腺皮质危象
地西泮*	10mg/2ml	癫痫和惊厥发作、急性焦虑和严重紧张性头痛、精神病突发事件（包括酒精戒断）
双羟麦角胺	1mg/ml	严重偏头痛、丛集性头痛
马来酸麦角新碱	0.25mg/1ml	子宫出血、流产或产后出血
呋塞米*	20mg/2ml	左室心力衰竭、急性肺水肿
胰高血糖素*	1mg + 1ml 溶剂	低血糖（胰岛素或口服治疗）
葡萄糖#	50%（500mg/ml，50ml）	低血糖
硝酸甘油	吸入，400μg	急性冠脉综合征
氟哌啶醇*	5mg/1ml	精神病急症，如严重躁动、精神病、偏头痛
氢化可的松*	氢化可的松琥珀酸钠 100 mg/2ml；250mg/2L	过敏反应、重症哮喘、肾上腺皮质危象、甲状腺危象、急性变态反应
甲氧氟烷	每袋 3ml，吸入	急性疼痛
咪达唑仑#	5mg/1ml	同地西泮
甲氧氯普胺* 或丙氯拉嗪	灭吐灵 10mg/2ml 吐来抗 12.5mg/ml	剧烈呕吐（如梅尼埃病、胃炎）、急性内耳炎、偏头痛
硫酸吗啡*	15mg/1ml	急性肺水肿、缓解剧烈疼痛（如心脏疼痛、绞痛）
纳洛酮*（不只一安瓿）	盐酸纳洛酮 0.4mg/ml	阿片类药物呼吸抑制
异丙嗪*	50mg/ml	急性过敏（图 133.2）、止吐
沙丁胺醇*	MD 吸入剂和（或）喷剂	支气管哮喘、其他支气管痉挛
曲马多	100mg/2ml	中、重度疼痛
注射用水	5ml	稀释用

* 基本药物。
↑ 可能用到的替代药。
非 PBS 医用包条款供应药。
表中所列药物除沙丁胺醇外，其他所有药物均为注射剂。

- 中型手电筒。
- 硬颈圈。
- 三角巾 ×2。
- 弹力绷带 ×2。
- 空气夹板 ×2。
- 一次性手术刀片。
- 曲别针。
- 无菌纱布。
- 导尿管。
- 悬挂静脉输液包的挂钩。
- 静脉输液管。
- 聚明胶肽注射液 ×2。
- 液体包。
- 静脉注射液 1L（生理氯化钠溶液）。

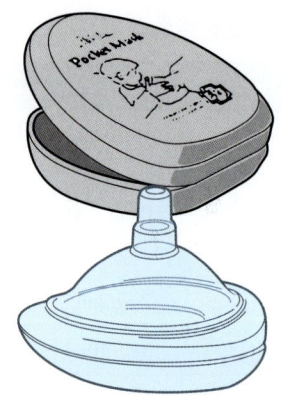

图 133.3　Laerdal 袖珍面罩

包内的物品可提供一般事故急救，具体如下：
- 外伤出血（如动脉出血不止）。
- 张力性气胸。
- 颈椎骨折。
- 四肢骨折。
- 肩胛骨骨折。
- 蛇咬伤。

此外，一些乡村医生会携带环锯，以便处理硬膜外血肿。

3. 复苏包　乡村医生可以携带以下复苏装备，其中包含：
- 氧气。
- 吸氧管。
- 喉镜。
- 气管内插管。
- 口咽导气管。
- 气管内转接器。
- 面罩（如 Laersal 袖珍面罩、单阀门或复合面罩）

基本装置包括：
- 儿科用气管切开插管。
- 弹性止血带。
- 静脉输液针。
- 静脉输液管。
- 聚明胶肽注射液 500ml。
- 一次性手术刀（用于切开静脉）。
- 铬肠线（用于切开静脉）。
- 蚊式止血钳（用于缝合和结扎静脉）。
- Magill 钳。

其他应该携带的物品：
- 复苏球囊、吸引器 + 氧气罐（代替氧气复苏器）。
- 生理氯化钠溶液或 Hartman 溶液。
- 碳酸氢钠（100ml）。
- 便携式心电图机和除颤仪（如 Heartstart 除颤仪）。

三、事故现场注意事项[5, 6]

- 保护自己不受伤害。

表 133.2　其他心血管和呼吸系统药物（备选）[4, 5]

注射用药物	规格	适应证
腺苷	6mg/2ml	室性心动过速
异丙肾上腺素	1mg/ml	阿托品引起的心动过缓
酒石酸间羟胺	10mg/ml	非低血容量性休克、药物过敏、脊髓麻醉相关、心源性
特布他林	0.5mg/ml	支气管痉挛、哮喘、支气管炎、吸入烟雾
维拉帕米	5mg/2ml	室性心动过速（伴充足血压）
肝素	500u/ml	血栓栓塞、心肌梗死

注：笔者推荐急诊使用最小包装的静脉注射药物。包括纳洛酮 5ml，氨茶碱、阿托品、肾上腺素、葡萄糖、利多卡因、碳酸氢钠

全科医生工作中的一般急诊处理方案

注：使用基础设备和医用包时（主要是成人剂量）

谨记：
- 确保静脉通路（可能需要快速注入大剂量生理氯化钠溶液）
- 吸氧
- 检测生命体征

急性心肺水肿	呋塞米 40～80mg 静脉给药（或常规剂量的 2 倍） 硝酸甘油 1 剂（喷雾剂） 考虑（尤其胸痛时）吗啡 5mg 静脉给药
急性过敏	肾上腺素 0.3～0.5mg（1:1 000）肌内注射 必要时每分钟 1 次；建立肾上腺素输液通路（见表 133.1）； 如果症状未快速改善：吸入沙丁胺醇、静脉输液？氢化可的松/肾上腺素
血管性水肿和急性荨麻疹	异丙嗪 25mg 肌内注射
哮喘	沙丁胺醇喷剂 6（<6 岁）～12（成人）喷；氢化可的松 200mg 肌内注射；严重时：肾上腺素 0.3～0.5mg（1:1 000）肌内注射、皮下注射或静脉输液
喉炎（严重）	地塞米松 0.15mg/kg 肌内注射或泼尼松龙 1mg/kg，口服
癫痫（发作）	地西泮 5～20mg 肌内注射或咪达唑仑 0.2mg/kg 肌内注射
阿片类药物呼吸抑制	盐酸纳洛酮 0.4mg（或 0.2mg）静脉给药 +0.4mg 肌内注射
急性冠脉综合征	阿司匹林 300mg 肠溶片；硝酸甘油喷剂或片剂（最多 3 片）；疼痛者硫酸吗啡 2.5～5mg 静脉给药 + 甲氧氯普胺
低血糖	胰高血糖素 1mg/ml 皮下注射，肌内注射或静脉给药；口服含糖饮料或 50% 葡萄糖溶液 20～30ml，静脉给药
偏头痛	丙氯拉嗪 12.5mg 静脉给药；或甲氧氯普胺 10mg 静脉给药 ± 二氢麦角胺静脉给药或肌内注射；或氟哌啶醇 5mg 肌内注射或静脉给药
丛集性头痛	100% 氧气，以 6L/min 的速度持续吸 15 分钟；甲氧氯普胺 10mg 静脉给药 + 二氢麦角胺 0.5mg 缓慢静脉给药
运动性失常（药物性）	苯托品 1～2mg 静脉给药或肌内注射；抗精神病类药物
脑膜炎球菌血症	青霉素，60mg/kg，静脉给药
输尿管绞痛	吗啡 10～15mg 肌内注射或静脉给药 ± 甲氧氯普胺；吲哚美辛栓剂
眩晕（急性）	丙氯拉嗪 12.5～25mg 肌内注射，或异丙嗪 25mg 肌内注射
呕吐	丙氯拉嗪 12.5mg 肌内注射给药；或甲氧氯普胺 10mg

- 不要加速事故发展。
- 警惕交通事故、有害物质、HIV 感染、电源线、汽油和易燃物、物体锯齿状边缘。
- 首先熄灭火源。
- 验伤分检：首先检查所有伤者的气道，注意保护颈椎并止血。
- 召集旁观者做一些简单的工作。
- 控制事故现场：用合适的灯和标志封锁交通。

> **实践要点**
>
> - 每个月检查医用包中的药品是否过期、破损或短缺（实习护士可以完成此项工作）。
> - 更换已经使用过的药品和材料。
> - 将医用包放在手边，但天气炎热时不宜放在车内。在出急诊前，将医用包放置在安全、方便可取的地方。
> - 安全性是一个问题。易成瘾药（曲马多和吗啡）最好单独存放，在预计使用时（如心肌梗死、严重胆、肾绞痛）从安全的地方取出使用。曲马多似乎是一个令人满意的代替品。
> - 当你或你的助手或临时助手需做许多紧急操作时，最好术中准备一套备用工具。
> - 熟悉包内物品（包括安瓿锉）的存放位置，以便紧急情况下使用。
> - 如果需要快速补液，需要选择大的静脉套管。

参考文献

[1] Murtagh J. Drugs for the doctor's bag. Aust Prescriber, 1996, 19(4): 89–92.

[2] Hogan C. Home visits, emergencies and use of the doctor's bag. Medical Observer, 28 April 2000: 73–5.

[3] Troller J. The doctor's bag. Essential requirements. Current Therapeutics, 1990, August: 64–5.

[4] Johnston CL. Medical emergencies in general practice in south-east Queensland: prevalence and practice preparedness. Med J Aust, 2001, 175: 99–103.

[5] Murtagh J. The doctor's bag. What do you really need? Aust Fam Physician, 2000, 29(1): 25–8.

[6] Baird A. Emergency drugs in general practice. Aust Fam Physician, 2008, 37(7): 541–6.

第134章　脑卒中和短暂性脑缺血

> 一次轻度发作的脑卒中可能就是与死神的预约。
>
> Gilles Ménage（1613—1692）

术语的定义

脑卒中　由颅内出血或梗死引起的局灶性神经功能异常，时间超过24小时。

进展性脑卒中　由梗死引起的扩大的神经功能缺陷，时间超过24～48小时。

短暂性脑缺血发作（transient cerebral ischaemic attack, TIA）脑缺血引起的局灶性神经功能缺陷，持续时间不超过24小时。

一、重要资料与关注要点

- 应该将脑卒中或TIA看作是医疗急症。
- 1/10的TIA患者可能在不久后会发生脑卒中——多在48小时内。年龄超过60岁、症状持续超过10分钟、虚弱或出现言语障碍等情况的患者有较大风险[1]。
- 必须尽快进行临床评估（包括神经功能检测）、检查和治疗。
- 处理脑卒中最好的方法是进行一级和二级预防。
- 脑卒中的主要风险因素是房颤、高血压、吸烟、年龄和糖尿病。
- 心脏疾病是目前公认的主要血栓来源。
- 多数脑卒中或TIA患者需要紧急进行影像检查，以发现病因并指导治疗。
- 应尽可能早地将脑卒中患者转至脑卒中科——3小时内。
- 卵圆孔未闭（患者人数占人群20%～25%，导致50%脑卒中）导致脑卒中的可能性较大。患者表现相对年轻。卵圆孔未闭常引起异常血栓（来自脑静脉）。超声可检测出卵圆孔未闭，通过经皮闭合设备可进行封闭治疗。
- 如果患者检查有心脏杂音考虑心内膜炎。
- 对所有怀疑TIAs和脑卒中者行CT或MRI扫描（如果不能转入脑卒中科）；如果无异常，7天内复查（即时CT扫描在7天后不可靠）。
- 谨记主动脉弓粥样硬化性疾病是脑栓塞的发病因素之一。
- 对无症状的颈动脉狭窄患者行颈动脉内膜切除术仍有争议。应该认真考虑狭窄的严重程度、手术风险（大面积脑卒中风险为3%）、医疗组技术水平、患者情况及预后[2]。
- 颈动脉支架是一种新兴的治疗方法，用来治疗和预防脑卒中。

二、脑血管病危险因素

主要因素：高血压、吸烟、心血管疾病、房颤（尤其瓣膜性）、糖尿病。

其他因素：心力衰竭、血脂异常、肥胖、过量饮酒、口服避孕药、偏头痛、压力。

风险因素的控制是治疗的关键环节。控制高血压（包括老年人单纯收缩压高）、戒烟是减少脑卒中发生的重要手段。

14个随机对照试验的荟萃分析显示血压每下降5～6mmHg脑卒中发生率下降约40%。有一个"3小时"最佳治疗时间窗。

三、脑卒中

1. 相关资料[2,3]

- 在澳大利亚，脑卒中是引起死亡的3种常见原因之一。
- 约1/3患者在发病后1个月内死亡。
- 约50%缺血性脑卒中有先兆TIA。
- 来自脑外血管疾病的血栓栓塞引起70%脑卒中和90%TIA。
- 栓子来源于颈动脉动脉粥样斑块、脊椎系统或心脏（如心肌梗死后）。

• 超声心动图是重要的 TIA 检查手段，因为左心室功能障碍和左心房的大小是预测血栓栓塞最有力的依据。

2. 脑梗死的病理生理 主要病理生理机制有 3 种：

• 单一渗透因素或小血管病变（腔隙综合征）——可能源于原位小血管病变。

• 心脏栓子（心脏 - 动脉血栓）。

• 大动脉血管——动脉栓塞梗死（表 134.1）。

表 134.1 脑卒中的类型和发生率[2]

脑卒中亚型	占比（%）
出血性脑卒中	
・原发性颅内出血	10
・蛛网膜下腔出血	5
缺血性脑卒中	
・大血管（动脉 - 动脉血栓）	30
・心源性栓塞	20
・小血管（腔隙性梗死）	15
・不确定型	15
・罕见（如静脉梗死）	5

3. 鉴别诊断（"类脑卒中"）

• 晕厥。

• 癫痫（和随后发生的 Todd 麻痹）。

• 偏头痛。

• 脑部肿瘤和其他占位性病变。

• 低血糖。

• 低钠血症。

• 精神错乱。

• 头部创伤。

• 医学无法解释的情况（如癔症）。

4. 诊断指南 脑卒中是栓塞的典型表现。

• 临床表现取决于受累的血管。

• < 50 岁的年轻患者要考虑卵圆孔未闭。

• 伴随脑出血的脑卒中进展稳定，通常需要数小时；壳核是最常见的出血部位（50%）。

• 腔隙性脑血管意外

— 小而深的栓塞。

— 单纯运动性偏瘫是最常见的后果。

— 缺乏外部体征。

— 超过 24～36 小时，可能进展为神经功能缺陷。

— 通常预后良好。

• CT 或 MRI 扫描等辅助检查，包括蛛网膜下腔出血（对蛛网膜下腔出血的诊断，可能需要腰椎穿刺术）。可行的话，MRI 是最佳的检查手段。

• 颈动脉双多普勒超声扫描，能准确定位颅外颈动脉的动脉粥样硬化及狭窄部位。

5. 常见误区

• 在年轻患者中，将视觉或感觉性偏头痛误认为是由 TIA 引起。

• 将脑血管意外误认为是内耳炎（在 50 岁以上的患者中罕见）。

• 对 TIA 或小面积的脑卒中，使用阿司匹林前未进行颈部双多普勒、超声或 CT 扫描（因为有可能遗漏小的出血、未知的肿瘤和硬膜下出血）。

• 将小脑卒中诊断为腔隙性脑梗（可能是进展性脑卒中）。

6. 治疗 急性脑卒中或 TIA 的发展是临床急症，建议尽可能快地将患者收入脑卒中科（有的话）。有证据证实脑卒中科护理能使患者获得最大的生存机会[4]。

（1）立即治疗

• 平稳通气——考虑插管和吸氧。

• 排除头部创伤。

• 行 CT 或 MRI 扫描。

• 治疗癫痫。

• 治疗低血糖。

（2）一般治疗

• 做相关检查，包括颈部彩色超声多普勒（颈部症状）。

• 积极治疗高血压（收缩压 > 140mmHg）——高血压导致脑卒中风险增加 6 倍。

• 静脉补充液体、电解质，以及营养支持（不要进食，直到吞咽功能评估完成）。

• 优质护理是治疗的基石。

• 物理治疗和言语疗法。

• 积极进行康复治疗。

• 脑出血：对于颅后窝（小脑）或大脑白质出血要行急诊外科手术。可能需要插入分流管。内科治疗无效。

• 蛛网膜下腔出血：需紧急转诊（血管痉挛和二

次出血是引起致死致残的主要原因）。

— 尼莫地平 ± 外科手术。

- 缺血性脑卒中：如果 CT、MRI 扫描排除出血或未用抗凝剂，48 小时内给予阿司匹林 150～300mg/d（口服）。发病后 3 小时（理想情况）用阿替普酶（rtPA）进行早期干预。近期研究证实阿替普酶可以改善患者预后（但不与链激酶同用）。但有 5%～7% 颅内出血风险[2]。

注：急性脑卒中时禁用激素、甘露醇、血液稀释药和抗凝药[5]。

四、短暂性脑缺血

1. 临床特征

- 突发。
- 24 小时内完全恢复。
- 平均发病时间 5 分钟。
- 意识清楚。
- 90% 发生在前路循环。
- 颈动脉 TIA——具有单侧的特点。
- 椎底动脉 TIA——经常具有双侧或交叉性的特征。

颈动脉（前循环）和椎底动脉缺血（后循环）的主要临床特征比较见图 134.1。颈动脉循环占 TIA 80%。

TIA 鉴别诊断见表 134.2。

2. 局部缺血症候群

- 一过性单眼盲（一过性黑矇）。

表 134.2　TIA 的鉴别诊断

典型偏头痛（有征兆）
罕见变异型偏头痛
・偏瘫的
・眼肌麻痹的
・视网膜的
局灶癫痫发作
・复合型局限性发作
・单纯型局限性发作
多发性硬化
暂时性完全遗忘
颅内结构性病变
・动静脉畸形
・肿瘤
前庭疾病
・急性迷路炎
良性阵发性位置性眩晕
梅尼埃综合征
低血糖
药物不良反应
毒性反应
周围神经病变
・腕管综合征
・贝尔麻痹
心理状况
・过度通气
・恐慌症
・躯体症状

- 一过性大脑半球损伤。
- 闭锁综合征。
- 椎底动脉。

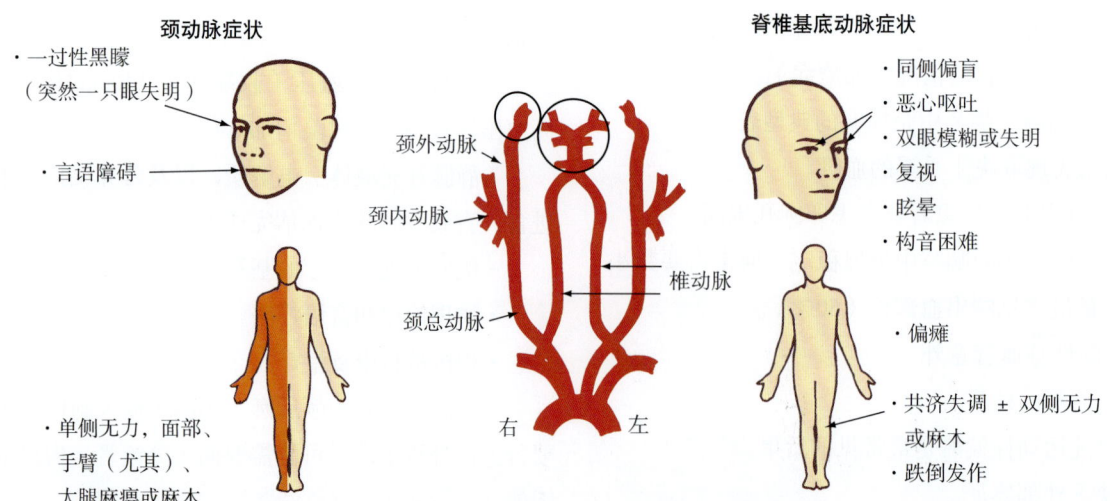

图 134.1　具有颈动脉及椎基底动脉缺血重要临床特征的大脑动脉循环

— 双侧活动丧失。
— 交叉感觉、活动丧失。
— 复视。
— 双侧视物模糊或失明。

（1）一过性黑矇　由于来源于同侧颈部血管的栓子在视网膜血管中通过，一只眼突然出现短暂的视力丧失（如帐篷或遮光罩）。此为 TIA 颈动脉循环的一个特征，且常是颈动脉狭窄的首要临床证据[6]。约 20%TIA 患者有一过性黑矇[7]。一过性黑矇可能是偏瘫或失明的前兆，应密切关注并纠正。对高度狭窄者可行颈动脉内膜切除术。

（2）一过性半球损伤（通常大脑中动脉）
- 动作、知觉受影响，或两者都受影响。
- 通常影响面部和手臂（多于腿部）。
- 语言障碍常见。

（3）"闭锁"综合征　患者存在意识，并能辨认周围环境，但不能说话或移动四肢，尤其是上肢，只能通过患者眼睛的反应与患者交流。原因常是脑干的损害。

3. TIA 的意义
- TIA 发生后的 5 年，22%～51%（平均 1/3）患者（未经过治疗）可能发生脑卒中[6, 8]。伴有同侧颈动脉高度狭窄（≥70%）的患者发生率更高。
- 前 6 个月内风险最高。
- 治疗颈动脉 TIA 有重要意义。此类患者的病情发展为脑卒中（可预防）的风险较高。

脑卒中 ABCD 评分系统[9]

此评分系统可用于预测 TIA 发生后的前 7 天中，发生脑卒中的风险。

A（年龄）：≥60 岁（1 分）。
B（血压）：收缩压≥140mmHg 或舒张压≥90mmHg（1 分）。
C（临床症状）：单侧肢体无力（2 分）、言语障碍不伴肢体无力（1 分）。
D（症状持续时间）：≥60 分钟（2 分），10～59 分钟（1 分）。
D（糖尿病）：1 分。
满分：7 分
＞4 分：高危
≤4 分：低危

- 转送医院并做适当检查。
- 所有患者需行颈动脉双功能超声多普勒检查、CT 扫描或 MRI 扫描。
- 由于与心肌梗死有关，要检查心功能状态。

4. 辅助检查
- 全血细胞计数。
- 血糖、肌酐和胆固醇水平。
- 甲状腺功能检查。
- 肾功能检查。
- CT、MRI 检查（如有必要）。
- 颈动脉双功能超声多普勒。
- 心电图。
- 经食管超声心动图。

5. 治疗
- 应将所有高危患者收至脑卒中科或 TIA 专科诊所。
- 治疗目标是最大限度降低脑卒中的发生风险。
- 明确病因并去除（如果可能）。
- 早期神经功能康复治疗。
- 建议戒烟和治疗高血压（如果可以）。
- 抗血小板药（尤其颈静脉缺血者）：阿司匹林 100～300mg/d，口服（30% 的患者免于 TIA 后脑卒中或死亡）[10]。

或

氯吡格雷 75mg/d，口服。

或

双嘧达莫＋阿司匹林 200mg/25mg，口服，每日 2 次（已被证明比单用阿司匹林效果好）[11]。

在患有动脉疾病引起的缺血性脑卒中或 TIA 患者中，与未采取治疗措施的患者相比，抗血小板治疗降低脑卒中、心肌梗死或血管性死亡的相关风险的 22%（95% 置信区间 14%～30%）[2]。

- 抗凝治疗：华法林。
— 用于治疗椎底动脉缺血（TIAs 发生率增加）。
— 用于抗血小板失败。
— 心房颤动（选择使用病例），年龄＞65 岁的房颤患者。

- 颈动脉内膜切除术已被证明在颈动脉狭窄治疗中占有一席之地，应用判断取决于医疗单位人员的专业经验[12]。尚未有证据表明，颈动脉内膜狭窄程度小于 60% 的无症状患者或狭窄程度小于 30% 的有症状的患者须行外科手术治疗。但狭窄程度大于 70%（以及 > 60% 的无症状患者）的患者经手术治疗能明显获益。如果狭窄程度 > 90% 应立即手术。狭窄程度大于 75% 与每年同侧缺血性脑卒中发生率为 2%。

- 经皮腔内血管成形术（支架）。如今颈动脉支架已作为手术的一种替代疗法，应用于脑卒中科，来治疗和预防脑卒中。

五、心房颤动[2, 3]

- 心血管栓塞的主要来源。
- 增加的风险因素——高血压、陈旧性血栓和近期慢性充血性心力衰竭（3 个月前）。
- 非瓣膜病性心房颤动的患者，每年发生心血管意外的风险由 2.5% 上升到 17.6%（2 个以上风险因素）。
- 心房颤动也是一个危险因素。

治疗

- 瓣膜病：华法林，INR 目标值为 2～3。
- 非瓣膜性房颤
— 无危险因素：阿司匹林 100～300mg/d。
— 高危：华法林目标值为 2～3。
— 如有华法林禁忌证：阿司匹林。

非瓣膜性心房颤动的抗栓治疗应参照 CHADS2 指数——一个良好的验证工具（表 134.3）。

六、脑静脉血栓形成

这是导致脑卒中的罕见原因，可表现为急性或慢性脑血管障碍。应该特别注意产后有剧烈头痛或局部神经功能缺陷的女性。通过 MRI 可以确诊。急性期可用肝素抗凝，然后再使用华法林治疗约 6 个月。

七、颈动脉双功能超声多普勒适应证

- 颈部杂音。
- 未确诊的 TIA。
- 进展的 TIA（1 周内发生 2 次或更多，持续时间长）。
- 椎基底动脉供血不足。
- 脑卒中。
- 大血管手术前（如冠状动脉旁路移植术）。

八、儿童脑卒中

儿科脑卒中相对少见。发病原因包括反常血栓（如卵圆孔未闭）、脑血管病（如血管炎）、动脉夹层和代谢性疾病。儿科脑卒中最常见的临床表现是由于相关颈动脉供血异常引起的急性偏瘫[2]。检查包括脑部 MRI 或 CT 扫描（立即进行）、超声心动图、血栓形成的因素（如凝血因子 V）和尿同型半胱氨酸。也要考虑镰状细胞贫血。在发病后 48 小时及成像后立即开始治疗，阿司匹林 2～5mg/kg，最大剂量 300mg，口服，每日 1 次。

九、转诊时机

- 立刻转入脑卒中专科。
- 怀疑有蛛网膜下腔出血时。
- 颈动脉彩超显示颈动脉狭窄。
- CT 显示小脑出血。
- 年龄 < 50 岁的脑卒中患者（考虑卵圆孔未闭和其他少见病）。

十、关注要点

有效方案

改善急性脑卒中预后的 3 个有效方案（一级证据）：

- 脑卒中专科处理。

表 134.3 CHADS 标准和脑卒中危险因素[13]

标准	得分	脑卒中风险	推荐治疗
先前脑卒中或 TIA	2	高（2～6）	华法林（INR 2～3）
≥ 75 岁	1	中（1）	华法林或阿司匹林
高血压	1	低（0）	阿司匹林（100～300mg/d）
糖尿病	1		
心力衰竭	1		

- 缺血性脑卒中发生 3 小时内静脉给予阿替普酶（tPA）。
- 缺血性脑卒中发生 48 小时内尽快给予抗血小板药。

脑卒中急救

是否是脑卒中

考虑 FAST

↓

F（face）——面部（要求患者做微笑表情）
A（arms）——手臂（抬高双臂）
S（speech）——语言（说简单的句子）
T（time）——时间（3 小时内）

如果是脑卒中

尽可能早地转入脑卒中专科

不要给予阿司匹林

参考文献

[1] Claiborne Johnston S. Short-term prognosis after emergency department diagnosis of TIA. JAMA, 2000, 284: 2901-2906.

[2] Tiller J (Chair). Therapeutic Guidelines: Neurology (Version 3). Melbourne: Therapeutic Guidelines Ltd, 2007: 167-184.

[3] Donnan G. TIA and stroke: how to treat. Australian Doctor, 16 September 1994: 1-4.

[4] Stroke Unit Trialists' Collaboration. Organised inpatient (stroke unit) care for stroke (Cochrane Review). In: The Cochrane Library, Issue 3, 2004. Chichester, UK: John iley & Sons Ltd.

[5] Lindley RI, Landau P. Early management of acute stroke Australian Prescriber, 2004, 27: 120-123.

[6] Kumar PJ, Clark ML. Clinical Medicine (7th edn). London: Elsevier Saunders, 2009: 767-93.

[7] Crimmins DS. How to investigate the patient with TIA. Modern Medicine Australia, 1995, 38(12): 71-74.

[8] Joff R. Diagnosis and treatment of transient ischaemic attacks. Modern Medicine Australia, 1994, 37(8): 18-23.

[9] Rothwell PM. A simple score (ABCD) to identify individuals at high early risk of stroke after transient ischaemic attack. Lancet, 2005, 366: 29-36.

[10] Leicester J. Stroke and transient cerebral ischaemic attacks. In: MIMS Disease Index (2nd edn). Sydney: IMS Publishing, 1996: 487-489.

[11] Halkes PH. ESPRIT study group. Aspirin + dipyridamole versus aspirin alone after cerebral ischaemia of arterial origin: a randomised controlled trial. Lancet, 2006, 367: 1665-1673.

[12] Donnan G (Chair). National Health and Medical Research Council Working Party. Clinical practice guidelines: Prevention of stroke—the role of anticoagulants, antiplatelets and carotid endarterectomy. Consultation document draft. Canberra: NHMRC, 1996.

[13] Connolly S. Clopidogrel plus aspirin versus oral anticoagulation for atrial fibrillation in the Atrial Fibrillation Clopidogrel Trial with Irbesartan for prevention of Vascular Events (ACTIVE W): a randomised controlled trial. Lancet, 2006, 367: 1903-1912.

第 135 章　血栓形成和血栓栓塞

> 血栓形成是临床上一类很棘手的疾病；统计数据表明，双香豆素和肝素，可预防其大多数患者发病，如冠心病、心肌梗死等；多次实验显示，手臂血栓形成时，局部颜色变蓝变暗，血运变差。
>
> David Littman，'The Good Old Days'，N Engl J Med，1965

血栓被定义为循环中来源于血液成分的凝块，而栓子是阻断和阻塞下游血管的血栓片段。在西方国家几乎有一半成人死亡是由于冠状动脉或脑动脉血栓和肺栓塞[1]。血栓是血小板、红细胞、凝血因子和血管壁多因素参与并同作用的结果。

促进血栓形成的情况：
- 血栓形成倾向。
- 血小板增多症（血小板）。
- 红细胞增多症。

一、血栓形成倾向[2]

是指因凝血功能障碍而使血液淤滞导致血栓形成的可能。对于患有静脉血栓栓塞的患者，无论是否有静脉血栓栓塞家族史，都应考虑血栓形成倾向这一因素。以下是一些可以检测的病因。包括先天性及后天性两种情况：

- 先天性
— 凝血因子 V 基因突变（抵抗活性蛋白 C）。
— 凝血酶原基因突变。
— C 蛋白缺乏症。
— S 蛋白缺乏症。
— 抗纤维蛋白酶缺乏症。
- 后天性
— 抗磷脂抗体（抗心磷脂和抗 ß$_2$ 糖蛋白 I）。
— 半胱氨酸水平升高。
— 狼疮抗凝物。

上述因素都可以用特定的基因测试、凝血或基于抗体的测试在实验室中检测。其他后天原因（被视为风险因素），包括恶性肿瘤、口服避孕药、激素替代疗法、制动、怀孕和重大手术。应考虑筛选深静脉血栓（DVT）患者，特别是存在可能危险因素的旅行者。如果证实或怀疑存在血栓，应转诊到血液病科。尤其关注凝血因子 V，通常发生在约 5% 的白种人，静脉血栓形成的风险在杂合子增加至 3～7 倍，在纯合子增加 80 倍[2]。

需要检查的指征：
- 反复发生或异常的血栓。
- 静脉血栓栓塞，患者年龄 < 40 岁。
- 动脉血栓形成，患者年龄 < 30 岁。
- 皮肤坏死，尤其使用华法林后。
- 反复流产。
- 家族血栓栓塞病史。

二、静脉血栓栓塞症

静脉血栓的一个特点是，它产生于正常血管，关键因素是停滞、淤积及高凝（包括血栓形成倾向）。典型的例子是下肢静脉的深静脉血栓。另一个很难识别的血栓是静脉血栓，在 30% 的案例中与肺栓塞有关[3]。

其他部位深静脉血栓有肠系膜静脉血栓和脑窦血栓，通常是由于血栓形成所致。

三、深静脉血栓形成

既往史很重要。

1. 危险因素
- 家族史。
- 血栓形成倾向。
- 过去发生过栓塞。
- 用药史（如口服避孕药、他莫昔芬、激素替代疗法）。
- 恶性肿瘤（特发性深静脉血栓形成）。
- 患者年龄较大（> 40 岁）。
- 静脉曲张。
- 重病，尤其是心力衰竭和癌症。
- 其他慢性疾病。
- 近期做过手术。

- 大手术、整形手术。
- 长期卧床。
- 长途飞行。
- 妊娠期、产褥期。
- 肥胖。
- 脱水。

多达 20% 的患者与肺栓塞相关，其中 30% 是致命性的。DVT 可以是无症状的，但通常会引起小腿压痛。DVT 可以表现为无痛性单侧下肢肿胀。由于未经治疗血栓栓塞存在潜在的严重后果，客观地确定或临床排除可疑病例是必要的。

2. 体格检查　可能有低热。检查双下肢。

（1）视诊

- 小腿和大腿肿胀。
- 不对称。
- 红斑。
- 浅表静脉。

（2）触诊

- 皮温升高。
- 压痛（轻按小腿）。
- 凹陷性水肿。

不要检测霍曼（Homan）征（足背屈时疼痛），因为可能导致血栓脱落。

3. 影像检查

- 多普勒超声：可准确检查到膝上部位的血栓形成；改善小腿末梢循环。
- 如果第一次检查正常，应 1 周内再次检查。
- 静脉造影术：超声检查有疑问者。

注意：

- MRI 诊断 DVT 最准确，但应用还不普遍。
- 血浆 D- 二聚体检测可能会有帮助。对于发生静脉血栓临床概率小的患者，正常的 D- 二聚体值可除外血栓。对于发生静脉血栓临床概率大的患者，须进一步行多普勒超声或肺扫描检查。升高的 D- 二聚体值为非特异性指标，对确诊无帮助。

4. 治疗[4]　给患者提供教育和咨询。住院治疗（通常 5～7 天）可同门诊治疗。血栓栓塞的治疗药物总结见表 135.1。

- 查血活化部分凝血活酶时间（APTT）、国际标准化比率（INR）和血小板计数。

表 135.1　血栓性疾病中的药物使用

抗血小板药
阿司匹林
氯吡格雷
双嘧达莫
噻氯匹定
糖蛋白 IIb/IIIa 抑制剂（如阿昔单抗）

抗凝药
肝素
・普通或标准肝素
・低分子量肝素
— 达肝素钠
— 依诺肝素
— 达纳肝素
维生素 K 拮抗药
・苯茚二酮
・华法林
凝血因子抑制药
・比伐卢定
・达比加群
・磺达肝素
・来匹芦定
・利伐沙班

溶栓药
阿替普酶
瑞替普酶
链激酶
替奈普酶
尿激酶

- 检查肾功能。
- 低分子肝素，如依诺肝素 1.5mg/kg，皮下注射，每日 1 次。或依诺肝素 1～1.5mg/kg 皮下注射，每日 2 次。

或

普通肝素 5 000U 皮下注射后，每 8～12 小时再注射 1 次（或监测 APTT）。

或

5 000U 快速注射后，然后加入生理氯化钠溶液中静脉滴注（12 500U，超过 12 小时）。

— 4～8 小时后监测 APTT，持续 5～7 天。

- 根据相对危险度，口服抗凝血药（华法林）6 个月。

开始第 1、2 天，通常为 5mg，夜间口服，共 2 次，然后根据 INR 监测结果服用（3 天最大量 30mg）。

- 禁用阿司匹林。
- 注意疼痛、痛觉过敏及肿胀部位。
- Ⅱ级弹力袜用于腿部近端有明显肿胀的DVT患者。弹力袜高于还是低于膝部根据肿胀范围决定。

长期治疗：6个月50%～80%有效，12个月几乎100%有效。

5. 预防

（1）手术
- 尽早下床活动。
- 普通肝素，5 000U，皮下注射，每日2次。低分子量肝素，用于骨科或其他高风险手术。
- 弹力袜。
- 物理疗法。
- 充气加压（特别有肝素禁忌证的高风险患者）。
- 外科手术时电刺激小腿腓肠肌。

（2）长途旅行或制动
- 保持体内充足的水分。
- 避免或严格限制饮用酒精类饮料和咖啡。
- 锻炼——每小时活动3～4分钟，如步行、屈伸小腿（图135.1）、转动踝关节、抬膝。
- 高危者于起飞前和落地时注射低分子肝素。使用预防剂量（如依诺肝素40mg或达肝素钠5 000U，均为皮下注射，每日2次）。

四、肺栓塞

第41章更详细地介绍了肺栓塞临床症状和治疗方法。肺血管CT造影具有特异性，似乎与V/Q栓塞扫描同样敏感，是目前首选的一线检查手段。和DVT的治疗方法一样，肺栓塞的基础治疗是使用低分子肝素和华法林。

五、动脉血栓栓塞

动脉血栓栓塞的常见严重表现有心肌梗死、脑卒中、下肢动脉系统和"眼"系统栓塞（如视网膜中央动脉血栓）。

心房颤动患者中全身性栓塞的预防[5] 心房颤动（简称房颤）约占心源性系统栓塞引起缺血性卒中的15%。风险一般随年龄增长而增加。使用华法林将房颤期间脑卒中的年发病率从4.5%降低到1.4%——风险减少了近70%。选择使用华法林还是抗血小板剂是困难的，应在咨询心内科医生后做决定。虽然与不治疗相比，阿司匹林使房颤患者卒中发生率降低20%，但阿司匹林的有效性是华法林的一半，并且不太能够防止严重卒中发生。作为一般规则，除年龄＜65岁或有重大使用禁忌者，所有房颤患者都应该开始服用华法林。年龄＜60岁孤立性房颤患者无须服用华法林。如果使用华法林，开始时低剂量（如2～4mg），并定期检查，维持INR目标值在2～3。复律后仍需要抗凝治疗来防止栓塞。

六、血栓病的药物治疗

1. **华法林** 华法林是预防和治疗静脉血栓的重要口服药，与抗血小板药不同。抗血小板药物对静脉血栓栓塞疗效较小甚至无益，只在动脉性疾病时建议

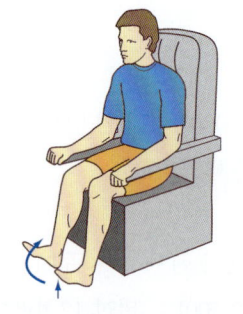 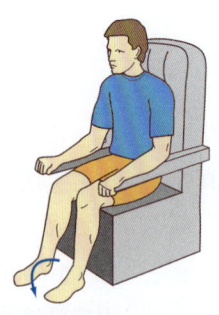 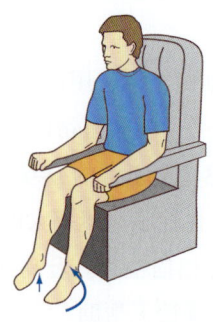

图135.1 长时间空中飞行做以下运动预防深静脉血栓

① 足掌、足跟着地，尽可能高地跷足（足趾向上）。
② 双足平放，紧紧抓地。
③ 足尖着地，抬高脚跟。

重复以上动作至少30秒。经常做。

应用。使用华法林之前，应评估出血风险并与每位患者进行讨论沟通。华法林的适应证和禁忌证见表135.2。

表 135.2　华法林用于抗凝的适应证和禁忌证

适应证
人工心脏瓣膜
深静脉血栓、肺血栓栓塞
房颤（选择病例）
下肢手术术后（低剂量）
冠脉搭桥术后（选择病例）
抗磷脂抗体综合征血栓
禁忌证
活动性出血
颅内出血史
不能控制的高血压
伴肝脏合成功能损伤的肝病——根据INR值决定
怀孕

（1）**作用**[6]

- 对抗维生素 K 的作用。
- 抑制凝血因子Ⅶ、Ⅸ、Ⅹ（半衰期 30～40 小时）和凝血酶原。
- 5～7 天后达到完全抗凝作用。
- 凝血酶原时间（INR 比率）是正常对照组治疗效果的 2～3 倍。
- INR 是一个很好的预测出血风险和治疗效果的指标。
- 停药后药效持续 4～5 天。
- 可用维生素 K 和凝血酶原复合物对抗其作用。

（2）**华法林的初始治疗**　估计患者最终稳定剂量，并以此剂量开始服用，每日监测 INR 并依此调整剂量[7, 8]。

- 首先检测 INR，设立标准线。
- 应用肝素同时或第 2 天应用华法林。
- 当 INR＞2 或连续几天的值为 2 时，停用肝素。
- 标准负荷剂量是 5～10mg（口服，每日 1 次），连用 2 天（避免剂量＞30mg 且用药超过 3 天，未检测 INR）。
- 从第 3 天开始，按照 INR 表（表 135.3）调整剂量。
- 设定治疗范围内的 INR，通常 2～3（平均 2.5）。
- 通常第 5 天达到维持剂量。
- INR 反映的是 48 小时前华法林剂量的效应。
- 最好是晚间服用华法林，晨起检测 INR。

表 135.3　华法林剂量的调整

肿瘤的大小（mm）	肿瘤分期	（5 年生存率）
1	—	5～10mg**
2	＜1.8	5mg**
	1.8～2.0	1mg
	＞2.0	维持
3	＜2	5mg
	2.0～2.5	4mg
	2.6～2.9	3mg
	3.0～3.2	2mg
	3.3～3.5	1mg
	＞3.5	维持
4 天，直到稳定	＜1.4	10mg
	1.4～1.5	7mg
	1.6～1.7	6mg
	1.8～1.9	5mg
	2.0～2.3	4mg
	2.4～3.0	3mg
	3.1～3.2	2mg
	3.3～3.5	1mg
	＞3.5	维持

* 此表适用于治疗前 INR 正常的患者。
** 对华法林敏感者应给予华法林 5mg。此表也适用于老年人、重症、营养不良、肝功能异常或严重慢性肾衰竭患者。

（3）**检测 INR 检测时间表**

治疗前
↓
第三天
↓
每日 1 次，持续 1 周
↓
每周 2 次，持续 2 周
↓
每周 1 次，连续 4 周
↓
每月 1 次

注意：

- 如果存在主要危险因素，应继续服用华法林 3～6 个月或更久。

- 关注潜在的药物相互作用。

推荐的 IRN 目标值	
预防深静脉血栓	2.0～3.0
治疗深静脉血栓或肺栓塞	2.0～3.0
预防全身性栓塞	2.0～3.0
• 心房纤颤	
• 心肌梗死后	
• 瓣膜性心脏病	
人工心脏瓣膜	2.5～3.5
预防心肌梗死复发	2.0～3.0
抗磷脂抗体综合征血栓形成	2.0～3.0

（4）**华法林过量** 华法林过量的症状包括：

- 小创伤后意外出血。
- 鼻出血。
- 自发的皮下出血。
- 月经过量。
- 消化道出血。

（5）**华法林过量的处理**[9]

① 快速检测 INR。

② 如果过量的证据仅是 INR 稍高于正常范围，可停用华法林 1～2 天，然后从小剂量开始继续给药。

③ 如果 INR 明显升高（＞5.0），可考虑口服小剂量维生素 K（1～2mg）。

④ 如果出血较少，可短期应用②中的处理方法。

⑤ 如果出血持续或更严重或累及闭合性体腔（如心包、颅内、筋膜隔）必须紧急入院。可能需要口服或经肠胃给予维生素 K 来逆转抗凝作用。必要时需输注新鲜冰冻血浆和（或）凝血酶原复合物。

（6）**药物相互作用** 华法林和其他药物间有许多潜在的相互作用，以下概括了华法林一般应用原则：

① 尽可能坚持最简单的用药方法，避免应用复方制剂。

② 服用华法林时，避免同时使用阿司匹林，因为二者有抗血小板和抗凝联合作用，增加了胃肠道出血的风险。另外，也应避免同时使用非甾体抗炎药（表 135.4）。

表 135.4 一些药物与华法林的重要相互作用

对华法林效能的影响	药物
↑ 增强	别嘌醇
	胺碘酮
	促蛋白合成类固醇
	广谱抗生素
	抗真菌药
	阿司匹林——水杨酸类（高剂量）
	水合氯醛
	西咪替丁
	氯贝丁酯
	吉非罗齐
	甲硝唑
	咪康唑
	非甾体抗炎药，包括 COX-2 抑制药
	对乙酰氨基酚（大剂量）
	苯妥英
	质子泵抑制药
	奎尼丁或奎宁
	雷尼替丁
	选择性 5-羟色胺再摄取抑制药
	磺胺类药物
	他莫昔芬
	甲状腺素
	中草药
	• 当归
	• 木瓜
	• 贯叶连翘
↓ 减弱	抗酸药
	抗组胺药
	巴比妥类
	抗癫痫药（如卡巴西丁）
	考来烯胺（减少吸收）
	灰黄霉素
	氟哌啶醇
	雌二醇或口服避孕药
	利福平
	维生素 C
增强或减弱	乙醇
	水合氯醛
	利尿药
	雷尼替丁

③ 华法林用药期间，如果患者必须更改用药，应严格监测 INR。

2. 对患者的建议

- 保持合适的饮食习惯。
- 禁用阿司匹林或液体石蜡。
- 当向医生、牙医、药剂师咨询时，提及您在服用华法林。
- 严格遵医嘱服药，定期做血液检验。
- 及时向医生报告出血征象，如黑便、血尿、易有淤血、鼻出血、月经过量、"紫脚趾"。

注：医生应向患者告知应用华法林风险的信息，特别是停用华法林的患者。

3. 肝素应用中的出血

- 复查 APTT。
- 停用肝素或减少用量。
- 建议患者进行实验室检查和血液病学检查。

可应用以下药物逆转出血：

- 硫酸鱼精蛋白。
- 新鲜冰冻血浆。
- 凝血因子（在专业人员指导下应用）。

> **华法林应用的实践要点**[10]
>
> - 如果患者服药依从性差，应避免使用华法林。
> - INR 反映的是 48～72 小时前使用的华法林的效应。
> - 建议和鼓励患者每天记录药物用量和 INR。
> - INR 绝不可大于 5.0。
> - 如果出现皮肤坏死或紫趾综合征，应停止用药。

参考文献

[1] Kumar P, Clark M. Clinical Medicine (7th edn). London: Elsevier-Saunders, 2009: 465.

[2] Joseph J. Thrombophilia. Common sense pathology. RCPA, 2004.

[3] Smith A (Chair). Therapeutic Guidelines: Cardiovascular (Version 5). Melbourne. Therapeutic Guidelines Ltd, 2008: 161. 4 ibid: 153-64.

[4] Gallus AS. Anticoagulation: how to treat. Australian Doctor, 4 March 2005: 29-36.

[5] Bochner F. Australian Medicines Handbook. Adelaide: Australian Medicines Handbook Pty Ltd, 2006: 291-292.

[6] Walker ID, et al. Guidelines on oral anticoagulation (3rd edn). Br J Haematol, 1998, 101: 374-387.

[7] Gallus AS. Consensus guidelines for warfarin therapy—recommendations from the Australasian Society of Thrombosis and Haemostasis. Med J Aust, 2000, 172: 600-605.

[8] Baker R, et al. Australian and NZ Consensus Guidelines for Warfarin Reversal. Med J Aust, 2004, 181(9): 492-497.

[9] Campbell P, Roberts R, Eaton V, et al. Managing warfarin therapy in the community. Australian Prescriber, 2001, 24: 86-89.

第 136 章　常见皮肤损伤和异物

> 发现进入直肠里的各种异物的方式与其移除时所展现的形式惊人的一致。
> 用产钳将一萝卜从直肠取出。
> 牢牢嵌紧的木棒可通过将其下端插入一螺钉式锥子取出。
> 口向下的平底玻璃杯，多次被通过将绷带式湿石膏填充其内部，使绷带末端外露，待石膏定形后一起拉出。
> Bailey and Love 1943，*Short Practice of Surgery*

皮肤损伤，包括简单的撕裂伤、擦伤、挫伤和异物，是一般医疗工作中常见的问题。处理这些外部创伤是全科医生需要掌握的最基本的技能之一。

一、重要事实与关注要点

- 一个准备充分的治疗室，其内备有良好的杀菌设备、仪器、无菌敷料和辅助治疗设施。
- 对于撕裂伤，仔细检查神经损伤、肌腱损伤和动脉损伤。
- 小心玻璃伤口中的玻璃碎片——仔细检查，如果怀疑有碎片，行 X 线（尤其要配有高分辨超声）检查。
- 电灼伤或热灼伤伤口要特别引起注意，因为严重的组织损伤可能隐藏在轻微皮肤损伤之下。
- 注意轧伤，如车轮。
- 注意压力喷射器伤，如石油和油漆压枪引起的，其损伤后果可能是灾难性的。
- 除非特别必要时，避免缝合舌、动物和人咬伤伤口。
- 在病历中保留伤口的绘图或照片。
- 对于穿刺伤包括医用针扎伤，都制订治疗方案。
- 碾压伤很特殊，因为残留污垢和金属碎片使伤口愈合后遗留难看瘢痕。

二、挫伤和血肿

挫伤（青紫或瘀伤）是创伤引起皮下或深层组织出血而皮肤基本完好的情况。可能需要几个星期才能恢复，尤其是大面积挫伤。

血肿是淤血聚集而成，表现有明显肿胀或变形。血通常凝结并变硬、发热、变红；然后（约 10 天）开始液化并有波动感。

处理原则

- 对患者解释并给予安慰。
- RICE 疗法（对大面积的淤血、血肿），持续 48 小时。

  R（Rest）= 休息
  I（Ice）= 冰敷（患者清醒时，每 2 小时 20 分钟）
  C（Compression）= 压迫（弹力绷带固定）
  E（Elevation）= 抬高（如果是四肢）

- 镇痛药：应用对乙酰氨基酚（扑热息痛）。
- 避免使用阿司匹林（特殊情况除外）。
- 避免按摩。
- 在 72 小时后可热疗，如局部热敷或漩涡浴。
- 如果出血量与损伤不成比例，考虑出血性疾病。

三、难治性血肿

特定位置的血肿可引起畸形和其他问题。

1. 鼻中隔血肿[1]　请参考第 60 章相关内容。

2. 耳廓血肿[2]　当耳廓创伤引起皮肤和软骨间血肿时，可能会导致永久性"菜花耳"畸形。血肿会逐渐机化，但耳部的正常轮廓会改变。

治疗目的是尽快清除血肿，并预防其再次形成。即使血肿已经形成数天，清除血肿也能达到较好的治疗效果。

方法：在无菌状态下，将一个 25 号针头插入血肿最低点，然后抽出淤血（图 136.1a）。用带垫试管夹夹住血肿并保持 30～40 分钟（图 136.1b）。一般来说，每天抽吸和夹闭可以完全清除血肿。

3. 胫前血肿　胫前血肿疼痛持久，且吸收较慢。一种有效的方法是，严格无菌条件下，注入 1ml 1%

利多卡因和 1ml 透明质酸酶，然后立即用超声探查。血肿可自行吸收或需引流排出。

4. **甲下血肿** 本部分内容已在第 121 章讨论。

5. **皮肤擦伤** 皮肤擦伤的损伤程度有很大的不同，且伤口有被污染的可能。擦伤在自行车、摩托车或滑板事故中很常见。膝关节和肘关节的擦伤需特殊护理。

处理原则
- 清洁伤口，清除伤口表面的污物、金属、衣物和其他东西。
- 麻醉后（局部浸润麻醉或深伤口的全身麻醉）用无菌生理氯化钠溶液清洁污物。
- 治疗方法同烧伤。
- 清洁伤口时，做保护性包扎（一些伤口可能需开放处理）。
- 用石蜡纱布和非黏性吸收垫如 Melolin。
- 定期复查。
- 对于深部伤口要注意固定关节。

6. **撕裂伤** 从复杂性和可修复性来说，撕裂伤差别很大。复杂、累及神经或伴有其他组织损伤的撕裂伤应请专科医生会诊。

（1）**修复原则**
- 尽可能使伤口边缘整齐，可减少瘢痕形成和愈合的时间。
- 仔细清洁创口。
- 避免对污染伤口做深层缝合——可考虑引流。
- 仔细检查所有伤口，注意有无重要结构损伤，例如神经、肌腱及有无异物存留。
  — 仔细检查碎玻璃导致的伤口，如果可能，应行 X 线检查。
  — 高能量性伤口（如电动割草机导致的）容易残留金属异物，并发骨折。
- 对伤口进行 X 线检查，以寻找异物或骨折（复合型骨折）。
- 修整锯齿状或压碎的伤口边缘，特别是面部伤口。
- 所有伤口应该分层缝合。
- 避免遗留死腔。
- 初次闭合时，如果伤口被污染，不要缝合伤口（长于 8 小时）。如果未被感染，4 天后缝合伤口。
- 常见愈合不良的部位包括后背、颈部、小腿和膝盖，需要特别注意。胸部和肩部等部位的缝合易致瘢痕增生。
- 应用无创组织处理技术。
- 外翻边缘比内收边缘愈合效果好。
- 对伤口边缘尽量少做处理。
- 如果缝线间的皮肤发白，说明缝合过紧——应放松。
- 不要对伤口进行牵拉，尤其是手指、小腿、足和手掌部位的伤口。
- 用细线对伤口进行精细缝合会产生较小的瘢痕和更好的效果。
- 避免血肿产生。
- 需要的时候加压包扎，尤其是有肿胀皮瓣者。
- 考虑适当固定伤口。许多伤口愈合不佳是由于缺乏手掌板或腿后板固定。

（2）**治疗方法**

① 缝合材料：见表 136.1。
- 通常用单丝尼龙缝合线修复皮肤。
- 达到所需张力的前提下，选择最细的缝线。
- 合成的可吸收聚乙醇酸或聚乳糖缝线（Dexon，Vicryl）优于同规格的肠线，但禁用于面部或皮内缝

(a)

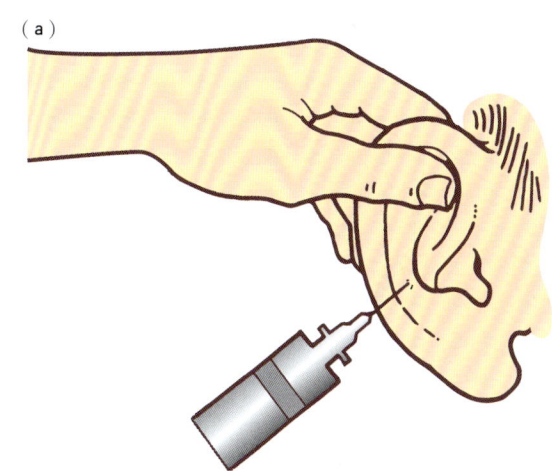

(b)

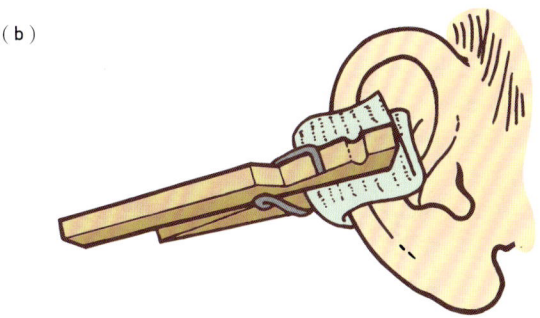

图 136.1 耳廓血肿的治疗

合（使用羊肠线代替）。

②手术器械
- 锁定的持针器（如 Crile-Wood 12cm）。
- 拉皮钩。
- 虹膜剪。
- 有齿镊。

③持针方法：持针的中间部位，以防针断裂和变形，如果持针尾则容易发生断裂和变形（图 136.2）。

表 136.1　缝合材料的选择（指南）

皮肤	尼龙 6/0	面部
	尼龙 3/0	后背、头皮
	尼龙 5/0	其他部位
深组织（死腔）	肠线 4/0	面部
	Dexon/Vicryl 3/0 或 4/0	其他部位
表皮下	肠线 4/0	
小血管系带	平肠线 4/0	
大血管系带	铬肠线 4/0	

④死腔：应该将死腔清除以减轻皮肤缝合的张力。用可吸收线缝合靠近下面的组织，提起脂肪、真皮层的交界处，打结并埋藏（图 136.3）。

⑤外翻伤口：缝合时，使真皮层咬合要比表皮层宽，呈梯形，且深于创伤深度，从而达到治疗外翻的效果。显示如下：
- 简单缝合（图 136.4a）。
- 纵褥式缝合（图 136.4b）。

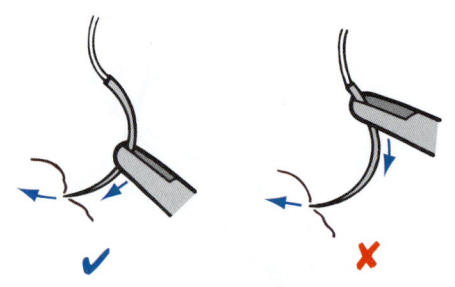

图 136.2　正确和错误的持针方法

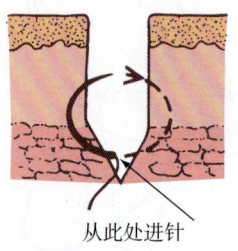
从此处进针

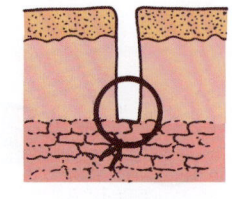
埋藏的结

图 136.3　清除死腔

褥式缝合是翻转伤口理想的缝合方式。

⑥缝合针数：旨在用最少的针数达到无缝缝合，同时避免缝合过紧。缝线尽可能靠近伤口边缘。

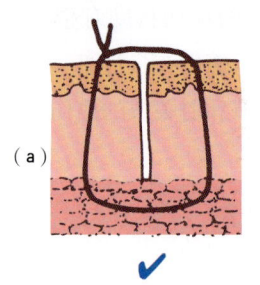 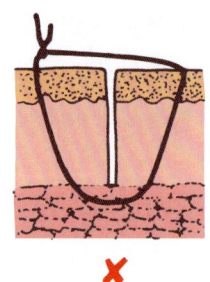
（a）

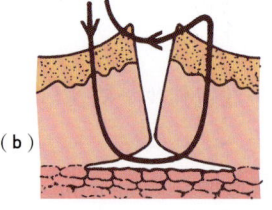 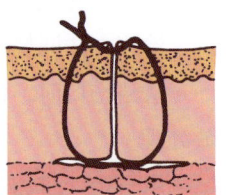
（b）

图 136.4　外翻伤口：（a）正确和错误的简单缝合方法；（b）纵褥式缝合

四、不同伤口的特殊缝合技术

1. 三点式缝合　在三角形皮瓣伤口中，往往难以准确地放置皮瓣尖部。三点式缝合法是减少皮瓣尖端发生绞窄坏死的最好方法。

方法

①针穿过伤口无皮瓣侧的皮肤。

②在与无皮瓣侧同一水平处穿过皮瓣。

③最后将针头穿回无皮瓣侧，使其呈"V"字形（图 136.5）。

2. 小腿三角皮瓣伤口　小腿三角瓣伤口是常见损伤，但经常处理不当。如果处理不当，下肢伤口常常很难愈合，除非对皮瓣尖端做特殊处理。

（1）近端蒂皮瓣　掉进地面或楼板裂缝、车辆尾板等重物体拖剥，可造成小腿发生近端带蒂的皮瓣样撕脱伤。

皮瓣尖部通常遭受挤压且血运差；缝合后不会存活。

（2）治疗方法（在利多卡因浸润麻醉下）

①首选方法：尽量挽救远端皮瓣，刮去皮瓣上的皮下组织，可用作全层移植。

②其他方法：切除皮瓣的尖端，缝合剩下的皮瓣，

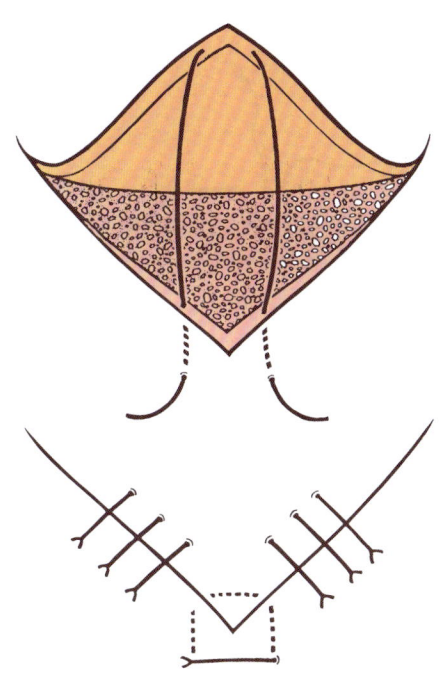

图 136.5 三点式缝合

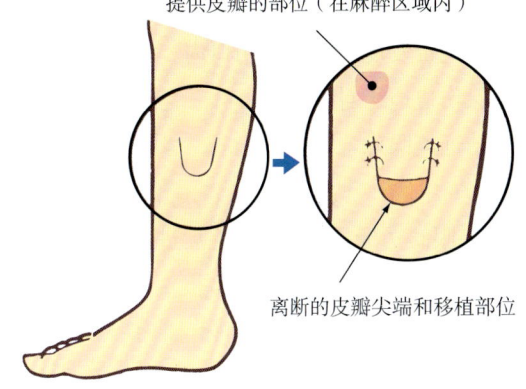

图 136.6 三角皮瓣伤口修复：近端蒂皮瓣

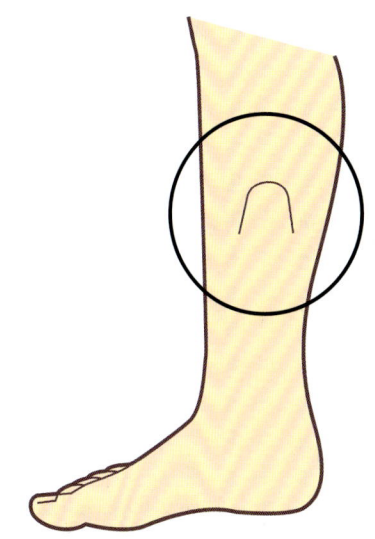

图 136.7 三角皮瓣伤口修复：远端带蒂皮瓣

在皮肤缺失部位植入分层移植物（图 136.6）。

这两种方法都需要包扎和弹力绷带固定。应嘱患者腿部抬高，休息 3 天。

（3）远端带蒂皮瓣 见图 136.7。远端皮瓣无血供，因而预后不良。治疗方法同近端基瓣，修整皮瓣，做全皮移植用。年轻患者恢复较好，而老年患者常难恢复。

3. 唇切割伤修复 虽然唇颊黏膜的小裂伤可以不用处理，但大面积切口需要仔细修补。对于下唇大的撕裂伤，颏神经阻滞是最理想的麻醉方法，但局部浸润麻醉亦可满足要求。

对于贯穿唇缘的伤口，仔细对齐是至关重要的。建议用甲紫（龙胆紫）或记号笔对唇缘做标志。最好有一个助手。

（1）方法

① 用 4/0 铬肠线缝合伤口的深肌层，第一针缝合应该在唇黏膜附近，然后缝合余下各层。

② 接下来，用 6/0 尼龙单丝线缝合唇缘两端，不能减少此步骤（图 136.8）。这是步骤的关键。

③ 用 4/0 平纹羊肠线间断缝合内颊黏膜。

④ 用中断的尼龙线缝合唇外面的皮肤（唇红缘以上及以下的部分）。

（2）后期恢复

① 沿着伤口线擦保湿霜。

② 拆线时间：3～4 天（年轻人）、5～6 天（老年人）。

4. 眼睑撕裂伤的修补

（1）基本要点

- 尽可能多的保留组织。

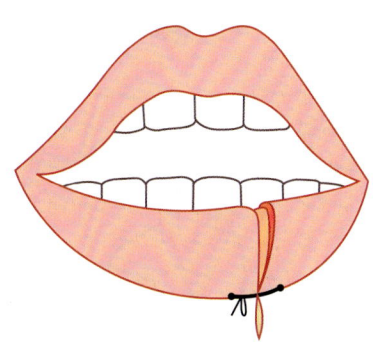

图 136.8 唇撕裂：确保仔细缝合唇红缘

- 不要刮掉眉毛。
- 不要把带发皮瓣倒置到伤口内。
- 确保伤口边缘对齐。
- 线结远离眼球。

（2）方法

① 如果眼睑边缘撕裂，在睫毛后进行缘间缝合。

② 用 6/0 羊肠线缝合结膜和睑板。

③ 然后用 6/0 尼龙线缝合皮肤和肌肉（眼轮匝肌，图 136.9）。

5. 舌修复术 因为舌伤口能很快自愈，因此最好避免对舌的伤口进行缝合。但舌背或外侧缘的大皮瓣伤应给予缝合。可埋羊肠线缝合是最佳方法。

方法

① 让患者口中含冰块几分钟，然后用 1% 利多卡因浸润麻醉，等 5～10 分钟。

② 用 4/0 或 3/0 羊肠线将皮瓣缝到舌床上，然后埋线（图 136.10）。

无需表面缝合。如果确有需要，用 4/0 丝线即可。嘱患者定期用盐水漱口，直到愈合满意为止。

6. 断指 这是急症，让患者将离断的手指直接放在不漏水的消毒容器中，例如塑料袋或消毒的标本缸。然后将容器放在盛有碎冰块的冰水的袋子中。

注：绝不能将断指直接放在冰水或盐水等液体中，因为液体会浸湿断指，使显微外科手术难以进行。

手指残端的护理：用无菌的非黏性材料进行宽松包扎，并嘱患者抬高患肢。

7. 咬伤

（1）人咬伤和拳击伤 人咬伤和拳击伤可以出现严重的感染。β 内酰胺酶在口腔中产生的厌氧微

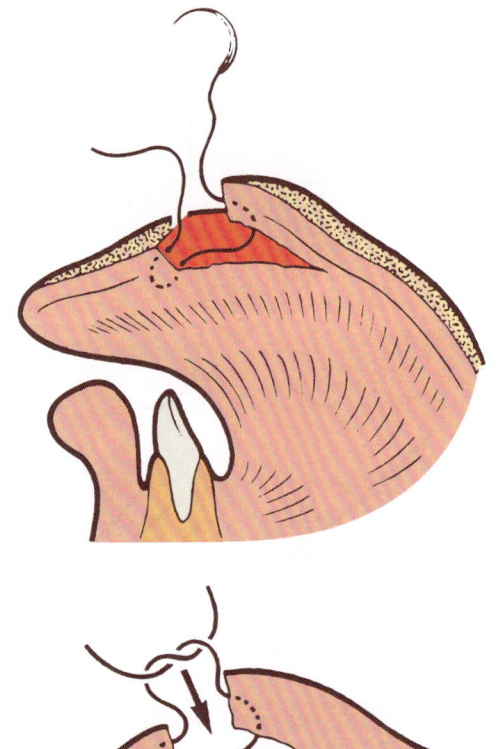

图 136.10 舌损伤的修复

生物（如 Vincent）能穿越受损组织并形成深部感染。链球菌、葡萄球菌和啮蚀艾肯菌是常见致病菌。伤口感染的并发症有蜂窝织炎、伤口脓肿及淋巴管炎。Cochrane 关于抗生素预防性应用综述认为其能够显著降低感染风险[2]。

治疗原则

- 仔细清创伤口（如用消毒液或过氧化氢）。
- 严重或较深咬伤时预防性服用青霉素。
- 可以的话，避免缝合伤口。
- 注射破伤风类毒素（尽管发生破伤风风险低）。
- 考虑罕见的 HIV、乙肝病毒或丙肝病毒感染的可能。
- 对于高危伤口，立即给予普鲁卡因青霉素 1.5g 肌内注射和（或）阿莫西林/克拉维酸 875/125mg，每日 2 次，持续 5 天[3]。
- 如果深伤口形成感染，检查伤口并给予甲硝唑 400mg，口服，每日 2 次，持续 14 天。加头孢噻肟 1g，每 8 小时静脉注射 1 次，或加头孢曲松 1g，静脉注射，每日 2 次，持续 14 天。

（2）非疯狗咬伤 狗咬伤通常愈合差并带有厌氧菌感染的风险，如破伤风、葡萄球菌和链球菌。贯

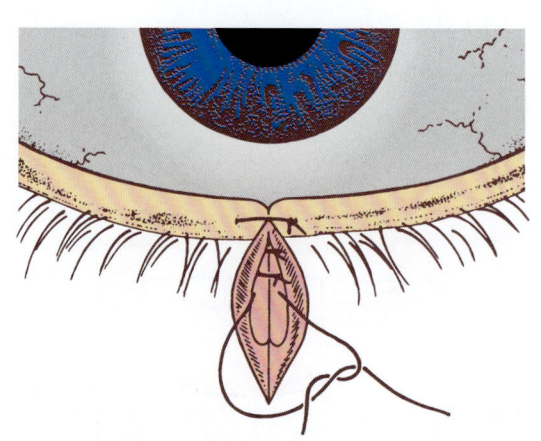

图 136.9 眼睑撕裂伤

通伤和咬碎伤比撕裂伤更容易感染。高达25%狗咬伤约在24小时内出现感染迹象[4]。

治疗原则（图136.11）

- 用含水杀菌剂进行伤口清创，浸泡伤口10～20分钟。
- 旨在开放性愈合——可以的话避免缝合（除有丰富血供的位置，如面部和头皮）。
- 使用非黏性可吸收敷料（石蜡纱布和Melolin），以吸收伤口渗出物。
- 预防破伤风：免疫球蛋白或破伤风类毒素。
- 严重咬伤或深咬伤预防性应用青霉素：立即用1.5万单位普鲁卡因青霉素肌内注射，然后口服5～10天。另一种方法是口服阿莫西林/克拉维酸5～7天。感染已形成时（根据拭子检查），口服阿莫西林/克拉维酸7～10天[4]。
- 告知患者愈合速度可能较慢，并留有瘢痕。

（3）**疯狗或疑似疯狗咬伤（或其他动物咬伤）** 目前不适用于澳大利亚（见第15章）。

- 立即用洗涤剂、盐水（更好）、过氧化氢溶液（双氧水）或肥皂水（如果没有其他选择）清洗伤口。
- 禁止缝合。
- 如果是疯狗
— 人狂犬病免疫球蛋白（被动免疫）。
— 抗狂犬病疫苗（主动免疫）。
- 不确定是否为疯狗：捕捉并观察咬人动物，考虑疫苗注射。

（4）**猫咬伤** 猫咬伤后形成化脓性感染的可能性很大，出血败血性巴斯德菌（*Pasteurella multocida*）是常见的病原菌。治疗原则同人或狗咬伤。预防性应用阿莫西林+克拉维酸，持续5天。对于感染，擦拭患者的伤口并让患者开始服用甲硝唑+多西环素或环丙沙星[3]。应及时清理深部伤口和贯通伤。另一个问题是猫抓病，可能是由革兰氏阴性细菌巴尔通体（*Bartonella henselae*）引起。

猫抓病的临床特征

- 咬伤后3天左右在咬伤部位出现感染性溃疡或丘疹脓包（30%～50%病例）[5]。
- 1～3周后：发热、头痛、全身乏力、局部淋巴结肿大（可能化脓）。
- 皮肤过敏试验阳性。
- 良性、自限性过程。
- 有时症状严重，持续几周，尤其在免疫力低下时。
- 用红霉素或罗红霉素治疗10天。

8. 珊瑚割伤 被珊瑚割伤的伤口有弧菌（海洋病原体）或化脓性链球菌重症感染的风险。这种伤口需要用杀菌剂清洗、清创、包扎及应用抗生素。多西环素100mg，每日2次。或头孢氨苄500mg，每日2次，持续7天。

9. 儿童头皮撕裂伤 开放的小伤口，只要头发够长，用儿童的头发缝合。

将伤口两侧的头发各缠一束。打个平结和一个额外的保持结，以减少滑脱。请助手在头发结上滴复方安息香酊溶液（Friar香脂）。留置发结，嘱家长在第5天剪掉发结。

10. 儿童前额和其他部位撕裂伤 对于儿童开放性伤口，避免使用强化纸黏合带（创可贴），尽管使用起来方便。这仅仅闭合了真皮层且会形成薄的延展性瘢痕。它们只能与缝线配合用于非常表浅的表皮伤口。

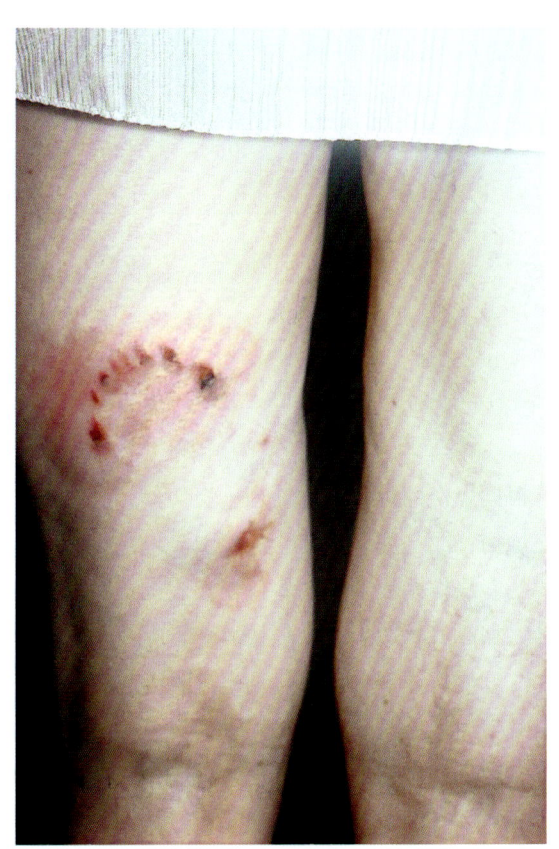

图136.11 非疯狗咬伤的处理方法：抗生素、无菌敷料和破伤风疫苗接种

（1）用于伤口的黏合剂　组织黏接胶能够成功地闭合表浅平滑干净的皮肤伤口，尤其是儿童的创伤。考虑到无菌性和毒性可以使用的商业制品有Histoacryl、Dermabond和爱必肤（活性成分是恩布酯），但强力胶也可以达到同样的目的。胶水只能用于表浅的、干燥的、清洁的新鲜伤口。有裂隙的伤口不允许使用此方法。尽可能避免使用胶水。

（2）儿童伤口麻醉　新型局部麻醉药被应用于儿童伤口的修复。包括利多卡因和普鲁卡因合剂（EMLA膏）、肾上腺素与可卡因（AC）溶液。谨慎使用可卡因。

一些医师冰敷撕裂的部位。缝合时要求孩子按住冰块。

11. 拆线　缝合痕迹与缝线保留的时间、张力和位置有关。目标是一旦伤口痊愈尽早拆线。拆线时机根据常识和个体差异而定。尼龙线很少引起排斥反应，留置时间可以长一点。拆线后，建议用微孔皮肤胶带/创可贴保护伤口1～2周，特别是皮肤张力区。

（1）方法

① 光线充足，使患者舒适地躺下。

② 准备1把精细的剪刀或手术刀，以及1把解剖镊。

③ 用剪刀或手术刀剪断贴近皮肤的线（图136.12a）。

④ 在被剪断的一端将缝线轻轻拉出——面对伤口的方向（图136.12b）。

（2）非吸收缝线的拆除时间　成人非复杂伤口愈合后缝线的拆除见表136.2。

注：是否拆线应根据伤口性质、个人身体状况和伤口愈合状态决定，因人而异。一般情况下，应尽早拆线。达到以上的方法之一是提前一两天拆除交叉缝线，然后在常规的时间拆除剩余线。创可贴可以用来维持伤口闭合和愈合。

其他方面

儿童提前1～2天拆线。背部、腿部尤其小腿允许延期拆线。尼龙线反应小可以保留久一点。交叉线可以尽早拆除（如女人面部的）。

五、烧伤[5，6]

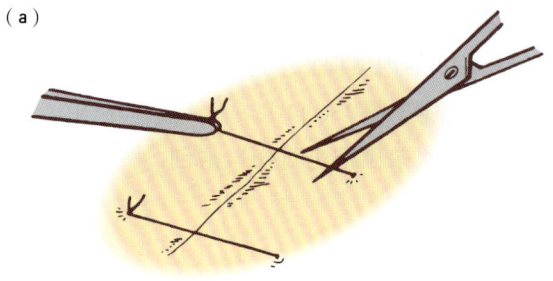

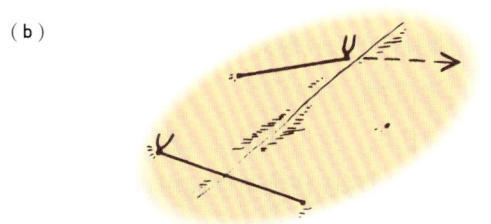

图136.12　皮肤缝合的拆线：（a）剪断缝线；（b）朝伤口侧拉出

表136.2　拆线时间

部位	天数
头皮	6
面部	3（或替代线2天其他3～4天，）
耳朵	5
颈部	4（或替代线3天，其他4天）
胸部	8
手臂（包括手指、手掌）	8～10
腹部	8～10天（张力性12～14天）
后背	12
腹股沟及阴囊	7
会阴	2
腿部	10
膝盖和小腿	12
足部（包括脚趾）	10～12

根据烧伤范围和深度处理（烧伤分为浅度烧伤、深度烧伤，或一度、二度、三度）。

一度烧伤是浅度烧伤，仅伤及表皮，引起疼痛、红肿。如热气致烫伤。恢复快。

二度烧伤或部分皮层烧伤引起表皮起疱，浆液渗出后发生坏死。

三度烧伤或皮肤全层烧伤，可能伴深度坏死和来自损伤的神经末梢伤的麻痹。如果烧伤范围大（＞9%的身体面积）且较深，可能引起血容量不足和休克。

1. 急救　烧伤，尤其小面积烧伤的快速治疗是浸入冷的流动水中（如自来水），至少持续 10～15 分钟（20 分钟最佳）。

化学烧伤后应大量冲水。碱灼伤用 1/10 稀释醋中和，碳酸氢钠溶液用来中和酸烧伤。

以下烧伤应送往医院：
- 烧伤面积＞9% 体表面积，尤其是儿童烧伤。
- 婴儿烧伤面积＞5%。
- 所有深度烧伤。
- 特殊或重要部位的烧伤（如面部、手、会阴/生殖器、足）。
- 有潜在风险的烧伤（如电灼伤、化学烧伤、环形烧伤）。
- 怀疑有吸入性损伤。

要注意缓解疼痛。转运期间持续用喷雾器喷水降温。

（1）治疗

①很表浅——皮肤完整。仅消毒即可（如氯己定溶液）。如出现水疱应复查。

②表浅——皮肤水疱。应用敷料以促进上皮再生（如胶体布、水凝胶布），可吸收敷料或（最佳选择）可拉伸的黏性敷料（如 Fixomull、Mefix、Hypafix）覆盖，每天 1 次或 2 次清洗渗出浆液，然后用外弹力绷带包扎。最长可保留 2 周。

③深度烧伤。若大量渗出，以下按顺序应用：
- SoloSite 凝胶、Solugel 或类似料。
- 非黏性中性敷料（例如 Melolin）。
- 脱脂纱布或脱脂棉（较大的烧伤）。

每 2～4 天更换止痛罩。必要时手术治疗，包括植皮。

（2）可留敷料使用指南
- 第 1 个 24 小时：保持干燥。如果有渗液从敷料流出，用干净纸巾擦干。
- 第 2 天：每天清洗敷料 2 次。用温和肥皂水和清水冲洗后擦干。禁止浸泡。仅冲洗。不要拆开敷料，因为可能引起疼痛和伤口损坏。如果伤口变红、变热或肿胀，或疼痛增加，立即复诊。
- 第 7 天：去诊所拆除敷料。就诊前 2 小时，用橄榄油浸泡敷料然后包上塑料袋（如 Glad 袋）。

注：敷料必须用油浸泡（如橄榄油、婴儿油、柑橘油或花生油）。清除"膨出的水疱"。膨出的水疱干扰真皮循环。

（3）暴露（开放式）
- 伤口开放无敷料（利于面部、会阴或单纯表皮烧伤）。
- 每 24 小时重新涂杀菌膏。

（4）敷料（闭合式）
- 适用于环形面伤口。
- 非黏性薄纱覆盖（如石蜡纱布）。
- 吸水性大块纱布、棉花覆盖。
- 必要时打石膏。

2. 手烧伤 对于手部和类似的身体复杂部位的表浅烧伤（有水疱），采用以上所描述的弹性绷带环绕包扎手部。外面用绷带包扎。第 7 天去医院前将敷料在油中浸泡 2 小时。

六、异物

1. 穿透性枪伤 对于各种类型的枪引起的损伤的处理，医生很难做出决定。以下信息可作为参考。包括各种从枪中射出的危险的金属异物引起的组织损伤。

枪击伤

①气枪：原则是清除皮下的子弹，但是如果没有存留在重要结构（例如腕关节）中或其周围，则无须将深部的金属块清除。一个特殊且常见的问题是射入眼眶中的子弹，引起的损伤不是太大，可以不用清除，但应转入眼科。

② 0.22 步枪（豌豆步枪）：用同样的原则治疗，但是必须用 X 线定位子弹。腹部伤口应引起特别注意并仔细检查，因为内脏穿孔的最初症状和体征都不明显。

③ 0.410 猎枪：这种猎枪的子弹通常只在近距离射程内才会引起严重的损伤。此外，处理原则是先处理表浅的子弹，深部的子弹可暂不处理。

2. 压力枪伤 压枪射出的油脂、油、涂料或类似物都能引起严重的伤害，应减压并去除这些物品（图 136.13）。

3. 油枪和喷漆枪

①高压喷射油漆或油脂到手部：需要立即进行手术，以避免截肢。受伤后，会出现一个微小的伤口，然后手部感觉不适。随后就是局部缺血、化学刺激和

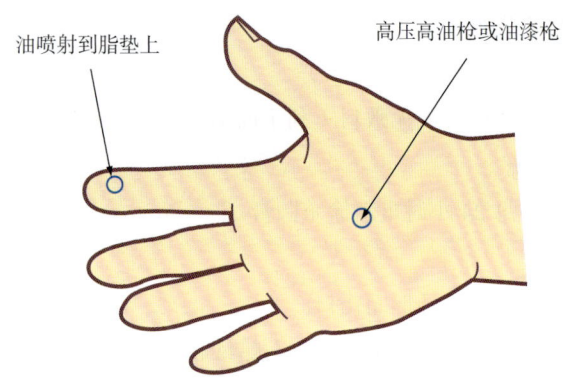

图 136.13　手的严重意外事件

感染，更甚者手指坏疽，因局部硬化导致爪形手[1]。应立即减压并仔细去除所有的异物和坏死组织。

②喷油：意外将油性接种物注射到手部也会引起严重的问题，可导致局部组织坏死。如果伤及指垫，可能需要截肢。这种情况在养殖家禽的农场很常见，在这些农场要对大量家禽进行注射接种。

4. 皮下碎片　皮下碎片是一个很常见的问题，但也很难处理。不能用钳子或广泛地切除皮肤。应使用一次性注射针"挑"出碎片（图136.14），然后将其作为杠杆，使得把碎片移出皮肤更容易。深埋在皮下的木质异物可通过超声检测出来。

5. 鱼钩嵌入　在这里介绍两种去除鱼钩的方法，它们都需要在相反的方向，即对着鱼钩的方向祛除。首选第二种方法。

方法 1

①在鱼钩附近注射 1～2ml 利多卡因。

②用动脉钳抓住钩柄。

③将 D11 手术刀片沿着钩向下滑，用刀尖沿着钩的边缘切除组织，使倒钩自由（图136.15）。

④然后用钳子将钩拖出。

方法 2：渔民常使用这种方法，用线或钓线将鱼钩完整地强制拔出。不需要麻醉和工具，只需坚强的意志，特别是第一次尝试的时候。

①拿一根长 10～12cm 的绳，拴个套儿，一头钩住鱼钩，另一头拴在操作者的手指上。

②在拔出鱼钩的方向用另一只手压住柄。

③在一瞬间，用力、快速地拉绳子。

④沿着拉的方向鱼钩轻松地被拉出（图136.16）。

注：术者必须大胆、果断、自信和快速——半信半疑的尝试是不会成功的。

如果很困难，可以进行局部麻醉。用长的钓鱼线，而不是短线，在鱼钩处环绕两圈，然后用手往外拖，或者用细尺在伤处弹拨也是可以的。

6. 针刺伤和锐器伤　被污染的锐器意外穿刺皮肤是所有医务人员非常关心的问题，锐器包括针头（沾

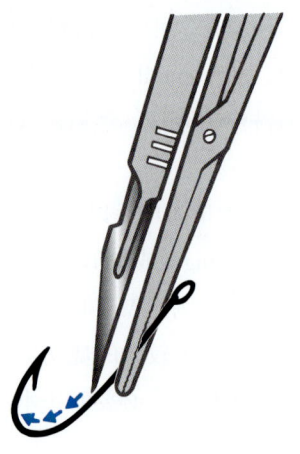

图 136.15　在皮肤上开一小道去除鱼钩

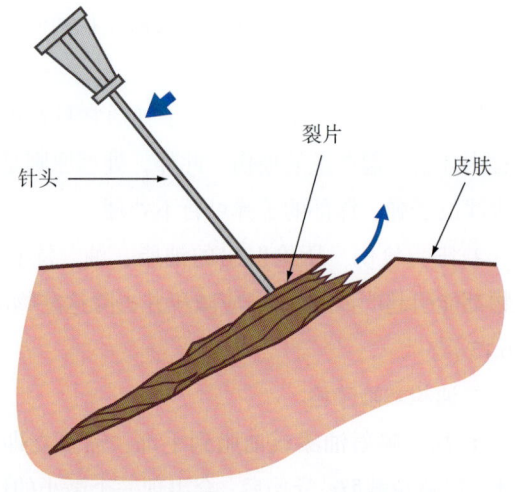

图 136.14　移除皮下的碎片

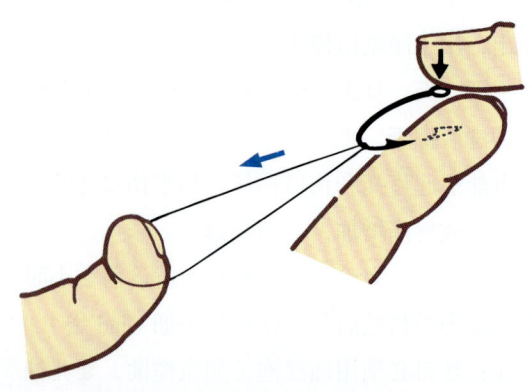

图 136.16　渔民完整拔出鱼钩的方法

有血液或体液)。另一种可能是人为的故意伤害，如愤怒的警察、反社会者。针刺伤是最常见的，可以潜在传播一些疾病，如艾滋病、乙型肝炎、丙型肝炎和丁型肝炎。静脉穿刺最易发生感染传播的原因是针头的重复利用，应禁止这种操作。

针刺伤传播的感染总结在表 136.3 中。被肝炎患者感染的风险是最大的（10%～30%），而被 HIV 阳性的针头刺伤引起血清转化或临床感染的风险是很低的（大约 300 人中有 1 例）[7]。破伤风是很常见的，特别是户外损伤，应加以注意。

表 136.3　被针刺伤事件传播的感染

病毒
HIV
乙、丙、丁型肝炎
单纯疱疹
水痘带状疱疹
细菌
链球菌感染
葡萄球菌感染
梅毒
破伤风
结核杆菌
其他
疟疾

（1）预防
- 避免给药物过量或高危患者进行洗胃或静脉穿刺。
- 禁止重复利用针头。
- 立即处理针头，将其放入密封的、防锐器伤的容器中。
- 避免直接接触血液。
- 戴防护手套（不能防止被锐器刺伤）。

（2）治疗
- 伤后立即挤出液体，并在流水下用肥皂和（或）次氯酸钠溶液冲洗（如米尔顿）。
- 尽量让血流出
- 让患者相信，病毒性感染的可能性很低。
- 从锐器受害者和来源者（体液来源）那获得相关信息和血液，体液来源者乙型肝炎表面抗原或 HIV 是否阳性可以帮助早期诊断。

注：HIV 的血清转化需要 3 个月，所以患者可能感染了 HIV，但检查结果可能呈阴性。

① 已知病源是乙型肝炎病毒携带者
- 如果受伤的人有免疫力，可不做处理。
- 如果未接种疫苗，没有免疫力：
— 给高免乙肝丙种球蛋白（48 小时内）。
— 在 24 小时内给予乙肝疫苗接种。

② 已知病源是丙肝病毒携带者[8]
- 受伤者需要在 1 周和 6 周进行 HCV 抗体测试，在 4～6 个月检测 ALT 水平。
- 没有有效的免疫预防。考虑早期进行血清转换治疗。

③ 已知病源是 HIV 阳性携带者[8]：向专家咨询药物预防和血清学监测的相对优点。美国疾病控制和预防的病例对照研究表明，针刺伤后给予齐多夫定可使血清转换率降低 79%[9]。

④ 可选择
- 低风险。齐多夫定 + 拉米夫定，12 小时 1 次，连续 4 周。
- 高风险。在 8 小时内预防性使用齐多夫定（AZT）+ 拉米夫定 + 茚地那韦或奈非那韦，最好 1～2 小时 1 次，使用 6 周[10]。

或者

0 周、4 周、6 周、12 周、24 周和 52 周进行血清学监测（咨询专家，并参考国家指南）[11]。

⑤ 风险来源未知：用病源者的血液（如果同意提供）和锐器受害者的血液进行乙型肝炎（乙肝表面抗原和抗-HBs）、丙型肝炎和 HIV 感染（如果高风险 HIV）的相关检测试验。如果受害者没有接种疫苗，应进行乙肝疫苗接种。

注：试验必需获得患者的知情同意，并对相关人士公开实验结果。

七、破伤风的预防

破伤风是一种非常严重的疾病，但通过主动免疫是完全可以预防的。预防应该普及，最好将其纳入儿童计划免疫中。然而，应对所有有伤口的患者，进行破伤风菌感染状态的评估，以实施最佳处理方法。对于严重的创伤，也应考虑气性坏疽的可能性。

1. 可能感染破伤风梭菌的伤口

- 复合性骨折。
- 贯通伤。
- 异物。
- 广泛的碾压伤。
- 延迟的清创术。
- 重度烧伤。
- 化脓性感染。

对于成人初次免疫，起初6周给予2次破伤风类毒素（单独给，或者早期儿童免疫中未给予白喉类毒素者可联合给予白喉类毒素），在6个月后给予第3次破伤风类毒素。每隔10年或对主要损伤初始免疫后5年，给予破伤风类毒素加强针。

2. 被动免疫 被动免疫的方法是肌内注射250U破伤风免疫球蛋白，适用于未免疫的个体或那些不确定有无免疫力的患者，无论其伤口有无被污染或有无已经失活的组织。高风险的伤口包括被污物、粪便或肥料、土壤、唾液或其他异物感染的伤口，来自刺伤、导弹、挤压和烧伤所致的损伤。

破伤风预防指南见表136.4。

> **实践要点**
>
> - 缝合时嘱患者采取卧位。如为患儿，则让其父母坐在旁边。
> - 普通的伤口避免用抗生素喷剂或粉剂，否则有抵抗力的微生物将会生长。
> - 污染和深部坏死性伤口应考虑预防破伤风和气性坏疽。
> - 如果存在被污染的伤口，且患者5年内未接种过破伤风加强针，或清洁伤口的患者在10年内未打过破伤风加强针，要打破伤风加强针。
> - 如果患者未被免疫或伤口严重污染时，要给予破伤风免疫球蛋白。
> - 在没有彻底清洁患者的体毛并仔细检查其他裂伤前，不要将患者送回家。
> - 面颊、下颌或下眼睑的任何裂伤都可能损害面神经、腮腺导管或泪小管。
> - 当患者被玻璃碎片割伤至骨头时，要考虑皮肤和骨头之间的所有结构是否被切断。

表136.4 伤口治疗中的破伤风预防指南

接种疫苗的时间	伤口的类型	破伤风类毒素	破伤风免疫球蛋白
3次或更多次破伤风类毒素接种史			
<5年	所有伤口	无	无
5~10年	清洁的小伤口	无	无
	所有其他的伤口	有	无
>10年	所有伤口	有	无
不明接种史或少于3次破伤风类毒素接种史			
	清洁的小伤口	有	无
	所有的其他伤口	有	有

参考文献

[1] Hansen G. Practice Tips. Aust Fam Physician, 1982, 11: 867.

[2] Medeiros I, Saconato H. Antibiotic prophylaxis for mammalian bites. The Cochrane Database of Systematic Reviews 2001, Issue 2. Art. No. CD 001738.

[3] Spicer J (Chair). Therapeutic Guidelines: Antibiotic (Version 13). Melbourne: Therapeutic Guidelines Ltd, 2006, 271-272.

[4] Broom J, Woods ML. Management of bite injuries. Australian Prescriber, 2006, 29: 6-8.

[5] McPhee, SJ, Papadakis MA. Current Medical Diagnosis and Treatment (49th edn). New York: The McGraw-Hill Companies, 2010: 1165-1166.

[6] Mashford ML (Chair). Therapeutic Guidelines:

Dermatology (Version 2). Melbourne: Therapeutic Guidelines Ltd, 2004: 71–73.

[7] Spelman D. Transmission of infection by needlesticks, sharps and splashes. Aust Fam Physician, 1988, 17: 681.

[8] Spicer J (Chair). Therapeutic Guidelines: Antibiotic (Version 13). Melbourne: Therapeutic Guidelines Ltd, 2006: 183.

[9] McPhee, SJ, Papadakis MA. Current Medical Diagnosis and Treatment (49th edn). New York: The McGraw-Hill Companies, 2010: 1221.

[10] Gerberding JL. Drug therapy: management of occupational exposures to blood-borne viruses. N Engl J Med, 1995, 332: 444.

[11] Hammond L. AIDS and hepatitis B protection strategies. Aust Fam Physician, 1990, 19: 657–661.

第 137 章　常见的骨折和脱位

> 骨折处一旦愈合，比以往任何时候都更结实。
>
> John Lyly（1554—1606）

骨折和脱位常发生于四肢和肩胛、骨盆带骨。这些部位具有重要的运动功能，需要早期诊断，以确保最佳治疗，防止并发症。早期诊断依赖于医生对不常见情况的警惕和相关知识的掌握。

诊断依赖于仔细物理检查与记录、对损伤处的高质量 X 线片（如压力视图），必要时应拍摄特殊位置的 X 线片。黄金法则是：怀疑骨折，常规进行 X 线检查。家庭医生应能正确阅读患者 X 线片。如果放射科医生的报告也支持该诊断，就基本能够确诊了。

在治疗骨折和脱位的过程中很容易出现错误。许多损伤，比如手臂和手的骨折，看起来不是很严重，但如果处理不当，可能导致长期残疾。本章旨在指导方临床医生如何避免发生这些错误。

一、重要资料与关注要点

- 骨折常表现有局部畸形，但也有可能只导致局部的压痛（如舟状骨骨折和股骨颈嵌入性骨折）。
- 骨折的典型表现
— 疼痛。
— 压痛。
— 功能障碍。
— 畸形。
— 肿胀、皮下瘀斑。
— 骨擦音。
- 怀疑为四肢骨折，应行包括邻近一个关节的正、侧位 X 线检查。
- 如果 X 线片未见明显异常，但是骨折临床症状明显者，应用夹板固定患肢，10 天后拍片复查。
- 一般来说，移位性骨折的复位要把骨折断端置于合适的校准线上，并持续固定，直至骨折愈合。
- 骨折复位后应定期复查 X 线，以检查有无移位，特别是在复位后 1～2 周。
- 骨折临床愈合的标准是骨折部位疼痛减少、无异常活动，以及 X 线片显示骨折处有连续性的骨小梁和桥接骨痂形成。
- 影响骨折愈合的因素有不恰当的固定、过度牵引、治愈骨痂的丢失、感染或缺血性坏死。
- 关节强直是最为常见的并发症，通常由于石膏和绷带固定引起，所以应尽可能早地活动关节。骨折稳定的情况下，尽早活动患肢。
- 脱位是一个骨头与另一个骨头在一个关节里的完全分离。
- 半脱位是一种局部位移，关节表面仍有部分连接。
- 扭伤是韧带或关节囊的部分断裂。
- 还要考虑到周围软组织的损伤，如周围神经损伤、血管损伤和肌肉间隔综合征。
- 应力性骨折是一种不完全性骨折，由长期、反复、轻微的损伤引起，单一因素都不足以引起应力性骨折。应力性骨折多发生于足部，多因运动、芭蕾舞、体操和有氧运动引起。活动增加时，疲劳性骨折的发生率也急剧上升[1]。
- 应力性骨折好发部位（与通常的原因）包括：
— 足舟骨（短跑运动、踢足球）。
— 跖骨颈（跑步、步行、篮球、跳跃）。
— 第 5 跖骨（跳舞）。
— 股骨颈或轴（长跑）。
— 尺骨（举重）。
— 桡骨远端与尺骨骺（体操）。
— 距骨（跑步）。
— 胫骨近端（跑步、足球）。
— 胫骨内侧（跑步、足球）。
— 远节指骨（吉他演奏）。
— 颈椎棘突（园艺工作）。
— 腰椎峡部（保龄球）。
— 螺旋肱骨（投掷运动）。

——第1肋骨骨折（举重）。
——第8肋骨骨折（网球）。

牵引是大多数复位最重要的手段，尤其适用于脱位。可通过平移或利用杠杆原理实现牵引。

骨折的重要警示性信号

- 儿童肱骨髁上骨折
- 儿童肘部骨折，尤其是侧肱骨髁骨折
- 儿童"蹦床性"损伤
- 舟骨骨折
- 舟月骨脱位
- 颅骨骨折，尤其是颞骨骨折
- 距骨穹隆骨折
- 所有关节内骨折
- 肱骨头和股骨头缺血性坏死

二、骨折的检查方法[2]

该方法描述了前臂和手部压缩性骨折的临床诊断的基本原则，同时也适用于骨骼四肢。

许多骨折很典型，通过常规的检查方法即可诊断，但有时也很困难，如击打引起的软组织损伤，或者仅存在一个较小的骨折，如桡骨远端的青枝骨折。

如果怀疑骨折是从一头到另一头的压缩性骨折，患者可感觉到疼痛。前臂软组织损伤可表现为疼痛、压痛、肿胀，亦可导致功能的丧失。但是，如果是轴向压缩（即沿着长轴的压缩）患者也可无疼痛感。

步行是帮助诊断压缩性骨折的另一种方法，但在身体承重部位骨的骨折或骨盆骨折中很难实行（因为疼痛）。

方法

① 用双手抓住损伤部位的近端和远端。
② 沿着骨骼长轴在两个方向推动，使力量集中在损伤部位（骨折部位，图137.1a）。或者从远端的压缩力对近端产生稳定的反作用力（图137.1b）。
③ 患者会准确定位出骨折疼痛部位。

三、四肢骨骨折的治疗原则

可按以下步骤对骨折移位进行正确复位（图

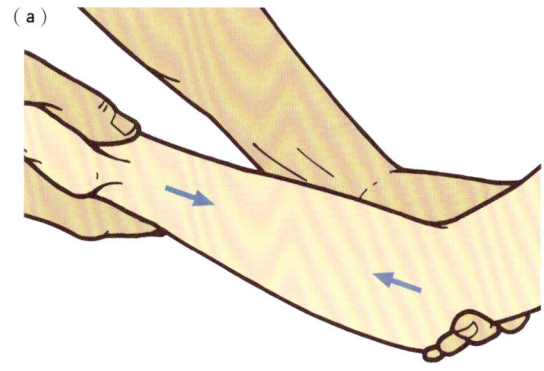

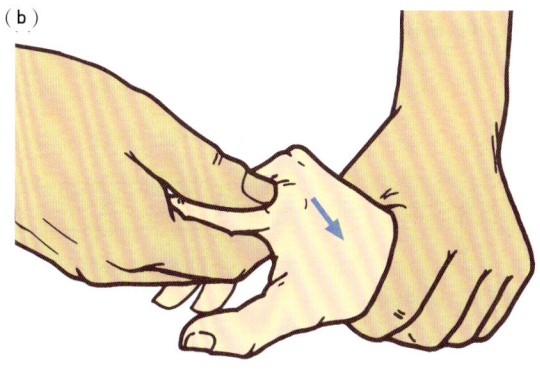

图 137.1　骨折的检查：（a）轴向挤压检查桡骨或尺骨骨折；（b）轴向挤压检查掌骨骨折

137.2a）[3]。

① 解除骨折嵌插，一般通过拉伸的方法。
② 恢复骨的长度。
③ 通过正确复位，确保断端对位良好。
④ 在复位后的位置妥善固定，直至痊愈。

上述步骤只有在充分麻醉、镇痛和肌肉放松的情况下进行。复位的维持取决于固定与塑形，后者通过未受损的骨膜桥将骨折碎片保持在复位的位置上。图137.2b说明了保持复位塑形的原理[3]。

四、颅骨和面部的创伤

1. 颅骨骨折　不伴有神经系统症状的单纯性骨折通常不需要进行积极干预。凹陷性骨折治疗时可能需要撬高凹陷的骨片。颅盖骨的开放性骨折需要仔细评估其严重程度以便进行治疗。中线部位的骨折需要特别关注，因为手术治疗（通常是抬高）凹陷的骨折片可能累及矢状窦，引起大量而致命的出血。谨防相关的硬膜外和硬膜下血肿（请参阅第76章）。

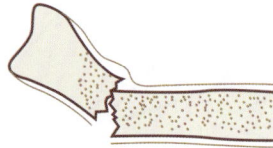

第一步：解除嵌插

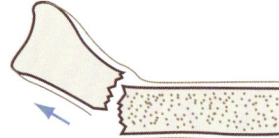

第二步：断骨移位端复位

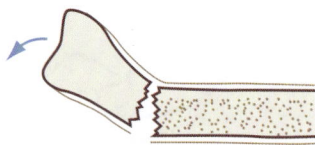

第三步：断骨两端呈直线

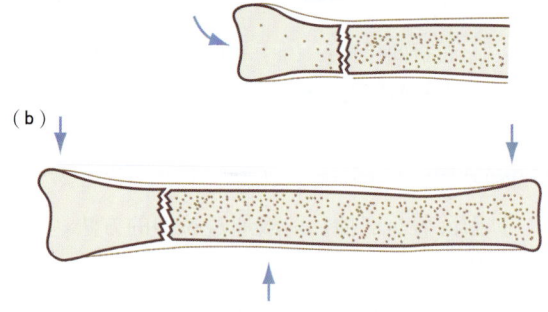

图 137.2 （a）复位原则；（b）固定原则：将骨折维持在复位后的位置。箭头所示为固定时的 3 个着力点

2. 颅底骨折 这类骨折很难依据 X 线片明确诊断，临床表现为鼻部、喉咙和耳部有出血。如果合并硬脑膜撕裂，可观察到脑脊液溢出，多从鼻腔里溢出。

颅底骨折的治疗原则是预防颅内感染，避免发生鼻部或耳部并发症，可以填塞鼻、耳部，或留置鼻胃管。预防颅内感染的抗生素是复发磺胺甲噁唑[4]。

3. 颧骨骨折 颧上颌复合体（颧骨）骨折通常由身体接触性运动或外部暴力导致（图 137.3）。

（1）临床表现
- 面部肿胀。
- 眼周血肿。
- 结膜下出血。
- 眶下缘形成台阶状。
- 从上方观察颧弓扁平。
- 若损伤眶下神经，其支配区有麻木感。
- 功能障碍（如张口受限）。

（2）治疗
- 评估头部受伤情况。
- 排除眼眶爆裂性骨折。
- 排除眼外伤
— 如果戴有隐形眼镜，取下隐形眼镜。
— 检查视力。
— 检查有无复视。
— 检查有无前房积血。
— 检查有无视网膜出血。
- 嘱患者不要擤鼻涕（可引起外科性气肿）。
- 如果骨折有移位，应在全身麻醉下进行手术复位。

（3）复位方法 可采取经颞或口进行复位——一般 3～4 周可愈合。

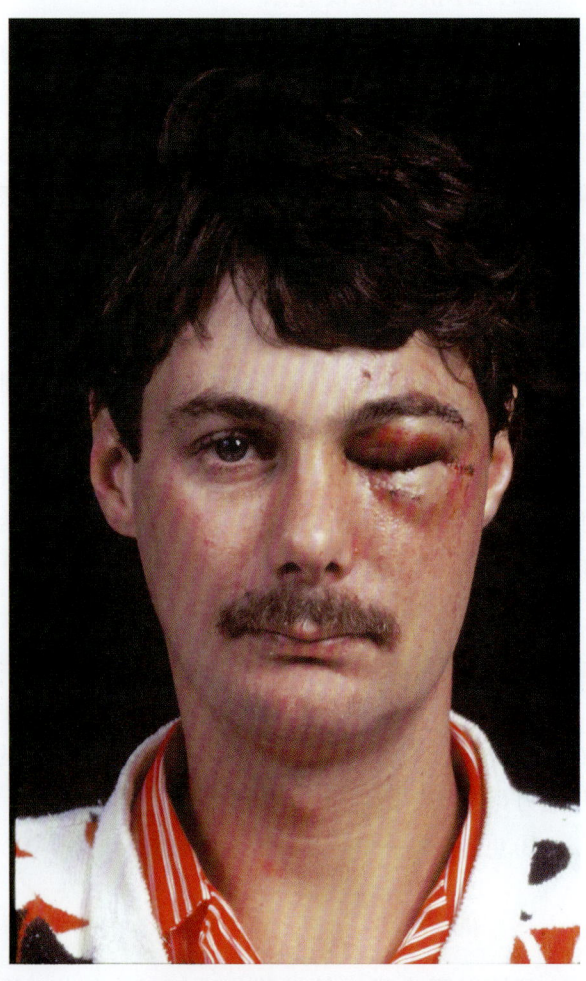

图 137.3 颧骨骨折患者可见眼周血肿和眶下缘凹陷

有些患者可能还需要进行骨间缝合、骨间平板接种和骨间固定。

4. 下颌骨骨折 下颌骨骨折常因暴力打击下颌所致。患者骨折部位可出现肿胀（可无，也可能很严重）、疼痛、咬合无力、上下颌牙齿咬合不齐和流涎等。口腔内的检查发现口底部黏膜下瘀斑是其特征性表现。

对疑似下颌骨骨折的患者，可以进行一个简单的检查：嘱咐患者咬住木质压舌板（或类似物体）。在转动压舌板时，要患者仍保持此动作。如果存在下颌骨骨折，患者会因为疼痛无法继续咬住压舌板[5]。

X线检查：
- 一般选择下颌骨正位片和侧斜位片。
- 下颌骨的正位体层摄影片可提供一个全面的影像。

（1）下颌骨骨折的急救
- 检查患者的咬合和气道情况。
- 清除脱位或半脱位的牙齿碎片，并将其保留。
- 将撕脱或半脱位的牙齿置于牙槽中。

注：不要扔掉牙齿。
- 用"十"字绷带紧急固定（图137.4）。

（2）治疗
- 应用可能的内固定。
- 下颌骨骨折一般需6～12周治愈（与骨折性质与患者体质有关）。

5. 下颌脱位 下颌骨脱位的患者可为单侧脱位，也可为双侧脱位。下颌骨脱位患者，下颌被"锁定"，并且无法清楚表达，无法关闭口腔。

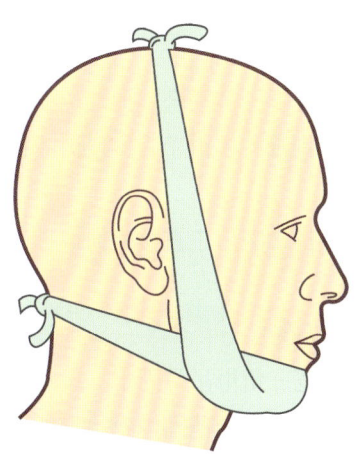

图 137.4 "十"字绷带固定骨折的下颌骨

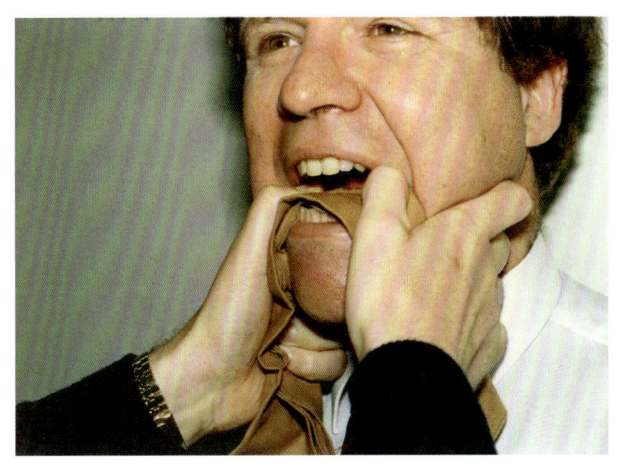

图 137.5 下颌脱位复位法——下颌骨向下牵引法

复位方法
- 让患者靠墙坐直。
- 将双手的拇指缠上少量绷带，然后同时伸入口中，按住下颌磨牙，其余手指在外部牢牢抓住下颌骨。
- 拇指向下用力，轻轻向外拖。

这一动作已能使脱位的下颌骨复位，但拇指向下用力的同时，其余手指托住下颌向上用力更有助于其复位（图137.5）。

五、脊柱损伤

颈椎骨折，尤其是寰椎、枢椎和齿状突的骨折，需要尽快转运患者，转运过程中患者采取仰卧位，用护颈圈固定患者颈部。硬颈围是首选，如果采用软颈围，需用沙袋固定在患者头部两侧防止颈部移动。

1. 胸腰段骨折 不伴有神经系统损伤的胸椎、腰椎的骨折和脱位，可分为稳定型骨折和不稳定型骨折。

（1）稳定型骨折
- 椎体压缩高度＜50%。
- 轻度骨折。
- 椎板骨折。

① 治疗：根据症状的不同，在硬板床上仰卧10～28天，随后靠支撑物支撑。

② 应特别注意以下几点
- 腹膜后血肿。
- 麻痹性肠梗阻。
- L_1骨折致相关肾损伤。
- 老年人潜在的病理性椎体（如骨髓瘤或转移瘤）。

（2）不稳定型骨折　粉碎性骨折和剪力骨折通常是不稳定型骨折。这类骨折常伴有部分瘫痪或完全截瘫症状，需要立即转运。

2. 骶骨和尾骨骨折　这类骨折除了对症治疗外一般不需特殊治疗。对于重度移位者，可采用经肛门指检复位。坐位时，应垫以橡胶垫圈或者特殊垫子（如橡皮垫）。如果患者长期感到疼痛不适，可将其尾椎切除。

六、胸廓损伤

1. 肋骨骨折

（1）临床表现
- 肋骨骨折处疼痛，在深呼吸和咳嗽时加重。
- 局部压痛、肿胀。
- 挤压胸部疼痛加重。
- X线片可诊断，并可排除潜在的肺损伤（如气胸）。但X线片也会出现假阴性征象，应引起注意。

（2）治疗　单处肋骨骨折也能引起剧烈疼痛。治疗原则首先是镇痛，可给予对乙酰氨基酚类镇痛药，在可承受疼痛的范围内鼓励患者呼吸。对单处或多处肋骨骨折导致的持续疼痛，固定肋骨断端能缓解疼痛。

① 常用的肋骨保护带：特殊材质制成的弹力肋骨保护带可支撑胸廓，并能给予肋骨骨折处轻度压力（图137.6）。胸廓的弹性使它能很好地固定胸廓，在肺扩张的时候缓解疼痛。弹性保护带宽15cm，配有尼龙搭链（Velcro），能根据胸廓大小进行调节。

② 预后：一般需3～6周好转；但疼痛可能持续更长的时间。

2. 锁骨骨折　锁骨骨折常由摔倒时，手或肘部着地引起，也可由直接撞击锁骨或肩部造成。骨折后，出现疼痛，肩部活动使疼痛加重，患者常用手托住肘部，靠近胸口来减轻疼痛。骨折多发生在外端与中间2/3交界处，或在中份的1/3处。诊断时，注意锁骨骨折是否合并神经、血管损伤。

（1）治疗
- 三角巾悬吊患肢3周。
- 横行"8"字绷带固定（多用于严重的骨折）。
- 早期积极锻炼肘部、腕关节和手指。
- 尽可能早地活动肩关节。

（2）注意事项　锁骨侧端有移位的Ⅱ型骨折：这类骨折通常发生在老年患者低能量损伤后，常常愈合延迟或不愈合。骨折线穿过圆锥韧带和斜方韧带[6]。这种情况可以考虑切开复位。

（3）预后　愈合时间通常4～8周。不同部位骨折和脱位使用的吊带见表137.1。

表 137.1　常见骨折脱位所使用的固定方法

颈腕吊带	肱骨干骨折
臂悬吊带	前臂骨折
	肩胛骨骨折
圣约翰吊带	锁骨骨折
	肱骨颈骨折
	肩锁关节半脱位
	肩锁关节脱位
	胸锁关节半脱位

3. 肩胛骨骨折　肩胛骨骨折应分为：
- 肩胛体部骨折：多为直接暴力引起，如果有出血，可能合并肋骨骨折。
- 肩胛颈骨折（可联合其他部位损伤）。
- 肩峰处骨折（多由于直接暴力或摔倒时，肩部着地引起）。
- 喙突骨折（多由于直接暴力或摔倒时，肩部着地引起）。

（1）治疗
- 患肢用宽三角巾吊带固定，缓解疼痛。
- 在疼痛可忍受的范围内，尽早活动肩关节、肘关节和手指。
- 关节盂的粉碎性骨折可能引起关节面较大的移

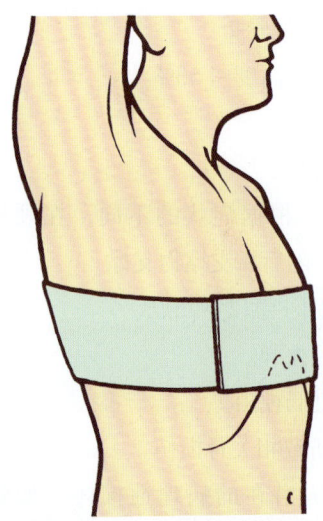

图 137.6　常用肋骨保护带的使用方法

位，通常需要手术复位。

（2）预后
- 愈合时间通常为数周至数月。

4. 胸骨骨折 这类骨折的治疗以止痛为主，但仔细评估胸部的损伤情况是必不可少的，包括有无心包填塞或心肌挫伤。如果是显著的压缩性骨折，应转诊监护。对这类骨折，做心电图检查是很明智的选择。

七、肩部和锁骨的关节脱位

1. 肩锁关节脱位或半脱位 跌倒时，肩部、肘部或伸直的手臂着地，都可引起不同程度的肩关节分离，导致锁骨外侧端向上移位（图137.7）。

Ⅰ、Ⅱ型：肩锁关节囊、韧带部分断裂。

Ⅲ型：肩锁关键囊、韧带完全断裂，还影响到喙锁韧带。

治疗
- 镇痛药。
- 圣约翰手臂吊带（适用于所有损伤）。
- 尽早开始肩关节活动。
- 对于Ⅲ型损伤，用厚毡置于骨性突出点如肘部、锁骨和喙突处，再用压缩绷带（或低伸式的长皮带）固定。锁骨应还原到其正确的位置：手臂高举，从上方（锁骨）和下方（肘部）两个方向施压，再用绷带越过锁骨的外侧端，环绕至弯曲成90°的肘部处固定。绷带或皮带固定2~3周[6]。许多患者无法承受这种治疗方法。这种治疗方法常引起皮肤红肿和水疱。皮肤红肿和水疱多因黏接捆扎引起，在

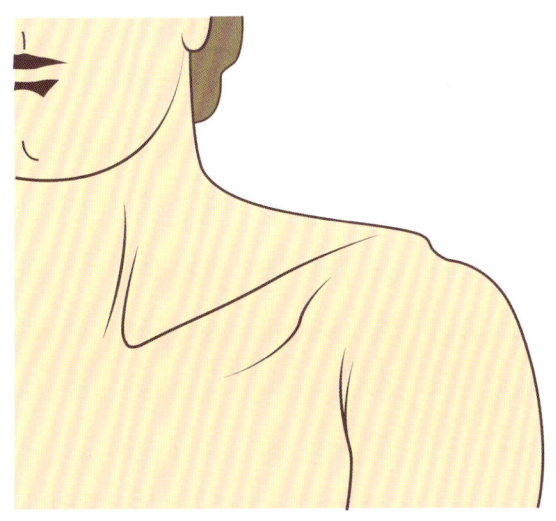

图137.7 肩锁关节半脱位的典型表现

移除绷带或皮带后，可能会有畸形，需要纠正。运用Kenny-Howard吊绳或支撑物的矫形装置可能带来同样的效果。

- 对于完全性脱位的患者采取内固定还是保守治疗的方法，是有争议的。大部分保守治疗的患者都存在微小残余症状。然而，大部分的残余症状都表现在肩锁关节疼痛和拖拉对臂丛神经的影响，这都是由肩胛骨悬架的丢失引起的。最有可能有这些症状的患者是那些高度分离、在平时工作上肩膀占主导或运动时对肩胛带有很高需求的人[6]。如果有锁骨的悬韧带破裂，手术复位和固定是最好的选择。如果有疑问，在损伤后的最初几个星期来评估保守治疗和手术治疗的利弊，在这期间，转诊监护是合理的[7]。

2. 胸锁关节脱位或半脱位 这种损伤不常见，多由摔倒时，肩膀着地或重力撞击引起的，造成锁骨内侧端向前移动或向前（使突出）或向后。X线片很难发现，CT平扫可以帮助诊断。

（1）注意事项 特别值得注意的是脱位后的锁骨头向后（向内）的位移可压迫主要的血管和气管。这是几个潜在威胁生命的骨科损伤之一。当喘鸣音或静脉回流受阻的情况出现时，紧急转诊复位是必不可少的。急救措施是使患者平躺，将沙袋置于其两肩胛骨之间，使患侧手臂悬挂[8]。通常可以在麻醉的情况下实现闭合复位。这种复位也几乎总是稳定的。

（2）治疗 与后脱位不同，胸锁关节前半脱位或前脱位不稳定，因而手法复位效果不理想。尽管锁骨内侧持续肿胀，但大部分的患者只需用吊带固定1~2周，大部分患者症状可在数月内逐渐消失。手术治疗一般只适用于疼痛难忍或慢性胸锁关节前脱位的患者。

3. 肩关节脱位 肩关节脱位常因上肢处于外展时直接跌倒，或直接暴力撞击引起。当上肢处于后伸位时，受到强有力的扭转，也可引起肩关节脱位。

肩关节脱位分型
- 前脱位（向前和向下）——占脱位的95%。
- 后脱位（向后）——常被漏诊。
- 复发性前脱位（罕见）。

（1）肩关节前脱位

治疗：对损伤部位进行X线正侧位片检查，并排除相关的骨折。在进行复位前，应检查手臂有无神

经损伤。在全身麻醉下（更容易、更舒服）或静脉注射哌替啶和（或）地西泮，并进行手法复位。以上方法可用于前脱位。良好的镇痛和肌肉松弛对任何复位方法的成功都至关重要。

① kocher 法
- 肘部屈曲 90°，并贴近身体。
- 缓慢地向外旋转手臂。
- 肱骨内收，同时沿肱骨长轴进行纵向牵引。
- 向内旋转手臂。

② Hippocratic 法：双手握住患肢于外展位做牵引，以足跟顶住腋部内侧壁作为反作用力。这种方法可使肱骨头复位。如果伴有肱骨结节的撕脱性骨折，这是个很好的方法。

③ Milch 法（不需要麻醉和镇痛）
- 患者 30° 半卧位，指导患者缓慢屈肘至 90°。
- 术者拇指顶住患者肱骨头。
- 指导患者保持肘部弯曲，并缓慢抬起手臂，慢慢地可以让他们拍拍自己的后脑勺（需要安慰和鼓励）。
- 在外旋的位置，沿着肱骨的长轴做牵引（有反作用力）达到复位。

④ 俯卧复位法
- 患者在床上或推车上采取俯卧位，手臂沿着床沿自然下垂，肘部充分伸展。
- 肩关节可能自行复位，尤其是在充足的镇痛条件下。
- 对手臂的纵向牵引可以帮助此方法达到复位。

⑤ 复位后
- 患侧手掌如果能搭到健侧肩膀，复位成功。
- X 线正侧位片可确认复位成功与否，并再次评估疑似骨折（如关节盂缘和大结节骨折）。
- 三角巾悬吊上肢 2 周。
- 应用绷带，使手臂紧贴胸壁。
- 固定后，开始肩关节摇摆和环转运动。
- 3 周内避免做外展和外旋动作。

（2）肩关节后脱位　主要关节脱位的误诊中肩关节后脱位误诊最常见[9]。肩关节后脱位常伴有癫痫发作和电休克。发作后患者感觉肩部疼痛，才被证明有后脱位。这种损伤很少见，多因摔倒时手伸展、手臂内旋着地，或从前方的直接暴力引起。如果诊断有任何疑问，进行 CT 平扫检查。这类损伤肩部外形看起来可能是正常的，临床表现多为疼痛，外旋受限，甚至完全不能外展。所以应注意抽搐后肩膀疼痛的问题。肩部外伤后应常规行腋窝位肩部 X 线检查（图 137.8）。

肩关节后脱位的复位：在适当的镇痛和麻醉下，牵引至肩外展 90°（肘部保持直角），然后横向（向外）旋转肢体。推荐手法复位为宜。

（3）习惯性肩关节前脱位　急性肩关节前脱位可能撕裂或拉伸囊韧带。这可能导致前脱位或半脱位复发（复发性后脱位很少见）。减少前脱位复发的简单方法如下：
- 让患者舒适地坐在椅子上，双腿呈"二郎腿"姿势。
- 抬高上面一条腿的膝盖，让患者双手抱膝。
- 逐渐降低膝盖，直到膝盖重量全部由双手承担。

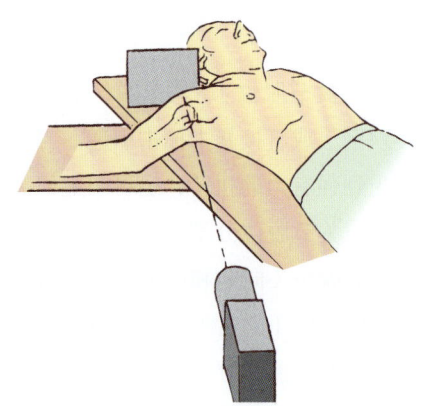
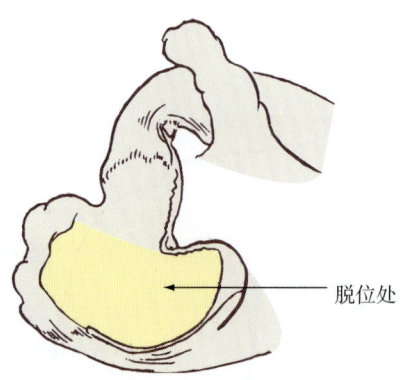

脱位处

图 137.8　腋窝位 X 线片显示肩关节后脱位；肱骨头向后移的嵌入性骨折。如果患者检查 X 线不愿意摆出满意体位，可以考虑做 CT 扫描

同时，患者集中注意力放松肩胛带的肌肉。这种方法通常有效且不需要很大力气。习惯性脱位通常需要手术，这取决于脱位的频繁程度和稳定期的状况。

① Bankart 损伤：创伤性肩关节脱位的青少年和年轻人更易于发生 Bankart 损伤，导致脱位复发率高。Bankart 损伤是指前盂唇 – 关节囊复合体的撕裂。这种情况应考虑行关节镜下修补术。

② 缺陷
- 神经损伤，尤其是腋（旋支）神经。
- 肱骨颈骨折，可似脱位，多见于老年人。
- 相关骨折（大结节、桡骨头、关节盂）可能需要内固定。
- 有时复位很困难（这往往跟镇痛不足、过度使用力量可能导致骨折有关）。
- 在复位前和复位后，未能通过 X 线片查看所有可能的脱位；未能获得腋窝影像来观察后脱位或肱骨和关节盂的骨折。
- 在骨科疾病的诊断和治疗中遇到的困难在表 137.2 中进行了概述。

八、肱骨骨折

1. 肱骨大结节骨折 及时固定，给予三角巾悬吊伤肢，注意休息，如果严重移位，可采取外科手术复位。肩关节强直能影响生活，所以观察 7 天后，鼓励早期活动肩关节。这种骨折应在伤后 2 周内进行 X 线检查。未被检测到移位可能对肩峰造成机械性的损害。这种骨折也提示患者可能有过一过性的盂肱脱位。

2. 肱骨外科颈骨折 这种骨折多发生于老年人，因跌倒时，伸展的手着地而致。可引起粉碎性骨折。可合并大结节骨折。应警惕可能合并其他部位的脱位。在青少年，肱骨上段的骨折分离处常有骨骺形成。

（1）治疗（无移位、无嵌入）
- 三角巾悬吊。
- 悬吊 10～14 天，疼痛缓解后，鼓励患者进行钟摆运动。
- 目标是在伤后 8～12 周，上肢恢复活动无障碍。
- 移位性骨折可能需要内固定。严重的粉碎性骨折可导致创伤性骨关节炎或肱骨头缺血性坏死。可以考虑行人工半关节成形术。

（2）愈合 连接通常需要 4 周，固定需要 6 周。

表 137.2 在骨科疾病的诊断和治疗中的重要问题[9]

肩部
肩关节后移位
复发性半脱位
肱骨外科颈不稳定性骨折
肱骨头缺血
肘部
伴前臂动脉缺血的髁上骨折
儿童肱骨外侧髁骨折
儿童桡骨颈骨折
伴桡骨头脱位的孟氏骨折
腕部
舟状骨骨折
舟月骨脱位
不稳定的 Colles 骨折
手指
指骨骨折
关节内骨折
掌指关节穿透伤
臀部
发育性髋关节脱位
化脓性关节炎
股骨头骨骺滑脱
股骨劲头下骨折
股骨颈应力性骨折（运动员多见）
老年股骨颈型骨折
足踝部
距骨圆顶病变
舟骨的应力性骨折
关节内骨折

（3）注意事项 肱骨外科颈轻度移位的骨折常采用保守治疗，但过早活动可导致不愈合。如果骨折部位与关节腔相通，则关节液可流到骨折部位形成淤肿，形成假关节。早期制动可避免此并发症的发生。

一定要牢记骨折管理的基本原则：在功能锻炼或早期活动时要确保骨折部位的稳定性，以利骨折愈合。

各种类型的肱骨骨折的管理总结在图 137.9。

3. 肱骨干骨折 肱骨干骨折可表现为：
- 螺旋形骨折——因摔倒时，手部着地引起。
- 横行骨折或轻微斜行骨折——当手臂外展，摔倒时，肘部着地引起。
- 粉碎性骨折——强大的直接暴力。

需注意有无桡神经麻痹。

治疗
- 不需要完全对位复位，可以接受一点重叠，但

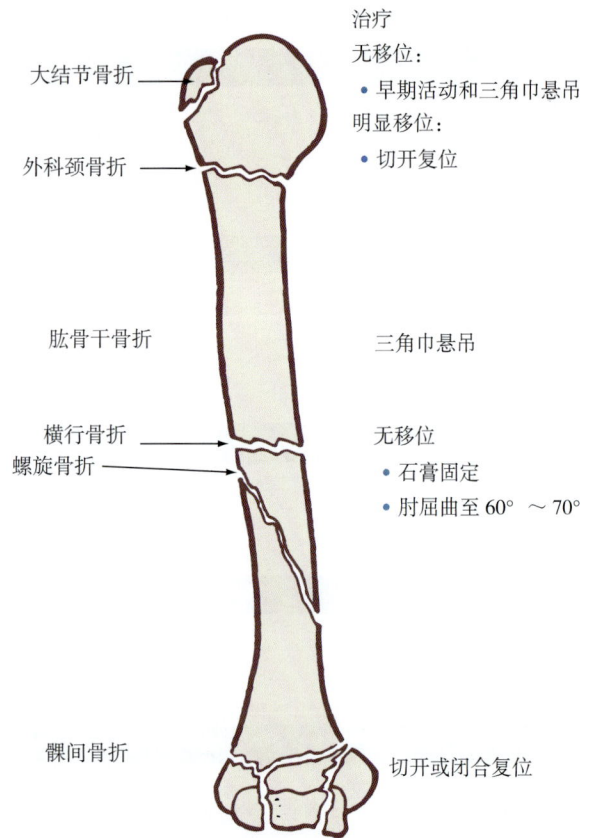

图 137.9　成人各类型肱骨骨折

不允许有分散的骨碎片存在。

• 无移位的骨折：肘部弯曲60°～70°，颈腕吊带固定。

• 严重的肱骨干移位性骨折可能需要进行麻醉下的手法复位。然后，当肌肉痉挛和水肿消退，绝大多数的肱骨干骨折在吊带辅助的作用下能达到满意的复位。"U"形悬挂石膏夹或片能增加重力作用，并有利于夹板固定。

4. 成年人肱骨髁间骨折　肱骨髁间骨折可分为"T"形和"Y"形，通常由于跌倒时肘部着地所致，鹰嘴常常突出，肘后三角关系改变。累及关节的骨折可引起长期的创伤后骨关节炎和关节僵硬。伤后应立即进行复位（闭合复位或切开复位）。

九、肘部和前臂的损伤

1. 儿童肘关节周围的骨折和撕脱伤　可导致严重变形的损伤包括：

• 肱骨髁上骨折。
• 外侧髁肱骨骨折。
• 内侧肱骨外上髁骨折（图137.10）。
• 桡骨颈骨折。

儿童肘部周围的骨折需要相关专家进行诊断和治疗，这些专家需要在影像和骨折治疗方面有丰富的临床经验。

（1）**肱骨髁上骨折伴前臂缺血**　髁上骨折可占儿童肘关节周围骨折的一半，常由跌倒后手臂着地造成。

伸直型肱骨髁上骨折近端移位，极易压迫肱动脉，导致前臂屈肌室缺血和肌肉坏死。前臂的极度疼痛感是缺血最显著和重要的标志。正中神经、桡神经和尺神经的损伤也很常见。这些损伤基本都能痊愈。

儿童发生这种骨折在诊断时必须被看作存在移位的肱骨髁上骨折。因此，医生有责任快速确认治疗方法。应注意评估肱动脉和桡动脉搏动情况。

骨折的复位，首先在肘关节过度屈曲的情况下持续牵引（在侧方移位校正后），然后用颈腕吊带和弹力背带固定。完全屈曲肘部和完好无损的后骨膜铰链能提高骨折稳定性。一般不需要用石膏绷带固定，有些情况甚至建议禁止使用，因为有增大缺血性挛缩的风险。损伤后第一个24小时应监测患者循环情况。颈腕吊带应使用6周。引起的肘关节僵硬不久后会缓解，不需要特殊治疗。

（2）**肱骨外上髁骨折**　肱骨外上髁骨折也多由于摔倒时，手臂处于伸直位引起，多见于儿童（图

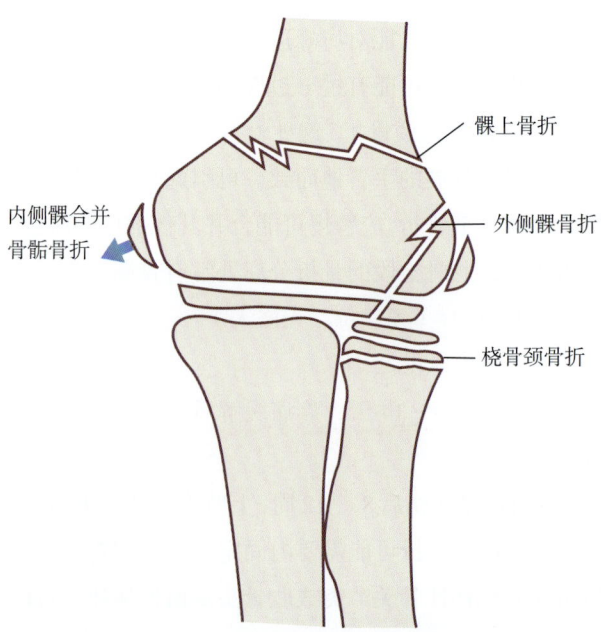

图 137.10　儿童肘关节周围骨折和撕脱伤

137.10)。骨折线可呈垂直或斜行穿过外上髁，甚至穿过骺板。这种骨折常发生在外上髁的骨骺还未生成的年龄段儿童。如患者表现为肘部外侧疼痛、肿胀，但肉眼看不到像肱骨髁上骨折那样的畸形，就可怀疑肱骨外上髁骨折。这类骨折X线检查可能漏诊，与健侧肘部的X线片比较，对诊断这种损伤特别有帮助。

早期诊断、早期切开复位内固定对治疗这类骨折是至关重要的，可降低骨骺板过早关闭的风险。这种骺软骨板的损伤可导致肘外翻畸形逐步形成，后期还可导致尺神经麻痹。

（3）肱骨内上髁骨折　这类骨折常见于青少年，多由于摔倒时，手臂处于伸直位引起。因大量的屈肌旋前肌收缩与前臂外展拉力共同作用，可导致内上髁撕脱。这种撕脱常发生在儿童肱骨内髁骨骺尚未出现之前。如果伴有移位，最好予以切开复位内固定。不治疗常导致不愈合、肘关节疼痛和肘关节伸直障碍。

（4）桡骨颈骨折　这类骨折常见于儿童，多由于摔倒时，手臂处于伸直位引起。骨折线呈横行，可达骨骺远端。

骨折的倾斜度是非常重要的。15°的倾斜是较轻的，不过必须进行复位（最好是闭合复位）。儿童桡骨颈骨折手术治疗时不能切除桡骨头。

2. 肘关节脱位　肘关节脱位通常是由于跌倒时手着地，暴力传递至尺桡骨上端导致其向后侧方移位（图137.11和图137.12）。伤后应评估周围血管的搏动和手掌部的感觉，因为这种骨折可引起肱动脉损伤，以及正中神经、尺神经损伤。在复位前和复位后都需要检查尺神经的功能情况。

（1）治疗　在麻醉后患者完全放松的情况下尝试手法复位。对弯曲的肘部进行牵引是很重要的，但

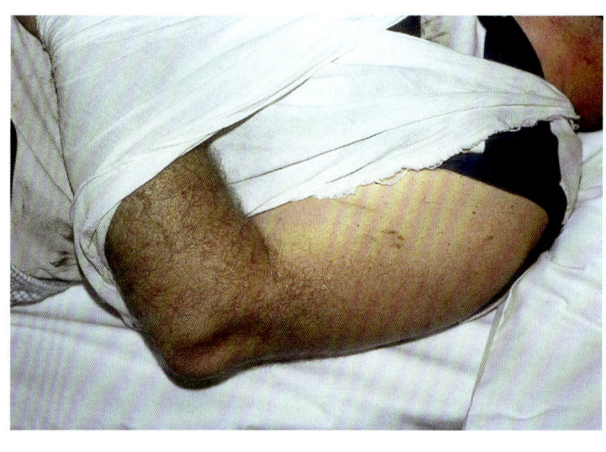

图 137.12　肘关节脱位的典型畸形表现，尺骨和桡骨向后移位

是肘部弯曲度最大只能达到20°～30°，先校正侧方移位，后校正后方移位。

（2）随访　颈腕吊带固定2～3周，肘关节能屈曲超过90°后，鼓励患者尽早进行合适的锻炼，但应避免被动运动。不建议使用石膏绷带固定，因为可增加肌肉缺血性坏死的风险。这种功能锻炼可减少骨化性肌炎的可能。复发性肘关节脱位不常见。

（3）简易复位方法　这种复位方法适用于不复杂的肘关节后方脱位，不需要进行麻醉，也不需要助手帮助。用此方法时，手法必须轻柔，避免突然用力。

方法

① 患者俯卧位于担架或沙发上，前臂自然下垂。

② 术者用一只手抓住患者的腕关节，沿着前臂的长轴方向做缓慢牵引（图137.13）。

③ 当感觉患者肌肉松弛后（可能要数分钟），用另一只手的拇指和示指抓住患者的鹰嘴，缓慢引导复位，纠正侧方移位。

（3）缺点

- 不完全复位：固定尺骨小头，而不是滑车。
- 损伤尺神经（通常6～8周后自行恢复）。
- 相关骨折（如冠状突骨折），可导致肘关节不稳定。

3. 桡骨头半脱位　请参阅第65章。

4. 桡骨头骨折（成人）　如果骨折是轻微的，且没有移位，采取保守治疗，用颈腕吊带使肘部成直角固定至疼痛消退，足以让肘关节进行屈、伸和旋前、旋后锻炼。

即使是轻微的桡骨头骨折，肘关节僵硬也是一个

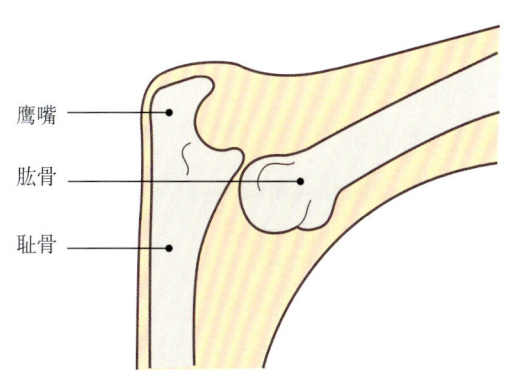

图 137.11　肘关节脱位：简单的后脱位

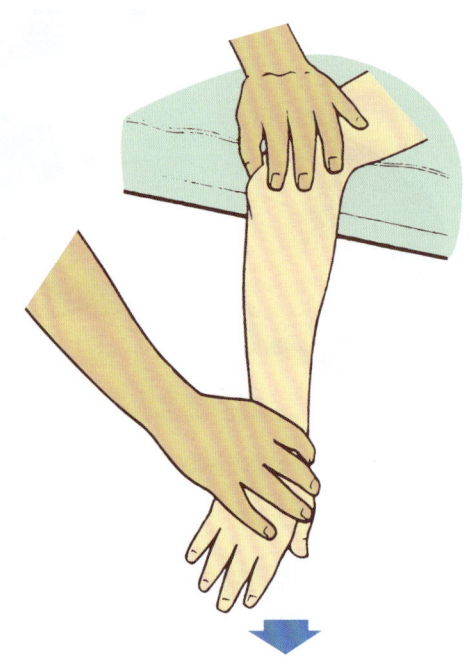

图 137.13　肘关节脱位：牵引手法复位法

主要的问题。早期活动至关重要。如有限制肘关节早期活动或有创伤性骨关节炎危险存在的高度粉碎性骨折，可以考虑切除桡骨头。伴随的桡尺关节或腕关节的损伤很容易漏诊。

5. 尺骨鹰嘴骨折

- 粉碎性骨折（伴稍移位者）：吊带固定 3 周，积极进行活动。
- 横向（间隙）骨折：切开复位，用螺钉或钢丝固定。

6. 桡骨小头的孟氏骨折 – 脱位

孟氏骨折 – 脱位是指尺骨上 1/3 骨干骨折合并桡骨小头脱位（图 137.14），这类骨折在过去的治疗中常效果不佳。因为桡骨小头脱位很容易漏诊。

复发性桡骨小头脱位或桡骨小头半脱位很常见。

由于手术治疗是可取的，所以对于前臂的移位骨折建议早期手术。用尺骨骨干外科平板接种来使桡骨小头复位。手术后必须进行 X 线检查，以确保后期无桡骨小头的再脱位。

7. 前臂下端的骨折 – 脱位（盖氏骨折）

这类骨折常因摔倒时，手掌着地引起。盖氏骨折是指桡骨骨折（骨干中下 1/3 处）合并桡尺关节远端半脱位。患者应该立即转诊，通常需要切开复位。

8. 前臂双骨骨折

（1）临床表现　桡骨和尺骨的双骨折很常见。成人前臂双移位骨折需要完全复位，通常需要切开复位内固定才能达到要求。不完全复位会影响前臂正常的旋前和旋后运动。单个骨的骨折不大常见，且常因直接暴力导致。只发现单个骨干的骨折，应寻找是否伴有对侧骨的脱位。在儿童，前臂双骨的青枝骨折较常见。桡骨骨干骨折的骨折线多为滑行，尺骨骨折愈合慢。如果 X 线检查不包括肘关节和腕关节在内，很难发现桡骨小头的脱位或桡尺关节下端的脱位。

（2）复位　青枝骨折在固定的压力下易于治愈。

- 完全性骨折（螺旋形或横行）可通过牵引和旋转复位。
- 在儿童患者，轻微重叠或成角复位是被允许的，但是成年患者，达到完全复位非常重要。
- 肘关节和腕关节也应该用石膏绷带固定。
- 愈合时间：（成年人）螺旋形骨折：6 周。横行骨折：12 周。

十、腕部损伤

1. 桡骨下端的 Colles 骨折

伸直型骨折，可能是所有骨折里最常见的骨折，是距桡骨下端 3cm 以内的旋后骨折，通常在腕关节处于背伸位时受伤。

（1）临床表现

- 常见于老年女性。
- 患者通常有骨质疏松症。
- 摔倒时肘关节处于背伸位。
- 骨折特征
— 嵌入性骨折。
— 向后移位合并成角畸形。
— 横向移位合并成角畸形。
— 旋后。
— "银叉"畸形（图 137.15）。

（2）治疗

- 稍移位者——肘关节以下用石膏固定 4 周后，

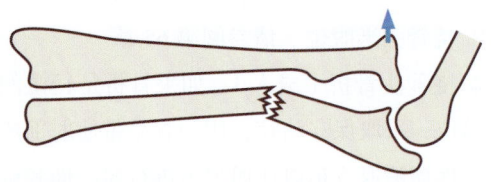

图 137.14　桡骨小头的孟氏骨折 – 脱位；尺骨上 1/3 骨干骨折合并有桡骨小头脱位，不要漏诊很关键

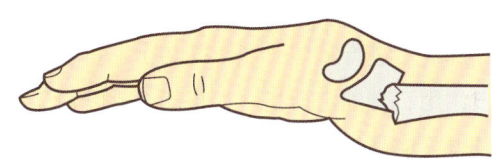

图 137.15 伸直型骨折的"银叉"畸形：骨折远端桡骨小头嵌入，并向后移位，成角畸形

再用弹力绷带固定。

- 移位明显者：在麻醉下谨慎行手法复位。

— 腕关节屈曲 10°，尺偏 10°，前臂旋前（图 137.16）

— 肘关节以下石膏固定 4～6 周（不得超过 6 周）

— 不稳定型骨折可能需要在前臂旋前的情况下，肘关节以上用石膏固定。

— 伤后 10～14 天应性 X 线检查；随着肿胀的消失和石膏的松动，位置可能变化。

Colles 骨折的相关问题：

- 注意有无拇长伸肌腱的破裂。
- 有无肘关节僵硬。
- 有无因桡尺关节损伤产生的不适。
- 局部疼痛综合征。

注：不稳定型 Colles 骨折[9]

随着现代成像技术和手术设备的进步，即使患者是老年人，不稳定型 Colles 骨折经皮固定也已变得简单。因此，现在不应该有严重畸形的情况出现。早期行经皮内固定术比在晚期行骨切开术要容易很多。跟过去相比，应更多地关注不稳定型 Colles 骨折。

牢记关节内骨折与关节外骨折的基本区别。合理地恢复关节面的完整是治疗的重要部分，如果在局部或全身的麻醉下行简单的牵引就能恢复关节面的完整，是非常幸运的。

2. 桡骨下端的屈曲型（Smith）骨折 此类骨折也可称为"反 Colles"骨折，常由于跌倒时，手背着地受伤引起。治疗方法跟伸直型骨折类似，用石膏固定复位 6 周，不同的是腕关节处于伸直位。不稳定型骨折的治疗可能还需要从肘关节上开始固定，前臂处于旋后位。

3. 骨茎突的骨折 对症治疗。延迟愈合或不愈合很常见，但很少有临床症状。

4. 桡骨茎突骨折 无移位者：石膏板固定 3 周。

移位者：闭合复位，石膏板固定 6 周，如果失败，采取切开复位法。

5. 舟状骨骨折 舟状骨骨折约占腕部损伤的 75% 以上（图 137.17），但是儿童和老年人很少见。通常因摔倒时，手掌处于伸直位着地引起。

（1）特征

- 手腕外侧疼痛。
- 腕背桡侧窝压痛（主要特点）。
- 桡侧窝和其周围肿胀。
- 活动腕关节时疼痛或有弹响。
- 术者用拇指向桡骨纵轴方向施压出现疼痛。

舟状骨 X 线片提示骨折的假阳性率为 20%，临床诊断中也证实有 20% 的患者不是真正的骨折。

如果腕部 X 线检查正常，但高度怀疑舟状骨骨

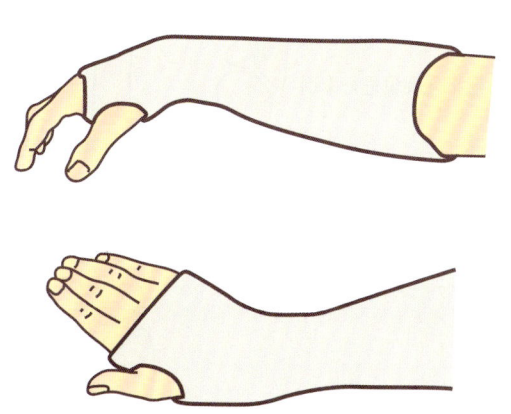

图 137.16 伸直型骨折固定前臂的正确姿势：腕部尺侧偏斜，稍屈曲和旋前

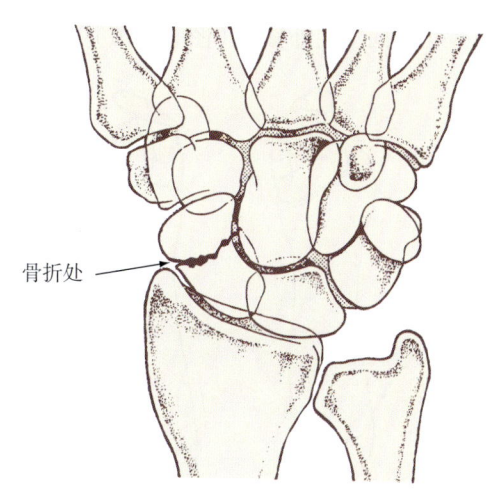

图 137.17 舟状骨骨折的典型表现

折时，应先用石膏固定腕部，10 天后移除石膏，再进行 X 线检查。如果 X 线片仍不能确诊，同位素骨扫描可帮助确诊。对于无移位骨折，石膏固定 6～8 周即可（图 137.18）。对于移位性舟状骨骨折，通常需要复位（开放性或闭合性复位均可），如为不稳定骨折，应采用内固定法。

所有的舟状骨骨折在治疗后期都需要进行 X 线检查评估，以防出现不愈合，继而出现退行性变。对不愈合者采取早期骨移植术可预防桡舟关节退行性改变。

（2）缺点　在常规 X 线片上很难发现舟状骨骨折。因此，有时需要进行其他影像学检查。

6. 舟月骨分离　在腕骨损伤中这类骨折并不罕见，由舟状骨、月骨间韧带和掌腕韧带的中断引起。导致舟状骨与月骨之间出现间隙（在腕关节 X 线的平位片上，出现 Terry-Thomas 征）。在侧位 X 线片上可发现舟状骨旋转成垂直位。这跟腕部背屈产生疼痛有关。手腕或腕骨脱位后可出现正中神经受压。应早期诊断，及时转诊治疗。这种损伤到近期才被认识。

十一、手部损伤

1. 拇指骨折　拇指的功能十分重要，损伤后的治疗要比其他手指困难。趾骨近端和远端关节的骨折按其他手指骨折相似的方式进行治疗即可。然而，关节内的损伤更常见，拇指和其他手指相比进行内固定的可能性要大[12]。

（1）第一掌骨基底部腕掌关节内骨折（Bennett 骨折）　这是一种骨折伴有第一腕掌关节脱位的损伤，第一掌骨远折端向上向外移位（图 137.19）。

治疗

在麻醉下进行复位（图 137.19）。再在如图所示的位置，用石膏固定拇指。如果闭合性复位无法达到解剖复位，应进行切开复位并行内固定。为达到解剖复位，在 X 线片的引导下进行经皮钢线固定也经常使用。

（2）Gamekeeper（或 skier）拇指　是掌指关节损伤中的一种，详细介绍见 138 章相关内容。

2. 掌骨骨折　掌骨骨折可分为稳定型骨折和不稳定型骨折、关节内骨折和关节外骨折、闭合性骨折和开放性骨折。还包括由于暴力引起的"指节"损伤，这种指节损伤易致第 5 掌骨颈骨折。一般来说，大部分掌骨骨折（骨干或掌骨颈）的治疗方法如下：在麻醉下，手法复位显著的移位，然后用夹板固定肘部以下部位，再加用石膏板延伸到近端指骨的背部，使得掌指关节处于功能性位置（图 137.20）[4]。

治疗后掌骨骨折端易于旋转，必须加以纠正。最好的方法是在掌指关节成 90°的位置上用夹板固定，这样可以纠正所有的旋转倾向。如果存在肉眼可见的移位、指节变短或旋转，应进行外科手术治疗。手握韧性球（如网球）能使夹板更好地固定手指。患者应积极活动自由的手指。3 周后取出夹板，并开始积极锻炼。

3. 指骨骨折　可分为直接创伤引起的横行骨折或

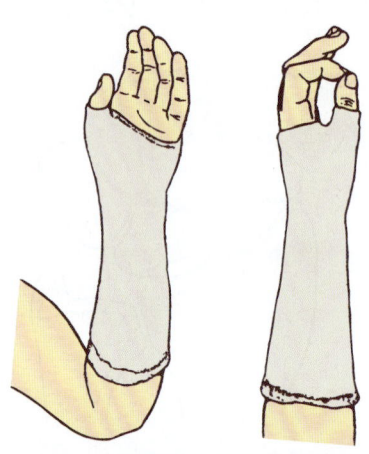

图 137.18　舟状骨的石膏固定

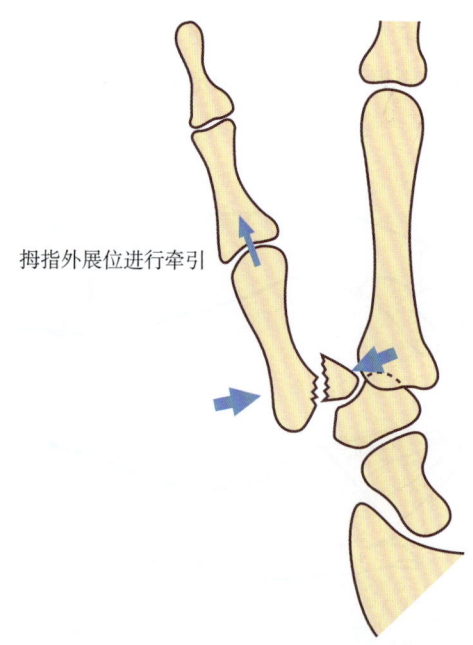

拇指外展位进行牵引

图 137.19　Bennett 骨折复位方法

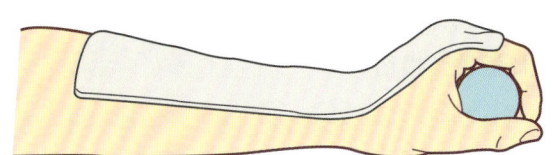

图 137.20 掌骨骨折：石膏固定在功能位，手握球

粉碎性骨折和扭转力引起的斜行骨折。值得强调的是目前都倾向于将指骨骨折（特别是中部和近端骨折）作为轻度损伤（很少关注这类骨折的疾病管理，尤其是后期护理）。这类骨折需要尽可能完美的复位，通常需用夹板固定2～3周，当骨折稳定时，尽早进行活动。

然而，过度的活动与长期固定一样危险。如果骨折不稳定，应在早期进行手术干预。

成角骨折很常见，但需检查有无旋转移位，特别是扭转性骨折。一个简单的方法是让患者握拳，查看指甲指向的方向。再让每个手指轮流屈曲，检查指尖是否指向舟骨结节（可触及鱼际隆起的一半处，并在远侧腕痕纹外1.5cm处）。

（1）指骨骨折类型

• 末节指骨：通常为粉碎性骨折；除关节内骨折外，一般治疗简单。此类骨折常伴有指甲损伤。

• 中节指骨：往往是移位和不稳定的，应警惕伴有旋转移位。

• 近节指骨：要格外注意，尤其是小指骨折；关节内骨折通常需要内固定。

（2）治疗 无移位无旋转的指骨骨折，可以用弹力带或黏带将受伤的手指固定在邻近的手指上2～3周（图137.21）。鼓励患者积极活动患指。

如果有疼痛和水肿问题，在手指的背面和前面用狭窄的夹板固定（可用毛垫毡代替弹性铝）（图137.22）。

另一种方法是让患者握住一个网球或合适的绷带球团，捆绑患者的手，使得所有的指间关节处于合适的屈曲位。

移位的指骨骨折（通常发生于近端和中部）。在适当麻醉下，牵引并沿着手指施压，矫正畸形。夹板固定2～3周确保复位。从腕部到指甲根部用石膏板固定，确保指间关节处于屈曲位（图137.22）。

4. 指骨关节内骨折 指骨关节内骨折是一个很大的问题，因为即使是单个指间关节的骨折都能引起

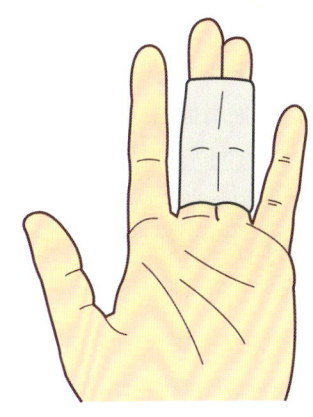

图 137.21 并指治疗未移位的指骨骨折：患者固定在相邻的正常手指

关节僵硬，更甚者引起残疾。后期出现退行性变也很常见。这类骨折通常伴有关节半脱位或脱位。复位和固定是恢复关节稳定性的一个不可分割的治疗方法。移位的关节内指骨骨折，特别是伴关节不稳定者，需要立即转诊治疗。

锤状指：见第138章相关内容。

5. 手部贯通伤 评估这种损伤需要仔细询问病史和进行详细的体格检查。拳击运动员经常遭受看似微小的打击，实际上已逐渐对指骨间关节造成了损伤。除非立即进行外科清创和使用大剂量的抗生素，这种损伤常引起严重的脓毒性关节炎。鉴于常因口腔致病菌引起，应针对厌氧菌使用抗生素。请参阅第136章相关内容。

6. 指骨间关节脱位 大多数发生于手指远端的侧面。

指骨间关节脱位应立即进行复位。检查有无其他相关部位的骨折，条件允许时行X线检查。拇指指骨间关节脱位时应在全身麻醉下行复位术。

指间关节脱位的简单复位方法：利用患者的体重作为反作用力，使脱位的手指达到复位。这种方法非

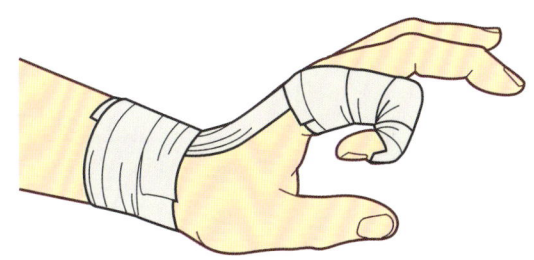

图 137.22 石膏托后方固定示指骨折手指取屈曲位，背面用石膏板固定骨折手指

常有效且是无痛的。

具体方法

① 术者和患者面对面站立。

② 牢牢地抓住脱位手指的远端。另一个更好的方法是在患指末端用胶带简单缠绕后抓住。

③ 要求患者向后倾斜,并保持手指处于固定位置(图137.23)。

④ 当患者后倾时,脱位的关节可突然地自行无痛复位。如果未复位,在环状区域内或平静状态,对指骨近端背侧进行牵引后再推动,然后用夹板固定3周,使软组织愈合。

缺点

- 不稳定性——可撕裂副侧韧带:横向不稳定。
- 复位后不能进行完全屈曲。
- 指骨底骨折。
- 伸肌结构破裂(如近端指骨间关节的纽孔样畸形、远端指骨间关节的锤状指畸形)。

这些问题都需要进行外科手术复位。

十二、骨盆和臀部的损伤

1. 骨盆骨折

(1)类型

① 稳定型:单个骨折。

② 不稳定型:有两个部位破裂,或伴有耻骨联合或骶髂关节损伤。

(2)治疗

① 稳定型骨盆骨折

- 有症状,使用止痛药。
- 疼痛程度决定要不要卧床休息。
- 如无不适,在帮助下尝试走动。

② 不稳定型骨折:通常伴有严重的相关内脏损害或失血。患者应立即转诊至专科医院进行治疗。

2. 股骨骨折
股骨颈骨折包括:
- 股骨头下骨折。
- 股骨粗隆间骨折。
- 年轻人应力性骨折。

股骨头下骨折常由加压螺钉固定。老年人的严重移位股骨头下骨折,易发生股骨头缺血坏死,因此,主要选择人工股骨头置换术。

股骨头嵌入性骨折可能引起漏诊,因为发生这类骨折后,患肢仍能承受重力。因此对于髋部疼痛的老年患者一定要进行X线检查。X线平片上骨折线可能不明显。如果还是高度怀疑股骨骨折,应进行骨扫描检查。

青少年跑步后感髋部疼痛,应引起高度警惕。应排除股骨头骨骺滑脱和应力性骨折的可能。^{99m}锝骨扫描可以检查出此类骨折。应力性骨折随时可发生移位,有引起严重的股骨头缺血坏死的危险。因此,应力性骨折必须预防性地用螺钉固定。

其他类型股骨骨折的处理总结在图137.24。

3. 髋关节后脱位
受伤后,有明显疼痛,患肢缩短,髋关节呈内收、内旋、屈曲畸形。警惕伴有坐骨神经损伤。在数小时内尽早复位,以降低股骨头缺血坏死的风险。

治疗
- 充分镇痛(例如肌内注射哌替啶)。
- 行X线检查,以确诊和排除相关的骨折。
- 在松弛麻醉下,对髋关节脱位进行复位。
- 随后再次进行X线检查以确保复位成功,并可能观察到一次检查未能发现的骨折。
- 需要进行CT扫描排除关节内的骨折。

注:髋关节前脱位很少见,但可能引起股骨头血管神经损伤。

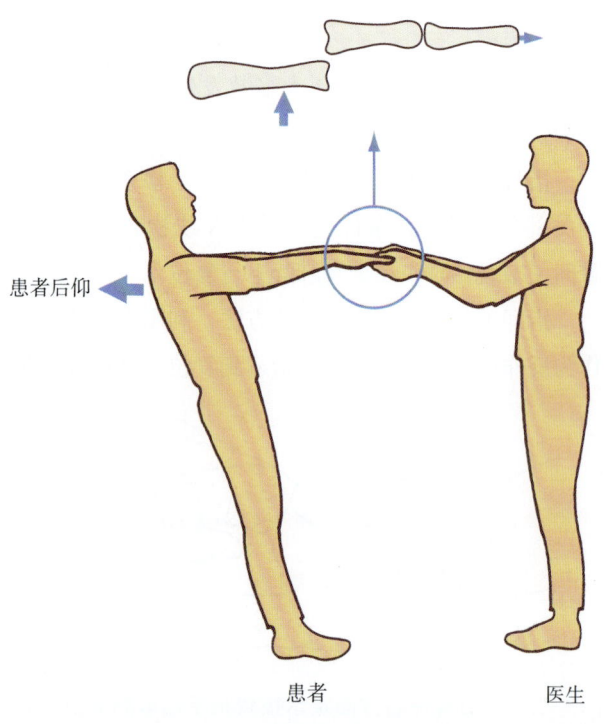

图 137.23 指骨间关节脱位后复位术

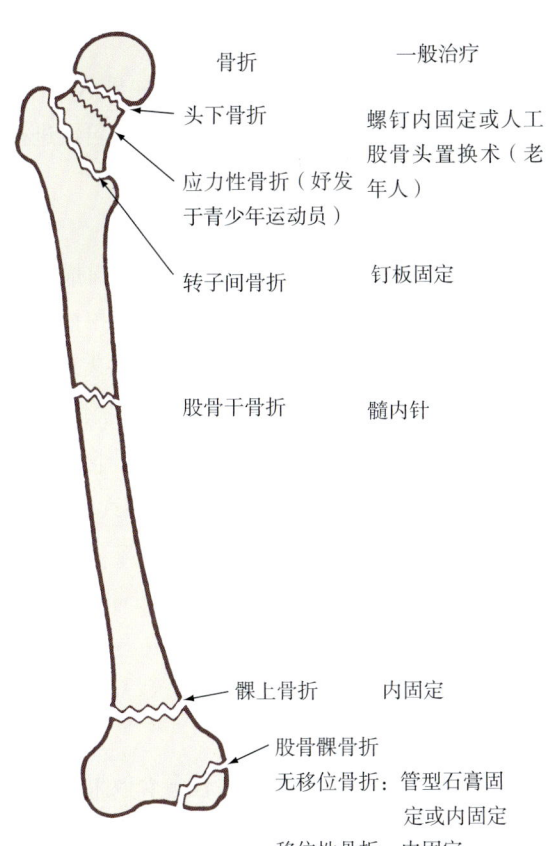

图 137.24　常见股骨骨折的治疗

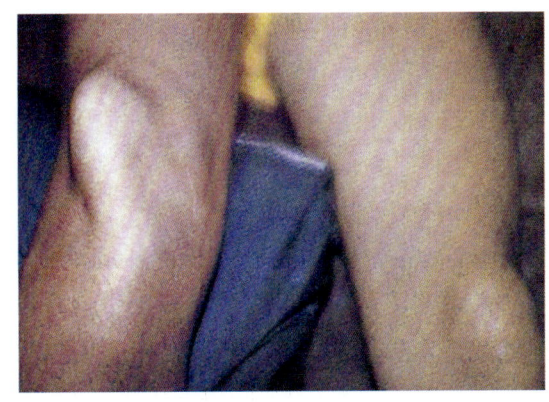

图 137.25　髌骨移位：示侧向移位

当水肿消退后，患肢允许负重，患者逐渐去除拐杖，并开始股四头肌锻炼。

髌骨半脱位是指髌骨可移动，而不是真正的脱位，但是可以引起阵发性疼痛，患者可感觉到髌骨不稳定。在外科手术固定之前，可考虑进行物理治疗，运动时用夹板固定也是有帮助的。

习惯性脱位、半脱位常发生于年轻女性（14～18岁），需要手术治疗。将胫骨结节向远端内侧移位。急性期立即进行手术治疗只适用于骨软骨骨折伴有关节血肿时。

2. 髌骨骨折
- 无移位的髌骨骨折：用石膏托固定4周。
- 移位的横行骨折：手术复位，克氏针固定。
- 移位和粉碎性骨折：髌骨切除术。

3. 胫腓骨骨折　各种类型的胫腓骨骨折的性质和治疗方法都不同。一些骨折是由于钝挫伤引起的，比如当身体扭转时，来自汽车保险杠的暴力，使得胫腓骨的不同水平面发生螺旋形骨折。一般来说，患者需要转诊至专科医生治疗，尤其是存在显著软组织损伤时。骨折伴轻微软组织损伤的治疗可总结如下：

- 无或轻微移位：对单纯胫骨骨折用全长型石膏固定。
- 移位者：在全身麻醉下进行复位，然后用石膏固定（准确对线很重要）。
- 固定时间：成人16周，儿童8周。

4. 腓骨骨折[10]　单纯的腓骨骨折常因受压或直接暴力引起。受伤后，患者通常可站立，可移动膝盖和踝关节。然而，大部分的螺旋形骨折都伴有踝关节

十三、下肢损伤

1. 髌骨脱位和半脱位　急性脱位需要进行急诊复位。

髌骨脱位多发生于儿童和年轻人，尤其是女孩，常表现为向外侧脱位（图137.25），因旋转和外翻暴力引起。患者自己可感觉到髌骨脱位，有时可自行复位。常伴有髌骨内侧或股骨外侧髁骨软骨的损伤。也可伴有关节积液，尤其当骨软骨骨折时。诱发因素包括双膝外翻、髌骨轻微移位、胫骨粗隆外侧移位、膝关节韧带松弛。可以通过下述方法立即复位：轻轻弯曲髋，放松股四头肌，术者将拇指放置髌骨的横向边缘下，在膝关节伸直的瞬间向内侧推动髌骨。这种方法不需要进行麻醉，也可以在应用哌替啶或地西泮松弛肌肉下进行。

应行正位、侧位X线检查，以排除骨软骨骨折。

一般首先考虑RICE治疗，并借助拐行走。膝部伸直位用夹板固定，挂拐4周，让损伤的膝盖充分休息。

和膝关节的损伤。在体格检查和拍摄 X 线片时，应常规包括踝关节在内。

治疗上，通常使用镇痛药镇痛，然后用弹力绷带固定，需要时可用手杖。如果有严重的不舒适，可用石膏固定膝部下方部位 3 周。

5. 胫骨骨干骨折 单纯的胫骨骨干骨折多见于儿童，成年人很少见，常因扭转损伤引起。一些患者不需要进行复位，许多患者在麻醉下，将患肢悬挂于桌子边缘，使膝盖成直角就能达到满意的复位效果。

另一方法：膝关节屈曲 10°，踝关节成直角，从腹股沟开始到跖骨颈部用石膏固定 3~4 个月。

6. "幼儿"骨折[13] "幼儿"骨折是指胫骨微小的螺旋形骨折，常发生于 1~2 岁幼儿。在发生极小的创伤或不知道的创伤后，表现出不能支撑自己的体重。这种骨折很难在 X 线片上发现。用悬吊板固定 4 周可减缓不适。

7. 踝部骨折 踝关节是易发生骨折的部位之一。最常见的机制是足强有力的反转，可引起关节水平线上的腓骨骨折，可导致关节外侧副韧带撕裂。还可发生其他损伤，如内踝骨折和胫腓连结处的撕裂。所以拍摄 X 线片应包括三个角度：前后位、侧位、"踝穴"的半斜位。

未移位的骨折可用石膏绷带从膝盖下到脚趾处固定 6~8 周。足部必须保持跖屈（即足背与腿保持 90°，不能内翻和外翻）。石膏固定期间定期复查 X 线片。当肿胀消退、石膏松动后，可能发生移位。隐匿的骨折移位可引起预后不良，导致踝关节易感染，形成骨性关节炎。移位的骨折或使踝关节不稳定的骨折一般需进行手术复位和长期的固定以恢复稳定性。

8. 踝、距骨、距下关节脱位 这些脱位可导致血管的损伤。受损血管上覆盖的皮肤可迅速坏死，应立即就诊[8]。

9. 足部应力性骨折 舟骨、跟骨和跖骨的应力性骨折可以在 7 岁以上的健康人身上发生，长跑运动员和高性能的运动员也易发生。

（1）临床表现
- 负重活动时局部疼痛。
- 局部压痛和肿胀（不是必然的）。
- 必须进行 X 线片检查，但 50% 显示没有骨折；如果高度怀疑存在骨折，在 2~3 周内再次进行 X 线检查。
- 核素骨扫描可明确诊断。

（2）舟骨应力性骨折 随着 CT 扫描的出现，舟骨应力性骨折慢慢被发现，CT 比骨扫描能更好地显示舟骨骨折。可见于跑步运动员，并表现为足中部局限性疼痛。X 线片常显示正常。跟舟状骨骨折一样，舟骨骨折很难管理，延迟愈合和不愈合情况很常见。应用石膏固定 8 周，避免进行手术治疗。

（3）跖骨应力性骨折 在所有应力性骨折中第二跖骨骨折最常见，与其为最大的跖骨且比其他骨承重更多有关。

（4）治疗
- 休息是治疗的基础。
- 拄拐行走 6 周，达到最佳愈合效果。
- 愈合一般需 6~8 周。
- 缓慢地恢复活动。

10. 趾骨骨折 大部分的趾骨骨折较容易治疗，但跟指骨骨折一样，大小趾骨折需引起注意。第 1 趾骨关节内损伤（除非未移位）应进行内固定治疗。

并趾捆绑技术也能运用于单纯的趾骨骨折，这种方法使得成角和旋转更为容易，但比指骨骨折难控制。将受伤的足趾固定在两侧足趾能解决这个问题。

与小指指骨相似，小趾的损伤也常由直接暴力引起。若使其处在外展位愈合，则会导致愈合后穿鞋困难。

各种骨折的平均制动时间见表 137.3。

11. 跖趾关节脱位 趾部关节脱位主要发生在跖趾关节，很少见；有强有力的肌腱穿过跖趾关节，应引起注意。所以达到完全复位非常重要。用石膏从膝下开始延伸到脚趾外固定可以达到完全复位。可能还需要应用克氏针内固定或切开韧带修复术[11]。

十四、镇痛和肌松

脱位的复位，需要适当的镇痛和肌松。此过程需要急救设备和有经验的医生。药物需要缓慢静脉滴入，直至获得预期效果。不良反应包括呼吸抑制和低血压。

表 137.3 骨折的平均制动时间（成人）

骨折	平均制动时间（周）
肋骨	3～6（治愈时间）
锁骨	4～8（吊带固定2周）
肩胛骨	数周至数月
肱骨	
• 颈部	3～6
• 骨干	8
• 髁突	3～4
桡骨	
• 桡骨小头	3
• 骨干	6
• Colles 骨折	4～6
桡骨和尺骨（骨干）	6～12
尺骨—骨干	8
舟状骨	8～12
掌骨	
• Bennett 骨折	6～8
指骨（手）	
• 近端	3
• 中端	2～3
• 远端	2～3
骨盆	卧床休息2～6
股骨	
• 股骨颈	跟外科手术有关
• 骨干	12～16
• 远端	8～12
髌骨	3～4
胫骨	12～16
腓骨	0～6
胫骨和股骨	16
骨折	6～8
侧踝撕裂	3
跟骨	
• 轻微	4～6
• 压缩性	14～16
距骨	12
跗骨（应力性骨折）	8
跖骨	4
趾骨	0～3

注意事项
- 8岁以下儿童治疗时间只需成人的1/2。
- 绝大多数骨折须在1周内复查X线。
- 影像学表现常滞后于临床表现。
- 制动时间受诸多因素影响，如损伤程度和软组织损伤等。

常用药物见表 137.4.

表 137.4 肌松药和镇痛药

	剂量	解毒药
肌松药		
地西泮	0.1～0.2mg/kg（5～10mg）	氟马西尼
咪达唑仑	0.05～0.1mg/kg（2～5mg）	氟马西尼
镇痛药		
芬太尼	1～2μg/kg（50～100μg）	纳洛酮
吗啡	0.1～0.2mg/kg（5～15mg）	纳洛酮

十五、熟石膏的制作技巧

1. 一桶水
- 桶用塑料袋套住，便于清洗。
- 水应该足够多，可以完整的浸泡。
- 用冷水缓凝。
- 用温水快凝。
- 不要用太热的水，否则会引起快速反应生成脆性石膏。

2. 石膏卷
- 如果石膏卷已被水溅湿，不要再使用。
- 轻轻握住卷，但末端要绷紧，以确保安全（图 137.26）。
- 确保石膏的中心充分湿润。
- 从桶里移出后，滴净其表面的水。
- 轻轻挤压石膏卷的中部，不要留有压痕。

3. 垫物
- 使用 Velband 或针织布垫在石膏下。

拓展学习

[1] Apley AG, Solomon L. Apley'pleySolomon Orthopaedics and Fractures (9th edn). Oxford: Butterworth-Heinemann, 1993.

[2] McRae R, Esser M. Practical Fracture Treatment (5th edn).Churchill Livingstone Elsevier, 2008.

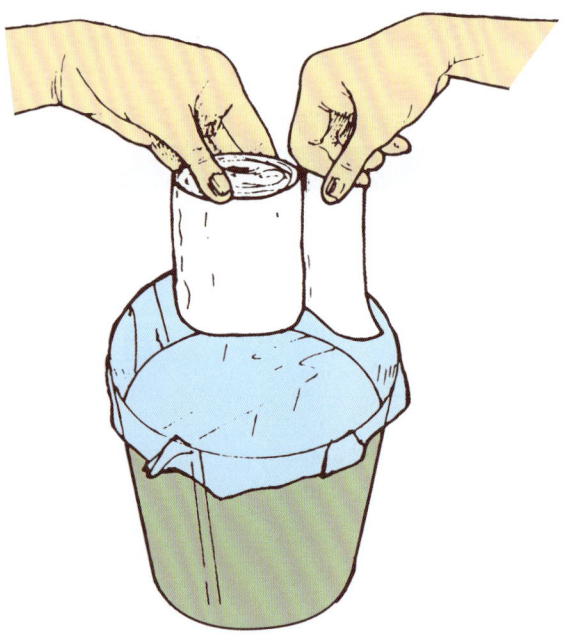

图 137.26 石膏卷的握持方法

- 用水将 Velband 打湿，使其能够紧贴肢体。
- 固定腿部时还需在脚踝和足跟放置特殊的垫物。
- 避免使用多层垫物。

4. 方法

- 如果可以，让助手协助摆放患肢（如抬起患肢）。
- 绷带缠结实，但不要缠得太紧。
- 动作要迅速。
- 缠绕绷带时，每次重叠前一圈绷带宽度的 1/4。

注：最好在第二天复查患者。

参考文献

[1] Quirk R. Stress fractures. Aust Fam Physician, 1993, 22: 300–307.
[2] Brentnall E. Diagnosing a fracture. Aust Fam Physician, 1990, 19: 948.
[3] McMenimen PJ. Management of common fractures of the upper limb. Aust Fam Physician, 1987, 16: 783–791.
[4] Cook J, Sankaran B, Wasunna A. Surgery at the District Hospital: Obstetrics, Gynaecology, Orthopaedics and Traumatology. Geneva: World Health Organization, 1991: 75–162.
[5] Brentnall E. Spatula test for fracture of mandible. Aust Fam Physician, 1992, 21: 1007.
[6] Bokor D. Management of outer clavicle fractures and acromioclavicular joint dislocations. Medicine Today, April 2009, 10(4): 67–70.
[7] Peterson L, Renström P. Sports Injuries: Their Prevention and Treatment. Sydney: Methuen, 1986: 179–181.
[8] Mohammed KD, Sonnabend DH. A GP's guide to the reduction of dislocations. Modern Medicine Australia, 1996, 39(2): 100–108.
[9] Young D, Murtagh J. Pitfalls in orthopaedics. Aust Fam Physician, 1989, 18: 645–660.
[10] Apley AG, Solomon L. Apley's System of Orthopaedics and Fractures (9th edn). Oxford: Butterworth-Heinemann, 1993: 601–604.
[11] McRae R, Esser M. Practical Fracture Treatment (4th edn). Churchill Livingstone Elsevier, 2002: 201–205.
[12] Carter G. Fractures and dislocations of fingers and toes. Aust Fam Physician, 1993, 22: 310–317.
[13] Mead HJ. Paediatric limb fractures and dislocations: how to treat. Australian Doctor, 26: 35–42.

常见运动损伤　　第138章

> 运动和有节制的生活能让我们保持年轻时的强壮，老年人也是如此。
>
> Cicero（106—43 BC）

虽然，由日常活动或文体活动而导致的损伤有很多相似之处，但是许多损伤是运动员所独有的。许多运动损伤是由不同程度的外伤导致的，包括各种形式的骨折、脱臼和软组织损伤。

另一方面，我们认为跑步者的缺铁性贫血是由多种因素共同作用而成的，包括轻微的溶血和经膀胱、肾，以及胃肠道失血（第77章）。

一、眼外伤

眼钝挫伤在体育运动中比较常见，例如在网球、壁球、板球和棒球运动中，以及有肢体接触的运动都容易引起眼睛的钝性伤害。出血是最常见的表现，可发生于眼的各部位，如结膜下、前房、玻璃体、视网膜下或脉络膜下。

另一种常见的损害是角膜受损，异物、指甲或隐形眼镜都可能对角膜造成小的创伤。因此我们对角膜更要加倍呵护。

前房积血　前房积血时，血液从虹膜流出汇集在前房里（图138.1）。然而更加危险的是稍加用力则会引起继发性出血，导致血液从破裂的血管涌出填满前房，并且阻塞房水流出引起严重的继发性青光眼。大量出血可导致视力丧失，常在损伤后2~4天后发生。

治疗

- 首先，排除穿透性损伤。
- 避免不必要的移动：移动会加重出血（因此，尽量不要使用直升机转移患者）。
- 避免抽烟和饮酒。
- 不能服用阿司匹林（可诱发出血）。
- 嘱患者卧床5天，并每天观察患者的情况。
- 在患眼敷药4天。
- 按需给予镇静药。
- 谨防飞蚊症和视野缺损。

1个月后组织眼科会诊，排除青光眼和视网膜脱离。在此期间不能运动。

恢复期一般来说会相安无事。如果患者继发性出血（通常在第二天、第三天或者第四天发生）应当立刻转入就近的眼科医院。或者只有将座舱高度保持在1 300m（4 000in）以下，才能使用飞机转运（直升飞机除外）。此外防止呕吐和空气在眼睛内膨胀是很重要的。

在打壁球时要注意带护目镜，单眼视力者应避免参加此类运动。

二、牙齿脱落

如果早期处理得当，恒牙脱落后可完全恢复。此外，牙齿受损后应及时去专科医院就诊。

- 牙脱位后应立即将脱位牙植入原位（图138.2）。如果牙齿受到污染，可放入牛奶中清洗再植入原位。或将其放在舌下用唾液清洗（更好）。注意不要用水清洗或触摸牙根。
- 在其和邻牙模制坚韧的银箔（例如箔片），以固定牙齿。
- 让患者尽快转至专科医院治疗。

注：脱位牙若在30分钟内植入原位，再植成功

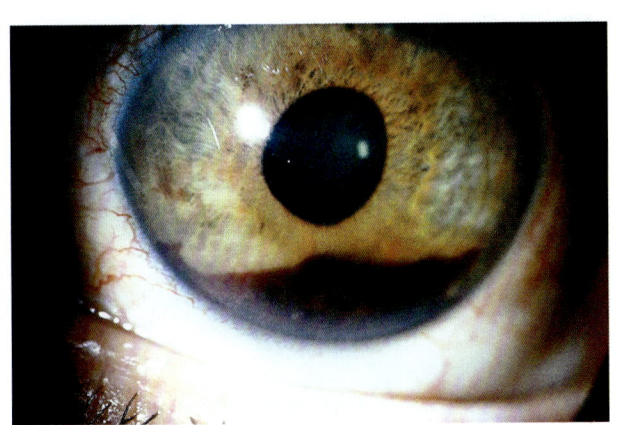

图138.1　前房积血。图所示为一名29岁男子眼睛被壁球撞击所致

率达90%。

三、鼻外伤

常见鼻外伤包括鼻出血和鼻骨骨折。

1. 鼻出血 纱布填塞是治疗鼻出血的首选和有效措施。鼻软骨损伤后应采用拇指和示指联合捏压5～10分钟。复位后用碘仿纱条填塞于鼻内骨折部，以防止骨折片再移位。头应轻微前倾。鼻子可能需要包扎（见第60章相关内容）。

2. 鼻骨骨折 若出现鼻外形畸形则应转院，并在7天行内复位矫正（见第60章相关内容）。

3. 鼻中隔血肿 鼻中隔血肿易并发感染，因而治疗时应给予专科治疗。

四、肩部损伤

运动过程中的肩部损伤包括：

- 关节脱位或肩锁关节半脱位（见第137章相关内容）。
- 锁骨骨折（见第137章相关内容）。
- 肩关节脱位（见第137章相关内容）。
- 冈上肌腱病变（见第64章相关内容）。

游泳肩

大约有60%的游泳运动员在他们职业生涯间出现过肩膀疼痛。最基本的原因是旋转肌群肌腱病变，特别是冈上肌腱病变，我们认为它与反常的肩甲位置和脊髓功能紊乱有关。最好的治疗方法是预防，目标是加强旋转肌袖的增力训练，获得更好的肩胸控制能力，包括正确的胸部扩张（如果这种控制能力下降）及肩甲关节稳定性训练[1]。

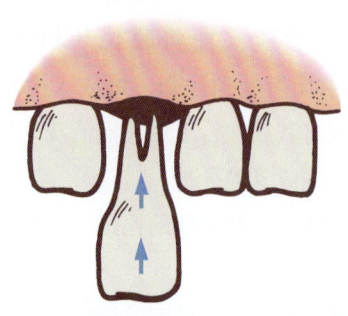

图 138.2 将脱位牙植入原位

五、肘部损伤

肘关节的软组织损伤是非常常见的。网球肘有两种类型：一种是反手网球肘，即肱骨外上髁炎；另一种是正手网球肘，即肱骨内上髁炎（参见第65章），也被称为高尔夫球肘或棒球投手肘。这些与运动密切相关的常见问题在65章里有更详细的介绍。

六、手部损伤

在体育运动中手臂和手指的损伤是非常严重的，包括指骨和掌骨骨折、关节脱位等。锤状指也是很常见的损伤，通常是由于过度使用造成的。

手指关节的韧带撕裂会导致关节不稳定，需要及时治疗。典型的例子是守门员拇指，又称滑雪者拇指，是由于拇指掌指关节内侧副韧带损伤所致。

1. 锤状指 锤状指通常由球类运动引起，如足球、板球和棒球等，是在运动中意外撞向指尖导致手指强烈弯曲。屈曲过度导致末节指骨受损，甚至可将远端指骨背面指伸肌抵止处的骨质部分撕脱，从而合并撕脱性骨折。此时引起的症状和畸形更严重。典型的症状为"天鹅颈样"畸形（图138.3），常由远端指间关节过度屈曲、近端指间关节过度伸展所致。

（1）45°原则 在未经治疗的情况下，如果远端指间关节屈曲小于45°，则最终的残疾程度是最低的；如果屈曲角度大，会导致功能受损，同时也会有明显的畸形。

（2）治疗 保持远端指间关节过伸6周，同时要使近端指间关节能自由屈曲。

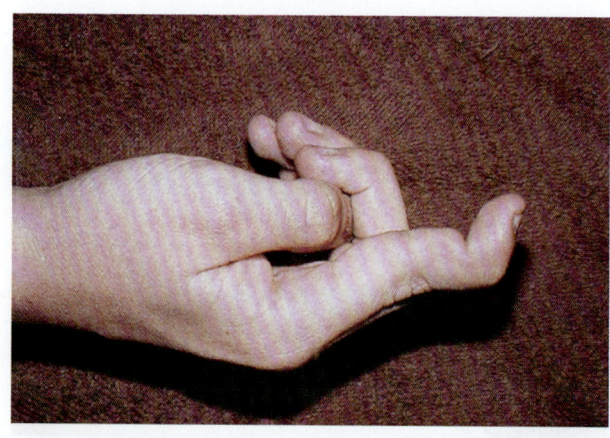

图 138.3 锤状指伴有"天鹅颈样"畸形，远端指骨伸肌腱撕裂

① 治疗工具
- Friar's Balsam（需要很好的黏附效果）。
- 两条宽1cm，长10cm的非弹力黏附胶带。

② 操作方法
- 将Friar's Balsam涂在手上。
- 将一条胶带叠成"8"字形状。胶条的中心必须涂满胶液并黏附在手指上。胶条必须要从远端指间关节掌侧穿过并绕到近端指间关节背侧，同时不能限制指间关节活动（图138.4a）。

用第二条胶条横着黏附在第二指骨中间（如图138.4b）。

2. 保龄球球员手指 是保龄球玩家常见疾病，常表现为拇指指蹼基底部软组织肿胀，且伴有手指疼痛和僵硬。它可引起相关部位指神经的创伤性神经瘤和感觉过敏。

治疗
- 休息。
- 按摩。
- 拿球时与拿球孔成斜角，以减少摩擦。
- 病灶内注射0.25ml长效皮质激素，耐药者可合用局部麻醉药（图138.5）。

七、滑雪损伤

滑雪过程中最常见的伤害是软组织损伤、骨折和关节脱位。

Robinson的一份研究表明：有6种易在滑雪中受到的损伤，包括膝盖内侧副韧带过度劳累（24.3%）；

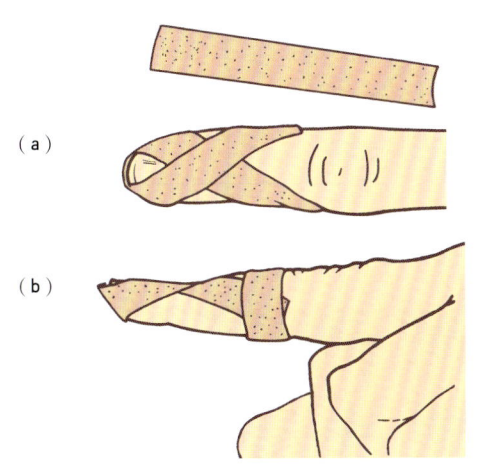

图138.4 锤状指（a）使用第一条胶带；（b）使用横着的胶带

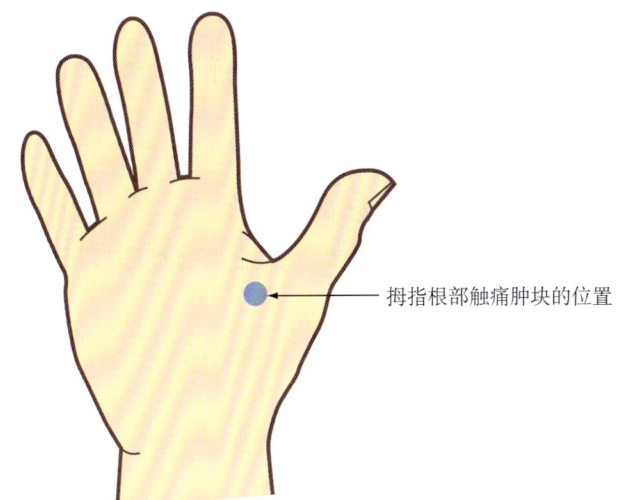

图138.5 保龄球拇指伤

脑和颈部的软组织挫伤（17.6%）；韧带撕裂伤（15.5%）；颈部和后背的损伤（7.8%）；骨折（7.6%）和关节脱位[2]。

在过去10年，由于运动装备的改善和对安全的重视，滑雪损伤已大幅度降低。如今最常见滑雪者损伤包括胫骨和腓骨骨折，特别是螺旋形骨折。其他常见的骨折有锁骨骨折、腕关节骨折和肱骨骨折。肩部关节脱位（肩关节和肩锁关节）常由于在雪地里严重摔伤导致。

尺侧副韧带损伤（"守门员"拇指）[3,4]

"守门员"拇指又称滑雪者拇指，是一种特殊的损伤，主要表现为掌指关节内侧副韧带损伤，伴或不伴有近节指骨韧带附着点撕脱性骨折。这种损伤主要是由于当滑雪者手握滑雪杖撑地时，拇指过度外展所致。

可通过X线检查和拇指张力确诊。不完全撕裂者用舟状石膏固定手指3周，完全撕裂和撕脱性骨折患者则需行外科修复手术。

八、脊柱损伤

脊柱功能异常，尤其是颈椎和腰椎，在人群中非常常见。

椎体关节间部的骨折、脊椎前移、椎间盘脱落并突出，以及罕见的椎体骨折都是很严重的损伤。各种椎间关节综合征，肌肉与骨骼的过劳是普遍存在的问题，在第38章、第39章和第63章里对它们都有适当的描述。治疗的关键是舒缓后背及适当运动。

九、下肢损伤

下肢损伤常由外伤和过度运动造成,是最常见的运动损伤。需要引起医学界重视。

3种主要原因为:
- 摩擦(如腱鞘疾病)。
- 压力过大或超负荷(如腘绳肌腱撕裂或胫骨应力性骨折)。
- 缺血(如胫前肌间隔综合征)。

腿部劳损综合征

随着跑步、慢跑等社区体育活动的增加,腿部过劳损伤患者数量也逐渐增多,尤其是小腿承重大,损伤更严重。腿部过劳综合征常见的原因是不断重复的外伤超过了机体的修复能力。慢性腿痛的常见原因包括腘绳肌腱损伤和小腿损伤。

(1)治疗原则

预防
- 保持理想的体重。
- 合理膳食。
- 运动前做好充分准备。
- 给腿部做热身运动。
- 穿舒适的鞋子。
- 制订合理的运动计划。

(2)损伤的治疗
- 绝对休息,或相对卧床休息:即允许患者适量活动,但不能加重损伤。
- 冰敷:受伤后48~72小时内用冰袋敷患处(清醒时),每2小时敷20~30分钟。
- 按压止血:用绷带紧绑受伤的肌肉或组织,至少48小时。
- 抬高小腿:将腿放在凳子或椅子上,直到肿胀消退。
- 消除易感因素(先天或后天的)——用矫形器或通过训练来矫正畸形,改正训练中的错误。
- 使用非甾体抗炎药可减轻炎症性疼痛反应。
- 物理治疗(如急性期缓解后可进行适当的拉伸和运动)。

十、腹股沟疼痛

腹股沟疼痛在运动员中是很常见的疾病。

1. **急性腹股沟疼痛** 肌肉或肌腱劳损等急性情况[5],以及肌腱炎和肌腱膜炎导致的累积创伤,一般比较容易诊断和治疗[6]。若牵涉痛从腰骶椎、臀部和骨盆传出,包括髋关节盂唇损伤和股骨颈应力性骨折,诊断难度则增大。更常见的急性腹股沟损伤包括肌肉和肌腱损伤(图138.6)。
- 长收肌(如肌腱拉伤)。
- 股直肌。
- 缝匠机。
- 髂腰肌。

2. **内收肌或其肌腱损伤** 本病特点是患者大腿根部内侧疼痛、局部压痛、髋内收抵抗,有扭伤、击伤或滑倒史。初期用RICE疗法,然后行内收肌强化训练。对内收肌持续疼痛者,需行超声或MRI检查,以明确诊断和制订治疗方案(可能需注射皮质激素)。

3. **髂腰肌疾病** 典型特征是伸展髋关节屈肌疼痛或屈曲髋关节抵抗。可能存在滑囊炎。治疗包括避免加重活动和拉伸运动,然后逐渐加强活动过程。

其他损伤包括:
- 青少年滑脱股骨头骨骺(SCFE)。
- 青少年撕脱骨折(如股直肌和缝匠肌附着处髂棘撕脱)。

4. **慢性腹股沟痛** 慢性腹股沟疼痛的原因有很多,常见原因有骨和关节的异常。
- 黏液囊炎(如髂腰肌黏液囊炎)。
- 耻骨联合炎。

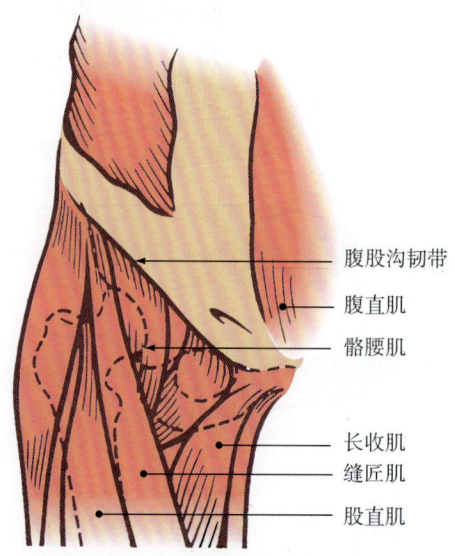

图138.6 运动员腹股沟区肌肉对应肌腱损伤的示意图

- 应力性骨折（如股骨颈和耻骨）。
- 骶骨关节和髋关节的错位（如髋骨关节炎或肿瘤）。
- 腰椎间盘突出（$L_{1\sim2}$ 或 $L_{2\sim3}$）。
- 腹股沟不明原因的疼痛或股疝。

辅助检查：
- 骨盆的 X 线检查（正位、侧位、斜位）。
- 耻骨联合 X 线断层摄影术（检查有无耻骨炎和耻骨不稳）。
- 骨扫描探查是否有应力性骨折或耻骨炎。
- 疝囊造影术。
- CT 扫描、MRI 扫描或超声检查（潜力越来越大）。

5. **耻骨炎** 耻骨炎是耻骨联合部位的骨膜炎症，通常起病隐匿，好发于运动员，与耻骨受力有关系。通常发生在足球运动员和一些突然做扭转动作的运动员身上。耻骨炎还可能由原始长收肌损伤引起。常继发于长收肌损伤后。

（1）临床特征
- 腹股沟部疼痛（低位前骨盆痛）。
- 大腿内收肌群放射性疼痛。
- 步履不稳，呈"鸭步"。
- 运动可加重疼痛，尤其是在做扭腰、下蹲等动作时。
- 触诊时耻骨联合部位可出现针刺样痛。
- 阳性挤压试验：患者仰卧在床上，髋关节屈曲 45°，膝盖屈曲 90°，腿放在床上。测试者将一拳放在患者膝盖的中间，并要求患者内收两侧髋关节靠近拳头。
- MRI 检查是最敏感的影像学检查。

（2）治疗
- 非甾体抗炎药。
- 相对卧床休息。
- 康复训练。
- 制订合适的运动计划。
- 可以做影响较小的运动 3～6 个月，如骑车。
- 物理疗法——有规律地进行拉伸运动。
- 逐渐的拉伸内收肌和松弛腹部肌肉至少 10～12 周。

特殊的情况需要外科手术。

6. **股癣** 股癣是年轻人在腹股沟处常见的感染性疾病，而运动员由于常常穿紧身的短裤而更易患病。应检查足部查看是否有足癣，皮肤真菌可通过毛巾或其他物体传播橄尤其是在卧室和公共浴池（见第 116 章）。

十一、腘绳肌腱损伤

腘绳肌腱损伤在运动员中非常常见。股二头肌短头是腘绳肌腱最易劳损的部位。

1. **临床特征**
- 大腿后部有牵拉、疼痛、撕裂史。
- 可有疼痛和肿块形成（若伴有严重的撕裂伤，患者将不能站立）。
- 局部压痛。
- 伸直抬腿受限。
- 持续疼痛，呈屈膝伸髋等姿势。
- 淤伤（常发生在腘窝）。

2. **治疗** 急性期的治疗目标是缓解疼痛和消除肿胀。
- 休息、冰敷、加压包扎、抬高患肢（RICE 疗法）治疗 72 小时。
- 非甾体抗炎药（如阿司匹林或吲哚美辛）。
- 伸展练习。
- — 冰敷后被动伸展。
- — 然后主动伸展。
- — 等长收缩运动。

十二、肌肉血肿

肌肉血肿可分为肌肉内的、肌肉间的和组织间质中的血肿。通常由激烈的碰撞引起（如膝盖碰撞大腿或踢打腿部）。

肌肉内血肿可导致急性筋膜室综合征，需要及早进行减压治疗。治疗的目的是避免瘢痕过度形成。其他并发症包括感染、囊肿形成、血栓性静脉炎和骨化性肌炎。

治疗
- 休息、冰敷、加压包扎、抬高患肢，尤其是冰敷。
- 不要承受体重，可借助拐杖。
- 有时须住院或进行外科治疗。
- 须听取专家治疗意见，因为有可能造成严重的后果。

十三、膝部损伤

膝部损伤比较常见，可表现为多种功能障碍，可对运动员带来灾难性的后果。各种膝部损伤和过用综合征在第 68 章里有详细的阐述。任何膝部损伤导致的疼痛和肿胀在未确诊前都应考虑为前交叉韧带损伤。患者通常在进行球类运动时受伤，且描述听到"撕裂"的声音。

1. 急性损伤　急性损伤（见第 68 章）包括：
- 半月板撕裂。
- 韧带撕裂和劳损（各种程度）：
  — 前交叉韧带。
  — 后交叉韧带。
  — 内侧副韧带。
  — 外侧副韧带。

2. 过度使用综合征　膝部如果过度使用容易发生功能紊乱，表现为疼痛逐渐加重而不伴有肿胀。运动时疼痛加重，而休息后好转。通常我们能从运动员训练计划、穿鞋习惯、运动技术和相关因素的改变中发现端倪。过劳使用综合征通常与生物力学异常相关。影响范围包括从髋部至足部。

过度使用损伤包括：
- 髌骨疼痛综合征（跑步者膝）。
- 髌骨肌腱炎（跳高者膝）。
- 膝关节滑膜皱襞综合征。
- 髌下脂肪垫炎。
- 鹅足黏液囊炎、肌腱疾病。
- 股二头肌腱疾病。
- 半膜黏液囊炎、肌腱疾病。
- 四头肌肌腱疾病、疝。
- 腘肌肌腱疾病。
- 髂胫束摩擦综合征（跑步者膝）。
- 膝部劳损。

对膝关节进行解剖学检查后再仔细询问病史可以明确具体疾病。

十四、小腿过劳性损伤

表 138.1 和图 138.7 总结了各种损伤的临床特征和治疗措施。

导致运动员小腿长期疼痛的原因包括：
- 胫骨内侧应力综合征（旧称胫纤维发炎）。

表 138.1　小腿过劳综合征的临床比较

综合征	症状	病因	治疗
胫前肌间隔综合征	肌腔隙疼痛，活动可加重 足背屈困难、足下无力	长时间跑步（如：打壁球、踢足球和中长跑）	改变运动方式 筋膜切开术是唯一有效的治疗方式
髂胫束摩擦综合征	大腿和膝盖外侧深部痛 下山等运动可加重，休息可缓解 疼痛一般在跑步 3～4km 时出现	长跑或短跑者，增加跑步距离太快	休息 6 周后再跑步 做一些特殊的伸展运动 纠正训练的错误并且穿舒适的运动鞋 肌腱深部注入局麻药和糖皮质激素
胫骨应力综合征和胫骨疼痛	胫骨远端后侧疼痛和局限性压痛，骨扫描可确诊	在硬地面上跑步或跳跃	休息 6 个月；冰敷；伸展比目鱼肌；非甾体抗炎药；合理的训练方式和合适的鞋
胫骨应力性骨折	跑步后在外胫夹处明显疼痛 通常休息后疼痛缓解 骨扫描可确诊	在硬地面上过度训练 穿不合脚的鞋子	休息 6～10 周 不推荐石膏固定 痊愈后改变训练方式
胫前肌肌腱腱鞘炎	小腿下 1/3 和踝部前侧疼痛 疼痛常在运动后开始，伴或不伴肿胀、捻发音 踝部活动或持续背屈后也疼痛	过度运动，尤其是下山	休息，肌腱鞘内注入局麻药和糖皮质激素
跟腱疾病	脚尖走路后跟腱疼痛 起床后跟腱疼痛和僵硬，活动后可缓解	用脚尖走路或进行长距离上山等运动	休息 先冰敷，再热敷 10mm 高的跟部衬垫 合理的训练和合适的鞋 非甾体抗炎药

- 应力性骨折（如图138.8）。
- 劳累性筋膜间室综合征，特别是前间隔。
- 胫骨前肌腱鞘炎（如图138.9）
- 慢性肌肉劳损。

这些问题常见于冲击极限而运动过度的运动员，偶见于热身运动不足的运动员。过用伤害有60%都是由于错误的训练方法造成的[7]。

治疗原则
- 休息。
- 合理的运动。
- 消除患病因素
— 错误的训练方法。

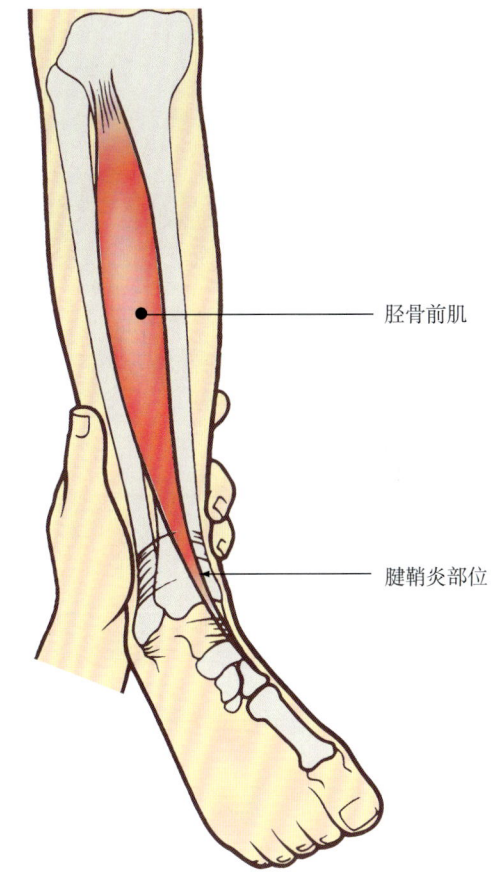

图 138.9 胫骨前肌腱鞘炎发病部位

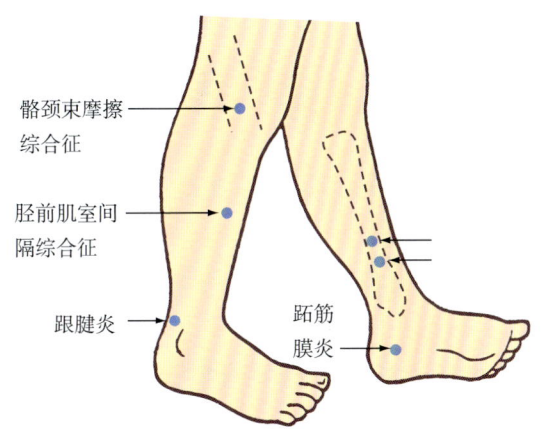

图 138.7 小腿过劳损伤的常见部位

— 不合适的鞋。
— 保暖不足。
— 关节错位。
- 止痛药：非甾体抗炎药仅在炎性疼痛时使用。

十五、应力性骨折

在体育运动中，应力性骨折是引起小腿和足部疼痛的重要原因，占总损伤的5%～15%。应力性骨折好发于胫骨、腓骨，以及足底（舟状骨、跟骨和跖骨）。在临床上应对应力性骨折保持警觉性，怀疑本病时应行相应部位的X线检查。如果X线检查阴性，而仍怀疑该病时，则应行放射性核素扫描。

在胫骨，应力性骨折多发在近侧干骺端、中段与远段1/3交界处（图138.10）。腓骨应力性骨折多发生在外踝上5～7cm处（图138.8）。

应力性骨折好发于长时间或反复负重运动中，如长跑或反复跳跃。

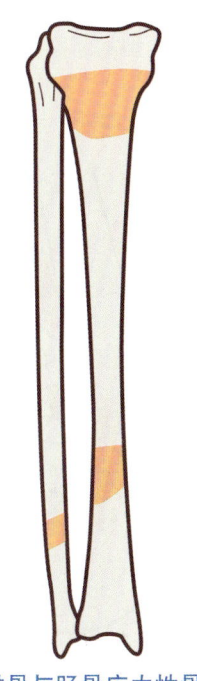

图 138.8 运动员腓骨与胫骨应力性骨折常见部位

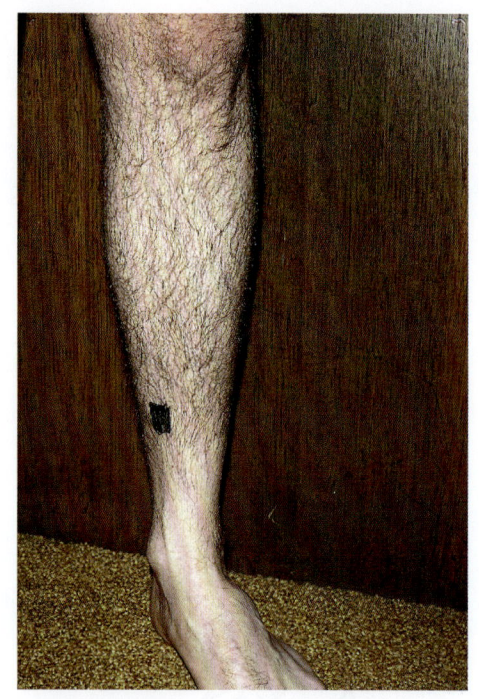

图 138.10 胫骨应力性综合征疼痛部位

十六、网球腿

网球腿实际上是腓肠肌内侧头断裂，Achilles 肌腱与腓肠肌融合在一起（图 138.11）。

这不是我们通常认为的跖肌撕裂。这种伤害常发生于中年人，他们不经常进行或不适合进行网球或壁球运动。

1. 临床特征

- 腓肠肌突然剧痛（如同其被从身后打到，如被石头砸到）。
- 脚后跟不能着地。
- 踮着脚尖走路。
- 局部压痛或肿硬。
- 踝背屈时疼痛。
- 断裂部位瘀斑。

2. 治疗

- 休息、冰敷、加压包扎、患肢抬高（RICE 疗法）48 小时。
- 立即冰敷 20 分钟，之后在清醒时每 2 小时敷 1 次，也可以用止血绷带绑紧患处。
- 从脚尖到膝下用弹力绷带包扎。
- 如果损伤较重，行走时应拄拐杖。
- 为了方便活动尽量穿鞋跟较高的鞋子。女性最好穿高跟鞋。
- 休息 48 小时后可进行功能锻炼。
- 可做轻微按摩，然后进行限制性运动。

十七、踝关节损伤

踝关节有两条主要韧带，即外侧韧带和内侧韧带，限制足过分内翻和外翻。大多数踝部扭伤都与外侧韧带损伤相关（高达 90%），而内侧韧带受损概率较小。

外侧韧带由不连续的三条独立韧带组成：距腓前韧带、跟腓韧带和距腓后韧带（图 138.12）。

1. 外侧韧带损伤发生的机制[8] 90% 踝关节损伤是由内翻暴力引起的。

绝大多数踝关节扭伤发生在踝关节处于跖屈位时，如跳跃或踩在不平的地面着地时。

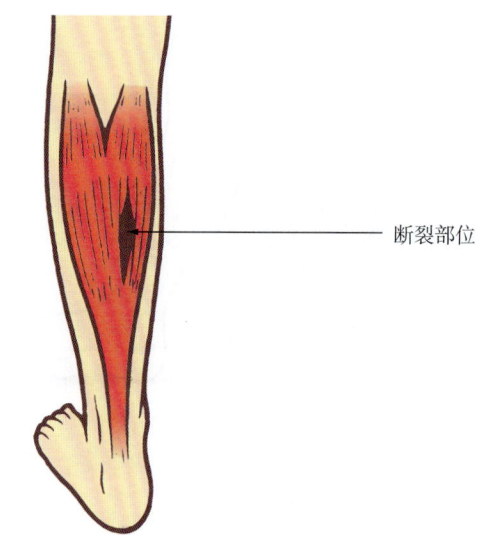

图 138.11 网球腿：典型的断裂部位，在腓肠肌短头与跟腱移行处（左腿）

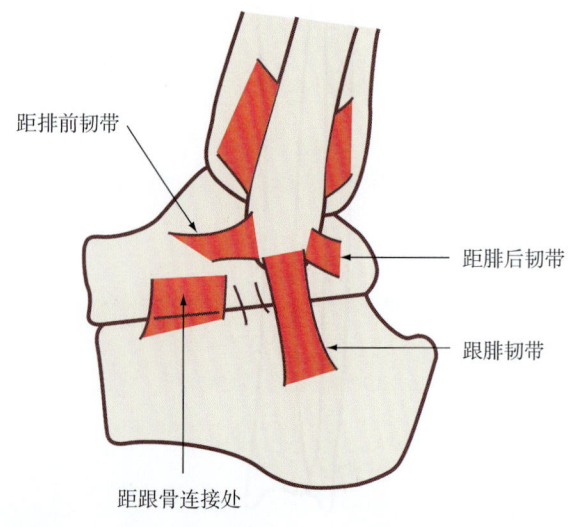

图 138.12 踝关节外侧韧带

（1）踝关节内翻
- 踝关节跖屈，距腓前韧带损伤（50%～60%）。
- 踝关节中立位，跟腓韧带损伤（10%）。
- 踝关节背屈位，距腓后韧带损伤（5%）。

注：距腓前韧带和跟腓韧带同时损伤占15%～25%。

（2）踝关节外翻
- 踝关节跖屈或中立位时，主要损伤内侧韧带前部。

踝关节损伤的分类列见表138.2。

2. 临床表现（踝关节外侧韧带损伤）
- 不能控制踝关节。
- 不能承重。
- 不适的感觉与受伤的严重程度成正比。
- 淤血（可持续12～24小时），提示损伤较严重（图138.13）。
- 可伴随功能障碍：在不平地面行走困难。

3. 体格检查 应尽快进行。
- 注意有无肿胀和出血。
- 触诊骨性标志和3条外侧韧带。
- 检查关节有无不稳定和和活动范围受限。
- 常见表现是外踝前部圆形肿胀。
- 检查踝关节正位的稳定性（前拉测试）。
- 检查距骨倾斜度（牵拉测试）。

4. 是否潜在骨折[9] 严重的扭伤要考虑可能合并骨折——通常是外踝或第5跖骨处。如果患者扭伤

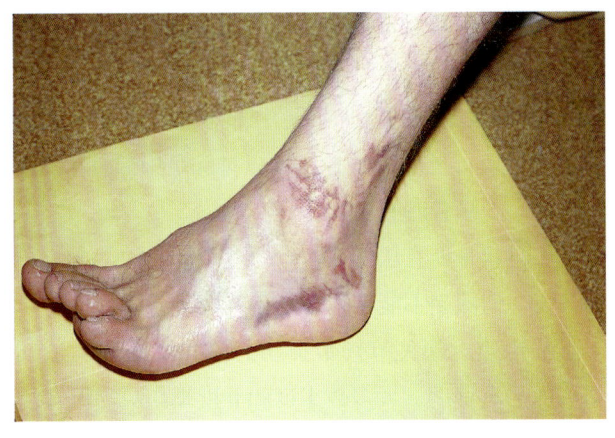

图138.13 踝关节外侧韧带撕裂伴有明显淤血

后能自行行走，无更多不适症状，一般不考虑合并骨折。

X线检查的指征[9]：
- 踝部扭伤后立即不能承重。
- 扭伤后立即出现肿胀和淤血。
- 骨性标志处明显疼痛。
- 踝关节活动时疼痛。
- 触诊或活动时有捻发音。
- 第5跖骨底疼痛。
- 其他特殊情况。

5. 渥太华诊断原则（针对足踝部行X线检查）[10]
本原则快速、可靠，可对踝关节或足部损伤患者是否需行X线检查排除骨折提供帮助。

（1）踝关节损伤 如果患者内踝或外踝疼痛，且伴有下列一项时，则须进行X线检查。
- 腓骨远端6cm内（外踝后端）触诊有压痛。

表138.2 脚踝关节韧带损伤的分类（改编自 Litt）

分级	临床表现	韧带稳定性	X线检查
Ⅰ度（轻度）	轻微疼痛和肿胀 少量出血 关节活动不受限 行走正常	轻微的韧带损伤，只有部分韧带撕裂 踝关节稳定性未受影响	正常
Ⅱ度（中度）	中重度疼痛和肿胀 大量出血 负重运动困难和移动的范围减小	撕裂程度与Ⅰ度相似，只是疼痛加重 关节稳定性受影响 距骨前移4～14mm 倾斜5°～10°	距骨前移4～14mm 倾斜5°～10°
Ⅲ度（重度）	轻到重度疼痛和肿胀 出血量大 关节活动受限严重 不能承重	韧带完全撕裂，伴有关节不稳定	距骨前移>15mm 倾斜度>20°

- 胫骨远端6cm内（内踝后端）触诊有压痛。
- 损伤后或检查时踝关节出现承重不稳。

（2）足部损伤　如果足中部疼痛或出现下列症状之一时应行足部X线检查，以排除足中部骨折。

- 第5跖骨底有压痛。
- 舟状骨处有压痛。
- 受伤即刻不能自行行走。

6. 治疗　踝关节韧带损伤的治疗措施取决于其损伤的严重程度。大多数Ⅰ度和Ⅱ度损伤只需保守治疗，即可在1～6周痊愈，但是对于Ⅲ度损伤的治疗却存在争议。

（1）Ⅰ度损伤

R：患肢休息48个小时，休息时间决定于受伤的程度。（R = Rest the injured part for 48 hours, depending on disability）

I：受伤后48小时内每3～4小时冰敷20分钟。（I = Ice pack for 20 minutes every 3 - 4 hours when awake for the first 48 hours）

C：加压包扎（如用弹性绷带包扎）。［C = Compression bandage（e.g. crepe bandage）］

E：抬高患肢以消除肿胀。（E = Elevate to hip level to minimise swelling）

A：镇痛药（如对乙酰氨基酚±可待因）。［A = Analgesics（e.g. paracetamol ± codeine）］

R：观察48小时，若病情无加重继续观察7天。（R=Review in 48 hours, then 7 days）

S：专业包扎。（S = Special strapping）

受伤后48小时或者直到站立时无疼痛前需借助拐杖移动，并鼓励患者尽早勇敢地用脚受力和做一等长运动。48小时后无需冰敷，并且可以用热水泡脚。在沙滩上行走（如海边）是较理想的康复措施。2周后可正常活动。

专业包扎：在消除肿胀后，可对韧带撕裂处进行牢固的包扎。包扎可很好地缓解肿胀和进行早期活动。

方法：

- 踝部处于中立位，用长背带或吊带将足保持在该位置。
- 在受力点放置小的保护垫。
- 用1～2条6～8cm宽的绷带从小腿内侧中部向下绕过脚后跟至小腿外侧中点，并使踝关节轻度外翻（图138.14）。
- 用可以重复包扎使用的黏附绷带（如6～8cm长的Acrylastic）。
- 每3～4天更换1次。
- 7天后移去绷带，使用非黏性弹性管支撑，直至能完全地无痛移动。

（2）Ⅱ度损伤　RICE治疗（如上述）48小时，注意每2～3小时冰敷1次，并且不要承重（可用拐杖）。然后可在拐杖帮助下部分承受体重，开始功能锻炼。治疗后护理和支持固定与Ⅰ度损伤类似。注意冰袋可放在绑扎绷带上。

（3）Ⅲ度损伤　如图138.15，这样的患者需要

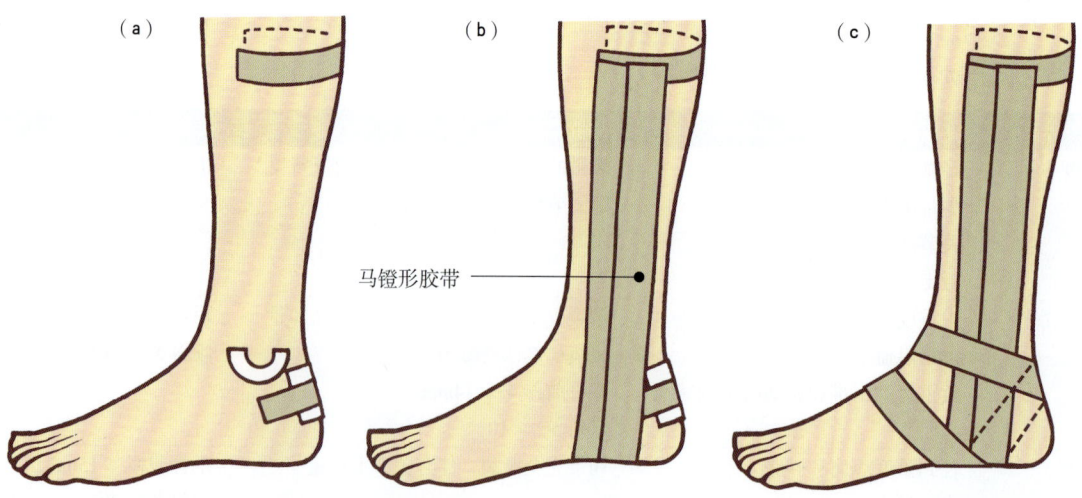

图138.14　支撑性踝关节扭伤包扎法：（a）使用保护垫和胶纸条（b）使用胶带使足底保持轻微的外翻（c）使用一条踝关节锁止带

- 胫骨远端6cm内（内踝后端）触诊有压痛。
- 损伤后或检查时踝关节出现承重不稳。

（2）足部损伤　如果足中部疼痛或出现下列症状之一时应行足X线检查，以排除足中部骨折。
- 第5跖骨底有压痛。
- 舟状骨处有压痛。
- 受伤即刻不能自行行走。

6. 治疗　踝关节韧带损伤的治疗措施取决于其损伤的严重程度。大多数Ⅰ度和Ⅱ度损伤只需保守治疗，即可在1～6周痊愈，但是对于Ⅲ度损伤的治疗却存在争议。

（1）Ⅰ度损伤

R：患肢休息48个小时，休息时间决定于受伤的程度。（R = Rest the injured part for 48 hours, depending on disability）

I：受伤后48小时内每3～4小时冰敷20分钟。（I = Ice pack for 20 minutes every 3-4 hours when awake for the first 48 hours）

C：加压包扎（如用弹性绷带包扎）。[C = Compression bandage（e.g. crepe bandage）]

E：抬高患肢以消除肿胀。（E = Elevate to hip level to minimise swelling）

A：镇痛药（如对乙酰氨基酚±可待因）。[A = Analgesics（e.g. paracetamol ± codeine）]

R：观察48小时，若病情无加重继续观察7天。（R=Review in 48 hours, then 7 days）

S：专业包扎。（S = Special strapping）

受伤后48小时或者直到站立时无疼痛前需借助拐杖移动，并鼓励患者尽早勇敢地用脚受力和做一等长运动。48小时后无需冰敷，并且可以用热水泡脚。在沙滩上行走（如海边）是较理想的康复措施。2周后可正常活动。

专业包扎：在消除肿胀后，可对韧带撕裂处进行牢固的包扎。包扎可很好地缓解肿胀和进行早期活动。

方法：
- 踝部处于中立位，用长背带或吊带将足保持在该位置。
- 在受力点放置小的保护垫。
- 用1～2条6～8cm宽的绷带从小腿内侧中部向下绕过脚后跟至小腿外侧中点，并使踝关节轻度外翻（图138.14）。
- 用可以重复包扎使用的黏附绷带（如6～8cm长的Acrylastic）。
- 每3～4天更换1次。
- 7天后移去绷带，使用非黏性弹性管支撑，直至能完全地无痛移动。

（2）Ⅱ度损伤　RICE治疗（如上述）48小时，注意每2～3小时冰敷1次，并且不要承重（可用拐杖）。然后可在拐杖帮助下部分承受体重，开始功能锻炼。治疗后护理和支持固定与Ⅰ度损伤类似。注意冰袋可放在绑扎绷带上。

（3）Ⅲ度损伤　如图138.15，这样的患者需要

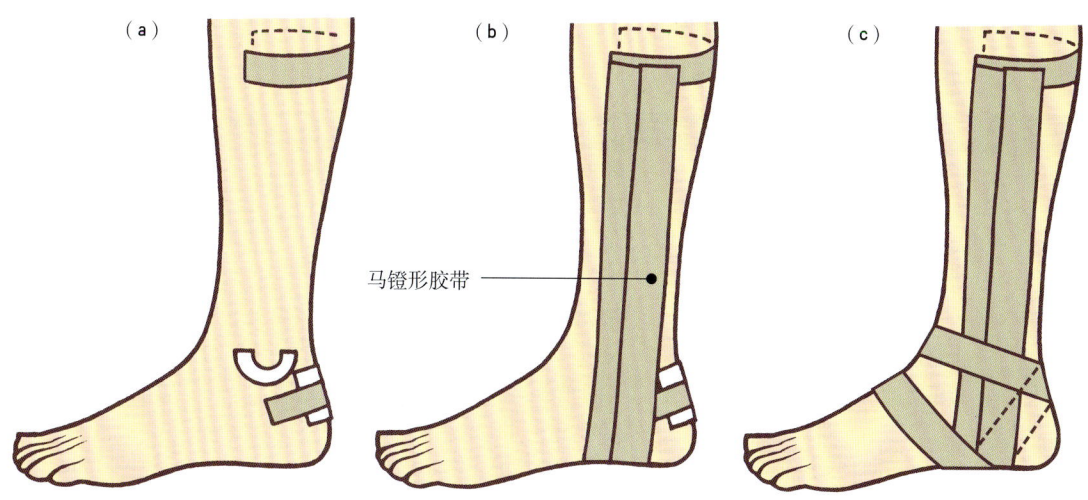

图138.14　支撑性踝关节扭伤包扎法：（a）使用保护垫和胶纸条（b）使用胶带使足底保持轻微的外翻（c）使用一条踝关节锁止带

(1) 踝关节内翻
- 踝关节跖屈，距腓前韧带损伤（50%～60%）。
- 踝关节中立位，跟腓韧带损伤（10%）。
- 踝关节背屈位，距腓后韧带损伤（5%）。

注：距腓前韧带和跟腓韧带同时损伤占15%～25%。

(2) 踝关节外翻
- 踝关节跖屈或中立位时，主要损伤内侧韧带前部。

踝关节损伤的分类列见表138.2。

2. 临床表现（踝关节外侧韧带损伤）
- 不能控制踝关节。
- 不能承重。
- 不适的感觉与受伤的严重程度成正比。
- 淤血（可持续12～24小时），提示损伤较严重（图138.13）。
- 可伴随功能障碍：在不平地面行走困难。

3. 体格检查 应尽快进行。
- 注意有无肿胀和出血。
- 触诊骨性标志和3条外侧韧带。
- 检查关节有无不稳定和和活动范围受限。
- 常见表现是外踝前部圆形肿胀。
- 检查踝关节正位的稳定性（前拉测试）。
- 检查距骨倾斜度（牵拉测试）。

4. 是否潜在骨折[9] 严重的扭伤要考虑可能合并骨折——通常是外踝或第5跖骨处。如果患者扭伤

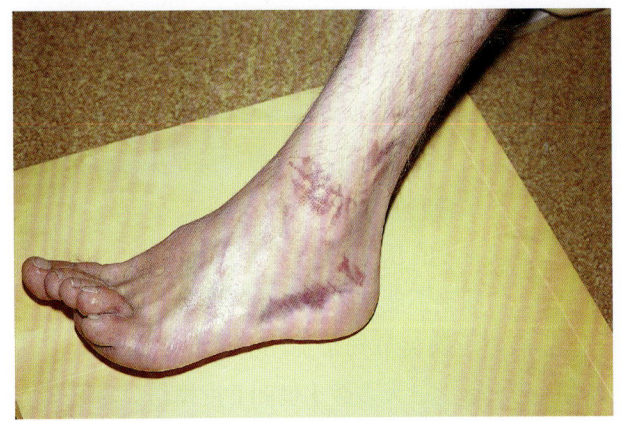

图138.13 踝关节外侧韧带撕裂伴有明显淤血

后能自行行走，无更多不适症状，一般不考虑合并骨折。

X线检查的指征[9]：
- 踝部扭伤后立即不能承重。
- 扭伤后立即出现肿胀和淤血。
- 骨性标志处明显疼痛。
- 踝关节活动时疼痛。
- 触诊或活动时有捻发音。
- 第5跖骨底疼痛。
- 其他特殊情况。

5. 渥太华诊断原则（针对足踝部行X线检查）[10]
本原则快速、可靠，可对踝关节或足部损伤患者是否需行X线检查排除骨折提供帮助。

(1) 踝关节损伤 如果患者内踝或外踝疼痛，且伴有下列一项时，则须进行X线检查。
- 腓骨远端6cm内（外踝后端）触诊有压痛。

表138.2 脚踝关节韧带损伤的分类（改编自Litt）

分级	临床表现	韧带稳定性	X线检查
Ⅰ度（轻度）	轻微疼痛和肿胀 少量出血 关节活动不受限 行走正常	轻微的韧带损伤，只有部分韧带撕裂 踝关节稳定性未受影响	正常
Ⅱ度（中度）	中重度疼痛和肿胀 大量出血 负重运动困难和移动的范围减小	撕裂程度与Ⅰ度相似，只是疼痛加重 关节稳定性受影响 距骨前移4～14mm 倾斜5°～10°	距骨前移4～14mm 倾斜5°～10°
Ⅲ度（重度）	轻到重度疼痛和肿胀 出血量大 关节活动受限严重 不能承重	韧带完全撕裂，伴有关节不稳定	距骨前移＞15mm 倾斜度＞20°

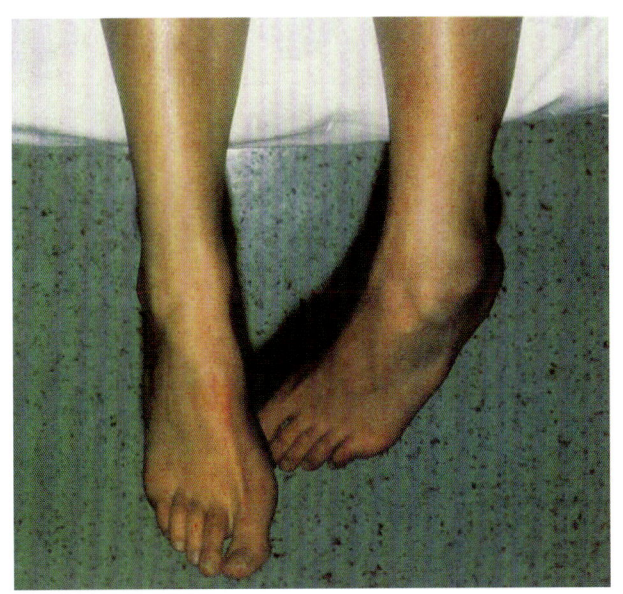

图 138.15 一名球类运动员，踝关节Ⅲ度损伤，外侧韧带完全撕裂，由于踝关节过度翻转导致

表 138.3 踝关节愈合延迟应考虑的不稳定踝关节损伤

距骨顶软骨骨折
腓骨肌腱脱位
跗骨窦综合征
胫腓前韧带损伤
创伤后滑膜炎
前部撞击综合征
后部撞击综合征
前外侧撞击综合征
胫骨后肌腱断裂
局部疼痛综合征
其他骨折
・第5跖骨基底部撕裂
・距骨外侧突骨折
・跟骨前突骨折
・胫骨远端骨折
・舟骨应力性骨折

考虑韧带完全撕裂。最初的治疗措施包括 RICE 疗法、服用镇痛药及 X 线检查排除骨折风险。这3种主要的治疗方法效果都很不错。

① 外科手术修复：一些专家通常只会为那些处在高强度下比赛的运动员进行该手术，因为他们需要踝关节绝对稳定。

② 石膏固定：这种方法常用于那些不能使自己踝关节处于正常体位的患者，以及那些不得不活动的患者。固定的石膏需要等韧带完全修复后才能取下来，通常需要4～6周的时间。之后患者可以穿着圆底鞋或宽松的休闲鞋正常行走。

③ 包扎及物理疗法：一般推荐这种方法。常规的Ⅱ度损伤治疗（包括上述的包扎）后，应该使用足后跟固定（图 138.14c）。

患者应用拐杖和合适的理疗，以助于患部愈合。在游泳、骑车等运动中可以通过弹性带来维持踝关节平衡、预防其扭伤。

④ 治疗无效：部分踝关节受损患者经过治疗后无效，并且关节活动受限。应考虑除了韧带撕裂外是否伴有其他损伤（表 138.3）。

这些损伤需要急性仔细的临床检查和进一步的辅助检查，如骨扫描。

7. 平衡板技术在踝关节疾病的应用 这包括通过本体感觉训练来治疗踝关节韧带损伤。通过平衡板训练可增强韧带和腿部肌肉。平衡板是一块 10cm × 5cm 的小木板，黏附在一块 30cm 长的复合板中间，或可仅将一块木板放在圆球上。患者可以先站在木板的中间晃动身体，训练2～3天后可以将两腿分开更大的角度，以改善本体感觉和平衡能力（图 138.16）。

十八、胫腓联合韧带损伤[5]

踝关节胫腓联合韧带包含了胫腓前后韧带和小腿骨间膜韧带。足球比赛中踝关节很容易有背屈扭伤，

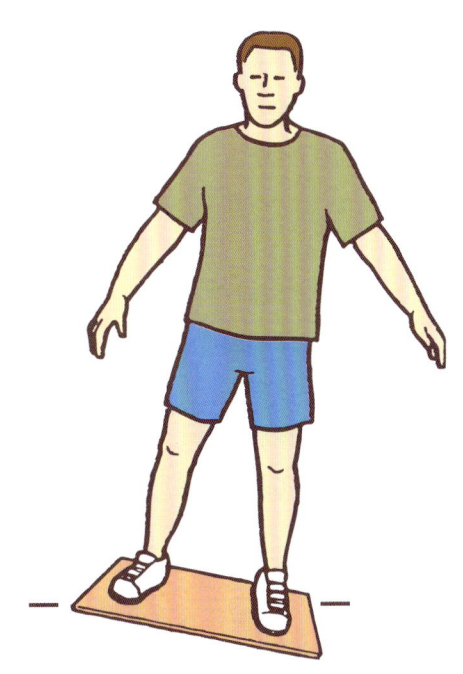

图 138.16 运用于治疗踝关节疾病的平衡板技术

这种扭伤不被众人熟知,其实踝关节损伤恢复地很慢。韧带损伤处一般肌肉松弛,外界使处于背屈位的踝关节外旋转的力会放射至胫骨和腓骨之间,产生疼痛感。X线检查可以明确踝关节是否伴有更严重的损伤。严重病例可导致胫腓骨分离,需行外科手术治疗。

十九、距骨损伤[12]

距骨损伤包括软骨和距骨关节表面骨折。4%～5%踝关节损伤可导致距骨损伤。距骨损伤常被MRI检查和骨扫描技术发现。一些患者在踝关节扭伤后不能自行行走且一直伴有剧烈的疼痛,医师应该考虑他们可能伴有距骨损伤。症状严重者最好用关节镜手术进行治疗。

二十、足跟损伤

过量运动是引起足跟疼痛和其他不适症状的重要原因。具体损伤包括:
- 跟腱损伤(见第69章相关内容)。
- 跟腱疾病/腱包膜疾病。
- 韧带部分或完全撕裂。
- 足跟淤血。
- 碰撞/黏液囊炎。
- 脚后跟骨突炎。
- 足底筋膜炎(见第69章相关内容)。
- 黑趾。
- 大水疱。

1. 跟腱炎或跟腱腱鞘炎[11]　当运动过度时,可造成跟腱炎症或退行性病变。炎症可发生在跟腱本身或其周围组织,后者为腱鞘炎。

(1)临床特征
- 有不合理的跑步和长距离行走史。
- 常见于改变习惯的跑步运动者。
- 青年或中年男性多见。
- 活动时跟腱部疼痛。
- 跟腱很僵硬,尤其在提踵时。
- 跟腱增厚。
- 跟腱活动时可有捻发感。

(2)超声检查　超声检查可以很有效地辨别跟腱炎、腱鞘炎、退行性疾病和韧带撕裂。

(3)预防措施
- 运动员应做好充分的热身和拉伸运动。
- 合适的鞋。
- 鞋跟高约1cm。

(4)治疗措施
- 休养:急性发作期可用拐杖,如严重者需用石膏固定。
- 急性期用冰敷,然后可用热水消肿。
- 非甾体抗炎药。
- 鞋底厚1～2cm。
- 超声检查和深部摩擦按摩。
- 功能锻炼,然后进行牵张锻炼。

注意事项:保证足够的休息和早期治疗,因为跟腱炎较为顽固,很难治愈。

急性期避免糖皮质激素注射,且避免腱鞘内注射。如果疼痛严重,可注射在肌腱周围。

2. 跟腱部分断裂

(1)临床特征
- 受伤时突然剧痛。
- 走路时患肢异常疼痛。
- 好发于30岁以上的男性,既往运动较少而突然运动者。
- 有跑步、跳高和快速爬楼梯的经历。
- 肿胀,约高于皮肤2.5cm。
- 在小趾趾端处可能会感觉缺乏障碍。

(2)治疗方法　如果跟腱断裂处可扪及凹陷和空虚感,则需要手术治疗。

如果无凹陷和空虚感,可保守治疗:
- 起初保持充足的休息并且冰敷,如行走需借助拐杖。
- 鞋跟高1～2cm。
- 超声检查和深部摩擦按摩。
- 进行牵张训练。

一般需要10～12周才能康复,如果保守治疗后仍有疼痛和功能障碍,则提示需要外科治疗。

3. 跟腱完全断裂　本病在运动员中常见。当跟腱有退行性改变而又突然加大运动量时很容易发生跟腱完全断裂(如滑雪者足突然受伤,踝关节背屈)。

（1）临床特征
- 断裂时常有剧痛。
- 跟腱断裂时，患者常会摔倒。
- 急性期后，脚踝处舒服很多。
- 继发性肿胀和出血。
- 一些患者行走困难，尤其不能踮脚。

（2）诊断
- 跟腱断裂处可扪及凹陷，断裂后 2～3 小时可触到。之后血肿可填充凹陷。
- Thompson 试验阳性（图 138.17 和图 138.18）。

注：由于患者可通过深部长屈肌完成跖屈动作，因而有可能漏诊。

（3）治疗措施　尽早行外科治疗（3 周内）。

4. Pump 水肿　俗称"泵疙瘩"是指跟腱附着点附近的疼痛的黏液囊肿。穿不合脚的鞋可挤压、摩擦先前已膨大的跟骨，形成滑囊炎。这是导致该病的主

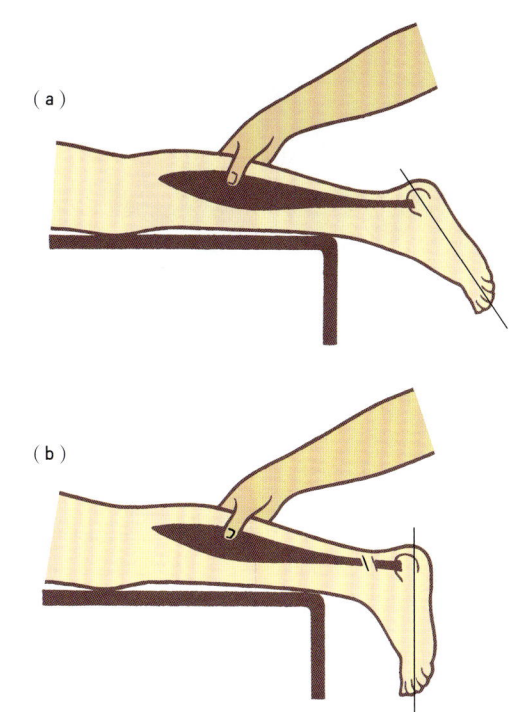

图 138.18　腓肠肌挤压试验检查跟腱断裂：（a）跟腱完整，跖屈反射正常；（b）跟腱断裂，无跖屈反射

要原因。主要是对症治疗，并穿合脚的鞋。

5. 黑踵病（黑趾）　黑踵病又称足跟瘀斑、黑趾，运动员容易患此病，特别是壁球运动员。该病通常发生于双足，常因运动中需要急转弯而产生的切应力导致。小心取下淤血的硬皮并进行检测，可明确诊断。

二十一、足和足趾的疾病

常见的问题包括：
- 趾骨骨折。
- 足劳损。
- 嵌甲。
- 黑趾甲。
- 趾甲下外生骨疣。
- 胼胝。
- 足癣。
- 跖疣。

黑趾甲　黑趾甲或趾甲里有淤血，主要是由于创伤导致甲下血肿形成的（图 138.19）。起病可急可慢，好发于踇趾。急性起病主要为被踩伤，而慢性起病主要为穿太窄或太大的鞋、趾甲过长所致。

此病常在运动中发生，如跑步（尤其是下坡跑），

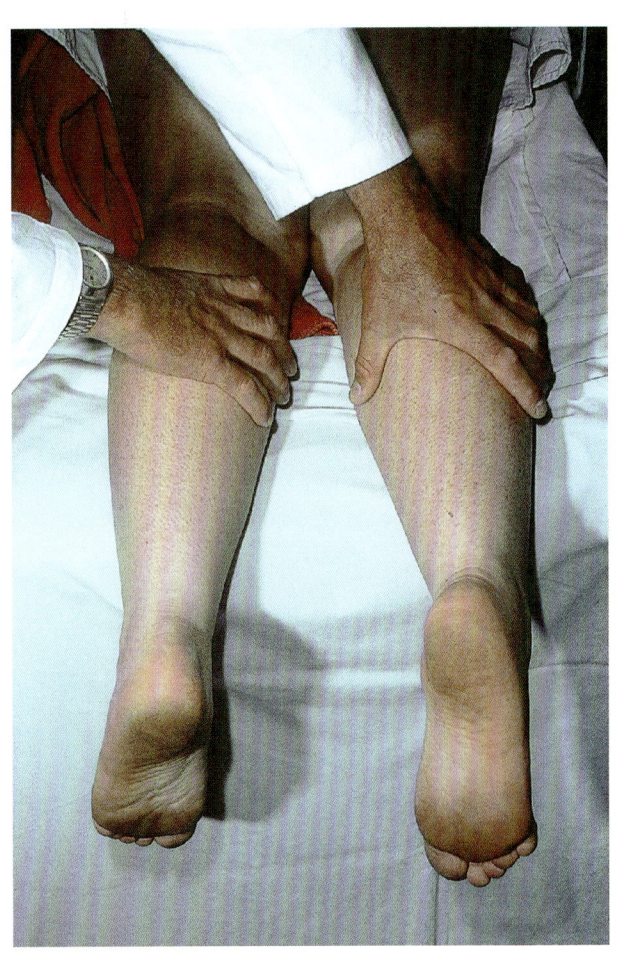

图 138.17　左侧跟腱韧带断裂。一位 31 岁女孩在滑雪时受伤。通过挤压肢腓肠肌和比目鱼肌发现，左下肢缺少跖反射（Thompson 试验阳性）

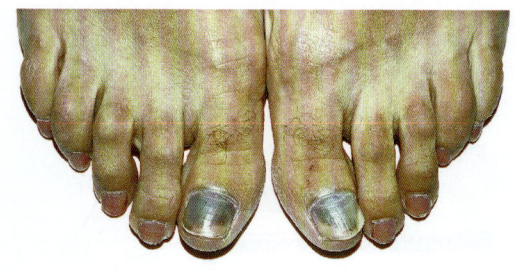

图 138.19 黑趾甲。慢性创伤导致跗趾甲下血肿。图中是一位球类运动员穿新的、不合适的运动鞋导致的黑趾甲

> **治疗措施**
> - 急性趾甲下血肿可用火针或其他方法行减压治疗。慢性无痛性黑趾甲可自行痊愈。坏死的趾甲可被新长出的趾甲取代。
> - 应关注鞋,更换不合脚的鞋,或在跑鞋、靴子的趾尖处放置保护垫。

打篮球、网球、足球,以及滑雪等。

二十二、青少年常见损伤

如果青少年在运动中或运动后出现腿部疼痛,应当考虑以下疾病:

- 股骨头骨骺脱位(见第 67 章相关内容)。
- 骨骺撕脱性骨折(如坐骨结节——腘绳肌腱)。
- 应力性骨折。
- Scheuermann 病。
- 特发性脊柱侧凸。

参考文献

[1] Fitzpatrick J. Shoulder pain a real wet blanket. Australian Doctor Weekly, 1993: 56.

[2] Robinson M. Hazards of alpine sport. Aust Fam Physician, 1991, 20: 961–970.

[3] Elliott B, Sherry E. Common snow skiing injuries. Aust Fam Physician, 1984, 13: 570–574.

[4] Brukner P, Khan K. Clinical Sports Medicine (3rd edn). Sydney: McGraw-Hill, 2007: 334.

[5] Mashford L (Chair). Therapeutic Guidelines: Rheumatology (Version I) Melbourne: Therapeutic Guidelines Ltd, 2006: 168–169.

[6] Soo K. Sports injuries of the hip and groin: how to treat. Australian Family Doctor, 2 October 2009: 25–30.

[7] James T. Chronic lower leg pain in sport. Aust Fam Physician, 1988, 17: 1041–1045.

[8] Litt J. The sprained ankle. Aust Fam Physician, 1992, 21: 447–456.

[9] Brukner P. The diffi cult ankle. Aust Fam Physician, 1991, 20: 919–930.

[10] Stiell I. Ottawa ankle rules. Can Fam Physician, 1996, 42: 478–480.

[11] Brukner P, Khan K. Clinical Sports Medicine (3rd edn). Sydney: McGraw-Hill, 2007: 59–607.

[12] Paoloni J. Acute ankle injuries in sports. Medical Observer, 2005: 29–31.

第十一部分　特殊人群的健康

第 139 章　原住民的健康

> 健康不仅是指个体生理上的健康，还包括社会、心理、情感、文化等整体的健康。这是一种整体生命观，包括生命－死亡－生命整个循环概念。所有医疗卫生服务人员都应努力去使每个个体（原住民）发挥潜力，从而使他们整个群体能够达到良好的健康状态。这是一个不断发展的过程。
>
> NNational Aboriginal Community Controlled HealthOrganisation，September 1993

在澳大利亚（和其他几个发达国家），面临的主要挑战性健康问题是原住民的健康状况，他们的健康状况仍明显持续比其他人群要差。有时候原住民的健康状况和其他人群之间的差距还在不断加大，尤其是女性。

2001年澳大利亚原住民和托雷斯海峡群岛的男性和女性预期寿命比澳大利亚其他人群的预期寿命低17岁。至2001年底，原住民的预期寿命是男性59.4岁，女性为64.8岁（其他人群的男性、女性分别是77岁和82岁）[1, 2]。

导致死亡最常见的病因是心血管疾病，尤其是缺血性心脏病，在各种心血管疾病死因中，57%为缺血性心脏病[3]。与澳大利亚其他人群相比，而25～54岁的原住民更为明显。循环系统疾病、外伤、中毒、呼吸系统疾病和肿瘤仍是导致死亡的主要原因。原住民由感染性疾病和泌尿系统疾病导致的死亡率仍比其他澳大利亚人高。

糖尿病发病率的上升也倍受人们关注，尤其在那些将传统饮食改变为不合理的西方化饮食的人群。其糖尿病的发生率比其他澳大利亚人群高4倍[4]。

原住民中白人的预计寿命是40岁，导致死亡最常见的原因是损伤，尤其是战争和凶杀。13%的儿童在1岁内死亡，25%的儿童在5岁内死亡[5]。早期原住民记录的资料显示原住民本具有很好的健康状况，很少生病。据估计1788年原住民的人口约750 000。经过150年的殖民统治，到20世纪30年代，即白人统治150年后，原住民的数量下降到约70 000。其重要原因有两方面：一方面是原住民是被殖民者杀害（有记录者近2万）；另外一方面，更多的原住民因为疾病死亡。

导致原住民人口严重下降的主要疾病是天花（1789年和1829—1830年先后有两次大流行）、流感、结核（非常严重）、肺炎、麻疹、水痘、百日咳、伤寒和白喉。目前原住民的人口约为48万人。

婴儿和产妇的病死率水平仍不容忽视。自20世纪70年代婴儿死亡率大幅下降，然后趋于稳定目前水平上，但是比其他澳大利亚人的病死率仍然高3～5倍。

要明白原住民和他们的文化并不是单一的，每个群体都有其特殊的文化内涵。

建议在农村和在澳大利亚中部和北部偏远地区工作的初级保健医生使用《CARPA标准治疗手册》[6]。

一、重要资料与关注要点

- 原住民患者就诊时要考虑其文化差异的重要性。
- 如果需要文化方面的协助，可以向原住民中的医护人员咨询，他们是原住民中重要的一部分。
- 对病情严重的患者要考虑可能患有多种疾病。
- 接诊中，对原住民要考虑以下常见疾病进行机会性筛查的意义：

— 2型糖尿病（20%～50%发病率）。
— 高血压。
— 肾功能。
— 其他心血管危险因素，如高胆固醇血症。
— 乙型肝炎。
— 性传播性感染的尿检（男性和女性）。
— 巴氏涂片。
— 儿童贫血。
— 儿童听力检查。

- 筛查性辅助检查内容包括：

— 血糖。

——血脂。
——尿素氮和电解质。
——乙肝血清学检查。
——体重指数。
——尿液分析。
- 澳大利亚原住民中女性子宫颈癌比其他人高6～8倍。
- 其他常见疾病有肝癌和肺癌。
- 约50%原住民儿童患有慢性鼓膜穿孔，可对未来其语言发展和上学学习带来严重后果。
- 澳大利亚原住民患晚期肾衰竭的发病率是其他人的10倍。
- 在一些地区，推荐给原住民的新生儿接种卡介苗。
- 建议超过50岁的成人接种流感和肺炎疫苗。
- 原住民的哮喘发病率（16.5%）高于其他澳大利亚人群（10.2%）。
- 对于抑郁症，原住民与其他种族一样需要特别关注。
- 饮酒是一个严重的健康和公共社区问题。饮品的另外一个问题是麻醉椒——一种太平洋群岛的土特产，人们用它的根来制造与酒相似的饮品，其作用与酒精和苯二氮䓬类药物类似，具有明显地肌松作用[6]。过量饮用可导致急性和长期的健康问题。

二、全国普查

第一次对澳大利亚原住民的全国性普查是在1994年，根据原住民的居住地来调查他们健康状况的差异[1]。有意思的是，大多数的被调查者（88%）认为他们的健康状况非常好。

这次普查发现的主要疾病有：
- 哮喘。
- 耳疾病和听力问题。
- 糖尿病。
- 高血压。
- 肾病。
- 心脏病。
- 皮肤病。
- 眼病，包括沙眼。
- 营养状况（尤其是肥胖）。
- 药物滥用（如酒精、大麻、汽油）。
- 齿病（龋齿与脱落）[7]。
- 肺炎球菌性呼吸道疾病。

导致澳大利亚原住民健康状况较差的原因包括：贫穷、剥削、地缘隔离、人口流动性高、失业、住房条件差、教育水平低、澳大利亚中部恶劣的气候、暴露于感染性疾病的人口增加，尤其在亚热带地区、缺少合适的分娩机构。

较差的生活条件导致比较差的健康状况，如药物滥用、暴力和其他社会问题，以及儿童营养不良。与环境有关的健康问题，如缺少房屋、缺少基本的舒适设施（如流动水清洗和污水处理设施）、气温高的时候缺少冰箱等这些问题都会影响原住民的健康。

在皇家达尔文医院感染科住院的患儿常合并脱水（50%）、营养不良（60%）、低钾血症（70%）、铁缺乏（90%）、贫血（25%）、肺炎（24%～32%）、慢性化脓性中耳炎（37%）、尿路感染（10%）及疥疮（25%）等疾病[8]。

澳大利亚原住民健康国家战略总结了原住民首要的健康问题，列于表139.1中。

三、原著文化和医患关系

表 139.1 原住民的主要健康问题

A 临床上的
糖尿病
心血管疾病
损伤（和年轻人自杀）
肾病
性传播疾病
心理疾病
营养不良
耳部感染
女性问题

B 社会经济方面的
原住民儿童受教育问题（尤其农村和偏远地区）
住房问题
水源供应问题
酗酒和药物滥用
家庭暴力和性虐待
儿童虐待
赌博
失业

了解原住民的文化是做好健康管理工作的基础。医生应该知道，在为原住民做体格检查的时候，自己也在接受"检查"。当原住民就医时他们是带着他们自己的文化期望来的。"在候诊室贴一张关于原住民文化的海报或在矮茶几上放一本原住民相关的文化书籍会起到简单沟通桥梁的作用"[9]。原住民一般比较害羞，对一些敏感问题不像欧洲人那样直接。有些问题他们以沉默来表示，不愿回答，遇到这种情况医生应该用别的办法来了解患者的情况[10]。对于工作在原住民社区的医生（图139.1）来说，了解并尊重原住民的文化是很重要的，而且要清楚，这种文化对原住民的健康和行为起很大的作用。

如果有亲戚或朋友陪同，原住民患者会感觉更为放松，因为陪同的人可以帮助患者记住医生所说内容，且以后还可帮助患者回忆医生的话。

1. 女性风俗礼教 原住民中的"妇女的风俗礼教"的概念包含女性的整个人生经历和知识文化，其具有极为保守和区域性的特点。原住民"妇女之事"包括月经、怀孕、生育和避孕[11]。不能与原住民的女性直接谈论这些问题，只能通过讲故事、办仪式、唱歌等间接方式来表达。对很多传统的原住民女性来说，男医生或男性医疗保健人员讨论其健康问题或为其做体格检查都是应禁止的，除了感到害羞和难为情外，也违反了他们的风俗原则[12]。

2. 男性风俗礼教 同样，对于男性原住民的风俗礼教也需要理解和尊重。具体包括举行男性成人仪式、割礼、性和性传播性感染等方面。

3. 关于哀悼问题 哀悼问题涉及人的悲伤过程，特别需要理解和尊重原住民的民俗。用一种特殊的方式来哀悼死去的亲人是原住民哀悼的份内应尽的责任。如改变他们的外表、避免提及已故人的名字或他们的容貌等。逝者死亡的地方要被空置一段时间，然后进行烟熏。

四、儿童常见问题

原住民儿童所患疾病谱和全世界发展中国家和地区的儿童相同，而其婴儿死亡率仍很高。主要的健康问题有营养不良、腹泻性疾病、皮肤感染和呼吸道感染。常见疾病见表139.2。

急性呼吸道感染是入院的常见病因。原住民儿童比非原住民儿童更常感染细菌性肺炎，并且前者就医时间较晚。年幼的儿童最常见的疾病是慢性上呼吸道疾病，学龄前儿童常流黏液性脓涕。呼吸道感染治疗不当将增加后期患下呼吸道疾病和支气管扩张的风险。

慢性化脓性中耳炎几乎影响到所有学龄前儿童，而且常对治疗不敏感，从而导致很多儿童出现明显的听力损害。它也可能没有明显的急性中耳炎的症状而发展为慢性化脓性中耳炎，此可能与营养不良和贫血有关。基本的治疗方法是用聚维酮碘溶液进行耳朵冲洗，然后用卫生纸巾或棉签轻轻旋转拭干，或者先用卫生纸擦拭后滴上醋酸。

皮肤感染和传染性皮肤病与呼吸道疾病一样常见。疥疮虽然是地方病，但有时也能达到流行的水平。这是一个很严重的问题，它可感染很小的婴儿，甚至数周内的婴儿也会患上这种病[13]。

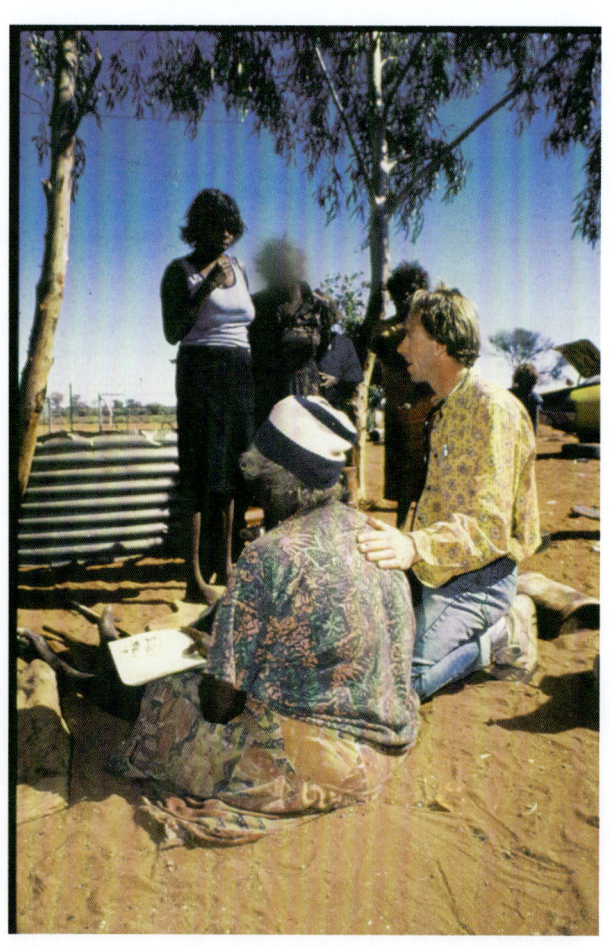

图139.1　在澳大利亚中部地区进行家访的医生

（Courtesy Alice Springs Rural District Department of Health and Community Services.）

表 139.2　儿童常见的疾病

围生期
低体重
窒息
感染
学龄前期
发育滞缓
营养不良
贫血
呼吸系统感染
腹泻性疾病
乙型肝炎
皮肤感染或传染性皮肤病
泌尿系统感染
脑膜炎
关节和骨感染
慢性化脓性中耳炎
儿童后期和青春期
细菌和病毒感染
寄生虫感染
链球菌感染
· 风湿热
· 肾小球肾炎
创伤
药物滥用
慢性化脓性中耳炎

至少25%的儿童患有贫血，通常是缺铁性贫血。除了铁摄入不足，钩虫和其他寄生虫感染导致肠道的丢失也是其主要因素。治疗包括杀虫和补充铁剂。

腹泻性疾病是很常见的住院原因。导致传染性胃肠炎的原因有：轮状病毒，细菌（包括志贺菌、沙门菌和弯曲杆菌），寄生虫（如贾第鞭毛虫、类圆线虫、隐孢子虫）。

原住民儿童中其他常见的严重疾病包括细菌性脑膜炎（尤其是流感嗜血杆菌导致的）、脓毒性关节炎、骨髓炎、化脓性肌炎、化脓性链球菌感染导致的肾小球肾炎和风湿热、泌尿系统结石、泌尿系统感染（尤其6～18个月的婴幼儿）、乙型肝炎和汽油吸入（见第136章相关内容）。

在这些人群中建立合适的免疫接种水平将会很大程度上改进他们的健康状况。脊髓灰质炎、白喉、百日咳、结核现在很少见了，希望乙肝和流感嗜血杆菌感染也能够大幅下降。

五、需要注意的一些特殊疾病

参与接诊原住民患者的全科医生应掌握诊断和治疗下列疾病的特殊技能：

- 糖尿病，通常伴有高血压和肾脏疾病。
- 外伤。
- 吸毒，包括饮酒和吸烟。
- 眼和耳的感染。
- 呼吸系统疾病，包括上呼吸道感染、下呼吸道感染及哮喘。
- 皮肤疾病（如真菌感染、脓疱病、小腿溃疡、蜂窝织炎、疖）。
- 寄生虫感染（如疥疮、虱子）。
- 胃肠道感染（如弯曲菌肠炎、贾第虫病、志贺杆菌）。
- 性传播疾病。
- 心理社会功能障碍。
- 叮咬和蜇刺。
- 严重的感染（如脑膜炎、风湿热、败血症）。
- 乙型肝炎。
- 热带病（在适用情况下）。
- 蠕虫感染。

不过，一般的治疗方法可以参考本书中阐述的原则和治疗指南，也可参考农村原住民地区医疗人员抗生素使用指南[6, 14]。

六、心血管疾病[3, 15]

心血管疾病，尤其是缺血性心脏病的发病率和死亡率在原住民中不断上升。其心血管疾病包括缺血性心脏病、风湿性心脏病、脑卒中。原住民中因患缺血性心脏病而死亡的是非原住民的2倍，在25～64岁的人群则达到了6～8倍。原因包括吸烟率高（是其他人群的2倍）、2型糖尿病（是其他人群的2～4倍）、肥胖和低体力活动。原住民风湿性心脏病发病率是其他居民的11倍。

心脏病和糖尿病的二级预防目标见本书第130章相关内容。

七、耳部感染[6，14]

外耳炎、中耳炎以及它们的一些急慢性的并发症是农村原住民儿童的主要健康问题。急性中耳炎要尽早医治，要使用抗生素来预防进展为慢性化脓性中耳炎，因为慢性化脓性中耳炎很难治愈。需认真检查有无鼓膜穿孔，如有穿孔则会影响治疗效果。

治疗指南

• 急性中耳炎	阿莫西林（口服）或复方磺胺甲噁唑（口服）或普鲁卡因青霉素（肌内注射），连用5天；如果无效可以用阿莫西林/克拉维酸钾或者头孢克洛。4~6周后复查
• 急性化脓性中耳炎	抗生素（如上述）+用棉球拭干耳部
• 慢性化脓性中耳炎	用20ml的注射器抽取5%聚维酮碘溶液接塑料管冲洗，每天1次、2次或3次。然后用卫生纸擦干。把这个方法教给家人，有条件时可以用吸管，每12小时滴入环丙沙星和氢化可的松，尤其在鼓膜穿孔的时候可以滴入该药
• 外耳炎	先用卫生纸清除外边的残片碎屑，然后用0.25%醋酸清洗，塞入复方曲安奈德乳膏或滴入Sofradex，或塞入蘸有Sofradex药膏的纱布卷芯，每12小时换1次（如果没有穿孔），否则可用环丙沙星加氢化可的松，每12小时滴1次
• 急性乳突炎	羟嗪（肌内注射）或氟氯西林/双氯西林（静脉给予）±庆大霉素（肌内注射或静脉给予），并住院治疗

八、眼部感染[6，14]

治疗指南

• 眶周蜂窝织炎和眼睛穿透伤：入院治疗，抽出积脓。如果病情比较危重或因转运延迟处理，可以经验性地肌内注射或静脉给予头孢曲松，每日1次。小于3个月的婴儿或有其他危险因素（如糖尿病）的患者，单剂量肌内注射或静脉给予庆大霉素。

• 结膜炎：取两个拭子标本（1支用于做培养细菌，1支用于衣原体培养）。局部使用氯霉素滴眼液和软膏。

• 新生儿淋球菌性眼炎和衣原体性眼部感染：参考本书相关章节（第52章相关内容）。

• 淋球菌性结膜炎：立即普鲁卡因青霉素（肌注），或者单次口服阿莫西林+丙磺舒（如成人3g阿莫西林+1g丙磺舒）。如果青霉素耐药，可肌内注射头孢曲松。

• 沙眼：沙眼患者眼睛有刺痛、异物感，流泪±红眼症（图139.2）。

— 如果患者体重大于6kg，且非孕妇：单次口服阿奇霉素。

— 如果患者为孕妇或体重小于6kg的婴儿：红霉素或者罗红霉素（口服21天）。

或

四环素油1滴滴眼，每日2次，使用3~6周。

— 检查并治疗与患者有过接触的人。

— 常规检查有无沙眼滤泡。

九、皮肤和软组织感染

在许多诊所，皮肤感染是最常见的疾病[18]。包括发病率很高的疥疮、体癣（癣病）、疖、痈、伤口感染、脓疱病和蜂窝织炎。皮肤感染最严重的并发症是链球菌感染后肾小球肾炎，继发于溶血性链球菌感染。疥疮是最常见的皮肤感染，它最常开始于在指间出现针头大小的瘙痒性丘疹。

推荐治疗方法（总体概述）[6，14]

（1）脓疱病和其他皮肤溃疡

• 涂聚维酮碘溶液或溴化铵/氯己定溶液，吸干疱皮和脓液。

• 抗生素（需要时）。

苄星青霉素肌内注射，立即执行。

或

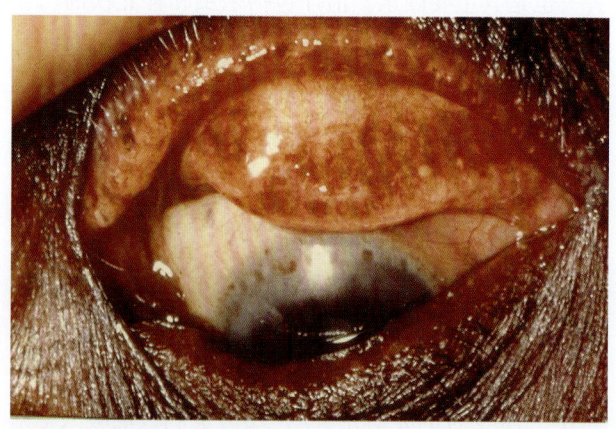

图139.2 示沙眼结膜滤泡和乳头，结膜下瘢痕，包括睑板腺口的结膜纤维化、Arlt线形成、角膜上一个2mm长的血管翳、Herbet小凹

照片取自 Fred Hollows 和 Hugh Taylor 为工人制订的《全国沙眼和眼睛健康计划 1980 等级手册》（经 David Tamblyn 博士许可）。

红霉素（口服），每12小时1次，或者罗红霉素（每天口服），用10天。

（2）蜂窝织炎（轻、中度）和丹毒

苄星青霉素：第1天、第3天肌内注射；或每天肌内注射，连用3～5天。

或

每天肌内注射普鲁卡因青霉素，连用5天。

如无改善：氟氯西林/双氯西林加丙磺舒（按照以下方法）。

（3）疖、痈、脓肿、大疱性脓疱病

氟氯西林/双氯西林（口服）+丙磺舒（口服），每12小时1次，连用5～10天。

（4）伤口化脓

• 局部用药，如使用无菌敷料和局部抗菌药。

• 需要时可以用氟氯西林/双氯西林，方法同上；也可考虑克林霉素。

（5）体癣（金钱癣）

• 使用苯甲酸软膏、Whitfield软膏或用1种咪唑类药物：每天涂1～3次，用4～6周，或皮疹消退后继续使用1周。

• 癣疹消失后继续局部用药2周。

• 必要时可以全身用药。

（6）疥疮

• 用5%扑灭司林膏或25%苯甲酸苄酯乳剂（见本书第112章和第114章）。

• 小于2个月的婴儿用5%硫黄软膏涂2～3天。

或

10%克罗米通乳膏每天涂抹，连用3～5天。

• 疥疮并发感染，用氟氯西林/双氯西林或红霉素。

（7）花斑癣（白斑） 参考本书第115章。

十、A组β-溶血性链球菌感染

A组β-溶血性链球菌（GABHS）感染是一个很严重的问题，可以导致咽扁桃体炎、脓疱病、蜂窝织炎、中耳炎和猩红热。急性风湿热和链球菌感染后肾小球肾炎（PSGN）是另外两种由链球菌毒素导致的系统性免疫性疾病。

1. **急性风湿热** 风湿热是影响原住民心血管病发病率和死亡率的一个主要因素。它标志着该区域过度拥挤、贫穷和卫生资源匮乏特点。即过度的拥挤、贫穷和卫生资源的不足都促发链球菌感染。澳大利亚原住民急性风湿热的发病率在世界所有民族中是最高的，为250～300/100 000儿童[16]。

治疗：使用苄星青霉素。

2. **急性肾小球肾炎** 链球菌感染后肾小球肾炎（见第77章相关内容）与皮肤和咽喉部链球菌感染有关。很多链球菌感染后肾小球肾炎的患者之前患曾有脓疱病。有研究表明原住民患终末期肾衰竭的发病率是一般人群的10倍[17]。而这一研究亦显示，儿童期患有链球菌感染后肾小球肾炎的患者出现明显白蛋白尿的风险是对照组的6倍[18]。对链球菌感染后肾小球肾炎尚无单一的治疗方法，而避免链球菌持续感染则仍是重要的控制策略。在流行时，青霉素对预防其传播中有较好的作用。

十一、感染性疾病

感染性疾病在原住民人群中仍然是一个问题，很多疾病的发病率是非原住民人群10倍，如甲型肝炎、乙型肝炎、脑膜炎球菌病、沙门菌、衣原体和肺结核等[1, 2]。

1. **结核病** 结核病在澳大利亚原住民的发病率比北部地区高10～15倍，其与贫穷、拥挤、营养不良和无家可归等因素有关。早期诊断和治疗是控制结核病的关键[3]。包括筛查暴露于结核危险中的隐性感染的患者，采取措施防止急性患者的传播。在高危人群中接种卡介苗，是做好预防的一个关键策略，高危人群中的新生儿应接种卡介苗。

2. **麻风（Hansen病）** 麻风（见本书第8章）在澳大利亚北部已流行了100多年，被感染者主要为原住民。不过其发病率正在下降。控制措施包括早诊断新发病例、联合用药、确保患者完成药物疗程和防止神经功能损害（NFI）。神经功能损害可通过简单的随意肌、感觉测试检测出来。如果早期被发现，使用波尼松等抗炎药物有效。

用于预防结核杆菌的卡介苗，可能预防近50%的麻风。

3. **蠕虫感染** 在澳大利亚北部热带地区，肠道蠕虫感染很为常见。症状可有腹泻、腹痛伴或不伴有腹胀。贫血常见于伴钩虫感染的患者。参考第15章。

治疗

- 钩虫、蛔虫、线虫——噻嘧啶、甲苯咪唑或阿苯达唑。
- 鞭虫——甲苯咪唑或者阿苯达唑。
- 类圆线虫——阿苯达唑或噻苯达唑。
- 皮肤幼虫匐行疹——阿苯达唑或噻苯达唑。

社区抗蠕虫计划：在被选中的社区中，建议给6个月至12岁的儿童使用噻嘧啶或阿苯达唑祛除蠕虫。

4. 性传播性疾病 在对性传播性疾病的管理中，应要考虑到男女之间的差别。这涉及文化风俗问题。原住民男性和女性对待性有不同的认识和看法，医务人员必须考虑到。一些女性患者和男医生讨论性问题是不合适的，而与女医生、女护士或女性保健人员讨论则较恰当；同样，一个女性医务人员与男性患者讨论性传播性疾病也是不合适的。

对患有性传播性疾病的患者要进行性病的全面筛检。筛检包括咨询、快速血浆反应素（RPR）检测、乙型肝炎、丙型肝炎和HIV检测，还要进行尿道与子宫颈拭子查有无淋菌和衣原体，进行溃疡、疱疹部位的拭子进行病毒学测定。对腹股沟部病损组织行活检（合适的时候）以鉴别是腹股沟肉芽肿还是恶性肿瘤。对晨尿行PCR检测也是一项重要的辅助检查，可排除淋菌或衣原体感染。对所有25岁以下的性活跃女性都应进行淋菌和衣原体机会性筛查。治疗后，对患者进行随访，追查其接触者，并进行筛查、治疗也都是必要的。

特殊治疗请参考第112章。

（1）**尿道炎和子宫颈炎** 阿莫西林3g（口服）+丙磺舒1g（口服）——单次剂量（存在青霉素抵抗的区域内可以用头孢曲松）。

加

阿奇霉素1g，单次剂量口服。

（2）**生殖器溃疡** 单纯疱疹、梅毒和腹股沟肉芽肿比软下疳和腹股沟淋巴肉芽肿常见。梅毒的血清学检查是必须的。建议患者避免性生活，直到治愈和溃疡愈合，男性应使用避孕套。

① 梅毒：苄星青霉素1.8g，单次剂量肌内注射。

② 腹股沟肉芽肿（性病肉芽肿）：阿奇霉素0.5～1g，口服，每天1次，连用7天[14]。

或

1g，口服，每周1次，连用4周（如果不是孕妇或哺乳期女性）；如果为孕妇或在哺乳期，可以用红霉素和罗红霉素。

③ 单纯疱疹：见第112章。

（3）**生殖器疣** 见第112章。

（4）**盆腔炎症性疾病** 如果是通过性接触获得的，通常为奈瑟淋球菌或衣原体（少见）感染。治疗方法见本书第92章。

（5）**阴道感染** 治疗参考第97章和第112章。滴虫性阴道炎一般会通过性传播，而真菌性和细菌性阴道炎不会通过性传播。

十二、交流要点[20]

- 不要把英语当作第一语言，尤其在偏远地区。
- 不要认为患者的点头就是其听懂了或同意治疗方案。
- 有慢性耳部感染的患者要检查他们的听力，因为感染可能会影响听力。
- 尊重不同的家庭关系网，尤其是多为由祖母和阿姨来照顾孩子的家庭。
- 不要以为患者没有在预定的时间就诊就意味着患者不会来就诊了，有时家庭和文化的责任是第一位的。
- 了解原住民的一些敏感性问题。
- 在没有经过允许和解释前，不要触摸患者，尤其对异性。
- 直接问与患者家庭和健康有关的问题可能会让患者不舒服。
- 患者咨询时，不要对他们采用太严厉或命令式的语气。
- 确保导医和其他工作人员也了解原住民的一些敏感性问题。
- 接受、理解、尊重、公平地对待原住民。

实践要点

- 在原住民儿童中，贫血很常见——已经开始监测了，在有钩虫流行的区域考虑给予噻嘧啶或甲苯咪唑。
- 哮喘很常见——咳嗽的儿童要考虑有无哮喘。
- 遇到发育停滞的儿童要考虑食物摄入不足、泌尿系统感染、胃肠道感染、寄生虫病，以及反复发作的感染。
- 警惕儿童腹泻——注重水和电解质的补充。
- 有腹痛的育龄妇女要考虑有无盆腔炎症。尤其注意产青霉素酶的奈瑟淋球菌感染（尽管在原住民中仍比较少见）。
- 注意咽喉部链球菌感染后引起的风湿热或肾小球肾炎，使用最佳抗生素治疗方案（如单次注射苄星青霉素）。
- 在热带地区，注意类鼻疽、登革热和 Ross River 感染。
- 推广免疫接种。
- 在原住民儿童中麻疹是很严重的疾病，而且传染性很强。
- 如果患者出现狂躁不安，酒精戒断是最常见的原因，但也要考虑是否为汽油吸入导致的。
- 肾衰竭在原住民中很常见：因此患者如有蛋白尿、糖尿病、高血压、全身虚弱或反复感染要检查其肾功能是否异常。
- 血清肌酐检查也是有用的。肾功能正常血清肌酐 $< 150\mu mol/L$。
- 成人可做尿蛋白/肌酐比值（ACR）检查来诊断有无早期肾病[19]。肾病患者应要定时检测肾功能，每年至少必须查 1 次。
- 腹股沟肉芽肿（性病肉芽肿）可为慢性、进行性疾病，患者起初会出现块状结节或溃疡。刮削下的碎屑在镜下观察或取活检可以确诊[19]。
- 如果常规的拭子培养未能进行淋球菌或衣原体的培养，可以进行尿的 PCR 检查。
- 醋酸甲羟孕酮（甲孕酮）和依托孕烯都是很好的避孕药，但需要患者知情并由医生指导服用。
- 有些患者服药依从性较差，因此，如有可能，推荐每日 1 次用药治疗。
- 便携式实验设备对监测糖尿病患者是很有帮助的，经过训练的卫生人员可以将其在偏远地区使用。

参考文献

[1] Vos T, Barker B. The burden of disease and injury in Aboriginal and Torres Strait Islander peoples 2003. Brisbane: School of Population Health, University of Queensland, 2007.

[2] Australian Bureau of Statistics. The Health and Welfare of Australia's Aboriginal and Islander Peoples. Canberra: ABS, 2008.

[3] Couzos S, Murray R. Aboriginal Primary Health Care. An Evidence-based Approach (2nd edn). Melbourne: Oxford University Press, 2003.

[4] McDermott RA, Ming Li, Campbell SK. Incidence of type 2 diabetes in two Indigenous Australian populations: a 6-year follow-up study. Med J Aust, 2010, 192: 562–565.

[5] Reid J, Trompf P. The Health of Aboriginal Australia. Sydney; Harcourt Brace Jovanovich, 1991.

[6] Central Australian Rural Practitioners Association. CARPA Standard Treatment Manual (4th edn). Alice Springs: CARPA, 2003.

[7] Jamieson LM, Sayers SM, Roberts-Thomson KF. Clinical oral health outcomes in young Australian adults compared with national-level counterparts. Med J Aust, 2010, 192: 558–566.

[8] Ruben AR, Walker A. Malnutrition among rural Aboriginal children in the Top End of the Northern Territory. Med J Aust, 1995, 162: 400–403.

[9] Hill P. Aboriginal culture and the doctor-patient relationship. Aust Fam Physician, 1994, 23: 29–32.

[10] Eades D. They don't speak an Aboriginal language, or do they? In: Keen I (ed) Being Black: Aboriginal Cultures in 'Settled' Australia. Canberra: Aboriginal Studies Press, 1991: 97–115.

[11] O'Connor M. Women's business. Aust Fam Physician, 1994, 23: 40–44.

[12] National Aboriginal Health Strategy Working Party. A National Aboriginal Health Strategy. Canberra: Department of Aboriginal Affairs, 1989: 193.

[13] Walker A. Common health problems in Northern Territory Aboriginal children. Aust Fam Physician, 1994, 23: 55–62.

[14] Mashford ML (Chair). Antibiotic guidelines for Central and Northern Australia and other remote areas. In: Antibiotic Guidelines (9th edn). Melbourne: Therapeutic Guidelines Ltd, 1997: 175–202.

[15] Walsh WF. Editorial: Cardiovascular health in Indigenous Australians: a call for action. Med J Aust, 2001, 175: 351–352.

[16] Mashford L (Chair). Therapeutic Guidelines: Rheumatology (Version 1). Melbourne. Therapeutic Guidelines Ltd, 2006: 201-207.

[17] Atkins RC. Editorial: How bright is their future? Med J Aust, 2001, 174: 489-490.

[18] Crowe C. Common illnesses (Aboriginal health). Aust Fam Physician, 1995, 24: 1469-1474.

[19] Bell D. Chronic disease in Indigenous Australians. Australian Doctor, 14 June 2002: 1-8.

[20] Ryan K. Skill with Indigenous patients: cultural issues. Australian Doctor, 9 March 2001: 66-67.

[16] Mashford L (Chair). Therapeutic Guidelines: Rheumatology (Version 1). Melbourne. Therapeutic Guidelines Ltd, 2006: 201–207.

[17] Atkins RC. Editorial: How bright is their future? Med J Aust, 2001, 174: 489–490.

[18] Crowe C. Common illnesses (Aboriginal health). Aust Fam Physician, 1995, 24: 1469–1474.

[19] Bell D. Chronic disease in Indigenous Australians. Australian Doctor, 14 June 2002: 1–8.

[20] Ryan K. Skill with Indigenous patients: cultural issues. Australian Doctor, 9 March 2001: 66–67.

实践要点

- 在原住民儿童中，贫血很常见——已经开始监测了，在有钩虫流行的区域考虑给予噻嘧啶或甲苯咪唑。
- 哮喘很常见——咳嗽的儿童要考虑有无哮喘。
- 遇到发育停滞的儿童要考虑食物摄入不足、泌尿系统感染、胃肠道感染、寄生虫病，以及反复发作的感染。
- 警惕儿童腹泻——注重水和电解质的补充。
- 有腹痛的育龄妇女要考虑有无盆腔炎症。尤其注意产青霉素酶的奈瑟淋球菌感染（尽管在原住民中仍比较少见）。
- 注意咽喉部链球菌感染后引起的风湿热或肾小球肾炎，使用最佳抗生素治疗方案（如单次注射苄星青霉素）。
- 在热带地区，注意类鼻疽、登革热和Ross River感染。
- 推广免疫接种。
- 在原住民儿童中麻疹是很严重的疾病，而且传染性很强。
- 如果患者出现狂躁不安，酒精戒断是最常见的原因，但也要考虑是否为汽油吸入导致的。
- 肾衰竭在原住民中很常见：因此患者如有蛋白尿、糖尿病、高血压、全身虚弱或反复感染要检查其肾功能是否异常。
- 血清肌酐检查也是有用的。肾功能正常血清肌酐 < 150μmol/L。
- 成人可做尿蛋白/肌酐比值（ACR）检查来诊断有无早期肾病[19]。肾病患者应要定时检测肾功能，每年至少必须查1次。
- 腹股沟肉芽肿（性病肉芽肿）可为慢性、进行性疾病，患者起初会出现块状结节或溃疡。刮削下的碎屑在镜下观察或取活检可以确诊[19]。
- 如果常规的拭子培养未能进行淋球菌或衣原体的培养，可以进行尿的PCR检查。
- 醋酸甲羟孕酮（甲孕酮）和依托孕烯都是很好的避孕药，但需要患者知情下由医生指导服用。
- 有些患者服药依从性较差，因此，如有可能，推荐每日1次用药治疗。
- 便携式实验设备对监测糖尿病患者是很有帮助的，经过训练的卫生人员可以将其在偏远地区使用。

参考文献

[1] Vos T, Barker B. The burden of disease and injury in Aboriginal and Torres Strait Islander peoples 2003. Brisbane: School of Population Health, University of Queensland, 2007.

[2] Australian Bureau of Statistics. The Health and Welfare of Australia's Aboriginal and Islander Peoples. Canberra: ABS, 2008.

[3] Couzos S, Murray R. Aboriginal Primary Health Care. An Evidence-based Approach (2nd edn). Melbourne: Oxford University Press, 2003.

[4] McDermott RA, Ming Li, Campbell SK. Incidence of type 2 diabetes in two Indigenous Australian populations: a 6-year follow-up study. Med J Aust, 2010, 192: 562-565.

[5] Reid J, Trompf P. The Health of Aboriginal Australia. Sydney; Harcourt Brace Jovanovich, 1991.

[6] Central Australian Rural Practitioners Association. CARPA Standard Treatment Manual (4th edn). Alice Springs: CARPA, 2003.

[7] Jamieson LM, Sayers SM, Roberts-Thomson KF. Clinical oral health outcomes in young Australian adults compared with national-level counterparts. Med J Aust, 2010, 192: 558-566.

[8] Ruben AR, Walker A. Malnutrition among rural Aboriginal children in the Top End of the Northern Territory. Med J Aust, 1995, 162: 400-403.

[9] Hill P. Aboriginal culture and the doctor-patient relationship. Aust Fam Physician, 1994, 23: 29-32.

[10] Eades D. They don't speak an Aboriginal language, or do they? In: Keen I (ed) Being Black: Aboriginal Cultures in 'Settled' Australia. Canberra: Aboriginal Studies Press, 1991: 97-115.

[11] O'Connor M. Women's business. Aust Fam Physician, 1994, 23: 40-44.

[12] National Aboriginal Health Strategy Working Party. A National Aboriginal Health Strategy. Canberra: Department of Aboriginal Affairs, 1989: 193.

[13] Walker A. Common health problems in Northern Territory Aboriginal children. Aust Fam Physician, 1994, 23: 55-62.

[14] Mashford ML (Chair). Antibiotic guidelines for Central and Northern Australia and other remote areas. In: Antibiotic Guidelines (9th edn). Melbourne: Therapeutic Guidelines Ltd, 1997: 175-202.

[15] Walsh WF. Editorial: Cardiovascular health in Indigenous Australians: a call for action. Med J Aust, 2001, 175: 351-352.

难民的健康　第140章

难民是指有充分的理由，如因种族、宗教、国籍、身为某一特定社会团体的成员，或持有某种政见的原因，而畏惧遭受迫害留身在其本国之外，并由于这样的恐惧而不能或不愿意受该国保护的人，或者一个无国籍的人。

The United Nations Conference of Plenipotentiaries on the Status of Refugees andStateless Persons 1951[1]

难民的健康对全科医生是一项特殊的挑战，因为在伺机治疗这些具有许多精神和机体健康问题的劣势人群中，全科医生处于不可替代的地位[2]。每年约有13 000名难民定居到澳大利亚，其中绝大多数来自南亚和东南亚、中东和非洲撒哈拉。难民，特别是难民儿童，具有各种各样的医疗健康问题，除非进行适当地筛选，否则可能不能被发现许多疾病是无症状的、潜在的或隐匿性的，可能被其关键影响人或监护人认为是无关紧要的。在澳大利亚新南威尔士州，对来自难民特定诊所的此类儿童样本进行的研究表明，对于个体和公共卫生意义上的疾病有较高的检出率。研究中的大多数孩子都患有疾病，但无临床表现。该研究发现，有25%的人患有贫血，27%的人血吸虫病血清学阳性，16%的人目前或最近患有疟疾，而同时有69%的人对乙型肝炎为非免疫状态，25%的人皮肤结核菌素试验阳性和20%的人为低维生素D水平[3]。

一、出发前的筛查

和其他移民一样，难民必须满足一个永久性签证的健康标准。其基本医疗需求包括：

- 病史和体检材料。
- 如果≥11岁应行胸部X线检查。
- 如果≥15岁，应进行HIV检测。
- 如为孕妇或没有亲属的青少年，应检测乙肝病毒。
- 疟疾抗原快速测试。
- 肠道蠕虫（蠕虫）检查。
- 腮腺炎-麻疹-风疹（MMR）。
- 如果年龄≥5岁，应检测是否感染梅毒。

申请者的大多数疾病会得到治疗。然而，活动性结核病则被拒绝发放签证。另外出国前的乘机健康许可的评估通常在旅行之前进行。然而，由于急性感染性疾病的患病率很高，以及筛查结果的不一致性，可能仍有许多疾病在他们到达新的国家尚未被确诊或治疗。

二、沟通问题

与难民及其家庭成员的良好沟通是争取良好结果的基础。这涉及融洽的关系、理解和对他们问题的兴趣。如果患者语言不通，请专业的口译人员帮忙是最好的办法[4]。需着重强调的是，应尊重患者的信仰。非言语性肢体性沟通显然也是一个重要的策略，包括善解人意的点头、友好的倾听。最为适用的是，要注意难民的财务限制，特别是当一个家庭的成员都需要治疗和安排检查时，转诊给专家，或到公立医院进行治疗时。以作者的体会，难民们偏爱辅助检查和注射治疗，在解释限制性治疗方法时，这些因素需要巧妙地权衡到（图140.1和图140.2）。

三、医疗评估

所有难民应得到全面的健康评估，最好是在到达澳大利亚1个月内完成。常见的疾病总结于表140.1。

1. 病史　应遵循常规做法，但需特别了解难民的个人背景和迁徙的原因，包括在难民营的任何时间遭遇的暴力和其他形式的虐待。建议采取以下问诊清单[5]。

- 目前患有的疾病。
- 家族史，包括血红蛋白病或其他遗传病史。
- 迁移史。
- 过去史，包括热带病。
- 发育史。

- 免疫情况。
- 饮食方面，着重关注维生素的摄入情况。
- 用药史，包括成瘾药物，特别是静脉用药。
- 精神健康史。
- 一般基本情况：食欲、体重、精力、睡眠、情绪、性。

2. 体格检查

- 一般情况：生长发育情况、体重、体重指数、身高体重百分率图。
- 皮肤：注意有无任何皮疹、卡介苗瘢痕、面色苍白或黄疸。
- 听力和视力。
- 口腔与牙齿。
- 心血管。
- 呼吸。
- 淋巴组织：注意有无淋巴结肿大，或肝大、脾大。
- 泌尿生殖系统：注意有无生殖器官损伤。
- 尿液分析。

3. 筛查（推荐的辅助检查）[5, 6]

- 全血检查（FBE）、红细胞沉降率（ESR）、C反应蛋白（CRP）。
- 结核病：胸部X线检查、结核菌素试验、干扰素-γ释放试验（IGRA）。
- 疟疾：厚和薄血膜镜检、疟原虫快速抗原检测。
- 血液传播性疾病：艾滋病、乙型肝炎、丙型肝炎。
- 性病：梅毒，核酸扩增技术（PCR）查衣原体和淋球菌。
- 蠕虫：粪血清学，粪便显微镜检查。
- 血吸虫病。

考虑检测铁、血清维生素B_{12}和血清电泳，筛查血红蛋白病。

表 140.1　常见的疾病

心理和行为障碍
贫血，特别是铁缺乏症
口腔牙科疾病
肠道寄生虫
疟疾
幽门螺杆菌感染
维生素不足，尤其是维生素D
特殊感觉障碍：皮肤、眼、耳
慢性病

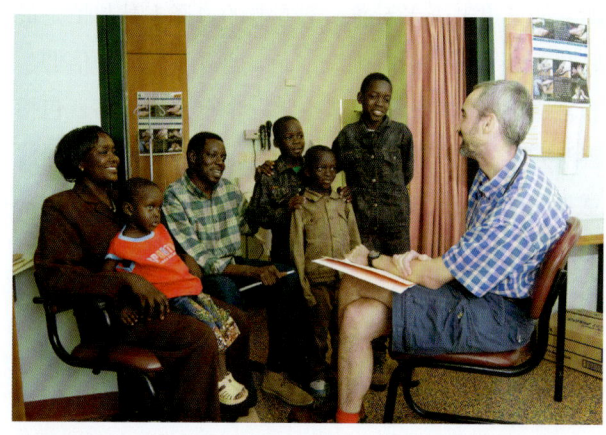

图 140.1　与一个难民家庭的初次接触

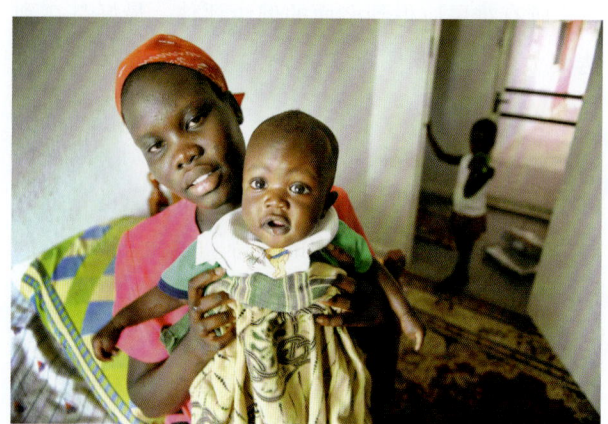

图 140.2　在难民家中拍摄的典型非洲难民家庭照片

（Jay Town, courtesy Herald Sun. 摄）

四、常见的特殊问题

难民的特殊问题总结于表 140.2。

表 140.2　难民的特殊问题

社交孤立与驱替
热带/第三世界的疾病（如寄生虫、疟疾、血吸虫病）
感染（结核病、乙型肝炎和丙型肝炎、艾滋病）
性健康和生殖健康
女性生殖器损伤
牙齿健康
营养不足（如佝偻病、维生素B_{12}缺乏）
儿童成长与发育
免疫状况
慢性医学问题
特异性遗传疾病

1. **心理问题** 可以预见的是，这些受伤的人会经历广泛的心理后遗症，特别是孤独、创伤后应激障碍，并伴有焦虑和抑郁。他们经历了一般生命期的全部阶段、金融问题和性别相关的问题，这些我们在日常生活中每天也都在经历着。如果他们来自母语不是英语的国家，这些问题可能是由于文化差异和英语表达能力差导致的。需要通过有效沟通和咨询技巧将问题引出，并识别和治疗各种心理障碍。许多难民似乎在过渡期中表现得很好，特别是在安全和支持性环境中接受救济的难民。

一项难民儿童组织的研究报告指出，难民儿童和青少年可能出现如下障碍[5]：

- 行为问题。
- 攻击性。
- 表演性。
- 离家出走。
- 不能集中注意力，在学校表现差。
- 躯体主诉。
- 自我伤害或有自杀念头。
- 焦虑、恐惧或抑郁。

建议使用《强度和难度问卷调查》评估儿童心理健康程度。此问卷可以在网上（www.sdqscore.net）获取到。

2. **维生素 D 缺乏症**[5] 这是一个普遍的问题，特别是在儿童，因各种原因引起，包括膳食摄入量不足、黑皮肤、搬迁到高纬度地区和母乳喂养不足。处于快速发育期的人群，特别是婴儿和青少年，维生素 D 缺乏的风险最大。大多数患儿是无症状的，但在体检时可发现佝偻病和维生素 D 缺乏的体征（见第 9 章），如腿弯曲，行走迟延，骨骼、肌肉疼痛和虚弱。如血清 25-（OH）维生素 D 水平 < 50nmol/L 则需要治疗。治疗费用亦成为患者家庭的一个特殊问题。

3. **维生素 B_{12} 缺乏症**[7] 早期认识和治疗维生素 B_{12} 缺乏对预防永久性神经改变很重要。这个问题常因难民众多问题的复杂性而可能被忽视。维生素 B_{12} 缺乏应该同其他维生素和矿物质如维生素 D 缺乏一样予以考虑。

4. **幽门螺杆菌感染** 在发展中国家，除了饮食缺乏，另一主要危险因素是幽门螺杆菌感染。有数字表明，高达其人口 90% 的人群感染幽门螺杆菌。对有消化性溃疡相关症状的成人或有慢性腹痛、其他胃肠道症状及发育迟缓的儿童要考虑到幽门螺杆菌感染。建议将患者转诊到相应机构进行消化道内镜检查。

5. **血红蛋白病**[5] 遗传性疾病如镰状细胞贫血（非洲）、α 和 β 地中海贫血、葡萄糖 -6- 磷脱氢酶（G6PD）异常（后两者在地中海、非洲和东南亚特别多见）在难民人群中发生率较高（见第 19 章）。患者可能不表现出症状，也可能有症状，其症状包括由感染、寒冷、缺氧、药物和抗氧化剂等因素所促发的溶血。检查可发现骨骼异常、肝大、脾大，如有临床指征，可进行相关检测，筛查本病。

6. **乙型肝炎** 有一个问题是，从亚洲和非洲地域来的难民不能常规接种乙肝疫苗。这些人群的乙肝感染率至少超过一般澳大利亚人群（乙肝感染率为 0.9%）的 8 倍。特别是来自难民营的难民对乙型肝炎的传播高度易感。那些主动感染乙肝病毒的人群可能是无症状的，因此，对这些难民及其所住社区居民进行筛检以及接下来的治疗则都是重要的健康问题。具体内容见第 59 章。

7. **疟疾** 在大多数难民来源地的非洲和东南亚区域，疟疾都是一种常见的地方性传染病。5 岁以下的儿童被感染的风险最高。虽然应在出国前对难民进行检测，但有些人可能会在到达后才发病。要在 3 次独立的厚血膜和薄血膜检查后才能作出诊断，但单次辅助性抗原快速检测可能是一种实用的检测方法（参阅第 15 章）。治疗应在经验丰富的顾问指导下进行。

8. **血吸虫病** 非洲难民经常遭遇血吸虫病（参阅第 15 章）。通常在儿童时期由于在受污染的淡水中游泳被感染。全世界约有 2 亿人被感染血吸虫病。其中，许多感染者无症状，而慢性感染者可表现为胃肠道症状（如腹泻、恶心、腹痛）、生长发育迟缓或体重减轻、慢性咳嗽等呼吸道症状，以及血尿等泌尿系统症状。那些重症寄生感染者可能有淋巴结肿大、肝大、脾大。粪便或尿液检测虫卵可能是困难的，但血清学测定则有较高的灵敏性和特异性。嗜酸粒细胞增多是其一个特点，并与病程相关。如果检测结果为阳性，建议行泌尿系统超声检查，并将患者转诊到肾内科医生。用吡喹酮治疗血吸虫感染。

9. **类圆线虫病（人蛲虫病）** 在某些人群中类圆线虫病（参阅第 15 章）是一种常见的感染，在难民中发病率高达11%。该病患者可以存活几十年而无症状，但可表现为反复发作的腹痛、水性腹泻、发育迟缓或体重下降，以及皮肤和呼吸道症状（类似于血吸虫病）。在浓缩的粪便中找到幼虫可确诊（图140.3），但检查结果为阴性者可能漏诊。还可以进行嗜酸粒细胞计数和血清学检测，后者具有良好的敏感性和特异性。用伊维菌素或阿苯达唑治疗类圆线虫病较为复杂，建议咨询专科医生。

10. 结核病[6] 结核病（见30章）是难民原籍国的一个主要健康问题。大多数的感染者无症状或未予以确诊，除非进行正确的筛查。筛查出隐性感染者（特别是儿童）和非肺部结核很重要。辅助检查包括胸部X线、皮肤结核菌素试验和干扰素-γ释放试验评估（IGRA）。建议所有难民都应该在到达澳大利亚2个月内接受专科医生的评估。具体问题包括：

- IGRA检测状况，包括预测随后活动性结核的能力。
- HIV和结核杆菌。
- 耐药性结核病。

在澳大利亚，HIV感染和肺结核是需上报的两种传染病，需由专业人员进行管理与治疗。

11. 免疫接种 补救性免疫接种对于所有面对难民的医生来说都是一个困难的领域。书面记录是唯一可靠的文件形式，但对从过去的免疫接种所获得的免疫力则不能想当然。建议遵循补充免疫接种指南，需要接种的疫苗和接种时间见表140.3。

这些指南可在最新版本的《澳大利亚免疫接种手册》中找到。

表140.3 新到难民免疫接种时间表

疫苗类型	年龄	接种次数	说明
流脑疫苗	＞12月龄	1	成人白喉疫苗接种以后
白百破三联疫苗	＜8岁	4	
	＞8岁	3	
麻腮风三联疫苗	＜8岁	2	
	＞8岁	2	
脊髓灰质炎疫苗		3	
肝炎疫苗	＜11岁	3	
	11～15岁	2	成人型
	≥16岁	3	成人型
幽门螺杆菌疫苗	2～11月龄	2或3	
	12～14月龄	1	然后单剂量
	15～59月龄	1	然后单剂量
肺炎球菌疫苗	2～6月龄	3	
	7～17月龄	2	
	18～23月龄	1	
HPV疫苗	13～26岁	3	女性
卡介苗	各年龄段	1	检查标准

对于有关最小给药间隔的掌握具体细节可参考"赶超计划"（见资源材料）。

12. 新环境的适应 难民面临的一个巨大挑战就是所谓的"解决问题"，因为他们面临着以各种身体，心理和社会问题调整全新生活方式的复杂性。作为新来定居人士，解决问题的过程是一个相当大的压力来源，许多大家庭，在他们移民的最初几年里可能需要经历多次搬家。

全科医生是帮助难民患者和家庭适应新环境、恢复正常生活的最佳人选。当然，与难民有相同或相似背景的全科医生更有优势，但需要有特殊的能力，来了解难民问题、帮助难民恢复正常生活和获取支持性服务。全科医生学会（RACGP）也可提供相关资源。

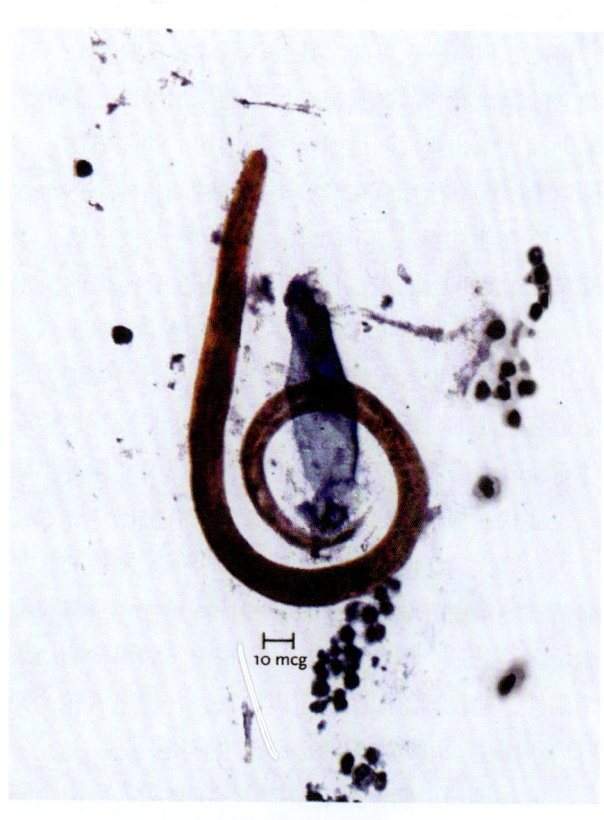

图140.3 粪便中的类粪圆线虫虫卵和成虫

澳大利亚社会对传染病的重要建议[6]

- 所有难民都应接受全面的健康评估,最好是在到达澳大利亚 1 个月内完成。
- 具体包括:
— 对下述情况进行筛查和治疗:肺结核、疟疾、血液传播性病毒感染、血吸虫病、蠕虫感染和性传播疾病。
— 当临床评估提示有感染时,需检测和治疗其他感染(例如幽门螺杆菌)。
— 评估免疫状况,必要时追加免疫接种。
- 评估可以由家庭医生或在多学科的难民健康中心进行。
- 必要时可以请合适的翻译人员协助沟通。
- 至少进行两次初步评估:第一次是进行初步评估和检查,第二次是评估检查结果,并制订治疗或转诊的方案。
- 在难民抵达澳大利亚后,还应帮助他们处理心理、口腔、营养、生殖和发育方面的问题。

实践要点

- 熟悉有关热带病的临床特点是很有帮助的。
- 有些种族的人群我们可能接触到,可以适当了解他们的重要的文化和宗教习俗。
- "不容漏诊"的重要疾病包括:疟疾、肺结核、血吸虫病、HIV 感染、伤寒、脑膜脑炎,以及严重心理精神疾病,如精神错乱和重度抑郁,特别是有自杀风险的人群。
- 要注意假性嗜中性粒细胞减少症,因为部分人,特别是非洲裔,他们的中性粒细胞正常范围与大部分人不同。
- 在处理曾遭遇暴力威胁的患者时,医生应该考虑自身的安全。这些患者可能会遭受代偿性创伤(也称为继发性创伤性应激)。
- 使用专业翻译服务是良好沟通技巧非常重要的组成部分。
- 多学科的卫生保健团队有助于满足全科医生解决大多数问题,特别是复杂问题。
- 对全科医生来说,下面这些都是有用的资源:各州的难民诊所、胸部诊所、虐待和创伤服务机构,以及免疫接种建议。

参考文献

[1] United Nations High Commissioner for Refugees. Basic facts (online). <www.unhrc.org>

[2] Harris M, Zwar N. Refugee health. Aust Fam Physician, 2005, 34(10): 825–829.

[3] Raman S, Wood N, et al. Matching health needs of refugee children with services: how big is the gap? Aust NZ J Public Health, 2009, 33(5): 466–470.

[4] Smith M. Refugee health. Medical Observer. 2009: 24–26.

[5] Koh A, Zwi k, Walls T. Newly arrived refugee children. Australian Doctor, 2009: 21–28.

[6] Murray RJ, Davis JS, Burgner DP. The Australasian Society for Infectious Diseases guidelines for the diagnosis, management and prevention of infections in recently arrived refugees: an abridged outline. Med J Aust 2009, 190: 421–425.

[7] Benson J, Maldari T, Turnbull T. Vitamin B12 deficiency. Why refugee patients are at risk. Aust Fam Physician, 2010, 39(4): 215–217.

第141章 朗朗上口的医学隐喻、明喻和口语表达

> 明喻就像爱情之歌：它们表达内容很多，但它们什么也证明不了。
>
> Matthew Prior（1664—1721）

归纳学生的学习习惯和学习方法是件很有趣的事情。有经验的教育工作者认识到，将医学术语与其内涵的形象比喻相结合可强化各种疾病的学习效果。

Adolescent knee	青少年膝	Osgood–Schlatter 病
Age spots	老年斑	雀斑样痣
Alabaster skin	雪白的皮肤	腺垂体功能减退症（皮肤苍白而无毛发）
Alice in Wonderland syndrome	爱丽丝漫游仙境综合征	① 自我扭曲的不真实状态 ② 部分发作性复杂性偏头痛 ③ 也可在入睡时出现（尤其是儿童）
Athlete's foot	运动员足	足癣
Barmaid's syndrome	酒吧女服务员综合征	慢性喉炎
Bath itch	浴痒病	真性红细胞增多症
Bird fancier's disease	养鸟人病	鹦鹉热
Black death	黑死病	鼠疫——皮肤出血→区域性黑色斑
Black dog	黑狗	重度抑郁
Black fever/black sickness	黑热病/黑病	内脏利什曼病——黑热病（四肢皮肤黑暗）
Black eschar (slough or scab) at bite site	叮咬部黑痂	斑疹伤寒（尤其是由蜱咬所致恙虫病）
Black heel (talon noir)	黑踵（乌鸦爪）	由于创伤（运动员）、黑色素瘤引起的足跟部瘀斑
Black lung	黑肺	煤尘肺
Black tongue	黑舌头	口腔卫生不良或体弱、药物（特别是抗生素）引起
Blackwater fever	黑水热	慢性重型恶性疟
Blue sclera	蓝巩膜	成骨不全症
Bones, stones, moans and abdominal groans	骨代谢异常、泌尿系结石、呻吟、肠鸣症群	甲状旁腺功能亢进症
Breakbone fever	断骨热	登革热
Breast mouse	乳房鼠	乳腺纤维腺瘤
Brewer's droop	Brewer 下垂	酒精性勃起功能障碍
Buffalo hump	水牛背	库欣综合征
Bulky calves	小腿粗笨	杜氏肌营养不良
Bull neck infection	牛颈部感染	白喉
Buried penis	阴茎藏匿	"隐匿阴茎"或"小阴茎"
Butterfly rash	蝴蝶斑	系统性红斑狼疮（lupus）、酒渣鼻、二尖瓣面容

(续表)

Can't pee, can't see, can't climb a tree	不能尿，不能看、不能爬树（pee, see, tree 成英语绕口令）	Reiter 综合征
Cats (several)	多个病名与猫相关	猫抓热、猫眼（视网膜母细胞瘤）、弓形体病、过敏、猫叫征
Christmas tree rash pattern	圣诞树样皮疹	玫瑰糠疹
Coca-Cola urine	可口可乐样尿	链球菌感染后肾小球肾炎
Coffee grounds vomitus	咖啡样呕吐物	胃或十二指肠出血
Collar stud abscess	领扣状脓肿	颈部结核脓肿
Creeping (serpiginous) rash	皮肤移（匐）行疹	幼虫皮下迁移疹
Crocodile tears syndrome	鳄鱼泪综合征	坡贝尔麻痹（当吃东西时）
Cupid's disease	丘比特病	老年神经梅毒患者的性欲亢进现象
Déjà vu (familiarity) + jamais vu (unreality)	曾经相识（熟悉）+ 识旧如新（不真实）	复杂部分发作（颞叶癫痫）
Dinner fork deformity	餐叉畸形	Colle 骨折
Dirty diaper (pants) gait	脏尿布（裤）步态	小脑疾病或功能障碍性共济失调步态
Doll's head sign	娃娃头征	昏迷、半昏迷患者的眼睛盯着在一个固定点
Donald Duck speech	唐老鸭声讲话	运动神经元疾病时的假性球麻痹
Doughnut-shaped rash (at bite site)	炸圈饼状皮疹（在叮咬部位）	莱姆病（蜱叮咬引起）
Dowager's hump	太后驼峰	骨质疏松症
Duck bill deformity	鸭比尔畸形	像类风湿关节炎的拇指锯齿形（Z 畸形）畸形
Duck waddling gait	鸭子的步态	耻骨炎
Elephant man	大象人	1 型神经纤维增生（冯·雷克林豪森病）
Eyes	眼	
· almond shaped	· 杏仁状眼	Prader-Willi 综合征
· beefy = bloodshot eye	· 牛肉似的 = 布满血丝的眼	结膜下血肿
· glitter	· 闪闪有光	甲状腺功能亢进症性突眼（结膜水肿）
· lazy	· 懒惰眼	弱视
· pink (also a type of red eye)	· 粉红色（也是一种红眼病）	通常用来描述病毒性结膜炎
· red	· 红色	结膜炎
Facies/facial appearance	面部或面部表相	
· bird-like	· 鸟样	硬皮病
· bulldog	· 斗牛犬	先天梅毒
· chipmunk	· 花栗鼠	重型地中海贫血
· elfin	· 小精灵	威廉综合征
· fish-like mouth	· 鱼样嘴	特纳综合征
· fixed emotion facies +bronze corneal ring	· 表情凝滞 + 青铜色角膜环	威尔逊病（肝豆状核变性）
· hatchet	· 斧头状	萎缩性肌强直
· Hippocratic/death mask	· 希波克拉底 / 死亡样面具	腹膜炎、霍乱
· long face	· 长脸	脆性 X 综合征
· mask	· 面具脸	帕金森综合征
· monkey	· 猴面脸	垂体功能减退症

(续表)

・moon	・满月脸	库欣综合征
・old man face in child	・孩童期老人面孔	消瘦，消耗性疾病
・racoon	・浣熊	颅底骨折
・toad	・蟾蜍脸	甲状腺功能减退症
Faeces/stool	粪便	
・China clay	・白陶土样	阻塞性黄疸
・black stool	・黑便（柏油样）	黑粪症（血液）便
・pea soup	・豌豆汤样	伤寒
・rabbit pellets	・兔子屎样	肠易激综合征
・red currant jelly	・红醋果冻样	肠套叠
・rice water	・淘米水样	霍乱
・silver stool	・银灰色	乏特壶腹周围癌
・toothpaste	・牙膏状	先天性巨结肠
Farmer's lung	农民肺	由霉变干草引起的外源性过敏性肺泡炎
Feet	足	
・stinky or sneakers' feet	・臭足或运动鞋足	窝状角质松解症
・sweaty socks feet	・汗袜足	少年足底皮肤病
・Trench (immersion) foot	・战壕（浸泡）足	长期浸泡所致严重软组织损伤
Fever patterns	热型	
・quartan	・四日热	三日疟（第四日发作）
・quotidian (daily spikes)	・每天热（每日尖峰）	脓肿、巨细胞病毒、假单胞菌感染
・stepladder	・阶梯热	伤寒
・undulant	・波浪热	布鲁菌病，淋巴瘤（尤其是霍奇金淋巴瘤）
・tertian	・隔日热	间日疟（第三日发作）
Fiery serpent	火蛇	几内亚线虫感染
Floaters and flashes (of eyes)	眼睛的飞蚊症和灰烬征	眼睛老化（玻璃体离解）、视网膜剥离、玻璃体出血
Funnybone	肱骨尺骨端	肱骨内上髁
Gardener's arm	Gardener's 手臂	孢子丝菌病（一种慢性真菌感染性疾病）
Geographical tongue	地图舌	良性迁移性舌炎（原因不明，过敏反应？）
Glue ears	黏胶耳	化脓性中耳炎的黏液
Golfer's itch	高尔夫球手瘙痒症	夏天腿部皮疹
Golfer's vasculitis	高尔夫球手血管炎	肱桡肌瘙痒症
Goose bumps	鸡皮疙瘩	竖毛征
Grey baby syndrome	灰婴综合征	氯霉素引起心血管虚脱的不良反应
Grunts and expletives	咕哝咒骂症	妥瑞综合征
Gum boil	龈脓肿（牙龈滚）	由于龋齿引起的牙龈小脓肿
Happy puppet	快乐木偶	安琪曼（Angelman）病
Hair	头发	
・kinky hair	・卷缩发	Menkes 综合征（示 X 性遗传）
・uncombable syndrome	・蓬发综合征	玻璃丝样发（广告）

（续表）

Hair of the dog	狗毛	用于缓解醉酒的一种饮料
Headaches	头痛	
· alarm clock	· 闹钟	丛集性头痛
· Asian food	· 亚洲食品	味精的不良反应
· hot dog	· 热狗	亚硝酸盐的不良反应
· ice-cream	· 冰淇淋	由于很冷的食物和饮料引起的一种血管性头痛
· ice-pick	· 采冰	突然发生持续几秒钟的刺痛——一种血管性头痛
· sex	· 性头痛	由性活动，特别是性高潮诱发的头痛
· thunderclap—sudden	· 霹雳性头痛——突发性头痛	蛛网膜下腔出血、动脉瘤不断增大或血管畸形、脑膜炎
Hi-Fi-Di disease	Hi-Fi-Di 病	终末期肾衰竭表现为顽固性呃逆、病情恶化，进而死亡
Hirsutes	多毛症	毛发过度生长
Horse kick pain	马踢痛	月经间期痛
Hydrophobia	狂犬病	极度恐水，因为饮水会导致极痛苦的咽喉痉挛
Icing sugar penile glans	白糖阴茎	闭塞干燥性龟头炎所致龟头的白色外观
Itch	瘙痒	
· winter	· 冬季	干性湿疹
· golfers	· 高尔夫队员疹	夏季大腿部皮疹
· jock	· 乔克	股癣
· bath	· 浴痒症	真性红细胞增多症
Inverted champagne bottle legs (aka roosterlegs)	倒香槟瓶腿（又名公鸡腿）	腓骨肌营养不良（Charcot–Marie–Tooth 综合征）
Jacksonian march	杰克逊动作	杰克逊动作性发作（单一的部分性发作）
Jock itch	Jock 瘙痒	股癣
Kangaroo paw syndrome	袋鼠爪综合征	澳大利亚工人中的手腕重复性损伤
Kinky hair syndrome	卷发综合征	遗传性铜缺乏引起稀疏的钢铁样头发（男性 X 型伴性遗传）
Lemon-tinged, sallow skin	柠檬色黄皮肤	慢性肾衰竭、恶性贫血
Lockjaw	牙关紧闭症	破伤风——肌肉痉挛引起牙关紧闭
Locked-in syndrome	闭锁综合征	脑血管意外引起患者失声和瘫痪
Malta fever	马耳他热	布鲁菌病
Maple syrup odour	枫糖气味	枫糖尿症
Milky or white leg	乳白腿	炎症性腿肿
'My hat doesn't fit any more'	"我的帽子不再合穿"	佩吉特病
'My gloves don't fit any more'	"我的手套不再合戴"	肢端肥大症
'My tongue seems too big for my mouth'	"我的舌头似乎太大了"	肢端肥大症、淀粉样变性、甲状腺功能减退症
'I cannot whistle properly any more'	我不能自如地吹口哨	重症肌无力、运动神经元病
Monkey glands	猴子的睾丸	Serge Voronoff 曾在巴黎将猴子睾丸移植到人的阴囊内，继这些有争议的工作之后，一个关于睾丸的笑谈
"Mousy body odour syndrome"	鼠臭综合征	苯丙酮尿症综合征
"Musculoskeletal conditions:"	肌肉骨骼系统状况	
· carpet-layer's knee/housemaid's knee	· 地毯膝/女仆膝	髌前滑囊炎

(续表)

· clergyman's knee	·牧师膝	髌下滑囊炎
· dancer's fracture	·跳舞性骨折	第五跖骨基底骨折
· gamekeeper's thumb/skier's thumb	·猎人拇指/滑雪员拇指	掌指关节的韧带断裂
· golfer's elbow/baseball pitcher's elbow/forehand tennis elbow	·高尔夫球肘/棒球投手肘/正手网球肘	内上髁炎
· jogger's knee	·慢跑者膝	髌股关节疼痛综合征
· jumper's knee	·跳高者膝	髌腱损伤病
· march fracture	·行军骨折	第二跖骨颈应力性骨折
· moviegoer's knee	·影迷膝	髌股综合征（又名髌骨软化症），这类患者看电影时常坐在过道旁，把他们的腿伸到通道，以使其舒适。
· nursemaid's arm	·保姆手臂	儿童时期，肘部常被拉伤。
· policeman's heel	·警察性脚后跟	足底筋膜炎
· runner's knee	·跑步者膝盖	髂胫束肌腱炎
· soccer toe	·足球脚趾	外伤致脚趾瘀血发黑或擦伤（甲下血肿）
· student's; plumber's elbow	·学生肘；管道工性肘	尺骨鹰嘴滑囊炎
· tennis elbow (backhand)	·反手网球肘	肱骨外上髁炎
· tennis leg/monkey muscle tear	·网球腿/猴子性肌肉撕裂	腓肠肌的内侧头撕裂
· toddler's leg	·幼儿腿	胫骨骨折
· turf toe	·草坪脚趾	大母趾过度屈曲性损伤
· washerwoman's sprain	·洗衣婆性扭伤	De Quervain 腱鞘炎
· weaver's or tailor's bottom	·织布工或裁缝屁股	坐骨滑囊炎
Muzzle face	枪口嘴	口周性皮炎
Nettle rash	荨麻疹	荨麻疹或风团
Pearly papules	珍珠疹	阴茎头冠状沟部位的珍珠样良性小结节
Peggy bloomers	佩吉式灯笼裤	女性面部痤疮，如同罗伯特烧伤似的描述
Personality disorders	人格障碍	
· charming, alarming, disarming	·迷人的，惊人的，使人消气的	自恋
· hell raiser	·走向地狱（犯罪）	边缘性反社会行为
· mad dog	·疯狗似的	冲动性反社会行为
· prima donna	·妄自尊大	自我陶醉性反社会
"Philadelphia"	费城	① Philadelphia 指与慢性髓性白血病相关联的染色体；② 在 1976 军团公约上，军团嗜肺军团菌 CAP 被首先确定
Pickwickian syndrome	Pickwickian 综合征	由于严重肥胖引起的呼吸衰竭
Pigeon toes	鸽子脚趾	由于跖骨内翻，胫骨内向扭转或股骨内向扭转所致的八字脚趾
"Pickwickian syndrome"	搓丸样震颤	帕金森病
Pollyanna effect	盲目乐观效应	无论治疗的性质如何，患者的回应都是有效，用于描述抗生素治疗中耳炎的效果
Popeye syndrome	大力水手综合征	又名"鼓手的前臂—面肩肱骨型肌营养不良；也为臂丛神经麻痹表现

（续表）

Port-wine stain	葡萄酒色痣	毛细血管畸形
Prickly heat	痱子	热疹（痱子）
Prune belly	干梅腹	先天性一层腹肌缺失
Prune juice discharge	西梅果汁排出	异位妊娠
Pulseless disease	无脉症	多发性大动脉炎
Pump bumps	泵性肿块	阿基里斯腱附着骨突出的腱鞘囊肿
Q fever	Q 热	"疑问"热——由于伯内特考克斯体引起的一种动物疫源性疾病
Rabbit fever	兔热病	土拉菌病，一种由野生啮齿动物（尤其是兔）传染引起的人畜共患性疾病
Rachitic rosary (chest)	串珠肋（胸）	佝偻病患者身上看到的"肋软骨弓呈环珠状"
Raggedy Ann syndrome	安布综合征	慢性疲劳综合征
Red cherry spot (at macula)	红樱桃斑（黄斑部位）	视网膜中央静脉堵塞
Red man syndrome	红人综合征	万古霉素静脉输注引起的充血
Restless legs	不宁腿	Ekbom 综合征（在休息时，尤其是在晚上，急促地移动大腿）
Risus sardonicus	苦笑面容	破伤风
Rodent ulcer	侵蚀性溃疡	基底细胞癌
Roman breast plate	罗马胸甲	硬皮病
Rose spots	玫瑰疹	伤寒患者出现的粉红色斑疹
Saddle nose	鞍鼻	先天性梅毒
Saint Vitus dance	Saint Vitus 舞蹈症	小舞蹈病（小舞蹈病，风湿性舞蹈病）——无神经并发症（Saint Vitus 是舞者和儿童的保护神）的漫无目的身体下沉性运动
Sausage abdomen mass	香肠样腹部包块	肠套叠
Sausage digits	香肠样手指	脊柱关节病血浆检查阴性（如牛皮癣）的肿胀性手指关节炎
Scalded skin syndrome	皮肤烫伤样综合征	由金黄色葡萄球菌感染导致的剥脱性皮炎
Shin splints = tibial stress syndrome	胫骨痛，即胫骨应力综合征	活动运动员性胫骨后内侧缘疼痛和局部压痛症
Sick building syndrome	室内空气综合征	在"密封"建筑中，表现出与空气相关的鼻、眼和其他部位黏膜刺激症状、皮肤干燥和头痛等症状
Sister Mary Joseph's nodule	玛丽修女结节	脐部继发性恶性肿瘤结节，提示有腹腔内恶性肿瘤
Sitz bath	坐浴	沐浴在水深过臀部的温暖药水里
Slapped face or cheek	被拍打过的面颊	传染性红斑
Sleeping sickness	昏睡病	与非洲锥虫病有关的嗜睡状态
Snail track ulcer	蜗牛踪迹性溃疡	在二期梅毒中的口腔黏膜表现
Snarling smile (especially with exercise)	微笑障碍（尤其是在运动时）	重症肌无力
Spider fingers	蜘蛛指	马方综合征
Splinter haemorrhage	点片状出血	感染性心内膜炎
Stiff man/person syndrome	板硬人/整体僵硬综合征	自体免疫性神经肌肉疾病引起的躯干和腹部的僵硬
Stork bite/salmon patch	鹳咬/鲑鱼片痣	颈面部、眼睑毛细血管扩张所致斑痣
Strawberry naevus	草莓痣	海绵状血管瘤

(续表)

Sulphur granules	硫黄颗粒	放射菌病
Summer leg = golfer's vasculitis	夏天腿＝高尔夫球手血管炎	长期运动如高尔夫和远足后，腿上出现的皮肤瘙痒性红斑疹，且总是发生在夏季
Sun downing	日落症	表现为夜间发生的轻度至中度精神错乱
Sun spots	日晒性黑斑	日光性角化病
Surfer's ear	冲浪者耳	耳朵外生骨疣
Swan neck	鹅颈性畸形	类风湿关节炎引起的手指畸形
Swimmer's ear	游泳耳	外耳道炎
Swimmer's itch	游泳性痒症	血吸虫病
The Thinker (Rodin)	沉思者（Rodin症）	重症肌无力
Tongue	舌	
・black or hairy	・黑色或毛发性	舌乳头黑暗细长
・geographic tongue(erythema migrans)	・地图舌（游走性红斑）	舌面红斑和角化过度变化的地图样表现（可能为过敏反应所致）
・pipe smoker's tongue or palate	・烟斗吸烟者舌或腭	舌与腭为尼古丁所染色
Tremor	震颤	
・pill-rolling	・搓丸性震颤	帕金森病
・wing beating(flapping)—asterixis	・扑翼样震颤	肝衰竭
Too many toes syndrome	多趾综合征	胫后肌破裂症群
"Two lovely black eyes (spontaneous)—also 'panda eyes'"	两只可爱的黑眼睛（自发），也称"熊猫眼"	淀粉样变性
Urine	尿	
・black (black on standing)	・立位性黑尿	黑尿症
・maple syrup	・枫糖尿	枫糖尿病
・red (on standing in sunlight)	・红色（站立阳光下）尿	卟啉症
・sweet pee	・甜小便	糖尿病
Vietnamese time bomb	越南定时炸弹	类鼻疽
Warfarin	Warfarin（华法林）	Warfarin为威斯康星州校友研究基金会加香豆素（arin）[（Wisconsin Alumni Research Foundation +arin (from coumarin)]的英文单词首字母的缩写词
Watermelon stomach	西瓜胃	胃窦部血管扩张
Wetpaint syndrome	冲动综合征	事情尽管有危害可能，仍要尝试进行的一种冲动症
Winchester goose	温彻斯特鹅	典型梅毒所致的腹股沟淋巴结肿大
Winter itch	冬季性痒症	老年下肢脂缺乏性干燥性干痒湿疹
Witch's milk	巫婆奶	婴儿的乳房增大（见第82章图82.7）分泌的奶汁
Writer's cramp, typist's cramp, pianist's cramp, golfer's cramp	书写痉挛、打字员性抽筋、钢琴家性抽筋、高尔夫球手性抽筋	婴儿的乳房增大（见第82章图82.7）分泌的奶汁

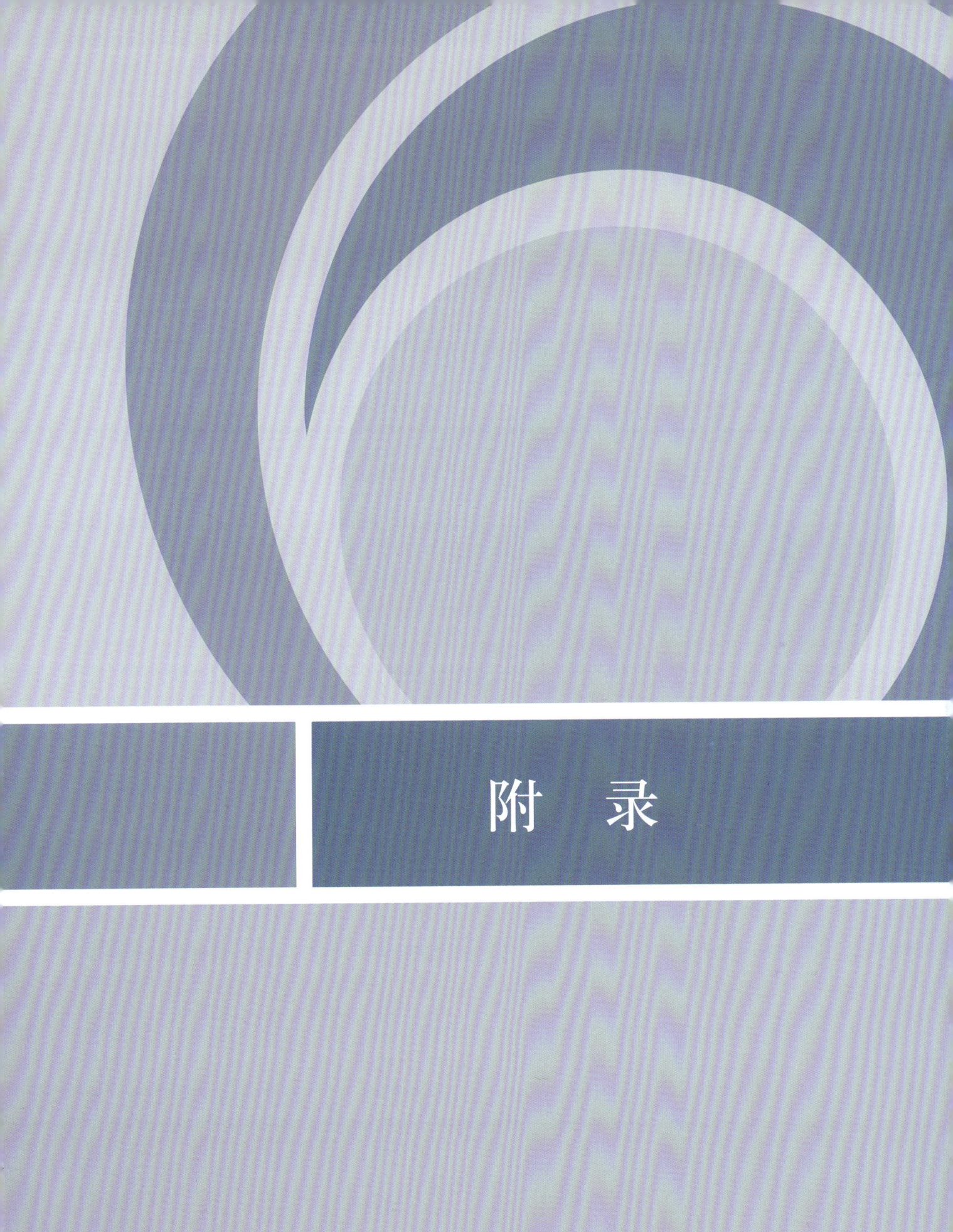

附录 I 百分率图：女婴

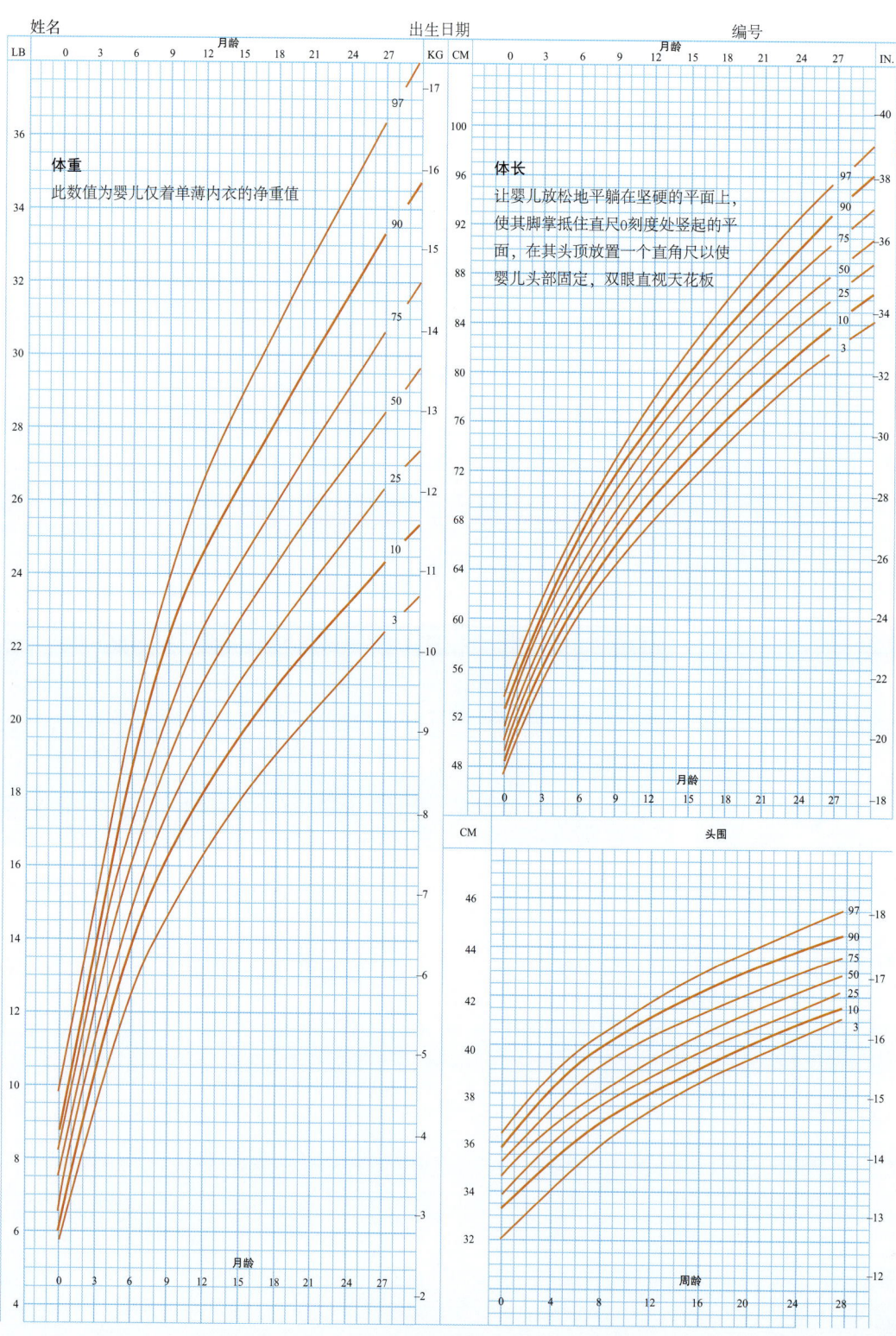

附录Ⅱ 百分率图：男婴

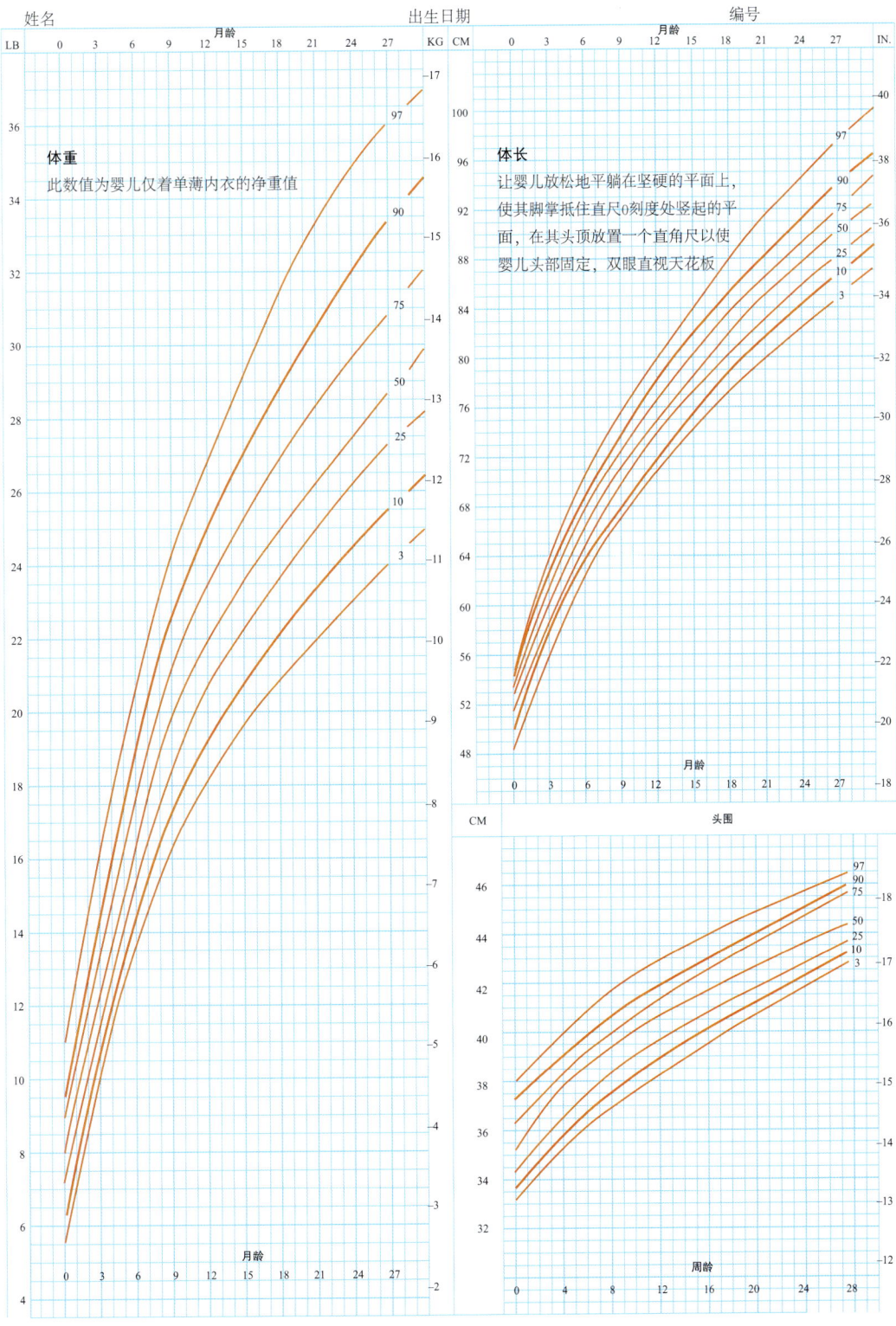

附录Ⅲ 百分率图：女童

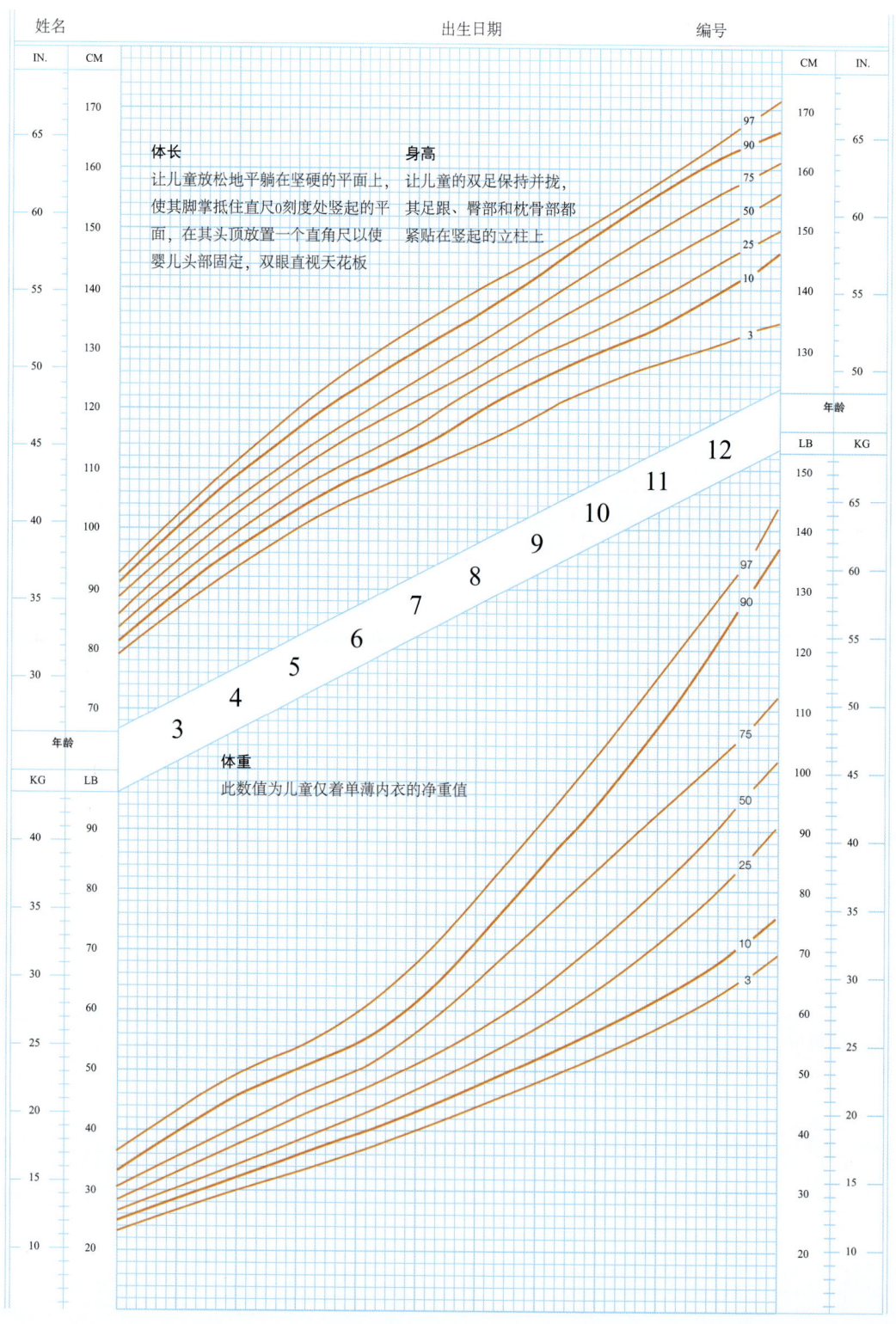

附录Ⅳ 百分率图：男童

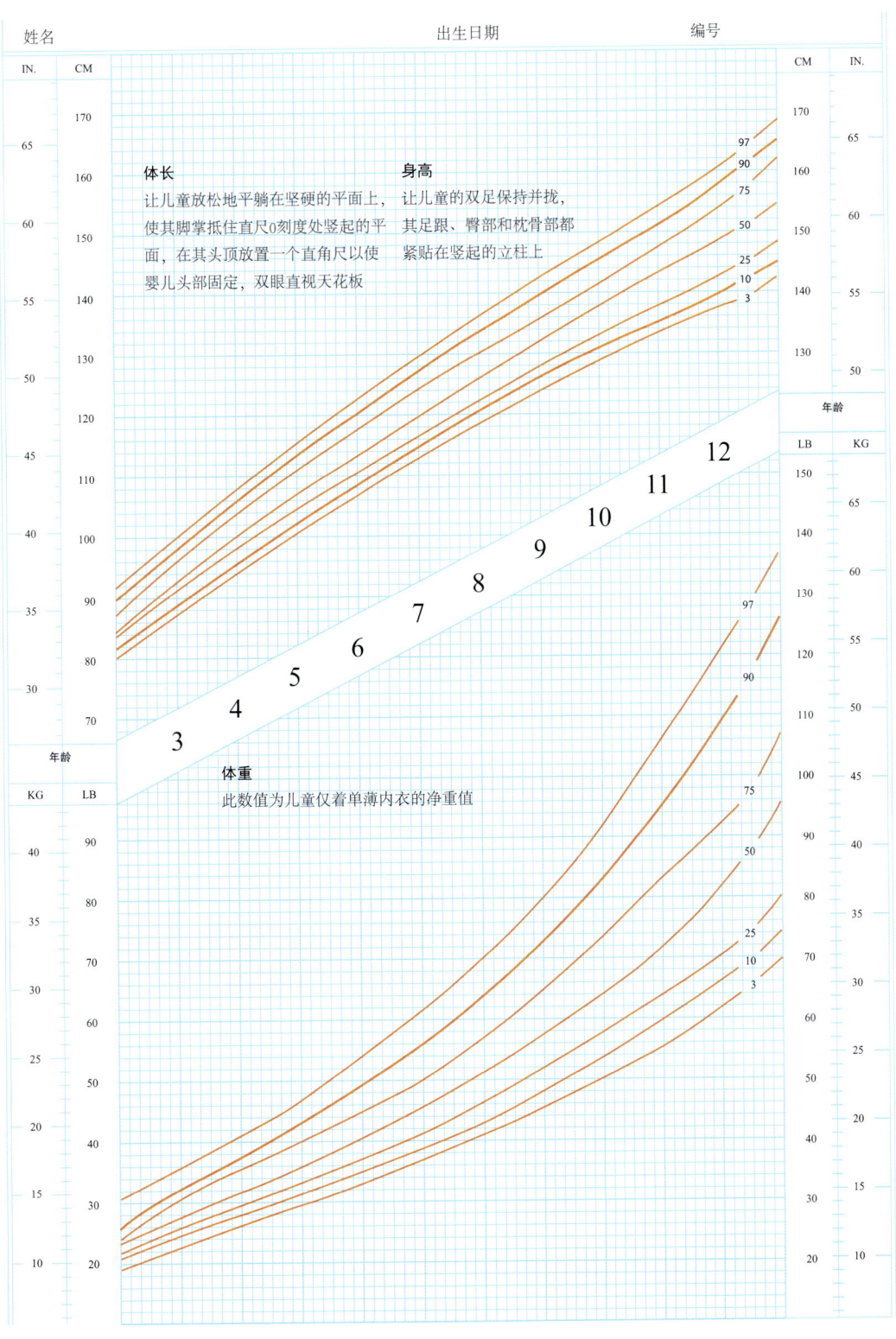

附录 V 澳大利亚营养基础：体重身高图

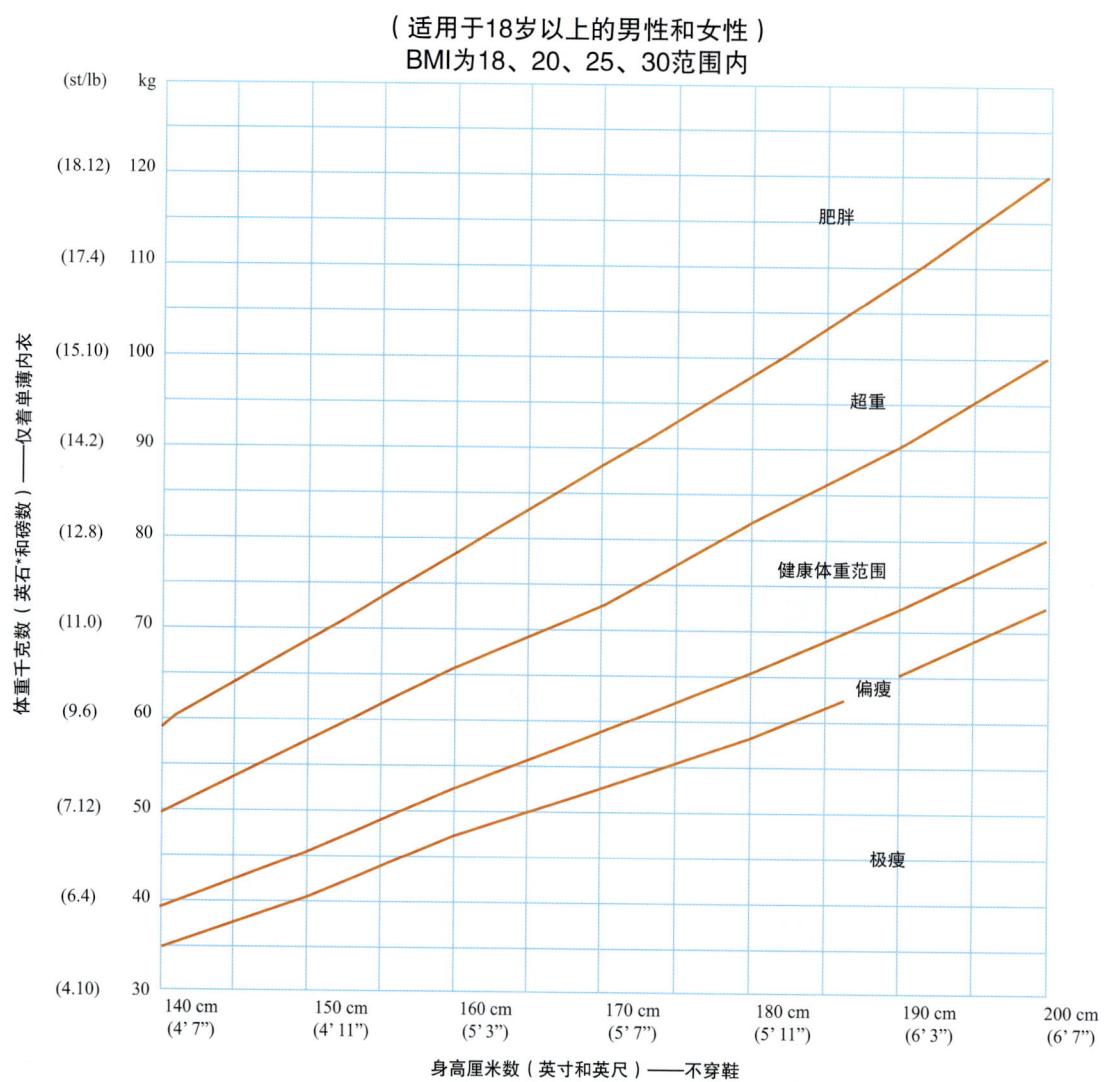

*英石（英文 Stone，缩写 st）是不列颠群岛使用的英制质量单位之一，亦被英联邦国家普遍采用。1 英石约等于 6.35 千克（14 磅）。